实用临床微生物学检验与图谱

（下　册）

主　编　陈东科　孙长贵　徐和平

副主编　马筱玲　魏莲花　胡付品

主　审　张秀珍　汤一苇　王金良

　　　　童明庆　李若瑜

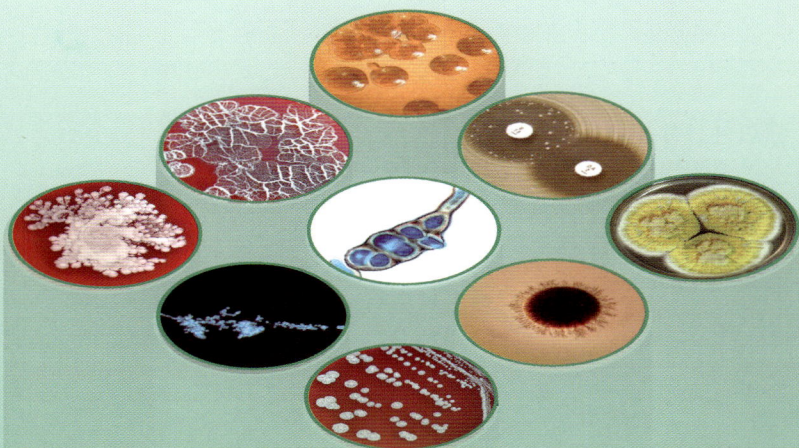

人民卫生出版社

·北京·

图书在版编目（CIP）数据

实用临床微生物学检验与图谱 ：上下册 / 陈东科，孙长贵，徐和平主编． -- 北京 ：人民卫生出版社，2025. 5. -- ISBN 978-7-117-37621-1

Ⅰ. R446. 5-64

中国国家版本馆 CIP 数据核字第 2025V7E845 号

人卫智网 www.ipmph.com	医学教育、学术、考试、健康，	
	购书智慧智能综合服务平台	
人卫官网 www.pmph.com	人卫官方资讯发布平台	

实用临床微生物学检验与图谱
Shiyong Linchuang Weishengwuxue Jianyan yu Tupu
（上、下册）

主　　编：陈东科　孙长贵　徐和平
出版发行：人民卫生出版社（中继线 010-59780011）
地　　址：北京市朝阳区潘家园南里 19 号
邮　　编：100021
E - mail：pmph @ pmph.com
购书热线：010-59787592　010-59787584　010-65264830
印　　刷：人卫印务（北京）有限公司
经　　销：新华书店
开　　本：889×1194　1/16　总印张：111
总 字 数：3282 千字
版　　次：2025 年 5 月第 1 版
印　　次：2025 年 6 月第 1 次印刷
标准书号：ISBN 978-7-117-37621-1
定价（上、下册）：998.00 元
打击盗版举报电话：**010-59787491**　E-mail: **WQ @ pmph.com**
质量问题联系电话：**010-59787234**　E-mail: **zhiliang @ pmph.com**
数字融合服务电话：**4001118166**　E-mail: **zengzhi @ pmph.com**

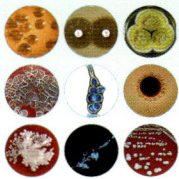

编者

（按姓氏汉语拼音排序）

陈　峰	上海交通大学医学院附属新华医院	孙长贵	中国人民解放军联勤保障部队第九〇三医院
陈　会	江西省人民医院	王　鹏	首都儿科研究所附属儿童医院
陈东科	北京医院	卫　丽	四川大学华西医院
陈栎江	温州医科大学附属第一医院	魏莲花	甘肃省人民医院
陈默蕊	潮州市中心医院	吴　庆	温州医科大学附属第一医院
陈杏春	广西壮族自治区人民医院	徐春晖	中国医学科学院血液病医院
陈知行	四川大学华西医院	徐和平	厦门大学附属第一医院
成　军	中国人民解放军联勤保障部队第九〇三医院	杨　青	浙江大学医学院附属第一医院
何　超	四川大学华西医院	杨　锐	甘州区人民医院
胡付品	复旦大学附属华山医院	杨　燕	浙江大学校医院
季　萍	新疆医科大学第一附属医院	喻　华	四川省医学科学院·四川省人民医院
贾　伟	宁夏医科大学总医院	曾贤铭	中国人民解放军联勤保障部队第九〇三医院
康　梅	四川大学华西医院	占　萍	上海中医药大学附属第七人民医院
蓝如束	广西壮族自治区江滨医院	张　嵘	浙江大学医学院附属第二医院
李　伟	中国疾病预防控制中心传染病预防控制所	张金艳	河北医科大学第四医院
林　吉	四川大学华西医院	赵建宏	河北医科大学第二医院
卢先雷	成都市第五人民医院	赵旺胜	江苏省人民医院
鹿秀海	山东第一医科大学附属眼科医院	郑美琴	温州医科大学附属眼视光医院
吕火烊	浙江省人民医院	周　密	苏州大学附属儿童医院
马　莹	四川大学华西医院	周　伟	四川大学华西第二医院
马筱玲	中国科学技术大学附属第一医院	周海健	中国疾病预防控制中心传染病预防控制所
乔　甫	四川大学华西医院	周树平	江西省儿童医院
屈平华	佛山大学	周铁丽	温州医科大学附属第一医院
单　斌	昆明医科大学第一附属医院	朱涛辉	温州医科大学
沈继录	安徽医科大学第一附属医院	邹明祥	中南大学湘雅医院
帅丽华	九江学院附属医院		
苏丹虹	广州医科大学附属第一医院		

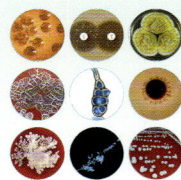

致　谢

以下人员和集体未直接参与写作,所以未列在作者名单中,在本图谱的编撰中提供了部分图片、菌株、试剂,协助完成了对菌株进行鉴定等工作,在此一并致谢。

白雅红、陈海、曹存巍、冯银霞、龚萍、李海英、李慢、梁立全、罗凯、冉玉平、王东梅、王露霞、徐慧、郑文爱、杨先旭、杨天赐、郑瑞、胡龙华、温海楠、向丽丽、陶佳、吴瑾滨、时东彦、陈启航、张青、徐令清、王雁、姜登强、易雪莲、郑琳、余清源、杨先旭、张建中、李娟、栗冬梅、滕中秋、秦天等,以及北京医院检验科微生物室、北京医院病理科、首都医科大学附属北京同仁医院检验科微生物实验室、广东省中医院大学城医院检验科陈茶团队、四川大学华西医院医院感染管理部、上海皓信生物科技有限公司、珠海美华医疗科技有限公司、温州市康泰生物科技有限公司、杭州滨和微生物试剂有限公司、珠海贝索生物技术有限公司、珠海恒屹生物科技有限公司等。

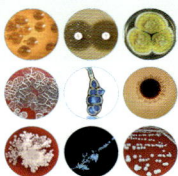

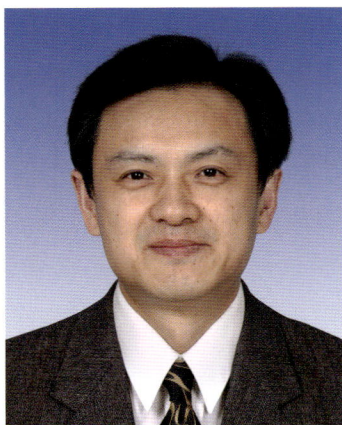

陈东科,副主任检验师,就职于北京医院检验科微生物室,从事临床微生物学检验工作30余年,在感染性疾病病原学诊断、病原菌的分离与鉴定、病原微生物形态学、病原菌耐药监测、菌种保存、抗生素药效学研究方面有深入研究。发表论文90余篇,主编《实用临床微生物学检验与图谱》《临床微生物学检验图谱》等专著5部,副主编专著3部,主审专著1部,参编专著11部。主持科研课题4项,直接参与课题工作26项。参加"八五"国家重点科技项目"肺心病绿脓假单胞菌感染的发病机理与防治"的研究工作,获北京市科学技术奖三等奖1项,局级新技术奖及成果奖27项,国家实用新型发明专利4项。受聘为国家食品药品监督管理局医疗器械技术审评中心审评专家,国家创新医疗器械特别审查申请审查专家组专家,国家药品监督管理局医疗器械技术审评中心医疗器械技术审评专家咨询委员会委员,国家药品监督管理局传染性疾病检测技术研究与评价重点实验室学术委员会委员,中国医师协会检验医师分会第三届委员会委员,兼老年病检验医学专家委员会、微生物质量控制专家委员会委员,中国非公立医疗机构协会检验医学分会首届委员会常务委员,北京大学图书馆《中文核心期刊要目总览》审评专家,《中华医院感染学杂志》第四届编辑委员会编委,《中国热带医学》杂志编辑委员会委员(第三届、第四届),《中国抗生素杂志》编辑委员会委员(第九届、第十届),《国外医药抗生素分册》第九届编辑委员会委员,《临床检验杂志》编辑委员会委员(第六届、第七届),《疾病监测》杂志第九届编辑委员会委员,兼任《中华医学杂志》《中华检验医学杂志》《中华流行病学杂志》《临床检验杂志》《中国抗生素杂志》《国外医药抗生素分册》《中国热带医学》杂志、《中华老年骨科与康复电子杂志》《中国计划生育学杂志》等审稿专家。被国家卫生健康委员会合理用药专家委员会聘为全国基层医疗机构细菌耐药监测培训("萌芽"计划)实践指导老师及全国细菌耐药监测网培训专家。

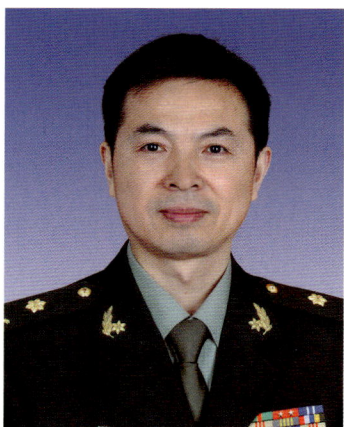

　　孙长贵，主任技师，曾任中国人民解放军第一一七医院检验科主任，中国人民解放军南京军区医学检验质量控制中心主任，江苏大学和温州医学院兼职教授，硕士研究生导师。曾任全军检验医学专业委员会委员，南京军区检验医学专业委员会副主任委员，中国微生物学会临床微生物学专业委员会、分析微生物学专业委员会委员，中国医疗保健国际交流促进会检验医学分会常务委员，中国研究型医院学会检验医学专业委员会委员，欧洲临床微生物和感染病学会药敏委员会华人抗菌药物敏感性试验委员会委员，浙江省医学会检验医学分会副主任委员，浙江省医师协会检验医师分会常务委员，浙江省医学会医学微生物与免疫学分会委员，浙江省临床检验中心专家委员会委员，杭州市医学会检验医学分会副主任委员。兼任《临床检验杂志》《国际检验医学杂志》《实验与检验医学》杂志和《浙江临床医学》杂志编委，《中华医学杂志》《中华检验医学杂志》《浙江大学学报(医学版)》和中国临床案例成果数据库等杂志和平台审稿专家。获军队科技进步奖或医疗成果奖 6 项，国家发明专利 2 项，发表学术论文 120 余篇，主编/副主编专著 5 部，参与编写专著 10 部。

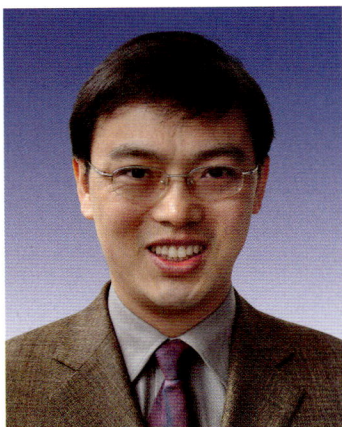

徐和平，主任技师，就职于厦门大学附属第一医院检验科，厦门大学公共卫生学院副教授，厦门医学院兼职教授。参加工作30余年，主要研究方向为临床微生物学检验、细菌与真菌耐药机制及形态学，主持或参与多项国家、省部级科研课题，发表SCI、国家级和省级核心期刊论文40余篇。主编本科教材《临床形态学检验实验》（人民卫生出版社）、《医学真菌检验与图解》（第1版、第2版）、《WHO真菌重点病原体感染实验诊断与临床治疗》，副主编《真菌感染病例与病原检测》《临床病原生物学检验形态学》，参编、参译多本医学专著。受聘为国家卫生健康委员会全国真菌病监测网专家委员会委员，中国医药教育协会临床微生物专业委员会常务委员，中国中西医结合学会检验医学专业委员会感染性疾病实验室诊断学术委员会常务委员，世界华人医师协会医学真菌专业委员会委员，中国微生物学会真菌学专业委员会委员，中国医疗保健国际交流促进会临床微生物学分会委员，中国医学装备协会检验医学分会临床检验装备学组委员等。受聘为《医学参考报微生物与感染频道》和《中国真菌学杂志》常务编委、《中国抗生素杂志》和《中国热带医学》杂志编委，兼任《医学参考报微生物与感染频道》《中国抗生素杂志》《中国热带医学》杂志、《中国真菌学杂志》等多本期刊的审稿专家。

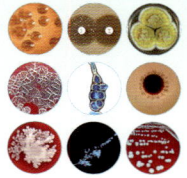

内容简介

　　《实用临床微生物学检验与图谱》(上下册)由陈东科、孙长贵和徐和平教授主编,由国内从事临床微生物学检验一线工作和科研教学的52位专业人员,参考国内外最新研究成果和文献资料,在2011年出版的《实用临床微生物学检验与图谱》基础上结合自己工作积累,共同编写修订完成。全书共分十篇、四十二章。主要内容包括临床微生物学检验技术与方法,临床常见标本的微生物学检验,临床细菌学检验,临床真菌学检验,临床病毒学检验,人体寄生虫感染的检验,抗微生物药物和敏感性试验方法,医院感染与监测,临床微生物学实验室管理与质量控制和感染性疾病的组织病理学诊断等。在临床细菌和真菌检验方面,主要描述细菌和真菌的分类与命名、生物学特性、鉴定与鉴别、抗菌药物敏感性和临床意义等。内容实用、条理清晰,体现了临床细菌和真菌的最新分类地位和鉴定思路。使专业读者能在短时间内更为方面快捷地掌握临床微生物分类和鉴定知识。附录中介绍了微生物菌种保藏方法、常用抗感染药物的英汉名词对照和感染性疾病诊疗相关指南简介等内容,方便读者查阅。

　　本书系统精选了作者数十年潜心积累的临床细菌、真菌和寄生虫等培养、直接镜检和涂片染色镜检等图片3 500余幅,还包括示意图和操作流程图。图片精美、视觉效果好,对常规工作中识别和鉴定微生物带来非常大的帮助。

　　本书内容新颖实用、图文并茂,利于临床实践,可供临床微生物学实验室、疾病预防控制中心微生物实验室检验医师和技师、病理科医师、感染控制技术人员,以及医学院校微生物检验专业教师、学生和专业研究人员等工作、学习中借鉴参考。

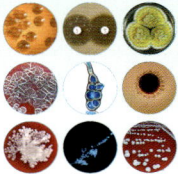

序　言

由陈东科、孙长贵、徐和平主编的《实用临床微生物学检验与图谱》(上下册),经数年的修订、增容和多位国内专家参与,以全新的面貌与广大读者见面了,可喜可贺!

作为一名老临床微生物检验人,我由衷地感到喜悦,也为我国临床微生物检验界人才辈出,能联手贡献出如此内容新颖、全面,文图并茂,独具特色的精品专著而倍感欣慰。

承蒙主编信任,委我为审阅人之一,得以优先阅读。经审阅,认为此书具如下三个特点:

一、独具特色。本书以微生物形态学为特色,精选出 3 500 余幅图片,有许多少见的病原性和高致病性微生物形态图片,实为可贵。我们需要了解的是,临床微生物诊断技术虽经历了传统、诊断、数字、自动化仪器、分子和基因技术各阶段,但它们之间是相互补充和融合,而不是扬弃。各阶段仍是以形态学诊断为基础和基本功,不可有所忽视,尤其是对初学者。故本书对于纠正现今的只依靠自动化仪器,而忽视基本功的倾向有着重要现实意义。

二、内容先进,与时俱进。本书反映了当代临床微生物检验技术的最新进展,如 MALDI-TOF-MS(基质辅助激光解吸电离 - 飞行时间质谱)技术、基因测序技术,新的细菌分类和命名,将抗微生物敏感试验分为细菌、真菌、病毒和寄生虫分述等,并提供这些新技术应用的图片。

三、印刷精美,图文并茂,引人入胜,使读者易懂易学。堪称国内临床微生物检验类图书之精品,其图谱与国外出版的图书相比也绝不逊色。

如本书能围绕图谱这一中心和特色来安排有关技术各章节,则更臻完美。

我相信,《实用临床微生物学检验与图谱》(上下册)的出版发行将有利于我国临床微生物检验事业的迅速发展,推动我国检验医学的大踏步前进!

王金良　教授
　　　　主任技师

前　言

　　《实用临床微生物学检验与图谱》一书自 2011 年出版以来,深受广大临床医务工作者和医学院校微生物检验专业师生,尤其是临床微生物检验人员的欢迎和好评。为适应学科的快速发展,我们于 2017 年启动了修订工作。

　　本书在继承 2011 年版精华内容的基础上,参考了美国微生物学会 2015 年和 2019 年出版的《临床微生物学手册》第 11 版和第 12 版、《伯杰系统细菌学手册》(第 2 版)2~5 卷、最新检测技术及分类研究成果等,进行了修订更新。在内容安排上从九篇四十章增加到十篇四十二章,新增了抗病毒药物和敏感性试验方法、抗寄生虫药物和敏感性试验方法及常见感染病原体的组织病理学诊断方法三章内容,将原第七篇第三十五章细菌耐药性检测与监测合并到抗细菌药物和敏感性试验方法一章。应临床一线广大微生物检验工作人员要求,在第一篇第一章中增加了显微摄影的内容,简要介绍在临床微生物检验工作中的摄影方法。第五章中增加基质辅助激光解吸电离飞行时间质谱技术在临床微生物检验中的应用和全实验室自动化内容。由于质谱和测序技术的应用,使得以前不能鉴定到种的菌株获得明确鉴定。在第二篇临床常见标本的微生物学检验中,增加眼、耳、鼻、喉部感染标本,深部组织标本的采集、运送及处理,以及眼、耳、鼻、喉标本中常见病原菌及检验流程的内容。第三篇第十一章细菌分类与命名中增加细菌新种的鉴定、命名和合格发表等内容。在需氧革兰氏阳性球菌、需氧革兰氏阴性球菌、需氧革兰氏阳性杆菌、肠杆菌科及相关细菌、非发酵菌及少见革兰氏阴性杆菌、专性厌氧菌和弯曲、螺旋形革兰氏阴性杆菌等章节中新增一些少见菌属和菌种的描述,涉及少见菌属达 120 个属。第四篇临床真菌学检验第二十五章标题改为病原性酵母及酵母样真菌和双相真菌,将原第二十七章条件致病真菌的毛孢子菌属、马拉色菌属、地霉属和肺孢子菌属转移到此章描述,并增加了新伊蒙菌属、拉钱斯菌属、大孢酵母菌属,以及其他酵母菌及类酵母样真菌和少见菌属等 9 个菌属的内容。条件致病真菌部分新增加了蛙粪霉属、耳霉属和鳞质霉属等 33 个菌属。对细菌和真菌最新的菌种分类和命名进行描述和更新。第七篇抗微生物药物和敏感性试验方法,分为细菌、真菌、病毒和寄生虫四章描述,条理清晰、内容更新、完整实用。病理报告是感染性疾病确诊的诊断性报告,在疑难病例的会诊、病例报告资料的整理等方面都是不可或缺的,由于方法学的不同,在病原微生物形态学诊断的过程中,病理检验与临床微生物学检验在结果的判断与审核过程是有细微差别的,为了让从事临床微生物学检验工作的读者能够了解和看懂病理检测报告结果,新增一章常见感染病原体的组织病理学诊断方法内容,该章节内容分五节着重介绍了病理学及其技术特点概述、常用组织学检测技术及应用、常见病毒感染

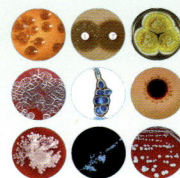

及其病理诊断方法、常见原虫感染及其病理诊断方法等技术和方法，希望能对广大读者有所帮助。

图片仍是本书的亮点，在保留 2011 年版图谱中大部分经典图片的基础上，作者从 40 余万幅细菌、真菌和寄生虫等图片中精选了 3 500 余幅，替换更新 2011 年版中的图片，包括标本直接镜检、不同染色方法后镜检、细菌或真菌在不同培养基上的菌落形态、细菌耐药机制的不同表型、培养基质量控制、生化反应特点和各种实验室方法学图片等。部分形态特殊的细菌采用电子显微镜扫描成像技术制图。图片精美、视觉效果好，镜下及菌落形态学特征清晰易辨，易于学习。本书在编辑过程中得到中国疾病预防控制中心传染病预防控制所专家的帮助，补充了部分高致病性微生物的图片。图片的选择和编辑也听取了广大读者的意见和建议，采用大菌落用大图（全平板），小菌落用小图（平板局部放大），以及多种染色方法的应用，同时运用了先进的拍摄技术和技巧，突出了形态学特征，更加易于读者对菌落和显微镜下形态特征的识别。由于版面的限制，本版图谱的用图都是经过反复筛选、精而又精，未能入选的图片争取在下一版进行补充。

本书可供临床微生物学实验室、疾病预防控制中心微生物实验室检验医师和技师、病理科医师、感染控制技术人员，以及医学院校微生物检验专业教师、学生和专业研究人员等工作、学习中借鉴参考。

在本书的编写过程中，有幸邀请到王金良教授、童明庆教授、张秀珍教授、汤一苇教授和李若瑜教授作为本书的主审，他们给本书的编写提出了许多宝贵意见和建议，在此谨向各位教授和专家的辛勤劳动表示诚挚的谢意。最后感谢各位编者的辛勤劳动和努力，感谢提供图片、菌株及帮助鉴定菌种的同行朋友们，由于你们的无私帮助使得本书的内容如此丰富多彩。

修订版在质量和内容方面均比 2011 年版更为完善，但由于在修订过程中几经改版，后期时间比较仓促，加之水平有限，不当、疏漏和错误之处在所难免，欢迎专家、同行和广大读者批评指正。

陈东科　孙长贵　徐和平
2023 年 2 月

目 录

上 册

第一篇　临床微生物学检验技术与方法

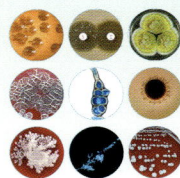

第二篇　临床常见标本的微生物学检验

第三篇　临床细菌学检验

下　　册

第四篇　临床真菌学检验

第五篇　临床病毒学检验

第六篇　人体寄生虫感染的检验

第七篇　抗微生物药物和敏感性试验方法

第八篇　医院感染与监测

第九篇 临床微生物学实验室管理与质量控制

第十篇 感染性疾病的组织病理学诊断

附 录

第十八章
苛养性细菌

概述

苛养性细菌(*fastidious microorganism*)是一类生长需要特殊营养物质的细菌,与许多感染性疾病有关,其分离培养较为困难,又称为"难培养的细菌",传统上是指在常规培养基上生长困难或根本不生长的一类细菌,嗜二氧化碳或微需氧,而且可能需要长时间的培养才能检测到生长。不同实验室对这一类细菌的分离率差异很大,由这些菌引起的感染发病率一直难以估计。因此,对苛养性细菌的分离鉴定和药敏试验不仅是临床上迫切的需要,同时也是衡量一个临床微生物实验室技术水平的重要标志。

革兰氏阴性苛养性细菌主要包括"HACEK"细菌群、军团菌属(*Legionella*)、布鲁氏菌属(*Brucella*)、巴斯德菌属(*Pasteurella*)、博德特菌属(*Bordetella*)、弗朗西斯菌属(*Francisella*)、巴尔通体属(*Bartonella*)和阿菲波菌属(*Afipia*)、螺杆菌属、弯曲杆菌属、二氧化碳噬纤维菌属(*Capnocytophaga*)、链杆菌属(*Streptobacillus*)、萨顿菌属(*Suttonella*)、微生长单胞菌属(*Dysgonomonas*)、未命名革兰氏阴性苛养细菌(CDC DF-3-like 和 CDC DF-4 群细菌),以及奈瑟菌属中的某些菌种等。"HACEK"细菌群由五个菌属组成,H 代表嗜血杆菌属(*Haemophilus*),A 代表聚集杆菌属(*Aggregatibacter*),C 代表心杆菌属(*Cardiobacterium*),E 代表艾肯菌属(*Eikenella*),K 代表金氏杆菌属(*Kingella*)。此群苛养性细菌系人类口腔、呼吸道、泌尿生殖道的正常菌群,在一定条件下可引起严重感染。其共同特点是生长缓慢且需 CO_2 环境。军团菌属和巴尔通体属已在第十七章叙述,布鲁氏菌属、巴斯德菌属、弗朗西斯菌属和阿菲波菌属将在第十九章中进行讨论。

苛养性细菌的分离和鉴定应该注意以下问题:

1. 标本采集方法与时机,标本的保存与运送方式,以及实验室条件的限制,是影响苛养性细菌分离率的主要因素。不同标本的采集方法在相应章节中有详细介绍,这里要强调的是苛养性细菌对大多数抗菌药物敏感,一定要在使用抗菌药物治疗之前采集标本,同时要尽量避免感染部位正常菌群对标本的污染,因为其他快生长细菌的覆盖会导致分离率大大降低(使用选择性培养基可提高分离率)。及时将采集标本接种到适当的培养基是提高分离率的前提。因为,绝大部分苛养性细菌对干燥、寒冷的抵抗力均较弱,在标本离开机体后的外界复杂环境中,其存活率十分低,不及时接种适当培养基是导致分离率低的主要原因。

2. 许多临床微生物实验室由于不具备苛养性细菌分离的培养基、未建立标本送检指南(致使送检标本与接种标本相隔时间太长)、无 CO_2 培养环境、检验人员不能辨别菌落、无鉴别试剂等条件,苛养性细菌的分离率几乎为零。因此,在常规微生物实验室应建立苛氧性细菌分离程序,加强相应专业知识的学习,以提高苛养性细菌的分离率,为临床治疗提供切实有用的信息。首先要密切与临床的联系,了解患者情况(如有无牲畜接触史或饮用生牛奶,提示布鲁氏菌感染的可能)。自动血培养仪的应用可大大提高苛养性细菌的分离率(延长培养时间和盲传可提高分离率)。初步鉴定时,氧化酶试剂应使用四甲基对苯二胺(较二甲基对苯二胺敏感),弱阳性者可延长判读时间至 30~60 秒。做触酶试验应挑取巧克力平板上的菌落进行,因为血平板中的羊血存在内源性的触酶,使得结果难以解释(尤其弱阳性者)。做生化试验时,要求接种菌量要大些(有的菌种需要接种多块平板才够用),孵育时间要足够。靛基质试验最好接种酪氨酸肉汤,用 Ehrlich 试剂而不要用 Kovac 试剂(敏感性不同)(图 2-3-21B)。尿素酶试验用 Christensen 尿素琼脂斜面(图 2-3-27B),接种菌量要多,在 CO_2 环境中孵育 48 小时。糖发酵试验要孵育 5~7 日后无反应才判为阴性。

3. 微量反应的测定方法,因为不需要细菌的生长,因此被推荐用于检测苛养性细菌的吲哚产生、尿素酶、鸟氨酸和赖氨酸脱羧酶、精氨酸双水解酶和糖苷酶活性。

4. 整个操作过程都应避免实验室污染(菌液外溢和气溶胶的产生),注意生物安全。在未知结果的情况下,对像菌液配制和血培养瓶转种等容易产生气溶胶的操作过程,都应在生物安全柜(生物Ⅱ级以上)中进行。

(陈东科)

第一节　嗜血杆菌属

一、分类与命名

嗜血杆菌属(Haemophilus)隶属于细菌域,变形杆菌门,γ- 变形菌纲,巴斯德菌目,巴斯德菌科(Pasteurellaceae)。本属细菌对营养要求严格,是专性寄生的苛养性细菌。因该菌生长时需血液中存在的生长因子,人工培养时必须供给新鲜血液才能生长,故名"嗜血杆菌"。目前,属内有 23 个种。包括流感嗜血杆菌(H. influenzae)、副流感嗜血杆菌(H. parainfluenzae)、溶血嗜血杆菌(H. harmolyticus)、副溶血嗜血杆菌(H. paraharmolyticus)、嗜血红素嗜血杆菌(H. heamoglobinophilus)、杜克雷嗜血杆菌(H. ducreyi)、埃及嗜血杆菌(H. aegyptius)、马赛嗜血杆菌(H. massiliensis)、副溶血嗜沫嗜血杆菌(H. paraphrohaemolyticus)、痰液嗜血杆菌(H. sputorum)、阴道嗜血杆菌(H. vaginalis)、皮特曼嗜血杆菌(H. pittmaniae)、嗜沫嗜血杆菌(H. aphrophilus)、副嗜沫嗜血杆菌(H. paraharmolyticus)和惰性嗜血杆菌(H. segnis)等。

嗜沫嗜血杆菌、副嗜沫嗜血杆菌和惰性嗜血杆菌现划归"聚集杆菌属(Aggregatibacter)",分别称为嗜沫聚集杆菌(A. aphrophilus)、副嗜沫聚集杆菌(A. paraphrophilus)和惰性聚集杆菌(A. segnis)。阴道嗜血杆菌现划归为加德纳菌属,称为阴道加德纳菌。

嗜血杆菌属的 DNA G+C 含量为 37%~44%,代表菌种为流感嗜血杆菌。

二、生物学特性

(一) 形态与染色

嗜血杆菌是一群无动力、无芽胞的革兰氏阴性短杆菌或球杆菌,呈高度的异质性,大小为 $(0.2~0.5)\mu m \times (0.5~3.0)\mu m$(或更长)。从病灶中新分离的菌株多呈球杆状、双球状或短链状,在陈旧培养物呈多形性(长杆状或呈长丝状)。流感嗜血杆菌产毒株在营养丰富的培养基上生长 6~8 小时出现明显荚膜,在陈旧培养基上荚膜常消失,多数菌株有菌毛。嗜血杆菌纯培养物的镜下形态见图 18-1-1A 和图 18-1-2A~E,临床标本中的嗜血杆菌显微镜下形态见图 18-1-1B、D 和图 18-1-2F,流感嗜血杆菌受抗菌药物(氨苄西林)作用后显微镜下形态见图 18-1-1C。

嗜血杆菌属细菌的镜下形态特征见图 18-1-1/图 18-1-2。

(二) 培养特性

嗜血杆菌对营养要求较高,需氧或兼性厌氧,在补充 5% CO_2 的大气中生长良好,最适生长温度为 35~37℃,pH 为 7.6-7.8,在 pH 7.6 条件下生长最好。在室温下比在 4℃ 时更易存活,用脱脂牛乳冷冻干燥于 -70℃ 下可存活 2 年以上。嗜血杆菌生长需要培养基中至少含 10μg/ml 的游离 X 因子、V 因子或者两者之一。X 因子(X-factor)是一种对热稳定的血红素及其衍生物(protoporphyrin Ⅸ 或 protoheme),是一种含铁的卟啉,为细菌合成过氧化氢酶、过氧化物酶、细胞色素氧化酶的辅基,供细胞氧化还原时进行电子传递。V 因子(V-factor)是一种对热不稳定的维生素 B 类物质,即烟酰胺腺嘌呤二核苷酸(NAD,辅酶 Ⅰ)或 NAD 磷酸盐(NADP,辅酶Ⅱ),存在于血液及某些植物组织中,是脱氢酶的辅酶,在细胞呼吸中起递氢的作用。红细胞中富含 X 及 V 因子,因此实验室中常用巧克力琼脂培养基分离培养嗜血杆菌。由于羊血中含有水

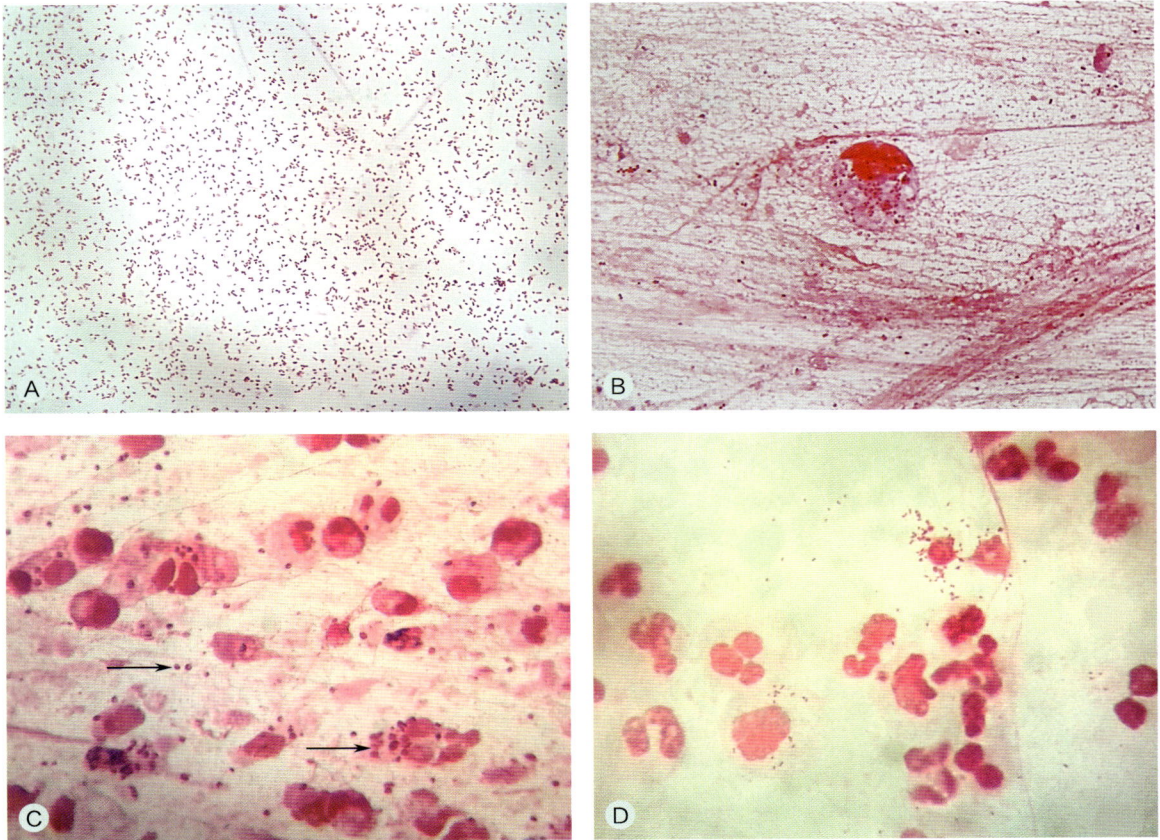

图 18-1-1　流感嗜血杆菌革兰氏染色的镜下形态特征 ×1000
A. 菌落涂片；B. 痰涂片；C. 痰涂片（用氨苄西林后）L 型（球形体）；D. 前庭大腺脓液涂片

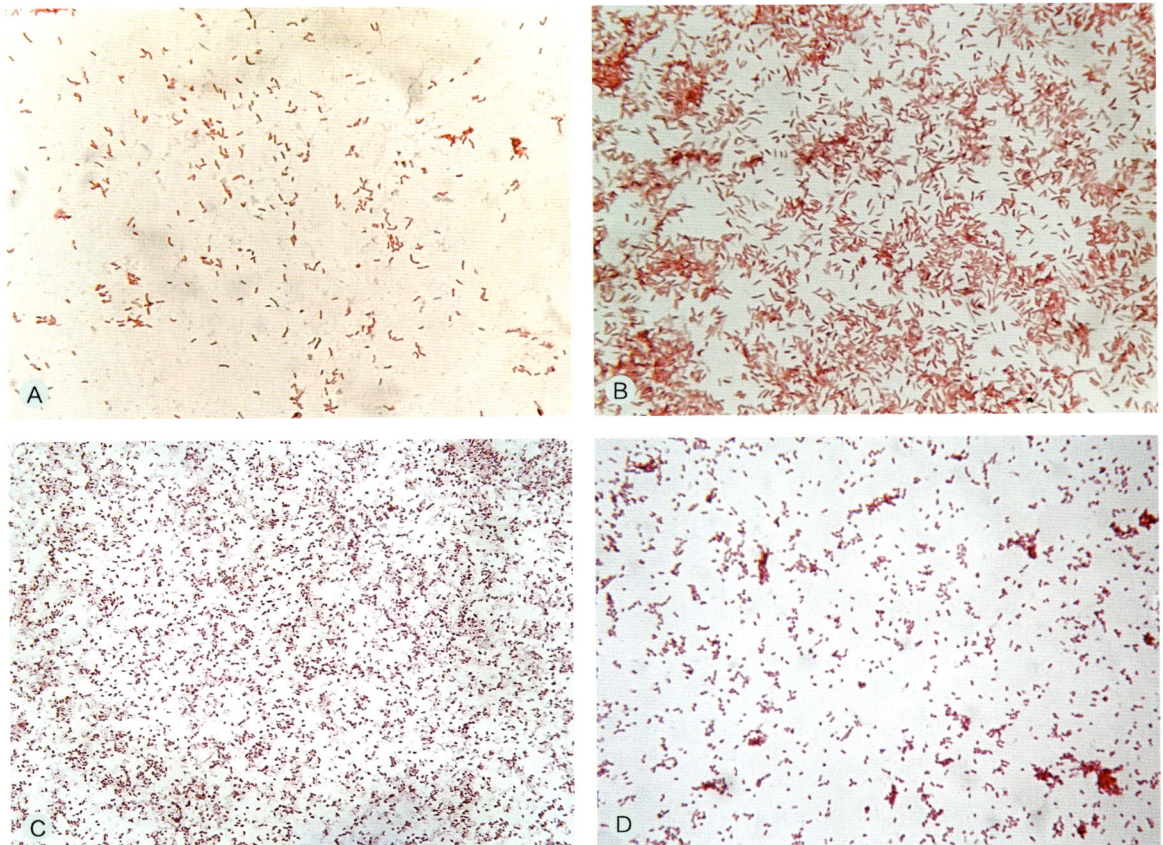

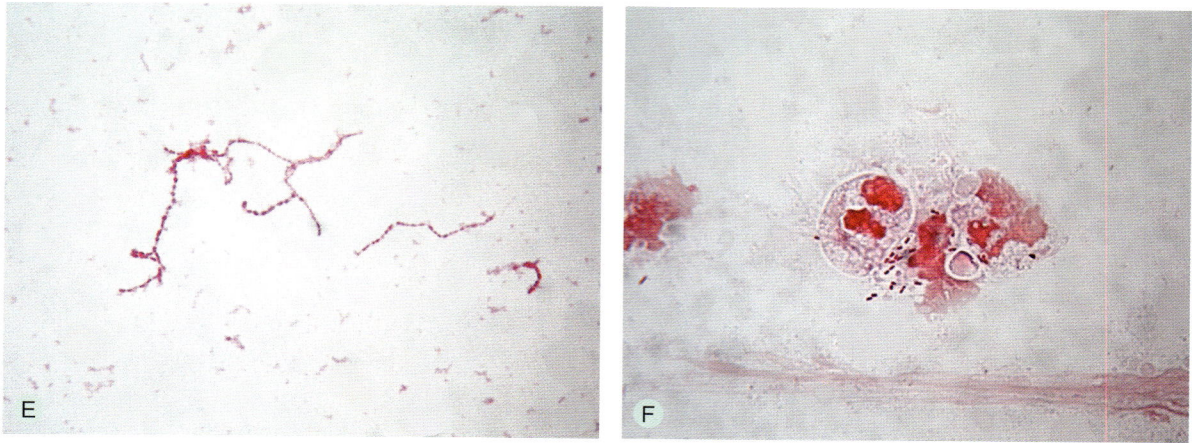

图 18-1-2   其他嗜血杆菌革兰氏染色的镜下形态特征 ×1 000
A.副流感嗜血杆菌；B.副溶血嗜血杆菌；C.溶血嗜血杆菌；D.杜克雷嗜血杆菌落涂片；E.杜克雷嗜血杆菌肉汤培养物涂片；F.杜克雷嗜血杆菌(腹股沟淋巴结瘘管脓汁涂片)

解 V 因子的酶类(NDA 酶)，因此，V 因子依赖性的嗜血杆菌通常不能在含有完整红细胞的羊血琼脂上生长。不同的嗜血杆菌对因子的需求不同，除流感嗜血杆菌、埃及嗜血杆菌和溶血嗜血杆菌需要 V + X 因子外，其余的嗜血杆菌仅需要单独某一种因子。

嗜血杆菌在马血或兔血巧克力琼脂上生长较羊血巧克力琼脂好，如果要用羊血制作巧克力琼脂，应添加 1.5mg/L NAD。有文献显示在 GC 琼脂中加入 5% 加热的羊血红细胞和 1% 酵母菌溶解物后可以满足所有嗜血杆菌生长的需要。血液中的嗜血杆菌可在含有 5% 新鲜马血或兔血的血琼脂上生长，某些菌种可呈 β- 溶血。嗜血杆菌在巧克力琼脂培养基上经 24 小时孵育可形成直径为 1~2mm 大小的菌落，其典型菌落特征为圆形、湿润、光滑(大部分流感嗜血杆菌)或粗糙(大部分副流感嗜血杆菌)、透明或半透明(也呈露滴样)、无色至灰白色的菌落，有荚膜的菌落可呈黏液型菌落(直径为 1~3mm)(图 18-1-3E)。小菌落型嗜血杆菌，在 HTM 平板上生长不良或不生长(直接影响到嗜血杆菌药敏试验结果的观察)。嗜血杆菌的纯培养物散发出类似"鼠穴"的气味，这是由于色氨酸代谢产生的吲哚所致。

嗜血杆菌属细菌的形态特征见图 18-1-3、图 18-1-4。

嗜血杆菌在巧克力琼脂上生长速度不仅取决于生长因子 V、X 的存在，同时与革兰氏阳性细菌的生长干扰有关，因此应用选择性培养基可抑制革兰氏阳性细菌的生长，从而达到选择分离的目的。

呼吸道标本的嗜血杆菌在初代培养时，受到革兰氏阳性细菌的抑制(营养竞争及菌素作用)，菌落细小不易与其他细菌相区别(图 18-1-5A)，这可能是造成嗜血杆菌分离率低的直接原因。在巧克力培养基中加入 30~50mg/L 的万古霉素或 300mg/L 杆菌肽(或其他革兰氏阳性细菌抑制剂)，可显著提高嗜血杆菌分离率(图 18-1-5B)。原因是，当在培养基中加入万古霉素后，抑制了革兰氏阳性细菌的生长，增加了对嗜血杆菌的选择性，嗜血杆菌在加万古霉素的培养基上，菌落生长较大，容易识别，从而提高了嗜血杆菌的分离率。在怀疑囊性纤维化患者感染嗜血杆菌时(非分型的流感嗜血杆菌明显是这些患者的病原菌)，由于大量黏液样铜绿假单胞菌的存在，覆盖了流感嗜血杆菌的菌落，这种情况应该采用在选择性培养基上接种和在厌氧环境中培养，可取得满意的效果。如果怀疑有软下疳的患者，其淋巴穿刺物应该接种在选择性营养丰富的培养基上，在 5%~10% CO_2 的大气环境 33~35℃孵育 3 日，为了防止对万古霉素敏感菌株的漏检，使用两种培养基可提高分离率。嗜血杆菌在选择性(加抑制剂)和非选择性(不加抑制剂)巧克力琼脂上的分离状况见图 18-1-5。

(三)生化特性

嗜血杆菌可发酵葡萄糖(最终产物为乙酸、乳酸和琥珀酸)及其碳水化合物，产酸、少数菌株产气，氧化酶、触酶反应不定，能还原硝酸盐为亚硝酸盐。生化试验可以将嗜血杆菌鉴定到种的水平。嗜血杆菌属的重要菌种的生化特性见表 18-1-1。

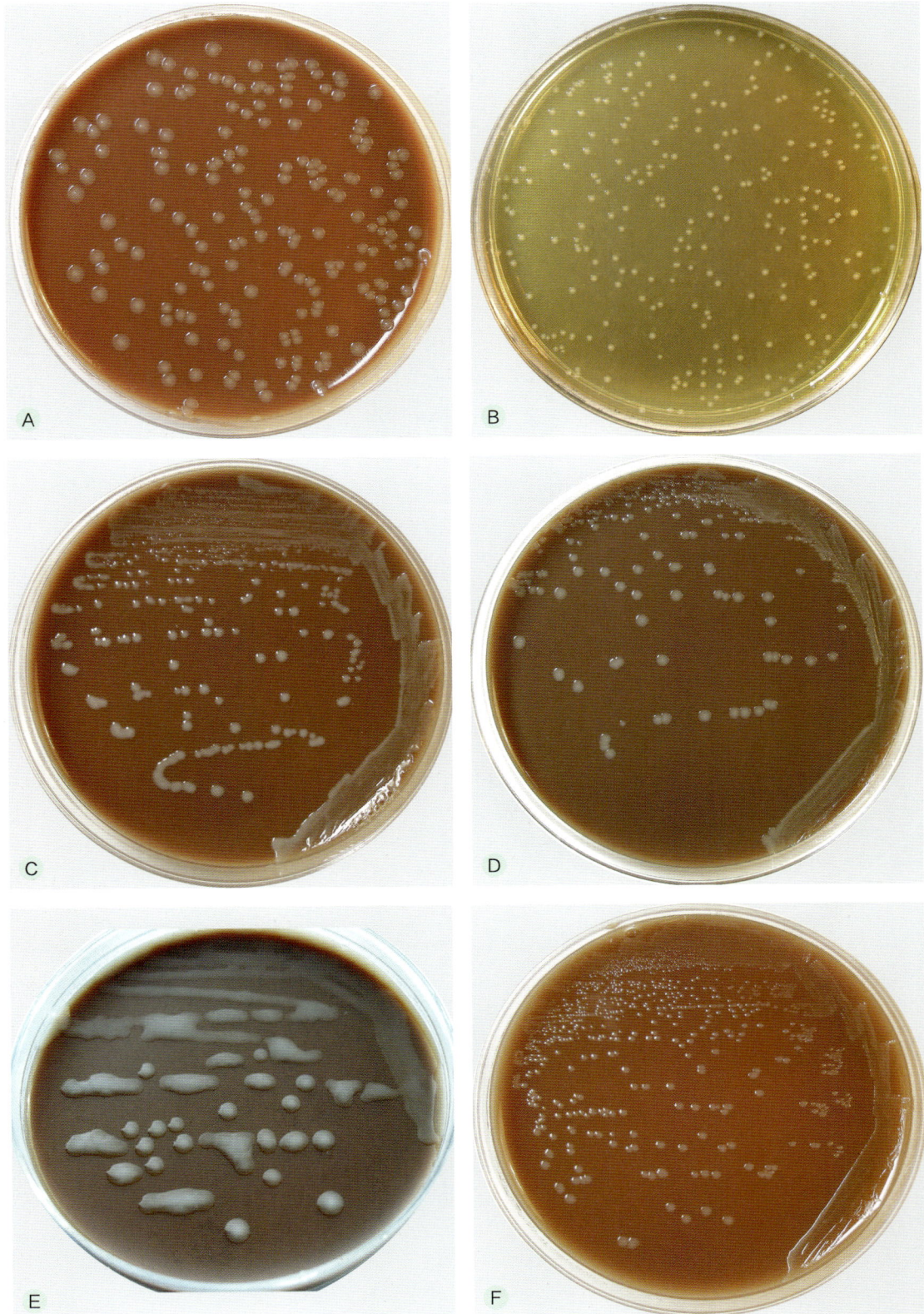

图 18-1-3　流感嗜血杆菌的菌落形态特征
A. ATCC 49247 CA 2 日；B. ATCC 49247 HTM 24h；C. ATCC 10211 CA 2 日；D. ATCC 49766 CA 2 日；
E. ATCC 9006 CA 2 日；F. 临床分离株 CA 2 日

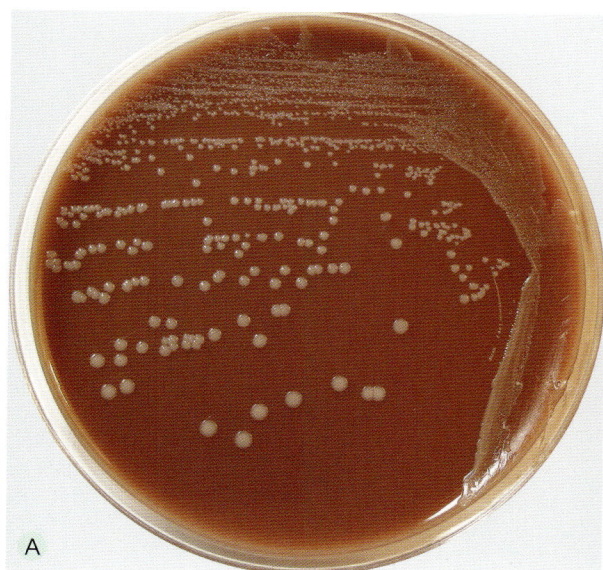

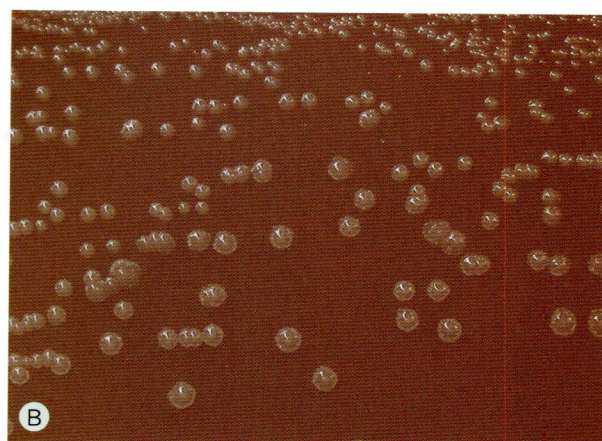

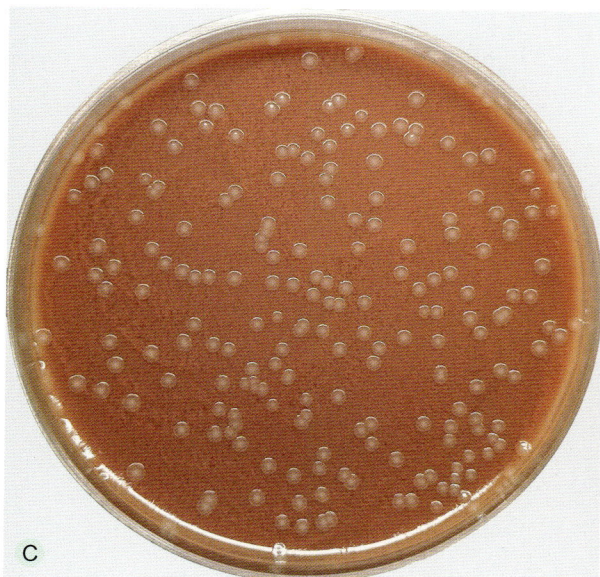

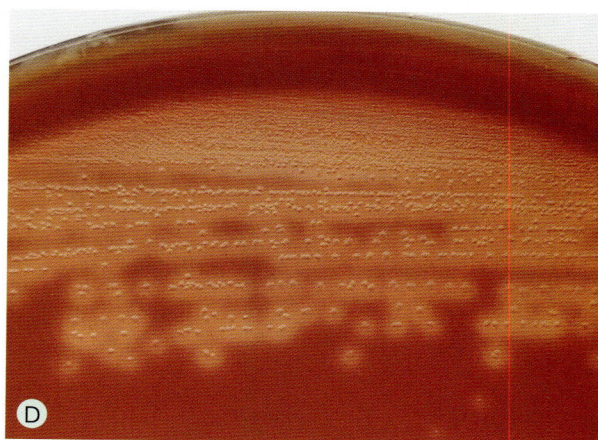

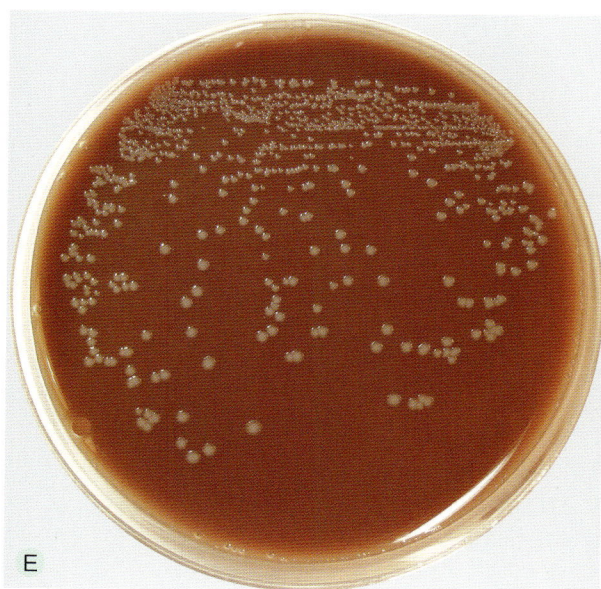

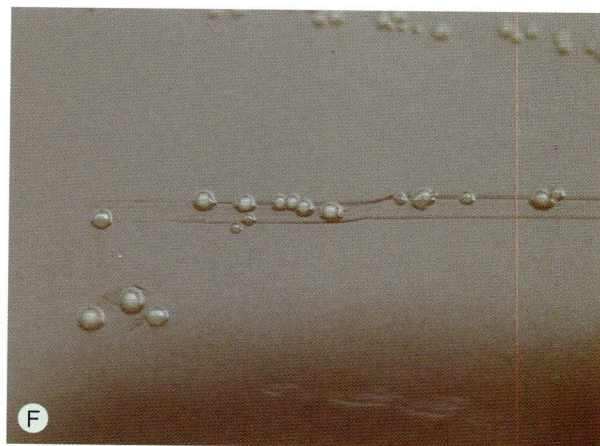

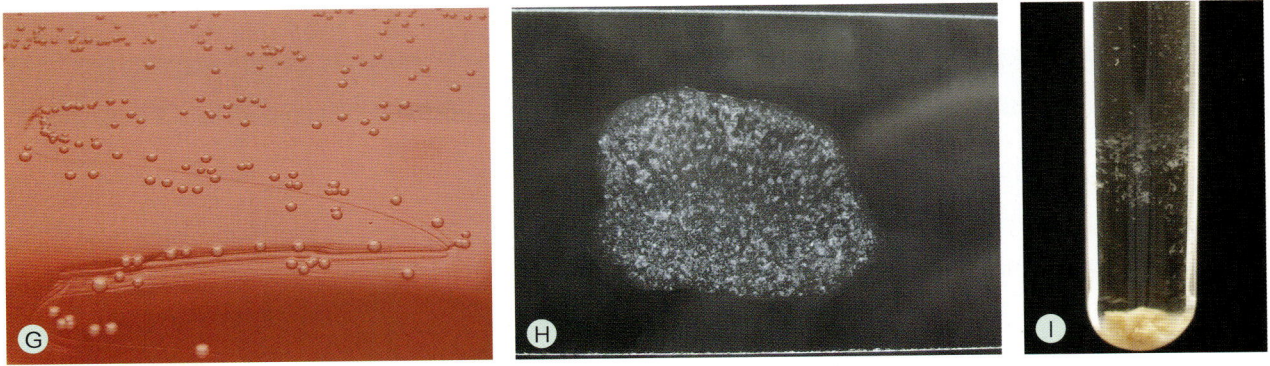

图 18-1-4 其他嗜血杆菌的形态特征

A. 副流感嗜血杆菌（光滑型）CA 3 日；B. 副流感嗜血杆菌（粗糙型）CA 2 日；C. 副溶血嗜血杆菌 CA 2 日；D. 副溶血嗜血杆菌 BAP 7 日；E. 溶血嗜血杆菌 CA 2 日；F. 杜克雷嗜血杆菌 CA 7 日；G. 杜克雷嗜血杆菌 SBA 2 日；H. 杜克雷嗜血杆菌盐水自凝；I. 杜克雷嗜血杆菌肉汤培养呈絮状生长

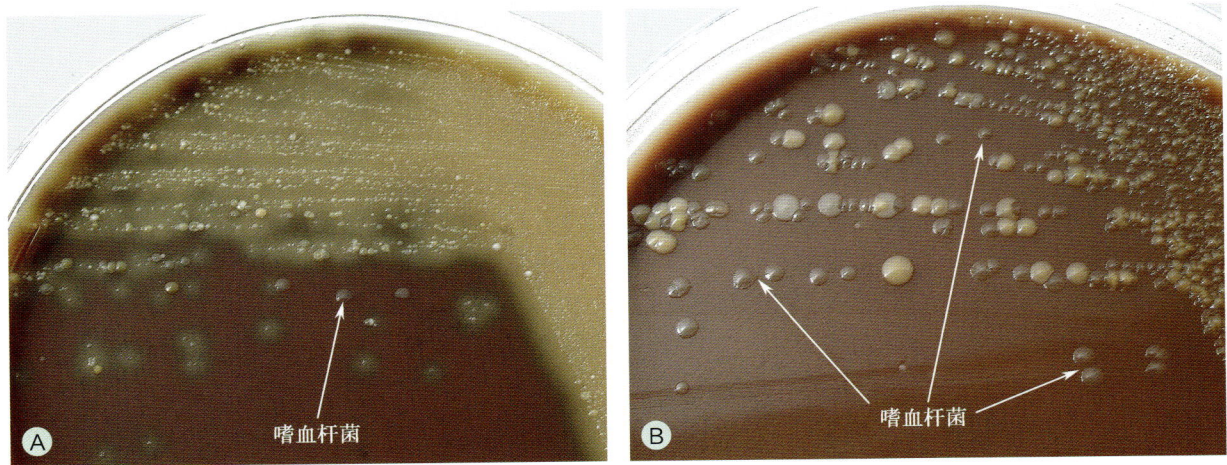

图 18-1-5 嗜血杆菌在不同巧克力琼脂平板上的分离状况

A. 非选择性（不加抑菌剂）巧克力琼脂上的分离状况（生长不良）；B. 选择性（加抑菌剂）巧克力琼脂上的分离状况（生长良好）

表 18-1-1 嗜血杆菌属主要菌种和相关菌种的生化特性

菌名	葡萄糖发酵	蔗糖发酵	乳糖发酵	甘露糖发酵	木糖发酵	ONPG	吲哚	尿素酶	鸟氨酸脱羧酶
流感嗜血杆菌	+	−	−	−	+[b]	−	v	v	v
埃及嗜血杆菌	+	−	−	−	−			+	−
溶血嗜血杆菌	+	−	−	−	+[b]		v	+	−
杜克雷嗜血杆菌	−	−	−	−	−			−	−
副流感嗜血杆菌	+	+	−	+	−	v	v	v	v
副溶血嗜血杆菌	+	+	−	−	−			+	−
惰性聚集杆菌	w	w	−	−	−			−	−
副嗜沫聚集杆菌	+	+	+	+	v	+	−	−	−
嗜沫聚集杆菌	+	+	+	+	−	−	−	−	−

续表

菌　名	葡萄糖发酵	蔗糖发酵	乳糖发酵	甘露糖发酵	木糖发酵	ONPG	吲哚	尿素酶	鸟氨酸脱羧酶
副溶血嗜沫嗜血杆菌	+	+	－	+	－	v	－	+	－
痰液嗜血杆菌	+	ND	－	－	－	+	+	+	－
皮特曼嗜血杆菌	+	+	－	+	－	+	ND	ND	ND

注：+，阳性结果；－，阴性结果；w，弱发酵；v，结果可变；ND，无资料；b：90% 以上阳性出现延迟反应。

三、鉴定与鉴别

痰、脓汁、鼻分泌物或溃疡性疾病(软性下疳)分泌物可直接涂片，脑脊液必须离心后取沉淀物涂片(较直接涂片的镜检率提高了 100 倍)，革兰氏染色后镜检。查到革兰氏阴性短小杆菌或多形态杆菌(图 18-1-1B、D)，结合临床症状，可做初步诊断。但是革兰氏染色镜检的灵敏度较低，因此使用显微镜观察会受到限制。由于嗜血杆菌的体积相对较小，以及临床标本涂片中蛋白质、脂肪等影响，在镜下对嗜血杆菌的分辨较为困难。为了增加菌体和背景的对比度，可采用吖啶橙染色、Wayson 染色和 AO 染色以提高检测嗜血杆菌的灵敏度。流感嗜血杆菌可直接做荚膜肿胀试验测定其血清型。杜克雷嗜血杆菌在涂片中可呈现典型的"鱼群样(松散的簇状)"或"铁轨状(松散的螺旋簇状)"排列，该现象在肉汤培养物的悬浮物(图 18-1-2E)涂片中比淋巴结穿刺液涂片中更多见到。

(一)初步鉴定

当一个分离菌株的镜下形态特征及菌落形态特征提示可能是嗜血杆菌时，标准的鉴定程序应该是测试其对 X 因子和 V 因子的需求情况。有文献数据显示，点种法琼脂卫星试验结果与纸片法卫星试验结果一致，用葡萄球菌斑点法检测嗜血杆菌对 V 因子的依赖性结果可靠，可解决 V 因子纸片来源困难或失效的问题。

卫星试验的原理：有溶血性的细菌(如金黄色葡萄球菌或假单胞菌)在羊血琼脂培养基上生长时可破坏红细胞释放出血红素(即 X 因子)和维生素 B 类物质(即 V 因子)于培养基中，当嗜血杆菌与金黄色葡萄球菌一起培养时，这些因子促进了流感嗜血杆菌的生长，表现为靠近金黄色葡萄球菌菌落的嗜血杆菌菌落生长较大，而远离葡萄球菌菌落的嗜血杆菌菌落较小，这一现象称为"卫星现象"，这一试验也称为"卫星试验"。在不含血红素的琼脂平板上进行的卫星试验，因琼脂中不含 X 因子和 V 因子，当点种金黄色葡萄球菌后，在其菌落周围只含有 V 因子而没有 X 因子的存在，因此那些 X 因子依赖性的嗜血杆菌不能在金黄色葡萄球菌菌落周围生长，而 V 因子依赖性的嗜血杆菌则会生长，通常又称为"琼脂卫星试验"。

1. 点种法卫星试验　挑取可疑菌落密集划线接种于羊血琼脂平板(卫星试验)和脑心琼脂(或哥伦比亚琼脂)平板上(琼脂卫星试验)，再将金黄色葡萄球菌点种其上，在含有 5% CO_2 的大气环境中，35 ℃孵育 24 小时。如果在金黄色葡萄球菌菌落周围出现被检菌的菌落较大，远离金黄色葡萄球菌菌落处的菌落小或不生长，即"卫星试验"阳性。除金黄色葡萄球菌外其他种的葡萄球菌、假单胞菌属等非发酵糖细菌，肠杆菌目细菌、气单胞菌属、弧菌属、肠球菌属、链球菌属、微球菌属、棒杆菌属等革兰氏阳性杆菌和酵母样真菌等许多细菌和真菌也均有较好的卫星试验结果(图 18-1-6)。再结合革兰氏染色镜检结果，可初步判定为嗜血杆菌。

点种法不同指示菌的卫星试验结果见图 18-1-6。

2. 纸片法卫星试验　取稀释 1 000 倍的 0.5 麦氏单位比浊浓度(0.5 McFarland standard)的被检菌菌液，涂抹于脑心或哥伦比亚琼脂平板上(也可直接划种)，贴 X、V 和 X+V 因子纸片，在含有 5%~7% CO_2 的大气环境中，35 ℃孵育 24 小时(生长不良时可延长至 48 小时)观察结果。如果产生纸片周围有被检菌生长，而远离纸片不生长的现象，即"卫星试验"阳性。结合革兰氏染色镜检结果及溶血检测结果，可初步判定大部分嗜血杆菌菌种。对 X、V 和 X+V 因子的检测，也可用肉汤法(在脑心浸液肉汤中添加 X、V 或 X+V 因子)。使用纸片法做卫星试验应注意：①在脑心琼脂平板上贴 X、V 和 X+V 因子纸片时，纸片间距应大于 5cm(图 18-1-7A)，以尽量避免 X 因子假阳性结果(图 18-1-7C)；②如果出现(X+V)纸片阴性结果，应考

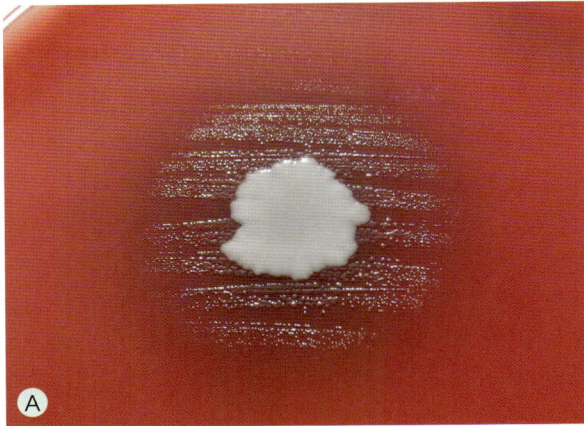

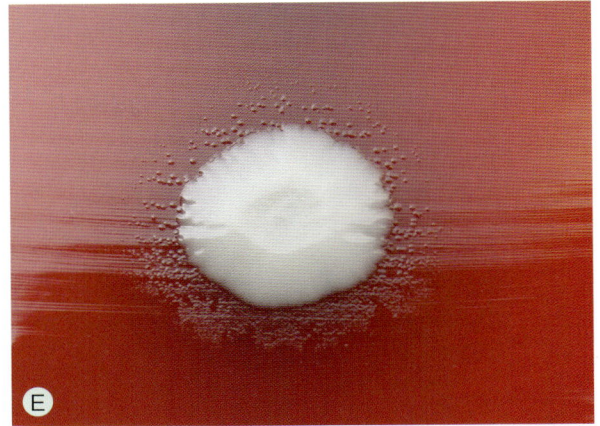

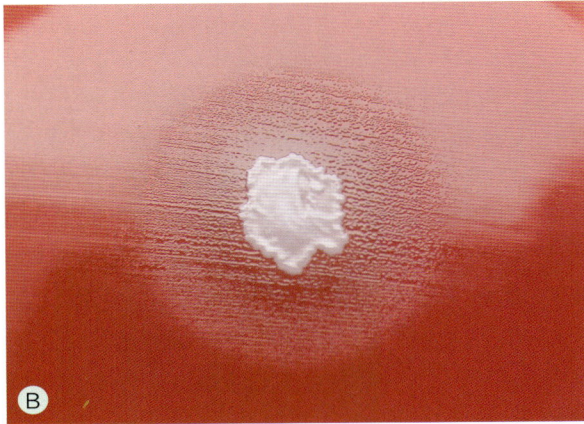

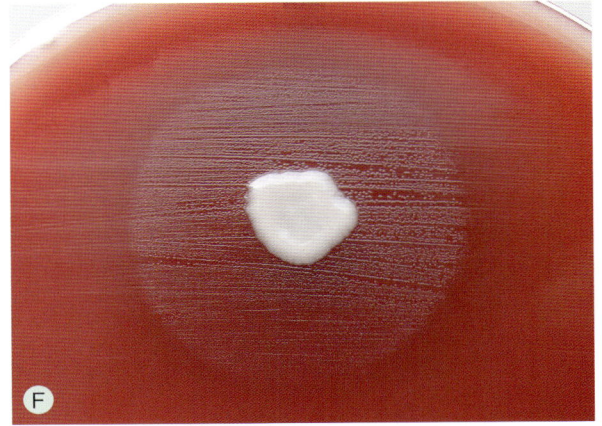

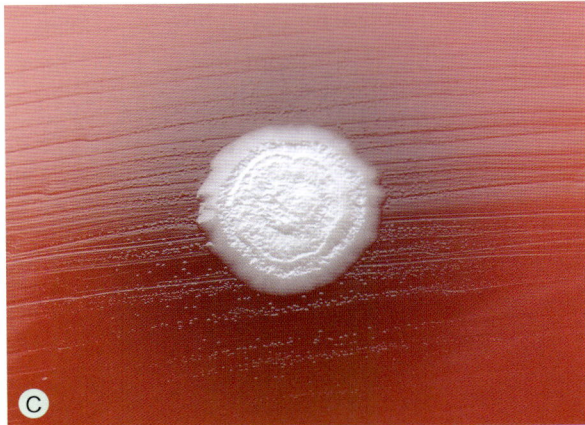

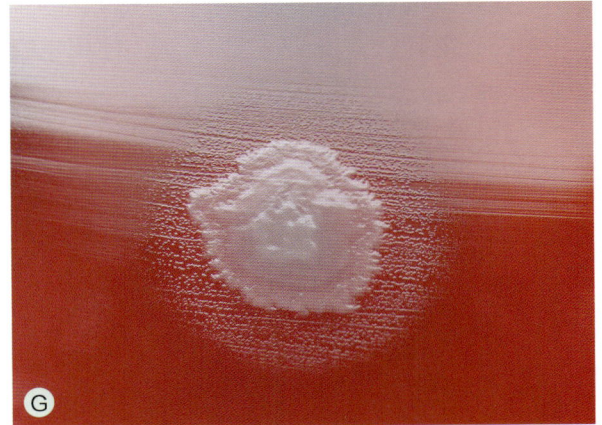

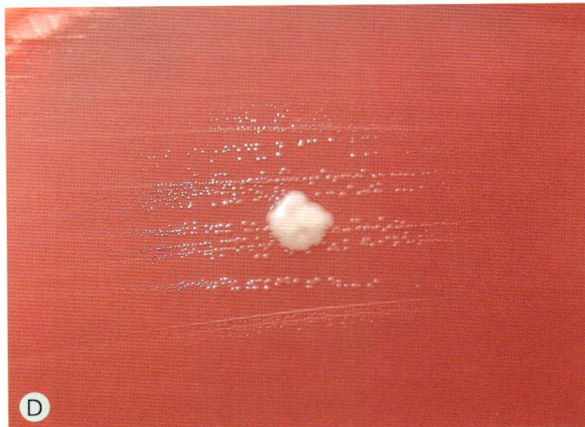

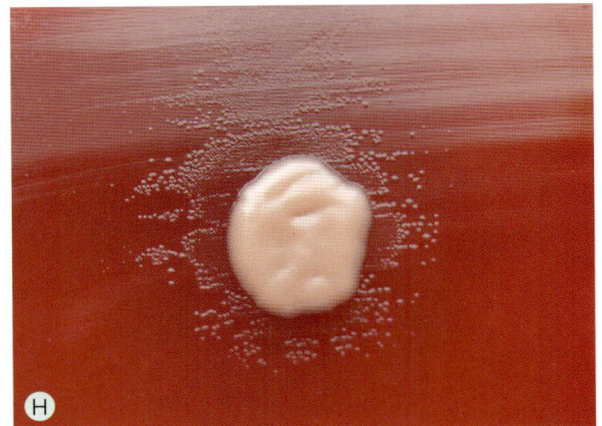

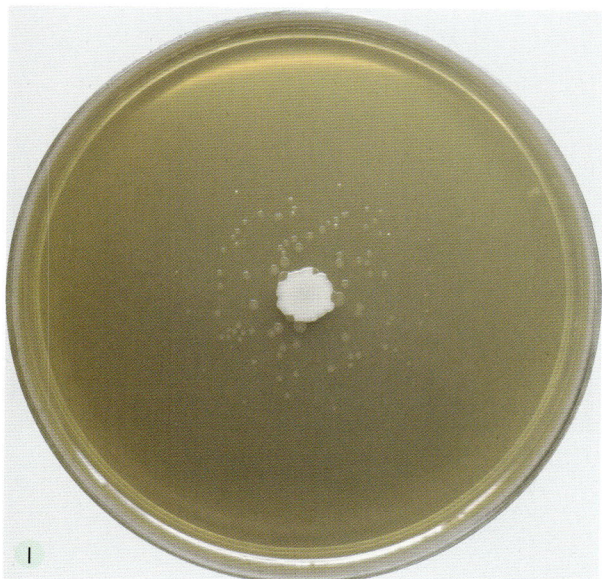

图 18-1-6　点种不同指示菌的卫星试验结果

A. 金黄色葡萄球菌 ATCC 25923；B. 表皮葡萄球菌；C. 铜绿假单胞菌 ATCC 27853；D. 嗜麦芽窄食单胞菌；E. 鲍曼不动杆菌；F. 卡他莫拉菌；G. 枯草芽胞杆菌 ATCC 6633；H. 红酵母；I. 脑心琼脂点种 ATCC 25923

虑以下几种情况：待检菌死亡、培养基缺乏营养、孵育条件改变、接种菌量过大、纸片失效（图 18-1-7F）及待检菌株严格苛养（此种菌株可呈微弱生长，建议在侧逆光下观察结果）等。因此，应该根据以上情况设计相应的质控程序。

纸片法卫星试验结果见图 18-1-7。

3. 卟啉试验　卟啉试验比 X 因子卫星试验更快速和准确，需要 X 因子的嗜血杆菌菌株，由于缺乏氧化血红素合成过程中的酶，在其生长过程中不能分泌卟吩胆色素原和卟啉。进行试验时，将待检菌接种于 0.5ml 用 pH 6.9 0.1mol/L PBS 配制的含 2mmol/L 盐酸 δ- 氨基戊酮酸和 0.8mmol/L $MgSO_4$ 的溶液中，37℃孵育 4 小时，用波长约 360nm 的紫外灯检测其红色荧光强度。荧光强度表示酶使底物盐酸 δ- 氨基戊酮酸转化成卟啉的转化率，也说明待检菌株是 X 因子非依赖性的。卟啉试验可以检测分离菌株对 X 因子的需求情况，同时可避免因 X 因子污染所造成的假阳性结果。

4. 溶血性检测　嗜血杆菌的溶血性检测可接种待检菌在马血或兔血琼脂平板上进行检测（图 18-1-4D）。用羊血琼脂平板进行检测时，操作方法如同卫星试验的点种法，在含有 5%~7% CO_2 的大气环境中，35℃孵育 24 小时。在观察卫星现象的同时，注意金黄色葡萄球菌的不完全溶血圈内（用透射光观察效果更好，见图 18-1-8B）的嗜血杆菌菌落周围是否有 β- 溶血的现象，如果有 β- 溶血现象即可证明其溶血素的存在（图 18-1-8）。也可用 CAMP 试验方法（图 18-1-8D）和琼脂穿刺法（图 18-1-8E）进行溶血性检测。

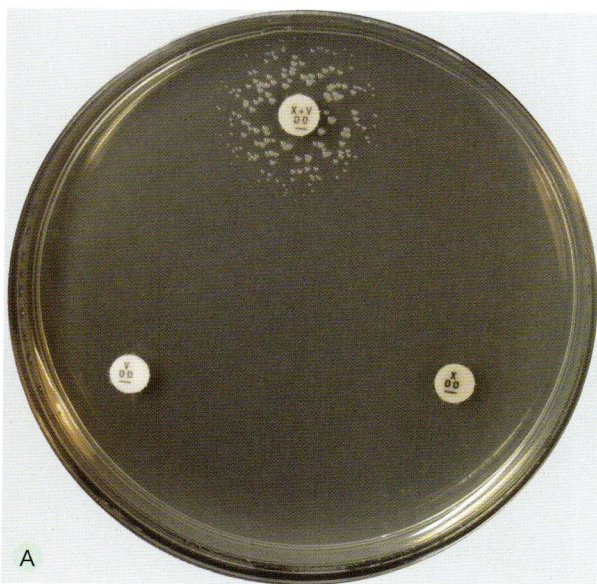

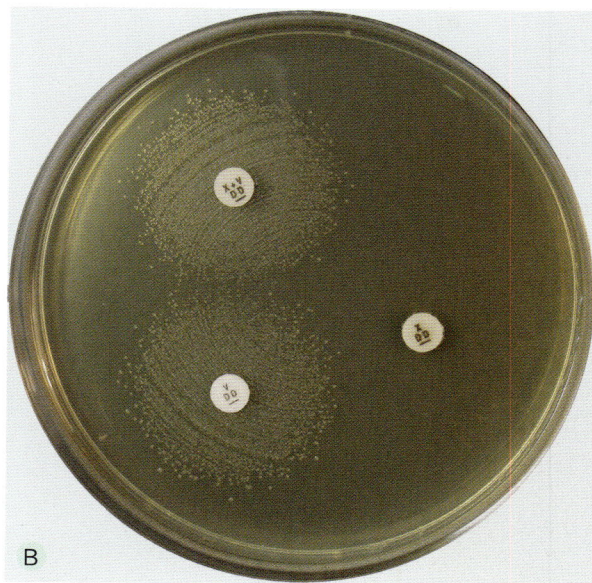

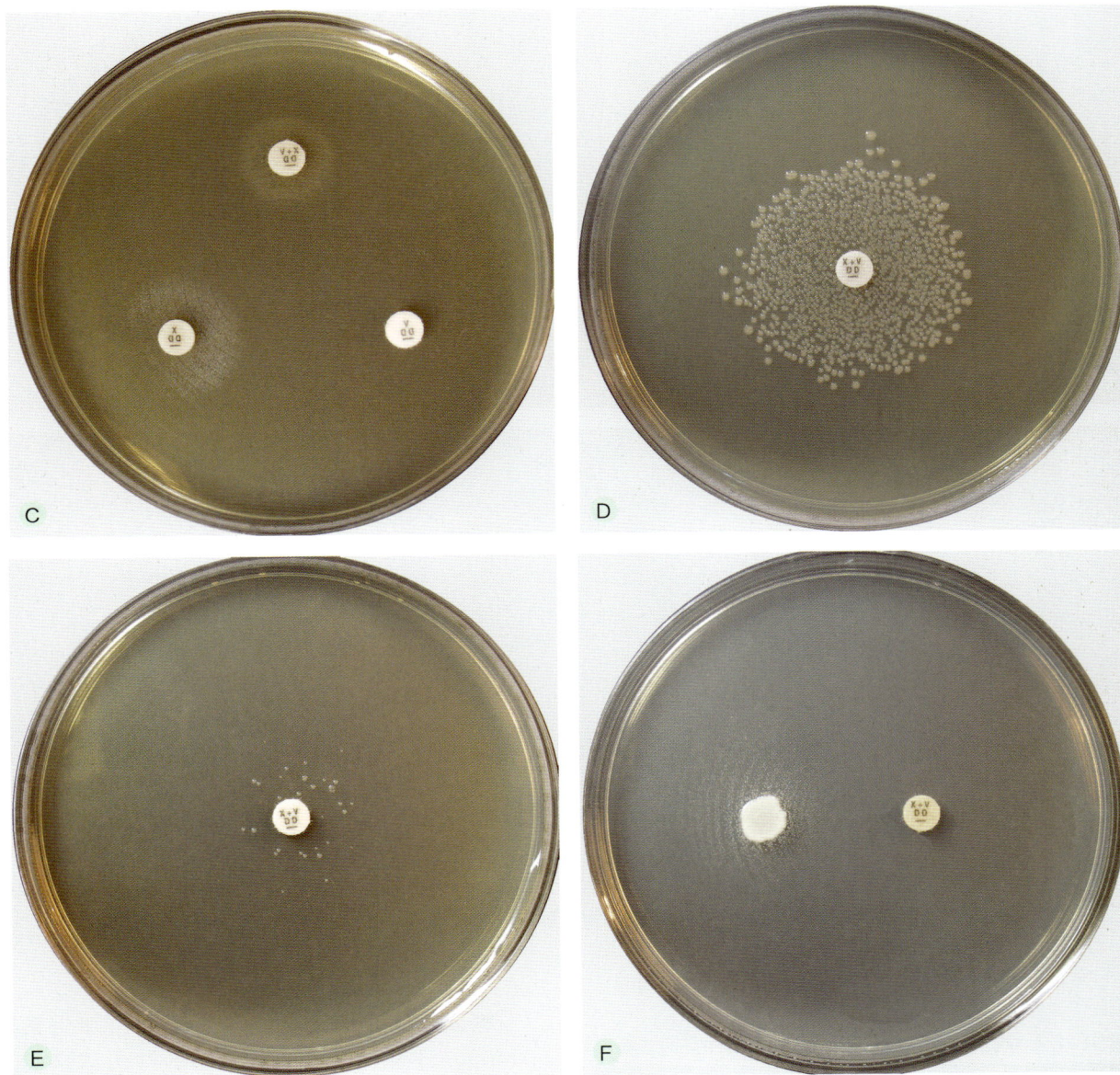

图 18-1-7　纸片法卫星试验结果

A. 流感嗜血杆菌，脑心琼脂 2 日；B. 副流感嗜血杆菌，脑心琼脂 2 日；C. X 因子假阳性结果；D. 菌液浓度对结果的影响，0.000 5 麦氏标准浊度菌液涂板 24h；E. 菌液浓度对结果的影响，0.000 05 麦氏标准浊度菌液涂板 24h；F. 卫星试验质控（因子纸片失效）

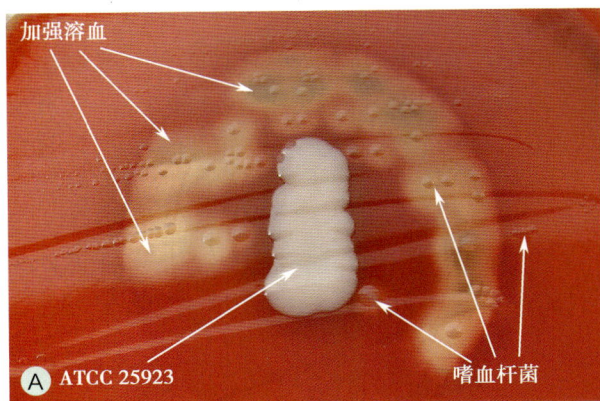

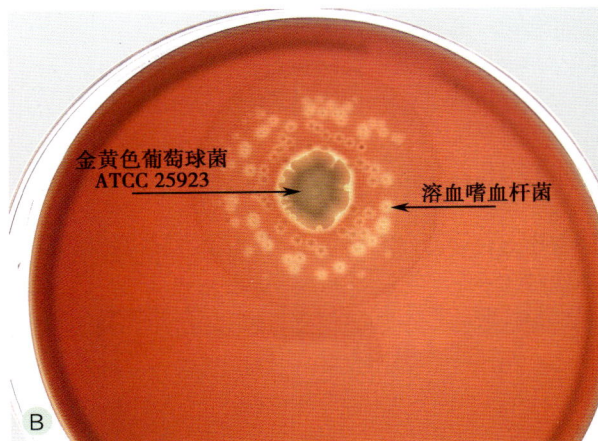

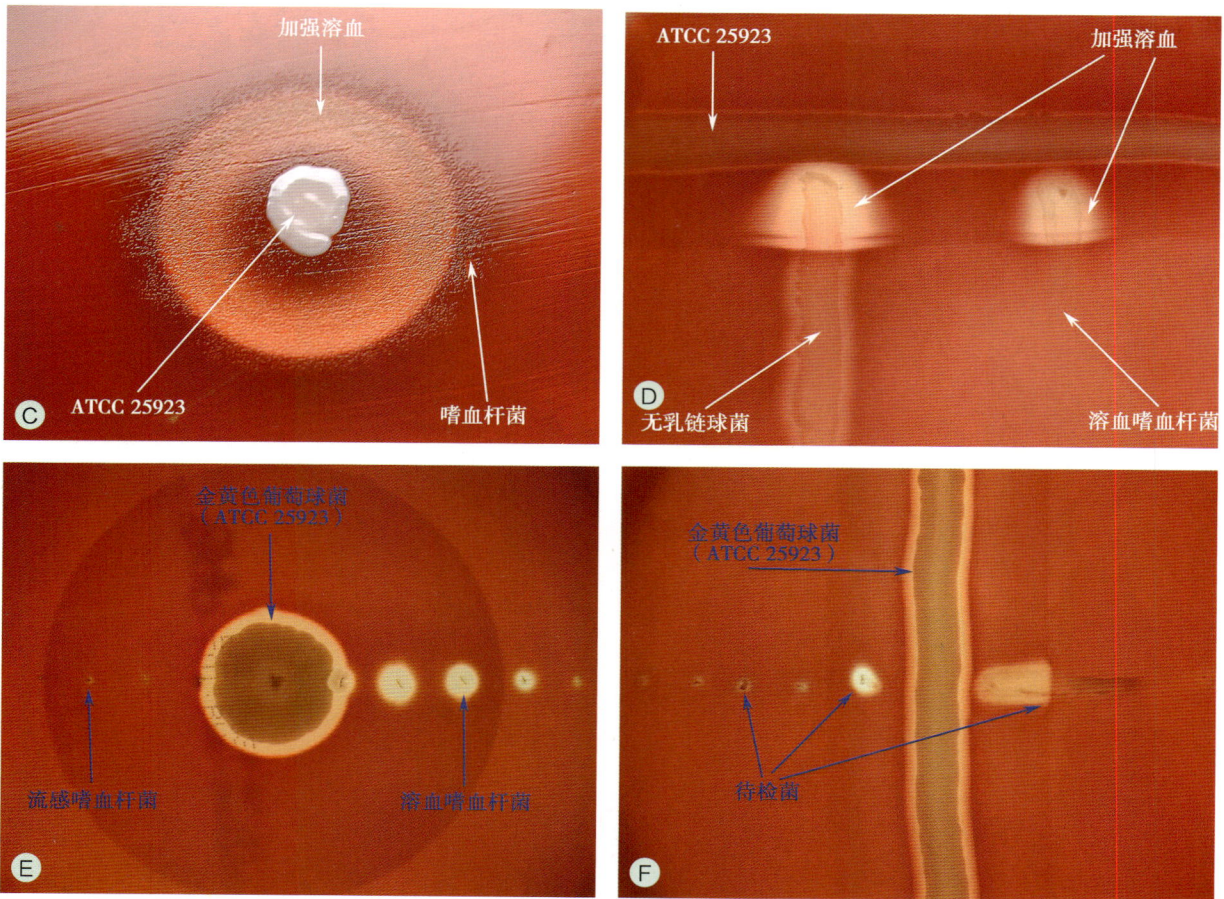

图 18-1-8 嗜血杆菌溶血性检测结果

A. 点种金黄色葡萄球菌 ATCC 25923（接种菌量适中）SBA 2 日；B. 逆光观察效果 SBA 24h；C. 接种菌量过大易造成假阴性结果 SBA 24h；D. CAMP 试验法 SBA 24h；E. 琼脂穿刺法 SBA 3 日；F. 左侧（穿刺法）右侧（划种法）SBA 24h

嗜血杆菌属主要菌种的鉴别试验见表 18-1-2。

表 18-1-2 嗜血杆菌属主要菌种与相关菌种鉴别试验

菌名	X 因子 b	V 因子	溶血	CO₂促 生长	触酶
流感嗜血杆菌	+	+	−	−	+
埃及嗜血杆菌	+	+	−	−	+
溶血嗜血杆菌	+	+	+/−	−	+
杜克雷嗜血杆菌	+	−	−	−	−
副流感嗜血杆菌	−	+	−	−	v
副溶血嗜血杆菌	−	+	+	−	v
惰性聚集杆菌	−	+	−	−	+
副嗜沫聚集杆菌	−	+	−	+	−
嗜沫聚集杆菌 c	−	−	−	+	−
皮特曼嗜血杆菌	−	+	+	−	−/w
副溶血嗜沫嗜血杆菌	−	+	+	+	+
痰液嗜血杆菌	−	+	+	ND	ND

注：+，阳性结果；−，阴性结果；+/−，弱阳性结果；v，结果可变；w，弱反应；ND，无资料；b，通过卟啉试验确定；c，常见在次代培养不需要血红素。

（二）生化鉴定

糖发酵试验应该在含 1% 糖并添加生长因子（10μg/ml NAD 和血红素）的酚红肉汤培养基中进行。推荐微量反应测定方法检测嗜血杆菌的吲哚产生、尿素酶、鸟氨酸和赖氨酸脱羧酶、精氨酸双水解酶和糖苷酶活性，在 0.5ml 的反应液里接种大量待检菌，37℃孵育 4 小时即可观察结果，有些试验要延长到 24 小时再次观察结果。许多商品化微量生化试剂盒的应用，使得快速、准确鉴定嗜血杆菌成为可能。例如 HNID、The Minitek System（BBL）、API NH、Rapid NH 和 RIM-Haemophilus。嗜血杆菌属中主要菌种的生化特性见表 18-1-1。

（三）生物分型

可通过吲哚、尿素酶和鸟氨酸脱羧酶等试验对流感嗜血杆菌和副流感嗜血杆菌进行生物分型（表 18-1-3）。

表 18-1-3　流感嗜血杆菌和副流感嗜血杆菌生物型

菌种	生物型	吲哚	尿素酶	鸟氨酸脱羧酶
流感嗜血杆菌	I	+	+	+
	II	+	+	-
	III	-	+	-
	IV	-	+	+
	V	+	-	+
	VI	-	-	+
	VII	+	-	-
	VIII	-	-	-
副流感嗜血杆菌	I	-	-	+
	II	-	+	+
	III	-	+	-
	IV	+	+	+
	V	+	-	-
	VI	+	-	+
	VII	+	-	-
	VIII	+	-	-

注：+，阳性；-，阴性。

（四）流感嗜血杆菌抗原的分型与检测

流感嗜血杆菌有 3 种主要的抗原成分，即型特异性荚膜多糖抗原（M 抗原）、型特异性菌体抗原（S 抗原）和种特异性菌体抗原（R 抗原）。有荚膜的流感嗜血杆菌含有荚膜多糖抗原，具有型特异性，应用型特异性免疫血清做荚膜肿胀试验，可将有荚膜的流感嗜血杆菌分为 a、b、c、d、e、f 6 个血清型，也被称为"可分型菌株"，其中 b 血清型致病力最强，f 型次之。

1. 直接荧光抗体法　将标本或培养物直接涂片，固定后用标记荧光素的流感嗜血杆菌抗血清染色，30 分钟后，洗去多余血清，用荧光显微镜检查。此法可迅速得出结果，为早期诊断的重要方法。

2. 荚膜肿胀试验　取一滴抗血清与一滴菌悬液混匀，加少量亚甲蓝液混合后加盖片，室温 10 分钟后用油镜检查，如查到菌体呈蓝色，周围绕有界限明显未染色的膨大空白圈为阳性。此法可直接检查标本中的细菌，做早期诊断。

3. 沉淀试验　用流感嗜血杆菌抗血清与脑脊液上清液或细菌培养物的上清液做环状沉淀试验。此试验可做菌型鉴定。

4. 凝集试验　包括血清凝集试验、SPA 协同凝集试验、反向乳胶凝集试验等方法。

（五）属间鉴别

嗜血杆菌与其他相关苛养性菌种的鉴别见表 18-1-1、表 18-1-2。

（六）属内鉴定

嗜血杆菌属内菌种鉴定与鉴别见表 18-1-1、表 18-1-2。

四、抗菌药物敏感性

流感嗜血杆菌可产生 TEM-1 或 ROB-1 型 β-内酰胺酶，这两种酶均与质粒相关。产酶菌株对氨苄西林和阿莫西林耐药，MIC 值通常 ≥128μg/ml，但其对口服或注射头孢菌素类、碳青霉烯类及加酶抑制剂类抗生素仍保持敏感。还有一些非产 β-内酰胺酶但对氨苄西林及阿莫西林耐药的流感嗜血杆菌（BLNAR）是由于菌体表面青霉素结合蛋白改变从而引起抗菌药物 MIC 值升高。

五、临床意义

嗜血杆菌属细菌寄生在人和多种动物的黏膜，在人体内主要寄生在咽喉及口腔黏膜，少见于消化道和生殖道。应该注意，不是所有临床标本分离出的嗜血杆菌都有意义。主要引起人类疾病的嗜血杆菌有流感嗜血杆菌、埃及嗜血杆菌、副流感嗜血杆菌、杜克雷嗜血杆菌和嗜沫聚集杆菌，溶血嗜血杆菌、副溶血嗜血杆菌、副嗜沫聚集杆菌和惰性聚集杆菌很少引起感染。流感嗜血杆菌主要引起人类急性化脓感染（急性咽炎、喉炎、气管炎、肺炎、中耳炎、鼻窦炎、心内膜炎、败血症、脑膜炎等）及严重的继发感染。杜克雷嗜血杆菌是引起软性下疳的病原菌，是以生殖器表浅性溃疡并伴有腹股沟淋巴结炎的性传播疾病，50% 的患者有单侧腹股沟淋巴结炎（图 1-7-1）。

（赵建宏　陈东科）

第二节　博德特菌属

一、分类与命名

博德特菌属（Bordetella，又名鲍特菌属）隶属于细菌域，变形杆菌门，β- 变形杆菌纲，伯克霍尔德菌目，产碱杆菌科。目前，属内有 15 个种，包括百日咳博德特菌（B. pertussis）、副百日咳博德特菌（B. parapertussis）、支气管败血博德特菌（B. bronchiseptica）、鸟博德特菌（B. avium）、欣氏博德特菌（B. hinzii）、霍氏博德特菌（B. holmesii）、伤口博德特菌（B. trematum）、皮氏博德特菌（B. petrii）、支气管博德特菌（B. bronchialis）、B. flabilis、壁画博德特菌（B. muralis）、假欣氏博德特菌（B. pseudohinzii）、生痰博德特菌（B. sputigena）、墓穴博德特菌（B. tumbae）和居墓穴博德特菌（B. tumulicola）等。

博德特菌属的 DNA G+C 含量为 59.6~70mol%，代表菌种为百日咳博德特菌。

二、生物学特性

（一）形态与染色

博德特菌属细菌在初代分离时呈革兰氏阴性小球杆菌或短细棒状菌，次代培养可呈多形性，大小为 $(0.2~0.5)\mu m \times (0.5~2.0)\mu m$，无芽胞，百日咳博德特菌和副百日咳博德特菌无鞭毛，百日咳博德特菌的光滑型菌株有荚膜。革兰氏染色极易脱色，用甲苯胺蓝染色时有两极浓染倾向。

（二）培养特性

博德特菌属为严格的需氧菌，营养要求很高，尤其百日咳博德特菌和副百日咳博德特菌，初次分离培养需用含甘油、马铃薯、血液的博 - 金（Bordet-Gengou，BG）培养基，或 RL（Regan-Lowe）培养基、Stainer-Scholte 培养基都可以用于这两种菌的分离培养。需要在 35~37℃培养至少 1 周，要有足够的湿度，培养不需添加 CO_2。百日咳博德特菌在 RL 培养基上孵育 3~7 日后可见小、圆、银色的菌落，副百日咳博德特菌在 RL 培养基上孵育 2~3 日后，可见大、不光滑的菌落。博德特菌属细菌生长缓慢，孵育 3~5 日后，在 CHB 琼脂培养基上的典型菌落为小、光滑、隆起（似汞滴）、有特征性的珠光色泽（或称无烟煤色）、乳酪样黏稠的菌落，菌落陈旧时色泽由灰白到褐绿色。支气管败血博德特菌的菌落形态与百日咳博德特菌相似，很难区分，而副百日咳博德特菌的菌落色泽更暗、稍大、比无烟煤色更灰，陈旧性菌落可呈褐绿色。百日咳博德特菌、副百日咳博德特菌和支气管败血博德特菌的菌落周围可产生不明显的溶血环。阴性结果通常要孵育 7 日，但有报道延长孵育时间至 12 日能增加 18% 的分离率。因此，当患者已获得有效的抗菌治疗或 DFA（直接荧光抗体）试验结果为阳性时，应延长培养时间。百日咳博德特菌在普通血平板和巧克力平板上不生长（传代后可缓慢生长）。

博德特菌属的形态特征见图 18-2-1~ 图 18-2-4。

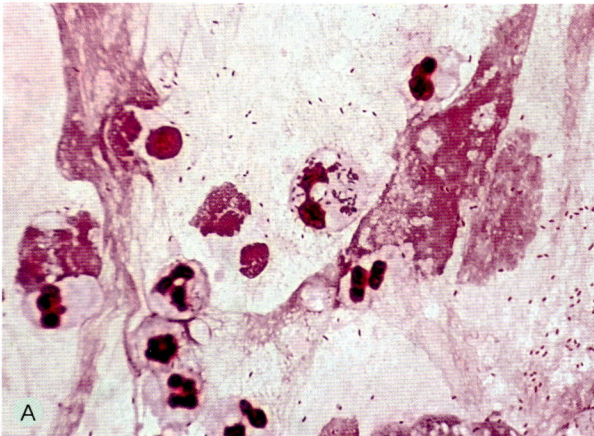

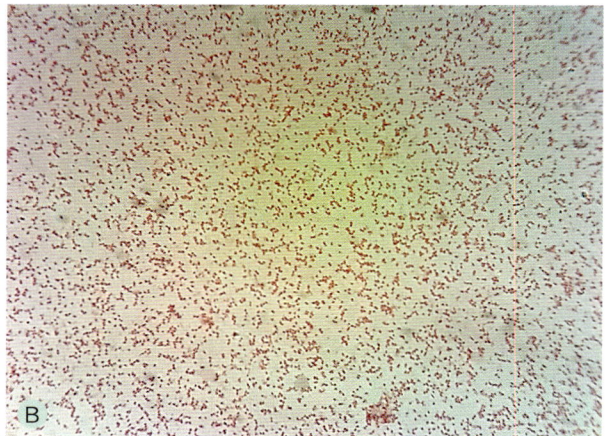

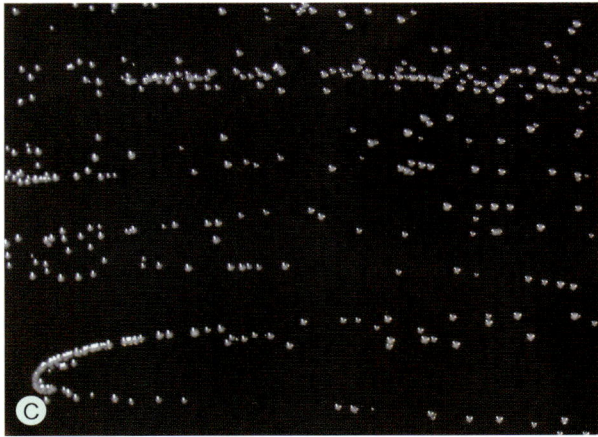

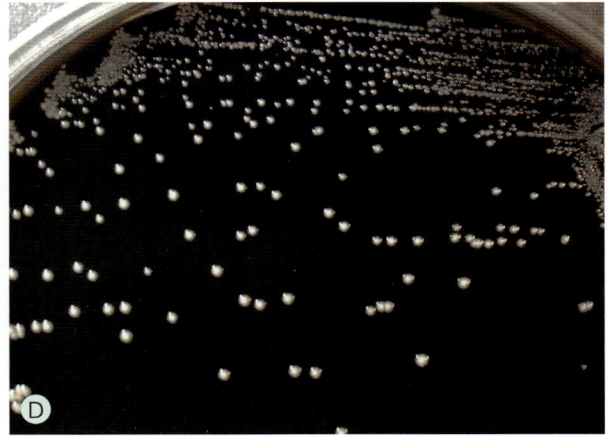

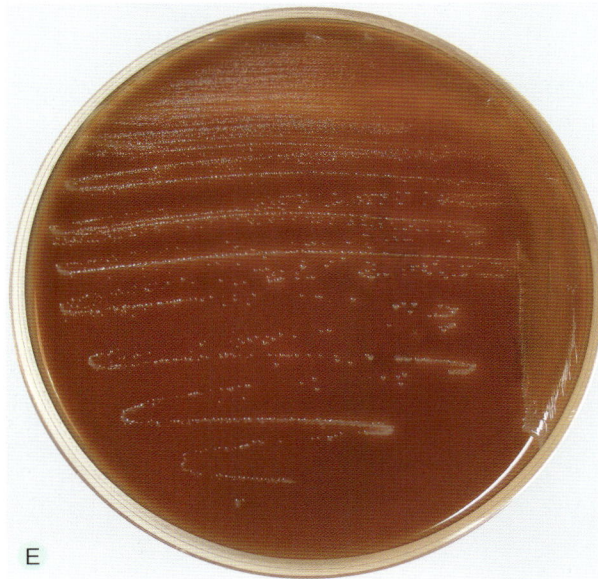

图 18-2-1　百日咳博德特菌的形态特征
A. 痰涂片革兰氏染色 ×1 000；B. ATCC 9797（MHB）革
兰氏染色 ×1 000；C. ATCC 9797 CHB 5 日；D. ATCC 9797
Karmail 平板 8 日；E. ATCC 9797 BAP 8 日

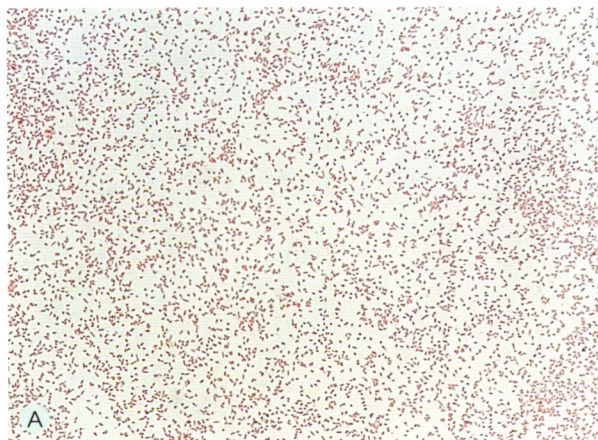

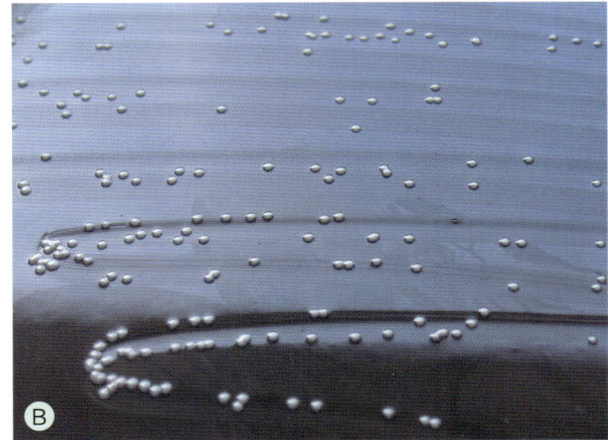

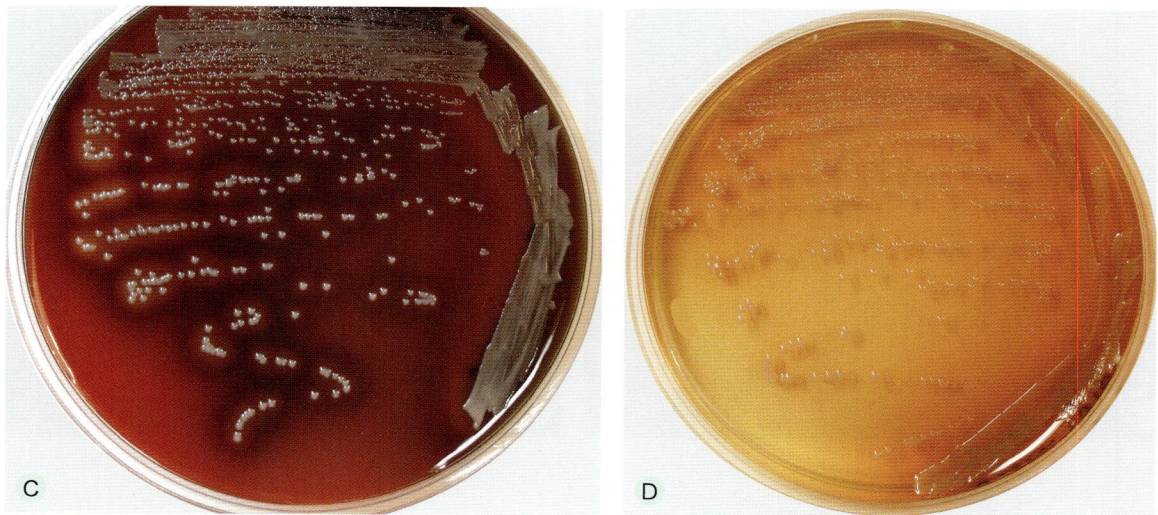

图 18-2-2   副百日咳博德特菌的形态特征
A. CHB，革兰氏染色 ×1 000；B. CHB 5 日；C. SBA 5 日；D. MHA 10 日

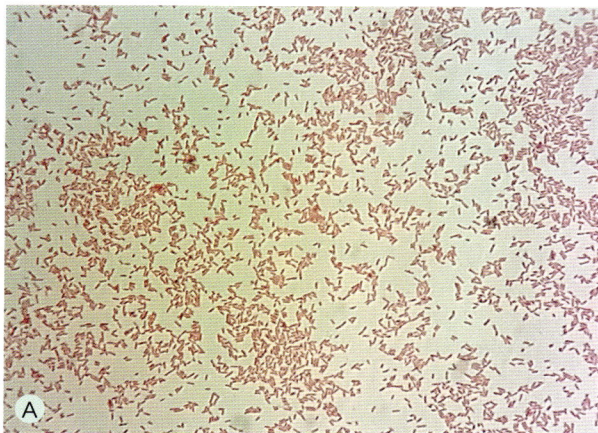

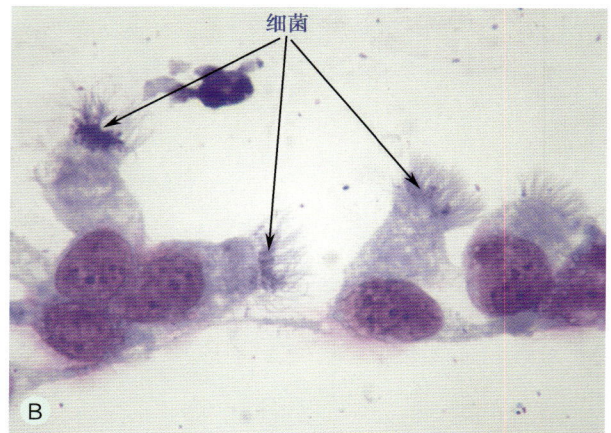

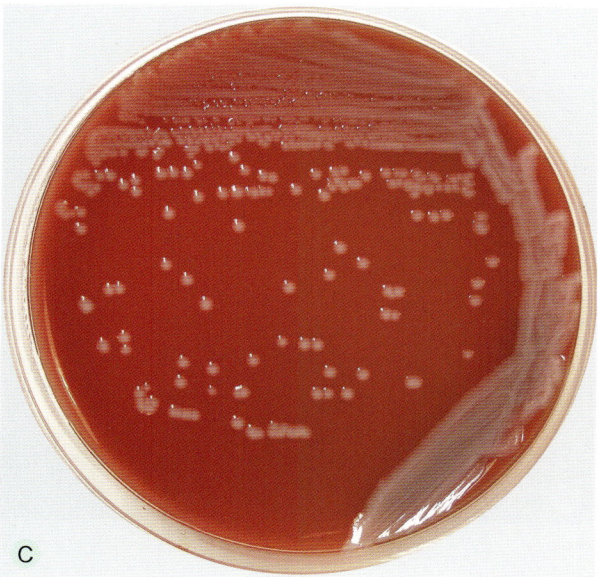

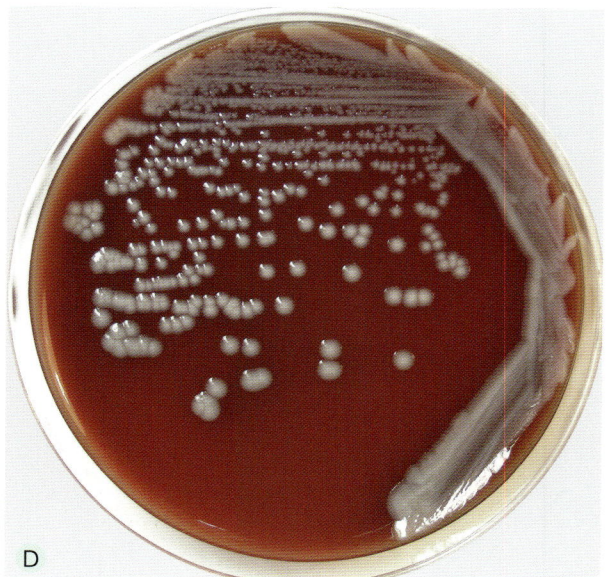

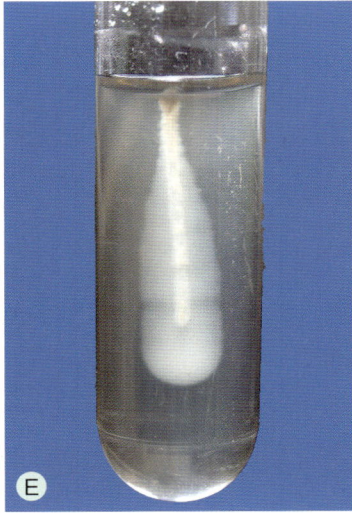

图 18-2-3　支气管败血博德特菌的形态特征

A. ATCC 10580 革兰氏染色 ×1 000；B. 支气管分泌物涂片（菌体黏附于纤毛基部）瑞 - 吉染色 ×1 000；C. ATCC 10580 SBA 2 日；D. 临床分离株 SBA 3 日；E. 动力试验阳性，半固体穿刺法 16 日

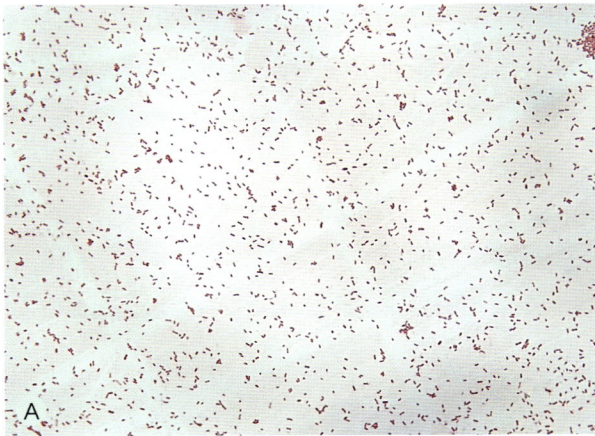

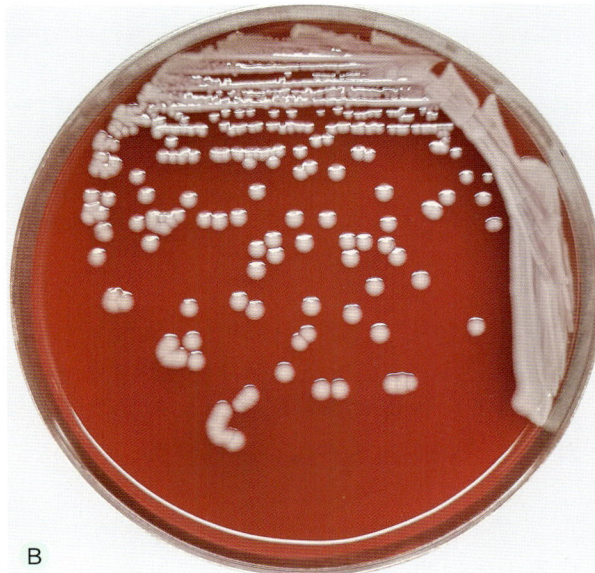

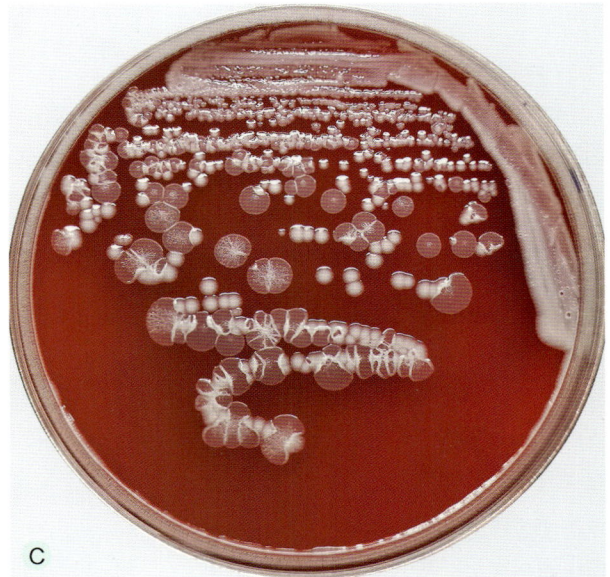

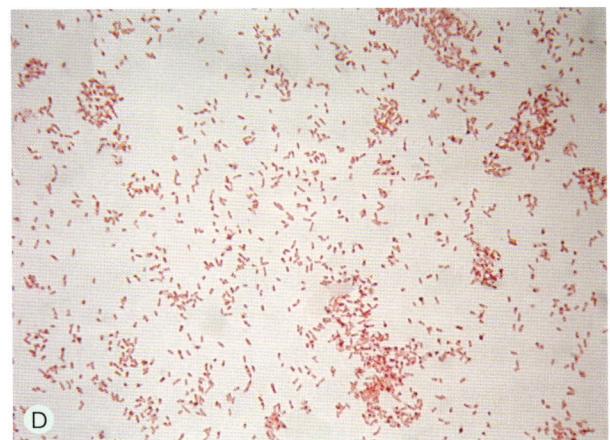

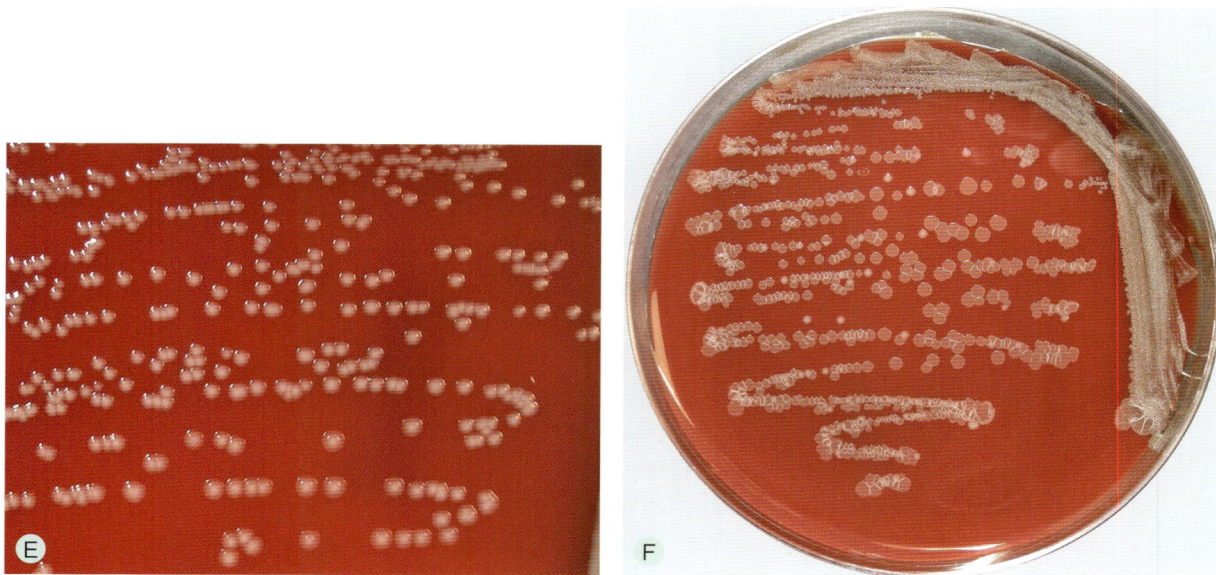

图 18-2-4　其他博德特菌的形态特征

A. 创口博德特菌革兰氏染色 ×1 000；B. 创口博德特菌 SBA（光滑型）2 日；C. 创口博德特菌 SBA（粗糙型）2 日；D. 欣氏博德特菌革兰氏染色 ×1 000；E. 欣氏博德特菌（光滑型）SBA 2 日；F. 欣氏博德特菌（粗糙型）SBA 2 日

（三）生化特性

博德特菌属所有的种均为触酶阳性，氧化酶结果因菌种的不同而异，支气管败血博德特菌可还原硝酸盐。不能利用糖，生化反应不活泼。博德特菌的生物学特性见表 18-2-1。

表 18-2-1　博德特菌的生物学特性

菌名	色素	触酶	氧化酶	硝酸盐	尿素酶	动力	哥伦比亚琼脂生长	麦康凯生长
百日咳博德特菌	−	+	+	−	−	−	−	−
副百日咳博德特菌	棕色	+	−	−	+	−	v	−
支气管败血博德特菌	−	+	+	+	+	+	+	+
鸟博德特菌	−	+	+	−	−	+	+	+
欣氏博德特菌	−	+	+	−	−	+	+	+
霍氏博德特菌	棕色	+	−	−	−	+	+	+
伤口博德特菌	黄色	+	−	v	−	+	+	+
皮氏博德特菌	黄色	+	+	−	−	+	+	+

注：+，90% 以上菌株阳性；−，90% 以上菌株阴性；v，10%~89% 菌株阳性。

三、鉴定与鉴别

呼吸道分泌物是对百日咳进行直接细菌学诊断的最好标本。通常从上呼吸道收集标本，理想的取材方法是抽吸鼻咽部的分泌物，其分离率高于鼻咽拭子。前鼻拭子不常用，喉部拭子的分离率低于鼻咽拭子。拭子材料对检验结果影响很大。棉花纤维在生产加工过程中难免带有"抑制剂"，因此棉签不适合用于分离博德特菌。藻酸钙（人造纤维）拭子无毒性，用于分离博德特菌的效果最好，但是其杆上的铝成分对某些 PCR 反应有抑制作用，对 PCR 来说倾向于使用 Dicron 纤维。

（一）直接荧光抗体试验

直接荧光抗体（DFA）试验可直接检测鼻咽部样本中的细菌，由于分泌物中的菌量以及交叉反应导致 DFA 试验缺乏灵敏度和特异性。因此，DFA

试验需与培养同时进行。

（二）核酸检测

使用 DNA 扩增的方法检测样本中博德特菌特异性的核苷酸，在特异性和灵敏度方面具有优势，显示了巨大的诊断潜力。采用防止假阴性和假阳性 PCR 结果的措施是十分必要的。与培养不同的是，PCR 不能区分死菌和活菌。

（三）分离培养与鉴定

博德特菌对营养要求复杂，在其生长中需要烟酸、半胱氨酸和蛋氨酸等。博德特菌在生长过程中形成过多的不饱和脂肪酸、亚硫化物和过氧化物能抑制其持续生长，因此，在培养基中加入血液、活性炭或离子交换树脂等物质来吸收这些"有毒"物质。博德特菌与大多数呼吸道菌群中的细菌相比生长缓慢得多，因此分离培养时，应在培养基中加入选择性抗菌药物抑制这些细菌的过度生长，最常选用的是头孢氨苄（20mg/L），它优于青霉素、甲氧西林、林可霉素和头孢磺啶。如有真菌污染时，可添加两性霉素 B（50mg/L）或茴香霉素（20mg/L）。

博德特菌的生长需要足够的湿度环境，由于该菌生长缓慢，在培养过程中要防止培养基脱水。可采用以下措施来保持培养基中有足够的水分供博德特菌生长之用：①增加培养基的厚度（6mm 厚）；②采用密闭培养的方法，可使用带密封盖的培养罐或盒、未启蜡的蜡缸或允许气体交换的封口膜封住平板。

对细菌培养来说，使用鼻咽拭子或鼻咽穿刺物直接接种是首选方法。当使用拭子在固体培养基上划线时，拭子上只有 10% 的原始菌量被释放，如果将拭子在液体培养基中进行稀释，接种量可恢复到原始的 50%。

典型菌落可进行氧化酶试验，如果氧化酶阳性，鉴定时用百日咳博德特菌抗血清进行凝集反应，如果氧化酶阴性，鉴定时用副百日咳博德特菌抗血清进行凝集反应。抗血清试验有明确结果时，不需附加其他试验进行鉴定。如结果不确定，则需采用其他的鉴定方法（表 18-2-1）。

四、抗菌药物敏感性

目前百日咳和副百日咳博德特菌的药敏试验方法还没有标准化。在体外，百日咳和副百日咳博德特菌对一系列抗菌药物如青霉素类、大环内酯类、氟喹诺酮类、四环素类、氯霉素及复方新诺明均敏感。通常百日咳博德特菌对红霉素敏感，红霉素即可用于治疗，也可用于预防百日咳。无法使用红霉素时，可选用复方新诺明。副百日咳博德特菌通常比百日咳博德特菌更易产生耐药。支气管败血博德特菌对红霉素耐药，但对某些氨基糖苷类（庆大霉素和阿米卡星）、青霉素类（阿洛西林和替卡西林）、头孢菌素类（头孢哌酮和头孢他啶）、氯霉素和四环素敏感。

五、临床意义

除皮氏博德特菌外，所有的博德特菌仅存在于温血动物和人类。人类是百日咳博德特菌唯一的宿主，是人类百日咳的病原菌，副百日咳博德特菌存在于绵羊和人类，可引起急性呼吸道感染，支气管败血博德特菌可致免疫缺陷患者的感染，欣氏博德特菌、霍氏博德特菌、生痰博德特菌、支气管博德特菌、B. flabilis 和伤口博德特菌偶尔与人类感染有关，主要在免疫抑制患者中引起感染，霍氏博德特菌可引起败血症，生痰博德特菌、支气管博德特菌和 B. flabilis 可从囊性纤维化患者的痰液中分离出。鸟博德特菌是家禽的病原菌，目前为止仅例引起人类感染报告。百日咳发病率的降低应归功于疫苗的使用。

（赵建宏　陈东科）

第三节　艾肯菌属

一、分类与命名

艾肯菌属（Eikenella）隶属于细菌域，变形杆菌门，β- 变形杆菌纲，奈瑟菌目，奈瑟菌科。目前，艾肯菌属中仅有侵蚀艾肯菌（E. corrodens）1 个种。

艾肯菌属的 DNA G+C 含量为 56~58mol%。代表菌种为侵蚀艾肯菌。

二、生物学特性

(一)形态与染色

侵蚀艾肯菌为革兰氏阴性球杆菌,大多呈细长、笔直、两端圆,长 1.5~4μm,该菌无芽胞,无鞭毛,不产生荚膜。

(二)培养特性

侵蚀艾肯菌是兼性厌氧菌,对营养要求较高,初代分离需要氯化血红素,在 36℃含 3%~10% CO_2 的环境中生长良好。不能在 MH、HTM、营养琼脂及中国蓝琼脂平板上生长。侵蚀艾肯菌生长较慢,在 36℃含 5% CO_2 的条件下生长最好,部分菌株通过分解多聚半乳糖醛酸而侵蚀琼脂(呈凹陷生长)(图 18-3-1E)。初次分离时,菌落呈灰白色透明(有光滑或粗糙两种类型的菌落),但延长培养时间菌落变成浅黄色。在 5% 羊血琼脂平板上经 24 小时孵育后,形成针尖大小的菌落。孵育 48 小时形成光滑、湿润、圆形、半透明的小菌落(不易与其他细菌相区别)。孵育 4 日后,可形成干燥、扁平、圆形、透明、中间突起、不溶血、边缘呈扩散生长、直径 2~4mm 的草帽样菌落(图 18-3-1B)、斗笠样菌落

(图 18-3-1C)、铆钉样菌落(图 18-3-1D)、扩散型菌落(图 18-3-1G、H)或光滑型菌落(图 18-3-1I)。有文献报道,在添加了 5mg/L 克林霉素(氯洁霉素)的选择性培养基上可显著提高侵蚀艾肯菌的分离率,但要注意与常规培养基一起使用,以免漏检其他致病菌。

侵蚀艾肯菌的形态特征见图 18-3-1。

(三)生化特性

侵蚀艾肯菌不分解糖,氧化酶试验阳性,硝酸盐还原试验阳性,鸟氨酸脱羧酶阳性,赖氨酸脱羧酶可变,触酶、靛基质、尿素酶及七叶苷试验阴性。有触酶呈弱阳性的菌株报道。

三、鉴定与鉴别

培养时间较长时菌落周围培养基可呈草绿色(图 18-3-2A),用棉签蘸取菌苔可见黄色(图 18-3-2B)。该菌的纯培养物有一种类似于嗜血杆菌的特殊气味。体外试验该菌对青霉素有较大的抑菌圈(图 18-3-2C)。

侵蚀艾肯菌与其他难培养或不常见革兰氏阴性杆菌的鉴别见表 18-3-1。

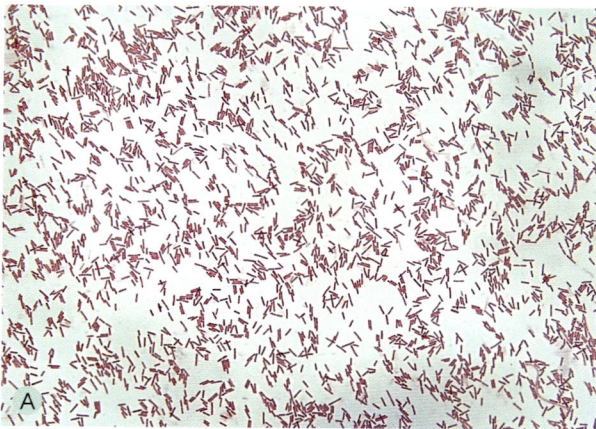

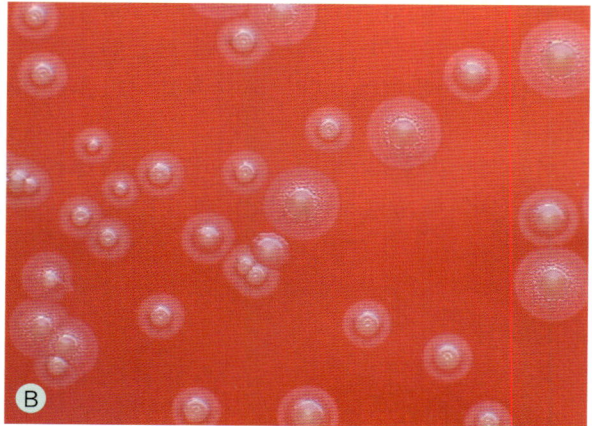

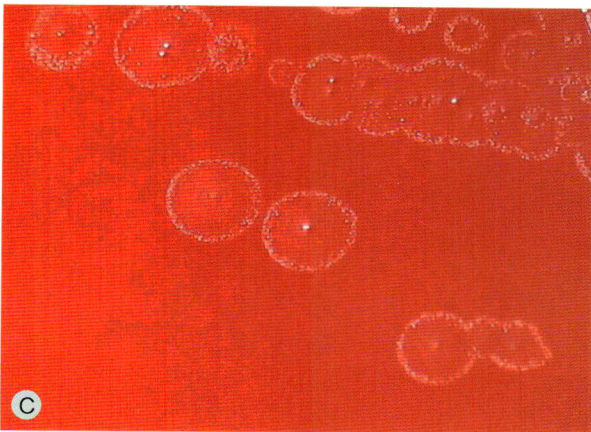

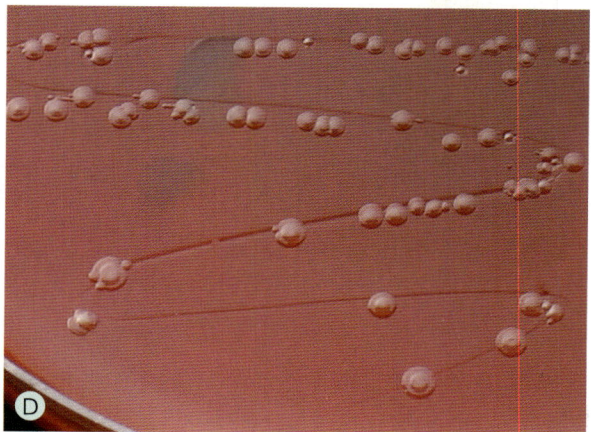

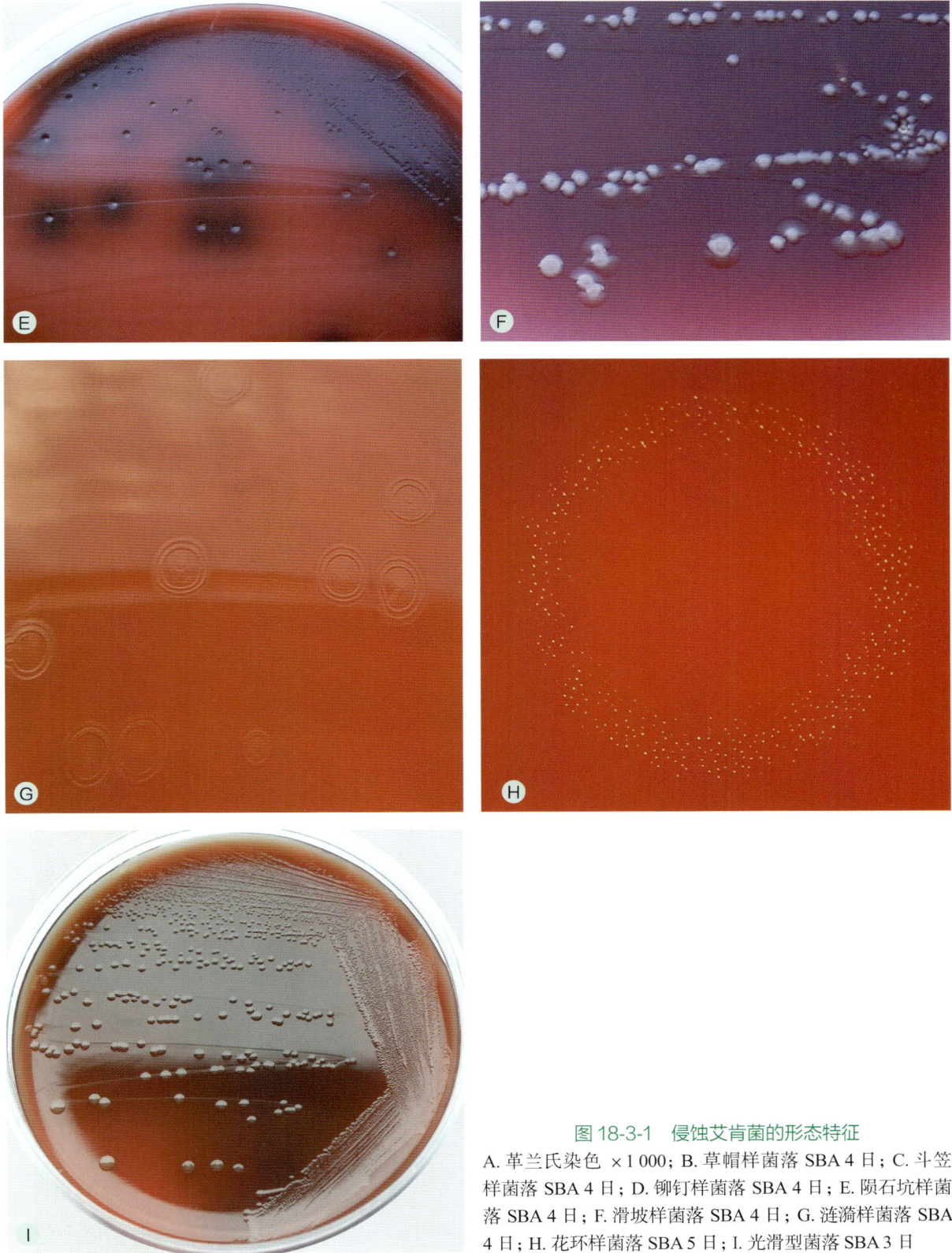

图 18-3-1 侵蚀艾肯菌的形态特征

A. 革兰氏染色 ×1 000；B. 草帽样菌落 SBA 4 日；C. 斗笠样菌落 SBA 4 日；D. 铆钉样菌落 SBA 4 日；E. 陨石坑样菌落 SBA 4 日；F. 滑坡样菌落 SBA 4 日；G. 涟漪样菌落 SBA 4 日；H. 花环样菌落 SBA 5 日；I. 光滑型菌落 SBA 3 日

四、抗菌药物敏感性

据已有资料表明大部分侵蚀艾肯菌对青霉素、头孢菌素类、碳青霉烯类、多西环素、阿奇霉素和氟喹诺酮类敏感，但对窄谱头孢菌素、大环内酯类和克林霉素常表现为耐药（图 18-3-2C）。据文献报道在该菌株中检测到 β-内酰胺酶阳性的菌株，但其酶活性可以被 β-内酰胺酶抑制剂所抑制。

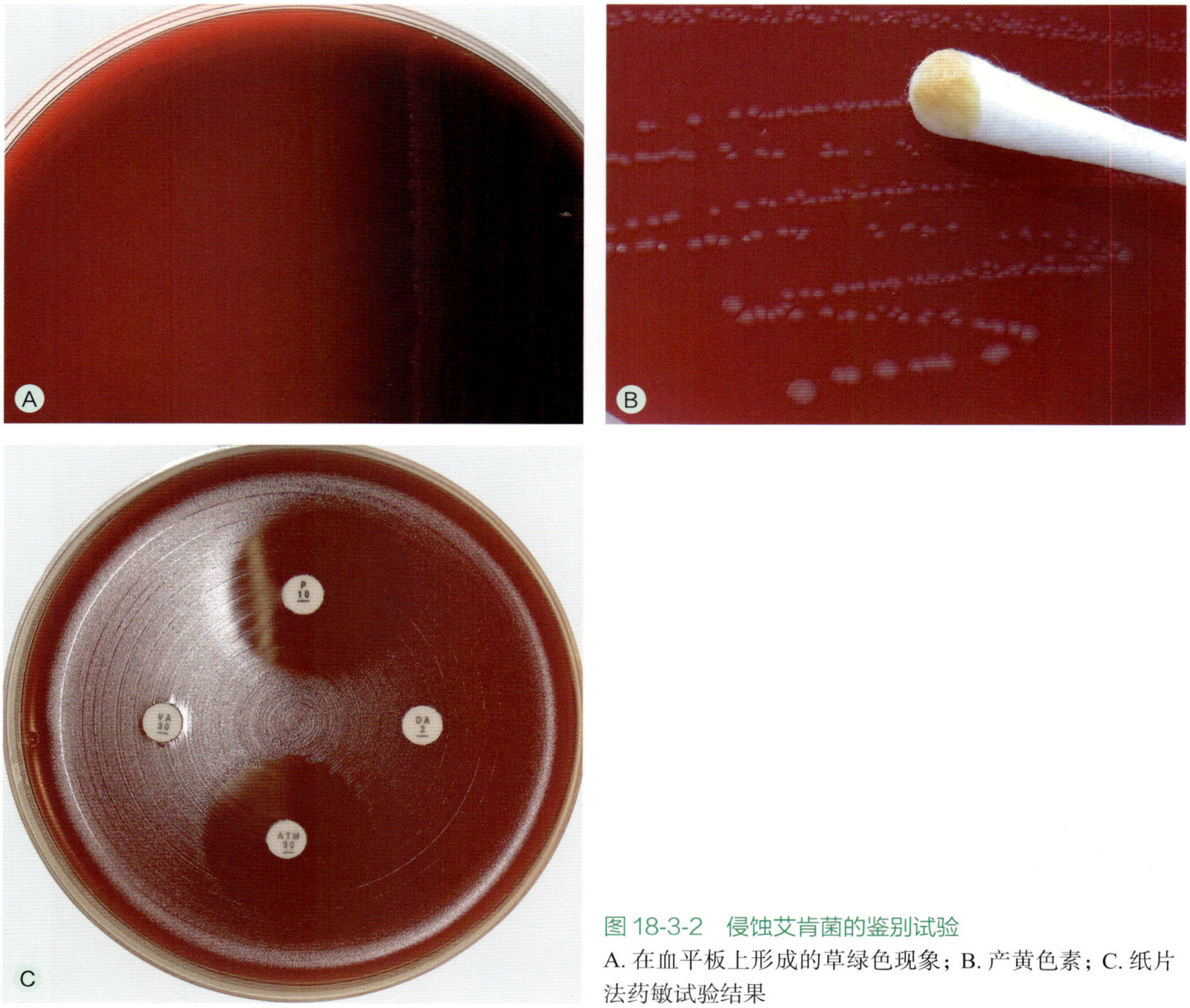

图 18-3-2　侵蚀艾肯菌的鉴别试验

A. 在血平板上形成的草绿色现象；B. 产黄色素；C. 纸片法药敏试验结果

五、临床意义

侵蚀艾肯菌是人类黏膜表面正常菌群的一部分，经常从上呼吸道标本中分离出该菌，也可从胃肠道或泌尿生殖道标本中分离到，通常不致病，只形成带菌状态。当机体免疫力下降或黏膜表面破损时，此菌进入周围组织引起感染，如软组织脓肿、中耳炎、鼻窦炎、肺炎、心内膜炎、脑膜炎、败血性关节炎及术后感染等，但该菌常与其他细菌一起混合感染，此类感染常发生在头颈部或腹部。在人咬伤感染标本中经常分离到此菌。

表 18-3-1　侵蚀艾肯菌与其他难培养或不常见革兰氏阴性杆菌的表型特征

试验	紫色色杆菌	侵蚀艾肯菌	金氏金氏杆菌	反硝化金氏杆菌	口金氏杆菌	蜜熊金氏杆菌	米氏西蒙斯菌	EF-4a	人心杆菌	瓣膜心杆菌	产吲哚萨顿菌
触酶	+	-	-	-	-	-	-	-	-	-	v
氧化酶	+	+	+	+	+	+	+	+	+	+	+
吲哚	v	-	-	-	-	-	-	-	+[w]	+	+
精氨酸双水解酶	+	-	-	-	-	-	-	v	-	-	-
硝酸盐还原	+	+	-	+/G	-	-	v	+/G	-	-[b]	-
水解七叶苷	-	-	-	-	-	-	-	-	-	-	-

续表

试验	紫色色杆菌	侵蚀艾肯菌	金氏金氏杆菌	反硝化金氏杆菌	口金氏杆菌	蜜熊金氏杆菌	米氏西蒙斯菌	EF-4a	人心杆菌	瓣膜心杆菌	产吲哚萨顿菌
鸟氨酸脱羧酶	-	+	-	-	-	-	-	-	-	-	-
麦康凯生长	+	-	-	-	-	-	-	v	-	-	-
碱性磷酸酶c	+	-	+	-	+	-	-	-	-	-	-
产酸											
葡萄糖	+d	-e	+	+	+w	-	+	+	+	+	+
乳糖	-	-	-	-	-	-	-	-	-	-	-
蔗糖	v	-	-	-	-	-	-	-	-	+	-
木糖	-	-	-	-	-	-	-	-	-	-	-
麦芽糖	-	-	+	-	-	-	+	-	-	+	+
甘露醇	-	-	-	-	-	-	-	-	-	+	-
特殊性状	紫色素 v	LD v	β- 溶血			DNA+黄色素	镜下形态	黄色或无色素			
细胞内脂肪酸	C18∶1ω7c C16∶0 C14∶0	C16∶0 C18∶1ω7c C16∶1ω7c	C14∶0 C16∶1ω7c C16∶0	C16∶0,C14∶0 C18∶0 C18∶1ω7c	ND	C16∶0 C18∶1ω7c	C16∶1ω5c C16∶0,C14∶0	C16∶0 C16∶1ω7c C18∶1ω7c	C18∶1ω7c C16∶0, C14∶0	C18∶1ω7c C16∶0, C14∶0	C16∶0 C18∶1ω7c C16∶1ω7c C14∶0

注：+,90% 以上菌株阳性；-,90% 以上菌株阴性；v,不定；G,产气；ND,无资料；w,弱反应；LD,赖氨酸脱羧酶；b,有一个菌株为阳性；c,API ZYM 方法；d,有些菌株可产少量气体；e,观察 O-F 管可能是弱阳性。

（赵建宏　陈东科）

第四节　金氏杆菌属

一、分类与命名

金氏杆菌属（*Kingella*）隶属于细菌域,变形杆菌门,β- 变形杆菌纲,奈瑟菌目,奈瑟菌科。目前,属内有 5 个种,包括金氏金氏杆菌（*K. kingae*）、反硝化金氏杆菌（*K. denitrificans*,又名脱氮金氏杆菌）、口金氏杆菌（*K. oralis*）、蜜熊金氏杆菌（*K. potus*）和新生金氏杆菌（*K. negevensis*）。原产吲哚金氏杆菌现划归萨顿菌属（*Suttonella*）,称为产吲哚萨顿菌。

金氏杆菌属的 DNA G+C 含量为 47~58mol/%,代表菌株为金氏金氏杆菌。

二、生物学特性

（一）形态与染色

金氏杆菌为无芽胞革兰氏阴性球杆菌,直径为 0.6~1.0μm,长 1.0~3.0μm,常成对出现或成短链,易与奈瑟菌混淆。金氏杆菌 18 小时的培养物具有抗脱色性（标准革兰氏染色程序）,一些金氏杆菌的细胞具有异质性,呈肿胀的、着色不均匀的细胞形态。用常规试验方法检测金氏杆菌没有运动性,但菌体细胞有须状毛缘,显示有"颤搐状运动（twitching motility）"。

（二）培养特性

金氏杆菌为兼性厌氧菌,对营养要求较高,

最适生长温度为 35~37℃。在厌氧条件下呈微弱生长。在血琼脂或巧克力琼脂上 36℃有氧条件下，经 24 小时孵育可见生长，菌落随培养时间延长而逐渐增大，3 日后可增至 4~5mm，在含 5% CO_2 大气环境中生长更好。菌落呈淡黄色。在血琼脂上出现 2 种类型菌落：①具"蹭行"的播散（由细胞颤搐状运动造成）、侵蚀型，伞毛形成（图 18-4-1D）；②不具"蹭行"的光滑、凸起型（图 18-4-1B）。金氏金氏杆菌在血琼脂上的菌落周围有明显的 β- 溶血环（图 18-4-1C），传代后溶血能力减弱。

金氏杆菌的形态特征见图 18-4-1 ~ 图 18-4-3。

（三）生化特性

金氏杆菌的氧化酶阳性（氧化酶试剂应使用四甲基对苯二胺，用二甲基对苯二胺测试氧化酶可呈弱阳性或阴性结果），触酶和尿素酶均阴性，不产吲哚，苯基丙氨酸脱氨酶阴性或弱阳性。金氏杆菌为化能有机营养。迟缓发酵葡萄糖及其他少数碳水化合物，产酸但不产气。反硝化金氏杆菌能还原硝酸盐和亚硝酸盐，G+C 含量为 54.1%~54.8%。金氏金氏杆菌可迟缓发酵麦芽糖，G+C 含量为 47.3mol%。口金氏杆菌的 G+C 含量为 56~58mol%。

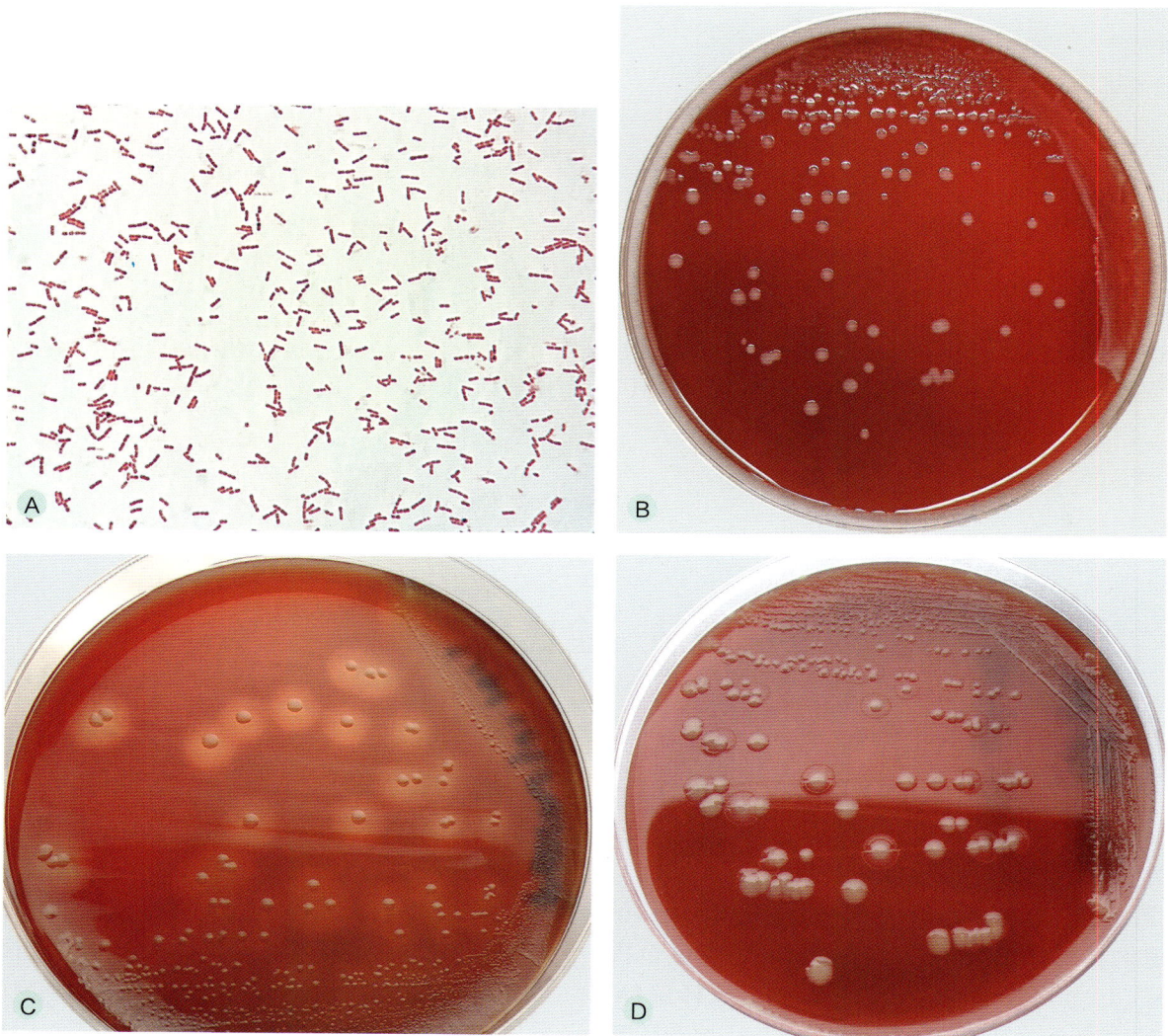

图 18-4-1　金氏金氏杆菌的形态特征

A. 革兰氏染色 ×1 000；B. SBA 2 日；C. SBA 2 日；D. 马血平板 3 日

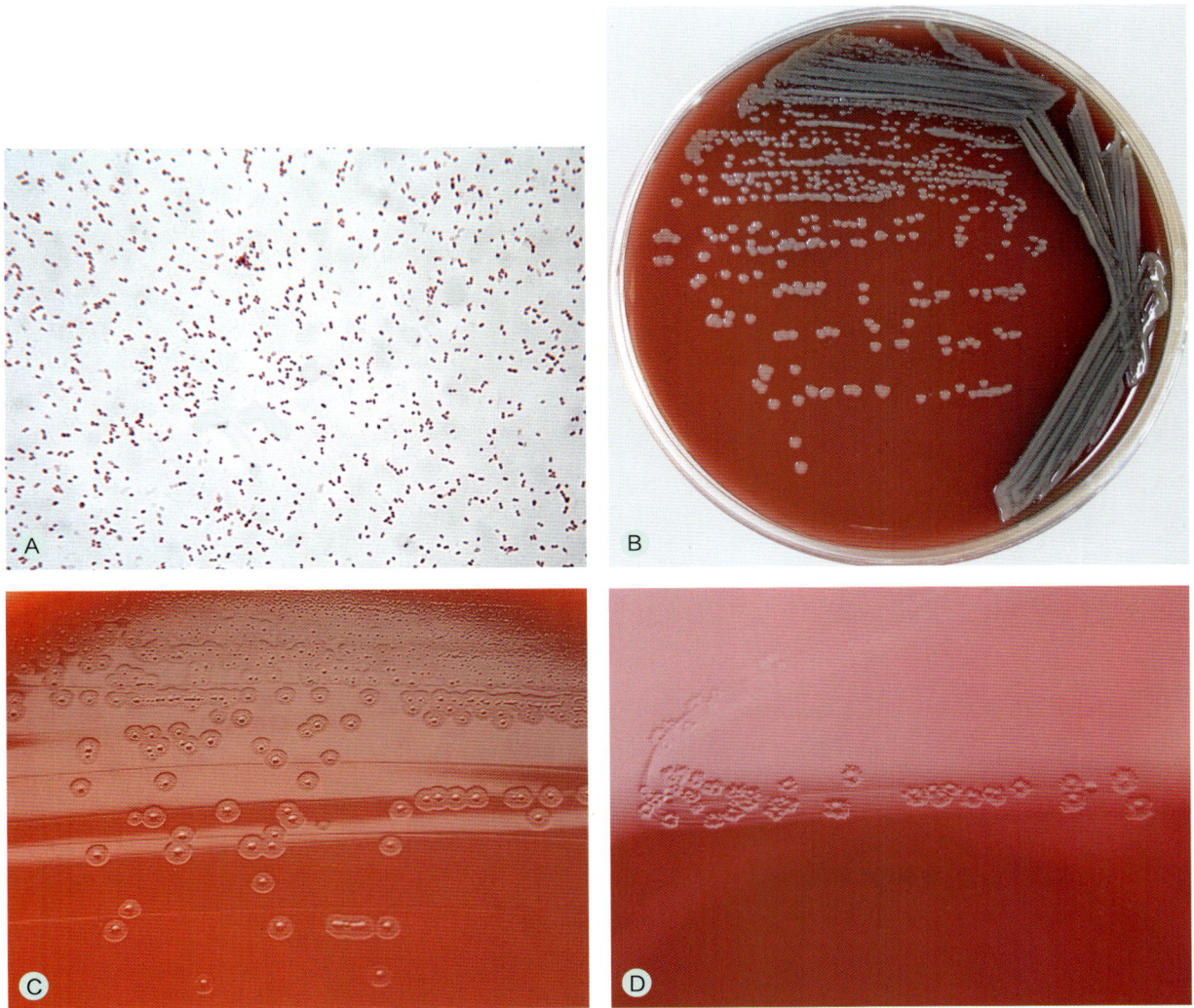

图 18-4-2　反硝化金氏杆菌的形态特征
A. 革兰氏染色 ×1 000；B. 光滑型 SBA 2 日；C. 扩展型 SBA 3 日；D. 厌氧培养 4 日

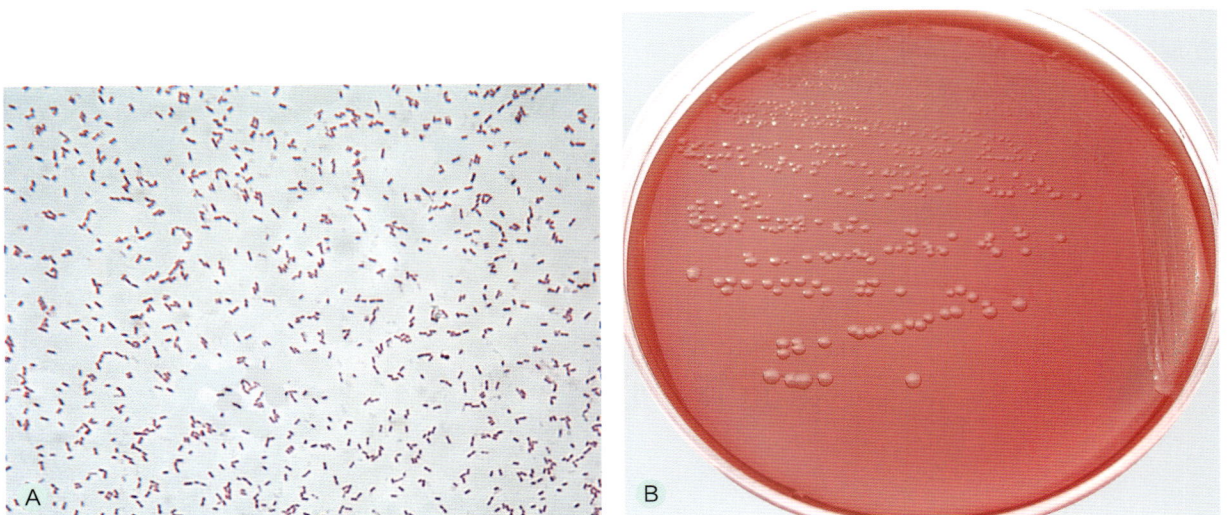

图 18-4-3　蜜熊金氏杆菌的形态特征
A. 革兰氏染色 ×1 000；B. SBA 2 日

三、鉴别与鉴定

（一）属间鉴别

金氏杆菌属内各菌种与其他难培养或不常见

革兰氏阴性杆菌的鉴别试验见表 18-3-1。金氏杆菌与部分奈瑟菌的鉴别见表 18-4-1。

（二）属内鉴定

金氏杆菌属内菌种的鉴定和鉴别见表 18-4-1。

表 18-4-1　金氏杆菌与部分奈瑟菌的鉴别

特征	金氏金氏杆菌	反硝化金氏杆菌	口金氏杆菌	蜜熊金氏杆菌	新生金氏杆菌	脑膜炎奈瑟菌	乳糖奈瑟菌	灰色奈瑟菌	长奈瑟菌硝基还原亚种	长奈瑟菌长亚种	长奈瑟菌解糖亚种	韦弗奈瑟菌
触酶	−	−	−	−	−	+	+	+	+	v	+	+
β-半乳糖苷酶	−						+					
DNA 酶	−			+	ND	−	−	−	−	−	−	ND
NO_3^{2-}	−	+	−		ND	−	−	−	+	−	−	−
NO_2^-		+		+	ND	v	v	+	+	+	+	+
葡萄糖	+	+	+		−	+	+		v		(+)	−
麦芽糖						+	+			+	−	−
果糖	−	−	−	−	−	−	−	−	−	−	−	ND
蔗糖												
球菌						+	+	+				
杆菌或球杆菌	+	+	+	+	+				+	+	+	+
色素									+	+	+	+

注：+，阳性反应；−，阴性反应；v，可变反应；ND，无资料；(+)，弱反应。

四、抗菌药物敏感性

金氏杆菌通常对 β-内酰胺类抗生素、大环内酯类、四环素类、氯霉素、复方新诺明和氟喹诺酮类等抗菌药物敏感。金氏杆菌通常对万古霉素耐药。已发现产 β-内酰胺酶的菌株，这些菌株对 β-内酰胺酶抑制剂复合制剂敏感。

五、临床意义

金氏杆菌是人呼吸道黏膜正常菌群的一部分，

金氏金氏杆菌是引起心内膜炎、骨髓炎和败血症的机会致病菌，可从血液、体液和脓汁标本中分离出来。口金氏杆菌可从牙斑中分离到。反硝金氏杆菌一般分离不到，但与心内膜炎有关，少数菌株分离自人的泌尿生殖道。蜜熊金氏杆菌分离自蜜熊咬伤之后的伤口感染分泌物。新生金氏杆菌分离于健康儿童的口咽部。

（赵建宏　陈东科）

第五节　心杆菌属

一、分类与命名

心杆菌属（*Cardiobacterium*）隶属于细菌域，

变形杆菌门，γ-变形杆菌纲，心杆菌目，心杆菌科（Cardiobacteraceae）。目前，属内包括人心杆菌（*C. hominis*）和瓣膜心杆菌（*C. valvarum*）2 个种。

心杆菌属的 DNA G+C 含量为 59~60mol%,代表菌种为人心杆菌。

二、生物学特性

(一) 形态与染色

人心杆菌为具有多形性的革兰氏阴性杆菌,直杆菌大小为 $(1.0~3.0)\mu m \times (0.5~0.75)\mu m$,两端圆,偶尔长丝状,长度 7.0~35.0μm。进行革兰氏染色时,不易被脱色。单个、成对排列,有时形成短链或成簇存在(末端呈球形膨大像玫瑰花结一样排列,见图 18-5-1A、B)。无鞭毛,无荚膜,无芽胞。

(二) 培养特性

心杆菌为兼性厌氧菌,对营养要求较高,某些菌株在初代分离时需要 CO_2。在生长过程中要有一定湿度,在干燥环境中不生长。最适生长温度为 35~37℃,但在 22℃ 或 42℃ 均不生长,最适 pH 为 7.0~7.2。心杆菌可在血琼脂和巧克力琼脂上生长,在麦康凯琼脂平板上不生长。在 5% 羊血琼脂平板上,人心杆菌经 24 小时孵育后菌落呈针尖大小,48 小时后菌落直径 0.8~1mm,96 小时后菌落直径达 2.2mm。瓣膜心杆菌在血琼脂平板上孵育 48 小时,菌落直径 0.2mm,3 日达 0.6mm,2 种心杆菌菌落形态相似,为圆形、凸起、不透明、光滑、有光泽、淡黄到白色,菌落边缘有扩散的趋势,2 种心杆菌的菌落均可长入巧克力培养基中(但血琼脂则否),使培养基表面琼脂凹陷。

心杆菌属细菌的形态特征见图 18-5-1。

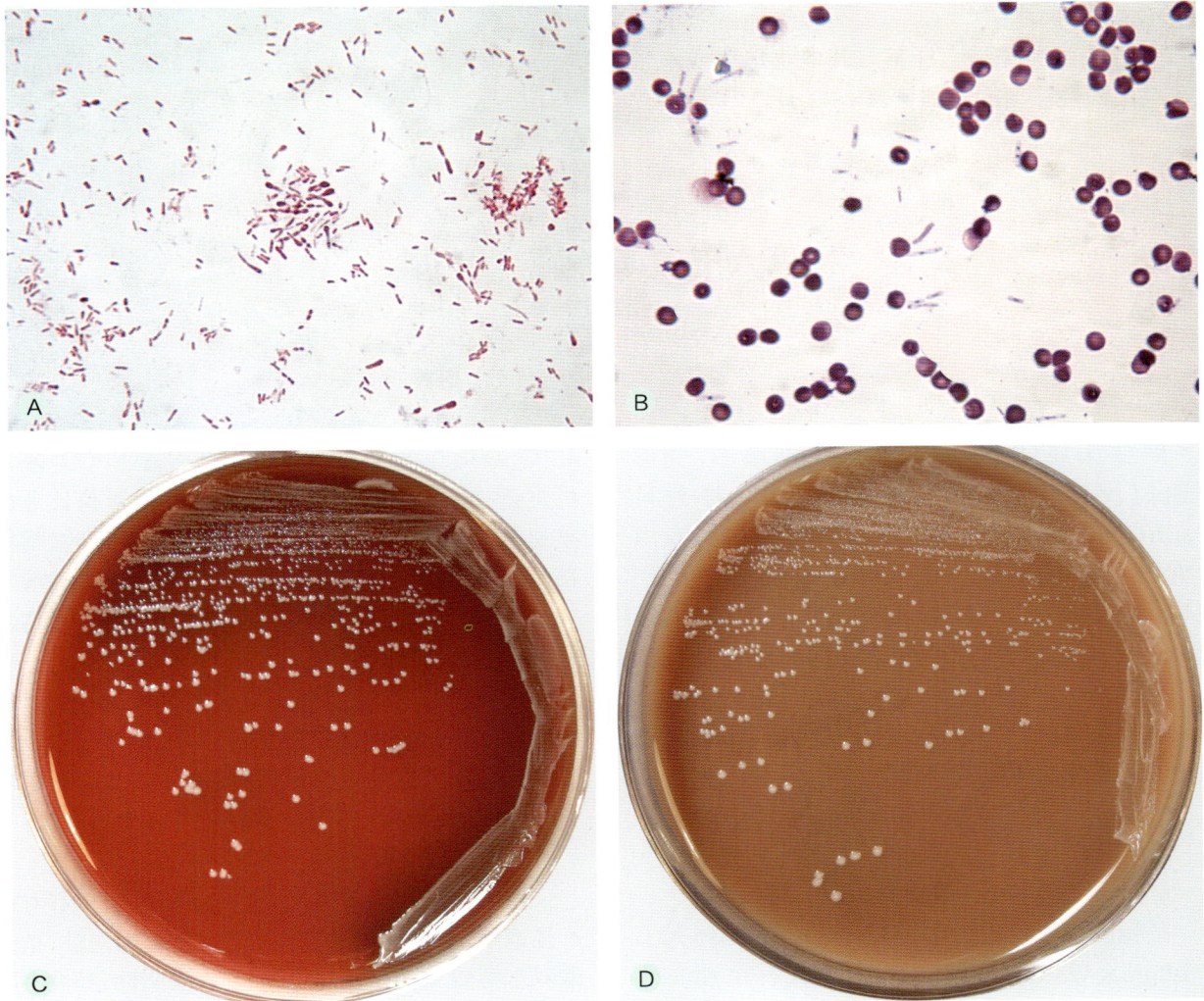

图 18-5-1　人心杆菌的形态特征

A. 革兰氏染色 ×1 000；B. 血培养涂片瑞氏 - 吉姆萨染色 ×1 000；C. SBA 2 日；D. CA 5 日

（三）生化特性

人心杆菌和瓣膜心杆菌的氧化酶阳性，触酶阴性，不还原硝酸盐（有一株瓣膜心杆菌为阳性），不液化明胶，不水解七叶苷，不产生尿素酶、赖氨酸脱羧酶、鸟氨酸脱羧酶、精氨酸双水解酶和苯丙氨酸脱氨酶。人心杆菌产少量吲哚，必须用二甲苯提取后，加 Ehrlich 试剂进行检测，瓣膜心杆菌吲哚为强阳性。人心杆菌在三糖铁培养基中可发酵糖类产酸，但不产气。2 种心杆菌均可利用葡萄糖、果糖、山梨醇和甘露糖。在糖发酵培养基中加入兔血清（每 3ml 加入 2 滴）则更好。与人心杆菌不同，瓣膜心杆菌不利用蔗糖、麦芽糖和甘露醇。用醋酸铅试纸法检测硫化氢产生，人心杆菌和瓣膜心杆菌均阳性。

三、鉴定与鉴别

人心杆菌和瓣膜心杆菌与其他难培养或不常见革兰氏阴性杆菌的鉴别见表 18-3-1。

四、抗菌药物敏感性

人心杆菌和瓣膜心杆菌对许多抗菌药物都较为敏感，包括青霉素类、头孢菌素类、碳青霉烯类、四环素类、氯霉素和氨基糖苷类等。产 β- 内酰胺酶的菌株不常见，1994 年文献报道了首例因产 β- 内酰胺酶而耐青霉素的菌株。

五、临床意义

人心杆菌是人的鼻腔和咽喉部的正常菌群，也存在于泌尿生殖道。可引起人心内膜炎，也可在牙周炎患者标本中分离到。大部分菌株是从血液中分离而来，有的菌株也可以从脑脊液中分离而来。瓣膜心杆菌可能存在于口腔，可引起人心内膜炎，最早从血液中分离出该菌株。

（赵建宏　陈东科）

第六节　萨 顿 菌 属

一、分类与命名

萨顿菌属（*Suttonella*）隶属于细菌域，变形杆菌门，γ- 变形杆菌纲，心杆菌目，心杆菌科（Cardiobacteriaceae）。萨顿菌属是 1990 年由学者提议新成立的一个属，目前，属内包括产吲哚萨顿菌（*S. indologenes*）和鸟萨顿菌（*S. ornithocola*）2 个种，产吲哚萨顿菌原名为产吲哚金氏杆菌。

萨顿菌属的 DNA G+C 含量为 49mol%。代表菌种为产吲哚萨顿菌。

二、生物学特性

（一）形态与染色

萨顿菌为革兰氏阴性杆菌或球杆菌，菌体大小为 $1.0\mu m \times (2\sim3)\mu m$，两端圆，与金氏杆菌和心杆菌一样具有抗脱色性。细胞成对、链状或玫瑰花结状排列。无鞭毛，菌体细胞有须状毛缘，可有"颤搐状运动"，无荚膜，无芽胞。

（二）培养特性

萨顿菌属为需氧菌，生长温度范围为 $22\sim42\,^{\circ}\mathrm{C}$，最适生长温度为 $37\,^{\circ}\mathrm{C}$，高湿度和 CO_2 环境可促进生长。在 5% 柠檬酸盐抗凝的哥伦比亚绵羊血琼脂平板上（CSBA），$37\,^{\circ}\mathrm{C}$ 孵育 48 小时，鸟萨顿菌形成 β- 溶血，直径 2~3mm、灰色、圆形、边缘整齐、微凸起、反光、不透明、黄油状的菌落。产吲哚萨顿菌孵育 24 小时，形成直径 0.1~0.5mm 菌落，3 日后，菌落直径达到 1~1.5mm。新鲜菌落观察到其周围培养基凹陷或边缘扩散生长现象，但贮存过的培养物这种现象消失。在麦康凯平板上不生长。鸟萨顿菌在含 6% NaCl 和 40% 胆汁培养基中可生长。

（三）生化特性

萨顿菌属中细菌氧化酶阳性，触酶阴性或阳性，产生或不产生吲哚，尿素酶阴性，DNA 酶阴性，精氨酸双水解酶、鸟氨酸和赖氨酸脱羧酶阴性，碱性磷酸酶阳性。分解葡萄糖、果糖、甘露糖和蔗糖产酸不产气，不还原硝酸盐。鸟萨顿菌氧化酶和触酶均阳性，不产吲哚。两种细菌其他生化特性见表 18-6-2。

三、鉴定与鉴别

（一）属间鉴别

本属细菌应注意与心杆菌科的心杆菌属、节瘤偶蹄杆菌（*Dichelobacter nodosus*）鉴别，见表18-6-1。

表18-6-1　心杆菌科3个菌属的主要生物学特性

特性	心杆菌属	萨顿菌属	节瘤偶蹄杆菌
动力	+	−	+
氧化酶	+	+	−
触酶		v	
需氧菌	+	+	−
吲哚试验	+	v	−
碱性磷酸酶			+（w）
DNA 酶	−	−	−
尿素酶	−	−	−
胰蛋白酶	+		+
鸟氨酸脱羧酶	−	−	+
葡萄糖、蔗糖、果糖产酸	+	+	−
山梨醇、甘露醇产酸	+		
阿拉伯糖、木糖、鼠李糖、半乳糖、乳糖、海藻糖和肌醇产酸	−		
明胶水解	−	−	+
酪蛋白水解	−	+	+
Tween-80 水解	−	−	+
H₂S 产生（醋酸铅试纸法）	+	+	+
G+C 含量 /(mol%)	59~60	49	45

注：+，90% 以上菌株为阳性；−，90% 以上菌株为阴性；v，不同菌株有不同反应性；+（w），弱反应。

（二）属内鉴定

本属细菌目前仅有2个种。其中产吲哚萨顿菌氧化酶阳性、吲哚试验阳性、触酶试验阴性；鸟萨顿菌氧化酶和触酶均阳性、吲哚试验阴性，在含40% 胆汁和 6% NaCl 培养基中可生长。2种菌鉴定和鉴别特性见表18-6-2。

表18-6-2　萨顿菌属2种细菌的主要生化特性

特性	产吲哚萨顿菌	鸟萨顿菌	特性	产吲哚萨顿菌	鸟萨顿菌
氧化酶试验	+	+	鸟氨酸脱羧酶	−	−
触酶试验	−	+	赖氨酸	−	−
β- 溶血	−	+	甘露醇	+	+
吲哚试验	+	−	半乳糖		
碱性磷酸酶	+	+	乳糖		
葡萄糖产酸	+	+	纤维二糖		
麦芽糖产酸			H₂S 产生	+	−
果糖产酸	+	+	尿素酶		
蔗糖产酸	+	+	6% NaCl 生长	−	+
海藻糖产酸	−	+	Tween-80 水解		v
精氨酸双水解酶	−	−	硝酸盐还原	v	−

注：+，90% 以上菌株为阳性；−，90% 以上菌株为阴性；v，不同菌株有不同反应性。

四、抗菌药物敏感性

萨顿菌属细菌对抗菌药物敏感性与其他的HACEK菌株相同，通常对氨苄西林、哌拉西林、替卡西林、头孢西丁、头孢菌素类、碳青霉烯类、氯霉素和甲硝唑等敏感。常规进行 β- 内酰胺酶试验，产酶菌株通常对氨苄西林耐药。临床通常选用哌拉西林或甲硝唑作为治疗该类细菌感染的首选药物。

五、临床意义

萨顿菌属存在于人和动物的口腔及肠道中，也存在于海水中，可引起人类的呼吸道感染、眼部感染及心内膜炎等，可引起山羊与绵羊的足跟感染及鸟类的死亡。

（赵建宏　陈东科　吕火烊）

第七节　放线杆菌属

一、分类与命名

放线杆菌属(*Actinobacillus*)隶属于细菌域,变形杆菌门,γ-变形杆菌纲,巴斯德菌目,巴斯德菌科(Pasteurellaceae)。放线杆菌属是巴斯德菌科下目前比较明确,对人体有致病性的 4 个菌属之一(另 3 个是聚集杆菌属、嗜血杆菌属和巴斯德菌属)。其细胞脂肪酸与巴斯德菌相似,但却有狭窄的 DNA G+C mol% 值。目前,属内有 17 个种和 2 个亚种。常见有关节炎放线杆菌(*A. arthritidis*)、荚膜放线杆菌(*A. capsulatus*)、海豚放线杆菌(*A. delphinicola*)、马驹放线杆菌(*A. equuli*)、马驹放线杆菌马驹亚种(*A. equuli* subsp.*equuli*)、马驹放线杆菌溶血亚种(*A. equuli* subsp.*haemolyticus*)、人放线杆菌(*A. hominis*)、产吲哚放线杆菌(*A. indolicus*)、李氏放线杆菌(*A. lignieresii*)、小放线杆菌(*A. minor*)、胸膜肺炎放线杆菌(*A. pleuropneumoniae*)、罗氏放线杆菌(*A. rossii*)、苏格兰放线杆菌(*A. scotiae*)、精子放线杆菌(*A. seminis*)、产琥珀酸放线杆菌(*A. succinogenes*)、猪放线杆菌(*A. suis*)、豕放线杆菌(*A. porcinus*)、雁行目放线杆菌(*A. anseriformium*)和尿放线杆菌(*A. ureae*)。原伴放线放线杆菌(*A. actinomycetemcomitans*)现已划归"聚集杆菌属(*Aggregatibacter*)",称为伴放线聚集杆菌(*Aggregatibacter.actinomycetemcomitans*)。原小鼠放线杆菌(*A. muris*)现划归鼠杆菌属(*Muribacter*)。

放线杆菌属的 DNA G+C 含量为 35.5~46.9mol%,代表菌种为李氏放线杆菌。

二、生物学特性

(一) 形态与染色

放线杆菌的形态呈现显著的异质性,可表现为革兰氏阴性(着色规则)、无芽胞、无动力的球菌、卵圆形或杆状的细菌,以杆状为主,大小平均为 $(0.4 \pm 0.1) \mu m \times (1.0 \pm 0.4) \mu m$,单个或成对排列,很少呈链状或颗粒状(呈链杆状或链状球菌)排列。生长在固体培养基上的菌落呈球形或球杆状,而在葡萄糖或麦芽糖液体培养基中孵育时间稍长时菌体可呈细长杆状(6μm),有两极着色的趋势。大多数菌种可产生荚膜,涂湿片用印度墨汁染色,镜下可见少量的细胞外黏液(以马驹放线杆菌和猪放线杆菌为甚)。

(二) 培养特性

放线杆菌为需氧或兼性厌氧菌,营养要求较高,需要在富营养培养基上生长,但生长过程不需要血红蛋白,5%~10% 二氧化碳环境可促进其生长。生长温度是 25~42℃,最适生长温度是 37℃。最适生长 pH 为 7.6,若低于 6.5 则不生长。在血琼脂平板上孵育 24 小时后,形成直径 1~2mm、光滑或粗糙、半透明、黏液型的菌落,黏附在琼脂表面。光滑菌落圆形凸起,光照观察时菌落呈蓝色。少数菌种在羊血琼脂平板上有溶血活性。分离自马的李氏放线杆菌被证实有溶血性。胸膜肺炎放线杆菌在绵羊或牛血琼脂平板上呈完全溶血,CAMP 总是阳性。猪放线杆菌在绵羊或牛血琼脂平板上呈完全溶血,但在马血琼脂平板上仅能观察到部分溶血。

放线杆菌的分离培养需使用弱碱性、营养丰富的培养基(如含有 5%~8% 绵羊血的琼脂或补充了维生素的巧克力琼脂),在潮湿的含 5% CO_2 的大气中或厌氧条件下孵育 2~3 日。在添加 5mg/L 克林霉素的选择性培养基上可提高放线杆菌的分离率,但要注意与常规培养基一起使用,以免漏检其他致病菌。最近报道一种改良选择性培养基用于牙龈标本中伴放线放线杆菌(伴放线聚集杆菌)的分离,主要是在含有血清的胰蛋白胨培养基中添加杆菌肽和万古霉素。

放线杆菌属细菌的形态特征见图 18-7-1。

(三) 生化特性

放线杆菌属细菌为发酵代谢,但不能快速产酸。大多数菌种的氧化酶、碱性磷酸酶和尿素酶阳性,触酶不定,能还原硝酸盐或可变,发酵葡萄糖(三糖铁琼脂高层产酸,有些菌株要延长到 7 日)但不产气,产生吲哚,精氨酸双水解酶阴性。

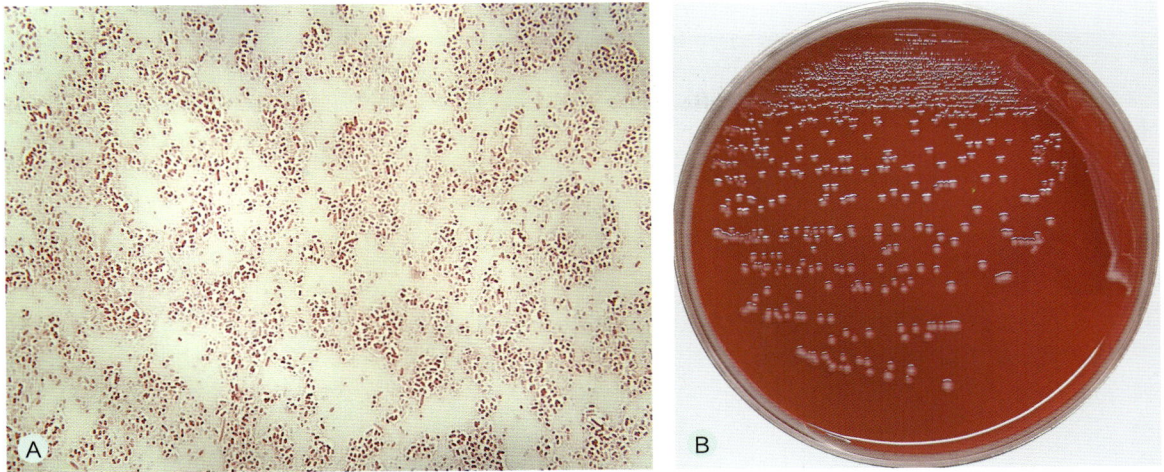

图 18-7-1　尿放线杆菌形态特征

A. 革兰氏染色 ×1 000；B. SBA 24h

三、鉴定与鉴别

根据菌落形态及溶血性、镜下菌落特征，以及生化特征，进行比较分析，可将放线杆菌鉴定到种的水平（表 18-7-2）。商品化的鉴定系统可能无法区分伴放线聚集杆菌和嗜沫聚集杆菌，可通过触酶和 ONPG 试验来进行鉴别。通过表型实验可将马驹放线杆菌马驹亚种和猪放线杆菌相鉴别，这种微生物具有相同的 16S rRNA 基因序列，但具有不同 RTX 毒素（repeats toxin，RTX）的毒素谱（RTX 是革兰氏阴性菌的一种重要的致病因子，它对靶细胞的作用主要表现为细胞毒性和溶血活性）。PCR 可用于检测白细胞毒素基因和特异的 16S rRNA 基因序列。对 V 因子依赖菌株（V factor-dependent species）的糖发酵试验应在含 1% 糖并添加生长因子（10μg/ml NAD）的酚红肉汤培养基中进行。推荐用微量反应的测定方法检测放线杆菌的吲哚产生，尿素酶、鸟氨酸和赖氨酸脱羧酶、精氨酸双水解酶和糖苷酶活性。放线杆菌属、聚集杆菌属部分菌种在 MALDI-TOF MS 以及 Vitek 2 NH 卡片的鉴定数据库中已涵盖。

（一）属间鉴别

放线杆菌属与 HACEK 菌群中其他菌属的鉴别见表 18-7-1。

表 18-7-1　放线杆菌属与 HACEK 菌群中其他菌属的鉴别

试验	放线杆菌属	嗜血杆菌属	心杆菌属	艾肯菌属	金氏杆菌属
麦康凯生长	v	−	−	−	−
氧化酶	+	v	+	+	+
触酶	−	v	−	−	−
硝酸盐还原酶	+	+	−	+	v
脲酶	v	v	−	−	−
吲哚	−	−	+	−	−
分解下列碳水化合物产酸					
甘露醇	v	−	+	−	−
葡萄糖	+	+	+	−	+

注：+，90% 以上菌株阳性；−，90% 以上菌株阴性；v，11%~89% 菌株阳性。

（二）属内鉴定

属内常见菌种及亲缘性相近菌种的鉴别见表 18-7-2。

表 18-7-2　放线杆菌属常见细菌与聚集杆菌属细菌之间的鉴别[b]

试验	李氏放线杆菌	马驹放线杆菌	猪放线杆菌	尿放线杆菌	人放线杆菌	伴放线聚集杆菌	嗜沫聚集杆菌	惰性聚集杆菌
β- 溶血	−	v	+	−	−	−	−	−
V 因子需求	−	−	−	−	−	−	v	+
触酶	v	v	+/+[w]	+	+	+	−	v

续表

试验	李氏放线杆菌	马驹放线杆菌	猪放线杆菌	尿放线杆菌	人放线杆菌	伴放线聚集杆菌	嗜沫聚集杆菌	惰性聚集杆菌
氧化酶	+	+	+	+	+	v	v	−
水解七叶苷	−	−	+	−	v	−	−	−
尿素酶	+	+	+	+	+	−	−	−
ONPG	+	+	v	−	+	−	+	−
麦康凯生长	v	+	v	−	−	−	v^w	−
葡萄糖产气	−	−	−	−	−	−	v	+
分解下列碳水化合物产酸								
乳糖	v	+	+	−	−	−	$+^D$	−
蔗糖	+	+	+	+	+	−	+	+
木糖	+	+	+	+	+	v	−	−
麦芽糖	+	+	+	+	+	v	+	$+^w$
甘露醇	+	+	−	+	+	v	−	−
海藻糖	−	+	+	+	+	−	$+^D$	−
D-蜜二糖	−	+	+	+	+	−	v	−

注:+,90% 以上菌株阳性;−,90% 以上菌株阴性;v,可变反应;D:迟缓反应;w,弱反应;ONPG,邻硝基苯-β-D-半乳糖苷;b:所有菌种吲哚阴性,分解硝酸盐为亚硝酸盐,碱性磷酸酶阳性。

四、抗菌药物敏感性

放线杆菌对克林霉素和氨基糖苷类耐药。尿放线杆菌和人放线杆菌对多种抗菌药物敏感,包括青霉素。伴放线放线杆菌(伴放线聚集杆菌)通常对头孢菌素、氨苄西林、多西环素和氨基糖苷类敏感,对青霉素和大环内酯类耐药并不少见,虽然具有青霉素抗性,然而没有检测到青霉素酶。四环素和甲硝唑对由放线杆菌引起的牙周炎有很好的疗效。

五、临床意义

放线杆菌常生或共生在人、哺乳动物和鸟的消化道、呼吸道和泌尿生殖道黏膜表面,多为动物病原菌,具有狭窄的宿主范围。只在创伤或黏膜损伤时才会侵入健康组织(多见于牙周组织)引起多种损害。李氏放线杆菌主要栖息在反刍动物的口腔里,可引起牛和羊的放线杆菌病和肉芽肿病,有点类似放线菌病,可在感染组织里形成"硫磺样颗粒"。据报道,少数引起人类软组织感染主要是通过牛和羊咬伤或密切接触引起的。马放线杆菌和猪放线杆菌可引起马和猪的多种疾病,人类的感染主要是通过马和猪的咬伤或密切接触而引起,这两种细菌曾从人的上呼吸道标本中分离出来。尿放线杆菌和人放线杆菌作为共生菌最常分离于人呼吸道,为机会致病菌,主要是从慢性呼吸道疾病和肺炎患者的呼吸道分泌物中分离出来,但也可从外伤或手术后脑膜炎患者及免疫力低下患者的标本中分离到该菌。在临床上人放线杆菌相对尿放线杆菌更少见。尿放线杆菌以前称为尿巴斯德菌。

(陈 峰 陈东科)

第八节 聚集杆菌属

一、分类与命名

聚集杆菌属(*Aggregatibacter*)隶属于细菌域,变形菌门,γ-变形菌纲,巴斯德菌目,巴斯德菌科。2006 年由 Nørskov-Lauritsen 和 Kilian 首先描述,由伴放线放线杆菌、嗜沫嗜血杆菌(原来的副嗜沫嗜血杆菌与嗜沫嗜血杆菌合二为一)和惰性嗜血杆菌重新分类转移而来成立的新属,目前属内包括伴放线聚集杆菌(*A. actinomycetemcomitans*)、嗜沫聚集杆菌(*A. aphrophilus*)、惰性聚集杆菌(*A. segnis*) 3个种。

革兰氏阴性苛养菌"HACEK"细菌群中的"A"即是代表聚集杆菌属(*Aggregatibacter*)。

聚集杆菌属 DNA G+C 含量为 42~44mol%,代表菌种伴放线聚集杆菌。

二、生物学特性

(一) 形态与染色

聚集杆菌属细菌为革兰氏阴性杆菌或球杆菌,大小为 $0.5\mu m \times (1.5 \sim 1.7)\mu m$,单个、成对或簇状排列,无鞭毛,无动力,无芽胞。伴放线聚集杆菌是无动力的球菌或杆状的细菌,大小平均为 $(0.7 \pm 0.1) \times (1.0 \pm 0.4)\mu m$,多呈单个或成对排列,少数可成簇状排列,杆状形态多见于培养后,球状形态则多见于放线菌病的临床标本中。

(二) 培养特性

兼性厌氧菌,生长所需温度为 35~37℃,在大气环境生长不良,初次分离需要 5%~10% CO_2 环境。在肉汤培养基可呈颗粒状生长。在绵羊和马血琼脂平板上 35℃孵育 24~48 小时,可形成直径 0.5~2mm、灰白色、不溶血的菌落。嗜沫聚集杆菌和惰性聚集杆菌生长不需要 X 因子,但嗜沫聚集杆菌某些菌株和惰性聚集杆菌生长需要 V 因子。

伴放线聚集杆菌在血琼脂或巧克琼脂平板上37℃孵育 24 小时,菌落直径<0.5mm,孵育 2~3 日后,菌落直径 1~3mm,圆形、光滑、灰白色、中心带有皱褶,边缘不规则(伞状边缘),并紧紧黏附于琼脂表面,进一步孵育菌落在显微镜下呈现星星一样的内部结构,菌落顶部像交叉的"雪茄",呈放射状(星形)(图 18-8-1C)。经几次传代培养后,这种粗糙菌落形态会转变为光滑和不透明、黏或不黏、非凹陷菌落,菌落伞状边缘消失(图 18-8-1B)。在液体培养基中,可呈颗粒状生长,黏附在试管侧壁和底部(图 18-8-4A)。最近报道一种改良选择性培养基用于牙龈标本中伴放线聚集杆菌的分离,主要是在含有血清的胰蛋白胨培养基中添加杆菌肽和万古霉素。

聚集杆菌属细菌的形态特征见图 18-8-1~图 18-8-3,鉴别试验见图 18-8-4。

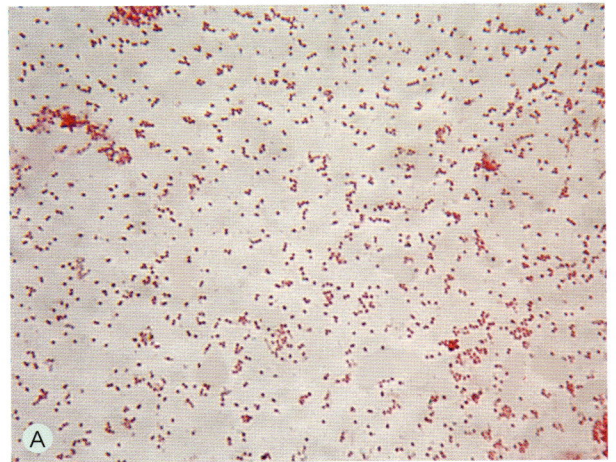

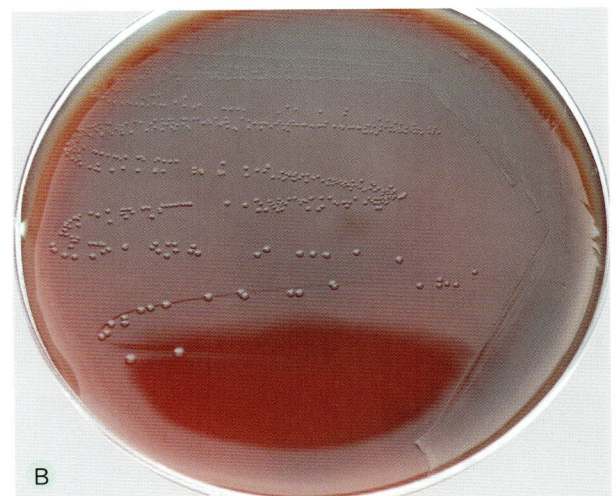

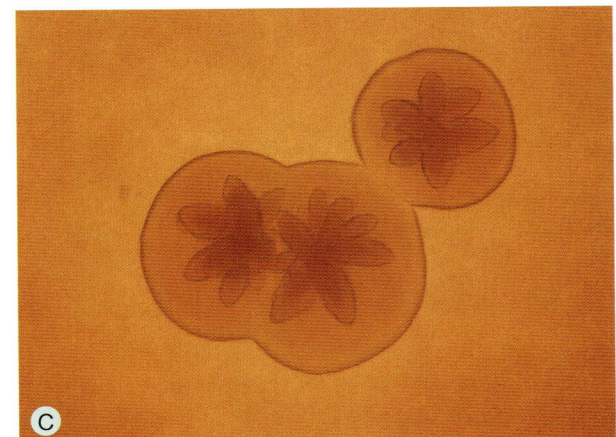

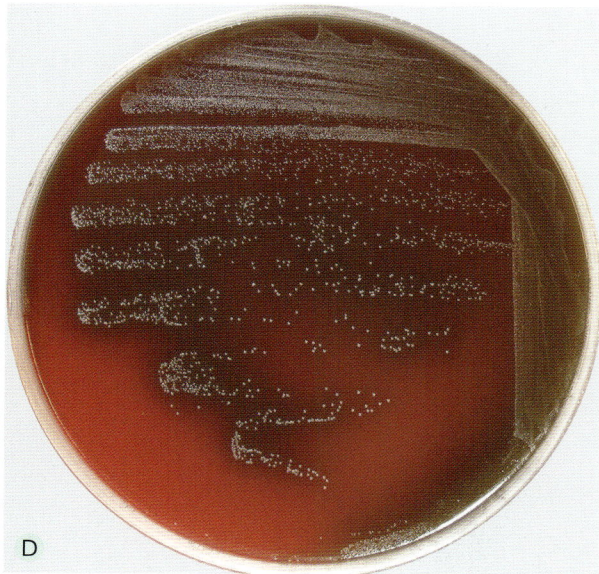

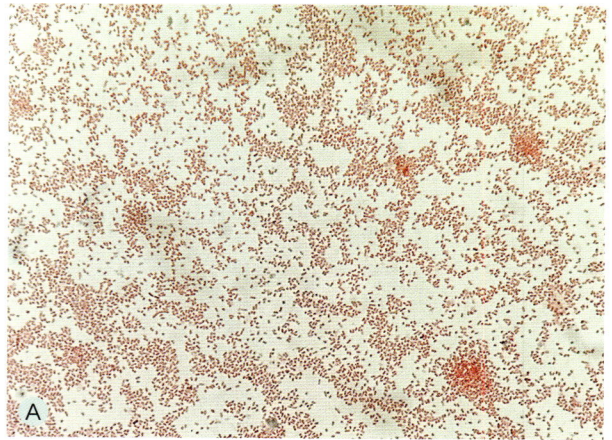

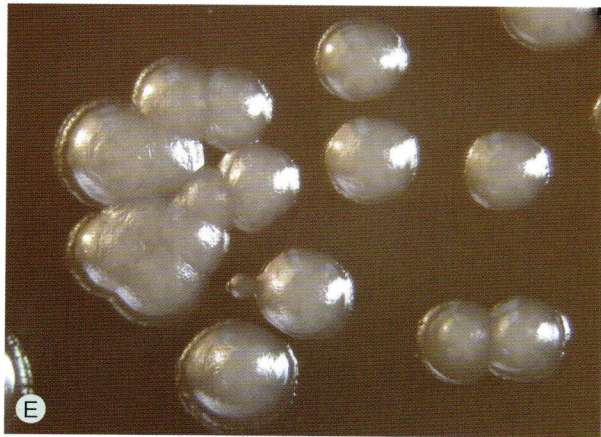

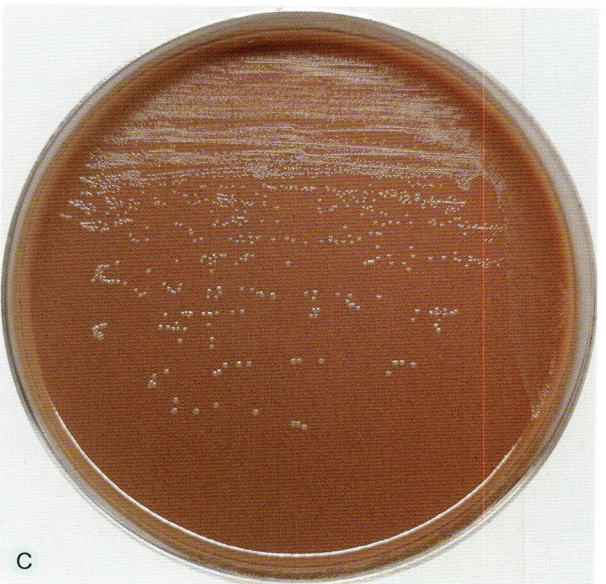

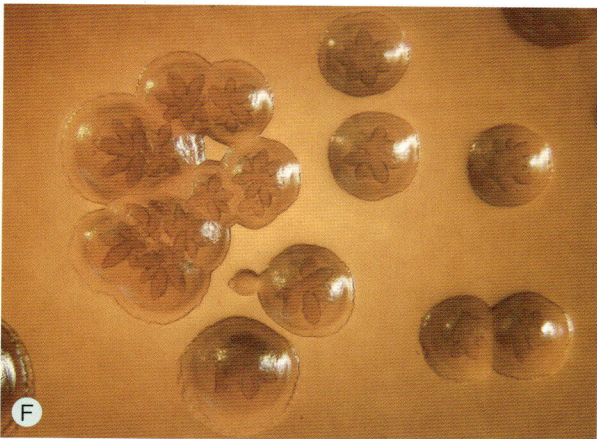

图 18-8-1　伴放线聚集杆菌的形态特征
A. 革兰氏染色 ×1 000；B. ATCC 29523 SBA 3 日；C. ATCC 29523 SBA 9 日 ×40（透射光）；D. 临床分离株 SBA 3 日；E. SBA 10 日 ×40（反射光）；F. SBA 10 日 ×40（透射光）

图 18-8-2　惰性聚集杆菌的形态特征
A. 革兰氏染色 ×1 000；B. SBA 3 日；C. CA 2 日

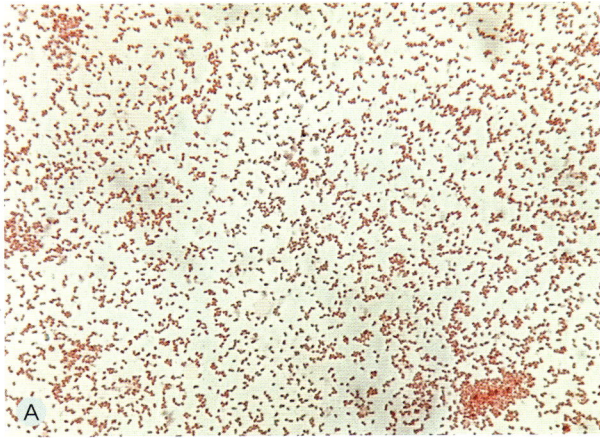

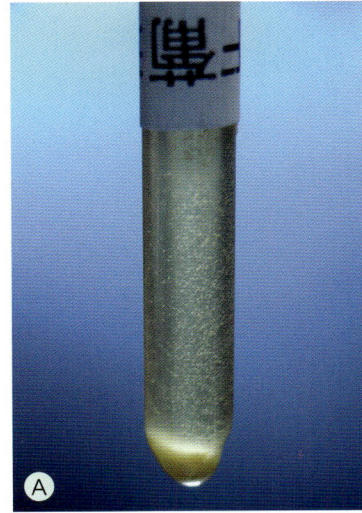

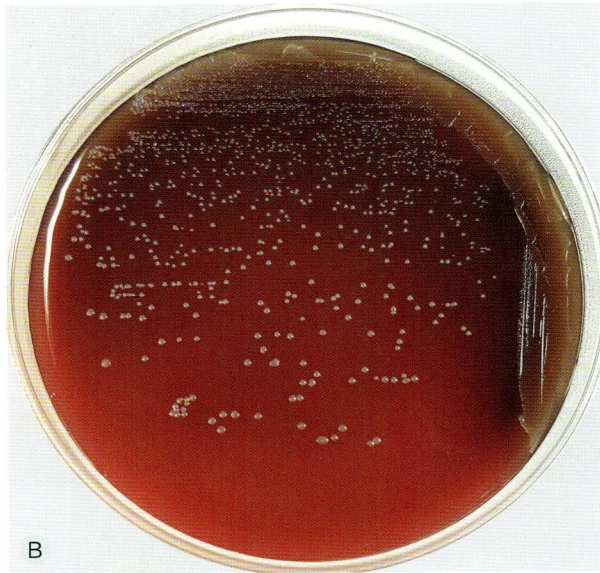

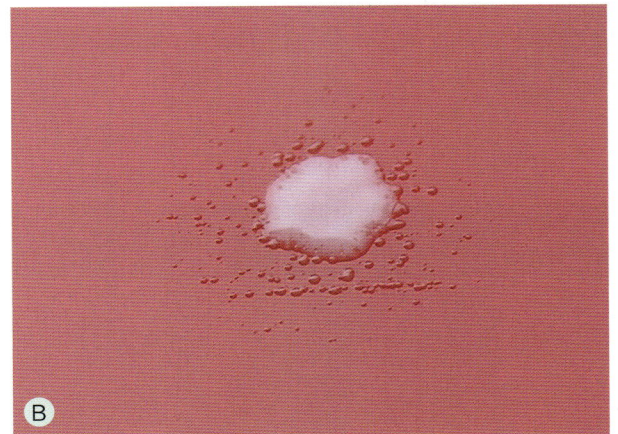

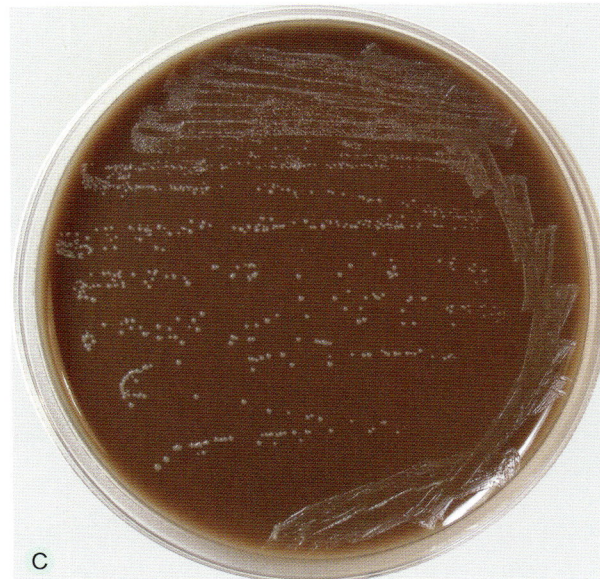

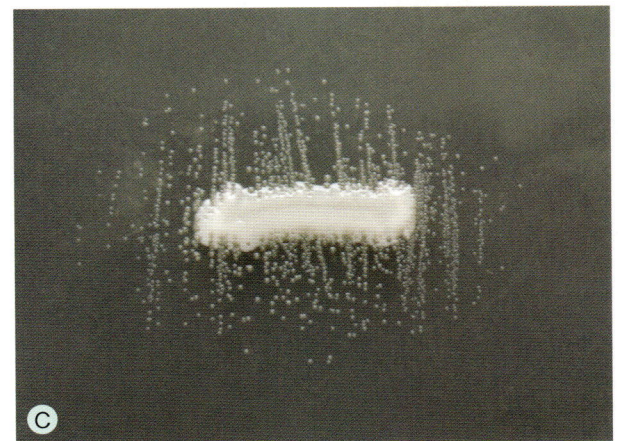

图 18-8-3 嗜沫聚集杆菌的形态特征

A. 革兰氏染色 ×1 000；B. SBA 2 日；C. CA 5 日

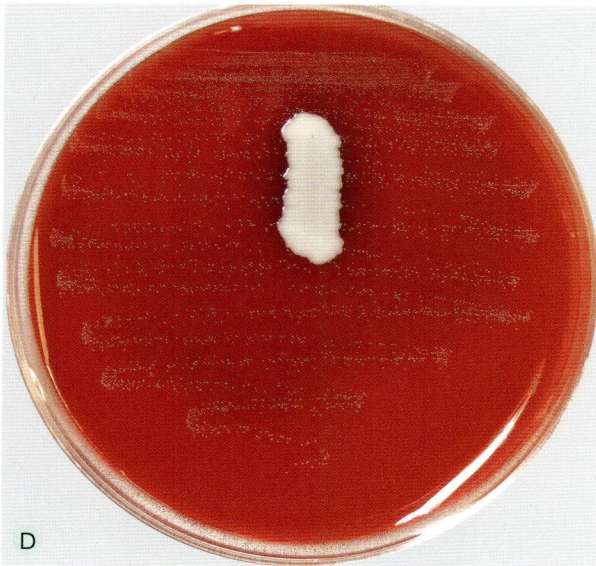

图 18-8-4　聚集杆菌的鉴别试验

A. 伴放线聚集杆菌葡萄糖肉汤 3 日（挂壁生长）；B. 卫星试验，惰性聚集杆菌 SBA 24h；C. 卫星试验，惰性聚集杆菌脑心琼脂 24h；D. 卫星试验，伴放线聚集杆菌 SBA 2 日卫星试验阴性

（三）生化特性

聚集杆菌属细菌氧化酶阴性或弱阳性，触酶反应可变，生化反应相对不活泼，分解葡萄糖、果糖和麦芽糖产酸，不分解阿拉伯糖、纤维二糖、蜜二糖、松三糖、山梨醇和水杨苷；发酵半乳糖、乳糖、甘露醇、甘露糖、棉子糖、山梨糖、蔗糖、海藻糖和木糖结果可变。吲哚、尿素酶、七叶苷、鸟氨酸和赖氨酸脱羧酶及精氨酸双水解酶等试验均阴性。能还原硝酸盐为亚硝酸盐，碱性磷酸酶阳性。

三、鉴定与鉴别

聚集杆菌属与相关菌属细菌以及属内菌种的鉴别与鉴定见表 18-8-1、表 18-7-2。

四、抗菌药物敏感性

聚集杆菌属对头孢菌素、四环素、氨基糖苷类抗菌药物敏感，对氨苄西林耐药并不少见，而阿莫西林 /β- 内酰胺酶抑制剂复合制剂通常有效。聚集杆菌属作为 HACEK 菌群之一，其抗菌药物敏感性试验的折点在 CLSI M45 文件中有描述。

表 18-8-1　聚集杆菌属内细菌与其他苛养性菌种的鉴别试验

试验	伴放线聚集杆菌	嗜沫聚集杆菌	惰性聚集杆菌	侵蚀艾肯菌	人心杆菌	产吲哚萨顿菌	嗜血红素嗜血杆菌
X 因子需求	–	–	–	–	–	–	+
V 因子需求	–	v	+	–	–	–	–
触酶	+	–	v	–	–	–	+
吲哚	–	–	–	–	+	+	+
尿素酶	–	–	–	–	–	–	–
鸟氨酸脱羧酶	–	–	–	+	–	–	–
赖氨酸脱羧酶	–	–	–	+	–	–	–
发酵葡萄糖	+	+	+	–	+	+	+
发酵蔗糖	–	+	–	–	+	+	+
发酵乳糖	–	+^{D}	–	–	–	–	–
发酵甘露醇	v	–	–	–	+	–	+
硝酸盐还原	+	+	+	+	–	–	+

注：+,90% 以上菌株阳性；–,90% 以上菌株阴性；v,反应可变；D,迟缓反应。

五、临床意义

伴放线聚集杆菌（伴放线放线杆菌）主要栖息在人类和灵长类的口腔中，是引起成年人和青少年牙周病的主要病因，也是青少年局限性牙周炎最常见的病因（特征性疾患）。通过对细胞表面多糖的试管凝集试验和多重 PCR 可将伴放线聚集杆菌分为 6 个血清型，以 a 型、b 型和 c 型最多见。b 型与牙周炎及心内膜炎有关，且对青霉素耐药。c 型主要与口腔外感染有关，但与牙周健康密切相关。此外,伴放线聚集杆菌还可以引起心内膜炎、软组织感染和其他感染。如发现"硫磺样颗粒"可能意味着有放线菌(*Actinomyces spp*)的合并感染。牙周疾病也是由"HACEK"菌群成员引发的感染性心内膜炎的主要诱因。一项大型国际性多中心研究显示,在引起心内膜炎的各种病因中,HACEK菌群细菌占到1.4%。这类HACEK菌引起的心内膜炎特征性地表现为从初有征兆到最终诊断耗时长(2周~6个月),在左心瓣膜(天然或人工)易形成大型的赘生物,且易导致栓塞。选择合适的抗菌药物治疗,预后较好。毒力因子有RTX型白细胞毒素、细胞肿胀毒素、EmaA黏附素以及菌毛。

嗜沫聚集杆菌可引起全身性疾病,特别是骨与关节感染、椎间盘炎和感染性心内膜炎。

惰性聚集杆菌可能因误诊而造成分离率被低估,其可引起心内膜炎,它也是血流感染和其他感染(如肾盂肾炎)的重要因素之一。

(陈　峰　陈东科)

第九节　二氧化碳噬纤维菌属

一、分类与命名

二氧化碳噬纤维菌属(*Capnocytophaga*,又称碳酸噬胞菌)隶属于细菌域,拟杆菌门,黄杆菌纲,黄杆菌目,黄杆菌科(Flavobacteriaceae)。目前属内共有9个种,包括黄褐二氧化碳噬纤维菌(*C. ochracea*)、牙龈二氧化碳噬纤维菌(*C. gingivalis*)、生痰二氧化碳噬纤维菌(*C. sputigena*)、溶血二氧化碳噬纤维菌(*C. haemolytica*)、颗粒二氧化碳噬纤维菌(*C. granulosa*)、犬咬二氧化碳噬纤维菌(*C. canimorsus*)、狗咬二氧化碳噬纤维菌(*C. cynodegmi*)、犬二氧化碳噬纤维菌(*C. canis*)和利百特二氧化碳噬纤维菌(*C. leadbetteri*)。

二氧化碳噬纤维菌属的DNA G+C含量为34~44mol%,代表菌种为黄褐二氧化碳噬纤维菌。

二、生物学特性

(一)形态与染色

二氧化碳噬纤维菌为细小、梭状的革兰氏阴性杆菌,菌体大小为$(0.35\sim0.6)\mu m \times (2.5\sim5.7)\mu m$,末端通常呈圆形或锥形,形态与梭杆菌十分相似。无芽胞,无荚膜,有单生的侧鞭毛,对数生长期的培养物在暗视野显微镜下可见滑行运动(菌体横向移动模式)。

(二)培养特性

二氧化碳噬纤维菌为兼性厌氧菌或微需氧菌,二氧化碳噬纤维菌属的细菌对营养和孵育的条件要求较高,在含5%绵羊血(或兔血)的琼脂或巧克力琼脂平板上,提供5%~10% CO_2或厌氧环境,35~37℃最适合该菌生长。经24小时孵育后,形成的菌落较小,孵育2~4日菌落直径可大2~4mm,菌落隆起、表面平坦、边缘不规则,光滑到粗糙,可扩散生长(图18-9-1D、E)。能观察到琼脂的凹陷,尤其厌氧培养时,甚至肉眼看不见菌落,只观察到琼脂的凹陷(图18-9-1F),转到CO_2环境继续培养即可恢复典型的菌落形态。在血平板上菌落通常为黄色、橙色、粉色和灰白色,刮取菌落观察通常是微黄色,有的菌落呈现金属光泽(图18-9-2A、C)。溶血二氧化碳噬纤维菌可有弱的溶血性(图18-9-2D),传代后可消失。黄褐二氧化碳噬纤维菌及犬二氧化碳噬纤维菌的菌落有苦杏仁味道。

二氧化碳噬纤维菌属细菌的形态特征见图18-9-1、图18-9-2。

(三)生化特性

二氧化碳噬纤维菌的氧化酶和触酶试验结果因菌种而异,狗咬二氧化碳噬纤维菌和犬咬二氧化碳噬纤维菌均阳性,其他菌种为阴性。尿素酶阴性,不产吲哚,不液化明胶,赖氨酸和鸟氨酸脱羧酶阴性。对碳水化合物的发酵反应很难测定,应使用含血清培养基来增菌,取大量的接种物进行接种。

三、鉴定与鉴别

(一)属间鉴别

与其他难培养或不常见革兰氏阴性杆菌的鉴别试验见表18-9-1。

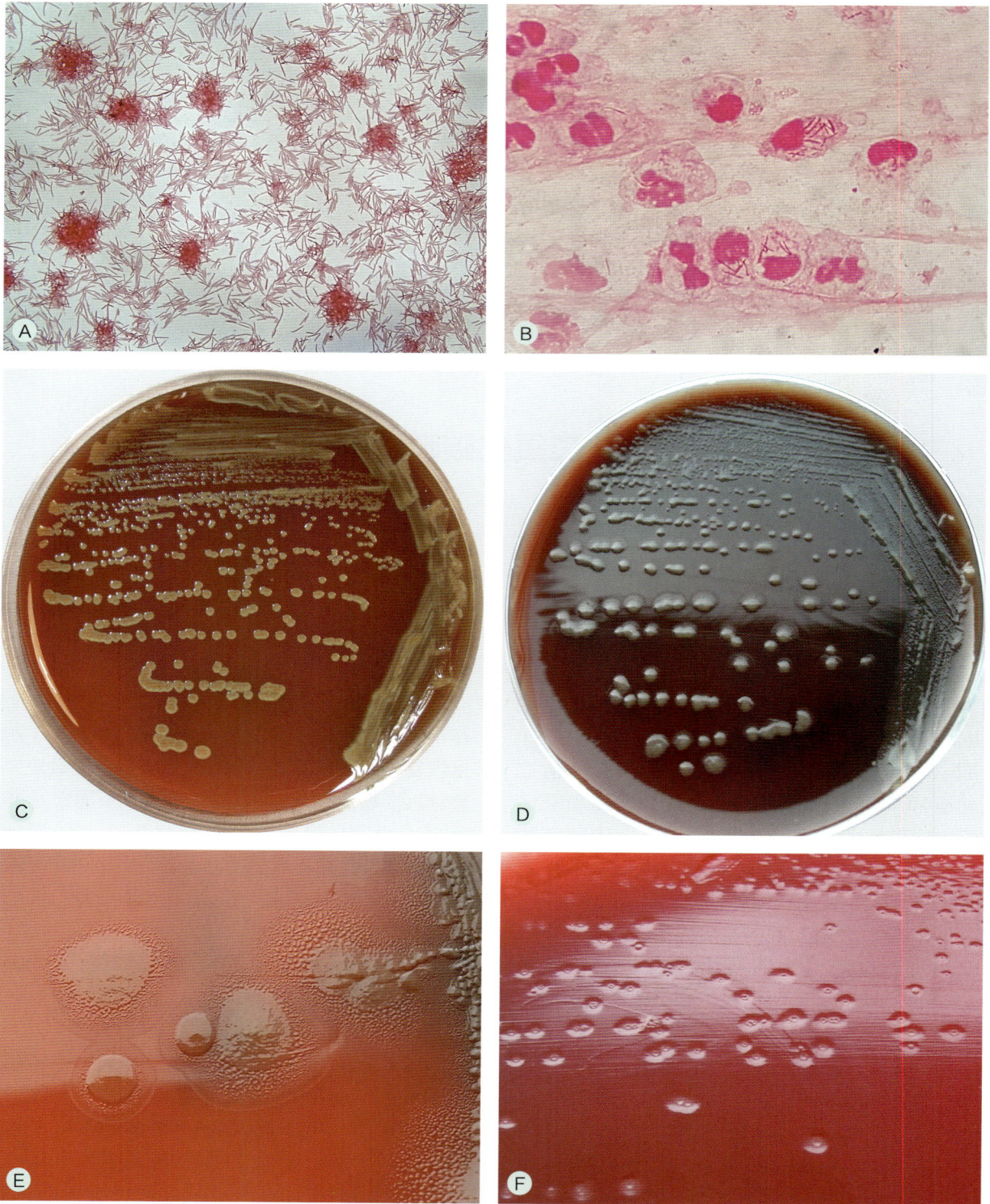

图 18-9-1   生痰二氧化碳噬纤维菌的形态特征

A.革兰氏染色 ×1 000；B.口腔脓汁涂片革兰氏染色 ×1 000；C.光滑型 SBA 3 日；D.扩展型 SBA 4 日；
E.扩展型 SBA 4 日；F.厌氧培养 3 日

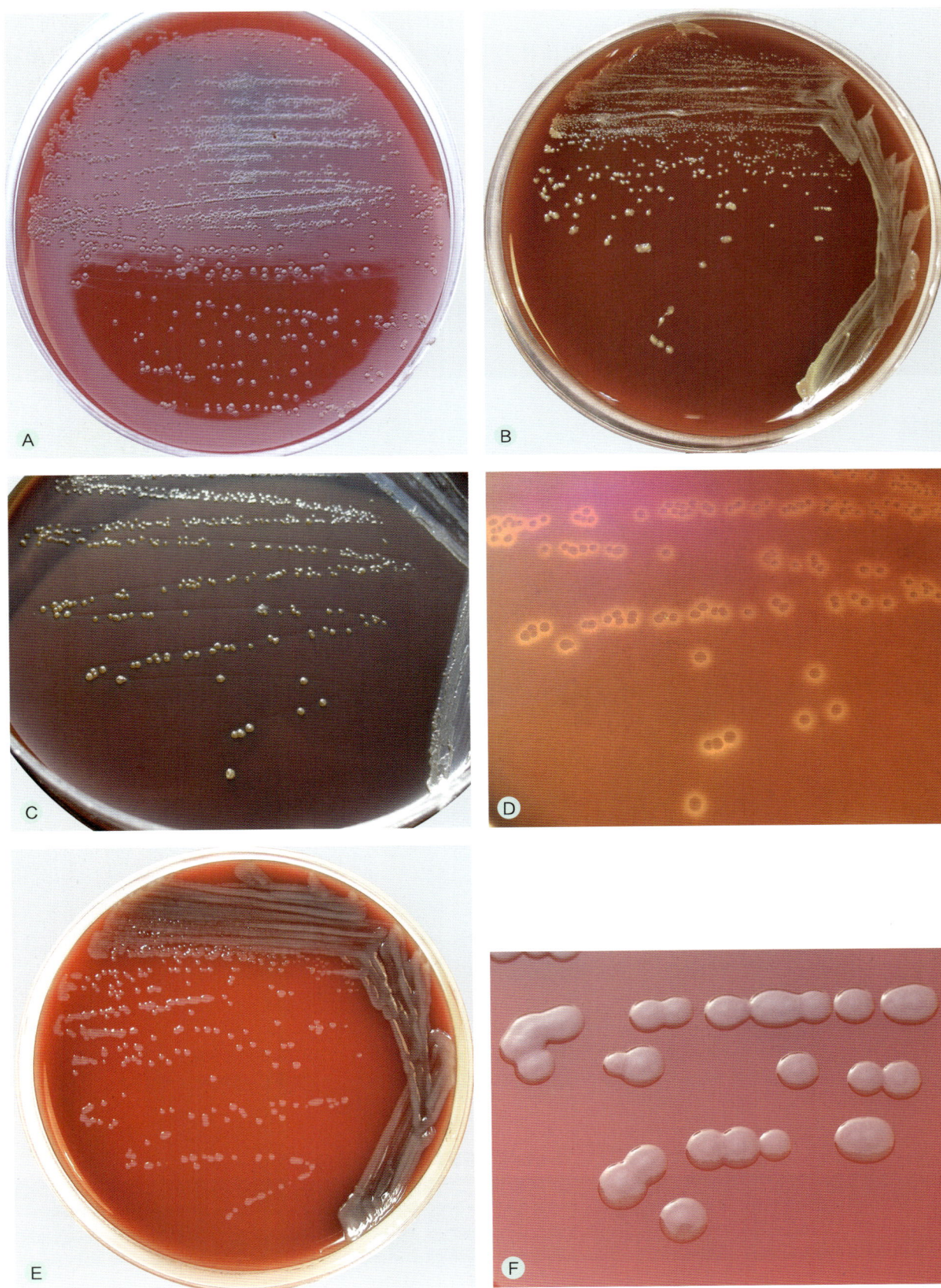

图 18-9-2　其他二氧化碳噬纤维菌的菌落形态特征

A. 牙龈二氧化碳噬纤维菌 SBA 2 日；B. 黄褐二氧化碳噬纤维菌 SBA 4 日；C. 溶血二氧化碳噬纤维菌 SBA 7 日；D. 溶血二氧化碳噬纤维菌 SBA 12 日（溶血）；E. 犬咬二氧化碳噬纤维菌 SBA 2 日；F. 犬咬二氧化碳噬纤维菌 SBA 3 日

(二)属内鉴定

二氧化碳噬纤维菌属中各菌种与相近菌种的鉴别特征见表18-9-2。应用表型分析方法对氧化酶和触酶阴性菌种的鉴定经常会不确定,但是应用16S rRNA的限制性片段长度多态性分析和16S rRNA的基因序列分析(同源性分析)是可靠的鉴定方法。MALDI-TOF MS能鉴定部分菌种,而Vitek 2 NH卡片能鉴定至属的水平,生痰二氧化碳噬纤维菌商品生化试验鉴定编码及结果见表18-9-3。

表18-9-1   二氧化碳噬纤维菌属与微生长单胞菌属及链杆菌属等相近菌种的鉴别特征[b,c]

试验	黄褐二氧化碳噬纤维菌	生痰二氧化碳噬纤维菌	牙龈二氧化碳噬纤维菌	颗粒二氧化碳噬纤维菌	溶血二氧化碳噬纤维菌	狗咬二氧化碳噬纤维菌	犬咬二氧化碳噬纤维菌	类二氧化碳噬纤维微生长单胞菌/嘉德微生长单胞菌	莫氏微生长单胞菌	霍夫斯塔德微生长单胞菌	DF-3样菌	念珠状链杆菌
触酶	−	−	−	−	−	+	+	+	−	−	−	−
氧化酶	−	−	−	−	−	+	+	+	−	−	−	−
吲哚	−	−	−	−	−	−	−	−	+	+	+	−
精氨酸双水解酶	−	−	ND	ND	−	+	−	−	−	−	−	+
硝酸盐还原	v	v	−	−	+	−	v	−	−	−	−	−
水解七叶苷	v	+	−	−	+	v	+	v	+	+	+	v
明胶水解	−	v	−	−	−	−	−	−	−	−	v	−
水解淀粉	+	−	ND	ND	ND	ND	ND	ND	+	ND	ND	ND
ONPG	+	−	+	+	+	+	+	+	+	+	+	−
乳糖	+	v	v	−	−	−	−	−	−	ND	−	−
蔗糖	+	−	+	+	−	−	−	−	−	ND	−	−
木糖	−	−	−	−	−	−	−	+	−	ND	−	−
主要细胞脂肪酸	$i\text{-}C_{15:0}$, $i\text{-}3\text{-}OH$ $C_{17:0}$	$i\text{-}C_{15:0}$, $i\text{-}3\text{-}OH$ $C_{17:0}$	$i\text{-}C_{15:0}$, $i\text{-}3\text{-}OH$ $C_{17:0}$	$i\text{-}C_{15:0}$, $i\text{-}3\text{-}OH$ $C_{17:0}$	$i\text{-}C_{15:0}$, $i\text{-}3\text{-}OH$ $C_{17:0}$	$i\text{-}C_{15:0}$, $i\text{-}3\text{-}OH$ $C_{17:0}$	$i\text{-}C_{15:0}$, $i\text{-}3\text{-}OH$ $C_{17:0}$	$a\text{-}C_{15:0}$, $i\text{-}C_{15:0}$, $i\text{-}C_{13:0}$, $i\text{-}C_{14:0}$, $C_{15:0}$, $i\text{-}3\text{-}OH$ $C_{16:0}$	$a\text{-}C_{15:0}$, $i\text{-}C_{15:0}$, $C_{15:0}$, $i\text{-}C_{14:0}$	$a\text{-}C_{16:0}$, $i\text{-}C_{16:0}$, $i\text{-}C_{14:0}$, $C_{15:0}$, $i\text{-}3\text{-}OH$ $C_{16:0}$	$a\text{-}C_{15:0}$, $i\text{-}C_{15:0}$, $C_{16:0}$, $C_{18:2}$, $i\text{-}3\text{-}OH$ $C_{17:0}$	$C_{16:0}$, $C_{18:1}$, $C_{18:2}$, $C_{18:0}$

注:+,90%以上菌株阳性;−,90%以上菌株阴性;v,11~89%菌株阳性;ND,无资料;b,所有菌株的尿素酶和鸟氨酸脱羧酶均阴性,都可分解葡萄糖产酸;c,莫氏微生长单胞菌和霍夫斯塔德微生长单胞菌用API ID32A鉴定,可表现为有一些生化反应的不同。

表18-9-2   二氧化碳噬纤维菌属内菌种鉴定与鉴别

特性	黄褐二氧化碳噬纤维菌	狗咬二氧化碳噬纤维菌	犬咬二氧化碳噬纤维菌	牙龈二氧化碳噬纤维菌	颗粒二氧化碳噬纤维菌	溶血二氧化碳噬纤维菌	生痰二氧化碳噬纤维菌	利百特二氧化碳噬纤维菌
需氧生长	−	−	−	−	−	+	−	−
溶血	W	−	−	−	−	+	−	−
七叶苷水解	+	v	(+)	−	−	+	−	−

续表

特性	黄褐二氧化碳噬纤维菌	狗咬二氧化碳噬纤维菌	犬咬二氧化碳噬纤维菌	牙龈二氧化碳噬纤维菌	颗粒二氧化碳噬纤维菌	溶血二氧化碳噬纤维菌	生痰二氧化碳噬纤维菌	利百特二氧化碳噬纤维菌
硝酸盐还原	v	−	v	−	−	+	+	+
氧化酶	−	+	+	−	−	−	−	−
触酶	−	+	+	−	−	−	−	−
分解下列化合物产酸								
果糖	(+)	v	+	(+)	ND	ND	(+)	−
糖原	v	v	(+)	+		v		
菊糖	+	−	v	+		v	+	
蜜二糖	−		+		ND	ND		
棉子糖	+		v		ND	ND	+	
蔗糖	+	−	v	+	+	+	+	−

注:+,48 小时内,大于 90% 菌株阳性;(+),7 日内,大于 90% 菌株阳性;−,7 日内,大于 90% 菌株阴性;v,反应可变;W,弱反应;ND,无资料。

表 18-9-3　生痰二氧化碳噬纤维菌商品生化试验鉴定编码及结果

试验方法	鉴定编码	鉴定结果	%ID	T 值
Vitek 60 ANI	7742277440	*Capnocytophaga spp*	99%	−
	7742277444	*Capnocytophaga spp*	99%	−
Vitek 2 NH	7337631070	*Capnocytophaga spp*	99.00%	−
ATB ID 32A	0711577707	*Capnocytophaga spp*	99.9%	0.35
	0711473707	*Capnocytophaga spp*	99.9%	0.31
Vitek 60 NHI	677710	−	−	−
	471000	−	−	−
Api NH	7163	−	−	−
	7573	−	−	−
API Strep	4070461	−	−	−
Api 20NE	5430000	−	−	−

注:−,无结果。

四、抗菌药物敏感性

有研究表明,二氧化碳噬纤维菌通常对广谱头孢菌素类、碳青霉烯类、克林霉素、大环内酯类、四环素类以及氟喹诺酮类药物敏感,但对氨基糖苷类耐药,多重耐药株偶见(图 18-9-3)。

五、临床意义

黄褐二氧化碳噬纤维菌、牙龈二氧化碳噬纤维菌、生痰二氧化碳噬纤维菌、利百特二氧化碳噬纤维菌、溶血二氧化碳噬纤维菌和颗粒二氧化碳噬纤维菌属于人类口腔的正常菌群,为机会致病菌。后3 种菌与青少年和成年人的牙周炎有关,但是后 2 种菌可从健康成人龈上菌斑和成人牙周炎龈下菌斑分离到。全部 6 种菌均可造成免疫正常或免疫缺陷(主要是粒细胞减少症)患者的败血症及其他感染,如心内膜炎、子宫内膜炎、骨髓炎、脓肿、腹膜炎和角膜炎等。

狗咬二氧化碳噬纤维菌和犬咬二氧化碳噬纤维菌则寄居在健康的猫和犬的口腔中,造成的感染

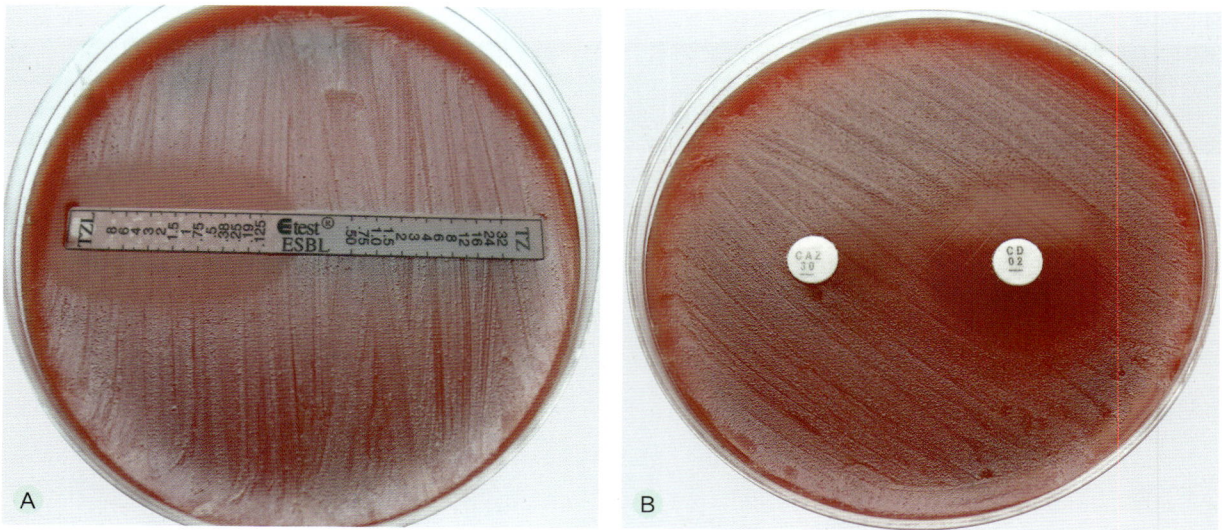

图 18-9-3　牙龈二氧化碳噬纤维菌耐药菌株的药敏结果
A. E-test 法（ESBL 阳性）; B. K-B 法（ESBL 阳性）

主要与动物咬伤和密切接触有关。多数情况下狗咬二氧化碳噬纤维菌可致脾切除或酗酒者的败血症，发病者大多预后不良，可发展为弥散性血管内凝血（DIC）、急性肾衰竭、呼吸窘迫综合征甚至休克，也可造成严重的后遗症如溶血性尿毒综合征、血栓性血小板减少性紫癜等。也有报道可引起脑膜炎、关节炎及心内膜炎。在局部和系统性感染标本中很少分离到犬咬二氧化碳噬纤维菌。这两种菌能在巨噬细胞内繁殖，狗咬二氧化碳噬纤维菌能产生细胞毒素。

（陈　峰　陈东科）

第十节　链杆菌属

一、分类与命名

链杆菌属（Streptobacillus）隶属于细菌域，梭杆菌门，梭杆菌纲，梭杆菌目，梭杆菌科。目前，属内有 6 个种，包括念珠状链杆菌（S. moniliforms）、鼠链杆菌（S. ratti）、弹鼠链杆菌（S. notomytis）、香港链杆菌（S. hongkongensis）、犬链杆菌（S. canis）和猫链杆菌（S. felis）。

链杆菌属的 DNA G+C 含量为 24~26mol%，代表菌种为念珠状链杆菌（S. moniliforms）。

二、生物学特性

（一）形态与染色

念珠状链杆菌为革兰氏染色阴性，形态多样，大小为（0.3~0.5）μm×（1.0~5.0）μm。延长孵育时间镜下可见长达 100~150μm 的丝状体（图 18-10-1B、C）。单独存在的杆菌中央可膨胀，而长丝状菌体可呈现一系列的膨胀相连，出现念珠状的长链（图 18-10-1B）。最后分裂成球杆形，也会自发变成 L 形（图 18-10-1C）。无芽胞、无荚膜、无动力。

（二）培养特性

念珠状链杆菌为兼性厌氧菌，对营养要求较高，在含有血液（15% 的羊血或兔血最理想）、血清、腹腔积液、卵黄的强化培养基上生长良好，生长需 5%~10% CO_2，最适生长温度是 35~37℃。孵育 3 日后可见圆形、平滑、奶酪样的灰色菌落，直径为 1~2mm（图 18-10-1E）。在陈旧培养物中菌落类似支原体油煎蛋样的外观，中心紧密并深入琼脂（L 型菌落）（图 18-10-1F），在马血或羊血琼脂上不溶血。

链杆菌属细菌的形态特征见图 18-10-1。

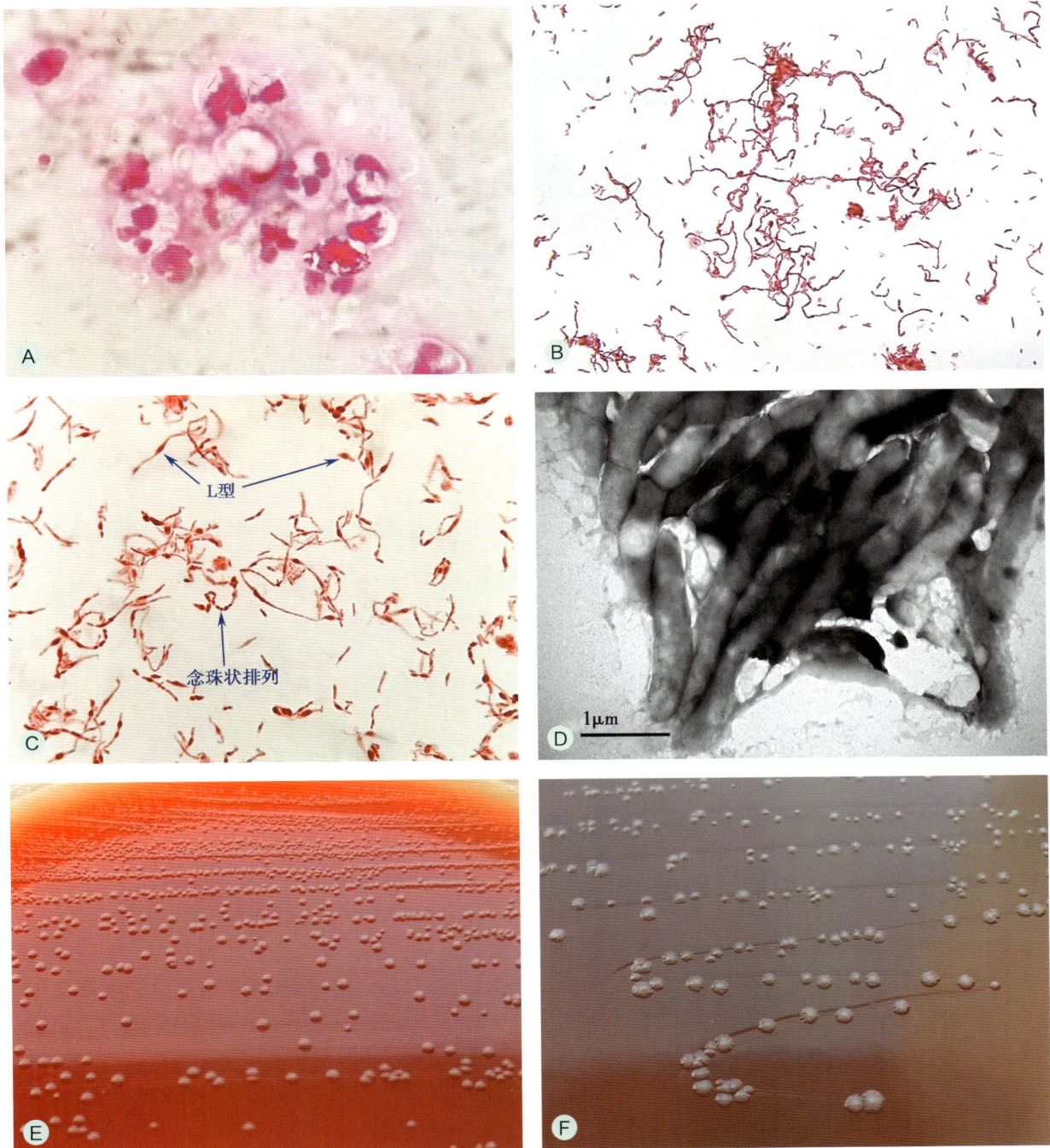

图 18-10-1　念珠状链杆菌的形态特征

A. 脓汁涂片革兰氏染色 ×1 000；B. 革兰氏染色 ×1 000；C. 革兰氏染色 ×1 000；D. 透射电镜图 ×200 000；
E. 光滑型 SBA 2 日；F. 粗糙型 SBA 6 日

（三）生化特性

念珠状链杆菌生化反应相对不活泼，其氧化酶、触酶、尿素酶、硝酸盐还原、吲哚试验均为阴性，可水解精氨酸，微弱发酵葡萄糖、麦芽糖。

三、鉴定与鉴别

念珠状链杆菌与其他难培养或不常见阴性杆菌的鉴别试验见表 18-9-1。可通过 16S rRNA 基因序列分析或脂肪酸分析对鉴定结果进行确证。Bruker MALDI Biotyper 的鉴定数据库覆盖此菌。

四、抗菌药物敏感性

有研究表明念珠状链杆菌对多数抗菌药物敏感，尤其对青霉素和多西环素敏感。但对萘啶酸、黏菌素和复方新诺明耐药。青霉素可与氯霉素、氨基糖苷类或红霉素联合用药,此菌引起的心内膜炎需要大剂量的青霉素与氨基糖苷类联合使用。氨基糖苷类的使用能增强对细胞壁缺陷的 L 型念珠状链杆菌的抗菌活性。四环素也可用来消除 L 型细菌。

五、临床意义

念珠状链杆菌自然寄居在野生动物或啮齿类动物的鼻咽部和口咽部,通过鼠咬伤(引起"鼠咬热")(图 18-10-2)或污染水和食物(引起"哈弗里尔热")传染给人。"鼠咬热"(rat bite fever)"是一个系统性疾病,起病初期表现为忽冷忽热,继而流脓,多发性关节炎,四肢出现斑丘疹。念珠状链杆菌可在感染的血液、滑膜积液、脓肿吸出物中分离到。罕见的并发症包括心内膜炎、心包炎、心肌炎、肺炎、败血症或脓肿发生。

香港链杆菌报道来自我国香港,从扁桃体周围脓肿的抽吸物或是肘关节液中分离出此菌。在国内外有从临床标本中分离出弹鼠链杆菌的报道。

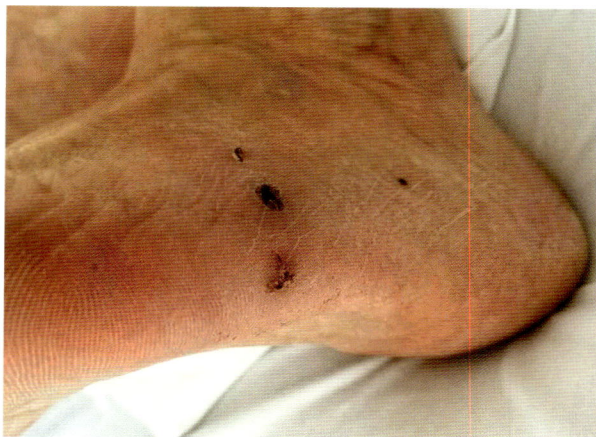

图 18-10-2　念珠状链杆菌感染(鼠咬部位)

本菌属剩余 3 个菌种目前尚未涉及临床医学领域,猫链杆菌曾分离于身患肺炎的猫,犬链杆菌分离自犬,鼠链杆菌则分离自一种黑鼠。

(陈　峰　陈东科)

第十一节　微生长单胞菌属

一、分类与命名

微生长单胞菌属(*Dysgonomonas*)隶属于细菌域,拟杆菌门,拟杆菌纲,拟杆菌目,紫单胞菌科。目前,属内包括 8 个种,包括类二氧化碳噬纤维菌微生长单胞菌(*D. capnocytophagoides*,以前称 CDC DF-3 群)、解海藻微生长单胞菌(*D. alginatilytica*)、霍夫斯塔德微生长单胞菌(*D. hofstadii*)、巨白蚁微生长单胞菌(*D. macrotermitis*)、栖稻微生长单胞菌(*D. oryzarvi*)、白蚁微生长单胞菌(*D. termitidis*)、嘉德微生长单胞菌(*D. gadei*)和莫氏微生长单胞菌(*D. mossii*)。

微生长单胞菌属的 DNA G+C 含量为 35.7~41.8mol%,代表菌种为嘉德微生长单胞菌。

二、生物学特性

(一)形态与染色

微生长单胞菌为革兰氏阴性球杆菌或短杆菌。无芽胞,无动力。

(二)培养特性

微生长单胞菌兼性厌氧,属中所有菌种的生长特征都与二氧化碳噬纤维菌属相似,莫氏微生长单胞菌在培养过程中依赖亚铁血红素。在孵育 24 小时后,可形成直径为 1~2mm 灰白色、光滑、不溶血的菌落,菌落既不黏附也不会蔓延生长,可产生像草莓的气味。其生长需要 X 因子。在麦康凯平板上不生长。可用选择性培养基(包含头孢哌酮、万古霉素和两性霉素 B)对粪便中的微生长单胞菌进行分离。

(三)生化特性

所有菌株的氧化酶、尿素酶、明胶水解、七叶苷水解、鸟氨酸脱羧酶和精氨酸双水解酶等试验均为阴性,触酶试验阳性或阴性。不还原硝酸盐,不产生硫化氢,发酵葡萄糖产酸不产气。吲哚试验阳性或阴性。碱性磷酸酶阳性。

三、鉴定与鉴别

(一)属间鉴别

在有氧条件下生长的口腔纤毛菌(*Leptotrichia*

buccalis)可能会干扰细菌的分离,但是它们的主要细胞脂肪酸不同,口腔纤毛菌分解葡萄糖的代谢产物是乳酸,而微生长单胞菌分解葡萄糖的代谢产物是琥珀酸。DF-3-like 和微生长单胞菌属细菌与相近菌种的鉴别特征见表 18-9-1。MALDI-TOF MS 以及 Vitek 2 系统目前皆无法鉴定微生长单胞菌属细菌。

（二）属内鉴定

属内各菌种的鉴定见表 18-11-1。

表 18-11-1　微生长单胞菌属内各菌种的鉴定与鉴别特性

特性	解海藻微生长单胞菌	类二氧化碳噬纤维菌微生长单胞菌	巨白蚁微生长单胞菌	莫氏微生长单胞菌	栖稻微生长单胞菌	嘉德微生长单胞菌	白蚁微生长单胞菌	霍夫斯塔德微生长单胞菌
分离来源	海沙标本	人体临床标本	白蚁后肠	人体临床标本	微生物燃料电池	人体临床标本	白蚁肠道	人体临床标本
需氧生长	+	+	+	+	+	+(微需氧)	+	+
对胆汁耐受	–	+	–	+	–	+	–	+
吲哚		+/–			+/–			
N-乙酰-β-氨基葡萄糖苷酶	+	–		+		+		+
β-葡萄糖醛酸酶	–	–	–	–		+		–
β-半乳糖苷酶			+	+		W	+	
α-岩藻糖苷酶	+				+/–	+	+	
在下列糖类中发酵生长								
蔗糖	+			+		+		+
海藻糖	–	–	–	–	–	+	W	+
L-阿拉伯糖	+			+		+	–	
L-鼠李糖	+		+	+		+	W	–
棉子糖	+	+	–	–	+	+	+	ND
G+C 含量/(mol%)	37.5	39.5	40.0	38.5	37.5	38.0	41.8	ND

注:+,阳性;–,阴性;+/–,结果阳性或阴性;W,弱阳性;ND,无资料。

四、抗菌药物敏感性

微生长单胞菌对甲硝唑、多西环素、克林霉素、亚胺培南、美罗培南、红霉素和复方新诺明敏感,然而其对头孢菌素类、头孢西丁、氨基糖苷类、氟喹诺酮类和糖肽类耐药。

五、临床意义

对微生长单胞菌菌种的自然习性了解不多。大部分类二氧化碳噬纤维菌微生长单胞菌菌株是从免疫低下患者的粪便中分离出来的,少数菌株分离自水源。曾在同一个患者的血液和粪便中分离到此菌。据报道该菌可引起慢性腹泻,从 20 例患者中分离的菌株,1/2 是从粪便中分离,从常规粪便标本培养检出率只有 1.1%~2.3%。有报道从胰腺癌患者的肠液中分离到莫氏微生长单胞菌。嘉德微生长单胞菌曾从患者的胆囊、血液中被分离到。而霍夫斯塔德微生长单胞菌则从患者伤口中被分离。

本菌属剩余 4 个菌种目前尚未涉及临床医学领域,白蚁微生长单胞菌、巨白蚁微生长单胞菌曾分离自一些白蚁的肠道内;解海藻微生长单胞菌则是研究者从海沙标本中分离到;栖稻微生长单胞菌则分离自微生物燃料电池。

（陈　峰　陈东科）

第十二节   未命名革兰氏阴性苛养细菌

一、CDC 生长旺盛的发酵菌(EF-4 群)

EF-4 群细菌属于奈瑟菌科,包括 EF-4a 和 EF-4b。现已分别命名为动物口腔奈瑟球菌(*N. animaloris*)和动物咬伤奈瑟球菌(*N. zoodegmatis*),为无芽胞、无动力的革兰氏阴性球杆菌,一般单个出现。EF-4 群 细 菌 DNA G+C 含 量 为 49.3~50.9mol%。EF-4群细菌为氧化酶阳性,触酶阳性,不产生吲哚,除葡萄糖外不发酵其他糖类。菌落微黄或无色素,有爆米花的味道。EF-4a 菌通常能液化明胶,并有精氨酸双水解酶活性,可还原硝酸盐产气。EF-4b 无精氨酸双水解酶活性,能还原硝酸盐但不产气。这两种菌的生存环境、形态学、脂肪酸以及引起的疾病都基本相同,但是它们的生化特征不相同。EF-4a与其他难培养或不常见革兰氏阴性杆菌的鉴别试验见表 18-3-1。

EF-4 群细菌属于猫和犬口腔中正常菌群的一部分、可通过动物咬伤、抓伤或伤口感染引起人的感染。EF-4a 主要与犬有关,EF-4b 主要与猫有关。可在患者的血液、伤口、脓肿、牙斑、牙周组织中分离到 CDC EF-4 群细菌。EF-4 群细菌对包括青霉素在内的大多数抗生素都是敏感的。

二、CDC 生长不良发酵菌

CDC 生长不良发酵菌包括 DF-3 群细菌(被重新鉴定为类二氧化碳噬纤维菌微生长单胞菌,见本章第十一节)和 DF-3 样菌(DF-3-like)。DF-3 样菌是难培养的无动力、无芽胞的革兰氏阴性球杆菌,可在血液、伤口、粪便、腹膜液、尿、脓肿中分离到。为嗜二氧化碳兼性厌氧菌,在血琼脂及巧克力琼脂上生长,但在麦康凯琼脂上不生长。DF-3 样菌与DF-3 群细菌的区别是它有微弱的 β- 溶血性。自有报道以来,对 DF-3 样菌没有再进一步进行研究。DF-3 样菌与 DF-3 群细菌及相近菌种的鉴别试验见表 18-9-1。

(陈 峰   陈东科)

参考文献

1. Lawson PA, Carlson P, Wernersson S, et al. *Dysgonomonas hofstadii* sp. nov., isolated from a human clinical source. Anaerobe, 2010, 16 (2): 161-164

2. Eisenberg T, Imaoka K, Kimura M, et al. *Streptobacillus ratti* sp. nov., isolated from a black rat (Rattus rattus). Int J Syst Evol Microbiol, 2016, 66 (4): 1620-1626

3. Pramono AK, Sakamoto M, Iino T, et al. *Dysgonomonas termitidis* sp. nov., isolated from the gut of the subterranean termite Reticulitermes speratus. Int J Syst Evol Microbiol, 2015, 65 (2): 681-685

4. Sun X, Yang Y, Zhang N, et al. Draft Genome Sequence of *Dysgonomonas macrotermitis* Strain JCM 19375T, isolated from the gut of a termite. Genome announcements, 2015, 3 (4): e00963-15

5. Yang YJ, Zhang N, Ji SQ, et al. *Dysgonomonas macrotermitis* sp. nov., isolated from the hindgut of a fungus-growing termite. Int J Syst Evol Microbiol, 2014, 64 (Pt 9): 2956-2961

6. Woo PC, Wu AK, Tsang CC, et al. *Streptobacillus hongkongensis* sp. nov., isolated from patients with quinsy and septic arthritis, and emended descriptions of the genus *Streptobacillus* and *Streptobacillus moniliformis*. Int J Syst Evol Microbiol, 2014, 64 (Pt 9): 3034-3039

7. Eisenberg T, Glaeser SP, Nicklas W, et al. *Streptobacillus felis* sp. nov., isolated from a cat with pneumonia, and emended descriptions of the genus *Streptobacillus* and of *Streptobacillus moniliformis*. Int J Syst Evol Microbiol, 2015, 65 (7): 2172-2178

8. Kodama Y, Shimoyama T, Watanabe K. *Dysgonomonas oryzarvi* sp. nov., isolated from a microbial fuel cell. Int J Syst Evol Microbiol, 2012, 62 (12): 3055-3059

9. Eisenberg T, Glaeser SP, Ewers C, et al. *Streptobacillus*

notomytis sp. nov., isolated from a spinifex hopping mouse (Notomys alexis Thomas, 1922), and emended description of Streptobacillus Levaditi et al. 1925, Eisenberg et al. 2015 emend. Int J Syst Evol Microbiol, 2015, 65 (12): 4823-4829

10. Kita A, Miura T, Okamura Y, et al. Dysgonomonas alginatilytica sp. nov., an alginate-degrading bacterium isolated from a microbial consortium. Int J Syst Evol Microbiol, 2015, 65 (10): 3570-3575

11. Heydecke A, Andersson B, Holmdahl T, et al. Human wound infections caused by *Neisseria animaloris* and *Neisseria zoodegmatis*, former CDC Group EF-4a and EF-4b. Infection ecology and epidemiology, 2013, 3: 20312

12. Vandamme P, Holmes B, Bercovier H, et al. Classification of Centers for Disease Control Group Eugonic Fermenter (EF)-4a and EF-4b as *Neisseria animaloris* sp. nov. and *Neisseria zoodegmatis* sp. nov., respectively. Int J Syst Evol Microbiol, 2006, 56 (8): 1801-1805

13. Norskov-Lauritsen N, Kilian M. Reclassification of *Actinobacillus actinomycetemcomitans, Haemophilus aphrophilus, Haemophilus paraphrophilus* and *Haemophilus segnis* as *Aggregatibacter actinomycetemcomitans* gen. nov., comb. nov., *Aggregatibacter aphrophilus*, comb. nov. and *Aggregatibacter segnis* comb. nov., and emended description of *Aggregatibacter aphrophilus* to include V factor-dependent and V factor-independent isolates. Int J Syst Evol Microbiol, 2006, 56: 2135-2146

14. Olsen I, Dewhirst FE, Paster BJ, Bergey's Manual of Systematic Bacteriology, 2nd ed, vol 2, part B. Springer, New York, 2005

15. Nonnemacher CR, Mutters R, Flores de Jacoby L. Microbiological characteristics of subgingival microbiota in adult periodontitis, localized juvenile periodontis and rapidly progressive periodontitis subjects. Clin Microbiol Infect, 2001, 7: 213-217

16. Brouqui P, Raoult D. Endocarditis due to rare and fastidious bacteria. Clin Microbiol Rev, 2001, 14: 177-207

17. Paju S, Carlson P, Jousimies-Somer H, et al. Actinobacillus actinomycetemcomitans and Haemophilus aphrophilus in systemic and nonoral infections in Finland. APMIS, 2003, 111 (6): 653-657

18. Chambers ST, Murdoch D, Morris A, et al. International Collaboration on Endocarditis Prospective Cohort Study Investigators. HACEK infective endocarditis: characteristics and outcomes from a large, multi-national cohort. PloS One, 2013, 8: e63181

19. Brouqui P, Raoult D. Endocarditis due to rare and fastidious bacteria. Clin Microbiol Rev, 2001, 14: 177-207

20. Nonnemacher CR, Mutters R, Flores de Jacoby L. Microbiological characteristics of subgingival microbiota in adult periodontitis, localized juvenile periodontis and rapidly progressive periodontitis subjects. Clin Microbiol Infect, 2001, 7: 213-217

21. Belibasakis GN, Brage M, Lagergard T, et al. Cytolethal distending toxin upregulates RANKL expression in Jurkat T-cells. APMIS, 2008, 116: 499-506

22. Tang G, Kitten T, Munro CL, et al. A potential virulence determinant of *Aggregatibacter actinomycetemcomitans* in infective endocarditis. Infect Immun, 2008, 76: 2316-2324

23. Henderson BS, Nair SP, Ward JM, et al. Molecular pathogenicity of theoral opportunistic pathogen *Actinobacillus actinomycetemcomitans*. Ann Rev Microbiol, 2003, 57: 29-55

24. Huang ST, Lee HC, Lee NY, et al. Clinical characteristics of invasive *Haemophilus aphrophilus* infections. J Microbiol Immunol Infect, 2005, 38: 271-276

25. Pasqualini L, Mencacci A, Scarponi AM, et al. Cervical spondylodiscitiswith spinalepidural abscess caused by *Aggregatibacter aphrophilus*. J Clin Microbiol, 2008, 57: 652-655

26. Lau SK, Woo PC, Mok M, et al. Characterization of *Haemophilus segnis*, an important cause of bacteremia, by 16S rRNA gene sequencing. J Clin Microbiol, 2004, 42: 877-880

27. Kugler KC, Biedenbach DJ, Jones RN. Determination of the antimicrobial activity of 29 clinically important compounds tested against fastidious HACEK group organisms. Diagn Microbiol Infect Dis, 1999, 34: 73-76

28. Lawson PA, Malnick H, Collins MD, et al. Descriptin of *Kingella potus* sp. nov., an organism isolated from a wound caused by an animal bite. J Clin Microbiol, 2005, 43 (7): 3526-3529

29. Houmami NE, Bakour S, Bzdrenga J, et al. Isolation and characterization of *Kingella negevensis* sp. nov., a novel *Kingella* species detected in a healthy paediatric population. Int J Syst Evol Microbiol, 2017, 67: 2370-2376

30. 陈东科, 孙长贵. 实用临床微生物学检验与图谱. 北京: 人民卫生出版社, 2011

31. Jorgensen JH, Pfaller MA. Manual of clinical microbiology. 11th ed. Washington DC: ASM Press, 2015

32. 陈东科, 孙长贵. 临床微生物学检验图谱. 北京: 人民卫生电子音像出版社, 2016

33. 陈东科, 王大光, 梁玉珍. 北京地区学龄前儿童鼻咽部菌群的调查. 中华儿科杂志, 1999, 37 (8): 502

34. 陈东科, 赵丽, 张秀珍. 嗜血杆菌在儿童及老年人上

呼吸道中的分布调查. 临床检验杂志, 2000, 18 (6): 359-360

35. 陈东科, 陶凤蓉, 许宏涛, 等. 健康老年人咽部寄殖菌调查. 中华老年医学杂志, 2001, 20 (1): 56-57

36. 陈东科, 陶凤蓉, 董劲春. 冬季儿童上呼吸道菌群分布调查. 中华儿科杂志, 2001, 39 (6): 366

37. 陈东科, 李娟, 孙艳, 等. 嗜血杆菌鉴定中 X、V 因子及溶血性测定影响因素探讨. 临床检验杂志, 2002, 20 (1): 39-41

38. 陈东科, 张秀珍. 用于嗜血杆菌的卫星试验影响因素研究. 检验医学, 2004, 19 (3): 212-216

39. 陈东科, 陈相, 胡云建, 等. 4 株侵蚀艾肯菌的分离与鉴定. 临床检验杂志, 2005, 23 (5): 355-357

40. 陈东科, 许宏涛, 宣天芝, 等. 嗜血杆菌在儿童上呼吸道中的分布差异及耐药趋势分析. 中华流行病学杂志, 2007, 28 (10): 1044

41. 陈东科, 胡付品. 二氧化碳噬纤维菌对 β 内酰胺类的耐药机制研究. 实用检验医师杂志, 2012, 3 (4): 198-202

42. 陈东科, 王玫, 屈平华. 1 例生痰二氧化碳噬纤维菌的实验室鉴定及药敏试验. 临床检验杂志, 2014, 32 (9): 719-720

第一节　布鲁氏菌属

一、分类与命名

布鲁氏菌属（Brucella）隶属于细菌域，变形菌门，α-变形菌纲，根瘤菌目，布鲁氏菌科（Brucellaceae）。目前，属内有 12 个种，包括马耳他布鲁氏菌（B. melitensis，也称羊布鲁氏菌）、流产布鲁氏菌（B. abortus，也称牛布鲁氏菌）、沙林鼠布鲁氏菌（B. neotomae）、绵羊布鲁氏菌（B. ovis）、猪布鲁氏菌（B. suis）、犬布鲁氏菌（B. canis）、鲸种布鲁氏菌（B. ceti）、意外布鲁氏菌（B. inopinata）、田鼠布鲁氏菌（B. microti）、狒狒布鲁氏菌（B. papionis）、鳍脚布鲁氏菌（B. pinnipedialis）和狐狸布鲁氏菌（B. vulpis）。1985 年 Verger 等通过 DNA 杂交研究证明较早发现的马耳他布鲁氏菌、流产布鲁氏菌、沙林鼠布鲁氏菌、绵羊布鲁氏菌、猪布鲁氏菌和犬布鲁氏菌为单一 DNA-DNA 杂交群，从遗传学上看属同一个种，因此，提议将这 6 个种（生物变种）合为 1 个种，称为马耳他布鲁氏菌。

布鲁氏菌属 DNA G+C 含量为 58~59mol%，代表菌种为马耳他布鲁氏菌。

二、生物学特性

（一）形态与染色

本属细菌为革兰氏染色阴性，短小球杆菌，菌体大小为 0.5~1.5μm，两端钝圆，常呈单个存在，少见成对或短链排列，无鞭毛，无芽胞，不形成真正荚膜，光滑型有微荚膜。布鲁氏菌不能很好被碱性复红染色，革兰氏染色着色弱，镜下呈"细沙状"（图 19-1-1A、C，图 19-1-2A、C），偶见双极浓染。用柯兹洛夫斯基染色法（详见第七章第一节相关内容），布鲁氏菌染成淡红色，为球杆菌，其他细菌或细胞为绿色/蓝色（图 19-1-1B、D，图 19-1-2B、D）。

（二）培养特性

专性需氧，生长缓慢，生长温度为 20~40℃，最佳生长温度为 35~37℃，最适 pH 为 6.6~7.4，有些菌种的生长喜好 CO_2，例如马耳他布鲁氏菌初次分离需要 5%~10% 的 CO_2。布鲁氏菌属初代培养对营养要求较高，生长中需要硫胺素、烟酸和生物素，添加血清或全血会增加该菌的检出，但不需要 NAD（V 因子）和氯化血红素（X 因子）。在血琼脂平板上孵育 4~5 日，可形成直径 0.5~1.0mm，无色、凸起、边缘整齐的光滑菌落（图 19-1-1E、图 19-1-2E）。犬布鲁氏菌会产生粗糙型菌落。其他菌种也可能有 S-R 变异。液体培养基呈轻度浑浊有沉淀，不形成菌膜。

布鲁氏菌属细菌的形态特征见图 19-1-1~图 19-1-3。

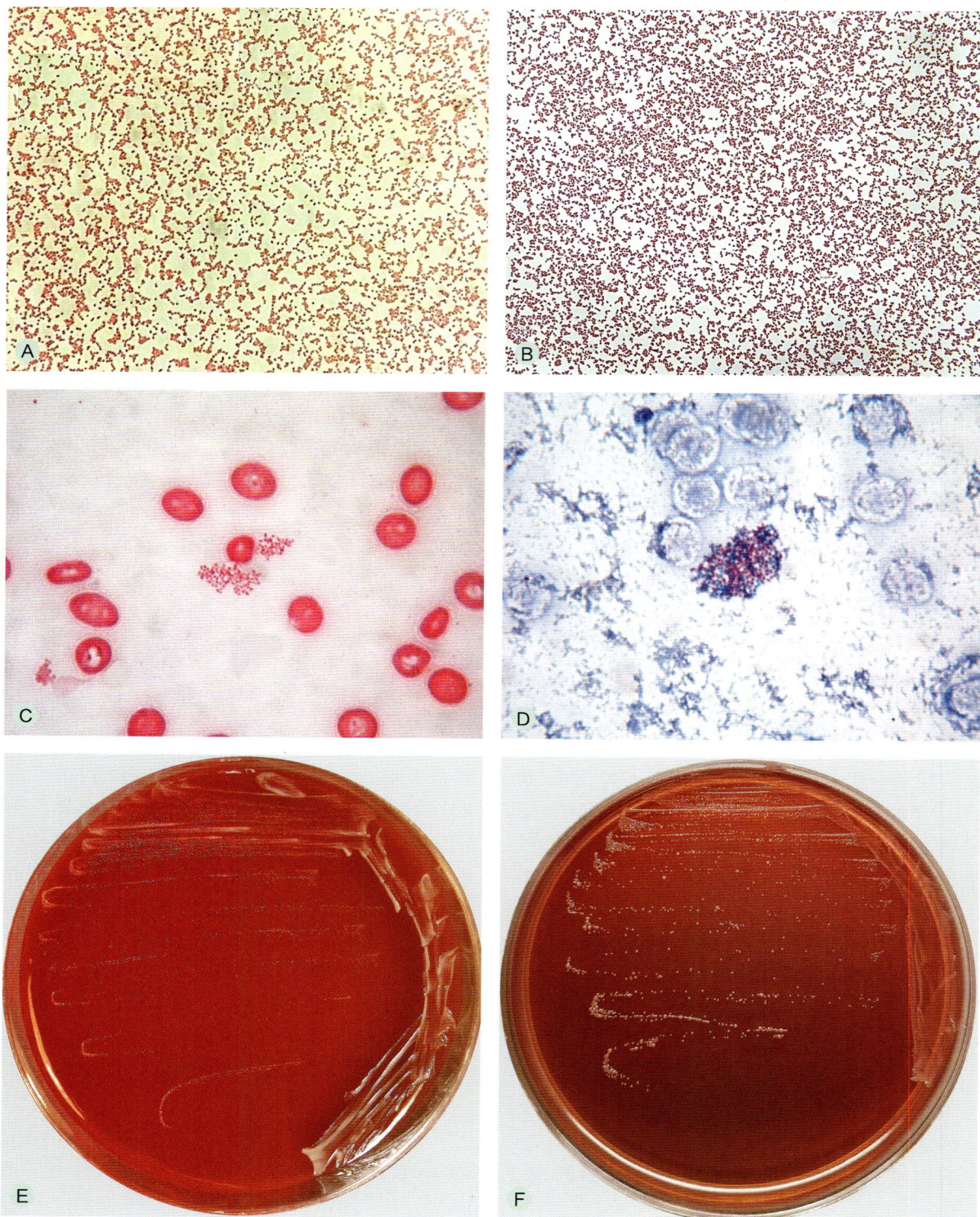

图 19-1-1   羊布鲁氏菌的形态特征

A. 革兰氏染色 ×1 000；B. 柯氏染色 ×1 000；C. 血培养涂片革兰氏染色 ×1 000；D. 血培养涂片柯氏染色 ×1 000；
E. SBA 3 日；F. 中国蓝平板 5 日

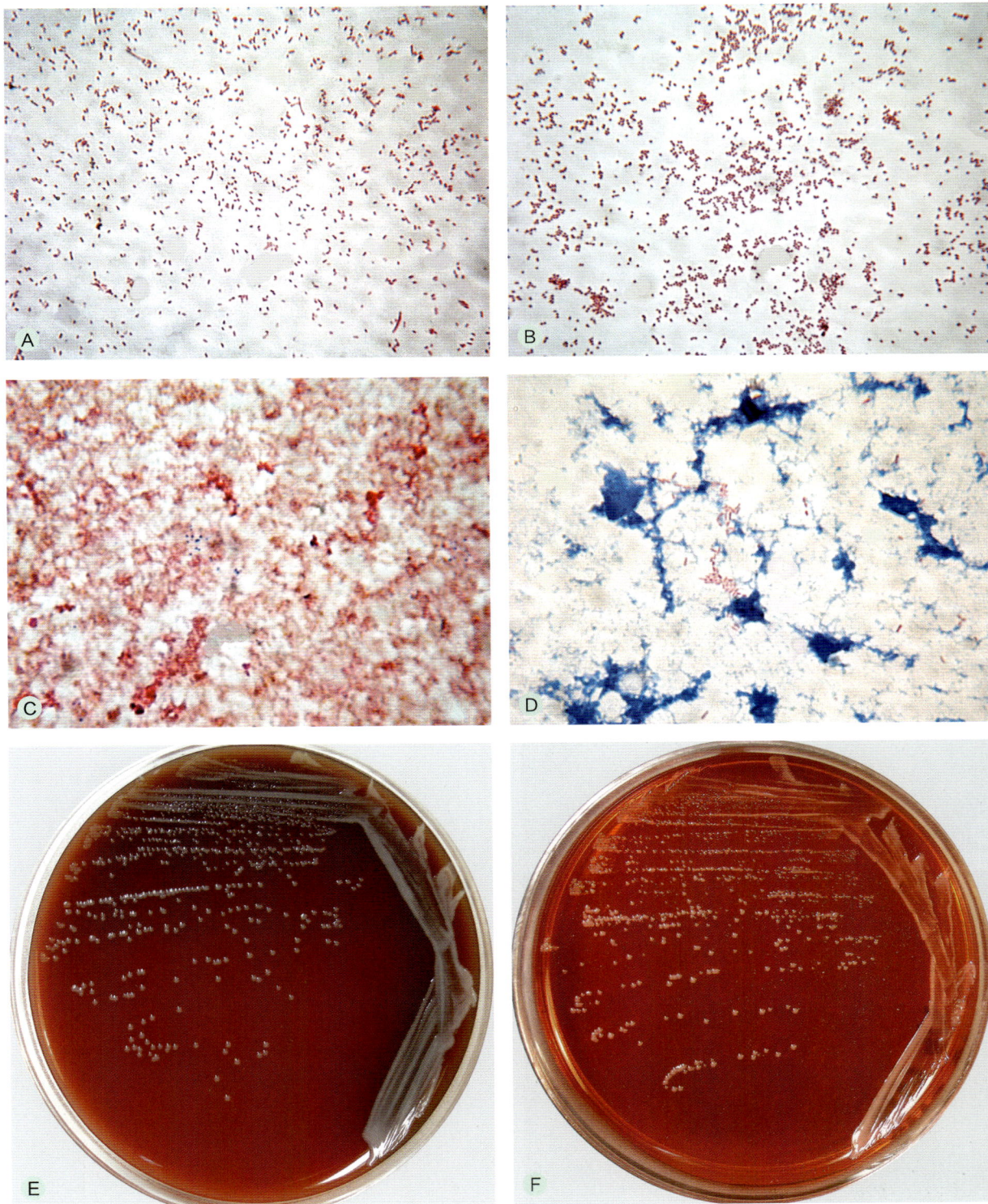

图 19-1-2　猪布鲁氏菌的形态特征
A.菌落涂片革兰氏染色 ×1 000；B.柯氏染色 ×1 000；C.血培养涂片革兰氏染色 ×1 000；D.血培养涂片柯氏染色 ×1 000；E.SBA 3 日；F.中国蓝平板 5 日

（三）生化特性

布鲁氏菌属触酶阳性,氧化酶阳性但也有阴性株。快速分解尿素(绵羊布鲁氏菌除外)(图 19-1-4),吲哚阴性,不液化明胶,甲基红试验阴性,利用柠檬酸盐不定,产生硝酸盐还原酶。不发酵糖类,但能以氧化代谢的方法分解一些糖类。布鲁氏菌脲酶试验见图 19-1-4。

三、鉴定与鉴别

（一）属间鉴别

布鲁氏菌属与其他相似的苛养革兰氏阴性杆菌的鉴别见表 19-1-1,此外还要依靠细胞脂肪酸(CFA)结构分析。另外,由于布鲁氏菌初代培养较困难,而患者发病 1 周后血液中开始出现布鲁氏菌抗体,因此,可用布鲁氏菌凝集试验、酶免疫试验及

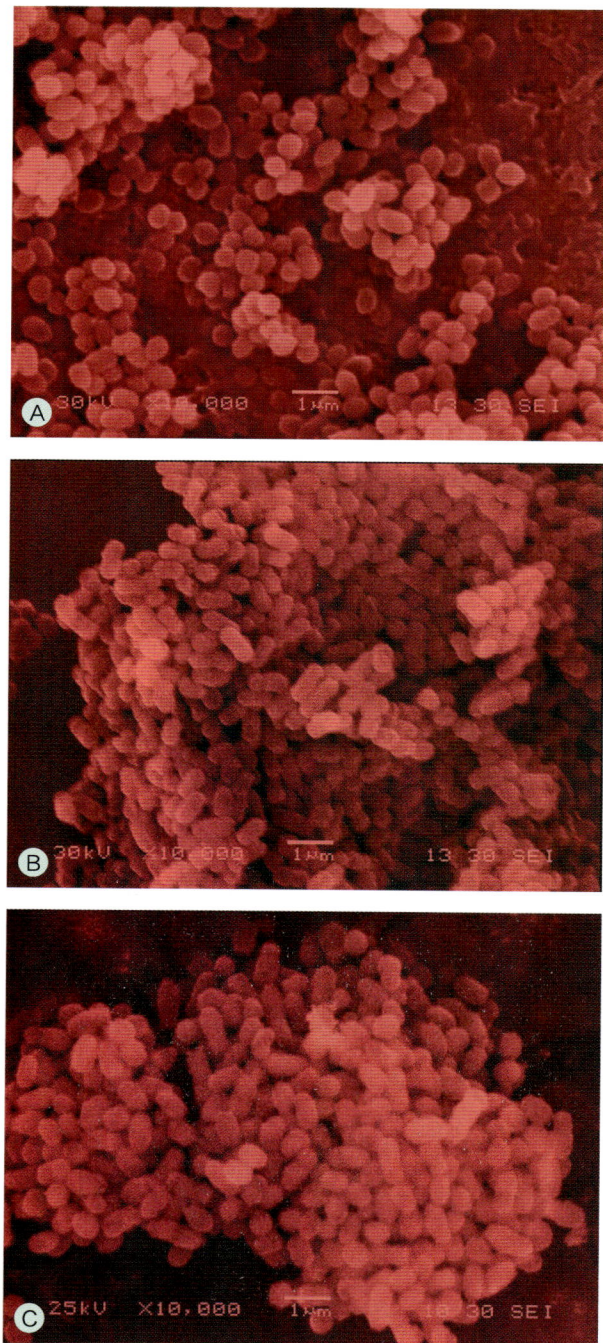

图 19-1-3　布鲁氏菌扫描电镜下形态特征
A. 羊布鲁氏菌; B. 猪布鲁氏菌; C. 牛布鲁氏菌

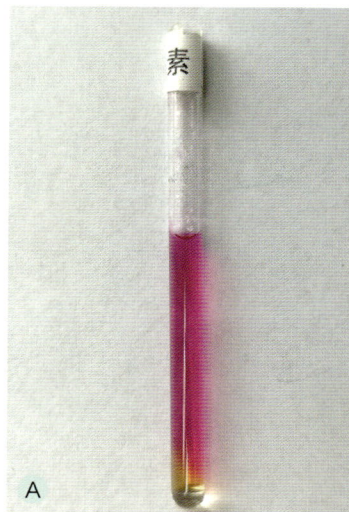

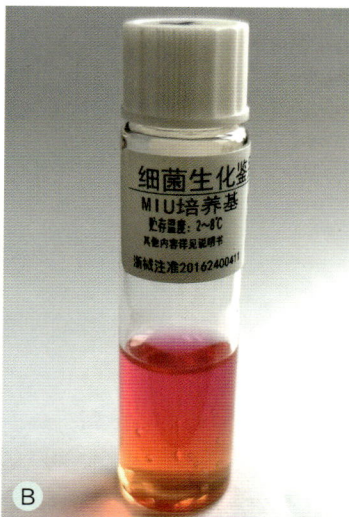

血清凝集试验进行检测。布鲁氏菌抗体检测乳胶凝集试验结果见图 19-1-5。

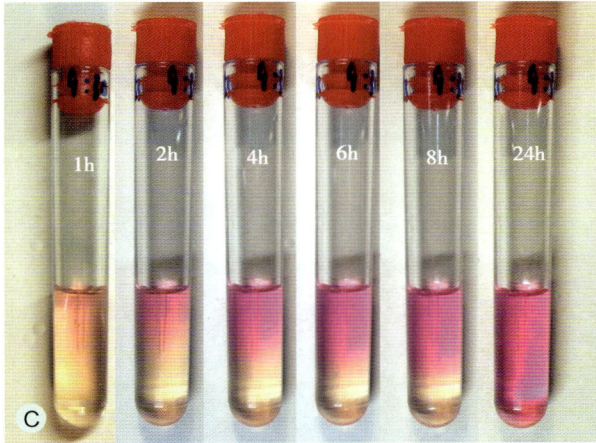

图 19-1-4　布鲁氏菌脲酶试验结果

A. 微量管法（10min 结果）；B. 试管法（20h 结果）；C. 不同孵育时间的结果

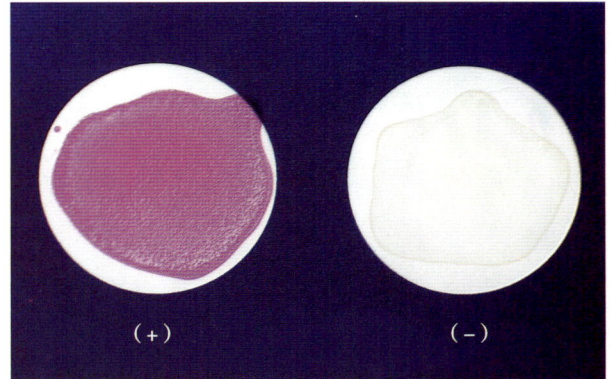

图 19-1-5　布鲁氏菌抗体检测乳胶凝集试验结果

表 19-1-1　布鲁氏菌属与其他相似的苛养革兰氏阴性杆菌的鉴别特征

菌属	氧化酶	尿素酶	菌体形态	标本来源	生长需要 X 因子、V 因子	半胱氨酸促进生长	动力
布鲁氏菌属	+	+	细小球杆菌	血、骨髓	–	–	–
土拉热弗朗西斯菌	–	–	非常细小的球杆菌	溃疡、伤口血	–	+	–
嗜血杆菌属	V	V	小杆菌	血、脑脊液、其他	+	–	–
支气管败血博德特菌	+	+	细长杆菌	各种标本	–	–	+
巴尔通体属	–	–	细长杆菌	血、骨髓、淋巴结	–	–	–
人苍白杆菌	+	+	杆菌	各种标本	–	–	+

注：+，90% 以上菌株阳性；–，90% 以上菌株阴性；V，11%~89% 菌株阳性。

（二）属内鉴定

布鲁氏菌属中各菌种的鉴定和鉴别特性见表 19-1-2。

表 19-1-2　布鲁氏菌属菌种鉴定与鉴别特性

特性	流产布鲁氏菌	马耳他布鲁氏菌	猪布鲁氏菌	绵羊布鲁氏菌	犬布鲁氏菌	沙林布鲁氏菌	鲸种布鲁氏菌	鳍脚布鲁氏菌	田鼠布鲁氏菌	意外布鲁氏菌	狒狒布鲁氏菌	狐狸布鲁氏菌
对硝基苯 α-D- 吡喃葡萄糖苷酶	–	–	+	–	v	+			+	+	–	–
对硝基苯 N- 乙酰 -β-D- 氨基葡糖苷酶	–	–	v						+	+		+
D- 葡萄糖	–	v				+			+	v		
D- 阿拉伯糖									+	v		
D- 半乳糖	v	–	v						+	+		

续表

特性	流产布鲁氏菌	马耳他布鲁氏菌	猪布鲁氏菌	绵羊布鲁氏菌	犬布鲁氏菌	沙林布鲁氏菌	鲸种布鲁氏菌	鳍脚布鲁氏菌	田鼠布鲁氏菌	意外布鲁氏菌	狒狒布鲁氏菌	狐狸布鲁氏菌
D-木糖	-	-	v	-	-	-	-	-	+	-	-	-
D-核糖	v	-	v	+						+	v	-
D-果糖	v	+	+	-	+	+	+	+	+	+	+	+
蔗糖												
麦芽糖	-	-	+	-	+	-	-	v	+	+		
侧金盏花醇	+	+	v	v	-	+	+	+	+	-	+	+
醋酸盐利用			+	+	+	+	+	+	+	+	+	v
硝酸盐还原	+	v	+	-	v	-	+	+	+	v		
亚硝酸盐还原												
V-P试验	+	+		-	+	+	+	+	+	+	+	+
尿素酶	+	+	+	+	+	+	+	+	+	+	+	+
硫化氢产生			v						+	+	-	-
吡嗪酰胺酶	v	+	v	-	-	+	+	+	+	v	+	v

注:+,90% 以上菌株阳性;-,90% 以上菌株阴性;v,结果可变。

四、抗菌药物敏感性

由于布鲁氏菌的体外药敏试验需要在生物安全 3 级水平实验室内进行,临床微生物室常规并不开展该菌的药敏试验。CLSI 已有关于该菌的肉汤稀释法药敏试验解释折点。该菌对四环素类、氨基糖苷类的体外敏感性高,但已出现对利福平敏感性下降的菌株甚至多种耐药菌株。值得注意的是,多种抗菌药物对该菌的体外活性和临床疗效之间存在不相关性。

五、临床意义

布鲁氏菌是导致布鲁氏菌病(Brucellosis,简称布病)的病原菌,对人具有很强的致病力,是一种潜在的生物恐怖病原菌。布鲁氏菌是一种人畜共患病原菌,容易感染猪、羊、牛等家畜,人类与病畜接触或食用病畜肉、奶及奶制品、吸入气溶胶等而被感染是最常见的感染途径,不正确的操作是实验室内感染布鲁氏菌的重要原因。布鲁氏菌病的潜伏期长短不一,但一般为 1~4 周。布鲁氏菌病起病隐匿,可表现出广泛多样的非特异性临床症状和体征而容易被误诊,如发热、盗汗、关节痛、肌肉痛、乏力、食欲不振、体重减轻和肝脾肿大等;并发症可涉及多个器官和组织,例如骨关节、生殖器、神经系统、心脏、肺部、肾脏等。布鲁氏菌病分为急性、慢性、局灶性或复发四类,依据感染部位,可以采集多种不同类型的标本(包括血液、骨髓、脑脊液、胸膜液和滑膜液、尿液、脓肿标本和组织标本等)进行血清学试验、病原菌分离和鉴定、分子检测等。

鲸种布鲁氏菌和鳍脚布鲁氏菌分离于海洋动物,田鼠布鲁氏菌分离于田鼠,狒狒布鲁氏菌分离于狒狒,狐狸布鲁氏菌分离于狐狸。

(何超 康梅)

第二节　巴斯德菌属

一、分类与命名

巴斯德菌属（*Pasteurella*）隶属于细菌域,变形菌门,γ-变形菌纲,巴斯德菌目,巴斯德菌科（Pasteurellaceae）。目前,属内有24个种和3个亚种,可引起人类感染的菌种主要有多杀巴斯德菌（*P. multocida*）、产气巴斯德菌（*P. aerogenes*）、犬巴斯德菌（*P. canis*）、咬伤巴斯德菌（*P. dagmatis*）、口巴斯德菌（*P. stomatis*）、侵肺巴斯德菌（*P. pneumotropica*）和溶血巴斯德菌（*P. haemolytica*）等。多杀巴斯特菌包括3个亚种:多杀亚种（subsp.*multocida*）、败血亚种（subsp.*septica*）和杀禽亚种（subsp.*gallicida*）。其他还包括蓓蒂巴斯德菌（*P. bettyae*）、马巴斯德菌（*P. caballi*）、口腔巴斯德菌（*P. oralis*）、鼠盲肠巴斯德菌（*P. caecimuris*）、*P. langaaensis*、*P. lymphangitidis*、*P. mairii*、*P. skyensis* 和 *P. testudinis* 等。溶血巴斯德菌（*P. haemolytica*）和肉芽肿巴斯德菌（*P. granulomatis*）现被分类到曼海姆菌属（*Mannheimia*）,改名为溶血曼海姆菌（*M. haemolytica*）和肉芽肿曼海姆菌（*M. granulomatis*）。

巴斯德菌属 DNA G+C 含量为 37.7~45.9mol%,代表菌种为多杀巴斯德菌。

二、生物学特性

（一）形态与染色

本属细菌为革兰氏染色阴性,小杆菌或球杆菌,菌体大小为（0.3~1.0）μm×（1.0~2.0）μm,单个存在,有时成对或短链,陈旧培养物涂片染色,可见多形性,常见两极浓染,部分菌株有荚膜。无芽胞,无鞭毛,无抗酸性。

（二）培养特性

巴斯德菌属为需氧、微需氧或兼性厌氧,在22~42℃均能生长。最适生长温度为35~37℃,加血液促进生长。在血琼脂平板上35℃孵育18~24小时后,多杀巴斯德菌形成灰白色、不溶血（图19-2-1B）,直径大小为0.5~1.5mm的小菌落,有荚膜的菌株呈现黏液状（图19-2-1C）。在肉汤中经孵育后,光滑型和黏液型菌株呈均匀浑浊,而粗糙型菌株可形成细小颗粒状沉淀。产气巴斯德菌和咬伤巴斯德菌菌落圆形、光滑半透明而不溶血;侵肺巴斯德菌的菌落更扁平（图19-2-1D）。多数菌株生长不需要X因子和V因子,复合培养基更有利于菌株生长。

巴斯德菌属细菌的形态特征见图19-2-1。

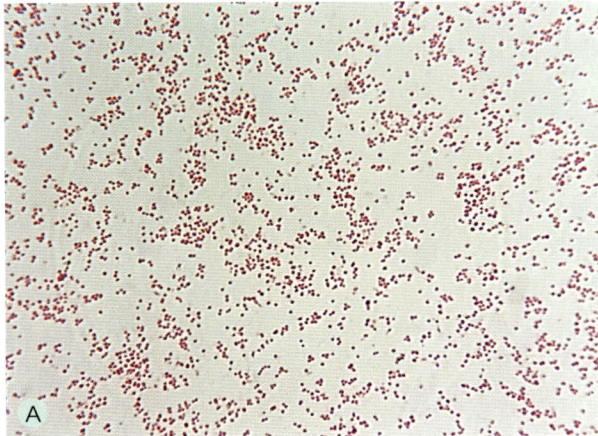

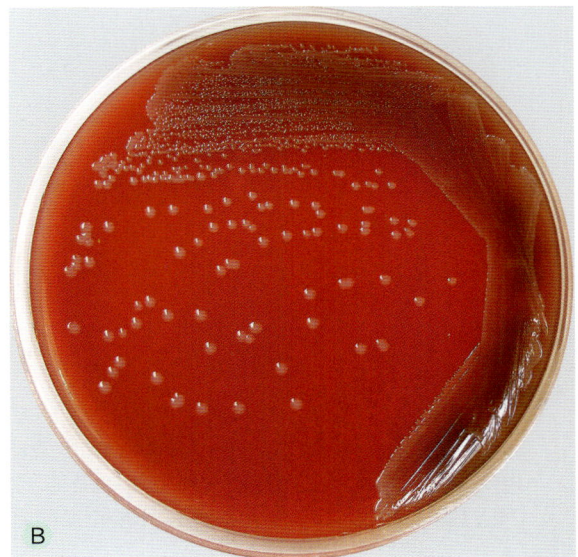

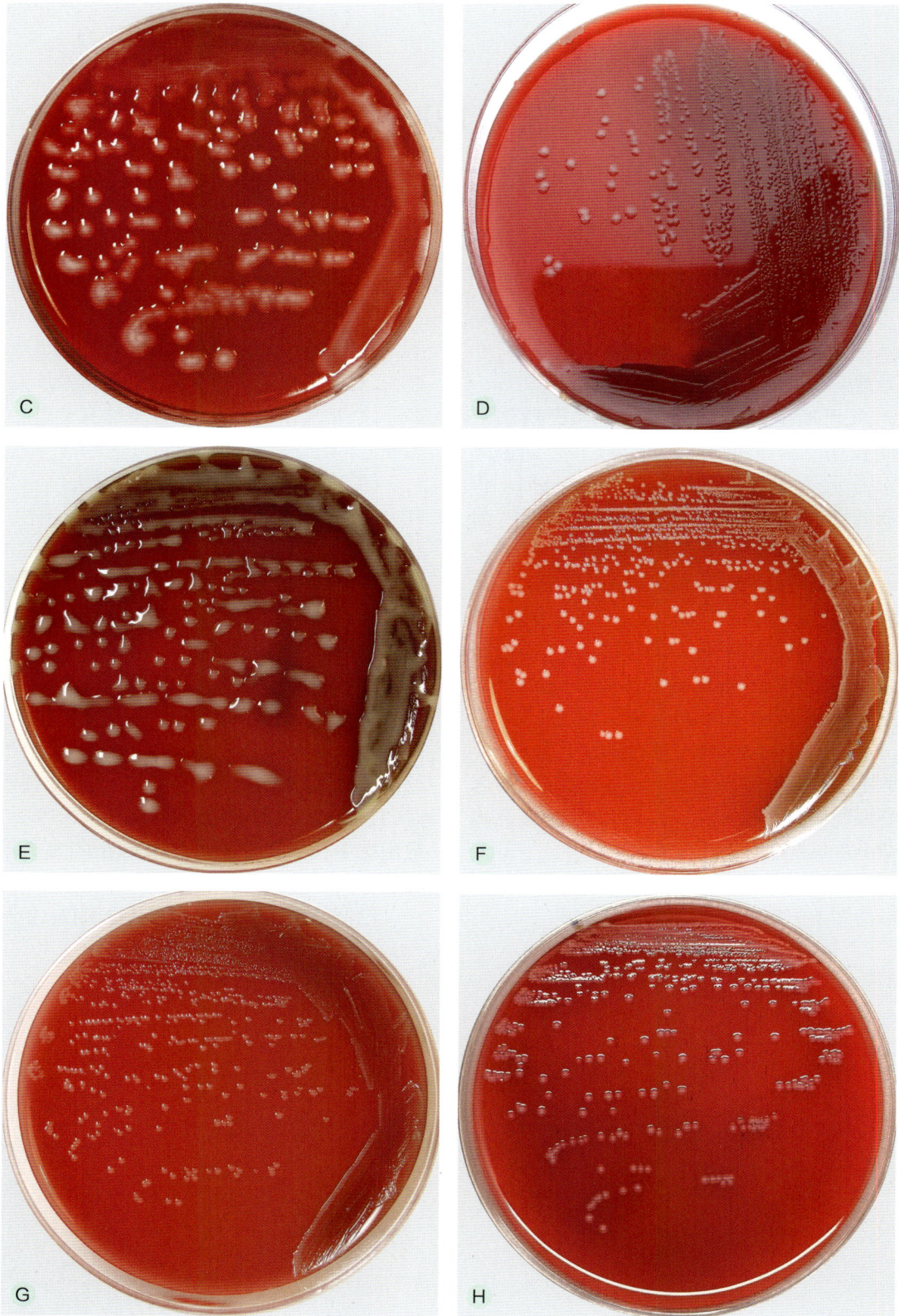

图 19-2-1   巴斯德菌的形态特征

A. 多杀巴斯德菌革兰氏染色 ×1 000；B. 多杀巴斯德菌（光滑型）SBA 24h；C. 多杀巴斯德菌（黏液型）SBA 2 日；D. 侵肺巴斯德菌（光滑型）SBA 2 日；E. 侵肺巴斯德菌（黏液型）SBA 2 日；F. 犬巴斯德菌 SBA 24h；G. 咬伤巴斯德菌 SBA 24h；H. 口腔巴斯德菌 SBA 24h

（三）生化特性

巴斯德菌属从有机化合物氧化和发酵获得能量。属内大多数菌种氧化酶和触酶阳性，发酵葡萄糖，能还原硝酸盐，不液化明胶，甲基红和 V-P 试验为阴性，鸟氨酸和赖氨酸脱羧酶阴性，在西蒙氏柠檬酸盐培养基上不生长，分解 D- 葡萄糖、D- 半乳糖、D- 果糖、D- 甘露糖和蔗糖产酸，L- 山梨糖、L-鼠李糖、肌醇和侧金盏花醇试验阴性。

三、鉴定与鉴别

（一）属间鉴别

1. 与肠杆菌目细菌的鉴别　巴斯德菌属氧化酶试验阳性，而肠杆菌目细菌氧化酶阴性。

2. 与嗜血杆菌属及放线杆菌属细菌的鉴别　巴斯德菌生长不需要 X 因子、V 因子或特殊营养成分，而嗜血杆菌属及放线杆菌属需要 X 因子、V 因子等特殊营养。

3. 与博德特菌属的鉴别　两者都是氧化酶阳性的革兰氏阴性小杆菌，巴斯德菌发酵葡萄糖而博德特菌不发酵葡萄糖。

（二）属内鉴定

巴斯德菌属内常见菌种鉴定及鉴别特征见表19-2-1。多杀巴斯德菌含 3 个亚种可以通过山梨醇和半乳糖发酵试验鉴别：多杀亚种 +/-、败血亚种 -/-、杀禽亚种 -/+。

表 19-2-1　巴斯德菌属内常见菌种鉴定及鉴别特征

菌种	吲哚	脲酶	鸟氨酸脱羧酶	麦康凯平板生长	发酵葡萄糖产气	产酸				
						乳糖	蔗糖	木糖	麦芽糖	甘露醇
多杀巴斯德菌	+	−	+	−	−	−	+	v	−	+
犬巴斯德菌	+	−	+	−	−	−	+	−	−	−
咬伤巴斯德菌	+	+	−	−	v	−	+	−	−	−
口巴斯德菌	+	−	−	−	−	−	−	−	−	−
产气巴斯德菌	−	+	v	+	+	v	+	v	+	−
侵肺巴斯德菌	+	−	v	−	−	−	+	−	−	−
溶血巴斯德菌	−	−	−	+	−	ND	+	+	+	+

注：+，90% 以上菌株阳性；−，90% 以上菌株阴性；v，可变；ND，无数据。

四、抗菌药物敏感性

巴斯德菌属大多数菌株对青霉素类、广谱头孢菌素类、四环素类、喹诺酮类、复方新诺明和阿奇霉素敏感，少数菌株对红霉素耐药。青霉素耐药菌株极少分离到，其耐药性也能被克拉维酸抑制。对动物咬伤伤口分离的多杀巴斯德菌株，不必要进行常规药敏试验，因为这些标本中往往有多种微生物存在，而针对这些微生物的经验治疗药物对多杀巴斯德菌也是有效的。

五、临床意义

最常从人体分离到的巴斯德菌是多杀巴斯德菌，主要引起伤口感染和软组织感染，因该菌常常寄生在动物（猫、犬为主）的齿龈和口咽部，人被带菌的动物伤后可引起感染。巴斯德菌属还可以定植在呼吸道，引起鼻窦炎、支气管炎、肺炎和脓胸；在肝硬化患者，该菌能通过血源途径引起系统性感染，例如脑膜炎、腹膜炎、败血症、关节炎、心内膜炎和骨髓炎等。多杀巴斯德菌多杀亚种可引起呼吸道感染和败血症，败血亚种与伤口感染和中枢神经系统感染相关。犬巴斯德菌分离自犬，口巴斯德菌分离自犬和猫，犬巴斯特菌与犬咬伤引起感染相关。咬伤巴斯德菌可引起系统性感染（例如肺炎、腹膜炎、败血症、心内膜炎），以及慢性阻塞性肺疾病患者支气管扩张症状。产气巴斯德菌主要分离自猪和仓鼠，感染与这些动物咬伤有关。侵肺巴斯德菌可引起人类系统性感染，但极少发生。溶血巴斯德菌（溶血曼海姆菌，*M. haemolytica*）可引起牛和羊等动物感染，引起人类感染罕见，偶见引起尿路感染、儿童败血症和从痰液中分离出该菌株的报道。

（何　超　康　梅）

第三节　弗朗西斯菌属

一、分类与命名

弗朗西斯菌属（Francisella）隶属于细菌域，变形菌门，γ- 变形菌纲，硫发菌目，弗朗西斯菌科（Francisellaceae）。1912 年 McCoy 和 Chapin 首次从加州土拉郡的松鼠尸体中分离到这种革兰氏阴性苛养的胞内寄生菌。1912—1925 年，Edword Francis 研究了其对人体的感染途径及流行病学，并将该菌导致的疾病命名为"土拉热（tularemia，兔热病）"；为纪念他在此菌研究中的贡献，将该属以其名字命名为"弗朗西斯菌属"。

目前，属内有 9 个已命名菌种，包括土拉热弗朗西斯菌（F. tularensis）、新凶手弗朗西斯菌（F. novicida）、蜃楼弗朗西斯菌（F. philomiragia）、船城弗朗西斯菌（F. noatunensis）、杀鲍鱼弗朗西斯菌（F. halioticida，）、西班牙弗朗西斯菌（F. hispanensis）、杀鱼弗朗西斯菌（F. piscicida）、波斯弗朗西斯菌（F. persica）和广州弗朗西斯菌（F. guangzhouensis）。

土拉热弗朗西斯菌（F. tularensis）有 4 个亚种：土拉热弗朗西斯菌土拉热亚种（F. tularensis subsp. tularensis）（A 型）、土拉热弗朗西斯菌全北极亚种（F. tularensis subsp. holarctica）（B 型）、土拉热弗朗西斯菌中亚亚种（F. tularensis subsp. mediasiatica）和土拉热弗朗西斯菌新凶手亚种（F. tularensis subsp. novicida）。船城弗朗西斯菌有 2 个亚种：船城弗朗西斯菌船城亚种（F. noatunesis subsp. noatunesis）和船城弗朗西斯菌东方亚种（F. noatunesis subsp. orientalis）。

新凶手弗朗西斯菌现更名为土拉热弗朗西斯菌新凶手亚种，杀鱼弗朗西斯菌与船城弗朗西斯菌船城亚种是同义词，广州弗朗西斯菌现被转移到 Allofrancisella 属。

弗朗西斯菌 DNA G+C 含量为 33~36mol%，代表菌种为土拉热弗朗西斯菌。

二、生物学特性

（一）形态与染色

弗朗西斯菌为革兰氏染色阴性球杆菌，菌体大小为 (0.2~0.7)μm × (0.2~1.7)μm。菌体革兰氏染色着色浅。在动物体内易形成荚膜，在陈旧培养基中球状、杆状和长丝状菌体均可见。无芽胞，无鞭毛。

（二）培养特性

弗朗西斯菌为专性需氧菌，大多数菌种最适生长温度为 35~37℃，最适 pH 为 6.8~7.2。土拉热弗朗西斯菌对营养要求较高，只有在普通培养基中加入血液、胱氨酸或半胱氨酸等营养物质才能生长，在培养基中加入胱氨酸或半胱氨酸可促进蜃楼弗朗西斯菌和新凶手弗朗西斯菌生长。在胱氨酸/葡萄糖血琼脂平板上 35℃孵育 18~24 小时，可形成凸起、灰白色、光滑、黏液水滴状菌落。2~4 日菌落最大，有些菌种在半胱氨酸心浸液血平板上菌落周围有特征性褪色绿环。在巧克力琼脂中加入胱氨酸或半胱氨酸也可检出该菌。

弗朗西斯菌属细菌的形态特征见图 19-3-1、图 19-3-2。

（三）生化特性

弗朗西斯菌严格需氧，触酶弱阳性，尿素酶阴性，动力阴性，不形成芽胞，仅分解几种碳水化合物。属内大多数菌种只利用几种糖，包括葡萄糖、麦芽糖、蔗糖和甘油，产酸不产气。弗朗西斯菌属细菌有独特的胞内脂肪酸（cellular fatty acid，CFA）。半胱氨酸可促进大多数菌种的体外生长。属内菌种的鉴别主要依据：是否产生氧化酶、6% NaCl 营养肉汤中生长情况、最适生长温度、糖利用情况以及在哺乳动物体内的毒力差异。

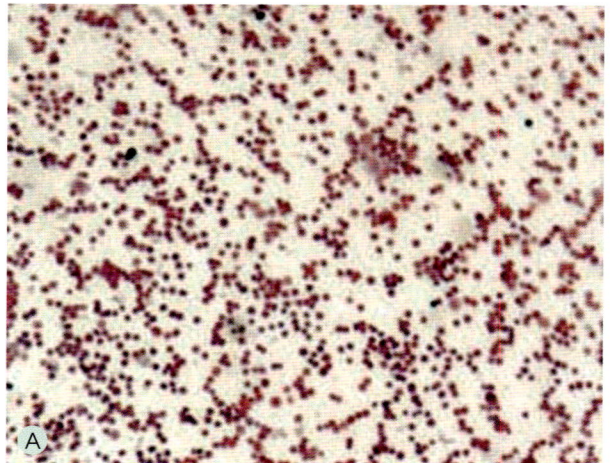

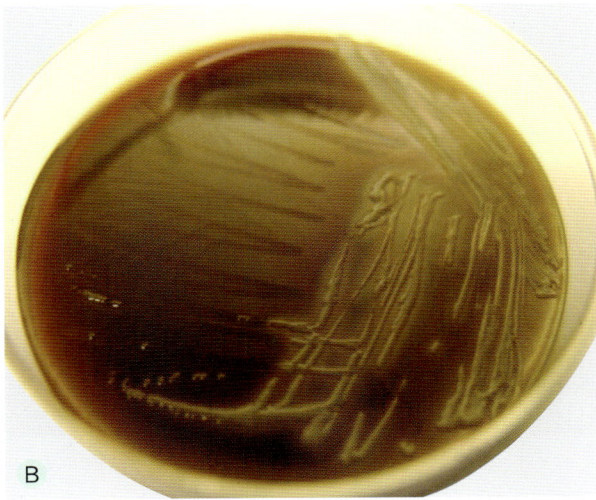

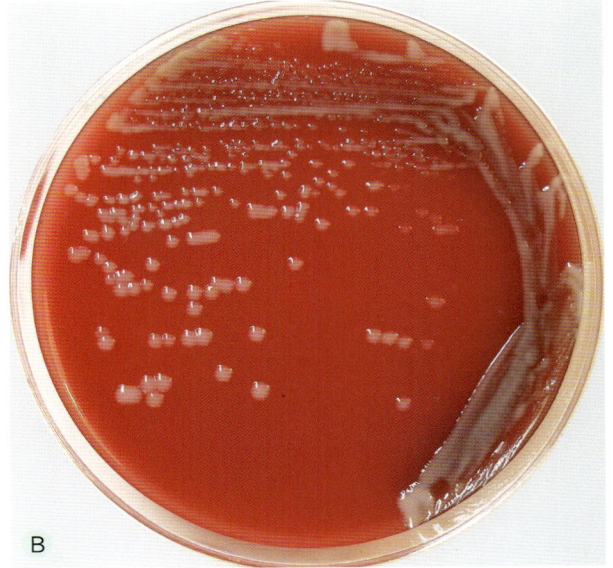

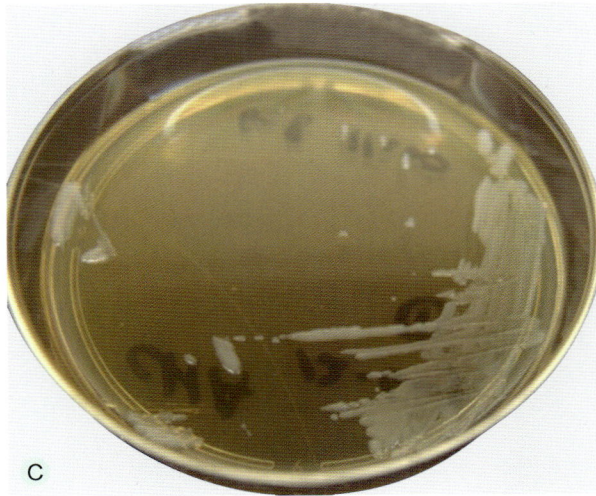

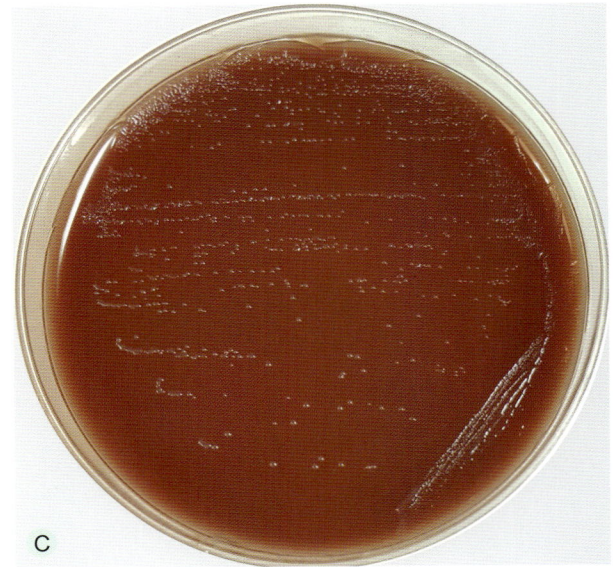

图 19-3-1　土拉弗朗西斯菌的形态特征

A. 革兰氏染色 ×1 000；B. CHAB 培养基孵育 2 日；
C. 半胱氨酸心琼脂培养基孵育 2 日

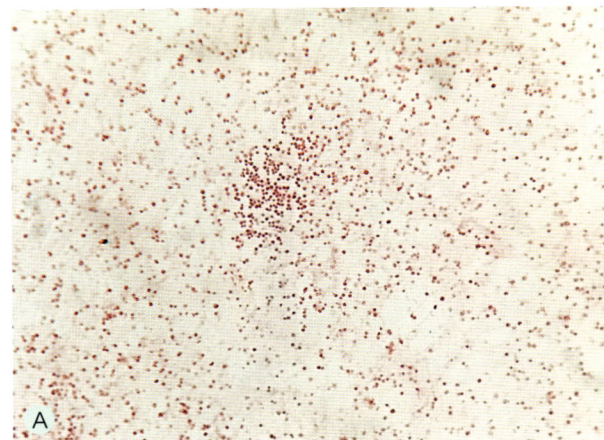

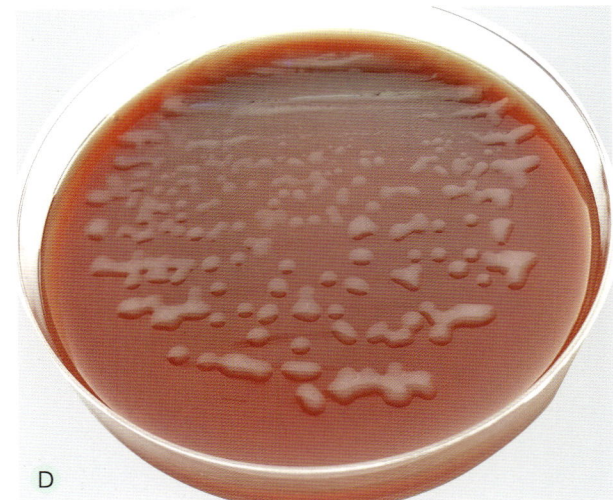

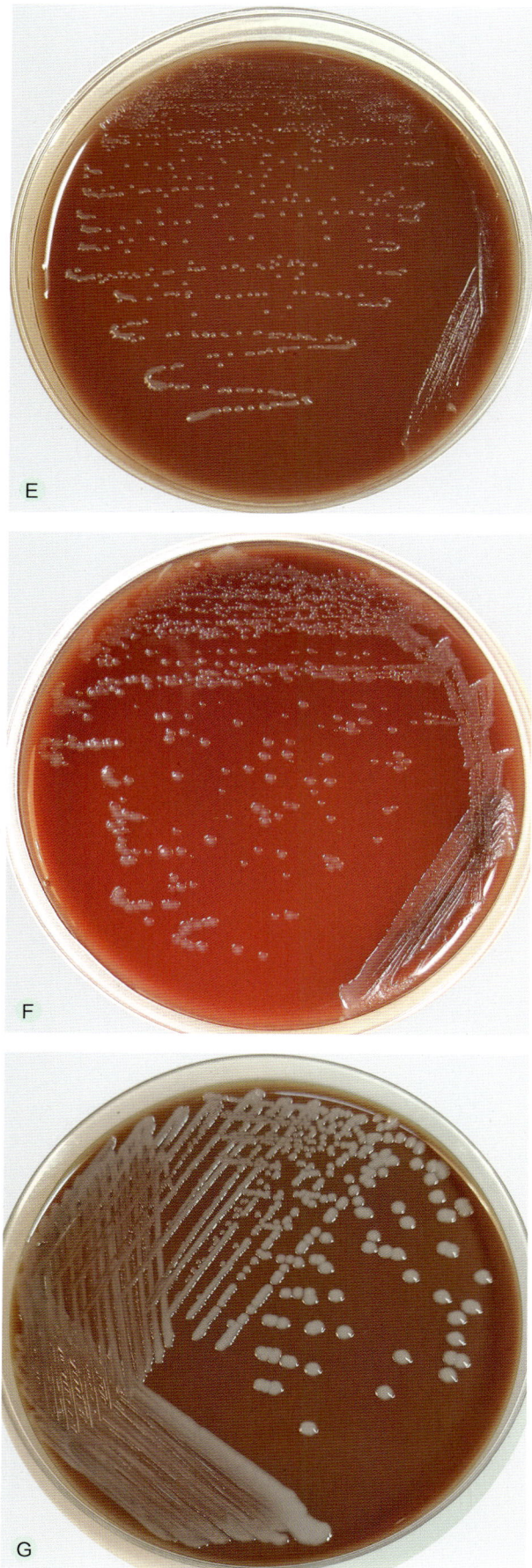

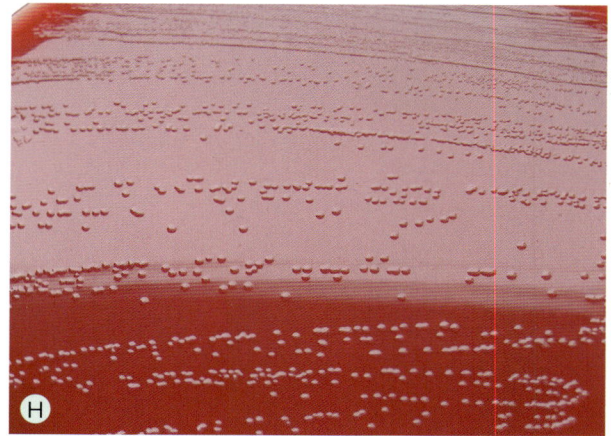

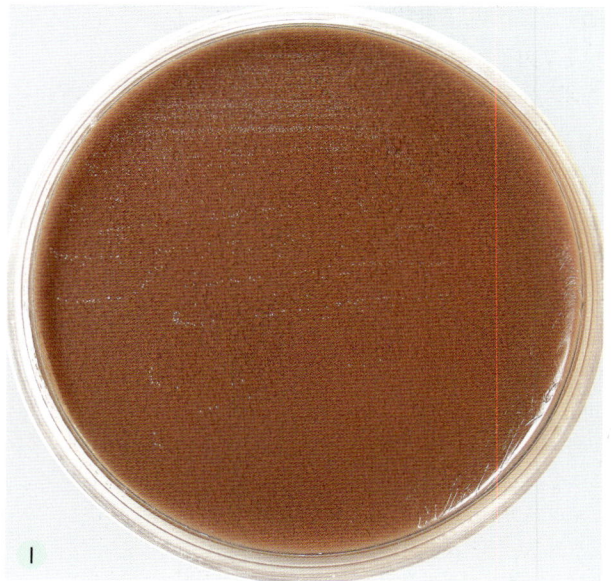

图 19-3-2 其他弗朗西斯菌的形态特征

A. 蜃楼弗朗西斯菌革兰氏染色 ×1 000；B. 蜃楼弗朗西斯菌（光滑型）SBA 2 日；C. 蜃楼弗朗西斯菌（光滑型）CA 4 日；D. 蜃楼弗朗西斯菌 ATCC 25015 SBA 2 日；E. 蜃楼弗朗西斯菌 ATCC 25015 CA 7 日；F. 西班牙弗朗西斯菌 SBA 4 日；G. 西班牙弗朗西斯菌 CA 2 日；H. 广州弗兰西斯菌 SBA 3 日；I. 广州弗兰西斯菌 CA 8 日

三、鉴定与鉴别

（一）属间鉴别

弗朗西斯菌与其他相似革兰氏阴性菌的鉴别特征见表 19-3-1。

表 19-3-1　弗朗西斯菌与相似革兰氏阴性菌的鉴别特征

检测项目	土拉热弗朗西斯菌	布鲁氏菌	巴尔通体属[b]	不动杆菌属	嗜血杆菌[c]	鼠疫耶尔森菌	多杀巴斯德菌
氧化酶试验	–	+	–	–	V	–	+
尿素酶试验	–	+	–	–	V	–	–
革兰氏染色形态	非常细小的革兰氏阴性球杆菌	细小的革兰氏阴性球杆菌	细杆菌	大的革兰氏阴性球杆菌	小的革兰氏阴性球杆菌	小杆菌	小的革兰氏阴性球杆菌
标本来源	溃疡、伤口、血、淋巴结抽吸物、呼吸道	血、骨髓	血、骨髓、淋巴结	V	血、脑脊液、其他	血、淋巴结抽吸物、呼吸道	伤口、血、呼吸道
X / V 因子需求	–	–	–[d]	–	+	–	–
半胱氨酸增强作用	+	–	–	–	–	–	–
动力试验	–	–	–	–	–	–	–
主要 CFA[e]	10：0，14：0，16：0，3-OH-16：0，18：1 ω9c，3-OH-18：0	16：0，18：1 ω7c，18：0，19：0cyc[f]	16：0，17：0，18：1ω7c	2-OH-12：0，3-OH-12：0，16：1ω7c，16：0，18：1 ω9c	14：0，3-OH-14：0，16：1 ω7c，16：0	16：0，17：0，3-OH-14：0，16：1 ω7c，18：1ω7c	16：1，16：0，14：0，18：2，3-OH-14：0

注：+，阳性率≥90%；–，阳性率≤10%；V，变量（阳性率在11%～89%之间）；b，不包括唯一的运动型菌种——杆状巴尔通体；c，嗜血杆菌需要X因子和V因子或只需要V因子；d，X因子是非必需的，但可促进多种菌株的生长；e，冒号前数字表示碳原子数，冒号后数字表示双键数，"ω"表示从碳链的羟端算起的双键位置，"OH"表示羟基位于从羧基末端的2位或3位，"C"表示顺式异构体，"cyc"表示环丙烷环结构。列出的羟基酸数至少是总细胞脂肪酸（CFA）的2%，其他至少10%；f，犬布鲁氏菌缺乏19：0cyc。

（二）属内鉴定

属内常见菌种的鉴定与鉴别特征见表 19-3-2。

四、抗菌药物敏感性

由于弗朗西斯菌的药敏试验需要在生物安全3级水平实验室内进行，临床微生物室并不常规开展该菌的药敏试验。CLSI已有关于该菌的肉汤稀释法药敏试验解释折点。土拉热弗朗西斯菌感染可用窄谱抗菌药物治疗，该菌对氨基糖苷类、四环素和氟喹诺酮类药物均敏感，产 A 类 β- 内酰胺酶菌株可对青霉素耐药，体外试验中该菌对头孢曲松敏感，但临床疗效不佳。由于部分地区来源的分离株对大环内酯类药物天然耐药，大环内酯类药物也不推荐用于该类菌株感染的治疗。土拉热弗朗西斯菌的免疫学鉴定方法，抗体检测（金标法）见图 19-3-3。

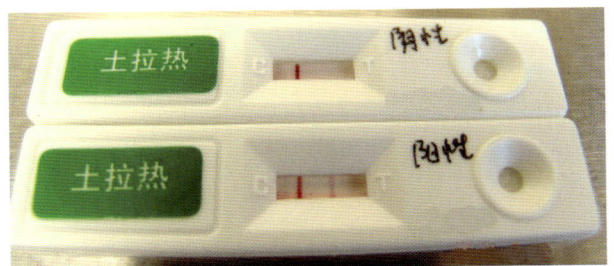

图 19-3-3　土拉热弗朗西斯菌的鉴定（抗体检测，金标法）

表 19-3-2　弗朗西斯菌属内常见菌种的鉴定与鉴别特征

特征	土拉热弗朗西斯菌土拉热亚种	土拉热弗朗西斯菌全北极亚种	土拉热弗朗西斯菌中亚亚种	新凶手弗朗西斯菌	蜃楼弗朗西斯菌	船城弗朗西斯菌	西班牙弗朗西斯菌	杀鲍鱼弗朗西斯菌	广州弗朗西斯菌
革兰氏染色(培养),番红复染色	着色弱,多边形,单个,极少链状,革兰氏阴性微小球杆菌	与土拉热弗朗西斯菌土拉热亚种一样	与土拉热弗朗西斯菌土拉热亚种一样	与土拉热弗朗西斯菌土拉热亚种一样	与土拉热弗朗西斯菌土拉热亚种一样	着色弱,革兰氏阴性球杆菌	着色弱,革兰氏阴性多形球杆菌	革兰氏阴性球杆菌	革兰氏阴性球杆菌
细胞大小/μm	(0.2~0.7)×0.2	(0.2~0.7)×0.2	(0.2~0.7)×0.2	0.7×1.7	0.7×1.7	NT	0.5×1.5	0.5~1.0	NT
血平板上生长情况	–	–	–	+	+	–	+	NT;在 Eugon 琼脂上需要 70% 的人造海水	NT;延迟,弱
半胱氨酸心血平板,48 小时	菌落直径 1~2mm,凸起,边缘整齐,光滑,有绿色和乳白色光泽	与土拉热弗朗西斯菌土拉亚种一样	NT	与土拉热弗朗西斯菌土拉热亚种一样,但直径 2~4mm	直径>4mm,乳白灰色,黏液型光滑菌落,有紫色着色的乳白色光泽	菌落凸面低,白色,半透明,黏液型,22℃孵育 4 日直径为 1mm	菌落凸起,苍白色到灰色,直径 3~4mm	20℃培养 10~14 日后观察菌落为浅灰色到白色,圆形,边缘整齐,稍凸起	绿灰色的黏液型乳白色菌落(直径 1~2mm)
在 NB 上生长情况(6% NaCl)	–			+	+	–	NT	+	NT
最适生长温度	35~37℃	35~37℃	35~37℃	35~37℃	25~37℃	22℃;37℃不生长	37℃	20℃;37℃不生长	25~28℃
过氧化氢酶	±	±	±	±	±	±	±	+	+
氧化酶	–						+	–	
产酸									
葡萄糖b	+	+		+	±	v	+	–	+
麦芽糖	+	+	–	v	+	–	–	NT	+
蔗糖	–	–	+	+	v	–	+		–
甘油	+	–	+	+	–	NT	+	NT	–
瓜氨酸脲酶	+	–	+	+	NT	NT	NT	NT	NT
相对毒力(小鼠)	高	中等	中等	低	无	无	NT	NT	无

注:+,阳性;−,阴性;v,可变或反应慢;NT,未检测;NB,营养肉汤;b,延迟或可变反应,土拉弗朗西斯菌中亚亚种不发酵葡萄糖。

五、临床意义

土拉热弗朗西斯菌对人具有很强的致病力，也是一种潜在的生物恐怖病原菌。土拉热弗朗西斯菌土拉热亚种和土拉热弗朗西斯菌全北极亚种是导致土拉热的病原菌，其毒力因菌株地区来源不同而有所差异。人可因直接接触、动物咬伤、食入污染食物或空气吸入等被感染，或通过昆虫或节肢动物叮咬传播。有关于土耳其他地区水源性土拉热的报道。土拉热潜伏期一般 3~5 日，发病急、高热（39~40℃）、剧烈头痛、关节痛，甚至发生衰竭及休克、全身中毒症状，接触或被叮咬的皮肤局部溃疡、淋巴结肿大坏死。临床表现多样，包括溃疡腺体型（最常见，占 45%~80%）、腺体型、眼腺体型、口咽型、伤寒型（最难确定，可引起败血症）、肺炎型（最严重）等。

新凶手弗朗西斯菌和蜃楼弗朗西斯菌引起的人类疾病极少，仅引起免疫缺陷患者感染，主要临床表现为发热。西班牙弗朗西斯菌（*F. hispanensis*）可引起败血症和急性阻塞性肾盂肾炎。船城弗朗西斯菌和杀鲍鱼弗朗西斯菌还未见引起人类感染的报道。

（何　超　康　梅）

第四节　阿菲波菌属

一、分类与命名

阿菲波菌属（*Afipia*）隶属于细菌域，变形菌门，α- 变形菌纲，根瘤菌目，慢生根瘤菌科（Bradyrhizobiaceae）。首例阿菲波菌是采用细胞培养法从猫抓病患者的淋巴吸出物中分离到的，被命名为猫阿菲波菌。Afip 是武装部队病理研究所 4 个单词的首个字母，以纪念首例菌的分离地点。目前，属内已批准的菌种有 5 个，包括猫阿菲波菌（*A. felis*）、克利夫兰阿菲波菌（*A. clevelandensis*）、布鲁氏姆阿菲波菌（*A. broomeae*）、伯氏阿菲波菌（*A. birgiae*）和马赛阿菲波菌（*A. massiliemsis*）。2013 年在 *PLOS ONE* 在线发表的 2 个新菌种 *A. cberi* 和败血阿菲波菌（*A. septicemium*）还没有被批准和认可。阿菲波菌属还有 3 个基因种。

阿菲波菌属 DNA G+C 含量为 59.3~69.0mol%，代表菌种为猫阿菲波菌。

二、生物学特性

（一）形态与染色

阿菲波菌为革兰氏阴性杆菌，菌体比布鲁氏菌大，在缓冲碳酵母浸出物（BCYE）培养基上孵育 48 小时后，涂片染色菌体细胞短到中等长度（>1.0μm），中等宽度（>0.5μm），细胞自由单个分布，不形成短链或成族排列。在极端、次极端或侧端有 1 根或 2 根鞭毛，无芽胞。

（二）培养特性

阿菲波菌为需氧菌，生长缓慢，最适生长温度为 25~30℃，35℃可以生长，42℃及以上温度上不生长，最适生长 pH 为 6.8。提高 CO_2 浓度不能促进其生长，在含 6% NaCl 营养肉汤中不生长，在不含 NaCl 的营养肉汤和 BCYE 琼脂培养基上生长良好。在血平板或 BCYE 琼脂平板 25~30℃孵育 3 日后，肉眼可见菌落形成，菌落灰白色，凸起，不透明，有光泽，边缘整齐，菌落直径 0.5~1.5mm，在血平板上不溶血。该菌罕见在麦康凯平板生长。如采用双相血培养瓶培养阿菲波菌应延长孵育至 40 日。该菌为胞内寄生菌，也可采用细胞培养方法分离，常用细胞株为 Hela 细胞株和人单核细胞原代细胞株。

（三）生化特性

阿菲波菌氧化酶阳性，触酶结果不定，尿素酶阳性，不还原硝酸盐，吲哚阴性，不产生硫化氢（三糖铁琼脂法），不水解明胶和七叶苷。非发酵型代谢，不能分解葡萄糖、乳糖、麦芽糖或蔗糖产酸，精氨酸双水解酶、β- 葡萄糖苷酶和 β- 半乳糖苷酶均阴性，L- 赖氨酸氨基肽酶和甘氨酸氨基肽酶为阳性。

三、鉴定与鉴别

（一）属间鉴别

1. 与巴尔通体属的鉴别　两者都是与猫抓病

有关胞内寄生菌。但阿菲波菌属氧化酶、尿素酶阳性，最适生长温度为 25~30℃，但巴尔通体属两者为阴性，最适生长温度为 25~37℃。

2. 与布鲁氏菌属的鉴别　两者都为革兰氏阴性杆菌且细胞内寄生，生长缓慢，感染与动物有关，并且布鲁氏菌抗血清和阿菲波菌存在交叉反应，但

阿菲波菌的菌体明显比布鲁氏菌菌体大，且生长温度也不相同。

与其他相似菌属的鉴别特征见表 19-4-1。

（二）属内鉴定

阿菲波菌属内菌种鉴定与鉴别特征见表 19-4-2。

表 19-4-1　阿菲波菌属与相似菌属的鉴别特征

特性	阿菲波菌属	巴尔通体属	军团菌属	土拉热弗朗西斯菌	百日咳博德特菌
氧化酶	+	v	+	v	+
动力	v	v	+	−	
菌体大小 /μm	(0.5~1.0) × (1~3)	(0.5~0.6) × (1~2)	(0.5~0.6) × (1~2)	(0.5~0.6) × (1~2)	(0.2~0.5) × (0.5~2.0)
菌体形态					
直杆菌	+				
细、微弯曲		+			
细杆菌			+		
微小球杆菌				+	+
最适生长温度	25~30℃	25~37℃	35~37℃	35~37℃	35~37℃
需要 / 促进生长					
半胱氨酸	+	−	+	+	−
兔血	−	+	−	+	−
营养肉汤生长	+	−	−	−	−
分解葡萄糖产酸	−	−	−	−	−
硝酸盐还原	v				
水解明胶	−	ND	v	−	−
水解尿素	+ 或 (+)	−		−	−

注：+，90% 以上菌株阳性；(+)，延迟阳性；−，90% 以上菌株阴性；v，11%~89% 菌株阳性；ND，无资料。

表 19-4-2　阿菲波菌属内菌种鉴定与鉴别特征

特性	猫阿菲波菌	布鲁氏姆阿菲波菌	克利夫兰阿菲波菌	伯氏阿菲波菌	马赛阿菲波菌	阿菲波菌基因种 1	阿菲波菌基因种 2	阿菲波菌基因种 3
触酶	V	+	−	+w	+w	V	+	
动力	+	+	+	−	+	+	+	+
麦康凯平板生长	V	不生长	不生长	不生长	不生长	不生长	不生长	不生长
35℃生长	生长	生长	生长	不生长	不生长	生长	生长	生长
5% 羊血哥伦比亚琼脂生长	生长	不生长	生长	不生长	不生长	不生长	不生长	生长
硝酸盐还原	+			+	+			
柠檬酸盐	−	−	−	−	−	+	−	−

续表

特性	猫阿菲波菌	布鲁氏姆阿菲波菌	克利夫兰阿菲波菌	伯氏阿菲波菌	马赛阿菲波菌	阿菲波菌基因种1	阿菲波菌基因种2	阿菲波菌基因种3
苯丙氨酸脱氨酶	+	–	–	ND	ND	+	–	+
苯丙氨酸氨基肽酶	–	+w	+w	ND	ND	+	+	+
天冬酰胺酸氨基肽酶	+	–	–	ND	ND	+	+	+
酪氨酸氨基肽酶	–	–	–	ND	ND	+	–	–
缬氨酸氨基肽酶	–	–	–	ND	ND	+	–	–
D-木糖产酸	+w	(+)	–	–	–	(+)	(+)	(+)
D-甘露醇产酸	–	–	–	–	–	+	+	–

注：+，90%以上菌株阳性；(+)，延迟阳性，需3~7日；+w，弱阳性；–，90%以上菌株阴性；V，11%~89%菌株阳性；ND，无资料。

四、抗菌药物敏感性

关于阿菲波菌体外药敏试验资料有限，分离的菌株数量也少，目前也没有相应的标准测定方法和解释标准。已有的研究报道阿菲波菌对氨基糖苷类、亚胺培南和利福平敏感，对红霉素、氨苄西林、二代头孢菌素、三代头孢菌素、四环素及环丙沙星耐药。

五、临床意义

猫阿菲波菌最初从猫抓病患者淋巴结中通过培养和PCR方法被检测到，然而，大量猫抓病病例研究发现，猫抓病的病原菌并不是以该菌为主，而是由汉赛巴尔通体（*Bartonella henselae*）引起。最近发现猫阿菲波菌可引起不明原因肺炎。因此，阿菲波菌可能是人类的潜在致病菌。克利夫兰阿菲波菌 ATCC 49720 是从坏死性胰腺炎患者胫骨活检标本中分离的，布鲁氏姆阿菲波菌 ATCC 49717 分离于人的痰液。阿菲波菌基因种 1 ATCC 49721 分离于胸膜液，阿菲波菌基因种 2 ATCC 49722 分离于支气管灌洗液，阿菲波菌基因种 3 ATCC 49723 分离于印第安纳州的一份水标本。2013年报道的 2 个新的菌种，*A. cberi* 分离于严重肺部疾病患者的血液，败血阿菲波菌也分离于血液标本。

（何超　康梅）

参考文献

1. Jorgensen JH, Pfaller MA. Manual of clinical microbiology. 11th ed. Washington DC: ASM Press, 2015

2. 陈东科，孙长贵. 实用临床微生物学检验与图谱. 北京: 人民卫生出版社, 2011

3. Barbosa Pauletti R, Reinato Stynen AP, Pinto da Silva Mol J, et al. Reduced Susceptibility to Rifampicin and Resistance to Multiple Antimicrobial Agents among *Brucella abortus* Isolates from Cattle in Brazil. PloS one, 2015, 10 (7): e0132532

4. Georgi E, Schacht E, Scholz HC, et al. Standardized broth microdilution antimicrobial susceptibility testing of *Francisella tularensis* subsp. holarctica strains from Europe and rare *Francisella* species. J Antimicrob Chemother, 2012, 67 (10): 2429-2433

5. Antunes NT, Frase H, Toth M, et al. The class A beta-lactamase FTU-1 is native to *Francisella* tularensis. Antimicrob Agents Chemother, 2012, 56 (2): 666-671

6. Kilic S, Birdsell DN, Karagoz A, et al. Water as Source of Francisella tularensis Infection in Humans, Turkey. Emerg Infect Dis, 2015, 21 (12): 2213-2216

7. Escudero R, Elia M, Saez-Nieto JA, et al. A possible novel *Francisella* genomic species isolated from blood and urine of a patient with severe illness. Clin Microbiol Infect, 2010, 16 (7): 1026-1030

8. Kugeler KJ, Mead PS, McGowan KL, et al. Isolation and characterization of a novel *Francisella* sp. from human cerebrospinal fluid and blood. J Clin Microbiol, 2008, 46 (7): 2428-2431

9. Marrie TJ, Raoult D, La SB, et al. Canadian Community-Acquired Pneumonia Study G: Legionella-like and other

amoebal pathogens as agents of community-acquired pneumonia. Emerg Infect Dis, 2001, 7 (6): 1026-1029

10. Lamoth F, Greub G. Amoebal pathogens as emerging causal agents of pneumonia. FEMS Microbiol Rev, 2010, 34 (3): 260-280

11. Lo SC, Hung GC, Li BJ, et al. Isolation of novel Afipia septicemium and identification of previously unknown bacteria Bradyhizobium sp. OHSU_Ⅲ from blood of patients with poorly defined illnesses. PloS one, 2013, 8 (10): e76142

12. Lo SC, Li BJ, Hung GC, et al. Isolation and characterization of two novel bacteria *Afipia cberi* and *Mesorhizobium hominis* from blood of a patient afflicted with fatal pulmonary illness. PloS one, 2013, 8 (12): e82673

13. Scholz HC, Revilla-Fernández S, Dahouk SA, et al. *Brucella vulpis* sp. nov., isolated from mandibular lymph nodes of red foxes (*Vulpes vulpes*). Int J Syst Evol Microbiol, 2016, 66 (5): 2090-2098

14. 陈东科, 孙长贵. 临床微生物学检验图谱. 北京: 人民卫生电子音像出版社, 2016

15. 陈东科, 许宏涛. 柯氏染色快速鉴别布鲁菌的方法学比较. 临床检验杂志, 2015, 33 (11): 805-807

第一节　消化链球菌属及相关革兰氏阳性球菌

一、分类与命名

消化链球菌属(*Peptostreptococcus*)隶属于细菌域(Bacteria),厚壁菌门(Firmicutes),梭菌纲(Clostridia),梭菌目(Clostridiales),消化链球菌科(Peptostreptococcaceae)。属内有 21 个种,但菌种分类地位变化较大,许多菌种被重新分类到厌氧球菌

属(*Anaerococcus*)、嗜胨菌属(*Peptoniphilus*)、叶瘿菌属(*Gallicola*)、芬戈尔德菌属(*Finegoldia*)、小单胞菌属(Parvimonas)、瘤胃球菌属(*Ruminococcus*)和斯莱克菌属(*Slackia*)等。与人类感染关系密切的消化链球菌及相关菌属分类变化情况见表 20-1-1。

消化链球菌属 DNA G+C 含量为 27~37mol%,代表菌种为厌氧消化链球菌。

表 20-1-1　与人类感染关系密切的消化链球菌及相关菌属分类变化情况

现在分类名称	过去分类名称
厌氧消化链球菌 *Peptostreptococcus anaerobius*	厌氧消化链球菌 *Peptostreptococcus anaerobius*
口炎消化链球菌 *P. stomatis*	口炎消化链球菌 *P. stomatis*
微小小单胞菌 *Parvimonas micra*	微小消化链球菌 *P. micros*,微小微单胞菌 *Micromonas micros*
不解糖嗜胨菌 *Peptoniphilus asaccharolyticus*	不解糖消化链球菌 *P. asaccharolyticus*
考克斯嗜胨菌 *Peptoniphilus coxii*	新菌种
杜尔顿嗜胨菌 *Peptoniphilus duerdenii*	新菌种
戈尔巴奇嗜胨菌 *Peptoniphilus gorbachii.*	新菌种
产吲哚嗜胨菌 *Peptoniphilus indolicus*	产吲哚消化链球菌 *P. indolicus*
兔嗜胨菌 *Peptoniphilus harei*	兔消化链球菌 *P. harei*
艾弗嗜胨菌 *Peptoniphilus ivorii*	艾弗消化链球菌 *P. ivorii*
柯氏嗜胨菌 *Peptoniphilus koenoeneniae*	新菌种
泪腺嗜胨菌 *Peptoniphilus lacrimalis*	泪腺消化链球菌 *P. lacrimalis*
欧尔森嗜胨菌 *Peptoniphilus olsenii*	新菌种
泰瑞尔嗜胨菌 *Peptoniphilus tyrrelliae*	新菌种
默多克厌氧球菌 *Anaerococcus murdochii*	新菌种
普氏厌氧球菌 *Anaerococcus prevotii*	普氏消化链球菌 *P. prevotii*
四联厌氧球菌 *Anaerococcus tetradius*	四联消化链球菌 *P. tetradius*

续表

现在分类名称	过去分类名称
八叠厌氧球菌 *Anaerococcus octavius*	八叠消化链球菌 *P. octavius*
氢厌氧球菌 *Anaerococcus hydrogenalis*	氢消化链球菌 *P. hydrogenalis*
解乳厌氧球菌 *Anaerococcus lactolyticus*	解乳消化链球菌 *P. lactolyticus*
阴道厌氧球菌 *Anaerococcus vaginalis*	阴道消化链球菌 *P. vaginalis*
大芬戈尔德菌 *Finegoldia magna*	大消化链球菌 *P. magnus*
不解糖默多克菌 *Murdochiella asaccharolytica*	新菌种
嗜氨基酸厌氧球体菌 *Anaerosphaera aminiphila*	新菌种
还原天芥菜碱斯莱克菌 *Slackia heliotrinreducens*	还原天芥菜碱消化链球菌 *P. heliotrinreducens*
极小陌生菌 *Atopobium parvulum.*	极小链球菌 *Streptococcus parvulus*
产生布劳伦特菌 *Blautia producta*	产生消化链球菌 *Peptostreptococcus productus*,产生瘤胃球菌 *Ruminococcus productus*
类球布劳伦特菌 *Blautia coccoides*	球形梭菌 *Clostridium coccoides*
韦氏布劳伦特菌 *Blautia wexlerae*	新菌种
戈氏瘤胃球菌 *Ruminococcus gauvreauii*	新菌种
巴尔涅斯叶瘿菌 *Gallicola barnesae*	巴尔涅斯消化链球菌 *P. barnesae*

二、生物学特性

(一)形态与染色

消化链球菌为革兰氏染色阳性,某些菌种在孵育48小时后,易脱色染成阴性。菌体呈球形或卵圆形,直径为 0.3~2.0μm,成对、短链、长链或成堆排列。无芽胞,无鞭毛。临床常见厌氧消化链球菌及相关细菌菌体的显微镜下形态特征见表20-1-2、图20-1-1。

表 20-1-2　临床常见厌氧消化链球菌及相关细菌形态学特征

菌种	菌体直径/μm	菌体排列状态	菌落形态
厌氧消化链球菌	0.5~0.7	菌体高度多形性,成对和链状排列	灰色、中间呈白色光亮凸起的菌落,菌落直径约1mm(孵育24小时),具糖果气味
口炎消化链球菌	0.8×(0.8~0.9)	菌体成对和短链状排列	灰色、有光泽、透明、圆形、凸起菌落,直径0.8~1.8mm(孵育5日)
微小小单胞菌	0.3~0.7	成对和6~20个细胞相连的链状排列	白色、有光泽、透明、凸起菌落,直径0.5~2.0mm,菌落周围琼脂上常出现2mm宽的棕黄色晕环
产生瘤胃球菌	(0.6~0.9)×(0.8~2.0)	菌体椭圆形、单个、成对和链状排列	灰白色、有光泽、透明、圆形、凸起菌落,直径0.5~1.0mm(孵育24小时)
还原天芥菜碱斯莱克菌	0.3~0.6	菌体成对、小簇,偶有3~6个细胞相连的链状排列	灰白色、圆形、光滑、透明的菌落,直径0.6~1.0mm(孵育5日)
不解糖嗜胨菌	0.5~0.9	菌体成对、四联或成簇排列,染色弱	白色至柠檬色、反光、凸起菌落,直径2.0~3.0mm(孵育5日),有发霉气味
产吲哚嗜胨菌	0.5~0.6	菌体单个、成对、四联、短链或成簇	灰色至黄色、反光、凸起菌落,直径0.5~1.0mm

续表

菌种	菌体直径 /μm	菌体排列状态	菌落形态
兔嗜胨菌	0.5~1.5	菌体圆形或椭圆形，成对、短链或成簇	扁平、透明、不溶血菌落，直径约 1mm（孵育 5 日）
艾弗嗜胨菌	0.4~1.5	菌体大小不一，成簇排列	淡黄色到白色、微凸起菌落，直径约 1~2mm（孵育 5 日）
泪腺嗜胨菌	0.5~0.7	菌体成短链或成簇排列	粉红色到白色菌落，直径 1~2mm（孵育 5 日）
普氏厌氧球菌	0.6~1.5	菌体四联、成簇或短链状排列	暗灰色、微凸起菌落，直径约 2mm（孵育 5 日）
解乳厌氧球菌	0.5~1.5	菌体成簇和短链状排列	粉红色到白色、透明菌落，直径约 1mm（孵育 5 日）
四联厌氧球菌	0.5~1.8	菌体成对或四联、短链或成簇排列	暗灰色、微凸起菌落，直径 2mm（孵育 5 日）
八叠厌氧球菌	0.7~0.9	菌体成簇排列	淡黄色到白色、反光、圆形、凸起菌落，直径 1~2mm（孵育 5 日）
氢厌氧球菌	0.5~1.8	菌体大小不一，成簇、四联或短链状排列	灰白色、凸起菌落，直径 2~3mm（孵育 5 日），可产生恶臭气味
阴道厌氧球菌	0.5~1.5	菌体大小不一，成簇或四联排列	灰白色、微凸起菌落，直径 2~3mm（孵育 5 日），某些菌株可产生恶臭气味
大芬戈尔德菌	0.8~1.6	菌体单个、成对、四联和成簇排列	白色、圆形、光滑、凸起、部分为扁平半透明菌落，直径 0.5~2.0mm（孵育 5 日）
巴尔涅斯叶瘿菌	0.5~0.9	菌体通常成对排列	白色菌落，直径约 1mm（孵育 5 日）

（二）培养特性

消化链球菌为专性厌氧菌。35~38℃时生长良好，最适生长温度37℃。营养要求较高，吐温-80可促进厌氧消化链球菌生长。厌氧消化链球菌在血琼脂平板上厌氧环境孵育2~3日，形成灰白色、光滑、中间呈白色光亮轻微凸起、不透明、不溶血的小菌落，菌落直径为0.5~1.2mm，培养物有糖果气味。

临床常见消化链球菌属细菌的形态特征见表20-1-2、图20-1-1。

（三）生化特性

消化链球菌化能有机营养，发酵代谢，分解蛋白胨和氨基酸主要产生乙酸，通常也伴随产生异丁酸、丁酸、异戊酸或异己酸。触酶、尿素酶、血浆凝固酶、吲哚、硝酸盐还原和七叶苷水解试验均阴性。生化反应不活泼，厌氧消化链球菌和口炎消化链球菌可发酵葡萄糖，分解碳水化合物生成乙酸、甲酸、琥珀酸和乳酸，微小小单胞菌不发酵葡萄糖。厌氧消化链球菌和口炎消化链球菌对聚二硫二丙烷磺酸钠（多聚茴香磺酸钠，SPS）敏感，5% SPS 纸片周围出现的抑菌环直径 ≥12mm。临床常见革兰氏阳性厌氧球菌生化特性见表20-1-3。

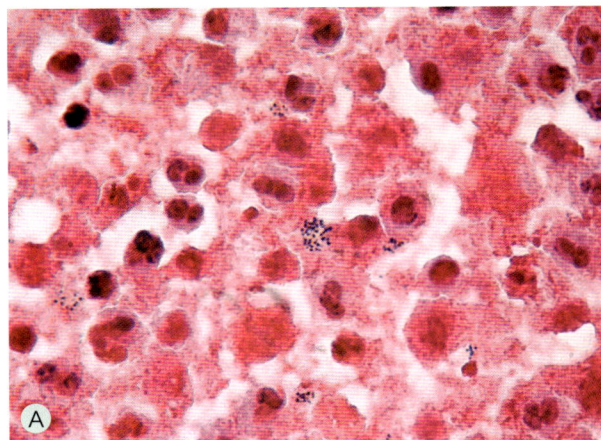
A

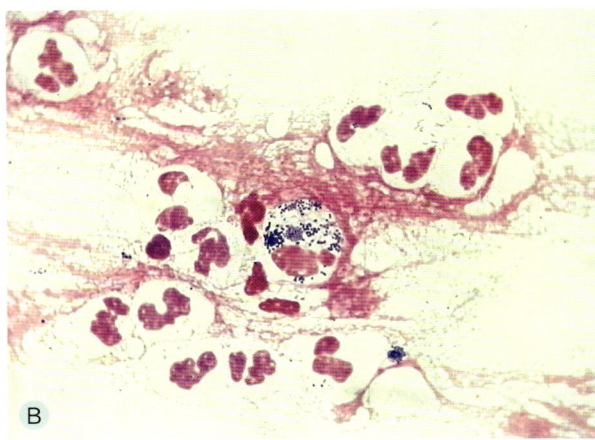
B

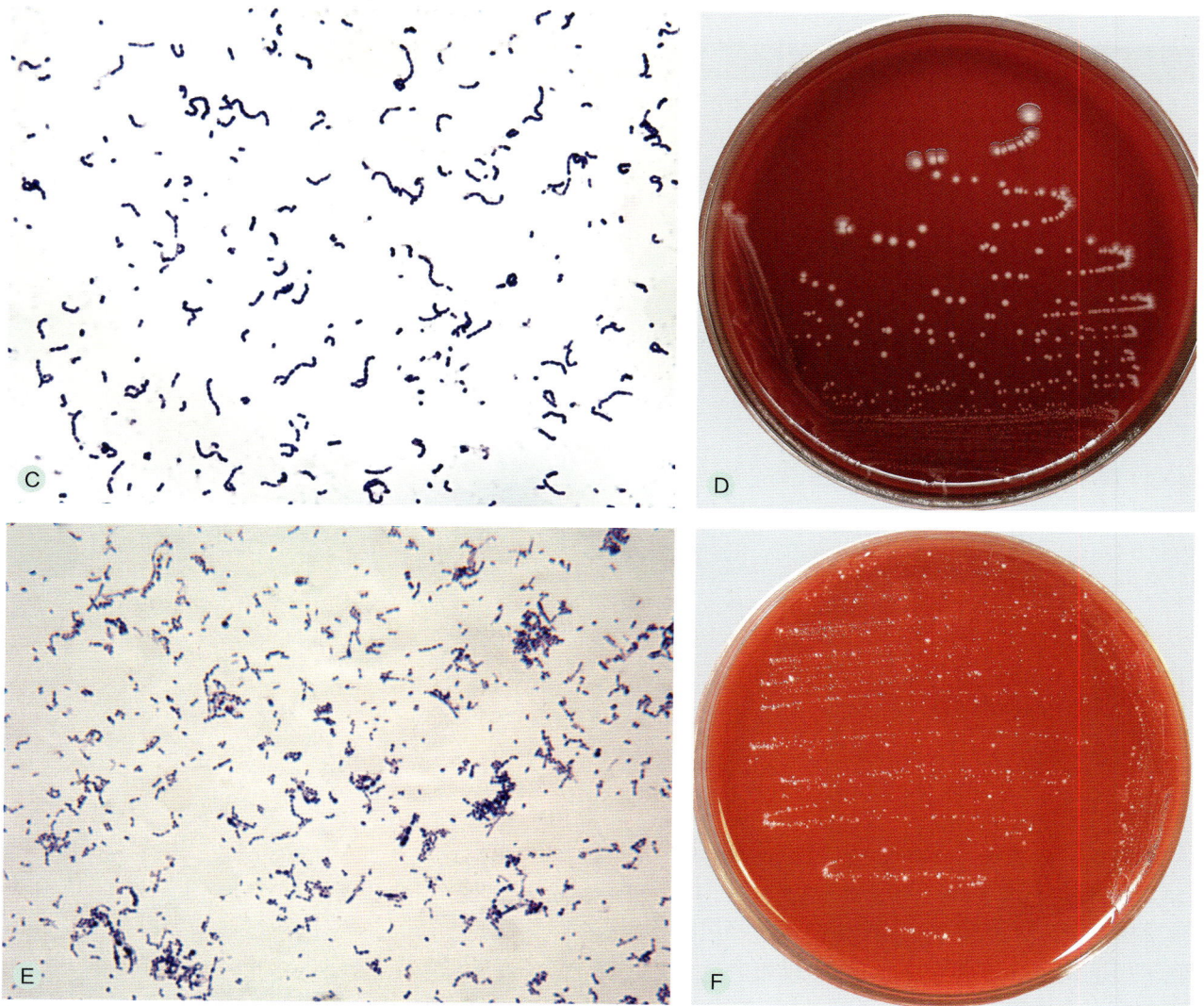

图 20-1-1　消化链球菌属细菌的形态特征

A. 脓汁涂片革兰氏染色 ×1 000；B. 痰涂片（肺脓肿）革兰氏染色 ×1 000；C. 厌氧消化链球菌革兰氏染色 ×1 000；D. 厌氧消化链球菌厌氧培养 8 日；E. 口腔消化链球菌革兰氏染色 ×1 000；F. 口腔消化链球菌厌氧培养 13 日

表 20-1-3　消化链球菌、消化球菌、嗜胨菌、芬戈尔德菌和厌氧球菌的鉴别特征 [a]

菌种	GLC	SPS 抑制	合成			ADH	糖酵解	糖化酶和蛋白酶的合成								
			吲哚	尿素酶	ALP			α-GAL	β-GAL	α-GLU	β-GUR	ArgA	ProA	PheA	LeuA	PyrA
不解糖嗜胨菌	A,b	–	d	–	–	–	–	–	–	–	–	+	–	–	d	–
产吲哚嗜胨菌	A,b	–	+	–	+	–	–	–	–	–	–	+	–	+	+	–
兔嗜胨菌	A,b	–	d	–	–	–	–	–	–	–	–	+	–	–	–/w	–
P. coxii	ND	ND	–	–	–	–	–	–	–	–	–	–	+	–	–	–
P. tyrrelliae	ND	ND	–	–	–	–	–	–	–	–	–	–	+	–	+/w	–
泪腺嗜胨菌	A,b	–	–	–	–	–	–	–	–	–	–	+	–	+	+	–

续表

菌种	GLC	SPS抑制	吲哚	尿素酶	ALP	ADH	糖酵解	α-GAL	β-GAL	α-GLU	β-GUR	ArgA	ProA	PheA	LeuA	PyrA
P. duerdenii	A,b	ND	–	–	–	w	–	–	–	–	–	–	–	–	+	+
P. koenoeneniae	A,b	ND	–	–	–	+	–	–	–	–	–	–	w	+	+	+
P. gorbachii	A,b	–	d	–	–	–	–	–	–	–	–	+	–	+	+	
P. olsenii	A,b	–	d	–	+	–	–	–	–	–	–	+	–	+	+	
"trisimilis" group	A,b	–	+	–	d	–	+	–		d						+
氢厌氧球菌	B,a	–	+	d	–/w	–	+	–	–	d	–	–	–	–	–	–
普氏厌氧球菌	B,a	–	+	–	–	–	–	+	–	+	+	+	–	–	–	+
四联厌氧球菌	B,a	–	+	–	–	–	+	–	–	+	–	–	–	w	+	w
解乳厌氧球菌	B,a	–	–	–	–	–	+	–	–	–	–	–	–	–	–	–
默多克厌氧球菌	B,A	–	–	+	–	–		–	–	+	–	+	–	–	+	+
阴道厌氧球菌	B,a	–	d	–	–/w	+	+	–	–	–	–	+	–	–	+	–
"β-GAL" group	B,a	–	–	–	w	d	+	–	–	w/+	–/w	+	–	–	+	w
八叠厌氧球菌	B,a,c	–	–	–	–	–	+	–	–	–	–	–	+	–	–	w
艾弗嗜胨菌	IV	–	–	–	–	–	–	–	–	–	–	–	–	–	–	–
厌氧消化链球菌	A,IC	+	–	–	–	–	–	–	–	+	–	–	+	–	–	–
口炎消化链球菌	A,IC	+	–	–	–	–	w	–	–	–	–	–	–	–	–	–
大芬戈尔德菌	A	–	–	–	d	d	–/w	–	–	–	–	–	+	–	–	+	+
微小小单胞菌	A	–	–	+	–	–	–	–	–	–	–	+	+	+	+	+
产生布劳伦特菌	A	–	–	–	–	–	+	+	–	+	–	–	–	–	–	–

注：a,用热解质谱法检测全细胞群聚的未知菌株；GLC,气液相色谱分析；A/a,醋酸盐；B/b,丁酸盐；IV,异戊酸；IC,异己酸；c,正己酸酯；SPS,聚苯乙烯磺酸钠；ALP,碱性磷酸酶；ADH,精氨酸二水解酶；α-GAL,α-半乳糖苷酶；β-GAL,β-半乳糖苷酶；α-GLU,α-葡萄糖苷酶；β-GUR,β-葡萄糖苷酸酶；ArgA,精氨酸酶（AMD）；ProA,脯氨酸精氨酸酶；PheA,苯丙氨酸精氨酸酶；Leu,亮氨酸精氨酸酶；PyrA,焦谷氨酰精氨酸酶；ND,尚未确定；+,>90% 阳性；–,>90% 阴性；w,弱阳性；d,反应不一。

三、鉴定与鉴别

实验室根据革兰氏染色观察菌体形态、在固体培养基上生长的菌落形态、生化反应、蛋白水解酶谱、16S rRNA 基因序列测定和气液相色谱（GLC）技术等可将革兰氏阳性厌氧球菌鉴定到属和种。

（一）属间鉴别

本属与消化球菌属的主要区别是其 DNA G+C 含量较低为 27~45mol%，消化球菌属为 50~51mol%，黑色消化球菌产生黑色素，触酶可呈弱阳性，生化

反应不活泼。GLC 分析在 PYG（蛋白胨-酵母提取物-葡萄糖）培养基上的代谢终产物，黑色消化球菌可产生丁酸和己酸。厌氧球菌属主要产物丁酸，次要产物乙酸，分解糖。嗜胨菌属（除艾弗嗜胨菌，为异戊酸）和巴尔涅斯叶瘿菌主要产物乙酸，次要产物丁酸，不分解糖。产吲哚嗜胨菌凝固酶阳性。微小小单胞菌、产生瘤胃球菌、还原天芥菜碱斯莱克菌和大芬戈尔德菌仅产生乙酸。临床常见厌氧革兰氏阳性球菌鉴别见表 20-1-3、表 20-1-4。

表 20-1-4　消化链球菌属与其他相关厌氧球菌鉴别特性

特性	消化链球菌属	消化球菌属	厌氧球菌属	芬戈尔德菌属	叶瘿菌属	创伤球菌属	小单胞菌属	嗜胨菌属
DNA G+C 含量/mol%	34~36	50~51	30~35	32~34	32~34	29~29.5	28~30	30~34
生长条件	专性厌氧	专性厌氧	专性厌氧	专性厌氧	专性厌氧	兼性厌氧	专性厌氧	专性厌氧
糖发酵	W	–	W	–	–	D	–	–
主要发酵产物	异己酸、异戊酸	丁酸、己酸	丁酸	乙酸	丁酸、乙酸	ND	乙酸	丁酸

注：+，≥85% 阳性；–，0~15% 阳性；D，不同菌种出现不同反应；W，产酸弱。

（二）属内鉴定

厌氧消化链球菌为革兰氏阳性小球菌，生长缓慢，菌落小，一般不溶血，培养物具特殊的糖果气味，生化反应不活泼，对 SPS 敏感（抑菌环直径 ≥12mm），可与其他厌氧革兰氏阳性球菌区别，虽然口炎消化球菌也对 SPS 敏感，但脯氨酸芳基酰胺酶阴性，可与厌氧消化链球菌相区别。属内菌种区别见表 20-1-3。临床常见厌氧革兰氏阳性球菌推测鉴定流程见图 20-1-2。

四、抗菌药物敏感性

消化链球菌对 β-内酰胺酶抑制剂复合制剂、头孢菌素类、碳青霉烯类和氯霉素等抗生素都非常敏感，青霉素类、克林霉素和甲硝唑通常是有效治疗的首选药物。相对于其他革兰氏阳性厌氧球菌，厌氧消化链球菌耐药性较强。有文献报道 30 株厌氧消化链球菌中有 3 株对阿莫西林、阿莫西林-克拉维酸耐药，2 株对头孢西丁耐药，1 株对阿奇霉素

和莫西沙星耐药，而 31 株口炎消化链球菌并未发现耐药。

五、临床意义

消化链球菌通常寄生于人的体表及与外界相通的腔道中，是人和动物口腔、上呼吸道、肠道、皮肤及女性生殖道的正常菌群，可从多种临床标本中分离到。厌氧消化链球菌常见于混合感染，包括脑、耳、下颌、胸膜腔、骨盆、泌尿生殖道、腹壁、鼻中隔的脓肿以及一系列急性和慢性的伤口感染，也是腹腔和女性泌尿生殖道感染中最常见的革兰氏阳性厌氧球菌之一，与各种口腔感染相关，例如牙龈炎和牙周炎，也是根周脓肿的最常见致病菌。口炎消化链球菌与人类口腔感染相关，如牙槽脓肿和牙髓炎，其次在大量坏死的根管标本中，约 1/4 可以分离出该菌种。

（杨　青　孙长贵）

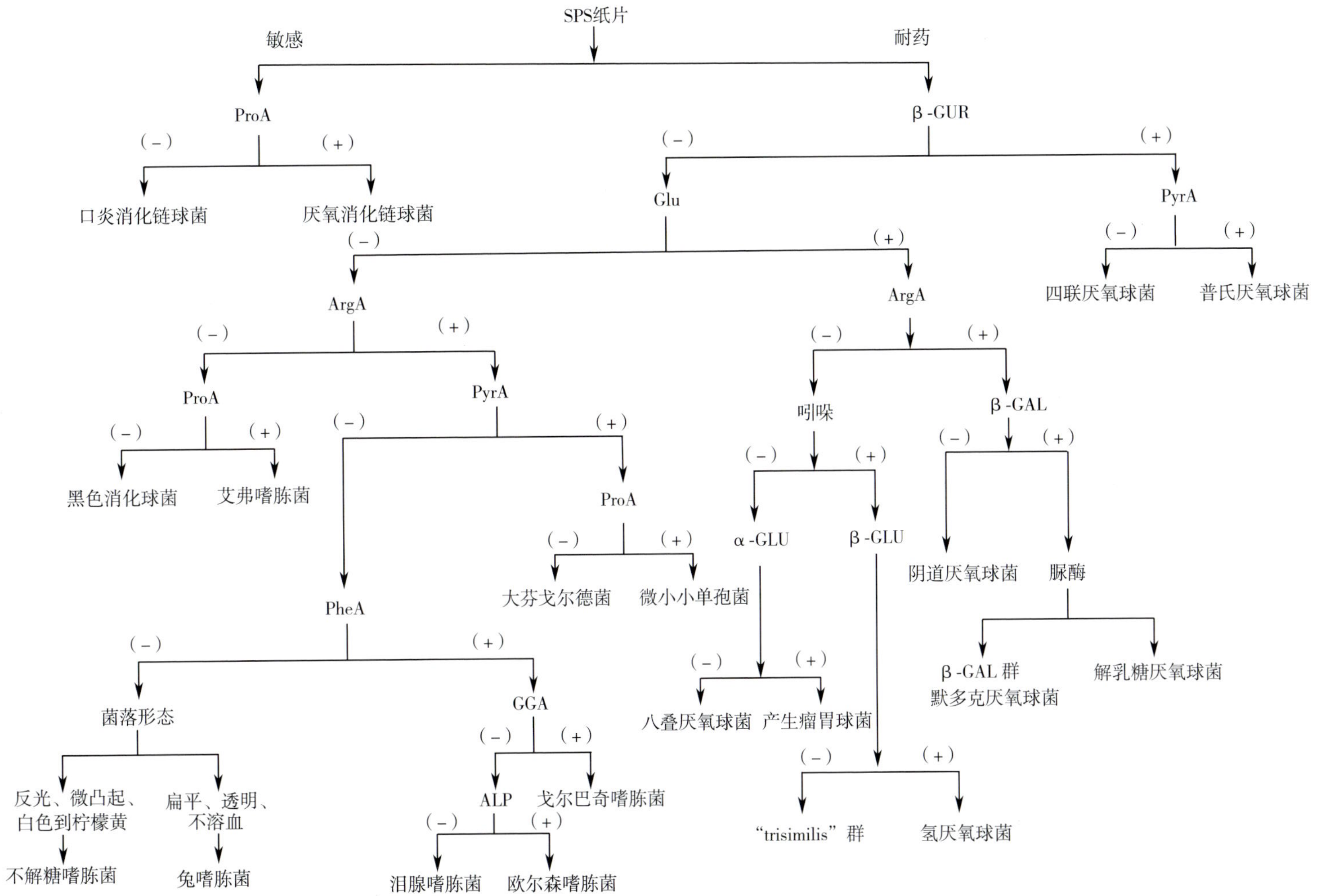

图 20-1-2　临床常见厌氧革兰氏阳性球菌推测鉴定流程

注释：SPS，多聚茴香磺酸钠；GLC：气液相色谱；Glu，葡萄糖；α-Gal，α- 半乳糖苷酶；β-Gal，β- 半乳糖苷酶；α-Glu，α- 葡萄糖苷酶；β-Glu，β- 葡萄糖苷酶；β-Gur，β- 葡萄糖醛酸酶；ProA，脯氨酸芳基酰胺酶；ArgA，精氨酸芳基酰胺酶；PheA，苯丙氨酸芳基酰胺酶；PyrA，焦谷氨酸芳基酰胺酶

第二节　小单胞菌属

一、分类与命名

小单胞菌属（Parvimonas）隶属于细菌域，厚壁菌门，泰氏菌纲（Tissierellia），泰氏菌目（Tissierellales），嗜胨菌科（Peptoniphilaceae）。属内仅有 1 个种，即微小小单胞菌（P. micros），曾先后命名为微小链球菌（Streptococcus micros）、微小消化链球菌（P. micros）和微小微单胞菌（Micromonas micros）。小单胞菌属 DNA G+C 含量为 27~28mol%，代表菌种为微小小单胞菌。

二、生物学特性

（一）形态与染色

革兰氏阳性球菌，直径为 0.3~0.7μm，成对、链状或成堆排列，无芽胞。微小小单胞菌菌体的显微镜下形态特征见图 20-2-1A。

（二）培养特性

专性厌氧，最佳生长温度为 37℃。在血琼脂平板厌氧孵育 5 日形成圆形、光滑、凸起、有光泽、边缘整齐、β- 溶血的白色或灰白色菌落（图 20-2-1B、C），菌落直径 1~2mm。菌落周围琼脂常褪色形成黄褐色的晕轮（约 2mm 宽）。Turng 等发明了一种用于微小小单胞菌的选择鉴别培养基，内含多黏菌素和萘啶酸的琼脂，微小小单胞菌利用还原型谷胱甘肽产生硫化氢，硫化氢继而与醋酸铅反应，在菌落下面产生黑色沉淀。

小单胞菌属细菌的形态特征见图 20-2-1。

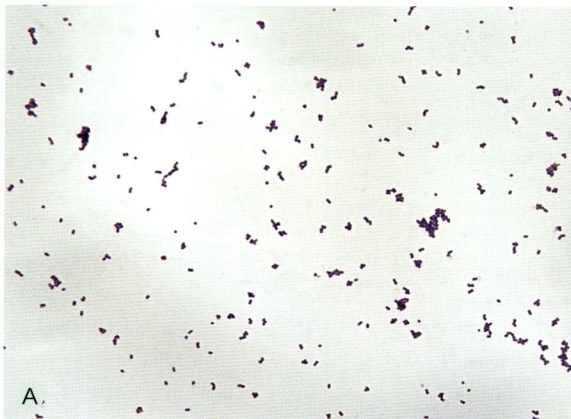

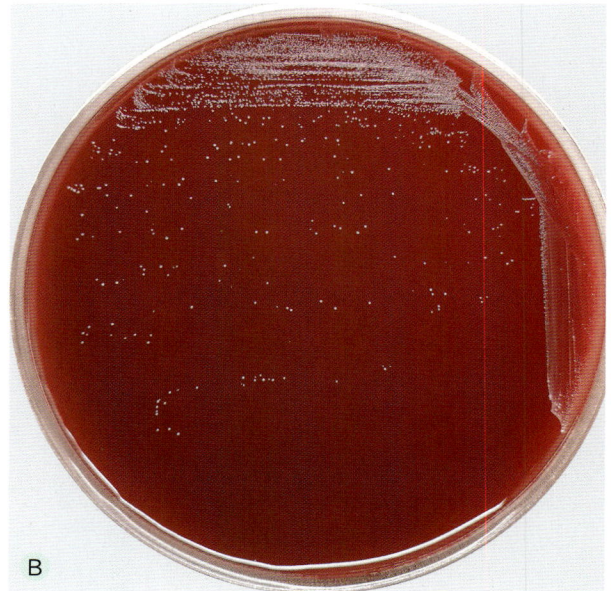

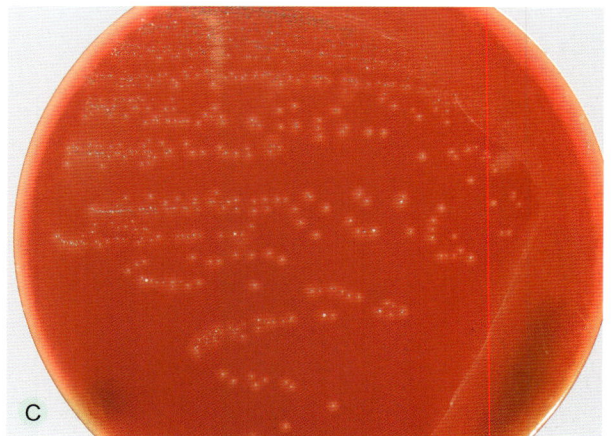

图 20-2-1　微小小单胞菌的形态特征
A. 革兰氏染色 ×1 000；B. 厌氧培养 3 日；
C. 厌氧培养 8 日（β- 溶血）

（三）生化特性

不发酵碳水化合物，不利用果糖、葡萄糖、乳糖、甘露糖、棉子糖、核糖和蔗糖，吲哚、触酶、尿素酶、凝固酶和精氨酸双水解酶试验均为阴性，硝酸盐还原试验阴性，不液化明胶，β- 半乳糖苷酶、β- 葡萄糖醛酸苷酶、α- 葡萄糖苷酶阴性；碱性磷酸酶阳性；利用蛋白胨和氨基酸，主要产生乙酸；大多数菌株具有精氨酸、组氨酸、亮氨酸、苯丙氨酸、脯氨酸、焦谷氨酸、丝氨酸、酪氨酸芳基酰胺酶活性。

三、鉴定与鉴别

（一）属间鉴别

微小小单胞菌 SPS 纸片周围虽然也有抑菌圈，但抑菌圈直径通常小于 12mm，可与厌氧消化链球菌区别；结合菌落形态、革兰氏染色镜检细菌大小以及蛋白水解酶生化谱很容易区分微小小单胞菌和大芬戈尔德菌。如菌落周围有乳晕形成且体积较小（<0.6μm）的厌氧球菌可初步鉴定为微小小单胞菌，大芬戈尔德菌比所有消化链球菌都大。微小小单胞菌与临床常见革兰氏阳性厌氧球菌的鉴别见表 20-1-3、表 20-1-4。

（二）属内鉴定

属内仅微小小单胞菌 1 个种，主要特征为革兰氏阳性厌氧球菌，触酶、吲哚、尿素酶试验均为阴性，生长缓慢，菌落 β- 溶血，不发酵糖类，不还原硝酸盐。

四、抗菌药物敏感性

微小小单胞菌对青霉素类、β- 内酰胺酶抑制剂复合制剂、头孢菌素类、碳青霉烯类和氯霉素等抗菌药物都非常敏感，对克林霉素和甲硝唑有少量耐药菌株。

五、临床意义

微小小单胞菌是口腔共生菌，也可能是胃肠道和女性泌尿生殖道寄生菌，同时也是公认的口腔重要病原菌，当数量明显增多时可引起牙周疾病，在牙髓病和扁桃体炎等其他口腔感染性疾病中也常分离到微小小单胞菌。近年来，分子生物学鉴定技术进一步明确了微小小单胞菌与口腔感染密切相关。微小小单胞菌不仅局限于口腔感染性疾病，身体其他部位的混合厌氧菌感染也常分离到，如一些皮肤感染、伤口感染、中耳炎、鼻窦感染、脓胸、腹腔感染、肛周脓肿、败血症、妇科感染、脊髓炎和人工关节感染等。

（杨　青）

第三节　消化球菌属

一、分类与命名

消化球菌属（*Peptococcus*）隶属于细菌域，厚壁菌门，梭菌纲，梭菌目，消化球菌科。目前属内仅有 2 个种，即黑色消化球菌（*P. niger*）和恒河猴消化球菌（*P. simiae*）。

消化球菌属 DNA G+C 含量为 50~51mol%，代表菌种为黑色消化球菌。

二、生物学特性

（一）形态与染色

革兰氏阳性球菌，直径 0.3~1.4μm，成单个、成对、四联或小堆，无鞭毛、无芽胞（图 20-3-1A）。

（二）培养特性

消化球菌专性厌氧，黑色消化球菌在 25℃ 和 45℃ 可生长，最佳生长温度为 37℃。营养要求较高，生长缓慢，吐温 -80 不能促进其生长，在厌氧血琼脂平板厌氧孵育 4~5 日形成圆形、光滑、凸起、有光泽、边缘整齐、不溶血的黑色菌落，菌落直径为 0.5~1mm（图 20-3-1B）。黑色菌落接触空气后颜色变浅呈浅灰色，传代数次后黑色消失，通过庖肉培养基培养后又可形成黑色菌落。肉汤培养物呈光滑的白色或灰色沉淀而不浑浊。黑色消化球菌的菌落形态特征见图 20-3-1B。恒河猴消化球菌在哥伦比亚血琼脂平板上生长缓慢，37℃培养 7 日形成直径 0.25~0.55mm、圆形、边缘整齐、凸起、光滑、灰色、半透明、有光泽、不溶血的菌落。亚硫酸钠可刺激生长。

消化球菌属细菌的形态特征见图 20-3-1。

（三）生化特性

黑色消化球菌不发酵碳水化合物，触酶阳性，在 SIM（硫化物 - 吲哚 - 动力）培养基上可产生硫化氢，不还原硝酸盐，不水解七叶苷，吲哚、尿素酶和凝固酶试验均为阴性。恒河猴消化球菌氧化酶、硝酸盐还原、吲哚、尿素酶、七叶苷水解和明胶液化等试验均阴性，不水解碳水化合物，触酶结果可变。

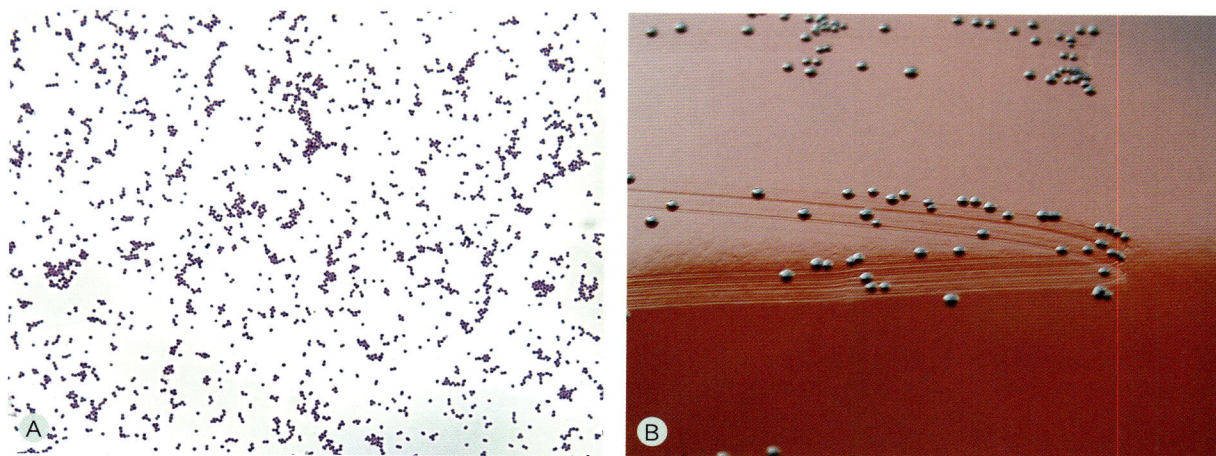

图 20-3-1　黑色消化球菌的形态特征
A. 革兰氏染色 ×1 000；B. 厌氧培养 5 日

三、鉴定与鉴别

（一）属间鉴别

消化球菌与其他相关厌氧球菌鉴别见表 20-1-4。

（二）属内鉴定

属内黑色消化球菌与恒河猴消化球菌的鉴定与鉴别特性见表 20-3-1。

表 20-3-1　黑色消化球菌与恒河猴消化球菌的鉴定与鉴别特性

特性	恒河猴消化球菌	黑色消化球菌
菌体直径	1.1~1.4μm	0.3~1.3μm
色素产生	–	V（黑色素）
触酶产生	V	+
电子受体	亚硫酸盐、硫代硫酸盐、牛磺酸、元素硫	亚硫酸盐、牛磺酸、类固醇 -3- 硫酸酯
电子供体	未知	丙酮酸盐
代谢终产物	A,B,s,v,l	A,B,IB,IV,C,s,p,v,l
主要细胞脂肪酸 *	C14：0,C16：0,C18：1ω9c DMA	i-$C_{15:0}$ DMA, i-$C_{17:0}$, i-$C_{17:0}$ 3-OH, $C_{18:2}$ DMA i-$C_{19:0}$ 和未知脂肪酸
栖息地	恒河猴肠道	人体肠道、阴道和肚脐

注：*，仅检测典型菌株恒河猴消化球菌 M108 和黑色消化球菌 DSM20475。代谢终产物（大写为主要产物，小写为次要产物）：A，乙酸；B，丁酸；IB，异丁酸；C，己酸；l，乳酸；p，丙酸；v，戊酸；IV，异戊酸；s，丁二酸。

四、抗菌药物敏感性

黑色消化球菌体外药敏资料非常有限，对青霉素类、β- 内酰胺类、β- 内酰胺酶抑制剂、头孢菌素类、碳青霉烯类和氯霉素等抗菌药物非常敏感。

五、临床意义

消化球菌属是口腔、肠道、女性生殖道、皮肤等处的正常菌群。本菌为机会致病菌，常和其他细菌一起引起人体组织和器官的混合感染，也可单独感染，如腹腔感染、肝脓肿、乳腺脓肿、阴道及盆腔感染、前列腺炎、肺部感染、中耳炎、皮肤和软组织感染等。在一些口腔感染性疾病时，如牙髓感染时也可分离出该菌。也可从膀胱炎、阑尾炎、脑膜炎和败血症的血液中分离出来。

（杨　青）

第四节　韦荣球菌属

一、分类与命名

韦荣球菌属(*Veillonella*)隶属于细菌域,厚壁菌门,*Negativicutes*菌纲,韦荣球菌目,韦荣球菌科。目前,属内有 13 个种,即小韦荣球菌(*V. parvula*)、非典型韦荣球菌(*V. atypical*)、殊异韦荣球菌(*V. dispar*)、蒙彼利埃韦荣球菌(*V. montpellierensis*)、豚鼠韦荣氏球菌(*V. caviae*)、仓鼠韦荣球菌(*V. criceti*)、大鼠韦荣球菌(*V. ratti*)、啮齿韦荣球菌(*V. rodentium*)、龋齿韦荣球菌(*V. denticariosi*)、大韦荣球菌(*V. magna*)、罗氏韦荣球菌(*V. rogosae*)、精子韦荣球菌(*V. seminalis*)和当别町韦荣球菌(*V. tobetsuensis*)。

韦荣球菌属 DNA G+C 含量为 36~43mol%,代表菌种为小韦荣球菌。

二、生物学特性

(一)形态与染色

韦荣球菌为革兰氏阴性小球菌,直径为 0.3~0.5μm,成对、短链或成簇排列,无荚膜、无鞭毛、无动力、无芽胞。

(二)培养特性

韦荣球菌为专性厌氧菌,在 30~37℃生长良好,培养基 pH 为 6.5~8.0。营养要求较高,在含血液的培养基上孵育 48 小时,可形成圆形、光滑、不透明、灰白色或灰绿色、不溶血、中心凸起的菌落,菌落直径 0.5~3mm。可在乳酸盐或丙酮酸盐培养基中生长。在含有血液的脑心浸液琼脂上厌氧培养 48 小时,从厌氧环境立即取出培养物,于紫外线下(365nm)照射,培养物能发出粉红到红色荧光,但暴露空气 5~10 分钟后,荧光逐渐消失。

韦荣球菌属细菌的形态特征见图 20-4-1。

(三)生化特性

本属细菌氧化酶阴性,某些菌种可产生不典型触酶,殊异韦荣球菌和大鼠韦荣球菌触酶试验可阳性。生化反应不活泼,大部分菌株不发酵碳水化合物和多元醇,不液化明胶,不水解七叶苷,尿素酶和吲哚试验阴性,硝酸盐还原试验阳性,在含乳酸盐和丙酮酸盐培养基中厌氧生长,可产生醋酸、丙酸、CO_2 和 H_2。

三、鉴定与鉴别

(一)属间鉴别

本菌属与氨基酸球菌属和巨球菌属的鉴别见表 20-4-1。

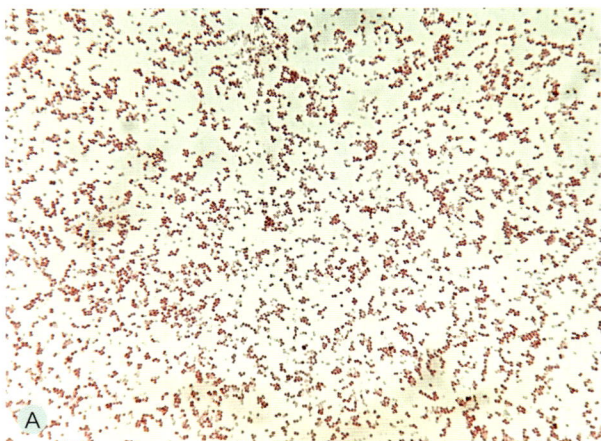

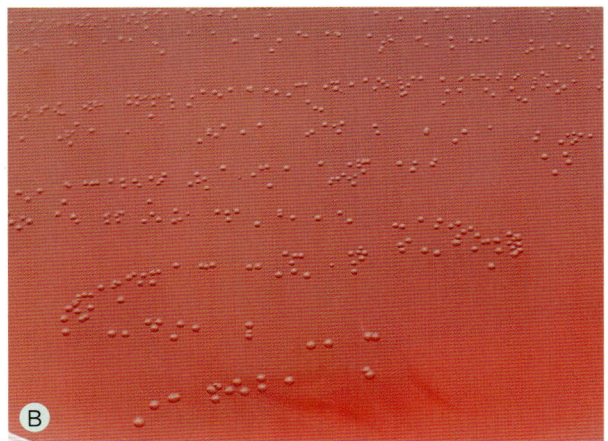

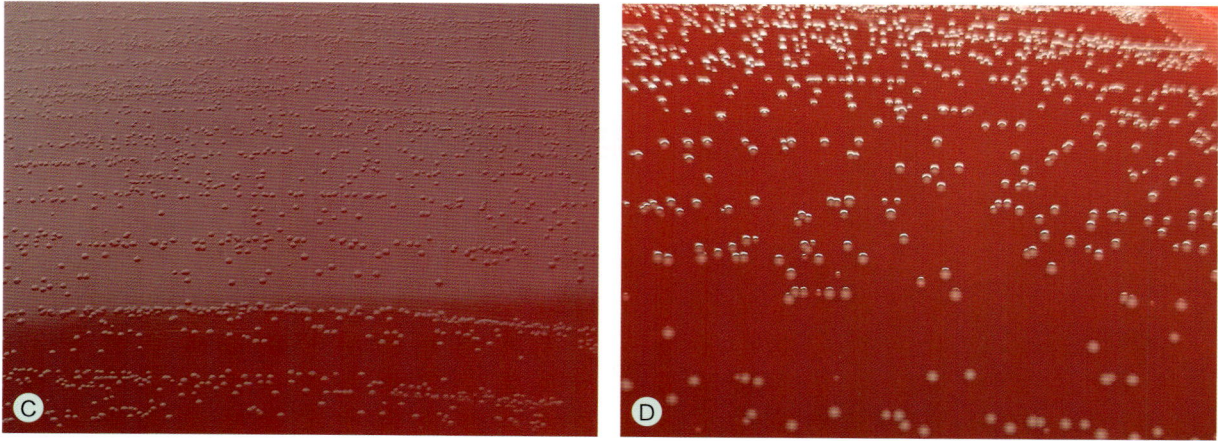

图 20-4-1　韦荣球菌的形态特征

A. 小韦荣球菌革兰氏染色 ×1 000；B. 小韦荣球菌厌氧培养 2 日；C. 殊异韦荣菌厌氧培养 5 日；
D. 非典型韦荣球菌厌氧培养 6 日

表 20-4-1　常见革兰氏阴性厌氧球菌的鉴别

菌属	菌体大小 / μm	荧光	硝酸盐还原	触酶	葡萄糖	乳糖	麦芽糖	在 PYG 培养基代谢终产物
韦荣球菌属	0.3~0.5	砖红色	+	v	−	−	−	A，p
氨基酸球菌属	0.6~1.0	无	−	−	−	−	−	A，B
巨球菌属	(0.4~0.6) × (1.3~2.6)	无	−	−	v	−	v	A，B，ib，V，iv，C，p

注：+，90% 以上菌株阳性；−，90% 以上菌株阴性；v，可变；A，醋酸；B，丁酸；C，己酸；p，丙酸；V，戊酸；ib，异丁酸；iv，异戊酸；大写字母为主要产物，小写字母为次要产物。

（二）属内鉴定

根据表型试验鉴定韦荣球菌到属的水平相对较容易，但鉴定到种的水平则较困难，用分子生物学方法如测定 16S rRNA 基因序列、GLC 技术测定代谢终产物和市售厌氧菌鉴定商品试剂盒则有助于鉴定至种水平。从临床标本中分离的几种韦荣球菌中，殊异韦荣球菌触酶阳性，生长需要腐胺和尸胺，而其他几种菌则结果相反。常见分离于人体韦荣球菌的表型特性见表 20-4-2。

表 20-4-2　常见分离于人体韦荣球菌的表型特性

特性	小韦荣球菌	殊异韦荣球菌	非典型韦荣球菌	龋齿韦荣球菌	精子韦荣球菌	蒙彼利埃韦荣球菌	罗氏韦荣球菌	当别町韦荣球菌
在 BHI 血平板上菌落颜色	淡灰色或白色	淡灰色或白色	淡灰色或白色	淡灰色或白色	淡灰色或白色	淡灰色或白色	淡灰色或白色	淡灰色或白色
菌体细胞直径 /μm	0.3~0.5μm	0.3~0.5μm	0.3~0.5μm	0.3~0.5μm	球形 0.5~0.8μm，卵形 0.8 × (0.9~1.2)μm	0.3~0.5μm	0.3~0.5μm	0.3~0.7μm
触酶	−	+	−	−		v		
硝酸盐还原	+	+	+	+	+	+	+	+
碱性磷酸酶	+	+	+	+	+	ND	+	W
焦谷氨酸芳基酰胺酶	+	+	+	+	ND	ND	+	+

注：+，结果阳性；−，结果阴性；v，结果可变；w，弱阳性反应；ND，无资料。

四、抗菌药物敏感性

韦荣球菌对氨苄西林、阿莫西林/克拉维酸、哌拉西林/他唑巴坦、头孢西丁、头孢替坦、头孢曲松、亚胺培南、美罗培南、克林霉素、杆菌肽和甲硝唑敏感，对复方新诺明、万古霉素、雷莫拉宁、四环素、红霉素、庆大霉素和卡那霉素等耐药。早先认为韦荣球菌对青霉素是敏感的，但近来研究报道大部分韦荣球菌对青霉素是耐药的，尽管小韦荣球菌可产生 β-内酰胺酶，但对青霉素耐药主要还是由青霉素结合蛋白改变引起。

五、临床意义

韦荣球菌常寄生于人类和啮齿类动物的口腔、上呼吸道、肠道和女性生殖道，是这些部位正常菌群的组成成分之一。可引起脓肿（包括颈淋巴结炎、慢性乳突炎和浆液性中耳炎等）、肺部感染（包括吸入性肺炎、脓胸和囊性纤维化肺炎）、牙周炎、慢性鼻窦炎、腹膜炎和伤口感染等，偶尔也可引起骨髓炎和心内膜炎。韦荣球菌作为病原菌的作用不是很清楚，对其毒力机制的了解也不多。可作为机会致病菌引起内源性感染，约 95% 韦荣球菌所致感染为混合感染。

从人体临床标本中分离的有小韦荣球菌、非典型韦荣球菌、龋齿韦荣球菌、殊异韦荣球菌、当别町韦荣球菌、罗氏韦荣球菌、精子韦荣球菌和蒙彼利埃韦荣球菌等，其他几个菌种仅从动物中分离到。引起人类感染报道最常见的是小韦荣球菌，可引起骨髓炎、人工瓣膜心内膜炎和菌血症等，有致死病例报道。不典型韦荣球菌分离于人的唾液。龋齿韦荣球菌分离于人的龋齿。殊异韦荣球菌分离于人体呼吸道和口腔，可引起人工瓣膜心内膜炎和人工关节感染。蒙彼利埃韦荣球菌分离于新生儿胃液和妇女羊水，可引起心内膜炎。罗氏韦荣球菌分离于无龋齿儿童牙龈上的斑块。当别町韦荣球菌分离于健康成人舌头生物膜。精子韦荣球菌主要分离于男性生殖道标本（尤其是精液）。

（杨 青 孙长贵）

第五节 氨基酸球菌属

一、分类与命名

氨基酸球菌属（*Acidaminococcus*）隶属于细菌域，厚壁菌门，*Negativicutes* 菌纲，氨基酸球菌目（Acidaminococcales），氨基酸球菌科（Acidaminococcaceae）。目前属内有 2 个种，即发酵氨基酸球菌（*A. fermentans*）和肠氨基酸球菌（*A. intestini*）。

氨基酸球菌属 DNA G+C 含量为 54.7~57.4mol%，代表菌种为发酵氨基酸球菌。

二、生物学特性

（一）形态与染色

氨基酸球菌为革兰氏阴性球菌，直径为 0.5~1.0μm，呈球形、卵圆形或肾形双球菌，单个、成对排列。无鞭毛，无动力，无芽胞。

（二）培养特性

氨基酸球菌为专性厌氧菌，最佳生长温度为 30~37℃，25℃ 和 45℃ 生长差或不生长。生长培养基最适 pH 为 7.0，出现生长 pH 范围为 6.2~7.5。营养要求较高，生长需要谷氨酸、色氨酸、缬氨酸和精氨酸等氨基酸，93% 菌株生长需要半胱氨酸和组氨酸，50% 菌株生长需要苯丙氨酸和丝氨酸，79% 菌株生长需要酪氨酸，对氨基苯甲酸可刺激生长。谷氨酸、柠檬酸盐和反乌头酸盐可作为发酵氨基酸球菌唯一的能量来源。在厌氧血琼脂平板上孵育 48 小时，可形成直径 0.1~0.5mm、灰白色、圆形、光滑、微凸起、不溶血的菌落，菌落在紫外线下无红色荧光。

（三）生化特性

氨基酸球菌生化反应不活泼，不发酵碳水化合物，大约 40% 发酵氨基酸球菌弱分解葡萄糖。水解氨基酸生成醋酸、丁酸，肠氨基酸球菌还可产生丙酸和乳酸。细胞色素氧化酶、触酶和硝酸盐还原试验均阴性，不液化明胶。发酵氨基酸球菌某些株可分解半胱氨酸产生硫化氢，肠氨基酸球菌某些株产吲哚。

三、鉴定与鉴别

（一）属间鉴别

本菌属与韦荣球菌属和巨球菌属的鉴别见表20-4-1。

（二）属内鉴定

可通过测定16S rRNA基因序列、焦谷氨酸芳基酰胺酶活性和代谢终产物等来鉴定发酵氨基酸球菌与肠氨基酸球菌，其区别见表20-5-1。

表20-5-1　发酵氨基酸球菌与肠氨基酸球菌区别

特性	发酵氨基酸球菌	肠氨酸球菌（n=11）
菌体大小/μm	0.6~1.0	0.5~0.6
菌体形态	球形、卵圆形或肾形双球菌	球菌，单个或成对
菌落直径/mm	0.1~0.2	0.3~0.5
发酵碳水化合物能力	−[a]	−
吲哚	−	−[b]
焦谷氨酸芳基酰胺酶	−	+[c]
亮氨酸芳基酰胺酶	−	+[d]
在PYG培养基代谢终产物[e]	A,B	A,B,P,l
DNA G+C/(mol%)	56	49.3

注：a，大约40%发酵氨基酸球菌弱分解葡萄糖；b，81.8%（9/11）是阴性；c，90.0%（10/11）是阳性；d，63.6%（7/11）是阳性；e，代谢终产物；A，乙酸；B，丁酸；P，丙酸；l，乳酸；大写字母为主要产物，小写字母为次要产物。

四、抗菌药物敏感性

发酵氨基酸球菌对青霉素、氨苄西林、哌拉西林、头孢呋辛、头孢哌酮、头孢噻肟、头孢西丁、亚胺培南、氯霉素、黏菌素、红霉素、壮观霉素、新霉素和四环素等敏感，部分菌株对万古霉素、卡那霉素、链霉素和林可霉素耐药。

五、临床意义

发酵氨基酸球菌通常寄生于人类与温血动物的口腔和肠道中，为口腔和肠道中的正常菌群。对人类一般不致病，全部分离株都来自一些正常的动物，很少引起临床感染，偶尔可从混合感染的临床标本中分离到该菌。肠氨基酸球菌可从胸腹腔积液、压疮溃疡、肛门脓肿、腋窝脓肿、腹股沟脓肿等标本中分离出来，多为混合感染。

（杨　青　孙长贵）

第六节　巨　球　菌　属

一、分类与命名

巨球菌属（Megasphaera）隶属于细菌域，厚壁菌门，Negativicutes菌纲，韦荣球菌目，韦荣球菌科。目前属内有8个种，即埃氏巨球菌（M. elsdenii）、酿酒巨球菌（M. cerevisiae）、己酸巨球菌（M. hexanoica）、印度巨球菌（M. indica）、马赛巨球菌（M. massiliensis）、少食巨球菌（M. paucivorans）、微核巨球菌（M. micronuciformis）和瑞典巨球菌（M. sueciensis）。

巨球菌属DNA G+C含量为42.4~57.7mol%（Tm），53.6mol%（Bd），代表菌种为埃氏巨球菌。

二、生物学特性

（一）形态与染色

巨球菌为革兰氏阴性球菌，菌体可呈多形

性,球形到球杆菌,菌体大小为(0.4~0.6)μm×(1.3~2.6)μm,成对排列、成对双球菌可排列成链状。革兰氏染色呈现不均一性,大部分菌体细胞染色呈阴性。无鞭毛,无芽胞。

(二)培养特性

巨球菌为专性厌氧菌,生长温度范围为15~37℃,最佳生长温度为30℃,埃氏巨球菌为35~38℃,在10℃和45℃不生长。在PY培养基中加入1%丙酮酸盐或葡萄糖酸盐可促进少食巨球菌和瑞典巨球菌生长。在厌氧血琼脂平板、PYG或PYF(蛋白胨-酵母提取物-果糖)培养基上,在30℃孵育3~4日,形成圆形、光滑、凸起、不透明或半透明、不溶血的菌落,菌落直径0.5~1.5mm,呈黄绿色、淡黄色或灰白色,在紫外线照射下不发荧光。

(三)生化特性

巨球菌能发酵碳水化合物和有机酸,发酵碳水化合物产生4~6个碳原子的挥发性脂肪酸,不水解氨基酸。在PYG培养基中发酵的终产物为乙酸、丁酸、己酸、戊酸、丙酸、异丁酸和异戊酸。触酶和硝酸盐还原阴性。发酵或不发酵葡萄糖、果糖、麦芽糖和乳酸盐,产生或不产生酸和气体,不发酵半乳糖和甘露糖,不产生吲哚,不水解七叶苷。埃氏巨球菌和马赛巨球菌氧化酶阳性。

三、鉴定与鉴别

(一)属间鉴别

本菌属与韦荣球菌属和氨基酸球菌属的鉴别见表20-4-1。

(二)属内鉴定

用分子生物学方法如测定16S rRNA基因序列、GLC技术测定代谢终产物和市售厌氧菌鉴定商品试剂盒则有助于鉴定至种水平。属内菌种鉴定见表20-6-1。

表20-6-1　巨球菌属内菌种鉴定

特性	埃氏巨球菌	酿酒巨球菌	少食巨球菌	微核巨球菌	瑞典巨球菌	马赛巨球菌	印度巨球菌
菌体大小(μm)、形态及排列	1.6~2.6,球形,双球菌,偶尔8~10个双球菌排列成链	1.5~2.1,球形或卵圆形,单个或短链状排列	1.2~1.5,球形,成对,偶尔20~25个双球菌排成链或成簇	0.4~0.6,球形,单个,成对	1.0~1.2,球形,成对,偶尔成短链状排列	0.87,球杆菌,单个,成对,成簇	1.2~2.5,球形,单个,成对,成簇
菌落大小(mm)及特征	0.4~0.5,黄绿色或蜂蜜色,圆形,光滑或微粗糙,微凸起,不溶血	0.2~0.5,灰白色,光滑,不透明,反光,扁平的菌落	1.0~1.5,淡黄色,光滑,凸起,不透明菌落	0.5~1.0,圆形,反光,凸起,半透明,不产色素,不溶血菌落	0.5~0.8,淡黄色,光滑,凸起,不透明菌落	0.5~1,圆形,透明,光滑菌落	0.5~1.2,微黄色,有光泽,凸起,不透明,光滑,边缘整齐的菌落
发酵产酸							
葡萄糖	+	-	-	-	-	+	+
半乳糖	-						
麦芽糖	+	-	-	-	-	+	
果糖	+	+	-	-	-	+	
甘露糖	-					+	
甘露醇	+					+	
阿拉伯糖	-	v			-	W	
乳酸盐利用	+	+	-	-		ND	+
葡萄糖酸盐利用	+	+	+		+	ND	+
气体产生	+	+	+			ND	
硫化氢产生	+	+	+		+	ND	
万古霉素(5μg)	R	R	R	S	R	R	R

续表

特性	埃氏巨球菌	酿酒巨球菌	少食巨球菌	微核巨球菌	瑞典巨球菌	马赛巨球菌	印度巨球菌
黏菌素（10μg）	S	S	R	S	R	ND	R
代谢终产物	A，（P），nB，iV，nV，nC	A,P,(iB)，B,iV,V,C	A，（P），iB,B，iV,V,(iC),C	A,P,(iB)，nB,iV,(V)，	(A),P,iB，B,iV,V,C	ND	A,iB,nB，iV,nV,nC
DNA G+C/（mol%）	53.1~54.1（Bd）	42.4~44.8（Tm）	40.5（Tm）	46.4（Tm）	43.1（Tm）	50.2（Tm）	54.92~57.69（Tm）

注：+，阳性；-，阴性；v，可变；w，弱反应；ND，无资料；R，耐药；S，敏感；A，乙酸；B，丁酸；nB，正丁酸；iB，异丁酸；C，己酸；nC，正己酸；iC，异己酸；P，丙酸；V，戊酸；nV，正戊酸；iV，异戊酸；带下划线表示主要产物，括号内产物表示不稳定；Bd，浮力密度；Tm，热变性。

四、抗菌药物敏感性

埃氏巨球菌通常对青霉素、氨苄西林、哌拉西林、头孢呋辛、头孢哌酮、头孢噻肟、头孢西丁敏感，有对亚胺培南、林可霉素耐药株。马赛巨球菌对阿莫西林、阿莫西林 - 克拉维酸、头孢曲松、亚胺培南和多西环素敏感，对万古霉素、红霉素、利福平、复方新诺明、甲硝唑和环丙沙星等耐药。

五、临床意义

巨球形菌主要存在于人和动物的胃肠道中，可分离于牛和羊的瘤胃、人的粪便和腐败的啤酒，偶尔也可从临床感染患者的标本中分离出来，已报道埃氏巨球形菌可引起心内膜炎，微核巨球形菌可致肝脓肿和甲沟炎等，通常与需氧菌一起致混合感染。印度巨球菌分离于一位 56 岁志愿者的粪便，而马赛巨球菌分离于 HIV 感染者的粪便。

（杨　青　孙长贵）

第七节　丙酸杆菌属

一、分类与命名

丙酸杆菌属（*Propionibacterium*）隶属于细菌域，放线菌门，放线菌纲，丙酸杆菌目，丙酸杆菌科。目前，属内有 16 个种和亚种，该属菌因发酵葡萄糖产生丙酸而命名，常见的菌种主要有痤疮丙酸杆菌（*P. acnes*）、贪婪丙酸杆菌（*P. avidum*）、澳大利亚丙酸杆菌（*P. australiense*）、*P. cyclohexanicum*、颗粒丙酸杆菌（*P. granulosum*）、费氏丙酸杆菌（*P. freudenreichii*）、詹氏丙酸杆菌（*P. jensenii*）、产酸丙酸杆菌（*P. acidifaciens*）、嗜淋巴丙酸杆菌（*P. lymphophilum*）、特氏丙酸杆菌（*P. thoenii*）和丙酸丙酸杆菌（*P. propionicum*）等。与人类感染有关的主要有痤疮丙酸杆菌、贪婪丙酸杆菌、颗粒丙酸杆菌和丙酸丙酸杆菌，其中以痤疮丙酸杆菌最常见。2016 年 Scholz 等提议将痤疮丙酸杆菌、贪婪丙酸杆菌和颗粒丙酸杆菌从丙酸杆菌属中分开，划归皮肤杆菌属（*Cutibacterium*），分别称为痤疮皮肤杆菌、贪婪皮肤杆菌和颗粒皮肤杆菌。丙酸丙酸杆菌分类到假丙酸杆菌属（*Pseudopropionibacterium*），詹氏丙酸杆菌和特氏丙酸杆菌分类到产酸丙酸杆菌属（*Acidipropionibacterium*），嗜淋巴丙酸杆菌分类到丙酸微杆菌属（*Propionimicrobium*）。

丙酸杆菌属 DNA G+C 含量为 57~70mol%，代表菌种为费氏丙酸杆菌。

二、生物学特性

（一）形态与染色

丙酸杆菌为革兰氏阳性杆菌，菌体大小为（0.2~1.5）μm×（1~5）μm，菌体似类白喉棒杆菌，一端钝圆，另一端尖细，形态呈棒状，也可以成球形、成对、分枝状，甚至成丝状长达 20μm。单个、成对、短链或呈 V 和 Y 字形排列，染色不均，陈旧培养物菌体可呈多形态。无鞭毛，无芽胞。

（二）培养特性

丙酸杆菌属为专性厌氧或微需氧菌，大部分菌株在厌氧条件下生长较快，部分菌株经过数次转种后，可变为兼性厌氧菌，在微需氧环境中生长良好。在血琼脂平板上孵育 48 小时后，形成圆形、有光泽、不透明、凸起的菌落，菌落呈白色、灰白色、粉红、红色、黄色或橙色，直径 0.5~1.5mm，在 30~37℃ 和 pH 7.0 时生长良好。某些菌种呈 β- 溶血。吐温 -80 可刺激大部分菌株生长。

费氏丙酸杆菌的形态特征见图 20-7-1。痤疮丙酸杆菌、贪婪丙酸杆菌及颗粒丙酸杆菌的形态学特征可参阅本章第二十一节皮肤杆菌属（*Cutibacterium*）相关图片。

（三）生化特性

本菌属细菌发酵葡萄糖主要产生丙酸，通常也产生少量乙酸、异戊酸、蚁酸、琥珀酸或乳酸和二氧化碳。大部分菌种硝酸盐还原试验阴性，不产生吲哚。大部分菌株触酶试验阳性。痤疮丙酸杆菌通常可产生吲哚，液化明胶，硝酸盐还原阳性，不水解七叶苷，不发酵乳糖、蔗糖、麦芽糖、棉子糖、阿拉伯糖和鼠李糖。

三、鉴定与鉴别

（一）属间鉴别
丙酸杆菌属与相关菌属之间鉴别见表 20-7-1。

（二）属内鉴定
丙酸杆菌属常见菌种的区别鉴定见表 20-7-2。

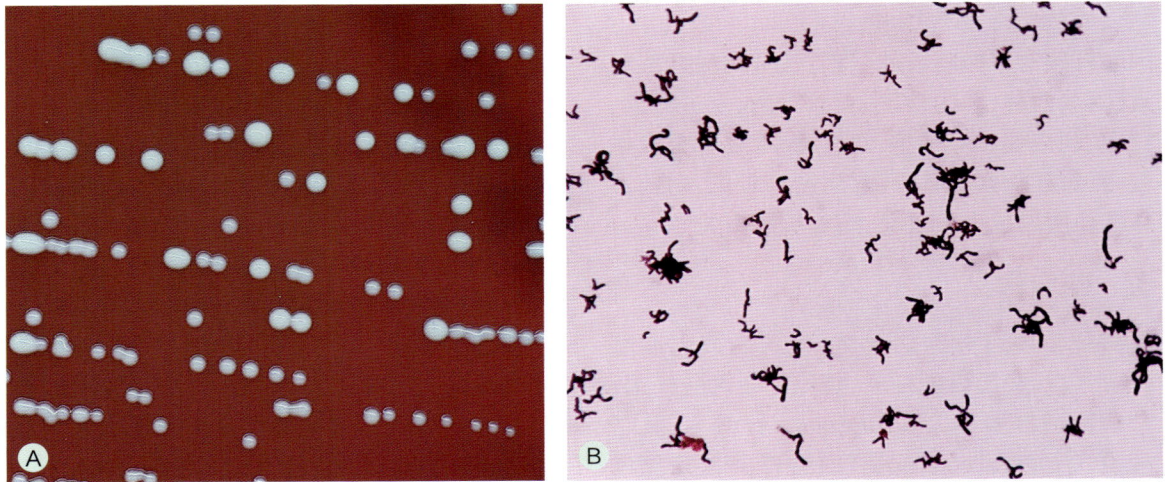

图 20-7-1　费氏丙酸杆菌的形态特征
A. SBA，CO_2 5 日；B. 革兰氏染色 ×1 000

表 20-7-1　丙酸杆菌属与相关菌属鉴别

菌属	严格厌氧生长	触酶	动力	吲哚	硝酸盐还原	菌体两侧平行	G+C (mol%)	在 PYG 培养基中代谢终产物
丙酸杆菌属	v	v	–	v	v	–/+	59~67	P,A,L
放线菌属	v	–*	–	–	v	–	55~68	S,具有或无 A 和 L
放线棒杆菌属	+	–	–	–	–	–	50~57	A
双歧杆菌属	v	–	–	–	–	–	57~64	A,L(A>L)
真杆菌属	+	–	v	v	v	+/–	30~57	B,A
乳杆菌属	v	–	–	–	–	+	35~53	L
动弯杆菌属	+	–	+	–	v	–	49~52	S,A,L
丙酸微杆菌属	+	v	–	–	v	–	53~54	P,A,S

注：+，90% 菌株阳性或生长；–，90% 菌株阴性；+/–，11%~90% 菌株阳性；–/+，11~90% 菌株阴性；v，不定；*，黏液放线菌为阳性；PYG，蛋白质 - 酵母提取物 - 葡萄糖；A，乙酸；B，丁酸；L，乳酸；P，丙酸；S，琥珀酸。

表 20-7-2 丙酸杆菌属常见菌种及相关菌种的区别

菌种	溶血性	触酶	七叶苷水解	吲哚产生	硝酸盐还原	明胶水解	蔗糖	麦芽糖	棉子糖	阿拉伯糖	蕈糖	G+C/(mol%)(T_m)
痤疮皮肤杆菌	d+	d+	–	d+	d+	+	–	–	–	–	–	57~60
贪婪皮肤杆菌	+	+	+	–	–	+	+	+	d+	d+	+	62~63
颗粒皮肤杆菌	–	+	–	–	–	d–	–	d+	–	–	d+	61~63
丙酸假丙酸杆菌	–	+	–	–	+	d+	–	+	+	–	d+	63~65
费氏丙酸杆菌	–	+	+	–	–	–	–	–	+	+	–	64~67
詹氏产酸丙酸杆菌	–	d+	+	–	–	+	–	d+	–	–	–	65~68
特氏产酸丙酸杆菌	+	+	+	–	–	–	–	d+	d+	–	+	66~67
嗜淋巴丙酸杆菌	–	d+	–	–	d–	d+	d–	+	–	–	–	53~54

注：+，90%~100% 菌株阳性；–，90%~100% 菌株阴性；d+；40%~90% 菌株阳性；d–，10%~40% 菌株阴性。

四、抗菌药物敏感性

丙酸杆菌对甲硝唑天然耐药,痤疮丙酸杆菌对青霉素、阿莫西林、环丙沙星、亚胺培南、万古霉素、替考拉宁、利奈唑胺等敏感,对红霉素、克林霉素耐药率较高,对四环素、米诺环素耐药率较低,耐药发生率与既往使用抗生素情况、病史长短相关。

五、临床意义

丙酸杆菌属可分为两大类：经典的或乳制品丙酸杆菌,包括费氏丙酸杆菌、詹氏产酸丙酸杆菌、特氏产酸丙酸杆菌和 P. acidipropionici 等,与乳制品工业有关；皮肤(cutaneous)丙酸杆菌包括痤疮皮肤杆菌、贪婪皮肤杆菌、颗粒皮肤杆菌、丙酸假丙酸杆菌等,主要寄居于人和动物的皮肤、皮脂腺、口腔、泌尿生殖道、大肠中,可引起皮肤软组织、淋巴结、骨与关节,中枢神经系统、眼部和血液等感染,

临床表现为寻常痤疮、伤口感染、脓肿、淋巴结炎、牙周炎、龋齿、鼻窦炎、菌血症和心内膜炎等。痤疮皮肤杆菌存在于人体的毛囊皮脂腺与汗腺中,与痤疮和酒渣鼻等有关,该菌也是血培养、腰穿及骨髓穿刺液培养较常见的分离菌,常被作为污染菌而忽视。然而,当存在异物、手术、外伤、糖尿病或免疫抑制等诱发因素时,痤疮皮肤杆菌的致病力不可低估。近来,越来越多的证据显示痤疮皮肤杆菌不仅是寻常痤疮的重要病原菌,也是心内膜炎、人工关节感染的重要致病菌,还可能是前列腺癌和类肉瘤样病的潜在致病菌。丙酸假丙酸杆菌是口腔正常菌群的一部分,能够引起口腔和眼部类似放线菌样的感染,其致病性与衣氏放线菌(A. israelii)和戈氏放线菌(A. gerencseriae)感染相似,产酸丙酸杆菌与龋齿极其相关。

（杨 青 孙长贵）

第八节 放 线 菌 属

一、分类与命名

放线菌属(Actinomyces)隶属于细菌域,放线菌门,放线菌纲,放线菌目,放线菌科。目前,属内有 46 个种,常见从人类和动物分离的菌种包括牛放线菌(A. bovis)、卡迪夫放线菌(A. cardiffensis)、牙齿放线菌(A. dentalis)、衣氏放线菌(A. israelii)、

爱护放线菌(A. ihuae)、欧洲放线菌(A. europaeus)、芬克放线菌(A. funkei)、革氏放线菌(A. graeve-nitizii)、乔治放线菌(A. georgiae)、戈氏放线菌(A. gerencseriae)、李氏放线菌(A. lingnae)、梅耶放线菌(A. meyeri)、内氏放线菌(A. naeslundii)、鼻放线菌(A. nasicola)、纽氏放线菌(A. neuii)、龋齿放线菌(A. odontolyticus)、口腔放线菌(A. oris)、齿根放

线菌（*A. radicidentis*）、瑞丁放线菌（*A. radingae*）、苏黎世放线菌（*A. turicensis*）、泌尿生殖道放线菌（*A. urogenitalis*）和黏放线菌（*A. viscosus*）等。2018年Nouioui等将卡迪夫放线菌、芬克放线菌、乔治放线菌、梅耶放线菌、龋齿放线菌、苏黎世放线菌等菌种从放线菌属划分到沙尔菌属（*Schaalia*）（见第十四章第十七节），将欧洲放线菌分类到格莱姆菌属（*Gleimia*），称为欧洲格莱姆菌（*Gleimia europaea*）。

放线菌属DNA G+C含量为55~71mol%（Tm，HPLC），代表菌种为牛放线菌。

二、生物学特性

（一）形态与染色

革兰氏染色阳性，菌体为直或微弯曲杆菌，可表现不同程度分枝，新鲜培养物菌体有时似类白喉棒杆菌和球形；也可呈细长丝状，宽1μm或更小，长10~50μm或更长，也可呈短杆菌，大小为1.5~5.0μm。成对，呈Y、V、T字形，短链或成簇排列。非抗酸性，无鞭毛，无芽胞。脓性分泌物标本可见"硫磺样颗粒"（图20-8-1A），对其压片和革兰氏染色，显微镜下可见长的细丝缠绕而成的团块（图20-8-1C、D）。

脓性分泌物标本中的"硫磺样颗粒"及镜下形态见图20-8-1。

感染标本中放线菌的形态特征见图20-8-2。

（二）培养特性

厌氧或兼性厌氧，大部分菌种厌氧，某些菌种兼性厌氧生长好，二氧化碳能促进生长。最佳生长温度35~37℃（梅耶沙尔菌30℃）。在血琼脂平板上35℃孵育3~7日出现肉眼可见菌落，但检测和鉴定需孵育7~14日，形成直径0.5~5.0mm菌落，菌落粗糙和干燥或光滑、柔软到黏液样。大部分菌落白色到灰白色或奶油样白色，齿垢放线菌在马血琼脂平板上厌氧孵育可产生粉红色菌落。衣氏放线菌粗糙菌落，形成短的气生菌丝。临床常见放线菌菌落特性见表20-8-1。

放线菌属细菌的形态特征见图20-8-3~图20-8-8。

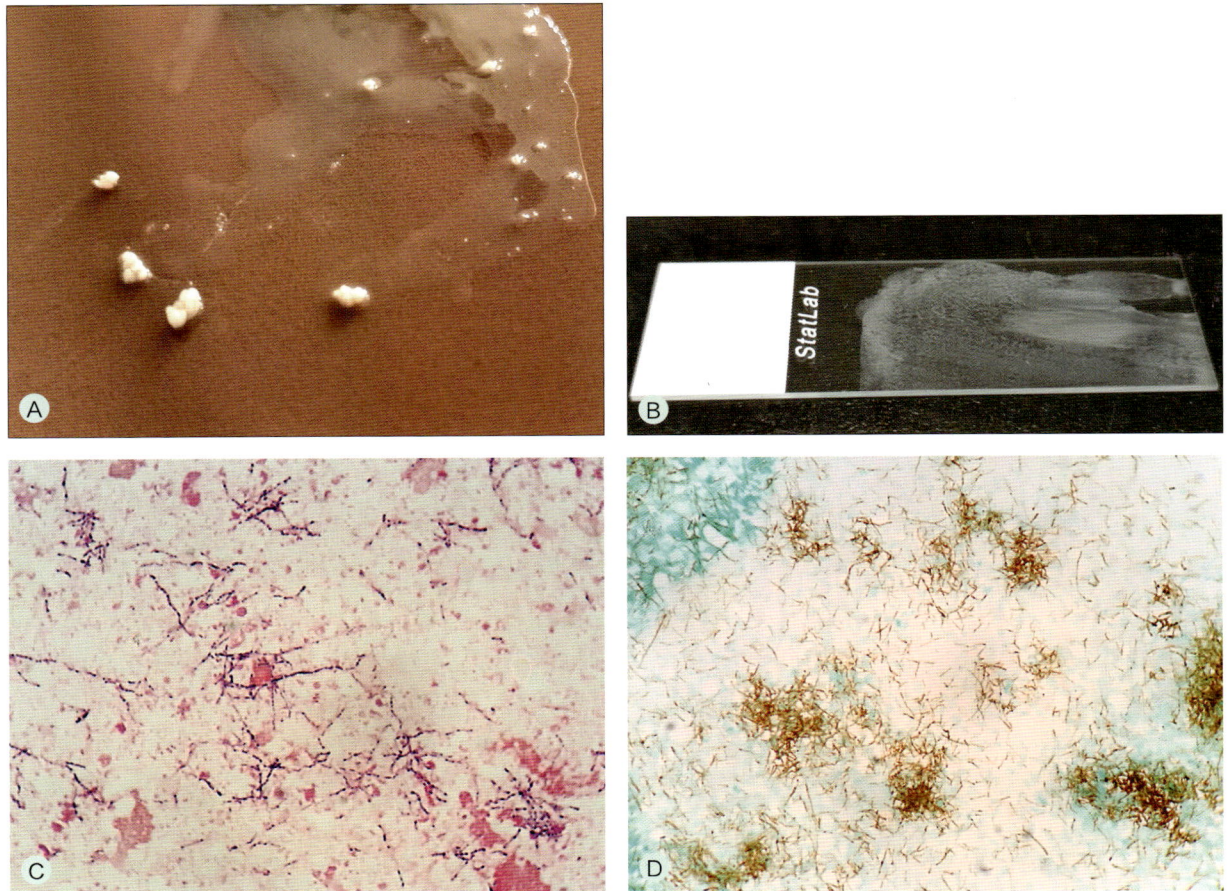

图20-8-1　脓性分泌物标本中的"硫磺样颗粒"及镜下形态
A."硫磺样颗粒"；B."硫磺样颗粒"压片；C."硫磺样颗粒"压片革兰氏染色 ×1 000；
D."硫磺样颗粒"压片银染色 ×1 000

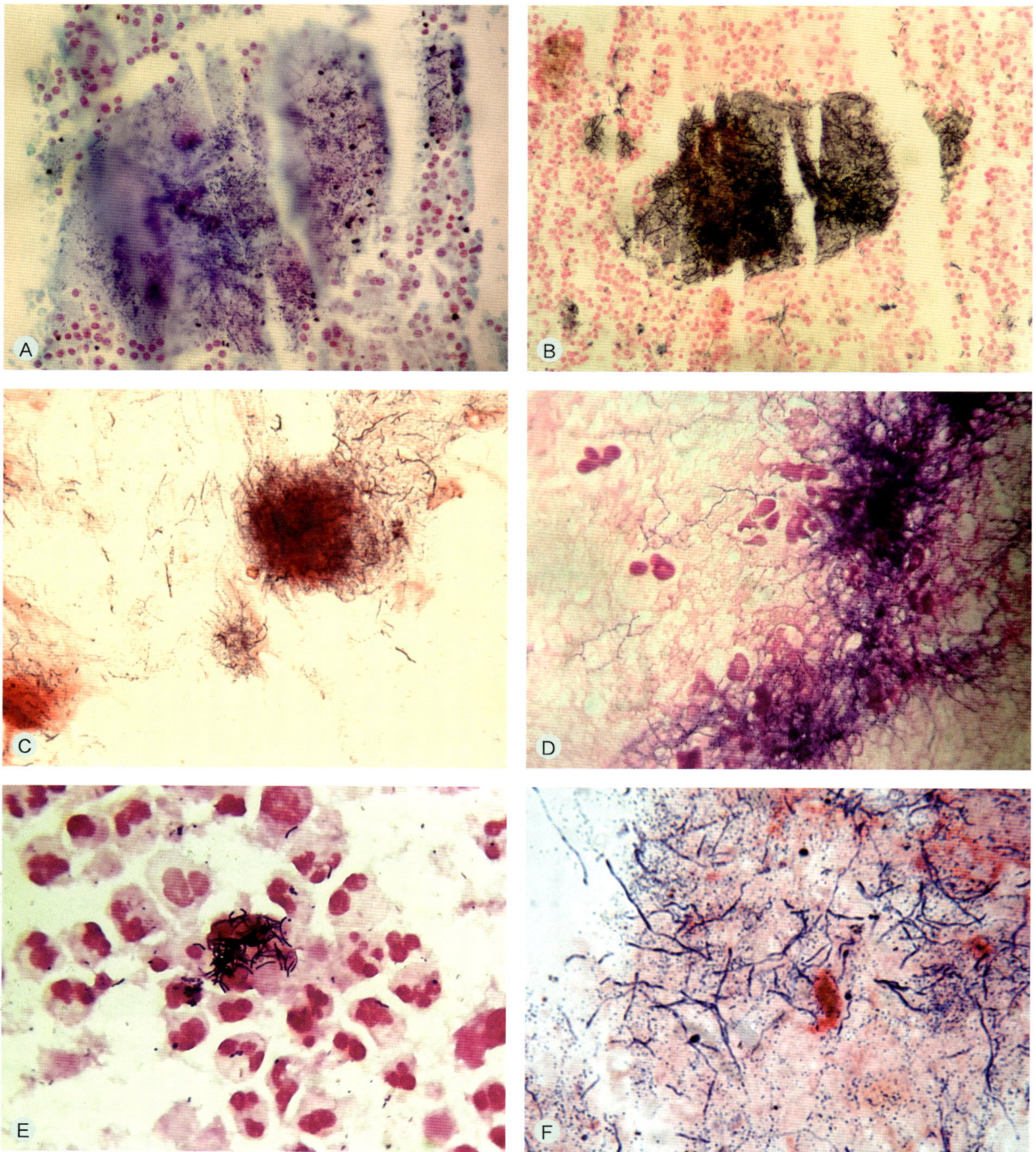

图 20-8-2　感染标本涂片放线菌的形态特征

A. 阑尾切片革兰氏染色 ×400；B. 阑尾切片 PSAM 染色 ×400；C. 泪道 - 结膜结石压片，革兰氏染色 ×1 000；D. 脓胸抽吸物涂片革兰氏染色 ×1 000；E. 腹壁脓肿脓液涂片革兰氏染色 ×1 000；F. 上颌窦分泌物涂片革兰氏染色 ×2 000

表 20-8-1　临床常见放线菌和相关细菌菌落特性

菌种	菌落特性	注释
衣氏放线菌	白色到奶油色，面包屑或臼齿样，沙砾般，凹陷	生长缓慢，陈旧菌落可呈粉红色
戈氏放线菌	亮白色，面包屑或臼齿样，凹陷，比衣氏放线菌柔软	生长缓慢
内氏放线菌	白色，奶油色或桃红色，光滑，凸起，边缘整齐	偶尔出现粗糙型菌落
龋齿沙尔菌	奶油色到红色，光滑，凸起，边缘整齐	陈旧菌落可呈咖啡色
梅耶沙尔菌	小，白色，光滑，凸起，边缘整齐	生长缓慢

续表

菌种	菌落特性	注释
牙齿放线菌	白色到粉红色,臼齿,凹陷	
乔治沙尔菌	白色或奶油色,光滑,凸起,边缘整齐	
纽氏放线菌	白色或奶油色,光滑,凸起,边缘整齐	
苏黎世沙尔菌	灰白色,半透明,光滑,低凸起,边缘整齐	
欧洲放线菌	稍白,半透明,光滑,低凸起,边缘整齐	
韦氏放线菌	明显的臼齿白或光滑,凸起	红色荧光,粗糙型和光滑型菌落可同时出现,陈旧菌落可呈咖啡色
齿根放线菌	奶油色到粉红色,光滑,凸起,边缘整齐	陈旧菌落可呈红色
泌尿生殖道放线菌	奶油色到粉红色,具暗色的环,光滑	
芬克沙尔菌	灰色,半透明菌落,不透明中心,低凸起,边缘整齐,不溶血	
卡迪夫沙尔菌	奶油色到粉红色,光滑,凸起,边缘整齐,不溶血	
鼻放线菌	白色或灰白色,光滑,凸起,边缘整齐	
口腔放线菌	白色,面包屑样,凹陷,不溶血	
丙酸假丙酸杆菌	亮白到浅黄色,面包屑样,沙砾般,凹陷,或光滑,凸起,边缘整齐	红色荧光,粗糙型和光滑型菌落可同时出现

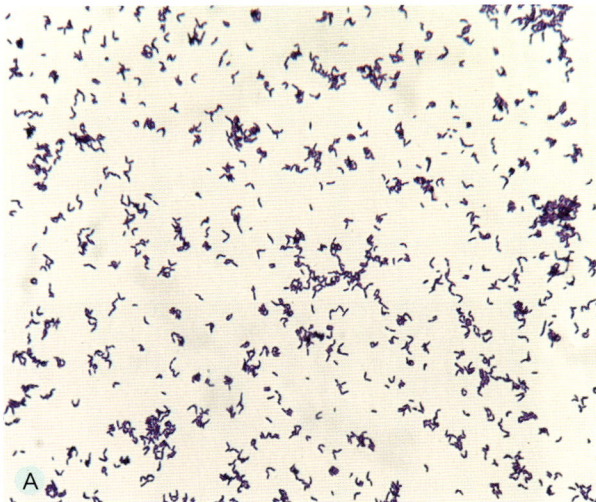

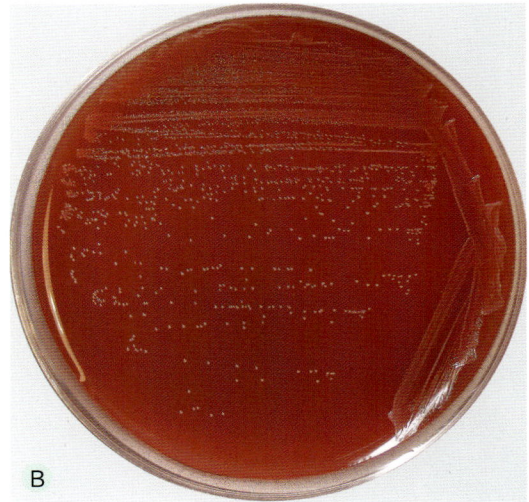

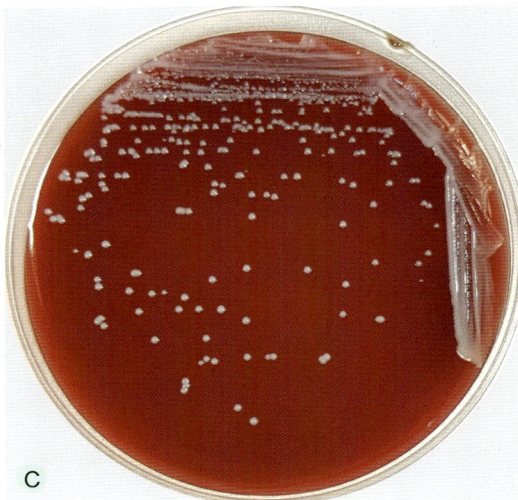

图 20-8-3　纽氏放线菌的形态特征
A. 革兰氏染色 ×1 000; B. CO₂ 培养 2 日; C. 厌氧培养 2 日

图 20-8-4　瑞丁放线菌的形态特征
A. 革兰氏染色 ×1 000；B. CO₂ 培养 5 日；C. 厌氧培养 7 日

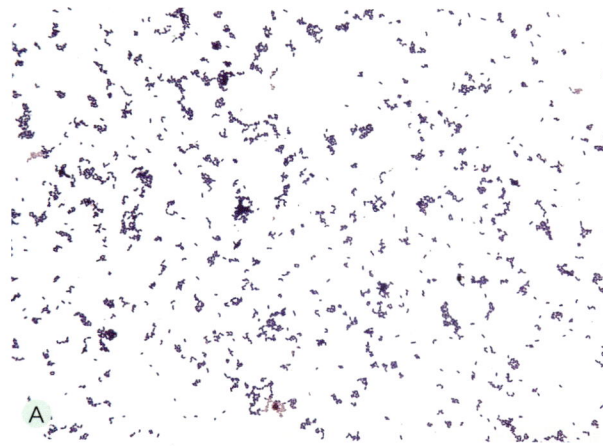

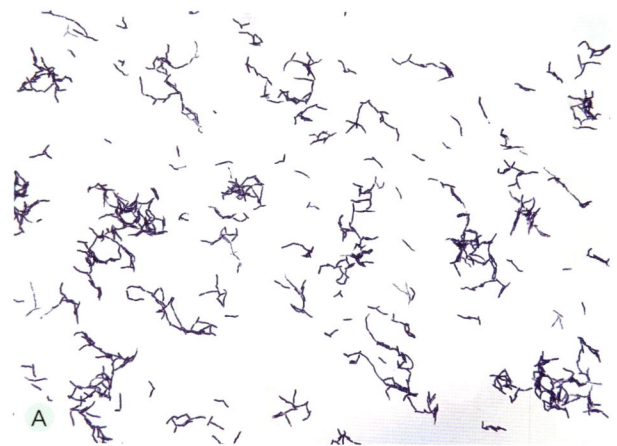

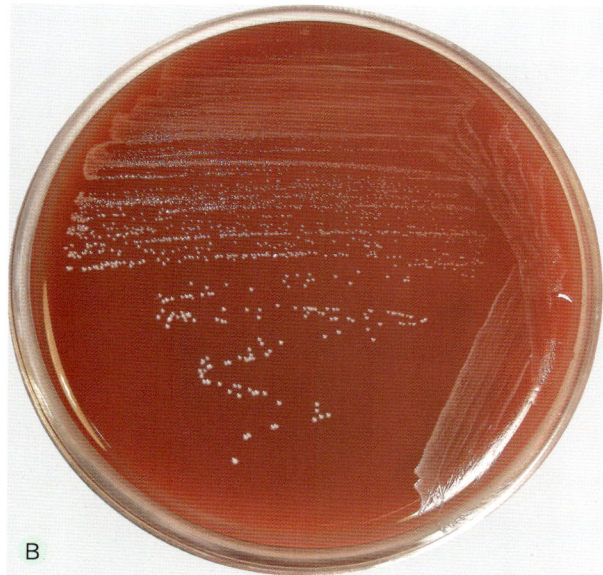

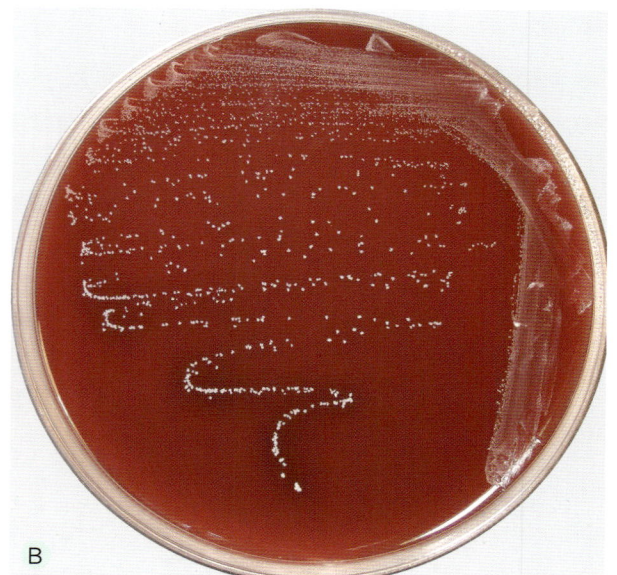

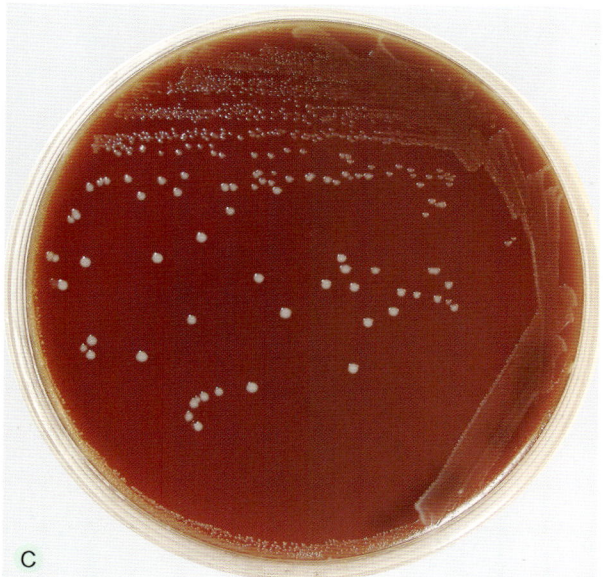

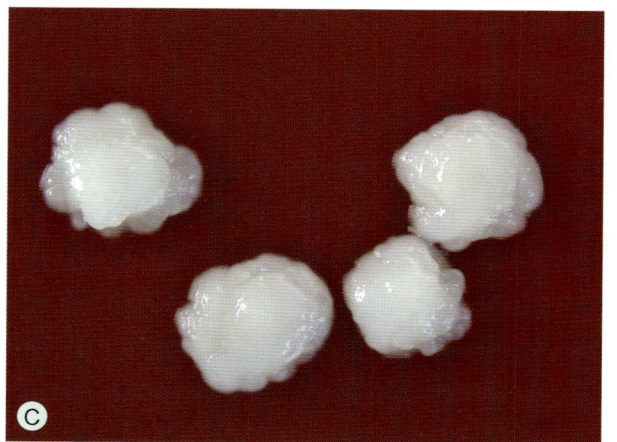

图 20-8-5　衣氏放线菌的形态特征
A. 革兰氏染色 ×1 000；B. 厌氧培养 8 日；
C. 厌氧培养 8 日 ×40

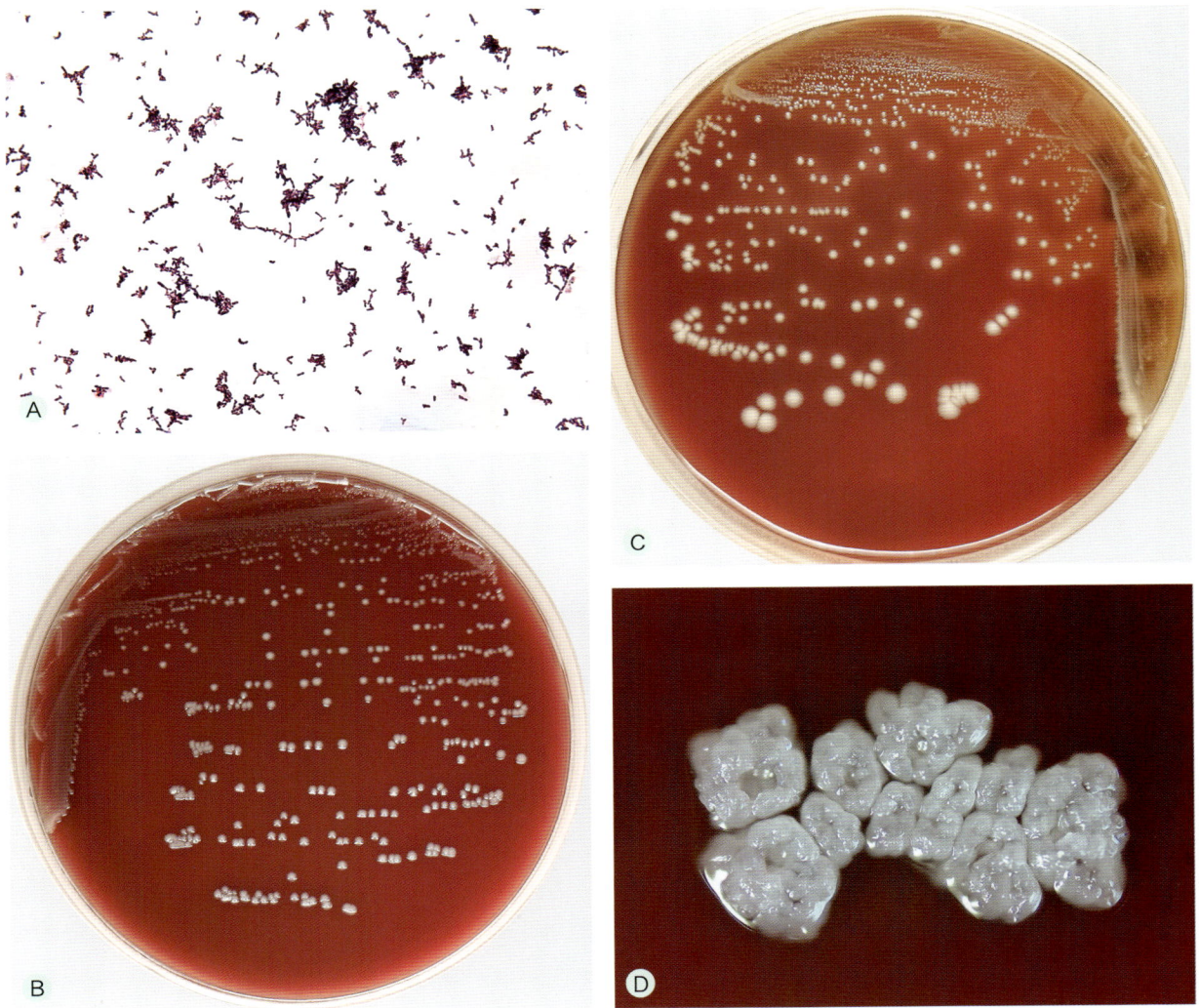

图 20-8-6 革氏放线菌的形态特征

A. 革兰氏染色 ×1 000；B. 光滑型 厌氧培养 3 日；C. 光滑型 CO₂ 培养 6 日；D. 臼齿型 CO₂ 培养 4 日

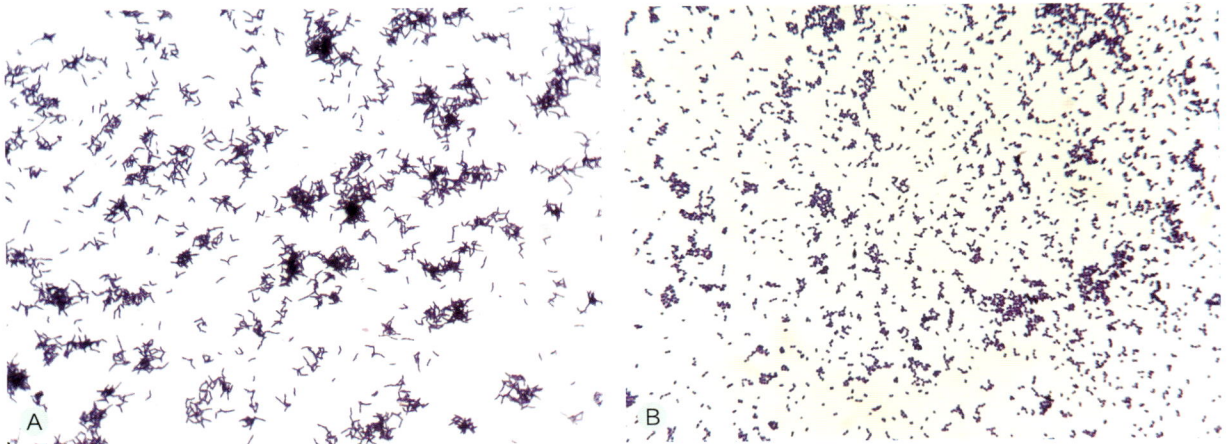

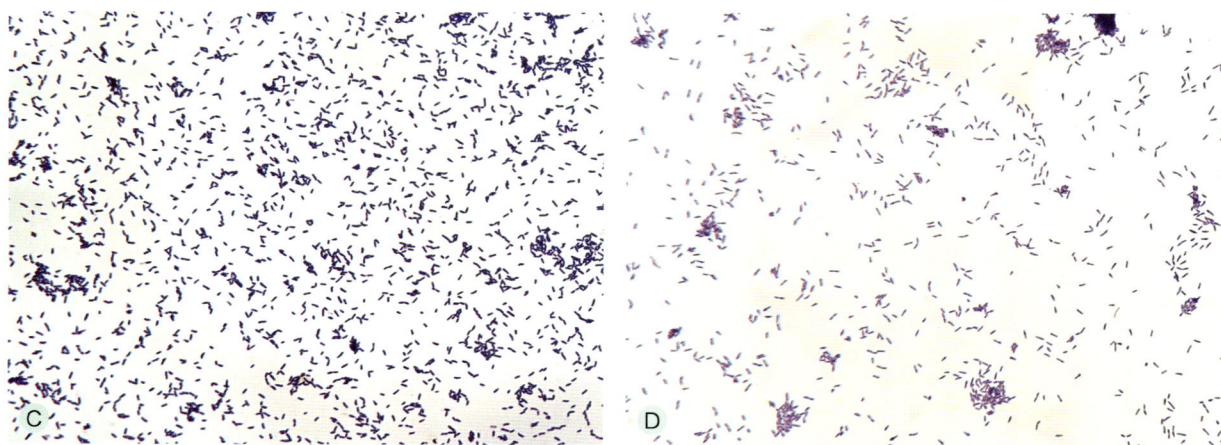

图 20-8-7　其他放线菌革兰氏染色的镜下形态特征 ×1 000
A. 内氏放线菌；B. 欧洲放线菌；C. 口腔放线菌；D. 黏放线菌

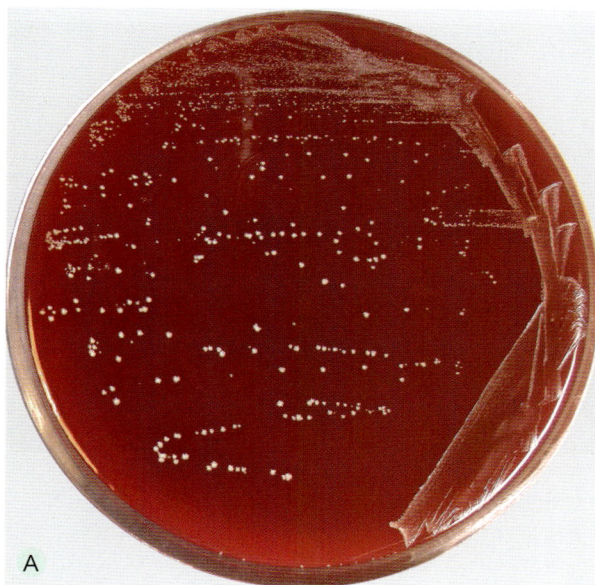

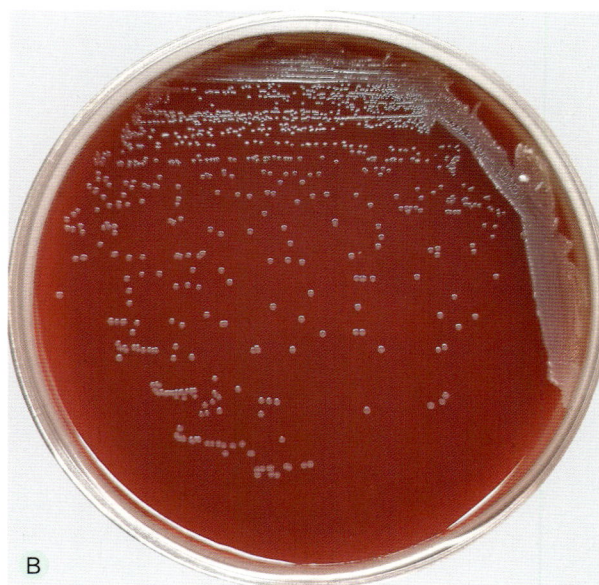

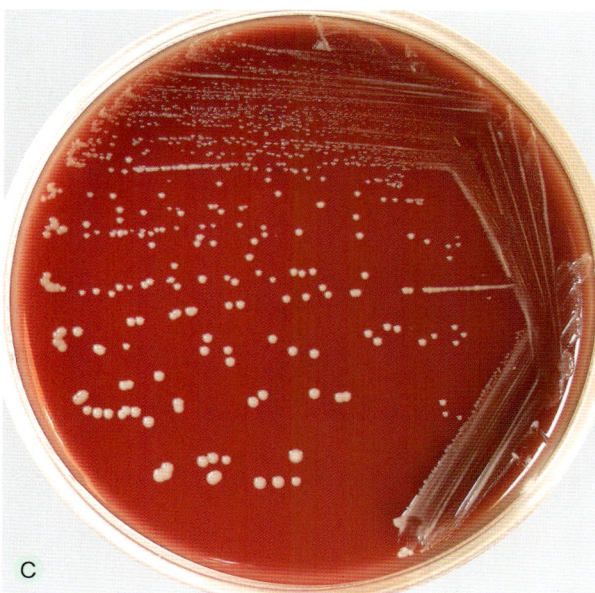

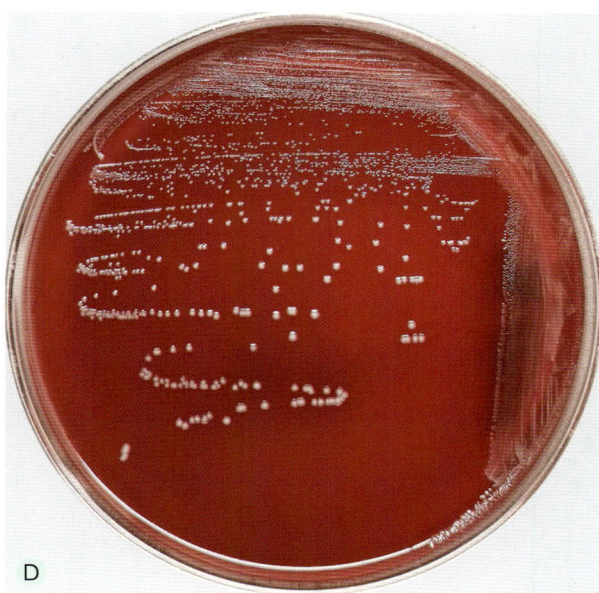

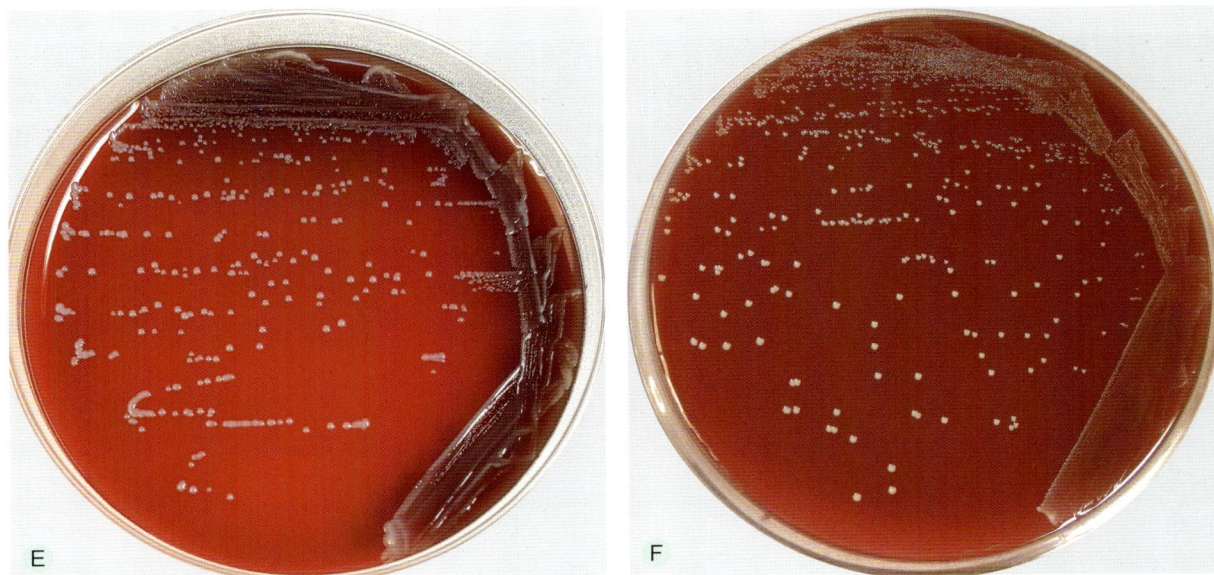

图 20-8-8　其他放线菌的菌落形态特征
A. 内氏放线菌厌氧培养 5 日；B. 欧洲放线菌 CO_2 培养 5 日；C. 口腔放线菌 CO_2 培养 4 日；D. 口腔放线菌厌氧培养 3 日；E. 黏放线菌 CO_2 培养 2 日；F. 黏放线菌厌氧培养 9 日

（三）生化特性

化能有机营养，发酵糖类产酸不产气，发酵葡萄糖终产物包括蚁酸、乙酸、乳酸和琥珀酸，但不产生丙酸。触酶阴性或阳性，硝酸盐还原阳性或阴性，不产生吲哚，尿素酶阴性。

三、鉴定与鉴别

（一）属间鉴别

放线菌属与其他相关菌属的鉴别见表 20-6-2。

丙酸假丙酸杆菌与衣氏放线菌菌落特征相似，前者不还原硝酸盐，而后者硝酸盐还原阳性。

（二）属内鉴定

放线菌属内常见菌种的鉴定见表 20-8-1、表 20-8-2。

四、抗菌药物敏感性

放线菌对 β- 内酰胺类、碳青霉烯类、四环素、万古霉素敏感，对甲硝唑天然耐药。

表 20-8-2　放线菌属内常见菌种和相关细菌的不同特性

特性	牛放线菌	衣氏放线菌	内氏放线菌	龋齿沙尔菌	黏放线菌	牙齿放线菌	梅耶沙尔菌	苏黎世沙尔菌	纽氏放线菌	乔治沙尔菌	戈氏放线菌	泌尿生殖道放线菌	革氏放线菌	齿根放线菌	芬克沙尔菌	卡迪夫沙尔菌	鼻放线菌	口放线菌	欧洲放线菌	化脓隐秘杆菌
β- 溶血	v	–	–	v	–	ND	–	–	–	–	–	–	–	–	–	–	ND	–	ND	+
触酶	–	–	–	–	+	–	–	–	+	–	–	–	–	+	–	–	–	–	–	–
硝酸盐还原	–	v	+	+	v	+	–	–	v	v	v	+	v	v	+	v	–	–	v	–
七叶苷水解	v	+	+	v	v	+	–	–	–	+	+	+	+	+	–	–	+	+	v	+
尿素酶	–	–	–	+	v	ND	v	–	–	–	–	–	–	–	+	+	–	–	–	–
α- 葡萄糖苷酶	–	+	v	+	v	+	+	+	+	+	+	+	v	+	+	+	+	+	+	–
β- 半乳糖苷酶	–	+	v	–	v	+	–	–	+	+	+	+	+	+	–	–	+	v	v	v
N- 乙酰 -β- 氨基葡萄糖苷酶	+	–	–	–	–	–	–	–	–	–	–	+	+	+	–	–	–	–	–	–
麦芽糖		+	+		+		+	+	+	+	+		+	+	+	v	v		+	+

续表

特性	牛放线菌	衣氏放线菌	内氏放线菌	龋齿沙尔菌	黏放线菌	牙齿放线菌	梅耶沙尔菌	苏黎世沙尔菌	纽氏放线菌	乔治沙尔菌	戈氏放线菌	泌尿生殖道放线菌	革氏放线菌	齿根放线菌	芬克沙尔菌	卡迪夫沙尔菌	鼻放线菌	口放线菌	欧洲放线菌	化脓隐秘杆菌
蔗糖		+	+		+		+	+	+	+	+	+	+	+	+	v	–	+	v	w
阿拉伯糖	–	v	–	v	–	v	v	v			v			+			–	–		v
肌醇	v	+	+		v	v			+	v	v	ND	+	ND	ND	–	–	ND	ND	v
甘露醇	–	v	–		–														w	
棉子糖																			w	
鼠李糖	–	v	–	v			w	+		w								ND		
海藻糖	–	v	+	v	–													+	v	
木糖	–	+	v	v	–		+		+	+	v		w			–	–	–	+	
产色素				+																
CAMP 试验	–	–	–	–	–		v		+									v		

注:+,90% 以上菌株阳性;–,90% 以上菌株阴性;v,可变;w,弱阳性;ND,无资料。

五、临床意义

放线菌是人和动物的机会致病菌,引起人类放线菌病,包括口腔、眼部、肺部、腹部、胃肠道、泌尿生殖道、大脑或中枢神经系统和皮肤或软组织等部位感染,临床表现为相应部位炎症,可在感染局部形成脓肿和慢性肉芽肿以及窦道(图20-8-9),也可引起心内膜炎。临床最常见放线菌主要是衣氏放线菌。放线菌常与其他细菌一起引起混合感染。

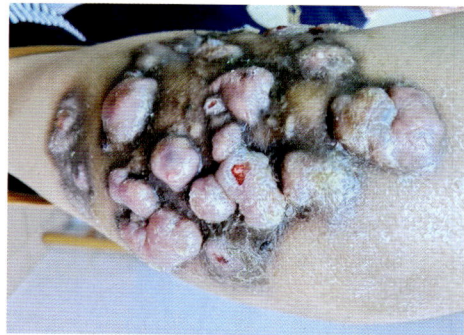

图 20-8-9　放线菌病
皮肤脓肿和慢性肉芽肿

(杨 青　孙长贵)

第九节　双歧杆菌属

一、分类与命名

双歧杆菌属(*Bifidobacterium*)隶属于细菌域,放线菌门,放线菌纲,双歧杆菌目,双歧杆菌科。目前,属内包括 55 个种和 11 个亚种,常见有青春双歧杆菌(*B. adolescentis*)、星状双歧杆菌(*B. asteroides*)、双歧双歧杆菌(*B. bifidum*)、短双歧杆菌(*B. breve*)、链状双歧杆菌(*B. catenulatum*)、齿双歧杆菌(*B. dentium*)、球双歧杆菌(*B. globosum*)、婴儿双歧杆菌(*B. infantis*)和长双歧杆菌(*B. longum*)等。

双歧杆菌属 DNA G+C 含量为 57~64mol%,代表菌种为双歧双歧杆菌。

二、生物学特性

(一)形态与染色

革兰氏阳性杆菌,染色不匀,菌体形态不规则,可呈直的、微弯曲或棒状,常分叉,偶尔呈膨大的球杆状。大小为 (0.5~1.3)μm × (1.5~8)μm。单个、成对、V 或 Y 字排列,有时成链,菌体平行成栅栏状。无鞭毛,无芽胞,抗酸染色阴性。

（二）培养特性

厌氧生长,某些菌种可在含 10% CO_2 的空气中生长。最适生长温度是 37~41℃,从人体分离的菌株,最适生长温度是 36~38℃,最低生长温度 25~28℃,最大生长温度 43~45℃。双歧杆菌嗜酸,在低 pH 环境生长良好,最适生长 pH 为 6.5~7.0,低于 4.5~5.0 或高于 8.0~8.5 时不生长。在厌氧血平板上孵育 48 小时,形成光滑、凸起、边缘整齐菌落,奶油色到白色,反光。

双歧杆菌属细菌的形态学特征见图 20-9-1。

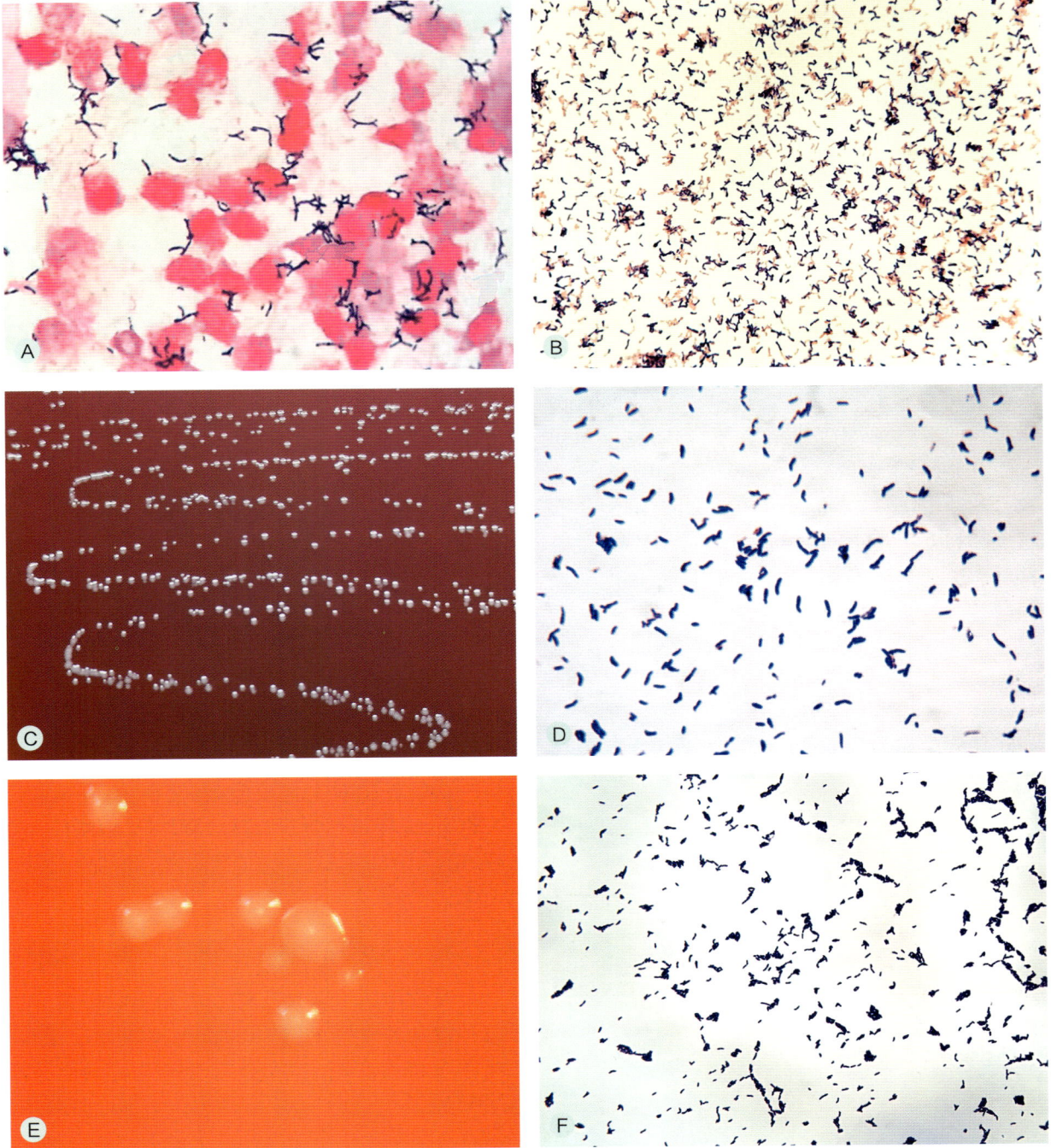

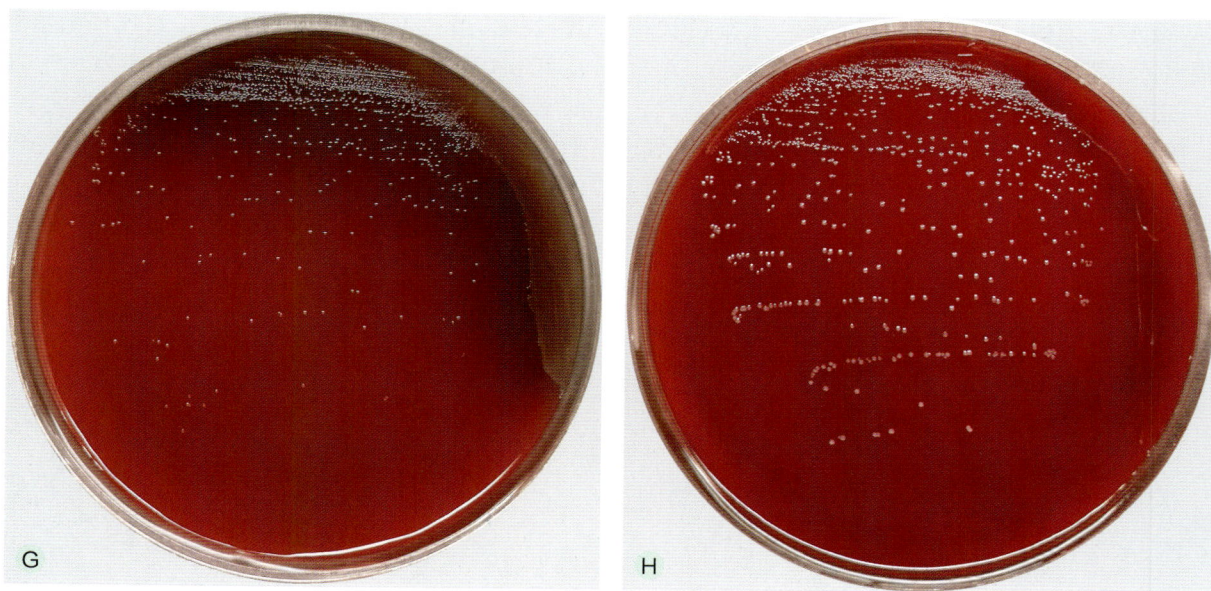

图 20-9-1 双歧杆菌的形态特征

A. 阴道分泌物涂片(双歧杆菌)革兰氏染色 ×1 000；B. 双歧双歧杆菌革兰氏染色 ×1 000；C. 双歧双歧杆菌厌氧培养 5 日；D. 长双歧杆菌革兰氏染色 ×1 500；E. 长双歧杆菌厌氧培养 9 日 ×40；F. 短双歧杆菌革兰氏染色 ×1 000；G. 短双歧杆菌 CO_2 培养 3 日；H. 短双歧杆菌厌氧培养 4 日

（三）生化特性

化能有机营养。发酵碳水化合物，在 PYG 肉汤中发酵产物主要是乙酸和乳酸，两者的摩尔比是 3：2，也可产生少量蚁酸、乙醇和琥珀酸，不产生 CO_2、丁酸和丙酸。大部分菌种触酶阴性，但星状双歧杆菌和 *Bifidobacterium indicum* 为阳性。分解氨基酸不产生硫化氢和氨，不产生吲哚，硝酸盐还原阴性。

三、鉴定与鉴别

（一）属间鉴别

双歧杆菌属与其他革兰氏阳性厌氧无芽胞杆菌鉴别见表 20-7-1。

（二）属内鉴定

属内常见菌种鉴定见表 20-9-1。

表 20-9-1 临床常见双歧杆菌生化特性

菌种	阿拉伯糖	纤维二糖	蔗糖	松三糖	淀粉
青春双歧杆菌	v	+	+	−	+
星状双歧杆菌					
双歧双歧杆菌	−	−	−	−	−
短双歧杆菌		+	+	v	+
链状双歧杆菌	v	+	+	+	v

续表

菌种	阿拉伯糖	纤维二糖	蔗糖	松三糖	淀粉
齿双歧杆菌	+	+	+	+	+
球双歧杆菌	+	v	+	−	+
婴儿双歧杆菌	−	−	+	−	−
长双歧杆菌	+	−	+	+	−

注：+,90% 以上菌株阳性；−,90% 以上菌株阴性；v,11%~89% 菌株阳性。

四、抗菌药物敏感性

双歧杆菌对大环内酯类、氯霉素、利福平、万古霉素、青霉素和氨苄西林敏感，对头孢唑林、甲硝唑、四环素敏感性不一，对氨曲南、萘啶酸、氨基糖苷类、多黏菌素 B 耐药。

五、临床意义

双歧杆菌主要寄居于人类和动物肠道，某些菌种也可寄生于口腔和女性生殖道内。正常情况下无致病作用，与人保持着和谐的共生关系，据研究报道它具有一系列生理作用，如合成维生素、与其他厌氧菌在黏膜表面形成生物屏障、防止外袭菌、刺激免疫功能、激活巨噬细胞、提高宿主抗感染能力及抗肿瘤等功能。通常在吃母乳的婴儿肠道内最常见的是短双歧杆菌、婴儿双歧杆菌、长双歧杆菌和双歧双歧杆菌,而在成人肠道内链状双歧杆菌最常见,其次是长双歧杆菌和青春双歧杆菌。可从人类、温血脊椎动物的肠道、蜜蜂、垃圾和临床标本中分离到该类细菌。

(杨　青　孙长贵)

第十节　真杆菌属

一、分类与命名

真杆菌属(Eubacterium)隶属于细菌域,厚壁菌门,梭菌纲,梭菌目,真杆菌属科。目前,属内有31个种和3个亚种,常见菌种包括产气真杆菌(E. aerofaciens)、不解乳真杆菌(E. alactolyticum)、双形真杆菌(E. biforme)、短真杆菌(E. brachy)、孔氏真杆菌(E. combesii)、扭曲真杆菌(E. contortum)、长真杆菌(E. dolichum)、迟缓真杆菌(E. lentum)、黏液真杆菌(E. limosum)、小真杆菌(E. minutum)、念珠真杆菌(E. moniliforme)、产亚硝酸盐真杆菌(E. nitritogenes)、缠结真杆菌(E. nodatum)、氧化还原真杆菌(E. oxidoreducens)、直肠真杆菌(E. rectale)、砂真杆菌(E. saburreum)、纤细真杆菌(E. tenue)、胆劫真杆菌(E. timidum)、凸腹真杆菌(E. ventriosum)、尤氏真杆菌(E. yurii)等。根据16S rRNA基因系统发育树研究,对许多菌种进行了重新分类,如迟缓真杆菌已改为迟缓埃格特菌(Eggerthella lenta),不解乳真杆菌已改为不解乳假枝杆菌(Pseudoramibacter alactolyticus),产气真杆菌改为产气柯林斯菌(Collinsella aerofaciens)等。

真杆菌属DNA G+C含量为30~57mol%,代表菌种为黏液真杆菌。

二、生物学特性

(一) 形态与染色

革兰氏阳性杆菌,菌体大小因种而异,很少形成丝状体,形态呈多形性杆状或球杆菌,菌体通常不规则,常常膨大或端尖,有时弯曲。通常单个、成对或链状排列。不解真杆菌具有海鸥翅膀样形状;缠结真杆菌菌体类似于放线菌,具有串珠状、丝状和分枝状;迟缓埃格特菌具有圆形末端、小的直杆菌。幼龄培养物革兰氏染色可呈阴性。动力可变,无芽胞。

(二) 培养特性

专性厌氧,最适生长温度是37℃,最适生长pH为7.0。多数种要求特殊的厌氧培养技术和营养丰富的培养基。真杆菌菌落通常无特色,可凸起或扁平,从透明到半透明。迟缓埃格特菌在厌氧血琼脂平板厌氧环境孵育48小时,可形成直径为0.5~2mm、凸起、圆形、半透明和不溶血的菌落。缠结真杆菌菌落可呈树莓形状或臼齿样,类似于衣氏放线菌。尤氏真杆菌尤氏亚种(E. yurii subsp.yurii)在厌氧血琼脂平板厌氧环境孵育48小时后可形成扩展样菌落(图20-10-1B、C)。

真杆菌属细菌的形态学特征见图20-10-1。

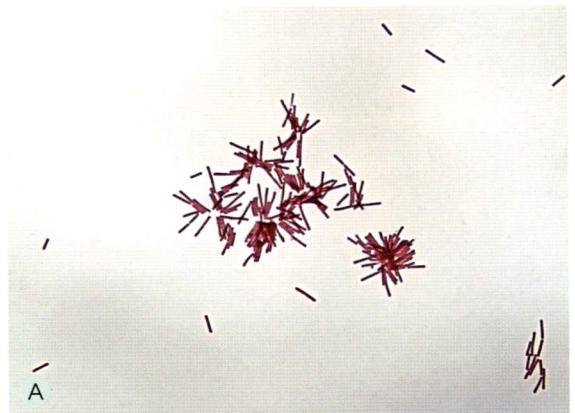

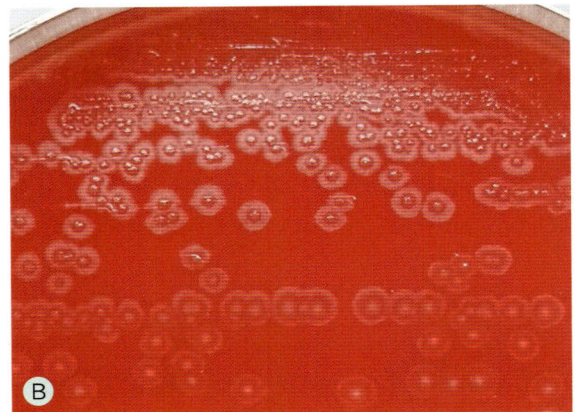

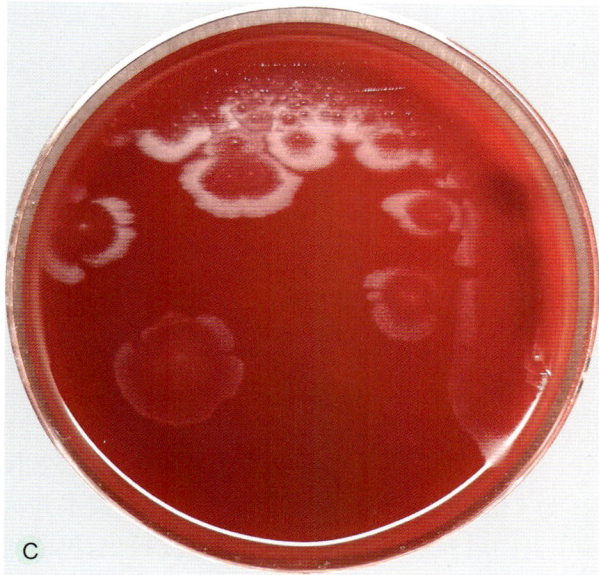

图 20-10-1　尤氏真杆菌尤氏亚种的形态特征
A. 革兰氏染色 ×1 000；B. 厌氧培养 9 日；C. 厌氧培养 12 日

（三）生化特性

化能有机营养，发酵代谢，有些种利用碳水化合物。发酵葡萄糖或蛋白胨的主要产物包括大量的丁酸、乙酸或甲酸，并有 H_2 产生。触酶阴性，不产生吲哚，硝酸盐还原及明胶液化试验可变。迟缓埃格特菌、长真杆菌、短真杆菌、小真杆菌、孔氏真杆菌、缠结真杆菌和胆怯真杆菌等菌不发酵碳水化合物，生化反应不活泼。迟缓埃格特菌能还原硝酸盐，精氨酸可促进其生长。孔氏真杆菌液化明胶。缠结真杆菌和迟缓埃格特菌能水解精氨酸。

三、鉴定与鉴别

（一）属间鉴别

真杆菌属与其他相关的无芽胞革兰氏阳性杆菌的鉴别，可通过检测肉汤培养基中代谢终产物挥发性和非挥发性脂肪酸类型来区别，也可依据有限的简单试验来区分，其鉴别特性见表 20-7-1、表 20-10-1。

（二）属内鉴定

根据在肉汤培养基加入精氨酸可促进生长，硝酸盐还原阳性以及显微镜下典型的形态特征等可推测鉴定为迟缓埃格特菌。临床常见真菌杆菌的区别鉴定见表 20-10-2。

四、抗菌药物敏感性

真杆菌通常对包括青霉素类和碳青霉烯类等 β-内酰胺类抗生素敏感，对甲硝唑、利奈唑胺、链阳霉素类、万古霉素以及新一代氟喹酮类如莫西沙星敏感。

五、临床意义

真杆菌属细菌是人类和动物的胃肠道和口腔正常菌群的组成部分。通常不致病，在某些情况下，有些种是脊椎动物的机会致病菌，可引起内源性感染。已从血液、脓肿、牙齿感染、伤口感染、呼吸道和中枢神经系统标本中分离出该类细菌。通常是与其他厌氧菌或兼性厌氧菌引起混合感染。由于缠结真杆菌、砂真杆菌和胆怯真杆菌等寄生于口腔，因此常可引起牙周疾病。各种真杆菌在厌氧条件下都有可能从人体受叮咬过的感染伤口中分离出来。

表 20-10-1　人类真杆菌样（*Eubacterium-like*）细菌的生化特征

菌种	葡萄糖发酵	产物		硝酸盐还原	水解	
		触酶	吲哚		七叶苷	精氨酸
放线菌门（Actinobacteria）						
产气柯林斯菌（*Collinsella aerofaciens*）	+	−	−	−	v	v
肠柯林斯菌（*Collinsella intestinalis*）	+	ND	ND	ND	ND	ND
粪柯林斯菌（*Collinsella stercoris*）	+	ND	ND	ND	ND	ND
短隐杆菌（*Cryptobacterium curtum*）	−	−	−	−	−	+
迟缓埃格特菌（*Eggerthella lenta*）	−	+	−	+	−	+
中华埃格特菌（*Eggerthella sinensis*）	−	+	−	−	ND	+
香港副埃格特菌（*Paraeggerthella hongkongensis*）	−	+	−	−	ND	+
小斯莱克菌（*Slackia exigua*）	−	−	−	−	−	+
厚壁菌门（Firmicutes）						
缓慢布雷德菌（*Bulleidia extructa*）	+	−	−	−	−	+
三冈链形杆菌（*Catenibacterium mitsuokai*）	+	−	ND	−	−	ND

菌种	葡萄糖发酵	产物		硝酸盐还原	水解	
		触酶	吲哚		七叶苷	精氨酸
短真杆菌（Eubacterium brachy）	－	－	－	－	－	－
黏液真杆菌（Eubacterium limosum）	＋	－	－	－	＋	v
细小真杆菌（Eubacterium minutum）	－	－	－	－	－	－
缠结真杆菌（Eubacterium nodatum）	－	－	－	－	－	＋
直肠真杆菌（Eubacterium rectale）	＋	－	－	－	－	－
藏匿真杆菌（Eubacterium saphenum）	－	－	－	－	－	－
龈沟真杆菌（Eubacterium sulci）	－	－	－	－	－	－
纤细真杆菌（Eubacterium tenue）	W	－	＋	－	－	ND
尤里真杆菌（Eubacterium yurii）	W	－	＋	－	－	－
龈沟产线菌（Filifactor alocis）	－	－	－	－	－	＋
普劳特解黄酮菌（Flavonifractor plautii）	W	ND	－	－	－	ND
Holdemania filiformis	＋	－	－	－	＋	＋
沙状毛绒厌氧杆菌（Lachnoanaerobaculum saburreum）	＋	－	＋	－	＋	－
Mogibacterium spp	－	－	－	－	－	－
不解乳假枝杆菌（Pseudoramibacter alactolyticus）	＋	－	－	－	－	－
皮奥里亚鲁滨逊菌（Robinsoniella peoriensis）	＋	ND	－	－	ND	ND
卫星沙特尔沃思菌（Shuttleworthia satelles）	＋	－	＋	－	＋	－
莫氏细小杆菌（Solobacterium moorei）	＋	－	－	－	＋	＋

注：＋，阳性；－，阴性；W，迟缓发酵反应；v，结果可变；ND，无资料。

表 20-10-2　临床常见真杆菌的生化特性

菌种	吲哚产生	硝酸盐还原	七叶苷水解	明胶液化	发酵产酸						
					葡萄糖	乳糖	麦芽糖	蔗糖	甘露醇	阿拉伯糖	水杨苷
产气柯林斯杆菌	－	－	＋⁻	－	＋	＋⁻	＋ʷ	＋	－	－	＋ʷ
不解乳假枝杆菌	－	－	－	－	＋	－	－	－	－	－	－
短真杆菌	－	－	－	－	－	－	－	－	－	－	－
孔氏真杆菌	－	－	v	＋	－	－	－	－	－	－	－
扭曲真杆菌	－	＋	＋	－	＋	＋⁻	＋	＋	－	＋ʷ	＋
迟缓埃格特菌	－	＋	－	－	－	－	－	－	－	－	－
黏液真杆菌	－	－	＋	－	＋	－	－	－	＋	－⁺	－
念珠真杆菌	－	v	－	－	－	－	＋	－	－	－	－
产亚硝酸盐真杆菌	－	－	＋	－	＋	w	＋ʷ	v	－	－	－
缠结真杆菌	－	－	－	－	－	－	－	－	－	－	－
直肠真杆菌	－	－	＋	－	＋	＋⁻	＋	－	－⁺	＋ʷ	＋ʷ
砂真杆菌	＋	－	－	－	＋ʷ	v	v	＋	－	－	－
纤细真杆菌	－	－	－	＋	wˉ	－	w	－	－	－	－
胆怯真杆菌	－	－	－	－	＋	－⁺	－⁺	w	－	－	wˉ
凸腹真杆菌	－	－	＋	－	＋ʷ	－⁺	＋	v	－	－	－

注：＋，90% 以上菌株阳性；－，90% 以上菌株阴性；v，11%~89% 菌株阳性；＋⁻，大部分菌株阳性；－⁺，大部分菌株阴性；w，迟缓发酵反应；wˉ，大部分菌株迟缓发酵反应。

（杨　青　孙长贵）

第十一节　假枝杆菌属

一、分类与命名

假枝杆菌属(*Pseudoramibacter*)隶属于细菌域,厚壁菌门,梭菌纲,梭菌目,真杆菌科。目前属内仅包括1个种,即不解乳假枝杆菌(*P. alactolyticus*)。

假枝杆菌属DNA G+C含量为61mol%,代表菌种为不解乳假枝杆菌。

二、生物学特性

(一)形态与染色

不解乳假枝杆菌为革兰氏阳性无芽胞杆菌,大小为(0.3~0.6)μm×(1.6~7.5)μm,成对排列呈飞鸟状,也可短链状、成堆或汉字样排列,Y型呈假分枝。

(二)培养特性

专性厌氧,最适生长温度35~37℃,绝大多数菌株在30℃也可以生长,部分菌株在25℃和45℃也能生长。最适pH为6.0~8.0,发酵碳水化合物可以促进其生长,能被20%胆汁抑制生长。在马血平板上孵育2~3日,可见针尖样0.5mm菌落,边缘光滑整齐,垫状凸起,光滑有光泽。小菌落透明,大菌落不透明。

假枝杆菌属细菌的形态学特征见图20-11-1。

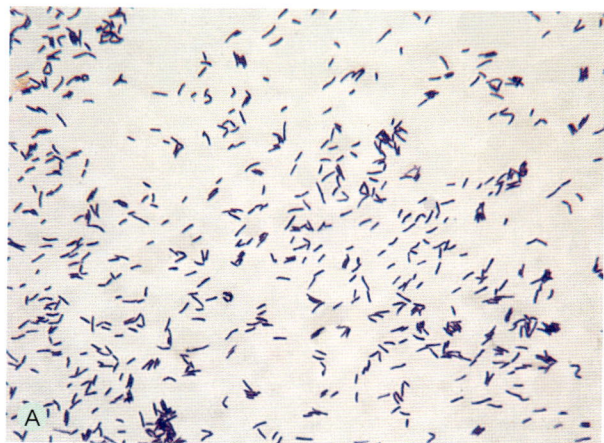

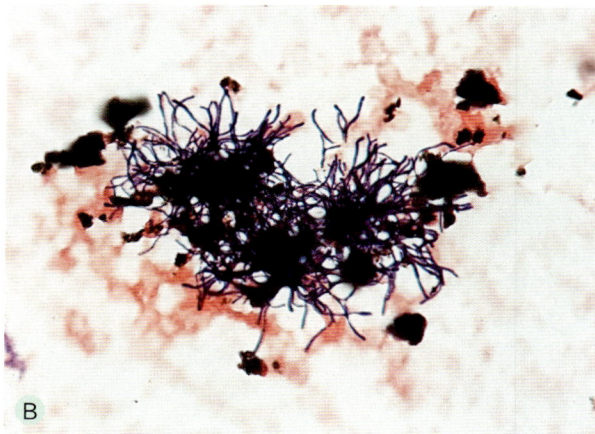

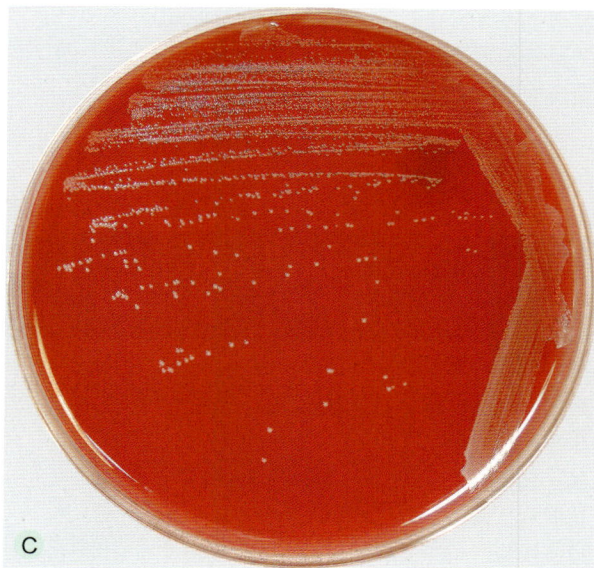

图 20-11-1　不解乳假枝杆菌的形态特征
A.革兰氏染色 ×1 000;B.血培养涂片革兰氏染色 ×1 000;C.厌氧培养10日

(三)生化特性

不解乳假枝杆菌严格厌氧,发酵碳水化合物,产生大量氢气及少量辛酸,分解丙酮酸产生乙酸和甲酸,不利用乳酸盐,发酵葡萄糖、果糖产酸,不发酵侧金盏花醇、糊精、卫矛醇、半乳糖、丙三醇、菊糖、山梨糖,触酶、脂酶阴性,无动力,不水解马尿酸,不还原硝酸盐,不液化明胶,不产生吲哚和硫化氢。

三、鉴定与鉴别

(一)属间鉴别

假枝杆菌主要与其系统发育树上相近的菌属区别,如醋酸杆菌属(*Acetobacterium*)、严格意义上的真杆菌属(*Eubacterium sensu stricto*),包括巴克真杆菌、卡兰真杆菌、黏液真杆菌,见表20-11-1。

(二)属内鉴定

属内仅不解乳假枝杆菌1个种,无需鉴别。

四、抗菌药物敏感性

不解乳假枝杆菌对氯霉素、红霉素、克林霉素、青霉素和四环素敏感。

表20-11-1 假枝杆菌与相近菌属及其他革兰氏阴性无芽胞厌氧杆菌区别要点

菌属	醋酸杆菌属	严格意义上的真杆菌属	假枝杆菌属	乳杆菌属(*Lactobacillus*)	肉食杆菌属(*Carnobacterium*)
H_2-CO_2 自养生长	+	V	−		
胞壁质	B 型	B2α 型	A1γ 型	A 型(赖氨酸或邻苯二甲酸二甲酯或鸟氨酸)	A1γ 型
葡萄糖发酵终产物	醋酸	醋酸、丁酸、乳酸、甲酸、氢气	甲酸、醋酸、丁酸、己酸、氢气	乳酸(同型发酵)或乳酸、醋酸、乙醇、CO_2(异型发酵)	乳酸、醋酸、乙醇、CO_2
DNA G+C 含量	39~46	45~50	61	32~55	33~37

注:V,黏液真杆菌阳性,巴克真杆菌和卡兰真杆菌阴性。

五、临床意义

不解乳假枝杆菌是口腔的正常菌群,常分离自成人牙周炎标本,与具核梭杆菌常混合。也可分离自各种脓液如化脓性胸膜炎、颧骨蜂窝织炎、术后伤口、脑脓肿、肺和胃肠道等。

(杨 青)

第十二节 乳杆菌属

一、分类与命名

乳杆菌属(*Lactobacillus*)隶属于细菌域,厚壁菌门,芽胞杆菌纲,乳杆菌目,乳杆菌科。目前,属内有193个种和18个亚种,因发酵糖产生大量乳酸而命名。常见菌种包括嗜酸乳杆菌(*L. acidophilus*)、食品乳杆菌(*L. alimentarius*)、嗜淀粉乳杆菌(*L. amylophilus*)、动物乳杆菌(*L. animalis*)、双发酵乳杆菌(*L. bifermentans*)、短乳杆菌(*L. brevis*)、干酪乳杆菌(*L. casei*)、链状乳杆菌(*L. catenaformis*)、混淆乳杆菌(*L. confusa*)、分枝乳杆菌(*L. divergens*)、卷曲乳杆菌(*L. crispatus*)、德氏乳杆菌(*L. delbrueckii*)、香肠乳杆菌(*L. farciminis*)、发酵乳杆菌(*L. fermentum*)、格氏乳杆菌(*L. gasseri*)、耐盐乳杆菌(*L. halotolerans*)、詹氏乳杆菌(*L. jensenii*)、植物乳杆菌(*L. plantarm*)、小乳杆菌(*L. minutis*)、唾液乳杆菌(*L. salivarius*)和阴道乳杆菌(*L. vaginalis*)等。混淆乳杆菌(*L. confusa*)和耐盐乳杆菌(*L. halotolerans*)等已划分到魏斯菌属(*Weissella*),改名为混淆魏斯菌(*W. confuse*)和耐盐魏斯菌(*W. halotolerans*)等,见第十二章第十三节相关内容。发酵乳杆菌(*L. fermentum*)、口乳杆菌(*L. oris*)、罗伊特乳杆菌(*L. reuteri*)、黏膜乳杆菌(*L. mucosae*)和阴道乳杆菌(*L. vaginalis*)等重新划分到柠檬乳杆菌属(*Limosilactobacillus*),改名为发酵柠檬乳杆菌(*Limosilactobacillus fermentum*)、口柠檬乳

杆菌(*Limosilactobacillus oris*)、罗伊特柠檬乳杆菌(*Limosilactobacillus reuteri*)、黏膜柠檬乳杆菌(*Limosilactobacillus mucosae*)和阴道柠檬乳杆菌(*Limosilactobacillus vaginalis*)等,见本章第二十一节相关内容。

乳杆菌属 DNA G+C 含量为 32~55mol%,代表菌种为德氏乳杆菌。

二、生物学特性

(一)形态与染色

乳杆菌为革兰氏阳性杆菌,菌体长形和细长,有时弯曲和较短杆菌,常呈棒状球杆菌,具有圆形的顶端,可形成链状,类似链球菌。但有时几乎是球状,通常成短链。不产生芽胞,通常无鞭毛。

(二)培养特性

兼性厌氧,有时微需氧,在有氧时生长差,厌氧环境生长较好,5% CO_2 可促进生长,某些菌需厌氧分离。乳杆菌是极端苛养菌,生长需要营养丰富的培养基,生长温度范围 2~53℃,最适生长温度 30~40℃。嗜酸性,最适生长 pH 为 5.5~6.2,pH 于 3.0~4.5 仍能生存,在中性或碱性条件下生长不良或不生长。在营养琼脂上的菌落凸起、边缘整齐、光滑、有光泽、不透明,直径为 2~5mm。一般不产生色素,假如产生,则为黄或橙色到铁锈色或砖红色。

乳杆菌属细菌的形态学特征见图 20-12-1~ 图 20-12-5。

(三)生化特性

发酵碳水化合物,同型发酵葡萄糖代谢终产物 85% 以上是乳酸;异型发酵产生乳酸、二氧化碳、乙醇和 / 或乙酸。不还原硝酸盐,不液化明胶,不产生吲哚和硫化氢,触酶和氧化酶均阴性。

三、鉴定与鉴别

(一)属间鉴别

乳杆菌可产生大量乳酸作为终产物。无动力,吲哚、触酶和硝酸盐还原均阴性,罕见例外。与其他相关菌属鉴别见表 20-7-1。

(二)属内鉴定

乳杆菌属内菌种鉴定需要许多生化试验,有些菌种表型特性相似,依靠生化反应想把它们完全区分开来有一定困难。可通过分子生物学方法测定菌株 16S RNA 基因序列对其进行鉴定。与人类相关的乳杆菌的区别鉴定见表 20-12-1。

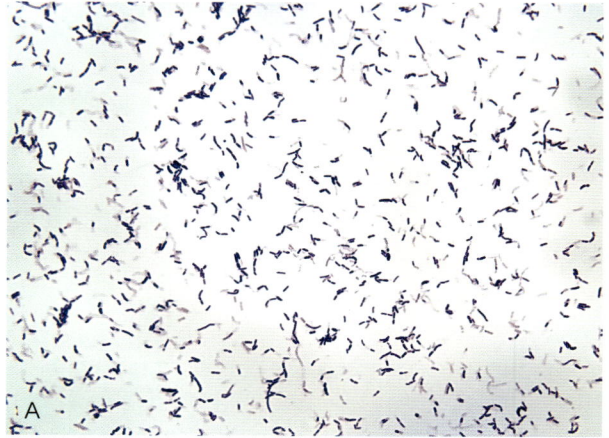

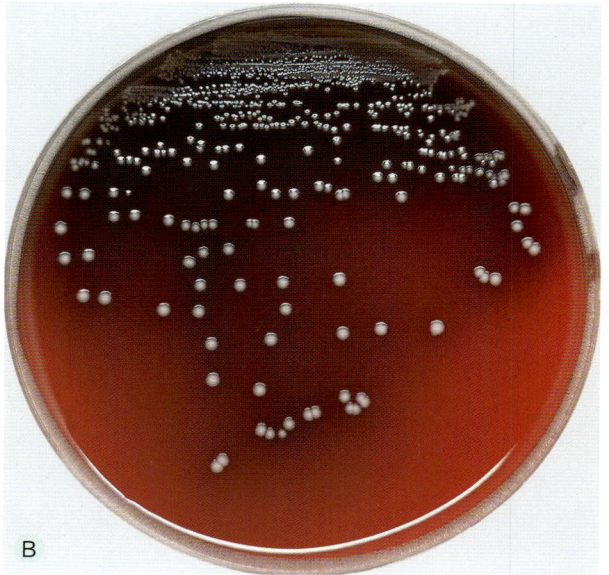

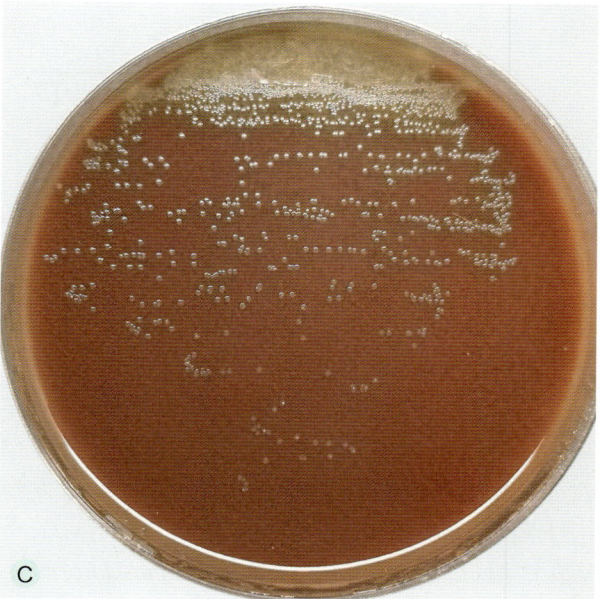

图 20-12-1   唾液乳杆菌的形态特征

A. 革兰氏染色 ×1 000;B. SBA CO_2 2 日;C. CA CO_2 3 日

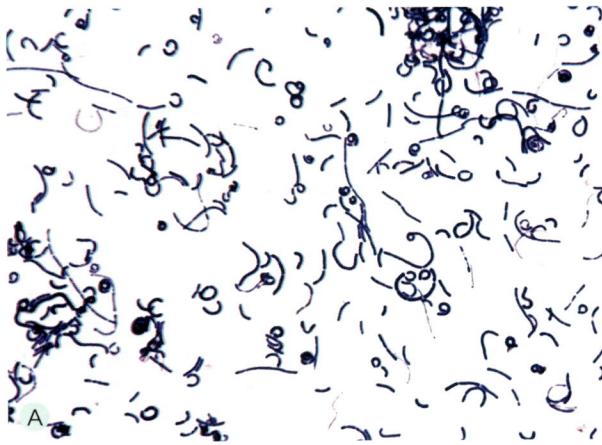

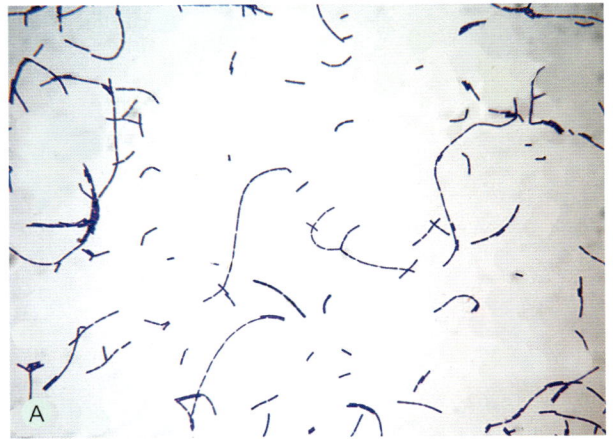

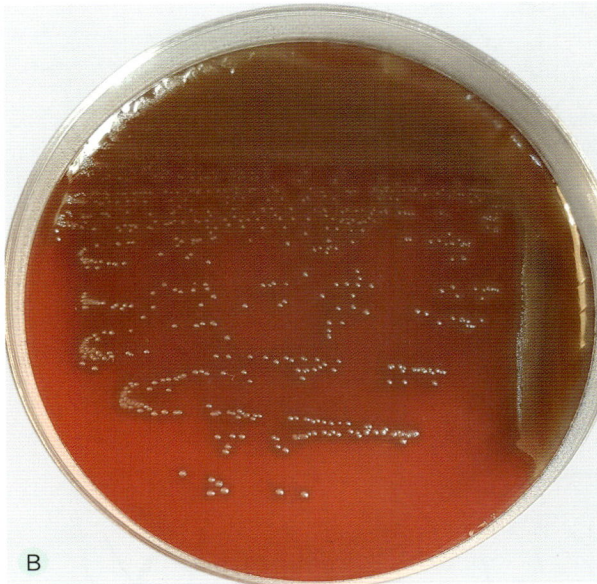

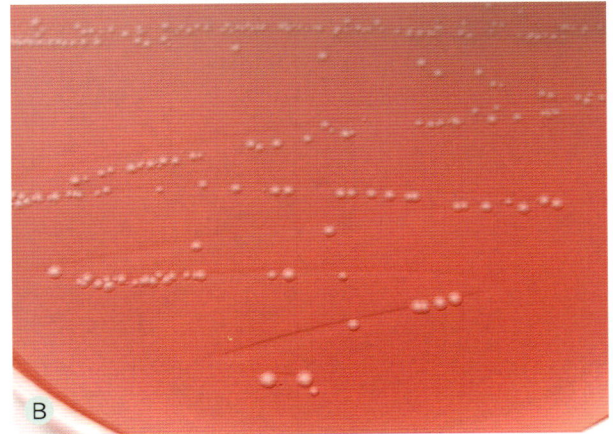

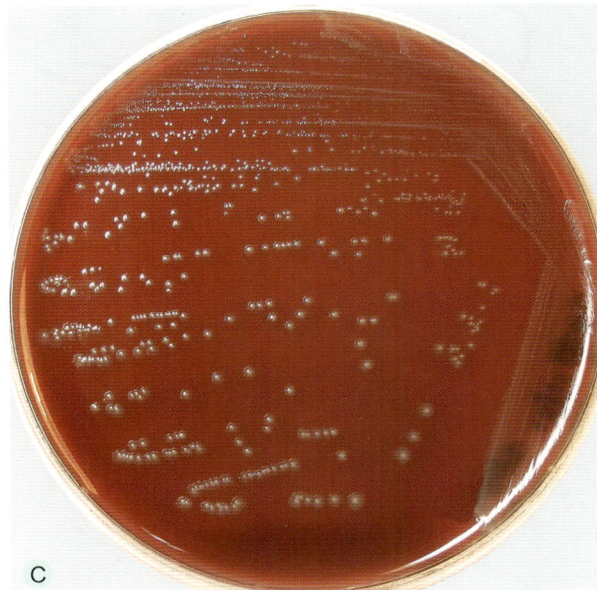

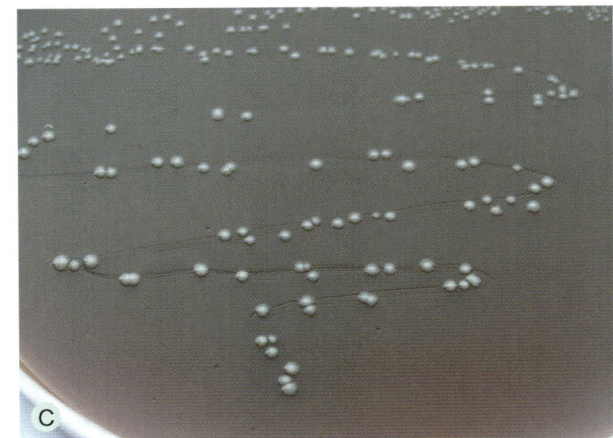

图 20-12-3 乳酪乳杆菌的形态特征
A. 革兰氏染色 ×1 000；B. SBA CO_2 2 日；C. CA CO_2 2 日

图 20-12-2 卷曲乳杆菌的形态特征
A. 革兰氏染色 ×1 000；B. SBA CO_2 培养 3 日；
C. 厌氧培养 7 日

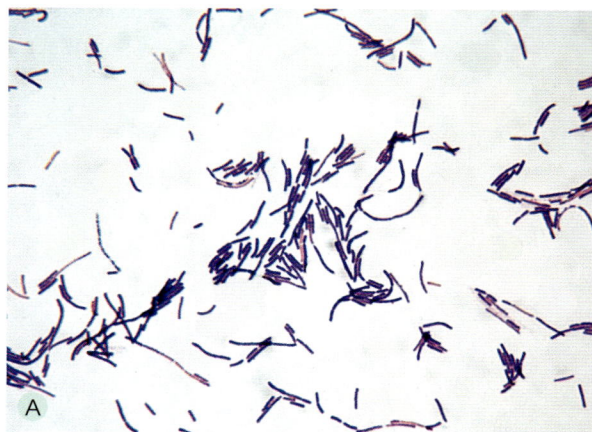

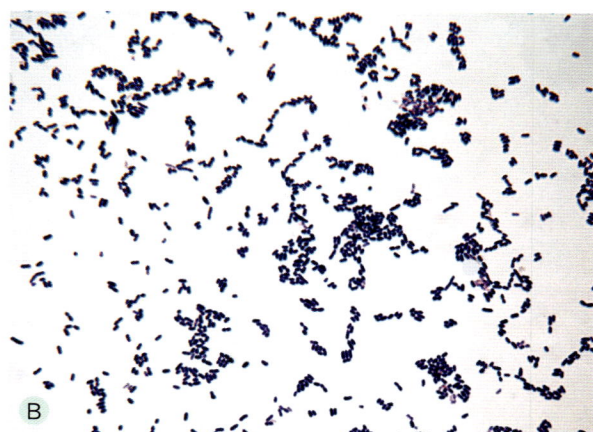

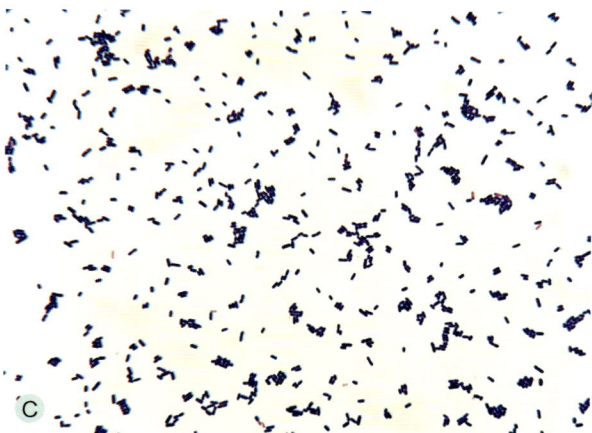

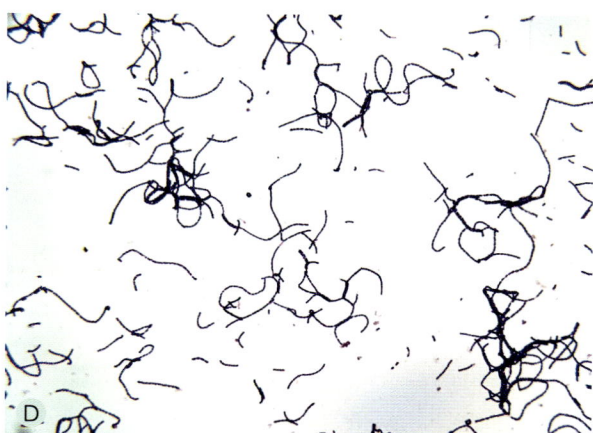

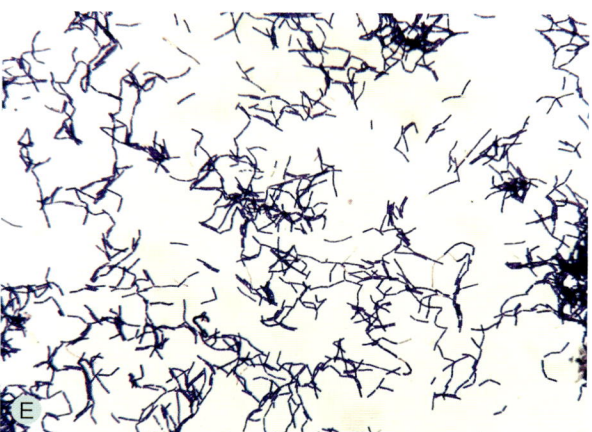

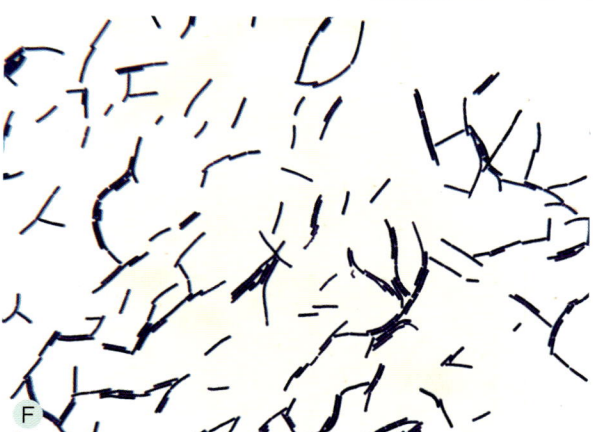

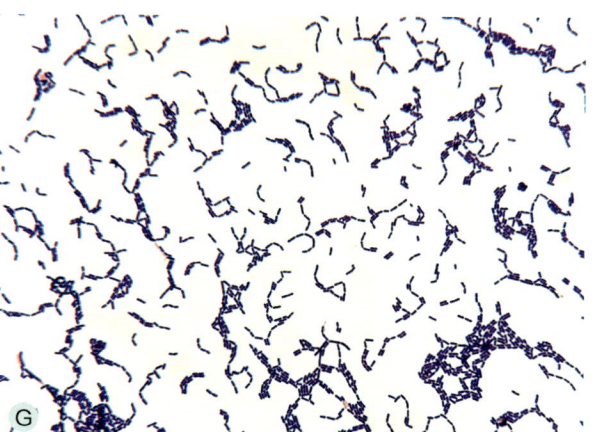

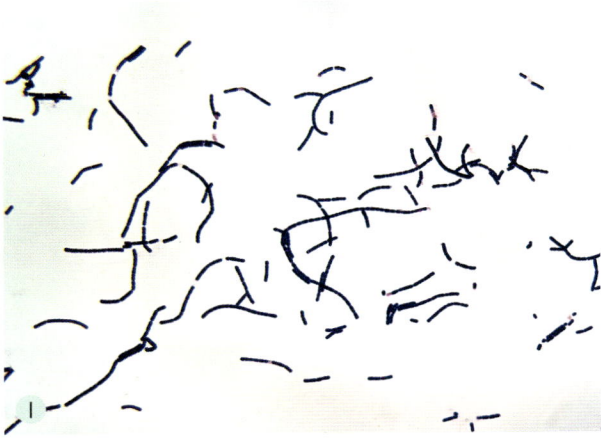

图 20-12-4 其他乳杆菌革兰氏染色的镜下形态特征 ×1 000

A. 嗜酸乳杆菌；B. 小乳杆菌；C. 短乳杆菌；D. 鼠李糖乳杆菌；E. 詹氏乳杆菌；F. 德氏乳杆菌；G. 副干酪乳杆菌；H. 格氏乳杆菌(厌氧3日)；I. 格氏乳杆菌(CO_2 2日)

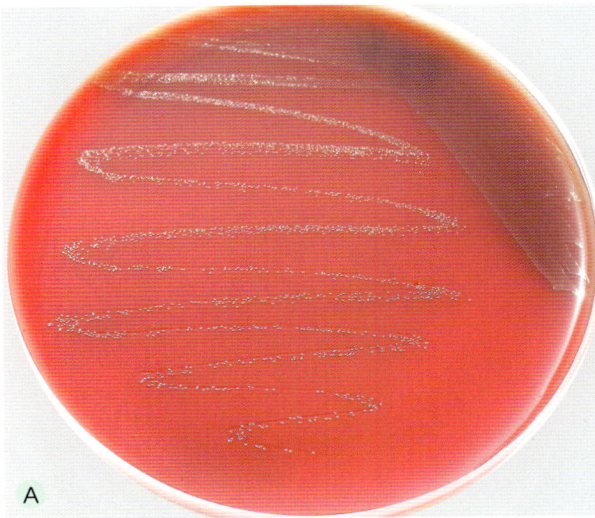

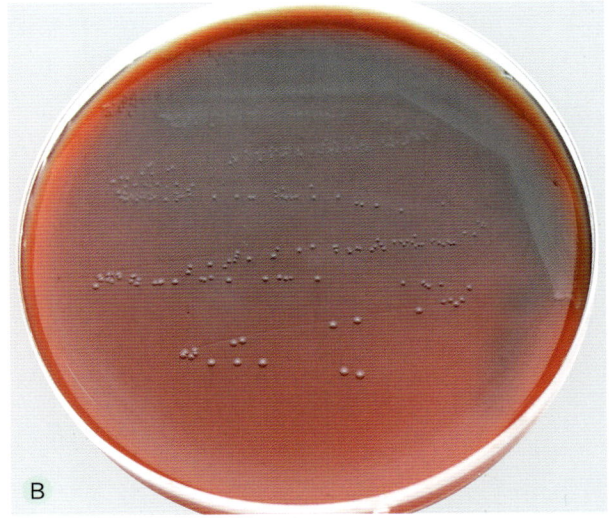

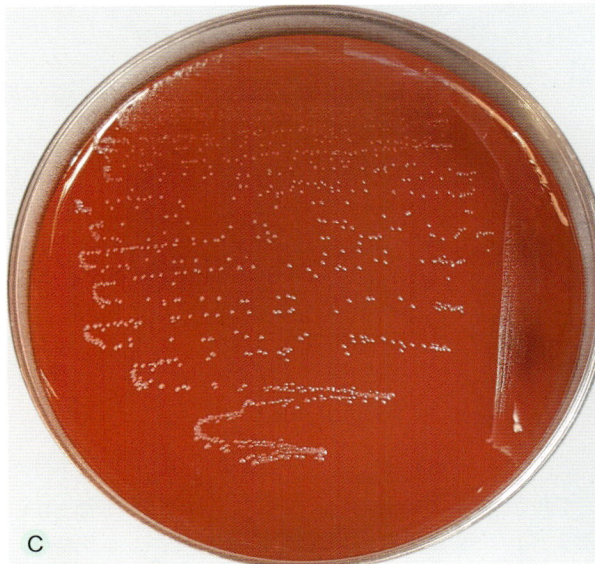

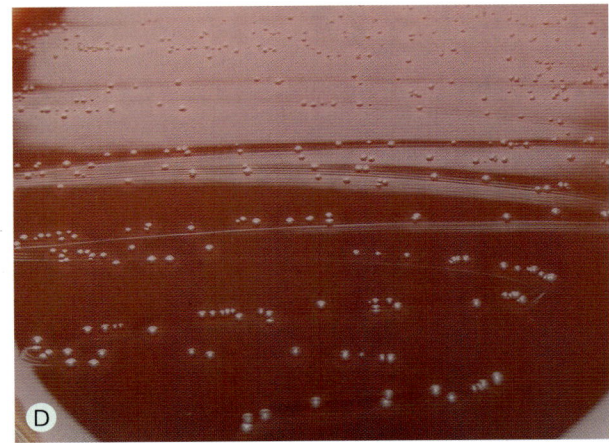

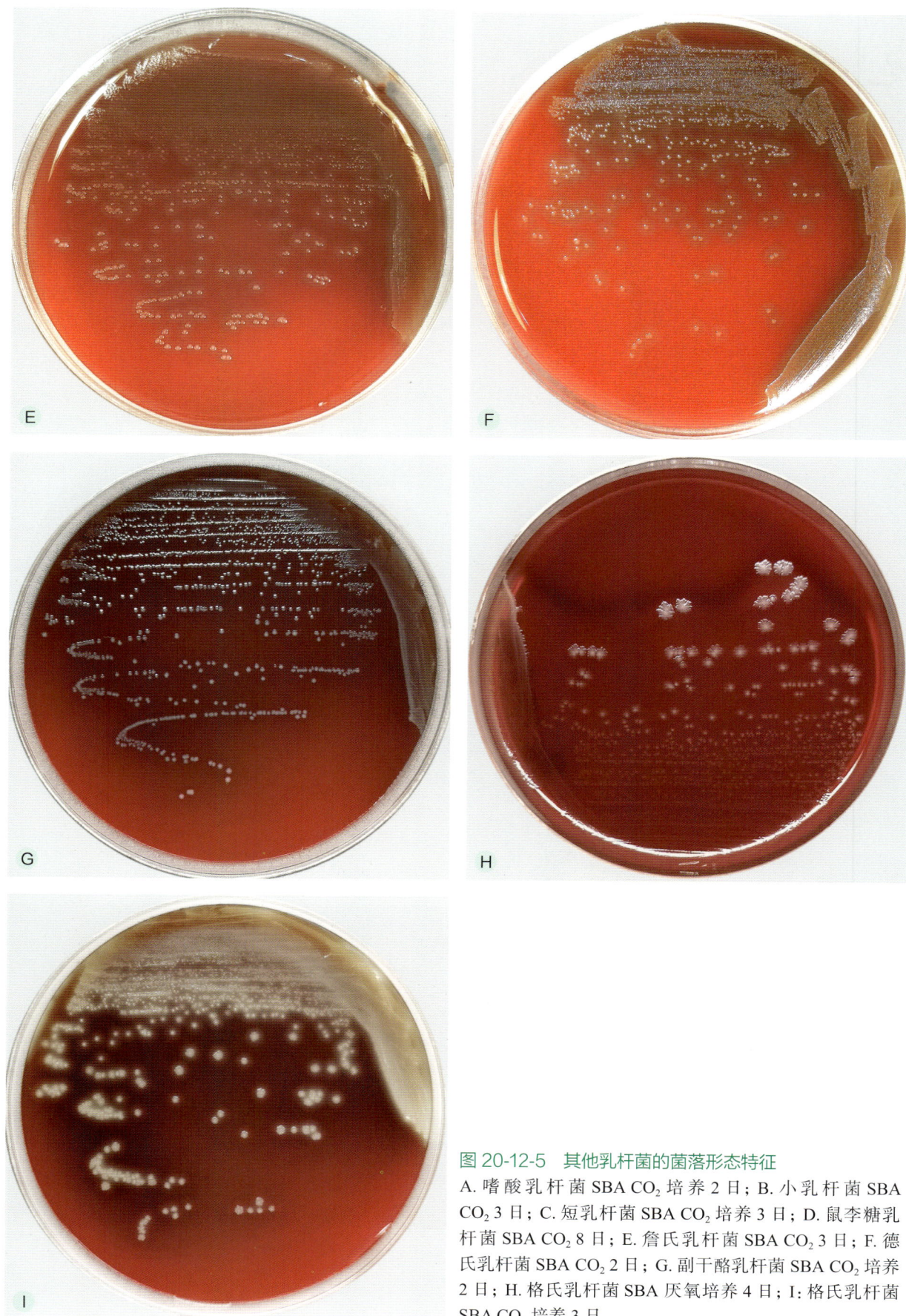

图 20-12-5   其他乳杆菌的菌落形态特征

A. 嗜酸乳杆菌 SBA CO$_2$ 培养 2 日；B. 小乳杆菌 SBA CO$_2$ 3 日；C. 短乳杆菌 SBA CO$_2$ 培养 3 日；D. 鼠李糖乳杆菌 SBA CO$_2$ 8 日；E. 詹氏乳杆菌 SBA CO$_2$ 3 日；F. 德氏乳杆菌 SBA CO$_2$ 2 日；G. 副干酪乳杆菌 SBA CO$_2$ 培养 2 日；H. 格氏乳杆菌 SBA 厌氧培养 4 日；I. 格氏乳杆菌 SBA CO$_2$ 培养 3 日

表 20-12-1　与人类相关的乳杆菌的生化特性

菌名	七叶苷水解	发酵									15℃生长	DNA G+C /(mol%)
		乳糖	海藻糖	棉子糖	蜜二糖	松三糖	甘露醇	甘露糖	山梨醇	水杨苷		
德氏乳杆菌德氏亚种	-	-	v	-	-	-	-	+	-	-	-	49~51
德氏乳杆菌乳酸亚种	+	+	+	-	-	-	-	+	-	+	-	49~51
德氏乳杆菌保加利亚亚种	-	+	-	-	-	-	-	-	-	-	-	49~51
嗜酸乳杆菌	+	+	v	v	v	v	-	+	-	+	-	34~37
发酵乳杆菌	-	+	v	-	+	-	-	+[w]	-	-	-	52~54
格氏乳杆菌	-	+	v	v	v	-	-	+	-	+	-	33~35
干酪乳杆菌	+[a]	+	+[a]	-	-	+[a]	+[a]	+[a]	+[a]	+[a]	+	45~47
植物乳杆菌	+	+	+	+	+	v	+	+	+	+	-	39~41
卷曲乳杆菌	+	+	+	-	-	-	-	-	-	+	-	33~35
詹氏乳杆菌	+	-	+	-	-	-	v	+	-	+	-	35~37
唾液乳杆菌	v[b]	+	+	+	-	-	-	-	-	v[b]	-	26~34
短乳杆菌	v	v	-	v	+	-	-	-	-	-	+	44~47

注：+，90% 以上菌株阳性；-，90% 以上菌株阴性；v，11%~89% 菌株阳性；w，迟缓发酵反应；a，干酪乳杆菌耐热亚种阴性，其他亚种阳性；b，唾液乳杆菌唾液亚种阴性，水杨苷亚种阳性。

四、抗菌药物敏感性

乳杆菌通常对包括青霉素类和碳青霉烯类等 β- 内酰胺类抗生素敏感，对克林霉素、利奈唑胺、链阳霉素类、莫西沙星敏感，对甲硝唑天然耐药，大部分能在 5% CO_2 环境生长的菌株对万古霉素耐药。

五、临床意义

乳杆菌通常寄生于女性阴道（图 20-12-6）和人类结肠，是这些部位正常菌群组成成分之一，在口腔也有少量存在。女性青春期阴道内乳杆菌可分解分泌物中的糖产酸，抑制致病菌的生长。肠道乳杆菌可分解糖产酸，抑制致病菌及腐败菌的繁殖。乳酶生即由活的乳杆菌制成，可治疗消化不良及腹泻。酸牛奶中的乳杆菌也有抑制肠道致病菌的作用。乳杆菌是益生菌，但也会引起严重的感染，尤其是免疫功能缺陷患者。口腔中寄生的嗜酸乳杆菌与龋齿有关，龋齿活动状态与唾液乳杆菌计数多少有明确的关系。乳杆菌最常引起的临床感染是菌血症和心内膜炎，死亡率较高，无论是通过正常咀嚼、刷牙还是牙科手术后，经口入血为其主要途径。有基础疾病患者血培养单独或与其他微生物一起分离到乳杆菌，都有临床意义。尽管少见，但已有益生制剂中乳杆菌导致败血症和心内膜炎的文献报道，可能与不适当的剂量和给药途径有关，也有报道乳杆菌引起泌尿道感染和绒毛膜羊膜炎等。

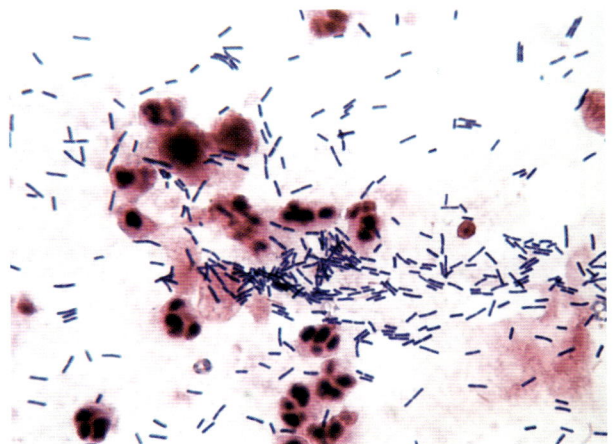

图 20-12-6　阴道分泌物涂片革兰氏染色
乳杆菌 ×1 000

（杨 青　孙长贵）

第十三节 动弯杆菌属

一、分类与命名

动弯杆菌属(*Mobiluncus*)隶属于细菌域,放线菌门,放线菌纲,放线菌亚纲,放线菌目,放线菌亚目,放线菌科。目前属内有 2 个种和 2 个亚种,包括柯氏动弯杆菌(*M. curtisii*)、柯氏动弯杆菌柯氏亚种(*M. curtisii* subsp.*curtisi*)、柯氏动弯杆菌霍氏亚种(*M. curtisii* subsp.*holmesii*)和嫡生动弯杆菌(*M. mulieris*)。

动弯杆菌属 DNA G+C 含量为 49~52mol%,代表菌种为柯氏动弯杆菌。

二、生物学特性

(一) 形态与染色

动弯杆菌属为革兰氏染色阳性,但常表现为阴阳不定,抗酸染色阴性,纤细弯杆菌,菌体大小为 $(0.4~0.6)\mu m \times (1.2~4.0)\mu m$,端尖,无芽胞,多根侧生或亚极生鞭毛,单个或成对排列。

(二) 培养特性

本菌严格厌氧,生长缓慢,在厌氧血琼脂平板上,37℃厌氧孵育 7 日以上,生长出无色、透明、光滑、凸起的小菌落。甲酸和延胡索酸的混合物不能促进生长。

动弯杆菌属细菌的形态学特征见图 20-13-1。

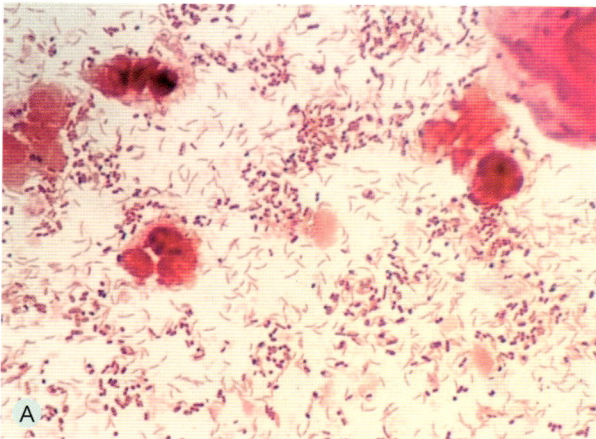

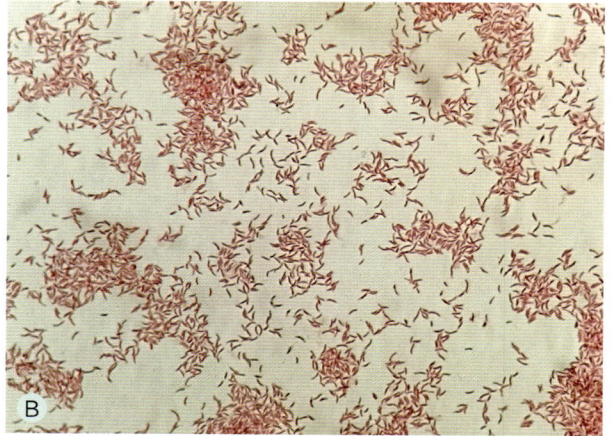

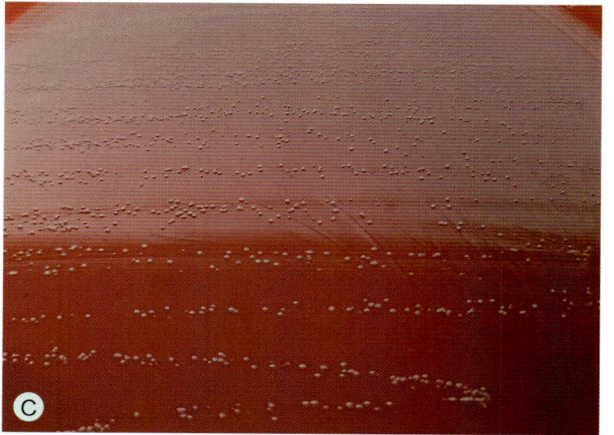

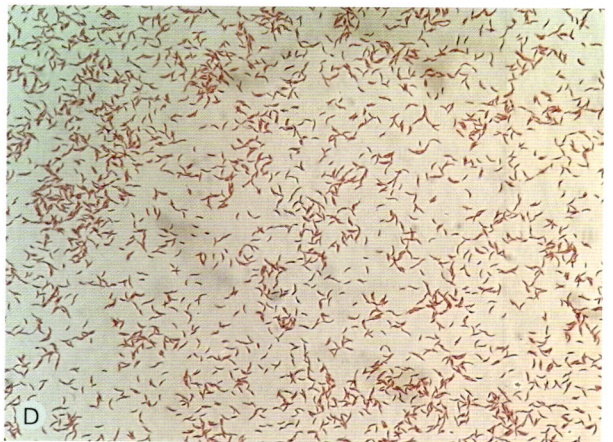

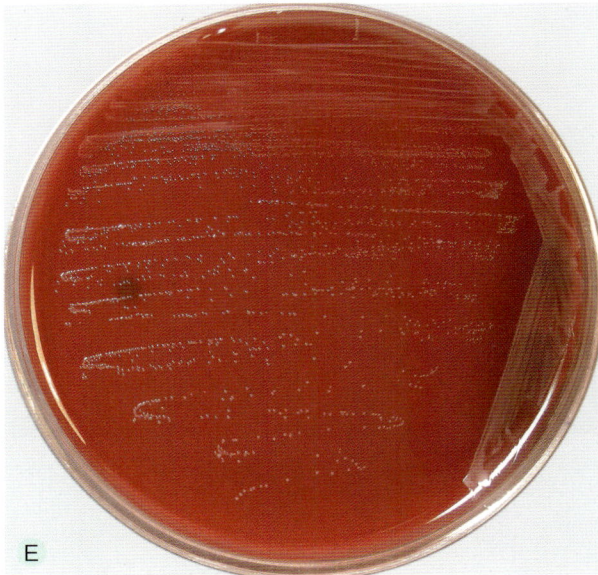

图 20-13-1　动弯杆菌的形态特征

A. 阴道分泌物涂片革兰氏染色 ×1 000；B. 柯氏动弯杆菌革兰氏染色 ×1 000；C. 柯氏动弯杆菌 ANA 厌氧培养 11 日；D. 嫡生动弯杆菌革兰氏染色 ×1 000；E. 嫡生动弯杆菌 ANA 厌氧培养 6 日

（三）生化特性

本菌触酶阴性、氧化酶阴性，动力阳性，化能有机营养，弱发酵葡萄糖，产物包括乙酸、琥珀酸，有时有乳酸，吲哚阴性，还原硝酸盐可变。

三、鉴定与鉴别

（一）属间鉴别

本菌属与其他革兰氏阳性厌氧无芽胞杆菌的鉴别见表 20-7-1。本菌属细菌为弯杆菌、有动力。

（二）属内鉴定

本菌属内柯氏动弯杆菌和嫡生动弯杆菌的鉴定与鉴别见表 20-13-1。

四、抗菌药物敏感性

动弯杆菌属为无芽胞的革兰氏阳性厌氧菌，对其感染的治疗可首选 β- 内酰胺类复合制剂（如氨苄西林 / 舒巴坦、哌拉西林 / 他唑巴坦和替卡西林 / 克拉维酸）、克林霉素、碳青霉烯类（厄他培南、亚胺培南和美罗培南）、青霉素 G、氨苄西林和甲硝唑；次选头孢他啶、头孢曲松、四环素和莫西沙星。

表 20-13-1　柯氏动弯杆菌与嫡生动弯杆菌生物学鉴别

菌种	菌体长度 / μm	革兰氏染色反应	马尿酸钠	α-D- 半乳糖苷酶	精氨酸水解酶	脯氨酸氨肽酶	α-D- 葡萄糖苷酶	β-D- 葡萄糖苷酶
柯氏动弯杆菌	1.7	v	+	+	+	+	+	−
嫡生动弯杆菌	2.9	−	−	−	−	+	−	+

注：+，90% 以上菌株阳性；−，90% 以上菌株阴性；v，表示不定。

五、临床意义

动弯杆菌属存在于女性的阴道中（图 20-13-1A），其具体的致病机制不清楚，可能与妇女的细菌性阴道炎、孕妇的胎膜早破及先兆流产有关。该菌也可见于心内膜炎患者的血液中。

（吕火烊）

第十四节　拟杆菌属

一、分类与命名

拟杆菌属（Bacteroides）隶属于细菌域，拟杆菌门（Bacteroidetes），拟杆菌纲（Bacteroidia），拟杆菌目（Bacteroidales），拟杆菌科（Bacteroidaceae）。目前，属内有 93 个种，常见的拟杆菌包括脆弱拟杆菌（B. fragilis）、人粪拟杆菌（B. caccae）、多毛拟杆菌（B. capillosus）、解纤维素拟杆菌（B. cellulosilyticus）、光泽拟杆菌（B. clarus）、凝固拟杆菌（B. coagulans）、居粪拟杆菌（B. coprocola）、嗜粪拟杆菌（B. coprophilus）、狄氏拟杆菌（B. distasonis）、多尔拟杆菌（B. dorei）、埃格拟杆菌（B. eggerthii）、粪渣拟

菌（*B. faecis*）、芬戈尔德拟杆菌（*B. finegoldii*）、易死拟杆菌（*B. fluxus*）、福赛斯拟杆菌（*B. forsythensis*）、肠道拟杆菌（*B. intestinalis*）、韩国拟杆菌（*B. koreensis*）、马赛拟杆菌（*B. massiliensis*）、屎拟杆菌（*B. merdae*）、诺德拟杆菌（*B. nordii*）、富油酸拟杆菌（*B. olriciplenus*）、卵形拟杆菌（*B. ovatus*）、平常拟杆菌（*B. plebeius*）、侵肺拟杆菌（*B. pneumosintes*）、腐败拟杆菌（*B. putredinis*）、化脓拟杆菌（*B. pyogenes*）、萨耶斯拟杆菌（*B. salyersiae*）、内脏拟杆菌（*B. splanchnicus*）、粪便拟杆菌（*B. stercoris*）、隐蔽拟杆菌（*B. tectum*）、多形拟杆菌（*B. thetaiotaomicron*）、单形拟杆菌（*B. uniformis*）、解脲拟杆菌（*B. ureolyticgs*）和普通拟杆菌（*B. vulgatus*）等。

拟杆菌属 DNA G+C 含量为 40~55mol%，代表菌种为脆弱拟杆菌。

二、生物学特性

（一）形态与染色

拟杆菌属为革兰氏阴性杆菌，菌体中等大小，着色不均，两端圆而浓染，中间不着色或染色较浅，似空泡，镜下呈多形性。无鞭毛，无芽胞，大多数菌株有荚膜，部份菌株有菌毛。

（二）培养特性

本属菌为专性厌氧菌，生长最适气体条件为 10% CO_2、10% H_2 和 8% N_2，最佳孵育温度 37℃，最适 pH 为 7.0。营养要求高，培养基中需加入氯化血红素、维生素 K_1、蛋白胨和酵母浸出物等营养成分。同时也需加入 5%~10% 的血清或腹腔积液、10%~30% 瘤胃液、20% 胆汁或胆盐、0.02% 吐温 -80 和 0.9% 苯丙酸盐等添加剂。在厌氧血琼脂平板上孵育 24~48 小时后，形成灰白色、半透明、不溶血、圆形、微凸、光滑、边缘整齐的菌落；在胆盐 - 七叶苷培养基（BBE）上，培养基变黑色，菌落较大，菌落周围有黑晕（普通拟杆菌不水解七叶苷）。

拟杆菌属细菌的形态特征见图 20-14-1~图 20-14-3。

（三）生化特性

发酵葡萄糖、麦芽糖和蔗糖；水解七叶苷，耐 20% 胆汁并生长旺盛；不发酵阿拉伯糖、鼠李糖、山梨醇和海藻糖；不液化明胶，不产 H_2S，不还原硝酸盐。

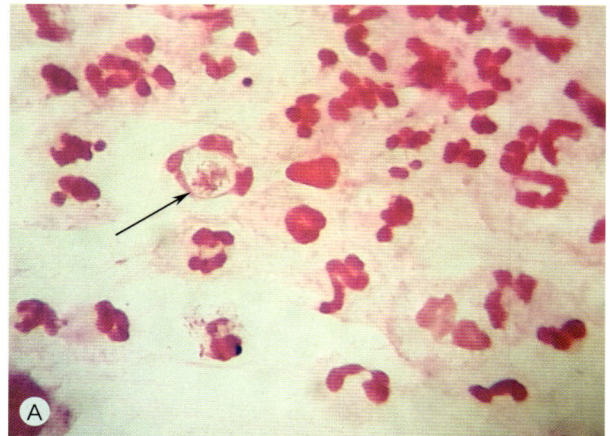

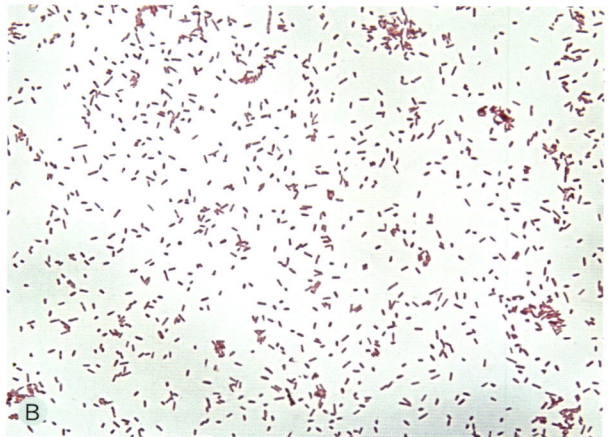

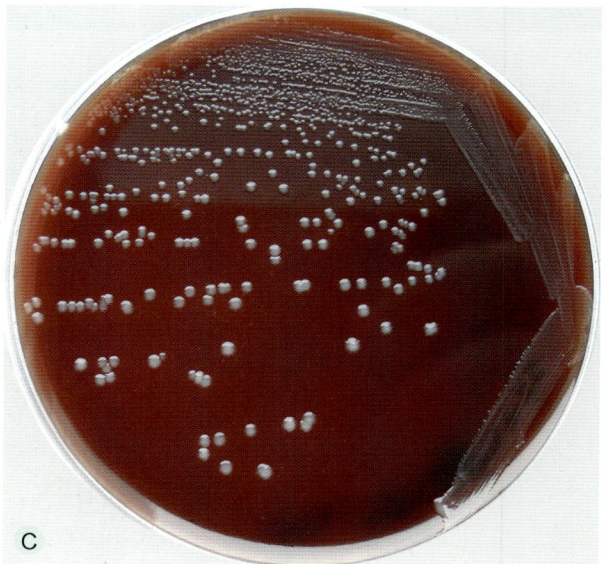

图 20-14-1　脆弱拟杆菌的形态特征

A. 创口感染渗出液涂片革兰氏染色 ×1 000；B. 革兰氏染色 ×1 000；C. ATCC 25285 厌氧培养 2 日

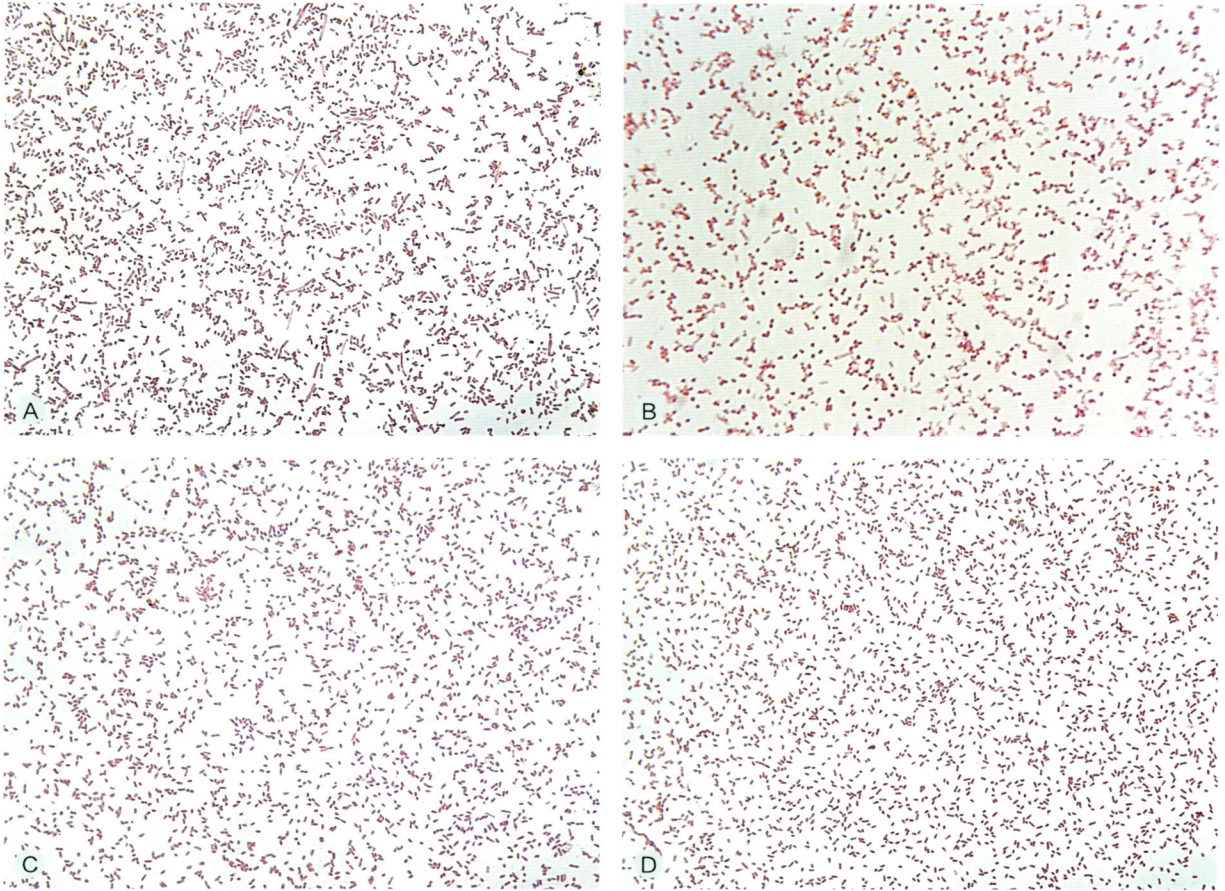

图 20-14-2　其他拟杆菌革兰氏染色的镜下形态特征 ×1 000
A. 普通拟杆菌；B. 卵形拟杆菌；C. 多形拟杆菌；D. 多尔拟杆菌

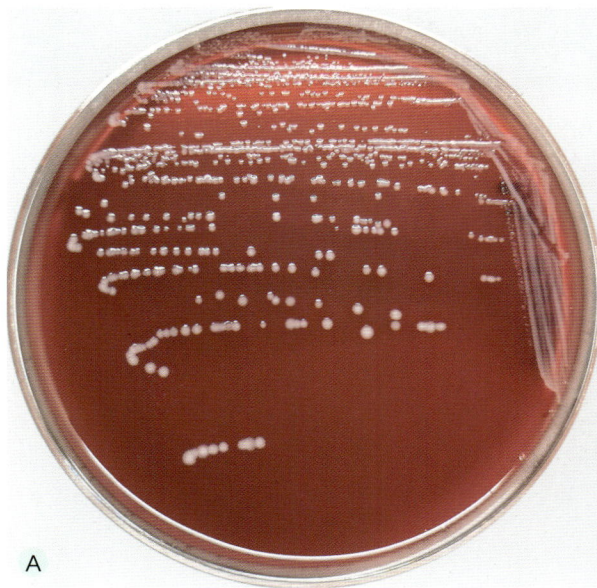

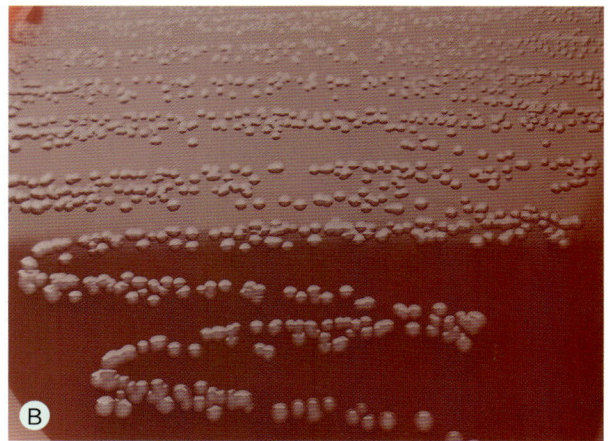

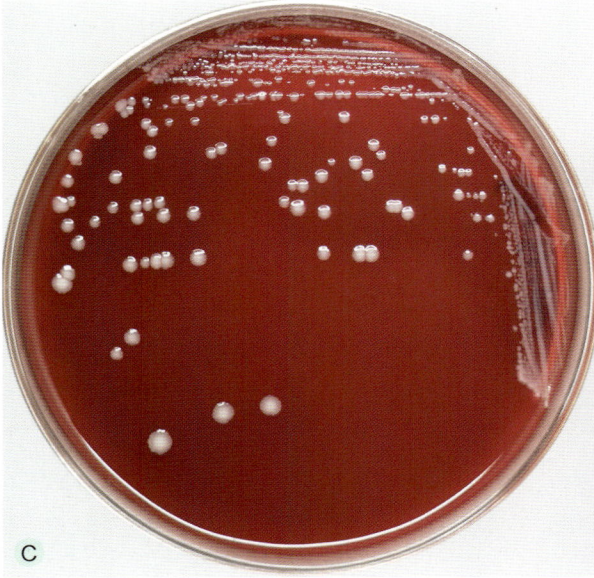

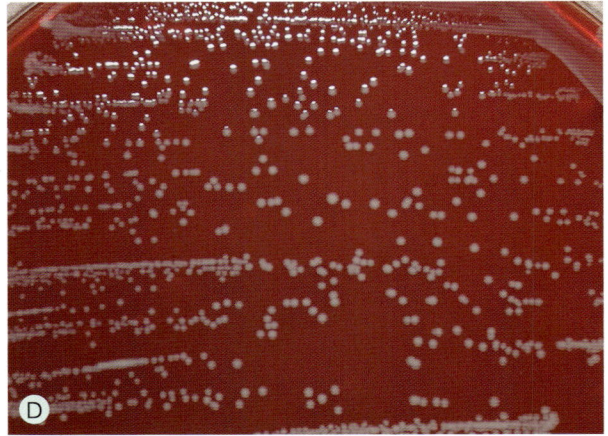

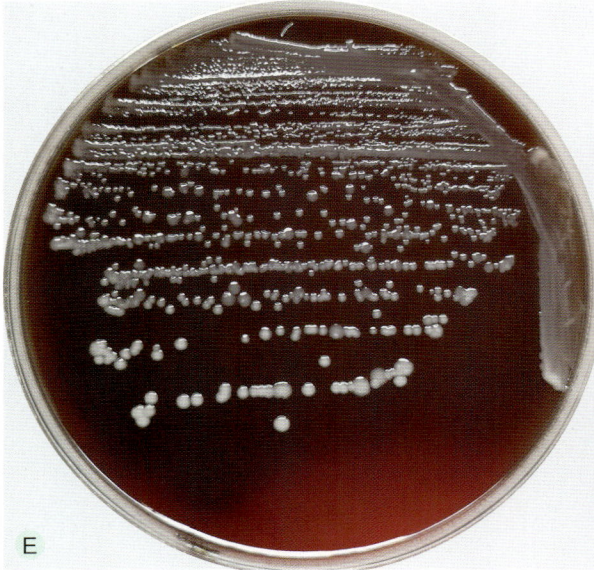

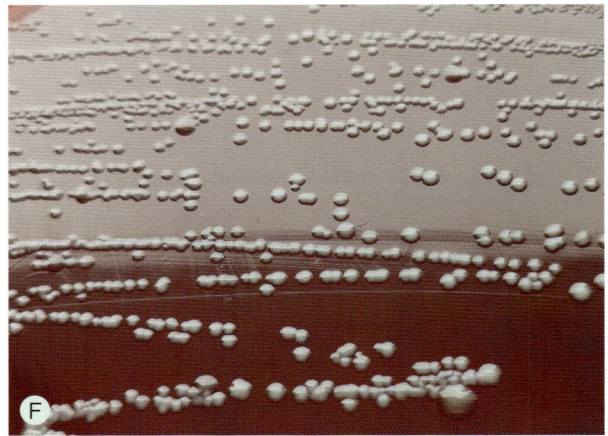

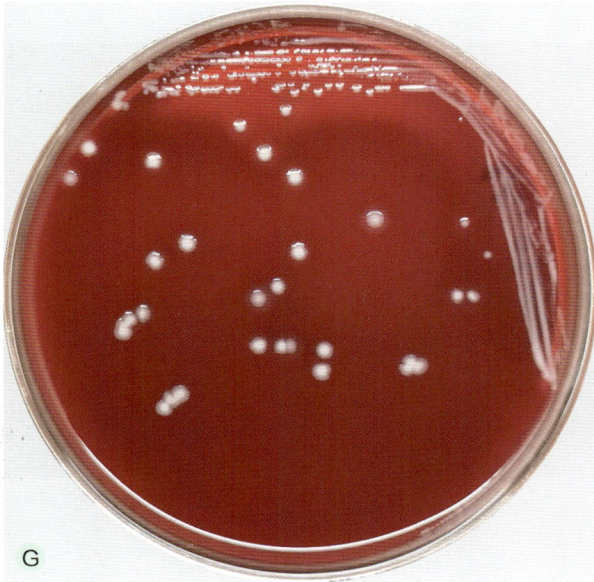

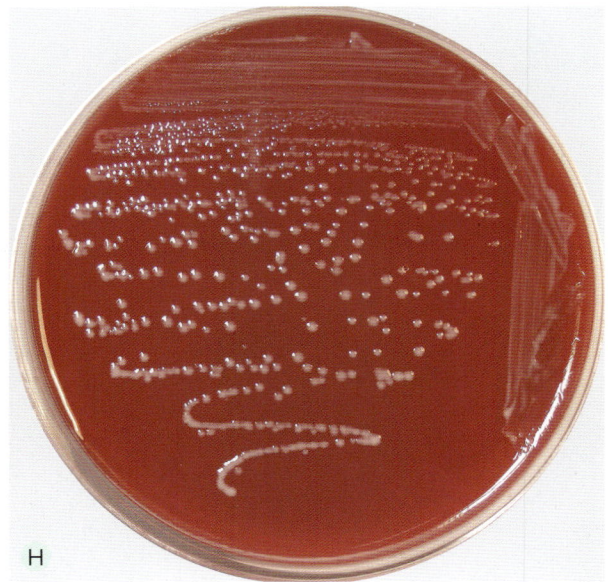

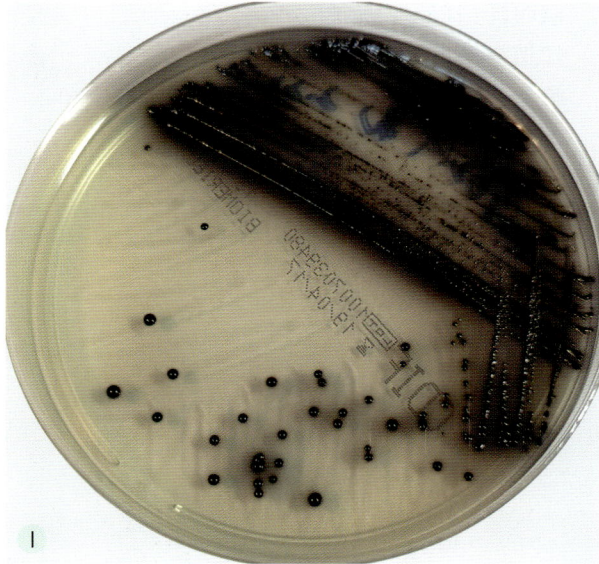

图 20-14-3　其他拟杆菌的菌落形态特征
A. 普通拟杆菌厌氧培养 4 日；B. 人粪拟杆菌厌氧培养
6 日；C. 多尔拟杆菌厌氧培养 4 日；D. 粪便拟杆菌厌
氧培养 5 日；E. 萨利尔斯拟杆菌厌氧培养 4 日；F. 韩
国拟杆菌厌氧培养 6 日；G. 多形拟杆菌厌氧培养 4
日；H. 卵形拟杆菌厌氧培养 4 日；I. 卵形拟杆菌 CDIF
厌氧培养 5 日

三、鉴定与鉴别

（一）属间鉴别

根据细菌对 20% 胆汁和特定含量抗菌药物诊断纸片的敏感性以及色素形成等试验，可将拟杆菌、普雷沃和卟啉单胞菌属初步分群。诊断纸片包括：1mg 卡那霉素、5μg 万古霉素、10μg 黏菌素纸片。拟杆菌属与其他革兰氏阴性无芽胞厌氧菌属的鉴别见表 20-14-1。

表 20-14-1　拟杆菌属与其他革兰氏阴性无芽胞厌氧菌属的主要生物学特征

群或种	卡那霉素 1 000μg/ 片	万古霉素 5μg/ 片	黏菌素 10μg/ 片	20% 胆汁生长	触酶	硝还	吲哚	脂酶	色素
脆弱拟杆菌群	R	R	R	+	v	–	v	–	–
其他拟杆菌	R	R	v	–/+	–/+	–	v	–	–
产色素菌种	R	v	v	–	–/+	–	v	–/+	–
卟啉单胞菌属	R	S	R	–	v	–	+/–	–/+	+
梭杆菌属	S	R	S	v	–	v	v	v	–
具核梭杆菌	S	R	S	–	–	–	+	–	–
坏死梭杆菌	S	R	S	–	–	–	+	+/–	–
变形 / 死亡梭杆菌	S	R	S	+	–	–	v	–	–
产色素普雷沃菌	Rˢ	R	v	–	–	–	v	v	+
中间、变黑、苍白普雷沃菌	Rˢ	R	S	–	–	–	+	+/–	+
洛氏普雷沃菌	R	R	v	–	–	–	–	v	–
其他普雷沃菌	R	R	v	–	–/+	–	–/+	–/+	–
嗜胆菌属	S	R	S	+	+	+	–	–	–
二氧化碳噬纤维菌属	S	R	R						

注：S，敏感；R，耐药；v，不定；+，阳性反应；–，阴性反应；–/+，大部分阴性，部分阳性；+/–，大部分阳性，部分阴性；Rˢ，大部分耐药，部分敏感。

（二）属内鉴定

拟杆菌属可分为脆弱拟杆菌群和非脆弱拟杆菌群，脆弱拟杆菌群、埃格拟杆菌和内脏拟杆菌均

耐胆汁，其他非脆弱拟杆菌群不耐胆汁。常见耐胆汁拟杆菌鉴定和鉴别见表 20-14-2。不产色素弱分解糖或不分解糖拟杆菌鉴定和鉴别见表 20-14-3。

表 20-14-2　常见耐 20% 胆汁拟杆菌的生物学特性

菌种	BBE 生长	靛基质	触酶	七叶苷	葡萄糖	蔗糖	麦芽糖	鼠李糖	水杨素	蕈糖	阿拉伯糖
人粪拟杆菌	+	–	–/+	+	+	+	+	+/–	–/+	+	+
狄氏拟杆菌	+	–	+/–	+	+	+	+	V	+	+	–/+
脆弱拟杆菌	+	–	+	+	+	+	+	–	+	–	–
屎拟杆菌	+	–	–/+	+	+	+	+	+	+	+	–/+
普通拟杆菌	+	–	–/+	–/+	+	+	+	+	+	–	+
卵形拟杆菌	+	–	+/–	+	+	+	+	+	+	+	+
粪便拟杆菌	+	+	–	+/–	+	+	+	+	+	–/+	–/+
多形拟杆菌	+	+	+	+	+	+	+	+	+	–/+	+
单形拟杆菌	W	+	–/+	+	+	+	+	–/+	+/–	+	+
埃格拟杆菌	+	+	–	+	+	+	+	+/–	–	–	–

注：+，阳性反应；–，阴性反应；–/+，大部分阴性，部分阳性；+/–，大部分阳性，部分阴性；W，弱反应。糖反应 +，pH<5.5；V，pH 5.5~5.8；–，pH>5.5；BBE，胆汁七叶苷琼脂。

表 20-14-3　不产色素弱分解糖或不分解糖拟杆菌的生物学特性

菌种	20% 胆汁生长	葡萄糖	触酶	产生吲哚	硝酸盐还原	动力	水解尿素	水解七叶苷	不解明胶
凝固拟杆菌	+	–	–	+	–	–	–	–	+
化脓拟杆菌	+	w	–	–	–	–	–	+	+
隐蔽拟杆菌	+	w	–	–	–	–	–	+	+
腐败拟杆菌	+/–	–	+/–	+	–	–	–	–	+
多毛拟杆菌	–/+	w	–	–	–	–	–	+	–
解脲拟杆菌	–	–	–/+	–	+	–	+	–	+

注：+，阳性反应；–，阴性反应；–/+，大部分阴性，部分阳性；+/–，大部分阳性，部分阴性；w，弱反应。

四、抗菌药物敏感性

拟杆菌属为无芽胞的革兰氏阴性厌氧菌，对其感染的治疗可首选 β- 内酰胺类复合制剂（如氨苄西林 / 舒巴坦、哌拉西林 / 他唑巴坦和替卡西林 / 克拉维酸）、克林霉素、碳青霉烯类（厄他培南、亚胺培南和美罗培南）、青霉素 G、氨苄西林和甲硝唑；次选头孢他啶、头孢曲松、头孢替坦、头孢西丁和莫西沙星。

五、临床意义

拟杆菌属细菌是临床上最重要的革兰氏阴性

无芽胞厌氧菌，为人和动物口腔、肠道和女性生殖道的正常菌群，是一种机会致病菌，既可通过多种外源性途径引起机体各个部位和各种组织的外源性感染，也可通过直接扩散方式侵入非寄生部位引起内源性感染。如脆弱拟杆菌可引起局部组织感染或脓肿，女性生殖系统、胸腔和颅内感染。细菌可随血栓扩散到机体其他部位形成迁徙性脓肿，还可侵入血流引起菌血症或败血症。

（吕火烊）

第十五节　普雷沃菌属

一、分类与命名

普雷沃菌属(Prevotella)隶属于细菌域,拟杆菌门,拟杆菌纲,拟杆菌目,普雷沃氏菌科(Prevotellaceae)。目前,属内有 50 个种,包括巴伦普雷沃菌(P. baroniae)、双路普雷沃菌(P. bivia)、颊普雷沃菌(P. buccae)、口颊普雷沃菌(P. buccalis)、粪便普雷沃菌(P. copri)、人体普雷沃菌(P. corporis)、牙普雷沃菌(P. dentalis)、栖牙普雷沃菌(P. denticola)、解糖胨普雷沃菌(P. disiens)、栖居普雷沃菌(P. enoeca)、褐色普雷沃菌(P. fusca)、解肝素普雷沃菌(P. heparinolytica)、栖组织普雷沃菌(P. histicola)、中间普雷沃菌(P. intermedia)、空肠普雷沃菌(P. jejuni)、洛氏普雷沃菌(P. loescheii)、小斑点普雷沃菌(P. maculosa)、马氏普雷沃菌(P. marshii)、马赛普雷沃菌(P. massiliensis)、产黑色素普雷沃菌(P. melaninogenica)、闪亮普雷沃菌(P. micans)、多形普雷沃菌(P. multiformis)、食多糖普雷沃菌(P. multisaccharivorax)、南锡普雷沃菌(P. nanceiensis)、变黑普雷沃菌(P. nigrescens)、口腔普雷沃菌(P. oralis)、口普雷沃菌(P. oris)、苍白普雷沃菌(P. pallens)、龈炎普雷沃菌(P. oulorum)、栖瘤胃普雷沃菌(P. ruminicola)、解糖普雷沃菌(P. saccharolytica)、唾液普雷沃菌(P. salivae)、夏氏普雷沃菌(P. shahii)、粪普雷沃菌(P. stercorea)、谭氏普雷沃菌(P. tannerae)、提蒙普雷沃菌(P. timonensis)、真口腔普雷沃菌(P. veroralis)和动胶普雷沃菌(P. zoogleoformans)等。

普雷沃菌属 DNA G+C 含量为 40~52mol%,代表菌种为产黑素普雷沃菌。

二、生物学特性

(一) 形态与染色

普雷沃菌属细菌为革兰氏阴性球杆菌,菌体大小为 $(0.8~1.5)\mu m \times (1.0~3.5)\mu m$,排列成对或短链状,两端圆,染色不均,中间似空泡。在含糖的培养基中孵育后可呈多形性,菌体长短不一。无鞭毛,部分菌株有菌毛和荚膜。

(二) 培养特性

普雷沃菌属为专性厌氧菌,对生长环境中的气体条件要求较高,较脆弱拟杆菌难分离培养。营养要求高,分离培养时培养基中需添加氯化血红素和维生素 K_1 等营养成分。在厌氧血琼脂平板上生长良好,菌落初为灰白色,后呈黄色逐渐变为浅棕色,5~7 日后变为黑色,多数菌株呈 β- 溶血。在黑色素产生之前,用波长 366nm 紫外线照射,可出现橘红色荧光,但黑色素出现后则无荧光出现。在 KVLB 平板上生长最佳,产黑色素更明显。

普雷沃菌属细菌的形态特征见图 20-15-1~ 图 20-15-5。

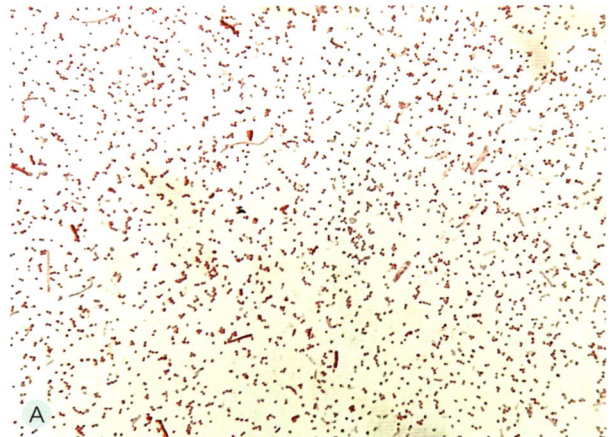

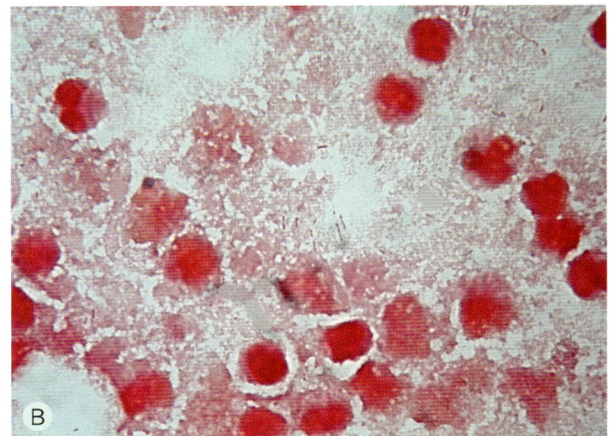

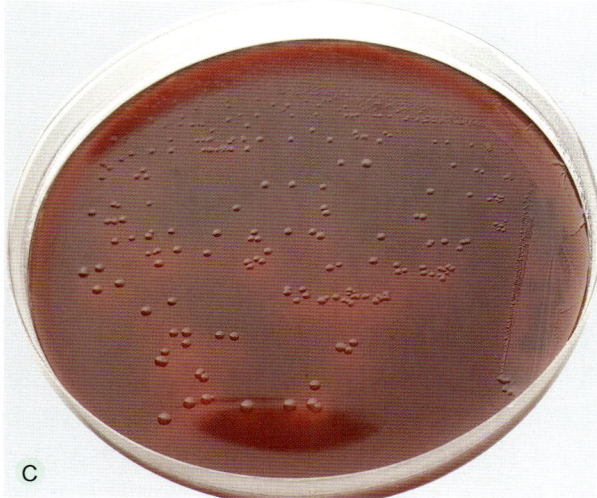

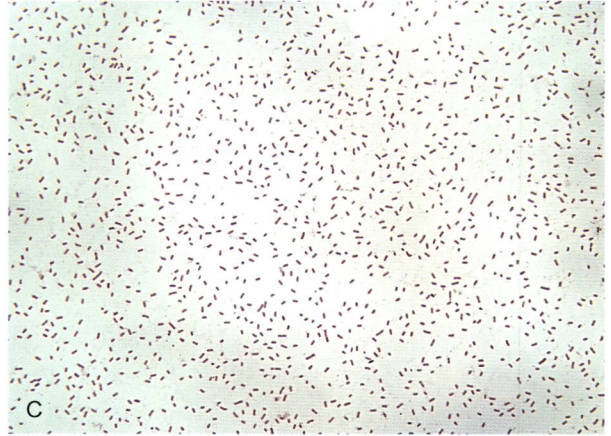

图 20-15-1　口普雷沃菌的形态特征
A. 革兰氏染色 ×1 000；B. 脓汁涂片革兰氏染色 ×1 000；
C. 厌氧培养 14 日

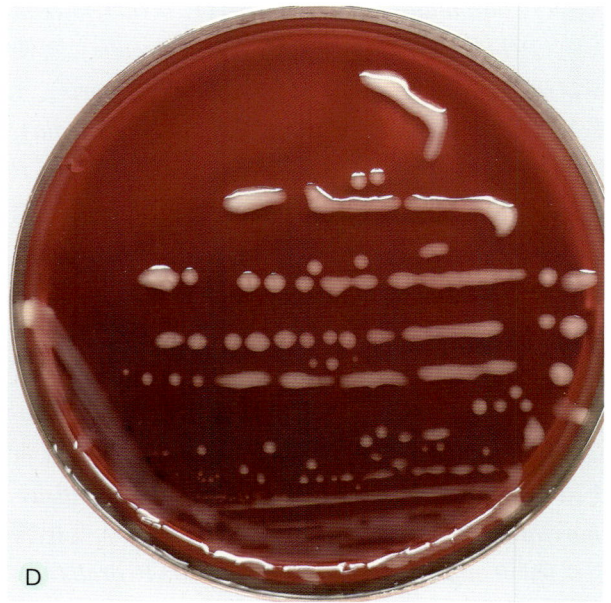

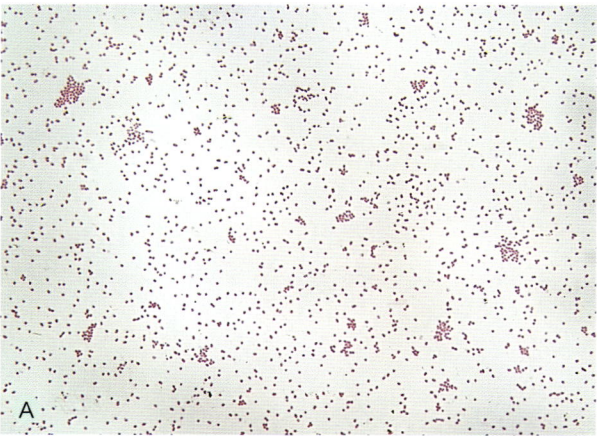

图 20-15-2　颊普雷沃菌的形态特征
A. 光滑型 革兰氏染色 ×1 000；B. 光滑型 厌氧培养 3 日；
C. 黏液型 革兰氏染色 ×1 000；D. 黏液型 厌氧培养 4 日

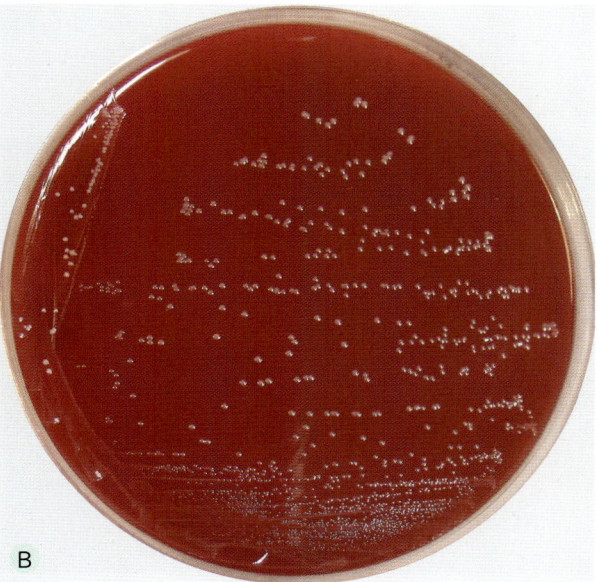

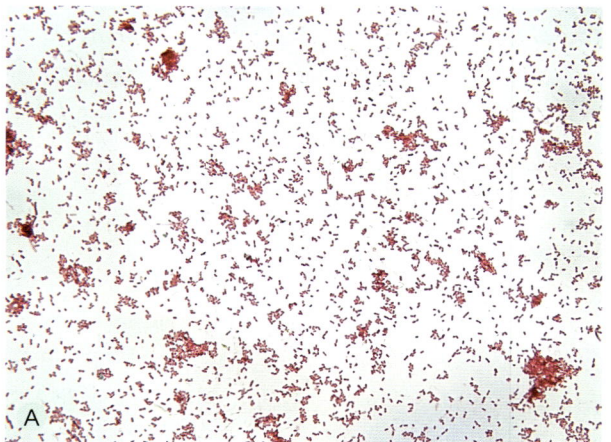

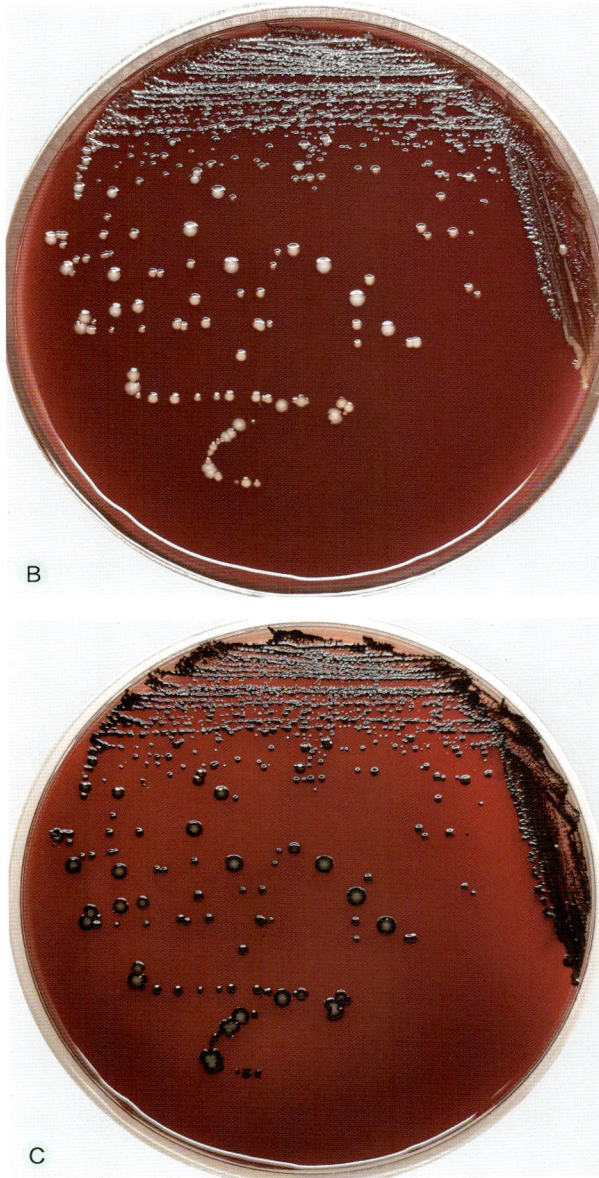

图 20-15-3 中间普雷沃菌的形态特征
A.革兰氏染色 ×1 000；B.厌氧培养 4 日；C.厌氧培养 14 日

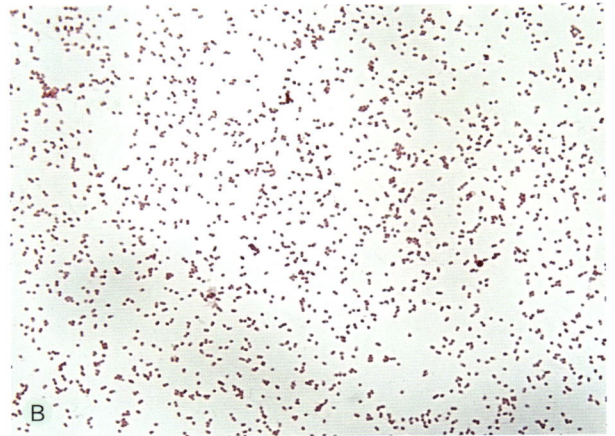

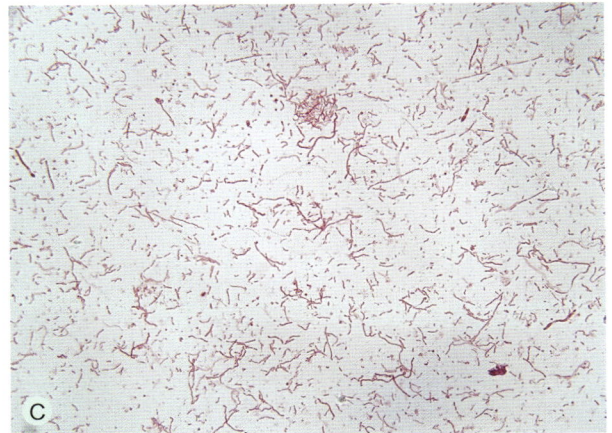

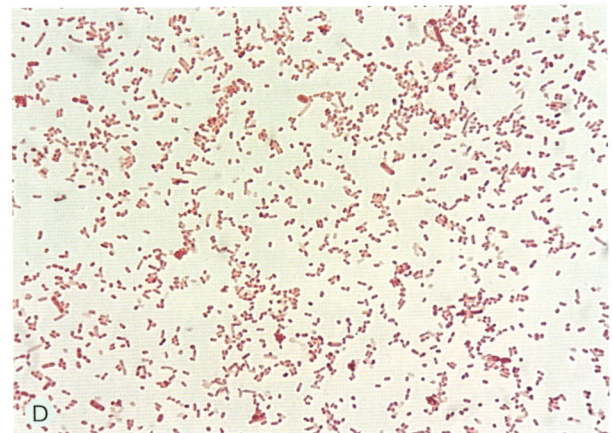

图 20-15-4 其他普雷沃菌革兰氏染色的镜下
形态特征 ×1 000
A. 变黑普雷沃菌；B. 双路普雷沃菌；C. 解肝素普雷沃；
D. 空肠普雷沃菌

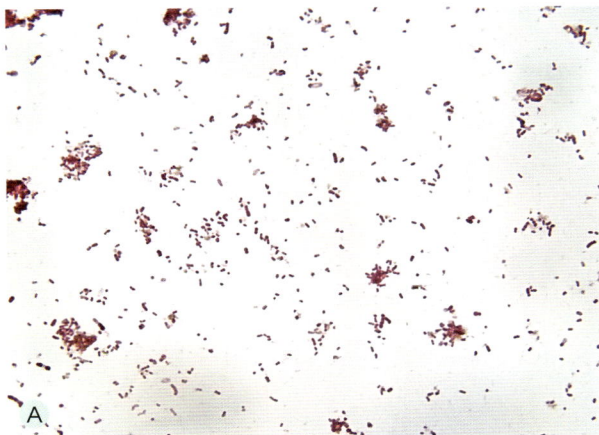

（三）生化特性

普雷沃菌属中的产黑素普雷沃菌生化反应不活跃，发酵葡萄糖、乳糖和蔗糖，不发酵木糖和阿拉伯糖，不产生吲哚，触酶、脂酶和尿素酶均阴性，大部分菌株不水解七叶苷，在 20% 胆汁中也不生长。普雷沃菌属内的常见菌种的生化特性见表 20-15-1。

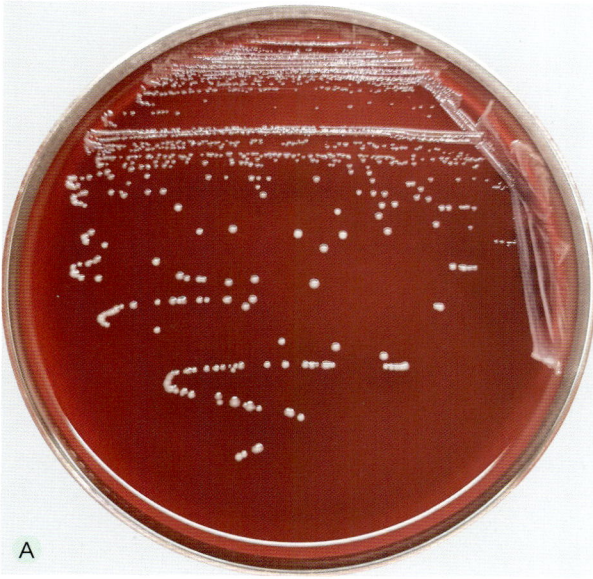

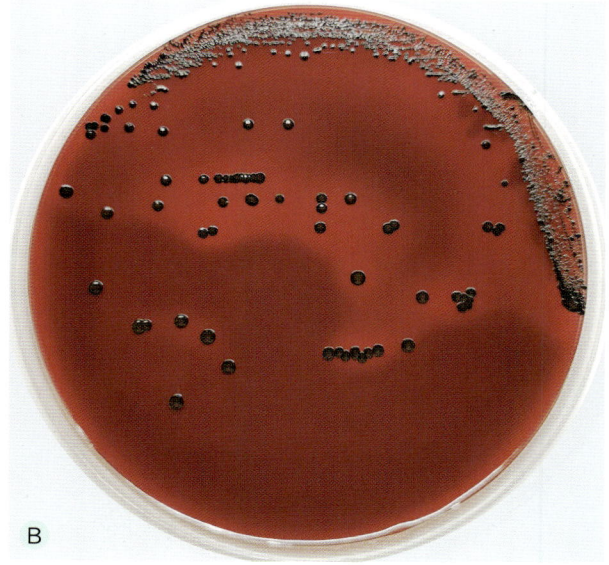

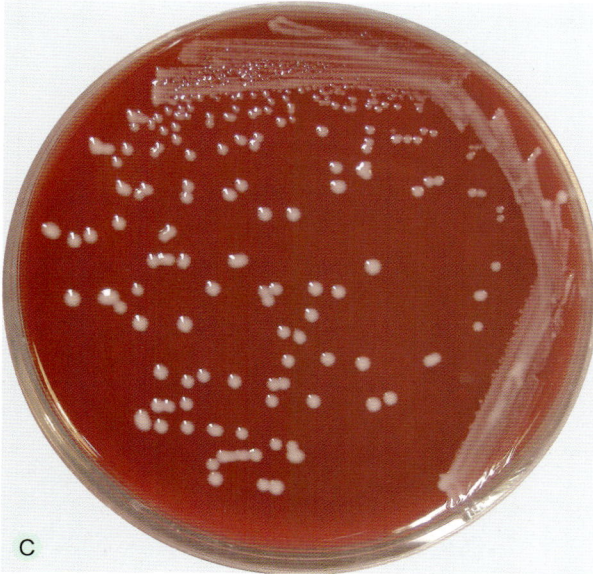

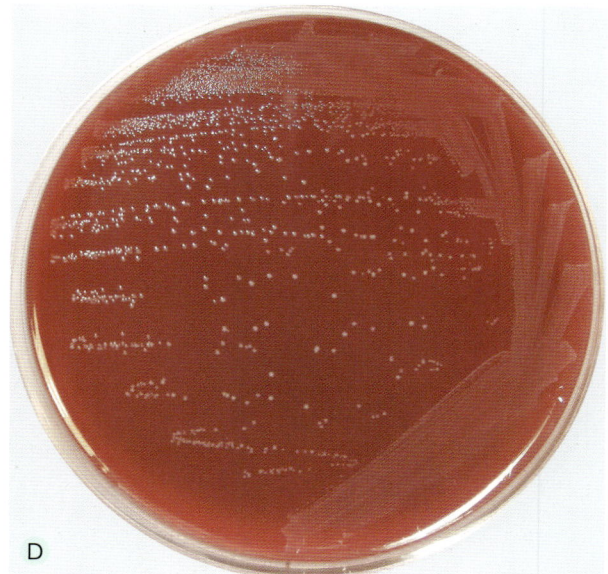

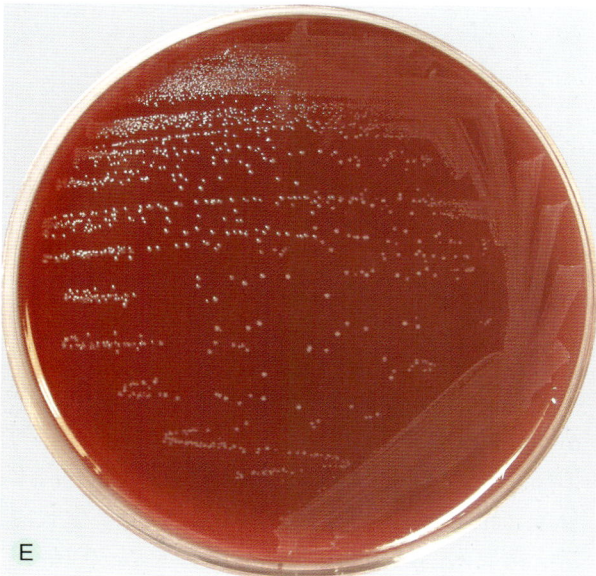

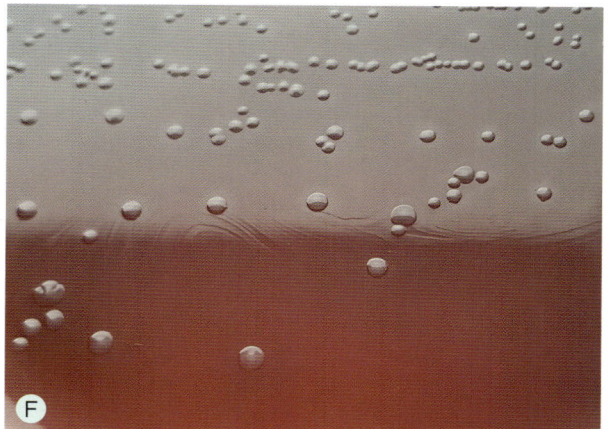

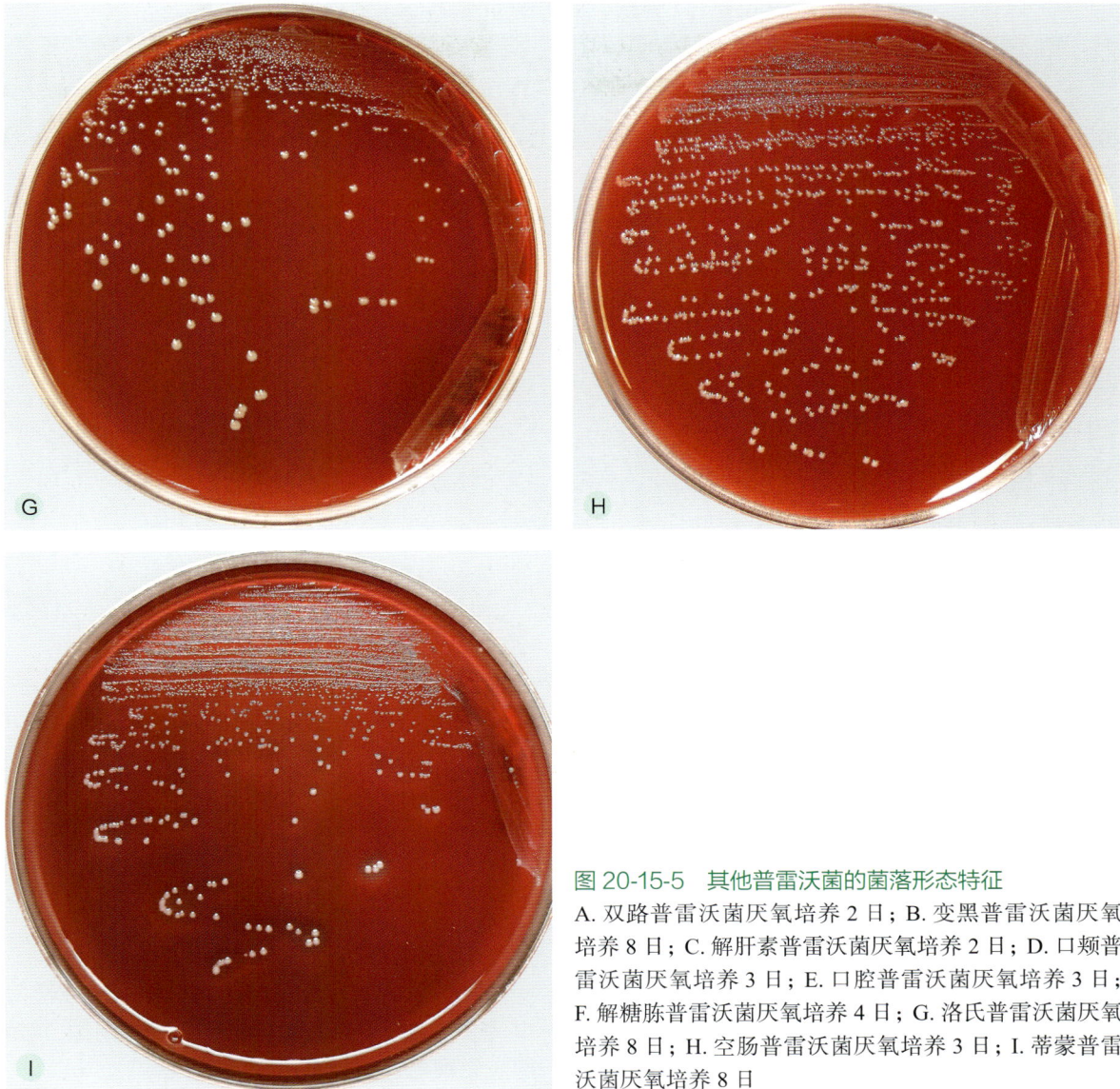

图 20-15-5　其他普雷沃菌的菌落形态特征
A. 双路普雷沃菌厌氧培养 2 日；B. 变黑普雷沃菌厌氧培养 8 日；C. 解肝素普雷沃菌厌氧培养 2 日；D. 口颊普雷沃菌厌氧培养 3 日；E. 口腔普雷沃菌厌氧培养 3 日；F. 解糖胨普雷沃菌厌氧培养 4 日；G. 洛氏普雷沃菌厌氧培养 8 日；H. 空肠普雷沃菌厌氧培养 3 日；I. 蒂蒙普雷沃菌厌氧培养 8 日

三、鉴定与鉴别

（一）属间鉴别

普雷沃菌属与其他革兰氏阴性无芽胞厌氧菌属的鉴别见表 20-14-1。胆汁敏感产色素普雷沃菌和产色素卟啉单胞菌的区别在于对糖的利用，前者分解糖类，后者不分解。

（二）属内鉴定

普雷沃菌属内的常见菌种的鉴定和鉴别见表 20-15-1。

四、抗菌药物敏感性

普雷沃菌属细菌为无芽胞的革兰氏阴性厌氧菌，对其感染的治疗可首选 β- 内酰胺类复合制剂（如氨苄西林、舒巴坦、哌拉西林 / 他唑巴坦和替卡西林 / 克拉维酸）、克林霉素、碳青霉烯类（厄他培南、亚胺培南和美罗培南）、青霉素 G、氨苄西林和甲硝唑；次选头孢他啶、头孢曲松、头孢替坦、头孢西丁和莫西沙星。

五、临床意义

普雷沃菌属细菌是人和动物口腔、女性生殖道，以及动物的瘤胃和肠道中的正常菌群，是一种机会致病菌，既可通过多种外源性途径引起机体各个部位和各种组织的外源性感染，也可通过直接扩散方式侵入非寄生部位引起内源性感染。主要引起人和动物的口腔感染，如牙龈炎、牙周炎、根尖周炎；女性的生殖道炎症，如前庭腺炎、尿道旁腺炎、汗腺炎、阴唇疖肿及外阴阴道脓肿等外阴感染，还可逆行感染引起子宫内膜炎和子宫积脓等。

表 20-15-1　普雷沃菌属内常见菌种的生化特性

菌名	水解七叶苷	产生吲哚	脂酶	发酵			N- 乙酰 β- 葡萄糖苷酶	α- 半乳糖苷酶	β- 半乳糖苷酶	α- 岩藻糖苷酶	糜蛋白酶
				乳糖	蔗糖	纤维二糖					
产黑色素普雷沃菌	−/+	−	−	+	+	−/+	+	+	+	+	−
人体普雷沃菌	−	−	−	−	−	−	−	−	−	−	+/−
栖牙普雷沃菌	+/−	−	−	+	+	−/+	+	+	+	+	−
中间普雷沃菌	−	+	+/−	−	+/−	−	+	−	−	+	−
洛氏普雷沃菌	+/−	−	v	+	+	+	+	+	+	+	−
变黑普雷沃菌	−	+	+/−	−	+	−	+	−	+	−	−
谭氏普雷沃菌	−	−	−	+	v	−	+	−	+	+	−
苍白普雷沃菌	−	+	−	−	−	−	+	−	+	+	−

注：+,90% 以上菌株阳性；−,90% 以上菌株阴性；+/−,大多数菌株阳性；−/+,大多数菌株阴性；v,11%~89% 菌株阳性。

（吕火烊）

第十六节　卟啉单胞菌属

一、分类与命名

卟啉单胞菌属（Porphyromonas）隶属于细菌域，拟杆菌门，拟杆菌纲，拟杆菌目，卟啉单胞菌科（Porphyromonadaceae）。目前属内有 18 个种，包括不解糖卟啉单胞菌（P. asaccharolytica）、本诺卟啉单胞菌（P. bennonis）、犬齿龈卟啉单胞菌（P. cangingivalis）、犬嘴卟啉单胞菌（P. canoris）、犬口腔卟啉单胞菌（P. creviorcanis，以前称为 P. cansulci）、卡托氏卟啉单胞菌（P. catoniae）、牙髓卟啉单胞菌（P. enaodontalis）、牙龈卟啉单胞菌（P. gingivalis）、里夫卟啉单胞菌（P. levii）、猕猴卟啉单胞菌（P. macacae，以前称唾液卟啉单胞菌 Porphyromonas salivosa））、帕斯特卟啉单胞菌（P. pasteri）、松狮蜥卟啉单胞菌（P. pogonae）、索氏卟啉单胞菌（P. somerae）和上野卟啉单胞菌（P. uenonis）等。

卟啉单胞菌属 DNA G+C 含量为 40~55mol%，代表菌种为不解糖卟啉单胞菌。

二、生物学特性

（一）形态与染色

卟啉单胞菌属为革兰氏阴性杆菌或球杆菌，大小为 $(0.8~1.5)\mu m \times (1.5~3.5)\mu m$，两端圆，染色不均。无鞭毛，无荚膜。

（二）培养特性

本属菌为专性厌氧菌。营养要求较高，培养基中需加入动物血液、氯化血红素、维生素 K$_1$、蛋白胨和酵母浸出物等营养物质，其中氯化血红素和维生素 K$_1$ 可促进该菌的生长及黑色素的形成，冻溶血较非冻溶血更有利于早期产生黑色素。在厌氧血琼脂平板上经 3~5 日培养，可形成 1~2mm、凸起、光滑、边缘整齐、棕色或黑色菌落。在未出现黑色素之前，用波长 366nm 的紫外线照射，可出现红色荧光，这是细菌合成了原卟啉之故。

卟啉单胞菌属细菌的形态特征见图 20-16-1、图 20-16-2。

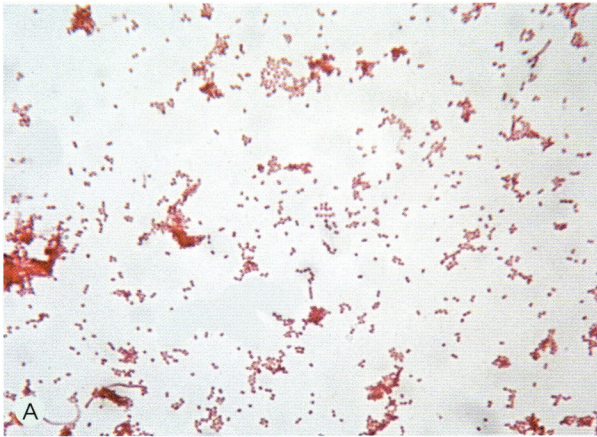

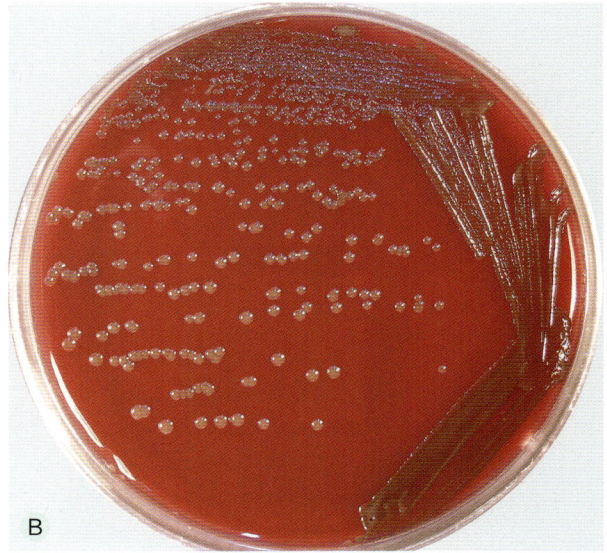

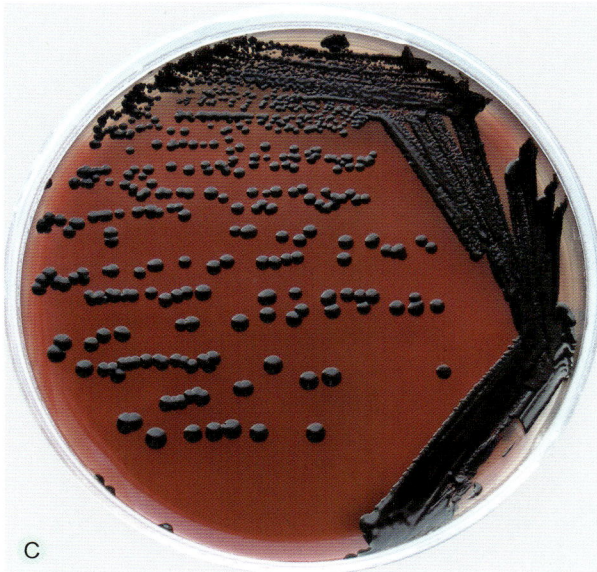

图 20-16-1 牙龈卟啉单胞菌的形态特征
A. ATCC 33277 革兰氏染色 ×1 000；B. ATCC 33277 厌氧培养 4 日；C. ATCC 33277 厌氧培养 14 日

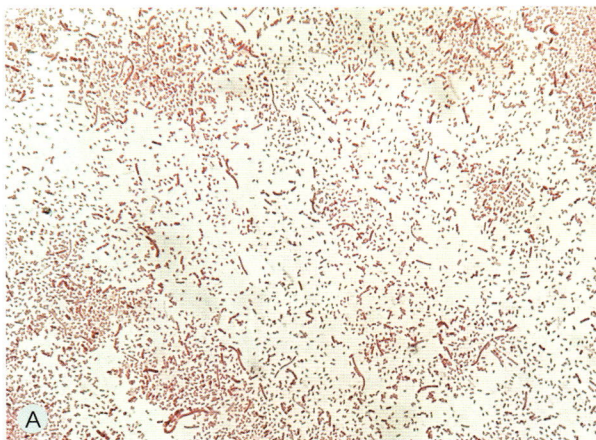

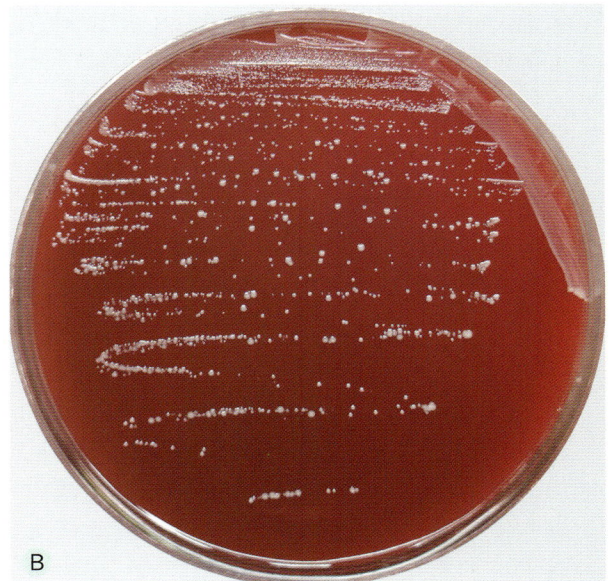

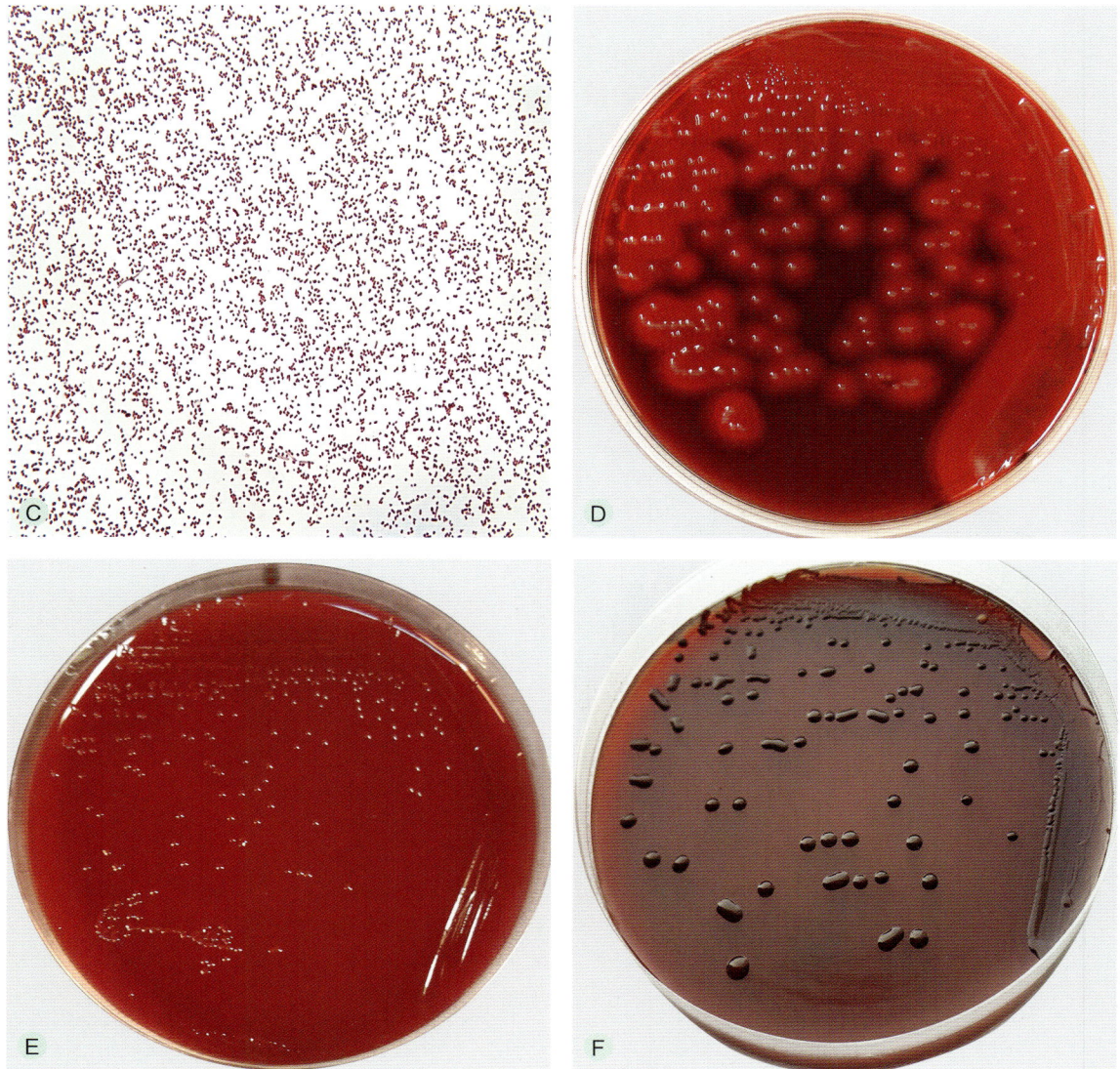

图 20-16-2　其他卟啉单胞菌的形态特征

A. 索氏卟啉单胞菌革兰氏染色 ×1 000；B. 索氏卟啉单胞菌厌氧培养 4 日；C. 松狮蜥卟啉单胞菌革兰氏染色 ×1 000；
D. 松狮蜥卟啉单胞菌厌氧培养 2 日；E. 不解糖卟啉单胞菌厌氧培养 4 日；F. 不解糖卟啉单胞菌厌氧培养 14 日

（三）生化特性

本菌属中的代表菌，不解糖卟啉单胞菌生化反应不活跃，不发酵葡萄糖等糖类，不水解七叶苷，触酶和脂酶试验均阴性，但可产生吲哚，液化明胶。临床常见卟啉单胞菌种的生化特性见表 20-16-1。

三、鉴定与鉴别

（一）属间鉴别

本属菌与其他革兰氏阴性无芽胞菌的鉴别见表 20-14-1。不解糖卟啉单胞菌与产黑素普雷沃菌的鉴别在镜下均表现为革兰氏阴性球杆菌，在厌氧血琼脂平板上均可产生黑色素，容易混淆。而产黑素普雷沃菌可发酵葡萄糖、乳糖和蔗糖，而与人类有关的 3 种卟啉单胞菌均不发酵糖类。

（二）属内鉴别

临床常见卟啉单胞菌种的鉴定和鉴别见表 20-16-1。

四、抗菌药物敏感性

卟啉单胞菌属细菌为无芽胞的革兰氏阴性厌氧菌，对其感染的治疗可首选 β- 内酰胺类复合制剂（如氨苄西林 / 舒巴坦、哌拉西林 / 他唑巴坦和替卡西林 / 克拉维酸）、克林霉素、碳青霉烯类（厄他培南、亚胺培南和美罗培南）、青霉素 G、氨苄西林和甲硝唑；次选头孢他啶、头孢曲松、头孢替坦、头孢西丁和莫西沙星。

表 20-16-1　临床常见卟啉单胞菌种的生化特性

菌名	吲哚	脂酶	触酶	α-半乳糖苷酶	β-半乳糖苷酶	岩藻糖苷酶	N-乙酰-β-葡萄糖苷酶	胰蛋白酶	糜蛋白酶
不解糖卟啉单胞菌	+	−	−	−	−	+	−	−	−
牙髓卟啉单胞菌	+	−	−	−	−	−	−	−	−
牙龈卟啉单胞菌	+	−	−	−	−	−	−	+	−
牙周卟啉单胞菌	+	−	+	−	−	−	−	−	−
犬嘴卟啉单胞菌	+	−	+	−	+	−	−	−	+
犬齿龈卟啉单胞菌	+	−	+	−	−	−	−	−	+
犬口腔卟啉单胞菌	+	ND	−	ND	ND	−	−	−	ND

注：+，90% 以上菌株阳性；−，90% 以上菌株阴性；ND，无资料。

五、临床意义

卟啉单胞菌属细菌主要寄生于人和动物口腔、泌尿生殖道及肠道，可从多种临床标本中分离到该类细菌。通常引起牙周感染，如牙龈炎、牙周炎、牙髓炎和根尖周炎等，也可引起泌尿生殖道等部位感染。

（吕火烊）

第十七节　梭杆菌属

一、分类与命名

梭杆菌属（Fusobacterium）隶属于细菌域，梭杆菌门（Fusobacteria），梭杆菌纲（Fusobacteria），梭杆菌目（Fusobacteriales），梭杆菌科（Fusobacteriaceae）。目前属内有 21 个种和 7 个亚种。该属是一群临床上较常见的革兰氏阴性无芽胞厌氧菌，其特征是形态细长、两端尖细如梭状，故命名。临床常见菌种包括具核梭杆菌（F. nucleatum）、坏死梭杆菌（F. necrophorum）、微生子梭杆菌（F. gonidiaformans）、舟形梭杆菌（F. naviforme）、变形梭杆菌（F. varium）、死亡梭杆菌（F. mortiferum）、拉氏梭杆菌（F. russii）和溃疡梭杆菌（F. ulcerans）等。

梭杆菌属 DNA G+C 含量为 26~34mol%，代表菌种为具核梭杆菌。

二、生物学特性

（一）形态和染色

梭杆菌属细菌为革兰氏阴性杆菌，大小为（0.4~0.7）μm ×（3.0~10.0）μm，菌体细长、两端尖细、中间膨胀，呈典型的梭形，如纺锤体。多成对排列，尖端相对。菌体内可有革兰氏阳性颗粒。无鞭毛，无芽胞。

（二）培养特性

梭杆菌属细菌为专性厌氧菌，对无氧条件要求较高，尤其是初代培养要求培养基预还原，降低其氧还原电势后该菌方能在其上良好生长，最适生长温度为 37℃，培养基的最适 pH 为 7.0 左右。5%~10% 的血清或腹腔积液能促进细菌生长，瘤胃液、氯化血红素和某些挥发性脂肪酸也具有刺激生长的作用。在厌氧血琼脂平板上生长良好，厌氧环境孵育 48 小时后形成直径 1~2mm、圆形、扁平、边缘不齐、表面不平、中央凸起、透明或半透明的菌落，一般不溶血，呈面包屑样，菌落有恶臭味。

梭杆菌属细菌的形态特征见图 20-17-1、图 20-17-2。

（三）生化特性

梭杆菌属中的具核梭杆菌生化反应不活泼，不发酵麦芽糖、乳糖和甘露醇等碳水化合物，仅极少数菌株可以缓慢发酵葡萄糖和果糖。不分解七叶苷，不液化明胶，20% 胆汁中不生长，脂酶试验阴性，但产吲哚，DNA 酶试验阳性。临床常见梭杆菌属菌种的生化特性见表 20-17-1。

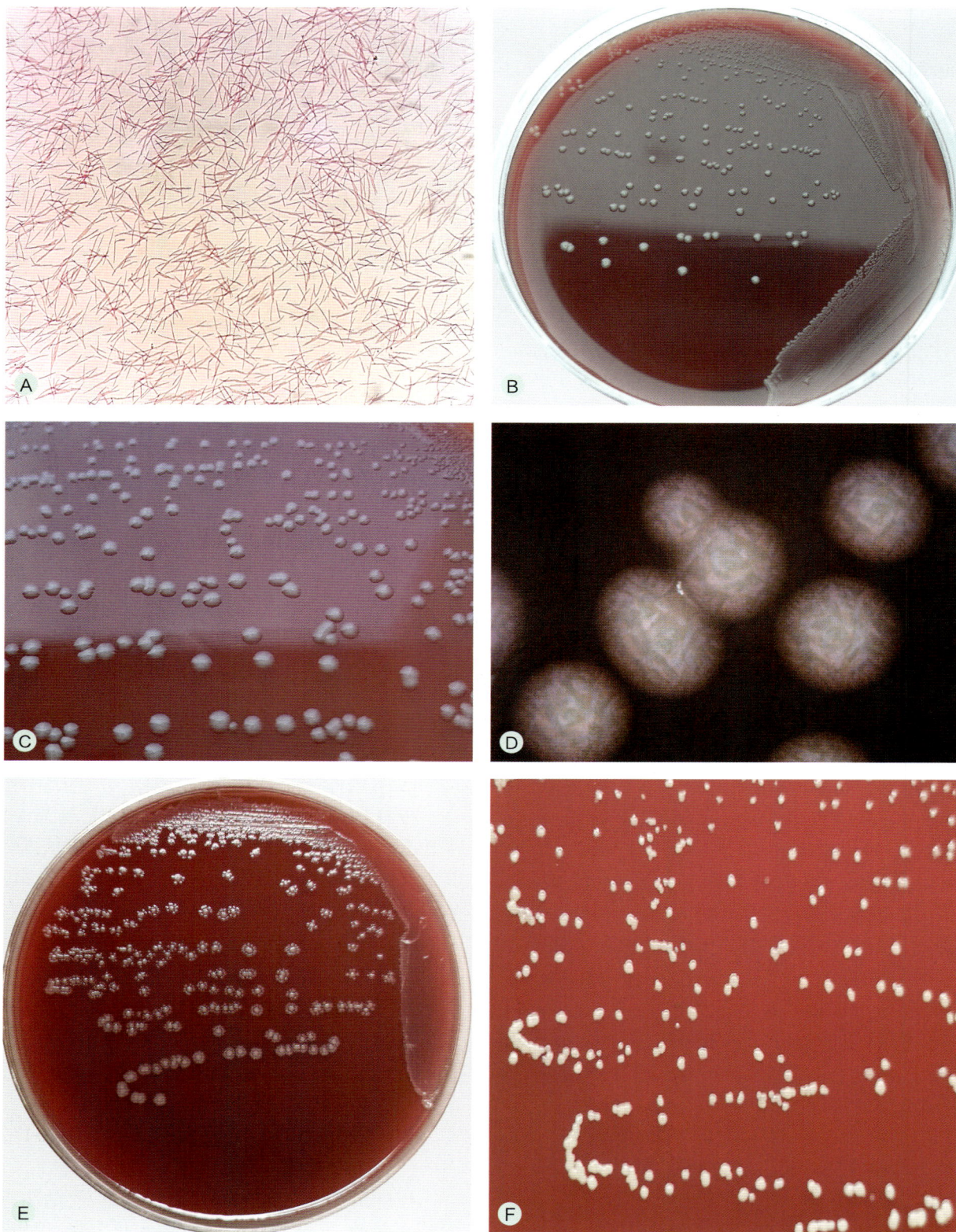

图 20-17-1　具核梭杆菌的形态特征

A. ATCC 25586 革兰氏染色 ×1 000；B. ATCC 25586 厌氧培养 4 日；C. 临床分离株（光滑型）厌氧培养 6 日；D. 临床分离株（光滑型）厌氧培养 7 日 ×40；E. 临床分离株（粗糙型）厌氧培养 7 日；F. 具核梭杆菌动物亚种厌氧培养 6 日

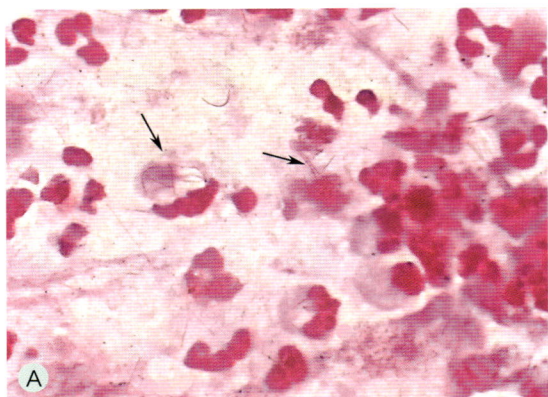

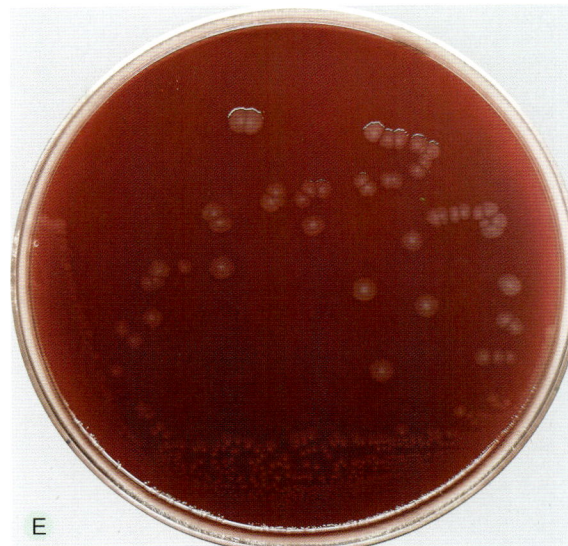

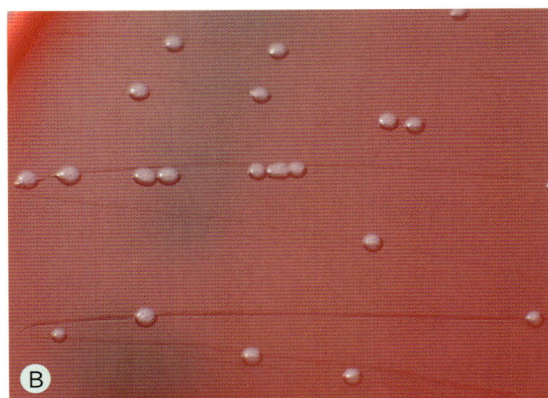

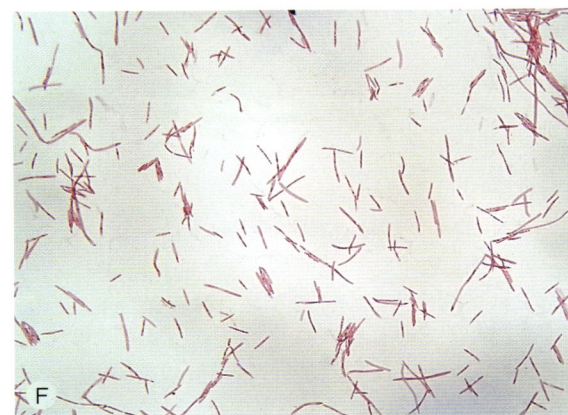

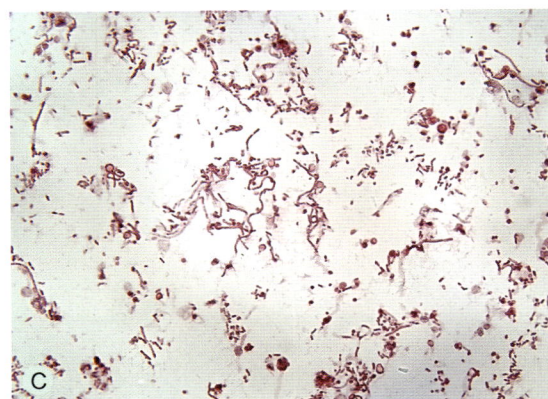

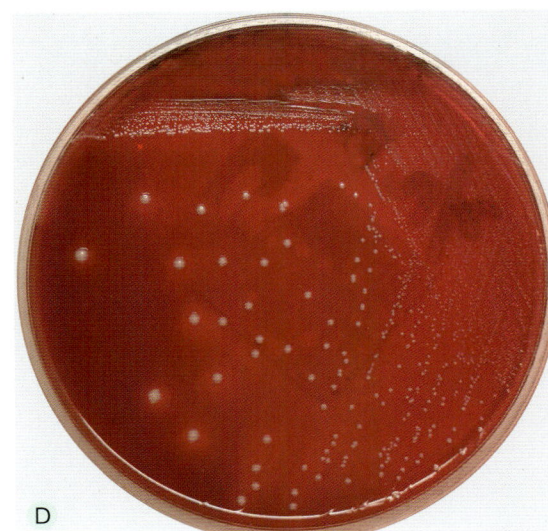

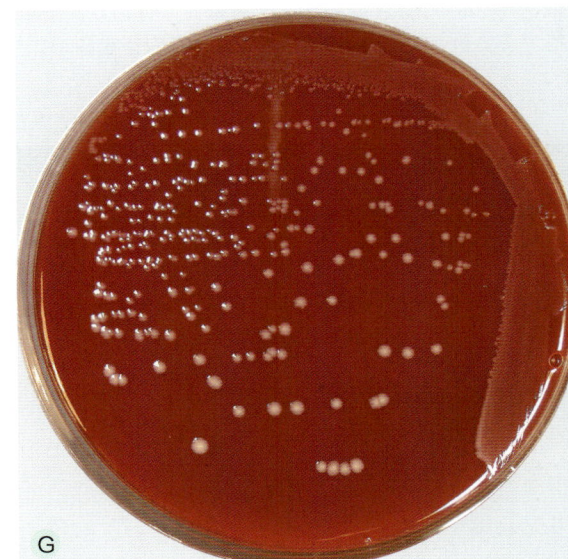

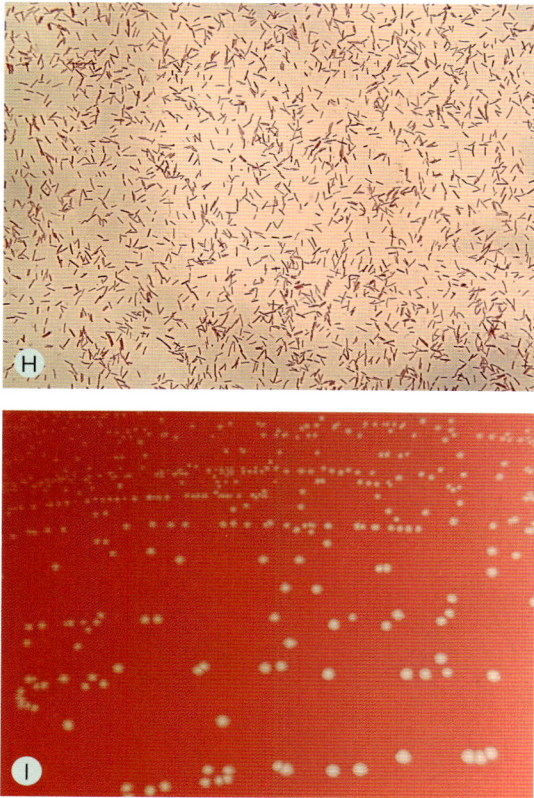

图 20-17-2　其他梭杆菌的形态特征

A. 坏死梭杆菌（箭头所示），腹壁脓肿脓液涂片革兰氏染色 ×1 000；B. 坏死梭杆菌厌氧培养 3 日；C. 死亡梭杆菌革兰氏染色 ×1 000；D. 死亡梭杆菌（光滑型）厌氧培养 5 日；E. 死亡梭杆菌（粗糙型）厌氧培养 3 日；F. 牙周梭杆菌革兰氏染色 ×1 000；G. 牙周梭杆菌厌氧培养 4 日；H. 普氏梭杆菌革兰氏染色 ×1 000；I. 普氏梭杆菌厌氧培养 6 日

三、鉴定与鉴别

（一）属间鉴别

本属细菌与其他革兰氏阴性无芽胞菌的鉴别见表 20-14-1。

（二）属内鉴定

临床常见梭杆菌属菌种的鉴定与鉴别见表 20-17-1。

四、抗菌药物敏感性

梭杆菌属细菌为无芽胞的革兰氏阴性厌氧菌，对其感染的治疗可首选 β- 内酰胺类复合制剂（如氨苄西林 / 舒巴坦、哌拉西林 / 他唑巴坦和替卡西林 / 克拉维酸）、克林霉素、碳青霉烯类（厄他培南、亚胺培南和美 罗培南）、青霉素 G、氨苄西林和甲硝唑；次选头孢他啶、头孢曲松、头孢替坦、头孢西丁和莫西沙星。

五、临床意义

梭杆菌属细菌寄生于人和动物口腔、上呼吸道、泌尿生殖道和肠道，为这些部位的正常菌群，也可从各个感染部位的临床标本中分离到。通常可引起牙髓炎，或通过拔牙或口腔手术、创伤，侵入血流，引起菌血症或败血症。通过误吸进入肺部，引起局限性肺炎、坏死性肺炎或肺脓肿等；还可引起泌尿生殖道及腹腔内的感染。

表 20-17-1　临床常见梭杆菌属菌种的生化特性

菌名	20% 胆汁生长	产生吲哚	水解七叶苷	脂酶	发酵			苏氨酸转变丙酸盐	乳酸盐转变丙酸盐
					葡萄糖	果糖	甘露醇		
具核梭杆菌	–	+	–	–	–	–	–	+	–
坏死梭杆菌	–/+	+	–	+/–	–	–	–	+	+
溃疡梭杆菌	+	–	–	+	+	–	+/–	+	–
可变梭杆菌	+	+/–	–	–	w	w	w	+	–
微生子梭杆菌	–	+	–	–	–	–	–	+	–
死亡梭杆菌	+	–	+	–	+	+	+	+	–
舟形梭杆菌	–	–	–	–	w	–	–	–	–
拉氏梭杆菌	–	–	–	–	–	–	–	–	–

注：+，90% 以上菌株阳性；–，90% 以上菌株阴性；+/–，大多数菌株为阳性；w，迟缓发酵反应。

（吕火烊）

第十八节 纤 毛 菌 属

一、分类与命名

纤毛菌属（*Leptotrichia*）隶属于细菌域，梭杆菌门（Fusobacteria），梭杆菌纲（Fusobacteria），梭杆菌目（Fusobacteriales），梭杆菌科（Fusobacteriaceae）。目前属内有 7 个种，包括口腔纤毛菌（*L. buccalis*）、古德费洛纤毛菌（*L. goodfellowii*）、霍夫斯德纤毛菌（*L. hofstadii*）、香港纤毛菌（*L. hongkongensis*）、沙阿纤毛菌（*L. shahii*）、特雷维桑纤毛菌（*L. trevisanii*）和韦德纤毛菌（*L. wadei*）。羊水纤毛菌（*Leptotrichia amnionii*）没有被认可，目前称为羊水斯尼斯菌。古德费洛纤毛菌（*L. goodfellowii*）2020 年已经分类到假纤毛菌属（*Pseudoleptotrichia*），称古德费洛假纤毛菌（*Pseudoleptotrichia goodfellowii*），本书仍在此节描述。

纤毛菌属 DNA G+C 含量为 25~29.7mol%，代表菌种为口腔纤毛菌。

二、生物学特性

（一）形态与染色

纤毛菌属细菌为革兰氏阴性长杆菌，口腔纤毛菌、霍夫斯德纤毛菌、沙阿纤毛菌和特雷维桑纤毛菌新鲜培养物常染为革兰氏阳性，菌体大小为 (0.5~3.0)μm × (5.0~15)μm，菌体直或微弯，一端或两端尖或圆形，常成对、单独细丝或链状排列。菌体内有革兰氏阳性不均匀颗粒。不形成分枝或棒状。无鞭毛，无动力，无芽胞。

（二）培养特性

本属细菌在初代培养时需厌氧环境，次代培养即可在微需氧环境中，如烛缸内或其他含 CO_2 的环境中生长。最适生长温度为 35~37℃，大部分菌种在 25℃ 或 42℃ 不生长（除外口腔纤毛菌）。培养基的最适 pH 为 7.0~7.4。营养要求较高，在含胰酶蛋白胨、酵母浸出物、葡萄糖、半胱氨酸和动物血清（血浆）的培养基上生长良好。在含 5% 人血哥伦比亚或脑心浸出物琼脂平板上 37℃ 厌氧孵育 2~6 日，形成直径 0.5~3mm、光滑、不透明、凸起似人脑回盘旋状菌落，菌落边缘不整齐，有 β- 溶血或不溶血，常有丝状突起或形成不规则球状小体，菌落可呈灰褐色。

纤毛菌属细菌的形态特征见图 20-18-1~图 20-18-3，假纤毛菌属细菌的形态特征见图 20-18-4。

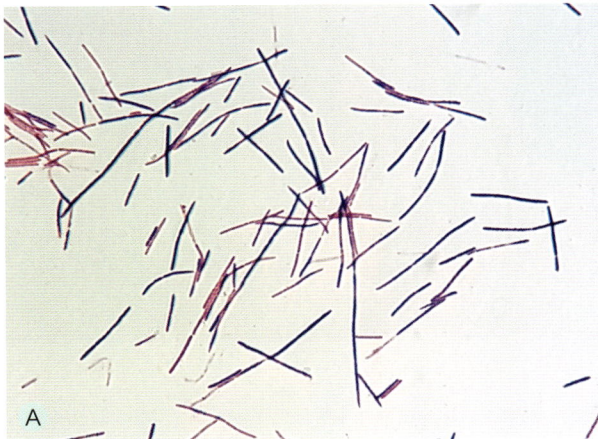

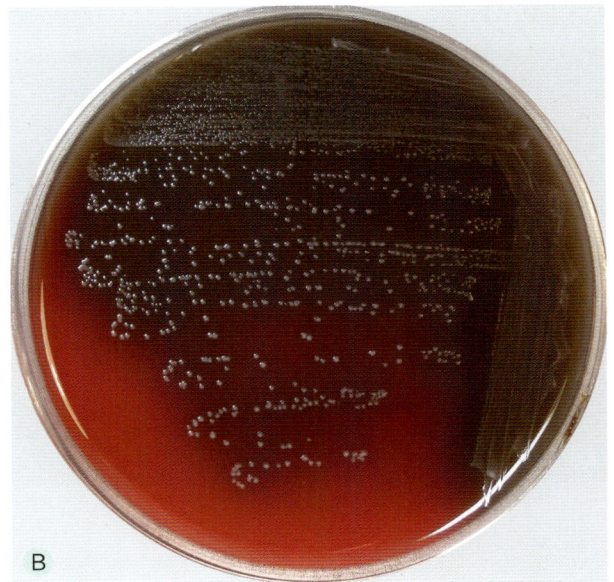

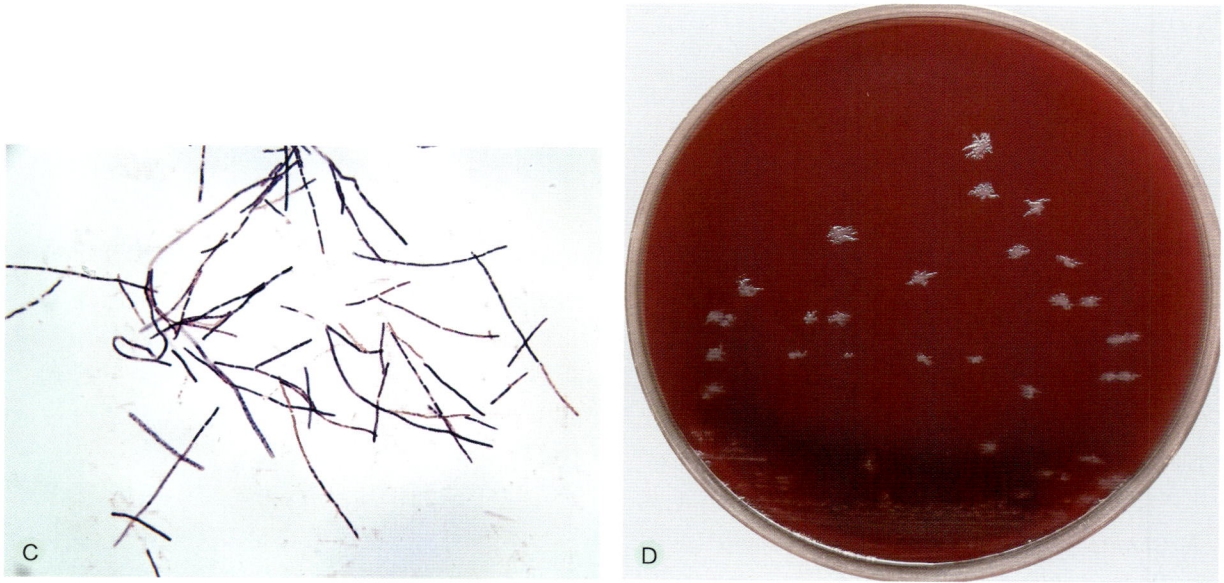

图 20-18-1 口腔纤毛菌的形态特征

A.CO₂ 培养 2 日,革兰氏染色 ×1 000;B.CO₂ 培养 2 日;C.厌氧培养 3 日,革兰氏染色 ×1 000;D.厌氧培养 6 日

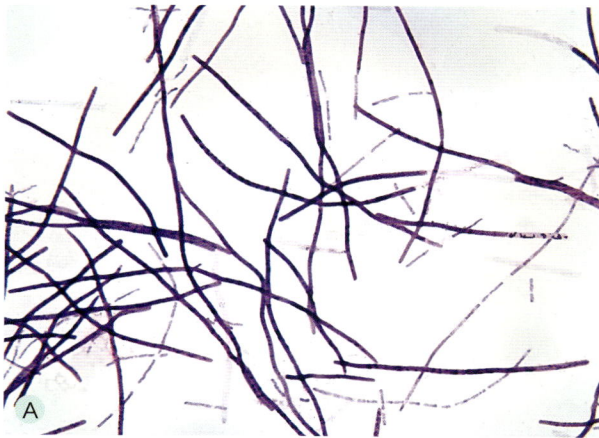

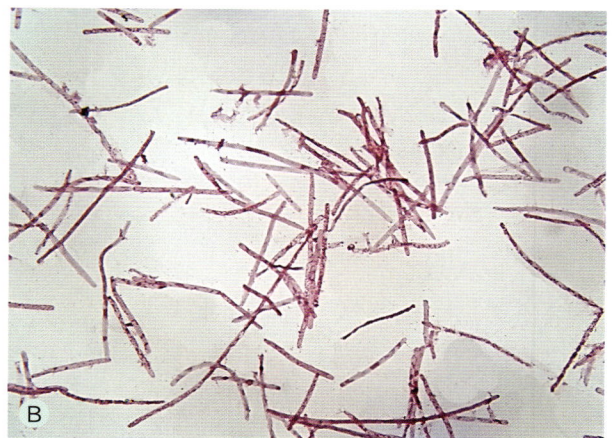

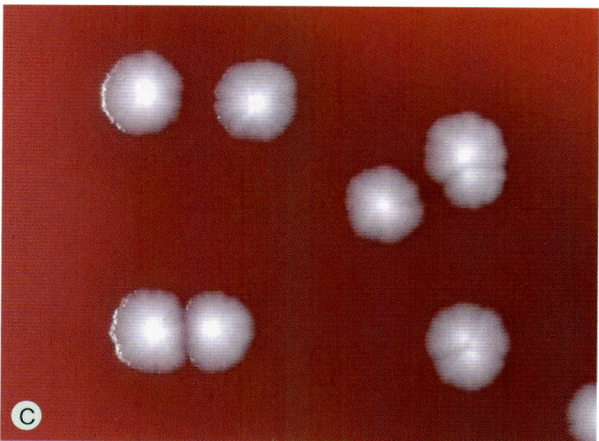

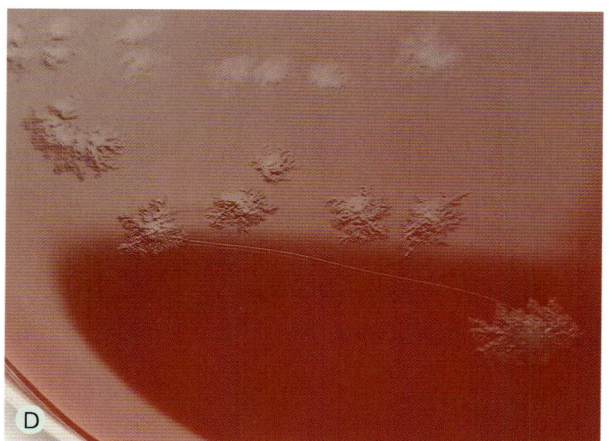

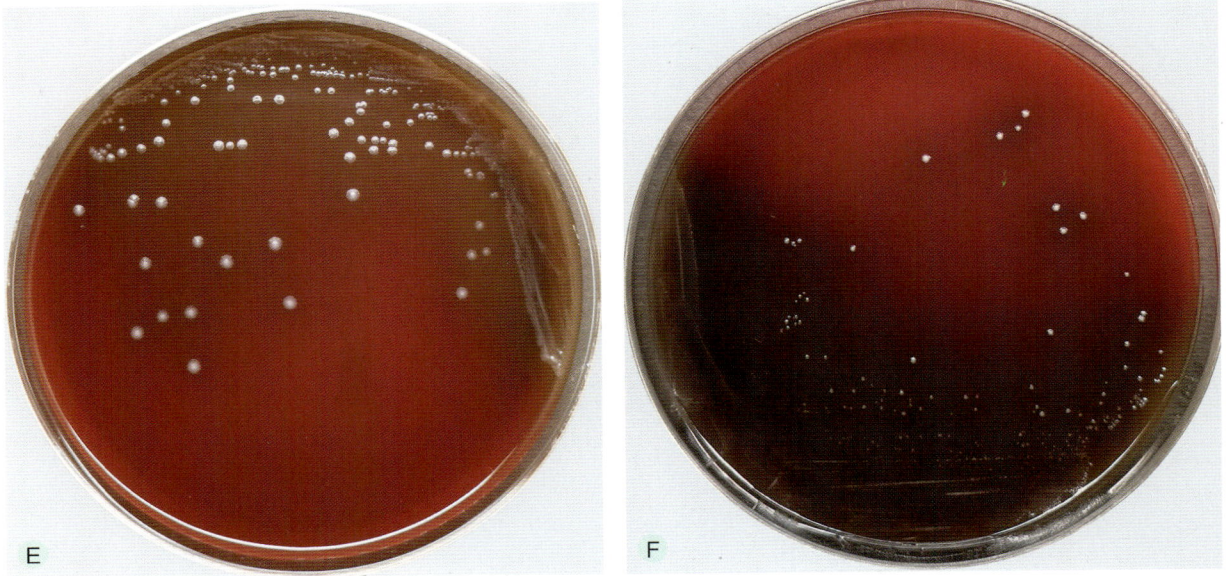

图 20-18-2　韦德纤毛菌的形态特征

A. 厌氧培养 24h，革兰氏染色 ×1 000；B. 厌氧培养 3 日，革兰氏染色 ×1 000；C. 光滑型，厌氧培养 5 日；D. 粗糙型，厌氧培养 6 日；E. SBA CO$_2$ 培养 4 日；F. SBA 大气培养 7 日

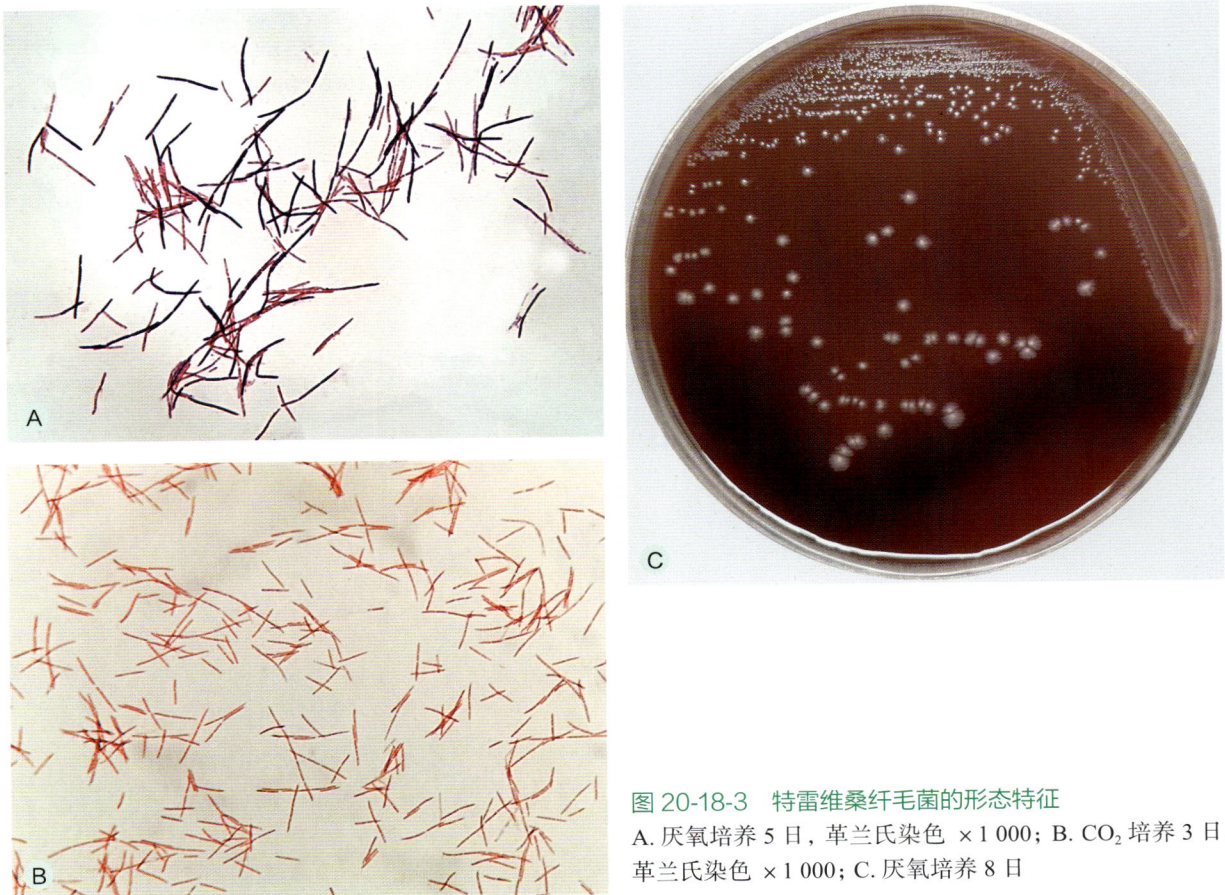

图 20-18-3　特雷维桑纤毛菌的形态特征

A. 厌氧培养 5 日，革兰氏染色 ×1 000；B. CO$_2$ 培养 3 日，革兰氏染色 ×1 000；C. 厌氧培养 8 日

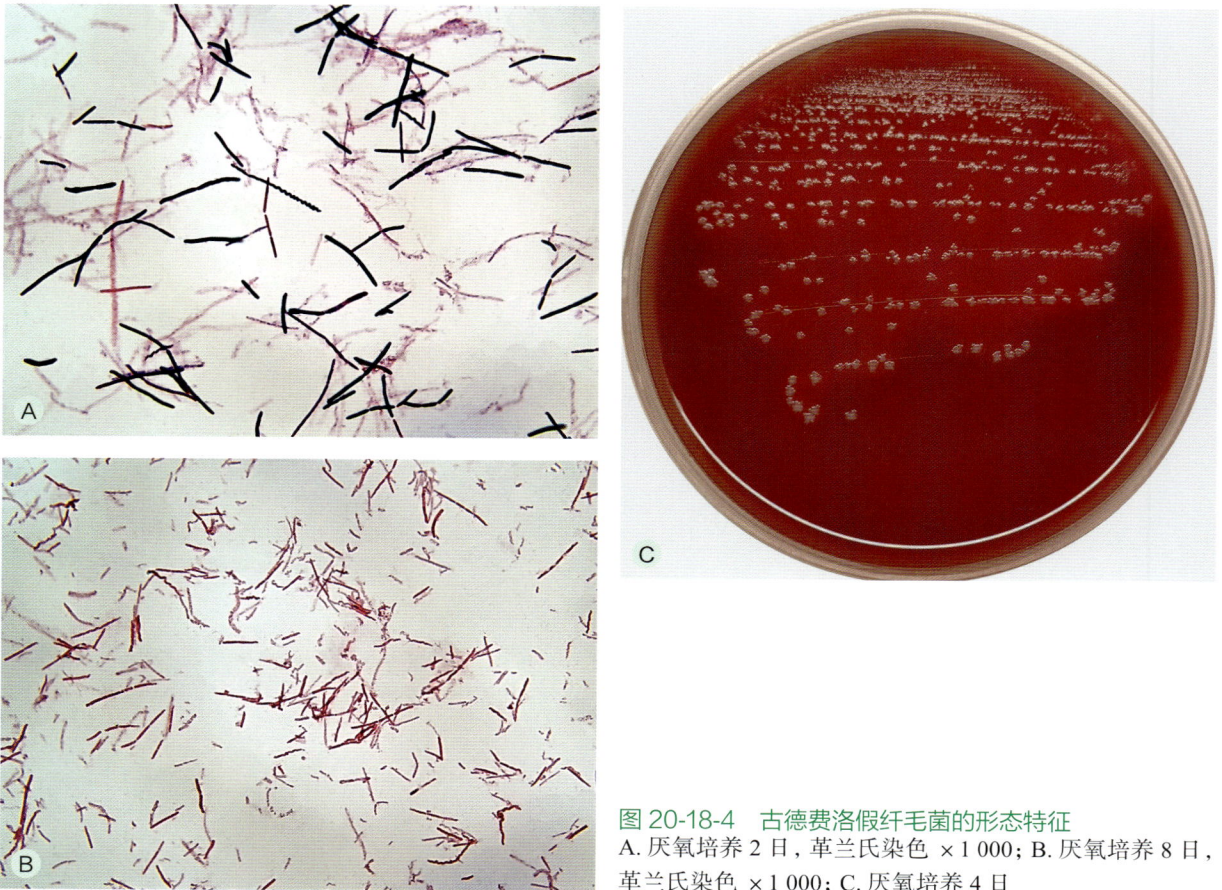

图 20-18-4　古德费洛假纤毛菌的形态特征
A. 厌氧培养 2 日，革兰氏染色 ×1 000；B. 厌氧培养 8 日，革兰氏染色 ×1 000；C. 厌氧培养 4 日

（三）生化特性

纤毛菌属氧化酶阴性，触酶阳性（口腔纤毛菌阴性）。口腔纤毛菌发酵葡萄糖、蔗糖，大部分菌株能发酵乳糖、纤维二糖、水杨苷和海藻糖等产酸不产气，不发酵阿拉伯糖和木糖，水解七叶苷，不产生吲哚，不还原硝酸盐，不液化明胶，在 20% 胆汁中可以生长。其他菌种主要生物学特性见表 20-18-1。

表 20-18-1　纤毛菌属内菌种主要生物学特性

特性	口腔纤毛菌	古德费洛假纤毛菌	霍夫斯德纤毛菌	沙阿纤毛菌	韦德纤毛菌	特雷维桑纤毛菌	香港纤毛菌
25℃生长	+	−	−	+	−	ND	ND
42℃生长	+	−	−	−	−	ND	ND
β- 溶血（人血）	−	+	+	−	+	ND	−
精氨酸双水解酶	−	+	−	−	−	ND	−
α- 半乳糖苷酶	+	−	−	−	−	−	−
β- 半乳糖苷酶	−	+	−	−	−	−	−
α- 葡萄糖苷酶	+	−	+	+	+	+	+
β- 葡萄糖苷酶	+	+	+	−	+	+	+
α- 阿拉伯糖苷酶	−	−	−	+	−	−	−

续表

特性	口腔纤毛菌	古德费洛假纤毛菌	霍夫斯德纤毛菌	沙阿纤毛菌	韦德纤毛菌	特雷维桑纤毛菌	香港纤毛菌
N-乙酰-β-葡萄糖胺酶	-	+	-	-	-	+	-
甘露糖发酵	+	-	+	-	-	ND	-
棉子糖发酵	+	-	-	-	-	ND	-
碱性磷酸酶	+	+	+	-	-	+	+
精氨酸芳胺酶	-	+	-	-	-	+	-
亮氨酸芳胺酶	-	+	-	-	-	-	-
酪氨酸芳胺酶	+	+	-	-	-	ND	ND
氧化酶	-	-	-	-	-	-	-
触酶	-	+	+	+	+	-	-
水解七叶苷	+	+	+	+	+	ND	ND

注：+，阳性；-，阴性；ND，无资料。

三、鉴定与鉴别

(一) 属间鉴别

纤毛菌属与梭杆菌属的鉴别，本属菌中的口腔纤毛菌，一端或两端尖，易与梭杆菌属(图 20-17-1A)及二氧化碳噬纤维菌属(图 18-9-1A)细菌混淆。但口腔纤毛菌次代培养可在微需氧环境中生长，分解葡萄糖、乳糖和海藻糖等；而梭杆菌属细菌为严格的专性厌氧菌，只能在厌氧环境中生长，且不分解乳糖。与二氧化碳噬纤维菌属细菌的鉴别，两者对厌氧环境的要求不高，次代培养在微需氧环境均可生长。但口腔纤毛菌生长过程中不依赖 CO_2，不形成滑动性菌落，而二氧化碳噬纤维菌属细菌生长严格要求 CO_2，在微需氧环境中生长形成滑动性菌落(图 18-9-1E)。

(二) 属内鉴定

口腔纤毛菌发酵葡萄糖、蔗糖，大部分菌株能发酵乳糖、纤维二糖、水杨苷和海藻糖等产酸不产气，不发酵阿拉伯糖和木糖，水解七叶苷，不产吲哚，不还原硝酸盐，不液化明胶，在 20% 胆汁中可以生长。本菌属内菌种鉴定与鉴别见表 20-18-1。

四、抗菌药物敏感性

纤毛菌属细菌为无芽胞的革兰氏阴性厌氧菌，对其感染的治疗可首选 β-内酰胺类复合制剂(如氨苄西林/舒巴坦、哌拉西林/他唑巴坦和替卡西林/克拉维酸)、克林霉素、碳青霉烯类(厄他培南、亚胺培南和美罗培南)、青霉素 G、氨苄西林和甲硝唑；次选头孢他啶、头孢曲松、头孢替坦、头孢西丁和莫西沙星。

五、临床意义

纤毛菌属为人类口腔中正常菌群的细菌，可从牙菌斑中分离出，也可存在于阴道、宫颈和女性尿道周围的皮肤中。通常可引起牙髓感染、牙周感染及口腔中其他部位的感染，还可引起宫颈炎和阴道炎，也可引起免疫力低下患者菌血症或心内膜炎。香港纤毛菌分离于血液，可引起肿瘤患者菌血症。纤毛菌属在感染部位脓汁中可形成肉眼可见的纤毛菌颗粒，形似"硫磺样颗粒"(图 20-18-5)。

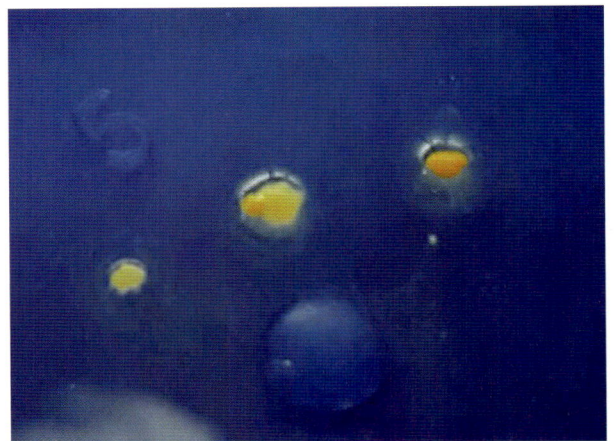

图 20-18-5　脓汁中的纤毛菌颗粒

(吕火烊)

第十九节　沃林菌属

一、分类与命名

沃林菌属(*Wolinella*)隶属于细菌域,变形菌门,ε-变形菌纲,弯曲杆菌目,螺杆菌科(Helicobacteraceae)。目前属内仅有 1 个种,即产琥珀酸沃林菌(*W. succinogenes*,原称为产琥珀酸弧菌)。根据 16S rRNA 基因序列分析,1991 年 Vanamme 等将原属于沃林菌的直行沃林菌(*W. recta*)和曲形沃林菌(*W. curva*)划归弯曲杆菌属,分别称为直行弯曲杆菌和曲形弯曲杆菌。

沃林菌属 DNA G+C 含量为 47mol%,代表菌种为产琥珀酸沃林菌。

二、生物学特性

(一)形态与染色

沃林菌属为革兰氏染色阴性短杆菌,菌体呈螺旋、弯曲或直的杆状,不分枝,末端圆或尖,大小为(0.5~1.0)μm×(2.0~6.0)μm。大部分菌株有单一的极生鞭毛,能做投射状运动,部分菌株无鞭毛,不能运动,无芽胞。

(二)培养特性

沃林菌属为专性厌氧菌,最佳的气体环境为10% CO_2、5% H_2 和 85% N_2,在富含 10% CO_2 空气环境不生长。最适生长温度为 37℃。培养基中加入氯化血红素、甲酸钠(0.2%)和延胡索酸钠(0.3%)可以促进细菌生长。在厌氧血琼脂平板孵育 48 小时,形成直径 1~2mm,不透明或半透明的淡黄色凸起菌落,或扩散生长。

(三)生化特性

沃林菌属细菌生化反应不活跃,不发酵糖类,氧化酶和触酶阴性,不水解七叶苷和明胶,不产吲哚,在 20% 的胆汁中不生长,产生硫化氢,尿素酶阴性,能还原硝酸盐和亚硝酸盐。鸟氨酸和赖氨酸脱羧酶阴性。

三、鉴定与鉴别

(一)属间鉴别

沃林菌属与螺杆菌属、弯曲杆菌属和弓形杆菌属鉴别,沃林菌属是厌氧细菌,在微需氧环境不生长,触酶阴性,而其他三个菌属细菌在微需氧环境可生长,大部分菌株触酶阳性。与其他相关菌属的鉴别特征见表 20-19-1。沃林菌属细菌与其他菌属的准确区别和鉴定,需用分子生物学手段,测定 16S rRNA 基因序列。

表 20-19-1　沃林菌属与其他相关菌属的鉴别特征

菌属	G+C 含量/(mol%)	鉴别特征
沃林菌属	47	厌氧菌;有动力,极生鞭毛;甲酸盐或延胡索酸盐可促进生长;不分解碳水化合物,氧化酶、触酶和尿素酶阴性,还原硝酸盐,产生硫化氢
弧菌属	40~50	兼性厌氧菌;发酵型代谢;氧化酶阳性,在普通营养培养基上可生长
琥珀酸弧菌属和琥珀酸单胞菌属		发酵型代谢;分解葡萄糖产生琥珀酸;不还原硝酸盐,不产生硫化氢
丁酸弧菌属		发酵型代谢;分解葡萄糖产生丁酸,不还原硝酸盐,不产生硫化氢
脱硫弧菌属	46~61	还原硫酸盐;在含硫酸盐、乳酸盐和丙酮酸盐培养基上生长
厌氧弧菌属		发酵代谢;分解果糖产生丙酸,不还原硝酸盐
弯曲杆菌属	30~35	微需氧到厌氧;氧化酶阳性

(二)属内鉴定

属内仅产琥珀酸沃林菌 1 个种,其鉴定可根据形态与染色、培养和生化特性等进行鉴定。

四、抗菌药物敏感性

沃林菌属细菌为无芽胞的革兰氏阴性厌氧菌,对其感染的治疗可首选 β- 内酰胺类复合制剂(如氨苄西林 / 舒巴坦、哌拉西林 / 他唑巴坦和替卡西林 / 克拉维酸)、克林霉素、碳青霉烯类(厄他培南、亚胺培南和美罗培南)、青霉素 G、氨苄西林和甲硝唑；次选头孢他啶、头孢曲松、头孢替坦、头孢西丁和莫西沙星。

五、临床意义

沃林菌属细菌主要存在于人的口腔，尤其是牙龈沟内。可能与人类牙周组织或牙根管感染有关。可从人口腔病损处或血培养中分离出该类细菌，致病性未知。产琥珀酸沃林菌最初是从牛瘤胃中分离。

（吕火烊）

第二十节　梭　菌　属

一、分类与命名

梭菌属（Clostridium）又名梭状芽胞杆菌属，隶属于细菌域，厚壁菌门，梭菌纲，梭菌目，梭菌科（Clostridiaceae）。目前属内有224个种和5个亚种，大多数菌种为腐物寄生菌，少数菌种可产生毒性很强的外毒素和侵袭性酶类，对人或动物致病。常见梭菌属菌种列于表20-20-1，与临床有关的梭菌有近20个种，其中最重要的为产气荚膜梭菌、破伤风梭菌、肉毒梭菌、艰难梭菌、诺氏梭菌和索氏梭菌等。索氏梭菌（C. sordellii）已于2016年划分到拟梭菌属（Paeniclostridium），改名为索氏拟梭菌（P. sordellii）（见本章第二十一节内容）。

梭菌属DNA G+C含量为22~55mol%，代表菌种为丁酸梭菌。

表 20-20-1　常见梭菌属菌种

菌种名称	菌种名称
肉毒梭菌 C. botulinum	不同梭菌 C. absonum
双酶梭菌（双发酵梭菌）C. bifermentans	醋酸梭菌 C. aceticum
丁酸梭菌 C. butyricum	丙酮丁醇梭菌 C. acetobutylicum
尸毒梭菌（尸氨梭菌）C. cadaveris	尿酸梭菌 C. acidurici
肉梭菌 C. carnis	耐氧梭菌 C. aerotolerans
梭形（状）梭菌 C. clostridioforme	嗜胆梭菌 C. aminophilum
艰难梭菌 C. difficile	北极梭菌 C. arcticum
溶组织梭菌 C. histolyticum	巴氏梭菌（巴拉特梭菌）C. baratii
无害梭菌 C. innocuum	布氏梭菌 C. bryantii
泥渣梭菌 C. limosum	肖氏梭菌（气肿疽梭菌）C. chauvoei
诺氏梭菌 C. novyi	溶血梭菌 C. haemolyticum
产气荚膜梭菌 C. perfringens	嗜盐梭菌 C. halophilum
副产气荚膜梭菌 C. paraperfringens	水肿梭菌 C. oedematiens
多枝梭菌 C. ramosum	腐化（烂）梭菌 C. putrefaciens
败毒梭菌 C. septicum	腐败梭菌 C. putrificum
索氏梭菌 C. sordellii	类腐败梭菌 C. paraputrificum
产芽胞梭菌 C. sporogenes	粪臭梭菌 C. scatologens
次端梭菌 C. subterminale	球菌芽胞梭菌 C. sporosphaeroides
第三梭菌 C. tertium	坏（恶）名梭菌 C. malenominatum
破伤风梭菌 C. tetani	缓腐梭菌 C. lentoputrescens
楔形梭菌 C. sphenoides	吲哚梭菌 C. indolis

二、生物学特性

（一）形态与染色

梭菌属细菌为革兰氏阳性粗大杆菌，菌体中央或次极端有耐热的圆形或卵圆形芽胞，使菌体膨胀呈梭状。绝大多数梭菌为梭杆状，少数菌种为球杆状或长丝状，单个或成对排列，亦可呈链状排列。有的菌种，如多枝梭菌和梭形梭菌经过夜孵育后，往往为革兰氏染色阴性。少数菌种如破伤风梭菌，在形成芽胞时，常为革兰氏阴性。有鞭毛或无鞭毛，有动力细菌通常为周鞭毛。产气荚膜梭菌、多枝梭菌、无害梭菌等常无动力。

（二）培养特性

梭菌属细菌绝大多数严格厌氧，极少菌种如第三梭菌、溶组织梭菌、肉梭菌耐氧，但在大气下孵育不产生芽胞（图 20-20-7B）。15~69℃均可生长，在30~37℃，pH 6.5~7.0 时，大部分菌种能快速生长。不同的菌种在不同的培养环境下可形成多种不同的菌落形态。如产气荚膜梭菌在厌氧血琼脂平板上菌落呈双层溶血环（图 20-20-2G），内层 β- 溶血环（θ 毒素所致），外层 α- 溶血环（α 毒素所致）；艰难梭菌在 CCFA（环丝氨酸 - 头孢西丁 - 果糖 - 琼脂）平板上菌落呈白色或黄色、灰白色，不透明、边缘不规则、表面粗糙（图 20-20-4G）；尸毒梭菌厌氧血琼脂平板上形成灰白色菌落，微凸起，芽胞卵圆形；产芽胞梭菌菌落隆起，中心灰黄色，边缘丝状缠绕组成，不透明；双酶梭菌与索氏梭菌相似，菌落灰白色不规则，边缘扇形；败毒梭菌菌落迁徙，圆、光滑、轻度隆起；梭形梭菌菌落与脆弱拟杆菌相似，但边缘略不规则，革兰氏阴性球菌，不易形成芽胞；无害梭菌菌落灰白或亮绿色，表面粗糙，隆起或凸起，边缘整齐；多枝梭菌菌落与脆弱拟杆菌相似，但边缘略不规则；丁酸梭菌菌落大，呈圆形，边缘略不规则；第三梭菌耐氧，仅在厌氧环境下形成顶端芽胞；乙二醇梭菌呈灰白色菌落，边缘完整或扇形，凸起等。

梭菌属细菌的形态特征见图 20-20-1~ 图 20-20-9。

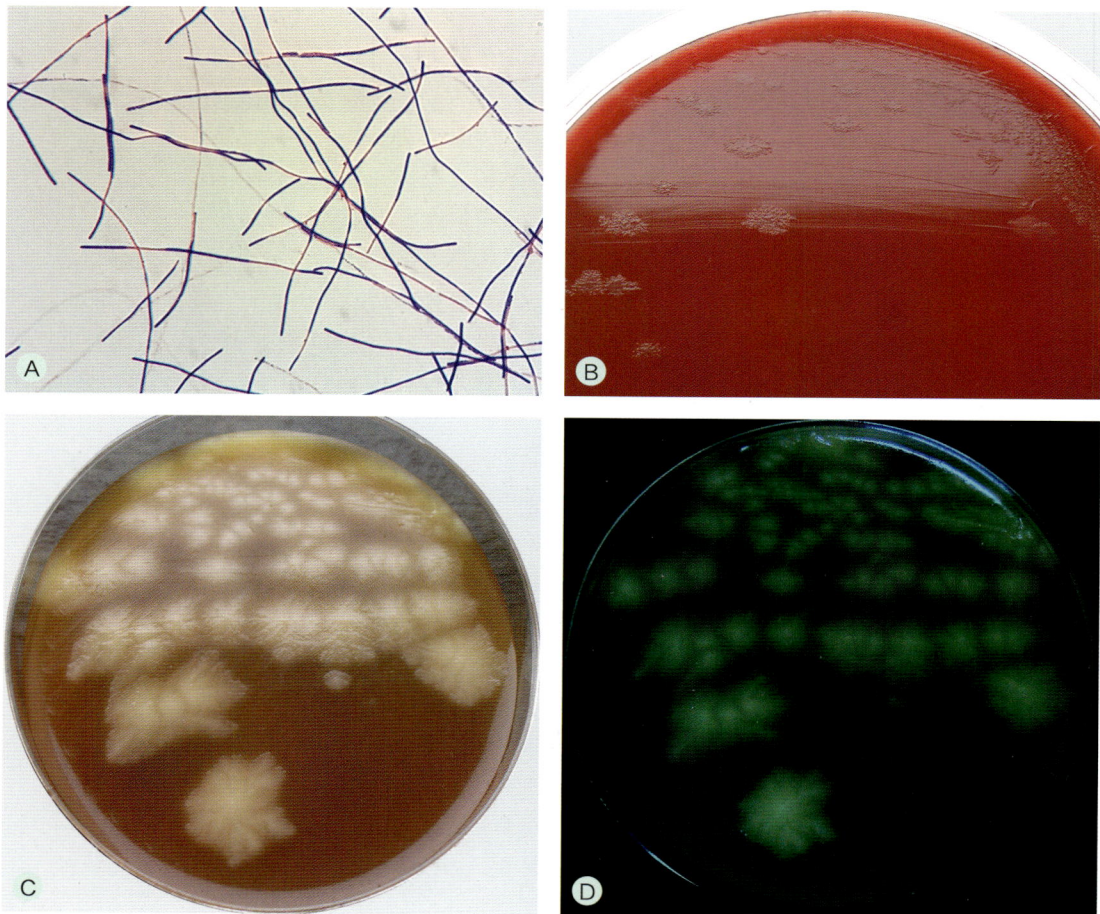

图 20-20-1　巴氏梭菌的形态特征
A. 革兰氏染色 ×1 000；B. 厌氧培养 4 日；C. CCFA 5 日；D. 自发荧光检测（紫外灯照射）

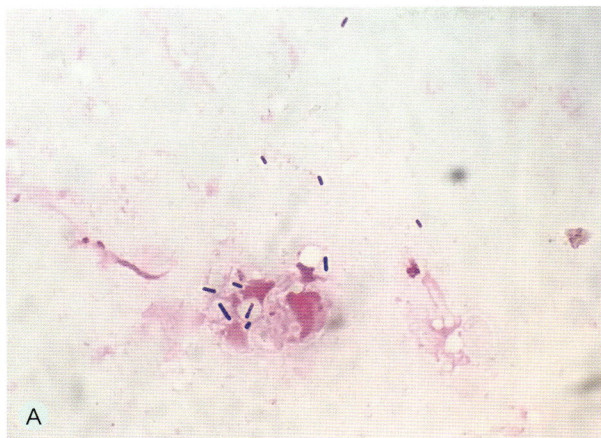

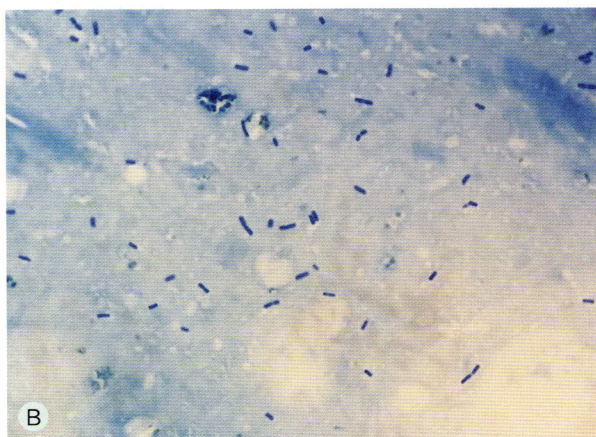

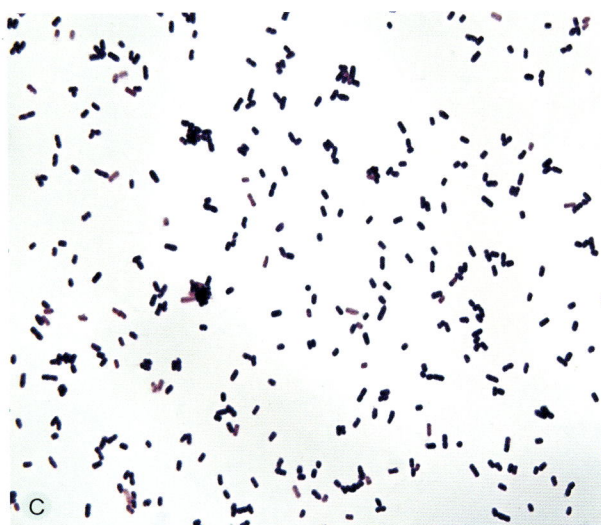

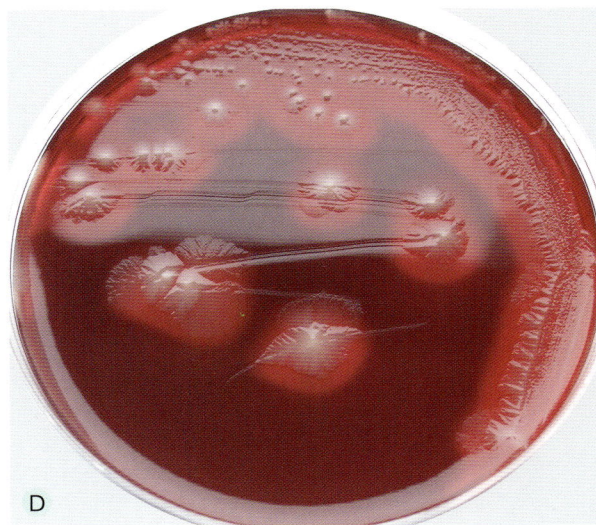

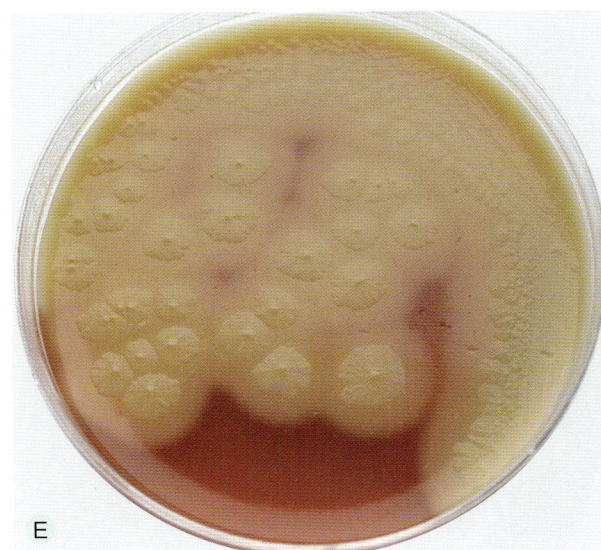

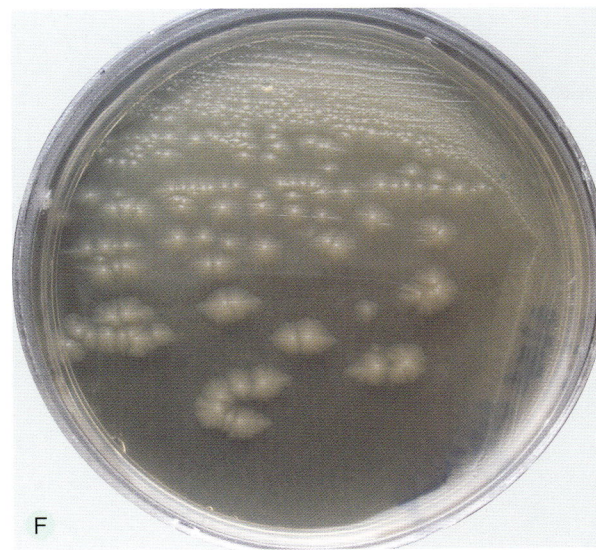

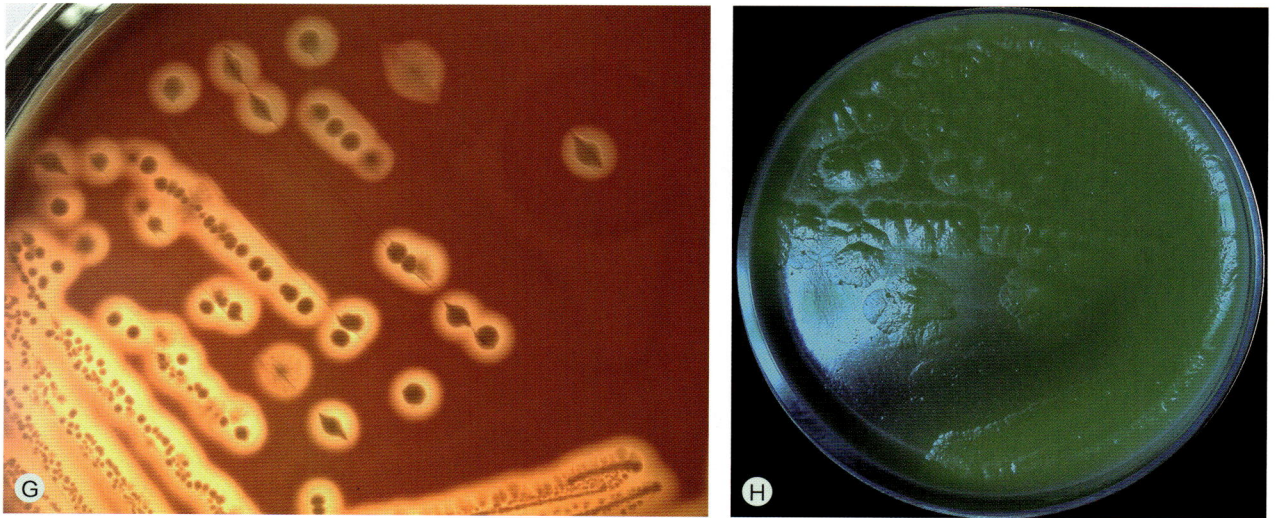

图 20-20-2   产气荚膜梭菌的形态特征

A.气性坏疽组织，革兰氏染色 ×1 000；B.气性坏疽组织，亚甲蓝染色 ×1 000；C.菌落涂片革兰氏染色 ×1 000；D.厌氧培养 5 日；E.CCFA 2 日；F.PY 琼脂 2 日；G.哥伦比亚血平板厌氧培养 24h，呈双溶血环；H.自发荧光检测（紫外灯照射）

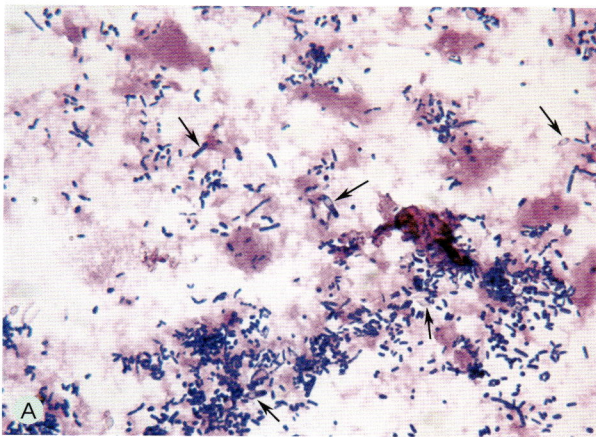

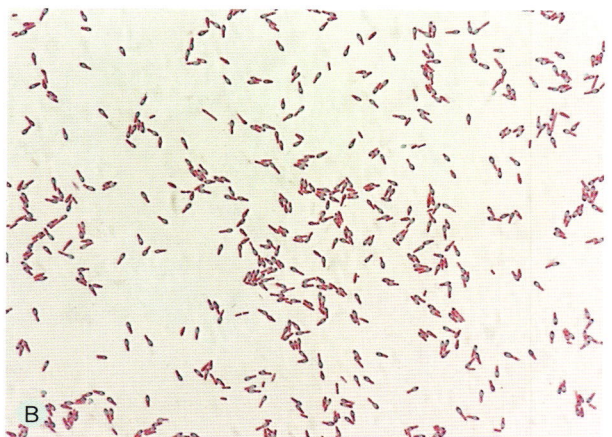

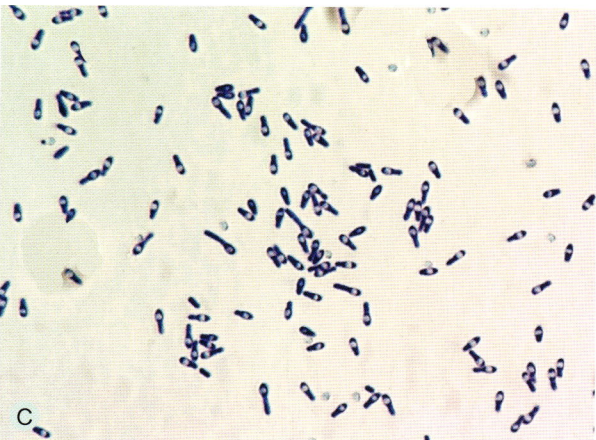

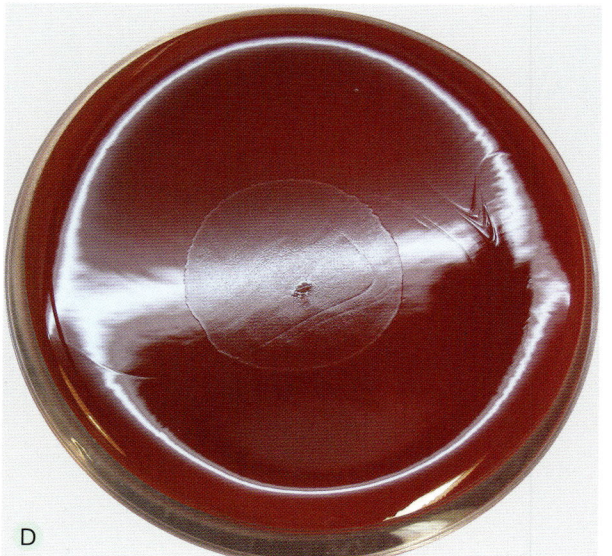

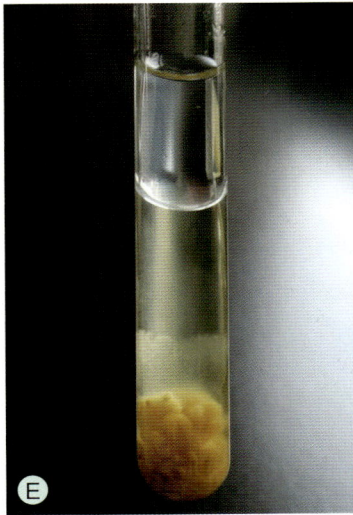

图 20-20-3　肉毒梭菌的形态特征
A. 污染食品涂片革兰氏染色, ×1 000; B. 厌氧培养 2 日, 芽胞染色 ×1 000; C. 厌氧培养 3 日, 革兰氏染色 ×1 000; D. SBA, 厌氧培养 24h; E. 疱肉汤培养 3 日

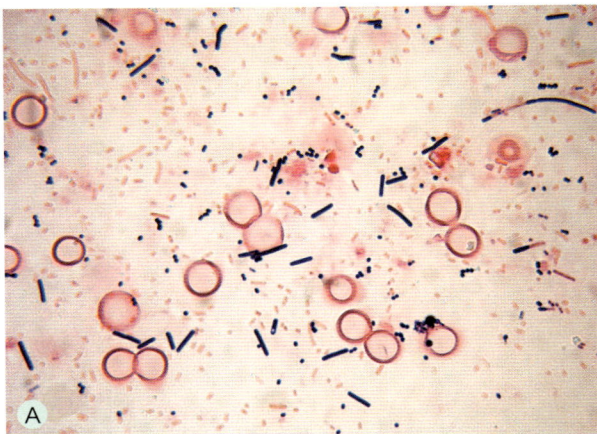

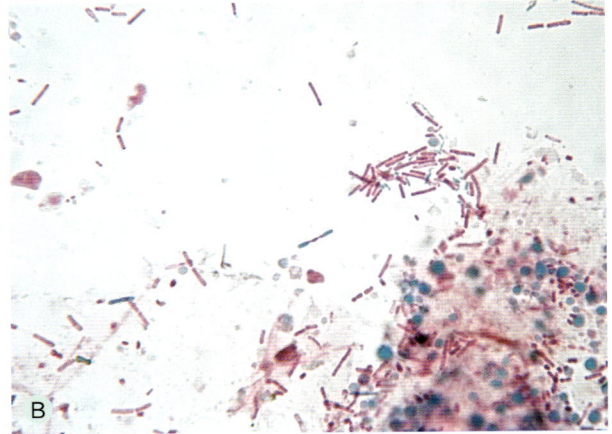

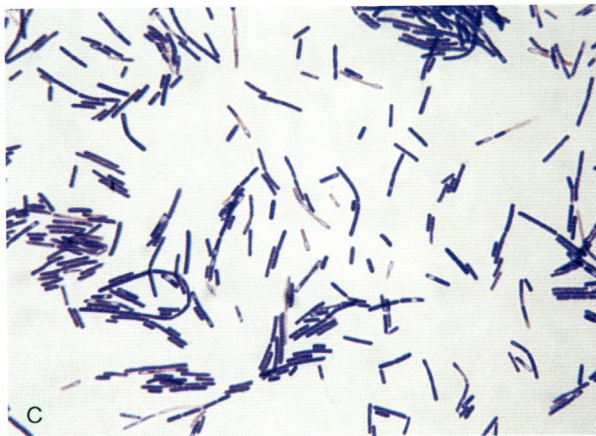

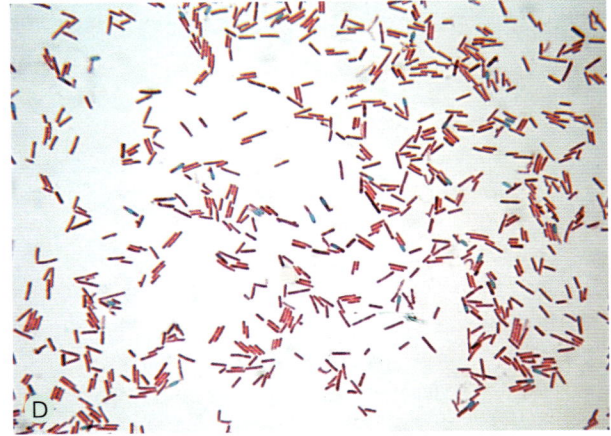

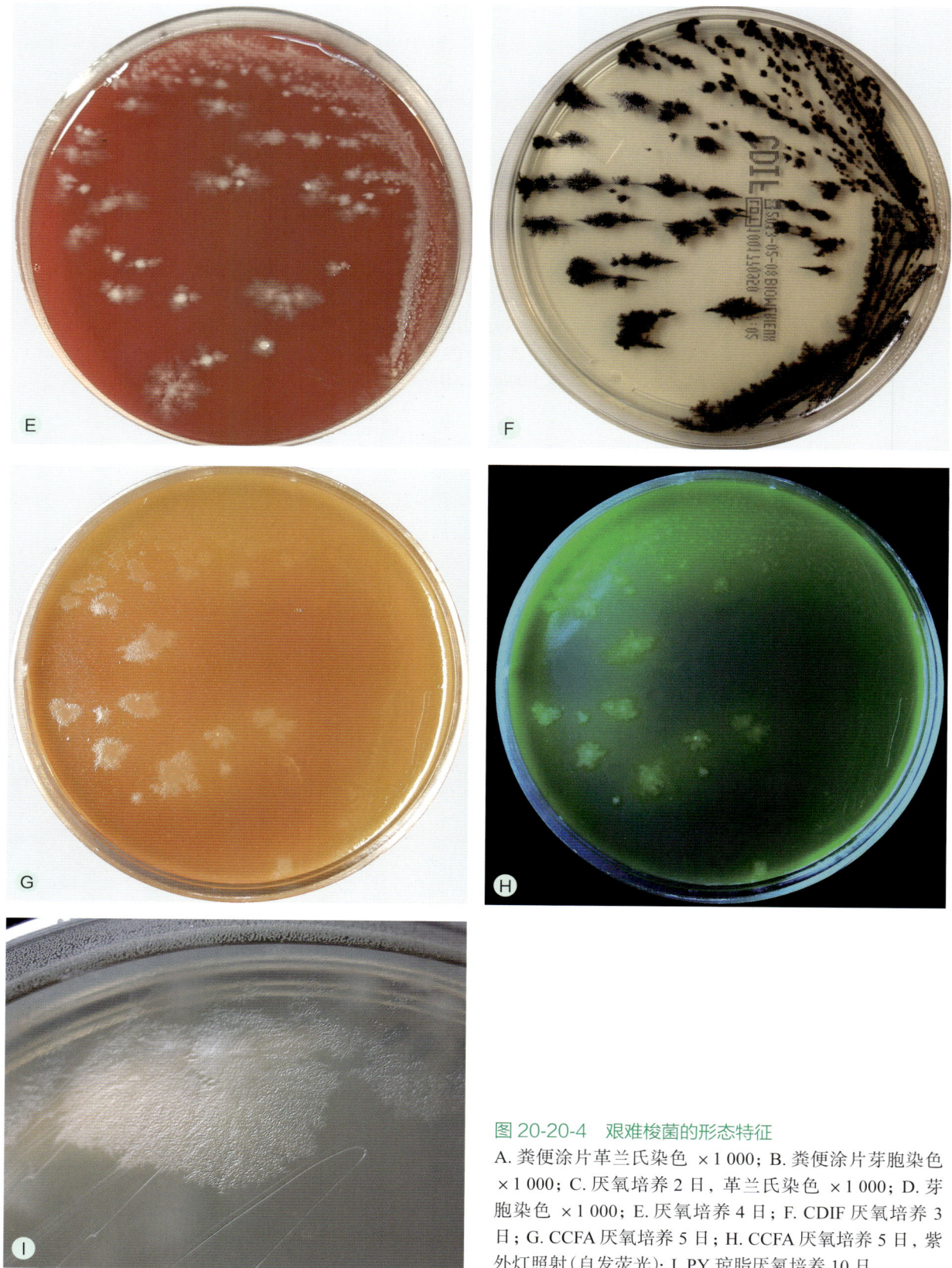

图 20-20-4 艰难梭菌的形态特征

A.粪便涂片革兰氏染色 ×1 000；B.粪便涂片芽胞染色 ×1 000；C.厌氧培养 2 日，革兰氏染色 ×1 000；D.芽胞染色 ×1 000；E.厌氧培养 4 日；F. CDIF 厌氧培养 3 日；G.CCFA 厌氧培养 5 日；H.CCFA 厌氧培养 5 日，紫外灯照射（自发荧光）；I. PY 琼脂厌氧培养 10 日

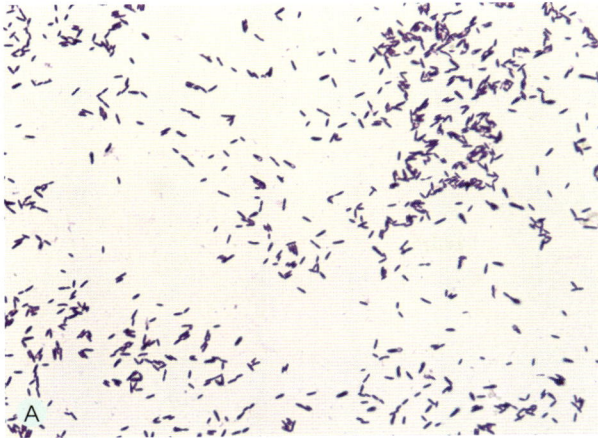

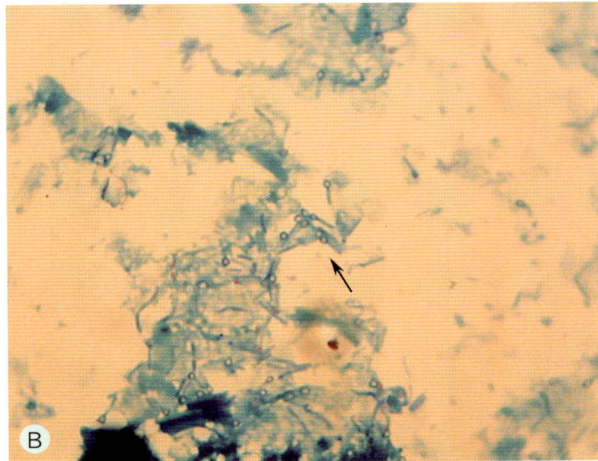

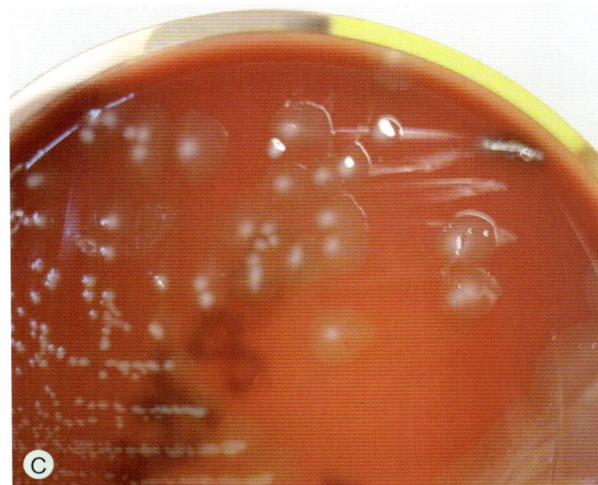

图 20-20-5　破伤风梭菌的形态特征
A. 革兰氏染色 ×1 000；B. 芽胞染色 ×1 000；
C. 厌氧培养 2 日

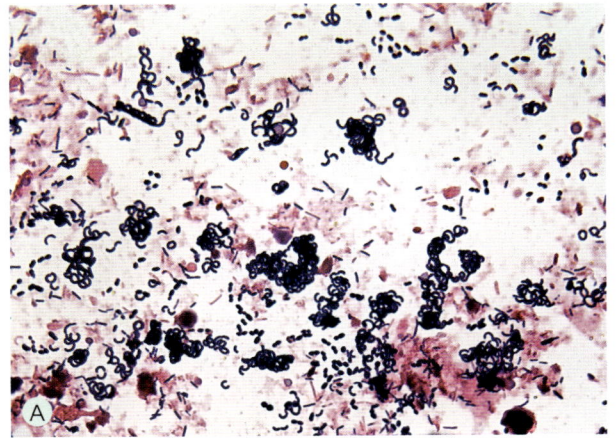

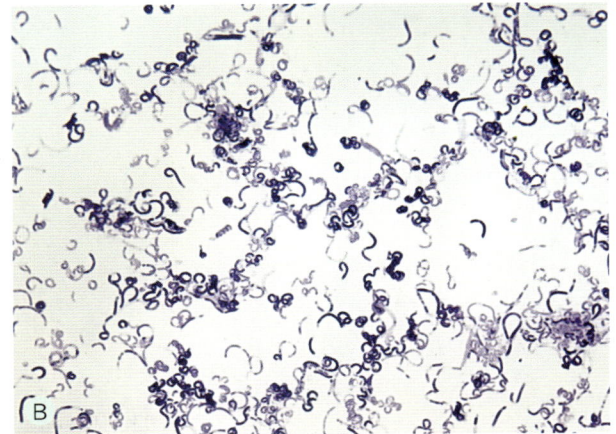

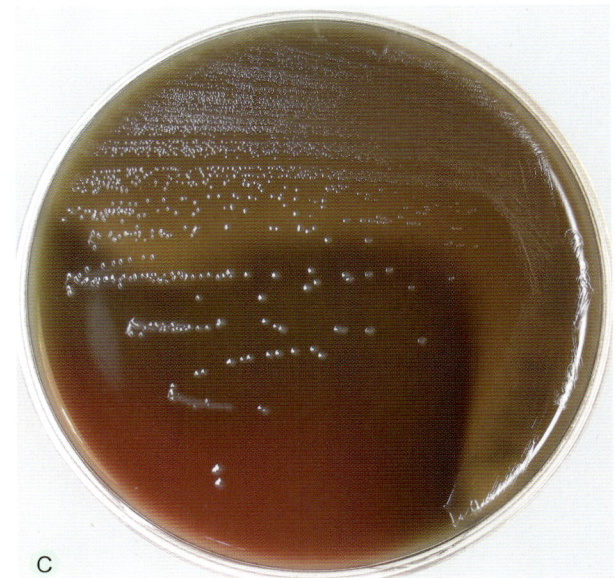

图 20-20-6　螺状梭菌的形态特征
A. 粪便涂片革兰氏染色 ×1 000；B. 菌落涂片革兰氏染色
×1 000；C. 厌氧培养 3 日

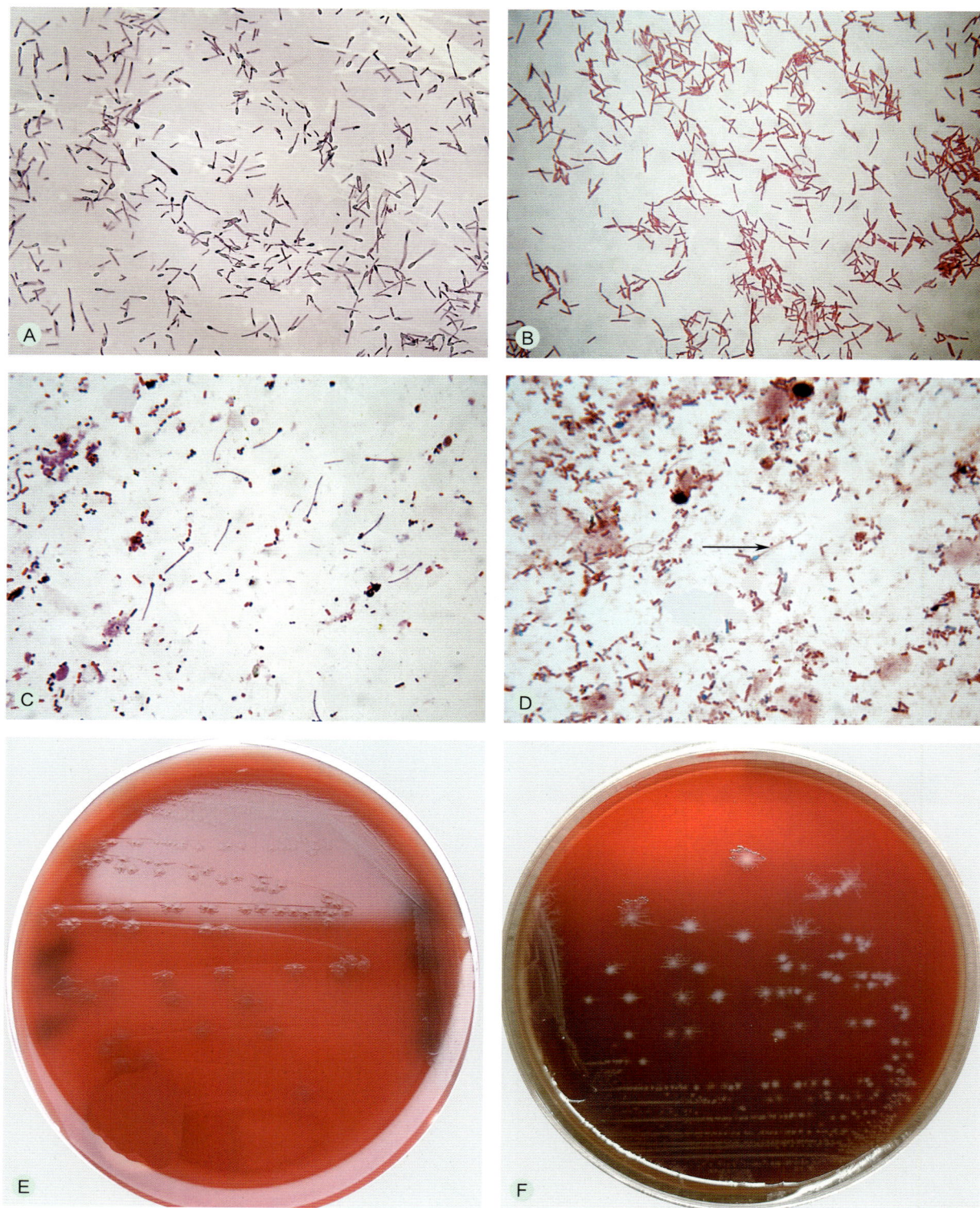

图 20-20-7   第三梭菌的形态特征

A. 厌氧培养 3 日，革兰氏染色 ×1 000；B. 大气培养 3 日，革兰氏染色 ×1 000；C. 粪便涂片革兰氏染色 ×1 000；
D. 粪便涂片芽胞染色 ×1 000；E. 厌氧培养 2 日；F. 大气培养 5 日

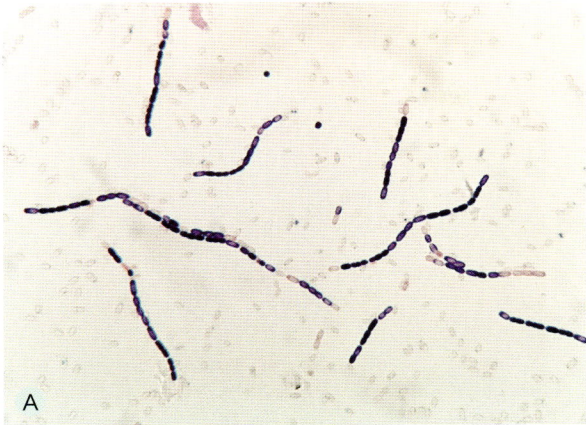

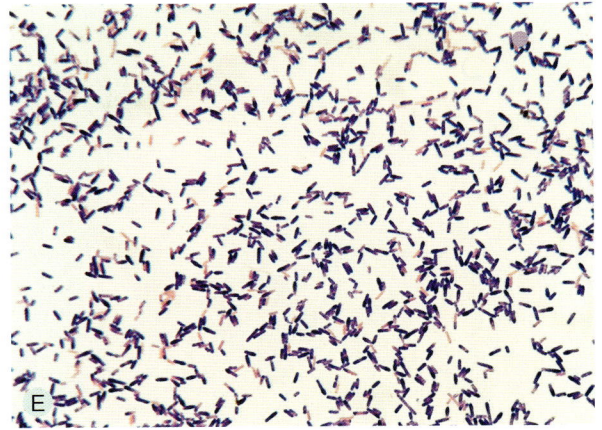

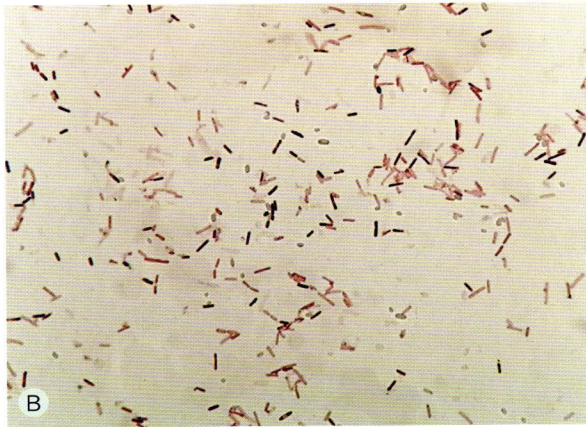

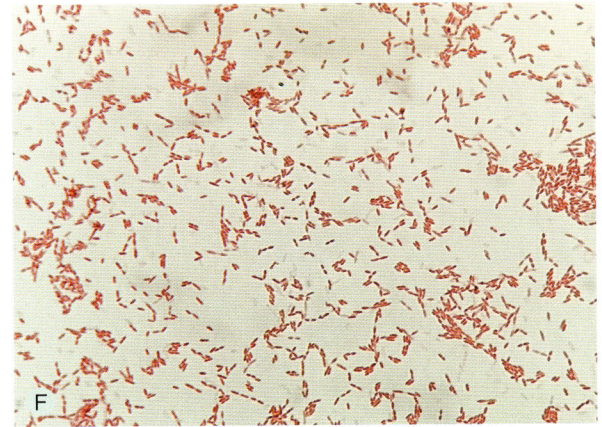

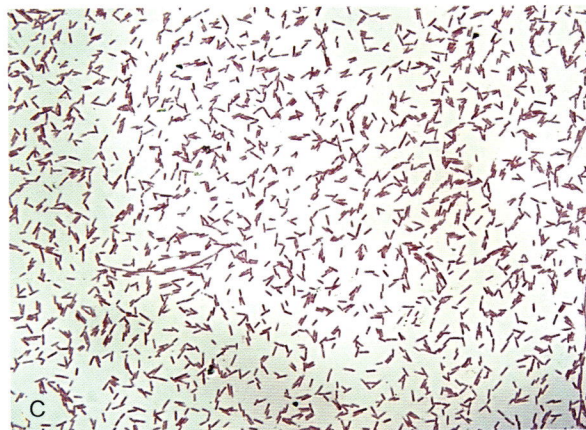

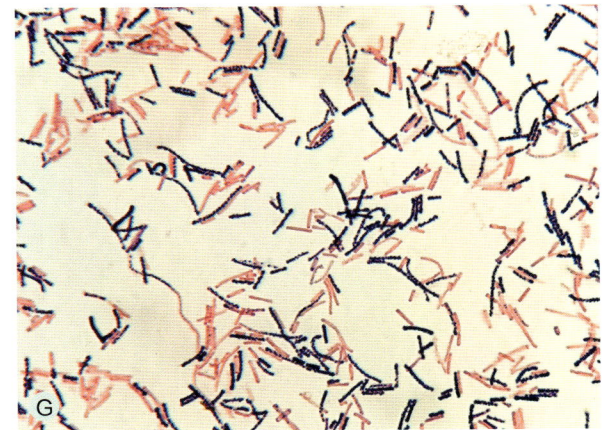

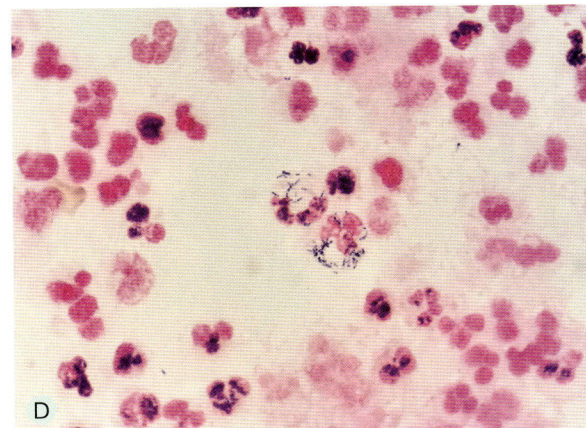

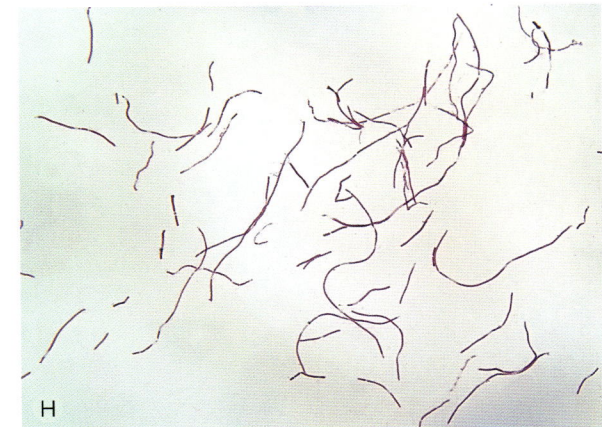

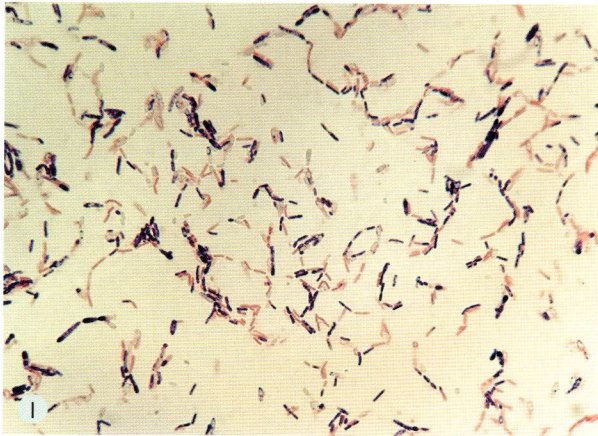

图 20-20-8　其他梭菌革兰氏染色的镜下形态
特征 ×1000

A. 双酶梭菌；B. 丁酸梭菌；C. 无害梭菌；D. 共生梭菌（脓汁涂片）；E. 生胞梭菌；F. 梭形梭菌；G. 双孢梭菌；H. 多枝梭菌；I. 沙特梭菌

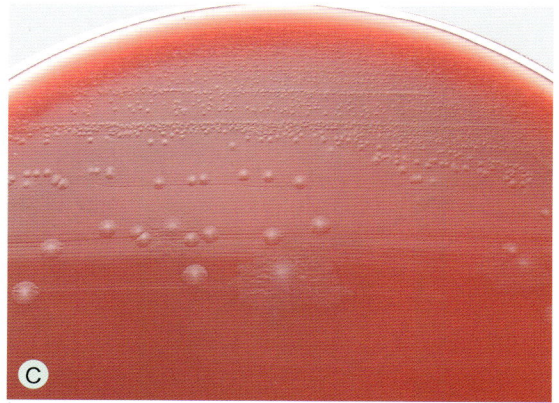

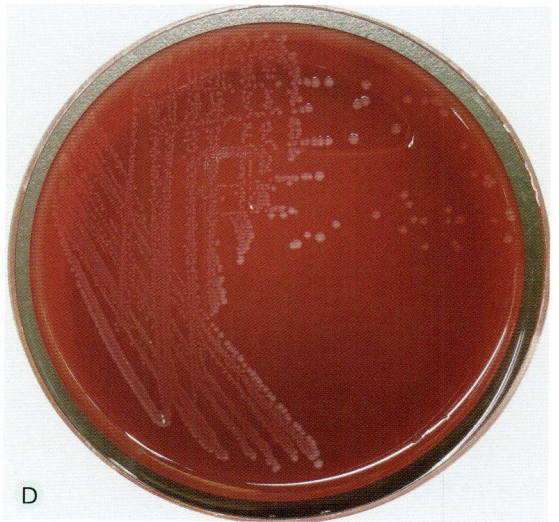

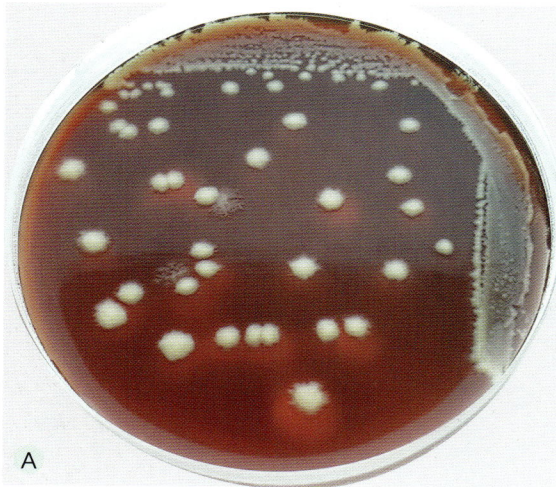

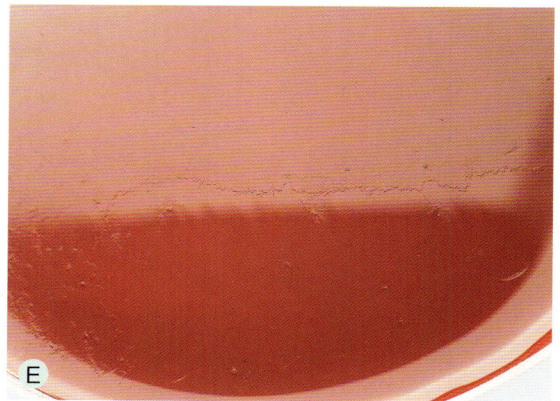

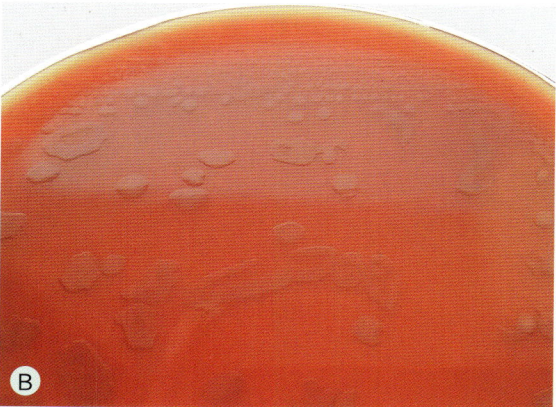

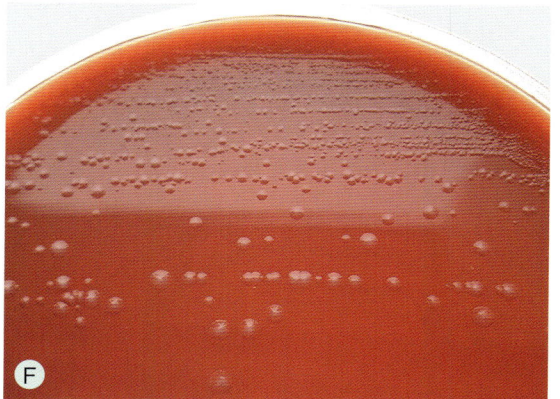

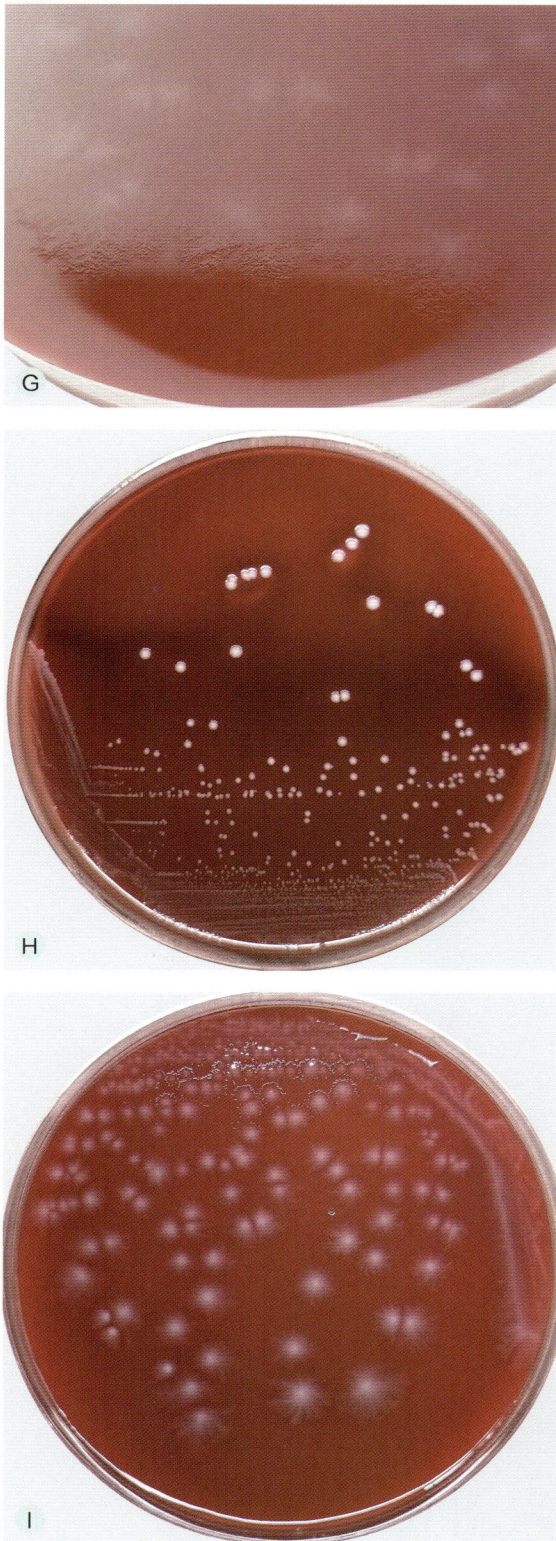

图 20-20-9　其他梭菌的菌落形态特征

A. 双酶梭菌厌氧培养 5 日；B. 丁酸梭菌厌氧培养 24h；C. 无害梭菌厌氧培养 8 日；D. 共生梭菌厌氧培养 4 日；E. 生胞梭菌厌氧培养 18h（快速扩散生长）；F. 梭形梭菌厌氧培养 5 日；G. 双孢梭菌厌氧培养 2 日；H. 多枝梭菌厌氧培养 4 日；I. 沙特梭菌厌氧培养 4 日

（三）生化特性

梭菌属细菌触酶试验阴性，个别菌种可出现弱阳性反应。多数菌种能分解糖类和 / 或水解蛋白。临床常见的梭菌种根据明胶水解试验分为水解蛋白和不水解蛋白两组，水解蛋白组（明胶水解试验阳性）即产气荚膜梭菌、艰难梭菌、尸毒梭菌、产芽胞梭菌、双酶梭菌、败毒梭菌；不分解蛋白组（明胶水解试验阴性）即梭形梭菌、无害梭菌、多枝梭菌、丁酸梭菌、第三梭菌、乙二醇梭菌等，各种菌株都有相同或相似的生化特性，其中的某些特性可作为菌株鉴别与鉴定的依据。常见芽胞梭菌的主要生化特性见表 20-20-2。

三、鉴定与鉴别

（一）属间鉴别

在临床细菌学中，厌氧性芽胞杆菌中只有梭菌属菌种，但该属中第三梭菌、溶组织梭菌、肉梭菌在有氧条件下亦可生长，易与需氧性芽胞杆菌属兼性厌氧菌种混淆，但耐氧梭菌仅在厌氧条件下产生芽胞，菌落比有氧环境下更大，触酶阴性，可与之鉴别。梭菌的常规鉴定中，芽胞的形态及位置是比较有价值的。有些菌种接种到牛肉浸液培养基，35℃孵育 2 日，进行革兰氏染色，即可以观察到芽胞。但有的细菌用此法尚不能产生芽胞。对这类菌可用加热法，将细菌接种到牛肉浸液培养基上，先在 70℃加温 10 分钟后，再置 35℃培养。若培养基中有细菌生长，即证明有芽胞。对热敏感的某些菌种如肉毒梭菌 E 型，可改用 50% 乙醇处理。

（二）属内鉴定

依据生化反应鉴定芽胞梭菌，需持续孵育 2~7 日。如果细菌生长良好，2 日的结果即可作为鉴定结果。有价值的生化试验如明胶水解、牛乳消化和糖类的分解试验。卵黄琼脂平板在鉴定中有一定的价值，可以观察脂酶和卵磷脂酶两个试验，对某些菌种的鉴别较为重要。临床常见菌种鉴定与鉴别简述如下：

1. 产气荚膜梭菌　为革兰氏阳性短粗大杆菌，菌体大小为 $(1~5)\,\mu m \times (3~5)\,\mu m$。产气荚膜梭菌在体内不形成芽胞，体外培养也很少形成芽胞，只有在无糖培养基中或不利于细菌生长的外界环境中才能形成芽胞，芽胞椭圆形、直径小于菌体，位于菌体中央或次极端。

产气荚膜梭菌不是十分严格的专性厌氧菌，对分子氧的耐受性较强，因而微需氧的环境中也能生长。

在血琼脂平板上菌落呈双层溶血环(图 20-20-2G),在卵黄琼脂平板(EYA)及 CCFA 琼脂平板上形成圆形或不规则、光滑或粗糙的菌落,菌落周围出现乳白色浑浊圈(图 20-20-2E),是卵磷脂酶分解卵磷脂所致。该浑浊圈可被特异性抗血清中和,此试验称为 Nagler 反应。庖肉培养基中产生大量气体,可将覆盖在培养基表面的固体石蜡向上冲开,肉渣呈淡粉红色,不被消化。在牛乳中孵育可出现汹涌发酵现象(图 20-20-10A)。产气荚膜梭菌在肉汤中的汹涌发酵现象见图 20-20-10。

产气荚膜梭菌生化反应活泼,可快速发酵葡萄糖、乳糖、麦芽糖和蔗糖等产酸产气,液化明胶,产 H_2S,卵磷脂酶阳性。产气荚膜梭菌对金黄色葡萄球菌 ATCC 25923 的 CAMP 抑制试验为阳性(图 20-20-11),但可与无乳链球菌产生 CAMP 现象(图 20-20-12)。

2. 艰难梭菌　2016 年 Lawson PA 等将艰难梭菌从梭菌属划出,重新分类到一个新属——类梭菌属(Clostridioides),称为艰难类梭菌(Clostridioides difficile),本书仍描述艰难梭菌。艰难梭菌对氧非常敏感,一般的厌氧环境不易生长。在 CCFA 平板上菌落呈白色或黄色、灰白色,不透明、边缘不规则、表面粗糙(图 20-20-4G),用紫外线照射可见黄绿色荧光。在厌氧血琼脂平板上培养 48 小时,形成直径 3~5mm、圆形、白色或淡黄色、边缘不整齐、表面粗糙、不溶血的菌落(图 20-20-4E)。芽胞位于

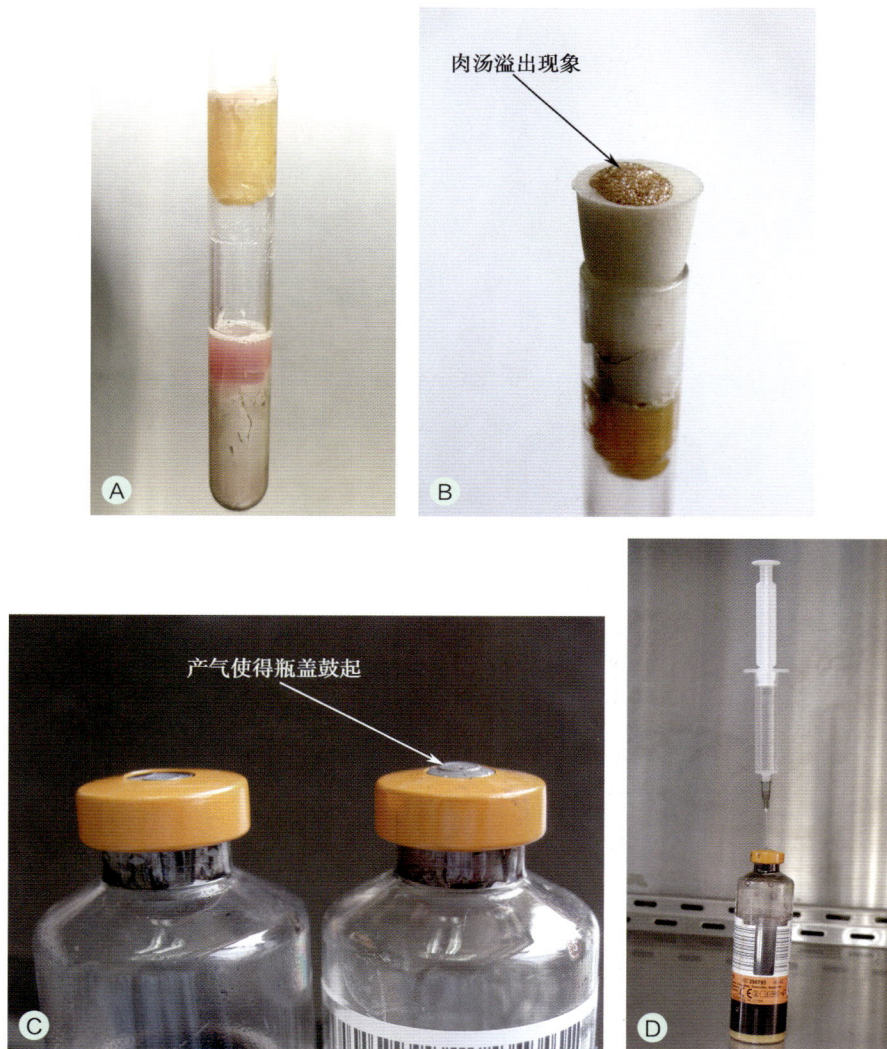

图 20-20-10　产气荚膜梭菌在肉汤中的汹涌发酵现象

A. 在牛乳中的汹涌发酵现象,固体石蜡向上冲开;B.管塞处有肉汤溢出;C. 在血培养瓶中生长产气现象(右为产气荚膜梭菌,左为阴性对照);D. 产气荚膜梭菌阳性血培养瓶抽取时可将注射器管塞顶飞

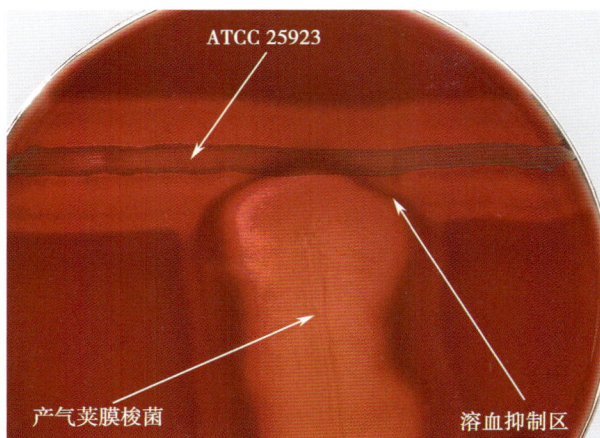

图 20-20-11 产气荚膜梭菌 CAMP 抑制试验阳性

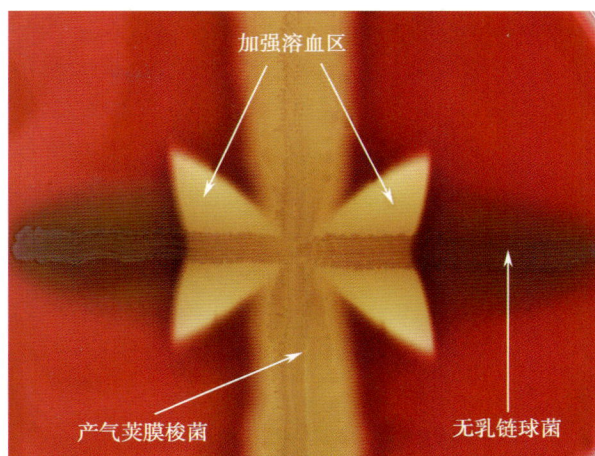

图 20-20-12 产气荚膜梭菌与无乳链球菌的 CAMP 试验阳性结果

菌体次极端(图 20-20-4D)。

发酵葡萄糖、果糖和甘露醇产酸,不发酵乳糖、麦芽糖和蔗糖,水解七叶苷,液化明胶,不产生吲哚和 H_2S,不产生卵磷脂及酯酶,不凝固牛奶。

实验室可用分子生物学或酶联免疫方法检验艰难梭菌 A 和 B 毒素基因或毒素,来帮助临床诊断艰难梭菌引起的感染。

3. 破伤风梭菌 培养物孵育 18~24 小时,为革兰氏阳性杆菌,有些菌体呈丝状,未形成芽胞。孵育 24~48 小时,部分菌体转变为革兰氏阴性,并有少量芽胞形成,芽胞圆形、直径较菌体大,位于菌体末端,使菌体呈鼓槌状(图 20-20-5A、B),为该菌镜下的特征性表现。孵育 48 小时后,大部分菌转变为革兰氏阴性,并有较多芽胞形成,周身鞭毛,能运动,不形成荚膜。

厌氧血琼脂平板上孵育 24~48 小时形成 2~4mm、扁平、边缘不齐的菌落,有狭窄的 β- 溶血环,部分菌落呈疏松羽毛状,有时出现沿划线弥散生长现象,若增加培养基的琼脂浓度(40g/L),则可抑制。在疱肉培养基中肉汤浑浊,肉渣部分消化,微变黑,有少量气体,可将覆盖在肉汤上的固体石蜡向上推动,有臭味。

生化反应不活跃,不发酵糖类,触酶阴性,可液化明胶,产 H_2S。其他生化特性见表 20-20-2。

4. 肉毒梭菌 革兰氏阳性粗大杆菌,菌体大小为 $(1\sim1.2)\mu m \times (4\sim6)\mu m$,菌体直或稍弯,单个或成对排列,有时也可呈短链状,周身鞭毛,能运动,无荚膜。芽胞在 20~25℃ 时呈卵圆形,直径大于菌体,位于菌体近端,菌体呈网球拍状是此菌特征

(图 20-20-3C)。

营养要求不高,在普通琼脂平板上生长良好,厌氧环境下孵育 18~24 小时可形成直径 5~10mm、圆形、中心突起、光滑、边缘不整齐,略带有绒毛状菌落。在厌氧血琼脂平板上形成直径 2~6mm、不规则、半透明、灰白色的菌落,β- 溶血。在湿润的平板上可呈扩展样生长(图 20-20-3D)。疱肉培养基中能消化肉渣,变黑,产气,有腐败恶臭。

肉毒梭菌主要生化特性见表 20-20-2。

肉毒梭菌毒素可使用中和试验和酶联免疫试验等来进行检测。

5. 索氏(拟)梭菌 为革兰氏阳性直杆菌,菌体大小为 $(0.5\sim1.7)\mu m \times (1.6\sim20.6)\mu m$。芽胞为卵圆形,位于菌体中间或次极端,常以游离芽胞形式存在(图 20-21-11A)。周身鞭毛,能运动。

在厌氧血琼脂平板上孵育 48 小时,形成直径 1~4mm、圆形或不规则、灰色或乳白色、半透明或不透明、边缘整齐或不整齐、表面暗淡或有光泽、平坦或凸起的菌落,多数菌株在兔血琼脂上呈现轻度溶血。6.5% NaCl、20% 胆汁或 pH 8.5 能抑制索氏梭菌的生长。

索氏梭菌发酵葡萄糖,不发酵乳糖、蔗糖、水杨苷和甘露醇,缓慢分解牛乳、酪素和肉渣,液化明胶,产生吲哚,水解马尿酸盐,尿素酶和卵磷脂酶阳性。

6. 尸毒梭菌 灰白色菌落,微凸起,芽胞卵圆形,位于菌体顶端。吲哚阳性,DNA 酶阳性。

7. 产芽胞梭菌 菌落隆起,中心灰黄色,边缘丝状绕缠组成,不透明,芽胞位于菌体次端,极易形

成芽孢;脂酶阳性。

8. 双酶梭菌　菌落灰白色不规则,边缘扇形(图 20-20-9G),芽胞呈链状(图 20-20-8G),尿素酶阴性,吲哚、卵磷脂酶阳性,与索氏梭菌相似,但后者尿素酶阳性。

9. 败毒梭菌　迁徙,圆、光滑,轻度隆起,芽胞位于菌体次端,DNA 酶阳性,不发酵蔗糖。

10. 梭形梭菌　菌落与脆弱拟杆菌相似,但边缘略不规则,革兰氏阴性球菌,不易形成芽胞(图 20-20-8F)。

11. 无害梭菌　灰白或亮绿色,表面粗糙,隆起或凸起,边缘整齐,顶端芽胞或不产生芽胞(图

20-20-8C),无动力,发酵甘露醇,不发酵乳糖和麦芽糖。

12. 多枝梭菌　菌落与脆弱拟杆菌相似,但边缘略不规则,革兰氏染色不定,直杆菌,常呈栅栏状排列,无动力,发酵甘露醇。

13. 丁酸梭菌　菌落大、圆形,边缘略不规则,次端芽胞,能发酵多种碳水化合物。

14. 第三梭菌　耐氧,仅在厌氧环境下形成顶端芽胞(图 20-20-7A、C、D)。

15. 乙二醇梭菌　灰白色菌落,边缘完整或扇形,凸起,次极端芽胞,DNA 酶阳性。

梭菌属内常见菌种的鉴定与鉴别见表 20-20-2。

表 20-20-2　常见芽胞梭菌的主要生物学特性

菌种	芽胞	卵磷脂酶	脂酶	明胶	牛乳	靛基质	葡萄糖	麦芽糖	乳糖	蔗糖	水杨苷	甘露醇
产气荚膜梭菌	OS	+	−	+	+	−	+	+	+	+	−	−
肉毒梭菌	OS	−	+	+	+/−	−	+	+/−	−	−	−	−
破伤风梭菌	RT	−	−	+	+/−	v	−	−	−	−	−	−
双酶梭菌	OS	+	−	+	+	+	+	W/−	−	−	−	−
丁酸梭菌	OS						+		+	+		−/+
尸毒梭菌	OT			+	+		+					
肖氏梭菌	OS			+			+	+/W	+/W	+/W		
梭形梭菌	OS	−	−	−	−	−/+	+	+/W	+/−	−	+/−	
艰难梭菌	OS			+			+				−/W	+/−
溶组织梭菌	OS		−	+	+							
无害梭菌	OT								+		+	+
泥渣梭菌	OS	+		+	+							
诺氏梭菌	OS	+	+/−	−/+	−/+		v					
副产气梭菌	OT											
多枝梭菌	R/OT								+	+	+	+/−
败毒梭菌	OS		−	+	+		+	+			v	−
索氏梭菌	OS	+/−	−	+	+	+	+	W/+	−	−	−	−
楔形梭菌	RS/T	−	−	−	−		+	+	W/+	W/−	W/+W	W/+
产芽胞梭菌	OS	−	+	+	+		+	−/W	−	−	−	−
次端梭菌	OS	−/+	−	+			−		−	−	−	−
第三梭菌	OT						+	+	+	+	+	+/W

注:O,卵圆形;R,圆形;S,次端;T,极端;v,反应不定;W,弱反应。

四、抗菌药物敏感性

梭菌属细菌为革兰氏阳性有芽胞,菌体粗大的厌氧菌。对产气荚膜梭菌引起感染的治疗可首选抗菌药物青霉素、氨苄西林、克林霉素、甲硝唑;次选头孢替坦、头孢西丁、头孢曲松、头孢唑肟、哌拉西林、美洛西林和替卡西林等。对其他产气荚膜梭菌的治疗可首选青霉素、氨苄西林、β-内酰胺类复合制剂(如氨苄西林/舒巴坦、哌拉西林/他唑巴坦和替卡西林/克拉维酸等)、克林霉素、甲硝唑、头孢替坦、头孢西丁、碳青霉烯类(厄他培南、亚胺培南和美罗培南);次选头孢曲松、头孢唑肟、哌拉西林、美洛西林和替卡西林等。

五、临床意义

产气荚膜梭菌存在于土壤及人与动物肠道中,为肠道正常菌群的组成部分。主要从土壤、粪便、海洋沉积物、牛乳、奶酪和部分家畜或野生动物的肉类食品中分离出。感染人体可引起气性坏疽(图 20-20-13),也可引起食物中毒和坏死性肠炎等。破伤风梭菌主要以芽胞形式存在于土壤中,也可存在于空气、水和人、畜(尤其是马)的粪便中。破伤风梭菌引起的感染称为破伤风,主要是由于破伤风梭菌通过破损的皮肤进入体内引起感染,是一种发病急、死亡率高的感染性疾病。肉毒梭菌分布广泛,主要存在于土壤和海洋沉积物中,也可存在于动物的粪便中。肉毒梭菌在厌氧环境下产生的肉毒毒素是目前已知的毒性最强的毒性物质,主要引起人类的食物中毒(图 20-20-14)。临床可表现为成人肉毒病、婴儿肉毒病、创伤性肉毒病和其他肉毒病。艰难梭菌为人类和动物肠道内的正常菌群。外源性的艰难梭菌感染可通过各种途径,特别是粪-口途径进入机体而引起感染,主要引起假膜性结肠炎;内源性感染由肠道内寄生的艰难梭菌引起,多数表现为抗菌药物相关性腹泻。诺氏梭菌和索氏梭菌存在于人和动物的肠道中,广泛分布于自然环境中,特别是土壤及海洋沉积物中,可引起人和动物的伤口感染产生气性坏疽。也可引起其他部位的感染。

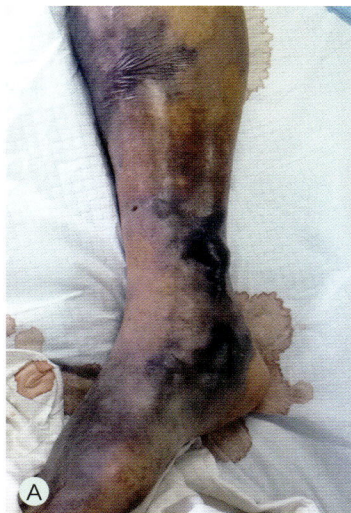

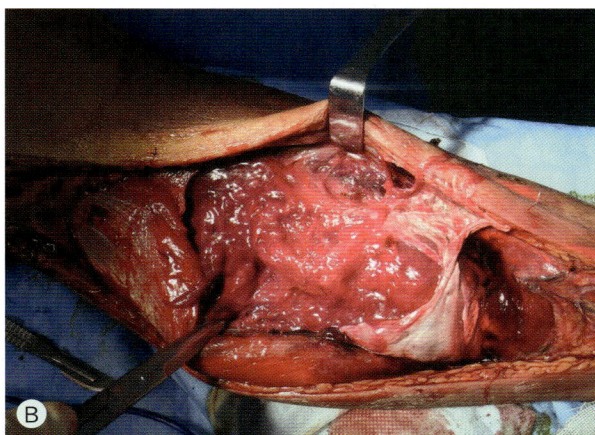

图 20-20-13　产气荚膜梭菌引起的气性坏疽
A. 气肿、水肿;B. 组织坏死

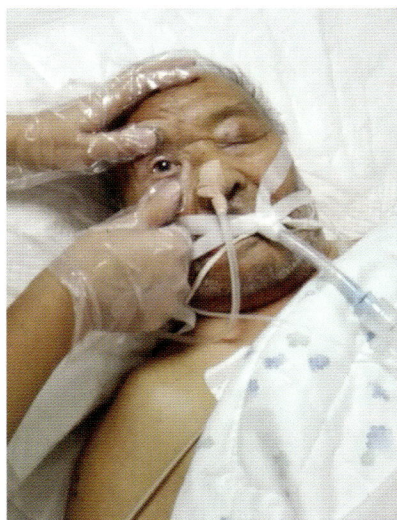

图 20-20-14　肉毒毒素中毒患者

(吕火烊)

第二十一节   其他少见厌氧菌属

一、厌氧球菌属

（一）分类与命名

厌氧球菌属（*Anaerococcus*）隶属于细菌域,厚壁菌门,泰氏菌纲（*Tissierellia*）,泰氏菌目（*Tissierellales*）,嗜胨菌科。目前属内包括德格纳厌氧球菌（*A. degeneri*）、产氢厌氧球菌（*A. hydrogenalis*）、四联厌氧球菌（*A. tetradius*）、解乳厌氧球菌（*A. lactolyticus*）、普氏厌氧球菌（*A. prevotii*）和阴道厌氧球菌（*A. vaginalis*）等13个种。厌氧球菌属 DNA G+C 含量 30~35mol%,代表菌种为普氏厌氧球菌。

（二）生物学特性

革兰氏染色阳性,菌体呈球形（直径为 0.6~1.0μm）,细胞单个、成对、四联、不规则聚集或链状排列。无动力,无芽胞。严格厌氧,代谢蛋白胨和氨基酸,主要代谢终产物是丁酸、乳酸及少量丙酸和琥珀酸。大部分菌种能发酵一些碳水化合物,如发酵葡萄糖、果糖和蔗糖,但发酵能力弱。大部分菌种不产生吲哚。

厌氧球菌属细菌的形态学特征见图 20-21-1。

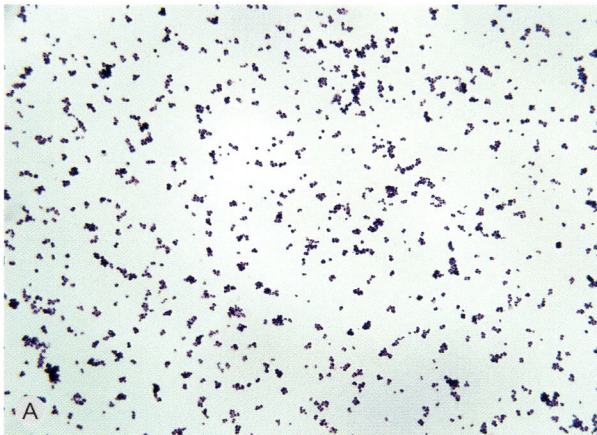

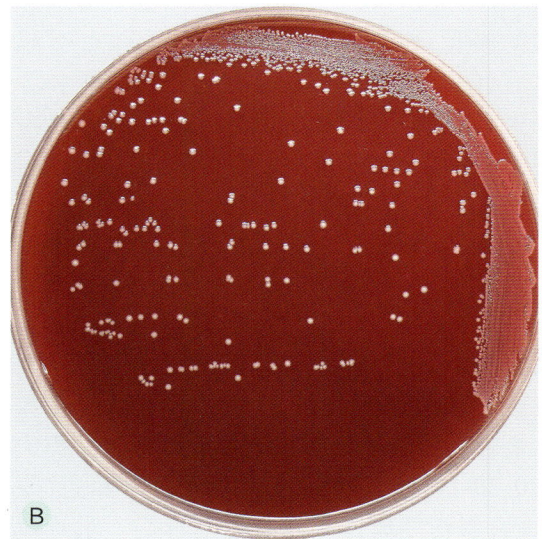

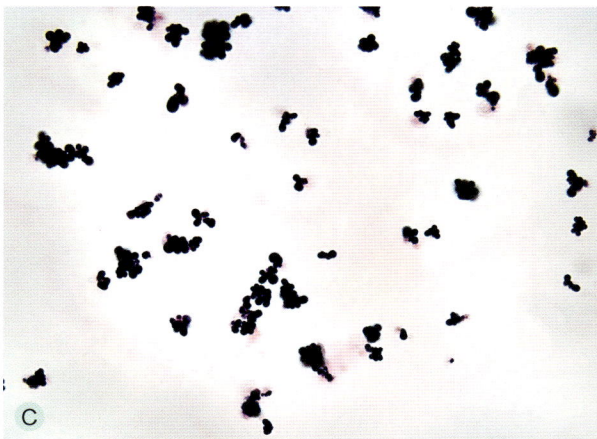

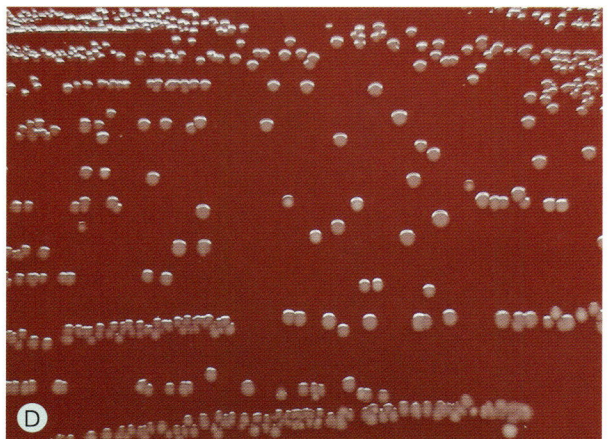

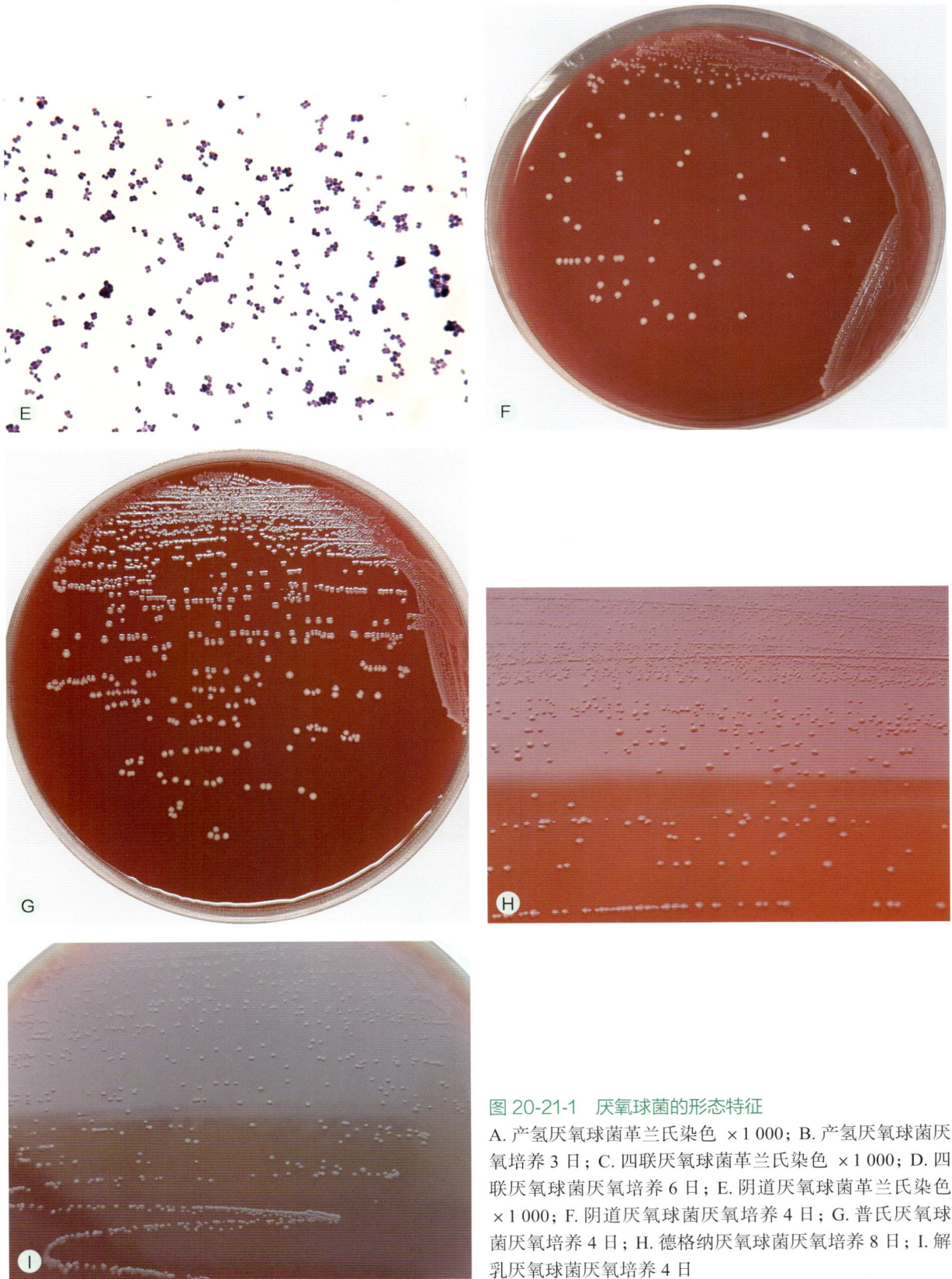

图 20-21-1　厌氧球菌的形态特征

A. 产氢厌氧球菌革兰氏染色 ×1 000；B. 产氢厌氧球菌厌氧培养 3 日；C. 四联厌氧球菌革兰氏染色 ×1 000；D. 四联厌氧球菌厌氧培养 6 日；E. 阴道厌氧球菌革兰氏染色 ×1 000；F. 阴道厌氧球菌厌氧培养 4 日；G. 普氏厌氧球菌厌氧培养 4 日；H. 德格纳厌氧球菌厌氧培养 8 日；I. 解乳厌氧球菌厌氧培养 4 日

二、柠檬乳杆菌属

（一）分类与命名

柠檬乳杆菌属（*Limosilactobacillus*）隶属于细菌域,厚壁菌门,芽胞杆菌纲,乳杆菌目,乳杆菌科。Zheng 等学者于 2020 年提议设立的新属。目前属内包括 *L. agrestis*、*L. albertensis*、砂囊柠檬乳杆菌（*L. alvi*）、胃窦柠檬乳杆菌（*L. antri*）、*L. balticus*、豚鼠柠檬乳杆菌（*L. caviae*）、苛养柠檬乳杆菌（*L. fastidiosus*）、发酵柠檬乳杆菌（*L. fermentum*）、黏膜柠檬乳杆菌（*L. mucosae*）、口柠檬乳杆菌（*L. oris*）、面包柠檬乳杆菌（*L. panis*）、*L. portuensis*、罗伊特柠檬乳杆菌（*L. reuteri*）、*L. rudii*、*L. urinaemulieris* 和阴道柠檬乳杆菌（*L. vaginalis*）等 24 个种。除 *L. agrestis*、*L. albertensis*、*L. balticus*、*L. fastidiosus*、*L.*

portuensis、*L. rudii* 和 *L. urinaemulieris* 外,其他柠檬乳杆菌大部分是从乳杆菌属重新分类而来。柠檬乳杆菌属 DNA G+C 含量为 38.6~53.4mol%,代表菌种为发酵柠檬乳杆菌。

（二）生物学特性

革兰氏染色阳性,菌体呈杆状或球形。触酶阴性,异型发酵,厌氧或耐氧。37℃生长,大部分菌种在 45℃生长,但在 15℃不生长。基因组范围很小,从 *L. equigenerosi* 的 1.6Mbp 到黏膜柠檬乳杆菌的 2.25Mbp。其培养特性可参见乳杆菌属。

柠檬乳杆菌属细菌的形态学特征见图 20-21-2。

三、芬戈尔德菌属

（一）分类与命名

芬戈尔德菌属（*Finegoldia*）隶属于细菌域,厚

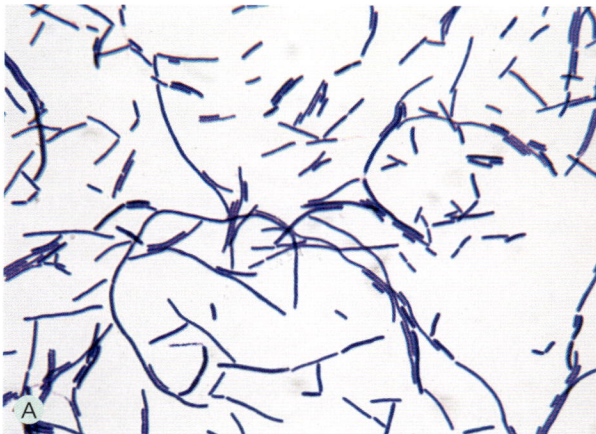

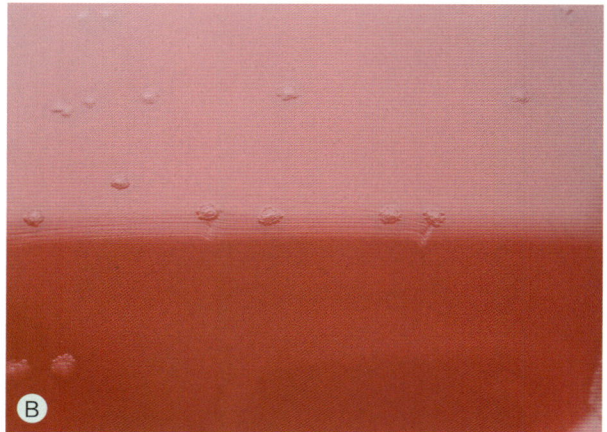

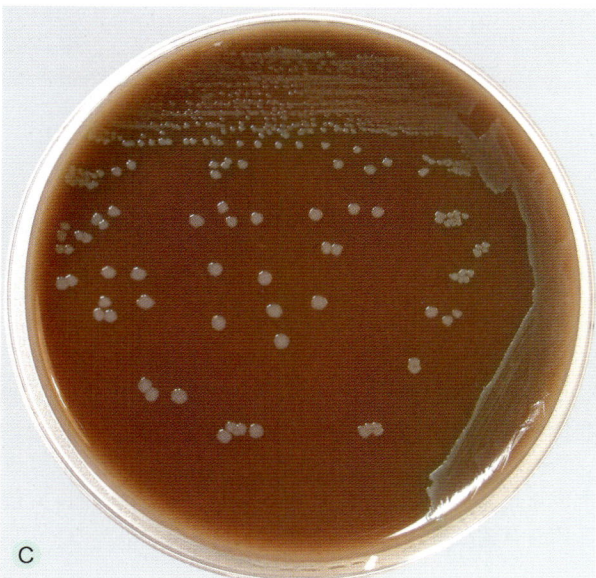

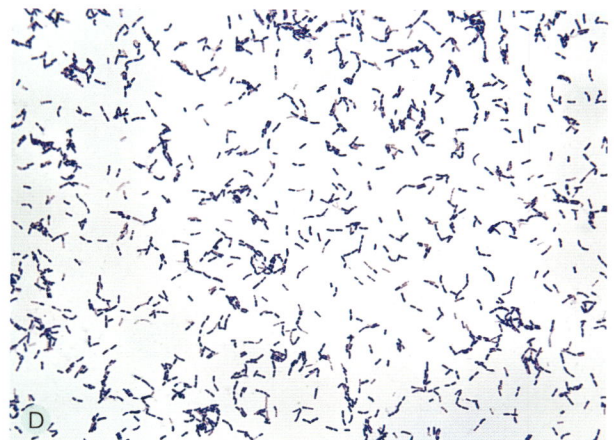

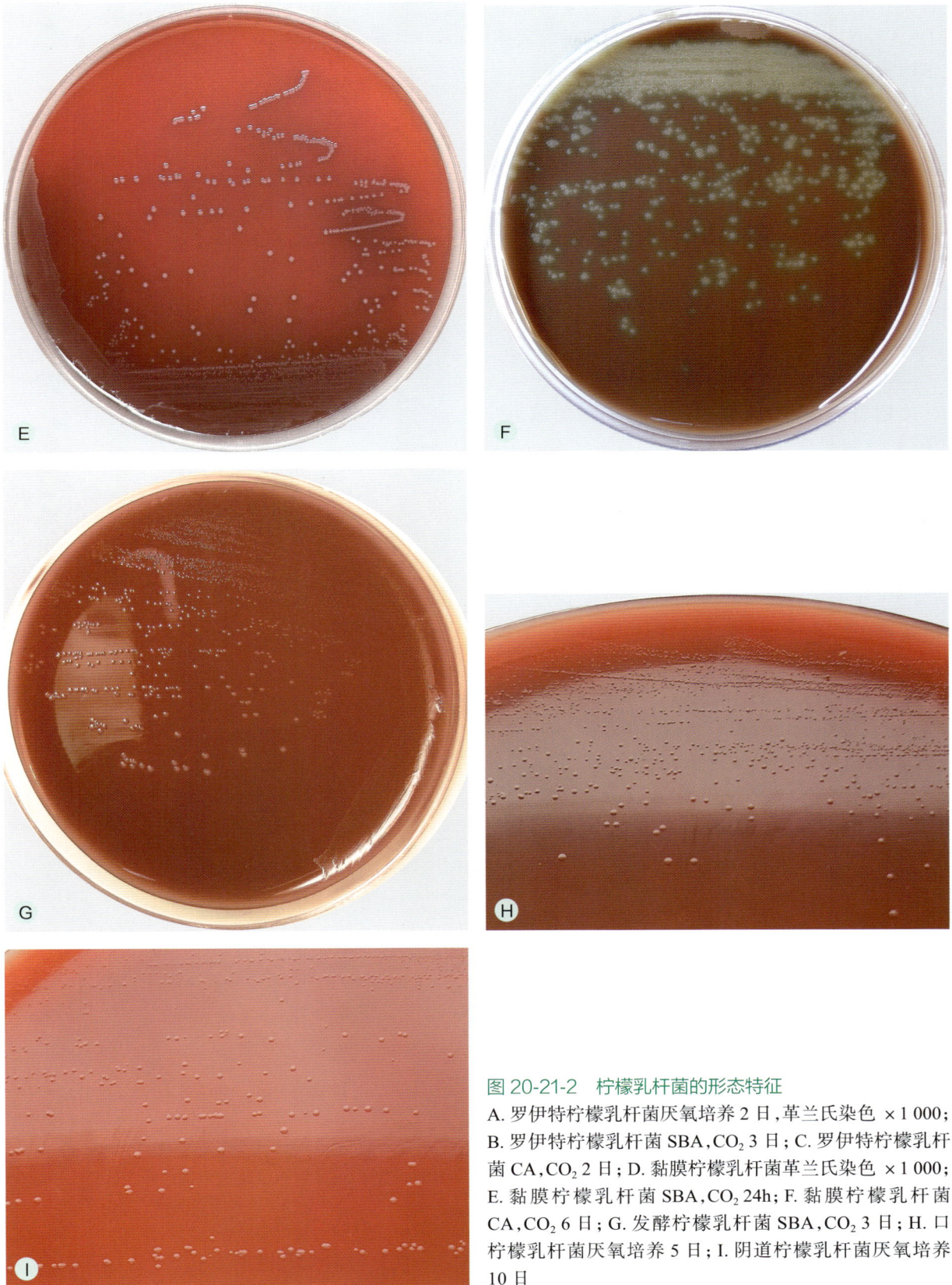

图 20-21-2　柠檬乳杆菌的形态特征

A. 罗伊特柠檬乳杆菌厌氧培养 2 日, 革兰氏染色 ×1 000;
B. 罗伊特柠檬乳杆菌 SBA,CO_2 3 日; C. 罗伊特柠檬乳杆
菌 CA,CO_2 2 日; D. 黏膜柠檬乳杆菌革兰氏染色 ×1 000;
E. 黏膜柠檬乳杆菌 SBA,CO_2 24h; F. 黏膜柠檬乳杆菌
CA,CO_2 6 日; G. 发酵柠檬乳杆菌 SBA,CO_2 3 日; H. 口
柠檬乳杆菌厌氧培养 5 日; I. 阴道柠檬乳杆菌厌氧培养
10 日

壁菌门,泰氏菌纲,泰氏菌目,嗜胨菌科。目前属内仅有大芬戈尔德菌(*F. magna*)1 个种。芬戈尔德菌属 DNA G+C 含量为 32~34mol%,代表菌种为大芬戈尔德菌。

（二）生物学特性

革兰氏染色阳性,菌体呈球形(直径为 0.7~1.5μm),无动力,无芽胞。专性厌氧,细胞成对、四联和不规则聚集。最适生长温度 37℃,不发酵碳水化合物,不产生吲哚。代谢蛋白胨和氨基酸至乙酸。

芬戈尔德菌属细菌的形态学特征见图 20-21-3。

四、埃格特菌属

（一）分类与命名

埃格特菌属(*Eggerthella*)隶属于细菌域,放线菌门,红蝽菌纲,红蝽菌目,红蝽菌科(Coriobacteriaceae)。目前属内包括迟缓埃格特菌(*E. lenta*)、香港埃格特菌(*E. hongkongensis*)和中华埃格特菌(*Eggerthella sinensis*)3 个种。菌属 DNA G+C 含量为 61~65mol%,代表菌种为迟缓埃格特菌。

（二）生物学特性

革兰氏染色阳性,菌体呈杆状,无动力,无芽胞。专性厌氧,需要精氨酸来促进其生长,通常在培养基中加入 0.5% 浓度精氨酸。所有菌种在马血琼脂平板上容易生长,37℃厌氧环境孵育 48 小时后,可形成直径约 0.5mm 菌落。不发酵糖类产酸。迟缓埃格特菌精氨酸芳基酰胺酶、β- 葡萄糖苷酶、亮氨酸芳基酰胺酶试验阴性,硝酸盐还原试验阳性;香港埃格特菌硝酸盐还原试验阴性,β- 葡萄糖苷酶阳性;中华埃格特菌 β- 葡萄糖苷酶、亮氨酸芳基酰胺酶和硝酸盐还原试验阴性,精氨酸芳基酰胺酶阳性。

埃格特菌属细菌的形态学特征见图 20-21-4。

五、瘤胃球菌属

（一）分类与命名

瘤胃球菌属(*Ruminococcus*)隶属于细菌域,厚壁菌门,梭菌纲,梭菌目,瘤胃球菌科。目前属内包括白色瘤胃球菌(*R. albus*)、布罗米瘤胃球菌(*R. bromii*)、*Ruminococcus callidus*、黄色瘤胃球菌(*R. flavefaciens*)、活泼瘤胃球菌(*R. gnavus*)、*Ruminococcaceae bacterium* 和 *Ruminococcus torques* 等 18 个种。瘤胃球菌属 DNA G+C 含量为 39~47mol%,代表菌种为黄色瘤胃球菌。

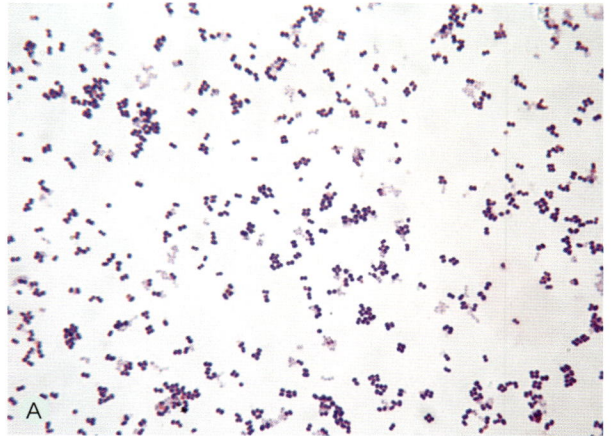

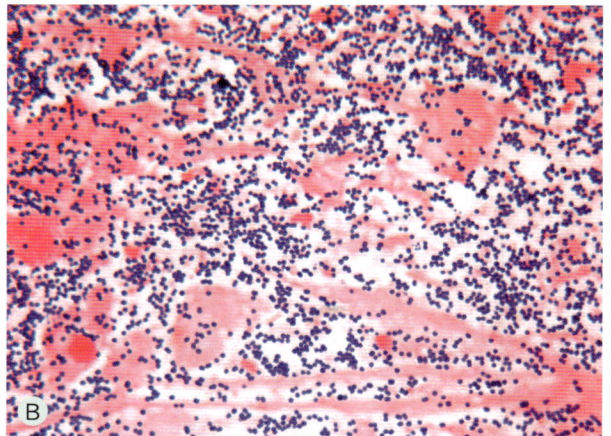

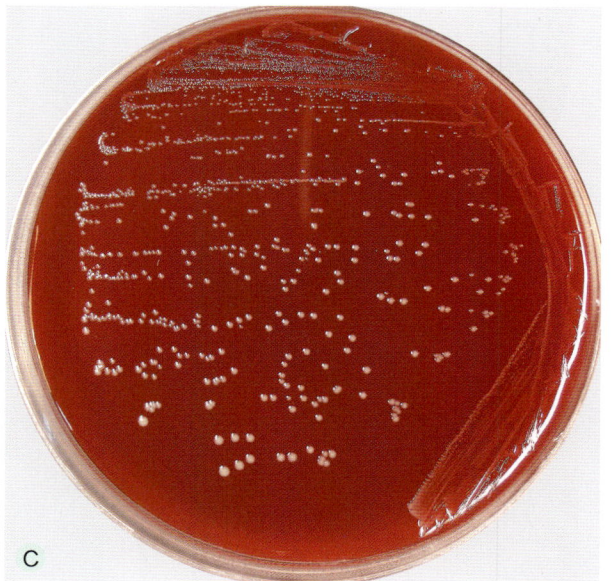

图 20-21-3　大芬戈尔德菌的形态特征
A. 革兰氏染色 ×1 000; B. 脓汁涂片革兰氏染色 ×1 000; C. 厌氧培养 7 日

（二）生物学特性

革兰氏染色阳性,但许多情况下可染成革兰氏阴性,菌体呈球形,大小为(0.3~1.5)μm×(0.7~1.8)μm,

成对或链状排列,一些菌株具有 1~3 根鞭毛,有动力,有些菌种无动力,无芽胞。触酶阴性,严格厌氧,化能有机营养,最适生长温度 37~42℃,需要发酵碳水化合物生长,发酵碳水化合物产生不同比例的乙酸盐、甲酸盐、琥珀酸盐、乳酸盐和乙醇。不发酵氨基酸和肽类,不产生吲哚。

瘤胃球菌属细菌的形态学特征见图 20-21-5。

六、陌生菌属

(一)分类与命名

陌生菌属(*Atopobium*)隶属于细菌域,放线菌门,红蟹菌纲,红蟹菌目,红蟹菌科。目前属内包括龈裂陌生菌(*A. rimae*)、阴道陌生菌(*A.*

vaginae)、德尔塔陌生菌(*A. deltae*)、挖掘者陌生菌(*A. fossor*)、微小陌生菌(*A. minutum*)和极小陌生菌(*A. parvulum*)6 个种。陌生菌属 DNA G+C 含量为 35~46mol%,代表菌种为微小陌生菌。

(二)生物学特性

革兰氏染色阳性,菌体呈短杆状(通常中心膨胀)、小球形或椭圆形,单个、成对或短链状排列,无动力,无芽胞。专性或兼性厌氧,触酶阴性,不还原硝酸盐,发酵葡萄糖主要产物是乳酸,同时伴有乙酸和甲酸,也可生成微量琥珀酸。吐温 -80 可促进生长,在 6.5% NaCl 存在时可出现生长。不液化明胶,不产生吲哚。

陌生菌属细菌的形态学特征见图 20-21-6。

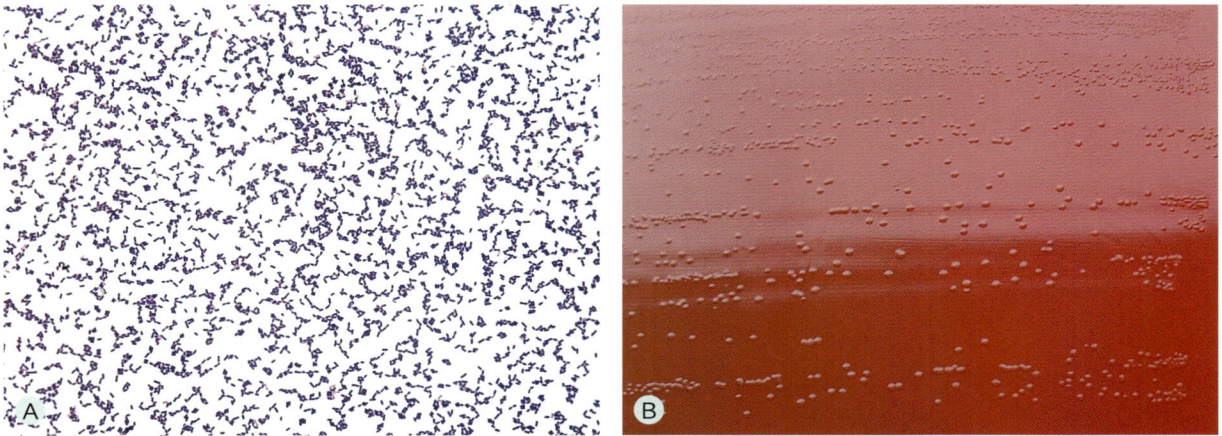

图 20-21-4　迟缓埃格特菌的形态特征
A. 革兰氏染色 ×1 000; B. 厌氧培养 3 日

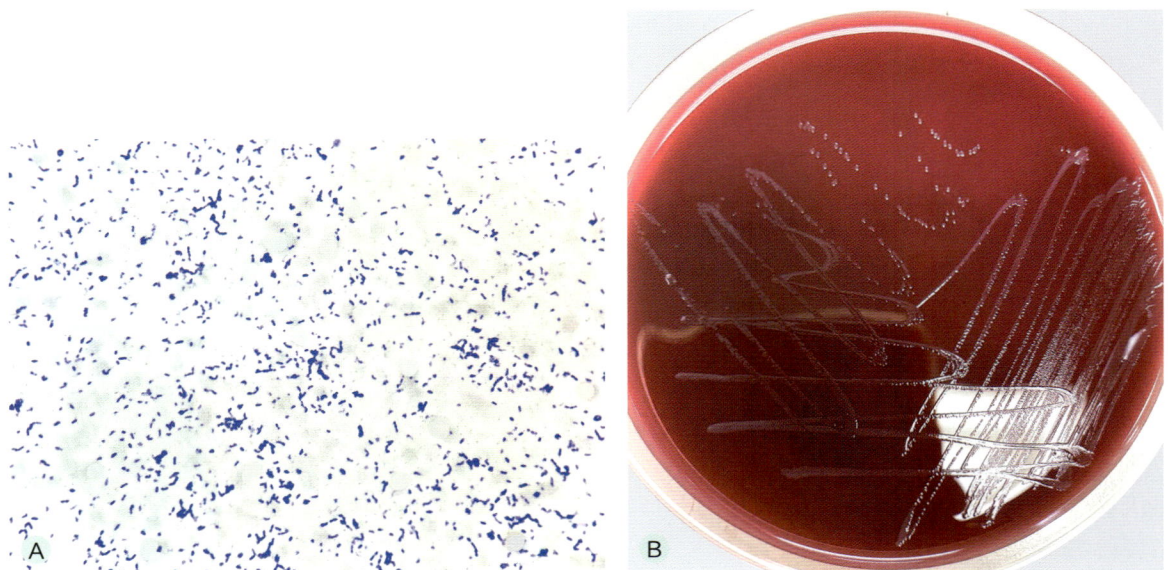

图 20-21-5　活泼瘤胃球菌的形态特征
A. 革兰氏染色 ×1 000; B. 厌氧培养 4 日

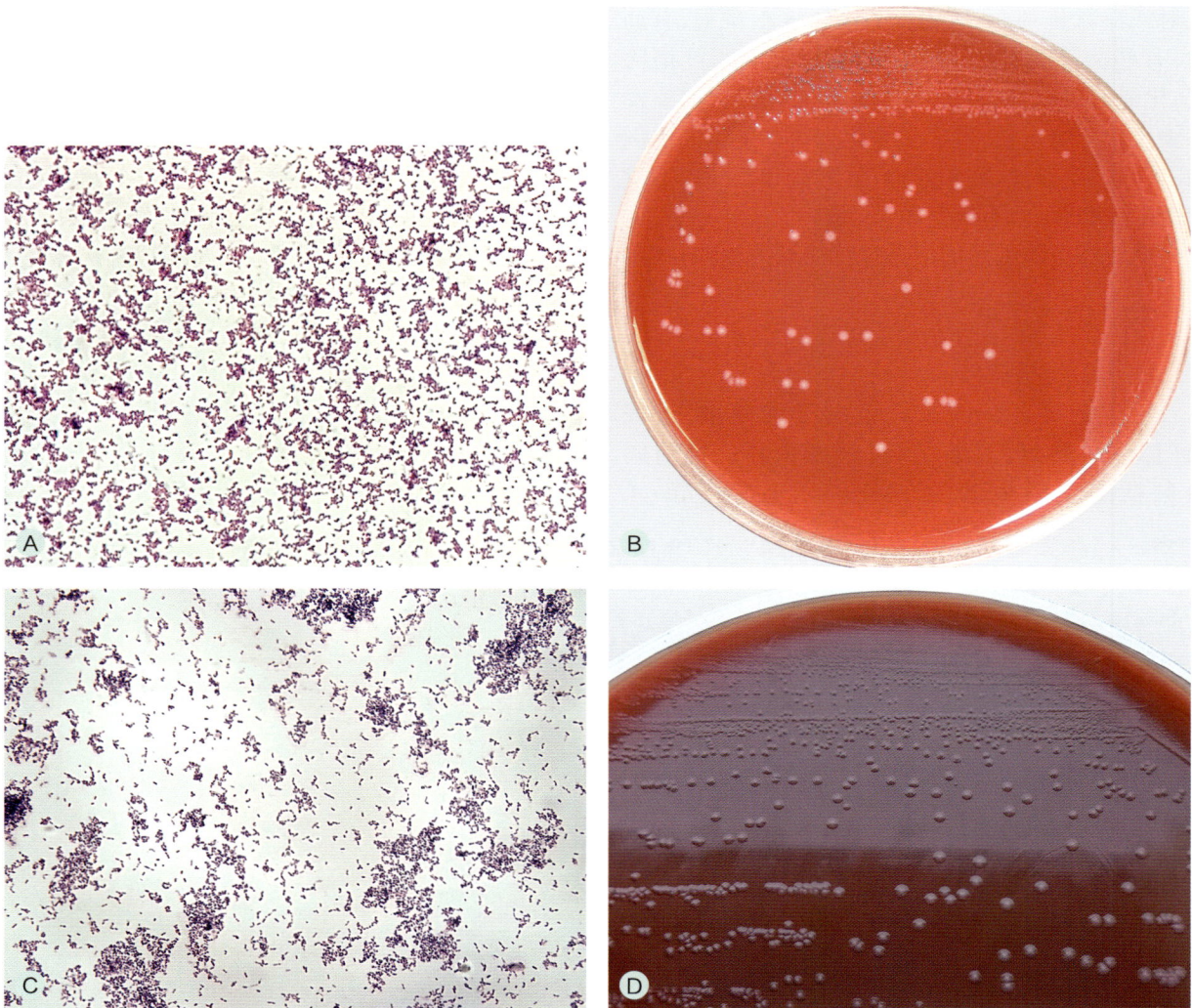

图 20-21-6　陌生菌的形态特征
A. 龈裂陌生菌革兰氏染色 ×1 000；B. 龈裂陌生菌厌氧培养 6 日；C. 阴道陌生菌革兰氏染色 ×1 000；
D. 阴道陌生菌厌氧培养 6 日

七、毛绒厌氧杆菌属

(一) 分类与命名

毛绒厌氧杆菌属(*Lachnoanaerobaculum*)隶属于细菌域,厚壁菌门,梭菌纲,梭菌目,毛螺菌科(*Lachnospiraceae*)。目前属内包括口腔毛绒厌氧杆菌(*L. orale*)、砂毛绒厌氧杆菌(*L. saburreum*)和于默奥毛绒厌氧杆菌(*L. umeaense*)3 个种。菌属DNA G+C 含量为 35~38mol%,代表菌种为于默奥毛绒厌氧杆菌。

(二) 生物学特性

革兰氏染色阳性,容易脱色致革兰氏阴性,菌体呈丝状(5~20μm 或更长),有时弯曲并有肿胀,可形成芽胞,但通过革兰氏染色检查芽胞有困难。在血琼脂平板上菌落形态出现各种各样的斑点和蔓延,不溶血,菌落边缘啮蚀状或树根状,某些菌落显得平坦而另一些呈金字塔形。生长最适温度为37℃,最适 pH 为 6.5~7.5。发酵代谢葡萄糖生成主要终产物为丁酸和乙酸。口腔毛绒厌氧杆菌尿素酶阳性,产生吲哚,甘露糖、阿拉伯糖和棉子糖试验阴性;于默奥毛绒厌氧杆菌尿素酶阴性,不产生吲哚,甘露糖、阿拉伯糖和棉子糖试验阳性;砂毛绒厌氧杆菌尿素酶阴性,产生吲哚,甘露糖和棉子糖试验阴性,阿拉伯糖阳性。

毛绒厌氧杆菌属细菌的形态学特征见图20-21-7。

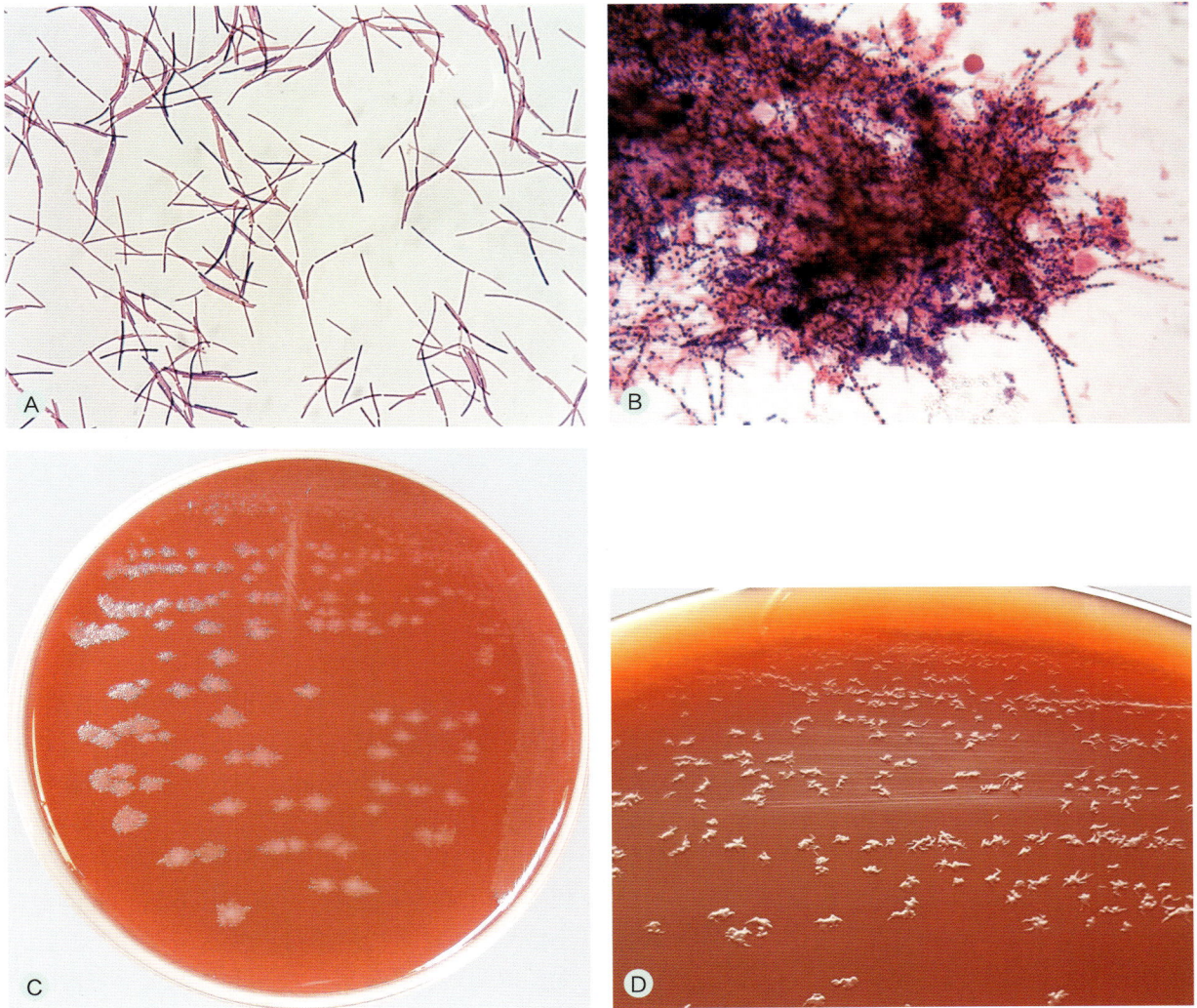

图 20-21-7 口腔毛绒厌氧杆菌的形态特征
A. 厌氧培养 3 日,革兰氏染色 ×1 000; B. 痰涂片革兰氏染色 ×1 000; C. 厌氧培养 5 日; D. CO₂ 培养 5 日

八、副拟杆菌属

(一) 分类与命名

副拟杆菌属(*Parabacteroides*)隶属于细菌域,拟杆菌门,拟杆菌纲,拟杆菌目,紫单胞菌科(Porphyromonadaceae)。目前属内包括迪氏副拟杆菌(*P. distasonis*)、产酸副拟杆菌(*P. acidifaciens*)、纸副拟杆菌(*P. chartae*)、灰鼠副拟杆菌(*P. chinchillae*)、庄氏副拟杆菌(*P. chongii*)、屎副拟杆菌(*P. faecis*)、戈德斯坦副拟杆菌(*P. goldsteinii*)、戈登副拟杆菌(*P. gordonii*)、约翰逊副拟杆菌(*P. johnsonii*)和粪副拟杆菌(*P. merdae*)10 个种。副拟杆菌属DNA G+C 含量为 43~46mol%,代表菌种为迪氏副

拟杆菌。

(二) 生物学特性

革兰氏染色阴性,菌体呈杆状,大小为(0.8~1.6)μm×(1.2~12)μm,无动力,无芽胞。在血琼脂平板上生长,在 EG 琼脂平板生长菌落直径为1~2mm,菌落灰色或灰白色、圆形、轻微凸起、边缘完整、光滑,不产生棕色或黑色素。在含 20% 胆汁培养基中生长。分解糖类,发酵葡萄糖主要终产物是乙酸和琥珀酸。水解七叶苷,不产生吲哚。葡萄糖-6-磷酸脱氢酶、苹果酸脱氢酶和谷氨酸脱氢酶阳性,α-岩藻糖苷酶阴性。迪氏副拟杆菌尿素酶阴性,触酶阳性,不液化明胶。

副拟杆菌属细菌的形态学特征见图 20-21-8。

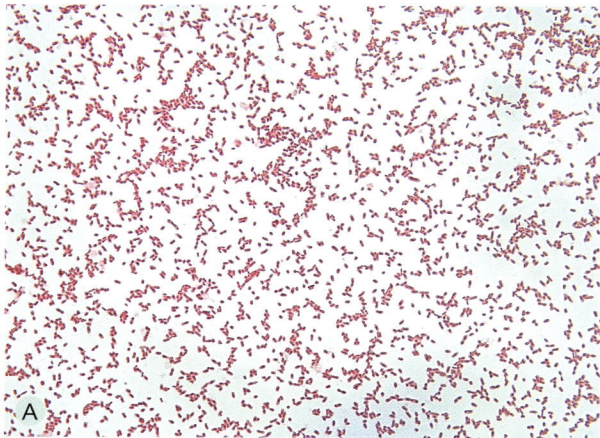

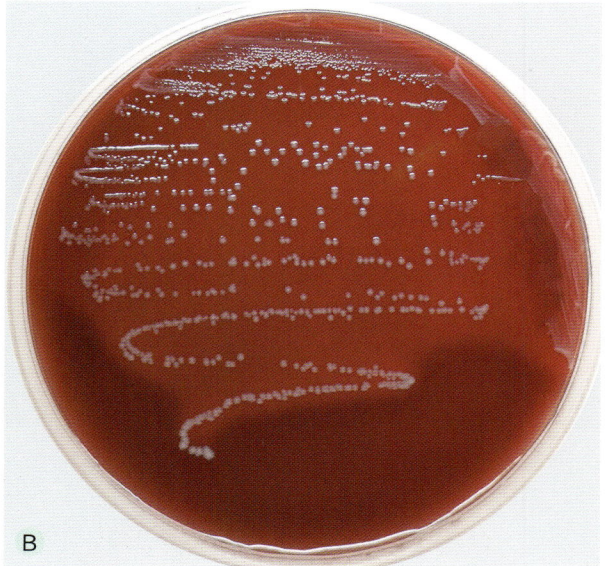

图 20-21-8   迪氏副拟杆菌的形态特征
A.革兰氏染色 ×1 000；B.厌氧培养 5 日

九、产线菌属

（一）分类与命名

产线菌属（*Filifactor*）隶属于细菌域，厚壁菌门，梭菌纲，梭菌目，消化链球菌科。目前属内包括龈沟产线菌（*F. alocis*）和绒毛产线菌（*F. villosus*）2个种。产线菌属 DNA G+C 含量为 28~34mol%，代表菌种为绒毛产线菌。

（二）生物学特性

在琼脂平板或肉汤中培养时间小于 18~24 小时，革兰氏染色呈阳性，大于 24 小时培养物革兰氏染色可变或革兰氏阴性；龈沟产线菌革兰氏染色表现为阴性。菌体呈杆状或细长丝状，单个、成对排列，偶尔也会出现短链状或细长丝状。龈沟产线菌无芽胞，绒毛产线菌有芽胞。无动力，但某些菌株可表现颤搐。厌氧，在羊血琼脂和脑心浸液琼脂平板上 37℃孵育可生长，形成直径 0.5~1.0mm 菌落，不溶血。2 种菌代谢都可产生乙酸盐和丁酸盐；绒毛产线菌还可产生异丁酸盐和甲酸盐，但龈沟产线菌不产生。

产线菌属细菌的形态学特征见图 20-21-9。

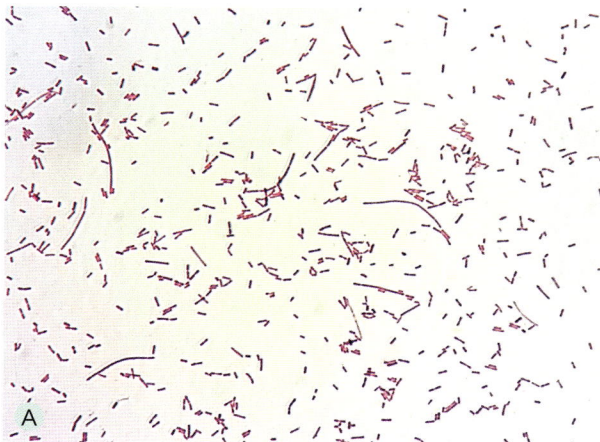

图 20-21-9   龈沟产线菌的形态特征
A.革兰氏染色 ×1 000；B.厌氧培养 6 日

十、嗜胨菌属

(一) 分类与命名

嗜胨菌属(*Peptoniphilus*)隶属于细菌域,厚壁菌门,泰氏菌纲,泰氏菌目,嗜胨菌科。目前属内包括不解糖嗜胨菌(*P. asaccharolyticus*)、考克斯嗜胨菌(*P. coxii*)、黑尔嗜胨菌(*P. harei*)、产吲哚嗜胨菌(*P. indolicus*)和泪腺嗜胨菌(*P. lacrimalis*)等 17 个种。嗜胨菌属 DNA G+C 含量为 25~34mol%,代表菌种为不解糖嗜胨菌。

(二) 生物学特性

革兰氏染色阳性,菌体呈球形,直径为 0.5~1.5μm,无动力,无芽胞,成对、短链、四联或呈不规则小簇状排列。专性厌氧,最适生长温度 37℃,在蛋白胨 - 酵母提取物 - 葡萄糖(PYG)培养基生长主要代谢终产物是丁酸。不发酵碳水化合物,使用蛋白胨和寡肽作为主要能量来源。

嗜胨菌属细菌的形态学特征见图 20-21-10。

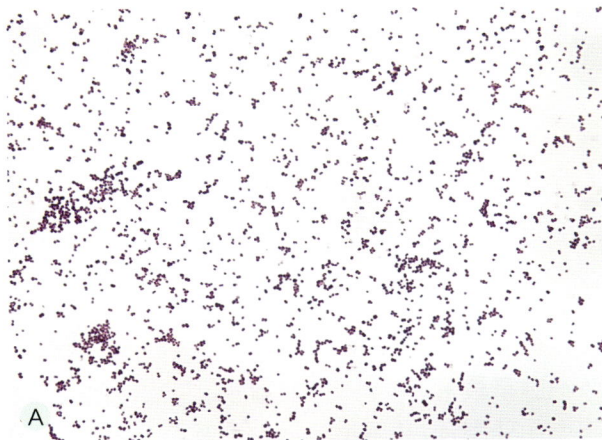

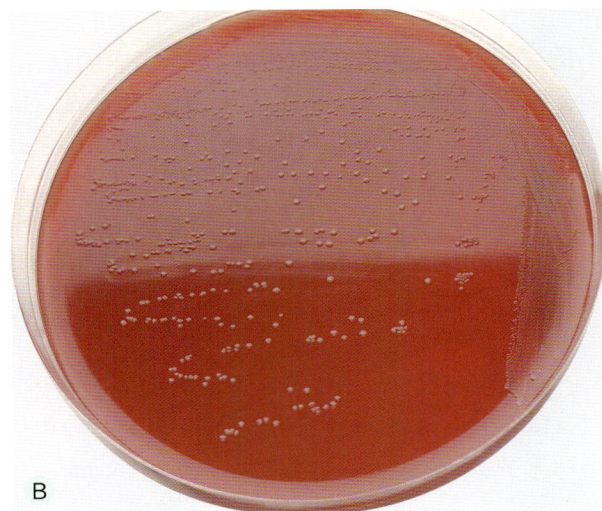

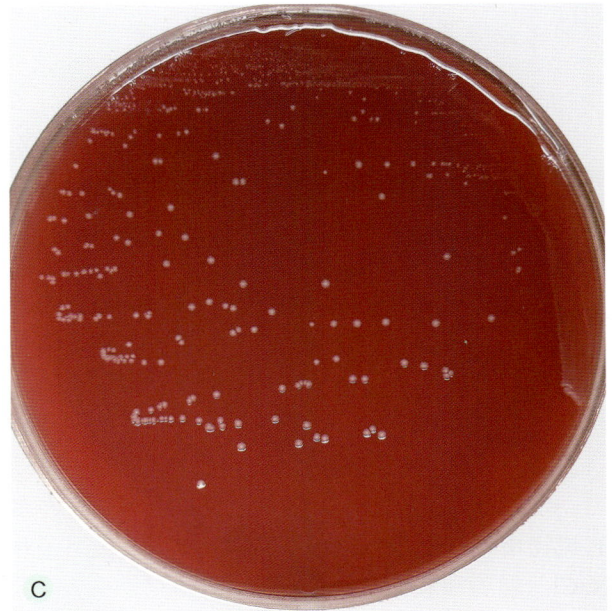

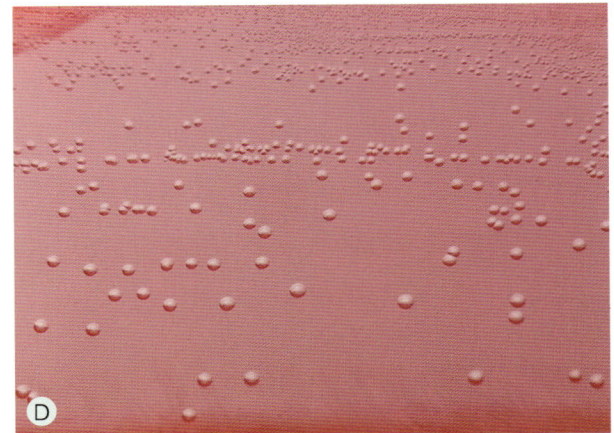

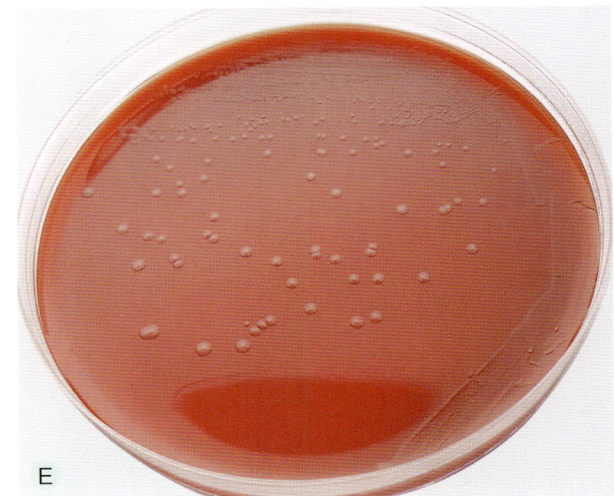

图 20-21-10　嗜胨菌的形态特征

A. 不解糖嗜胨菌革兰氏染色 ×1 000;B. 不解糖嗜胨菌厌氧培养 3 日;C. 考克斯嗜胨菌厌氧培养 6 日;D. 黑尔嗜胨菌厌氧培养 3 日;E. 产吲哚嗜胨菌厌氧培养 4 日

十一、拟梭菌属

(一) 分类与命名

拟梭菌属(*Paeniclostridium*)隶属于细菌域,厚壁菌门,梭菌纲,真细菌目,消化链球菌科。是2016年 Sasi Jyothsna 等学者提议设立的新属。目前属内包括索氏拟梭菌(*P. sordellii*)和戈氏拟梭菌(*P. ghonii*)2个种,是从原来的梭菌属划分而来。拟梭菌属 DNA G+C 含量为 27~30.2mol%,代表菌种为戈氏拟梭菌。

(二) 生物学特性

革兰氏染色阳性,菌体呈杆状,产生芽胞,有动力。专性厌氧,最适生长温度为 30~37℃,在许多有机物培养基上生长,生长不需要特殊生长因子和NaCl。触酶和氧化酶阴性。

拟梭菌属细菌的形态学特征见图 20-21-11。

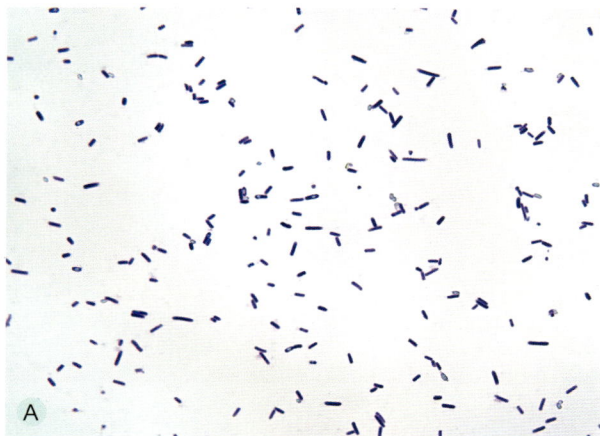

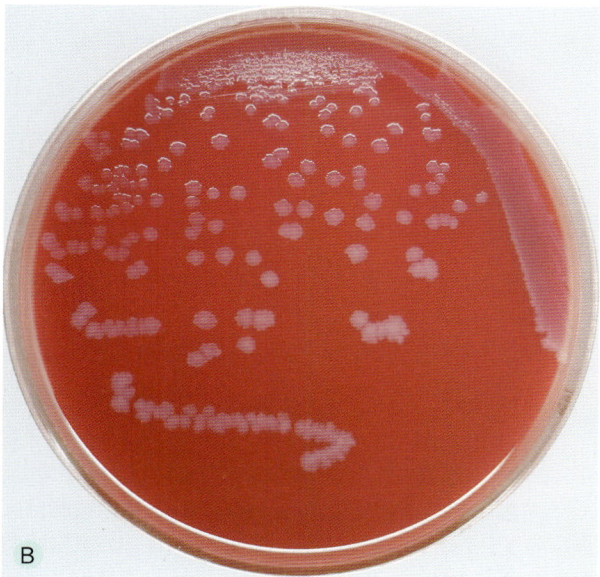

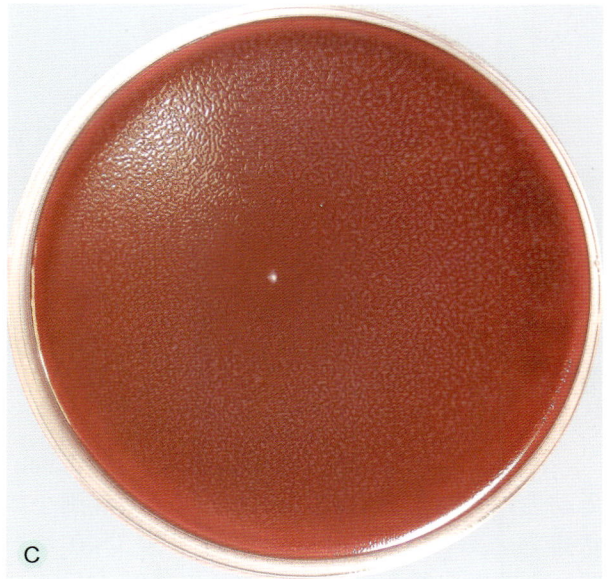

图 20-21-11   索氏拟梭菌的形态特征

A. 临床分离株革兰氏染色 ×1 000;B. 临床分离株厌氧培养 2 日;C. ATCC 9714 菌株 ANA 厌氧培养 24h

十二、解黄酮菌属

(一) 分类与命名

解黄酮菌属(*Flavonifractor*)隶属于细菌域,厚壁菌门,梭菌纲,梭菌目,疣微菌科(Ruminococcaceae)。目前属内仅有普劳特解黄酮菌(*F. plautii*)1个种。解黄酮菌属 DNA G+C 含量为 58~61.6mol%,代表菌种为普劳特解黄酮菌。

(二) 生物学特性

革兰氏染色可变,菌体呈直或稍弯曲杆状,某些细胞呈梭形,单个或成对排列。动力可变,有芽胞或无芽胞,但芽胞形成的特定基因(*spo0A*)是存在的。普劳特解黄酮菌在羊血琼脂平板可形成微小的、圆形、凸起、灰白色、光滑和不溶血的菌落。不分解糖类,但可弱发酵葡萄糖、果糖和核糖。能裂解槲皮黄酮和其他类黄酮。在 TGY 肉汤中生长主要代谢终产物是乙酸和丁酸。

解黄酮菌属细菌的形态学特征见图 20-21-12。

十三、斯莱克菌属

(一) 分类与命名

斯莱克菌属(*Slackia*)隶属于细菌域,放线菌门,红蝽菌纲,红蝽菌目,红蝽菌科。目前属内包括小斯莱克菌(*S. exigua*)、犬粪斯莱克菌(*S. faecicanis*)、*Slackia equolifaciens*、还原天介菜碱斯莱克菌

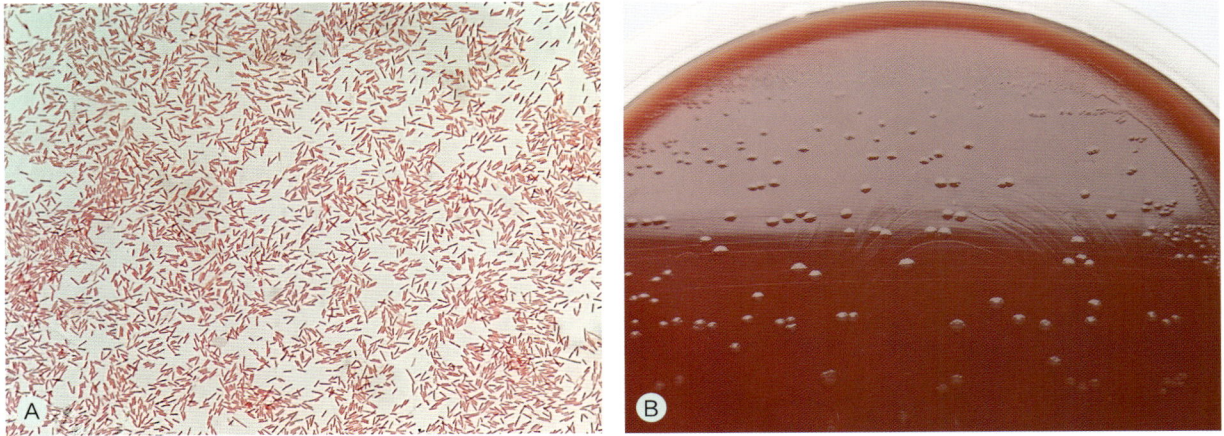

图 20-21-12　普劳特解黄酮菌的形态特征
A. 革兰氏染色 ×1 000；B. 厌氧培养 5 日

(*S. heliotrinireducens*)、*Slackia isoflavoniconvertens* 和 *Slackia piriformis* 6 个种。斯莱克菌属 DNA G+C 含量为 60~64mol%，代表菌种为小斯莱克菌。

（二）生物学特性

革兰氏染色阳性，陈旧培养物染色可染成阴性，菌体呈球形、球杆状或短杆状，单个、成对、簇状或短链状排列。无动力，不产生芽胞。专性厌氧，在 BHI 血琼脂平板可形成微小、圆形、凸起、半透明的菌落，菌落直径小于 1mm。触酶和尿素酶阴性，不产生吲哚，不水解七叶苷，水解精氨酸，硝酸盐还原阳性或阴性。发酵糖类不产生酸，葡萄糖代谢终产物是乙酸盐或者不可检测。

斯莱克菌属细菌的形态学特征见图 20-21-13。

十四、默多克菌属

（一）分类与命名

默多克菌属（*Murdochiella*）隶属于细菌域，厚壁菌门，泰氏菌纲，泰氏菌目，嗜胨菌科。目前属内包括不解糖默多克菌（*M. asaccharolytica*）、马赛默多克菌（*M. massiliensis*）和阴道默多克菌（*M. vaginalis*）。默多克菌属 DNA G+C 含量为 48.90~49.48mol%，代表菌种为不解糖默多克菌。

（二）生物学特性

革兰氏染色阳性，菌体呈球形，直径为 0.5~0.7μm，无动力，无芽胞。专性厌氧，最适生长温度 37℃，在含 5% 羊血的布氏琼脂平板孵育 5 日可形成灰色或白色、扁平或凸起、圆形、边缘完整、不透明和直径 2~3mm 的菌落。触酶和尿素酶阴性，不还原硝酸盐，产生吲哚。不发酵碳水化合物。在 PY 和 PYG 肉汤中代谢产生大量的乳酸和中等量

的乙酸、丁酸和琥珀酸。对胆汁敏感。不水解七叶苷和明胶。

默多克菌属细菌的形态学特征见图 20-21-14。

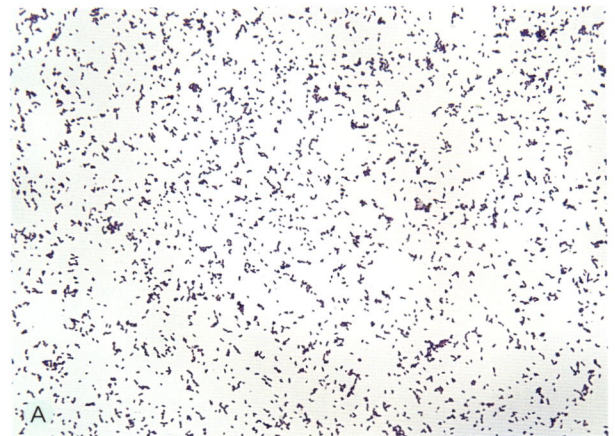

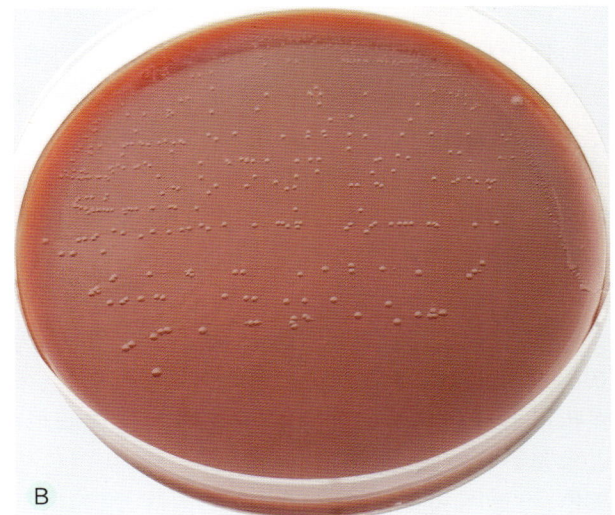

图 20-21-13　小斯莱克菌的形态特征
A. 革兰氏染色 ×1 000；B. 厌氧培养 5 日

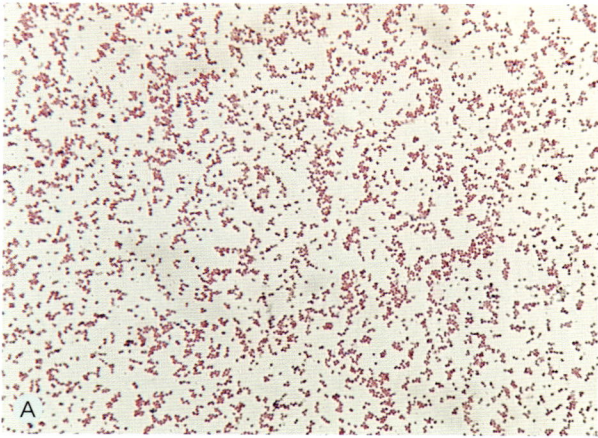

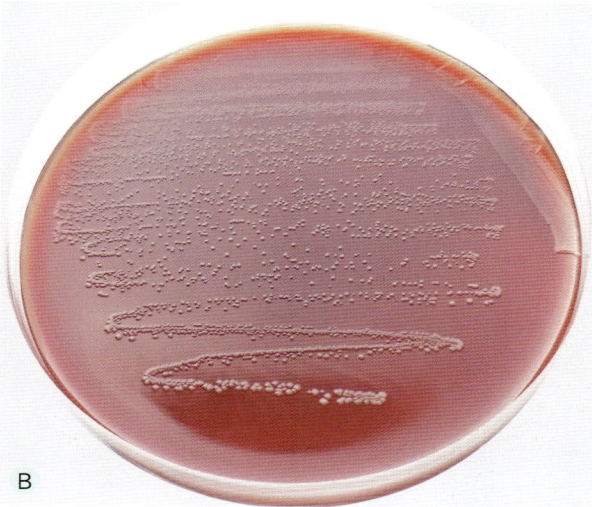

图 20-21-14　不解糖默多克菌的形态特征
A. 革兰氏染色 ×1 000；B. 厌氧培养 9 日

十五、锥形杆菌属

（一）分类与命名

锥形杆菌属（*Pyramidobacter*）隶属于细菌域、互养菌门（Synergistetes）、互养菌纲（Synergistia）、互养菌目（Synergistales）、互养菌科（Synergistaceae）。目前属内只有鱼腥味锥形杆菌（*P. piscolens*）1 个种。锥形杆菌属 DNA G+C 含量为 59mol%，代表菌种为鱼腥味锥形杆菌。

（二）生物学特性

革兰氏染色阴性，菌体呈杆状，大小为（0.7~0.8）μm×（0.8~2.2）μm，无动力。专性厌氧，鱼腥味锥形杆菌在 FAA 平板孵育 7 日可形成圆形、边缘完整、高凸起至锥形、光滑、有光泽、灰白色至灰色、不透明和直径 0.7~1.1mm 的菌落，培养物具有独特的鱼腥味。在 PY、PYG 和 BHI 培养基出现中等程度生长，加入碳水化合物不增强菌株的

生长。不利用丙氨酸、精氨酸、半胱氨酸、亮氨酸和赖氨酸。不发酵葡萄糖、阿拉伯糖、果糖、乳糖、麦芽糖、甘露糖、甘露醇、鼠李糖、蔗糖、海藻糖和木糖。产生硫化氢，不产生吲哚，不还原硝酸盐，触酶阴性。在 PYG 培养基代谢终产物包括大量的乙酸，微量的异戊酸、丙酸、异丁酸、琥珀酸和苯乙酸。

锥形杆菌属细菌的形态学特征见图 20-21-15。

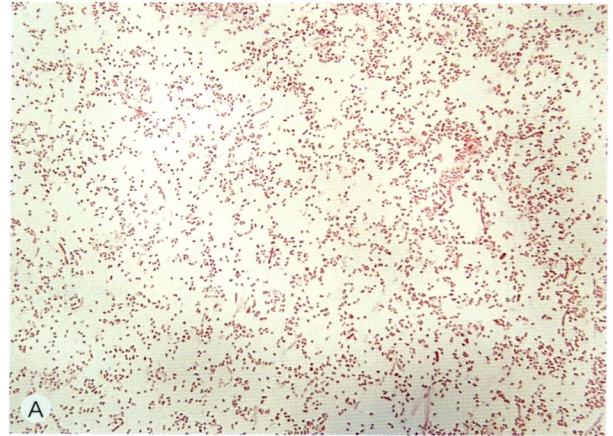

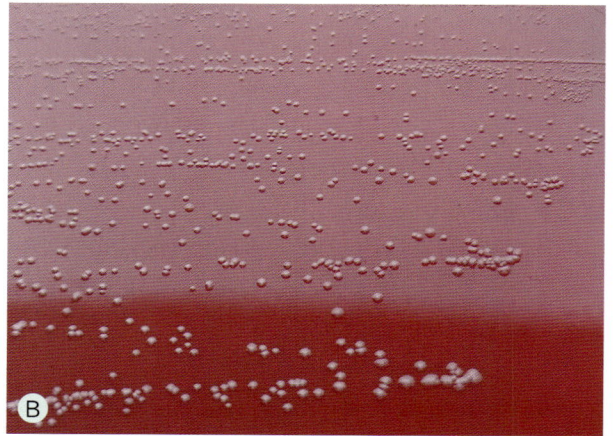

图 20-21-15　鱼腥味锥形杆菌的形态特征
A. 革兰氏染色 ×1 000；B. 厌氧培养 10 日

十六、皮肤杆菌属

（一）分类与命名

皮肤杆菌属（*Cutibacterium*）隶属于细菌域，放线菌门，放线菌纲，放线菌目，丙酸杆菌科。目前属内包括贪婪皮肤杆菌（*C. avidum*）、颗粒皮肤杆菌（*C. granulosum*）、痤疮皮肤杆菌（*C. acnes*）、*Cutibacterium modestum* 和 *Cutibacterium namnetense* 5 个种。贪婪皮肤杆菌、颗粒皮肤杆菌和痤疮皮肤杆菌从丙酸杆菌属划分而来。皮肤杆

菌属 DNA G+C 含量为 57~64mol%，代表菌种为痤疮皮肤杆菌。

（二）生物学特性

革兰氏染色阳性，菌体呈杆状，大小为（0.2~1.5）μm×（1.0~5.0）μm，无动力，无芽胞，非抗酸。专性厌氧或微需氧，触酶阳性，最适生长温度为 30~37℃。在液体培养基中生长可观察到大小可变的絮状或颗粒聚集物。痤疮皮肤杆菌在马血或兔血琼脂平板孵育 2~3 日，可产生点状至 0.5mm 菌落，某些菌株可产生 β- 溶血，菌落呈圆形、半透明或不透明、白色或灰色、有光泽；孵育 3 周，菌落沉陷琼脂，出现透镜状，直径 4mm 或更小，某些菌株可产生棕褐色、粉红色或橙色。颗粒皮肤杆菌孵育 2~3 日可形成圆形、边缘完整、光滑、白色或灰色、直径 1mm 菌落。不溶血。贪婪皮肤杆菌生长需要泛酸，在羊、马或兔血琼脂平板上 β- 溶血，孵育 2~3 日可形成光滑、边缘完整、圆形、白色或奶油色、直径 0.5~1.0mm 菌落。发酵糖类、多羟基醇产生大量丙酸和乙酸，还形成少量异戊酸、甲酸、琥珀酸或乳酸和 CO_2。

皮肤杆菌属细菌的形态学特征见图 20-21-16。

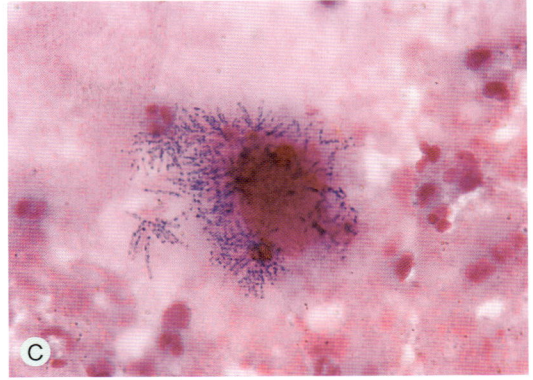

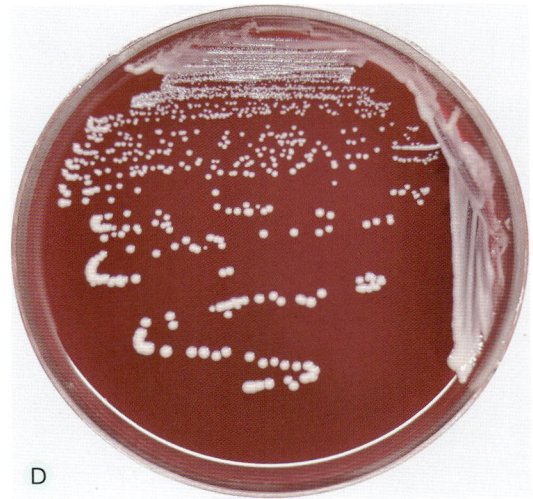

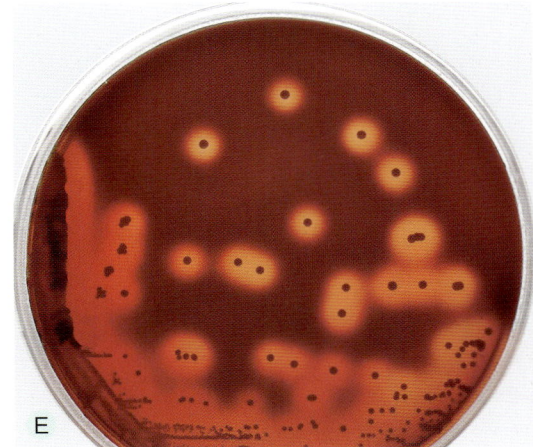

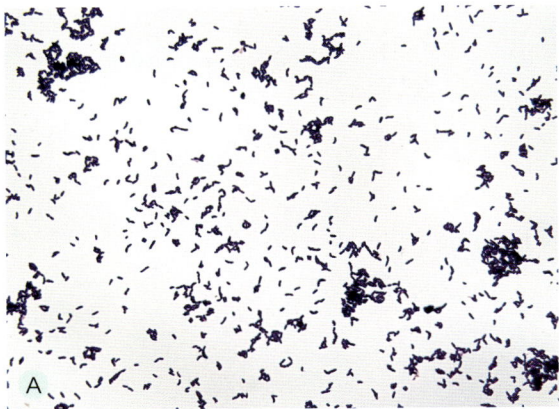

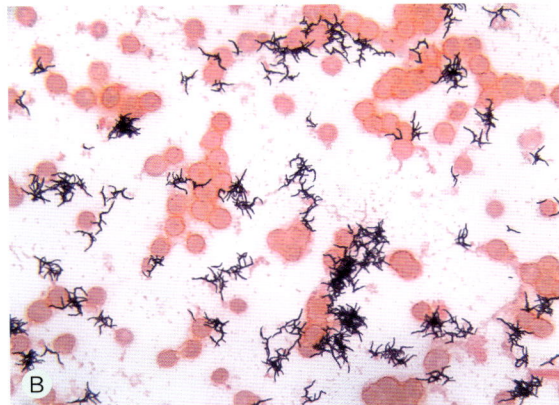

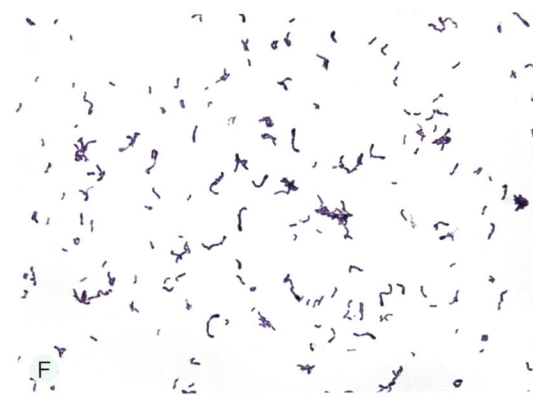

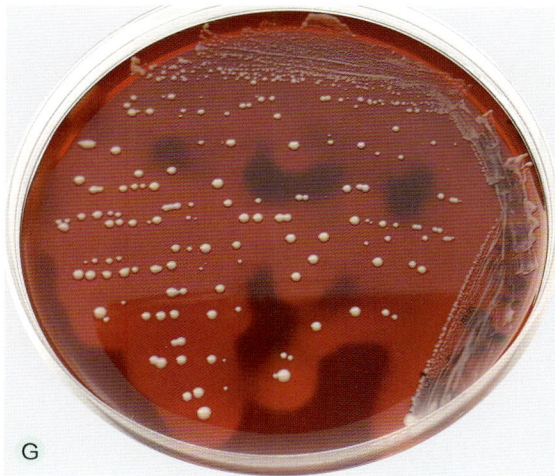

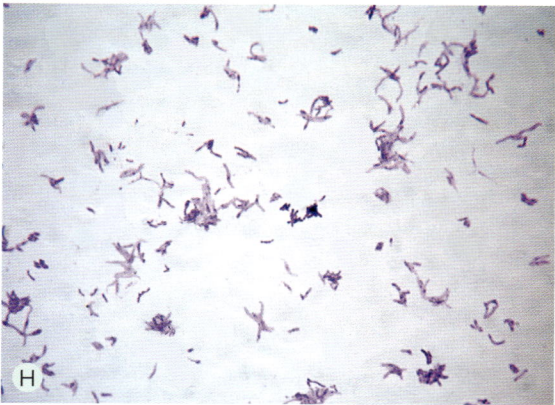

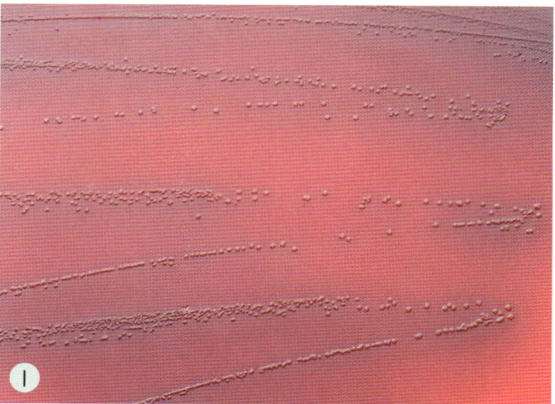

图 20-21-16　皮肤杆菌的形态特征
A. 痤疮皮肤杆菌革兰氏染色 ×1 000；B. 痤疮皮肤杆菌，血培养涂片革兰氏染色 ×1 000；C. 痤疮皮肤杆菌，泪囊分泌物涂片革兰氏染色 ×1 000；D. 痤疮皮肤杆菌厌氧培养 5日；E. 痤疮皮肤杆菌厌氧培养 7日；F. 贪婪皮肤杆菌革兰氏染色 ×1 000；G. 贪婪皮肤杆菌厌氧培养 7日；H. 颗粒皮肤杆菌革兰氏染色 ×1 000；I. 颗粒皮肤杆菌厌氧培养 2日

十七、阴球菌属

（一）分类与命名
阴球菌属（*Negativicoccus*）隶属于细菌域，厚壁菌

门，*Negativicutes* 菌纲，韦荣球菌目，韦荣球菌科。目前属内包括马赛阴球菌（*N. massiliensis*）和吞食琥珀酸阴球菌（*N. succinicivorans*）2 个种。阴球菌属 DNA G+C 含量未知，代表菌种为吞食琥珀酸阴球菌。

（二）生物学特性
革兰氏染色阴性，菌体呈球形，直径约为 0.4μm，无动力，无芽胞。触酶和氧化酶阴性，厌氧或微需氧，在哥伦比亚血琼脂平板 37℃孵育 72 小时，可形成圆形、凸起、半透明、直径<0.5mm 的菌落。培养基加入琥珀酸钠可促进吞食琥珀酸阴球菌生长。不发酵糖类，不还原硝酸盐。吞食琥珀酸阴球菌可以脱羧琥珀酸。代谢终产物为乙酸和丙酸，也见少量 2- 羟基戊酸和乳酸。

阴球菌属细菌的形态学特征见图 20-21-17。

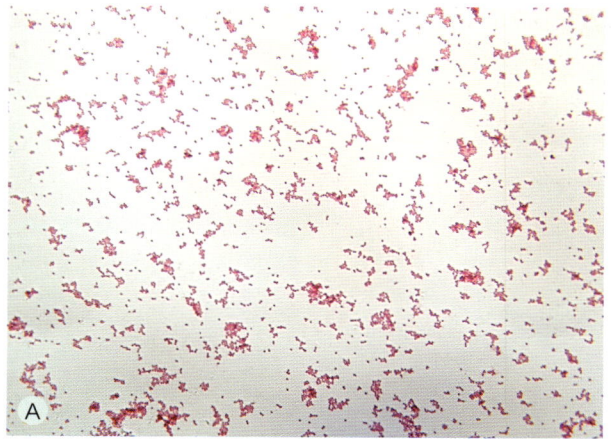

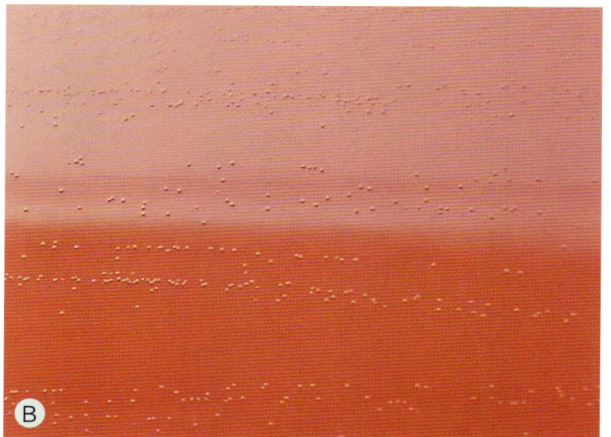

图 20-21-17　马赛阴球菌的形态特征
A. 革兰氏染色 ×1 000；B. 厌氧培养 11 日

十八、戴阿李斯特菌属

（一）分类与命名
戴阿李斯特菌属（*Dialister*）隶属于细菌域，

厚壁菌门，*Negativicutes* 菌纲，韦荣球菌目，韦荣球菌科。目前属内包括嗜微需氧戴阿李斯特菌（*D. micraerophilus*）、人戴阿李斯特菌（*D. hominis*）、侵肺戴阿李斯特菌（*D. pneumosintes*）、产丙酸戴阿李斯特菌（*D. propionicifaciens*）、嗜琥珀酸戴阿李斯特菌（*D. succinatiphilus*）和未见戴阿李斯特菌（*D. invisus*）6 个种。戴阿李斯特菌属 DNA G+C 含量为 35~52mol%，代表菌种为侵肺戴阿李斯特菌。

（二）生物学特性

革兰氏染色阴性，菌体呈球形或球杆状，大小为（0.2~0.9）μm ×（0.3~2.0）μm，单个、成对或成簇状排列，无动力，无芽胞。专性厌氧或微需氧，在哥伦比亚血琼脂平板培养 3 日可形成圆形、凸起、半透明、直径 0.5~0.7mm 的菌落。在肉汤培养基中仅见轻微浑浊生长。触酶和尿素酶阴性，不水解七叶苷，不产生吲哚，不发酵分解糖类。在 20% 胆汁存在情况下不生长。

戴阿李斯特菌属细菌的形态学特征见图 20-21-18。

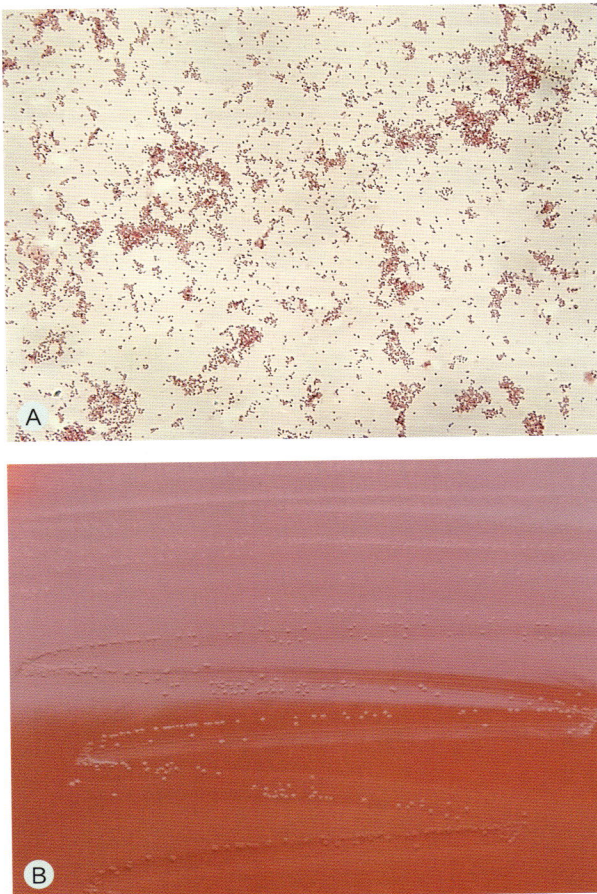

图 20-21-18　嗜微需氧戴阿李斯特菌的形态特征
A. 革兰氏染色 ×1 000；B. 厌氧培养 5 日

十九、假丙酸杆菌属

（一）分类与命名

假丙酸杆菌属（*Pseudopropionibacterium*）隶属于细菌域，放线菌门，放线菌纲，放线菌目，丙酸杆菌科。目前属内包括丙酸假丙酸杆菌（*P. propionicum*）和红色假丙酸杆菌（*P. rubrum*）2 个种。丙酸假丙酸杆菌原称为丙酸丙酸杆菌。假丙酸杆菌属 DNA G+C 含量为 61.8~65mol%，代表菌种为丙酸假丙酸杆菌。

（二）生物学特性

革兰氏染色阳性，染色可不均匀，菌体呈多形性，不规则短杆状，大小为（0.2~0.8）μm ×（1.0~5.0）μm，分枝或不分枝，甚至为细长分枝的细丝（5~20μm），在孵育时间较短的液体培养基中，培养物这种细丝尤其明显；但在培养时间较长的陈旧培养物，通常碎裂成短杆菌，杆菌长度可变，常具有棒状的末端，成对、Y 或 V 或平行排列成栅栏状。无动力，无芽胞。厌氧或兼性厌氧、需氧，触酶阴性。丙酸假丙酸杆菌在人血琼脂上可见溶血，在马血琼脂溶血可变，在羊血琼脂不溶血，形成灰色或浅黄色、面包屑样、凹陷或凸起、光滑、边缘完整的菌落。新鲜菌落常具有缠结在一起的细丝，陈旧菌落可堆积或卷曲成波状边缘，光滑或粗糙菌落可同时出现。显微镜下可见菌落具有长的分枝的菌丝体，但无气生菌丝。紫外线下血琼脂上可观察到红色荧光（365nm）。红色假丙酸杆菌在羊血琼脂平板 37℃孵育 4 日，可形成红色不溶血的菌落。2 种菌尿素酶、精氨酸双水解酶和吲哚试验均阴性，硝酸盐还原阳性，分解 *D*- 甘露糖和棉子糖产酸。β- 葡萄糖苷酶、甘氨酸芳基酰胺酶和 N- 乙酰 -β- 氨基葡萄糖苷酶试验，红色假丙酸杆菌阳性，丙酸假丙酸杆菌阴性。

假丙酸杆菌属细菌的形态学特征见图 20-21-19。

二十、厌氧球形菌属

（一）分类与命名

厌氧球形菌属（*Anaeroglobus*）隶属于细菌域，厚壁菌门，*Negativicutes* 菌纲，韦荣球菌目，韦荣球菌科。目前属内仅有孪生厌氧球形菌（*A. geminatus*）1 个种。菌属 DNA G+C 含量为 51.8mol%，代表菌种为孪生厌氧球形菌。

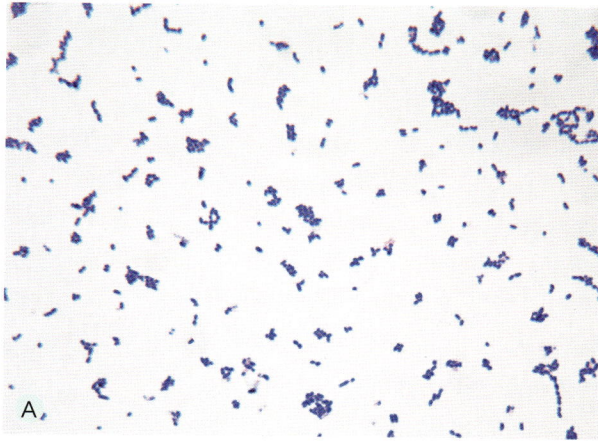

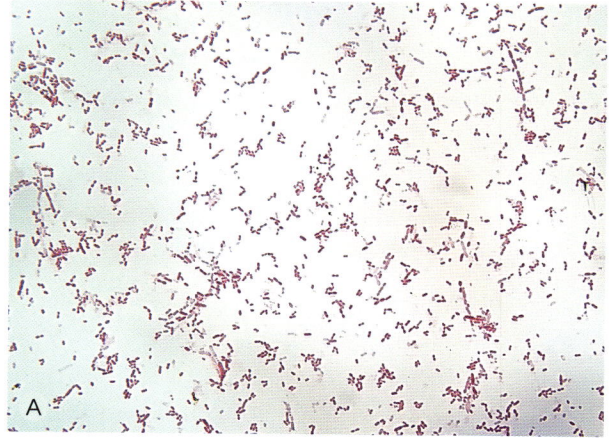

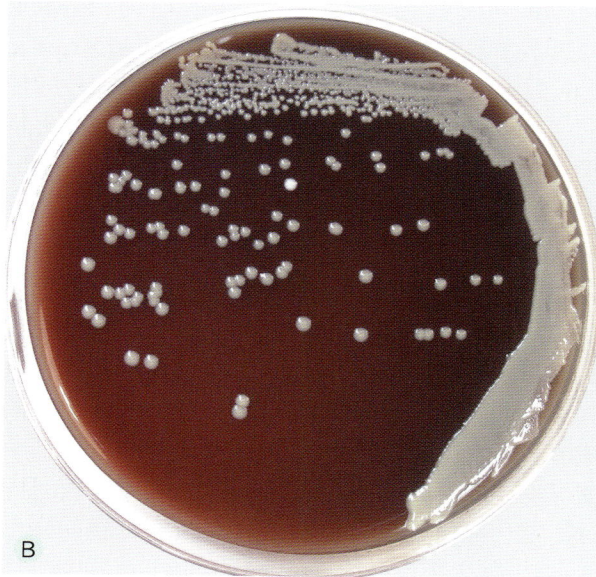

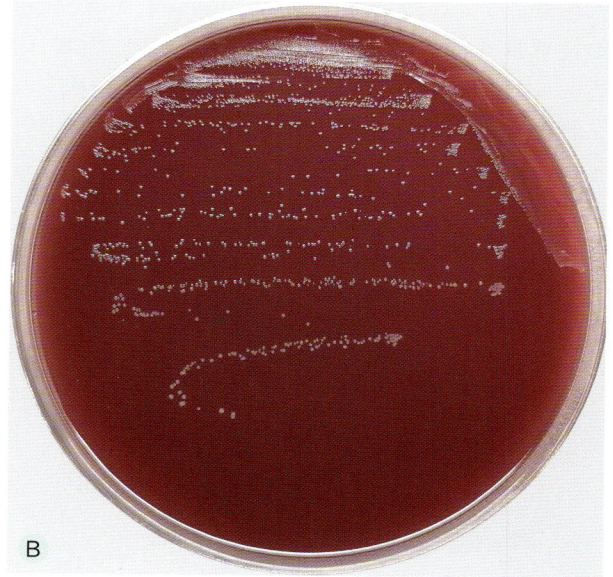

图 20-21-19 丙酸假丙酸杆菌的形态特征
A. 革兰氏染色 ×1 000；B. SBA CO₂ 4 日

图 20-21-20 孪生厌氧球形菌的形态特征
A. 革兰氏染色 ×1 000；B. 厌氧培养 5 日

(二) 生物学特性

革兰氏染色阴性，菌体呈球形或椭圆形；孪生厌氧球形菌直径为 0.5~1.1μm，常成对排列，偶尔也形成短链，无芽胞，无动力。严格厌氧，在血平板上孵育 2 日形成的菌落较小、圆形、凸起、半透明、表面光滑，不产色素，不溶血。触酶阴性，明胶水解、吲哚试验和硝酸盐还原试验均阴性，除了半乳糖和甘露糖外，不发酵大部分碳水化合物，在肉汤培养基中生长不良。在 TGY 培养基中代谢终产物是醋酸、丙酸、异丁酸、丁酸和异戊酸。厌氧球形菌属与相似菌属的区别见表 20-21-1。

厌氧球形菌属细菌的形态学特征见图 20-21-20。

表 20-21-1 厌氧球形菌属与相似菌属的区别

特性	厌氧球形菌属	韦荣球菌属	巨球菌属	氨基酸球菌属
细胞直径 /μm	0.5~1.1	0.3~0.5	(0.4~0.6) × (1.3~2.6)	0.6~1
产酸				
半乳糖	+	−	−	−
甘露糖	+	−	−	−
发酵乳酸盐	−	+	+	−
琥珀酸脱羧	−	−	+	−
产气	−	+	+	+
DNA G+C 含量 /(mol%)	51.8	36~43	42.4~57.7	54.7~57.4

二十一、沙特尔沃思菌属

(一) 分类与命名

沙特尔沃思菌属(*Shuttleworthia*)隶属于细菌域,厚壁菌门(Firmicutes),梭菌纲(Clostridia),梭菌目(Clostridiales),毛螺菌科(Lachnospiraceae)。2002年由Downes等提议建立的新属,目前属内仅有卫星沙特尔沃思菌(*S. satelles*)1个菌种。沙特尔沃思菌属DNA G+C含量为50~51mol%。代表菌种为卫星沙特尔沃思菌。

(二) 生物学特性

革兰氏染色阳性,轻微弯曲短杆菌,单个、成对、短链状或类白喉样排列,菌体大小为(0.4~0.6)μm×(1.0~2.5)μm(图20-21-21A)。无芽胞,无动力。

专性厌氧,最适生长温度为30~37℃。存在几种不同类型的菌落形态。在苛养的厌氧琼脂(FAA)平板孵育5日后,大部分菌株可形成直径0.7~0.9mm、灰色、圆形、边缘整齐且半透明、中心低凸起的扁平菌落(图20-21-21B);进一步孵育后,在原始菌落上或外围可形成小的卫星菌落,这种卫星菌落直径0.2~0.3mm,凸起,圆形,边缘整齐,灰白色,半透明,有光泽(图20-21-21C);第三种类型菌落形态不规则,孵育6日后,菌落呈奶油色,在FAA培养基传代培养5日后,形成直径0.6mm、圆形、边缘整齐、高凸起、不透明的菌落。

沙特尔沃思菌属细菌的形态学特征见图20-21-21。

卫星沙特尔沃思菌触酶阴性,发酵葡萄糖、果糖、麦芽糖、鼠李糖、蔗糖和海藻糖,不发酵山梨醇。水解七叶苷,产生吲哚、硫化氢、硝酸盐还原、尿素水解、明胶液化和精氨酸水解等试验均阴性,20%胆汁不生长。不同菌落形态菌株某些生化反应可不同,形成奶油色、高凸起菌落的菌株,可发酵阿拉伯糖、纤维二糖、蜜二糖和水杨苷;但形成灰色、中心低凸起菌落的菌株,通常对上述4种碳水化合物不发酵。

二十二、难培养杆菌属

(一) 分类与命名

难培养杆菌属(*Mogibacterium*)隶属于细菌域,厚壁菌门,梭菌纲,梭菌目,科的分类地位未定。是2000年由Nakazawa等提议设立的新属。目前属内包括微小难培养杆菌(*M. pumilum*)、相异难培养杆菌(*M. diversum*)、疏忽难培养杆菌(*Mogibacte-*

rium neglectum)、胆怯难培养杆菌(*M. timidum*)和虚弱难培养杆菌(*M. vescum*)5个种,其中胆怯难培养杆菌是从真杆菌属划分而来,以前称为胆怯真杆

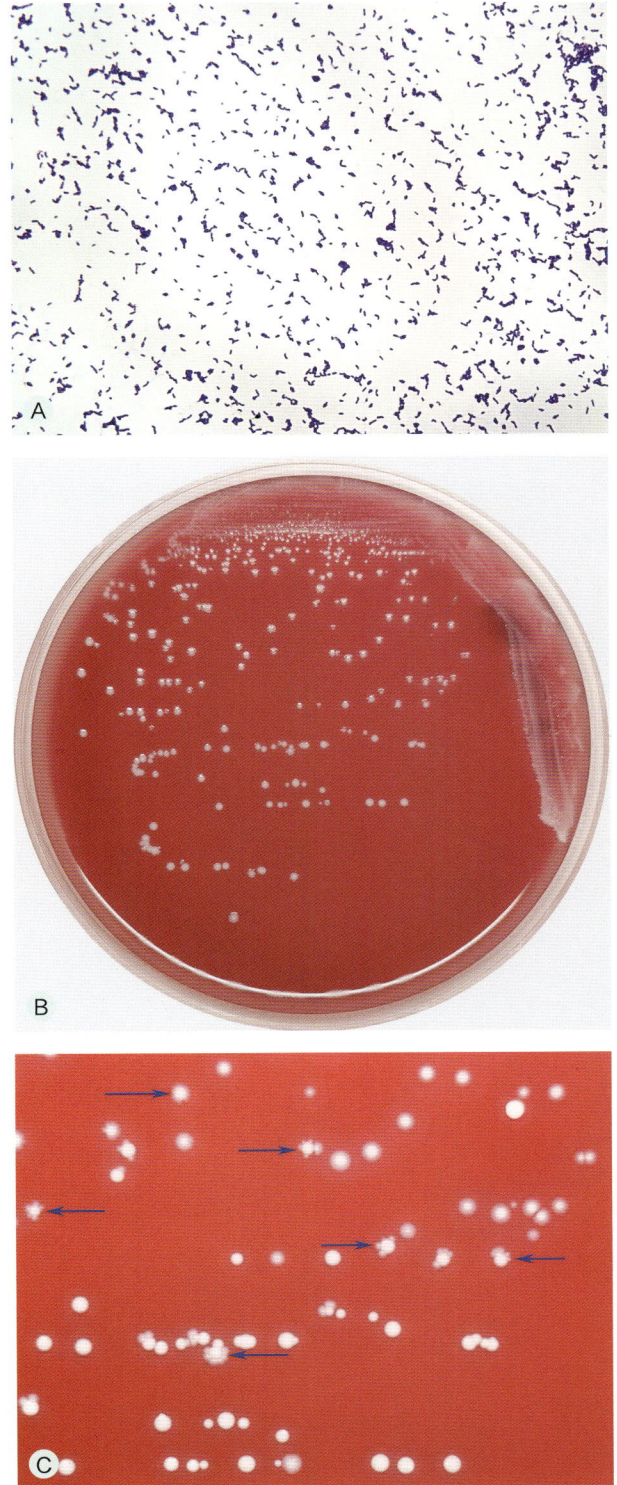

图20-21-21 卫星沙特尔沃思菌的形态特征
A.革兰氏染色 ×1 000;B.厌氧培养6日;
C.厌氧培养10日

菌。难培养杆菌属 DNA G+C 含量为 41~50mol%。代表菌种为微小难培养杆菌。

（二）生物学特性

革兰氏染色阳性，菌体呈杆状，大小为(0.2~0.8)μm×(1.0~3.1)μm，单个、短链或簇状排列。无芽胞，无动力。专性厌氧，不发酵葡萄糖或其他碳水化合物。在肉汤培养基生长很差。在脑心浸汁琼脂(BHI)-血琼脂平板厌氧手套箱中孵育 7~10 后，形成针尖样(菌落直径<1mm)、圆形、凸起和半透明菌落。不溶血。七叶苷、精氨酸和淀粉水解试验阴性；硝酸盐、明胶液化、触酶、吲哚和尿素酶试验等均阴性。在 PYG（蛋白胨/酵母提取物/葡萄糖）肉汤培养基中代谢终产物为乙酸苯酯。属内菌种之间可通过 16S rRNA 测序和 DNA-DNA 同源性分析来鉴别。难培养杆菌属主要分离人类口腔。

难培养杆菌属细菌的形态学特征见图 20-21-22。

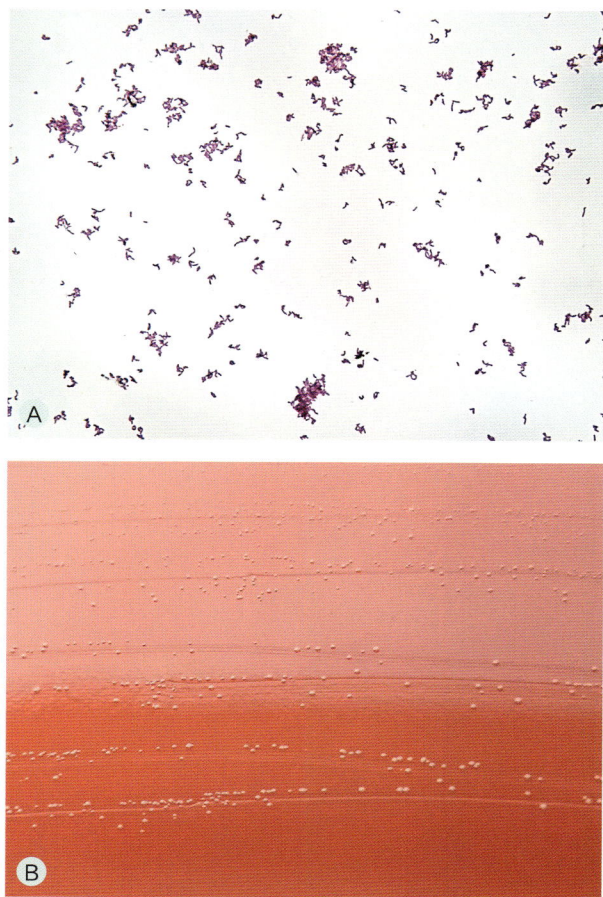

图 20-21-22   疏忽难培养杆菌的形态特征
A. 革兰氏染色 ×1 000；B. 厌氧培养 7 日

二十三、马赛微菌属

（一）分类与命名

马赛微菌属(*Massiliomicrobiota*)隶属于细菌域，*Erysipelotrichia* 纲，*Erysipelotrichales* 目，*Erysipelotrichaceae* 科。目前属内仅有提蒙马赛微菌(*M. timonensis*)1 个种。马赛微菌属 DNA G+C 含量为 31.8%。代表菌种为提蒙马赛微菌。

（二）生物学特性

革兰氏染色阴性，菌体呈杆状，大小为(0.3~0.7)μm×(1.8~3.0)μm。无动力，无芽胞。严格厌氧生长，在 42℃可生长，但最佳生长温度为 37℃，在含 5% 羊血琼脂平板上孵育 3 日后，可形成直径 1~2mm、凸起、圆形、不溶血、淡灰色菌落。氧化酶和触酶均阴性。发酵葡萄糖，精氨酸双水解酶、七叶苷和明胶水解试验等阳性，不还原硝酸盐，不产生吲哚。

马赛微菌属细菌的形态学特征见图 20-21-23。

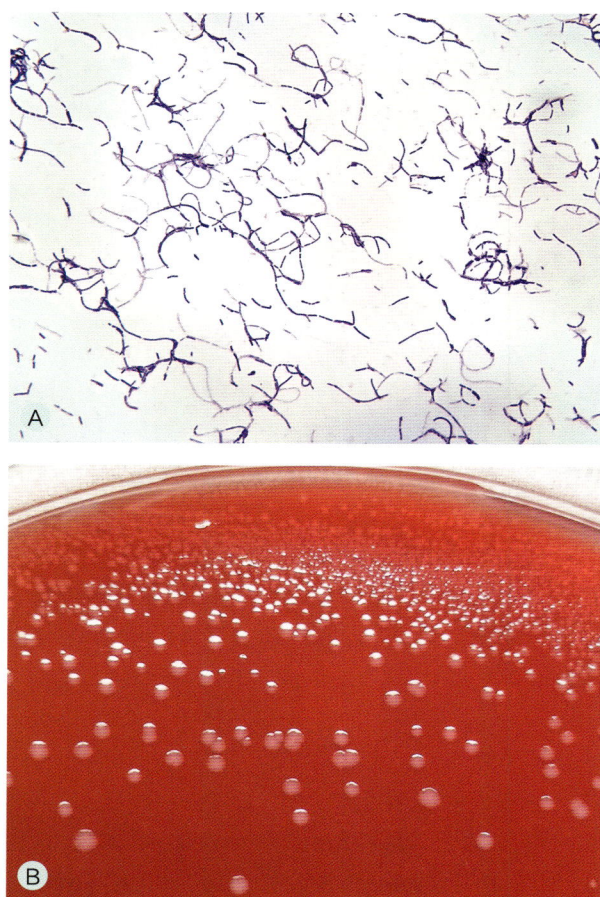

图 20-21-23   提蒙马赛微菌的形态特征
A. 革兰氏染色 ×1 000；B. 厌氧培养 5 日

二十四、屠场杆菌属

(一) 分类与命名

屠场杆菌属(*Macellibacteroides*)隶属于细菌域,拟杆菌门,拟杆菌纲,拟杆菌目,紫单胞菌科(Porphyromonadaceae)。目前属内仅有发酵屠场杆菌(*M. fermentans*)1个种。屠场杆菌属DNA G+C含量为41.4mol%。代表菌种为发酵屠场杆菌。

(二) 生物学特性

革兰氏染色阳性,但表现典型的革兰氏阴性菌细胞壁结构,菌体呈杆状,大小为(0.5~1.0)μm×(2.0~3.0)μm,成对或单个排列。无动力,无芽胞。嗜中温,在20~45℃生长,最适温度35~40℃。37℃孵育3~5日可形成直径1~2mm、淡黄色、圆形、边缘整齐的菌落。发酵和专性厌氧型代谢。生长不需要氯化钠,但在达2%氯化钠存在条件下可以生长,生长需要酵母提取物。发酵代谢葡萄糖主要终产物是乳酸盐、醋酸盐、丁酸盐和异丁酸盐。触酶阴性。明胶和七叶苷水解试验阳性,葡萄糖、丙三醇、甘露醇、乳糖、蔗糖、麦芽糖、木糖、阿拉伯糖、纤维二糖、甘露糖、棉子糖、山梨醇、鼠李糖和海藻糖试验阳性。尿素酶和水杨苷阴性。

屠场杆菌属细菌的形态学特征见图20-21-24。

二十五、嗜胆菌属

(一) 分类与命名

嗜胆菌属(*Bilophila*)隶属于细菌域,变形菌门,δ-变形菌纲,脱硫弧菌目(Desulfovibrionales)、脱硫弧菌科(Desulfovibrionaceae)。目前属内仅有沃兹沃思嗜胆菌(*B. wadsworthia*)1个种。嗜胆菌属DNA G+C含量为39~40mol%。代表菌种为沃兹沃思嗜胆菌。

(二) 生物学特性

革兰氏染色阴性,菌体呈杆状,大小为(0.7~1.1)μm×(1~10)μm,多形性,具有肿胀的末端,空泡样苍白区。无动力,无芽胞。在BBE琼脂上生长菌落的菌体细胞较小,多不规则。在布氏琼脂平板孵育4日后,可形成直径0.6~0.8mm菌落,菌落呈圆形或轻微不规则、凸起、凹凸不平、灰色、半透明或边缘轻度扩展。专性厌氧。生长需要胆汁和丙酮酸盐刺激。还原硝酸盐到亚硝酸盐,偶尔至N₂,产生硫化氢,氧化酶阴性,触酶阳性(产酶量大),不液化明胶和牛乳,不分解糖类。在含丙酮酸

盐蛋白胨-酵母肉汤中发酵产物主要是醋酸,其次是少量琥珀酸和乳酸。

嗜胆菌属细菌的形态学特征见图20-21-25。

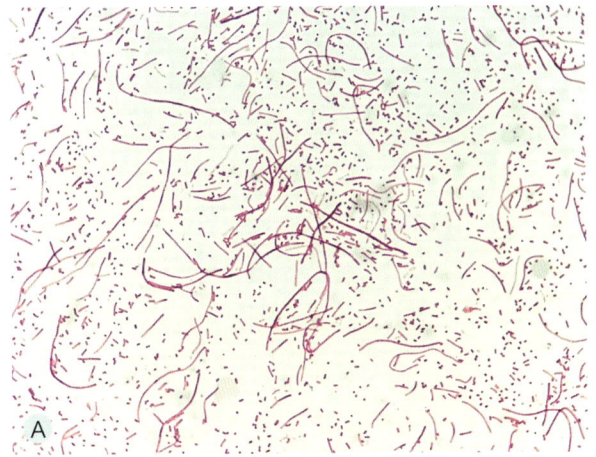

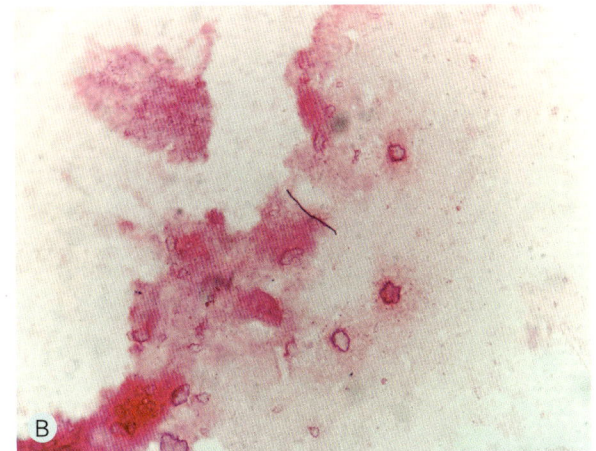

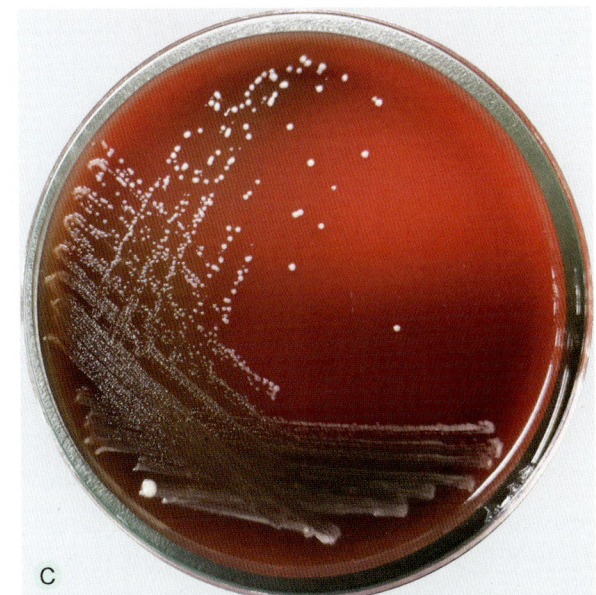

图 20-21-24 发酵屠场杆菌的形态特征
A.革兰氏染色 ×1 000;B.脓汁涂片革兰氏染色 ×1 000;
C.厌氧培养 4 日

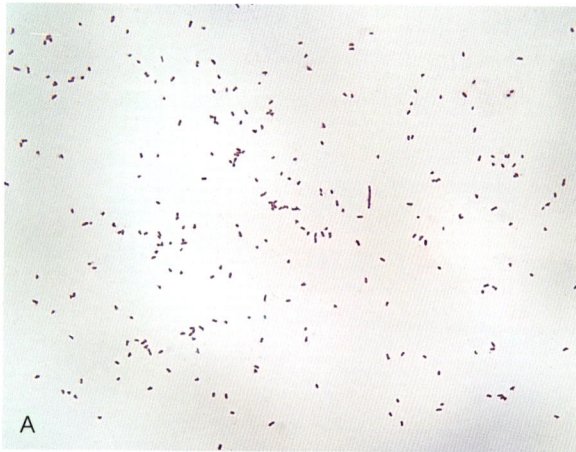

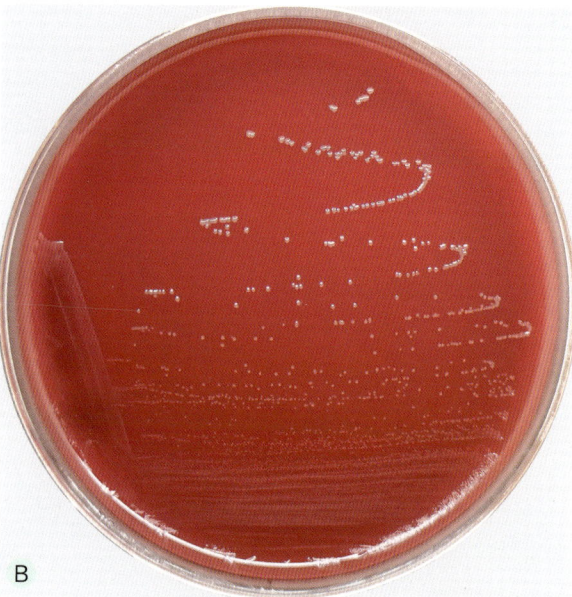

血琼脂平板上首次分离时,可形成扁平、透明、边缘不规则、直径大约 2mm 的菌落;传代培养后,菌落灰白色、透明、扁平或轻微凸起,表面有细小的颗粒(图 20-21-26C)。在试管液体培养基中孵育 24 小时后,可呈浑浊状生长,形成 2~3cm 厚、密集、白色的沉淀物。发酵碳水化合物产酸不产气,所有菌株发酵葡萄糖、果糖、半乳糖、乳糖、麦芽糖、甘露醇、山梨醇和蔗糖。发酵甘露糖、海藻糖、木糖、纤维二糖、松三糖、鼠李糖和水杨苷结果可变。

蜈蚣菌属细菌的形态学特征见图 20-21-26。

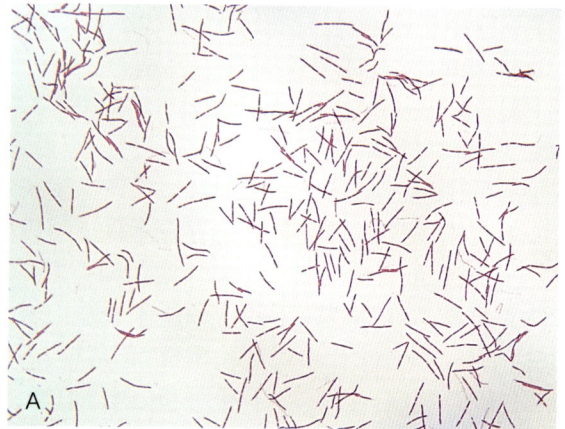

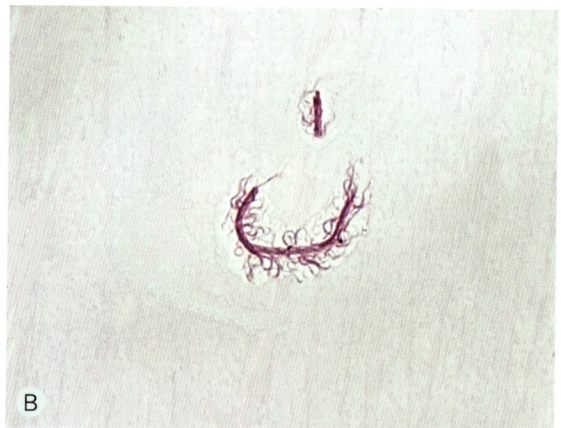

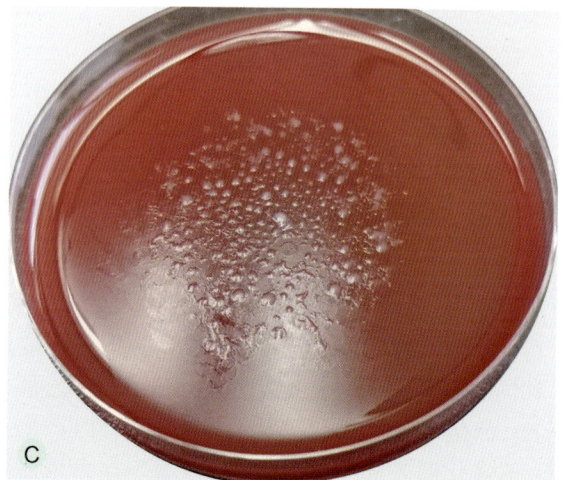

图 20-21-25   沃兹沃思嗜胆菌的形态特征

A. 革兰氏染色 ×1 000;B. 厌氧培养 8 日

二十六、蜈蚣菌属

(一) 分类与命名

蜈蚣菌属(Centipeda)隶属于细菌域,厚壁菌门,Negativicutes 纲,Selenomonadales 目,Selenomonadaceae 科。目前属内仅有牙周蜈蚣菌(C. periodontii)1 个菌种。蜈蚣菌属 DNA G+C 含量为 51.4~53.6mol%,代表菌种为牙周蜈蚣菌。

(二) 生物学特性

革兰氏染色阴性,菌体呈杆状,大小为 0.65μm×(4~17)μm,具有 3 个或更多弯曲。具有鞭毛,有动力,鞭毛呈束状,鞭毛束数量取决于菌体长度,无芽胞,鞭毛染色后镜下形态似蜈蚣(图 20-21-26B)。专性厌氧生长,在需氧和 CO_2 条件下不生长。生长温度范围在 32~37℃,最适生长温度为 35℃。在

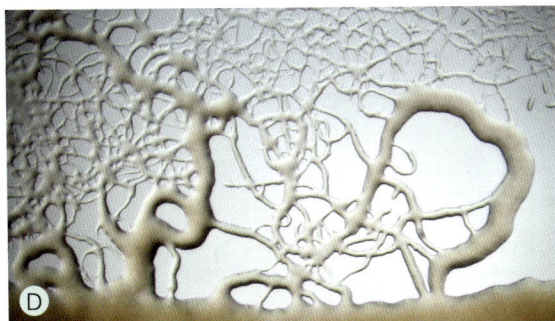

图 20-21-26　牙周蜈蚣菌的形态特征

A. 革兰氏染色 ×1 000；B. 鞭毛染色 ×3 000；C. 厌氧培养
3 日；D. MHA 厌氧培养 8 日（菌落边缘）×40

二十七、柯林斯菌属

（一）分类与命名

柯林斯菌属（*Collinsella*）隶属于细菌域，放线菌门，红蝽菌纲（Coriobacteriia），红蝽菌目（Coriobacteriales），红蝽菌科（Coriobacteriaceae）。于 1999 年由 Kageyama 等学者提议建立的新属，目前属包括产气柯林斯菌（*C. aerofaciens*，以前称产气真杆菌）、肠道柯林斯菌（*C. intestinalis*）、马赛柯林斯菌（*C. massiliensis*）、粪柯林斯菌（*C. stercoris*）、田中柯林斯菌（*C. tanakaei*）和阴道柯林斯菌（*C. vaginalis*）6 个被认可的种。柯林斯菌属 DNA G+C 含量为 60~65.8mol%，代表菌种为产气柯林斯菌。

（二）生物学特性

革兰氏染色阳性，菌体呈杆状，大小为 (0.3~0.7)μm×(1.2~4.3)μm，可成链状排列。无芽胞，无鞭毛。专性厌氧生长。在含 100% CO_2 条件下，于厌氧罐中 EG 琼脂培养基 37℃孵育 48 小时可见菌落生长。发酵葡萄糖产乙醇、甲酸盐、氢和乳酸盐。产气柯林斯菌发酵葡萄糖、甘露糖、半乳糖、果糖、麦芽糖和乳糖产酸，但不发酵阿拉伯糖、木糖、甘露醇、山梨醇、肌醇、松三糖、糖原和赤藓糖

醇，不水解淀粉。

柯林斯菌属细菌的形态学特征见图 20-21-27。

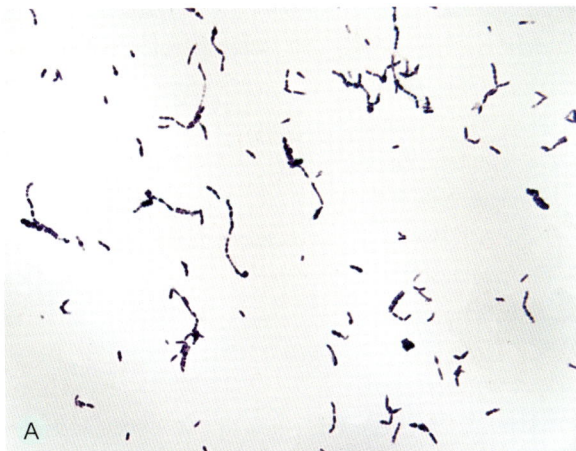

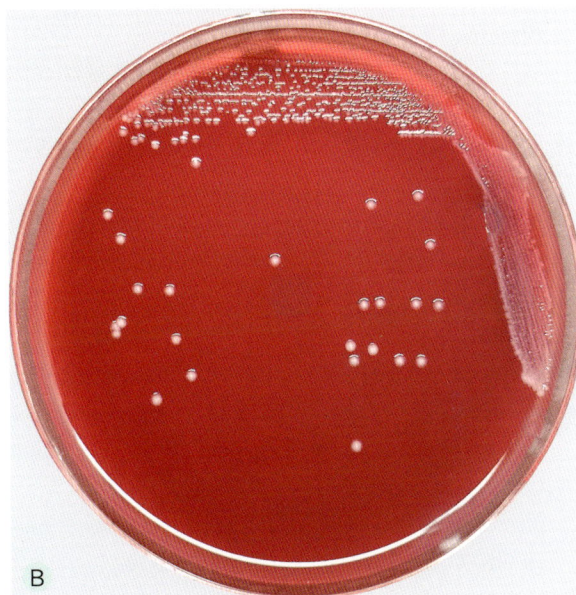

图 20-21-27　产气柯林斯菌的形态特征

A. 革兰氏染色 ×1 000；B：厌氧培养 4 日

（孙长贵　陈东科）

参考文献

1. 陈东科, 孙长贵. 实用临床微生物学检验与图谱. 北京: 人民卫生出版社, 2011
2. Sneath PHA, Holt JG. Bergey's manual of systematic bacteriology: vol. 2. Baltimore: Williams & Wilkins Company, 1986
3. Garrity GM, Bergey's manual of systematic bacteriology. The *Proteobacteria*, Part B, the *Gammaproteobacteria*. 2nd ed. New York: Springer, 2005
4. Murry PR. Manual of Clinical Microbiology. 9th ed. Washington DC: ASM Press, 2007
5. Jorgensen JH, Pfaller MA. Manual of Clinical Microbiology. 11th ed. Washington DC: ASM press, 2015

6. Parte AC. Bergey's manual of systematic bacteriology: vol. 4. The *Bacteroidetes*, *Spirochaetes*, *Tenericutes* (*Mollicutes*), *Acidobacteria*, *Fibrobacteres*, *Fusobacteria*, *Dictyoglomi*, *Gemmatimonadetes*, *Lentisphaerae*, *Verrucomicrobia*, *Chlamydiae*, and *Planctomycetes*. 2nd ed. New York: Springer. 2010

7. Parte AC, Whitman WB, Bergey's manual of systematic bacteriology. The *Firmicutes*: vol 3. 2nd ed. New York: Springer, 2009

8. Parte AC, Whitman WB, Bergey's manual of systematic bacteriology. The *Actinobacteria*, Part A. 2nd ed. New York: Springer, 2012

9. 赵虎. 厌氧菌和微需氧菌感染与实验诊断. 上海: 上海科学技术出版社, 2005

10. Baron EJ, Peterson LR, Finegold SM. Bailey & Scott's Diagnostic Microbiology. 9th ed. St Louis: Mosby-Year Book Inc, 1994

11. 叶应妩, 王毓三, 申子瑜. 全国临床检验操作规程. 3 版. 南京: 东南大学出版社, 2006

12. 洪秀华. 临床微生物检验. 北京: 中国医药科技出版社, 2004

13. Jumas-Bilak E, Jean-Philippe C, Jean-Pierre H, et al. *Acidaminococcus intestini* sp. nov., isolated from human clinical samples. Int J Syst Evol Microbiol, 2007, 57 (10): 2314-2319

14. Cook GM, Rainey FA, Chen GG, et al. Emendation of the description of *Acidaminococcus fermentans*, a trans-aconitate- and citrate-oxidizing bacterium. Int J Syst Bacteriol, 1994, 44 (3): 576-578

15. Brancaccio M, Legendre GG. *Megasphaera elsdenii* endocarditis. J Clin Microbiol, 1979, 10 (1): 72-74

16. Marchandin H, Jumas-Bilak E, Gay B, et al. Phylogenetic analysis of some *Sporomusa* sub-branch members isolated from human clinical specimens: descryiptiae of *Megasphaera micronormis* sp. nov. Int J Syst Evol Microbiol, 2003, 53: 547-553

17. Juvonen R, Suihko ML. Megasphaera paucivorans sp, nov., Megasphaera sueciensis sp. nov. and Pectinatus haikarae sp. nov., isolated from brewey samples, and emend description of the genus Pectinatus. Int J Syst Evol Microbiol, 2006, 56: 695-702

18. Engelmann U, Weiss N. Megasphaera cerevisiae sp. nov.: a new gram-negative obligately anaerobic coccus isolated from spoiled beer. Syst Appl Microbiol, 1985, 6: 287-290

19. Sarkonen N, Kononen E, Summanen P, et al. Phenotypic identification of *Actinomyces* and related species isolated from human sources. J Clin Microbiol, 2001, 39 (11): 3955-3961

20. Kerttula AM, Carlson P, Sarkonen N, et al. Enzymatic/biochemical analysis of Actinomyces with commercial test kits with an emphasis on newly descryibed species. Anaerobe, 2005, 11: 99-108

21. Masco L, Hoorde KV, Brandt ED, et al. Antimicrobial susceptibility of Bifidobacterium strains from humans, animals and probiotic products. J Antimicrobial Chemother, 2006, 58 (1): 85-94

22. Lim KS, Huh CS, and Baek YJ. Antimicrobial susceptibility of Bifidobacteria. J Dairy Sci, 1993, 76 (8): 2168-2174

23. Marina M, Ivanova M, Kantardjiev T. Antimicrobial susceptibility of anaerobic bacteria in Bulgaria. Anaerobe, 2009, 15: 127-132

24. Roberts SA, Shore KP, Paviour SD, et al. Antimicrobial susceptibility of anaerobic bacteria in New Zealand: 1999-2003. J Antimicrobial Chemother, 2006, 57: 992-998

25. Spiegel CA. Susceptibility of Mobiluncus species to 23 antimicrobial agents and 15 other compounds. Antimicrob Agents Chemother, 1987, 31: 249-252

26. Geoffrey F., Henry M., Paul A., et al, Suttonella ornithocola sp. nov., from birds of the tit families, and emended description of the genus Suttonella. Int J Syst Evol Microbiol, 2005, 55 (6): 2269-2272

27. 赖福才, 王前, 周一平, 等. 南海西沙海域海水细菌学调查及药敏检测. 第一军医大学学报, 2004, 24 (3): 347-348

28. Dewhirst FE, Paster BJ, Fontaine SLA, et al. Transfer of *Kingella indologenes* (Snell and Lapage 1976) to the Genus *Suttonella* gen. nov. as *Suttonella indologenes* comb. nov.; Transfer of *Bacteroides nodosus* (Beveridge 1941) to the Genus *Dichelobacter* gen. nov. as *Dichelobacter nodosus* comb. nov.; and Assignment of the Genera *Cardiobacterium*, *Dichelobacter*, and *Suttonella* to *Cardiobacteriaceae* fam. nov. in the Gamma Division of *Proteobacteria* on the Basis of 16s rRNA Sequence Comparisons. Int J Syst Bacteriol, 1990, 40 (4): 426-433

29. Hall V, Collins MD, Paul A, et al. Characterization of Some Actinomyces-Like Isolates from Human Clinical Sources: Description of *Varibaculum cambriensis* gen. nov., sp. nov. J. Clin. Microbiol, 2003, 41 (2): 640-644

30. Eribe ERK, Paster BJ, Caugant DA, et al. Genetic diversity of *Leptotrichia* and description of *Leptotrichia goodfellowii* sp. nov., *Leptotrichia hofstadii* sp. nov., *Leptotrichia shahii* sp. nov. and *Leptotrichia wadei* sp. nov. Int J Syst Evol Microbiol, 2004, 54 (2): 583-592

31. Tanner ACR, Badger S, Lai CH, et al. *Wolinella* gen. nov., *Wolinella succinogenes* (*Vibrio succinogenes* Wolin et al.)

comb. nov., and Description of *Bacteroides gracilis* sp. nov., *Wolinella recta* sp. nov., *Campylobacter concisus* sp. nov., and *Eikenella corrodens* from Humans with Periodontal Disease. Int J Syst Bacteriol, 1981, 31 (4): 446-451

32. Fslsen VE, Rossau R, Hoste B, et al. Revision of *Campylobacter*, *Helicobacter*, and *Wolinella* Taxonomy: Emendation of Generic Descriptions and Proposal of *Arcobacter* gen. nov. Int J Syst Bacteriol, 1991, 41 (1): 88-103

33. 陈东科, 郭子杰, 胡云建, 等. 牙龈炎感染的厌氧菌群分布及对 β 内酰胺药物的敏感性研究. 中华检验医学杂志, 2002, 25 (3): 144-146

34. Eribe ERK, Paster BJ, Caugant DA. et al. Genetic diversity of *Leptotrichia* and description of *Leptotrichia goodfellowii* sp. nov., *Leptotrichia hofstadii* sp. nov., *Leptotrichia shahii* sp. nov. and *Leptotrichia wadei* sp. nov. Int J Syst Bacteriol, 2004, 54 (2): 583-592

35. Woo PCY, Wong SSY, Teng JLL, et al. *Leptotrichia hongkongensis* sp. nov., a novel *Leptotrichia* species with the oral cavity as its natural reservoir. J Zhejiang Univ-Sci B (Biomed & Biotechnol), 2010, 11 (6): 391-401

36. 陈东科, 孙长贵. 临床微生物学检验图谱. 北京: 人民卫生电子音像出版社有限公司, 2016

37. 王金良, 李晓军, 涂植光, 等. 实用检验医学 (下册). 2 版. 北京: 人民卫生出版社, 2013

38. Carlier JP, Marchandin H, Jumas-Bilak E, et al. Anaeroglobus geminatus gen. nov., sp. nov., a novel member of the family Veillonellaceae. Int J Syst Bacteriol, 2002, 52 (3): 983-986

39. Downes J, Munson MA, Radford DR, et al. Shuttleworthia satelles gen. nov., sp. nov., isolated from the human oral cavity. Int J Syst Evol Microbiol, 2002, 52 (5): 1469-1475

40. Kageyama A, Benno Y, Nakase T. Phylogenetic and phenotypic evidence for the transfer of Eubacterium aerofaciens to the genus Collinsella as Collinsella aerofaciens gen. nov., comb. nov. Int J Syst Bacteriol, 1999, 49 (2): 557-565

41. Nakazawa F, Sato M, Poco SE, et al. Description of Mogibacterium pumilum gen. nov., sp. nov. and Mogibacterium vescum gen. nov., sp. nov., and reclassification of Eubacterium timidum (Holdeman et al. 1980) as Mogibacterium timidum gen. nov., comb. nov. Int J Syst Evol Microbiol, 2000, 50 (2): 679-688

42. Zheng J, Wittouck S, Salvetti E, et al. A taxonomic note on the genus Lactobacillus: Description of 23 novel genera, emended description of the genus Lactobacillus Beijerinck 1901, and union of Lactobacillaceae and Leuconostocaceae. Int J Syst Evol Microbiol, 2020, 70 (4): 2782-2858

43. Li F, Cheng CC, Zheng J, et al. Limosilactobacillus balticus sp. nov., Limosilactobacillus agrestis sp. nov., Limosilactobacillus albertensis sp. nov., Limosilactobacillus rudii sp. nov. and Limosilactobacillus fastidiosus sp. nov., five novel Limosilactobacillus species isolated from the vertebrate gastrointestinal tract, and proposal of six subspecies of Limosilactobacillus reuteri adapted to the gastrointestinal tract of specific vertebrate hosts. Int J Syst Evol Microbiol, 2021, 71 (2): 4644

44. Ndongo S, Khelaifia S, Fournier PE, et al. "Massiliomicrobiota timonensis," a new bacterial species isolated from the human gut. New Microbe and New Infect, 2016, 13: 25-26

45. Tall ML, Ndongo S, Ngom II, et al. Massilimicrobiota timonensis gen. nov., sp. nov., a new bacterium isolated from the human gut microbiota. New Microbe and New Infect, 2019, 31: 100574

46. Jabari L, Gannoun H, Cayol JL, et al. Macellibacteroides fermentans gen. nov., sp. nov., a member of the family Porphyromonadaceae isolated from an upflow anaerobic filter treating abattoir wastewaters. Int J Syst Evol Microbiol, 2012, 62 (10): 2522-2527

47. Eisenberg T, Glaeser SP, Blom J, et al. Proposal to reclassify Leptotrichia goodfellowii into a novel genus as Pseudoleptotrichia goodfellowii gen. nov., comb. nov. Int J Syst Evol Microbiol, 2020, 70 (3): 2084-2088

48. Baron EJ, Summanen P, Downes J, et al. Bilophila wadsworthia, gen. nov. and sp. nov., a unique gram-negative anaerobic rod recovered from appendicitis specimens and human faeces. J Gen Microbiol, 1989, 135 (12): 3405-3411

49. Lai CH, Males BM, Dougherty PA, et al. Centipeda periodontii gen. nov., sp. nov., from human periodontal lesions. Int J Syst Bacteriol, 1983, 33: 628-635

50. Jorgensen JH, Pfaller MA. 临床微生物学手册: 第 11 版. 王辉, 马筱玲, 钱渊, 等译. 北京: 中华医学电子音像出版社, 2017

51. 陈茶, 屈平华. 实用医学细菌学分类与临床应用手册. 北京: 科学出版社, 2022

第一节　弯曲杆菌属

一、分类与命名

弯曲杆菌属(*Campylobacter*)隶属于细菌域、变形菌门、ε- 变形菌纲、弯曲杆菌目、弯曲杆菌科(Campylobacteraceae),目前属内有 30 个种和 13 个亚种,常见的菌种主要有空肠弯曲杆菌(*C. jejuni*)、空肠弯曲杆菌德莱亚种(*C. jejuni* subsp.*doylei*)、空肠弯曲杆菌空肠亚种(*C. jejuni* subsp.*jejuni*)、大肠弯曲杆菌(*C. coli*)、直形弯曲杆菌(*C. rectus*)、简明弯曲杆菌(*C. concisus*)、屈曲弯曲杆菌(*C. curvus*)、兔弯曲杆菌(*C. cuniculorum*)、胎儿弯曲杆菌性病亚种(*C. fetus* subsp.*venerealis*)、胎儿弯曲杆菌胎儿亚种(*C. fetus* subsp.*fetus*)、纤细弯曲杆菌(*C. gracilis*)、瑞士弯曲杆菌(*C. helveticus*)、人弯曲杆菌(*C. hominis*)、豚肠弯曲杆菌(*C. hyointestinalis*)、豚肠弯曲杆菌劳氏亚种(*C. hyointestinalis* subsp.*lawsonii*)、豚肠弯曲杆菌豚肠亚种(*C. hyointestinalis* subsp.*hyointestinalis*)、黑岛弯曲杆菌(*C. insulaenigrae*)、屠宰场弯曲杆菌(*C. lanienae*)、海鸥弯曲杆菌(*C. lari*)、海鸥弯曲杆菌贝类亚种(*C. lari* subsp.*concheus*)、海鸥弯曲杆菌海鸥亚种(*C. lari* subsp.*lari*)、黏膜弯曲杆菌(*C. mucosalis*)、巨蚌弯曲杆菌(*C. peloridis*)、幽门弯曲杆菌(*C. pyloridis*)、直线弯曲杆菌(*C. rectus*)、昭和弯曲杆菌(*C. showae*)、唾液弯曲杆菌(*C. sputorum*)、唾液弯曲杆菌唾液亚种(*C. sputorum* subsp.*sputorum*)、唾液弯曲杆菌牛亚种(*C. sputorum* subsp.*bubulus*)、亚南极弯曲杆菌(*C. subantarcticus*)、乌普萨拉弯曲杆菌(*C. upsaliensis*)、解脲弯曲杆菌(*C. ureplyticus*)和鸟类弯曲杆菌(*C. volucris*)等。与人类感染有关的主要有空肠弯曲杆菌、大肠弯曲杆菌、直形弯曲杆菌、唾液弯曲杆菌唾液亚种、简明弯曲杆菌、屈曲弯曲杆菌等,其中以空肠弯曲杆菌最常见。

弯曲杆菌属 DNA G+C 含量为 29~47mol%。代表菌种为胎儿弯曲杆菌。

二、生物学特性

(一) 形态与染色

弯曲杆菌属为弯曲的、“S”形、螺旋状杆菌或直杆状,菌体大小为 $(0.2\sim0.8)\,\mu m \times (0.5\sim5.0)\,\mu m$,革兰氏染色阴性,无芽胞形成,在陈旧的培养物中或长时间暴露于空气中,可形成球形和球菌形的菌体。通过菌体的一端或两端的单级无鞘鞭毛(图 21-1-2B),可进行自主运动,但是有些缺乏鞭毛。

(二) 培养特性

弯曲杆菌利用代谢呼吸,微需氧,但也有一些菌株需氧生长或厌氧生长。初次分离培养时需含 5% O_2、10% CO_2、85% N_2,某些菌种在初次分离时,需要增加氢的浓度达 5%~7%,如唾液弯曲杆菌、简明弯曲杆菌、黏膜弯曲杆菌、屈曲弯曲杆菌、直形弯曲杆菌和豚肠弯曲杆菌等。生长温度为 35~42℃,4℃不生长,在含血液或血清培养基上生长良好。胎儿弯曲杆菌于 25℃和 37℃均可以生长;故临床标本需要分别置于 37℃和 42℃中培养,才不会漏检。粪便标本的培养应选用 CCDA (活性炭 - 头孢哌酮 - 去氧胆酸钠 - 琼脂)、CSM (碳基质选择培养基)、Skirrow 或 Campy-CVA 等选择性培养基。为使从粪便标本中分离弯曲杆菌达到最好效果,最好联合使用包括 CCDA 或 CSM 在内的培养基。在改良弯曲杆菌培养基上经 48 小时孵育后,形成两种不同的菌落形态:一般情况下,弯曲杆菌产生灰色、扁平、不规则、扩展型菌落,尤其是在新鲜配制的培养基上,常沿接种线扩散生长的蔓延倾向;另一种由于水分丢失,菌落可能变成圆豆状、凸起、光滑湿润、周围有黏液样外观,菌落直径达

1~2mm,并且很少扩散。因此,正确保存培养基以保证水分充足对于更好地分离和鉴定弯曲杆菌非常重要。空肠弯曲杆菌在弯曲杆菌血琼脂平板(Karmali)上孵育 48 小时后可形成直径 1~2mm、微凸、半透明、湿润、边缘整齐或不整齐、不溶血的菌落。液体培养基中,生长呈均匀的中等程度浑浊。

弯曲杆菌属细菌的形态特征见图 21-1-1~ 图 21-1-4。

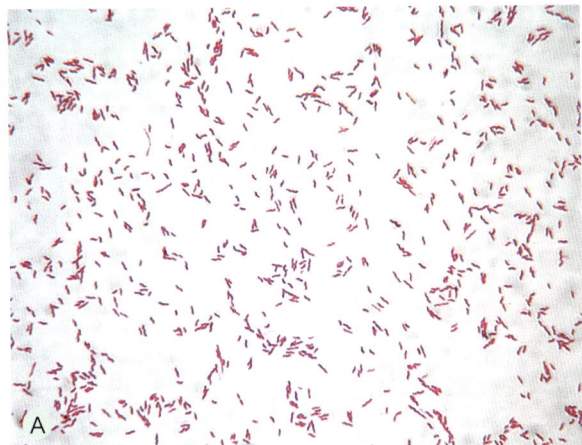

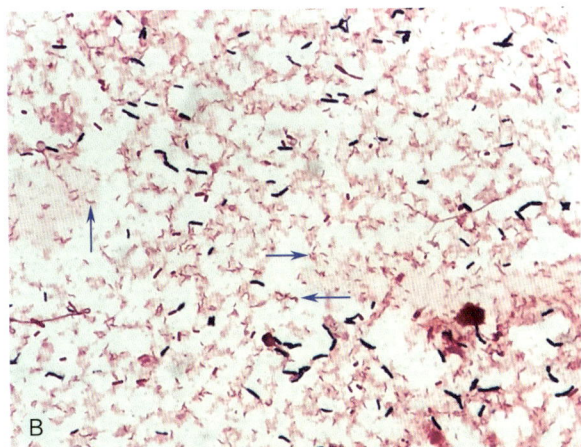

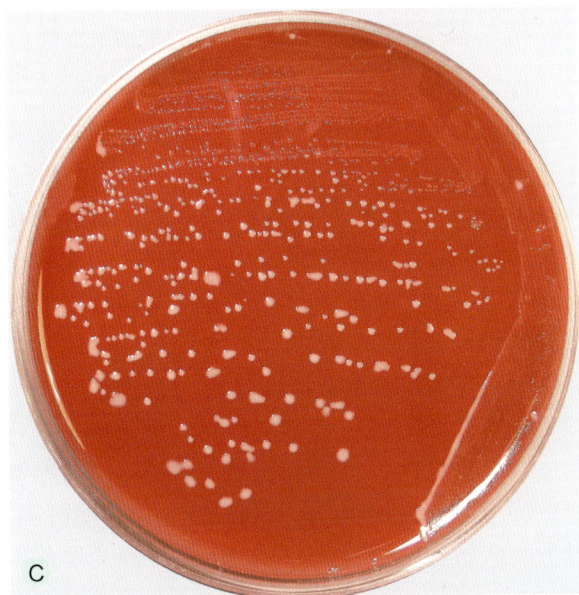

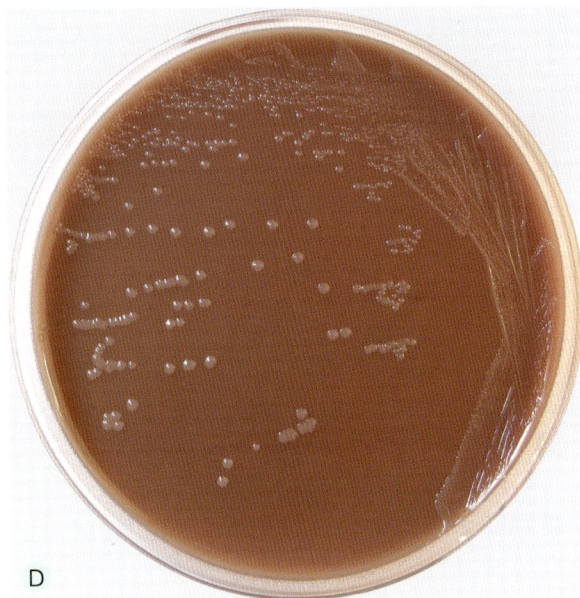

图 21-1-1　大肠弯曲杆菌的形态特征

A. 革兰氏染色 ×1 000；B. 粪便涂片革兰氏染色 ×1 000；C. SBA CO$_2$ 3 日；D. CA CO$_2$ 3 日

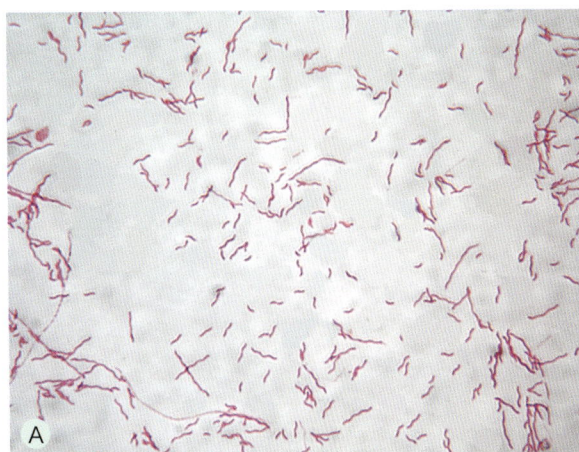

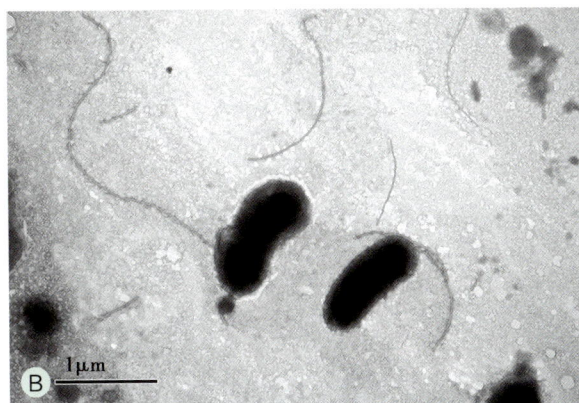

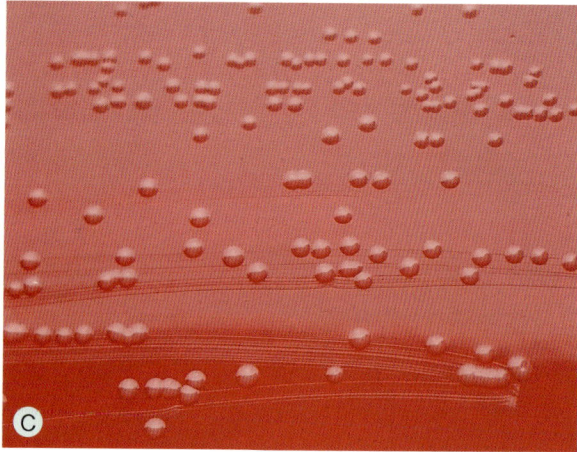

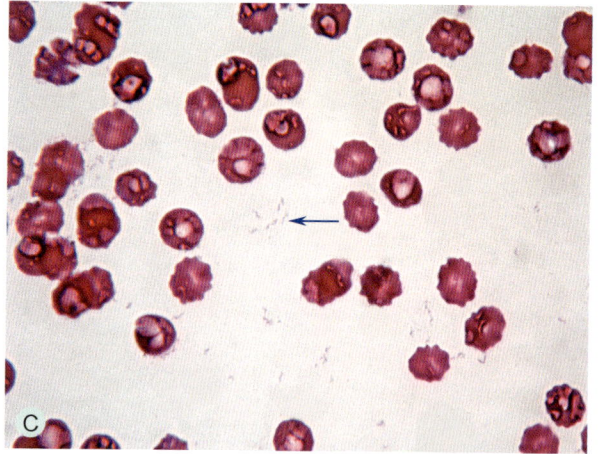

图 21-1-2　胎儿弯曲杆菌的形态特征

A. 革兰氏染色 ×1 000；B. 透射电镜图 ×200 000；C. SBA CO$_2$ 5 日

（三）生化特性

弯曲杆菌属细菌氧化酶阳性（除外纤细弯曲杆菌、少数昭和弯曲杆菌及简明弯曲杆菌分离株），触酶阳性。生化反应不活跃，既不氧化，亦不发酵糖类。一般以氨基酸或 TCA 的中间产物作为能量来源，不液化明胶，甲基红、V-P、吲哚和尿素酶试验皆为阴性。

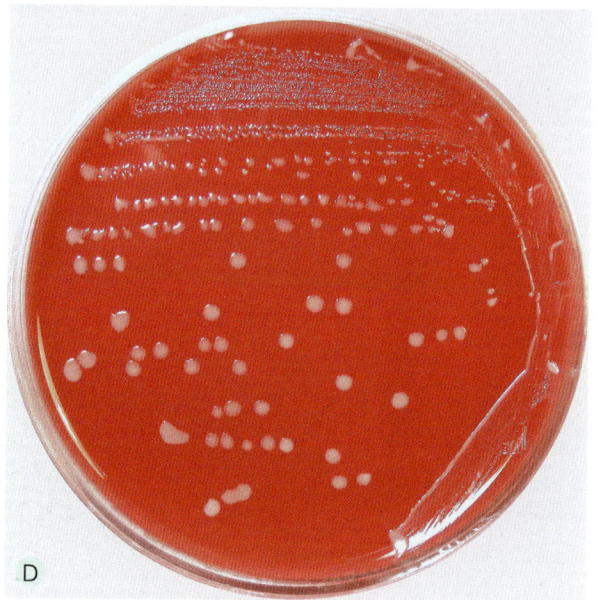

图 21-1-3　空肠弯曲杆菌的形态特征

A. 革兰氏染色 ×1 000；B. 粪便涂片革兰氏染色 ×1 000；C. 血培养涂片革兰氏染色 ×1 000；D. SBA CO$_2$ 2 日

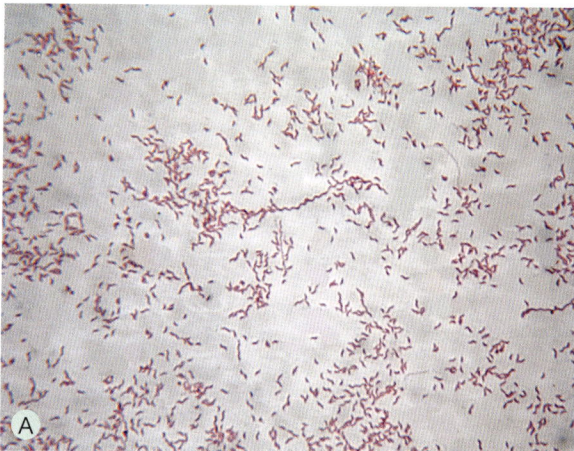

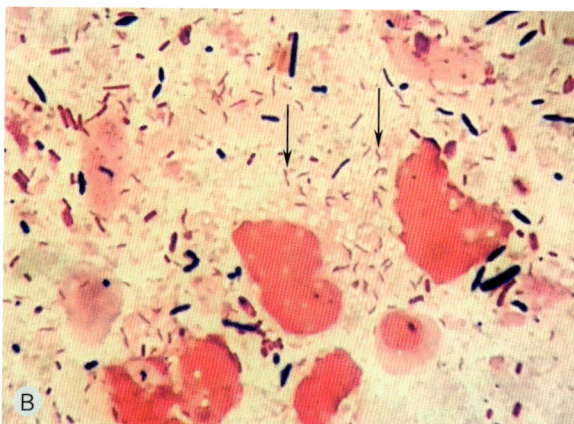

三、鉴定与鉴别

（一）属间鉴别

弯曲杆菌属细菌与螺杆菌属细菌都是菌体弯曲的革兰氏阴性微需氧菌，氧化酶均阳性，应注意鉴别。除海鸥弯曲杆菌、豚肠弯曲杆菌劳氏亚种、唾液弯曲杆菌类解脲生物变种和解脲弯曲杆菌等菌株外，尿素酶试验均阴性；触酶试验随菌种不同而异。

生长在弯曲杆菌选择培养基，于微需氧环境下 42℃生长的菌落，革兰氏染色阴性，菌体形态呈弯曲或"S"形杆菌，氧化酶、触酶试验阳性。对萘啶酸敏感，对头孢噻吩耐药，可推断为空肠弯曲杆菌；对萘啶酸耐药，对头孢噻吩敏感，可推断为胎儿弯

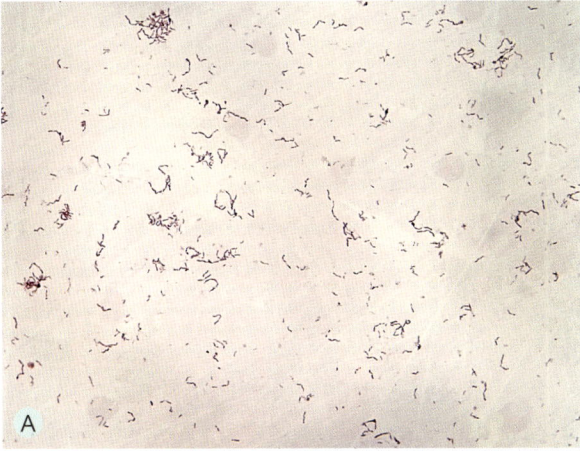

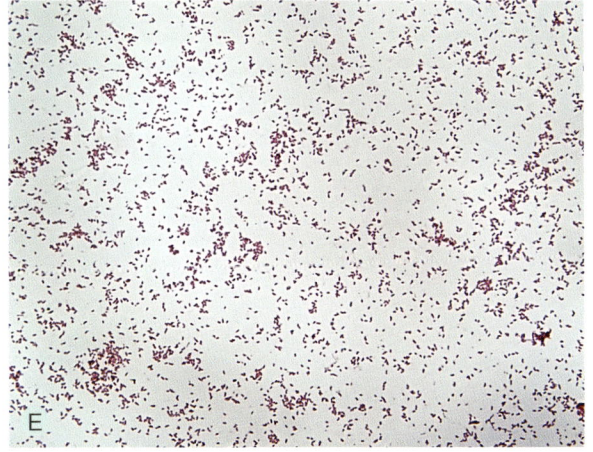

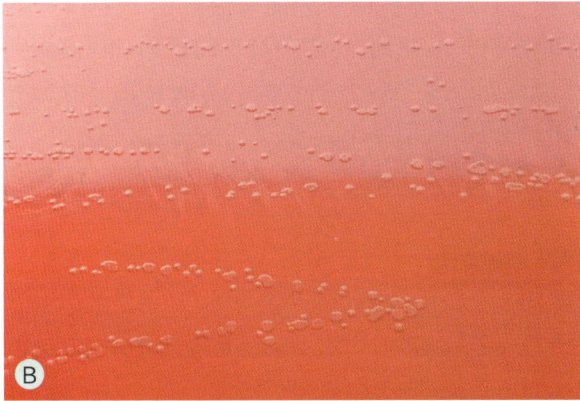

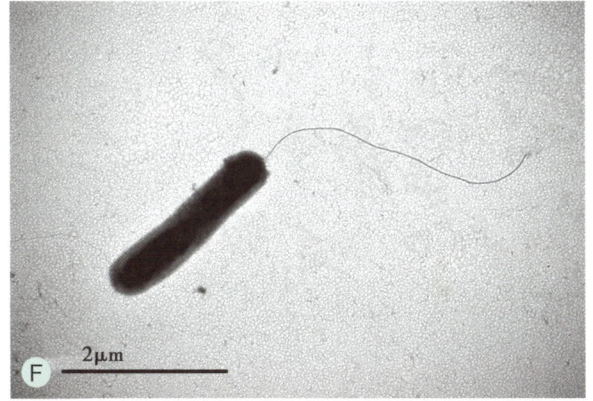

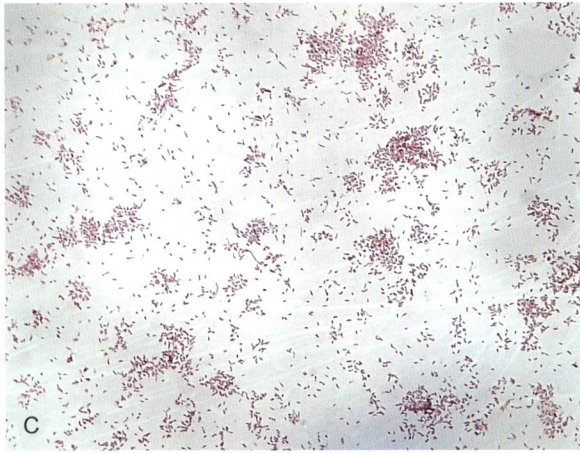

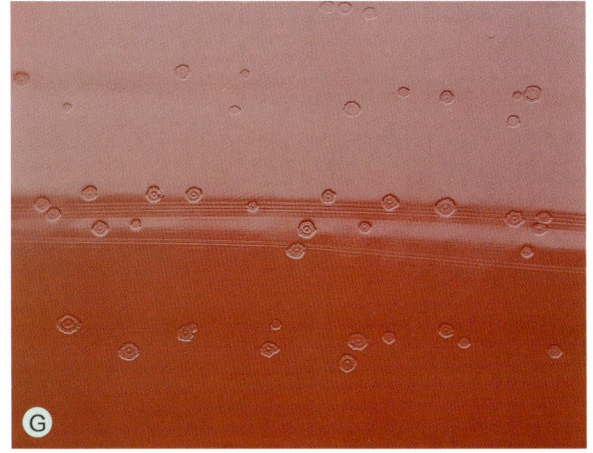

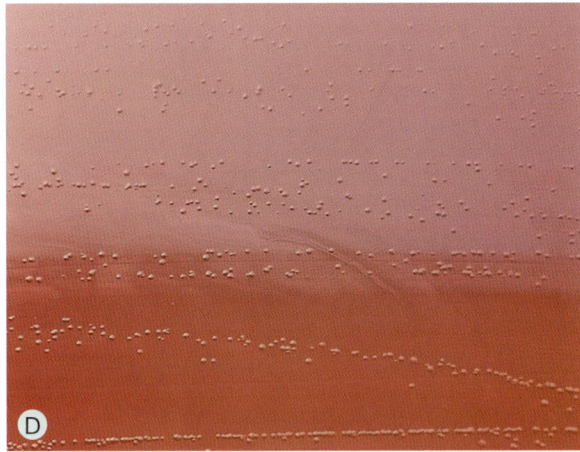

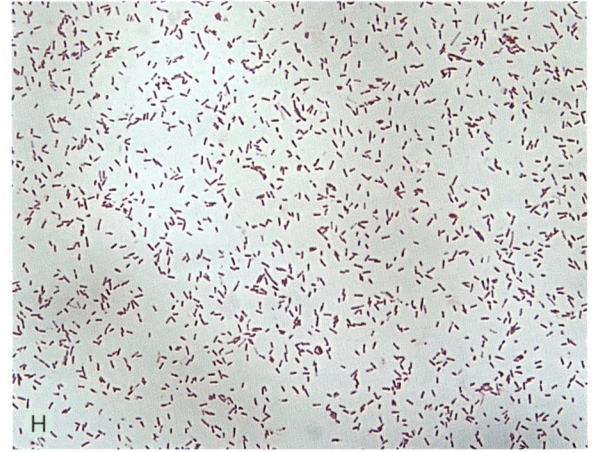

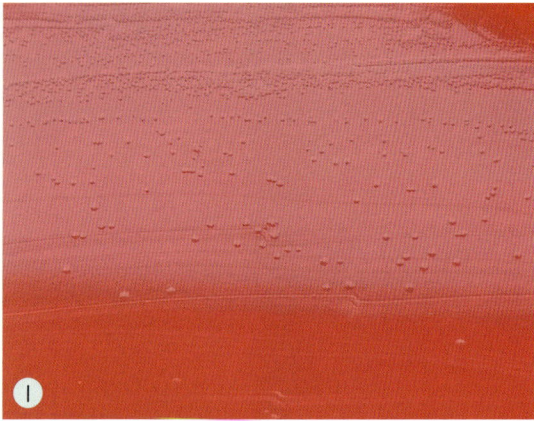

图 21-1-4　其他弯曲杆菌的形态特征

A.简明弯曲杆菌革兰氏染色 ×1 000；B.简明弯曲杆菌厌氧培养 4 日；C.屈曲弯曲杆菌革兰氏染色 ×1 000；D.屈曲弯曲杆菌厌氧培养 14 日；E.直形弯曲杆菌革兰氏染色 ×1 000；F.直肠弯曲杆菌透射电镜图 ×200 000；G.直肠弯曲杆菌厌氧培养 13 日；H.解脲弯曲杆菌革兰氏染色 ×1 000；I.解脲弯曲杆菌厌氧培养 9 日

曲杆菌。但已出现了对萘啶酸耐药的空肠弯曲杆菌。而螺杆菌属细菌除犬螺杆菌和温哈门螺杆菌外,触酶试验均阳性。

(二) 属内鉴定

弯曲杆菌属细菌氧化酶试验阳性(除外纤细弯曲杆菌、少数昭和弯曲杆菌及简明弯曲杆菌分离株),尿素酶试验阴性(除外海鸥弯曲杆菌、豚肠弯曲杆菌劳氏亚种、唾液弯曲杆菌类解脲生物变种和解脲弯曲杆菌等菌株)。除空肠弯曲杆菌德莱亚种外,均可还原硝酸盐。大部分细菌不水解马尿酸盐(空肠弯曲杆菌空肠亚种除外,空肠弯曲杆菌德莱亚种、海鸥弯曲杆菌和屈曲弯曲杆菌不定)。空肠弯曲杆菌德莱亚种、乌普萨拉弯曲杆菌和海鸥弯曲杆菌在麦康凯平板上不生长。弯曲杆菌属各菌种间的鉴别见表 21-1-1。

表 21-1-1　弯曲杆菌属生物学特性

种或亚种	触酶	H₂需求	尿素酶	H₂S(三糖铁)	马尿酸盐水解	吲哚酚乙酸盐水解	芳香基硫酸酯酶	亚硝酸盐还原	生长于1%甘氨酸
空肠弯曲杆菌空肠亚种	+	−	−	−	+	+	v	v	+
空肠弯曲杆菌德莱亚种	v	−	−	−	v	+	−	−	+
大肠弯曲杆菌	+	−	−	v	−	+	−	+	+
胎儿弯曲杆菌胎儿亚种	+	−	−	−	−	−	−	v	+
胎儿弯曲杆菌性病亚种	v	−	−	−	−	−	−	v	+
海鸥弯曲杆菌	+	−	v	−	−	−	−	v	+
乌普萨拉弯曲杆菌	−	−	−	−	−	+	−	+	+
豚肠弯曲杆菌豚肠亚种	+	v	−	+	−	−	−	+	+
豚肠弯曲杆菌劳氏亚种	+	v	+	+ᵇ	−	−	−	+	v
屠宰场弯曲杆菌	+	−	−	−	−	−	ND	+	+
唾液弯曲杆菌唾液亚种	−	+	−	+	−	−	+	v	+
唾液弯曲杆菌粪便生物变种	+	+	−	+	−	−	+	v	+
唾液弯曲杆菌类解脲生物变种	−	+	+	+	−	−	+	v	+
瑞士弯曲杆菌	−	+	−	−	−	+	ND		v
人弯曲杆菌	−	+ᶜ	ND	−	−	−	ND		+
黏膜弯曲杆菌	−	+	−	−	−	+			+
简明弯曲杆菌	−	+	−	v	−	−		v	+
屈曲弯曲杆菌	−	+	−	v	v	v	v	v	+
直形弯曲杆菌	v	+	−	v	−	−	+		+
昭和弯曲杆菌	+	+	−	−	−	−	v		v
纤细弯曲杆菌	v	ND	−	−	−	−	ND		+

注:+,阳性反应；−,阴性反应；v,结果可变；ND,无资料；b,唾液弯曲杆菌和豚肠弯曲杆菌劳氏亚种常规试验在三糖铁培养基上产生大量 H₂S；c,仅在厌氧生长。

四、抗菌药物敏感性

空肠弯曲杆菌和大肠弯曲杆菌对不同的抗微生物药物的敏感性差异较大,包括大环内酯类、氟喹诺酮、氨基糖苷类、氯霉素和四环素。阿奇霉素和红霉素可用于治疗空肠弯曲杆菌胃肠道感染,对于敏感菌株,环丙沙星或诺氟沙星也可选用。尤其是空肠弯曲杆菌对红霉素敏感,其耐药率低于10%,因此,红霉素已成为治疗空肠弯曲杆菌胃肠道感染的首选药物,环丙沙星对包括空肠弯曲杆菌和大肠弯曲杆菌在内的绝大多数弯曲杆菌属细菌较敏感,可作为红霉素替代药物。而大肠弯曲杆菌对红霉素的耐药率一般高于空肠弯曲杆菌,其耐药率也有差异,部分研究发现耐药率高达25%~50%,因此对大肠弯曲杆菌感染应选用其他药物。

空肠弯曲杆菌和大肠弯曲杆菌可产生β-内酰胺酶,对β-内酰胺类抗生素、青霉素类(氨苄西林、阿莫西林、替卡西林)和窄谱头孢菌素类耐药,但可被克拉维酸抑制,不被舒巴坦或他唑巴坦抑制。亚胺培南也有很好的抗弯曲杆菌活性。

肠外治疗用于系统性胎儿弯曲杆菌感染,所用的药物包括氨苄西林、氨基糖苷类、亚胺培南和氯霉素,其用药根据感染的类型而定。海鸥弯曲杆菌对萘啶酸耐药,但对氟喹诺酮敏感,对大环内酯类耐药一般很少。

五、临床意义

空肠弯曲杆菌和大肠弯曲杆菌作为胃肠道感染的病原菌,是与腹泻相关的常见弯曲杆菌菌种,

可以引起原因不明的临床感染。其症状轻重不同,包括发热、腹部绞痛和腹泻等(可伴有血便/粪便白细胞),这些症状可以持续几日甚至超过1周。通常的潜伏期约为3日,一般1~7日。弯曲杆菌除引起肠炎外还可引起肠外感染,包括菌血症、肝炎、胆囊炎、胰腺炎、流产和新生儿败血症、肾炎、前列腺炎、尿路感染、腹膜炎、心肌炎、脑膜炎、化脓性关节炎和脓肿等。菌血症在老年人中的发生率最高,免疫力低下者可能发生持续腹泻性疾病和菌血症。弯曲杆菌感染通常为散发,发生于夏季或初秋,通常随摄入不适当运输或不适当烹调的食物而感染,主要是家禽类食物,感染发生率具有两个高峰年龄分布,最高的发生率发生在婴幼儿,第二个高峰发生在20~40岁青壮年。暴发通常发生在春秋季,并且与摄入被污染的奶和水相关。

空肠弯曲杆菌是散发性肠炎最常见的病因之一,是常见的从腹泻患者分离的肠道病原菌,引起婴幼儿和成人腹泻。目前大多数学者认为空肠弯曲杆菌是吉兰-巴雷综合征(Guillain-Barré syndrome,GBS,一种急性感染性多神经炎所致急性周围神经系统麻痹性疾病)的病因。反应性关节炎有时伴随弯曲杆菌的感染,出现疼痛和关节肿胀可以持续2周甚至1年。莱特尔综合征也可能在一些患者中出现。胎儿弯曲杆菌主要与菌血症和肠外感染有关,引起深部组织感染性疾病。还能引起脓毒性流产、脓毒性关节炎、脓肿、脑膜炎、心内膜炎、细菌性动脉瘤、血栓性静脉炎、腹膜炎和输卵管炎等。

(喻　华)

第二节　螺杆菌属

一、分类与命名

螺杆菌属(*Helicobacter*)隶属于细菌域、变形菌门、ε-变形菌纲、弯曲杆菌目、螺杆菌科(Helicobacteraceae)。目前,属内有41个种,常见的菌种主要有豹螺杆菌(*H. acinonychis*)、鹅螺杆菌(*H. anseris*)、金黄色螺杆菌(*H. aurati*)、棒形螺杆菌(*H. baculiformis*)、胆汁螺杆菌(*H. bilis*)、毕氏螺杆菌(*H. bizzozeronii*)、牛螺杆菌(*H. bovis*)、黑雁螺杆菌

(*H. brantae*)、加拿大螺杆菌(*H. canadensis*)、犬螺杆菌(*H. canis*)、鲸目螺杆菌(*H. cetorum*)、胆囊螺杆菌(*H. cholecystus*)、同性恋螺杆菌(*H. cinaedi*)、犬胃螺杆菌(*H. cynogastricus*)、马螺杆菌(*H. equorum*)、猫螺杆菌(*H. felis*)、芬内尔螺杆菌(*H. fennelliae*)、甘曼螺杆菌(*H. ganmani*)、海尔曼螺杆菌(*H. heilmannii*)、肝脏螺杆菌(*H. hepaticus*)、猕猴螺杆菌(*H. macacae*)、土拨鼠螺杆菌(*H. marmotae*)、乳鼠螺杆菌(*H. mastomyrinus*)、仓鼠螺杆菌(*H. mesocriceto-*

rum)、鼠科螺杆菌(*H. muridarum*)、鼬鼠螺杆菌(*H. mustelae*)、帕梅特螺杆菌(*H. pametensis*)、鸡螺杆菌(*H. pullorum*)、幽门螺杆菌(*H. pylori*)、啮齿类螺杆菌(*H. rodentium*)、沙门螺杆菌(*H. salomonis*)、猪螺杆菌(*H. suis*)、啮齿螺杆菌(*H. trogontum*)、盲肠螺杆菌(*H. typhlonius*)和温哈门螺杆菌(*H. winghamensis*)等。与人类感染有关的主要有毕氏螺杆菌、犬螺杆菌、加拿大螺杆菌、同性恋螺杆菌、幽门螺杆菌、猫螺杆菌和沙门螺杆菌等,其中以幽门螺杆菌最常见。

螺杆菌属 DNA G+C 含量为 30~48mol%,代表菌种为幽门螺杆菌。

二、生物学特性

(一) 形态与染色

螺杆菌属细菌为螺旋形、弯曲形或梭形杆菌,菌体大小为(0.2~1.2)μm×(1.5~10.0)μm,革兰氏染色阴性,无芽胞,在陈旧培养物中可形成椭圆体或球菌体,不同菌种的形态有一定差异,这些细菌有鞭毛,运动活跃,但不同菌种其鞭毛的种类和数目各不相同,大多数螺杆菌在菌体两端具有多根带鞘套鞭毛,能运动,幽门螺杆菌一端有多根带鞘套鞭毛,幼禽螺杆菌、加拿大螺杆菌鞭毛不带鞘套。

螺杆菌属细菌的镜下形态特征见图 21-2-1。

(二) 培养特性

所有菌种微需氧、呼吸型代谢活动,体外培养需要 37℃,培养需保持 95% 的相对湿度,减低 O_2 的浓度(5%~10%)、增加 CO_2(5%~12%)和 H_2 的含量(3%~5%)可刺激生长,多数菌株在常规需氧大气环境生长不良,某些菌种可在 CO_2 或厌氧环境生长。部分螺杆菌属细菌,尤其是幽门螺杆菌对生长环境的 pH 有一定要求,最适 pH 为 4.5~7.0。

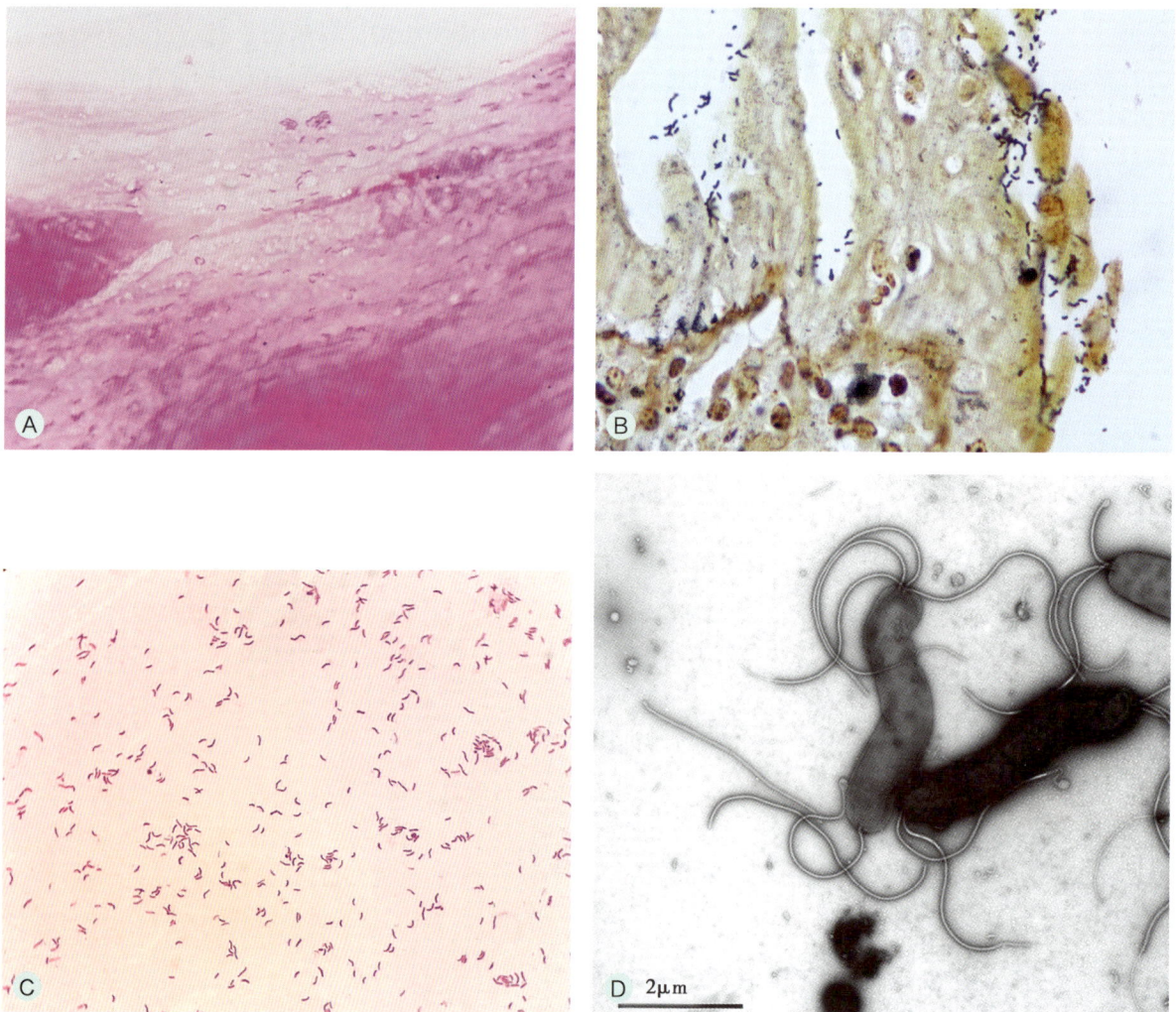

图 21-2-1　幽门螺杆菌的镜下形态特征
A. 胃黏膜标本涂片革兰氏染色 ×1 000; B. 胃组织切片 W-S 染色 ×1 000; C. ATCC 43504 革兰氏染色 ×1 000;
D. 扫描电镜图 ×200 000

本菌属的培养,常采用心脑浸出液琼脂、布氏琼脂或哥伦比亚琼脂加 5%~10% 的马(羊)血。改良 Skirrow 琼脂或在 Karmail 弯曲杆菌培养基上分离的阳性率较高,但生长缓慢,通常需在微需氧环境中孵育 3~5 日,才能形成可见的菌落。如在血琼脂培养基上,幽门螺杆菌为细小的、灰色的、半透明的菌落,而猫螺杆菌为扩散型、播散生长菌落。

螺杆菌属细菌的菌落形态特征见图 21-2-2。

(三)生化特性

螺杆菌属细菌不发酵葡萄糖,氧化酶试验阳性(犬螺杆菌阴性),触酶阳性(除犬螺杆菌和温哈门螺杆菌外),尿素酶试验强阳性。

三、鉴定与鉴别

(一)属间鉴别

螺杆菌属细菌从标本的来源、培养基选用、培养环境条件、温度和孵育时间可与弯曲杆菌和弓形菌进行区别。与空肠弯曲杆菌和大肠弯曲杆菌不同,同性恋螺杆菌和芬内尔螺杆菌不能在 42℃ 生长,并且同性恋螺杆菌不能水解吲哚酚乙酸盐。与许多其他螺杆菌不同,犬螺杆菌触酶和尿素酶试验阴性,可用触酶、硝酸盐还原和吲哚酚乙酸盐水解

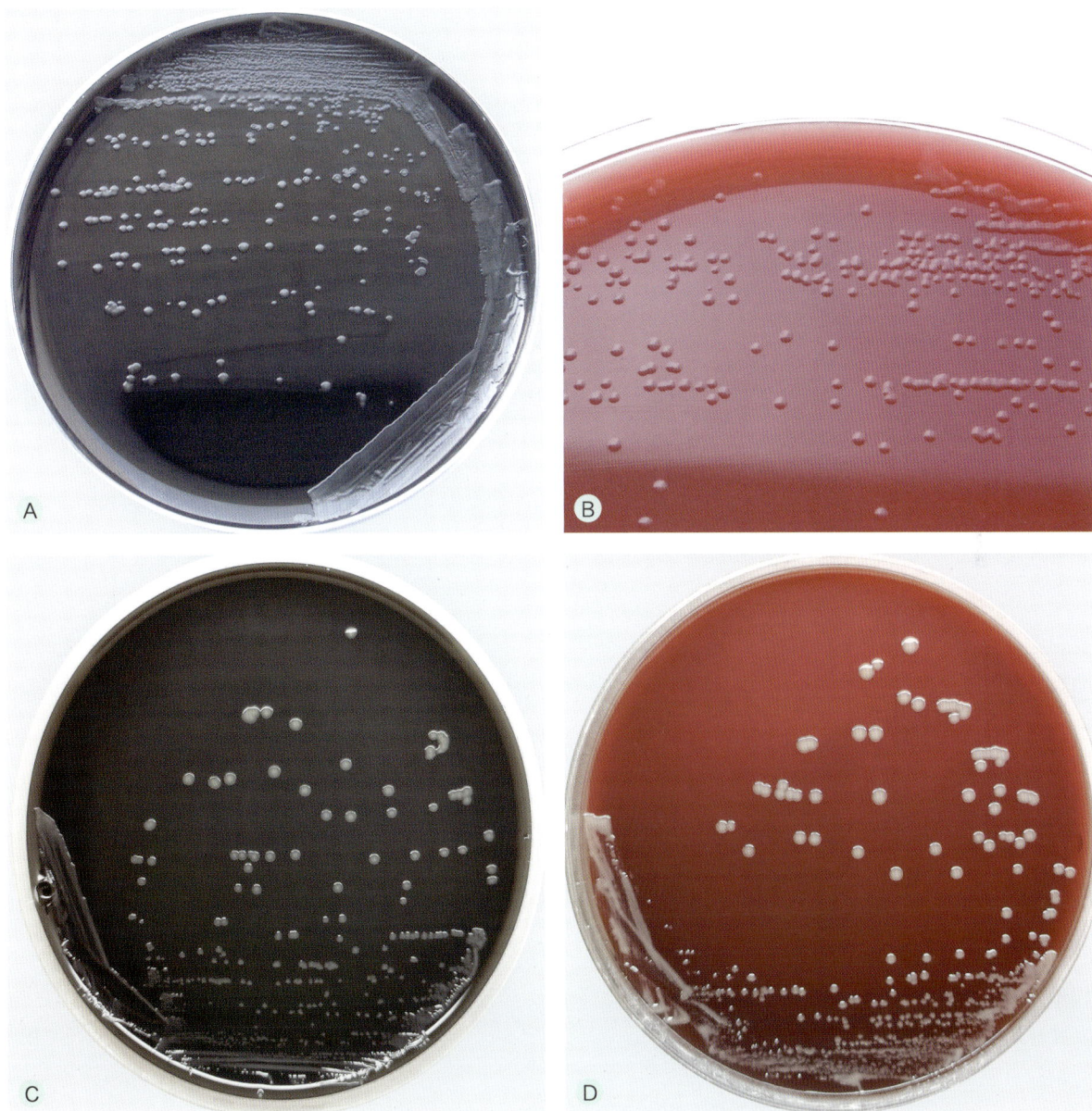

图 21-2-2　幽门螺杆菌的菌落形态特征

A. ATCC 43504 Karmali 平板微需氧培养 7 日;B. ATCC 43504 哥伦比亚血平板微需氧培养 10 日;C. ICDC 11001CHB 平板 CO_2 培养 11 日;D. ICDC 11001 厌氧血平板 CO_2 培养 11 日

试验区别犬螺杆菌与尿素酶阴性的弯曲杆菌。

（二）属内鉴定

螺杆菌属细菌氧化酶试验阳性（犬螺杆菌阴性），触酶试验阳性（除犬螺杆菌和温哈门螺杆菌外）。包括幽门螺杆菌在内的大部分螺杆菌，尿素酶试验阳性。螺杆菌属各菌种间的鉴别见表21-2-1。

表 21-2-1 螺杆菌属菌种的生物学特性 [a]

菌名	触酶	硝酸盐还原	碱性磷酸酶	尿素酶	吲哚酚乙酸盐水解	γ-谷氨酰转肽酶	生长条件 42℃	生长条件 1%甘氨酸	耐药性[b] 萘啶酸	耐药性[b] 头孢噻吩	鞭毛数量	鞭毛分布
毕氏螺杆菌	+	+	+	+	−	+	+	−	R	S	10~20	B
犬螺杆菌	−	−	+	−	−	+	+	−	S	I	2	B
加拿大螺杆菌	+	+/−	−	−	+	−	+	+	R	R	1~2	M或B
同性恋螺杆菌	+	+	−	−	−	−	−	+	S	I	1~2	M或B
芬内尔螺杆菌	+	−	+	−	+	−	−	+	S	S	2	B
鸡螺杆菌	+	+	−	−	ND	−	+	−	R	S	1	M
幽门螺杆菌	+	−	+	+	−	+	−	−	R	S	4~8	B
温哈门螺杆菌	−	−	−	−	+	ND	−	+	R	R	2	B
豹螺杆菌	+	−	−	−	−	+	−	−	R	S	2~5	B
金黄色螺杆菌	+	+	−	−	−	−	−	−	S	R	7~10	B
胆汁螺杆菌	+	+	−	−	−	−	+	−	R	R	3~14	B
鲸目螺杆菌	+	+	−	−	−	−	+	−	I	S	2	B
胆囊螺杆菌	+	−	−	−	−	−	+	−	I	R	1	M
猫螺杆菌	+	+	+	+	−	+	+	−	R	S	14~20	B
甘曼螺杆菌	+	+	−	−	−	ND	−	−	R	S	2	B
肝脏螺杆菌	+	+	−	+	−	−	−	−	R	R	2	B
土拨鼠螺杆菌	+	−	+	+	−	−	−	−	R	R	2	B
乳鼠螺杆菌	+	+	−	+	−	−	−	−	R	R	2	B
仓鼠螺杆菌	+	+	−	+	ND	−	−	−	S	S	2	B
鼠科螺杆菌	+	+	−	+	−	−	−	−	R	R	10~14	B
鼬鼠螺杆菌	+	+	+	+	−	−	−	−	S	R	4~8	P
帕梅特螺杆菌	+	+	+	−	−	−	−	−	S	S	2	B
啮齿类螺杆菌	+	+	−	−	−	−	+	+	R	R	2	B
沙门螺杆菌	+	+	+	+	+	+	−	ND	R	S	10~23	B
盲肠螺杆菌	+	+	−	−	−	+	+	+	S	R	2	B
啮齿螺杆菌	+	+	−	−	−	−	+	ND	R	R	5~7	B

注：a,所有螺杆菌均为氧化酶阳性而常规反应中缺乏氧化或发酵糖类的能力；+,阳性反应；−,阴性反应；ND,无资料；S,敏感；I,中介；R,耐药；B,双极；M,单极；P,周毛；b,耐药性通过纸片扩散试验测定,菌株在含有30µg抗菌药物纸片的血琼脂培养基,37℃孵育数日,无抑菌环为耐药,中介为抑菌环直径小于15mm,敏感为抑菌环直径大于20mm。

四、抗菌药物敏感性

幽门螺杆菌在体外虽对大多数抗菌药物敏感，但由于幽门螺杆菌寄生部位，胃酸破坏、黏液层屏障及胃不断排空，使体内疗效并不理想，目前证实临床上可用于治疗幽门螺杆菌感染的抗菌药物有阿莫西林、甲硝唑、替硝唑、克拉霉素、四环素、呋喃唑酮和庆大霉素等。一般不选用单一抗菌药物治疗幽门螺杆菌的感染，常采用二联疗法、三联疗法或四联疗法，并加用质子泵抑制剂（如奥美拉唑）或 H_2 受体拮抗剂（如雷尼替丁）、有机胶态铋剂（如柠檬酸铋钾）等。其他螺杆菌感染还没有推荐的治疗指南，多药联合治疗可能会好于单药治疗。

五、临床意义

胃部寄生的螺杆菌，尤其是幽门螺杆菌与胃炎、消化性溃疡（包括胃溃疡和十二指肠溃疡）及胃部肿瘤等胃部疾患有关，是引起消化性溃疡的主要病因，感染本菌 2 周后可能发生急性胃炎，绝大多数感染者通常引发慢性活动胃窦炎，长期感染者可发展为萎缩性胃炎、溃疡、腺癌和胃黏膜淋巴癌。而肠道寄生的螺杆菌可通过摄食被污染的家禽感染人类，主要引起胃肠炎、菌血症、蜂窝织炎、单侧关节炎和脑膜炎等。与胃螺杆菌相对应的肠肝螺杆菌栖居哺乳动物和鸟类的肠和肝胆系统，其中有一些种可感染人类并引起临床症状，如胆汁螺杆菌、加拿大螺杆菌、犬螺杆菌、同性恋螺杆菌、芬内尔螺杆菌、鸡螺杆菌和温哈门螺杆菌等，但对这些菌种的患病率与传播途径知之甚少，曾从直肠拭子和大便中分离到这些菌株。

（喻　华）

第三节　弓形杆菌属

一、分类与命名

弓形杆菌属（*Arcobacter*）隶属于细菌域、变形菌门、ε- 变形菌纲、弯曲杆菌目、弯曲杆菌科。目前，属内共有 24 个种，常见的菌种主要有嗜厌氧弓形杆菌（*A. anaerophilus*）、双壳贝弓形杆菌（*A. bivalviorum*）、布氏弓形杆菌（*A. butzleri*）、食物弓形杆菌（*A. cibarius*）、阴沟弓形杆菌（*A. cloacae*）、嗜低温弓形杆菌（*A. cryaerophilus*）、污水弓形杆菌（*A. defluvii*）、埃利斯弓形杆菌（*A. ellisii*）、嗜盐弓形杆菌（*A. halophilus*）、海洋弓形杆菌（*A. marinus*）、软体动物弓形杆菌（*A. molluscorum*）、贻贝弓形杆菌（*A. mytili*）、固氮弓形杆菌（*A. nitrofigilis*）、斯基罗弓形杆菌（*A. skirrowii*）、猪弓形杆菌（*A. suis*）、动物弓形杆菌（*A. thereius*）、育肥动物弓形杆菌（*A. trophiarum*）和蛤仔弓形杆菌（*A. venerupis*）等。与人类感染有关的主要有嗜低温弓形杆菌（1B 群）和布氏弓形杆菌。

弓形杆菌属 DNA G+C 含量为 27~31mol%，代表菌种为固氮弓形杆菌。

二、生物学特性

（一）形态与染色

弓形杆菌属为革兰氏染色阴性，菌体呈细长、轻微弯曲或弯曲杆菌、常呈 S 形或螺旋形，菌体大小为 $(0.2~0.9)\mu m \times (0.5~3)\mu m$（图 21-3-1），无芽胞。菌体具有单极无鞘鞭毛，可进行自主运动。嗜厌氧弓形杆菌无动力。

（二）培养特性

弓形杆菌在15℃、25℃、30℃微需氧环境下均可生长，在 37~42℃时生长不稳定，4℃不生长。在微需氧环境生长，且不需要增加氢气的浓度。在 30℃时为需氧生长，在 35~37℃时为厌氧生长。大多数弓形杆菌不溶血，唯有斯基罗弓形杆菌可能出现 α- 溶血。弓形杆菌属营养要求较高，粪便、肛拭子等标本培养应使用 Campy-CVA 等选择培养基，也可用过滤去除粪便中其他杂菌后接种非选择性培养基。

弓形杆菌属细菌的形态特征见图 21-3-1。

（三）生化特性

弓形杆菌属细菌的生化特性与弯曲杆菌属细

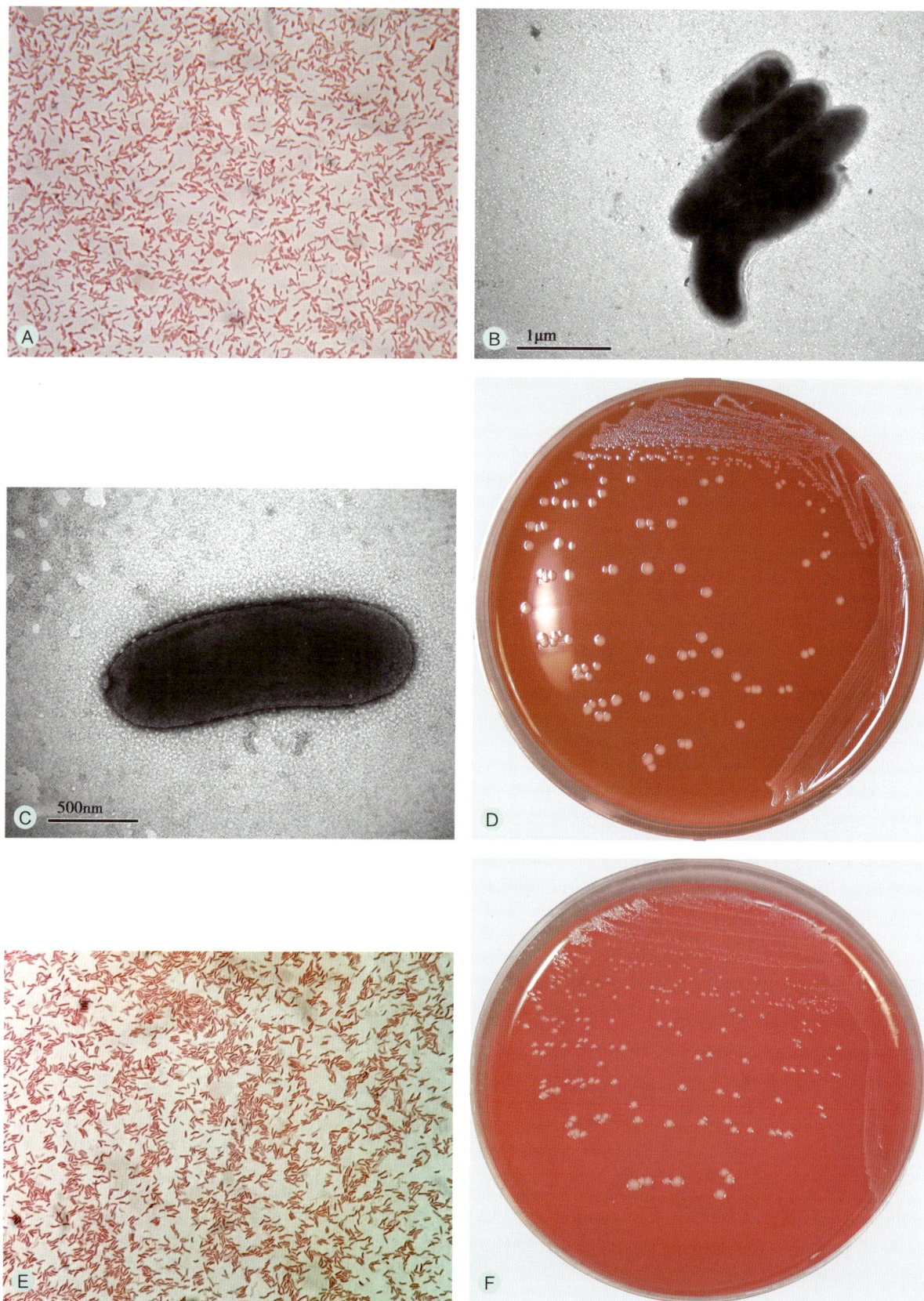

图 21-3-1　弓形杆菌的形态特征

A. 布氏弓形杆菌革兰氏染色 ×1 000；B. 布氏弓形杆菌透射电镜图 ×200 000；C. 布氏弓形杆菌透射电镜图 ×200 000；D. 布氏弓形杆菌 SBA 2 日；E. 嗜低温弓形杆菌革兰氏染色 ×1 000；F. 嗜低温弓形杆菌 SBA 4 日

菌的生化特性相似,生化反应不活跃,不能利用糖类,不产 H_2S,不水解马尿酸盐,尿素酶试验阴性,氧化酶、触酶阳性,绝大多数细菌还原硝酸盐。

三、鉴定与鉴别

(一)属间鉴别

弓形杆菌属细菌的生物学性状、生化反应与弯曲杆菌属细菌非常相似,很难区别。但弓形杆菌属细菌与弯曲杆菌属细菌相比,具有耐氧性,能够在需氧和厌氧的环境中生长,生长温度15~30℃,而弯曲杆菌生长温度通常在30~42℃。在弯曲杆菌选择培养基,于微需氧环境下42℃生长的菌落,涂片革兰氏染色阴性,菌体形态呈弯曲或S形杆菌,氧化酶、触酶试验阳性,对萘啶酸敏感,对头孢噻吩耐药,可推断为弯曲杆菌;如在弯曲杆菌选择培养基是需氧生长,并在麦康凯琼脂上生长(微需氧条件),可推断性鉴定为弓形杆菌。此外,可采用 PCR 扩增等分子生物学方法区别弓形杆菌属与弯曲杆菌属细菌。

(二)属内鉴定

嗜低温弓形杆菌、布氏弓形杆菌和斯基罗弓形杆菌与人类疾病有关,在需氧和厌氧环境中均可生长,25℃时生长,42℃时不生长,不能利用糖类,尿素酶试验阴性,氧化酶、触酶阳性,对萘啶酸敏感。弓形杆菌属部分菌的鉴别见表21-3-1。

表 21-3-1　弓形菌属部分菌种的生物学特性

菌种	触酶	H_2需求	尿素酶	α-溶血	4% 氯化钠	水解吲哚酚乙酸盐	芳香基硫酸酯酶	亚硝酸盐还原	麦康凯平板生长
嗜低温弓形杆菌	v	−	−	−	−	+	−	−	−
布氏弓形杆菌	v	−	−	14~50	−	+	−	−	+
固氮弓形杆菌	+	−	+	−	+	+	+	ND	−
斯基罗弓形杆菌	+	−	−	+	+	+	−	+	−

注:+,阳性反应;−,阴性反应;v,结果可变;ND,无资料;表中数字为阳性百分率。

四、抗菌药物敏感性

弓形杆菌对氟喹诺酮类、磺胺类药物敏感,可用此类药物治疗弓形杆菌引起的感染。

五、临床意义

弓形杆菌属中有嗜低温弓形杆菌、布氏弓形杆菌和斯基罗弓形杆菌与人类感染有关,主要引起急性胃肠炎,其中布氏弓形杆菌还可引起肠外感染,包括菌血症、细菌性心内膜炎、腹膜炎等其他部位的感染,表现出相应的临床症状。

(喻 华)

第四节　海　鸥　菌　属

一、分类与命名

海鸥菌属(*Laribacter*)隶属于细菌域,变形菌门,β-变形菌纲,奈瑟菌目,奈瑟菌科。目前属内仅有香港海鸥菌(*L. hongkongensis*)1个种。海鸥菌属 DNA G+C 含量为(68 ± 2.43)mol%,代表菌种为香港海鸥菌。

二、生物学特性

(一)形态与染色

革兰氏染色阴性,菌体呈海鸥形状或螺旋形杆菌,无芽胞。在 25℃和 37℃不形成鞭毛、无动力。

(二)培养特性

兼性厌氧,在绵羊血琼脂平板 37℃孵育 24 小时可形成直径 1mm 的灰色、不溶血菌落。在麦凯康平板 25℃和 42℃也可出现生长,但在 4℃、44℃和 50℃不生长。在 1%~2% NaCl 环境下可生长,但在 3%、4% 或 5% 浓度下不生长。5% CO_2 条件下不能促进其生长。

海鸥菌属细菌的形态特征见图 21-4-1。

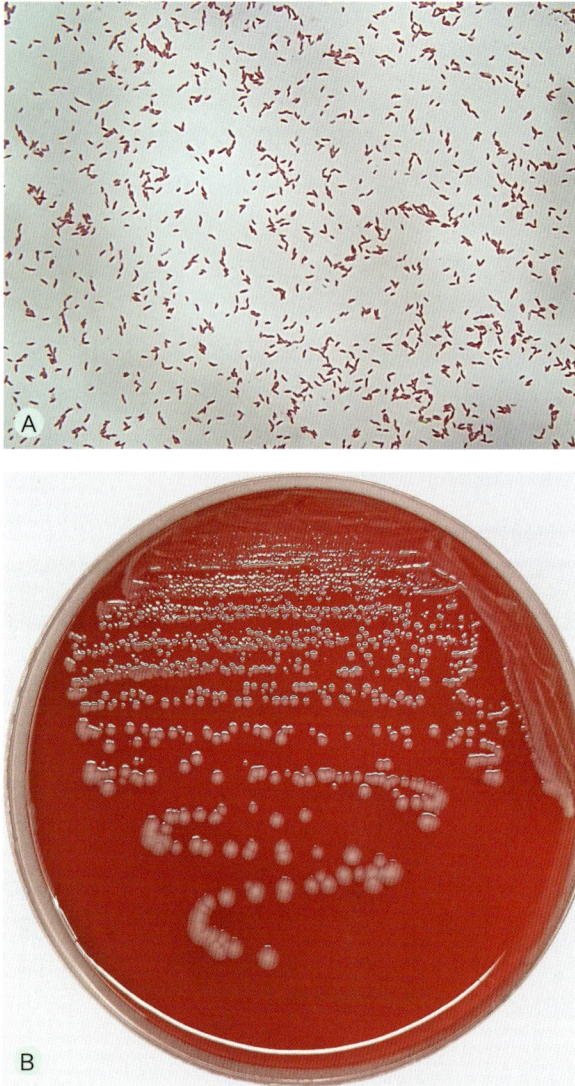

图 21-4-1　香港海鸥菌的形态特征
A. 革兰氏染色 ×1 000；B. SBA 3 日

（三）生化特性

氧化酶、触酶、尿素酶和精氨酸双水解酶是阳性，硝酸盐还原阳性，吲哚、硫化氢、明胶、七叶苷、柠檬酸盐、赖氨酸和鸟氨酸脱羧酶等试验均为阴性。不发酵、氧化和同化葡萄糖、蔗糖、乳糖、麦芽糖、蜜二糖、阿拉伯糖、木糖、鼠李糖、棉子糖、甘露糖、甘露醇、山梨醇、肌醇、侧金盏花醇和卫矛醇等碳水化合物。

三、鉴定与鉴别

香港海鸥菌与相关常见细菌鉴别特性见表21-4-1。

四、抗菌药物敏感性

香港海鸥菌对氨苄西林、头孢噻吩、头孢呋辛酯、头孢他啶、头孢曲松、亚胺培南、氨曲南、红霉素、克拉霉素、庆大霉素、阿米卡星、环丙沙星、左氧氟沙星、氯霉素、四环素、复方新诺明和多黏菌素 B 敏感，对万古霉素、克林霉素和甲硝唑等耐药。

五、临床意义

香港海鸥菌首次报道来源于中国香港，分离于 54 岁酒精性肝硬化（伴腹腔积液）患者的血液和脓胸标本中。目前在欧洲、北美、澳大利亚等地区都有该菌的分离报道，该菌与人类胃肠炎有关，可引起旅游者腹泻，也有引起透析患者腹膜炎的报道。

表 21-4-1　香港海鸥菌与相关常见细菌鉴别特性

微生物	G+C 含量 /（mol%）	菌体形态	对氧的需求	动力	对糖的利用	尿素酶	O/129
香港海鸥菌	68	海鸥形	兼性厌氧	无动力	不分解糖	+	耐药
空肠弯曲杆菌	30.6	螺旋形	微需氧	有动力	不分解糖	–	NA
嗜低温弓形杆菌	27~31	弯曲	微需氧或需氧	有动力	不分解糖	–	NA
霍乱弧菌	47.3	弯曲	兼性厌氧	有动力	分解糖	–	敏感
幽门螺杆菌	39	螺旋形	微需氧	有动力	分解糖	+	NA

注：+，阳性；–，阴性；NA，无资料。

（孙长贵　陈东科）

参考文献

1. 陈东科, 孙长贵. 实用临床微生物学检验与图谱. 北京: 人民卫生出版社, 2011

2. 赵虎. 厌氧菌和微需氧菌感染与实验诊断. 上海: 上海科学技术出版社, 2005

3. Murray PR. Manual of clinical microbiology. 9th ed. Washington DC: ASM Press, 2007

4. 尚红, 王毓三, 申子瑜. 全国临床检验操作规程. 4 版. 北京: 人民卫生出版社, 2015

5. 王金良, 李晓军, 涂植光, 等. 实用检验医学 (下册). 2 版. 北京: 人民卫生出版社, 2013

6. Jorgensen JH, Pfaller MA. Manual of Clinical Microbiology. 11th ed. Washington DC: ASM press, 2015

7. Yuen KY, Woo PCY, Teng JL, et al. Laribacter hongkongensis gen. nov., sp. nov., a novel gram-negative bacterium isolated from a cirrhotic patient with bacteremia and empyema. J Clin Microbiol, 2001; 39 (12): 4227-4232

8. Engsbro AL, Nielsen KL, Hornum M, et al. Laribacter hongkongensis: clinical presentation, epidemiology and treatment. A review of the literature and report of the first case in Denmark. Infect Dis (Lond), 2018, 50 (6): 417-422

9. 陈东科, 孙长贵. 临床微生物学检验图谱. 北京: 人民卫生电子音像出版社, 2016

10. Garrity GM. Bergey's manual of systematic bacteriology: volume 2 The *Proteobacteria*, Part C. 2nd ed. New York: Springer, 2005

11. Jorgensen JH, Pfaller MA. 临床微生物学手册: 第 11 版. 王辉, 马筱玲, 钱渊, 等译. 北京: 中华医学电子音像出版社, 2017

第二十二章
螺旋体

第一节　钩端螺旋体属

一、分类与命名

钩端螺旋体属(*Leptospira*)隶属于细菌域、螺旋体门、螺旋体纲、螺旋体目、钩端螺旋体科。目前,属内有 22 个种,包括问号钩端螺旋体(*L. interrogans*)、亚历山大钩端螺旋体(*L. alexanderi*)、阿尔斯通钩端螺旋体(*L. alstonii*)、双曲钩端螺旋体(*L. biflexa*)、博氏钩螺旋体(*L. borgpetersenii*)、布鲁氏姆钩端螺旋体(*L. broomii*)、费恩钩端螺旋体(*L. fainei*)、爱多钩端螺旋体(*L. idonii*)、稻田钩端螺旋体(*L. inadai*)、克氏钩端螺旋体(*L. kirschneri*)、克迈蒂钩端螺旋体(*L. kmetyi*)、利塞拉斯钩端螺旋体(*L. licerasiae*)、马约特岛钩端螺旋体(*L. mayottensis*)、麦尔钩端螺旋体(*L. meyeri*)、野口钩端螺旋体(*L. noguchii*)、圣地罗西钩端螺旋体(*L. santarosai*)、托普斯特钩端螺旋体(*L. terpstrae*)、范蒂尔钩端螺旋体(*L. vanthielii*)、韦氏钩端螺旋体(*L. weilii*)、沃尔巴克钩端螺旋体(*L. wolbachii*)、沃尔夫钩端螺旋体(*L. wolffii*)和柳川钩端螺旋体(*L. yanagawae*)。钩端螺旋体常简称为钩体。

钩端螺旋体属 DNA G+C 含量为 35~43mol%,代表菌种为问号钩端螺旋体。

二、生物学特性

(一)形态与染色

钩端螺旋体为菌体纤细,长短不一的弯曲杆菌,宽 0.1~0.2μm,长 6~20μm。它具有细密而规则的螺旋,构象为右手螺旋(图 22-1-1C),变幅为 0.1~0.15μm,波长大约为 0.5μm。菌体具有点末端,一端或两端弯曲呈特征性的钩体,常呈 C 形、S 形等形状。革兰氏染色为阴性,不易被碱性染料

着色,常用 Fontana 镀银染色法,把菌体染成棕褐色(图 22-1-1B)。钩端螺旋体有两种不同的运动方式,即穿梭型(快速往返运动)和旋转型(沿菌体长轴快速旋转)。在形态学上,所有的钩端螺旋体是不能区分的。钩端螺旋体在暗视野显微镜下可见钩体像一串发亮的微细珠粒,运动活泼,可屈曲,前后移动或围绕长轴做快速旋转,折光性强而呈白色,见图 22-1-1。

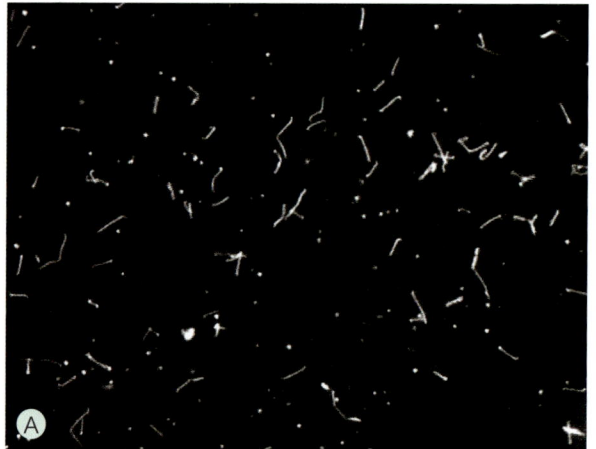

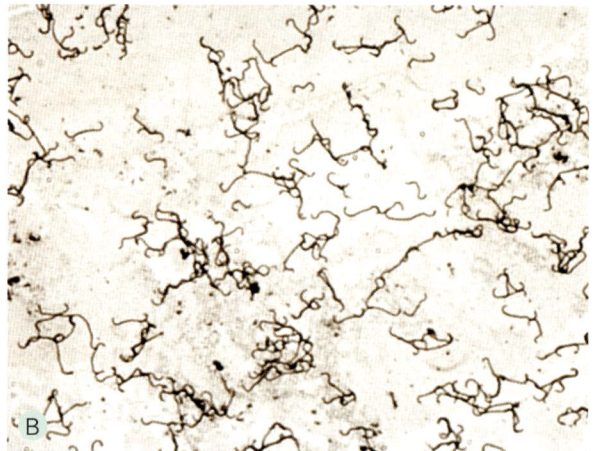

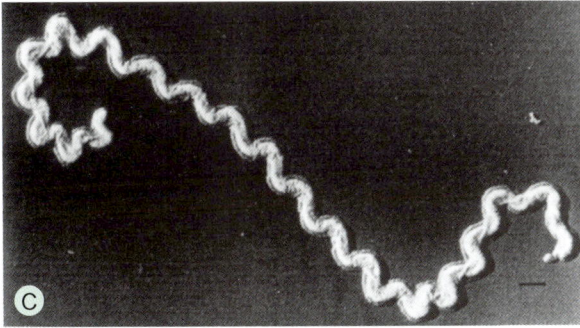

图 22-1-1 钩端螺旋体的形态特征
A. 暗视野 ×400；B. 镀银染色 ×1 000；C. 电子显微镜 ×20 000

（二）培养特性

专性需氧，可用人工合成培养基进行培养。最适生长温度是 28~30℃，最适生长 pH 为 7.2~7.6。常用柯氏（Korthof）培养基进行培养，培养基中富含维生素（维生素 B_2 和维生素 B_{12}）、长链脂肪酸和氨基酸盐等成分。在液体培养基中 28℃培养 1~2 周，呈现半透明云雾状浑浊。在固体培养基上，20~30℃培养 2 周左右，可形成透明、不规则、直径约 2mm 的扁平菌落。在半固体培养基中，培养 3~10 日后，可形成扁平、透明、圆形、针尖大小的菌落。

（三）生化特性

钩端螺旋体不分解糖类和蛋白质，氧化酶、触酶阳性，有些钩端螺旋体株可产生溶血素。

三、鉴定与鉴别

标本直接暗视野镜检、镀银染色或直接荧光抗体染色法，查见细长如丝、螺旋细密规则、一端或两端弯曲成半圆形呈钩状的菌体。20~30℃需氧生长，液体培养基 1~2 周可见半透明云雾状浑浊，半固体培养基上可形成扁平、透明、圆形、针尖大小的菌落。氧化酶、触酶试验阳性，动物试验阳性，可鉴定为钩端螺旋体属。此外，可采用胶乳凝集试验、凝集溶解试验、间接凝集试验、补体结合试验等血清学试验进行检测。

四、抗菌药物敏感性

钩端螺旋体对多种抗菌药物敏感，如青霉素类、庆大霉素、四环素等，国内常首选青霉素进行治疗。

五、临床意义

钩端螺旋体可分为致病性钩体及非致病性钩体两大类，致病性钩体能引起人及动物的钩端螺旋体病，简称钩体病，是在世界各地广泛流行的一种人畜共患病。主要是问号钩端螺旋体引起的钩端螺旋体病，该病临床表现差异很大，轻者自限性轻微发热，重者暴发严重肝、肾损害。钩体病潜伏期一般 7~17 日，但也可 2~21 日，轻型病例表现为突然发作的低热、头痛和肌肉疼痛，眼结膜充血等，持续 1~14 日。典型的钩端螺旋体病分为潜伏期、败血症期、器官损伤期和恢复期，主要引起心、肝、肾等多器官损伤。

（贾 伟　喻 华）

第二节　疏螺旋体属

一、分类与命名

疏螺旋体属（Borrelia）又称包柔螺旋体属，隶属于细菌域，螺旋体门，螺旋体纲，螺旋体目，螺旋体科。目前，属内有 42 个种，主要包括阿氏疏螺旋体（B. afzelii）、鹅疏螺旋体（B. anserina）、巴伐利亚疏螺旋体（B. bavariensis）、比氏疏螺旋体（B. bissettiae）、巴西疏螺旋体（B. brasiliensis）、伯氏疏螺旋体（B. burgdorferi）、加利福尼亚疏螺旋体（B. californiensis）、卡罗来纳疏螺旋体（B. carolinensis）、高加索疏螺旋体（B. caucasica）、革质疏螺旋体（B. coriaceae）、麝疏旋体（B. crocidurae）、杜通疏螺旋体（B. duttonii）、加林疏螺旋体（B. garinii）、哈氏疏螺旋体（B. harveyi）、赫氏疏螺旋体（B. hermsii）、西班牙疏螺旋体（B. hispanica）、日本疏螺旋体（B. japonica）、拉氏疏螺旋体（B. latyschewii）、葡萄牙疏螺旋体（B. lusitaniae）、马荣疏螺旋体（B. mayonii）、马氏疏螺旋体（B. mazzottii）、宫本疏螺旋体（B. miyamotoi）、扁虱疏螺旋体（B. parkeri）、波斯疏螺旋体（B. persica）、回归热疏螺旋体（B. recurrentis）、斯皮尔曼疏螺旋体（B. spielmanii）、狸蜱疏螺旋体（B. tanukii）、泰勒疏螺旋体（B. theileri）、鸫蜱疏螺旋体（B. turdi）、特里蜱疏螺旋体（B. turicatae）、瓦莱疏螺旋体（B. valaisiana）、委内瑞拉疏螺旋体（B. venezu-elensis）和扬子江疏螺旋体（B. yangtzensis）等。

疏螺旋体属 DNA G+C 含量为 27~32mol%，代表菌种为鹅疏螺旋体。

二、生物学特性

（一）形态与染色

疏螺旋体菌体呈螺旋形，宽 0.2~0.5μm，长 3~30μm，两端稍尖，具有 5~10 个稀疏不规则的螺旋，螺旋间距 2~4μm。运动活泼，有扭转、翻滚、抖动等多种运动方式。革兰氏染色为阴性，不易着色，Giemsa 和 Wright 染色效果好。回归热疏螺旋体 Giemsa 染色呈紫红色，Wright 染色呈棕红色。疏螺旋体菌体形态见图 22-2-1。

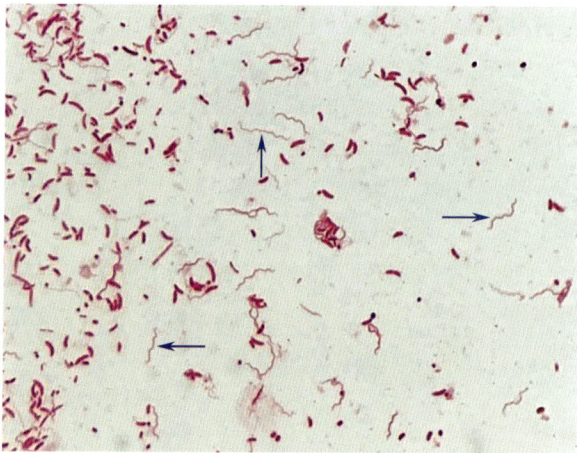

图 22-2-1　奋森疏螺旋体的形态特征
痰涂片革兰氏染色 ×1 000

（二）培养特性

营养要求高，培养基需含有长链饱和与不饱和脂肪酸、葡萄糖、氨基酸、牛血清蛋白等。微需氧生长，最适生长温度是 35℃，生长缓慢，在液体培养基中培养 2~3 周，才能观察到生长情况。在固体培养基中，培养 2 周左右，可形成透明、不规则、直径约 2mm 的扁平菌落。在半固体培养基中的菌落常生长在近表面，呈细小、边缘整齐的菌落。

三、鉴定与鉴别

疏螺旋体属除采用直接镜检和培养方法外，可用血清学试验和动物试验进行鉴定。伯氏疏螺旋体和回归热疏螺旋体的鉴别见表 22-2-1。

四、抗菌药物敏感性

疏螺旋体的最低杀菌浓度测定的标准方法尚未建立。伯氏疏螺旋体对大环内酯类、多西环素、四环素、半合成青霉素以及第二代、第三代头孢菌素敏感；对青霉素和氯霉素中度敏感；对磺胺类、利福平、氨基糖苷类、喹诺酮类耐药。对于青霉素、阿莫西林、头孢曲松、红霉素、阿奇霉素、多西环素、四环素等抗生素，伯氏疏螺旋体和回归热疏螺旋体药敏结果之间没有显著差异。对于疏螺旋体，无需常规做药敏试验。

五、临床意义

与人类感染有关的主要是伯氏疏螺旋体和回归热疏螺旋体，其中以伯氏疏螺旋体最常见。伯氏疏螺旋体是莱姆病的病原体，主要引起皮肤损害，表现为游走性红斑，早期有乏力、头痛、发热、肌痛等，未经治疗的莱姆病患者，在晚期主要表现为莱姆关节炎和慢性萎缩性皮肌炎、慢性关节炎，严重者可同时出现皮肤、神经系统、关节、心脏等多器官损害。

表 22-2-1　伯氏疏螺旋体和回归热疏螺旋体主要鉴别试验

种名	分离培养（BSK 培养基）	直接镜检（暗视野检查）	临床症状	血清学检查			PCR	动物试验
				IFA	ELISA	CF		
伯氏疏螺旋体	生长,较困难	较困难,运动的疏螺旋体	游走性红斑	+	+		+	
回归热疏螺旋体	生长	细长疏散弯曲螺旋体	回归热	+		+		+

注：+,阳性反应；IFA,免疫荧光测定；ELISA,酶联免疫吸附法；CF,补体结合试验。

回归热疏螺旋体是人类回归热的病原体,以节肢动物为传播媒介,分为流行性回归热(体虱传播)和地方性回归热(软蜱传播),我国流行的主要为流行性回归热。回归热疏螺旋体侵入人体后,大量进入血液,引起高热、严重头痛、恶心、肌痛、肝大、脾大,出现黄疸;持续 1 周左右,骤然退热,血中螺旋体消失,隔 1 周或数日又发热。血中再次出现螺旋体,如此反复发作与缓解可达 3~10 次。

(贾　伟　喻华)

第三节　密螺旋体属

一、分类与命名

密螺旋体属(Treponema)隶属于细菌域,螺旋体门,螺旋体纲,螺旋体目,螺旋体科。目前,属内有 28 个种和 3 个亚种,常见的菌种主要有苍白密螺旋体(T. pallidum)、品他密螺旋体(T. carateum)、伯氏密螺旋体(T. bryantii)、齿垢密螺旋体(T. denticola)、无害密螺旋体(T. innocens)、微小密螺旋体(T. minutum)、极细密螺旋体(T. pertenue)和索氏密螺旋体(T. socranskii)等。其他还包括噬淀粉密螺旋体(T. amylovorum)、柏林密螺旋体(T. berlinense)、解卵磷脂密螺旋体(T. lecithinolyticum)、嗜麦芽糖密螺旋体(T. maltophilum)、中间密螺旋体(T. medium)、微细密螺旋体(T. parvum)、食果胶密螺旋体(T. pectinovorum)、恶臭密螺旋体(T. putidum)和文氏密螺旋体(T. vincentii)等。

与人类感染有关的主要有苍白密螺旋体、品他密螺旋体,其中以苍白密螺旋体最常见。苍白密螺旋体通称为梅毒螺旋体,又分为 3 个亚种,苍白亚种、地方亚种和极细亚种。

密螺旋体属 DNA G+C 含量为 37~54mol%,代表菌种为苍白密螺旋体苍白亚种。

二、生物学特性

(一) 形态与染色

密螺旋体菌体细长,宽 0.2~0.5μm,长 8~30μm,波幅 0.3μm,有 8~14 个细密而规则的螺旋,两端尖直,运动活泼。革兰氏染色阴性,不易着色,需用暗视野显微镜或镀银染色法观察。Fontana 镀银染色法可将螺旋体染成棕褐色(图 22-3-1)。新鲜标本不用染色,在暗视野显微镜下可观察形态和运动方式。

(二) 培养特性

培养困难,至今尚不能在无活细胞的人工培养基上生长繁殖。

三、鉴定与鉴别

初期梅毒取下疳分泌物,二期梅毒取梅毒疹、

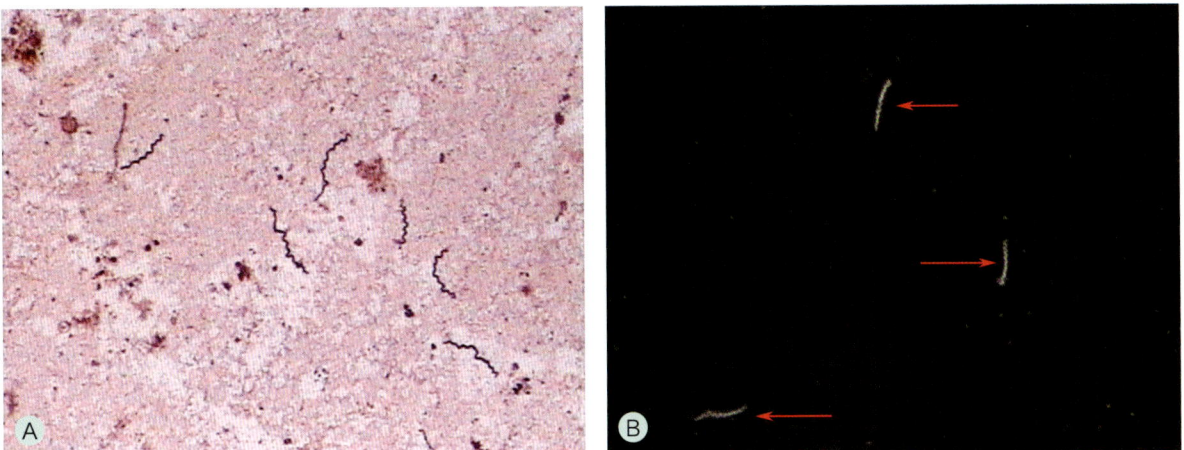

图 22-3-1　梅毒螺旋体(苍白密螺旋体苍白亚种)的形态特征 ×1000
A. 镀银染色下;B. 暗视野下

病灶分泌物、局部淋巴结穿刺液等采用直接暗视野镜检,查见运动活泼的螺旋体即有诊断意义,也可采用镀银染色或直接荧光抗体染色法观察。晚期梅毒由于体外培养困难,常采用血清学试验:非密螺旋体抗原试验和密螺旋体抗原试验。

密螺旋体菌属的种间鉴别较为困难,因为它们在形态、抗原结构甚至 DNA 同源性方面十分相似,因此,除微生物学检查中查见密螺旋体及梅毒血清试验阳性可辅助诊断为密螺旋体感染外,还需参考疾病的地区分布和临床表现,才能确定是哪一种密螺旋体感染。

四、抗菌药物敏感性

青霉素对梅毒螺旋体有强烈的抑制作用,此外梅毒螺旋体对大环内酯类(如阿奇霉素、罗红霉素)、四环素类(如多西环素、土霉素)和链霉素敏感。头孢曲松和头孢噻肟等三代头孢菌素在临床上应用也收到较好的效果。

五、临床意义

苍白密螺旋体苍白亚种是梅毒的病原体,主要通过性接触传播,也可通过胎盘直接传播。梅毒的临床过程分三期,第一期为硬性下疳期,在外生殖器感染局部形成丘疹硬结,进而变成无痛性溃疡,病灶中有大量苍白密螺旋体存在,极易传播引起感染。第二期为梅毒疹期,全身皮肤、黏膜常有梅毒疹,伴淋巴结肿大,有时可累及骨、关节、眼及其他脏器,梅毒疹和淋巴结中有大量的苍白密螺旋体。第三期为晚期梅毒,病变可累及全身组织和器官,基本损伤为慢性肉芽肿,三期损害常出现进展和消退交替进行。

(贾 伟 喻 华)

参考文献

1. 陈东科, 孙长贵. 实用临床微生物学检验与图谱. 北京: 人民卫生出版社, 2011
2. Murray PR. Manual of clinical microbiology. 9th ed. Washington DC: ASM Press, 2007
3. 张卓然, 倪语星. 临床微生物学和微生物检验. 3 版. 北京: 人民卫生出版社, 2003
4. 叶应妩, 王毓三, 申子瑜. 全国临床检验操作规程. 3 版. 南京: 东南大学出版社, 2006
5. Jorgensen JH, Pfaller MA. Manual of Clinical Microbiology. 11th ed. Washington DC: ASM press, 2015
6. Parte AC. Bergey's manual of systematic bacteriology: volume 4 The *Bacteroidetes*, *Spirochaetes*, *Tenericutes* (*Mollicutes*), *Acidobacteria*, *Fibrobacteres*, *Fusobacteria*, *Dictyoglomi*, *Gemmatimonadetes*, *Lentisphaerae*, *Verrucomicrobia*, *Chlamydiae*, and *Planctomycetes*. 2nd ed. New York: Springer, 2010
7. Jorgensen JH, Pfaller MA. 临床微生物学手册: 第 11 版. 王辉, 马筱玲, 钱渊, 等译. 北京: 中华医学电子音像出版社, 2017

第一节　支原体属和脲原体属

一、分类与命名

支原体属（*Mycoplasma*）和脲原体属（*Ureaplasma*）隶属于细菌域，柔膜菌门，柔膜菌纲，支原体目，支原体科（Mycoplasmataceae）。目前支原体属内有 120 余种和亚种，脲原体属属内有 7 个种，常见的菌种主要有肺炎支原体（*M. pneumoniae*）、人型支原体（*M. hominis*）、生殖道支原体（*M. genitalium*）、穿通支原体（*M. penetrans*）、颊支原体（*M. buccale*）、咽支原体（*M. faucium*）、嗜脂支原体（*M. lipophilum*）、发酵支原体（*M. fermentans*）、灵长类支原体（*M. primatum*）、土罐形支原体（*M. amphoriforme*）、梨形支原体（*M. pirum*）、唾液支原体（*M. salivarium*）、嗜精子支原体（*M. spermatophilum*）、解脲脲原体（*U. urealyticum*）和差异脲原体（*U. diversum*）等。与人类感染有关的主要有肺炎支原体、人型支原体、穿通支原体、解脲脲原体和生殖道支原体，其中以肺炎支原体和解脲脲原体最常见。

支原体属 DNA G+C 含量为 23~40mol%，代表菌种为球形支原体。脲原体属 DNA G+C 含量为 25~32mol%，代表菌种为解脲脲原体。

二、生物学特性

（一）形态与染色

支原体缺乏细胞壁，仅有细胞膜，电镜下可见细胞膜由三层结构组成，内外两层以蛋白质为主，中间层为脂质，部分肺炎支原体在细胞膜外存在一层荚膜，主要成分为多糖，与支原体的致病性有关。支原体呈高度多形性，可以通过一般的除菌滤器，呈球形、杆状、丝状体等，球形直径为 0.2~0.3μm（如脲原体属和人型支原体），杆状大小为（0.1~0.2）μm×（1~2）μm（如肺炎支原体和穿通支原体）。革兰氏染色阴性，不易着色（图 23-1-1C），可用 Giemsa 染色法进行染色。Giemsa 染色支原体呈淡紫色（图 23-1-1B、D），解脲脲原体呈紫蓝色。

支原体属和脲原体属显微镜下形态特征，见图 23-1-1、图 23-1-2。

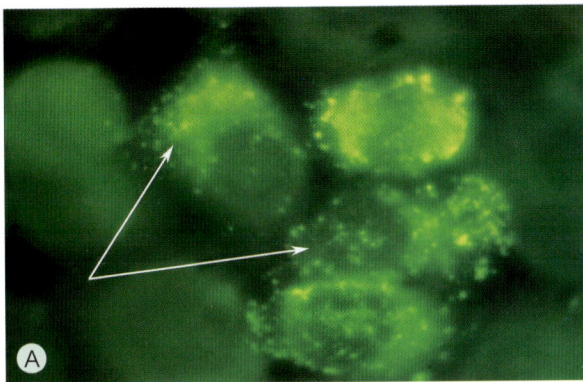

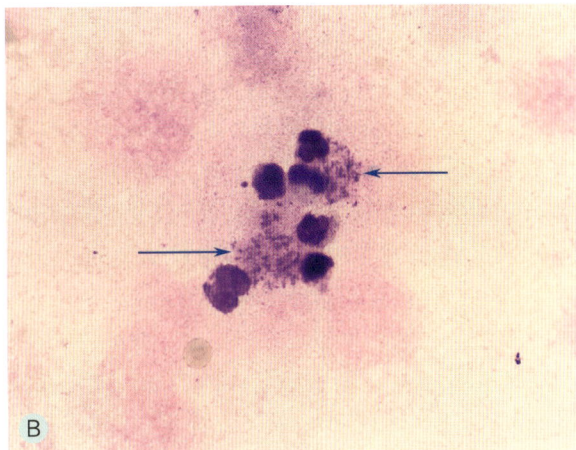

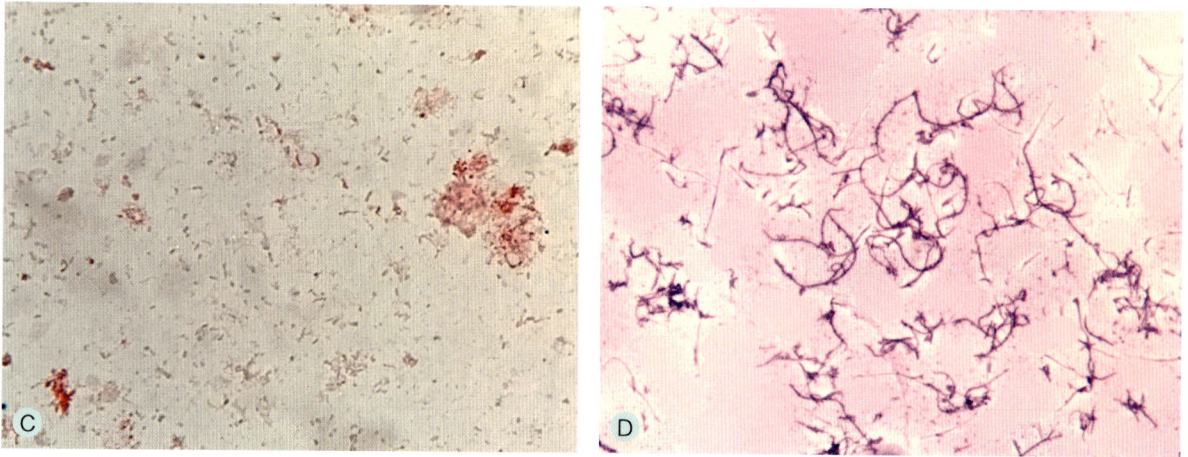

图 23-1-1　支原体显微镜下形态

A. 支原体感染绿猴肾细胞（vero cell），DNA 荧光染色 ×400；B. 人型支原体（关节腔液涂片）吉姆萨染色 ×1 000；
C. 人型支原体涂片革兰氏染色 ×1 000；D. 人型支原体吉姆萨染色 ×1 000

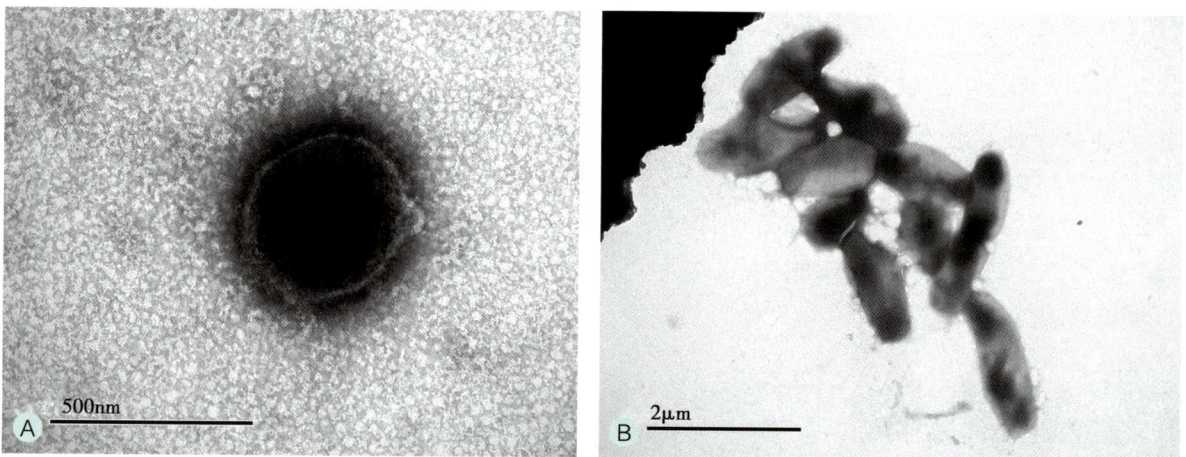

图 23-1-2　脲原体在透射电镜下的形态特征 ×200 000

A. 解脲脲原体 22846；B. 解脲脲原体 27878

（二）培养特性

支原体主要以二分裂繁殖，但由于基因组特别小（生殖道支原体基因组<600kb），生物合成能力有限，繁殖速度较慢，且必须以寄生或腐生方式生存，营养要求高。培养基成分除基础营养物质外，还需加入 10%~20% 马或小牛血清，以提供支原体不能合成的固醇和长链脂肪酸，并可稳定其细胞膜。初次分离培养支原体，须添加 10% 新鲜的酵母浸液，以提供核苷前体和维生素。支原体在含 5%~10% CO_2 大气环境或 95% N_2、5% CO_2 的厌氧环境培养生长较好。最适生长温度为 36~37℃，最适 pH 为 7.8~8.0，pH 7.0 以下可致其死亡。解脲脲原体最适 pH 为 6.0~6.5。人型支原体、解脲脲原体培养需 2~4 日，肺炎支原体培养需 21 日或更长时间。

典型的支原体菌落为圆形、透明、表面光滑、边缘整齐的"油煎蛋样"菌落，直径大小为 10~300μm 不等。菌落中央的核心部分较厚，向下长入培养基中，周围有一层薄的透明颗粒贴在琼脂表面。支原体形成的菌落肉眼可见，而脲原体形成的菌落直径在 10~60μm，放大 200 倍才能观察到其褐色条纹状菌落。支原体在液体选择培养基中呈红色。

支原体及脲原体的菌落形态特征见图 23-1-3、图 23-1-4。

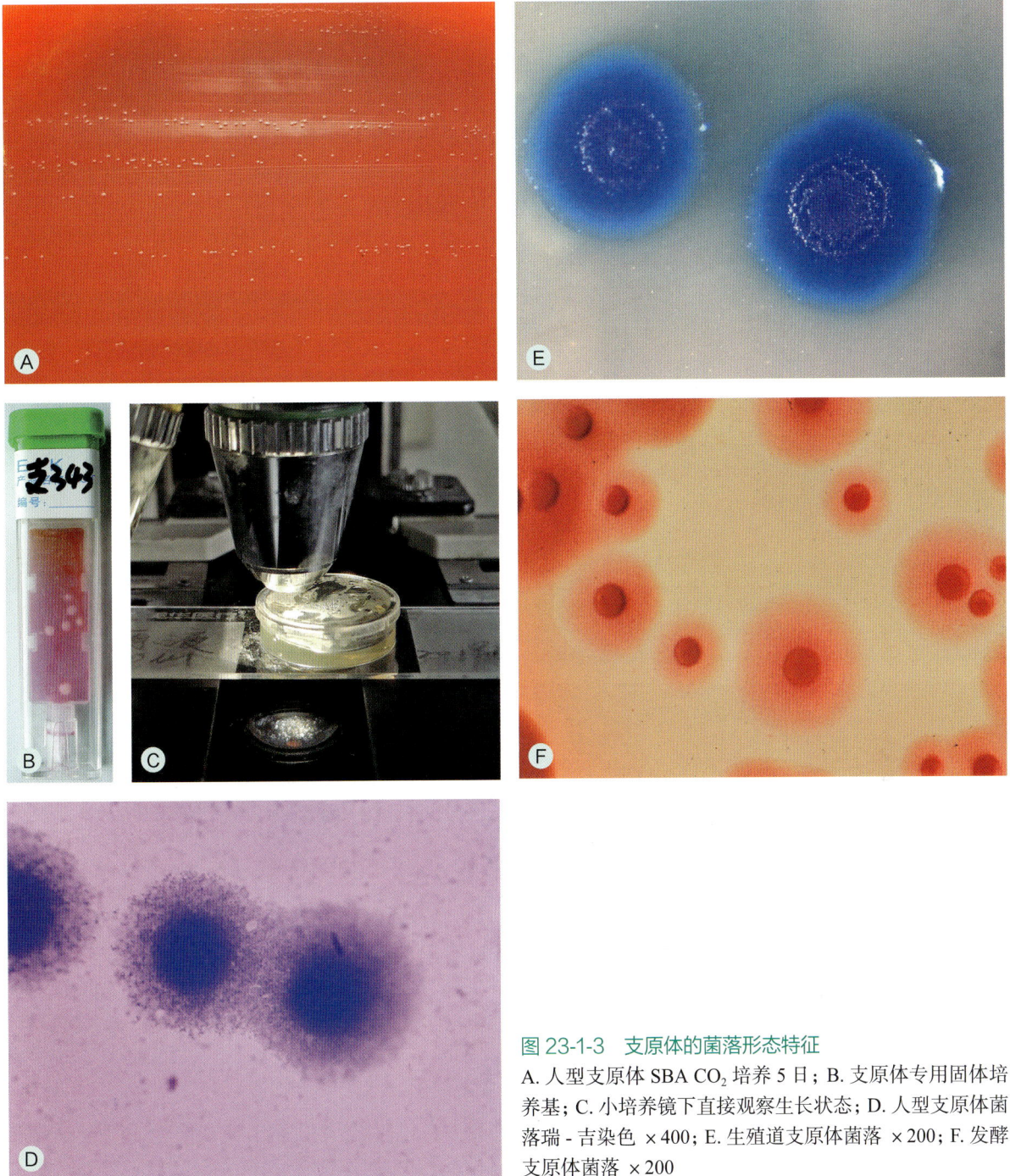

图 23-1-3　支原体的菌落形态特征
A. 人型支原体 SBA CO_2 培养 5 日；B. 支原体专用固体培养基；C. 小培养镜下直接观察生长状态；D. 人型支原体菌落瑞 - 吉染色 ×400；E. 生殖道支原体菌落 ×200；F. 发酵支原体菌落 ×200

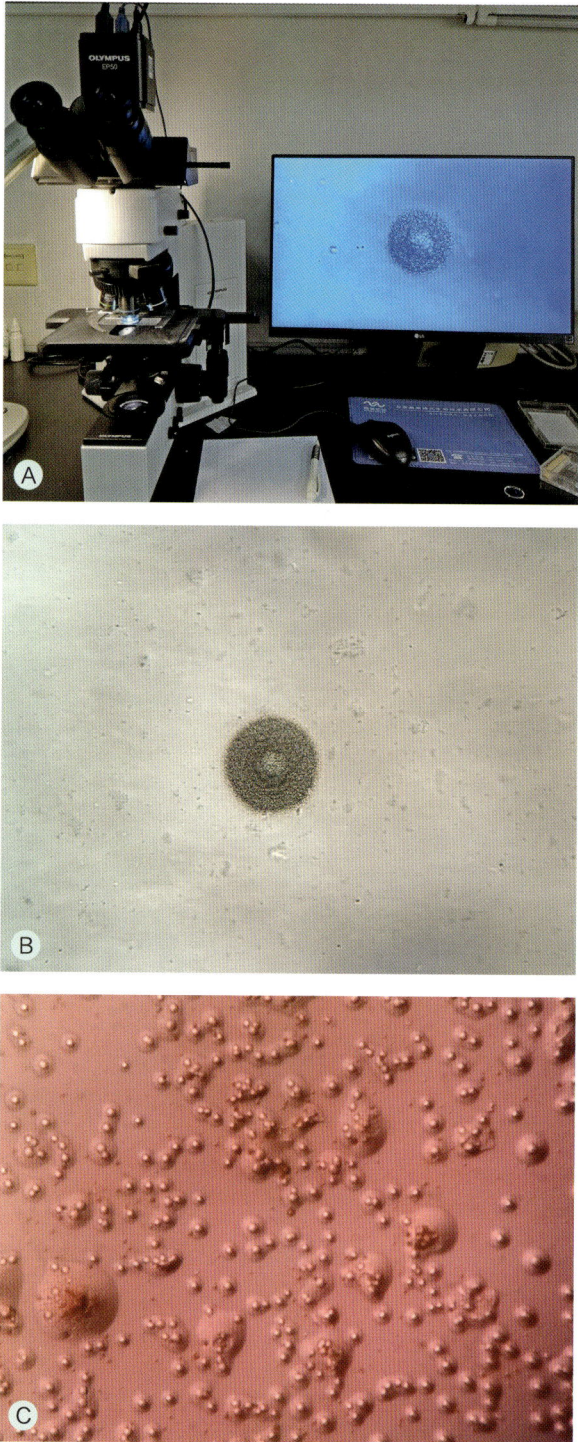

图 23-1-4   脲原体的菌落形态特征

A. 解脲脲原体小培养 8 日亚甲蓝染色 ×400；B. 解脲脲原体小培养 8 日 ×400；C. 固体培养基直接镜检，人型支原体（大菌落）、解脲脲原体（小菌落）×100

（三）生化特性

大多数支原体能利用葡萄糖和精氨酸作为能源，如肺炎支原体、生殖道支原体、穿通支原体能发酵葡萄糖，肺炎支原体能产生溶血素，可迅速而完全地溶解哺乳动物红细胞，人型支原体能利用精氨

酸释放氨。解脲脲原体产生尿素酶能水解尿素产氨，四氮唑还原试验阴性。

三、鉴定与鉴别

（一）属间鉴别

主要根据形态染色、菌落特征、生化反应进行鉴定，解脲脲原体尿素酶试验阳性可与其他支原体进行鉴别。支原体"油煎蛋"样菌落，应与分离培养的细菌 L 型菌落进行鉴别，见表 23-1-1。细菌 L 型菌落在无抗生素诱导下，可返祖为原来的典型形态，染色后易褪色，可以与支原体相鉴别。

表 23-1-1   支原体和细菌 L 型的比较

特性	支原体	细菌 L 型
菌落形态	油煎蛋样	油煎蛋样、颗粒状或丝状
菌落大小	直径 0.1~0.3mm	直径 0.5~1mm
液体培养	浑浊度极低	有一定浑浊度
细胞壁缺失原因	遗传	表型变异、可恢复
对洋地黄皂苷	敏感	不敏感
Diene 染色	不易褪色	易褪色

（二）属内鉴定

与人有关的支原体可以根据能否利用葡萄糖、水解精氨酸和尿素来区分。水解尿素是脲原体的特性，此特征可鉴别该菌，其他的生化特性均不能用于鉴定。人类主要支原体、脲原体的原发定居部位、代谢、吸附细胞和致病性见表 23-1-2。

四、抗菌药物敏感性

支原体没有细胞壁，因此对作用于细胞壁的抗生素如 β- 内酰胺类、万古霉素等天然耐药，对多黏菌素、利福平、磺胺类药物普遍耐药。对干扰蛋白质合成的药物如红霉素、卡那霉素、链霉素、四环素等敏感。

五、临床意义

人体可分离出十几种支原体，其中一些对人有致病性，如肺炎支原体、生殖道支原体、人型支原体、发酵支原体和解脲脲原体。肺炎支原体是儿童和年轻患者社区获得性肺炎的主要病原体，秋、冬季较多见，主要经飞沫传播，潜伏期为 2~3 周，引起支气管炎，常伴有上呼吸道感染症状，1/3 的感染者可致肺炎。在家庭中传播易见，也易在学校、家庭、军队中流行，主要侵犯呼吸系统，以隐性感染和轻

表 23-1-2　人类主要支原体、脲原体原发定居部位、代谢、吸附细胞和致病性

支原体	原发定居部位		代谢			吸附细胞	致病性
	口咽	泌尿生殖道	葡萄糖	精氨酸	尿素		
肺炎支原体	+	−	+	−	−	红细胞	肺炎、支气管炎
人型支原体	+	+	−	+	−	−	泌尿生殖道感染
生殖道支原体	+	+	+	−	−	−	泌尿生殖道感染
穿通支原体	−	+	+	+	−	红细胞、CD4⁺T细胞、巨噬细胞	多见于艾滋病
解脲脲原体	+	+	−	−	+	−	泌尿生殖道感染

注：+，阳性；−，阴性

型感染较常见，个别患者可发生肺外并发症，包括脑膜脑炎、横断性脊髓炎、心包炎、溶血性贫血、关节炎和皮肤黏膜损害等。

解脲脲原体、人型支原体、生殖道支原体主要引起泌尿生殖系统的感染，如非淋球菌性尿道炎（NGU）、阴道炎、宫颈炎、绒毛膜羊膜炎、自然流产、早产、前列腺炎、附睾炎和不育症等。有报道认为生殖道支原体感染与AIDS密切相关，但其与AIDS的发生、发展和死亡之间的关系仍不明确。

穿通支原体和发酵支原体被称为AIDS相关支原体，在AIDS的发展进程中起促进作用。发酵支原体也可引起风湿性关节炎。解脲脲原体主要传播途径为性接触传播和母婴传播，最常引起的疾病是非淋菌性尿道炎，也与前列腺炎、宫颈炎、不孕症等疾病相关。人型支原体单独感染不常见，常与解脲脲原体混合感染。

（张金艳　喻　华）

第二节　衣原体属

一、分类与命名

衣原体属（Chlamydia）隶属于细菌域，衣原体门（Chlamydiae），衣原体纲（Chlamydiia），衣原体目（Chlamydiales），衣原体科（Chlamydiaceae）。属内有10个种，包括沙眼衣原体（C. trachomatis）、鹦鹉热衣原体（C. psittaci）、肺炎衣原体（C. pneumoniae）、鼠衣原体（C. muridarum）、猪衣原体（C. suis）、家畜衣原体（C. pecorum）、流产衣原体（C. abortus）、猫衣原体（C. felis）、鸟衣原体（C. avium）及家禽衣原体（C. gallinacea）。与人类感染有关的主要有沙眼衣原体、鹦鹉热衣原体、肺炎衣原体，其中以沙眼衣原体最常见。沙眼衣原体包括3个生物变种，即沙眼生物变种、性病淋巴肉芽肿生物变种（biovar lymphogranuloma，LGV）和鼠生物变种。沙眼生物变种有A、B、Ba、C、D、Da、E、F、G、H、I、Ia、J、K 14个血清型，其中A、B、Ba、C血清型主要引起眼疾患，D~K型引起生殖器疾患。LGV生物变种有4

个血清型，即L1、L2、L2a和L3，其中L1~L3型为引起性病淋巴肉芽肿的病原体。

1999年Everett等学者提议将肺炎衣原体、鹦鹉热衣原体和家畜衣原体从衣原体属转移到新成立的嗜衣原体属（Chlamydophila）中，分别称为肺炎嗜衣原体（Chlamydophila pneumoniae）、鹦鹉热嗜衣原体（Chlamydophila psittaci）和家畜嗜衣原体（Chlamydophila pecorum）。

衣原体含有DNA和RNA两种核酸，G+C含量为39~45mol%，代表菌种为沙眼衣原体。

二、生物学特性

（一）形态与染色

衣原体是一类能通过除菌滤器的原核细胞型微生物，革兰氏染色阴性。具有脂多糖（LPS）和蛋白质组成的细胞壁，结构与革兰氏阴性菌相似，不产生荚膜、芽胞及鞭毛。具有原体（elementary body，EB）和始体（initial body，IB）两种颗粒结

构。原体为衣原体胞外存在型,有较致密而坚韧的细胞壁,呈圆形,直径 0.2~0.4μm,中央存有致密的拟核,具有感染性,Giemsa 染色呈紫红色,Macchiavello 染色呈红色(图 23-2-1B)。始体又称网状体(reticulate body,RB),为宿主细胞内的繁殖型,无细胞壁,呈圆形或椭圆形,直径 0.5~1μm,中央呈纤细网状,无感染性,Giemsa 染色呈深蓝色或暗红色(图 23-2-1A),Macchiavello 染色呈蓝色。光镜下可见包涵体,包涵体内含有糖原,用碘液染色呈棕褐色斑块(图 23-2-1C)。肺炎衣原体形成的包涵体呈致密的卵圆形,不含糖原,碘染色阴性。

（二）培养特性

衣原体专性活细胞内寄生,有独特的发育周期,原体与易感细胞接触时,以被细胞吞饮的方式进入宿主细胞内,形成空泡,在空泡中逐渐发育成为始体;始体在空泡内以二分裂的方式繁殖,形成众多的子代原体,成熟的子代原体从感染细胞中释放出来,再感染新的易感细胞,开始新的发育周期。每个发育周期为 48~72 小时。可采用鸡胚、动物接种和组织细胞 3 种方法分离培养。衣原体均可在鸡胚卵黄囊内生长繁殖,细胞培养法是衣原体感染诊断的参考标准,常用的细胞株为 Hela-299、McCoy、HL 和 Hep-2,肺炎衣原体的分离培养多用 HL 和 Hep-2,为了提高分离培养时的成功率,可在培养基中加入 DEAE- 葡聚糖或放线菌酮,并通过离心或 X 线照射等方法,使更多的衣原体吸附到易感细胞表面,以利于衣原体的寄生性生长。

（三）生化特性

衣原体为原核细胞型微生物,有 DNA 和 RNA 两种类型核酸,具有 LPS 和蛋白质组成的细胞壁,有核糖体和较为简单的酶系统,能进行一定代谢活动,但必须依靠宿主细胞的代谢中间产物提供能量。衣原体不能合成 ATP,但可分解葡萄糖、丙酮酸盐、谷氨酸盐,产生 CO_2,提供能量。

三、鉴定与鉴别

目前衣原体的鉴定融合了传统分类方法、分子遗传学方法和血清学方法。传统分类方法主要依靠形态结构、磺胺敏感性、糖原染色等(表 23-2-1)。分子遗传学方法主要依据 16S rDNA 序列分析、OmpA 序列分析、特异性基因分析和级联基因序列分析等,血清学方法用于检测衣原体感染后出现在血清中的特异性抗体,是目前主要的实验室检测方法。

1. 培养方法 有衣原体鸡胚培养、细胞培养

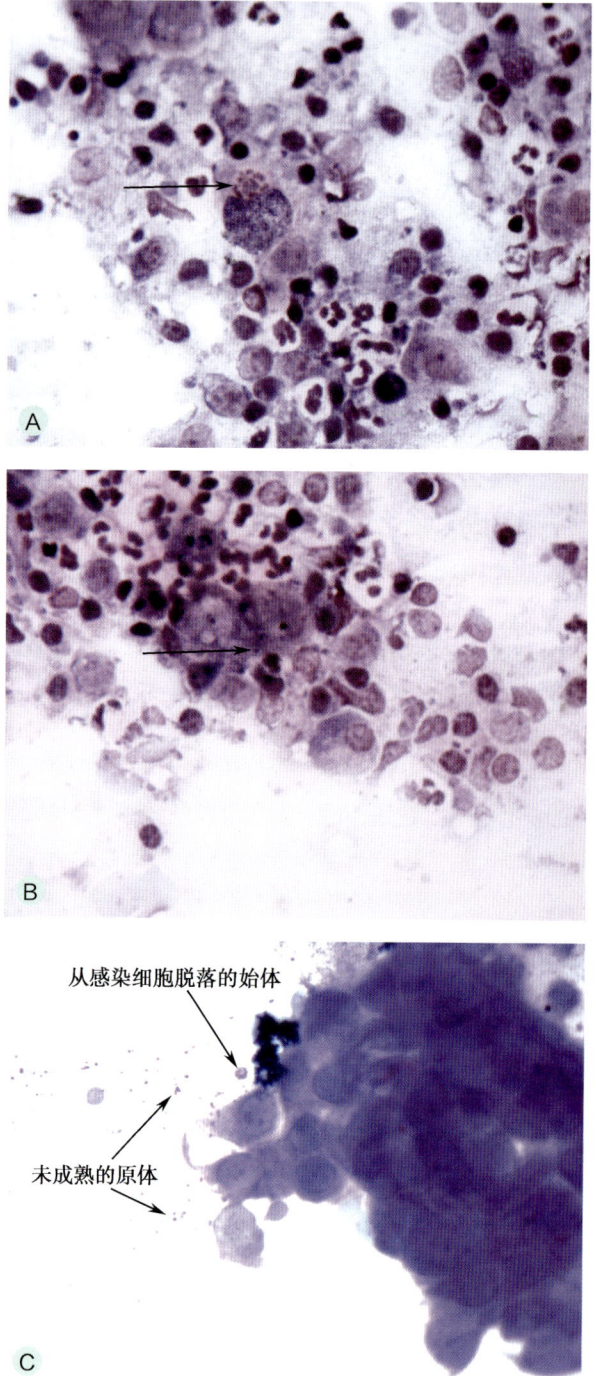

图 23-2-1 衣原体的镜下形态

A. 结膜囊分泌物,被吞噬的沙眼衣原体网状体,亦称始体(瑞氏 - 吉姆萨染色,内有较多红色的未成熟原体) × 1 000;B. 结膜囊分泌物,被上皮细胞等包围的单个成熟沙眼衣原体原体(瑞氏 - 吉姆萨染色,蓝色有包膜,有明显的包膜) × 1 000;C. 结膜囊分泌物中沙眼衣原体包涵体,瑞氏 - 吉姆萨染色 × 1 000

和动物接种等方法。

2. 非培养方法

（1）衣原体细胞学方法：从感染部位采取细胞标本进行涂片,自然干燥后,用无水甲醇固定 5~10

分钟,Giemsa 染色,在显微镜下感染细胞内包涵体呈蓝色始体或紫红色原体。

(2)直接沙眼衣原体抗原检测:用荧光素、胶体金或酶标记的抗沙眼衣原体的单克隆抗体来检测标本中的抗原。

(3)血清学检测:衣原体感染后,可在血清中出现特异性抗体。检测血清中抗体是目前检测衣原体感染的主要实验室方法。有酶联免疫吸附试验、间接血凝试验、间接荧光法、补体结合试验和代谢抑制试验等。患者血清中的 IgM 抗体效价 ≥1:128 提示近期感染,从发病初期及后期采集双份血清标本进行对比测定,IgG 抗体效价高达 4 倍以上,则有诊断意义。

衣原体属常见菌种的区别鉴定见表 23-2-1。

表 23-2-1　人类主要衣原体生物学特性

菌种	自然宿主	磺胺敏感性	糖原染色	质粒	噬菌体
沙眼衣原体	人	+	+	+	-
鼠衣原体	啮齿类动物	+	+	+	-
猪衣原体	猪	-	+	+	-
家畜衣原体	反刍动物	-	-	+	+
肺炎衣原体	人、马、树袋熊	-	-	-	+
鹦鹉热衣原体	鸟类	-	-	+	-
流产衣原体	脊椎动物	-	-	-	+
豚鼠衣原体	豚鼠	-	+	+	-
猫衣原体	猫	-	-	+	-
朱鹭衣原体	朱鹭	ND	ND	ND	ND
鸟衣原体	鸟类	ND	ND	ND	ND
家禽衣原体	家禽	ND	ND	ND	ND

注:+,90%~100% 菌株阳性;-,90%~100% 菌株阴性;ND,无数据。

四、抗菌药物敏感性

衣原体的治疗可选用四环素类、大环内酯类和喹诺酮类药物。推荐使用多西环素或阿奇霉素,也可选用米诺环素、红霉素、左旋氧氟沙星等。对溶菌酶不敏感,氨基糖苷类药物无效。青霉素、头孢菌素虽可抑制衣原体细胞壁合成,但临床治疗无效。沙眼衣原体的生长繁殖需要合成叶酸,故而对磺胺类药物敏感。

五、临床意义

衣原体以持续感染和亚临床感染最常见,但不同物种间的传播(如从禽类传播给人类的鹦鹉热)常引起显性感染。沙眼衣原体除引起沙眼外,还可引起泌尿生殖系统感染、性病淋巴肉芽肿及其他器官疾病。沙眼衣原体中的沙眼生物变种有 A、B、Ba、C、D、Da、E、F、G、H、I、Ia、J、K 14 个血清型,其中 A、B、Ba、C 型主要引起眼疾患,D~K 型可引起生殖器疾患;性病淋巴肉芽肿生物变种(biovar lymphogranuloma,LGV)中的 L1~L3 型为引起性病淋巴肉芽肿的病原体。沙眼衣原体引起的生殖道感染已成为最常见的性传播疾病之一,是男性非淋球菌性尿道炎的主要病因,同时也能引起附睾炎、Reiter 综合征。而女性感染则可引起宫颈炎、尿道炎、子宫内膜炎、输卵管炎、肝周炎。男性和女性均可发生直肠炎、结膜炎。新生儿阴道和肠道感染也有发现。

肺炎衣原体主要引起青少年急性呼吸道感染,可引起肺炎、支气管炎、咽炎和鼻窦炎等。还可引起心包炎、心肌炎和心内膜炎等。

(张金艳　喻 华)

第三节　立克次体属

一、分类与命名

立克次体属(Rickettsia)隶属于细菌域,变形菌门,α- 变形菌纲,立克次体目,立克次体科(Rickettsiaceae)。目前属内有 30 个种,常见的菌种主要有普氏立克次体(R. prowazekii)、斑疹伤寒立克次体(R. typhi)、非洲立克次体(R. africae)、小蛛立克次体(R. akeri)、澳大利亚立克次体(R. australis)、艾氏立克次体(R. aeschlimannii)、贝氏立克次体(R. bellii)、加拿大立克次体(R. canadensis)、康氏立克次体(R. conorii)、猫立克次体(R. felis)、黑龙江立克次体(R. heilongjiangensis)、瑞士立克次体(R. helvetica)、霍氏立克次体(R. honei)、日本立克次体(R. japonica)、马赛立克次体(R. massiliae)、帕氏立克次体(R. parkeri)、皮氏立克次体(R. peacockii)、扇头蜱立克次体(R. rhipicephali)、立氏立克次体(R. rickettsii)、西伯利亚立克次体(R. sibirica)和斯洛伐克立克次体(R. slovaca)等。与人类感染有关的主要有普氏立克次体、斑疹伤寒立克次体、立氏立克次体、日本立克次体、康氏立克次体、非洲立克次体、澳大利亚立克次体和西伯利亚立克次体等。

立克次体属 DNA G+C 含量为 29~33mol%,代表菌种为普氏立克次体。

二、生物学特性

(一) 形态与染色

立克次体具有明显的多形性,可呈球杆状、杆状及长丝状,菌体大小为(0.3~0.5)μm × (0.8~2)μm,一般可在光学显微镜下观察到,电镜下可见细胞壁和细胞膜,细胞壁结构包括 LPS、肽聚糖、脂蛋白、表面蛋白 A(OmpA)和外膜蛋白 B(OmpB),与革兰氏阴性菌细胞壁相似,胞质内有核糖体和核质,无核膜和核仁。革兰氏染色阴性,Giemsa 染色呈紫红色,两端浓染;Gimenez 染色呈红色,背景为绿色;Macchiavello 染色呈红色。立克次体属的镜下形态见图 23-3-1。

(二) 培养特性

立克次体是专性细胞内寄生菌,必须在真核细胞内(通常在细胞质或细胞核中)才能生长繁殖,以二分裂的方式繁殖,培养时需要 CO_2,生长速度较一般细菌慢,繁殖一代需 6~8 小时。可采用鸡胚、组织细胞和动物接种 3 种培养方法。其中动物接

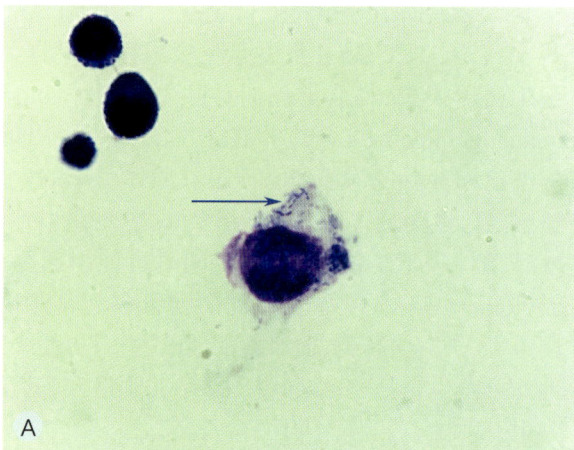

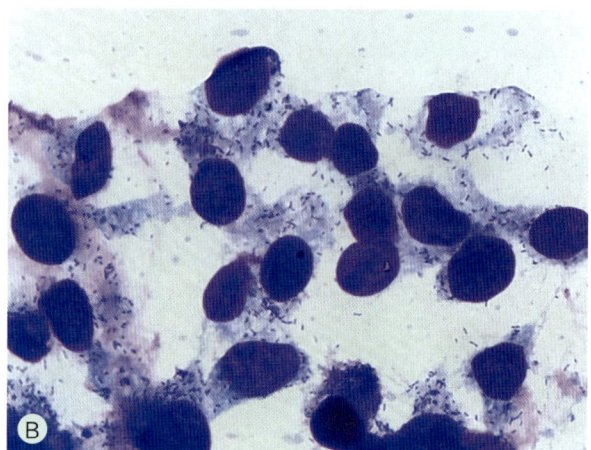

图 23-3-1　立克次体属吉姆萨染色的镜下形态 ×1 000
A. 西伯利亚立克次体(Rickettsia sibirica) L929 细胞系, 10 日; B. 日本立克次体(Rickettsia japonica) L929 细胞系, 10 日

种是最常用的方法,多种病原性立克次体在豚鼠和小鼠体内生长繁殖良好。立克次体传代培养的最适温度为 37℃,常用的细胞株有鸡胚成纤维细胞、L929 细胞和 vero 单层细胞。

(三) 生化特性与抗原结构

立克次体的产能代谢途径不完整,大多通过三羧酸循环氧化谷氨酸所生成的能量转化为 ATP,不能利用葡萄糖或有机酸产能。立克次体有两种主要抗原,一种为可溶性抗原,耐热,与细胞壁表面的黏液层有关,为群特异性抗原,在同属立克次体之间存在交叉;另一种为颗粒抗原,不耐热,与细胞壁成分有关,为种特异性抗原,该抗原在不同种间互不交叉。某些立克次体与普通变形杆菌 X 菌株的菌体耐热多糖抗原有共同的抗原性,用这些 X 菌株代替立克次体抗原,进行非特异性凝集反应,检测立克次体抗体,称为外斐反应(Weil-Felix reaction),可作为立克次体病的辅助诊断,见表 23-3-1。

表 23-3-1　外斐反应检测立克次体与变形杆菌菌株抗原交叉反应结果

菌种	变形杆菌 OX 型菌株		
	OX19	OX2	Oxk
普氏立克次体	+++	+	–
莫氏立克次体	+++	+	–
恙虫病东方体	–	–	+++

注:+,阳性;+++,强阳性;–,阴性

三、鉴定与鉴别

立克次体易引起实验室感染,因此,实验室检查必须保证在安全防护的条件下进行,对于分离培养与鉴定,须在3级生物安全实验室中进行。

立克次体感染的实验室检查方法主要有分离培养和非分离培养方法两大类。非分离培养方法主要有标本涂片染色显微镜检查、免疫荧光检测、PCR检测、核酸探针检测及血清学试验等。PCR方法可直接通过外周血、组织等临床标本快速诊断立克次体感染,如用17kDa蛋白基因作为立克次体DNA扩增靶基因。血清学试验可辅助诊断立克次体感染,分特异和非特异两类,特异的主要有间接免疫荧光试验和酶联免疫吸附试验等,非特异的有外斐反应,见表23-3-1。

分离培养立克次体的常用方法有鸡胚、动物接种和细胞培养。对分离培养阳性的标本进行立克次体鉴定的方法主要有:①用群、种和株特异的单克隆抗体,采用间接免疫荧光对培养分离的立克次体进行鉴定;②分子生物学方法;③微量免疫荧光血清分型,可分别采用大剂量分离菌株于第0日和第7日分别从尾静脉免疫小鼠,于第10日获得免疫血清,与种特异的OmpA和OmpB抗原决定簇进行反应,对分离菌株进行鉴定和分型。

(一) 属间鉴别

立克次体与自由生活的细菌容易区别,因为立克次体具有专性细胞内寄生特性。立克次体属与无形体属、埃立克体属和柯克斯体属区别,可通过观察菌体在细胞内的位置来完成。立克次体属菌株通常在细胞质或细胞核内生长繁殖,而后三个属菌体常于细胞质的空泡内生长繁殖。立克次体属与东方体属区别见表23-3-2。

表 23-3-2　立克次体属与东方体属的鉴别

	立克次体属	东方体属
细菌壁成分		
LPS	+	-
肽聚糖	+	-
OmpB	+	-
17kDa 脂蛋白	+	-
56kDa 蛋白	-	+
DNA G+C/(mol%)	29~33	28.1~30.5
电子透明带	+	-

注:+,阳性;-,阴性。

(二) 属内鉴定

用免疫荧光法检测感染动物脏器、鸡胚卵黄囊、细胞培养物中的特异性抗原,用外斐反应测定动物恢复期血清中的相应抗体,必要时可用补体结合试验、微量凝集试验、免疫力试验等进行种别的鉴定。立克次体属内某些种的区别特性见表23-3-3。尽管大部分菌种有比较明显的区别特性,但最终鉴定还是需要基因检测和抗原分析。

表 23-3-3　立克次体科中某些种的区别特性

菌种	地理分布	节肢动物宿主	细胞内位置	鸡胚内出现峰值效价时间	鸡胚内最佳生长温度	溶血性	对感染敏感性	OmpA	LPS
斑疹伤寒群									
R. prowazekii	世界范围	人虱、跳蚤	细胞质	在死亡前	35℃	+	天竺鼠	-	T
R. typhi	世界范围	跳蚤	细胞质	在死亡前	35℃	+	天竺鼠、老鼠		T
斑点热群									
R. aeschlimannii	非洲	蜱	细胞质°	ND	ND	ND	ND	+	ND
R. africae	非洲,加勒比海	蜱	细胞质°	死亡后24~72小时	32~34℃	ND	ND	+	S
R. akari	世界范围	螨	胞质、胞核	死亡后24~72小时	ND	-	天竺鼠、老鼠		S

续表

菌种	地理分布	节肢动物宿主	细胞内位置	鸡胚内出现峰值效价时间	鸡胚内最佳生长温度	溶血性	对感染敏感性	OmpA	LPS
R. australis	澳大利亚	蜱	胞质、胞核	死亡后24~72小时	32~34℃	−	老鼠	+	S
R. conorii	欧亚大陆,非洲	蜱	胞质、胞核	死亡后24~72小时	32~34℃	−	天竺鼠	+	S
R. felis	美国,欧洲	跳蚤	细胞质 c	ND	ND	ND	ND	+ d	ND
R. helvetica	欧洲,亚洲	蜱	细胞质 c	ND	ND	ND	ND	+	ND
R. honei	澳大利亚,亚洲	蜱	胞质、胞核	ND	32~34℃	ND	ND	+	S
R. japonica	东亚	蜱	胞质、胞核	死亡后24~72小时	32~34℃	ND	ND	+	S
R. massiliae	欧洲	蜱	细胞质 c	ND	ND	ND	ND	+	ND
R. montanensis	美国	蜱	胞质、胞核	死亡后24~72小时	32~34℃	−	ND	+	S
R. parkeri	美国	蜱	胞质、胞核	死亡后24~72小时	32~34℃	−	天竺鼠	+	S
R. peacockii	美国	蜱	细胞质	ND	ND	ND	ND	− e	ND
R. rhipicephali	美国	蜱	胞质、胞核	ND	ND	ND	ND	+	S
R. rickettsii	美国	蜱	胞质、胞核	死亡后24~72小时	32~34℃	ND	天竺鼠	+	S
R. sibirica	亚洲	蜱	胞质、胞核	死亡后24~72小时	32~34℃	ND	天竺鼠	+	S
R. slovaca	欧洲	蜱	胞质、胞核	死亡后24~72小时	32~34℃	ND	ND	+	S
祖先群									
R. bellii	美国	蜱	胞质,胞核		32~34℃	−	ND	ND	B
R. canadensis	美国	蜱	胞质,胞核	在死亡前	35℃	+	ND	+	T
恙虫病群									
恙虫病东方体	亚洲,澳大利亚	螨	胞质、胞核	在死亡前	35℃	−	老鼠	−	−

注:+,阳性;−,阴性;T,斑疹伤寒型;S,斑疹热型;B,*R. bellii*型;c,胞核位置未被报告;d,*R. felis*有一个被删节的*OmpA*;e,*R. peacockii*有一个*OmpA*假基因;ND,无数据。

四、抗菌药物敏感性试验

四环素类抗生素,如多西环素作为首选药物,红霉素、阿奇霉素和氯霉素也可用于立克次体的治疗,慎用糖皮质激素。

五、临床意义

立克次体病是一类严重威胁人类和动物健康的自然疫源性疾病。在世界范围内呈散发和季节性流行。立克次体的传播媒介为节肢动物,人通过媒介昆虫叮咬致病,主要临床表现为发热、皮疹、肌肉痛和头痛,感染血管内皮细胞,常导致血管渗透性增加及局灶性出血,严重病例伴有昏迷、谵妄和肺源性肺水肿、立克次体脑炎,晚期可因心、肝、肾等多脏器功能衰竭而死亡。

普氏立克次体、斑疹伤寒立克次体分别是流行性斑疹伤寒、地方性斑疹伤寒的病原体,两者所致的斑疹伤寒症状相同,主要症状为高热、头痛、皮疹,有的伴有神经系统、心血管系统等症状和其他实质器官的损害。立氏立克次体是落基山斑疹伤寒的病原体,以蜱作为传播媒介,人受蜱叮咬致病。恙虫病立

克次体是恙虫病的病原体,引起发热、头痛等全身中毒症状,全身淋巴结肿大及各组织器官的血管炎病变。主要立克次体病及流行区域见表23-3-4。

表 23-3-4　主要立克次体病及流行区域

病原菌种属		代表菌株	代表疾病	我国主要流行地区
立克次体属	斑疹伤寒群	普氏立克次体、斑疹伤寒立克次体	流行性和地方性斑疹伤寒	在我国分布较广,全国31个省、市、自治区均有病例报告
	斑点热群	立氏立克次体、康氏立克次体等	北亚蜱传斑点热、黑龙江蜱传斑点热、内蒙古蜱传斑点热	在我国分布较广
东方体属		恙虫病东方体	恙虫病	海南、广东、福建、浙江、广西、云南、四川、湖南、西藏、台湾
埃立克体属		人粒细胞埃立克体	人单核细胞埃立克体病、人粒细胞埃立克体病	云南、福建、内蒙古、黑龙江、新疆、广东、广西、西藏
柯克斯体属		贝纳柯克斯体	Q热	内蒙古、黑龙江、福建、安徽、新疆、西藏、海南

(张金艳　喻　华)

第四节　埃立克体属

一、分类与命名

埃立克体属(Ehrlichia)也有学者译为埃里希体属,隶属于细菌域,变形菌门,α-变形菌纲,立克次体目,无形体科(Anaplasmataceae)。目前属内有10个种和2个亚种,包括犬埃立克体(E. canis)、查菲埃立克体(E. chaffeensis)、马埃立克体(E. equi)、伊氏埃立克体(E. ewingii)、米纳斯埃立克体(E. minasensis)、鼠埃立克体(E. muris)、鼠埃立克体鼠亚种(E. muris subsp.muris)、鼠埃立克体欧克莱尔亚种(E. muris subsp.eauclairensis)、嗜吞噬细胞埃立克体(E. phagocytophilum)、反刍埃立克体(E. ruminantium)、腺热埃立克体(E. sennetsu)和立氏埃立克体(E. risticii)。最近分类研究将腺热埃立克体和立氏埃立克体转移到新立克次体属(Neorickettsia);将马埃立克体和嗜吞噬细胞埃立克体划归同一个种,转移到无形体属(Anaplasma),称为嗜吞噬细胞无形体。

埃立克体属DNA G+C含量为30~56mol%,代表菌种为犬埃立克体。

二、生物学特性

(一)形态与染色

埃立克体是一类形态微小、专性细胞内寄生的革兰氏阴性菌,菌体呈多形性,通常圆形或椭圆形,平均长度为0.5~1.5μm。无动力,不形成芽胞。在电镜下观察,埃立克体通常以单个或包涵体的形式存在于与宿主细胞膜相连的胞质空泡内,呈致密核心或网状,在此生长繁殖形成光镜下可见的包涵体。包涵体形似桑葚,又称为桑葚体。用罗氏(Romanowsky)染色呈蓝色和紫色。白细胞涂片,用Giemsa或Wright染色,埃立克体包涵体呈深紫色,Gimenez染色呈鲜红色。

(二)培养特性

埃立克体以二分裂的方式繁殖,在原始单核细胞培养基或连续细胞层上培养,在细胞空泡内积聚,形成类似桑葚的包涵体。常用的细胞株有HEL、THP-1和DH82,不能在鸡胚或不含细胞的培养基内生长。发育过程经历原体、初体和桑葚期。蜱是原始带菌和储菌宿主。

三、鉴定与鉴别

(一)属间鉴别

埃立克体属与相关属的鉴别见表23-4-1。

(二)属内鉴定

采集患者的外周血制备血片,经 Giemsa 或 Wright 染色,在光镜下发现粒细胞及单核细胞质或血小板内有圆形、深紫色的桑葚体,可作为急性期埃立克体病的辅助诊断方法。此外,可采用间接免疫荧光试验、补体结合试验、ELISA 试验、免疫印迹等血清学试验进行检查。用 PCR 法检测标本中的埃立克体核酸,是目前最为快速、敏感及特异性高的实验室检查方法,适宜急性患者的早期诊断。埃立克体的媒介、宿主、分布及其致病性见表23-4-2。

表 23-4-1   埃立克体属与相关菌种的鉴别

	埃立克体属	无形体菌属	新立克次体属	沃尔巴克体属
感染的宿主细胞	单核巨噬细胞、中性粒细胞	红细胞、中性粒细胞	单核巨噬细胞、吸虫类的动物细胞	节肢动物卵巢
超微结构	同一空泡内多个菌体,空泡内有纤维样结构,空泡与线粒体及内质网相通	同一空泡内多个菌体,空泡内无纤维样结构,空泡与线粒体及内质网不相通	在空泡内有小簇状或单个细胞	单个细菌在空泡内,空泡与内质网相通
DNA G+C/(mol%)	32~46	43~56	30~43	未知

表 23-4-2   埃立克体的媒介、宿主、分布及其致病性

菌种	媒介	储存宿主	分布	致病性
查菲埃立克体	美洲钝眼蜱	白尾鹿、犬类、白足鼠等	美国、南美洲、非洲、亚洲	人单核细胞埃立克体病、犬埃立克体病
伊氏埃立克体	美洲钝眼蜱	白尾鹿、犬等	美国、欧洲、亚洲	人伊氏埃立克体病、犬粒细胞埃立克体病
犬埃立克体	血红扇头蜱、变异革蜱	犬科动物	世界分布	人埃立克体病、犬单核细胞埃立克体病
鼠埃立克体	褐黄血蜱、篦子硬蜱复合组	啮齿类动物	欧洲、亚洲	未知
反刍动物埃立克体	钝眼蜱	反刍类动物、啮齿类动物	非洲、加勒比海地区	反刍动物心水病

四、抗菌药物敏感性

埃立克体属对多西环素、四环素、利福平敏感,其中多西环素、四环素常作为首选药物,红霉素对其也有一定效果,青霉素、庆大霉素、喹诺酮类和磺胺类药物耐药。

五、临床意义

埃立克体是埃立克体病的病原体,主要临床表现是持续性发热、头痛,可能突然出现寒战,或首先表现为不适、疲劳、低热,白细胞和血小板减少,转氨酶升高;病情在 1~2 日加重,肌痛常见且较严重,恶心、呕吐、腹痛、腹泻等胃肠道症状常见,有的可出现咳嗽,局部淋巴结肿大,肝、脾大,意识模糊等。

目前,埃立克体感染的确诊和鉴别需要对病史、体格检查和提示诊断的实验室结果等进行综合评估。在进行特异的病因学检测实验以前,应该做出治疗的决定,因为延迟治疗可能会增加发病率乃至死亡率。

(张金艳   喻 华)

第五节　无　形　体　属

一、分类与命名

无形体属（Anaplasma）隶属于细菌域，变形菌门、α-变形菌纲，立克次体目，无形体科（Anaplasmataceae）。目前属内有7个种，包括牛无形体（A. bovis）、尾状无形体（A. caudatum）、中心无形体（A. centrale）、边缘无形体（A. marginale）、羊无形体（A. ovis）、嗜吞噬细胞无形体（A. phagocytophilum）和扁平无形体（A. platys）。

无形体属DNA G+C含量为43~56mol%，代表菌种为边缘无形体。

二、生物学特性

（一）形态与染色

无形体属是一类形态较小且无动力的革兰氏阴性菌，呈多形性，多为球状或椭圆形，单个菌体直径为0.3~0.4μm，包涵体直径为0.3~2.5μm，最大可达4.0μm。电镜下，有实体（0.2~0.4μm）和网状体（0.8~1.5μm）两种型，类似衣原体，易被Romanowsky染色法染色，菌体染成蓝色，宿主细胞核染成紫色。用Giemsa法染色，嗜吞噬细胞无形体包涵体在胞质内染成紫色，呈桑葚状。无动力，不形成芽胞。

（二）培养特性

嗜吞噬细胞无形体为专性细胞内寄生菌，以二分裂进行繁殖，早期的形态多为圆形密度较大的网状体，后期菌体变小且密度增大。缺乏经典糖代谢途径，依赖宿主酶系统进行代谢及生长繁殖，主要侵染人中性粒细胞。常用的培养细胞有HL-60、DH82、HEL、HMEC-1、vero、Hela、THP-1、HEL299、鼠胚胎细胞等。嗜吞噬细胞无形体的体外分离培养使用人粒细胞白血病细胞系（HL-60），主要存在于HL-60细胞内与膜结构相连的空泡内，生长繁殖迅速。其感染的空泡内未见查菲埃立克体感染所形成的纤维样结构。嗜吞噬细胞无形体的外膜比查菲埃立克体外膜有更多的皱褶。

三、鉴定与鉴别

（一）属间鉴别

无形体科包括无形体属（Anaplasma）、埃立克体属（Ehrlichia）、新立克次体属（Neorickettsia）和沃尔巴克体属（Wolbachia）4个属。无形体属与相关属之间鉴别见表23-4-1。

（二）属内鉴定

无形体属常见菌种的区别鉴定见表23-5-1。

表 23-5-1　无形体属常见菌种的区别及诊断特征

	边缘无形体	牛无形体	嗜吞噬细胞无形体	扁平无形体
地理分布	全世界	非洲、亚洲、北美	欧洲、亚洲、北美、南美	北美、欧洲、中国台湾
感染的宿主	牛、野鼠	牛	野鼠、马、狗、人类	狗
宿主细胞	红细胞	单核细胞	粒细胞（中性粒细胞，嗜酸性粒细胞，嗜碱性粒细胞）	血小板
储存宿主	牛、野鼠、鹿	牛？	小啮齿类动物、野鼠、鹿、美洲狮、黑熊	狗
传播媒介	微小牛蜱、安（德逊）氏革蜱	具尾扇头蜱、彩饰钝眼蜱、肩突硬蜱、卡延钝眼蜱、野兔血蜱	硬蜱属某些种（肩突硬蜱、篦子硬蜱等）	血红扇头蜱
外周血存在与否[a]	±	++	++	+

续表

	边缘无形体	牛无形体	嗜吞噬细胞无形体	扁平无形体
血清学反应[b]				
边缘无形体	+++	？	－	？
牛无形体	－	+++	－	？
嗜吞噬细胞无形体	－	？	+++	－
扁平无形体	？	？	－	+++
犬埃立克体	－	+	+	－
体外培养	蜱细胞、红细胞、吞噬细胞	—	粒细胞系、蜱细胞、吞噬细胞	—

注：a：±，极少或很难鉴定；+，不常发生，++，较常发生。b：－，无；+，弱；+++，强；？，无数据或未见报道。

（三）临床标本的微生物学检验

1. 包涵体的检测　可作为急性期一种简便和有效的辅助诊断方法。采集的抗凝血标本尽快用与血浆交界处血细胞推片，采用 Romanowsky、Wright 染色法、Giemsa 染色法及瑞氏 - 吉姆萨混合染色法进行染色，镜检时中性粒细胞中可见桑葚状包涵体。

2. 血清学检测　常用血清学方法为间接免疫荧光法（IFA）。采集急性期（发热初期，一般发病 1 周内）与恢复期（至少间隔 2~3 周）双份血清。如恢复期血清抗体检测阴性，应建议医生采集第 3 份血液样本（间隔 2~4 周）。如果同时检测双份血清，IgG 抗体 4 倍升高，则结果强烈支持嗜吞噬细胞无形体感染。如果急性期抗体升高，而恢复期没有升高或轻微升高，则应采集第 3 份血液样本（间隔 2~4 周）进行进一步检测。

3. 嗜吞噬细胞无形体核酸 PCR 检测　目前，国际推荐使用 16S rRNA 基因检测方法，有条件的实验室，可进一步选用热休克蛋白基因 groEL 扩增方法。对扩增产物进行测序并进行同源比较，分析当地流行株与其他地区菌株的变异性。

4. 病原体分离培养　由于在患者外周血中有大量病原体存在，嗜吞噬细胞无形体分离成功率高。多用人类早幼粒细胞系 HL-60 进行嗜吞噬细胞无形体的分离培养。由于红细胞对 HL-60 细胞无不利影响，因此，接种时可直接使用 EDTA 抗凝血。通过血细胞分离技术制备白细胞组分。通常将含有 10^2~10^4 感染的中性粒细胞，100~500μl EDTA 抗凝血接种到 100 倍未感染的处于对数生长期的 HL-60 细胞中，使组织培养基中细胞浓度保持在每毫升 2×10^5~1×10^6 个。每 2~3 日用 Romanowsky 等染色方法染色检查包涵体，一般 5~10 日可查见包涵体。

四、抗菌药物敏感性

多西环素为首选药，静脉给药，推荐剂量 100mg，退热后继续用药至少 3 日，氯霉素可作为替代药物。四环素副作用较多，孕妇和儿童慎用。利福平可用于儿童、对多西环素过敏或不宜使用四环素类抗菌药物者。磺胺类药物有促进病原体繁殖作用，应禁用。

五、临床意义

嗜吞噬细胞无形体（A. phagocytophilum）曾称为人粒细胞埃立克体（Human granulocytic Ehrlichiae，HGE）和嗜吞噬细胞埃立克体（E. phagocytophilum）。20 世纪 90 年代初期，美国在多例急性发热患者的中性粒细胞胞质内发现埃立克体样包涵体。1995 年，Goodman 等从患者的血标本分离到这种嗜粒细胞病原体，将它非正式命名为人粒细胞埃立克体，其所致疾病称为人粒细胞埃立克体病。后经 16S rRNA 基因序列的系统发育分析，发现这种嗜粒细胞病原体与无形体属最相关，因此，将其归于无形体属的一个新种，命名为嗜吞噬细胞无形体，其所致疾病也改称为人嗜粒细胞无形体病（human granulocytic anaplasmosis，HGA）。是一种侵犯人末梢血中性粒细胞的蜱源立克次体病，为人兽共患自然疫源性疾病。

传播媒介主要为全沟硬蜱群，传播途径主要通过蜱叮咬、接触或吸食病原因子而传播。蜱叮咬携带病原体的宿主动物后，再叮咬人时，病原体可随之进入人体引起发病。储存宿主包括白足鼠等野鼠类以及其他小型哺乳动物，人对嗜吞噬细胞无形体普遍易感，各年龄组均可感染发病。高危人群主要为接触蜱等传播媒介的人群，如疫源地（主要为森林、丘陵地区）的居民、劳动者及旅游者等。与无形体病危重患者密切接触、直接接触患者血液等体液的医务人员或其陪护者,如不注意防护,也有感染的可能。根据国外研究,该病与莱姆病的地区分布相似,全年均有发病,发病高峰为 5~10 月。该病潜伏期一般为 7~14 日(平均 9 日)。急性起病,主要症状为发热、全身不适、乏力、头痛、肌肉酸痛,以及恶心、呕吐、厌食、腹泻等。实验室检查外周血白细胞和血小板降低、转氨酶升高、异型淋巴细胞增多。病理改变包括多脏器周围血管淋巴组织炎症浸润、坏死性肝炎、脾及淋巴结单核吞噬系统增生等,主要与免疫损伤有关。严重者可发展为多脏器功能衰竭、弥散性血管内凝血,甚至死亡。老年患者、免疫缺陷患者及进行激素治疗者感染本病后病情多较危重。

(张金艳　周　伟)

第六节　新立克次体属

一、分类与命名

新立克次体属(Neorickettsia)隶属于细菌域,变形菌门,α- 变形菌纲,立克次体目,无形体科。目前,属内有 3 个种,包括蠕虫新立克次体(N. helminthoeca)、立氏新立克次体(N. risticii)和腺热新立克次体(N. sennetsu)。与医学关系较密切的是腺热新立克次体。

新立克次体属 DNA G+C 含量为 42mol%,代表菌种为蠕虫新立克次体。

二、生物学特性

(一) 形态与染色

新立克次体属细菌为革兰氏染色阴性,菌体呈球形或多形性。菌体大小为直径 0.2~0.4μm 的球状粒子,也有一部分大小为 (0.3~0.5)μm × (0.8~1.5)μm 的两极浓染很像鼠疫耶尔森菌的杆状小体。Romanowsky 染色呈深蓝至紫红色。以感染小白鼠腹膜涂片或组织细胞培养物制片做 Giemsa 或马氏染色时,呈紫色、紫红色。电镜下观察小白鼠淋巴结切片,新立克次体多出现在细胞的胞质中或靠近细胞核,呈集团性,无核内寄生的特征,形成包涵体样结构,具有三层膜结构,外为液泡膜,中间为细胞壁,内为原生质膜,有时可见数个菌体的小包涵体形成小桑葚体,多位于液泡内靠近液泡膜处,与膜相连。也有相当数量发育良好的新立克次体游离于细胞外。腺热新立克次体表面具有波纹状结构,用钌红染色发现细胞壁与细胞膜之间有糖蛋白结构。常存在于感染宿主(犬、马、蝙蝠和人)的单核细胞和巨噬细胞的胞质空泡中,偶见于肠细胞内。

(二) 培养特性

新立克次体专性活细胞内寄生,只能在含有活组织细胞的培养基中生长,如外周血单核细胞、腹膜巨噬细胞、骨髓单核细胞系或前髓细胞系(如 P338D、DH82 和 U937)等多种传代细胞株中生长繁殖。普通培养基或卵黄囊中均不能生长。腺热新立克次体可在人羊膜 FL 细胞、HeLa 细胞和非洲绿猴肾细胞中培养,但常不能获得丰富的繁殖,在原代犬血单核细胞中培养腺热新立克次体可解决大量繁殖问题。

三、鉴定与鉴别

(一) 属间鉴别
新立克次体属与相关菌属之间鉴别见表 23-4-1。

(二) 属内鉴定
新立克次体属内菌种的鉴定与鉴别见表 23-6-1。

(三) 临床标本的微生物学检验

1. 血清学检测　常用血清学方法为间接免疫荧光法(IFA)。用间接免疫荧光抗体法检出抗体时间早,在发热末期有 92%~100% 的患者可获阳性,效价在 1:20~1:160 之间,最高达 1:1 280,2 个月后稍有下降,但持续时间甚长。外斐反应也常用作辅助诊断腺热新立克次体病,80% 的患者血清与变形菌 Oxk、50% 的患者血清与抗原 OX19 发生凝集,效价在 1:80~1:160 之间。

2. PCR 检测核酸　目前,国际推荐使用 16S rRNA 基因检测方法,有条件的实验室,可进一步

表 23-6-1　新立克次体属内菌种的区别

特征	蠕虫新立克次体	立氏新立克次体	腺热新立克次体
地理分布	美国、加拿大	北美、南美、印度、欧洲	日本、马来西亚
储存宿主	鲑隐孔吸虫	*Lecithodendriidae* trematodes	何种吸虫不详
感染的宿主	犬科动物	马	人
感染的宿主细胞	单核细胞	单核细胞、肠上皮细胞、肥大细胞	单核细胞
外周血存在与否	+	+	+
血清学反应： 蠕虫新立克次体抗血清 里氏新立克次体抗血清 腺热新立克次体抗血清	+++ ++ ++	++ +++ +++	++ +++ +++
特异的寡核苷酸引物	靶基因：16S RNA 正向引物： 5'-GGACTTTTGACTGC TTGCCAG-3' 反向引物： 5'-TGGGTACCGTCATT ATCTTCC-3'	靶基因：16S rRNA 正向引物： 5'-GGAATCAGGGCTGCTTGCAGC-3' 反向引物： 5'-TGGGTACCGTCATTATCTTCC-3' 靶基因：*groESL* 正向引物： 5'-GGTTACAAGGTAATTAACAAC-3' 反向引物： 5'-CGGCAATCTTGTTACCGATT-3'	靶基因：16S RNA 正向引物： 5'-GGAATCAAAGCTGC TTGCCAG-3' 反向引物： 5'-TGGGTACCGTCATTA TCTTCC-3' 靶基因：*groESL* 正向引物： 5'-GGTTATAAGGTGATG AATCAG-3' 反向引物： 5'-CGGCAATCTTGCCAC CAATC-3'

注：+,低；++,中；+++,高

选用热休克蛋白基因 *groEL* 扩增方法。对扩增产物进行测序并进行同源比较，分析当地流行株与其他地区菌株的变异性。

3. 病原体分离培养　小白鼠为最适宜的动物。用发热期患者全血或血块悬液 0.2~0.3ml 腹腔接种，通常于初代小白鼠即可显发病。有时需传 2~3 代以上方显病态。接种后 7~10 日发病的小白鼠出现发热、食欲不振、呆立、竖毛，晚期有腹泻，常于第 14 日前后死亡。发热期的小白鼠表现为白细胞总数上升、淋巴细胞增多和有异型淋巴细胞出现。患者肿大的淋巴结无论是发热期或退热后的 20 日以内，经研磨后注射小白鼠均可获得阳性结果。急性期的骨髓也可分离出新立克次体，尿和脑脊液阴性。

四、抗菌药物敏感性

新立克次体对四环素类抗菌药物敏感，但对 β- 内酰胺类、氨基糖苷类、大环内酯类、氯霉素和磺胺类药物耐药。

五、临床意义

腺热新立克次体引起人腺热新立克次体病，腺热新立克次体病是很早就流行于日本九州、四国的一种地方性传染病，主要感染青壮年。发热、淋巴结肿大和血液中单核细胞样淋巴细胞升高是临床诊断腺热新立克次体病的主要依据，但确诊有待于新立克次体的分离、特异的血清学试验或分子生物学诊断。初期的腺热新立克次体病，最容易和 EB 病毒感染所致的传染性单核细胞增多症及巨细胞病毒感染所致的疾病相混淆，应注意鉴别。

（张金艳　周　伟）

第七节 沃尔巴克体属

一、分类与命名

沃尔巴克体属（*Wolbachia*）隶属于细菌域，变形菌门，α-变形菌纲，立克次体目，无形体科。目前，属内有3个种，包括蜱蝇沃尔巴克体（*W. melophagi*）、波斯沃尔巴克体（*W. persica*）和尖音沃尔巴克体（*W. pipientis*）。2016年Larson等将波斯沃尔巴克体重新分类到弗朗西斯菌属，称为波斯弗朗西斯菌。

沃尔巴克体属DNA G+Cmol%的含量未知，代表菌种为尖音沃尔巴克体。

二、生物学特性

（一）形态与染色

沃尔巴克体属菌株为革兰氏阴性杆菌，呈多形性，通常有两种形态：一种是不规则杆状，长度为0.5~1.3μm；另一种是球形，小的直径为0.25~1μm，大的直径为1~1.8μm。革兰氏染色不易着色，用Giemsa染色呈紫红色；Gimenez染色呈深蓝色而有别于立克次体的鲜红色，背景为青绿色。

（二）培养特性

沃尔巴克体属菌株主要寄生在宿主细胞空泡内，在细胞外不生长。尖音沃尔巴克体能在来自白纹伊蚊的Aa23细胞系生长繁殖。

三、鉴定与鉴别

沃尔巴克体属与无形体属、埃立克体属、新立克次体的区别在于它不形成桑葚体，只感染节肢动物和线虫，不感染哺乳动物。可通过检测16S rRNA基因序列进行鉴别。沃尔巴克体属与相关菌属鉴别见表23-4-1。

四、抗菌药物敏感性

沃尔巴克体属以线虫或丝虫作为媒介对人类致病。因此，用针对丝虫病的药物治疗沃尔巴克体属的感染，可能是有效的治疗方法之一。多西环素被推荐用于治疗淋巴丝虫病和盘尾丝虫病的个体患者，但不能用于大规模治疗，且儿童、孕妇或哺乳期的妇女禁用；利福平对杀灭丝虫有较好的效果，但可能使分枝杆菌属产生耐药性。

五、临床意义

沃尔巴克体是广泛分布于节肢动物生殖组织内的一类共生细菌。据估计约65%的昆虫种类和28%的蚊虫种类天然携带沃尔巴克体。1924年Hertig和Wolbach在尖音库蚊（*Culex pipiens*）的生殖组织里首次发现了该共生菌，但是直到20世纪70年代才引起人们的广泛关注。沃尔巴克体属的宿主范围十分广泛，它除了在昆虫、螨等节肢动物广泛分布外，还在线虫体内发现该共生菌。沃尔巴克体属除了存在于宿主生殖组织中，还存在于宿主非生殖组织中，如滤泡上皮细胞，头、胸、腹、唾液腺、消化道组织，中肠、胸部肌肉组织，血细胞，神经组织。暗示着该菌可能还具有除了调控宿主生殖方式以外的其他功能。对人类是通过线虫而间接致病的。数十年来，人们一直将导致失明的盘尾丝虫病（河盲病）归咎于寄生线虫，然而研究发现导致失明的真正原因可能是该线虫的共生菌沃尔巴克体，它激活了人的自身免疫反应从而致使眼睛失明。

（张金艳 周 伟）

第八节　埃及小体属

一、分类与命名

埃及小体属(*Aegyptianella*)隶属于细菌域,变形菌门,α-变形菌纲,立克次体目,科分类位置未定。目前属内正式命名的仅有雏埃及小体(*A. pullorum*)1个种。

埃及小体属 DNA G+C 含量未知,代表菌种为雏埃及小体。

二、生物学特性

(一) 形态与染色

血涂片用 Romanowsky 染色,在红细胞胞质内可见 0.3~4μm 紫红色包涵体。用电镜观察每个包涵体内有 1~26 个有三层外膜包裹的多形球菌。Giemsa 染色在宿主红细胞内可见不同形状的包涵体:致密的、圆形或卵圆形、环形或马蹄形、多边性或多形性,紫色略带红色,直径 0.3~4μm。以二分裂方式增殖。埃及小体可存在于吞噬细胞内,也可游离于血浆中。

(二) 培养特性

雏埃及小体不能在无细胞介质或组织培养中增殖。尝试用鸡的胚胎进行连续增殖未获成功。

三、鉴定与鉴别

埃及小体属与无形体科内其他菌属区别可通过检测 16S rRNA 基因序列。

四、抗菌药物敏感性

埃及小体对四环素类、硫代氨基脲类(dithiosemicarbazones)和侧耳素类(pleuromutilins)抗菌药物敏感。

五、临床意义

埃及小体是驯养及野生鸟类的专性寄生菌,传播媒介为蜱。鸡可以通过生物传播媒介蜱而天然感染雏埃及小体,此外鹅、鸭子、鹌鹑、鸵鸟均可以被感染。试验证明,通过皮下、肌内、静脉注射或腹腔接种感染的血液或是破损皮肤接触均可感染雏埃及小体。

(周 伟)

第九节　柯克斯体属

一、分类与命名

柯克斯体属(*Coxiella*)隶属于细菌域,变形菌门,γ-变形菌纲,军团菌目,柯克斯体科(Coxiellaceae)。目前属内仅有贝纳柯克斯体(*C. burnetii*)1个种,是 Q 热的病原体。

柯斯体属 DNA G+C 含量为 42.7mol%,代表菌种为贝纳柯克斯体。

二、生物学特性

(一) 形态与染色

贝纳柯克斯体菌体较小,呈高度多形性,以球杆状或短杆状为主,菌体大小为 (0.2~0.4)μm × (0.4~1.0)mm。革兰氏染色阴性,但不易着色;Giemsa 染色呈紫红色;Gimenez 染色最好,呈红色,背景为绿色。无鞭毛,无荚膜。

(二) 培养特性

贝纳柯克斯体专性细胞内寄生,鸡胚卵黄囊中生长旺盛。能在多种人和动物的原代和传代细胞中繁殖,通常在宿主细胞空泡中生长,而不是胞质或胞核。已经证明,贝纳柯克斯体可在细胞培养中增殖,常使用 P388D1 和 L929 细胞,一般并不引起明显的细胞病变。贝纳柯克斯体具有一个发育周期,存在大细胞和小细胞变异体,小细胞变异体可黏附于宿主细胞(常为巨噬细胞),并被其摄入。在吞噬细胞中发育,细胞中酸性环境可激活其代谢酶的活性,成熟后进入大细胞变异体阶段,孢子开始形成。这种孢子可以在15~20℃环境中存活近10个月,在冷藏的肉中存活大于1个月。

（三）基因组与抗原结构

贝纳柯克斯体基因组分子量为 1.04×10^9,含 1.6×10^6 bp,约为大肠埃希菌的1/3。近年来已分离其基因达13个之多,分别与编码代谢酶有关(如 *PyrB*、*gitA*、*sdhCDAB* 基因),或与编码表面抗原有关(*chtpA*、*tpB*、*comI* 基因),或与编码毒力因子有关(*Sod*、*mucz*、*cbbE*、*cbmip*、*dnaJ*、*qrsA* 基因)。此外,还发现贝纳柯克斯体带有4种不同的质粒,分别为 36kb QpHI、39kb QpRS、33.5kb QpDV 和 51kb QPDG,其功能尚未阐明。

贝纳柯克斯体有抗原相的变异,发生变异的主要成分为脂多糖。新分离的病原体为Ⅰ相,毒力强,含有完整的抗原组分;经人工传代后失去Ⅰ相中的表面抗原而成为毒力弱的Ⅱ相。Ⅱ相又可通过动物接种回复至Ⅰ相。

三、临床标本的微生物学检验

1. 标本直接检查

(1)免疫荧光检测:多用于脏器标本的检测。

(2)标本的核酸检测:PCR或荧光定量巢式PCR(LCN-PCR)是目前最为快速、特异和敏感的实验室诊断方法,可用于急性期患者的早期诊断。

2. 分离培养　取血、痰、尿或脑脊液标本,注入豚鼠腹腔,在2~5周内测定其血清补体结合抗体,可见效价上升。同时动物有发热及脾大,可解剖豚鼠取脾组织及脾表面渗液涂片染色镜检病原体。也可用鸡胚卵黄囊或组织培养方法分离贝纳柯克斯体,但须在有生物安全防护条件的实验室进行,以免引起实验室内感染。

3. 抗体检测　补体结合试验、间接免疫荧光试验(IFA)、ELISA法都可用于贝纳柯克斯体感染的血清学诊断。人工感染豚鼠后,针对Ⅰ相抗体,ELISA法在第9日可测出,IFA在第16日可测出,补体结合试验在20日可测出。抗原的变化对鉴别急性和慢性Q热很有帮助。一般急性Q热患者产生的Ⅱ相抗体高于Ⅰ相抗体。若Ⅰ相抗体持续较高水平,说明感染仍然存在,为慢性或隐性感染。

四、抗菌药物敏感性

贝纳柯克斯体对抗菌药物敏感性试验,可通过细胞培养、动物模型和鸡胚培养进行。鸡胚培养模式研究表明β-内酰胺类、氯霉素和红霉素对贝纳柯克斯体无效,而四环素类和利福平对贝纳柯克斯体有抑菌作用。贝纳柯克斯体对氟喹诺酮类的氧氟沙星、环丙沙星和培氟沙星敏感。

五、临床意义

贝纳柯克斯体是Q热(Q fever)的病原体。1937年Derrick在澳大利亚的昆士兰发现并首先描述,因当时原因不明,故称该病为Q热。Q热流行于世界各地,多见于男性青壮年,我国吉林省、四川省、云南省、新疆维吾尔自治区、西藏自治区、广西省、福建省、贵州省等十几个省、自治区、直辖市均有本病流行。家畜是主要传染源,如牛、羊、马、骡、犬等,其次为野生啮齿动物、飞禽(鸽、鹅、火鸡等)及爬虫类动物。动物间通过蜱传播。贝纳柯克斯体在蜱体内能长期存活,并可经卵传代。随粪便排出,粪便中含有大量病原体。蜱既是寄生宿主和储存宿主,又是动物间的传播媒介。蜱叮咬野生啮齿动物和家畜使其感染成为中间储存宿主。受感染家畜多数无症状,但乳汁、尿、粪中可长期带有病原体,可通过接触、消化道或呼吸道等途径使人及动物发生感染。

Q热潜伏期12~39日,平均18日。起病大多急骤,少数较缓。除有与立克次体病相同的发热、头痛及肌肉痛外,以出现肺炎和肝炎为其临床特征。慢性Q热指急性Q热后病程持续数月或1年以上者,主要表现为Q热心内膜炎,常发生在有心血管病史的患者。急性Q热大多预后较好,未经治疗,约有1%的死亡率。慢性Q热未经治疗,常因心内膜炎死亡,病死率可达30%~65%。

(周　伟)

第十节　养障体属

一、分类与命名

养障体属（*Tropheryma*）隶属于细菌域，放线菌门，放线菌纲，放线菌目，纤维素单胞菌科（Cellulomonadaceae）。目前属内仅惠普尔养障体（*T. whipplei*）一个种。

养障体属 DNA G+C 含量为 46.3~47mol%，代表菌种为惠普尔养障体。

二、生物学特性

（一）形态与染色

惠普尔养障体为革兰氏染色阳性，菌体不易着色，常染成阴性，呈杆状或丝状，菌体大小为 0.2μm×(1.5~2.5)μm。惠普尔病在光学显微镜下有特征性的组织学表现，即胞质内含有 PAS 染色阳性的颗粒样"泡沫状"巨噬细胞。但值得注意的是，PAS 阳性细胞不仅可以存在于健康人中（健康人 PAS 染色阳性细胞很少，且染色很淡），也可见于不典型分枝杆菌（如鸟分枝杆菌）、蜡样芽胞杆菌和真菌感染的患者。不过，可以通过抗酸染色来区分惠普尔病和鸟分枝杆菌感染，前者抗酸染色阴性，后者阳性。因此，光镜下发现的 PAS 阳性应与电镜结果以及惠普尔养障体的 PCR 相结合。活检取材还可以进行电镜检查，电镜下所见吞噬细胞内的三层细胞壁样结构杆状细菌为该病的特征性表现。无鞭毛，无动力。Gimenez 染色，细胞内杆菌不易着色，呈淡粉红色结构，在蓝色胞质内空泡呈亮粉红色，细胞外杆状聚集体呈淡蓝色。

养障体的形态特征见图 23-10-1。

（二）培养特性

惠普尔养障体是一种需氧菌，在体外普通的人工合成培养基上不生长，接种到新鲜的人成纤维细胞株上进行培养，约 10 日后，用倒置显微镜观察，在细胞内可见小的、粗糙和暗的包含物。继续培养后，在单层细胞上可见大的、粗糙和圆形结构。细胞培养上清液中，可观察到聚集的杆菌，排列规则，类似绳索状。

三、鉴定与鉴别

1. 电镜检测　针对所有类型的组织标本、体液，吞噬细胞内可见典型细菌，但适用性不高。

2. PAS 染色　针对所有类型的组织和体液标本，如小肠活检标本，用 PAS 染色进行组织学观察，被认为是诊断惠普尔养障体病的经典的首选方法。光学显微镜下，可见胞质内含有 PAS 染色阳性的颗粒样"泡沫状"巨噬细胞。操作简单，但特异性较低。

3. 免疫组化　血液、体液、小肠及其他组织（如十二指肠、淋巴结、大脑和心脏瓣膜）标本进行免疫组织化学染色，可在光学显微镜下，直接观察巨噬细胞中是否存在惠普尔养障体菌。此法比传统的 PAS 染色法诊断惠普尔养障体病的敏感性和特异性要高，但目前没有商品化的抗体试剂。

4. PCR　血液、体液、唾液、粪便、小肠及其他组织标本均可用于 PCR 检测惠普尔养障体，在对惠普尔养障体 16S rRNA 基因序列分析的基础上，已经确定了用于诊断惠普尔病的 PCR 引物序列。如果能从患者标本中成功扩增出与惠普尔养障体 16S 核糖体相同的基因序列，则 PCR 结果为阳性，提示患者感染了惠普尔养障体。但是，目前 PCR 的特异性还不高，在健康人的唾液和胃肠液中也可出现 PCR 阳性，因而限制了其使用。因此，如果没有组织学结果的证实，在解释 PCR 结果时应当慎重，并应结合临床情况综合判断。

5. 培养　用人类成纤维细胞和巨噬细胞进行细胞培养。但该技术要求高、难度大、可重复性差，目前尚未应用于临床。

四、抗菌药物敏感性

惠普尔养障体对多西环素、大环内酯类、酮内酯类、氨基糖苷类、青霉素、利福平、氯霉素和复方新诺明敏感，对头孢菌素、黏菌素、氨曲南和氟喹诺酮类耐药。对亚胺培南敏感性可变。

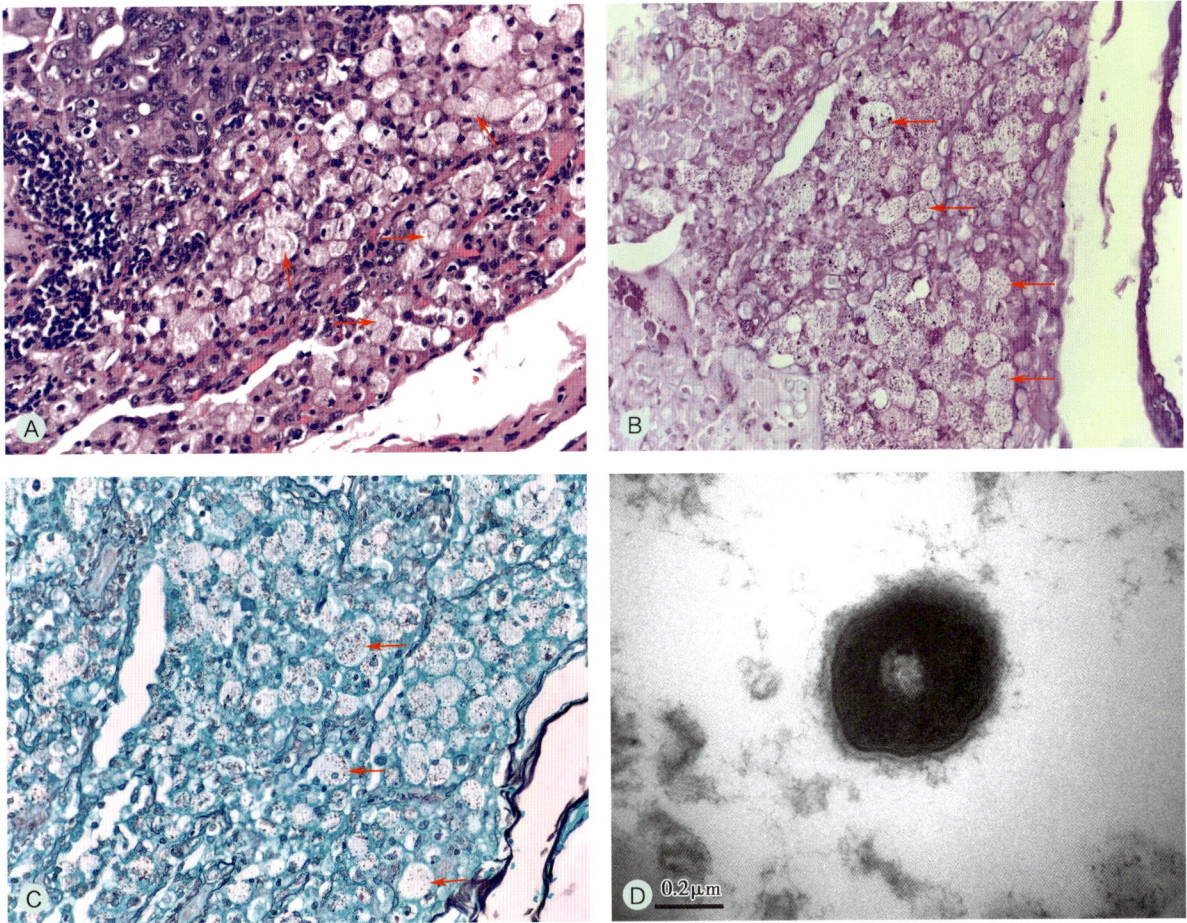

图 23-10-1　惠普尔养障体形态特征

A. 肺组织 HE 染色（被泡沫样巨噬细胞吞噬）×400；B. 肺组织 PAS 染色（被泡沫样巨噬细胞吞噬）×400；C. 肺组织六胺银染色（被泡沫样巨噬细胞吞噬）×400；D. 肺组织透射电镜图 ×200 000

五、临床意义

惠普尔病是一种慢性、复发性、累及多系统的全身感染性疾病，由美国病理学家 George Hayt Whiple 在 1907 年首次报道。其病原因子为惠普尔养障体。惠普尔病临床表现多种多样，无特异性，包括前驱期多发性关节炎、疲劳、体重减轻和贫血，接着发展为腹部疼痛、腹胀、脂肪泻综合征和恶病质，其他临床表现包括心内膜炎、心肌炎、心包炎和神经系统病症等。其中腹泻、吸收不良、淋巴结肿大、体重下降和／或关节痛被认为是典型的惠普尔病体征，见于 85% 的惠普尔病患者。

惠普尔病是一种少见病，目前还没有关于该病的确切发病率报道。男性较女性容易患惠普尔病，在既往报道的病例中有 80% 是男性。尽管各个年龄段均可发病，但 40~60 岁最容易患病。患者多来自农村地区，农民是最容易患该病的群体。尽管全球均可发病，但病例报道绝大多数来自欧洲和北美的白种人，只有很少的病例来自黑种人、印第安人以及亚洲黄种人。惠普尔养障体的来源及传播途径目前还不清楚。

（周　伟）

第十一节　东方体属

一、分类与命名

东方体属（*Orientia*）隶属于细菌域，变形菌门，α-变形菌纲，立克次体目，立克次体科。目前属内仅有恙虫病东方体（*O. tsutsugamushi*）一个种，恙虫病东方体是恙虫病的病原体。

东方体属 DNA G+C 含量为 28.1~30.5mol%，代表菌种为恙虫病东方体。

二、生物学特性

（一）形态与染色

恙虫病东方体具有多形性，以短杆状或球杆状为常见。多成对排列，菌体大小为 (0.5~0.8)μm×(1.2~3.0)mm。革兰氏染色阴性，Giemsa 染色呈紫红色，Macchiavello 染色呈蓝色，Gimenez 染色呈暗红色，背景为绿色。电镜下，胞壁的外侧面比内侧面厚，细胞壁缺乏脂多糖和肽聚糖。与立克次体相比，恙虫病东方体无电子透明带。恙虫病东方体的镜下形态（吉姆萨染色，×1 000）见图 23-11-1。

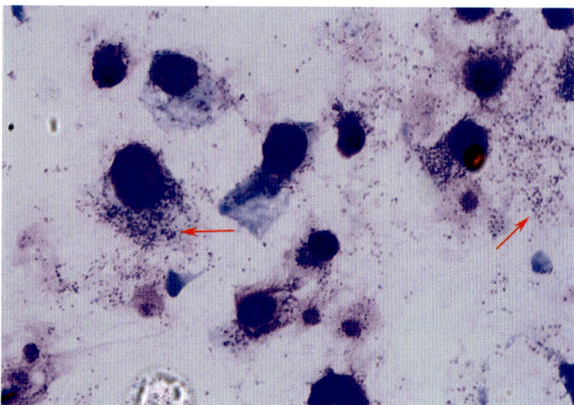

图 23-11-1　恙虫病东方体的镜下形态
吉姆萨染色，L929 细胞系，10 日　×1 000

（二）培养特性

恙虫病东方体可在鸡胚卵黄囊（5~7 日龄）和细胞培养中生长。常用于培养的原代细胞有地鼠肾细胞、睾丸细胞等，传代细胞有 HeLa、L929 等。恙虫病东方体在细胞质内生长、繁殖，分布于细胞膜周围，罕见侵入细胞核。在单层细胞内孵育 11~17 日后可产生小空斑。与立克次体相比，恙虫病东方体在细胞培养时不需要二氧化碳。小鼠对恙虫病东方体高度易感。

三、鉴定与鉴别

（一）属间鉴别

东方体属与无形体属、埃立克体属和柯克斯体属区别，可通过观察菌体在细胞内的位置来完成。东方体属菌株通常在宿主细胞质（罕见细胞核）内生长繁殖，而后三个属菌体常于细胞质的空泡内生长繁殖。东方体属与立克次体属鉴别见表 23-3-2。

用 Macchiavello 与 Gimenez 染色法也可以鉴别恙虫病东方体与立克次体属中其他立克次体。恙虫病东方体 Gimenez 染色呈暗红色（其他立克次体呈红色），背景为绿色；Macchiavello 染色呈蓝色（其他立克次体呈红色）。

（二）属内鉴定

属内只有恙虫病东方体一个种，可根据生物学特性对其进行初步鉴定，最后准确鉴定该菌需通过分子生物学技术或抗原分析。

四、临床标本的微生物学检验

1. 标本直接检查

（1）免疫荧光检测：多用于脏器标本的检测。

（2）标本的核酸检测：PCR 或套式 PCR 是目前最为快速、特异和敏感的实验室诊断方法，可用于急性期患者的早期诊断。

2. 分离培养　取急性期患者血液接种于小鼠腹腔，濒死时取腹膜或脾脏做涂片，经 Giemsa 染色或荧光抗体染色镜检。

3. 抗体检测

（1）外斐试验（Weil-Felix test）：患者单份血清对变形杆菌 OXk 凝集效价在 1∶160 以上或早晚期双份血清效价呈 4 倍增长者有意义。最早第 4 日出现阳性，3~4 周达高峰，5 周后下降。由于此试验是一种非特异性凝集反应，特异性、敏感性低，不能作为恙虫病的确诊方法。

（2）间接免疫荧光试验：快速、敏感、特异，可分别检测患者血清中抗恙虫病东方体 IgG、IgM 抗体，效价在 1∶80 以上有诊断意义。双份血清检查抗体效价有 4 倍或以上增高可以确诊。

五、抗菌药物敏感性

恙虫病东方体对多西环素、四环素类和氯霉素敏感。由于恙虫病东方体的完全免疫在感染后两周发生，过早的抗菌药物治疗使机体无足够时间产生有效免疫应答，故不宜早期短疗程治疗，以免导致复发。

六、临床意义

恙虫病东方体是恙虫病的病原体。恙虫病是一种自然疫源性疾病，主要流行于啮齿动物之间。最早系日本人于 1810 年首先描述本病。1927 年日本学者绪方规雄等用患者血液注射到家兔睾丸内，经 5~6 次传代后，阴囊红肿，取其涂片染色发现。

1948 年我国（广州省）分离出恙虫病东方体。该病分布很广，横跨太平洋、印度洋的热带及亚热带地区，但以东南亚、澳大利亚及远东地区常见。我国主要发生于浙江省、福建省、台湾省、广东省、云南省、四川省、贵州省、江西省、新疆维吾尔自治区和西藏自治区等省、自治区、直辖市，以沿海岛屿为多发。

野鼠和家鼠感染后多无症状，但体内长期保留病原体，故为主要传染源。此外，兔类、鸟类等也能感染或携带恙螨而成为传染源。恙螨是恙虫病东方体的寄生宿主、储存宿主和传播媒介，恙虫病东方体寄居在恙螨体内，可经卵传代，并借助恙螨叮咬在鼠间传播。人被恙螨叮咬后，经 7~10 日或更长的潜伏期，突然发病，高热，剧烈头痛，可出现耳聋。于叮咬处出现红斑样皮疹，形成水疱，破裂后发生溃疡，周围红润，上覆黑色痂皮（称为焦痂），是恙虫病的特征之一。

（周　伟）

参考文献

1. Jorgensen JH, Pfaller MA. Manual of clinical microbiology. 11th ed. Washington DC: ASM Press, 2015
2. Sneath PHA, Holt JG. Bergey's manual of systematic bacteriology: vol. 2. Baltimore: Williams & Wilkins Company, 1986
3. Garrity GM. Bergey's manual of systematic bacteriology: volume 2.2nd ed. New York: Springer, 2005
4. 张卓然, 倪语星. 临床微生物学和微生物检验. 3 版. 北京: 人民卫生出版社, 2003
5. 丁振若, 于文彬, 苏明权, 等. 现代检验医学. 北京: 人民军医出版社, 2007
6. 孙长贵, 陈瑜. 惠普尔养障体的实验室检查. 临床检验杂志, 2010, 28 (1): 55-56
7. 褚栋, 张友军, 毕玉平, 等. Wolbachia 属共生菌及其对节肢动物宿主适合度的影响. 微生物学报, 2005, 45 (5): 817-820
8. 武力勇, 王向波, 贾建平. 神经系统 Whipple 病. 中华神经科杂志, 2006, 39 (12): 856-859
9. 陈瑜. 临床常见细菌、真菌鉴定手册. 北京: 人民卫生出版社, 2010, 28 (1): 55-56
10. 王辉, 任健康, 王明贵等. 临床微生物学检验. 北京: 人民卫生出版社, 2015
11. 陈东科, 孙长贵. 实用临床微生物学检验与图谱. 北京: 人民卫生出版社, 2011
12. 卫生应急办公室. 关于印发《人粒细胞无形体病预防控制技术指南（试行）》的通知: 卫办应急发〔2008〕18 号.(2008-02-26)[2025-01-20]. http://www. nhc. gov. cn/yjb/s3577/200804/c419dbb1a2a8447d85f63e483719bf98.shtml
13. Jorgensen JH, Pfaller MA. 临床微生物学手册: 第 11 版. 王辉, 马筱玲, 钱渊, 等译. 北京: 中华医学电子音像出版社, 2017
14. 孙长贵, 陈瑜. 惠普尔养障体的实验室检查. 临床检验杂志, 2010, 28 (1): 55-56

实用临床微生物学
检验与图谱

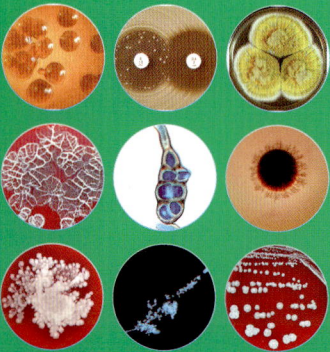

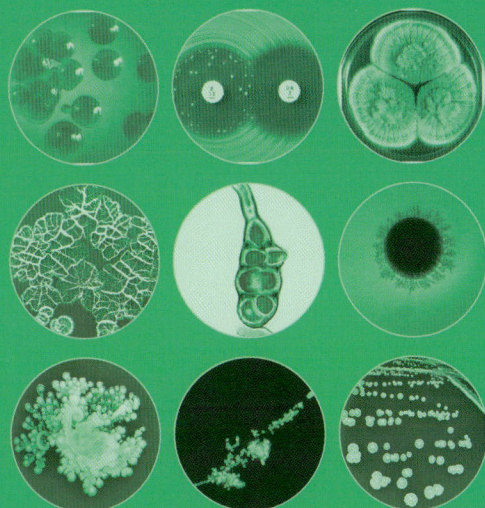

第四篇

临床真菌学检验

第二十四章
临床真菌学概述

第一节 真菌的分类与命名

一、真菌的分类系统

真菌为真核细胞型微生物，不含叶绿素，不能进行光合作用。细胞核高度分化，有核膜和核仁，胞质内有完整的细胞器，如线粒体、高尔基体、液泡和内含物（异染粒、淀粉粒、肝糖粒、脂肪等）等，细胞壁含有几丁质和葡聚糖。在整个生活史中，从外界获得碳源，行寄生或腐生生活。大多数为多细胞的丝状分枝结构，少数类群为单细胞。能产生各种形态的孢子，进行有性或无性繁殖。

真菌隶属于真核域（Domain Eukarya），真菌界（Kingdom Fungi）。其种类繁多，自然界估计有多达 150 万种真菌，目前被识别和描述的真菌大约有 12 万种，其中能引起植物致病的有 8 000 余种，与人类疾病相关的约 500 种，后者被称为临床致病真菌。

真菌的分类单位依次分为界（regnum，kingdom）、门（division，phylum）、纲（classis，class）、目（ordo，order）、科（familia，family）、属（genus）、种（species）。种是基本单位，种以下还有亚种（subspecies，subsp.）。近缘的种归合为属，近缘的属归合为科，科隶属于目，目隶属于纲，纲隶属于门，门隶属于界。门字尾（-mycota，-phyta）；亚门字尾（-phtina，-mycotina）；纲字尾（-opsida，-mycetes）；亚纲字尾（-des，-mycetidae）；目字尾（-ales）；亚目字尾（-inaea）；科字尾（-aceae）。

真菌界又分为真真菌（Eumycota）和伪真菌（Pseudofungi）。后者包括黏菌（Mycetozoa）、中黏菌（*Mesomycetozoa*）和卵菌（*Oomycota*），包括链壶菌种（*Lagenidium* spp.）、诡诈腐霉菌（*Pythium insidiosum*）和西伯鼻孢子菌（*Rhinospridium seeberi*），它们具有真菌样结构，但不是典型的真菌，从分子遗传学特点来看，与某些藻类群关系密切，属于原虫（*Protoctista*），已经从传统真菌中分离出去。真真菌中，取消了传统的半知菌亚门（Deuteromycotina）的概念，保留了壶菌门（Chytridiomycota）、毛霉门（Mucoromycota）、虫霉门（Zoopagomycota）、子囊菌门（Ascomycota）和担子菌门（Basidiomycota）等 4 个亚门。其中与医学关系密切的为子囊菌门、毛霉门和担子菌门，包括绝大多数致病真菌，有重要的临床意义。值得特别指出的是，以前将毛霉和虫霉统称为接合菌门（Zygomycota），但多基因位点和全基因数据显示，这两类菌存在较大差距，建议分开。而曾经被认为是原虫的微孢子菌（*Microsporidium*）和肺囊虫（*Pneumocystis*）在分子进化上靠近真菌，已经被正式归入真菌领域。

1. 子囊菌门（Ascomycota） 营养体是有隔膜的菌丝体，少数是单细胞，有性生殖形成子囊（ascus）和子囊孢子（ascospore），无性繁殖产生分生孢子（conidium）。子囊菌门包括最常见的医学致病真菌，如念珠菌、曲霉、青霉、皮肤癣菌、双相真菌、肺孢子菌，以及引起暗色丝孢霉病、着色芽生菌病和透明丝孢霉病的一大类致病菌。根据子囊果性质、子囊特征和排列方式，本亚门本菌分为 3 个亚门（subphyla）：子囊菌亚门（Pezizomycotina）、酵母菌亚门（Saccharomycotina）、外囊菌亚门（Taphrinomycotina）。其中医学上最主要的有 5 个纲，即肺

孢 子 纲（Pneumocystidomycetes）、酵 母 纲（Saccharomycetes）、散囊菌纲（Eurotiomycetes）、子囊菌纲（Sordariomycetes）、座囊菌纲（Dothideomycetes）。

2. 担子菌门（Basidiomycota）　营养体是有隔膜的菌丝体，有性生殖形成担孢子。如致病隐球菌的有性期。根据担子果的有无以及开裂与否，本亚门本菌分为 3 个亚门（subphyla）：伞菌亚门（Agaricomycotina）、柄绣菌亚门（Pucciniomycotina）、黑粉菌亚门（Ustilagomycotina）。本门最主要的医学真菌又分为 5 个纲：，即 Ustilaginomycetes、Urediniomycetes、Microbotryomycetes、Tremellomycetes 和 Agaricomycetes。

3. 毛霉门（Mucoromycota）　营养体是菌丝体，典型的没有隔膜，无性繁殖产生孢子囊孢子（sporangiospore），有性繁殖形成接合孢子（zygospore）。最新的分类系统中，一般认为毛霉门包括放射毛霉属（Actinomucor）、鳞质霉属（Apophysomy-ces）、科克霉属（Cokeromyces）、小克银汉霉属（Cunninghamella）、横梗霉属（Lichtheimia）、毛霉属（Mucor）、根 毛 霉 属（Rhizomucor）、根 霉 属（Rhizopus）、共头霉属（Syncephalastrum）、壶霉属（Saksenaea）、Thamnostylum 属和 Chlamydoabsidia 属等。

4. 虫霉门（Zoopagomycota）和蛙粪霉门（Basidiobolomycota）　虫霉门和蛙粪霉门原属于接合菌门下的虫霉目和蛙粪霉目，现在由于接合菌门取消，这两个目升级为虫霉门和蛙粪霉门。与医学相关的主要有虫霉门下属的冠状耳霉（Conidiobolus coronatus），蛙粪霉门下属的林蛙粪霉（Basidiobolus ranarum），一般引起昆虫和其他非脊椎动物致病，常在土壤和粪便中寄生。此类真菌的特征是主动释放繁殖体，初生孢子直接产生于菌丝体，通过细胞膨胀机制主动射出。

由于接合菌门取消，原先在其下属的常见医学相关菌属的分离地位如图 24-1-1 所示。

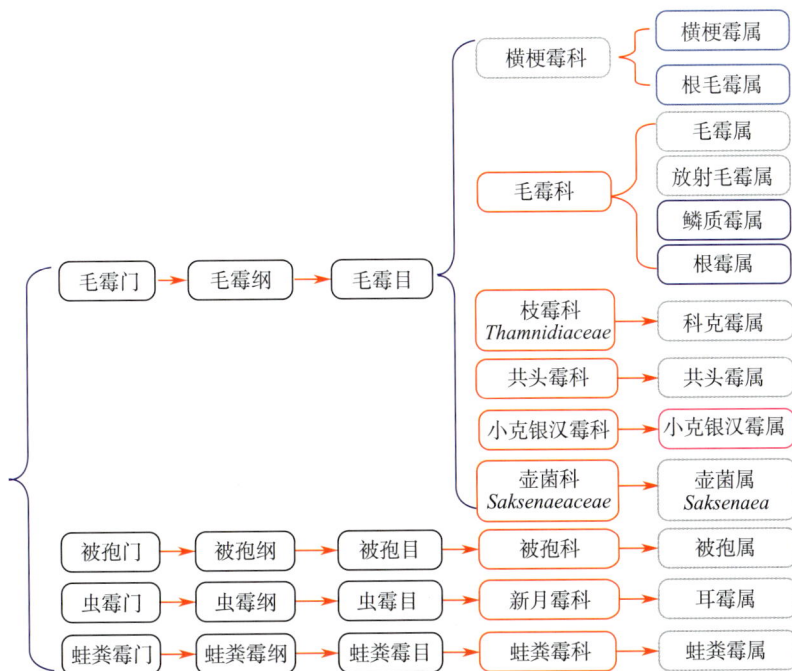

图 24-1-1　常见医学相关的毛霉门、被孢门、虫霉门与蛙粪霉门分类地位

5. 壶菌门（Chytridiomycota，chytrid）　旧称鞭毛菌（Mastigomycotina），为一类游动型真菌，营养体单细胞或没有隔膜的菌丝体。无性繁殖中产生具 1~2 根鞭毛的游动孢子（zoospore）。其中具有代表性的致病菌为 Batrachochytrium dendrobatidis，常引起两栖动物的疾病，一般不引起人类致病。

旧分类中的半知菌门（Deuteromycota，Fungi imperfecti），指的是一类通过生物化学和形态学未发现有性期结构的真菌，主要为子囊菌和担子菌，通过新技术已发现有性阶段的半知菌，分子结构上也可以清楚归类，现均已有归属。因此，半知菌的称呼于 2011 年被取消。如青霉菌属、曲霉菌属及赤霉菌属的有性期归入子囊菌门，但人们习惯上仍沿用无性阶段的分类名称。

旧称芽孢纲（Blastomycetes）中的部分真菌，指的是产生芽孢子繁殖的酵母和类酵母属，包括隐球酵母目（Cryptoccales）和掷孢酵母目（Sporobolomycetales）。随着多位点分子分类技术的应用，多数归入担子菌,芽孢纲的称呼也逐渐停用。

旧称丝孢纲(Hyphomycetes)的真菌,是指营养体为发达的菌丝体,分生孢子不产生在分生孢子盘或分生孢子器内的一大类丝状真菌,在新的分类中,主要归于子囊菌门。

旧称腔孢纲(Coelomycetes)的真菌,是指分生孢子产生在分生孢子盘或分生孢子器内的一大类丝状真菌,如茎点霉属等,在新分类中,主要归于子囊菌门。

部分临床常见重要真菌的分类位置见表24-1-1。

表 24-1-1　部分临床常见重要真菌的分类位置

分类位置	代表菌属
毛霉门(Mucoromycota)	毛霉(*Mucor*)、根霉(*Rhizopus*)、根毛霉(*Rhizomucor*)、横梗霉(*Lichtheimia*)、小克银汉霉(*Cunninghamella*)、鳞质霉(*Apophysomyces*)、共头霉(*Syncephalastrum*)
虫霉门(Zoopagomycota)	蛙粪霉(*Basidiobolus*)、耳霉(*Conidiobolus*)
担子菌门(Basidiomycota)	
Wallemiomycetes	*Wallemia*
Ustilaginomycetes	马拉色菌(*Malassezia*)
Microbotryomycetes	掷孢酵母(*Sporobolomyces*)、红酵母(*Rhodotorula*)
Tremellomycetes	隐球菌(*Cryptococcus*)、毛孢子菌(*Trichosporon*)
Agaricomycetes	裂褶菌(*Schizophyllum*)
子囊菌门(Ascomycota)	
Pneumocystidomycetes	耶氏肺孢子菌(*Pneumocystis jirovecii*)
Saccharomycetes	念珠菌(*Candida*)、地霉(*Geotrichum*)、*Saprochaete capitata*[以前称头状芽生裂殖菌(*Blastoschizomyces capitatus*)、头状地霉(*Geotrichum capitatum*)]
Eurotiomycetes	皮肤癣菌[包括毛癣菌(*Trichophyton*)、小孢子菌(*Microsporum*)、表皮癣菌(*Epidermophyton*)]、芽生菌(*Blastomyces*)、金孢子菌(*Chrysosporium*)、球孢子菌(*Coccidioides*)、副球孢子菌(*Paracoccidioides*)、伊蒙菌(*Emmonsia*)、组织胞浆菌(*Histoplasma capsulatum*)、曲霉(*Aspergillus*)、青霉(*Penicillium*)、拟青霉(*Paecilomyces*)、多拟青霉(*Polypaecilum*)、篮状菌(*Talaromyces*)、(*Spiromastigoides*)、枝孢瓶霉(*Cladophialophora*)、*Cyphellophora*、外瓶霉(*Exophiala*)、着色霉(*Fonsecaea*)、瓶霉(*Phialophora*)、喙枝孢霉(*Rhinocladiella*)、维罗纳菌(*Veronaea*)、*Arthrocladium*、努夫菌(*Knfla*)
Sordariomycetes	帚霉(*Scopulariopsis*)、赛多孢霉(*Scedosporium*)、孢子丝菌(*Sporothrix*)、刺盘孢(*Colletotrichum*)、暗色枝顶孢(*Phaeoacremonium*)、帚枝霉(*Sarocladium*)、枝顶孢(*Acremonium*)、柱孢霉(*Cylindrocarpon*)、镰刀菌(*Fusarium*)、木霉(*Trichoderma*)、白僵菌(*Beauveria*)、*Geomyces*、*Chamaeleomyces*、*Purpureocillium*、拟茎点霉属(*Phomopsis*)、节菱孢(*Arthrinium*)、黏束孢(*Graphium*)、*Pleurostomophora*、黑孢霉(*Nigrospora*)、马杜拉菌(*Madurella*)、端梗孢(*Acrophialophora*)、绿僵菌(*Metarhizium*)、*Triadelphia*
Dothideomycetes	短梗霉(*Aureobasidium*)、枝孢霉(*Cladosporium*)、二孢菌(*Lasiodiplodia*)、双极菌(*Bipolaris*)、弯孢(*Curvularia*)、链格孢(*Alternaria*)、明脐霉(*Exserohilum*)、德氏霉(*Drechslera*)、马杜拉菌(*Madurella*)、刺壳孢菌(*Pyrenochaeta*)、棒孢属(*Corynespora*)、茎点霉(*Phoma*)、何德毛结节菌(*Piedraia hortae*)、何德霉(*Hortaea*)、球壳菌(*Sphaeropsis*)、新柱顶孢(*Nescytalidium*)、*Pallidocercospora*、*Stenella*、*Trematosphaeria*、假性小毛球菌(*Pseudochaetosphear*)、*Nigrograna*、*Mycocentrospora*、*Phaeosclera*、香港丝状菌(*Hongkongmyces*)、附球菌属(*Epicoccum*)、指霉(*Ochroconis*)、*Pleurophoma*

二、真菌的命名

传统真菌的命名依照国际植物命名法规,采用林奈的双名制,即"属名＋种名"构成学名。学名用拉丁文拼写,需斜体。属名第 1 个字母须大写,用拉丁语名词。种名用拉丁语形容词,第 1 个字母小写。后面附首次发现并命名者的姓及年份。今后若有新的发现及更改,即种名发生转移,则再加上修改者的姓,而将最初命名者的姓加上括弧,并更改年份。属名后加 sp. 表示泛指这一属而非具体指某个种。如白念珠菌: *Candida albicans*(Bobin)Berkhout; 1923;红色毛癣菌: *Trichophyton rubrum*(Castellani)Sabouraud; 1911。

近年来真菌分类变化非常大,包括命名机构、命名原则和很多菌的分类学地位发生了巨大变化,且目前该系统仍处于一个新旧交替、存在诸多争议的阶段。在传统表型(phenotypic)基础上,真菌分类引入了系统分子分类(molecular taxonomy)方法,基于 DNA 水平对真菌进行归类,而取消了过去根据有性期和无性期特征分类的方法。目前重要医学真菌分类发生的改变有:

(1)实行"一个真菌一个名字"原则,结合形态和分子特点命名真菌,而废弃过去根据有性期和无性期特点命名多态性真菌的方法。

(2)采用最古老应用最广泛的无性期命名。

(3)只有在有性期名字应用远超过无性期命名时,采用有性期命名。

(4)脱离原有的植物命名系统,拥有与植物和藻类并列的真菌编码。

(5)允许采用拉丁或者英文命名(传统方法只用拉丁文)。

(6)在严格限制的基础上,认可电子版新名称。

三、真菌病

真菌病(mycosis)是由真菌(fungi)引起的疾病,可侵犯人类、动物和植物。医学真菌学(medical mycology)主要研究引起人类和动物疾病的病原真菌。而临床真菌学(clinical mycology)主要研究真菌导致人类的感染,除研究病原真菌的一般生物学特征之外,主要侧重研究真菌病的临床症状及其诊断和治疗。

随着免疫受损人群(血液病、实体肿瘤、糖尿病、艾滋病、器官移植和免疫抑制剂的广泛使用)和医疗上侵入性操作(手术、导管等)的增多,慢性、致命性真菌感染越来越受关注。另一方面,随着医学界对真菌和真菌病认识不断提升,以及分子测序技术的发展,临床相关真菌的谱系日益扩宽。

除了一些常见的临床原发和机会性致病真菌,理论上,在一定的宿主条件下(免疫力下降、屏障破坏),任何一种真菌都可能导致人类感染。目前被报道的临床致病真菌大约 500 种,其中最常见的不足 100 种。在临床医学中,致病真菌按其侵犯部位不同,习惯将其分为浅部真菌和深部真菌两类。浅部真菌主要侵犯皮肤、毛发和指(趾)甲,病原菌寄生和腐生于表皮、毛发和甲板的角质组织中,引起浅部真菌病,又可分为浅表真菌病(superficial mycoses,仅侵犯角质层,无明显炎症反应)和皮肤真菌病(cutaneous mycoses,侵犯表皮全层)。深部真菌病一般是指真菌侵犯皮下组织和内脏,引起全身性感染,包括皮下真菌感染和系统性真菌感染。

四、临床真菌实验室生物安全

许多真菌可产生易经空气传播的分生孢子或孢子,因此,真菌实验室生物安全预防措施对于避免实验室环境污染和人员感染至关重要。真菌的检测需在Ⅱ级生物安全柜内进行,特别是可疑高致病性病原真菌(荚膜组织胞浆菌、粗球孢子菌等),严格执行《病原微生物实验室生物安全通用准则》进行操作及处理。实验室工作人员应注意生物安全防护。

按照感染性微生物对人体和环境的危险度,可分为四级:

1. 危险度 1 级(无或极低的个体和群体危险)不太可能引起人或动物致病的微生物。

2. 危险度 2 级(个体危险中等,群体危险低)病原体能够对人或动物致病,但对实验室工作人员、社区、牲畜或环境不易导致严重危害。实验室暴露也许会引起严重感染,但对感染有有效的预防和治疗措施,并且疾病传播的危险有限。

3. 危险度 3 级(个体危险高,群体危险低)病原体通常能引起人或动物的严重疾病,但一般不会发生感染个体向其他个体的传播,并且对感染有有效的预防和治疗措施。

4. 危险度 4 级(个体、群体危险度高)病原体通常能引起人或动物的严重疾病,并且很容易发生个体之间的直接或间接传播,对感染一般没有有效的预防和治疗措施。

与之相适应的,根据操作对象的危险性,真

菌实验室的生物安全分级及所需的防护标准见表24-1-2：

真菌中无BSL-4级菌，临床致病真菌绝大多数属于BSL-2级，分布于100多个目。BSL-3级的真菌较为少见，主要分布于散囊菌目（Onygenales），具体见表24-1-3。

表24-1-2　生物安全实验室分级

危险度分级	生物安全水平	实验室类型	实验室操作	安全措施
1级	基础实验室：一级生物安全水平	基础教学、研究	GMT	不需要；开放实验台
2级	基础实验室：二级生物安全水平	初级卫生服务；诊断、研究	GMT；加防护服、生物危害标志	开放实验台，此外需BSC用于防护可能生成的气溶胶
3级	防护实验室：三级生物安全水平	特殊诊断、研究	在二级生物安全防护水平上增加特殊防护服、进入制度、定向气流	BSC和/或其他所有实验室工作所需要的基本设备
4级	最高防护实验室：四级生物安全水平	危险病原体研究	在三级生物安全防护水平上增加气锁入口、出口淋浴、污染物品的特殊处理	Ⅲ级BSC或Ⅱ级BSC并穿着正压服、双开门高压灭菌器（穿过墙体）、经过滤的空气

注：BSC（biological safety cabinet），生物安全柜；GMT（good microbiological techniques），优良微生物操作技术

表24-1-3　BSL-3级的真菌及所属的目

菌名	所属的目
Cladophialophora bantiana	Chaetothyriales
Ramichloridium mackenziei	Chaetothyriales
Coccidioides immitis	Onygenales
Coccidioides posadasii	Onygenales
Histoplasma capsulatum	Onygenales
Talaromyces marneffei	Onygenales
Blastomyces dermatitidis	Onygenales
Paracoccidioides brasiliensis	Onygenales

（占　萍　徐和平　孙长贵）

第二节　真菌的形态学特性

真菌的形态可分单细胞和多细胞两类。单细胞真菌主要为酵母菌（yeast）（如红酵母）和类酵母菌（yeast-like）（如念珠菌），菌体呈圆形或椭圆形。其形成的菌落为酵母型或类酵母型。多细胞真菌由菌丝和孢子组成，菌丝分枝交织成团形成菌丝体（mycelium），并长有各种孢子，这类真菌被称为丝状真菌（filamentous fungi），俗称霉菌（mold）。其形成的菌落为丝状型。观察真菌菌落形态、颜色变化及真菌不同生长时期的镜下特征（菌丝和孢子的形态）对于正确鉴定真菌具有重要价值。

一、真菌的菌落特征

多数真菌对培养条件要求不高，按其在人工培养基上形成的菌落形态，一般分为三类菌落形态。

1. 酵母型菌落　菌落光滑、奶酪样，以单细胞芽生方式繁殖，不形成真、假菌丝，如红酵母和隐球菌等。见图24-2-1A。

2. 类酵母型菌落　菌落与酵母型相似，以单

细胞芽生方式繁殖，多数能形成假菌丝，如白念珠菌等多数念珠菌属真菌。见图 24-2-1B。

3. 丝状型菌落 菌落呈棉花状、绒毛状、海绵状或粉末状，并有不同的颜色，由许多菌丝体组成，为多细胞真菌菌落。如曲霉、青霉、毛霉、皮肤癣菌等。见图 24-2-1C。

双相型真菌（dimorphic fungi）在 35~37℃ 条件下孵育，在培养基上可形成酵母型菌落；在 22~28℃ 条件下孵育，在培养基上则形成丝状型菌落。见图 24-2-1D、E。

严格意义上的医学双相真菌指的是在体内体外两种温度和微环境中以不同形态存在的真菌，体外（室温）为丝状相，体内（37℃）为酵母相，这是致病真菌为了更好地适应机体内环境而做出的生理和毒力机制的调整。双相真菌包括皮炎芽生菌（*Blastomyces dermatitidis*）、球孢子菌（*Coccidioides immitis/posadasii*）、副球孢子菌（*Paracaccidioides brasiliensis/lutzii*）、组织胞浆菌（*Histoplasma capsulatum*）、马尔尼菲篮状菌（*Talaromyces marneffei*）、孢子丝菌（*Sporothrix*）、伊蒙菌（*Emmonsia*）和新伊蒙菌（*Emergomycas*）等。前五种均属于地方流行性真菌，BSL 分级均为 3 级，孢子可以通过吸入感染，原发感染发生在肺。

但广义上的双相型真菌，又称为双形态真菌，如白念珠菌，不同营养条件下也可以发生菌丝和孢子相的转换，与经典双相型真菌不同的地方在于，念珠菌在高温为菌丝相，低温为孢子相。还有马拉色菌，寄生状态下为出芽孢子，致病状态则为弧形菌丝。

真菌的菌落形态特征见图 24-2-1。

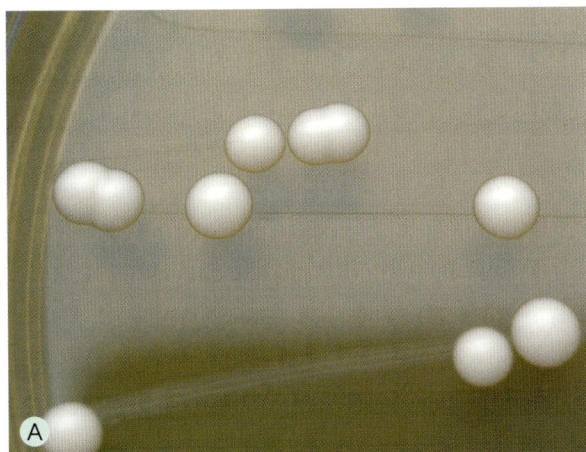

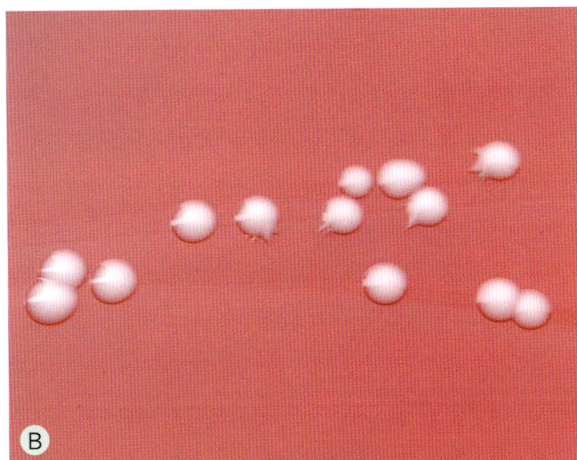

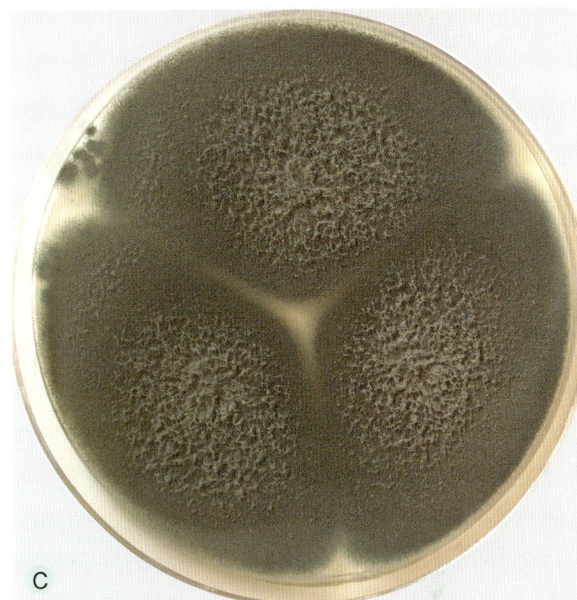

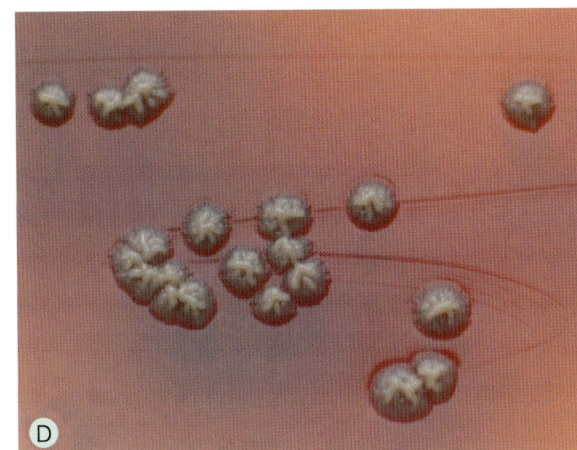

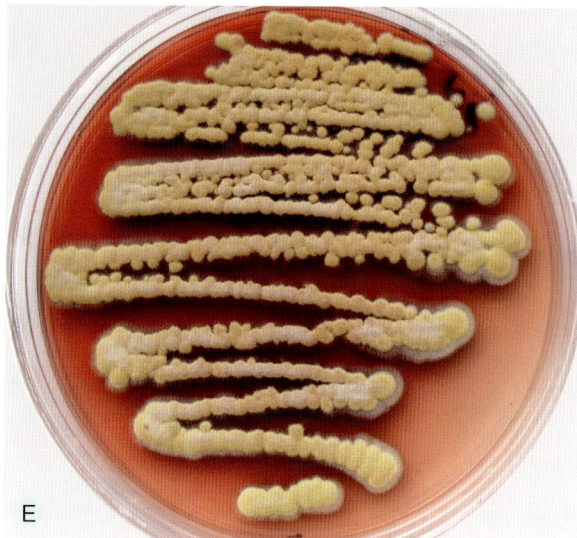

图 24-2-1　真菌的菌落形态

A.酵母型菌落(隐球菌);B.类酵母型菌落(念珠菌);C.丝状型菌落(烟曲霉);D.双相型真菌(马尔尼菲篮状菌),37℃酵母相;E.双相型真菌(马尔尼菲篮状菌),25℃霉菌相

在子囊菌门中原分类为丝孢纲真菌(Hyphomycetes)中,根据菌落是否产生暗色色素,分为透明丝孢霉和暗色真菌(black fungi)两类。前者指的是菌丝透明,HE 染色显示不清,在 PAS 或银染色可以见到红色或黑色菌丝的一类真菌,但一般不包括皮肤癣菌。暗色真菌指的是胞壁呈黑色或黑褐色的一类丝状菌,HE 染色可以看见。根据病理特点、致病菌和临床特点,暗色真菌引起的疾病又分为着色芽生菌病(chromoblastomycosis)和暗色丝孢霉病(phaeohyphomycosis)。值得一提的是,随着对真菌致病的认识提高,目前以上概念已经淡化。

二、真菌的镜下形态

真菌有两种繁殖方式,即无性繁殖和有性繁殖。最简单的繁殖方式为菌丝断裂,由断裂的菌丝片段再发育成新的菌丝体。大多数真菌是以产生孢子的方式进行繁殖。其中又以无性繁殖产生孢子的速度快、数量多,是真菌重要的繁殖方式。单细胞真菌的无性繁殖主要以芽生和裂殖为主,多细胞真菌的无性繁殖以菌丝发育和孢子产生为主,形成孢子囊孢子、分生孢子和关节孢子。真菌的有性繁殖通过减数分裂而产孢子,可形成接合孢子、子囊孢子及担孢子等。各类丝状真菌产生的菌丝和孢子形态不同,是鉴别真菌的重要依据。

(一)真菌菌丝

菌丝(hypha,hyphae)指的是真菌、卵菌和放线菌的纤长、分枝、纤维样的结构。菌丝为多数真菌的主要繁殖方式。菌丝的集合称为菌丝体(mycelium)。由一个或多个细胞组成,周围包绕管状细胞壁,大多数菌丝内部有与细胞壁交叉的分隔(septum,复数 septa),称为有隔菌丝(septate hypha)。反之,无分隔的称为无隔菌丝(aseptate hyphae)。真菌菌丝直径一般为 4~6μm。菌丝顶端为生发组织,由细胞质内部一个称为 spitzenkörper 的细胞器调控生长和分隔过程。

不同种类的真菌可有不同形态的菌丝,如螺旋状、球拍状、结节状、鹿角状和梳状等。故观察菌丝形态有助于真菌的鉴别。

1. 单纯菌丝　丝状真菌的菌体呈丝状体,为一种细小的管型结构,单独的丝状结构称为菌丝(hyphae)。当菌丝不断生长、分枝并缠绕成团时,被称为菌丝体。菌丝因结构不同可分为有隔菌丝和无隔菌丝。有隔菌丝是由横隔将管状结构的菌丝分隔成一串串多细胞样的丝状体,如曲霉、青霉、毛癣菌和地霉等大多数丝状真菌的菌丝属此类;无隔菌丝是一种无横隔长管状的单细胞结构,细胞质中有多个细胞核,根霉、毛霉、壶菌等属此类菌丝。菌丝在培养基中生长,按其着生情况又可分为营养菌丝和气生菌丝,深入至培养基内部获取营养的菌丝称为营养菌丝(vegetative hypha)。从培养基表面长出向空中伸展的菌丝称为气生菌丝(aerial hyphae)。部分气生菌丝发育到一定阶段可衍化为具有繁殖功能的繁殖菌丝(reproductive hypha)(图 24-2-2A、B)。

2. 球拍菌丝(racquet mycelium)　在菌丝的横隔处形成膨大如球拍状并头尾相接排列的菌丝,常见于石膏样小孢子菌、金孢子菌等(图 24-2-2C)。

3. 螺旋菌丝(coils)　菌丝或菌丝末端呈规则的螺旋状收缩,常见于须癣毛癣菌(图 24-2-2D)。

4. 梳状菌丝(pectinate hypha or body)　菌丝似梳状单侧参差不齐,常见于黄癣菌(图 24-2-2E)。

5. 鹿角菌丝(favic chandeliers)　菌丝顶部呈不规则分枝,似鹿角状,常见于黄癣菌、曲霉等(图 24-2-2F)。

6. 关节菌丝(holoarthric hypha)　菌丝生长到一定阶段形成大小较为一致的节孢子,节孢子相连形成关节菌丝,常见于地霉菌、毛孢子菌等(图 24-2-2G)。

7. 匍匐菌丝(stolon)　根霉菌体有一部分呈弧形,在培养基表面水平生长,根霉的气生性强,大部分气生菌丝匍匐于营养基质的表面(联结假根之间的菌丝)(图 24-2-2H)。

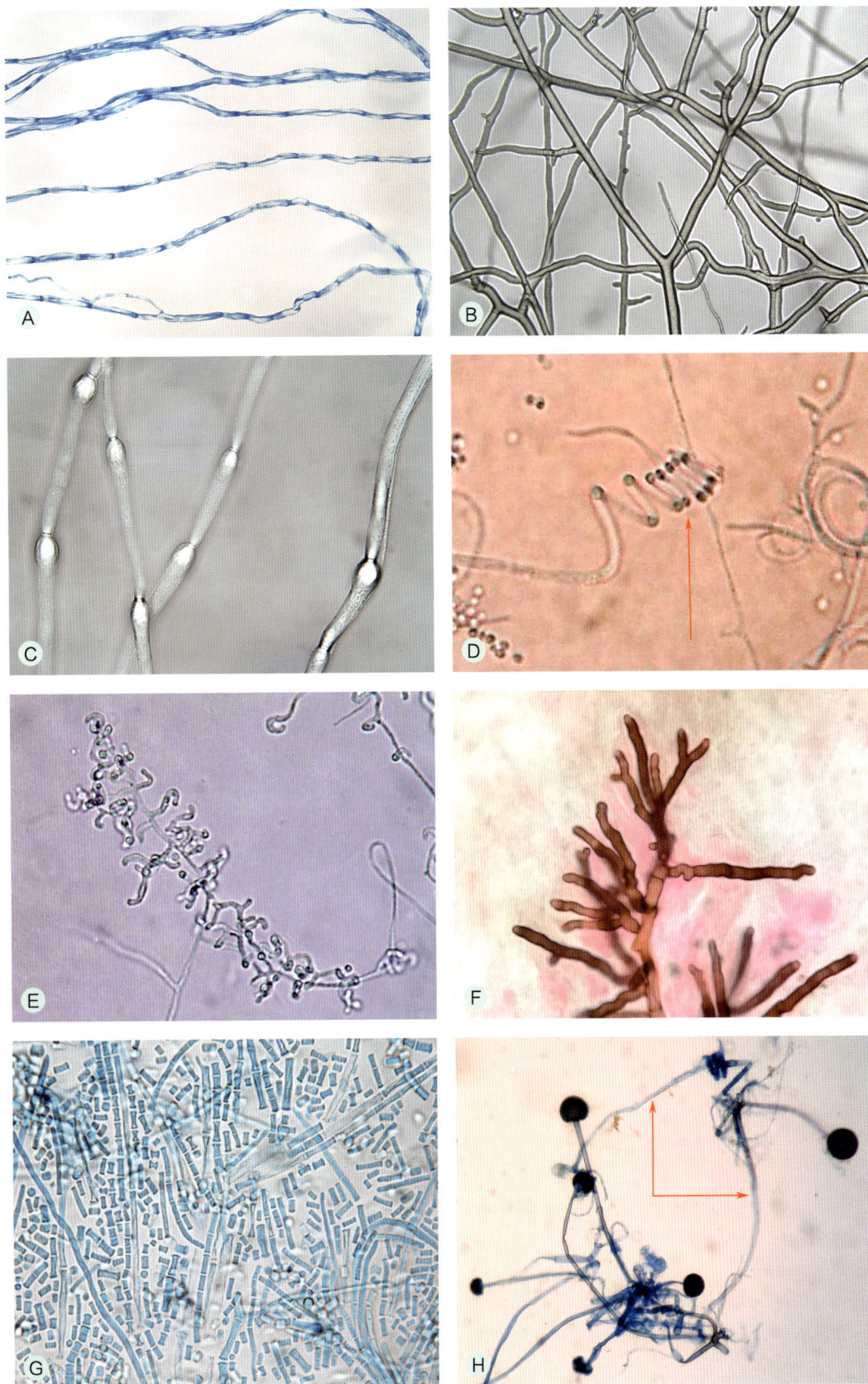

图 24-2-2 各类真菌菌丝的镜下形态

A. 有隔菌丝（乳酸酚棉蓝染色）×1 000；B. 无隔菌丝（未染色）×1 000；C. 球拍菌丝（未染色）×1 000；
D. 螺旋菌丝（乳酸酚棉蓝染色）×1 000；E. 梳状菌丝（乳酸酚棉蓝染色）×1 000；F. 鹿角菌丝（六胺银染色）×1 000；G. 关节菌丝（乳酸酚棉蓝染色）×1 000；H. 匍匐菌丝（乳酸酚棉蓝染色 ×400）

8. 与菌丝相关的其他形态结构　真菌的营养菌丝可以形成吸器、附着胞、附着枝、假根、菌套和菌网等多种特殊的变态结构；菌丝体有时还可以密集地纠结在一起形成菌组织成为产生孢子的结构，有些菌组织还可以形成菌核、子座和菌索等形态结构。与菌丝相关的其他形态结构见图24-2-3。

(1) 假根 (rhizoid)：某些真菌菌体的某个部位长出多根有分枝、外形像树根的菌丝，可以伸入基质内吸取养分并固着菌体。如根霉等（图24-2-3A）。

(2) 附着胞 (appressorium)：附着胞是植物病原真菌孢子萌发形成的芽管或菌丝顶端的膨大部分，可以牢固地附着在寄主体表面，其下方产生侵入钉穿透寄主角质层和表层细胞壁（图24-2-3B）。

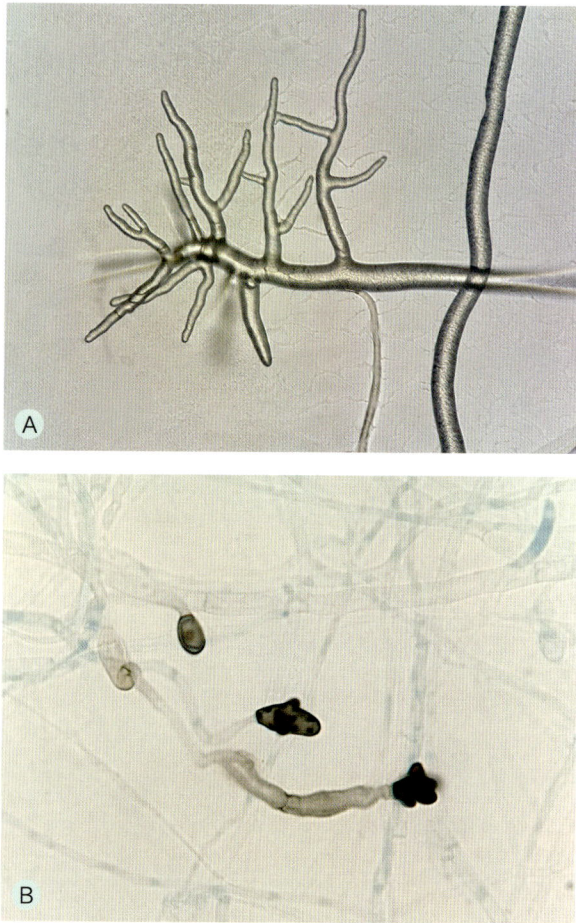

图 24-2-3　与菌丝相关的其他形态结构
A. 假根（未染色）×1 000；B. 附着胞，乳酸酚棉
蓝染色 ×1 000

（二）真菌孢子

真菌孢子 (spore) 可分有性孢子和无性孢子两种。有性孢子是由同一菌体或不同菌体上的2个细胞融合经减数分裂形成。无性孢子是菌丝上的细胞分化或出芽生成。病原性真菌大多形成无性孢子。无性孢子主要包括分生孢子和孢子囊孢子。

1. 分生孢子 (conidium)　分生孢子是真菌中最常见的一类无性孢子。它首先在繁殖菌丝的末端分化形成分生孢子梗，然后在梗上产生分生孢子，见图24-2-4。

按其形态和结构可分大分生孢子和小分生孢子。大分生孢子 (macroconidium) 体积较大，由多个细胞组成，常呈梭状、棍棒状或梨状，见图24-2-4A。其大小、细胞数和颜色是鉴定真菌的重要依据。小分生孢子 (microconidium) 较小，一般1个孢子只有1个细胞。

按分生孢子的产孢方式可分为芽生孢子和叶状孢子。

(1) 芽生孢子 (blastospore)：芽生孢子由菌细胞直接出芽而成，如酵母菌。有些芽生孢子长到一定程度，自身又出芽形成新的芽生孢子。这些不断长出的孢子如果不脱离母细胞，便延长成丝状，称为假菌丝 (pseudo hyphae)，多数念珠菌属真菌可形成假菌丝。芽生孢子按其产孢方式可分为全壁芽生型 (holoblastic) 和内芽生型 (enteroblastic)。

1) 全壁芽生型产孢：以合轴产孢型 (sympodial) 方式为主，如孢子丝菌、着色霉菌属等（图24-2-4B）。还有孤立产孢和链状产孢等方式。

2) 内芽生型产孢：主要有①瓶梗产孢 (phialide)，如青霉、曲霉、瓶霉、镰刀菌、枝顶孢霉等（图24-2-4C）；②环痕产孢 (annelide)，如外瓶霉、帚霉、赛多孢子菌等（图24-2-4D）；③孔出产孢 (porospore)，如链格孢、离蠕孢、凸脐孢、德氏霉及弯孢霉等（图24-2-4E）。

(2) 叶状孢子 (thallospore)：由丝裂产孢 (thallic) 方式而来，由菌丝细胞转变为分生孢子。主要有关节孢子、粉孢子和厚壁孢子。

1) 关节孢子 (arthroconidium)：菌丝生长到一定阶段后，出现很多横隔膜，然后从横隔膜处断裂形成单个矩形、筒形或短柱状的孢子。如地霉菌、毛孢子菌、头状芽生裂殖菌、球孢子菌等（图24-2-4F）。

2) 粉孢子 (deurioconidium)：菌丝顶部膨大，壁加厚并产生横隔。如毛癣菌、小孢子菌和表皮癣菌的大小分生孢子（图24-2-4G）。

3) 厚壁孢子 (chlamydospore)：孢子产生厚壁，又称厚膜孢子。如白念珠菌、某些种的絮状表皮癣菌等可产生（图24-2-4H）。

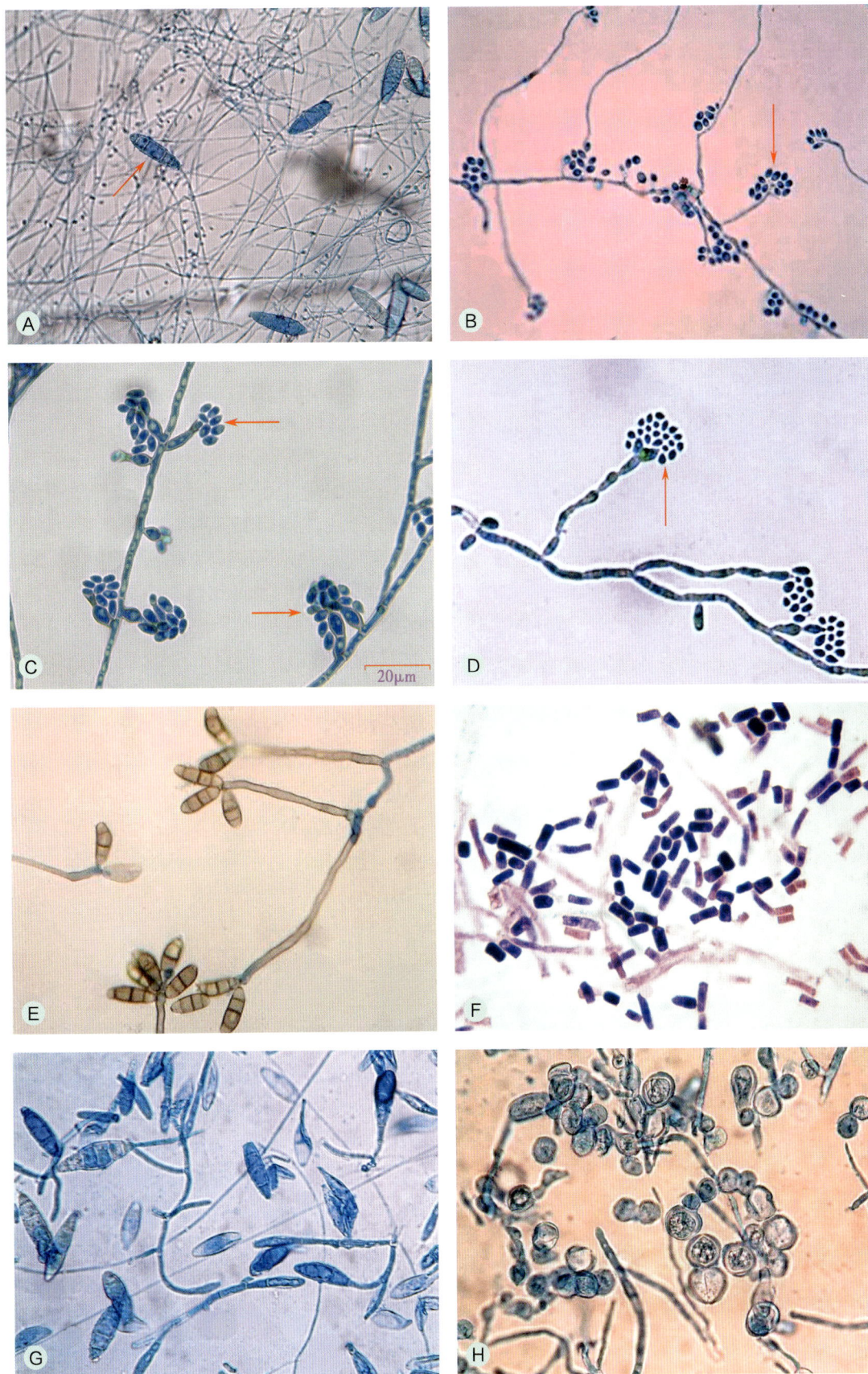

图 24-2-4　分生孢子乳酸酚棉蓝染色的镜下形态 ×1000

A. 大小分生孢子；B. 芽生孢子合轴产孢；C. 芽生孢子瓶梗产孢；D. 芽生孢子环痕产孢；
E. 芽生孢子孔出产孢；F. 关节孢子（革兰氏染色）；G. 粉孢子；H. 厚壁孢子

2. 孢子囊孢子（ssporangiospore）　孢子囊孢子为无性孢子，是由繁殖菌丝的末端形成一个膨大的结构，称为孢子囊（sporangial）。其内密集着许多细胞核，每个核都被细胞质包围，分隔割裂成块，并逐渐形成孢子壁，最终成为孢子囊孢子。如毛霉、根霉等属此类（图24-2-5）。

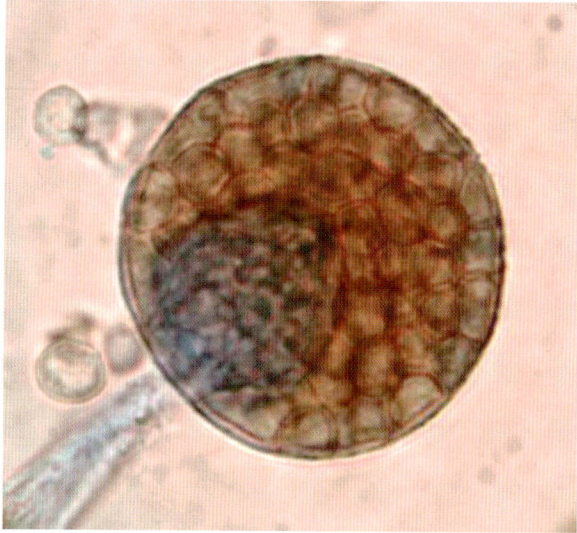

图24-2-5　孢子囊孢子乳酸酚棉蓝染色的
镜下形态 ×1000

3. 有性孢子　有性孢子是由两个不同性别的细胞相互结合，经过质配阶段、核配阶段和减数分裂阶段而形成的单倍体孢子。

（1）接合孢子（zygospore）：接合孢子由两根相邻的菌丝相遇，各自伸出极短的特殊菌丝，两者相互吸引至接触，于接触处形成融合膜，并形成原结合配子囊，经过质配、核配、减数分裂后，囊内便形成一个厚壁的接合孢子。如蛙粪霉属（图24-2-6A）。

（2）子囊孢子（asgospore）：子囊孢子是子囊菌亚门中的真菌所特有的。先是由两个性细胞结合，然后分化发育成长形、棒形、圆桶形、球形或卵圆形的囊状结构，称为子囊。细胞核在子囊内经过质配、核配、减数分裂后，产生1~8个孢子，称为子囊孢子。如曲霉菌的有性期、毛壳菌及酿酒酵母有性期等（图24-2-6B）。

（3）子囊果（ascocarp）或囊实体（ascoma）：子囊果（ascocarp）是子囊菌亚门真菌产生子囊孢子的结构，子实体裸露的子囊称为子囊果，如曲霉菌的有性期、毛壳菌及酿酒酵母有性期等（图24-2-6C）。

（4）担孢子（basidiospore）：担孢子是担子菌亚门的真菌所独有。它由两性细胞结合而产生的双核菌丝进一步发育分化而成。双核菌丝的两个核在该菌丝的顶细胞内实行核配，经包括减数分裂在内的两次分裂后，产生四个子核。顶细胞也随之膨大成担子状，担子上生出4个棍棒状的小梗。4个子核梗分别进入小梗内发育成为担孢子（图24-2-6D）。

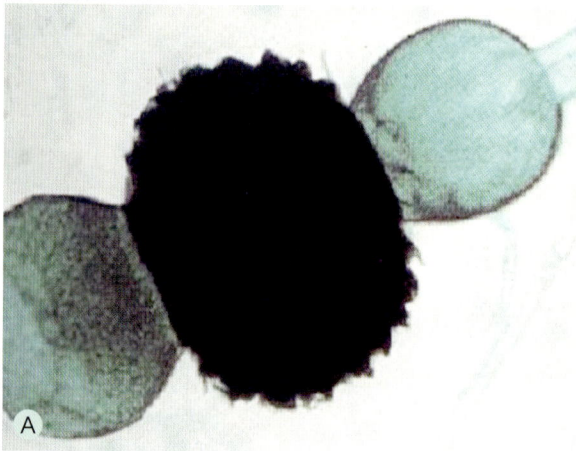

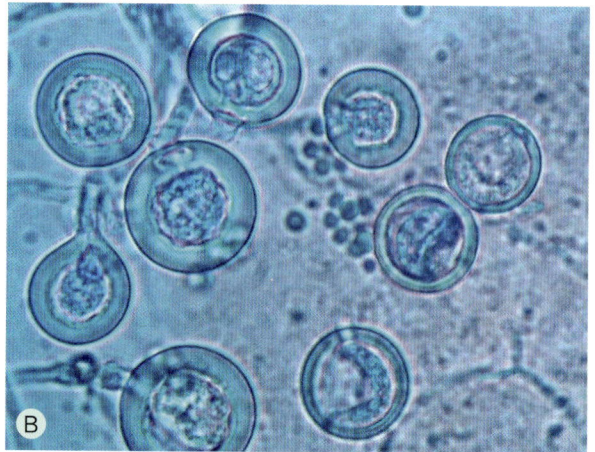

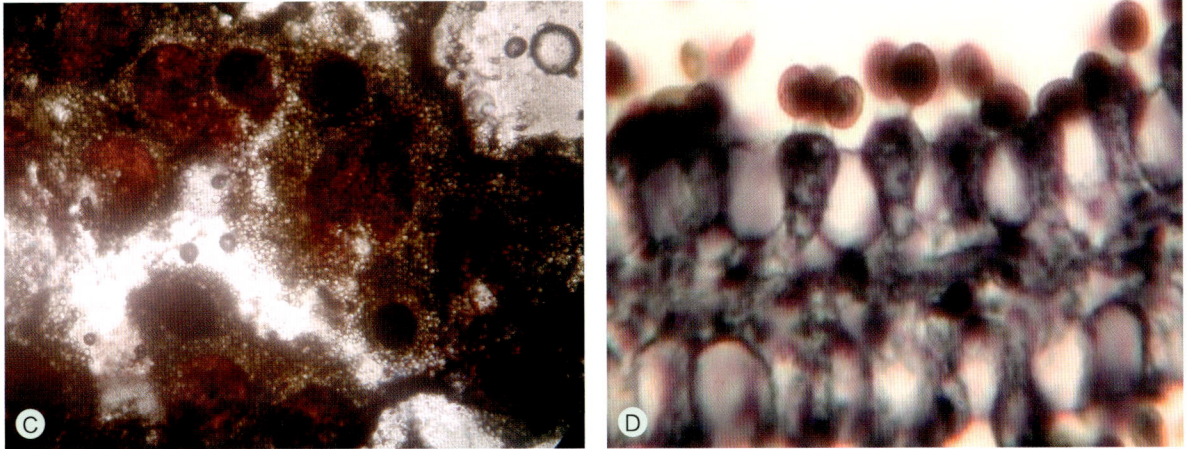

图 24-2-6　有性孢子的镜下形态 ×1 000
A. 接合孢子,乳酸酚棉蓝染色; B. 子囊及子囊孢子,乳酸酚棉蓝染色; C. 子囊果; D. 担孢子, 六胺银染色

（占 萍　徐和平　陈知行）

参考文献

1. Jorgensen JH, Pfaller MA. Manual of clinical microbiology. 11th ed. Washington DC: ASM Press, 2015
2. 吴绍熙. 现代医学真菌检验手册. 北京: 北京医科大学, 协和医科大学联合出版社, 1998
3. 王端礼. 医学真菌学——实验室检验指南. 北京: 人民卫生出版社, 2005
4. Larone DH. Medically Important Fungi: A guide to identification. 5th ed. Washington DC: ASM Press, 2012
5. 周庭银, 章强强. 临床微生物学诊断与图解. 4 版. 上海: 上海科技出版社, 2017
6. 李仲兴, 郑家齐, 李家宏. 诊断细菌学. 香港: 黄河文化出版社, 1992
7. 尚红, 王毓三, 申子瑜. 全国临床检验操作规程. 4 版. 北京: 人民卫生出版社, 2015
8. Dismukes WE, Pappas PG, Sobel JD. Clinical Mycology, New York: Oxford university press, Inc, 2003
9. Madigan MT, Martinko JM, Dunlap PV. Brock Biology of Microorganisms. 12th ed. San Francisco: Pearson Education, Inc, 2009
10. De Hoog GS, Haase G, Chaturvedi V, et al. Taxonomy of medically important fungi in the molecular era. Lancet Infect Dis, 2013, 13 (5): 385-386
11. Zhang N, Luo J, Bhattacharya D. Advances in Fungal Phylogenomics and their impact on fungal systematics. Adv Genet, 2017, 100: 309-328
12. Chibucos MC, Soliman S, Gebremariam T, et al. An integrated genomic and transcriptomic survey of mucormycosis-causing fungi. Nat Commun, 2016, 7: 12218
13. Spatafora JW, Chang Y, Benny GL, et al. A phylum-level phylogenetic classification of zygomycete fungi based on genome-scale data. Mycologia, 2016, 108 (5): 1028-1046
14. Hawksworth DL. A new dawn for the naming of fungi: impacts of decisions made in Melbourne in July 2011 on the future publication and regulation of fungal names. IMA Fungus, 2011, 2 (2): 155-162
15. De Hoog GS, Chaturvedi V, Denning DW, et al. Name Changes in Medically Important Fungi and Their Implications for Clinical Practice. J Clin Microbiol, 2015, 53 (4): 1056-1062
16. International Association for Plant Taxonomy. International Code of Nomenclature for algae, fungi, and plants.[2025-01-20]. https://www. iapt-taxon. org/nomen/main. php
17. Hoog GSD, Guarro J, Gené J, et al. Atlas of clinical fungi. [2025-01-20]. https://www. atlasclinicalfungi. org/
18. 陈东科, 孙长贵. 实用临床微生物学检验与图谱. 北京: 人民卫生出版社, 2011

第二十五章
病原性酵母及酵母样真菌和双相真菌

引起人类致病的真菌按照其侵犯的组织和器官不同,临床真菌分为引起皮肤和软组织感染的真菌(见第二十六章)和引起侵袭性感染的真菌两大类,引起侵袭性感染的真菌是指能侵袭深部组织和内脏,引起全身性感染的病原真菌或条件致病真菌。临床真菌根据生物学性状不同,分为酵母样型(yeast-like)、酵母型(yeast)、丝状型(filamentous)和双相型(dimorphic fungus)真菌等。引起侵袭性感染的真菌主要有病原性酵母型、酵母样型真菌、双相型真菌以及条件致病的丝状型真菌(丝状真菌的论述见第二十七章),病原性酵母型、酵母样型真菌主要包括念珠菌属、隐球菌属、酵母属、红酵母属等。双相型真菌是指在组织内或35~37℃培养环境下,培养基上的菌落呈酵母型,在22~28℃室温培养条件下,培养基上菌落呈丝状型的一类真菌的统称。常见的双相型真菌有组织胞浆菌(*Histoplasma*)、皮炎芽生菌(*Blastomyces dermatitidis*)、粗球孢子菌(*Coccidioides immitis*)、巴西副球孢子菌(*Paracoccidiodes brasiliensis*)、马尔尼菲篮状菌(*Penecillium marneffei*)、申克孢子丝菌(*Sporothrix schenchii*)、伊蒙菌(*Emmonsia*)和新伊蒙菌(*Emergomyces*)等。双相型真菌多为地方性致病真菌,能感染正常个体;其他均为条件致病真菌,常感染免疫功能低下、菌群失调等特殊患者。近年来因广谱抗菌药物、激素及免疫抑制剂大量应用,此类真菌感染逐年增多,应引起足够重视。

第一节　念　珠　菌　属

一、分类与命名

念珠菌属(*Candida*)隶属于真菌界(Fungi),子囊菌门(Ascomycota),酵母菌亚门(Saccharomycotina),酵母菌纲(Saccharomycetes),酵母目(Saccharomycetales),酵母科(Saccharomycetaceae)。属内包含150多个种,临床常见仅10余种,大多数菌种在37℃不生长,无致病性。临床标本中主要以白念珠菌(*C. albicans*)、热带念珠菌(*C. tropicalis*)、光滑念珠菌复合群(*C. glabrata* complex)、希木龙念珠菌复合群(*C. haemulonii* complex)、近平滑念珠菌复合群(*C. parapsilosis* complex)、皱褶念珠菌复合群(*C. rugosa* complex)、耳念珠菌(*C. auris*)和东南亚念珠菌(*C. vulturna*)等为主。

由于真菌分类中引入系统分子分类法,一部分念珠菌菌种从属中分离出来成为新的属,如法氏念珠菌(*C. famata*,也称无名念珠菌)改为汉森德巴利酵母(*Debaryomyces hansenii*),链状念珠菌(*Candida catenulata*)改为 *Diutina catenulata*,伪热带念珠菌[*Candida pseudotropicalis*,又名克菲尔念珠菌(*Candida kefir*)]改为马克思克鲁维酵母菌(*Kluyveromyces marxianus*),法比尼念珠菌(*Candida fabianii*)改为 *Cyberlindnera fabianii*;葡萄牙念珠菌(*Candida lusitaniae*)改为葡萄牙棒孢酵母(*Clavispora lusitaniae*);罗布斯塔念珠菌(*Candida robusta*)改为酿酒酵母(*Saccharomyces cerevisiae*);小丘念珠菌(*Candida colliculosa*)改为德布克里圆孢酵母(*Torulaspora delbrueckii*);解脂念珠菌(*Candida lipolytica*)改为解脂耶氏酵母菌(*Yarrowia lipolytica*);菌膜念珠菌(*Candida pelliculosa*)改为

异常威克汉姆酵母(*Wickerhamyces anomalus*);克柔念珠菌(*C. krusei*)改为库德里阿兹威毕赤酵母(*Pichia kudriavzevii*),挪威念珠菌(*Candida norvegensis*)改为挪威毕赤酵母(*Pichia norvegensis*);季也蒙念珠菌(*C. guilliermondii*)改为季也蒙麦尔酵母菌复合群(*Meyerozyma guilliermondii* complex),不再归属于念珠菌属,但其生物学性状和念珠菌属相似,为了日常检验工作方便,仍然暂列在本节介绍(表25-1-1)。

表25-1-1　常见部分念珠菌改名前后对照表

旧名称	新名称
无名念珠菌 (*C. famata*)	汉森德巴利酵母 (*Debaryomyces hansenii*)
链状念珠菌 (*Candida catenulata*)	*Diutina catenulata*
克菲尔念珠菌 (*Candida kefir*)	马克思克鲁维酵母菌 (*Kluyveromyces marxianus*)
葡萄牙念珠菌 (*Candida lusitaniae*)	葡萄牙棒孢酵母 (*Clavispora lusitaniae*)
解脂念珠菌 (*Candida lipolytica*)	解脂耶氏酵母菌 (*Yarrowia lipolytica*)
菌膜念珠菌 (*Candida pelliculosa*)	异常威克汉姆酵母 (*Wickerhamyces anomalus*)
克柔念珠菌 (*C. krusei*)	库德里阿兹威毕赤酵母 (*Pichia kudriavzevii*)
季也蒙念珠菌 (*C. guilliermondii*)	季也蒙麦尔酵母菌复合群 (*Meyerozyma guilliermondii* complex)

二、念珠菌属常见菌种

念珠菌属在普通琼脂、血琼脂和沙保罗培养基上均生长良好,有致病性的念珠菌室温或37℃培养1~3日均能长出菌落,呈奶油色或蜡状,柔软、光滑、湿润,有浓厚的酵母气味。一般无菌落色素沉着。陈旧培养基中菌落颜色变深、变硬或出现皱褶。部分菌种可有向下生长的营养假菌丝,无向上生长的气中菌丝,呈类酵母型菌落。部分菌种在玉米粉培养基上可长出厚壁孢子。

念珠菌属的镜下特征是呈球形、椭圆形、圆筒形、长条形,有时为不规则形的单细胞;可见酵母样细胞或芽生孢子,通过窄基多边出芽繁殖,可形成假菌丝,少数形成厚壁孢子,偶尔的真菌丝也可能存在,芽生酵母在特定条件下转化为菌丝酵母则表

明致病力增强。发酵葡萄糖。

念珠菌属对热的抵抗力不强,加热至60℃1小时后即可死亡。但对干燥、日光、紫外线及化学制剂等抵抗力较强。

(一)白念珠菌

白念珠菌曾称白假丝酵母菌,是临床分离念珠菌属中最常见也是最重要的念珠菌,菌体细胞呈球形或卵圆形,与酵母菌相似,菌体比葡萄球菌大5~6倍,为2~4μm,革兰氏染色阳性,常着色不均。在血清中35℃孵育2~3小时后菌体出芽生长形成芽管(即血清芽管试验阳性)(图25-1-1D)。在玉米-吐温-80培养基上孵育2~3日可见顶端圆形的厚壁孢子(图25-1-1C)。在病理标本中常见菌细胞出芽生成假菌丝,假菌丝长短不一,收缩断裂又成为芽生的菌细胞(图25-1-1E)。

白念珠菌在25~37℃生长良好,42~45℃仍可生长,培养物具有酵母气味。经24~48小时培养:在血琼脂平板上呈乳白色、凸起、表面光滑、边缘整齐的菌落。在巧克力平板上生长良好,形成略大、乳酪样菌落。在SDA培养基上形成奶油色、表面光滑的菌落。在CHROMagar产色培养基上呈翠绿色菌落(图25-1-1F)。临床初分离菌株在血琼脂平板或巧克力平板、中国蓝平板上菌落常不规则,边缘呈放射状,似生出"触角",呈"伪足样"生长。

白念珠菌的形态特征见图25-1-1。

白念珠菌能发酵葡萄糖和麦芽糖,产酸产气;少数能发酵蔗糖,产酸不产气;不发酵乳糖。同化试验能利用葡萄糖、麦芽糖、蔗糖、半乳糖、木糖、海藻糖,不利用乳糖、蜜二糖、纤维二糖、肌醇。不产生尿素酶,不还原硝酸盐。在玉米-吐温培养基上25℃孵育3~5日可产生厚壁孢子;在人或兔血清中37℃孵育2~3小时孢子出芽形成芽管。

白念珠菌广泛分布于自然界,是正常人体表、上呼吸道、胃肠道及阴道的定植菌之一。当机体免疫力下降时,白念珠菌常可侵犯人体许多部位,引起:①皮肤念珠菌病,好发于皮肤皱褶处(如腋窝、腹股沟、乳房下、肛门周围、甲沟及指间等),皮肤潮红、潮湿、发亮,病变周围有小水疱;②黏膜念珠菌病,以鹅口疮、口角炎、阴道炎最多见,在黏膜表面盖有凝乳大小不等的白色薄膜,剥除后,留下潮红基底,并产生裂隙及浅表溃疡;③内脏及中枢神经念珠菌病,可由黏膜皮肤等处病菌播散引起,有肺炎、肠胃炎、心内膜炎、脑膜炎、脑炎、肝脓肿、菌血症等,也可发生败血症。

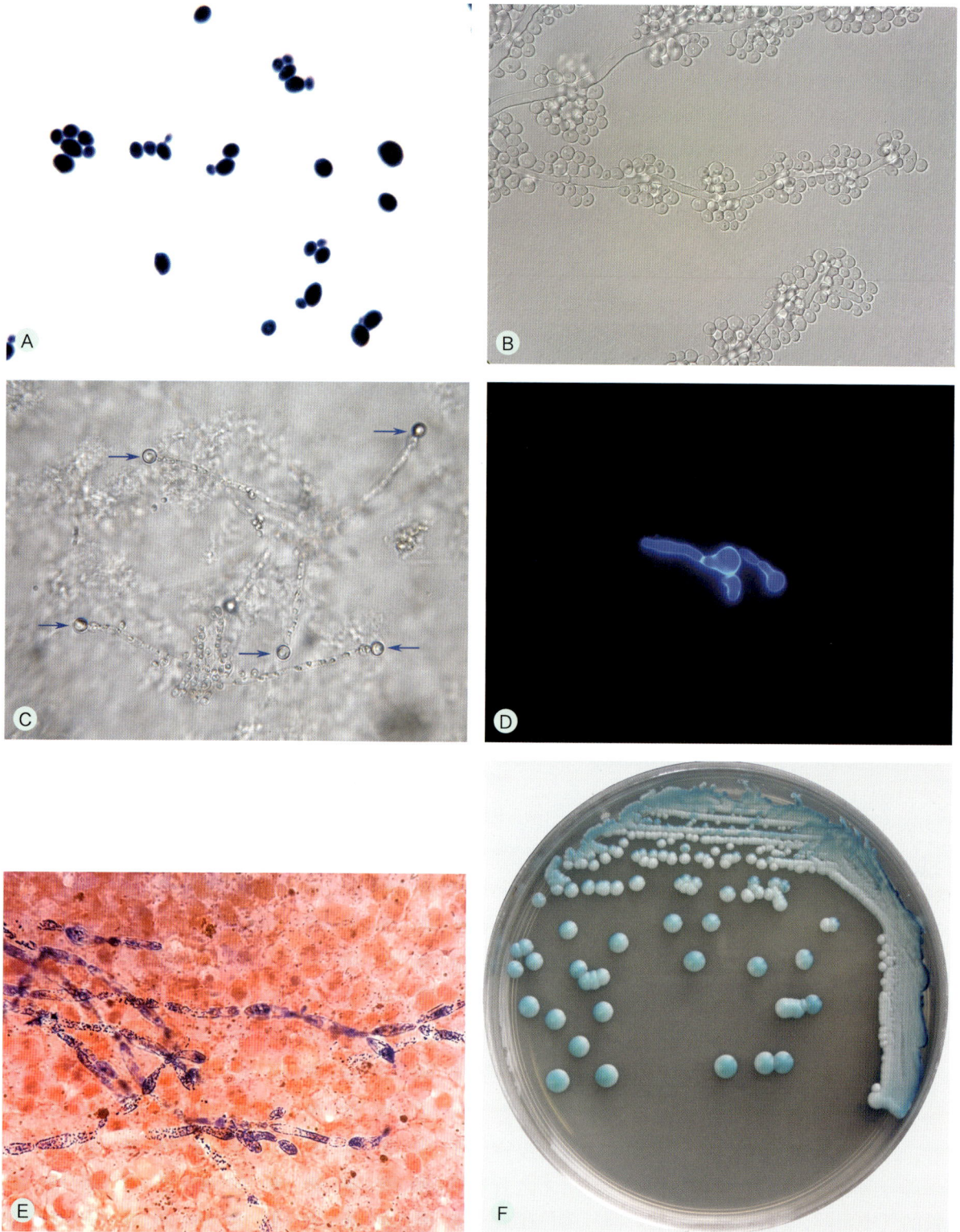

图 25-1-1 白念珠菌的形态特征

A. 菌落涂片革兰氏染色 ×1 000；B. 小培养直接镜检（假菌丝及孢子）×1 000；C. 玉米吐温培养基（厚壁孢子）×1 000；
D. 血清芽管试验（钙白荧光染色）×1 000；E. 玻璃体涂片革兰氏染色 ×1 000（假菌丝及孢子）；F. ATCC 90028
CHROMagar 3 日

（二）热带念珠菌

热带念珠菌纯培养孢子呈椭圆形，革兰氏阳性，菌体比白念珠菌稍大，在玉米-吐温-80培养基上培养2~3日后可见大量菌丝，芽生孢子轮生分枝或呈短链，无厚壁孢子或少量泪滴形厚壁孢子。

热带念珠菌在SDA培养基上，25℃孵育48小时，菌落呈灰白色到奶油色，无光泽，在血平板及巧克力平板上形成灰白色奶油样菌落，在CHROMagar产色培养基上菌落呈湖蓝色或蓝灰色。

热带念珠菌的形态特征见图25-1-2。

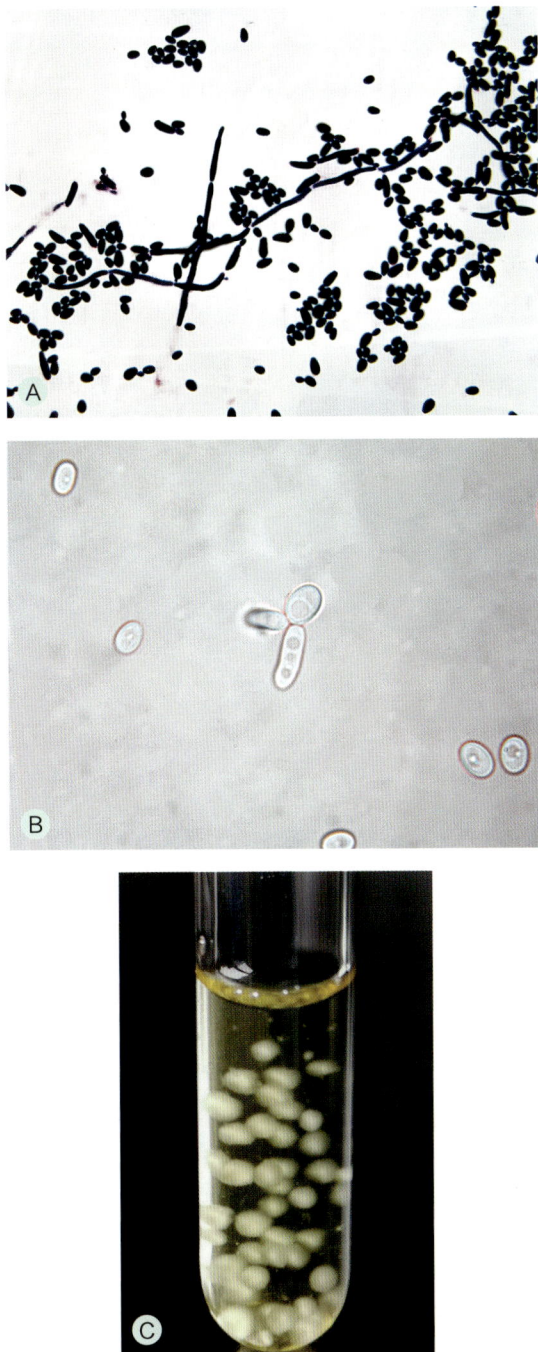

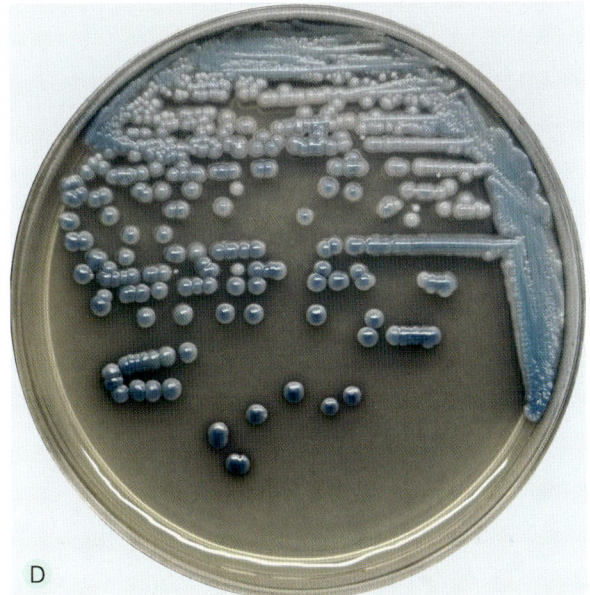

图25-1-2　热带念珠菌的形态特征
A. 菌落涂片革兰氏染色 ×1 000（假菌丝和孢子）；B. 血清芽管试验 ×1 000；C. 肉汤培养3日；D. ATCC 750 CHROMagar 3日

热带念珠菌能发酵葡萄糖、麦芽糖和蔗糖；少数能发酵半乳糖和海藻糖；不发酵乳糖。同化试验能利用葡萄糖、麦芽糖、蔗糖、半乳糖、纤维二糖、木糖和海藻糖；不利用乳糖、蜜二糖、肌醇、棉子糖。不产生尿素酶，不还原硝酸盐。热带念珠菌是先天性免疫缺陷患者的机会致病菌，新生儿感染及术后发生播散性感染也偶见报道。该菌对氟康唑敏感性有所降低，须参考药敏结果。

（三）光滑念珠菌复合群

光滑念珠菌复合群包括光滑念珠菌（C. glabrata）、布加拉念珠菌（C. bracarensis）、尼瓦利亚念珠菌（C. nivariensis）3个种，单纯从表型上无法区分，需要借助分子生物学才能鉴别。纯培养菌体呈圆形或卵圆形，菌体较小，明显小于白念珠菌。在玉米-吐温-80培养基上培养2~3日，可见卵圆形芽生孢子，细胞尖端单芽，无真假菌丝，不产生厚壁孢子。

光滑念珠菌复合群在SDA培养基上，25℃~37℃培养2~3日，形成奶油色乳酪样菌落；在CHROMagar产色培养基上形成较大、白色或紫红色菌落。

光滑念珠菌复合群的形态特征见图25-1-3。

光滑念珠菌能同化葡萄糖、麦芽糖和海藻糖；不同化其他糖类；能发酵葡萄糖和海藻糖，不发酵其他糖类。不产生尿素酶，不还原硝酸盐。血清中

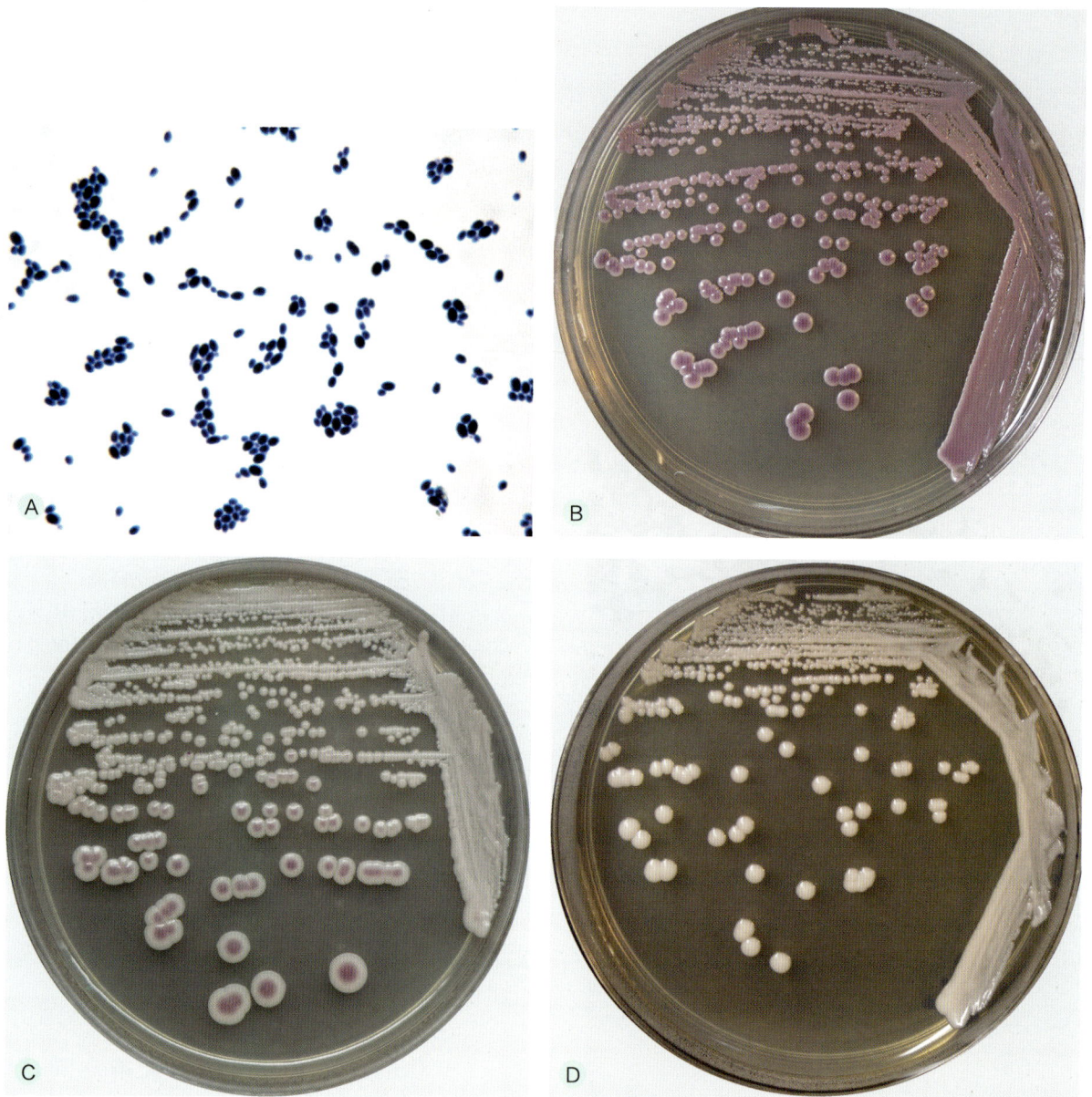

图 25-1-3 光滑念珠菌复合群的形态特征

A. 光滑念珠菌革兰氏染色 ×1 000；B. 光滑念珠菌 CHROMagar 3 日；C. 布加拉念珠菌 CHROMagar 7 日；
D. 尼瓦利亚念珠菌 CHROMagar 2 日

不产生芽管。光滑念珠菌为人体的一种腐生菌，可致泌尿生殖道感染，有报道会引起心脏、肺的深部感染，偶可致败血症、骨髓炎。也为新生儿的机会致病菌。

（四）近平滑念珠菌复合群

近平滑念珠菌复合群包括近平滑念珠菌（Candida parapsilosis）、似平滑念珠菌（Candida orthopsilosis）、拟平滑念珠菌（Candida metapsilosis）、长孢罗德酵母菌（Lodderomyces elongisporus），这四个亚种间从表型上无法区分，须借助于质谱技术或分子生物学方法进行鉴别。

近平滑念珠菌复合群 25℃ SDA 平板上培养物镜下分生孢子通常呈长卵圆形或倒卵形。玉米-吐温-80 琼脂上形成细长假菌丝和小分生孢子。

近平滑念珠菌复合群在 SDA 培养基上形成菌落为奶油色至黄色，光滑或有皱纹。在 CHROMagar 产色培养基上呈白色或淡粉色菌落。

近平滑念珠菌复合群的形态特征见图 25-1-4。

近平滑念珠菌复合群可引起皮肤、指（趾）甲、眼部感染，还可引起心内膜炎、菌血症等，该菌易于在全胃肠外营养液中生长，且能在导管及其他植入装置中产生生物被膜，故与导管相关性感染密切相

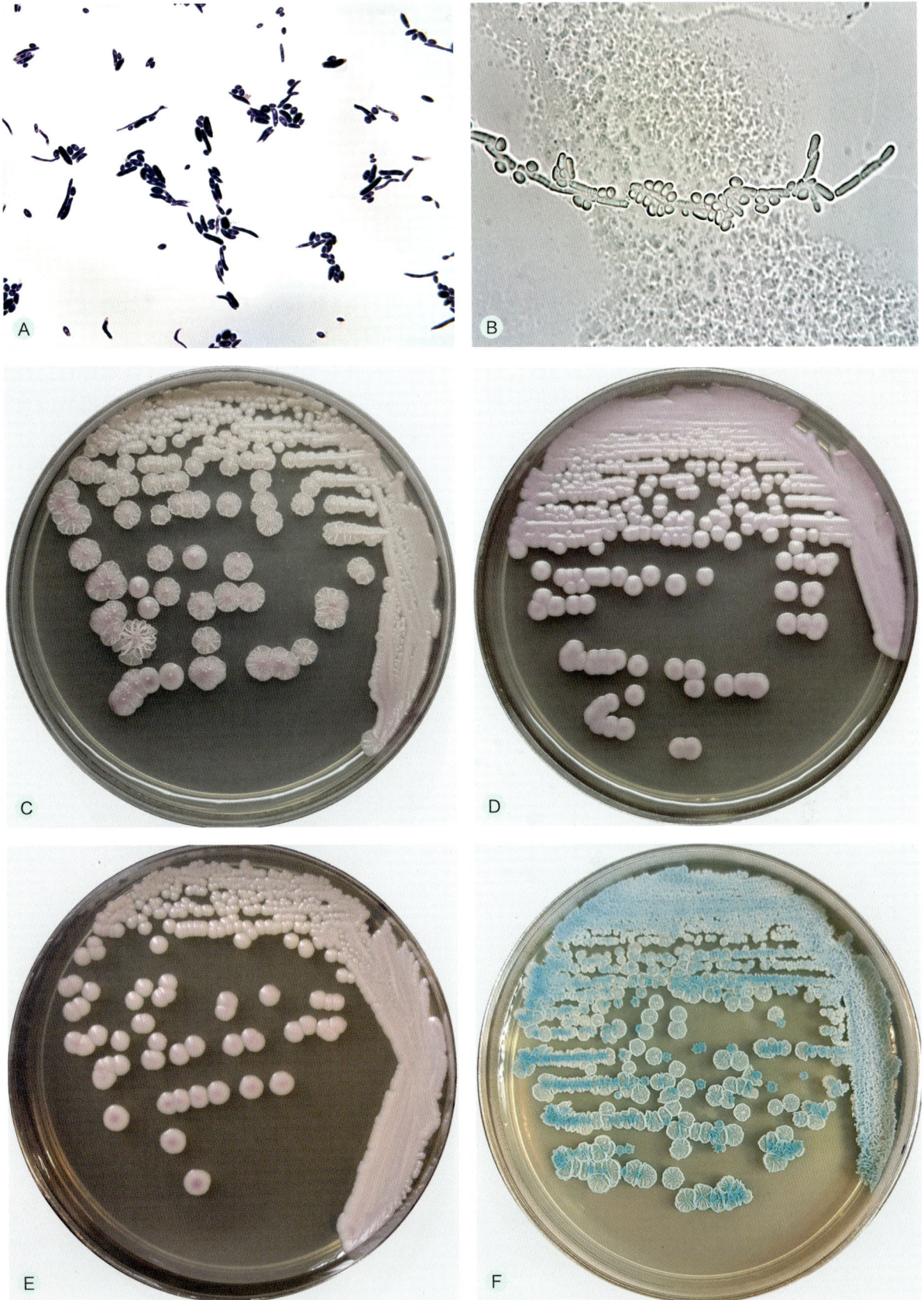

图 25-1-4 近平滑念珠菌复合群的形态特征

A. 近平滑念珠菌革兰氏染色 ×1 000；B. 近平滑念珠菌小培养 ×1 000；C. 近平滑念珠菌 ATCC 22019 CHROMagar 5 日；D. 似平滑念珠菌 CHROMagar 3 日；E. 拟平滑念珠菌 CHROMagar 4 日；F. 长孢罗德酵母菌 CHROMagar 3 日

关;对于鼻饲给予胃肠营养的患者,反复发生该菌引起的血流感染,也要警惕其引起胃肠道感染的可能性,可考虑给予口服抗真菌药物处理。该菌还可致系统性真菌病,如泌尿生殖道感染、肺的深部感染等,也可致败血症。该菌群对棘白菌素类药物敏感性降低,建议对该菌进行药敏试验。

(五)季也蒙麦尔酵母菌复合群

季也蒙麦尔酵母菌复合群(*Meyerozyma guilliermondii* complex)血琼脂上培养物涂片镜检,芽生孢子呈球形或椭圆形。SDA 平板上培养物涂片可见假菌丝,有时呈链状,可分枝,或呈轮状。玉米 - 吐温 -80 琼脂 25℃ 生长 3 日,可成簇生长,假菌丝相对较少且短,在分隔处常形成数个芽生孢子,无真菌丝,不产生厚壁孢子。

季也蒙麦尔酵母菌复合群在 SDA 培养基上形成白色、奶酪样菌落,陈旧菌落变成黄色至粉红色菌落,显色琼脂培养基上呈淡粉色、紫色菌落。血清中不产生芽管。

季也蒙麦尔酵母菌复合群包括曾经命名为季也蒙念珠菌(*Candida guilliermondii*,有性期为 *Meyerozyma guilliermondii*),以及发酵念珠菌(*Candida fermentati*,有性期为加勒比麦尔酵母菌 *Meyerozyma caribbica*),在表型上尚无法区分。奥默柯达菌[*Kodamaea ohmeri*,曾名奥默毕赤酵母(*Pichia ohmeri*)]为季也蒙念珠菌璞膜变种(*Candida guilliermondii* var.*membranifaciens*)的有性期,该型主要特点是对氟康唑低敏感性。该群可引起致死性散播性感染,也可引起皮肤及皮下感染。

季也蒙麦尔酵母菌复合群的形态特征见图 25-1-5。

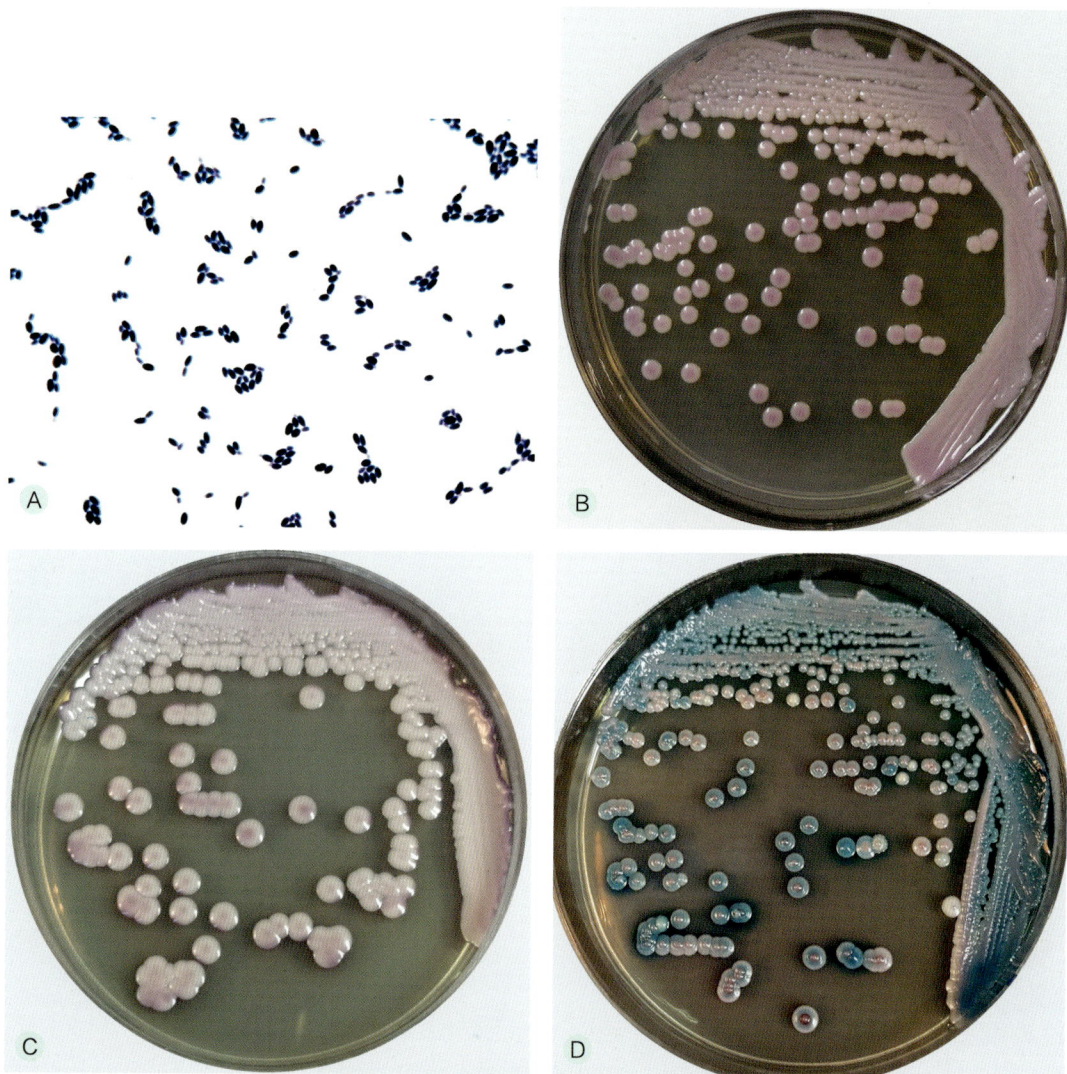

图 25-1-5 季也蒙麦尔酵母复合群的形态特征
A. 季也蒙麦尔酵母革兰氏染色 ×1 000;B. 季也蒙麦尔酵母 ATCC 6260 CHROMagar 3 日;
C. 加勒比麦尔酵母菌 CHROMagar 4 日;D. 奥默柯达菌 CHROMagar 4 日

（六）皱褶念珠菌复合群

皱褶念珠菌复合群（C. rugosa complex）包括皱褶念珠菌（C. rugosa）、伪皱褶念珠菌（C. pseudo-rugosa.）、近皱褶念珠菌（C. pararugosa）和新皱褶念珠菌（C. neorugosa），四个亚种形态学上区别不开，需要借助分子方法鉴别。皱褶念珠菌复合群芽生孢子大小为（2.0~3.5）μm×（6~12）μm，呈卵圆至圆柱形。在玉米-吐温-80培养基25℃培养72小时形成假菌丝，假菌丝可较短，而芽生孢子细长，部分呈链状。

皱褶念珠菌复合群在 SDA 培养基上形成白色或奶油色、干燥、常呈皱褶、边缘不整，有时也可呈现光滑菌落。在 CHROMagar 产色培养基上呈蓝绿色或淡紫色、非常粗糙的菌落。

皱褶念珠菌复合群的形态特征见图 25-1-6。

皱褶念珠菌复合群目前被认为是引起人类感染的新型病原真菌，可引起人体尿路或系统感染，可见散发病例，偶有暴发流行。该菌群中有些菌株对氟康唑、伏立康唑、两性霉素 B 及卡泊芬净等敏感度降低而使治疗困难，因此对于致病菌株通常需要进行药敏试验。

（七）希木龙念珠菌复合群

希木龙念珠菌复合群菌（Candida haemulonii complex）包括希木龙念珠菌（C. haemulonii）、双希木龙念珠菌（C. duobushaemulonii）和假希木龙念珠菌（C. pseudohaemulonii），细胞呈圆形、椭圆形。

希木龙念珠菌复合群接种于 CHROMagar 产色培养基上，孵育 24 小时后生长粉红色菌落，孵育

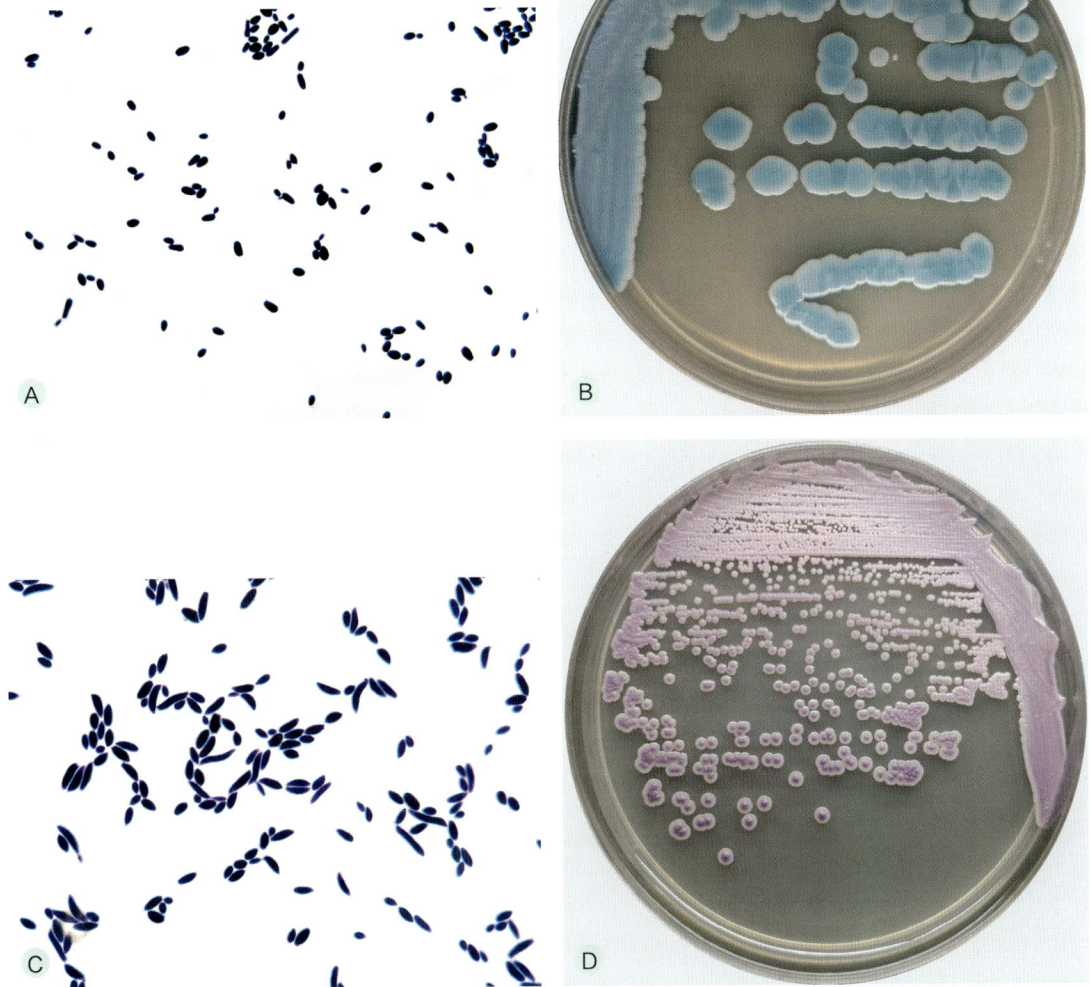

图 25-1-6 皱褶念珠菌复合群的形态特征

A. 皱褶念珠菌革兰氏染色 ×1 000；B. 皱褶念珠菌 CHROMagar 3 日；C. 近皱褶念珠菌革兰氏染色 ×1 000；

D. 近皱褶念珠菌 CHROMagar 6 日

48 小时后呈在淡紫色至深紫色。在 37℃下孵育约 3 日后，菌落形成暗紫色中心色素沉着。不能在 40℃生长，可形成假菌丝和芽生孢子。

希木龙念珠菌复合群菌的形态特征见图 25-1-7。

生化反应方面希木龙念珠菌与 *Candida duobushaemulonii* 和无名念珠菌等菌株相似。该菌培养的菌落形态并非该菌种所特有，临床上的最终确诊还是需要进行 DNA 测序。

该菌目前已引起业内人士的广泛关注。第一例关于人类希木龙念珠菌感染病例报告于 1984 年，是从一个曾用两性霉素 B 和氟康嘧啶治疗的肾衰竭死亡患者的血液中发现的。希木龙念珠菌较其他念珠菌更耐药，尤其是对伊曲康唑和伏立康唑，研究中分别有 100% 和 80% 的希木龙念珠菌株耐伊曲康唑、伏立康唑。长期导管相关的护理患者易感，生物被膜的形成是其可能的致病机制。

（八）耳念珠菌

耳念珠菌（*Candida auris*）革兰氏染色阳性，菌细胞呈卵圆形、椭圆形或拉长，大小为 (2.0~3.0)μm×(2.5~5.0)μm，成单、双或成群排列。

耳念珠菌在含葡萄糖、酵母浸膏和蛋白胨肉汤培养基中 25℃培养 3 日，可形成沉淀物。在麦芽汁

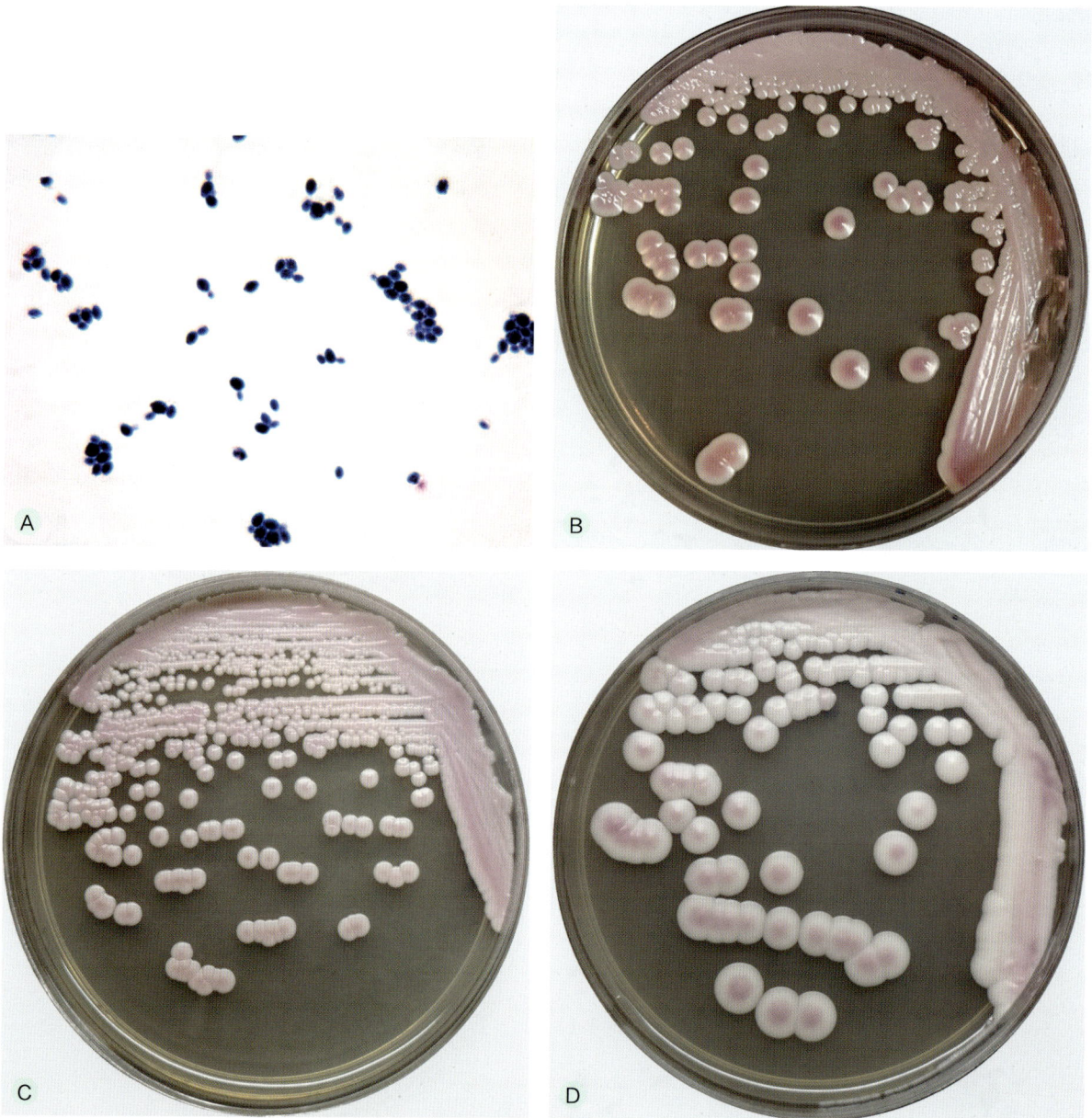

图 25-1-7　希木龙念珠菌复合群的形态特征
A. 希木龙念珠菌革兰氏染色 ×1 000；B. 希木龙念珠菌 CHROMagar 7 日；C. 双希木龙念珠菌 CHROMagar 7 日；
D. 假西木龙念珠菌 CHROMagar 4 日

琼脂培养基上 25℃培养 1 个月后,划线培养物呈黏性奶油状、灰白色、边缘光滑和反光。在玻片玉米粉琼脂培养基上,25℃培养 59 日不产生假菌丝。最适生长温度为 37~40℃;在 42℃缓慢和弱生长,而 45℃则不生长。可在无维生素培养基生长,在 50% 葡萄糖和 10% 氯化钠 /5% 葡萄糖培养基中生长良

好。在含 0.1% 和 0.01% 的放线菌酮中不生长。

耳念珠菌的形态特征见图 25-1-8。

耳念珠菌发酵葡萄糖,弱发酵蔗糖和海藻糖,不发酵半乳糖、麦芽糖、乳糖或棉子糖。同化葡萄糖、蔗糖、麦芽糖、D- 海藻糖、D- 棉子糖、D- 松三糖、可溶性淀粉、半乳糖醇、D- 甘露醇、山梨醇和柠

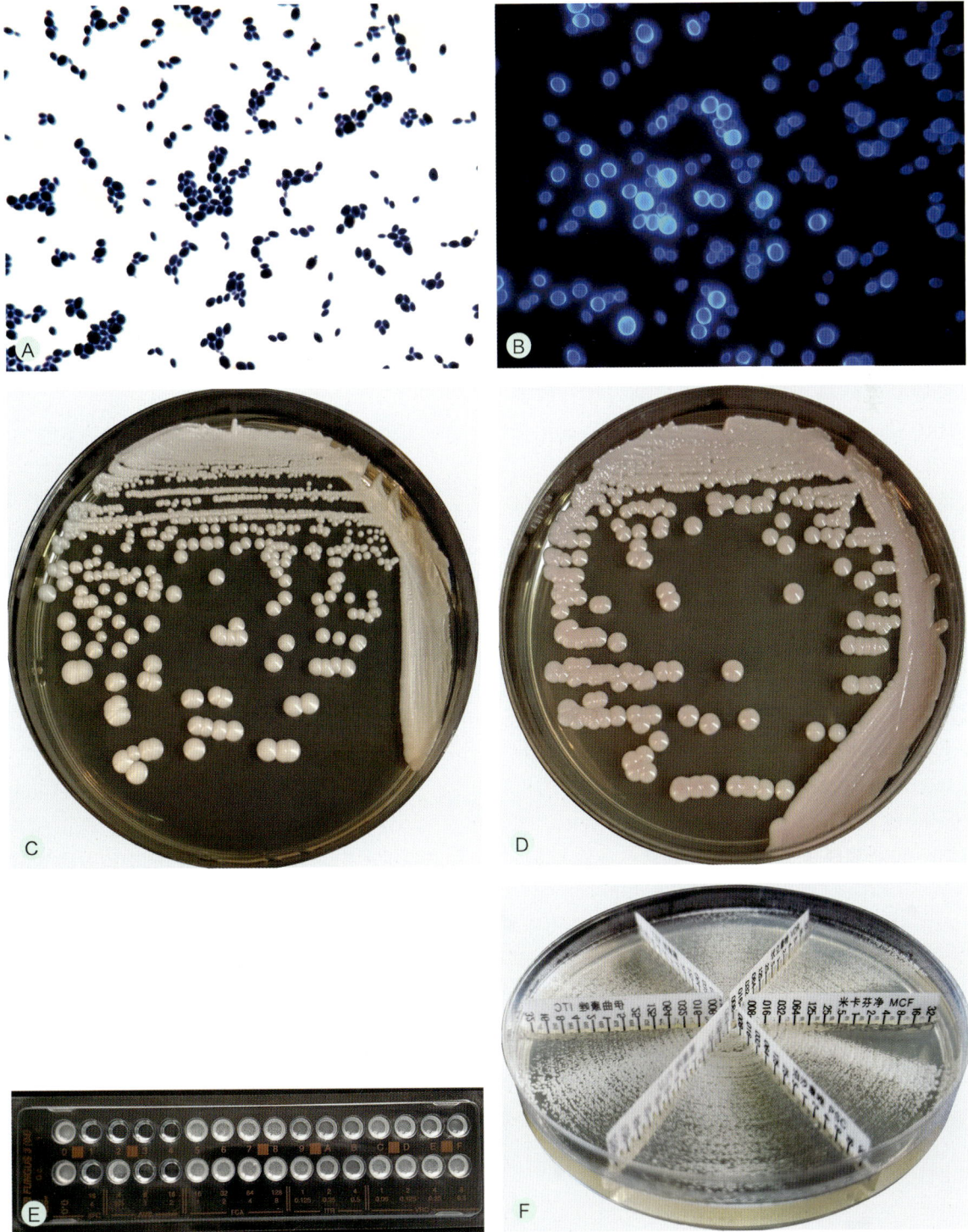

图 25-1-8 耳念珠菌的形态特征

A. 革兰氏染色 ×1 000;B. 荧光染色 ×1 500;C. SDA 5 日;D. CHROMagar 4 日;
E. 肉汤微量稀释法药敏试验 2 日结果;F. 梳状试条药敏试验 2 日结果

檬酸盐,弱同化菊糖、核糖醇,不同化 D- 半乳糖、L- 山梨糖、D- 纤维二糖、乳糖、蜜二糖、D- 木糖、L- 阿拉伯糖、D- 阿拉伯糖、核糖、L- 鼠李糖、D- 氨基葡萄糖、N- 乙酰 -D- 氨基葡萄糖(NAG)、甲醇、乙醇、甘油、赤藓糖醇、α- 甲基 -D- 葡萄糖苷、水杨苷、D- 葡萄糖酸盐,DL- 乳酸盐、琥珀酸盐、肌醇、十六烷、2- 酮基 -D- 葡萄糖酸盐和木糖醇。可利用硫酸铵、尸胺和 L- 赖氨酸作为唯一氮源;不利用亚硝酸钠、硝酸钾和乙胺。尿素酶活性和重氮蓝 B 反应为阴性。来源于印度、南非和科威特的分离株可同化 NAG。菌株 DNA(G+C)含量为 45.3mol%。

在种系发生上,耳念珠菌与希木龙念珠菌相关,其生化特性与希木龙念珠菌、C. duobushaemulonii、东南亚念珠菌(C. vulturna)和无名念珠菌等菌株相似,常规表型鉴定易被一些商品化鉴定系统(如 Vitek 2 和 API 20CAUX)错误鉴定为希木龙念珠菌、C. duobushaemulonii、无名念珠菌、清酒念珠菌(C. sake)、酿酒酵母或黏红酵母。耳念珠菌无假菌丝和芽管形成,CHROMagar 产色培养基上呈粉色,能在 40℃生长,而希木龙念珠菌和 C. duobushaemulonii 可形成假菌丝和芽生孢子,但不能在 40℃生长。黏红酵母在沙保罗培养基上呈粉色,易于鉴别。耳念珠菌虽然在 CHROMagar 产色培养基上呈粉色,但其他几种念珠菌亦呈粉色,目前通过分子生物学方法如内在转录间隔区(internal transcribed spacer,ITS)和 D1/D2 区域基因测序是鉴定耳念珠菌的“金标准”。另外可用基质辅助激光解吸电离飞行时间质谱(matrixassisted laser desorption ionization time-of-flight mass spectrometry,MALDI-TOF MS)获得该菌的蛋白质图谱,对其进行鉴定,前提是数据库中有该菌株的数据。如果常规表型方法鉴定到希木龙念珠菌、无名念珠菌、清酒念珠菌或酿酒酵母时,应进一步做分子生物学检测,以排除耳念珠菌的可能。

耳念珠菌是一种近年来发现的酵母菌,2009 年由日本学者首先报道,此后,在世界各地陆续出现其引起感染的报道。耳念珠菌主要引起真菌血症、伤口以及耳部感染,通常对一种或多种主要的抗真菌药物具有耐药性,死亡率高达 60%,称为“超级真菌”。该菌株可引起侵袭性感染,对唑类、多烯类和棘白菌素类等主要抗真菌药物耐药株的流行,限制了临床对治疗药物的选择,给治疗该菌株引起的感染带来很大的困难,已引起国内外学者的关注。由于常见的表型鉴定及微生物鉴定系统均无法准确鉴定耳念珠菌,因此,常导致临床微生物学实验室对该菌株的鉴定错误,需要采用分子生物学方法或质谱技术区别耳念珠菌与其他念珠菌,并及时进行抗真菌药物敏感性试验,以尽早给临床提供实验结果,便于临床正确选择药物。

(九)其他念珠菌

其他念珠菌及酵母样真菌的形态特征见图 25-1-9。

其他常见念珠菌生化特性见表 25-1-2。

(十)马克思克鲁维酵母菌

马克思克鲁维酵母菌(Kluyveromyces marxianus,原名乳酒念珠菌)在玉米 - 吐温 -80 琼脂培养基上菌丝很多,有分枝,长棒状或圆木形分生孢子,在 SDA 培养基上可见卵形至长形的酵母细胞。

马克思克鲁维酵母菌在 SDA 培养基上 25℃培养,形成光滑、柔软奶油状的菌落,培养时间延长呈黄色。显色琼脂培养基上呈粉色、紫色。

马克思克鲁维酵母菌的形态特征见图 25-1-10A、B。

马克思克鲁维酵母菌可致浅表念珠菌病,在免疫抑制患者中尚可引起阴道炎、肺炎以及败血症等。

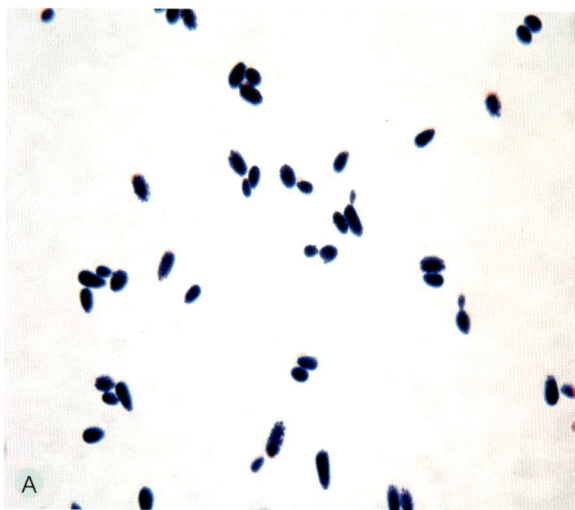

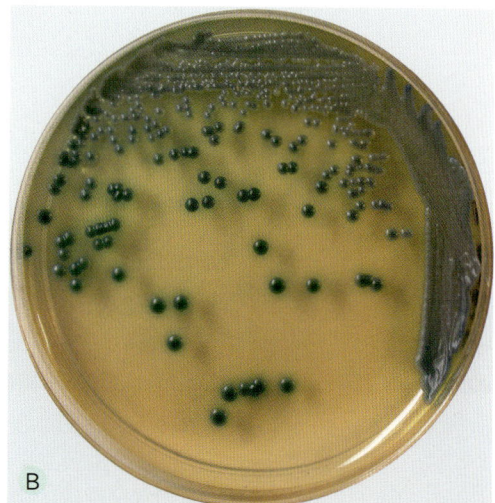

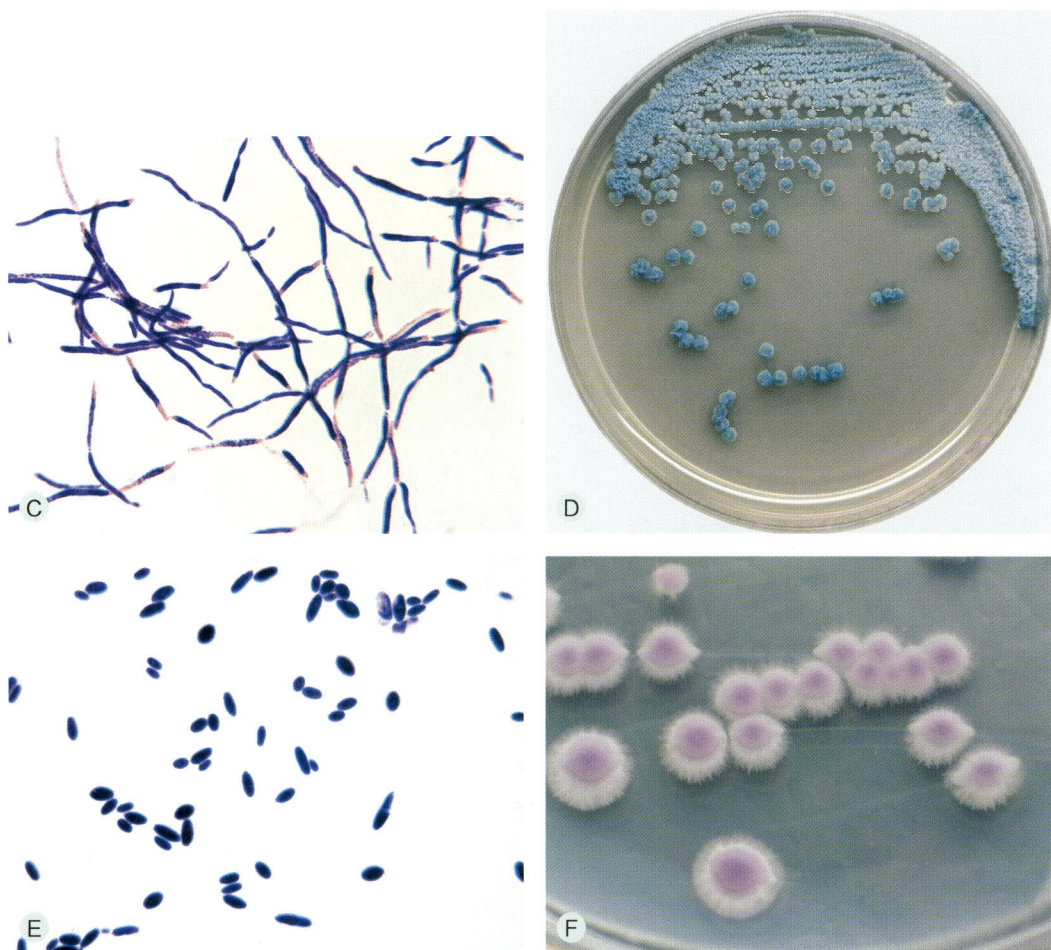

图 25-1-9 其他少见念珠菌的形态特征

A. 都柏林念珠菌革兰氏染色 ×1 000；B. 都柏林念珠菌 CHROMagar 3 日；C. *Candida mesorugosa* 革兰氏染色 ×1 000；
D. *Candida mesorugosa* CHROMagar 3 日；E. 郎比念珠菌革兰氏染色 ×1 000；F. 郎比念珠菌 CHROMagar 3 日

（十一）库德里阿兹威毕赤酵母

库德里阿兹威毕赤酵母（*Pichia kudriavzevii*，原名克柔念珠菌）纯培养孢子呈圆柱形或卵圆形，菌体明显小于白念珠菌；在玉米 - 吐温 -80 培养基中培养 3~4 日，假菌丝对称分枝，有细长的芽生孢子。

库德里阿兹威毕赤酵母在 SDA 培养基上25℃孵育48~72 小时，呈柔软、灰黄色菌落，可有皱褶；在血琼脂平板及巧克力平板上菌落较小不规则，呈灰白色，在 CHROMagar 产色培养基上菌落呈中央粉红色或淡紫色、边缘白色的粗糙菌落。42℃能生长，在含放线菌酮培养基上不能生长。在沙氏肉汤中呈现表面生长，可附着在管壁上，但在加吐温 -80 的沙氏肉汤中 28℃ 2 日管底生长，在含1% 葡萄糖的玉米 - 吐温 -80 培养基上 28℃培养3 日可见小孢子成簇生长现象。

库德里阿兹威毕赤酵母的形态特征见图 25-1-10C、D。

库德里阿兹威毕赤酵母能发酵和同化葡萄糖，

不发酵不同化其他糖类，少数菌株尿素酶阳性。库德里阿兹威毕赤酵母对唑类药物如氟康唑为天然耐药，对 5- 氟胞嘧啶敏感性较差。库德里阿兹威毕赤酵母可引起系统性念珠菌病，特别是先天性免疫缺陷患者和大量接受抗菌药物治疗的患者。

重新分类念珠菌的形态特征见图 25-1-10。

三、鉴定与鉴别

（一）属间鉴别

念珠菌与酵母菌二者菌落形态相似，易造成混淆，应注意区别。生长在玉米 - 吐温 -80 培养基的念珠菌可产生假菌丝，镜下观察即可与酵母菌区分开。在鉴定念珠菌属时，假菌丝中隔处连接芽生孢子，为其重要特征。念珠菌属与其他菌落形态相似真菌的鉴别主要依据有无真假菌丝、厚壁孢子、芽生孢子、关节孢子、环痕孢子、菌落色素生成、液体培养基是否表面生长、是否能在含放线菌酮培养基上生长以及糖发酵、糖同化试验和尿素酶试验等。

真假菌丝是念珠菌属区别于隐球菌属、马拉色菌属、红酵母菌属的特征。毛孢子菌属和地霉菌属可产生大量的关节孢子,这是它们与念珠菌属区别的特点。念珠菌与相关真菌鉴别见图 25-1-11。常见酵母及酵母样真菌生理生化特性见表 25-1-1。酵母、类酵母菌及相关菌属鉴别特性见表 25-1-3。

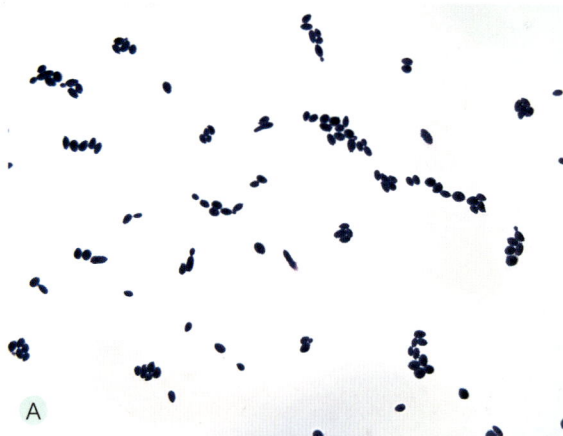

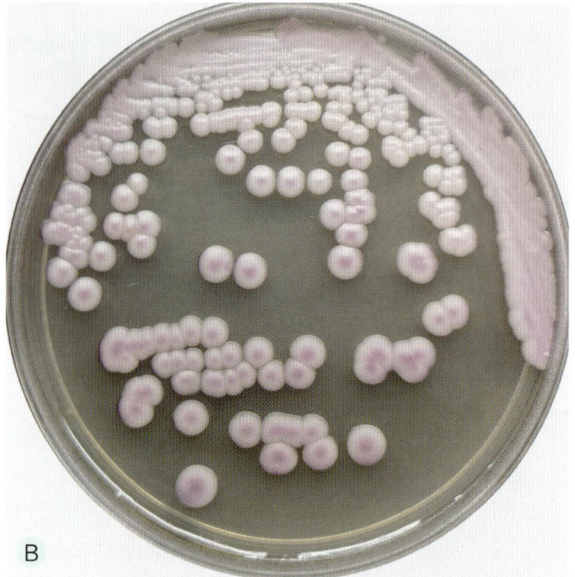

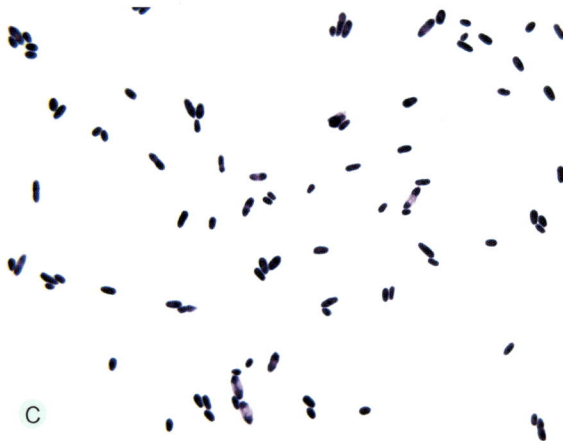

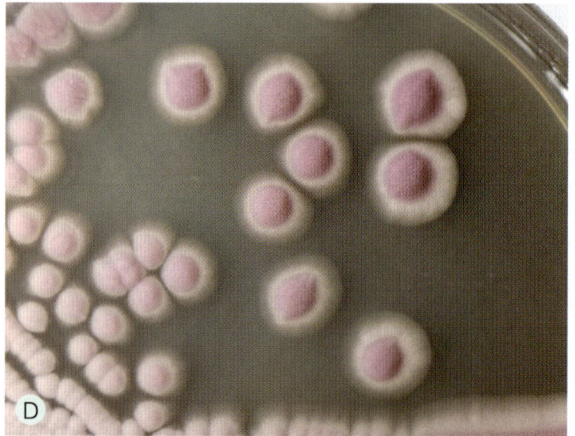

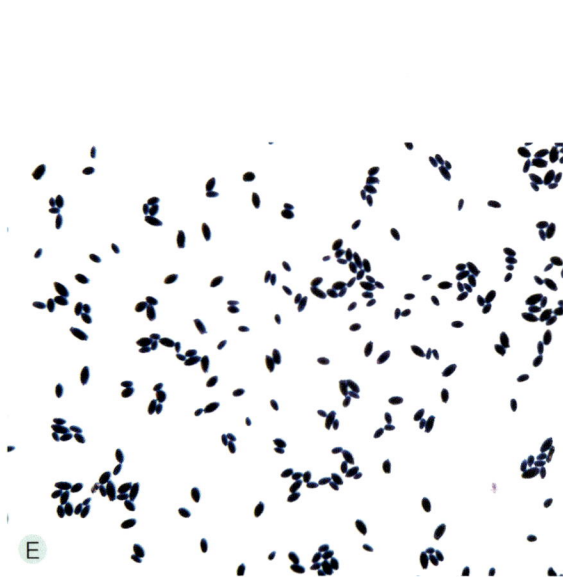

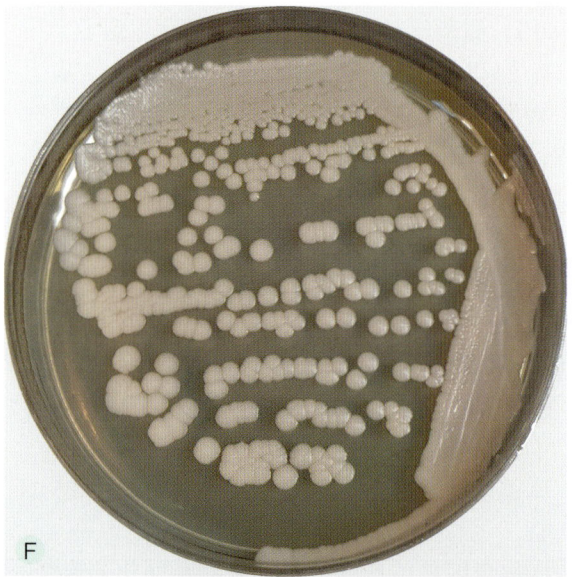

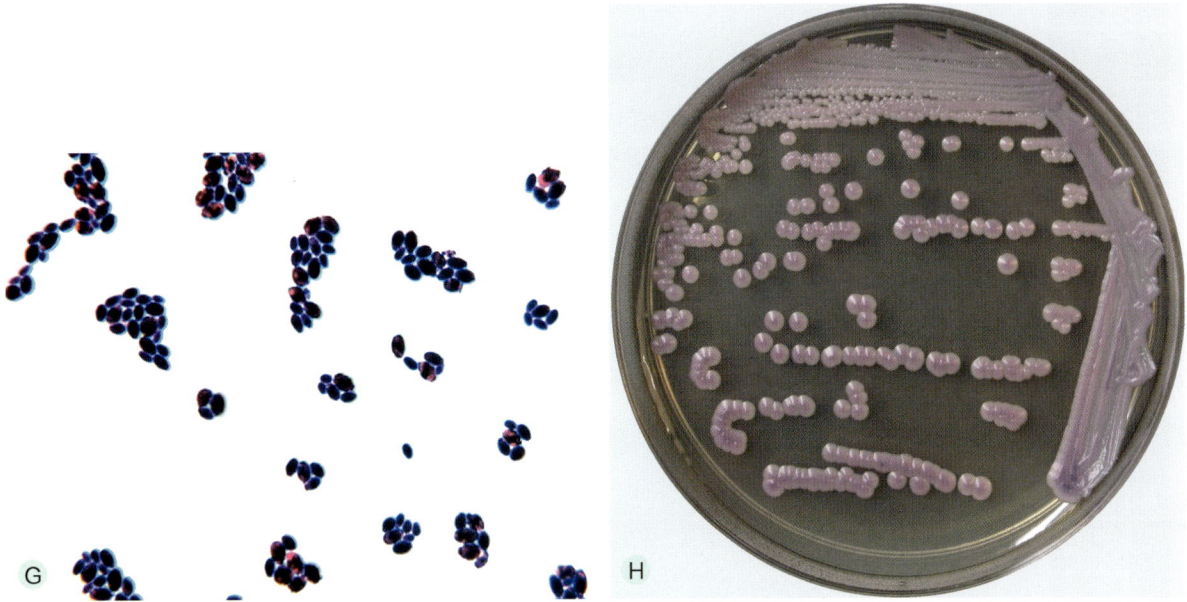

图 25-1-10 重新分类念珠菌的形态特征

A. 马克思克鲁维酵母菌革兰氏染色 ×1 000；B. 马克思克鲁维酵母菌 CHROMagar 3 日；C. 库德里阿兹威毕赤酵母 ATCC 6258 革兰氏染色 ×1 000；D. 库德里阿兹威毕赤酵母 CHROMagar 6 日；E. 挪威毕赤酵母革兰氏染色 ×1 000；F. 挪威毕赤酵母 CHROMagar 3 日；G. 葡萄牙棒孢酵母革兰氏染色 ×1 500；H. 葡萄牙棒孢酵母 CHROMagar 3 日

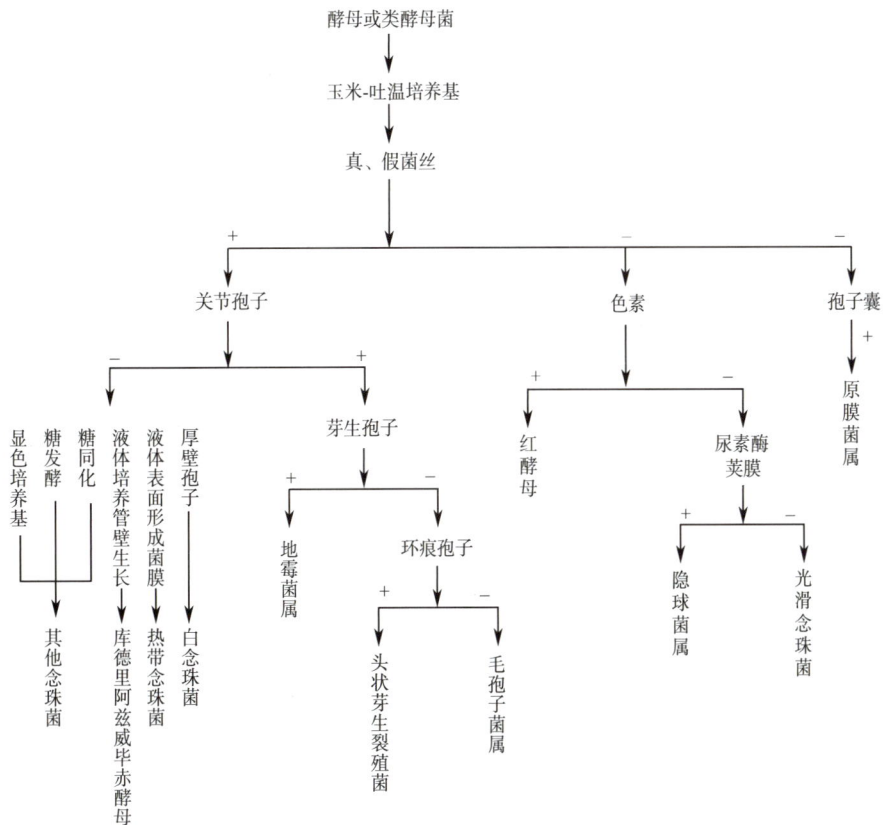

图 25-1-11 念珠菌与相关真菌鉴别双歧索引

表 25-1-2　常见酵母及酵母样真菌生理生化特性

菌名	37℃生长	肉汤表面菌膜	真、假菌丝	厚壁孢子	芽管	荚膜(墨汁)	糖同化试验												糖发酵试验						尿素酶	硝酸盐	酚氧化酶	子囊
							葡萄糖	麦芽糖	蔗糖	乳糖	半乳糖	密二糖	纤维二糖	肌醇	木糖	棉子糖	海藻糖	卫矛醇	葡萄糖	麦芽糖	蔗糖	乳糖	半乳糖	海藻糖				
白念珠菌 *Candida albicans*	+[*]	-	+	+[b]	+	-	+	+	+[*]	-	+	-	-	-	+	-	+	-	F	F	-	-	F	F	-	-	-	-
原名链状念珠菌 现名 *Diutina catenulata*	+[*]	-	+	-	-	-	+	+	+	-	+	-	-	-	+	-	+	+	F[*]	F	-	-	-	-	-	-	-	-
都柏林念珠菌 *C. dubliniensis*	+	-	+	+[b]	+	-	+	+	+[*]	-	+	-	-	-	+[*]	+[*]	+[*]	-	F[*]	F	-	-	F	F	-	-	-	-
汉森德巴利酵母菌 *Debaryomyces hansenii*	+	-	-	-	-	-	+	+	+	+[*]	+	+	+	-	+	+	+	+[*]	W	W	W	-	-	W	-	-	-	*[-]
光滑念珠菌 *C. glabrata*	+	-	-	-	-	-	+	+	-	-	-	-	-	-	-	-	-	-	F	F	-	-	-	F	-	-	-	-
季也蒙麦尔酵母菌复合群 *M. guilliermondii*	+	-	+	-	+	-	+	+	+	-	+	+	-	-	+	+	+	+	F	-	F	-	F[*]	F	-	-	-	*[-]
马克思克鲁维酵母菌 *C. kefyr*	+	-	+	-	-	-	+	+	+	+	+	-	+[*]	-	+[*]	-	+[*]	-	F	-	F	F[*]	F	-	-	-	-	-
库德里阿兹威毕赤酵母 [c] *Pichia udriavzevii*	+	+	+	-	-	-	+	-	-	-	-	-	-	-	-	-	-	-	F	-	-	-	-	-	+[*]	-	-	*[-]
郎比念珠菌 *C. lambica*	+[*]	+	+	-	-	-	+	+	-	-	+	-	-	-	+	-	+	+	F	-	-	-	-	-	-	-	-	*[-]
解脂耶氏酵母菌 [c] *Y. lipolytica*	+	+	+	-	-	-	+	-	-	-	-	-	-	-	-	-	-	+	-	-	-	-	-	-	+	-	-	*[-]
葡萄牙棒孢酵母 [d] *C. lusitaniae*	+	-	+	-	-	-	+	+	+	-	+	-	-	-	-	+	+	+	F	F	F	-	F	F	-	-	-	*[-]
近平滑念珠菌复合群 [e] *C. parapsilosis*	+	-	+	-	-	-	+	+	+	-	+	-	-	-	+	-	+	+	F	-	-	-	-	-	-	-	-	-
品氏念珠菌 [f] *C. pintolopesii*	+	-	-	-	-	-	+	-	-	-	-	-	-	-	-	-	-	-	F	-	F	-	-	-	+	-	-	-
皱褶念珠菌 *C. rugosa*	+	-	+	-	-	-	+	-	-	-	+	-	-	-	+[*]	-	+	-	-	-	-	-	-	-	-	-	-	-

续表

菌名	37℃生长	肉汤表面菌膜	真、假菌丝	厚壁孢子	芽管	荚膜(墨汁)	糖同化-葡萄糖	糖同化-麦芽糖	糖同化-蔗糖	糖同化-乳糖	糖同化-半乳糖	糖同化-密二糖	糖同化-纤维二糖	糖同化-肌醇	糖同化-木糖	糖同化-棉子糖	糖同化-海藻糖	糖同化-卫矛醇	糖发酵-葡萄糖	糖发酵-麦芽糖	糖发酵-蔗糖	糖发酵-乳糖	糖发酵-半乳糖	糖发酵-海藻糖	尿素酶	硝酸盐	酚氧化酶	子囊
热带念珠菌 C. tropicalis [d,e]	+	+	+	-[g]	-	-	+	+	+	-	+	-	+	-	+	-	+	-	F	F	F	-	F*	F*	-	-	-	-
涎沫念珠菌 C. zeylanoides	-	-*	+		-	-	+	-	-	-	-*	-	-*	-	+	-	+	-	F	F	F	-	F*	F	-	-	-	-
耳念珠菌 C. auris	+[f]	-	-	-	-	-	+	+	+	-	-*	-	-*	-	+	+	+	+	F	-	w	-	-	w	-	-	-	-
新型隐球菌 Cryptococcus neoformans	+	-	R	-	-	+	+	+	+	-	+	+	+	+	+	+*	+	+*	-	-	-	-	-	-	+	-	+	-
浅白隐球菌 C. albidus	-*	-	-	-	-	+	+	+	+	-*	-*	-*	+	+	+	+	-*	+*	-	-	-	-	-	-	+	+	-	-
劳伦隐球菌 C. laurentii	+*	-	-	-	-	+	+	+	+	-	+*	-*	+	+	+	+*	+*	+	-	-	-	-	-	-	+	-	-	-
浅黄隐球菌 C. luteolus	-	-	-	-	-	+	+	+	-	-	+	-	+	+	+	+	+	+	-	-	-	-	-	-	+	-	-	-
地生隐球菌 C. terreus	-*	-	-	-	-	+	+	+*	-	+*	+*	-*	-*	+	+	+	+*	-*	-	-	-	-	-	-	+	+	-	-
指甲隐球菌 C. uniguttulatus	-	-	-	-	-	+	+	+	+	-	-*	-	-*	+	+	+*	-*	+	-	-	-	-	-	-	+	-	-	-
黏红酵母 R. glutins	+	-	-	-	-	-*	+	+	+	-	-*	-	+	-	+	+	+	+	-	-	-	-	-	-	+	+	-	-
胶红酵母 R. mucilaginosa	+	-	-	-	-	-*	+	+	+	-	+	-	+*	-	+	-	+	-	-	-	-	-	-	-	+	-	-	-
酿酒酵母 S. cerevisiae	+	-*	-*	-	-	-	+	+	+	+	+	+	+	-	-	+*	+*	-	F	F	F	-	F	F*	-	-	+	+
异常毕赤酵母 P. anomala	+*	-	-	-	-	-	+	+	+	-	+	-	+	+	+	-	+	-	F	F*	F	-	F	-	-	+	-	+

续表

菌名	37℃生长	肉汤、真菌表面菌膜	厚壁孢子	假菌丝	芽管	英膜(墨汁)	糖同化试验												糖发酵试验						尿素酶	硝酸盐	酚氧化酶	子囊
							葡萄糖	麦芽糖	蔗糖	乳糖	半乳糖	密二糖	纤维二糖	肌醇	木糖	棉子糖	海藻糖	卫矛醇	葡萄糖	麦芽糖	蔗糖	乳糖	半乳糖	海藻糖				
白地霉 h G. candidum	-*	+	+	+	-	-	+	-	-	-	+	-	-	-	+	-	-	-	-	-	-	-	-	-	-	-	-	-
头状芽生裂殖菌 i B. capitatus	+	+	+	+	-	-	+	-	-	-	+	-	-	-	+	-	-	-	-	-	-	-	-	-	-	-	-	-
威克无绿藻 h P. wickerhamii	+	+	+	+	-	-	+	-	-	-	+	-	-	-	-	-	+	-	-	-	-	-	-	-	-	-	-	-
赭色掷孢酵母 S. salmonicolor	+*	+	+*	+*	-	-	+	+	+	-	+*	-	+	-	w	-	-	w	-	-	-	-	-	-	+	+	-	-
阿萨希毛孢子菌 T. asahi	+	+	+	+	-	-	+	+	+*	+	+	+	+	+*	+*	-	+*	-	-	-	-	-	-	-	+	+	-	-
黏液毛孢子菌 j T. mucoides	+	+	+	+	-	-	+	+	+	+	+	+	+	+	+	+	+	+	-	-	-	-	-	-	+	-	-	-
卵形毛孢子菌 T. ovoides	+*	+	+	+	-	-	+	+	+	+	+	+	+	+	+	+	+	+	-	-	-	-	-	-	+	-	-	-

注:+,阳性;-,阴性;*,某些菌株有相反表现;R,罕见;F,糖发酵;W,弱反应;b,参见表 25-1-3;c,解脂耶氏酵母菌同化赤藓糖,而库德里阿兹威毕赤酵母菌阴性,解脂耶氏酵母菌最高生长温度 33~37℃,克柔念珠菌最高生长温度 43~45℃;d,葡萄牙念珠菌能同化鼠李糖,而葡萄牙念珠菌能同化 L- 阿拉伯糖念珠菌阴性;e,近平滑念珠菌复合群能同化 L- 阿拉伯糖,而热带念珠菌阴性;f,耐高温,可在 40~42℃生长;g,少数菌株可产生泪滴形厚壁孢子;h,非酵母菌,但易与酵母菌相混淆;i,最新分类名称为头状大孢酵母菌(M. capitatus);j,最新分类命名称为黏状皮肤毛孢子菌(Cutaneotrichosporon mucoides)。

表 25-1-3 酵母、类酵母菌及相关菌属鉴别特性

菌属	25℃玉米吐温 -80 培养基					其他特性				生长情况		
	假菌丝	真菌丝	芽生孢子沿菌丝生长	关节孢子	环痕孢子	子囊	孢子囊	荚膜	尿素酶	25℃放线菌酮	37℃ SDA	沙保罗肉汤
念珠菌属	+	F	+	–	–	–	–	–	$–^V$	V	$+^V$	某些种表面生长
红酵母属	$–^R$	–	ND	–	–	–	–	V	+	$–^V$	$+^V$	NSG
隐球菌属	$–^R$	–	ND	–	–	–	–	+	+	–	V	NSG
酵母属	V	–	ND	–	–	+	–	–	–	–	+	NSG
汉逊酵母属	$–^V$	–	ND	–	–	–	–	–	–	–	V	NSG
马拉色菌属	$–^R$	$–^R$	ND	–	–	–	–	–	–	$+^{W,V}$	$+^V$	NSG
无绿藻	–	–	ND	–	–	–	+	–	$–^V$	–	$+^V$	表面生长
地霉属	–	+	–	+	–	–	–	–	–	–	$–^W$	薄膜生长
毛孢子菌属	+	+	+	+	–	–	–	–	–	$+^V$	$+^V$	薄膜生长
芽生裂殖菌属*	+	+	+	$–^V$	–	–	–	–	–	+	+	薄膜生长

注：+，阳性；–，阴性；F，少数有真菌丝；$–^R$，多数阴性，极少数种阳性；V，因属内菌种而异；$–^V$，多数阴性，少数种阳性；$+^V$，多数阳性，少数种阴性；W，弱生长；NSG，无表面生长；ND，无资料；*，最新分类名称为大孢酵母菌属（*Magnusiomyces*）

（二）属内鉴定

1. 白念珠菌 能产生真假菌丝，在玉米 - 吐温培养基上形成大而圆的厚壁孢子，血清芽管生成试验阳性，CHROMagar 产色培养基上形成绿色菌落等为其主要特征（表 25-1-4）。不典型菌株可结合糖同化和糖发酵试验等与其他念珠菌相鉴别（表 25-1-3），商品 API20C 板条可较好地鉴定白念珠菌。

近年来从 HIV 感染患者口腔念珠菌感染病例中分离的都柏林念珠菌（*C. dubliniensis*），其生理生化及镜下特征与白念珠菌极为相似，可用分子生物学方法将两者分开。临床常规工作中白念珠菌与都柏林念珠菌的鉴别见表 25-1-5。

表 25-1-4 念珠菌属常见菌种在部分培养基上生长特征

特性	白念珠菌	热带念珠菌	马克思克鲁维酵母菌	库德里阿兹威毕赤酵母	近平滑念珠菌复合群	光滑念珠菌	季也蒙麦尔酵母菌复合群
沙保罗平板	乳酪样	奶油样	奶油样	扁平、干燥	乳酪样	乳酪样	乳酪样
血琼脂平板	中、暗灰	大、灰白	菌落小	扁平、无规则	小、无色透明	小、灰白	中、灰白
巧克力平板	大、灰白	大、灰白	中、灰白	大、扁平	小、灰白	中、灰白	小、灰白
CHROMagar	绿色	蓝灰色	淡粉、淡紫	粉红色	白色或淡粉色	白色或紫红色	淡粉、淡紫
葡萄糖蛋白胨水	管底生长	表面薄层，有气泡	管底生长	表面薄层，贴壁生长，粘连管底	管底生长	管底生长	管底生长
玉米 - 吐温培养基	分枝菌丝，有厚壁孢子，假菌丝连接处簇状小分生孢子	芽生孢子，轮生，极少数菌株可产生泪滴形厚壁孢子	菌丝生长不良，长棒状芽生孢子似圆木	菌丝交叉分枝，细长芽生孢子	生长良好，细长假菌丝	单芽型芽生孢子，无真假菌丝	菌丝生长良好，假菌丝丰富

表 25-1-5　白念珠菌与都柏林念珠菌的鉴别特性

菌种	其他特性					48 小时内同化糖类		
	37℃ CHROMagar 产色培养基菌落	42~45℃ 48 小时生长情况	玉米 - 吐温培养基	SDA 培养基 30℃ 48~72 小时	鸟食培养基（Staib）	木糖	甲基葡萄糖酐	海藻糖
都柏林念珠菌	孵育 72 小时呈明显暗绿色或深绿色	不生长或轻微生长	顶端厚壁孢子丰富或成群	菌落边缘呈毛坯状	光滑、发亮	阴性	阴性	多数阴性
白念珠菌	常呈淡绿色或淡蓝绿色	多数生长	顶端厚壁孢子单生或成对	菌落光滑、发亮	菌落粗糙、边缘毛坯状	多数阳性	多数阳性	阳性

2. 热带念珠菌　能产生真假菌丝，不形成关节孢子、环痕孢子、荚膜及尿素酶阴性。在沙保罗液体培养基表面呈菌膜生长，在 CHROMagar 产色培养基上菌落呈蓝灰色为其主要特征。应注意与马克思克鲁维酵母菌和同样液体表面生长的库德里阿兹威毕赤酵母鉴别。与葡萄牙念珠菌和近平滑念珠菌复合群的鉴别主要依据菌落形态和糖同化试验，葡萄牙念珠菌能同化鼠李糖，而热带念珠菌阴性；近平滑念珠菌复合群能同化 L- 阿拉伯糖，而热带念珠菌阴性。与其他念珠菌鉴别参见表 25-1-3、表 25-1-4。

3. 库德里阿兹威毕赤酵母　能产生真假菌丝，不形成关节孢子、环痕孢子和荚膜。菌落大、扁平不规则，菌落表面多无光泽，似毛玻璃，在 CHROMagar 产色培养基上菌落呈粉红色为其主要特征。血清芽管试验阴性。仅发酵和同化葡萄糖，不发酵也不同化其他糖类，注意与解脂耶氏酵母菌鉴别，解脂耶氏酵母菌同化赤藓糖，而库德里阿兹威毕赤酵母阴性，解脂耶氏酵母菌最高生长温度 33~37℃，库德里阿兹威毕赤酵母最高生长温度 43~45℃。与其他念珠菌鉴别参见表 25-1-3、表 25-1-4。

4. 光滑念珠菌复合群　无真假菌丝，不形成关节孢子、环痕孢子和荚膜，能发酵和同化葡萄糖、海藻糖。与其他念珠菌鉴别，参见表 25-1-3、表 25-1-4。

5. 近平滑念珠菌复合群、季也蒙麦尔酵母复合群和马克思克鲁维酵母菌　可根据在显色培养基上的菌落颜色、SDA 培养基上的菌落特征及生理生化特性来鉴定。与其他念珠菌鉴别参见表 25-1-3、表 25-1-4。

念珠菌属常见菌种在部分培养基上生长特征见表 25-1-4。

四、抗真菌药物敏感性

念珠菌有两种耐药类型，一种是固有（天然）耐药，是菌种或株通过遗传获得的特性，另一种是获得性耐药，即指以前是敏感的菌株，后来发展为耐药株，通常在延长抗真菌药物治疗后出现。库德里阿兹威毕赤酵母对唑类药物如氟康唑为天然耐药，光滑念珠菌许多株对唑类药物天然耐药或剂量依赖敏感。近平滑念珠菌复合群对棘白菌素类药物敏感性差。葡萄牙念珠菌对两性霉素 B 和氟胞嘧啶耐药，但对氟康唑敏感。皱褶念珠菌复合群可对唑类、两性霉素 B 及卡泊芬净等耐药。希木龙念球菌对唑类药物高度耐药。奥默柯达菌对氟康唑低敏感性，其 MIC 常 ≥32mg/L。耳念珠菌通常对唑类、多烯类和棘白菌素类中的一种或多种药物耐药。其他菌株在治疗期间能快速获得耐药性。泊沙康唑、伏立康唑、拉夫康唑（ravuconazole）、伊曲康唑、氟胞嘧啶和两性霉素 B 等对大部分念珠菌有较高抗菌活性，但克柔念球菌对氟胞嘧啶敏感性差。值得注意的是，1% 龙胆紫溶液外用对浅表或黏膜念珠菌病有一定的作用。

五、临床意义

由念珠菌引起的感染通常称为念珠菌病，念珠菌几乎可引起人体任何器官或系统感染，念珠菌病可发生于表皮和局部或深层和播散性感染。播散性感染是由原始感染部位念珠菌通过血流播散引起。白念珠菌是临床常见的致病念珠菌，其构成比虽大于 50%，但在逐年下降，相反由热带念珠菌、近平滑念珠菌复合群、光滑念珠菌和库德里阿兹威毕赤酵母等非白念珠菌引起感染发生率在逐年提高。

（陈知行　徐和平　帅丽华）

第二节　隐球菌属

一、分类与命名

隐球菌属（Cryptococcus），无性期隶属于真菌界（Fungi），双核亚界（Dikarya），担子菌门（Basidiomycota），伞菌亚门（Agaricomycotina），银耳纲（Tremellomycetes），银耳目（Tremellales），隐球科（Cryptococcaceae）。有性期称线黑粉菌属（Filobasidiella），隶属于担子菌门（Basidiomycota），线黑粉菌目（Filobasidiales），线黑粉菌科（Filobasidiaceae）。属内包括近 70 个种，其中对人致病的最主要病原菌是新型隐球菌（Cryptococcus neoformans）和格特隐球菌（Cryptococcus gattii）。根据新型隐球菌荚膜多糖成分和生化方面的差异，将新型隐球菌分成 2 个变种新型隐球菌新生变种（C. neoformans var. neoformans）和新型隐球菌格鲁比变种（C. neoformans var.grubii），按血清学分为 A、B、C、D 和 AD 型 5 个型。其中新生变种为血清 D、AD 型，欧洲、南美洲流行；格鲁比变种为血清 A 型，全球流行；格特隐球菌为血清 B、C 型，在热带\亚热带\温带流行；我国血清型主要为 A 型。此外，还发现了新生变种与格鲁比变种的杂合体（血清型 AD）。通过系统分类学，新型隐球菌复合群包括 C. neoformans 和 C. deneoformans 2 个种，格特隐球菌复合群包括杆孢隐球菌（C. bacillisporus）、C. deuterogattii、C. decagattii、C. gattii、C. tetragattii 5 个种。已报道可引起人类疾病的还有浅黄隐球菌（C. luteolus）、浅白隐球菌（C. albidus）、罗伦隐球菌（C. laurentii）、地生隐球菌（C. terreus）和指甲隐球菌（C. uniguttulatus）等。由于真菌分类中引入系统分子分类法，一部分隐球菌的种分离出来成为新的属，Naganishia 属包括阿德利隐球菌（C. adeliensis）、浅白隐球菌（C. albidus）、C. diffluens 和 C. liquefaciens 等，Papiliotrema 属包括罗伦特隐球菌（C. laurentii）、浅黄隐球菌（C. flavescens），Solicoccozyma 属包括地生隐球菌（C. terreus），Hannaella 属包括黄色隐球菌（C. luteolus）。但由于工作习惯性，这部分菌种的编写仍然放在本属中一并介绍。部分隐球菌名称变化对照见表 25-2-1。

表 25-2-1　部分隐球菌名称变化对照表

旧名称	新名称
Cryptococcus albidus	Naganishia albida
Cryptococcus diffluens	Naganishia diffluens
Cryptococcus laurentii	Papiliotrema laurentii
Cryptococcus flavescens	Papiliotrema flavescens
Cryptococcus arboriforme	Cutaneotrichosporon arboriforme
Cryptococcus curvatus	Cutaneotrichosporon curvatum
Cryptococcus cyanovorans	Cutaneotrichosporon cyanovorans
Cryptococcus daszewskae	Cutaneotrichosporon daszewskae
Cryptococcus haglerorum	Cutaneotrichosporon haglerorum
Cryptococcus luteolus	Hannaella luteolus
Cryptococcus terreus	Solicoccozyma terreus

二、生物学特性

（一）形态与染色

隐球菌为圆形或卵圆形，菌体直径一般在 2~15μm，大者直径可达 20μm，革兰氏染色阳性。新型隐球菌菌体外有宽厚荚膜，荚膜比菌体大 1~3 倍，折光性强，HIV 患者临床分离株为小荚膜，非 HIV 患者临床分离株为大荚膜，HIV 感染与荚膜之间的关系不清楚。体外培养的隐球菌荚膜较小，致病状态下的隐球菌荚膜较大。一般染色法不易着色，常用墨汁负染色法，可见圆形菌体，菌体外有一较宽的空白带（荚膜），菌细胞常有窄颈出芽，但无真、假菌丝。

感染组织标本中新型隐球菌的镜下形态特征见图 25-2-1。

（二）培养特性

在 SDA 培养基上 25℃和 37℃时均可生长，其中 30~31℃时生长良好，在高于 40℃的条件下将不能生长，对放线菌酮敏感。隐球菌生长的 pH 范围是 4~7.5，更高的 pH 将抑制其生长。菌落白色至奶油色、黏稠、不透明，1 周后转淡黄或棕黄、湿润黏稠，状似胶汁、水滴样。在 CHROMagar 产色培养基上呈现粉红菌落。

隐球菌属的形态特征见图 25-2-2~ 图 25-2-4。

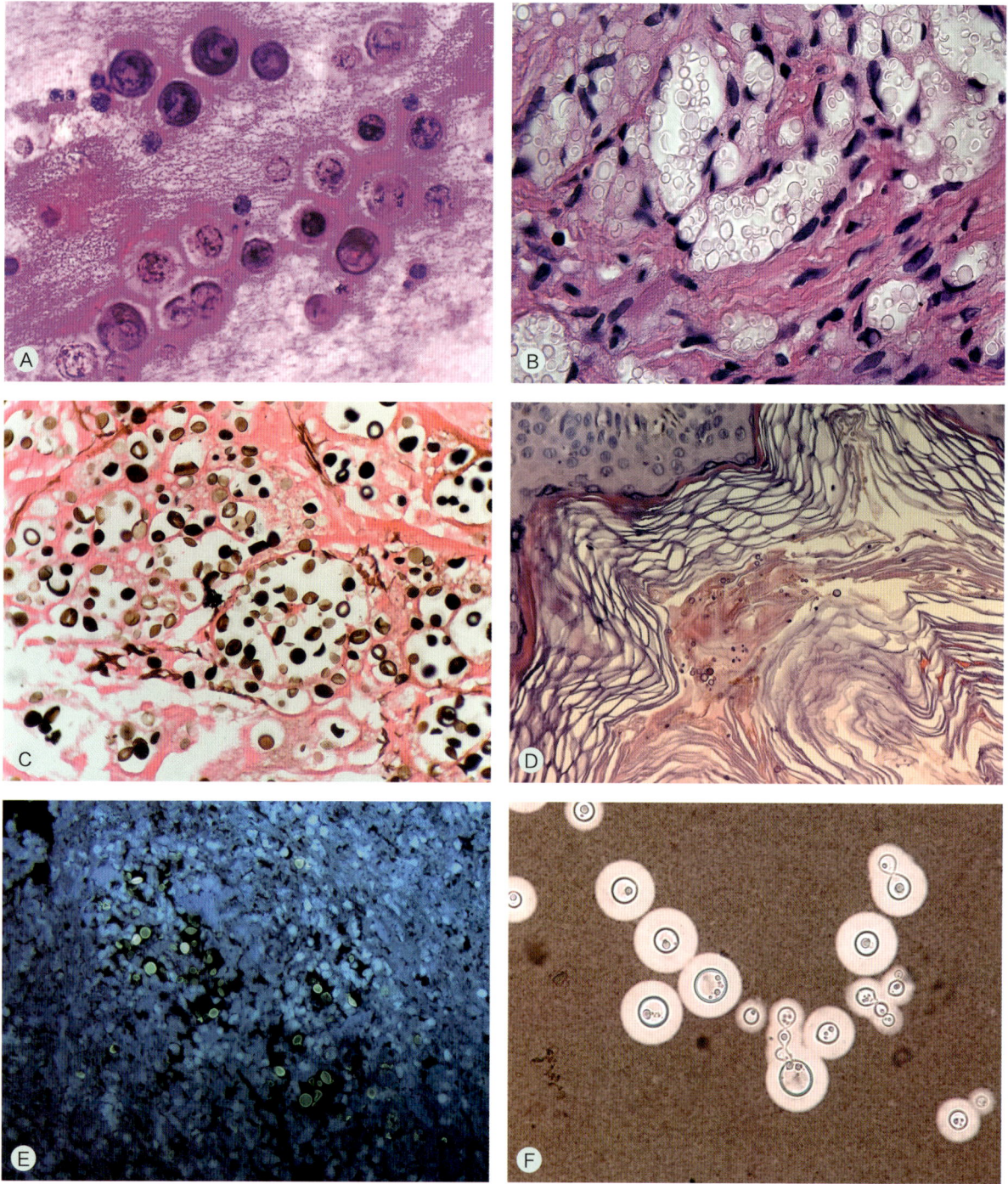

图 25-2-1　感染组织样本中新型隐球菌的镜下形态特征

A.痰涂片革兰氏染色 ×1 000; B.肺组织切片 HE 染色 ×1 000; C.肺组织切片六胺银染色 ×1 000;
D.皮肤胶质瘤切片 HE 染色 ×400; E.肝穿刺组织荧光染色 ×400; F.脑脊液墨汁染色 ×1 000

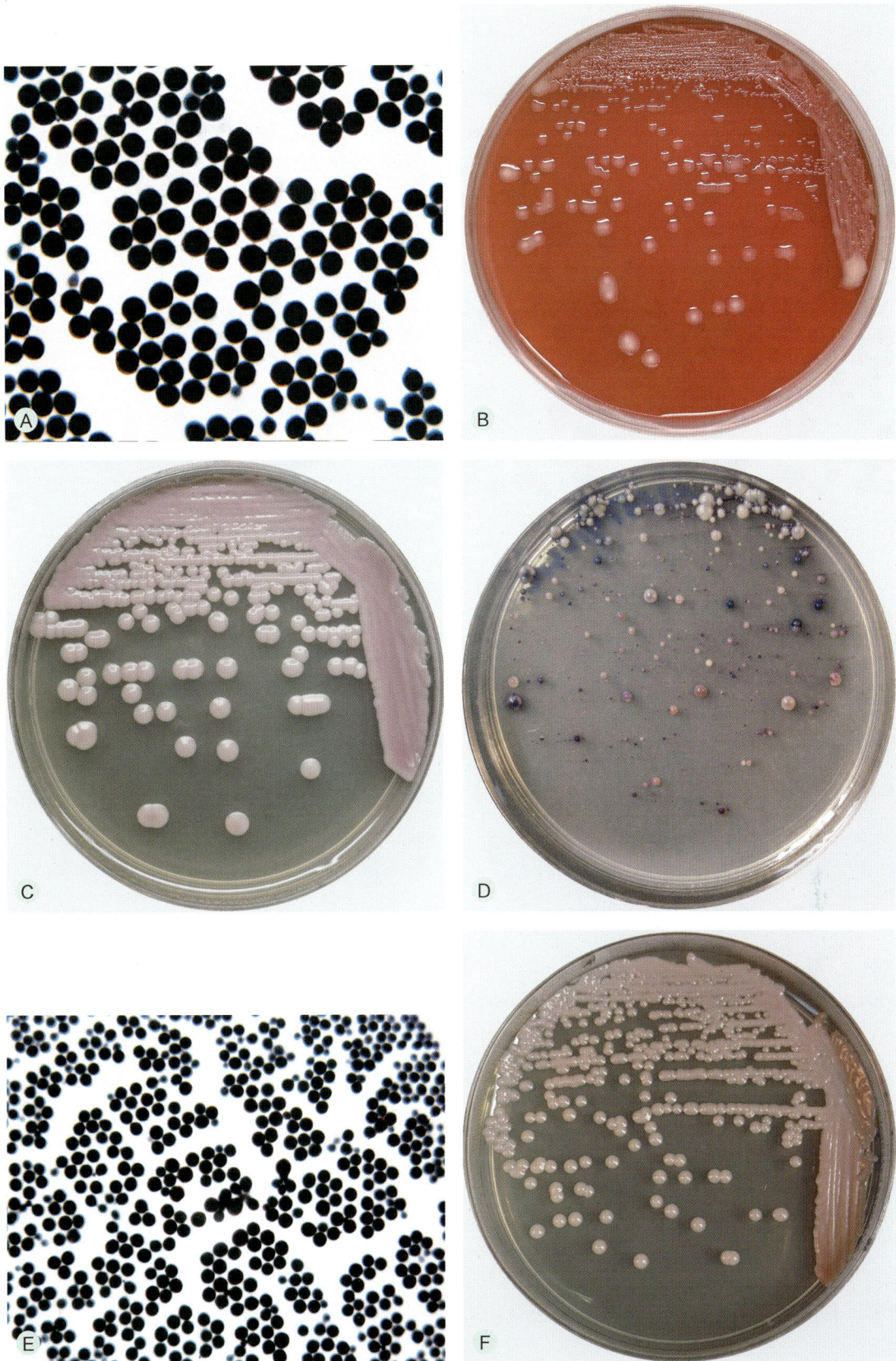

图 25-2-2　新型隐球菌的形态特征

A. 新型隐球菌新生变种革兰氏染色 ×1 000；B. 新型隐球菌新生变种 SBA 5 日；C. 新型隐球菌新生变种
CHROMagar 5 日；D. 新型隐球菌新生变种（异质性菌株）CHROMagar 11 日；E. 新型隐球菌格鲁比变种革兰
氏染色 ×1 000；F. 新型隐球菌格鲁比变种 CHROMagar 5 日

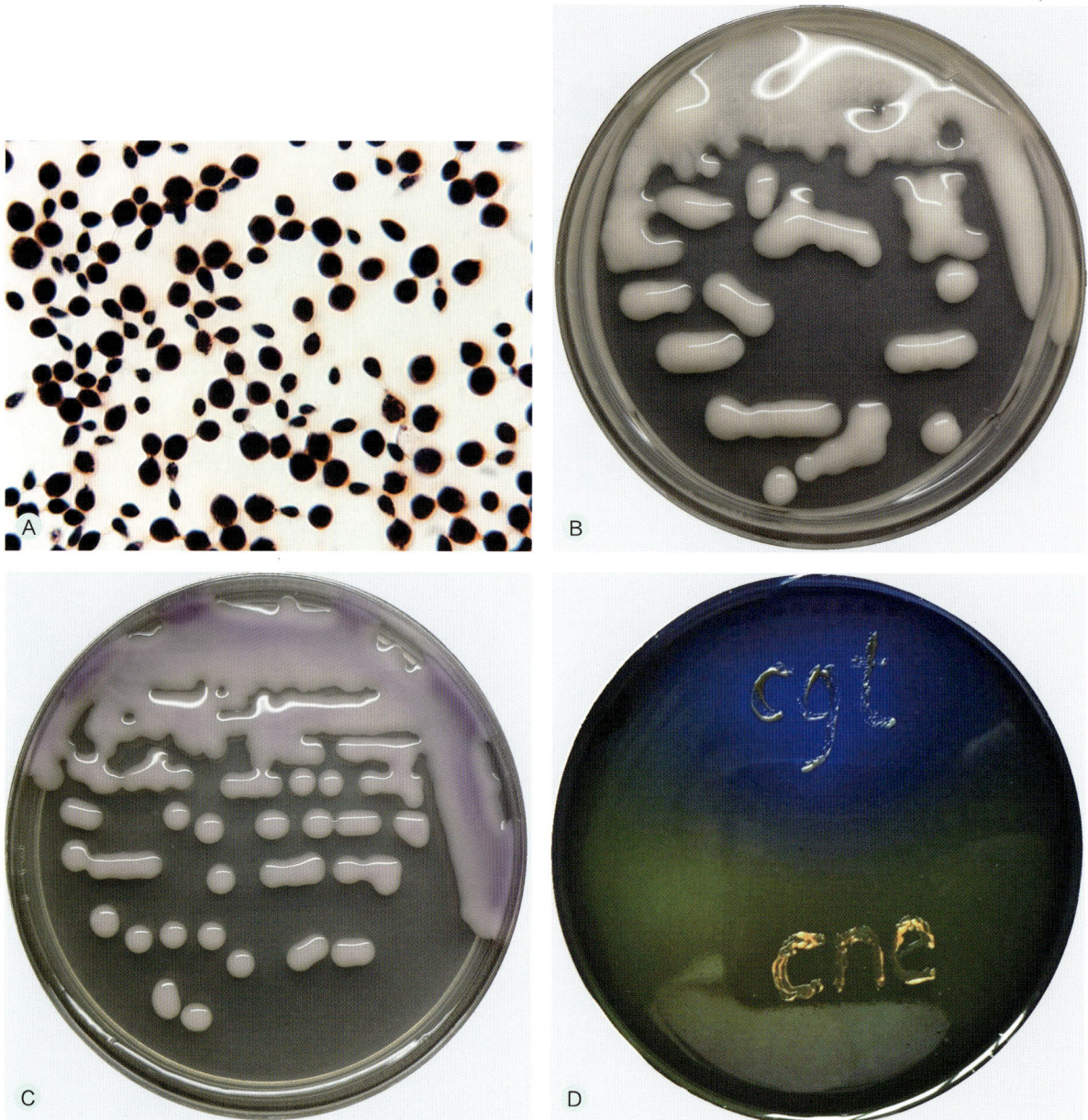

图 25-2-3　格特隐球菌的形态特征

A. 革兰氏染色 ×1 000；B. ATCC MYA-4560 SDA 5 日；C. ATCC MYA-4560 CHROMagar 3 日；
D. CGB 平板（上为格特隐球菌，下为新型隐球菌）37℃ 4 日

（三）生化特性

新型隐球菌咖啡酸试验 3 日内可产生棕色色素，脲酶试验阳性，硝酸盐还原试验阴性，不发酵糖、醇类，但能同化葡萄糖、蔗糖、棉子糖、肌醇和半乳糖等。其他隐球菌常见生化特性见表 25-1-1、表 25-2-1。

三、鉴定与鉴别

（一）属间鉴别

新型隐球菌墨汁负染可见较大圆形菌体及厚荚膜，不形成假菌丝，不发酵糖类，尿素酶试验阳性，可与其他酵母，如念珠菌、毛孢子菌和酵母菌相鉴别，能同化肌醇，可与红酵母相鉴别。与其他菌属鉴别参见图 25-1-1、表 25-1-2。

（二）属内鉴定

新型隐球菌酚氧化酶阳性，能同化蔗糖、棉子糖、半乳糖，但不能同化乳糖，可与其他硝酸盐还原阴性的隐球菌鉴别。隐球菌属内常见菌种鉴定和鉴别见表 25-2-2、表 25-2-3 和表 25-1-1。商品 API20C 板条可较好地鉴定本菌。

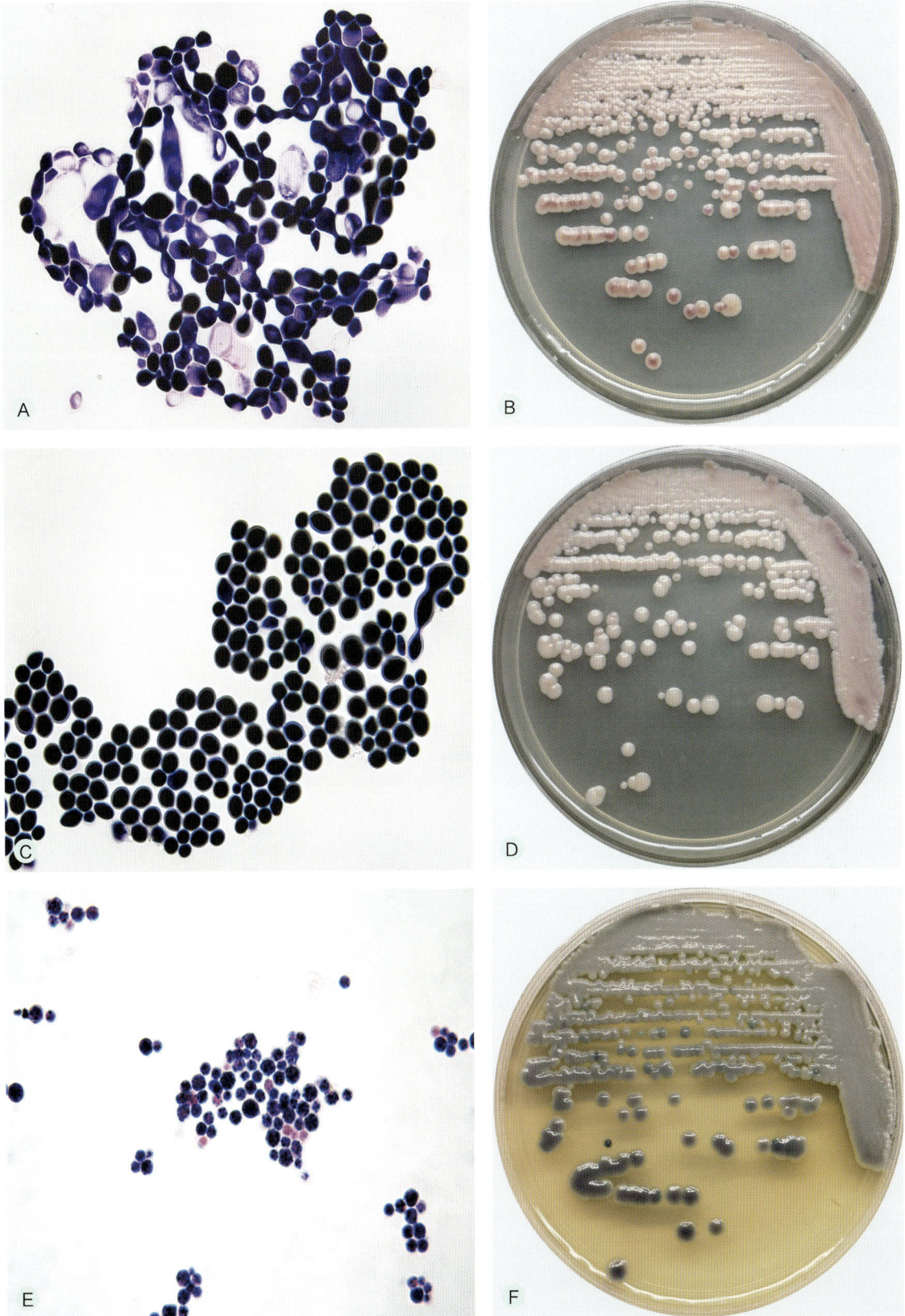

图 25-2-4　其他少见隐球菌的形态特征

A. 浅白隐球菌革兰氏染色 ×2 000；B. 浅白隐球菌 CHROMagar 28℃ 7 日；C. 罗伦特隐球菌 ATCC 60036 革兰氏染色 ×1 000；D. 罗伦特隐球菌 ATCC 60036 CHROMagar 28℃ 6 日；E. 土生隐球菌革兰氏染色 ×1 000；F. 土生隐球菌 CHROMagar 7 日

新型隐球菌在全世界范围内流行,属于环境腐生菌,可从土壤和鸽粪中分离到,并认为是人和动物最主要的传染源,主要引起免疫缺陷患者感染。格特隐球菌主要在热带亚热带地区流行,病原菌常存在于桉树及无花果等树木上,可引起免疫正常患者感染。新型隐球菌与格特隐球菌在形态学上难于区分,可接种在刀豆氨酸-甘氨酸-溴百里酚蓝培养基(CGB 平板)上,格特隐球菌能在含刀豆氨酸的培养基上生长,并能吸收甘氨酸作为唯一碳源,接种菌落呈现蓝色光晕,而新型隐球菌周围为浅黄色,见图 25-2-3D。

用血清学方法检出隐球菌荚膜多糖抗原,对该病诊断可提供重要帮助,在已确诊的隐球菌脑膜炎患者,94% CSF 和 70% 血清标本中可检出该菌抗原。目前有乳胶凝集、胶体金及 ELSIA 法,但应注意各自影响因素,避免假阳性和假阴性。

表 25-2-2　隐球菌属内常见菌种鉴别

	37℃	荚膜	尿素	KNO₃	酚氧化酶	糖同化					
						蔗糖	乳糖	半乳糖	棉子糖	卫矛醇	密二糖
新型隐球菌	+	+	+	-	+	+	-	+	+	+	-
格特隐球菌	+	+	+	-		+	-	+	+	+	-
浅白隐球菌	-ᵛ	+	+	+		+		+	+	+	+
罗伦隐球菌	+	+	+	-		+	+	+	+	+	+
浅黄隐球菌		+	+						+		+
地生隐球菌	-ᵛ	+	+	-		+		+	+	+	+
指甲隐球菌		+	+			+				+	+

注:+,阳性;-,阴性;v,结果可变。

表 25-2-3　新型隐球菌复合群和格特隐球菌复合群内鉴别

鉴别点	C. neoformans	C. deneoformans	C. gattii	C. bacillisporus	C. bacillisporus	C. tetragattii	C. decagattii
分子分型	VN Ⅰ,VN Ⅱ	VN Ⅳ	VG Ⅰ	VG Ⅲ	VG Ⅱ	VG Ⅳ	VG Ⅲc、VG Ⅳ
血清学	A	D	B	C	B		
AFLP	1、1A、1B	2	4	5	6	7	10
CGB 平板	-	-	+	+	+	+	+
CDBT 平板	-	橙色	蓝绿色	蓝绿色	蓝绿色	蓝绿色	蓝绿色
肌酸	-	-	v	v	v	v	-
D-脯氨酸							
菊糖	v	-(+)	+(-)	+	+	+	+
DL-乳酸	+	+	+	+	-(+)	+	+
担孢子	粗糙	粗糙		光滑	卵圆形		
有性型	线黑粉菌属	新生线黑粉菌	-	杆孢线黑粉菌	线黑粉菌属		

注:+,生长;-,不生长;v,不生长;w,微弱生长;括号表示少见模式;CGB,刀豆氨酸-甘氨酸-溴百里酚蓝培养基;CDBT,肌酸-葡萄糖-溴百里酚蓝-胸腺嘧啶。

四、抗真菌药物敏感性

唑类药物如氟康唑、伊曲康唑、伏立康唑、泊沙康唑等对新型隐球菌有较高抗菌活性,但该菌对棘白菌素类天然耐药。两性霉素 B、两性霉素 B 脂质体、制霉菌素和其脂质体、氟胞嘧啶、艾沙康唑等对新型隐球菌也有一定的抗真菌活性,但由于单独使用易产生耐药性,因此,通常早期冲击疗法使用两性霉素 B 联合氟胞嘧啶,二期巩固治疗推荐氟康唑和伊曲康唑联合使用。

五、临床意义

新型隐球菌广泛分布于自然界,可从土壤、污染的水果、桉树叶分离出,在鸽粪中亦大量存在,也可以存在于人体表、口腔和肠道中。可侵犯人和动物,一般为外源性感染,但也可致内源性感染,目前尚无可由人传人、动物传人、实验室获得性感染的证据,对人类而言,它通常是机会致病菌。新型隐球菌首先经呼吸道侵入人体,由肺经血液播散时可侵犯所有脏器组织,主要侵犯肺、脑及脑膜,引起慢性脑膜炎,也可侵犯皮肤、骨、关节和心脏等部位。新型隐球菌病好发于细胞免疫功能低下者,如艾滋病、红斑狼疮、结节病、白血病、淋巴瘤、糖尿病、恶性肿瘤、器官移植及接受肿瘤坏死因子抑制剂或大剂量使用糖皮质激素者。

(陈知行　徐和平)

第三节　酵　母　属

一、分类与命名

酵母属(Saccharomyces)隶属于真菌界(Fungi),双核亚界(Dikarya),子囊菌门(Ascomycota),酵母菌纲(Saccharomycetes),酵母菌目(Saccharomycetales),酵母菌科(Saccharomycetaceae)。属内包括百余种,包括 S. barnettii、S. bayanus、S. boulardii、S. castellii、S. cariocanus、酿酒酵母(S. cerevisiae)、S. chevalieri、S. dairenendsis、S. douglasii、S. ellipsoideus、长孢酵母(S. elongisporus)、S. eubayanus、S. exiguus、克鲁费酵母(S. kluyveri)、S. paradoxus、S. pastorianus、S. rosinii、S. servazzii、S. spencerorum、S. transvaalensis、S. unisporus 和 S. uvarum 等。由于种系进化和分子生物学技术进入分类学,一部分酵母菌归属于新种,或被其有性期名称替代,如长孢酵母(S. elongisporus)改名为长孢罗德酵母菌(Lodderomyces elongisporus),分类学上已把长孢罗德酵母菌归属于近平滑念珠菌复合群。S. boulardii 归属于酿酒酵母。代表菌种为酿酒酵母(S. cerevisiae)。

二、生物学特性

(一)形态与染色

酿酒酵母在玉米培养基上培养 3~4 日,多边出芽的酵母细胞可呈圆形、卵形、椭圆形和腊肠形等多种形态,没有真菌丝,可形成短的未成熟的假菌丝。子囊内含 1~4 个圆形或椭圆形光滑的子囊孢子。革兰氏染色阳性。

长孢罗德酵母菌多边出芽,细胞呈椭圆形,或长柱形,大小为(2.6~6.3)μm×(4.0~7.4)μm,偶尔球形。子囊单独存在,由出芽细胞转化而来,每个子囊包含 1~2 个细长椭圆形子囊孢子。

(二)培养特性

酿酒酵母菌在 SDA 培养基上室温培养,生长迅速,形成乳白色、有光泽、边缘整齐的菌落。在 CHROMagar 产色培养基上呈紫色凸起菌落。

酵母属的形态特征见图 25-3-1。

三、鉴定与鉴别

(一)属间鉴别

与其他类似酵母属真菌的鉴别:酵母属菌落多为奶油色,发酵产物主要为乙醇和二氧化碳,不同化乳糖和高级烃类,硝酸盐还原试验阴性为本属的特征,可与其他属相鉴别。长孢罗德酵母菌生物学特性和近平滑念珠菌复合群相似,与其主要区别在核糖体数据上。酵母属与其他相似菌属鉴别见表 25-1-2。

(二)属内鉴定

酿酒酵母能同化麦芽糖、蔗糖、半乳糖、密三糖和海藻糖,可资鉴别。其他酵母菌的鉴定与鉴别见表 25-1-1。

四、抗真菌药物敏感性

两性霉素 B、氟胞嘧啶、泊沙康唑、阿尼芬净、氟康唑和伊曲康唑等对酿酒酵母和长孢罗德酵母菌均有较好抗菌活性,但有报道该菌对伊曲康唑和氟康唑出现耐药株。发生酿酒酵母引起的严重感染时,首选两性霉素 B 进行治疗。

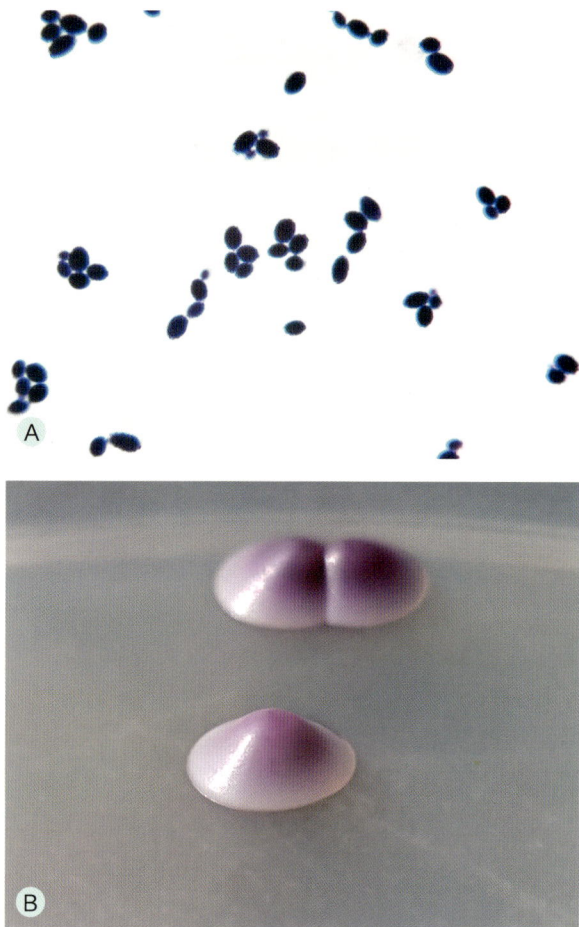

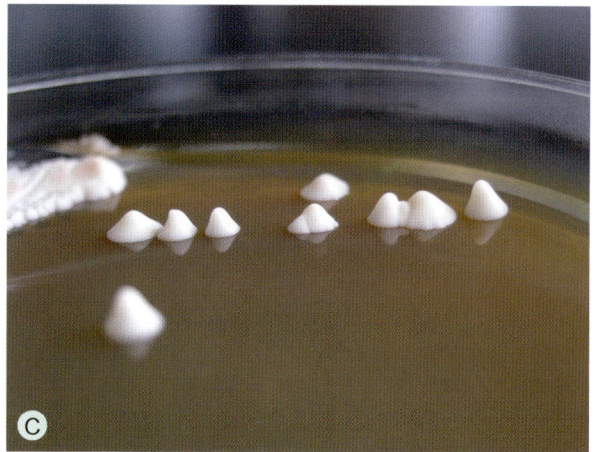

图 25-3-1　酿酒酵母的形态特征

A. 革兰氏染色 ×1 000；B. CHROMagar 6 日；C. SDA 6 日

五、临床意义

酿酒酵母在环境中普遍存在,也是胃肠道和皮肤的正常菌群。在免疫功能低下患者,由于各种原因可致真菌血症、败血症、心内膜炎、腹膜炎、肝脓肿及播散性感染。也有酿酒酵母引起阴道炎的报道。S. boulardii 也可引起危重患者真菌血症。

长孢罗德酵母菌可从液体饮料和土壤等食品与环境中检出。有血流感染和静脉吸毒者的心内膜炎病例报道。

（陈知行　徐和平）

第四节　红酵母属

一、分类与命名

红酵母属(Rhodotorula)隶属于真菌界(Fungi),有性期隶属于担子菌门(Basidiomycota),柄锈菌亚门(Pucciniomycotina),微球黑粉菌纲(Microbotryomycetes),锁掷酵母目(Sporidiobolales),锁掷酵母科(Sporidiobolaceae)。属内有 80 余个种,包括 R. acheniorum、R. bacarum、R. bogoriensis、黏红酵母(R. glutinis)、小红酵母(R. minuta)、胶红酵母[R. mucilaginosa,以前称为深红酵母(R. rubra)]、R. pustula 和 R. tokyoensis 等。临床上以胶红酵母、黏红酵母和小红酵母较常见。代表菌种为胶红酵母。

二、生物学特性

（一）形态与染色

红酵母在玉米 - 吐温 -80 培养基上培养 3 日后涂片,出芽细胞球形、卵圆形至椭圆形,芽痕狭窄。不形成假菌丝和菌丝体,呈球形菌体多单个排列。具芽生分生孢子。革兰氏染色阳性。

（二）培养特性

红酵母在 SDA 培养基上室温培养,生长迅速,菌落光滑或粗糙、反光、柔软、黏液样,奶油色到粉红、珊瑚红、橙色或黄色。在玉米 - 吐温 -80 培养基上 25℃孵育 3 日,偶尔出现发育不完全假菌丝。红酵母菌生长在醋酸盐和 V-8 培养基上,室温孵育

2~5 日容易产生子囊,每个子囊含 1~4 个球形子囊孢子。黏红酵母表面光滑至起皱,常具细横纹,有光泽,质地黏稠或稍硬。

红酵母属的形态特征见图 25-4-1。

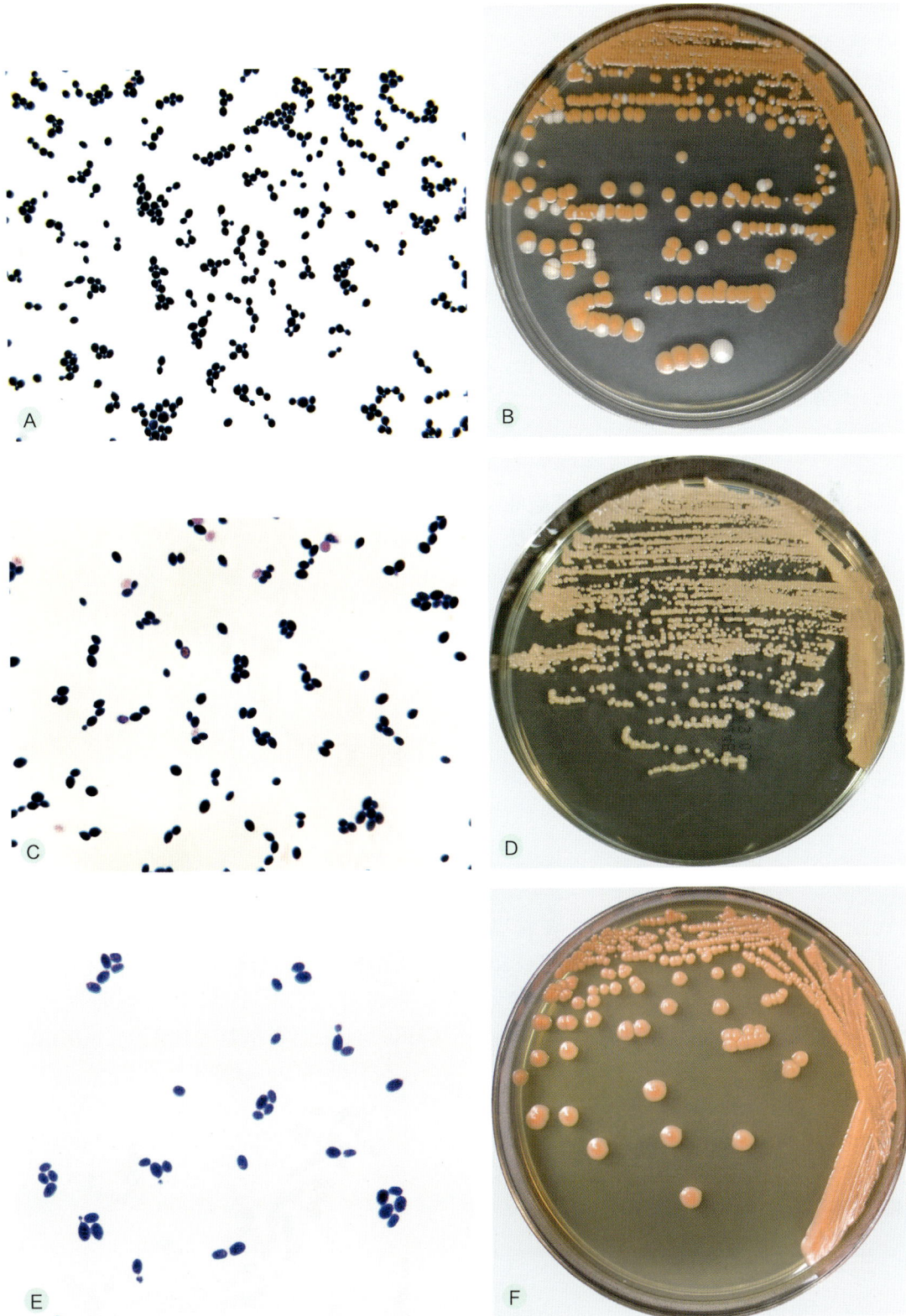

图 25-4-1 红酵母的形态特征

A. 胶红酵母革兰氏染色 ×1 000;B. 胶红酵母(异质性菌株)SDA 9 日;C. 小红酵母革兰氏染色 ×1 000;
D. 小红酵母 SDA 6 日;E. 黏红酵母革兰氏染色 ×1 000;F. 黏红酵母 SDA 7 日

（三）生化特性

红酵母属菌不发酵碳水化合物，尿素酶阳性。

三、鉴定与鉴别

（一）属间鉴别

与隐球菌属的鉴别，红酵母属真菌在 SDA 培养基上菌落产生类胡萝卜色素，不同化肌醇；与念珠菌属区别，红酵母菌落多产生色素，尿素酶阳性，不产生真、假菌丝，不产厚壁孢子。相似菌属间鉴别见表 25-1-2。

（二）属内鉴定

与黏红酵母鉴别，胶红酵母菌细胞呈短卵形或柱形，菌落呈深珊瑚红到粉红色，有时为网状；黏红酵母呈圆形和卵圆形，菌落呈珊瑚红到橙红色，无网状结构。具体鉴别见表 25-1-1。

四、抗真菌药物敏感性

红酵母对两性霉素 B 及其脂质体、氟胞嘧啶较敏感，对氟康唑、咪康唑、卡泊芬净耐药，伏立康唑的 MIC 偏高，对伊曲康唑、泊沙康唑、伏立康唑的 MIC 变化很大，建议进行药敏试验。治疗红酵母菌引起的感染可首选两性霉素 B 和其脂质体。

五、临床意义

红酵母菌广泛存在于空气、土壤、湖泊、乳制品和海水，能定植于植物和人类或温血动物，一般认为其致病性较低，被认为是最常见的污染真菌，但先天免疫缺陷患者确实引起真菌病。黏红酵母能从人皮肤、肺、尿液和粪便等标本中分离出，对长期腹膜透析患者可引起真菌性腹膜炎，也有报道可引起真菌血症，眼内炎，移植患者心内膜炎及脑膜炎等。小红酵母常可从气管镜中分离出，有报道可导致眼内炎、关节置换感染、艾滋病患者中心静脉导管感染、白血病患者的全身感染、甲真菌病等。胶红酵母该物种出现在血液病患者中，尤其是急性白血病患者导管相关性真菌感染、泪囊炎、眼内炎、粒细胞缺乏患者脑膜炎。该菌导致感染的危险因素包括糖皮质激素、抗生素或细胞毒性治疗药物的使用和中心静脉导管置入。

（陈知行　徐和平）

第五节　拉钱斯菌属

一、分类与命名

拉钱斯菌属（*Lachancea*），隶属于真菌界（Fungi），子囊菌门（Ascomycota），酵母菌亚门（Saccharomycotina），酵母菌纲（Saccharomycetes），酵母菌目（Saccharomycetales），酵母菌科（Saccharomycetaceae）。属内包括 5 个种，包括产香拉钱斯菌（*L. cidri*）、发酵拉钱斯菌（*L. fermentati*）、克鲁维拉钱斯菌（*L. kluyveri*）、耐热拉钱斯菌（*L. thermotolerans*）和 *L. waltii*。仅发酵拉钱斯菌（*L. fermentati*）曾见于临床感染，本节以该菌为例进行介绍。

二、生物学特性

（一）形态与染色

拉钱斯菌细胞呈球形、卵圆形至椭圆形，有单一出芽，不形成假菌丝和真菌丝体，呈球形菌体，多单个排列，革兰氏染色阳性。在低氮/碳比琼脂培养基上培养 2 日后，偶联的细胞同宗配合，产生含有 1~4 个孢子的球形子囊。

（二）培养特性

在 SDA 与 PDA 培养基上 28 ℃和 35 ℃均生长良好，凸起、光滑、乳白色奶油样菌落，在 CHROMagar 产色培养基上呈粉红色菌落。

拉钱斯菌的形态特征见图 25-5-1。

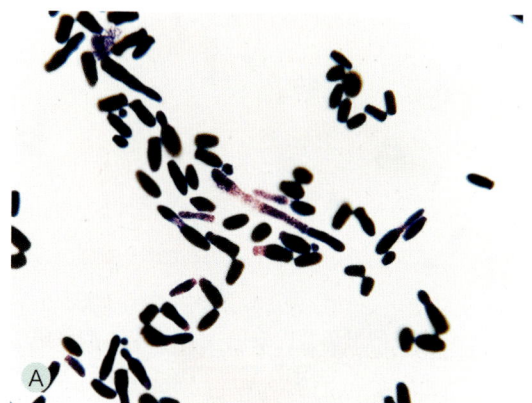

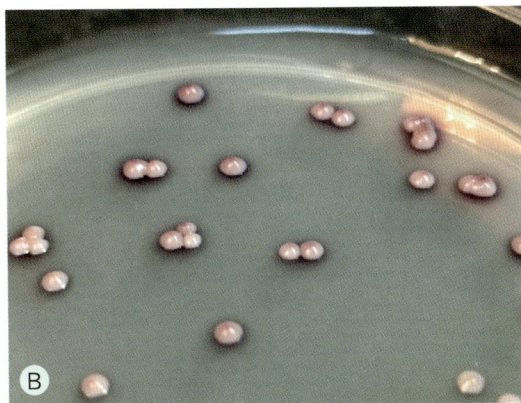

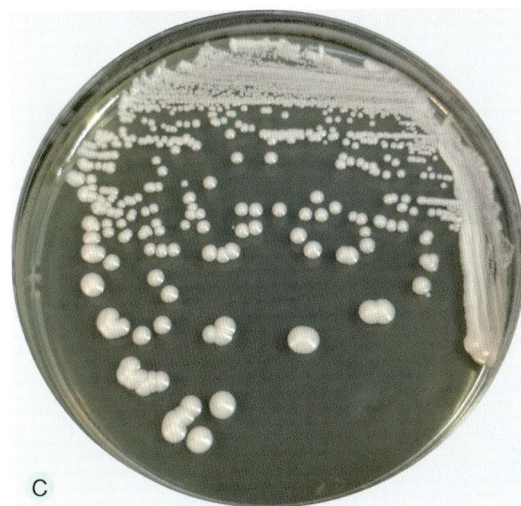

图 25-5-1　发酵拉钱斯菌的形态特征
A. 革兰氏染色 ×1 000；B. CHROMagar 3 日；C. SDA 5 日

（三）生化特性

对葡萄糖、蔗糖和麦芽糖发酵较弱，乳糖（慢），蔗糖（慢）、麦芽糖（慢）、海藻糖（慢）、棉子糖（慢）、菊糖（慢），甘油（慢），*DL*-lactate（缓慢），*D*- 山梨醇（慢），*D*- 甘露醇（慢），水杨酸和木糖醇（慢）。在 *L*- 山梨醇、纤维二糖、乳糖、蜜二糖、松三糖、可溶性淀粉、*D*- 木糖、*L*- 阿拉伯糖、*D*- 阿拉伯糖、*D*- 核糖、*L*- 鼠李糖、乙醇、赤藓糖醇、核糖醇、半乳糖醇、琥珀酸盐、柠檬酸盐、肌醇、甲醇、十六烷、丙酮、乙酸乙酯、异丙醇或葡萄糖酸上不生长。对乙酰氨基葡萄糖、乙胺的同化呈阳性，不能同化赖氨酸和硝酸盐，在无氨基酸培养基中可以生长，对放线菌酮不耐受。

四、抗真菌药物敏感性

该菌临床分离罕见，抗真菌药物敏感性报道较少，文献中唑类药物氟康唑、伊曲康唑、伏立康唑，棘白菌素及两性霉素 B 等抗真菌药物对该菌体外抗菌活性良好。

五、临床意义

发酵拉钱斯菌可从自然界腐败物质中分离，该菌可定植于树叶表面，并可通过分泌活性物质抵御植物病原体，该菌属和酿酒酵母多用于酒类及其他饮品制作过程中的发酵步骤。罕见于人类感染，有文献报道大量饮酒患者在腹膜炎后从血流、腹腔积液、胆汁及痰液标本中检出，引起多部位侵袭性感染。

（陈知行　徐和平）

第六节　组织胞浆菌属

一、分类与命名

组织胞浆菌属（*Histoplasma*），隶属于真菌界（Fungi），子囊菌门（Ascomycota），散囊菌纲（Eurotiomycetes），爪甲团囊菌目（Onygenales），阿耶罗菌科（Ajellomycetaceae）。组织胞浆菌为双相真菌。荚膜组织胞浆菌（*H. capsulatum* complex）为复合群，包括 3 个变种：荚膜组织胞浆菌荚膜变种（*H. capsulatum* var.*capsulatum*）、荚膜组织胞浆菌杜波变种（*H. capsulatum* var.*duboisii*）、荚膜组织胞浆菌马皮疽变种（*H. capsulatum* var.*farciminosum*）。系统分类学把荚膜组织胞浆菌分为 8 个进化枝，最新利用分子分类法和群体遗传法，把荚膜组织胞浆菌复合群分为荚膜组织胞浆菌（*H. capsulatum*）、密西西比组织胞浆菌（*H. mississippiense*）、俄亥俄组织胞浆菌（*H. ohiense*）和美国组织胞浆菌（*H. suramericanum*）等。

二、生物学特性

（一）形态与染色

荚膜组织胞浆菌 25℃初代培养物可形成分隔的透明菌丝，菌丝分枝分隔，宽约 2.5μm（图 25-6-1E），可产生菌丝样分生孢子梗,分生孢子梗与菌丝成直角或平行。可形成大、小两种分生孢子,小分生孢子椭圆形或圆形,直径为2~5μm,小分生孢子呈单个、透明,具有光滑或粗糙的外壁,长在与菌丝呈锐角的小梗上,有些呈哑铃状(图25-6-1C)。次代培养产生特征性大分生孢子,大分生孢子呈结节状,直径为7~15μm,壁厚,单细胞,透明,表面可有均匀间隔的手指样的凸起,似"舵轮状",也称为齿轮状大分生孢子(图25-6-1D)。37℃培养物镜下可见大小为(2~3)μm×(4~5)μm的卵圆形芽生酵母(类酵母型)孢子,形态与感染组织直接涂片镜检结果相同(图25-6-1F)。荚膜组织胞浆菌荚膜变种菌细胞(2~4μm)小于杜波变种(12~15μm)。组织中形态通常用HE、GMS(Gomori's六亚甲基四胺银染色)和PAS染色(图25-6-1A、B)。

组织胞浆菌的镜下形态见图25-6-1。

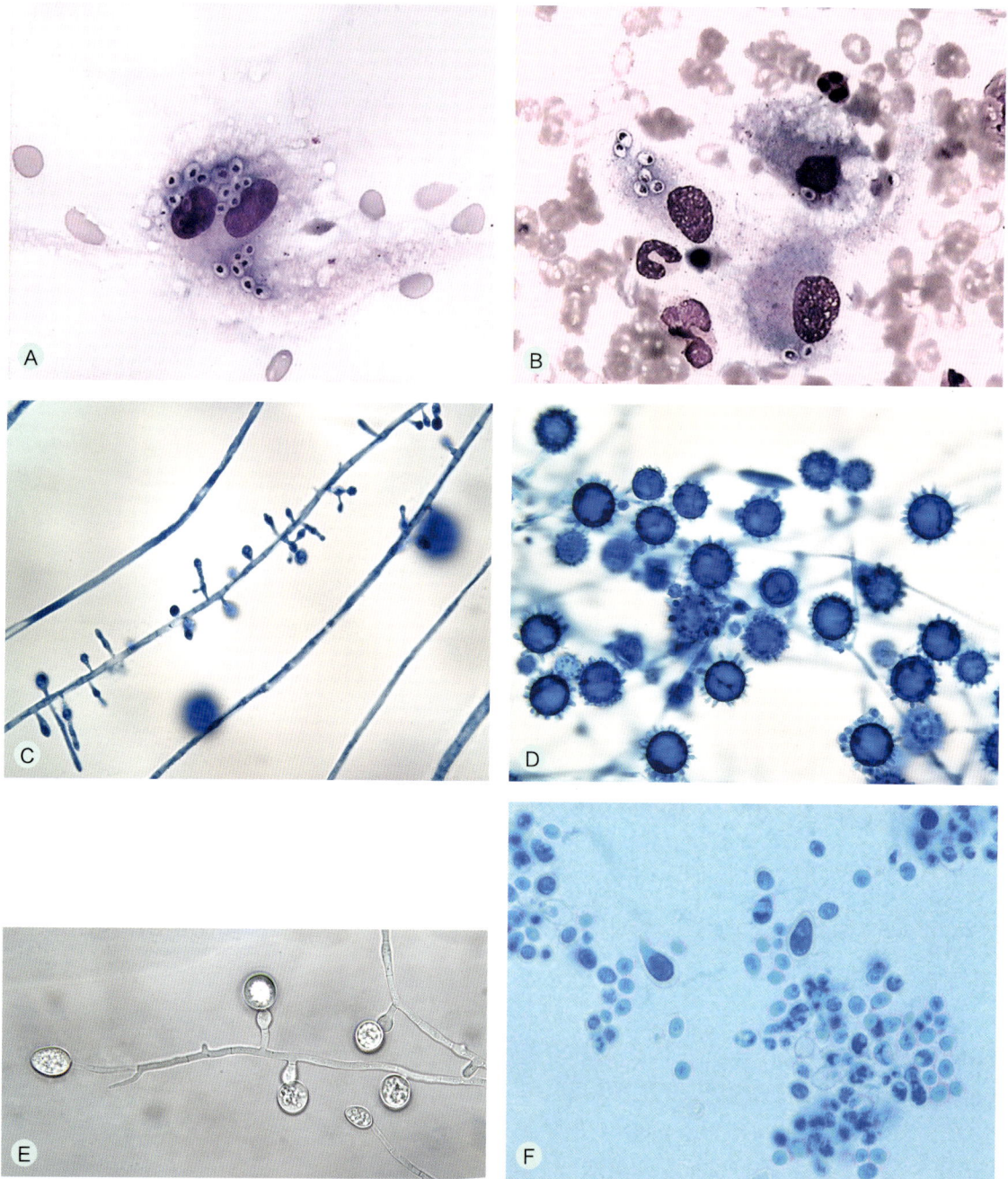

图 25-6-1　荚膜组织胞浆菌的镜下形态 ×1000

A. 外周血吉姆萨染色;B. 骨髓涂片吉姆萨染色;C. 小分生孢子 SDA 28℃孵育 9 日,乳酸酚棉蓝染色;
D. PDA 28℃孵育 21 日,乳酸酚棉蓝染色;E. SDA 28℃孵育 12 日;F. PDA 37℃孵育 21 日,乳酸酚棉蓝染色

(二) 培养特性

该菌为双相真菌,室温生长慢,25~30℃孵育时,在 SDA 培养基上缓慢形成丝状菌落,菌丝形成通常需 15~20 日,有时甚至需要 8 周(图 25-6-2A)。菌落开始为白色,逐渐变为棕黄色,35~37℃孵育,在牛脑心浸出液(brain heart infusion,BHI)平板上,经多代转种可形成湿润有光泽、白色、表面皱褶的细小酵母样菌落。在肉汤中呈絮团状生长。

组织胞浆菌的菌落形态见图 25-6-2。

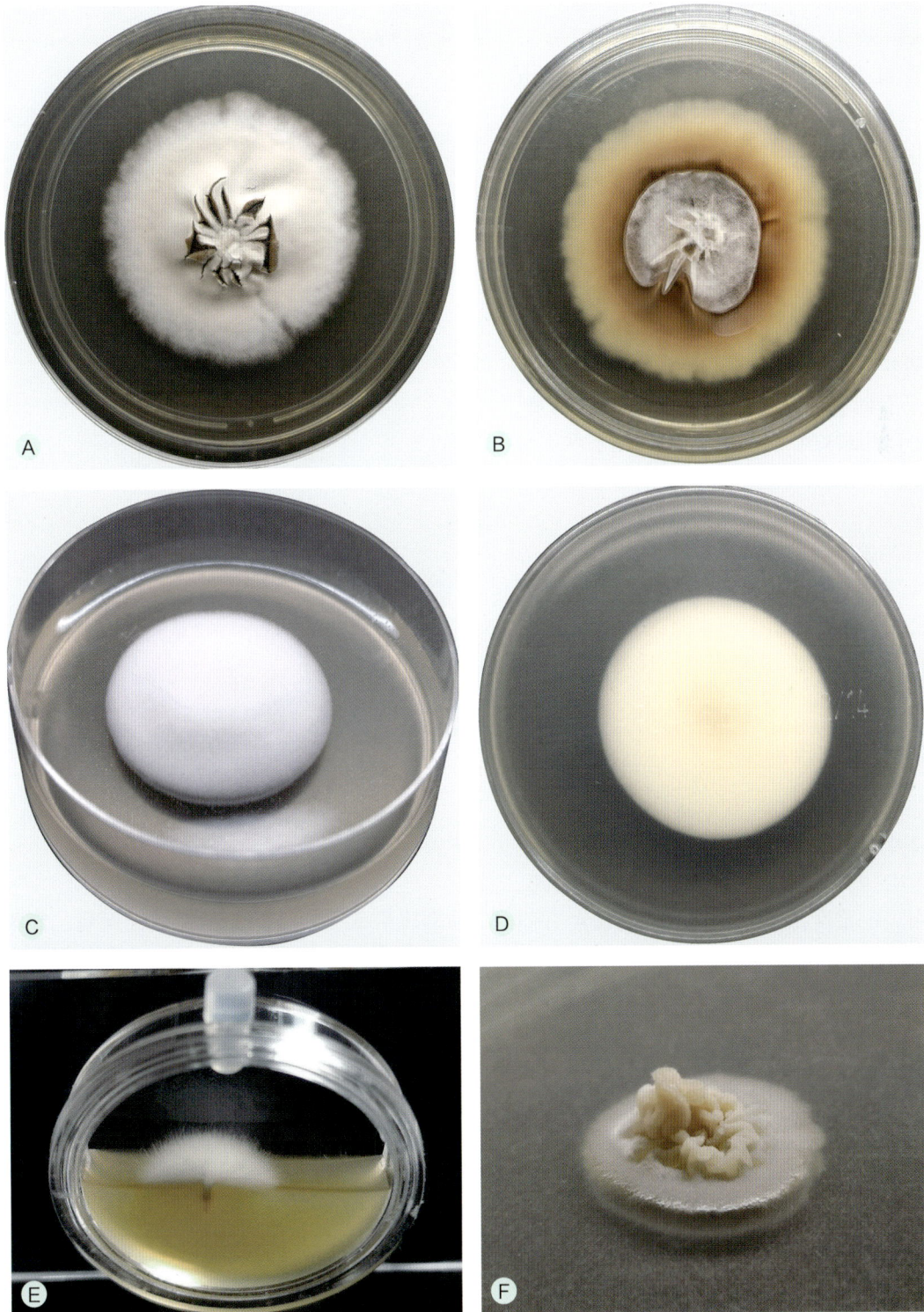

图 25-6-2　荚膜组织胞浆菌的菌落形态

A. SDAC 25℃ 48 日(正面); B. SDAC 25℃ 48 日(背面); C. PDA 25℃ 28 日(正面); D. PDA 25℃ 28 日(背面); E. 小培养 PDA 25℃ 14 日; F. SDA 37℃ 34 日(正面)

三、鉴定与鉴别

该菌为生物安全三级病原微生物,易导致实验室内感染,临床微生物学实验室在分离鉴定荚膜组织胞浆菌时应采取 BSL-Ⅲ 级防护措施并在二级生物安全柜中进行。

(一)属间鉴别

主要应注意与金孢子菌属(*Chrysosporium*)和瘤孢菌属(*Sepedonium*)鉴别,组织胞浆菌属为双相真菌,37℃孵育呈酵母相,特殊的表面抗原试验和核酸杂交方法,可将荚膜组织胞浆菌与这两个菌属区别开来。金孢子菌扩散生长,菌落白色。菌丝透明,壁光滑,分枝。可育菌丝上顶生或侧生孢子。在菌丝短的突起或侧枝上着生无柄的分生孢子,分生孢子半透明,淡黄色,薄壁或厚壁,近球形,棒状,梨状卵圆形,单细胞,偶尔双细胞。间生的分生孢子有时存在可见。厚壁孢子偶尔可见。另外,金孢子菌属 37℃不生长,不产生结节状大分生孢子(图 27-48-1A),瘤孢菌属不产生小分生孢子(图 25-6-3A)。

(二)属内鉴定

直接检测标本中组织胞浆菌抗原,可快速诊断组织胞浆菌病。要确诊组织胞浆菌,必须证实酵母相与霉菌相的转变特性,并根据特征性形态特点来进行鉴定。

四、抗真菌药物敏感性

两性霉素 B、伊曲康唑、伏立康唑、艾沙康唑和泊沙康唑对荚膜组织胞浆菌有较好抗菌活性,氟康唑有一定作用,但可出现耐药,临床首选伊曲康唑,但孕妇慎用。中重度感染患者可以两性霉素 B 脂质体替代治疗。

五、临床意义

组织胞浆菌是一种存在于自然界的双相型真菌。鸟或蝙蝠粪便污染的土壤是组织胞浆菌常见的自然栖息地。虽然认为该菌呈世界分布,但最常见于热带地区,在美国田纳西 - 俄亥俄州 - 密西西比河流域存在地方性流行。荚膜组织胞浆菌是组织胞浆菌病的病原体。人通过吸入组织胞浆菌分生孢子而使肺部最先受侵袭,表现出严重的流行性感冒样症状,可从急性肺部感染开始到慢性

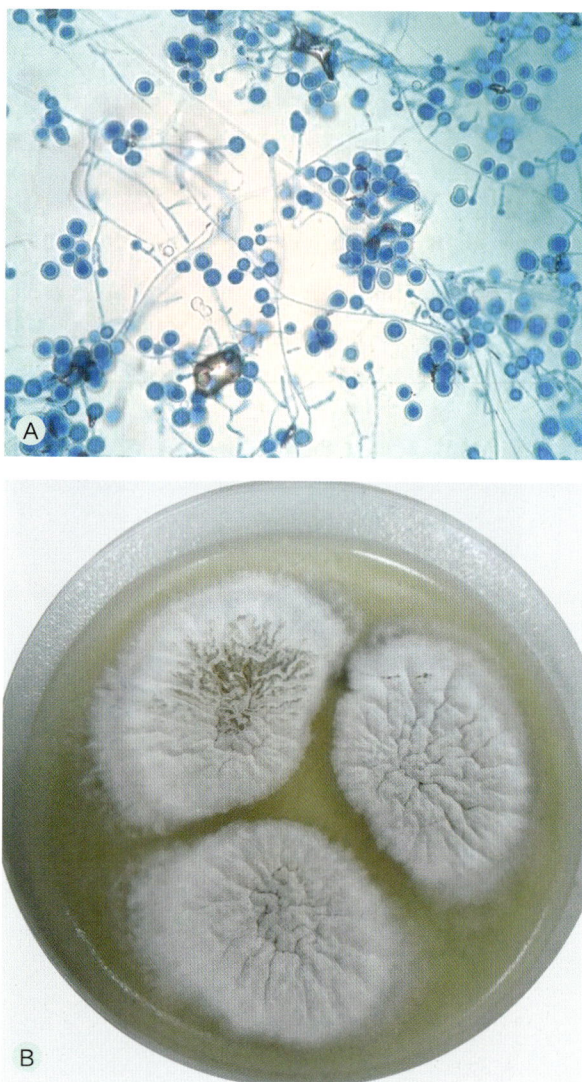

图 25-6-3　瘤孢菌属的形态学特征
A. SDA 28℃ 14 日,乳酸酚棉蓝染色 ×1 000;
B. SDA 28℃ 14 日

肺部感染或致死性的全身播散性疾病。荚膜组织胞浆菌偶尔也侵袭甲状腺,也可从真菌血症中分离到该菌。荚膜组织胞浆菌杜波变种是非洲组织胞浆菌病的病原体,其发病缓慢,很少侵犯肺部,而常见于骨和皮肤,若累及肝脏、脾脏和其他器官而没有及时治疗,患者很快死亡。虽然全身性组织胞浆菌病一般也可发生于健康个体,但播散性和致死性病例在免疫力低下和老年患者中较普遍,慢性空洞性组织胞浆菌病在患有基础性肺部疾病患者中最常见。

(陈知行　徐和平)

第七节　芽生菌属

一、分类与命名

芽生菌属（*Blastomyces*）属双相真菌，分类学上归真菌界（Fungi），双核亚界（Dikarya），子囊菌门（Ascomycota），散囊菌纲（Eurotiomycetes），爪甲团囊菌目（Onygenales），阿耶罗菌科（Ajellomycetaceae）。目前属内包含皮炎芽生菌（*B. dermatitidis*）、*B. emzantsi*、*B. gilchristi*、*B. helicus*、小芽生菌（*B. parvus*，原名小伊蒙菌 *Emmonsia parva*）、*B. percursus* 和 *B. silverae* 等多个种。2004 年，Untereiner Wendy A 根据分子生物学和形态特点，提出新的阿耶罗菌科（Ajellomycetaceae），包括无性期的芽生菌属（*Blastomyces*）、伊蒙菌属（*Emmonsia*）、组织胞浆菌属（*Histoplasma*）、巴西副球孢子菌（*Paracoccidioides brasiliensis*）。这些真菌不同于爪甲团囊菌目其他真菌，均缺乏角蛋白分解活性，有性期能形成菌丝盘绕和复杂附属结构的子囊果，子囊孢子有小棘，球形或扁平状；无性期能形成单个厚壁孢子及可发育或不可发育的链状关节孢子。本节以皮炎芽生菌介绍其生物特性。

二、生物学特性

（一）形态与染色

皮炎芽生菌 25℃培养物显微镜下可见透明有隔菌丝和无分枝的短分生孢子梗，分生孢子梗与繁殖菌丝成直角，小分生孢子着生在短而无柄的分生孢子梗上，或膨大的产孢细胞上，单细胞，透明，薄壁，单个排列，呈梨形、球形或哑铃状，直径为 2~10μm，在感染的组织中大者可达 25~40μm，不产生大分生孢子。小芽生菌在菌丝两侧或短的侧枝上产生小的单细胞分生孢子（约 4μm）。

皮炎芽生菌在 BHI 培养基上 37℃孵育。培养物镜下菌细胞形态如同在感染组织中一样，呈酵母样细胞，球形，厚壁，直径为 5~15μm，单极出芽，芽生孢子与母体有宽大的基底连接。异宗配合。而矮小芽生菌可在 40℃生长，40℃血培养基中产生壁厚 2μm，直径 10~25μm 的单核不育大孢子。

组织中酵母样孢子在吞噬细胞内外均可存在，形态通常用 GMS（Gomori's 六亚甲基四胺银染色）和 PAS 染色。GMS 染色细胞壁染成深黑色，细胞内部染成玫瑰色，背景呈淡绿色。PAS 染色真细胞染成红色，背景呈粉红或淡绿色。HE 染色很难观察到酵母样孢子。小芽生菌在宿主体内可转变为不育大孢子（adiaspores），类似球孢子菌的球体。

皮炎芽生菌示意图见图 25-7-1。

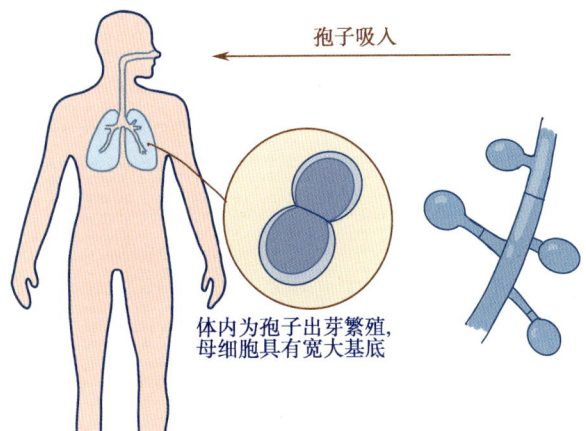

图 25-7-1　皮炎芽生菌示意图

（二）培养特性

不同菌株 25℃的菌落形态和生长速度不同。有的生长缓慢到中等，在 PDA 或 SDA 上孵育 1 周或更长时间，形成直径 0.5~3cm 短绒毛状菌落，菌落表面白色、浅褐色，背面苍白色到褐色。有些生长迅速，蓬松的白色菌落，可见透明菌丝和分生孢子，分生孢子受到干扰时，极易在空气中进行传播。有些菌落缓慢生长，不产生菌丝和孢子，菌落表面棕褐色。随着培养时间延长，大多数菌株变得多形态。在少数情况下可见到有性期和无性期同时出现，产生直径为 200~350μm 的子囊果，类似于羊毛绒球，可肉眼观察。镜下子囊果由一层螺旋菌丝包裹，内含小圆形子囊（asci），每个子囊含 8 个子囊孢子。子囊孢子直径 1.5~2.0μm。

在 37℃，在 SDA 和 BA 平板上孵育可形成酵母样菌落。孵育 1 周菌落直径 0.5~3cm，菌落奶酪样，表面颗粒状或突起，白色到浅褐色，起皱并折叠。

三、鉴定与鉴别

该菌为生物安全三级病原微生物,易导致实验室内感染,临床微生物学实验室在分离鉴定芽生菌时应在 BSL-Ⅲ 实验室及生物安全柜中进行。

(一)属间鉴别

芽生菌霉菌相与金孢子菌属、副球孢子菌和瘤孢菌属很相似,但金孢子菌属和瘤孢菌属不是双相型真菌,在37℃不能转换成酵母相;与副球孢子菌的区别是25℃能形成关节孢子,37℃酵母孢子为多极出芽。

(二)属内鉴定

可通过 DNA 探针或 PCR 方法鉴定皮炎芽生菌,但用 DNA 探针鉴定时,巴西副球孢子菌某些分离株会造成假阳性结果。

皮炎芽生菌(*B. dermatitidis*)和 *B. gilchristi*,两者形态上相同,可通过 ITS 区序列分析来区分。芽生菌在组织直接涂片中形成典型特征性结构:大体积酵母菌、宽基出芽,个别巨大的酵母样孢子可>40μm。应注意偶尔也可找到菌丝体。组织内为酵母相,25~28℃培养则呈霉菌相,两相均可由人工相互转换。尽管酵母相是感染组织中发现的主要结构,但偶尔也可以找到皮炎芽生菌的菌丝体。小芽生菌37~40℃在植物蛋白胨酵母提取物琼脂(phytone yeast extract agar)、BHI 琼脂或 BHIB 琼脂上培养可产生不育大分生孢子。

四、抗真菌药物敏感性

不建议进行抗真菌药敏试验。两性霉素 B、伊曲康唑、酮康唑、氟康唑、伏立康唑、泊沙康唑和卡泊芬净对皮炎芽生菌有较好抗菌活性,常规治疗皮炎芽生菌引起的感染,可选择两性霉素 B、伊曲康唑或酮康唑。棘白菌素类对本属的治疗作用有限,不能单药使用治疗。

五、临床意义

芽生菌病(blastomycosis)一种慢性肉芽肿和化脓性疾病。芽生菌主要侵犯肺、皮肤及骨骼等器官。多从皮肤或呼吸道入侵而感染,再经血循环播散,可累及骨、肾、男性泌尿生殖系统及皮肤,也可发生眼、舌、喉、鼻窦、肾上腺、子宫、卵巢、胃肠道和肝脾芽生菌病。除了免疫功能低下患者,很少发生脑膜炎。在肺外,皮肤和骨骼是最常见的受累部位。超过70%的患者有皮肤感染,病变部位呈边界不规则的疣状凸起或溃疡,溃疡也可发生于鼻腔、口腔和咽喉黏膜。约30%播散性感染的患者会发生骨髓炎,脊柱、肋骨和长骨是最常见的受累部位。约10%的患者会发生关节炎。在早期的脓疡内及晚期的巨细胞内或组织内均可见有厚壁型芽生孢子。虽然这种疾病长期以来被认为局限于北美大陆,但近年来在非洲、亚洲和欧洲已经诊断出本土病例。

芽生菌也可感染马和犬等动物。多数学者认为芽生菌可能系土壤、木材等的腐生菌。

(徐和平　陈杏春)

第八节　球孢子菌属

一、分类与命名

球孢子菌属(*Coccidioides*)属双相真菌,分类学上归真菌界(Fungi),双核亚界(Dikarya),子囊菌门(Ascomycota),散囊菌纲(Eurotiomycetes),爪甲团囊菌目(Onygenales),阿耶罗菌科(Ajellomycetaceae)。属内包括粗球孢子菌(*C. immitis*)和波萨达斯球孢子菌(*C. posadasii*)2 个种。

二、生物学特性

(一)形态与染色

球孢子菌形态特征取决于分离培养温度。临床标本直接涂片镜检或37~40℃,20% CO_2 环境,特殊培养基中,可见圆形、球形、厚壁、直径10~120μm、不出芽、内含直径 2~5μm 内孢子的球形体(图 25-8-1A),球壁破裂后内孢子释放出来,留下空球囊,每个内生孢子再发育成球状体,持续感染宿主。25℃培养物涂片可见透明的分枝分隔菌丝、交互性关节孢子链。当关节孢子链成熟时,交互连接的孢子在细胞溶解酶的作用下释放出长方形壁厚的桶状关节孢子,关节孢子直径 2~5μm。关节孢子之间由中空孢间连体细胞相连(图 25-8-1B),是该菌特征性结构。幼龄培养物压片偶尔可见球拍状菌丝(图 25-8-1C)。常用 Giemsa、GMS、革兰氏、瑞氏、HE 和乳酸酚棉蓝染色。

（二）培养特性

球孢子菌生长较快,在 SDA 培养基上 25℃孵育 2~7 日,起初菌落湿润、光滑、膜状、灰白色,而后呈白色茸毛状和棉花样气生菌丝体,随着培养时间延长,菌落由浅棕色变成棕色,背面褐色到棕色。某些菌株呈浅紫粉红色。在 37~40℃,20% CO_2 环境,特殊的合成培养基(如转换液体培养基)上孵育,也可形成壁厚含内生孢子的球形体。

球孢子菌的形态特征见图 25-8-1。

粗球孢子菌产生关节孢子时,高度危险,因此本菌应该用试管培养,不能用平皿培养。挑取培养物时,应严格按规定操作,防止感染。

三、鉴定与鉴别

该菌为生物安全三级病原微生物,易导致实验室内感染,分离和鉴定球孢子菌时,所有操作应采取 BSL-Ⅲ级防护措施并在二级生物安全柜中进行。

（一）属间鉴别

球孢子菌属应注意与皮炎芽生菌和畸枝霉属(*Malbranchea*)的鉴别,粗球孢子菌、波萨达斯球孢子菌早期培养物,可形成未成熟的无内生孢子的细胞,这种细胞与未出芽的的皮炎芽生菌相类似,使二者不易区别。球孢子菌形成的特殊的关节孢子结构,与畸枝霉属相似,但畸枝霉属不产生含内

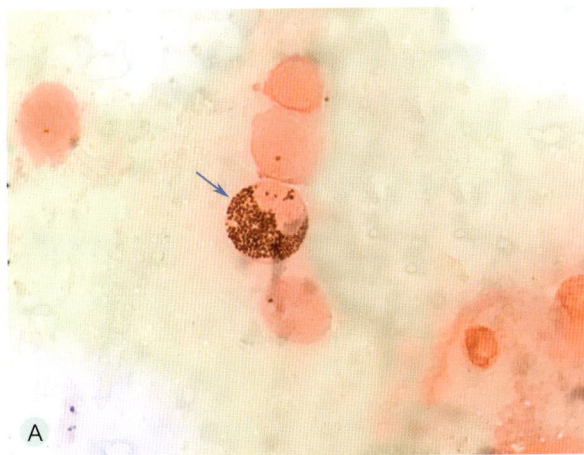

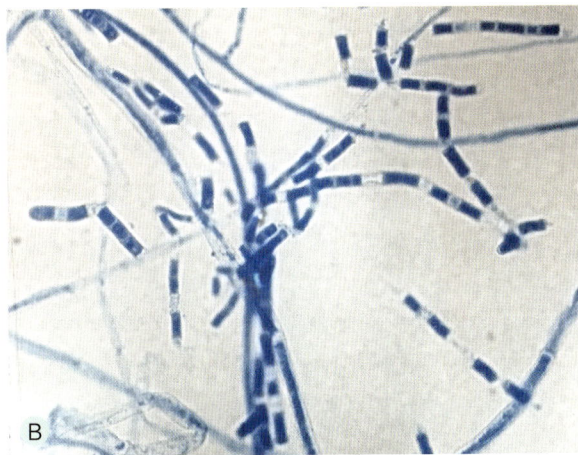

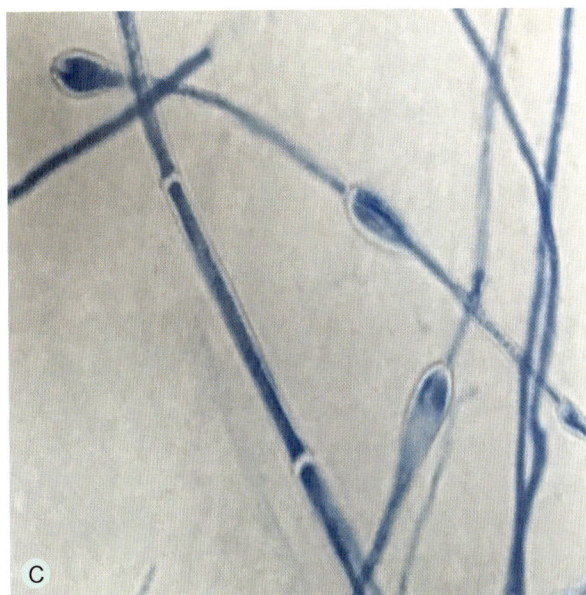

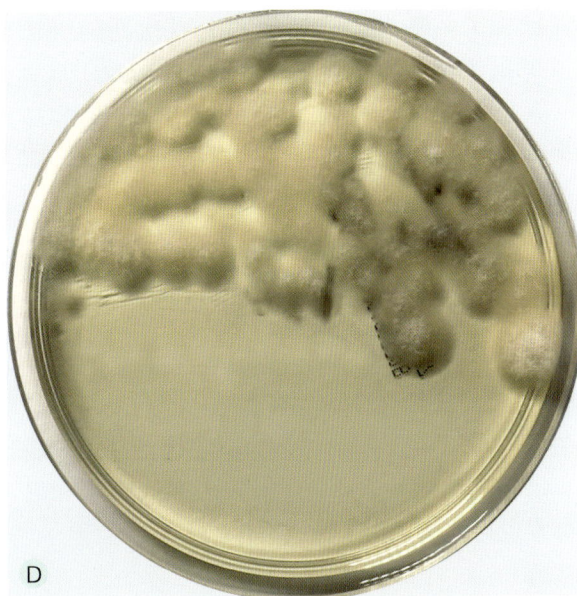

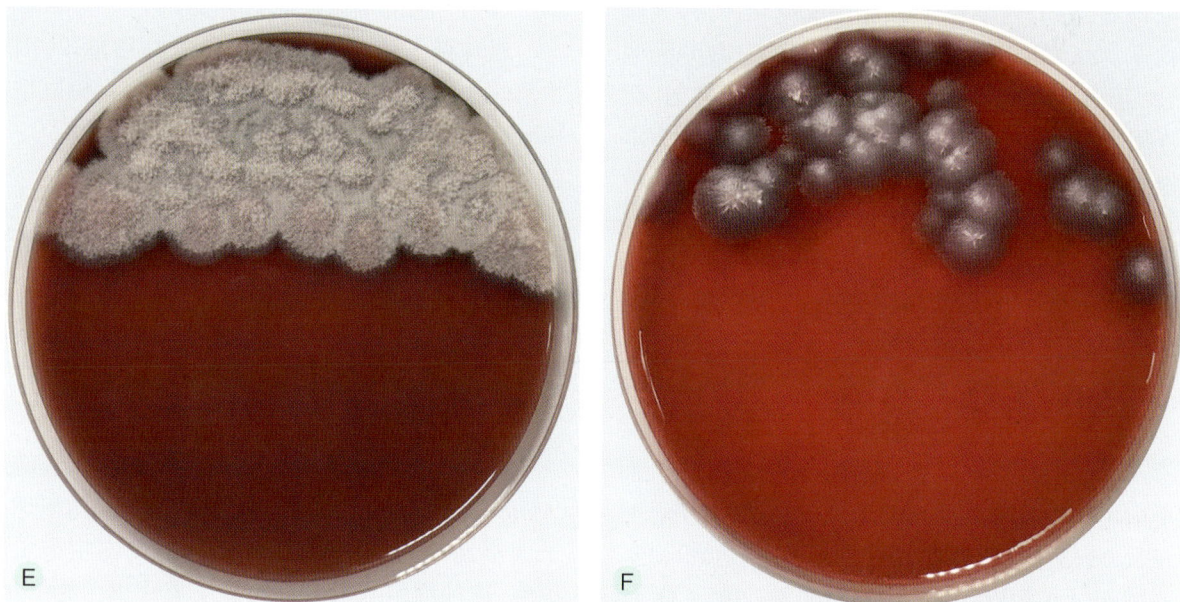

图 25-8-1 粗球孢子菌的形态特征

A.肺泡灌洗液(球状体内含大量内生孢子)六胺银染色 ×1 000;B. PDA 25℃ 5 日,乳酸酚棉蓝染色 ×400;
C. PDA 25℃ 5 日,乳酸酚棉蓝染色 ×1 000;D. SDA 28℃ 4 日;E. SBA 25℃ 4 日;F. SBA 37℃ 4 日

生孢子的球形体。另外,畸枝霉菌属菌丝丰富且弯曲,而球孢子菌属菌丝较直。

(二)属内鉴定

球孢子菌的鉴定,需要在体外证实能形成球形体,使用 DNA 探针、菌体表面抗原试验或动物体内试验进行。推荐 ITS 测序用于物种的鉴定,以对感染性繁殖体的暴露降至最低。

粗球孢子菌和波萨达斯球孢子菌在形态学上完全一致,但遗传学和流行病学上明显不同,粗球孢子菌目前只在加利福尼亚州分离到,波萨达斯球孢子菌是为了纪念 1892 年首次在阿根廷报道球孢子菌病的作者波萨达斯(Posadas)而命名。一般鉴别这两种菌,可根据遗传学分析和高盐培养基上生长速度不同来加以区别,波萨达斯球孢子菌在高盐培养基上生长速度要慢于粗球孢子菌。

四、抗真菌药物敏感性

不建议进行抗真菌药敏试验。两性霉素 B、伊曲康唑、伏立康唑、酮康唑、氟康唑和泊沙康唑等对球孢子菌有较好抗菌活性,但也有临床治疗无效病例。动物试验结果表明,卡泊芬净、粪壳霉素和尼柯霉素也可用于球孢子菌病治疗。

五、临床意义

粗球孢子菌在某些啮齿类动物、蛇和牛中引起粗球孢子病最为常见,但人类不会因与这些动物接触而感染。人类主要通过吸入空气中的关节孢子或实验室培养过程中产生的孢子而感染。从呼吸道进入人体,引起肺部感染,主要侵犯气管和支气管组织,随后经血流进一步向其他组织器官播散,引起皮肤、骨、关节、淋巴结、肾上腺和中枢神经系统感染。

虽然暴露于球孢子菌后会出现很多临床症状,但超过半数的球孢子菌感染是无症状的。有症状的疾病中最常见的叫溪谷热(valley fever)的亚急性感染(原发性球孢子菌感染)。咳嗽、发热、寒战、疲乏等呼吸道症状最常见,可持续数周到数月。约5% 患者可出现持久的有特征性的结节性红斑或多发性红斑样皮疹。与组织胞浆菌病不同,球孢子菌感染后治愈的患者通常可获得免疫力。只有不到 3% 免疫功能抑制患者发展为播散性球孢子菌,脑膜炎是球孢子菌病最严重的并发症,发生于30%~50% 播撒性球孢子菌病患者,若不进行治疗,几乎 100% 致命。

(徐和平 陈杏春)

第九节　副球孢子菌属

一、分类与命名

副球孢子菌属（*Paracoccidioides*）属双相真菌，分类学上归于真菌界（Fungi），双核亚界（Dikarya），子囊菌门（Ascomycota），散囊菌纲（Eurotiomycetes），爪甲团囊菌目（Onygenales），阿耶罗菌科（Ajellomycetaceae）。目前属内包括巴西副球孢子菌（*P. braziliensis*）和卢茨副球孢子菌（*P. lutzii*）2个种。

二、生物学特性

（一）形态与染色

在感染组织直接涂片或在37℃培养后镜下可见酵母细胞，酵母细胞表面可单极或多极发芽，子代细胞（发芽）通过狭窄颈部与母细胞相连，形成典型类似于"米老鼠"或轮船的舵轮状。在芽体离开母细胞前，可以形成第2个萌芽，产生短链状酵母细胞。在SDA培养基上25℃孵育，可产生透明、分隔菌丝。菌丝上常常不形成分生孢子，假如形成孢子，孢子为卵圆形，单个，基底宽，顶端圆，也可见关节孢子和插入中间的厚壁孢子。可用革兰氏、瑞氏和乳酸酚棉蓝染色。

副球孢子菌的镜下形态特征见图25-9-1。

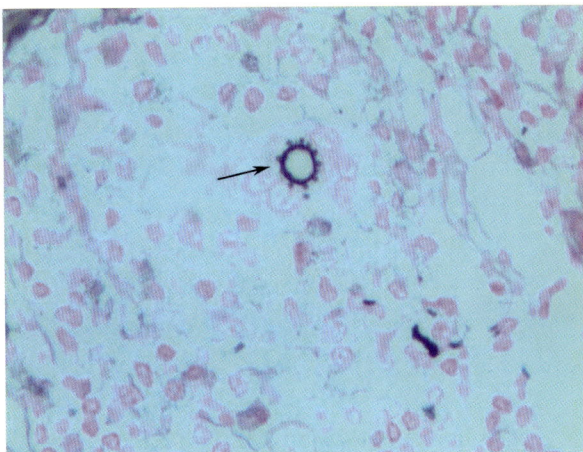

图25-9-1　淋巴结组织中副球孢子菌六胺银染色的
镜下形态 ×1000

（二）培养特性

在SDA培养基上25℃孵育2~3周，形成直径达1~2cm的不同菌落。正面观培养基上菌落：表面呈微细绒毛、扁平或皱褶、有沟纹，粉色至米黄色、棕色、皮革样菌落，背面观菌落颜色呈棕黄色到棕色。37℃酵母相是营养缺陷型，需要外源含硫氨基酸，包括半胱氨酸和甲硫氨酸用于生长。在脑心琼脂、血琼脂上37℃孵育10~20日可形成酵母相菌落，菌落圆形、光滑、有皱褶、白色。

三、鉴定与鉴别

该菌为生物安全三级病原菌，故分离和鉴定副球孢子菌时，所有操作应采取BSL-Ⅲ级防护措施并在二级生物安全柜中进行。

应注意与皮炎芽生菌的鉴别，皮炎芽生菌不形成舵轮状酵母细胞。

巴西/卢茨副球孢子菌在地理上限于南美洲和中美洲地区。这两个物种在形态上非常相似；卢茨副球孢子菌的分生孢子是细长的，而巴西副球孢子菌是梨形。建议使用分子生物学方法进行确认。

四、抗真菌药物敏感性

有关巴西副球孢子菌体外药敏谱资料有限，有研究报道对巴西副球孢子菌酵母相进行试验，两性霉素B、伊曲康唑、伏立康唑、酮康唑和氟康唑有较低MIC值，而另外研究表明该菌对伊曲康唑和氟康唑有较高MIC值。

五、临床意义

吸入分生孢子是导致人类感染副球孢子菌最常见的方式。潜伏期尚未明确，但可以明确从最初无症状感染开始，菌体可在淋巴结内存活相当长时间。但儿童和青少年有时可发生急性播散性感染，主要表现为浅表和/或内脏淋巴结肿大，也可见于免疫功能低下的患者，此种情况预后不良。副球孢子菌病不具传染性。成人感染副球孢子菌占85%~95%，尤其是从事与农业相关职业的人，多发于温暖潮湿的夏季和干燥的冬季。该病流行于拉丁美洲，特别在巴西多见，最常发生的区域多为亚热带多山的森林地区。患者男性多于女性(15:1)，猜测可能与雌激素有抑制菌丝转化为酵母的作用

有关。免疫功能受抑制的患者如 HIV 患者感染的病例有零星报道。

(徐和平　陈杏春)

第十节　马尔尼菲篮状菌

一、分类与命名

马尔尼菲篮状菌(*Talaromyces marneffei*)隶属于真菌界(Fungi)，双核亚界(Dikarya)，子囊菌门(Ascomycota)，散囊菌纲(Eurotiomycetes)，散囊菌亚纲(Eurotiomycetidae)，散囊菌目(Eurotiales)，发菌科(Trichocomaceae)，篮状菌属(*Talaromyces*)。通过 ITS、SSU、LSU 等基因的系统发生学分析，将原名为马尔尼菲青霉菌(*Penicillium marneffei*)分类为马尔尼菲篮状菌，该菌为温度依赖型双相真菌。

二、生物学特性

(一)形态与染色

可见分枝分隔菌丝，分生孢子梗光滑，帚状枝分散，双轮生，少数为单轮生，对称或不对称；梗基上有 3~6 个瓶梗，顶端变窄(图 25-10-1E)。分生孢子光滑，卵圆形或球形，大小为(2~4)μm×(2~3)μm，

有明显的孢间连体。分生孢子链长微弯。

直接镜检：骨髓标本直接涂片 H-E 染色可见细胞内外有大量圆形或卵圆形的孢子，2~4μm 大小，有时可见两头钝圆、中间有隔、直径 3~5μm 大小的腊肠形孢子。可用革兰氏、瑞氏和乳酸酚棉蓝染色。

马尔尼菲篮状菌的镜下形态特征见图 25-10-1。

(二)培养特性

生长温度范围 8~40℃，超过 40℃停止生长，但从 40℃移出置室温下菌株可以再次生长。在 SDA 培养基上室温(25℃)培养为霉菌相(图 25-10-2A)。初为灰白色蜡样，膜状平坦菌落，不久逐渐变为淡黄或黄绿色，背面红色；2 周左右，表面呈淡红色绒毛状，整个培养基被染成玫瑰红色(图 25-10-2C、D)。该菌在米饭、玉米、甘蔗上生长较快，培养 24 小时可见白色绒毛状菌落生长，基底部为红色。37℃孵育 1~2 周形成酵母相菌落(图 25-10-2B、E)。

马尔尼菲篮状菌的菌落形态见图 25-10-2。

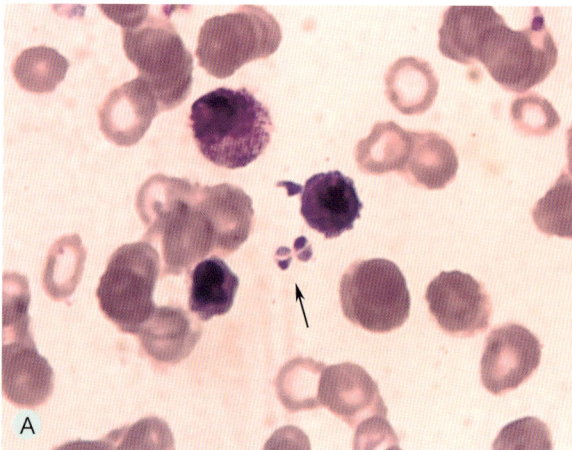

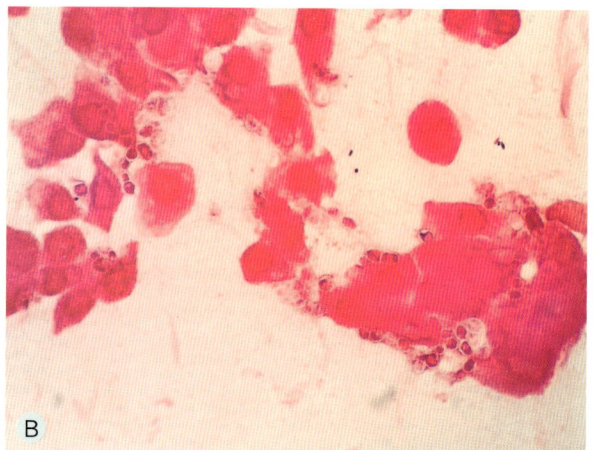

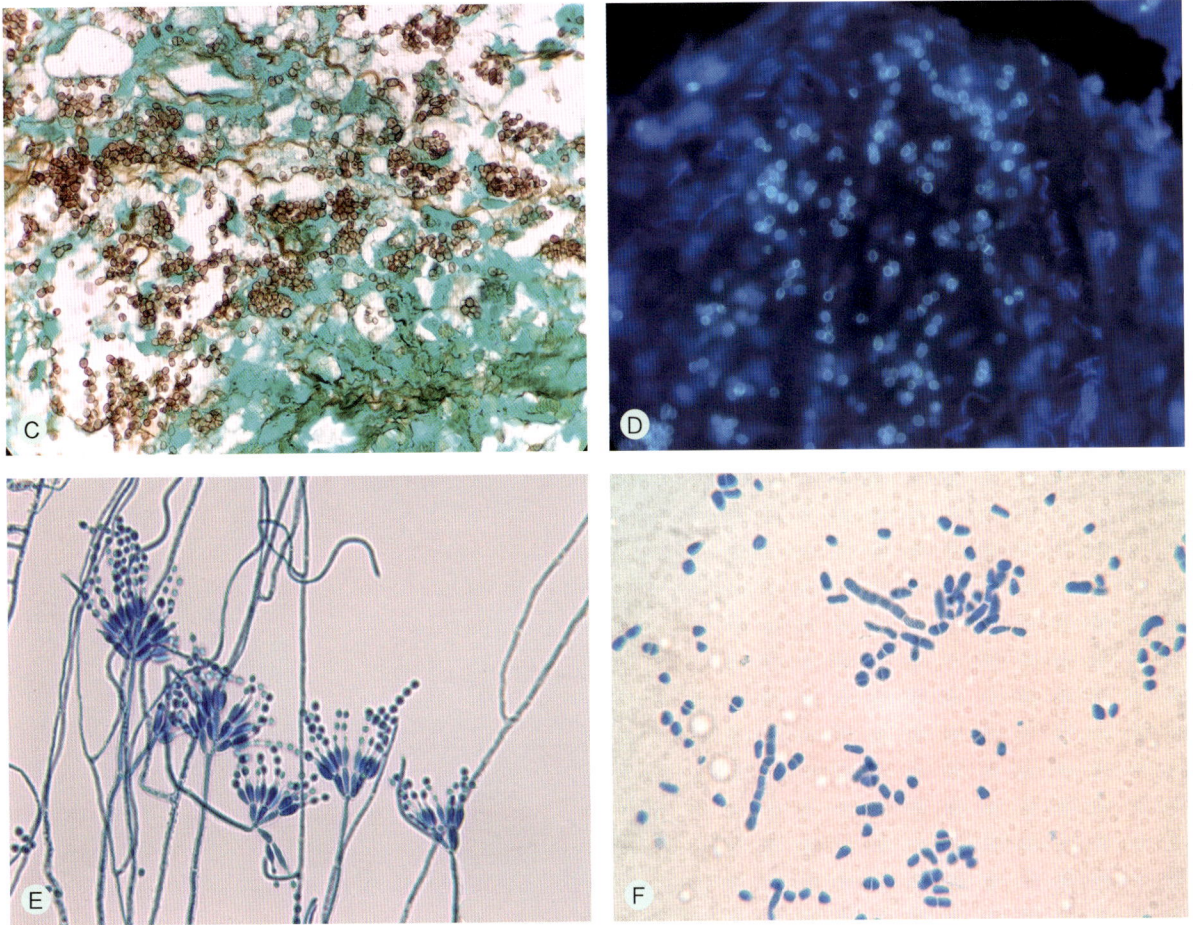

图 25-10-1　马尔尼菲篮状菌的镜下形态特征

A. 骨髓穿刺液瑞氏 - 吉姆萨染色 ×2 000；B. 脑脊液革兰氏染色 ×1 000；C. 淋巴结穿刺的病理切片银染色 ×1 000；D. 淋巴结穿刺的病理切片钙白荧光染色 ×1 000；E. PDA 28℃ 7 日,乳酸酚棉蓝染色 ×400；F. PDA 37℃ 7 日,乳酸酚棉蓝染色 ×1 000

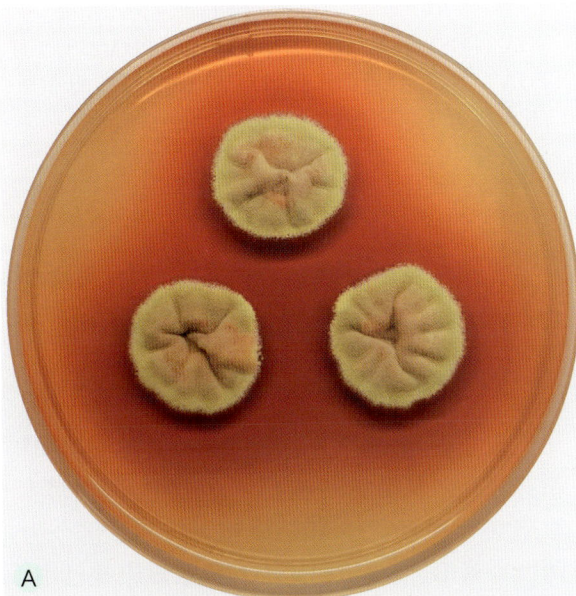

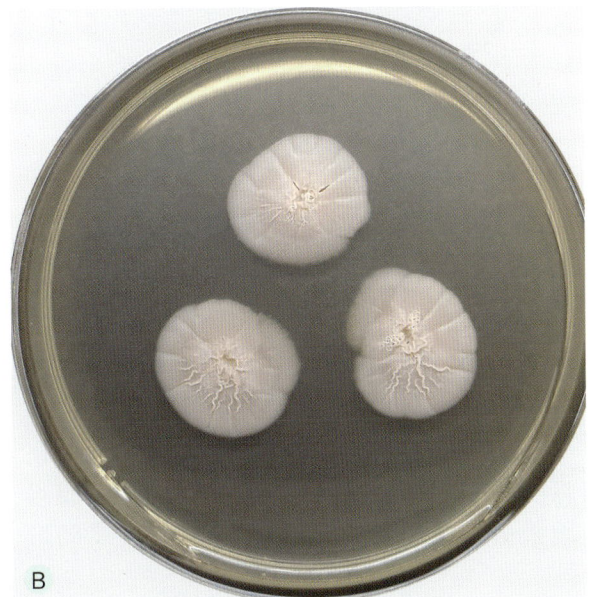

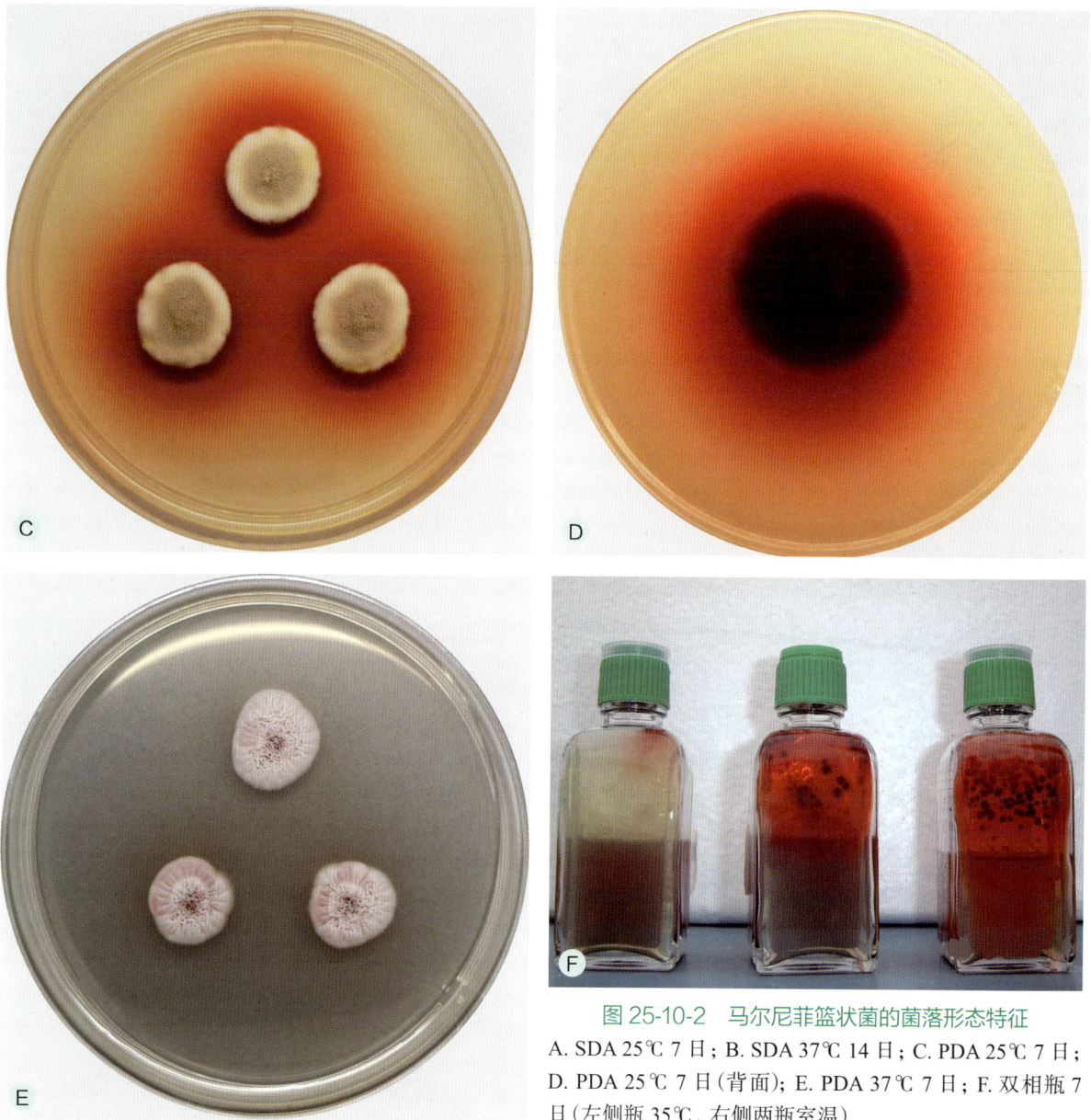

图 25-10-2　马尔尼菲篮状菌的菌落形态特征

A. SDA 25℃ 7 日；B. SDA 37℃ 14 日；C. PDA 25℃ 7 日；D. PDA 25℃ 7 日（背面）；E. PDA 37℃ 7 日；F. 双相瓶 7 日（左侧瓶 35℃，右侧两瓶室温）

三、鉴定与鉴别

（一）属间鉴别

25℃时在含糖培养基上产生红色色素并渗入基质，可与其他双相真菌相区别。

与荚膜组织胞浆菌鉴别，马尔尼菲篮状菌在细胞内孢子呈现分隔，且有轻微弯曲，而荚膜组织胞浆菌呈圆形和卵圆形，但无典型的腊肠形分隔。

（二）属内鉴定

马尔尼菲篮状菌具双相性，25℃时为霉菌相，37℃时为酵母相，可与青霉属其他菌种鉴别。

四、抗真菌药物敏感性

伊曲康唑、酮康唑、伏立康唑、艾沙康唑和特比萘芬对马尔尼菲篮状菌 MIC 值较低，两性霉素 B、氟胞嘧啶和氟康唑 MIC 值相对较高。迄今为止，两性霉素 B、口服伊曲康唑和口服氟康唑已用于临床治疗马尔尼菲篮状菌菌引起的感染。

五、临床意义

马尔尼菲篮状菌是一种致病性真菌,尤其感染 HIV 患者,但在非 HIV 患者中(如恶性血液病和接受免疫抑制剂治疗)也有感染报道。马尔尼菲篮状菌感染称为马尔尼菲篮状菌病,主要流行于东南亚的泰国、越南等地;我国南方的广西、广东、福建、云南、香港等;印度北部地区。最初通过吸入而致肺部感染,随后进入血流引起菌血症,并随血流播散引起其他部位感染。通常侵犯淋巴系统、肝脏、脾脏和骨骼。在疾病过程中临床表现脸部、躯干和四肢出现粉刺样皮肤丘疹。感染马尔尼菲篮状菌常常预后凶险。银星竹鼠是马尔尼菲篮状菌的自然携带者(图 25-10-3)。

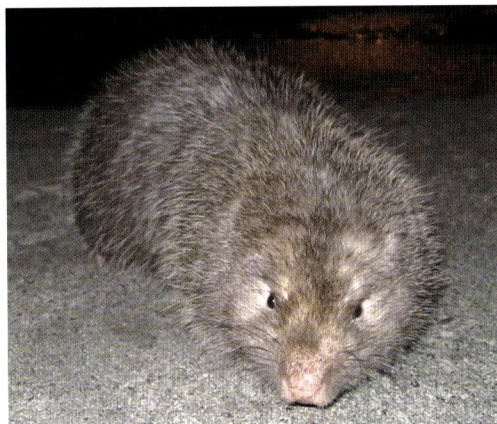

图 25-10-3　马尔尼菲篮状菌的自然携带动物银星竹鼠

(陈知行　徐和平)

第十一节　孢子丝菌属

一、分类与命名

孢子丝菌属(Sporothrix)隶属于真菌界(Fungi),双核菌亚界(Dikarya),子囊菌门(Ascomycota),子囊菌亚门(Pezizomycotina),粪壳菌纲(Sordariomycetes),长喙壳目(Ophiostomatales),长喙壳科(Ophiostomataceae)。临床上常见的孢子丝菌有申克孢子丝菌复合群(S. schenckii complex),通过分子生物学鉴定的球形孢子丝菌(S. globosa)、巴西孢子丝菌(S. brasiliensis)、卢里孢子丝菌(S. luriei)、墨西哥孢子丝菌(S. mexicana)和 S. pallida 等属于申克孢子丝菌复合群鉴定出的新种。申克孢子丝菌复合群为双相真菌。

二、生物学特性

(一) 形态与染色

孢子丝菌的产孢细胞产生于菌丝上,在小的成束的齿状凸起上合轴式产孢。分生孢子单细胞,泪滴状至棒状,单个或呈短链。壁薄或厚,沿菌丝产生透明或棕色分生孢子。

申克孢子丝菌形态特征,取决于温度,25℃时,可见到具隔膜的透明细长菌丝、分生孢子梗和分生孢子,分生孢子梗从未分化的菌丝直角长出。

分生孢子有两种类型,第一种类型是单细胞,透明到棕色,卵圆形,薄壁,在分生孢子梗顶端着生有大小 2~6μm 的 2~8 个分生孢子,排列呈梅花瓣状或梨花样(图 25-11-1D)。第二种类型分生孢子是棕色,卵圆形或三角形,壁厚,附着在菌丝两侧,呈套袖样菌丝特征(图 25-11-1C、E、F),一般仅新鲜分离的菌株中可见到。37℃时,生成为梭状、卵圆形到雪茄形酵母细胞,单个酵母细胞可产生一个或多个出芽。可用乳酸酚棉蓝和革兰氏染色进行观察。

球形孢子丝菌菌丝宽 1~2μm。产孢细胞从菌丝上产生,在小的成束的齿状凸起上产生成束的分生孢子(图 25-11-1E)。分生孢子单细胞,球形至近球形,壁厚,棕色,分生孢子沿菌丝袖套状生长图 25-11-1E、F)。

孢子丝菌的镜下形态特征见图 25-11-1。

(二) 培养特性

菌落快速生长,光滑并伴有皱褶或白色羊毛状。

申克孢子丝菌为双相真菌,其形态学变化取决于生长温度。25℃ SDA 培养基孵育形成霉菌相菌落,生长速度中等,培养初期菌落呈乳白至淡褐色,表面湿润,似皮革或绒毛样,表面有细的皱褶,

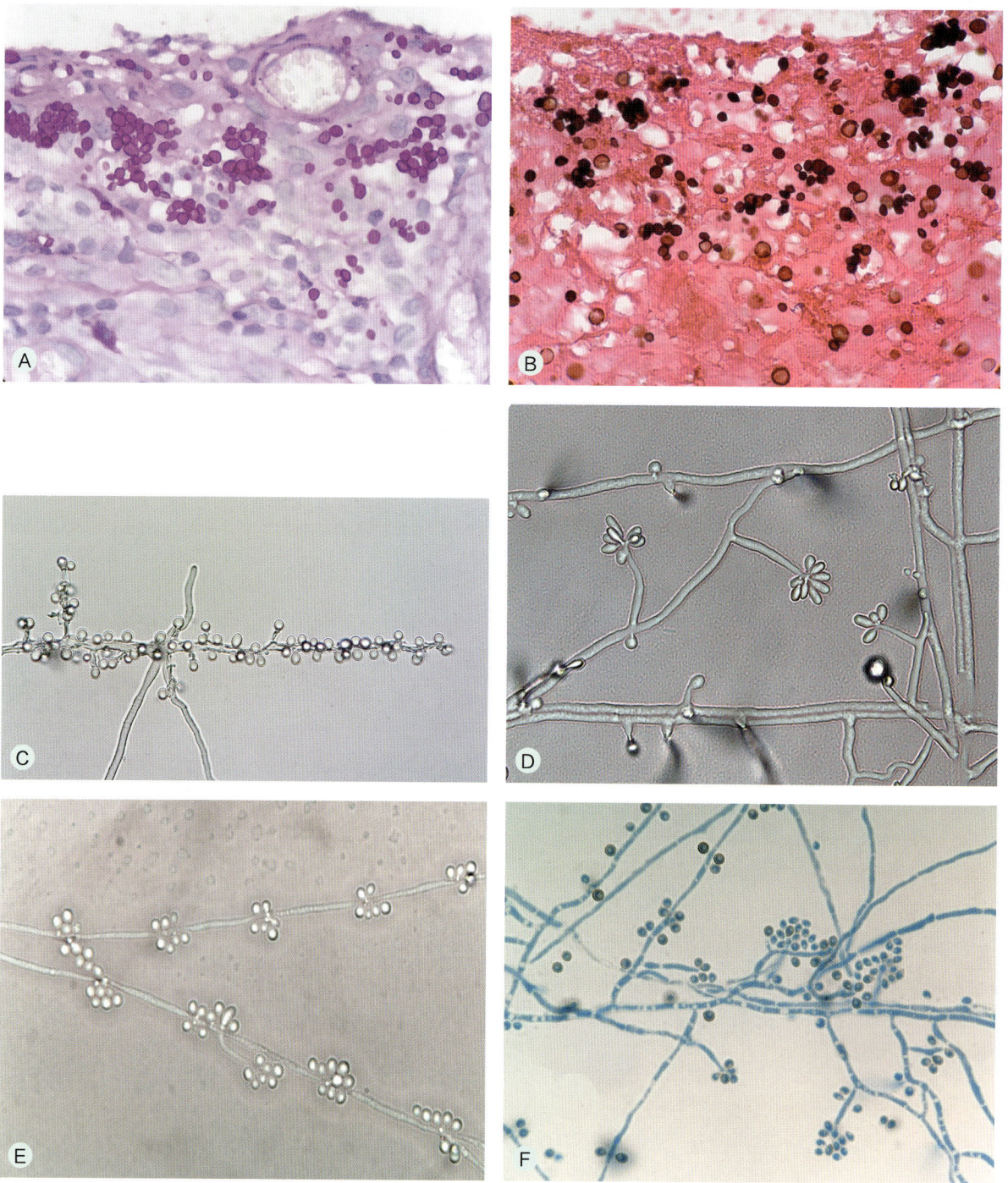

图 25-11-1　孢子丝菌的镜下形态特征　×1000

A. 申克孢子丝菌,皮肤组织切片 PAS 染色;B. 申克孢子丝菌,皮肤组织切片六胺银染色;C. 申克孢子丝菌 PDA 28℃ 4 日;D. 申克孢子丝菌 PDA 25℃ 7 日;E. 球形孢子丝菌小培养 PDA 30℃ 9 日;F. 球形孢子丝菌 SDA 30℃ 13 日,乳酸酚棉蓝胶封染

1周后菌落颜色加深呈深褐色,类似脏蜡烛样颜色(dirty candle-wax)。37℃孵育,菌落中等快速生长,呈奶油到米黄色酵母型菌落(图25-11-2B、D)。

球形孢子丝菌25℃ PDA上橙白色,中央轻微高起或皱褶和略微成簇,湿润,向周边有放射状皱褶(图25-11-2C)。该种在37℃不生长或生长非常缓慢。

孢子丝菌的菌落形态特征见图25-11-2。

推荐使用钙调节蛋白基因(Calmodulin)测序,虽然某些种用ITS也可以鉴别。

三、鉴定与鉴别

(一) 属间鉴别

应注意与枝顶孢属(Acremonium)、瓶霉属(Phialophora)和轮枝孢属(Verticillium)真菌的鉴别。主要通过生物学特性来区别。

(二) 属内鉴定

从霉菌相转换成酵母相是鉴定申克孢子丝菌决定性试验之一,可与其他孢子丝菌相区别。申克孢子丝菌室温褐色有皱褶短茸毛菌落,花朵样或梨

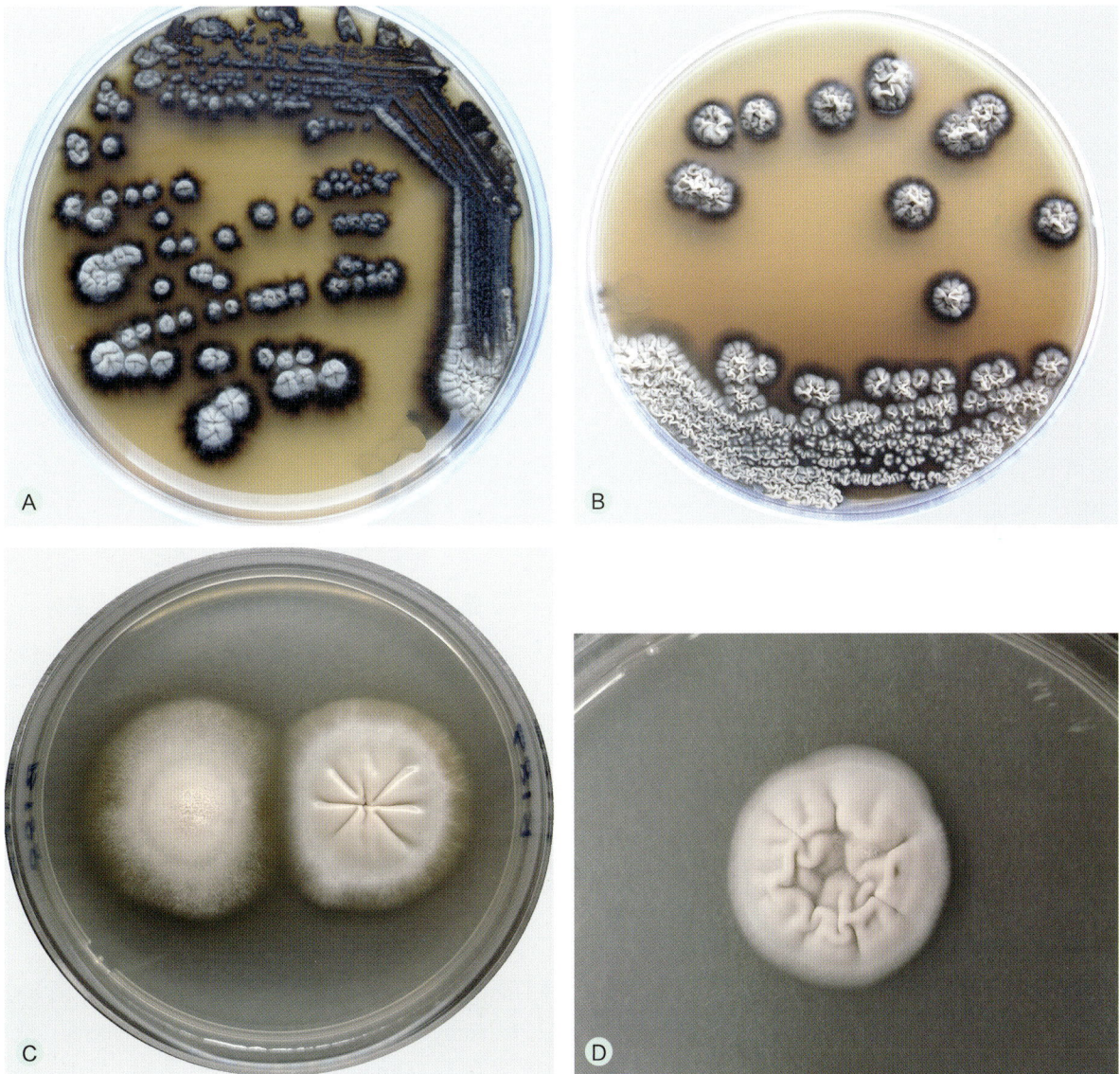

图 25-11-2 孢子丝菌的菌落形态特征

A. 申克孢子丝菌 SDA 30℃ 24 日;B. 申克孢子丝菌 SDA 35℃ 35 日;C. 球形孢子丝菌不同菌株 SDA 28℃ 21 日;D. 球形孢子丝菌 SDA 35℃ 28 日

花样排列分生孢子,分生孢子梗直角分枝及套袖状分生孢子。37℃酵母相,可见到卵圆形到雪茄形酵母细胞。常见孢子丝菌鉴定见表25-11-1。

表 25-11-1　常见孢子丝菌鉴定表

生化反应	申克孢子丝菌	巴西孢子丝菌	球形孢子丝菌	卢里孢子丝菌
葡萄糖	+	+	+	+
蔗糖	+	−	+	−
棉子糖	+	−	−	−
核糖醇	v	−	+	−
尿素酶	+	+	+	ND
2% NaCl	+	v	+	+
10% NaCl	v	−	v	+
35℃	+	+	+	+
37℃	+	+	−	+
40℃	−	−	−	−

注:+,阳性;−,阴性;ND,无资料。

四、抗真菌药物敏感性

特比萘芬、萘替芬和阿莫罗芬在体外对申克孢子丝菌有较低的 MIC 值,氟康唑、伏立康唑等 MIC 值较高,两性霉素 B 和伊曲康唑体外药敏试验结果是可变的,通常为剂量依赖敏感。两性霉素 B、酮康唑和伊曲康唑常用于申克孢子丝菌感染的治疗,但有耐药株被分离报道。

五、临床意义

孢子丝菌普遍存在于土壤和腐败的植被中,呈世界性分布,尤其在温带和亚热带地区流行,猫是传播的重要媒介,偶引起人类疾病,但是儿童和青少年易感染。经外伤植入皮肤感染后,经典表现为一个小的无症状的皮肤肿大,后发展为有脓性渗出液的溃疡,溃疡周边充血、凸起,继而出现真菌孢子沿着淋巴播散所致的累及淋巴结的一系列特征性损害,引起的孢子丝菌病(sporotrichosis,“玫瑰手”病)(图 25-11-3)。亦可引起肺和骨关节感染、眼内炎、脑脊髓膜炎、侵袭性鼻窦炎和真菌血病等。孢子丝菌病根据患者的免疫状态分为四型:外伤后原发性皮肤孢子丝菌病、吸入后原发性肺孢子丝菌病、超敏反应者呼吸道感染、继发性孢子丝菌病血行播散,尤其是免疫功能低下的患者感染的风险增加,这类患者往往表现出十分严重的疾病表现,免疫功能低下患者和慢性酒精中毒患者更易导致血液播散。肺部感染罕见。

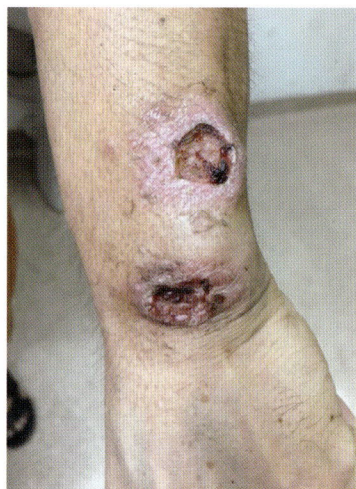

图 25-11-3　申克孢子丝菌引起的孢子丝菌病
“玫瑰手”病

(陈知行　徐和平)

第十二节　新伊蒙菌属

一、分类与命名

新伊蒙菌属(*Emergomyces*)属于双相真菌,是 2017 年由 Dukik K 等学者根据 DNA 序列分析,提议将原来的巴斯德伊蒙菌和非洲伊蒙菌从伊蒙菌属(*Emmonsia*)划分出来新设立为新伊蒙菌属,分类学上隶属于真菌界(Fungi),双核亚界(Dikarya),子囊菌门(Ascomycota),子囊菌亚门(Pezizomycotina),散囊菌纲(Eurotiomycetes),爪甲团囊菌目(Onygenales),阿耶罗菌科(Ajellomycetaceae)。2020 年 Jiang Y 等学者废除了伊蒙菌属,将新月伊蒙菌和土壤伊蒙菌重新分类到新伊蒙菌属中。目前新伊蒙菌属内包括巴斯德新伊蒙菌(*E. pasteurianus*,以前称巴斯德伊蒙菌)、非洲新伊蒙菌（*E. africanus*，以前称非洲伊蒙菌）、加拿大新伊蒙菌（*E. Canadensis*）、东方新伊蒙菌（*E. orientalis*）、欧洲新伊蒙菌（*E. Europaeus*）、新月新伊蒙菌（*E. crescens*，以前称新月伊蒙菌）和土壤新伊蒙菌（*E. sola*，以前称土壤伊蒙菌）7 个种，其中的矮小伊蒙菌（*E. parva*）划分到芽生菌属（*Blastomyces*）。代表菌种为巴斯德新伊蒙菌。

二、生物学特性

（一）形态与染色

新伊蒙菌属在室温（25℃）培养，分生孢子梗短、不分枝或偶有分枝，与薄壁、纤细、透明菌丝成直角，顶部轻微膨大，有时可见次级的分生孢子梗。分生孢子单生，单细胞，通常近球形，可在菌丝侧或膨胀的分生孢子梗顶端簇生，可有 3 个以上为一组的分生孢子。37℃培养可见小的卵圆形酵母样且有狭窄出芽的孢子，有时也可看到宽基出芽的大孢子。巴斯德新伊蒙菌在组织中不能形成不育大孢子，在 37℃营养丰富的培养基上可以产生芽生酵母样的孢子。

新伊蒙菌属的镜下形态特征见图 25-12-1。

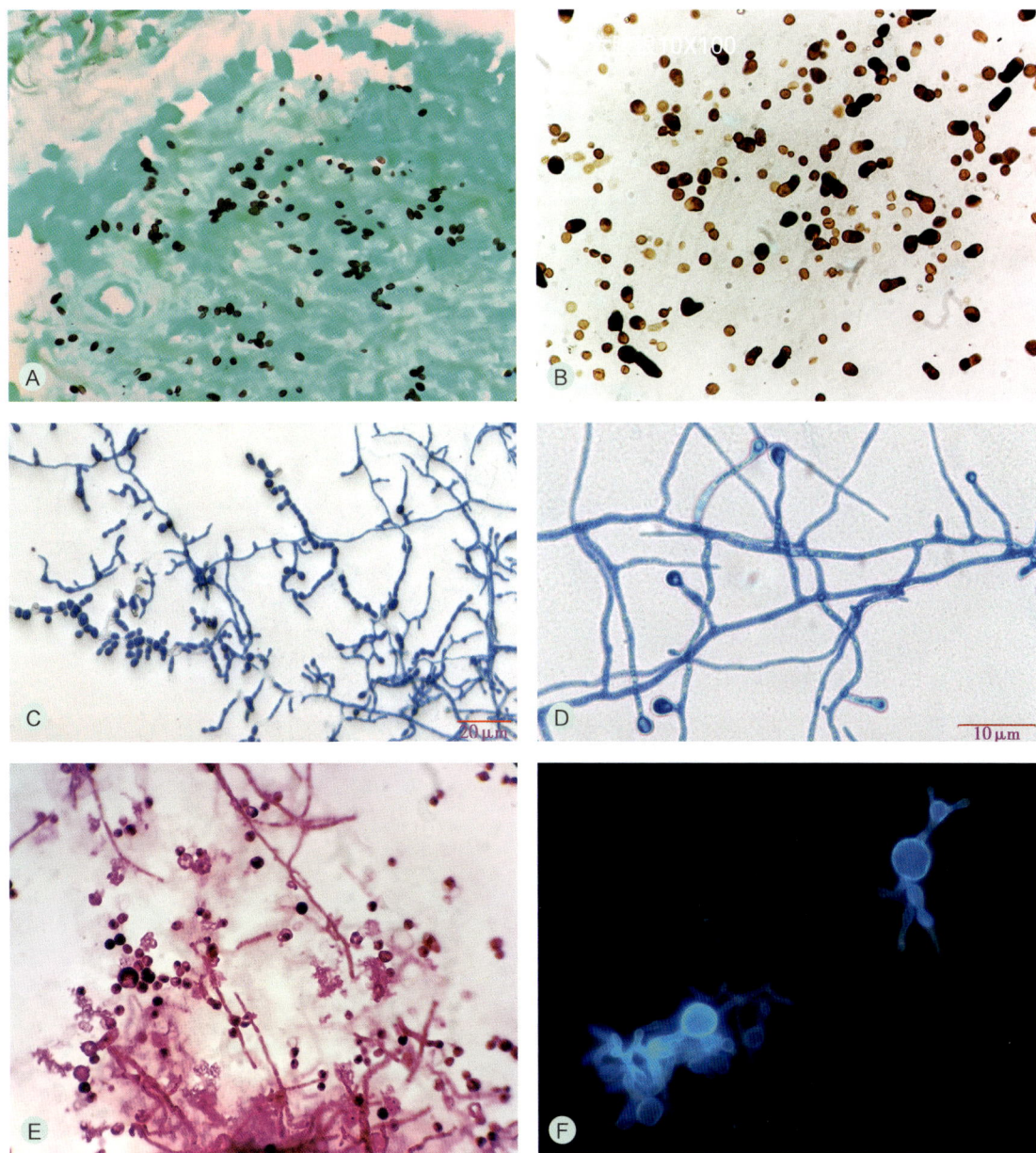

图 25-12-1　新伊蒙菌的镜下形态特征

A. 巴斯德新伊蒙菌，肺组织六胺银染色 ×1 000；B. 巴斯德新伊蒙菌，六胺银染色 ×1 500；C. 巴斯德新伊蒙菌 PDA 27℃ 14 日，乳酸酚棉蓝染色 ×400；D. 巴斯德新伊蒙菌 PDA 27℃ 8 日，乳酸酚棉蓝染色 ×1 000；E. 东方新伊蒙菌革兰氏染色 ×1 000；F. 东方新伊蒙菌钙白荧光染色 ×1 000

（二）培养特性

新伊蒙菌在自然界和 25~28℃培养时呈霉菌相,而在组织中或 37℃培养时呈酵母相。

在常规真菌培养基,例如沙保罗葡萄糖琼脂（SDA）、麦芽提取物琼脂（MEA）或马铃薯葡萄糖琼脂（PDA）上,在 24~30℃条件下培养很容易生长。菌落黄 - 白色至棕褐色,最初光滑、变成粉状、略隆起并有皱纹,2 周内直径可达 2.5~3.5cm。平板背面观察可见赭色 - 浅黄色到外周暖浅黄色。为了从霉菌相转化为酵母相,可将 SDA 上生长的霉菌菌落转种到 MEA 或含 5% 羊血的脑心浸液（BHI）琼脂上,35℃条件下进行传代培养。培养 2~3 周后出现黄 - 白色至棕褐色、糊状、脑状菌落。

新伊蒙菌属的菌落形态特征见图 25-12-2。

三、鉴定与鉴别

（一）属间鉴别

送检标本可为痰或肺组织、皮损组织、血液和骨髓等标本。根据菌属双相培养的特性,菌落的生长速度、菌落形态、镜下形态、生化特性等可进行初步鉴定。新月新伊蒙菌与矮小芽生菌的区别主要在于不育大孢子的大小及其最高临界生长温度。新月新伊蒙菌最高生长温度为 37℃,产生壁厚达 70μm,直径可达 200~700μm 的多核不育大孢子,不育大孢子内部中空,或包含细小嗜酸颗粒;巴斯德新伊蒙菌首次从一 AIDS 患者皮损中分离出来,

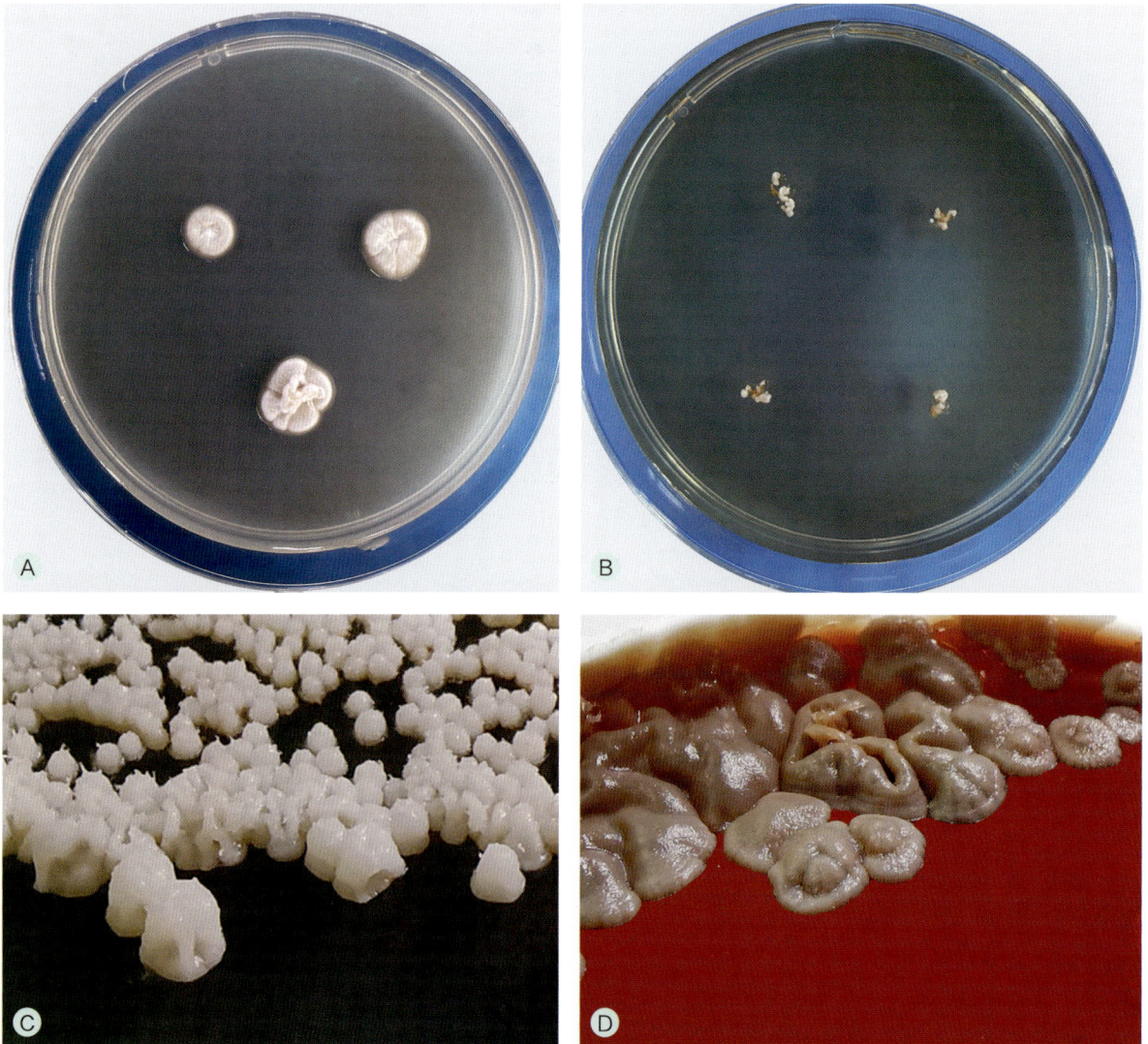

图 25-12-2　新伊蒙菌的菌落形态特征

A. 巴斯德新伊蒙菌 PDA 27℃ 14 日；B. 巴斯德新伊蒙菌 PDA 36℃ 11 日；C. 东方新伊蒙菌 SDA 28℃ 16 日；
D. 东方新伊蒙菌 SBA 35℃ 30 日

该菌在组织中或37℃培养时主要表现为类圆形的芽生酵母样细胞(直径2~4μm),伴少数大的厚壁细胞(直径8~10μm)和假菌丝。在25℃培养时,菌丝相的新月新伊蒙菌、矮小芽生菌和巴斯德新伊蒙菌非常相似,难于区分。在不同温度及不同的发育阶段,新伊蒙菌和很多菌相似,包括皮炎芽生菌、巴西副球孢子菌、组织胞浆菌和金孢子菌,故采用分子生物学方法,如运用PCR技术对ITS区和/或LSU区进行扩增等,能较好对新伊蒙菌进行快速菌种鉴定,并可区别于皮炎芽生菌、组织胞浆菌和巴西副球孢子菌等双相真菌,尤其在体外培养阳性率低的情况下,更为重要。

(二)属内鉴别

巴斯德新伊蒙菌25℃培养时生长速度中等,菌落白色,羊毛状或粉末状,扁平,背面浅褐色。菌丝透明,分生孢子梗短、细长、不分枝,从狭窄的菌丝成直角长出,顶端稍膨大。分生孢子沿着纤细的菌丝侧产生,或在短而细分生孢子梗上簇生(1~3个,最多8个),分生孢子近透明,有小棘,薄壁,单细胞,近球形,大小为(2~3)μm×(3~4)μm,可见无柄、宽基、有疣状突起的分生孢子。37℃培养菌落为奶油状,BHI培养基上形成小的椭圆形酵母样细胞(2~4μm),窄基单极出芽,具有罕见的双极或多极瘢痕,间有宽基出芽大的酵母细胞。最低生长温度6℃,最适温度24℃,最高生长温度40℃。

非洲新伊蒙菌在MEA上25℃培养4周,菌落圆形、平坦或中心略微凸起,直径达21mm,通常具有中央菌丝簇,但除此之外缺乏气生菌丝体。菌落背面中心呈暖黄色,周围亮黄色,有放射状沟纹。菌丝纤细,直径1.4~2.5μm,透明,有隔,分枝,很少有螺旋状扭曲的菌丝。分生孢子梗大多单细胞,单生,从营养菌丝成直角产生,直径0.6~1.5μm,基部有隔膜,顶端大部分膨大;通常形成短的次生分生孢子梗。分生孢子从分生孢子梗膨大部位产生,可形成一个由4~8个分生孢子组成的群或"小花"。分生孢子单生,偶尔为两或四个链状,近球形,壁光滑或略粗糙。37℃培养4周时,MEA上菌落光滑,反光,奶油色至棕色,直径达到5mm。酵母细胞丰富,卵圆形至近球形,大小为(1.7~5.3)μm×(0.9~2.2)μm,多为单个,偶有多个,窄基出芽。也可存在某些肿胀和短的菌丝。最低生长温度6℃,最适温度24~27℃,最高生长温度40℃。

加拿大新伊蒙菌25℃培养时淡黄白色,表面光滑或微绒毛状,菌落中央的可见菌丝簇,有放射状沟纹。菌落背面赭黄色。37℃培养时菌落光滑,脑回状菌落,黄白色菌落。螺旋菌丝少见,分生孢子梗基部有隔,中部和顶端呈圆柱形或轻微膨大,在窄的孢子梗顶部产生1~2个分生孢子,分生孢子近球形,表面光滑到稍粗糙。在37℃培养时,可见大量酵母细胞,球形,窄基的单极或双极出芽,可见少量短而膨大的菌丝和巨细胞。

欧洲新伊蒙菌25℃培养时菌落致密,白色,絮状,放射状沟纹,菌落边缘光滑,背面淡色。37℃培养时菌落光滑。螺旋菌丝少见,分生孢子梗不分枝,基部有隔,在顶部为圆柱状或稍膨大,产生1~2个分生孢子。分生孢子近球形,表面光滑到稍粗糙。37℃培养时可见膨大的菌丝和巨细胞酵母样细胞卵形至近球形,窄基的单极或双极出芽。

东方新伊蒙菌25℃培养时生长缓慢,菌落表面天鹅绒状,棕色,边缘微开裂,背面浅黄色。37℃培养时菌落为光滑奶油状,随着培养时间延长变成褐色。菌丝纤细,透明,可见扭曲的螺旋菌丝。分生孢子梗从匍匐菌丝上直角产生,大多单细胞。产孢量少,分生孢子单细胞,近球形,壁光滑或稍粗糙。37℃培养时产生小的酵母细胞,窄基出芽。偶尔可见较大的出芽细胞。可引起免疫缺陷患者的播散性感染。

新月新伊蒙菌在植物蛋白胨酵母提取物琼脂、BHI琼脂、BHIB琼脂上可形成特征性的大而圆形的厚壁不育大孢子(adiaspore),或小而类圆形的薄壁酵母样细胞。组织病理吉姆萨染色、硝酸银染色和PAS染色可见巨噬细胞内外芽生酵母样细胞,直径为2~4μm;黏蛋白卡红(mucicarmine)染色阴性。菌丝分隔、透明。分生孢子梗不分枝,或有时直角分枝。产孢细胞顶部单一或2~5个分生孢子,连接处有短钉样分生孢子柄。分生孢子透明、圆形、单细胞,个别表面稍粗糙。在25~28℃培养时,大多数培养基中等速度生长,菌落初为光滑(蜡样)无色菌落,后逐渐表面形成气生菌丝呈乳白色、黄白色或黄褐色,颗粒状、羊毛状或棉絮状,表面、背面呈苍白色至淡棕色。37℃培养可见陷入生长,脑回状菌落。PDA可提高产孢量。

四、抗真菌药物敏感性

治疗上仅两性霉素B有杀菌效应,伏立康唑、伊曲康唑、卡泊芬净、米卡芬净、酮康唑等可能有效。

五、临床意义

新伊蒙菌可引起全身性真菌感染，由这种菌引起的疾病称为新伊蒙菌病（emergomycosis），主要见于免疫低下人群，常引起播散性感染，主要侵犯皮肤系统，以皮肤多发红色丘疹、斑块、结节、伴或不伴溃疡、结痂为首要表现，主要侵犯面部、躯干、四肢和外生殖器皮肤黏膜，皮损形态多样，也可表现为传染性软疣样丘疹，中央有坏死、凹陷改变。肺、肝脏、淋巴结、血液系统甚至中枢系统等其他组织器官也可累及。非洲新伊蒙菌成为南非 HIV 感染人群主要的致病性双相真菌，病死率高，已引起业内人士高度关注。

新月新伊蒙菌最初从啮齿动物肺组织中被发现并分离出来，可引起人畜共患病，称不育大孢子病（adiaspiromycosis），最常侵犯肺部，是一种肉芽肿性肺部疾病。临床可见孤立的肉芽肿和播散型感染两种类型，眼睛和胃肠道等其他脏器也可受累，其特点为不育大孢子在宿主组织中仅增大，不芽生，不繁殖或游走，其发病取决于暴露时吸入的分生孢子数目。肺部不育大孢子菌病患者痰培养或肺组织培养阳性率非常低，多依赖组织病理学检查，其独特的病理表现为散在或融合的肉芽肿性结节改变中存在典型的单一、大的、壁厚的不育大孢子，分子生物学方法可提高该菌的检出率。土壤新伊蒙菌不引起人类感染。

随着国际人员交流的增多，免疫低下或缺陷人群数量的扩大和分子生物学技术的临床应用，临床将有可能出现更多的新伊蒙菌感染病例，因此对不育大孢子菌病和新伊蒙菌病有必要进行深入的研究和提高认识，以便尽可能早期诊断、正确治疗和避免误诊。

（徐和平　帅丽华　孙长贵）

第十三节　毛孢子菌属

一、分类与命名

毛孢子菌属（*Trichosporon*）隶属于真菌界（Fungi），担子菌门（Basidiomycota），伞菌亚门（Agaricomycotina），银耳纲（Tremellomycetes），毛孢子目（Trichosporonales），毛孢子科（Trichosporonaceae）。又称丝孢酵母属，常见菌种有阿萨希毛孢子菌（*T. asahii*）、类星形毛孢子菌（*T. asteroides*）、皮瘤毛孢子菌（*T. inkin*）、倒卵状毛孢子菌（*T. ovoides*）。卢比毛孢子菌（*T. loubieri*）、家用毛孢子菌（T. domesticum）和解毒毛孢子菌（*T. mycotoxinivorans*）则被分类到 *Apiotrichum* 属。皮肤毛孢子菌（*T. cutaneum*，又名白吉利毛孢子菌 *T. beigelii*）、黏膜毛孢子菌（*T. mucoides*）、猪毛孢子菌（*T. suis*）、耶氏毛孢子菌（*T. jirovecii*）则分类到一个新的属——皮肤毛孢子菌属（*Cutaneotrichosporon*）中。由于系统发育的原因，皮肤毛孢子菌属还包括一部分从隐球菌分离出来的种：*Cryptococcus arboriforme*、弯曲隐球菌（*Cryptococcus curvatum*）、*Cryptococcus cyanovorans*、*Cryptococcus daszewskae* 和 *Cryptococcus haglerorum*。

二、生物学特性

（一）形态与染色

玉米 - 吐温 -80 培养基上 25℃孵育 3 日，毛孢子菌可产生丰富的发育良好的假菌丝和真菌丝。芽生孢子单细胞，形态可变，出芽细胞，无侧生分生孢子。本属典型特征是产生关节孢子，关节孢子单细胞，形态呈立方体或桶状。无附着孢。

（二）培养特性

在 SDA 培养基上 28℃孵育 3~7 日，菌落似酵母样，奶油状或蜡状，湿润或干燥，光滑或有皱纹，凸起，有时呈脓液样、脑回状，表面附有粉末状物，边缘有宽而深的裂隙。白色或淡黄色到奶油色。菌落堆积很高。在 CHROMagar 显色培养基上呈蓝色、突起、脑回状菌落毛孢子菌的菌落形态特征。

毛孢子菌的形态特征见图 25-13-1、图 25-13-2。毛孢子菌属菌株尿素酶阳性。

三、鉴定与鉴别

（一）属间鉴别

毛孢子菌又称丝孢酵母菌，有真菌丝和假菌

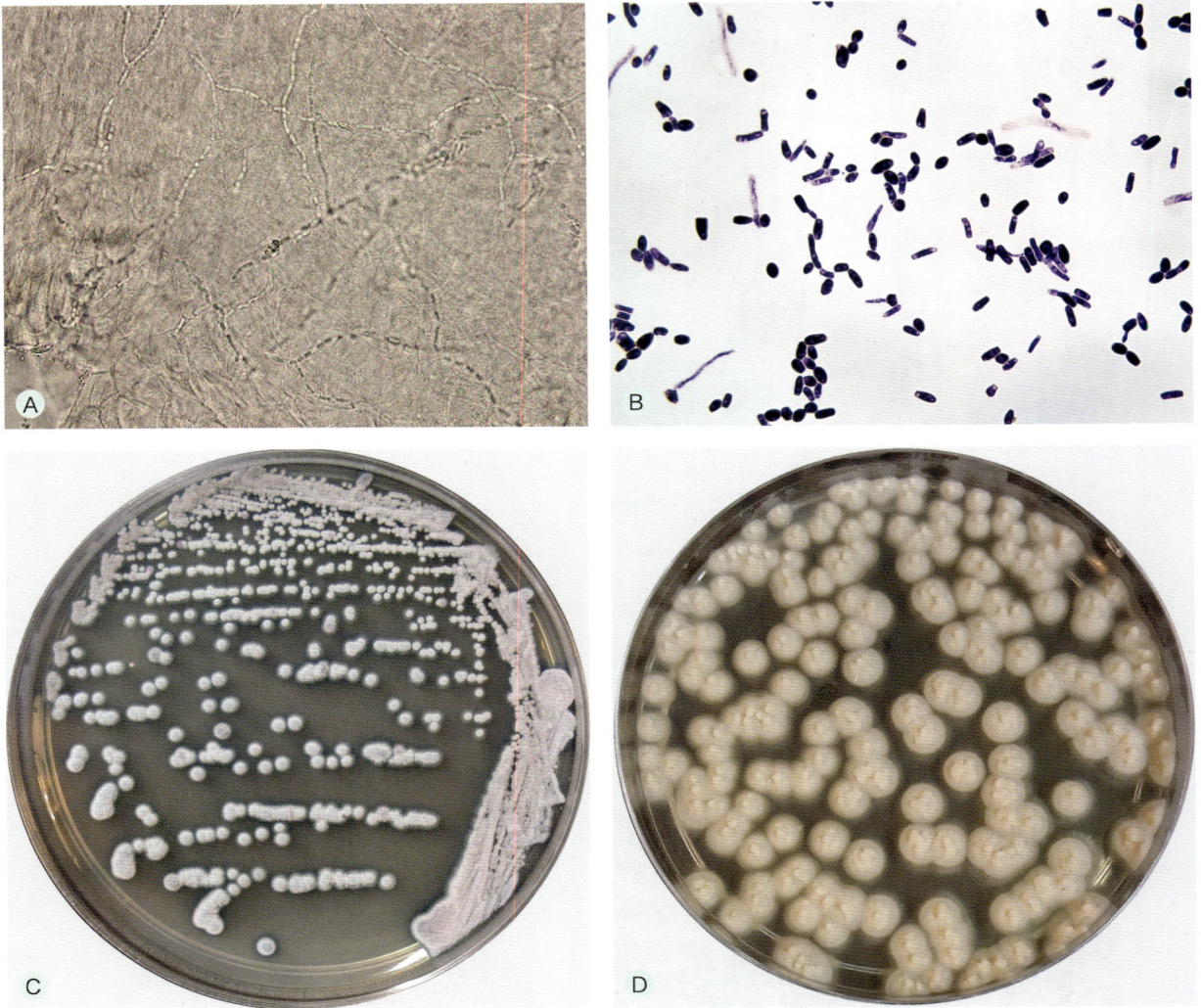

图 25-13-1　阿萨希毛孢子菌的形态特征

A. 皮屑 10% KOH 压片 ×400；B. 菌落涂片革兰氏染色 ×1 000；C. CHROMagar 35℃ 3 日；D. SDA 30℃ 14 日

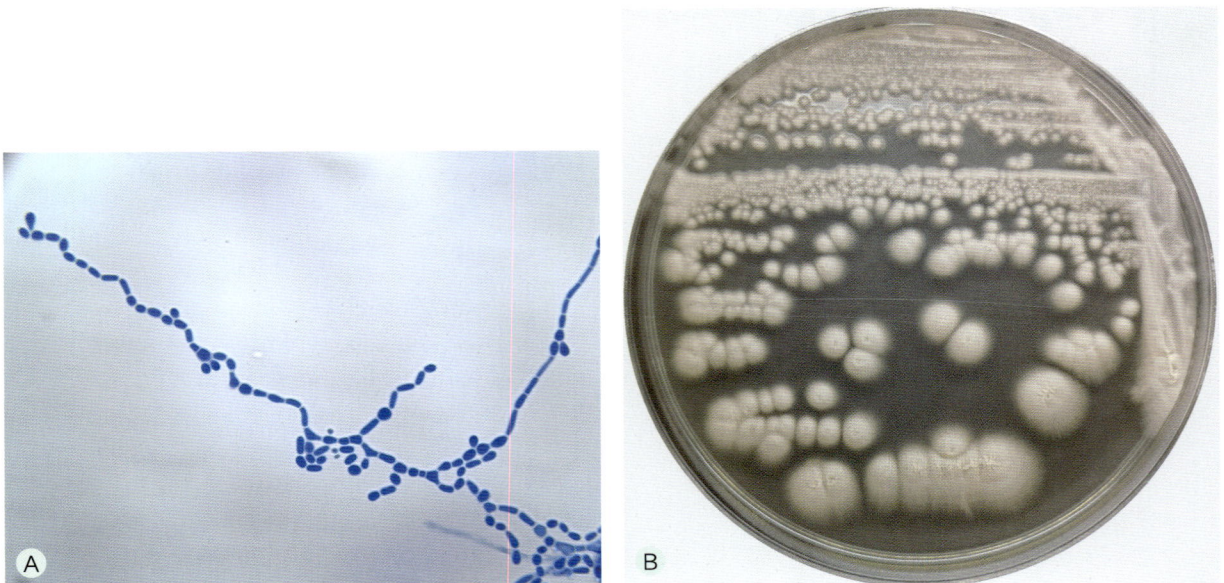

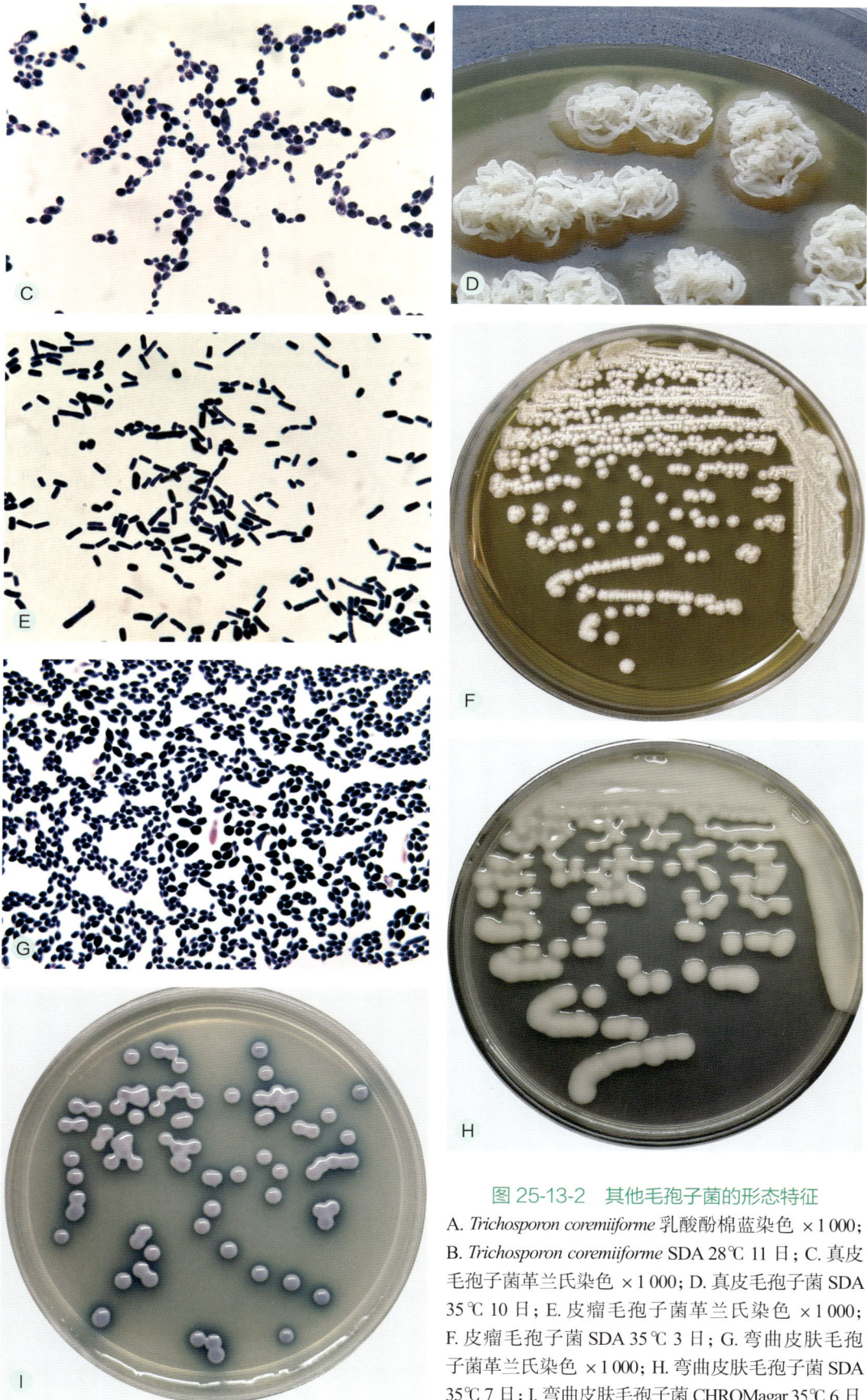

图 25-13-2　其他毛孢子菌的形态特征

A. *Trichosporon coremiiforme* 乳酸酚棉蓝染色 ×1 000；
B. *Trichosporon coremiiforme* SDA 28℃ 11 日；C. 真皮
毛孢子菌革兰氏染色 ×1 000；D. 真皮毛孢子菌 SDA
35℃ 10 日；E. 皮瘤毛孢子菌革兰氏染色 ×1 000；
F. 皮瘤毛孢子菌 SDA 35℃ 3 日；G. 弯曲皮肤毛孢
子菌革兰氏染色 ×1 000；H. 弯曲皮肤毛孢子菌 SDA
35℃ 7 日；I. 弯曲皮肤毛孢子菌 CHROMagar 35℃ 6 日

丝,具关节孢子和芽生孢子,可多边芽生,有时可见厚壁孢子,45℃不生长,应注意同酵母及类酵母菌相鉴别。与同样具有关节孢子的地霉属和头状芽生裂殖菌的鉴别:毛孢子菌尿素酶阳性,后两者阴性。地霉属不产生芽生孢子,毛孢子菌无环痕孢子可与同样产生芽生孢子的裂殖菌相鉴别,参见本章第十四节地霉属(表25-14-1)。

毛孢子菌属、*Apiotrichum* 属和皮肤毛孢子菌属(*Cutaneotriclosporon*),三者的形态学上相似,可以通过生化反应把部分菌种鉴定,推荐 ITS 测序区分各个种。

（二）属内鉴定

可根据温度生长试验、尿素酶和糖同化试验等进行鉴别,见表25-13-1。

表 25-13-1　毛孢子菌属主要菌种鉴定与鉴别

鉴别特征	阿萨希毛孢子菌	类星形毛孢子菌	皮瘤毛孢子菌	倒卵状毛孢子菌	C. cutaneum	C. mucoides	A. loubieri	A. mycotoxinivorans
糖同化试验								
密二糖	-	-	-	-	+	+	+	+
棉子糖	-	-	-	v	+	+	+	+
L-鼠李糖	+	-	-	+	+	+	v	+
L-阿拉伯醇	+	+	-	-	+	+	v	W
卫矛醇	-	-	-	-	+	+	-	+
侧金盏花醇	v	v	-	-	+	+	?	?
山梨醇	-	v	-	-	+	+	v	+
木糖醇	v	+	-	-	+	+	v	W
37℃生长	+	v	+	+	-	+	+	+
42℃生长	-	v	-	-	-	-	+	-
尿素酶	+	+	+	+	+	+	+	+
0.01% 环己糖胺	+	v	v	+	-	+	+	+
0.1% 环己糖胺	-	v	-	-	-	+	+	+
附着孢*（小培养）	-	-	+	+	-	-	-	-
梭形梭状巨细胞	-	-	-	-	-	-	-	+

注:+,阳性;-,阴性;v,可变;W,弱阳性;?,未见报道 *,附着胞(appressoria),分泌黏着物质,以黏着在寄主表面,形成侵入丝,更有利于其侵入,是真菌孢子萌发形成的芽管或菌丝顶端的膨大部分。

四、抗真菌药物敏感性

毛孢子菌对两性霉素 B 耐药,氟康唑对毛孢子菌 MIC 值相对较高,伊曲康唑、泊沙康唑和伏立康唑 MIC 值较低。特比萘芬单独或与唑类药物联合在体外均表现较好的抗毛孢子菌活性。卡泊芬净和阿尼芬净获得的 MIC 值始终很高,提示此类药物对毛孢子菌无活性。

五、临床意义

阿萨希毛孢子菌多数分离自内源性免疫缺陷患者,也可分离自肝炎患者的血液中,或引起皮肤损害,也有引起哺乳动物白毛结节的报道。倒卵状毛孢子菌可引起浅部真菌病即白毛结节和皮肤损害。皮瘤毛孢子菌主要分离自人体腹股沟区和肛门,可引起阴毛的白毛结节,也有少数引起系统性真菌病的报道,即心内膜炎和腹膜炎。

类星形毛孢子菌可引起皮肤损害。皮肤毛孢子菌引起皮肤损害和腋毛毛结节病。黏膜毛孢子菌多数分离自内源性免疫缺陷患者,也可见于阴毛白毛结节病,最近也有分离自甲真菌病的报道。

（徐和平）

第十四节　地霉属和大孢酵母菌属

一、分类与命名

地霉属（*Geotrichum*）隶属于真菌界（Fungi），子囊菌门（Ascomycota），酵母菌亚门（Saccharomycotina），酵母菌纲（Saccharomycetes），酵母菌目（Saccharomycetales），双足囊菌科（Dipodascaceae）。属内常见菌种有白地霉或称念珠地霉（*G. candidum*）、克氏地霉 [*G. klebahnii*，也称帚状地霉（*G. penicillatum*）]、*G. beigelii* 和 *G. fragrans*（原名为 *G. fici*），基于 DNA 序列系统发育分析，棒地霉（*G. clavatum*）现改为 *Saprochaete clavata*。原来的头地霉（*G. capitatum*）划归芽生裂殖菌属（*Blastoschizomyces*），但依据 "one fungi，one name" 原则，芽生裂殖菌被其有性期大孢酵母菌属（*Magnusiomyces*）取代，大孢酵母菌属除了包括头状大孢酵母菌（*M. capitatus*），还有穗状大孢酵母菌（*M. Spicifer*）、盘硕大孢酵母菌（*M. ingens*）、路德维希大孢酵母菌（*M. ludwigi*）、马格纳斯大孢酵母菌（*M. magnusii*）、卵形大孢酵母菌（*M. ovetensis*）、星慕大孢酵母菌（*M. starmeri*）和鸟嘴大孢酵母菌（*M. tetrasperma*）等。

二、生物学特性

（一）形态与染色

白地霉镜下可见粗糙宽大的真菌丝，菌丝常有二分枝或三分枝，变窄的侧枝成锐角或近直角分枝，侧分枝成熟后断裂成单个或成链、长筒形、末端钝圆的关节孢子（图 25-14-1B），有时关节孢子的一角有芽管生出（图 25-14-1A）。子囊孢子椭圆形，淡黄棕色，有刺的内壁和不规则的外壁，有透明赤道沟。异宗配合。

头状大孢酵母菌可见菌丝以锐角大量分枝，具有末端和间生的分生细胞，可见真菌丝、假菌丝，分生孢子透明、光滑、单细胞、矩形、圆形先端、平底，类似关节孢子的环痕孢子，具分隔的棒状孢子（图 25-14-3B~D）。

Saprochaete clavata 真菌丝丰富，很快就分解成矩形关节孢子，偶尔会出现合轴产孢。菌丝的末端可膨胀形成厚壁孢子。

（二）培养特性

白地霉菌最佳生长温度 25℃，生长快速，呈平面扩展，菌落白色、干燥、短绒状或近于粉末状到棉花样，有同心圈，边缘呈放射丝绒状，有的呈中心突起。在液体培养时生白醭，毛绒状或粉状。菌落可变成酵母样或黏滑型。大部分菌株在 37℃ 生长不佳或不生长。在葡萄糖蛋白胨琼脂上，室温生长较快，菌落为膜状，湿润，稍干燥，灰白色，有黏性。

头状大孢酵母菌生长速度适中，扁平，呈白色细绒面状，背面无色，菌落质地坚韧难刮取。非发酵菌，45℃ 以下可在 SDA 上生长，室温条件下在含放线菌酮的培养基上可以生长，不分解尿素。

Saprochaete clavata 生长速度适中，扁平、白色、奶油样。

地霉菌的形态特征见图 25-14-1、图 25-14-2，头状大孢酵母菌的形态特征见图 25-14-3。

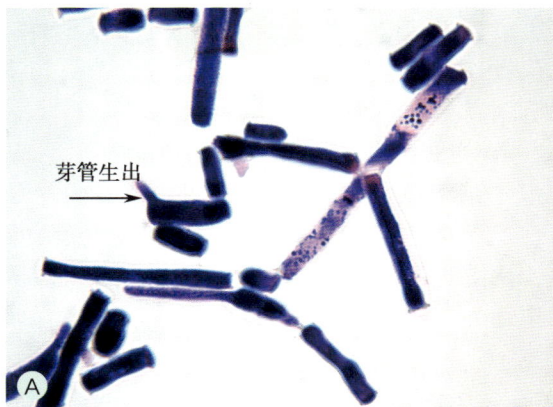

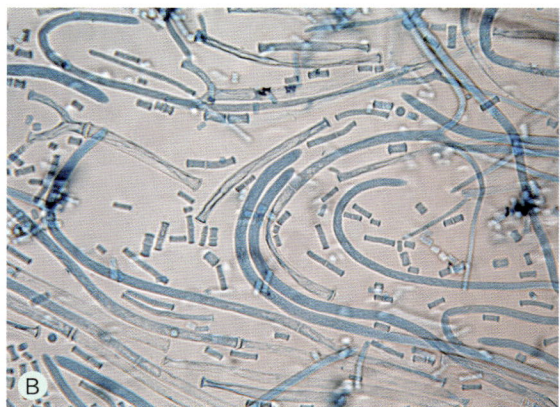

芽管生出 →

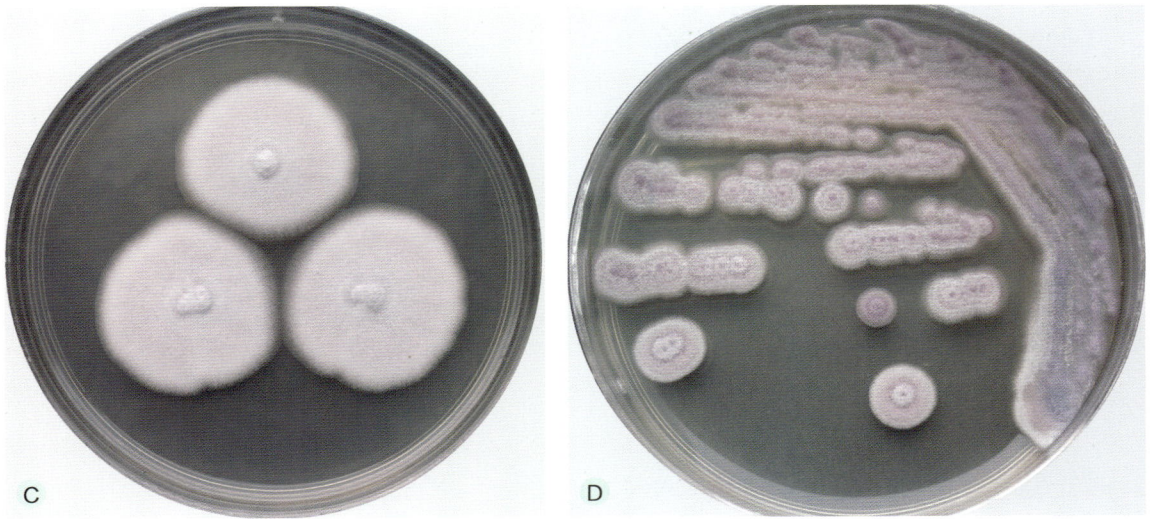

图 25-14-1　白地霉的形态特征

A. 革兰氏染色 ×1 000；B. SDA 30℃ 3 日，乳酸酚棉蓝染色 ×400；C. SDA 30℃ 3 日；D. CHROMagar 30℃ 3 日

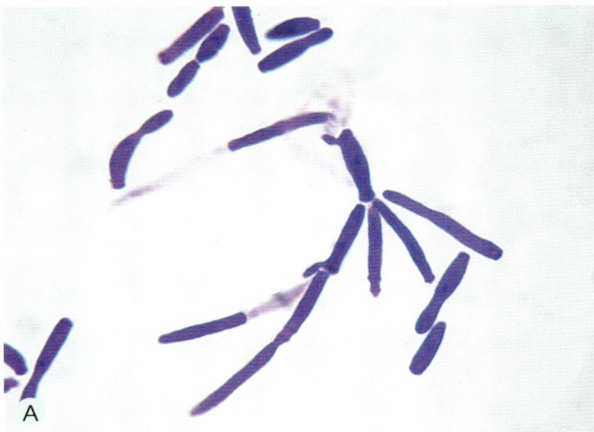

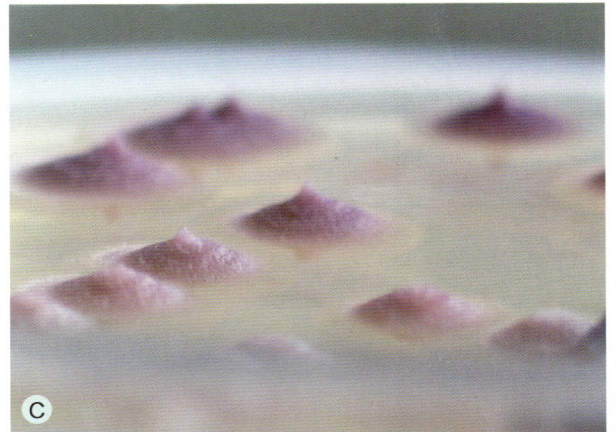

图 25-14-2　克氏地霉的形态特征

A. 革兰氏染色 ×1 000；B. SDA 35℃ 4 日；
C. CHROMagar 35℃ 7 日

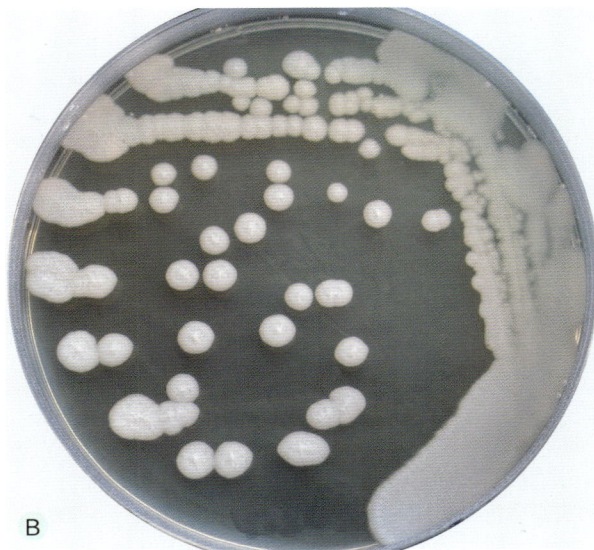

三、鉴定与鉴别

白地霉的特征是宽达 12μm 菌丝，二分枝或三分枝，生化特点：纤维二糖阴性，木糖阳性，40℃不生长。

头状大孢酵母菌生化特点：纤维二糖、蔗糖和木糖均阴性，45℃以下生长。

Saprochaete clavata 生化特点：纤维二糖和水杨酸均阳性。

头状大孢酵母菌和 *Saprochaete clavata* 由于形态相似，常被误认彼此，但 ITS 可以鉴别。

与具有关节孢子相关菌属的鉴别见表 25-14-1。

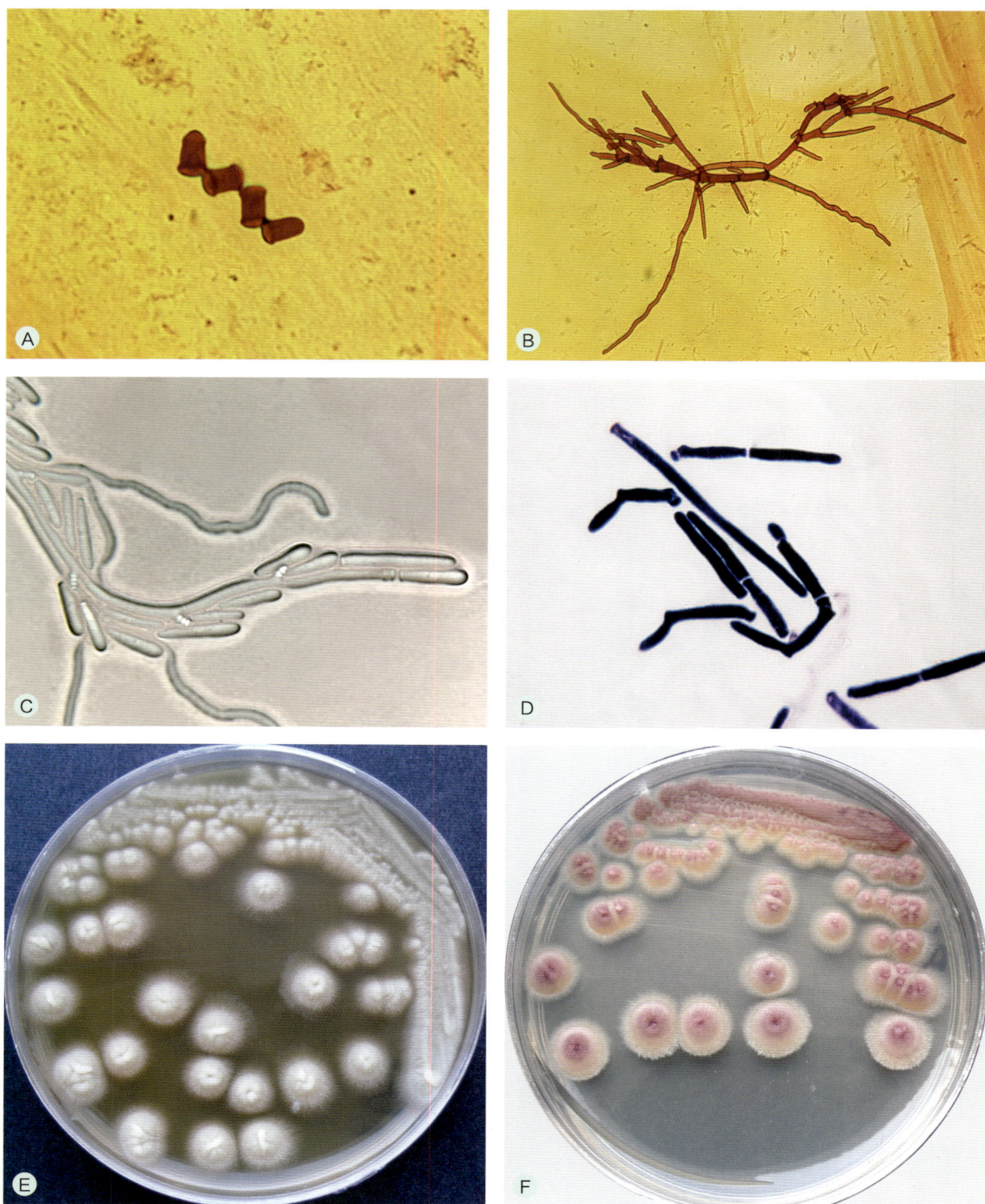

图 25-14-3 头状大孢酵母菌的形态特征

A. 痰涂片(关节孢子)六胺银染色 ×1 000；B. 痰涂片(菌丝)六胺银染色 ×400；C. 小培养 PDA 35℃ 13 日 ×1 000；
D. ATCC 28576 革兰氏染色 ×1 000；E. ATCC 28576 SDA 30℃ 7 日；F. ATCC 28576 CHROMagar 30℃ 7 日

表25-14-1　地霉菌与相关菌属的鉴别

菌名	脲酶	45℃生长	SDA上菌落特征	镜下形态	见图
头状大孢酵母菌	–	生长	白色或黄棕色,奶油状或干燥,可有短绒,有同心圈,边缘放射状	有芽生孢子,真菌丝,关节孢子和环痕分生孢子	图25-14-3C~E
毛孢子菌属	+	生长抑制	酵母样,白色至奶油色,中央突起,放射状或脑回状,有些质地较硬不易乳化	有芽生孢子,真假菌丝,关节孢子,无环痕分生孢子	图25-13-1B、D,图25-13-2A~H
白地霉	–	生长	白色、干燥、短绒状,有同心圆,边缘放射状	粗糙细长真菌丝、关节孢子,关节孢子一角可有芽管生出,但无芽生孢子,无环痕分生孢子	图25-14-1A~C

注:+,阳性;–,阴性。

四、抗真菌药物敏感性

在唑类药物中,伏立康唑和氟康唑对地霉菌MIC较低,酮康唑和伊曲康唑次之。目前没有地霉菌的标准治疗方案,可考虑两性霉素B单独或与氟胞嘧啶(或伊曲康唑)联合使用。然而,对于播散地霉菌感染,死亡率可高达57%~80%,提高地霉菌属相关的侵入性真菌感染知识,可能会改善这些严重感染的早期诊断和有效治疗。

五、临床意义

地霉菌呈世界性分布,存在于土壤、水、空气、污物、植物、粮谷和乳制品中。可定植于人类和其他哺乳动物肠道和呼吸道,可从痰及粪便标本中分离到该菌。本菌可引起免疫功能低下患者机会感染,尤其是长期的中性粒细胞减少的恶性血液病患者。这种感染称为地霉菌病,通过摄入或吸入而获得,以支气管和肺部感染最为多见,痰液黏稠,含大量关节分生孢子。其他深部器官如肝脏、脾脏和中枢神经系统也可见,亦可引起眼内炎、皮肤和黏膜的损伤,偶可致全身性播散性感染和地霉菌血症。

头状大孢酵母菌和 *Saprochaete clavata* 是人类常见的两种致病菌,它们之间存在着密切的亲缘关系。据报道,*Saprochaete clavata* 可引起白血病患者并发腹膜炎及败血症。Vaux 等人(2014)报导在血液病患者中暴发了由 *Saprochaete clavata* 引起的侵入性感染,病死率很高,其可能的病原体来源是乳制品。

头状大孢酵母菌在自然环境中生态情况尚不清楚,但在室内环境中,它经常从洗碗机中发现,在人类痰液中也经常检出。该真菌可出现在血液恶性肿瘤患者中,在免疫抑制、体质虚弱、中性粒细胞减少患者,它是次要的感染因素。有报告因牛奶污染导致了小规模医院暴发感染。有时可发生致命性传播,非霍奇金淋巴瘤患者的播散性感染、白血病患者的脊椎间盘炎、糖尿病和肝炎患者的播散性感染、心内膜炎、脑炎、骨髓炎、甲真菌病。

(徐和平)

第十五节　马拉色菌属

一、分类与命名

马拉色菌属(*Malassezia*)隶属于真菌界(Fungi),担子菌门(Basidiomycota),黑粉菌亚门(Ustilaginomycotina),外担菌纲(Exobasidiomycetes),马拉色菌目(Malasseziales),马拉色菌科(Malasseziaceae)。属内主要包括糠秕马拉色菌(*M. furfur*)、厚皮马拉色菌(*M. pachydermatis*)、合轴马拉色菌(*M. sympodialis*)、斯洛菲马拉色菌(*M. sloofiae*)、钝形马拉色菌(*M. obtuse*)、限制性马拉色菌(*M. restricta*)、球形马拉色菌(*M. globosa*)、*M. dermatis*、山茶马拉色菌(*M. japonica*)、娜娜马拉色菌(*M. nana*)、山羊马拉色菌(*M. caprae*)、*M. yamatoensis* 和 *M. equina* 等14个种。

二、生物学特性

(一) 形态与染色

皮屑经 KOH 处理压片或可直接采用透明胶带在患处粘取标本,可观察到成簇、壁厚的圆形孢子和香蕉形或 "S" 形短菌丝。孢子呈卵形、圆柱形或球形,似 "手雷" 形状,有时可生长出菌丝。

马拉色菌的镜下形态特征见图 25-15-1。

(二) 培养特性

该菌嗜脂性,需在橄榄油(或其他脂类)培养基上培养,30~37 ℃ 培养生长较快,25 ℃ 生长较慢,开始菌落呈酵母样,光滑和凸起,培养时间较久后菌落干燥和皱纹。糠秕马拉色菌菌落奶油黄到棕色,厚皮马拉色菌开始奶油色,后来变为浅黄色到橙色。培养物散发出浓郁的酯香味道。

马拉色菌的菌落形态特征见图 25-15-2。

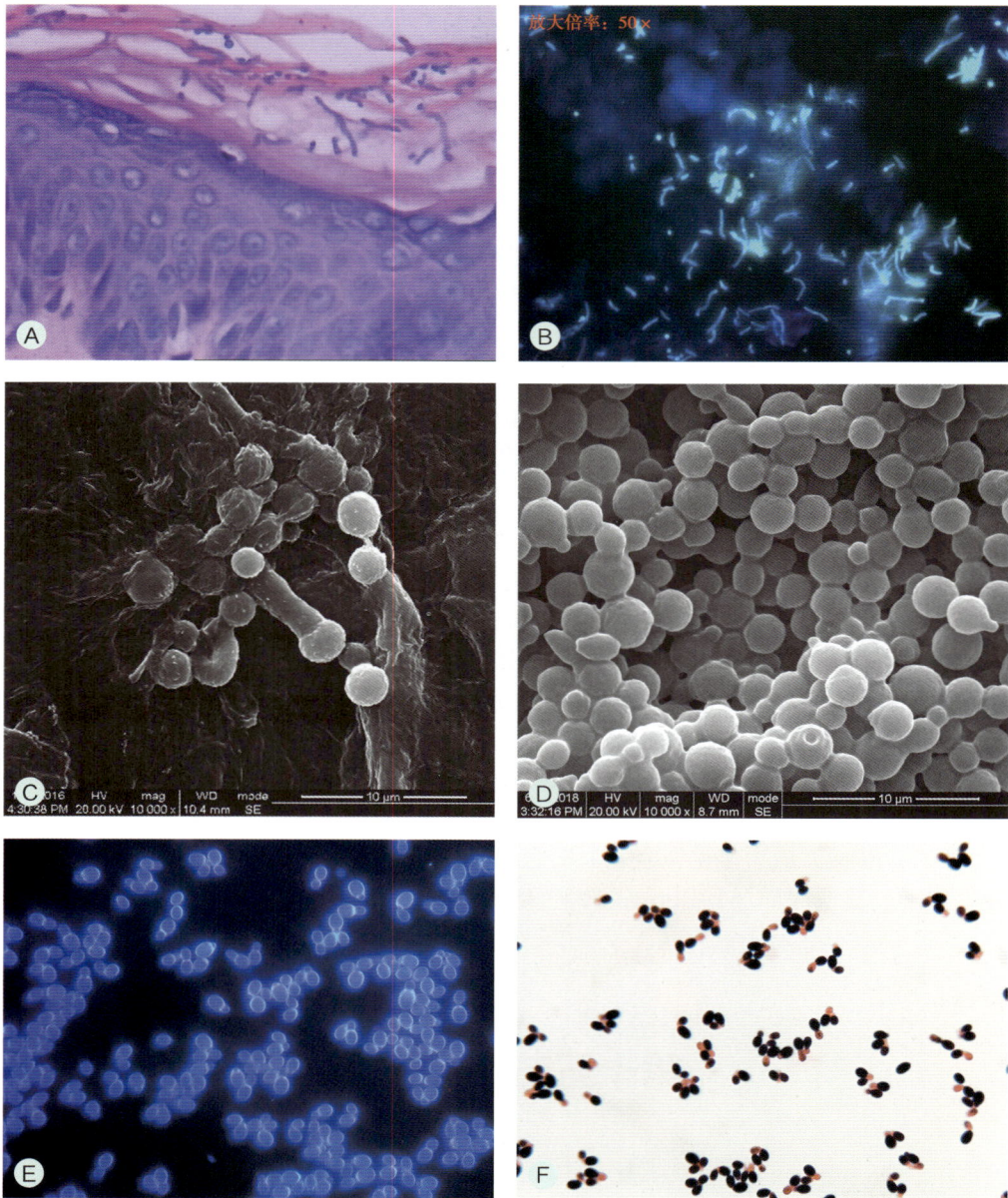

图 25-15-1　马拉色菌镜下形态特征

A. 角质层中的糠秕马拉色菌菌丝和出芽孢子 HE 染色 ×200(图片由四川大学华西医院冉玉平教授提供);B. 皮屑组织马拉色菌短菌丝和孢子,钙白荧光染色 ×200;C. 花斑糠疹鳞屑(球形马拉色菌菌丝和出芽孢子)电镜图(图片由四川大学华西医院冉玉平教授提供);D. 球形马拉色菌电镜图(图片由四川大学华西医院冉玉平教授提供);E. 球形马拉色菌钙白荧光染色 ×1 000;F. 糠秕马拉色菌菌落涂片革兰氏染色 ×1 000

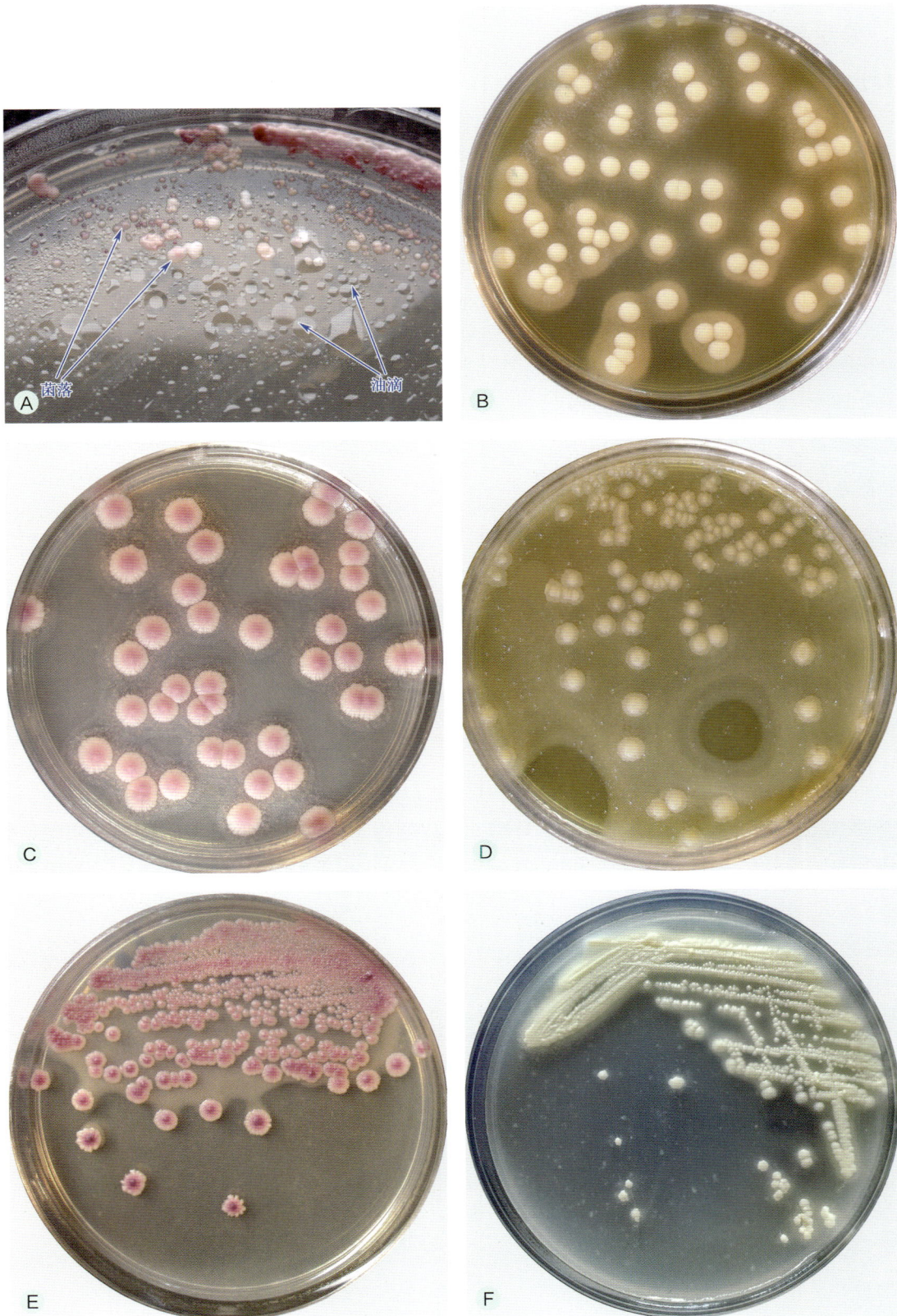

图 25-15-2　马拉色菌的菌落形态特征

A. 糠秕马拉色菌，橄榄油 CHROMagar 培养基 3 日；B. 糠秕马拉色菌 ATCC 14521，1% 吐温 -60 SDA 10 日；
C. 糠秕马拉色菌 ATCC 14521，1% 吐温 -60 CHROMagar 10 日；D. 球形马拉色菌，1% 吐温 -40 SDA 35℃ 14
日；E. 球形马拉色菌，1% 吐温 -40 CHROMagar 35℃ 7 日；F. 厚皮马拉色菌，1% 吐温 -80 PDA 35℃ 10 日

三、鉴定与鉴别

除厚皮马拉色菌外,其余菌种均有嗜脂性特征,需要在含脂质的培养基上才能生长。可依据菌落、菌体形态特征及生理生化反应进行属内鉴定见表 25-15-1、表 25-15-2。

表 25-15-1 马拉色菌属形态表型鉴别表

菌种	菌落形态	孢子形态特征
糠秕马拉色菌	隆起,表面粗糙,直径 4~5mm	大小不等卵圆孢子,芽颈明显,可长出菌丝
厚皮马拉色菌	隆起形,表面粗糙	芽颈最宽,有突出痕迹
合轴马拉色菌	扁平或中央微凸,表面光滑,直径 4~5mm Leeming & Notman 培养基菌落周围透明带	卵圆孢子,芽颈较母体窄或相当 可见合轴出芽方式
斯洛菲马拉色菌	表面细微皱褶,直径 4~5mm	芽颈处较宽
钝形马拉色菌	扁平,表面光滑,直径 2mm	筒形孢子,子孢子长于母细胞,可长出菌丝
球形马拉色菌	表面有深褶,直径可达 6mm	球形孢子,芽颈窄,痕迹不明显,可见芽管
限制马拉色菌	钝圆边缘光滑或粗糙,直径<1mm Leeming & Notman 培养基菌落周围黑色带	椭圆形孢子,芽颈较窄
山羊马拉色菌	表面光滑,中央微凸,边缘皱褶,直径 0.5~2mm	椭圆形或近球形孢子
山茶马拉色菌	表面有深褶,边缘光滑或粗糙	圆形或椭圆孢子,可见合轴出芽方式
娜娜马拉色菌	表面光滑,中央凸起,直径 2mm	孢子小,椭圆或圆形,末端钝,单极出芽,芽颈窄
M. yamatoensis	表面皱褶或分叶状,边缘完整,粗糙	椭圆孢子,芽颈窄
M. equina	表面光滑,中央微凸,边缘皱褶,直径 0.5~2mm	椭圆形孢子,芽颈窄
M. dermatis	隆起,边缘光滑或分叶状	圆形或椭圆孢子,出芽部位有时见菌丝生长

表 25-15-2 马拉色菌生理生化特征

菌种	SDA	PEG-35 蓖麻油	改良 Dixon 32℃	改良 Dixon 37℃	改良 Dixon 40℃	吐温-20	吐温-40	吐温-60	吐温-80	过氧化氢酶	七叶苷分解	脂酶试验
糠秕马拉色菌	−	+	+	+	+	+	+	+	+	+	−	+
厚皮马拉色菌	+	+	+	+	+	±	+	+	+	±	+	+
合轴马拉色菌	−	−	+	+	+	+	+	+	+	+	−	+
斯洛菲马拉色菌	−	−	+	+	+	+	+	+	+	−	+	−
钝形马拉色菌	−	−	+	±	−	−	−	−	−	+	−	−
球形马拉色菌	−	−	+	±	−	−	−	−	−	+	−	+
限制马拉色菌	−	−	+	+	−	−	−	−	−	+	−	−
山羊马拉色菌	−	−	?	+	−	−	±	±	+	+	−	?
山茶马拉色菌	−	−	+	+	±	±	+	+	±	+	−	+
娜娜马拉色菌	−	−	?	+	−	−	±	−	−	+	?	−
M. yamatoensis	−	?	+	+	−	+	+	+	+	+	?	?
M. dermatis	−	±	+	+	+	+	+	+	+	+	?	−
M. equina	−	−	?	±	−	−	±	±	±	+	?	?
M. cuniculi	−	−	+	+	−	−	−	−	−	+	?	?

注:+,阳性;−,阴性;±,弱阳性;?,未确定。

吐温试验：配制待检菌液涂抹 SDA 或其他培养基表面（也可将菌液与培养基 1∶10 混合制板），但菌液干后，用直径 3~4mm 的无菌打孔器在平板上打孔（通常打 4 个孔），分别于孔中加入 100% 吐温 -20、吐温 -40、吐温 -60 和吐温 -80。32~35℃ 孵育 3~7 日，观察菌落生长情况，糠秕马拉色菌在加有吐温 -20、吐温 -40、吐温 -60 和吐温 -80 的孔周

围菌落明显增大（类似卫星现象），合轴马拉色菌在吐温 -20 周围无生长，M. dermatis 在吐温 -20 周围的菌落明显大于其他吐温周围，钝形马拉色菌，限制性马拉色菌和球形马拉色菌在四种吐温周围均匀无生长。

马拉色菌属内鉴别试验见图 25-15-3。

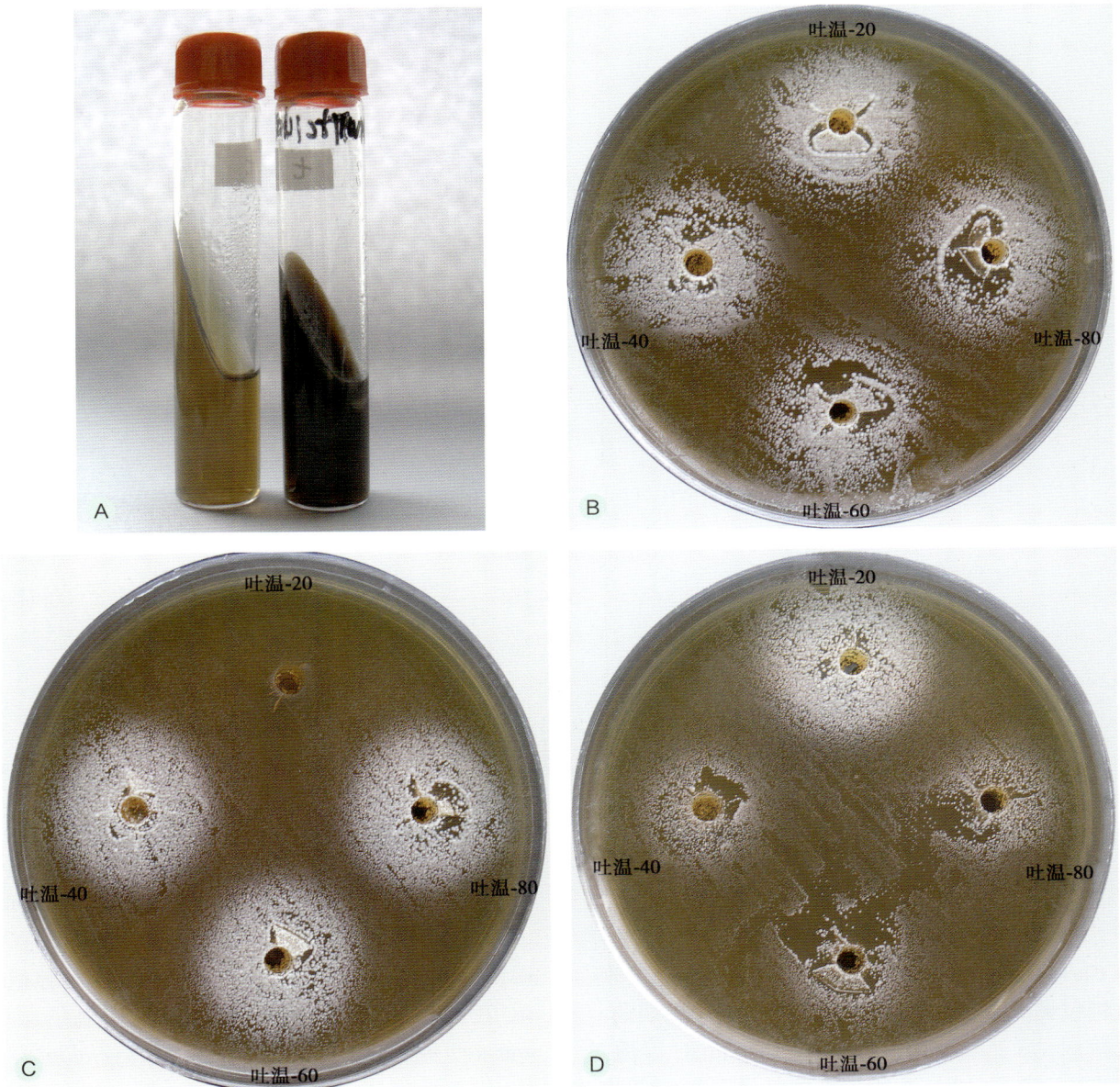

图 25-15-3　马拉色菌属内鉴别试验

A. 七叶苷分解吐温试验结果（左为阴性不变色，右为阳性黑色）；B. 打孔法吐温依赖试验结果（糠秕马拉色菌）；C. 打孔法吐温依赖试验结果（合轴马拉色菌）；D. 打孔法吐温依赖试验结果（M. dermatis）

四、抗真菌药物敏感性

体外研究结果表明阿莫罗芬、比沸拉唑、伊曲康唑和特比萘芬对糠秕马拉色菌有活性,酮康唑对马拉色菌抗菌活性好于益康唑和咪康唑。

五、临床意义

马拉色菌是一种嗜脂性酵母菌,可存在于人和动物皮肤和体表。马拉色菌是花斑糠疹、马拉色

菌毛囊炎的主要病原菌,该属种与脂溢性皮炎、特应性皮炎、银屑病、甲真菌病及新生儿脓疱病等相关(图 25-15-4)。呼吸道检出马拉色菌多与患者鼻饲有关,尿液检出马拉色菌也与长期滞留尿导管相关。并且随着胃肠外营养的广泛使用,此菌可引起肺部等深部系统感染的病例也有报道,马拉色菌菌血症大都与长期静脉营养(输脂肪乳)相关。但是,该菌作为一种机会致病菌,他的特性及其与某些疾病的关系尚未十分明确。

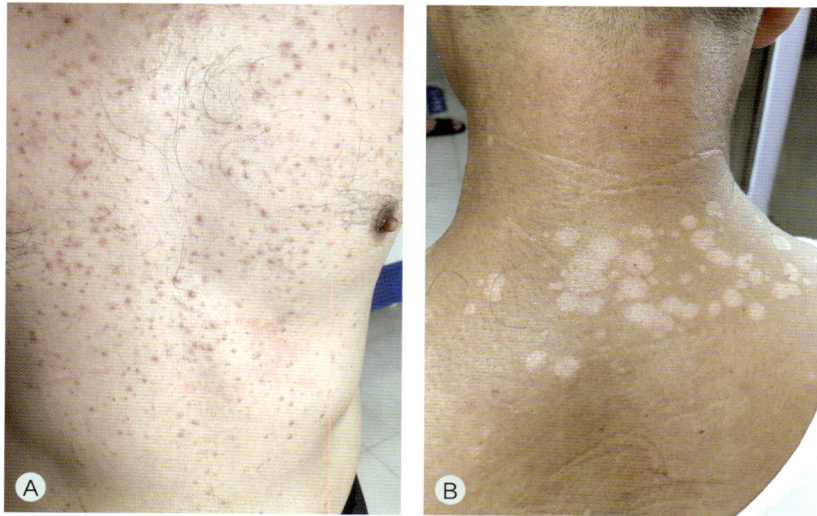

图 25-15-4　马拉色菌引起的皮肤损害
A. 马拉色菌毛囊炎;B. 花斑糠疹

(徐和平)

第十六节　肺孢子菌属

一、分类与命名

肺孢子菌属(*Pneumocystis*)最初于 1909 年由 Carlos Chagas 首次描述,从豚鼠的肺中发现,他将包囊形态错误认为是克氏锥虫生命周期的一个阶段,归于原虫纲。1988 年,Edman JC 等通过 18sRNA 序列分析,发现与真菌具有高度同源性。最新系统分类归入真菌界(Fungi),子囊菌门(Ascomycota),外囊菌亚门(Taphrinomycotina),肺孢子菌纲(Pneumocystidomycetes),肺孢子菌目(Pneumocystidales),肺孢子菌科(Pneumocystidaceae)。肺孢

子菌具有宿主专一性和特异性,目前有 5 种肺孢子菌被正式命名,包括鼠源的卡氏肺孢子菌(*P. carinii*)、人源的耶氏肺孢子菌(*P. jirovecii*)(原来一直被误认为是卡氏肺孢子菌)、大鼠源的大鼠源肺孢子菌(*P. wakefieldiae*)、小鼠源的鼠源肺孢子菌(*P. murina*)、兔子源的兔源肺孢子菌(*P. oryctolagi*)。

二、生物学特性

(一)假定的生命周期

所有的肺孢子菌均不能在哺乳动物的肺外传代培养。目前对肺孢子菌生命周期认知基于组织

化学和超微结构、全基因组测序。因此,现有的生命周期都应当被认为是假定的。不同物种的肺中发现的肺孢子菌有不同的外形和大小,但有相似的生命周期。为保证阅读的连续性,以下将同时使用其真菌界及之前归于原生寄生虫时的术语描述肺孢子菌生命周期阶段。目前公认的肺孢子菌有 3 种发育形式:①营养型 / 滋养体(1~4μm),多形性,没有细胞壁,单倍体,生命周期中数量最多(90%~98%);②孢囊型 / 前包囊(5~6μm),比成熟的包囊要小,通常呈卵圆形,细胞核的数目随着细胞核分裂的不同阶段而变化(2~8 个细胞核),具坚硬细胞壁;③子囊型 / 包囊(5~8μm),成熟的子囊型 / 包囊呈球形,具 8 个子囊孢子,厚细胞壁,生命周期中数量少(2%~10%)。但在临床标本中,所有的阶段通常都呈现为大而多层的、紧密黏附的聚合体形式存在,增加了鉴别区分各阶段的难度。

推定肺孢子菌两种繁殖方式,一是营养型 / 滋养体可通过二分裂法进行无性繁殖;二是营养型 / 滋养体通过同宗配合进行有性繁殖,两个营养型 / 滋养体交配后发生核融合,随后减数分裂和孢子形成,形成前包囊,减数分裂后进行有丝分裂、细胞核和细胞器划区分布从而形成 8 个球形或香蕉样细长型囊孢子。孢子释放可能与包囊单极的局部增厚有关。由于发现的营养型 / 滋养体数量远远多于子囊型 / 包囊,还推定在有性阶段同宗配合后的营养型 / 滋养体通过细胞膜的内陷将细胞核包裹形成多个子代营养型 / 滋养体。与其他真菌不

同的是,肺孢子菌的所有发育阶段都含有双层膜。图 25-16-1 显示在组织学和超微结构学研究基础上提出的可能的生命周期图。

(二) 形态与染色

通常采用患者诱导痰、支气管肺泡灌洗液、气管吸物或肺活组织直接染色镜检观察耶氏肺孢子菌。肺孢子菌最主要细胞外、肺泡内寄生,营养型 / 滋养体在电子显微镜下显示阿米巴样的结构,但在新鲜标本中为椭圆形。常用染色法有六亚甲基四胺银染色、亚甲胺蓝染色、吉姆萨(Giemsa)染色、钙荧光白染色等。吉姆萨染色可将所有生命循环阶段的细胞核染上紫红色,细胞质蓝色,但是包囊壁不着色,在外周形成清晰的环。因为滋养体数量巨大,吉姆萨染色可以提高检测敏感性,另外耶氏肺孢子菌滋养体厚垫似的形状被认为是感染的特征。吉姆萨染色还可使宿主细胞上色,因此需要有经验的读片者在片子中把肺孢子菌从宿主细胞中区分开来。六亚甲基四胺银染色是普通实验室最常用的染色方法,可使包囊壁呈棕色或黑色,包囊壁增厚(呈双逗号状),形似葡萄干或塌陷形乒乓球样,不能区分空包囊和有孢子的包囊,不能显示包囊内部结构,营养型 / 滋养体染不上色。钙荧光白染色依据滤波条件染成蓝白色或绿色,包囊壁和增厚部分有强荧光,营养型 / 滋养体不染色,因其他真菌也会被染色,需要有经验专家来区分肺孢子菌和其他真菌。

耶氏肺孢子菌的镜下形态特征见图 25-16-2。

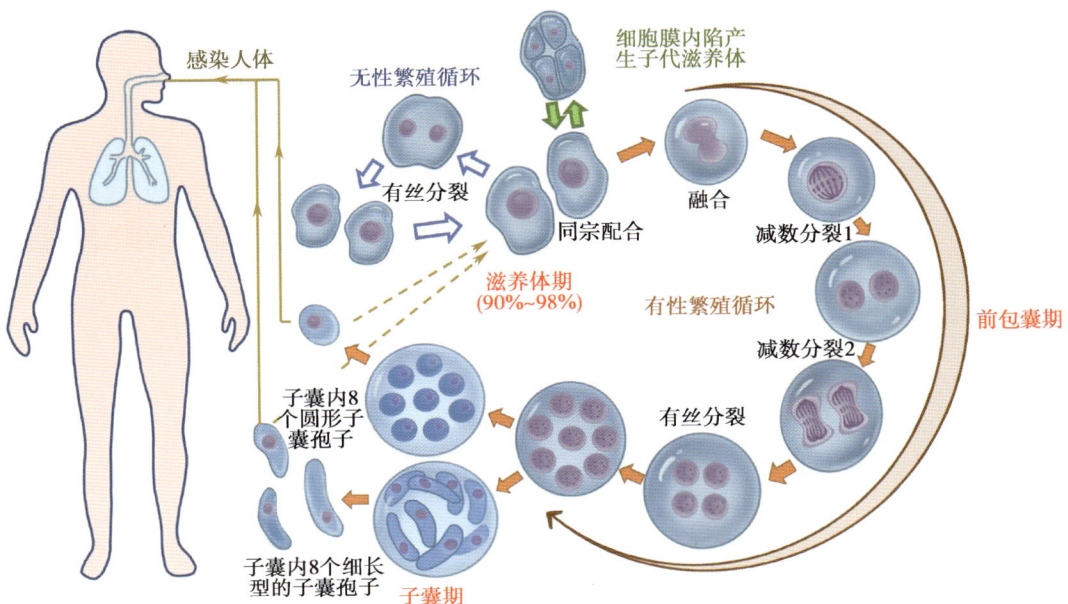

图 25-16-1 肺孢子菌的生命周期图

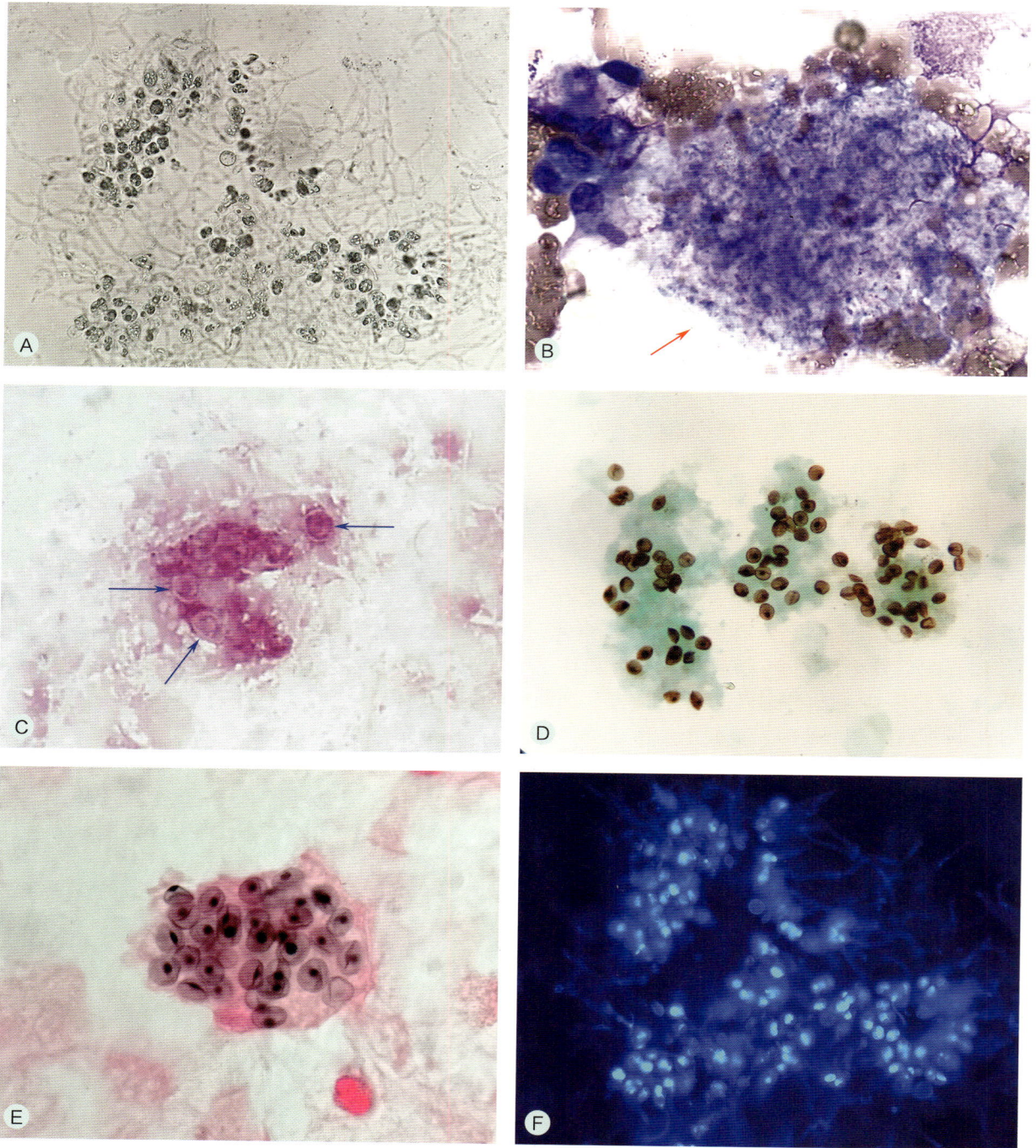

图 25-16-2　耶氏肺孢子菌的镜下形态特征 ×1 000

A. 肺泡灌洗液直接压片镜检；B. 肺泡灌洗液瑞氏 - 吉姆萨染色；C. 肺泡灌洗液革兰氏染色；D. 肺泡灌洗液六胺银染色
（孔雀绿复染）；E. 肺泡灌洗液六胺银染色（核固红复染）×2 000；F. 肺泡灌洗液钙白荧光染色

三、鉴定与鉴别

　　肺孢子菌六胺银（GMS）染色被认为是特征的诊断形态结构，每个包囊大小基本一致。而其他真菌以出芽方式进行繁殖，呈现大小不一的出芽孢子，如荚膜组织胞浆菌和隐球菌，荚膜组织胞浆菌通常出现在巨噬细胞内，形似瓜子，孢子周围一圈空白是细胞壁在染色中皱缩导致；隐球菌大小不一，孢子周围通常有宽大荚膜，以此可进行相互鉴别。

四、抗真菌药物敏感性

肺孢子菌细胞膜含胆固醇而非麦角固醇,后者是多烯类和吡咯类作用位点,因此抗真菌常用的两性霉素 B、氟康唑、伏立康唑对肺孢子菌没有治疗作用。针对滋养体的复方新诺明作为一线用药用于耶氏肺孢子菌感染的治疗和预防,可单用或联用。针对包囊的 3 种棘白菌素类药物有卡泊芬净、米卡芬净、阿尼芬净,克林霉素、氨苯砜、伯氨喹可作为二线用药。

五、临床意义

耶氏肺孢子菌广泛存在于人肺组织内。儿童多数于 4 岁之内获得,2~5 月龄最常见。患者和隐性感染者为本病传染源。主要通过空气飞沫传播。因为在小鼠动物实验表明营养型 / 滋养体不具有传染性,因此推测营养型 / 滋养体之外的其他生命周期菌体可在人与人之间进行传播。感染者无性别、年龄、种族、地区等差别,多为 HIV 感染者或非 HIV 免疫受抑制患者,在 HIV 感染人群中肺部定植率达 69%,目前耶氏肺孢子菌仍是这类人群最主要的机会感染病原菌。

发病机制为营养型 / 滋养体肺孢子菌黏附在 I 型肺泡细胞内,而包囊型通常游离在肺泡腔内,均可导致肺泡气体交换的失衡和肺顺应性的改变,使机体缺氧。在未经治疗的严重感染中,肺泡几乎被病原菌占满。

尸检发现约 0.6%~3.0% 肺外组织发现肺孢子菌,如肝、脾、眼、耳、乳突、淋巴结、胸腺、皮肤、胃肠道、肾、骨髓、胰、肾上腺和血管壁,最常见为淋巴结,其次是脾、骨髓、肝脏。

六、实验室检查

1. 传统染色或免疫荧光染色,显微镜下观察到菌体可确诊耶氏肺孢子菌肺炎。

2. PCR 技术具有灵敏度、特异性高,可以非侵入性操作优点,但无法区分定植和感染,尤其是婴幼儿的高定植率,需要结合拷贝数、1,3-β-D 葡聚糖数值及临床症状综合判断。

3. 辅助诊断　1,3-β-D 葡聚糖>100pg/ml,乳酸脱氢酶(LDH)水平>460U/L。

4. 其他指标　KL-6(涎液化糖链抗原 6,II 型肺泡上皮细胞和细支气管上皮细胞上表达的黏液糖蛋白)明显升高、SAM(S- 腺苷基甲硫氨酸)显著降低等血清学检测可作为诊断耶氏肺孢子菌肺炎生物标志物,但因为特异性较差,常规不推荐。

(陈杏春　徐和平)

第十七节　其他酵母菌及类酵母样真菌

一、掷孢酵母菌

掷孢酵母属(*Sporobolomyces*)隶属担子菌门(Basidiomycota),锁掷酵母目(Sporidiobolales),锁掷酵母科(Sporidiobolaceae)。该属常见的种为赭色掷孢酵母菌(*S. Salmonicolor*,有译为鲑鱼掷孢酵母菌),为环境中真菌,可引起免疫低下患者(如 AIDS)的皮炎、脑膜炎。

赭色掷孢酵母菌在 SDA 和 PDA 上 25~30℃ 生长迅速,6℃生长(图 25-17-1F),超过 35℃生长受限,5 日内成熟,菌落表面光滑,呈现奶油状,浅橙色或浅红色(鲑鱼色)(图 25-17-1E),菌落颜色与红酵母属相近,但本菌出芽细胞喷射出掷孢子可与红酵母菌区分,由于掷孢子喷射,可在菌落周围形成卫星菌落(图 25-17-1D~F)。出芽细胞形态多变,椭圆形或近圆柱形,顶端出芽,可见假菌丝,肾形或卵圆形掷孢子单侧平截(图 25-17-1C),在弹射孢子梗顶端产生(图 25-17-1B)。

有限的体外药敏数据显示,该菌对两性霉素 B 的 MIC 值较低,对氟康唑、伊曲康唑的 MIC 较高,对伏立康唑药敏结果不定。

掷孢酵母菌的形态学特征见图 25-17-1。

二、丛梗孢酵母菌

丛梗孢酵母菌(*Moniliella*)是一种类酵母菌的担子菌,在系统发育上与毛孢子菌接近。然而,培养会变黑,因此不能当成酵母。与大多数担子菌酵母不同,该菌可以发酵葡萄糖,是工业用菌,有亲脂

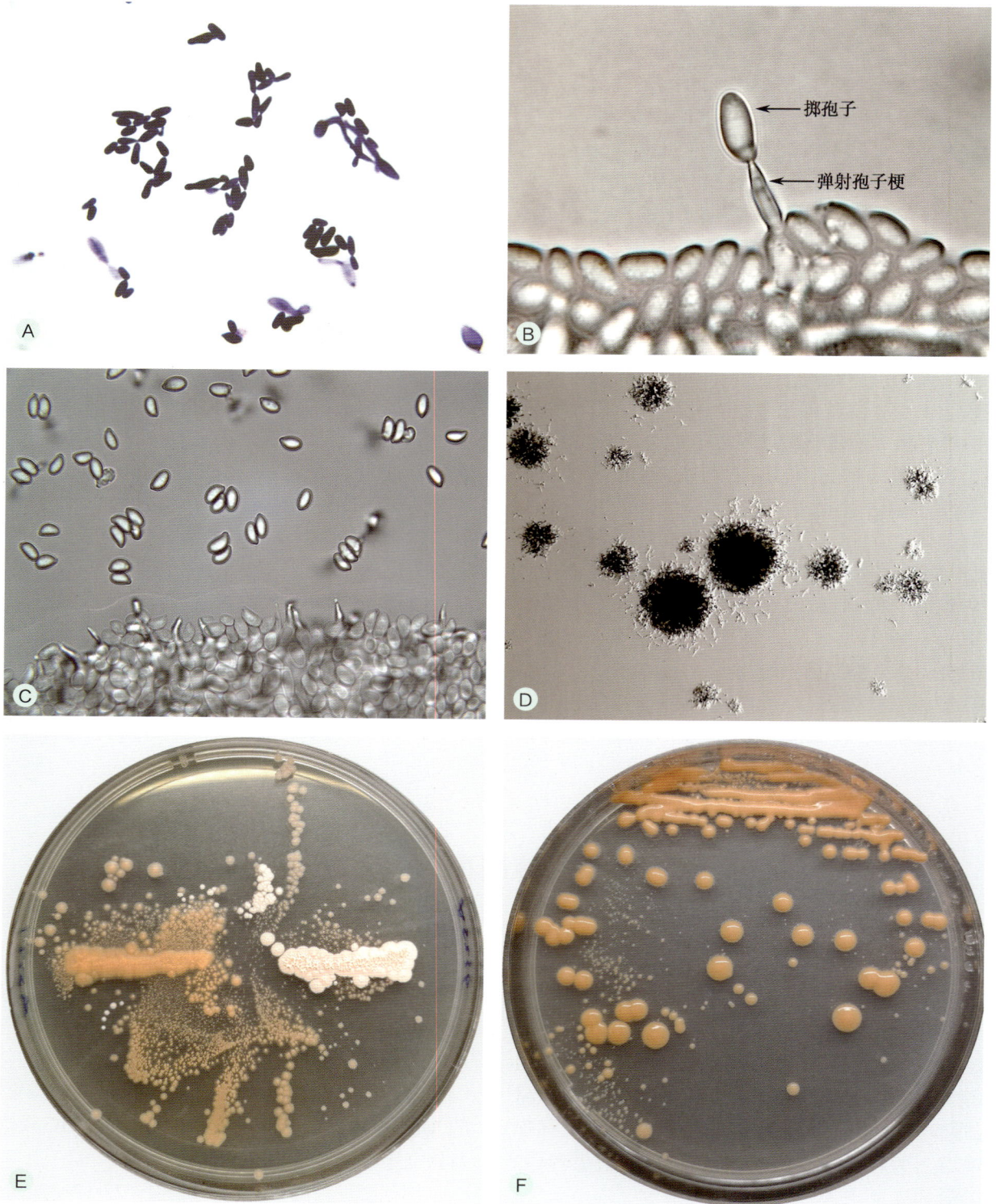

图 25-17-1　赭色掷孢酵母菌的形态特征

A. 菌落涂片革兰氏染色　×1 000；B. 小培养（待弹射的掷孢子）PDA 28℃ 7 日　×2 000；C. 小培养（弹射后的掷孢子）
SDA 28℃ 24h　×1 000；D. 弹射后形成的卫星样菌落　×100；E. SDA 28℃ 7 日，左为橘黄色菌落，右为粉色菌落；
F. SDA 6℃ 42 日

性。可以引起皮肤损害或免疫低下患者的播散性感染。

该菌在 SDA 和 PDA 上生长缓慢,初为奶油色,后变为橄榄色或棕黑色,菌落表面光滑,久置培养可有脑回样皱褶。背面浅黄色到黑色、棕色。镜下菌丝透明,远端菌丝逐渐变成分生孢子链,常分枝。近端菌丝断裂成单一细胞,细胞残留突出的瘢痕。担孢子单细胞,从未分化的菌丝顶端产生,也可由支持菌丝断裂形成,壁光滑,偶有疣状突起,椭圆形或宽椭圆形,关节孢子圆柱形,大小为(12~27)μm ×(4.0~5.8)μm,有着平截的底部,近透明或棕色。

丛梗孢酵母菌的形态学特征见图 25-17-2。

三、米勒氏酵母菌

米勒氏酵母菌(*Millerozyma*)隶属于子囊菌门,酵母目下的脱重菌科(Debaryomycetaceae),原属于毕赤酵母菌(*Pichia*),后独立出来成为新的属,常见菌种有粉状米勒氏酵母(*M. faoinosa*),该菌与导管相关性感染有关,有引起癌症等免疫力低下患者感染的报道。在 SDA 和 MEA 生长速度中等,白色到微黄色,光滑或轻微皱褶,粉末状。出芽细胞卵球形或长段伸长,大小为(1.5~5.0)μm ×(3~18)μm;偶有假菌丝,无真菌丝。由出芽细胞接合形成的子囊孢子囊,内含 1~4 个球状至近球形子囊孢子。同宗配合。

有限的体外药敏结果显示,对两性霉素 B 和卡泊芬净的 MIC 很低(<0.1μg/ml),而氟康唑相对较高(>6μg/ml)。

四、南极酵母菌

南极酵母菌(*Pseudozyma*)隶属于担子菌门,黑粉菌目。菌落形态和生物学活性类似酵母菌。

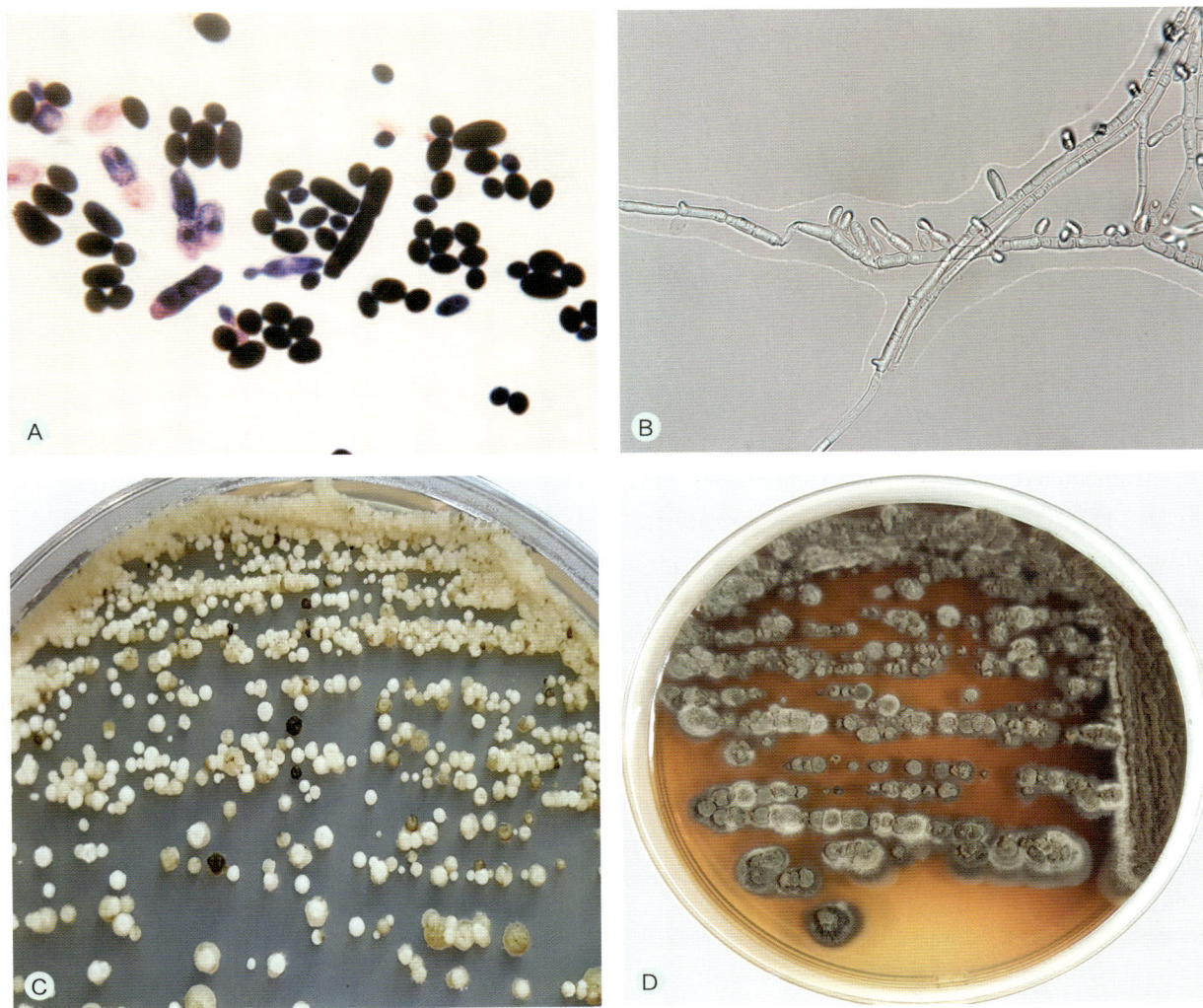

图 25-17-2 Moniliella pollinis 的形态特征
A. 革兰氏染色 ×1 000;B. PDA 30℃ 9 日 ×1 000;C. 异质性菌落,SDA 35℃ 7 日;D. SDA 30℃ 21 日

广泛分布于土壤和植物中,一般不会引起人类的感染,但已有该属菌引起免疫低下患者的眼内炎、中央静脉导管、慢性皮疹、肺部、中枢神经系统、血流感染的病例报道。该属中可以引起人类感染的菌种有 *P. Alboarmeniaca*、*P. Crassa*、*P. Siamensis* 和 *P. Aphidis* 等。

该菌在 28℃、35℃和 37℃生长良好,在血平板、SDA 和 PDA 上生长迅速,表面粗糙有皱褶、白色到淡黄色、奶油样、微隆起,边缘不规则菌落,CHROMagar 产色培养基上"脏粉色"菌落,5% 麦芽提取液中可看到梭形担孢子和有分枝的假菌丝,革兰氏染色为阳性,长方形菌体,芽管试验阴性,不发酵糖类,但可同化半乳糖、山梨糖、蔗糖、麦芽糖、纤维二糖、海藻糖、乳糖、蜜二糖、棉子糖、松三糖、D- 木糖、L- 阿拉伯糖、D- 核糖、D- 甘露醇、肌醇、赤藓糖醇和柠檬酸,而鼠李糖和硝酸盐不被同化。脲酶阳性。Vitek 2 或 API 20C(bioMérieux)尚不能进行鉴定,因此,可采用基因测序和质谱分析进一步鉴定。

有限的体外药敏结果显示,该属菌对两性霉素 B、伏立康唑、伊曲康唑和泊沙康唑的 MIC 值较低,对氟胞嘧啶的 MIC 值较高(>128μg/ml),氟康唑(>2μg/ml)不定。由于该菌属于担子菌门,缺乏棘白菌素类(卡泊芬净、米卡芬净、阿尼芬净)相应的作用靶位,故不推荐这类药物用于该菌引起的感染治疗。

五、汉纳酵母菌

汉纳酵母菌(*Hannaella*)隶属于担子菌门,银耳纲(Tremellomycetes),银耳目(Tremellales)。目前报道的有昆明汉纳酵母菌(*H. kunmingensis*)、*H. coprosmaensis*、*H. luteola*、*H. oryzae*、*H. pagnoccae*、*H. phetchabunensis*、*H. phyllophila*、*H. siamensis*、*H. sinensis*、*H. surugaensis*、*H. zeae*。该属菌株为环境菌,可从植物叶片、湖水、石油中分离到,引起人类和动物的感染尚未见报道,所以实验室分离到类似隐球菌的汉纳酵母菌,一定要慎重处理。

汉纳酵母菌在 25~30℃生长良好,在 35℃及以上温度不生长。SDA 和 PDA 上生长速度较快,菌落表面光滑、有光泽、湿润、边缘整齐、微隆起,奶油样浅黄色菌落。细胞呈椭圆形或长卵球形,部分菌株的菌体可见中间缩痕。极性出芽增殖,尚未观察到真假菌丝形成。在玉米培养基上 25℃培养 1 个月,有的菌株才能看到担孢子形成,有的菌株仍然看不到担孢子。不发酵糖类,脲酶阳性。

六、哈萨克斯坦酵母菌

哈萨克斯坦酵母菌(*Kazachstania*)属于子囊菌门,酵母菌目(Saccharomycetales),脂菌科(Lipomycetaceae)。原来归为念珠菌,后因系统分类重新独立为新属,该属有在酸面团发酵和葡萄酒酿造等食品工业中使用,也是温血动物肠道共栖菌,作为共生菌或低毒菌存在,有导致血流感染的病例报道。可导致人类和动物致病的菌种有博维纳哈萨克斯坦酵母菌(*K. Bovina*)、*K. pintolopesii*、*K. Tellursi* 和葡萄哈萨克斯坦酵母菌(*K. Viticola*)等。

在酵母甘露醇琼脂培养基上(YMA)菌落淡褐色,暗淡或微弱光泽,奶油状,中心微塌陷,边缘不整。出芽细胞球形或卵圆形,无真假菌丝,子囊孢子内含一个细小粗糙、球形的子囊孢子。同宗配合。该属菌株可发酵葡萄糖。与酿酒酵母(*Saccharomyces cerevisiae*)生物学特征相似,难于区分,该属的鉴定推荐使用 ITS 测序。

(陈东科　孙长贵　徐和平)

参考文献

1. Chowdhary A, Sharma C, Duggal S, et al. New clonal strain of *Candida auris*, Delhi, India. Emerg Infect Dis, 2013, 19 (10): 1670-1673
2. Kathuria S, Singh PK, Sharma C, et al. Multidrug-resistant *Candida auris* misidentified as *Candida haemulonii*: characterization by matrix-assisted laser desorption ionization-time of flight mass spectrometry and DNA sequencing and its antifungal susceptibility profile variability by Vitek 2, CLSI broth microdilution, and Etest method. J Clin Microbiol, 2015, 53 (6): 1823-1830
3. Ramos LS, Figueireso-CarvalhoMHG, Barbedo LS, et al. *Candida haemulonii* complex: species identification and antifungal susceptibility profiles of clinical isolates from Brazil. J Antimicrob Chemother, 2015, 70 (1): 111-115
4. Cendejas-Bueno E, Kolecka A, Alastruey-Izquierdo A, et al. Reclassification of the *Candida haemulonii* Complex as

Candida haemulonii (*C. haemulonii* Group Ⅰ), *C. duobush-aemulonii* sp. nov.(*C. haemulonii* Group Ⅱ), and *C. haemu-lonii* var. vulnera var. nov: Three Multiresistant Human Pathogenic Yeasts. J Clin Microbiol, 2012, 50 (11): 3641-3651

5. Chowdhary A, Sharma C, Duggal S, et al. New clonal strain of *Candida auris*, Delhi, India. Emerg Infect Dis ,2013, 19 (10): 1670-1673

6. 杨燕, 孙倩, 孙长贵. 耳念珠菌研究进展. 临床检验杂志, 2017, 35 (1): 62-64

7. 廖万清, 张超, 潘炜华. 警惕 "超级真菌" 感染在中国的出现. 中国真菌学杂志, 2017, 12 (1): 1-7

8. Larone DH. Medically Important Fungi: A guide to identi-fication. 5th ed. Washington DC: ASM Press, 2012

9. Murray PR. Manual of Clinical Microbiology. 9th ed. Washington DC: ASM Press, 2007

10. Jorgensen JH, Pfaller MA. Manual of clinical microbi-ology. 11th ed. Washington DC: ASM Press, 2015

11. 王端礼. 医学真菌学——实验室检验指南. 北京: 人民卫生出版社, 2005

12. 周庭银. 临床微生物学诊断与图解. 2 版. 上海: 上海科技出版社, 2007

13. 李仲兴, 郑家齐, 李家宏. 诊断细菌学. 香港 : 黄河文化出版社, 1992

14. 徐红. 温海. 临床常见酵母菌的特征和鉴定. 中国真菌学杂志, 2006, 1 (5): 304-307

15. Midgleg G. 医学真菌学诊断彩色图谱. 车雅敏, 王惠平, 译. 天津: 天津科技翻译出版公司, 2001

16. 尚红, 王毓三, 申子瑜. 全国临床检验操作规程. 4 版. 北京: 人民卫生出版社, 2016

17. 陈瑜. 临床常见细菌、真菌鉴定手册. 北京: 人民卫生出版社, 2009

18. Kirk PM, Cannon PF, Minter DW, et al. Dictionary of the fungi. 10th ed. Oxon: CABI Publishing, 2008

19. 吴绍熙. 现代医学真菌检验手册. 北京: 北京医科大学中国协和医科大学联合出版社, 1998

20. 卢洪洲, 钱雪琴, 徐和平. 医学真菌检验与图解. 上海: 上海科技出版社, 2018

21. Leuck AM, Rothenberger MK, Green JS. Fungemia due to *Lachancea fermentati*: a case report. BMC Infect Dis, 2014, 14: 250

22. Pereira LF, Costa CRL, Brasileiro BTRV, et al. *Lachancea mirantina* sp. nov., an ascomycetous yeast isolated from the cachaca fermentation process. Int J Syst Evol Micro-biol, 2011, 61 (4): 989-992

23. Peterson SW, Sigler L. Molecular genetic variation in *Emmonsia crescens* and *Emmonsia parva*, etiologic agents of adiaspiromycosis, and their phylogenetic relationship to *Blastomyces dermatitidis* (*Ajellomyces dermatitidis*) and other systemic fungal pathogens. J Clin Microbiol, 1998, 36 (10): 2918-2925

24. Untereiner WA, Scott, JA, Naveau FA, et al. The *Ajello-mycetaceae*, a new family of vertebrate-associated Onyge-nales. Mycologia, 2004, 96 (4): 812-821

25. 陈东科, 许宏涛. 糠秕马拉色菌药敏试验新方法的探讨. 中国真菌学杂志, 2012, 7 (1): 12-16

26. Burgess JW, Schwan WR, Volk TJ. "PCR-based detection of DNA from the human pathogen *Blastomyces derma-titidis* from natural soil samples". Med Mycol, 2006, 44 (8): 741-748

27. Fauci AS. Harrison's Principles of Internal Medicine. New York: McGraw-Hill Medical, 2008

28. Garcia SCG, Alanis JCS, Flores JCS, et al. Coccidioido-mycosis and the skin: a comprehensive review. An Bras Dermatol, 2015, 90 (5): 610-619

29. Tintelnot K, De Hoog GS, Antweiler E, et al. Taxonomic and diagnostic markers for identification of *Coccidioides immitis* and *Coccidioides posadasii*. Med Mycol, 2007, 45 (5): 385-393

30. Hospenthal DR, Rinaldi MG. Diagnosis and Treatment of Human Mycosis. New Jersey: Humana Press Inc, 2008

31. Kwon-Chung KJ, Bennett JE. Medical Mycology. Phila-delphia: Lea & Febiger, 1992

32. Paris S, Duran-Gonzalez S. Nutritional studies on Para-coccidioides brasiliensis: the role of organic sulfur in dimorphism. Sabouraudia, 1985, 23 (2): 85-92

33. Restrepo M, Restrepo A. Paracoccidiomycosis (South American blastomycosis): a study of 39 cases observed in Medellin, Colombia. Am J Trop Med Hyg, 1970, 19 (1): 68-76

34. Restrepo A, Salazar ME, Cano LE, et al. strogens inhibit mycelial to yeast transformation in the fungus Paracocci-dioides brasiliensis: implications for resistance of females to paracoccidioidomycosis. Infect. Immun, 1984, 46 (2): 346-353

35. Aung AK, Teh BM, McGrath C, et al. Pulmonary sporotri-chosis: case series and systematic analysis of literature on clinico-radiological patterns and management outcomes. Med Mycol, 2013, 51: 534-544

36. Ciferri R, Montemartini A. taxonomy of *Haplosporan-gium parvum*. Mycopathologia et Mycologia Applicata, 1959, 10 (4): 303-316

37. 冯佩英, 陆春. 伊蒙菌病与不育大孢子菌病. 中国真菌学杂志, 2015, 10 (4): 245-248

38. Pfaller MA, Diekema DJ. Unusual fungal and pseudo-fungal infections in humans. J Clin Microbiol, 2005, 43 (4): 1495-1504

39. Emmons CW, Jellison WL. *Emmonsia crescens* sp. nov. and adia-spiromycosis (hapl-omycosis) in mammals. Ann NY Acad Sci, 1960, 89: 91-101

40. Kenyon C, Bonorchis K, Corcoran C, et al. A dimorphic fungus causing disseminated infection in South Africa. N Engl J Med, 2013, 369 (15): 1416-1424

41. Van Hougenhouck-Tulleken WG, Papavarnavas NS, Nel JS, et al. HIV-associated disseminated emmonsiosis, Johannesburg, South Africa. Emerg Infect Dis, 2014, 20 (12): 2164-2166

42. Kenyon C, Corcoran C, Govender NP. An *emmonsia* species causing disseminated infection in South Africa. N Engl J Med, 2014, 370 (3): 283-284

43. Schwartz IS, Govender NP, Corcoran C, et al. Clinical characteristics, diagnosis, management and outcomes of disseminated emmonsiosis: a retrospective case series. Clin Infect Dis, 2015, 61 (6): 1004-1012

44. Borman AM, Simpson V R , Palmer MD, et al. Adiaspiromycosis due to *Emmonsia crescens* is widespread in native British mammals. Mycopathologia, 2009, 168 (4): 153-163

45. 陈东科, 孙长贵. 实用临床微生物学检验与图谱. 北京: 人民卫生出版社, 2011

46. Vaux S, Criscuolo A, Desnos-Ollivier, et al. Multicenter outbreak of infections by Saprochaete clavata, an unrecognized opportunistic fungal pathogen. mBio, 2014, 5: e02309-e02314

47. Salgado V, Ramos MC, Fock RA. Systemic fungal infection by Histoplasma capsulatum: intracellular fungus in peripheral leukocytes. Rev Bras Hematol Hemoter, 2016, 38 (1): 86-87

48. Lorenzini M, Zapparoli G, Azzolini M, et al. *Sporobolomyces agrorum sp. nov.* and *Sporobolomyces sucorum sp. nov.*, two novel basidiomycetous yeast species isolated from grape and apple must in Italy. Int J Syst Evol Microbiol, 2019, 69 (11): 3385-3391

49. Voona SM, Upton A, Gupt D. *Pseudozyma aphidis* endophthalmitis post-cataract operation: Case discussion and management. Am J Ophthalmol Case Rep, 2019, 15: 100475

50. Joo H, Choi YG, Cho SY, et al. *Pseudozyma aphidis* fungaemia with invasive fungal pneumonia in a patient with acute myeloid leukaemia: case report and literature review. Mycoses, 2016, 59 (1): 56-61

51. Ke T, Zhai YC, Yan ZL, et al. *Kazachstania jinghongensis* sp. nov. and *Kazachstania menglunensis* f. a., sp. nov., two yeast species isolated from rotting wood. Int J Syst Evol Microbiol, 2019, 69 (11): 3623-3628

52. Hauser PM, Cushion MT. Is sex necessary for the proliferation and transmission of Pneumocystis. PLoS Pathog, 2018, 14 (12): e1007409

53. Carroll KC, Pfaller MA, Landry ML, et al. Manual of clinical microbiology. 12th ed. Washington DC: ASM Press, 2017

54. Dukik K, Munoz JF, Jiang Y. et al Novel taxa of thermally dimorphic systemic pathogens in the Ajellomycetaceae (Onygenales). Mycoses, 2017, 60 (5): 296-309

55. Jiang Y, Tsui CKM, Ahmed SA, et al. Intraspecific Diversity and Taxonomy of *Emmonsia crescens*. Mycopathologia, 2020, 185 (4): 613-627

56. Jiang Y, Dukik K, Munoz JF, et al. Phylogeny, ecology and taxonomy of systemic pathogens and their relatives in Ajellomycetaceae (Onygenales): *Blastomyces, Emergomyces, Emmonsia, Emmonsiellopsis*. Fungal Divers, 2018, 90: 245-291

57. Schwartz IS, Govender NP, Sigler L, et al. Emergomyces: The global rise of new dimorphic fungal pathogens. PLoS Pathog, 2019, 15 (9): e1007977

58. Schwartz IS, Maphanga TG, Govender NP. Emergomyces: a new genus of dimorphic fungal pathogens causing disseminated disease among immunocompromised persons globally. Curr Fungal Infect Rep, 2018, 12: 44-50

59. Samaddar A, Sharma A. Emergomycosis, an Emerging Systemic Mycosis in Immunocompromised Patients: Current Trends and Future Prospects. Front Med, 2021, 8: 670731

60. Edman JC, Kovacs JA, Masur H. et al. Ribosomal RNA sequence shows *Pneumocystis carinii* to be a member of the Fungi. Nature, 1988, 334 (6182): 519-522

61. 陈东科. 改良 ATB Fungus 3 对糠秕马拉色菌的药物敏感性试验研究. 临床检验杂志, 2012, 30 (7); 497-499

62. 陈东科, 许宏涛. 下呼吸道分泌物中糠秕马拉色菌的分离与鉴定. 中华检验医学杂志, 2012, 35 (8): 711-715

63. 陈东科, 许宏涛. 脂质对抗真菌药物体外抗菌活性的影响. 中华医院感染学杂志, 2013, 23 (7): 1496-1499

浅部真菌（superficial fungi）主要侵犯机体皮肤、毛发和指（趾）甲，寄生和腐生于表皮、毛发和甲板的角质组织中，引起浅部真菌病。临床上最多见的浅部真菌为皮肤癣菌（dermatophyte），又称为皮肤丝状菌，主要包括毛癣菌属（Trichophyton），小孢子菌属（Microsporum）和表皮癣菌属（Epidermophyton）3 个菌属，所引起的疾病又称癣（tinea）。本章主要描述上述 3 个菌属中有关真菌的生物学特性和实验室鉴定等方面内容。

最近多位点系统发生（multilocus phylogenetic）用于皮肤癣菌分类学研究，把皮肤癣菌中毛癣菌属、小孢子菌属和表皮癣菌属 3 个菌属重新分成 Arthroderma、Microsporum、Paraphyton、Epidermophyton、Nannizzia、Trichophyton 和 Lophophyton 7 个菌属，其新旧分类对照见表 26-0-1，但新分类法对临床应用还存在着不同的意见，为避免临床工作使用中的混乱，故本书仍然用以前的分类名称进行描述。

表 26-0-1　皮肤癣菌新旧分类对照表

新分类	原分类
Arthroderma	
Arthroderma insingulare complex	土毛癣菌 *Trichophyton terrestre*
Arthroderma uncinatum complex	阿耶洛毛癣菌 *Trichophyton ajelloi*
Microsporum	
Microsporum audouinii	奥杜盎小孢子菌 *Microsporum audouinii*
Microsporum canis	犬小孢子菌 *Microsporum canis*
Microsporum ferrugineum	铁锈色小孢子菌 *Microsporum ferrugineum*
Paraphyton	
Paraphyton cookei	库克小孢子菌 *Microsporum cookei*
	总状小孢子菌 *Microsporum racemosum*
Epidermophyton	
Epidermophyton floccosum	絮状表皮癣菌 *Epidermophyton floccosum*
Nannizzia	
Nannizzia fulva	粉小孢子菌 *Microsporum fulvum*
Nannizzia gypsea	石膏样小孢子菌 *Microsporum gypseum*
Nannizzia nana	猪小孢子菌 *Microsporum nanum*
Nannizzia persicolor	杂色小孢子菌 *Microsporum persicolor*

续表

新分类	原分类
Trichophyton	
Trichophyton concentricum	同心毛癣菌 *Trichophyton concentricum*
Trichophyton equinum	马毛癣菌自萎变种 *Trichophyton equinum* var.*autotrophicum*
Trichophyton erinacei	须癣毛癣菌爱尔兰变种 *Trichophyton mentagrophytes* var.*erinacei*
Trichophyton interdigitale	须癣毛癣菌趾间变种 *T. mentagrophytes* var.*interdigitale*
Trichophyton mentagrophytes	须癣毛癣菌须癣变种 *T. mentagrophytes* var.*mentagrophytes*
Trichophyton quinckeanum	须癣毛癣菌昆克变种 *T. mentagrophytes* var.*quinckeanum*
Trichophyton rubrum	费希尔毛癣菌 *Trichophyton fischeri*
	鲁比切克毛癣菌 *Trichophyton raubitschekii*
	康内毛癣菌 *Trichophyton kanei*
	和所有的红毛变种 and all varieties of *T. rubrum*
Trichophyton schoenleinii	许兰毛癣菌 *Trichophyton schoenleinii*
Trichophyton soudanense	苏丹毛癣菌 *Trichophyton soudanense*
Trichophyton tonsurans	断发毛癣菌 *Trichophyton tonsurans*
Trichophyton verrucosum	疣状毛癣菌 *Trichophyton verrucosum*
Trichophyton violaceum	杨德毛癣菌 *Trichophyton yaounde*
	紫色毛癣菌所有变种 all varieties of *T. violaceum*
Lophophyton	
Lophophyton gallinae	鸡禽小孢子菌 *Microsporum gallinae*

第一节　毛癣菌属

一、分类与命名

毛癣菌属（*Trichophyton*）属子囊菌门（Ascomycota），子囊菌亚门（Pezizomycotina），散囊菌纲（Eurotiomycetes），散囊菌目（Onygenales），裸囊菌科（Arthrodermataceae）。属内有 20 余种，约 14 种能引起人和动物的感染。临床上常见的毛癣菌有红色毛癣菌（*T. rubrum*）、阿耶罗毛癣菌（*T. ajelloi*）、同心性毛癣菌（*T. concentricum*）、马毛癣菌（*T. equinum*）、须癣毛癣菌复合群（*T. mentagrophytes complex*，又称石膏样毛癣菌）、断发毛癣菌（*T. tonsurans*）、许兰毛癣菌（*T. schoenleinii*）、猴毛癣菌（*T. simii*）、苏丹毛癣菌（*T. soudanense*）、万氏毛癣菌（*T. vanbreuseghemii*）、土毛癣菌复合群（*T. terrestre complex*）、疣状毛癣菌（*T. verrucosum*）和紫色毛癣菌（*T. violaceum*）等。最新分类学将麦格尼癣菌（*T. megninii*）并于红色毛癣菌。

二、生物学特性

（一）形态与染色

本属真菌为细长分隔透明菌丝，大分生孢子狭而长，香烟型或铅笔型或棒状，壁外侧光滑，常呈 2~10 个分隔，常缺乏或少见。小分生孢子常呈泪滴形，椭圆形或短棒状，多在菌丝两侧排列，丰富或缺乏。

1. 红色毛癣菌　大分生孢子多呈棒状，香烟状或铅笔状，壁薄光滑多隔，常有 3~10 个分隔，常缺乏或少见。小分生孢子丰富，在分枝分隔菌丝两侧生、棒状或梨形，沿菌丝孤立或集簇，菌丝纤细，可见结节菌丝或球拍状菌丝，陈旧培养可见厚壁孢子（图 26-1-1）。

2. 须癣毛癣菌复合群　大分生孢子量少，初代培养易见，多呈棒状或腊肠状，常有 2~8 个分隔，分隔处常变窄，壁薄，小分生孢子丰富，无柄，呈圆形或椭圆形，密集呈团或沿菌丝分布。常可见螺旋状菌丝和弹簧菌丝。大分生孢子在粉末状菌落中较多，在绒毛状菌落中常缺乏（图 26-1-2）。

3. 断毛发癣菌　培养初期可见单个侧生杵状小分生孢子，个别小分生孢子可肿胀呈气球状，有柄或无柄。后期菌丝膨大、厚壁孢子增多是本菌的特征，小分生孢子在菌丝两侧呈蜈蚣样排列，量多，不同形态，和大小（梨形、棒状），菌丝宽大，多分枝，有间生孢子和直角菌丝。乳酸酚棉蓝染色，孢子呈深蓝色，菌丝或分生孢子柄不着色或着色很淡。在 SDA 或 PDA 培养物上罕见大分生孢子，添加维生素 B 后，可见大分生孢子（图 26-1-3）。

4. 许兰毛癣菌　培养初期菌丝粗细不一，后期菌丝膨胀突起或结节状，二分叉菌丝，末端膨大，典型特征为鹿角状菌丝，无大小分生孢子，陈旧培养时可见大量的厚壁孢子（图 26-1-4）。

5. 紫色毛癣菌　菌丝粗短、宽大、不规则畸形、多分枝、链状、弯曲，由分枝性菌丝、关节孢子、和间生厚壁孢子组成是本菌的特征，在 SDA 和 PDA 培养基上大小分生孢子常缺乏（图 26-1-5）。

6. 疣状毛癣菌　小分生孢子常缺乏，在加入维生素 B_1 或肌醇的琼脂上可见泪滴状、球形小分生孢子，有时可见到鼠尾或豆串样的大分生孢子，大分生孢子罕见。疣状毛癣菌可见典型的链状排列的厚壁孢子，如"珍珠项链"状。菌丝宽大不规则，菌丝顶端常出现瘤状，初代培养时可见数量众多的终端囊泡（图 26-1-6）。

7. 阿耶罗毛癣菌　小分生孢子罕见或缺乏，梨形。大分生孢子量多，5~12 个分隔，细长、圆柱形或梭状，壁厚且光滑（图 26-1-7）。

8. 苏丹毛癣菌　有反向分枝或直角生长的菌丝，小分生孢子罕见或少见，单独存在或成群，梨形或卵圆形，无大分生孢子，陈旧培养有时可见厚壁孢子（图 26-1-8）。

9. 马毛癣菌　本菌在普通的 SDA 和 PDA 上，很少产生大小分生孢子，在添加了烟酸的酪蛋白琼脂上，可见大量的大小分生孢子，大量梨形或短棒状的小分生孢子，无柄，沿菌丝两侧分布，大分生孢子棍棒状、薄壁光滑，形类似须癣毛癣菌。陈旧培养可见螺旋状菌丝（图 26-1-9）。

10. 同心性毛癣菌　菌丝粗大、多分枝、分隔，不规则，有时有不典型的鹿角状菌丝，有时可见破梳状菌丝，大小分生孢子常缺乏，厚壁孢子丰富（图 26-1-9）。

（二）培养特性

1. 红色毛癣菌　在 SDA 培养基上生长较慢，初期菌落较小，呈微黄色，不久变成微细粉末状或短绒毛状，常有放射状沟纹，表面呈白色或黄白色。在 PDA 培养基上生长较快，菌落白色或淡粉红色，背面呈暗红色或葡萄酒色，且色素在菌落周边的培养基中扩散，初代分离培养可能背面缺乏色素沉着（SDA 上），接种 0.2% 葡萄糖玉米 - 吐温培养基或 PDA 上可以促进酒红色色素和孢子产生。根据菌落形态、表面和背面色泽不同，将该菌分为 5 型（图 26-1-1、表 26-1-1）。美国第 11 版临床微生物学手册将其分为全球性变种和亚非变种，见表 26-3-1。

红色毛癣菌的形态特征见图 26-1-1。

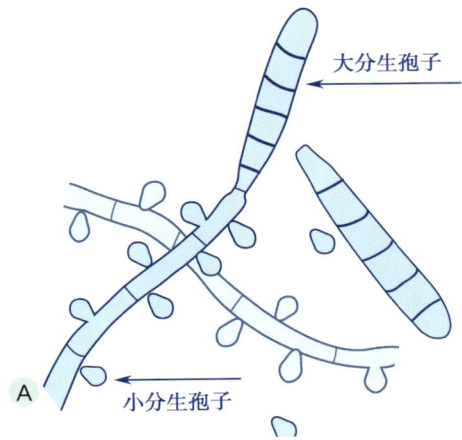

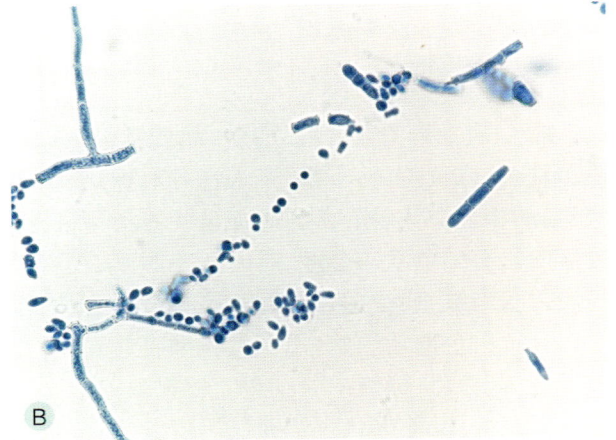

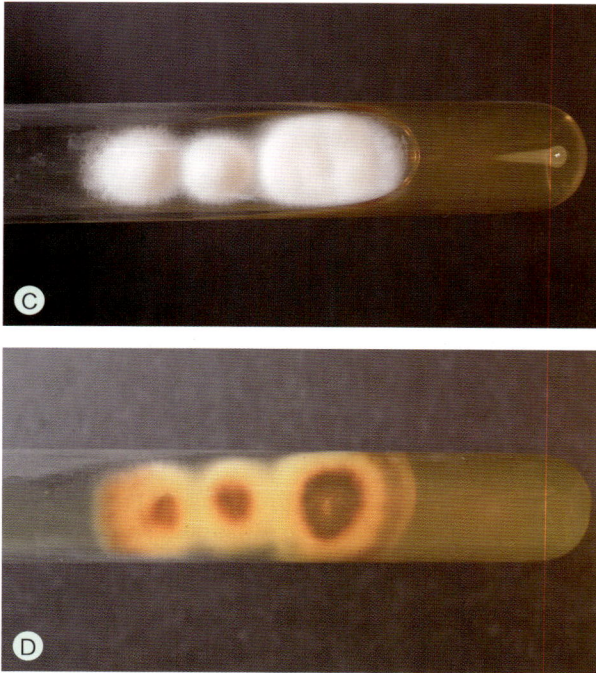

图 26-1-1　红色毛癣菌的形态特征

A. 红色毛癣菌示意图；B. PDA 28℃ 7 日，乳酸酚棉蓝染色 ×400；C. 试管斜面培养 SDA 28℃ 14 日；D. 试管斜面培养，SDA 28℃ 14 日（背面）

表 26-1-1　红色毛癣菌各型菌落特征

菌落类型	菌落形态及特征	正面色泽	背面色泽
Ⅰ型	羊毛状菌丝充满斜面，卷成筒状	鲜红	葡萄酒色
Ⅱ型	稀疏的绒毛状菌丝，边缘整齐	红色	葡萄酒色
Ⅲ型	表面粉状，中央凸起	粉红色	暗红色
Ⅳ型	少许菌丝，表面有放射状沟纹，边缘清楚	白色或红色	暗红色
Ⅴ型	表面颗粒状，有少许白色绒毛状菌丝，有同心圆环	白色或红色	暗红色

2. 须癣毛癣菌复合群　SDA 培养基上生长较快，呈白色或黄色，粉末状（亲人性分离株）或颗粒状（亲动物性分离株），扁平或圆盘状等类型菌落；菌落中心有结节状小隆起，有时呈不规则、较粗大的放射状沟纹，或呈白色绒毛状蓬松菌落，在边缘附近有黄白色的胡须状，似老者长须自然卷曲，背面呈淡黄、棕色、棕红或淡红色。根据菌落形态分为 5 种类型，即羊毛状、绒毛状、奶皮状、粉末状和颗粒状。

须癣毛癣菌复合群的形态特征见图 26-1-2。

3. 断发毛癣菌　生长较慢，白色绒毛状菌落，其后中央变为粉末状，逐渐隆起，稍有皱褶，外围则有一圈沟纹状放射纹。日久后中央低凹，菌落下沉，正面颜色为白色或奶油色，反面为棕黄色或棕红色。

断发毛癣菌的形态特征见图 26-1-3。

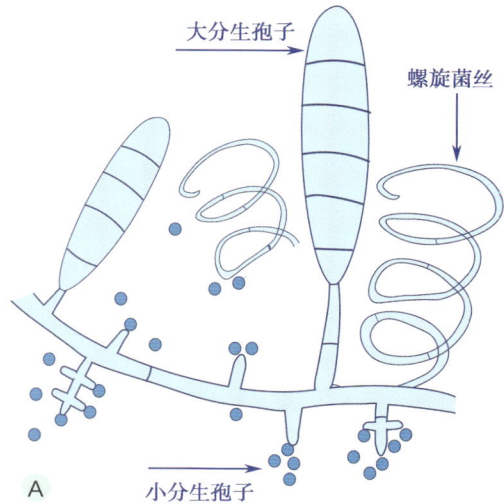

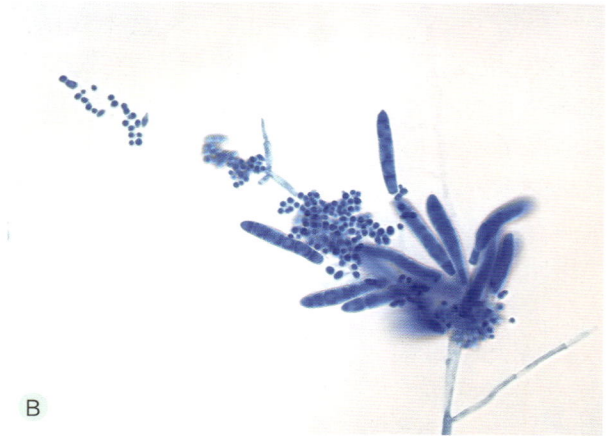

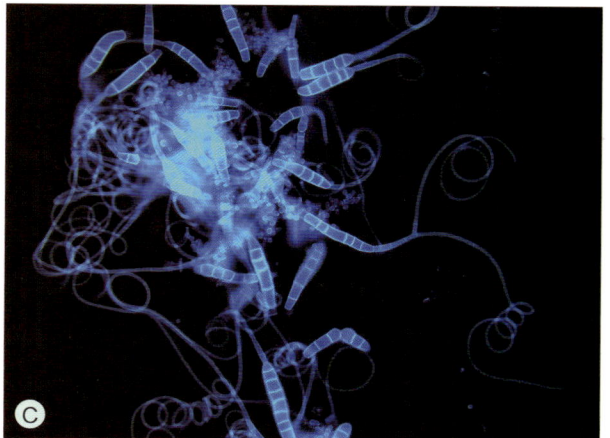

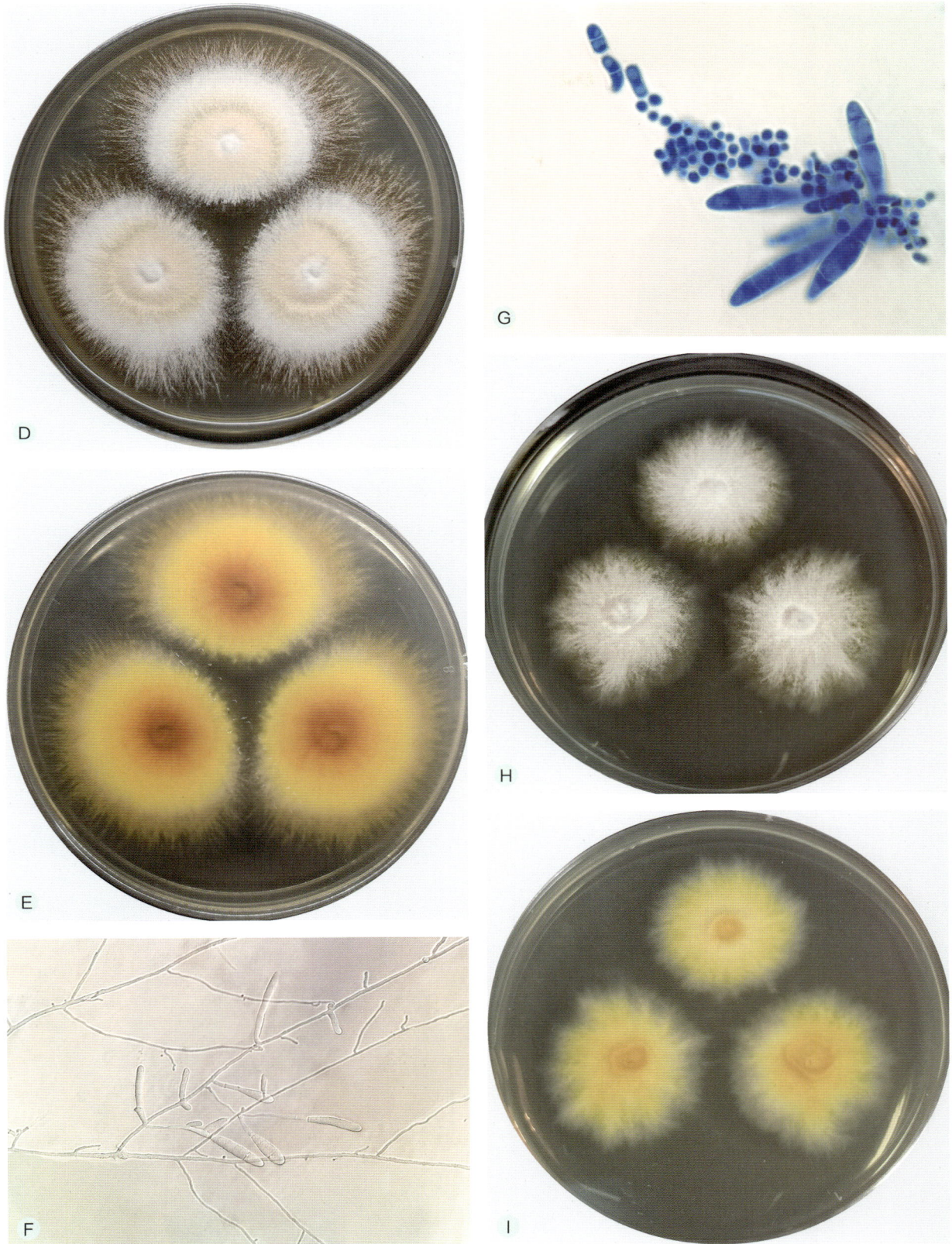

图 26-1-2　须癣毛癣菌复合群的形态特征

A. 须癣毛癣菌复合群菌示意图；B. 须癣变种（大小分生孢子）SDA 28℃ 5 日，乳酸酚棉蓝染色 ×1 000；C. 须癣变种（大小分生孢子 + 螺旋菌丝）PSA 28℃ 5 日，钙白荧光染色 ×1 000；D. 须癣变种 SDA 28℃ 14 日；E. 须癣变种 SDA 28℃ 14 日（背面）；F. 趾间变种（大分生孢子）SDA 28℃ 3 日 ×400；G. 趾间变种（大小分生孢子）SDA 28℃ 4 日，乳酸酚棉蓝染色 ×1 000；H. 趾间变种 SDA 28℃ 7 日；I. 趾间变种 SDA 28℃ 7 日（背面）

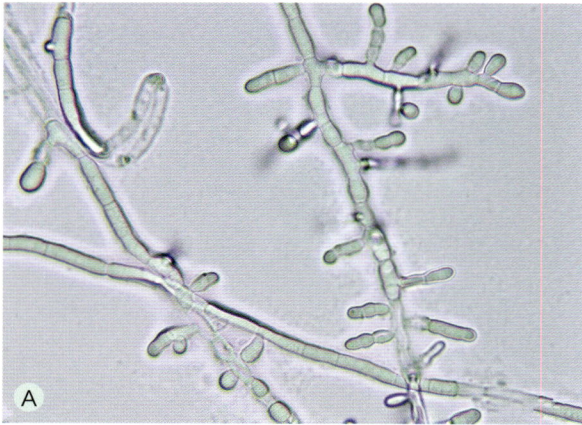

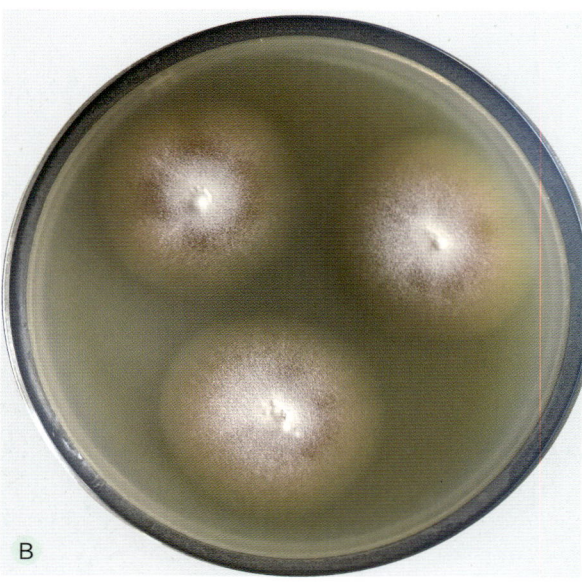

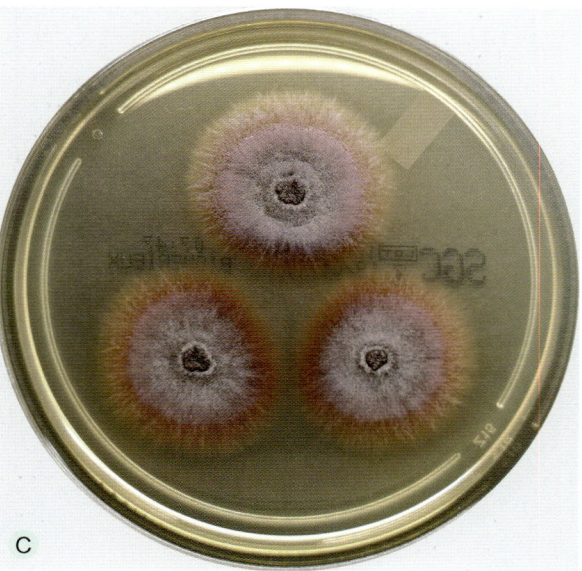

4. 许兰毛癣菌　又名黄癣菌,欧洲型菌落生长较快,菌落表面有皱褶,边界清楚,下沉现象显著,可使培养基开裂。亚洲型菌落则生长慢,菌落小,蜡样,表面有不规则的细褶皱,棕黄到深褐色,边缘有放射状菌丝似羽毛状,下沉现象显著。培养数日后可见白色气生菌丝,使培养基裂开,着色。

许兰毛癣菌的形态特征见图 26-1-4。

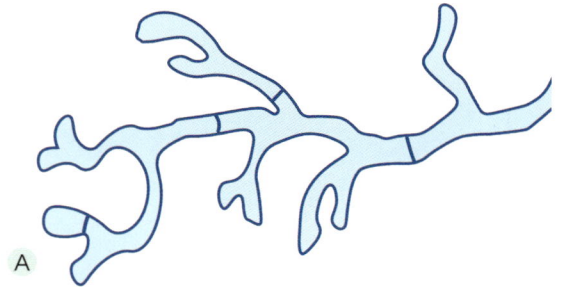

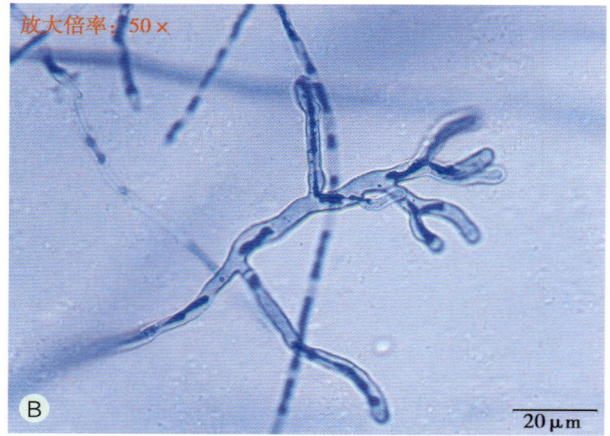

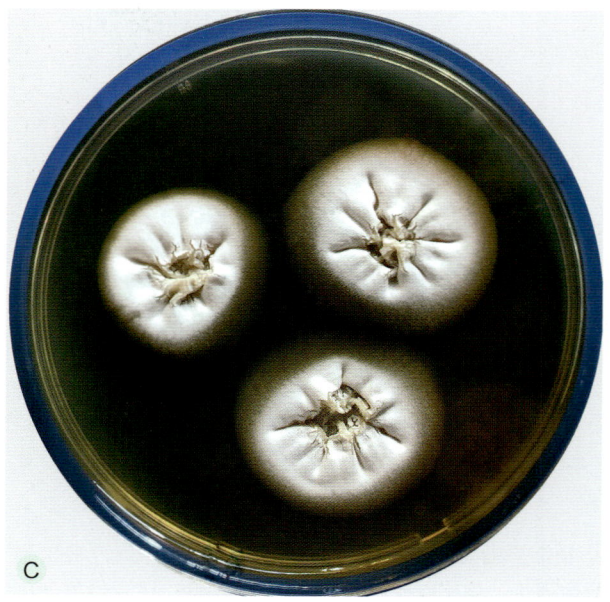

图 26-1-3　断发毛癣菌的形态特征
A. PDA 28℃ 7 日 ×1 000；B. PDA（添加维生素 B₁）28℃ 14 日；C. SDA 28℃ 14 日

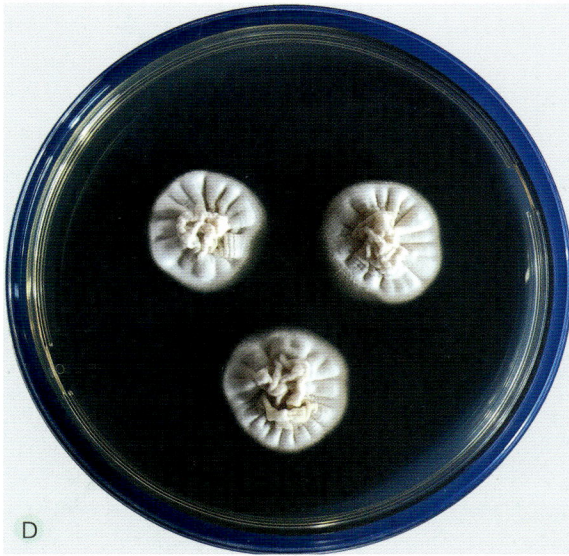

图 26-1-4　许兰毛癣菌的形态特征

A. 示意图；B. PDA 28℃ 14 日，乳酸酚棉蓝染色 ×1 000；
C. SDA 28℃ 28 日；D. PDA 28℃ 28 日

5. 紫色毛癣菌　生长缓慢，初期为圆形，白色，膜状，湿润发亮的菌落，后期中央产生紫色色素，无绒毛，蜡质样，边缘呈淡紫色，外周有一圈无色环，菌落表面有皱褶，反复转种后紫色色素可减退。少数菌种不产生紫色色素，称为无色的紫色毛癣菌。维生素 B_1 促色素生成，并可产生大量的大小分生孢子。

紫色毛癣菌的形态特征见图 26-1-5。

6. 疣状毛癣菌　在 SDA 培养基上 25℃ 和 37℃ 孵育时，形成两种类型菌落。25℃ 生长慢，形成的菌落小，扁平隆起，蜡样，黄棕色，明显下沉；37℃ 生长快，为绒毛状菌落，中央隆起，边缘下沉式生长，有皱褶，白色到奶油色或红棕色，周围有放射状沟纹，背面颜色为无色到黄色，质地蜡样，在添加维生素 B_1 或肌醇培养基上，明显促进生长。

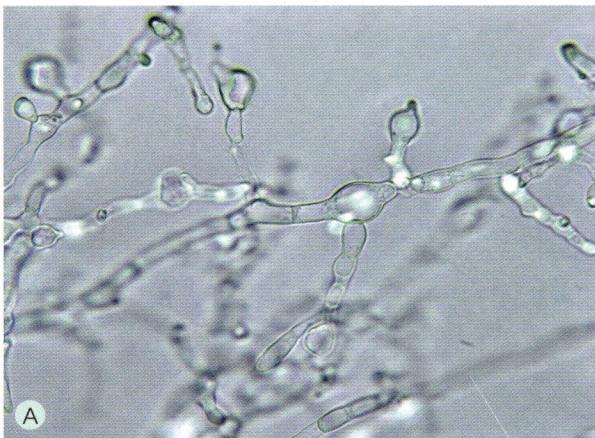

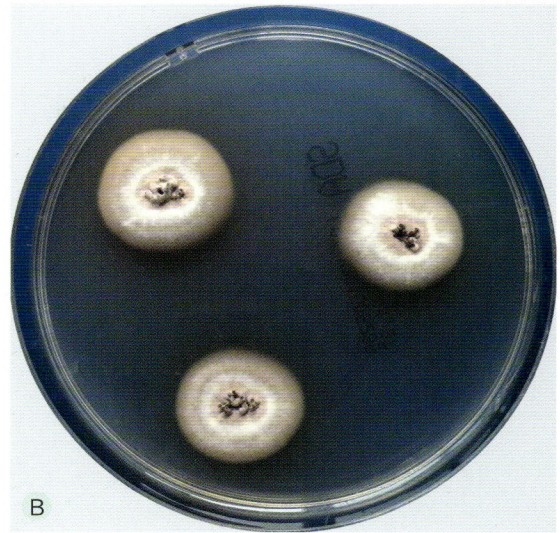

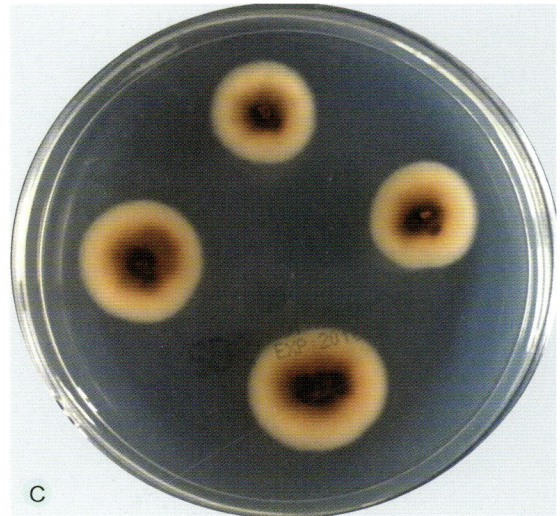

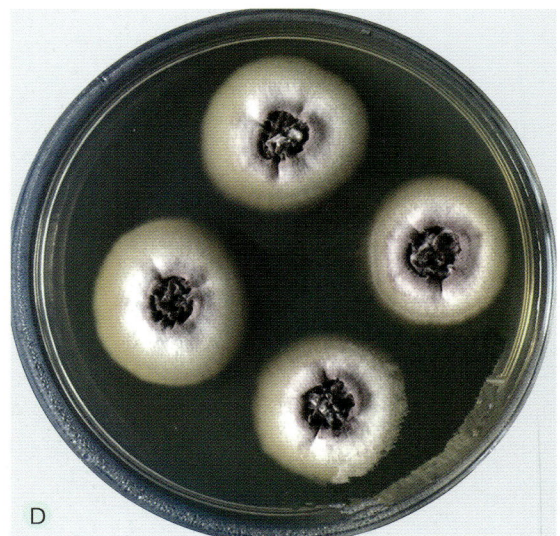

图 26-1-5　紫色毛癣菌的形态特征

A. PDA（添加维生素 B_1）28℃ 10 日 ×1 000；B. SDA（添加维生素 B_1）28℃ 14 日；C. SDA（添加维生素 B_1）28℃ 14 日（背面）；D. PDA（添加维生素 B_1）28℃ 14 日

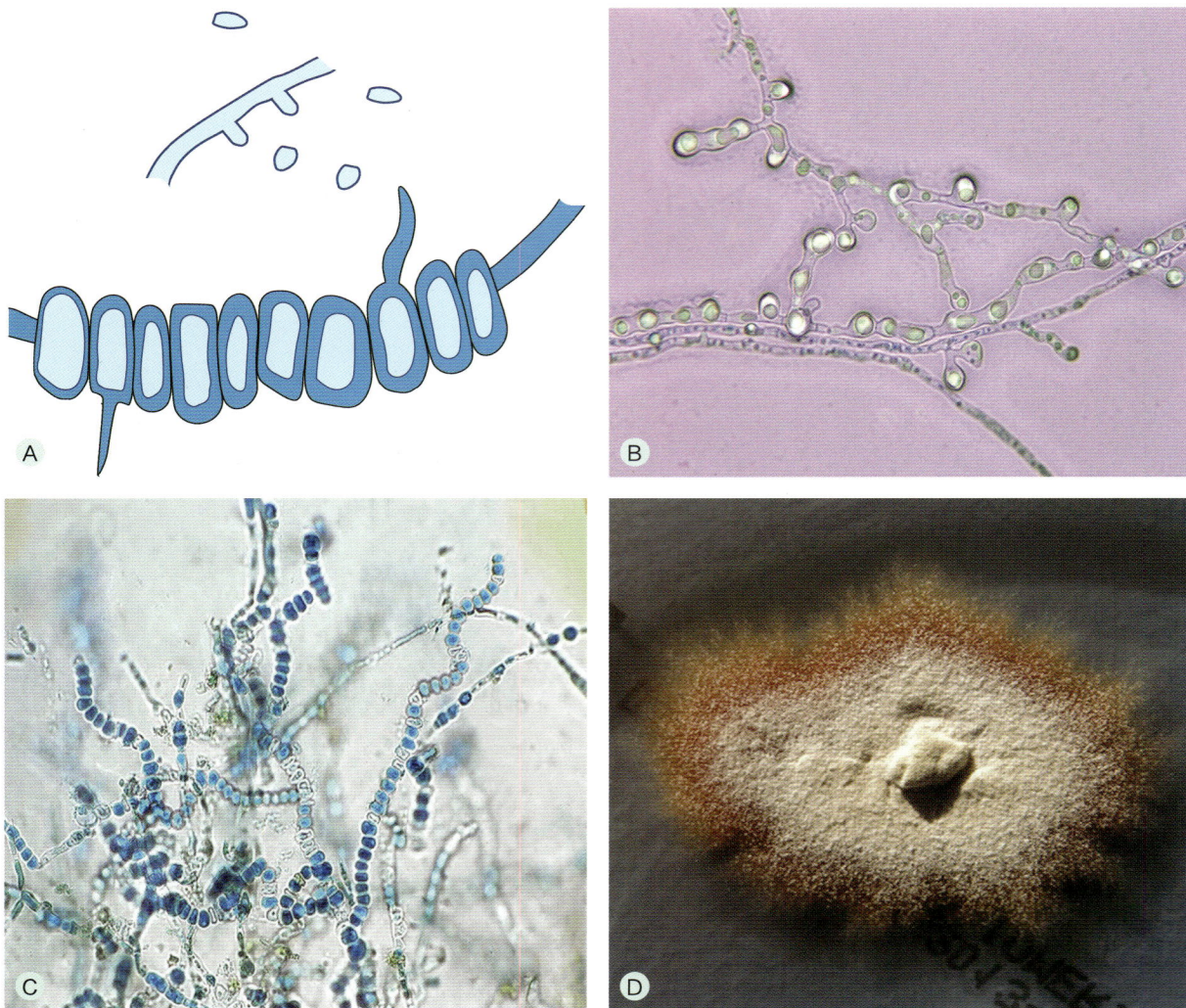

图 26-1-6　疣状毛癣菌的形态特征

A. 示意图；B. PDA 28℃ 14 日 ×1 000；C. PDA 28℃ 14 日，乳酸酚棉蓝染色 ×400；D. SDA 28℃ 14 日

疣状毛癣菌的形态特征见图 26-1-6。

7. 阿耶罗毛癣菌　在 PDA 和 SDA 上生长迅速，菌落平坦，绒毛状，米黄色，边缘有时可见淡黑色条纹，背面紫红色或蓝黑色，有时可见黑色素弥漫于培养基中。

阿耶罗毛癣菌的形态特征见图 26-1-7。

8. 苏丹毛癣菌　在 PDA 和 SDA 上生长速度中等或缓慢，初代培养菌落为黄色，绒毛状，表面有放射状条纹，背面为黄棕色。传代多次后菌落颜色消失为浅黄白色。有文献报道，苏丹毛癣菌和红色毛癣菌形态相似，分子生物学分类上与紫色毛癣菌又相近，因此认为苏丹毛癣菌、紫色毛癣菌和红色毛癣菌并列为红色毛癣菌复合体的 3 个种。

苏丹毛癣菌的形态特征见图 26-1-8。

9. 马毛癣菌　本菌 PDA 和 SDA 上生长速度中等，菌落平坦，绒毛状或粉末状，边缘不整呈须状，表面有放射状纹路，菌落表面白色或淡黄色，背面黄色或黄褐色。在添加了烟酸的酪蛋白琼脂上菌落形态类似 PDA，但生长速度加快。

马毛癣菌的形态特征见图 26-1-9A~C。

10. 同心性毛癣菌　菌落生长缓慢，绒毛状，表面有隆起的皱褶，白色变乳油色，琥珀色或褐色，

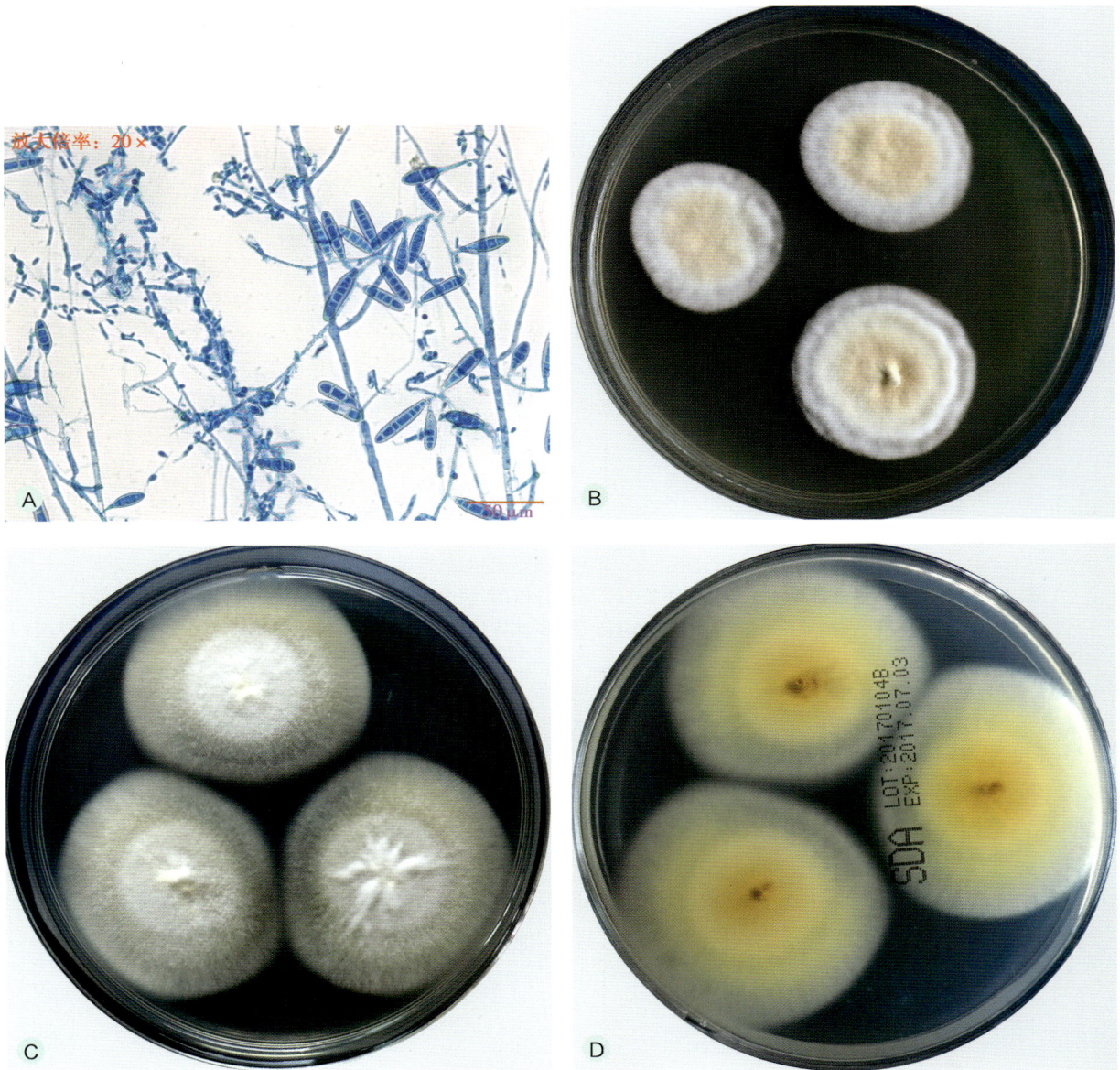

图 26-1-7 阿耶罗毛癣菌的形态特征

A. PDA 28℃ 7 日，乳酸酚棉蓝染色 ×400；B. PDA 28℃ 7 日；C. SDA 28℃ 14 日；D. SDA 28℃ 14 日（背面）

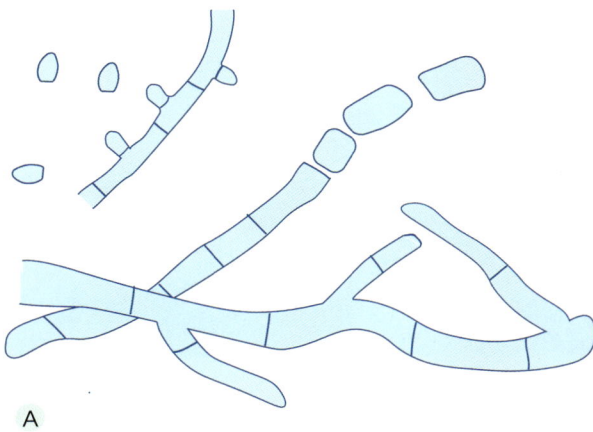

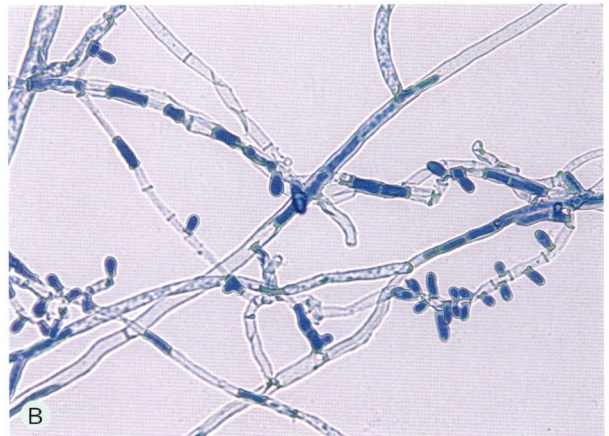

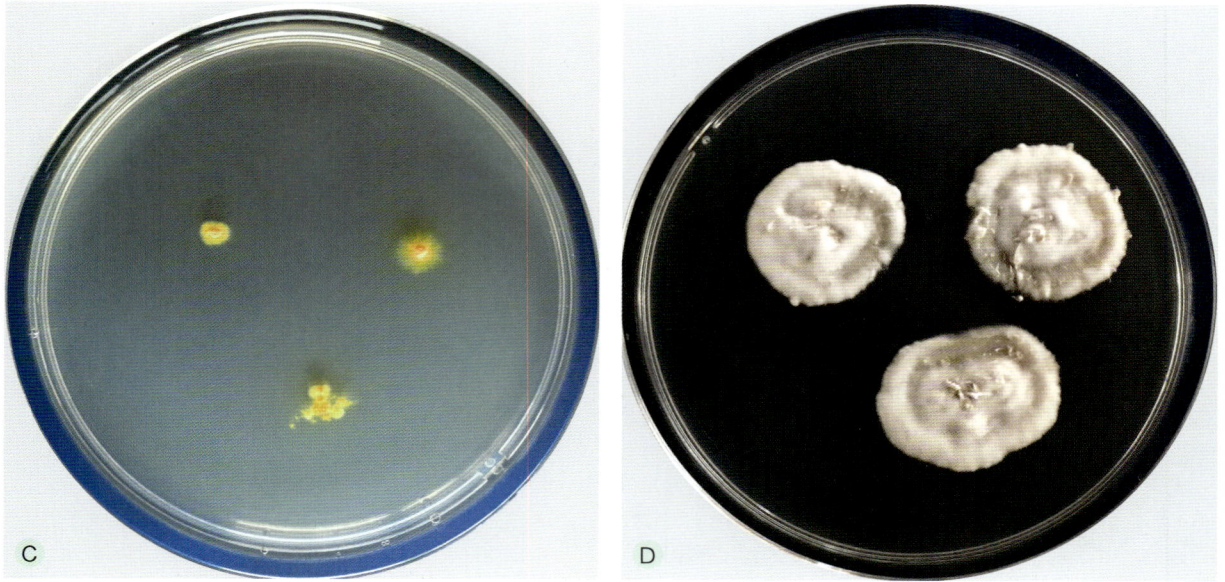

图 26-1-8   苏丹毛癣菌的形态特征

A. 示意图；B. PDA（添加维生素 B₁）28℃ 7 日，反向分枝菌丝和小分生孢子，乳酸酚棉蓝染色 ×1 000；
C.（初代）PDA（添加维生素 B₁）28℃ 5 日；D.（多次传代后）PDA（添加维生素 B₁）28℃ 14 日

背面呈浅黄、黄棕色或褐色。在培养基中添加维生素 B 可刺激某些菌株生长。

同心性毛癣菌的形态特征见图 26-1-9D、E。

11. 猴毛癣菌 猴毛癣菌的形态特征见图 26-1-9F、G。

其他毛癣菌的形态特征见图 26-1-9。

三、鉴定与鉴别

（一）属间鉴别

特征性的大小分生孢子、分生孢子的有无、尿素酶试验、毛发穿孔试验及侵犯部位等有助于与其他皮肤癣菌的鉴别，见表 26-1-2、表 26-3-1。

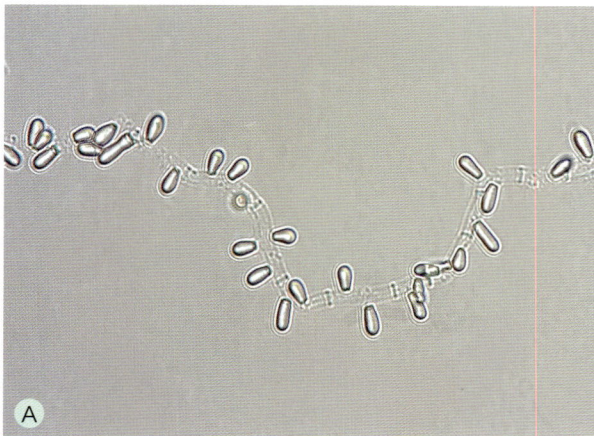

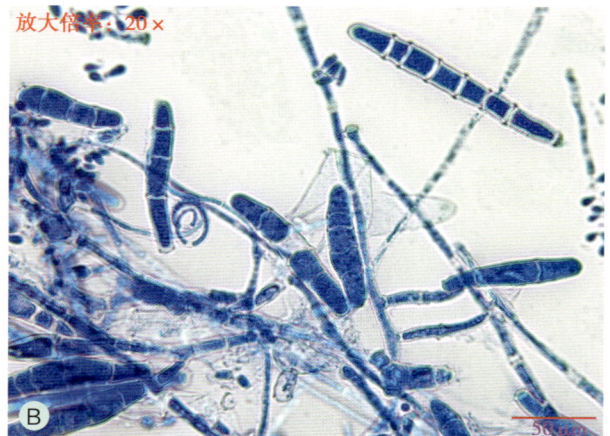

图 26-1-9　其他毛癣菌的形态特征

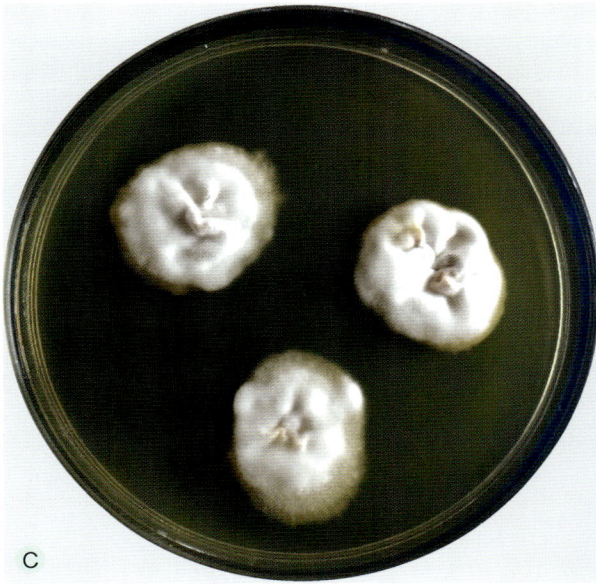

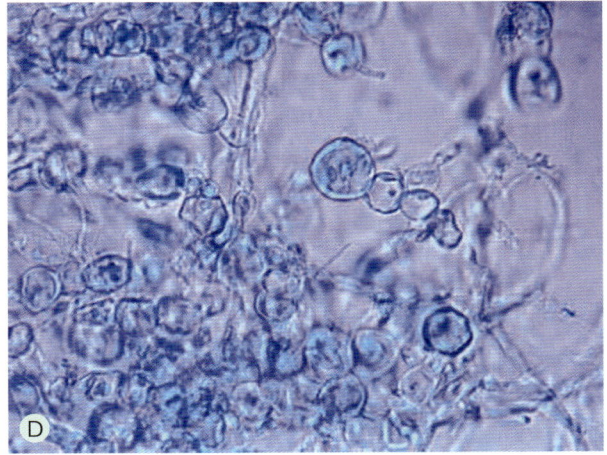

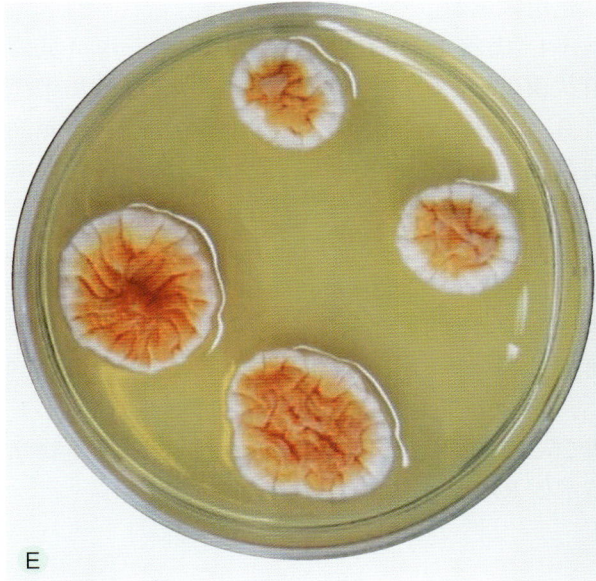

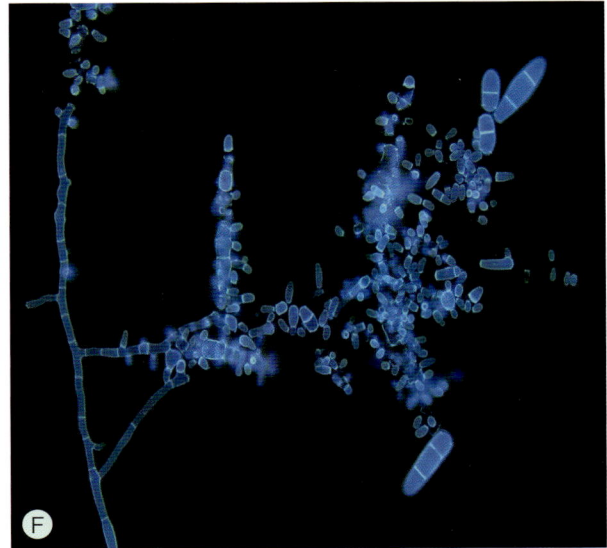

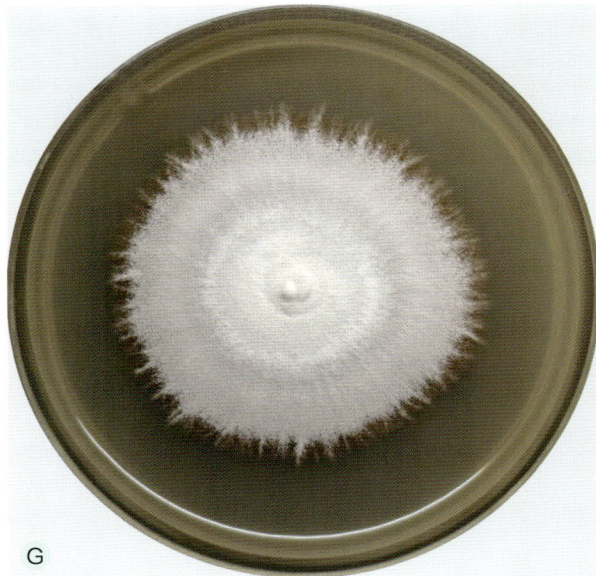

A. 马毛癣菌（小分生孢子 + 透明菌丝）PDA 28℃ 7 日 ×1 000；
B. 马毛癣菌 MHA（添加烟酸）28℃ 14 日，乳酸酚棉蓝染色
×1 000；C. 马毛癣菌 PDA 28℃ 14 日；D. 同心性毛癣菌乳酸
酚棉蓝染色 ×1 000；E. 同心性毛癣菌 SDA 28℃ 14 日；F. 猴
毛癣菌 PSA 25℃ 5 日，钙白荧光染色 ×400；G. 猴毛癣菌
PDA 25℃ 14 日

表 26-1-2　毛癣菌属、小孢子菌属和表皮癣菌属的区别特征

菌属	镜下主要特征	侵犯部位			传染来源及癣菌种类	
		皮肤	指甲	毛发	人传染给人	动物传染给人
毛癣菌属	大分生孢子罕见,壁薄、光滑;小分生孢子丰富(个别不产生)	+	+	+	5 种以上,主要有紫色毛癣菌及许兰毛癣菌、断发毛癣菌、红色毛癣菌等	超过 4 种,须癣毛癣菌、疣状毛癣菌、猴毛癣菌、马毛癣菌等
小孢子菌属	大分生孢子丰富,壁厚、粗糙;小分生孢子常缺乏(奥杜盎小孢子菌除外)	+	–	+	2 种,奥杜盎小孢子菌、铁锈色小孢子菌	3 种以上,犬小孢子菌、猪小孢子菌、鸡禽小孢子菌、杂色小孢子菌
表皮癣菌属	大分生孢子丰富,壁厚或壁薄,光滑;无小分生孢子	+	+	–	1 种,即絮状表皮癣菌	无

注:+,阳性;–,阴性。

(二)属内鉴定

1. 红色毛癣菌培养初期应注意同须癣毛癣菌复合群、断发毛癣菌的鉴别,可结合镜下大小分生孢子形态、螺旋菌丝、在葡萄糖玉米培养基和 PDA 培养基上的色素生成、尿素酶试验及毛发穿孔试验加以鉴别。生长不需要组氨酸可与麦格毛癣菌鉴别。

2. 须癣毛癣菌复合群菌落形态似石膏样小孢子菌复合群,后者大分生孢子呈纺锤形,壁厚,有 4~6 个分隔,小分生孢子罕见,易于鉴别。生长不需要烟酸可与马毛癣菌鉴别。

3. 断发毛癣菌应注意与疣状毛癣菌鉴别,维生素 B_1 均可促进两者生长,厚壁孢子丰富,断发毛癣菌可见气球样分生孢子,菌丝宽大如蚯蚓样;而疣状毛癣菌大分生孢子鼠尾样,37℃生长加快,可见鹿角状菌丝。

4. 疣状毛癣菌同许兰毛癣菌镜下均可见鹿角状菌丝,菌落可呈脑回状沟纹,可通过添加维生素 B_1 或肌醇,以及 37℃生长试验相区别,培养初期菌落似紫色毛癣菌和同心性毛癣菌。许兰毛癣菌和同心性毛癣菌均无大小分生孢子,后者厚壁孢子丰富。紫色毛癣菌后期菌落呈绛色,可见对称的厚壁孢子链。两者培养初期菌落还应注意与铁锈色小孢子菌鉴别,后者菌丝粗,似竹节状,无鹿角状菌丝。

5. 常见毛癣菌属种的鉴别可参见表 26-1-3、表 26-3-1,不典型菌株必要时还可结合分子生物学技术如 RAPD 的方法来鉴别。

表 26-1-3　毛癣菌属相似菌种生理生化鉴别

菌名	生长试验					生理生化试验		
	酪蛋白基础	酪蛋白+硫胺素基础	硝酸铵基础	硝酸铵+组氨酸基础	尿素酶(7 日)	毛发穿孔试验	玉米培养基产红色素	37℃生长
须癣毛癣菌复合群	4+	4+	4+	2+	+	+	–	+
红色毛癣菌	4+	4+	3+	4+	–/W	–	+	+
断发毛癣菌	±/+	4+	±	±	+	–^v	+	+
土毛癣菌	4+	4+	2+	2+	+	+	V	–

注:+,阳性;–,阴性;W,弱反应;±,弱生长;2+,少量生长;3+,中等量生长;4+,大量生长;V,不确定。

四、抗真菌药物敏感性

一般浅部真菌病首选外用抗真菌药物,但头癣、甲真菌病首选内服药物,如灰黄霉素,伊曲康唑或特比萘芬等。体外试验显示,毛癣菌属对特比萘芬、伊曲康唑、伏立康唑的 MIC_{90} 值较低,而对氟康唑 MIC_{90} 值较高。临床上已出现对特比萘芬高度耐药的印度毛癣菌($T.\ indotineae$),应引起重视。

五、临床意义

红色毛癣菌主要侵犯皮肤,指(趾)甲和毛发,引起体股癣,手足癣和甲癣,是我国最为常见的一种皮肤癣菌,极少侵犯毛发。

须癣毛癣菌复合群可侵犯皮肤,指(趾)甲和毛发,引起手足癣,体、股癣,脓癣,毛发感染时呈发外型,局部炎症比较明显。

断发毛癣菌主要侵犯头发及光滑皮肤。侵犯头发时呈发内型,是黑癣的主要病原菌;侵犯面部或其他光滑皮肤时可引起体癣,表现环状,中央有丘疹及鳞屑散布,有时可引起手足癣、须癣及癣菌疹。

许兰毛癣菌主要侵犯头皮和头发,引起头黄癣,俗称癞痢头。也可引起其他类型的黄癣,如体黄癣、甲黄癣、内脏黄癣及黄癣菌疹等。

紫色毛癣菌主要引起头黑癣和体癣,感染头发为发内型。

同心性毛癣菌是皮肤感染的一种病原体,可引起叠瓦癣。以形成多个同心圆形和多环鳞屑性损害为特征,常覆盖全身,皮屑中含有大量菌丝。

疣状毛癣菌为发外型,亲动物性皮肤癣菌,主要侵犯牛、马。人类通过接触而感染,炎症现象特别显著。

毛癣菌的感染特征见图 26-1-10。

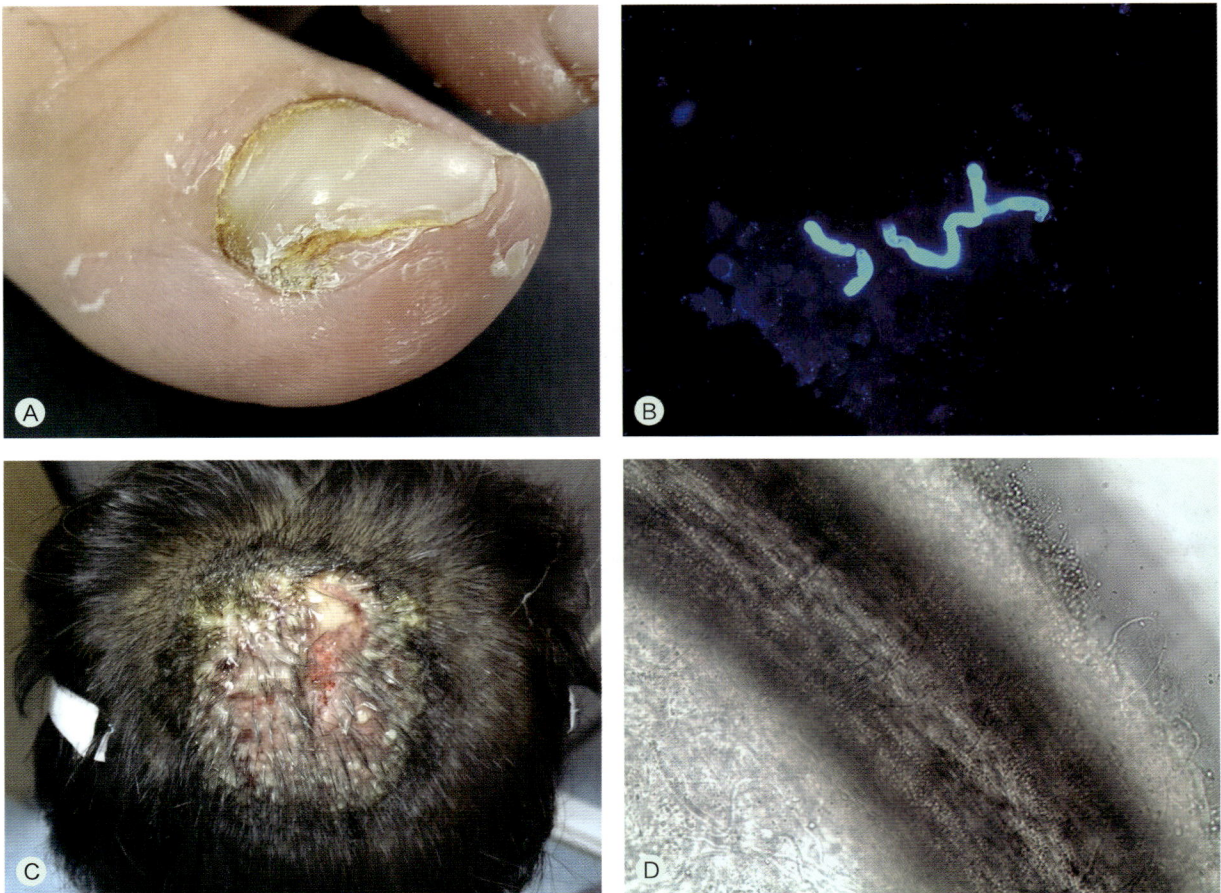

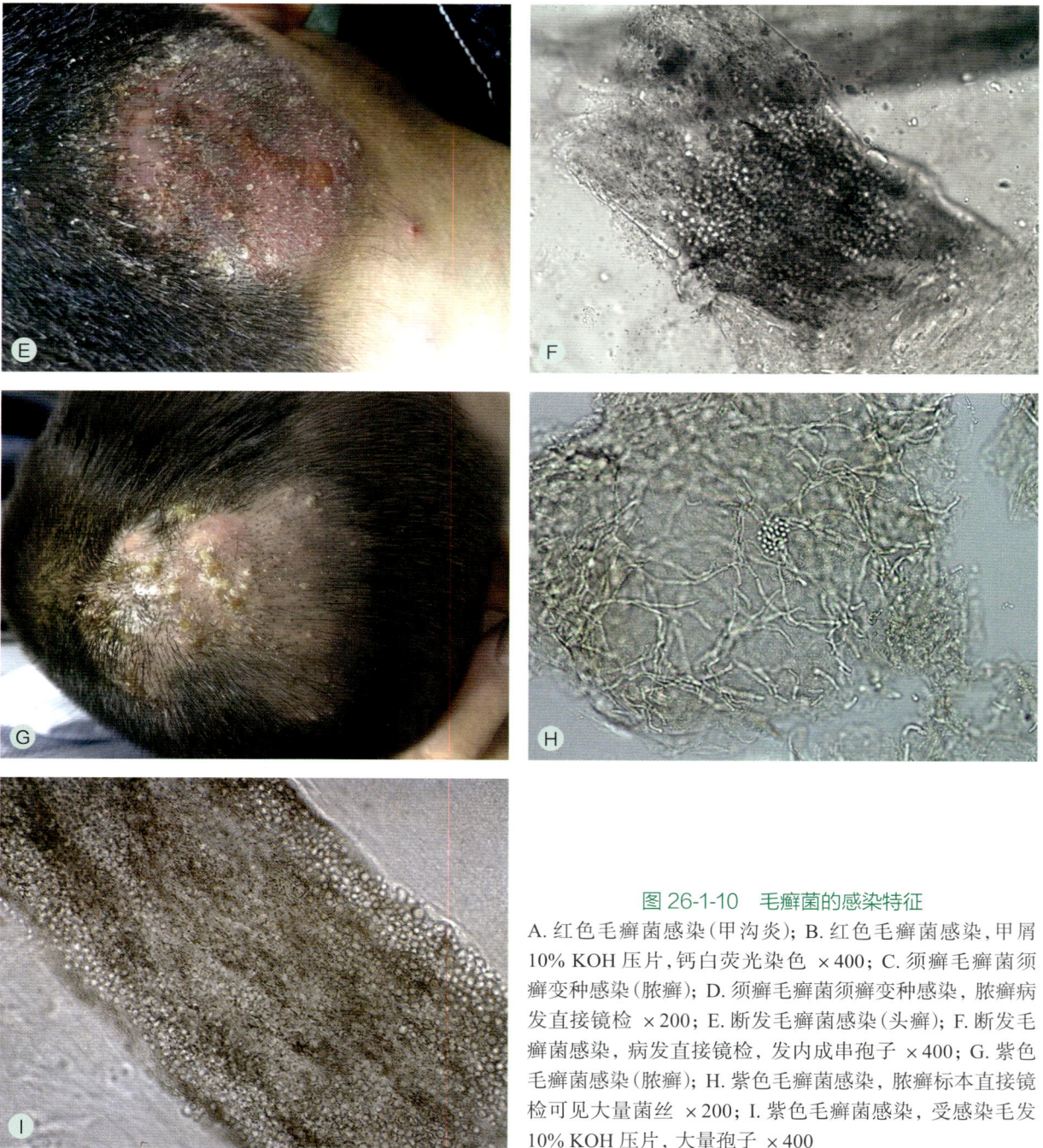

图 26-1-10　毛癣菌的感染特征

A. 红色毛癣菌感染（甲沟炎）；B. 红色毛癣菌感染，甲屑 10% KOH 压片，钙白荧光染色 ×400；C. 须癣毛癣菌须癣变种感染（脓癣）；D. 须癣毛癣菌须癣变种感染，脓癣病发直接镜检 ×200；E. 断发毛癣菌感染（头癣）；F. 断发毛癣菌感染，病发直接镜检，发内成串孢子 ×400；G. 紫色毛癣菌感染（脓癣）；H. 紫色毛癣菌感染，脓癣标本直接镜检可见大量菌丝 ×200；I. 紫色毛癣菌感染，受感染毛发 10% KOH 压片，大量孢子 ×400

（陈知行　徐和平）

第二节　表皮癣菌属

一、分类与命名

表皮癣菌属（*Epidermophyton*）隶属于子囊菌门（Ascomycota），子囊菌亚门（Pezizomycotina），散囊菌纲（Eurotiomycetes），散囊菌目（Onygenales），裸囊菌科（Arthrodermataceae）。属内包括絮状表皮癣菌（*E. floccosum*）和斯托克表皮癣菌（*E. stockdaleae*）2 个种。斯托克表皮癣菌对人类不致病。

二、生物学特性

（一）形态与染色

显微镜下可见大分生孢子如棍棒状，杵状，顶端钝圆，2~4 个分隔，壁薄光滑，排列为单个或 4~5 成群，无小分生孢子，在成熟菌落中形成大量厚壁孢子。偶见球拍菌丝，结节体和螺旋菌丝（图 26-2-1A、B）。

（二）培养特性

在 SDA 培养基上室温培养生长缓慢，初为粉状、浅黄色或短绒毛状菌落，稍凸起，表面有不规则的皱褶，覆有粉末，周围有放射状沟纹，有一圈光滑晕，中心覆有菌丝，日久菌丝渐增多，变为羊毛状，呈白色多形性菌丝丛，见图 26-2-1D。

絮状表皮癣菌的形态特征见图 26-2-1。

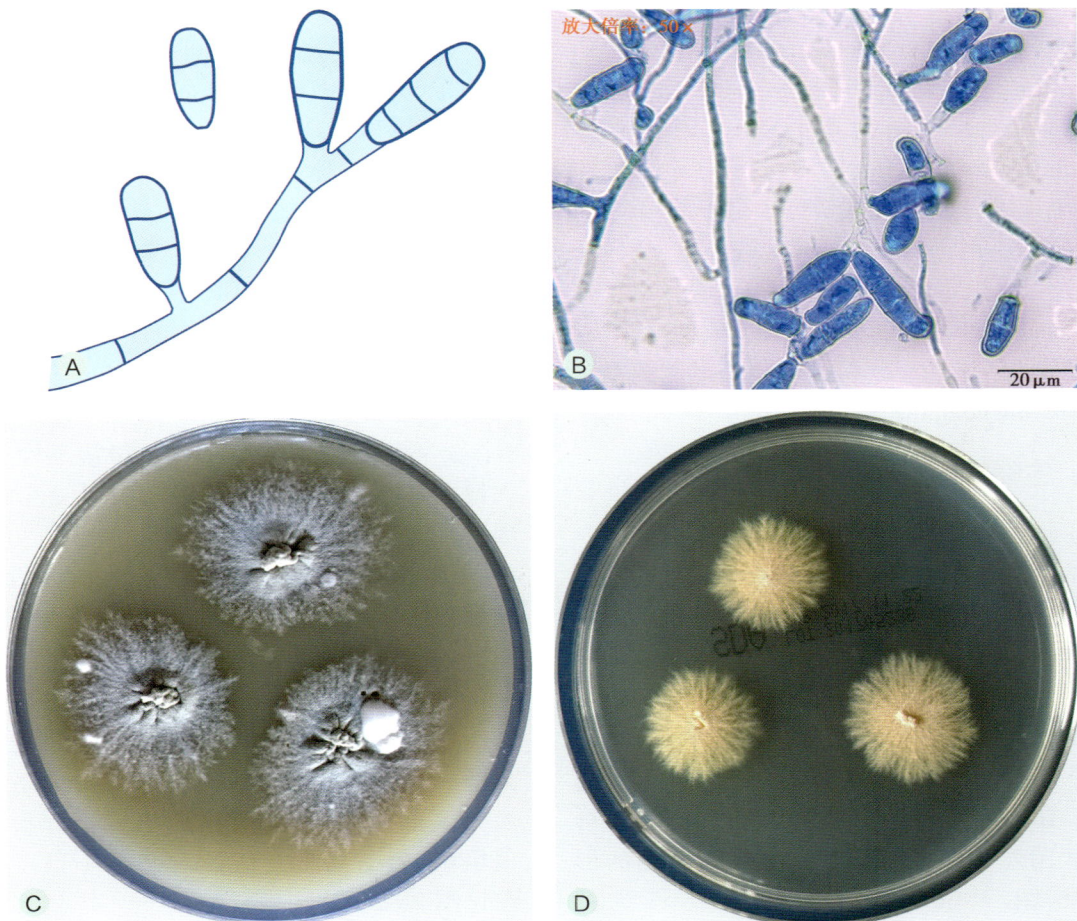

图 26-2-1　絮状表皮癣菌形态特征

A. 示意图；B. PDA 28℃ 12 日，乳酸酚棉蓝染色 ×1 000；C. PDA 28℃ 18 日；D. 传代多次后 SDA 28℃ 14 日

三、鉴定与鉴别

表皮癣菌培养初期菌落似许兰毛癣菌,后者无大小分生孢子,且主要侵犯毛发。后期菌落与犬小孢子菌相似,后者可见纺锤形大分生孢子。

四、抗真菌药物敏感性

体外药敏试验显示,表皮癣菌对特比萘芬、伊曲康唑、伏立康唑、两性霉素 B 具较低的 MIC_{90} 值,对氟康唑的 $MIC_{90} > 64\mu g/ml$。

五、临床意义

表皮癣菌属是一类丝状真菌,呈世界性分布。絮状表皮癣菌是属内唯一致病真菌,可引起人类癣,引起的股癣常两侧对称,边缘凸起,棕红斑片状,有丘疹和水疱散在,中央覆盖有鳞屑。引起的足癣为水疱鳞屑型,也可引起甲癣。不侵犯毛发。可通过接触传染,尤其通过接触共用的沐浴和健身设备。在免疫力低下患者还可引起侵袭性感染。

（陈知行　徐和平）

第三节　小孢子菌属

一、分类与命名

小孢子菌属(Microsporum)隶属于子囊菌门(Ascomycota),子囊菌亚门(Pezizomycotina),散囊菌纲(Eurotiomycetes),散囊菌目(Onygenales),裸囊菌科(Arthrodermataceae)。属内包括 17 个常见菌种,其中临床常见菌种有铁锈色小孢子菌(*M. ferrugineum*)、犬小孢子菌(*M. canis*)、猪小孢子菌(*M. nanum*)、杂色小孢子菌(*M. persicolor*)、奥杜盎小孢子菌(*M. audouinii*)、库克小孢子菌(*M. cookei*)、鸡禽小孢子菌(*M. gallinae*)和石膏样小孢子菌复合群(*M. gypseum* complex)等。

二、生物学特性

(一) 形态与染色

本属真菌大分生孢子丰富,呈纺锤形或梭形,可分 2~14 隔,大分生孢子壁厚,外侧粗糙带刺。

1. 犬小孢子菌　培养物显微镜下检查,可见许多大分生孢子,呈纺锤状,壁厚粗糙带刺,大小为(10~25)μm×(75~100)μm,有 6 个以上的隔,顶端像"帽子"样肥大。此外有棍棒状小分生孢子,不常见。菌丝有隔,常见球拍状菌丝,有时也可见破梳状菌丝和结节状菌丝。犬小孢子菌的形态见图 26-3-1。

2. 石膏样小孢子菌复合群　复合群包括石膏样小孢子菌(*M. gypseum*)、内弯节皮菌(*Arthroderma incurvatum*,有性期)、粉小孢子菌(*M. fulvum*)和杜波西小孢子菌(*M. dubosisii*)培养物显微镜下检查,石膏样小孢子菌可见许多呈纺锤形大分生孢子,大小为(6~8)μm×(60~200)μm,有 4~6 个分隔,壁薄光滑或有刺。菌丝两侧可有短柄或无柄的少数棍棒状小分生孢子。有时可见厚壁孢子,并可见到球拍状菌丝、破梳状菌丝和结节状菌丝。粉小孢子菌可见大量分生孢子,壁薄有刺,4~5 个分隔,与石膏样小孢子菌类似,区别为大分生孢子稍长,且多半为侧生,很少聚集成群,有众多分枝状螺旋菌丝。石膏样小孢子菌的形态见图 26-3-2。

3. 猪小孢子菌　培养物显微镜下检查,可见大量大分生孢子,1~3 个细胞,但多为 2 个细胞,卵圆形至梨形,壁薄有刺,宽大基部;小分生孢子棒状,量少,侧生,分生孢子梗不易着色。猪小孢子菌的形态见图 26-3-3。

4. 杂色小孢子菌　培养物显微镜下检查,可见大量小分生孢子,球形到纺锤形(很少棒形),有柄;或成葡萄状着生于小梗顶端,但也有沿着菌丝一侧单生,常见螺旋菌丝。初代培养可见大分生孢子,薄壁,光滑,梭形或子弹形。顶部稍粗糙,常含有 6 个细胞。杂色小孢子菌的形态见图 26-3-4。

5. 库克小孢子菌　大分生孢子数量众多,梭形,厚壁,表面有小刺,5~8 个分隔。小分生孢子卵圆形,细长棒状,无柄沿菌丝两侧排列。库克小孢子菌形态见图 26-3-5。

6. 铁锈色小孢子菌 不产生大小分生孢子,培养物显微镜下检查,可见菌丝突出横隔(竹节状)、较粗而不规则分枝的菌丝,菌丝较粗,多呈 45°角分枝,菌丝顶端或中间可着生厚壁孢子,有时呈链状,可见球拍状和破梳状菌丝。铁锈色小孢子菌的形态见图 26-3-6。

(二)培养特性

1. 犬小孢子菌 在 SDA 培养基上 25℃孵育,菌落生长较快,初为白色至黄色绒毛样生长,2 周后菌丝较多,像羊毛状,故又称为羊毛状小孢

子菌。此时菌丝可充满整个斜面,中央趋向粉末化,表面呈黄白色,有少数同心圆,背面黄色到橘黄色,中央部显著,边缘部较浅,在米饭培养基上生长良好,白色菌丝,黄色色素,可促进大小分生孢子的形成(图 26-3-1A)。犬小孢子菌有歪斜变种(*Microsporum canis* var.*distortum*)和马小孢子菌变种(*Microsporum canis* var.*equinum*),歪斜变种生长不良,但有特征性扭曲的大分生孢子,在米饭培养基上生长旺盛。马小孢子变种菌落浅黄色,放射状沟纹,背面粉红色到黄棕色,米饭培养基上生长有限。

犬小孢子菌的形态特征见图 26-3-1。

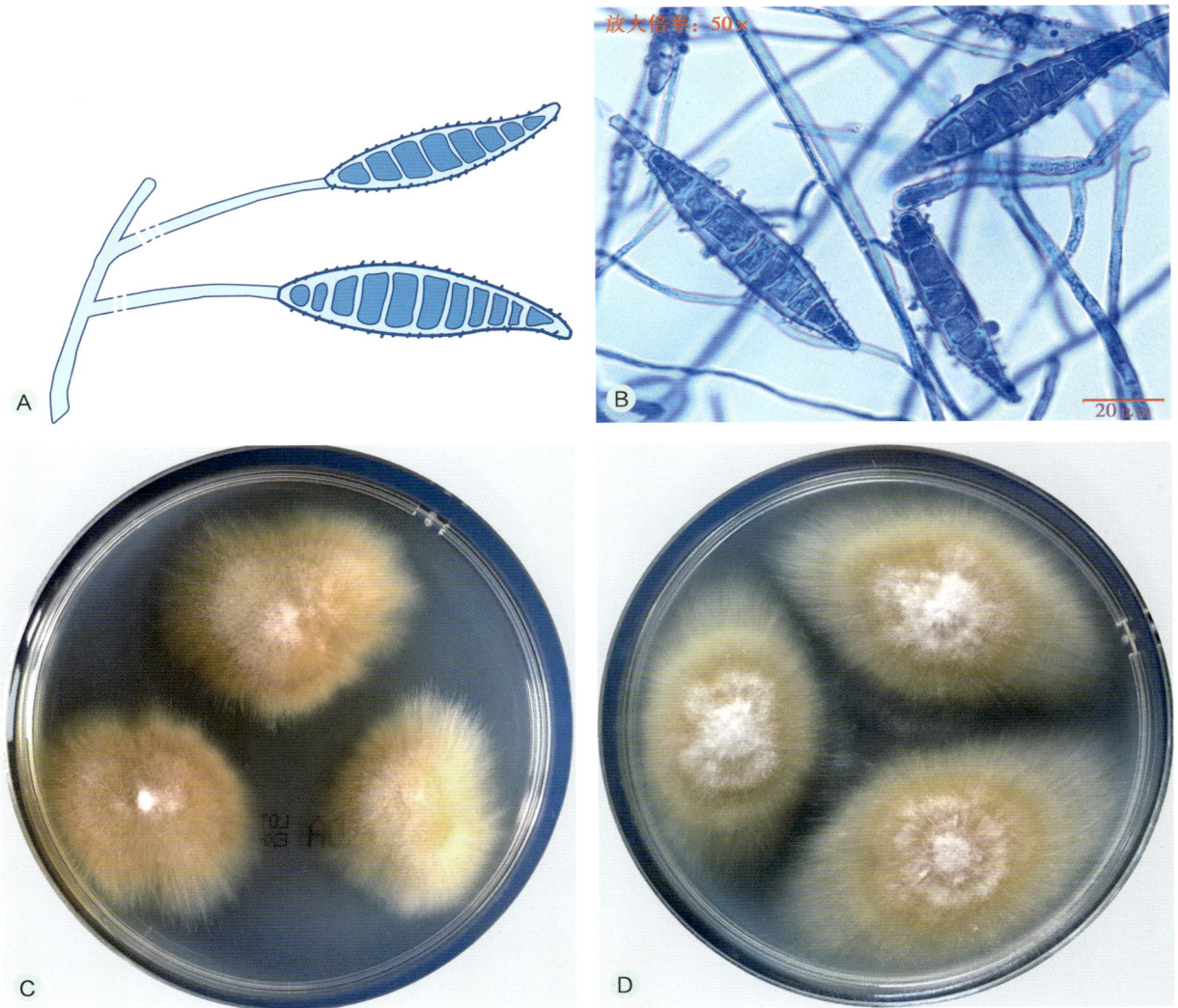

图 26-3-1 犬小孢子菌形态特征
A. 示意图;B. PDA 28℃ 4 日,乳酸酚棉蓝染色 ×1 000;C. SDA 28℃ 14 日;D. PDA 28℃ 14 日

2. 石膏样小孢子菌复合群　石膏样小孢子菌复合群在 SDA 培养基上室温生长迅速,3~5 日可见菌落,初为白色绒毛状,随后表面呈现颗粒状,粉末状,颜色转为棕黄色,中心颜色较深,边缘色浅,背面米黄色或黄棕色,部分菌株产出红褐色色素,久置培养菌落中心可发展为白色绒毛状菌丝凸起。中心部位有一小环,外周有少数极短的沟纹,边缘不整齐。粉小孢子菌在 SDA 培养基上 25℃ 孵育生长迅速,菌落表面平滑,其上有很细的粉末,呈乳白色或淡黄红色,菌落中心及外围有一片白色绒毛状气生菌丝。菌落表面呈深红色,色素不扩散,培养基不着色。

石膏样小孢子菌复合群的形态特征见图 26-3-2。

3. 猪小孢子菌　在 SDA 培养基上 25℃ 生长较快,菌落外观类似石膏样小孢子菌,质地粉末或沙粒状,表面初为蓝白色到黄色,边缘不整齐,日久后正面黄红色,背面棕红色,培养基不着色。

猪小孢子菌的形态特征见图 26-3-3。

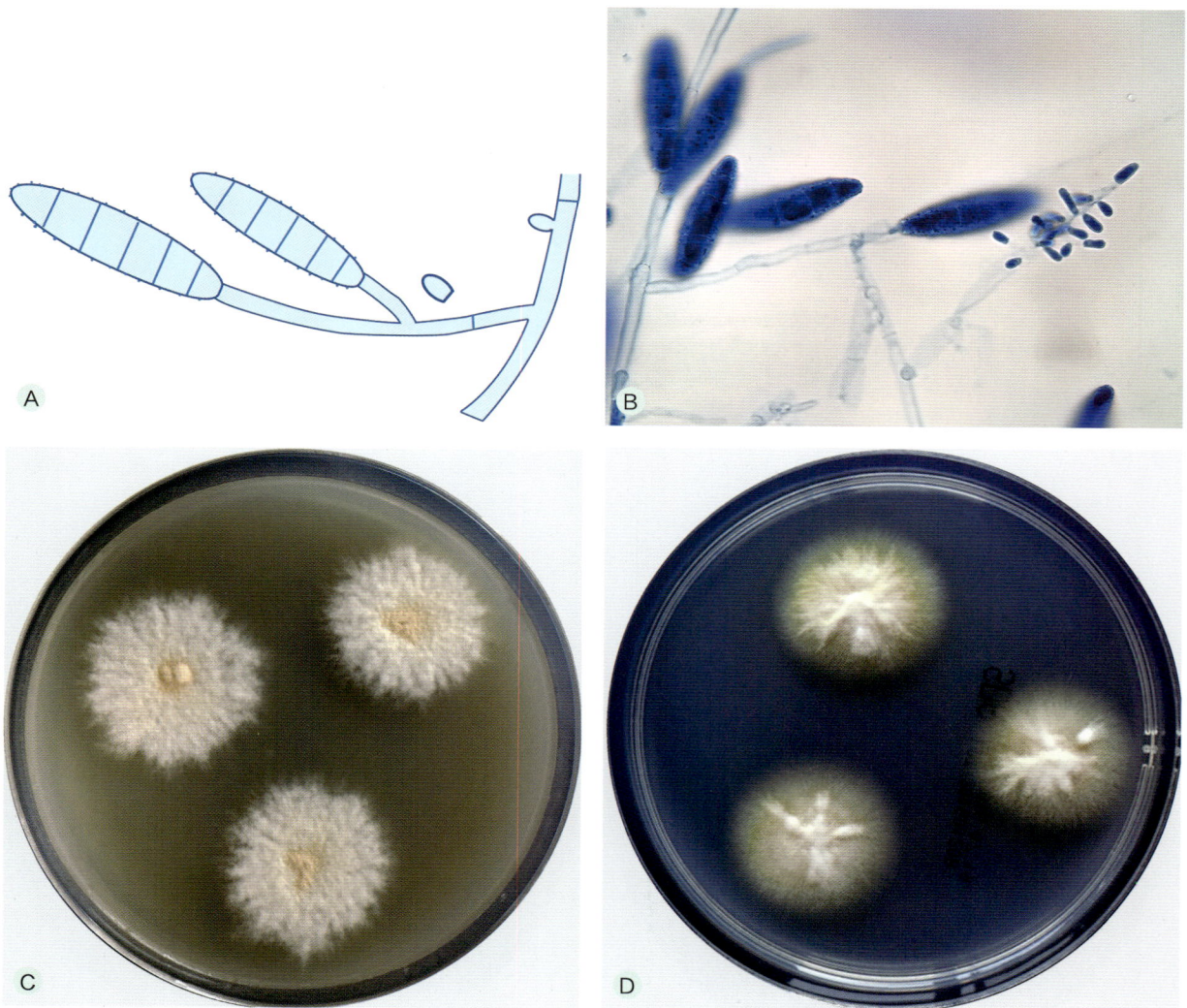

图 26-3-2　石膏样小孢子菌形态特征
A. 示意图;B. PDA 28℃ 7 日,乳酸酚棉蓝染色 ×1 000;C. PDA 28℃ 7 日;D. SDA 28℃ 7 日

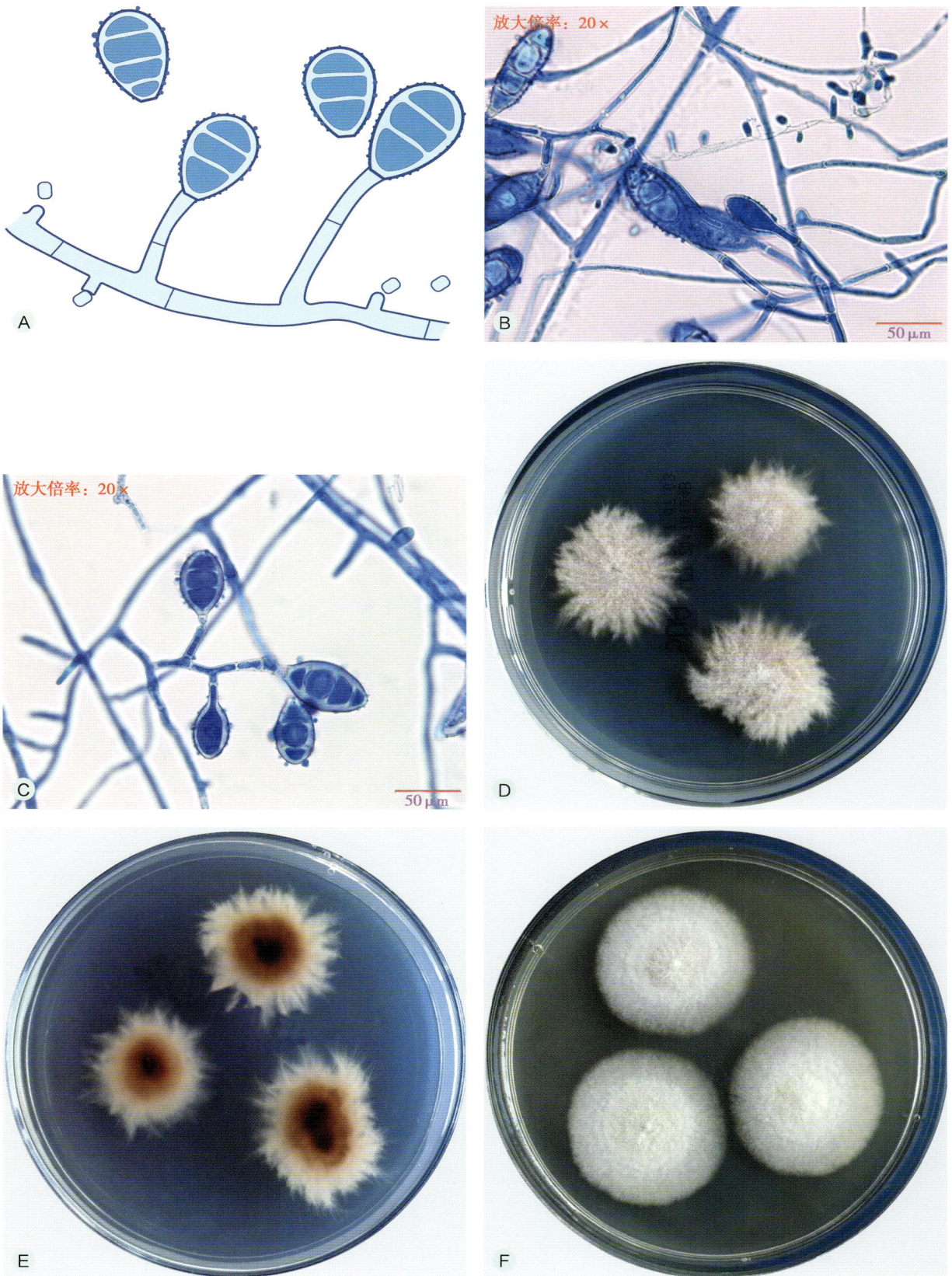

图 26-3-3　猪小孢子菌形态特征

A.示意图；B. PDA 28℃ 7 日，乳酸酚棉蓝染色 ×1 000；C. PDA 28℃ 7 日，乳酸酚棉蓝染色 ×1 000；
D. SDA 28℃ 7 日；E. SDA 28℃ 7 日（背面）；F. PDA 28℃ 7 日

4. 杂色小孢子菌　在 SDA 培养基上 25℃ 培养生长快速,菌落从粉状到绒毛状,表面呈浅黄色到粉色,背面无色、粉色到红褐色,在无糖的蛋白胨培养基上呈现特征性的桃红色,毛发穿孔试验阳性。

杂色小孢子菌的形态特征见图 26-3-4。

5. 库克小孢子菌　在 SDA 和 PDA 上生长速度较快,菌落扁平,边缘不整,粉末状,表面白色或淡黄色,有时为红褐色。背面暗红色。

库克小孢子菌的形态特征见图 26-3-5。

6. 铁锈色小孢子菌　生长缓慢,在 SDA 培养基上室温孵育 4~5 日,产生淡黄色或铁锈色条纹状菌落,稍高出培养基表面。菌落渐向四周发出放射状菌丝,菌落下沉不明显,此类菌落多见,为本菌的典型特征。实验室保存或多次传代的菌株易变异为绒毛状白色菌落。

除上述典型菌落外,还有以下五型。

Ⅰ型:中心为扁平凸起,其后在菌落表面发生皱褶,整个菌落呈块状或结节状,表面较干。

Ⅱ型:开始沿病发呈条状生长,渐渐在中心产

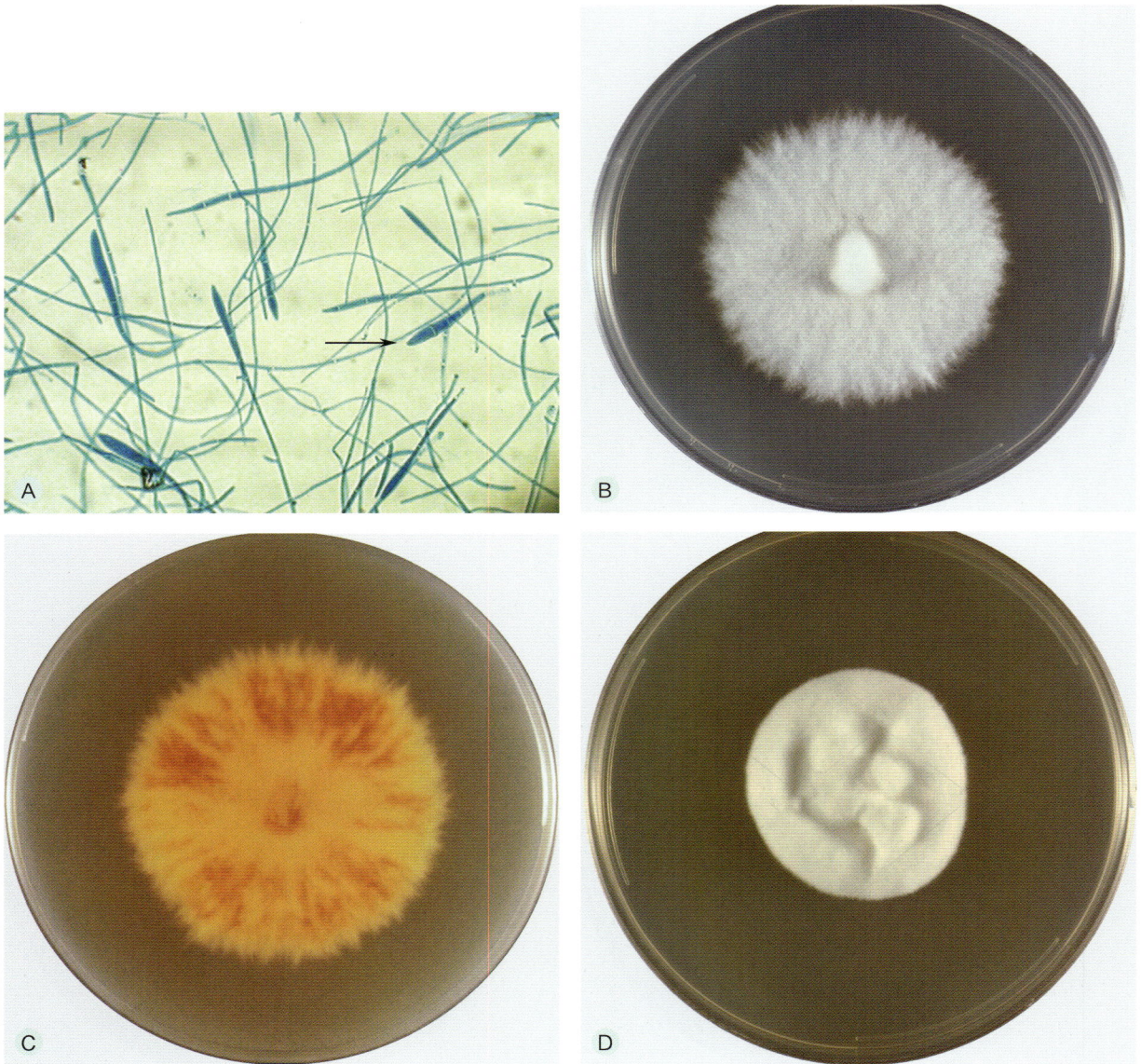

图 26-3-4　杂色小孢子菌的形态特征
A. PDA 28℃ 7 日,乳酸酚棉蓝染色 ×400; B. SDA 28℃ 7 日; C. SDA 28℃ 7 日(背面); D. PDA 28℃ 7 日

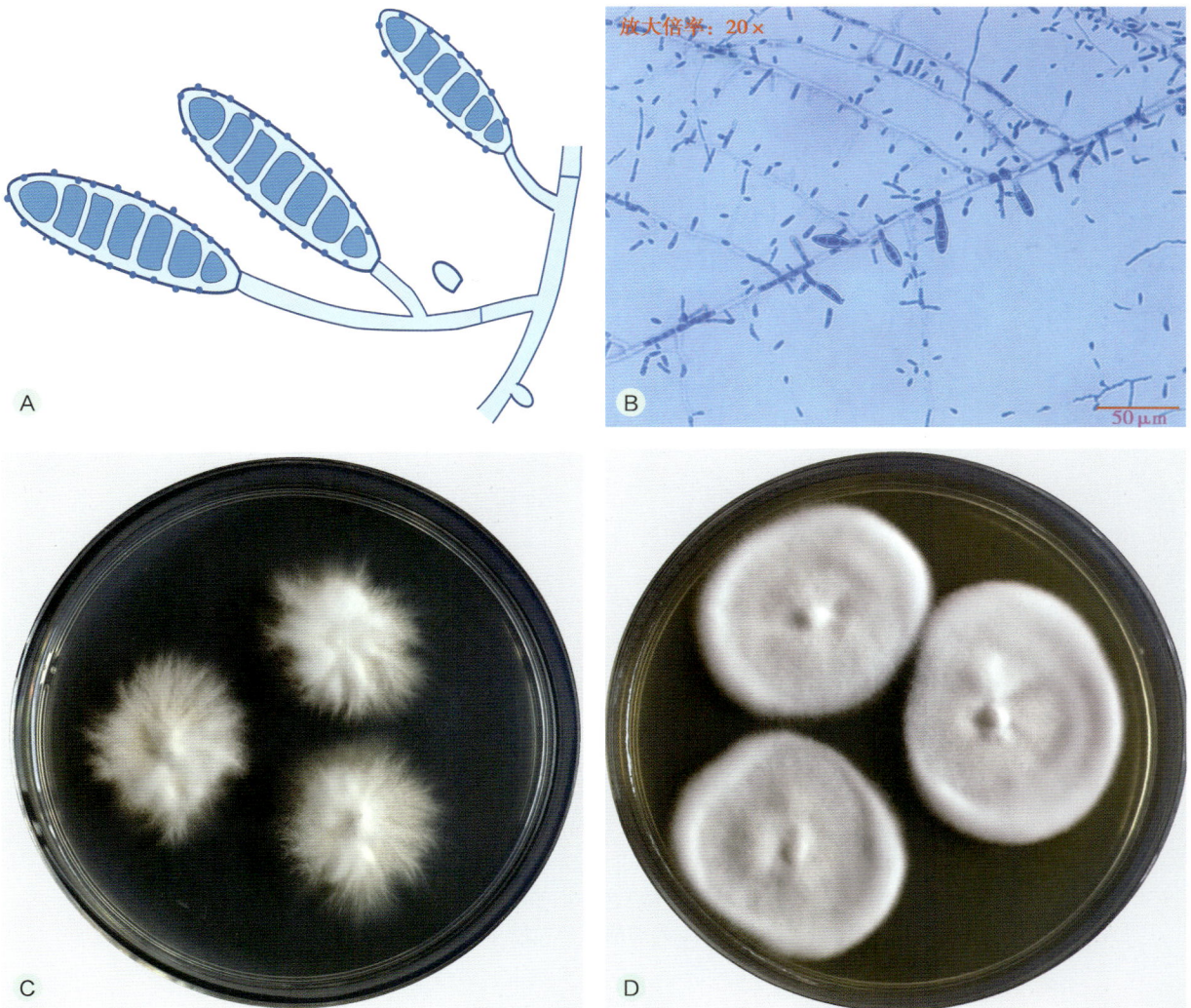

图 26-3-5　库克小孢子菌的形态特征
A. 示意图；B. PDA 28℃ 7 日，乳酸酚棉蓝染色 ×400；C. SDA 28℃ 7 日；D. PDA 28℃ 14 日

生扁平隆起，并有皱褶，菌落边缘整齐如刀切一样，且稍下沉，无放射状沟纹。上述 I 型的次代生长也可呈此型生长。

Ⅲ型：菌落中心部分初呈扁平状隆起，其后整个菌落犹如露出地面的老树根状，自中心向四周分布，至边缘有较细的沟纹。

Ⅳ型：菌落的中心与边缘都不高起于培养基平面，而是沿培养基表面平铺，自中心向周边发出放射状沟纹，色黄如一鲜艳的菊花。

Ⅴ型：菌落表面有少许绒毛状气生菌丝，犹如犬小孢子菌样菌落。

铁锈色小孢子菌的形态特征见图 26-3-6。

三、鉴定与鉴别

（一）属间鉴别

小孢子菌属与毛癣菌属和表皮癣菌属在形态上显著区别，是小孢子菌属大分生孢子壁厚、外侧带刺、粗糙，呈纺锤形或梭形。其他特性如尿素酶试验、毛发穿孔试验及侵犯部位等也有助于与其他皮肤癣菌的鉴别，三个菌属的鉴别参见表 26-3-1～ 表 26-3-3。

（二）属内鉴定

铁锈色小孢子菌初期菌落与许兰毛癣菌相似，后者有鹿角状菌丝，菌落生长较慢，无色或淡褐色。犬小孢子菌与石膏样毛癣菌和絮状表皮癣菌可通

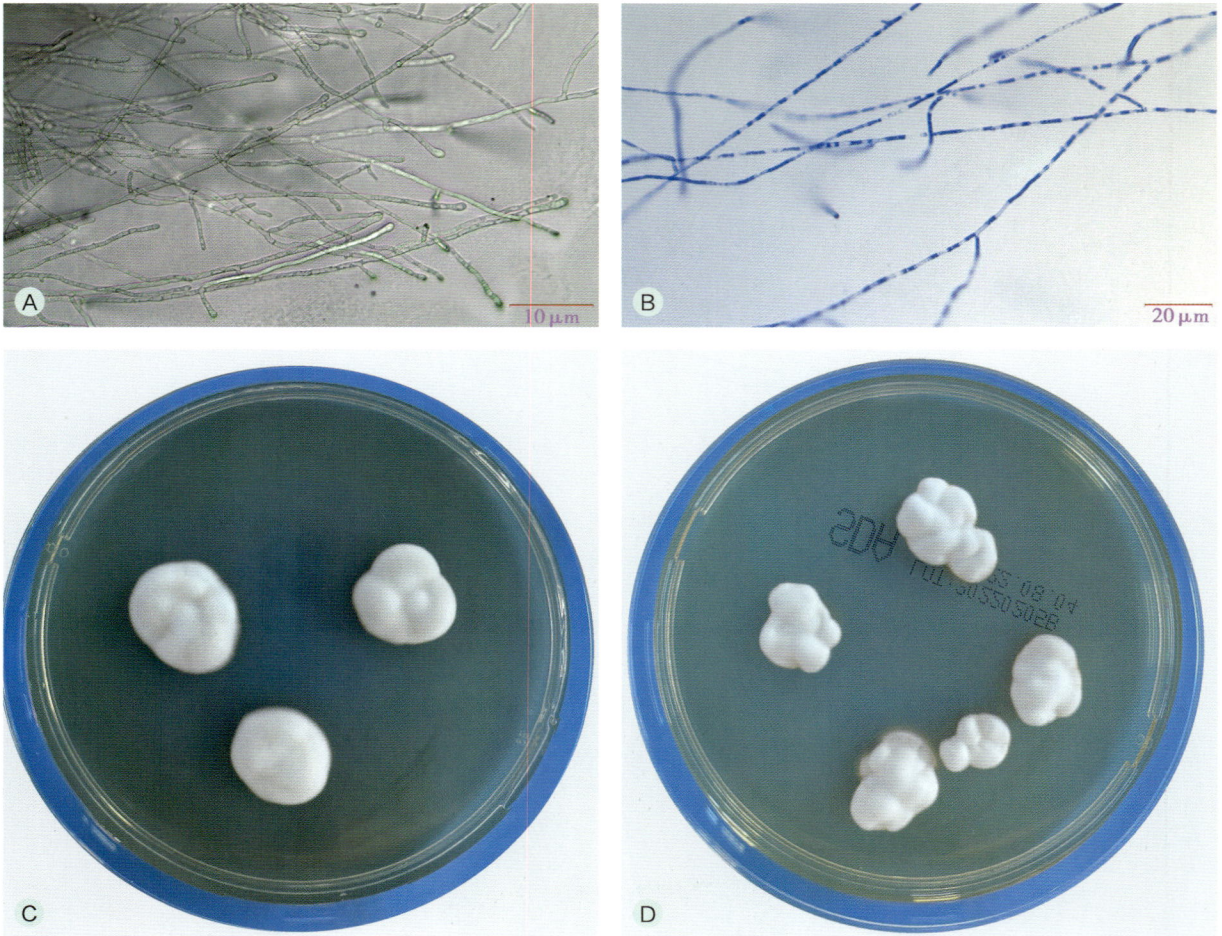

图 26-3-6 铁锈色小孢子菌的形态特征

A. PDA 27℃ 6 日 ×400；B. PDA 27℃ 6 日，乳酸酚棉蓝染色 ×400；C. PDA 27℃ 9 日；D. SDA 27℃ 9 日

过特征性大分生孢子相鉴别。

小孢子菌属临床常见菌种的鉴别参见表 26-3-1。不典型菌株必要时还可结合分子生物学技术如 RAPD 来鉴别。

四、抗真菌药物敏感性

体外药敏试验显示，小孢子菌属对特比萘芬，伊曲康唑，伏立康唑的 MIC_{90} 值较低，对两性霉素 B 的 MIC_{90} 值稍高，对氟康唑的 MIC_{90} 常大于或等于 $64\mu g/ml$。

五、临床意义

铁锈色小孢子菌可引起头白癣，多见于儿童，成年人极为少见。也可引起体癣，多见于颜面、颈及上肢，可单独或与白癣同时存在。

犬小孢子菌可引起皮肤，毛发等部位感染，皮肤病变表现为周边伴有鳞屑的圆形或环状红斑，混有小泡。毛发感染时，表现为局部脱发性鳞屑斑。本菌为亲动物性皮肤癣菌，可引起脓癣，表现为局部肿胀样，毛发松动，边缘清楚。也可引起癣菌疹。

石膏样小孢子菌复合群可引起人类头白癣、股癣和体癣，也可引起癣菌疹。

粉小孢子菌为发外型，亲土性皮肤癣菌，人因接触土壤而感染。本菌与石膏样小孢子菌引起的疾病相似，其致病性较弱。

猪小孢子菌为发外型，亲动物性皮肤癣菌，主要引起猪的皮肤感染，人因接触而传染。

奥杜益小孢子菌引起儿童和青春期的头癣或体癣。

杂色小孢子菌是人类头皮、头发、光滑皮肤和足真菌感染的病原体。还可感染一些啮齿类动物和蝙蝠，也可引起犬的感染。

（陈知行 徐和平）

表 26-3-1　皮肤癣菌相关菌种鉴别

菌种	生长速度	菌落特征	镜下特征	BCPMSG pH改变 7~10日	尿素酶试验 7日	毛发穿孔试验	补充描述
絮状表皮癣菌	较快速	扁平，初期颗粒状，不久变为中央膜状，边缘黄棕色至橄榄褐色，背面黄色	大分生孢子丰富，4~5 成群在顶部相连，一般<6个细胞，无小分生孢子形成，初期培养大量厚壁孢子（常呈串珠样排列）	碱性	阳性	阴性	侵入皮肤和指甲，头发很少，无小分生孢子
奥杜盎小孢子菌	较快速	扁平、薄绒毛状，浅橙色，背面褐色	大分生孢子罕见，常呈鸟喙样变形，小分生孢子泪滴形，可见厚壁孢子，可见关节孢子和梳状菌丝	无 pH 改变或碱性	阴性	阴性	米粉培养基中生长不良，仅感染儿童，非洲多见
犬小孢子菌 (otae 节皮菌)	快速	扁平、薄绒毛状，浅黄色，背面黄色	大分生孢子量多，壁厚，粗糙带刺，常呈鸟喙样突起，顶端弯曲，小分生孢子泪滴形	无 pH 改变	阳性	阳性	米粉培养基上生长良好，黄色菌落，人感染来自猫和犬，歪斜变种可见歪斜大分生孢子；马小孢子菌变种由马传染而来，有少量、短的大分生孢子
库克小孢子菌 (包括奇异小孢子菌)	较快速	颗粒状或绒毛状，背面暗红色、酒红色	大分生孢子壁厚，粗糙，小分生孢子泪滴形	无 pH 改变	阳性	阳性	可能致病，目前病例证据不佳
铁锈色小孢子菌	慢	扁平、皱褶、轻微绒毛状或蜡质、正、背面黄色或淡铁锈色	无大小分生孢子，粗大、直的竹节状菌丝	无 pH 改变	阴性	阴性	在 L-J 培养基上呈黄色，多见于非洲、亚洲和东欧地区
鸡禽小孢子菌	较快速	扁平、绒毛状，白色至粉红色，背面红色	大分生孢子壁光滑或轻微粗糙，顶部常肥大弯曲；小分生孢子罕见，可泪滴形	无资料	阴性	阳性	少见，人感染来自小鸡
石膏样小孢子菌复合群	快速	颗粒状，粉末状或沙状，肉桂色至黄色，背面灰褐色	大分生孢子丰富，壁薄，粗糙，可分 2~6 隔，小分生孢子泪滴状，大多沿分枝菌丝孤立	无 pH 改变	阳性	阳性	人接触土壤感染
猪小孢子菌	较快速	粉状或沙状，背面浅黄或红棕色	大分生孢子粗糙，椭圆形，仅 1~3 个细胞，小分生孢子数量中等	无资料	阳性	阳性	人感染来自猪，现罕见
柰色小孢子菌	快速	粉状或沙状，背面灰白或微黄色，有时呈玫瑰色	在沙堡弱平板上大分生孢子常缺乏，添加 3%~5% NaCl 时大分生孢子可见，纺锤形，粗糙、厚壁	无 pH 改变	阳性	阳性	37℃生长不良，在无糖的 SDA 培养基上菌落背面呈玫瑰红色至酒红色，人接触土壤感染

续表

菌种	生长速度	菌落特征	镜下特征	BCPMSG pH改变 7~10日	尿素酶试验 7日	毛发穿孔试验	补充描述
阿耶罗毛癣菌	较快速	粉状、鹅毛样、橙棕色，背面灰白、棕色或暗紫色	大分生孢子壁厚，光滑，常大于7个细胞；小分生孢子梨形，常缺乏	无资料	阳性	阳性	非致病菌
同心性毛癣菌	慢	皱褶，蜜红色至褐色，光滑或短绒毛状	无大小分生孢子	无资料	阳性或阴性	阴性	仅在亚洲土著、玛里南岛多见，引起叠瓦癣，50%菌株添加维生素B，生长良好
马毛癣菌	较快速	扁平、短绒毛状，奶油色，背面黄色红棕色	大分生孢子罕见，棒形，壁光滑；小分生孢子丰富，花硬样集簇	碱性	阳性	多数阴性，少数阳性	人感染来自马。自澳大利亚和新西兰分离的变种需要烟酸促进生长
T. erinacei hedgehog form	快速	颗粒状、粉末状，牛皮质地；黄色、奶油色，背面黄色	大分生孢子罕见，棒状，光滑；小分生孢子丰富，近球形，几乎密集与基部	阳性	-(欧洲、新西兰种)，+(非洲)	阳性	有螺旋菌丝。人类感染通常来源于刺猬或其污染物。因此，其分布地域与野生刺猬地域有关
须癣毛癣菌复合群（亲动物型）T. mentagrophytes complex (zoophilic)（包括杂色毛癣菌 quinckeanum, 动物源性的趾间发癣菌 T. interdigitale, 和无性期的 T. erinamorph, 还有少量的 T. bulosum）	快速	颗粒状或粉状，浅黄色，背面红褐色	大分生孢子罕见，棒形，光滑；小分生孢子近球形，丰富；可见螺旋菌丝	碱性	阳性	阳性	人感染来自鼠和兔，在含葡萄糖和氯化钠的培养基中可诱导大分生孢子的形成
须癣毛癣菌复合群（亲人型）T. mentagrophytes complex (anthropophilic)（包括人源性的趾间发癣菌 T. interdigitale, 和无性期的 A. benhamiae）	快速	粉状或絮状，浅黄色或白色，背面红褐色	大分生孢子罕见，棒形，壁光滑；小分生孢子近球形或泪滴形，丰富、密集成簇，若为水滴状常为稀疏分布菌丝周围，可见螺旋菌丝，但若为棉花状菌落则很少见	碱性	阳性	阳性	人感染来自鼠和兔，在含葡萄糖和氯化钠的培养基中可诱导大分生孢子的形成

续表

菌种	生长速度	菌落特征	镜下特征	BCPMSG pH改变 7~10日	尿素酶试验 7日	毛发穿孔试验	补充描述
须癣毛癣菌结节变种 T. mentagrophytes (nodular variant)（包括以前被称为结节变种的克拉顿毛癣菌 T. krajdenii 和现在已知的趾间变种）	较慢	絮状，奶油样白色，边缘黄色，背面深黄色	大分生孢子罕见，小分生孢子通常呈泪滴形，有时圆形，盘绕，黄色结节体，螺旋菌丝少见	碱性	阳性	阳性	须癣毛癣菌趾间变种
红色毛癣菌（全球性变种）T. rubrum (cosmopolitan variant)	较慢	絮状或羊绒毛状，白色或红色，背面酒红色，偶有黄色变种	大分生孢子少见，铅笔形，小分生孢子泪滴形，丰富，稀少或无	无pH改变 2周后变碱	阴性	阴性	罕见变种可见棕色或黑色色素
红色毛癣菌（亚非性变种）T. rubrum (Afro-Asiatic variant)（包括鲁比切克氏毛癣菌 T. raubitschekii 和 T. fluviomuniense 以及无小分生孢子的康内毛癣菌 T. kanei）	较慢	粉状或短绒毛状，奶油样或浅黄色，背面酒红色至深红色，背面酒红色	大分生孢子丰富，棒形，有时似鼠尾样延伸，培养初期壁厚孢子丰富	无pH改变 二周后变碱	阳性	阴性	红色毛癣菌变种
许兰毛癣菌	慢	光滑，脑回状或轻微绒绒毛状，灰白色菌落	无大小分生孢子，菌丝末端常膨大似吊灯或钉头状，鹿角样菌丝	碱性	不定	阴性	非常罕见，与髮角感染相关，现多发于中亚和非洲农村地区
猴毛癣菌	快速	粉状或颗粒状，黄色奶油样或浅黄色，背面灰白或浅褐色	大分生孢子丰富，细胞常肿胀似厚壁孢子，小分生孢子泪滴形	碱性	阳性	阳性	好发于印度和非洲，似须癣毛癣菌，大小分生孢子不典型，分子生物学有助于鉴别
苏丹毛癣菌	较慢	扁平，亮黄或亮酒红色，条纹样表面，背面黄色或酒红色	无大小分生孢子，小分生孢子泪滴形，很少或缺失，菌丝反向分枝为典型特征	碱性	多数阴性 少数阳性	阴性	撒哈拉以南非洲常见，欧洲和北美散发。在 LJ 培养基上呈暗色，需要或不需要生长因子
土生毛癣菌复合群（包含 A. lenticulare、A. quadrifidum、A. insingulare、T. ebreum、T. thuringiense）	较快速	白色粉状或奶油粉红色，背面灰白色，极少数黄色或红色	大分生孢子丰富，体积较小，常少于5个细胞，小分生孢子棒形，丰富	碱性	阳性	阳性	体外在37℃不生长，通常不致病

续表

菌种	生长速度	菌落特征	镜下特征	BCPMSG pH改变 7~10日	尿素酶试验 7日	毛发穿孔试验	补充描述
断发毛癣菌	较慢	粉状或绒毛状,白色或微黄色或红棕色,背面微黄色或红棕色或硫磺板栗色,红棕色或灰白色,很少灰白色	大分生孢子罕见,体积较小,铅笔形或棒形,小分生孢子丰富,球状菌丝两侧常生,可见丝状分枝菌丝	碱性/有时较弱	阳性	多数阴性 少数阳性	维生素B₁刺激生长,促大分生孢子形成
疣状毛癣菌	非常慢	光滑,脑回状或微绒绒毛样,灰白或浅褐色菌落	大分生孢子很少见,似鼠尾样延伸 小分生孢子圆形或泪滴形,37℃牛奶固体培养物可见对称的厚壁孢子链	弱碱性	阴性	阴性	在含牛奶的固体培养基上可形成对称的厚壁孢子链,通常由牛感染人。37℃加速生长
紫色毛癣菌	非常慢	光滑或脑回状,绛色有时边缘呈白色,一些东非分离株呈纯白色	大分生孢子无,小分生孢子泪滴形,在含维生素B₁的培养物可见孢子形成	无pH改变,或2周后变碱	阳性或弱阳性	阴性	在含牛奶的固体培养基上可形成,37℃培养可形成不对称的厚壁孢子链,北非和中东多发,欧洲,北美和南非偶发

表 26-3-2　皮肤癣菌依宿主爱好及自然习性的分类

亲人性（anthropophilic）	亲土性（geophilic）	亲动物性（Zoophilic）
絮状表皮癣菌	小孢子菌属	小孢子菌属
小孢子菌属	石膏样小孢子菌复合群	猪小孢子菌
奥杜盎小孢子菌		鸡禽小孢子菌
铁锈色小孢子菌		猪小孢子菌
毛癣菌属		杂色小孢子菌（又名桃色小孢子菌）
同心性毛癣菌	毛癣菌属	毛癣菌属
	阿耶罗毛癣菌	马毛癣菌
须癣毛癣菌复合群（绒毛状和絮状菌落）	黄色毛癣菌（ *T. flavescens* ）	
红色毛癣菌	光辉毛癣菌（ *T. gloriae* ）	须癣毛癣菌复合群（颗粒状菌落）
许兰毛癣菌	新月形毛癣菌（ *T. phaseoliforme* ）	猴毛癣菌
苏丹毛癣菌		疣状毛癣菌
断发毛癣菌	土毛癣菌	爱尔兰毛癣菌
紫色毛癣菌		

表 26-3-3　皮肤癣菌感染人毛发不同菌种与毛发的关系

发外菌	发内菌	鹿角样菌丝（发内）
犬小孢子菌	断发毛癣菌	许兰毛癣菌
奥杜盎小孢子菌	紫色毛癣菌	
铁锈色小孢子菌	苏丹毛癣菌	
石膏样小孢子菌	土毛癣菌	
猪小孢子菌		
鸡禽小孢子菌		
杂色小孢子菌		
须癣毛癣菌		
疣状毛癣菌		
猴类毛癣菌		
马毛癣菌		
红色毛癣菌（常见）		

参考文献

1. Larone DH. Medically Important Fungi: a Guide to Identification. 4th ed. Washington DC: ASM Press, 2002
2. Murray PR. Manual of Clinical Microbiology. 9th ed. Washington DC: ASM Press, 2007
3. Ellis D, Davis S, Alexiou H et. al Descriptions of Medical Fungi. 2nd ed. Adelaide: Nexus Print Solutions, 2007
4. 王端礼. 医学真菌学——实验室检验指南. 北京: 人民卫生出版社, 2005
5. 吴绍熙. 现代医学真菌检验手册. 北京: 北京医科大学中国协和医科大学联合出版社, 1998
6. 周庭银. 临床微生物学诊断与图解. 2 版. 上海: 上海科技出版社, 2007
7. 徐红, 温海. 临床常见皮肤癣菌的特征及鉴定. 中国真菌学杂志, 2006, 1 (4): 237-240
8. 陈东科, 孙长贵. 实用临床微生物学检验与图谱. 北京: 人民卫生出版社, 2011

第二十七章
条件致病真菌

第一节　曲　霉　菌　属

一、分类与命名

曲霉菌属（*Aspergillus*）隶属于真菌界（Fungi）、子囊菌门（Ascomycota）、子囊菌亚门（Pezizomycotina）、散囊菌纲（Eurotiomycetes）、散囊菌目（Eurotiales）、曲霉菌科（Aspergillaceae）。目前属内包括250多个种，最近，通过系统发育学和多基因法分析，采用核糖体基因转录间隔区（ITS）、β-微管蛋白（TUB）、钙调节蛋白（CAL）、肌动蛋白（ACT）、RNA聚合酶Ⅱ（RPB2）等基因位点分型，把曲霉菌属分为5个亚属：曲霉亚属（*Aspergillus*）、烟色亚属（*Fumigati*）、环绕亚属（*Circumdati*）、巢状亚属（*Nidulantes*）和华丽亚属（*Ornati*），这5个亚属又分为16个组（Section）：烟色组（*Fumigati*）、棒状组（*Clavati*）、局限组（*Restricti*）、曲霉组（*Aspergillus*）、亮白组（*Candidi*）、黑色组（*Nigri*）、环绕组（*Circumdati*）、黄色组（*Falvi*）、黄柄组（*Flavipedes*）、土生组（*Terrei*）、焦色组（*Usti*）、杂色组（*Versicolores*）、构巢组（*Nidulantes*）、鹿皮色组（*Cervini*）、稀疏组（*Sparsi*）、*Cremei*组（*Cremei*）。过去使用的复合群（Complex）的分类逐渐被更为准确的组（Section）和分支（Clade）替代，见图27-1-1。

二、生物学特性

（一）形态与染色

曲霉菌形态包括菌丝、分生孢子梗（conidiophores，也称为分生孢子柄）和分生孢子头（conidial head）等。有性生殖的曲霉菌能产生闭囊壳（cleistothecium），内含子囊和子囊孢子。菌丝有隔、透明，菌丝特殊分化的厚壁膨大的菌丝细胞称为足细胞，足细胞也为曲霉菌的特征性结构之一。足细胞

一侧垂直向上延长则形成分生孢子梗。分生孢子梗上面部分结构为分生孢子头，分生孢子头的形状、颜色和大小在曲霉菌鉴定和分类中占有非常重要地位，为曲霉菌的特征性结构。分生孢子头由顶囊、小梗（瓶梗和梗基的统称）和分生孢子（conidia）组成。分生孢子梗顶端膨大部称为顶囊，或称泡囊（vesicle），顶囊上着生的柱形细胞称梗基，梗基上瓶状产孢细胞称瓶梗，小梗在顶囊表面平行或放射状着生。顶囊上只有瓶梗称单层小梗，同时有瓶梗和梗基称双层小梗。小梗上着生分生孢子，排列成链状。具有性生殖的曲霉菌能产生闭囊壳，部分曲霉菌能产生壳细胞（Hülle cells）。在组织中曲霉菌仅生长菌丝，在显微镜下菌丝常呈45℃分枝、有隔、透明且粗细均匀，直径为3~6μm，有菌丝反复分枝现象，排列呈放射状或珊瑚状排列，部分慢性损害可见菌丝常呈不规则扭曲状若曲霉菌生长在与外界相通的器官内（如气道内），镜检时偶尔能看到分生孢子头及分生孢子。这种特征性的菌丝形态是诊断曲霉感染最可靠的依据。常用乳酸酚棉蓝和HE染色对曲霉菌和组织进行染色，少数需用GMS、PAS或银染色，可以用钙荧光试剂或10%氢氧化钾消化离心后可以提高检出率。

曲霉菌的结构示意图见图27-1-2。

1. **烟色组**　根据多位点基因分析，该组分为31个种，包括10个曲霉菌种（*Aspergillus species*）和23个新萨托种（*Neosartorya species*）。该组最常见是烟曲霉菌（*A. fumigatus*）。

烟曲霉菌（*A. fumigatus*）培养物镜下可见菌丝体、分生孢子头。菌丝有隔膜、透明和含有颗粒，外侧粗糙。分生孢子头短柱形，长短不一，常可达400μm，直径约50μm。分生孢子梗光滑，长可达

绿垂曲霉 *Aspergillus viridinutans*
刺孢曲霉 *Aspergillus spinosus*
费希尔曲霉 *Aspergillus fischerianus*
迟缓曲霉 *Aspergillus lentulus*
烟曲霉 *Aspergillus fumigatus*
似烟曲霉 *Aspergillus fumigatiaffinis*
烟束曲霉 *Aspergillus fumisynnematus*
宇田川曲霉 *Aspergillus udagawae*
Aspergillus thermomutatus

烟色组
Section *Fumigati*

矮棒曲霉 *Aspergillus clavatonanicus*
棒曲霉 *Aspergillus clavatus*

棒曲组
Section *Clavati*

Aspergillus caesiellus
圆锥曲霉 *Aspergillus conicus*
局限曲霉 *Aspergillus restrictus*
青霉状曲霉 *Aspergillus penicillioides*

局限组
Section *Restricti*

荷兰曲霉 *Aspergillus hollandicus*
谢瓦利埃曲霉 *Aspergillus chevalieri*
匍匐曲霉 *Aspergillus reptans*
灰绿曲霉 *Aspergillus glaucus*
赤褐曲霉 *Aspergillus rubrobrunneus*

曲霉组
Section *Aspergillus*

温特曲霉 *Aspergillus wentii*

*Gremei*组
Section *Cremei*

亮白曲霉 *Aspergillus candidus*
小麦曲霉 *Aspergillus tritici*

亮白组
Section *Candidi*

图宾根曲霉 *Aspergillus tubingensis*
马西曲霉 *Aspergillus brasiliensis*
黑曲霉 *Aspergillus niger*

黑色组
Section *Nigri*

菌核曲霉 *Aspergillus sclerotiorum*
Aspergillus persii
赭曲霉 *Aspergillus ochraceus*

环绕组
Section *Circumdati*

洋葱曲霉 *Aspergillus alliaceus*
黄曲霉 *Aspergillus flavus*
Aspergillus nomius
米曲霉 *Aspergillus oryzae*
寄生曲霉 *Aspergillus parasiticus*
溜曲霉 *Aspergillus tamarii*

黄色组
Section *Flavi*

黄柄曲霉 *Aspergillus flavipes*

黄柄组
Section *Flavipes*

土曲霉 *Aspergillus terreus*
阿拉巴马曲霉 *Aspergillus alabamensis*
雪白曲霉 *Aspergillus niveus*
肉色曲霉 *Aspergillus carneus*

土生组
Section *Terrei*

焦曲霉 *Aspergillus ustus*
Aspergillus calidoustus
细粒曲霉 *Aspergillus granulosus*
弯头曲霉 *Aspergillus deflectus*

焦色组
Section *Usti*

杂色曲霉 *Aspergillus versicolor*
聚多曲霉 *Aspergillus sydowii*

杂色组
Section *Versicolores*

Aspergillus tetrazonus
皱瓣曲霉 *Aspergillus rugulovalvus*
构巢曲霉 *Aspergillus nidulans*
爪型曲霉 *Aspergillus unguis*

构巢组
Section *Nidulans*

0.02

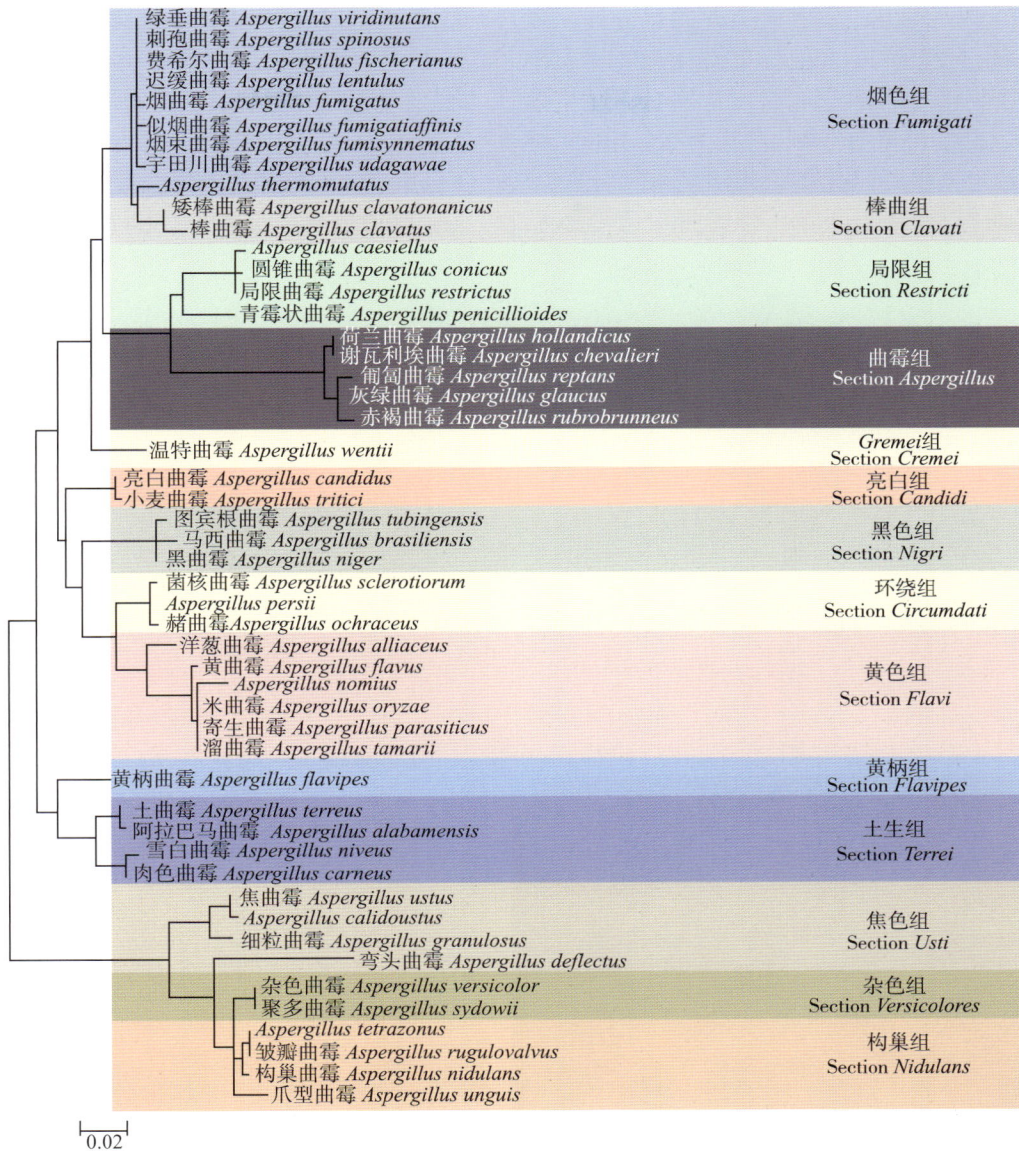

图 27-1-1 基于 *ITS* 基因的曲霉菌分类进化树

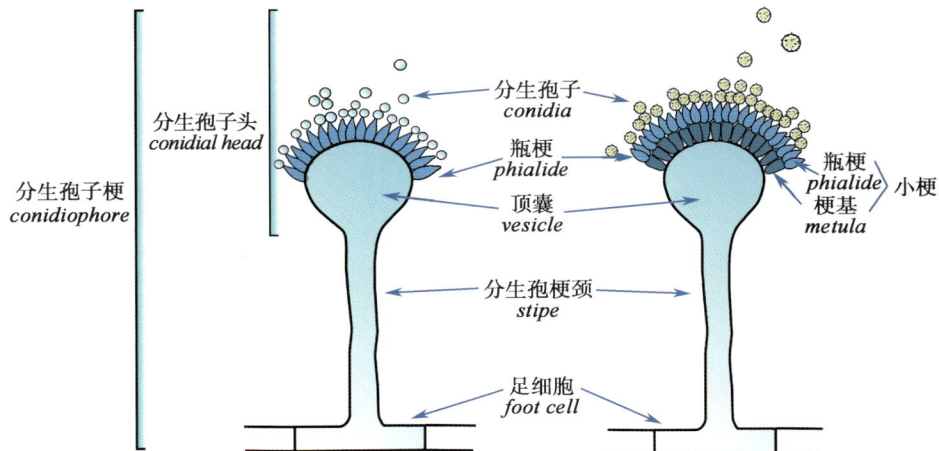

图 27-1-2 曲霉菌结构示意图

300μm,直径为5~8μm,分生孢子梗偶见分枝。顶囊为烧瓶状,直径为20~30μm。顶囊上仅有单层小梗,较长,密集排列呈栅状,布满顶囊的4/5。分生孢子呈球形,绿色,外壁有小刺,直径为2.5~3μm。标本直接涂片可见粗大有隔菌丝,末端呈45℃分叉。

迟缓曲霉菌(*A. lentulus*)与烟曲霉菌形态相似,但产孢缓慢,迟缓曲霉对多种抗真菌药物耐药,在48℃不能生长。可通过β-微管蛋白、钙调节蛋白、肌动蛋白基因和其他曲霉菌分开。该菌广泛存在土壤中,是引起肺曲霉病病原体之一,亦可从指(趾)甲、皮肤、痰和肺泡灌洗液中分离出该菌。

烟曲组曲霉的镜下形态特征见图27-1-3。

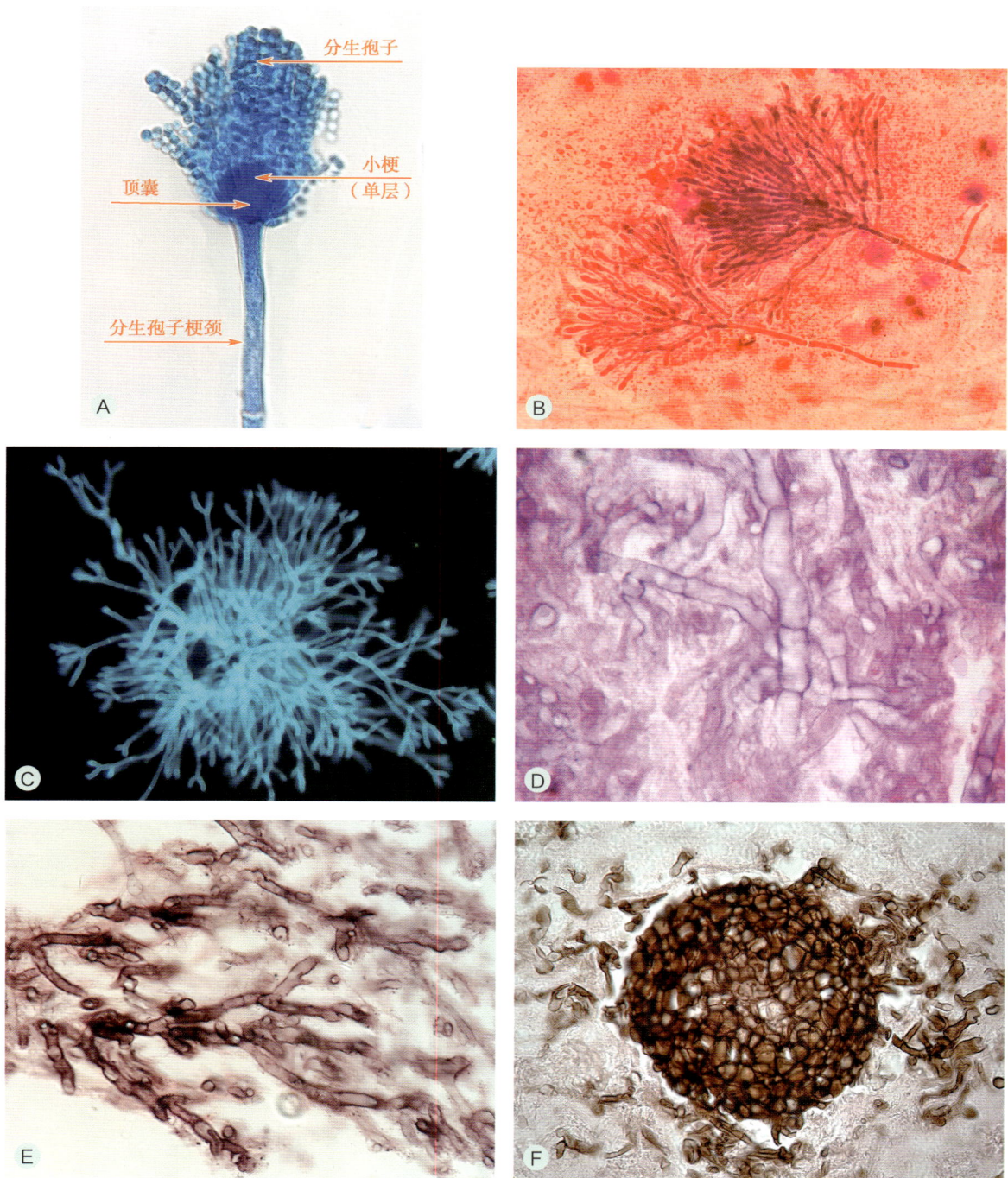

图 27-1-3 烟色组曲霉的镜下形态特征

A. 烟曲霉菌分生孢子梗结构图,乳酸酚棉蓝染色 ×1 000;B. 痰液中烟曲霉菌菌丝(珊瑚状)革兰氏染色 ×1 000;C. 痰涂片中烟曲霉菌菌丝,钙白荧光染色 ×400;D. 鼻窦组织切片 PAS 染色 ×2 000;E. 肺组织切片(尸检)银染色 ×1 000;F. 副鼻窦组织切片银染色 ×1 000(曲霉球)

2. 黄色组 多基因组分类进化表明,该组包含 11 种,其中黄曲霉菌最常见。

黄曲霉菌(*A. flavus*)培养物镜下可见菌丝体、分生孢子头,菌丝有隔膜和透明或含有颗粒,外侧粗糙。分生孢子头疏松放射状,随后可变为疏松柱状。分生孢子梗长 400~1 000μm,常无色,直径约 50μm。小梗为单层,双层或单双层同时着生在一个顶囊上,布满顶囊,呈放射状。顶囊球形或近球形。分生孢子呈球形或梨形,表面粗糙明显小刺,某些菌株产生褐色的菌核。黄曲霉菌的镜下形态特征见图 27-1-5A~D。

米曲霉菌(*A. oryzae*)属于黄色组一个种,分生孢子头放射状至疏松圆柱形,分生孢子梗茎透明,顶囊近圆形,产孢细胞单层和/或双层。梗基或瓶梗覆盖顶囊全部或上部 3/4。分生孢子(近)圆形至卵圆形,壁光滑至粗糙,绿色至棕色。米曲霉菌的镜下形态特征见图 27-1-6A。

溜曲霉菌(*A. tamarii*)属于黄色组一个种,分生孢子头紧密,圆形或疏松放射状。分生孢子梗茎长 1~2μm,透明,粗糙。顶囊圆形,产孢细胞单层和/或双层。梗基或瓶梗覆盖整个顶囊表面。分生孢子有小刺至结节,近圆形。溜曲霉菌分生孢子头镜下形态见图 27-1-6E。

寄生曲霉菌(*A. parasiticus*)的镜下形态特征见图 27-1-6G。

3. 黑色组 该组包含 26 个种,模式菌是黑曲霉菌(*A. iger*)。

黑曲霉菌(*A. iger*)培养物镜下可见菌丝体、分生孢子头,菌丝有隔、透明或含有颗粒,外侧粗糙。分生孢子头为黑褐色,分生孢子梗长 500~2 500μm,直径为 15~20μm,无色或上部为浅黄色,光滑。顶囊近球形,直径为 20~50μm,无色或黄褐色。双层小梗布满顶囊,呈褐色,梗基为(20~30)μm×(5~6)μm,长者可达 60~70μm,宽 8~10μm,呈放射状,有时有横隔。分生孢子呈球形,直径 4~5μm。由于褐色色素沉积在内壁和外壁呈棍状或块状,故整个孢子表面较粗糙,有小刺。黑曲霉菌的镜下形态特征见图 27-1-7C。

图宾根曲霉菌(*A. tubingensis*)属于黑色组一个种,分生孢子头圆形至放射状,分生孢子梗光滑,长且粗糙,常带淡棕色色调,壁薄;顶囊圆形,大小不等,其整个表面被覆盖;分生孢子圆形,有刺,逐渐变暗,粗糙,最终从明显的有颜色凸起处出现纵向条纹。一些菌株产生菌核,可影响菌落外观,菌核呈圆形至近圆形,起初奶油色,接着粉红色,随着时间延长可呈暗色至几乎黑色,直径一般 500~800μm。图宾根曲霉菌的镜下形态特征见图 27-1-7G。

4. 构巢组 根据多基因分析,该组分为 8 个种系,该组代表菌种是构巢曲霉菌(*A. nidulans*)。

构巢曲霉菌(*A. nidulans*)培养物镜下可见菌丝体、分生孢子头,菌丝有隔膜和透明或含有颗粒,外侧粗糙。分生孢子头呈短柱状,分生孢子梗光滑有弯曲,长 20μm 以内,顶囊呈圆形或半圆形,直径为 8~10μm。双层小梗,梗基短,有分枝,分布于顶端表面的 1/2,呈放射状排列。分生孢子呈球形,有小刺,绿色。在培养到 7 日后菌丝上可产生圆形的壳细胞(hull cells),在察氏培养基上,可见球形红棕色闭囊壳(cleistothecia),紫红色子囊内含 8 个子囊孢子(ascospores),子囊孢子双凸镜形,大小约 5μm×4μm,红色至紫红色、棕红色,有 2 个鸡冠状凸起。构巢曲霉菌镜下特征见图 27-1-8A~D。

亚冠曲霉菌(*A. sublatus*)属于构巢组,和 *A. latus* 异名,其闭囊壳、子囊孢子浅橙色、暗紫到红棕色;周围有大量透明、球形壳细胞;分生孢子卵圆形、球状到近球形,黄色到橄榄绿,有小刺。亚冠曲霉菌镜下特征见图 27-1-9A。

5. 环绕组 该组的模式菌为赭曲霉菌(*A. ochraceus*)。

赭曲霉菌(*A. ochraceus*)培养物镜下可见菌丝体、分生孢子头,菌丝有隔膜和透明或含有颗粒,外侧粗糙。分生孢子头球形至近球形,黄色或褐色。分生孢子梗长 300~500μm,带黄色或褐色,粗糙有麻点。顶囊球形或烧瓶状,全部表面可育,直径为 30~50μm 或更大。小梗双层,布满顶囊全部表面。赭曲霉菌的镜下形态特征见图 27-1-10A。

菌核曲霉菌(*A. Sclerotiorum*)属于环绕组,分生孢子头稀少,放射状,顶囊球形或近球形,全部表面可育,产孢细胞双层,梗基柱状致密、覆盖整个顶囊表面,瓶梗放射状。分生孢子梗茎壁厚,有刺,略粗糙。分生孢子球形或近球形,体积较小,壁光滑。菌核球形或近球形,直径可达 700~1 500μm。菌核曲霉菌的镜下形态特征见图 27-1-11AC。

6. 杂色组 在系统发育学上该组分为 3 个分支,即杂色曲霉分支(*A. versicolor* subclade)、聚多曲霉分支(*A. sydowii* subclade)和亚杂色曲霉分支(*A. ubversicolor* subclade)。培养物镜下可见菌丝体、分生孢子头,菌丝有隔膜、透明或含有颗粒,外侧粗糙。

杂色曲霉菌分生孢子头形状不一,放射状至疏松柱状。分生孢子梗壁光滑,长 500μm,无色或略带黄色。顶囊近球形,直径约 20μm。小梗双层,分布于顶囊 4/5 处。分生孢子球形,呈绿色,有小刺。有些菌丝可有壳细胞,球形或近球形,无子囊。杂色曲霉菌的镜下形态特征见图 27-1-12A~C。

聚多曲霉菌(A. sydowii)属于杂色组,分生孢子梗茎光滑,无色,顶囊近球形,双层产孢结构,梗基几乎覆盖整个顶囊,可见大量如青霉样不完整顶囊,分生孢子球形或卵圆形,有小刺。聚多曲霉菌的镜下形态特征见图 27-1-13A。

7. 土生组 该组包含 7 个种,模式菌是土曲霉菌(A. terreus)。

土曲霉菌(A. terreus)培养物镜下可见菌丝体、分生孢子头,菌丝有隔膜、透明或含有颗粒,外侧粗糙。分生孢子头致密圆柱状,分生孢子梗光滑无色,弯曲。顶囊呈球形,直径 10~16μm。小梗双层,排列紧密,第一层短分布顶囊表面的 1/2~2/3,放射状排列。分生孢子小而光滑,呈链状。土曲霉菌的镜下形态特征见图 27-1-14A~C。

8. 焦色组 根据多基因分析,该组分为 21 个种,模式菌是焦曲霉菌(A. ustus)。

焦曲霉菌(A. ustus)培养物镜下可见菌丝体、分生孢子头,菌丝有隔膜、透明或含有颗粒,外侧粗糙。分生孢子头放射状至疏松状,淡褐色、橄榄色或褐色。分生孢子梗光滑、褐色。顶囊球形或半球形,小梗双层,分布于顶囊的上 2/3,分生孢子球形、粗糙。常有不规则延长的壳细胞。焦曲霉菌的镜下形态特征见图 27-1-15A、B。

9. 棒状组 根据多基因分析,该组分为 7 个种,模式菌是棒曲霉菌(A. lavatus)。

棒曲霉菌(A. lavatus)培养物镜下可见菌丝体、分生孢子头,菌丝有隔膜或含有颗粒。分生孢子梗光滑、粗大、透明,顶囊棒状,小梗单层密集分布,分生孢子光滑、圆形或卵圆形。棒曲霉菌的镜下形态特征见图 27-1-16A、B。

10. 局限组 该组分为 3 个分支,即帚状曲霉菌(A. pencillioides)、浅蓝灰曲霉菌(A. casiellus)、局限曲霉菌(A. restrictus),模式菌为局限曲霉菌。

局限曲霉菌(A. restrictus)培养物镜下可见菌丝体、分生孢子头,菌丝有隔膜和透明。分生孢子头呈紧密细长的长柱形,灰绿至暗绿色,分生孢子梗茎光滑无色,有时顶部带绿色,顶囊半球形或烧瓶状,上部可育,小梗单层,覆盖顶囊上 1/3。分生孢子粗糙,暗绿色团块,幼时为圆柱状,而后呈卵圆形,椭圆形,近球形。局限曲霉菌的镜下形态特征见图 27-1-17A、B。

11. 曲霉组 该组的模式菌为灰绿曲霉菌(A. laucus)。

灰绿曲霉菌(A. laucus)分生孢子头稀疏,放射状,淡蓝或绿色,顶囊圆形,分生孢子梗透明,壁光滑,产孢细胞单层,分生孢子卵圆形,有刺或小刺,透明。灰绿曲霉菌的镜下形态特征见图 27-1-18A~C。

谢瓦氏曲霉菌(A. salwaensis)属于曲霉组,镜下形态特征见图 27-1-19A~C。

12. 亮白组 该组模式菌为亮白曲霉菌(A. candidus)。

亮白曲霉菌(A. candidus),分生孢子头放射状,白色。分生孢子梗茎长,壁光滑透明。顶囊圆形至近圆形。产孢细胞双层,偶见单层小头。梗基覆盖全部顶囊。分生孢子圆形至近圆形,壁光滑,透明。有时可见红紫色菌核。亮白曲霉菌的镜下形态特征见图 27-1-20A~C。

其他组的曲霉菌镜下形态特征,异常曲霉菌见图 27-1-21A、B,疣梗曲霉菌见图 27-1-22A。

(二) 培养特性

培养曲霉菌常见的培养基有沙保罗培养基(sabouraud dextrose agar,SDA)、马铃薯葡萄糖琼脂培养基(potato dextrose agar,PDA)和察氏培养基(Czapek agar,CZA),曲霉菌在察氏培养基上生长速度与颜色比较规范,所以描述曲霉菌的形态一般以 CZA 上形态特点为标准。但 CZA 生长速度相对于 SDA 和 PDA 而言偏慢,所以临床上常用 SDA 和 PDA 作为曲霉菌的培养与分离鉴定的培养基。

1. 烟色组 该菌在 25~30℃生长迅速,45℃仍可生长。PDA 培养基上菌落开始为白色,经 2~3 日孵育后转为蓝绿色,但边缘仍为白色,进而呈深绿色至烟绿色,但有部分烟色组菌株一直为白色,不出现颜色的变化。背面无色或带淡黄褐色。

烟曲组曲霉的菌落形态特征见图 27-1-4。

2. 黄色组 在 SDA 及 PDA 培养基上 25~30℃培养,生长迅速,菌落呈粗毛毡或絮状,中央黄色,边缘白色绒毛状,平坦或有放射状皱纹,2 周后菌落变为黄绿色或棕绿色,背面无色或略带褐色。

黄曲霉的菌落特征见图 27-1-5E、F。

烟曲霉培养48小时

28℃

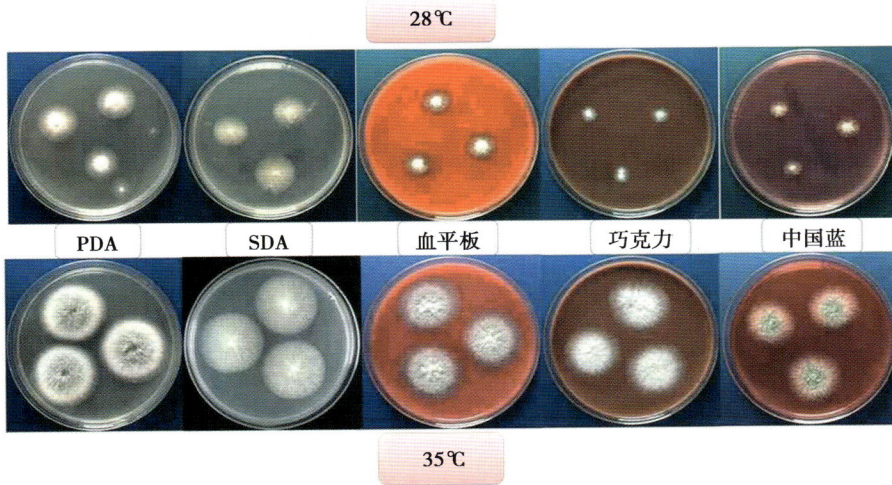

| PDA | SDA | 血平板 | 巧克力 | 中国蓝 |

35℃

图 27-1-4　烟色组曲霉的菌落形态特征

烟曲霉在不同培养基和不同温度生长对比

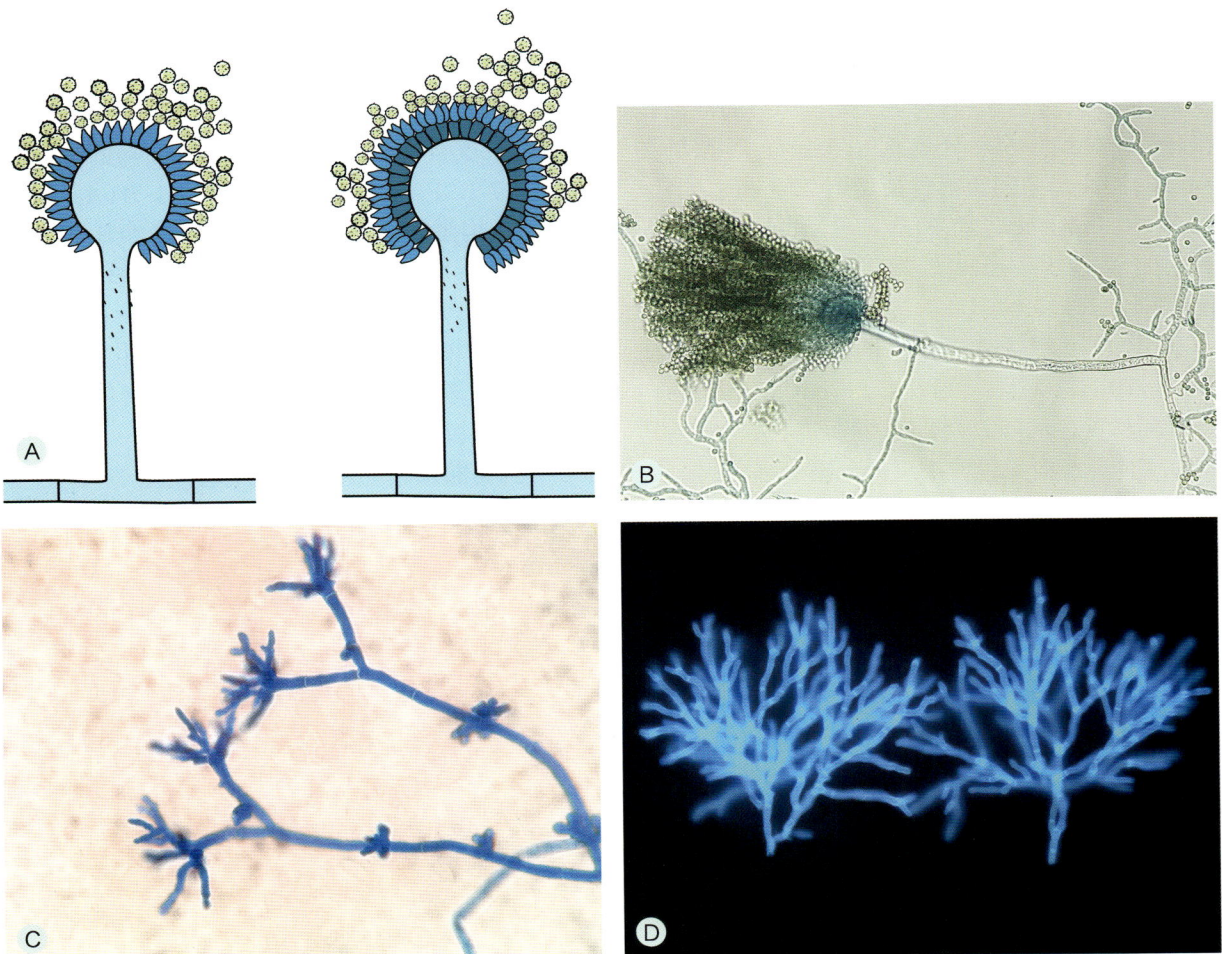

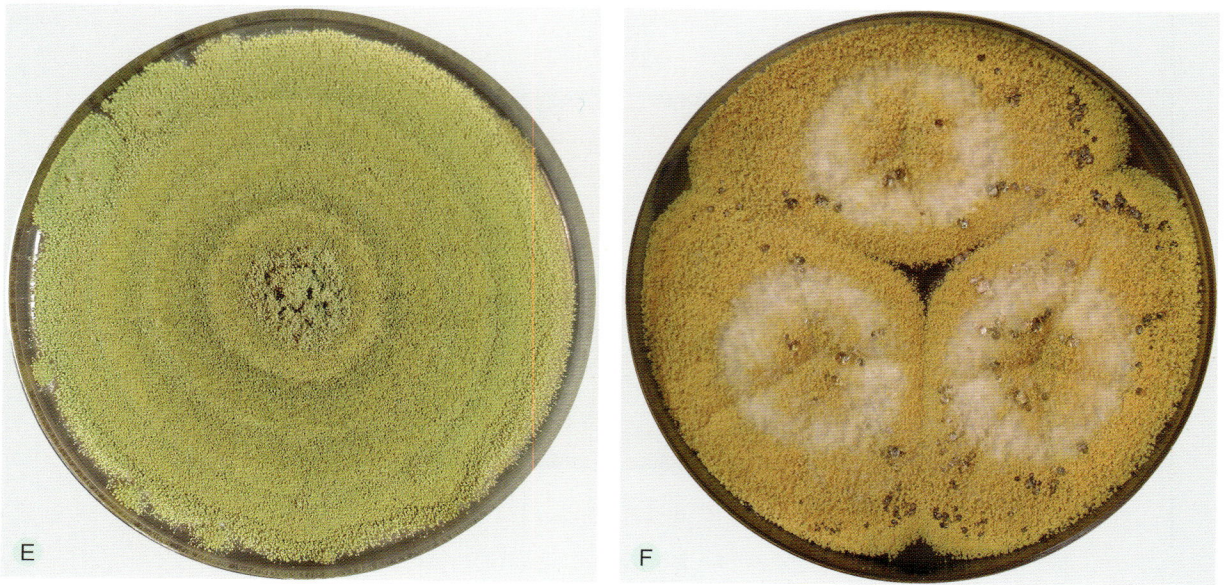

图 27-1-5　黄曲霉菌的形态特征

A. 黄曲霉菌示意图；B. SDA 28℃ 3 日乳酸酚棉蓝染色 ×400；C. SBA（二级分枝）35℃ 2 日，乳酸酚棉蓝染色 ×400；D. 痰涂片钙白荧光染色 ×400；E. SDA 28℃ 7 日；F. SDA 28℃ 7 日（产生菌核）

米曲霉生长迅速，淡绿黄色、橄榄黄色或不同绿色调，随着培养时间可呈暗棕色。米曲霉的菌落特征见图 27-1-6B、C。

溜曲霉生长迅速，黄棕色，痰涂片中的溜曲霉菌菌丝见图 27-1-6D，分生孢子头镜下形态见图 27-1-6E，溜曲霉菌的菌落特征见图 27-1-6F。

寄生曲霉生长迅速，菌落黄色，有绒毛状菌丝。分生孢子头镜下形态见图 27-1-6G，寄生曲霉菌的菌落特征见图 27-1-6H、I。

3. 黑色组　25~30℃在 PDA 培养基上菌落生长迅速，10 日左右菌落可达 2.5~3cm，菌落初为白色，常有鲜黄色区域，厚绒状，继而黑色，但菌落边缘仍为白色，背面无色或中央部分略带褐色。

黑曲霉的镜下形态见图 27-1-7A、B，菌落形态特征见图 27-1-7D、E。

图宾根曲霉菌落生长较快，天鹅绒样，有时可有条纹，由非常紧密的白色基底部菌丝体组成。背面白色；无渗出物和气味。图宾根曲霉的镜下形态见图 27-1-7F、G，菌落形态见图 27-1-7H、I。

4. 构巢组　25~30℃在 PDA 培养基上中等速度生长，孵育 2 周直径可达 5~6cm，呈绒毛状，开始为灰白色，后变为鲜绿色，稍久变为紫褐色。2 周后菌落中央呈粉末状，边缘白色绒毛状，背面呈紫红色至紫黑色。SDA 上呈湿润的棕黄色菌落。在血琼脂平板上呈绒毛状菌落。

构巢曲霉菌的菌落形态特征见图 27-1-8E、F。

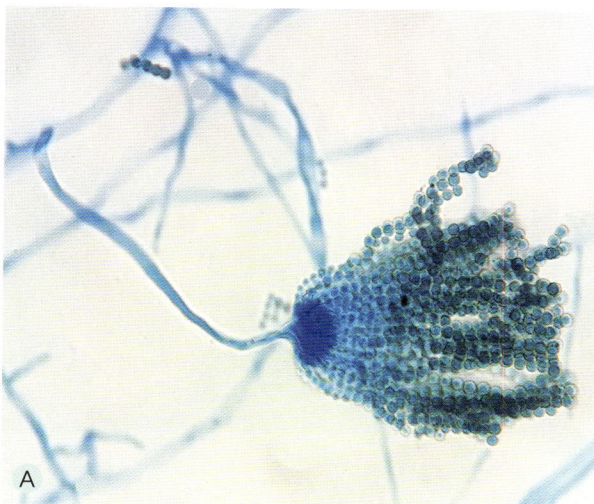

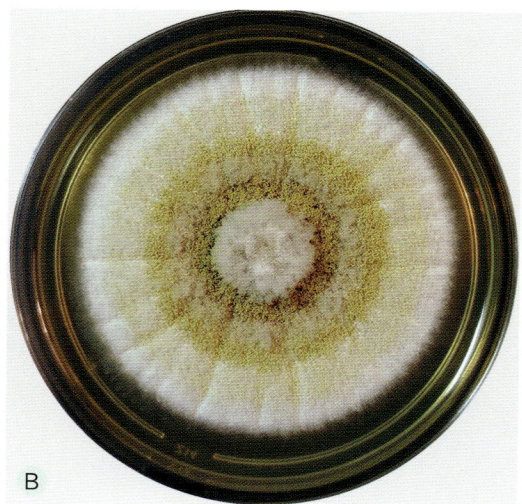

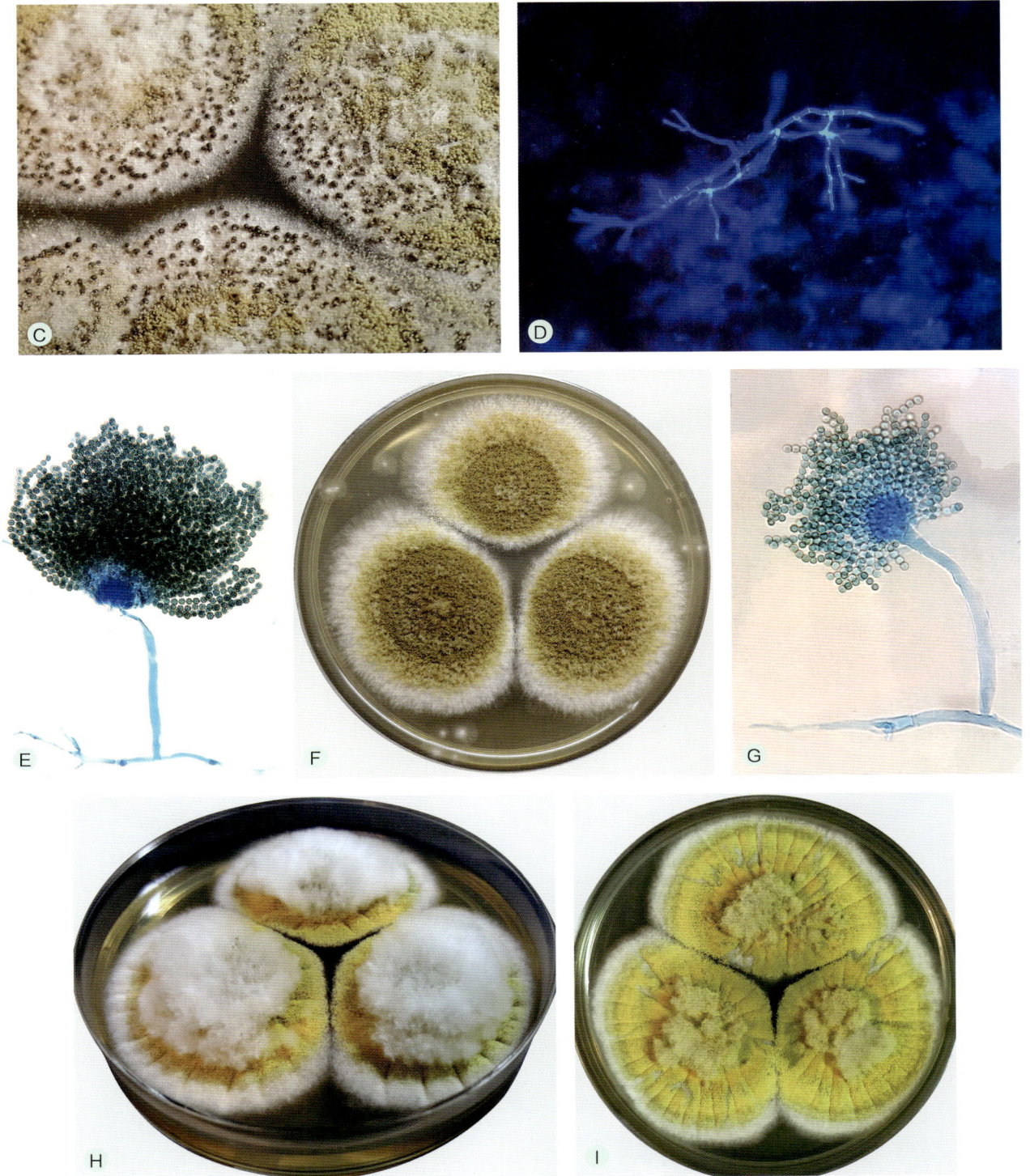

图 27-1-6　黄色组其他曲霉的形态特征

A. 米曲霉 SDA 2 日,乳酸酚棉蓝染色 ×200；B. 米曲霉 SDA 28℃ 5 日；C. 米曲霉 SDA 28℃ 8 日(产生菌核)；D. 溜曲霉(痰涂片)钙白荧光染色 ×200；E. 溜曲霉 PDA 25℃ 4 日,乳酸酚棉蓝染色 ×400；F. 溜曲霉 SDA 25℃ 5 日；G. 寄生曲霉 SDA 2 日,乳酸酚棉蓝染色 ×200；H. 寄生曲霉 SDA 28℃ 4 日；I. 寄生曲霉 SDA 28℃ 5 日

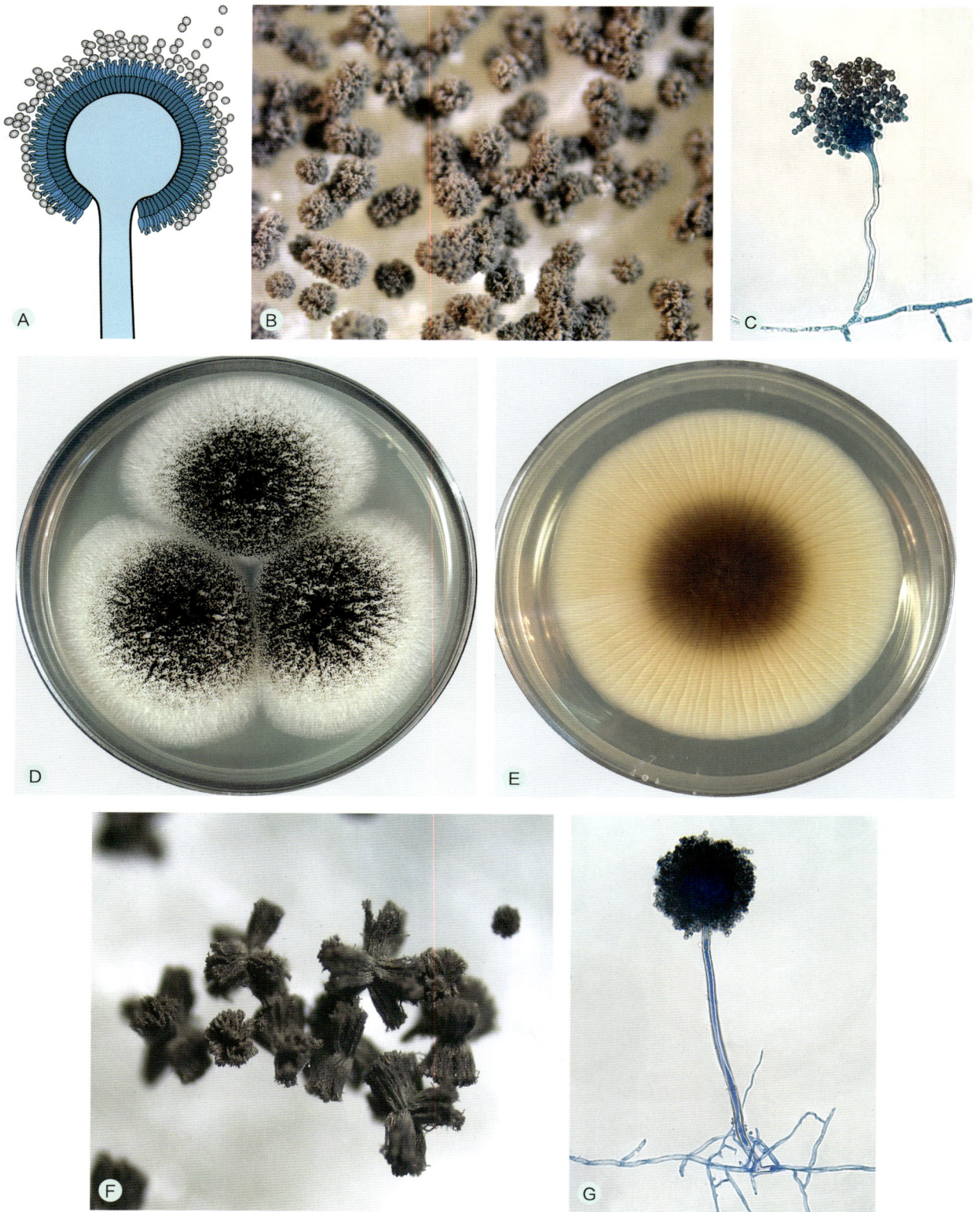

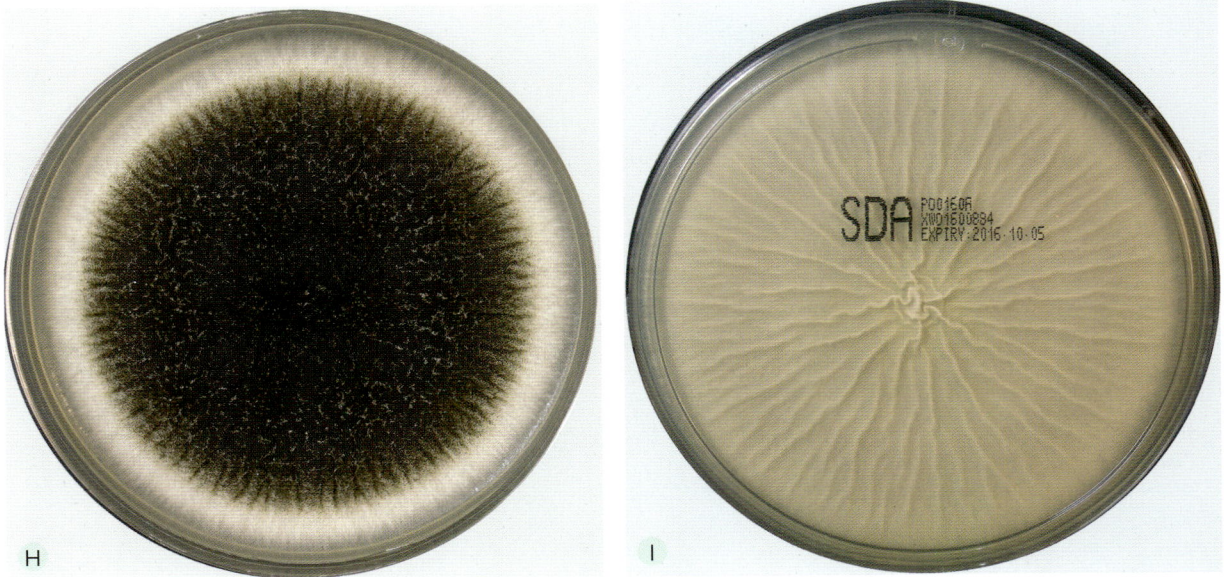

图 27-1-7　黑色组曲霉的形态特征

A. 黑曲霉示意图；B. 黑曲霉分生孢子头 SDA 28℃ 4 日 ×100；C. 黑曲霉 SDA 28℃ 3 日，乳酸酚棉蓝染色 ×400；
D. 黑曲霉 SDA 28℃ 3 日；E. 黑曲霉 SDA 28℃ 5 日（背面）；F. 图宾根曲霉 SDA 28℃ 11 日，未染色 ×100；G. 图宾根曲
霉 SDA 28℃ 4 日，乳酸酚棉蓝染色 ×200；H. 图宾根曲霉 SDA 28℃ 4 日；I. 图宾根曲霉 SDA 28℃ 4 日（背面）

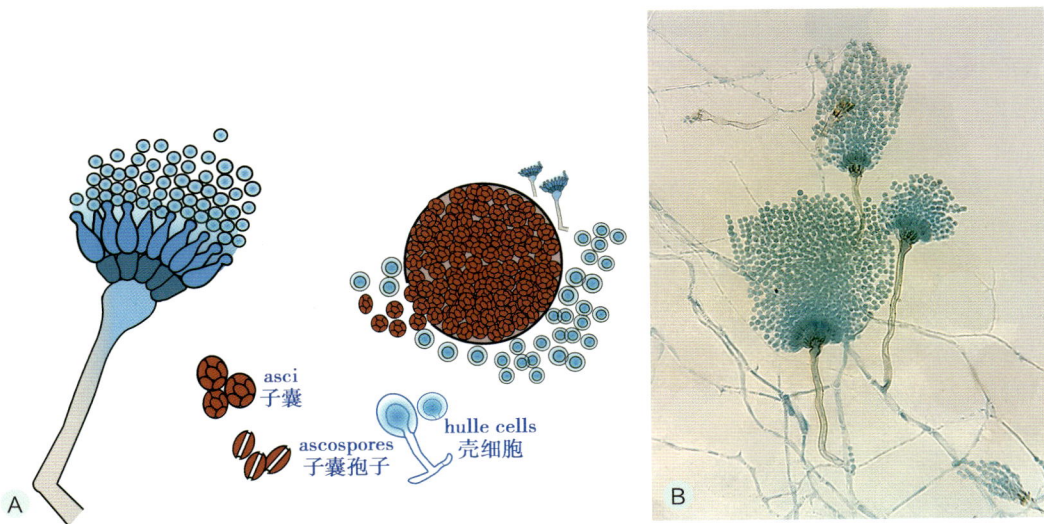

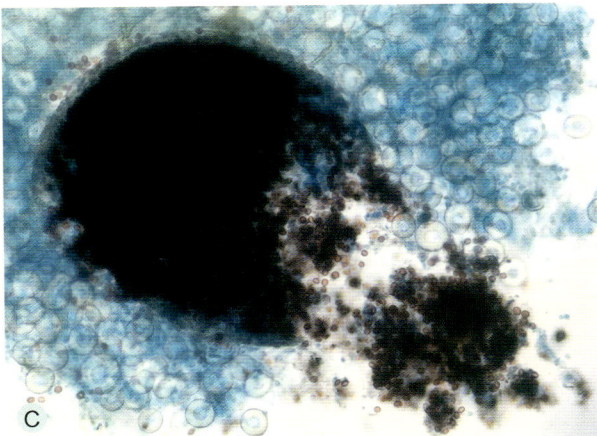

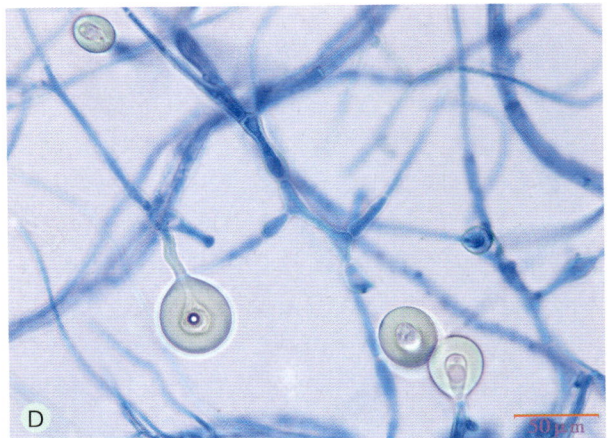

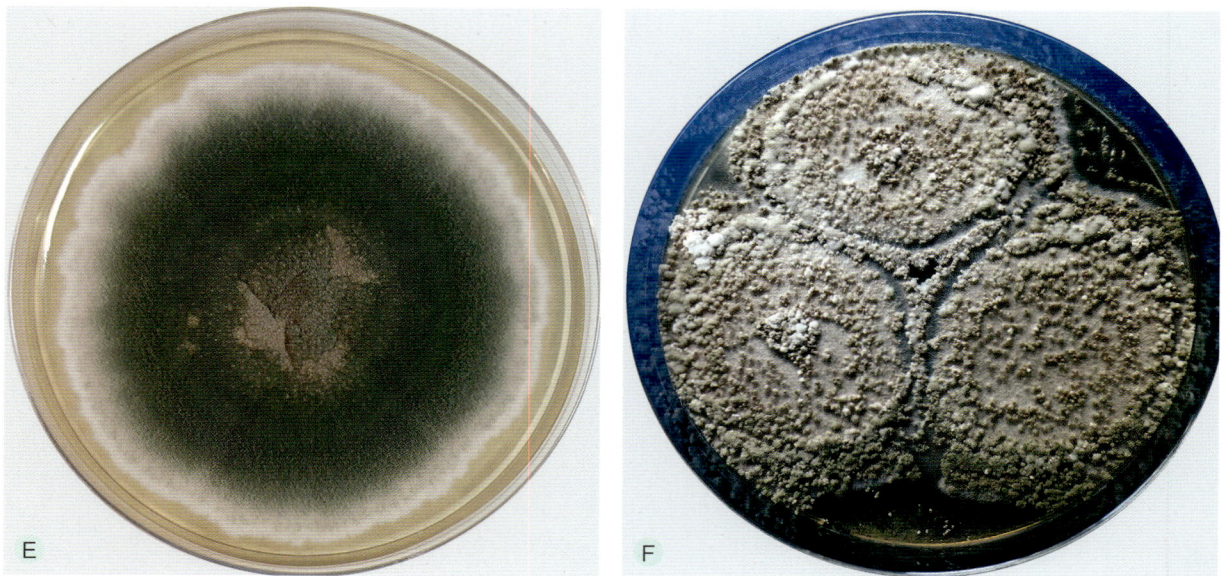

图 27-1-8　构巢曲霉菌的形态特征

A：构巢曲霉菌示意图；B：SDA 3 日，乳酸酚棉蓝染色，×400；C：菌核和壳细胞 PDA 7 日，乳酸酚棉蓝染色，×400；
D：壳细胞 PDA 7 日，乳酸酚棉蓝染色，×1 000；E：SDA 28℃ 7 日；F：菌核 PDA 28℃ 14 日

亚冠曲霉菌 25℃培养 7 日，菌落平坦，絮状或羊毛状，颜色较深，表面有沟槽，边缘稍不规则，气生菌丝白色，孢子形成稀疏，缺乏可溶性色素和渗出液，背面深棕色到黄褐色。亚冠曲霉菌的菌落形态特征见图 27-1-9B、C。

5. 环绕组　该组模式菌赭曲霉菌 25~30℃在 SDA 培养基上菌落生长较慢，褐色或浅黄色，基质中菌丝无色或具有不同程度的黄色或紫色，背面黄褐色或绿褐色。PDA 培养基上形成黄褐色短绒毛状菌落，背面观黄褐色。赭曲霉菌的菌落形态特征见图 27-1-10B、C。

菌核曲霉菌 25℃生长速度缓慢，37℃生长微弱。菌落表面应产生大量颗粒状的菌核，菌核初为白色，后逐渐变成肉色、赭色。菌落颜色为蜡黄色或浅黄色，背面无色或浅黄色，久置培养可见白色的菌丝团，可有无色或淡黄色渗出液。菌核曲霉菌的菌落形态特征见图 27-1-11B、D。

6. 杂色组　该组曲霉菌具有耐受高渗环境特点，可在含 60% 蔗糖的麦芽浸膏培养基（MEA）和海水中生长。25~30℃在 SDA 培养基中生长较慢，在 PDA 培养基上生长稍快，2 周直径可达 2~4cm，绒状或絮状，颜色变化较大，表面可呈淡绿、灰绿、深绿、浅黄甚至粉红色，背面无色或至黄橙色或玫瑰色。
杂色曲霉的菌落特征见图 27-1-12D。

聚多曲霉在 25℃察氏平板上生长 10 日直径可达 27~37mm，表面天鹅绒状，表面有放射状沟纹，产孢丰富，分生孢子头深蓝色、灰绿色，菌落表面有丰富的渗出液，可产生无色、淡黄、红色、红棕色可溶性色素，背面黄褐色（红茶水色），橙色边缘。聚多曲霉菌在 25℃麦芽浸膏培养基（MEA）培养 10 日直径可达 37~48mm，表面天鹅绒状，浅沟，深灰色、蓝绿色产孢结构，无渗出液、无色素，背面无色或淡褐色。聚多曲霉菌在察氏平板上 5℃孵育 7 日未见生长，也未见孢子出芽，37℃孵育 10 日可见 10~17mm 菌落。聚多曲霉的菌落特征见图 27-1-13B、C。

7. 土生组　25~30℃在 SDA 培养基上形成圆形，质地绒毛状，表面黄褐色有浅放射状沟纹的菌落。土曲霉的菌落特征见图 27-1-14D。

8. 焦色组　生长速度较快，5 日可成熟，部分菌株在 37℃生长不良。PDA/SDA 上菌落灰褐色或橄榄色，背面黄色、暗红色或浅紫色，有时候有暗紫色渗出物。焦曲霉的菌落特征见图 27-1-15C、D。

9. 棒状组　生长速度快，3~5 日可以成熟。菌落绿色绒毛状，边缘白色。背面为白色或褐色。棒曲霉的菌落特征见图 27-1-16C、D。

10. 局限组　在普通的 SDA 和 PDA 平板上生长缓慢，25℃培养 2~3 周直径 5~10mm，在添加了 20% 蔗糖或葡萄糖的 SDA 和 PDA 的高渗平板上，生长明显加快，质地丝绒状，隆起，橄榄绿色，边缘白色，无渗出液，背面近白色。因其嗜高渗透压的特性，在一般的培养基上生长极其缓慢，在分离时易于遗漏。局限曲霉的菌落特征见图 27-1-17C、D。

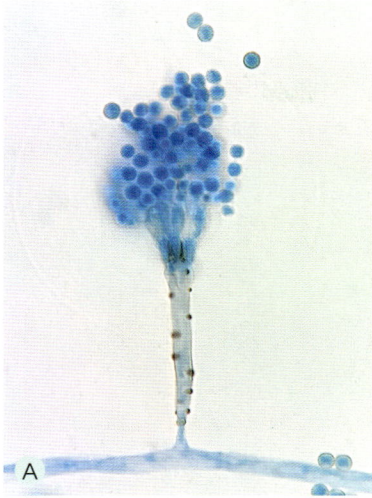

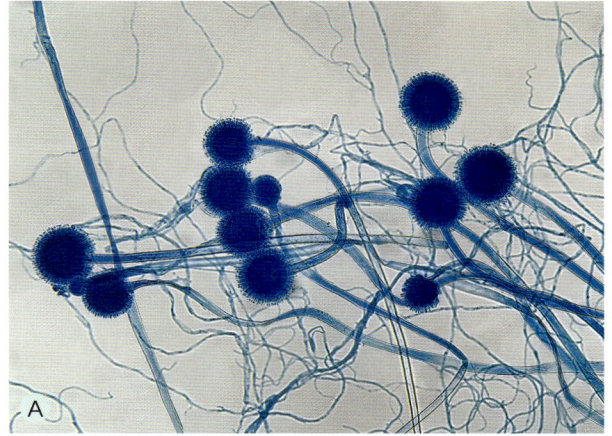

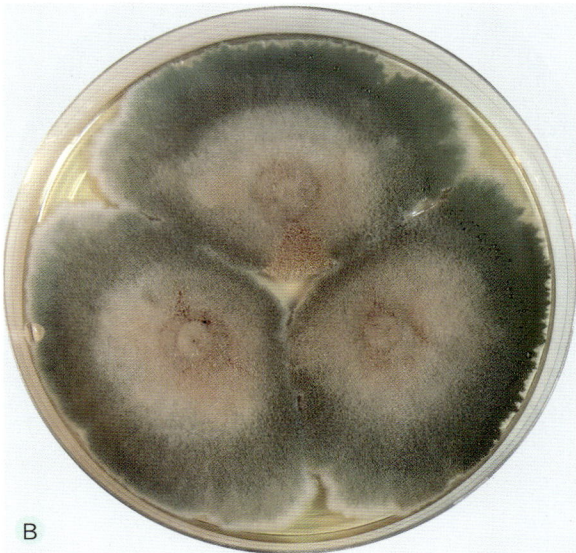

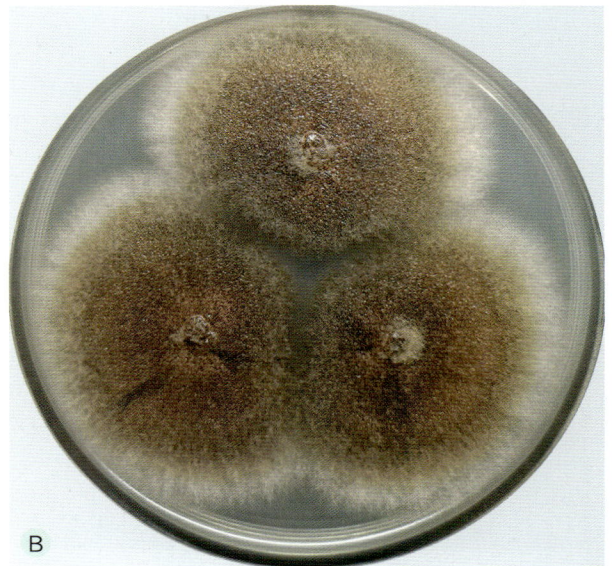

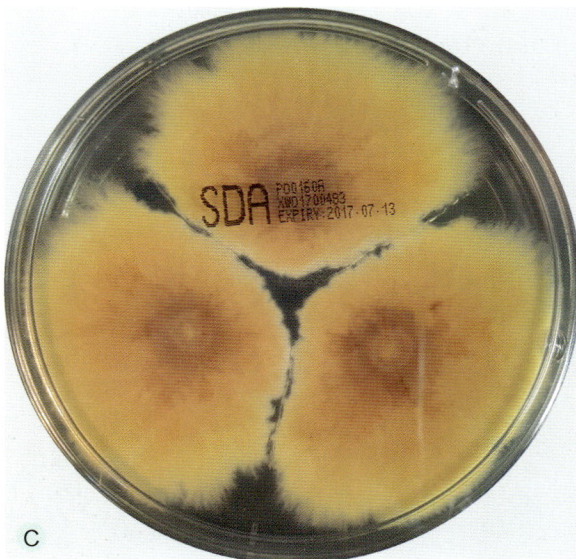

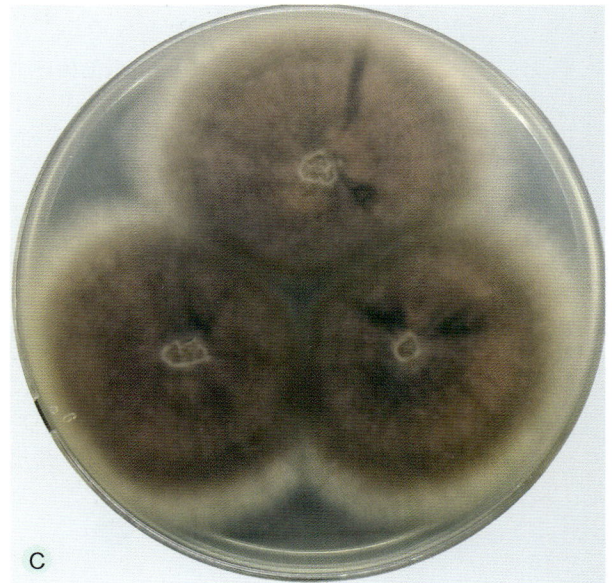

图 27-1-9 亚冠曲霉菌的形态特征
A. SDA 4 日,乳酸酚棉蓝染色 ×400;B. SDA 28℃ 7 日;
C. SDA 28℃ 7 日(背面)

图 27-1-10 赭曲霉菌的形态特征
A. PDA 28℃ 2 日,乳酸酚棉蓝染色 ×200;B. PDA 25℃ 6 日;
C. PDA 25℃ 6 日(背面)

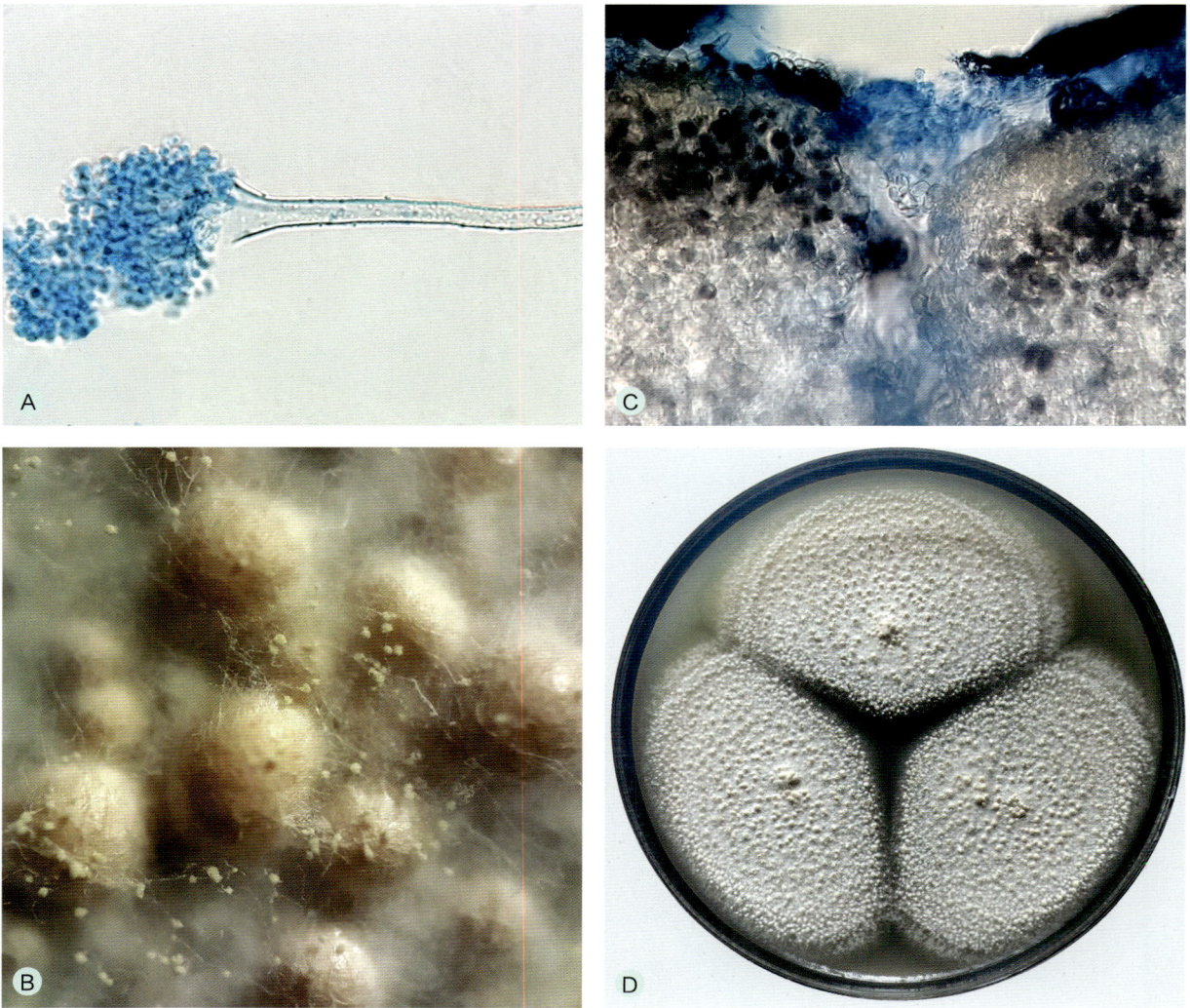

图 27-1-11 菌核曲霉菌的形态特征

A. PDA 7 日，乳酸酚棉蓝染色 ×400；B. 菌核与分生孢子头 SDA 21 日，未染色 ×40；
C. 菌核压片乳酸酚棉蓝染色 ×1 000；D. PDA 28℃ 10 日

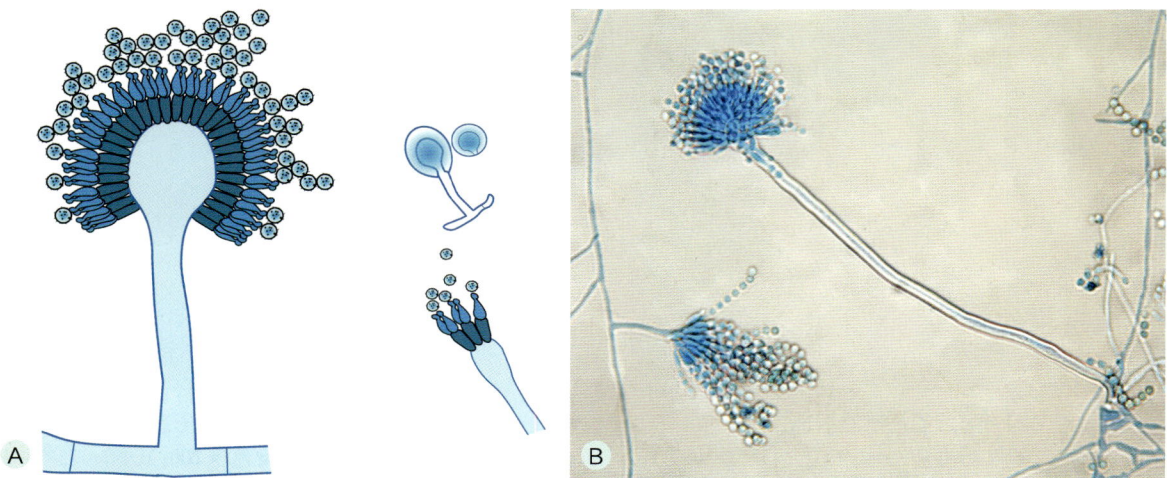

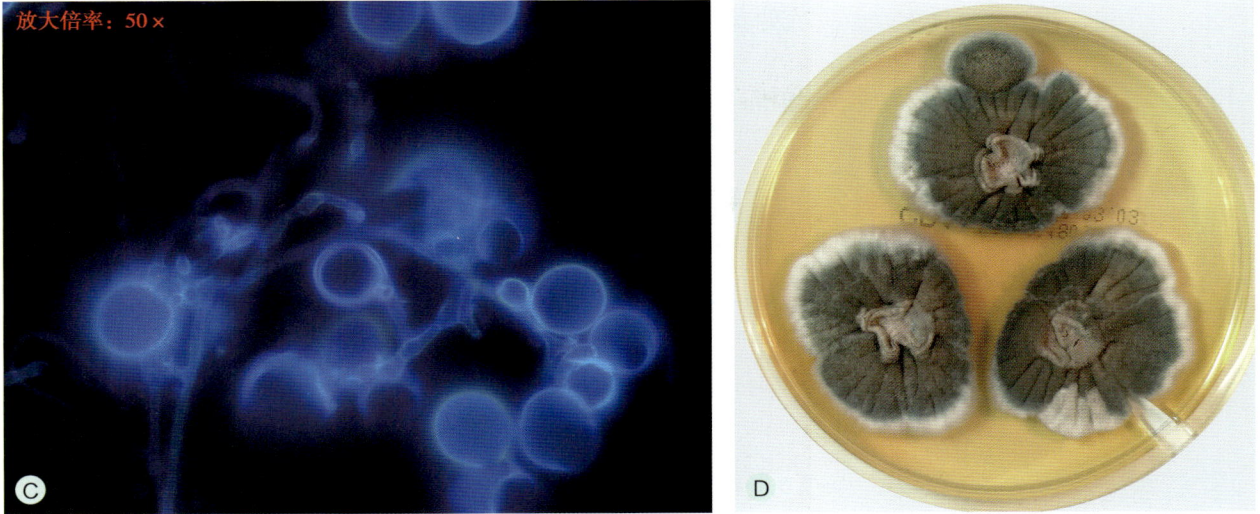

图 27-1-12 杂色曲霉菌的形态特征

A. 杂色曲霉菌示意图；B. SDA 2 日，乳酸酚棉蓝染色 ×400；C. 壳细胞 SDA 28℃ 15 日，钙白荧光染色 ×1 000；
D. SDA 28℃ 14 日

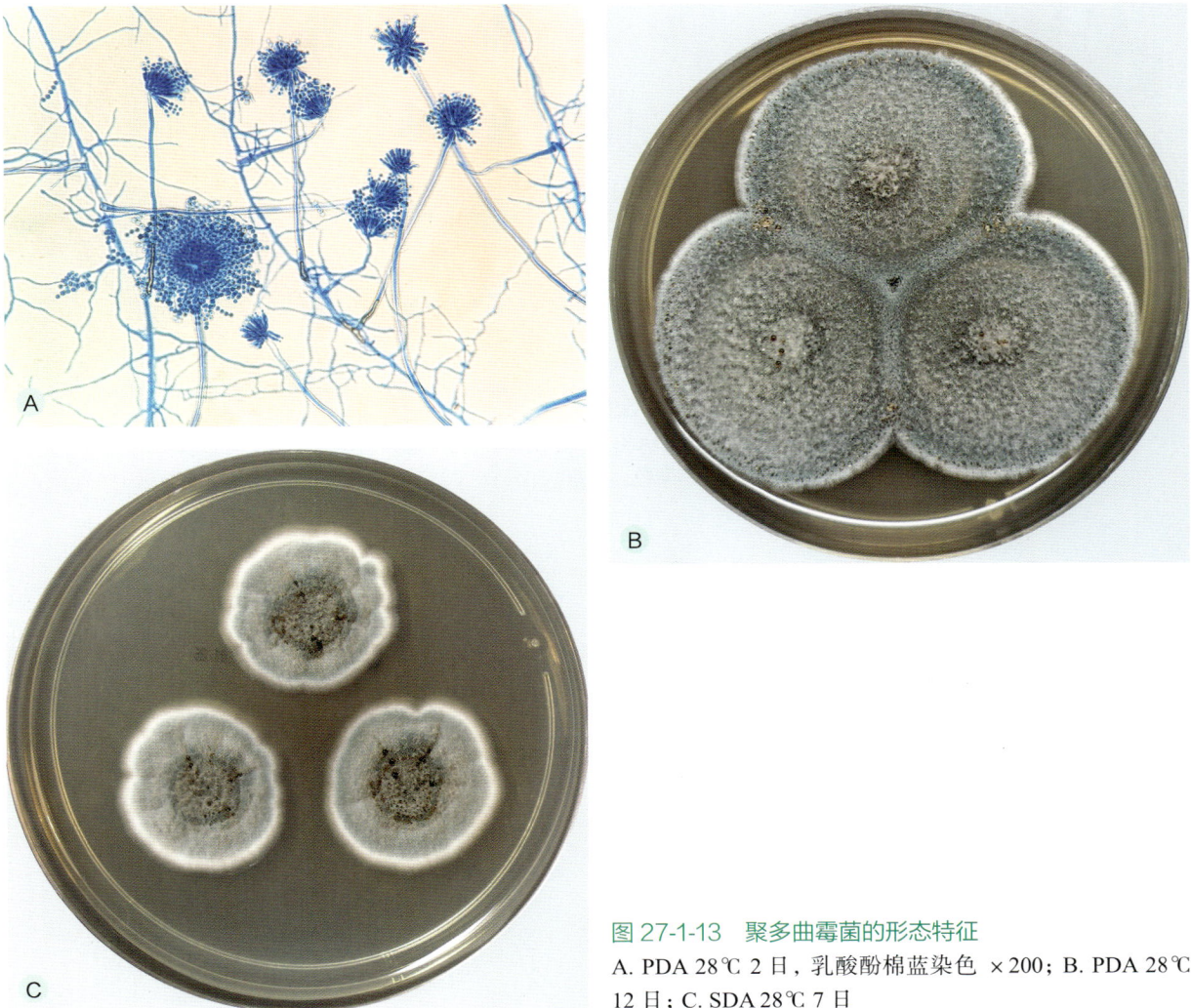

图 27-1-13 聚多曲霉菌的形态特征

A. PDA 28℃ 2 日，乳酸酚棉蓝染色 ×200；B. PDA 28℃
12 日；C. SDA 28℃ 7 日

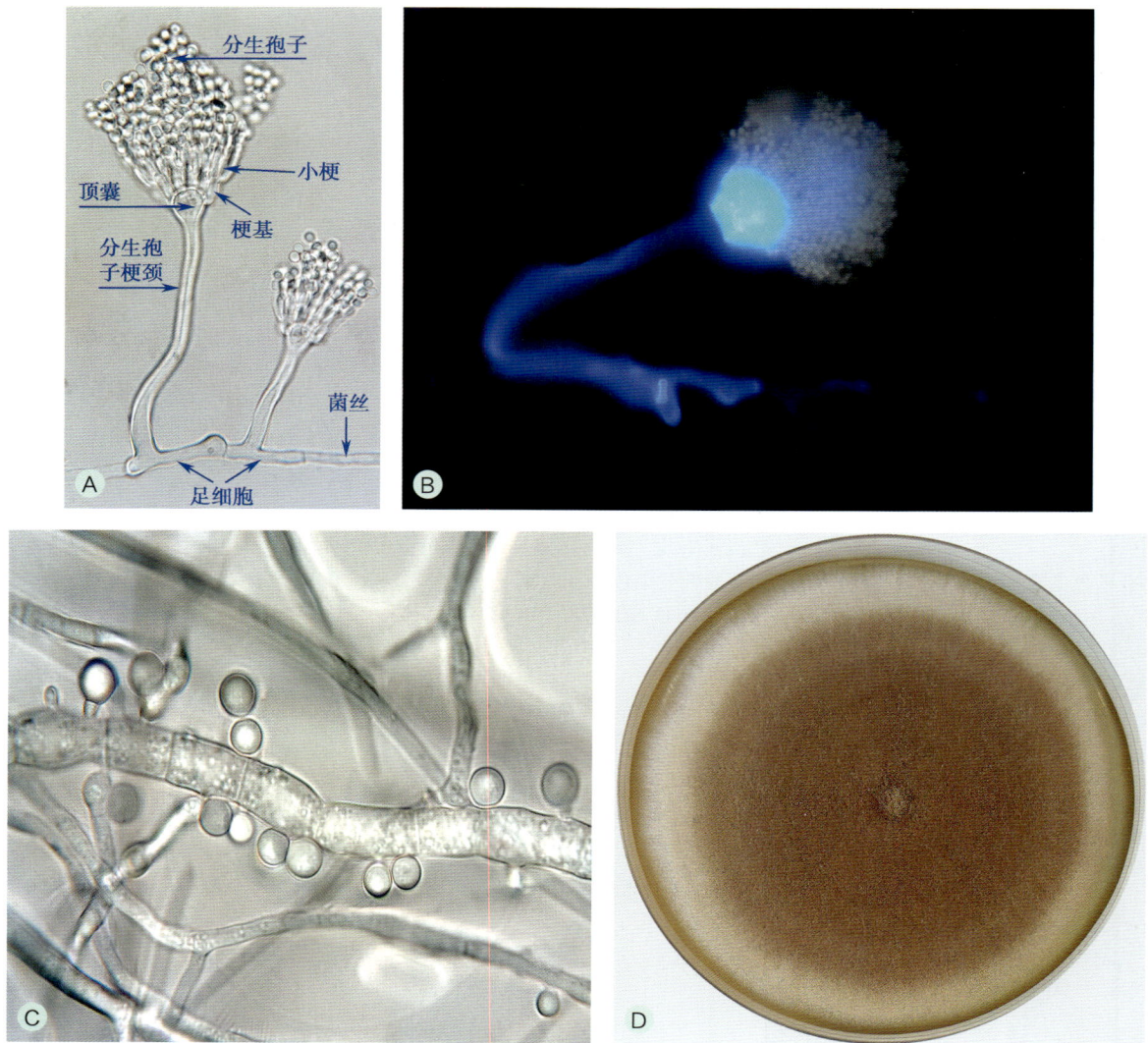

图 27-1-14　土曲霉菌的形态特征

A. 土曲霉菌分生孢子梗结构图 ×1 000；B. SDA 3 日,钙白荧光染色 ×1 000；C. 粉孢子 PDA 28℃ 3 日,
一次性小培养未染色 ×1 000；D. SDA 28℃ 7 日

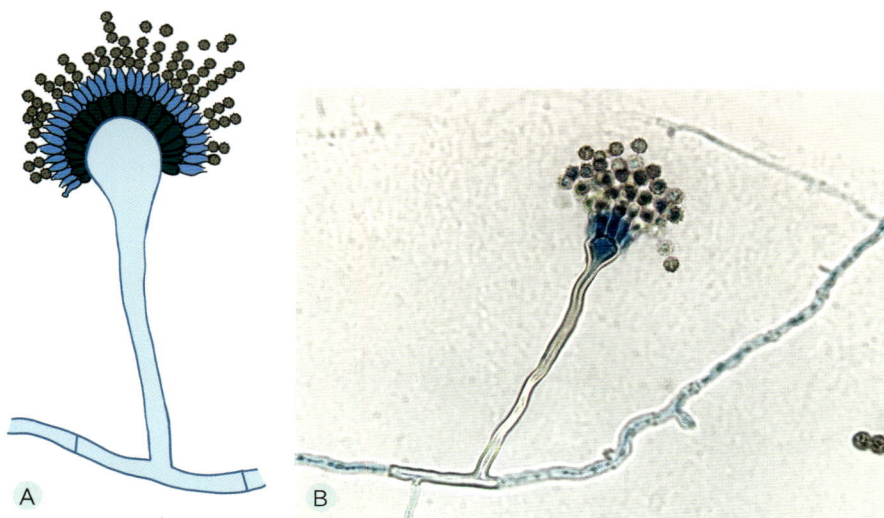

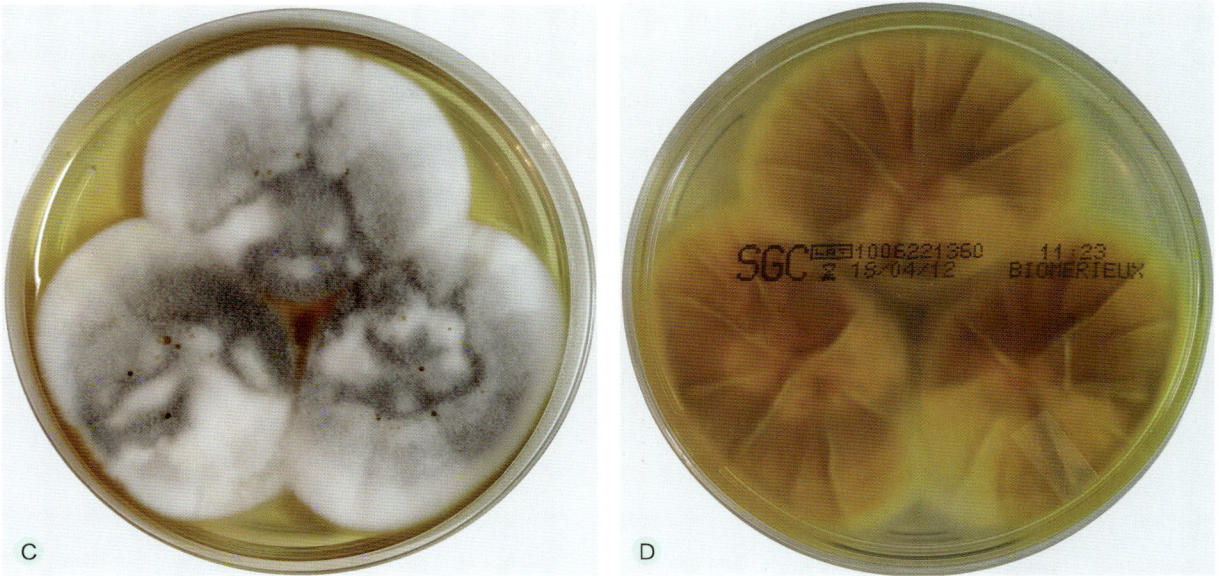

图 27-1-15　焦曲霉菌的形态特征

A. 焦曲霉菌示意图；B. PDA 28℃ 4 日，乳酸酚棉蓝染色 ×400；C. SDA 28℃ 7 日；D. SDA 28℃ 7 日（背面）

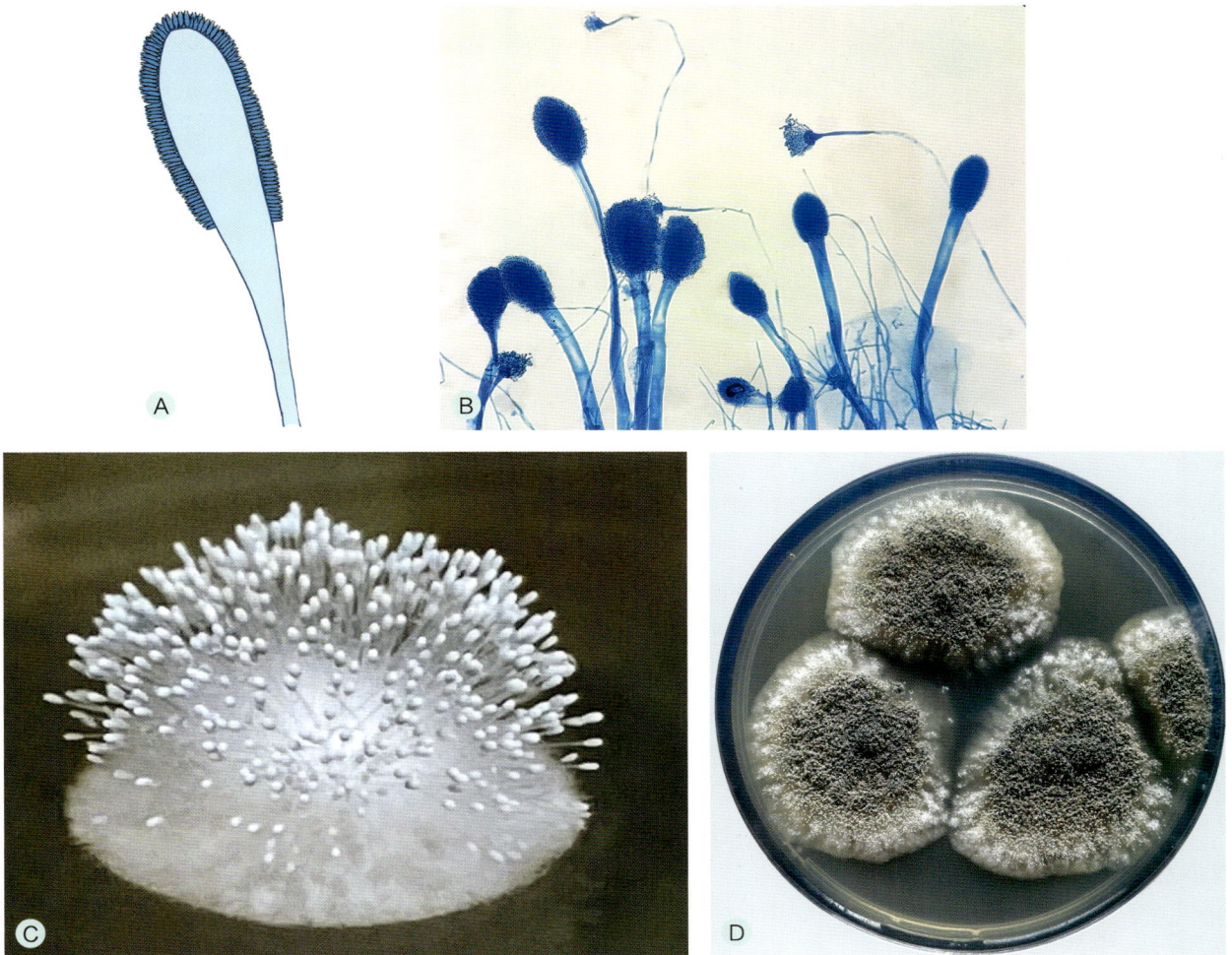

图 27-1-16　棒曲霉菌的形态特征

A. 棒曲霉菌示意图；B. SDA 28℃ 2 日，乳酸酚棉蓝染色 ×200；C. PDA 28℃ 7 日 ×10；D. PDA 28℃ 7 日

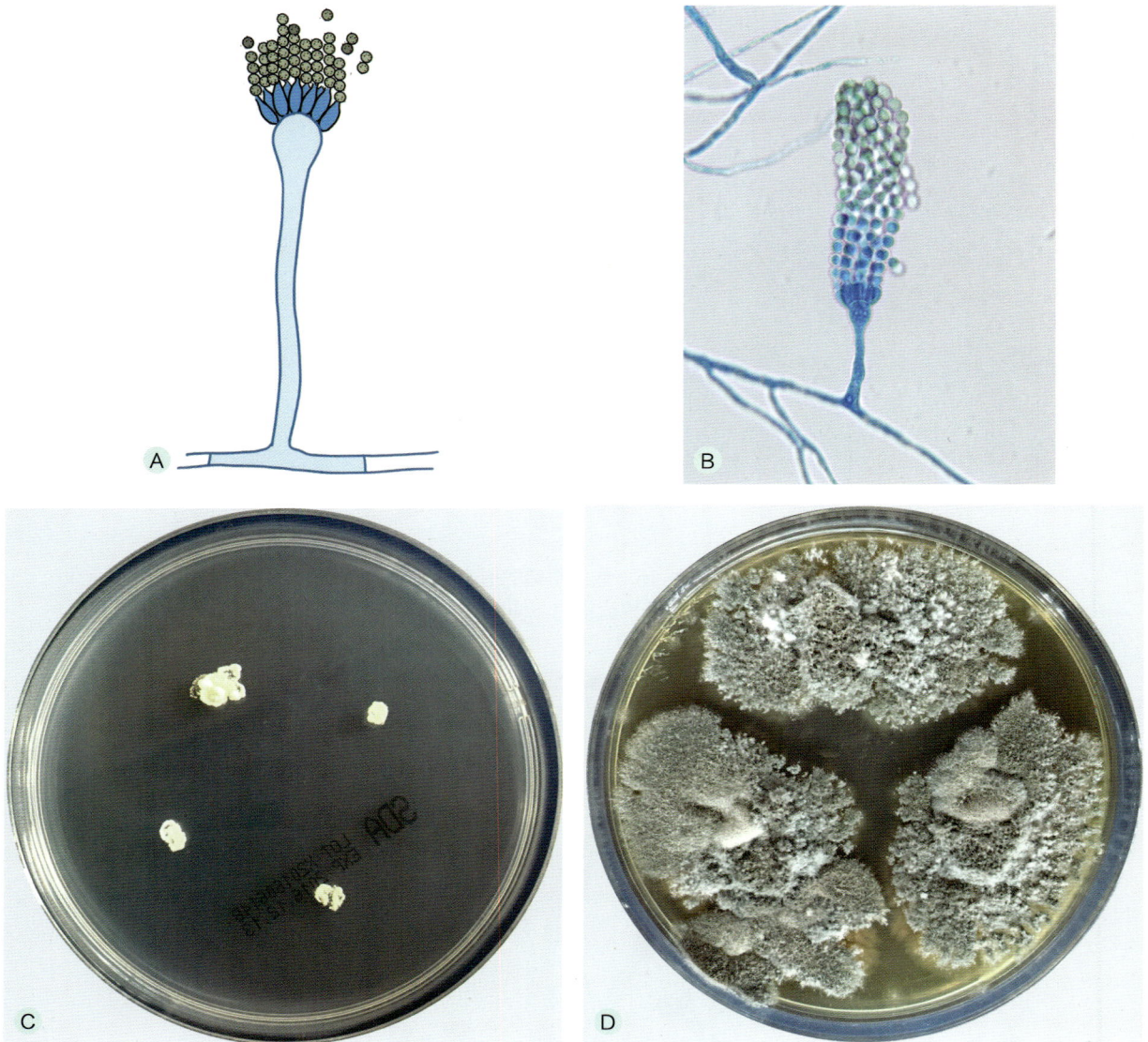

图 27-1-17　局限曲霉菌的形态特征

A. 局限曲霉菌示意图；B. PDA（含 20% 葡萄糖）28℃ 7 日，乳酸酚棉蓝染色 ×400；C. SDA 28℃ 7 日；
D. SDA（20% 葡萄糖）28℃ 14 日

11. 曲霉组　该组的模式菌灰绿曲霉菌生长速度快，3~5 日就可以成熟，暗绿色至灰绿色。曲霉组菌落特征见图 27-1-18D、图 27-1-19D~F。

12. 亮白组　该组的模式菌亮白曲霉菌生长缓慢，菌落呈白色至淡黄色。亮白曲霉的菌落特征见图 27-1-20D~F。

13. 其他曲霉的形态特征见图 27-1-21C，图 27-1-22B、C。

三、鉴定与鉴别

（一）属间鉴别

曲霉菌有特殊的菌落和细胞形态，具有有隔菌丝、分生孢子梗和特殊的分生孢子头结构（顶囊、小梗、链状小分生孢子），易与其他菌属真菌区别。

（二）属内鉴定

曲霉菌鉴定依据包括菌落特征、分生孢子头、分生孢子梗和菌丝特征等。菌落特征有菌落生长速度、表面质地、颜色、形态和气味等，其中颜色是曲霉菌分类的依据之一。鉴定时应注意顶囊的大小、形状（球形、半球形、烧瓶状、椭圆形、棍棒状等）、颜色、小梗占据顶囊表面面积的大小等；同时也应注意分生孢子梗的层次、长短、颜色、表面粗糙或光滑、是否有隔等。足细胞也是曲霉菌的特征性结构。具有性生殖的曲霉菌能产生闭囊壳，为封

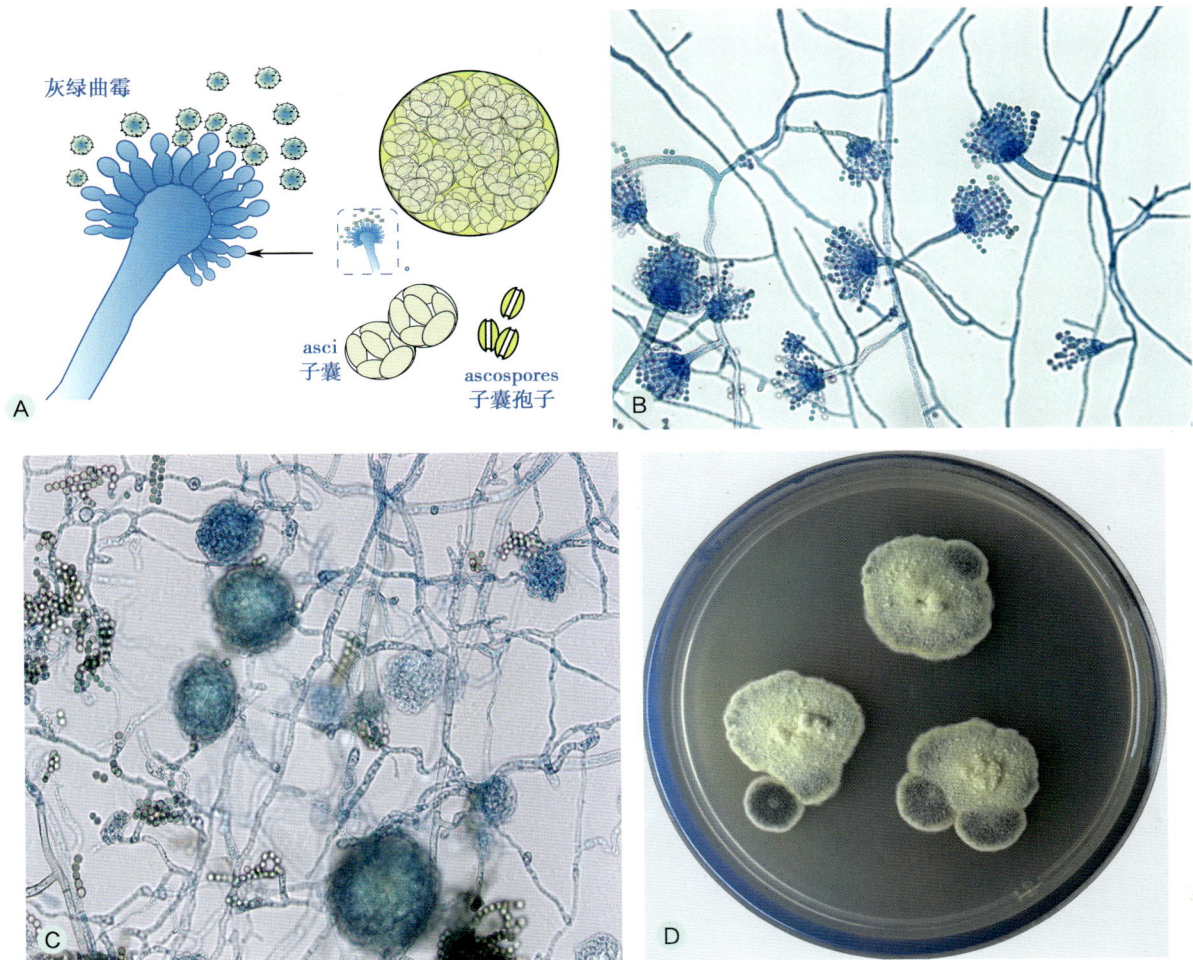

图 27-1-18　灰绿曲霉菌的形态特征

A. 灰绿曲霉菌示意图；B. PDA 28℃ 5 日，乳酸酚棉蓝染色 ×400；C. 子囊果 PDA 28℃ 5 日，
乳酸酚棉蓝染色 ×400；D. PDA 28℃ 7 日

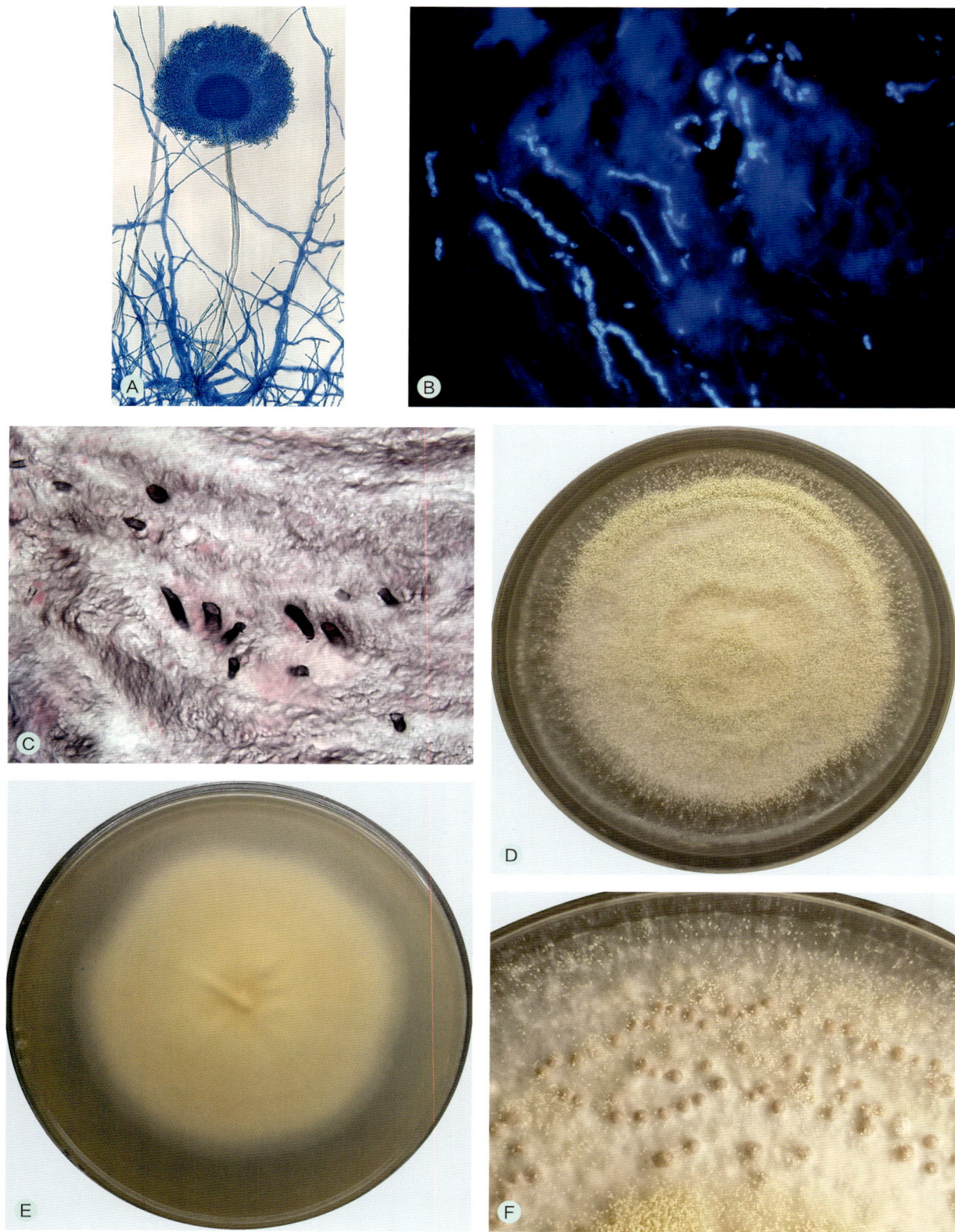

图 27-1-19　谢瓦氏曲霉菌的形态特征

A. PDA 28℃ 5 日，乳酸酚棉蓝染色 ×400；B. 骨膜组织切片，钙白荧光染色 ×200；C. 骨膜组织切片，银染色 ×1 000；
D. PDA 28℃ 18 日；E. PDA 28℃ 18 日（背面）；F PSA 28℃ 24 日（菌核）

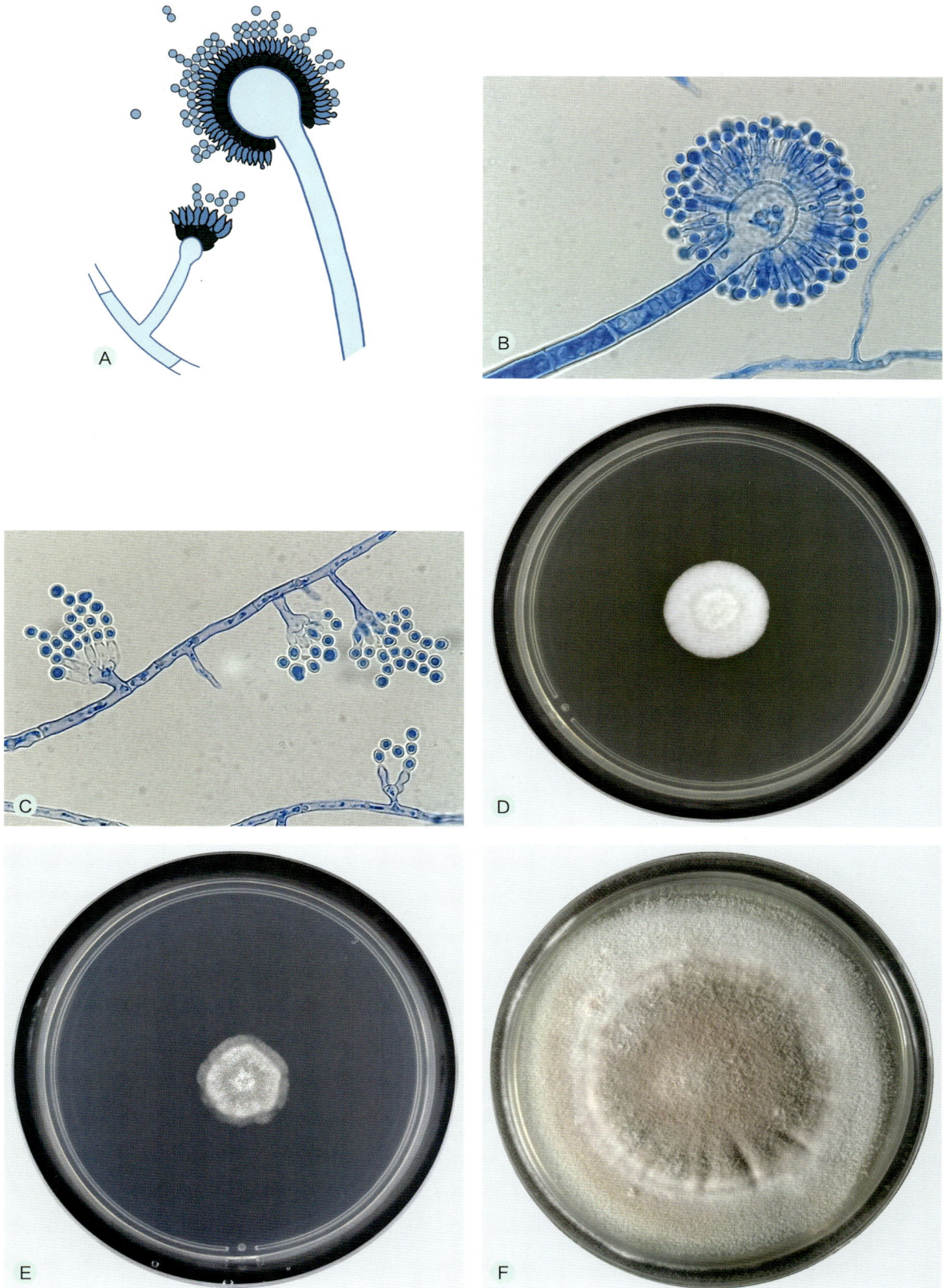

图 27-1-20 亮白曲霉菌的形态特征

A. 亮白曲霉菌示意图；B. PDA 28℃ 7 日，乳酸酚棉蓝染色 ×1 000；C. PDA 28℃ 7 日，乳酸酚棉蓝染色 ×400；
D. SDA 28℃ 7 日；E. 察氏培养基 28℃ 7 日；F. PDA 28℃ 30 日

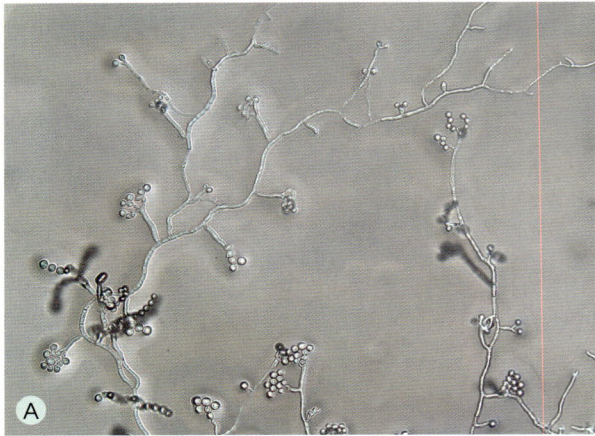

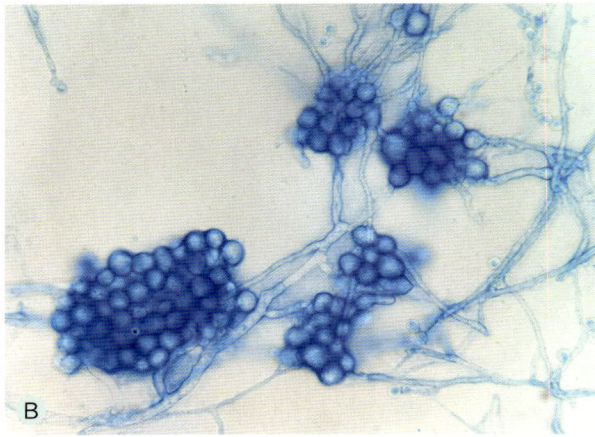

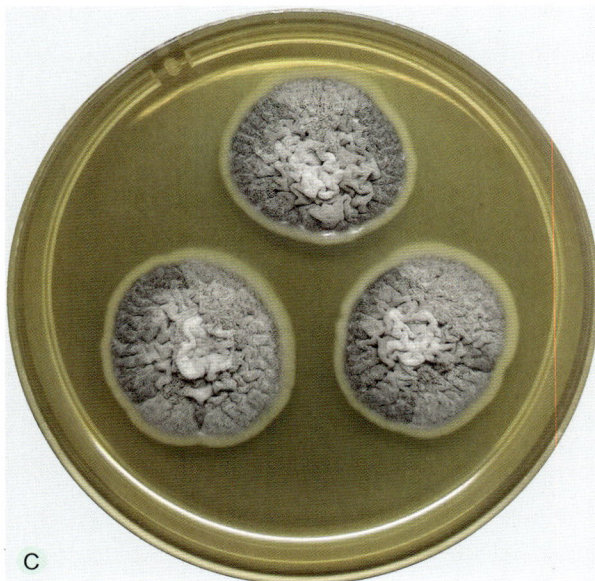

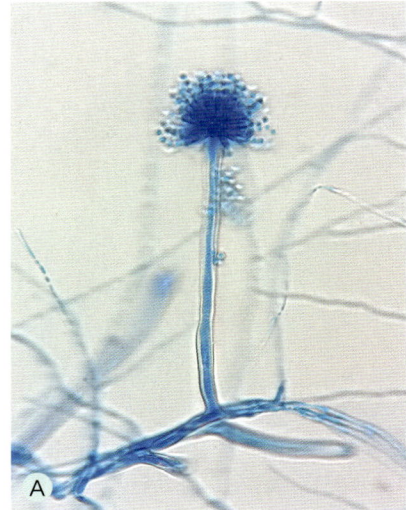

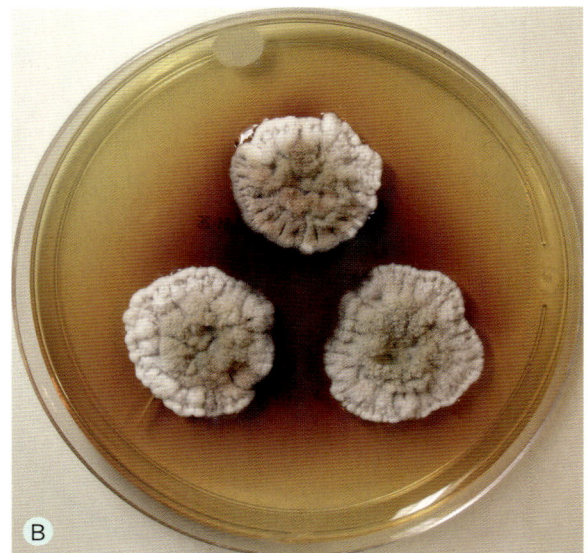

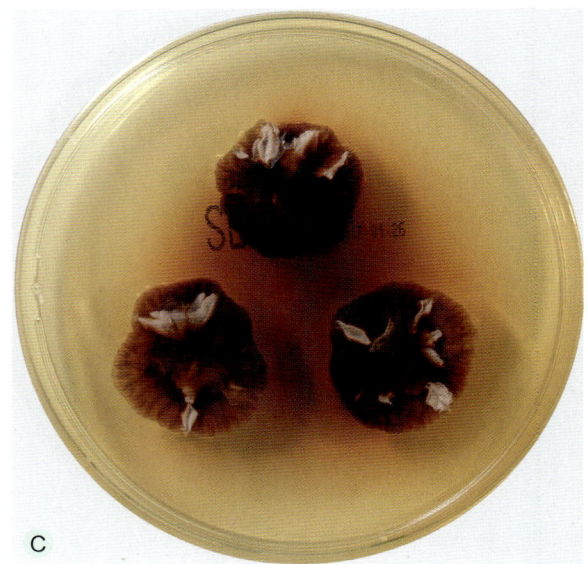

图 27-1-21　异常曲霉菌的形态特征
A. SDA 28℃ 6 日,未染色 ×400;B. 厚壁孢子 PDA 28℃
5 日,乳酸酚棉蓝染色 ×400;C. SDA 28℃ 24 日

图 27-1-22　疣梗曲霉菌的形态特征
A. SDA 28℃ 10 日,乳酸酚棉蓝染色 ×400;B. SDA 28℃
14 日;C. SDA 28℃ 14 日(背面)

闭式的薄壁子囊果,含子囊和子囊孢子,注意闭囊壳的大小、形状、颜色,其内子囊的大小、形状和颜色,子囊内含子囊孢子的数目、大小、形状和颜色,以及有无冠状凸起、冠的数目,子囊孢子外壁光滑或粗糙、表面纹饰等。不同曲霉菌上述特征有所不同,可资鉴定和鉴别,临床常见曲霉菌形态鉴别见表27-1-1、表27-1-2。

可用β-微管蛋白(β-tubulin)、钙调节蛋白(calmodulin)和肌动蛋白(actin)序列准确鉴定曲霉菌种。

表 27-1-1　常见曲霉菌鉴定索引表

索引编号	内容	鉴定结果或下一索引编号
1a	菌落带绿色	2
1b	菌落不是绿色	7
2a	顶囊长棒状(>100μm)	棒曲霉菌 A. clavatus
2b	顶囊圆形	3
3a	菌落黄绿色分生孢子梗茎粗糙	黄曲霉菌 A. flavus
3b	菌落暗绿色,有时局部带黄色,分生孢子梗茎光滑	4
4a	单层瓶梗	5
4b	双层瓶梗	6
5a	顶囊小烧瓶状,产孢于顶囊上 2/3	烟曲霉菌 A. fumigatus
5b	顶囊大而圆,表面全部产孢	灰绿曲霉菌 A. glaucus
6a	分生孢子梗淡褐色,分生孢子头短柱状,老的菌落见壳细胞围绕闭囊果	构巢曲霉菌 A. nidulans
6b	分生孢子梗无色,分生孢子头球形或不规则	杂色曲霉菌 A. versicolor
7a	分生孢子梗粗糙,菌落橙色到棕色	赭曲霉菌 A. ochraceus
7b	分生孢子梗棕色或黄色	8
7c	分生孢子梗无色	9
8a	菌落颜色暗灰色到炭灰色	焦曲霉菌 A. ustus
8b	菌落黄色到淡黄色	黄柄曲霉菌 A. falvipes
9a	菌落黑色或者暗棕色	黑曲霉菌 A. niger
9b	菌落土黄色	土曲霉菌 A. terreus
9c	菌落白色或者奶酪色	亮白曲霉菌 A. candidus

四、抗真菌药物敏感性

目前除了烟曲霉菌对伏立康唑有药敏折点外,其他曲霉菌对抗真菌药物敏感性试验尚无临床折点,目前只有部分曲霉菌有流行病学折点(ECVs),请参阅 CLSI 相关文献。不同的曲霉菌对不同的抗真菌药物可产生不同的敏感性,其敏感性是基于 ECVs。体外研究表明伏立康唑、泊沙康唑、拉夫康唑、艾沙康唑、伊曲康唑、卡泊芬净和两性霉素 B 脂质体对曲霉菌有较好抗菌活性,但也有耐药菌株被检出的报道,如土曲霉菌对两性霉素 B 耐药,焦曲霉菌(A. ustus)对两性霉素 B、棘白菌素、三唑类抗真菌药耐药,黄曲霉对两性霉素 B 的敏感性低,迟缓曲霉菌(A. lentulus)对两性霉素 B、唑类、棘白菌素类低敏感性,部分烟曲霉菌对伊曲康唑耐药等。菌核曲霉菌的药物敏感试验数据有限,从少量的体外敏感试验数据来看,菌核曲霉菌对两性霉素 B 的敏感性降低(MIC ≥ 2μg/ml),对伊曲康唑 MIC 较高(MIC ≥ 1μg/ml),对伏立康唑的敏感性差(MIC ≥ 2μg/ml)。

五、临床意义

曲霉菌是自然界中分布广泛,常存在于土壤、植物碎片和室内环境中,为常见实验室污染真菌之

表 27-1-2　临床常见曲霉菌的形态鉴别

	烟曲霉菌	黄曲霉菌	黑曲霉菌	杂色曲霉菌	构巢曲霉菌	土曲霉菌	赭曲霉菌
SDA 菌落形态	生长快 白色转绿色到深绿 表面粉状	生长快 白色到黄色 表面粉状	生长快 白色很快至褐色或黑色	生长慢 颜色多变 圆形、凸起	生长快 暗绿色 中央粉状 边缘绒毛状	生长快 淡褐色 小、圆	生长慢 黄棕或红褐色 小、圆
PDA 菌落形态	生长快 深蓝绿色粉状	生长快 中央黄绿色粉状 边缘白色绒毛状	生长快 黑色粉状	生长慢 羊毛或绒状	生长快 暗绿色黄棕相间 中央粉状 边缘白绒毛状	生长快 褐色粉状	生长较慢 红褐色
分生孢子梗	长约 300μm 直径 5~8μm 壁光滑 近顶端渐粗 带绿色	长 400~850μm 直径约 20μm 壁粗糙 近顶端渐粗 无色	长 400~3 000μm 直径 15~20μm 壁光滑 近顶端渐粗 无色	长 200~400μm 直径约 5μm 壁光滑 近顶端渐粗 无色	长 70~150μm 直径 3~6μm 壁光滑 近顶端渐粗 棕色	长 100~250μm 直径 4.5~6μm 壁光滑 近顶端渐粗 无色	约 300~500μm 壁粗糙 有麻点 黄褐色
顶囊	烧瓶状 20~30μm	球形或近球形 25~45μm	球形或近球形 30~75μm	近球形 约<20μm	半球形 8~10μm	半球形 10~16μm	球形 30~50μm
小梗	单层、长 占顶囊 4/5 木栅状	单层、双层、基层长 占满顶囊 放射状	双层、基层长 占满顶囊 放射状	双层、基层长 占顶囊 4/5 放射状	双层、基层长 占顶囊 1/2 放射状	双层、基层短 占顶囊 2/3 放射状	双层 占满顶囊
分生孢子	有小棘、球形 绿色、成链	球形或梨形	有小棘、球形 褐色	有小棘、球形、绿色	球形、绿色	小而扁平	球形或近球形
子囊	无	无	无	无	红色子囊	无	无

一。曲霉菌属中某些种可引起皮肤、鼻窦、眼、耳、支气管、肺、中枢神经系统及播散性曲霉菌病,也可导致变态反应或毒素中毒症等。在医院中机会性感染最多见,免疫抑制剂广泛使用是机会感染最主要的易感因素。这些感染可以是局部的,也可以是全身性的,统称为曲霉菌病。

1. 烟曲霉菌可寄生于肺内,是肺部侵袭性真菌感染的主要病原菌之一。还可产生烟曲霉毒素。

2. 黄曲霉菌是最常见的环境污染菌,该菌引起人类和动物的过敏和侵袭性感染,可引起食物霉变产生黄曲霉毒素,导致人类和动物的中毒和死亡,且该毒素与人类的癌变密切相关。

3. 黑曲霉菌被广泛用于工业生产,但亦可引起食物变质和人类肺部、皮肤、耳道的机会感染,在免疫缺陷患者可导致全身播散性致死性疾病,该菌亦可产生黑曲霉毒素。

4. 构巢曲霉菌是一种机会致病菌,可导致肺部感染、鼻窦炎、眼内炎、骨髓炎和浅表皮肤散在感染。也可产生杂色曲霉毒素。

5. 赭曲霉菌能产生赭曲霉毒素,该毒素具有较强的肝、肾毒性。

6. 杂色曲霉菌可以从土壤、潮湿的室内环境、霉变的食物和饲料,甚至含盐的水、国际空间站的灰尘中分离出。杂色曲霉菌常作为室内空气综合征指示菌,与人类和动物的健康密切相关,其产生杂色曲霉毒素是黄曲霉毒素 B_1 前体可引起皮肤曲霉菌病,也可产生杂色曲霉毒素而致肝癌、胃癌等。

7. 土曲霉菌是一种条件致病真菌,引起的疾病统称为土曲霉菌病。

8. 菌核曲霉菌可引起肺部、耳道、指甲的真菌病。

9. 局限曲霉菌常从低温储藏的谷物、加工食物、药材、古文物、生活用品、霉腐材料以及室内灰尘等可以分离到，引起人类感染的报道相对较少，有引起心脏瓣膜置换术后心内膜炎感染，甲真菌病，肺曲霉球等相关病例的报道。

10. 棒曲霉菌可引起过敏，很少导致侵袭性感染。

11. 焦曲霉菌广泛存在于土壤、食物和室内环境里，可引起免疫缺陷患者的侵袭感染，有导致侵袭性肺部感染、中耳炎、皮肤感染病例的报道。

（徐和平）

第二节　青霉菌属

一、分类与命名

青霉菌属（Penicillium）隶属于真菌界（Fungi），子囊菌门（Ascomycota），子囊菌亚门（Pezizomycotina），散囊菌纲（Eurotiomycetes），散囊菌目（Eurotiales），曲霉科（Aspergillaceae）。目前属内有 300 多个种，最常见有产黄青霉菌（P. chrysogenum）、变灰青霉菌（P. canescens）、胶囊青霉菌（P. capsulatum）、橘青霉菌（P. citrinum）、指状青霉菌（P. digitatum）、扩展青霉菌（P. expansum）、绳状青霉菌（P. funiculosum）、灰黄青霉菌（P. griseofulvum）、微紫青霉菌（P. janthinellum）、草酸青霉菌（P. oxalicum）、产紫青霉菌（P. purpurogenum）、葡萄青霉菌（P. viticola）等，马尔尼菲青霉菌（P. marneffei）现改为马尔尼菲篮状菌（Talaromyces marneffei），但马尔尼菲篮状菌的菌丝相和青霉菌属镜下形态相似，有典型的帚状枝（图 25-10-1E）。

二、生物学特性

（一）形态与染色

青霉菌具有横隔的透明菌丝（直径 1.5~5μm）、单一或分枝的分生孢子梗、副枝、梗基、瓶梗和分生孢子。分生孢子梗可由基质长出，或从气生菌丝长出并远离基质。支持梗基的细胞称副枝，可有 1 个或 1 个以上。梗基是分生孢子梗形成的第二级分枝，每个梗基上簇生 6~10 个平行而略密的烧瓶状瓶梗（瓶状细胞），形成特征性的帚状枝。帚状枝可据形状分成 4 种类型：①单轮青霉组，帚状枝由单轮生的瓶梗组成；②对称二轮青霉组，帚状枝对主轴而言大体对称，梗基紧密轮生，瓶梗细长渐尖，分生孢子多为椭圆形；③不对称组，帚状枝两次或多次分枝，对主轴而言不对称；④对称多轮青霉组，帚状枝复杂，可有 3 次以上的分枝，常对称。瓶梗是指帚状枝的最后一级分枝即产孢细胞，大致可分为 3 种类型：①瓶梗为柱形，前端渐尖，大多数单轮青霉和不对称青霉瓶梗为此类型；②瓶梗细长渐尖呈披针形，通常对称二轮青霉的瓶梗为此类型；③瓶梗前端变狭，形成直径均一的管状物称瓶颈，某些散枝青霉的瓶梗如此。分生孢子呈球形或近似球形（直径 2.5~5μm），壁光滑或近似光滑，分生孢子在瓶梗顶部成链状生长，不分枝。某些种还具有菌核和闭囊壳。

青霉菌的示意图见图 27-2-1。

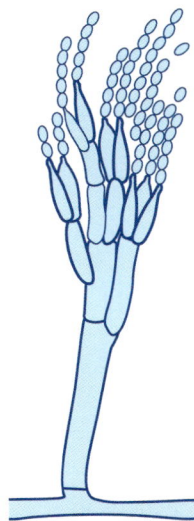

图 27-2-1　青霉菌示意图

（二）培养特性

青霉菌的菌落中等快速生长，常在 37℃ 不生长或生长不良，在 SDA 和 PDA 培养基上 25~30℃ 培养 2 周，菌落直径 2~2.5cm，质地平坦、柔软、丝状、似羊毛或棉花样。初期菌落呈白色，然后逐渐变成蓝绿色、灰绿色、橄榄灰、黄色或粉红色,边缘白色,背面通常是苍白色到淡黄色。同一株菌在不同配方的培养基上生长的菌落形态和颜色会有差异。

青霉菌的形态特征见图 27-2-2、图 27-2-3,篮状菌的形态特征见图 27-2-4。

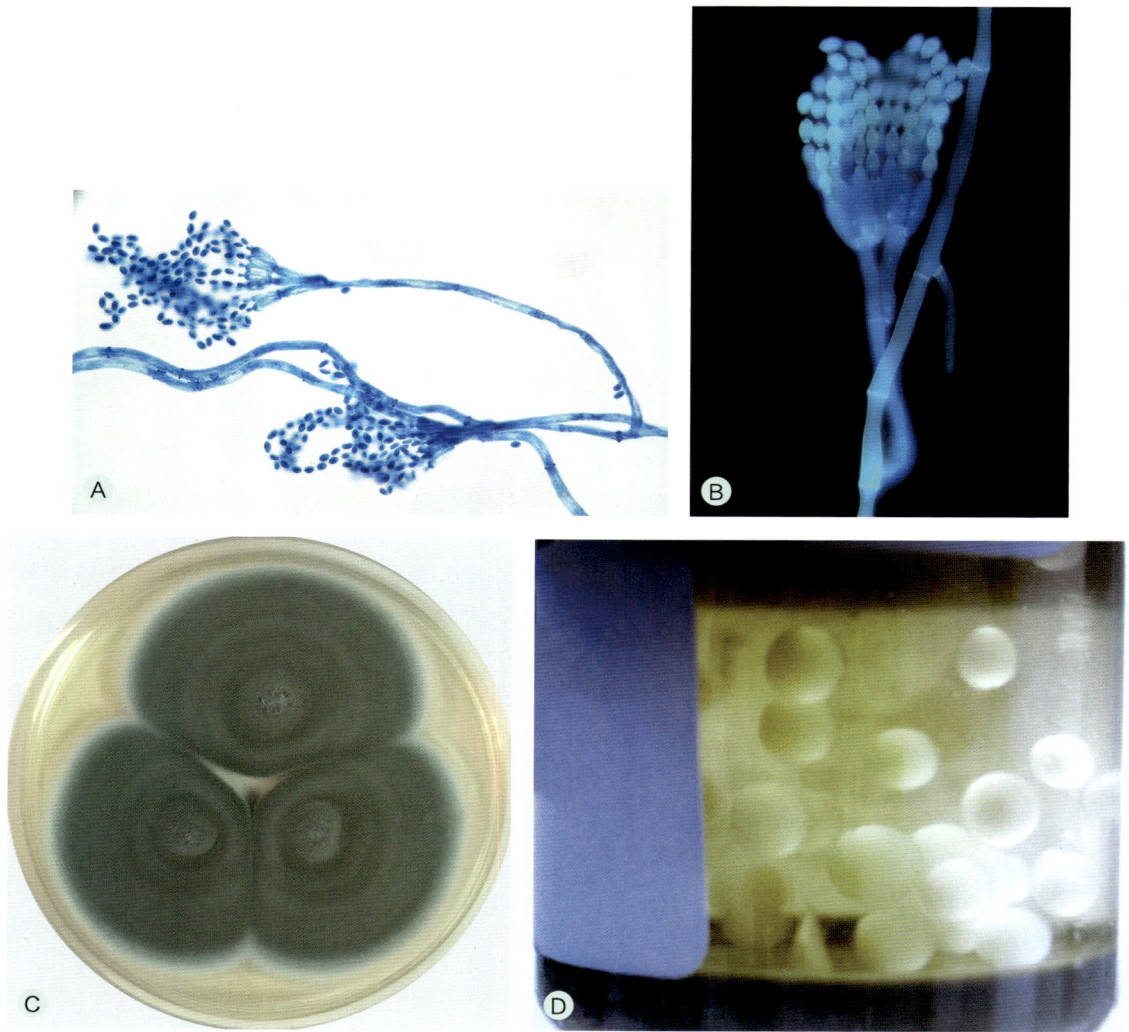

图 27-2-2   草酸青霉菌的形态特征

A. SDA 28℃ 3 日,乳酸酚棉蓝染色 ×400;B. SDA 28℃ 3 日,钙白荧光染色 ×1 000;C. SDA 28℃ 5 日;
D. 肉汤培养 3 日

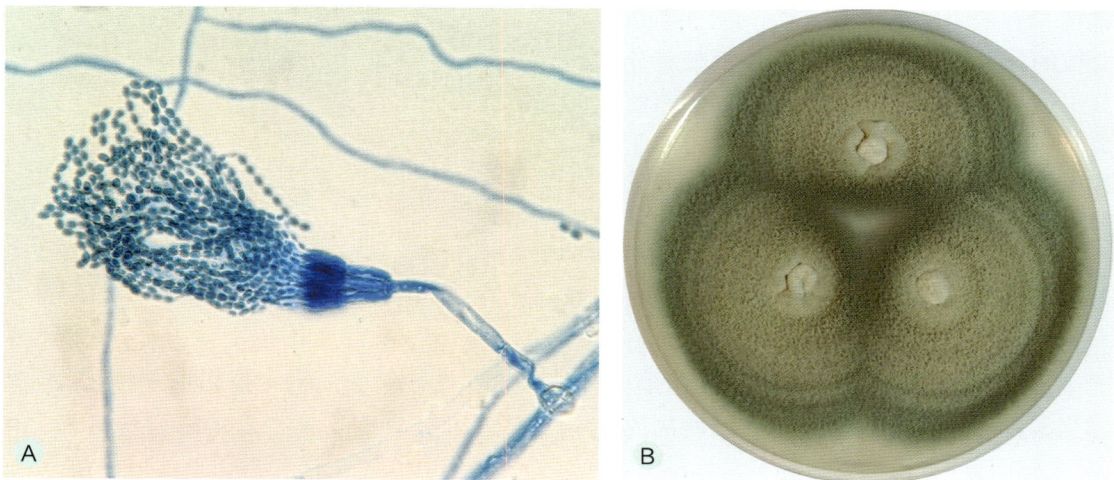

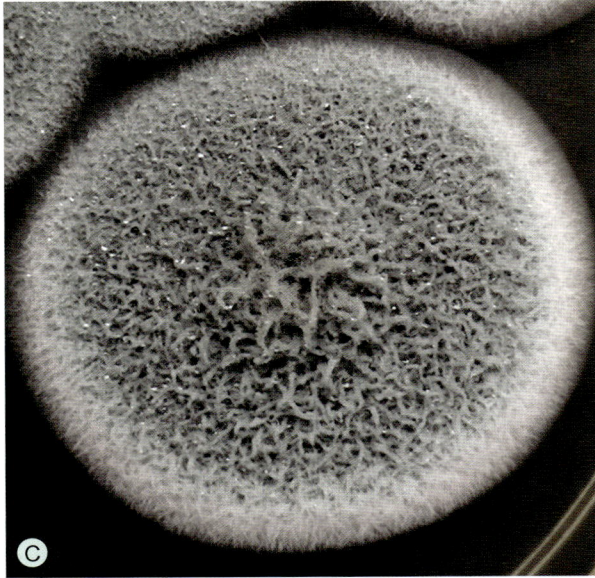

图 27-2-3　绳状青霉菌的形态特征
A. SDA 28℃ 4 日，乳酸酚棉蓝染色 ×400；B. SDA 28℃ 10 日；C. SGC 28℃ 5 日

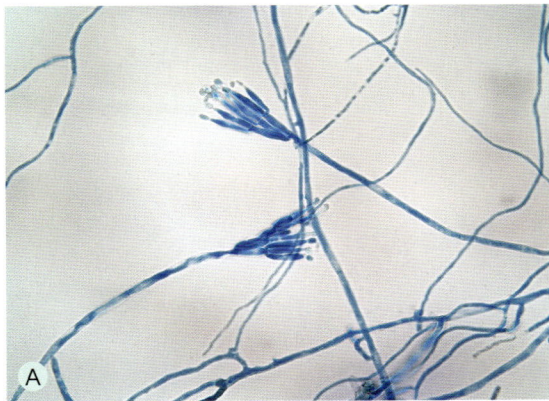

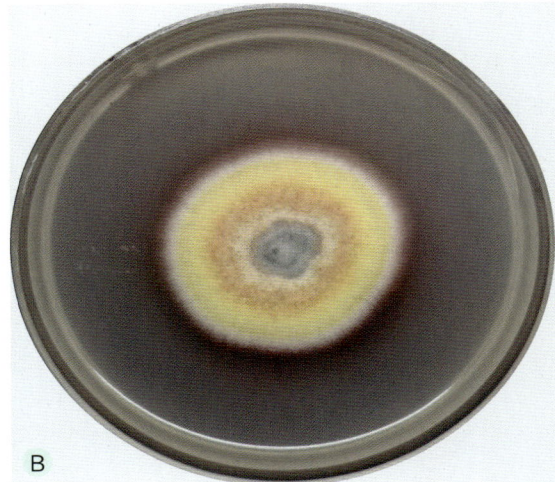

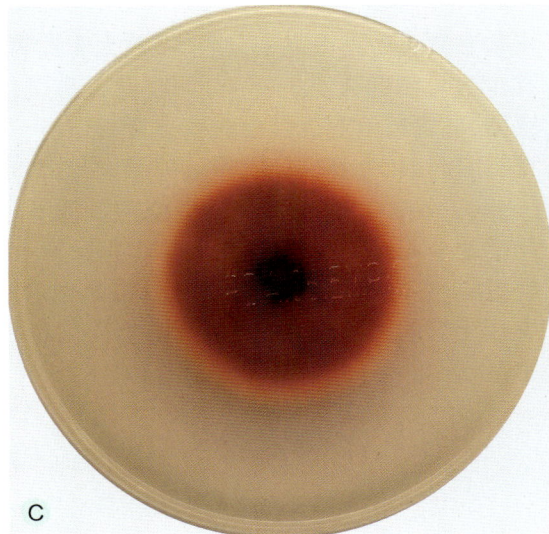

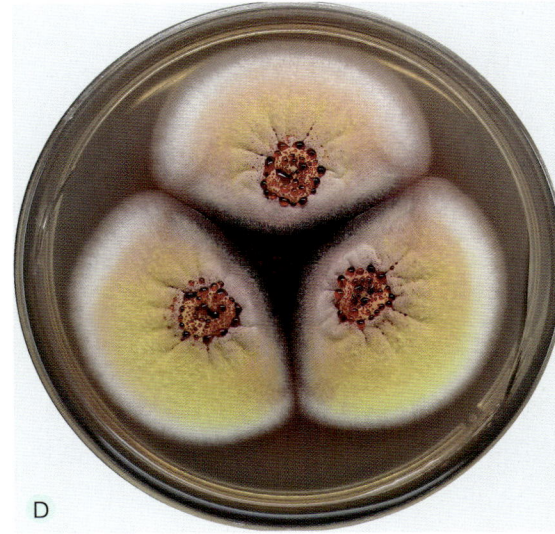

图 27-2-4　红色篮状菌（*T. ruber*）的形态特征
A. PDA 28℃ 10 日，乳酸酚棉蓝染色 ×400；B. PDA 25℃ 10 日；C. PDA 25℃ 10 日（背面）；
D. 黏液珠 SDA 25℃ 14 日

三、鉴定与鉴别

(一) 属间鉴别

应注意与拟青霉属(*Paecilomyces*)、黏帚霉属(*Gliocladium*)和帚霉属(*Scopulariopsis*)鉴别。青霉菌属与拟青霉属鉴别是青霉菌具有烧瓶状瓶梗和球形到近似球形的分生孢子,拟青霉帚状枝分枝不对称,稀疏,瓶梗更长,顶端逐渐变细呈特征性的管状体(slender tube)(见第二十七章第四十二节拟青霉属)。青霉菌属与黏帚霉属鉴别是青霉菌分生孢子成串生长,形成链状,而黏帚霉的分生孢子不呈链状排列,而是同邻近瓶梗的分生孢子聚集成团,形成簇状或球状(见第二十七章第四十节黏帚霉属)。青霉菌属与帚霉属鉴别是青霉菌具有瓶梗。

(二) 属内鉴定

青霉菌属生物学上有其特殊性,帚状枝是青霉菌属特征性结构,根据菌落特征、分生孢子梗、帚状枝、瓶梗和分生孢子形态特征,可鉴定到属甚至种水平。临床致病菌马尔尼菲篮状菌鉴定参见第二十五章第十节。常见产黄青霉菌与橘青霉菌鉴别见表27-2-1。

ITS 和 / 或 β 微管蛋白(β-tubulin)序列可用于青霉属的分子生物学鉴定。

表 27-2-1 产黄青霉菌与橘青霉菌鉴别

菌种	菌落特征	分生孢子梗	帚状枝	梗基、瓶梗	分生孢子
产黄青霉菌	生长快,10 日后直径达 3~5cm。致密绒毛状,边缘白色,表面有明显的放射状沟纹。正面观蓝绿色,日久呈灰色或淡紫褐色;背面黄色至深黄色	壁光滑,大小(150~350)μm×(3~3.5)μm	不对称,自分生孢子梗始作 2~3 次分枝,副枝长短不等,一般为(15~25)μm×(3~3.5)μm	梗基大小为(10~12)μm×(2~3)μm,瓶梗大小为(8~10)μm×(2~2.5)μm,4~6 个轮生	椭圆形,少数近球形,蓝绿色,(2~4)μm×(2.8~3.5)μm 大小,壁光滑,连接成链状,呈分散柱状,长可达 200μm
橘青霉菌	培养 2 周菌落直径 2~2.5cm,有放射状沟纹。大部分菌株菌落表面绒毛状,少数絮状。菌落正面观灰绿色,背面观黄至橙色	大多数自基质长出,但也有自菌落中央气生菌丝长出者。分生孢子梗一般不分枝,壁光滑,大小(5~200)μm×(2.2~3)	3-4 轮生,略散开	梗基大小为(12~20)μm×(2.2~3)μm,瓶梗为(8~11)μm×3μm,每个梗基上簇生 6~10 个平行而略密集的瓶梗	球形或近球形,直径 2.2~3.2μm。壁光滑或近乎光滑,连接成链状,呈分散柱状,可达 100~150μm

四、抗真菌药物敏感性

青霉菌对抗真菌药物敏感性资料有限,有研究报道两性霉素 B、伊曲康唑和泊沙康唑对产黄青霉菌有较好抗菌活性,MIC 值较低,对伏立康唑的 MIC 值较高,其 MIC 值范围为 0.5~8μg/ml。而灰黄青霉菌的 MIC 值高于产黄青霉菌。

五、临床意义

青霉菌广泛存在于空气、土壤及腐烂的水果、蔬菜、肉类和各种潮湿的有机物上。青霉菌也是实验室常见污染菌之一,绝大多数为非致病菌,只有少数可引起人类的感染,如胶囊青霉引起肺部感染,橘青霉引起急性白血病患者心包炎,其他青霉有引起眼、外耳、皮肤、甲板等感染,称青霉菌病(penicilliosis)。肿瘤患者及免疫功能低下可继发严重的全身播散性感染。肺部首先被累及,还可侵犯脑、心内膜、泌尿系统等。青霉菌也是变态反应性疾病的过敏原之一,并能产生真菌毒素引起中毒。

(徐和平)

第三节　毛霉菌属

一、分类与命名

毛霉菌属(Mucor)隶属于真菌界(Fungi),毛霉菌门(Mucoromycota),毛霉菌亚门(Mucoromycotina),毛霉菌纲(Mucoromycetes),毛霉菌目(Mucorales),毛霉菌科(Mucoraceae)。属内包括总状毛霉菌(M. racemosus)、两栖毛霉菌(M. amphibiorum)、卷枝毛霉菌(M. circinelloides)、冻土毛霉菌(M. hiemalis)、不规则毛霉菌[M. irregularis,原名多变根毛霉(Rhizomucor variabilis)]、拉斯坦毛霉(M. lusitanicus)、印度毛霉菌(M. indicus)和分枝毛霉菌(M. ramosissimus)等。代表菌种为总状毛霉菌。

二、生物学特性

(一)形态与染色

毛霉菌属真菌形态特点为能有性繁殖产生接

合孢子,无性期产生孢子囊和孢子囊孢子。菌丝宽(6~15μm 或以上),壁薄,不分隔或极少分隔。分枝近直角或不规则。孢囊梗直接从菌丝体长出,一般单生不分枝,也可呈总状分枝或假单轴样分枝。孢子囊着生于分枝或不分枝的孢囊梗顶端,孢子囊球形,较大,呈浅黄至黄褐色,孢子囊成熟后囊壁消解或破裂释放出孢子囊孢子,数目较多,孢子囊孢子球形或椭圆形,壁薄光滑。在孢囊梗和孢子囊之间有一分隔。某些种在孢子囊内近孢囊梗顶端分隔处有一突出物或膨大的结构,称为囊轴(columella),囊轴球形或近似卵形。接合孢子球形,有粗糙的凸起,配囊柄对生,无附属物,为同宗或异宗配合。某些种能产生顶生或间生厚壁孢子。不形成匍匐菌丝(stolon)和假根(rhizoid),无囊托。病变组织中,可见宽而不规则,不分隔的菌丝。

毛霉菌镜下形态见图 27-3-1。

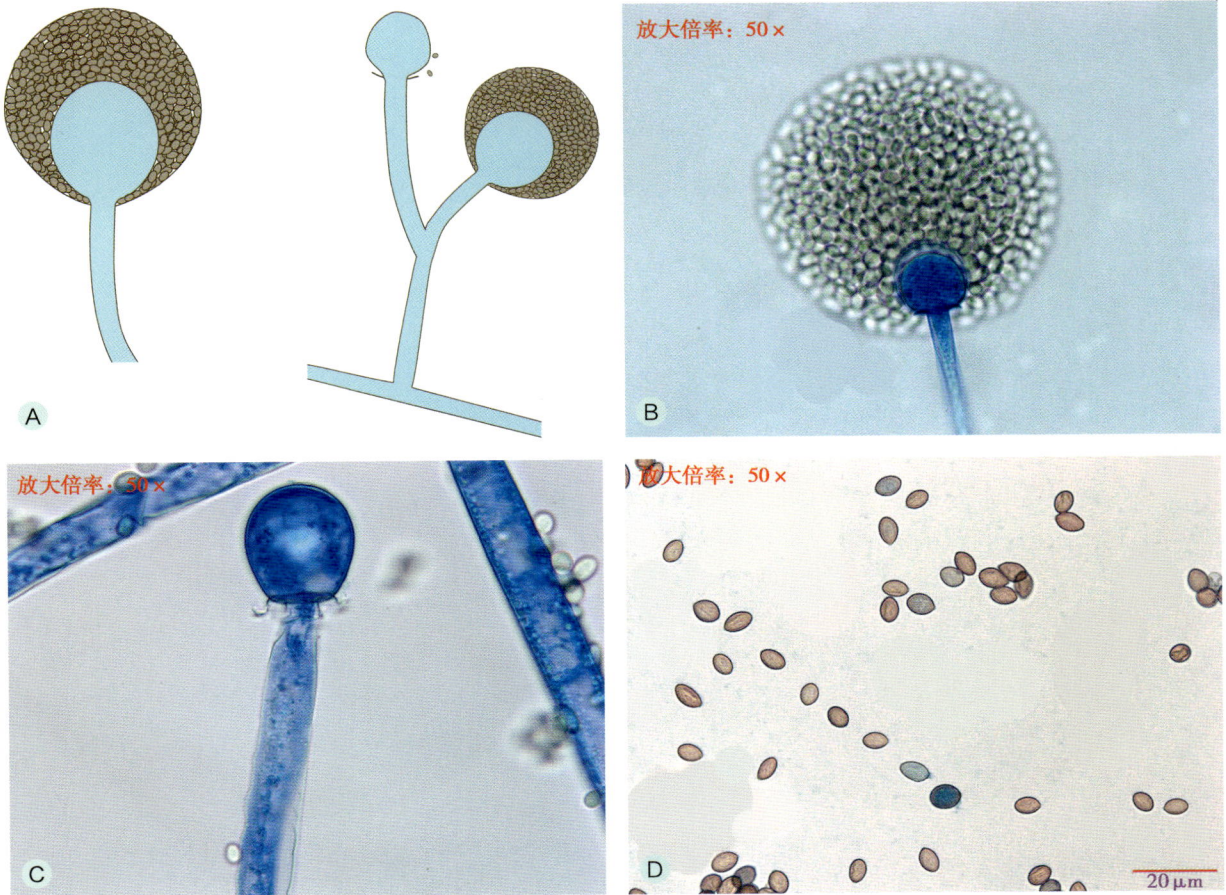

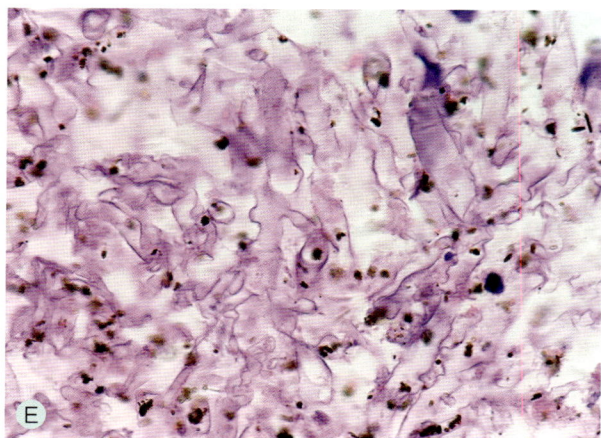

图 27-3-1　毛霉菌镜下形态特征
A. 毛霉菌示意图；B. 孢子囊，乳酸酚棉蓝染色 ×400；C. 囊轴，乳酸酚棉蓝染色 ×1 000；D. 分生孢子，乳酸酚棉蓝染色 ×1 000；E. 肺穿刺组织切片，菌丝 HE 染色 ×1 000

（二）培养特性

在 SDA 培养基 25~30℃下培养，菌落生长迅速，菌丝体蔓延，菌落疏松棉花样或羊毛状，一般高为 1cm，成熟后呈暗色、灰色或棕色，顶端有黑色小点为孢子囊。从背面观呈白色。

毛霉菌的形态特征见图 27-3-2、图 27-3-3。

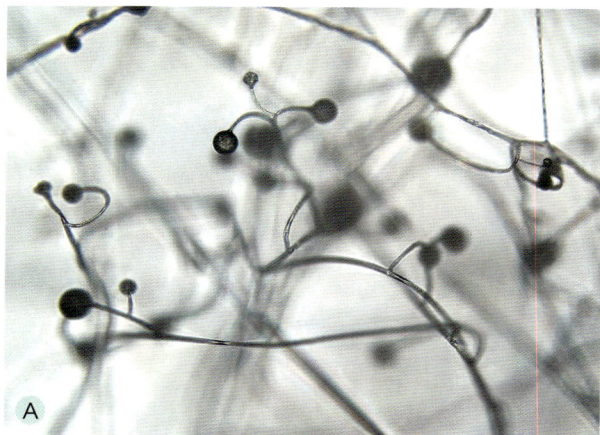

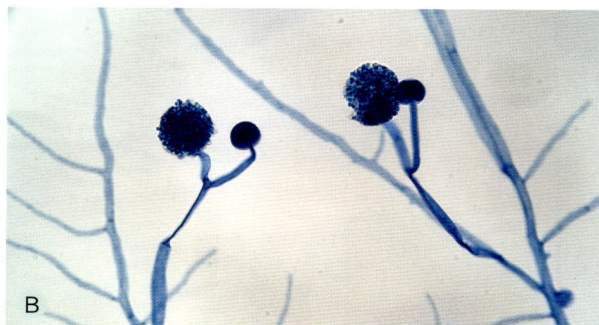

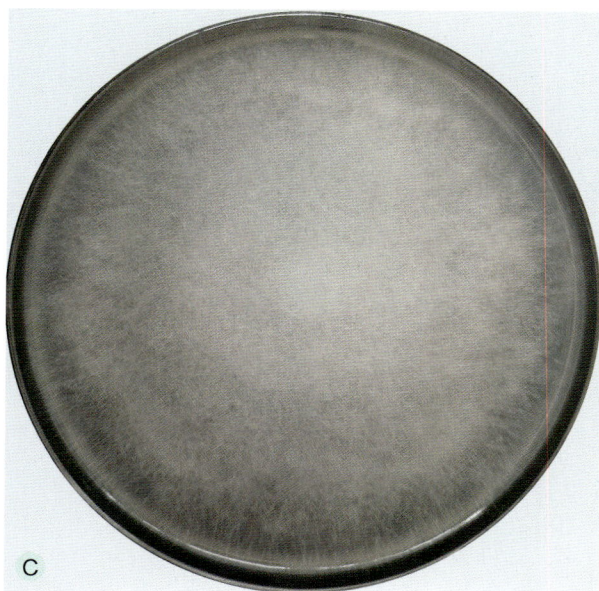

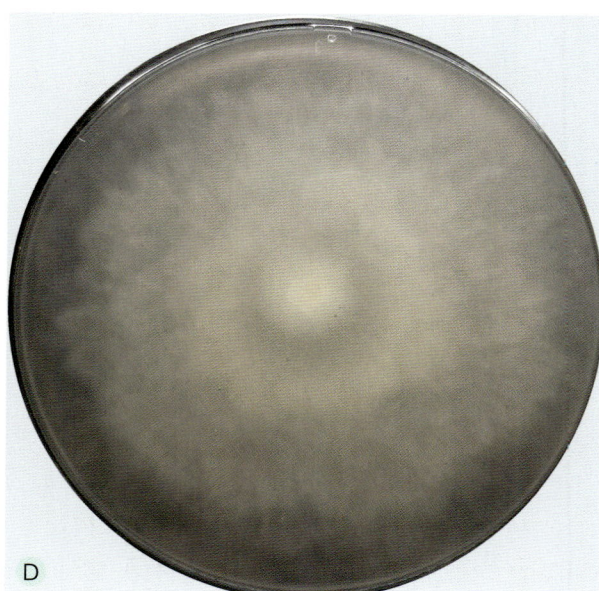

图 27-3-2　卷枝毛霉的形态特征
A. SDA 25℃ 7 日，未染色 ×200；B. PDA 25℃ 2 日，乳酸酚棉蓝染色 ×200；C. SDA 25℃ 5 日；D. SDA 25℃ 5 日（背面）

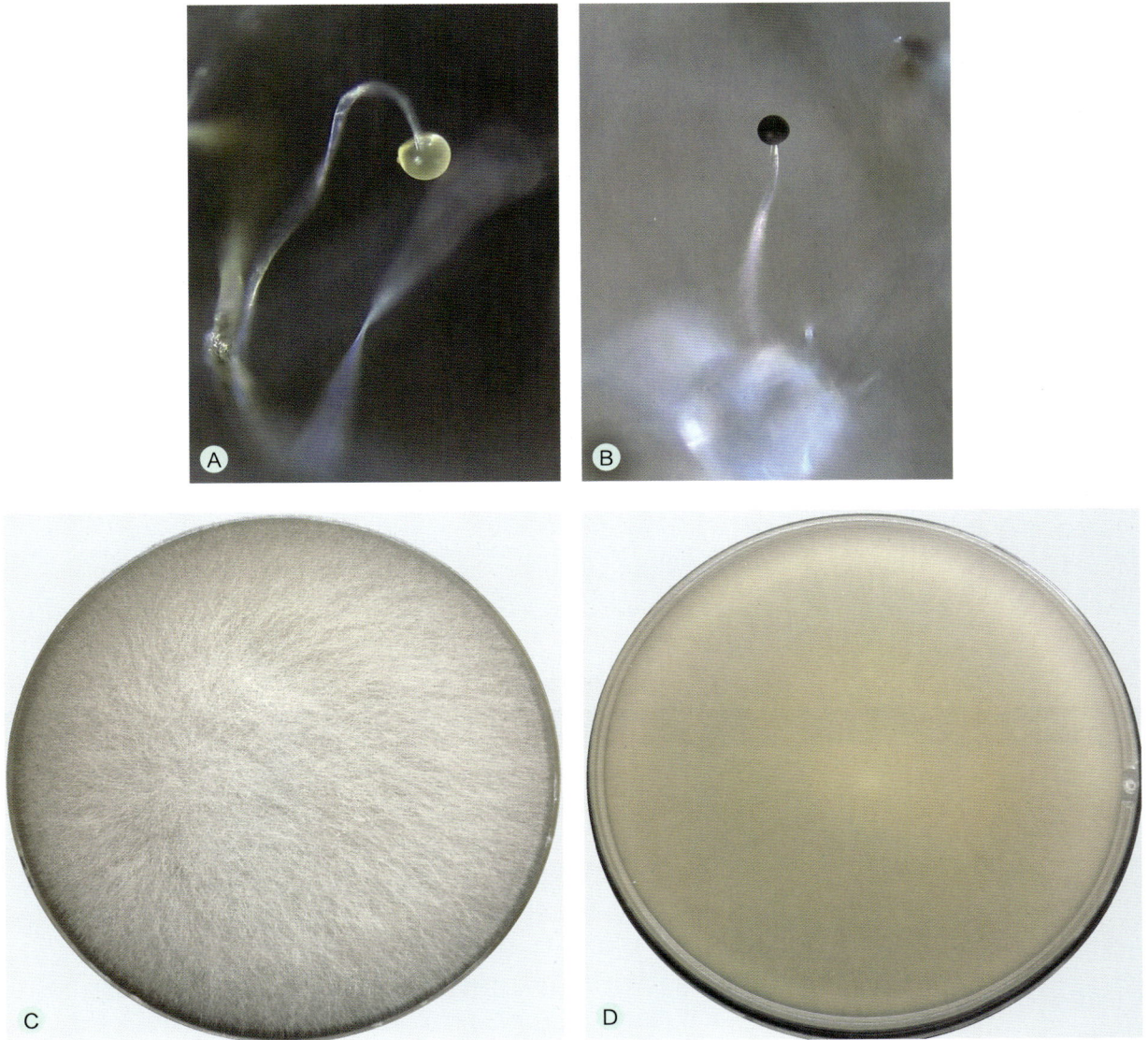

图 27-3-3 拉斯坦毛霉的形态特征

A. PDA 25℃ 5 日，未染色 ×200；B. PDA 25℃ 5 日，未染色 ×200；C. SDA 25℃ 4 日；D. SDA 25℃ 4 日（背面）

三、鉴定与鉴别

（一）属间鉴别

无假根和匍匐菌丝，可与根霉属、横梗霉属和根毛霉菌属相鉴别。毛霉菌目相关真菌形态鉴别见表 27-3-1。

（二）属内鉴定

总状毛霉菌孢囊梗呈总状分枝，其上可形成大量厚壁孢子，孢子囊孢子卵形、倒卵形至近球形，总状毛霉菌在 37℃生长不佳或完全不生长。分枝毛霉菌生长缓慢，孢囊壁坚固，短促的孢囊梗反复分枝，孢囊梗上可见球拍状的附着物。印度毛霉菌呈深黄色菌落，有芳香味，在 40℃也可以生长，同化乙醇而对硝酸盐不同化，对硫胺素（维生素 B_1）有依赖性。不规则毛霉菌有着大量大小不一的假根，形态高度多变的孢囊。冻土毛霉菌高层的孢囊梗不分枝或稀疏分枝 1~2 次，孢子囊孢子柱形、椭圆形，常在一边较平，接合孢子囊黑褐色。卷枝毛霉菌形成短的卷须，孢囊梗假轴分枝，棕色孢囊。其上不形成厚壁孢子，孢子囊孢子卵形、椭圆形，有同化乙醇和硝酸盐能力。毛霉菌属内常见种的鉴别见表 27-3-2。

ITS 序列可用于毛霉菌属菌种分子生物学鉴定。

表 27-3-1　毛霉菌目相关真菌形态鉴别

特性	毛霉菌属	根霉菌属	横梗霉菌属	根毛霉菌属	小克银汉霉菌属
匍匐菌丝和假根	无	明显,孢囊梗与假根相对着生	有,孢囊梗着生于匍匐菌丝中间	有,孢囊梗由匍匐菌丝或气生菌丝长出,与假根不相对	匍匐菌丝偶见假根指状分枝
囊轴	多形态	近球形	近球形,常突起	棕色亚球形	
囊托	无	有,有时不明显	有,明显,锥形	无或少数有	无
孢子囊	球形	球形,灰色或黄褐色	梨形	球形,灰色	球形,小型
孢囊孢子	卵圆或椭圆形	近球菌或不规则	球形或卵形	球形或卵形,较小	球形或卵圆形,较小
孢子囊梗	直接由菌丝长出,分枝或不分枝,多数无色	单根或成串常不分枝,多数棕色	分枝多呈匍匐串状或梳状,几乎无色	总状分枝或假单轴样分枝,深棕色	分枝,主干和分枝顶端均形成膨大囊泡
有性期	配囊柄对生,接合孢子表面粗糙	配囊柄对生,接合孢子表面粗糙	配囊柄对生,接合孢子表面粗糙	配囊柄对生,接合孢子表面粗糙	配囊柄对生,接合孢子表面粗糙
最高生长温度	<37℃	45℃	45℃	54℃	45℃

表 27-3-2　毛霉菌属真菌致病菌种鉴别要点

菌种	形态特征
西栖毛霉菌 (M. amphibiorum)	菌落灰棕色,有轻微芳香气味;孢囊梗透明,高达 25mm,直立分枝;孢子囊直径 75~100μm,稍扁深棕色,表面有易溶解的囊膜;有囊领;孢囊孢子光滑球形,直径 3.5μm;异宗配合,接合孢子球形或轻微扁平。超过 37℃不生长
卷枝毛霉菌 (M. circielloides)	浅灰色到深棕色菌落;孢囊梗透明,6mm 高,17μm 宽,反复分枝,形成两层不同高度,通常长分枝直立,短分枝后弯。不形成厚壁孢子,孢囊孢子壁光滑卵形,椭圆形至倒卵形,(4.5~7)μm×(3.5~5)μm;异宗配合,接合孢子球形或稍扁;37℃可生长,42℃不生长
冻土毛霉菌 (M. hiemalis)	菌落灰色-土红色,孢囊梗透明,高达 15mm,不分枝或稀疏分枝 1~2 次,孢子囊直径可超过 100μm,初为黄色后变为深棕色;有易溶解的囊膜;孢囊孢子柱状,椭圆形,常在一边较平;在基底菌丝上可以看到粉孢子;异宗配合,接合孢子黑褐色,有着粗糙的胚柄;超过 37℃不生长
总状毛霉菌 (M. racemosus)	菌落浅灰褐色;孢囊梗透明,高达 20mm,假轴或单轴混合分枝,其短的单轴分枝常常后弯,其上常形成许多厚壁孢子;孢子囊深棕色,柱状或梨形;底部平截,有囊领;孢囊孢子光滑,卵形,倒卵形至近球形,(5.5~8.5)μm×(4~7)μm,或直径 5.5~7μm;异宗配合,接合孢子有着短短的棘状突起,棕色;超过 37℃不生长
不规则毛霉菌 (M. irregularis)	菌落气生菌丝发达,白色到土黄色,背面浅黄色;由菌丝或匍匐菌丝产生孢子囊,假根丰富;孢囊梗透明,高达 2mm,单一或一次分枝,顶端为孢子囊,孢子囊球形,有易溶解的囊膜,孢子梗一般无隔膜,如有也不在固定位置上,有或无囊托,孢子透明,光滑,形状极不规则,厚壁孢子缺乏,异宗配合;37℃可生长,42℃不生长
拉曼毛霉菌 (M. ramosissiuus)	生长局限,灰褐色菌落;孢囊梗透明,高达 2mm,轻微粗糙,向顶端逐渐变细,合轴反复分枝;孢子囊深褐色,球形;包囊孢子光滑、球形有着宽大的基地部,在基底菌丝上可以看到粉孢子;厚壁孢子缺乏;超过 37℃不生长
紫色毛霉菌 (M. veltutinosus)	菌落初为白色,后变为中间灰色、背面白色菌落;假根丰富;孢囊梗无色或褐色,直立,多数对称分枝,无隔或一个隔,终止于顶端的孢子囊;孢子囊球形,灰色,具有缓慢溶解的囊膜;囊领明显,孢囊孢子亚球形,卵圆形或不规则,厚壁,灰褐色,有粗大的疣状突起,在菌丝的顶端或中间产生厚壁孢子,单一或成链状;尚未观察到接合孢子

四、抗真菌药物敏感性

有关毛霉菌属体外药敏试验资料有限。有研究表明两性霉素 B、艾沙康唑对毛霉菌属有较低 MIC 值,与伊曲康唑和酮康唑相比,伏立康唑产生相对高 MIC 值。两性霉素 B 和其脂质体、艾沙康唑最常用于毛霉菌属感染的治疗。

五、临床意义

毛霉菌属是广泛存在于土壤、植物、腐败水果和蔬菜中的霉菌,也是实验室常见的污染菌之一。毛霉菌属可引起人类、两栖动物、牛和猪的感染。毛霉菌引起的人类感染称为毛霉病(mucormycosis),包括皮肤、黏膜、鼻、大脑、脓毒性关节炎、肾脏和肺部感染等。最常见总状毛霉菌可引起肺部感染(肺部毛霉菌病),表现为非特异性肺炎。

(陈知行　徐和平)

第四节　根霉菌属

一、分类与命名

根霉菌属(*Rhizopus*)隶属于真菌界(Fungi)、毛霉菌门(Mucoromycota)、毛霉菌亚门(Mucoromycotina)、毛霉菌纲(Mucoromycetes)、毛霉菌目(Mucorales)、毛霉菌科(Mucoraceae)。最常见菌种包括少根根霉菌[*R. arrhizus*,或米根霉菌(*R. oryzae*)]、小孢根霉菌(*R. microsporus*)、希泊拉根霉菌(*R. schipperae*)和匍枝根霉菌(*R. stolonifer*)、*R. caespitosus*、*R. delemar*、*R. homothallicus* 和 *R. reflexus* 等。

二、生物学特性

(一) 形态与染色

根霉菌属菌种的菌丝体无隔或稀疏分隔,菌丝宽 6~15μm。营养菌丝分化出匍匐菌丝(stolon)并向四周延伸(图 27-4-2A)。假根由匍匐菌丝长出,孢囊梗单生或丛生,与假根相对着生(图 27-4-2B),常成束,顶端着生球状的孢子囊(40~350μm),孢子囊内有许多孢子囊孢子。孢子囊孢子球形(4~11μm)、卵圆形或不规则,无色或浅褐色。常见厚壁孢子(图 27-4-2C)。可有接合孢子,为异宗配合。囊轴明显,球形或半球形,基部与孢子梗相连处形成囊托(图 27-4-2E),无囊领。

根霉菌属镜下示意图见图 27-4-1。

(二) 培养特性

在 PDA 培养基上室温下培养生长迅速,33~40℃时生长良好,48℃时不生长。从平板前面观察主要由匍匐菌丝向四周蔓延生长,菌落开始为白色,成熟后灰褐色至黑色,绒毛状。背面观察白色到苍白色。

根霉菌属的形态学特征见图 27-4-2。

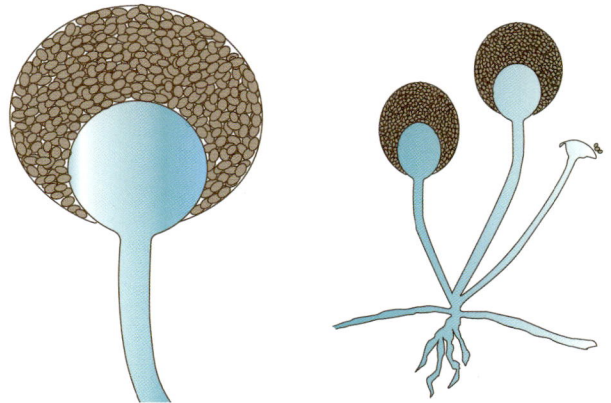

图 27-4-1　根霉菌属镜下形态示意图

三、鉴定与鉴别

(一) 属间鉴别

根霉菌属某些形态特征,如假根和孢囊梗长度、孢子囊直径、囊轴形态和大小、孢子囊孢子形态和表面质地等有助于与其他相似菌属鉴别。孢囊梗从假根相反方向长出(图 27-4-2B),孢子囊有棱角或线状条纹可与横梗霉菌和毛霉菌相鉴别。与其他相似菌属鉴别见表 27-3-1。

(二) 属内鉴定

常见根霉菌鉴定:少根根霉菌生长迅速,5~8mm 高,易倒伏,从匍匐菌丝长出的孢囊梗长,可达 300~2 000μm,从假根对侧产生孢囊梗 3 根以上

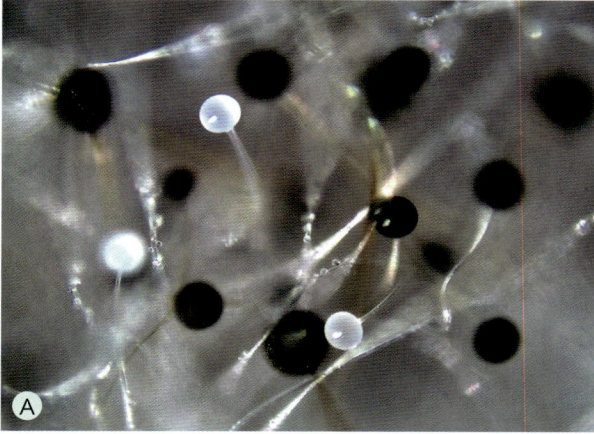

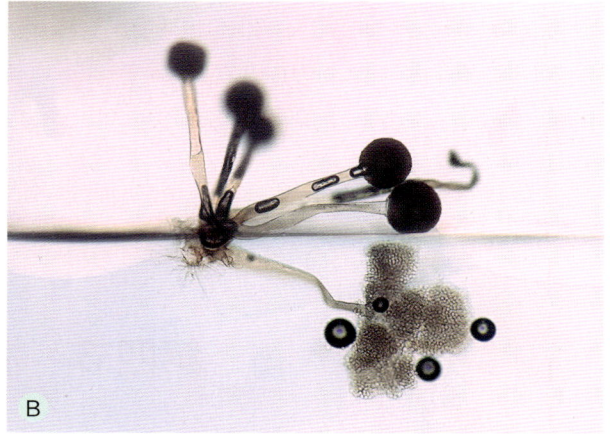

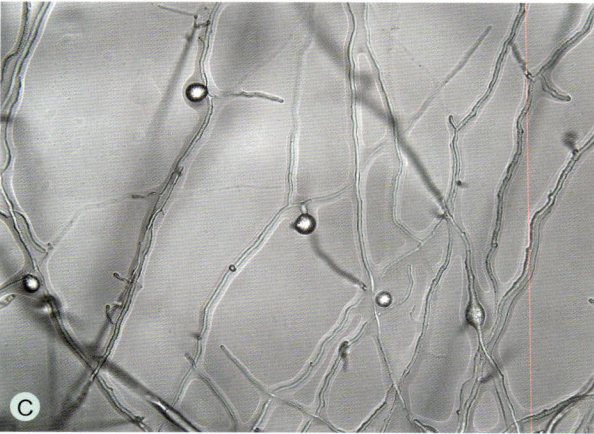

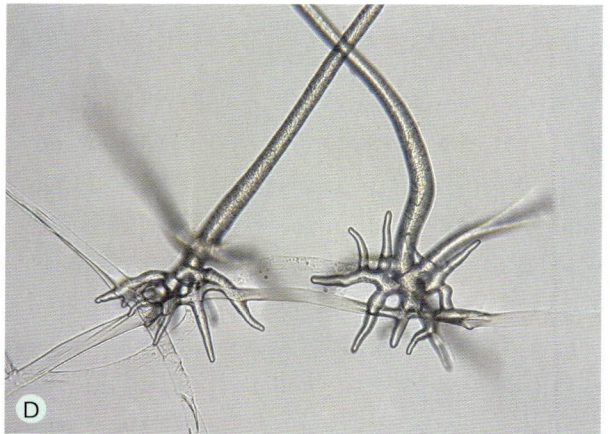

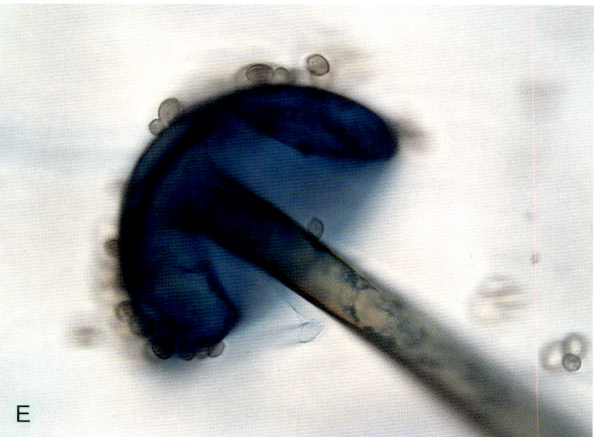

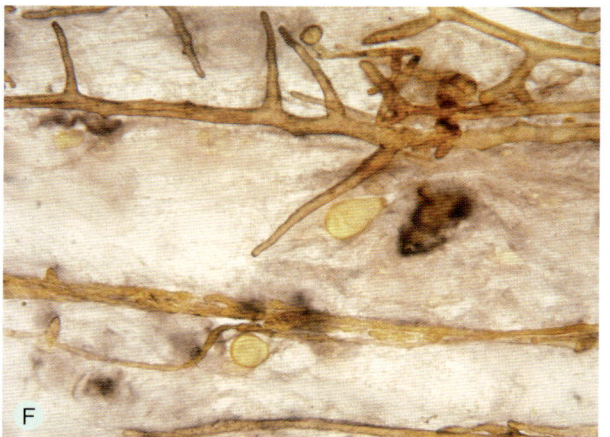

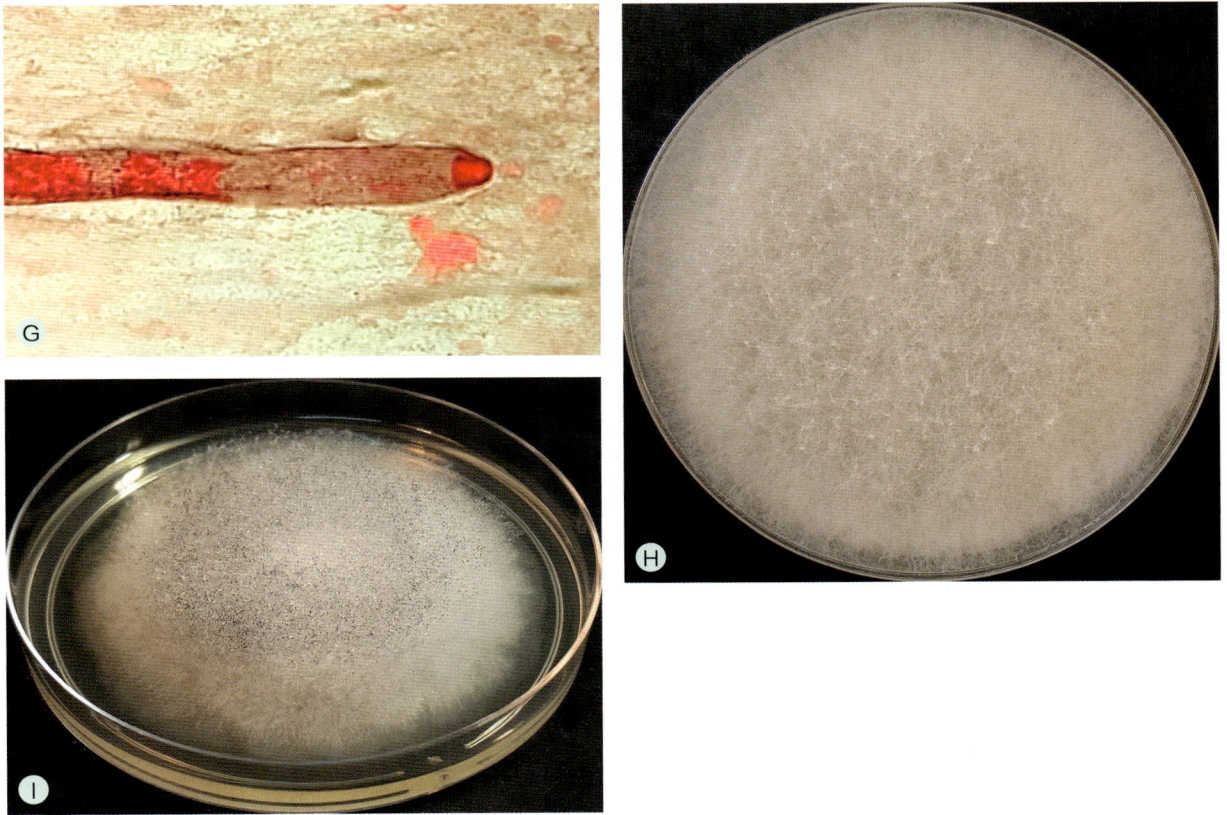

图 27-4-2　根霉菌的形态学特征

A. 少根根霉菌(孢囊梗颈和孢子囊)SDA 25℃ 7 日 ×200；B. 少根根霉菌(小培养)SDA 28℃ 2 日 ×200；C. 少根根霉菌(厚壁孢子与无隔菌丝)SDA 25℃ 24h ×400；D. 少根根霉菌(假根)SDA 28℃ 2 日 ×400；E. 少根根霉菌(囊托与孢子囊孢子)SDA 28℃ 2 日，乳酸酚棉蓝染色 ×1 000；F. 痰涂片,少根根霉菌银染色 ×1 000；G 痰涂片,少根根霉菌核固红染色 ×1 000；H. 少根根霉菌 SDA 28℃ 2 日；I. 小根根霉菌 SDA 28℃ 2 日

或更多成束,匍匐菌丝不发达,假根极不发达或无假根,孢囊孢子球形,常有扁平的底部,有较明显线状条纹,常形成厚壁孢子,40℃可以生长,45℃不生长。匍枝根霉菌假根和匍匐菌丝非常发达,孢囊梗 2~4 束,长度达 1 000~2 500μm,甚至 3 500μm,孢子囊较大(直径 136~335μm),孢囊孢子有很明显的棱角和线状条纹,不形成厚壁孢子,36℃可以生长。小孢根霉菌落灰褐色,菌落高度达 10mm,简单假根,孢囊梗褐色,长达 400μm,1~4 组,通常成对,孢子囊灰黑色,球形,囊轴球形或圆锥形,孢子囊孢子圆形或椭圆形,有角,厚壁孢子可见,某些菌株通过同宗配合可产生接合孢子,接合孢子深红棕色,球形,放射状和不规则的胚柄,45℃可以生长,甚至可承受最大 50~52℃。

ITS 和 D₁/D₂ 引物序列可用于根霉属的分子生物学鉴定,但其序列必须和最新菌种的质控菌株进行比较。

四、抗真菌药物敏感性

有关毛霉菌属体外药敏试验资料有限。有研究表明两性霉素 B、艾沙康唑对少根根霉菌有较低 MIC 值,酮康唑、伊曲康唑和伏立康唑 MIC 轻微高于两性霉素 B MIC 值。氟康唑对少根根霉菌有较高 MIC 值。

五、临床意义

根霉菌属引起的感染称为毛霉病,米根霉菌是最常见引起毛霉病的根霉菌,其次是小孢根霉菌(*R. microspores*)。当机体免疫功能严重下降时,可引起鼻脑毛霉病。以往曾有根霉菌污染胶带、木质压舌板导致医院内毛霉病暴发的报道。

(陈知行　徐和平)

第五节　横梗霉属

一、分类与命名

横梗霉属(*Lichtheimia*)原名为犁头霉(*Absidia*)隶属于真菌界(Fungi),毛霉菌门(Mucoromycota),毛霉菌亚门(Mucoromycotina),毛霉菌纲(Mucoromycetes),毛霉菌目(Mucorales),横梗霉科(Lichtheimiaceae)。属内有 17 个种,最常见菌种有伞枝横梗霉(*L. corymbifera*)、蓝色横梗霉(*L. coerulea*)、柱孢横梗霉(*L. cylindrospora*)、橡胶横梗霉(*L. brasiliensis*)、灰绿横梗霉(*L. glauca*)、刺柄横梗霉(*L. spinosa*)透孢横梗霉(*L. hyalospora*)、总状横梗霉(*L. ramose*)和 *L. ornata* 等。

二、生物学特性

(一)形态与染色

横梗霉有弧形的匍匐菌丝和假根,菌丝可间生巨大细胞,孢囊梗散生于匍匐菌丝中间,不与假根相对着生,孢囊梗大多 2~5 根成簇,极少单生,呈轮状或不规则分枝(图 27-5-2B)。孢子囊相对较小,顶生,多呈洋梨形,浅蓝色至浅褐色。孢子囊壁薄,成熟后壁易消解。基部有明显的囊托,即在孢子囊壁与囊轴汇合处呈漏斗状(图 27-5-2D),这一点为此菌的一个显著特点。孢子囊孢子较小,圆形,光滑无色。接合孢子球形,表面粗糙(图 27-5-2E),褐色至黑色,同宗或异宗配合。配囊柄对生,大多不对称。

横梗霉示意图见图 27-5-1。

(二)培养特性

在 SDA 培养基上室温(25~30℃)培养生长较快,广泛蔓延,有弧形的匍匐菌丝和假根,很快形成棉絮状菌落。伞枝横梗霉在马铃薯葡萄糖琼脂 25℃孵育 7 日,可形成直径 3~9cm 菌落,菌落质地是典型的羊毛状到棉絮状。从平板前面观察菌落呈灰色,背面观无色。伞枝横梗霉是一种耐寒 - 嗜热真菌,在 37℃生长速度快于 25℃,最高生长温度为 48~52℃,最佳生长温度 35~37℃,最适 pH 为 3.0~8.0。

横梗霉的形态特征见图 27-5-2。

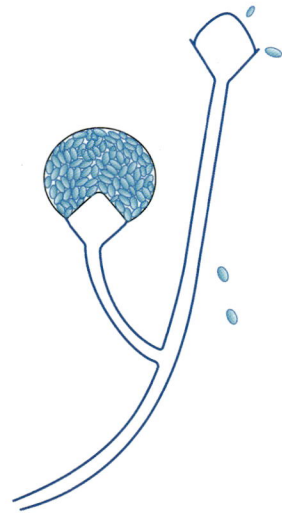

图 27-5-1　横梗霉示意图

三、鉴定与鉴别

(一)属间鉴别

横梗霉菌孢子囊呈梨形,可与根霉菌和根毛霉菌相鉴别。横梗霉与其他相似霉菌的鉴别见表 27-3-1。

(二)属内鉴定

伞枝横梗霉菌落浅或深灰色,孢子囊孢子球形至倒卵形,大小为 $(3~5)\,\mu m \times (2.5~3.7)\,\mu m$。蓝色横梗霉孢囊梗从两根匍匐菌丝中间长出,菌落紫蓝色,孢子囊孢子球形,37℃不生长。透孢横梗霉菌落浅或深灰色,孢子囊孢子球形至倒卵形,大小为 $(6.5~11)\,\mu m \times (5.5~9.5)\,\mu m$。

ITS 和 / 或 D_1/D_2 序列可用于横梗霉属菌种分子生物学鉴定。

四、抗真菌药物敏感性

迄今为止横梗霉菌体外敏感性资料有限。有研究报道两性霉素 B 和艾沙康唑对伞枝横梗霉有较好抗菌活性,但对唑类药物通常耐药,包括伏立康唑。氟胞嘧啶通常也是无效的。

五、临床意义

横梗霉菌是广泛存在于自然界的丝状真菌,也

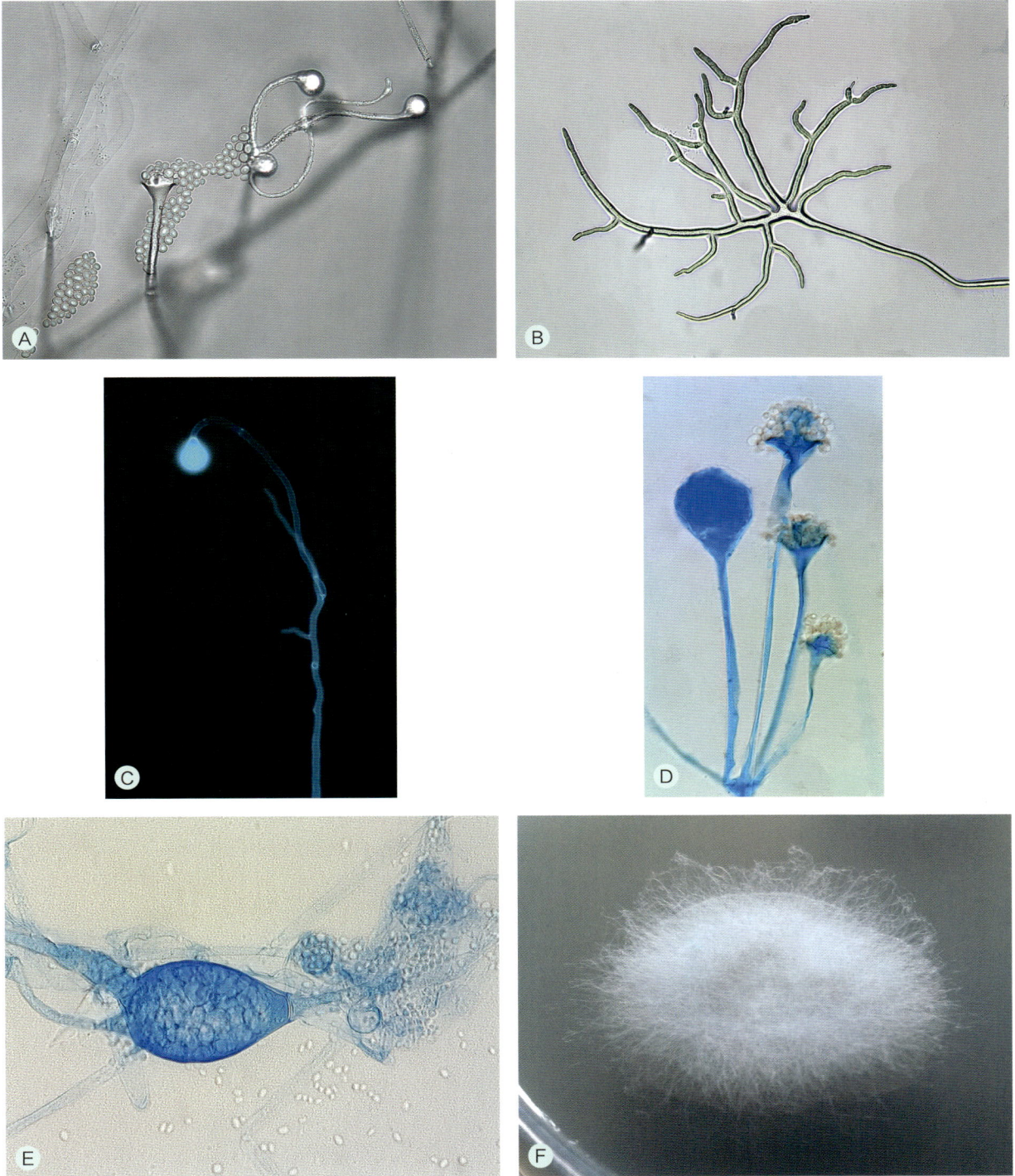

图 27-5-2　总状横梗霉的形态特征

A. PDA 28℃培养 14 日 ×400；B. 假根 PDA 28℃培养 2 日 ×200；C. PDA 28℃培养 2 日，钙白荧光染色 ×200；D. PDA 28℃培养 4 日，乳酸酚棉蓝染色 ×400；E. 接合孢子 PDA 28℃培养 4 日，乳酸酚棉蓝染色 ×1 000；F. PDA 28℃培养 2 日

是最常见的实验室污染菌之一。可从土壤、食品和室内空气环境中分离到该菌,横梗霉菌常常引起食品腐败。伞枝横梗霉是公认的致病菌,蓝色横梗霉为机会致病菌,当机体免疫功能严重下降时,可引起感染。横梗霉菌引起的感染称为毛霉病,可侵犯肺部、鼻脑、皮肤、胃肠道、肾或脑膜等。播散性毛霉病可源于上述感染。

(陈知行　徐和平)

第六节　根毛霉属

一、分类与命名

根毛霉属(*Rhizomucor*)隶属于真菌界(Fungi)、毛霉菌门(Mucoromycota)、毛霉菌亚门(Mucoromycotina)、毛霉菌纲(Mucoromycetes)、毛霉菌目(Mucorales)、横梗霉科(Lichtheimiaceae)。属内有11个种和2个变种,包括微小根毛霉(*R. pusillus*)、米黑根毛霉(*R. miehe*)、厚壁根毛霉(*R. chlamydosporus*)、*R. endophyticus* 等。多变根毛霉(*R. variabilis*)、多变根毛霉规则变种(*R. variabilis* var. *regularior*)和多变根毛霉多变变种(*R. variabilis* var.*variabilis*)现归为毛霉菌属,改为不规则毛霉菌(*M. irregularis*)。

二、生物学特性

(一)形态与染色

根毛霉有匍匐菌丝及假根,但在多数种内假根不发达,较小,单根或稍有分枝,一般不与孢囊梗相对,有性型的孢囊梗对生无附属物。菌丝较宽,通常无隔或稀疏分隔(图27-6-2C)。孢囊梗总状或假单轴样分枝,深棕色,似毛霉。孢子囊一般为大型孢子囊,球形(直径40~80μm),色深,通常无囊托或仅有极小的囊托(图27-6-2B)。孢子囊孢子较小(直径3~4μm),单细胞,圆形到椭圆形。囊轴球形,有时呈梨形或椭圆形(图27-6-2B)。假如存在接合孢子,则在气生菌丝上形成,接合孢子囊表面粗糙,圆形到轻微扁长形,咖啡色到黑棕色。

根毛霉示意图见图27-6-1。

(二)培养特性

根毛霉生长快速,4日后可充满整个培养皿,菌落呈典型的棉花糖样。从平板前面观察菌落开始呈白色,随后灰色到黄褐色。从平板背面观察白色到灰白色。值得注意的是,除多变根毛霉外,根

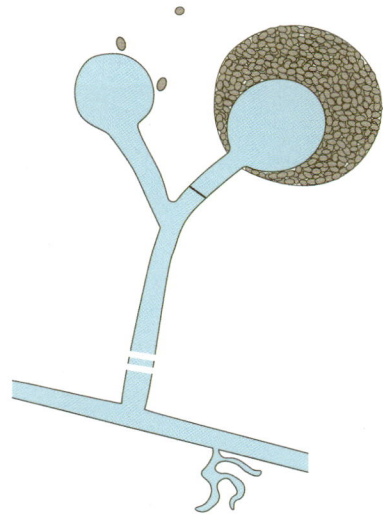

图 27-6-1　根毛霉示意图

毛霉属是嗜热菌,在高达54℃下生长良好。

根毛霉的形态特征见图27-6-2。

三、鉴定与鉴别

(一)属间鉴别

根毛霉菌与毛霉菌不同之处在于根毛霉菌有假根和匍匐菌丝,在50~55℃可生长。与根霉菌不同之处在于根毛霉菌的孢囊梗反复分枝,假根不与孢囊梗对生。与横梗霉菌不同在于横梗霉菌的孢子囊梨形,囊托明显。与其他相似霉菌鉴别见表27-3-1。

(二)属内鉴定

最高生长温度、生化同化谱、硫胺素(维生素 B_1)依赖性及孢子囊大小有助于根毛霉菌的鉴定和鉴别。米黑根毛霉在45℃生长,同宗配合,产生大量接合孢子,菌落呈脏灰色,部分菌株生长需要硫胺素。微小根毛霉在45℃生长,同宗或异宗配合,匍匐菌丝和假根发育不良,孢囊梗在孢子囊底部有隔,暗褐色孢子囊,无骨突,壁光滑、球形或近球形孢子囊孢子。

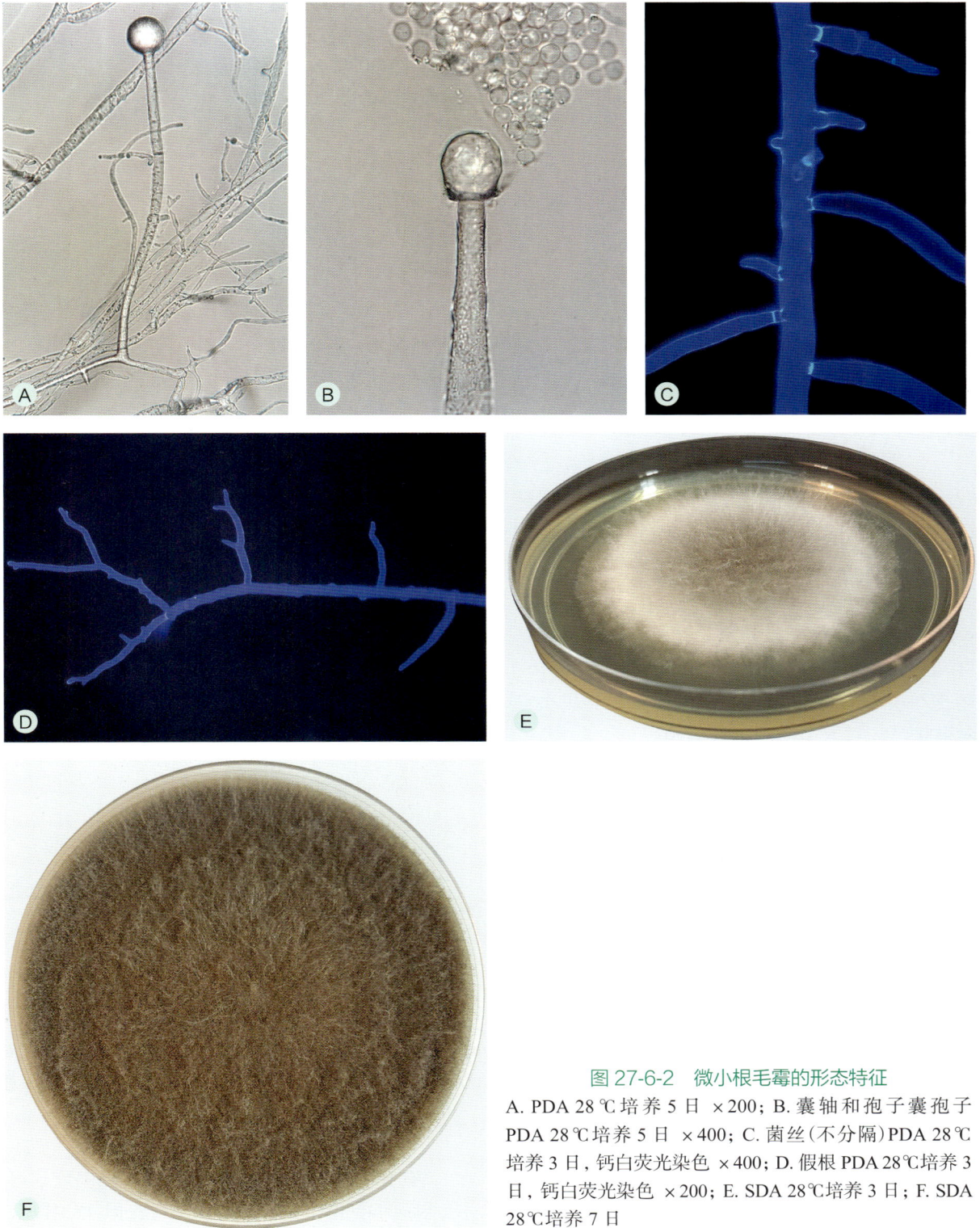

图 27-6-2　微小根毛霉的形态特征

A. PDA 28℃培养 5 日　×200；B. 囊轴和孢子囊孢子 PDA 28℃培养 5 日　×400；C. 菌丝（不分隔）PDA 28℃培养 3 日，钙白荧光染色　×400；D. 假根 PDA 28℃培养 3 日，钙白荧光染色　×200；E. SDA 28℃培养 3 日；F. SDA 28℃培养 7 日

四、抗真菌药物敏感性

根毛霉体外敏感性资料有限,根毛霉引起感染的治疗和处理与其他毛霉菌目真菌类似。两性霉素 B 是最常使用的抗真菌药物,两性霉素脂质体也被成功用于根毛霉菌引起感染的治疗。

五、临床意义

根毛霉菌在自然界中分布广泛,可在土壤、腐烂的水果和蔬菜中发现该类菌。根毛霉菌罕见引起人类严重感染,引起的感染称为毛霉病。侵犯血管及感染组织可引起感染组织坏死,侵犯周围神经可引起容貌受损。根毛霉菌引起人类感染常侵犯皮肤、肺部、鼻腔及周围面部组织。由根毛霉菌引起的感染常常是致命的。

（陈知行　徐和平）

第七节　小克银汉霉属

一、分类与命名

小克银汉霉属(*Cunninghamella*)隶属于真菌界(Fungi),毛霉菌门(Mucoromycota),毛霉菌亚门(Mucoromycotina),毛霉菌纲(Mucoromycetes),毛霉菌目(Mucorales),小克银汉霉科(Cunninghamellaceae)。属内有 31 个种,最常见菌种有灰小克银汉霉(*C. bertholletiae*)、雅致小克银汉霉(*C. elegans*)和刺孢小克银汉霉(*C. blakesleeana*),其中灰小克银汉霉是已知对人类和动物致病菌。

二、生物学特性

(一)形态与染色

具有无隔或稀疏分隔的宽菌丝,孢囊梗由营养菌丝产生,直立,可有短的侧生分枝,每个分枝顶端形成膨大泡囊(直径 30~65μm),泡囊表面布满齿状突起的小梗(图 27-7-2B),梗端为具小刺的小型孢子囊,大小为(5~8)μm×(6~14)μm,圆形到椭圆形。孢子囊孢子是单一细胞,球形到卵圆形。有时可见到厚壁孢子。

小克银汉霉示意图见图 27-7-1。

(二)培养特性

小克银汉霉属最适生长为 25~30℃,生长迅速,最高生长温度可达 50℃,从平板正面观质地呈棉絮样,白色到淡褐色,背面观灰白色。雅致小克银汉霉产生灰色菌落。灰小克银汉霉在 45℃可生长。

小克银汉霉的形态特征见图 27-7-2。

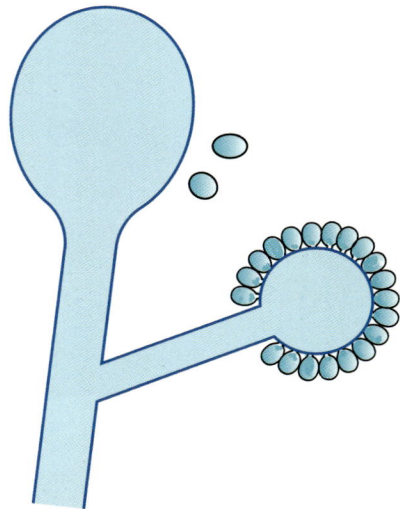

图 27-7-1　小克银汉霉示意图

三、鉴定与鉴别

(一)属间鉴别

泡囊表面布满齿状突起的小梗,梗端为具小刺的小型孢子囊为小克银汉霉特征形态,易于鉴别。无假根和匍匐菌丝可与根霉菌和根毛霉相鉴别。与其他相似菌属鉴别见表 27-3-1。

(二)属内鉴定

灰小克银汉霉在 42℃(含)以下的温度均可生长,刺孢小克银汉霉在 37℃可生长,但 42℃以上温度不生长。雅致小克银汉霉在超过(含)37℃以上温度不生长。

ITS 序列可用于小克银汉霉属菌种分子生物学鉴定。

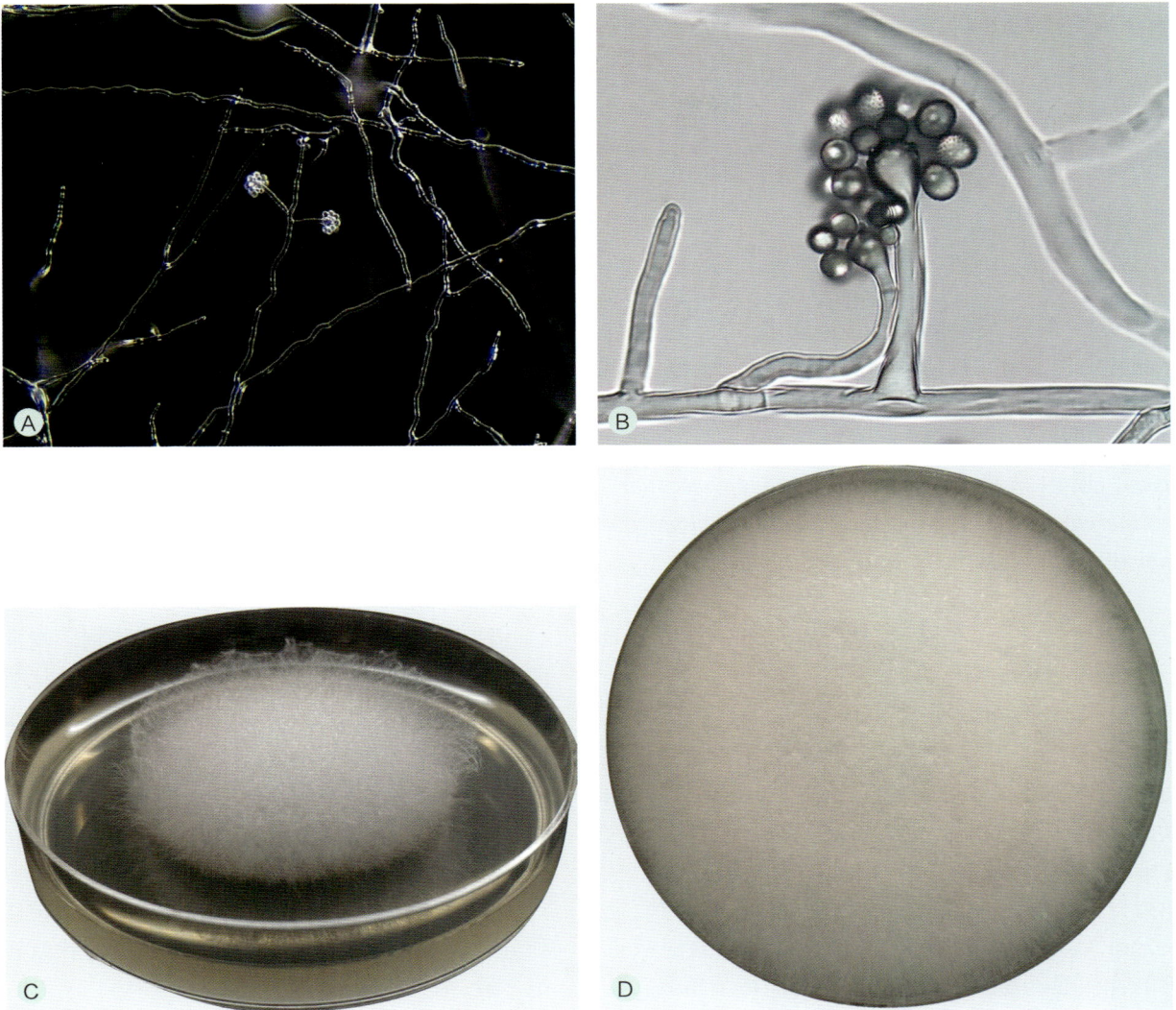

图 27-7-2　灰小克银汉霉的形态特征
A. SDA 28℃培养 2 日 ×200；B. PDA 28℃培养 3 日 ×1 000；C. PDA 28℃培养 3 日；D. SDA 28℃培养 4 日

四、抗真菌药物敏感性

到目前为止有关小克银汉霉药物敏感性方面资料有限，也无标准的药敏试验方法。有体外研究表明两性霉素 B、卡泊芬净、米卡芬净、5- 氟胞嘧啶、酮康唑、伏立康唑对灰小克银汉霉的 MIC 偏高（常 ≥4μg/ml），但临床病例显示，两性霉素脂质体对于小克银汉霉引起感染的治疗有一定的疗效。对伊曲康唑的 MIC 不同文献数据不定，有数据描述 ≥4μg/ml，有数据显示常为 0.25μg/ml，各实验室最好进行药敏试验明确。对泊沙康唑的 MIC 一般在 0.5~1μg/ml 之间，实验室最好同时测定患者的血药浓度，以确定伊曲康唑药物浓度是否达标。对特比萘芬的体外 MIC 值在 0.5μg/ml 左右，有限的治疗成功病例显示，特比萘芬可能对小克银汉霉感染有效。

五、临床意义

小克银汉霉是一种存在于土壤和植物体的丝状真菌，尤其在地中海沿岸和亚热带地区，温带地区少见，也是实验室污染菌之一。小克银汉霉是一种机会致病菌，在外伤或免疫力低下人群，引起的感染称为毛霉病。由于各种原因（血液肿瘤、器官移植、AIDS）易致外伤、糖尿病和免疫抑制患者感染。有报道患者在接受伊曲康唑抗真菌预防治疗后发生小克银汉霉感染。

（陈知行　徐和平）

第八节　共 头 霉 属

一、分类与命名

共头霉属（*Syncephalastrum*）隶属于真菌界（Fungi），毛霉菌门（Mucoromycota），毛霉菌亚门（Mucoromycotina），毛霉菌纲（Mucoromycetes），毛霉菌目（Mucorales），共头霉科（Syncephalastraceae）。属内常见有总状共头霉（*S. racemosum*）、*S. cinereum*、*Syncephalastrum elegans*、*S. monosporum* 和 *Syncephalastrum nigricans* 等菌种。

二、生物学特性

（一）形态与染色

共头霉属菌丝分枝多无分隔，无色透明（直径 4~8μm）。可观察到假根。孢囊梗分枝分隔且较短，孢子梗顶端膨大成球形或卵圆形泡囊（直径约 80μm），上面放射状排列指状或管状孢子囊，大小为 (4~6)μm×(9~60)μm，每个孢子囊中含有 3~18 个呈单行排列的球形、卵圆形或圆柱形孢子囊孢子（直径 3~7μm，偶尔可达 10μm）。泡囊和其上面放射状排列的管状孢子囊在低倍镜下外观与曲霉菌相似。可产生黑色球形直径 50~90μm 的接合孢子。

共头霉示意图见图 27-8-1。

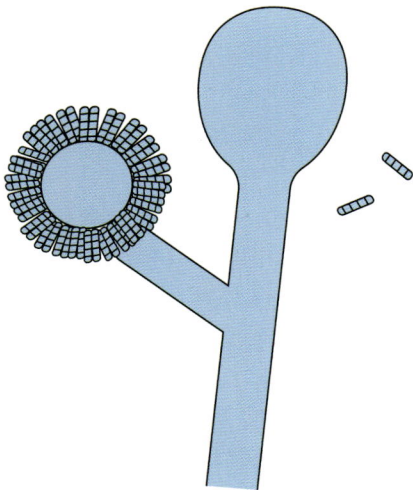

图 27-8-1　共头霉示意图

（二）培养特性

在 SDA 培养基上 25℃培养，菌落生长速度快，最大生长温度为 40℃，形成的气生菌丝呈棉花样，菌落由白色转变成灰色、深灰色或几近黑色。外观似根霉菌，但无肉眼可见的孢子囊。

共头霉的形态特征见图 27-8-2。

三、鉴定与鉴别

（一）属间鉴别

注意与曲霉菌和小克银汉霉的鉴别。与曲霉菌鉴别是共头霉菌具有泡囊，其上有放射状排列指状或管状孢子囊，但不存在瓶梗。小克银汉霉泡囊表面布满齿状突起的小梗，梗端为具小刺的小型孢子囊为小克银汉霉特征形态，易与共头霉菌区别。

（二）属内鉴定

菌丝分枝多，无分隔，菌落生长快，孢囊梗主干和分枝顶端形成的膨大泡囊表面着生指状或管状孢子囊，为共头霉菌的特征。

四、抗真菌药物敏感性

有关共头霉菌药物敏感性资料有限。两性霉素 B、伊曲康唑、泊沙康唑、酮康唑对总状共头霉有较低 MIC 值（≤0.5μg/ml），对米卡芬净、卡泊芬净、5-氟胞嘧啶、伏立康唑的 MIC 值相对较高（≥4μg/ml）。特比萘芬的体外 MIC 值在 0.06~0.25μg/ml 之间。

五、临床意义

共头霉是一种异宗配合的丝状真菌，菌株交配产生接合孢子，常分离于土壤和动物粪便，尤其是在热带和亚热带地区。一般认为共头霉菌是污染菌，很少引起人类感染，但也有引起皮肤感染和耳道霉菌感染病例报道，在免疫力低下患者可引起骨、神经和脂肪组织病。

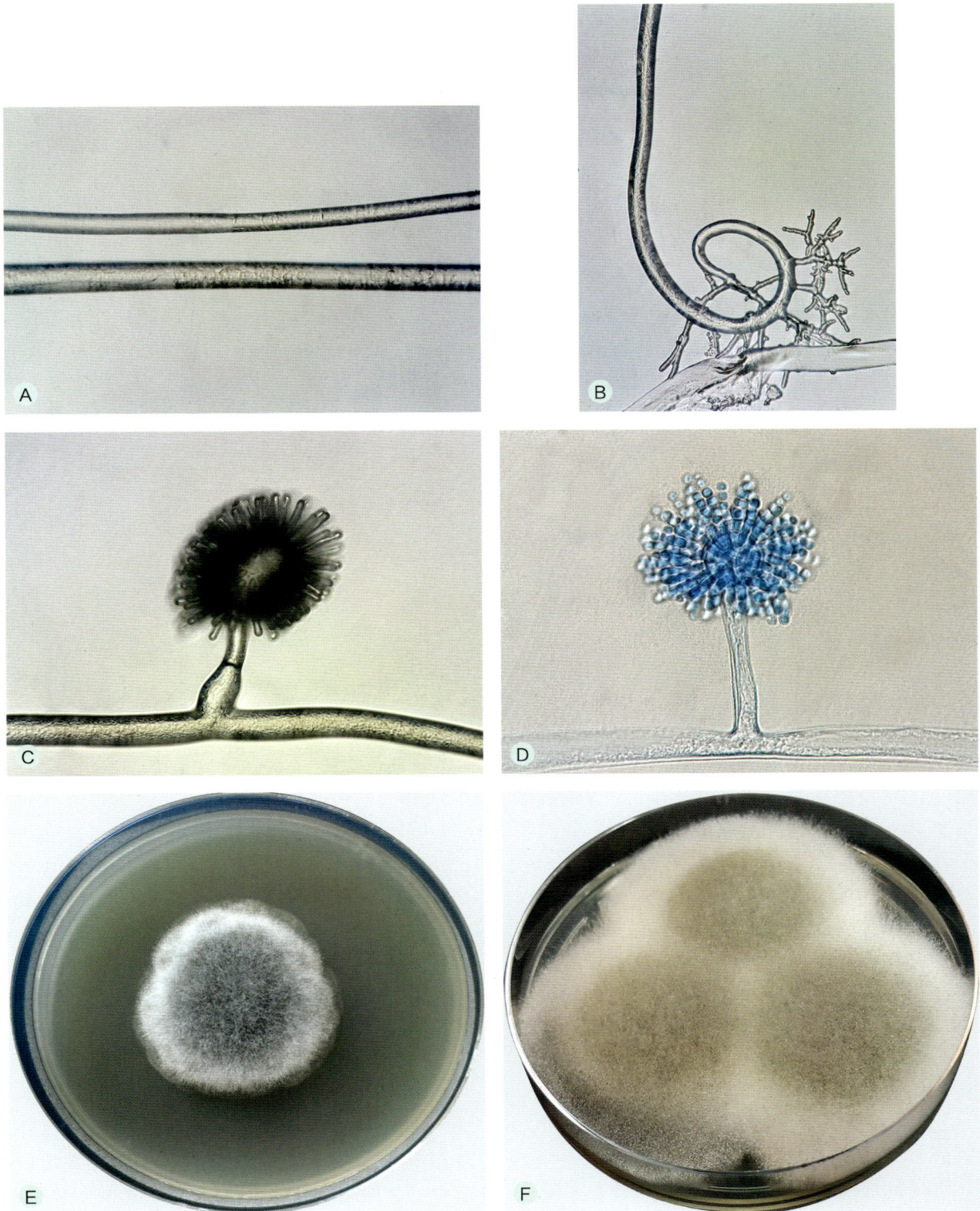

图 27-8-2　总状共头霉的形态特征

A. 菌丝（无隔）PDA 28℃培养 2 日 ×400；B. 假根 PDA 28℃培养 2 日 ×400；C. PDA 28℃培养 2 日 ×400；

D. PDA 28℃培养 3 日，乳酸酚棉蓝染色 ×400；E. PDA 35℃培养 2 日；F. SDA 28℃培养 3 日

（陈知行　徐和平）

第九节　科克霉属

一、分类与命名

科克霉属(*Cokeromyces*)隶属于真菌界(Fungi)、毛霉菌门(Mucoromycota)、毛霉菌亚门(Mucoromycotina)、毛霉菌纲(Mucoromycetes)、毛霉菌目(Mucorales)、枝霉菌科(Thamnidiaceae)。属内包括屈弯科克霉(*C. recurvatus*)和 *C. poitrasii* 两个种。

二、生物学特性

(一) 形态与染色

科克霉属在 25℃和 35℃培养呈现不同的镜下表现,在 25℃培养时可见菌丝宽大、稀疏分隔;从营养菌丝上产生的孢囊梗不分枝,较长(100~500μm),顶端为圆球形泡囊,泡囊表层产生向后弯曲的茎,每个茎顶端有一圆形的孢子囊,孢子囊囊内含有 12~20 个光滑、卵圆形孢囊孢子。无假根生成,在菌丝、孢囊梗处可见大量成熟的接合孢子,接合孢子圆形、棕色、壁粗糙。在机体组织或 35℃培养时可见薄壁、圆形的酵母细胞,这些酵母细胞可以单一或多个出芽,类似巴西副球孢子菌的"轮舵"。

科克霉属示意图见图 27-9-1。

(二) 培养特性

在 SDA 和 PDA 生长较快(比毛霉菌属真菌慢),35℃比 25℃快,在 42℃仍可生长。菌落初为奶酪样,薄层,有放射状沟纹,随着培养时间延长(7日后),菌落中心出现堆积突起且颜色变为棕色,菌落背面黄褐色。

科克霉的形态特征见图 27-9-2。

三、鉴定与鉴别

属间鉴别:该菌主要特点是菌丝宽大无隔或很少分隔,泡囊顶端产生向后弯曲的茎,茎的顶端有圆形孢子囊。

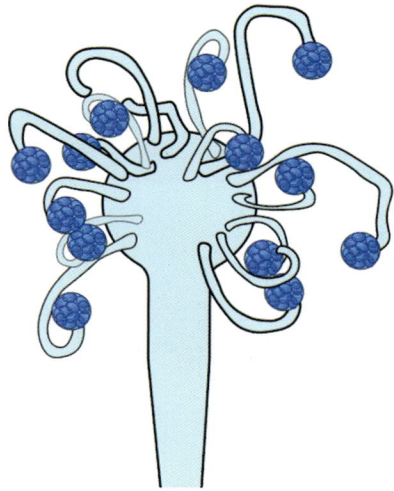

图 27-9-1　科克霉示意图

四、抗真菌药物敏感性

该菌对抗真菌药物敏感性的数据有限,两性霉素 B 的体外 MIC 值在 0.12~2μg/ml 之间,从有限的病例报告显示,两性霉素 B 对该菌具有较好的疗效。对米卡芬净、氟康唑、5-氟胞嘧啶、伏立康唑、酮康唑的 MIC 值相对较高(≥4μg/ml)。伊曲康唑的体外药敏 MIC 值 0.25~8μg/ml 之间,实验室最好测定其实际 MIC 值。

五、临床意义

该菌常从泌尿生殖道检出,但尚无明显导致泌尿生殖道致病的证据。有文献报道该菌可以引起免疫缺陷患者的脑组织、移植患者肺脓肿感染,有引起酒精成瘾患者致死性腹膜炎感染的病例报道。

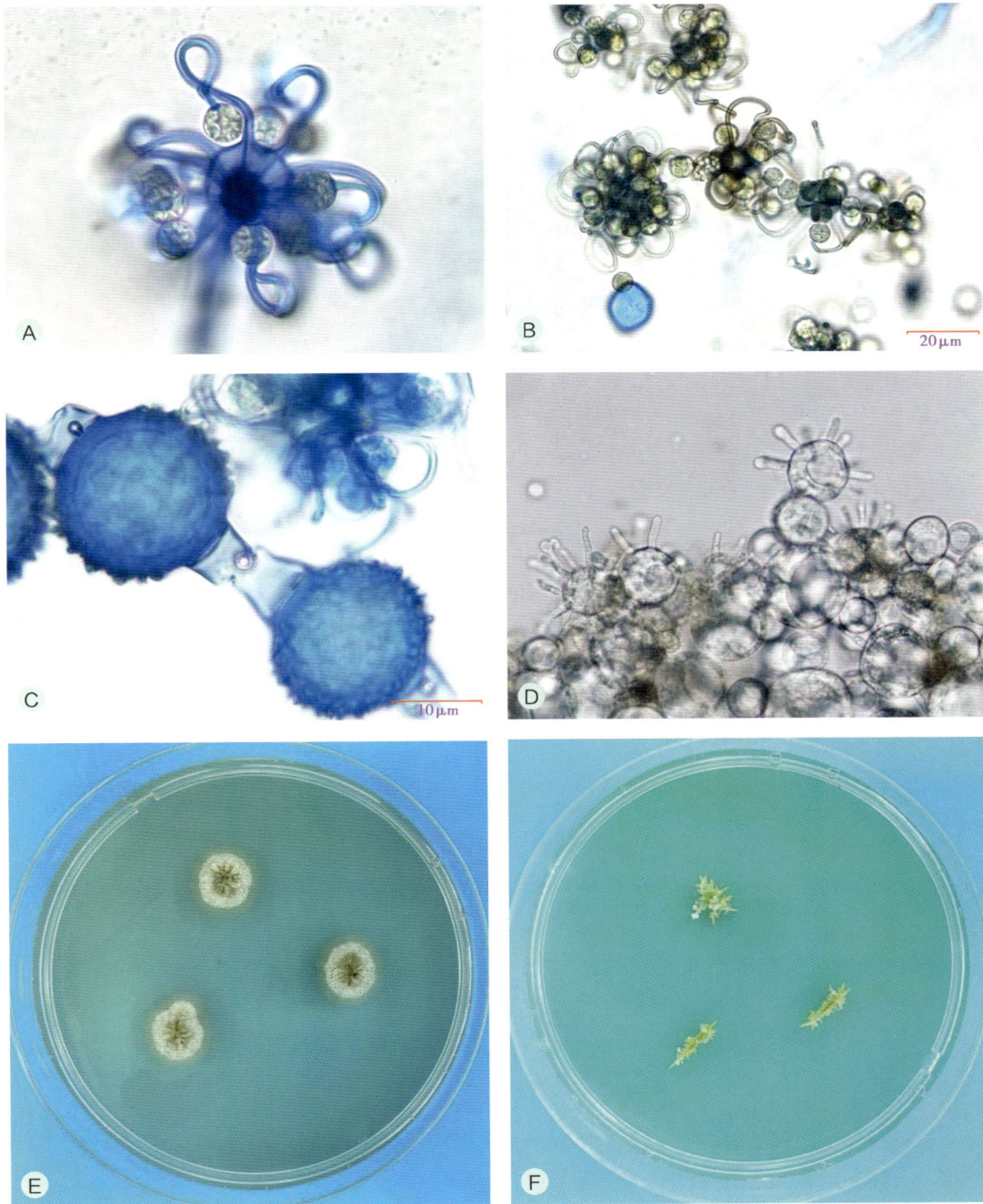

图 27-9-2　弯曲科克霉的形态特征

A. PDA 28℃培养 4 日，乳酸酚棉蓝染色 ×1 000；B. PDA 28℃培养 8 日，乳酸酚棉蓝染色 ×400；C. 接合孢子 PDA 28℃培养 8 日，乳酸酚棉蓝染色 ×1 000；D. PDA 35℃培养 30h ×400；E. PDA 28℃培养 3 日；F. PDA 35℃培养 7 日

（徐和平）

第十节　壶霉菌属

一、分类与命名

壶霉菌属（*Saksenaea*）隶属于真菌界（Fungi），毛霉菌门（Mucoromycota），毛霉菌亚门（Mucoromycotina），毛霉菌纲（Mucoromycetes），毛霉菌目（Mucorales），壶霉菌科（Saksenaeaceae）。早期的书籍把本菌译为瓶霉菌，但瓶霉菌这个中文名在 *Phialophora* 早已使用，且广为接受，为避免同名带来的误会，作者根据本菌的形态译为壶霉菌，可以引起人类感染的有 3 个种，管形壶霉菌（*S. vasiformis*）、红孢壶霉菌（*S. erythrospora*）和 *Saksenaea oblongispora*。

二、生物学特性

（一）形态与染色

在普通的 SDA、PDA 等培养基不产孢，只可见宽大无隔、分枝透明的菌丝，故常常导致鉴定错误或延迟报告，需要特殊的培养方法才可以诱导产孢（见附注），有报道称在察氏培养基上 37℃ 可以诱导产孢。孢囊梗单立、不分枝、透明、较长，大小为（25~60）μm×（5~9）μm，在其顶端产生单个烧瓶状孢子囊，孢子囊底部变宽（≥20μm），长颈顶端变宽，形似"醒酒器"，从长颈部产生释放的孢囊孢子椭圆形或圆柱形，壁光滑。与孢囊梗非对称的产生假根，呈双分叉分枝，随着培养时间延长，颜色变暗。

壶霉菌的示意图见图 27-10-1。

（二）培养特性

在 SDA、PDA 上生长迅速，3~4 日可以铺满整个平板，正面白色絮状，背面白色。最高生长温度可达 44℃。

壶霉菌的形态特征见图 27-10-2。

三、鉴定与鉴别

（一）属间鉴别

根据本菌的镜下特征，与毛霉菌目下各属不难鉴别。可用免疫血清学方法检测壶霉菌抗原诊断壶霉菌的感染。

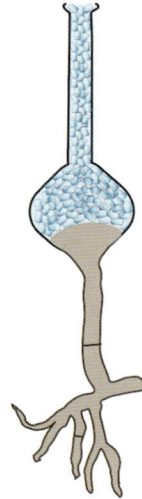

图 27-10-1　壶霉菌的示意图

（二）属内鉴定

管形壶霉菌在 37℃ 和 42℃ 均可生长，红孢壶霉菌尚未观察到接合孢子（zygospores）。

四、抗真菌药物敏感性

有限数据表明，该菌对两性霉素 B 体外 MIC 值较高，泊沙康唑具有较小的 MIC 值（GM 值 0.25μg/ml），但从报道感染病例，两性霉素 B 对本菌感染治疗有效。对米卡芬净、阿尼芬净、伏立康唑体外 MIC 值较高（≥16μg/ml），特比萘芬的体外 MIC 值 0.03μg/ml，伊曲康唑体外 MIC 值 0.25μg/ml。临床可以考虑尝试性使用特比萘芬治疗该菌的感染。

五、临床意义

该菌能侵袭免疫力正常的宿主，常导致死亡，可引起烧伤患者致死性的感染，病原菌经外伤皮肤进入体内导致皮肤感染，糖尿病或其他免疫受损患者可加大感染的严重程度或播散。在水生哺乳动物中可以引起致病，有报道由蝎子刺伤并水源接触感染的病例。外伤导致的皮肤感染，在流产的奶牛可引起侵袭性的瘘道感染。*Saksenaea oblongispora* 可导致泪道阻塞。

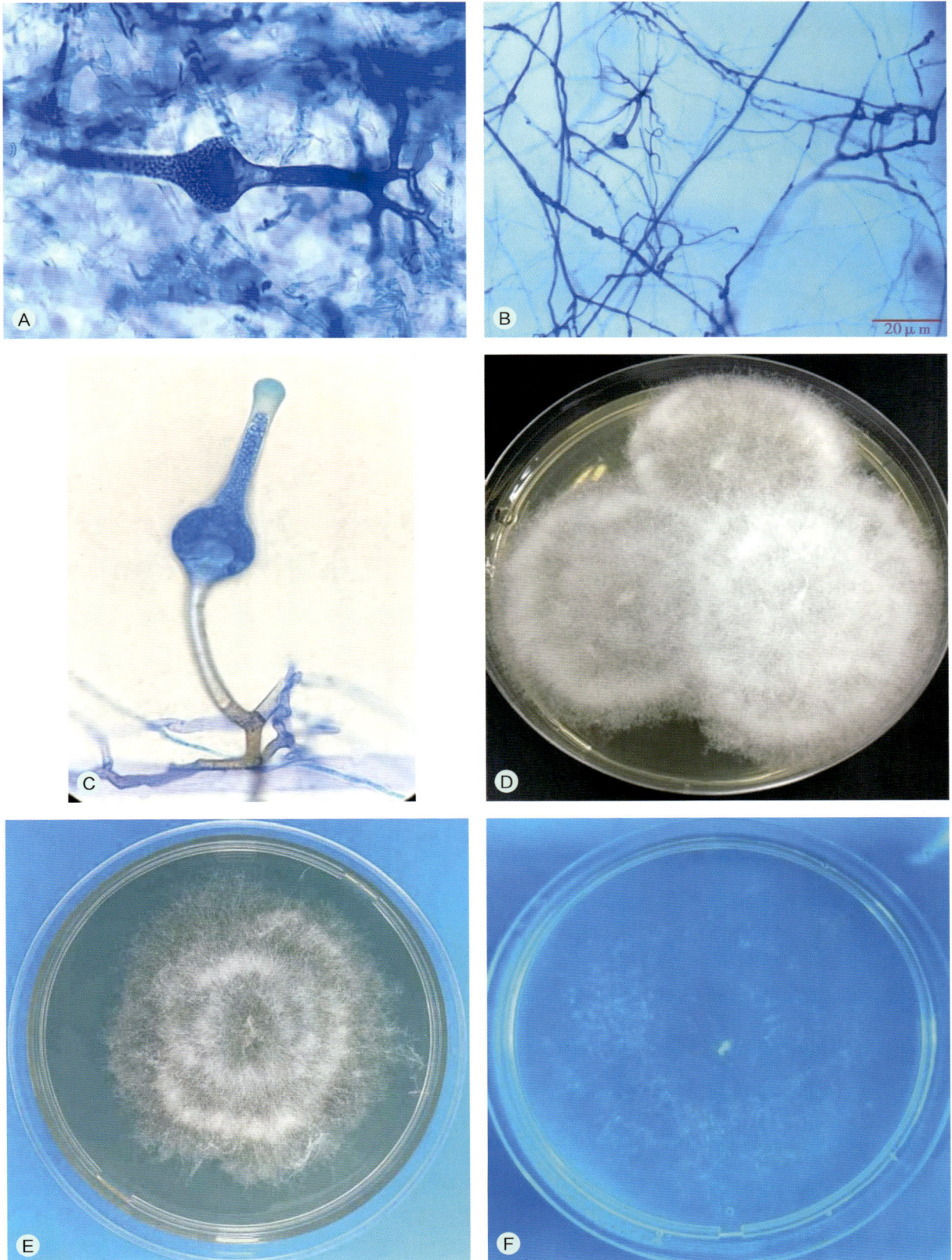

图 27-10-2　管形壶霉菌的形态特征

A. 管形壶霉菌,乳酸酚棉蓝染色 ×400;B. 红孢壶霉菌(*Saksenaea erythrospora*)水平板 28℃ 7 日,乳酸酚棉蓝染色 ×100;C. 红孢壶霉菌水平板 28℃ 7 日,乳酸酚棉蓝染色 ×400;D. 管形壶霉菌 SDA 28℃培养 2 日;E. 红孢壶霉菌 PDA 28℃ 2 日;F. 红孢壶霉菌水平板 28℃ 5 日

附：*Saksenaea* 诱导产孢法

1. 分离株在 SDA 平板上 25℃孵育 1 周。

2. 无菌切一块 1cm×1cm 布满菌丝的琼脂块。

3. 将琼脂块转移至一个含有 20ml 无菌蒸馏水和 0.2ml 经过滤除菌的 10% 酵母提取物的培养皿中，用封口膜密封防止溢出。

4. 将琼脂块在上述溶液中 35~37℃孵育，孵育 5 日后，水面可出现一层薄的菌膜。

5. 在孵育 5 日、10 日、15 日，分别取部分菌膜制备湿片（乳酸酚棉蓝染色），镜下查找孢子囊。

（徐和平）

第十一节　蛙粪霉属

一、分类与命名

蛙粪霉属（*Basidiobolus*）原先分类为接合菌门（Zygomycota），接合菌目（Zygomycetes），现在分类上重新定义，该菌隶属于真菌界（Fungi），蛙粪霉门（Basidiobolomycota），蛙粪霉亚门（Basidiobolomycotina），蛙粪霉纲（Basidiobolomycetes），蛙粪霉目（Basidiobolales），蛙粪霉科（Basidiobolaceae）。对于蛙粪霉的分类目前尚无定论，其物种基因数据库序列混乱，从人类身上分离的物种通过 rDNA RFLP 确认是同一个种，林蛙粪霉（*Basidiobolus ranarum*）是本属中明确的一种致病种。

二、生物学特性

（一）形态与染色

菌丝宽大，无隔或偶有分隔，菌丝断裂后形成无核的菌丝片段。初生孢子球形，梗短，连续生长，末端膨大，主动排出后有一个大的乳头状凸起。次生孢子被动释放，梨形，单核，可见带有黏性结节细长形的丝孢子。孢子囊末端膨大，在菌丝内的接合孢子间生，厚壁，透明，有配子管残余（喙）的侧面突起。

蛙粪霉属的示意图见图 27-11-1。

（二）培养特性

菌株在 30℃生长较快，25~37℃均可生长，4℃以下不易存活。蜡状、扁平、黄灰色或奶油色，无或仅细微的气生菌丝，脑回状菌落中心和放射状皱褶，边缘羽毛状菌丝深入培养基内。周围由于孢子的喷射而形成一圈卫星样小菌落。

蛙粪霉属的形态特征见图 27-11-2。

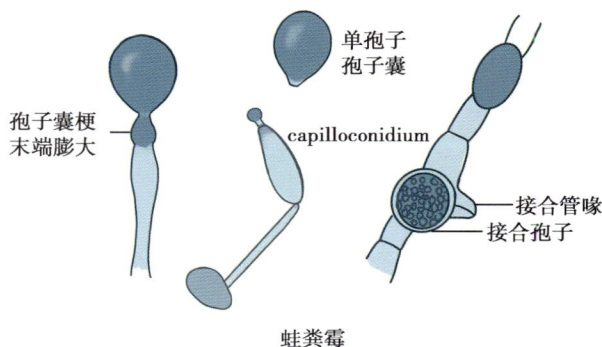

图 27-11-1　蛙粪霉示意图

三、鉴定与鉴别

见耳霉属。

四、抗真菌药物敏感性

缺乏体外系统的药敏数据，少量的数据表明该属对两性霉素 B、唑类、棘白菌素类表现较高的 MIC 值。特比萘芬对该菌表现出有活性，碘化钾在体外没有活性但在体内有效。

五、临床意义

蛙粪霉属自然栖息地可能与昆虫有关，通常存在于腐烂的植物、爬行动物和两栖动物的粪便中，被认为是这些动物肠道内的正常菌群。可引起人类的胃肠感染，或由于昆虫叮咬引起四肢、臀部和会阴等部位的皮下真菌感染，表现为慢性炎症或肉芽肿，质硬不溃烂为其特点。有少量宫颈炎、鼻窦炎、移植患者系统性感染等病例报道。

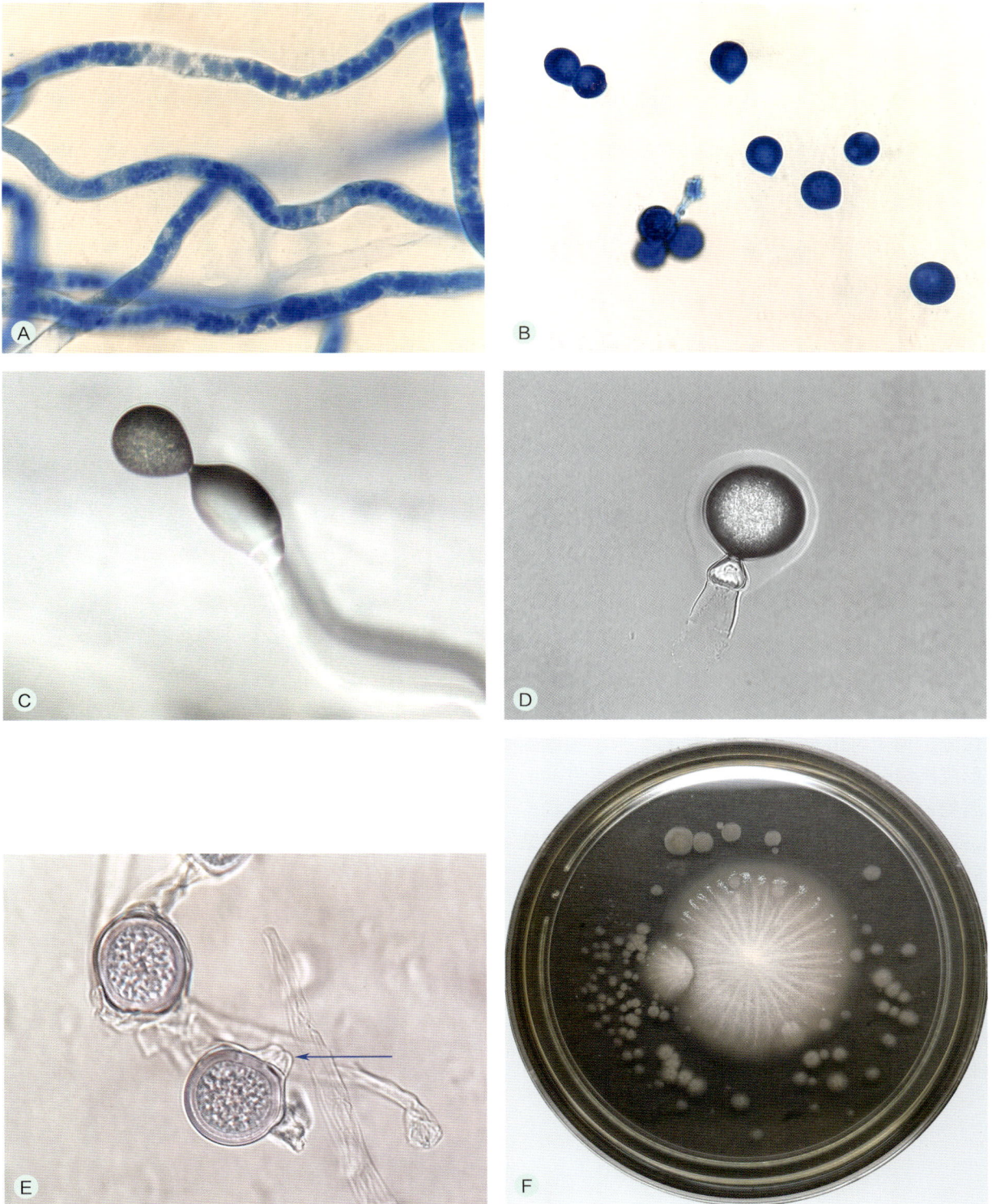

图 27-11-2　林蛙粪霉的形态特征

A. 含有油滴的菌丝,乳酸酚棉蓝染色 ×400;B. 初级分生孢子,乳酸酚棉蓝染色 ×200;C. 初级孢子及肿胀的孢子囊梗
(弹射前 5 分钟)×400;D. 弹射后的初级分生孢子 ×400;E. 带喙的接合孢子(箭头所示)×400;F. SDA 28℃培养 7 日

（徐和平）

第十二节   耳 霉 属

一、分类与命名

耳霉属(*Conidiobolus*)原先归属于接合菌门(Zygomycota),接合菌目(Zygomycetes),现在分类上重新定义,隶属于真菌界(Fungi),虫霉门(Entomophthoromycota),虫霉亚门(Entomophthoromycotina),虫霉目(Entomophthorales),虫霉科(Conidiobolaceae)。该属有27个种,其中冠状耳霉(*C. coonatus*)、差异耳霉(*C. incongruous*)、发光耳霉(*C. lamprauges*)是该属中可以导致人类感染的病原菌。

二、生物学特性

(一)形态与染色

耳霉属镜下菌丝宽大,无隔或偶有分隔,孢子梗不分枝,末端单生球形孢子,多核初代分生孢子,初代分生孢子可出芽形成孢子梗,每个孢子梗繁殖又形成次级分生孢子,分生孢子还可产生毛发状的附属物,孢子被动释放,遗留一个或多个乳突状孢痕,接合孢子间生,壁厚,(半)透明,由相邻细胞结合后产生,无喙。

耳霉属镜下示意图见图27-12-1。

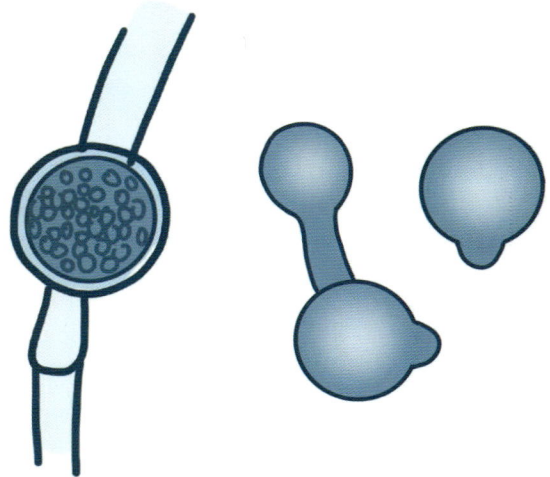

图 27-12-1   耳霉属示意图

(二)培养特性

生长迅速,初为蜡样扁平菌落,当菌丝体形成后转变为米色粉末状,随着培养时间延长,菌落的颜色可能会变成褐色到棕色,由于孢子的弹射状释放,菌落周围可见一圈卫星状菌落,平皿盖上覆盖一层粉末状分生孢子。

耳霉属的形态特征见图27-12-2。

耳霉弹射孢子收集方法见图27-12-3。

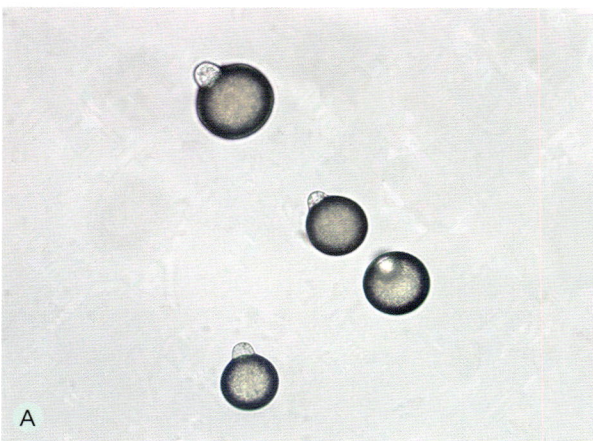

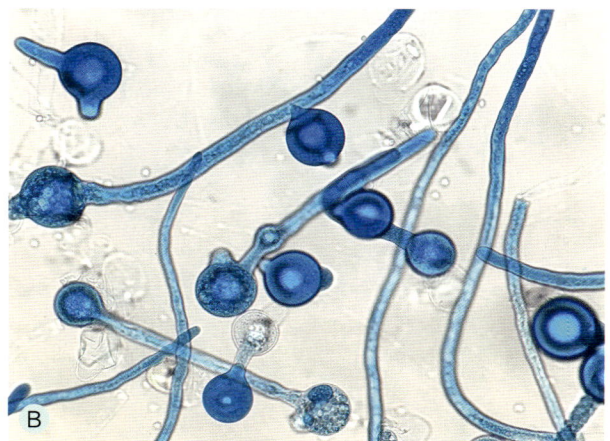

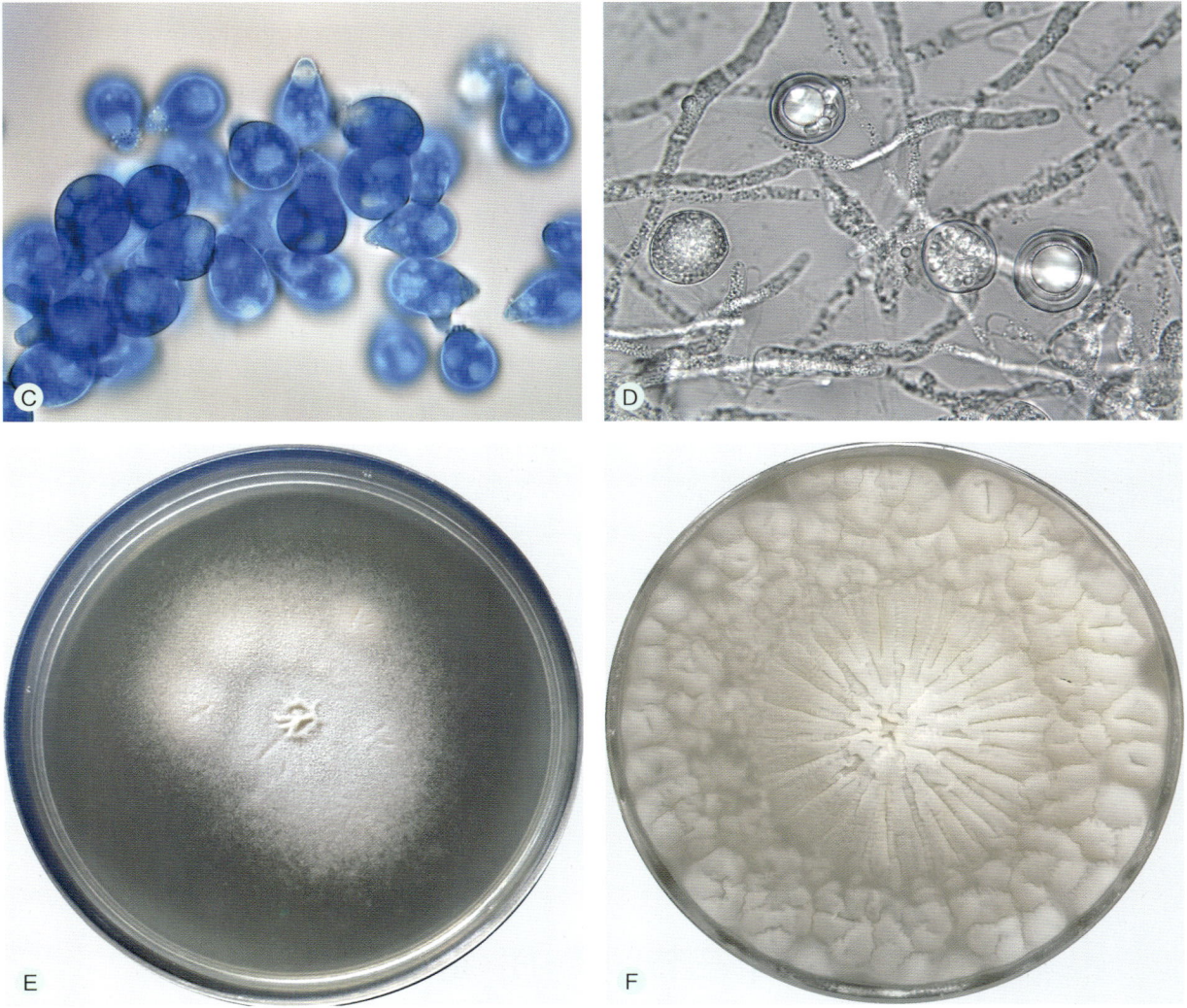

图 27-12-2　耳霉的形态特征

A. 冠状耳霉 PDA 28℃培养 40h ×400；B. 冠状耳霉 PDA 28℃培养 2 日，乳酸酚棉蓝染色 ×400；C. 其他耳霉（弹射孢子）PDA 28℃培养 24h，乳酸酚棉蓝染色 ×1 000；D. 其他耳霉（接合孢子）SDA 28℃培养 14 日 ×1 000；E. 冠状耳霉 SDA 28℃培养 3 日；F. 其他耳霉 PDA 25℃培养 10 日

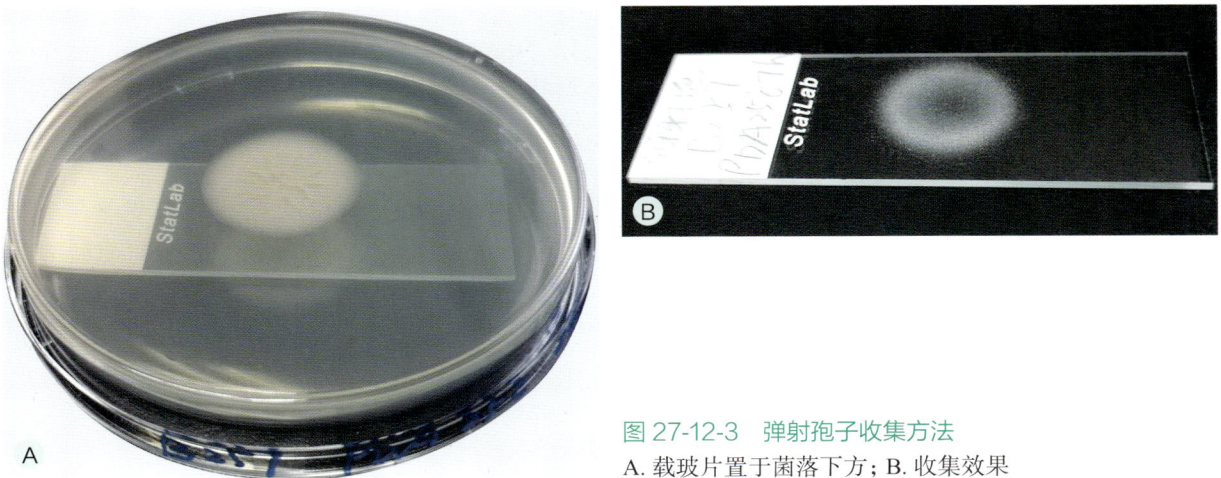

图 27-12-3　弹射孢子收集方法

A. 载玻片置于菌落下方；B. 收集效果

三、鉴定与鉴别

(一)属间鉴别

注意与蛙粪霉区别,耳霉有孢子囊梗,有/无肿胀的尖端和小孢子囊,弹射的孢子有一乳突。

(二)属内鉴定

耳霉属内区别见表27-12-1。

表27-12-1　临床导致人类感染的耳霉区别

区别	冠状耳霉	差异耳霉	发光耳霉
菌落大小 (3日PDA)	≥40mm	20~30mm	10~20mm
次生孢子	多个	多个	无
乳突	顶圆	顶尖	顶圆
接合孢子	不形成	球形、长椭圆形、厚壁	球形,厚壁,近中心处有一巨大油滴
短发状附着物	有,绒毛状	无	无
分生孢子梗	顶端稍变尖	菌丝状,无顶端膨大	菌丝样,不规则,顶端无膨大

四、抗真菌药物敏感性

缺乏体外系统的药敏数据,少量的数据表明该属对5-氟胞嘧啶、唑类耐药,对两性霉素B表现较高的MIC值。有报道特比萘芬对该菌表现有活性。

五、临床意义

冠状耳霉通常存在于土壤和腐烂的叶子中,它在世界范围内分布广泛,特别是在非洲的热带雨林,我国的南部省份热带地区室外工作的健康人群中发病,是人类和其他较高等哺乳动物鼻部肉芽肿病原菌,人类感染通常仅限于鼻面部,致面部皮下组织和鼻旁窦受累,导致鼻塞,最后形成坚实的皮下结节。然而,偶尔也有其他部位感染。

差异耳霉有皮下、眶周、脑部、肾移植、无基础疾病患者致死性播散性、粒细胞减少症患者的肺和腹膜、通过吸入导致系统性真菌病等感染病例的报道。

(徐和平)

第十三节　鳞质霉属

一、分类与命名

鳞质霉属(*Apophysomyces*)隶属于真菌界(Fungi),毛霉菌门(Mucoromycota),毛霉菌亚门(Mucoromycotina),毛霉菌纲(Mucoromycetes),毛霉菌目(Mucorales),壶霉科(Saksenaeaceae)。最常见菌种包括雅致鳞质霉(*A. elegans*)、多变鳞质霉(*A. variabilis*)、骨状鳞质霉(*A. ossiformis*)、*A. atrospora*、*A. mexicanus*、*A. thailandensis*和*A. trapeziformis*等。对各个种的准确区分需要分子鉴定。因其形态特征具有交叉,因此推荐报告鳞质霉属复合体(*Apophysomyces* complex)。

二、生物学特性

(一)形态与染色

孢囊梗从气生菌丝中萌发,直立或微弯,通常单生,向末端变细,不分枝,长100~400μm,宽2.0~3.5μm,壁光滑。孢子囊柄幼龄时呈透明状,随着培养时间延长,孢子囊柄下方明显增厚淡灰棕色。孢子囊顶生和单生,梨形,具明显的脊突和小柱,有囊托,端生,内含多个孢囊孢子,直径15~50μm。囊托短,漏斗形,15~20μm。孢囊孢子形状多变,近球形到圆柱形。或近三角形或棒形,透明,至淡棕色,壁薄光滑,呈团簇状分布,光滑。假根丰富。

该菌在PDA和SDA常规培养不能产孢。需利用营养缺乏的培养基,如玉米粉葡萄糖蔗糖酵母提取物琼脂、察氏琼脂,或采用Ellis和Ajello(1982)和Ellis和Kaminski(1985)描述的琼脂块法,可刺激产孢。分子鉴定尤其有助于对不良产孢培养物的鉴定。

鳞质霉属的示意图见图27-13-1。

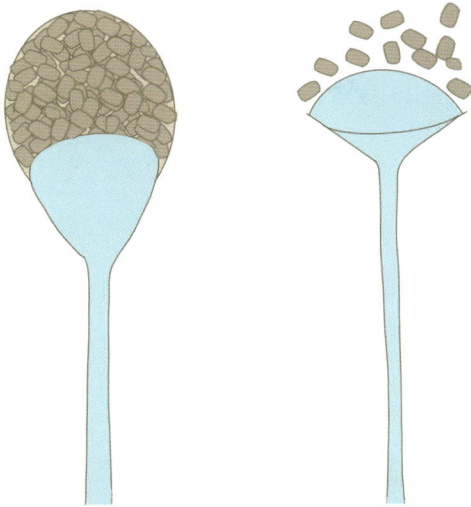

图 27-13-1　鳞质霉菌示意图

（二）培养特性

在 PDA 培养基上室温下培养生长迅速,白色,有稀疏的气生菌丝。随着培养时间延长,变成棕灰色,茸毛状,背面无色素。在 26℃、37℃和 42℃温度下生长良好。

鳞质霉属的形态特征见图 27-13-2。

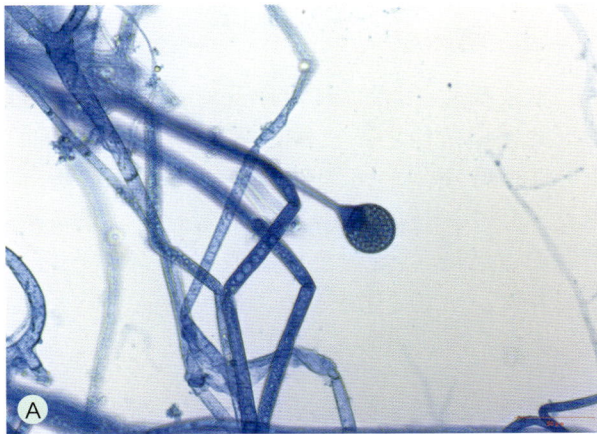

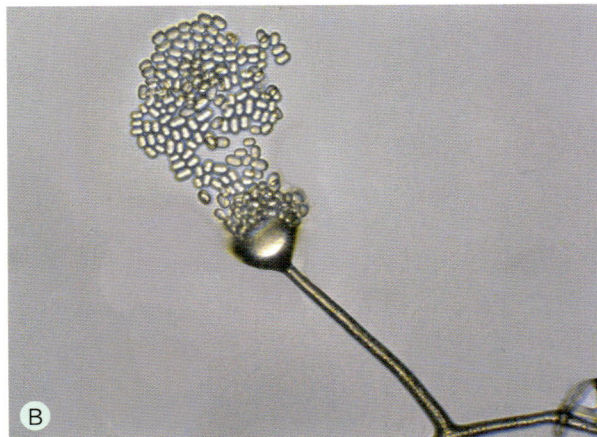

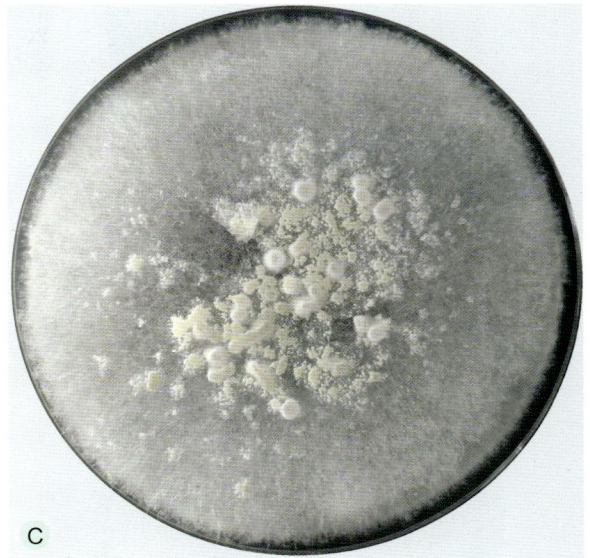

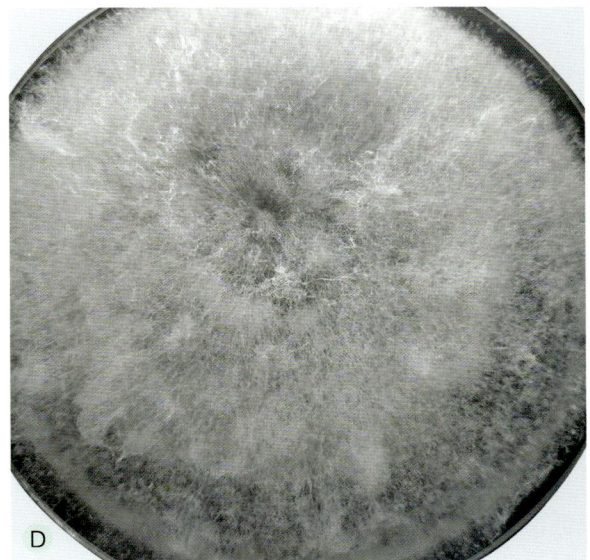

图 27-13-2　多变鳞质霉菌的形态特征

A. PDA 25℃培养 6 日,乳酸酚棉蓝染色 ×400;B. PDA 25℃培养 6 日,未染色 ×400;C. PDA 37℃培养 3 日;D. PDA 25℃培养 3 日

三、鉴定与鉴别

（一）属间鉴别

鳞质霉属复合体通过具有特征的漏斗形或钟形囊托和半球形的囊轴,可以很容易与其他霉菌区别,特别是与形态相似、有明显囊托的伞状横梗霉（*Lichtheimia corymbifera*）。此外,鳞质霉孢子囊囊腔在囊托下有收缩并具有足细胞,也是区分要点。鳞质霉菌和其他囊托的毛霉菌目菌属鉴定索引见图 27-13-3。

（二）属内鉴定

属内各个种的形态相似且有交叉,单纯形态学

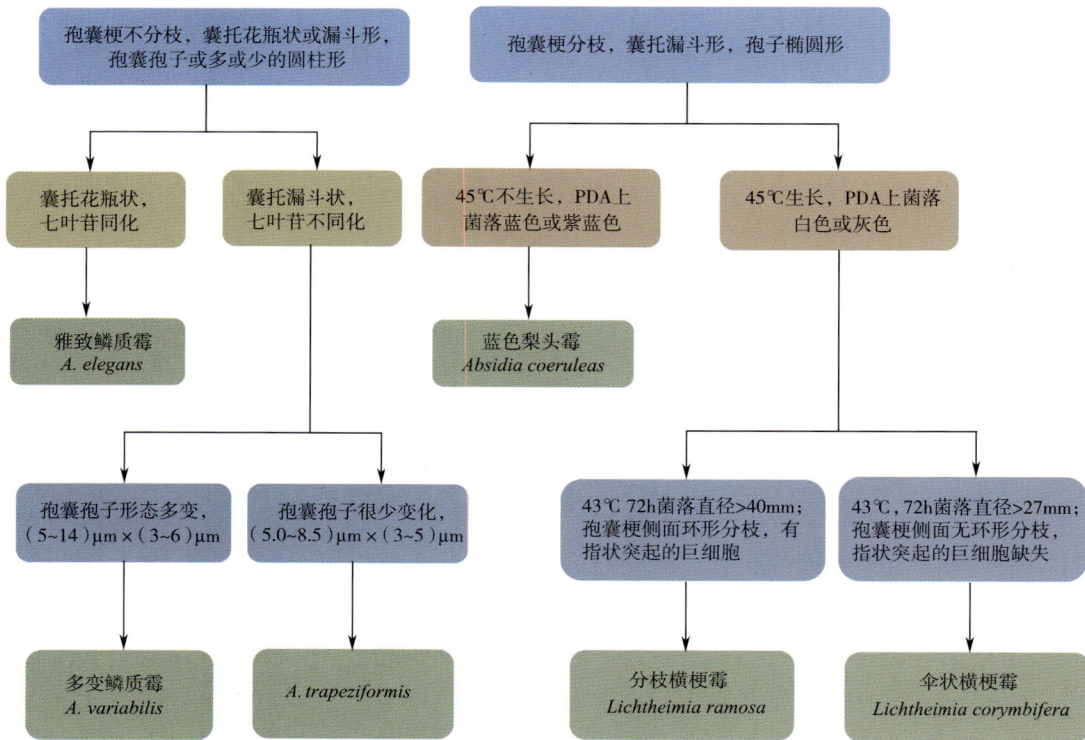

图 27-13-3   有囊托的毛霉目菌属鉴定索引

难于区分,建议使用分子生物学方法区分,ITS 序列可用于鳞质霉属的鉴定。

四、抗真菌药物敏感性

体外药敏试验表明两性霉素 B 对本菌的 MIC 较低,有限的治疗成功病例表明,两性霉素 B 脂质体对该菌治疗有效。体外药敏结果显示,雅致鳞质霉对伊曲康唑、泊沙康唑的 MIC 值较低,但临床治疗效果不明;对伏立康唑的药敏结果不定,对棘白菌素类、氟康唑的 MIC 较高。多变鳞质霉相对于雅致鳞质霉而言,抗真菌药物的 MIC 都偏高。

五、临床意义

雅致鳞质霉,常从环境中分离,也是该属中最常见的致病菌种之一。多变鳞质霉可导致严重的机会性感染,致死性坏死性筋膜炎、鼻脑毛霉病、骨髓炎、皮肤组织感染等。感染与未控制糖尿病、外伤后泥土污染、接受免疫抑制治疗、肾移植术后等因素有关。最近综述这个真菌的流行病学显示,也有关于水生哺乳动物的感染报道。

(徐和平)

第十四节   吉尔伯特菌属

一、分类与命名

吉尔伯特菌属(*Gilbertella*)隶属于真菌界(Fungi),毛霉菌门(Mucoromycota),毛霉菌亚门(Mucoromycotina),毛霉菌纲(Mucoromycetes),毛霉菌目(Mucorales),吉尔伯特科(Gilbertellaceae)。常见菌种包括波斯吉尔伯特菌(*G. persicaria*,有译为桃吉尔伯特菌)、花梨吉尔伯特菌(*G. hainanensis*)等。该属的代表菌种为波斯吉尔伯特菌。

二、生物学特性

（一）形态与染色

吉尔伯特菌在PDA的菌丝生长和产孢效果优于SDA，菌丝宽大、无隔，易折叠（图27-14-1A）。孢囊梗10.5~50μm宽，长度可变，透明，轻微棕色到浅灰色，有时可见分枝，在靠近孢子囊下端有时可见分隔。孢子囊最初呈灰黄色（图27-14-1B），成熟后呈棕色至黑色（图27-14-1C），球形至近球形，大小为（36.5~250.5）μm×（37.5~253.5）μm，孢子囊成熟后纵向分为两半（图27-14-1D）或三瓣。孢囊孢子数量众多，初为黄白色，成熟后变为棕色或黑色，大小为（5.9~15.5）μm×（4.5~8.9）μm。有时可见囊领（collarette）。囊轴（columella）形态可变，主要为卵圆形到梨形（图27-14-1E），囊轴形状多变，主要为卵球形至近球形。假根发育不良，或缺失。可形成厚壁孢子（图27-14-1G）。波斯吉尔伯特菌为异宗配合，接合孢子难以见到。在低温培养时（5℃）生长缓慢，对于菌丝体和孢子形成最合适的温度25℃。

（二）培养特性

在PDA和SDA培养基上迅速生长，孵育2日后填满培养皿，菌落最初为白色，随着发育，表面由灰黄色变为深棕色。菌落背面为白色至淡黄色。

吉尔伯特菌属的形态特征见图27-14-1。

三、鉴定与鉴别

（一）属间鉴别

吉尔伯特菌与根霉菌易混淆，根霉菌的孢子囊球形，白色，不会有纵向分隔。

（二）属内鉴定

属内各个种的形态相似，不易区别。

四、抗真菌药物敏感性

体外药敏试验结果显示，伊曲康唑、泊沙康唑和两性霉素B的MIC较低，而其他唑类、棘白菌素和5-氟胞嘧啶的MIC较高。

五、临床意义

吉尔伯特菌属通常存在于土壤和腐烂的叶子中，它在世界范围内分布广泛，该属主要是引起水果、蔬菜等食物的腐烂，现在临床上开始出现由该菌引起感染报道。

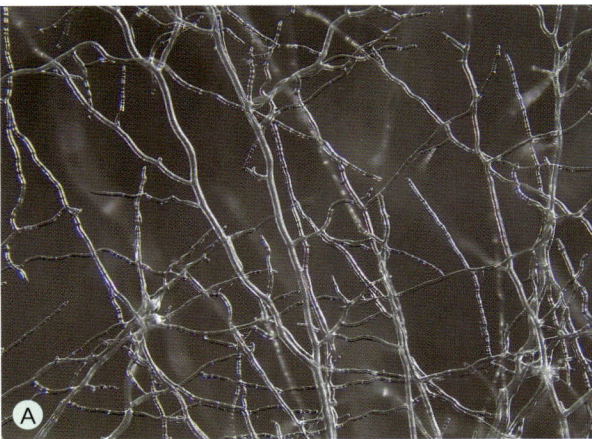

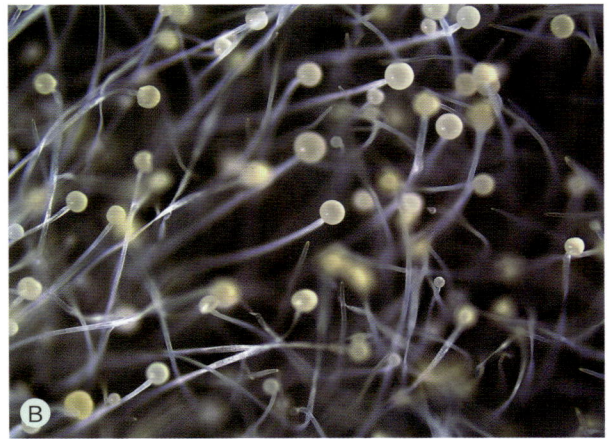

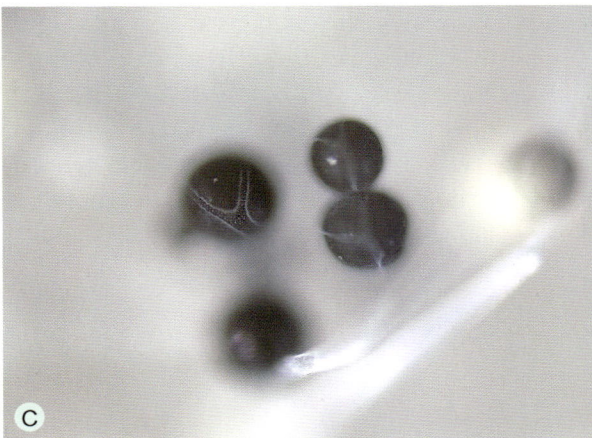

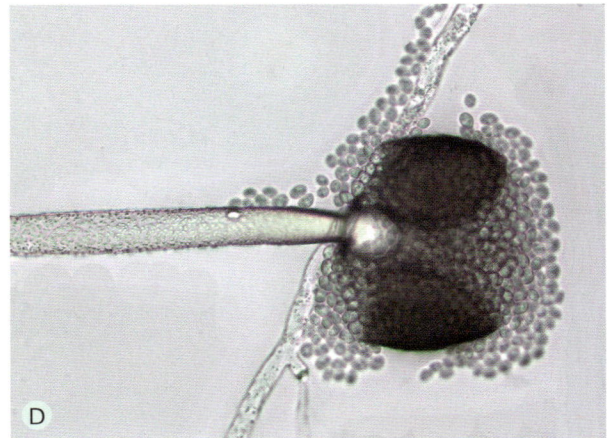

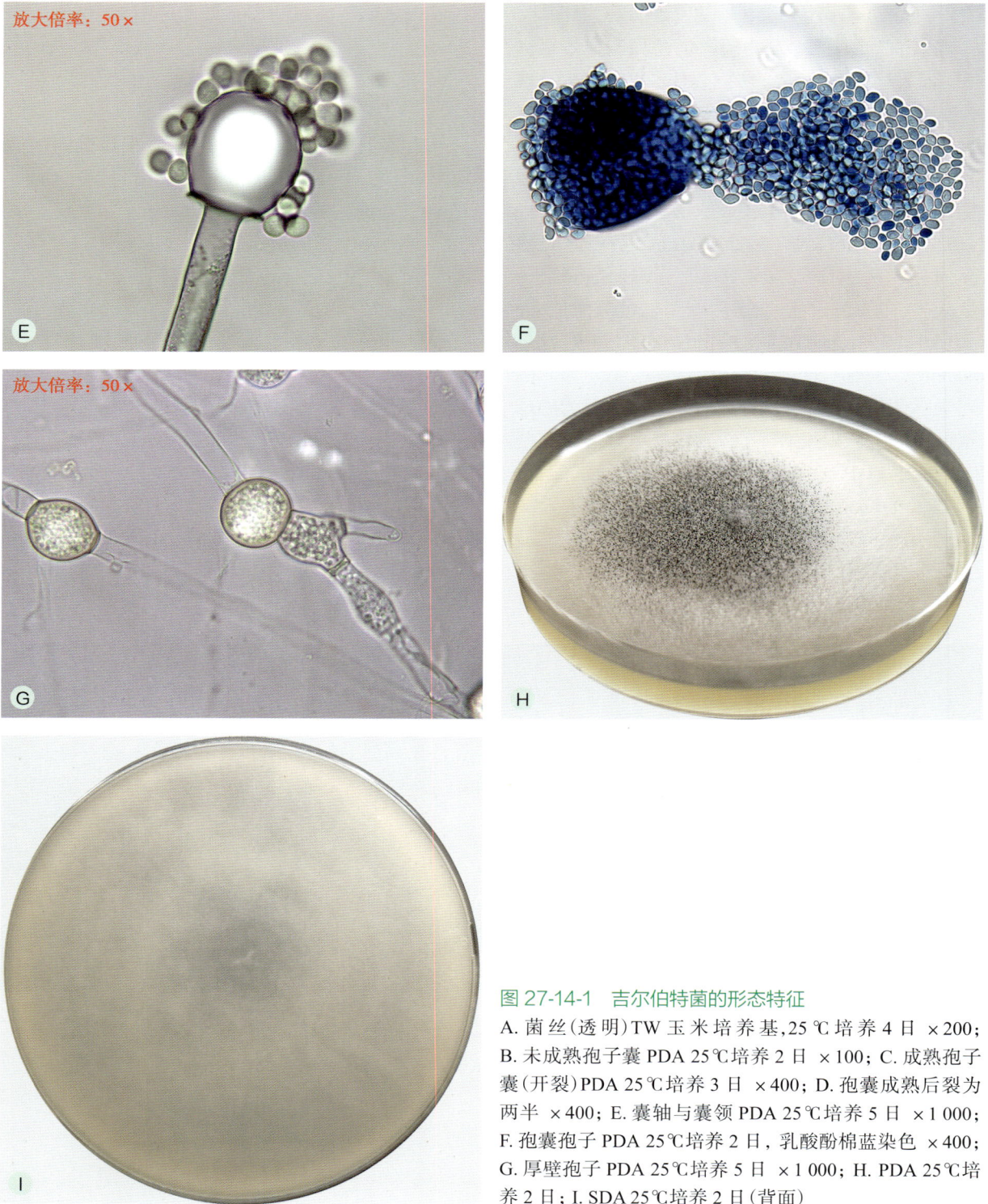

图 27-14-1　吉尔伯特菌的形态特征

A. 菌丝(透明)TW 玉米培养基,25℃培养 4 日 ×200;
B. 未成熟孢子囊 PDA 25℃培养 2 日 ×100;C. 成熟孢子囊(开裂)PDA 25℃培养 3 日 ×400;D. 孢囊成熟后裂为两半 ×400;E. 囊轴与囊领 PDA 25℃培养 5 日 ×1 000;F. 孢囊孢子 PDA 25℃培养 2 日,乳酸酚棉蓝染色 ×400;G. 厚壁孢子 PDA 25℃培养 5 日 ×1 000;H. PDA 25℃培养 2 日;I. SDA 25℃培养 2 日(背面)

（陈东科　徐和平）

第十五节　蒲头霉属

一、分类与命名

蒲头霉属（*Mycotypha*）隶属于真菌界（Fungi），毛霉菌门（Mucoromycot），毛霉菌亚门（Mucoromycotina），毛霉菌纲（Mucoromycetes），毛霉菌目（Mucorales），蒲头霉科（Mycotyphaceae）。蒲头霉菌由 E. Aline Fenner 于 1932 年在柑橘皮中发现，并建立了蒲头霉属。蒲头霉名称来源于其类似于蒲草果实的孢囊和细小孢子的外观。目前该属有 3 个种：小孢蒲头霉（*M. microspore*），非洲蒲头霉（*M. Africana*）和印度蒲头霉（*M. indica*）。代表菌种为小孢蒲头霉。

二、生物学特性

（一）形态与染色

1. 菌丝：曲折不规整，透明，分枝，直径各不相同（图 27-15-1B），少隔，可形成假根，假根位于孢囊梗之间。营养菌丝可形成出芽酵母样孢子和厚壁孢子（图 27-15-1C~G）。

2. 孢囊梗（霉菌相）　圆柱状，直立，开始为单支，后期可有或多或少分枝，高达 3~4mm，直径 6~8μm，一般形成两种形态，一种是短的孢囊梗，其上着生短的单核孢子囊孢子；另外一种是长的孢囊梗，其上着生直立、卵圆形或圆柱状单核孢子囊孢子。孢囊梗的顶端形成圆柱形泡囊，囊泡形态各异，孢子囊表面细颗粒状。孢囊梗有分隔，小孢蒲头霉分隔在上端靠近囊泡，非洲蒲头霉分隔在底部。

3. 孢囊孢子（霉菌相）　囊泡逐渐成熟后，差不多是分隔出现的同时，形成两种孢子：内层为球形孢子，脱落后看不到茎的残留物；外层为卵圆形（小孢蒲头霉）或圆柱形孢子（非洲蒲头霉），小孢蒲头霉外层孢子脱落后有 1μm 的茎牙齿般残留在孢子上（图 27-15-1E）。但印度蒲头霉通常只有一层孢子。

4. 芽生孢子（酵母相）　孢子圆形，厚壁，新生的孢子以宽基多极出芽，花瓣样围在初级孢子周围。成熟后的孢子因细胞质收缩而出现胞壁分离

的现象（图 27-15-1F、G）。

5. 接合孢子（目前只见于非洲蒲头霉）　在气生菌丝近基质表面形成，球形到近球形，配囊柄对生形成有色素装饰物的球形到近球形接合孢子，同宗配合。

（二）培养特性

蒲头霉为双相真菌，缺氧、增加 CO_2、提高温度、pH 在 5.8~6.5 之间以及在培养基里面添加 10%（w/v）的葡萄糖、增添呼吸链或线粒体蛋白合成抑制剂可促进酵母相的产生。需氧条件、温度低于 20℃、pH 低于 4.5 或高于 7.4 可促进霉菌相的形成。小孢蒲头霉最适生长温度为 35℃，温度低于 10℃将抑制其生长，光线对孢囊形成有一定的抑制作用，故一般在暗室或夜间更易形成。非洲蒲头霉培养 3 日即可通过同宗配合产生大量黏性接合孢子。

霉菌相：在 SDA 和 PDA 上快速生长，菌落初为白色绒状，孢囊梗呈带状突起，逐渐从浅紫色到蓝紫色、浅灰色到蓝灰色或鼠灰色，草皮样致密（图 27-15-1H）。

酵母相：CO_2 环境或营养丰富培养基中，形成大小不一白色酵母样菌落，表面有颗粒感。在空气环境中，经常观察到丝状和酵母样的混合形态（图 27-15-1I）。

蒲头霉菌的形态特征见图 27-15-1。

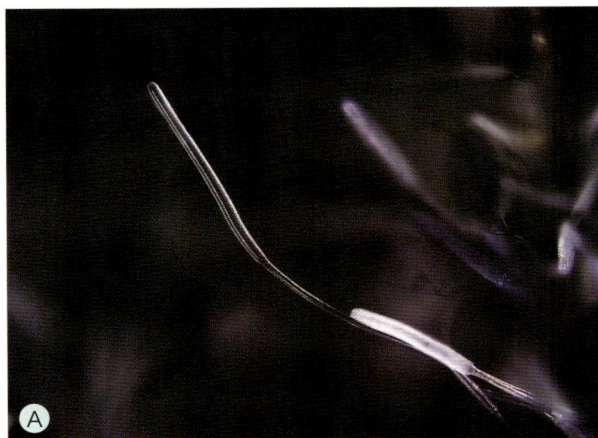

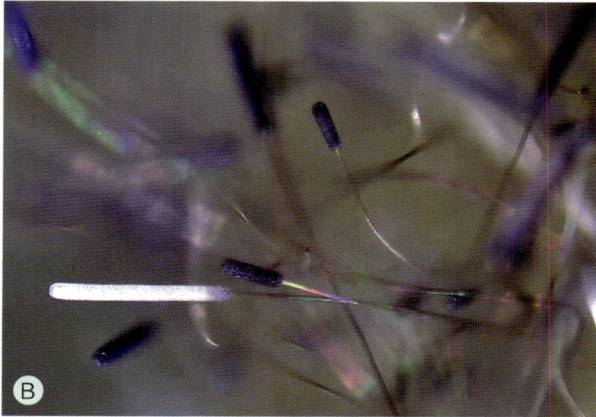

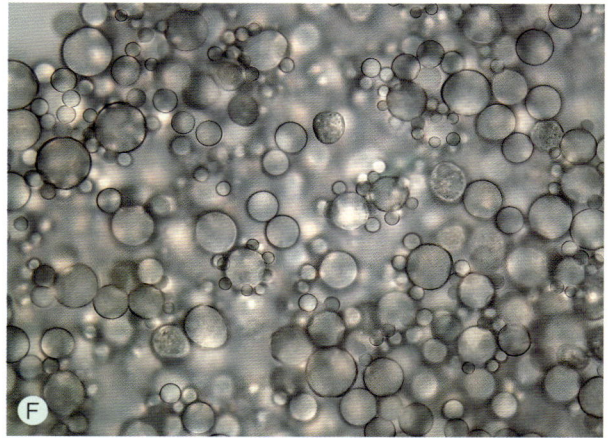

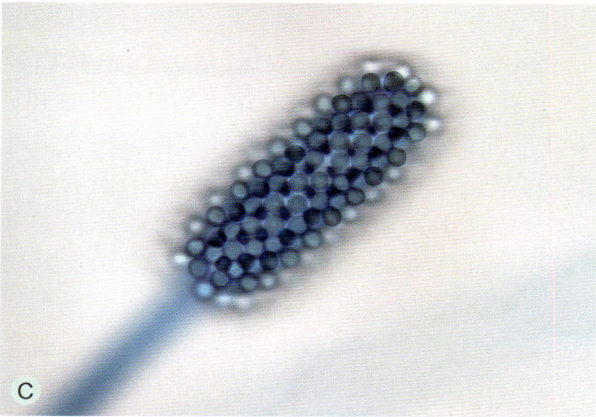

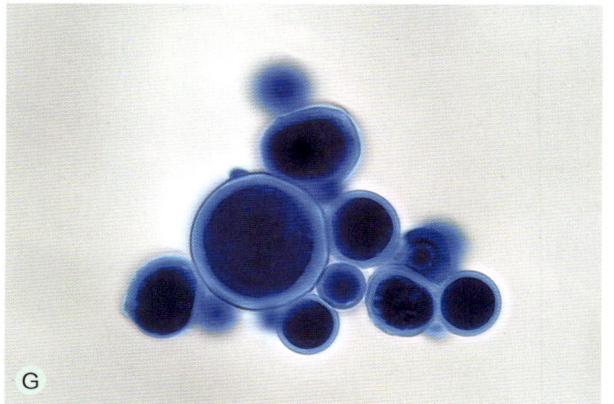

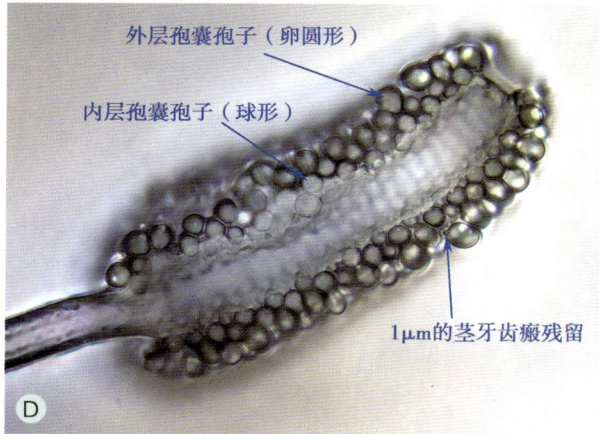

外层孢囊孢子（卵圆形）
内层孢囊孢子（球形）
1μm的茎牙齿瘢残留

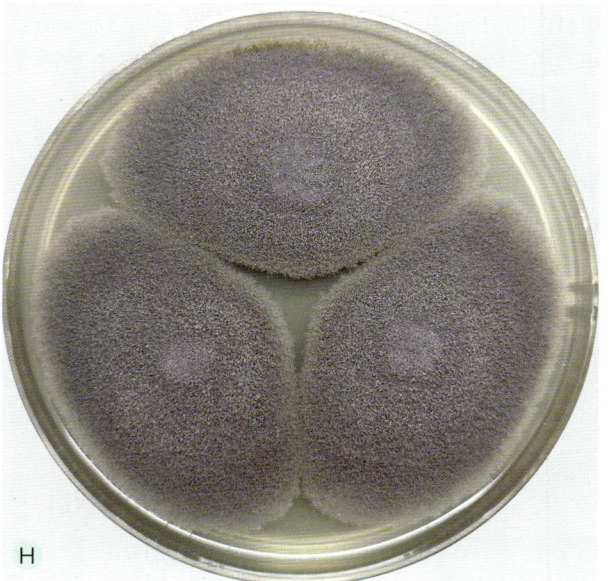

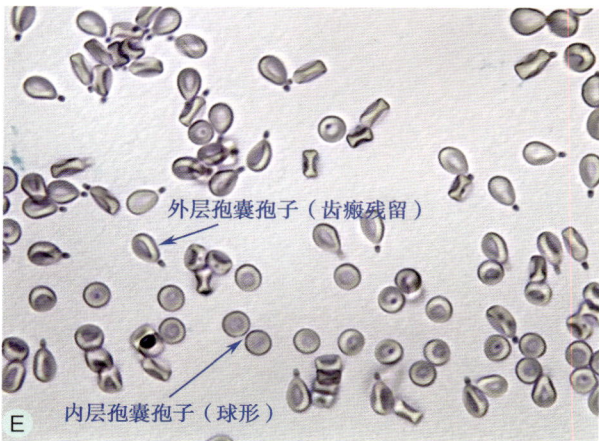

外层孢囊孢子（齿瘢残留）
内层孢囊孢子（球形）

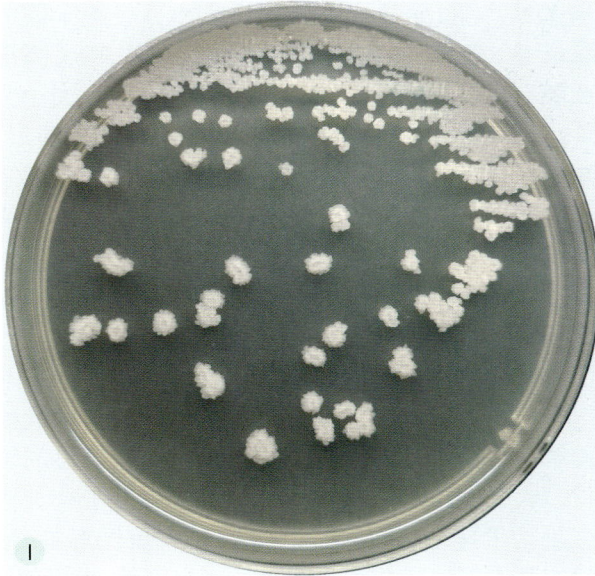

图 27-15-1　小孢蒲头霉的形态特征

A. SDA 25℃培养 3 日 ×100；B. PDA 25℃培养 7 日 ×100；C. PDA 25℃培养 5 日（内层为球形孢子较亮，外层为卵圆形或圆柱形孢子较暗），乳酸酚棉蓝染色 ×1 000；D. SDA 25℃培养 2 日 ×2 000；E. 孢囊孢子 PDA 25℃培养 2 日粘片，乳酸酚棉蓝染色 ×1 000；F. 芽生孢子（酵母相）PSA 35℃培养 2 日 ×400；G. 芽生孢子（酵母相）SDA 35℃厌氧培养 6 日，乳酸酚棉蓝染色 ×2 000；H. SDA 25℃大气培养 9 日（霉菌相）；I. SDA 35℃ CO₂ 培养 2 日（酵母相）

三、鉴定与鉴别

应注意与棒曲霉相区别，棒曲霉菌落初为白色丝绒状，3~4 日后中心出现白色、浅绿色、深绿色或蓝绿色颗粒，致密，呈同心环状排列，镜下菌丝分隔，顶囊棒状，小梗单层，紧密相挤，分布在顶囊全部表面。蒲头霉呈双相性，棒曲霉霉菌相。

四、抗真菌药物敏感性

由于蒲头霉引起的感染很罕见，故缺乏对该菌特定治疗方案疗效的评估。通常抗毛霉菌病最可靠的抗真菌药是两性霉素 B。但有报道两性霉素 B 与伏立康唑合用导致一名烟曲霉合并小孢子蒲头霉双重感染的 41 岁男子急性肾损伤。最终，其胃肠道小孢子蒲头霉感染用泊沙康唑和米卡芬净联合治疗，并通过手术切除部分胃以治愈胃肠道出血。

五、临床意义

蒲头霉在世界各地的室外和室内环境都可分离到，通常存在于土壤和粪便中，可在家蝇身体和粪便中检测到，故被家蝇爬行过的培养基或室内可检测到。可引起植物白粉病，该物种很少在人类中引起感染，但近年来发现能引起威胁生命的毛霉菌病。小孢蒲头霉是导致人类胃肠毛霉菌病的病原菌之一，该菌可引起血管浸润、血凝块形成导致组织坏死，阻止抗真菌药物进入感染部位，因此阻止了病原菌的清除。在免疫功能低下的患者中高度易感，高危因素主要有皮质类固醇的使用，糖尿病和持续的中性粒细胞减少，感染部位有肺部、鼻脑、皮肤和胃肠道等。

（徐和平　陈杏春）

第十六节　镰 刀 菌 属

一、分类与命名

镰刀菌属（*Fusarium*）隶属于真菌界（Fungi），子囊菌门（Ascomycota），子囊菌亚门（Pezizomycotina），粪壳菌纲（Sordariomycetes），肉座菌目（Hypocreales），丛赤壳科（Nectriaceae）。目前属内含有 800 多个种，临床上最常见的种有茄病镰刀复合群（*Fusarium solani* species complex，FSSC）、藤仓镰刀复合群（*Fusarium fujikuroi* species complex，

FFSC）、尖孢镰刀复合群（*Fusarium oxysporum* species complex，FOSC）、双孢镰刀复合群（*Fusarium dimerum* species complex，FDSC）、厚孢镰刀复合群（*Fusarium chlamyd osporum* species complex，FCSC）、肉色镰刀菌 - 水贼镰刀菌复合群（*Fusarium incarnatum equiseti* species complex，FIESC）等。FSSC 目前包括 60 多个种，其中包括了茄病镰刀菌（*F. solani*），枯萎镰刀菌（*F. petroliphilum*（FSSC1）），*F. keratoplasticum*（FSSC 2）、链状镰刀菌［*F. falci-*

forme（FSSC 3+4）]、苔藓镰刀菌（*F. lichenicola*）、*F. metavorans* 和 *F. neocosmosporiellum*（原名为 *Neocosmospora vasinfecta*）、*F. pseudensiforme* 等。FFSC 包括轮枝镰刀菌（*F. verticillioides*）、层生镰刀菌（*F. proliferatum*）、尖镰刀菌（*F. acutatum*）、芜菁镰刀菌（*F. napiforme*）、金合欢镰刀菌（*F. nygamai*）、甘蔗镰刀（*F. sacchari*）、半黏镰刀菌（*F. subglutinans*）、*F. andiyazi*、*F. anthophilum*、*F. mundagurra*、*F. musae*、*F. volatile* 等，串珠样镰刀菌（*F. moniliforme*）现改名为轮枝镰刀菌。FOSC 系统发育多样化，至少包括 26 个与真菌病相关的菌种，包括尖孢镰刀（*F. oxysporum*）、拐点镰刀（*F. inflexum*）。FCSC 基于多位点序列分析技术的研究发现至少包含 28 个种。FDSC 群目前包含 7 个已命名和 5 个未命名的种，其中与医学相关的有双孢镰刀（*F. dimerum*，或译为单隔镰刀）、海豚镰刀菌（*F. delphinoides*）、*F. penzigii*。FIESC 临床常见的有肉色镰刀菌（*F. incarnatum*）、木贼镰刀菌（*F. equiseti*）、*F. pallidoroseum*、*F. lacertarum*，半裸镰刀菌（*F. semitectum*）经分子生物学证实实为肉色镰刀菌。

二、生物学特性

（一）形态与染色

镰刀菌镜下可见透明分隔菌丝、安瓿形或圆柱形的分生孢子梗、瓶梗和分生孢子，分生孢子通常有 3 种形态：大分生孢子、小分生孢子和芽生型孢子。大分生孢子粗壮、壁厚、光滑，大小为 $(3\sim8)\,\mu m \times (11\sim70)\,\mu m$，呈镰刀形至纺锤形或披针形，远端尖，顶端细胞常有喙，基底细胞有蒂，有 2 到 5 甚至 7 个隔，以 3 隔居多，从单个瓶梗或分生孢子座连续

向基性产生，聚集成黏性团块。小分生孢子假头状着生、光滑、透明，一般是单层细胞，基底圆形或缩窄，在单个或多个瓶梗上向基性产生，大小为 $(2\sim4)\,\mu m \times (4\sim8)\,\mu m$，椭圆形、卵圆形、长椭圆形、短腊肠形、逗点形等，通常 0~1 个隔，偶尔有 2 或 3 个隔的一系列小分生孢子，并聚集成小的假头状或链状。芽生型分生孢子在多芽生细胞上单个产生，0~3 个分隔。厚壁孢子常见，透明或浅白色，间生或顶生。

镰刀菌镜下示意图及形态特征见图 27-16-1。

茄病镰刀菌复合群分生孢子梗从气生菌丝侧面产生，细长，柱状。多数单瓶梗和相当明显的领口。大分生孢子产生在短分枝的分生孢子梗上或分生孢子座内，常中等度弯曲，伴有短钝形尖部、顶细胞缢缩成喙状和不明显基底细胞蒂，大多 3~5 个隔，大小为 $(28\sim42)\,\mu m \times (4\sim6)\,\mu m$。小分生孢子通常丰富，卵形，椭圆形或肾形，0~1 隔，假头状着生。厚壁孢子常见，单个或成对，端生或间生，壁光滑或粗糙，直径 6~10μm。茄病镰刀菌镜下形态特征见图 27-16-2A，苔藓镰刀菌镜下形态特征见图 27-16-2E。

藤仓镰刀菌复合群分生孢子梗从气生菌丝体的菌丝侧面产生，分枝稀疏。产孢细胞严格单瓶梗。大分生孢子纤细苔藓，镰刀状，但较笔直，3~5 隔，有时很少。小分生孢子丰富，呈链状，排列卵圆形至棒状。可见菌核，暗蓝色，使得菌落呈蓝色外观。藤仓镰刀菌镜下形态特征见图 27-16-3A，轮枝镰刀菌镜下形态特征见图 27-16-3C，层生镰刀菌镜下形态特征见图 27-16-3E。

尖孢镰刀菌复合群分生孢子梗短，单个，在气

镰刀菌结构示意图

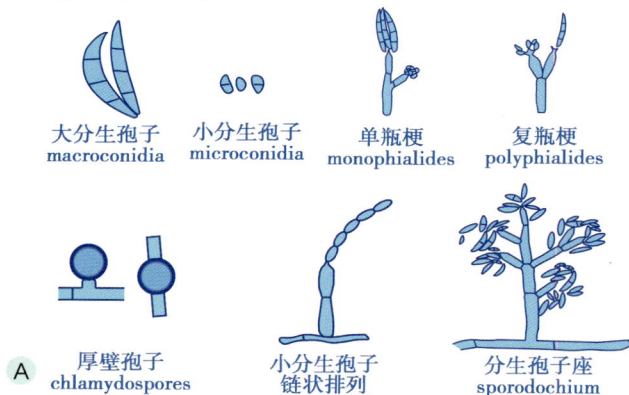

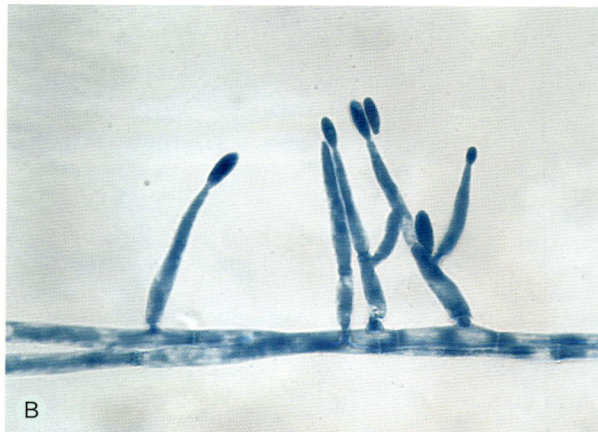

大分生孢子 macroconidia　小分生孢子 microconidia　单瓶梗 monophialides　复瓶梗 polyphialides

厚壁孢子 chlamydospores　小分生孢子链状排列　分生孢子座 sporodochium

图 27-16-1　镰刀菌镜下形态特征
A. 镰刀菌形态示意图；B. 内芽生型瓶梗产孢乳酸酚棉蓝染色 ×1 000

生菌丝侧面产生单个短粗瓶梗,可成密集分枝束状排列。大分生孢子梭形,轻微弯曲,末端尖,3~5隔,基底细胞有蒂。小分生孢子丰富,从不形成链,多数无分隔,椭圆形至柱形,笔直或常弯曲。厚壁孢子丰富,端生或间生,透明,壁光滑或粗糙。一些分离株可见菌核,苍白色、绿色或深紫罗兰色。尖孢镰刀菌镜下形态特征见图27-16-4A。

双孢镰刀菌复合群分生孢子梗分枝疏松,短粗、膨大瓶梗。大分生孢子弯曲明显,多数1~3隔。无小分生孢子。厚壁孢子多数间生,偶尔端生,圆形至卵圆形,壁光滑,单个或呈链状。双孢镰刀菌镜下形态特征见图27-16-5A,海豚镰刀菌镜下形态特征见图27-16-5C。

厚孢镰刀菌复合群分生孢子梗分散在气生菌丝中,多分枝;复瓶梗产孢细胞丰富。大分生孢子少见,只在分生孢子座上产生,3~5隔,轻微弯曲。小分生孢子梭形,顶端圆形,向基底部缩窄,0~1隔。厚壁孢子丰富,间生或顶生,多数成链或成团,常粗糙。厚孢镰刀菌镜下形态特征见图27-16-6A。

肉色镰刀菌-木贼镰刀菌复合群产生单瓶梗和复瓶梗两种类型的产孢细胞,分生孢子梗分散在菌丝体中,分枝疏松;多芽生的产孢细胞丰富。分生孢子座的大分生孢子轻微弯曲,镰刀形,轻度弯曲,顶细胞喙状,有足细胞,3~7隔;气生分生孢子梗上的分生孢子(芽生分生孢子)常在分散的凸出上单个产生,纺锤形至钩状,直或轻微弯曲,基细胞楔状,多数3~5隔。小分生孢子稀疏或缺失。厚壁孢子稀疏,圆形,光滑,棕色,间生,单个、成链状或团状。肉色镰刀菌镜下形态特征见图27-16-7A,木贼镰刀菌镜下形态特征见图27-16-7D。

(二) 培养特性

25℃下孵育,在PDA培养基上,气生菌丝生长良好,棉絮状、低平,或蛛丝状、稍高。培养初期多为白色绒毛状菌落,后期呈白、粉色、黄、蓝、紫色或它们之间的颜色转换。在SDA菌落扩展,较快转为灰绿色,在OA(燕麦琼脂)培养基上呈灰白色,扁平菌落。菌落在培养到5日左右可产生水滴样物质(黏液珠),以后变成黏斑。

茄病镰刀菌复合群生长迅速,气生菌丝白色至奶油色,当分生孢子座出现时,常绿色至蓝色;背面常无色,一些菌株可见酒红色色素。茄病镰刀菌复合群的形态特征见图27-16-2。

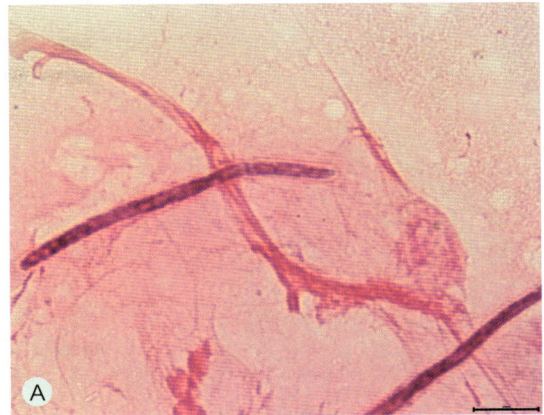

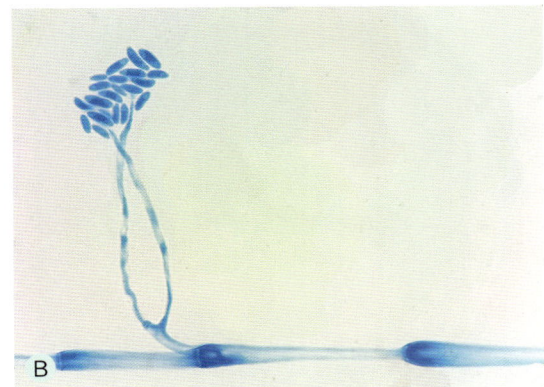

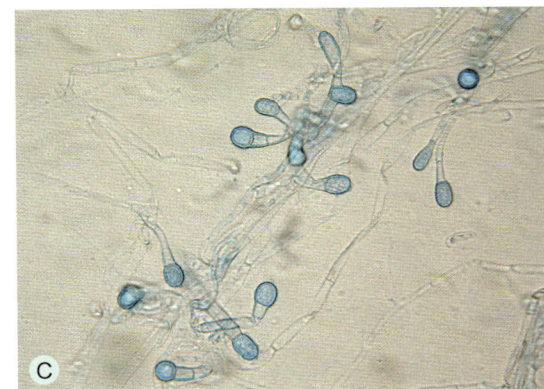

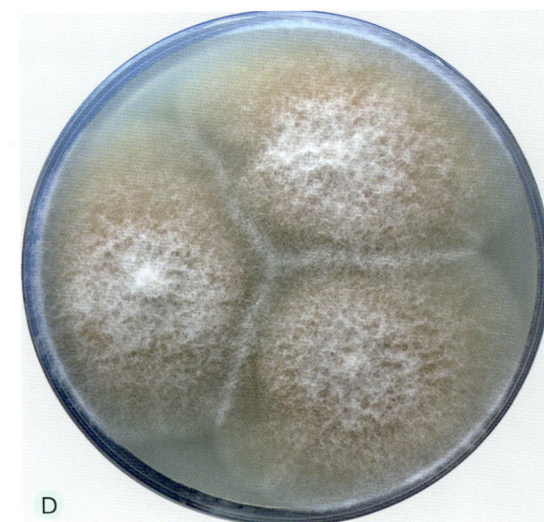

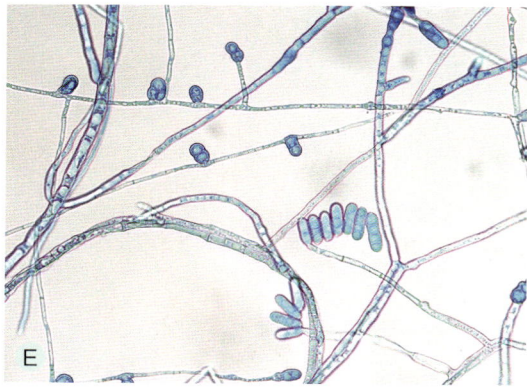

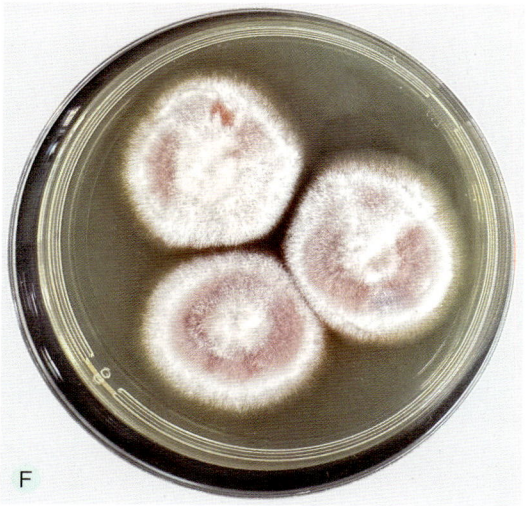

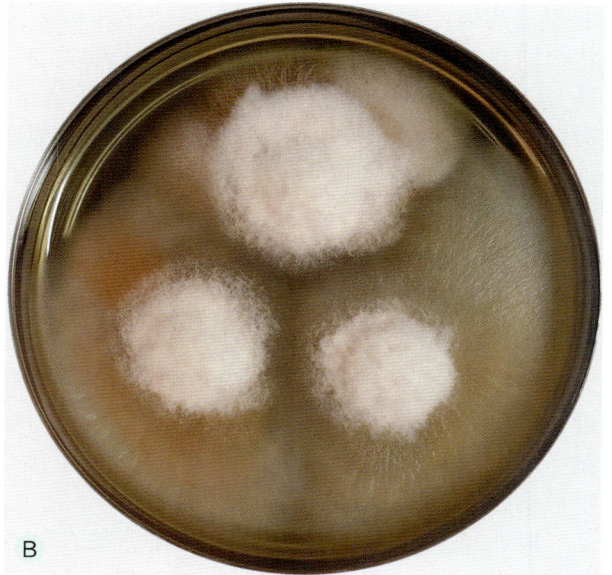

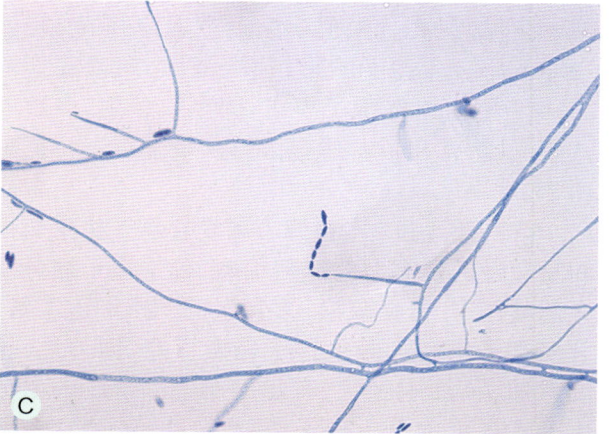

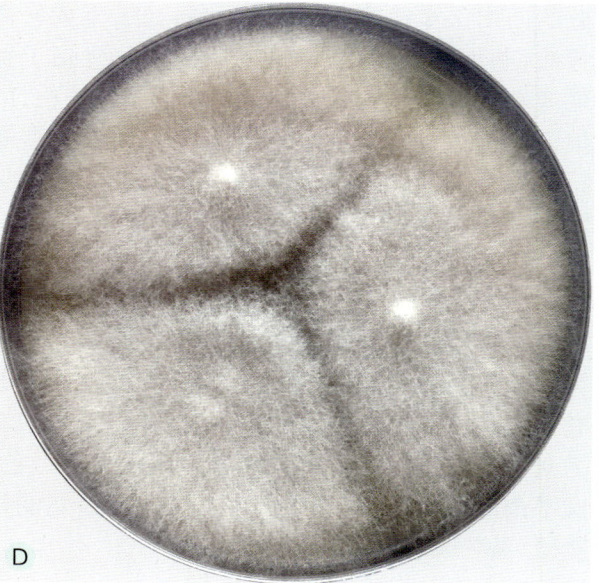

图 27-16-2　茄病镰刀菌复合群的形态特征

A. 茄病镰刀菌, 角膜刮片革兰氏染色 ×1 000; B. 茄病镰刀菌 (小分生孢子及球拍菌丝) PDA 28℃培养 2 日, 乳酸酚棉蓝染色 ×400; C. 茄病镰刀菌 (厚壁孢子) PDA 28℃培养 30 日, 乳酸酚棉蓝染色 ×400; D. 茄病镰刀菌 PDA 28℃培养 7 日; E. 苔藓镰刀菌 PDA (小培养) 28℃培养 7 日 ×2 000; F. 苔藓镰刀菌 PDA 28℃培养 7 日

　　藤仓镰刀菌复合群生长非常快, 气生菌丝丰富, 白色和逐渐变成紫色。当分生孢子座出现, 呈深褐色至橙色。藤仓镰刀菌复合群的形态特征见图 27-16-3。

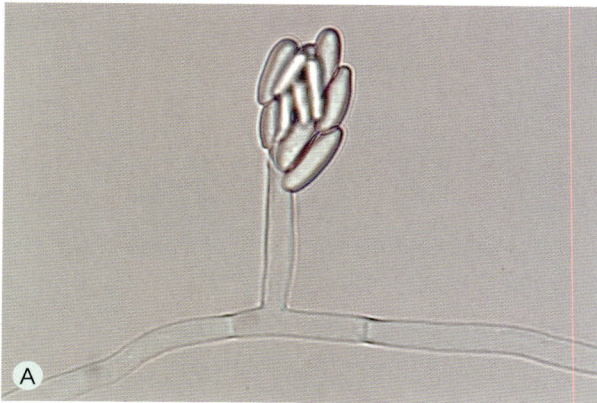

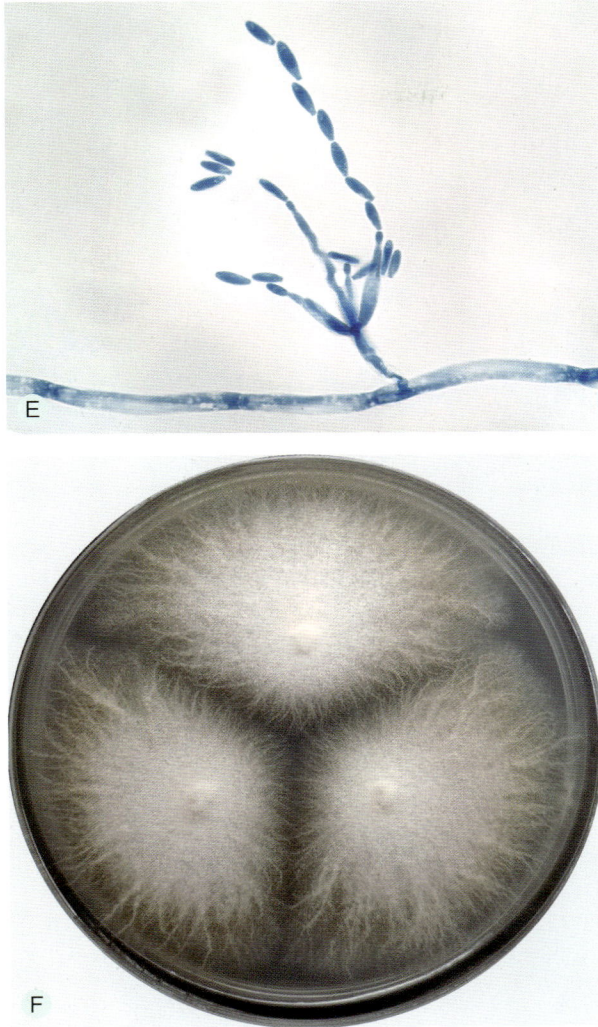

图 27-16-3　藤仓镰刀菌复合群的形态特征

A. 藤仓镰刀菌 PDA 28℃培养 4 日 ×1 000；B. 藤仓镰刀菌 SDA 28℃培养 7 日；C. 轮枝镰刀菌 PDA 28℃培养 3 日，乳酸酚棉蓝染色 ×400；D. 轮枝镰刀菌 PDA 28℃培养 7 日；E. 层生镰刀菌 PDA 28℃培养 3 日，乳酸酚棉蓝染色 ×1 000；F. 层生镰刀菌 SDA 28℃培养 7 日

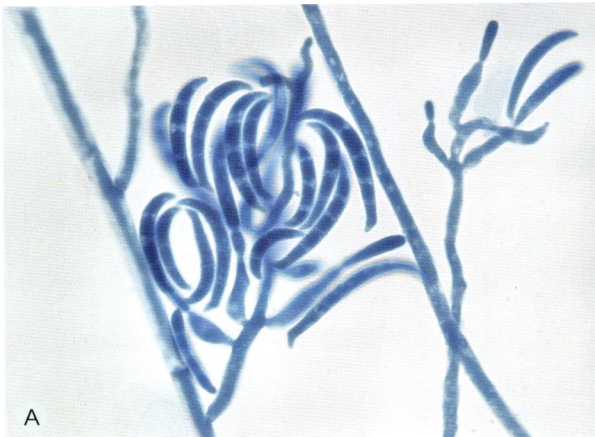

尖孢镰刀菌复合群生长迅速，白色气生菌丝，常变成紫色；一些菌株可见不连续，橙色分生孢子座；背面透明至暗蓝色，产生深蓝色或淡紫色色素。一些分离株有特征性丁香气味。尖孢镰刀菌复合群的形态特征见图 27-16-4。

双孢镰刀菌复合群生长缓慢，表面常因融合性黏性分生孢子而呈橙色至深杏黄色，气生菌丝有时絮状、白色。双孢镰刀菌复合群的形态特征见图 27-16-5。

厚孢镰刀菌复合群生长相当快，气生菌丝丰富，粉色、红色、赭色至棕色；表面因分生孢子的形成而呈白色粉末状，若产生分生孢子座呈橙色，肉色或赭色。菌落背面不产色素或胭脂红色，可产紫红色色素。厚孢镰刀菌复合群的形态特征见图 27-16-6。

肉色镰刀菌 - 木贼镰刀菌复合群生长迅速，气生菌丝丰富，絮状，起初白色、肉色、淡粉红色，后变成皮革黄至棕色；背面苍白色，逐渐变成桃色。肉色镰刀菌 - 木贼镰刀菌复合群的形态特征见图 27-16-7。

三、鉴定与鉴别

镰刀菌属常以大分生孢子及小分生孢子形态、隔数、着生方式和厚壁孢子的有无，以及分生孢子座、黏孢团、菌核的有无等特征作为分类的依据。临床常见镰刀菌形态表型鉴别见表 27-16-1、图 27-16-8。

多位点序列分析 EF-1α、β- 微管蛋白（β-tubulin）、钙调蛋白（calmodulin）、RPB2 序列，可以用于镰刀菌属种之间的鉴定，在已经鉴定了变种中镰刀菌是一个复杂系统，显示镰刀菌有多个同型种的存在。

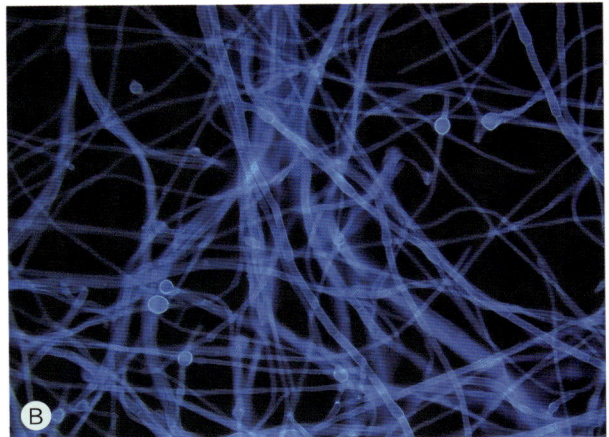

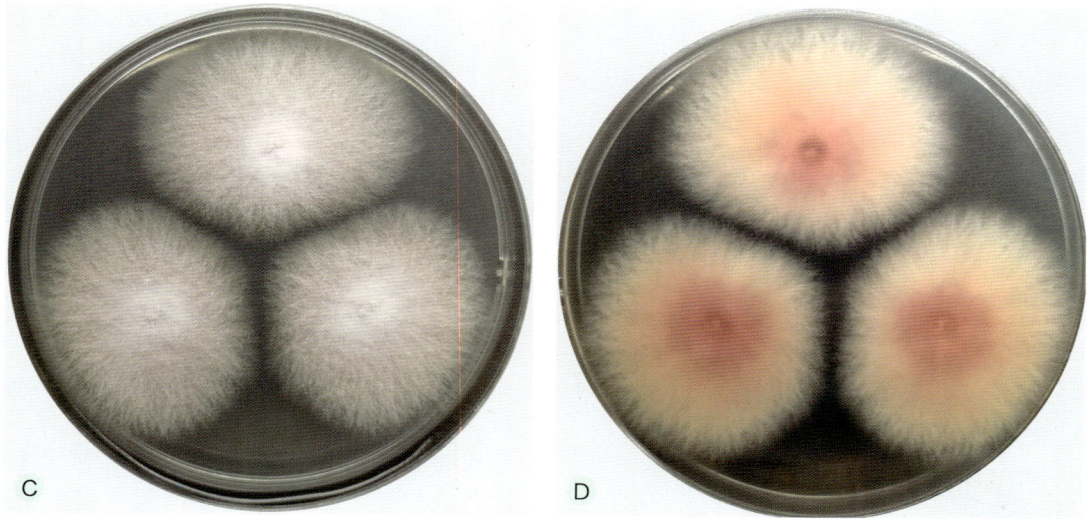

图 27-16-4　尖孢镰刀菌的形态特征
A. 分生孢子座 PDA 28℃培养 24h，乳酸酚棉蓝染色 ×400；B. 厚壁孢子 PDA 28℃培养 2 日，钙白荧光染色 ×400；C. SDA 28℃培养 4 日；D. SDA 28℃培养 4 日（背面）

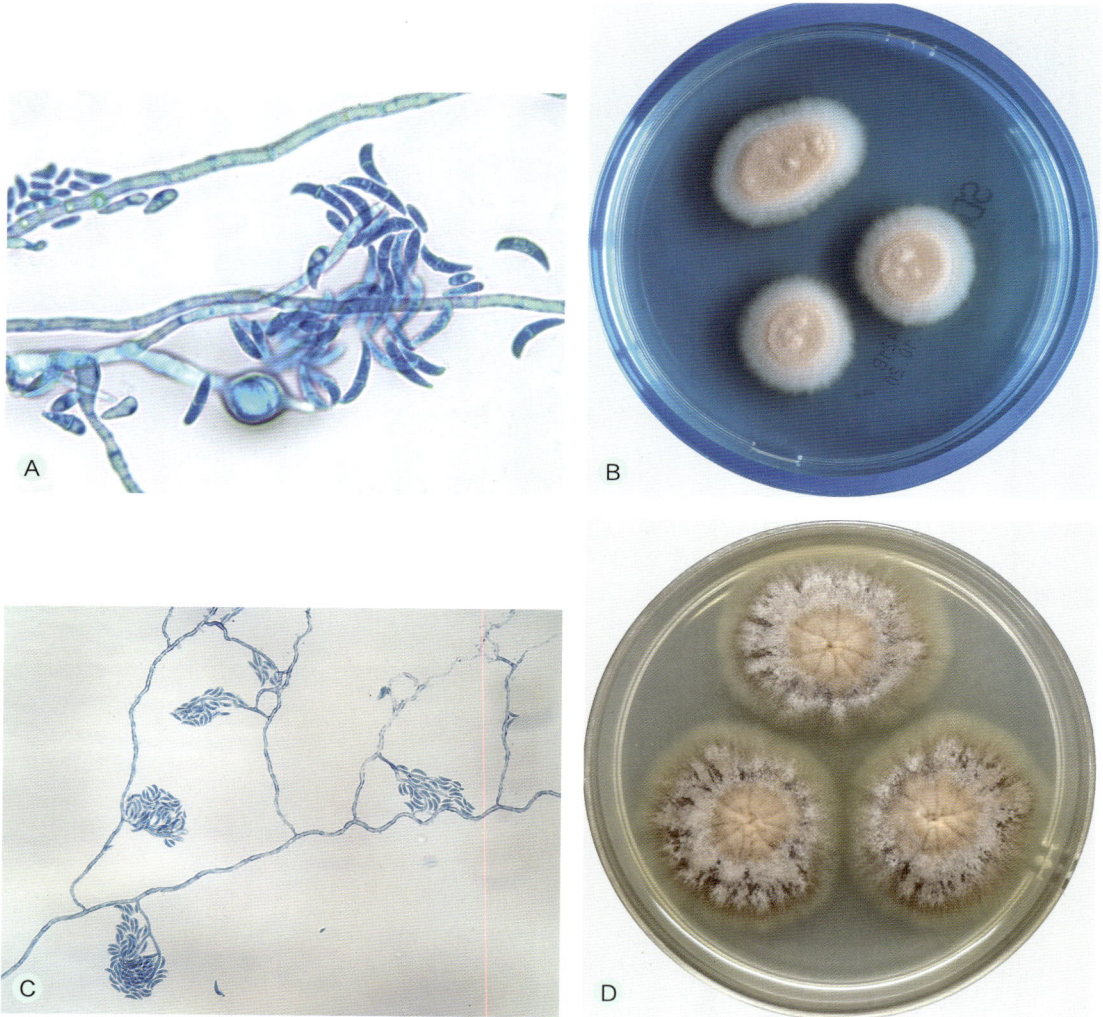

图 27-16-5　双孢镰刀菌复合群的形态特征
A. 双孢镰刀菌（大分生孢子及厚壁孢子）PDA 28℃培养 7 日，乳酸酚棉蓝染色 ×1 000；B. 双孢镰刀菌 SDA 28℃培养 5 日；C. 海豚镰刀菌 SDA 28℃培养 7 日，乳酸酚棉蓝染色 ×400；D. 海豚镰刀菌 PDA 28℃培养 7 日

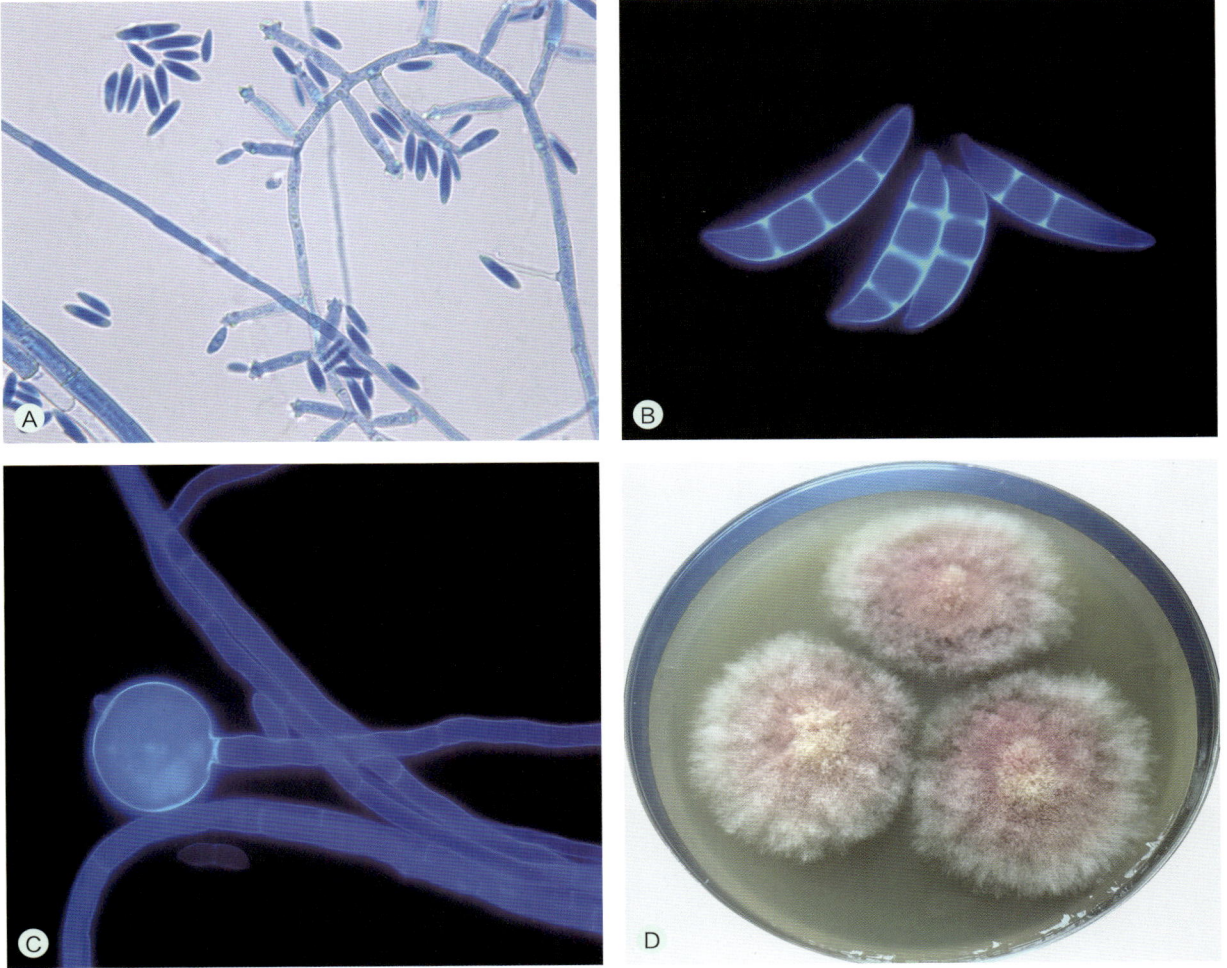

图 27-16-6 厚孢镰刀菌的形态特征

A. 复瓶梗 PDA 28℃培养 7 日，乳酸酚棉蓝染色 ×1 000；B. 大分生孢子 PDA 28℃培养 2 日，钙白荧光染色 ×2 000；
C. 厚壁孢子 PDA 28℃培养 2 日，钙白荧光染色 ×2 000；D. SDA 28℃培养 6 日

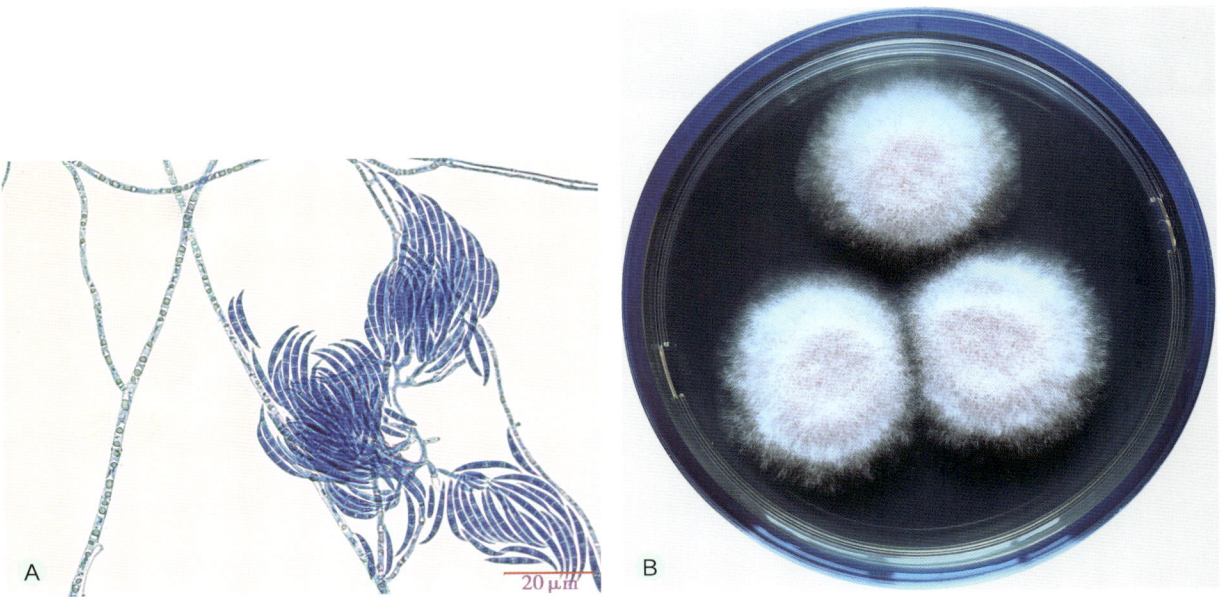

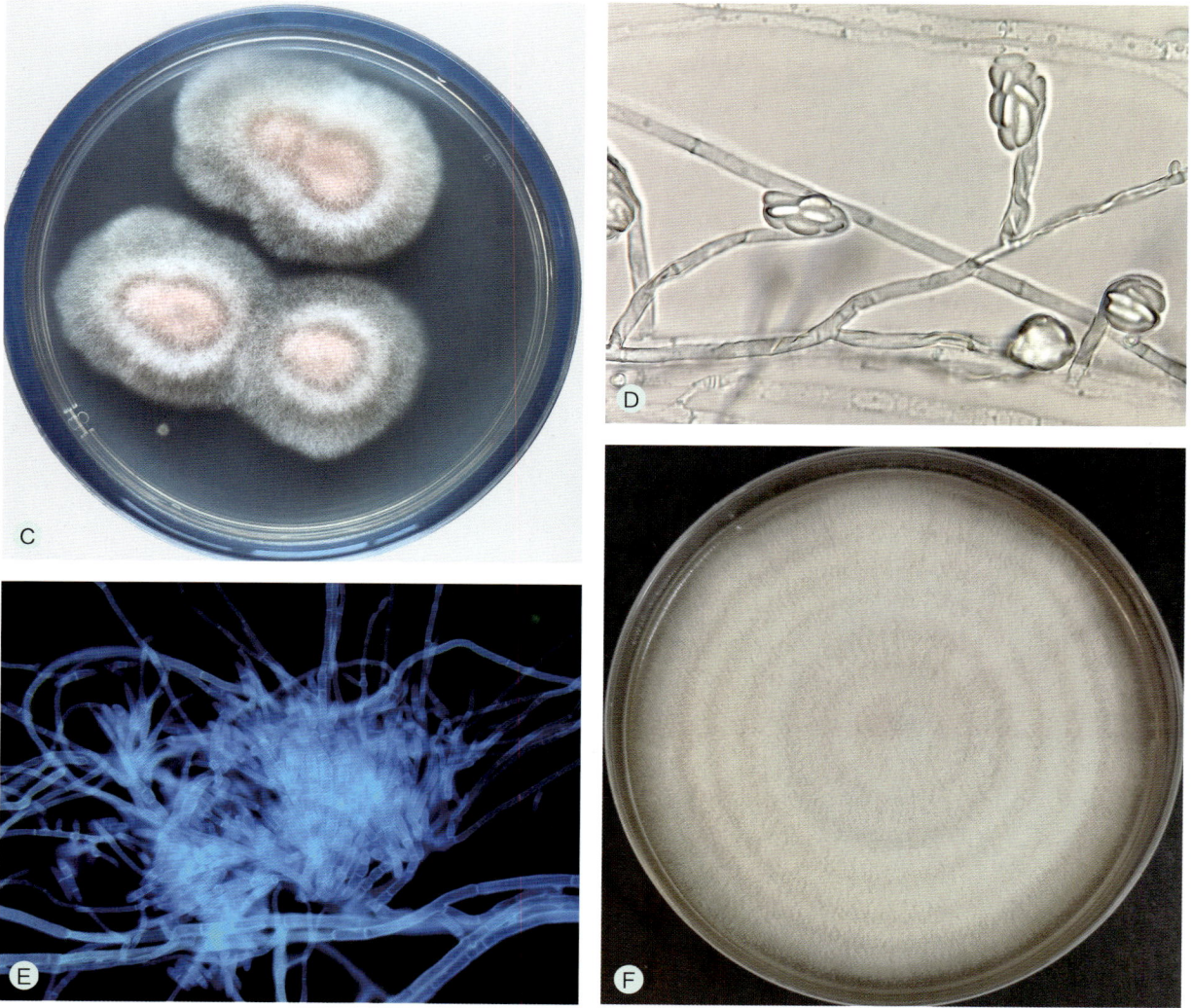

图 27-16-7   肉色镰刀菌 - 木贼镰刀菌复合群的形态特征

A. 肉色镰刀菌 PDA 28℃培养 3 日，乳酸酚棉蓝染色 ×1 000；B. 肉色镰刀菌 SDA 28℃培养 3 日；C. 肉色镰刀菌 PDA 28℃培养 3 日；D. 木贼镰刀菌小分生孢子（假头）PDA 28℃培养 2 日 ×400；E. 木贼镰刀菌大分生孢子和分生孢子座 PDA 28℃培养 3 日，钙白荧光染色 ×400；F. 木贼镰刀菌 SDA 28℃培养 14 日

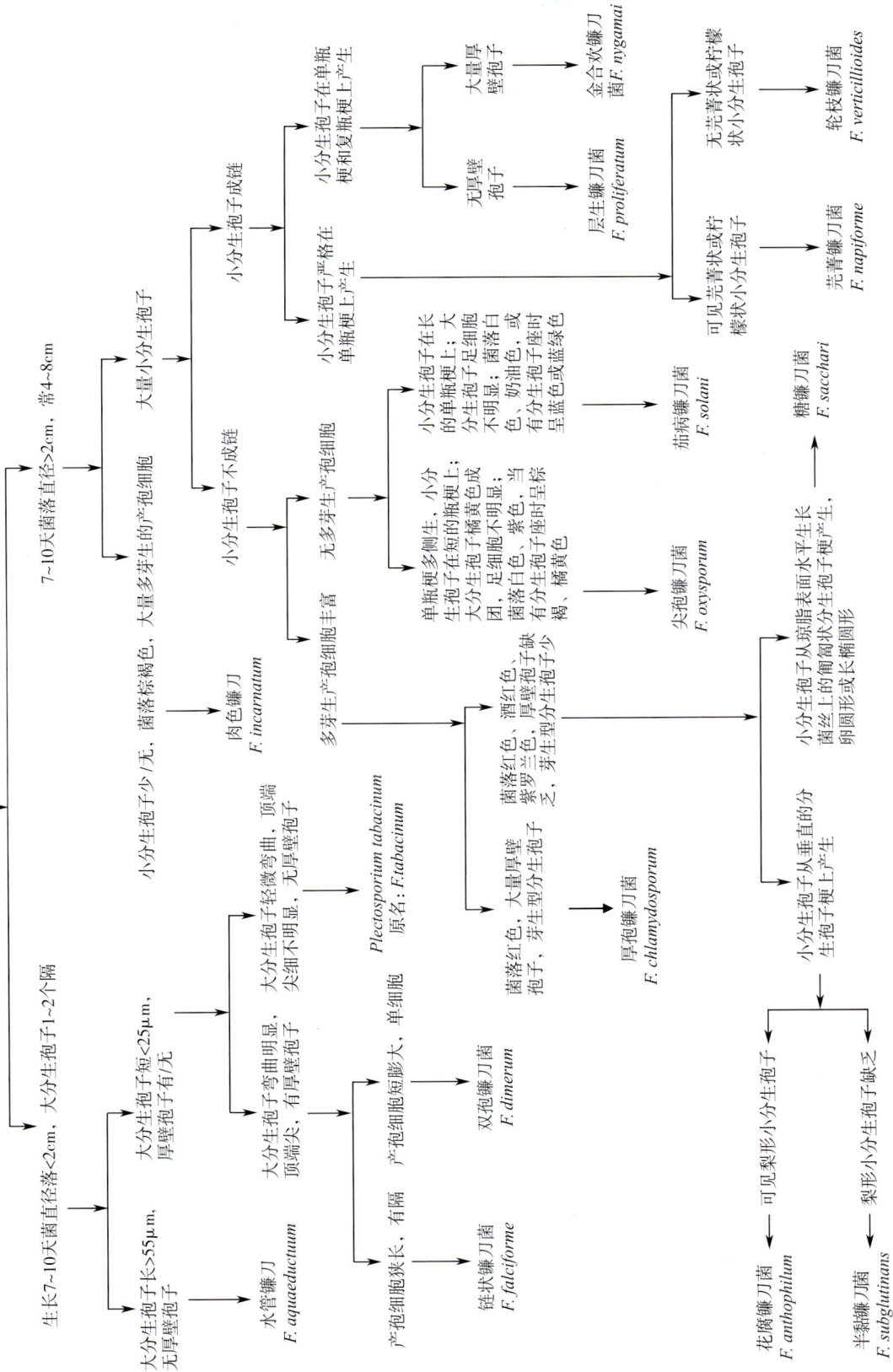

图 27-16-8　临床常见镰刀菌形态鉴定索引

表 27-16-1　临床常见镰刀菌形态鉴别

特性	茄病镰刀菌复合群	镰仓镰刀菌复合群	尖孢镰刀菌复合群	肉色镰刀菌复合群
PDA 菌落颜色	白色、浅黄色、浅蓝色	浅紫色、淡粉色、白色	白色、淡紫色	橘红色
大分生孢子	较多,粗壮	较少,披针形,细长	细长、顶细胞似喙状	纺锤形
小分生孢子	假头状着生	串状、假头状着生	假头状着生	较少
瓶梗类型	简单瓶梗,瓶梗较长	简单瓶梗	简单瓶梗,瓶梗较短	多出瓶梗
厚壁孢子	有	无	有	少见

四、抗真菌药物敏感性

镰刀菌是最耐药真菌之一,茄病镰刀菌趋向

对大部分抗真菌药物耐药。有研究表明氟胞嘧啶、酮康唑、咪康唑、氟康唑、伊曲康唑和泊沙康唑对镰刀菌可产生相对高的 MIC 值。镰刀菌对新的葡聚糖合成抑制剂类药物卡泊芬净、阿尼芬净和米卡芬净等存在固有耐药。两性霉素 B 和伏立康唑对镰刀菌有较低 MIC 值,伏立康唑和两性霉素 B 两者联合应用对某些镰刀菌可出现协同效应。

五、临床意义

镰刀菌是一种广泛分布于植物和土壤中的丝状真菌,可引起眼内炎、角膜炎、溃疡、甲真菌病、皮肤感染、足菌肿以及关节炎、肺炎、心内膜炎、脑脓肿、肺部感染及真菌血症等。

（陈知行　徐和平）

第十七节　着 色 霉 属

一、分类与命名

暗色真菌(dematiaceous fungi)是指菌丝和孢子的细胞壁具有黑色素样颜色的一大群真菌。引起的暗色真菌感染主要分为着色芽生菌病、暗色丝孢霉病和足菌肿,与着色芽生菌病相关的临床常见真菌有着色霉属、疣状瓶霉、甄氏外瓶霉复合群、卡氏枝孢瓶霉和播水喙枝孢霉等;与暗色丝孢霉病相关的真菌有链格孢霉、外瓶霉、枝孢霉、离蠕孢等;与足菌肿病相关的真菌有喙枝孢霉、外瓶霉、弯孢霉、波什假阿利什霉、孢子丝菌等。

着色霉属(Fonsecaea)隶属于真菌界(Fungi),子囊菌门(Ascomycota),子囊菌亚门(Pezizomycotina),散囊菌纲(Eurotiomycetes),刺盾炱目(Chaetothyriales),Herpotrichiellaceae 科。临床上常见的着色霉属菌种包括裴氏着色霉(F. pedrosoi)、单瓶着色霉(F. monophora)、F. nubica、F. multimorphosa 和 F. pugnacius。紧密着色霉(F. compacta)现在被认为是裴氏着色霉的一个突变种。

二、生物学特性

(一) 形态与染色

着色霉属镜下可见分隔的暗棕色菌丝,单细胞性孢子,在孢子梗上形成孢子连锁。裴氏着色霉分生孢子梗产孢方式分为着色霉型(fonsecaea type)、枝孢型(cladosporium type)、喙枝孢型(rhinocladiella type)和瓶型(philophora type)4 种类型,瓶型产孢方式较少见。着色霉型形成多级、单细胞卵圆形的分生孢子,不会形成孢子链;枝孢型分生孢子椭圆形,树枝形分生孢子链;喙枝孢型的分生孢子卵圆形,常为单个,孢子脱落后着生处呈锯齿状。瓶型分生孢子卵圆形,堆积在瓶口呈花朵状。单瓶着色霉分生孢子梗近直立,橄榄绿棕色,顶端密集分枝。产孢细胞成密集的束,伴有宽的大平坦、苍白色产孢痕。分生孢子桶形,成束,常黏合,壁光滑,棕色,或断开成小分枝。偶尔产生瓶梗。着色霉组织相可见硬壳小体。裴氏着色霉、单瓶着色镜下形态特征。

着色霉产孢方式示意图见图 27-17-1。

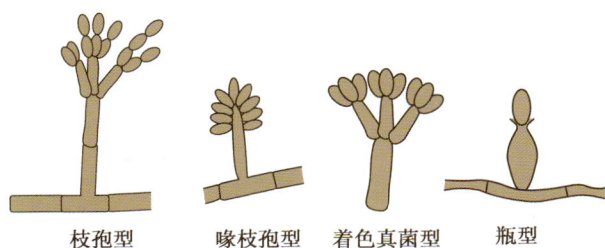

图 27-17-1 着色霉产孢方式示意图

枝孢型　喙枝孢型　着色真菌型　瓶型

(二) 培养特性

25℃裴氏着色霉菌在 SDA 培养基上孵育生长缓慢,菌落呈棕色、橄榄绿色,有毡样灰色菌丝。表面平坦或中央凸起有褶皱,有时可见同心圆环,边缘环状,菌落下沉不明显,背面黑色。PDA 上菌落绒毛状特别明显。单瓶着色霉生长受限,略微堆积,粉末状、天鹅绒样或毛发样,橄榄绿或黑色;背面黑色。裴氏着色霉、单瓶着色霉菌落形态特征。

着色霉属的形态学特征见图 27-17-2。

三、鉴定与鉴别

(一) 属间鉴别

应注意着色霉、枝孢霉和疣状瓶霉相鉴别。着色霉菌产孢方式主要为着色霉型,分生孢子呈桶状,间隔有宽直径的分隔,分生孢子链紧密排列,不易分开,且有类球形分生孢子,可见喙枝孢型和枝孢霉型产孢。枝孢霉和疣状瓶霉无喙枝孢型产孢。

(二) 属内鉴定

分生孢子链少于 3 个孢子且产孢细胞有明显的齿状突起,每一个齿状突起上产生 1~2 个分生孢子为裴氏着色霉;分生孢子链少于 3 个孢子且产孢细胞难以看见齿状突起,每一个齿状突起上产生 2~3 个分

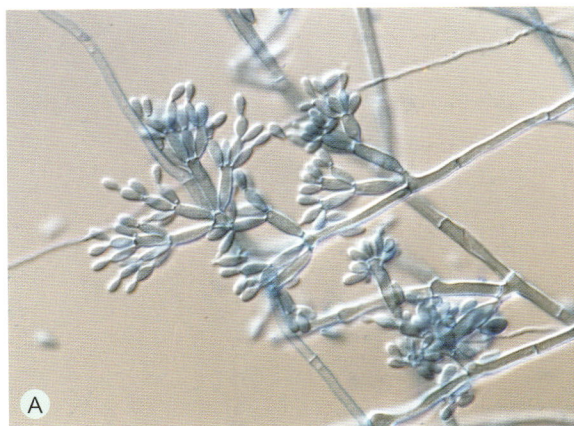

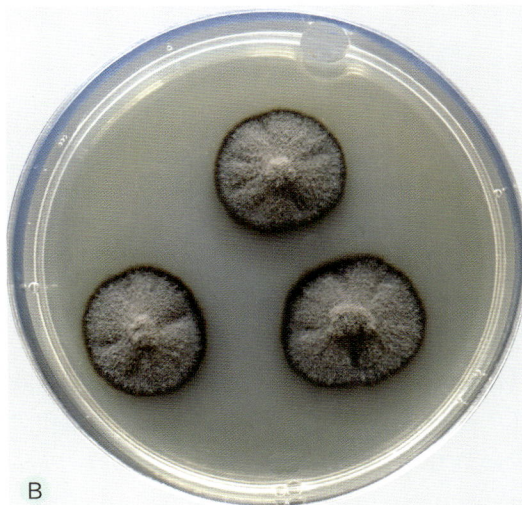

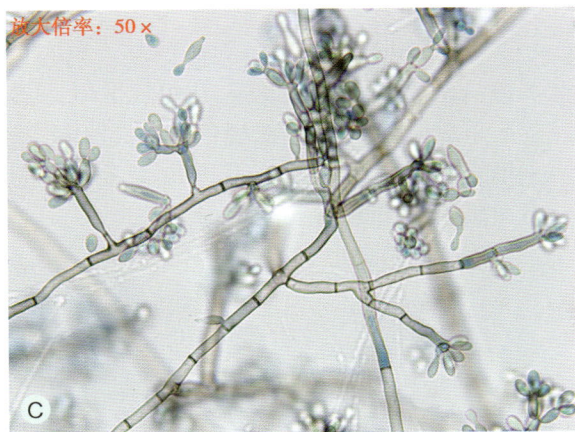

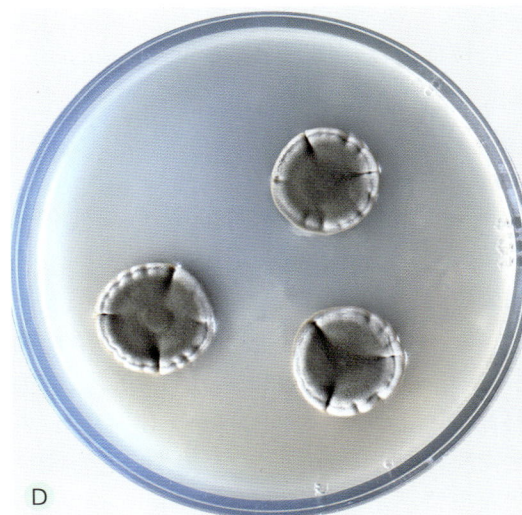

图 27-17-2 着色霉属的形态特征

A. 裴氏着色霉 PDA 28℃培养 21 日,乳酸酚棉蓝染色 ×1 000;B. 裴氏着色霉 PDA 28℃培养 17 日;C. 单瓶着色霉 PDA 28℃培养 7 日,乳酸酚棉蓝染色 ×1 000;D. 单瓶着色霉 PDA 28℃培养 17 日

生孢子为单瓶着色霉;分生孢子链多于 5 个孢子且可见膨大的厚壁孢子为 *F. multimorphosa*;分生孢子链多于 5 个孢子且缺乏膨大的厚壁孢子为 *F. pugnacius*。

ITS 序列可用于着色霉的分子生物学鉴定。

四、抗真菌药物敏感性

两性霉素 B、泊沙康唑、酮康唑、咪康唑、伊曲康唑、伏立康唑和特比萘芬对着色霉菌有较低 MIC 值。伊曲康唑和伏立康唑体外活性高于两性霉素 B。卡泊芬净和米卡芬净在体外对裴氏着色霉菌有较高的 MIC 值(常 >2μg/ml),氟康唑、5- 氟胞嘧啶在体外对着色霉菌活性差。

五、临床意义

着色霉菌是一种着色的丝状真菌,可在腐烂的木材和土壤中发现该菌。着色霉可引起人类感染,可引起外伤后皮下组织慢性感染,称为着色芽生菌病,临床表现为下肢丘疹和疣状、菜花样损害。也可扩散至脑部,引起脑暗色丝孢霉病。原发性鼻着色芽生菌病也有报道。

(徐和平)

第十八节　瓶　霉　属

一、分类与命名

瓶霉属(*Phialophora*)隶属于真菌界(Fungi)、子囊菌门(Ascomycota)、子囊菌亚门(Pezizomycotina)、散囊菌纲(Eurotiomycetes)、刺盾炱目(Chaetothyriales),Herpotrichiellaceae 科。瓶霉属中与人类疾病相关的主要有疣状瓶霉(*P. verrucosa*)、美国瓶霉(*P. ameicana*)、巴巴克瓶霉(*P. bubakii*)、欧洲瓶霉(*P. eouropea*)、尖端瓶霉(*P. oxyspora*)和 *P. reptans* 等,烂木瓶霉(*P. richardsiae*)现改为 *Pleurostomophora richardsiae*,匍根瓶霉(*P. repens*)改为 *Pleurostomophora repens*,寄生瓶霉(*P. parasitica*)改为寄生暗色枝顶孢(*Phaeoacremonium parasiticum*)。

二、生物学特性

(一)形态与染色

瓶霉显微镜下可见分枝且分隔菌丝、瓶梗和分生孢子。菌丝宽达 5μm,透明到棕色。分生孢子梗呈烧瓶状或瓶形,浅棕色到棕色,生长于气生菌丝末端或侧旁,单个或成群,分生孢子梗领口状结构明显。分生孢子单细胞、透明或棕色,光滑,圆形、卵圆形或圆柱形,壁薄,大小为(1~3)μm×(2~4)μm,表面有黏性物质,故在瓶口附近聚集成团如花朵状。

疣状瓶霉镜下示意图见图 27-18-1。

(二)培养特性

25℃在 SDA 培养基上生长缓慢,扩展性生长,孵育 7 日,菌落直径达 2~3cm,呈橄榄绿、深棕色到黑色。菌落表面形态多样,开始较平坦,逐渐中央隆起呈放射状生长,边缘黑色成环。菌落边缘常有一堆黑色菌丝,周围为窄带状,短茸毛状黑色菌丝。背面黑色,下沉明显。

疣状瓶霉的形态特征见图 27-18-2。

三、鉴定与鉴别

镜检几乎全部见瓶梗处有领口状结构,分生孢子圆形、卵圆形或圆柱形,多聚集在瓶口,为该菌特征,可与其他暗色真菌鉴别。属内鉴别可见图 27-18-3。

ITS 序列可用于瓶霉属的分子生物学鉴定。

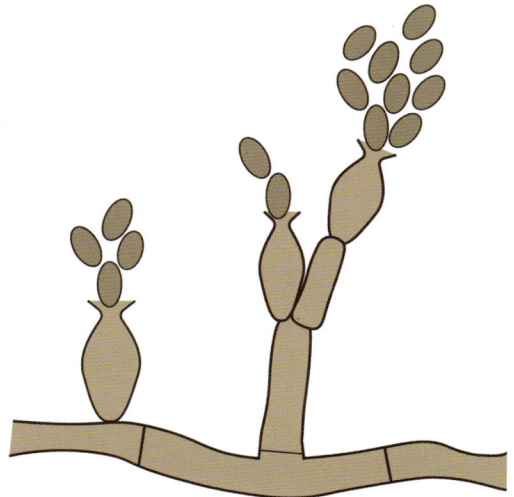

图 27-18-1　疣状瓶霉镜下示意图

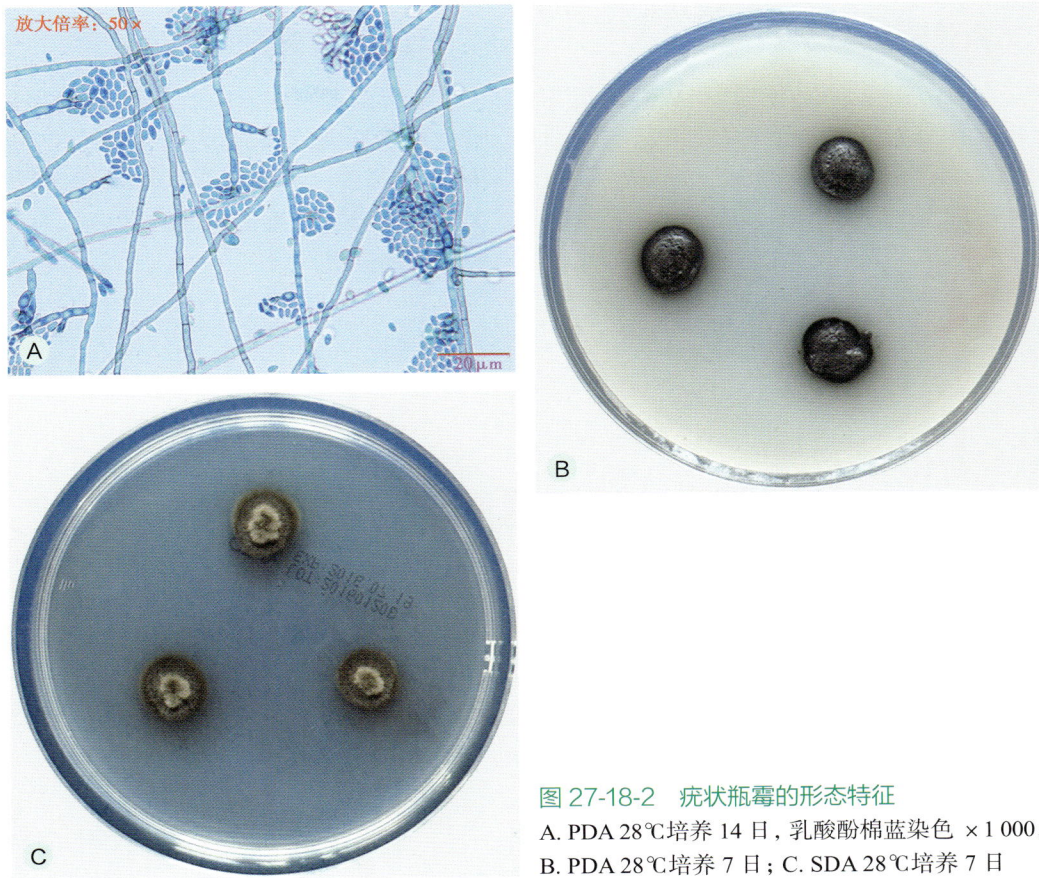

图 27-18-2　疣状瓶霉的形态特征
A. PDA 28℃培养 14 日，乳酸酚棉蓝染色 ×1 000；
B. PDA 28℃培养 7 日；C. SDA 28℃培养 7 日

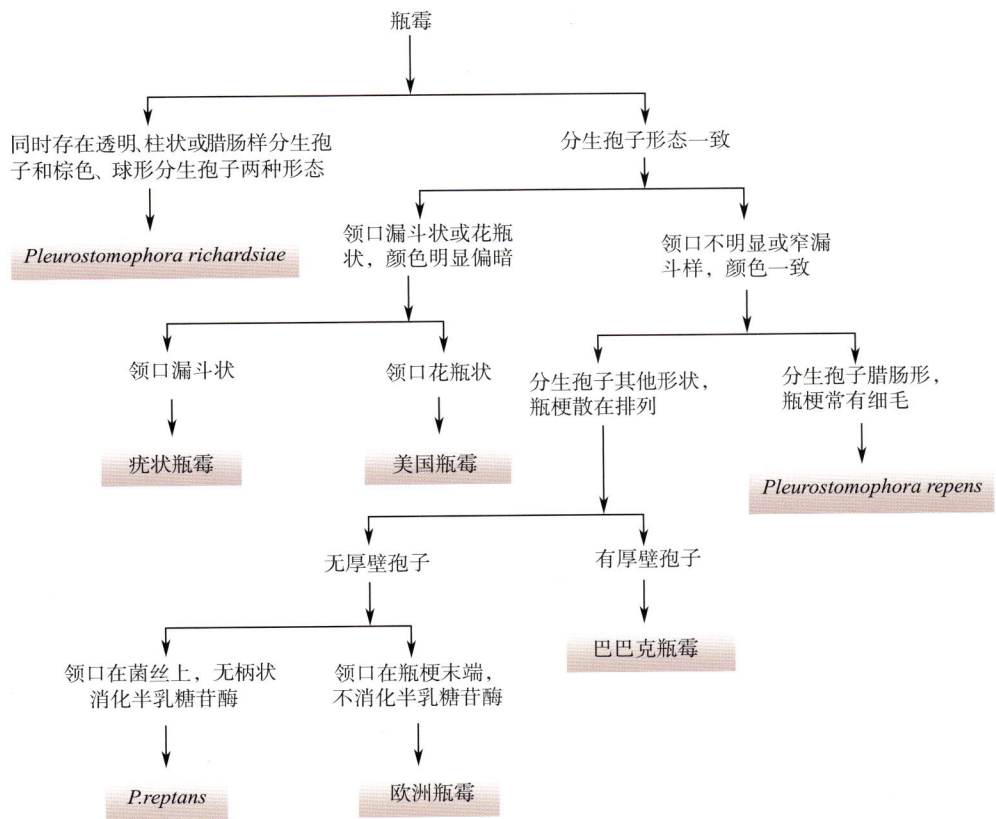

图 27-18-3　瓶霉 *Phialophora* 和 *Pleurostomophora* 鉴别索引

四、抗真菌药物敏感性

有研究表明两性霉素 B、伊曲康唑、特比萘芬和伏立康唑在体外对瓶霉有活性,5- 氟胞嘧啶和氟康唑对瓶霉和 *Pleurostomophora richardsiae* 的 MIC 值相对较高,治疗无效。泊沙康唑对瓶霉菌也有较好活性。

五、临床意义

瓶霉菌是一种栖居于土壤、植物和腐烂食品的暗色丝状真菌,可引起人类各种感染,包括皮肤感染、皮下囊肿、角膜炎、心内膜炎、关节炎、骨髓炎和大脑感染等。瓶霉菌引起的感染称为着色芽生菌病或暗色丝孢霉病。

(徐和平)

第十九节　外瓶霉属和何尔德霉属

一、分类与命名

外瓶霉(*Exophiala*)隶属于真菌界(Fungi),子囊菌门(Ascomycota),子囊菌亚门(Pezizomycotina),散囊菌纲(Eurotiomycetes),刺盾炱目(Chaetothyriales),Herpotrichiellaceae 科。外瓶霉属目前已知有 45 个种,其中 5~7 种可致人类感染,包括皮炎外瓶霉(*E. dermatitidis*)、甄氏外瓶霉(*E. jeanselmei*)、棘状外瓶霉(*E. spinifera*)、裴氏外瓶霉(*E. piciphila*)、丛梗孢外瓶霉(*E. moniliae*)、卡斯特外瓶霉(*E. castellanii*)等。甄氏外瓶霉经分子生物学证实又分出 3 个新种,即:*E. oligosperma*、*E. nishimurae* 和 *E. xenobiotica*,三者的形态学和甄氏外瓶霉非常相似,必须通过分子生物学方法才能鉴别区分,故通常称为甄氏外瓶霉复合群(*E. jeanselmei* complex)。棘状外瓶霉经分子生物学证实分为两个新种 *E. spinifera* 和 *E. attenuata*,两者的形态学也非常相似,必须通过分子生物学方法才能鉴别区分,故通常称为棘状外瓶霉复合群(*E. spinifera* complex)。原来的威尼克外瓶霉(*E. werneckii*)现在归类到何尔德霉属(*Hortaea*),称为威尼克何尔德霉(*H. werneckii*),但由于其形态与外瓶霉相似,故在本节中合并介绍。

二、生物学特性

(一)形态与染色

外瓶霉是黑酵母的一个主要属,大多数生长缓慢,初期为酵母样菌落,部分菌种有黏性,黑色、橄榄绿色菌落。其主要特点是环痕产孢,合轴式分生孢子梗,分生孢子透明、光滑,1~4 个细胞,在顶部呈假头状聚集。

外瓶霉属的示意图见图 27-19-1。

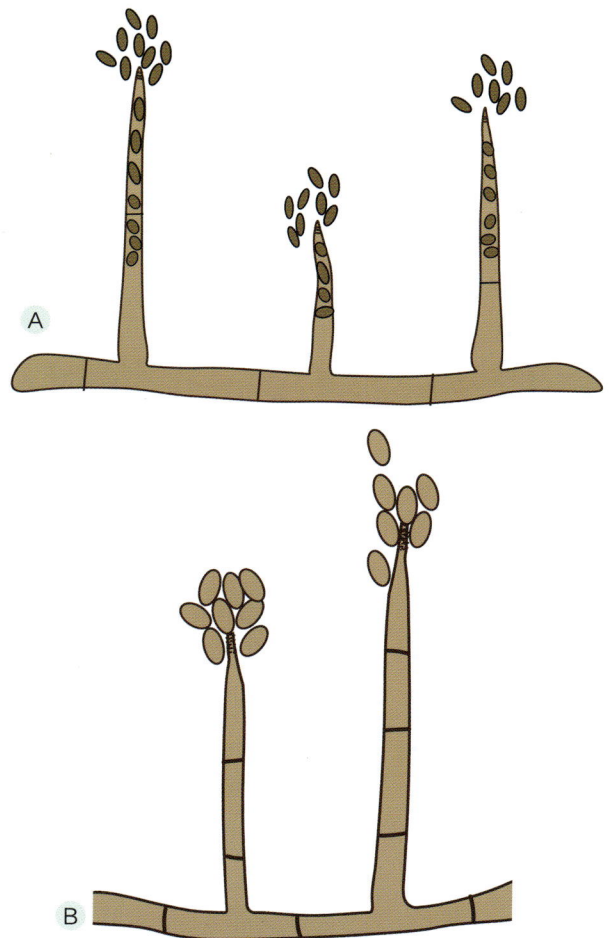

图 27-19-1　外瓶霉镜下形态示意图
A. 外瓶霉;B. 棘状外瓶霉

1. 皮炎外瓶霉培养初期产生大量的酵母样、单细胞、卵形或椭圆形芽生孢子,菌丝暗色,念珠菌样菌丝,初为薄壁,后变为棕色厚壁菌丝。后期菌的末端或侧面生长环痕梗,环痕带相对较宽,常呈组,呈圆桶形或瓶形,环痕孢子椭圆形聚集在环痕梗顶端,簇状或呈球形。瓶梗可有领口状结构;分生孢子小、单细胞、椭圆形至近柱状。皮炎外瓶霉镜下形态特征见图 27-19-2A、B。

2. 甄氏外瓶霉复合群产孢细胞间生或火箭形,棕色,有不明显的环痕带,分生孢子环痕梗生于菌丝两侧或末端,柱状、瓶形或葫芦形,末端延长变细,环痕膨大端产生分生孢子,环痕孢子单细胞呈窄椭圆形或椭圆形,聚集在环痕梗顶端,亦可黏附呈长链状。甄氏外瓶霉复合群镜下形态特征见图 27-19-2C。

3. 棘状外瓶霉复合群酵母样细胞产生大量胶囊样物质,分生孢子梗直立、棕色、柱状、多细胞,柱状环痕梗,卵圆形分生孢子。棘状外瓶霉镜下形态特征示意图见图 27-19-1B。

4. *Exophiala lecanii-corni* 镜下形态特征见图 27-19-2F。

5. 裴氏外瓶霉镜下特征见图 27-19-2D。

6. 暗色砖块外瓶霉(*Exophiala phaeomuriformis*)镜下特征见图 27-19-2E。

外瓶霉属的镜下形态特征见图 27-19-2。

7. 威尼克何尔德霉在成熟后菌丝暗色有隔,厚壁,宽 6μm 左右,产孢细胞在菌丝间生或顶生,分生孢子梗圆柱形或纺锤形,末端逐渐变细形成环状梗,分生孢子透明,后逐渐转化成为浅橄榄色,圆柱形或纺锤形,常为单或双细胞,双细胞有明显分隔,可出芽最后转化成厚壁孢子团。见图 27-19-4A、B。

(二)培养特性

1. 皮炎外瓶霉最高生长温度可达 42℃,可在 0.1% 放线菌酮培养基上生长。在 SDA 上生长缓

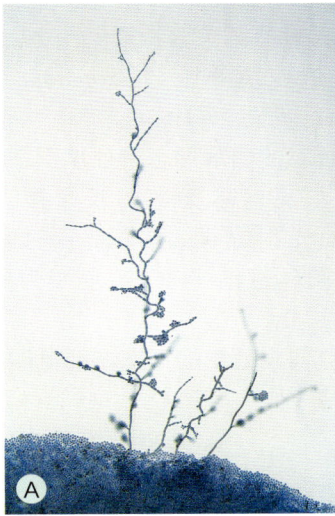

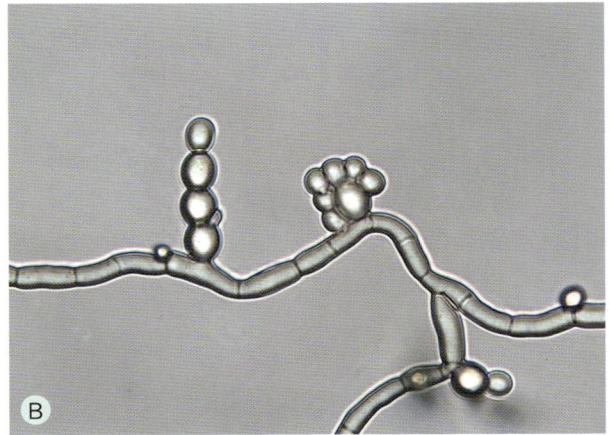

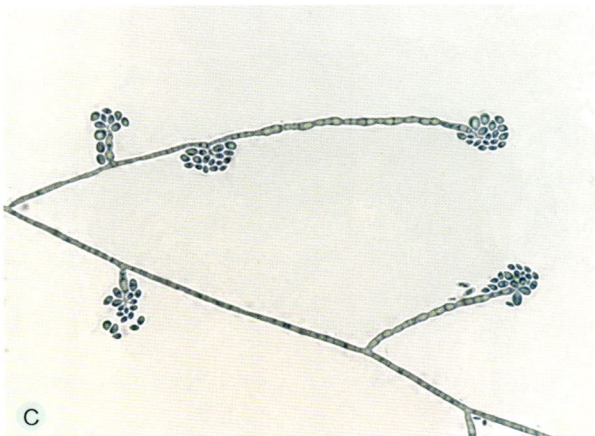

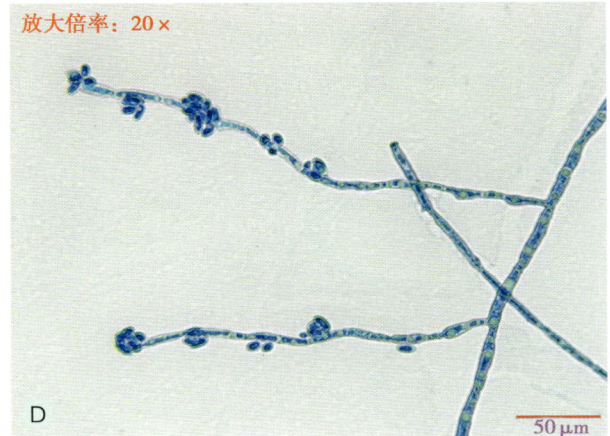

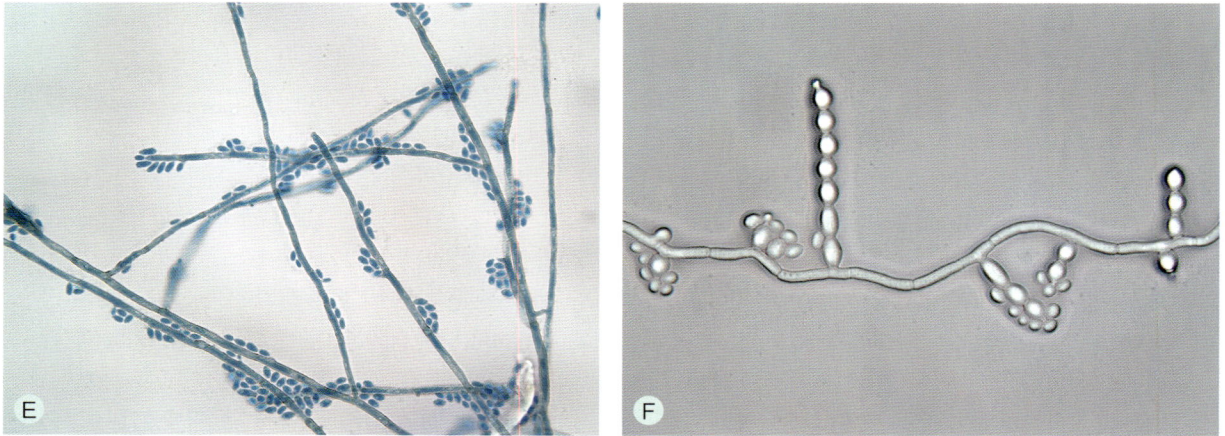

图 27-19-2　外瓶霉的镜下形态特征

A. 皮炎外瓶霉 SDA 25℃培养 13 日，乳酸酚棉蓝染色 ×200；B. 皮炎外瓶霉 SDA 25℃培养 12 日 ×2 000；C. 甄氏外瓶霉 PDA 28℃培养 10 日，乳酸酚棉蓝染色 ×400；D. 裴氏外瓶霉 PDA 28℃培养 7 日，乳酸酚棉蓝染色 ×400；E. 暗色砖块外瓶霉 SDA 28℃培养 15 日，乳酸酚棉蓝染色 ×200；F. *Exophiala oligosperma* PDA 28℃培养 14 日 ×1 000

慢，初期为黑色、湿润的酵母样菌落，后期菌落中央逐渐生长出气生菌丝；在 PDA 上呈光滑、蜡样巧克力色酵母样菌，后期菌落四周逐渐灰褐色绒毛状；常有棕色色素渗入琼脂。皮炎外瓶霉菌落形态特征见图 27-19-3A、B。

2. 甄氏外瓶霉复合群最高生长温度为 37℃，在 SDA 上生长缓慢，在 PDA 上 25℃孵育 2~3 日为黑色发亮湿润的酵母样菌落，1 周以后形成中央微凸、橄榄灰色的绒毛样菌落，可见绿色气生菌丝。甄氏外瓶霉复合群菌落形态特征见图 27-19-3D。

3. 棘状外瓶霉复合群在 40℃不能生长，可在 0.1% 放线菌酮培养基上生长，最初为黏液状酵母样黑色菌落，随着培养时间延长，菌落中央凸起、黏液状，边缘絮状，背面橄榄绿。

4. *Exophiala lecanii-corni* 菌落形态特见图 27-19-3F。

5. 裴氏外瓶霉菌落特征见图 27-19-3E。

6. 暗色砖块外瓶霉 *Exophiala phaeomuriformis* 菌落特征见图 27-19-3C。

外瓶霉属的菌落形态特征见图 27-19-3。

7. 威尼克何尔德霉生长缓慢，初为酵母样菌落，表面光滑黏稠，随着培养时间延长，菌落表面气生菌丝逐渐丰富，颜色变为橄榄黑色（图 27-19-4D）。

威尼克何尔德霉的形态特征见图 27-19-4。

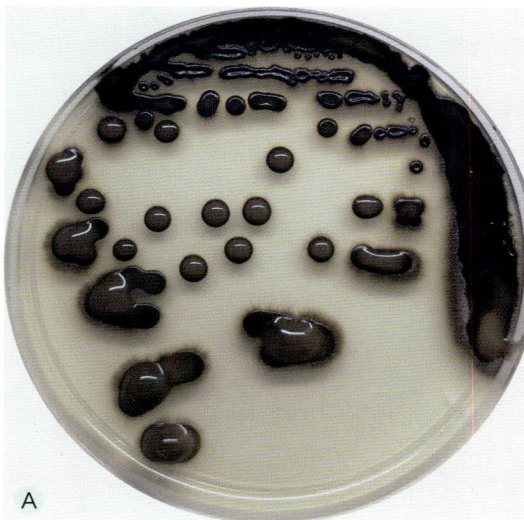

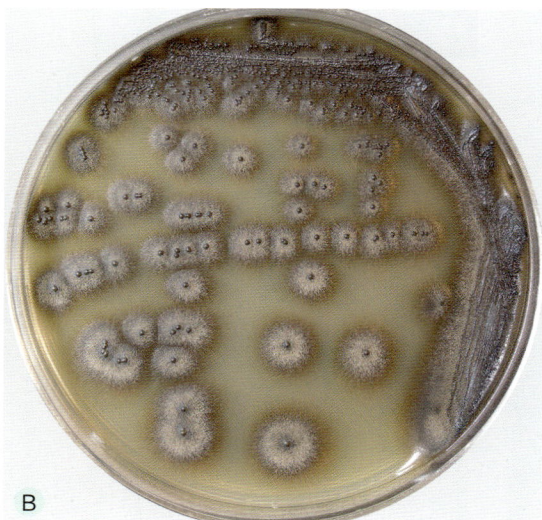

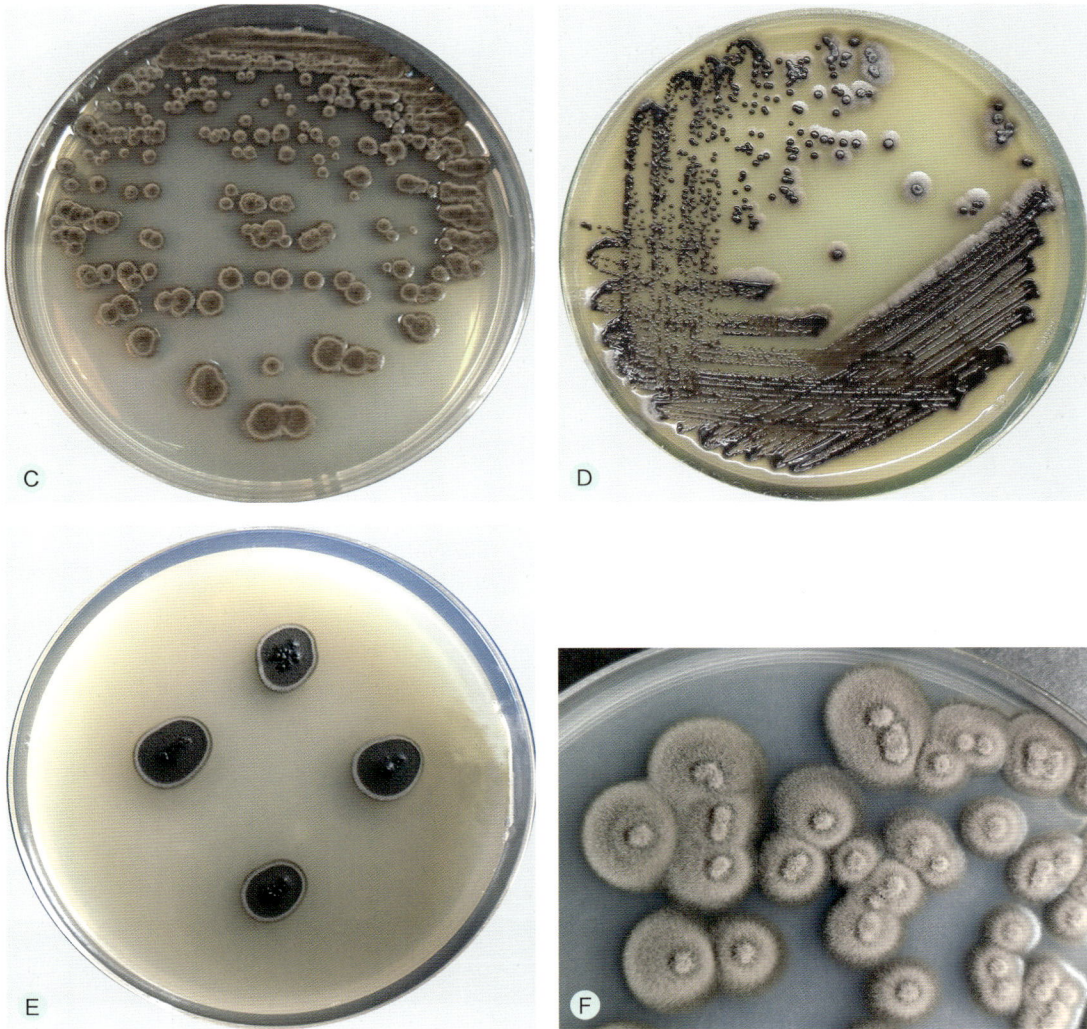

图 27-19-3 外瓶霉的菌落形态特征

A. 皮炎外瓶霉菌 PDA 35℃培养 12 日；B. 皮炎外瓶霉菌 SDA28℃培养 14 日；C. 暗色砖块外瓶霉 SDA 28℃培养 14 日；D. 甄氏外瓶霉 PDA 28℃培养 14 日；E. 裴氏外瓶霉 PDA 28℃培养 10 日；F. *Exophiala oligosperma* SDA 28℃培养 14 日

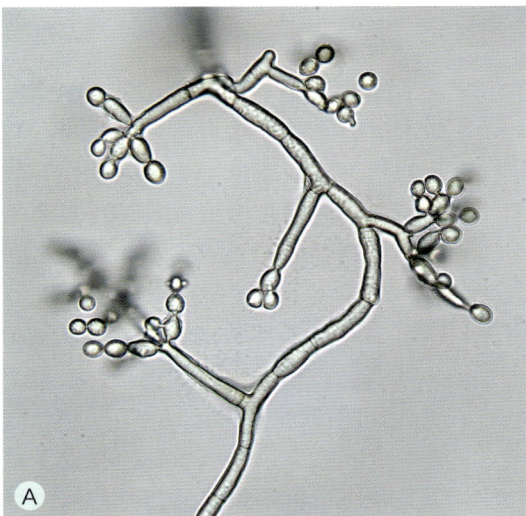

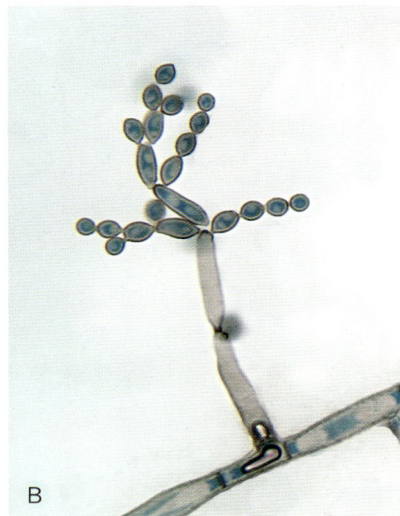

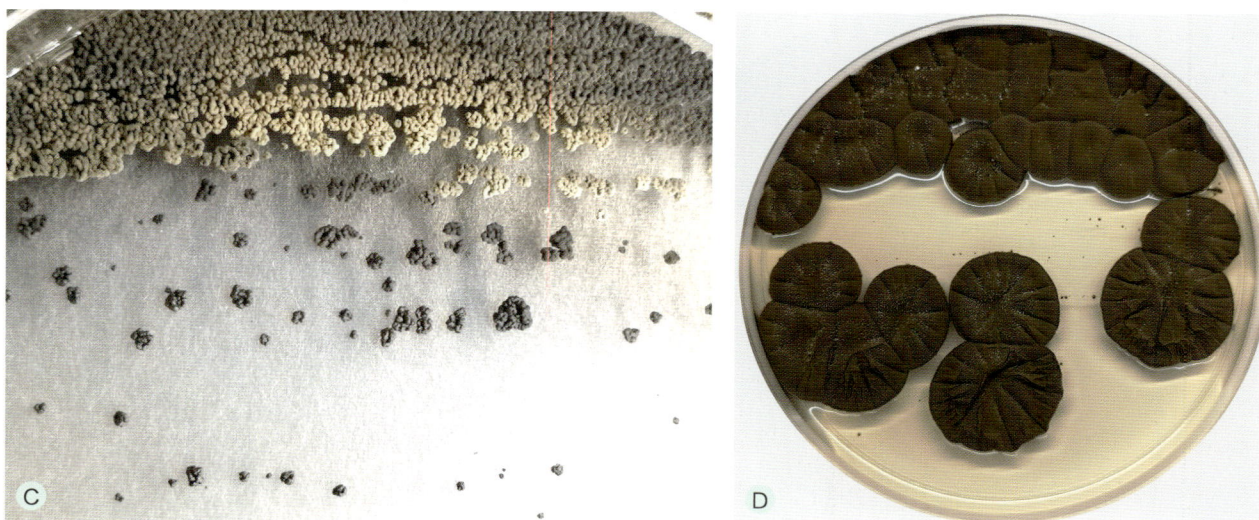

图 27-19-4 威尼克何尔德霉的形态特征

A. PDA 28℃培养 9 日 ×1 000；B. PDA 28℃培养 8 日，乳酸酚棉蓝染色 ×2 000；C. SDA 35℃培养 26 日；
D. SDA 28℃培养 14 日

三、鉴定与鉴别

ITS 和 / 或 D1/D2 序列可用于外瓶霉和何尔德霉的分子生物学鉴定。皮炎外瓶霉在 42℃仍可生长，不利用硝酸盐，可与其他常见外瓶霉相鉴别。甄氏外瓶霉复合群最高生长温度为 37℃，能利用硝酸盐可与皮炎外瓶霉相鉴别。3 种主要外瓶霉鉴别见表 27-19-1。

表 27-19-1 3 种主要外瓶霉鉴别

菌种	1% 葡萄糖BHI,37℃生长	温度耐受			硝酸盐	环痕梗	环孢子
		37℃	40℃	42℃			
皮炎外瓶霉	酵母型	+	+	+	−	圆桶形或瓶形	椭圆形
甄氏外瓶霉	菌丝型	+	−	−	+	瓶形或葫芦形	圆形或椭圆形
棘状外瓶霉	菌丝型	+	+	−	+	长瓶形，末端尖	亚球形至椭圆形

注：+,阳性；−,阴性。

四、抗真菌药物敏感性

对于甄氏外瓶霉复合群，氟康唑可产生很高的 MIC 值，氟胞嘧啶和咪康唑 MIC 值低于氟康唑，但仍然较高。两性霉素 B、酮康唑和伏立康唑结果相似，MIC 值较低。伊曲康唑和特比萘芬测得的 MIC 值最低。

威尼克何尔德霉对临床常用的抗真菌药伊曲康唑、伏立康唑、酮康唑、特比萘酚、氟康唑 MIC 值均较低，首选外用抗真菌制剂，如酮康唑软膏、特比萘芬乳膏，可联合角质剥脱剂，无需系统治疗。但如果引起甲损坏等局部用药不能解决问题时，应该系统用药。

五、临床意义

外瓶霉是一种广泛分布于土壤、植物、水和腐烂木材的暗色丝状真菌，可引起人类各种感染。引起的感染称为暗色丝孢霉病，引起皮下感染称为足菌肿。皮炎外瓶霉最早分离自真菌患者的皮损中，被认为是易侵犯皮肤的外瓶霉。近年报道显示该菌亦可在免疫力正常的人群中引起神经系统感染，好发于亚洲的部分国家和地区。甄氏外瓶霉复合群可引起皮肤及皮下组织感染，囊肿或脓肿样表现，也可引起足菌肿。棘状外瓶霉复合群主要见于热带地区感染，可以引起皮肤（皮下组织）或肌肉组织囊肿性暗色丝孢霉病，特别是广泛的着色芽生菌病样感染,有时可产生严重的痂样损害,引起的系统性感染常是致命的。

威尼克何尔德霉是嗜盐的暗色真菌。环境广泛存在,包括土壤、腐烂的植物、腐殖土,主要出现在海滩上。是引起掌黑癣的经典病原菌,此病主要流行于热带、亚热带,亚热带的自然环境。威尼克何尔德霉除了引起掌黑癣外,也可以引起身体其他部分的病变,如胸部、足底、手指等。

（徐和平）

第二十节　枝孢霉属与枝孢瓶霉属

一、分类与命名

枝孢霉属(*Cladosporium*)隶属于真菌界(Fungi),子囊菌门(Ascomycota)、座囊菌纲(Dothideomycetes)、枝孢霉目(Cladosporiales)、枝孢霉科(Cladosporiaceae)。属内最常见为枝孢样枝孢霉(*C. cladosporioides*)、尖孢枝孢霉(*C. oxysporum*)、草本样枝孢霉(*C. herbarum*)等。枝孢瓶霉属(*Cladophialophora*)隶属于真菌界(Fungi)、子囊菌门(Ascomycota)、散囊菌纲(Eurotiomycetes)、刺盾炱目(Chaetothyriales)、*Herpotrichiellaceae*科,属内常见有斑替枝孢瓶霉(C. bantiana)、卡氏枝孢瓶霉(C. carrionii)、伊蒙希枝孢瓶霉(C. emmonsii)、阿克希枝孢瓶霉(C. arxii)、波氏枝孢瓶霉(C. boppii)、德夫利枝孢瓶霉(C. devriesii)、*C. moesta*、*C. mycetomatis*、*C. samoesis*、*C. saturnica* 和 *C. yegresii* 等。

二、生物学特性

(一) 形态与染色

枝孢霉培养物显微镜下可见有隔棕色菌丝、分生孢子梗和分生孢子。分生孢子为单细胞,褐色,表面光滑,呈椭圆形,底部有一暗色的脐(hila),可见分隔的盾细胞,排列成向顶性的多分枝孢子链,长链易脱落。分生孢子梗直立、深棕色。

枝孢霉与枝孢瓶霉镜下示意图见图 27-20-1、图 27-20-2。

(二) 培养特性

枝孢霉、斑替枝孢瓶霉和波氏枝孢瓶霉在PDA 培养基上 25℃培养,菌落生长速度中等,卡氏枝孢瓶霉生长较慢,需 2 周左右,菌落直径达 2cm。质地枝孢霉从柔软到粉末状,枝孢瓶霉从粉末状到羊毛样,四向分散。与其他暗色真菌相似,从平板前面观察菌落橄榄绿到黑色,表面有灰黑色短而密

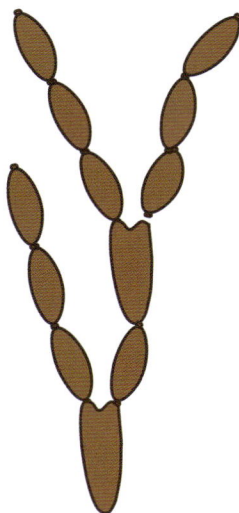

图 27-20-1　枝孢霉示意图

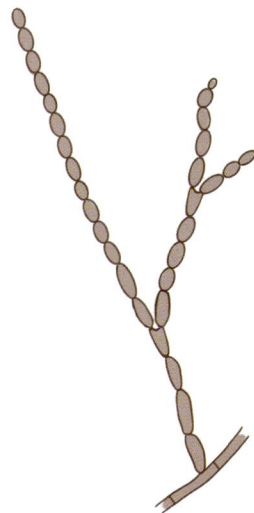

图 27-20-2　枝孢瓶霉示意图

的气生菌丝,边缘有一圈浸没菌丝。背面观察为黑色。多数菌种在 35℃以上不生长。

枝孢霉的形态特征见图 27-20-3。

枝孢瓶霉的形态特征见图 27-20-4。

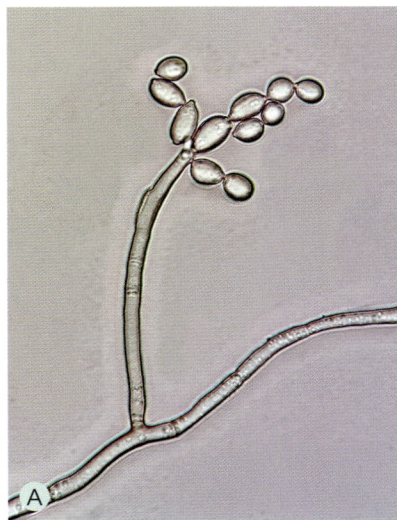

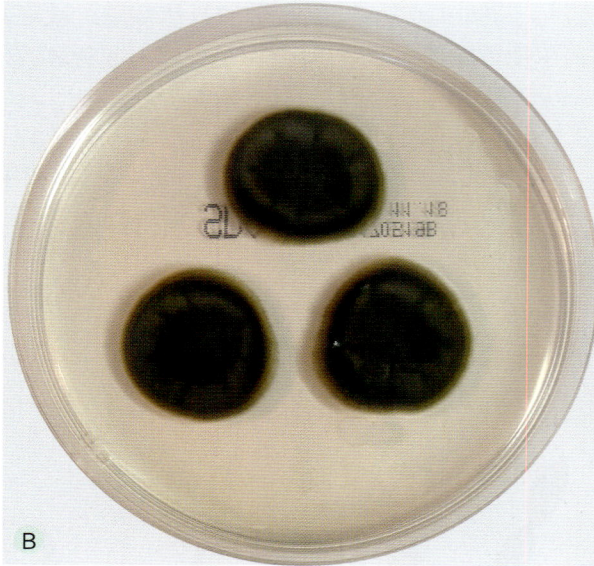

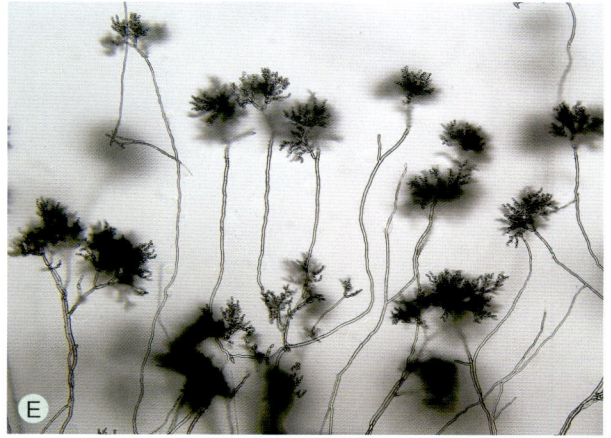

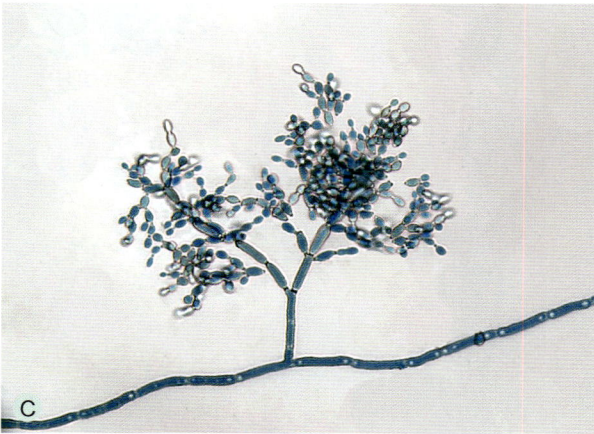

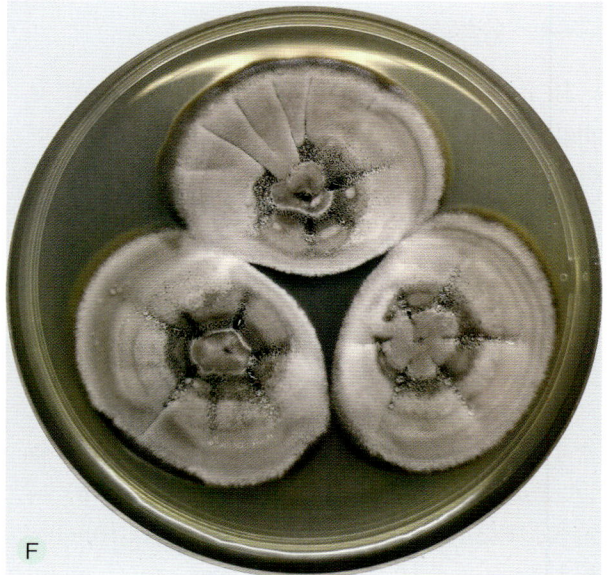

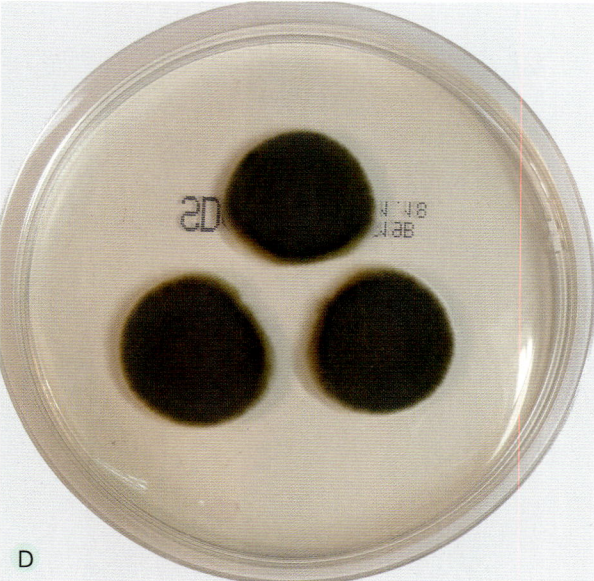

图 27-20-3   枝孢霉属的形态学特征

A. 尖孢枝孢霉 PDA 28℃培养 14 日 ×1 000；B. 尖孢枝
孢霉 SDA 28℃培养 14 日；C. 枝状枝孢霉 PDA 28℃培
养 7 日，乳酸酚棉蓝染色 ×400；D. 枝状枝孢霉 SDA
28℃培养 14 日；E. *Cladosporium colombiae* PSA 28℃
培养 3 日 ×200；F. *Cladosporium colombiae* SDA 28℃
培养 14 日

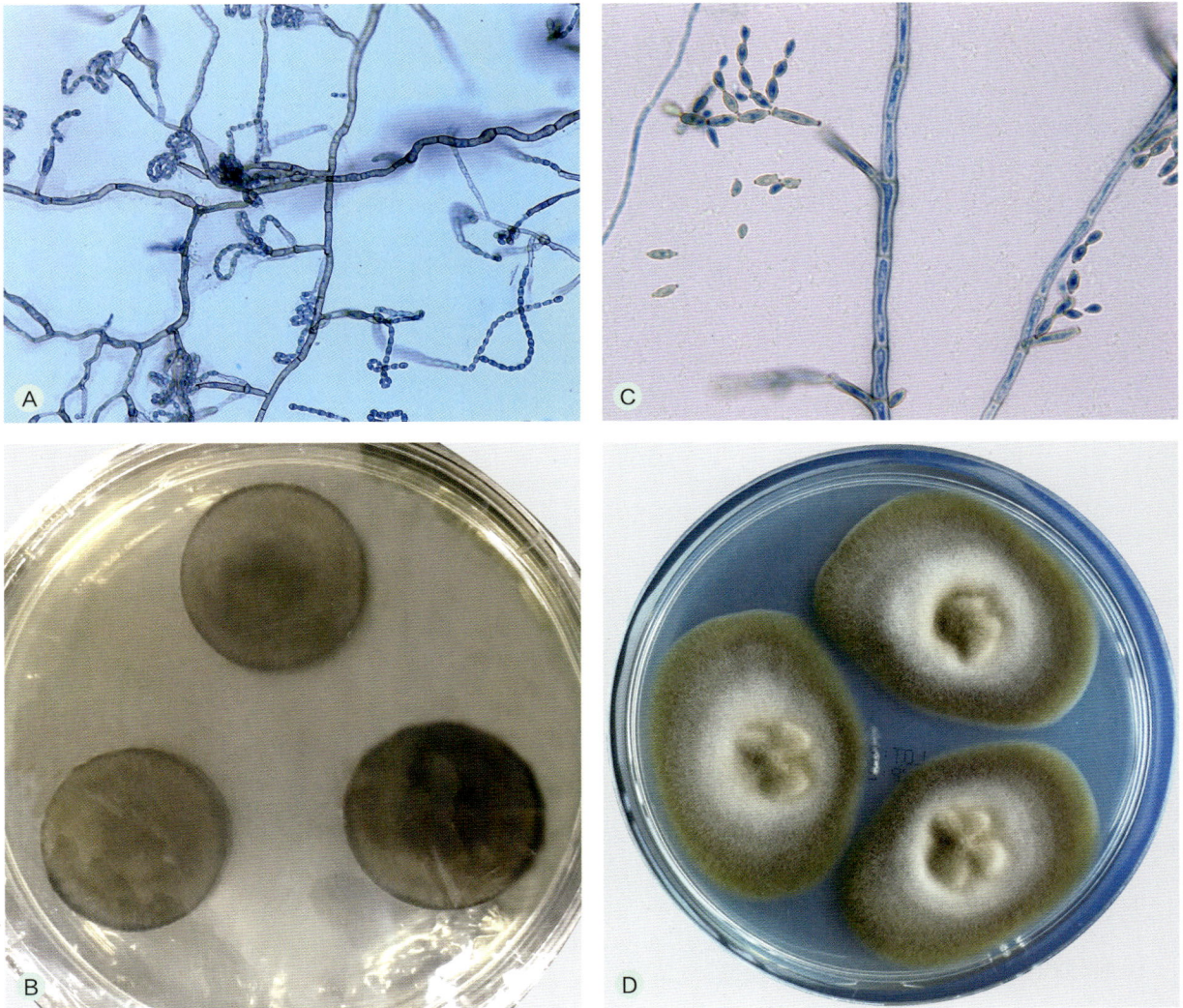

图 27-20-4　枝孢瓶霉属的形态学特征

A. 斑替枝孢瓶霉 PDA 28℃培养 14 日，乳酸酚棉蓝染色 ×400；B. 斑替枝孢瓶霉 PDA 28℃培养 14 日；C. 卡氏枝孢瓶霉 PDA 28℃培养 7 日，乳酸酚棉蓝染色 ×1 000；D. 卡氏枝孢瓶霉 PDA 28℃培养 14 日

三、鉴定与鉴别

注意与枝孢瓶霉属的鉴别，枝孢霉属在 15% NaCl 环境能生长，大部分菌株水解明胶，而枝孢瓶霉两者均阴性。枝孢霉属脱落的分生孢子有脐状瘢痕，枝孢样枝孢霉产生单细胞分生孢子，而草本芽枝孢霉产生 2~4 个细胞，*Cladosporium sphaerospermum* 产生延长、分隔有保护的细胞。斑替枝孢瓶霉生长较快，分生孢子链更长而较少分枝，分生孢子数目多，产生厚壁孢子，没有明显的脐，42~43℃时仍能生长，具有尿素酶活性；卡氏枝孢瓶霉生长慢，分生孢子链较短而分枝多，枝孢霉与卡氏枝孢瓶霉在 37℃以上不生长。常见的枝孢霉和枝孢瓶霉鉴别见表 27-20-1。

实验室分离培养和处理枝孢霉和枝孢瓶霉菌时应在生物安全柜中进行，其中斑替枝孢瓶霉是二级危害的病原菌，必须在三级安全防护实验室检测该菌。

表 27-20-1　常见的枝孢霉和枝孢瓶霉鉴别

病原菌	枝孢霉	卡氏枝孢瓶霉	斑替枝孢瓶霉	波氏枝孢瓶霉	伊蒙希枝孢瓶霉
分生孢子梗分枝	频繁	适度	稀疏	稀疏	稀疏
盾细胞 [a]	+	±	–	–	–
分生孢子形状	卵圆形	卵圆形	卵圆形	圆形	微弯
分生孢子的脐部 [b]	+	±	–		
孢子链长度	短	适度	长	长	适度
37℃生长 [c]	–/+	+/–	+	–	+
40℃生长 [c]			+	–	+
明胶水解	+/(V)	–	–	–	
尿素酶	–		–		
甲基 -α-D- 葡萄糖苷同化		+	+	–	+
15% NaCl 生长试验 [c]	+	–			
致病性	罕见致病	可引起着色芽生菌病	可引起大脑的嗜铬细胞瘤,是二类生物危害的病原菌,做好生物安全防护	可引起皮肤感染,着色芽生菌病,肺部感染	很少引起皮下的嗜铬细胞瘤

注:a,+ 为盾细胞可见,– 为盾细胞不可见,± 为盾细胞不定;b,+ 为分生孢子脐部可见,- 为分生孢子脐部不可见,± 为分生孢子脐部不定;c,+ 为阳性或生长,– 为阴性或不生长;V 为不定。表格内下同。

四、抗真菌药物敏感性

有关枝孢霉药物敏感性方面资料有限。卡泊芬净和阿尼芬净对枝孢瓶霉的 MIC 值相对较高,泊沙康唑、伊曲康唑、伏立康唑及两性霉素 B 的 MIC 值相对较低。

五、临床意义

枝孢霉和枝孢瓶霉均可引起皮肤着色芽生菌病,是我国皮肤着色芽生菌病的主要致病菌,也有引起眼角膜炎、甲真菌病、鼻窦炎和肺部感染的报道。枝孢瓶霉还可引起足菌肿。斑替枝孢瓶霉具嗜神经性,可引起大脑暗色丝孢霉病,形成脑脓肿,可危及生命。

（陈知行　徐和平）

第二十一节　弯孢霉属

一、分类与命名

弯孢霉属（Curvularia）隶属于真菌界（Fungi),子囊菌门（Ascomycota）,子囊菌亚门（Pezizomycotina）,座囊菌纲（Dothideomycetes）,格孢菌亚纲（Pleosporomycetidae）,格孢菌目（Pleosporales）,格孢腔菌科（Pleosporaceae）。据第十一版美国临床微生物手册描述,该属内具有临床意义的弯孢霉菌有澳洲弯孢霉（C. australiensis),夏威夷弯孢霉（C. hawaiiensis),穗状弯孢霉（C. spicifera）,膝状弯孢霉（C. geniculata）,新月弯孢霉（C. lunata）、棒弯孢霉（C. clavata）、人型弯孢霉（C. hominis）、短孢弯孢霉（C. brachyspora）、苍白弯孢霉（C. pallescens）、赛纳加尔弯孢霉（C. senegalensis）、美国弯孢霉（C. americana）、画眉草弯孢（C. eragrostidis）、不等弯孢（C. inaegualis）等,但最近的文献认为澳洲弯孢霉、夏威夷弯孢霉、穗状弯孢霉仍应归类于离蠕孢属（Bipolaris）。弯孢霉属代表种为新月弯孢霉。

二、生物学特性

(一) 形态与染色

显微镜下可见分隔棕色菌丝、棕色分生孢子梗和分生孢子。分生孢子梗单个或成群,可分枝,直立或呈膝状弯曲。分生孢子合轴式排列,多细胞性,分隔(全壁隔膜),第 3 个细胞往往较大,较暗、呈直或弯曲状,分生孢子大小为(8~14)μm × (21~35)μm,细胞壁较光滑,暗黑或淡棕色。

弯孢霉示意图见图 27-21-1。

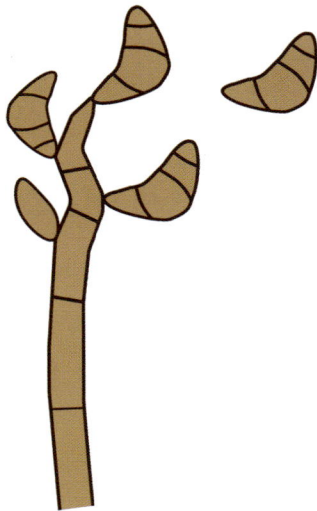

图 27-21-1　弯孢霉的示意图

(二) 培养特性

在 28℃ PDA 培养基上孵育,菌落快速生长和扩展,质地似羊毛或绒毛状,开始为白色到粉白色,成熟后转变为黄褐色或黑色。背面观察深褐色到黑色。

弯孢霉的形态特征见图 27-21-2。

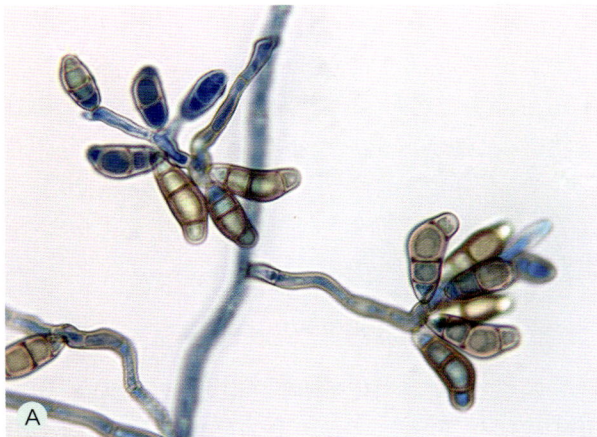

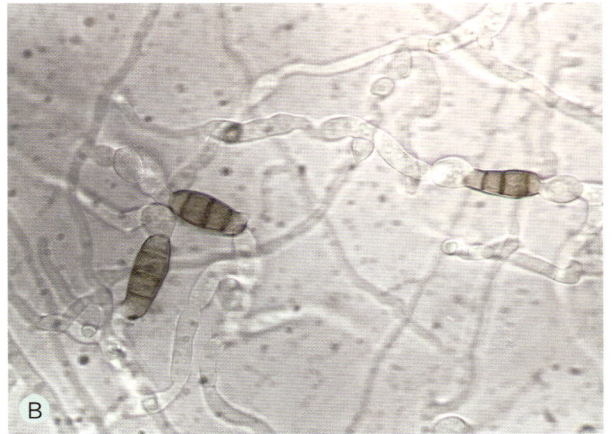

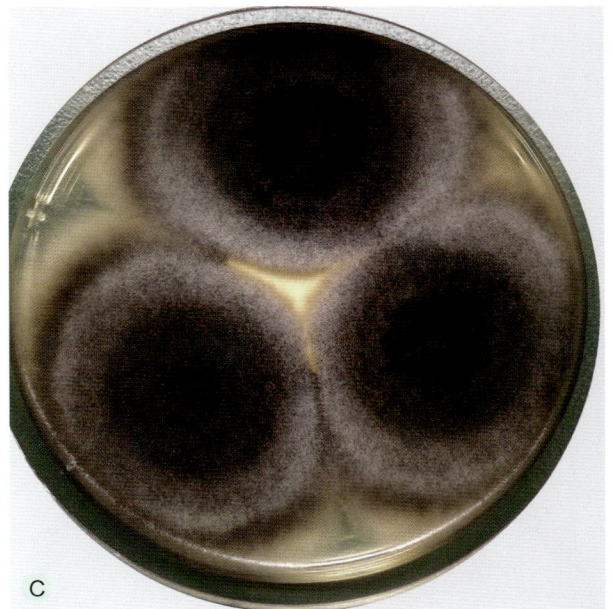

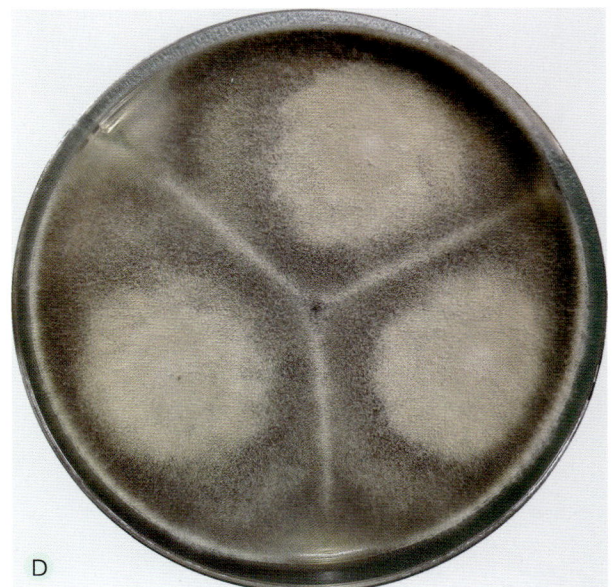

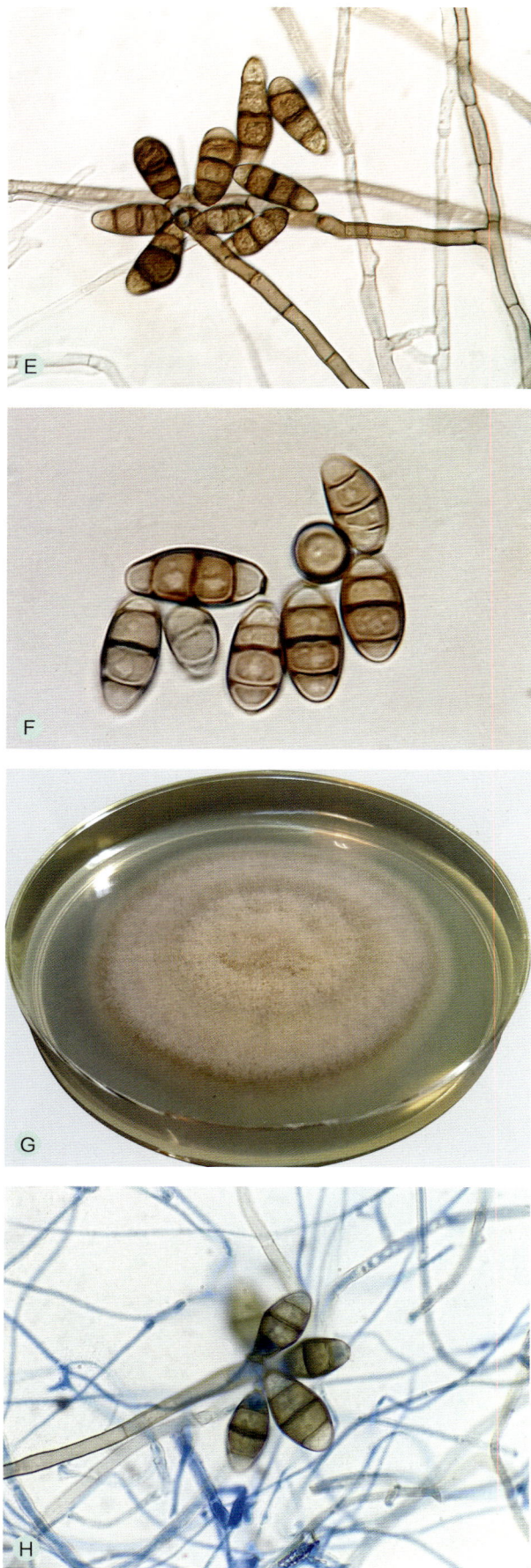

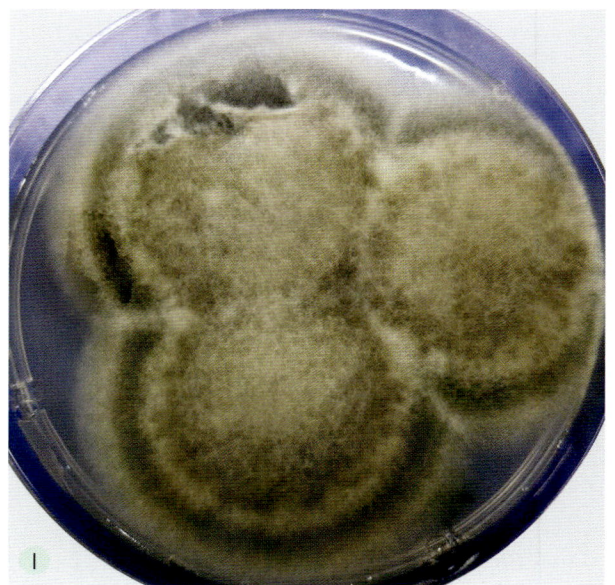

图 27-21-2　弯孢霉的形态特征

A. 新月弯孢霉 PDA28 ℃培养 3 日，乳酸酚棉蓝染色 ×1 000；B. 新月弯孢霉（双极出芽）PDA 28 ℃培养 24h ×400；C. 新月弯孢霉 SDA 28 ℃培养 5 日；D. 新月弯孢霉 SDA 35 ℃培养 5 日；E. 膝状弯孢霉 SDA 28 ℃培养 20 日，乳酸酚棉蓝染色 ×400；F. 膝状弯孢霉 SDA 28 ℃培养 19 日，乳酸酚棉蓝染色 ×1 000；G. 膝状弯孢霉 SDA 28 ℃培养 7 日；H. 画眉草弯孢霉 PDA 28 ℃培养 3 日，乳酸酚棉蓝染色 ×400；I. 画眉草弯孢霉 SDA 28 ℃培养 3 日

三、鉴定与鉴别

分生孢子梗分隔不分枝，分生孢子顶生，弯曲，一般分隔，自基底处向上第 3 个细胞明显更大，并在该处弯曲，中央细胞色较暗，新月弯孢霉分生孢子通常 3 隔 4 细胞，而膝屈弯孢霉为 4 隔 5 细胞。弯孢霉属内菌种鉴定索引见图 27-21-3。弯孢霉尚需与离蠕孢属（*Bipolaris*）和得氏霉属（*Drechslera*）区别，离蠕孢属离壁隔膜（distoseptate）分隔，大多为 3 隔但不分枝，底部与分生孢子梗相连接部位有一明显的突起的脐部（hilum），膝状弯曲，呈之字形排列在分生孢子梗顶部，双极发芽，合轴产孢，不成链状排列，孢子脱落后留下瘢痕。得氏霉属分生孢子较少，孔生，脐部不明显，离壁隔膜分隔，出芽方式为中间细胞或非底部细胞，垂直于延长轴方向出芽。

四、抗真菌药物敏感性

两性霉素 B、泊沙康唑、酮康唑、咪康唑、伊曲康唑和伏立康唑对弯孢霉菌体外表现较好活性，氟

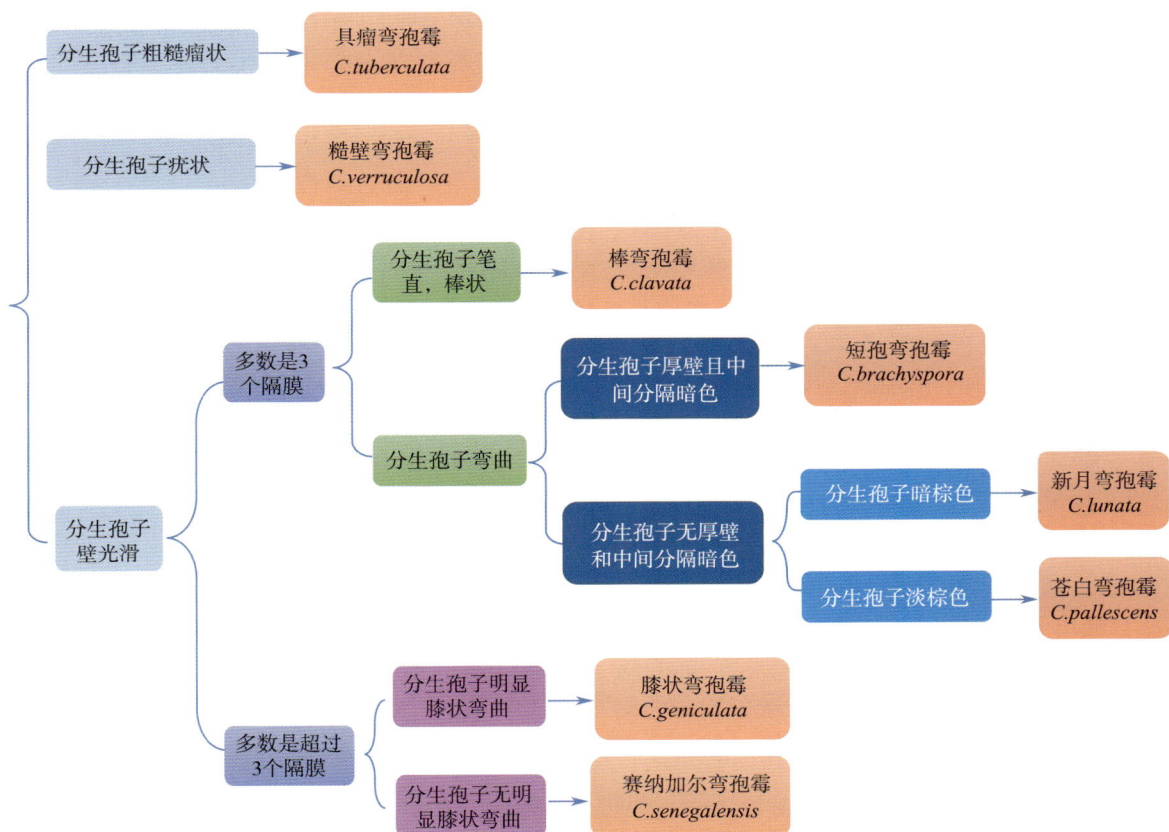

图 27-21-3　弯孢霉属内菌种鉴定索引

胞嘧啶和氟康唑 MIC 值相对较高,卡泊芬净对新月弯孢霉也有较好活性,米卡芬净对膝状弯孢霉、美国弯孢霉有较好的活性,苍白弯孢霉对所有抗真菌药的体外 MIC 值普遍偏高。

五、临床意义

弯孢霉菌是一种暗色丝状真菌,大部分弯孢霉菌是植物和谷类作物的致病菌,也可引起人类和动物感染。弯孢霉菌也是引起暗色丝孢霉病致病菌之一,通常可引起伤口感染、足菌肿、甲真菌病、角膜炎、过敏性鼻窦炎、脑脓肿、大脑炎、肺炎、过敏性支气管肺病、心内膜炎、透析有关的腹膜炎等。在免疫功能低下患者和正常个体均可发生感染。

(陈知行　徐和平)

第二十二节　毛 壳 菌 属

一、分类与命名

毛壳菌属(Chaetomium)隶属于真菌界(Fungi),子囊菌门(Ascomycota),子囊菌亚门(Pezizomycotina),粪壳菌纲(Sordariomycetes),粪壳菌目(Sordariales),毛壳菌科(Chaetomiaceae),是一种暗色真菌。目前有 400 多个种,最常见菌种包括绳状毛壳菌(C. funicola)、墙毛壳菌(C. murorum)、球毛壳菌(C. globosum)、少色毛壳菌(C. perpulchrum)、高大毛壳菌(C. elatum)、C. anamorphosum、C. brasiliense、C. atrobrunneum 和 C. strumarium 等。该属的代表菌种为球毛壳菌。

二、生物学特性

(一) 形态与染色

显微镜下可见分隔菌丝、子囊壳、子囊和子囊孢子。子囊壳呈球状或卵圆形(图 27-22-1A、B、G)、指状或烧瓶状,暗棕色至黑色,有口孔(个别无口孔),包被上产生棕黑色或不同颜色的毛状附属丝(appendage),包被易破,呈膜性。子囊棒状至筒状,囊壁很快消失,一般有 8 个(个别有 4 个)子囊孢子(图 27-22-1D),子囊孢子单细胞,柠檬状,黄褐色(图 27-22-1C)。有时可见厚壁孢子(图 27-22-1H)和单生的分生孢子。

(二) 培养特性

该菌生长迅速,毛状菌落,逐渐由透明变为橄榄绿到棕色(图 27-22-1E、I)。在 PDA 上 28℃孵育 4 日左右便可开始产生球形、暗棕色到黑色、多数有口孔的子囊壳,且表面开始有菌丝附着,随着培养时间延长至 2 周,可见有大量毛状菌丝附着的典型子囊壳,并排出单细胞柠檬状子囊孢子。在玉米吐温培养基(CMA)上 28℃孵育 1 周,菌落转为淡红色,表面产生棕色颗粒,取颗粒涂片能见到蜘蛛样菌体,继续孵育至第 2 周也能见到其典型形态及子囊孢子。但血平板及 SDA 上 28℃孵育 2 周均不易观察到以上形态。35℃生长缓慢,BA 及 SDA 2 周末见典型形态,PDA 1 周左右产生子囊壳,CMA 上生长较差。该菌在 42℃不生长。

毛壳菌的形态特征见图 27-22-1。

三、鉴定与鉴别

(一) 属间鉴别

特征性的子囊壳及囊壁附着丝为鉴定本菌的重要依据,可与其他菌属相鉴别。

(二) 属内鉴定

C. anamorphosum 在 MEA 平板上初为白色菌落,后逐渐变为黄棕色,背面为黄色,有黄色色素渗入培养基,37℃和 42℃能生长,50℃不生长;

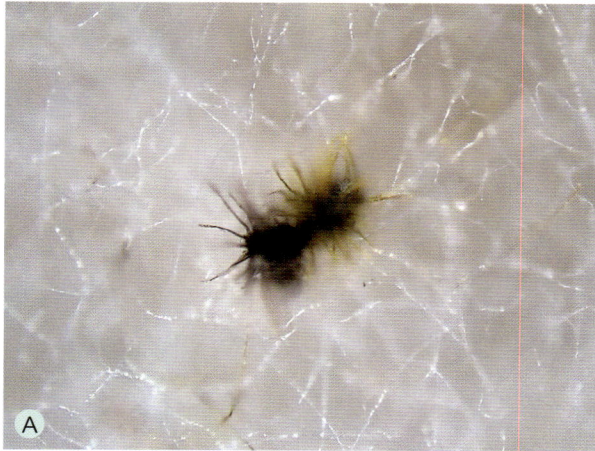

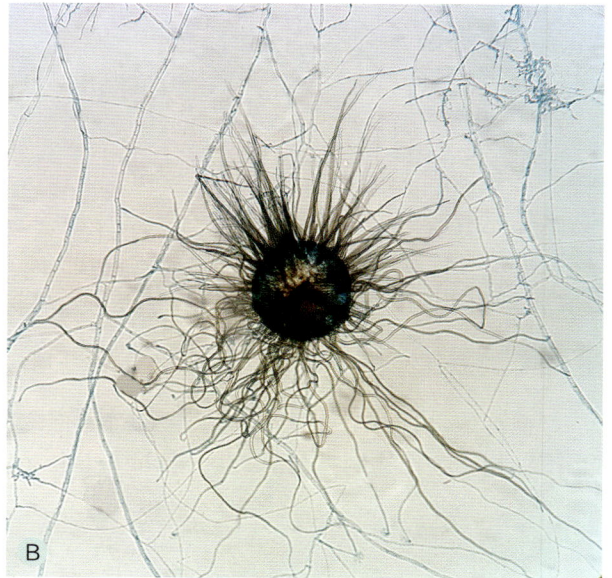

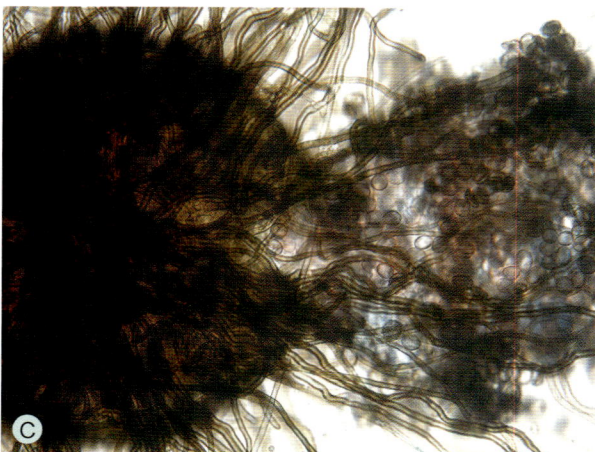

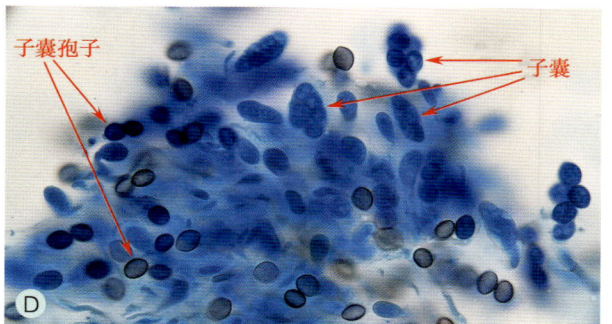

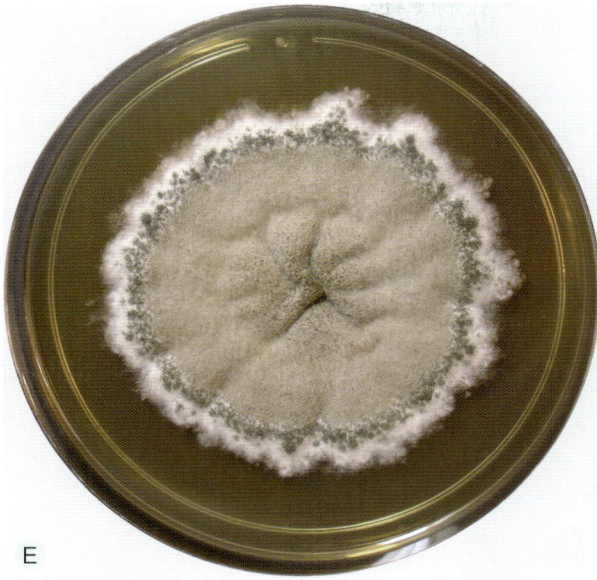

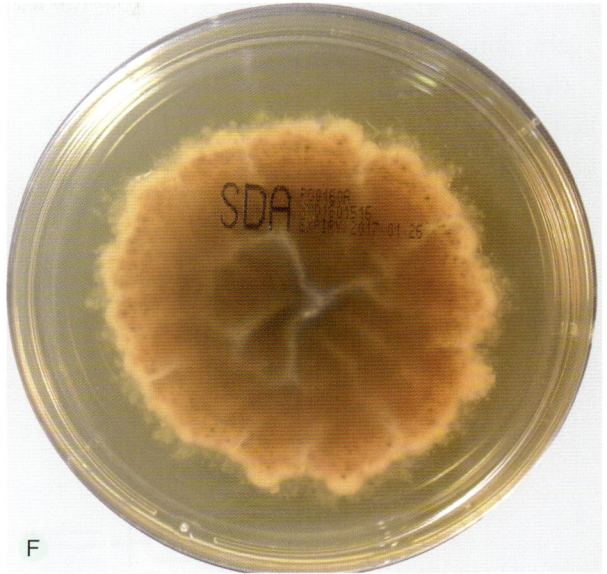

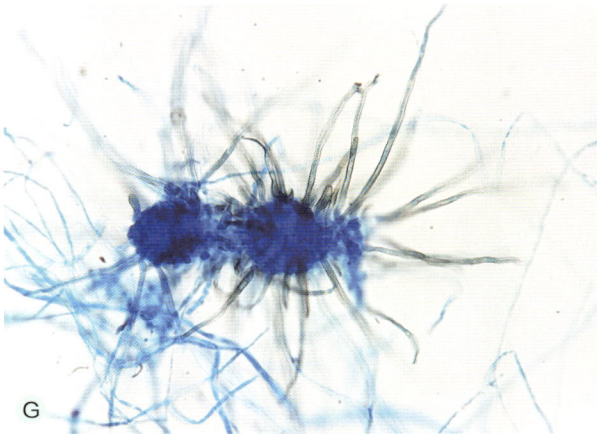

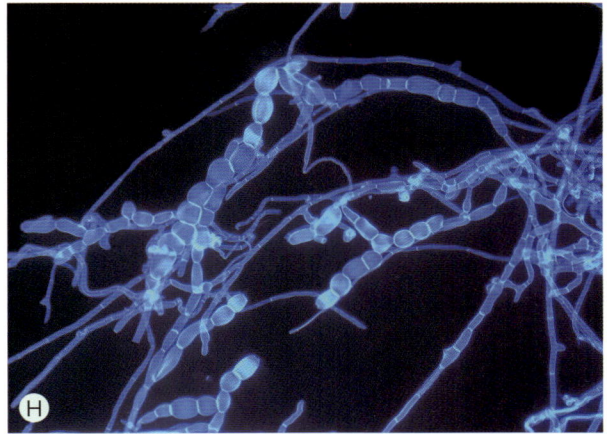

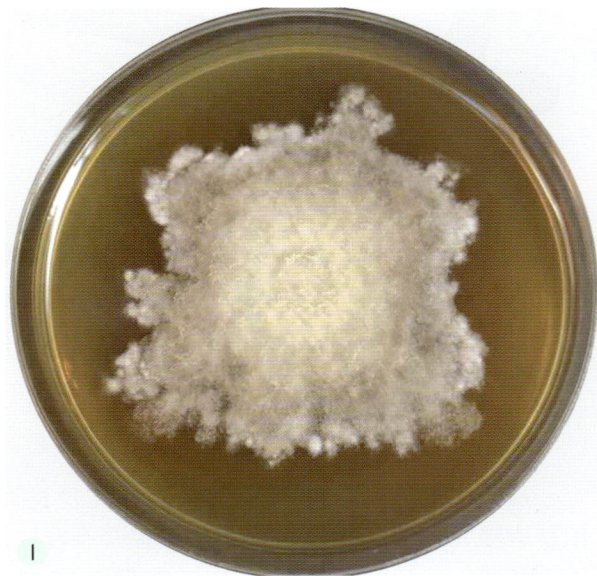

图 27-22-1 毛壳菌的镜下形态特征

A. 球毛壳菌(子囊壳及附着丝)PSA 28 ℃ 培养 37 日 ×100；B. 球毛壳菌(子囊壳及附着菌丝)SDA 28 ℃ 培养 7 日，乳酸酚棉蓝染色 ×200；C. 球毛壳菌(子囊壳破裂子囊孢子溢出)SDA 28 ℃ 培养 10 日，乳酸酚棉蓝染色 ×1 000；D. 球毛壳菌(子囊及子囊孢子)SDA 28 ℃ 培养 7 日，乳酸酚棉蓝染色 ×1 000；E. 球毛壳菌 SDA 28 ℃ 培养 14 日；F. 球毛壳菌 SDA 28 ℃ 培养 14 日(背面)；G. *C. microthecia*(子囊壳、刚毛及附着丝)SDA 28 ℃ 培养 7 日，乳酸酚棉蓝染色 ×200；H. *C. microthecia*(厚壁孢子)PDA 28 ℃ 培养 7 日，钙白荧光染色 ×1 000；I. *C. microthecia* SDA 28 ℃ 培养 8 日

C. brasiliense 在 37℃能生长；绳状毛壳菌有着白色或浅黄色气生菌丝，背面黄色，子囊有第 2 个胚芽孔（germ pore）。球毛壳菌 37℃能生长，42℃不生长。*C. strumarium* 在 37℃和 42℃能生长，菌落白色或黄色，有红色色素渗入培养基，背面暗红褐色。对放线菌酮和苯菌灵敏感。

四、抗真菌药物敏感性

两性霉素 B、酮康唑、伏立康唑、伊曲康唑和咪康唑在体外对毛壳菌有较低的 MIC 值，氟康唑和氟胞嘧啶有相对高的 MIC 值。

五、临床意义

毛壳菌是一种暗色丝状真菌，在土壤、空气和植物废料中可发现该类真菌。近年来越来越多的报道表明毛壳菌与免疫缺陷人群的多系统感染密切相关，包括血液系统、呼吸系统、神经系统、皮肤及附属物的严重真菌感染等。可引起脑脓肿、腹膜炎、皮肤损害和甲真菌病等。毛壳菌引起的感染也称为暗色丝孢霉病。

（徐和平）

第二十三节　赭　霉　属

一、分类与命名

赭霉属（*Ochroconis*）隶属于真菌界（Fungi）、子囊菌门（Ascomycota）、子囊菌亚门（Pezizomycotina）、座囊菌纲（Dothideomycetes），Venturiales 目、Sympoventuriaceae 科。属内包括奔马赭霉（*O. gallopava*）和 *O. constricta*、*O. tshawytschae*、*O. musae*、*O. globalis* 等。赭霉属曾命名为指状霉属（*Dactylaria*）。

二、生物学特性

（一）形态与染色

显微镜下菌丝光滑或粗糙，淡橄榄色，分生孢子梗圆柱状，常弯曲，在圆柱形或圆锥形顶端小齿上产生孢子，分生孢子淡棕色，卵圆形或短棒状，在中心分隔处有缩窄，不同菌种，分生孢子有 1~4 细胞组成。

赭霉镜下示意图见图 27-23-1。

（二）培养特性

25℃孵育菌落生长较慢，在 SDA 平板上呈红棕色或暗棕色扁平菌落，中央凸起，微绒毛，PDA 上呈淡棕色凸起，菌落背面红棕色。

赭霉的形态特征见图 27-23-2。

三、鉴定与鉴别

推荐使用 LSU、ITS 分子测序鉴定到种。

（一）属间鉴别

根据生物学特性鉴定到属。

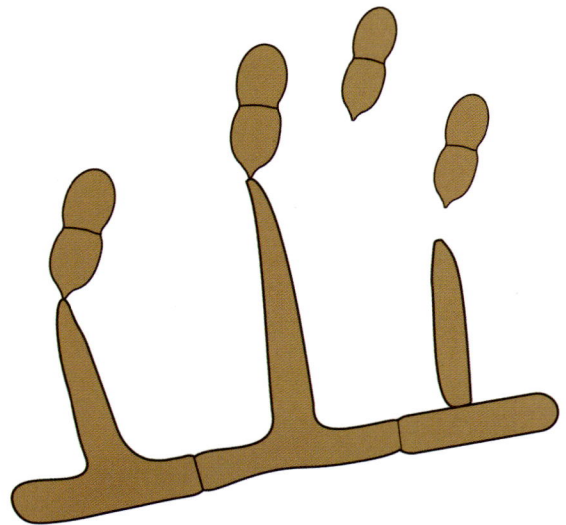

图 27-23-1　赭霉示意图

（二）属内鉴定

O. tshawytschae 分生孢子疣状，淡棕色，圆柱形或棍棒状，端部圆形，有 4 个细胞组成，而其他种基本都是 2 个细胞。*O. musae* 对放线菌酮和苯菌灵敏感，能在含 10% NaCl 培养基中生长。

四、抗真菌药物敏感性

从有限的文献资料来看，体外药敏试验表明，泊沙康唑、伏立康唑和棘白菌素类对赭霉有着较低的 MIC 值，较好的体外活性，而两性霉素 B、氟康唑、5-氟胞嘧啶、伊曲康唑对赭霉有着较高的 MIC 值，易导致抗感染治疗失败。

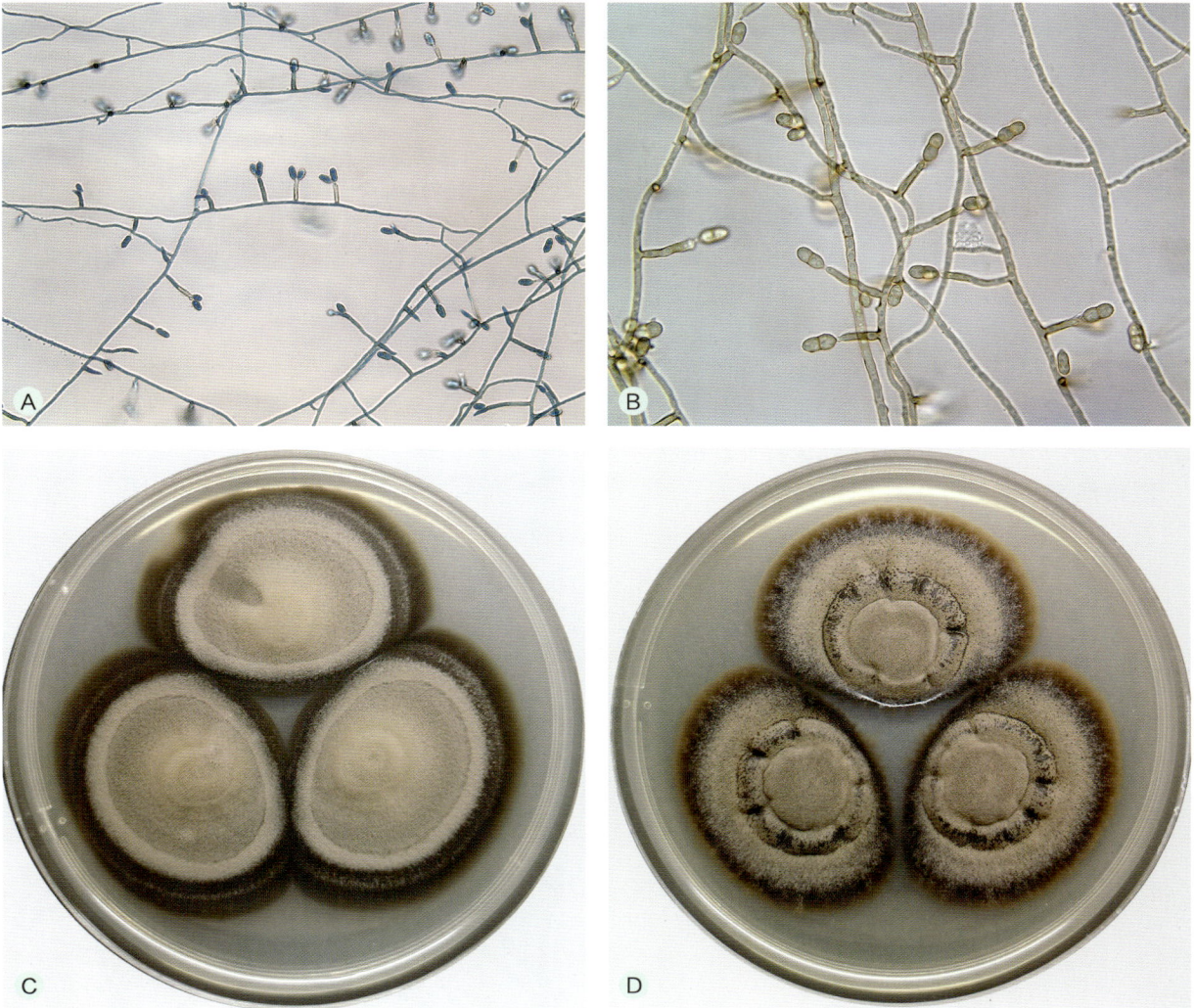

图 27-23-2 *Ochroconis musae* 的形态特征

A. PDA 28℃培养 5 日,乳酸酚棉蓝染色 ×400;B. PDA 28℃培养 6 日 ×1 000;C. PDA 25℃ 32 日;D. SDA 25℃ 32 日

五、临床意义

赭霉菌可引起免疫功能低下患者的皮下脓肿及系统性病变。

(徐和平)

第二十四节 链 格 孢 属

一、分类与命名

链格孢属(*Alternaria*)链格孢属隶属于真菌界(Fungi)、子囊菌门(Ascomycota),子囊菌亚门(Pezizomycotina),座囊菌纲(Dothideomycetes),格

孢腔目(Pleosporales),格孢腔菌科(Pleosporaceae)。属内有 80 多个种,包括互隔链格孢(*A. alternaria*)、*A. anthropophila*、*A. botrytis*、*A. caespitosa*、*A. chartarum*,*A. chlamydospora*、*A. dianthicola*,*A. geophilia*、*A. longipes*、侵染链格孢(*A. infectoria*)、*A. stemphyloides*

和极细链格孢（*A. tenuissima*）。代表菌种为互隔链格孢。

二、生物学特性

（一）形态与染色

显微镜下见棕色分隔菌丝，2~3μm 宽。分生孢子梗直立，分枝或不分枝，淡橄榄色至棕色，3~7个分隔，以合轴式延伸，壁厚光滑，近顶端色更深。分生孢子顶生，棕色，卵圆、砖格状、倒棍棒状，顶部有一鸟嘴状突起（某些种无明显喙状突起），光滑或粗糙，水平，垂直或斜形分隔，通常 3~5 个水平分隔，最多可达 7 个。分生孢子排列成特征性链状。

链格孢属的镜下示意图见图 27-24-1。

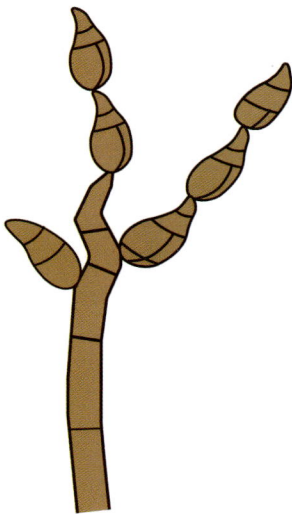

图 27-24-1　链格孢示意图

链格孢属的镜下形态特征见图 27-24-2。

（二）培养特性

在 SDA 培养基上 25℃培养，生长迅速，开始

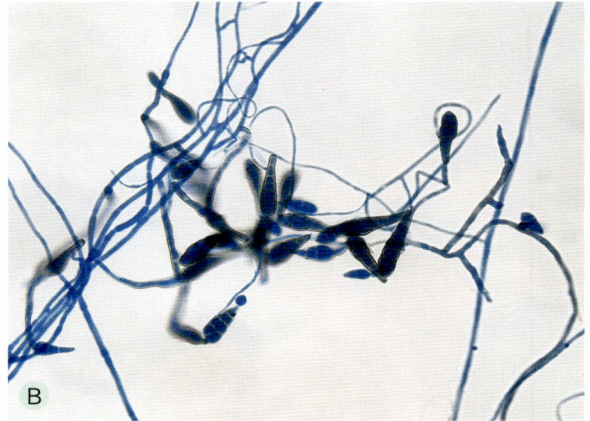

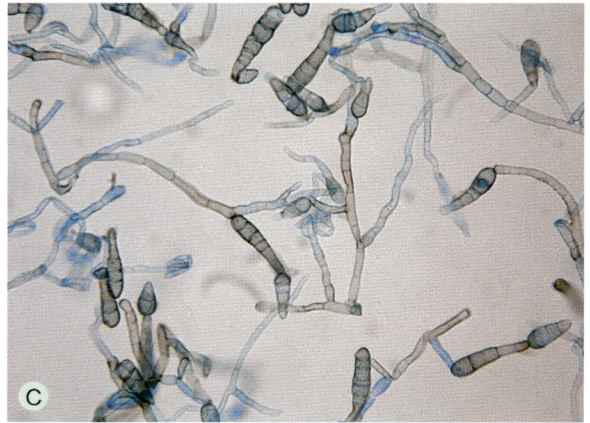

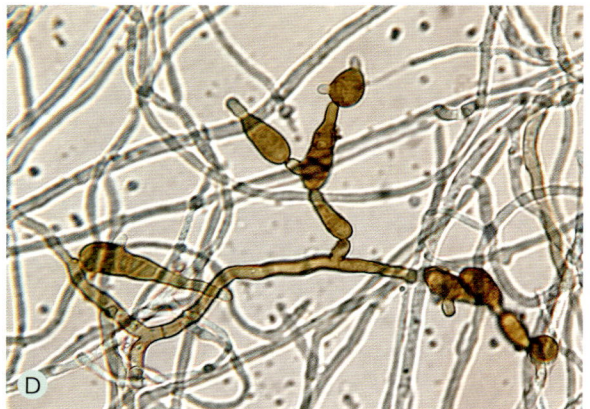

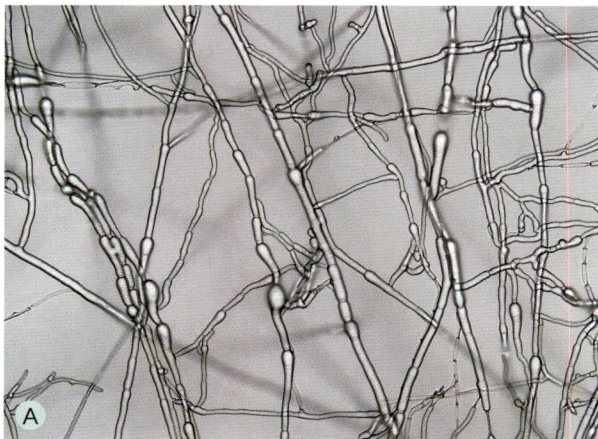

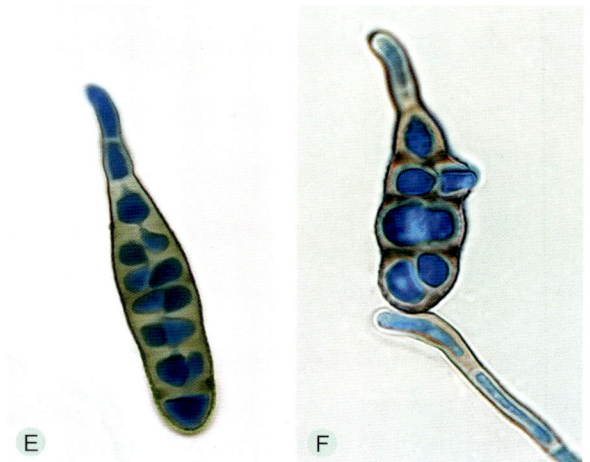

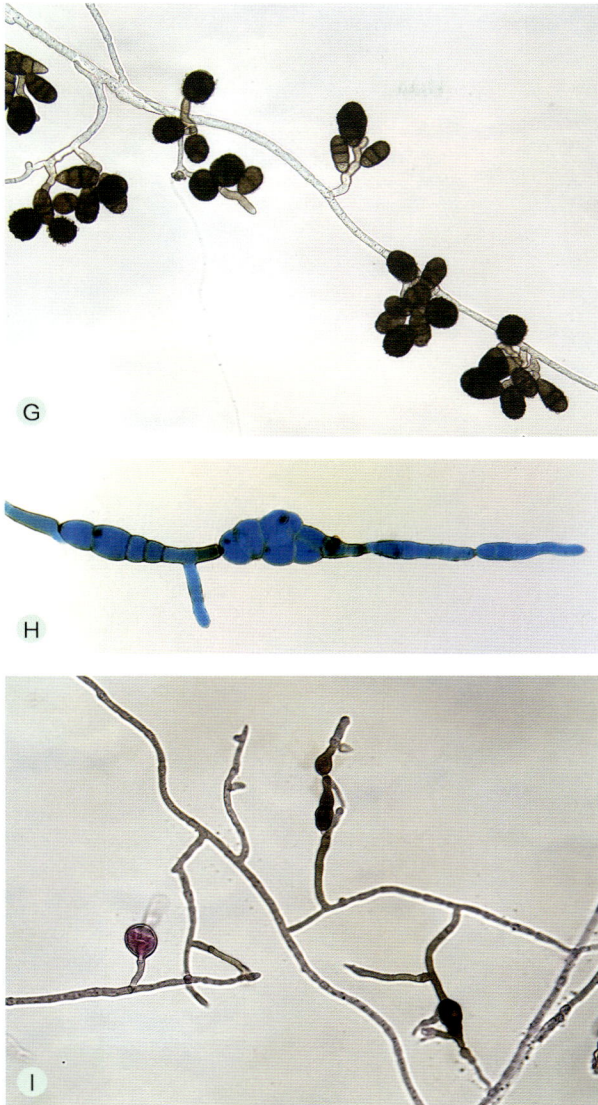

图 27-24-2 链格孢霉的镜下形态特征

A. 芸薹链格孢霉（*A. brassicae*）球拍菌丝 PDA 28℃培养 7 日 ×400；B. 芸薹链格孢霉 PDA 28℃培养 2 日，乳酸酚棉蓝染色 ×400；C. 侵染链格孢霉 PDA 28℃培养 4 日，乳酸酚棉蓝染色 ×400；D. 极细链格孢霉 SDA 28℃培养 3 日，乳酸酚棉蓝染色 ×400；E. 损毁链格孢霉（*A. destruens*）分生孢子乳酸酚棉蓝染色 ×2 000；F. *A. chenopodiicola* PDA 28℃培养 5 日，乳酸酚棉蓝染色 ×2 000；G. *A. botrytis* PDA 28℃培养 4 日，乳酸酚棉蓝染色 ×400；H. 互隔链格孢霉（分生孢子及喙状突起）PDA 28℃培养 2 日，乳酸酚棉蓝染色 ×2 000；I. 互隔链格孢霉（厚壁孢子与分生孢子）PDA 28℃培养 4 日，乳酸酚染色 ×400

灰色，棉絮状，后变为绿褐色至深褐色，表面充满疏松的灰白色棉花样气生菌丝。背面（培养基）黑色。对放线菌酮敏感。

链格孢属的菌落形态特征见图 27-24-3。

三、鉴定与鉴别

（一）属间鉴别

根据生物学特性鉴定到属。应注意与细基格孢属（*Ulocladium*，有译为单隔孢）和皮司霉属（*Pithomyces*）的鉴别。但现在的系统分类学认为，细基格孢属和链格孢属相似，并入链格孢属。细基格孢属菌落生长迅速，褐色到橄榄黑色或灰色，菌落细绒状或絮状。膝状弯曲的分生孢子梗上形成大量分生孢子，孔出产孢，合轴排列。典型的分生孢子呈倒卵球形（基部最窄），深棕色，壁多粗糙。皮司霉菌落初点状生长，无色，后平展生长，近灰褐色或褐色，背面淡灰褐色。生长较快，菌丝体大部分表生，少量埋生。菌丝分枝并形成网结结构，近无色或淡橄榄色，光滑或有时略粗糙，有隔。分生孢子梗侧生于菌丝，直或弯曲，圆柱形，无色或近无色，光滑或略粗糙，产孢细胞单芽生，合生，端生，圆柱形，淡褐色，光滑。分生孢子单生，从产孢细胞的顶部生出，宽卵形，3~4（通常 3）横隔膜，0~2 纵隔膜，中间的细胞常被纵隔膜分开，隔膜处常隘缩，褐色。链格孢属与相关菌属鉴别见表 27-24-1。

表 27-24-1 链格孢属与相关菌属鉴别

特性	链格孢属	细基格孢属	皮司霉属
分生孢子尖端有鸟嘴状突起	+	−	−
膝状弯曲分生孢子梗	−	+	−
形成链状分生孢子	+	−a	−b

注：a，分生孢子通常单个或仅形成短链；b，从不产生链状分生孢子。

（二）属内鉴别

A. caespitosa 菌落生长缓慢，堆积成花椰菜样，灰棕色，菌体（thallus）完全由不规则有隔的厚壁细胞团组成，细胞呈半透明状，逐渐变为深褐色，并分裂成较小的细胞团，偶有出芽的孢子。*A. botrytis* 分生孢子梗直立、短、多分枝，有膝状弯曲，梗端微肿大，浅棕色，产孢瘢痕明显，分生孢子单个，很少成链状，倒卵形。没有喙，次生分生孢子梗缺乏。*A. chlamydospora* 在菌丝上可见厚壁孢

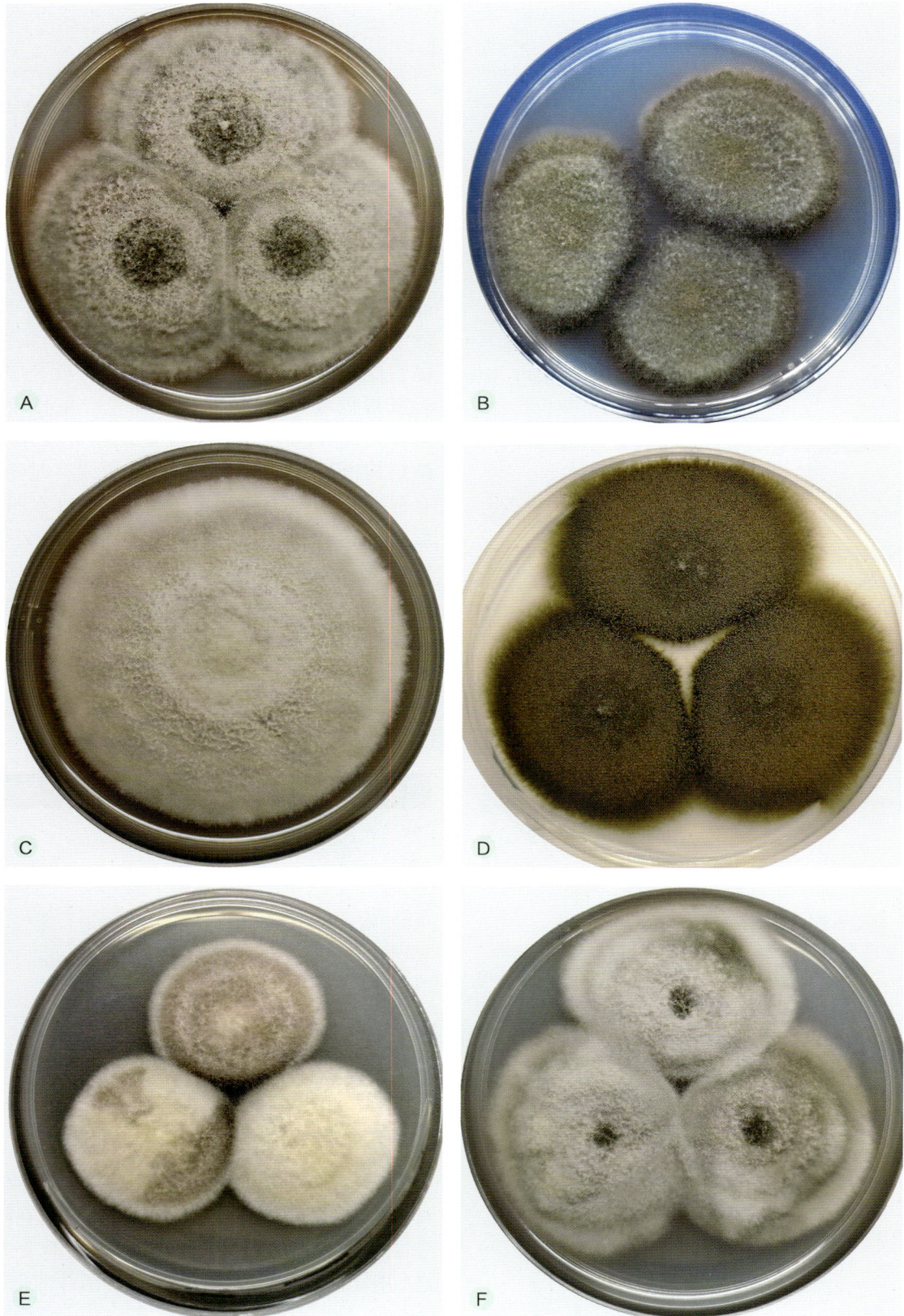

图 27-24-3   链格孢霉的菌落形态特征

A. 互隔链格孢霉 SDA 28℃培养 7 日；B. 侵染链格孢霉 PDA 28℃培养 7 日；C. 芸薹链格孢霉（*A. brassicae*）
SDA 28℃培养 11 日；D. *Alternaria botrytis* PDA 28℃培养 8 日；E. *A. chenopodiicola* SDA 28℃培养 4 日；
F. 损毁链格孢霉（*A. destruens*）SDA 25℃培养 6 日

子。侵染链格孢的菌丝上无厚壁孢子，分生孢子有横向和纵向和／或斜的分隔，分生孢子大小不一，体形修长，常为近管状，有多隔的次级分生孢子梗。*A. dianthicola* 的分子孢子通常只有横向分隔。*A. longipes* 分生孢子成链状排列，多达 10 个以上，分生孢子深褐色，大部分光滑的壁，通常具较长的喙，没有次级分生孢子梗。

四、抗真菌药物敏感性

卡泊芬净、伏立康唑、伊曲康唑、泊沙康唑、两性霉素 B 在体外试验中对链格孢菌有较低 MIC 值，氟胞嘧啶、氟康唑的体外药敏 MIC 值较高，两性霉素 B、特比萘芬已有成功治疗链格孢菌感染的报道。

五、临床意义

链格孢菌是一种呈世界性分布的暗色真菌，可从土壤、植物、食品和室内空气环境中分离到该菌。也是实验室常见污染菌之一。可引起人类机会感染，引起的感染也称为暗色丝孢霉病。可引起甲真菌病、鼻窦炎、皮肤溃疡、过敏性肺部疾患、骨髓炎，也有引起足菌肿、内脏和眼部感染的报道。

（徐和平）

第二十五节 茎点霉属

一、分类与命名

茎点霉属（*Phoma*）隶属于真菌界（Fungi），子囊菌门（Ascomycota），子囊菌亚门（Pezizomycotina），格孢腔目（Pleosporales），亚隔孢壳科（Didymellaceae）。属内有超过 200 种，包括 *P. eupyrena*、*P. glomerata*、*P. herbarum*、*P. hibernica*、*P. minutella*、*P. minutispora* 和 *P. sorghina*、*P. cruris-hominis*、*P. microchlamydospora*（现改名为 *Didymella microchlamydospora*）等，该属中的很多种被重新分类为 Didymella，*Epicoccum*，*Juxtiphoma* 和 *Westerdykella* 属中，但由于不是所有的物种都被分析研究过，因此与临床相关的分类群暂时仍保留在茎点霉属内描述。

二、生物学特性

（一）形态与染色

显微镜下可见分隔菌丝、分生孢子器（pycnidia）、分生孢子和厚壁孢子（仅某些种），分生孢子器单独或聚集。菌丝透明，棕色。分生孢子梗极短。分生孢子器是一大的、圆形到梨形的无性子实体，直径 70~100μm，暗黑色，释放出分生孢子的分生孢子器表面具一到数个孔口。孔口有刚毛。分生孢子单一或合生，透明，很小，卵形至椭圆形，通常以黏性团块的形式从顶端孔中挤压出来。

（二）培养特性

该菌生长较慢，25℃孵育 3~5 日，呈现白色扩展"蜘蛛网样"菌落，随着孵育时间的延长菌落变黑，仔细观察可见菌落上有黑色小点，背面黑棕色。该菌在含放线菌酮的培养基上不能生长；典型具孔口分生孢子器形态需要做 PDA 小培养才能见到，若使用乳酸酚棉蓝透明胶带法直接染色极易破坏其分生孢子器。35℃生长更缓慢，48 小时后方能肉眼见生长。

茎点霉及 *Didymella* 的形态特征见图 27-25-1~图 27-25-3。

可用 ITS、D1/D2、β-tubulin 和 18S 序列检测来鉴定茎点霉的种，但应注意公众数据库中大量错误的序列。

三、鉴定与鉴别

（一）属间鉴别

茎点霉属与叶点霉属（*Phyllosticta*）、大茎点菌属（*Macrophoma*）和拟茎点霉属（*Phomopsis*）的常规形态鉴别较为困难。

人甲棘壳孢（*Pyrenochaeta unguis-hominis*），最初归在茎点霉属，后又分到棘壳孢属（*Pyrenochaeta*）中，现在是人甲新葫芦腔菌（*Neocucurbitaria unguis-hominis*），在 SDA 培养基上，菌落生长缓慢，绒毛状到皮革样，中间凸起，有深的径向放射状皱褶，背面黑色。在 PDA 培养基上，菌落生长速度相对 SDA 较快，表面平坦，絮状，棕色，周边颜色略浅，背面黑色。分生孢子器橄榄棕至黑色，球状

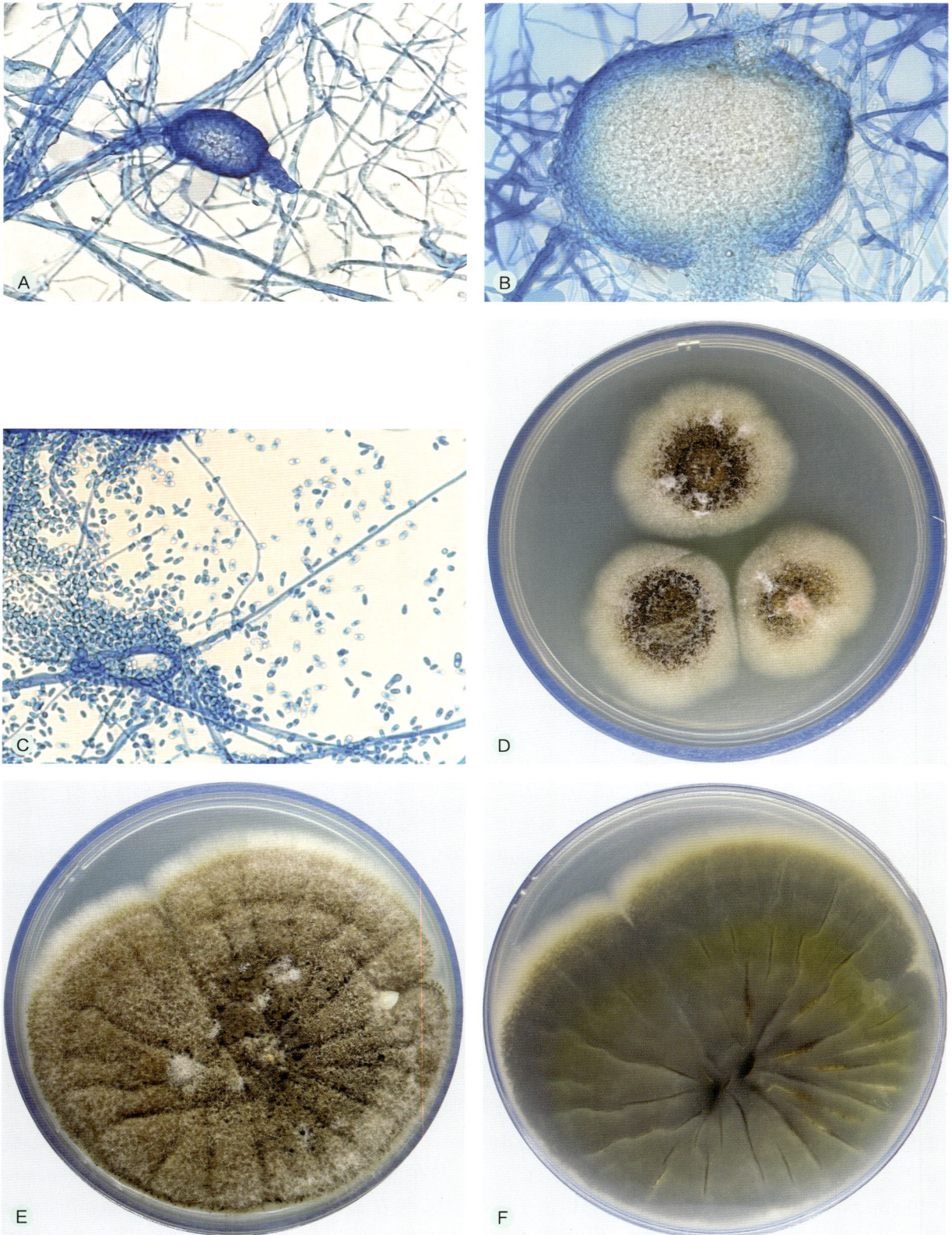

图 27-25-1 茎点霉的形态特征

A. 分生孢子器 PDA 28℃培养 9 日，乳酸酚棉蓝染色 ×400；B. 分生孢子器释放分生孢子 PDA 28℃培养 9 日，乳酸酚棉蓝染色 ×400；C. 分生孢子 PDA 28℃培养 10 日，乳酸酚棉蓝染色 ×1 000；D. PDA 28℃培养 5 日；E. SDA 28℃培养 10 日；F. SDA 28℃培养 10 日（背面）

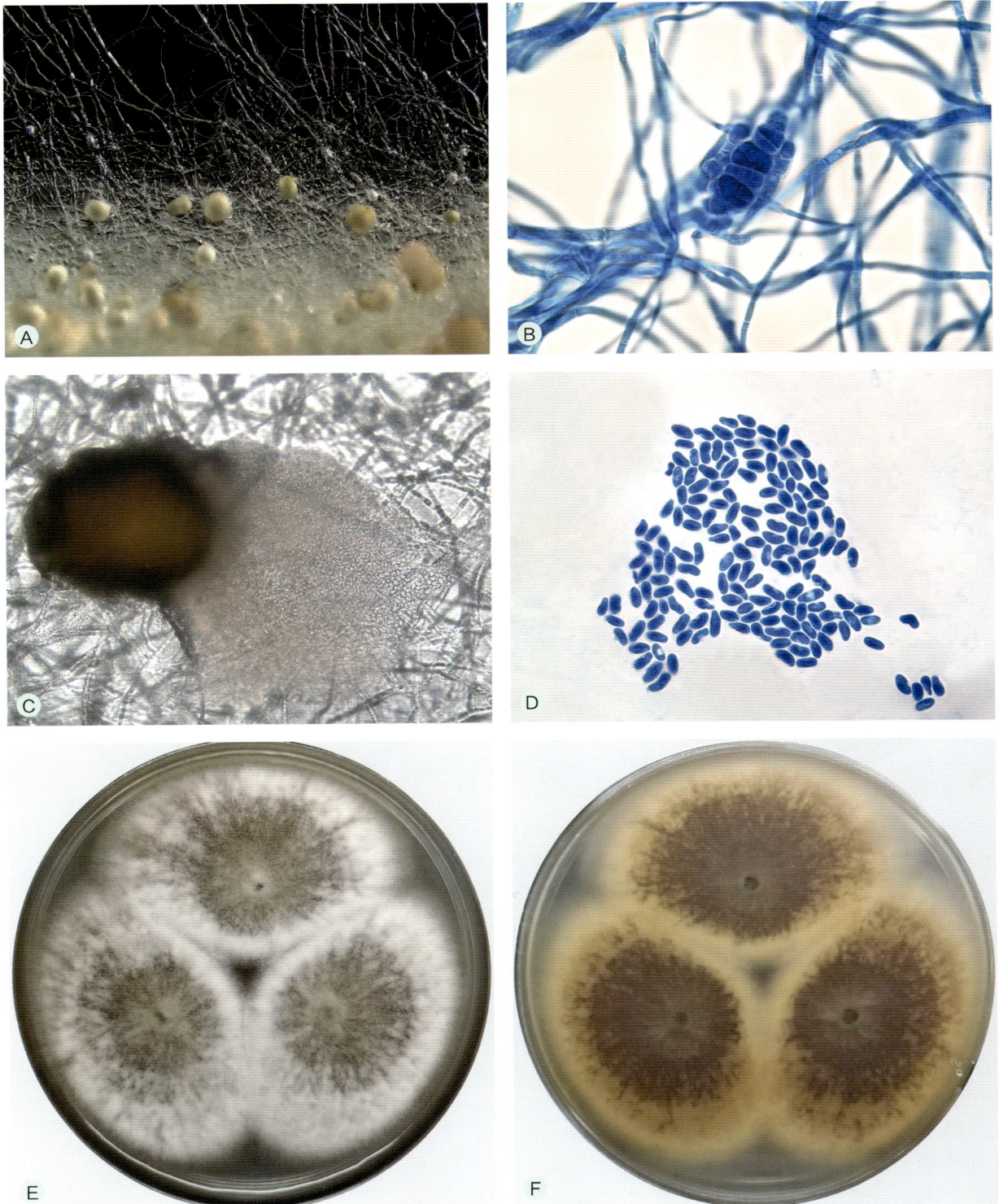

图 27-25-2 *Didymella glomerata* 的形态特征

A. 菌丝及分生孢子器 PDA 28℃培养 2 日 ×40；B. 菌丝及分生孢子器 PDA 28℃培养 4 日，乳酸酚棉蓝染色 ×1 000；C. 分生孢子器释放分生孢子 PDA 28℃培养 8 日 ×400；D. 分生孢子乳酸酚棉蓝染色 ×1 000；E. SDA 28℃培养 7 日；F. SDA 28℃培养 7 日（背面）

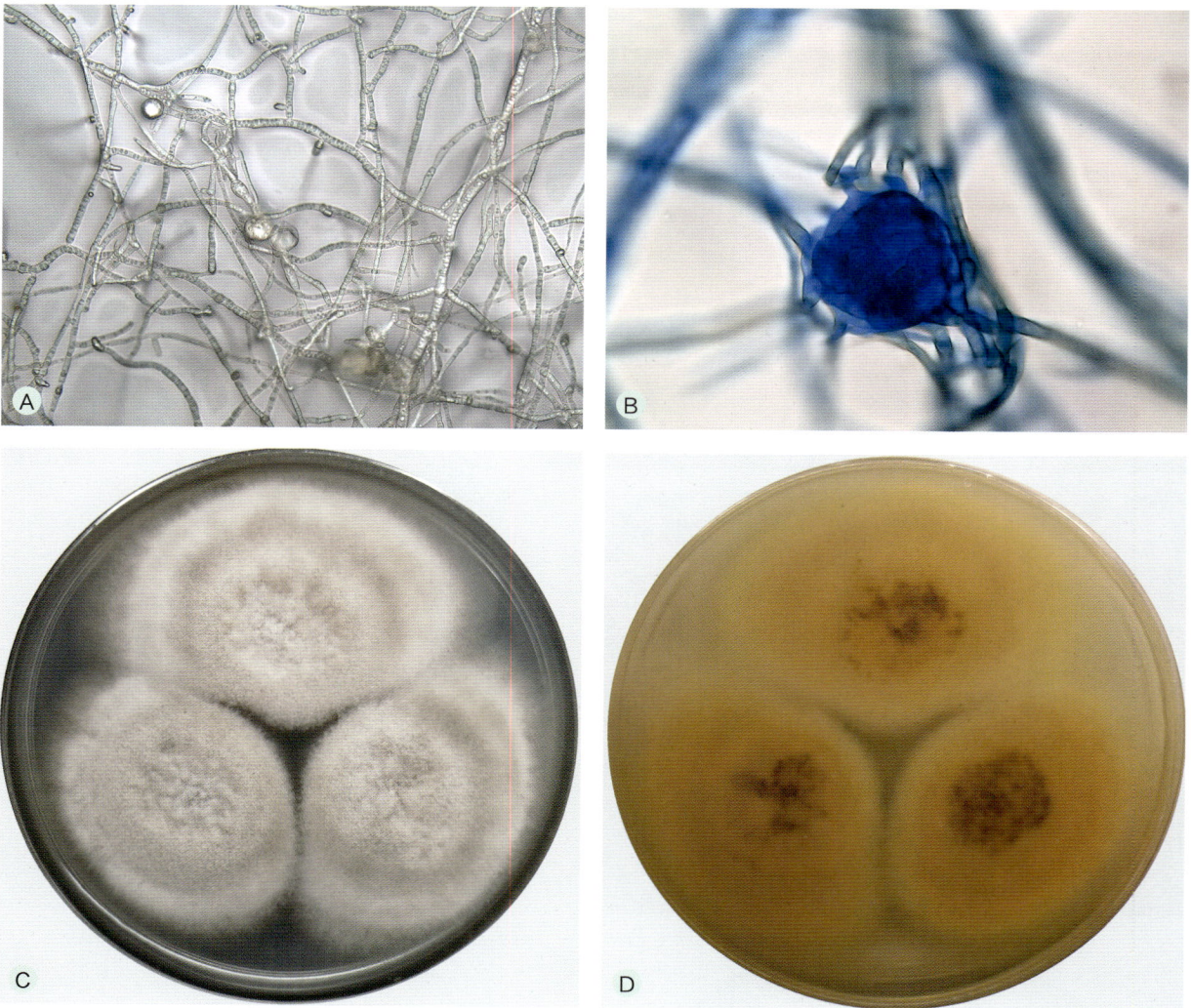

图 27-25-3　*Didymella prosopidis* 的形态特征
A. 菌丝及厚壁孢子 PDA 28℃培养 6 日 ×1 000；B. 分生孢子器 PDA 28℃培养 5 日，乳酸酚棉蓝染色 ×400；
C. SDA 25℃培养 7 日；D. SDA 25℃培养 7 日（背面）

或瓶状，直径 100~400μm，具 1~3 个小孔，在整个分生孢子器的外壁可有刚毛，刚毛可分隔。管壁为角质纤维，细胞间物质呈暗褐色，分生孢子梗从孢子壁内表面各处出现，在基部分枝，产生端生和侧生产孢细胞，为瓶梗产孢。分生孢子多为柱状，长 12~18μm，宽 2~3.5μm。分生孢子白色，成团分布，椭圆形，长 2~4μm，宽 1~2μm，直或略微弯曲，透明，壁光滑。

人甲棘壳孢镜下与菌落形态见图 27-25-4。

（二）属内鉴定

Phoma herbarum 通常有红色的色素渗出到琼脂中，有稀疏的灰绿色气生菌丝，滴入 1N NaOH 后瞬间变成紫蓝色。*Phoma microchlamydospora* 有藏红花色素扩散于培养基中，白色致密气生菌丝，分生孢子器有细长颈部。*Phoma eupyrena* 分生孢子器有短颈部，厚壁孢子丰富，浅棕色，光滑壁，顶生或间生，链状。*Phoma cruris-hominis* 菌落淡绿色 - 灰色，逐渐变红，蓬松。

茎点霉的属间和属内鉴别见图 27-25-5。

四、抗真菌药物敏感性

无相关资料。

五、临床意义

茎点霉菌呈世界性分布，在自然界中无处不在，主要分布在土壤及腐生植物中，并可作为植物和人类的病原体。罕见引起人类暗色丝孢霉病，外伤和免疫功能低下为主要危险因素，可侵犯皮肤、皮下组织、角膜或全身性其他组织等。最新文献显示它能在免疫力低下的患者引起严重的呼吸系统感染。

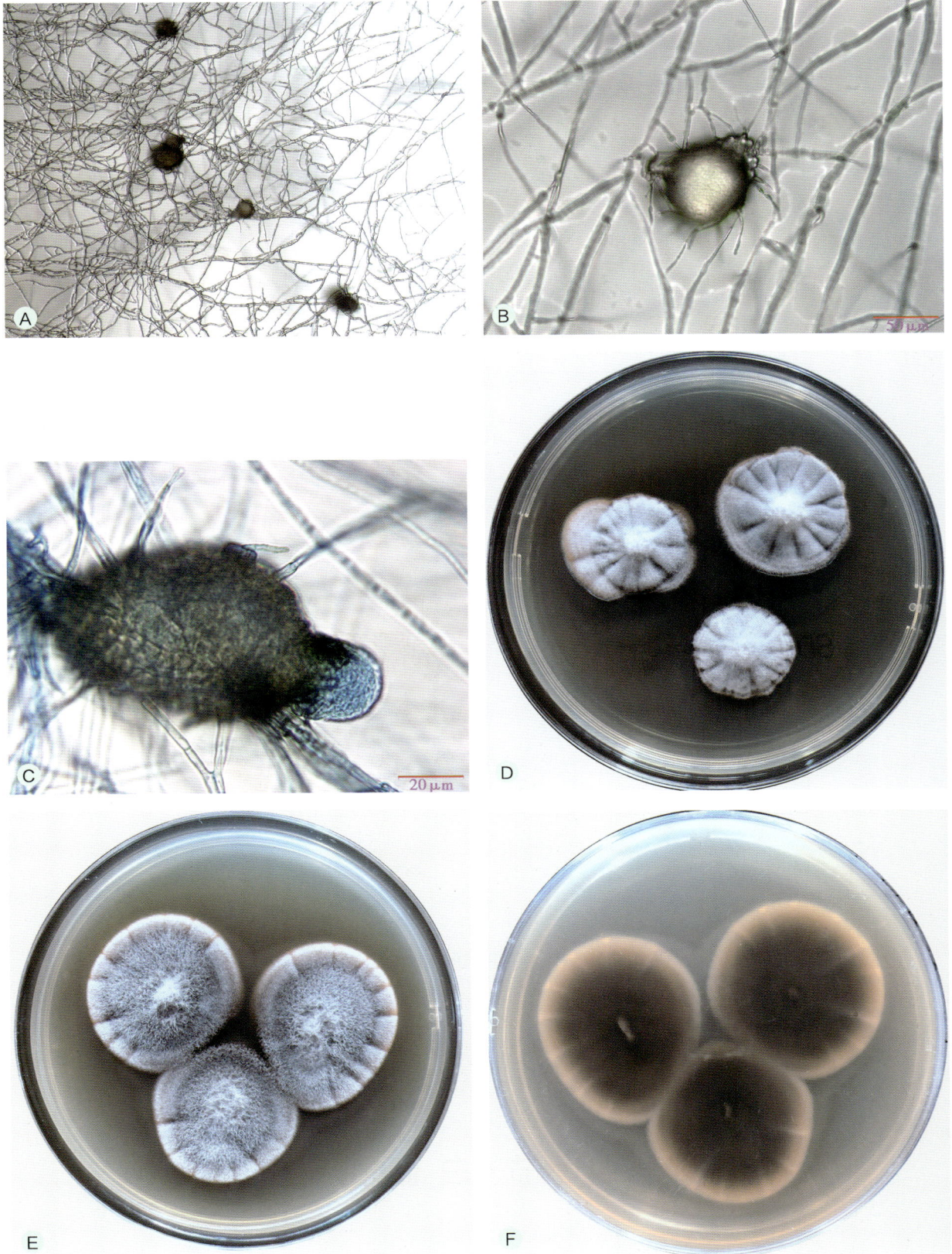

图 27-25-4　人甲棘壳孢的形态特征

A. 菌丝及分生孢子器 PDA 28℃培养 7 日 ×200；B. 菌丝及分生孢子器 PDA 28℃培养 7 日 ×400；C. 分生孢子器 PDA 28℃培养 9 日，乳酸酚棉蓝染色 ×1 000；D. SDA 28℃培养 14 日；E. PDA 28℃培养 14 日；F. PDA 28℃培养 14 日（背面）

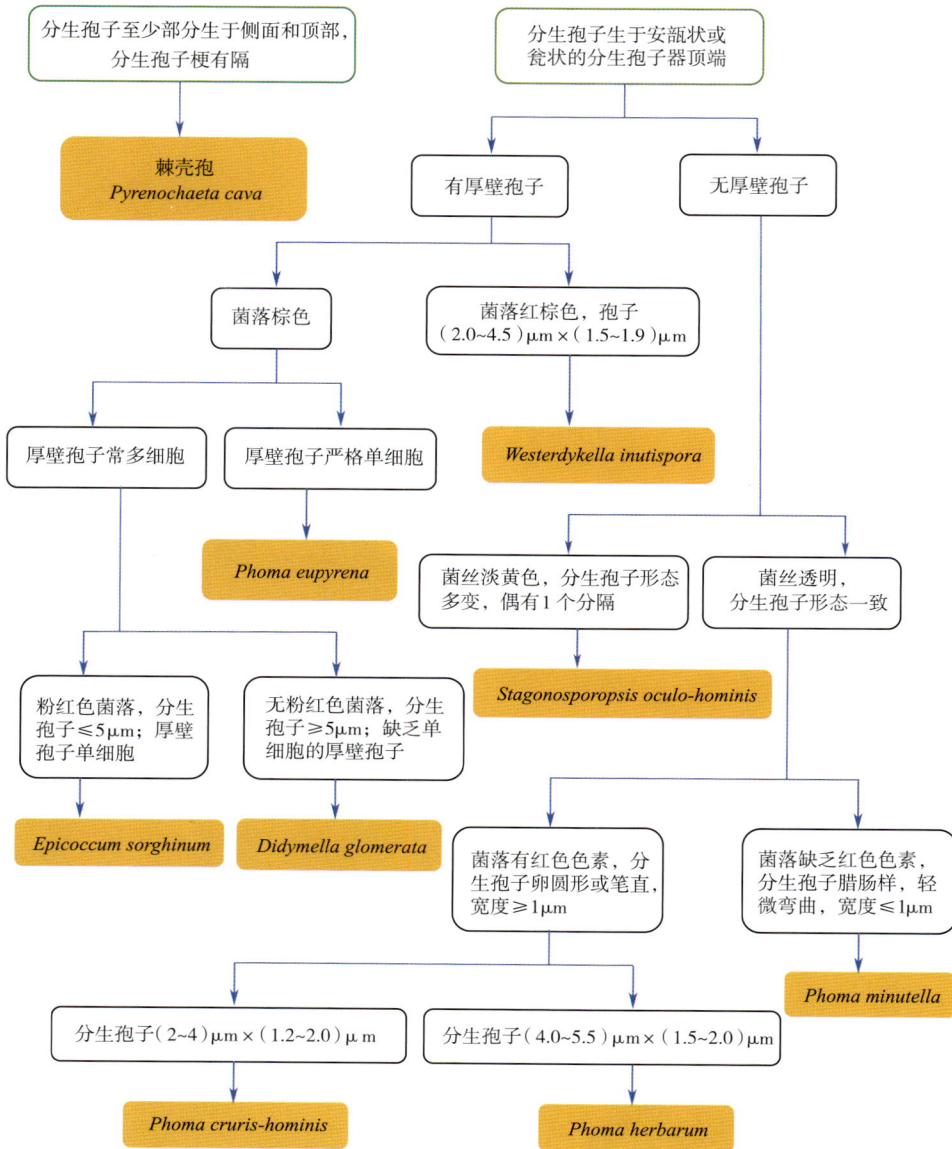

图 27-25-5　茎点霉属间与属内鉴别索引

（陈知行　鹿秀海　徐和平）

第二十六节　白僵菌属

一、分类与命名

白僵菌属（*Beauveria*）隶属于真菌界（Fungi），子囊菌门（Ascomycota），粪壳菌纲（Sordariomyce-tes），肉座菌目（Hypocreale），虫草菌科（Cordycipitaceae）。属内有 60 多个种，临床常见菌种有球孢白僵菌（*B. bassiana*）和纤细白僵菌（*B. tennella*）。

二、生物学特性

（一）形态与染色

白僵菌菌丝无色、分枝、分隔，宽约 3.5μm。瓶状分生孢子梗不分枝或呈假单轴样分枝，分子孢子梗顶端多呈"之"字形弯曲，在弯曲部位着生分生孢子小梗，合轴产孢，每个小梗上着生一分生孢子。分生孢子球形或卵圆形，大小为 (2.5~4.5)μm×(2.3~4.0)μm，表面光滑，多数聚集时，呈白色。初期的芽生孢子以圆筒形为主，后期以梨形为主（曾称为短菌丝或圆筒孢子）。

白僵菌及 *Parengyodontium album* 镜下示意图见图 27-26-1。

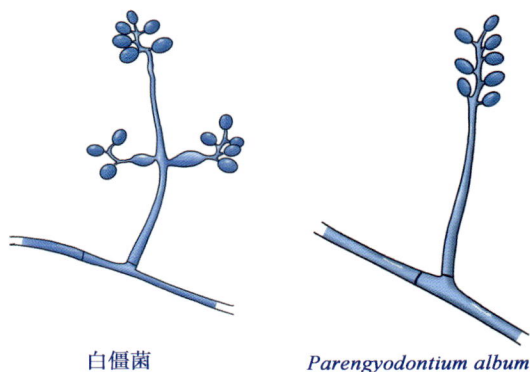

白僵菌　　　　　*Parengyodontium album*

图 27-26-1　白僵菌及 *Parengyodontium album* 示意图

（二）培养特性

白僵菌生长速度中等，在 5~30℃均能发芽、生长，分生孢子和菌丝体的生长温度范围 18~28℃，最适温度为 25℃，35℃不生长，SDA 上 25℃培养初为白色绒毛状或棉絮状，后逐渐变为黄色或桃红色，4 周形成表面湿润、平坦粉末状菌落，PDA 上 25℃培养 3 周形成白色粉末状菌落。

白僵菌的形态特征见图 27-26-2。

三、鉴定与鉴别

（一）属间鉴别

镜下形态上注意与申克孢子丝菌鉴别，该菌分生孢子梗顶端呈"之"字形弯曲。

Parengyodontium album 在分类学上最初归类在白僵菌属（*Beauveria genus*，Vuillemin 1912），后又划入麦轴梗霉属（*Tritirachium genus*，Limber 1940）、侧齿霉属（*Engyodontium genus*，Hoog 1978），最新的研究将其归入 *Parengyodontium* 属。*Parengyodontium album* 与白僵菌属形态学上极其相似，有时候难于区分，两者产孢细胞末端均呈锯齿状"之"字形弯曲。*Parengyodontium album* 孢子梗更长，整体规则，孢子梗可见分枝，形态较规则，而球孢白僵菌立体感更强，孢子梗较短，形态不规则。*Parengyodontium album* 的产孢细胞为细长圆柱形，末端变细；白僵菌产孢细胞膨大，呈安剖瓶状（图 27-26-2B、C）。*Parengyodontium album* 整体"直上"的趋势更为明显；孢子梗更为细长、直立（图 27-26-3A、B）。而白僵菌孢子梗较短，直立感也并不如 *Parengyodontium album* 明显。球孢白僵菌可见球拍菌丝；球孢白僵菌随着培养时间延长可见成簇产孢的现象，*Parengyodontium album* 在乳酸酚棉蓝染色情况下较白僵菌更容易观察到孢子脱落的现象。

Parengyodontium album 的形态特征见图 27-26-3。

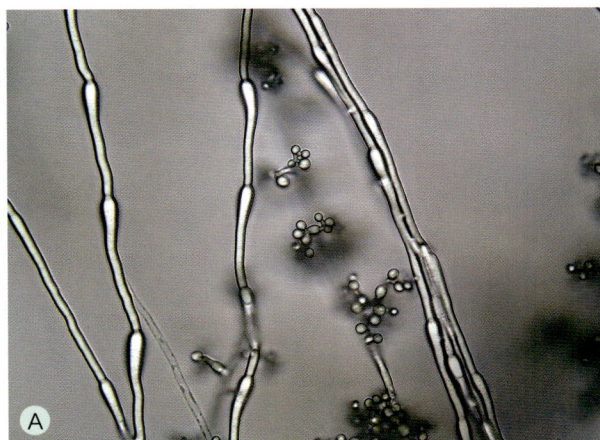

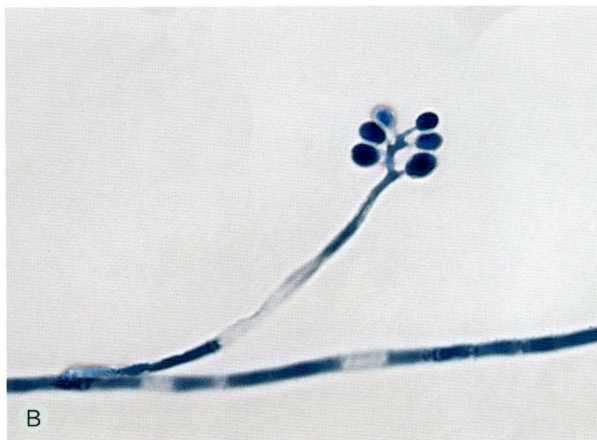

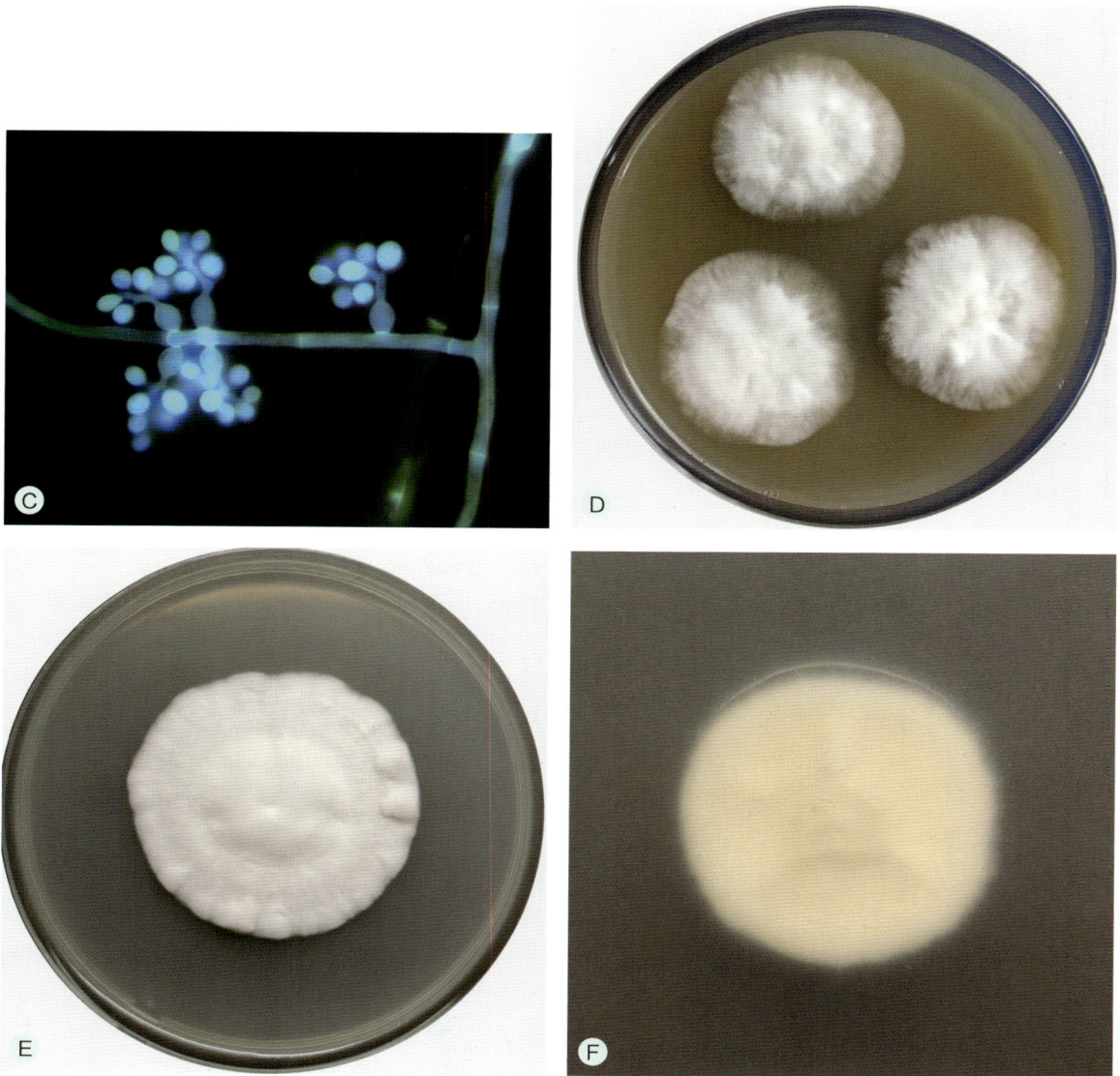

图 27-26-2   球孢白僵菌的形态特征

A. 球拍菌丝及分生孢子 PDA 28℃培养 4 日 ×1 000；B. 分生孢子梗及分生孢子 PDA 28℃培养 5 日，乳酸酚棉蓝染色 ×1 000；C. 分生孢子梗及分生孢子 PDA 28℃培养 4 日，钙白荧光染色 ×1 000；D. PDA 28℃培养 14 日；E. SDA 28℃培养 14 日；F. SDA 28℃培养 7 日（背面）

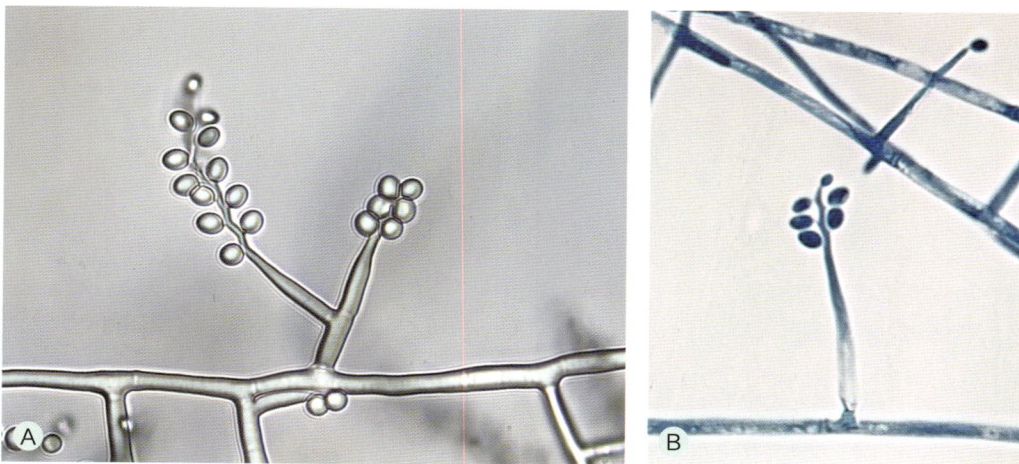

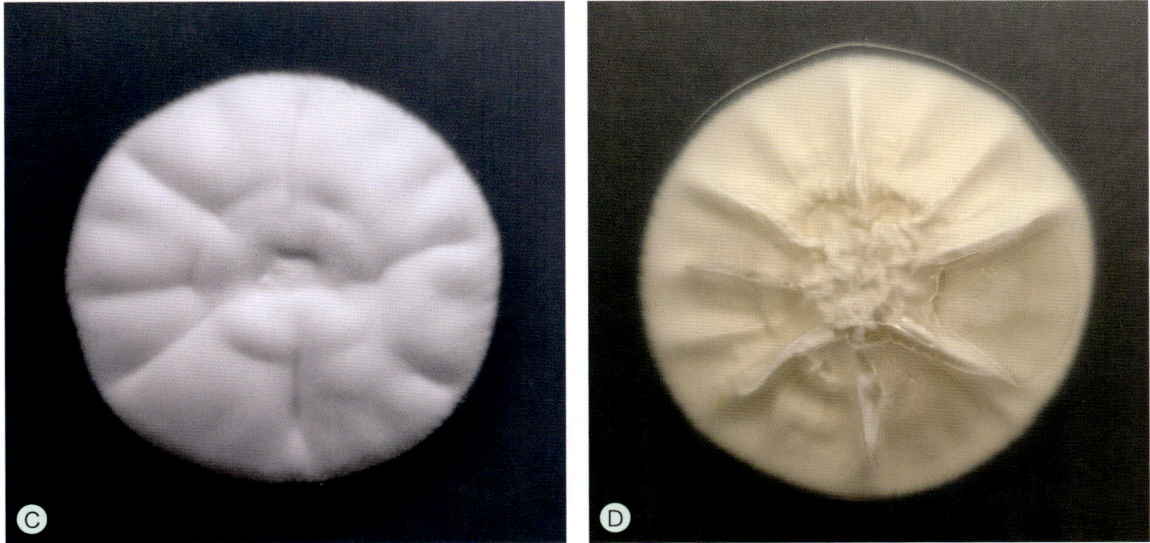

图 27-26-3　*Parengyodontium album* 的形态特征

A. PDA 28℃培养 12 日 ×1 000；B. SDA 28℃培养 5 日，乳酸酚棉蓝染色 ×1 000；C. SDA 28℃培养 14 日；
D. SDA 28℃培养 14 日（背面）

（二）属内鉴别

注意球孢白僵菌与绿僵菌鉴别，后者分生孢子绿色，分生孢子小梗不分枝、短、顶端分生孢子串生。

四、抗真菌药物敏感性

有限的白僵菌体外药物敏感结果显示，本菌对 5- 氟胞嘧啶、氟康唑、卡泊芬净、米卡芬净、阿尼芬净的 MIC 较高（>4μg/ml），对两性霉素 B 的 MIC 值不定，从 0.5~16μg/ml 或 >16μg/ml，对伊曲康唑、伏立康唑、泊沙康唑的 MIC 相对较低（≤0.25μg/ml）。

五、临床意义

白僵菌被认为是实验室污染菌，是常见的昆虫病原菌，特别是蚕类，可产生白僵菌毒素。蚕白僵菌罕见引起人类感染，可与角膜炎有关。已有报道蚕白僵菌可引起免疫功能低下患者肺炎。

Parengyodontium album 偶见于人类感染报道，主要包括皮肤感染、脑炎、心内膜炎、真菌血症、角膜炎等。

（陈东科　徐和平　徐春晖）

第二十七节　赛多孢属

一、分类与命名

赛多孢属（*Scedosporium*）隶属于真菌界（Fungi），子囊菌门（Ascomycota），粪壳菌纲（Sordariomycetes），小囊菌目（Microascales），小囊菌科（Microascaceae）。属内现有 9 个种，常见菌种包括尖端赛多孢（*S. apiospermum*）、桔黄赛多孢（*S. aurantiacum*）和波氏赛多孢（*S. boydii*）。多育赛多孢（*S. prolificans*）在种系发生学和形态学明显异于赛多孢属，现已重新分类归属于节荚孢属（*Lomentospora prolificans*），称多育节荚孢（*L. prolificans*）。

二、生物学特性

（一）形态与染色

具分隔较粗菌丝，分生孢子梗侧生或顶生，梗端着生单个分生孢子，为环痕产孢，有时可产生多个分生孢子。陈旧培养物有时可见到黏束产孢。分生孢子椭圆形。有性期形成子囊果，内含卵圆形子囊，囊内 8 个子囊孢子。

赛多孢属镜下示意图见图 27-27-1。

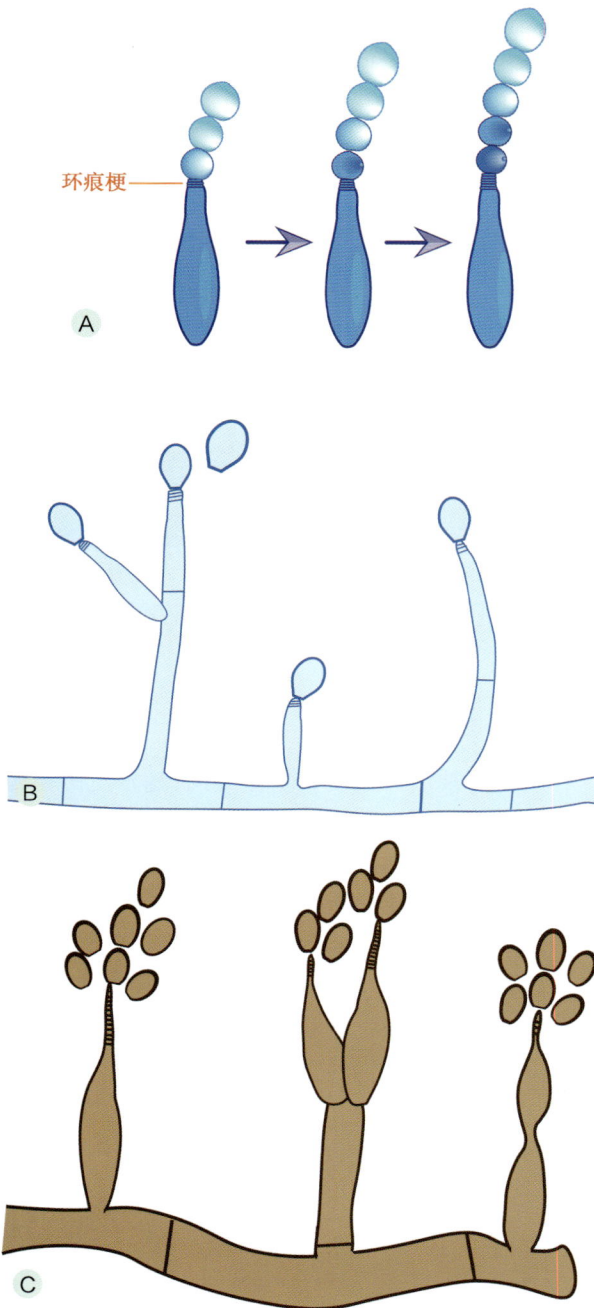

图 27-27-1   赛多孢示意图

A. 赛多孢环痕产孢；B. 尖端赛多孢分生孢子梗和单生分生孢子；C. 多育节荚孢霉示意图

（二）培养特性

赛多孢生长速度较快，尤其是 37℃速度比 25℃明显快，且初代培养提供合适的二氧化碳浓度（5%），能明显提高赛多孢的分离阳性率。菌落初为白色向四周扩展，其后中央转为淡褐色。PDA 培养基上生长更快，呈同心圆样扩展菌落，中央由白色逐渐转为淡褐色至深褐色，边缘灰白色绒毛状。耐受放线菌酮。

赛多孢属的形态特征见图 27-27-2。

三、鉴定与鉴别

（一）属间鉴别

分生孢子在分生孢子梗端单个着生，环痕产孢、陈旧培养物可见黏束产孢方式，结合菌落颜色变化可供与其他相似菌属鉴别。

尖端赛多孢与多育节荚孢的鉴别，后者环痕孢子在梗端多以成小堆方式出现，分生孢子梗基部更膨大，生长更慢，菌落形态及颜色多变，常更暗黑；不同化木糖醇、核糖醇和 L- 阿拉伯醇，不耐受放线菌酮。除此之外，与尖端赛多孢不同，多育节荚孢霉不能转变为有性型。

多育节荚孢的形态特征见图 27-27-3。

（二）属内鉴定

形态学鉴定上对赛多孢种类鉴别越来越不可靠，ITS 和微管蛋白（β-tubulin）序列可用于赛多孢属内的分子生物学鉴定。尖端赛多孢与波氏赛多孢形态无法区分，后者通过同宗配合可以并产生子囊果。桔黄赛多孢在 PDA 平板上产生亮黄色扩散色素。

四、抗真菌药物敏感性

波氏赛多孢对两性霉素 B、氟胞嘧啶、酮康唑、咪康唑、氟康唑和伊曲康唑耐药；伏立康唑和卡泊芬净敏感性可变。伊曲康唑和特比萘芬单独对波氏赛多孢体外试验是无效的，但二者联合孵育 48h后，对 95% 试验菌株具有协同作用。临床上多用两性霉素 B 联合氟胞嘧啶、氟康唑或伊曲康唑进行治疗。尖端赛多孢和桔黄赛多孢对伏立康唑有较好的敏感性，对两性霉素 B 的敏感性差。

五、临床意义

赛多孢菌是一种偶尔引起人类感染的丝状真菌，是引起足菌肿的主要病原菌之一，可引起暗色丝孢霉病，也可在囊性纤维化、AIDS 和移植患者的呼吸道内定植，因此，近年来报道由该菌所致免疫低下人群侵袭性真菌感染的病例明显增多，溺水后肺部感染患者分离出赛多孢属易见。该菌还可引起角膜炎、骨髓炎、皮下感染、外伤后关节炎、肺炎、脑膜脑炎和心内膜炎。多育节荚孢霉是最常见的引起播散性暗色丝孢霉病的真菌。*Scedosporium dehoogii* 和 *Scedosporium minutispora* 主要从环境样品分离出，很少见临床病例报道。

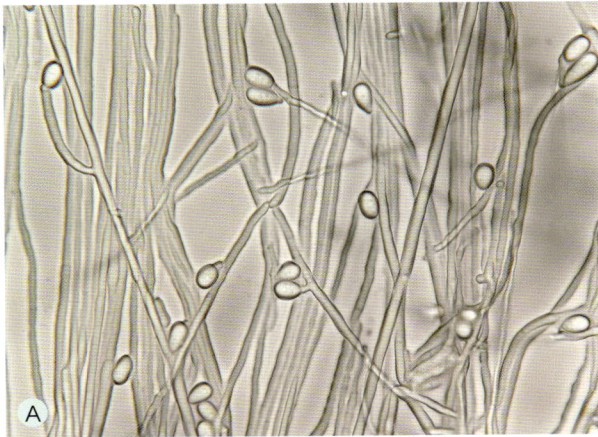

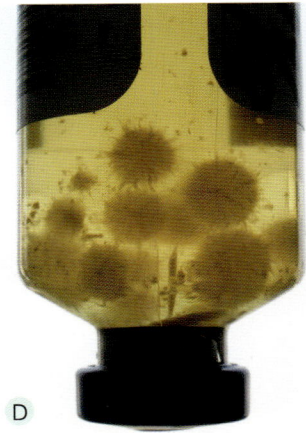

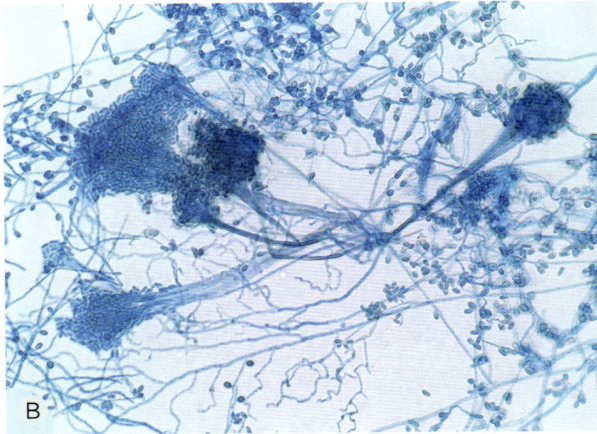

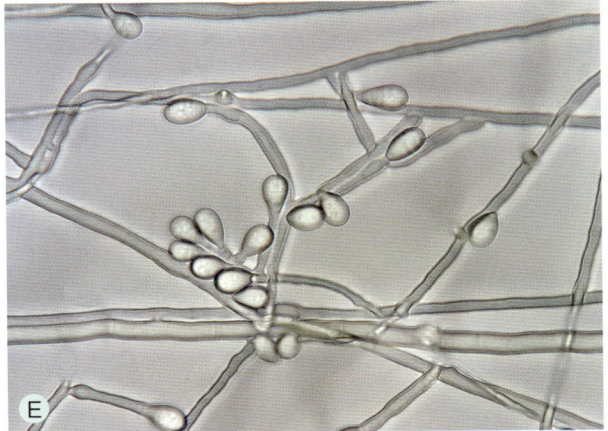

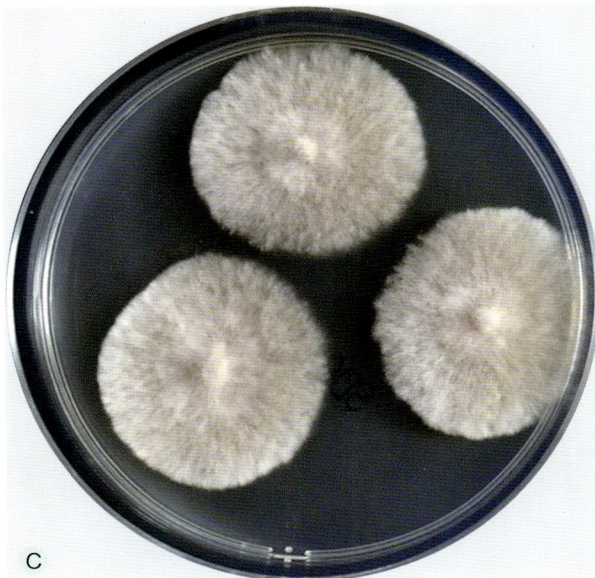

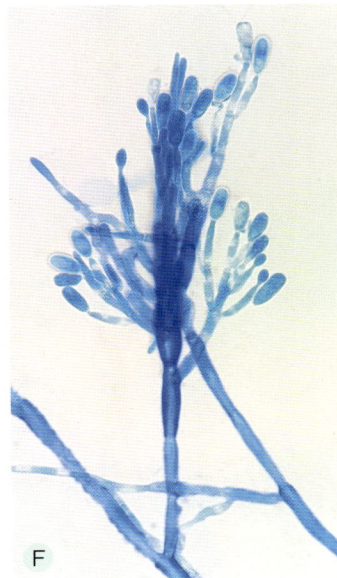

放大倍率：20×

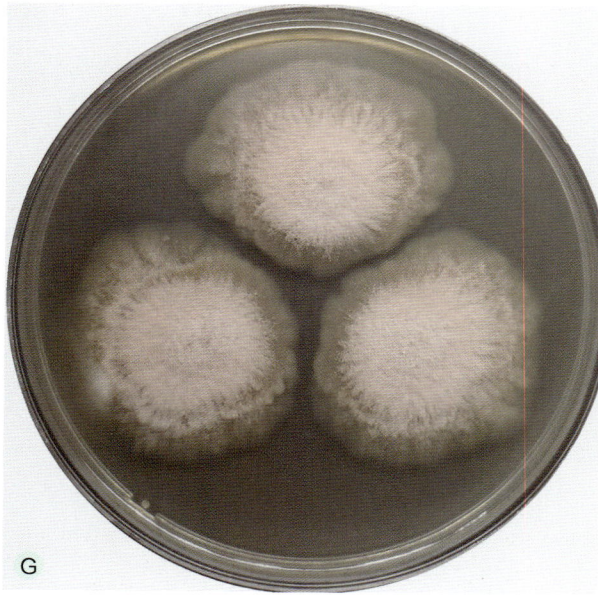

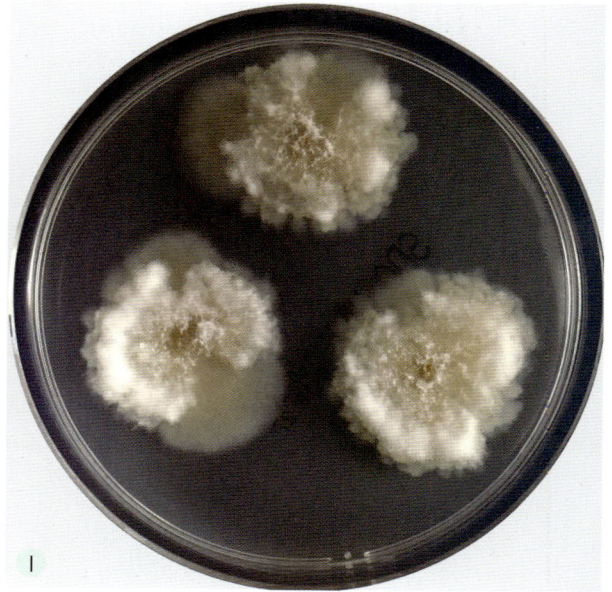

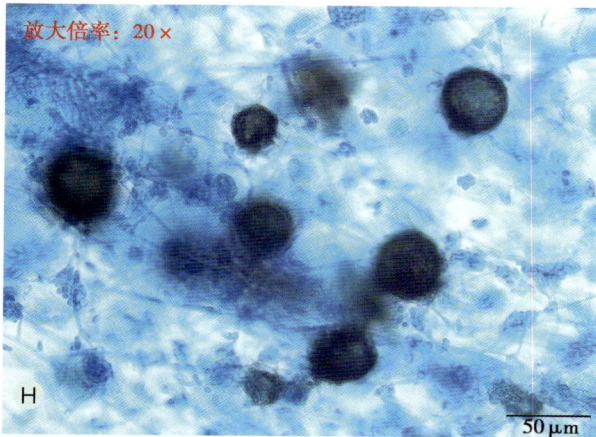

图 27-27-2　赛多孢的形态特征

A. 尖端赛多孢 PDA 28℃培养 12 日 ×1 000；B. 尖端赛多孢（黏束产孢）PDA 28℃培养 14 日，乳酸酚棉蓝染色 ×200；C. 尖端赛多孢 SDA 28℃培养 7 日；D. 尖端赛多孢（关节液肉汤培养）35℃培养 3 日；E. 波氏赛多孢 PDA 28℃培养 29 日 ×1 000；F. 波氏赛多孢（黏束孢）PDA 28℃培养 4 日，乳酸酚棉蓝染色 ×1 000；G. 波氏赛多孢 SDA 28℃培养 12 日；H. 桔黄赛多孢（子囊果）PDA 28℃培养 14 日，乳酸酚棉蓝染色 ×400；I. 桔黄赛多孢 SDA 28℃培养 8 日

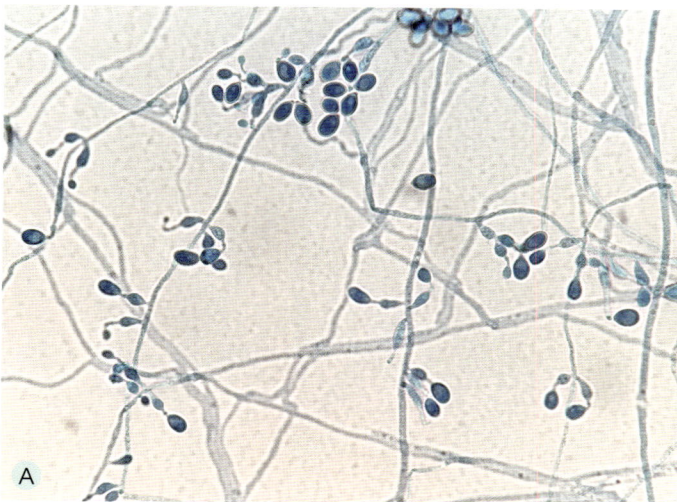

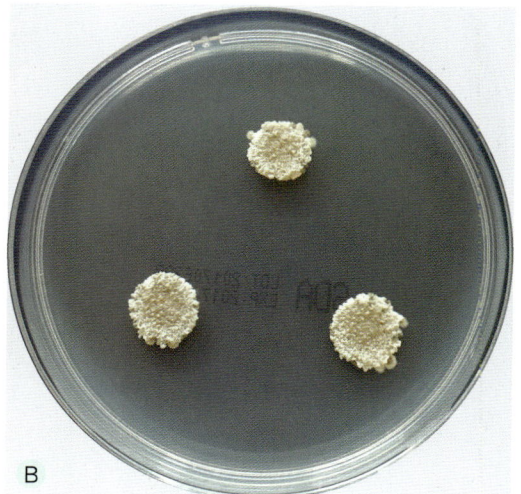

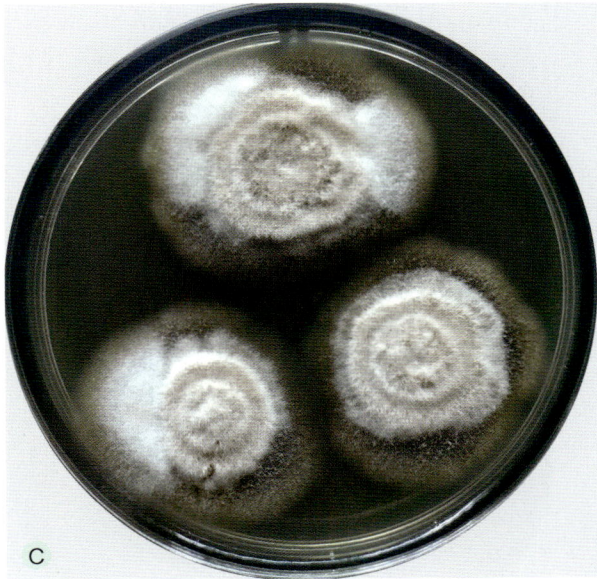

图 27-27-3　多育节荚孢霉的形态特征
A. PDA 35℃培养 9 日，乳酸酚棉蓝染色 ×1 000；
B. SDA 35℃培养 9 日；C. PDA 28℃培养 9 日

（陈知行　徐和平）

第二十八节　枝顶孢属

一、分类与命名

枝顶孢属（*Acremonium*）隶属于真菌界（Fungi），子囊菌门（Ascomycota），粪壳菌纲（Sordariomycetes），肉座菌目（Hypocreales），生赤壳科（Bionectriaceae）。最新的分类中枝顶孢含有 210 多个种，与感染有关的主要有基利枝顶孢（*A. kiliense*）、瑞塞菲枝顶孢（*A. recifei*）、弯曲枝顶孢（*A. curvulum*）、波氏枝顶孢（*A. blochii*）、透明枝顶孢（*A. hyalinulum*）、亚拉巴马枝顶孢（*A. alabamense*）、*A. atrogriseum*、*A. roseogriseum*、*A. potronii*、*A. spinosu*、产菌核枝顶孢（*A. sclerotigenum*）、埃及枝顶孢（*A. egyptiacum*）、牵连枝顶孢（*A. implicatum*）、紧密枝顶孢（*A. strictum*）、*A. persicinum* 和梭链枝顶孢（*A. fusidioides*），镰状枝顶孢（*A. falciforme*）现归类于镰刀菌属称为镰状镰刀菌（*Fusarium falciforme*）。

二、生物学特性

（一）形态与染色

菌落直接镜检可见菌丝及椭圆形孢子。菌丝透明、分隔、细和窄，常缠绕聚集成束，瓶梗直立、大多数从匍行菌丝上单个侧生、长短不一、末端变细，在瓶梗顶点产生透明的分生孢子，分生孢子圆形、卵圆形或圆柱状，大小为 (2~3) μm × (4~8) μm，聚集成头状。有时可观察到 2~3 个细胞的分生孢子。基利枝顶孢具有短、直的分生孢子。瑞塞菲枝顶孢分生孢子通常为新月形，不分隔。有时可以看到厚壁孢子存在。

枝顶孢镜下示意图见图 27-28-1。

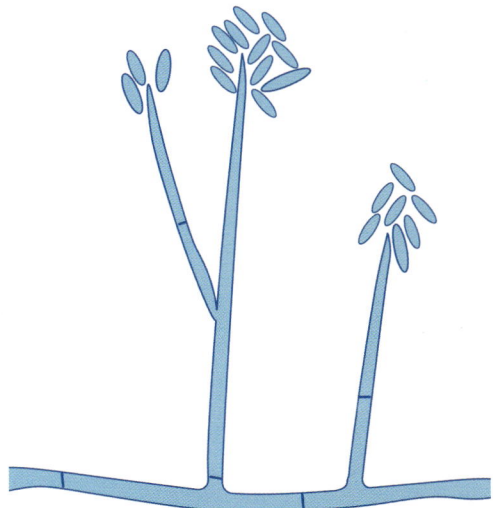

图 27-28-1　枝顶孢示意图

（二）培养特性

枝顶孢菌落生长较慢，通常 10 日菌落直径<3cm，有些种气生菌丝丰富，有些种气生菌丝少。25℃ PDA 培养基孵育 5~7 日菌落直径达 1~3cm，菌落质地坚实、扁平或褶皱，偶尔中心凸起。菌落正面边缘呈白色，中央淡粉红色；背面无色，淡黄色或粉红色。对放线菌酮敏感。

枝顶孢属的形态特征见图 27-28-2。

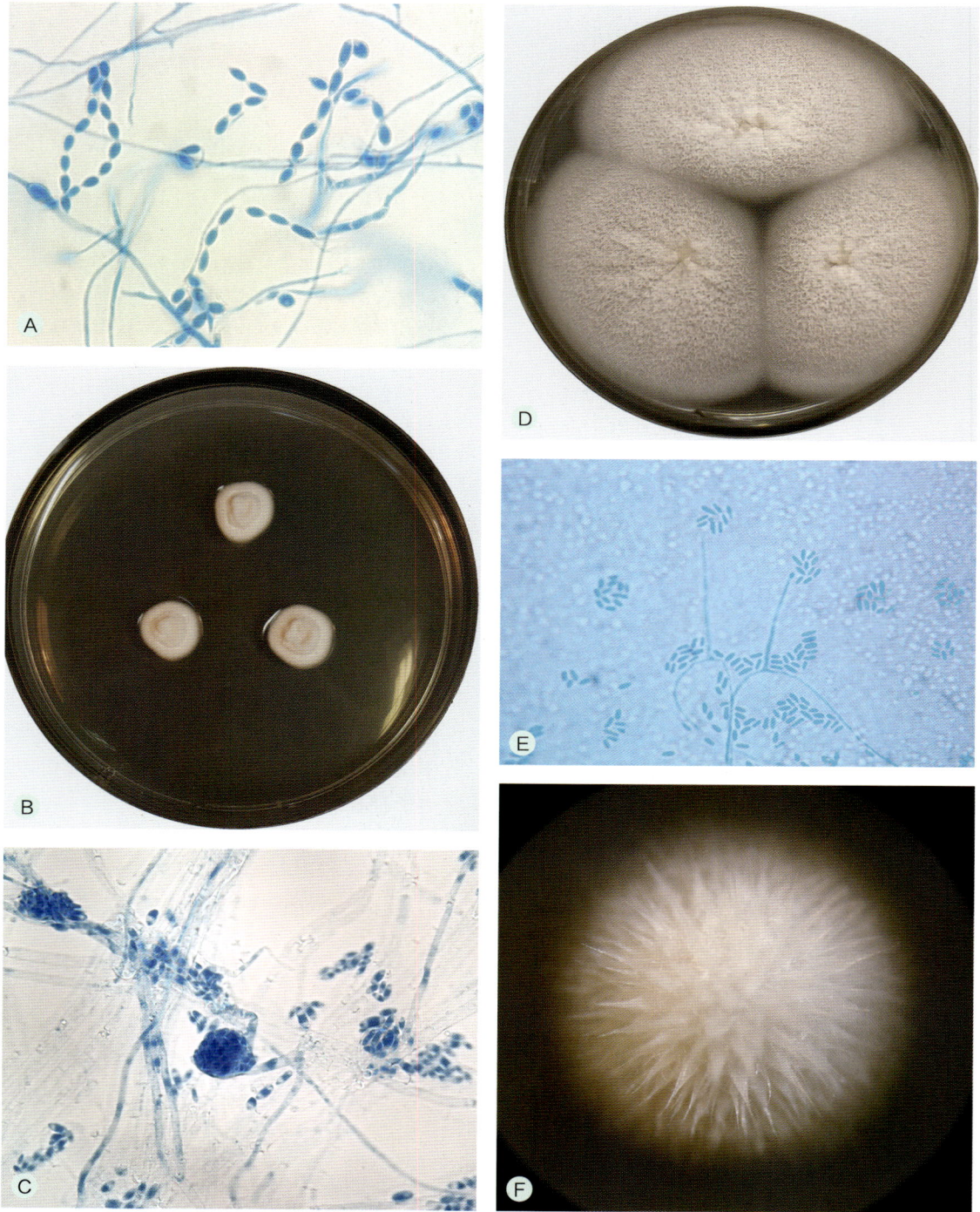

图 27-28-2 枝顶孢的形态特征

A. 梭链枝顶孢 PDA 28℃培养 8 日，乳酸酚棉蓝染色 ×1 000；B. 梭链枝顶孢 PDA 28℃培养 7 日；C. 产菌核枝顶孢 PDA 28℃培养 8 日，乳酸酚棉蓝染色 ×1 000；D. 产菌核枝顶孢 SDA 25℃培养 15 日；E. 紧密枝顶孢 SDA 28℃培养 8 日，乳酸酚棉蓝染色 ×1 000；F. 紧密枝顶孢 SDA 37℃培养 7 日 ×40

波氏枝顶孢(A. blochii)瓶梗从锥形,透明,壁光滑。分生孢子成链状,近圆形至卵圆形,透明,壁光滑。

弯曲枝顶孢(A. curvulum)分生孢子梗常常不分枝。

透明枝顶孢(A. hyalinulum)分生孢子梗不分枝或重复分枝,直立,从底层菌丝体或气生菌丝产生。瓶梗在非常短的侧面分枝上呈轮生体,随后逐渐产生短的,顶端多瓶梗的分枝,末端局部有增厚的孢壁。分生孢子成镰刀状或纺锤形、圆形末端,链状排列,单细胞,有时2个细胞。

Acremonium potronii 瓶梗不分枝,直立,从匍行菌丝产生。分生孢子呈假头样着生,卵圆形或泪滴状,壁光滑。

瑞塞菲枝顶孢(A. recifei)分生孢子梗直立,短,在较低部分分枝。常在短的、非常坚固的侧生分枝上产生瓶梗,窄针样,长28~55μm,顶端略增厚。分生孢子肾形,大小为(4~6)μm×(1.3~2.0)μm。较老的培养可见壁很薄的厚壁孢子。

Acremonium spinosum 菌丝体非常坚硬。产孢很少。瓶梗从匍匐菌丝上产生。缩窄呈针样,长8~30μm。分生孢子形成黏性头,很少成短链状,透明,近圆形,大小为(2.5~3.5)μm×2.5μm,小疣状,无厚壁孢子。

三、鉴定与鉴

(一)属间鉴别

枝顶孢鉴定依据是针状瓶梗,基底部有分隔,尽管有时很少。若多数无基底部分隔的菌种鉴定为 *Phialemonium* 属,在匍行菌丝上直接形成分生孢子头的菌种鉴定为 *Lecythophora* 属(可见无柄瓶梗领口)或 *Hormonema* 属(无领口)。枝顶孢应注意与镰刀菌属的鉴别。枝顶孢生长速度要慢,菌丝较窄(<2μm),有更加细长的针状瓶梗。枝顶孢仅有假头结构,不产生大分生孢子,茄病镰刀菌除假头外还有粗壮的大分生孢子,轮枝镰刀菌小分生孢子呈假头状着生,不呈链状排列,有披针形大分生孢子。镰状镰刀菌产生新月形无分隔分生孢子。

(二)属内鉴定

基利枝顶孢具有短、直的分生孢子。瑞塞菲枝顶孢分生孢子通常为新月形,不分隔。

ITS 和 D1/D2 序列可用于枝顶孢属的分子生物学鉴定,但由于数据库序列特征的缺乏,或物种的重新分类,须谨慎解释数据库序列比较结果。

四、抗真菌药物敏感性

现有文献表明,枝顶孢菌对常用抗真菌药物敏感性差,对伏立康唑 MIC_{90} 为 8μg/ml(范围0.06~8μg/ml),对两性霉素 B 的 MIC_{90} 为 16μg/ml(范围 0.25~16μg/ml),对伊曲康唑 MIC_{90} 为 16μg/ml(范围 0.25~16μg/ml),对泊沙康唑 MIC_{90} 为 16μg/ml(范围 0.125~8μg/ml)。

五、临床意义

枝顶孢菌广泛存在于自然界的植物及其残骸和土壤中,呈世界性分布。枝顶孢菌被认为是足菌肿的常见病原菌之一,可引起免疫功能低下患者如骨髓移植者机会感染,可致角膜炎、眼内炎、心内膜炎、脑膜脑炎、腹膜炎、骨髓炎和甲感染等。枝顶孢为实验室污染菌之一,因此实验室培养分离出该菌,应谨慎评价。

(徐和平)

第二十九节　单孢瓶霉属

一、分类与命名

单孢瓶霉属(Phialemonium)隶属于真菌界(Fungi),子囊菌门(Ascomycota),子囊菌亚门(Pezizomycotina),粪壳菌纲(Sordariomycetes),Cephalothecales 目,Cephalothecaceae 科。常见的种有 *P. obovatum*、*P. atrogriseum*、*P. dimorphosporum*、*P. globosum*、*P. guarroi*、*P. inflatum*、*P. limoniforme* 和 *P. pulveris* 等。弯曲单孢瓶霉(P. curvatum)现在改为弯曲小杯菌(Phialemoniopsis curvata)。而小杯菌

属（*Phialemoniopsis*）隶属于真菌界（Fungi）、子囊菌门（Ascomycota）、子囊菌亚门（Pezizomycotina）、粪壳菌纲（Sordariomycetes）、粪壳菌目（Sordariales）、Coniochaetaceae 科。

二、生物学特性

（一）形态与染色

产孢瓶梗生于菌丝中间，单生或丛生，棕色、厚壁，有一侧向的突起，在透明的顶端细胞侧面轮生瓶梗；囊领不明显，分生孢子单细胞，光滑壁，透明，聚集在黏液状假头处。陈旧培养物偶尔可见厚壁孢子。

（二）培养特性

单孢瓶霉在 SDA 培养基上生长速度中等，湿润、平坦，无气生菌丝，菌落表面白色或灰棕色、橄榄色，背面（培养基）黑色。对放线菌酮敏感。

单孢瓶霉属的形态特征见图 27-29-1。

三、鉴定与鉴别

（一）属间鉴别

类似枝顶孢霉一个小属，但在系统发育上被归入粪壳菌目，与肉座菌目（Hypocreales）距离很远。与小杯菌属（*Phialemoniopsis*）是一个近缘属。枝顶孢霉（*Acremonium*）菌属的瓶梗主要侧生，通过基底部分隔与所支撑菌丝分开。瓶霉（*Phialophora*）属菌种有较多不同的瓶梗或瓶梗刷。烧瓶状霉（*Lecythophora*）菌种有特征性领口，在匍匐菌丝上直接形成分生孢子头。索状霉属（*Hormonema*）菌种在营养菌丝上有平坦的顶端孢痕。

（二）属内鉴定

弯曲小杯菌的分生孢子圆柱形，或微弯曲、末端圆形的腊肠样。倒卵形单孢瓶霉的分生孢子卵圆形，基部平截，聚集在黏液状的顶端。而 *P. atrogriseum* 的分生孢子倒卵形或椭圆形，尖细的基部，成链状排列。

弯曲小杯菌的形态特征见图 27-29-2。

四、抗真菌药物敏

关于 *P. obovatum* 的体外药敏试验结果显示，该菌对阿尼芬净、卡泊芬净、米卡芬净、泊沙康唑、特比萘芬、伏立康唑的 MIC 值较低（≤0.5μg/ml），

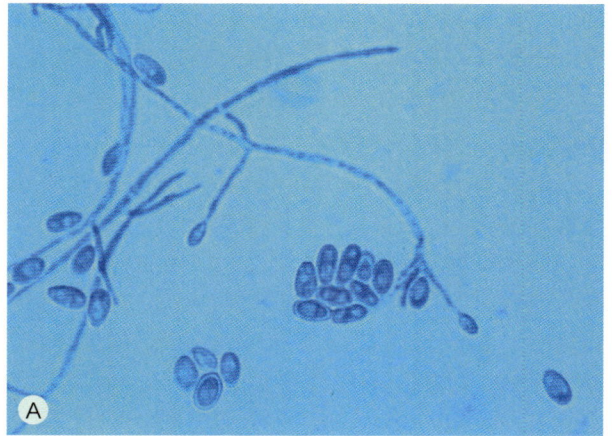

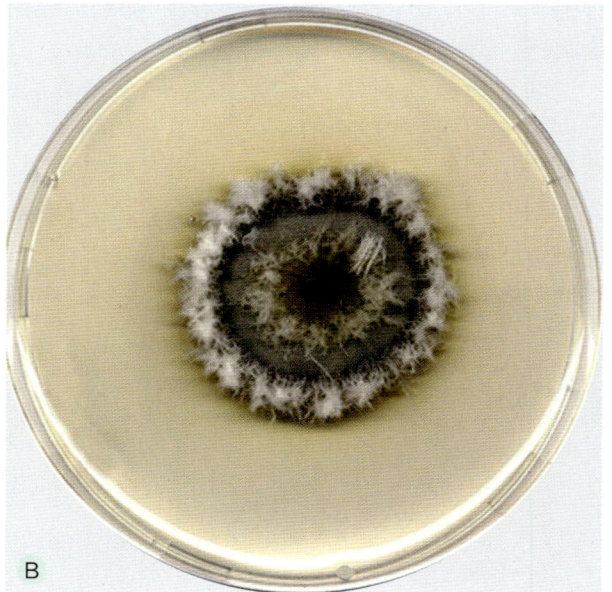

图 27-29-1   单孢瓶霉的形态特征
A. 倒卵形单孢瓶霉 SDA 25℃培养 7 日，乳酸酚棉蓝染色 ×1 000；B. 倒卵形单孢瓶霉 SDA 25℃培养 7 日

对两性霉素 B 的 MIC 值不定，从 0.25~16μg/ml，伊曲康唑的 MIC 值 0.125~2μg/ml，5-氟胞嘧啶和氟康唑的 MIC 值 ≥32μg/ml。

五、临床意义

有报道单孢瓶霉从皮下组织中分离，可导致皮下组织真菌病。还有导致骨质溶解性暗色丝孢霉病、烧伤患者系统感染、新生儿心内膜炎、肾移植患者的腹膜炎等病例。

（本节图片部分由山东鹿秀海老师和河北时东彦老师提供，谨表谢意）

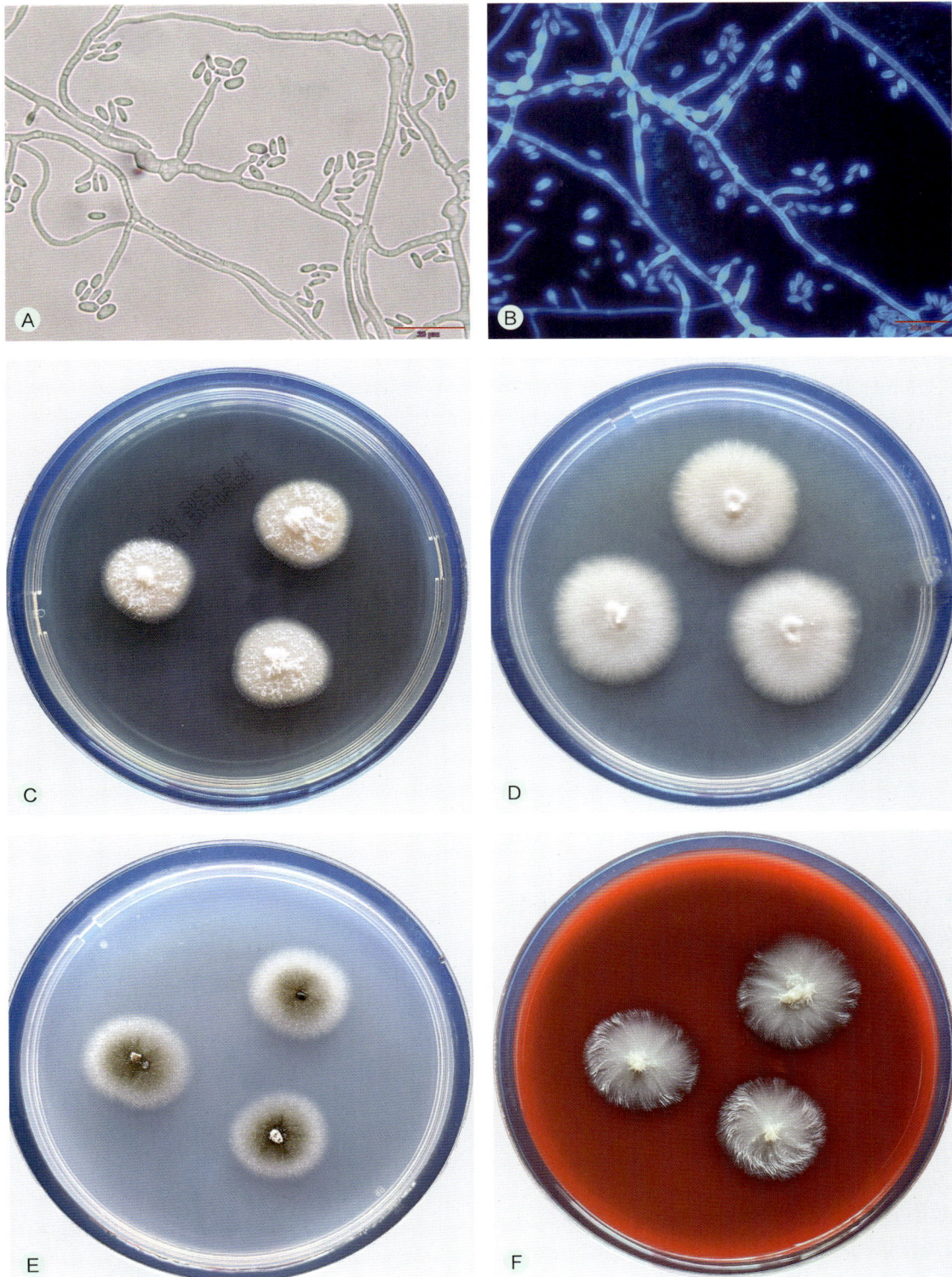

图 27-29-2　弯曲小杯菌的形态特征

A. SDA 25℃培养 2 日，乳酸酚棉蓝染色 ×1 000；B. SDA 25℃培养 2 日，钙白荧光染色 ×1 000；C. SDA 25℃培养 5 日；D. PDA 25℃培养 5 日；E. CAZ 25℃培养 5 日；F. SBA 25℃培养 5 日

（徐和平）

第三十节　刺盘孢属

一、分类与命名

刺盘孢属(*Colletotrichum*)隶属于真菌界(Fungi),子囊菌门(Ascomycota),子囊菌亚门(Pezizomycotina)、粪壳菌纲(Sordariomycetes),Glomerellales 目,Glomerellaceae 科。目前属内含有 500 多个种,粒状刺盘孢(*C. coccodes*)、束状刺盘孢(*C. dematium*)、平头刺盘孢(*C. truncatum*)、果生刺盘孢(*C. fructicola*)、茉莉刺盘孢(*C. jasminigenum*)、草坪刺盘孢(*C. graminicola*)、胶孢刺盘孢(*C. gloeosporioides*)、*C. acutatum* 和 *C. gigasporum* 等。在自然界中分布比较普遍。有性期为小丛壳菌(Glomerella),约有 30 个种的刺盘孢在陈旧的培养物中出现有性期。

二、生物学特性

(一) 形态与染色

刺盘孢镜下可见透明、浅绿色、浅棕色有隔菌丝。分生孢子可从气生菌丝或分生孢子盘产生(图 27-30-1C)。分生孢子有两种形态,一种呈镰刀形,微弯,无分隔单细胞,无色,内含颗粒状物,两端渐细,上端较尖,下端稍钝或平截(图 27-30-1D);另一种圆柱形似胶囊状,直,顶端钝圆,基底截平(图 27-30-1B、G),分生孢子大小为(9~30)μm×(3~8)μm。分生孢子在萌发和形成附着孢后经常形成隔膜。

刚毛可在多数种中出现,黑褐色,刺状,微弯,表面光滑,基部不膨大至稍膨大,顶部渐尖,具隔 2~3 个,大小为(85.6~256)μm×(4.3~8.6)μm(图 27-30-1C)。

菌丝附着孢是刺盘孢典型特征,位于菌丝或芽管末端,短棒状,多形态,棕色,大小为(11~16.5)μm×(6~9.5)μm(图 27-30-1E、F)。

在陈旧的培养物中有时可见硬壳小体,暗棕色至黑色。有时可见有性期闭囊壳和子囊果;子囊棒棒形,簇生在细长的子囊梗上,大小为(50~80)μm×(8.7~15.2)μm,内含 8 个子囊孢子,子囊壁可消解释放出子囊孢子;子囊孢子单细胞,无色,稍弯曲,

大小为(12.2~22.8)μm×(3.5~5.1)μm(图 27-30-1H)。刺盘孢的镜下形态特征见图 27-30-1。

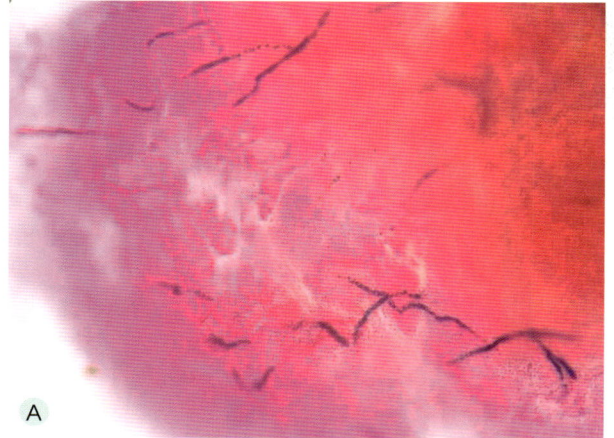

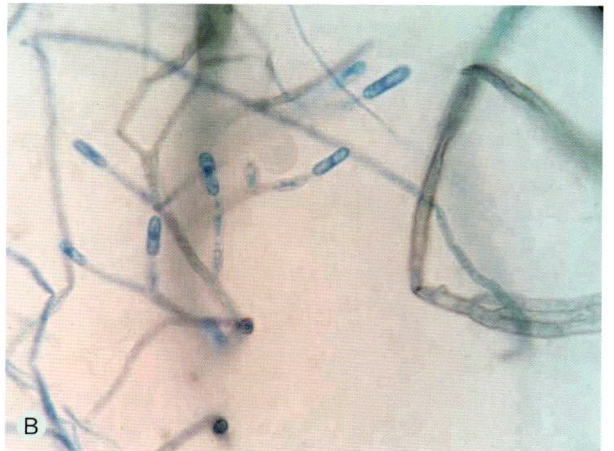

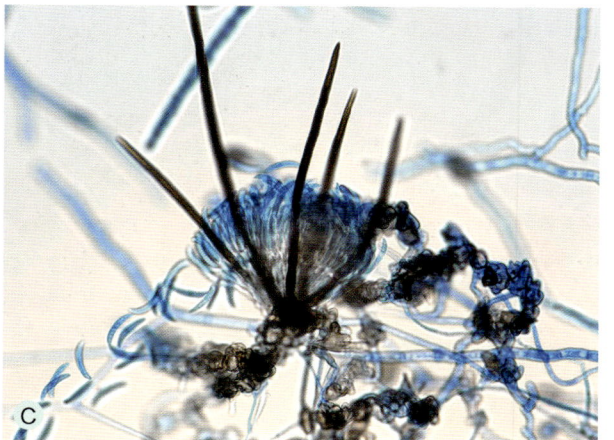

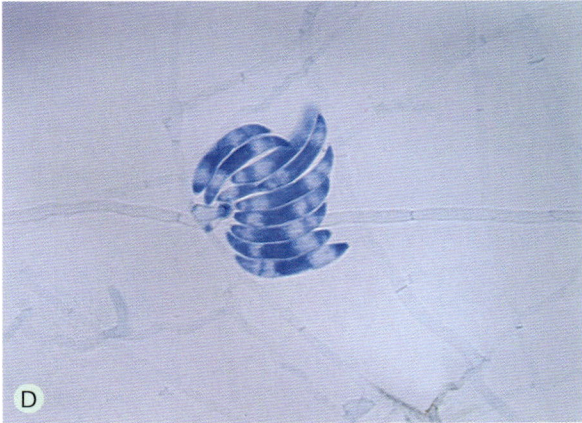

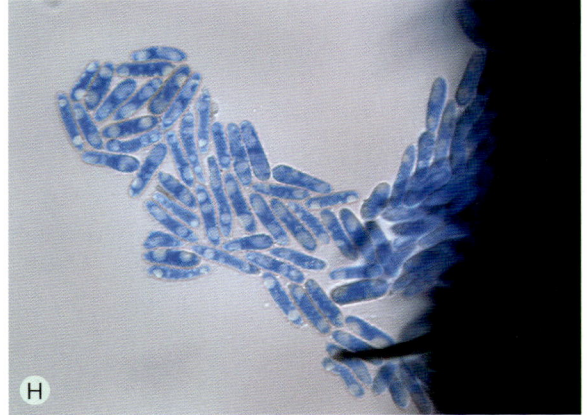

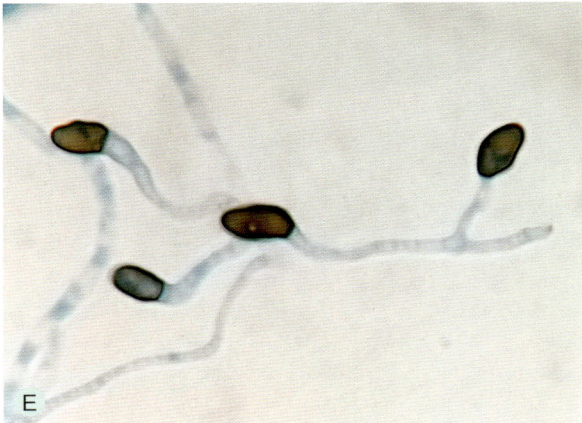

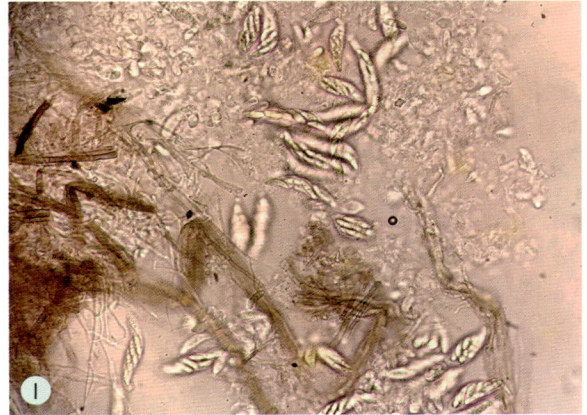

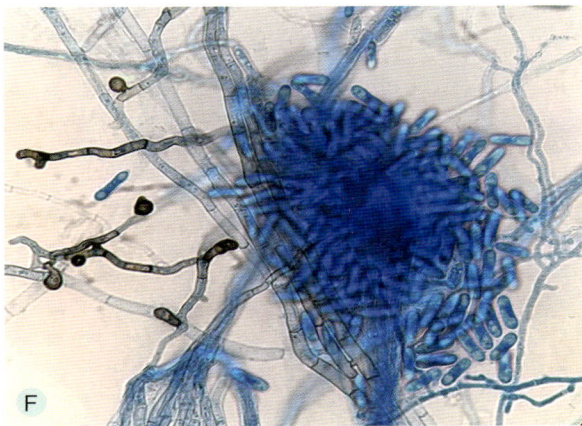

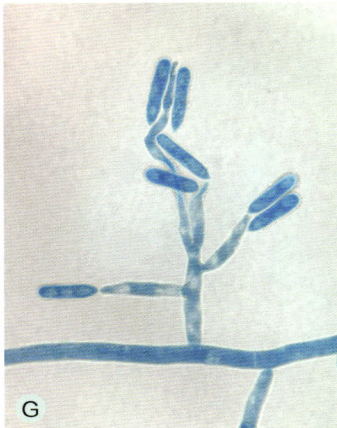

图 27-30-1　刺盘孢的镜下形态特征

A. 胶孢刺盘孢(角膜感染刮片)革兰氏染色 ×1 000；B. 胶孢刺盘孢 PDA 28℃培养 5 日，乳酸酚棉蓝染色 ×400；C. 平头刺盘孢(刚毛和附着孢及分生孢子盘) SDA 28℃培养 14 日，乳酸酚棉蓝染色 ×400；D. 平头刺盘孢(分生孢子由气生菌丝产生) SDA 28℃培养 2 日，乳酸酚棉蓝染色 ×1 000；E. 平头刺盘孢(附着孢) SDA 28℃培养 7 日，乳酸酚棉蓝染色 ×1 000；F. 果生刺盘孢(分生孢子和附着孢) PDA 28℃培养 7 日，乳酸酚棉蓝染色 ×1 000；G. 暹罗刺盘孢(分生孢梗及分生孢子) PDA 28℃培养 2 日，乳酸酚棉蓝染色 ×1 000；H. 暹罗刺盘孢(闭囊壳及闭囊壳孢子) PDA 28℃培养 32 日，乳酸酚棉蓝染色 ×400；I. 暹罗刺盘孢(子囊果) ×400

(二) 培养特性

28℃下孵育，在 PDA 培养基上，菌落生长迅速，通常融合性生长，初期多为白色絮状或毛毡状菌落，后期可呈白色、黄褐色至棕灰色，也有绿色或淡紫色，有些种在培养 3 日后开始从菌落中间出现菌核或黄色分生孢子团，也可形成黄白相间或黑白相间放射状同心圆菌落(图 27-30-2B、C)。37℃生长不良。

刺盘孢的菌落形态特征图 27-30-2。

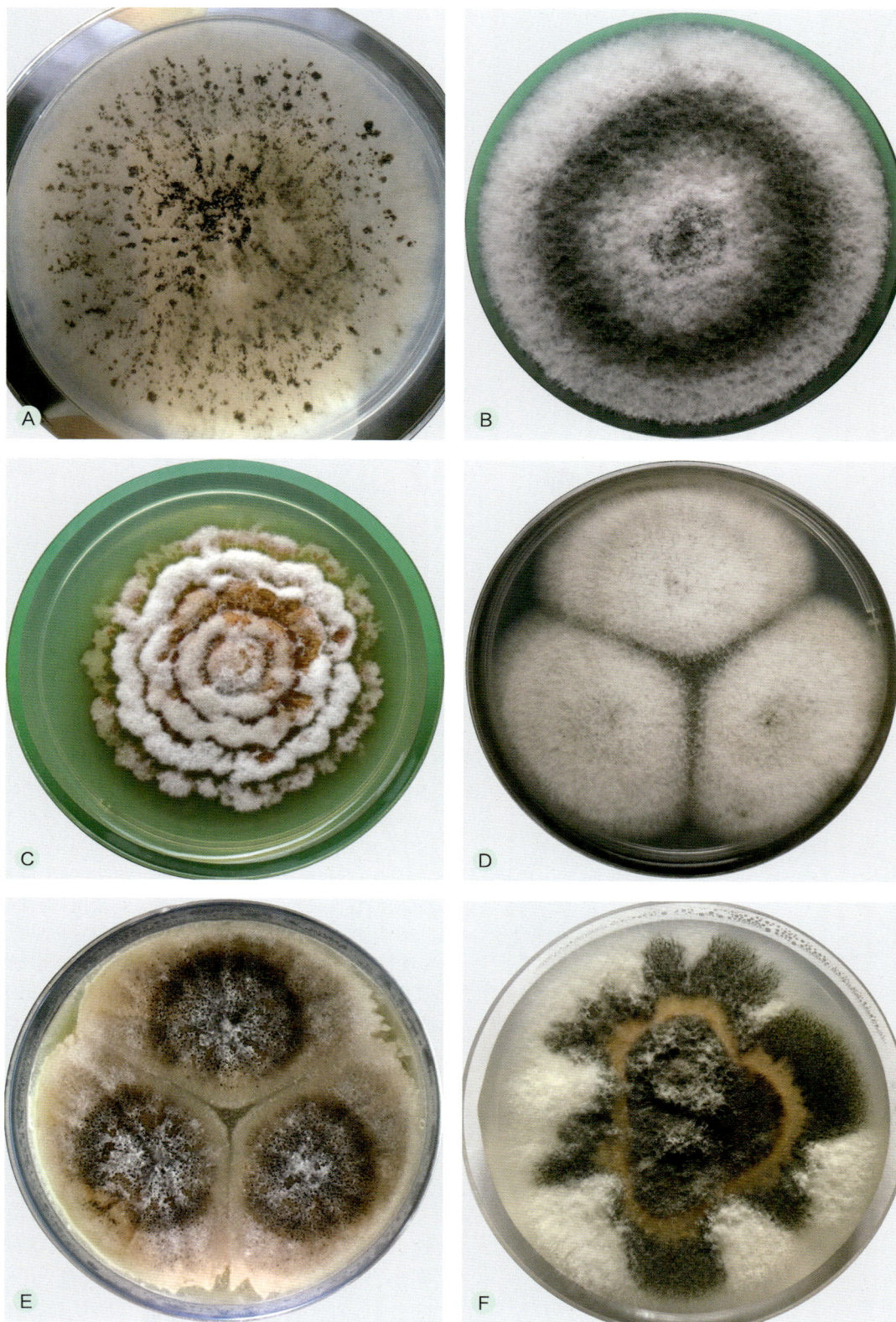

图 27-30-2　刺盘孢的菌落形态特征

A. 胶孢刺盘孢 PDA 28℃培养 14 日；B. 平头刺盘孢 PDA 25℃培养 7 日；C. 果生刺盘孢 PDA 28℃培养 10 日；D. 暹罗刺盘孢 SDA 28℃培养 5 日；E. 大豆刺盘孢 PDA 25℃培养 10 日；F. 茉莉刺盘孢 PDA 25℃ 培养 7 日

三、鉴定与鉴别

形态学鉴定方面,刺盘孢属镰刀形分生孢子易与镰刀菌属混淆,圆柱形分生孢子易与柱孢霉属混淆,需根据菌落形态、颜色、附着孢、刚毛、菌核的有无等特征以区分。Josep Cano 等描述了临床相关 5 种刺盘孢的鉴定要点,刺盘孢种类繁多,其培养特征,菌落生长速度,分生孢子的形状和大小,以及分生孢子和菌丝附着孢是用于分类的主要特征,但单纯依据形态学进行分类并不可靠。5 种临床相关刺盘孢形态鉴别见表 27-30-1。

分子生物学鉴定方面,ITS 序列分析只能将刺盘孢鉴定到属水平,鉴定到种水平需要多位点序列分析 EF-1α、β- 微管蛋白(β-tubulin)、钙调蛋白(calmodulin)、RPB2 序列等。

表 27-30-1 5 种临床相关刺盘孢形态鉴别

种	菌核	附着孢	分生孢子
粒状刺盘孢 C. coccodes	有,球形	边缘整齐	直,纺锤形,末端突然变细 大小:(16~22)μm × (3~4)μm
葫芦刺盘孢 C. crassipes	无	边缘锯齿状或有深裂纹	直,圆柱形,顶端钝圆,基底截平 大小:(11~20)μm × (6~8)μm
束状刺盘孢 C. dematium	有,圆锥形	边缘整齐或轻度不规则裂纹	镰刀形,纺锤形,末端逐渐变细 大小:(19~25)μm × (2.5~3.5)μm
胶孢刺盘孢 C. gloeosporioides	无	边缘整齐,偶有裂纹	直,圆柱形,顶端钝圆,基底截平 大小:(6~25)μm × (4~6)μm
草坪刺盘孢 C. graminicola	有,不规则形	边缘非常不整齐	镰刀形,纺锤形,末端逐渐变细 大小:(24~28)μm × (4~6)μm

四、抗真菌药物敏感性

目前缺乏较大数据药物敏感资料,有文献报道 3 株临床分离胶孢刺盘孢有相似的药敏结果:对两性霉素 B、伊曲康唑、咪康唑、米卡芬净、伏立康唑敏感,对氟胞嘧啶,氟康唑,5- 氟胞嘧啶,那他霉素相对耐药,但是 Reina Llamos 报道的 2 株平头刺盘孢仅对两性霉 B 显示敏感,对唑类和棘白素类均显示很高的 MIC 值。Martins Castro 等测定 C. gigasporum 测定抗真菌药物的 MIC 值普遍偏高,除了两性霉素 B(1μg/ml)外,都在 2μg/ml 以上。粒状刺盘孢对两性霉素 B 的 MIC 值在0.03~16μg/ml 或 >16μg/ml,伊曲康唑的 MIC 值 0.06~16μg/ml 或 >16μg/ml。束状刺盘孢对两性霉素 B 的 MIC 值在 0.25μg/ml,而伊曲康唑、咪康唑、氟康唑、5- 氟胞嘧啶均在 >4μg/ml。

五、临床意义

刺盘孢属是常见植物病原真菌,广泛分布于热带、亚热带及温带国家和地区,可以引起多种植物炭疽病。刺盘孢形态学上属于人工分类的腔孢纲,自然环境中通常是从分生孢子盘产生,因此与丝胞纲通过吸入感染途径不同,刺盘孢感染途径多为直接植入。因此刺盘孢引起的人感染多有植物接触的外伤史,但也有免疫功能正常无外伤史的角膜炎和免疫缺陷患者皮下或系统感染病例报道。

(陈杏春 徐和平)

第三十一节 帚 枝 霉 属

一、分类与命名

帚枝霉属(Sarocladium)隶属于真菌界(Fungi),子囊菌门(Ascomycota),子囊菌亚门(Pezizo-mycotina),粪壳菌纲(Sordariomycetes),肉座菌目(Hypocreales),Sarocladiaceae 科。该属目前已知有 21 个种,其中主要 4 种可致人类感染,包括基利帚枝霉(S. kiliense)、直立帚枝霉(S. strictum)、米帚枝

霉（*S. oryzae*）及 *S. bacillisporum*。以前帚枝霉归属于枝顶孢（*Acremonium*），基于分子生物学以及种系发生将部分帚枝霉从枝顶孢属独立分离。

二、生物学特性

（一）形态与染色

该菌属主要特点为菌丝透明、分隔，分生孢子梗直立、细窄，可存在分枝。瓶梗常可见基底部分隔，锥形壁薄光滑，末端变细，顶点产生透明的分生孢子。分生孢子细长，无分隔，光滑，大小为（3.5~14）μm ×（0.5~2）μm，可呈梭形、圆柱状，呈链状或假头状排列。部分菌种可见厚壁孢子。

（二）培养特性

帚枝霉菌落生长较快，25℃ PDA 培养基 14 日菌落直径为 1~3cm，最适生长温度为 20~25℃，部分种可耐受 37℃。菌落可呈黏质、坚实或轻微羊毛状、扁平或褶皱，部分帚枝霉中间凸起，可见放射状沟纹。菌落正面可呈白色、淡黄色、粉红及橙色；背面无色、淡黄色或粉红色。

帚枝霉的形态特征见图 27-31-1。

三、鉴定与鉴别

（一）属间鉴别

应与镰刀菌属产生假头状结构的菌种鉴别，帚枝霉无大分生孢子，仅有假头状结构。枝顶孢菌分生孢子梗分枝少见，帚枝霉可存在分枝。枝顶孢的菌丝常见大量菌丝缠绕，而帚枝霉的菌丝很少缠绕，帚枝霉的分生孢子长圆柱形，而枝顶孢的分生孢子短小的卵圆形，推荐利用分子生物学方法加以区分。

（二）属内鉴定

ITS 和 / 或 D1/D2 序列可用于帚枝霉的分子生物学鉴定。属内鉴别见表 27-31-1。

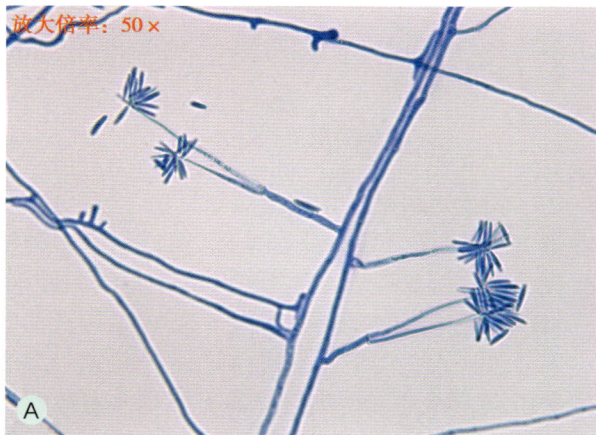

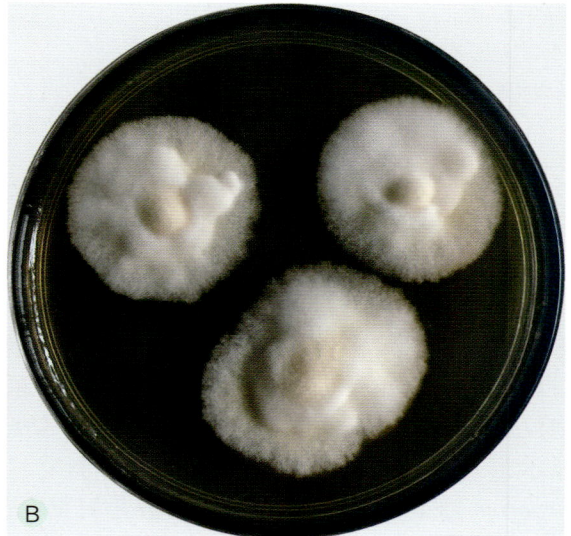

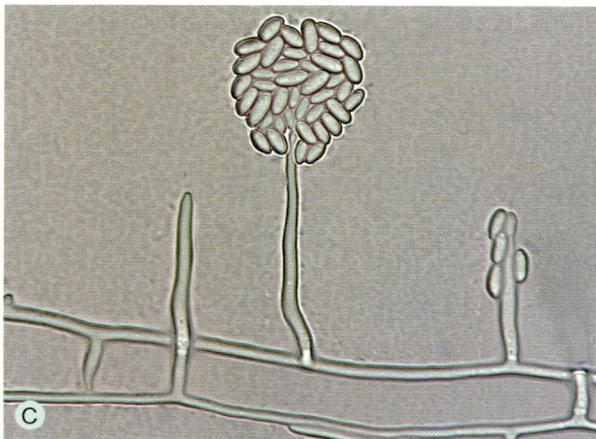

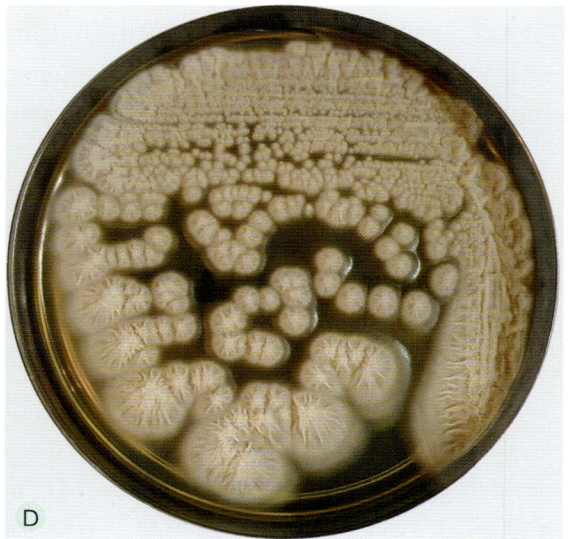

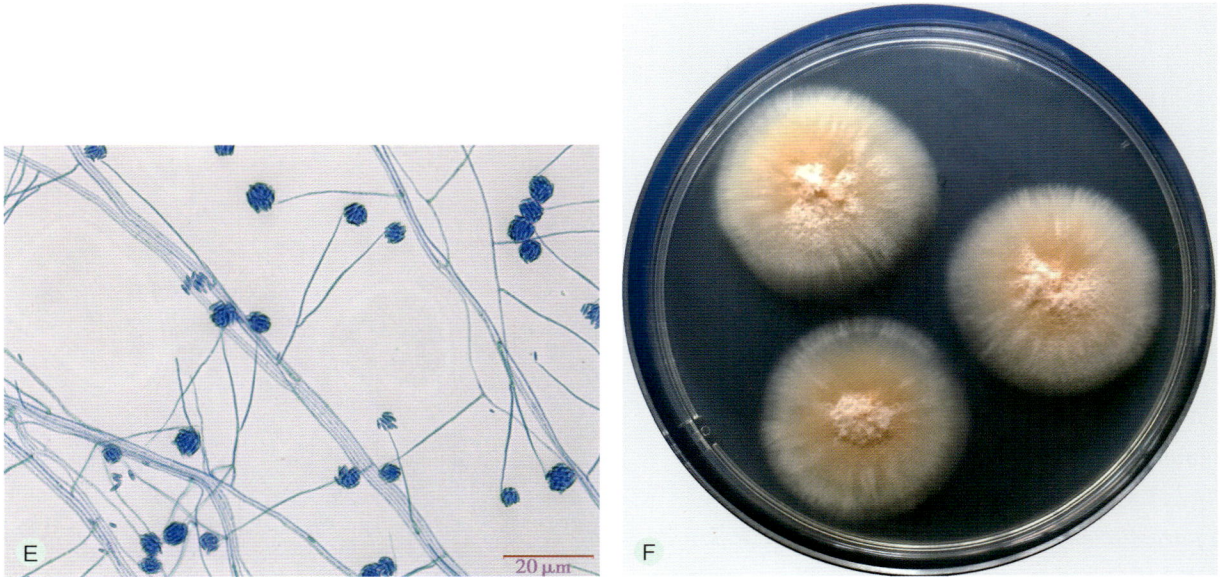

图 27-31-1 帚枝霉的形态特征

A. 米帚枝霉 PDA 28℃培养 7 日，乳酸酚棉蓝染色 ×1 000；B. 米帚枝霉 PDA 28℃培养 11 日；C. 直立帚枝霉 PDA 28℃培养 4 日 ×1 000；D. 直立帚枝霉 SDA35℃培养 14 日；E. 基利帚枝霉 PDA 28℃培养 3 日，乳酸酚棉蓝染色 ×400；F. 基利帚枝霉 SDA 28℃培养 9 日

表 27-31-1 4 种主要帚枝霉属内鉴别

菌种	菌落直径 PDA 14 日	菌落颜色正/反	分生孢子形状大小 /μm	温度耐受		
				30℃	35℃	37℃
基利帚枝霉	36~46mm	灰白或浅橙/无色	椭圆形、圆柱形 (3~6)×(1~1.5)，培养 3 周可见厚壁孢子	+	+	+
直立帚枝霉	30~45mm	灰白或浅橙/无色	椭圆形、圆柱形 (3.3~7)×(0.9~1.8)，培养 3 周没有厚壁孢子	+	+	+
稻帚枝霉	23~34mm	白或浅粉/浅黄	椭圆形 (4~7)×(1~2)	+	+	+
S. bacillisporum	20~24mm	白/无色	棒柱形 (4~6)×(1~2)	+	−	−

注：+，阳性；−，阴性。

四、抗真菌药物敏感性

基利帚枝霉对目前可使用的抗真菌药物多数耐药，两性霉素 B 为目前抗帚枝霉的经验用药。体外试验显示两性霉素 B 与伏立康唑的 MIC 值略低，但临床疗效并不确定。泊沙康唑体外 MIC 值较高，但可降低实验动物真菌载量，延长生存期。

五、临床意义

帚枝霉是广泛分布于土壤、植物、水和腐烂木材的真菌，是植物病原菌同时也是机会致病菌，可造成多部位的感染。可引起人溃疡性、结节性透明丝孢霉病，在免疫正常人群可引起外伤后的局部感染、甲癣、足菌肿、结膜炎、眼内炎、心内膜炎、腹膜炎等感染。在免疫力缺陷患者如 HIV 阳性、移植、透析、实体肿瘤以及血液恶性肿瘤患者，可造成侵袭性和播散性感染，此外，偶有免疫力正常患者侵袭性感染的报道。

（徐春晖 徐和平）

第三十二节　暗色枝顶孢属

一、分类与命名

暗色枝顶孢属(*Phaeoacremonium*)隶属于真菌界(Fungi),子囊菌门(Ascomycota),子囊菌亚门(Pezizomycotina),粪壳菌纲(Sordariomycetes),Togniniales 目,Togniniaceae 科。目前该属有 46 个种,已知对人体致病的有 9 个种,寄生暗色枝顶孢(*P. parasiticum*)、*P. alvesii*、*P. griseobrum*、*P. krajdenii*、*P. inflatipes*、*P. rubrigenum*、*P. sphinctrophorum*、*P. tardicrescens* 和 *P. venezuelense* 等。可造成机会感染,最常见为寄生暗色枝顶孢,原名为寄生瓶霉(*Phialophor parasitica*),引起的感染以足菌肿为主。

二、生物学特性

(一) 形态与染色

菌丝分枝分隔,开始为透明菌丝,时间延长可呈棕色,壁粗糙。菌丝单个或密集呈束。分生孢子梗多数长且分枝,棕色,直立,末端变得较淡,1~7 个分隔,无分枝的分生孢子梗有时在基底部轻微膨大,瓶梗棕色,端生或侧生,细长管状结构,安瓿瓶状或圆柱形,尖端变细后有膨胀形成不明显漏斗状瓶梗,大小为 15~50μm。分生孢子圆形,透明,薄壁,圆柱形或香肠形,大小为 (3~6) μm × (1~2) μm,由于产生大量具有强黏性黏液使分生孢子聚集成团。随着培养时间延长可见分生孢子内脂滴样结构(7~14 日后)。

(二) 培养特性

菌落生长缓慢,小山羊皮状,有放射状沟纹,起初白到灰色,随着时间延长可呈现淡黄色、棕色或橄榄色。背面暗黄色。在 OA 培养基上,菌落平坦至粉末状,橄榄棕色。最高生长温度为 40℃。

暗色枝顶孢的形态特征见图 27-32-1。

ITS 和 β-tubulin 序列分析可用于暗色枝顶孢鉴定。

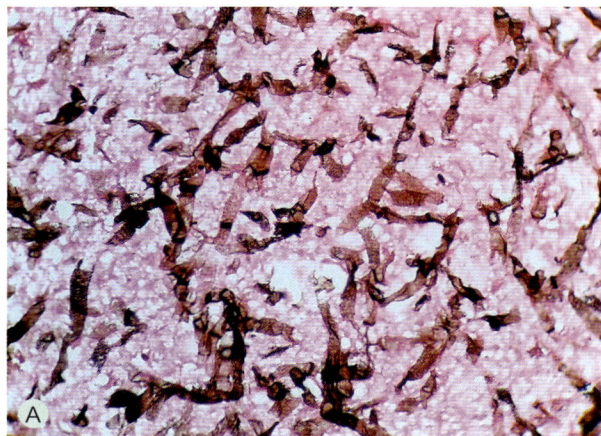

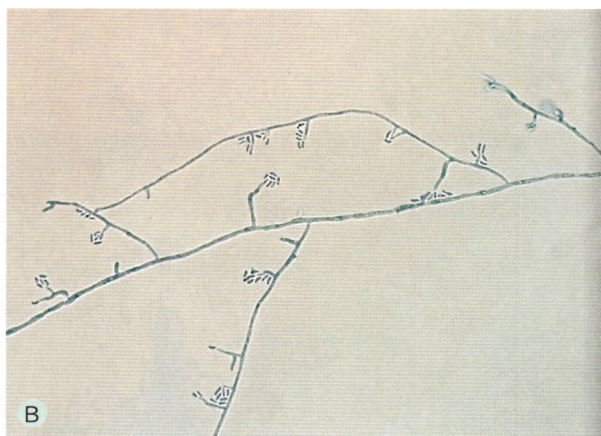

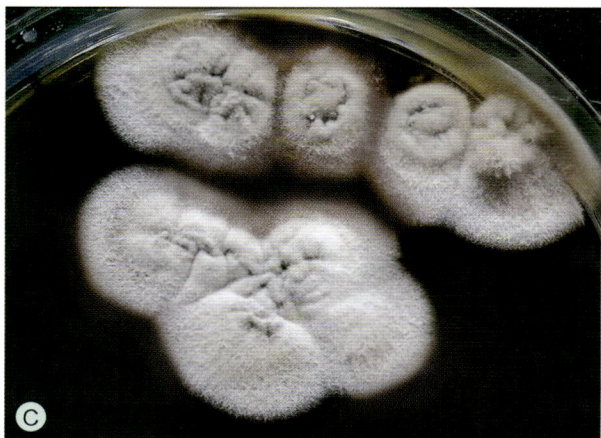

图 27-32-1　暗色枝顶孢的形态特征

A. 组织内暗色菌丝银染色 ×1 000;B. PDA 28℃培养 5 日,乳酸酚棉蓝染色 ×200;C. SDA 28℃培养 7 日

三、鉴定与鉴别

（一）属间鉴别

暗色枝顶孢和枝顶孢（*Acremonium*）和瓶霉（*Phialophora*）在镜下形态相似，和枝顶孢的区别是本菌产生有色素的菌丝，与瓶霉的区别是瓶霉有领状产孢口和瓶状的产孢细胞。

（二）属内鉴定

除寄生暗色枝顶孢的分生孢子梗长且大量分枝外，其他暗色枝顶孢的分生孢子梗短且不分枝或很少分枝。*P. griseobrum* 在 MEA 平板上快速生长，菌落白色到米白色逐渐变为褐色。*P. rubrigenum* 在燕麦培养基上无黄色色素。*P. alvesii* 在燕麦培养基上有黄色色素沉着，37℃生长。*P. sphinctrophorum* 的分生孢子分隔处有明显缩缢痕。*P. krajdenii* 菌落表面暗褐色，菌丝体疣状，单瓶梗底部延长成安瓿形，37℃生长，42℃不生长。*P. tardicrescens* 生长缓慢，菌落棕色到橄榄褐色，瓶梗圆柱形或锥形。*P. venezuelense* 在燕麦培养基上橙灰色到浅棕色。

四、抗真菌药物敏感性

两性霉素 B 和泊沙康唑药物在体外试验中，对临床分离的暗色枝顶孢有较好的活性，体外试验其 MIC ≤ 2μg/ml。*P. alvesii*、*P. inflatipes*、*P. krajdenii* 对棘白菌素类、伊曲康唑、氟康唑的体外 MIC 值普遍较高（＞4μg/ml）。寄生暗色枝顶孢、*P. inflatipes*、*P. krajdenii*、*P. rubrigenum* 对伏立康唑的 MIC 值在 0.5μg/ml 左右。

五、临床意义

寄生暗色枝顶孢可引起暗色丝孢霉病、关节炎、感染性心内膜炎、足菌肿等，真菌性足菌肿常由外伤接种引起的，甚至可引起体质衰弱患者播散性感染。

（徐和平）

第三十三节　黑孢霉属

一、分类与命名

黑孢霉属（*Nigrospora*）隶属于真菌界（Fungi），子囊菌门（Ascomycota），子囊菌亚门（Pezizomycotina），粪壳菌纲（Sordariomycetes），炭角菌亚纲（Xylariomycetidae），炭角菌目（Xylariales），梨孢假壳科（Apiosporaceae）。目前该属有 100 多个种，其代表菌种为 *Nigrospora sphaerica*。

二、生物学特性

（一）形态与染色

暗棕色菌丝分枝分隔，产孢细胞在菌丝侧生或端生，中间膨大，安瓿状，直径 8~11μm，透明，在逐渐变细的顶端产生单个分生孢子。分生孢子圆形或扁圆形，单个，黑色，壁光滑，有薄薄的狭小赤道沟，直径为 14~20μm。

黑孢霉镜下示意图见图 27-33-1。

（二）培养特性

该菌生长迅速，似羊毛或长发状，起初白色，后

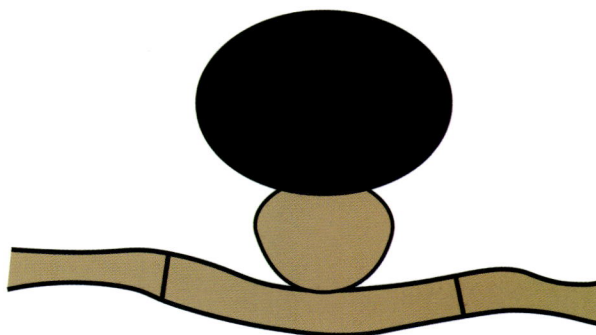

图 27-33-1　黑孢霉示意图

由于丰富的产孢逐渐变成棕色或黑色，菌落背面褐色或黑色。

黑孢霉的形态特征见图 27-33-2。

三、鉴定与鉴别

该菌的鉴定要点是产孢细胞安瓿状，分生孢子扁豆状，黑色，有赤道沟。

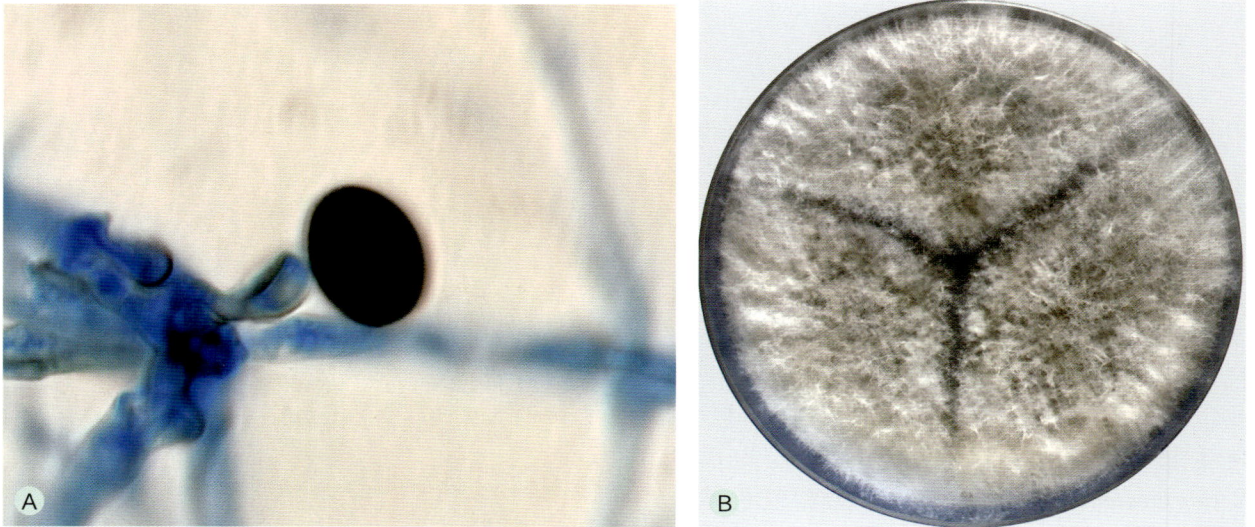

图 27-33-2 黑孢霉的形态特征
A. PDA 28℃培养 4 日, 乳酸酚棉蓝染色 ×1 000; B. SDA 28℃培养 5 日

四、抗真菌药物敏感性

对该菌的抗真菌药物敏感性资料较少, 两性霉素 B 的 MIC 通常 ≤1μg/ml, 卡泊芬净的 MIC 通常 ≥32μg/ml, 对其他抗真菌药物 MIC 高低不等, 通常 ≤32μg/ml。

五、临床意义

该菌主要是作为植物的病原菌, 常见于空气、土壤和各种植物谷物中, 是实验室常见的污染菌。对人类常见的反应是花粉热或哮喘, 并没有被广泛认为是一种真正的人类病原体, 仅有少数几例该菌导致角膜炎、肺部感染、皮肤和甲沟炎的报道。

(徐和平)

第三十四节　葡萄穗孢霉属

一、分类与命名

葡萄穗孢霉属 (Stachybotrys) 隶属于真菌界 (Fungi), 子囊菌门 (Ascomycota), 子囊菌亚门 (Pezizomycotina), 粪壳菌纲 (Sordariomycetes), 肉座菌亚纲 (Hypocreomycetidae), 葡肉座菌目 (Hypocreales), 肉座菌科 (Stachybotryaceae)。目前该属有 100 多个种, 其代表菌种为 S. chartarum。

二、生物学特性

(一) 形态与染色

菌丝透明、分隔; 而分生孢子梗透明或略带棕色, 初为单个细长, 壁光滑, 单个或分枝, 后逐渐变得分枝、厚壁、粗糙。分生孢子梗顶端产生 3~10 个瓶梗细胞, 瓶梗细胞透明或棕色, 椭圆形。分生孢子棕黑色、单细胞、卵圆形 (4.5~9μm), 壁光滑或粗糙, 通常簇生于瓶梗顶端, 厚壁孢子少见, 产于菌丝顶端。

葡萄穗孢霉和曼农孢霉的示意图见图 27-34-1。

(二) 培养特性

生长稍快, 在 28℃和 37℃均能生长, 菌落质地粉状, 颜色多样, 有白色、粉红、橙色或黑色, 菌落背面为白色、橙色或黑色。

葡萄穗孢霉的形态特征见图 27-34-2。

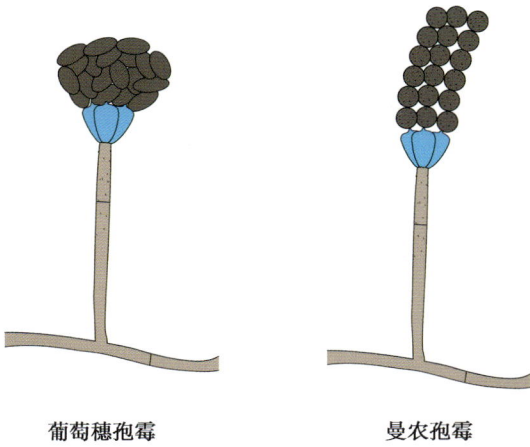

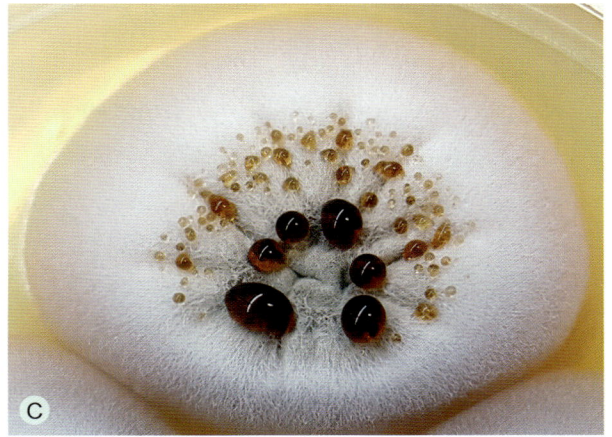

图 27-34-1 葡萄穗孢霉与曼农孢霉示意图

（图中标注）葡萄穗孢霉　　曼农孢霉

图 27-34-2 葡萄穗孢霉的形态特征

A. PDA 28℃培养 21 日，乳酸酚棉蓝染色 ×1 000；B. SDA 28℃培养 21 日；C. CHROMagar 28℃培养 14 日

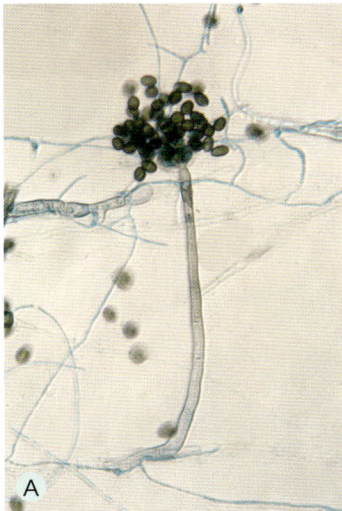

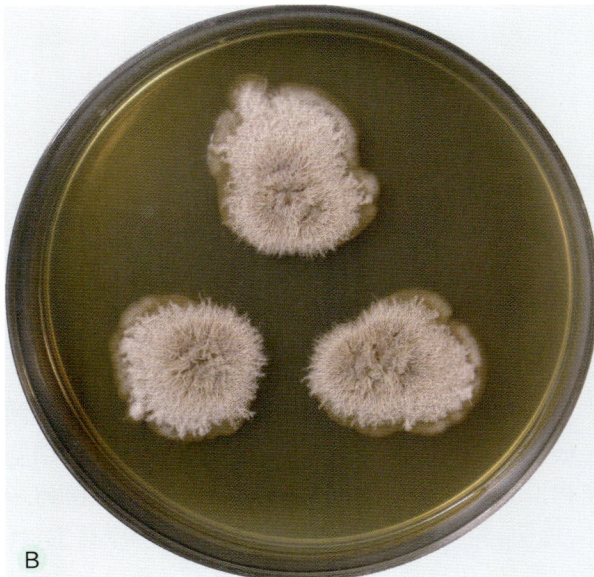

三、鉴定与鉴别

应注意葡萄穗孢霉与曼农孢霉属（*Memnoniella*，曾译为刺黑乌霉）区别，曼农孢霉属生长较快，28℃和 35℃均能生长，初为白色或乳白色、微绒毛菌落，延长培养颜色逐渐变为灰色、棕色，质地粉末状，部分菌株可产生水溶性棕色色素扩散于培养基中；镜下和葡萄穗孢霉属形态相似，但分生孢子不是簇生于瓶梗顶端，而是长链状排列。

曼农孢霉的形态特征见图 27-34-3。

亦有学者认为葡萄穗孢霉和曼农孢霉是同一种属，因为种系发生学上两者密切相关，ITS 和 β-tubulin 测序尚不足以分开两者。

四、抗真菌药物敏感性

对该菌的抗真菌药物敏感性资料尚缺。

五、临床意义

主要是引起植物的病害，一般不作为病原菌对待，但葡萄穗孢霉（如 *S. chartarum*）可以产生真菌毒素，和水质的污染、室内空气综合征（sick building syndrome）密切相关，被认为是有毒室内真菌（toxic indoor fungi），其产生的真菌毒素对人体有害，可以引起急性婴幼儿肺出血、哮喘，成人的气管出血、过敏和肺损伤，有时可导致严重甚至致死性伤害。

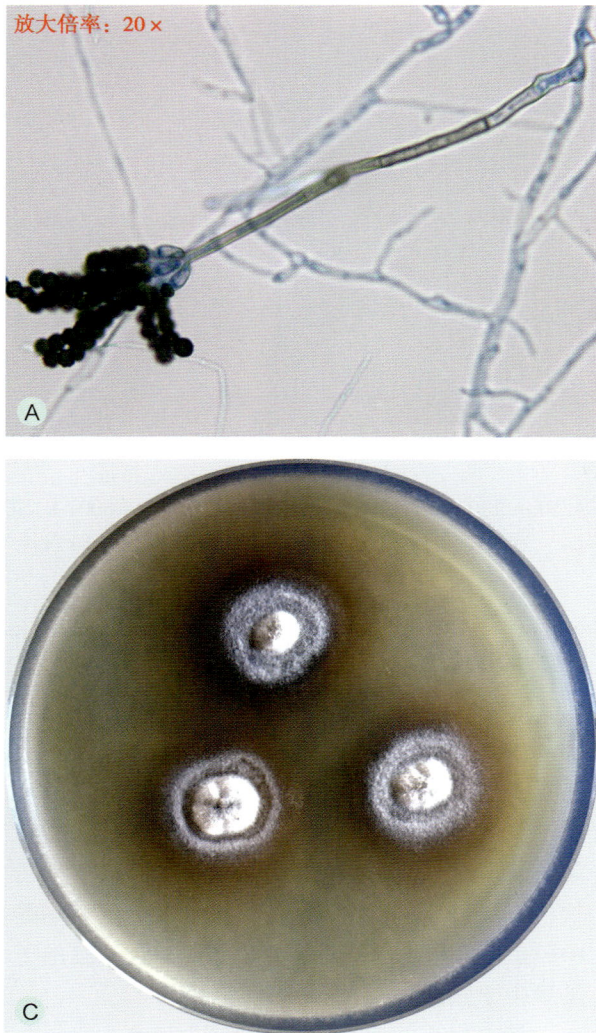

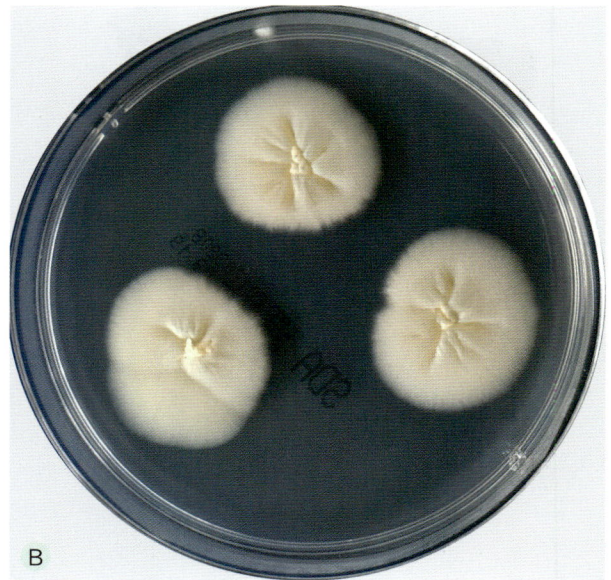

图 27-34-3　曼农孢霉的形态特征
A. PDA 28℃培养 5 日, 乳酸酚棉蓝染色 ×1 000；
B. SDA 28℃培养 10 日；C. PDA 28℃培养 15 日

（徐和平）

第三十五节　毛色二孢属

一、分类与命名

毛色二孢属（*Lasiodiplodia*）隶属于真菌界（Fungi），子囊菌门（Ascomycota），座囊菌纲（Dothideomycetes），葡萄座腔菌目（Botryosphaeriales），葡萄座腔菌科（Botryosphaericeae）。代表菌种为可可毛色二孢菌（*L. theobromae*）。目前该属在 Mycobank 中共记录约 50 个种。

二、生物学特性

（一）形态与染色

分生孢子梗和产孢细胞：分生孢子梗透明，圆柱形，偶有分隔，极少分枝，从分子孢子座底层细胞向内腔中央伸出；产孢细胞常与分生孢子梗为一体，透明，简单瓶梗，圆柱形或倒梨形，全壁芽生，环痕产孢，可观察到 1~2 个环痕（图 27-35-1A）。

子囊果(ascomata)：近球形,直径 0.5~0.8mm,深褐色到黑色,在宿主组织上发育,有 4~5 小口。子囊孢子单生或部分重叠,红棕色到深棕色,无隔,梭形到椭圆形,具狭圆形底端,壁光滑。

分生孢子最初为单细胞、透明,内含颗粒状物质、亚卵圆形、倒梨形或椭圆形,顶端钝圆,基部截平,厚壁,这个阶段会维持比较长的时间;成熟孢子有一个横向分隔,肉桂色至棕黑色,通常有纵向条纹,不同种的分生孢子大小差异较大,可可毛色二孢菌为 $(26.2 \pm 2.6)\mu m \times (14.2 \pm 1.2)\mu m$,长 / 宽 =1.9,在荧光染色下,未成熟分生孢子呈现亮丽的荧光,而成熟的棕色分生孢子不显示荧光(图 27-35-1C)。

侧丝(paraphyses)：透明圆柱形,有隔或无隔,偶有分枝,顶端膨大钝圆,可可毛色二孢菌最长约 $55\mu m$,$3~4\mu m$ 宽。

菌丝：镜下菌丝分隔,可同时呈现透明、浅绿色、深绿色或深棕色,代表菌丝生长不同阶段。

(二)培养特性

将菌株接种于 PDA 平板,25~40 ℃ 均能生长,28 ℃ 被认为是最适生长温度,部分菌株在 35 ℃ 能产生粉红色色素,菌株生长迅速,5 日内菌落直径大于 50mm,菌丝初为白色或灰色,生成大量绒毛状的气生菌丝,并可达到平皿盖上,约 10 日后菌丝逐渐收缩变墨绿色,紧贴在琼脂表面,并可形成突起墨绿色分生孢子器。偶尔有些菌株在成熟期可形成有性繁殖结构的闭囊壳,但多数形成无性繁殖结构的分生孢子器。分生孢子器为球形或瓶形具内腔,在腔内壁的四周表面细胞或底层细胞突起成为极短的分生孢子梗;具开口,通常有毛刺,约 5mm 宽。用镊子钳取突起部位,置于生理盐水或棉蓝染色中,用盖玻片轻压,镜下可看到分生孢子梗、分生孢子;反面灰褐色到灰黑色。

毛色二孢的形态特征见图 27-35-1。

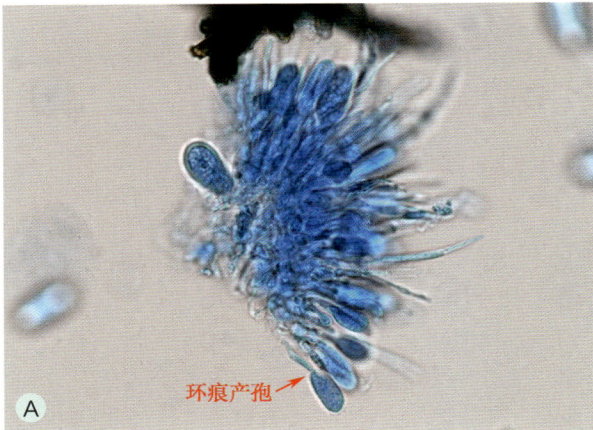

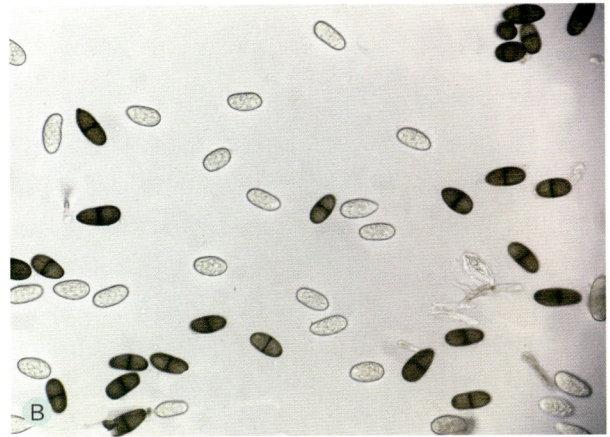

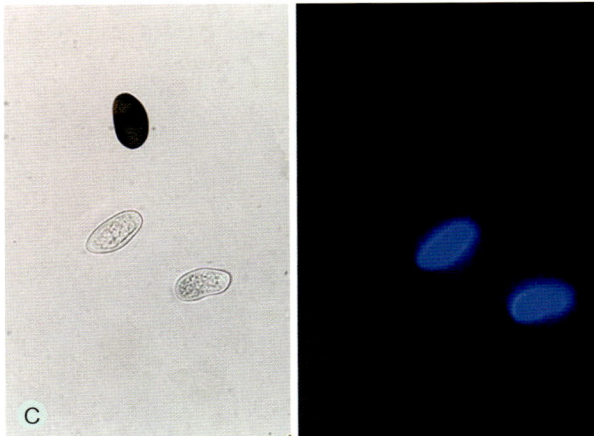

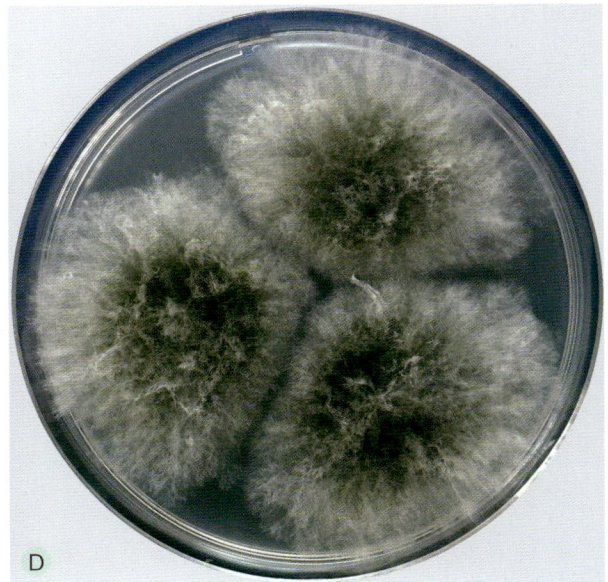

环痕产孢

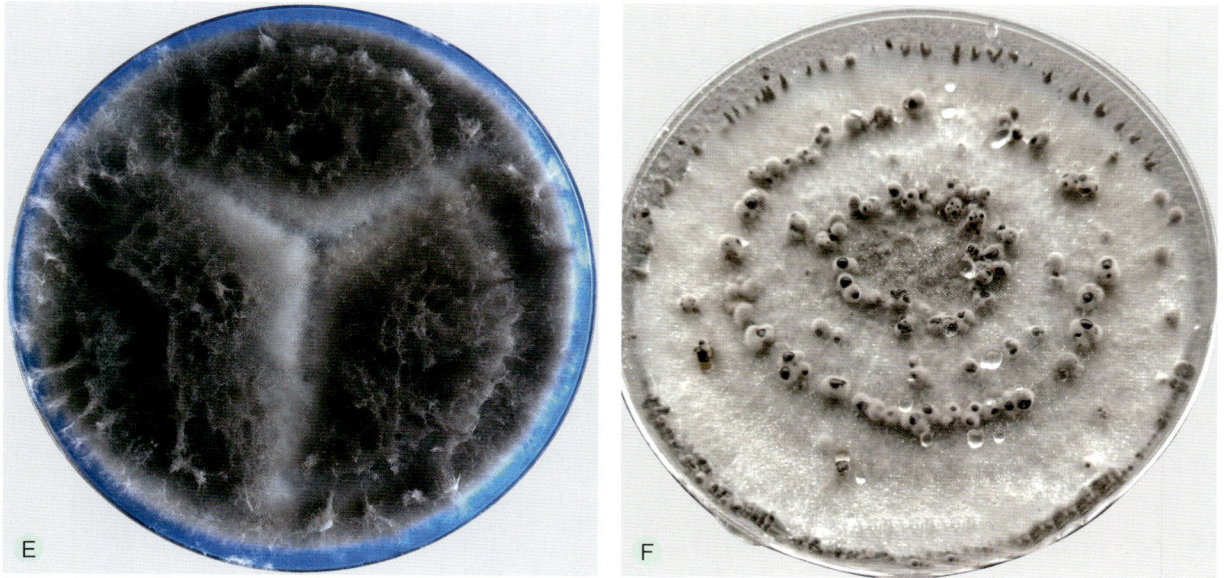

图 27-35-1　可可毛色二孢的形态特征

A. 产孢细胞和侧丝 PDA 28℃培养 28 日，乳酸酚棉蓝染色 ×1 000；B. 成熟（深色）和未成熟（浅色）分生孢子 ×400；
C. 分生孢子钙白荧光染色（未成熟孢子显色，成熟孢子不显色）×400；D. PDA 28℃培养 2 日；E. PDA 28℃培养 14 日；
F. 分生孢子座 SDA 28℃培养 30 日

三、鉴定与鉴别

毛色二孢菌曾被认为是同为葡萄座腔科色二孢属 *Diplodia* 的异名，但是从分子系统学和形态学两方面分析，这两个属存在着明显的差别，在菌落上，虽然色二孢属颜色变化、生长速度与毛色二孢相差不大，但是分生孢子明显较毛色二孢菌小，大小为（12.5~27）μm×（8.5~11.5）μm。分子生物学鉴定方面，ITS 序列分析只能将毛色二孢菌鉴定到属水平，鉴定到种水平需要多位点序列分析 TEF-1α、β- 微管蛋白（β-tubulin）、钙调蛋白（calmodulin）、RPB2 序列等。

四、抗真菌药物敏感性

目前缺乏较大数据药物敏感资料，有文献报道可可毛色二孢菌对两性霉素 B、伏立康唑敏感，对氟康唑和伊曲康唑耐药，临床治疗显示伏立康唑和两性霉素 B 有较好效果。

五、临床意义

毛色二孢属全球性分布，主要集中分布于热带、亚热带等赤道两边南北纬 40° 地区，在美国、澳大利亚、意大利等地也有分布，其中许多种类是 500 多种经济林木、果树的植物病原菌。毛色二孢属于人工分类的腔孢纲，分生孢子产生于分生孢子座内，因此极少引起吸入性感染，目前报道仅可可毛色二孢菌与人类感染有关，主要引起有植物接触外伤史患者角膜溃疡，也有导致免疫力低下患者鼻窦炎、皮下脓肿、甲真菌病、暗色丝孢霉病等报道。

（陈杏春　徐和平）

第三十六节　新柱顶孢属

一、分类与命名

新柱顶孢属（*Neoscytalidium*）隶属于真菌界（Fungi），子囊菌门（Ascomycota），座囊菌纲（Do-thideomycetes），葡萄座腔菌目（Botryosphaeriales），葡萄座腔菌科（*Botryosphaericeae*）。曾用名柱顶孢属（*scytalidium*），因柱顶孢属的多元性，于 2006 年分离出来成为新属，代表菌种为 *N. hyalinum*，被认

为与双间新柱顶孢（*N. dimidiatum*）同种，双间新柱顶孢也叫对半新柱顶孢。

二、生物学特性

（一）形态与染色

菌丝：曲折不规整，透明或浅灰，分枝，有隔，可从分枝产生链状的关节孢子。关节孢子：年幼时透明，较老时出现分隔，光滑，厚壁，形态多样，可为柱状、椭圆、矩形、正方形，每个孢子含 1~2 个细胞，大小为 (3.5~5.0) μm × (6.5~12.0) μm。分生孢子：由分生孢子器产生，偶尔在陈旧的培养物可见，黑色，圆形，直径为 110~300μm。分生孢子器单腔或多腔，也可聚集合并。无分生孢子梗，产孢细胞密集排列，透明，末端变细，大小为 (8~10) μm × 4μm，全壁芽生。分生孢子壁光滑或有小棘，壁薄，最初为单细胞，透明，后期有 1~3 个分隔，中间细胞暗棕色，圆柱形或纺锤形，顶端钝圆，底部截平，大小为 (12~20) μm × (4~8) μm。

（二）培养特性

菌落生长迅速，气生菌丝浓密毛发样，初为白色，逐渐转深褐色到黑色，有些菌株可生成深褐色分生孢子器。来自人体皮肤感染的菌株在培养中更倾向于黑色。值得注意的是，放线菌酮能抑制该菌生长，因此，使用添加放线菌酮的培养基可能会降低双间新柱顶孢的检出。常出现无色突变菌株，菌丝和关节孢子无色，菌落无色至灰色，背面淡黄色或黄色，缺乏黑色素的白色突变株常见，无色突变株被认为毒力较低。

新柱顶孢的形态特征见图 27-36-1。

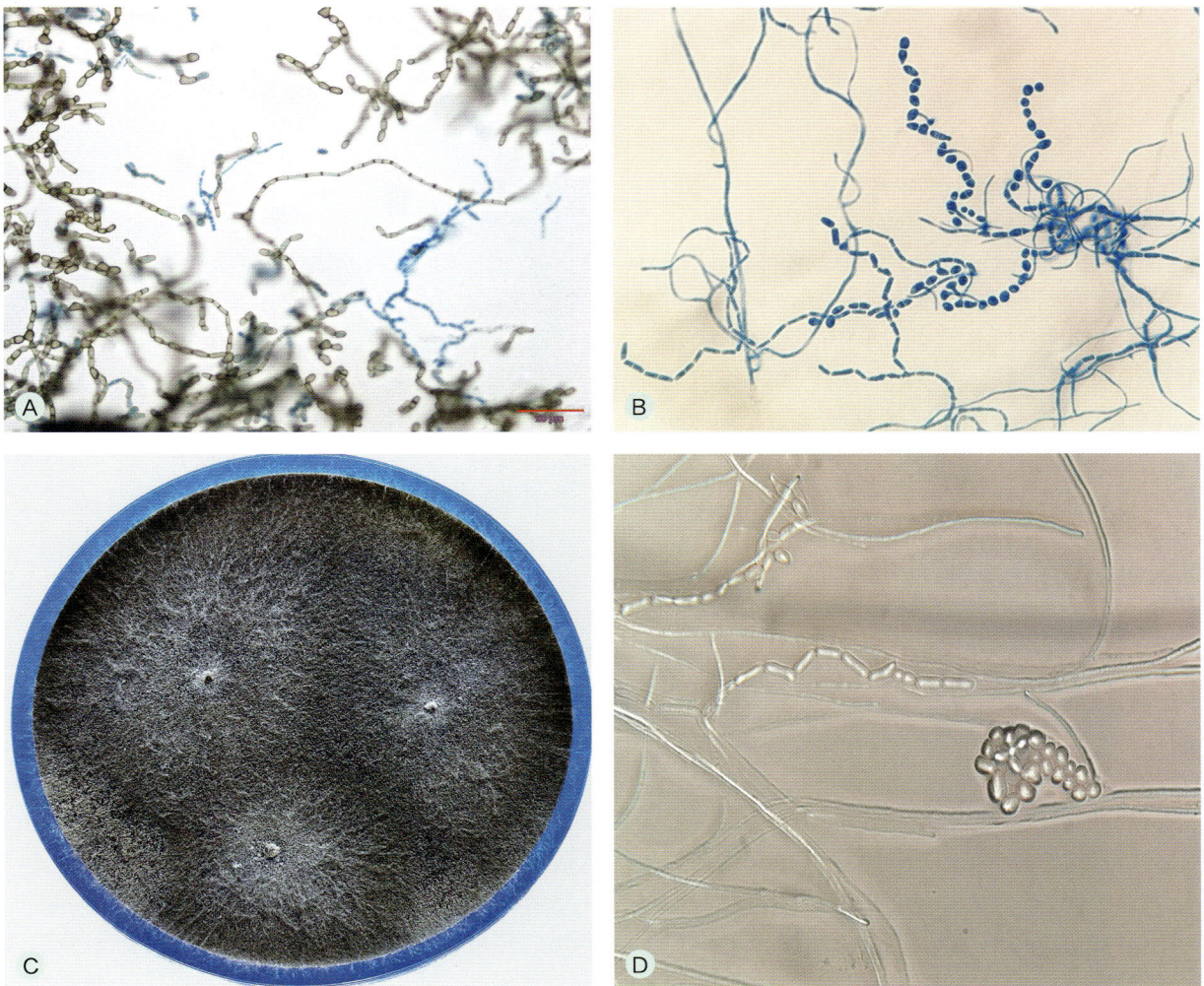

图 27-36-1 双间新柱顶孢的形态特征

A. 暗色关节孢子 PDA 28℃培养 4 日，乳酸酚棉蓝染色 ×400；B. 关节孢子 PDA 28℃培养 3 日，乳酸酚棉蓝染色 ×400；C. PDA 28℃培养 5 日；D. 关节孢子和分生孢子 PDA 28℃培养 32 日 ×1 000

三、鉴定与鉴别

应注意与葡萄座腔菌科其他属相鉴别,葡萄座腔科菌株生长均较快,菌落初为白色,后期墨绿或黑色,气生菌丝毛发状,但新柱顶孢能同时产生暗色关节孢子和分生孢子,可与葡萄座腔科其他属及地丝菌属相鉴别,地丝菌属为白色或浅黄色菌落,短绒状或近于粉末状,有同心圈,镜下关节孢子无色。

四、抗真菌药物敏感性

体外药敏试验显示,两性霉素 B 对新双间柱顶孢活性最强,伏立康唑、伊曲康唑、特比萘芬也有较低的 MIC 值,泊沙康唑结果相差较大,氟康唑、咪康唑、酮康唑、米卡芬净的体外 MIC 值较高。

五、临床意义

双间新柱顶孢主要存在于热带到亚热带环境,为植物机会病原菌,人类感染主要导致皮肤过度角化、指甲感染、足底真菌感染、眼内炎,严重时全身播散性感染。菌株在人体内产生的黑色素被认为是重要的致病因子。

(陈杏春　徐和平)

第三十七节　射盾子囊霉属

一、分类与命名

射盾子囊霉属(*Stephanoascus*),又名冠孢酵母属,隶属于真菌界(Fungi),子囊菌门(Ascomycota),酵母菌纲(Saccharomycetes),酵母菌目(Saccharomycetales),酵母菌科(Saccharomycetaceae)。射盾子囊霉属有很多种,包含西弗射盾子囊霉(*S. ciferrii*)、粉状射盾子囊霉(*S. farinosus*)、弗拉克射盾子囊霉(*S. flucculosus*)、微皱射盾子囊霉(*S. rugulosus*)、史密特射盾子囊霉(*S. smithiae*)等,该属的共同特征是有性生殖时形成子囊孢子,本节以西弗射盾子囊霉来介绍该属特性。

西弗射盾子囊霉曾用名类西弗念珠菌(*Candida allociferrii*),现改名为西弗念珠菌(*Candida ciferrii*),或 *Trichomonascus ciferrii*,是一种非常少见的机会致病菌。

二、生物学特性

(一)形态与染色

革兰氏染色为革兰氏阳性酵母样真菌孢子和细长的菌丝,孢子为单细胞、卵圆形,出芽生长。采用小培养法观察,可见丰富的菌丝体,分枝分隔。菌丝顶端膨大为产孢细胞,芽生出子囊孢子,孢子为单细胞、卵圆形状,排列紧密、大小不一,形成分生孢子簇;另外部分孢子沿菌丝排列生长。注意,有些菌株是类酵母样,而另一些菌株可能完全是菌丝体。

(二)培养特性

西弗射盾子囊霉在哥伦比亚血平板、巧克力平板、沙保罗、科玛嘉念珠菌显色平板上,35℃和28℃均能生长,但生长较为缓慢,初为圆形光滑小菌落,呈乳白色,类似酵母样菌落,科玛嘉念珠菌显色培养基上中心蓝色、边缘白色菌落。延长培养时间(3 日后),菌落开始呈镶嵌生长,质地硬,不易刮起研碎。培养 1 周后,逐渐变为奶油色(或略呈淡黄色)、粗糙大菌落,表面可见细微绒毛状气生菌丝,凸出平板生长,菌落中心呈脑回样或菜花状、菌落边缘皱折似花边。

射盾子囊霉的形态特征见图 27-37-1。

三、鉴定与鉴别

Vitek-2 Compact 全自动微生物分析系统及配套的 YST 鉴定卡可信度为 99%,重复鉴定率为100%,生化反应可同化利用大多数碳水化合物,包括半乳糖、木糖、蔗糖、D- 葡萄糖、D- 麦芽糖、D- 山梨糖、D- 海藻糖、D- 棉子糖、D- 甘露糖、L- 阿拉伯糖。并可同化利用乳酸盐、醋酸盐、葡萄糖酸盐、L- 苹果酸、丙三醇、木糖醇、D- 山梨醇、亮氨酸、精氨酸、酪氨酸等。

西弗射盾子囊霉需要与白念珠菌、隐球菌、毛

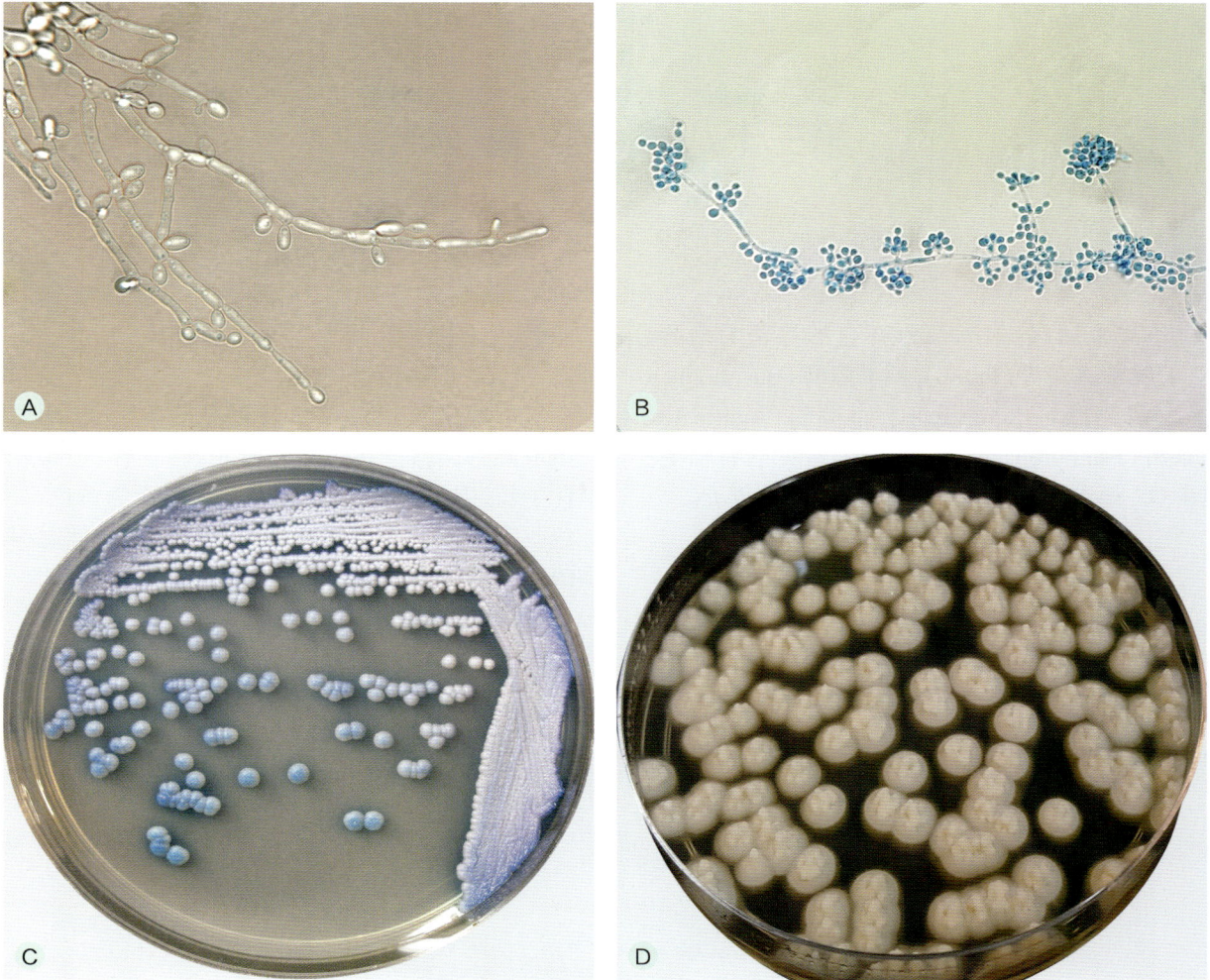

图 27-37-1　西弗射盾子囊霉的形态特征

A. PDA 28℃培养 12 日 ×1 000；B. PDA 28℃培养 16 日，乳酸酚棉蓝染色 ×400；C. CHROMagar 28℃培养 6 日；
D. SDA 28℃培养 8 日

孢子菌相鉴别。白念珠菌在科马嘉显色平板呈翠绿色，但其生长速度明显要快，菌落光滑奶油样，培养时间延长不会出现脑回状菌落变化，没有真菌丝，墨汁染色没有透明带。西弗射盾子囊霉墨汁染色有时亦可见薄薄的一层透明荚膜带，易与新型隐球菌相混淆，但隐球菌的酚氧化酶试验（+）、蜜二糖（-）、棉子糖（+）、卫矛醇（+）而西弗射盾子囊霉的结果相反。西弗射盾子囊霉早期绒毛状菌落，后逐渐变为脑回状形态，易与毛孢子菌相混淆，但毛孢子菌缺乏发酵碳水化合物的能力，镜下可见关节样菌丝。

四、抗真菌药物敏感性

有关该菌药物敏感性资料很少，笔者实验室对分离的 12 株西弗射盾子囊菌的药敏结果显示所有的菌株体外的 MIC 均为：5-氟胞嘧啶 ≤4μg/ml，

两性霉素 B ≤0.125μg/ml、氟康唑 ≤1μg/ml、伊曲康唑 ≤0.125μg/ml、伏立康唑 ≤0.06μg/ml。另有文献显示本菌对氟康唑和两性霉素表现出不同体外 MIC 值，对两性霉素 B 为 1~2μg/mL、氟康唑 ≥32μg/mL。

五、临床意义

对西弗射盾子囊霉的致病性研究相对较少，从现有的文献资料表明，该菌可能为人体表面或肠道中正常菌群，可从耳道分泌物、脑脊液、腹膜透析液和血液中均有分离的报道，有报道可导致甲真菌病、糖尿病患者的肺栓塞、儿童的血流感染。患者的临床病程长短不一，不仅累及老年患者，而且可在中青年患者发病，免疫力正常人群亦可发病。

（陈东科　徐和平）

第三十八节　小 鬼 伞 属

一、分类与命名

小鬼伞属（*Coprinellus*）在自然界是大型蘑菇类,隶属于真菌界（Fungi）,担子菌门（Basidiomycota）,伞菌纲（Agaricomycetes）,伞菌目（Agaricales）,鬼伞科（Psathyrellaceae）。临床上常见的有辐毛小鬼伞（*C. radians*）和 *C. cinereus*、*C. domesticus*。

二、生物学特性

(一) 形态与染色

菌丝粗大厚壁,透明分枝分隔,淡黄色。在菌丝的两侧和顶端产生短粗的分生孢子梗。分生孢子单细胞,两端钝圆腊肠形,常呈 S 形或 C 形弯曲,簇生在分生孢子梗周围或菌丝侧。

(二) 培养特性

本菌生长较快,2~3 日可见菌落生长,两周基本成熟。菌落淡黄色或粉红色、棉花样,边缘发散性生长,中央突起,颜色深黄色。背面为黄色、黄棕色。多次传代颜色逐渐消失,生长变慢,低温保存菌株不易复活。

小鬼伞的形态特征见图 27-38-1。

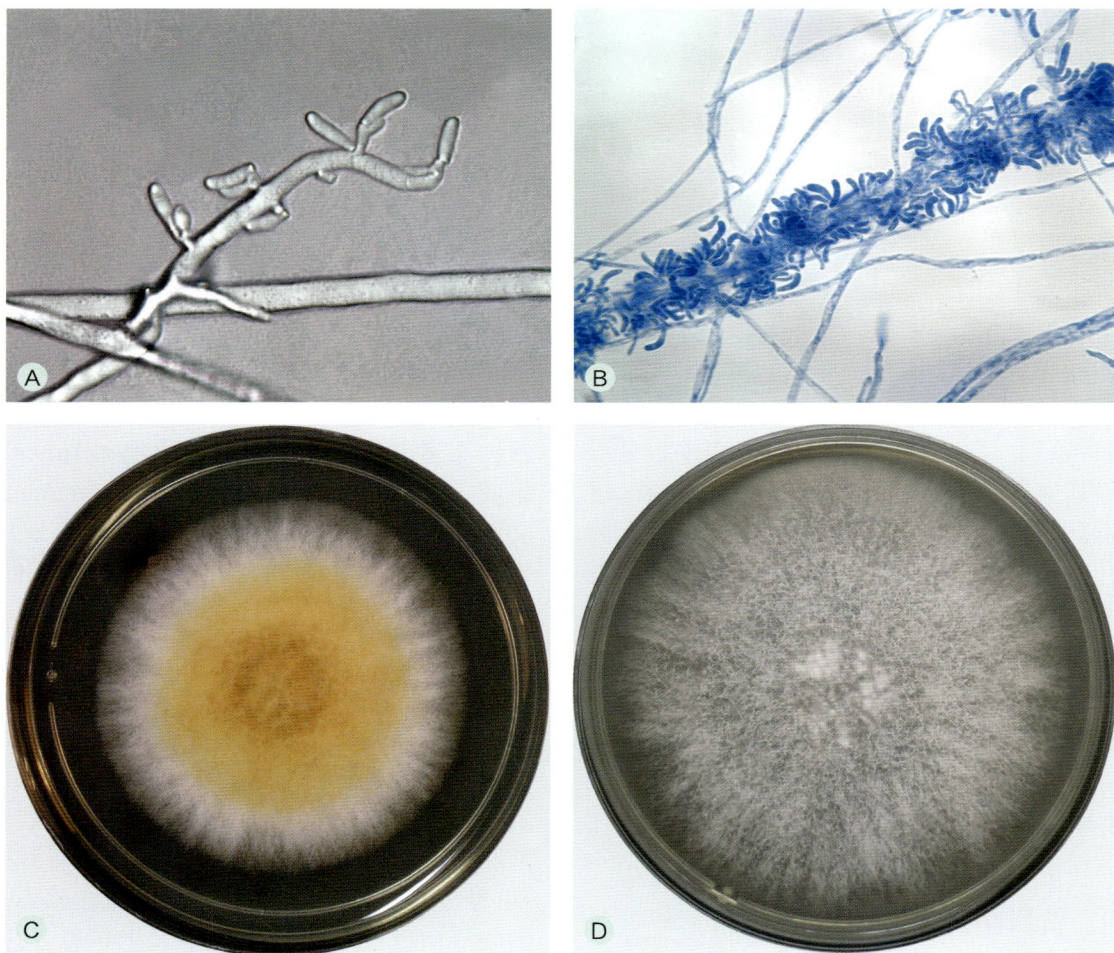

图 27-38-1　辐毛小鬼伞的形态特征

A. PDA 28℃培养 3 日 ×2 000；B. PDA 28℃培养 4 日,乳酸酚棉蓝染色 ×1 000；C. SDA 28℃培养 8 日；
D. PDA 28℃培养 7 日

三、鉴定与鉴别

（一）属间鉴别

该菌从菌落和孢子形态易与镰刀菌相混淆。但该菌不产生大分生孢子，小分生孢子腊肠样，两端钝圆。

（二）属间鉴定

C. cinereus 分生孢子梗高度分化，有黏稠的分生孢子头，分生孢子壁光滑，3.5~6.0μm 长。C. domesticus 分生孢子梗常未分化，通常没有明显的分生孢子头，分生孢子壁光滑或疣状，4~15um 长。

四、抗真菌药物敏感性

有限的体外药敏结果显示，辐毛小鬼伞对两性霉素 B、伏立康唑、伊曲康唑、酮康唑的 MIC 值较低，对 5-氟胞嘧啶和氟康唑的 MIC 值很高。

五、临床意义

有关该菌的致病性罕见报道，但笔者分离的几株辐毛小鬼伞都是从糖尿病足、腹腔引流液和皮肤溃疡伤口中分离到，该菌有可能导致这些部位的感染，但亦不能排除污染可能。

（陈东科　徐和平）

第三十九节　帚霉属与小囊菌属

一、分类与命名

小囊菌目（Microascales）中，与医学相关的属有 Knoxdaviesia 属、节荚孢霉属（Lomentospora）、小囊菌属（Microascus）、帚霉属（Scopulariopsis）、赛多孢霉属（Scedosporium）、Petriella、Pithoascus、伪帚霉属（Pseudoscopulariopsis）、Trichurus 和 Triadelphia 属等。根据最新的种系研究结果，这些属中的绝大多数命名发生了很大的变化，其中帚霉属内包含 99 个种，常见有包括顶孢帚霉（S. acremonium）、车叶草帚霉（S. asperula）、短帚霉（S. brevicaulis）、念珠帚霉（S. candida）、黄帚霉（S. flava）、可宁帚霉（S. koningii）、S. brumptii、S. fusca、S. pulvinata。小囊菌属（Microascus）之前被认为是帚霉属的有性期，但多位点分种系分析的结果显示二者是两个明显不同的支，因此现在把它们归为两个不同的属。常见的有灰白小囊菌（M. cinereus）、卷毛小囊菌（M. cirrosus）、交错小囊菌（M. intricatus）、钟形小囊菌（M. campaniformis）、泡状小囊菌（M. alveolaris）、疣状小囊菌（M. verrucosus）、纤细小囊菌（M. gracili）、M. paisi、M. trigonosporus。布朗帚霉（S. brumptii，现改名为 Microascus paisi）。

二、生物学特性

（一）形态与染色

帚霉镜检可见分隔菌丝，可成束，无色分枝。分生孢子梗菌丝样、简单或分枝。可存在单独的、圆瓶状或柱状环痕梗，成簇或形成帚状枝；环痕梗呈圆柱形和轻微膨胀，有环痕孢子。帚状枝较少，向基性产孢，分生孢子是单细胞、球形到梨形、底部平切、顶部圆形或稍尖，光滑或粗糙（带刺），形成链状孢子，自动卷曲或成团。

帚霉的镜下示意图见图 27-39-1。

小囊菌分生孢子梗多数不规则分枝，通常由 2~3 个在短枝上的团簇组成。有时，在营养菌丝上侧向形成，近透明，随菌龄变黑，壁光滑。基部是半透明、光滑、薄壁的烧瓶状或略显膨大的圆柱形产孢细胞。向基性产孢，分生孢子亚球形或椭圆形，平截的基部和圆形顶端，透明到黄棕、褐色、薄壁光滑，长链状排列。子囊果（ascomata）球形、黑色，乳突状或短圆柱的颈部，顶端乳突有孔无毛，子囊（asci）卵圆形，内含 8 个子囊孢子。子囊孢子新月状、淡黄色或金黄色，共用一个生殖孔。未见单生分生孢子或厚壁孢子。

（二）培养特性

帚霉菌落中等快速生长，28℃孵育 3~5 日后，菌落开始为白色颗粒状，不同菌种颜色有所不同，偶见紫色。1 周后形成直径达 2cm 的白色毡样菌落，以后菌落逐渐成灰褐色、棕褐色粉末状，边缘淡黄色，背面黄褐色。

帚霉的形态特征见图 27-39-2。

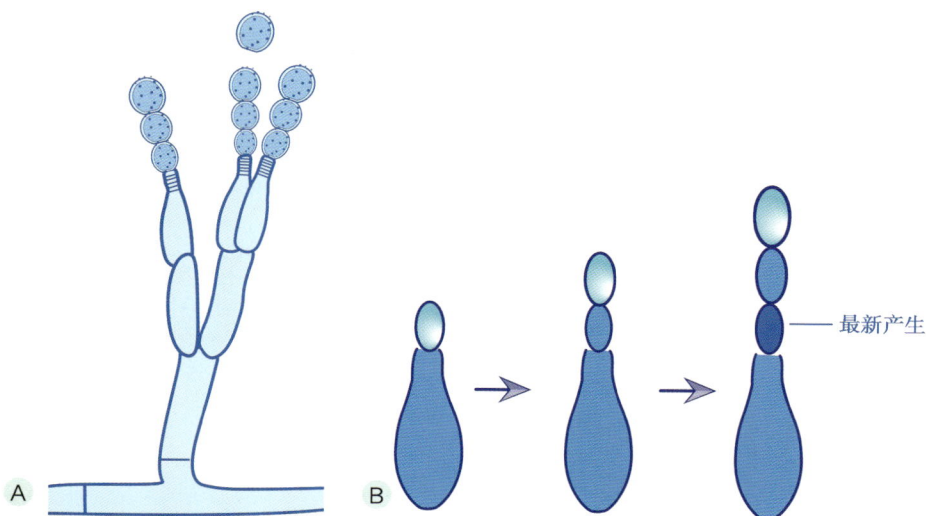

图 27-39-1　短帚霉镜下形态特征
A. 帚霉示意图；B. 帚霉向基性产孢示意图

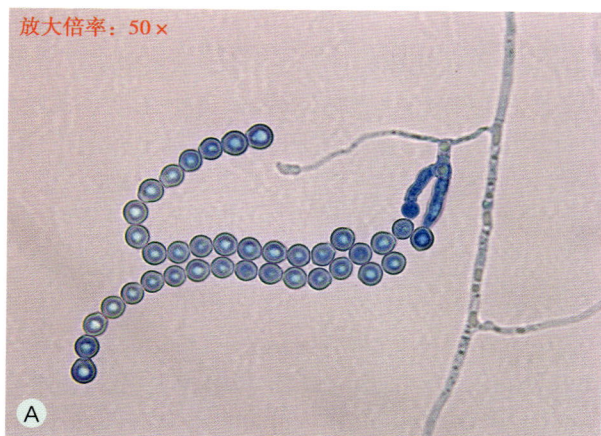

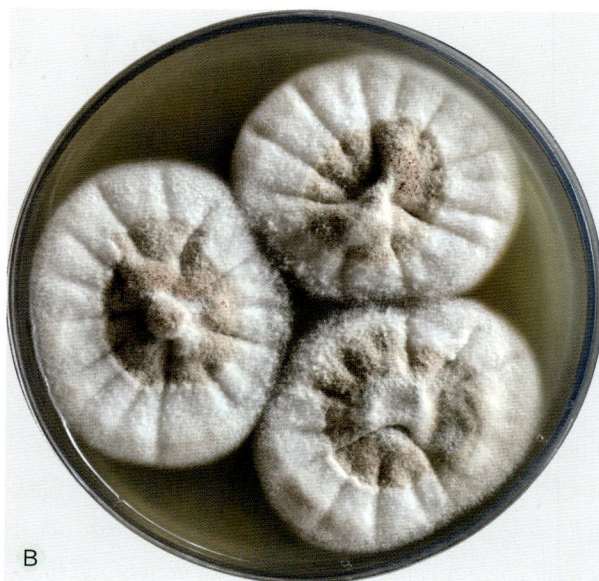

图 27-39-2　短帚霉的形态特征
A. PDA 28℃培养 5 日，乳酸酚棉蓝染色 ×1 000；B. PDA 28℃培养 13 日

小囊菌生长速度中等，菌落天鹅绒般柔软，呈橄榄灰色。小囊菌菌落形态特征见图 27-39-3。

三、鉴定与鉴别

应与青霉菌、拟青霉菌和赛多孢菌相鉴别。帚霉菌具环痕孢子和环痕梗，需与具有帚状枝的青霉菌和拟青霉菌相鉴别。赛多孢菌在膨胀的环痕梗顶部形成簇状环痕孢子。

帚霉与小囊菌的区别主要在有性期。

帚霉属的典型特征是子囊果为球形或梨状、黑色、带有裂口或乳突，且有明显的颈；子囊孢子是单细胞、不对称的宽肾形或月形，有或没有明显的胚孔。无性状态的帚霉一般没有膨大的产孢细胞，具有典型的多呈青霉样产孢排列的环痕梗，但有时也以单个或一小群的形式出现在短茎上；分生孢子为单细胞、透明至棕色、尖顶或圆顶、基部平截，分生孢子壁平滑或粗糙，呈向基生长。

小囊菌属的形态特征是子囊果为深棕色到黑色、球状到壶腹状，带有乳头或发育程度不等的颈部；子囊孢子为单细胞，浅棕色、肾形、椭圆形、三角形或四边形，有明显的胚孔。无性型产生的分生细胞是葫芦状，环痕区为窄圆柱状，由基部膨大的产

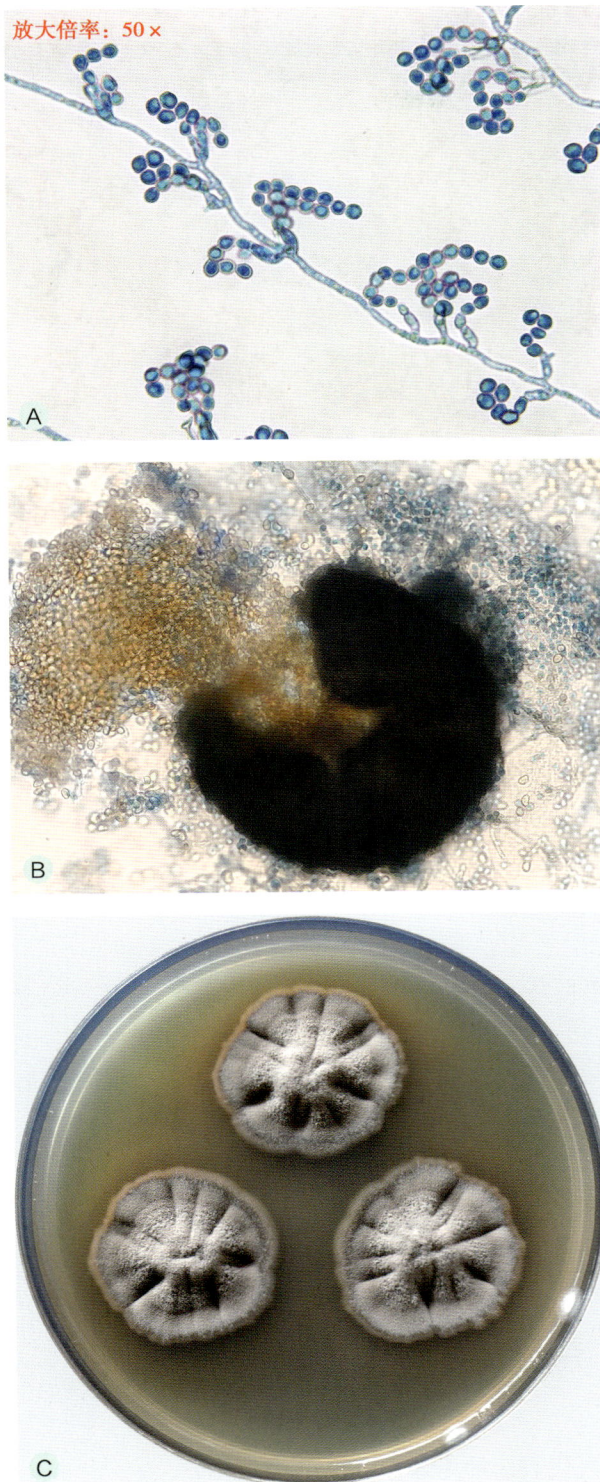

放大倍率：50×

图 27-39-3　卷毛小囊菌的形态特征
A. PDA 28℃培养 5 日，乳酸酚棉蓝染色 ×1 000；B. 子囊果
及子囊孢子 PDA 28℃培养 27 日，乳酸酚棉蓝染色 ×400；
C. PDA 28℃培养 18 日

孢细胞产生棕色到橄榄色的分生孢子，分生孢子是单细胞的，浅黄色到深棕色；向基性生长的链。小囊菌产生子囊果和子囊孢子，要正确鉴定和鉴别属内各菌种有一定难度，临床微生物学实验室根据生物学特性应能鉴定到属。分子生物学分析将有助于菌种的鉴定和鉴别。通常应用 D1/D2 和 EF-1α 序列分析可对帚霉属进行分子生物学鉴定。

四、抗真菌药物敏感性

有关帚霉属药物敏感性资料有限。帚霉属对抗真菌药物的 MIC 值普遍偏高，有研究报道某些唑类药物和氟胞嘧啶对帚霉属的抗菌活性有限，如氟康唑、伊曲康唑和伏立康唑对帚霉属有较高 MIC 值，伊曲康唑 $MIC_{90} \geq 16\mu g/ml$，伏立康唑 $MIC_{90} \geq 16\mu g/ml$。两性霉素 B $MIC_{90} \geq 16\mu g/ml$。泊沙康唑的 MIC 范围 0.5~16μg/ml，其 $MIC_{90}=4\mu g/ml$。值得注意的是特比萘芬与唑类药物联合对短帚霉菌似乎有协同作用。

小囊菌的药敏数据如表 27-39-1。

五、临床意义

帚霉属真菌广泛存在于自然界的空气、土壤、食品、纺织品及植物等环境和物质中，呈世界性分布，常被认为是实验室污染菌。作为一种腐生性条件致病真菌，该类真菌可引起人类各种感染，尤其是甲真菌病和外耳道感染，也可引起皮肤损害、足菌肿、侵袭性鼻窦炎、角膜炎、眼内炎、肺部感染、心内膜炎、脑脓肿和播散性感染等。侵袭性帚霉菌感染主要见于免疫功能低下患者，如骨髓移植，这种感染有较高死亡率。

虽然灰白小囊菌可从皮肤病变、甲真菌病、着色芽生菌病、足菌肿等临床来源分离，但其致病性仍值得怀疑，灰白小囊菌有明确致病性的报道病例有引起肺和心脏移植术后囊性纤维化的致命性播散性感染、化脓性皮肤肉芽肿、继发性心内膜炎、脑脓肿等。卷毛小囊菌已被明确证实可以引起甲真菌病，与牛流产有关，可引起免疫缺陷患者的全身感染，或肺移植患者的肺部感染。*M. paisi* 是一种常见的土壤真菌，越来越多地被发现可引起免疫受损患者的肺部感染。*M. gracilis* 在临床标本中常见，但其在人类感染中的病因作用尚未得到证实。*M. trigonosporus* 有报道可引起移植物抗宿主肺炎和心内膜炎感染。

表 27-39-1　小囊菌的药敏数据　　　　　　　　　　　　单位：μg/ml

药物		M. cinereus	M. cirrosus	M. paisi	M. gracili
两性霉素 B	MICs 范围	2~32	32	4~16	4~32
	平均 MICs	13.7	32	8	19.5
	MIC$_{90}$	16		32	32
阿尼芬净	MICs 范围	4~16	0.015~16	0.25~16	0.015~16
	平均 MICs	12.7	0.2	1.8	4
	MIC$_{90}$	16		4	16
卡泊芬净	MICs 范围	2~16	1~8	4~8	1~16
	平均 MICs	9.3	2.8	3.3	5.7
	MIC$_{90}$	8		8	16
伊曲康唑	MICs 范围	2~32	32	32	0.5~128
	平均 MICs	23.5	32	32	32
	MIC$_{90}$	32		32	32
米卡芬净	MICs 范围	0.125~6	0.03~16	0.125~16	0.015~16
	平均 MICs	9.3	0.7	0.5	4
	MIC$_{90}$	16		1	16
泊沙康唑	MICs 范围	1~32	32	1~32	1~32
	平均 MICs	21.8	32	10.8	20.5
	MIC$_{90}$	32		32	32
特比萘芬	MICs 范围	0.5~4	2~4	0.5~2	1~4
	平均 MICs	2.9	2.8	1.2	3
	MIC$_{90}$	4		2	4
伏立康唑	MICs 范围	1~32	4~8	2~8	8~32
	平均 MICs	13.7	5.7	4	28.3
	MIC$_{90}$	32		8	32

（徐和平）

第四十节　黏帚霉属

一、分类与命名

黏帚霉属（*Gliocladium*）隶属于真菌界（Fungi），隶属于子囊菌门（Ascomycota），粪壳菌纲（Sordariomycetes），肉座菌目（Hypocreales），肉座菌科（Hypocreaceae）。属内有 60 余种，常见菌种包括绿黏帚霉（*G. virens*）、青霉状黏帚霉（*G. penicilloides*）、粉红粘帚霉（*G. roseum*）和溶解黏帚霉（*G. deliquescens*）等，代表菌种为绿黏帚霉（*G. virens*）。

二、生物学特性

（一）形态与染色

黏帚霉具有分隔和透明的菌丝，可有轮生的分生孢子梗，帚状枝样的分生孢子梗，末端分枝形成烧瓶状瓶梗，在瓶梗顶端产生卵圆形到圆柱形分生孢子，呈单细胞。在一个帚状枝上单细胞的分生孢子被胶样物质黏集成一个大的黏滑的球形。

（二）培养特性

黏帚霉在 PDA 培养基上 25℃孵育菌落生长迅速，2~4 日形成白色绒毛样大菌落，一周后复盖整个平板表面。从平板前面观察开始为白色，成熟后变成粉红色到玫瑰或深绿色，边缘仍可呈白色。从平板背面观察为无色、白色或微黄色。

黏帚霉的形态特征见图 27-40-1。

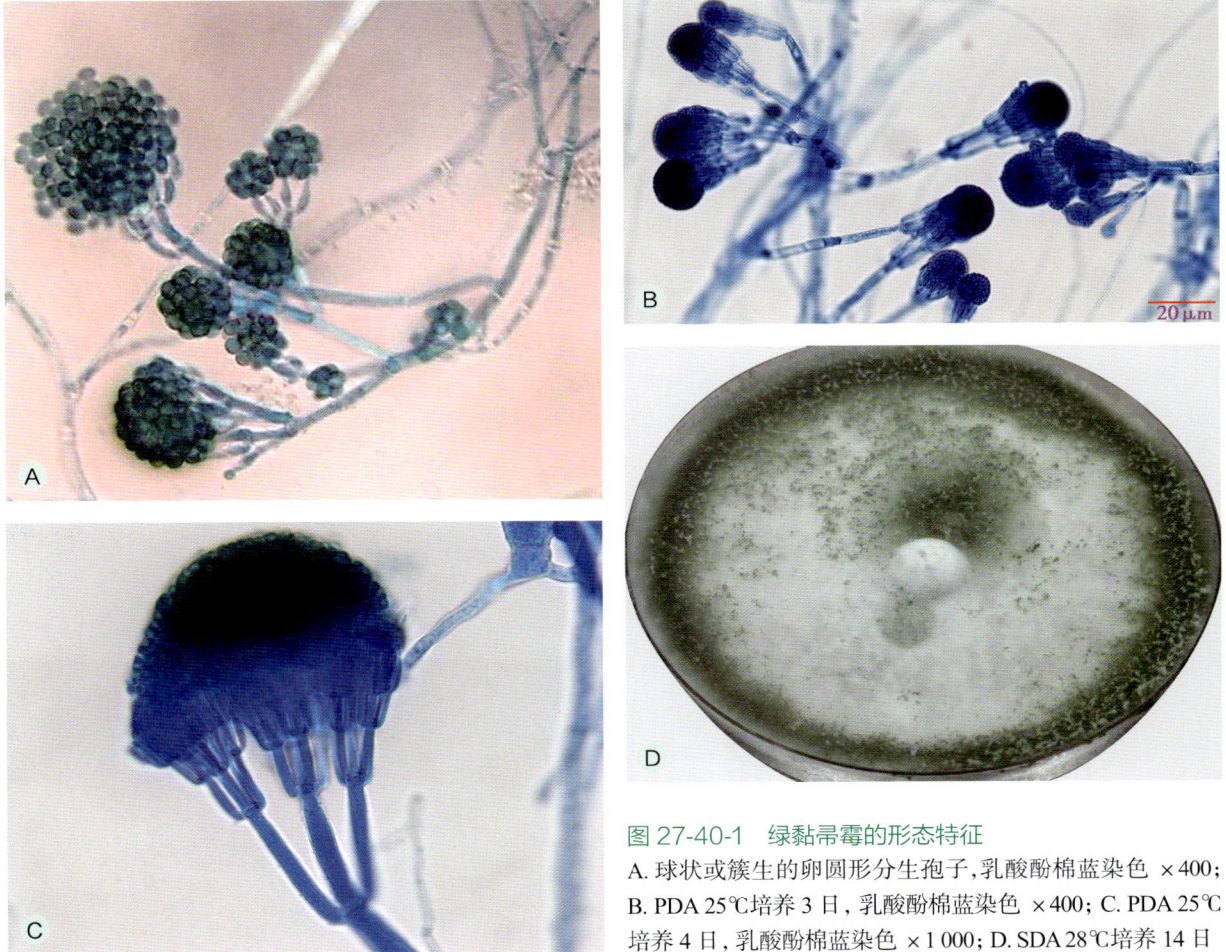

图 27-40-1　绿黏帚霉的形态特征
A. 球状或簇生的卵圆形分生孢子，乳酸酚棉蓝染色 ×400；
B. PDA 25℃培养 3 日，乳酸酚棉蓝染色 ×400；C. PDA 25℃培养 4 日，乳酸酚棉蓝染色 ×1 000；D. SDA 28℃培养 14 日

三、鉴定与鉴别

（一）属间鉴别

应注意与青霉菌属、木霉属和帚霉属的鉴别。黏帚霉菌的帚状枝上单细胞的分生孢子被胶样物质黏集成一个大的黏滑的球形，而不是链状延长排列，此点为特征性结构，可与青霉菌、木霉菌或帚霉菌相鉴别。黏帚霉曾被认为等同于木霉菌，但分子生物学已证实为不同的菌属。

（二）属内鉴定

要正确鉴定和鉴别属内各菌种有一定难度，临床微生物学实验室根据生物学特性应能鉴定到属。分子生物学分析将有助于菌种的鉴定和鉴别。

四、抗真菌药物敏感性

未见有关黏帚霉菌药物敏感性方面资料。

五、临床意义

黏帚霉是一种有丝分裂的丝状真菌，广泛分布于土壤和腐朽的植物中，常被认为是污染菌，极少引起人类和动物致病。胶霉毒素是溶解黏帚霉菌代谢产生的，对人体有一定毒性，检测这种毒素有一定意义。

（陈知行　徐和平）

第四十一节   无 绿 藻 属

一、分类与命名

无绿藻属(*Protothea*)是一种无叶绿素的藻类,不能进行光合作用。隶属于真核生物域(Eukaryota),植物界(Viridiplantae),绿藻门(Chlorophyta),共球藻纲(Trebouxiophyceae),小球藻目(Chlorellales),小球藻科(Chlorellaceae)。无绿藻属引起人类感染最常见的是小型无绿藻(又名威克海姆无绿藻,*P. wickerhamii*),中型无绿藻(又名祖菲无绿藻,*P. zopfii*)。

二、生物学特性

(一)形态与染色

孢子囊呈圆形或卵圆形,壁厚,折光性强,革兰氏染色为阳性,似酵母样孢子,但无真假菌丝和芽生孢子。孢子囊内含 2~20 个或更多的内生孢子,通过孢子囊壁的破裂而释放。

(二)培养特性

该菌生长快速,37℃和28℃均可生长,放线菌酮抑制该菌生长。菌落表面光滑,白色或奶油色,培养时间延长可变得粗糙、有皱褶。易被误认为是念珠菌。

无绿藻的形态特征见图 27-41-1。

三、鉴定与鉴别

(一)属间鉴别

应与组织胞浆菌、念珠菌、皮炎芽生菌区别,这些菌都有芽生孢子,而无绿藻无芽生孢子。粗球孢

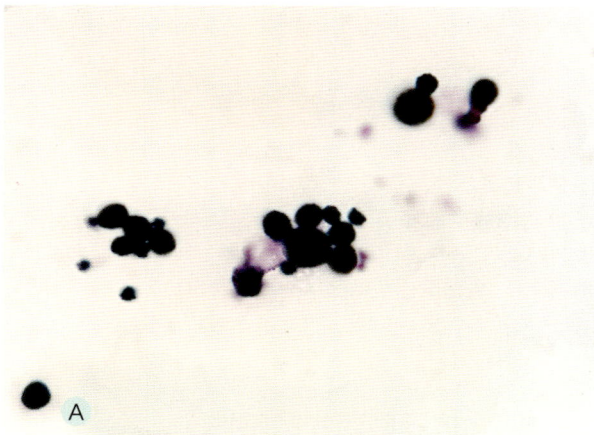

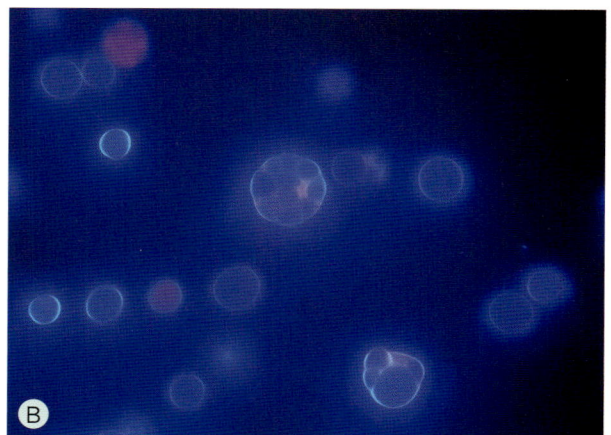

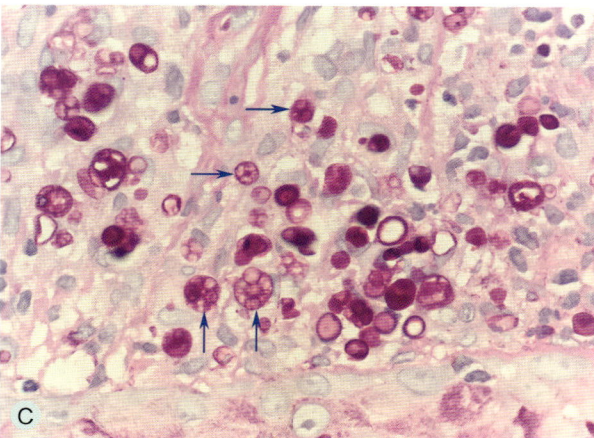

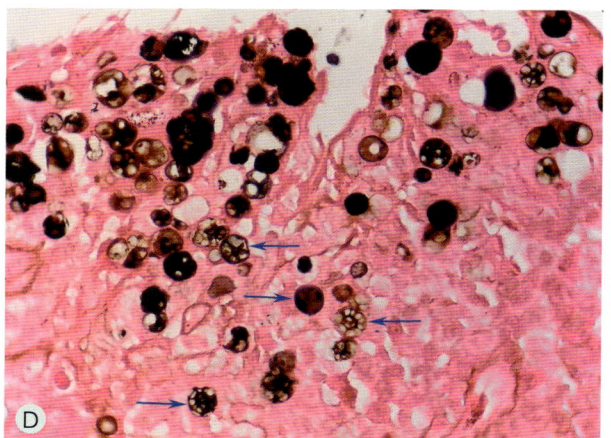

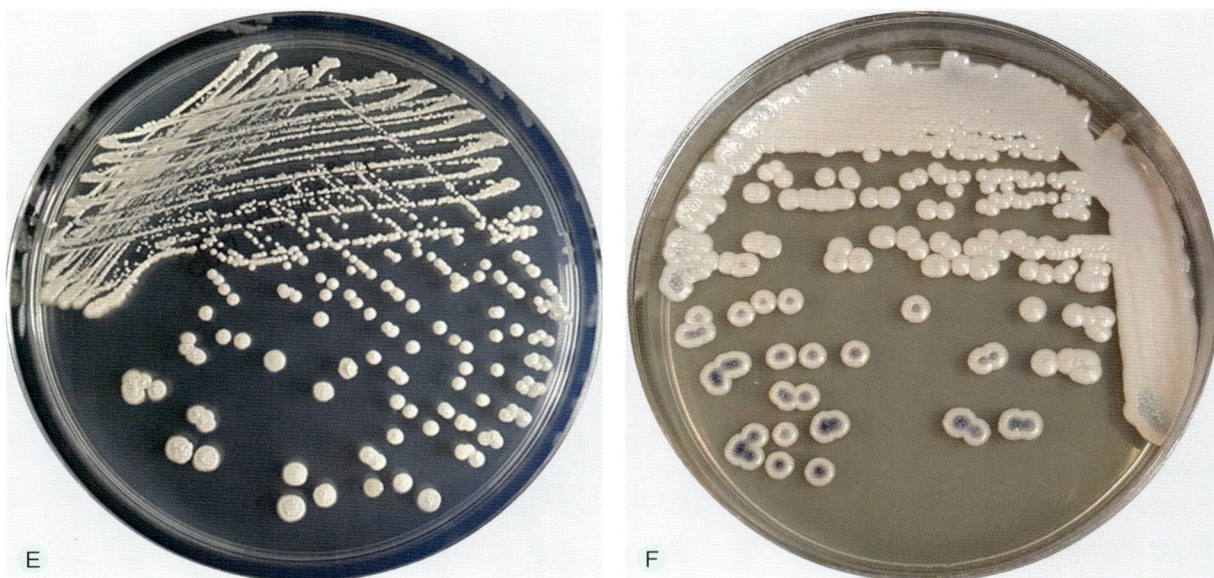

图 27-41-1　小型无绿藻的形态特征

A. PDA 28℃培养 2 日，革兰氏染色 ×1 000；B. PDA 28℃培养 6 日，钙白荧光染色 ×1 500；C.感染组织切片 PAS 染色 ×1 000；D. 感染组织切片银染色 ×1 000；E. SDA 35℃培养 6 日；F. CHROMagar 35℃培养 7 日

子无芽生，有内生孢子，但其数目多、小(1~2μm)、圆形，为双相性真菌；而无绿藻内生孢子少、大、卵圆或不规则，37℃和 28℃生长形态相似。

(二) 属内鉴定

中型无绿藻、小型无绿藻之间的区别见表 27-41-1。

分子鉴定：ITS 和 D1/D2 序列分析可用于无绿藻种属的鉴定。

表 27-41-1　无绿藻不同菌种之间的鉴别

	中型无绿藻	小型无绿藻
海藻糖	-	+
子细胞直径>8.5μm	+	-
子细胞直径<8.5μm	-	+

注：+，阳性；-，阴性

四、抗真菌药物敏感性

有关文献表明，小型无绿藻对氟康唑、酮康唑耐受，对伏立康唑有高度敏感性，(MIC$_{90}$≤0.5μg/ml)，对两性霉素 B 敏感性较好(MIC 范围为 0.03~4μg/ml)，伊曲康唑 MIC 值变化很大(0.5~16μg/ml)。中型无绿藻对氟康唑和卡泊芬净耐受，对伏立康唑 MIC 值变化很大(0.5~32μg/ml)，对两性霉素 B、伊曲康

唑和泊沙康唑的 MIC 值一般都在 ≤1μg/ml。

五、临床意义

常从食物、植物、动物和水源性污物中分离出。

偶可引起人类皮肤、皮下组织和全身的感染，多发生于暴露部位(图 27-41-2)，可通过外伤后引起，无自然消退倾向；系统性感染多继发于糖尿病、慢性肾衰竭、激素长期应用、艾滋病、恶性肿瘤等免疫低下患者。同时也可引起奶牛的乳腺炎。

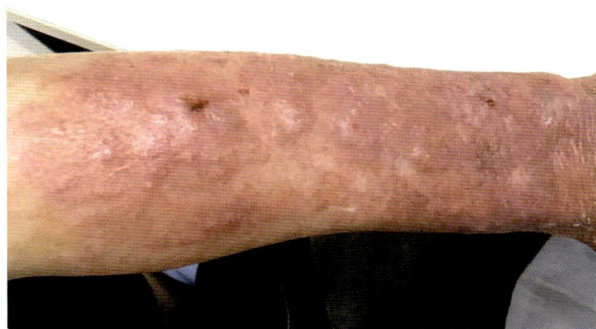

图 27-41-2　无绿藻感染体征

(徐和平)

第四十二节   拟 青 霉 属

一、分类与命名

拟青霉属（*Paecilomyces*）隶属于真菌界（Fungi），子囊菌门（Ascomycota），散囊菌纲（Eurotiomycetes），散囊菌目（Eurotiales），耐热子囊菌科（Thermoascaceae）。临床上常见的有 *C. fumosoroseus*、*C. javanicus*、*C. marquandii*、宛氏拟青霉（*C. variotii*）4 个种，原来的淡紫拟青霉（*C. lilacinum*）现独立为单独的淡紫紫孢菌（*Purpureocillium lilacinum*），还有一部分拟青霉菌种分类到 *Chamaeleomyces* 中。

二、生物学特性

（一）形态与染色

菌丝透明、分隔。分生孢子梗直立，常呈不规则轮状分枝。产孢瓶梗直接从菌丝或分生孢子梗上产生，呈 V 形或 W 形帚状疏散分开，基部膨大，瘦长，在顶部变成细长喙状的管状体。分生孢子单细胞，透明，壁光滑，卵形或纺锤状，链状排列。厚壁孢子有时可见，单生或链状。

拟青霉的镜下示意图见图 27-42-1。

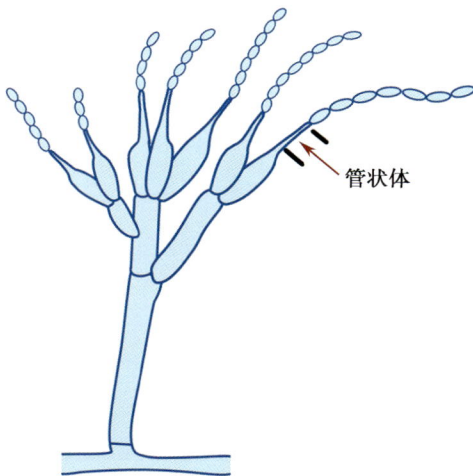

图 27-42-1   拟青霉示意图

（二）培养特性

拟青霉菌落生长迅速，呈粉状，黄褐色、沙色、黄棕色、锈金色、淡紫色或白色等颜色，但无绿色、

蓝绿色菌落，菌落背面淡褐色或黄棕色。

拟青霉的形态特征见图 27-42-2。

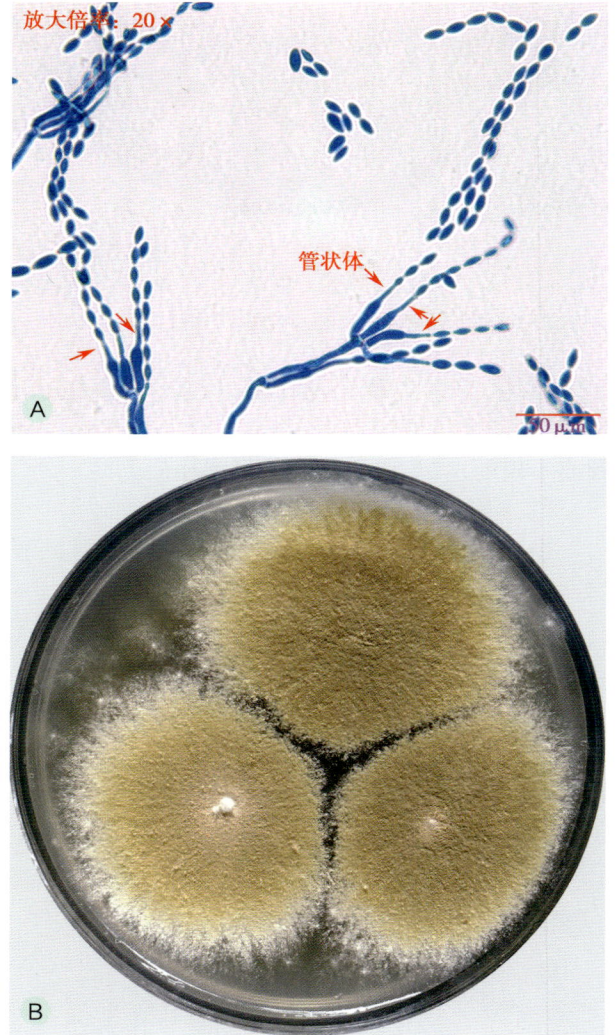

图 27-42-2   宛氏拟青霉的形态特征
A. PDA 28℃培养 4 日，乳酸酚棉蓝染色 ×1 000；
B. PDA 28℃培养 6 日

三、鉴定与鉴别

（一）属间鉴别

拟青霉属主要和青霉属（*Penicillium*）区别，拟青霉的瓶梗纤细，细长的顶端管状体，疏散分开；而青霉的瓶梗顶端较厚,沿同一个方向束状紧密排列。*Geosmithia* 也产生类似拟青霉样锈棕色的菌落,但该菌产生的是鼓状孢子。宛氏拟青霉和淡紫紫孢菌(*P. lilacinum*)的区别是前者耐热,在 40℃仍可生长;而淡紫紫孢菌生长较快,絮状,酒红色或紫红色,无厚壁孢

子,超过 37℃不再生长,分生孢子梗上黄色到紫色,壁粗糙,有密集束状瓶梗轮生,淡紫紫孢菌多次传代,颜色逐渐消失变为白色菌落。*Chamaeleomyces viridis* 成熟菌落为黄绿色,分生孢子球形。

淡紫紫孢菌形态特征见图 27-42-3。

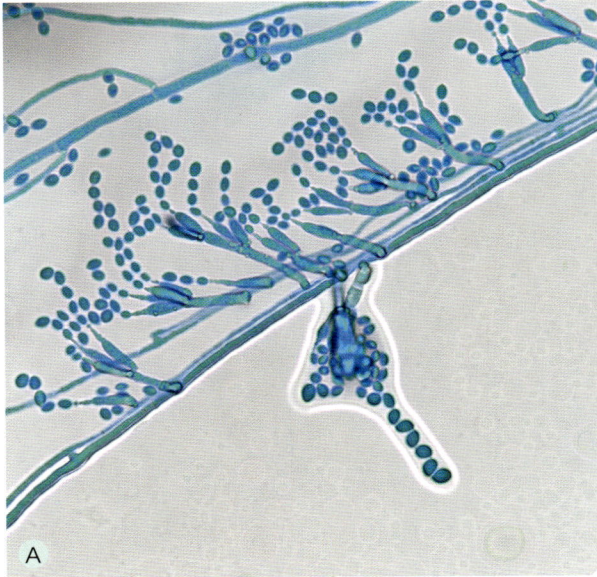

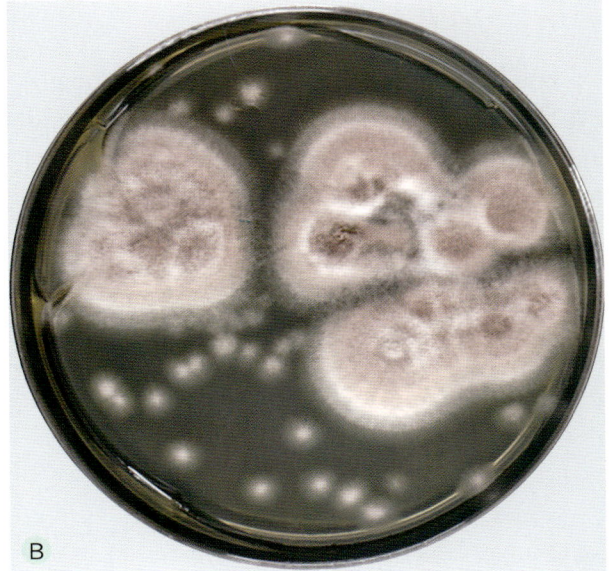

图 27-42-3 淡紫紫孢菌的形态特征
A. SDA 28℃培养 4 日,乳酸酚棉蓝染色 ×1 000;B. PDA 28℃培养 6 日
(图片由山东省鹿秀海老师提供)

(二) 属内鉴定

宛氏拟青霉生长迅速,黄褐色或沙色菌落;*C. fumosoroseus*、*C. javanicus* 和 *C. marquandii* 3 个种生长缓慢,*C. fumosoroseus* 呈絮状,粉色,分生孢子梭形或圆柱形。*C. javanicus* 粉末状至絮状,初期白色,随着时间变成奶油色,分生孢子梭形或圆柱形,无厚壁孢子。*C. marquandii* 絮状,淡酒红色至紫罗兰色,分生孢子梗有柄透明,可见厚壁孢子。

四、抗真菌药物敏感性

有关的文献表明,拟青霉对两性霉素 B、泊沙康唑、卡泊芬净、特比萘芬有着较低的 MIC 值,对氟康唑、5- 氟胞嘧啶耐药。伏立康唑、伊曲康唑对不同种的拟青霉的 MIC 值不定。

淡紫紫孢菌对两性霉素 B、阿尼芬净、卡泊芬净、米卡芬净、5- 氟胞嘧啶、氟康唑、伊曲康唑的体外 MIC 值非常高(>8μg/ml),特比萘芬的体外 MIC 值在 0.05~0.5μg/ml 之间,伏立康唑的体外

MIC 值在 0.05~1μg/ml 之间。

五、临床意义

拟青霉是一种常见的环境霉菌,广泛存在于堆肥、土壤和食品中。是一种机会致病菌,可以由食物、空气、外伤等方式引起人类的肺炎、窦炎、眼炎、中耳炎、心内膜炎、足跟软组织炎、移植受者伤口感染、肾移植患者蜂窝织炎、皮肤透明丝孢霉病、甲真菌病、骨髓炎。已有报道还可引起导管移除后真菌血症,脑脊液分流障碍后真菌血症,过敏性肺泡炎。在动物中,鸽子的肺和气囊感染,山羊乳房炎,实验室大鼠皮肤感染报道。

淡紫紫孢菌是鼻窦炎常见病原菌,尤其是糖尿病和儿童易感。局部的感染以眼内炎、皮肤感染多见。播散性感染,与糖尿病、器官移植、粒细胞缺乏、严重营养不良、HIV 感染引起的免疫抑制密切相关。

(徐和平)

第四十三节   木　霉　属

一、分类与命名

木霉属(Trichoderma)隶属于真菌界(Fungi),子囊菌门(Ascomycota),子囊菌亚门(Pezizomycotina),粪壳菌纲(Sordariomycetes),肉座菌目(Hypocreales),肉座菌科(Hypocreaceae)。临床上常见的有哈慈木霉(T. harzianum)、绿色木霉(T. viride)、康宁木霉(T. koningii)、长枝木霉(T. longibrachiatum)、假康宁木霉(T. pseudokoningii)、T. atroviride、T. citrinoviride、T. orientale 等。

二、生物学特性

(一)形态与染色

菌丝透明分隔,分生孢子梗透明、隔膜,分生孢子梗垂直对称反复分枝,不规则轮生,呈"十字架"状,分生孢子梗有不规则弯曲,木霉的分生孢子梗按照分枝形式可以分为4种类型,即黏帚霉型、厚基孢型、轮枝菌型和木霉型,分生孢子梗的分枝形式是鉴定木霉的重要形态指标。安瓿形瓶梗,有非常短的、难以看见的领口。分生孢子圆形至椭圆形,淡绿色,壁光滑或粗糙,单生或簇生,在瓶梗顶部分生孢子黏聚成团。常常形成厚壁孢子,在气生菌丝上产量大,间生,或者在营养菌丝侧枝的尖端端生,圆形或者椭球形,无色至浅黄色或者绿色,表面光滑或有加厚现象。

木霉的镜下示意图见图 27-43-1。

(二)培养特性

木霉菌落生长迅速,特别在高温高湿条件下几日内木霉菌落可遍布整个平板。菌丝生长温度4~42℃,25~30℃生长最快。初期白色,致密,圆形,迅速向四周扩展,由于产孢丰富,很快就会从菌落的边缘开始逐渐向中央变成绿色。菌落周围有白色菌丝的生长带。最后整个菌落全部变成绿色。菌落反面颜色从无色到浅黄色、黄色、琥珀色、浅红色或者黄绿色。

木霉的形态特征见图 27-43-2。

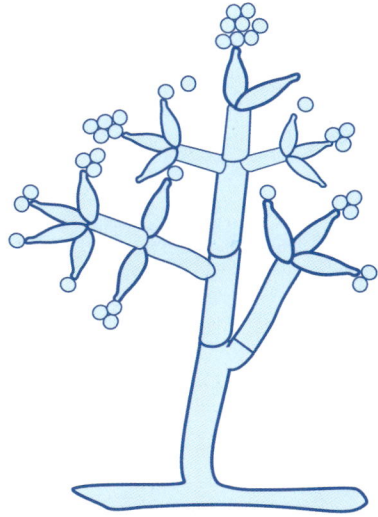

图 27-43-1   木霉示意图

三、鉴定与鉴别

(一)属间鉴别

主要与黏帚霉(Gliocladium)相区别,黏帚霉亦生长迅速,产生粉色或暗绿色菌落,镜下瓶梗呈帚状,顶端的分生孢子被胶样物质黏集成球形。

(二)属内鉴定

哈慈木霉的分生孢子梗以直角、锥形分枝,长的分枝在底部,短的分枝在顶部,瓶梗 3~5 层轮生,分生孢子圆形,康宁木霉的分生孢子梗以直角、锥形分枝,长的分枝在底部,短的分枝在顶部,瓶梗轮生,分生孢子长椭圆形。长枝木霉 40℃在 PDA平板上迅速,培养 3 日可见大于 35mm 的黄绿色菌落,40℃无色素,而 30℃可见可扩散的深黄色色素,菌丝很少分枝,分生孢子梗长,只有少量直角分枝,瓶梗瓶形的,基部圆柱形,在接近末端时突然变细,微弯,分生孢子长方形或椭圆形,厚壁孢子间生或顶生。绿色木霉的分生孢子梗以直角、锥形分枝,长的分枝在底部,短的分枝在顶部,分生孢子疣状,37℃可生长,陈旧培养有厚壁孢子。T. citrinoviride 菌落有不同深浅绿色。分生孢子梗长,簇生,主轴长具短的二级分枝,瓶梗轮生,孢子

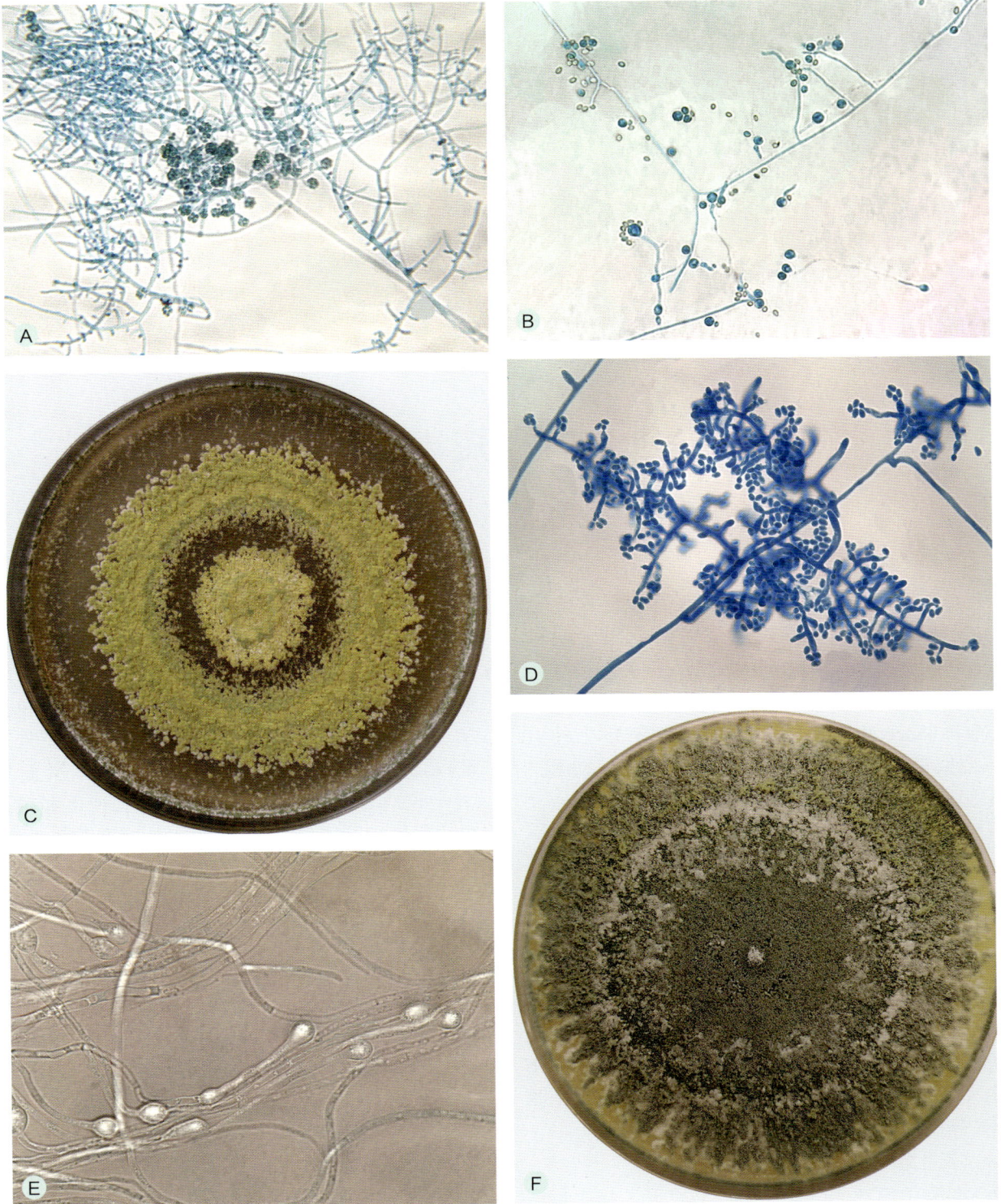

图 27-43-2　木霉的形态特征

A. 哈慈木霉 PDA 28℃培养 2 日，乳酸酚棉蓝染色 ×200；B. 哈慈木霉厚壁孢子及分生孢子 PDA 28℃培养 7 日，乳酸酚棉蓝染色 ×400；C. 哈慈木霉 SDA 28℃培养 4 日；D. 长枝木霉 PDA 28℃培养 2 日，乳酸酚棉蓝染色 ×1 000；E. 长枝木霉（厚壁孢子）PDA 28℃培养 24h ×2 000；F. 长枝木霉 SDA 25℃培养 4 日卵圆形,厚壁孢子偶尔间生。*T. atroviride* 菌落中心绿色,直角重复分枝,瓶梗 2~4 个轮生,梭形安瓿瓶状,窄颈,直或微弯,厚壁孢子丰富。

属内种间形态相似度高,需要借助分子生物学方法,常用引物 TEF1 鉴定。

四、抗真菌药物敏感性

有限的文献表明,木霉对三唑类、氟胞嘧啶、泊沙康唑有较高的 MIC 值,对两性霉素 B 的 MIC 值较低。*T. atroviride* 对阿尼芬净、米卡芬净、卡泊芬净 MIC 值较低(<0.5μg/ml)。

五、临床意义

木霉广泛分布于土壤中,是实验室常见的污染菌,引起人类感染仅局限在严重衰弱的患者,已有腹膜透析患者的致命性腹膜炎、肾移植受者致命性播散性感染、免疫缺陷患者肝脏感染、血液学恶性肿瘤患者肺炎、嗜中性白血球减少症患者皮肤感染等病例,木霉引起的免疫低下患者的感染越来越多被报道。

(徐和平)

第四十四节　短　梗　霉　属

一、分类与命名

短梗霉属(*Aureobasidium*)隶属于真菌界(Fungi),子囊菌门(Ascomycota),子囊菌亚门(Pezizomycotina),座囊菌纲(Dothideomycetes),座囊菌亚纲(Dothideomycetidae),座囊菌目(Dothideales),壳目孢科(Saccotheciaceae)。目前属内有 35 个种 10 个变种,最常见的是出芽短梗霉(*A. pullulans*)和产黑色素短梗霉(*A. melanogenum*)。

二、生物学特性

(一)形态与染色

早期的菌落镜检可见单细胞、出芽、酵母样细胞。随着培养时间延长,出现两种形态的菌丝,一种为透明、纤细、薄壁菌丝,在菌丝的中间或顶端产生产孢细胞,芽生的方式产生透明、卵圆形、单细胞的分生孢子,常有不明显的脐(hilum),密集簇状排列;另一种为暗色、粗大、厚壁的菌丝,呈不规则两分叉分枝,紧密分隔,形成厚壁孢子。

(二)培养特性

本菌在 SDA 和 PDA 上 25℃和 35℃均生长迅速,3~5 日就可见菌落生长。菌落早期为白色、淡粉色、奶油色、湿润光滑菌落,易误认为酵母菌。但随着培养时间的延长,逐渐变为棕色、黑色、黏液状、脏污的菌落,边缘为浅灰色,背面黑色。

短梗霉的形态特征见图 27-44-1。

三、鉴定与鉴别

(一)属间鉴别

培养早期的出芽短梗霉为白色、淡粉色菌落,产生透明出芽的孢子,易误认为酵母菌,但随着培养时间的延长,会出现透明菌丝、暗色菌丝和厚壁孢子等。成熟的菌落形态与皮炎外瓶霉(*Exophiala dermatitidis*)和威尼克何尔德霉(*Hortaea wernickii*)菌落相似,但生长速度和镜下很容易区别开来,出芽短梗霉生长速度较快,镜下可见暗色和透明两种菌丝存在。

分子鉴定:使用 ITS、EF-1α 和 D1/2 基因序列可以鉴定到种。

(二)属内鉴定

出芽短梗霉和 *A. melanogenum* 从形态学上难以区分,且单纯的 ITS 测序尚无法区分两者,建议使用 TEF1 或 LSU 基因序列区分。

四、抗真菌药物敏感性

本菌对两性霉素 B 的平均 MIC 为 0.25μg/ml,伊曲康唑的平均 MIC 为 0.05~0.25μg/ml,伏立康唑平均 MIC 为 0.03~0.25μg/ml,5- 氟胞嘧啶 MIC 为 8μg/ml,泊沙康唑 0.05μg/ml。

五、临床意义

短梗霉属是一种在自然界广泛分布,主要分

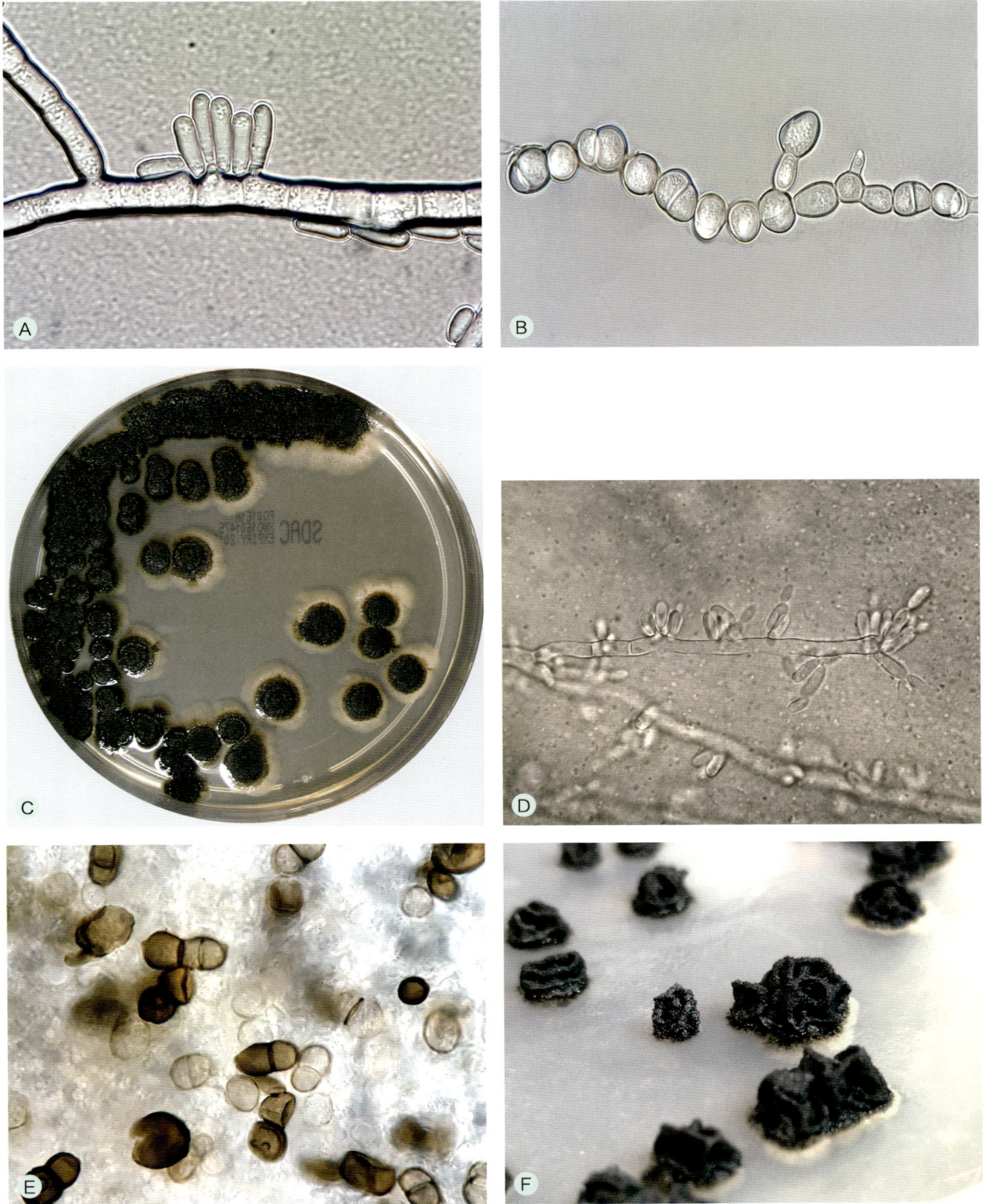

图 27-44-1　短梗霉的形态特征

A. 出芽短梗霉 PDA 28℃培养 4 日 ×2 000；B. 出芽短梗霉（厚壁孢子）PDA 28℃培养 12 日 ×1 000；C. 出芽短梗霉 SDA 28℃培养 7 日；D. 产黑色素短梗霉（分生孢子）PDA 28℃培养 2 日 ×1 000；E. 产黑色素短梗霉（厚壁孢子）PDA 28℃培养 10 日 ×1 000；F. 产黑色素短梗霉黑色菌落，SDA 35℃培养 11 日布在温带地区,主要定植于潮湿的石头和草类植物上,是植物常见的腐生菌,有时也可引起植物病害,是实验室常见污染菌。从人体皮肤表面(或指甲、头发等)分离到该菌常作为污染菌考虑。对人类的致病少见,主要是由于创伤引起,该菌可引起暗色丝孢菌病,亦可引起角膜炎、腹膜炎、肺部感染、皮肤感染、导管相关性败血症、系统性感染严重受损患者的相关感染(艾滋病、粒细胞减少症)。

(徐和平)

第四十五节 离 蠕 孢 属

一、分类与命名

离蠕孢属(Bipolaris)又名双极孢,隶属于真菌界(Fungi)、子囊菌门(Ascomycota)、子囊菌亚门(Pezizomycotina)、座囊菌纲(Dothideomycetes)、格孢腔目(Pleosporales)、格孢腔菌科(Pleosporaceae)。离蠕孢属包含近50个种,近年分子生物学研究,新确认了 Bipolaris cynodontis、B. micropus、B. setariae、长喙离蠕孢(B. rostrata)、裴芬多离蠕孢(B. papendorfii)等种,而通过系统进化研究,临床上常见的澳洲离蠕孢(B. australinesis)、夏威夷离蠕孢(B. hawaiiensis)、穗状离蠕孢(B. spicifera)已经归类到弯孢菌属(Curvularia)。但2017年后的一些文献认为,前三者仍应归在离蠕孢内,分类的争议比较大。

二、生物学特性

(一)形态与染色

棕色分枝分隔菌丝,分生孢子棕色直立、纺锤形至椭圆形,离壁隔膜(pseudoseptate,distoseptate)分隔,大多为3隔但不分枝,底部与分生孢子梗相连接部位有一瘢痕,膝状弯曲,呈之字形排列在分生孢子梗顶部,分生孢子梗直立,与菌丝垂直,分隔,双极发芽,合轴产孢,分生孢子常有弯曲,纺锤形或棍棒状,不成链状排列,孢子脱落后留下瘢痕。

离蠕孢的镜下示意图见图27-45-1。

(二)培养特性

离蠕孢在SDA上快速生长,初为灰白色,后逐渐变为橄榄色到黑色,背面呈黑色,培养时间延长,可出现培养基开裂。菌落扁平,可有絮状或绒毛状的气生菌丝。

离蠕孢的形态特征见图27-45-2。

三、鉴定与鉴别

(一)属间鉴别

离蠕孢需与其他暗色真菌的区别:

凸脐孢霉(Exserohilum,又名明脐孢)、离蠕孢

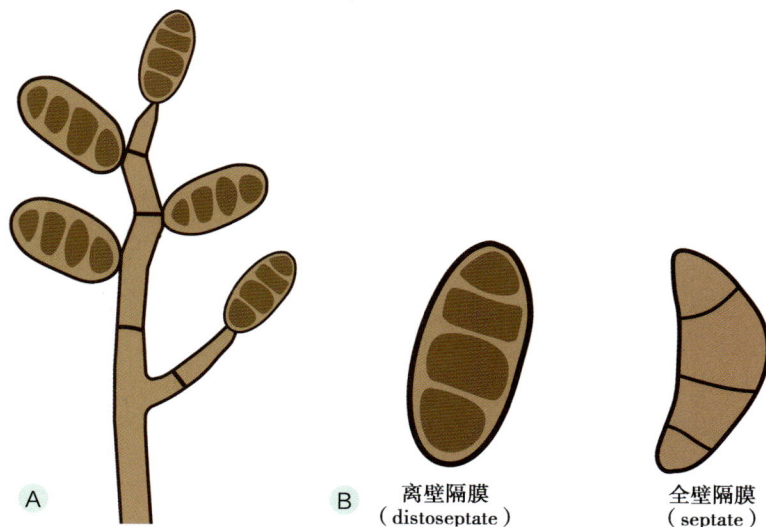

离壁隔膜
(distoseptate)

全壁隔膜
(septate)

图 27-45-1 离蠕孢示意图
A. 离蠕孢;B. 离壁和全壁隔膜

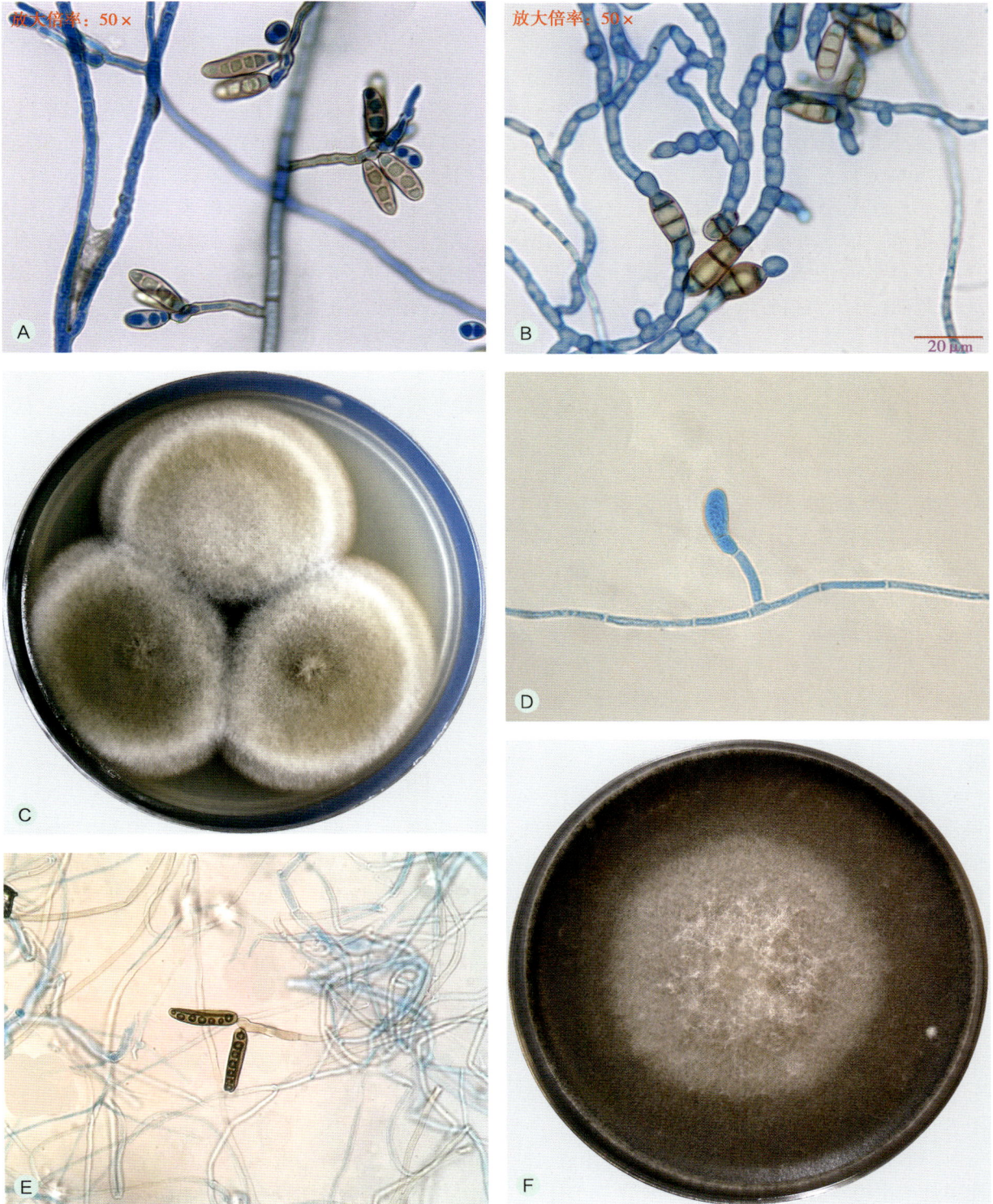

图 27-45-2 离蠕孢的形态特征

A. 穗状离蠕孢 PDA 28℃培养 5 日，乳酸酚棉蓝染色 ×1 000；B. 穗状离蠕孢双极出芽，PDA 28℃培养 24h，乳酸酚棉蓝染色 ×1 000；C. 穗状离蠕孢 PDA 28℃培养 5 日；D. *B. setariae* SDA 28℃培养 2 日，乳酸酚棉蓝染色 ×400；E. *B. setariae* SDA 28℃培养 17 日，乳酸酚棉蓝染色 ×200；F. *B. setariae* PDA 28℃培养 7 日

（双极霉）和德氏霉（*Drechslera*）是用孢子的形态来区别的，喙状凸脐孢霉的孢子有十分突出的平截脐部，该脐部常被描述为"分生孢子梗附着点的瘢痕"，在德氏霉种脐不凸出，在双极霉只有轻微凸起。

喙状凸脐霉（*Exserohilum rostratum*）：又名明脐霉，主要特点就是分生孢子很长，离壁隔膜，且基底部有突出的脐，分生孢子是双极萌发。

弯孢霉（*Curvularia*）：分生孢子淡褐色，具有 3 个或更多的横隔，孔出产孢，分生孢子圆柱形或稍弯曲，第 3 个细胞膨大向一侧弯曲。双极发芽。

链格孢（*Alternaria*）：分生孢子纺锤形或倒棍棒状，有纵向和横向分隔，砖格样，顶部有喙状结构，长链状排列。分生孢子梗没有膝状弯曲。

单隔孢（*ulocladium*，又名细基格孢）：分生孢子数量众多，通常单生，多细胞的分生孢子是由假轴式伸长的、膝体弯曲的分生孢子梗孔出产孢形成。分生孢子通常类卵形（底部变窄）、深褐色、壁粗糙，有横向和纵向的分隔。

皮司霉（*Pithomyces*，又名单轴霉）：生长快速，菌落绒毛或羊毛状，淡灰色到棕色。菌丝分枝、透明或棕色；分生孢子梗单立，短促；分生孢子砖格状厚壁孢子，单一，椭圆形或棒状，壁粗糙或光滑。

长蠕孢霉（*Helminthosporium*）：通常作为污染菌考虑。生长快速，5 日即可成熟。菌落表面绒毛状或羊毛状，棕色、橄榄色或黑色，背面黑色。菌丝分隔，棕色。分生孢子梗棕色，纤细微弯，不分枝常呈簇，壁平行，当第 1 个分生孢子形成后就不再延伸。分生孢子沿着分生孢子梗两侧轮生，暗棕色，厚壁，倒棍棒状（靠近分生孢子梗侧较宽大），横向内分隔，包含 6 个或以上的细胞。长蠕孢霉部分菌株重新分类，一部分归类于棒孢霉属（*Corynespora*），见本章第五十五节。

由于形态学上对离蠕孢和弯孢霉区分困难，建议使用分子生物学方法来鉴定，ITS 联合 GPDH 序列可以准确鉴定到种。

（二）属内鉴定

该菌属鉴定要点：菌落特征：生长迅速，灰黄至橄榄色；菌丝棕色、分枝分隔，分生孢子梗顶部产孢，膝状弯曲，孢子脱落后有脐状瘢痕；分生孢子短柱状，离壁隔膜分隔。

澳洲离蠕孢：分生孢子梗棕色，单个，弯曲或膝状弯曲，壁光滑。产孢结节疣状，分生孢子直立，末端圆形，淡棕色至中度红棕色，多数 3 隔，少数 4~5 隔，6~11μm 宽，椭圆形或长方形，壁光滑至略粗糙。

夏威夷离蠕孢：菌落粉末状或毛发状，黑色，分生孢子梗直立不分枝，顶部弯曲，边缘有扁平的分生孢子痕，分生孢子棕色，壁厚，合轴产孢，圆柱形或雪茄形，通常 3~7 个分隔。

穗状离蠕孢：菌落粉末状或毛发状，黑色，分生孢子梗直立不分枝，在顶端呈"之"字形，边缘有扁平的深褐色分生孢子痕。分生孢子棕色，假分隔，三区四细胞，9~14μm 宽，圆柱状，末端钝圆，有狭窄的亚透明斑点。

裴芬多离蠕孢：菌落生长旺盛，表面柔滑，灰色到黑色。分生孢子梗单生，直的或弯曲，膝状，浅到中棕色，200μm 长，4~9μm 宽，壁光滑，有明显的暗色分生孢子痕。分生孢子通常 3 隔，典型弯曲状，肾形或倒梨形，从基部起第二个细胞最宽大，棕色到暗橄榄色棕色，在末端浅白，壁光滑。

推荐使用 GAPDH 引物做属内鉴定。

四、抗真菌药物敏感性

该菌对两性霉素 B 的平均 MIC 为 0.06~0.25μg/ml，卡泊芬净的平均 MIC 为 1μg/ml，伊曲康唑的平均 MIC 为 0.06~64μg/ml，米卡芬净平均 MIC 为 0.06μg/ml，泊沙康唑平均 MIC 为 0.06μg/ml，特比萘芬平均 MIC 为 0.12μg/ml，伏立康唑平均 MIC 为 0.125~0.25μg/ml，5- 氟胞嘧啶 MIC 为 ≥64μg/ml。

五、临床意义

离蠕孢呈世界性分布，某些菌株主要分布于热带和亚热带地区。最常见是引起过敏性鼻窦炎，和免疫缺陷患者的感染，可以侵入骨骼和大脑引起损伤。可引起嗜铬细胞瘤患者的多部位感染，如眼睛、皮肤、腹膜、主动脉、和中枢神经系统。离蠕孢也是引起实验室污染的常见菌。

（徐和平）

第四十六节　凸脐孢属

一、分类与命名

凸脐孢属（*Exserohilum*），隶属于真菌界（Fungi）、子囊菌门（Ascomycota）、子囊菌亚门（Pezizomycotina）、座囊菌纲（Dothideomycetes）、格孢腔目（Pleosporales）、格孢腔菌科（Pleosporaceae）。也有译为明脐霉，凸脐孢属包含近 50 个种，常见的菌种有长喙凸脐孢霉（*E. longirostratum*）、麦金尼凸脐孢霉（*E. mcginnisii*）、喙凸脐孢霉（*E. rostratum*）。

二、生物学特性

（一）形态与染色

菌丝分隔，棕色。分生孢子梗细长，棕色，多节锯齿样，在形成分生孢子处膝状弯曲，合轴产孢，分生孢子量少，暗棕色，厚壁光滑，梭形或纺锤形，常 7~11 个分隔，离壁分隔，两端的细胞横梗颜色明显变深，与分生孢子梗连接处有明显暗黑色脐部（hilum）。但本属在形态学上高度变异和多形性，特别是培养产生的分生孢子形状和大小具有高度的可变性。

凸脐孢的镜下示意图见图 27-46-1。

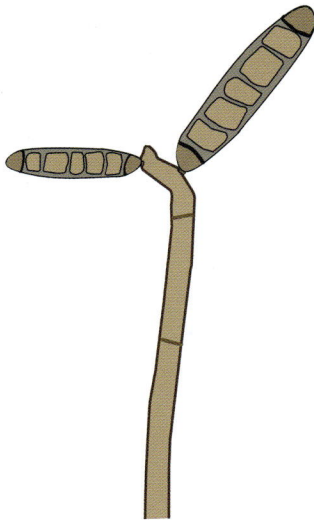

图 27-46-1　凸脐孢属示意图

（二）培养特性

凸脐孢属 SDA 上生长快速，5 日即可成熟。菌落表面絮状或羊毛状，正面初为灰白色，随着培养时间延长，逐渐变为深灰色、棕色、黑色，背面黑色。

凸脐孢的形态特征见图 27-46-2。

本菌鉴定要点：①暗色菌落；②分生孢子两端有明显暗色横隔，底端有明显脐部。

三、鉴定与鉴别

（一）属间鉴别

凸脐孢与长蠕孢（*Helminthsporium*）形态相似，但凸脐孢两端有明显横隔，底端有脐，孢子形态纺锤形；而长蠕孢的分生孢子沿着分生孢子梗两侧轮生，倒棍棒状（靠近分生孢子梗侧较宽大），横向内分隔。

凸脐孢与离蠕孢（*Bipolaris*）的区别是凸脐孢霉的孢子有十分突出的平截脐部。

（二）属内鉴定

长喙凸脐孢霉存在两种大小的分生孢子，一种长孢子，一种短孢子，长孢子可达（196~260）μm×（13~16）μm，有着 13~21 个离壁分隔。

麦金尼凸脐孢霉只有一种形态的分生孢子，多数为 9~11 离壁分隔，末端无暗带。

喙凸脐孢霉也只有一种形态的分生孢子，多数为 7~9 离壁分隔，末端无暗带，末端有深色带。

四、抗真菌药物敏感性

该菌对两性霉素 B 的平均 MIC 为 0.5μg/ml，卡泊芬净的平均 MIC 为 0.5~1μg/ml，伊曲康唑的平均 MIC 为 0.125~0.5μg/ml，米卡芬净平均 MIC 为 0.5μg/ml，泊沙康唑平均 MIC 为 0.125~0.5μg/ml，特比萘芬平均 MIC 为 0.1μg/ml，伏立康唑平均 MIC 为 0.05~0.5μg/ml。

五、临床意义

凸脐孢霉是土壤和植物中常见的真菌，可

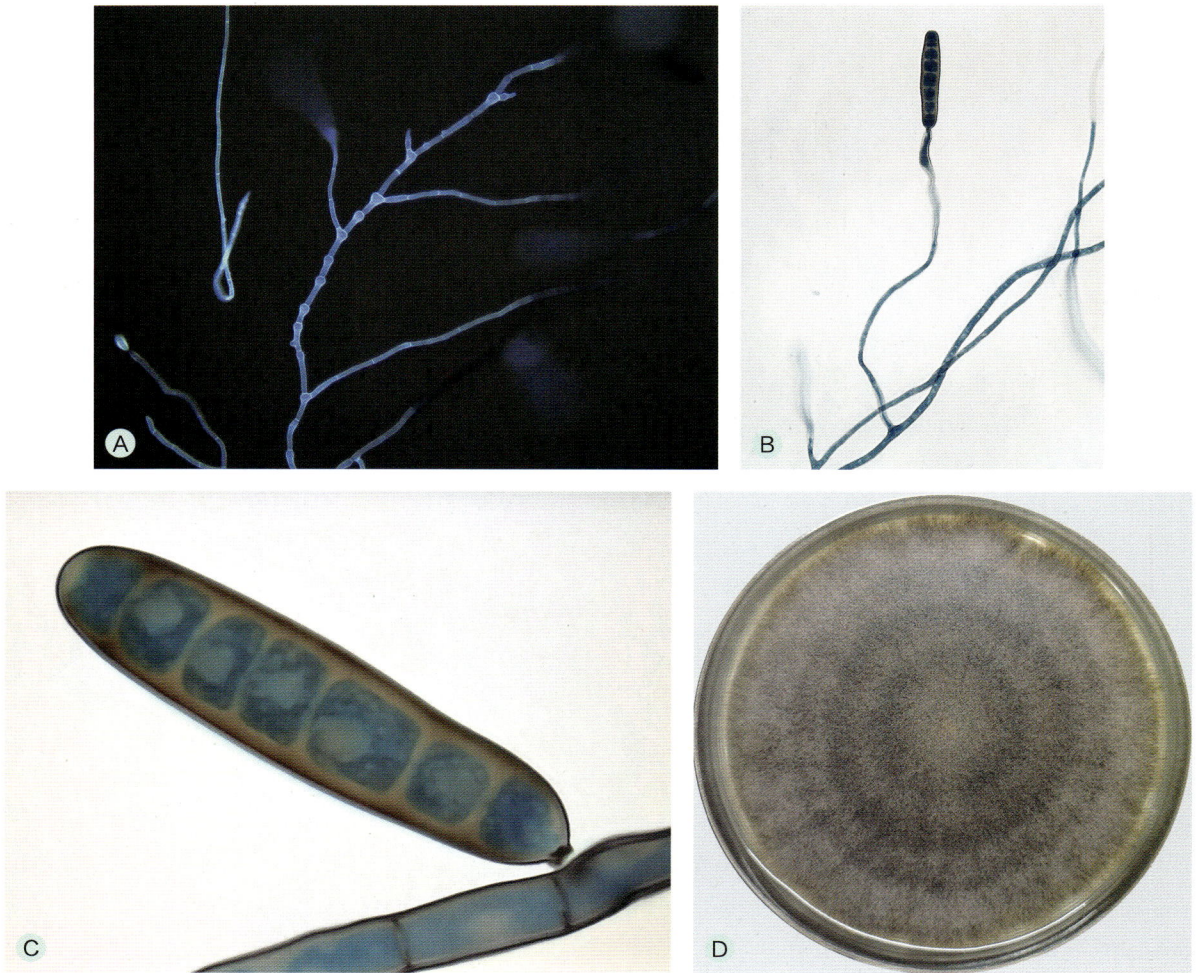

图 27-46-2　喙凸脐孢霉的形态特征

A. 球拍菌丝 PDA 28℃培养 5 日，钙白荧光染色 ×400；B. SDA 28℃培养 2 日，乳酸酚棉蓝染色 ×400；
C. SDA 28℃培养 6 日，乳酸酚棉蓝染色 ×2 000；D. SDA 28℃培养 7 日

引起植物的感染，通常作为实验室污染菌考虑。可导致人类暗色丝孢霉病，最常见鼻窦、皮肤、皮下组织、角膜感染及脑部感染，有关节感染导致的致死性全身播散性感染、硬膜外注射甲基强的松龙导致的暴发性脑膜炎等罕见病例报道。

（徐和平）

第四十七节　单端孢属

一、分类与命名

单端孢属（*Trichothecium*）又称聚端孢属，隶属于真菌界（Fungi），子囊菌门（Ascomycota），粪壳菌纲（Sordariomycetes），肉座菌目（Hypocreales），Myrotheciomycetaceae 科。目前属内有 69 个种，临床上常见有玫瑰单端孢或称粉红单端孢（*T. roseum*）。

二、生物学特性

（一）形态与染色

单端孢属显微镜下可见分隔透明菌丝、分生孢子梗和分生孢子。分生孢子梗单个直立，无色细

长,有隔不分枝。分生孢子梗顶端有数个大的分生孢子,倒退产孢(retrogressive development),分生孢子梗越来越短,分生孢子单生或簇生呈聚集状,分生孢子壁光滑,呈卵圆形至椭圆形或梨形,大小不等,厚壁,无色或淡粉红色。分生孢子为中间有分隔,双细胞,排列方式为新孢子排在老孢子下面,向基性 Z 字形排列,第 1 个孢子的下孢室的顶部尖,着生痕位于孢子中轴线的基点处。后来形成的分生孢子下孢室的基端收缩部较宽,着生痕位于基端收缩部侧。

单端孢霉的镜下示意图见图 27-47-1。

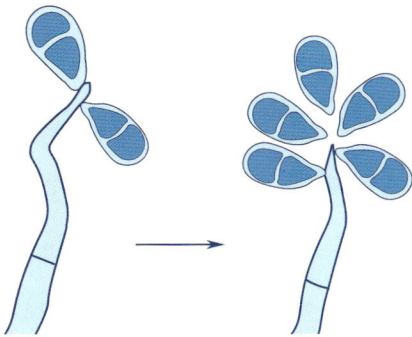

图 27-47-1　粉红单端孢示意图

(二) 培养特性

在 SDA 平板 25℃孵育,菌落中等快速生长,开始为白色,有绒毛状菌丝或粉末状,以后变为浅桃红色至桃红色。背面观察灰白色或棕色。在 PDA 平板上菌落呈扁平、颗粒和粉末状。37℃不生长。

单端孢霉的形态特征见图 27-47-2。

三、鉴定与鉴别

临床常见的玫瑰单端孢,应注意与猪小孢子菌属(*Microsporum nanum*)、柱隔孢属(*Ramularia*)的鉴别,单端孢霉的分生孢子和分生孢子梗上都可见到脐状凹陷即着生痕,分生孢子壁光滑,体外毛发穿孔试验阴性,能被放线菌酮抑制,而猪小孢子菌的大分生孢子的壁粗糙(有刺),毛发穿孔试验阳性。柱隔孢属分生孢子梗短小不分枝,以合轴式产生全壁芽生式分生孢子,产孢梗顶端呈屈膝状;分生孢子串生,圆柱形,两端钝圆。

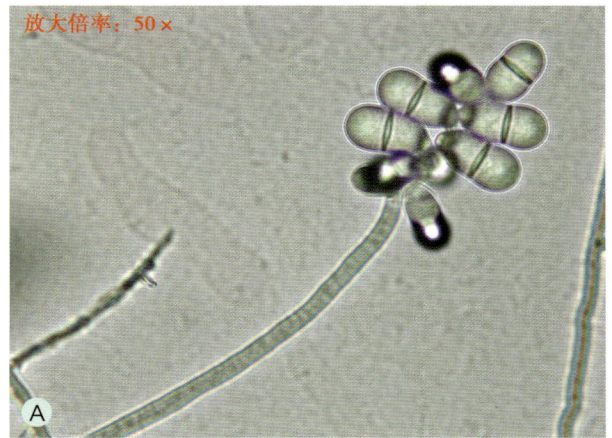

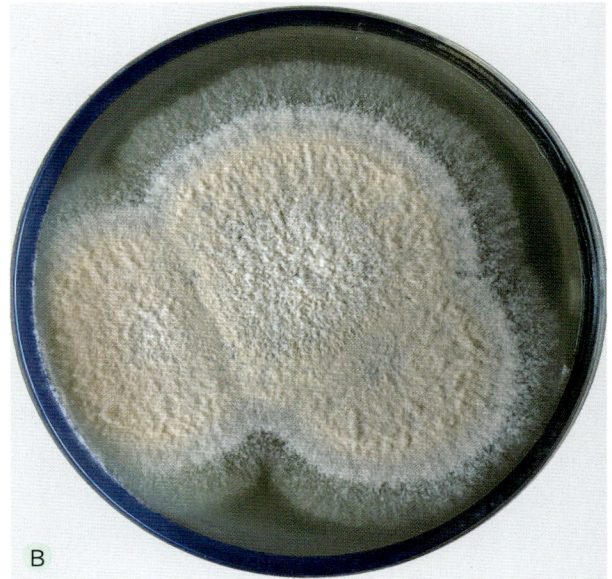

放大倍率: 50×

图 27-47-2　粉红单端孢霉的形态特征
A. PDA 28℃培养 3 日,未染色 ×1 000; B. PDA 28℃培养 5 日

可以使用 D1/D2 序列进行分子生物学鉴定。

四、抗真菌药物敏感性

未见有关单端孢霉药物敏感性方面资料。

五、临床意义

单端孢霉是一种有丝分裂的丝状真菌,广泛分布于土壤或腐朽的植物,也常存在于水果及蔬菜表面,被认为是实验室污染菌之一。通常对人类和动物不致病,但已有引起耳道和角膜感染的报道。

(陈知行　徐和平)

第四十八节　金 孢 霉 属

一、分类与命名

金孢霉属（Chrysosporium，也称为金孢子菌属）隶属于真菌界（Fungi），子囊菌门（Ascomycota），散囊菌纲（Eurotiomycetes），爪甲团囊菌目（Onygenales），爪甲团囊菌科（Onygenaceae）。属内 70 余种，常见菌种包括嗜角质金孢霉（C. keratinophilum）、热带金孢霉（C. tropicum）、毡金孢子菌（C. pannicola）、短金孢子菌（C. parvum）、C. guarroi、C. merdarium、C. inops、C. queenslandicum 和 C. zonatum。代表菌种为嗜角质金孢霉菌。

二、生物学特性

（一）形态与染色

显微镜下可见分隔菌丝、分生孢子，某些种可见关节孢子。菌丝薄壁光滑、不规则分枝。分生孢子丰富，沿着菌丝侧生或端生，无柄，椭圆形，单细胞直立排列，有着明显的宽基部和基底痕，透明或稍带黄色，壁光滑或粗糙，近圆形，棒状，梨形或卵圆形，时常单细胞，偶尔两个细胞，分生孢子宽于营养菌丝。无大分生孢子。短金孢子菌在 37~40℃孵育可形成扩大的厚壁孢子。

（二）培养特性

金孢霉菌生长速度缓慢或中等速度，最适生长温度为 25~28℃，40℃菌丝消失，孢子不繁殖，在SDA 培养基上菌落湿润，向四周展开生长，白色、黄色、奶油色至淡棕色，表面颗粒状，似皮肤癣菌样菌落。背面无色素或浅棕黄色。在 PDA 培养基上菌落多呈白色、扁平、中央粉状，边缘绒毛状。C. pannicola 在 37℃不生长。

金孢霉菌的形态特征见图 27-48-1。

三、鉴定与鉴别

（一）属间鉴别

金孢霉菌在 PDA 上陈旧培养呈白色粉末状菌落，分生孢子侧生于菌丝两侧短小的分生孢子梗顶端，呈单细胞直立排列为其主要特征。该菌不产生大分生孢子，应注意与皮肤癣菌相鉴别。孢子丝菌、组织胞浆菌和皮炎芽生菌会有相似的镜下表现，但结合菌落形态、培养双相温度及颜色变化及陈旧培养物镜下形态可鉴别。菌落及镜下形态上主要应注意与侧孢霉属（Sporotrichum）相鉴别，侧孢霉生长迅速，颜色有白色、米色、羊毛状，分生孢子梗分枝众多，每个分枝末端都有分生孢子，分生孢子椭圆形、平头、厚壁、光滑，有厚壁孢子和关节孢子。侧孢霉的有性期为平革菌属（Phanerochaete）。

侧孢霉的形态特征见图 27-48-2。

金孢霉菌与侧孢霉鉴别，见表 27-48-1。

可以使用 ITS 序列进行分子生物学鉴定。

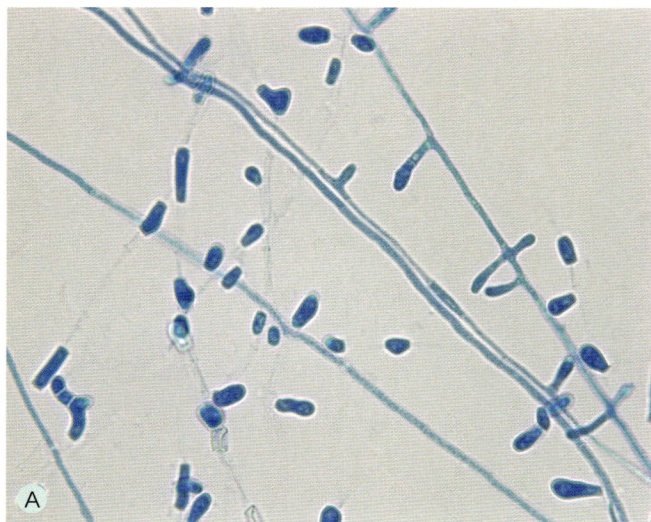

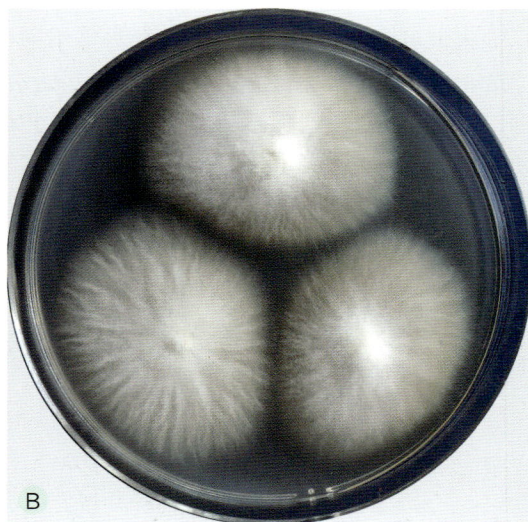

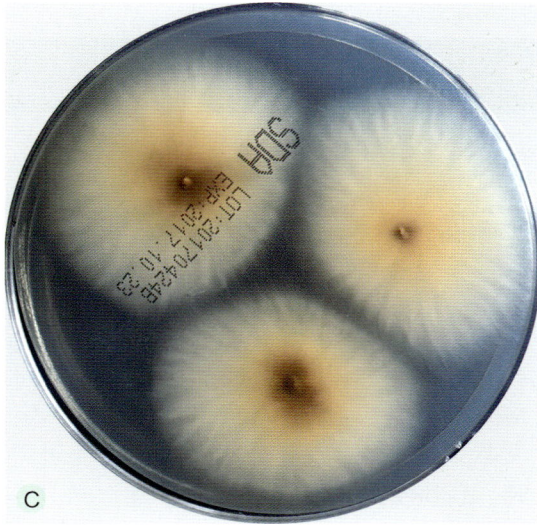

图 27-48-1　金孢霉菌的形态特征
A. PDA 28 ℃ 培养 7 日，乳酸酚棉蓝染色 ×1 000；
B. SDA 28℃培养 14 日；C. SDA 28℃培养 14 日（背面）

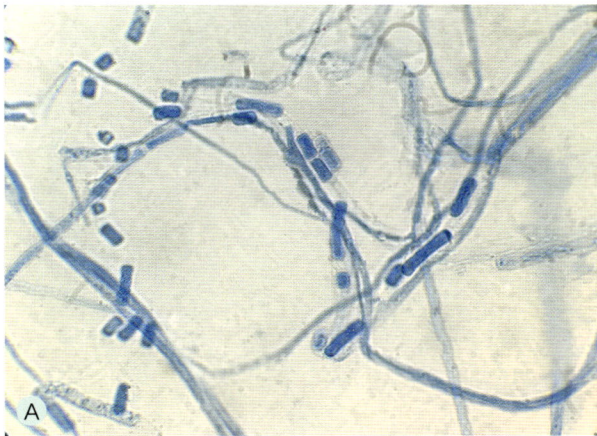

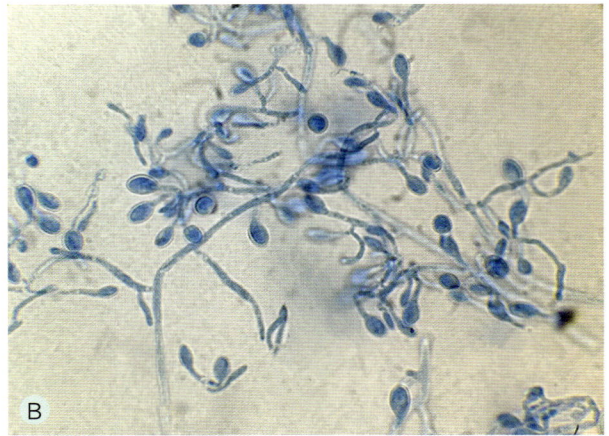

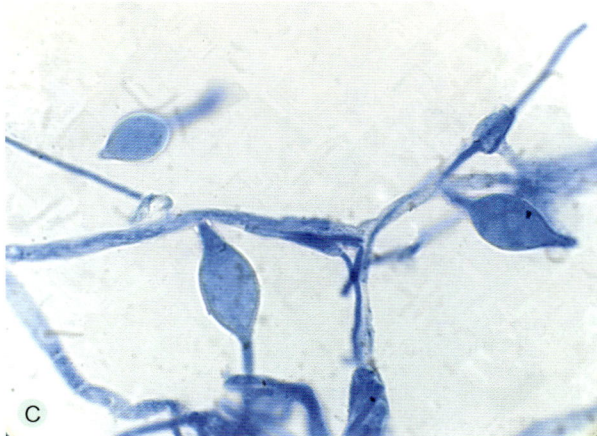

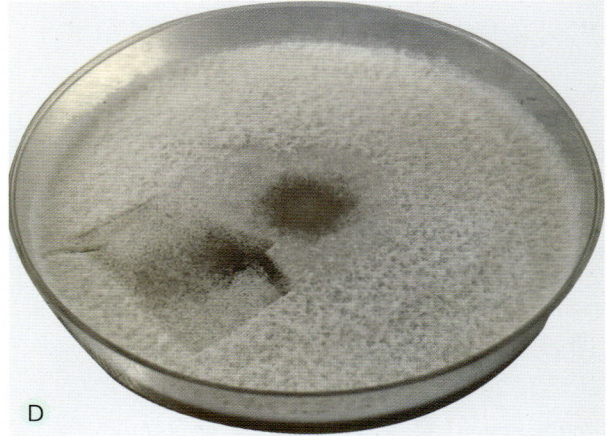

图 27-48-2　侧孢霉的形态特征
A. 关节孢子 PDA 25 ℃培养 2 日，乳酸酚棉蓝染色 ×1 000；B. 分生孢子 PDA 25 ℃培养 3 日，乳酸酚棉蓝染色 ×1 000；C.厚壁孢子 PDA 25 ℃培养 3 日，乳酸酚棉蓝染色 ×2 000；D. SDA 28℃培养 7 日
（图片由南昌大学附属第二医院胡龙华老师提供）

表 27-48-1　金孢霉菌与侧孢霉鉴别

菌名	菌落	放线菌酮培养基生长	关节孢子	尿素酶	温度	37℃生长厚壁孢子
金孢子菌属	稍局限	生长	很少或缺如	+*	>37℃生长慢或不生长	-
侧孢霉属	迅速充满平板	不生长	丰富,常脱落	-	37~40℃生长好少数45℃能生长	+

注:+,阳性;-,阴性;*,孵育10日后阳性。

(二)属内鉴别

C. inops 菌落坚硬,奶油状,产孢贫乏,常见不规则膨胀的菌丝。嗜角质金孢霉菌落干、棉花状,奶油色,分生孢子长、厚壁,菌丝间生的分生孢子罕见,常可见透明的关节孢子。毡金孢子菌的菌落干而白色,棉花状,中心密集,分生孢子生于膨大的茎上,表面有小棘刺,卵圆形或棒状,宽大底部,有明显产孢瘢痕,37℃不生长,菌丝间生分生孢子缺失。*C. zonatum* 菌落2周后开始变暗,最后呈棕黄色;分生孢子生于不膨大的茎上,37℃生长。热带金孢霉生长快,白色,菌丝间生分生孢子罕见,*C. queenslandicum* 的菌落干、白、平坦、棉花状,背面奶油色或粉红色,间生分生孢子非常丰富。

四、抗真菌药物敏感性

有关金孢霉药物敏感性方面资料有限,伊曲康唑、酮康唑、咪康唑和伏立康唑对金孢霉有较低 MIC 值,两性霉素 B 对金孢霉的活性不定,部分文献 MIC 值较低,部分文献表现高度耐药,氟康唑、氟胞嘧啶对金孢霉体外无活性。

五、临床意义

金孢霉是一种常见的土壤腐殖菌,可从土壤、植物和鸟类中分离到该菌,通常被认为是污染菌之一。也有一些是耐热、嗜角质的丝状真菌,金孢霉偶尔从人体感染标本中分离出,可引起人类皮肤感染和甲真菌病,在骨髓移植患者可引起全身性感染。值得注意的是全身性金孢霉感染有较高的死亡率。

(陈知行　徐和平)

第四十九节　节菱孢霉属

一、分类与命名

节菱孢霉属(*Arthrinium*)隶属于真菌界(Fungi),双核菌亚界(Dikarya),子囊菌门(Ascomycota),子囊菌亚门(Pezizomycotina),粪壳菌纲(Sordariomycetes),炭角菌亚纲(Xylariomycetidae),炭角菌目(Xylariales),梨孢假壳科(Apiosporaceae)。该属已有20多个种,常见的菌种有暗孢节菱孢(*A. phaeospermum*)、共生节菱孢菌(*A. arundinis*)。

二、生物学特性

(一)形态与染色

菌丝有隔、透明,菌丝上产生基部膨大烧瓶形的产孢细胞,从产孢细胞上生成单一、直立、白色、短而细长的分生孢子梗,分生孢子梗上产生成簇的棕色、晶状体或透镜状分生孢子。分生孢子通常有赤道生殖狭缝。

节菱孢霉的镜下示意图见图27-49-1。

(二)培养特性

28℃在 PDA、SDA 上生长迅速,羊毛状或絮状,白色的气生菌丝,菌落表面淡褐色,有棕色斑点,背面暗淡色,有的菌种可产生可扩散的红色色素。对放线菌酮敏感,37℃不生长。

节菱孢霉的形态特征见图27-49-2。

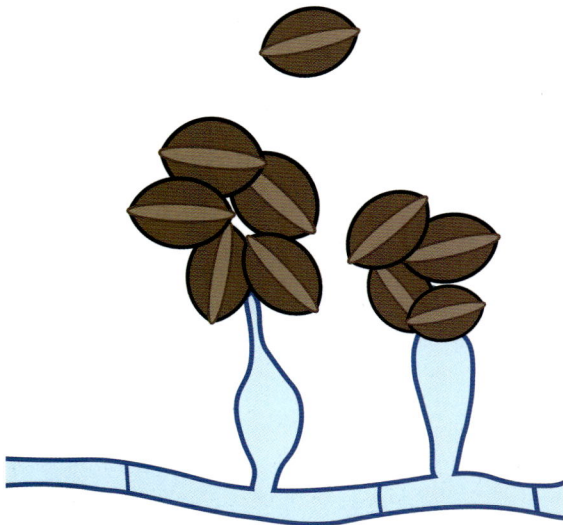

图 27-49-1　节菱孢霉示意图

三、鉴定与鉴别

由于孢子大量形成且成簇，所以经常看不到分生孢子梗，透明的、透镜状的分生孢子是其特征。菌落特点与黑孢霉（*Nigrospora*）相似，但黑孢霉的孢子是从安瓿形细胞上产生。

该菌与皮肤癣菌均对放线菌酮敏感，但该菌孢子形成非常缓慢，可以相区别。

与 *Stephanosporium* 区别是节菱孢产生成簇的分生孢子，而 *Stephanosporium* 的分生孢子是成链状。

可以使用 ITS 序列进行分子生物学鉴定。

四、抗真菌药物敏感性

据有限药敏试验资料，该菌对两性霉素 B 的 MIC 为 0.15μg/ml，氟康唑 MIC 为 128μg/ml，伊曲康唑的 MIC 为 0.5μg/ml，咪康唑 MIC 为 2μg/ml，5- 氟胞嘧啶 MIC 为 ≥256μg/ml。

五、临床意义

节菱孢霉菌是自然界中不常见的一类霉菌，分布于世界各地的一种植物腐生菌。节菱孢霉菌在甘蔗产区（广东省、广西省）和变质甘蔗中毒发病区（主要是北方地区）的甘蔗样品中均有分布。引起人类和动物感染病例很少见，经常在皮肤样本中遇到，很可能是一种污染菌。有引起关节炎、皮肤和甲感染的报道，但食用节菱孢霉产生的毒素可以引起人体恶心、呕吐、腹痛、腹泻等中毒症状。

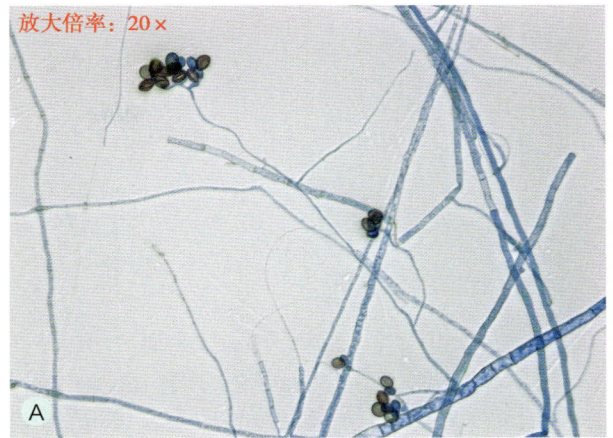

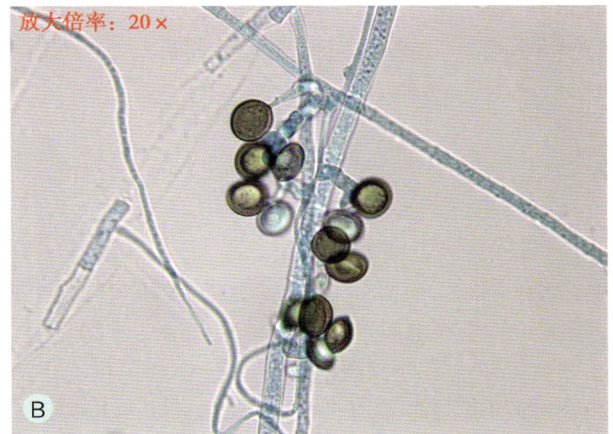

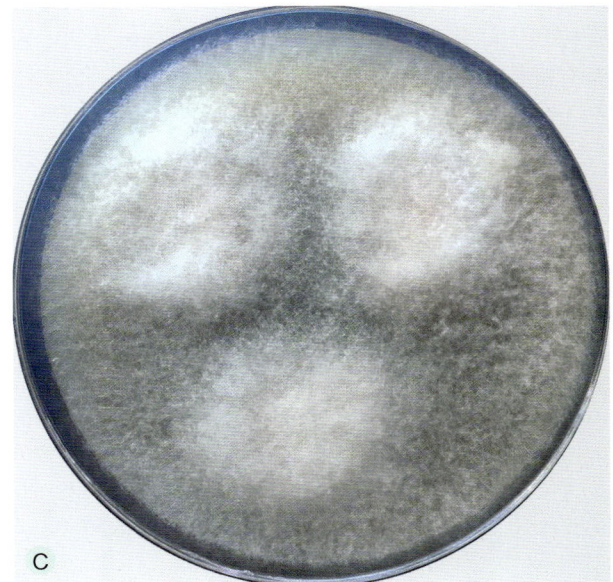

图 27-49-2　节菱孢霉菌的形态特征

A. PDA 28℃培养 8 日，乳酸酚棉蓝染色 ×400；B. PDA 28℃培养 8 日，乳酸酚棉蓝染色 ×1 000；C. PDA 28℃培养 8 日

（徐和平）

第五十节　端梗霉属

一、分类与命名

端梗霉属（Acrophialophora）隶属于真菌界（Fungi），双核菌亚界（Dikarya），子囊菌门（Ascomycota），子囊菌亚门（Pezizomycotina），粪壳菌目（Sordariales），锥毛壳科（Chaetomiaceae）。属内有17个种，临床常见的种有光滑端梗霉（A. levis）、A. fusispora、A. seudatica。

二、生物学特性

（一）形态与染色

镜下菌丝透明到淡棕色，宽 1.5~3.5μm 宽；分生孢子梗淡棕色、分隔、单生、直立、轻微弯曲，顶端逐渐变尖，在顶部可产生 1.5μm × (2~5) μm 淡棕色、厚壁有螺纹的瓶梗，瓶梗呈烧瓶状，有着长长的狭窄颈部，颈部透明光滑，有 (9~15) μm × (3.0~4.5) μm 宽大底部；分生孢子呈长链状排列，柠檬状，单细胞，淡棕色，大小为 (6~10) μm × (3.5~5.0) μm 大小，表面有螺旋状纹路。

（二）培养特性

在 PDA、SDA 上生长迅速，最初菌落为白色，后逐渐变为灰白色、棕色，菌落背面从最初的白色，然后中心变为黑色、深棕色，并且暗黑色逐渐向外扩散。

端梗霉的形态特征见图 27-50-1。

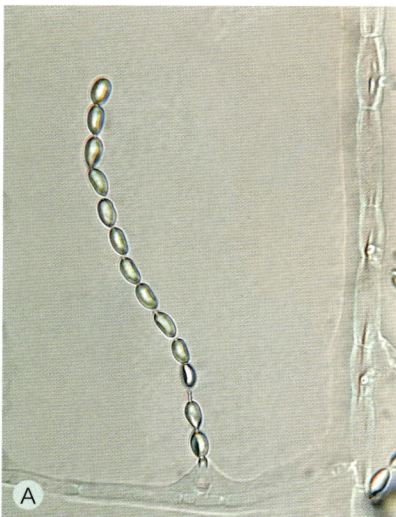

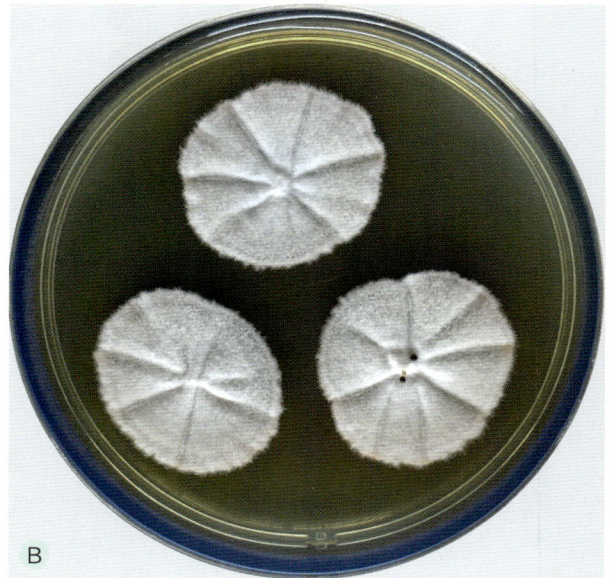

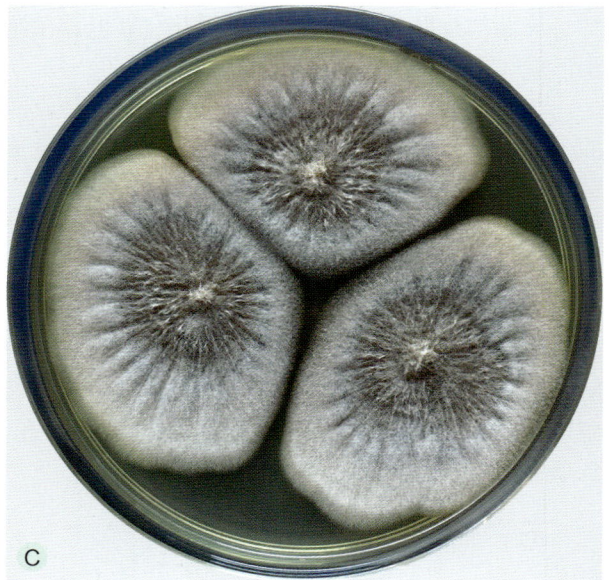

图 27-50-1　光滑端梗霉的形态特征
A. PDA 28℃培养 8 日 ×1 000；B. PDA 28℃培养 11 日；
C. SDA 28℃培养 11 日

三、鉴定与鉴别

该菌主要和拟青霉、链格孢和赛多孢相鉴别。该菌早期菌落为白色后变为暗色菌落，菌丝为暗棕色,链状排列的分生孢子表面有螺纹状纹理、有棘粗糙。拟青霉的菌落多为浅黄色,培养时间延长不会变为暗色菌落,产孢瓶梗顶端有细长的管状体,孢子光滑链状排列。链格孢的孢子链状排列,为暗色砖格状,有喙状突起。赛多孢的孢子多为顶生,单生或簇生,光滑。

可以使用 ITS 序列进行分子生物学鉴定。

四、抗真菌药物敏感性

该菌的药敏试验资料有限,在测试的 8 种抗真菌药物(两性霉素 B、伏立康唑、氟康唑、伊曲康唑、卡泊芬净、米卡芬净、特比萘芬、泊沙康唑)中,伏立康唑的体外活性最高,而其他药物对这些真菌的体外活性都较差。

五、临床意义

端梗霉是一种耐热土壤真菌,广泛分布于温带和热带地区。由于它能产生大量的纤维素酶和木聚糖酶,通常作为堆肥和其他自热底物的分解真菌。临床可见该菌引起的角膜炎,肺部感染见于白血病、HIV 阳性等免疫缺陷患者。

(徐和平)

第五十一节 轮枝孢霉属

一、分类与命名

轮枝孢霉属(*Verticillium*)又名希瑞枝霉,隶属于真菌界(Fungi),双核菌亚界(Dikarya),子囊菌门(Ascomycota),子囊菌亚门(Pezizomycotina),粪壳菌纲(Sordariomycetes),假毛球壳目(Trichosphaeriales),假毛球壳科(Trichosphaeriaceae)。该属已有 20 多个种,常见的菌种有 *V. longisporu* 和 *V. Wilt*。

二、生物学特性

(一)形态与染色
分生孢子梗分化良好,轮状分枝,着生分散的锥形瓶梗。分生孢子无色透明,单细胞,聚集于黏性孢子头。

(二)培养特性
28 ℃ 在 PDA、SDA 上生长迅速,绒毛状,颜色初为白色到浅黄色,后逐渐变成粉棕色、红色、黄色。

轮枝孢霉的形态特征见图 27-51-1。

三、鉴定与鉴别

该菌主要特点是透明菌丝,锥形的分生孢子梗轮状分枝。

可以使用 ITS、actin、EF-1α、GPDH 和色氨

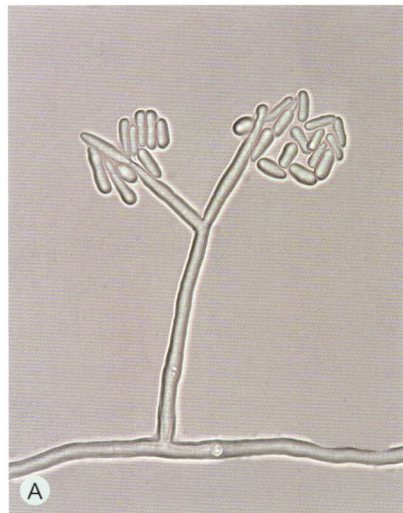

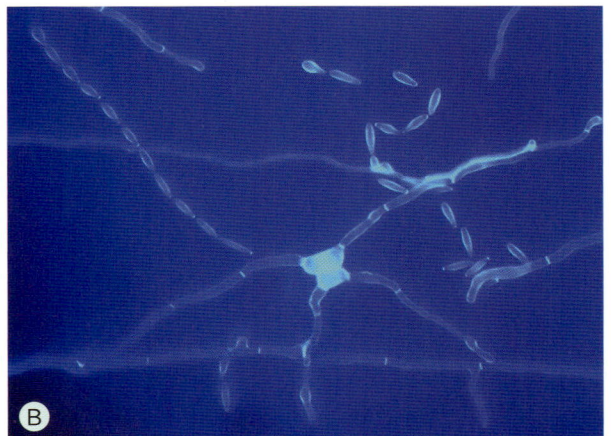

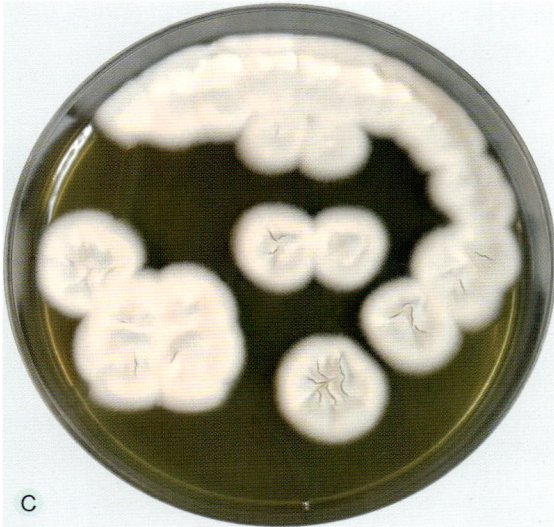

图 27-51-1　*Verticillium leptobactrum* 的形态特征
A. PDA 28℃培养 5 日 ×1 000；B. PDA 28℃培养 3 日，
钙白荧光染色 ×400；C. PDA 28℃培养 8 日

酸合成酶基因序列，对轮枝孢霉进行分子生物学鉴定。

四、抗真菌药物敏感性

该菌药敏试验资料有限，据临床病例报道两性霉素 B 对本菌治疗有效。

五、临床意义

轮枝孢霉属经常从环境土壤和植物中分离，是实验室常见的污染菌。有文献报道，可引起真菌性角膜炎、免疫低下患者菌血症、腹膜透析感染。

（徐和平）

第五十二节　裂褶菌属

一、分类与命名

裂褶菌属（*Schizophyllum*），隶属于真菌界（Fungi），双核菌亚界（Dikarya），担子菌门（Basidiomycota），伞菌亚门（Agaricomycotina），伞菌纲（Agaricomycetes），伞菌亚纲（Agaricomycetidae），伞菌目（Agaricales），裂褶菌科（Schizophyllaceae）。该属有 20 多个种，常见的菌种有普通裂褶菌（*S. commne*）和放射裂褶菌（*S. radiatum*）。

二、生物学特性

（一）形态与染色

菌丝透明、宽，常具锁状连接（clamp connections 也称锁状联合），菌丝侧面有弯曲的侧钉（lateral pegs，又名针状体 spicules）。分生孢子常缺乏。子实体（basidiocarp，有另译为担子果）下部排列成密集的栅栏状，每个基体在直立的柄上生 4 个担孢子。担孢子透明、光滑薄壁。

普通裂褶菌子实体的示意图见图 27-52-1。

（二）培养特性

在 PDA、SDA 上生长速度较快，15~35℃范围内均能生长，20~25℃生长较好，且生长速度较快，

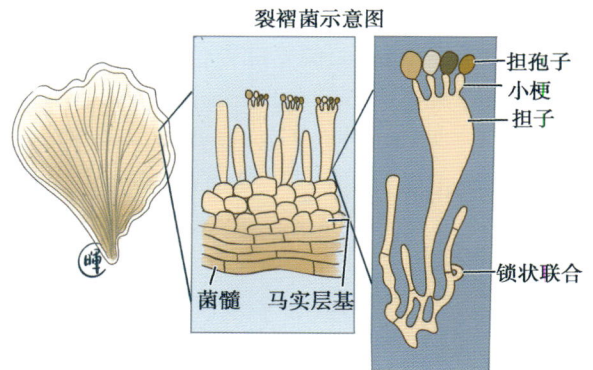

图 27-52-1　普通裂褶菌子实体示意图

为最适生长温度范围。在温度低于 20℃和高于30℃，菌落生长缓慢。一般 2 周可以铺满整个平板，菌落紧贴在培养皿壁生长，呈近圆形或不规则形，白色绒毛状，边缘呈不整、波浪状，气生菌丝极细（图 27-52-2E），极薄，有的菌株可在 5 日左右就可以看到子实体，有的菌株不产生或长达 12 周才会出现子实体，子实体从基部辐射而出，白色或灰白色，柄短或无，扇形或肾形，花冠波浪状，上有短绒毛，下部具裂鳃，老时边缘坚硬，坚韧，毛糙，灰白色（图 27-52-2F）；腮浅粉灰色，具纵裂边缘。担孢

子在子实体下部呈密集的栅栏状排列,每个直立的小梗(sterigmata)内包含 4 个担孢子(图 27-52-2C),担孢子透明、光滑、薄壁。添加糖类(果糖最佳,其次是葡萄糖、蔗糖和麦芽糖)可以促进本菌生长,在 pH 6.0~7.0 时生长最好,pH 过高过低时,菌落生长相对缓慢,菌落菌丝稀疏、色淡。光线对裂褶菌的生长有一定影响,裂褶菌在全黑暗条件下,菌落生长速度最快,其菌落 6 日就长满培养皿,在全光照射下生长变慢。

裂褶菌的形态特征见图 27-52-2。

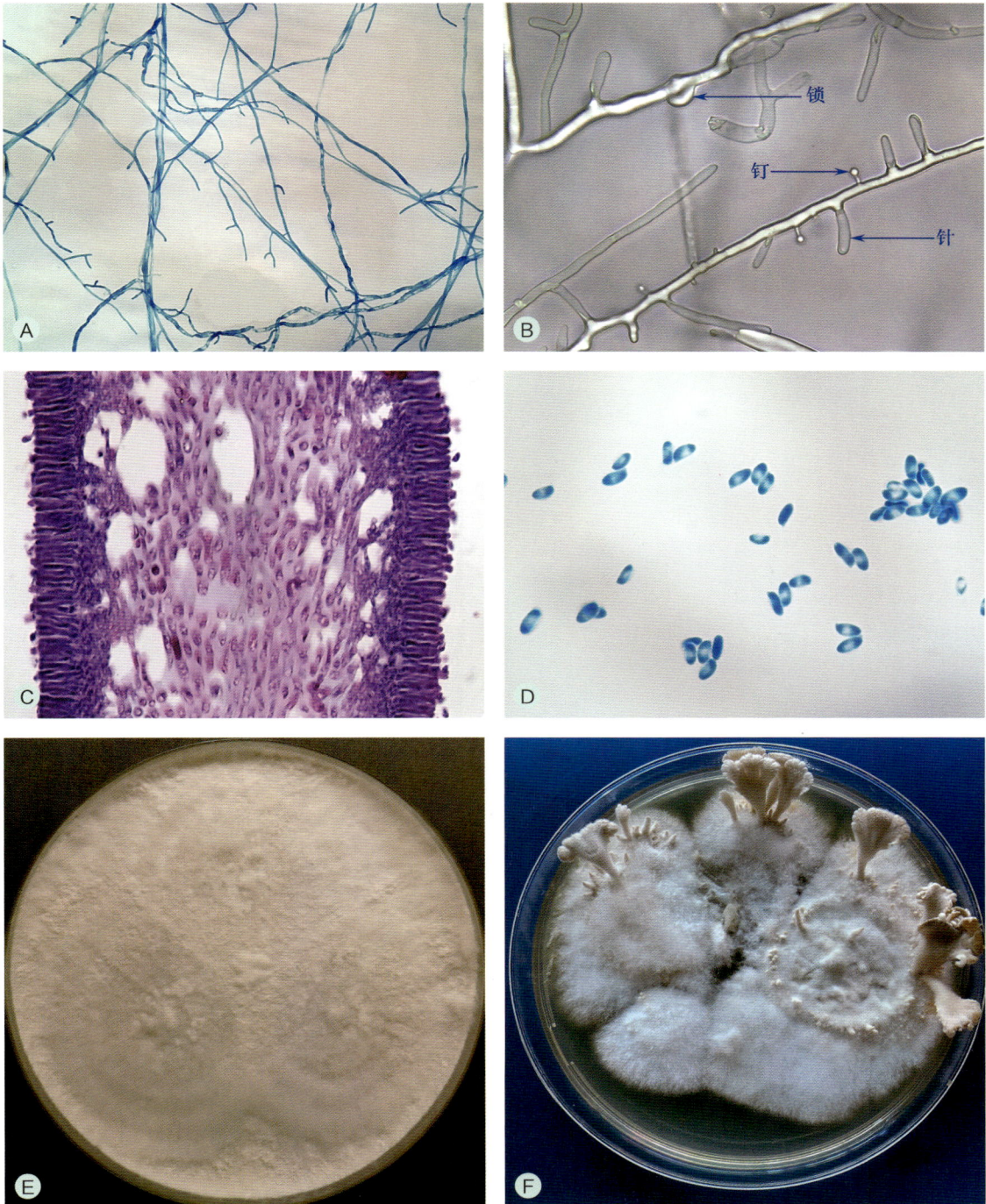

图 27-52-2　普通裂褶菌的形态特征

A. 单核状态(无锁状结构)PDA 28℃培养 3 日,乳酸酚棉蓝染色 ×400;B. 双核状态(有锁状结构)PDA(小培养)28℃培养 7 日 ×1 000;C. 子实体切片,PAS 染色 ×400;D. 担孢子,乳酸酚棉蓝染色 ×1 000;E. 单核状态(不形成子实体),SDA 28℃见光培养 21 日;F. 双核状态(子实体形成),PDA 28℃见光培养 12 日配对实验：将两株分离自临床标本的单核菌丝裂褶菌接种于一块 SDA 平板，相距约 3cm，室温光照培养（图 27-52-3F）。小培养接种可以更清楚观察到真菌的生长发育过程及菌丝间的交联（图 27-52-3C）。当菌丝发展到一定时期，菌丝间会显现菌丝联结现象，增加了菌丝体的原生质流动和营养物质的运输或交换，并可起质配和核配的桥梁作用。菌丝联结，指的菌丝之间的横向结合，从而使菌丝体表现为梯形或网状（图 27-52-3D）。当菌丝联结后，在点种菌侧及两株菌交界处均出现了双核菌丝标志的锁状结构（图 27-52-3E）。锁状结构、针状体和钉状突起为裂褶菌特征性结构（图 27-52-2B）。延长孵育时间可见子实体形成（图 27-52-3H、I）。

单核菌丝裂褶菌配对实验形态变化见图 27-52-3。

三、鉴定与鉴别

裂褶菌菌丝在发育过程中的分化可明显地分成 5 个阶段：①形成一级菌丝，担孢子萌发，形成由单核细胞构成的菌丝，称一级菌丝；②形成二级菌丝，不同性别的一级菌丝发生接合，通过质配形成了由双核细胞构成的二级菌丝，它通过独特的"锁状联合"（lamp connection），即成喙状突起而连合两个细胞的方式不断使双核细胞分裂，从而使菌丝尖端不断向前延伸；③形成三级菌丝，到条件合适时，大量的二级菌丝分化为多种菌丝束，即为三级菌丝；④形成子实体（即蘑菇），菌丝束在适宜条件下会形成菌蕾，然后再分化、膨大成大型子实体；⑤产生担孢子，子实体成熟后，双核菌丝的顶端膨

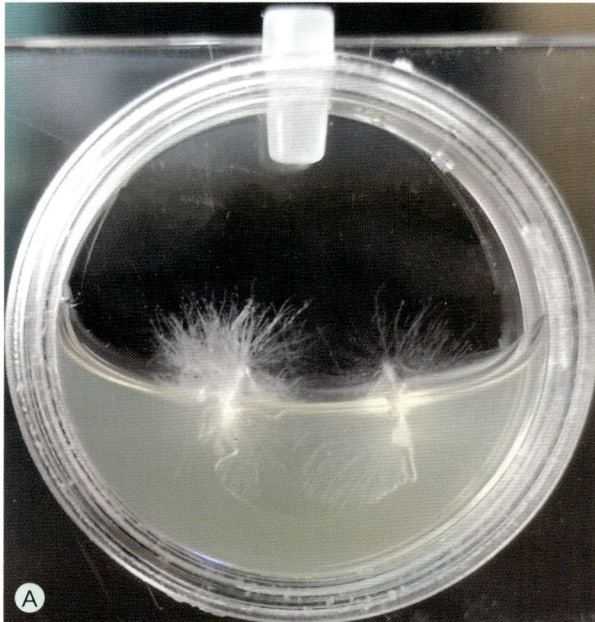

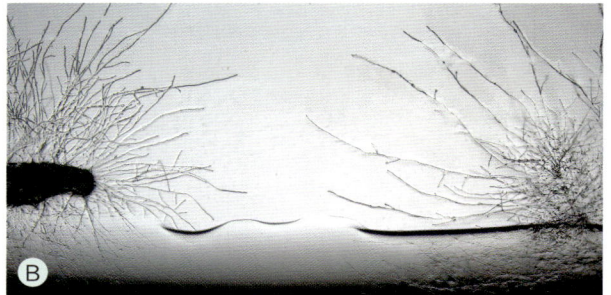

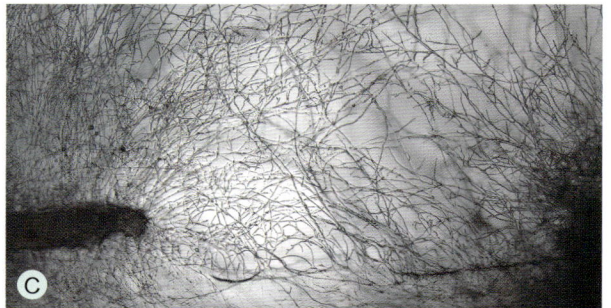

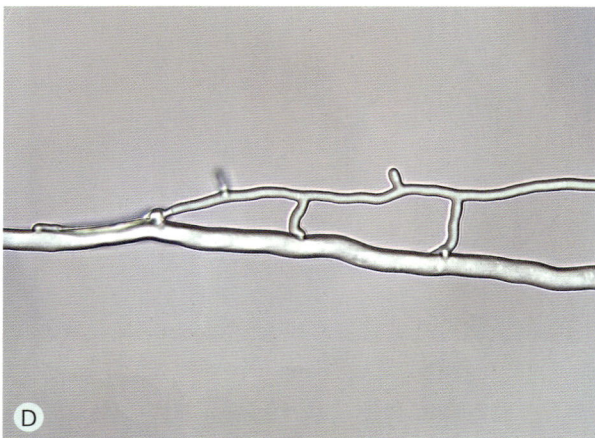

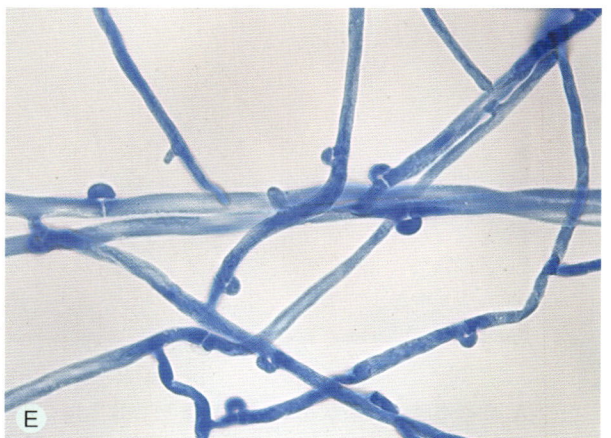

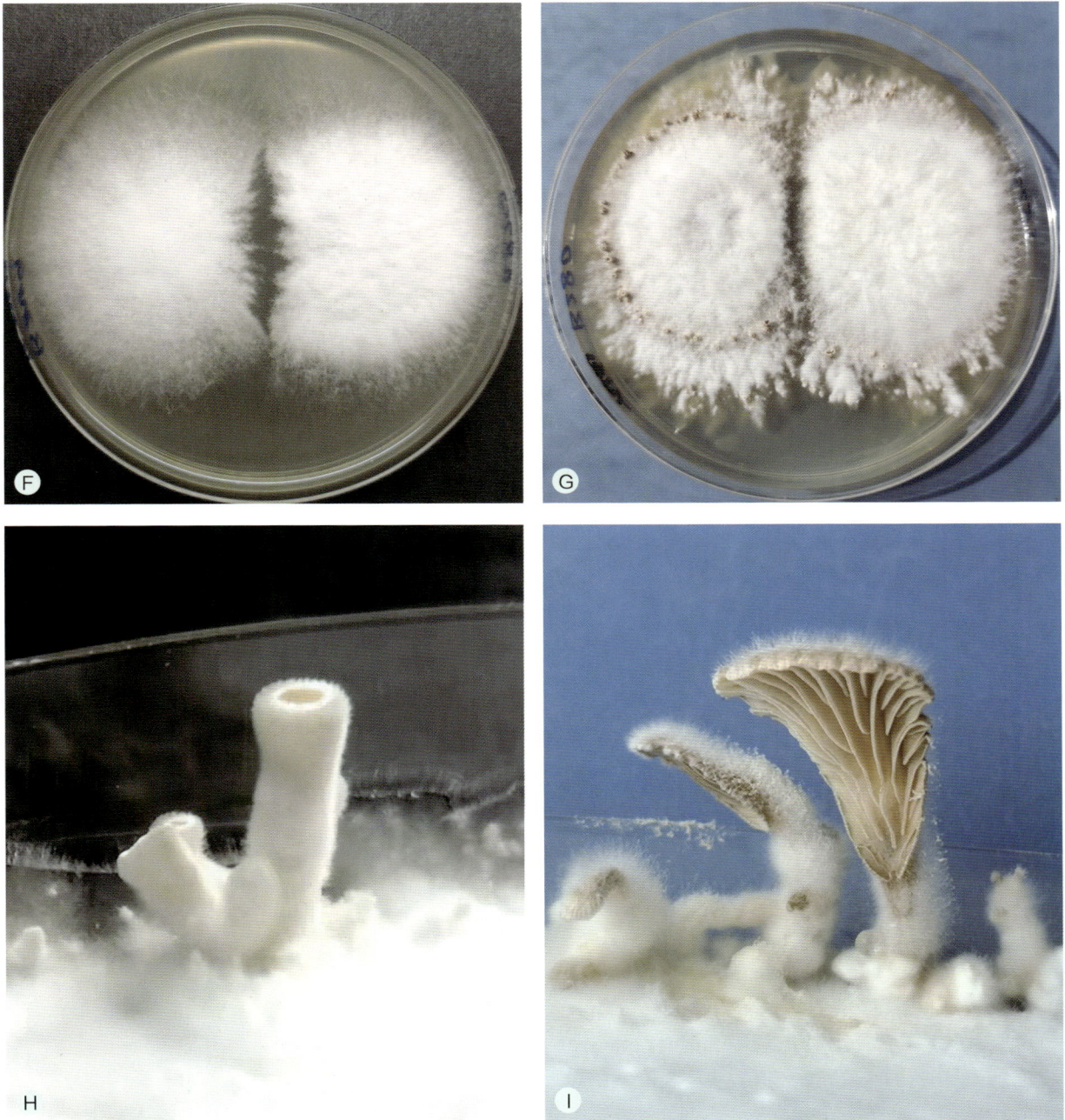

图 27-52-3　单核菌丝裂褶菌配对实验结果

A. 两株单核状态菌株点种 PDA（小培养），28℃培养 24h；B. PDA（小培养），28℃培养 24h（菌丝尚未交汇）×40；C. PDA（小培养）28℃培养 2 日，两株菌菌丝交汇 ×40；D. PDA（小培养）28℃培养 2 日，菌丝联结 ×400；E. PDA 28℃培养 3 日菌丝联结后形成锁状连接，乳酸酚棉蓝染色 ×1 000；F. 两株单核状态菌株点种 SDA 平板，28℃见光培养 5 日；G. SDA 28℃见光培养 7 日（子实体形成）；H. SDA 28℃见光培养 8 日（管状体形成）；I. SDA 28℃见光培养 17 日（子实体成熟）

大,两个核融合,经 2 次分裂,产生 4 个单倍体子核,最后在担子细胞的顶端形成 4 个独特的有性孢子,即为担孢子。

裂褶菌的主要特点是菌丝有隔,菌丝可见大量侧钉,锁状联合,有时菌落上可见子实体。

但是某些时候,比如自发发生、对机械损伤的反应、对外源生物子实体诱导物质的反应,一些裂褶菌不能形成二级菌丝而只有单核菌丝,因此不具备二级菌丝的"锁状联合",也不能产生真实的子实体。因此任何白色、快速生长的分离株在 37℃时生长良好,对本菌灵耐受,对放线菌酮敏感,并有明显刺鼻气味,均应怀疑为普通裂褶菌。感染人体的裂褶菌多数只能形成单核菌丝。

使用 MALDI-TOF MS 质谱仪和进行 ITS 和 D1/D2 序列测序能准确鉴定裂褶菌,但由于数据库中这些真菌的数据仍然有限,许多种尚无法鉴定到种。普通裂褶菌和放射裂褶菌从形态学上无法区分,需借助序列分析才能分开。

四、抗真菌药物敏感性

该菌有限药敏试验资料提示,对两性霉素 B 的 MIC 范围 $0.03\sim1\mu g/ml$,氟康唑的 MIC 范围 $8\sim64\mu g/ml$,伊曲康唑 MIC 范围 $0.06\sim0.125\mu g/ml$,伏立康唑范围 $0.06\sim1\mu g/ml$,泊沙康唑的 MIC 范围 $0.25\sim0.5\mu g/ml$,卡泊芬净的体外 MIC 值很高,$>16\mu g/ml$。有限临床病例报道两性霉素 B、伏立康唑对该菌治疗有效。

五、临床意义

裂褶菌常从腐烂木材上分离到,是一种蘑菇,有很高的药用价值,云南的裂褶菌又叫白参菇。但是,越来越多被发现裂褶菌可以感染人体,是偶尔引起人类感染的病原体,主要引起鼻窦炎、过敏性支气管肺真菌病、肺真菌球、脑膜炎、脑脓肿、角膜炎和心脏瓣膜赘生物,也是呼吸道标本污染菌之一。

（徐和平　陈杏春　陈东科）

第五十三节　节 纹 菌 属

一、分类与命名

节纹菌属(*Arthrographis*),隶属于真菌界(Fungi)、双核菌亚界(Dikarya)、子囊菌门(Ascomycota)、子囊亚门(Pezizomycotina)、座囊菌纲(Dothideomycetes)、座囊菌亚纲(Dothideomycetidae)、散囊菌目(Eurotiales)、Eremomycetaceae科。该属有 10 余个种,常见的菌种为卡拉节纹菌(*A. kalrae*)。

二、生物学特性

(一) 形态与染色

分生孢子梗透明,呈树枝状,有侧枝,常成束。分生孢子单细胞、透明、光滑薄壁、长方形的圆柱状,由菌丝横截面断裂而成关节孢子。在菌丝末端或中间产生光滑或表面微皱的厚壁孢子,未成熟的子囊果偶尔在菌落表面产生。

节纹菌的镜下示意图见图 27-53-1。

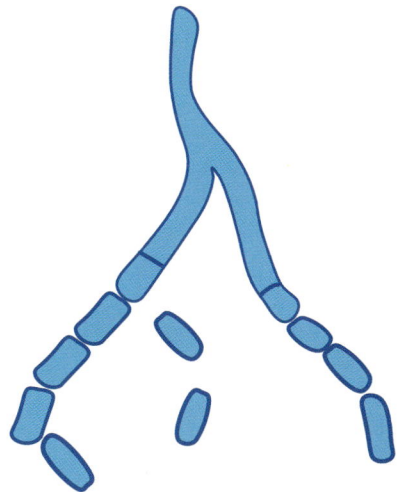

图 27-53-1　卡拉节纹菌示意图

(二) 培养特性

在 PDA 和 SDA 上 28℃培养生长缓慢,初为白色菌落,类似酵母菌,但后逐渐产生菌丝,呈浅黄色(米色),背面黄色或黄褐色,菌落偶尔产生棕色色素。37℃培养生长明显加快,可在42℃以下温度生长。对放线菌酮耐受。

节纹菌的形态特征见图27-53-2。

三、鉴定与鉴别

该菌主要特点是早期酵母样生长,成熟后桶状关节孢子,分生孢子梗有分叉。

ITS和D1/D2测序可用于准确的菌种鉴定。

四、抗真菌药物敏感性

该菌有限药敏试验资料提示,对两性霉素B的MIC范围1~4μg/ml,伊曲康唑MIC范围0.03~2μg/ml,伏立康唑MIC范围0.06~1μg/ml,卡泊芬净的MIC范围0.05~>8μg/ml,泊沙康唑的MIC范围0.03~0.5μg/ml,特比萘芬的MIC范围000.4~0.06μg/ml。有限临床病例报道,特比萘芬具有较强的抗真菌活性,其次是泊沙康唑、两性霉素B,伊曲康唑和酮康唑,具有中等的抗真菌活性。

五、临床意义

卡拉节纹菌广泛分布于空气、土壤、堆肥、木材等环境中,对植物没有致病性,该菌对动物(包括人类)有弱致病性,皮肤感染一般局限于最外层的角质化组织,可以导致指甲病变,除此之外还会破坏红细胞系统,分泌具有溶血和细胞毒性活性的抗原,导致免疫缺陷患者真菌感染暴发,被认为是一种新兴的重要病原体,对于接受造血干细胞移植、接受抗癌化疗、异体组织移植的患者,抗真菌预防是有效预防该菌感染的手段。临床标本分离出该菌较少,主要是从痰液、皮肤组织(皮肤、毛发)和指甲中分离,最早是在一名男性患者指甲中检出,后有报道致免疫低下患者肺部感染的报道。

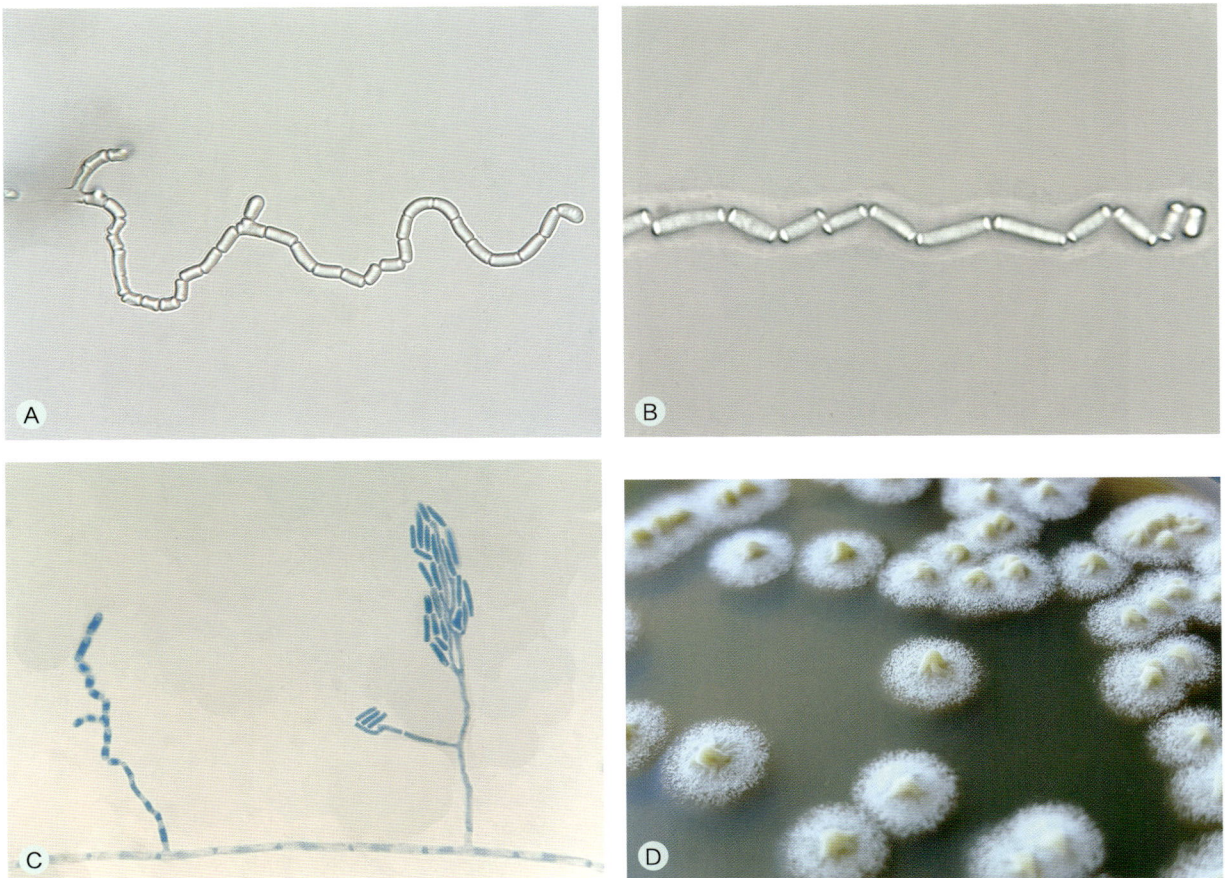

图 27-53-2　卡拉节纹菌的形态特征

A. PDA 28℃培养 4 日 ×1 000; B. PDA 28℃培养 15 日 ×2 000; C. PDA 28℃培养 7 日, 乳酸酚棉蓝染色 ×1 000;
D. SDA 28℃培养 6 日

（徐和平　陈东科）

第五十四节 香港丝状菌属

一、分类与命名

香港丝状菌属（*Hongkongmyces*）隶属于真菌界（Fungi），双核菌亚界（Dikarya），子囊菌门（Ascomycota），座囊菌纲（Dothideomycetes），格孢腔目（Pleosporales），Lindgomycetaceae 科。该菌最初是从香港一位 IgG4 相关硬化症患者的足部皮下脓肿中分离到，故命名为香港丝状菌。属内目前报告的临床致病种有足癣香港丝状菌（*H. pedis*）、*H. snookiorum*、*H. thailandica*、*H. thailandicus* 等。

二、生物学特性

（一）形态与染色

透明菌丝，培养时间延长逐渐变成橄榄色、棕色，有隔，锐角分枝。目前尚未观察到适合促进产孢的培养基和培养条件。

（二）培养特性

该菌在 37℃可生长，在 SDA 平板上生长缓慢，菌落天鹅绒样菌落，柔软，灰色，背面灰色。PDA 产生黄色色素，燕麦培养基（OA）上产生红色色素。

香港丝状菌的形态特征见图 27-54-1。

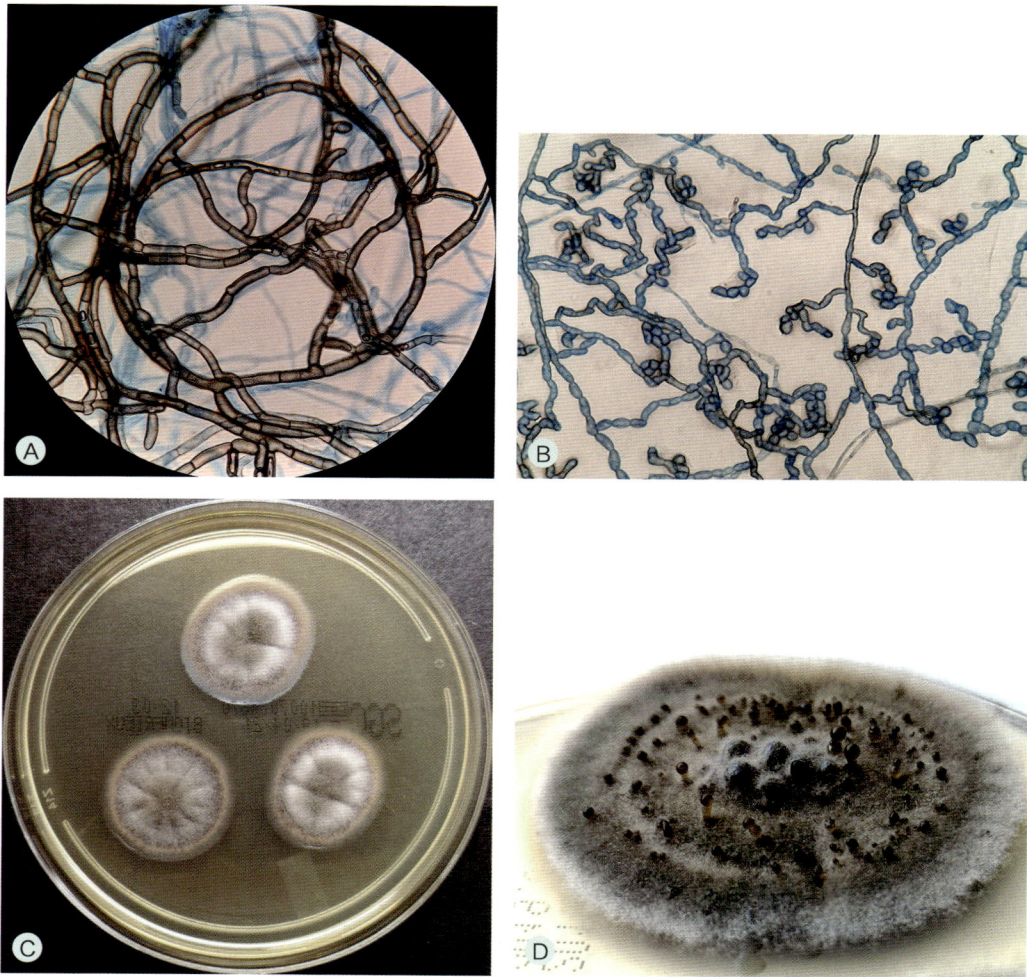

图 27-54-1 *H. snookiorum* 的形态特征

A. PDA 28℃培养 14 日，乳酸酚棉蓝染色 ×1 000；B. PDA 28℃培养 8 日，乳酸酚棉蓝染色 ×1 000；
C. SDA 28℃培养 7 日；D. SDA 28℃培养 15 日

ITS、28S rDNA、β-tubulin 等基因检测可用于该属的鉴定。

三、鉴定与鉴别

(一)属间鉴别

由于该菌尚未找到适宜产孢的培养基和培养条件，只有单纯的菌丝不足以鉴定该菌，结合临床症状、菌落形态，高度怀疑本菌，借助测序方法鉴别。

(二)属内鉴定

属内鉴定，单纯形态学尚不足以辨别，需要借助分子生物学的方法鉴定。

四、抗真菌药物敏感性

关于该菌体外药敏敏感试验数据甚少，有限的数据表明，该菌对伊曲康唑、伏立康唑、泊沙康唑 MIC 值很低，对两性霉素 B、氟康唑、氟胞嘧啶的 MIC 较高，临床效果也表明对患者使用伊曲康唑、伏立康唑有较好的治疗反应。

五、临床意义

关于该菌在自然环境的分布情况知之甚少，其致病性相关报道也很少，第一例临床致病报道是香港一例 IgG4 硬化症患者，其临床表现为右脚化脓性肉芽肿，结节活检组织学表现为真皮下化脓性、肉芽肿性炎症，中央小脓肿，周围有上皮样组织细胞、多核巨细胞和少量淋巴细胞。活检组织培养出足癣香港丝状菌。国内邓林强等亦从一例肾移植术后的右手指关节皮下脓肿中分离出 *H. snookiorum*。该菌可能会导致免疫缺陷（或抑制）患者的皮下感染。

（徐和平 陈东科）

第五十五节 棒孢霉属

一、分类与命名

棒孢霉属（*Corynespora*）隶属于真菌界（Fungi），子囊菌门（Ascomycota），子囊菌亚门（Pezizomycotina），座囊菌纲（Dothideomycetes），格孢腔目（Pleosporales），棒孢霉科（Corynesporascaceae）。属内包括 70 多个种，其模式菌为多主棒孢霉（*C. cassiicola*），以前分类为多主长蠕孢（*Helminthosporium cassiicola*）。

二、生物学特性

(一)形态与染色

菌丝暗棕色，分枝分隔。分生孢子梗从浅表菌丝或基质细胞上直立产生，形态垂直或弯曲，不分枝，分隔有结节，浅棕色，圆柱形出芽繁殖（cylindrical proliferations）；产孢细胞延长，孔出产孢；分生孢子单生，偶有 2~3 个链状排列，倒卵形或圆柱形，基底部加厚，可见黑棕色的产孢瘢痕，可有弯曲，孢子成熟后浅白色或棕色，壁光滑，含 4~20 个离壁孢子。

(二)培养特性

在 SDA 和 PDA 上 25℃ 孵育生长快速，呈毛绒状，初为浅白色，随着培养时间延长，菌落慢慢橄榄绿或灰黑色，背面逐渐变为黑色。

棒孢霉的形态特征见图 27-55-1。

三、鉴定与鉴别

根据生物学特性鉴定到属。

四、抗真菌药物敏感性

体外药敏试验数据有限。

五、临床意义

棒孢霉菌主要为植物病原菌，有引起足菌肿、皮下组织感染、角膜炎的病例报导，棒孢霉感染可与遗传性 CARD9 免疫缺陷有关。

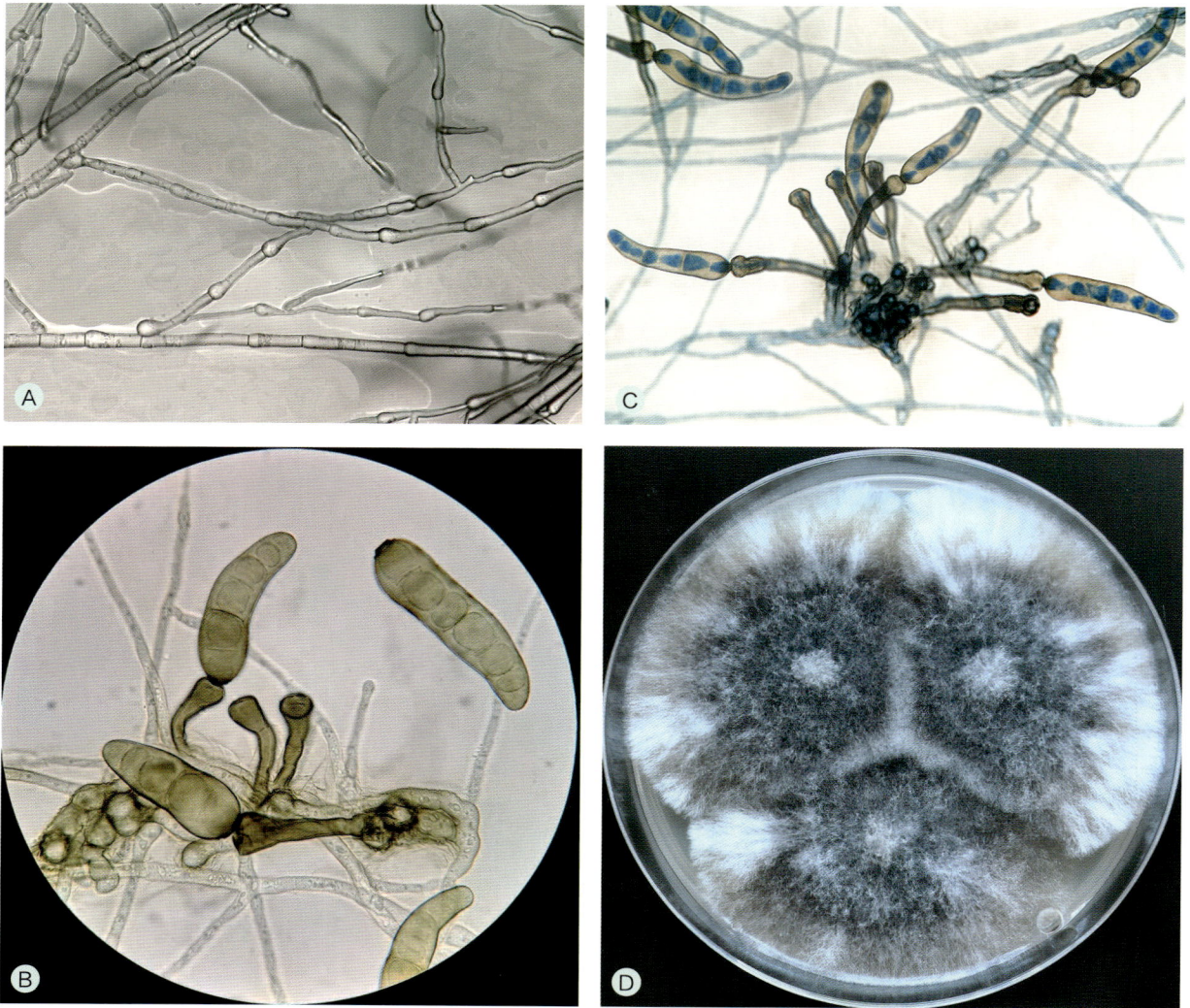

图 27-55-1　*C. torulosa* 的形态特征

A. 球拍菌丝，PDA 28℃培养 8 日 ×400；B. 孔出产孢，SDA 28℃培养 3 日 ×400；C. SDA 25℃培养 3 日，
乳酸酚棉蓝染色 ×400；D. PDA 28℃培养 7 日

（陈东科　徐和平）

第五十六节　腐霉菌属

一、分类与命名

腐霉菌属（*Pythium*）原隶属于藻界（Chromista），卵菌门（Oomycota），卵菌纲（Oomycetes），腐霉目（Pythiales），腐霉科（Pythiaceae），该属一直被归类于非真菌的原生生物病原体，但由于该属在真菌培养基上容易生长，菌落形态、镜下特征和感染的组织病理与丝状真菌相似，故仍然被放在条件致病真菌里一并介绍。该属包含数百种可导致植物感染的病原体，属内可导致脊椎动物感染的机会致病菌有谲诈腐霉菌（*Pythium insidiosum*），和瓜果腐霉菌（*Pythium aphanidermatum*），其模式菌种为谲诈腐霉菌。

二、生物学特性

（一）形态与染色

菌丝体有隔，垂直侧向不规则分枝（直径 2.5~4.0μm），有附着孢。在含多种离子（含钙离子）的水中培养，可见到通过排出管释放双鞭毛的游动孢子（zoosporangia），游动孢子丝状或卵圆形。

（二）培养特性

谲诈腐霉菌在 SDA 等真菌培养基上扩散生长，白色菌落，放射状，很少气生菌丝，菌落形态特征，腐霉菌的形态特征见图 27-56-1。

三、鉴定与鉴别

根据生物学特性鉴定到属。推荐推荐条形码基因 rDNA ITS、COX1。

四、抗真菌药物敏感性

腐霉菌的细胞质膜中缺乏麦角固醇，所以对于一般的抗真菌药物无效。体外药敏显示，利奈唑胺、阿奇霉素、米诺环素、氯霉素、替加环素、四环素、莫匹罗星有明显的抑菌圈，可能有一定的临床疗效。

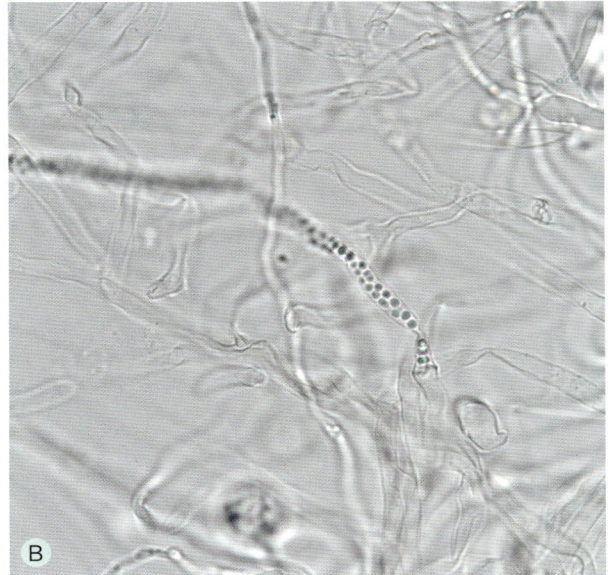

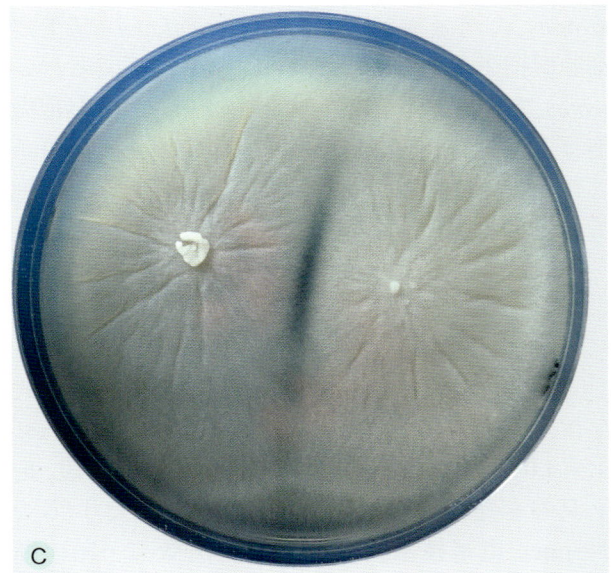

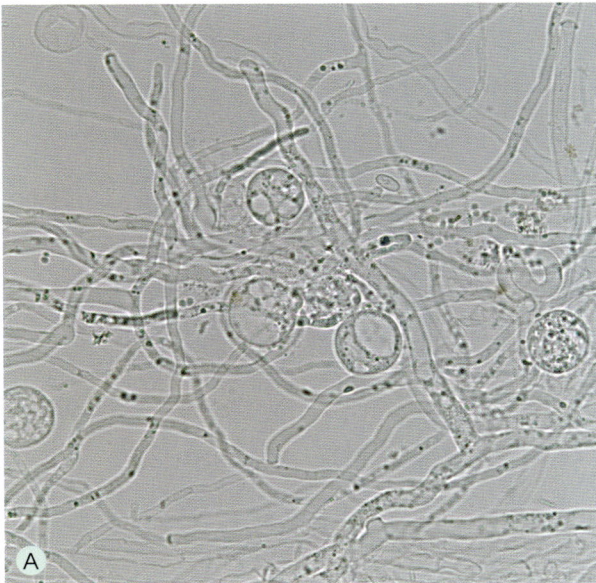

图 27-56-1 谲诈腐霉菌的形态特征
A. 孢子囊，28℃培养 7 日，未染色（水草培养基）×400；
B. 游动孢子，28℃培养 7 日，未染色（水草培养基）×400；
C. PDA 28℃培养 6 日

五、临床意义

腐霉菌为类真菌，主要分布在热带、亚热带和温带地区，引起人类的感染罕见，主要引起人类的眼、血管、皮肤/皮下感染和播散性感染。腐霉菌的感染常和水有关。

（徐和平 鹿秀海）

第五十七节　微孢子菌

一、分类与命名

微孢子菌（*Microsporidia*），曾被认为是原虫，现在根据微孢子菌的基因组学和蛋白组学，归类为真菌。是一类专性细胞内寄生的单细胞、能形成孢子的真核生物。迄今发现的对动物致病的微孢子菌超过 200 个属，约 1 500 种。主要是引起昆虫、甲壳类动物和鱼类的感染，其中 17 个属能感染人类，包括 *Anncaliia* 属、脑炎微孢子菌属（*Encephalitozoon*）、内网微孢子菌属（*Endoreticulatus*）、肠上皮细胞微孢子菌属（*Enterocytozoon*）、微粒子菌属（*Nosema*）、多孢微孢子菌属（*Pleistophora*）、粗糙多孢微孢子菌属（*Trachipleistophora*）、*Tubulinosema* 和条纹微孢子菌属（*Vittaforma*），另将尚未分类的微孢子菌统称为微孢子菌属（*Microsporidium*）。

二、生物学特性

（一）形态与染色

人体内的微孢子菌非常小，以单个孢子的形式存在，成熟孢子通常为卵圆形，大小为 $(1.0\sim3.0)\,\mu m \times (1.5\sim4.0)\,\mu m$，是微孢子菌最典型的发育阶段，孢子具有极管为其特征，临床常见菌株大小多为 $2\sim5\mu m$。电镜技术仍被认为是目前微孢子菌诊断的最好方法，但改良三色染色法更多地被推荐使用，用此法孢子染成粉红色，背景为绿色或蓝色（图 27-57-1F）。微孢子菌改良弱抗酸染色阳性，可见红色的孢子；荧光白染色可见可使含有几丁质的细胞壁发出明亮的荧光。而革兰氏染色、瑞氏 - 吉姆萨染色、HE 和 PAS 染色均较淡或染色不均。

微孢子菌的镜下形态特征见图 27-57-1。

（二）培养特性

微孢子菌只能在宿主细胞内生长，离开细胞后不能进行新陈代谢，故在体外培养不能生长发育。脑膜炎微孢子菌属、人工气管普微孢子菌（*T. hominis*）、角膜条纹微孢子菌（*Vittaforma corneae*）和 A. algerae 可通过细胞培养分离。目前，仅实现对比氏肠微孢子菌（*E. bieneusi*）的短期体外繁殖。

三、鉴定与鉴别

该菌主要特点是微孢子菌的孢子与念珠菌孢子类似，容易混淆，但是念珠菌孢子革兰氏染色、瑞氏 - 吉姆萨染色均着色清晰、均匀，还有出芽现象。

微孢子菌的鉴定及其分类主要以电镜下超微结构特征为基础，但是单一的形态学特征不足以描绘所有人致病性微孢子菌种的特征，需采用基因分析技术，利用泛微孢子菌引物进行 PCR 扩增分析。

与隐孢子虫鉴别，隐孢子虫（*Cryptosporidium*）为体积微小的球虫类寄生虫，卵囊呈圆形或椭圆形，直径 $4\sim6\mu m$，成熟卵囊内含 4 个裸露的子孢子和残留体（residual body）。子孢子呈月牙形，残留体由颗粒状物和一空泡组成。在改良抗酸染色标本中，卵囊为玫瑰红色圆形或椭圆形，囊壁薄，内部可见 $1\sim4$ 个梭形或月牙形子孢子，背景为蓝绿色，对比性很强，囊内子孢子排列不规则，形态多样，残留体为暗黑（棕）色颗粒状。采用 PCR 和 DNA 探针技术检测隐孢子虫特异 DNA，具有特异性强、敏感性高的特点。粪便标本采用与卵囊具高亲和力的单克隆抗体的免疫诊断。

四、抗真菌药物敏感性

该菌的抗真菌药物敏感性资料很少，有限的研究资料显示阿苯达唑对 HIV 相关性脑炎微孢子菌和播散性 *Tubulinosema acridophagus* 有效。口服烟曲霉素可以彻底消灭严重免疫缺陷 HIV 感染者、肾移植患者、干细胞移植受者体内的比氏肠微孢子菌，但是发生严重不良反应。亦有研究认为微孢子菌角结膜炎是一种自限性疾病，反复的角膜清创可去除病原体，使用阿苯达唑系统性治疗或局部使用伏立康唑对其治疗也有效。

五、临床意义

微孢子菌是一种机会致病菌，寄生部位包括消化系统、呼吸系统、泌尿生殖系统以及眼、脑、骨、肌肉等组织，为人畜共患病原体。感染人类主要是晚

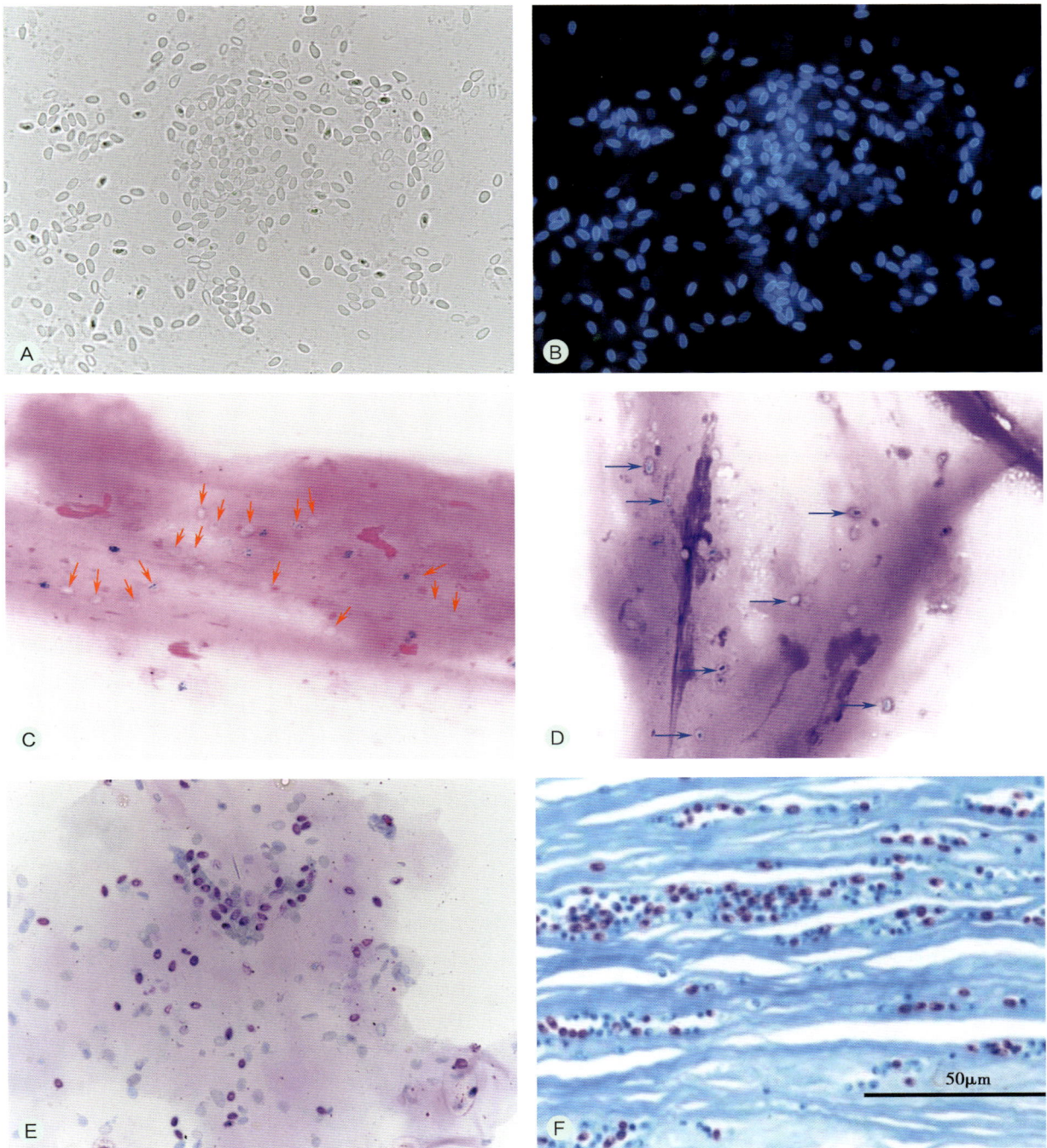

图 27-57-1 微孢子菌镜下形态特征 ×1 000

A. 角膜刮取物 10% KOH 涂片；B. 角膜刮取物荧光白染色；C. 角膜刮取物革兰氏染色；D. 角膜刮取物
瑞氏 - 吉姆萨染色；E. 角膜刮取物弱抗酸染色；F. 角膜刮取物改良三色染色法

期艾滋病毒感染者,接受过器官移植的患者,正在接受化疗的患者,或使用其他免疫抑制剂的患者,可引起肠、肺、肾、脑、鼻窦、肌肉和眼睛的感染,对免疫抑制或缺陷患者最常见的临床表现是胃肠道感染伴慢性腹泻和消瘦综合征,严重者可危及生命。对于免疫正常患者最常见的临床表现角膜炎,导致自限性的轻度角膜,而严重的间质性角膜炎,

难以药物治疗。传染源和传播方式目前还不确定,目前认为摄入环境中有高度抵抗力的孢子可能是最重要的传播方式。根据呼吸道和眼部的感染情况,推测其可能通过粉尘或气溶胶传播。亦有报道其可能通过水接触、食源性、胎传等方式进行传播。

(鹿秀海　徐和平)

参考文献

1. 徐和平, 黄江山. 临床常见曲霉形态学鉴定. 临床检验杂志, 2017, 35 (10): 758-764

2. Peterson SW. Phylogenetic analysis of Aspergillus species using DNA sequences from four loci. Mycologia, 2008, 100 (2): 205-226

3. Samson RA, Hong S, Peterson SW, et al. Polyphasic taxonomy of *Aspergillus* section *Fumigati* and its teleomorph *Neosartorya*. Stud Mycol, 2007, 59: 147-203

4. Varga J, Frisvad JC, Kocsubé S, et al. New and revisited species in *Aspergillus* section *Nigri*. Stud Mycol, 2011, 69: 1-17

5. Samson RA, Peterson SW, Frisvad JC, et al. New species in *Aspergillus* section *Terrei*. Stud Mycol, 2011, 69: 39-55

6. Chen J, Frisvad JC, Sun BD, et al. *Aspergillus* section *Nidulantes* (formerly *Emericella*): Polyphasic taxonomy, chemistry and biology. Stud Mycol, 2016, 84: 1-118

7. Houbraken J, Due M, Varga J, et al. Polyphasic taxonomy of *Aspergillus* section *Usti*. Stud Mycol, 2007, 59: 107-128

8. Zeljko J, Peterson SW, Horn BW. *Aspergillus* section Versicolores: nine new species and multilocus DNA sequence based phylogeny. IMA Fungus, 2012, 3 (1): 59-79

9. Chen Min, Houbraken Jos, Pan Weihua, et al. Pulmonary fungus ball caused by *Penicillium capsulatum* in a patient with type 2 diabetes: a case report. BMC Infect Dis, 2013, 13: 496

10. Mok T, Koehler AP, Yu MY. et al. Fatal *Penicillium citrinum* pneumonia with pericarditis in a patient with acute leukemia. J Clin Microbiol, 1997, 35 (10): 2654-2656

11. Odronic SI, Scheidemantel T, Tuohy MJ, et al. Two cases of *Cokeromyces recurvatus* in liquid-based papanicolaou tests and a review of the literature. Arch Pathol Lab Med, 2012, 136 (12): 1593-1596

12. Larone DH. Medically Important Fungi: A guide to identification. 5th ed. Washington, DC: ASM Press, 2012

13. Benny GL, Kirk PM, Samson RA. Observations on Thamnidiaceae (Mucorales). III. Mycotyphaceae fam. nov. and a re-evaluation of Mycotypha sensu Benny & Benjamin illustrated by two new species. Mycotaxon, 1985, 22: 119-148

14. Novak RO, Backus MP. A new species of Mycotypha with a Zygosporic stage. Mycologia, 1963, 55 (6): 790-798

15. Trachuk P, Szymczak WA, Muscarella P, et al. A Case of Invasive Gastrointestinal Mycotypha Infection in a Patient with Neutropenia. Case Rep Infect Dis, 2018, 2018: 5864175

16. 李东明, 李若瑜, 王端礼, 等. 致病性外瓶霉的体外抗真菌药敏试验研究. 中华皮肤科杂志, 1999, 32 (5): 313-315

17. Wang XW, Lombard L, Groenewald JZ, et al. Phylogenetic reassessment of the Chaetomium globosum species complex. Persoonia, 2016, 36: 83-133

18. Seyedmousavi S, Samerpitak K, Rijs AJMM, et al. Antifungal Susceptibility Patterns of Opportunistic Fungi in the Genera Verruconis and Ochroconis. Antimicrob Agents Chemother, 2014, 58 (6): 3285-3292

19. Teixeira MM, Muszewska A, Travis J, et al. Genomic characterization of Parengyodontium americanum sp. nov. Fungal Genet Biol, 2020, 138: 103351

20. Tsang Chi-Ching, Chan Jasper FW, Pong Wai-Mei, et al. Cutaneous hyalohyphomycosis due to Parengyodontium album gen. et comb. nov. Med Mycol, 2016, 54 (7): 699-713

21. Zou Yueli, Bi Yuhai, Bu Hui, et al. Infective Meningitis Caused by *Phialemonium curvatum*. J Clin Microbiol, 2014, 52 (8): 3111-3113

22. Scott RS, Sutton DA, Jagirdar J, et al. Lung infection due to opportunistic fungus, *Phialemonium obovatum*, in a bone marrow transplant recipient: an emerging infection with fungemia and Crohn disease-like involvement of the gastrointestinal tract. Ann Diagn Pathol, 2005, 9 (4): 227-230

23. Perdomo H, Sutton DA, García D, et al. Molecular and Phenotypic Characterization of *Phialemonium* and *Lecythophora* Isolates from Clinical Samples. J Clin Microbiol, 2011, 49 (4): 1209-1216

24. Liu FL, Tang GT, Zheng XJ, et al. Molecular and phenotypic characterization of Colletotrichum species associated with anthracnose disease in peppers from Sichuan Province, China. Sci Rep, 2016, 6: 32761

25. Weir BS, Johnston PR, Damm U. The Colletotrichum gloeosporioides species complex. Stud Mycol, 2012, 73 (1): 115-180

26. Shiraishi A, Araki-Sasaki K, Mitani A, et al. Clinical characteristics of keratitis due to Colletotrichum gloeosporioides. J Ocul Pharmacol Ther, 2011, 27 (5): 487-491

27. Cano J, Guarro J, Gené J. Molecular and morphological identification of Colletotrichum species of clinical interest. J Clin Microbiol, 2004, 42 (6): 2450-2454

28. Castro LG, Lacaz C da Silva, Guarro J, et al. Phaeohyphomycotic cyst caused by Colletotrichum crassipes. J Clin Microbiol, 2001, 39 (6): 2331-2324

29. Jorgensen JH, Pfaller MA. Manual of Clinical Microbiology. 11th ed. Washington DC: ASM Press, 2015

30. Kidd S, Halliday C, Alexiou H, et al. Descriptions of medical fungi. 3rd ed. Adelaide: The National Library of Australia, 2016

31. Summerbell RC, Gueidan C, Schroers HJ, et al. Acremonium phylogenetic overview and revision of Gliomastix, Sarocladium, and Trichothecium. Stud Mycol, 2011, 68: 139-162

32. Fernández-Silva F, Capilla J, Mayayo E, et al. Evaluation of the efficacies of Amphotericin B, Posaconazole, Voriconazole, and Anidulafungin in a murine disseminated infection by the emerging opportunistic Fungus Sarocladium (Acremonium) kiliense. Antimicrob Agents Chemother, 2013, 57 (12): 6265-6269

33. Fernández-Silva F, Capilla J, Mayayo E, et al. In vitro evaluation of antifungal drug combinations against Sarocladium (Acremonium) kiliense, an opportunistic emergent fungus resistant to antifungal therapies. Antimicrob Agents Chemother, 2014, 58 (2): 1259-1260

34. Giraldo A, Gené J, Sutton DA, et al. Phylogeny of Sarocladium (Hypocreales). Persoonia, 2015, 34: 10-24

35. Perdomo H, Sutton DA, García D, et al. Spectrum of clinically relevant Acremonium species in the United States. J Clin Microbiol, 2011, 49 (1): 243-256

36. Hilton RE, Tepedino K, Glenn CJ, et al. Swamp cancer: a case of human pythiosis and review of the literature. Br J Dermatol, 2016, 175 (2): 394-397

37. Willinger B, Kopetzky G, Harm F, et al. Disseminated infection with Nattrassia mangiferae in an immunosuppressed patient. J Clin Microbiol, 2004, 42 (1): 478-480

38. Revankar SG, Sutton DA. Melanized fungi in human disease. Clin Microbiol Rev, 2010, 23 (4): 884-928

39. Yew SM, Chan CL, Lee KW, et al. A five-year survey of dematiaceous fungi in a tropical hospital reveals potential opportunistic species. PLoS One, 2014, 9 (8): e104352

40. Wiederhold NP, Sutton DA, Li DW, et al. Stachybotrys eucylindrospora isolated from foreign material following a traumatic eye injury. Mycoses, 2014, 57 (7): 437-441

41. Wang Y, Hyde KD, Mckenzie EHC, et al. Overview of Stachybotrys (Memnoniella) and current species status. Fungal Diversity, 2015,(71): 17-83

42. Saha A, Mandal P, Dasgupta S, et al. Influence of culture media and environmental factors on mycelial growth and sporulation of Lasiodiplodia theobromae (Pat.) Griffon and Maubl. J Environ Biol, 2008, 29 (3): 407-410

43. Phillips AJL, Alves A, Abdollahzadeh J, et al. The Botryosphaeriaceae: genera and species known from culture. Stud Mycol, 2013, 76 (1): 51-167

44. Saha S, Sengupta J, Banerjee D, et al. Lasiodiplodia theobromae keratitis: a case report and review of literature. Mycopathologia, 2012, 174 (4): 335-339

45. Li ST, Yiu EP, Wong AH, et al. Successful Treatment of Lasiodiplodia theobromae Keratitis-Assessing the Role of Voriconazole. Case Rep Ophthalmol, 2016, 7 (3): 179-185

46. Maslen MM, Collis T, Stuart R. Lasiodiplodia theobromae isolated from a subcutaneous abscess in a Cambodian immigrant to Australia. J Med Vet Mycol, 1996, 34 (4): 279-283

47. Wang F, Zhao L, L G, et al. Identification and Characterization of Botryosphaeria spp. Causing Gummosis of Peach Trees in Hubei Province, Central China. Plant Dis, 2011, 95 (11): 1378-1384

48. Madrid H, Ruíz-Cendoya M, Cano J, et al. Genotyping and in vitro antifungal susceptibility of Neoscytalidium dimidiatum isolates from different origins. Int J Antimicrob Agents, 2009, 34 (4): 351-354

49. Ruíz-Cendoya M, Madrid H, Pastor J, et al. Evaluation of antifungal therapy in a neutropenic murine model of Neoscytalidium dimidiatum infection. Int J Antimicrob Agents, 2010, 35 (2): 152-155

50. Phillips AJ, Alves A, Abdollahzadeh J, et al. The Botryosphaeriaceae: genera and species known from culture. Stud Mycol, 2013, 76 (1): 51-167

51. Demiray T, Hafizoglu T, Koroglu M, et al. The First Case of Stephanoascus ciferrii Infection in a Newborn and

Review of Literature. Nobel Medicus, 2015, 2 (3): 97-100

52. Gomes AR, Cabana ÂL, Osório LG, et al. First isolation of the Stephanoascus ciferrii in feline otitis in Brazil. Braz J Microbiol, 2014, 45 (3): 1101-1103

53. Soki H, Abo K, Yamazaki K, et al. First Report of Intraorbital Abscess Caused by Candida allociferrii and Specific PCR for Differentiating Stephanoascus ciferrii Complex Species. Med Mycol J, 2015, 56 (2): E9-E14

54. Gunsilius E, Lassflörl C, Kähler CM, et al. Candida ciferrii, a new fluconazole-resistant yeast causing systemic mycosis in immunocompromised patients. Ann Hematol, 2001, 80 (3): 178-179

55. 马晓波, 徐和平, 房丽丽, 等. 12 例慢性化脓性中耳炎分离西弗射盾子囊霉的鉴定特征分析. 临床检验杂志, 2017, 35 (10): 770-772

56. Gené J, Guillamón, JM, Guarro J, et al. Molecular characterization, relatedness and antifungal susceptibility of the basidiomycetous *Hormographiella* species and *Coprinus cinereus* from clinical and environmental sources. Antonie van Leeuwenhoek, 1996, 70 (1): 49-57

57. Sandoval-Denis M, Sutton DA, Fothergill AW, et al. Scopulariopsis, a poorly known opportunistic fungus: spectrum of species in clinical samples and in vitroresponses to antifungal drugs. J Clin Microbiol, 2013, 51 (12): 3937-3943

58. Ustun C, Huls G, Stewart M, et al. Resistant Microascus cirrosus pneumonia can be treated with a combination of surgery, multiple anti-fungal agents and a growth factor. Mycopathologia, 2006, 162 (4): 299-302

59. Marco F, Pfaller MA, Messer SA, et al. Antifungal activity of a new triazole, voriconazole (UK-109, 496), compared with three other antifungal agents tested against clinical isolates of filamentous fungi. Med Mycol, 1998, 36: 433-436

60. Tortorano AM, Prigitano A, Dho G, et al. In vitro activity of conventional antifungal drugs and natural essences against the yeast-like alga Protothea. J Antimicrob Chemother, 2008, 61 (6): 1312-1314

61. Linares MJ, Muñoz JF, Solís F, et al. Study of the susceptibility of yeast isolates of clinical interest to five antifungal agents using the E test. Rev Esp Quimioter, 1998, 11 (1): 64-69

62. Ponnuswamy K, Muthureddy Y, Sigamani K. Two Cases of Multiple Subcutaneous Cystic Phaeohyphomycosis in Immunocompromised Patients with a Rare Causative Organism. Indian J Dermatol, 2014, 59 (4): 421

63. Girardi LS, Malowitz R, Tortora GT, et al. Aureobasidium pullulans septicaemia. Clin Infect Dis, 1993, 16 (2): 338-339

64. Gostinčar C, Ohm RA, Kogej T, et al. Genome sequencing of four Aureobasidium1 pullulans varieties: biotechnological potential, stress tolerance, and description of new species. BMC Genomics, 2014, 15: 549

65. Manamgoda DS, Rossman AY, Castlebury LA, et al. The genus Bipolaris. Stud Mycol, 2014, 79 (9): 221-288

66. Manamgoda DS, Cai L, McKenzie EHC, et al. A phylogenetic and taxonomic re-evaluation of the Bipolaris-Cochliobolus-Curvularia complex. Fungal Diversity, 2012, 56 (1): 131-144

67. Katragkou A, Pana ZD, Perlin DS, et al. Exserohilum infections: review of 48 cases before the 2012 United States outbreak. Med Mycol, 2014, 52 (4): 376-386

68. Bell WR, Dalton JB, McCall CM, et al. Iatrogenic Exserohilum infection of the central nervous system: mycological identification and histopathological findings. Mod Pathol, 2013, 26 (2): 166-170

69. Chowdhary A, Hagen F, Curfs-Breuker I, et al. In Vitro Activities of Eight Antifungal Drugs against a Global Collection of Genotyped Exserohilum Isolates. Antimicrob Agents Chemother, 2015, 59 (10): 6642-6645

70. Sandoval-Denis M, Gené J, Sutton DA, et al. Acrophialophora, a poorly known fungus with clinical significance. J Clin Microbiol, 2015, 53 (5): 1549-1555

71. Vasconcelos-Santos DV, Nehemy MB. Use of voriconazole in the surgical management of chronic postoperative fungal endophthalmitis. Ophthalmic Surg Lasers Imaging, 2009, 40 (4): 425-431

72. Shin JY, Kim HM, Hong JW. Keratitis caused by Verticillium species. Cornea. 2002, 21 (2): 240-242

73. Siqueira JPZ, Sutton D, Gené J, et al. Schizophyllum radiatum, an Emerging Fungus from Human Respiratory Tract. J Clin Microbiol, 2016, 54 (10): 2491-2497

74. Tsukatani T, Ogawa H, Anzawa K, et al. Schizophyllum commune-induced allergic fungal rhinosinusitis and sinobronchial mycosis. Med Mycol Case Rep, 2015, 8: 10-13

75. Hoenig M, Aspeck E, Valentin T, et al. Sinusitis and frontal brain abscess in a diabetic patient caused by the basidiomycete Schizophyllum commune: case report and review of the literature. Mycoses, 2013, 56 (3): 389-393

76. Shen Q, Yao YK, Yang Q, et al. *Schizophyllum commune*-induced Pulmonary Mycosis. Chin Med J (Engl), 2016, 129 (17): 2141-2142

77. McGinnis MR, Pasarell L. In vitro evaluation of terbinafine and itraconazole against dematiaceous fungi. Med Mycol, 1998, 36 (4): 243-246

78. Chan JFW, Teng JLL, Li IWS, et al. Fatal Empyema Thoracis Caused by Schizophyllum commune with Cross-

Reactive Cryptococcal Antigenemia. J Clin Microbiol, 2014, 52 (2): 683-687

79. Sugiura Y, Hironaga M. Arthrographis kalrae, a rare causal agent of onychomycosis, and its occurrence in natural and commercially available soils. Med Mycol, 2010, 48 (2): 384-389

80. Denis J, Sabou M, Degot T, et al. First case of Arthrographis kalrae fungemia in a patient with cystic fibrosi. Med Mycol Case Rep, 2016, 14: 8-11

81. Tsang CC, Chan JFW, Trendell-Smith NJ, et al. Subcutaneous phaeohyphomycosis in a patient with IgG4-related sclerosing disease caused by a novel ascomycete, *Hongkongmyces pedis* gen. et sp. nov.: first report of human infection associated with the family Lindgomycetaceae. Med Mycol, 2014, 52 (7): 736-747

82. Tsang CC, Chan JFW, Ip PPC, et al. Subcutaneous Phaeohyphomycotic Nodule Due to *Phialemoniopsis hongkongensis* sp. nov. J Clin Microbiol, 2014, 52 (9): 3280-3289

83. Deng LQ, Chen YG, Xu HP, et al. Subcutaneous phaeohyphomycosis caused by *Hongkongmyces snookiorum* in a kidney transplant patient: a case report. BMC Infect Dis, 2020, 20 (1): 562

84. Voglmayr H, Jaklitsch WM. *Corynespora*, *Exosporium* and *Helminthosporium* revisited-New species and generic reclassification. Stud Mycol, 2017, 87: 43-76

85. Ruan YF, Xu XF, He Q, et al. The largest meta-analysis on the global prevalence of microsporidia in mammals, avian and water provides insights into the epidemic features of these ubiquitous pathogens. Parasit Vectors, 2021, 14 (1): 186

86. Sharma S, Das S, Joseph J, et al. Microsporidial Keratitis: Need for Increased Awareness. Surv Ophthalmol, 2011, 56 (1): 1-22

87. Khandelwal SS, Woodward MA, Hall T, et al. Treatment of microsporidia keratitis with topical voriconazole monotherapy. Arch Ophthalmol, 2011, 129 (4): 509-510

88. Tham AC, Sanjay S. Clinical spectrum of microsporidial keratoconjunctivitis. Clin Exp Ophthalmol, 2012, 40 (5): 512-518

89. Sugiura Y, Hironaga M. Arthrographis kalrae, a rare causal agent of onychomycosis, and its occurrence in natural and commercially available soils. Med Mycol, 2010, 48 (2): 384-389

90. Vishwakarma P, Mohanty A, Kaur A, et al. *Pythium* keratitis: Clinical profile, laboratory diagnosis, treatment, and histopathology features post-treatment at a tertiary eye care center in Eastern India. Indian J Ophthalmol, 2021, 69 (6): 1544-1552

91. 陈东科, 孙长贵. 实用临床微生物学检验与图谱. 北京: 人民卫生出版社, 2011

实用临床微生物学
检验与图谱

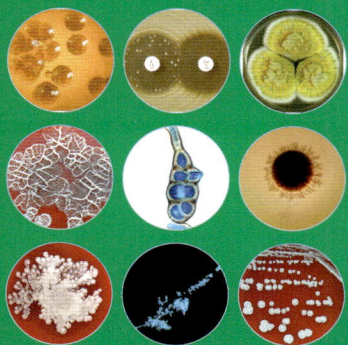

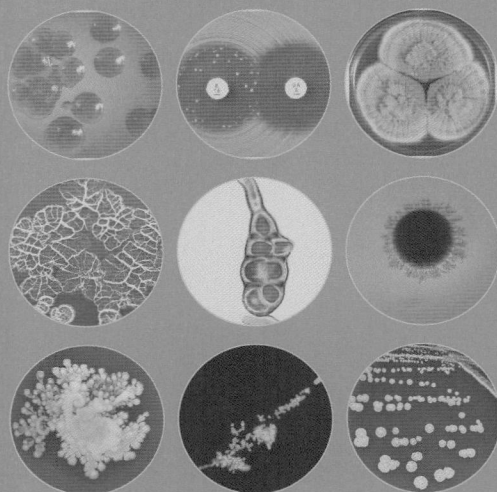

第五篇

临床病毒学检验

第二十八章
临床病毒学概述

第一节　病毒的分类与命名

病毒是所有能够自身繁殖或复制的生物中体积最小、结构最简单的微生物。据报道,在所有微生物感染性疾病中,病毒感染性疾病占70%~75%,并且新出现或重新出现的病毒仍不断威胁着人类的生命健康。自1898年贝杰林克(Beijerinck)首次提出"病毒"的概念,病毒的种类已从最初的几十种、几百种,发展到今天的5 000多种,与微生物学其他领域相比,病毒学是一门相对年轻而发展迅速的学科,为了使病毒种类能够得到科学的命名和分类,国际病毒分类委员会(International Committee on Taxonomy of Viruses,ICTV)已提出和多次修订了病毒的命名和分类原则,并且建立了由目(order)、科(family)、亚科(subfamily)、属(genus)、种(species)分类阶元构成的病毒分类系统。

目前,国际病毒分类委员会(ICTV)已分类了7个目、103个科、22个亚科、455个属以及2 827个种,其中可以感染人和动物的大约有650种,而全球不同生物学领域的病毒学家实际上已经跟踪和分离了4万多种病毒。ICTV还主动参与了病毒电子信息资料的管理,支持全球病毒数据库的发展(ICTVdB,20世纪80年代初建立的电子病毒数据库,作为病毒分类研究的工具,从1993年开始在互联网上公开并于2002年取得版权)。ICTVdB主要的功能是:①提供一个动态地方便、快捷了解病毒命名的通道(尤其是种以上);②作为分离株原始数据的储藏所,以促进相关的研究小组对病毒的命名做适当修改。有关ICTVdB的功能与组成见表28-1-1。

表 28-1-1　ICTVdB 的功能与组成

功能或组成	说明
ICTVdB 在 DELTA 中的格式	对所有病毒指定了唯一的十进制编码,以清楚指明病毒的状态和亲缘关系,如00.046.0.01为流行性感冒病毒A型,00.046.0.01.001为流行性感冒A型病毒,利用病毒特性清单对所有病毒进行描述,包括以普通文字描述的4 000条项目的编码本和定义的2 700个病毒特征
ICTVdB 网页输出	
病毒索引	ICTV批准的病毒分类目录和对分离株的种命名及其他的信息,链接到ICTVdB描述和GenBank
病毒描述	描述所有病毒到种,包括约1 100株植物病毒和2 000株人类及动物病毒
图库	提供清晰的EM病毒种、结构与图表的图片,链接到自主版权和ICTVdB内容,包括宿主和表现
交互资料的获得	由可下载阅读的病毒鉴定最新资料提供入口和查询,链接到ICTVdB内容和图片
序列数据库来源	从ICTVdB经基因组、序列添加和TaxID成员(如序列V00603和TaxID11320)提供链接到NCBI、EMBL和UniProt,由十进制编码从NCBI、UniProt到ICTVdB提供链接(如00.046.0.01.001,流行性感冒A型病毒)

续表

功能或组成	说明
DELTA 的 PC 工具	
DELTA 数据库	关于分类学资料交换、各种生物学信息依赖网络登录及易于处理的完整注释的国际标准
普通语言翻译	在可利用的 ICTVdB 库中对许多 text 格式（图像文本）和 HTML（网页输出格式）注释资料提供自动翻译
系统发生学程序	对来自 ICTVdB 的 DELTA 对应资料产生系统发生关联提供备用工具
病毒鉴定模式	Intkey 是一种杰出的搜索引擎，它能够鉴定和探索病毒分类中的相关性、异同点并给出综合评价
参考数据库的来源	从 ICTVdB 提供 PubMed 和 NLM 链接，拷贝基于 ICTVdB 的参考资料

注：DELTA，分类学描述语言；EM，电子图片；NCBI，国家生物技术信息中心；PC，个人计算机；NLM，国家医学图书馆。

一、病毒分类原理及其依据

（一）原理

强调其分类和命名的稳定性、实用性、认可性和灵活性。

1. 稳定性是指病毒名称及其隶属关系一旦确定下来，就应该尽可能地保留。

2. 实用性是指病毒分类体系对病毒学研究领域是有用的。

3. 认可性是指病毒分类阶元和名称是病毒学研究者乐意接受和使用的，所以，认可性也是实用性的必然结果。

4. 灵活性是指病毒分类阶元可以依据某些新发现而进行重新修订和再确定。

（二）依据

主要以病毒粒子特性、抗原性质、病毒生物学特性等作为病毒分类的依据。此外病毒的稳定性、血清学特点也是区分病毒的重要手段。随着分子生物学技术的广泛应用，采用核酸测序的方法对病毒进行分子水平分类非常快速而简便，但病毒形态学和血清学特征依然是确定未知病毒的重要方法。

二、病毒分类和命名的规则

完整的病毒分类系统是 ICTV 采用近似于 Linnaean 分类法和以种来对病毒进行分类的，其中目、科、亚科、属分别以英文后缀 -virales、-viridae、-virinae、-virus 来表示，种的表示用单词 virus 结尾或者以 -virus 为后缀，但非必须。病毒分类学是随着病毒学尤其是分子病毒学的发展而建立起来的，并逐渐走向成熟。

（一）病毒分类与命名的一般规则

1. 病毒分类和命名应该是国际适用，并普遍适用于所有的病毒。

2. 国际病毒分类采用目（order）、科（family）、亚科（subfamily）、属（genus）、种（species）五种分类阶元进行分类。

3. ICTV 不负责病毒种以下的分类和命名，病毒种以下的血清型、基因型、毒力株、变异株和分离株的名称由公认的国际专家小组确定。

4. 人工产生的病毒和实验室构建的杂种病毒在病毒分类上不予考虑，它们的分类由公认的国际专家小组负责。

5. 分类阶元只有在病毒代表种的特性得到充分了解和在公开出版物上进行过描述，明确了它们的分类地位，并使其分类阶元与其他类似的分类阶元相区别时，才能确定下来。

6. 当病毒有明确的科，而属未确定时，这一病毒种在分类学上称为该科的未确定种（unassigned species）。

7. 与规则 2 各分类阶元相关联，并得到 ICTV 批准的名称是唯一可以接受的。

（二）分类阶元的命名规则

1. 如果分类阶元的建议名称遵守 ICTV 公布的分类和命名规则，并且适合于已设立的分类阶元，那么这些建议名称是有效名（valid names），在 ICTV 报告中记录已批准的国际名称或经过 ICTV 表决批准的分类建议名称是接受名（accepted names）。

2. 现有的病毒名称和分类阶元只要是在使用的，就应该保留。

3. 病毒及其分类阶元的命名不遵守优先法则（the rule of priority）。

4. 在设计新分类阶元名称时，不能使用人名进行命名。

5. 分类阶元的名称应该是易于使用和记忆，以谐音名（euphonious name）最好。

6. 上标、下标、连字符、斜线和希腊字母在设计新命名时不能使用。

7. 新名称不应该与已批准的名称重复，所选择的新名称也不应该与现在和过去使用的名称相似或相近。

8. 若是由几个研究小组建议，并且研究者在病毒这一领域的研究是著名的，那么缩拼字（sigla）可以接受作为分类阶元的名称。

9. 如果所建议的候选名（candidate name）不止一个时，那么相关下属委员会应该首先向 ICTV 常务委员会做出推荐，然后由 ICTV 常务委员会决定哪一个候选名是可以接受的。

10. 当某一分类阶元的建议缺少合适的名称时，这一分类阶元仍然可以被批准，其待定名将保留至 ICTV 有可接受建议名称为止。

11. 由于所选用的病毒名称完全或部分不隐含分类阶元的任何意义，这样就会出现下列不同的情形：①一些病毒因名称或缺少描述特征而从表面上看是排斥在该分类阶元中，但它们却是这一已命名的分类阶元成员；②一些迄今尚未描述的病毒似乎是排斥在该分类阶元中，但它们却可能属于这一已命名的分类阶元；③一些病毒表面上看来是属于这一分类阶元，但它们却又是其他不同分类阶元的成员。

12. 新分类阶元名称的选用应考虑国家或地区敏感性的问题，当一些名称已被病毒学工作者在公开出版物上广为使用时，该名称或其衍生名称应该是命名的优先选择，而不应该考虑这一名称源自哪一个国家或地区。

13. 名称改变、新名称、分类阶元设立和分类阶元排列的建议应该正式提交给 ICTV 常务委员会，在做出决定之前，ICTV 下属委员会和研究小组应该进行充分协商。

（三）目的命名规则

1. 目是一群具有某些共同特征的科。

2. 目名的词尾是"-virales"。

（四）科的命名规则

1. 科是一群具有某些共同特征的属（无论这些属是否构成亚科）。

2. 科名的词尾是"-viride"。

（五）亚科的命名规则

1. 亚科是一群具有某些共同特性的种。这一分类阶元只在需要解决复杂分类阶元问题时使用。

2. 亚科名的词尾是"-virinae"。

（六）属的命名规则

1. 属是一群具有某些共同特性的种。

2. 属名的词尾是"-virus"。

3. 一个承认的新属必须有一个同时被承认的代表种（type species）。

（七）种的命名规则

1. 病毒种被认为是具有相同特征的病毒，是指构成一个复制谱系（replicating lineage），占据一个特定小生境（ecological niche），具有多原则分类（polythetic class）特性的病毒。

2. 当 ICTV 下属委员会不能肯定某一个新种的分类地位，或不能将这一新种确定在已设定的属中时，新种会作为暂定种（tentative species）列在适当的属或科中，按一般分类而言，暂定种的名称不应该与已批准的名称重复，选择不相似或不相近于现在和不久前一直使用的名称。

3. 种名由少数几个有实际意义的词组成，但不应该只是由宿主名加"virus"构成。

4. 种名必须赋予种恰如其分的鉴别特征。

5. 数字、字母或其组合已经广泛用作种的形容词，然而新指定的编号、字母或其组合不再单独作为种的形容词。现存的数字或字母名称仍可以继续保留。

（八）亚病毒感染因子的命名规则

1. 有关病毒分类的规则也适用于类病毒（viroids）分类。

2. 类病毒种的词尾是"viroid"，属的词尾是"-viroid"，亚科的词尾是"-viroinae"（只用于需要这一分类阶元时），科的词尾是"-viroidae"。

3. 逆转座子（retrotransposons）在分类和命名中被考虑作为病毒。

4. 卫星病毒和朊病毒不是按病毒分类，而是采用任意分类（arbitrary classification），并且这种任意分类对专门领域的研究工作者是有用的。

（九）书写规则

1. 在正式使用场合，病毒目、科、亚科、属的接受名（accepted names）一律用斜体打印，名称的第一个字母要大写。

2. 种名用斜体打印，第一个词的首字母要大写，除了专有名词（proper noun）外，其他词首字母一律大写。

3. 在正式使用场合，分类阶元名称应放在分类阶元术语前。

（十）核酸序列信息在分类中的应用

近年来，虽然还没形成完整的核酸序列分类规则，但迅速增加的核酸序列信息已经不断融入疾病的分类中，对部分病毒的基因型、血清型或疾病的分类起到重要作用。如登革病毒仅引起人类感染，在地域的分布上有明显的区别，根据分离株之间在核酸序列上存在的少量差异可以将其分为 4 个血清型，这些不同的血清型与其感染后的不同结局有很大的关系。

也有的病毒序列虽然存在差异，但与其感染后的结局无明显的关系。如西奈病毒既可以感染禽类也可以感染哺乳动物，从不同或相同种蚊子中分离的病毒株核酸序列存在明显的多样性，而从禽类到哺乳动物获得的分离株核酸序列则差别不大，到目前为止未发现该病毒序列不同的分离株与感染后的结局有相关性。

因此，病毒核酸序列信息仅作为病毒分类学的一个补充，还不能完全运用核酸序列对全部病毒与所致疾病结局进行分类或分型。

（十一）ICTVdB 的分类规则

1. 小数点代码的应用规则　ICTVdB 中最重要的内容是其特有的表格，表格中列出了 ICTV 已审批和未审批的各种病毒名称。ICTVdB 应用小数点代码系统建立了分类学数据库，用登录号（access number）从外界连接 ICTVdB 时，可以用小数点代码作为检索条件。此外利用小数点代码还可以将数据从 ICTVdB 转移到互联网上与 NCBI、EMBL、Uniprot 等其他数据库进行连接。

随着对更细分类（种、株）资料的积累，分类学上的修正日渐增多，小数点代码已经增加到 19 位数字，其应用价值与核酸序列的登录号同等重要，在新的病毒或原有病毒新的分类公布之前，都应在 ICTVdB 取得相应的代码。表 28-1-2 以脊髓灰质炎病毒为例对小数点代码的含义进行了注释。

表 28-1-2　脊髓灰质炎病毒的小数点代码含义

等级	小数点代码	含义
目科	00.	尚未划分
亚科	00.052.	小 RNA 病毒科
属	00.052.0.	尚未划分
血清群	00.052.0.01.	肠道病毒属
种	00.052.0.01.001.	脊髓灰质炎病毒
亚种	00.052.0.01.007.	脊髓灰质炎病毒
血清型	00.052.0.01.007.00.	尚未划分
	00.052.0.01.007.00.001.	脊髓灰质炎病毒 1
	00.052.0.01.007.00.002.	脊髓灰质炎病毒 2
	00.052.0.01.007.00.003.	脊髓灰质炎病毒 3
分离株	00.052.0.01.007.00.001.001.	脊髓灰质炎病毒 1 Mahoney 株
	00.052.0.01.007.00.002.001.	脊髓灰质炎病毒 2 Lansing 株
	00.052.0.01.007.00.003.001.	脊髓灰质炎病毒 3 Leon/37 株

2. 疾病代码的应用规则　ICTVdB 中保留了很多传统的分类信息，如临床与病理特征、生态学特征、传播媒介与方式等，还引入了疾病定义的国际疾病分类第 10 修改版（ICD-10）。表 28-1-3 以引起肝炎相关病毒分类为例，其中包括临床表现和 ICD-10 关于疾病的描述。

表 28-1-3　引起肝炎相关病毒的分类及临床表现和疾病

病毒名称	临床疾病	ICD-10 代码	ICD 关于疾病的描述
嗜肝 DNA 病毒科			
正嗜肝 DNA 病毒属			
乙型肝炎病毒（HBV）	急性肝炎,可进展为慢性肝炎、肝硬化和原发性肝癌	B16.2	急性乙型肝炎,伴肝性脑病,不伴随丁型肝炎病毒
		B16.9	急性乙型肝炎,不伴随肝性脑病,不伴随丁型肝炎病毒
		B18.1	急性乙型肝炎,不伴随丁型肝炎病毒
乙型肝炎病毒和丁型肝炎病毒	急性肝炎,可因叠加丁型肝炎病毒感染而发展为慢性肝炎	B16.1	急性乙型肝炎,伴丁型肝炎病毒,不伴随肝性脑病
		B16.0	急性乙型肝炎,伴丁型肝炎病毒,伴肝性脑病
		B18.0	急性乙型肝炎,伴丁型肝炎病毒
小 RNA 病毒科	急性肝炎	B15.0	甲型肝炎,伴肝性脑病
肝病毒属		B15.9	甲型肝炎
甲型肝炎病毒（HAV）			
戊肝病毒科（Hepeviridae）	急性肝炎	B17.1	急性戊型肝炎
肝炎病毒（Hepevirus）			
戊型肝炎病毒			
黄病毒科	急性肝炎	B18.1	急性丙型肝炎
丙型肝炎病毒属		B18.2	慢性丙型肝炎
丙型肝炎病毒			
GB 病毒 B（系未确定的丙型肝炎病毒）	急性和慢性肝炎	B17.8	其他急性病毒性肝炎
		B18.8	其他慢性病毒性肝炎
未确定的黄病毒	急性和慢性肝炎	B17.8	其他急性病毒性肝炎
		B18.8	其他慢性病毒性肝炎
GB 病毒 A（GB 病毒 A 样因子）	急性和慢性肝炎	B17.8	其他急性病毒性肝炎
		B18.8	其他慢性病毒性肝炎
GB 病毒 C（庚型肝炎病毒 1）	急性和慢性肝炎	B17.8	其他急性病毒性肝炎
		B18.8	其他慢性病毒性肝炎
尚未定科的亚病毒因子	急性和慢性肝炎	B16.0	丁型肝炎病毒共感染的急性乙型肝炎,伴肝脑病
δ 病毒属		B16.1	丁型肝炎病毒共感染的急性乙型肝炎,不伴肝性脑病
丁型肝炎病毒		B17.0	乙型肝炎病毒携带者的急性丁型肝炎病毒感染
		B18.0	伴有丁型肝炎病毒的慢性乙型肝炎
疱疹病毒科	巨细胞病毒单核细胞增多症,传染性单核细胞增多症	B25.0	肺炎
β- 疱疹病毒亚科		B25.1	肝炎
人疱疹病毒 5（HHV-5）		B25.2	胰腺炎
		B25.8	其他巨细胞病毒性疾病
		B25.9	未确定的疾病
		B27.0	γ 疱疹病毒单核细胞增多症
		B27.1	单核细胞增多症
黄热病毒科	肝炎、发热	A95.0	Salvatic 黄热病
黄热病毒属		A95.1	城市黄热病
黄热病病毒		A95.9	未确定的黄热病

（十二）引起人类感染的病毒分类

病毒可以根据宿主的不同，大致分为 3 类：一是动物病毒，如寄生在鸡组织细胞内的鸡瘟病毒；二是植物病毒，如寄生在烟草叶细胞内的烟草花叶病病毒；三是细菌病毒（也叫噬菌体），如寄生在大肠埃希菌细胞内的 Φ×174 噬菌体。所有的病毒都没有典型的细胞结构。它们的结构主要是外面有一个由蛋白质组成的外壳，壳内含有核酸。病毒在宿主细胞内依靠所含的核酸不断进行自我复制和繁殖，造成对宿主细胞的危害。

近来，科学家又发现一些比病毒更简单的生命形式，分别称为类病毒、拟病毒、朊病毒等。类病毒其大小相当于病毒的 1/80，只含具单独侵染性的 RNA 组分，没有蛋白质，它是马铃薯纺锤块茎病的病原体。拟病毒只含不具侵染性的 RNA 组分。朊病毒只含蛋白质而无核酸分子，朊病毒能侵入宿主细胞，在宿主细胞中繁殖，致使宿主因中枢神经系统病变而死亡。例如引起疯牛病、羊瘙痒病的病原因子，关于朊病毒的繁殖和致病机制，有待进一步探究。

对感染人类的病毒的最新分类已纳入了 ICTVdB 的病毒分类索引，感染人类的 DNA 和 RNA 病毒科分别见表 28-1-4、表 28-1-5。

表 28-1-4　与人类感染有关的病毒——DNA 病毒

科	成员
腺病毒科	人类腺病毒
嗜肝 DNA 病毒科	乙肝病毒
疱疹病毒科	单纯疱疹病毒 1 和 2 型（HHV-1,2）、水痘-带状疱疹病毒（HHV-3）、人巨细胞病毒（HHV-5）、EB 病毒（HHV-4）、人疱疹病毒 6,7 和 8 型（HHV-6,7,8）
乳头瘤状病毒科	人类乳头瘤状病毒
多瘤病毒科	JC 多瘤病毒、BK 多瘤病毒
细小病毒科	细小病毒 B19 型、埃可病毒
痘病毒科	天花病毒、牛痘病毒、羊传染性口疮病毒、接触性软疣病毒
猿病毒科	结核病毒、流行性感冒病毒、芜菁花叶病毒、滴虫病毒、钩端螺旋体病毒、毛孔病毒

表 28-1-5　与人类感染有关的病毒——RNA 病毒

科	成员
沙粒病毒科	淋巴细胞性脉络丛脑膜炎病毒、Lass 病毒
星状病毒科	引起胃肠炎的星状病毒
布尼安病毒科	虫媒病毒（加州脑炎病毒）、汉他病毒
杯状病毒科	诺沃克病毒、札幌病毒
冠状病毒科	冠状病毒、SARS 冠状病毒
丝状病毒科	埃博拉病毒（也有译为伊波拉病毒）、马尔堡出血热病毒
黄热病毒科	乙型脑炎病毒、圣路易斯脑炎病毒、登革病毒、黄热病毒、西奈病毒
正黏病毒科	甲、乙、丙型流行性感冒病毒
副黏病毒科	副流感病毒、腮腺炎病毒、麻疹病毒、呼吸道合胞病毒、尼帕病毒
小 RNA 病毒科	脊髓灰质炎病毒、柯萨奇 A 型与 B 型、埃可病毒、肠道病毒 68~71 型、甲肝病毒、鼻病毒
呼肠病毒科	轮状病毒
逆转录病毒科	艾滋病毒 1、2 型、人嗜 T 淋巴细胞病毒（HTLV-1 和 -2）
弹状病毒科	狂犬病毒
披膜病毒科	风疹病毒、东部马脑炎病毒、西部马脑炎病毒
戊肝病毒科	戊型肝炎病毒
肺泡病毒科	禽偏肺病毒、人偏肺病毒、牛正肺病毒、人正肺病毒、小鼠正肺病毒
太阳病毒科（*Sunviridae*）	阳光病毒（*Sunshinevirus*）
未定科	丁型肝炎病毒

（成　军）

第二节　病毒的一般特征

一、病毒的特征描述

（一）病毒基因组序列的相关关系

包括基因组大小、核酸类型、单双链、线状或环状、正负链、G+C 所占的比例、核苷酸序列等。

（二）病毒生物学特性

包括病毒的天然宿主范围,病毒在自然状态下的传播与媒介的关系,病毒的传播方式和地理分布,细胞嗜性和组织嗜性,致病机制和细胞及组织病理特征。

（三）病毒颗粒的理化特性

包括分子量、沉降系数、浮力密度,病毒粒子在不同 pH、温度、Mg^{2+}、Mn^{2+}、变性剂、辐射中的稳定性。

（四）病毒形态学

包括大小、形状、包膜及包膜突起的有无,衣壳结构及其对称性。不同种类病毒的结构见图 28-2-1。

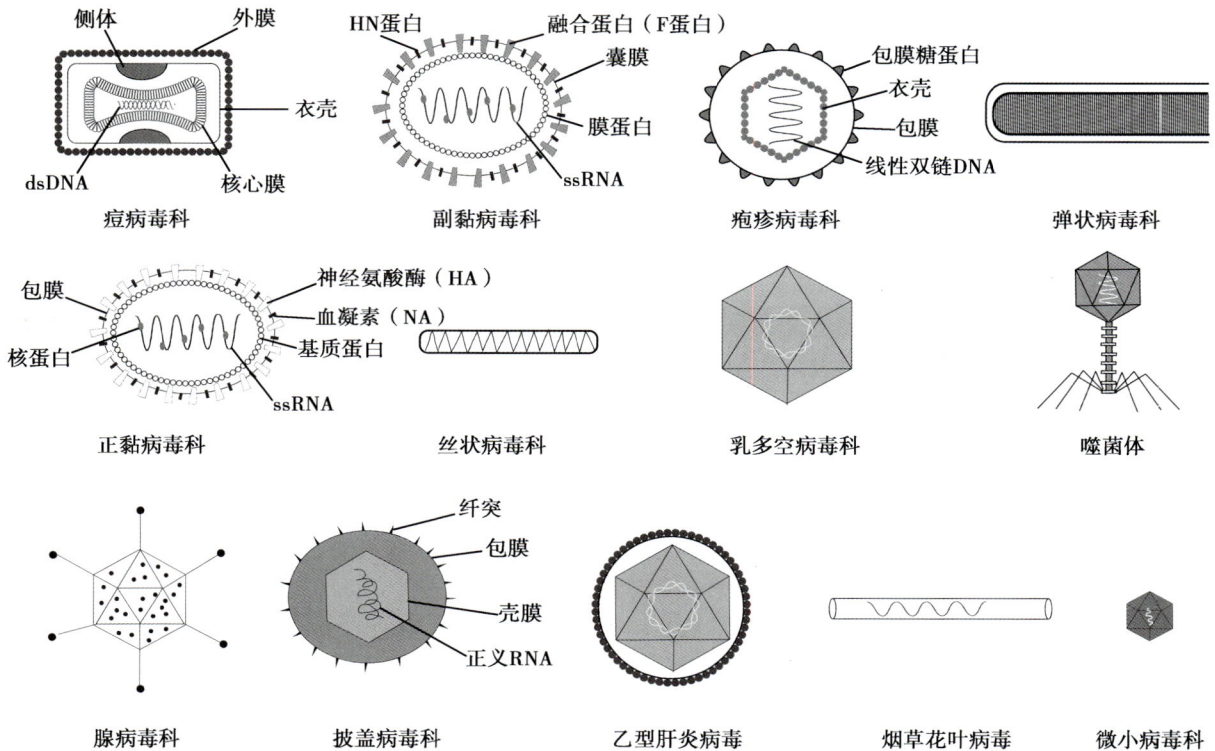

图 28-2-1　不同种类病毒结构

（五）病毒蛋白的抗原特性

包括结构蛋白和非结构蛋白的数量、大小、功能、活性和氨基酸序列等,还包括病毒脂类含量和特性、碳水化合物含量和特性、病毒血清学性质与其抗原的关系。

二、病毒的结构

病毒的基本结构是由核酸的基因组(核心)外面包裹一层蛋白质(衣壳)组成,称为核衣壳。基因组可以是单股或双股的 DNA 或 RNA,衣壳则由许多亚单位(壳粒)组成。有些较大的病毒在核衣壳外还包裹一层包膜,由双层脂质构成,有些病毒还有以糖蛋白组成的刺突。病毒结构模式图见图 28-2-2。

三、病毒的复制

病毒的繁殖称为复制或增殖。病毒是严格

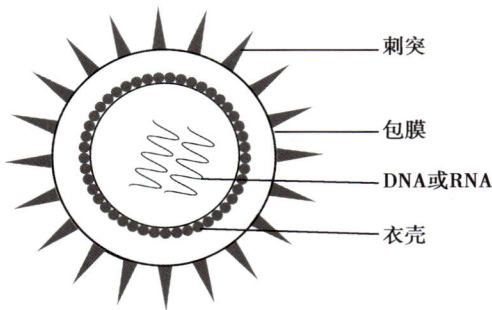

图 28-2-2　病毒结构模式图

细胞内寄生,只能在宿主细胞内复制。其复制的步骤分为:

1. 病毒附着与穿入宿主细胞。
2. 病毒脱壳并释放其基因组。
3. 病毒复制与基因转录。
4. 病毒蛋白合成。
5. 病毒装配。
6. 病毒释放。

病毒复制过程模式图见图 28-2-3。

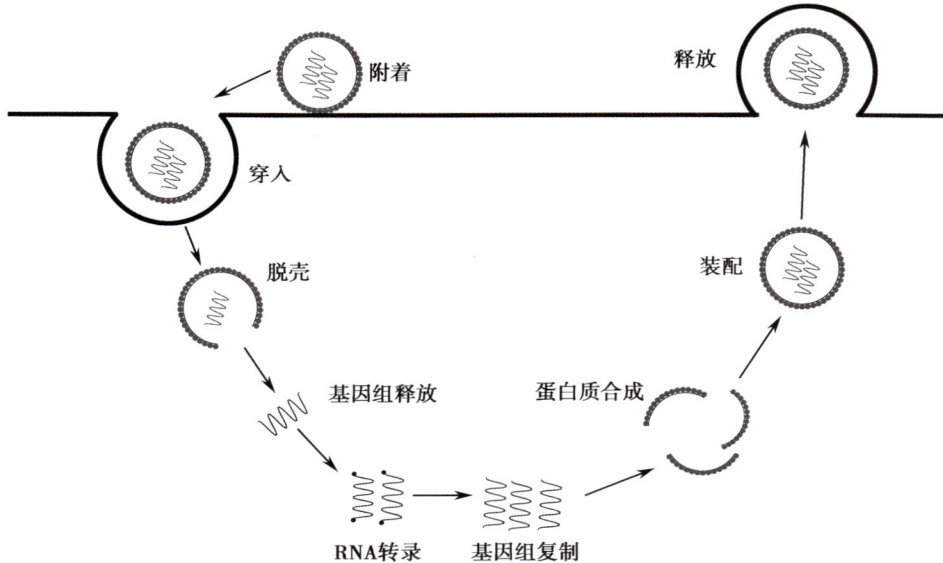

图 28-2-3　病毒复制过程模式图

四、病毒的致病性

(一) 病毒的传播和感染方式

病毒的传播和感染的方式多种多样,主要有:①呼吸道传播;②伤口感染;③消化道(粪 - 口)传播;④静脉注射污染的药物或针头、输血、器官移植感染;⑤节肢动物或其他动物的叮咬传播;⑥母婴垂直传播。

(二) 病毒产生细胞病变的类型

由于病毒是在宿主细胞内复制,病毒的复制消耗了宿主细胞的有机分子,干扰了宿主细胞的正常代谢,从而对宿主细胞造成了损害,使细胞出现特征性病变,称细胞病变(cytopathic effect,CPE),CPE 的产生可以是病毒基因产物的直接毒性作用,更多是随病毒复制而来的间接作用。常见的 CPE 表现主要有:①细胞变圆,从培养器皿表面脱落;②细胞溶解,形成空斑;③细胞融合,形成多核巨细胞;④细胞内形成包涵体。

新布尼亚病毒引起 Vero 细胞病变见图 28-2-4。

(三) 病毒的毒力表现形式

病毒的毒力是指在宿主体内产生疾病的能力,与病毒和宿主两方面的许多因素有关,包括感染时病毒的剂量、入侵的途径,宿主的年龄、性别、免疫状态等。有些有毒力的病毒常常只产生隐性或亚临床性感染,如脑炎大流行时,血清中病毒抗体阳转的人大量增加但并没有罹患脑炎;有些病毒一旦感染未曾免疫的个体,则导致疾病的发生,如天花病毒、麻疹病毒、狂犬病毒等。

多数病毒初次进入宿主的易感组织后,先经过局部增殖后释放入血形成病毒血症,病毒经血液传播而感染次级组织后,同时释放影响人体免疫系统的各种因子,使患者出现全身症状;经过一段时间后,当机体产生相应保护性的体液免疫和细胞免疫后,病毒复制受到一定程度的抑制或完全清除,病情得以缓解或痊愈。如果病毒感染的细胞发生裂解,会导致组织损伤,另外机体针对病毒产生的免疫防御,在攻击病毒的同时也会引起邻近组织的损伤,称为免疫病理。

"手足口病"患者的临床感染症状见图 28-2-5。

（四）病毒感染的类型

病毒感染机体后,常见的类型有急性感染、持续感染、潜伏感染和细胞转化等。

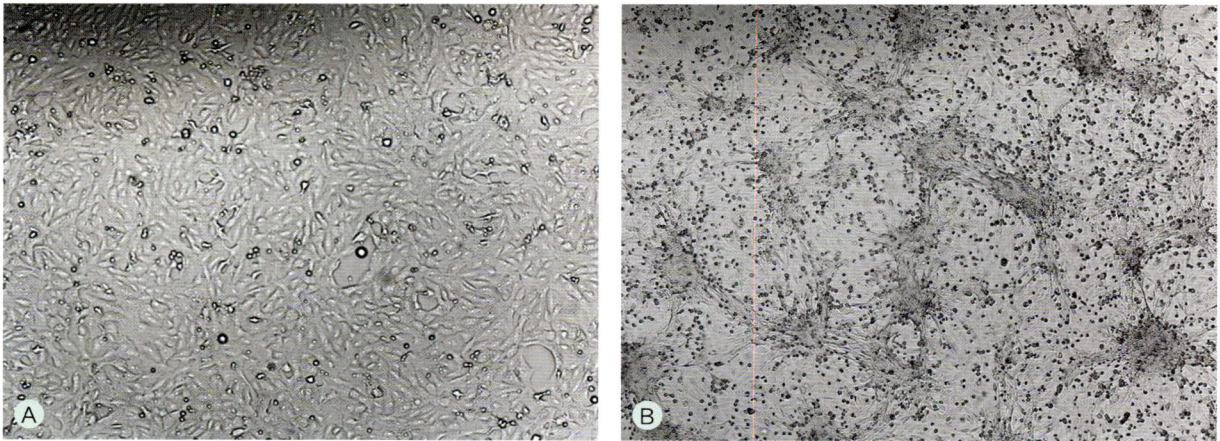

图 28-2-4　新布尼亚病毒引起 vero 细胞病变
A. 正常 vero 细胞；B. vero 细胞病变

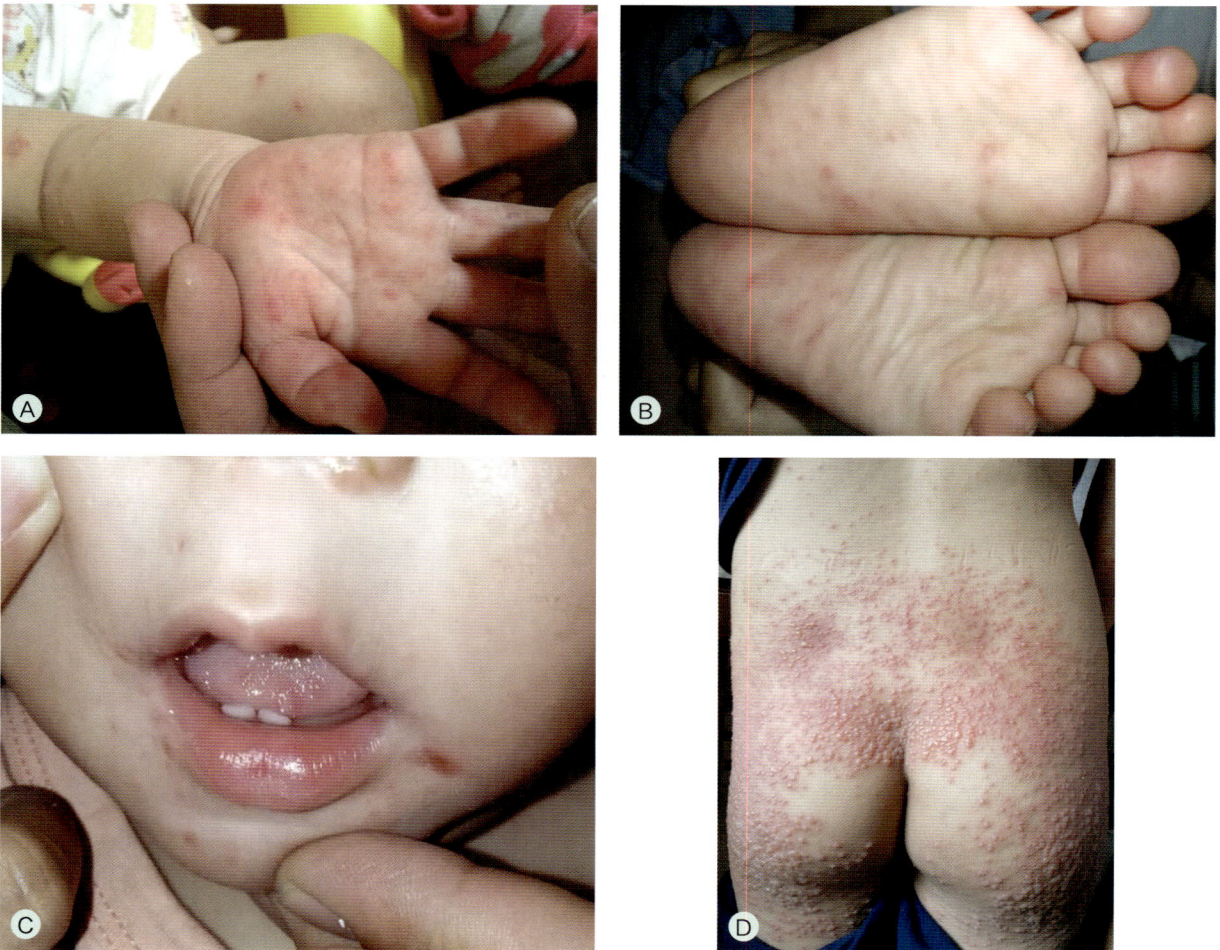

图 28-2-5　"手足口病"患者的临床感染症状
A. 手部症状；B. 足部症状；C. 口腔症状；D. 全身皮肤症状

（成　军）

参考文献

1. Jorgensen JH, Pfaller MA. Manual of clinical microbiology. 11th ed. Washington DC: ASM Press, 2015

2. 陈东科, 孙长贵. 实用临床微生物学检验与图谱. 北京: 人民卫生出版社, 2011

3. 张卓然, 倪语星, 尚红. 病毒性疾病诊断与治疗. 北京: 科学出版社, 2009

4. 陈敬贤. 诊断病毒学. 北京: 人民卫生出版社, 2008

5. 钱渊. 病毒性疾病防治需要规范病原学诊断. 中华检验医学杂志, 2009, 32 (8): 845-847

6. 倪安平. 呼吸道病毒感染的实验室诊断. 中华检验医学杂志, 2009, 32 (8): 848-852

7. 罗欣, 余楠, 郭勇晖, 等. 多重 RT-PCR 与液相悬浮芯片检测临床腹泻相关病毒的比较. 中华检验医学杂志, 2015, 38 (6): 387-391

8. 王巍巍, 吴凤新, 苏前富, 等. 类病毒几种提取方法比较. 安徽农业科学, 2008, 36 (25): 75, 94

9. 姚娟, 沈国松, 范丽红, 等. 6 089 例住院儿童呼吸道感染常见病毒病原学检测分析. 中华流行病学杂志, 2015, 36 (6): 664-666

10. 武建国. SARS 冠状病毒与实验室诊断. 医学研究生学报, 2004, 17 (2): 157-159

11. Loeffelholz MJ, Fenwick BW. Taxonomic Changes for Human and Animal Viruses, 2016 to 2018. J Clin Microbiol, 2019, 57 (2): e01457-18

12. Carroll KC, Pfaller MA. Manual of clinical microbiology. 12th ed. Washington DC: ASM Press, 2019

第二十九章

病毒感染的实验室诊断方法

第一节 标本的选择、采集、运送、保存与处理

近年来,病毒实验室诊断取得了较大的进展,包括细胞培养方法的改进、病毒抗原和核酸分析方法的建立、酶免疫分析和化学发光技术的自动化,对病毒成分的检测提高了诊断灵敏度、缩短了报告时间,为临床早诊断、早治疗提供了循证医学的依据,使病毒实验室诊断在临床得到了广泛应用。但

实验室能否对病毒感染进行明确诊断取决于标本是否正确地选择、收集、运送、处理和检测,在实验过程中标本质量保证对病毒感染诊断和确保患者的安全是非常重要的,尤其是检测流程必须规范化和强制执行。表 29-1-1 列出了病毒感染不同部位目前临床实验室常用的病毒检测方法。

表 29-1-1 不同脏器、疾病感染的病毒及检测方法

来源	疾病	病毒[a]	检测方法[b]
心脏	心肌炎、心包炎	腺病毒(Adenovirus,ADV)	细胞培养、组织学、NA
		肠道病毒(EV)	细胞培养、NA
		流感病毒	细胞培养、血清学
中枢神经系统	脑炎	虫媒病毒	血清学、NA
		巨细胞病毒(CMV)	NA
		EB 病毒	NA
		出血热病毒	细胞培养、EM、IA、血清学
		单纯疱疹病毒(HSV)	NA
		人免疫缺陷病毒(HIV)	组织学、NA
		麻疹病毒(Measles virus,MV)	NA
		腮腺炎病毒	血清学、NA
		狂犬病毒	组织学、IA
		水痘-带状疱疹病毒(VZV)	NA
	脑膜炎	虫媒病毒	血清学、NA
		EV	细胞培养、NA
		HSV	NA
		淋巴细胞脉络丛脑膜炎病毒(LCMV)	血清学
		腮腺炎病毒	血清学、NA
	进展性多骨髓表象	人多瘤病毒 JC 病毒(JCV)	组织学、NA

续表

来源	疾病	病毒[a]	检测方法[b]
皮肤	斑丘疹	ADV	细胞培养、组织学、NA
		EV	细胞培养、NA
		人类疱疹病毒 6 型（HHV-6）	NA
		麻疹病毒	NA、血清学
		细小病毒 B19	NA、血清学
		风疹病毒（Rubeella virus，RV）	细胞培养、血清学
	疱疹	EV	细胞培养、NA
		HSV	NA
		痘病毒（Pox virus）[c]	细胞培养、EM、组织学
		VZV	IA、细胞培养、NA
胎儿／新生儿	先天性／围产期感染	CMV	细胞培养、NA
		HBV	NA、血清学
		HIV	NA、血清学
		细小病毒 B19（Parvovirus B19）	NA、血清学
		RV 寨卡病毒（Zika virus）	细胞培养、血清学 NA、血清学
胃肠道	腹泻	ADV 40,41	IA、NA
		星状病毒（Astro virus）	NA
		CMV	细胞培养、组织学、NA
		诺如病毒（Novovirus，NOV）	NA
		轮状病毒（Rotavirus，RV）	IA
	肝炎	CMV	细胞培养、组织学、NA
		EBV	NA、血清学
		HAV	血清学
		HBV	IA、NA、血清学
		HCV	NA、血清学
		HDV	血清学
		HEV	血清学
		细小病毒 B19	NA、血清学、组织学
造血	淋巴系统紊乱[d]	EBV	组织学、NA
		HIV	血清学、NA
		人类 T 淋巴细胞白血病病毒 I 型（HTLV-1）	血清学、NA
	红细胞系统紊乱	细小病毒 B19	NA、血清学

续表

来源	疾病	病毒 [a]	检测方法 [b]
眼睛	视网膜炎	巨细胞病毒 CMV	NA
		HSV	NA
		VZV	NA
	结膜炎	ADV	细胞培养、IA、NA
		EV	细胞培养、NA
	角膜炎	ADV	细胞培养、IA、NA
		HSV	细胞培养、IA、NA
		VZV	细胞培养、IA、NA
呼吸	细支气管炎	人类冠状病毒	NA、血清学
		人类偏肺病毒（HMPV）	NA、细胞培养
		流感病毒	细胞培养、EA、IA、NA
		副流感病毒	细胞培养、IA、NA
		呼吸道合胞病毒（RSV）	细胞培养、IA、NA
	义膜性喉炎	HMPV	NA、细胞培养
		副流感病毒	细胞培养、IA、NA
		RSV	细胞培养、IA、NA
	咽炎	ADV	细胞培养、IA、NA
		EBV	血清学
		EV	细胞培养、NA
		HSV	细胞培养、NA
	肺炎	ADV	细胞培养、IA、NA
		CMV	细胞培养、组织学、IA、NA
		汉坦病毒（*Hantaan virus*，HV）	EM、NA、血清学
		人类冠状病毒	NA、血清学
		HMPV	NA、细胞培养
		流感病毒	细胞培养、EA、IA、NA
		副流感病毒	细胞培养、IA、NA
		RSV	细胞培养、IA、NA
		VZV	细胞培养
	鼻炎	ADV	细胞培养、IA、NA
		EV	细胞培养、NA
		人类冠状病毒	NA、血清学
		HMPV	NA、细胞培养
		流感病毒	细胞培养、EA、IA、NA
		副流感病毒	细胞培养、IA、NA
		鼻病毒	细胞培养
		RSV	细胞培养、IA、NA

来源	疾病	病毒^a	检测方法^b
泌尿生殖器	出血性膀胱炎	ADV 2	细胞培养、NA
		人多瘤病毒 BK 病毒（BK）	NA、细胞学
	尿道炎、生殖器疱疹	HSV	细胞培养、IA、NA
		VZV	细胞培养、IA、NA
	生殖器疣、肿瘤	人乳头状瘤病毒（HPV）	组织学、NA
	传染性软疣	传染性软疣病毒	组织学
	子宫颈炎	ADV	细胞培养
		HSV	细胞培养、NA

注：a，主要参考了相关章节的病毒病原体。不包括引起的淋巴细胞脑膜炎病毒（LCMV）、甲型肝炎病毒（HAV）、丁型肝炎病毒（HDV）、戊型肝炎病毒（HEV）等不常见疾病。b，主要是常见的检测方法。NA 包括杂交捕获、核酸序列分析和 PCR；IA 即免疫分析（包括免疫荧光抗体、ELISA 和免疫层析试验）；EA 即酶法分析（唾液酸苷酶）；EM 即电子显微镜方法。c，出血热和天花病毒处理要求在 BSL 4 级生物安全柜中进行。d，包括移植后淋巴瘤，免疫母细胞型 B 细胞淋巴瘤，成人 T 细胞白血病 / 淋巴瘤。

一、选择标本

由于病毒感染性疾病急性期后病毒滴度会降低，因此选择疾病发作期进行标本采集对检出病毒病原体至关重要，采集时应选择含有大量病毒颗粒、病毒抗原或病毒核酸分子的标本，以提高实验室诊断能力。因许多病毒感染脱落出现在疾病发作前，消失出现在疾病缓解后，因此病毒脱落主要依赖病毒的类型和相关的器官或系统，另外患者的免疫力也是一个重要因素。

病毒是最小微生物，只有借助电子显微镜才能进行观察。它与细菌不同，病毒自身无新陈代谢能力，是一种严格的细胞内寄生生物，进入细胞后，病毒改变细胞的代谢功能，产生新的病毒成分。病毒大多不耐热，在 55~60℃数分钟便能杀死绝大部分病毒。于 4℃只能短期保存。

病毒作为一个感染因子与细菌并没有什么区别，最终使机体患病。它主要通过皮肤、呼吸道、消化道进入机体。常用的病毒标本有脑脊液、咽喉洗液、血液、粪便等。应根据疾病性质来决定采集哪种标本，如上呼吸道感染应采集咽喉冲洗液或拭子，肺部感染应采集痰标本，以清晨第一口痰为最佳，胃肠炎应当采集新鲜大便或直肠拭子等。表 29-1-2 列出了根据疾病或临床表现来选择不同类型的标本。

表 29-1-2 常见疾病或临床表现及其标本类型

临床表现	合适的标本	其他标本
气管炎、支气管炎	鼻咽拭子、洗液、吸出液	支气管肺泡灌洗液
感冒、上呼吸道感染	鼻咽拭子、洗液、吸出液	喉拭子
哮喘	鼻咽拭子、洗液、吸出液	喉拭子
红疹	水疱液、拭子	
胃肠炎	粪便	直肠拭子
流感症状	鼻咽拭子、洗液、吸出液，痰	喉拭子或喉洗液
脑膜炎	脑脊液	喉拭子、粪便或直肠拭子
咽炎	鼻咽喉拭子、洗液、吸出液，喉洗液	
肺炎、下呼吸道感染	鼻咽、气管吸出液或漱洗液，支气管肺泡灌洗液	鼻咽喉拭子

二、标本采集

（一）标本采集的基本原则

病毒病原体的检测主要依赖三个方面：①获得合适的标本；②标本收集的时间选择；③有效、及时地处理标本。疾病发生过程中，病毒病原学诊断需要采集受感染的器官组织标本，因为这些部位通常病毒复制水平是最高的，而临床症状通常可以确定相关的靶器官，这样有助于选择采集合适的标本，另外标本采集还应根据不同检测试验、不同的组织器官选择不同的标本采集方法。表29-1-3列出了不同病毒在不同标本中检测的情况。

表 29-1-3 不同病毒在不同标本中能否检测的情况

病毒	骨髓	血液ª	脑脊液	粪便	呼吸道标本ᵇ	皮肤	生殖器标本	唾液	尿液	眼ᶜ	组织	羊水	心包液
腺病毒		+	+	+	+		+		+	+	+		
虫媒病毒		+	+								+		
沙粒病毒		+	+		+				+				
星状病毒				+									
杯状病毒				+									
冠状病毒		+		+	+						+		
细胞巨化病毒	+	+	+		+		+	+	+	+	+	+	
肠道病毒		+	+	+	+	+			+	+	+		+
EB病毒		+	+								+		
丝状病毒		+			+				+				
甲肝病毒		+		+									
乙肝病毒ᵈ		+											
丙肝病毒		+											
丁肝病毒		+											
戊肝病毒		+		+									
单纯疱疹病毒		+	+	+ᵉ	+	+				+	+	+	
人类疱疹病毒6型	+	+	+								+		
人类疱疹病毒8型		+					+	+					
人类偏肺病毒					+								
流感病毒					+						+		
麻疹病毒		+			+				+		+		
腮腺炎病毒			+					+			+		
副流感病毒					+						+		
细小病毒B19	+	+									+	+	
多瘤病毒			+						+				
痘病毒						+		+					
狂犬病病毒		+	+			+		+					
呼吸合胞病毒					+						+		
逆转录酶病毒		+	+		+						+		
鼻病毒					+						+		

续表

病毒	骨髓	血液[a]	脑脊液	粪便	呼吸道标本[b]	皮肤	生殖器标本	唾液	尿液	眼[c]	组织	羊水	心包液
轮状病毒				+									
风疹病毒		+		+[e]	+				+		+	+	
水痘带状疱疹病毒	+	+	+		+	+					+	+	

注：a,包括病毒直接检测如培养、抗原检测、核酸检测,血清学不在此列；b,鼻咽喉拭子、鼻咽冲洗物、鼻咽吸入物和支气管刷洗标本；c,包括结膜、角膜、泪液和玻璃体；d,亲缘关系远的相关 GBV-C 的类似标本可参考 HGB 病毒；e,初次感染；+,可以检测。

1. 采集标本最适时机　对大多数病毒来讲,采集标本的最佳时间应该是在疾病发作的1~3日,尽可能在发病的初期、急性期或患者入院的当日采集,疾病恢复期由于机体产生免疫力,病毒开始被清除,病毒数量(滴度)开始下降导致病毒病原体(核酸)或抗原不易检出,但这时抗体滴度常升高,可通过检测恢复期的抗体与发病初期的抗体进行比较,如恢复期抗体升高达4倍以上则对病毒感染诊断有很大帮助,表 29-1-4 列出了常见病毒的标本类型及采样时机。

表 29-1-4　常见病毒的标本类型及其采样时机

病毒	适合的标本	采样时机
腺病毒	喉拭子或喉洗液、直肠拭子或粪便、尿液	发病期间
衣原体	宫颈或尿道拭子	发病期间
巨细胞病毒	尿液、喉拭子或喉洗液、外周血的白细胞	发病期间
肠道病毒	喉拭子、脑脊液、粪便或直肠拭子	症状出现后的第1周
单纯疱疹病毒	水疱液或拭子、喉或口腔拭子、阴道拭子	病损出现后的前3日
甲型肝炎	血清、粪便、肝、肾组织	症状出现后前8日
流感病毒	鼻咽喉拭子或洗液	症状出现后前3日
麻疹病毒	喉拭子、尿、血液	症状出现后前2日
腮腺炎病毒	喉拭子、尿、血液	症状出现后前7日
副流感病毒	喉拭子或洗液	症状出现后前3日
呼吸道合胞病毒	鼻咽喉拭子或吸出液	症状出现后前3日
鼻病毒	鼻咽拭子或洗液	症状出现后前2日
轮状病毒	粪便	症状出现后前4日
风疹病毒	喉拭子、粪便、尿液	症状出现后前4日
水痘-带状疱疹病毒	水疱液或拭子	症状出现后前2日

2. 采集最适标本　一般可从病毒侵入部位或感染靶位取材,包括渗出液、分泌物、组织、各种体液、粪便及各种拭子。采集标本需考虑疾病所处阶段、病毒所在部位、非侵入手段能否到达、病损部位能否检出病毒颗粒、病毒抗原、病毒基因序列,该病毒能否培养、生长快慢、需取双份还是单份血清等(表 29-1-5)。

3. 力争早期　病毒分离及特异 IgM 型抗体检测应力争在发病早期进行,愈早愈好。

表 29-1-5　病毒标本的病毒运送培养基(VTM)应用

应当使用 VTM 运送的标本	可以用普通容器运送的标本
除气管和鼻腔冲洗液以外的呼吸道标本、拭子、组织标本	羊水、血液、骨髓、气管冲洗液、脑脊液、泪液(玻璃体和水)、心包液、胸腔积液、尿液

4. 尽快送检　大多数病毒抵抗力较弱,离开机体活细胞后,室温下会很快失活,因此,立即接种

最好。需运送或保存的标本应冷藏,48 小时内应置于 4℃环境,长期保存应置于 −70℃环境。拭子标本应置于 2~3ml 冷运送液中送检。

5. 严防扩散　盛放病毒标本的容器应不易破损,内容物不易外溢。

(二) 不同类型标本的采集方法

1. 体液　包括脑脊液、胸膜液、心包液及其他体液(一般要求取第二管用于微生物培养或病毒检验),无菌采集后置无菌容器中(因大多数体液中都含有足量的蛋白质,可使病毒保持稳定,故不需要使用专用运送培养基)。将容器置于冰盒或冰上送至病毒实验室,标本在 2~8℃可放置 24 小时,注意绝不能冻存于 −20℃,若需长期保存则应冷冻于 −70℃。

2. 尿液　留取中段尿于无菌容器中,密封置于冰盒或冰上送至病毒实验室,标本在 2~8℃可放置 3 日,注意绝不能冻存于 −20℃,若需长期保存则应冷冻于 −70℃。

3. 尿道拭子　男性患者:清洗尿道口,用灭菌纱布或棉球擦拭,暴露其尿道,将专用拭子伸入尿道 2~4cm,小心轻柔转动拭子 3 次以上取出,置病毒运送培养基中立即送检,标本在 2~8℃可放置 3 日;女性患者:清洗尿道口,用灭菌纱布或棉球擦拭,将专用拭子伸入尿道 2~3cm 前尿道内,小心轻柔转动拭子 3 次以上取出,置病毒运送培养基中立即送检,标本在 2~8℃可放置 3 日。

4. 尿分泌物涂片　使患者置于合适的位置,暴露其尿道,将专用拭子伸入尿道 2~4cm,小心轻柔转动拭子 3 次以上取出,将拭子在经丙酮事先处理过的玻片上均匀涂片,室温干燥后用 0.5ml 甲醇固定,待甲醇自然挥发后,对玻片做好标记送病毒实验室检查。玻片可在室温 20~30℃或 2~8℃保存 1 周,若需长期保存则应冷冻于 −20℃。

5. 粪便　取 10~30g 新鲜粪便置于密封干净容器中,置于冰盒或冰上尽快送检病毒实验室。婴儿排泄的粪便一般留在尿布上,应迅速刮取尿布的粪便置于密封干净容器中,然后置于冰盒或冰上尽快送检病毒实验室。

6. 直肠拭子　患者俯卧或侧卧使肛门暴露,取专用拭子插入直肠 5cm 以上,轻轻转动拭子 3 次以上,然后小心取出拭子置于病毒运送培养基中(拭子应肉眼可见粪便),置于冰盒或冰上尽快送检病毒实验室,标本在 2~8℃可放置 3 日,若需长期保存则应冷冻于 −20℃。

7. 宫颈拭子　在宫颈内镜帮助下,用专用无菌拭子小心地去除宫颈内膜表面的黏液后丢弃(黏液不适合病毒分离培养),再用第二个拭子小心地拭取宫颈内的细胞移行区,轻柔地转动拭子以保证采集到宫颈上皮细胞,小心地取出拭子(切勿碰到阴道黏膜表面,以免受细菌污染),将拭子放入衣原体运送培养基,置于冰盒送至病毒实验室,标本在 2~8℃可放置 3 日,若需长期保存则应冷冻于 −70℃。

8. 鼻咽拭子　采用专用拭子,从一侧鼻孔采集或两侧鼻孔分别采集,小心地将拭子插入鼻孔,使拭子在鼻腔内停留 15~30 秒,然后轻柔转动拭子 3 次以上,取出拭子插入同一管运送培养基(拭子柄若过长,可折断使拭子刚好插入管中加盖),置于冰盒尽快送病毒实验室。

9. 喉拭子　将拭子放入生理盐水中湿润,伸入患者口腔咽喉部,用拭子擦拭扁桃体表面及其后面的咽部,取出拭子插入病毒运送培养基中,折断多余的拭柄,盖好塞子置于冰盒送至病毒实验室,标本在 2~8℃可放置 3 日,若需长期保存则应冷冻于 −70℃,绝不能置于 −20℃保存。

10. 唾液　用一支无菌拭子擦拭腮腺导管周围上磨牙对侧的颊面,再擦拭口腔前庭到舌根的部位,取出拭子插入病毒运送培养基尽快送病毒实验室。

11. 洗漱液　洗漱液是用生理盐水(0.9% NaCl)或自配淡盐水 15ml。方法是先让患者咳嗽,然后以洗漱液反复洗漱咽部 1 分钟,洗漱后将液体直接吐入试管内(试管应由实验室备好)。一般在发病的第 1 日采集标本,最迟不得超过 3 日,最好选择体温在 38℃以上时采集。患者不能含漱时,可用消毒的大棉拭子,采取咽部黏液,此方法常在医院进行。

12. 鼻咽洗液　使患者取坐位,头后仰,向一侧鼻孔注入不超过 5ml 生理盐水,关闭鼻咽通道,让患者将洗液排出,收集到专用容器或杯子中,取适当洗液移入运送培养基,置于冰盒送至病毒实验室,标本在 2~8℃可放置 24 小时,若需长期保存则应冷冻于 −70℃。

13. 鼻咽涂片　取一片经丙酮处理过的 2 孔玻片,每孔中加 1 滴无菌盐水,用拭子测量从患者鼻孔到耳朵的距离,并以拇指和示指在拭子上做好标记,小心将拭子插入患者鼻孔,直到拇指与示指接触到患者的鼻子,使拭子在鼻中停留 15~30 秒,然后轻轻转动 3 次以上,取出拭子,分别在玻片的 2 孔中旋转数次,尽可能使细胞从拭子上掉下留在玻片上,将玻片置室温下干燥后放在干净平皿内送病毒实验室。

14. 鼻咽吸出液 将一根无菌聚乙烯 8 号喂饲管连接到一个一次性收集杯上,用该管测量患者鼻孔到耳朵的距离,并用拇指和示指做好标记,小心将导管插入鼻孔,直到拇指和示指接触到患者的鼻孔,然后开启间歇性真空泵,慢慢地将导管从鼻咽部退出,将导管的末端插入含 2~3ml 病毒运送培养基的小瓶中,吸入培养基,取下导管将两头封闭,置于冰盒送至病毒实验室。

15. 喉洗液 清除患者喉部和口腔中的黏液及分泌物,先让患者咳嗽几声,将 5~10ml 无菌生理盐水(不含青霉素)倒入患者口中,让患者头向后倾并发出“噢”的声音,反复几次。将漱口液吐入 50ml 带垫圈的螺口塑料离心管中,加入 3~5ml 至运送培养基,旋紧管盖,置于冰盒送至病毒实验室。

16. 黏膜或皮肤水疱液 选择一个清澈液体的水疱(出现脓疱的水疱不要采集,这时病毒分离率大大降低),清洗水疱的表面后,用一支 1ml 规格的注射器接上针头,沿皮肤的水平方向从水疱底部刺入,抽取其中液体,将水疱液注入病毒运送培养基,并吸取培养基清洗注射器,盖好塞子置于冰盒送至病毒实验室,标本在 2~8℃可放置 3 日,若需长期保存则应冷冻于 –70℃,绝不能置于 –20℃保存。

17. 黏膜或皮肤水疱涂片 取一片经丙酮处理过的 2 孔玻片,每孔中加 1 滴无菌盐水,用无菌镊或针头揭开水疱的顶盖,用拭子吸去水疱液,然后用另一支拭子刮取水疱底部的细胞,再将细胞悬浮于玻片上的无菌生理盐水中,室温干燥后,将玻片放入一个干净平皿中送至病毒实验室,玻片可在 2~8℃可放置 48 小时。

18. 组织标本 无菌操作收集组织标本,若同时采集不同部位的组织,应注意防止互相污染。

尸检标本应该在死亡后 24 小时内采集,主要采集肺、气管、肾、脾、肝、心脏、脑、血凝块等组织和淋巴结等重要器官标本,每一采集部位分别使用不同消毒器械;每种组织应多部位取材,每部位应取 20~50g,淋巴结 2 个,尸检组织标本对于病原学研究非常重要,应尽量多采集。小块组织可放入病毒运送培养基,大块组织可切成小块后放入病毒运送培养基或立即送病毒实验室处理,标本在 2~8℃可放置 3 日,若需长期保存则应冷冻于 –70℃,绝不能置于 –20℃保存。

19. 眼拭子(结膜) 用生理盐水湿润拭子,轻轻将下眼睑向下拉,用拭子收集结膜处的细胞和液体,若从双眼收集样品,请各用一支干净的拭子,采集好后插入病毒运送培养基,置于冰盒送至病毒实验室,标本在 2~8℃可放置 48 小时,若需长期保存则应冷冻于 –70℃。

20. 下呼吸道标本 主要标本为肺泡细支气管灌洗液、气管抽取物以及胸膜腔积液,获得这些标本后,取一半离心,并将细胞沉淀置于甲醛水溶液(福尔马林)中。未离心的标本须置于无菌的玻璃瓶中,该玻璃瓶须具有盖和内置密封垫。如果没有密封垫,则须用封口膜密封。

21. 血液标本 急性期血清标本应尽快尽早采集并呈送。如果患者被确诊,恢复期血清应在不晚于高热始发 22 日采集标本并呈送。在血清分离管内收集 5~10ml 全血,血液凝固后,瞬时离心,收集血清于有外盖和内置密封垫的玻璃瓶中,如果没有密封垫,则须用封口膜密封,所取血清至少要 200μl。

小儿患者:至少取 1ml 全血,如果可能,请各取 1ml 分别置于凝血管和 EDTA 抗凝管内,如果只有 1ml 全血,则置于凝血管收集血清。

EDTA 抗凝血浆的收集:在 EDTA 管(紫盖)内收集 5~10ml 全血,转移到有外盖和内置密封垫的玻璃瓶中,如果没有密封垫,则须用封口膜密封。

(三)采集标本的注意事项

1. 避免污染。因为各种标本均含有大量杂菌,所以应避免污染自己和他人的手。

2. 采集好的标本应尽早送到实验室检查,不可放置过久。如距实验室较远,可放在保温瓶内放置冰块,立即将标本送检。

3. 棉签拭子成分和抗凝剂对病毒采集量、核酸检测有影响,且标本运送过程中易干涸,故为保持病毒的原始特征,防止标本中污染的细菌生长,标本采集和转运通常使用专用容器和病毒运送培养基(virus transport medium,VTM),VTM 大多以 Eagle 液或 Hank 盐平衡液为基础添加灭活的小牛血清或牛血清白蛋白配制而成,再加入 100U/ml 青霉素和 100μg/ml 链霉素以抑制细菌生长,加入 2.5μg/ml 两性霉素 B 或 40μg/ml 制霉菌素抑制真菌生长,表 29-1-5 列出了 VTM 的应用范围。

4. 每个患者的信息、临床和流行病学资料应该随标本一起提供给实验室，如姓名、年龄、性别、住址、住院号、病史、免疫状态、发病时间、旅游史、可能感染的特殊病毒、标本采集的日期和时间、要求特殊检查的试验等信息，这样有助于实验室选择合适的试验和改进病毒检测方法。

三、标本运送

标本采集后应尽快送至病毒实验室，以提高病毒培养阳性率，运送途中应尽可能地保持在 2~8℃ 低温。若不能及时送至实验室，则可将标本置于冰盒中但不要超过 1~3 日。若需更长时间存放，则应冻存于 –70℃，一般情况下请不要保存于 –20℃。

国家有关部门对通过营业性运输部门寄送传染性标本有相应的规定，可以从这些运输部门获取相关的信息和具体要求，如对于样品的包装要求等。一般情况下，标本外面要有足够的吸收性材料包裹，这样在运输过程中一旦发生盛放标本的容器破裂或泄漏，所有内容物可以被全部吸收。标本和材料置于一个防水的容器内，再装入一个外包装盒中。

对于供病毒分离的标本，还应包以隔热层，以保证标本在运输途中冷却，以及在冬季时防止标本冻结。

四、标本接收

病毒实验室负责制订标本接收标准，以指导实验人员哪些标本可接收、哪些应当拒收，采集的标本如符合以下任一项均应拒绝接收：

1. 采集的标本未粘贴标签或标签丢失。
2. 采集标本的容器不符合要求。
3. 盛放标本的容器被打破或标本泄漏。
4. 标本采集后未按规定时间送达实验室。
5. 双份标本采集时间间隔太短。

五、标本处理

标本处理应当在生物安全柜中进行，以避免实验室人员被感染、防止标本污染环境和标本之间交叉污染。绝大多数病毒可以在Ⅱ级生物安全（BSL-2）实验室进行处理，而虫媒病毒、沙粒病毒、丝状病毒（filovirus）、天花病毒及狂犬病毒则应当在 BSL-3 或 BSL-4 实验室进行，然而有时实验室工作人员对处理的标本可能含有相关的 BSL-3 或 BSL-4 病毒并不了解，因此对所有标本都应当按照标准防护规范进行处理。

标本送至实验室后，一般需要预处理后才能进行检查，包括直接或间接免疫荧光染色、酶免疫试验及接种细胞进行分离培养等操作。

1. 血液　实验室在收到血液标本之后，常常要用 Ficoll-Hypaque 密度梯度离心法分离白细胞供病毒分离，操作时应根据试剂说明书进行。

（1）取 5ml 全血，肝素抗凝。

（2）在一个干净的 15ml 离心管中加入 3ml Ficoll-Hypaque。

（3）用等量无菌生理盐水稀释全血。

（4）取 5ml 稀释的全血缓缓地加在 3ml Ficoll-Hypaque 上面。

（5）室温下 400g 离心力水平离心 30 分钟，取出后可见中间一白色环状细胞层（以淋巴为主的单核细胞）。

（6）小心吸弃上清液（血浆）。

（7）将单核细胞层中的细胞全部移入一个 50ml 离心管中。

（8）加 PBS 至 30ml 刻度，200g 离心 15 分钟沉淀细胞，弃去上清液。

（9）将细胞悬浮于 1ml 病毒培养基中。

2. 精液　在低温（2~8℃）低速（1 000~3 000g）离心机中离心 15 分钟，弃上清液，加入 5ml 病毒运送培养基液或 HBSS 使沉淀悬浮，再次离心 15 分钟，弃上清液，将沉淀悬浮于 1ml 病毒培养基中。

3. 痰及喉洗液　用 5 倍体积的病毒或衣原体运送培养基稀释标本，连同内含的玻璃珠一并移入一个密封的管中，加入适量的溶痰剂，室温反应 15~30 分钟后，剧烈振荡，将上清液移入一个清洁管中，室温放置 1 小时，以减少杂菌含量。

4. 粪便　用 5~10ml 病毒运送培养基，稀释约 0.5g 粪便标本。加 2~3 颗玻璃珠，振荡试管，使病毒从粪便中释放出来，1 000~3 000g 离心 15 分钟，取上清液用 0.45μm 孔径的滤膜过滤。

5. 拭子　拭子标本通常放在运送培养基中送至实验室，且在 15ml 以上培养基液中可按下列方法处理后接种细胞管。

在玻璃珠的存在下，剧烈振荡 20~30 秒，使拭子上的病毒释放入培养基液中，将拭子取出，丢弃于 1% 次氯酸钠的消毒液中，培养基液可以用来接种细胞管。直肠拭子经上述处理后，还须用 0.45μm 的滤膜过滤。

6. 组织　根据需要取一小块组织(称重),用无菌剪刀剪碎后置于匀浆器或含 1~2ml 运送培养基的无菌研钵中,将组织匀浆化或研磨成浆状,加入 5~10ml 运送培养基使之成为 10%~20%(w/v)悬液并移入离心管,剧烈振荡 30 秒,在 2~8℃以 300~600g 离心 10 分钟,取适量上清液接种细胞培养管。

7. 尿液　将尿液标本混匀,取 10~20ml 放入离心管,在 2~8℃以 1 000~3 000g 离心 15 分钟弃上清液,然后将沉淀悬浮于 1ml 病毒运送培养基中用于接种细胞培养管。

8. 洗液或吸出液　剧烈振荡 20~30 秒,200g 离心 5 分钟以除去黏液,取剩余标本接种细胞培养管。

9. 细胞涂片　在免疫荧光染色中一般要将细胞进行涂片固定,然后才能进行染色,常用的细胞固定剂有丙酮、甲醇和乙醇,它们除了能固定蛋白质以外,还能使标本脱水,并溶解脂质,从而破坏细胞膜,使抗体分子能够进入细胞与相应病毒抗原结合。这些有机溶剂应封闭保存以防挥发,并防止其从空气中吸收水分。

细胞涂片制作的优劣是免疫荧光染色是否成功的关键所在,涂片太厚或含块状物,会导致非特异性滞留荧光产生,含有红细胞的涂片因红细胞自发荧光而干扰结果判断,过量的黏液既可能导致假阳性(非特异性滞留荧光)又可能导致假阴性结果(细胞成团而使特异性病毒抗原被封闭)。

细胞涂片制作不良的一个常见原因是细胞过少,一般要求每张涂片上细胞总数不低于 50 个,或每高倍视野不少于 1~2 个细胞。经过冷冻保存的标本因细胞可能受到破坏而不适合制备涂片。

供显微镜检查的玻片应该先用丙酮或乙醇处理 5 分钟(除去玻片在生产、包装过程中可能产生的油性或其他溶剂污染),可整批同时处理,然后置无尘环境中备用,如果玻片不经上述处理则细胞不能很好地黏附在玻片上导致脱落。

(1) 洗液、吸出液:将洗液或吸出液 1 000~1 500g 离心 5 分钟后弃去上清液,加入 3~5ml 病毒运送培养基悬浮细胞,再一次离心弃去上清液,仅留 100~200μl,混匀后取 1 滴加到经丙酮处理过的玻片上,室温干燥后置 2~8℃可保存 48 小时。

(2) 支气管、肺泡灌洗液:将灌洗液于低温(4℃)低速(600g)离心 10 分钟后弃去上清液,加入 10ml PBS 悬浮细胞,再一次离心弃去上清液,仅留 100~200μl,混匀后取 1 滴加到经丙酮处理过的玻片上,室温干燥后置 2~8℃可保存 48 小时。

(3) 存放于运送培养基的拭子:将拭子连同运送培养基剧烈振荡后,将拭子在管壁上挤干后弃去,1 000~1 500g 离心 5 分钟后弃去上清液,加入 3~5ml 病毒运送培养基悬浮细胞,再一次离心弃去上清液,仅留 100~200μl,混匀后取 1 滴加到经丙酮处理过的玻片上,室温干燥后置 2~8℃可保存 48 小时。

(4) 衣原体涂片:若是存放于衣原体运送培养基中的拭子,则先剧烈振荡,然后将拭子沿管壁挤干后弃去,吸取数毫升置于离心管中(若是中段尿,则混匀后取数毫升置于离心管中),10 000~15 000g 离心 10 分钟后弃去上清液,再加入 0.1~0.2ml PBS 悬浮,取 1 滴加到经丙酮处理过的玻片上,室温干燥后置 2~8℃可保存 48 小时。

(成　军)

第二节　病毒的检测及鉴定法则

从感染者体内或其排泄物中检出导致该感染的病原体,即病原学诊断,是诊断感染性疾病最可靠的依据。病原学诊断对感染性疾病至关重要,常常在很大程度上影响治疗效果和疾病的转归,甚至起决定性的作用,这一点与其他类型的临床疾病有所不同。

一、检出完整的病原体——病毒培养

病毒分离培养是最经典的检测方法,亦是诊断的"金标准"。呼吸道病毒感染应在发病 3 日内取得鼻咽拭子、咽喉含漱液、痰液或穿刺组织。肠道病毒感染可在发病 7 日内取咽拭子及咽漱液,1 周后取大便、肛拭子。甲型及戊型肝炎病毒在发病 1 周内取大便,其他型肝炎病毒取血清做血清学检测或基因检测。汉坦病毒、流行性乙型脑炎病毒取病程早期血液或相应组织做检查。

二、检出病原体的抗原成分或机体对其免疫应答所产生的抗体

免疫荧光技术可用于鉴定病毒抗原,目前被广泛应用于临床样本病毒感染的快速检测。遗憾的是,免疫荧光检测并不能鉴别所有的病毒毒株,比如肠道病毒,因为大部分肠道病毒的单克隆抗体敏感性差,与鼻病毒发生交叉反应的情况非常普遍。免疫荧光检测已被成功地用于流感病毒感染性控制。在流感病毒活动度低的时候,发生假阳性的可能性较高,阳性结果应当经病毒培养或 RT-PCR 方法证实。免疫荧光技术是一种公认的实验诊断方法,尽管有时候因为使用的抗体成本较高使得检测价格可能比较昂贵。另外,由于一些商品化抗体的特异性不够理想,发生非特异结合或交叉反应,也会导致结果出现一些误差。通常认为免疫荧光的敏感度比 ELISA 或 PCR 要低。

三、检出机体对其免疫应答所产生的抗体

各种病毒感染都可采集疾病早期及恢复期双份血清进行检测,慢性感染者需多次采集,如检测血清标本中的乙型肝炎病毒表面抗原、e 抗原、核心抗原及其相应抗体等。根据检出结果的不同表现模式,判定患者乙型肝炎病毒感染的不同状态。

四、检出病原体的基因成分

用分子技术从临床样本中直接对病毒基因组进行鉴定是 21 世纪的重大发现之一。核酸扩增技术包括 PCR、基于核酸序列的扩增(NASBA)等都无疑是快速检测和鉴定大多数已知人类病毒的领先技术。PCR 可以在体外将 DNA 序列的一段特定区域扩增,因此是一种极其敏感的检测手段。PCR 还可以用于病毒 RNA 的鉴定,只需先将 RNA 逆转录成 DNA,然后再进行 PCR 分析,这一方法被称为逆转录 PCR(RT-PCR)。实时 PCR(或称为定量 PCR,qPCR)是在反应过程中,实时对病毒核苷酸进行定量的方法。实时 PCR 有两种:一种是基于探针的 TaqMan PCR,另一种是基于染料掺入的 SYBR Green 法。qPCR 在 HIV-1、登革热病毒及流感病毒的实验研究及临床诊断中有较多应用。

五、检出病原体的代谢产物

如经特殊染色后,从疑似患者的尿液、唾液、胃液细胞沉渣中检出特征性的巨细胞包涵体,可确诊巨细胞病毒感染。

总之,病原学检测手段很多,但各有其优点和局限性。在实际应用时,必须根据需要选择最适当的检测手段。例如,直接检出完整的病原体是感染性疾病病原学诊断的“金标准”,但在临床应用时,常常由于以下一些原因使灵敏度或应用范围受到限制:①在采集送检标本前,患者已经使用了大量的抗感染药物,可能使病原体培养的阳性率降低。②培养所需的时间太长,特别是结核分枝杆菌的培养需要 6 周甚至更久,有时不能满足临床快速诊断的要求。例如,当患者颅内感染需尽快明确病原学诊断时,就不能久等培养结果。③某些病原微生物(如病毒、衣原体等)因培养所需的技术设备条件要求太高,难以在一般医院广泛推行。有的病毒目前还不能进行临床意义上的实验室培养,例如乙型肝炎病毒等。④有些病原体仅为条件性致病菌;有些病原体以无症状携带的方式存在于机体。如伤寒杆菌慢性携带者的大便中可检出大量伤寒杆菌,此时,检出的伤寒杆菌并不一定即为患者当前所患疾病的病因,必须结合临床全面评估,才能对其病原学意义做出恰当的判断。

相对于通过培养检出完整的病原体而言,检测病原体的抗原成分或相应的抗体是较为简便易行的病原学实验诊断方法,也是感染性疾病病原学诊断技术发展的重要方向之一。需要指出的是,当送检标本中的病原体数量较低时,病原体抗原成分的检出率可能受到检测灵敏度的限制;另一方面,检测机体免疫应答所产生的抗体有时亦不能完全满足临床的需求。由于 IgG 型抗体阳转的时相通常处于病程后期,难以用于急性感染的早期诊断;因此,研制 IgM 型抗体的检测药盒是此类诊断技术开发研究的一个重点。此外,机体内出现各种病原体(包括其基因物质)、代谢产物及免疫应答产物时各自遵循一定的动力学规律,其出现的时相可以类似或彼此重叠,也可以相差很大。以伤寒为例,在病程第 1~2 周时,血培养、骨髓培养的伤寒杆菌检出率可达 80%~90%,以后阳性率逐渐降低;在病程第 3~5 周时,大便培养伤寒杆菌的阳性率可达 60%~85%,尿培养也可达到 30% 左右;检测伤寒杆菌菌体抗原和鞭毛抗原相应抗体的肥达反应通

常在病程的第 1 周开始出现阳性,以后阳性率逐渐递增,病程第 4 周阳性率可达 90%。为了提高病原学的准确性和可靠性,应当按照上述规律,根据不同时期选择最佳的检测手段。

（成　军）

第三节　病毒颗粒或病毒抗原直接检测

一、细胞病理学（包涵体检查）

临床标本经染色后做直接显微镜检查是古老而又快速的检查方法。体内受病毒感染的细胞或组织常常会出现特征性细胞学改变(细胞病变,CPE),表 29-3-1 列出了常见病毒感染后的临床表现及细胞病变情况。但是多数病毒感染造成的细胞学改变只能帮助诊断到科的水平,或仅能提示有病毒感染存在,常用的染色有 Wright、Giemsa 和 Papanicolaou(Pap)染色。此时若借助于一些特异性标记方法(标记抗体和标记核酸探针)可以达到特异性诊断。染色方法的敏感性通常比标记方法低。

表 29-3-1　常见病毒感染后的临床表现及细胞病变

病毒	临床表现	细胞病变
腺病毒	上呼吸道感染、肺炎、急性角结膜炎、出血性膀胱炎	早期可见核内多个嗜酸性小包涵体,晚期可见核内单个嗜碱性大包涵体(污点细胞),过渡期细胞中核内致密嗜碱性包涵体
BK 病毒	尿道狭窄(肾移植受体)和间质性肾炎(免疫移植者)	早期可见黏液样核内大包涵体,晚期则为大而致密、凸起于细胞质的嗜碱性包涵体
巨细胞病毒	肺炎	巨大细胞,大而单一的既嗜碱又嗜酸的核内包涵体,小而嗜碱性的细胞质内包涵体
单纯疱疹病毒	疱疹性生殖器炎症、支气管炎、角膜疱疹或溃疡	早期可见大的细胞核,晚期则出现嗜酸性核内包涵体,多核细胞
	全身感染或局部膀胱炎	早期可见毛玻璃样核,晚期则见嗜酸性核内包涵体,多核细胞
人乳头瘤病毒	尖锐湿疣、宫颈发育不良	细胞核胀大,染色深,罕见嗜碱性核内包涵体
麻疹病毒	前驱症状、皮疹	鼻分泌物中呈桑葚样的淋巴细胞核
传染性软疣病毒	眼睑或结膜红丘疹	细胞质内巨大致密的嗜碱性包涵体,将细胞核挤到一边
	阴道/阴茎/会阴部血疹或中央凹陷	细胞质内巨大致密的嗜碱性包涵体,将细胞核挤到一边,鳞状上皮细胞常呈蚕豆形
副流感病毒	气管炎	巨细胞,单个或多个细胞核,嗜酸性细胞质内小包涵体
细小病毒 B19	胎儿发育障碍、胎儿水肿	骨髓或胎肝的造血前体细胞核内包涵体
呼吸道合胞病毒	气管及支气管炎、肺炎	巨大多核细胞,细胞质内嗜碱性包涵体,其周围有明显的晕圈
水痘 - 带状疱疹病毒	水疱性皮疹	多核细胞,伴有核内嗜酸性包涵体

二、电子显微镜检查

用电镜来观察临床标本中的病毒是重要的检查方法之一,尤其特别适用于一些难以培养或目前尚不能培养的病毒,表 29-3-2 列出了适合电镜检查的临床常见病毒。此外电镜对新出现的病毒和生物武器具有特殊的重要意义,标本通常做负性染色以后供电镜检查,电镜依靠形态学进行诊断一般只能确定到科,必要时可以辅助免疫方法(免疫电镜)或核酸探针杂交做更特异的属、型分析。

电镜检查的一个主要优点是快速。液体标本

经过负性染色后只需 30 分钟即可观察，若标本需要浓缩则需 2 小时；对于固体标本则需经固定、包埋、切片等程序，大约需 2 日时间。电镜检查的主要缺点包括仪器昂贵、需要专业技术人员，且敏感性和特异性不高（通常标本中病毒含量高达 10^5/ml 以上才能被检出）。

表 29-3-2　适用于电镜检查的临床病毒

疾病或损伤	可能的病毒	合适的标本
胃肠炎	腺病毒	粪便
	星状病毒	粪便
	杯状病毒	粪便
	诺瓦克病毒	粪便
	轮状病毒	粪便
红疹	痘病毒	水疱液、损伤处刮取物
	单纯疱疹病毒	水疱液、损伤处刮取物
	人乳头瘤病毒	组织
	水痘 - 带状疱疹病毒	水疱液
肝炎	TT 病毒	血清
	乙肝病毒	血清，粪便
脑炎	尼帕病毒	脑脊液
未知	不定	不定

三、免疫荧光和免疫化学染色检查

活检标本、细胞涂片和血液标本均可采用病毒特异性抗体进行免疫染色，从而达到对病毒感染的诊断。表 29-3-3 列出了临床常用的免疫染色检查病毒抗原和采用的标本。

免疫染色方法很多。胶体金标记的抗体多用于电镜；免疫组织化学多用于普通光学显微镜；直接免疫荧光染色操作简便、快速、价廉，且可以在不适于病毒培养的标本中检查病毒抗原。

呼吸道合胞病毒免疫荧光染色镜下形态见图 29-3-1。

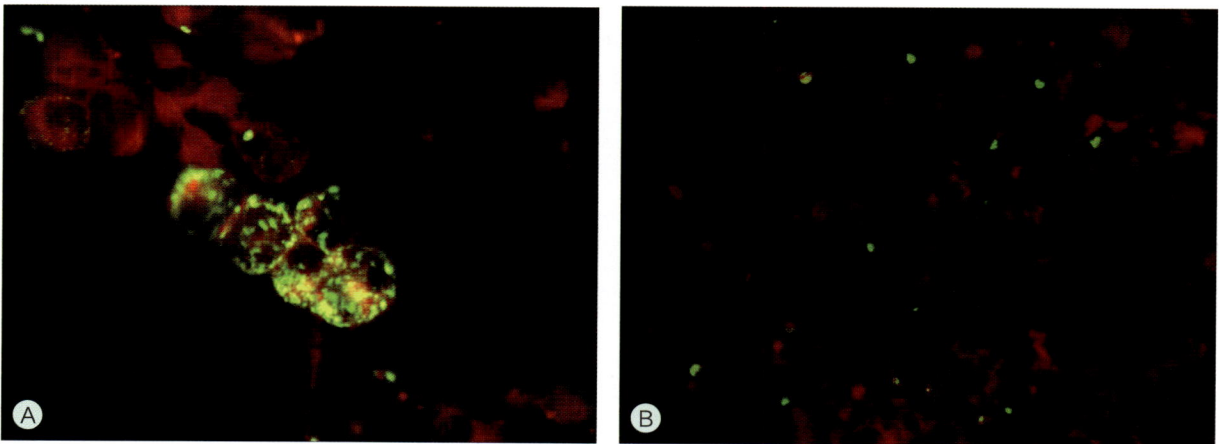

图 29-3-1　呼吸道合胞病毒免疫荧光染色结果
A. 免疫荧光阳性 ×40；B. 免疫荧光阳性 ×20

表 29-3-3　临床常用的免疫染色检查病毒抗原和采用的标本

临床表现	直接染色可检出的病原	标本
科罗拉多蜱热	科罗拉多蜱热病毒	血液（红细胞）
先天性感染	风疹病毒、CMV、HSV	鼻咽、喉及损伤处的刮取物或组织
结膜炎、角膜炎	HSV、腺病毒、麻疹病毒	结膜细胞、角膜刮取物
播散型感染（免疫缺陷患者）	HSV、CMV、VZV、EBV	组织或损伤处刮取物
脑炎	HSV	脑组织活检
	狂犬病毒	脑组织
	腮腺炎病毒	口腔拭子或尿沉渣
斑疹或斑丘疹	麻疹病毒、风疹病毒、腮腺炎病毒、腺病毒	鼻咽部、喉部、尿沉渣
黏膜与皮肤的疱疹或溃疡	HSV、VZV、腺病毒	损害处底部刮取物、黏膜细胞
呼吸道感染	流感与副流感病毒、腺病毒、RSV、麻疹病毒、腮腺炎病毒	鼻咽拭子、上呼吸道洗出液、喉拭子、肺活检、支气管肺泡灌洗液

四、酶免疫测定

酶免疫测定又称固相免疫测定，是直接利用包被的抗体来检测待测标本中的抗原，主要有酶联免疫吸附试验（ELISA）、固相膜酶免疫测定、乳胶凝集试验、放射免疫测定（RIA）、内源性酶测定及侧流免疫层析法，其中以固相膜酶免疫测定应用最广泛。

酶免疫测定特异性高、快速（15 分钟 ~5 小时），但与病毒培养法相比，其敏感性略低。

（成　军）

第四节　病毒的分离培养

由于病毒属于严格的细胞内寄生物，因此病毒的分离培养也离不开活的细胞，目前病毒的分离培养主要有细胞培养、动物接种和鸡胚培养。病毒分离不但是临床病毒诊断学中的"金标准"，而且与其他检测病毒抗原、病毒抗体、病毒核酸等方法相比，病毒的分离培养能够发现新的病毒，这是病毒分离培养的最重要特点之一。

细胞培养技术涉及选择合适的细胞株、正确接种标本、维持培养已接种的细胞、证实病毒的存在以及用合适的方法正确地鉴定病毒，但有些病毒还不能通过分离培养达到诊断目的。

一、细胞培养

（一）培养条件

细胞培养的最基本条件是根据标本种类选择合适的细胞培养系统，多数实验室都采用 3 种不同细胞的组合，即原代细胞、二倍体细胞、异倍体细胞。临床病毒实验室选择细胞株时应考虑以下因素：①细胞株对病毒的敏感性；②常见标本类型的适用性；③能否产生特征性细胞病变；④自行制备或购买细胞、细胞生长特征及维持细胞所需要的成本支出。

1. 细胞培养基/液　1955 年 Eagle 分析出 HeLa 细胞和小鼠 L 细胞生长所必需的 28 种合成物质，于 1959 年成功研制了著名的 Eagle 基础培养基（Eagle's minimum essential medium，EMEM）。其主要优点在于延长了换液的间隔时间，是当前临床病毒实验室中最常用的培养基之一。

2. 血清　有些营养要求比较高的细胞还要在 Eagle 基础培养基中加入血清才能满足其生长需求，临床实验室多用小牛血清和胎牛血清。因血清中的补体对细胞含有毒性成分，故使用之前，应将其 56℃加热 30 分钟灭活补体。使用时通常采用 5%~10% 血清用于细胞生长，1%~2% 血清用于细胞维持。

3. pH 细胞培养基/液的 pH 环境很重要,在细胞生长过程中,糖类的酵解作用使培养基变为酸性,对细胞生长和维持生长不利,这时就需要及时更换培养基/液,临床实验室通常使用酚红指示剂来指示酸碱的变化,包括 1~10mmol/L 磷酸盐缓冲系统、26mmol/L 碳酸-碳酸氢盐缓冲系统和 HEPES 两性离子缓冲系统(N-2-hydroxyethylpiperaine-N'-2-ethanesupfonic acid,N-2-羟乙哌嗪-N'-2-乙烷磺酸),以 HEPES 应用最广泛。

4. 抗菌药物 细胞培养过程中应用的抗菌药物有青霉素、链霉素、庆大霉素、卡那霉素、四环素和新霉素等,前 3 种应用最广泛。青霉素可抑制大多数革兰氏阳性细菌,但其稳定性差(35~37℃灭活 48 小时活性即消失);链霉素能抑制大多数革兰氏阴性细菌,但其活性也只能维持 4 日;庆大霉素对多种革兰氏阳性和革兰氏阴性细菌有抑制作用,并且还可抑制污染细胞的多种支原体,其(5~10μg/ml)在 35~37℃可稳定 2 周。

临床实验室通常联合应用青霉素(100~250U/ml)和链霉素(100μg/ml)。对于可能的真菌污染的细胞培养,需要加入两性霉素 B,它在 35~37℃中的半衰期为 4 日,可以抑制大多数酵母菌和丝状霉菌的生长。

(二)细胞制备

1. 细胞解离 实验室中常用胰酶和胶原蛋白酶将生物组织解离成单个细胞来制备原代细胞,或者用 0.25% 胰酶-EDTA 将生长在培养皿或其他贴壁生长的单层细胞做成单细胞悬液。加入的水要不含内毒素,牛血清事先要灭活。

2. 细胞培养 购买商品化的细胞株,进行增殖培养时一般按以下步骤进行:

(1)吸去细胞表面的培养基。

(2)加入适量的胰酶-EDTA 溶液上下摇动,以覆盖整个单层细胞表面,依细胞种类不同维持 2~5 分钟。

(3)小心吸去胰酶-EDTA 液体,继续置细胞于室温数分钟,直到镜下可见细胞开始从容器壁上脱离,放在手掌上轻拍时,细胞会从壁上脱落。

(4)加入适量的生长培养基,细胞上下吹打数次混匀,最后接种新的培养器皿上生长。

该方法适合大多数贴壁生长的细胞,类似的培养方法还有试管培养和盖玻片培养(适用于免疫荧光法鉴定受感染细胞的病毒)。根据细胞种类与数量的不同,一个细胞单层可以经过几日至 1 周才能形成,接种后 4 小时细胞通常还是透明而折光的,以后细胞逐渐沉到管底、贴壁,显示出该细胞特有的形态,如成纤维细胞出现长梭状。在细胞长到互相贴近之前,管中一直会同时存在圆形和长梭状细胞,最终因"接触抑制"效应(细胞在长到互相接触时便停止生长)从而形成一个均一的单层细胞。一些不受接触抑制影响的细胞,起先在管壁上随机生长,待生长到细胞互相接触时,便呈灶性成堆生长,直到营养耗尽或代谢产物积累抑制细胞继续生长才得以停止。

3. 细胞冷冻 细胞冷冻时,需要添加冷冻保护剂(甘油或二甲亚砜)后逐步降温(每分钟降低 1℃为宜,乙醇容器、密封的泡沫塑盒或逐步降温设备均可),直到降至 -25℃ 以下将其移至 -70℃ 或 -196℃液氮中。如果使用 -70℃保存,则需要每隔 2~3 年复苏细胞一次,在体外培养几代之后再重新冻存。如果使用 -196℃液氮保存,则不需要复苏,可以长期保存。冻存细胞的操作方法是:

(1)选择快速生长中的细胞冻存(冻存前 24 小时换液一次)。

(2)吸去细胞培养液,用胰酶把细胞单层消化下来,然后将细胞悬液 150g 离心 5~10 分钟后弃上清液。

(3)将细胞重悬于含二甲亚砜的冻存液,使细胞浓度为 1×10^6/ml(用计数板或血细胞计数仪均可)。

(4)分装每管 1ml,密封,放入乙醇容器、密封的泡沫塑盒或逐步降温设备中。

(5)达到 -25℃后移入 -70℃过夜,次日再移入 -196℃液氮长期保存。

4. 细胞复苏 如果细胞在冻存前是处于对数生长晚期,健康而又无污染,则细胞复溶率是很高的。与冻存相反,复苏时要使细胞管的温度迅速升高,以避免细胞在温度从 -50℃提高到 0℃这个关键时期形成冰结晶而使细胞受到损伤和丧失活性。具体操作如下:

(1)准备好 35~37℃的水浴、70% 乙醇、含 9ml 左右 MEM 或 HBSS 的无菌管、细胞生长所需培养基及培养皿等材料。

(2)将细胞管从液氮或 -70℃取出,迅速放入 35~37℃的水浴中,直到完全解冻。

(3)用 70% 乙醇擦拭冻存管的外壁。

(4)吸取细胞悬液加到 MEM 或 HBSS 无菌管

中,颠倒混匀数次后,150g 离心 5~10 分钟后弃上清液。

(5)将沉淀细胞悬浮于 12ml 生长培养基中,再转移到培养皿中,最后置 35~37℃培养。

5. 细胞培养过程中常见问题、原因分析及处理

(1)支原体污染:支原体污染通常造成真核细胞生长不良或活力不佳,去除支原污染一般按图 29-4-1 的程序进行。

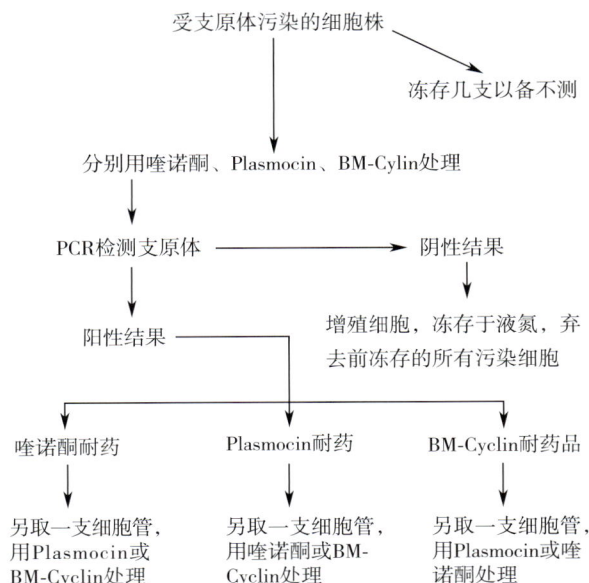

图 29-4-1　去除支原体污染的程序

(2)细胞变圆:细胞正常生长时应是扁平状的,并贴在培养皿上,形态依细胞类型而不同,可以是梭形的(成纤维细胞),可以是近圆形的(HeLa 细胞)。细胞变圆为不健康的指征之一,原因可能是培养温度过高或过低、培养基的用量与细胞数量比例不配比、有污染或毒性化学物质。

(3)细胞形态正常但从培养皿上脱落:过热或过冷是可能的原因之一,此外临床标本中可能会含有某些有毒的物质,如药物、乳胶手套中的残留物也可引起细胞脱落。

(4)污染:如同一批制备的细胞均污染,则可能是培养基、其他试剂、器皿等被污染导致,该批细胞应全部丢弃。如因接种污染的标本导致某一支细胞污染,这类标本应离心去除细胞性杂物,然后经 0.45μm 的滤膜过滤,再接种到新的细胞培养管中。

(5)细胞生成小堆状并变圆:如果没有接触抑制物质,则细胞形态是正常现象的,否则可能提示细胞的特性正在改变、污染了其他细胞、培养皿或

培养基中含有毒性物质。

(6)未接种的细胞出现细胞病变:原代细胞可能会有来自动物的病毒,引起细胞病变。也可能是由于缺氧、pH 过低、代谢产物过多或缺乏营养。传代细胞则可能培养基受污染以及有毒化学物质存在导致细胞病变。

(三)标本接种

1. 标本接种　标本送达病毒实验室后,根据标本类型采收集部位的不同,进行相应的预处理,然后按以下程序接种到细胞培养管或培养基上:

(1)选择合适的细胞株培养管(细胞应在活跃期或刚长满单层)并做好标记,吸弃细胞培养管中的维持培养液,加 2ml 维持培养液。

(2)加入 0.2~0.5ml 标本到细胞培养管中,置 33~37℃培养,静置培养时需要倾斜 5°~7° 角以免培养液溢出,若用转鼓,转速为 10~15r/h。

(3)依所需培养病毒不同,维持培养 7~28 日。若培养基颜色变黄,应检查是否污染,若无污染则需要更换培养液。若细胞显示毒性反应,则应取部分细胞重新接种到新的细胞培养管。

2. 动物接种　除了分离某些柯萨奇 A 型病毒时要采用乳鼠外,目前大多数病毒实验室不再采用。动物接种时,一般情况下动物要在无特定病原生物的条件下饲养,并控制鼠源病毒的传染,出生后 2~3 日的乳鼠对柯萨奇 A 型病毒最为敏感,操作时一般是接种整个一窝新生鼠,然后观察它们的病理表现。

3. 鸡胚接种　与动物接种一样,由于细胞培养已经能完全取代鸡胚接种,因此鸡胚接种在病毒实验室已基本不再使用,目前仅用于某些病毒疫苗生产所需的病毒大量制备(流感病毒)。

(四)细胞培养

1. 常规细胞培养　为了防止采集的标本中细菌和真菌的干扰,标本接种前应先加入抗生素和抗真菌药物,然后再接种细胞。细胞应当在接种前新鲜准备,用肉眼或显微镜观察有无污染及细胞是否健康,对不同病毒感染应选择不同的细胞株进行接种,临床常规细胞培养分离病毒常用的细胞株见表 29-4-1。

2. 离心小瓶培养法　为了加快病毒分离的过程,病毒快速培养方法如离心增强技术(Shell vial 法)的出现使试验周期大大缩短,从 1 周缩短至 1~2 日。其原理是将单层细胞(如人胚成纤细胞 MRC-5)在接种病毒(如 CMV)之后低速离心,

然后培养过夜。检测原理为应用单克隆抗体和病毒抗原特异性结合,通过免疫染色技术使标本中的被感染细胞直接显影。将病毒接种在含有盖玻片的细胞培养瓶中,经低温离心后,可以增加病毒与细胞接触的概率,再将盖玻片进行培养,隔天使用单株抗体染色,由检测病毒的早期抗原进行诊断。利用 Shell vial 法显著提高了各种病毒包括流感病毒、登革热和呼吸道病毒等的分离效率。这种方法可以增强病毒的感染性和早期检出病毒抗原,培养后病毒的某些特异性蛋白会表达在细胞核内,这样可以通过免疫荧光技术进行检测。与常规方法相比,可以提早数日至数周报告结果。临床离心小瓶培养法分离病毒常用的细胞株见表 29-4-2。

3. 基因工程细胞株培养　用基因工程改造的

表 29-4-1　常规细胞培养分离病毒常用的细胞株对病毒的敏感性

病毒	PMK	HEK	RK	HEp-2	A549	vero	BGM	RD	ML	CV-1	HL	MRC-5	HFF	HeLa	HEL	293
腺病毒	+	+		+	+	+					+	+	+	+	+	+
柯萨奇A	+							+								+
柯萨奇B	+	+		+		+	+									+
巨细胞病毒												+	+		+	
埃可病毒	+							+				+			+	
单纯疱疹病毒		+	+	+	+	+	+	+	+	+		+		+	+	
流感病毒	+				+/−											
麻疹病毒	+	+		+	+	+				+						
腮腺炎病毒	+	+			+	+						+	+			
副流感病毒	+			+	+/−											
脊髓灰质炎病毒	+	+		+	+	+	+	+				+	+		+	+
呼吸道合胞病毒	+				+						+			+		
鼻病毒												+	+		+	
轮状病毒	+				+/−	+				+						
风疹病毒	+					+										
水痘-带状疱疹										+		+	+		+	

注:+,敏感;+/−,大部分细胞株敏感。

表 29-4-2　临床离心小瓶培养法分离病毒常用的细胞株对病毒的敏感性

病毒	PMK	HEp-2	A549	vero	BGM	ML	CV-1	HL	MRC-5
腺病毒	+	+	+						+
巨细胞病毒						+			+
单纯疱疹病毒		+	+	+		+	+		+
水痘 - 带状疱疹							+		+
流感病毒	+		+						+
副流感病毒	+		+						
呼吸道合胞病毒	+	+	+					+	+
腮腺炎病毒			+	+					
麻疹病毒	+		+	+					
轮状病毒	+			+			+		

注：+，敏感。

细胞株进行病毒检测是 1992 年由 Stabell 和 Olivo 提出的，他们将能被 HSV 诱导的启动子连接到大肠埃希菌 β- 半乳糖苷酶的基因上，作为一个人工的报告基因，然后将此基因转染到幼鼠肾细胞（BHK-21），并筛选到携带此基因的稳定细胞株。当病毒（如 HSV-1 或 HSV-2）感染这种细胞时，便能诱导启动子表达 β- 半乳糖苷酶，该酶能使底物 5- 溴 -4- 氯 -3- 吲哚 -β- 半乳糖吡喃苷（X-Gal）显色。该方法适合于标本量较大的实验室，主要有两个优点：一是快速，标本接种后离心，培养过夜，第 2 日加入底物即可得到结果；二是由于被感染的细胞管呈现颜色反应，有利于观察细胞 CPE 或颜色。

4. 混合细胞培养　即采用两种以上的细胞混合制成离心培养瓶，这样不同细胞能适应于多种不同的病毒培养，细胞组合依据所适用的标本而定。如 R-mix 混合细胞（ML 细胞 +A549 细胞）主要针对呼吸道病毒培养（呼吸道合胞病毒、副流感病毒、A 型和 B 型流感病毒、腺病毒），HRV 混合细胞（CV-1 细胞 +MRC-5 细胞）主要用于 HSV、CMV、VZV 的病毒培养，E-mix 细胞（RD 细胞 +NCI-H292 细胞，或者 Buffalo 细胞 +A549 细胞）主要用于各种肠道病毒培养。

二、培养病毒检测

1. 细胞病变观察　由病毒复制导致细胞形态学改变称为细胞病变（cytopathic effect，CPE）。细胞病变是细胞受病毒感染后出现的特征性形态学改变，其表现决定于病毒和细胞两个方面。细胞接种以后至少每日观察 1 次，并与未接种标本的同一批细胞相比较（以排除某些细胞可能带有内源性病毒），培养的病毒通常都是在普通显微镜下观察细胞有无形态学变化。通常 CPE 始于一个局部小区域，然后向周边细胞乃至整个细胞层扩散，不同的病毒在不同细胞上可以表现不同的 CPE，但是同一种病毒在同一种细胞上形成的 CPE 通常具有固定的特征，有经验的技术人员常常能依据 CPE 准确地判断是何种病毒，因此常用作初步判断的依据，但最终都必须经过其他方法才能确诊。

病毒感染引起的 MDCK 细胞病变见图 29-4-2。

2. 血细胞吸附试验　有些病毒在细胞中增殖时不产生 CPE，这时应采用血细胞吸附试验或红细胞血凝试验、干扰试验等方法进行助诊断。

血细胞吸附试验主要是利用某些病毒（如流感病毒、副流感病毒或腮腺炎病毒）能表达与红细胞表面相应受体结合的糖蛋白并镶嵌在受染细胞的细胞膜上的机制来进行诊断是否感染病毒的（受病毒感染的细胞表面能够吸附红细胞）。临床病毒实验室通常使用豚鼠红细胞（禽类、人类 O 型红细胞也可以使用，因豚鼠红细胞体积较小，受病毒感染的细胞可以结合较多的豚鼠红细胞，且能形成一个较为均一的吸附状态，结果易判断，因此应用最广泛）来检测细胞培养中是否有流感病毒、副流感病毒或腮腺炎病毒的增殖，在普通显微镜下若见到单层细胞表面有红细胞吸附，则提示有上述病毒存在的可能。方法如下：

（1）将豚鼠红细胞用无菌生理盐水或 PBS 配制成 0.5% 悬液，取 0.4ml 红细胞悬液加到细胞培养管中。

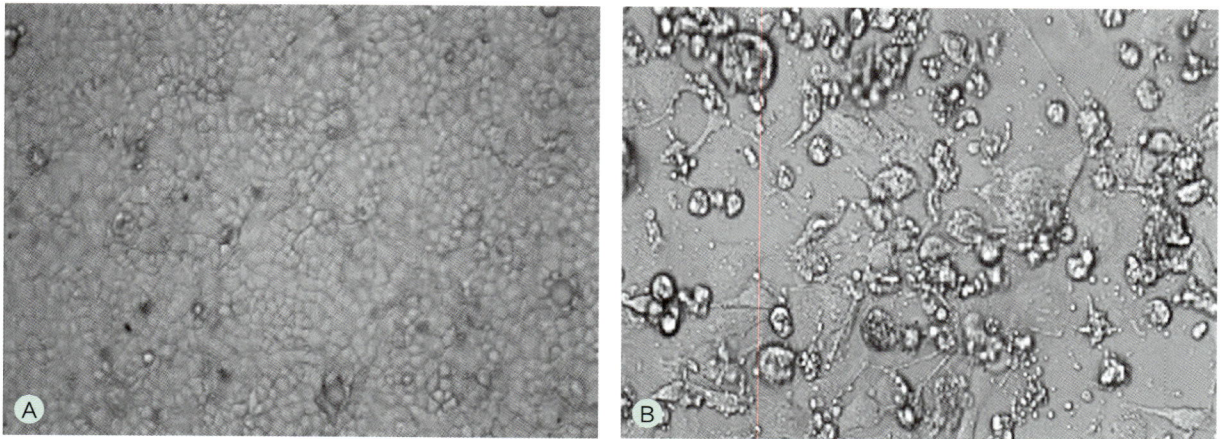

图 29-4-2　病毒感染引起的 MDCK 细胞病变
A. 正常 MDCK 细胞；B. 甲型 H1N1 感染后的 MDCK 细胞

（2）将含有红细胞的细胞培养管置于 4℃ 环境中 20~60 分钟。

（3）显微镜下观察红细胞吸附，并按表 29-4-3 记录结果，再将细胞培养管移至室温 1 小时，再次观察红细胞吸附并记录结果。

表 29-4-3　血细胞吸附试验结果记录表

吸附红细胞的细胞 /%	结果
75%~100%	++++
50%~75%	+++
25%~50%	++
<25%	+
难以确定	+/-

结果：血细胞吸附试验表现为受感染的单层细胞表面有呈链状、花瓣状或集团状红细胞附着，而阴性结果的表现是红细胞在培养液中自由流动，无上述附着现象。每次试验时应该以未接种的细胞作为阴性对照，以排除细胞本身出现的血细胞吸附现象。

3. 血凝试验　当病毒从受染细胞释放以后，培养液中游离病毒表面的血凝素也可以使豚鼠红细胞发生凝集，因此实验室中也可以利用血凝试验来帮助判断培养物中是否存在相应病毒。

由于血凝试验通常取细胞培养液为标本，不干扰细胞层，不需要洗去红细胞就可以继续使用细胞管，必要时可以隔 1 日测试 1 次，特别适合于大量标本的培养检测，因此有些实验室规定将其作为常规方法。方法如下：

（1）取一圆底 96 孔板，做好标记。

（2）配制 0.5% 豚鼠红细胞悬液，每孔加入 100μl 生理盐水，再加入 25μl 待测培养上清液，混匀，最后加入 50μl 0.5% 豚鼠红细胞悬液，加盖后振动混匀，放 4℃ 1 小时。

（3）取出立即观察并记录结果，置室温（22~25℃）1 小时后再观察并记录结果。

阳性结果可见豚鼠红细胞凝集现象，阴性结果则未见凝集。每次试验时应该以未接种的细胞作为阴性对照，以排除细胞本身出现的血细胞吸附现象。

4. 干扰试验　干扰试验主要利用一种细胞在受到某一种敏感病毒感染后便不再受另一种敏感病毒感染的原理进行诊断是否感染病毒（即病毒感染中的干扰现象）。如风疹病毒在原代非洲绿猴肾细胞培养中不出现 CPE，但是可以干扰该细胞受另一种敏感病毒感染（Ⅱ型埃可病毒），若无风疹病毒感染，则后者便能使原代非洲绿猴肾细胞出现明显的 CPE。

基本原理：非洲绿猴肾细胞不但对风疹病毒敏感，也是其他一些病毒的敏感细胞，但风疹病毒在该细胞中不产生 CPE，而肠道病毒在该细胞中能较快地（2~4 日）产生明显的 CPE，并且当这些细胞受风疹病毒感染后可以抑制其他病毒（如肠道病毒中的 ECH11 和柯萨奇 A9）的增殖，故风疹病毒的存在与否可以通过加入的肠道病毒指示出来，称干扰试验。由于这种干扰并非特异地针对风疹病毒，阳性的培养物还需用免疫荧光来确认风疹病毒的存在。

方法：将细胞培养管中的培养液吸出，保存于 -70℃。用无菌的 HBSS 2~5ml 洗涤细胞 1 次，每管加入 1ml 含有 100TICD$_{50}$ 的 ECHO11 的维持培养基,放 35~37℃培养,每日观察 CPE。

5. 中和试验　中和试验主要利用已知的病毒特异性去阻止相应的病毒感染单层细胞,目前病毒实验室已不太使用。

三、病毒分离鉴定

病毒的分离鉴定通常是采用比较可靠的免疫学方法来进行的。病毒实验室通常采用的方法有直接免疫荧光方法、间接免疫荧光技术、中和试验等。具体方法如下:

(1) 吸弃大部分培养液,仅留少数几滴。

(2) 将细胞从管壁上刮下,悬浮于剩余的培养液中。

(3) 取一张经丙酮处理过的洁净含孔玻片,做好标记。

(4) 取一滴细胞悬液滴加到玻片的小孔中,剩余的细胞悬液留作必要时接种新的细胞培养管。

(5) 待玻片自然干燥后,用丙酮固定 10~15 分钟,置 2~8℃可保存 1 周,干燥冷藏条件下可保存 1 年。

(6) 每孔加适量的抗病毒抗体(第一抗体)覆盖细胞,放入 35~37℃保湿盒中 30 分钟(勿使抗体干涸,否则会导致非特异性染色)。

(7) 小心吸弃多余的第一抗体,将玻片置于 PBS 中洗 2 次,每次 3~4 分钟。

(8) 每孔加入荧光素标记的第二抗体,同样放入 35~37℃保湿盒中 30 分钟。

(9) 重复步骤(7),然后加一滴封片剂,盖上盖玻片(勿使下面产生气泡)。

(10) 在荧光显微镜下寻找阳性细胞。

四、培养结果判读

病毒分离培养在临床病毒诊断学中具有重要的位置,它具有很高的敏感性和一定的特异性,同时应用不同的细胞组合有可能从一份患者标本中分离到几种不同的病毒,与通常只检测某一种病毒抗原、抗体的免疫学方法或病毒核酸的分子生物学方法相比,病毒培养有可能发现新的病毒。

但是,病毒培养也存在一些不足,如有些病毒无法培养,有些病毒因培养时间太长而没有临床应用价值,有些病毒培养步骤非常烦琐而不适合常规工作开展。另外细胞培养结果只能判断有或无病毒,不能确定是哪种病毒引起的感染,因此要确定具体的病毒还需要免疫学或分子生物学的方法。

一种细胞或细胞株对不同的病毒表现出不同的敏感性甚至根本不敏感(表 29-4-4),因此对于一种标本类型,通常根据其中可能存在的病毒选择几种不同的细胞作为一种组合,以提高分离的阳性率。另外选择细胞时还要考虑病毒在不同细胞中的增殖速度(表 29-4-5)。

表 29-4-4　培养细胞对临床常见病毒的不同敏感性

病毒	培养细胞			
	原代猴肾	人二倍体成纤维	HEp-2	A549
RNA 病毒				
肠道病毒	+++	++	+/-	+/-
鼻病毒	+	+++	+	-
流感病毒	+++	+	-	-
呼吸道合胞病毒	++	+	+++	+/-
DNA 病毒				
腺病毒	+	++	+++	+++
单纯疱疹病毒	+	++	++	+++
水痘 - 带状疱疹病毒		+++		
巨细胞病毒	-	+++		

注:+,敏感;++,中等敏感;+++,强敏感;+/-,弱敏感;-,不敏感

表 29-4-5　常见病毒在细胞中产生 CPE 所需要的时间

病毒	细胞株	出现 CPE 的细胞比例 /%		
		3 日	1 周	10 日以后
单纯疱疹病毒	原代兔肾细胞	>90	>98	<2
水痘 - 带状疱疹病毒	人成纤维细胞	<2	80	10
巨细胞病毒	人成纤维细胞	10	60	20
肠道病毒	原代猴肾细胞	60	95	<2
鼻病毒	人成纤维细胞	40	80	10
呼吸道合胞病毒	HEp-2	<2	40	25
腺病毒	HEp-2	30	80	10
流感病毒	原代猴肾细胞	65	95	<2

（成 军）

第五节　病毒感染血清学诊断

病毒感染的血清学诊断是利用已知抗原检测待测标本中的抗体，血清学试验的标本主要有血清、脑脊液、唾液、尿液等。传统的血清学方法虽然无法实现对病毒抗原或核酸的早期快速直接检测，但它在病毒性感染性疾病中仍然发挥重要作用。

血清标本常常用作双份，采集的时间间隔为 10~14 日，其中急性期血清标本应在发病后的 5~7 日以内采集，通过定量或半定量分析病毒特异性 IgG 抗体，一般超过 4 倍以上升高时才具有诊断意义。TORCH 血清学试验（先天性或围产期感染诊断试验，即弓形虫、风疹病毒、巨细胞病毒和单纯疱疹病毒）也要求双份血清，但一份来自母亲，另一份来自婴儿，为诊断先天性感染，婴儿的血清应在出生后 3 周以内采集。而单份血清一般用来了解机体对某种或某些病毒的免疫状况，或用以检测特异性 IgM 抗体进行诊断。

脑脊液标本主要用于某些能引起中枢神经感染的病毒诊断，此时可同时采集血清和脑脊液进行血清学检查，以了解抗体产生情况，仅在脑脊液中发现病毒特异性抗体并不能作为中枢神经系统受到感染的指标，因为 IgG 是可以通过血液进入脑脊液的，免疫球蛋白在血液与脑脊液中的正常比例为

250：1。

唾液、尿液等标本均可作为血清学试验的标本，可以检测麻疹、腮腺炎、风疹、甲肝、乙肝、丙肝、呼吸道合胞、甲型流感、轮状等病毒抗体。

一般来说，免疫学技术中检测抗体的方法都能用于血清学试验，主要有：补体结合试验、血凝抑制试验、中和试验、免疫黏附试验、间接免疫荧光或抗补体免疫荧光、固相免疫测定、乳胶凝集试验、免疫印迹试验、化学发光测定、捕捉法检测 IgM 抗体等，下面介绍部分常用的方法。

一、补体结合试验

补体结合试验原理：患者标本中的特异性抗体与试剂中的病毒抗原结合形成抗原抗体复合物，加入豚鼠补体被结合，从而抑制了随后加入的致敏红细胞（抗体包被的红细胞）的溶血。该试验曾经是病毒血清学诊断的主要方法之一，缺点是操作复杂、技术要求高、敏感性低、试验中的补体用量与致敏红细胞应事先进行方阵滴定费时费力，并且有些患者血清有抗补体活性，能够非特异性地结合豚鼠补体引起假阳性结果，因此不宜作为血清学筛查试验，目前主要用于没有其他合适方法检测的病毒。

二、血凝抑制试验

血凝抑制试验原理：患者标本中的特异性抗体与病毒表面的血凝素结合，从而抑制了后者使红细胞发生凝集的现象。该试验常常用来检测针对病毒包膜上存在血凝素的病毒的抗体，主要有流感、副流感、麻疹、腮腺炎、风疹以及某些虫媒病毒、腺病毒、多瘤病毒等，这些病毒的包膜上一般均含有血凝素。血凝抑制试验技术要求高、费时、试验时需要事先进行方阵滴定，并且有的标本中含有非特异性抑制剂和"天然"的血凝素需要预先去除，特异性随病毒不同而不同，以流感和副流感病毒最高，虫媒病毒最低。

三、中和试验

中和试验原理：如果患者血清中含有针对病毒的特异性抗体存在，则将其血清与培养的一定浓度病毒混合后，经过一段时间的病毒培养，可以发现病毒被中和或生长受到抑制。该试验主要是通过测试待测血清在细胞培养系统中中和或抑制病毒感染的能力，是肠道病毒血清学试验的主要方法。与血凝试验相似，但仅适用于细胞培养或其他指示系统中增殖的病毒，由于测定的是体内产生的具有保护性的中和抗体，故其结果具有重要的生物学意义。

四、固相酶免疫测定

固相酶免疫测定最常用的方法是夹心法（双抗体或双抗原）和间接法，基本原理是：将病毒抗原包被在固相载体上，然后与待测标本中的相应抗体结合而被捕获固定在固相载体上（聚苯乙烯微孔板上），经洗涤去除游离的未被结合的抗体，加入被酶标记的抗人球蛋白抗体（第二抗体），再经洗涤后去除游离的未结合的酶标记物，加入底物显色。

固相酶免疫测定的另一种方法是竞争抑制法，其原理是：在固相载体上包被病毒抗原，同时加入一定量的患者标本（待测抗体）和酶标记抗体，使待测抗体和酶标记抗体竞争结合固相载体上的抗原，经洗涤，结合后的酶标记抗体加入酶底物显色来间接判断待测抗体的存在与否。

固相酶免疫测定的第三种方法是免疫层析和免疫斑点法，其原理是：利用醋酸纤维素膜吸附待测抗体的层析技术或将抗原包被于醋酸纤维素膜的免疫斑点技术。该方法简便、快速，能够作为紧

急情况下的快速试验。

固相酶免疫测定的第四种方法是捕获法检测IgM 抗体，其原理是：以 IgM 抗 μ 链抗体包被固相载体，加入待测标本后与酶标记的抗人 IgM 抗体来显示已经与固相抗原结合的待测 IgM 抗体。另一种 IgM 抗体检测法为反向捕获 IgM 测定，其原理是：先将 IgM 抗 μ 链抗体包被固相载体，以捕获血清中的 IgM，然后通过洗涤，除去竞争性 IgG 以及起干扰作用的免疫复合物，再加入已知的病毒抗原使之与待测的已经固相化的 IgM 结合，然后用酶标记的第二抗体及其底物显色。这一方法优于其他 IgM 抗体捕获检测法。

固相酶免疫测定的第五种方法是微粒子酶免疫法，其原理是：将抗原包被于聚苯乙烯微粒上的酶免疫测定技术。该方法已实现自动化检测，如美国雅培公司推出的 Axsym 免疫分析仪检测乙肝标志物。

五、免疫荧光检测

免疫荧光检测主要有间接免疫荧光和抗补体免疫荧光试验，其基本原理是：将病毒抗原包被于固相载体上（如玻片），患者标本（待测抗体）加到固相载体表面与包被的病毒抗原结合，洗涤后再加入荧光标记的第二抗体（抗抗体），结合到抗原抗体复合物上，洗涤后加入荧光素发出荧光，借助荧光显微镜、暗室或荧光阅读仪观察结果。间接免疫技术是将倍比稀释的待测血清与固定在玻片上的病毒感染细胞共同孵育，形成抗原抗体复合物可通过荧光素标记的第二抗体检出。抗补体免疫荧光技术是在上述待测血清与固定在玻片上的病毒抗原孵育后，加入新鲜补体使之与抗原抗体复合物结合，结合的补体成分可以被荧光素标记的抗补体抗体显示。

免疫荧光技术灵敏度高，适用于检测微量抗体或低亲和力抗体，尤其是抗补体免疫荧光技术比间接免疫荧光技术的荧光信号更强，但需要免疫荧光显微镜或暗室来观察结果，人员需经过专门的培训才能对结果做出正确的判断。

六、乳胶凝集试验

乳胶凝集试验原理：取一滴包被了病毒抗原的乳胶悬液，与一滴待检血清混合并悬摇数分钟，待测抗体可使乳胶颗粒发生肉眼可见的凝集。该法是一种简便快速、价格低廉的方法，不需特殊仪

器设备,适用于少量标本的检查,但不能区分 IgG 和 IgM,判断结果时有一定的主观性,当待检抗体浓度很高时可出现前带现象而使结果呈假阴性。

如果用红细胞代替聚苯乙烯乳胶包被抗原,以凝集试验检测抗体,则该方法称为间接血凝试验。

七、化学发光免疫分析

化学发光免疫分析(chemiluminescence imm-unoassay,CLIA)是将具有高灵敏度的化学发光测定技术与高特异性的免疫反应相结合,用于各种抗原、半抗原、抗体、激素、酶、脂肪酸、维生素和药物等的检测分析技术。是继放射免疫分析、酶联免疫分析、荧光免疫分析和时间分辨荧光免疫分析之后发展起来的一项最新免疫测定技术。

20 世纪 70 年代中期 Arakawe 首先报道 CLIA,发展至今已经成为一种成熟的、先进的超微量活性物质检测技术,应用范围广泛,近 10 年发展迅猛,是目前发展和推广应用最快的免疫分析方法,也是目前最先进的标记免疫测定技术,灵敏度和精确度比酶联免疫分析、荧光免疫分析高几个数量级,可以完全替代放射免疫分析、彻底淘汰酶联免疫分析。主要具有灵敏度高、特异性强、试剂价格低廉、试剂稳定且有效期长(6~18 个月)、方法稳定快速、检测范围宽、操作简单自动化程度高等优点。高灵敏度的化学发光免疫分析技术已被广大研究人员认可,正逐渐替代传统的生物检测技术。

目前临床实验室能够开展的化学发光或电化学发光检测病毒抗原抗体达数十种,如甲型肝炎病毒 IgM 抗体、乙型肝炎病毒标志物抗原抗体、抗 -HIV 抗原抗体、丙型肝炎病毒抗原抗体、EB 病毒抗体、风疹病毒抗体、巨细胞病毒抗体等。

八、免疫印迹试验

利用固定在醋酸纤维素薄膜上的病毒抗原来检测相应的病毒抗体,实际上也是一种固相免疫测定,主要用于初筛试验中得到的阳性标本做进一步确认或补充试验,目前临床常用于 HIV、HCV、梅毒等阳性结果的确认,也可用于常规诊断,如自身抗体的 ENA 抗体谱。该方法优点是可用肉眼观察到抗原抗体的特异性反应,具有较高的敏感性和特异性,缺点是技术要求高、价格较昂贵。

根据待测物不同可将该方法分为三种免疫印迹试验,即蛋白印迹试验(Western blot)、脱氧核糖核酸印迹试验(Southern blot)、核糖核酸印迹试验(Northern blot)。

九、流式荧光检测

流式荧光检测技术又称液相悬浮芯片技术、多功能流式点阵技术、微球悬浮阵列技术等,是近 20 年逐渐发展起来的多指标联合诊断技术。它有机整合了荧光编码微球技术、激光分析技术、流式细胞技术、高速数字信号处理技术、计算机高速运算等多项最新科技成果,具有自由组合、高通量、高速度、高滴度、低成本、准确性高、重复性好、灵敏度高、线性范围广、无需洗涤、操作简便、在同一个平台上即可实现蛋白质和核酸的检测等优点,代表着生命科学基础研究和医学诊断技术的发展方向,被国际业界专家评价为临床诊断的趋势性技术之一。

该技术的原理为用不同比例的两种红色荧光染料将直径为 5.6μm(或 6.5μm)的聚苯乙烯微球染成不同的荧光色,从而获得多达 100 种荧光编码的微球(目前已发展为三种荧光染料,理论上可达 1 000 种荧光编码微球)。把针对不同待测抗体分子或者基因探针以共价交联的方式结合到待定的编码微球上,每个编码微球都对应相应的检测项目。先把针对不同待测荧光编码微球混合,然后加入待测物质或者待测的扩增片段,所形成的复合物再与报告荧光素发生结合反应。微球在流动鞘液的带动下单列依次通过红绿激光,红激光用来判定微球的荧光编码,绿激光用来测定微球上报告分子的荧光强度,从而达到快速准确的检测目的。

(成 军)

第六节　分子生物学检测

分子生物学技术在临床病毒实验诊断中的应用越来越普及,在病毒感染的诊断、体液中病毒含量测定、机体对药物治疗的反应、病毒分离株的基因型鉴定等方面已成为临床诊疗工作中重要的工具和手段,尤其适用于有些不能培养的病毒、生长缓慢的病毒、因含量太低而不易被常规方法检出的病毒。另外由于核酸扩增产物通常不具有感染性,因此与培养法相比,它大大降低了实验室内感染的危险性。针对临床上的某一类症候群的特定病原体筛查,传统检测方法往往需要花费几日甚至更长的时间。而能否在第一时间获得准确的结果,决定了能否把握最佳治疗时机、有效地控制传染病疫情,以及最大程度降低疫情所带来的社会恐慌和经济损失。此时,如果采用了多重 PCR 技术,即可在单一反应体系中一次性筛查多个检测对象,节省大量的时间、人力、财力和物力。

目前分子生物检测方法主要有聚合酶链反应(PCR)、连接酶链反应(ligase chain reaction,LCR)、核酸序列扩增(NASBA)、转录合并扩增(transcription-mediated amplification)、链取代扩增(strand displacement amplification)、荧光探针系统(fluorogenic probe systems)、分支 DNA(branched DNA,bDNA)、杂交捕获(hybrid capture)、循环探针法(cycling probe assay)、电子转移(electronic transfer)、杂交保护方法(hybridization protection assay)等,部分核酸检测方法的敏感性比较见表 29-6-1。

表 29-6-1　部分核酸检测方法及敏感性比较

方法	待检核酸	是否需扩增仪	敏感性 /(基因组拷贝 /ml)
聚合酶链反应	DNA	是	5~50
连接酶链反应	DNA	是	5~50
核酸序列扩增	RNA	否	5~50
转录合并扩增	RNA	否	5~50
链取代扩增	DNA	否	5~50
荧光探针系统	DNA	是	50~500
分支 DNA	DNA/RNA	否	50~500
杂交捕获	DNA/RNA	否	500~1 000
循环探针法	DNA	否	1 000~10 000
电子转移	DNA	否	100 000
杂交保护方法	RNA	否	100 000

目前分子生物学技术在临床病毒感染诊疗中主要应用在:

1. 病毒核酸的定量检测　主要方法有竞争性 PCR、RT-PCR、NASBA、转录合并扩增、bDNA等,其中实时定量 PCR 最为简便和准确,这些方法在临床中主要应用在 HIV RNA、CMV DNA、EBV DNA、单纯疱疹病毒 Ⅰ / Ⅱ 型 DNA、TB、淋球菌 DNA、解脲脲原体 DNA、沙眼衣原体 DNA、HCV RNA 和 HBV DNA 等病毒核酸的检测上。

2. 病毒变异株的检测　主要有 HBV 的 YMDD 变异、S 基因变异、前 C 区 1 896 位点变异、P 区耐药基因变异等。

3. 病毒基因分型　主要包括 HIV、HPV、HBV、HCV 等分型检测。

（成　军）

第七节　病毒实验室检验结果的解释

通过实验手段,从标本中获得有关病毒感染的证据,从而确定病毒感染和临床疾病之间的因果关系,是病毒检验诊断的目标。通过分离和鉴定获得致病性病毒,发现病毒感染的特异性改变,如机体内产生特异性抗体、细胞包涵体的形成等,即说明有病毒感染的存在。由于各种病毒感染在不同机体内导致的结局差别很大,因此感染病毒的临床意义必须结合流行病学资料、临床表现、病毒种类及机体的病理变化等进行综合分析才能判定。

对于一些引起急性感染性疾病的病毒而言,在疾病流行季节从人体内各种组织、脑脊液、血液、水疱液中分离到的病毒的致病特征,与患者的临床特征相符时,可做出病原学诊断;或患者急性期和恢复期双份血清中相应的特异性抗体滴度有 4 倍以上的升高,也可得出病原学诊断,如乙型流行性脑炎病毒、出血热病毒等。从呼吸道分离到的流行性感冒病毒、副流行性感冒病毒、麻疹病毒、腮腺炎病毒和呼吸道合胞病毒等,由于感染后通常都为急性发病,很少有无症状携带者和长期排毒现象,因而具有临床诊断意义。

巨细胞病毒、肠道病毒、单纯疱疹病毒、腺病毒等,虽然可分离到病毒,但与临床症状并不一定密切相关,则需考虑健康带毒、隐性感染、混合感染和持续感染状态等情况。可寻求血清学特异性抗体滴度是否升高来帮助诊断。

临床上疑为病毒感染,而分离培养阴性,在确认标本采集正确、无污染,并采用了敏感的细胞株,而且通过可靠的识别方法确认无病毒存在,则可排除可疑病毒感染的可能性。如果可疑病毒为无法培养或难以分离的病毒,则不能排除感染的可能性,可采用血清学检查特异性抗体以助诊断。

血清学试验若得到下列两种结果,可以作为原发性病毒感染的证据:一是特异性抗体由阴性转变阳性,这要求双份血清的比较,急性期和恢复期双份血清的总抗体滴度如有 4 倍以上的升高,有助于明确诊断,但不适合于早期诊断,如果单份血清发现某种病毒抗体阳性,或急性期与恢复期双份血清中的同一种病毒抗体在滴度上没有变化,则说

明曾受到过该病毒的感染。二是检测到病毒特异性 IgM 抗体,IgM 抗体的测定有助于早期诊断,但在感染的早期机体产生 IgM 有明显的个体差异,如腮腺炎患发病 3 日内有部分患者血清无特异性 IgM 抗体,仅有 45% 的风疹患者在出疹后第 1 日特异性 IgM 抗体阳性。此外,有少数患者产生的特异性 IgM 抗体可持续 1~2 年。在评价 IgM 抗体检查的可靠性方面需引起注意。免疫缺陷的患者、局部感染、多种血清型病毒引起的感染,特异性抗体检查可能为阴性。

从脑脊液中检测到鞘内的病毒抗体,则是中枢神经系统中存在病毒感染的重要证据。如虫媒病毒和淋巴脉络膜脑膜炎病毒引起的脑炎或脑膜炎,诊断的首选方法是检测脑脊液中是否存在 IgM 抗体。此外,对于麻疹、腮腺炎和风疹病毒,脑脊液中发现病毒抗体是中枢神经系统受到感染的有力证据,与血清检测相似,急性期和恢复期双份脑脊液中病毒 IgG 抗体呈 4 倍以上增加,也能确认该病毒中枢神经系统感染,而对于狂犬病毒只要检测到病毒的 IgG 或 IgM 则均能证明存在活动性感染。

对于胎儿、新生儿或婴幼儿是否存在先天性病毒感染,由于 IgM 不能通过胎盘,故可检查特异性 IgM 进行诊断。如果来自母亲和婴儿的血清病毒抗体均呈阴性结果则可以排除母婴传播的可能性;如果婴儿血清中对某种病毒 IgG 抗体滴度比母亲的血清低,则该抗体可能来自母体(即抗体的被动转移),反之则认为婴儿体内的抗体是由于婴儿可能感染了该病毒后产生的;如果婴儿和母亲血清抗体滴度接近,则应该在 1~2 个月或 / 和 6~10 个月再采血进行检测,抗体滴度与以前相比下降则表明婴儿没有先天性或围产期感染。

总之,对血清学结果解释应该持慎重态度。如新生儿、高龄老人、免疫缺陷患者等不能产生或延迟产生特异性 IgM 抗体;有的潜伏感染、重复感染、再次激活感染等血清 IgG 并没有明显的提高,这时双份血清的诊断就不适用;有的接受了免疫球蛋白治疗、输血治疗的患者因输入性 IgG 而导致

血清学结果常常难以解释。另外还有生物学（不同病毒感染,如疱疹病毒感染）和方法学（非特异性反应）造成的差异；有的检测虽呈阴性结果,但应考虑到窗口期感染的可能性,有的一份血清检测虽呈高滴度,但也不能据此做出诊断,因此只要有可能,抗体的测定结果应该经其他方法验证,如检测病毒抗原、核酸检测、病毒的分离培养或不同试剂盒检测相同的病毒抗体等。

分子生物学诊断是通过测定病毒核酸而实现的,利用 Southern 杂交可根据病毒核酸分子量的大小观察整合型和游离型病毒。PCR 方法有极高灵敏度,但仍然有假阳性。另外检出病毒核酸并不等于检出具有传染性的病毒颗粒,其临床意义有待进一步确认。

（成　军）

参考文献

1. Jorgensen JH, Pfaller MA. Manual of clinical microbiology. 11th ed. Washington DC: ASM Press, 2015
2. 陈东科, 孙长贵. 实用临床微生物学检验与图谱. 北京: 人民卫生出版社, 2011
3. 张卓然, 倪语星, 尚红. 病毒性疾病诊断与治疗. 北京: 科学出版社, 2009
4. 陈敬贤. 诊断病毒学. 北京: 人民卫生出版社, 2008
5. 钱渊. 病毒性疾病防治需要规范病原学诊断. 中华检验医学杂志, 2009, 32 (8): 845-847
6. 倪安平. 呼吸道病毒感染的实验室诊断. 中华检验医学杂志, 2009, 32 (8): 848-852
7. 罗欣, 余楠, 郭勇晖, 等. 多重 RT-PCR 与液相悬浮芯片检测临床腹泻相关病毒的比较. 中华检验医学杂志, 2015, 38 (6): 387-391
8. 姚娟, 沈国松, 范丽红, 等. 6089 例住院儿童呼吸道感染常见病毒病原学检测分析. 中华流行病学杂志, 2015, 36 (6): 664-666
9. 武建国. SARS 冠状病毒与实验室诊断. 医学研究生学报, 2004, 17 (2): 157-159
10. Simeone CA, Seal SM, Savage C. Implementing HIV Testing in Substance Use Treatment Programs: A Systematic Review. J Assoc Nurses AIDS Care, 2017, 28: 199-215
11. Leland DS, Ginocchio CC. Role of cell culture for virus detection in the age of technology. Clin Microbiol Rev, 2007, 20: 49-78
12. Binnicker MJ. Multiplex Molecular Panels for Diagnosis of Gastrointestinal Infection: Performance, Result Interpretation, and Cost-Effectiveness. J Clin Microbiol, 2015, 53: 3723-3728
13. Ryan C, Kinghorn G. Clinical assessment of assays for diagnosis of herpes simplex infection. Expert Rev Mol Diagn, 2006, 6: 767-775

第三十章
临床常见病毒的基本特征及实验室诊断

第一节　呼吸道病毒

呼吸道病毒一词并非是病毒分类学上的名称，不在国际病毒分类委员会（ICTV）正式分类中，呼吸道病毒是指一大类能侵犯呼吸道引起呼吸道局部病变或仅以呼吸道为侵入门户，主要引起呼吸道外组织器官病变的病毒，因此人们习惯将引起呼吸道感染的病毒称为呼吸道病毒。呼吸道病毒包括正黏病毒科（Orthomyxoviridae）中的流感病毒；副黏病毒科（Paramyxoviridae）中的副流感病毒、呼吸道合胞病毒、麻疹病毒、腮腺炎病毒以及其他病毒科中的一些病毒，如腺病毒、风疹病毒、鼻病毒、冠状病毒和呼肠病毒等。据统计，90% 以上急性呼吸道感染由病毒引起，主要的呼吸道病毒见表 30-1-1。

表 30-1-1　常见呼吸道病毒

病毒种、型	所致主要疾病
流感病毒（甲、乙、丙）	流行性感冒
副流感病毒（1、2、3、4、5 型）	普通感冒、小儿支气管炎
呼吸道合胞病毒、麻疹病毒	细支气管炎、肺炎、麻疹
腮腺炎病毒	流行性腮腺炎
风疹病毒	小儿风疹、先天畸形
鼻病毒、柯萨奇病毒和埃可病毒的部分型别	普通感冒、支气管炎
冠状病毒	普通感冒、上呼吸道感染
呼肠孤病毒（1、2、3、4 型）	流行性腹泻
腺病毒（3、4、7、14、21 型）	支气管炎、肺炎、结膜炎、扁桃体炎
人疱疹病毒	口唇疱疹、宫颈炎
巨细胞病毒	传染性单核细胞增多症

一、正黏病毒

黏病毒（Orthomyxovirus）是指对人或某些动物红细胞表面的黏蛋白有亲和性的病毒，正、副黏病毒分别以其核酸是否分节段为标准，分节段者为正黏病毒，不分节段者为副黏病毒。正黏病毒中引起人和动物流行性感冒的为流行性感冒病毒（*Influenza virus*），简称流感病毒。

流感病毒是引起人和动物（猪、马、海洋哺乳动物和禽类等）流行性感冒的病毒。依据抗原特性分为甲（A）、乙（B）、丙（C）三型，绝大多数人类感染由 A 型或 B 型所致。A 型常依病毒的血凝素（H）和神经氨酸酶（N）抗原不同进行分型，如禽流感 H5N1、H7N7、H7N3 等，2009 年 3 月开始于墨西哥的新型甲型流感病毒 H1N1 型。而 B 型只发生抗原"漂移"，每隔 1~3 年发生一次局部地区流行。

1. 生物学性状

（1）形态与结构：流感病毒具有多形态，有的呈丝状、有的呈杆状，但一般为球形，病毒的直径为80~120nm，内有一直径约为 70nm 的电子致密核心，其实就是病毒的核衣壳。丝状体长短不一，长度有时可达 4 000nm，直径与球形病毒相同。流感病毒的结构主要包括内部的核心（即核衣壳）和外面的包膜（即病毒囊膜）两部分。

流感病毒核衣壳（核心）在电子显微镜下呈电子致密的核心，由核蛋白卷曲包绕螺旋形 RNA 组成，其核酸为单股负链 RNA，分子量为 $(5.9~6.3)×10^6Da$，分节段。甲、乙型流感病毒为 8 个节段，丙型为 7 个节段，每一个节段就是一个基因，决定流感病毒的遗传特性，其基因组分节段的特点使本病毒具有高频率基因重配，容易发生变异。流感病毒 RNA 外包绕的蛋白质中，三种分子量较大的蛋白 P1、P2、P3 均为 RNA 多聚酶，与 RNA 的转录有关，其他均为核蛋白。核蛋白的抗原稳定，很少发生变异，具有型特异性。根据核蛋白抗原性的不同，可把感染人的流感病毒分为甲、乙、丙三型。流感病毒囊膜由内向外，可分为内膜蛋白、类脂和糖蛋白三层。内膜蛋白（M 蛋白）是包围在病毒核心外的一层膜结构，介于核蛋白与脂质双层膜之间，与组成脂质双层膜的类脂紧密结合，在维持病毒形状与完整性上起重要作用。类脂层是脂质双层结构，它来自宿主细胞膜或核膜，其中镶嵌的两种糖蛋白向外突出脂质双层形成刺突，构成了流感病毒囊膜的第三层，即糖蛋白层。糖蛋白层由两种糖蛋白刺突组成，一种是神经氨酸酶（neuraminidase，NA），一种是血凝素（hemagglutinin，HA）。

（2）培养特性：流感病毒在鸡胚中生长良好，一般初次分离应先接种羊膜腔中传代适应后方接种尿囊腔。病毒在鸡胚中并不引起明显病变。用血凝试验可判断羊水或与尿囊液中有无病毒生长。人流感病毒能感染多种动物，但只有雪貂的表现类似人类流感。另外，甲、乙型流感在原代人胚肾、猴肾等组织细胞中也能生长。

（3）分型、变异与流行：按核蛋白的可溶性补体结合抗原的不同，流感病毒被分为甲（A）、乙（B）和丙（C）三型；各型流感病毒又根据其表面血凝素及神经氨酸酶抗原性的不同再分为若干亚型。从世界上过去流感流行的资料分析，认为乙型和丙型流感病毒抗原性比较稳定；甲型的表面抗原 NA、HA 最易变异，二者可同时变异，也可分别发生。自1934 年分离出甲型流感病毒以来，已发生多次世界性的大流行以及大流行间期的小流行。其流行

规模的大小，主要取决于病毒表面抗原变异幅度大小；幅度小，属于量变称抗原漂移（antigen drift），是核酸序列的点突变，致使 NA 或 HA 抗原决定簇发生某些改变，并在免疫人群中被选择出来，可引起中小流行。若变异幅度大，即新毒株的 HA 和 / 或 NA 完全与前次流行株失去联系，形成新的亚型，系质变称抗原转换（antigenic shift），是由核酸序列不断突变积累或外来基因片断重组所致。这种抗原性的转变使人群原有的特异性免疫力失效，因此可以引起大规模甚至世界性的流感流行。

2. 实验室诊断　流感病毒的实验室诊断包括呼吸道上皮的直接镜检、用鸡胚或猴肾细胞分离培养病毒以及酶免疫方法检测病毒抗原；由于流感病程较短，用血清学试验（检测抗体）来诊断流感感染意义不大，但广泛应用流行病学调查和疫苗考核。即采用病毒中和试验、补体结合试验、血凝抑制试验、酶联免疫吸附试验和免疫荧光技术等方法测定患者急性期和恢复期双份血清抗体的效价（恢复期血清应该在急性期血清标本采集之后的 10~20 日收集），恢复期血清中抗体效价比急性期高出 4 倍以上时，才有临床意义。

（1）直接涂片检查：采集患者鼻咽部液体进行涂片免疫荧光染色（每张涂片中细胞数不少于 50 个或每高倍视野不少于 1~2 个），细胞数太多可能会非特异地黏附抗体分子而引起假阳性；因红细胞可自发荧光，故涂片中存在较多的红细胞可干扰结果的判断。柱状上皮细胞内表现出亮绿色荧光，可分布于细胞质和细胞核内，报告为检出甲型或乙型流感病毒。

（2）细胞培养：流感病毒在呼吸道纤毛柱状上皮细胞中增殖，标本收集最佳时机是从发病前 1 日到出现症状后的 3~4 日，5~10 日后则不易被检出（幼儿可持续释放几周）。标本类型主要有鼻咽拭子、喉拭子、鼻 / 喉洗液或抽吸液、痰等，采集后放入 VTM 置冰盒送实验室，如 3 日内不能接种，可以保存于 -70℃。当标本接种细胞培养管发现 CPE 时，流感病毒的 CPE 表现为局部大而不规则、内部含颗粒或空泡的细胞，随机地覆盖在细胞单层上，随着 CPE 发展，单层细胞发生变性，出现较多细胞碎片。由于流感病毒的 CPE 通常不明显，有些流感病毒株不出现肉眼可见的 CPE，有些标本对所接种的细胞有直接毒性而引起 CPE，因此不能依据 CPE 发出阳性或阴性报告。应当进行血凝或血吸附试验，阴性者将细胞洗去后加入维持培养基继

续培养。至 14 日再进行血凝或血吸附试验,仍为阴性者,则报告阴性。有条件时可采用壳瓶(shell vial)培养 1~2 日后用直接荧光技术进行证实。对凡是 CPE、血凝或血吸附试验中任一项阳性者,取少量培养物用免疫荧光技术等方法予以确认,并进行分型。

(3) 抗原检测:主要有免疫荧光技术(IFA)、快速酶免疫测定(EIA)、免疫层析技术,可以直接检测鼻分泌物中病毒抗原,能够达到快速诊断的目的。

(4) 血清学试验:包括补体结合试验(CF)、血凝抑制试验(HAI)、酶免疫(EIA)、中和试验(NT)和双份血清抗体效价试验等,双份血清抗体效价试验取患者急性期(发病 3 日内)和恢复期(发病 2~4 周)双份血清,同样与已知各亚型流感病毒进行血凝抑制试验或其他试验。恢复期血清的抗体效价是急性期的 4 倍或 4 倍以上,具有协助诊断意义。

(5) 分子生物学试验:主要包括 RNA 的提取、引物和探针的设计及 RT-PCR 检测等步骤,方法有逆转录 PCR(RT-PCR)、核酸序列依赖性扩增法(NASBA)、环介导恒温基因扩增技术(LAMP)及多重 RT-PCR。除单一检测流感病毒试剂外,国内外已有多家症候群检查(syndromic testing)试剂盒。它们可以在一份标本中检测包括流感病毒在内的一系列呼吸道病毒。

二、副黏病毒

副黏病毒(Paramyxovirus)是一群核酸不分节的黏病毒,副黏病毒主要包括副流感病毒、呼吸道合胞病毒、麻疹病毒和腮腺炎病毒以及近年新发现的人偏肺病毒、尼帕病毒和亨德拉病毒等。

(一) 副流感病毒

副流感病毒(*Parainfluenza virus*)为引起轻型流感样症状的呼吸道病毒,但在婴幼儿也可引起严重的下呼吸道感染。

1. 生物学性状 电镜下可以有多种不同的形态,病毒颗粒的中心为 18nm 左右的螺旋状核衣壳,包膜直径 120~300nm,膜上镶嵌着一些不同的刺突糖蛋白,后者具有血凝素、神经氨酸酶和细胞融合活性。对外界因素抵抗力不强,低 pH、热、去污剂、甲醛、乙醇和其他有机溶剂可使其很快灭活。

副流感病毒基因组为负链单股 RNA,长约 15kb,编码 6 个主要结构蛋白,人副流感病毒分成 4 个血清型,其中 4 型又分为 2 个亚型 4A 和 4B,1~3 型副流感病毒比较容易分离,4 型则在体外目前无法分离。人副流感病毒与腮腺炎病毒、新城鸡瘟病毒之间有交叉抗原。

2. 实验室诊断 副流感病毒的实验室诊断检查方法有呼吸道上皮细胞直接染色镜检、分离培养病毒和血清学试验,检查副流感病毒的抗体可以采用补体结合、血凝抑制、酶联免疫法、间接荧光抗体以及病毒中和试验等。如果检出高滴度的特异性 IgM,或者急性期与恢复期相比,血清中抗体滴度增高 4 倍以上时,可以明确诊断。但是抗体可以不是型特异的,可以与其他型的副流感病毒或腮腺炎病毒发生交叉反应,这一现象在重复感染时更为明显,因此不能用血清学试验来确定所感染病毒的型别。

副流感病毒在呼吸道内的复制部位是纤毛柱状上皮细胞,收集标本的最佳时间昌发病前 1 日到发病后的 3~4 日,发病后 5~10 日以后便难以检出,但有些年幼的儿童排毒时间较长。适合于分离副流感病毒的标本有鼻、咽、喉拭子和鼻、喉洗液,以拭子采集应用最广泛。采集标本后放入 VTM 置冰盒送实验室,严禁将标本冷冻于 −20℃,如 3 日内不能接种到细胞,应将标本冷冻于 −70℃。

离心瓶培养法可以在 36~48 小时确定副流感病毒,特异性高,但敏感性不如常规的细胞管培养法。因此在接种离心瓶的同时,应再接种 1 支 RMK 管,以适用于病毒含量少的标本或分离其他呼吸道病毒。离心瓶培养 48 小时与 5 日以后,分别取 1 个小瓶用丙酮固定后做免疫染色,盖玻片上若见到细胞质内呈现明亮荧光的单个细胞或细胞集团,表明副流感病毒阳性,反之则为阴性。有时标本中的细胞与盖玻片上的单层细胞之间可能非特异性地吸附了荧光抗体,应仔细观察细胞形态以区别,此外染色过程中如果发生抗体干涸,则整个细胞单层都会呈现荧光。

副流感病毒一般在接种后 5~10 日产生 CPE,副流感病毒 2 型 CPE 比较明显,表现为发暗、颗粒型、不规则形的融合细胞,似从细胞单层向外回缩。副流感病毒 1 型、3 型和 4 型的 CPE 均不易辨认,推荐采用血吸附试验进行筛查。

免疫荧光直接涂片检查的阳性结果是柱状上皮细胞内表现出亮绿色荧光,可分布于细胞质和细胞核内,报告为检出甲型或乙型流感病毒。

分子生物学试验(包括多重 RT-PCR),主要步骤包括 RNA 提取、引物和探针的设计、PCR 扩增技术,还可用于 4 种血清型的分型。目前大多数症候群检查试剂盒包括 4 种副流感病毒。

（二）呼吸道合胞病毒

呼吸道合胞病毒（*Respiratory syncytial virus*，RSV）是在婴幼儿中引起严重呼吸道感染的最重要的病原因子，典型的是细支气管炎和细支气管肺炎，但在较大儿童和成人主要引起上呼吸道感染。

1. 生物学性状　电镜下形态多样，可以是纤毛状或近似球状。纤毛状的直径为 80~500nm，长度可达 2 500nm，比较长的病毒颗粒常因缺乏核衣壳而不具有感染性。球状的带有一个 13.5nm 的螺旋状核衣壳、一个直径为 150~300nm 的包膜及 12~15nm 长的糖蛋白刺突。

呼吸道合胞病毒有圆形和丝状两种状态，病毒颗粒直径为 150nm，核酸为单股负链 RNA，长 15.2kb，编码 9 个结构蛋白和 2 个非结构蛋白，在人群中存在 2 个抗原性不同的型别 A 和 B，其主要区别在于病毒表面的糖蛋白。不分节段，有囊膜，囊膜表面有两种糖蛋白刺突：一种为 G 蛋白（90K），它能使 RSV 吸附于宿主细胞上导致感染开始；另一种为 F 蛋白，该蛋白被宿主蛋白酶切割成 F1（48K）和 F2（26K）两个片段后才具有活性，能引起病毒囊膜与宿主细胞膜融合，有利于病毒穿入细胞，它可能在 RSV 感染的免疫病理中起主要作用。在囊膜的内面是内膜蛋白，它非糖基化，称为 M 蛋白，具有维持病毒体的结构和完整性的作用。该病毒无血凝素和神经氨酸酶，也不具溶血特性，其刺突糖蛋白 F（F1+F2）和 G 蛋白均可刺激机体产生抗体，但 F 蛋白的抗体较 G 蛋白的抗体中和作用强；根据 F、G 抗原性的不同，有人将 RSV 分成 A、B 两个亚型。G 蛋白的抗原变异性较 F 蛋白为大，即使在同一亚型内的不同毒株间相互也有差异。

RSV 对环境中各种因素的耐受力很差，对理化因素抵抗力较低，对热不稳定，冰冻融化易被灭活。较高的温度、低 pH、有机溶剂、去污剂等都能使其很快灭活。

2. 实验室诊断　RSV 感染的血清学诊断有分离培养、补体结合试验、间接免疫荧光试验、放射免疫沉淀、免疫印迹试验、病毒中和、融合抑制试验和分子生物学检测核酸。目前大多数症候群检查试剂盒包括 RSV，其中一些可以区分 AB 亚型。由于血清中抗体滴度与易感性、疾病严重程度以及病后的恢复没有直接关系，因此血清学试验对患者的诊断与治疗意义不大，仅对流行病学调查具有重要意义。

（三）麻疹病毒

麻疹病毒（*Measles virus*）是引起麻疹的病原体。麻疹是儿童最常见一种急性呼吸道传染病。临床上以发热、上呼吸道炎症、结膜炎、口腔黏膜斑及全身丘疹为特征。

1. 生物学性状　麻疹病毒属于副黏病毒科茂比利病毒属，最早是由 Enders 等（1954）从一位名叫 David Edmonston 患者的血液中分离。电镜下，病毒呈不同程度的球形，直径为 120~250nm，核衣壳内是单链负股 RNA 基因组，不分节段，负责编码 8 个多肽，其中 V 和 C 为两种非结构蛋白。6 种结构蛋白中，磷酸化蛋白（P）、大分子蛋白（L）和核蛋白（N）与病毒基因组结合而形成核衣壳，而血凝素（H）、融合蛋白（F）和基质蛋白（M）则与细胞脂类一起组成病毒外膜。P 蛋白调节基因转录与复制，M 蛋白负责在病毒颗粒装配时将核蛋白与细胞外膜蛋白结合到一起，而 H 和 F 蛋白则参与病毒侵入细胞的过程，即吸附与穿入。麻疹病毒稳定性不高，能被热、有机溶剂、乙醇、紫外线和可见光等迅速灭活。

2. 实验室诊断　麻疹因临床症状典型，一般无需做微生物学检查。麻疹病毒感染的实验室检查包括病毒分离、直接涂片检查、检测分泌物中的抗原或 RNA、血清学试验检测抗体等。血清学试验主要包括血凝抑制试验、病毒中和试验、补体结合试验、间接免疫荧光、斑点印迹试验、酶免疫试验等，对麻疹的确认是通过检测患者血清中麻疹特异性抗体由阴性转为阳性，或者特异性 IgM 抗体，或者抗体滴度出现 4 倍以上的升高。

（四）腮腺炎病毒

腮腺炎病毒（*Mumpsvirus*）是流行性腮腺炎的病原体，呈世界性分布。只有一个血清型，人是其唯一宿主。

1. 生物学性状　腮腺炎病毒属于副黏病毒科，电镜下呈不规则的螺旋形，直径 90~300nm，平均 200nm，最外层为脂质膜，膜中嵌有血凝素、神经氨酸酶或细胞融合活性的刺突状糖蛋白。基因组为单股负链 RNA，长约 15kb，编码 7 个主要结构蛋白［核衣壳（N）、磷酸化蛋白（P）、基质蛋白（M）、融合蛋白（F）、小疏水蛋白（SH）、血凝素神经氨酸酶（HN）、大蛋白 - 多聚酶复合体］。该病毒只有一种血清型。

腮腺炎病毒抵抗外界能力比较弱，0.1% 甲醛、紫外线、有机溶剂、去污剂、56℃等能迅速将其灭活。

2. 实验室诊断　腮腺炎病毒的实验室诊断包括病毒分离培养、血清学试验(单份血清中存在IgM抗体或双份血清中IgG抗体滴度有4倍以上的升高),血清学试验有中和试验、血凝抑制试验、补体结合试验、酶免疫试验和荧光抗体试验。

典型病例无需实验室检查即可做出诊断。若需要,可取患者唾液、尿液或脑脊液进行病毒分离,最佳收集时间为腮腺炎出现之前2~3日到出现后4~5日期间收集,尿液标本在发病初的5日内、脑脊液标本在发病后3日内收集,为防止唾液标本或从腮腺导管采样的棉拭子等标本被口腔中的细菌污染,应及时加到VTM置冰盒送实验室,2~8℃于48小时内接种,如不能及时接种,可放入干冰中速冻后置-70℃保存,严禁置于-20℃环境下保存。腮腺炎病毒能在原代猴肾细胞、HEp-2、HeLa、人二倍体成纤维细胞、vero细胞和人胚肾细胞等细胞中生长,因腮腺炎病毒接种后产生的CPE不明显,故病毒的初步鉴定用豚鼠红细胞进行,阳性者再采用免疫荧光予以确认,常用豚鼠红细胞进行血吸附试验证实病毒增殖。

三、其他呼吸道病毒

(一)腺病毒

腺病毒(Adenovirus)是一群分布十分广泛的DNA病毒。能引起人类呼吸道、胃肠道、泌尿系及眼的疾病。少数对动物有致癌作用。

1. 生物学性状　人类腺病毒属于腺病毒科,无包膜,直径65~80nm,病毒颗粒由一个蛋白质外壳(252个壳微粒)和核蛋白核心(包括DNA基因组及其附着的蛋白质)组成。病毒具有典型的二十面体结构,每一个顶角都有一个纤毛状结构向外突出,纤毛的长度依不同血清型别而异,纤毛的顶端含有与病毒受体结合的决定基因。腺病毒比较稳定,对离子去污剂、有机剂溶剂、低pH以及多种蛋白酶有抵抗力。

腺病毒基因组为35.9kb的线状双股DNA,编码11~15个多肽最后进入病毒颗粒,病毒基因的转录、复制以及病毒颗粒的装配与成熟均在宿主细胞核内完成。根据腺病毒的血凝特性、DNA同源性、G/C比例和在鼠类中引起肿瘤的能力,将其51个血清型分成6个群(A~F)。

2. 实验室诊断　由于腺病毒也存在于正常组织中,可能处于一种静止或潜伏状态,在某些生理或病理条件下被激活而引起感染,因此腺病毒感染的诊断依据主要指在机体某一部位发现病毒并且伴有相应临床表现,同时找不到其他的病原体。

腺病毒感染实验室诊断包括电镜观察病毒颗粒、细胞培养分离病毒、免疫荧光技术检测受病毒感染的细胞、分子生物学检测到核酸、患者在感染过程中急性期与恢复期血清中抗体升高4倍以上等方法,尽管单份血清中补体结合试验或酶联免疫吸附试验阳性提示存在新近感染,但仍需要比较前后两份血清中抗体的滴度升高是否达4倍以上。对病毒种的鉴定采用补体结合或ELISA,对型的鉴别则采用血凝抑制试验或病毒中和试验。

(1)病毒分离:取急性期患者咽拭子、眼结膜分泌物,接种原代人胚胎肾细胞后传代HeLa细胞等上皮样细胞,根据细胞肿胀、变圆、聚集成葡萄串状等典型病变再进行鉴定。

(2)血清学检查:取急性期和恢复期血清进行补体结合试验,抗体升高4倍或以上,可判断为近期感染。中和试验和血凝抑制试验可定型别。

(3)分子生物学检验:主要包括DNA提取、引物和探针设计、PCR扩增。目前大多数症候群检查试剂盒包括常见的呼吸道腺病毒。

(二)鼻病毒

鼻病毒(Rhinovirus)分类上属小RNA病毒科(Picornaviridae),最早于1956年被发现,是导致人类普通感冒的主要病原体,现发现有144个血清型,潜伏期1~4日。新型还在不断地被发现,是普通感冒最重要的病原体,约有50%的上呼吸道感染是由该病毒引起。

1. 生物学性状　鼻病毒属于小RNA病毒科中的鼻病毒属,病毒颗粒为无包膜、二十面体对称,直径为28~34nm。其基因组为7.2kb的单股正链RNA,编码4种病毒结构蛋白(由VP1、VP2、VP3及VP4组成)。

鼻病毒的生物学特性虽与肠道病毒基本相似,但也有不同,该病毒可在人胚肾、人胚肺及二倍体细胞系WI-26或人胚气管器官培养中增殖,最适宜条件是33℃、pH 7.0旋转培养。

鼻病毒在外界环境中可存活数小时或数日,35~37℃环境下不能复制增殖,4℃可存活1周,在pH 3.0时可迅速被灭活(肠道病毒则不敏感),但对氯仿、乙醚、70%乙醇、5%苯酚及多数去污剂耐受。

2. 实验室诊断　鼻病毒的实验室诊断主要

依靠病毒分离培养、应用系列呼吸道单克隆抗体或 APAAP 抗体桥联酶标法检测鼻咽分泌物中的病毒抗体和 RT-PCR 方法，因血清型多达 100 多种，故常规血清学试验通常不采用。分子生物学技术已广泛应用于鼻病毒检测。目前大多数症候群检查试剂盒包括鼻病毒，但都不能和肠道病毒区分。

对鼻病毒敏感细胞主要有人胚肺成纤维细胞（HELF）及其衍生细胞株，接种病毒之后立即置于接近鼻组织且有充足氧气的环境中（33℃）进行培养。鼻病毒通常在接种后 3~6 日出现 CPE，在人双倍体成纤维细胞中，CPE 表现为局灶性大小不一的圆形细胞，细胞质有强折光性，核呈固缩状。阳性者必须经 pH 3 灭活试验才能发出报告。

（三）冠状病毒

冠状病毒在分类上属于冠状病毒科（Coronairidae）。目前已知能感染人的冠状病毒有 5 个，即发现于 20 世纪 60 年代中期的 CoV OC43 和 229E，以及 2002 年起源于中国的 SARS 病原体 SARS-CoV，2004 年荷兰分离的 CoV NL63 和 2005 年中国香港报道的 HKU1。

1. 生物学性状　冠状病毒（Coronavirus）属于套式病毒目冠状病毒科冠状病毒属，电镜下冠状病毒的基本形态为圆形，有一定程度的多态性，中等大小的颗粒平均直径为 100~150nm。病毒颗粒表面的包膜中插入较多的外粗内细的花瓣状突起（刺突糖蛋白，S 蛋白），长约 20nm。根据抗原性差异，冠状病毒分为 3 个组，1、2 组包含人类冠状病毒，3 组包含禽类冠状病毒。

冠状病毒的基因组为单股正链 RNA，27~32kb，为 RNA 病毒中最大的基因组，编码多聚酶等参与病毒复制的非结构蛋白（1a/1b）、刺突蛋白（S）、包膜小蛋白（E）、膜蛋白（M）和核衣壳蛋白（N）。

2. 实验室诊断　人冠状病毒培养所用的细胞有多种，HCoV-229E（1 组）、HCoV-NL63（1 组）和 HCoV-OC43（2 组）可以用 HuH7 细胞培养，SARS-CoV 可以用 Vero-E6 和 HuH7 细胞培养。可将鼻、咽冲洗液加抗生素后接种于人胚气管培养和细胞培养 1~2 周，逐日检查纤毛运动及细胞病变，病毒分离阳性即可确诊。

由于多数人呼吸道冠状病毒在人群中感染十分普遍，其特异性抗体达 90% 以上甚至 100%，故人冠状病毒的实验室诊断主要依赖细胞培养和

RT-PCR 技术，目前大多数症候群检查试剂盒包括上述四种常见冠状病毒。而 SARS 病毒可以采用 ELISA 法、补体结合试验检测血清中的抗体进行实验室诊断。取病初及恢复期双份血清做补体结合试验或中和试验，抗体效价 4 倍增高有回顾性诊断意义。

病毒抗原检查：采用补体结合及中和抗体试验鉴定该病毒抗原。补体结合及中和抗体试验鉴定病毒抗原阳性者可确诊。

（四）风疹病毒

风疹病毒（Rubellavirus）分类上属披膜病毒科（Togaviridae），是风疹（又名德国麻疹）的病原体。1962 年首次分离成功。风疹病毒只有一个血清型，人是病毒唯一的自然宿主。

1. 生物学性状　风疹病毒电镜下体积较小，60~70nm，大致呈球形，中央的电子致密区为 30nm，核衣壳为二十面体对称，有包膜，包膜厚 10nm 嵌有两种刺突糖蛋白 E1 和 E2，E1 具有与血凝素活性相关的抗原表位，国际上将 E1 基因中的一段作为分子流行病学基因分型的靶位。

风疹病毒属于单股正链 RNA 病毒，风疹病毒的核心中含有 1 个 40sRNA 基因组，由 9 762 个核苷酸组成，分子量 3.8×10^6Da。基因组含 2 个开放读码框架，5' 端编码区包括核苷酸第 41~6 388，编码一个 p200 大分子蛋白，为非结构蛋白 p150 和 p90 的前体蛋白，3' 端读码框架包括核苷酸第 6 512~9 700 位，编码 3 个结构蛋白 E1、E2 和 C。

风疹病毒抵抗力不强，乙醚、丙酮、氯仿、去氧胆酸盐、甲醛溶液、游离氯、70% 乙醇、紫外线、pH 6.8 以下或 8.1 以上，均能使其灭活。风疹不耐热，-10~20℃ 和 56℃ 使其很快失活，37℃ 环境活性逐渐下降，但若与蛋白质共存时，4℃ 保存 1 周仍有活性，-60℃ 以下则可长期保存。

2. 实验室诊断　风疹病毒感染的实验室诊断包括病毒分离培养、血清学试验，血清学试验因简便快速而成为临床诊断风疹的主要方法，血凝抑制试验需要发病初期和恢复期双份血清，故只能作为回顾性诊断和流行病学调查所用。急性期与恢复期血清中特异性 IgG 抗体增高 4 倍以上，是新生儿风疹的诊断依据，检出特异性 IgM 抗体是新近感染的指征，在先天性感染时可在脐带血或新生儿血清中发现，鉴于新生儿血清中含有来自母体的抗体，因此检出 IgG 抗体不具有诊断意义，但来自母体的 IgG 通常在几个月后逐渐消失，因此如果新生

儿血清中 IgG 抗体不但不随时间而下降,反而上升,或持续 6 个月以上,则提示新生儿存在风疹病毒感染。用酶免疫方法检测 IgM 抗体时,可能由于下列情况出现假阳性:①微小病毒感染;②传染性单核细胞增多症;③血清中类风湿因子阳性。

风疹病毒最早于 1962 年用细胞培养分离出来,原代或次代非洲绿猴肾细胞对病毒最为敏感,病毒接种后 12 小时可以检出病毒基因组 RNA,26 小时后达到高峰。而病毒的蛋白合成在培养后 12 小时可以用免疫荧光检出,16 小时就达到高峰。

风疹病毒在原代细胞中通常不产生 CPE,但能干扰其他病毒在这些细胞中的增殖,实验室可利用这一现象对培养物中是否存在风疹病毒做出初步诊断,此称干扰试验,确认则采用免疫荧光染色或病毒中和试验。

干扰试验:在未接种风疹病毒而接种 ECHO11 病毒的对照管中,24 小时应未出现明显的 CPE,2~4 日后应出现 CPE。阳性结果:①接种患者标本的细胞管未出现 CPE;②接种阳性风疹病毒的对照管中未出现 CPE;③未接种风疹病毒的对照管中出现 ECHO11 的 CPE。阴性结果:接种患者标本的细胞管与未接种标本的阴性对照管出现同等程度的 CPE,则结果为阴性,阴性结果一定要在经过 2 次盲传以后才能发出报告。

对风疹病毒进行血清学检测,如 IgGAb 阳性而 IgMAb 阴性,表示近期无风疹病毒感染,并且有既往感染(IgGAb 阳性),已获得了保护性抗体,可以不必担心风疹病毒的侵袭。如 IgGAb 和 IgMAb 全部为阴性,说明从未受过风疹病毒的感染,此时如已怀孕,则直至婴儿出生,都应该进行风疹病毒血清学监测;如双份血清 IgGAb 阳性,且滴度升高 4 倍以上,应该考虑已有风疹病毒感染。

(成 军)

第二节　消化道病毒

与呼吸道病毒一样,消化道病毒一词并非是病毒分类学上的名称,不在国际病毒分类委员会(ICTV)正式分类中,人们习惯将引起消化道感染的病毒称为呼吸道病毒。消化道病毒主要通过污染的食物,经消化道传播,其病毒种类繁多,是一组由多种病毒引起的以急性为主的消化道传染病。临床特点为起病急、恶心、呕吐、腹痛、腹泻,排水样便或稀便,又称病毒性肠炎(viral gastroenteritis)、病毒性胃炎、病毒性肝炎。包括小 RNA 病毒科的人类肠道病毒、呼肠病毒科中的轮状病毒属(Rotavirus)、肠道腺病毒、杯状病毒、星状病毒(Astrovirus)、诺沃克病毒(Norwalk-like virus)等,还有冠状病毒(Coronavirus)等亦可引起胃肠炎,甲型肝炎病毒、戊型肝炎病毒等引起肝炎等。这些病毒主要经粪 - 口途径感染,引起消化道传染病,以季节性、流行性和自限性为特征。本节主要对引起胃肠道炎的病毒进行阐述,肝炎病毒在第三节专门阐述。

一、肠道病毒

肠道病毒(Enterovirus)归属于小 RNA 病毒科(Picornaviridae)。传统的肠道病毒分类包括:①脊髓灰质炎病毒(Polio virus)1、2、3 三型;②柯萨奇病毒(Coxsackie virus)分 A、B 两组,A 组(CVA)包括 1~22、24 型;B 组(CVB)包括 1~6 型;③人肠道致细胞病变孤儿病毒(Enteric cytopathogenic human orphan virus,ECHO virus),简称埃可病毒,包括 1~9、11~27、29~33 型;④新肠道病毒,为 1969 年后陆续分离到的,包括 68、69、70 和 71 型。

迄今为止肠道病毒血清型至少有 89 种,其中 64 种能引起人类疾病,根据病毒的分子生物学特征,将肠道病毒属分为 5 个种(EV72 型即为引起人类甲型肝炎的甲型肝炎病毒,现不再归属于肠道病毒):①脊髓灰质炎病毒(PV)包括 PV1、PV2、PV3;②人肠道病毒 A(HEV-A)包括 CVA2~8、CVA10、CVA12、CVA14、CVA16 以及新肠道病毒 EV71、EV76、EV89、EV90、EV91 型;③人肠道病毒 B(HEV-B)包括 CVA~9、CVB1~6、E1~E7、E9、E11~E21、E24~E27、E29~E33 以及新血清型 EV69、EV74、EV75;④人肠道病毒 C(HEV-C)包括 CVA1、CVA11、CVA13、CVA15、CVA17~22、CVA24;⑤人肠道病毒 D(HEV-D)包括 EV68、EV70。

（一）生物学性状

电镜下病毒呈球形，直径为 20~30nm，无包膜，核衣壳呈二十面体结构，病毒衣壳由 60 个壳粒组成，每个壳粒由 VP1、VP2、VP3 和 VP4 四种病毒多肽组成。VP1、VP2 和 VP3 均暴露在病毒衣壳的表面，带有中和抗原位点，VP1 还与病毒吸附有关；VP4 位于衣壳内部，一旦病毒 VP1 与受体结合后，VP4 即被释出，衣壳松动，病毒基因组脱壳穿入。

基因组为单股正链 RNA，长约 7.4kb，两端为保守的非编码区，在肠道病毒中同源性显著，仅含一个开放读码框架，中间为连续开放读码框架，编码一个大分子蛋白（2 200 个氨基酸），经过处理形成 10 个多肽（4 个核衣壳蛋白、蛋白酶 2Apro、蛋白 2B、蛋白 2C、3BVPg 前体蛋白 3AB、主要病毒蛋白酶 3Cpr、依赖 RNA 的 RNA 多聚酶 3Dpol）。此外，5' 端共价结合一小分子蛋白质 Vpg，与病毒 RNA 合成和基因组装配有关；3' 端带有 polyA 尾，加强了病毒的感染性。病毒 RNA 为感染性核酸，进入细胞后，可直接起 mRNA 作用，转译出一个约 2 200 个氨基酸的大分子前体蛋白（poly protein），经酶切后形成病毒结构蛋白 VP1~VP4 和功能性蛋白。

肠道病毒对理化因素（氯仿、乙醚、70% 乙醇、5% 来苏尔、1% 四价氨类化合物、去污剂等）的抵抗力较强，在食物、污水、粪便和下水道中可存活数月。在胃肠道能耐受胃酸、蛋白酶和胆汁的作用；在 pH 3~9 时稳定，对热、去污剂均有一定抗性，在室温下可存活数日，但 50℃ 可迅速破坏病毒，1mol/L MgCl$_2$ 或其他二价阳离子，能显著提高病毒对热的抵抗力。

（二）实验室诊断

肠道病毒感染的实验室诊断主要依靠病毒的分离培养（柯萨奇 A 组病毒、甲型肝炎病毒除外），患者的血液、脑脊液、心包液、咽拭子和粪便等标本加抗生素处理后，接种猴肾原代或传代细胞，在细胞质中增殖，产生细胞病变。用中和试验进一步鉴定其型别。但由于无症状患者也可以排毒，故从直肠拭子或喉拭子中分离培养到的病毒仅作为辅助诊断用，而从脑脊液、心包液等无菌体液或组织分离到的病毒则有确认价值。

因肠道病毒的血清型太多，且存在交叉反应，故血清学试验不能用于临床诊断。用急性期和恢复期双份血清进行中和试验，若血清抗体有 4 倍或以上增长，则有诊断意义。

此外，用核酸杂交、PCR 等分子生物学方法可检测病毒基因组的存在而进行快速诊断。同时可根据毒株核苷酸组成或序列的差异、酶切位点的不同等来区别疫苗株与野毒株。

二、轮状病毒

轮状病毒（Rotavirus）分类上属于呼肠病毒科（Reoviridae）中的轮状病毒属，包括 A~G 七个种。人类主要受到 A、B 和 C 种的感染，其中，A 种最常见，人类轮状病毒感染超过 90% 的病例都是轮状病毒 A 引起。1973 年澳大利亚学者露丝·毕夏普（Ruth Bishop）等在急性非细菌性胃肠炎儿童十二指肠黏膜超薄切片中首次发现并在研究报告中描述该病毒。1974 年汤玛斯·亨利·费留特（Thomas Henry Flewelt）在通过电子显微镜观察过这类病毒后，建议将其命名为"轮状病毒"。轮状病毒是人类、哺乳动物和鸟类腹泻的重要病原体。

（一）生物学性状

轮状病毒颗粒为球形，直径 60~80nm，双层衣壳，无包膜，负染后在电镜下观察，病毒外形呈车轮状。

轮状病毒基因组总长约 18kb，为双链 RNA，由 11 个节段的双股 RNA 组成，外面包以两层核衣壳，二十面体对称。电镜下车轮状病毒颗粒，内环比较宽，轮辐短，外环窄。

轮状病毒外层核衣壳上的两种蛋白（VP7 和 VP4）能产生中和抗体，根据 VP7 和 VP4 抗原性的不同将轮状病毒分为不同的血清型。其中 VP7 免疫原性最强，属糖蛋白，易于分型（G 型）。VP4 为对蛋白酶敏感的蛋白，故称为 P 型。由于 VP4 免疫原性弱，不易获得相应的抗血清或单抗，因此常通过比较其基因的核苷酸序列来分型（P 基因型），以便与用抗体区分的 P 血清型相区别。

（二）实验室诊断

轮状病毒感染的实验诊断包括电镜检查、病毒分离、病毒抗原检测以及血清学试验。电镜是检查轮状病毒的"金标准"，这是因为在腹泻高峰时，患者粪便中存在大量病毒颗粒，病毒浓度通常很高（每克粪便中的病毒颗粒可达 10^{11} 个），并且轮状病毒具有典型的形态特征，应用直接电镜检查其诊断率达 90%~95%。

直接或间接 ELISA 法、乳胶凝集试验检测很容易检出轮状病毒或其抗原，既可定量亦能进行 G、P 分型。

使用聚丙烯酰胺凝胶电泳法,根据 A、B、C 三组轮状病毒 11 个基因片段特殊分布图形进行分析判断,在临床诊断和流行病学调查中有重要意义。

使用 RT-PCR 法不仅检测灵敏度高,还可以对轮状病毒 A、B、C 群进行检测,利用引物设计技术还可进行 G、P 分型。

三、其他消化道病毒

(一) 肠道腺病毒

肠道腺病毒(Entericadenovirus,Ead)40、41、42 三型已证实是引起婴儿病毒性腹泻的第 2 位病原体,在分类上属于腺病毒科。肠道腺病毒形态结构、基因组成、复制特点、致病和免疫与其他腺病毒基本一致,但不易在通常用于分离腺病毒的细胞中增殖,后用腺病毒 5 型 DNA 转染的人胚肾细胞,能持续表达 E1A 和 E1B 的 Graham 细胞才分离成功。我国学者应用 A549 细胞分离 40 型亦获得成功。世界各地均有小儿腺病毒胃肠炎报告,主要经粪-口传播,四季均可发病,以夏季多见。主要侵犯 5 岁以下小儿,引起腹泻,很少有发热或呼吸道症状。

实验室检测主要是依靠培养、抗原检测和分子生物学检测核酸。

(二) 杯状病毒

杯状病毒(Calicivirus)通常是指环状病毒科(Caliciviridae)病毒,科内有 4 个属,其中诺罗病毒(Norovirus)和沙波病毒(Sapovirus)两个属又称人杯状病毒,主要引起人类胃肠炎。诺沃克病毒和札幌病毒分别为诺罗病毒属和沙波病毒属代表种。

"典型"杯状病毒于 1976 年从小儿粪便中发现,属人杯状病毒(HuCVs)。其形态特点是其表面有杯状凹陷,棱高低不平。如沿三重对称轴观察时可见中间 1 个,四周 6 个杯状凹陷。

人杯状病毒的形态特点是球形,大小 35~39nm,无包膜。基因组为正单链 RNA,7.3~7.7kb,有 3 个开放读码框架。只有一种衣壳蛋白。尚不能细胞培养,也无合适动物模型。

人杯状病毒是世界上引起非细菌性胃肠炎暴发流行最重要的病原体,血清学研究也证实这一点。流行季节为冬季,可累及任何年龄组,学校、家庭、医院、度假村等集体机构均可发生流行。患者、隐性感染者、健康带毒者为传染源。粪-口为主要传播途径,其次为呼吸道。传染性强。污染的水源和食物,尤其是海产品是引起流行的重要原因。

实验室检测方法包括电镜检查标本中病毒颗粒、ELISA 检测血清标本中抗体、RT-PCR 和荧光定量 PCR 检测标本中病毒核酸等。

(三) 星状病毒

星状病毒(Astrovirus)在分类上属于星状病毒科(Noroviridae),星状病毒属。人星状病毒于 1975 年由 Appleton 和 Higgins 采用电镜在腹泻婴儿粪便中分离得到,因其颗粒在电镜下呈星形外观而谓之。

1. 生物学特征

(1) 形态与结构:星状病毒呈球形,直径 28~30nm,核衣壳为规则二十面体,无包膜。自然感染获得的病毒颗粒直径为 28nm,约 10% 的病毒颗粒有特征的 5~6 个角。细胞培养获得的病毒颗粒直径为 41nm,包括 10nm 的棘突。细胞培养获得的病毒亦具有感染性。星状病毒衣壳蛋白的结构尚不十分清楚,可因其宿主物种和血清型的不同而有所不同。动物星状病毒衣壳有 2~5 个衣壳蛋白。人星状病毒血清型 1 型和 2 型有 3 个衣壳蛋白,血清型 3 型有 2 个衣壳蛋白,而血清型 5 型的 Marin County 株仅有 1 个衣壳蛋白。

(2) 基因组特征:基因组长约 3.8kb。从 5' 端到 3' 端顺序包括一个约 85 个核苷酸的 5' 非编码区,三个开放读码框架(ORF1a、ORF1b、ORF2),一个约 80 个核苷酸的 3' 非编码区和一个大约 30 个核苷酸的多聚腺苷酸尾。ORF1a 和 ORF1b 编码非结构蛋白,其中 ORF1a 编码一个丝氨酸蛋白酶,ORF1b 编码 RNA 依赖的 RNA 聚合酶。ORF2 编码衣壳蛋白的前体结构蛋白。

(3) 分型:应用多克隆抗体和单克隆抗体,人星状病毒可分为 7 个血清型(HastV21~27),最近又报道了血清型 8(HastV28)。Noel 等将星状病毒分为 7 个基因型,并且证明基因型与血清型的划分一致。星状病毒血清流行病学调查显示,5 岁儿童 Hast21 的 IgG 抗体阳性率达 90%。

(4) 抵抗力:星状病毒对周围环境的抵抗力不完全清楚。已知星状病毒在室温下相对稳定,在环境中物体表面能够存活数日,在粪便中存活数周。耐酸(pH 3),对含氯消毒剂耐受。对热敏感,60℃ 5 分钟仍保持活性,但 10 分钟可被灭活。

2. 实验室诊断

(1) 病毒分离与鉴定:在胃肠炎急性期,星状病毒可在粪便中大量出现,可用免疫电镜直接检测腹泻患者标本,电镜是确诊星状病毒性肠胃炎的"金标准"，但灵敏度较低，仅有 10% 的星状病毒颗粒具有典型的星状外形。粪便浓集和提取更容易发现病毒，免疫电镜可提高普通电镜的灵敏度。

粪便标本中的星状病毒可在人胚肾细胞和传代人类结肠癌细胞中增殖并用于病毒分离，但技术条件要求较高，仅限于科学研究。

免疫荧光和酶联免疫法检测病毒抗原均具有很高的特异性和敏感度，并可用于病毒分型，是目前一种较好的检测方法，已广泛用于流行病学调查。

（2）血清学试验：星状病毒血清学检测方法包括放射免疫法、免疫荧光法、酶联免疫法和酶联免疫吸附法，可用于流行病学和了解星状病毒感染的保护作用。血清学试验很少用于临床诊断。

（3）分子生物学检查：用 RT-PCR 检测星状病毒具有比 EIA 检测病毒抗原和电镜颗粒更高的灵敏度和特异性，并可用于病毒分型、临床诊断和流行病学调查。

（成　军）

第三节　肝 炎 病 毒

一、甲型肝炎病毒

甲型肝炎病毒（*Hapatitis A virus*, HAV）分类上属于小 RNA 病毒科，1973 年 Feinslone 首先用免疫电镜技术在急性期患者的粪便中发现，又称为新型肠道病毒 72 型。人类感染 HAV 后，大多表现为亚临床或隐性感染，仅少数人表现为急性甲型肝炎。一般可完全恢复，不转为慢性肝炎，亦无慢性携带者。

（一）生物学性状

HAV 电镜下直径为 27~32nm，无包膜，核衣壳呈二十面体对称结构，基因组为单链 RNA，长约 7.48kb，含一个开放读码框架，编码一个大分子蛋白（2 225~2 227 个氨基酸），经过病毒编码的蛋白酶（3Cpro）处理裂解为种衣壳蛋白（VP1、VP2、VP3、VP4）和多个非结构蛋白。

HAV 在遗传上和抗原性比较稳定，共有 7 个基因型，其中 4 个是人 HAV（Ⅰ、Ⅱ、Ⅲ、Ⅶ），3 个是猴 HAV（Ⅳ、Ⅴ、Ⅵ），Ⅰ 和 Ⅲ 是人 HAV 的主要流行型别。HAV 对外界抵抗力较强，在外界环境下可存活 1 个月以上，对热、干燥、次氯酸钠、低 pH 和有机溶剂的抵抗力比脊髓灰质炎病毒高得多，被 HAV 污染的食物在 85℃ 以上 5 分钟才能使其灭活，对物体表面消毒应用 1：100 稀释的漂白粉处理 10 分钟以上才能灭活病毒。

（二）实验室诊断

HAV 感染的实验室诊断主要根据病毒分离培养、抗原捕获试验和免疫电镜检查粪便中的病毒，血清学试验检查血清中的 IgM 抗体。由于甲型肝炎在急性期时，临床表现与其他肝炎不易区别，分离培养通常需要 4~8 周，故目前特异性诊断主要是发病早期检查血清中的 HAV-IgM 抗体。

Provost 等（1979）首先报道了 HAV 病毒培养，以原代非洲绿猴肾和恒河猴胎肾的细胞株（FRhK-4）最适合做 HAV 的原代培养，化学药品 5,6- 二氯 -β-D-ribofuranosyl-benzimi dazol（DRB）能促进 HAV 在 FRhK-4 细胞中增殖。

由于人类 HAV 细胞培养时间较长，且病毒在细胞培养中的增殖不产生 CPE，病毒滴度也低，因此只能通过免疫染色（放射免疫、荧光免疫、原位放射免疫和原位核酸杂交等）予以确定病毒的存在。HAV 血清学试验在 HAV 感染的诊断与其他病毒肝炎的鉴别诊断方面具有重要作用，血清学试验的方法有放射免疫测定、免疫化学染色、酶联免疫吸附试验、免疫印迹试验、斑点免疫金过滤试验等。

1. 分离培养　粪便是唯一合适的标本，应在发病后尽快采集，HAV 在粪便中出现的时间为黄疸出现前 2 周到黄疸出现后 1 周，症状出现前 1 周左右患者经历低水平病毒血症，症状出现后则很难从血中分离出病毒。

2. 病毒颗粒或抗原的检查　电镜可以从感染 HAV 的患者粪便中发现病毒颗粒，也可采用放射免疫、酶联免疫技术从患者粪便、细胞培养和环境样品中检出 HAV 抗原，血中不易检测到 HAV 抗原。

3. 血清学试验　留取待检者血清标本，检测血清中的 IgM 抗体。

4. 分子生物学检验　用 PCR 方法检测标本中甲型肝炎病毒核酸。

二、乙型肝炎病毒

乙型肝炎病毒（*Hapatitis B virus*,HBV）简称乙肝病毒,分类上属于嗜肝 DNA 病毒科（hepadnaviridae）,是一种 DNA 病毒。根据目前所知,HBV 就只对人和猩猩有易感性,引发乙型病毒性肝炎。

（一）生物学性状

乙型肝炎病毒感染人类后血液中存在 3 种不同形态与大小的颗粒（小球形颗粒、管形颗粒、Dane 颗粒）,小球形和管形颗粒均由空心病毒包膜组成,不含病毒核酸,无感染性,Dane 颗粒为完整的具有感染性的病毒颗粒,由包膜和核衣壳组成,直径约 42nm,基因组为双链 DNA 病毒,负链约 3.2kb,含有 4 个重叠或部分重叠开放读码框,分别为 S 基因（编码 HBsAg,是表面和包膜的蛋白成分）、C 基因（编码 HBcAg,是核心的蛋白成分）、X 基因（编码一些与病毒复制和致癌性有关的蛋白）和 P 基因（编码多聚酶等）。共分为 A~H8 个基因型和 4 个主要血清型（adr、adw、ayr、ayw）和 9 个血清亚型。

HBV 对理化因素有较强的抵抗力,在 30~32℃ 可存活至少 6 个月,–20℃ 可存活 15 年,高浓度病毒 60℃ 1 小时、98℃ 1 分钟、乙醚或 pH 2.4 处理 6 小时均不能将其有效灭活。有效的灭活方法应为 121℃ 高压 20 分钟、160℃ 干烤 1 小时、100℃ 煮沸 2 分钟、0.5% 过氧乙酸、3% 漂白粉溶液、5% 次氯酸钠及环氧乙烷等直接处理。

（二）基因型分析

HBV 抗原变异的自然发生是由于病毒基因具有异质性。根据这种多样的基因差异,可将 HBV 分为 10 种不同的基因型,即 A~J 基因型。当全基因组的序列差异 ≥8% 或 S 基因序列 ≥4% 时,就构成了不同的病毒基因型,其中我国常见的基因型主要是 B 和 C。目前已有明确的数据证实 HBV 基因型与疾病的结局之间存在联系。携带 B 基因型病毒的患者更容易实现 HBeAg 的血清学转换,造成的肝脏损伤多数较轻,另有研究报道在 HBsAg 持续低水平表达的 HBV 无症状携带者中,以 B 基因型多见。C 基因型被认为具有发生肝硬化更高的风险。目前尚不清楚各基因型 HBV 之间的差异是如何影响疾病后果的,其机制可能与基因差异的下调有关,如病毒前 C 区和 C 区基因的突变。HBV 基因型在预测疾病与治疗结局方面仍未有定论。不过,在其他的一些研究中依据 HBV 基因型选择特殊的临床治疗方案将有可能成为现实。

（三）实验室诊断

1. 血清学检测方法

（1）红细胞凝集法（反向间接血凝试验、间接血凝试验）:将乙肝表面抗体包被到红细胞表面以检测样品中的表面抗原称为反向间接血凝试验,将乙肝表面抗原包被到红细胞表面以检测样品中的表面抗体称为间接血凝试验,该方法为二十世纪八十年代和九十年代初的传统检测方法,灵敏度及特异性均不理想,目前各医疗机构基本上不采用。

（2）酶联免疫法（EIA、ELISA）:是经典的三大免疫标记之一,该方法建立于二十世纪七十年代,八十年代后期趋于成熟,九十年代后成为各医疗机构主要的常规方法之一。其基本原理是将抗原抗体的特异性反应与酶的高效催化反应有机结合起来,在相应酶反应底物的存在下,由于酶的催化作用呈现出肉眼可见的颜色反应,并根据酶标仪所测出光密度值（OD）进行定性或定量测定。

（3）放射免疫法:在二十世纪七十年代至八十年代应用最为广泛,是经典的三大免疫标记之一,其基本原理与酶标法类似,用放射性同位素代替酶标记,最后测量同位素的每分钟脉冲数。

另外还有时间分辨荧光法、微粒子酶免法、化学发光法、电化学发光法等。

检测指标主要有 HBsAg、抗 -HBs、HBeAg、抗 -HBe、抗 -HBc-IgG、Pre-S1、Pre-S2、抗 -HBc-IgM 等。

2. 分子生物学法　主要有 FQ-PCR 检测 HBV DNA、YMDD、细胞内 HBV ccDNA（闭环 DNA）定量检测及各种基因位点突变检测。

三、丙型肝炎病毒

1974 年 Golafield 首先报告输血后非甲非乙型肝炎。1989 年 Choc 等应用分子克隆技术获得本病毒基因克隆,并命名本病及其病毒为丙型肝炎（Hepatitis C）和丙型肝炎病毒（HCV）。由于 HCV 基因组在结构和表型特征上与人黄病毒和瘟病毒相类似,将其归为黄病毒科（Flaviviridae）,分类代码与科目为 00.026。

（一）生物学性状

HCV 病毒体呈球形，直径小于 80nm（在肝细胞中为 36~40nm，在血液中为 36~62nm），为单股正链 RNA 病毒，在核衣壳外包绕含脂质的囊膜，囊膜上有刺突。

HCV-RNA 由 9 500~10 000bp 组成，5'3' 非编码区（NCR）分别有 319~341bp 和 27~55bp，含有几个顺向和反向重复序列，可能与基因复制有关。在 5' 非编码区下游紧接一开放的阅读框（ORF），其中基因组排列顺序为 5'-C-E1-E2/NS1-NS2-NS3-NS4-NS5-3'，能编码一长为 3 014 个氨基酸的多聚蛋白前体，可经宿主细胞和病毒自身蛋白酶作用后，裂解成各自独立病毒蛋白，即 3 种结构蛋白，为分子量 19kDa 的核衣壳蛋白（或称核心蛋白，C）和 33kDa（E1）、72kDa（E2/NS1）的糖蛋白，4 种分子量为 23kDa、52kDa、60kDa、116kDa 的非结构蛋白分别与 NS2、NS3、NS4、NS5 相对应。由于 GP72 正好与瘟病毒表面蛋白或黄病毒第一个非结构蛋白（NS1）相对应，故将 GP72 的基因标记称为 E2/NS1。E1 和 E2/NS1 糖蛋白能产生抗 HCV 的中和作用。NS2 和 NS4 的功能还不清楚，发现与细胞膜紧密结合在一起。NS3 蛋白具有螺旋酶活性，参与解旋 HCV-RNA 分子，以协助 RNA 复制，NS5 有依赖于 RNA 的聚合酶活性，参与 HCV 基因组复制。

HCV 具有显著异源性和高度可变性，对已知全部基因组序列的 HCV 株进行分析比较其核苷酸和氨基酸序列存在较大差异。并表现 HCV 基因组各部位的变异程度不相一致，如 5'-CR 最保守，同源性在 92%~100%，而 3'NCR 区变异程度较高，在 HCV 的编码基因中，C 区最保守，非结构（NS）区次之，编码囊膜蛋白 E2/NS1 可变性最高，称为高可变区。

（二）实验室诊断

目前检测丙肝主要有三个途径：包括用 PCR 检测 HCV 基因、单克隆抗体等检测 HCV 抗原、酶标法和蛋白印迹法等检测 HCV 抗体。

1. 放射免疫诊断（RIA）或酶联免疫试验（ELISA）　1989 年，Kuo 等建立了抗 -C-100 放射免疫试验诊断（RIA），随后 Ortho 公司又成功研制酶联免疫试验（ELISA）检测抗 -C-100。这两种方法均用重组酵母表达的病毒抗原（C-100-3，为 NS4 编码的蛋白，含 363 个氨基酸）经纯化后包被微量塑料板孔，然后加被检血清，该病毒抗原即与被检血清中抗 -C-100 结合，最后加同位素或酶标记的鼠抗人 IgG 单克隆抗体，加底物显色判断结果。

用上述酶联免疫试验（ELISA）检测抗 -C-100 有如下缺点：①抗 -C-100 出现较晚，约半数输血后丙型肝炎患者于输血后 4~6 个月抗 -C-100 首次阳转，因此不宜作为急性丙型肝炎的常规实验室诊断；②抗 -C-100 不是中和抗体，也不是 IgM 抗体，而是 IgG 抗体；③本法不够灵敏，少数丙型肝炎患者检测不到抗 -C-100；④有非特异性，一些自身免疫性慢性肝病患者可出现假阳性，因此，抗 HCV 阳性需做重组免疫印迹试验（recombinant immune blot assay，RIBA，或称 western blot）证实。第二、三代酶联免疫试验（ELISA）检测抗 HCV 抗体，其检出率有了很大提高，且检出抗 HDV 的时间也可提早。

2. 金标法　检测待检标本中的 IgG 和 IgM 抗体。

3. 免疫组化法　检测肝组织中 HCV 抗原，在感染 HCV 的黑猩猩或患者血清中提取 IgG，用间接免疫荧光或间接免疫酶组化法检测肝内 HCV 抗原。

4. RT-PCR 法　HCV cDNA/ 聚合酶链反应测定肝和血清中 HCV RNA。本法是将 HCV RNA 逆转录为 HCV DNA，选用高度保守的 5' 非编码区引物扩增放大后做电泳观察结果，本法较灵敏。由于肝和血清中 HCV RNA 出现较抗 -HCV 为早，一些 HCV 感染者抗 HCV 尚未阳转时，其肝和血清中已可测到 HCV RNA。HCV RNA 阳性，说明病毒在体内复制；HCV RNA 转阴，说明病毒被清除。因此，RT-PCR 可作为丙型肝炎的早期诊断和献血员筛查的指标，也可作为丙型肝炎预后的一个指标。

四、丁型肝炎病毒

1977 年，意大利学者 Rizzetto 用免疫荧光法在慢性乙型肝炎患者的肝细胞核内发现一种新的病毒抗原，将之称为 δ 因子（delta agent）。它是一种缺陷病毒，必须在 HBV 或其他嗜肝 DNA 病毒的辅助下才能复制增殖，于 1984 年将其正式命名为 δ 病毒，即丁型肝炎病毒（*Hepatitis D virus*，HDV）。丁型肝炎病毒在分类上科的地位未定。

（一）生物学性状

HDV 基因组是一种缺陷、单股负链 RNA，具有结构完整的病毒颗粒，外部乙型肝炎表面抗原（HBsAg）包裹，内含 HDAg 和 HD RNA，HDV 体形细小,有外膜,直径 35~37nm,螺旋体对称衣壳,经核酸分子杂交技术证明,HDV RNA 与 HBV DNA 无同源性,也不是宿主细胞的 RNA。HDV RNA 的分子量很小,只有 5.5×10^5 Da,这决定了 HDV 的缺陷性,不能独立复制增殖。

HDV 的传播途径与 HBV 相似,通过血液、体液和性生活而传播,亦可通过密切接触经水平传播,但一般认为不会通过粪 - 口、水、空气等途径传播。HDV 感染分布在全球存在地区差异:低流行区,HBsAg 携带者中 HDV 感染率约为 2%,慢性乙肝患者不超过 5%;中流行区,HBsAg 携带者中 HDV 感染率约为 15%,慢性乙肝患者约 30%;高流行区,HBsAg 携带者中 HDV 感染率超过 20%。

（二）实验室诊断

1. 血清学试验　主要依靠检测血清中丁型肝炎病毒抗原（HDAg）和丁型肝炎病毒抗体（抗 -HD）,目前多采用酶联免疫法（ELISA 法）。急性期血清中一过性出现 HDAg,几日后消失,随之,血清丁型肝炎抗体免疫球蛋白 M（抗 -HD IgM）阳性。在慢性 HDV 感染时,抗 -HD 滴度较高,主要是抗 -HD IgG。持续高滴度抗 -HD IgG 是慢性 HDV 感染的主要血清学指标。

2. 免疫组化法　检测肝组织中 HDAg。

3. 分子生物学（RT-PCR 法）　用 HDV cDNA 探针检测血清中 HDV RNA,此法灵敏度高,可提高血清 HDV 检出率。

五、戊型肝炎病毒

戊型肝炎病毒（HEV）原来被称作肠道传染的非甲非乙型肝炎病毒,分类上属于戊型肝炎病毒科,1989 年 Reyes 等应用分子克隆技术,获得本病毒的基因克隆。1989 年 9 月在东京国际肝炎会上正式命名为戊型肝炎病毒（HEV）,它是引起戊型肝炎（HE）的病原体。戊型病毒性肝炎其流行特点似甲型肝炎,经粪 - 口途径传播,具有明显季节性,多见于雨季或洪水之后,在发展中国家流行较多,无慢性化,预后良好。

（一）生物学性状

戊型肝炎病毒基因为一条单股正链 RNA 分子,由 7 200 个核苷酸组成,含有三个开放读码框 ORF1、ORF2 和 ORF3。HEV 病毒颗粒为圆形,无外壳,直径为 32~34nm,表面结构有突起和缺刻（indentations）,可见实心和空心两种颗粒,实心者为完整的 HEV,空心者为不含完整基因的 HEV。

HEV 主要在肝细胞中复制。HEV 存在序列的差异,但这些病毒颗粒间有明显的交叉反应,提示 HEV 可能只有一个血清型。

（二）实验室诊断

诊断戊型肝炎的方法很多,目前国内常用的方法有以下几种。

1. 特异性抗体检测　抗 HEV 即戊型肝炎抗体,包括抗 HEV-IgM 和 IgG。在急性期血清中可测出高滴度的抗 HEV-IgM,恢复期抗 HEV-IgM 滴度下降或消失。取而代之的是血清中产生抗 HEV-IgG。国内大多数医院目前均使用酶联免疫法检测特异性抗体,其测定抗 HEV-IgM 最有临床意义。

2. 免疫荧光法　检测肝组织中戊型肝炎病毒抗原。此方法须进行肝穿活检。

3. 免疫电子显微镜　用患者恢复期血清作为抗体,检测急性期患者的粪便及胆汁中病毒抗原,或用已知病毒检测患者血清中相应的抗体。

4. 逆转录聚合酶链反应法（RT-PCR）　检测胆汁、血清和粪便中戊型肝炎病毒核糖核酸（HEV RNA）。

六、庚型肝炎病毒

1967 年,DEINHARDT 等人发现采自一名黄疸患者的血清标本接种狨猴（tamarin）后,可使狨猴发生肝炎,并可在狨猴中传代感染,因此根据患者名字的字首将这种致病因子命名为 GB 因子。1995 年,美国科学家从接种 GB 因子的狨猴体内获得了 2 个与黄病毒相关的基因序列,命名为 GBV-A 和 GBV-B。随后,又从一名非甲～戊型肝炎患者体内扩增出人 GBV 核酸序列,命名为 GBV-C。几乎与此同时,美国另一实验室科研人员也从一名输血后非甲～戊型肝炎患者中发现相似的基因序列,称为 HGV。进一步的研究表明,HGV 的基因序列与 GBV-C 有很高的同源性,两者 NS3 区核苷酸的同源性为 85%,氨基酸同源性达 100%,因此确定两者为同种病毒的不同分离株,故将其统称为庚型肝炎病毒（*Hepatitis G virus*, HGV）。

（一）生物学性状

基因组结构与 HCV 相似,长约 9.5kb,为单正链 RNA 病毒。基因组仅有一个 ORF,编码一个长约 2 900 个氨基酸的前体蛋白,经病毒和宿主细胞蛋白酶水解后,形成不同的结构蛋白和非结构蛋白。

（二）实验室诊断

目前主要采用检测患者血中特异性庚型肝炎病毒抗体（抗-HGV）和病毒核酸来确定诊断。

1. 酶联免疫吸附试验（ELISA）检测　抗-HGV ELISA 试剂是用大肠埃希菌表达的 GB 肝炎病毒 GBV-A、GBV-B 和 GBV-C 重组蛋白，在进行血清流行病学调查中已发挥了筛选作用。目前已用真核系统表达了 HGV 包膜蛋白 E2，并建立了检测 E2 抗体的 ELISA 法，由于 E2 抗体的出现与 HGV RNA 的消失有关，因此认为检出 E2 抗体是 HGV 感染恢复的标志。

2. 逆转录聚合酶链反应法（RT-PCR）检测　用 RT-PCR 技术对目的基因进行扩增。PCR 产物经琼脂糖凝胶电泳后，用溴化乙锭染色，并用 Southern 印迹法检测扩增的目的基因 cDNA。RT-PCR 法检测标本中的 HGV 基因片段是目前诊断 HGV 感染最常用的方法。

凡用酶联免疫吸附试验法检测到抗-HGV 阳性者，即可诊断为现症或过去已感染过庚肝病毒；凡通过 RT-PCR 方法获得庚肝病毒核酸的阳性结果者，则可确定临床诊断为庚型肝炎。

（成 军）

第四节　逆转录病毒

逆转录病毒（Retroviruses）分类上属于逆转录病毒科（Retroviridae）。感染人类的逆转录病毒称为人类逆转录病毒，主要包括人免疫缺陷病毒（HIV-1/2）、人嗜 T 淋巴细胞瘤病毒（HTLV-1/2）等，这类病毒主要特点是具有病毒编码的逆转录酶，该酶将病毒 RNA 基因组转录为 DNA，然后再转录出 RNA。由于病毒在复制过程中有比较高的突变频率，从而造成子代病毒在遗传学上的差异，故根据这些差异可将病毒分为型和亚型。

一、人免疫缺陷病毒

1981 年，人免疫缺陷病毒（HIV）在美国首次被发现，它是一种感染人类免疫系统细胞的慢病毒（Lentivirus），属反转录病毒的一种。

（一）生物学性状

HIV 直径约为 120nm，大致呈球形。病毒外膜是磷脂双分子层，来自宿主细胞，并嵌有病毒的蛋白 gp120 与 gp41；gp120 位于表面，gp41 是跨膜蛋白，并与 gp120 通过非共价作用结合。向内是由蛋白 p17 形成的球形基质（matrix），以及蛋白 p24 形成的半锥形衣壳（capsid），衣壳在电镜下呈高电子密度。衣壳内含有病毒的 RNA 基因组、酶（逆转录酶、整合酶、蛋白酶）以及其他来自宿主细胞的成分。

病毒基因组是两条相同的正义 RNA，每条 RNA 长 9.2~9.8kb。两端是长末端重复序列（long terminal repeat，LTR），含顺式调控序列，控制前病毒的表达。已证明在 LTR 有启动子和增强子且含负调控区。LTR 之间的序列编码了至少 9 个蛋白，可分为 3 类，即结构蛋白、调控蛋白、辅助蛋白。

在室温下，液体环境中的 HIV 可以存活 15 日，被 HIV 污染的物品至少在 3 日内有传染性。近年来，一些研究机构证明，离体血液中 HIV 病毒的存活时间决定于离体血液中病毒的含量，病毒含量高的血液，在未干的情况下，即使在室温中放置 4 日，仍然具有活力。即使是针尖大小一滴血，如果遇到新鲜的淋巴细胞，艾滋病毒仍可在其中不断复制，仍可以传播。病毒含量低的血液，经过自然干涸 2 小时后，活力才丧失；而病毒含量高的血液，即使干涸 2~4 小时，一旦放入培养液中，遇到淋巴细胞，仍然可以进入其中，继续复制。所以，含有 HIV 的离体血液可以造成感染。但是 HIV 非常脆弱，液体中的 HIV 加热到 56℃ 10 分钟即可灭活。如果煮沸，可以迅速灭活；37 度时，用 70% 乙醇、10% 漂白粉、2% 戊二醛、4% 甲醛水溶液、35% 异丙醇、0.5% 来苏水和 0.3% 过氧化氢等消毒剂处理 10 分钟，即可灭活 HIV。

人免疫缺陷病毒也有弱点，它们只能在血液和体液中活的细胞中生存，不能在空气、水和食物中存活，离开了血液和体液，病毒会很快死亡。只有带病毒的血液或体液从一个人体内直接进入另一个人体内时才能传播。它也和乙肝病毒一样，进入消化道后就会被消化道内的蛋白酶所破坏。因此，日常生活中的接触，如握手、接吻、共餐，生活在同一房间或办公室，接触电话、门把、便具，接触汗液或泪液等都不会感染艾滋病。

（二）基因型分析

HIV 病毒分为 HIV-1 型和 HIV-2 型，HIV-1 型在两型中毒力更强，是造成全球大多数 AIDS 病理感染的病原体。HIV-2 型首次发现于 1986 年，其生物学及形态学特征与 HIV-1 基本相似，但某些抗原成分间存在差异。相比 HIV-1 型，HIV-2 型的致病性弱，且分布地域局限。HIV-1 型进一步分为最常见的 M（major）组、O（outlier）组、非 M 非 O 组以及 P 组。目前已发现的 HIV 感染的病毒中多以 HIV-1 型 M 组病毒引起为主。HIV-1 型 M 组进一步分为 9 个亚型（A、B、C、D、F、G、H、J、K）。

（三）实验室诊断

检测 HIV 感染者体液中病毒抗原和抗体的方法操作方便，易于普及应用，其中抗体检测尤为普遍。但 HIV P24 抗原和病毒基因的测定，在 HIV 感染检测中的地位和重要性也日益受到重视。

1. 抗体检测　主要有酶联免疫吸附试验（ELISA）和免疫荧光试验（IFA）。ELISA 用去污剂裂解 HIV 或感染细胞液提取物作为抗原，IFA 用感染细胞涂片作为抗原进行抗体检测，如果发现阳性标本应重复一次。为防止假阳性，可做 Western blot（WB，蛋白印迹法）进一步确证。

2. WB 法　是用聚丙烯酰胺凝胶电泳将 HIV 蛋白进行分离，再经转移电泳将不同蛋白条带转移于硝酸纤维膜上，加入患者血清孵育后，用抗人球蛋白酶标抗体染色，就能测出针对不同结构蛋白抗体，如抗 gp120、gp41、P24 抗体，特异性较高。

3. 抗原检测　是用 ELISA 检测 P24 抗原，在 HIV 感染早期尚未出现抗体时，血中就有该抗原存在。由于 P24 量太少，阳性率通常较低。现有用解离免疫复合物法或浓缩 P24 抗原来提高敏感性。

4. 核酸检测　用 PCR 法检测 HIV 基因，具有快速、高效、敏感和特异等优点，目前该法已被应用于 HIV 感染早期诊断及 AIDS 的研究中。

5. 病毒分离　常用方法为共培养法，即 HIV 感染者外周血单个核细胞（PBMC），加 PHA 刺激并培养，培养过程中适时换液或补加新鲜靶细胞，维持培养 28 日。定时取适量培养上清液，检测 HIV-1 P24 抗原或逆转录酶活性。也可定期观察细胞的形态，看有无 HIV 特征性的合胞体或其他细胞病变。病毒鉴定：取培养上清提取纯化 RNA，或取共片；培养的 PBMC 提取纯化基因组 DNA，用 PCR 方法扩增 HIV-1 特征性基因片段，对扩增阳性的片段进行基因序列测定。

二、人嗜 T 淋巴细胞病毒

人类嗜 T 细胞病毒（HTLV）是 20 世纪 70 年代后期发现的第一个人类逆转录病毒，有 I 型（HTLV-I）和 II 型（HTLV-II）之分，分别为引起 T 细胞白血病和毛细胞白血病的病原体，属逆转录病毒科的 RNA 肿瘤病毒亚科。HTLV-I 可通过输血、注射或性接触等途径传播，也可经胎盘、产道或哺乳等垂直传播。

（一）生物学性状

电镜下两型 HTLV 呈球形，直径约为 100nm，中心为病毒的 RNA 和逆转录酶，最外层系病毒的包膜，其表面嵌有 gp120，能与 CD4 结合而介导病毒的感染。包膜内有病毒的衣壳，含有 P18 和 P24 两种结构蛋白。病毒的基因组自 5' 至 3' 端依次为 gag、pol 和 env 三个结构基因以及 tax、rex 两个调节基因，其两端均为 LTR。gag 等三个结构基因的功能与 HIV 的结构基因相似；tax 基因能够编码一种反式激活因子，一方面活化 LTR，促进病毒基因的转录，另一方面可活化宿主细胞 IL-2 及其受体的基因，发挥细胞促生长作用。rex 基因可表达两种对病毒结构基因有调节作用的蛋白。两型 HTLV 的基因组同源性达 50%。

（二）实验室诊断

病毒分离采用 PHA 处理的患者淋巴细胞，加入含 IL-2 的营养液培养 3~6 周，电镜观察病毒颗粒，并检测上清液逆转录酶活性，最后用免疫血清或单克隆抗体鉴定。抗体检测可用 ELISA 法、间接 IFA 和胶乳凝集法，也可用免疫印迹法和 PCR 法等检测抗原或病原体。血液中 HTLV-I 抗体的存在即可诊断为该病毒感染；而血液中异常淋巴细胞数量的大量增生，同时证实这些淋巴细胞中有 HTLV-I DNA，则可支持成人 T 淋巴细胞白血病的诊断。

（成　军）

第五节　疱　疹　病　毒

疱疹病毒（*Herpesvirus*）系指一大类感染人体后能够引起蔓延性皮疹的病毒。生物分类归属于疱疹病毒科（Herpesviridae），根据病毒的生物学特性又有 α、β、γ 三个亚科之分，分别称为 α 疱疹病毒、β 疱疹病毒和 γ 疱疹病毒，存在于人和动物体内，与人类感染有关者包括：① α 疱疹病毒（单纯疱疹病毒、水痘 - 带状疱疹病毒），其宿主范围广，复制周期短，繁殖速度快，是一类溶细胞性感染的病毒，多潜伏在感觉神经节内；② β 疱疹病毒（巨细胞病毒、人疱疹病毒 6 型和 7 型），该亚科病毒的宿主范围窄，在细胞培养中复制缓慢，繁殖周期长，受感染细胞变大形成巨细胞，病毒在淋巴细胞内潜伏感染，也可潜伏于分泌腺、肾脏或其他组织；③ γ 疱疹病毒（EB 病毒、人疱疹病毒 8 型），主要感染 B 淋巴细胞并长期潜伏，大多不引起溶细胞性病变。此外，B 型疱疹病毒、simian 疱疹病毒也偶尔引起人类疾病。疱疹病毒具有以下共同特点：

1. 球形、二十面体立体对称衣壳，基因组为线性双股 DNA。核衣壳周围有一层厚薄不等的非对称性披膜。最外层是包膜，有糖蛋白刺突。有包膜的成熟病毒直径为 180~200nm，DNA 核心直径为 30~40nm。

2. 除 EB 病毒除外均能在二倍体细胞核内复制，产生明显的 CPE，核内出现嗜酸性包涵体。病毒可通过细胞间桥直接扩散。感染细胞可与邻近未感染的细胞融合成多核巨细胞。EB 病毒和疱疹病毒 6 型的培养则需人或灵长类淋巴细胞。

3. 病毒可表现为增殖性感染和潜伏性感染。当感染处于潜伏状态时病毒的基因表达受到抑制，而在某些刺激因素作用下又可转为增殖性感染。潜伏和复发感染是疱疹病毒的突出特点，这一生物学行为可导致某些疱疹病毒的基因组整合于宿主的染色体而构成潜在的癌基因。

一、单纯疱疹病毒

（一）生物学性状

单纯疱疹病毒（*Herpes simplex virus*，HSV）属疱疹病毒科，α 疱疹病毒亚科，又称人疱疹病毒 Ⅰ 型。

1. 形态结构　HSV 呈球形，完整病毒由核心、衣壳、被膜（tegument）及囊膜组成。核心含双股 DNA，缠绕成纤丝卷轴。衣壳呈二十面体对称，由 162 个壳微粒组成，直径为 100nm。衣壳外有一层被膜覆盖，厚薄不匀，最外层为典型的脂质双层囊膜，上有突起。有囊膜的病毒直径为 150~200nm。囊膜表面含 gB、gC、gD、gE、gG、gH 糖蛋白，与病毒对细胞吸附 / 穿入（gB、gC、gD、gE）、控制病毒从细胞核膜出芽释放（gH）及诱导细胞融合（gB、gC、gD、gH）有关。并有诱生中和抗体（gD 最强）和细胞毒作用（已知的 HSV 糖蛋白均可）。

2. 基因结构　HSV 基因组为一线性 DNA 分子，由共价连接的长片段（L）和短片段（S）组成。每片段均含有单一序列和反向重复序列。基因组中有 72 个基因，共编码 70 多种不同的蛋白质，其中除 24 种蛋白的特性还不清楚外，有 18 种编码蛋白组成病毒 DNA 结合蛋白及各种酶类，参与病毒 DNA 合成，包装及核苷酸的代谢等。30 多种不同蛋白组成病毒结构蛋白（如衣壳蛋白、囊膜蛋白），在保护 HSV 的 DNA，以及 HSV 的致病作用和诱导机体免疫应答中起重要作用。

3. 培养特性　HSV 可在多种细胞中生长，常用的细胞系有 BHK 细胞，vero 细胞、Hep-2 细胞等。病毒初次分离时，原代乳兔肾细胞、人胚肺细胞较敏感。HSV 感染动物范围广泛，多种动物脑内接种可引起疱疹性脑炎，小白鼠足垫接种可引起中枢神经系统致死性感染，家兔角膜接种引起疱疹性角膜炎，豚鼠阴道内接种可引起宫颈炎和宫颈癌。接种在鸡胚绒毛尿囊膜上形成增殖性白色斑块。

4. 分型　HSV 有两个血清型，即 HSV-1 和 HSV-2，两型病毒核苷酸序列有 5% 同源性，型间有共同抗原，也有特异性抗原，可用型特异性单克隆抗体做 ELISA、DNA 限制性酶切图谱分析及 DNA 杂交试验等方法区分型别。

（二）实验室诊断

1. 病毒分离　采取患者唾液、脊髓液及口腔、宫颈、阴道分泌液,或角膜结膜刮取物等接种易感细胞中培养 1~2 日,出现细胞肿胀、变圆、相互融合等病变,可做初步诊断。然后用免疫荧光法(IFA)、酶联免疫吸附试验(ELISA)进行鉴定,确诊 HSV。必要时进行分型。

2. 抗原检测　同上标本,用 IFA、ELISA 等方法直接检测细胞内或分泌液中抗原,快速诊断 HSV 感染。

3. 抗体检测　用补体结合试验、ELISA 检测患者血清中的抗体,可用于原发感染诊断,但不能与复发感染区别,因人群 HSV 感染率高,广泛存在潜伏感染,血清中普遍含较高抗体水平,则复发感染时很难观察到抗体效价上升。而检测脊髓液抗体对神经系统 HSV 感染有重要意义。

4. 分子生物学检测　用 DNA 分子杂交法和 PCR 法检测 HSV DNA,显示较大优越性。现多用于实验研究,现已在临床应用。

二、巨细胞病毒

巨细胞病毒(Cytomegalovirus,CMV)感染呈世界分布,不同国家及不同经济状况感染率不同。成人 CMV 感染和免疫功能有密切关系。CMV 在分类上属于疱疹病毒科中的 β 亚科,是人类疱疹病毒组中最大的一种病毒。

（一）生物学性状

CMV 形态呈正二十面体,有典型的疱疹病毒结构。电镜下病毒颗粒的核心直径为 64nm,核衣壳直径为 110nm,核衣壳外面包裹着无定形的披膜蛋白和直径为 200nm 的脂质外膜,其形态与其他的疱疹病毒难以区别,但可见到较多的缺陷病毒颗粒。病毒基因组为长约 240kb 的双链 DNA,编码至少 30 个多肽。CMV 只能在人成纤维细胞培养中增殖,而不能在其他动物细胞中生长,增殖非常缓慢,初次分离需 30 日后才能出现特殊的细胞;细胞变圆,膨胀,细胞及核巨大化,核周围出现一轮"晕"的大型嗜酸性包涵体。

CMV 在 20% 乙醚中最多存活 2 小时,pH<5 时,置于 56℃ 30 分钟,或紫外线照射 5 分钟可被灭活。CMV 的感染性对冻融或存于 −20℃或 −50℃均不稳定,10% 的家用漂白粉可使其感染性明显降低。

（二）实验室诊断

单靠临床表现不能诊断 CMV 感染,从临床标本中分离出病毒,同时抗体呈 4 倍以上增加或持续

抗体滴度升高,将有助于诊断。CMV 感染的实验室诊断方法有:

1. 病毒分离培养　CMV 可用人成纤维细胞分离培养,但通常需要 3~14 日方可观察到 CPE,一般需观察 28 日以上,能否培养成功尚依赖于标本中病毒的浓度。离心标本涂片做免疫染色可快速诊断,然而血标本培养的敏感性低于抗原测定和病毒 DNA 分析。病变组织标本涂片的常规 HE 染色,也可直接观察 CPE 和核内嗜碱性包涵体。

2. 抗原检测　应用特异性抗体做免疫荧光,直接检测白细胞、活检组织、组织切片、支气管肺泡灌洗液等临床标本中的 CMV 抗原。在外周血白细胞中测出 CMV 抗原表明有病毒血症。该法敏感、快速、特异。

3. 病毒核酸检测　应用 PCR 与核酸杂交等方法,可快速、敏感地检测 CMV 特异性的 DNA 片段。

（1）核酸杂交:原位杂交能检测甲醛固定和石蜡包埋组织切片中的 CMV 核酸,可直接在感染组织中发现包涵体,并可作为 CMV 感染活动性诊断。

（2）PCR:该法阳性率高于细胞培养,敏感性高,无症状的潜伏感染者也能检出。但一般的 PCR 是定性诊断,其检出不一定与病毒血症和临床症状一致。为了减少由潜伏感染而导致的 PCR 假阳性结果,可用定量 PCR 弥补其不足,在分子水平监测 CMV 感染和区分活动性与潜伏感染。

4. 抗体检测　为了确定急性或活动性 CMV 感染,了解机体的免疫状况及筛选献血员和器官移植供体,可做 CMV 抗体检测。特异性 IgG 类抗体需测双份血清以做临床诊断,同时了解人群感染状况;IgM 抗体只需检测单份血清以确定活动性 CMV 感染。

三、水痘 - 带状疱疹病毒

水痘 - 带状疱疹病毒(VZV)与单纯疱疹病毒一样属于 α 疱疹病毒亚科。水痘是由水痘 - 带状疱疹病毒初次感染引起的急性传染病,传染率很高。主要发生在婴幼儿,以发热及成批出现周身性红色斑丘疹、疱疹、痂疹为特征。

（一）生物学性状

VZV 为有包膜的病毒,形态通常呈圆形,核衣壳直径大约为 100nm,整个病毒呈球形,直径 150~200nm,基因组为 125kb 的双链线状 DNA,大

约编码 70 种不同的蛋白质,其外为二十面体核衣壳,衣壳表面有一层脂蛋白包膜,内含补体结合抗原,不含血凝素或溶血素。

VZV 仅有一个血清型,可在人胚成纤维细胞、甲状腺细胞中繁殖,产生局灶性细胞病变,细胞核内出现嗜酸性包涵体和多核巨细胞。人为唯一的宿主。VZV 生活能力较弱,不耐高温,不能在痂皮中存活,易被消毒剂灭活。但能在疱疹液中 –65℃ 下存活 8 年。

(二) 实验室诊断

水痘 - 带状疱疹的临床症状典型,一般不需做微生物学诊断。必要时可刮取疱疹基底部细胞涂片染色检查嗜酸性核内包涵体和多核巨细胞,亦可用膜抗原单克隆抗体进行免疫荧光或免疫酶染色检查细胞内抗原。

根据临床症状和皮疹特点即可对水痘和带状疱疹做出诊断,但症状不典型或者特殊病例则需辅以实验手段。临床标本主要有疱疹病损基部涂片、皮肤刮取物、水疱液、活检组织和血清。病损基部涂片标本可观察到细胞内包涵体和多核巨大细胞等 VZV 感染的特征性病变;水疱液接种于人二倍体成纤维细胞以分离病毒,但若带状疱疹已形成 5 日以上则分离的阳性率很低,且 5~9 日内难以观察到 CPE;荧光抗体染色检测皮损细胞内的病毒抗原被视为最佳快速诊断方法;原位杂交或 PCR 也可用于组织或体液中 VZV 或其成分的检测。

1. 组织病理检查　水疱处棘层细胞有气球状变性,内含嗜酸性包涵体,深部毛囊的表皮细胞亦有气球状变性。水疱为多房性,位于表皮内棘层细胞深部。水疱内及其边缘有膨大的气球状细胞。

2. 组织培养　可发现带状疱疹病毒,免疫荧光检测可见抗体,疱液涂片可见有多核气球状细胞,电镜检查可发现病毒颗粒。

四、EB 病毒

EB 病毒(Epstein-Barr virus,EBV)是引起传染性单核细胞增多症和某些淋巴细胞增生性疾病的病原体,系由 1964 年 Epstein 和 Barr 首先于非洲儿童恶性淋巴瘤组织中发现,归类于疱疹病毒科的嗜淋巴病毒属,具有与疱疹病毒相似的形态结构和感染人与某些灵长类动物 B 细胞的专一性。

(一) 生物学性状

EB 病毒(EBV)属疱疹病毒科 γ 疱疹病毒亚科,是该亚科中淋巴滤泡病毒属的代表,又称人疱疹病毒 4 型。在体外所有的 γ 疱疹病毒都在淋巴样细胞中复制,有些还能在上皮细胞和成纤维细胞中进行裂解性增殖。淋巴滤泡病毒属的宿主范围局限于灵长类动物的 B 淋巴细胞。感染后病毒在细胞内呈潜伏状态,表现为病毒基因组长期存在,并表达有限的一组与潜伏状态有关的基因,后者与细胞发生转化有关,并促进细胞分裂增殖。

EB 病毒的核心由 172kb 核酸序列组成,已知 EB 病毒比其他疱疹病毒具有更多的基因变异株。尽管其与其他疱疹病毒具有相似的形态学特征,但只能很容易地培养于人或灵长类 B 淋巴细胞系,通常不产生 CPE,也不形成其他疱疹病毒感染细胞后所形成的特征性核内包涵体。病毒感染后,含有 EBV 基因组的细胞可在体外继续培养并被转化或永生化。近年来研究提示,转化细胞中的病毒 DNA 多以附加体(episome)的形式游离于细胞染色体外,仅少量整合于细胞基因组。

应用免疫荧光染色技术研究转化细胞表达的病毒抗原显示,EBV 抗原包括两组,即:①病毒潜伏感染时表达的抗原,包括 EBV 核抗原(Eb nuclear antigen,EBNA)和潜伏感染膜蛋白(latent membrane protein,LMP),EBNA 存在于核内,出现在病毒核酸指导下的蛋白合成之前,这类抗原的存在表明有 EBV 基因组。②病毒增殖性感染相关的抗原,包括 EBV 早期抗原(early antigen,EA)、EBV 衣壳抗原(virual capsid antigen,VCA)和 EBV 膜抗原(membrane antigen,MA)。EA 是病毒增殖早期诱导的非结构蛋白,它标志着病毒增殖活跃和感染细胞进入溶解性周期,有扩散性抗原(diffuse,D)和限制性抗原(restricted,R)之分;VCA 是病毒增殖后期合成的结构蛋白,与病毒 DNA 组成核衣壳;MA 是病毒的中和性抗原,存在于病毒感染的转化细胞表面,能诱导产生中和抗体。

(二) 实验室诊断

1. 病毒的分离培养　采用唾液、咽漱液、外周血细胞和肿瘤组织等作为标本,接种人新鲜 B 细胞或脐带血淋巴细胞,培养 4 周后,根据转化淋巴细胞的效率确定病毒的量。可通过荧光抗体染色技术检测 EBV 抗原,以做病毒鉴定。由于 EBV 培养需时长且需要特殊的培养条件,故未列入临床实验室常规检测项目。

2. 病毒抗原及核酸检测　检测病毒特异性蛋白质抗原(如病毒核蛋白 EBNA 等)多采用免疫荧光法。多数 EBV 感染的组织细胞中存在 EBV 抗原,因此,标本直接检测抗原是诊断 EBV 感染的重要实验室手段。在传染性单核细胞增多症患者,第 1 周其外周血淋巴细胞中 EBNA 的检出率可达 20%,鼻咽癌患者活检标本的 EBNA 阳性率高达 50% 以上。

核酸杂交和 PCR 或 RT-PCR 是临床常用的微生物基因诊断方法,分别可测定病变组织内的病毒核酸和病毒基因转录产物,PCR 法比核酸杂交更具敏感性。

3. 血清学诊断 包括特异与非特异性抗体检测两类。

(1)特异性抗体的检测:用免疫荧光法或免疫酶法检测病毒 VCA-IgA 抗体或 EA-IgA 抗体,滴度 ≥ 1:5~1:10 或滴度持续上升者,对鼻咽癌有辅助诊断意义。VCA-IgM 的存在表明系 EBV 初发感染的急性期,而在复发感染或其他疱疹病毒感染时仅可测出低水平 VCA-IgM。患病 1 个月之后,EBNA 抗体也可升高且长期持续低水平存在于感染机体,VCA 和 EBNA 抗体是以往感染 EBV 的迹象。若持续存在针对病毒早期抗原的抗体(抗 -EA、抗 -D 或抗 -R),提示有发生鼻咽癌(抗 -D)或非洲 Burkitt 淋巴瘤(抗 -R)的可能,但此类抗体不能用于诊断传染性单核细胞增多症。

(2)非特异性抗体的检测:即应用嗜异凝集试验检测患者血清中的嗜异性抗体,以作为传染性单核细胞增多症的辅助诊断。嗜异性抗体存在于患者发病早期,抗体是一种 IgM 类抗体,可非特异性凝集绵羊红细胞。此类抗体滴度于发病 3~4 周内可达高峰,恢复期迅速降低至消失。某些正常人与血清病患者血清中也可检出一定量的嗜异性抗体,只有此抗体滴度高达 1:224 以上时,方对传染性单核细胞增多症有诊断意义,阳性率为 60%~80%。

不同来源的嗜异性抗体具有与不同抗原凝集的特性,据此可通过凝集素吸收试验加以鉴别。例如,传染性单核细胞增多症患者血清中的嗜异凝集抗体,可被牛红细胞吸收,但不被豚鼠组织吸收,而正常人血清嗜异抗体则与之相反;血清病患者的血清嗜异抗体却既能被牛红细胞吸收,也能被豚鼠组织吸收。

五、人疱疹病毒 6 型、7 型、8 型

与人类感染相关的疱疹病毒还包括人类疱疹病毒 6 型、7 型和 8 型。

人疱疹病毒 6 型(*Human herpes virus-6*,HHV-6),1986 年分离于淋巴增殖性疾病患者的外周血淋巴细胞。此类病毒虽有独特的核酸结构,但其形态学特征与其他疱疹病毒相似。HHV-6 可在淋巴组织中复制,包括 T 淋巴细胞、单核细胞、B 淋巴细胞等,尤其是 CD4 阳性的 T 淋巴细胞。

人疱疹病毒 7 型(*Human herpes virus-7*,HHV-7),首先于 1990 年在健康人活化的 CD4 阳性 T 淋巴细胞分离获得。它不同于所有已知的人类疱疹病毒,尽管其与 HHV-6 的同源性很小,但与其他疱疹病毒相比两者的关系最为密切。

人疱疹病毒 8 型(*Human herpes virus-8*,HHV-8),1994 年从艾滋病患者伴发的卡波西肉瘤(Kaposi's sarcoma,KS)组织中发现,故又称为卡波西肉瘤相关性疱疹病毒(Kaposi's sarcoma-associated herpes virus,KSHV)。该病毒为双链 DNA(165kb),主要存在于艾滋病卡波西肉瘤组织和艾滋病患者淋巴瘤组织中。HHV-8 与卡波西肉瘤的发生、血管淋巴细胞增生性疾病及一些增生性皮肤疾病的发病有关。

(一)生物学性状

1. 人疱疹病毒 6 型 早期研究认为,HHV-6 只能生长在新鲜分离的 B 淋巴细胞,并归类于人类 B 淋巴细胞病毒(human B-lymphotropic virus,HBLV)。目前已经清楚,此类病毒更易感染 CD4 阳性的 T 淋巴细胞。HHV-6 可潜伏感染于 T 细胞,但也能在有丝分裂原刺激的情况下活化并形成溶细胞性感染。静息淋巴细胞和来自免疫健全个体的淋巴细胞能够抵抗 HHV-6 的感染,且体外研究还显示,HHV-6 的复制受控于细胞介导的免疫因子,这表明免疫抑制的患者易被 HHV-6 感染。HHV-6 具有不同于其他疱疹病毒的血清学和遗传学特征,其基因组 DNA 为 160~170Kb,G+C 为 43%~44%。根据其抗原性的不同可有 A 和 B 两个型别之分,即 HHV-6A 和 HHV-6B,两型 HHV-6 的遗传性相近,但其流行病学和临床特性不同。HHV-6A 的致病性尚不十分清楚,而 HHV-6B 是引起儿童疱疹和其他疾病的主要因素。

2. 人疱疹病毒 8 型 特异性 HHV-8 基因序列已被发现于卡波西肉瘤(包括非艾滋病患者)组织以及淋巴瘤标本。通过细胞培养可分离病毒,其在培养细胞中的生物学特性类似于 EB 病毒。血清学和病毒学的数据显示,HHV-8 至少是导致卡波西肉瘤的辅助因子。如同其他病毒一样,HHV-8 能在培养细胞中生长。也已表明,HHV-8 可感染

CD19 阳性的 B 细胞、内皮细胞以及卡波西肉瘤的纺锤体细胞，其基因组尚能编码参与信号转导、细胞循环和凋亡的人同源性细胞因子和趋化因子。

（二）实验室诊断

1. 人疱疹病毒 6 型　病原体检查可采集早期原发感染患儿的唾液和外周血淋巴细胞标本，接种经 PHA 激活的人脐血或外周血淋巴细胞做 HHV-6 病毒分离，细胞肿大变圆呈"气球样"表明有病毒存在，荧光抗体染色有助于进一步鉴定病毒。也可用原位杂交和 PCR 技术检测受感染细胞中的病毒 DNA，或用血清学方法测定病毒特异性 IgM 和 IgG 类抗体，以确定是否近期或既往感染 HHV-6。

诊断 HHV-6 感染主要基于以下几个方面：①患儿发热数日且热退后出现丘疹；②能通过细胞培养分离到病毒，但需时较长，为 10~30 日，也可能获得阴性结果；③应用直接免疫荧光法检测到特异性 IgM 或 IgG 类抗体；④血液或唾液做 PCR，检测到 HHV-6 的 DNA；⑤脑脊液 PCR 测定 HHV-6 核酸阳性，可诊断脑膜炎患者。

2. 人疱疹病毒 7 型　该病毒的分离培养条件与 HHV-6 相似，特异性 PCR、DNA 分析等试验可用于病毒鉴定。因 CD4 分子是 HHV-7 的受体，抗 CD4 单克隆抗体可抑制 HHV-7 在 CD4 阳性 T 细胞中增殖。由于 HHV-7 与 HIV 的受体皆为 CD4 分子，两者之间的互相拮抗作用，将为 HIV 的研究开辟新的途径。

3. 人疱疹病毒 8 型　感染 HHV-8 的临床诊断可通过血液中 HHV-8 抗体的测定、末梢血细胞中（主要是 B 细胞）HHV-8 序列测定、卡波西肉瘤组织中病毒及其基因的检测等。近年来，已有应用免疫荧光 ELISA、免疫印迹等方法检测血清抗原、抗体的报道。血清学方法的敏感性高于病毒序列测定。

（成　军）

第六节　虫媒病毒

虫媒病毒是指一大群通过吸血的节肢动物叮咬人、家畜及野生动物而传播疾病的病毒，具有自然疫源性。分别归类于披膜病毒科、黄病毒科、布尼亚病毒科和沙粒病毒科的某些成员病毒。

归类于披膜病毒科甲病毒属的主要虫媒病毒有东部马脑炎病毒、西部马脑炎病毒和委内瑞拉脑炎病毒，主要分布在非洲和美洲。归类于披膜病毒科黄病毒属的有乙型脑炎病毒、森林脑炎病毒、登革病毒、黄热病病毒、圣路易斯脑炎病毒、西尼罗脑炎病毒等。

披膜病毒科黄病毒属和甲病毒除核酸结构和复制方式不同外，其他特性基本相同：①病毒呈球状，直径 40~70nm，基因组为单正链 RNA；②衣壳蛋白构二十面体对称。外层为病毒包膜，对脂溶剂、去氧胆酸钠敏感。包膜镶嵌病毒的糖蛋白；③有较广的宿主范围，能在脊椎动物和非脊椎动物体内增殖，其中节肢动物可长期储存和传播病毒；④致病具有明显的季节性和地方性，主要引起发热、脑炎和出血热等。

布尼亚病毒科是虫媒病毒中最大的一个病毒科，已知有 13 种病毒，其中 4 个动物病毒中的某些病毒和人类感染有关，即布尼亚病毒属、白蛉病毒属、汉坦病毒属和包括新疆出血热病毒在内的内罗病毒属。这些病毒的核酸为单负链 RNA

一、流行性乙型脑炎病毒

又称乙脑病毒，该病毒首先（1953 年）在日本从患者脑组织中分离获得，因此称日本脑炎病毒（*Japanese encephalitis virus*，JEV），所致疾病在日本称日本乙型脑炎（JBE）。1950 年以来，我国对该病进行了大量病原学和流行病学研究，为了与甲型脑炎相区别，定名为流行性乙型脑炎，简称乙脑，是我国夏秋季流行的主要传染病之一，除新疆、西藏、青海外，全国各地均有病例发生，年发患者数 2.5 万，病死率 10%，大约 15% 的患者留有不同程度的后遗症。

（一）生物学性状

病毒结构蛋白有 3 种，即 M、C 和 E，抗原性稳定。病毒在 pH 6.0~6.5 范围能凝集雏鸡、鸽和鹅的红细胞，在地鼠肾、幼猪肾等原代细胞，以及 AP61

或 C6/36 蚊传代细胞中均能增殖,最易感的动物为乳鼠。病毒颗粒呈球状,核酸为单链 RNA,外层具包膜,包膜表面有血凝素。

乙脑病毒对热抵抗力弱,56℃ 30 分钟灭活,故应在 -70℃ 条件下保存毒株。若将感染病毒的脑组织加入 50% 甘油缓冲盐水中贮存在 4℃,其病毒活力可维持数月。乙醚、1:1 000 去氧胆酸钠以及常用消毒剂均可灭活病毒。在酸性条件下不稳定,适宜 pH 为 8.5~9.0。

（二）实验室诊断

乙脑早期快速诊断通常在发病 1 周内采集患者血液或脑脊液标本进行 IgM 检测,也可做 RT-PCR 检测标本中的病毒核酸片段,一般 6 小时内可初步报告结果。常规血清学试验（H1、CF、NT）需取双份血清,同时做对比试验,当恢复期血清抗体滴度比急性期 ≥4 倍时,有辅助诊断意义,可用于临床回顾性诊断。由于乙脑患者病毒血症期短,直接检出病毒抗原或分离病毒阳性率低,较少用于诊断试验。

1. 分离与鉴定　采用乳鼠脑内接种和金黄地鼠肾原代细胞及蚊传代细胞进行分离培养,用交叉中和试验、血凝抑制试验等进行鉴定,也可用 IFA 对细胞培养物进行鉴定。但临床标本的分离率极低。

2. 特异性 IgM 检测　乙脑病毒感染发病早期即产生特异性 IgM,病后 2~3 周达到高峰,故单份血清可做出早期诊断。可使用:① IgM 捕捉 ELISA 法;② 2ME-NI 法,血凝抑制抗体存在于 IgM 及 IgG 中,将早期单份血清分成两份,一份用 2 巯基乙醇（2ME）处理,以破坏 IgM,另一份不处理,然后同时做 HI 试验,若处理血清抗体滴度比未处理的下降 ≥4 倍,则为 IgM 阳性;③微量间接免疫荧光法,用荧光素标记的抗 μ 链血清,检测已与细胞抗原片结合的 IgM,根据特异性荧光颗粒,判断血清标本中的 IgM 存在。

3. 血清学诊断

（1）血凝抑制试验:对乙脑诊断而言,本法特异性较低,但敏感性高,简便易行。常用于病毒的初步鉴定,确定有无乙脑病毒存在。检测血清标本中的 HI 抗体,多采用 2ME-HI 法。

（2）补体结合试验:补体结合抗体仅存在于 IgG 中,病后出现迟,消失快,适用于诊断近期感染。

（3）中和试验:抗体存在于 IgG、IgM 中,出现早,维持久。中和试验特异性和敏感性都高,但操作繁杂,需用大量动物或组织培养管,需时较久,不适于临床诊断常规使用,而在血清学流行病学调查和病毒鉴定上有价值。

4. IFN 快速诊断　白细胞中乙脑病毒抗原主要存在于病程早期,可用于早期诊断。

5. PCR 及基因芯片检测　用分子生物学检测病毒的核酸,准确、快速。

二、森林脑炎病毒

森林脑炎病毒（简称森脑病毒）由蜱传播,在春夏季节流行于俄罗斯及我国东北森林地带,故称俄罗斯春夏脑炎病毒（*Russian spring-summer encephalitis virus*）。本病主要侵犯中枢神经系统,临床上以发热、神经症状为特征,有时出现瘫痪后遗症。

（一）生物学性状

森林脑炎病毒呈球形,直径为 30~40nm,衣壳二十面体对称,外有包膜,含血凝素糖蛋白,核酸为单正链 RNA。抗原结构与中欧蜱传脑炎病毒相似,可能为同一病毒的两个亚型。森林脑炎病毒形态结构、培养特性及抵抗力似乙脑病毒,但嗜神经性较强,接种成年小白鼠腹腔、地鼠或豚鼠脑内,易发生脑炎致死。接种猴脑内,可致四肢麻痹。也能凝集鹅和雏鸡的红细胞。

森林脑炎病毒储存宿主为蝙蝠及哺乳动物（刺猬、松鼠、野兔等）,这些野生动物受染后为轻症感染或隐性感染,但病毒血症期限有长有短,如刺猬约 23 日。蜱是森林脑炎病毒传播媒介,又是长期宿主,其中森林硬蜱的带病毒率最高,成为主要的媒介。当蜱叮咬感染的野生动物,吸血后病毒侵入蜱体内增殖,在其生活周期的各阶段,包括幼虫、稚虫、成虫及卵都能携带本病毒,并可经卵传代。牛、马、犬、羊等家畜在自然疫源地受蜱叮咬而传染,并可把蜱带到居民点,成为人的传染源。

（二）实验室诊断

分离病毒及血清学检验方法与乙脑相同。在疫区内调查森林脑炎病毒时,可将小白鼠、小鸡、地鼠或猴关在笼内,置于森林中地上,引诱蜱来叮咬而传染,动物感染后虽可能不发病,但可根据测定血中有无产生特异性抗体而加以验证。

三、登革病毒

登革病毒（*Dengue virus*）感染引起登革热。该病流行于热带、亚热带地区,特别是东南亚、西太平洋及中南美洲。我国于 1978 年在广东佛山首次发现本病,以后在海南岛及广西等地均有发现。

传播媒介为伊蚊,在人蚊之间传播,轻型患者表现为普通登革热,再次感染的重型患者表现为登革出血热。

(一) 生物学性状

登革病毒属于黄病毒科,形态结构与乙脑病毒相似,但体积较小,为 17~25nm,依抗原性不同分为 1、2、3、4 四个血清型,同一型中不同毒株也有抗原差异。其中 2 型传播最广泛,各型病毒间抗原性有交叉,与乙脑病毒和西尼罗病毒也有部分抗原相同。病毒在蚊体内以及白纹伊蚊传代细胞(C6/36 细胞)、猴肾、地鼠肾原代和传代细胞中能增殖,并产生明显的细胞病变。

(二) 实验室诊断

在实验诊断中,利用 C6/36 细胞分离病毒是最敏感的方法,用收获液作为抗原,进行血凝抑制试验可迅速做出鉴定。取患者血清做中和、血凝抑制和补体结合试验,可提供诊断的依据。近年有用 ELISA 捕捉法检测 IgM 抗体早期诊断。

病毒分离的方法有巨蚊胸内接种、C6/36 细胞分离和乳鼠脑内接种。血清学诊断方法有补体结合试验、中和试验和 IgM 抗体 ELISA 捕获法,后者有利于早期诊断。

四、汉坦病毒

汉坦病毒归属布尼亚病毒科,是一种有包膜分节段的负链 RNA 病毒,基因组包括 L、M、S 3 个片段,分别编码 L 聚合酶蛋白、G1 和 G2 糖蛋白、核蛋白。汉坦病毒包括引起肾综合征出血热(HFRS)的汉坦病毒(Hantaan virus,HTNV)、汉城病毒(Seoul virus,SEOV)、普马拉病毒(Puumala virus,PUUV)、多不拉伐病毒(Dobrava virus,DOBV),引起汉坦病毒肺综合征(HPS)的辛诺柏病毒(Sin Nombre virus,SNV)、纽约病毒(New York virus,NYV)、污黑小河沟病毒(Black creek canal virus,BCCNV)、牛轭湖病毒(Bayou virus,BAYV)、安第斯病毒(Andes virus,ANV)以及与人类疾病关系尚不清楚的一组病毒,如希望山病毒(Prospect Hill virus,PHV)、泰国病毒(Thailand virus,THAIV)、图拉病毒(Tula virus,TULV)、索托帕拉雅病毒(Thottapalayam virus,TPMV)、哈巴罗夫斯基病毒(Khabarovsk virus,KBRV)、El Moro Canyon 病毒(ELMCV)、Rio Segundo 病毒(RIOSV)、岛景病毒(Isla vista virus,ISLAV)、Muleshoe 病毒(MULEV)、Bloodland lake 病毒(BLLLV)、Rio Mamore 病毒(RMV)、

Topografov 病毒(TOPV)等。近年来随着新技术的应用和新型病毒的发现,汉坦病毒及其相关疾病的研究得以飞速发展。

(一) 生物学性状

汉坦病毒为布尼亚病毒科汉坦病毒属,电镜可见病毒为圆形中等大小的颗粒,平均直径约 120nm(90~160nm),有双层包膜,表面有微突,包膜内为颗粒线状结构,感染细胞的胞质内常见较多的包涵体。病毒核酸为单股负 RNA,分大(L)、中(M)、小(S)三个不同片段,呈多形态性,包膜上有血凝素;可在 A549、Vero-E6 及地鼠肾细胞中生长;黑线姬鼠、小鼠、乳鼠对其敏感,鼠肺和肾中可检出大量病毒;国际上确认的血清型有汉坦病毒(HTN)、汉城病毒(SEO)、普马拉病毒(PUV)、希望山病毒(PH)。

病毒蛋白由四个结构蛋白组成,即 G1、G2 为包膜糖蛋白,NP 为核蛋白,L 蛋白可能为多聚酶。G1、G2 蛋白上存在中和抗原和血凝素抗原,并能诱导中和抗体。

病毒对脂溶剂很敏感,易被紫外线及 γ 射线灭活,一般消毒剂(碘伏、70% 乙醇、甲醛水溶液等)均可将病毒杀灭。

(二) 实验室诊断

美国、日本和我国均已研制出抗流行性出血热病毒的单克隆抗体,其特异性强、敏感性高,在血清学诊断、病毒鉴定、抗原分型以及疫苗研究等方面都有重要价值。

汉坦病毒血清学实验诊断主要集中于重组抗原的应用和高密度颗粒凝集试验(HDPA)对病毒感染进行快速血清学诊断。

用 A549 和 Vero-E6 分离病毒,用间接免疫荧光法检测特异性 IgG 和 IgM 抗体,用 RT-PCR 技术进行快速诊断急性患者的血或尿中检出病毒 RNA。扩增产物经打点杂交检测证实为特异性扩增,这为早期确诊 HFRS 患者提供了特异、敏感、快速、直接的诊断方法。

特异性血清学检查:自病毒分离成功以来,对本病的特异性诊断技术迅速建立,检测对象已由血清抗体发展到尿液抗体,由检测抗体发展到细胞内抗原和尿中可溶性抗原,检测方法也日新月异。分子生物学技术如斑点杂交、原位杂交及聚合酶链反应(PCR)已试用于 EHF 的诊断及发病机制研究。

1. 免疫荧光技术(IFAT)　为常规方法之一,用间接免疫荧光法检测患者血清特异性 IgM 和 IgG 抗体,前者在患病第 1 日即可检出,患病第 2

日阳性率 88.2%,患病第 3 日达 100%;IgG 在患病第 2 日即可检出,患病第 4~5 日阳性率达 75%。直接免疫荧光法可检出白细胞及尿沉渣细胞内病毒抗原,用于早期诊断。

2. 酶联免疫吸附试验(ELISA)　用双抗体夹心法检测可溶性抗原,用竞争法检测阻断抗体,特异、敏感,又可避免需要荧光显微镜。EHF-IgM 捕获法 ELISA(Mac-ELISA)以不同患病日血清 IgM 检出率为 97.7%,而 IFAT 法检出率为 88.7%,是一敏感、特异的诊断方法。

3. 免疫黏附血凝法(IAHA)　用于检测抗体,其抗体滴度与免疫荧光抗体滴度相仿,又可区别不同类型病毒抗体。李镐汪和日本学者合作制出检测 EHF 抗体的间接凝集试验方法,将汉坦病毒结合到硅化物颗粒上,制成直径为 1.8μm 的抗原致敏颗粒,与稀释的待检血清反应 40 分钟可观察结果,此法简便易行,非特异反应少,敏感性好。

4. 反向被动血凝法(RPHA)　用于检测体液病毒抗原,与 ELISA 法滴度基本一致。

5. 放射免疫法(RIA)　国外用固相放射免疫法与 ELISA 进行诊断及血清流行病学调查,其敏感性较免疫荧光法高 10 倍以上。

6. 空斑减少中和试验(PRNT)　中和抗体是 EHFV 感染后产生的一种重要抗体,是目前用于病毒血清学分型的主要依据。本法要求严格,操作复杂费时,难以在一般试验室开展。中和效价的高低与病型轻重有关,即重症患者低,中型患者较高。

7. 放射免疫沉淀试验(RIP)　有报告用 RIP 对 83 份不同患病日患者血清测定,抗 EHFV-NP(核蛋白)抗体最早出现,大多在患病第 4 日便可测出,其后为抗 G2(糖蛋白),抗 G1 仅在少数标本中方能测出。3 种病毒结构蛋白抗体滴度也是抗 NP 最高,抗 G1 最低。

8. 应用 cDNA 探针检测 EHFV-RNA 的研究最近国内外先后获得了病毒的 M、S 片段的多个 cDNA 克隆,可用于制备检测 EHFV 核酸的探针。检测 EHF 患者血液、尿液和外周血淋巴细胞中的 EHFV 核酸,具有较好的特异性和较高的敏感性,为发病机制和诊断研究提供了先进手段。

五、新疆出血热病毒

新疆出血热病毒是从我国新疆塔里木地区出血热患者的血液,尸体的肝、脾、肾、淋巴结以及在疫区捕获的硬蜱中分离到,为布尼亚病毒科罗病毒属。

(一)生物学性状

病毒结构、培养特性与汉坦病毒相似。

(二)实验室诊断

微生物学诊断主要是病毒分离和用 ELISA、IFA 检测抗体,中和试验、补体结合试验及血凝抑制试验常用于流行病学调查。

六、布尼亚病毒

目前布尼亚病毒科包括 200 种以上的病毒,是虫媒病毒中最大的一个科。因首先从乌干达西部的布尼亚韦拉分离到本科的代表种——布尼亚韦拉病毒(Bunyamwera virus)而得名。1975 年正式命名,1980 年被区分为四个属,即布尼亚病毒属、纳伊罗病毒属、白蛉病毒属及乌库病毒属。2010 年 9 月 12 日,中国疾控中心有关部门从患者身上分离出一种“新型布尼亚病毒”。

(一)生物学性状

布尼亚病毒科是一类具球形、有包膜和分节段负链 RNA 病毒,抵抗力弱,不耐酸,易被热、乙醚、去氧胆酸钠和常用消毒剂、紫外线照射、脂溶剂和去垢剂等灭活等迅速灭活。直径为 90~100nm,从包膜伸出许多糖蛋白突起,内有 3 个螺旋对称的核壳,分别含大(L)、中(M)、小(S)3 个 RNA 节段,其总分子量为 60~70Da。

布尼亚病毒自然感染见于许多脊椎动物和节肢动物(蚊、蜱、白蛉等),可感染小鼠,并能在一些哺乳类、鸟类和蚊细胞培养中生长;有蚊媒、蜱媒、白蛉媒 3 种传播类型。有些病毒在其节肢动物媒介中,可经卵、交配或胚胎期传播。

(二)实验室诊断

1. 病毒分离　是最可靠的实验诊断方法,但耗时长,操作复杂,生物安全要求高。提纯的病毒经免疫电镜观察,可见到直径 80~110nm 的有膜球形颗粒,其形态符合布尼亚病毒科的特征。应用酶标抗体免疫电镜法,在感染细胞中见到直径 110~160nm 的类似布尼亚病毒颗粒和大量胞质内包涵体。

2. 血清学方法　可检测发病早期的 IgM 和恢复期的 IgG 抗体,IFA 敏感性和特异性均高于 ELISA,但需要荧光显微镜,ELISA 对实验仪器要求不高,尤其适合大批标本的检测。

3. 核酸检测　利用一步法实时荧光 PCR 技术,以发热伴血小板减少综合征布尼亚病毒编码区的高度保守区为靶区域,设计特异性引物及荧光探针,进行一步法 RT-PCR 扩增,用于血清标本中发热伴血小板减少综合征布尼亚病毒 RNA 的定量检测。另外,本试剂盒还带有内标物质,用于对核酸提取整个过程进行监控,减少假阴性结果的出现。

（成　军）

第七节　其他病毒

一、人乳头瘤病毒

人乳头瘤病毒（Human papillomavirus,HPV）是一种嗜上皮性病毒,在人和动物中分布广泛,有高度的特异性,长期以来,已知 HPV 可引起人类良性的肿瘤和疣,如生长在生殖器官附近皮肤和黏膜上的人类寻常疣、尖锐湿疣以及生长在黏膜上的乳头状瘤。

HPV 是一组病毒的总称,组成一个科,其病毒形态类似,但 DNA 限制性内切酶图谱各异,核壳体蛋白质的抗原性不同。目前已经确定的 HPV 型别有 80 余种,依其感染的上皮所在部位分为皮肤型 HPV 和生殖道上皮 HPV,大约 35 种型别可感染妇女生殖道,约 20 种与肿瘤相关（下文提到的 HPV 感染均为女性生殖道感染）。依据不同型别 HPV 与肿瘤发生的危险性高低分为低危险型别和高危险型别 HPV,低危险型别 HPV 包括 HPV6、11、42、43、44 等型别,常引起外生殖器湿疣等良性病变包括宫颈上皮内低度病变（CIN I）,高危险型别 HPV 包括 HPV16、18、31、33、35、39、45、51、52、56、58、59、68 等型别,与宫颈癌及宫颈上皮内高度病变（CIN Ⅱ/Ⅲ）的发生相关,尤其是 HPV16 和 18 型。

（一）生物学性状

HPV 是一种具有种属特异性的嗜上皮病毒,直径为 45~55nm,衣壳呈二十面体立体对称,含 72 个壳微粒,没有囊膜,完整的病毒颗粒在氯化铯中浮密度为 1.34g/ml,在密度梯度离心时易与无 DNA 的空壳（密度 1.29g/ml）分开。HPV 基因组是一闭环双股小 DNA,分子量为 5×10^6Da,包含 8 000 个碱基对。按功能可分为早期区（E 区）、晚期区（L 区）和非编码区（NCR）三个区域。E 区分为 E1~E7 开放阅读框架,主要编码与病毒复制、转录、调控和细胞转化有关的蛋白。L 区分 L1 和 L2,分别编码主要衣壳蛋白和次要衣壳蛋白。非编码区（NCR）是早期转录区（E 区）与晚期转录区（L 区）间的 DNA 片段,长度约 1.0kb,负责转录和复制的调控。

通过对 HPV 克隆基因的 DNA 杂交试验及酶谱分析,以核苷酸同源性少于 50% 定为新型别,至今已鉴定出 70 多型 HPV。每一型别都与体内特定感染部位和病变有关。人乳头瘤病毒各型之间有共同抗原,即属特异性抗原,存在于 L1 蛋白,它与牛乳头病毒（BPV）有交叉反应。L2 蛋白为型特异性抗原,各型间不发生交叉反应。

HPV 在体外细胞培养尚未完成。它具有宿主和组织特异性,只能感染人的皮肤和黏膜,不能感染动物。HPV 感染后在细胞核内增殖,细胞核着色深,核周围有一不着色的空晕,此种病变细胞称为空泡细胞（koilocytotic cells）。

（二）实验室诊断

疣的诊断主要依靠临床特点,对不能确诊的病例,可选下列各种方法辅助诊断。

1. 染色镜检　将疣状物做组织切片或生殖道局部黏液涂片,用帕尼科拉染剂染色后,光镜下观察到特征性空泡细胞或角化不良细胞和角化过度细胞,可初步诊断 HPV（即液基细胞学形态学诊断）。

2. 血清学试验　应用重组技术表达抗原检测患者血清中 IgG 抗体。或抗原免疫动物制备免疫血清或单克隆抗体检测组织或局部黏液中 HPV 抗原。

3. 人乳头瘤病毒 DNA 及分型检测　根据不同标本采用点杂交或原位杂交检测 HPV-DNA。亦可选择适当的特异序列,合成引物做 PCR 后进行杂交,PCR 具有敏感、特异及可选择不同型别的引物扩增后分型等优点。

二、人细小病毒 B19

人细小病毒 B19（*Human parvovirus B19*，HPV-B19）是 1974 年由 Cossart 等从编号为 B19 无症状健康供血员血液中偶然发现。属细小病毒科细小病毒属，是该属病毒中唯一能感染人类的病毒；也是动物病毒中以对人类具有致病性的最小单链线状 DNA 病毒。与人类多种疾病密切相关。

（一）生物学性状

人细小病毒 B19 能独立地自我复制，其基因组相对较小，长约 5.5kb。电镜下 B19 颗粒直径平均为 23nm，呈对称二十面体，分子量为 $(1.55～1.97) \times 10^6$Da。B19 是一种热稳定病毒，在 60℃能存活 12 小时。B19 有两种结构蛋白 VP1（83kD）和 VP2（58kD）及一个非结构蛋白 NS-1（77kD），NS-1 与 B19 毒力有关。

B19 病毒株分为 5 种基因型，92% 为 Ⅲ 型、Ⅳ 型，中国西安发现的 3 株均属 Ⅴ 型，相同基因型的 B19 病毒可导致不同的疾病，而症状相近的患者体内可检出基因型完全不同的 B19 病毒。B19 病毒流行株存在时间及地理的差异，如 Ⅳ 型仅限于日本，Ⅲ 型主要在日本及英国，欧美等国大多属 Ⅱ 型，Ⅴ 型主要分布于美国，1981—1987 年为 Ⅰ～Ⅳ 型病毒株，1990—1994 年几乎全是 Ⅲ 型。

（二）实验室诊断

患者血清中电镜检查病毒颗粒费用昂贵，且病毒血症存在短暂。

检测特异性 IgM 和 IgG 抗体，因 B19 病毒抗原来源困难，未能普及，且 IgG 阳性只说明既往感染，仅 IgM 阳性可作为早期急性感染诊断指标。一般 IgM 出现于感染后 3 日，第 2～3 周高峰，持续 2～4 个月；IgG 出现于感染后第 1～2 周，可持续多年或终身。

B19 酶联免疫吸附实验（ELISA）具有简便、快速、特异性强等特点，但抗原来源十分困难，因而国内目前主要使用 PCR 检测方法。

三、狂犬病毒

狂犬病是由狂犬病毒（*Rabies virus*，RV）引起的人畜共患传染病。早在 1884 年病毒发现之前，法国科学家巴斯德就发明了狂犬病疫苗。

（一）生物学性状

狂犬病毒属于弹状病毒科弹状病毒属，是引起狂犬病的病原体。外形呈弹状，核衣壳呈螺旋对称，表面具有包膜，内含有单链 RNA。病毒颗粒外有囊膜，内有核蛋白壳。囊膜的最外层有由糖蛋白构成的许多纤突，排列比较整齐，此突起具有抗原性，能刺激机体产生中和抗体。病毒含有 5 种主要蛋白（L、N、G、M1 和 M2）和 2 种微小蛋白（P40 和 P43）。L 蛋白有转录作用；N 蛋白是组成病毒粒子的主要核蛋白，是诱导狂犬病细胞免疫的主要成分，常用于狂犬病病毒的诊断、分类和流行病学研究；G 蛋白是构成病毒表面纤突的糖蛋白，具有凝集红细胞的特性，是狂犬病病毒与细胞受体结合的结构，在狂犬病病毒致病与免疫中起着关键作用；M1 蛋白为特异性抗原，并与 M2 构成细胞表面抗原。

狂犬病毒具有 2 种主要抗原：一种是病毒外膜上的糖蛋白抗原，能与乙酰胆碱受体结合使病毒具有神经毒性，并使体内产生中和抗体及血凝抑制抗体，中和抗体具有保护作用；另一种为内层的核蛋白抗原，可使体内产生补体结合抗体和沉淀素，无保护作用。

患者和患病动物体内所分离到的病毒，称为自然病毒或街毒（street virus），其特点是毒力强，但多次通过兔脑后成为固定毒（fixed virus），毒力降低，可以制作疫苗。

狂犬病毒不耐热，在 50℃时 1 小时，100℃时 2 分钟即可灭活；对酸、碱、苯扎溴铵、甲醛溶液等消毒药物敏感；70% 乙醇、0.01% 碘液和 1%～2% 肥皂水亦能使病毒灭活。

（二）实验室诊断

主要有脑组织内基小体检验；荧光免疫方法检查抗体；分泌物动物接种实验；血清学抗体检查；逆转录 PCR 方法检查病毒 RNA。

四、痘病毒

痘病毒（Poxviridae）为哺乳动物的最大及最复杂的病毒（170nm × 950nm）。包含 2 个亚科，痘病毒脊索亚科（Chordopoxvirinae）、痘病毒昆虫亚科（Entomopoxvirinae），这 2 个亚科各有 8 个和 4 个属。不同的动物有不同品系的病原病毒。遗传物质为双股 DNA，长度为 130～375knt；病毒直径为 140～260nm，最大的病毒属于痘病毒科。通常可区分为 8 个属，分别为正痘病毒属（Orthopox virus）、骆驼痘病毒属（Capripox virus）、猪痘病毒属（Suipox virus）、兔痘病毒属（Leporipox virus）、软体动物痘病毒属（Molluscipox virus）、雅塔痘病毒属

（Yatapox virus）、禽痘病毒属（Avipox virus）、副痘病毒属（Parapox virus），其中正痘病毒属及副痘病毒属为人类的重要病原体。同一属病毒的血清反应常有广泛的交叉反应，但各属间仅有一种共同抗原，此抗原一般认为是一种核蛋白复合体。天花的病原 Variola 病毒为 Orthopox virus 属，此病毒曾经摧残全人类，目前已被扑灭。天花（Variola）及传染性软疣（molluscum contagiosum）病毒只对人类有病原性。

痘类病毒是所有病毒中最大最复杂的病毒，痘类病毒的独立自主能力最强，甚至能在去核细胞中进行 DNA 复制，其基因组至少能为 75 种蛋白质编码，包括 DNA 聚合酶、胸苷激酶、脱氧核糖核酸酶和聚核苷酸连接酶。主要有天花病毒、软疣痘病毒、羊痘疮病毒等，代码与科目分类为 00.058，属痘病毒科（Poxviridae）痘类病毒（Poxvirus），其中的天花病毒所引起的天花曾是人类历史上威胁极大且病死率很高的疾病，天花病毒已在 1977 年被消灭。天花和软疣只感染人类，而羊痘疮为动物传染病。

（一）生物学性状

痘病毒为双链线性 DNA 病毒，有囊膜，病毒粒子为砖形或卵圆形，大小为（170~250）nm ×（300~325）nm。

痘病毒对热、直射阳光、碱和大多数常用消毒剂均较敏感，但在痘皮中能耐受干燥，在自然环境中能存活 6~8 周。

（二）实验室诊断

取皮肤样品做电镜检查、免疫组化、核酸检测、血清学试验。

五、丝状病毒

丝状病毒科（Filoviridae）在分类上属于丝状病毒科（Filovirus）。它包括两种病毒，即马尔堡病毒（Marburg virus，MBV）和埃博拉病毒（Ebola virus，EBV）。

（一）生物学性状

根据早期的形态学观察，将马尔堡病毒归于弹状病毒科，尽管这类病毒在粒子长度、结构及蛋白多肽等方面与弹状病毒存在差异。进一步的形态学及形态发生学、理化学和分子生物学研究表明，马尔堡病毒和埃博拉病毒具有独自的特性。

1. 形态特征　丝状病毒具有囊膜，形态呈多样性，可见杆状、丝状（有时带有大量分枝）、U 字形、6 字形或环状。病毒粒子的长度差异很大，最

长可达 14 000nm，但直径通常为 70~90nm。病毒表面突起长 7~10nm，每个突起之间的间隔为 10nm。在病毒囊膜内是一个管状核心，直径约为 50nm，中央有一直径约 20nm 的轴，由螺旋状核衣壳所围绕，使整个核心的表面呈横纹结构。这是丝状病毒在形态学上与弹状病毒相似之处。

病毒粒（virion）具有复杂构造，具外套膜（envelope）、核鞘（nucleocapsid）、聚合酶复合体和基质（matrix）。病毒粒包裹在外套膜中。病毒的外形呈丝状，或具分枝多形态，或 U 形、6 字形或圆形（特别在纯化后），病毒的直径约 80nm，可达 1 400nm 长，纯化出的病毒长度可能达 790~970nm。表面有瘤状突起的形状，散布在脂质双层膜中。

2. 理化学特性　病毒粒子的分子量为（300~600）× 10^6Da。长形粒子的沉淀系数很高，但具有感染性的杆状粒子约为 1 400S。在酒石酸钾中的浮密度约为 1.14g/cm³；在氯化铯中，核衣壳的浮密度为 1.32g/cm³。

丝状病毒室温下非常稳定，但 60℃ 30 分钟可以破坏。对脂溶剂、β- 丙内酯、甲醛、次氯酸、铵离子、酚类消毒剂、紫外线和 γ 射线等敏感。

3. 化学组成

（1）核酸：病毒粒子含有一个非节段性负股 ssRNA，大小约为 19kb，带有互补末端序列。RNA 占病毒粒子质量的 1% 左右。

（2）蛋白质：丝状病毒粒子具有 7 种蛋白质，分别称为 L、G、N、VP40、VP35、VP30、VP24。

（3）脂质：病毒囊膜来自宿主细胞膜，因此含有与细胞膜相似的脂质成分。

（4）糖类：丝状病毒含有糖基化的蛋白质，糖蛋白有复合型、杂交型和甘露糖苷型的 N 聚糖，还有中性黏蛋白型的 O 聚糖。聚糖约占糖蛋白量的 50%。马尔堡病毒聚糖没有唾液酸，这是它与埃博拉病毒的区别之一。

4. 基因组结构与复制　负股丝状病毒基因组含有 7 个开放阅读框架（ORF），它们的顺序是 3'-N-VP35-VP40-G-VP30-VP24-L-5'。在 G 蛋白基因内有一个次级 ORF，编码一个 15kDa 的蛋白质。在 G 基因的两侧，具有保守性的转录终止和启始信号以及高度保守的五聚体 3'-UAAUU。另外，还有较长的 mRNA3' 和 5' 非编码区及基因组 RNA 末端序列。马尔堡病毒 VP30 mRNA 的 3' 非编码端被 VP24 mRNA 的 5' 非编码端所覆盖。埃

博拉病毒的情况也与此相类似,VP35 的 3' 端为 VP40 mRNA 的 5' 端所覆盖,G 蛋白 mRNA 的 3' 端为 VP30 的 5' 端覆盖,VP24 的 3' 端为 L mRNA 的 5' 端覆盖。

5. 抗原特性　在体外,丝状病毒的感染性不易被中和,只有在稀释病毒、固定血清的情况下才能检测到中和抗体,而且要求使用的血清稀释度小于 1∶10。应用上述试验,马尔堡病毒和埃博拉病毒之间具有很小的抗原交叉反应。马尔堡病毒目前只发现 1 个血清型。根据埃博拉病毒的抗原性差异,可分为 3 个血清型,即扎伊尔(Zaire)、苏丹(Sudan)和莱斯顿(Reston),G 蛋白表位决定着病毒的血清型。

（二）实验室诊断

由于这两种病毒均具有极高的传染性,对人类的危害极大,实际操作要求在 P4 级的实验室中进行;一般临床微生物学实验室(具有二级生物安全条件)只能检测血清学标本中相应抗体,而不能做病毒的分离培养。检查方法包括电镜检查标本中病毒颗粒、免疫组化、抗原捕获 ELISA、RT-PCR 等。

六、多瘤病毒

多瘤病毒(Polyomaviurs,PY)在分类上属于多瘤病毒科(Polyomaviridae),多瘤病毒科包括 PY、猴空泡病毒(SV40)、BK 多瘤病毒(BKV)、卡波西肉瘤疱疹病毒(KSHV/HHV-8)等,它们的生物学特性也各不相同。PY 病毒是 Gross 在 1953 年从 AKR 小鼠白血病病毒传递过程中分离出来的,在实验室和野生的小鼠间以潜伏的形式广泛分布,幼鼠由于接触成年鼠的尿或唾液而被感染,在自然的情况下一般不会诱发肿瘤。新生的小鼠、大鼠、仓鼠、家兔、豚鼠等,对 PY 特别敏感,可以诱发多

个部位或器官发生肉瘤或癌症,故称为多瘤病毒。1957 年 Steward 和 Eddy 首先在小鼠胚胎纤维细胞中培养 PY 获得成功,继之发现 PY 还可以使小鼠和仓鼠成纤维细胞发生转化,从 PY 分离的 DNA 也具有转化细胞的能力。

（一）生物学性状

PY 和 SV40 病毒颗粒皆为二十面体立体对称结构,它们的直径大小、壳粒数目和 DNA 分子量等都相同,但是所含蛋白质成分有差异。SV40DNA 含 5 243 个碱基对,而 PY 病毒为 5 292 个碱基对组成的环状双链 DNA 分子。分离和纯化的病毒 DNA 具有感染性,在体外可使细胞转化并对仓鼠诱发肿瘤。对 SV40 病毒的结构已经进行了较详尽的研究,其基因组核苷酸序列分析、基因定位及其复制的各种蛋白质都已有较清楚的了解。SV40 病毒基因组以 EcoRl 内切酶切点作为 0 点分成 100 等分,Ori 点是 DNA 双向复制的起始点。SV40 病毒基因组内的早期编码进程是逆时钟方向,在病毒 DNA 复制前,编码的蛋白质(大 T、小 T 抗原)与诱发宿主细胞的转化有关;晚期编码区进程为顺时针方向,是在病毒 DNA 复制开始以后,编码的蛋白质为 3 种病毒壳体蛋白 VP1、VP2 和 CP3,这些蛋白是病毒的结构蛋白,不参与细胞的转化过程。PY 的物理结构图与 SV40 相似,也是环状结构,但 Ori 起始点不同,而且早期编码区的进程是顺时针方向,编码 3 种蛋白(大 T、中 T 和小 T 抗原)。

（二）实验室诊断

脑脊液 PCR 或脑组织电镜检查 JC 病毒,尿液 PCR 或细胞学检查 BK 病毒,血清学试验用于流行病学调查。

(成　军)

第八节　亚　病　毒

病毒包括真病毒和亚病毒,真病毒就是我们通常意义上所讲的病毒,以 DNA 或者 RNA 为遗传物质,外面有蛋白质衣壳包裹。亚病毒则包括类病毒、拟病毒和朊病毒。类病毒只由独立侵染性的 RNA 所组成;拟病毒一般仅由裸露的 RNA 或者

DNA 所组成,是在真病毒中寄生的一种有缺陷的病毒;而朊病毒又称普利昂、朊粒或者蛋白质侵染子,是一种不含核酸的传染性蛋白质分子。目前发现类病毒、拟病毒感染高等植物,朊病毒感染人类和动物。

一、类病毒

早在 1922 年,在美国发现了一种严重影响马铃薯产量的马铃薯纺锤形块茎病(potato spindle tube disease,PSTD),1960 年以来,在我国的黑龙江省也发现了这类病毒,造成马铃薯减产 20%~70%,1971 年由瑞士 Diener 等人首次报道证实为马铃薯纺锤形块茎病类病毒(potato spindle tuber viroid,PSTVd,Vd 是用来与病毒加以区别),在电镜下可见到 RNA 分子呈 50nm 长的杆状分子,共有 359 个碱基对,并证实是游离的 RNA,为此正式命名为类病毒。迄今发现的类病毒已有近 20 种,其中多为植物类病毒。植物类病毒能引发多种植物疾病,例如番茄簇顶病、柑桔裂皮病、黄瓜白果病、椰子死亡病等,危害很大。防治的方法主要选择无感染的种子和繁殖体,以及防止机械传播。

（一）生物学性状

类病毒是目前已知最小的可传染的专性细胞内寄生的致病因子,又称感染性 RNA、病原 RNA、壳病毒,仅为一裸露无蛋白外壳的共价闭合的单链环状 RNA 分子,是一种和病毒相似的感染性颗粒,比普通病毒简单。

类病毒是无蛋白质外壳保护的游离的共价闭合环状单链 RNA 分子,侵入宿主细胞后自我复制,并使宿主致病或死亡。在天然状态下类病毒 RNA 以高度碱基配对的棒状结构形式存在,其分子量约 10^5Da（"真病毒"为 10^6~10^8Da）,是已知的最小 RNA 卫星病毒直径大小的 1/4。

目前关于类病毒的感染和复制机制尚不清楚。

类病毒能耐受紫外线和作用于蛋白质的各种理化因素,比如对蛋白酶、胰蛋白酶、尿素等都不敏感（"真病毒"均敏感）,在 90℃下仍能存活（"真病毒"在 50~60℃下失活）。

（二）实验室诊断

主要使用 RT-PCR 方法检测类病毒的 RNA。

二、拟病毒

拟病毒(Virusoid)也称为类病毒,它是一种环状单链 RNA。

（一）生物学性状

拟病毒的蛋白质衣壳内都含有两种 RNA 分子,一种是分子量为 1.5×10^6Da 的线状 RNA 1,另一种是分子量约为 10^5Da 的类似于类病毒的环状 RNA 2,这种 RNA 2 分子被称为拟病毒。拟病毒有

两种分子结构,一是环状 RNA 2,二是线状 RNA 3。RNA 2 和 RNA 3 是由同一种 RNA 分子所呈现的两种不同构型,其中 RNA 3 可能是 RNA 2 的前体,即 RNA 2 是通过 RNA 3 环化而形成的。拟病毒在核苷酸组成、大小和二级结构上均与类病毒相似,而在生物学性质上却与卫星 RNA(satellite RNA)相同,如:①单独没有侵染性,必须依赖于辅助病毒才能进行侵染和复制,其复制需要辅助病毒编码的 RNA 依赖性 RNA 聚合酶;②其 RNA 不具有编码能力,需要利用辅助病毒的外壳蛋白,并与辅助病毒基因组 RNA 一起包裹在同一病毒粒子内;③卫星 RNA 和拟病毒均可干扰辅助病毒的复制;④卫星 RNA 和拟病毒同辅助病毒基因组 RNA 比较,它们之间没有序列同源性。根据卫星 RNA 和拟病毒的这些共同特性,现在也有许多学者将它们统称为卫星 RNA 或卫星病毒。

（二）实验室诊断

主要使用 RT-PCR 方法检测。

三、阮病毒

1982 年由诺贝尔奖获奖者美国加州大学旧金山分校动物病毒学家 Stanley Prusiner 发现羊瘙痒病是蛋白质侵染引起的疾病,并称为"Prion"即阮病毒,提出的阮病毒一词是由感染性蛋白(infectious protein)引出的缩写词。它被认为是家族进行性神经变性疾病——传递性海绵状脑病(transmissible spongiform encephalopathy,TSE) 的病原体,最著名的 TSE 是牛海绵状脑病(BSE),亦即疯牛病。

自从认识到食用牛肉可引起人类 TSE 后,人们对 BSE 的关注程度大大提高。大多数的 BSE 病例报道来自英国,英国人把大多数源于牛的 TSE 病例称作克 - 雅病(Creutzfeldt-Jakob disease,CJD)的变种。

羊瘙痒病是羊的一种中枢神经系统退化性紊乱疾病。表现为毛脱落、皮肤瘙痒、失去平衡和后肢麻痹等症状。这种"羊瘙痒病"的病原是经过近两个世纪的研究未能解决的一个谜。

（一）生物学性状

阮病毒又称蛋白质侵染因子,是一类能侵染动物并在宿主细胞内复制的小分子无免疫性疏水蛋白质。S.B. Prusiner 以严格的试验证明了阮病毒仅由蛋白质组成,分子量为 10^4Da,在电子显微镜下单体呈杆状,直径 25nm,长 100~200nm,通常均以

丛状排列存在。

朊病毒对许多理化因子有很强的抵抗力,如甲醛、DNA 酶、紫外线、γ 射线和超声波。在 80℃ 不被破坏,但对苯酚、蛋白酶、尿素等敏感,对干扰素不敏感,迄今尚无有效防治方法。上述特性既说明朊病毒具有蛋白质的特性,又与"真病毒"有明显的差异。

（二）实验室诊断

除免疫印迹法外,还有检测抗体的 ELISA 法或其他免疫学检测方法,但这些检测抗体的方法不能区别致病性朊病毒和正常朊病毒。与免疫印迹法相同,样品需用蛋白酶 K 进行预处理。

（成　军）

第九节　新发传染病相关病毒

新发传染病(emerging infectious disease,EID)是指新确定和先前未知的或以往的传染病重新引起局部或在世界范围内流行和传播的传染病。近年来,人们都普遍认为,在与传染病的斗争中,人类已取得了胜利。事实上,传染病的防治的确已取得了令人瞩目的进展:天花已经消灭,其他传染病也将得到控制或消灭。但伴随而来的是许多新、旧传染病正在以令人吃惊的速度传播,全球面临新出现的和重新出现的传染病的威胁。

一、SARS 冠状病毒

1937 年,冠状病毒(Coronavirus)首先从鸡身上分离出来。1965 年,分离出第一株人的冠状病毒。由于在电子显微镜下可观察到其外膜上有明显的棒状粒子突起,使其形态看上去像中世纪欧洲帝王的皇冠,因此命名为"冠状病毒"。

1975 年,病毒命名委员会正式命名了冠状病毒科。根据病毒的血清学特点和核苷酸序列的差异,目前冠状病毒科分为冠状病毒和环曲病毒两个属。冠状病毒科的代表株为禽传染性支气管炎病毒(avian infectious bronchitis virus,IBV)。

在 2002 年冬到 2003 年春流行全球的严重急性呼吸综合征(severe acute respiratory syndrome,SARS),经 WHO 确认为冠状病毒的一个变种引起的。变种冠状病毒与流感病毒有亲缘关系,但它非常独特,以前从未在人类身上发现,科学家将其命名为"SARS 冠状病毒"。

（一）生物学性状

SARS 冠状病毒粒子呈不规则形状,直径为 60~220nm。病毒粒子外包裹脂肪膜,膜表面有三种糖蛋白:刺突糖蛋白(S,spike protein,是受体结合位点、溶细胞作用和主要抗原位点);小包膜糖蛋白(E,envelope protein,较小,与包膜结合的蛋白);膜糖蛋白(M,membrane protein,负责营养物质的跨膜运输、新生病毒出芽释放与病毒外包膜的形成)。少数种类还有血凝素糖蛋白(HE 蛋白,hemagglutinin-esterase)。SARS 冠状病毒的核酸为非节段单链正义 RNA,长 27~31kb,是 RNA 病毒中最长的 RNA 核酸链,具有正链 RNA 特有的重要结构特征:即 RNA 链 5' 端有甲基化"帽子",3' 端有 PolyA "尾巴"结构。这一结构与真核 mRNA 非常相似,也是其基因组 RNA 自身可以发挥翻译模板作用的重要结构基础,而省去了 RNA-DNA-RNA 的转录过程。SARS 冠状病毒的 RNA 和 RNA 之间重组率非常高,病毒出现变异正是由于这种高重组率。重组后,RNA 序列发生了变化,由此核酸编码的氨基酸序列也变了,氨基酸构成的蛋白质随之发生变化,使其抗原性发生了变化。而抗原性发生变化的结果是导致原有疫苗失效,免疫失败。

SARS 冠状病毒成熟粒子中,并不存在 RNA 病毒复制所需的 RNA 聚合酶(viral RNA polymerase),它进入宿主细胞后,直接以病毒基因组 RNA 为翻译模板,表达出病毒 RNA 聚合酶。再利用这个酶完成负链亚基因组 RNA(sub-genomic RNA)的转录合成、各种结构蛋白 mRNA 的合成,以及病毒基因组 RNA 的复制。SARS 冠状病毒各个结构蛋白成熟的 mRNA 合成,不存在转录后的修饰剪切过程,而是直接通过 RNA 聚合酶和一些转录因子,以一种"不连续转录"(discontinuous transcription)的机制,通过识别特定的转录调控序列(transcription regulating sequence,TSR),有选择性地从负义链

RNA上,一次性转录得到构成一个成熟 mRNA 的全部组成部分。结构蛋白和基因组 RNA 复制完成后,将在宿主细胞内质网处装配生成新的 SARS 冠状病毒颗粒,并通过高尔基体分泌至细胞外,完成其生命周期。

SARS 冠状病毒通过呼吸道分泌物排出体外,经唾液、喷嚏、接触传染,并通过空气飞沫传播,感染高峰在秋冬和早春。病毒对热敏感,紫外线、来苏尔、0.1% 过氧乙酸及 1% 克辽林等都可在短时间内将病毒杀死。

（二）实验室诊断

病原学检测需要在 BSL3 以上实验室进行。对 SARS 冠状病毒进行实验室检测的方法主要有抗体检测和基因检测。

1. PCR 检测核酸　至少 2 份不同的临床标本(如上呼吸道样本和排泄物标本)检测结果阳性;在病程间隔 2 日或 2 日以上采取的相同临床标本(如 2 个或多个上呼吸道标本)检测结果阳性;或对同一临床标本同时采用 2 种不同检测方法或重复 PCR 检测结果阳性。

2. 血清学试验　ELISA 或 IFA 方法血清学检测结果急性期血清抗体阴性,恢复期血清抗体阳性或抗体滴度在急性期和恢复期的变化在 4 倍或 4 倍以上。

3. 病毒分离培养　从任何经 PCR 有效方法确认阳性标本的细胞培养中分离到 SARS 冠状病毒。

二、禽流感病毒

禽流感是禽类流行性感冒的简称,它是一种禽类的烈性病毒性传染病,由甲（A）型流感病毒引起,故甲型流感病毒一般俗称禽流感。1878 年意大利暴发了被当地成为鸡瘟的首例禽流感疫情。1902 年,Centannic 等人认为此病是由"可过滤"病原引起,并从该疫情患者中首次分离到病毒株。住院患者的临床资料分析提示,呼吸衰竭是最常见的并发症,许多患者的病情迅速进展至急性呼吸窘迫综合征（ARDS）甚至多器官功能衰竭。

（一）生物学性状

1. 基本特性　禽流感病毒（Influenza virus）属于正黏病毒科（Orthomyxoviridae）,是一类包膜且分节段的单负链 RNA 病毒,禽流感病毒粒子具有多种形态,一般呈椭圆形,直径为 80~120nm,主要结构为病毒核酸与蛋白质组成的核衣壳和包膜。

禽流感病毒的基因组全长 13 600bp,由八个片段组成,这八个基因片段的 5' 端前 13 个核苷酸和 3' 端 12 个核苷酸高度保守,且按顺序被分为片段 1~片段 8,并分别编码 PB2 酶蛋白、PB1 酶蛋白、PA、HA、核蛋白 NP、NA、基质蛋白（M1、M2）、非结构蛋白（NS1、NS2）。流感病毒的 RNP 无感染性。根据病毒粒子表面上的血凝素（hemagglutinin,HA）和神经氨酸酶（neuraminidase,NA）两种表面抗原的结构及其基因特性的不同,禽流感可分为不同的亚型,目前已发现 18 种 HA 亚型和 11 种 NA 亚型,理论上禽流感可有 198 种亚型组合,两种抗原亚型之间组合形成了具有不同抗原特性和致病性的流感病毒亚型,几乎每种亚型组合的禽流感病毒都可以感染鸟类,只有部分病毒亚型(主要是 H1、H5、H7、H9 亚型)才能感染哺乳动物甚至人类。而根据引起家禽疾病的严重程度不同,世界动物卫生组织将禽流感病毒又分成了高致病性禽流感病毒（*High pathogenic avian influenza virus*,HPAIV）以及低致病性禽流感病毒（*Low pathogenic avian influenza virus*,LPAIV）两大类。

2. 变异方式　禽流感病毒易于发生抗原性变异、温度敏感性变异等,抗原性变异是禽流感病毒变异的主要形式,病毒表面 HA 和 NA 是主要的变异成分。禽流感病毒的抗原性变异包括抗原性转变（antigenic shift）和抗原性漂移（antigenic drift）两种形式。抗原性转变属于质变,是指在自然流行条件下,禽流感病毒表面的一种或两种抗原结构发生大幅度的变异,或者由于两种或两种以上禽流感病毒感染同一细胞时发生基因重组而形成,并出现与前次流行株的抗原结构不同的新亚型,如以前中国香港暴发的 H3N2、美国暴发的 H5N1 和 2013 年中国暴发的新型 H7N9、2015 年出现的 H5N6。抗原性漂移属于量变,即亚型内变异,变异幅度小或变异连续,通常由病毒基因点突变和人群免疫力选择性降低而引起,易于发生小规模流感流行。

3. 理化性质　禽流感病毒对外界环境敏感,高温、紫外线及各种消毒药均能将其杀死。56℃ 加热 30 分钟、100℃ 煮沸 2 分钟即可被灭活,反复冻融也能使病毒灭活。病毒粒子在 4~40℃ 之间很不稳定,只能存活一段时间(若经冰冻干燥等技术处理后可在 4℃ 条件下长期保存);在 -40~-10℃ 时可以保存 2 个月;-70℃ 以下则保存时间可达数年且病毒活性保持不变。据研究报道禽流感病毒的 pH 在 7.0~8.0 时其活性最大,pH 小于 3.0 或大于 10.0

时,都会使其感染活性快速失活。

（二）实验室诊断

禽流感病毒实验室诊断包括直接抗原检测、细胞培养以及 RT-PCR 检测 RNA。但必须注意的是,普通流感病毒可以在 BSL2 实验室进行检测或分离培养,但高致病性禽流感病毒的培养和检测必须在 BSL3 以上的实验室进行。

1. 显微镜检查   流感病毒的典型形态学形态能通过电子显微镜（EM）直接或间接检查到,可见球形或丝状病毒颗粒,球形直径为 80~120nm,丝状可长至数百至数千纳米。免疫电子显微镜是最灵敏的电子显微镜,在实验中当用到超免疫血清时能分辨不同的病毒到型和亚型。

2. 抗原检测   抗原检测试验用于快速检测流感病毒和确认分离培养的类型。采用间接或直接免疫荧光法、ELISA 检测临床标本或细胞培养物中的病毒抗原,可进行快速诊断。荧光素标记的流感病毒特异性抗体主要检查患者鼻黏膜印片或呼吸道脱落上皮细胞涂片中的病毒抗原,或用单克隆抗体 ELISA 检查患者呼吸道脱落上皮细胞或咽漱液中的病毒颗粒或病毒抗原,可在 1~3 日内辅助临床诊断。

3. 抗体检测   检测流感病毒抗体水平,须取急性期（发病 1~3 日）和恢复期（病后 3 周）双份标本。用 HI 试验检测抗体效价,如果恢复期比急性期血清效价升高 4 倍以上,即可明确诊断。试验时,要选用流行的病毒株,用胰蛋白酶等处理血清以排除血清中存在的非特异性抑制物。补体结合试验（complement fixation,CF）可以检测抗 NP、MP 抗体,这些抗体出现早、消失快,可以作为新近感染的指标。

4. 核酸检测   以 RT-PCR（最好采用 real-time RT-PCR）法检测呼吸道标本（咽拭子、口腔含漱液、鼻咽或气管抽取物、痰）中的禽流感病毒核酸,结果可呈阳性。

5. 细胞培养   细胞培养是禽流感病毒诊断的"金标准",禽流感病毒可以在不同的细胞系生长,主要包括猴肾细胞、vero 细胞、人二倍体肺成纤维细胞、犬肾细胞（MDCK 细胞）。禽流感病毒的培养应每 2~3 日通过倒置显微镜来观察有无细胞病变效应（CPE）,以证明病毒培养结果。

三、手足口病

手足口病（HFMD）是由肠道病毒引起的传染病,多发生于 5 岁以下儿童,可引起手、足、口腔等部位的疱疹,少数患儿可引起心肌炎、肺水肿、无菌性脑膜脑炎等并发症。个别重症患儿如果病情发展快,可导致死亡。

引发手足口病的肠道病毒有 20 多种（型）,柯萨奇病毒 A 组的 16、4、5、9、10 型,B 组的 2、5 型,以及肠道病毒 71 型均为手足口病较常见的病原体,其中以柯萨奇病毒 A16 型（Cox A16）和肠道病毒 71 型（EV 71）最为常见。

（一）生物学性状

见肠道病毒相关内容。

（二）实验室诊断

1. 手足口病的实验室检测原则和程序   为规范手足口病的标本采集、运送及实验室检测操作程序,提高检测准确性,从而为手足口病的明确诊断和相关实验研究提供可靠的依据,目前已有手足口病实验室检测的试行方案。

手足口病的诊断一般是通过采集适当的临床标本后进行病毒分离和病毒鉴定,如果没有采集到合适的临床标本,或无法进行病毒分离,也可以通过血清学检测（如中和实验）来检测血清中的中和抗体,或直接从临床标本中检测病毒的核酸来诊断。

一般是由省级病毒实验室进行病毒分离,暴发疫情范围较大时,国家参比实验室也可以提供技术支持。病毒分离成功后,送到国家参比实验室进行鉴定或复核,同时对全国手足口病的病原进行病毒学监测。国家参比实验室接到标本后,在 30 日内将结果反馈给省级实验室。

很多血清型的肠道病毒能引起手足口病,不同细胞系对不同病毒的敏感性所不同,而不同时期肠道病毒的流行株也不同。通常用于肠道病毒分离的细胞系为 RD 细胞（对 CA16 和 EV71 敏感）、HEp-2 细胞（对某些柯萨奇 B 组病毒敏感）等,联合使用上述两种或更多细胞（如 vero 细胞）有助于分离到更多的肠道病毒。

使用血清型特异性的中和抗血清进行中和实验是肠道病毒鉴定的基本方法,如果使用了适当的抗血清,实验结果是比较可靠的。因为肠道病毒包括若干个血清型,通常使用组合抗血清进行鉴定,有些组合抗血清已经商品化。

当无法进行病毒分离或得不到适用于病毒分离用的标本时,血清学检测可以为肠道病毒的感染提供一个间接的证据。一般用急性期血清与恢复期血清的检测结果进行比较,抗体滴度呈 4 倍或以上增高证明有急性感染。但是,无症状的肠道病毒感染也是常见的,所以对检测结果的解释要慎重一些。

为了提高检测速度,也为了辅助中和实验法进行毒株鉴定,最近很多实验室都使用分子生物学方法。目前,用分子生物学方法对肠道病毒进行定型还没有统一的标准,而且要根据检测目的选择使用适用的方法。

2. 检测结果的评价　如果从临床标本中分离到肠道病毒,尤其是分离自脑脊液、疱疹液,那么该病毒很可能就是病因病原。当无法进行病毒分离或未分离到病毒时,血清学诊断方法可以作为病毒感染的间接证据。对于难以分离到的肠道病毒,分子生物学方法如 RT-PCR 是很有用的。肠道病毒有时引起无症状感染,所以实验结果的实际意义应结合临床过程和流行病学资料进行解释。

如果患者的粪便标本、咽拭子标本中病毒分离阳性率远高于对照人群;或者肠道病毒型特异性中和抗体滴度 ≥1:256;或恢复期血清中肠道病毒型特异性中和抗体较急性期有 4 倍或 4 倍以上增高;或者在病变组织中如疱疹液或脑脊液中分离到病毒;或者自患者血清、疱疹液或脑脊液等标本中检测到病原体核酸。则根据手、足、口等部位典型皮疹即可做出 HFMD 临床诊断,流行病学接触史有助于诊断。

四、中东呼吸综合征冠状病毒

中东呼吸综合征冠状病毒(*Middle East respiratory syndrome coronavirus*,MERS-CoV)是 2012 年 9 月在沙特阿拉伯首次发现的一种新型高致病性冠状病毒。MERS-CoV 感染可引起严重的呼吸道疾病,并伴有较高比例的急性肾衰竭和死亡。因其临床症状和 SARS-CoV 相似,故初期将其称为"类 SARS 冠状病毒",直到 2013 年 5 月,国际病毒分类委员会冠状病毒研究小组决定将此新型冠状病毒统一命名为"中东呼吸综合征冠状病毒"。

(一) 生物学性状

MERS-CoV 属冠状病毒科(Coronaviridae),形态结构为圆形或卵圆形,病毒颗粒直径为 60~220nm,核心为单股正链 RNA,外面覆盖有糖蛋白组成的棘突样结构。MERS-CoV 全基因组大小约为 30.1kb,至少包含 10 个开放阅读框,分别编码一个大的复制酶多聚蛋白(ORF1a/ORF1b)、表面棘突糖蛋白(spike,S)、小包膜蛋白(envelope,E)、外膜蛋白(membrane,M)、核衣壳蛋白(nucleocapsid,N)及 5 个非结构蛋白(ORF3、4a、4b、5 和 8)。其中由 ORF1a/ORF1b 编码的复制酶多聚蛋白包含两个多聚蛋白 PP1a 和 PP1ab,然后由蛋白酶剪切为 15 或 16 个非结构蛋白(nonstructural protein,NSP)产物 NSP1~NSP16,而 NSP12 即为 RNA 依赖的 RNA 聚合酶。

(二) 实验室诊断

1. 抗原检测　主要利用高选择性单克隆抗体检测病毒的 N 蛋白,可采用 Song 等建立的快速胶体金免疫层析法检测鼻咽拭子中的病毒抗原。

2. 血清学检测　自病毒发现以来,研究者已建立了间接免疫荧光法、ELISA、蛋白芯片技术及假病毒中和抗体测试等方法检测 MERS-CoV 的 IgM 和 IgG 抗体,其中 IgM 抗体可从发病后 2 日的患者血清中检测到,IgM 抗体可维持数月。IgG 抗体可在发病后 7~14 日检出,IgG 抗体可持续数年。间隔 1 周及以上的两份血标本 IgM 抗体阳转或 IgG 抗体滴度 4 倍及以上具有诊断意义。

3. 核酸检测　主要通过逆转录 PCR 方法检测病毒 RNA,WHO 推荐将 MERS-CoV 的包被蛋白基因的 5' 端上游序列作为初筛检测靶标,ORF1a/ORF1b 作为进一步确诊检测靶标。如果双靶标检测阳性,即可确诊;如果第一靶标阳性而第二靶标阴性,则需要检测其他基因。

4. 病毒分离培养　MERS-CoV 具有广嗜性,可用多种人源或非人源细胞系进行培养,一般使用 vero 和 LLC-MK2 细胞进行培养,接种 5 日内可观察到系列细胞病理改变。由于病毒培养所需周期较长,且需在生物安全三级实验室中进行,该法在 MERS-CoV 临床诊断中应用受限。

五、埃博拉病毒

埃博拉病毒(*Ebola virus*,EBOV)感染人类和非人类的灵长动物会引起病毒性出血热,它是以发热为特征的急性系统性疾病,可导致凝血障碍、暴发性休克和死亡。病毒首次暴发于 1976 年的苏丹南部和扎伊尔(即现在的刚果民主共和国埃博拉河地区),2014 年 2 月暴发于几内亚境内并迅速蔓延。目前,根据发源地和抗原特性可将埃博拉病毒分为五个亚型,即扎伊尔型(ZEBOV)、苏丹型(SEBOV)、莱斯顿型(REBOV)、科特迪瓦型(CEBOV)和本迪布焦型(BEBOV),除 REBOV 型对人不致病外,其余四种亚型感染后均可导致人发病。其中 ZEBOV 和 SEBOV 对人具有致命性。

（一）生物学性状

EBOV 属丝状病毒科,为不分节段的单股负链 RNA 病毒,一般呈长丝状体,有时也可能出现 U 字形、6 字形、缠绕、环状或分枝型,其长度约为 19kb,含有 7 个基因,依次编码核蛋白（NP）、病毒蛋白 35（VP35）、病毒蛋白 40（VP40）、糖蛋白（GP）、病毒蛋白 30（VP30）、病毒蛋白 24（VP24）和 RNA 聚合酶（L）。NP 主要为核衣壳蛋白质;VP30 和 VP35 功能尚不明确,但通过与 MBV 比较表明,它可能参与基因复制和基因表达调节;VP40 是一种基质蛋白,参与膜成分和 NP 的相互作用;GP 是通过转录编辑链接的两个开放读码框 ORF1 和 ORF2 编码,与毒力蛋白结构密切相关;VP24 是一种小的膜蛋白,与毒力蛋白结构有关;L 蛋白是一种 RNA 依赖的 RNA 聚合酶。

EBOV 在常温下较稳定,对热有中等抵抗力,56℃不能完全灭活,60℃加热 1 小时方能破坏其感染性;紫外线照射 2 分钟可使之完全灭活;对化学药品敏感,乙醚、去氧胆酸钠、β- 丙内酯、甲醛水溶液、次氯酸钠等消毒剂可以完全灭活病毒感染性;钴 -60 照射、γ 射线也可使之灭活。EBOV 在血液样本或病尸中可存活数周;4℃条件下存放 5 周其感染性保持不变,8 周滴度降至一半。-70℃条件可长期保持。

（二）实验室诊断

1. 电镜检查　电镜直接观察标本培养物上清液中的病毒粒子,根据病毒粒子的大小、形状及粒子内的核衣壳鉴定是否为埃博拉病毒。

2. 抗原检测　由于埃博拉出血热有高滴度病毒血症,可采用 ELISA 等方法检测血标本中的病毒抗原,一般发病后 2~3 周,可在患者血标本中检测到病毒特异性抗原。

3. 血清学检测　EBOV 也可从发病后 2 日的患者血清中检测特异性 IgM 抗体,IgM 抗体可维持数月。发病后 7~14 日可检出 IgG 抗体,IgG 抗体可持续数年。间隔 1 周及以上的两份血标本 IgM 抗体阳转或 IgG 抗体滴度 4 倍及以上具有诊断意义。

4. 核酸检测　主要通过逆转录 PCR 方法检测病毒 RNA,一般发病后 2 周可从患者血标本中检测到病毒核酸,发病后 1 周内的标本检出率高。

5. 病毒分离　EBOV 需要在宿主细胞内完成生命周期,多种传代细胞均可用于病毒分离,最常采用 vero、Hela 等细胞进行病毒分离培养,发病 1 周内血标本病毒分离率较高。虽然病毒分离培养是病毒抗原检测的"金标准",但由于 EBOV 致病性高,病毒培养、动物感染等实验必须在生物安全 4 级实验室内进行,因此该技术并不适于临床检测。

六、寨卡病毒

寨卡病毒（Zika virus,ZIKV）是一种以发热、皮疹、关节痛或结膜炎为主要临床表现的自限性急性传染病,主要通过埃及伊蚊叮咬传播,极少引起死亡,但孕妇感染后可能会导致胎儿小头畸形甚至死亡。1947 年,科学家首次在乌干达抓获的用于黄热病研究的猕猴中分离到 ZIKV,而这些猴子聚居的杂草丛就被用来命名这种病毒。1952 年,在乌干达和坦桑尼亚的人体中分离到 ZIKV。此后,多个国家有散发病例报道,但主要在全球热带及亚热带地区流行。2007 年,首次在密克罗尼西亚的雅普岛发生 ZIKV 疫情的暴发流行;2013 年 10 月,法属波利尼西亚也发生大规模 ZIKV 暴发,约有 29 000 人为疑似病例（约占总人口 10%）;2015 年 5 月,巴西发现首例本地感染病例,其后疫情持续发酵,直到发生了大规模疫情,至今已有 150 万人感染 ZIKV;另外,巴西卫生部于 2016 年 1 月 12 日还通报了 356 例可能与 ZIKV 感染相关的小头畸形病例;目前,非洲、美洲、亚洲和太平洋地区均有寨卡病毒疫情暴发,ZIKV 进一步呈现蔓延扩大和跨境传播趋势,因此引起了全球的广泛关注。

（一）生物学性状

ZIKV 是一种蚊媒病毒,属黄病毒科黄病毒属,为单股正链 RNA 病毒,全基因长度约为 11Kb,直径 40~70nm,有包膜,包含 10 794 个核苷酸,编码 3 419 个氨基酸,ZIKV 基因编码 3 个结构蛋白（衣壳蛋白（C）、膜前体蛋白（prM）和包膜蛋白（M））和 7 个非结构蛋白（NS1、NS2a、NS2b、NS3、NS4a、NS4b 和 NS5）。根据基因型分为非洲型和亚洲型。与 ZIKV 最密切相关的病毒是 Spondweni 病毒。ZIKV 的抵抗力不详,但黄病毒属的病毒一般不耐酸、不耐热。60℃ 30 分钟可灭活,70% 乙醇、1% 次氯酸钠、脂溶剂、过氧乙酸等消毒剂及紫外线照射均可灭活。

（二）实验室诊断

1. 血清学检测　初次感染 ZIKV 患者，发病后 3~5 日可检出 IgM 抗体，发病 2 周后达到高峰，可维持 2~3 个月；发病 1 周后可检出 IgG 抗体，IgG 抗体可维持数年甚至终生；发病 1 周内，在患者血清中检出高水平特异性 IgG 抗体提示二次感染，也可结合捕获法检测的 IgM/IgG 抗体比值进行综合判断。ZIKV 的 IgM 也可能与登革热、黄热病、乙脑、西尼罗病毒发生相关交叉反应。此类交叉反应结果常出现于之前曾经感染过黄病毒的患者身上，相比之下，原发性寨卡病毒感染患者不易出现交叉反应。为达到最佳检测效果，血清样本检测应尽早进行，二次检测最好于首次检测后 2~3 周内开展。

2. 病毒核酸检测　与传统的病毒分离培养方法相比，核酸检测技术更为快速和敏感。对于 ZIKV 目前主要通过巢式反转录聚合酶链反应（巢式 RT-PCR）检测，核酸检测样本一般为血液、唾液、尿液。针对血液的 PCR 测试必须在发病后 10 日内进行，一般在症状出现后前 3~5 日内有效，直接检测 ZIKV RNA；ZIKV RNA 在发病急性期采集的唾液样本内也可以测得，唾液样本仅在难以取得血液样本时进行收集并用于检测；症状出现 1 周后可对尿液样本进行 ZIKV RNA 检测。

3. 病毒分离　病毒分离培养是检测 ZIKV 感染的"金标准"，ZIKV 血清阳性标本通过颅内注射途径接种 1~3 日龄 BALB/c 乳鼠，接种 6 日后处死，提取乳鼠脑、心、肝、脾、肺、肾、肌肉、皮肤和肠组织，匀浆取上清提取病毒核酸，real-time RT-PCR 进行核酸检测鉴定。也可利用哺乳动物细胞（BHK21、LLC-MK2）或乳鼠颅内接种作为 ZIKV 的分离培养方法，分离培养物可进一步利用间接免疫荧光法、流式细胞术来检测 ZIKV 抗原或 RT-PCR 检测 ZIKV RNA 进行鉴定。ZIKV 也可用 C6/36 细胞培养获得。

七、新型冠状病毒

2019 年 12 月发现的多起病毒性肺炎病例，经相关病毒分型检测，1 月 12 日，世界卫生组织（WHO）正式将造成肺炎疫情的新型冠状病毒命名为"2019 新型冠状病毒（2019 Novel coronavirus，2019-nCoV）"。2019-nCoV 感染可引起严重的呼吸道疾病、肺炎，2020 年 1 月 30 日，WHO 建议将新型冠状病毒感染的肺炎命名为"2019-nCoV acute respiratory disease"。2020 年 2 月 11 日国际病毒分类委员会将其命名为严重急性呼吸综合征冠状病毒 2（SARS-CoV-2）。

（一）生物学性状

新型冠状病毒属于 β 属的冠状病毒，有包膜，颗粒呈圆形或椭圆形，直径为 60~140nm。具有 5 个必需基因，分别针对核蛋白（N）、病毒包膜（E）、基质蛋白（M）和刺突蛋白（S）4 种结构蛋白及 RNA 依赖性的 RNA 聚合酶（RdRp）。核蛋白（N）包裹 RNA 基因组构成核衣壳，外面围绕病毒包膜（E），病毒包膜包埋有基质蛋白（M）和刺突蛋白（S）等蛋白。刺突蛋白通过结合血管紧张素转化酶 2（ACE-2）进入细胞。其基因特征与 SARSr-CoV 和 MERSr-CoV 有明显区别。目前研究显示与蝙蝠 SARS 样冠状病毒（bat-SL-CoVZC45）同源性达 85% 以上。

SARS-CoV-2 对紫外线和热敏感，56℃ 30 分钟、乙醚、75% 乙醇、含氯消毒剂、过氧乙酸和氯仿等脂溶剂均可有效灭活病毒，氯己定不能有效灭活病毒。

（二）实验室诊断

1. 抗原检测　主要有 ELISA 法、快速胶体金免疫层析法检测痰、鼻咽拭子等上呼吸道分泌物中的病毒抗原。

2. 血清学检测　主要有 ELISA、胶体金技术及化学发光法等方法检测 SARS-CoV-2 的 IgM 和 IgG 抗体，其中 IgM 抗体可从发病后 2 日的患者全血、血清和血浆样本中检测到，IgM 抗体可维持数月；IgG 抗体在发病 7~14 日后可检出，IgG 抗体可持续数年。间隔 1 周及以上的两份血标本 IgM 抗体阳转或 IgG 抗体滴度 4 倍及以上具有诊断意义。

3. 核酸检测　主要通过 RT-PCR 方法检测病毒 RNA，对 SARS-CoV-2 的 ORF1ab、E、N 三个基因靶标或 ORF1ab、N 两个基因靶标进行检测。

4. 病毒分离培养　体外分离培养时，SARS-CoV-2 96 个小时左右即可在人呼吸道上皮细胞内发现，而在 Vero E6 和 Huh-7 细胞系中分离培养需约 6 日。由于病毒培养所需周期较长，且需在生物安全三级实验室中进行，该法在 SARS-CoV-2 临床诊断中应用受限。

参考文献

1. Jorgensen JH, Pfaller MA. Manual of clinical microbiology. 11th ed. Washington DC: ASM Press, 2015

2. 陈东科, 孙长贵. 实用临床微生物学检验与图谱. 北京: 人民卫生出版社, 2011

3. 张卓然, 倪语星, 尚红. 病毒性疾病诊断与治疗. 北京: 科学出版社, 2009

4. 陈敬贤. 诊断病毒学. 北京: 人民卫生出版社, 2008

5. 钱渊. 病毒性疾病防治需要规范病原学诊断. 中华检验医学杂志, 2009, 32 (8): 845-847

6. 倪安平. 呼吸道病毒感染的实验室诊断. 中华检验医学杂志, 2009, 32 (8): 848-852

7. 罗欣, 余楠, 郭勇晖, 等. 多重 RT-PCR 与液相悬浮芯片检测临床腹泻相关病毒的比较. 中华检验医学杂志, 2015, 38 (6): 387-391

8. 姚娟, 沈国松, 范丽红, 等. 6089 例住院儿童呼吸道感染常见病毒病原学检测分析. 中华流行病学杂志, 2015, 36 (6): 664-666

9. 武建国. SARS 冠状病毒与实验室诊断. 医学研究生学报, 2004, 17 (2): 157-159

10. Vignoles M, Marechal P, Dube M, et al. Development of a new detection tool by real time PCR for the detection of Middle East Respiratory Syndrome human Coronavirus (MERS-HCoV) combining specific primers, probe and a RNA internal control ready to use premix. Journal of Clinical Virology, 2015, 70: S59

11. Hurtado JC, Mosquera MM, de Lazzari E, et al. Evaluation of a new, rapid, simple test for the detection of influenza virus. BMC infectious diseases, 2015, 15 (1): 1

12. Mackay IM, Arden KE, Nitsche A. Real-time PCR in virology. Nucleic Acids Res, 2002, 30 (6): 1292-1305

13. Ryan C, Kinghorn G. Clinical assessment of assays for diagnosis of herpes simplex infection. Expert Rev Mol Diagn, 2006, 6 (5): 767-775

14. Simeone CA, Seal SM, Savage C. Implementing HIV Testing in Substance Use Treatment Programs: A Systematic Review. J Assoc Nurses AIDS Care, 2017, 28 (2): 199-215

15. Freshney RI. Culture of Animal Cells. 4th ed. New York: Wiley-Liss Inc, 2000

16. 秦添, 黄凤杰, 顾觉奋. 流感疫苗的研究进展. 中国医药生物技术, 2015, 33 (3): 104-105

17. Richman DD, Whitley RJ, Hayden FG. Clinical Virology. 2nd ed. Washington DC: ASM Press, 2002

18. Cliquet F, Aubert M, Sagne I. Development of a fluorescent antibody virus neutralisation test (FAVN test) for the quantitation of rabies-neutralising antibody. J Immunol Methods, 1998, 212: 79-87

19. 张国强, 王远征. 狂犬病病毒抗原的体外检测方法. 中国生物制品学杂志, 2008, 21 (2): 91-93

20. Wang T, Cui D, Chen S, et al. Analysis of clinical characteristics and S gene sequences in chronic asymptomatic HBV carriers with low-level HBsAg. Clin Res Hepatol Gastroenterol, 2019, 43: 179-189.

21. 周淑新; 王伟刚. WHO 和美国疾病预防控制中心关于甲型 H1N1 流感资讯 (二)——WHO 关于甲型 H1N1 流感的临床管理初始指南. 中国全科医学, 2009, 12 (14): 65

22. 王巍巍, 吴凤新, 苏前富, 等. 类病毒几种提取方法比较. 安徽农业科学, 2008, 36 (25): 75, 94

23. Crowder CD, Rounds MA, Phillipson CA, et al. Extraction of Total Nucleic Acids from Ticks for the Detection of Bacterial and Viral Pathogens. J Med Entomol, 2010, 47 (1): 89-94

24. 田波. 亚病毒——病毒学的一个新分支. 病毒学报, 1985, 2: 190

25. Waggoner JJ, Ballesteros G, Gresh L, et al. Clinical evaluation of a single-reaction real-time RT-PCR for pan-dengue and chikungunya virus detection. Journal of Clinical Virology, 2016, 78: 57-61

26. Carrington C, Taylor M. Human prion disease. Podiatry Review, 2013, 70 (3): 4-6

27. 刘家云. 朊病毒的实验室检测. 国外医学临床生物化学与检验学分册, 2000, 21 (2): 74-76

28. 姜慧芬, 罗永能, 姜立民. 人感染 H7N9 禽流感的流行特征. 中华医院感染学杂志, 2015, 3: 629-631

30. 崔建勋; 杜红丽; 凌飞. H1N1 亚型流感的公共卫生意义与防疫检疫措施. 广东农业科学, 2009, 7: 153-156

31. Karasin AI, Carman S, Olsen CW. Identification of Human H1N2 and Human-Swine Reassortant H1N2 and H1N1 Influenza A Viruses among Pigs in Ontario, Canada (2003 to 2005). J Clin Microbiol, 2006, 44 (3): 1123-1126.

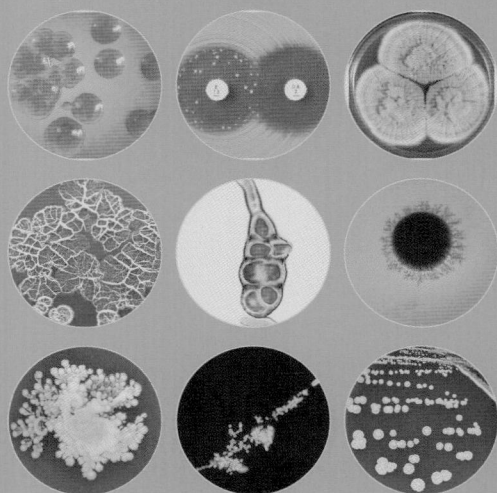

第六篇

人体寄生虫感染的检验

01 02 03 04 05 **06** 07 08 09 10

第三十一章
人体寄生虫感染概述

第一节　人体寄生虫分类与命名

　　寄生虫的分类是为了认识虫种,了解各虫种、各类群之间的亲缘关系,寻找演化线索,了解寄生虫与宿主之间的关系,特别是与人之间的关系。在同一群体内,其基本特征,特别是形态特征是相似的,这是目前寄生虫分类的重要依据,进化则是寄生虫分类基础。

　　人体寄生虫分隶于动物界无脊椎动物的 10 个门:扁形动物门、线形动物门、棘头动物门、节肢动物门以及单细胞原生动物亚界的叶足门、后滴门、透色门、眼虫门、顶复门和纤毛门。

　　从大的类别上,人体寄生虫可分为原生动物或称原虫、扁形动物或称扁虫(绦虫和吸虫)、棘头动物或称棘头虫、线形动物或称线虫,以及节肢动物即广义的昆虫这五大类别。习惯上,扁形动物、线形动物及棘头动物合称蠕虫。

　　寄生虫的命名与国际动物命名法同,采用二名制学名,属名在前,种名在后,有的种名之后还有亚种名,种名或亚种名之后是命名者姓氏与命名年份。学名一般以拉丁文或希腊文为词源。如溶组织内阿米巴 *Entamoeba histolytica* Schaudinn,1903。随着分子生物学技术的发展,寄生虫的命名会根据分子生物学信息和形态特点的综合分析进行更新或命名新种,近来人体寄生虫的命名分类改变请见表 31-1-1。

表 31-1-1　人体寄生虫的命名分类改变

命名改变		
分类	当前学名	原学名
肠道原虫	*Neobalantidium coli*	*Balantidium coli* 结肠小袋纤毛虫
肠道绦虫	*Adenocephalus pacificus*	*Diphyllobothrium pacificum* 太平洋裂头绦虫
	Dibothriocephalus latus	*Diphyllobothrium latum* 阔节裂头绦虫
	Dibothriocephalus nihonkaiensis	*Diphyllobothrium nihonkaiense* 日本海裂头绦虫
	Dibothriocephalus dendriticus	*Diphyllobothrium dendriticum* 树突裂头绦虫
	Dibothriocephalus dalliae	*Diphyllobothrium dalliae* 达拉斯裂头绦虫
	Dibothriocephalus ursi	*Diphyllobothrium ursi* 熊裂头绦虫
	Diphyllobothrium balaenopterae 鲸裂头绦虫	*Diplogonoporus balaenopterae* 鲸复殖孔绦虫

续表

新命名的虫种		
分类	学名	来源
肠道原虫	*Tetratrichomonas empyemagena*	胸腔积液、口腔
组织线虫	*Thelazia gulosa*	结膜
	Dirofilaria hongkongensis	颈部淋巴结、腹部皮下包块、结膜下结节

（马　莹）

第二节　人体寄生虫的种类及流行概况

寄生虫病在全球广泛分布,主要流行于温暖潮湿的热带、亚热带地区,特别是发展中国家。已鉴定的人体发现的寄生虫有 340 余种。联合国开发署/世界银行/世界卫生组织热带病研究与培训特别规划署(UNDP/World Bank/WHO Special Programme for Research and Training in Tropical Diseases)致力于在全球范围内重点防治的 6 种热带病中,除麻风病外,其余 5 种均为寄生虫病,分别为血吸虫病(schistosomiasis)、疟疾(malaria)、锥虫病(trypanosomiasis)、丝虫病(filariasis)、利什曼病(leishmaniasis)。2000 年又增加了结核病和登革热,并将丝虫病分为淋巴丝虫病(lymphatic filariasis)和盘尾丝虫病(onchocerciasis),锥虫病分为非洲锥虫病(african trypanosomiasis)和美洲锥虫病即恰加斯(夏格氏)病(Chaga's disease),统称 10 大热带病,其中寄生虫病就占了 7 种。疟疾作为 WHO 第一号目标疾病,在 140 个国家和地区流行,年发患者数 3 亿~5 亿,死亡人数 150 万~270万;血吸虫病流行于 76 个国家,2 亿人受感染,每年死亡人数 50 万~100 万;在非洲有 8 000 万人受锥虫病威胁,拉丁美洲约有 1 000 万人感染克氏锥虫,每年有 5 万人死于美洲锥虫病;有 76 个国家 1.2 亿人受丝虫感染,盘尾丝虫病所致皮肤丝虫病和河盲症患者约有 1 760 万,广泛分布于非洲和拉丁美洲;利什曼病波及 88 个国家,感染者达 1 200万人;此外,全球似蚓蛔线虫、毛首鞭形线虫和钩虫的感染率分别高达 24%、17% 和 24%。近年来由于艾滋病的蔓延以及器官移植手术的开展,对于免疫缺陷和免疫功能低下的患者,一些机会致病寄生虫病如卡氏肺孢子虫病、弓形虫病和隐孢子虫病等发病率增加,甚至成为这些患者死亡的主要原因之一。

在我国,2014—2016 年国家卫生和计划生育委员会组织开展了第三次全国人体重点寄生虫病现状调查。调查范围覆盖我国大陆 31 个省、自治区、直辖市。农村地区调查病种包括:钩虫病、蛔虫病、鞭虫病、蛲虫病、带绦虫病、华支睾吸虫病和肠道原虫病,调查这些重点寄生虫病时发现的其他寄生虫病均予登记并纳入分析;城镇地区调查病种为华支睾吸虫病。蠕虫采用改良加藤厚涂片法,原虫采用生理盐水涂片法和碘液涂片法。虫种的总体感染情况为农村地区共查到人体寄生虫 34 种,其中蠕虫 23 种,原虫 11 种;蠕虫中线虫 10种,吸虫 7 种,绦虫 6 种。农村地区重点寄生虫感染率为 3.93%,加权感染率为 5.96%,推算全国感染人数达 3 859 万。蠕虫加权感染率为 5.10%,原虫加权感染率为 0.99%。城镇地区华支睾吸虫感染率为 1%,加权感染率为 0.71%。土源性线虫加权感染率为 4.49%,其中钩虫 2.62%、蛔虫 1.36%、鞭虫 1.02%,推算全国钩虫、蛔虫和鞭虫感染人数分别为 1 697 万、882 万和 660 万;蛲虫加权感染率为 0.33%,推算感染人数为 214 万;华支睾吸虫加权感染率为 0.47%,推算感染人数约为 598 万(其中农村 152 万,城镇 446 万);带绦虫加权感染率为 0.06%,推算感染人数约为 37 万。全国 31 省加权感染率最高的为四川省,其次为海南省和贵州省,分别为 23.55%,12.23% 和 10.68%。

　　复习我国历年来至 1997 年 8 月有关文献,我国寄生的原虫、蠕虫和其他动物已达 230 种,其中原虫 38 种、蠕虫 122 种(包括吸虫 54 种、绦虫 16 种、线虫 35 种、铁线虫 6 种、棘头虫 3 种、涡虫 1 种,以及环形动物门的蚯蚓 5 种、水蛭 2 种),软体动物门的蛞蝓 3 种、舌形动物门的舌形虫 3 种、刺胞动物门的水螅纲 1 种、节肢动物门蛛形纲 19 种、昆虫纲 44 种。在 2001—2004 年的调查中,福建发现的东方次睾吸虫和埃及棘口吸虫为国内外人体感染首次报告,广西发现的扇棘单睾吸虫为国内人体感染首次报告,故我国人体寄生虫种类增至 233 种。在调查的虫种中,溶组织内阿米巴、贾第虫、蛔虫、鞭虫、蛲虫 5 种属全国性分布。其他分布较广的人体寄生虫有带绦虫(29 个省、自治区、直辖市)、囊虫(27 个省、自治区、直辖市)、华支睾吸虫(27 个省、自治区、直辖市)、钩虫(26 个省、自治区、直辖市)、细粒棘球绦虫(25 个省、自治区、直辖市)、并殖吸虫(23 个省、自治区、直辖市)、结肠小袋纤毛虫(22 个省、自治区、直辖市)、缩小膜壳绦虫(21 个省、自治区、直辖市)、微小膜壳绦虫(17 个省、自治区、直辖市)、姜片虫(16 个省、自治区、直辖市)、旋毛虫(15 个省、自治区、直辖市)等。

(马　莹)

参考文献

1. Carroll KC, Pfaller MA, Landry ML, et al. Manual of clinical microbiology. 12th ed. Washington DC: ASM Press, 2019
2. 诸欣平, 苏川. 人体寄生虫学. 9 版. 北京: 人民卫生出版社, 2018
3. 许隆祺, 余森海, 徐淑惠. 中国人体寄生虫分布与危害. 北京: 人民卫生出版社, 2000
4. 张进顺, 王勇. 检验与临床诊断寄生虫病分册. 北京: 人民军医出版社, 2007
5. 陈东科, 孙长贵. 实用临床微生物学检验与图谱. 北京: 人民卫生出版社, 2011
6. 周晓农. 2015 年全国人体重点寄生虫病现状调查报告. 北京: 人民卫生出版社, 2018

第一节　病原学检验

病原学检验是寄生虫感染确诊的依据,为"金标准",且费用低。根据寄生虫寄生的部位不同,可用的标本包括粪便、血液、骨髓、活组织、穿刺物、排泄物、分泌物和体液等。标本经适当处理后可通过显微镜检查获病原体,部分寄生虫可采用人工培养或动物接种的方法获得病原体。人体各部位可能存在的寄生虫见表32-1-1。

表 32-1-1　人体各部位可能存在的寄生虫

部位	寄生虫
血液	
红细胞	疟原虫、巴贝西虫
白细胞	利什曼原虫、刚地弓形虫
全血 / 血浆	锥虫、微丝蚴
骨髓	利什曼原虫、克氏锥虫、疟原虫
中枢神经系统	链状带绦虫(囊尾蚴)、棘球属绦虫、福氏耐格里阿米巴、棘阿米巴、巴氏阿米巴、刚地弓形虫、锥虫
皮肤溃疡	利什曼原虫、棘阿米巴
肠道	溶组织内阿米巴、迪斯帕内阿米巴、结肠内阿米巴、哈门氏内阿米、微小内蜒阿米巴、布氏嗜碘阿米巴、人芽囊原虫、十二指肠贾第鞭毛虫(蓝氏贾第鞭毛虫、肠贾第鞭毛虫)、迈氏唇鞭毛虫、脆弱双核阿米巴、人五毛滴虫、结肠小袋纤毛虫、隐孢子虫、卡耶塔环孢子虫、贝氏等孢球虫、肉孢子虫、蛔虫、蛲虫、钩虫、粪类圆线虫、鞭虫、微小膜壳绦虫、缩小膜壳绦虫、牛肉绦虫、猪肉绦虫、阔节裂头绦虫、华支睾吸虫、并殖吸虫、裂体吸虫、布氏姜片虫、肝片形吸虫、横川后殖吸虫、异形吸虫
肝、脾	棘球绦虫、溶组织内阿米巴、利什曼原虫、肝毛细线虫、华支睾吸虫、肝片形吸虫
肺	隐孢子虫、棘球绦虫、并殖吸虫、刚地弓形虫、蠕虫幼虫
肌肉	旋毛虫、猪肉绦虫(囊尾蚴)、盘尾丝虫、克氏锥虫、肉孢子虫
皮肤	利什曼原虫、盘尾丝虫、微丝蚴、人疥螨、人肤蝇、穿皮潜蚤
泌尿生殖系统	阴道毛滴虫、裂体吸虫、微丝蚴
眼	棘阿米巴、刚地弓形虫、罗阿丝虫、吸吮线虫、猪肉绦虫(囊尾蚴)

一、显微镜检查

(一)粪便检查

肠道寄生的蠕虫、原虫、某些节肢动物及内脏寄生蠕虫生活史的某一阶段可随宿主粪便排出体外,故可通过粪便检查进行诊断。

新鲜粪便标本应收集于清洁、干燥的广口容器内,如有密封盖的浸蜡纸盒或塑料容器。容器不能被水、尿、粉尘污染。粪便采集前不用钡剂、抗酸药、抗生素、抗疟药、铋剂、矿物油及无法吸收的止泻药。上述化合物对检测结果的影响时间为 1 周至数周。采集粪便标本时应选择带脓、血和黏液的部分。肠道原虫的包囊多见于成形粪便；滋养体多见于稀便，应在粪便排出后的 30 分钟内镜检，同时注意保温。对于粪便标本的送检次数，建议治疗前、后各送检 3 次，连续送检的 3 次标本为隔天采集 1 次，或在不超过 10 日的时间内采集。对于排出后不能立即送检的粪便标本，应考虑使用固定剂。可选用的固定剂有甲醛、乙酸钠 - 醋酸 - 甲醛（SAF）、Schaudinn 氏液、聚乙烯醇（PVA）及改良 PVA 等。10% 的甲醛水溶液最常用，适用于蠕虫卵和幼虫、原虫包囊和球虫卵囊，但不能很好保存滋养体，且不能保持良好的虫体形态以制备好的永久染色涂片。对于原虫滋养体和包囊的检测，推荐使用 PVA，可很好保存并可制备永久染色涂片。

1. 直接涂片法　常用方法有生理盐水涂片法和碘液染色涂片法，前者适用于蠕虫卵和原虫滋养体的检查，后者适用于原虫包囊的检查。直接涂片法操作简便，但易漏诊，每份标本应做 3 张涂片以提高检出率。

（1）蠕虫卵检查：在洁净的载玻片中央加一滴生理盐水，用竹签挑取绿豆大小的粪便，在生理盐水中调匀涂开，涂片厚度以透过玻片可辨认书上字迹为宜，盖上盖玻片镜检。先在低倍镜下按顺序查找，再换用高倍镜观察虫卵的细微结构。虫卵鉴定的依据包括形状、大小、颜色、卵壳、内含物及有无卵肩、小钩、小棘等特殊构造，要与粪便残渣、食入的酵母菌、花粉、植物纤维等区别。人体常见蠕虫卵的鉴定见表 32-1-2。

表 32-1-2　人体常见蠕虫卵的鉴定

虫卵形态特征	虫种
卵小 25~40μm	
有卵盖，卵圆形，卵<35μm；华支睾吸虫卵芝麻状，盖两侧有肩峰，黄褐色，后端有小突起，内含毛蚴	支睾（后睾）吸虫（肝吸虫），或肠吸虫（异形异形吸虫或横川氏后睾吸虫）
卵壳厚，有放射状条纹，直径 25~40μm，含六钩蚴，类似带绦虫卵，卵随卵袋排出，每卵袋含 6~10 个卵	犬复孔绦虫（犬、猫绦虫）；注意：卵袋可能>150μm
卵壳厚，具放射状条纹，直径 30~47μm，含六钩蚴，不经特殊染色卵不能鉴定到种	带绦虫（牛带绦虫、猪带绦虫）
卵壳薄，圆或椭圆形，大小为 31~43μm，含六钩蚴，胚胎与卵壳之间有透明间隙，胚膜两端有极丝 4~8 条	微小膜壳绦虫（短膜壳绦虫）
卵中等大小 40~100μm	
卵腰鼓状，两端有透明盖塞，大小为（50~54）μm×（20~23）μm	毛首鞭形线虫（鞭虫）
卵呈不规则椭圆形，一侧扁平，一侧稍凸，大小为（70~85）μm×（60~80）μm，可含幼虫	蠕形住肠线虫（蛲虫）
卵宽椭圆形，大小为（45~75）μm×（35~50）μm，具有厚的凹凸不平的蛋白膜（蛋白膜可脱落）	似蚓蛔线虫（蛔虫），受精卵
卵椭圆，大小为（56~75）μm×（36~40）μm，卵壳薄，内含 8~16 个胚细胞	钩虫
卵椭圆，大小为（58~75）μm×（40~50）μm，有卵盖，从卵壳到卵盖过渡光滑，与卵盖相对的一端可见小棘	阔节裂头绦虫（阔鱼绦虫）
卵圆或椭圆形，大小为（75~85）μm×（60~80）μm，壳薄，卵壳与胚胎之间有透明间隙，含六钩蚴，卵壳与胚胎之间无极丝	缩小膜壳绦虫（鼠绦虫）
卵大 100~180μm	
卵椭圆，大小为（80~120）μm×（48~60）μm，卵盖盖在肩峰上，卵壳厚薄不均，与卵盖相对一端可较厚，金黄色，含 1 个卵细胞和 10 多个卵黄细胞	并殖吸虫（肺吸虫）

虫卵形态特征	虫种
虫卵一端或两端锥形,大小为(73~95)μm×(40~50)μm,卵壳长薄,含发育的胚胎	毛圆线虫
卵长椭圆形,大小为(85~95)μm×(43~47)μm,有厚的高低不平的蛋白膜,蛋白膜可脱落,含屈光颗粒	似蚓蛔线虫(蛔虫),未受精卵
卵椭圆,大小为(70~100)μm×(55~65)μm,淡黄色,壳薄,一侧有小棘,内含毛蚴	日本裂体吸虫(日本血吸虫),湄公裂体吸虫(即湄公血吸虫,比日本血吸虫小而圆),大小为(50~65)μm×(30~55)μm
卵椭圆,大小为(112~170)μm×(40~70)μm,棘位于末端,含毛蚴	埃及裂体吸虫(埃及血吸虫,尿)
卵椭圆,大小为(140~240)μm×(50~85)μm,棘位于末端,含毛蚴	间插裂体吸虫(间插血吸虫,粪便)
卵椭圆,大小为(114~180)μm×(45~70)μm,棘大,位于侧端,含毛蚴	曼氏裂体吸虫(曼氏血吸虫,粪便)
卵椭圆形,大小为(130~140)μm×(80~85)μm,卵盖小,卵壳薄,从卵壳到卵盖过渡光滑,含1个卵细胞和若干卵黄细胞	布氏姜片虫(大型肠吸虫)、肝片形吸虫(羊肝吸虫)或棘口吸虫

(2)原虫检查

1)活滋养体检查:涂片方法同上。粪便应在排出后立即送检,黏液血便虫体较多,涂片宜薄,注意保温。观察滋养体伪足或鞭毛的活动。

2)包囊检查:以一滴碘液代替生理盐水,滴加在载玻片上,挑取少许粪便调匀涂开,加盖玻片后高倍镜下观察。或在生理盐水直接涂片上加盖玻片,然后从盖玻片一侧滴碘液一滴,待其渗入后观察。

2. 厚涂片透明法　厚涂片透明法又称加藤厚涂片法,适用于蠕虫卵的检查。取约50mg(绿豆大)已用100目金属筛除去粗渣的粪便,置于载玻片上,覆以浸透甘油-孔雀绿溶液的玻璃纸片,轻压,使粪便铺成25mm×20mm大小的粪膜,置30℃~36℃孵箱中0.5小时或25℃1小时后镜检。甘油可使粪便透明,便于观察虫卵。

3. 浓集法

(1)沉淀法

1)自然沉淀法:取粪便20~30g,加水制成悬液,经40~60目金属筛过滤至500ml锥形量杯中,用水清洗筛上残渣,量杯中加水接近杯口,静置25~30分钟。倾去上层液体,再加水。每隔15~20分钟换水1次,重复操作3~4次,直至上层液澄清为止。倾去上清液,取沉渣涂片镜检。自然沉淀法阳性率明显高于直接涂片法,且经济简便。

2)离心沉淀法:取粪便约5g,加水10ml调匀,过滤后转入离心管中离心1~2分钟。倾去上液,加入清水,再离心沉淀。重复3~4次,直至上液澄清为止。最后倾去上液,取沉渣镜检。此法可查蠕虫卵和原虫包囊。

3)醛醚沉淀法:取粪便1~2g,加水10~20ml调匀,将粪便混悬液经双层纱布过滤于离心管中,离心2分钟;倒去上层粪液,保留沉渣,加水混匀,离心;倒去上液,加10%甲醛7ml。5分钟后加乙醚3ml,充分摇匀后离心,可见管内自上而下分为四层,取底部沉淀物镜检。本法浓集效果好,不损伤包囊和虫卵,易于观察和鉴定。

(2)浮聚法

1)饱和盐水浮聚法:利用某些蠕虫卵的比重小于饱和盐水,虫卵可浮于水面的原理。适用于检查线虫卵、带绦虫卵及微小膜壳绦虫卵,以检查钩虫卵效果最好,不适用于检查吸虫卵和原虫包囊。取粪便约1g置浮聚瓶(高35mm,内径20mm)中,加入少量饱和盐水,充分搅匀后加入饱和盐水至液面稍凸出于瓶口而不溢出。在瓶口覆盖一洁净载玻片,静置15~20分钟,将载玻片垂直提起并迅速翻转向上,镜检。

2)硫酸锌浮聚法:主要用于检查原虫包囊、球虫卵囊、线虫卵和微小膜壳绦虫卵。取粪便约1g,加清水约10ml,充分搅匀,按离心沉淀法过滤,反复离心3~4次。弃去上清液,在沉渣中加入33%硫酸锌液(比重1.18)至距管口约1cm处,离心1分钟。用金属环取表面的粪液置于载玻片上,加碘液一滴,镜检。

4. 虫卵孵化法　包括钩虫感染检测的钩蚴培养法和血吸虫感染检测的毛蚴孵化法。其优点在于检出率高于浓集法,可根据孵化出的幼虫形态特点进行种属鉴定,获取大量幼虫用于研究,但操作相对复杂,耗时,且存在感染的可能性。目前临床实验室一般很少采用。

5. 粪便标本成虫及幼虫的检查　某些肠道寄生虫可自然排出或在服用驱虫药物后随粪便排出,通过对排出的虫体进行检查和鉴定可作为诊断和疗效考核的依据。

对于肉眼可见的大型蠕虫或蝇蛆等可直接用镊子或竹签挑出置大平皿内,清水洗净后置生理盐水中观察。

小型蠕虫可用水洗过筛的方法:收集患者1~3日的粪便,加适量自来水搅拌成糊状,倒入40目铜筛中过滤,用清水轻轻地反复冲洗筛上的粪渣,直至流下的水澄清为止。将铜筛内的粪渣倒入大玻璃皿内,加少许生理盐水,其下衬以黑纸,用肉眼或放大镜检查有无虫体。获得的虫体可用肉眼、放大镜或解剖镜观察,根据虫体的大小、形状、颜色等进行鉴别。也可将虫体透明或染色后再进行鉴定。

猪带绦虫和牛带绦虫的孕节可置于两张载玻片之间,压平,对光观察其子宫分支情况后鉴定虫种。也可用注射器从孕节后端正中部的子宫孔注入碳素墨水或卡红染液,待子宫分支显现后计数鉴定。

6. 永久染色涂片法　用于肠道原虫的确认及鉴定,最常用的有铁苏木素染色法和三色染色法。

(1)铁苏木素染色法:用于除球虫以外的其他常见肠道原虫滋养体和包囊的鉴定。新鲜粪便标本、含PVA的固定标本、保存在肖氏固定液或SAF中的标本均可用铁苏木素染色。

(2)三色染色法:可用于PVA固定的粪便标本或肖氏固定液保存的样本。将制备好的玻片于70%乙醇中放置5分钟,若使用含汞固定剂,先将玻片在含碘70%乙醇中放置1分钟(新鲜标本)或10分钟(PVA固定风干的标本)。然后再将玻片放在70%乙醇中5分钟(2次)。在三色染色液中放置10分钟,然后用含乙酸的90%乙醇冲洗1~3秒。将玻片在100%乙醇中多次浸泡,然后放入100%乙醇3分钟(2次),再放入二甲苯中5~10分钟(2次)。加中性树胶封片剂和盖玻片。过夜晾干或放于37℃1小时,油镜观察。

7. 改良抗酸染色法:可鉴定隐孢子虫、贝氏等孢球虫、卡耶塔环孢子虫。对抗酸染色方法的改良是使用较分枝杆菌抗酸染色时稍弱的脱色剂。石炭酸复红和复染试剂亚甲蓝与抗酸染色相同;但是脱色剂与抗酸染色不同。在细菌的齐-内抗酸染色法中使用的脱色剂是用95%乙醇配制的3%HCl溶液,而在改良抗酸染色中使用5%的硫酸溶液(5ml浓硫酸加入95ml蒸馏水中)。新鲜标本、福尔马林固定标本均可使用改良抗酸染色法,其他类型的标本如十二指肠液、胆汁和痰等都可用此法。染色后,背景为蓝色,卵囊呈玫瑰红色,圆形或椭圆形。

肠道阿米巴的鉴别要点见表32-1-3。肠道鞭毛虫的鉴别要点见表32-1-4。

表 32-1-3　肠道阿米巴的鉴别要点索引

虫体形态特征	索引与结果
1. 有滋养体 　有包囊	见 2 见 7
2. 滋养体>12μm 　滋养体<12μm	见 3 见 4
3. 核仁居中,致密;核周围染色质粒排列均匀;胞质"干净" 　核仁偏心位,散形;核周染色质粒排列不均匀;胞质"不干净"	溶组织内阿米巴 [a] 结肠内阿米巴
4. 有核周染色质粒 　无核周染色质粒	见 5 见 6
5. 核仁居中,致密;核周染色质粒排列均匀;胞质"干净" 　核仁大,点状;核变异很大	哈氏内阿米巴 微小内蜒阿米巴
6. 无核周染色质粒,核仁大,胞质"不干净" 　无核周染色质粒,核仁变异,胞质"干净"	布氏嗜碘阿米巴 微小内蜒阿米巴

续表

虫体形态特征	索引与结果
7. 包囊>10μm（包括皱缩的"晕"） 包囊<10μm（包括皱缩的"晕"）	见 8 见 10
8. 单个的、内阿米巴样的核,伴有大的包含物多核	波裂基内阿米巴 b 见 9
9. 4 个内阿米巴样核,拟染色体末端光滑、钝圆 5 个或以上内阿米巴核,拟染色体末端尖而突出	溶组织内阿米巴 结肠内阿米巴
10. 单核（可以呈"篮状"核）,大的糖原泡 多核	布氏嗜碘阿米巴 见 11
11. 4 个内阿米巴样的核,拟染色体末端光滑、钝圆（也可能只有二个核） 4 个核仁,无核周染色质粒,圆形至卵圆形	哈特曼内阿米巴 微小内蜒阿米巴

注：a,溶组织内阿米巴和／或迪斯帕内阿米巴。查见滋养体的胞质中含有红细胞即可确定为溶组织内阿米巴（致病性）。否则,从形态上无法区分溶组织内阿米巴（致病）与迪斯帕内阿米巴（不致病）。b,区分波裂基氏内阿米巴与溶组织内阿米巴或结肠内阿米巴的滋养体非常困难。

表 32-1-4　肠道鞭毛虫的鉴别要点索引

虫体形态特征	索引与结果
1. 有滋养体 有包囊	见 2 见 7
2. 梨形 非梨形	见 3 见 6
3. 二核,有吸盘 单核	蓝氏贾第鞭毛虫 见 4
4. 有肋,与虫体长度一致 无肋	人毛滴虫 见 5
5. 有胞口,>10μm 有胞口,<10μm	迈氏唇鞭毛虫 肠曲滴虫或人肠滴虫
6. 阿米巴状,一个或两个脆弱的核 卵圆形,一个核	脆弱双核阿米巴 人肠滴虫
7. 卵圆形或圆形包囊 柠檬状包囊	见 8 见 9
8. 四核,有中体,轴丝,>10μm 双核,无纤丝,<10μm	蓝氏贾第鞭毛虫 人肠滴虫
9. 单核（曲柄杖样）,有纤丝 单核,鸟喙状纤丝	迈氏唇鞭毛虫 肠曲滴虫

8. 肛周检查　用于检查蛲虫卵和带绦虫卵,常用的方法有透明胶纸法和棉签拭子法。

（1）透明胶纸法：将宽 2cm、长 6cm 的透明胶纸贴压肛门周围皮肤,可用棉签按压无胶一面,使胶面与皮肤充分粘贴,然后将胶纸平贴于载玻片上,镜检。

（2）棉签拭子法：将一棉拭子在生理盐水中浸湿,挤去多余的盐水,在受检者肛门皱褶处擦拭,然后将棉拭子放入盛有生理盐水的试管中充分振荡,离心沉淀,取沉渣镜检。

肛周蛲虫成虫检查：夜间待患儿入睡后检查肛门周围是否有白色小虫,可将发现的虫体装入盛有 70% 乙醇的小瓶内送检。

（二）血液检查

血液标本中常见的寄生虫包括疟原虫、巴贝西虫、利什曼原虫、锥虫、微丝蚴等。虫种的鉴定通常采用永久染色的血涂片来进行。

标本的采集应在治疗前进行。血膜的制备和染色的质量会直接影响检验的结果。血膜可用不含抗凝剂的新鲜全血或抗凝血来制备,抗凝剂推荐使用 EDTA,也可用肝素,只是虫体形态略差。通过各种浓集法得到的血液沉积物也可制备血膜。可采指尖或耳垂血或静脉穿刺采血。检查间日疟原虫宜于发作后数小时采血,恶性疟原虫在发作的初期采血可见大量环状体,1 周后可见配子体。微丝蚴检查宜在晚上 10 点至次晨 2 点采集末梢血。

血液寄生虫的检查推荐使用厚、薄两种血膜。薄血膜制作:取一清洁载玻片,蘸取血 1 小滴(约 $1\mu l$,相当于 1/4 火柴头大小)于载玻片的中部,左手持该片两端边缘,右手持推片一端,另一端置于小血滴上,待血液沿推片端缘扩散后,使两玻片之间的夹角保持 30°~45°,自右向左推成薄血膜。推片时用力要均匀,速度适宜,中途切勿停顿。理想的薄血膜是一层分布均匀的血细胞平铺于玻片上,无裂缝和空隙,血膜末端呈舌形。厚血膜制作:厚血膜可涂制于上述薄血膜的另一端。用右手所持推片的一角,取 1 滴血(约 $4\mu l$)置于薄血膜的右侧,将血滴自内向外旋转摊开,涂成直径约 1.0cm 且厚薄均匀的血膜。平置,自然晾干。厚血膜制备时标本用量大,检出率高,但用于疟疾虫种鉴定时对检验人员要求高。薄血膜的优点在于其上寄生虫的形态特征更容易观察,适用于虫种鉴定。血膜制备好后进行染色。常用的染色方法有两种,吉姆萨染色和瑞氏染色。吉姆萨染色前需将薄血膜用甲醇固定,而瑞氏染色的染液中含有固定液,故固定和染色同时进行。厚血膜需先做溶血处理再固定染色。吉姆萨染色效果稳定、血膜不易褪色、血片保存时间长,但染色时间较长。瑞氏染色操作简便、染色快,适用于临床检验,但易褪色,保存时间短。

棕黄层血膜法及微量红细胞比容离心法均为浓集法,较厚血膜和薄血膜法更敏感。

微丝蚴的检查还可采用新鲜血片法及静脉血浓集法。前者无需染色,操作简便,后者为浓集法,检出率高。

（三）排泄物与分泌物等的检查

1. 痰液检查　痰中可检出的寄生虫有肺吸虫卵、溶组织内阿米巴滋养体、棘球蚴原头节、粪类圆线虫幼虫、肺孢子虫、钩蚴、蛔虫幼虫以及螨类。痰液标本应是来自呼吸道深部的痰,而非口腔唾液组成的标本。若痰无法咳出,需采用专门的装置来收集患者的痰液。痰液可通过生理盐水直接涂片镜检或收集 24 小时痰液浓集后镜检。应注意区别痰液标本中的齿龈内阿米巴与溶组织内阿米巴,前者通常含有被吞噬的多形核白细胞,后者可能含有被吞噬的红细胞而非白细胞。

2. 尿液检查　尿液中可检出阴道毛滴虫、微丝蚴及埃及血吸虫卵。尿液检查采用离心沉淀法,取沉淀镜检。乳糜尿需加等量乙醚,使脂肪溶于乙醚,吸去脂肪层后再离心镜检微丝蚴。

3. 阴道分泌物及前列腺液检查　主要用于检查阴道毛滴虫,偶尔可查见蛲虫成虫或虫卵。阴道分泌物标本一般为用无菌棉签拭子取的阴道后穹隆分泌物。前列腺液标本应由临床医生进行前列腺按摩术采集。标本采集后应立即送检并注意保温。可将阴道分泌物或前列腺液滴于有生理盐水的载玻片上,制成混悬液镜检,也可染色后镜检。

4. 十二指肠液检查　可用于检查兰氏贾第鞭毛虫滋养体、华支睾吸虫卵、肝片形吸虫卵等。十二指肠引流液直接涂片镜检或离心后取沉淀镜检。也可让受检者吞入装有尼龙线的胶囊,线的游离端固定于口外侧皮肤,3~8 小时后拉出尼龙线,取线上的黏附物镜检。

5. 脑脊液检查　主要用于检查阿米巴滋养体、弓形虫、致病性自由生活阿米巴,以及棘球蚴的原头节或小钩、粪类圆线虫幼虫、棘颚口线虫幼虫、广州管圆线虫幼虫、肺吸虫卵和异位寄生的血吸虫卵等。检查阿米巴滋养体,可在自然沉淀后吸取沉渣镜检。检查弓形虫和致病性自由生活阿米巴,需做涂片,经固定、染色后用油镜检查。检查虫卵及幼虫,可取脑脊液 2ml,2 000r/min 离心 5 分钟,吸取沉渣做涂片镜检。

6. 鞘膜积液检查　主要用于检查班氏微丝蚴。消毒阴囊皮肤,局麻后抽取鞘膜积液,作直接涂片检查。或加水稀释后离心,取沉渣镜检。

7. 支气管肺泡灌洗液检查　灌洗液 40~50ml 离心后取沉渣涂片、固定、吉姆萨染色后镜检,主要用于耶氏肺孢子虫包囊的检测,也可查见刚地弓形虫。抗酸染色可查见隐孢子虫。

（四）活组织检查

1. 骨髓穿刺　主要用于检查利什曼原虫的无鞭毛体、克氏锥虫无鞭毛体、弓形虫滋养体或疟原虫。常采用髂骨穿刺或棘突穿刺,抽取少许骨髓液涂片、固定、吉姆萨染色、镜检。

2. 肝、肺、脾穿刺及肝、肺活检　穿刺物涂片染色，获得的组织标本可做涂片、印片、压片或组织切片后染色镜检。肝脏标本可查见日本血吸虫卵、利什曼原虫无鞭毛体、溶组织内阿米巴滋养体及棘球蚴等；肺脏标本可查见肺吸虫成虫、溶组织内阿米巴滋养体、卡氏肺孢子虫包囊等。脾穿刺易出血，少用，可查到利什曼原虫无鞭毛体。

3. 淋巴结穿刺或活检　用于检查丝虫、利什曼原虫、弓形虫等。

(1)丝虫成虫：消毒皮肤，用穿刺针刺入可疑的淋巴结中，边抽吸边退针，抽取丝虫成虫；或剖检已摘除的淋巴结，寻找成虫；也可作病理切片检查。

(2)原虫：选腹股沟淋巴结，消毒、穿刺，将穿刺针内抽取的淋巴结组织液涂片，固定染色镜检。也可用摘除的淋巴结切面做涂片，固定染色后镜检或做病理切片检查。

4. 肌肉活检　主要检查旋毛虫幼虫。手术切取患者腓肠肌或肱二头肌处米粒大小的组织块，置于载玻片上，加50%甘油1滴，盖上另一张载玻片，压薄，镜检。或将组织固定后，切片检查。亦可将肌肉块研碎，加人工消化液消化过夜，次晨取沉渣镜检。

5. 皮肤及皮下结节活检　可检查到的寄生虫有猪囊尾蚴、卫氏并殖吸虫和斯氏狸殖吸虫的成虫及童虫、曼氏裂头蚴、颚口线虫幼虫、疥螨、蠕形螨、利什曼原虫无鞭毛体。

(1)蠕虫：对疑为猪囊尾蚴、并殖吸虫童虫或成虫、裂头蚴、颚口线虫等引起的皮下结节或包块，用手术方法取出皮下结节，剖检其中的虫体，根据虫体形态特征进行鉴定。

(2)利什曼原虫：对疑似皮肤型黑热病或东方疖患者，在有皮损处，局部消毒，用注射器抽取少许组织液做涂片；或用手术刀片刮取组织液做涂片，染色镜检。

(3)疥螨：用消毒针尖挑出隧道末端疥螨，置玻片上，加甘油1滴，加盖片镜检。或用消毒刀片轻刮丘疹至表皮上有微小渗血点，将刮取物置于玻片上的矿物油滴中，加盖片镜检。

(4)蠕形螨：取长为5~6cm的透明胶纸，睡前贴于面部的额、鼻、鼻沟、下颌及颊部等处，次晨取下胶纸，贴在玻片上镜检。

6. 肠黏膜活检　直肠或乙状结肠黏膜病变组织内可查见血吸虫卵及溶组织内阿米巴滋养体。

(1)日本血吸虫卵：用直肠镜或乙状结肠镜自直肠病变部位钳取米粒大小的黏膜，水洗后放在两玻片之间，轻压、镜检。可查见活卵、近期变性卵和死卵。对从未经过治疗的患者检出虫卵，不论死活虫卵均有确诊价值；对有治疗史的患者，只有查见活卵或近期变性卵，才有诊断意义。

(2)溶组织内阿米巴：用乙状结肠镜观察溃疡形状，从溃疡边缘或深层刮取病变组织，置于载玻片上，加少量生理盐水，盖上盖片，压平，立即镜检。也可取一小块病变黏膜做组织切片染色检查。

二、人工培养

当高度怀疑患者感染了某种寄生虫，但常规病原检测为阴性时，可考虑进行人工培养。人工培养的检出率高，但操作比较复杂，耗费时间较长。目前，可进行人工培养的人体寄生虫有溶组织内阿米巴、致病性自由生活阿米巴、利什曼原虫、阴道毛滴虫。

1. 溶组织内阿米巴培养　常用洛氏营养琼脂血清培养基。将新鲜标本如脓血便或肝穿刺物等0.5~1ml接种于制备好的培养管中，置35~37℃孵箱中培养1~2日，吸沉渣镜检。

2. 致病性自由生活阿米巴培养　常用Nelson's培养基，Chang SCGYEM培养基适用于高毒力的耐格里属阿米巴，可用于阿米巴致病性的筛选。取疑似致病型自由生活阿米巴脑膜脑炎患者的脑脊液0.5ml接种于培养基中，置37℃孵箱中孵育2日，检查有无阿米巴生长，如疑为耐格里属阿米巴，可进一步用鞭毛诱导试验加以确定。方法是将管中培养液倾去，向管中加蒸馏水，置37℃温箱中孵育2小时，若是耐格里属阿米巴，虫体则长出2根鞭毛而转变为鞭毛型。

3. 利什曼原虫培养　常用NNN培养基。抽取患者骨髓、淋巴结穿刺液或皮肤组织液等，立即吸取少许洛氏液混匀，接种于培养基内，置20~25℃温箱中孵育，7~10日取培养物涂片，染色镜检有无杜氏利什曼原虫前鞭毛体。若为阴性，应继续培养至1个月左右再确定培养结果。

4. 阴道毛滴虫培养　常用肝浸汤培养基。取阴道分泌物、前列腺液或尿液离心沉淀物，接种于培养基内，置35~37℃培养箱中，孵育2~3日后，取管底沉淀物镜检。

三、动物接种

同人工培养相同，动物接种的检出率较高，但操作烦琐,耗时很长。不过,可以获得大量的病原体以用于研究工作。可采用动物接种的寄生虫有利什曼原虫、刚地弓形虫和旋毛虫。

1. 利什曼原虫动物接种　将采样标本(骨髓、淋巴结穿刺液或皮肤组织液)用适量生理盐水稀释后,取 0.2~0.5ml 注入金地鼠腹腔。3~4 周后,剖杀小鼠,取其脾、肝或骨髓做涂片或印片,染色镜检,查找无鞭毛体。

2. 弓形虫动物接种　取受检者脑脊液、体液或淋巴结组织悬液 0.5~1ml 注入小鼠腹腔内,3 周后将小鼠用乙醚麻醉,向腹腔内注入 1~2ml 生理盐水后抽出腹腔液,涂片镜检,或离心沉淀后,取沉渣涂片染色镜检。如为阴性,再进行第二次接种。方法是取鼠肝、脾、脑等组织研磨成匀浆,加生理盐水 1∶10 稀释后,取 0.3~0.5ml 小鼠腹腔内注射,3 周后按上法涂片检查。如仍为阴性,同法接种 3~5 次后,再报告结果。在具备条件的实验室可同时做细胞培养以期分离可能存在的弓形虫速殖子。

3. 旋毛虫动物接种　将怀疑有旋毛虫幼虫囊包的肌肉组织剪碎后,加人工消化液消化 10~18 小时,离心,收集沉淀物,用生理盐水洗涤 2~3 次,取沉淀物 0.5ml 接种小鼠腹腔。也可将肌肉组织剪碎后,喂饲饥饿 24 小时的小鼠或大鼠。5 周后,剖杀动物,检查肌肉中有无旋毛虫幼虫囊包。

(马　莹)

第二节　免疫学检验

免疫学检验是通过检测患者体内的特异性抗体、特异抗原或循环免疫复合物为临床诊断提供参考。寄生虫免疫学检验的结果虽然不具有确诊的价值,但与病原学检验相比,此类方法具有其自身的优点,适用于:感染早期或轻度感染,病原学检查为阴性;深部组织的感染,不易获得病原学检查的标本;血清流行病学调查。最常用的标本为血清,此外全血、各种体液及排泄分泌物等也可用于检测。免疫学检验的方法很多,目前常用的方法主要有间接血凝试验、乳胶凝集试验、间接荧光抗体试验、酶联免疫吸附试验、免疫印迹试验以及免疫层析试验。

一、间接血凝试验及乳胶凝集试验

将寄生虫抗原(或抗体)结合于固相颗粒表面,当相应抗体(或抗原)存在时,通过抗原抗体结合将固相颗粒彼此拉聚在一起,出现可见凝集反应。若用红细胞为固相颗粒则为间接血凝试验(indirect haemagglutination test,IHA);若用羧化聚苯乙烯胶乳制剂则为乳胶凝集试验(latex agglutination test,LAT)。IHA 和 LAT 均有较好的敏感性,且方法简便,结果报告快速,适于现场使用,在血吸虫、猪囊虫、旋毛虫、肺吸虫、弓形虫等感染的流行病学调查上均有应用。但此方法易发生非特异凝集,且试剂和操作的标准化尚待提高。

二、间接荧光抗体试验

间接荧光抗体试验(indirect fluorescent antibody method,IFA)是将抗原与未标记的特异性抗体(如患者血清)结合,然后使之与荧光标记的抗免疫球蛋白抗体(抗抗体)结合,最后通过荧光显微镜观察荧光反应。最常用的荧光素为异硫氰酸荧光素。此方法具有较高的敏感性、特异性和重现性,国内外广泛应用于寄生虫病的血清学诊断,血清流行病学调查和监测疫情,如诊断疟疾、丝虫病、血吸虫病,包虫病及弓形虫病等。但因结果需要在荧光显微镜下进行观察,限制了它的应用范围。

三、酶联免疫吸附试验

酶联免疫吸附试验(enzyme-linked immunosorbent assay,ELISA)是目前国内外应用最广泛的免疫学诊断方法之一,可检测抗体、抗原或特异性免疫复合物,以检测抗体为目的的间接法应用最多。该法具有敏感性高、特异性强、操作易标准化等优点,适用于临床诊断。已有多种商品化试剂盒出售,包括血吸虫病、弓形虫病、丝虫病、旋毛虫病、囊虫病和包虫病等。

四、免疫印迹试验

免疫印迹试验(immunoblot 或 Western blot)是

由十二烷基硫酸钠聚丙烯酰胺凝胶电泳（SDS-PAGE）、电泳转印及标记免疫试验三项技术结合而成的一种新型的免疫探针技术，是一项高敏感和高特异的诊断方法。用于诊断的免疫印迹试验以采用酶标记的探针为安全方法，称酶免疫转移印迹试验（enzyme immuno-transfer blotting，EITB），此方法已用于对疟疾、弓形虫病、血吸虫病、肺吸虫病及包虫病等的诊断。

五、免疫层析试验

免疫层析试验（immunochromatography test，ICT）是二十世纪九十年代兴起的一种基于胶体金标记技术的快速免疫诊断技术，其原理是将特异的抗体或抗原先固定于硝酸纤维素膜的某一区带，当该干燥的硝酸纤维素膜一端浸入标本后，由于毛细管作用，标本将沿着该膜向前移动，当移动至固定有抗体或抗原的区域时，标本中相应的抗原或抗体即与固定于硝酸纤维素膜的抗体或抗原发生特异性结合，若用免疫胶体金可使该区域显示一定的颜色，从而实现特异性的免疫诊断。其优点是操作简单，反应迅速，不需其他仪器设备，而且携带方便，既可用于临床快速诊断，也可用于现场调查。已用于疟疾、丝虫病及利什曼原虫病的检测，目前已有试剂盒出售。

（马　莹）

第三节　分子生物学检验

分子生物学方法检测的对象为寄生虫的特异性 DNA 片段，故同样可以作为确诊的依据，并且在虫种的鉴定上具有优势。方法主要为基于核酸扩增的分子检测技术以及逐步走向临床的宏基因组下一代测序（mNGS）技术。

PCR 的优点在于特异性强、灵敏度高，但容易污染，造成假阳性，并且需要专门的仪器设备，费用较高，在基层医院开展具有难度。PCR 法检测和鉴定寄生虫，目前在临床应用不多，主要因为大多数寄生虫感染可以通过传统的病原学检测或免疫学检测而得到诊断，但是在某些情况下，PCR 技术具有优势：免疫学检测不适宜（如急性感染、治疗后的短期随访、先天性感染等）；由于虫荷水平低而需要检测方法具有高度的敏感性；无法通过形态学的观察区分虫种（如溶组织内阿米巴与迪斯帕内阿米巴，带绦虫虫卵）。从方法上看，由基本的 PCR 衍生出多种技术，应用相对较多的 PCR 衍生技术有：

逆转录 PCR：PCR 能够扩增出寄生虫的特异 DNA 片段，但无法判断虫的活性，而逆转录 PCR 的模板为 mRNA，它只存在于活体中，故逆转录 PCR 可同时对虫体的活性进行判断。

巢式 PCR：兼顾了敏感性和特异性，已用于恶性疟原虫的检测。

多重 PCR：在一个 PCR 反应管中同时检测多种病原体，如利用多重 PCR 同时检测间日疟原虫和恶性疟原虫。

实时荧光 PCR：是近年发展起来的一种新的核酸微量分析技术，实现了 PCR 从定性到定量的飞跃。在寄生虫检测方面，可用于恶性疟原虫、隐孢子虫、弓形虫、肺孢子虫等的检测，已有相应的商品化试剂盒问世。

目前也已有商品化产品用于检测包括细菌、真菌、病毒以及寄生虫等多种肠道病原体。这类产品利用多重 PCR，然后进行微阵列杂交、杂交探针或熔化曲线分析。

此外，随着 mNGS 技术的社会经济成本不断降低和技术不断完善，该技术已逐渐走向临床，成为临床疑难和未知病原微生物检验的重要手段，实现对病毒、细菌、真菌、寄生虫及非经典微生物等的检测。

（马　莹）

参考文献

1. Carroll KC, Pfaller MA, Landry ML, et al. Manual of clinical microbiology. 12th ed. Washington DC: ASM Press, 2019
2. Garcia, LS. Diagnostic Medical Parasitology. 5th ed. Washington DC: ASM Press, 2007
3. 诸欣平, 苏川. 人体寄生虫学. 9 版. 北京: 人民卫生出版社, 2018
4. 张进顺, 王勇. 检验与临床诊断寄生虫病分册. 北京: 人民军医出版社, 2007
5. 陈东科, 孙长贵. 实用临床微生物学检验与图谱. 北京: 人民卫生出版社, 2011
6. 张进顺, 王勇. 检验与临床诊断寄生虫病分册. 北京: 人民军医出版社, 2007

第三十三章
常见人体寄生虫感染的检验

第一节　医学原虫感染的检验

一、叶足门

(一) 溶组织内阿米巴

溶组织内阿米巴（*Entamoeba histolytica*）也称痢疾阿米巴，寄生于结肠，引起肠阿米巴病及肠外阿米巴病。

1. 生活史及致病　溶组织内阿米巴的生活史包括滋养体和包囊两个时期。人因食入四核包囊而致感染。包囊在肠道脱囊成为滋养体，于结肠寄生增殖。部分滋养体向下移行，成为包囊而随粪便排出。在一定的条件下，寄生于肠道的滋养体可侵入宿主的肠黏膜，引起肠壁溃疡；滋养体也可进入肠壁静脉随血流播散至其他脏器如肝、脑、肺等，引起肠外阿米巴病，以阿米巴肝脓肿最为常见。阿米巴病分成肠阿米巴病和肠外阿米巴病，其症状和体征均无特异性。90% 的溶组织内阿米巴感染没有症状或仅有轻微症状。阿米巴性结肠炎或痢疾的常见症状包括腹痛或腹部触痛，腹泻，可为水样便、血便或黏液便，一日可多达 10 次以上。部分患者可有发热，体重减轻。夏科 - 雷登结晶，极少或无白细胞及血便是急性期患者大便标本的最常见表现。肠外阿米巴病中最常见的是阿米巴肝脓肿，其常见症状为发热和腹痛，急性期可有右上腹疼痛或触痛，亚急性期可有体重减轻、发热及弥漫性腹痛。

2. 形态

(1) 溶组织内阿米巴滋养体（图 33-1-1）：滋养体多呈椭圆形，内外质界限分明，直径为 12~60μm，可见舌状或指状的伪足，胞核染成蓝黑色，呈球形，约占虫体的 1/5 或 1/4。核周染色质颗粒大小均匀，排列整齐，核仁细小，位于核中央，与核膜有网状核丝连结。胞质内有被吞噬的红细胞，呈

蓝黑色。

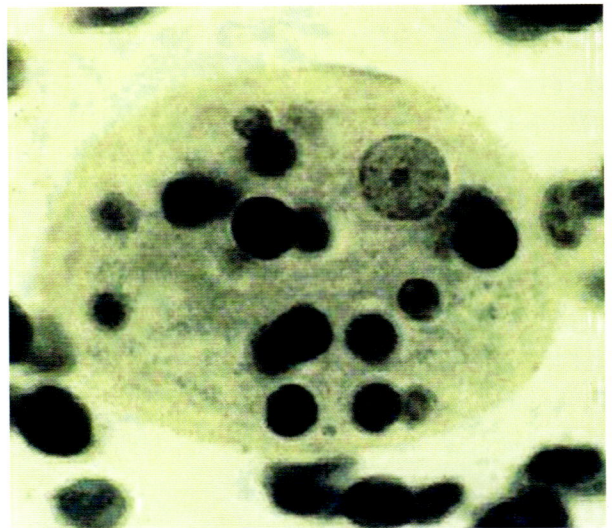

图 33-1-1　溶组织内阿米巴滋养体铁苏木素染色 ×1 000

(2) 溶组织内阿米巴包囊（图 33-1-2）：包囊圆形，直径为 10~20μm。低倍镜下，包囊的大小如课文中的句号，在高倍镜下，似 1 粒绿豆。囊壁薄，胞质呈细颗粒状，胞核 1~4 个，但不易看清，常需用碘染色后再观察。在未成熟的包囊中，隐约可见反光的 1 个或数个拟染色体，拟染色体呈短棒状，两端钝圆。

在生理盐水涂片上加 1 滴 1% 碘染液后在高倍镜下观察，包囊呈棕黄色。细胞核呈球形，1~4 个，分布于包囊中的不同平面。每个核的中央有一小点状的即为核仁。成熟包囊有 4 个核。在未成熟的包囊中，胞质内可见到棕色的糖原泡，边缘模糊；拟染色体不如生理盐水中清晰。

3. 实验室诊断

(1) 病原学诊断：①涂片镜检。涂片镜检是肠

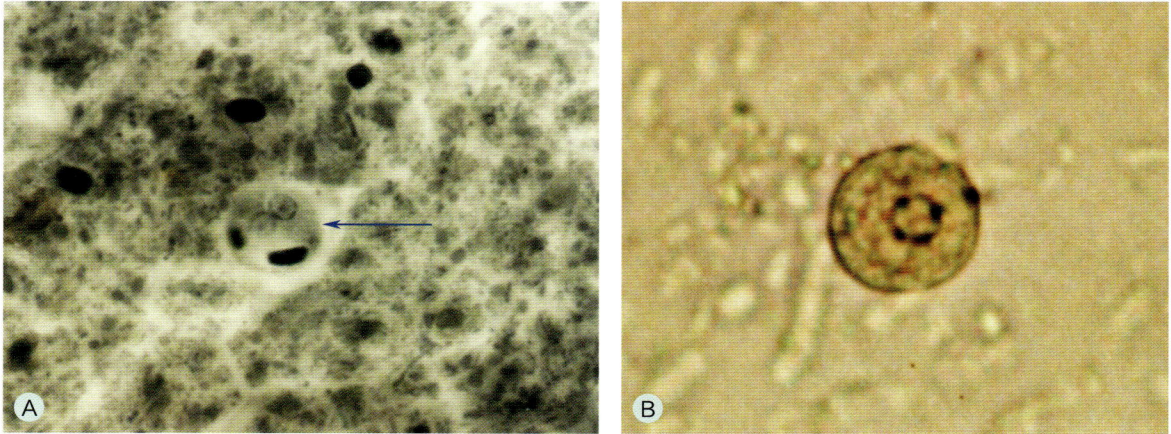

图 33-1-2   溶组织内阿米巴包囊
A. 铁苏木素染色 ×1 000；B. 碘染 ×1 000

阿米巴病诊断的常用手段。急性痢疾患者的黏液血便或阿米巴肠炎的稀便查滋养体,慢性患者的成形粪便查包囊。可直接采用生理盐水涂片或碘液涂片法,碘染后胞核更易观察。用于滋养体检查的标本必须新鲜,盛于干燥清洁的容器,不被消毒剂、尿液污染,粪便标本宜在 20~30 分钟内送达实验室。②人工培养。有多种培养基可供选用,但此方法的敏感性也不甚理想,且操作相对复杂、费时,故一般临床诊断实验室未开展,多用于科研。③组织检查。借助乙状结肠镜或纤维结肠镜直接观察黏膜溃疡并做活检或刮拭物涂片的检出率最高,约 85% 的痢疾患者可用此法检出。活体标本必须取材于溃疡边缘,脓腔穿刺亦应取材于壁部,并注意脓液性状特征。

寄生于人体消化道的阿米巴除溶组织内阿米巴外均为腔道共栖原虫,非致病或为机会致病原虫,要将它们与致病的溶组织内阿米巴鉴别。常见肠道阿米巴滋养体和包囊的主要特征见图 33-1-3、表 33-1-1。

(2)免疫诊断:75%~85% 的有症状感染者可以在其血清中检测到抗体,ELISA 是运用最广泛的方法,但抗体检测无法区分现症感染或既往感染。抗原检测可用的标本有大便、血清和脓液等。大便抗原检测的可操作性强,敏感性和特异性都高,是临床实验室检测肠内阿米巴病较好的方法。

(3)分子生物学诊断——PCR:PCR 检测的敏感性和特异性都高,但检测成本高,需要特定的仪器和经过培训的试验人员,因而影响了此方法在发展中国家流行区的广泛应用。基于多重 PCR 的商品化肠道病原体检测试剂盒常包括溶组织内阿米巴。

(二)棘阿米巴

棘阿米巴属(*Acanthamoeba* spp.)现已认定 17 个种,其中 7 种可致人体感染,以卡氏棘阿米巴

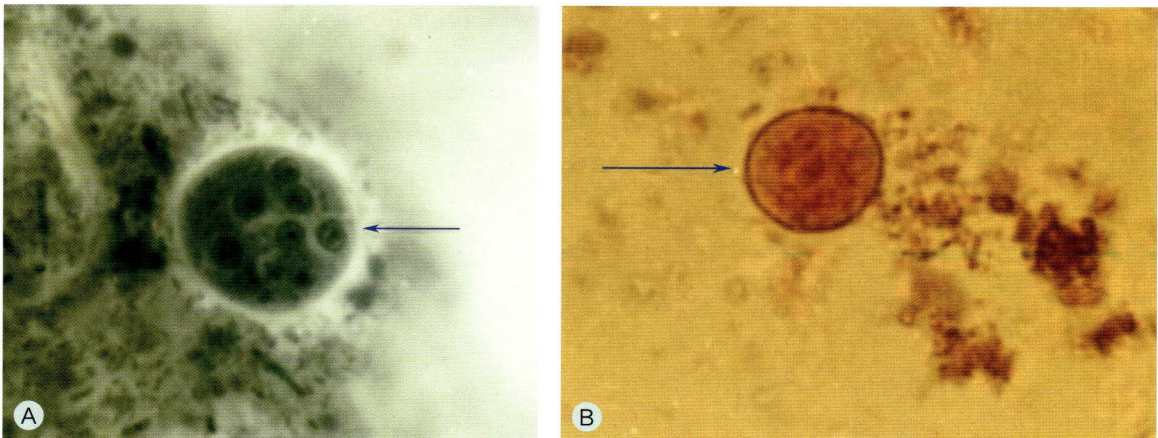

图 33-1-3   结肠内阿米巴包囊
A. 铁苏木素染色 ×1 000；B. 碘染 ×1 000

表 33-1-1　常见肠道阿米巴滋养体和包囊的主要特征

	滋养体	包囊
溶组织内阿米巴/迪斯帕内阿米巴	大小：12~60μm 运动：进行性、方向性、快 核：1个，外周染色质均匀分布，核仁小，致密，位居中，可能与结肠内阿米巴类似 胞质：细小颗粒，似"碎玻璃"，可包含细菌 注：胞质内含红细胞对溶组织内阿米巴具确诊价值	大小：10~20μm，球形 核：成熟包囊，4核；未成熟包囊，1或2核。外周染色质细小，均匀分布，核仁小，致密，位居中 胞质：可有拟染色体，两端光呈短棒状，也可呈圆形或卵圆形
哈门氏内阿米巴	大小：5~12μm 运动：非进行性 核：1个，染色质似溶组织内阿米巴，有的似固定的环，核仁小，致密，位居中或偏 胞质：细小颗粒、细菌，无红细胞 注：与溶组织内阿米巴区分需要准确测量	大小：5~10μm，球形 核：成熟包囊，4个；未成熟包囊，1或2个（较常见）。染色质细小，均匀分布，可能难以看到，核仁小，致密，居中 胞质：常有拟染色体，同溶组织内阿米巴
结肠内阿米巴	大小：15~50μm 运动：迟缓，无方向性 核：1个，染色质粒成堆，不均一，可成固定的环，核仁大，不致密，模糊，位偏 胞质：颗粒状，常见泡状，内含细菌、真菌，无红细胞 注：可以似溶组织内阿米巴，常见共感染，需要染色涂片	大小：10~35μm，球形，极少卵形或三角形 核：成熟包囊，8个，偶可 ≥16个，未成染色体 ≥2个，周围染色质粒粗大，分布不均，可能似溶组织内阿米巴，核仁小，位偏但亦可居中 胞质：拟染色体不如溶组织内阿米巴常见；碎片、粗糙和点状末端（见图33-1-3）。 注：在永久性染色片中可能因渗透性差而失真
微小内蜒阿米巴	大小：6~12μm 运动：迟缓、无方向性 核：1个，无染色质粒，核仁大，"点样" 胞质：颗粒、泡状，可含细菌 注：核形可有极大变异，易与哈门氏内阿米巴和脆弱双核阿米巴混同	大小：5~10μm 卵形，也可圆形 核：成熟包囊4个，未成熟包囊2个，无外周染色质粒，核仁比滋养体小，但比内阿米巴大 胞质：拟染色体罕见，偶见小颗粒
布氏嗜碘阿米巴	大小：8~12μm 运动：迟缓、无方向性 核：1个，无染色质粒，核仁大，可有"篮状核" 胞质：粗粒、可高度泡状，可见细菌、真菌和碎片 注：有必要染色涂片，核可由染色质围绕，核仁呈晕状	大小：5~20μm，卵或圆形 核：成熟包囊，1个，无染色质，核仁大，位中 胞质：无拟染色体，偶可见小颗粒 注：有糖原泡、大而致密，边缘清，包囊可因大的糖原泡空隙而塌陷
人芽囊虫	非常难鉴别，罕见	大小：6~40μm，一般为圆形 描述：一般以大中央体（像一大泡）外绕小的多形核，中央体部位可染上各种颜色（三色）或保持清晰

（*A. castellanii*）多见，可引起棘阿米巴脑膜脑炎、棘阿米巴角膜炎和阿米巴性皮肤溃疡。

　　1. 生活史及致病　棘阿米巴多见于污染的土壤和水体中，可从皮肤伤口、穿透性角膜外伤、损伤的眼结膜或经呼吸道等进入人体。棘阿米巴感染可引起角膜炎，称为棘阿米巴角膜炎，以及皮肤、呼吸道、脑部等病变。棘阿米巴角膜炎表现为患者眼部有异物感、视力模糊、流泪、羞明、并常有严重疼痛，有的病例导致失明。棘阿米巴可经血流入颅，引起阿米巴性脑膜脑炎（amoebic meningo-encephalitis AME）。表现为亚急性或慢性肉芽肿型大脑炎和脑膜浸润。潜伏期10日以上，病程较长，可达数月至3年，死亡率高。本病多见于年老体弱及免疫功能低下者。严重者可引起致死性脑膜脑炎。

2. 形态

(1)滋养体:长椭圆形,直径为10~40μm,活动迟缓,体表有多个棘状突起,称棘状伪足,无鞭毛型。

(2)包囊:类圆形,双层囊壁,外壁常皱缩,内层光滑呈多边形。

棘阿米巴的形态特征见图33-1-4。

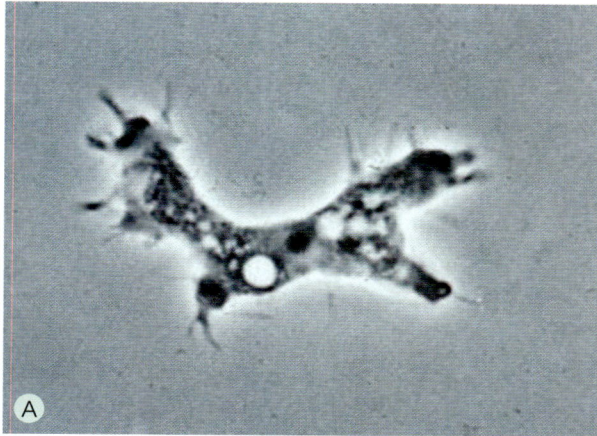

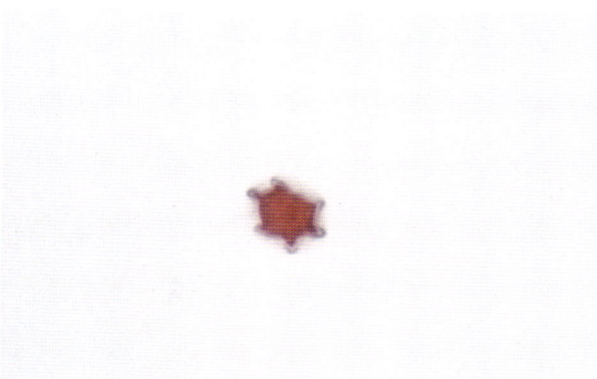

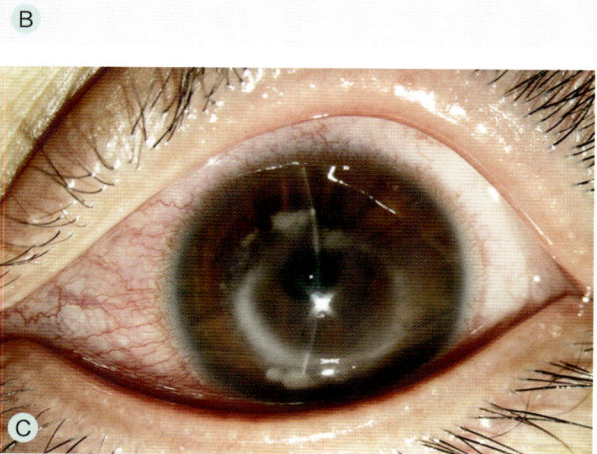

图 33-1-4　棘阿米巴
A. 滋养体 ×1 000;B. 包囊(角膜组织)PAS 染色 ×1 000;
C. 裂隙灯下棘阿米巴感染眼部病变

3. 实验室诊断　脑脊液或病灶(皮肤、角膜)组织涂片染色检测或接种琼脂培养基观察阿米巴。

尸体解剖可做脑病理切片确诊。还可通过免疫荧光技术检测抗体及 PCR 技术进行检测。阿米巴性角膜炎可采用共聚焦显微镜活体诊断。

二、透色门

耐格里属阿米巴

耐格里属阿米巴(*Naegleria* spp.)现发现 7 个种,仅福氏耐格里阿米巴(*N. fowleri*)引起人体原发性阿米巴脑膜脑炎。

1. 生活史及致病　耐格里属阿米巴生活史有包囊和滋养体两期,多滋生于淡水中,滋养体有阿米巴型和鞭毛型。在人体组织中寄生的为阿米巴型,组织或培养基中阿米巴型滋养体进入水中时,虫体迅速转变为具有两根鞭毛的滋养体,此型滋养体不分裂也不直接形成包囊;包囊多在外环境形成,组织内不形成包囊。感染方式主要通过接触污染水体或在游泳池游泳,虫体侵入鼻腔增殖后穿过鼻黏膜和筛状板,经嗅神经上行入脑部寄生。

福氏耐格里阿米巴可引起原发性阿米巴脑膜脑炎。受染者多为健康的青年人,发病突然,病情严重,出现发热、头疼、恶心呕吐,1~2 日后出现昏迷症状,多数于未确诊前在发病第 5、6 日就死于呼吸及心力衰竭。

2. 形态

(1)阿米巴型滋养体:细长,大小为 7~20μm,其前端有单一、明显、钝形伪足(图33-1-5)。

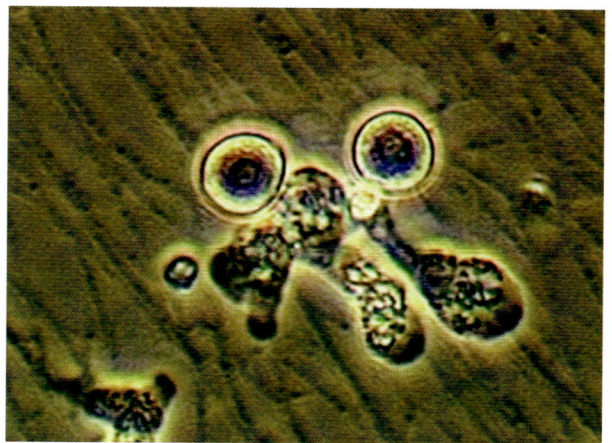

图 33-1-5　福氏耐格里阿米巴滋养体
阿米巴型 ×400

(2)鞭毛型滋养体:呈梨形,具有两根鞭毛。

(3)包囊:圆形,直径平均为 9μm,单核,囊壁光滑有孔。

3. 实验室诊断　以脑脊液涂片,查见滋养体可确诊。也可取尸检组织培养及动物接种。

三、眼虫门

(一)利什曼原虫

利什曼原虫(*Leishmania spp.*)是引起利什曼病的病原体。不同种的利什曼原虫可致临床表现不同的多种疾病。在我国,主要是杜氏利什曼原虫(*L. donovani*)引起的内脏利什曼病,也称为黑热病,是一种人畜共患病。我国近年来的病例主要分布在新疆、内蒙古、甘肃和四川等省、自治区。

1. 生活史及致病　利什曼原虫的生活史有前鞭毛体和无鞭毛体两个时期。前鞭毛体寄生于白蛉的消化道内,通过白蛉叮刺人或哺乳动物而进入其体内,在巨噬细胞内转化为无鞭毛体,分裂繁殖。

内脏利什曼病对人体危害严重,若未及时治疗病死率高,是世界卫生组织列入危害人类严重的六类热带病之一。杜氏利什曼原虫的无鞭毛体主要寄生在肝、脾、骨髓、淋巴结等器官的巨噬细胞内,引起的症状和体征有:长期不规则发热,消瘦,肝脾淋巴结肿大,贫血,白细胞和血小板减少,球蛋白增高,白球比例倒置。患者出现免疫缺陷,易并发各种感染性疾病,是患者死亡的主要原因。

2. 形态

(1)无鞭毛体(图 33-1-6):无鞭毛体寄生于巨噬细胞内,但在制片时,有原虫寄生的巨噬细胞常被推破,故而虫体可游离。无鞭毛体呈圆形或卵圆形,前者平均直径 3.5μm,后者平均 4.4μm×2.8μm,油镜观察。细胞质浅蓝色,如染色过浅或标本褪色时,胞质轮廓多看不清楚;核大而呈红色,位于虫体一侧,动基体 1 个,呈细小杆状,亦呈红色,位于核旁。

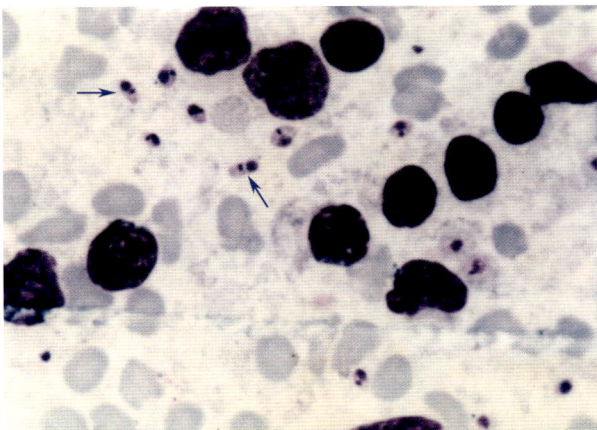

图 33-1-6　利什曼原虫无鞭毛体吉姆萨染色 ×1 000

骨髓涂片中的利什曼原虫无鞭毛体与荚膜组织胞浆菌、马尔尼菲篮状菌酵母相大小形态相近,需鉴别。无鞭毛体在胞核旁有一细小杆状的动基体;荚膜组织胞浆菌其孢子周围往往有不着色的薄的空晕,似荚膜,无动基体;马尔尼菲篮状菌菌体可呈腊肠形,中间可见一横隔。

(2)前鞭毛体(图 33-1-7):成熟的前鞭毛体呈梭形,大小为(14.3~20)μm×(1.5~1.8)μm,核位于虫体中部,动基体在前部,基体在动基体之前,由此发出 1 根鞭毛游离于虫体外。

3. 实验室诊断

(1)病原学诊断

1)涂片法:可用的标本为骨髓穿刺物,淋巴结穿刺物及脾穿刺物。骨髓穿刺涂片最常用,检出率为 60%~85%。穿刺物涂片后进行瑞氏或吉姆萨染色,在巨噬细胞内外查找无鞭毛体。组织标本如脾、淋巴结和肝脏可采用印片的方法。

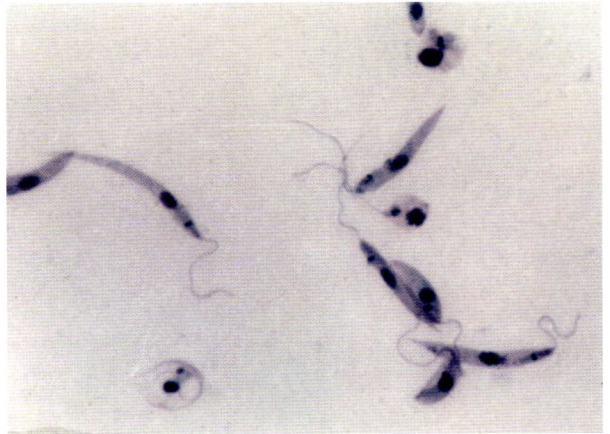

图 33-1-7　利什曼原虫前鞭毛体吉姆萨染色 ×1 000

2)培养法:培养法可提高病原检测的敏感度,但耗时较长,常规临床实验室很少有必要开展此项检测。

3)动物接种法:由于耗时长达数月,此方法一般未用于临床诊断。

4)皮肤活组织检查:对于皮肤型黑热病,可在皮肤结节处取少许组织液或刮取少许组织做印片,染色镜检。此方法仅适用于有皮肤损害的患者,其敏感性同样不理想。

(2)免疫诊断:可检测抗体或抗原,对于无法产生抗体的患者如艾滋患者,抗原检测可以为诊断提供帮助。

(3)分子生物学诊断:国内外均有报告采用

PCR 用于黑热病的诊断,其敏感性和特异性均高。

（二）锥虫

锥虫(trypanosome)寄生于血液和组织中,引起锥虫病。我国尚无人体锥虫感染的报道。

1. 冈比亚布氏锥虫和罗得西亚布氏锥虫　冈比亚布氏锥虫(*Trypanosoma brucei gambiense*)和罗得西亚布氏锥虫(*T. brucei rhodesiense*)是导致非洲锥虫病(睡眠病)的病原体,局限于非洲,通过昆虫媒介分泌的唾液经叮咬的伤口直接传播。

(1)生活史及致病:冈比亚布氏锥虫和罗得西亚布氏锥虫的生活史包括在采采蝇体内和脊椎动物体内的发育。当采采蝇叮咬受感染的脊椎动物宿主吸血时,锥鞭毛体被其摄入并转变为上鞭毛体。虫体在蝇的肠中繁殖,约 2 周后移行回唾液腺,成为循环后期锥鞭毛体,对人体具感染性。当受染采采蝇叮咬人时,循环后期锥鞭毛体进入叮咬部位的皮下组织,人体被感染。进入人体的循环后期锥鞭毛体转变为细长型,并侵入淋巴系统和血液。虫体以二分裂法进行繁殖。可见于血液、淋巴和脑脊液。

非洲锥虫病在临床上分为 3 个期:锥虫下疳期、血淋巴期和中枢神经系统受累期。锥虫下疳期表现为叮咬处的局部症状。血淋巴期的表现有发热、淋巴结肿大和皮肤瘙痒。中枢神经系统受累可致头痛、嗜睡、行为异常以及意识丧失和昏迷。罗得西亚布氏锥虫感染的病程较冈比亚布氏锥虫更急。

(2)形态:血中的锥鞭毛体可以是长或细长状,大小为(14~33)μm×(1.5~3.5)μm,有一根长的鞭毛或者是没有游离鞭毛的短粗状,短粗状虫体是舌蝇的感染阶段。吉姆萨或瑞氏染色,细胞质染成浅蓝色,可能含有深蓝色颗粒和空泡。位于中央的胞核染成红色或紫红色,动基体位于虫体的近后端,点状,染成深红色;留在胞质内的鞭毛(轴丝)可能看不到。同波动膜一样,鞭毛从动基体发出,沿波动膜的外缘延伸直至波动膜在虫体前端与锥虫体融合。在此处,鞭毛游离延伸于虫体之外。

(3)实验室诊断:制备薄血膜和厚血膜,染色镜检查找病原体,推荐采用血沉棕黄层浓集法以提高检出率检获寄生虫。也可取下疳抽吸液、淋巴结抽吸液、脑脊液等涂片检查。抗原检测、抗体检测及分子诊断法也有助于诊断。

2. 克氏锥虫　美洲锥虫病(恰加斯病)是由克氏锥虫(*Trypanosoma cruzi*)所致,局限于美洲大陆。克氏锥虫通过锥蝽粪便污染叮咬伤口而导致传播。

(1)生活史与致病:克氏锥虫的生活史包括在锥蝽体内和脊椎动物体内的发育。当锥蝽叮咬受感染的脊椎动物宿主吸血时,锥鞭毛体被其摄入。锥鞭毛体转变为上鞭毛体,在中肠后部繁殖。8~10日后,从上鞭毛体发育为循环后期锥鞭毛体。这些随猎蝽虫粪便排出的循环后期锥鞭毛体是人体的感染阶段。猎蝽虫边吸血边排便,粪便中的循环后期锥鞭毛体通过摩擦或刮擦进入叮咬伤口或位于黏膜表面,从而使人体感染恰加斯病。在人体内,克氏锥虫有两种形态,无鞭毛体和锥鞭毛体。锥鞭毛体期见于血液中,不分裂,感染宿主细胞。无鞭毛体期在细胞内繁殖,最终破坏细胞,无鞭毛体和锥鞭毛体均被释放入血。

(2)形态:锥鞭毛体呈纺锤形,约 20μm 长;在染色血涂片上呈现特征性的 C 形或 U 形。血中出现的锥鞭毛体有两种形式,即细长型和短粗型。短粗型被认为是传播媒介的感染阶段。胞核位于虫体的中心,虫体后端有一个大的、卵圆形动基体。一根鞭毛从基体发出,延波动膜的外缘延伸至虫体前端,在此伸出为游离鞭毛。吉姆萨染色时,锥鞭毛体的胞质染成蓝色,胞核、动基体和鞭毛染成红色或紫红色(图 33-1-8)。无鞭毛体(直径 2~6μm)难以和利什曼原虫的无鞭毛体区分。它含有一个大的胞核和一个杆状的动基体,吉姆萨染色染成红色或紫红色,胞质染成蓝色。

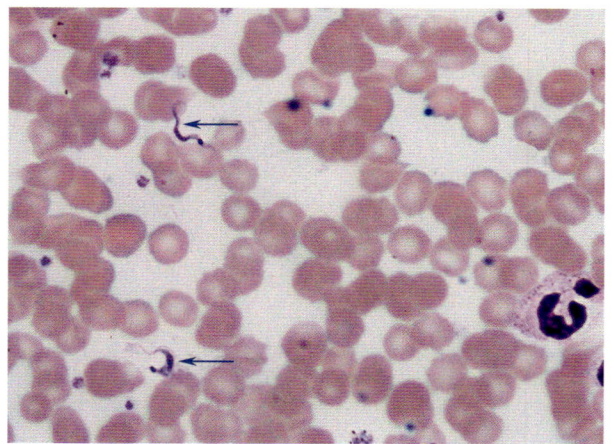

图 33-1-8　克氏锥虫锥鞭毛体瑞氏染色 ×1 000

(3)实验室诊断:检获病原体可确诊。锥鞭毛体可自血液湿片中检获,或使用薄血膜和厚血膜染色镜检。无鞭毛体和锥鞭毛体均可选择吉姆萨染色。

在有黑热病发生的地区,因无鞭毛体形态相似,杜氏利什曼原虫和克氏锥虫感染必须通过 PCR、免疫检测、培养(克氏锥虫为上鞭毛体而杜氏利什曼原虫为前鞭毛体)、血清学试验、动物接种或病媒接种诊断法来进行区分。采用血液和唾液来诊断恰加斯病的血清学试验包括补体结合试验(Guerreiro-Machado试验)、化学发光试验、IFA、间接血凝试验和 ELISA。大多数试验使用一种上鞭毛体抗原,交叉反应见于让氏锥虫、利什曼属、刚地弓形虫感染的患者和肝炎。PCR 已可检测 20ml 血中低至 1 个锥鞭毛体,并在治疗随访方面有帮助。

四、后滴门

(一)阴道毛滴虫

阴道毛滴虫(*Trichomonas vaginalis*)是寄生在人体阴道及泌尿道的鞭毛虫,主要引起滴虫性阴道炎,是以性传播为主的一种传染病,全球性分布。

1. 生活史及致病　阴道毛滴虫生活史简单,仅有滋养体期,为该虫的感染期,通过直接或间接接触方式而传染。主要寄生在女性阴道,以阴道后穹隆多见,也可在尿道内发现;男性感染者一般寄生于尿道、前列腺,也可在睾丸、附睾或包皮下寄生。

阴道毛滴虫可引起阴道炎,主要表现为外阴瘙痒,白带增多;男性一般无症状而呈带虫状态,有时也可引起前列腺炎等。

2. 形态　滋养体:呈椭圆形或梨形,10~15μm宽,长可达 30μm;1 个长椭圆形的泡状核,位于虫体前端 1/3 处;具 4 根前鞭毛和 1 根后鞭毛,后鞭毛伸展与虫体波动膜外缘相连,波动膜位于虫体前 1/2 处。1 根纤细透明的轴柱,由前向后纵贯虫体,并自虫体后端伸出体外(图 33-1-9)。

3. 实验室诊断　以取自阴道后穹隆的分泌物、尿液沉淀物或前列腺液中查见滋养体为确诊依据。常用的方法有生理盐水直接涂片法或涂片染色法(瑞氏或吉姆萨染色),镜检滋养体。也可用培养法,检出率较高,可作为疑难病例的确诊及疗效

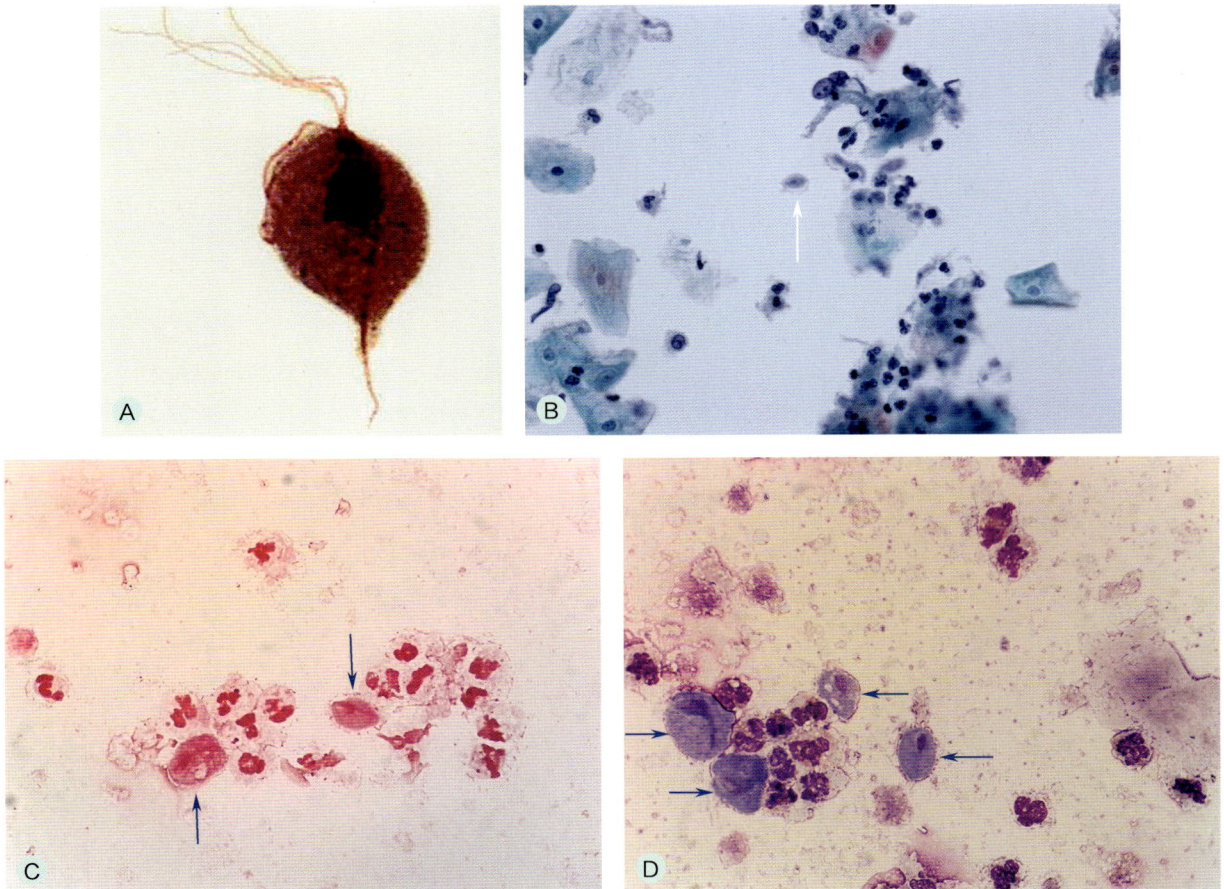

图 33-1-9　阴道毛滴虫
A. 吉姆萨染色 ×5 000;B. 宫颈涂片巴氏染色(箭头所指)×400;C. 宫颈涂片革兰氏染色 ×1 000;
D. 宫颈涂片瑞氏染色 ×1 000

评价的依据。

(二)蓝氏贾第鞭毛虫

蓝氏贾第鞭毛虫(Giardia lamblia)简称贾第虫,寄生于人体小肠、胆囊,引起贾第虫病。

1. 生活史及致病　成熟的四核包囊是感染期,包囊随污染食物和饮水进入人体,在十二指肠内脱囊形成两个滋养体。滋养体主要寄生在人的十二指肠内,有时也可在胆囊内。如果滋养体落入肠腔而随食物到达回肠下段或结肠腔后,就形成包囊,随粪便排出。包囊在外界抵抗力较强,为传播阶段。

人体感染贾第虫后,可无症状而为带虫者,也可表现为以腹泻为主的吸收不良综合征。当虫体寄生于胆道系统时,可能引起胆囊炎或胆管炎。

2. 形态　生活史中有滋养体和包囊两个发育阶段。

(1)滋养体呈倒置半边梨形,大小为(9.5~12)μm×(5~15)μm,厚2~4μm。背面隆起,腹面扁平,腹面前半部向内凹陷形成吸盘陷窝,陷窝底部有2个细胞核,1对轴柱由前向后延伸,轴柱中部附近有一对半月形的虫体。虫体有8根鞭毛,成对排列,即前、中、腹、后各1对,但常看不太清楚(图33-1-10)。

(2)包囊大小为(10~14)μm×(7.5~9)μm,椭圆形。碘染后可见包囊呈黄绿色,囊壁较厚,囊壁与虫体之间有明显的间隙。未成熟包囊有2个核,成熟包囊有4个核,胞核多偏于一端。囊内可见到鞭毛、丝状物、轴柱等(图33-1-11)。

3. 实验室诊断

(1)病原学诊断:①粪便检查。用生理盐水涂片法检查滋养体,经碘液染色涂片检查包囊,也可用甲醛乙醚沉淀或硫酸锌浓集法检查包囊。通常在成形粪便中检查包囊,而在水样稀薄的粪便中查找滋养体。由于包囊形成有间歇的特点,故检查时以隔日粪检并连续3次以上为宜。②十二指肠液

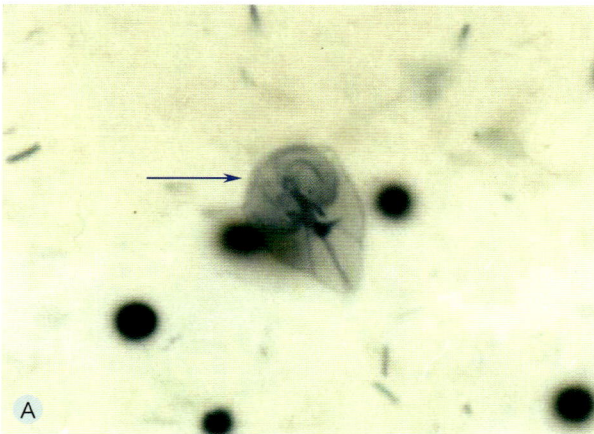

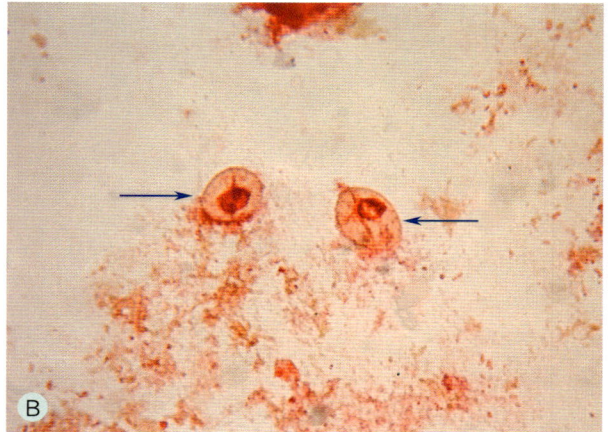

图33-1-10　蓝氏贾第鞭毛虫滋养体
A.铁苏木素染色 ×2 000;B.革兰氏染色 ×1 000

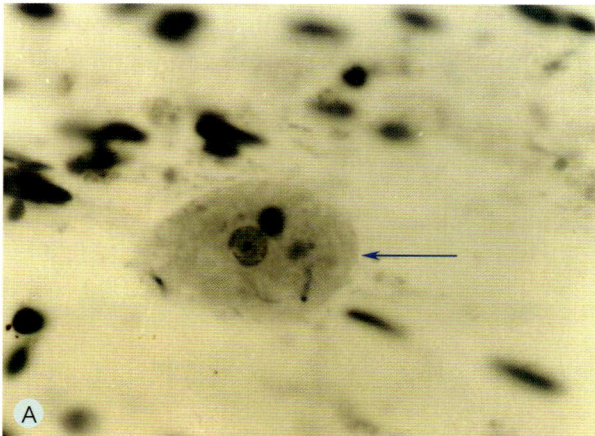

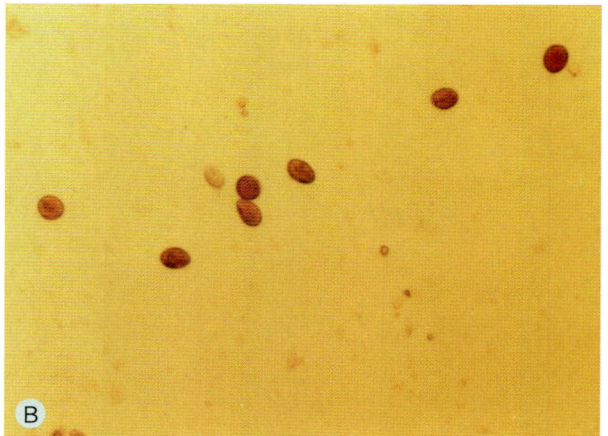

图33-1-11　蓝氏贾第鞭毛虫包囊
A.铁苏木素染色 ×2 000;B.碘染 ×400

或胆汁检查。粪便多次阴性者可用此法，以提高阳性检出率。③肠检胶囊法。检出率高于粪检。

（2）免疫诊断：常用 ELISA 检测抗体，适用于流行病学调查。

（3）分子生物学诊断：基于多重 PCR 的商品化肠道病原体检测试剂盒常包含贾第虫。

五、顶复门

（一）疟原虫

疟原虫（plasmodium）是人体疟疾的病原体，在分类学上隶属于孢子虫门，球虫纲，血孢子虫目，疟原虫科，疟原虫属。寄生于人体的疟原虫有四种：间日疟原虫（Plasmodium vivax）、恶性疟原虫（Plasmodium falciparum）、三日疟原虫（Plasmodium malariae）和卵形疟原虫（Plasmodium ovale），分别引起间日疟，恶性疟，三日疟和卵形疟。疟疾在世界上分布广泛，流行于 140 个国家和地区，全球有约 40 亿人口面临着疟疾感染的威胁，年发病例数为 3 亿~5 亿，其中撒哈拉以南的非洲占 90%，多为恶性疟。在我国主要是间日疟原虫和恶性疟原虫，三日疟原虫少见，卵形疟原虫罕见。除西北、西南高寒干燥地区外，均有疟疾分布。海南和云南两省是全国疟疾流行最严重的疟区和传播恶性疟的病灶区。

1. 生活史及致病　四种疟原虫的生活史基本相同，均需要人和雌性按蚊做宿主，经历无性世代和有性世代的交替。当含有疟原虫子孢子的雌性按蚊刺吸人血时，子孢子进入人体，侵入肝细胞，在肝细胞内子孢子发育为滋养体、裂殖体，裂殖体成熟后，肝细胞破裂，裂殖子散出，其中一部分侵入红细胞。裂殖子侵入红细胞后，发育为滋养体、裂殖体，裂殖体成熟后，红细胞破裂，裂殖子散出，部分侵入健康红细胞，重复裂体增殖过程。经过几次裂体增殖后，部分裂殖子在红细胞内发育为雌配子体或雄配子体，当按蚊刺吸疟疾患者血液时，疟原虫进入蚊胃，雌、雄配子体发育为雌、雄配子，两者受精后形成合子，进而发育为动合子、卵囊，卵囊内可形成成千上万个子孢子，子孢子最终进入蚊的唾腺管，当蚊再度刺吸人血时进入人体。

疟原虫感染最典型的临床表现为周期性发作。典型的疟疾发作表现为周期性的寒战、发热和退热三个连续阶段。间日疟和卵形疟为隔日发作一次，三日疟为隔两日发作一次，恶性疟起初为隔日发作一次，以后出现每日发作或间歇期不规则。若干次发作后可出现贫血及脾肿大，严重者还可引起凶险型疟疾，主要表现为脑型疟疾、超高热型等严重合并症，常见于恶性疟。三日疟还可引起疟疾性肾病。

2. 形态

（1）间日疟原虫环状体（图 33-1-12）：环状体通常位于受染红细胞中央。胞质呈环状，大小约为红细胞直径的 1/3，核 1 个，呈小圆点状位于环上，颇似戒指的宝石。

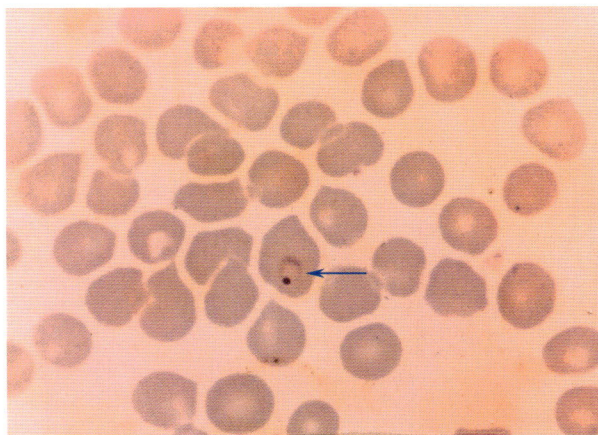

图 33-1-12　间日疟原虫环状体吉姆萨染色 ×1 000

（2）间日疟原虫滋养体（图 33-1-13）：核 1 个，胞质外形不规则，呈阿米巴状，其内部常有空泡。疟色素呈黄棕色，细小杆状，散在分布，量较少。红细胞胀大，红细胞膜上出现红色的薛氏小点，红细胞颜色变浅。

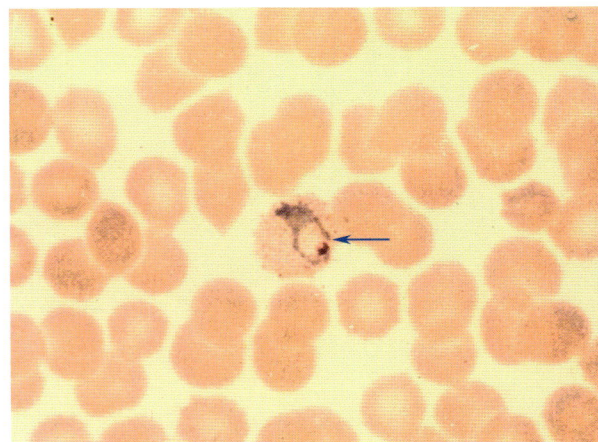

图 33-1-13　间日疟原虫滋养体吉姆萨染色 ×1 000

（3）间日疟原虫裂殖体（图 33-1-14）：核分裂两个以上称为裂殖体，成熟的裂殖体内含有 12~24 个裂殖子，通常为 16 个。疟色素呈黄棕色，常聚集在胞质内的一侧。红细胞胀大,红细胞膜上出现红色的薛氏小点,红细胞颜色变浅。

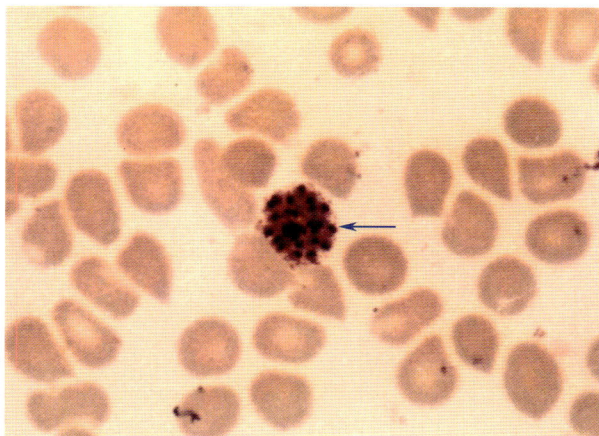

图 33-1-14　间日疟原虫裂殖体吉姆萨染色 ×1 000

(4)间日疟原虫配子体:成熟的配子体较大,略呈圆形,胞质边缘整齐,核 1 个。疟色素多而散在。

雄配子体:核大而疏松,多位于胞质中部,胞质浅蓝而略带红色。

雌配子体:核较小而致密,多偏于胞质的一侧,胞质呈深蓝色(图 33-1-15)。

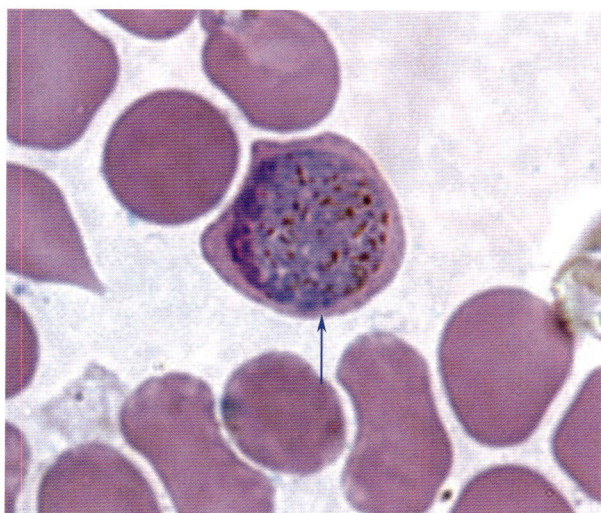

图 33-1-15　间日疟原虫雌配子体吉姆萨染色 ×1 000

雌雄配子寄生的红细胞均胀大,红细胞膜上出现红色的薛氏小点,红细胞颜色变浅。

(5)恶性疟原虫环状体(图 33-1-16):环状体一般位于受染红细胞边缘。环较小,一般仅为红细胞直径的 1/6 左右。1 个红细胞内可感染 1 个环状体,也可感染 2 个或 3 个以上。1 个环状体可有 1

个核,也可有 2 个核。

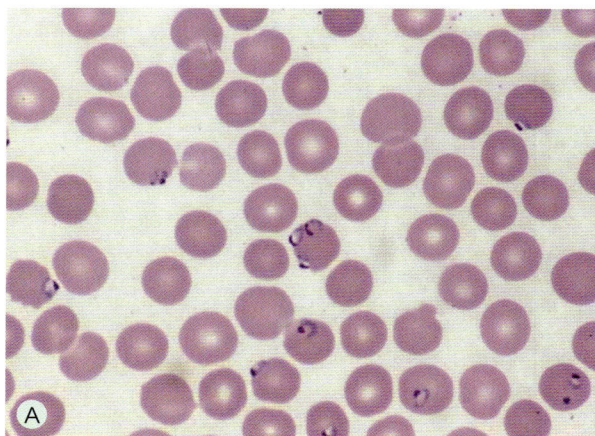

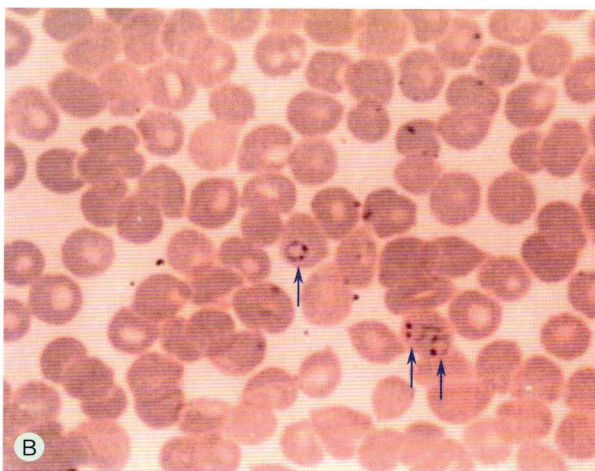

图 33-1-16　恶性疟原虫环状体 ×1 000
A.:1 个核(瑞氏染色);B. 2 个核(吉姆萨染色)

(6)恶性疟原虫配子体(图 33-1-17):配子体呈腊肠形,核位于虫体中部。疟色素呈深棕色,颗粒状或杆状,多位于虫体中央、核的周围。受染红细胞多破裂,仅见残余痕迹。

雄配子体:胞质蓝而略带红色,两端钝圆;核较大,疏松呈淡红色。

雌配子体:胞质呈深红色,两端较尖;核较小,致密呈深红色。

3. 实验室诊断

(1)病原学诊断:血膜染色镜检是从患者外周血中检出疟原虫是疟疾确诊的依据,是目前公认的金标准方法。恶性疟患者发作开始时采血为宜,初发时只能查到环状体,约 10 日后可出现配子体;其余三种疟疾在发作期和间歇期均可查到病原体。从患者的指端或耳垂采血制作厚血膜和薄血膜,经吉姆萨或瑞氏染色后镜检查找疟原虫。指端或耳

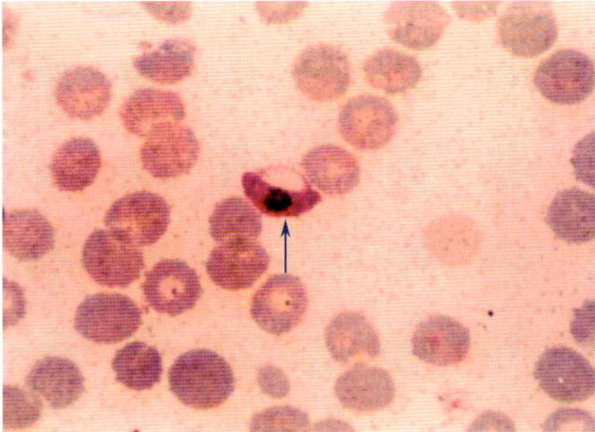

图 33-1-17　恶性疟原虫配子体吉姆萨染色 ×1 000

垂血是理想的标本,此类来自毛细血管丰富部位的标本中,滋养体和裂殖体的密度较高。来自静脉穿刺的标本采用肝素或 EDTA 抗凝,并且需要尽快进行检测以避免白细胞和疟原虫的形态发生改变。应同时制作薄血片和厚血片。

厚血片的敏感性明显高于薄血片。但是厚血片法在标本处理过程中原虫皱缩变形,鉴别有困难,需要检验人员有相当的经验。薄血膜染色后原虫的形态结构完整,清晰,可辨认原虫的种类和各发育阶段的形态特征,其特异性高于厚血膜法。

薄血膜经瑞氏或吉姆萨染色后,四种疟原虫的形态特点见表 33-1-2。

(2)免疫学诊断:抗体检测对于流行病学调查具有十分重要的价值,而抗原检测能更好地说明受检对象是否有活动性感染。由于操作简便,检测快速,无须特殊仪器,人员无须特别培训,抗原检测的快速诊断应用越来越广泛。目前有基于检测富组氨酸蛋白(HPR-Ⅱ)抗原的诊断方法和基于检测乳酸脱氢酶(LDH)的诊断方法。

(3)分子生物学诊断:PCR 能够检测出每微升血 5 个或更少的原虫,敏感性和特异性均可达到 100%。巢式 PCR 和多重 PCR 可准确鉴定到种。PCR 检测可用于疟疾诊断及疗效观察,以 PCR 为基础的检测方法如序列测定对于种株变异、突变以及耐药基因的研究有特别帮助。

表 33-1-2　四种疟原虫形态的鉴别

	间日疟	恶性疟	三日疟	卵形疟
环状体（早期滋养体）	环较大,约等于红细胞直径的 1/3;核 1 个,偶有 2 个;胞质淡蓝色;红细胞内多只含 1 个原虫,偶有 2 个	环纤细,约等于红细胞直径的 1/5;核 1 个,但 2 个也很常见;红细胞可含 2 个以上原虫,虫体常位于红细胞的边缘	环较粗壮,约等于红细胞直径的 1/3;核 1 个,胞质深蓝色;红细胞很少含有 2 个原虫	似三日疟
滋养体	虫体由小渐大,活动显著,有伪足伸出,空泡明显,故虫体形状不规则;疟色素黄棕色,小杆状	体小结实,不活动;疟色素集中一团,黑褐色,原虫此时开始集中在内脏和皮下脂肪的毛细血管	体小圆形或呈带状,空泡小或无;亦可呈大环状,中有一个大空泡,不活动;疟色素棕黑色,颗粒状,常分布于虫体的边缘	虫体圆形,似三日疟,但较大;疟色素似间日疟但较细小
未成熟裂殖体	核开始分裂成 2~4 个时虫体仍活动,核愈多则虫体渐呈圆形,空泡消失;疟色素开始集中	虫体仍似大滋养体,但核分裂成多个	虫体圆形或宽带状,核分裂成多个;疟色素集中较迟	虫体圆或卵圆形,不活动,核分裂成多个;疟色素数量较少
成熟裂殖体	裂殖子 12~24 个,通常 16 个,排列不规则;疟色素集中成堆,虫体占满胀大了的红细胞	裂殖子 8~36 个,通常 18~24 个,排列不规则;疟色素集中成一团,虫体占红细胞的 2/3 至 3/4	裂殖子 6~12 个,通常 8 个,排成一环;疟色素多集中在中央,虫体占满整个不胀大的红细胞	裂殖子 6~12 个,通常 8 个,排成一环;疟色素集中在中央或一侧
配子体　雄	圆形,略大于正常红细胞,胞质色蓝而略带红,核疏松,淡红色,常位于中央;疟色素分散	腊肠形,两端钝圆,胞质色蓝而略带红,核疏松,淡红色,位于中央;疟色素黄棕色,小杆状,在核周围较多	圆形,略小于正常红细胞,胞质淡蓝色,核疏松,淡红色,位于中央;疟色素分散	似三日疟,但稍大;疟色素似间日疟

续表

		间日疟	恶性疟	三日疟	卵形疟
配子体	雌	圆形,占满胀大的红细胞,胞质蓝色,核结实,较小,深红色,偏于一侧;疟色素分散	新月形,两端较尖,胞质蓝色,核结实,较小,深红色,位于中央;疟色素深褐色,在核周围较多	圆形,如正常红细胞大,胞质深蓝色,核结实,偏于一侧;疟色素多而分散	似三日疟,但稍大;疟色素似间日疟
被寄生的红细胞变化		胀大。色淡,常呈长圆形或多边形;滋养体期开始出现鲜红色的薛氏点(Schuffner's dots)	大小正常或略缩小,紫蓝色,边缘常皱缩;常见有几颗粗大紫褐色的茂氏点(Maurer's dots)	大小正常,有时缩小,颜色无改变;偶可见西门氏点(Zieman's dots)	略胀大,色淡,部分红细胞变长形,边缘呈锯齿状;薛氏点较间日疟的粗大,环状体期即出现

(二)刚地弓形虫

刚地弓形虫(*Toxoplasma gondii*)引起弓形虫病,是一种呈世界性分布且严重危害人类健康的人兽共患寄生虫病,病原体可寄生在除红细胞外的几乎所有有核细胞内。

1. 生活史及致病　弓形虫整个生活史过程包括5个发育期,即速殖子,在假包囊内或外;缓殖子,在组织包囊内;子孢子,在卵囊内;裂殖体,内含裂殖子;配子体,分雌(大)配子和雄(小)配子。卵囊、包囊或假包囊被中间宿主如哺乳类动物吞食后,子孢子、缓殖子和速殖子随淋巴和血液循环到肠外的各组织器官,进入细胞发育繁殖,直至细胞破裂,速殖子重新侵入新的组织细胞。在免疫功能正常的机体,有些速殖子侵入细胞后不进行迅速增殖,而是分泌物质形成囊壁,虫体在囊壁内缓慢地增殖,直至胀破宿主细胞而成为独立的包囊。当终末宿主猫科动物吞食卵囊、假包囊或包囊后,子孢子、速殖子或缓殖子进入小肠上皮细胞内增殖,形成裂殖体,成熟后释出的裂殖子再侵入新的上皮细胞,形成第二代、第三代裂殖体。经数代增殖后,部分裂殖子在宿主肠上皮细胞内发育为配子母细胞,继而发育为雌、雄配子体。雌、雄配子受精成为合子,最后发育为卵囊。卵囊成熟后从肠上皮细胞脱出进入肠腔,随粪便排出体外,在适宜的外界环境中发育为具感染性的成熟卵囊。

弓形虫通过先天性和获得性两种途径感染人体。先天性感染主要经过胎盘垂直传播,造成胎儿畸形,神经系统发育障碍,死亡等。获得性感染后,免疫功能正常的人群多呈无症状带虫状态,但在免疫功能低下时,引起中枢神经系统损害和全身播散性感染,特别在艾滋病患者中弓形虫感染已成为其主要并发症之一。

2. 形态

(1)速殖子(图33-1-18):速殖子呈新月形,一端较尖,一端钝圆,一边较扁平,一边较弯曲,长4~7μm,最宽处2~4μm。用吉姆萨或瑞氏染色后,核呈紫红色,位于虫体中央稍偏后,细胞质呈蓝色,在组织切片中,虫体呈椭圆形或圆形。

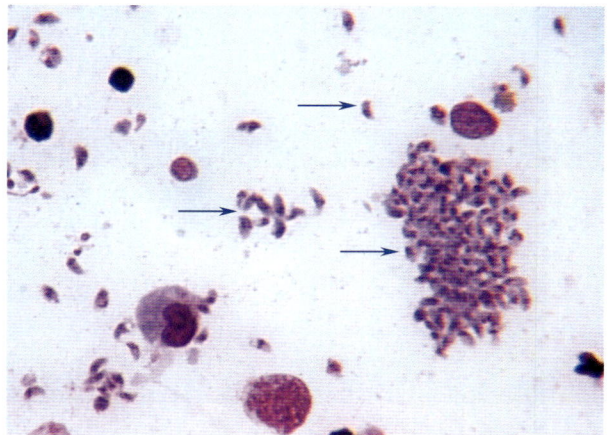

图33-1-18　刚地弓形虫速殖子吉姆萨染色 ×1 000

(2)包囊:包囊呈圆形或椭圆形,具囊壁,大小不等,直径5~100μm,内含缓殖子。缓殖子的形态与速殖子差别小。

3. 实验室诊断

(1)病原学检查:①涂片染色法。取患者的各种体液如血液、脑脊液、羊水、眼液、分泌物、排泄物、组织等涂片或印片后吉姆萨染色镜检,液体标本离心后取沉淀涂片,查见滋养体为阳性。组织印片有时可查见弓形虫包囊。此法检出率低,易漏检。②动物接种分离或细胞培养。将患者的体液或组织接种小鼠腹腔或组织培养细胞。实验动物需观察4~6周。细胞培养和动物接种对于先天性弓形虫病的诊断有帮助,前者较后者费时少。

（2）免疫学诊断：血清学检测是目前弓形虫感染诊断的主要方法。

1）抗体检测：弓形虫感染后，体内会先后出现多种抗体如 IgG、IgM、IgA、IgE 等，其中最先出现的是 IgM，在感染 7~8 日就可出现，持续数周或数月，偶有 1 年以上的；故 IgM 的检测有助于弓形虫病的早期诊断；IgG 抗体在感染后 2~4 月达到高峰，持续时间较长，IgG 抗体阳性说明曾经感染过弓形虫；IgA 抗体也是弓形虫感染早期的一个重要标志物，在 IgM 消失 IgG 尚未出现之前，测定 IgA 抗体可以提高弓形虫急性感染的检出率。

用于血清学诊断的方法有 10 余种，常用的有酶联免疫吸附试验（ELISA）、间接血凝试验（IHA）和间接免疫荧光抗体试验（IFA）等。ELISA 法的敏感性和特异性较好，IHA 简便快速，IFA 敏感性和特异性均好，但需要荧光显微镜。

弓形虫 IgG 和 IgM 抗体检测结果 9 种可能组合的参考解释见表 33-1-3。

表 33-1-3　弓形虫 IgG 和 IgM 抗体检测结果 9 种可能组合的参考解释

IgG	IgM	结果解释
阴性	阴性	无血清学证据显示曾感染过弓形虫
阴性	可疑	可能是急性感染早期或 IgM 假阳性 重新抽血检测 IgG 和 IgM，如果结果相同，患者可能未被弓形虫感染
阴性	阳性	可能是急性感染或 IgM 假阳性 重新抽血检测 IgG 和 IgM，如果结果相同，IgM 可能为假阳性
可疑	阴性	不明确：重新抽血检测或用不同的测试复查此标本的 IgG
可疑	可疑	不明确：重新抽血检测 IgG 和 IgM
可疑	阳性	可能是急性感染 重新抽血检测 IgG 和 IgM，如果结果相同，或 IgG 为阳性，则需将两个标本均送到对弓形虫病诊断有经验的参考实验室做进一步的检测
阳性	阴性	弓形虫感染 1 年以上
阳性	可疑	可能是弓形虫感染 1 年以上或是 IgM 假阳性 重新抽血检测 IgM，如果结果相同，则需将两个标本均送到对弓形虫病诊断有经验的参考实验室做进一步的检测
阳性	阳性	可能是过去 12 个月内的新近感染，或者是 IgM 假阳性 将标本送到对弓形虫病诊断有经验的参考实验室做进一步的检测

2）抗原检测：在应用免疫抑制剂或其他原因所致抗体应答被抑制的患者，以及疾病早期抗体水平很低，检测血清抗体诊断弓形虫病可靠性稍差。而从血清或体液内直接检测弓形虫抗原成分有助于弓形虫病的诊断。ELISA 是应用最多的检测方法。虽然弓形虫循环抗原阳性是确诊弓形虫病可靠指标之一，但由于血清中循环抗原含量甚微以及现有检测手段敏感性的限制，弓形虫抗原检测的阳性率较低。

（3）分子生物学诊断：PCR 由于具有敏感性高和特异性强的特点，已成为实验室用于艾滋病患者弓形虫病的可靠诊断方法；但对于免疫功能正常者弓形虫病的诊断，其价值还有待进一步评估，尤其是标本的选择和处理更需进一步探讨。

（三）巴贝虫

巴贝虫（*Babesia* spp.）寄生于人及多种哺乳动物及鸟类等脊椎动物的红细胞内，已报道的一百多种巴贝虫中，感染人体的有十余种，其中最常见的是微小巴贝虫（*B. microti*），此外还有分歧巴贝虫、马巴贝虫等。

微小巴贝虫，也称田鼠巴贝虫，主要寄生于鼠等啮齿类动物，偶可感染人。

1. 生活史及致病　微小巴贝虫的生活史中需要两个宿主，啮齿动物以及蜱。当受染的硬蜱吸血时，巴贝虫的子孢子进入鼠体内，侵入红细胞进行无性生殖。血液中，一些寄生虫发育为雌、雄配子体，配子体若被适宜的蜱通过吸血摄入，雌雄配子体结合并通过孢子生殖产生子孢子。若人被已感染的蜱叮咬吸血,则子孢子进入人体,同样侵入红细胞通过出芽的方式进行无性生殖。人与人之间可通过输血传播疾病。

大多数感染者几乎没有症状。出现的临床表现包括发热、寒战、肌痛、乏力、肝脾肿大和溶血性贫血。潜伏期1~4周,症状可持续数周。疾病在免疫抑制患者、脾切除患者及老年患者更严重。

2. 形态　微小巴贝虫是感染人体的巴贝虫中最小的。在吉姆萨染色的薄血片中,虫体呈细小的圆形、卵圆形、梨形、杆形或阿米巴形,胞质浅蓝色,中央颜色较浅或呈空泡状。可见1~2个红色的染色质小点(图33-1-19)。虫体的形态与恶性疟原虫的环状体非常相似,但微小巴贝虫的虫体在大小和形态上的变化更大,偶尔可见类似马耳他十字的四联体,无疟色素。

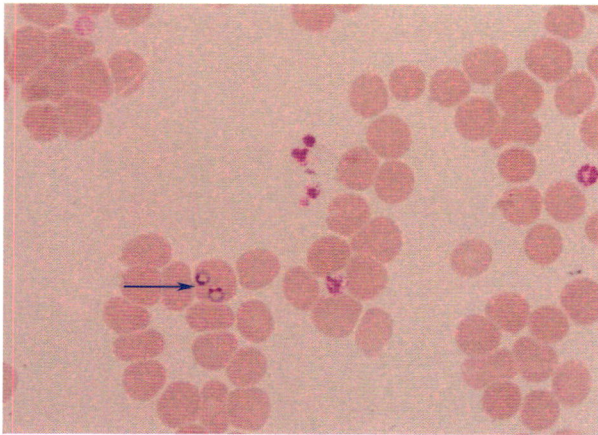

图33-1-19　微小巴贝虫吉姆萨染色 ×1 000

3. 实验室诊断　薄血膜和厚血膜涂片吉姆萨染色镜检,检获病原体可确诊。抗体检测有助于诊断,特别是对虫荷量较低的感染者,也可用于和恶性疟原虫的鉴别诊断。有报道IFA法的敏感性为88%~98%,但与恶性疟原虫感染可能出现交叉反应。对于镜检无法与恶性疟原虫区分的病例以及无临床表现或虫荷量很低的可能的献血者也可采用分子诊断方法如PCR。

(四)隐孢子虫

隐孢子虫(Cryptosporidium)引起的隐孢子虫病是人畜共患寄生虫病,在人体寄生的主要是微小隐孢子虫(C. parvum)。

1. 生活史及致病　人和易感动物因食入卵囊而被感染。囊内的子孢子逸出,侵入肠上皮细胞,先发育为滋养体,再发育为Ⅰ型裂殖体。成熟的裂殖子被释出后侵入其他上皮细胞,发育为第二代滋养体及Ⅱ型裂殖体。成熟的Ⅱ型裂殖体含4个裂殖子,释出后发育为雌、雄配子体。雌、雄配子结合形成合子,合子发育为卵囊。卵囊有薄壁和厚壁两种类型。薄壁卵囊占20%,其子孢子逸出后直接侵入宿主肠上皮细胞,继续无性增殖,使宿主体内重复感染;厚壁卵囊约占80%,在宿主细胞或肠腔内孢子化。孢子化的卵囊随宿主粪便排出体外。

隐孢子虫病以腹痛、水泻及发热为主要临床特征。临床症状和严重程度取决于宿主的免疫功能与营养状况。免疫功能正常的人感染后,主要表现为急性水样腹泻,病程多为自限性。免疫功能受损者感染本虫后,通常症状明显而病情重,持续性霍乱样水泻最为常见,可同时并发肠外器官寄生,病情严重。

2. 形态　卵囊呈圆形或椭圆形,直径4~6μm,成熟卵囊内含4个裸露的子孢子和由颗粒物组成的残留体,子孢子为月牙形。粪便中的卵囊若不染色,难以辨认。在改良抗酸染色标本中,卵囊为玫瑰红色,背景为蓝绿色,对比性很强。因观察的角度不同,囊内子孢子排列似不规则,呈多态状,残留体为暗黑(棕)色颗粒状。

3. 实验室诊断

(1)病原学诊断:从粪便中查出卵囊确诊。检查方法多用粪便直接涂片染色法。

1)金胺-酚染色法:染色后在荧光显微镜下可见卵囊为圆形,发出乳白色略带绿色的荧光,中央淡染,似环状。本法简便、敏感,适用于批量标本的过筛检查,但需要荧光显微镜(图33-1-20A)。

2)改良抗酸染色法:染色后背景为蓝绿色,卵囊呈玫瑰红色,内部结构清晰(图33-1-20B)。卵囊同抗酸染色(图33-1-20C),而非特异性颗粒呈蓝黑色,颜色与卵囊不同有利于卵囊的检查,提高了检出率和准确性。

(2)免疫学诊断:免疫荧光法检测粪便标本、水标本或组织切片中的隐孢子虫已广泛应用,敏感性和特异性均较高,国外已有多种商品化试剂盒供应。ELISA检测血清对流行病学研究有价值。

约有30%的隐孢子虫感染者可合并感染微孢子菌。对于免疫功能低下的患者特别是HIV感染者,这两种病原体是重要的致腹泻潜在病原体(图33-1-21)。

及人肉孢子虫（*S. hominis*），统称人肠肉孢子虫。此外，人还可作为多种肉孢子虫的中间宿主，如在人的肌肉组织内形成包囊的为人肌肉孢子虫。

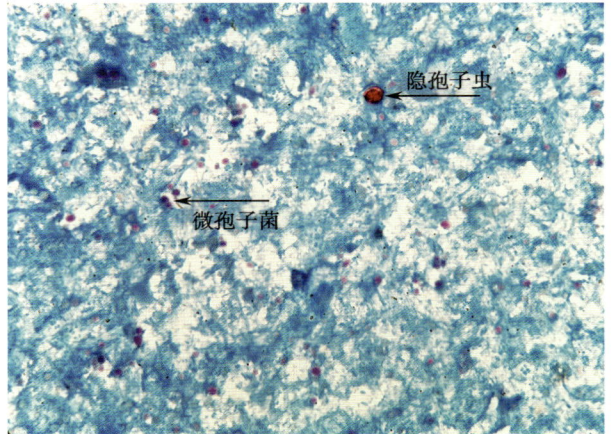

图 33-1-21 隐孢子虫合并微孢子菌感染
抗酸染色 ×1 000

1. 生活史及致病 肉孢子虫的生活史需要两个宿主。在终宿主一般为肉食动物，在其体内进行配子生殖和孢子生殖，中间宿主一般为食草动物，在其体内进行裂体生殖。人因食入含有包囊的生肉而感染，患者可出现食欲减退、恶心、腹痛和腹泻等症状。人肌肉孢子虫寄生人体一般无明显症状。

2. 形态

（1）卵囊及孢子囊：成熟卵囊囊壁较薄，内有 2 个孢子囊，每个孢子囊内含 4 个子孢子。因囊壁薄而脆弱常在肠内自行破裂。进入粪便的孢子囊呈椭圆形，无色透明，大小为（13.6~16.4）μm ×（8.3~10.6）μm（图 33-1-22）。

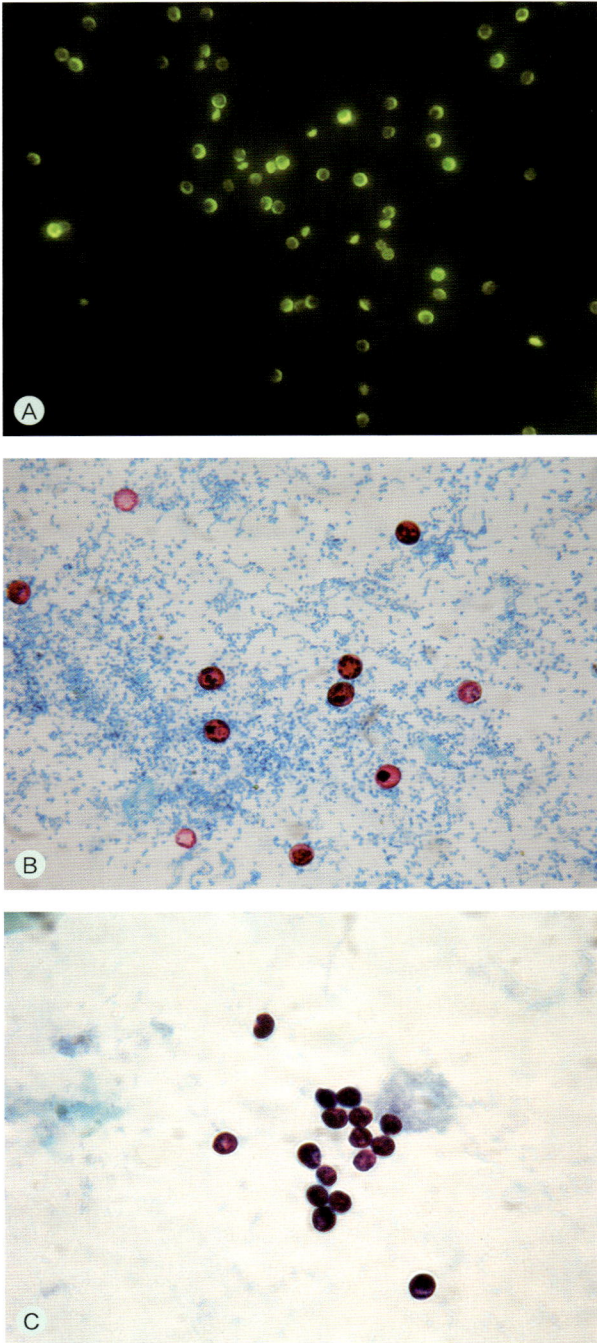

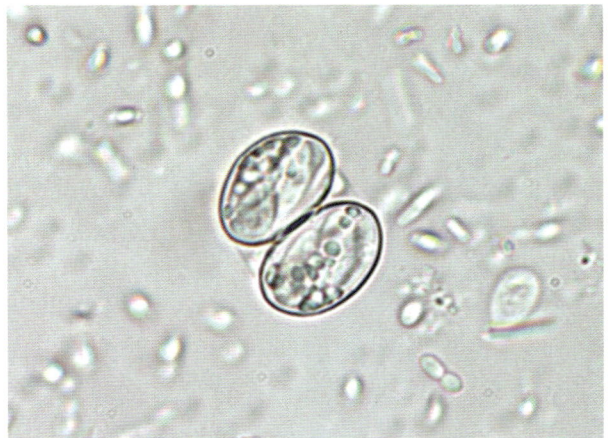

图 33-1-20 粪便标本隐孢子虫卵囊
A. 金胺 O 染色 ×400；B. 弱抗酸染色 ×1 000；
C. 抗酸染色 ×1 000

（3）分子生物学诊断：分子生物学检测的敏感性和特异性都高，基于多重 PCR 的商品化肠道病原体检测试剂盒常包含隐孢子虫。

（五）肉孢子虫

肉孢子虫（*Sarcocystis*）所致肉孢子虫病为一种人畜共患性疾病，寄生于人体小肠并以人为终宿主的肉孢子虫有二种，即猪人肉孢子虫（*S. suihominis*）

图 33-1-22 肉孢子虫卵囊 ×1 000

（2）肉孢子囊：在中间宿主的肌肉中呈圆柱形

或纺锤形,大小差别很大,大的长径可达 5cm,横径可达 1cm,通常长径为 1cm 或更小,横径 1~2mm。囊壁结构因虫和不同发育期有所差别,内有许多间隔把囊内虫体分隔成簇。

3. 实验室诊断 诊断本病的方法主要有和粪便查孢子囊或卵囊以及肌肉组织活检查肉孢子囊。

(六)囊等孢球虫

囊等孢球虫(*Cystoisospora*)广泛寄生于哺乳类、鸟类和爬行类动物的肠道虫。感染人体的囊等孢球虫主要为贝氏囊等孢球虫(*C. belii*),可引起免疫功能低下者的慢性腹泻及旅行者腹泻。

1. 生活史与致病 宿主因食入成熟卵囊污染的食物而致感染。卵囊进入消化道后,子孢子在小肠逸出,侵入肠上皮细胞即发育为滋养体,经裂体增殖,裂殖子逸出侵入附近的上皮细胞继续进行裂体增殖或形成雌雄配子体。雌雄配子结合形成合子发育为卵囊,卵囊落入肠腔随粪便排出。

人体感染贝氏囊等孢球虫后一般无症状或引起暂时性、自限性腹泻。免疫功能低下者可表现为持续性腹泻,体重减轻等,甚至引起死亡。

2. 形态 贝氏囊等孢球虫的卵囊呈长椭圆形,大小为 (20~33)μm×(10~19)μm。成熟卵囊内含 2 个椭圆形孢子囊,无卵囊残留体;每个孢子囊含 4 个半月形的子孢子和一个残留体,无囊塞(图 33-1-23)。

3. 实验室诊断 在粪便中发现卵囊即可确诊,必要时可做十二指肠组织活检。

(七)卡耶塔环孢子虫

卡耶塔环孢子虫(*Cyclospora cayetanensis*)是致人环孢子虫病的病原体,引起以腹泻为主要症状的消化道感染。

1. 生活史和致病 新鲜粪便中的卵囊不具感染性,需要在 22~32℃ 的外界环境中经过数日或数周的孢子化过程。成熟卵囊含有 2 个孢子囊,每个孢子囊含有 2 个子孢子。人若食入被成熟卵囊污染的食物或水,卵囊在胃肠道脱囊,释放出子孢子,子孢子侵入小肠上皮细胞。在细胞内虫体经过无性增殖和有性发育的过程成为卵囊,随粪便排出。

经过约 1 周的潜伏期,典型的症状为水样腹泻,可以是严重腹泻。其他症状包括厌食、消瘦、腹痛、恶心和呕吐、肌痛、低热和疲劳。未治疗的感染通常持续 10~12 周,也可能会出现复发。有些感染者,特别是在有该病流行的地区,可以无症状。

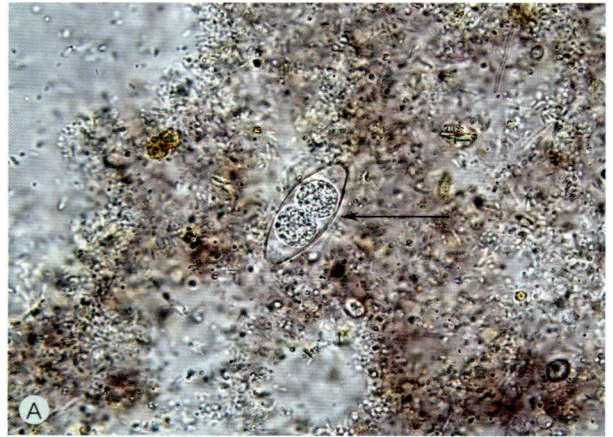

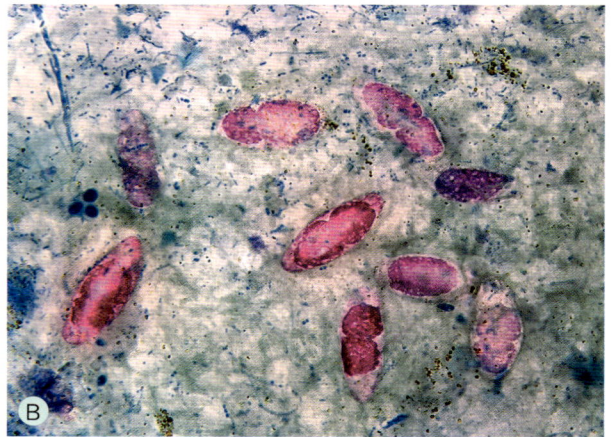

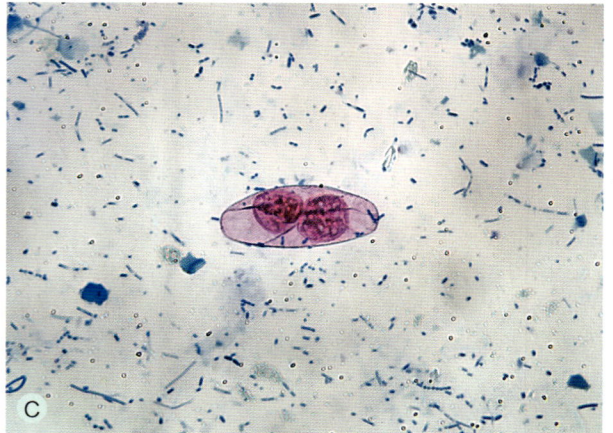

图 33-1-23 粪便涂片贝氏囊等孢球虫卵囊的形态特征 ×1 000
A. 碘染;B. 抗酸染色;C. 弱抗酸染色

2. 形态 随粪便排出的卵囊为球形,直径 8~10μm。未经染色的卵囊为不折光的透明球体,含有 1 个桑葚胚。桑葚胚内含有 3~9 个折光颗粒,呈玫瑰花状排列,外有一层膜。成熟卵囊含两个卵圆形的孢子囊,每个孢子囊含两个细长的子孢子。环孢子虫可采用改良抗酸染色法进行染色,卵囊呈淡红色、深红或不着色(图 33-1-24)。

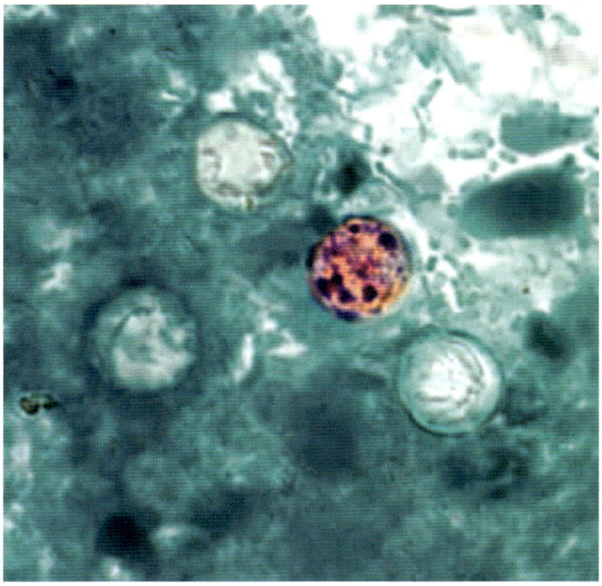

图 33-1-24　卡耶塔环孢子虫卵囊

弱抗酸染色 × 1 000

3. 实验室诊断　粪便样本检获环孢子虫卵囊为确诊依据。改良抗酸染色为最常用的方法。注意与隐孢子虫卵囊相区别；环孢子虫卵囊直径 8~10μm，而隐孢子虫直径 4~6μm；环孢子虫卵囊抗酸染色常呈淡玫瑰红色，内部结构不清楚，而隐孢子虫卵囊内部可见子孢子及暗黑(棕)色颗粒状的残留体。有报道采用 PCR 的方法进行检测，但敏感性和特异性尚不理想。

六、纤毛门

结肠小袋纤毛虫

结肠小袋纤毛虫(*Balantidium coli*, *Neobalantidium coli*)是人体最大的寄生原虫，寄生于人体大肠，引起结肠小袋纤毛虫痢疾。

1. 生活史及致病　该虫生活史中有滋养体和包囊两个时期。包囊随污染的食物、饮水经口感染宿主，在胃肠道脱囊逸出滋养体。滋养体在结肠内以横二分裂法增殖，可侵犯肠壁。在繁殖过程中部分滋养体变圆，并分泌囊壁形成包囊，包囊随粪便排出体外。滋养体若随粪便排出，也有可能在外界成囊。

该虫感染大多无症状，慢性型主要表现为长期周期性腹泻或腹泻与便秘交替出现；只有一部分感染者呈急性型，出现严重腹泻，类似阿米巴病。免疫抑制患者和营养不良者可致严重后果。

2. 形态

(1)滋养体：椭圆形，无色透明或淡灰略带绿色，大小为 (30~200)μm × (25~120)μm。全身披有

纤毛，可借纤毛的摆动迅速旋转前进。虫体极易变形，前端有一凹陷的胞口，下接漏斗状胞咽，胞质内含食物泡。虫体中、后部各有一伸缩泡用以调节渗透压。苏木素染色后可见一个肾形的大核和一个圆形的小核，后者位于前者的凹陷处(图 33-1-25A)。

(2)包囊：圆形，直径为 40~60μm，淡黄或淡绿色，囊壁厚而透明，染色后可见胞核(图 33-1-25B)。

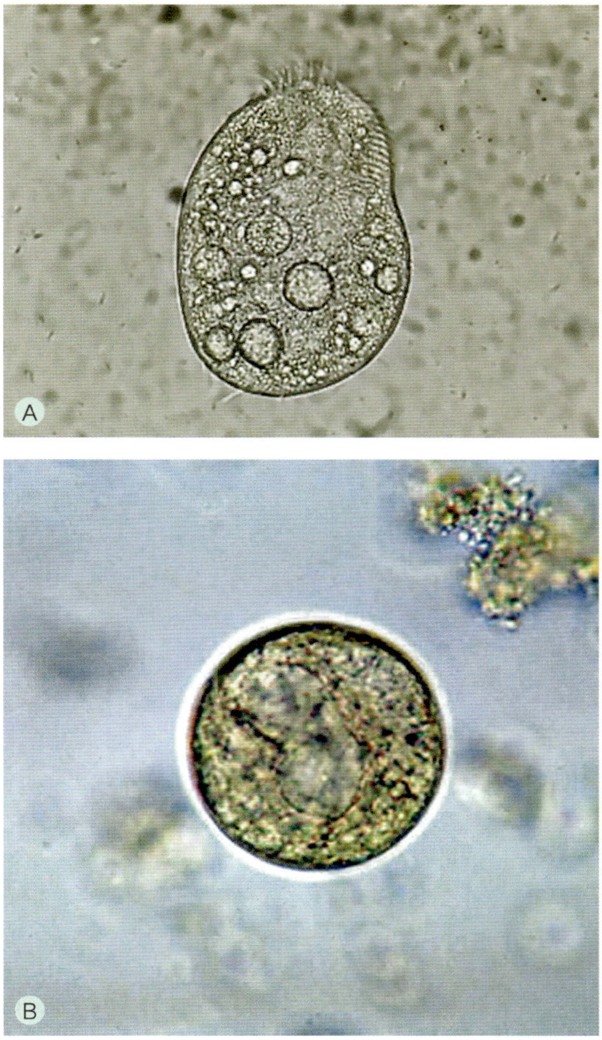

图 33-1-25　结肠小袋纤毛虫的形态特征 × 400

A. 滋养体；B. 包囊碘染

3. 实验室诊断　确诊可用粪便直接涂片法检查滋养体和包囊。标本宜新鲜，并反复送检可提高检出率。必要时行乙状结肠镜检，切取活组织做病理检查。用阿米巴培养基也可培养本虫。

七、其他原虫

芽囊原虫属的分类位置一直不确定，介于真菌

和原虫之间,现在被归于藻物界,双环门,芽囊纲。人芽囊原虫(*Blastocystis hominis*)可寄生于人体肠道,是机会致病原虫。

1. 生活史及致病　人芽囊原虫的生活史和传播尚未完全清楚。人体粪便中发现的多为包囊,大小从 6~40μm 不等。粪便中的厚壁包囊被认为是传播阶段,通过粪口途径摄入被其污染的水或食物而实现外部传播。摄入的包囊可进入消化道上皮细胞进行无性繁殖。空泡型虫体可转变为多空泡型及阿米巴型。由多空泡型发育而来的囊前期虫体,进而成为薄壁包囊。薄壁包囊可致自身感染。由阿米巴型发育而来的囊前期虫体通过裂体增殖发育为厚壁包囊,通过粪便排出体外。

人芽囊原虫是否会导致有症状的感染尚有争议。认为人芽囊原虫可致病的学者提出,水样腹泻、腹痛、胀气等是常见症状。

2. 形态　人芽囊原虫形态复杂,常见的形态有空泡型、颗粒型、阿米巴型和包囊型。空泡型是粪便中的常见型,圆形或卵圆形,直径 5~30μm,虫体中央有一透亮的大空泡(中心体),周围有环状细胞质围绕,胞质内可见至多 6 个核,呈月牙状或块状(图 33-1-26)。颗粒型的胞质中充满颗粒状物质,有的虫体颗粒呈空泡状。阿米巴型形态多变,可有伪足伸出,似溶组织内阿米巴滋养体,胞质内含细菌及小颗粒状物质。包囊型为圆形或卵圆形,直径 3~5μm,由圆球形内质和厚囊壁组成。胞质中可含多个空泡、糖原和脂质沉着。

3. 实验室诊断　粪便中检获包囊可确诊。

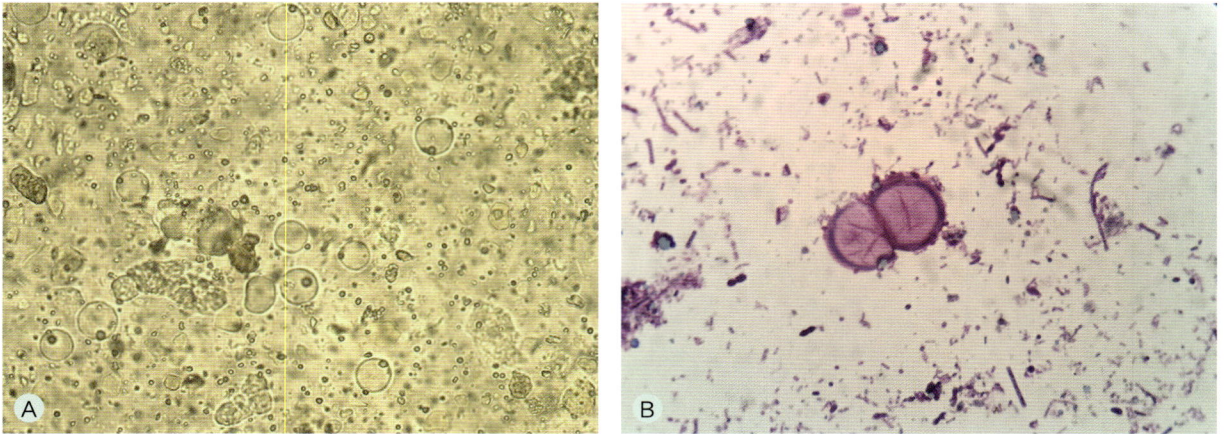

图 33-1-26　人芽囊原虫的形态特征
A. 粪便涂片 ×400;B. 粪便涂片革兰氏染色 ×1 000

(马　莹)

第二节　医学蠕虫感染的检验

一、吸虫纲

(一) 华支睾吸虫

华支睾吸虫(*Clonorchis sinensis*)简称肝吸虫,成虫寄生于肝内胆管,可引起华支睾吸虫病,又称肝吸虫病。

1. 生活史及致病　成虫寄生于人或哺乳动物的肝胆管内,虫卵随胆汁进入肠腔,随粪便排出。虫卵入水,在淡水螺体内孵出毛蚴,发育繁殖,经历胞蚴、雷蚴和尾蚴 3 个阶段,成熟尾蚴从螺体逸出,进入淡水鱼形成囊蚴。人因食入含囊蚴的鱼而被感染,囊蚴在肠内脱囊后移行至肝胆管,发育为成虫。

华支睾吸虫的寄生可致胆管阻塞,胆汁滞留而表现相应的症状;还可导致结石出现,并与胆管上皮癌、肝细胞癌的发生有关。

2. 形态

(1)虫卵:虫卵甚小,是人体常见寄生吸虫卵中最小的一种,大小为(27~35)μm×(12~20)μm。虫卵形似芝麻,黄褐色。卵壳均匀,较厚。前端较窄,有明显凸形卵盖,卵盖周围卵壳增厚略突出形成肩峰。后端钝圆,有一小疣状突起。卵内含毛蚴。见图33-2-1。

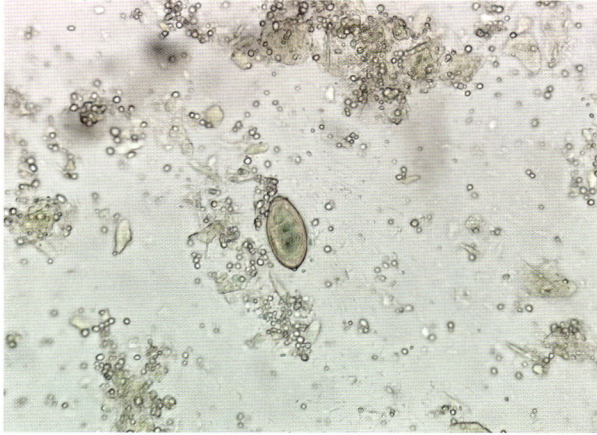

图 33-2-1 华支睾吸虫卵

粪便涂片 ×400

(2)成虫:成虫体扁平,似"葵花子"状,前端较窄,后端钝圆。大小为(10~25)mm×(3~5)mm。口吸盘略大于腹吸盘,前者位于体前端,后者位于虫体前1/5处。口位于口吸盘中央,其后有球形的肌质咽,食道短,其后连接肠。肠分为左右两支,沿虫体两侧延伸达后端,不汇合,末端为盲端。睾丸1对,前后排列于虫体后1/3处,睾丸大而分支较多。卵巢1个,位于虫体中1/3和后1/3交界,较小,分叶。子宫染为棕黄色,内含虫卵,弯曲盘绕向前。椭圆形受精囊位于卵巢之后。虫体两侧在腹吸盘与受精囊水平位置间可见颗粒状卵黄腺。见图33-2-2。

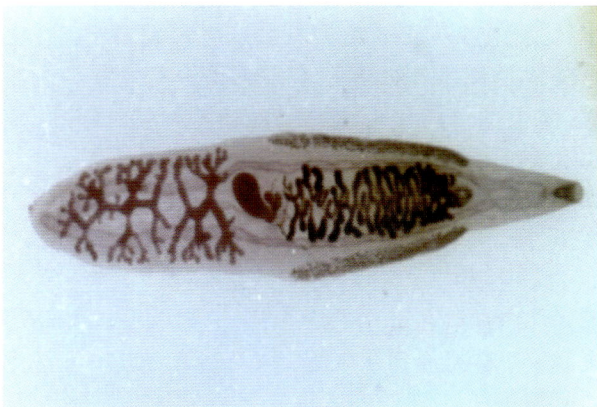

图 33-2-2 华支睾吸虫成虫盐酸卡红染色

3. 实验室诊断 检获虫卵是确诊的依据。因华支睾吸虫卵小,易漏检,粪便直接涂片法检出率较低,可采用各种集卵法和十二指肠引流胆汁离心取沉淀镜检。华支睾吸虫卵与异形吸虫卵相似,难以鉴别,主要以成虫鉴定虫种。此外,灵芝孢子与华支睾吸虫卵形似,需鉴别。灵芝孢子较华支睾吸虫卵小,西瓜子状,有更厚的双层壁,没有卵盖、肩峰及疣状突起,内部为团状物,可见油滴状物,而非毛蚴。

(二) 布氏姜片虫

布氏姜片虫(Fasciolopsis buski)简称姜片虫,是寄生于人体小肠的一种大型吸虫,可引起姜片虫病。

1. 生活史及致病 成虫寄生于终宿主如人、猪的小肠,虫卵随宿主粪便排出,入水,于水中孵出毛蚴。毛蚴进入扁卷螺体内,完成胞蚴、雷蚴与尾蚴阶段的发育繁殖。成熟尾蚴从螺体逸出,在水生植物如荸荠、菱角等表面形成囊蚴。人因食入囊蚴而被感染,囊蚴在肠内脱囊后发育为成虫。

成虫的吸附可造成肠机械性损伤,虫数多时,覆盖肠壁可妨碍消化和吸收,表现为消化道症状。其代谢产物被吸收后可引起变态反应。

2. 形态

(1)虫卵:为寄生于人体的吸虫卵中最大者,长椭圆形,大小为(130~140)μm×(80~85)μm,淡黄色,卵壳薄且均匀,卵盖较小,位于稍窄的一端,常不明显。卵内含1个卵细胞及数十个卵黄细胞。细胞与卵壳间多无空隙。见图33-2-3。

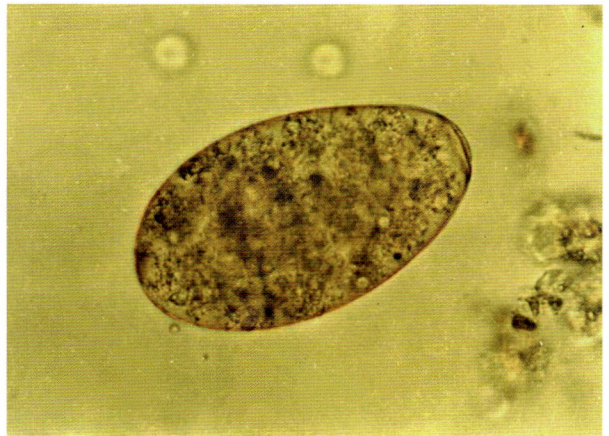

图 33-2-3 布氏姜片虫卵 ×400

(2)成虫:虫体大小差异较大,大小为(20~75)mm×(8~30)mm,肌肉发达,体肥厚,背腹扁平。虫体前端稍尖,后端钝圆,口吸盘小,腹吸盘大,为口吸盘的4~5倍,肌肉发达呈漏斗状,且距离口吸盘很近。消化道有口、咽、食管和两肠支。咽部圆球形,肠管在腹吸盘前分支沿虫体的两侧延伸到后端,且多弯曲。睾丸2个,前后排列于虫体后端大部,高度分支呈珊瑚状。卵巢1个,位于虫体中横线之前略偏侧,分叶状。子宫盘曲在卵巢和腹吸盘之间,染为黄色,内含虫卵。卵黄腺发达,颗粒状,位于虫体两侧。见图33-2-4。

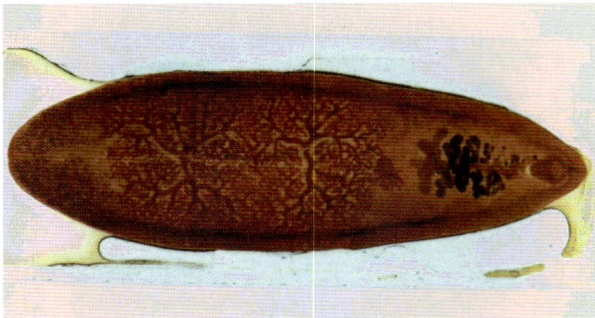

图 33-2-4　布氏姜片虫成虫盐酸卡红染色

3. 实验室诊断　粪便检获虫卵是确诊的依据。常用直接涂片法,各种虫卵浓集法可提高检出率。需注意与肝片吸虫卵的鉴别。

（三）肝片形吸虫

肝片形吸虫（*Fasciola hepatica*）是牛、羊等哺乳动物胆道内常见寄生虫,人偶可感染。

1. 生活史及致病　成虫寄生于牛、羊及其他哺乳动物胆道内。虫卵随胆汁入肠道随粪便排出。虫卵入水孵出毛蚴,毛蚴进入椎实螺体内,完成胞蚴、两代雷蚴的发育繁殖。成熟尾蚴从螺体逸出,在水草等物体表面结囊。终宿主吞食囊蚴后,囊蚴在肠内脱囊,童虫移行至肝胆管,发育为成虫。肝片形吸虫除可寄生于人胆道外,还可致异位寄生,以皮下较多见,还可见于腹壁肌肉、腹膜、脑、眼及咽喉等部位。

2. 形态

（1）虫卵:虫卵椭圆形,淡黄褐色,大小为(30~150)μm×(63~90)μm,卵壳薄,一端有小盖,卵内充满卵细胞和卵黄细胞。见图33-2-5。

（2）成虫:大型吸虫,大小为(2~5)cm×(0.8~1.3)cm,具明显头锥,口吸盘位于头锥前端,腹吸盘较小,位于头锥基部;肠支分支较多呈树枝状;2个睾丸高度分支,前后排列于虫体中部。见图33-2-6。

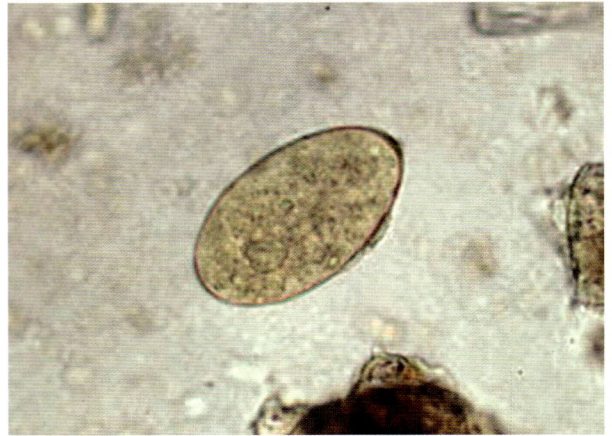

图 33-2-5　肝片形吸虫卵 ×400

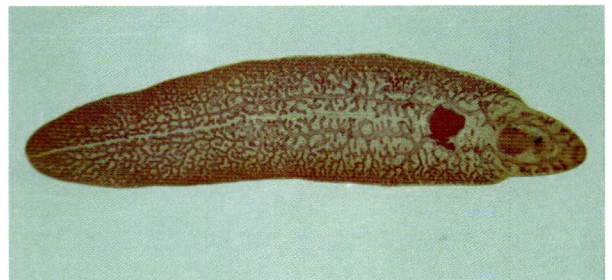

图 33-2-6　肝片形吸虫成虫盐酸卡红染色

3. 实验室诊断　粪便或十二指肠引流液沉淀查见虫卵可作为确诊依据。对于异位寄生病例,ELISA 检测抗体有一定的参考价值。

（四）卫氏并殖吸虫

卫氏并殖吸虫（*Paragonimus westermani*）常称为卫氏肺吸虫,主要寄生于肺,导致并殖吸虫病。

1. 生活史及致病　成虫多寄生于人和肉食哺乳动物的肺,虫卵随痰咳出或痰液吞入后随粪便排出。虫卵入水孵出毛蚴,毛蚴进入川卷螺体内,完成胞蚴、雷蚴与尾蚴阶段的发育繁殖。成熟尾蚴从螺体逸出,进入淡水蟹或喇蛄形成囊蚴。人因食入含囊蚴的淡水蟹或喇蛄而被感染。囊蚴在肠内脱囊,童虫在体内移行,最后进入肺发育为成虫。成虫在肺中形成虫囊,囊内一般含两条虫。

成虫主要引起肺部病变,童虫有时也可寄生于皮下、肝、脑等组织器官,临床症状复杂。

2. 形态

（1）虫卵:虫卵中等大小,平均约71μm×48μm,金黄色,椭圆形但不对称。有一较大卵盖且常倾斜。近卵盖一端较宽。卵壳较厚,常厚薄不均,与卵盖相对一端卵壳略厚。卵内含1个卵细胞及10

余个卵黄细胞。细胞与卵壳间有不等的间隙。见图 33-2-7。

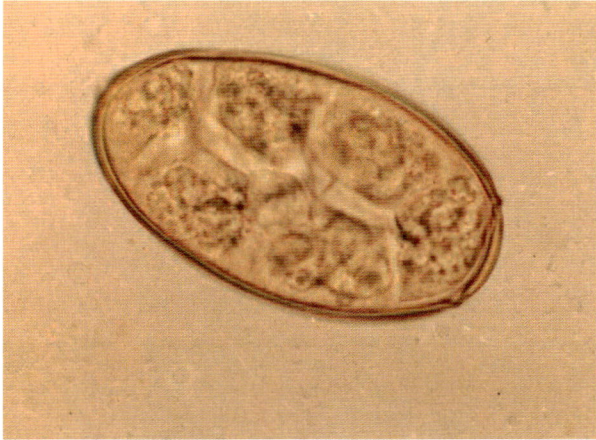

图 33-2-7　卫氏并殖吸虫虫卵 ×400

（2）成虫：虫体肥厚，背侧略隆起，腹面扁平。呈椭圆形，长 7.5~12mm，宽 4~6mm，厚 3.5~5mm，宽长比约 1:2。口、腹吸盘大小略同，腹吸盘位于虫体中横线腹面处。子宫与卵巢并列于腹吸盘之后。卵巢分 5~6 叶，指状；睾丸分支，左右并列在虫体后 1/3 处。卵黄腺分布于虫体两侧。肠管分支，弯曲。见图 33-2-8。

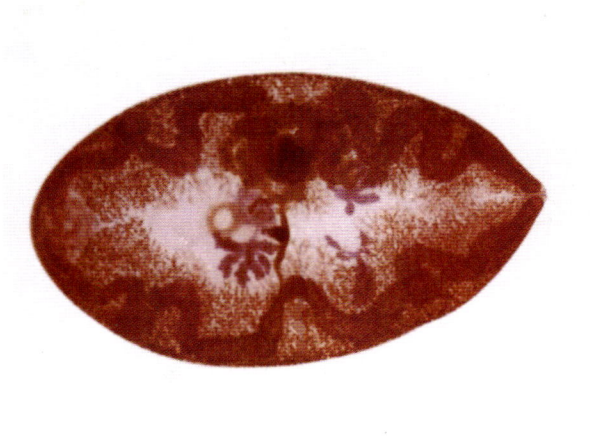

图 33-2-8　卫氏并殖吸虫成虫盐酸卡红染色

3. 实验室诊断　在痰或粪便中检获并殖吸虫虫卵可确诊。皮下包块或结节手术摘除查见童虫亦可确诊。X 线及 CT 检查适用于胸肺型及脑脊髓型患者。免疫检测可辅助诊断。

（五）斯氏并殖吸虫

斯氏并殖吸虫（*Paragonimus skrjabini*）可引起皮下型并殖吸虫病。

1. 生活史及致病　生活史与卫氏并殖吸虫相似，不同之处在于其终宿主为果子狸、猫、犬等哺乳动物，人是非正常宿主。侵入的虫体多停留在童虫阶段，少见成虫。

童虫于人体内游窜，引起幼虫移行症。

2. 形态

成虫：虫体较窄长，两端较尖，似梭形。大小为（3.5~6.0）mm×（11.0~18.5）mm，宽长比例为 1:（2.4~3.2）。虫体最宽处约位于腹吸盘水平位置（虫体前约 1/3 处），腹吸盘略大于口吸盘。睾丸 1 对，左右排列于虫体后 1/3 略前处，分支细而多。卵巢 1 个，虫体腹吸盘后方一侧，分支细而多呈珊瑚状。子宫棕黄色，内含虫卵，呈袋状盘绕，位于与卵巢相对一侧。卵黄腺位于虫体两侧。肠管分支，弯曲。见图 33-2-9。

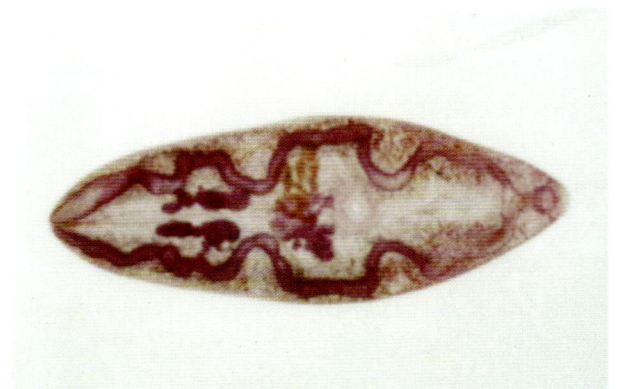

图 33-2-9　斯氏并殖吸虫成虫盐酸卡红染色

3. 实验室诊断　皮下包块活检是主要的诊断方法。免疫学检测可辅助诊断。

（六）血吸虫

血吸虫（*Schistosoma*）也称裂体吸虫，寄生于人体的血吸虫有 6 种：日本血吸虫、曼氏血吸虫、埃及血吸虫、间插血吸虫、湄公血吸虫和马来血吸虫。我国只有日本血吸虫的流行。

日本血吸虫成虫寄生于多种哺乳动物及人的门静脉-肠系膜静脉中，致日本血吸虫病。

1. 生活史及致病　成虫寄生于门静脉-肠系膜静脉系统，雌、雄成虫可逆血流移行至肠黏膜下层的小静脉末梢，交配产卵。虫卵大部分沉积于肠壁小血管，少量随血流进入肝脏。肠壁的虫卵可随坏死的肠壁组织溃破入肠腔，随粪便排出。虫卵入水孵出毛蚴，毛蚴进入钉螺体内，完成母胞蚴、子胞蚴及尾蚴的发育繁殖。成熟尾蚴从螺体逸出,分布于水的表层。当人或动物与含有尾蚴的水接触后,尾蚴经皮肤感染。尾蚴侵入发育为童虫,进入血管及淋巴管,随循环经右心至肺,再由左心入体循环。大部分童虫进入小静脉,顺血流入肝内门脉系统分支,最后移行至门静脉 - 肠系膜静脉,发育成熟。

血吸虫病的病变主要是由虫卵沉积于肝及结肠肠壁引起的肉芽肿及纤维化。急性血吸虫病表现为发热、腹痛、腹泻、肝脾肿大等症状,慢性期可有腹泻、黏液脓血便、肝脾肿大、贫血等,晚期可有肝脾肿大、腹腔积液、门静脉高压。

2. 形态

(1)虫卵:椭圆形,淡黄色,大小平均约 89μm × 67μm。卵壳薄而均匀,无卵盖。卵壳一侧有一小棘(常因虫卵位置或被卵壳外黏附物遮盖,并非每个虫卵都能观察到)。成熟虫卵的卵内含一毛蚴,若未成熟或死亡过久,毛蚴模糊或变为灰黑色。毛蚴和卵壳间常可见到大小不等的圆形或椭圆形油滴状头腺分泌物。见图 33-2-10。

(2)成虫:雄虫乳白色,较粗短,自腹吸盘后体壁向腹面卷曲形成抱雌沟。雌虫较雄虫细长,尤以前部明显,消化道内含较多血液,故虫体略呈暗褐色。见图 33-2-11、图 33-2-12。

1)雄虫:口吸盘位于虫体前端,腹吸盘明显突出呈杯状。自腹吸盘后的虫体较扁平,两侧向腹面卷曲形成抱雌沟。肠管在腹吸盘附近分为左右两肠支,并在虫体后部 1/3 之处又联合为单一盲管,终至虫体末端。睾丸椭圆形,一般为 7 个,呈串珠状排列,位于腹吸盘略后方。

2)雌虫:吸盘较雄虫小,不甚明显。肠管与雄虫同(因含多量血液,固定后呈黑色),两肠支于卵巢后、虫体中部略后处汇合。卵巢位于虫体中部,长椭圆形。在两肠支之间一细长管向前延伸到腹吸盘位置,即为子宫,内含许多虫卵。卵黄腺呈小叶状,位于卵巢后肠管周围。

3. 实验室诊断

(1)病原学诊断:①粪便直接涂片法,方法简单,但检出率低;②改良加藤氏法,WHO 推荐的日本血吸虫病病原学诊断的常规方法,可做血吸虫虫卵计数;③毛蚴孵化法,检出率高于改良加藤氏法,但操作较烦琐;④直肠黏膜活检,慢性及晚期血吸虫患者肠壁组织增厚,粪检不易检获虫卵,可考虑进行直肠黏膜活检。此方法有一定损伤,检查前应

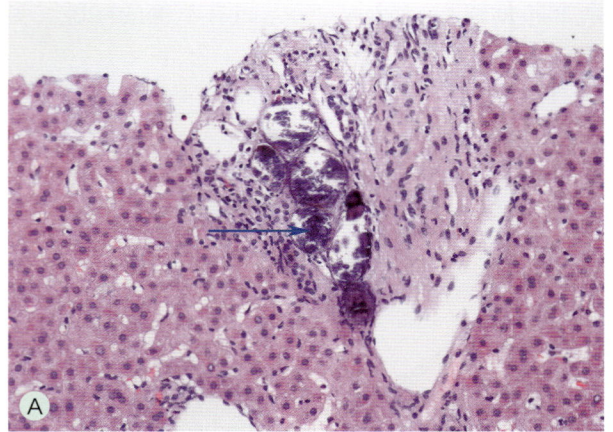

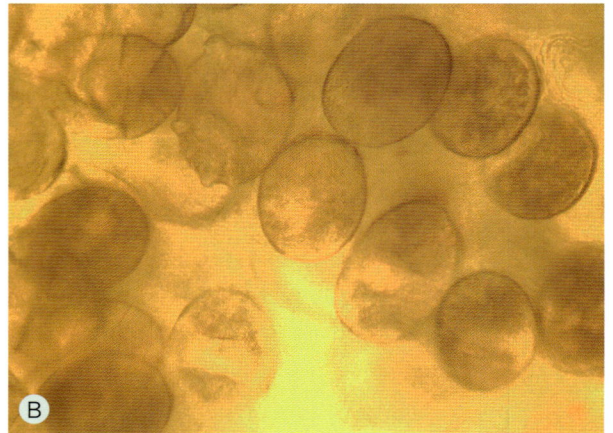

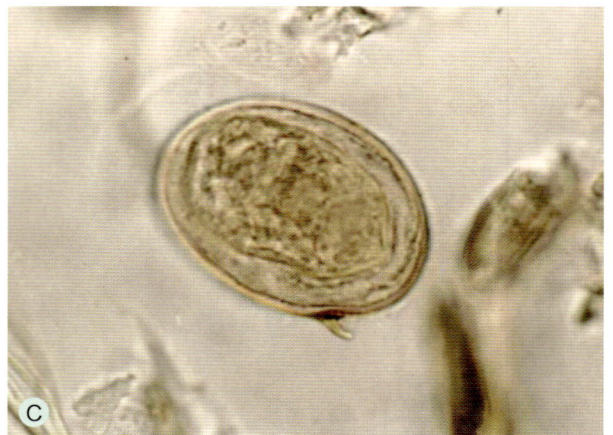

图 33-2-10　日本血吸虫卵

A. 肝脏小叶汇管区陈旧的血吸虫卵(已经钙化),
HE 染色 ×200;B. 肠黏膜涂片 ×400;C. 粪便涂片 ×400

考虑患者是否适宜做此检查。

(2)免疫学检查:具有一定的参考诊断价值。可检测抗体或抗原,常用的方法有环卵沉淀试验、间接血凝试验、ELISA 和金标免疫试验等。

寄生人体的 3 种血吸虫主要区别见图 33-2-13、图 33-2-14、表 33-2-1。

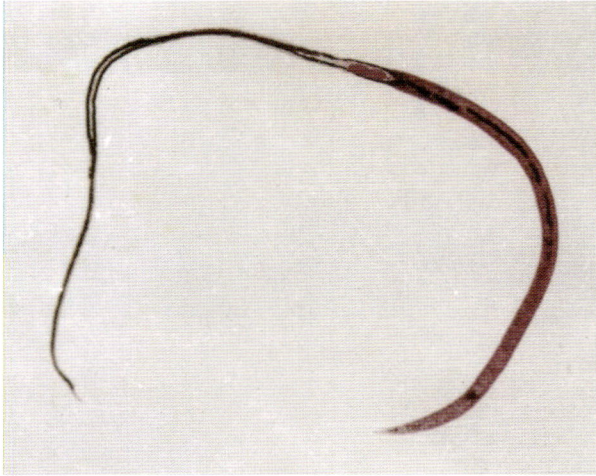

图 33-2-11　日本血吸虫成虫雌性盐酸卡红染色

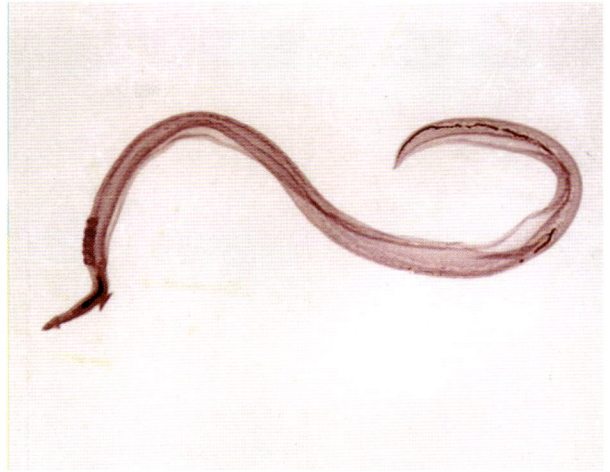

图 33-2-12　日本血吸虫成虫雄性盐酸卡红染色

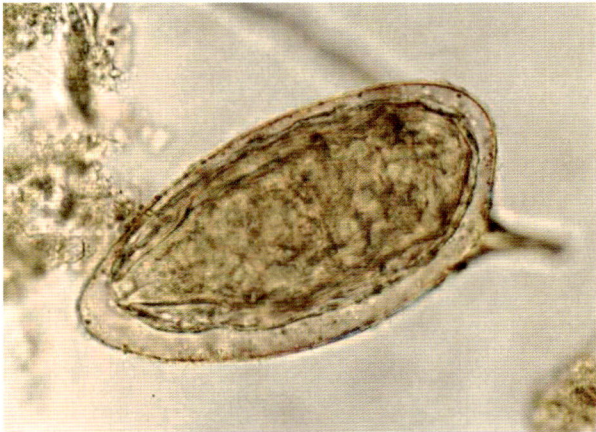

图 33-2-13　曼氏血吸虫卵 ×400

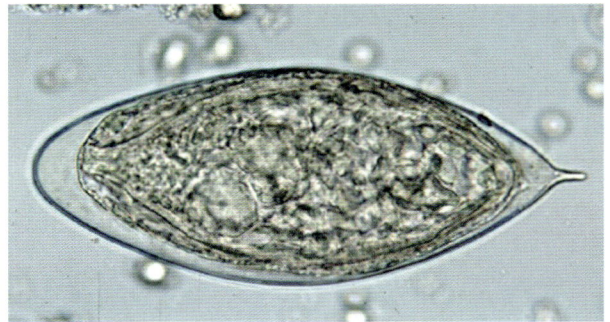

图 33-2-14　埃及血吸虫卵 ×400

表 33-2-1　寄生人体的三种血吸虫主要区别

		日本血吸虫	曼氏血吸虫	埃及血吸虫
雄虫	大小 /mm	(9~22) × (0.5~0.55)	(6~14) × 1.1	(10~15) × (0.75~1)
	表皮	光滑,仅在抱雌沟有小棘	有疣状结节,多在背侧,结节上有皮棘	有小结节
	睾丸数	7(6~9)	6~9(4~13)	4(4~5)
雌虫	大小 /mm	(12~28) × 0.3	(7~17) × 0.16	(16~20) × 0.25
	卵巢位置	约在虫体中线	在中线之前	在中线之后
	子宫内卵数	50 个以上	常为 1 个	10~30 个
虫卵	大小 /μm	(7~106) × (50~80)	(112~182) × (45~73)	(83~187) × (40~73)
	特点	卵圆形,一侧有小刺	长卵圆形,一侧有长而大的刺(图 33-2-13)	纺锤形,一端有小刺(图 33-2-14)
	排出途径	大便	大便	小便

续表

	日本血吸虫	曼氏血吸虫	埃及血吸虫
成虫寄生部位	门静脉及肠系膜下静脉	肠系膜静脉及痔静脉丛	膀胱静脉及骨盆静脉丛
宿主病变部位	主要在肝、肠壁	主要在肝、肠壁	膀胱和生殖器官
中间宿主	钉螺	双脐螺	水泡螺
流行区	亚洲(中国、日本、菲律宾、印度尼西亚)	非洲、拉丁美洲、西印度群岛	非洲、亚洲西部、葡萄牙

二、绦虫纲

(一) 曼氏迭宫绦虫

曼氏迭宫绦虫(Spirometra mansoni)成虫主要寄生于猫科动物,偶然寄生于人体,但其幼虫裂头蚴可在人体寄生,致曼氏裂头蚴病,其危害远较成虫大。

1. 生活史及致病 曼氏迭宫绦虫的终末宿主主要是猫和犬,成虫寄生于小肠,卵随宿主粪便排出。卵入水,发育为钩球蚴,钩球蚴被剑水蚤吞食,发育为原尾蚴。带有原尾蚴的剑水蚤被蝌蚪吞食后,随着蝌蚪发育为蛙,原尾蚴也发育为裂头蚴。当受染的蛙被蛇、鸟或猪等非正常宿主吞食后,裂头蚴不能发育为成虫,而是移居至腹腔、肌肉或皮下等处。当猫、犬等吞食了带有裂头蚴的蛙、蛇或鸟类,裂头蚴在其肠内发育为成虫。

裂头蚴或原尾蚴可经皮肤黏膜侵入人体或通过经口食入而感染。通常裂头蚴保持幼虫状态寄生于人体的眼、皮下、口腔颌面部、脑及其他内脏。临床表现及对人体的危害因裂头蚴寄居部位不同而异。

2. 形态

(1)虫卵:近椭圆形,两端稍尖,不对称,大小为(52~68)μm×(32~43)μm,呈浅灰黄色,卵壳较薄均匀,有卵盖且大,一般位于更尖的一端,衔接紧密,交界不十分明显。卵内含1个卵细胞及许多卵黄细胞,细胞界限不清晰,充满整个虫卵。见图33-2-15。

(2)成虫:虫体乳白色,长约1m,头节很小,呈指状,在其背腹两面各有一条纵行凹陷的吸槽。链体节片一般宽均宽大于长,体壁略透明。节片中间有一近三角形的白色点状物即为子宫。

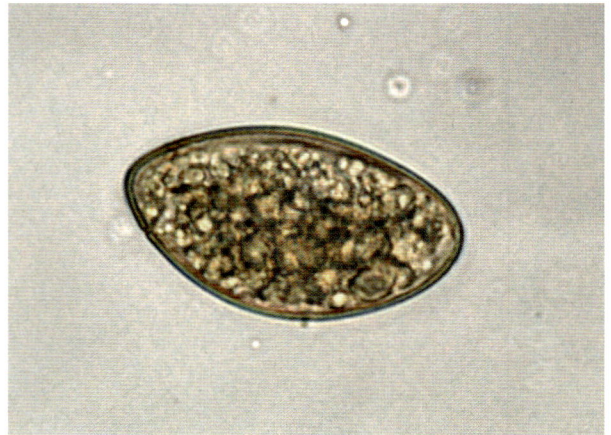

图 33-2-15 曼氏迭宫绦虫卵 ×400

3. 实验室诊断 成虫感染可通过粪检查虫卵得以确诊。曼氏裂头蚴病主要靠从局部检出虫体而诊断。CT 等放射影像技术可提高脑裂头蚴病的确诊率,各种免疫学检查具有辅助诊断的价值。

(二) 阔节裂头绦虫

成虫主要寄生于犬科食肉动物,也可寄生于人,裂头蚴寄生于各种鱼类。

1. 生活史及致病

阔节裂头绦虫(Diphyllobothrium latum, Dibothriocephalus latus)的生活史与曼氏迭宫绦虫大致相同。不同之处在于,其第二中间宿主为鱼而非蝌蚪,且人是阔节裂头绦虫的适宜终末宿主。

成虫寄生于人体肠道,多数感染者无明显症状或轻微全身及消化道症状。偶有肠道阻塞甚或肠穿孔。极少患者并发绦虫性贫血,伴有维生素 B_{12} 缺乏。

2. 形态

(1)虫卵:卵圆形,长 55~76μm,宽 41~56μm,浅灰褐色,卵壳较厚,一端有明显的卵盖,另一端有一小棘;虫卵排出时,卵内胚胎已开始发育。见图33-2-16。

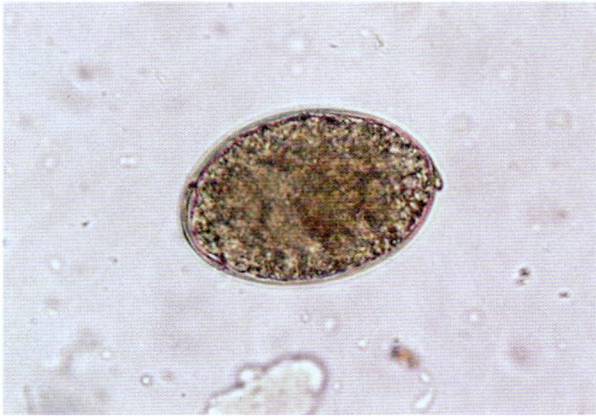

图 33-2-16　阔节裂头绦虫卵 ×400

（2）成虫:与曼氏迭宫绦虫相似,但虫体较长大,可达 10m,最宽处 20mm,具 3 000~4 000 个节片。头节细小,匙形,背、腹侧各有一条较窄而深凹的吸槽。成节及孕节均为宽扁的矩形,但末端孕节长宽相近。

3. 实验室诊断　确诊依靠从粪便中检获虫卵。

（三）链状带绦虫

链状带绦虫(*Taenia solium*)也称猪带绦虫或猪肉绦虫。成虫寄生于人小肠,引起猪带绦虫病;幼虫寄生于猪或人体,引起猪囊尾蚴病。

1. 生活史及致病　成虫寄生于人体小肠上段,孕节从虫体脱落,随粪便排出。孕节破裂而使其中的虫卵散出,孕节或虫卵被猪等中间宿主吞食后,虫卵内的六钩蚴逸出,钻入肠壁,经血循环或淋巴系统到达宿主身体各处,发育为囊尾蚴。当人食入含囊尾蚴的猪肉后,囊尾蚴在小肠内发育为成虫。当人误食虫卵或孕节后可在人体发育成囊尾蚴(图 33-2-17),但不能继续发育为成虫。

成虫寄生于人体小肠引起的猪带绦虫病一般临床症状轻微。而囊尾蚴病对人体危害严重,其危害程度、临床表现因囊尾蚴寄生的部位和数量不同而异,主要寄生部位是皮下肌肉、脑、眼,其他的组织器官也可寄生。

2. 形态

（1）带绦虫卵:球形,直径为 31~43μm。卵壳极薄,无色透明,易破裂,自患者粪便排出的虫卵多无卵壳。卵壳内有一圈较厚、棕黄色的呈放射状条纹的胚膜,卵壳与胚膜间有明显的空隙,中间有颗粒。

胚膜内为 1 个球形的六钩蚴。见图 33-2-18。

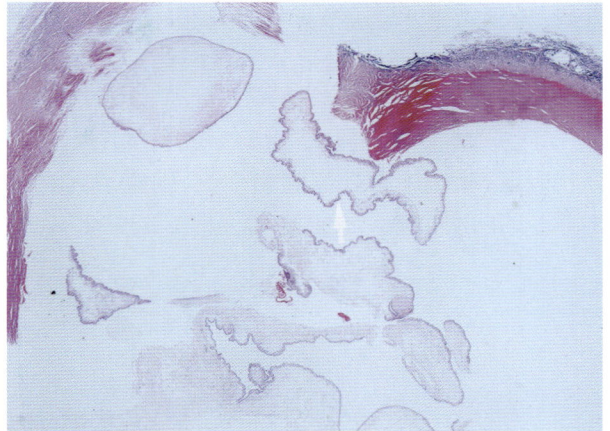

图 33-2-17　猪带绦虫囊尾蚴
脑组织切片 HE 染色 ×200

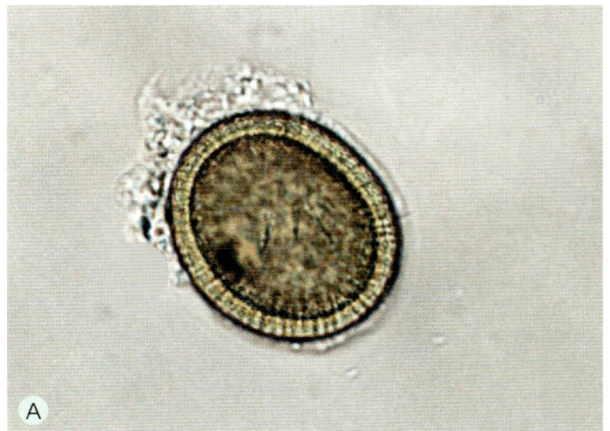

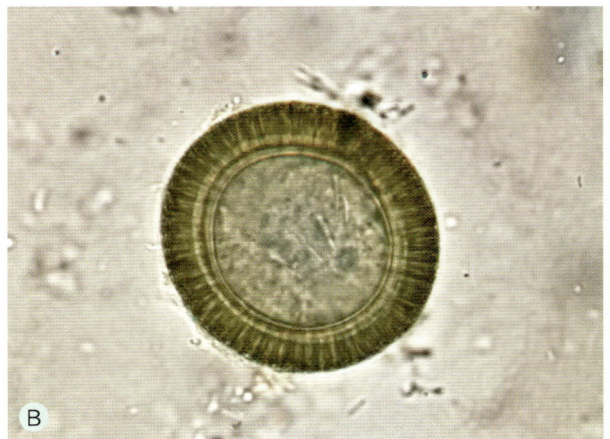

图 33-2-18　粪便中带绦虫卵 ×1 000
A. 盐水压片;B. 碘染

（2）成虫:猪带绦虫体长 2~4m,链体节片数为 700~1 000,乳白色或棕黄色,节片较薄,体壁略透明。头节很小，球状，直径为 0.6~1mm，颈部纤细，链体前段节片多为短宽形，为幼节，中部节片近正方形，为成熟节。后端节片，多为长方形，为孕节。

（3）孕节：猪带绦虫孕节子宫两侧分支不甚规则，每侧分支数一般为 7~13 支。见图 33-2-19A。

（4）头节：猪带绦虫头节呈球形，有 4 个明显的杯状吸盘，头端中央处突起为顶突，围绕顶突有大小不等的两圈小钩呈放射排列。见图 33-2-19B。

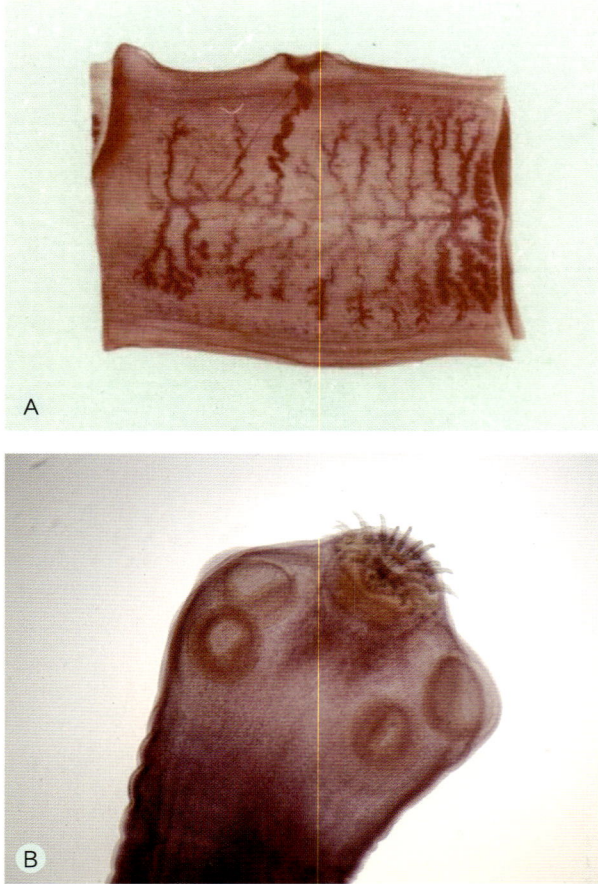

图 33-2-19　猪带绦虫盐酸卡红染色
A. 孕节；B. 头节

3. 实验室诊断　猪带绦虫病的诊断：粪便检获虫卵可确诊，但检出率较低，应连续数日送检以提高检出率。光镜下很难区分猪带绦虫卵和牛带绦虫卵，统称带绦虫卵。可收集患者全部粪便，用水淘洗检查孕节和头节以确定虫种和明确疗效。将检获的头节或孕节夹在两张载玻片之间轻压后观察头节上的吸盘和顶突小钩或孕节的子宫分支情况及数目即可确诊，并与牛带绦虫相鉴别。

囊尾蚴病的诊断一般较困难。皮下肌肉囊尾蚴结节手术摘除后压片或组织切片，观察头节上的吸盘及顶突和小钩。眼囊尾蚴病通过眼底镜检查发现。脑和深部组织的囊尾蚴病可用 X 线、B 超、CT 等检查结合临床症状确定。免疫学检查可作为辅助诊断手段。

（四）肥胖带绦虫

肥胖带绦虫（*Taenia saginata*）又称牛带绦虫，成虫寄生于人体小肠，致牛带绦虫病。

1. 生活史及致病　肥胖带绦虫成虫寄生于人的小肠上段，孕节随宿主粪便排出。孕节破裂后虫卵散出。当中间宿主牛吞食虫卵或孕节后，虫卵内的六钩蚴在其小肠孵出，钻入肠壁，随血循环到周身各处，发育为牛囊尾蚴。人若吃到生的或未煮熟的含有囊尾蚴的牛肉，经肠消化液的作用，囊尾蚴的头节即可翻出并吸附于肠壁，发育为成虫。患者一般无明显症状或有消化道症状及肛门瘙痒，偶可致肠腔阻塞等并发症。

2. 形态　猪带绦虫与牛带绦虫的形态区别见表 33-2-2、图 33-2-20～图 33-2-22。

表 33-2-2　猪带绦虫与牛带绦虫的形态区别

	猪带绦虫	牛带绦虫
虫体	2~4m	4~8m（图 33-2-20）
节片	700~1 000 节	1 000~2 000 节
头节	球形、直径约 1mm，具有顶突和 2 圈小钩	略呈方形、直径 1.5~2.0mm，无顶突及小钩（图 33-2-21）
成节	卵巢分为 3 叶，左右两叶和中央小叶	卵巢分 2 叶
孕节	子宫分支不整齐、每侧为 7~13 支	子宫分支较整齐、每侧为 15~30 支，支端多有分叉（图 33-2-22）
囊尾蚴	头节具顶突和小钩、可寄生人体引起囊尾蚴病	头节无顶突及小钩，不寄生于人体

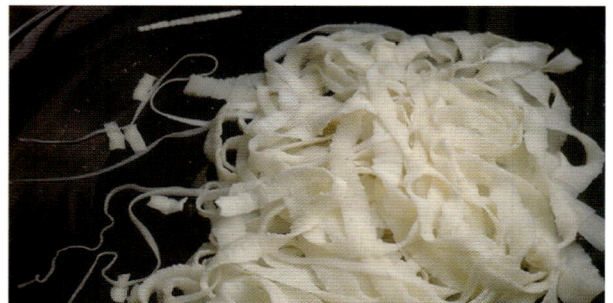

图 33-2-20　牛带绦虫成虫

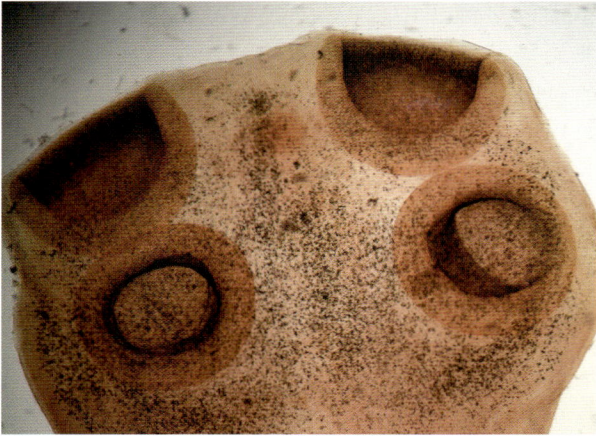

图 33-2-21　牛带绦虫头节盐酸卡红染色

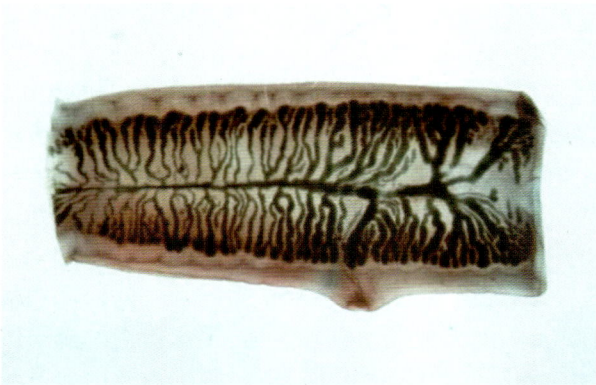

图 33-2-22　牛带绦虫孕节墨汁及盐酸卡红染色

3. 实验室诊断　从患者粪便中查到虫卵或孕节可确诊。直接涂片法检出率较低,也可采用肛门拭子法或透明胶纸法从肛周检获虫卵,但无法区分猪带绦虫卵和牛带绦虫卵。

（五）细粒棘球绦虫

细粒棘球绦虫(*Echinococcus granulosus*)成虫寄生于犬科食肉动物,幼虫棘球蚴寄生于人或多种食草家畜,致棘球蚴病,也称包虫病。

1. 生活史及致病　细粒棘球绦虫的终宿主是犬、狼等食肉动物;中间宿主是羊、牛等偶蹄类,偶可感染人和其他动物。成虫寄生于终宿主小肠,孕节或虫卵随宿主粪便排出。当中间宿主吞食了虫卵和孕节后,六钩蚴在其肠内孵出,钻入肠壁,经血循环至肝、肺等器官,发育为棘球蚴。棘球蚴内的原头蚴在中间宿主体内播散可形成新的棘球蚴,在终宿主体内可发育为成虫。人可作为细粒棘球绦虫的中间宿主。当人误食到虫卵后,六钩蚴即经肠壁随血循环侵入组织,发育成棘球蚴。

棘球蚴可寄生于人体的几乎所有部位,最常见的部位为肝,其次是肺。疾病严重程度取决于棘球蚴的体积、数量、寄生部位和时间。表现为局部压迫和刺激症状、全身中毒症状、局部包块及过敏症状。若棘球蚴囊破裂可造成继发性感染。

2. 形态

(1)棘球蚴:乳白色囊状物,大小不等。囊壁较薄,略透明似粉皮状,囊内充满半透明液体,包含着育囊、子囊、原头蚴等物。见图 33-2-23。

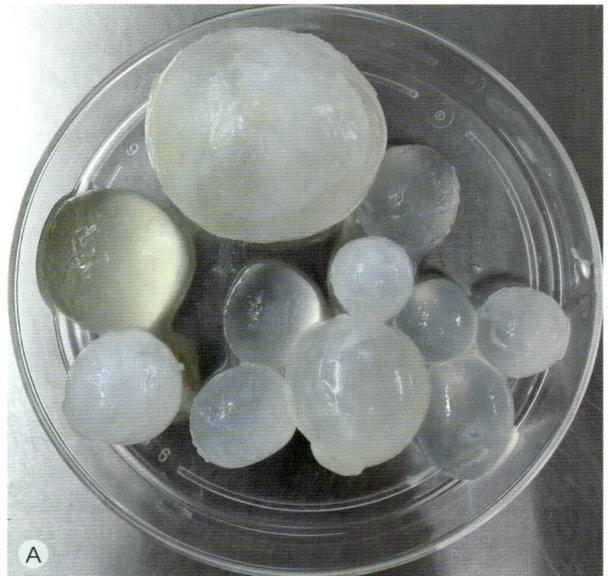

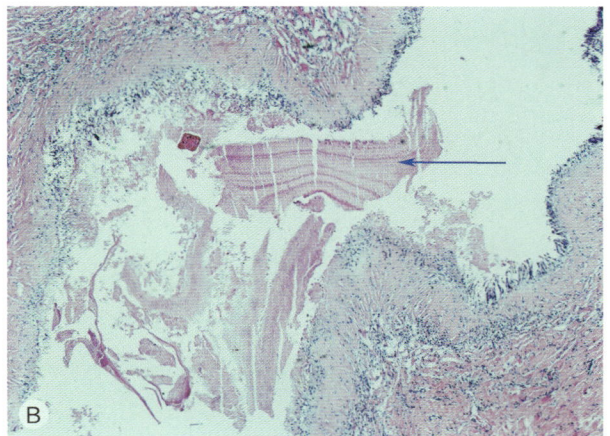

图 33-2-23　棘球蚴形态特征
A. 子囊;B. 囊肿物切片,HE 染色 ×400(肝脏肝包虫囊肿内见典型的虫体壁呈现特征的层状结构)

(2)原头蚴:椭圆形或圆形,170μm×122μm,为向内翻卷收缩的头节。顶突和吸盘内陷,内有小钩。有的原头蚴的顶突已向外翻出,与成虫的头节相似。见图 33-2-24。

（3）成虫：虫体长为 1.5~5.0mm，共分 3~4 个节片，末节约为体长的一半，头节小，有 4 个吸盘，顶突上有两圈小钩，孕节子宫呈囊状膨大，内含不同发育期的虫卵。见图 33-2-25。

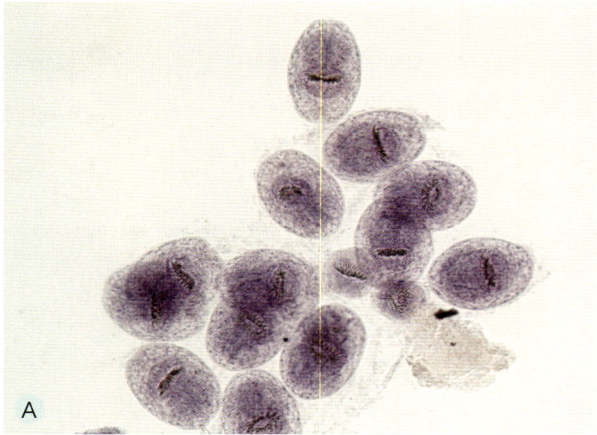

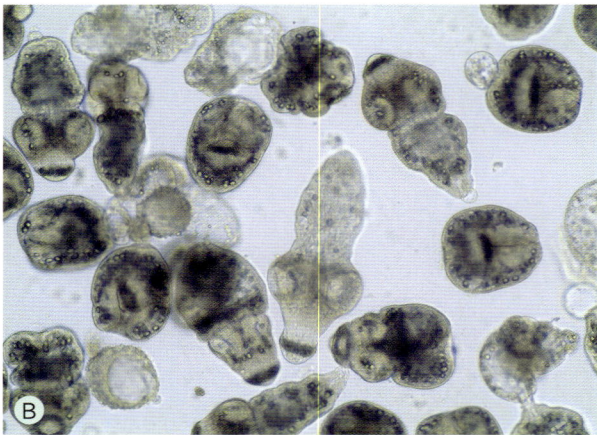

图 33-2-24　原头蚴
A. 吉姆萨染色 ×200；B. 直接压片 ×200

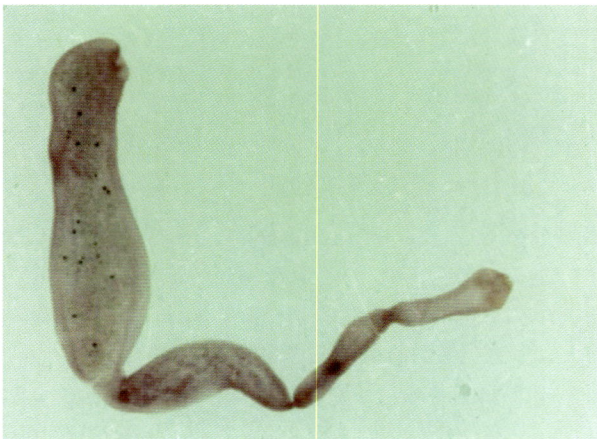

图 33-2-25　细粒棘球绦虫成虫盐酸卡红染色

3. 实验室诊断　询问病史有一定参考价值。

手术取出棘球蚴，或从体液中检获棘球蚴碎片或原头蚴可确诊。影像学检查及免疫学检测是重要的辅助诊断方法。抗体检测目前常用的方法有 ELISA、间接荧光抗体试验、免疫印迹试验等。

（六）多房棘球绦虫

多房棘球绦虫（*Echinococcus multilocularis*）的幼虫期多房棘球蚴也称泡球蚴，其在人体寄生可引起严重的泡球蚴病。

1. 生活史及致病　生活史与细粒棘球绦虫相似，但其成虫主要寄生在狐，中间宿主是啮齿类或食虫类动物，幼虫期是多房棘球蚴，也称泡球蚴。人因误食虫卵而感染，由于人是多房棘球绦虫的非适宜中间宿主，人体感染时囊泡内只含胶状物而无原头蚴。

人泡球蚴病通常比细粒棘球蚴病更严重，病死率较高。泡球蚴病几乎 100% 原发于肝。肺、脑等其他部位的继发感染多由血循环转移而来。泡球蚴在肝实质内呈弥漫性浸润生长，并逐渐波及整个肝，可引起肝功能衰竭而导致肝昏迷，或诱发肝硬化而引起门静脉高压，并发消化道大出血而造成死亡。

2. 形态　泡球蚴：为淡黄色或白色的囊泡状团块，常由无数大小囊泡连接、聚集而成。囊泡圆形或椭圆形，直径为 0.1~3cm。囊泡内有的含透明囊液和原头蚴，有的含胶状物而无原头蚴。囊泡外壁角皮层很薄且常不完整，整个泡球蚴与宿主组织间无纤维组织被膜分隔。泡球蚴多以外生性出芽生殖不断产生新囊泡，少数也可向内芽生形成隔膜而分离出新囊泡。

3. 实验室诊断　病原学检查可确诊，影像学检查及免疫学检测亦适用于泡球蚴病的诊断。

（七）微小膜壳绦虫

微小膜壳绦虫（*Hymenolepis nana*）也称为短膜壳绦虫，主要寄生于鼠，也可寄生于人体。

1. 生活史及致病　微小膜壳绦虫的发育，即可以不经过中间宿主而完成生活史；也可以经过某些节肢运动中间宿主而发育和传播。成虫寄生在鼠类或人的小肠里，孕节或虫卵随宿主粪便排出体外，若被另一宿主吞食，则虫卵在其小肠内孵出六钩蚴，钻入肠绒毛，发育为似囊尾蚴，似囊尾蚴又回到肠腔，发育为成虫。当孕节在所寄生的宿主肠中被消化而释出虫卵时，亦可孵出六钩蚴，然后钻入肠绒毛发育成似囊尾蚴，再回到肠腔发育为成虫，称自体感染。多种蚤类幼虫等可作为微小膜壳绦虫的中间宿主。当这些昆虫吞食虫卵后,卵内的六钩蚴可在昆虫血腔内发育为似囊尾蚴,鼠和人若吞食到含有似囊尾蚴的中间宿主昆虫,亦可受感染。

人体感染数量少时多无明显症状,严重感染者特别是儿童出现胃肠和神经症状。

2. 形态

(1)虫卵:圆形或近圆形,大小为(48~60)μm×(36~48)μm,无色透明。卵壳薄,其内有较厚的胚膜,胚膜两端略凸起并由该处各发出 4~8 根丝状物,弯曲延伸在卵壳和胚膜之间,胚膜内含有一个六钩蚴。见图 33-2-26。

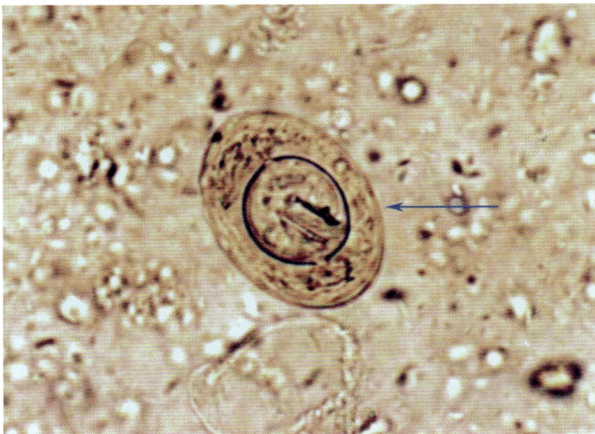

图 33-2-26　微小膜壳绦虫卵 ×400

(2)成虫:体长 5~80mm,宽 0.5~1mm。头节呈球形,直径 0.13~0.4mm,具 4 个吸盘和 1 个可自由伸缩的顶突,顶突上有小钩。链体由 100~200 个节片组成,最多时可达 1 000 个节片。所有节片均宽大于长并由前向后逐渐增大。见图 33-2-27。

3. 实验室诊断　从患者粪便中查获虫卵或孕节可确诊。水洗沉淀法及浮聚法可增加阳性检出率。

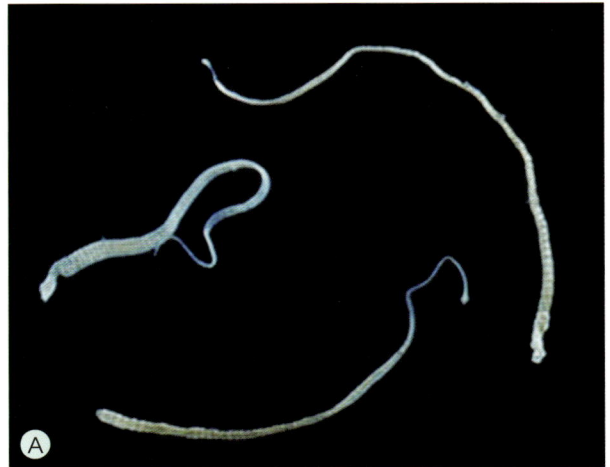

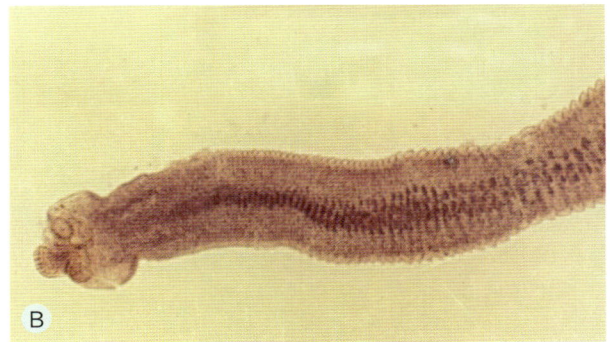

图 33-2-27　微小膜壳绦虫
A. 成虫;B. 成虫(盐酸卡红染色)

(八)缩小膜壳绦虫

缩小膜壳绦虫(*Hymenolepis diminuta*)又称长膜壳绦虫,是鼠类的常见寄生虫,偶可寄生于人体。

1. 生活史及致病　与微小膜壳绦虫的生活史相似,但发育必须经过昆虫中间宿主。

感染者一般无明显的临床症状,或仅有轻微的神经和胃肠症状。严重者可出现眩晕、精神痴呆或恶病质。

2. 形态　与微小膜壳绦虫基本相同,但虫体较大;两者区别见表 33-2-3、图 33-2-28。

表 33-2-3　两种膜壳绦虫形态的区别

	微小膜壳绦虫	缩小膜壳绦虫
虫体	小型绦虫,长 5~80mm	中形绦虫,长 200~600mm
节片数	100~200 节	800~1 000 节
头节	顶突发育良,可自由伸缩,上有小钩	顶突发育不良,藏在头顶凹中,不易伸出,上无小钩
孕节	子宫袋状	子宫袋状,但四周向内凹陷呈瓣状
虫卵	较小,圆形或近圆形,大小为(48~60)μm×(36~48)μm 无色透明,卵壳较薄,胚膜两端有 4~8 根丝状物	稍大,多为长圆形,大小为(60~79)μm×(72~86)μm,黄褐色,卵壳较厚,胚膜两端无丝状物,但卵壳与胚膜间有透明胶状物(图 33-2-28)

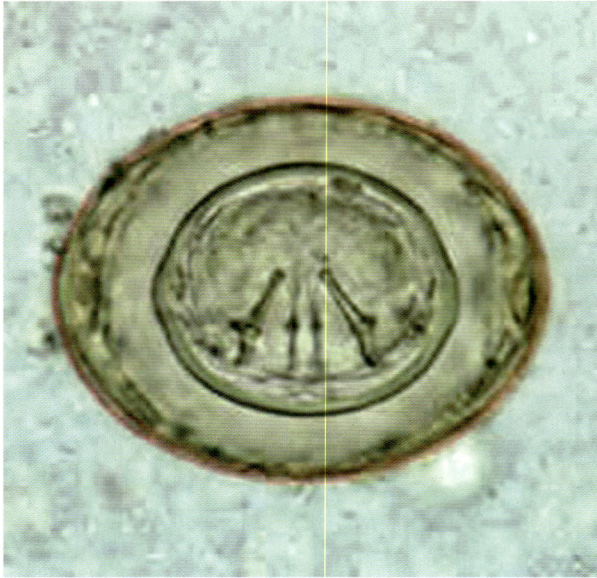

图 33-2-28　缩小膜壳绦虫卵 ×400

3. 实验室诊断　从患者粪便中查获虫卵或孕节可确诊。

三、线虫纲

（一）似蚓蛔线虫

似蚓蛔线虫（*Ascaris lumbricoides*）又称人蛔虫，是人体最常见的寄生虫之一。成虫寄生于小肠，可引起肠蛔虫病。

1. 生活史及致病　蛔虫成虫寄生于人体小肠，雌虫产出的虫卵随粪便排出，受精卵于土壤中发育至感染期。人因食入被感染期虫卵污染的食物而致感染。感染期虫卵内的幼虫在人体内孵出，发育、移行，最终到达小肠，并发育为成虫。

蛔虫幼虫在人体内移行可造成人体损害，以肺部病变相对明显，可致肺蛔虫症。蛔虫对人体的致病作用主要由成虫引起，表现为消化道症状，如食欲不振、恶心、呕吐及间歇性脐周疼痛等。此外，成虫寄生还可引起胆道蛔虫症、蛔虫性胰腺炎、阑尾炎以及肠梗阻等并发症，诊治不及时可致严重后果。

2. 形态

（1）成虫：蛔虫是寄生人体的肠道线虫中体型最大者。成虫为长圆柱形，状似蚯蚓，平均长度约为 13~35cm。生活时呈肉红色，经甲醛水溶液固定后呈灰白色或淡黄色。虫体两端略尖，头端更为明显，头端有唇瓣 3 片，在口孔周围呈品字形排列。体表光滑，可见有细环纹，并有两条颜色较深从前

到后的纵线，为成虫的侧索。蛔虫雌雄异体，雌虫较粗大，尾端尖直。雄虫较细小，尾端向腹面弯曲。见图 33-2-29。

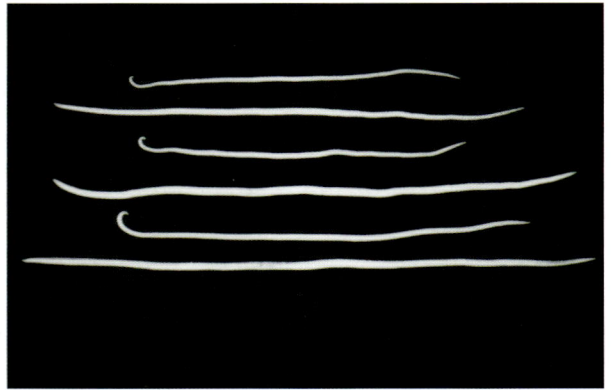

图 33-2-29　似蚓蛔线虫成虫

（2）虫卵

1）受精蛔虫卵：宽椭圆形，大小为（45~75）μm×（35~50）μm。虫卵最外层为凹凸不平似波浪状的蛋白质膜，常被胆汁染成棕黄色。内为厚而无色透明的卵壳。卵壳内有一个大而圆的卵细胞，与卵壳间有新月形空隙。见图 33-2-30。

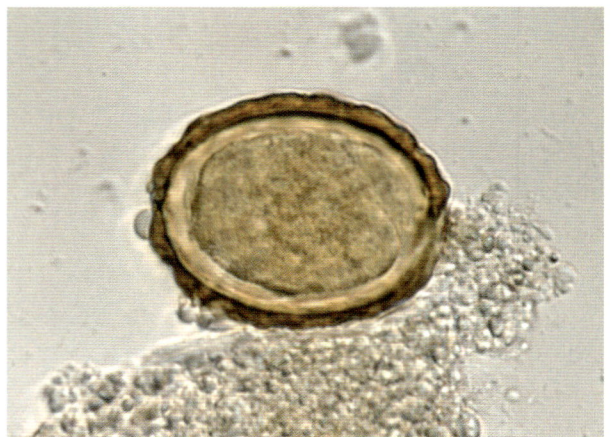

图 33-2-30　受精蛔虫卵 ×400

2）未受精蛔虫卵：多为长椭圆形，少数外形不整齐，大小为（88~94）μm×（39~44）μm。蛋白质膜与卵壳均较受精蛔虫卵薄。卵壳内充满大小不等的折光性颗粒。见图 33-2-31。

3. 实验室诊断　粪便中检出虫卵即可确诊。蛔虫产卵量大，通常用直接涂片法即可检出虫卵。对直接涂片阴性者，可采用沉淀集卵法或饱和盐水浮聚法，检出率更高。无论受精蛔虫卵或未受精蛔

虫卵,其蛋白质膜均有可能脱落。此时虫卵无色透明,卵壳光滑,易与其他虫卵混淆,但根据其卵壳厚薄,卵内结构等特征,仍可区别。对粪便中查不到虫卵而临床高度怀疑蛔虫病患者,可用驱虫治疗性诊断,根据所排出虫体的形态进行鉴别。

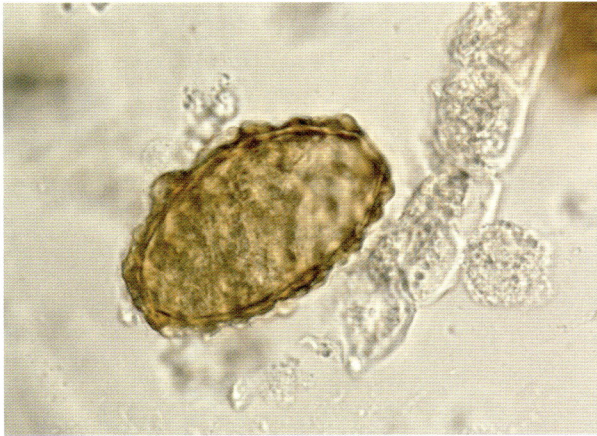

图 33-2-31　未受精蛔虫卵 ×400

(二) 毛首鞭形线虫

毛首鞭形线虫 (*Trichuris trichiura*) 通称鞭虫,是人体常见寄生线虫之一。成虫寄生于盲肠,可引起鞭虫病。

1. 生活史及致病　鞭虫成虫主要寄生于人体盲肠,感染严重时,亦可出现在结肠、直肠、甚至回肠下段。雌虫产出的虫卵随粪便排出,于土壤中发育至感染期。人因食入被感染期虫卵污染的食物而致感染。感染期虫卵内的幼虫在小肠孵出,发育,最终移行至盲肠发育为成虫。

通常轻度感染患者多无明显症状,感染虫数多时可出现腹痛、腹泻等症状,重度感染患者可有消瘦及贫血。

2. 形态

(1) 成虫:成虫前部细长,后部较粗,全虫外形似马鞭。虫体生活时呈肉红色,经固定后为灰白色。雌虫长 35~50mm,尾端钝圆;雄虫长 30~45mm,尾端向腹面呈环状卷曲。见图 33-2-32。

(2) 虫卵:鞭虫卵呈纺锤形,大小为 (50~54) μm × (22~23) μm,黄褐色。卵壳较厚,两端各有一个盖塞,为透明塞状突起。卵壳内含一个未分裂的卵细胞。见图 33-2-33。

3. 实验室诊断　粪便中检出虫卵可确诊,可采用直接涂片法、沉淀集卵法及饱和盐水浮聚法等。

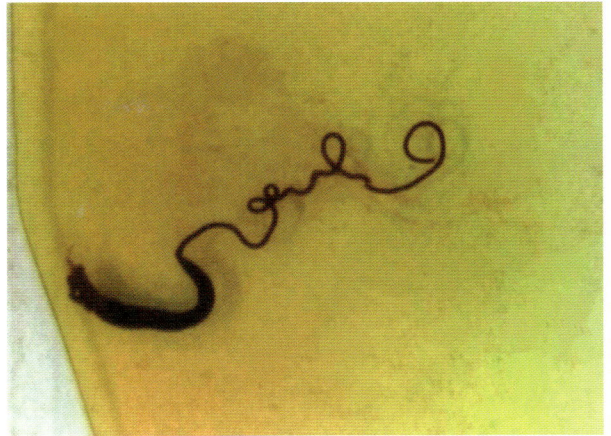

图 33-2-32　毛首鞭形线虫成虫碘染色

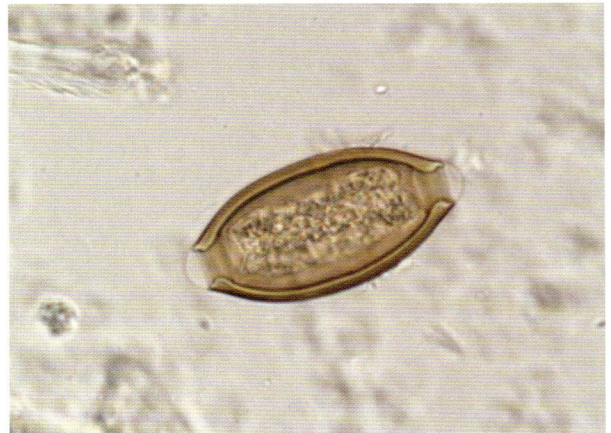

图 33-2-33　毛首鞭形线虫卵 ×400

(三) 蠕形住肠线虫

蠕形住肠线虫 (*Enterobius vermicularis*) 又称蛲虫,儿童感染率高于成人,可引起蛲虫病。

1. 生活史及致病　成虫寄生于人体的盲肠、阑尾、结肠、直肠及回肠下段,严重感染时也可在小肠上段、胃及食管等部位寄生。当人睡眠时,雌虫移行至宿主肛门产卵。虫卵在肛门附近发育至感染期,当宿主用手搔抓肛周发痒皮肤时,虫卵污染手指,再经口食入而形成自身感染。感染期虫卵也可散落在衣物或食物上,经口食入而致感染。虫卵在肠道孵出幼虫,发育为成虫。

肛门及会阴皮肤瘙痒及继发性炎症是蛲虫病的主要症状。有时雌虫可侵入泌尿生殖系统或腹腔、盆腔等部位,致异位寄生,可导致严重后果。

2. 形态

(1) 成虫:虫体细小,乳白色。雌虫长约 1cm,尾端尖直,由虫体后 1/3 始逐渐尖细似针状;雄虫较雌虫小,长仅 2~5mm,尾端向腹面卷曲,常呈 6

字形。虫体前端两侧的角皮膨大形成的透明泡状结构,称头翼。咽管末端膨大呈球形,称咽管球。见图33-2-34。

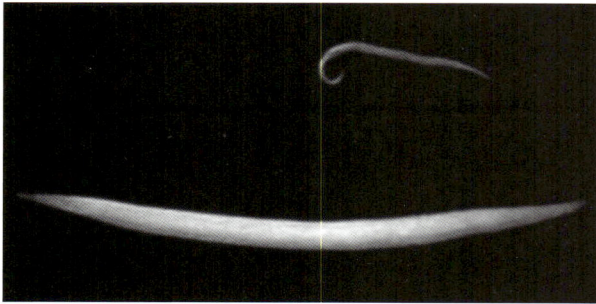

图 33-2-34　蠕形住肠线虫成虫

(2)虫卵:虫卵两侧不对称,一侧扁平,一侧稍凸,略似 D 字形,立体结构为近似椭圆形的不等面三角体,大小为(50~60)μm×(20~30)μm。卵壳无色透明,较厚,由酯层、壳质层和蛋白质膜组成。虫卵自雌虫排出时,部分卵胚已发育至蝌蚪期,卵壳内含一卷曲幼虫。见图33-2-35。

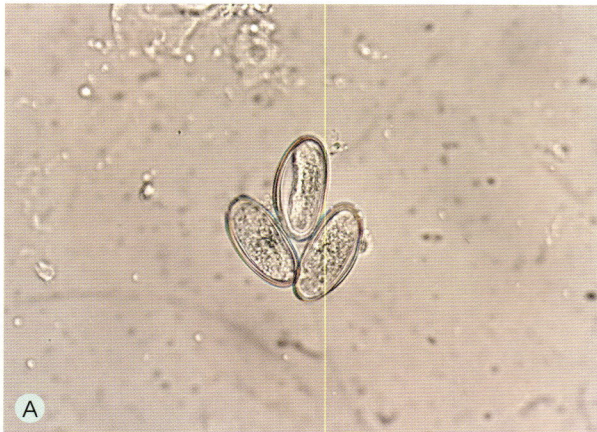

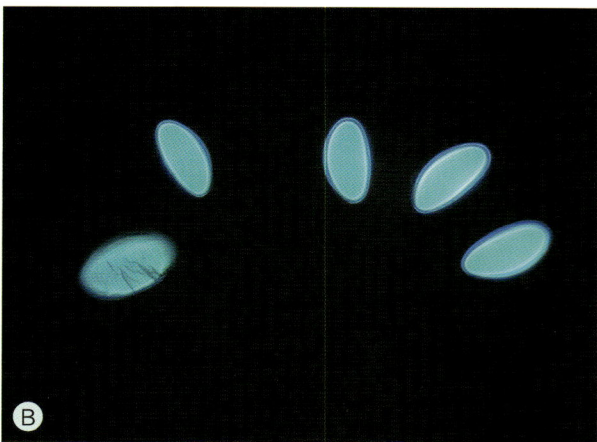

图 33-2-35　蠕形住肠线虫卵 ×400
A. 粪便涂片;B. 粪便涂片钙白荧光染色

3. 实验室诊断　检出虫卵或成虫可确诊。检查虫卵常采用透明胶纸拭子法或棉签拭子法。夜间在患儿肛周查看有无成虫。

(四)十二指肠钩口线虫和美洲板口线虫

钩虫是钩口科线虫的统称,可寄生在人体小肠,引起钩虫病。寄生于人体的钩虫主要有十二指肠钩口线虫(Ancylostoma duodenale),简称十二指肠钩虫;美洲板口线虫(Necator americanus),简称美洲钩虫。锡兰钩口线虫偶可寄生于人体,其危害性与前两种钩虫相似。犬钩口线虫和巴西钩口线虫可引起皮肤幼虫移行症。

1. 生活史及致病　成虫寄生于人体小肠上段,产出的虫卵随粪便排出,于土壤中发育至感染期丝状蚴。丝状蚴经皮肤感染人体。钩蚴在人体移行、发育,最终到达小肠,并发育为成虫。钩虫除主要通过皮肤感染外,也存在经口、胎盘、母乳感染,以十二指肠钩虫多见。

钩蚴侵入人体可致钩蚴性皮炎,在体内移行至肺可出现呼吸道症状;成虫的致病性表现为消化道病变及症状,低色素小细胞性贫血。婴儿钩虫病往往症状严重,病死率较高。

2. 形态

(1)十二指肠钩虫及美洲钩虫成虫:虫体细长,长约1cm,生活时为淡红色,半透明,死后呈灰白色。雌虫较大,尾端尖细;雄虫略小,尾端膨大呈伞状。见图33-2-36、图33-2-37。

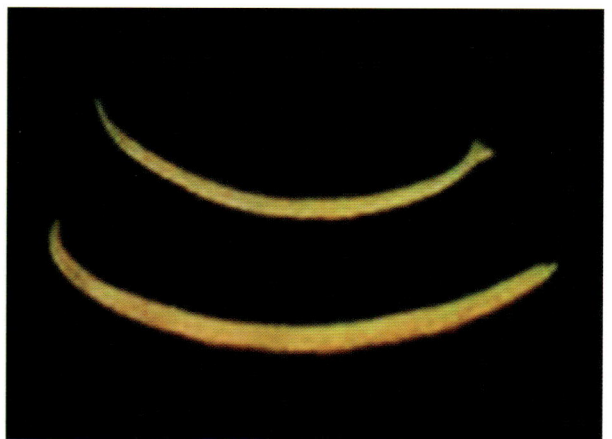

图 33-2-36　十二指肠钩虫成虫

两种成虫固定后的体形不同,可作为初步鉴别虫种的依据。钩虫头端较细,向背侧仰曲,形成颈弯。十二指肠钩虫体部及尾部亦向背侧弯曲,外形略似 C 形;美洲钩虫体部及尾部弯曲方向与颈弯方向相反,因此外形略似S形。十二指肠钩虫较美洲钩虫略为粗壮。在体形鉴别不准确时,可用低倍镜观察口囊、交合伞、背辐肋、交合刺做进一步鉴别。十二指肠钩虫与美洲钩虫成虫的鉴别,见表33-2-4、图33-2-38～图33-2-41。

表33-2-4　十二指肠钩虫与美洲钩虫成虫的鉴别

	十二指肠钩虫	美洲钩虫
体形	C形	S形
口囊内切器	2对三角形钩齿(图33-2-38)	1对半月形板齿(图33-2-39)
交合伞	撑开时略呈圆形(图33-2-40)	撑开时略呈扇形(图33-2-41)
背辐肋	远端分2支,每支分3小支	基部分2支,每支分2小支
交合刺	2刺末端分开	1刺末端呈倒钩状,常包套于另一刺的凹槽内

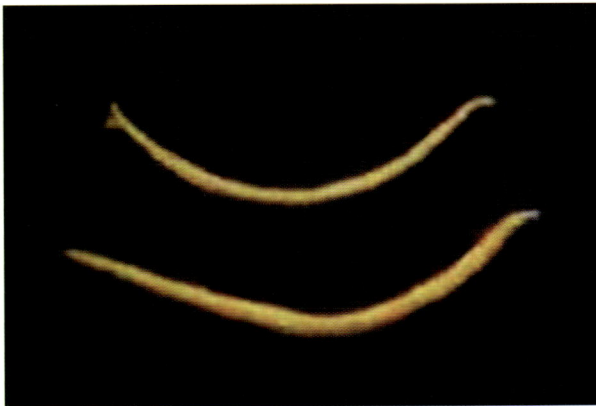

图33-2-37　美洲钩虫成虫

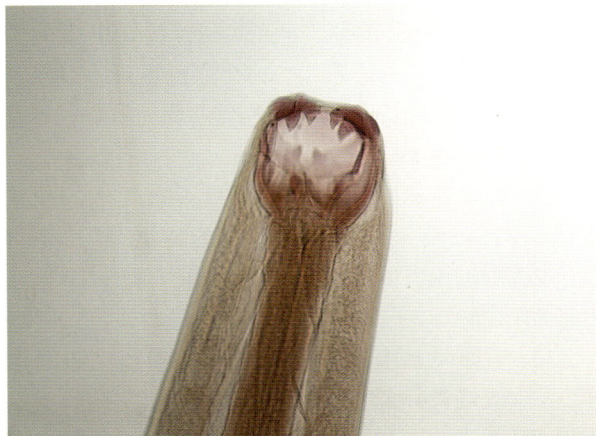

图33-2-38　十二指肠钩虫口囊盐酸卡红染色 ×100

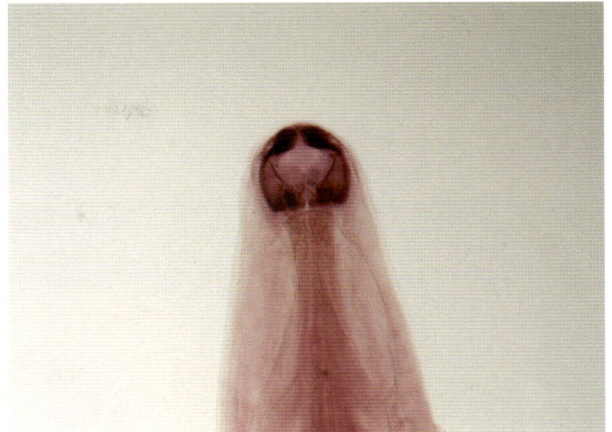

图33-2-39　美洲钩虫口囊盐酸卡红染色 ×100

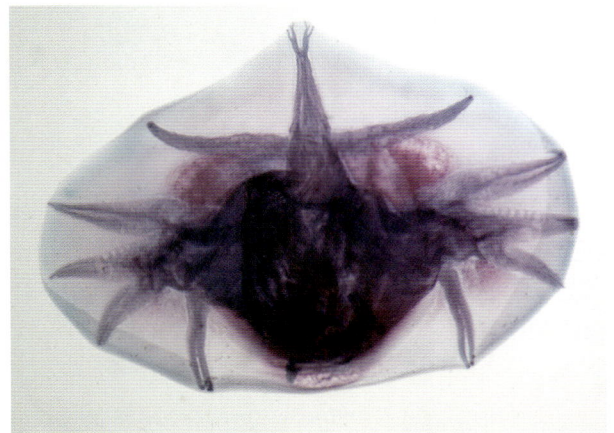

图33-2-40　十二指肠钩虫交合伞盐酸卡红染色及快绿染色 ×40

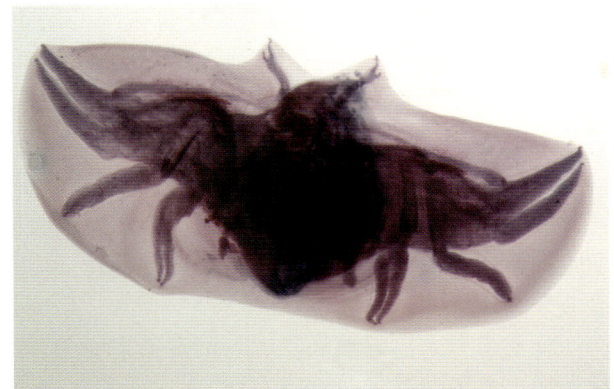

图33-2-41　美洲钩虫交合伞盐酸卡红染色及快绿染色 ×40

(2)虫卵:钩虫卵呈椭圆形,大小为(56~76)μm×(36~40)μm。卵壳薄,无色透明。新鲜粪便中的虫卵,卵壳内多含 2~4 个细胞,细胞与卵壳之间有明显的空隙。若粪便放置时间较长,卵壳内的细胞数可因细胞分裂而增多,但上述间隙始终存在,只是略小。见图 33-2-42。

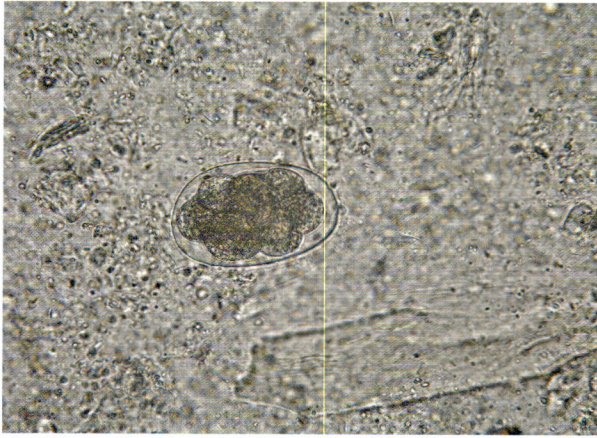

图 33-2-42　钩虫卵

粪便盐水压片 ×400

3. 实验室诊断　粪便检出钩虫卵或孵化出钩蚴是确诊的依据。常用的方法有直接涂片法和饱和盐水浮聚法,前者简便易行,后者检出率高。钩蚴培养法检出率高,可鉴定虫种,但耗时。

（五）旋毛形线虫

旋毛形线虫（*Trichinella spiralis*）简称旋毛虫,是人畜共患寄生虫。成虫和幼虫分别寄生于同一宿主的小肠和横纹肌,引起旋毛虫病。

1. 生活史及致病　人和许多哺乳动物如猪、犬、鼠等均可作为本虫的宿主。人或动物因食入含活旋毛虫幼虫囊包的肉类而感染。囊包内的幼虫在十二指肠及空肠上段逸出,钻入肠黏膜,发育后返回肠腔,发育为成虫。雌雄成虫交配后雌虫重新侵入肠黏膜产出幼虫。新生幼虫侵入局部淋巴管和小静脉,随淋巴和血液循环到达宿主各组织器官,但只有到达横纹肌的幼虫才能继续发育,在肌细胞内形成幼虫囊包。囊包半年后出现钙化,幼虫逐渐失去活力并死亡。

旋毛虫对人体的致病程度与诸多因素有关,如食入幼虫囊包的数量及感染力,幼虫侵犯的部位及机体的功能状态等。轻度感染者可无明显症状,重者临床表现复杂多样,可致患者死亡。常见的临床表现有发热、胃肠症状,全身肌肉酸痛、压痛等。

2. 形态

（1）成虫:成虫细小,后端稍粗。雌虫大小为(3~

4)mm×0.06mm,雄虫较雌虫为小。咽管总长占虫体长的 1/3~1/2,咽管开始为毛细管状,然后略为膨大,后段又变为毛细管状。在后段咽管的背侧有一列由圆盘状的杆细胞组成的杆状体。雌虫尾端钝圆,阴门开口于虫体前端的 1/5 处。子宫内充满虫卵,愈近前端者发育愈成熟,在阴门附近已逐渐发育为成熟的幼虫。见图 33-2-43、图 33-2-44。

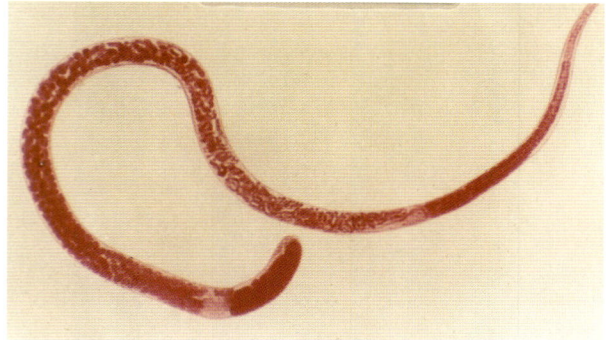

图 33-2-43　旋毛虫成虫雌性盐酸卡红染色 ×40

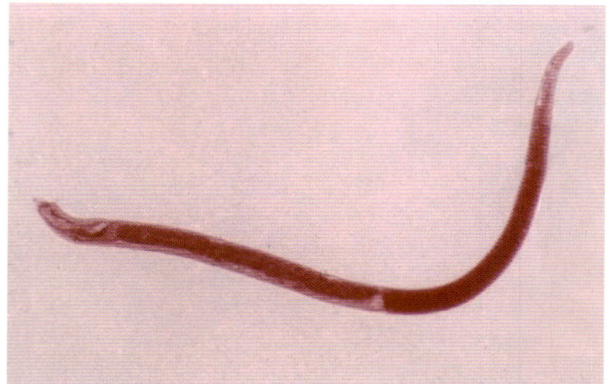

图 33-2-44　旋毛虫成虫雄性盐酸卡红染色 ×40

（2）幼虫:囊包呈梭形,大小为(0.25~0.5)mm×(0.21~0.42)mm,其长轴与肌纤维平行,幼虫蟠曲于囊内。一个囊包内常含 1~2 条幼虫,也可多达 6~7 条。感染时间增长,囊包可逐渐钙化,虫体不易看清。见图 33-2-45。

3. 实验室诊断　询问患者是否食入生的或未煮熟的肉,以及是否有群体发病的特点,以从患者肌肉内活检出幼虫囊包为确诊依据。血清学方法可辅助诊断。

（1）病原学检查:从患者腓肠肌或肱二头肌取样,压片或切片镜检有无幼虫囊包。轻度感染或病程早期(感染 10 日内)不易检获虫体。若尚有患者吃剩的肉也可用同法检查,以资佐证。用人工胃液消化分离法将肌肉消化后取沉渣或离心后检查幼虫可提高检出率。

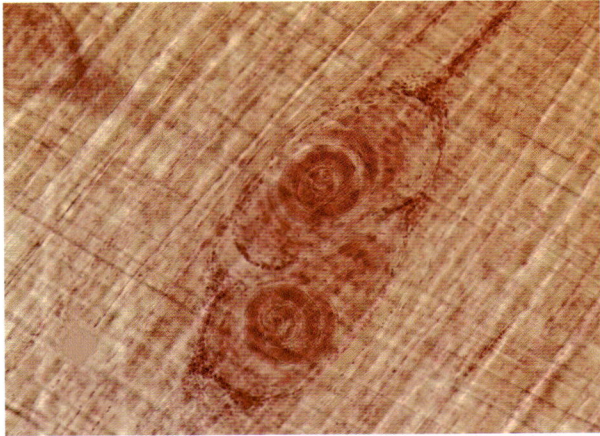

图 33-2-45　旋毛虫幼虫盐酸卡红染色 ×100

（2）免疫学检查：国内外应用过多种免疫学方法，以 ELISA 法检测抗体应用最广泛，可用于人体旋毛虫病血清流行病学调查。

（六）丝虫

丝虫（filaria）是由吸血节肢动物传播的一类寄生性线虫。成虫寄生于终宿主的淋巴系统、皮下组织、腹腔、胸腔等处。雌虫产出的微丝蚴多在血液中，少数于皮内或皮下组织。寄生于人体的丝虫已知有 8 种，我国有班氏吴策线虫（班氏丝虫）（Wuchereria bancrofti）和马来布鲁线虫（马来丝虫）（Brugia malayi），可致淋巴丝虫病。

1. 生活史及致病　班氏丝虫和马来丝虫的生活史基本相似。成虫寄生于淋巴系统，直接产幼虫，称为微丝蚴，进入外周血。当蚊叮吸带有微丝蚴的患者血液时，微丝蚴进入蚊体内，最终发育为感染期丝状蚴，到达蚊下唇。当蚊再次叮人吸血时，幼虫逸出，经吸血伤口或正常皮肤侵入人体。感染期丝状蚴进入人体后经过移行最终到达大淋巴管及淋巴结，发育为成虫。班氏丝虫成虫除寄生于浅部淋巴系统外，多寄生于深部淋巴系统，主要见于下肢、阴囊、精索、腹股沟、腹腔、肾盂等处；马来丝虫成虫多寄生于上、下肢浅部淋巴系统，以下肢为多见。

丝虫感染急性期的临床症状表现为淋巴管炎、淋巴结炎及丹毒样皮炎等，患者常伴有丝虫热。慢性期由于淋巴系统阻塞而导致各种慢性体征的出现，临床表现因阻塞部位不同而异，如象皮肿、睾丸鞘膜积液、乳糜尿等。

2. 形态

（1）成虫：丝虫成虫呈乳白色，丝状，长 1.4~10.5cm（班氏丝虫较马来丝虫为长），体表光滑，两端钝圆。雌虫较粗长，尾端略向腹面弯曲；雄虫较细短，尾端向腹面卷曲半圈至数圈。

（2）微丝蚴：见图 33-2-46、图 33-2-47。

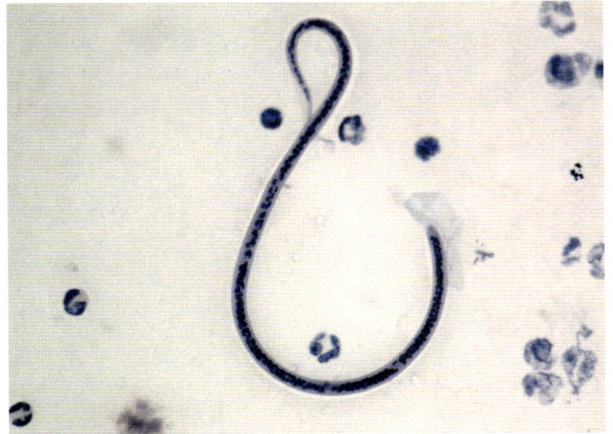

图 33-2-46　班氏微丝蚴梅氏明矾苏木素染色 ×1 000

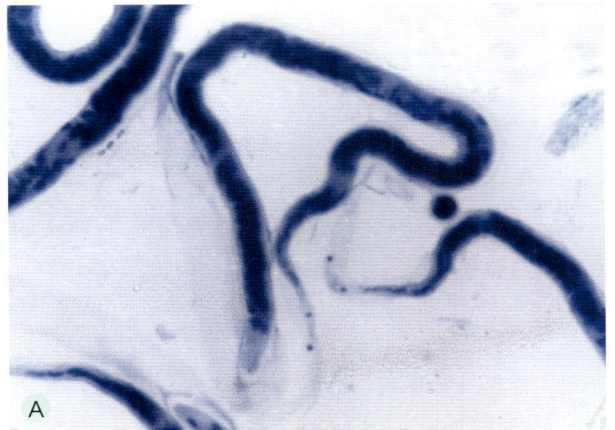

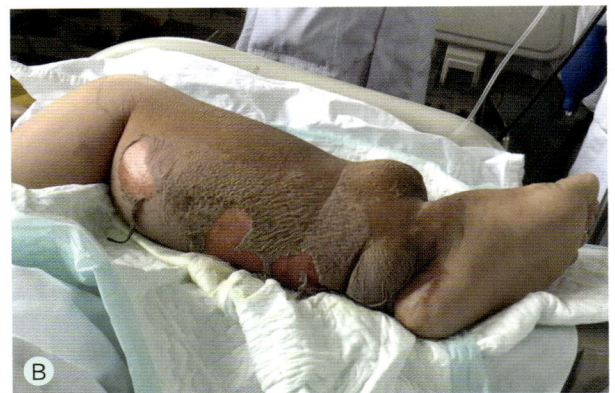

图 33-2-47　马来微丝蚴

A. 梅氏明矾苏木素染色 ×1 000；B. 丝虫病患者腿部

虫体细长,呈线形,前端钝圆,后端尖细。体表外披有鞘膜(有时可脱落),此膜紧包裹虫体,在头尾两端较虫体为长而伸出。虫体头端的无核区为头间隙,虫体内充满蓝色的体核。观察虫体的体态,头间隙的长宽比例,体核的形状、大小和排列,尾端有无尾核等,以确定虫种。班氏微丝蚴与马来微丝蚴的鉴别见表33-2-5。

表 33-2-5　班氏微丝蚴与马来微丝蚴的鉴别

	班氏微丝蚴	马来微丝蚴
大小	(244~296)μm × (5.3~7.0)μm	(177~230)μm × (5~6)μm
体态	柔和,弯曲自然无小弯	弯曲僵硬,大弯上有小弯
头间隙(长:宽)	较短(1:1或1:2)	较长(2:1)
体核	圆形或椭圆形,各核分开,排列整齐,清晰可数	椭圆形,大小不等,排列紧密,常互相重叠,不易分清
尾核	无	2个,前后排列

3. 实验室诊断　微丝蚴在人体外周血中的出现有一定的周期性,一般为夜多昼少。班氏微丝蚴在外周血出现的高峰时间为晚上 10 时至次晨 2 时,马来微丝蚴为晚上 8 时至次晨 4 时。血检微丝蚴取血时间以晚上 10 时至次晨 2 时为宜。厚血膜法是血检微丝蚴最常用的方法,取末梢血涂厚血膜,溶血后染色镜检,此法可进行虫种鉴定。新鲜血滴法取末梢血 1 滴置于载玻片上的生理盐水中,直接镜检,可见活动的微丝蚴。此法简单,但检出率低,无法鉴定虫种。微丝蚴也可见于各种体液和尿液。可取体液直接涂片染色镜检或采用离心浓集法、薄膜过滤浓集法。免疫学检查可用于辅助诊断。

(七) 粪类圆线虫

粪类圆线虫(*Strongyloides stercoralis*)主要寄生于人体小肠,引起粪类圆线虫病,也可寄生于犬、猫等动物体内。

1. 生活史及致病　粪类圆线虫的生活史包括在土壤中进行的自生世代和在人体内进行的寄生世代。虫卵在土壤中孵出杆状蚴,经 4 次蜕皮发育为成虫,产卵。当外界环境不利于虫体发育时,杆状蚴蜕皮 2 次发育为丝状蚴,可经皮肤或黏膜侵入人体,经过体内移行最后进入消化道,在小肠黏膜内蜕皮 2 次发育为成虫。雌虫产卵于肠黏膜内,虫卵孵出杆状蚴,自黏膜逸出,进入肠腔,随粪便排出。除肠道外,粪类圆线虫还可寄生于肺或泌尿生殖系统,随痰排出的多为丝状蚴,随尿排出的多为杆状蚴。在机体有免疫缺陷等情况下,可出现自身体内感染。

粪类圆线虫的致病与其感染程度及宿主健康状况特别是免疫功能状态密切相关。一般为慢性病程,但当患者极度营养不良或免疫缺陷时,病情常明显加重。轻度感染可无明显症状,高度感染可致患者严重衰竭而死亡。常见的临床表现有皮肤损伤,如丘疹、荨麻疹,常反复出现于肛周、腹股沟、臀部等处;肺部病变的症状如咳嗽、哮喘等;消化道病变的症状如上腹部烧灼感、恶心、呕吐及间断性反复腹泻等。此外,丝状蚴还可移行至全身各器官,引起多器官损伤,致弥散性粪类圆线虫病。

2. 形态

(1)幼虫:杆状蚴大小为 0.2~0.45mm,具双球型咽管;丝状蚴即感染期幼虫,虫体细长,大小为 0.6~0.7mm,咽管呈柱状,尾端尖而分叉。见图 33-2-48。

(2)虫卵:虫卵为椭圆形,壳薄、无色透明,大小为(50~70)μm × (30~40)μm,形态与钩虫卵相似,但部分虫卵内含有幼胚。

3. 实验室诊断　主要依靠从粪便、痰、尿或脑脊液中检获幼虫为确诊依据,可采用直接涂片法、沉淀法及贝氏分离法等。粪类圆线虫杆状蚴与钩虫杆状蚴的区别关键是口腔的长度,前者口腔非常短,而后者的口腔长得多。此外,粪类圆线虫杆状蚴有明显的生殖原基。粪类圆线虫丝状蚴无鞘,食管长,尾端有分叉,而钩虫丝状蚴有鞘,食管短,尾端尖细。此为二者丝状蚴的形态区别。免疫学检测可辅助诊断,ELISA 及免疫印迹试验均具有较好的敏感性和特异性。

(八) 结膜吸吮线虫

结膜吸吮线虫(*Thelazia callipaeda*)主要寄生于犬、猫等动物眼部,偶寄生于人眼,引起结膜吸吮线虫病。

1. 生活史及致病　雌虫于终宿主眼眶内产出幼虫,幼虫在眼分泌物中被蝇类吸食,在蝇体内发育至感染期,进入蝇头部。当蝇再叮食其他宿主眼分泌物时,感染期幼虫进入宿主眼结膜囊,发育为成虫。

成虫多寄生于人眼结膜囊内,引起眼结膜炎症

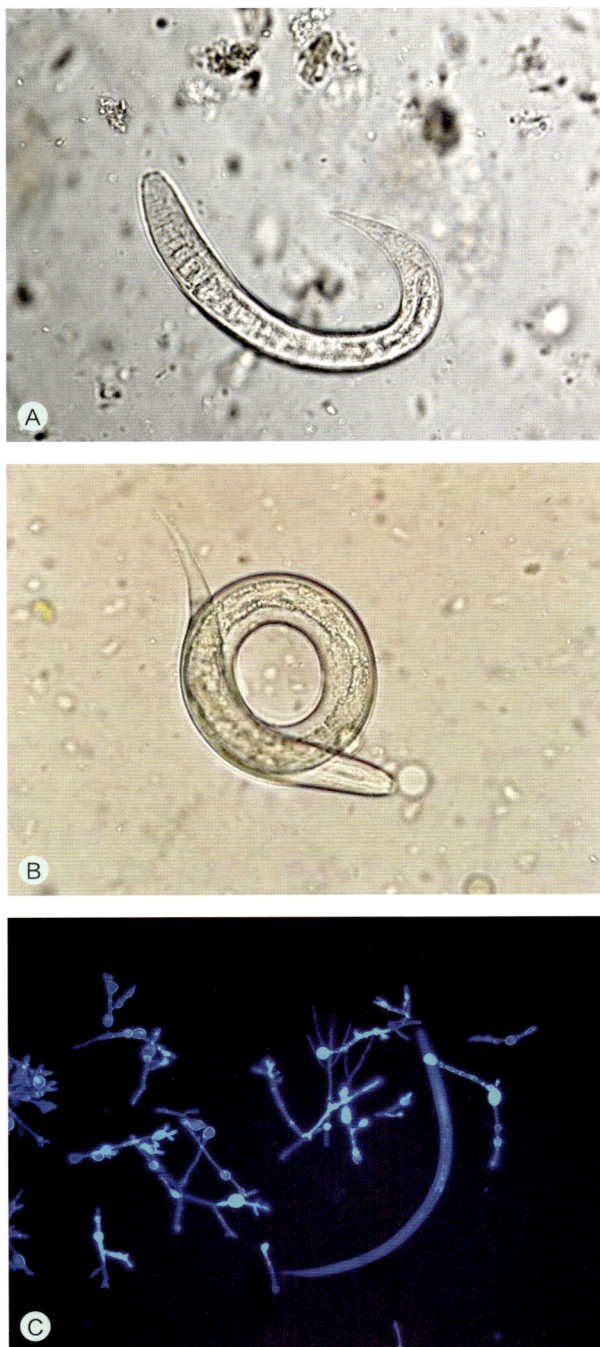

囊后方为圆柱形的食管。雄虫长 4.5~15mm,宽 0.25~0.75mm,尾端向腹面弯曲。雌虫较大,长 6.2~20.0mm,宽 0.3~0.85mm。见图 33-2-49。

3. 实验室诊断 从患处取出虫体,定种而确诊。

(九)广州管圆线虫

广州管圆线虫(*Angiostrongylus cantonensis*)成虫寄生于鼠肺部血管,幼虫可侵入人体引起嗜酸性粒细胞增多性脑膜炎和脑膜脑炎。

1. 生活史及致病 成虫寄生于鼠肺动脉内,虫卵在肺毛细血管内孵出幼虫,幼虫移行,随宿主粪便排出。幼虫进入螺或蛞蝓体内继续发育,成为感染期幼虫。感染期幼虫进入鼠体内,发育、移行,最终在肺动脉发育为成虫。人因食入含有活感染期幼虫的螺或蛞蝓以及其他转续宿主如淡水虾、鱼、蟹而致感染。幼虫在人体内移行,侵犯中枢神经系统引起嗜酸性粒细胞增多性脑膜炎和脑膜脑炎,以脑脊液中嗜酸性粒细胞显著升高为特征。临床症状主要为剧烈头痛、恶心、呕吐、发热及颈硬。

2. 形态 成虫线状,两端略细,头端钝圆。雄虫体长 11~26mm,宽 0.21~0.53mm,尾端略向腹面弯曲。交合伞对称,肾形,内有辐肋支撑。雌虫体长 17~45mm,宽 0.3~0.66mm,尾端呈斜锥形,子宫双管型,白色,与充满血液的肠管缠绕成红(或黑褐)白相间,颇为醒目。在镜下,可见到子宫内的单细胞虫卵。

3. 实验室诊断 在脑脊液或其他部位检获第四期、第五期幼虫或发育期成虫可作为确诊依据。但诊断主要依靠病史如居住于流行区,曾有生食或半生食螺类或蛞蝓的历史,临床表现如剧烈头痛、恶心、喷射性呕吐、颈强直等神经系统症状以及脑脊液压力升高,白细胞计数显著升高,其中嗜酸性

图 33-2-48 粪类圆线虫幼虫

A. 粪便涂片 ×400; B. 尿涂片 ×400; C. 痰涂片(与曲霉混合感染)钙白荧光染色 ×200

反应及肉芽肿形成。患者可有眼部异物感、痒感、畏光、流泪、分泌物增多、眼痛等症状。取出虫体后,症状即自行消失。以单侧眼感染多见。

2. 形态

成虫:成虫细长,在人眼结膜囊内时呈淡红色,半透明,离开人体后为乳白色。头端钝圆,无唇,有角质口囊,其外周具乳突两圈。口

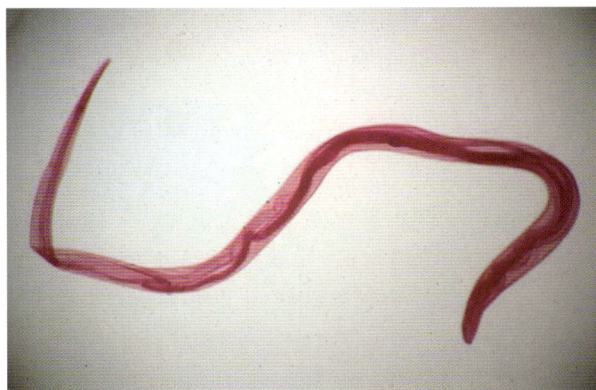

图 33-2-49 结膜吸吮线虫成虫盐酸卡红染色 ×40

粒细胞超过 10%,多为 20%~70%。免疫学检测可作为辅助诊断方法。

（十）犬弓首线虫

犬弓首线虫(*Toxocara canis*)又称犬弓蛔虫、犬蛔虫,是内脏幼虫移行症最重要的病原体。犬弓蛔虫病呈全球分布,但流行状况各地不同。

1. 生活史及致病　犬弓蛔虫的生活史与人蛔虫的生活史相似。终宿主为犬和其他犬科动物,因吞食了感染期虫卵而导致感染,或通过吞食转续宿主如田鼠等感染。犬弓蛔虫还可经胎盘或乳汁传播。人感染是由于经常与犬接触或与被虫卵污染的地面泥土接触所致,儿童为好发人群。

人体感染犬弓首线虫后,虫体只能停留在幼虫阶段,不能发育为成虫,引起内脏幼虫移行症。大部分感染临床症状不明显,仅导致轻度疾病。幼虫移行至肝最多,其次是肺、脑、眼等器官,刺激组织形成嗜酸性肉芽肿。眼幼虫移行症常表现为慢性肉芽肿性眼炎或外周视网膜炎、视神经乳头炎及虹膜睫状体炎等,导致患者视力减退,甚至突然失明。

2. 形态　成虫呈浅黄色,雄虫长 5~10cm,雌虫长 9~18cm。寄生于人体的为幼虫,犬弓蛔虫、猫弓蛔虫和人蛔虫的幼虫形态相似。

3. 实验室诊断　诊断人犬弓蛔虫病困难,通过组织病理学于外科手术切除组织中检获幼虫可确诊,但幼虫并不常见于活检样本。血清学检测对于弓蛔虫病的诊断非常重要,将检测结果与接触史、临床症状和其他实验室结果如 IgE 和嗜酸性粒细胞增多联合用于诊断。在没有其他确切检查结果的情况下,血清学阳性结果表示既往感染或无症状感染。形态相似的犬弓蛔虫、猫弓蛔虫和人蛔虫幼虫可利用分子生物学技术进行虫种株鉴定。

（十一）异尖线虫

异尖线虫(*Anisakis*)可致异尖线虫病,人因生食海洋鱼类而被感染。可致人体感染的异尖线虫幼虫有简单异尖线虫(*Anisakis simplex*)、抹香鲸异尖线虫(*Anisakis physeteris*)、迷惑伪新地蛔线虫(*Pseudoterranova decipiens*)等 6 种。其中简单异尖线虫和迷惑伪新地蛔线虫最为常见。

1. 生活史及致病　异尖线虫的主要终末宿主有海豚、鲸鱼等,伪新地蛔线虫的终末宿主有海豹、海狗、海象及海狮。成虫寄生于终末宿主海栖哺乳动物的胃内,雌虫产卵,卵随宿主粪便排入海水,从卵中孵出的第二期幼虫在海水中被中间宿主海洋甲壳类(如磷虾等)摄取并发育为第三期幼虫。三期幼虫可随甲壳类动物被终末宿主摄入,在终末宿主体内发育为成虫。但磷虾类体内异尖线虫幼虫的感染率极低,不易致终末宿主感染,故一般认为甲壳类首先被海洋中的各种鱼类和软体动物摄取,作为转续宿主或第二中间宿主,虫体定居于鱼类的内脏或肌肉。约 150 多种鱼类可作为转续宿主或中间宿主,鲱鱼、鲑鱼、鲭鱼、鳕鱼和鱿鱼常可传播异尖线虫,而鳕鱼、比目鱼、红笛鲷等则传播伪新地蛔线虫。海栖哺乳动物捕食含有幼虫的鱼类可被感染,幼虫侵入胃黏膜发育为成虫。人因生食或半生食海洋鱼类或鱿鱼而导致感染。

异尖线虫幼虫被人体食入后,可在口腔、扁桃体、食管、胃和肠等部位钻入体内,但大部分发生在胃部,小肠病例也逐渐增多,几乎均为幼虫致病。从手术取出的胃或肠标本,可见黏膜下有局限性肿块,若可见头部钻入黏膜的虫体,则周围有明显水肿、出血点、糜烂和溃疡,肠壁可增厚达正常的 3~5 倍,造成肠腔狭窄或肠梗阻。病理学特征为大量嗜酸性粒细胞浸润的蜂窝织炎和嗜酸性肉芽肿的形成。异尖线虫病的临床症状因幼虫寄生部位的不同而异,可分为胃异尖线虫病、肠异尖线虫病、食管异尖线虫病、消化道外异尖线虫病和过敏反应性异尖线虫病。异尖线虫病可以表现为急性胃部症状,一种最常见的临床综合征。肠异尖线虫病也较常见,可呈急性症状,也可是轻缓或慢性表现。伪新地蛔线虫幼虫感染可表现为"喉部刺痛综合征",患者可感觉到虫体位于口咽或食管近端,常咳出虫体。

2. 形态　第三期幼虫呈长纺锤形,无色微透明,在水中蠕动似蚯蚓状。虫体长 12.5~30mm,宽 0.26~0.95mm,依虫种不同而异。幼虫两端均较细,尤以头端为甚。头部为融合的唇块,腹侧有一明显的钻齿。简单异尖线虫幼虫尾短略圆,长 0.06~0.12mm,顶端有尾突;伪新地蛔线虫幼虫尾短稍圆,长 0.08~0.14mm,也有尾突,与简单异尖线虫很相似。

3. 实验室诊断　根据患者的临床表现和有生食海鲜史可初步诊断,检获虫体可确诊。血清学检测试剂尚未商品化,分子生物学方法可作为辅助诊断工具。

四、后棘头虫纲

猪巨吻棘头虫

猪巨吻棘头虫(*Macracanthorhynchus hirudinaceus*)成虫寄生于猪小肠,亦可寄生于人体,引起人体棘头虫病。

1. 生活史及致病 成虫主要寄生在猪和野猪的小肠内,偶可寄生于人、犬、猫的体内,中间宿主为鞘翅目昆虫。发育过程包括虫卵、棘头蚴、棘头体、感染性棘头体和成虫阶段。虫卵随终宿主粪便排出体外,被甲虫类幼虫吞食,棘头蚴逸出,进入血腔,最终发育为感染性棘头体。当猪等动物吞食含有感染性棘头体的甲虫(包括幼虫、蛹或成虫)后,在其小肠内经 1~3 个月发育为成虫。人则因误食了含活感染性棘头体的甲虫而受到感染。人不是本虫的适宜宿主,故在人体内,棘头虫大多不能发育成熟或产卵。

成虫可寄生于人体回肠中下部,以吻钩附于肠黏膜上,致肠黏膜溃疡,严重的可造成肠穿孔引起局限性腹膜炎。少数患者可由于肠粘连而出现肠梗阻。

2. 形态

(1)成虫:成虫呈乳白色或淡红色,圆柱形,前端粗大,后端渐细,尾端钝圆,体表具横纹。前端有一可伸缩的吻突,其表面凹凸不平,有 36 个吻钩分 6 列排列其上。雄虫大小为(5~10)cm×(0.3~0.5)cm,雌虫大小为(20~65)cm×(0.4~1.0)cm。无消化道,生殖器官浸泡在原体腔的体液中。见图 33-2-50。

(2)虫卵:虫卵呈椭圆形,深褐色,大小为(67~110)μm×(40~65)μm,卵壳厚,由三层组成:外层薄而透明;第二层明显增厚,并有凹凸不规则的皱纹,一端闭合不全,呈透明状;内层光滑而薄。成熟虫卵内含一个幼虫—棘头蚴。见图 33-2-51。

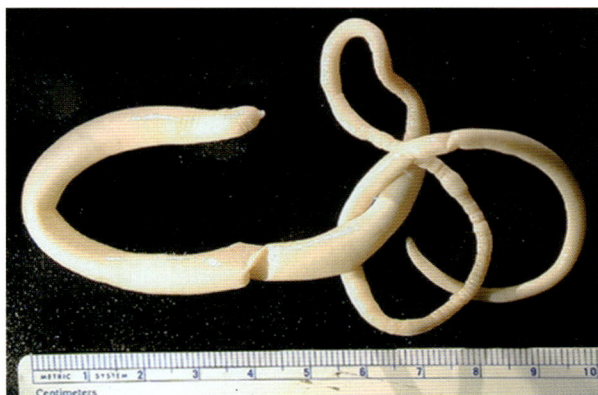

图 33-2-50 猪巨吻棘头虫成虫

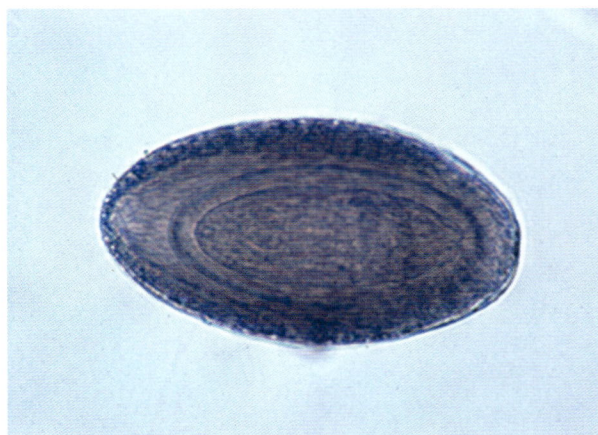

图 33-2-51 猪巨吻棘头虫卵 ×400

3. 实验室诊断 患者粪便很少能查见虫卵。诊断主要依据流行病学史及临床症状。个别患者可服用驱虫药排出虫体或因急腹症手术时发现虫体,可以根据虫体的形态特征进行鉴定。

(马 莹)

第三节 医学节肢动物感染的检验

节肢动物是动物界中种类最多的一门,凡直接或间接危害人畜健康的节肢动物称为医学节肢动物。危害人体健康的节肢动物分属蛛形纲、昆虫纲、甲壳纲、唇足纲和倍足纲 5 个纲,昆虫纲占大多数。重要节肢动物分类见表 33-3-1。

医学节肢动物对人体的危害包括骚扰吸血、螫刺和毒害、过敏反应、寄生以及传播病原体。它们的鉴别相对复杂,特别是其幼虫的鉴别非常困难,需要专家的帮助。临床微生物学家应能对常见重要医学节肢动物有一定的认识,并能进行初步的鉴定。重要医学节肢动物成虫阶段的纲、亚纲、目的鉴别要点见表33-3-2。

一、昆虫纲

(一)蚊

1. 与疾病的关系 蚊是一类最重要的医学昆虫,蚊对人体的危害除骚扰、叮刺吸血外,还能传播多种疾病。我国的蚊传病有疟疾、淋巴丝虫病、流行性乙型脑炎和登革热。

2. 形态及生活史 蚊为小型昆虫,成蚊体长1.6~12.6mm,呈灰褐、棕褐或黑色,体分头、胸、腹三部分。头部呈球形,有复眼、触角各1对,喙1支,

表 33-3-1 重要节肢动物分类

纲 / 目
倍足纲(千足虫)
唇足纲(蜈蚣)
甲壳纲(甲壳虫)
十足目(蟹、喇蛄)
挠足目(剑水蚤)
昆虫纲(昆虫)
虱目(吸吮虱)
蚤目(蚤)
蜚蠊目(蜚蠊)
半翅目(臭虫、猎蝽)
膜翅目(蚂蚁、胡蜂、蜜蜂)
鞘翅目(甲虫)
鳞翅目(蛾、蝴蝶、毛虫)
双翅目(蝇、蚊、蠓)
蛛形纲(蜂蛛)
蝎亚纲(蝎)
蜘蛛亚纲(蜘蛛)
螨亚纲(蜱、螨、恙虫)
舌形虫纲(舌虫)

表 33-3-2 重要的医学节肢动物成虫阶段的纲、亚纲、目的鉴别索引

1. 3 或 4 对足[2]
   5 或更多对足[22]

2. 3 对足,具触角[3]
   4 对足,无触角[20]

3. 有翅膀,且发育良好[4]
   翅膀缺如或已退化[12]

4. 1 对翅膀(双翅目:蝇、蚊、蠓)[5]
   2 对翅膀[6]

5. 翅膀具鳞片(双翅目:蚊)
   翅膀无鳞片(双翅目:蝇)

6. 刺吸式口器,具伸长的喙[7]
   咀嚼式口器,无伸长的喙[8]

7. 翅膀密布鳞片,喙卷曲(鳞翅目:蝴蝶和蛾)
   翅膀无鳞片覆盖,喙不卷曲(半翅目:臭虫和猎蝽)

8. 双翅膜质,大小可不同[9]
   前翅皮质或革质,覆盖后翅[10]

9. 双翅大小相似(等翅目:白蚁)
   后翅小于前翅(膜翅目:胡蜂、黄蜂、蜜蜂)

10. 无明显翅脉,前翅角质或皮质,沿中线以直线相连[11]
    翅脉明显,前翅角质或皮质,通常在中线处交错(蜚蠊目:蜚蠊)

11. 腹部具显著尾须或尾钳,翅膀短于腹部(革翅目:蠼螋)
    腹部无显著尾须或尾钳,翅膀覆盖腹部(鞘翅目:甲虫)

12. 腹部具 3 个长端尾(弹尾目:蚤虫和衣鱼)
    腹部无 3 个长端尾[13]

13. 腹部有窄腰(膜翅目:蚂蚁)
    腹部无窄腰[14]

14. 腹部具显著成对尾须或尾钳(革翅目:蠼螋)(又见 11)
    腹部无尾须或尾钳[15]

续表

15. 躯体侧面扁平,触角小,藏于头一侧的沟内(蚤目:蚤) 躯体背腹扁平,触角从头一侧伸出[16]	20. 虫体卵圆形,由单一袋状区构成(螨亚纲:蜱和螨) 虫体分为 2 个区域:头胸部和腹部[21]
16. 触角 9 或更多节[17] 触角 3~5 节[18]	21. 腹部与头胸部通过细长的腰部连接(蜘蛛目:蜘蛛) 腹部与头胸部广泛连接,末端有一螫刺(蝎亚纲:蝎子)
17. 前胸背板覆盖头部(蜚蠊目:蜚蠊)(又见 10) 前胸背板未覆盖头部(等翅目:白蚁)(又见 9)	22. 5~9 对足或桡足;1~2 对触角(甲壳纲:剑水蚤、蟹和喇蛄) 10 或更多对足;无桡足;1 对触角[23]
18. 口器由管状喙构成,附节 3~5 节(半翅目:臭虫) 口器回缩入头或咀嚼式,跗节 1~2 节[19]	23. 躯体每节具 1 对足(唇足纲:蜈蚣) 躯体每节具 2 对足(倍足纲:千足虫)
19. 口器回缩入头,适于吸血(虱目:吸吮虱) 咀嚼式口器(食毛目:羽虱、嚼虱)	

为刺吸式口器。胸部分前胸、中胸和后胸,每胸节有足 1 对,中胸有翅 1 对。腹部分 11 节,最末 3 节变为外生殖器。

蚊的发育为全变态,生活史分卵、幼虫(孑孓)、蛹和成虫 4 个时期。前 3 个时期生活于水中,成虫生活于陆地。

我国的主要传病蚊种有中华按蚊(图 33-3-1)、嗜人按蚊、微小按蚊、大劣按蚊、淡色库蚊、三带喙库蚊和白纹伊蚊。

(二) 蝇

1. 与疾病的关系　蝇对人体的危害为传播疾病和引起蝇蛆病。蝇传播的疾病有消化道疾病如痢疾、霍乱、伤寒、脊髓灰质炎;呼吸道疾病如肺结核和肺炎;皮肤疾病如雅司病;眼病如沙眼和结膜炎。此外,舌蝇能传播锥虫病,某些蝇类可作为结膜吸吮线虫的中间宿主。蝇幼虫蝇蛆可寄生于人体组织器官,致蝇蛆病。蝇蛆常见寄生部位有胃肠道、口腔、耳、鼻咽、眼、泌尿生殖道和皮肤。

2. 形态及生活史　成蝇体长 5~10mm,呈暗灰、黑、黄褐、暗褐等色。有的种类带有金属光泽,全身被有鬃毛。头部似半球形,有复眼 1 对,触角 1 对及口器 1 个。大部分蝇类的口器为噬吸式。成蝇的前胸、后胸退化,中胸特别发达。胸部有翅 1 对,足 3 对。腹部由 10 节构成,后 5 节演化为外生殖器。

蝇为全变态昆虫,生活史有卵、幼虫、蛹和成虫 4 个阶段。

我国的主要蝇种有舍蝇、大头金蝇、丝光绿蝇、棕尾别麻蝇、巨尾阿丽蝇和厩螫蝇等。

3. 实验室诊断　对于蝇蛆病,检获蝇的幼虫(图 33-3-2)可作为确诊的依据,其后气门的形状是分类的重要依据(图 33-3-3)。

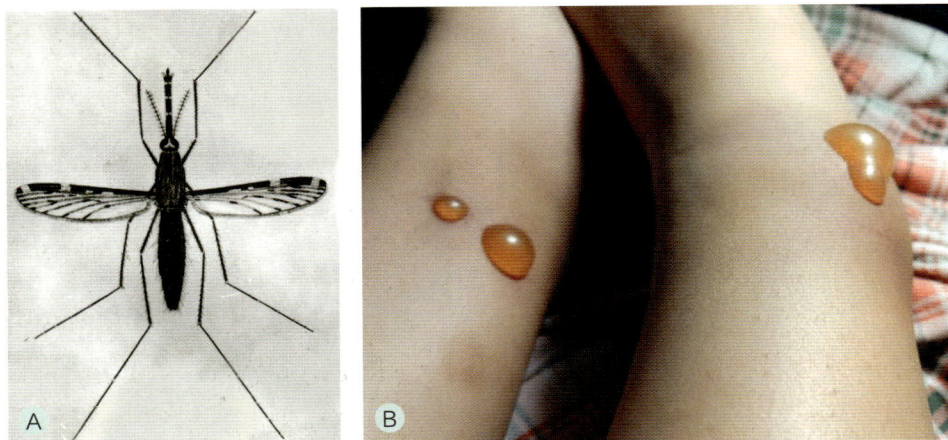

图 33-3-1　按蚊疱
A. 中华按蚊;B. 蚊叮咬后水疱

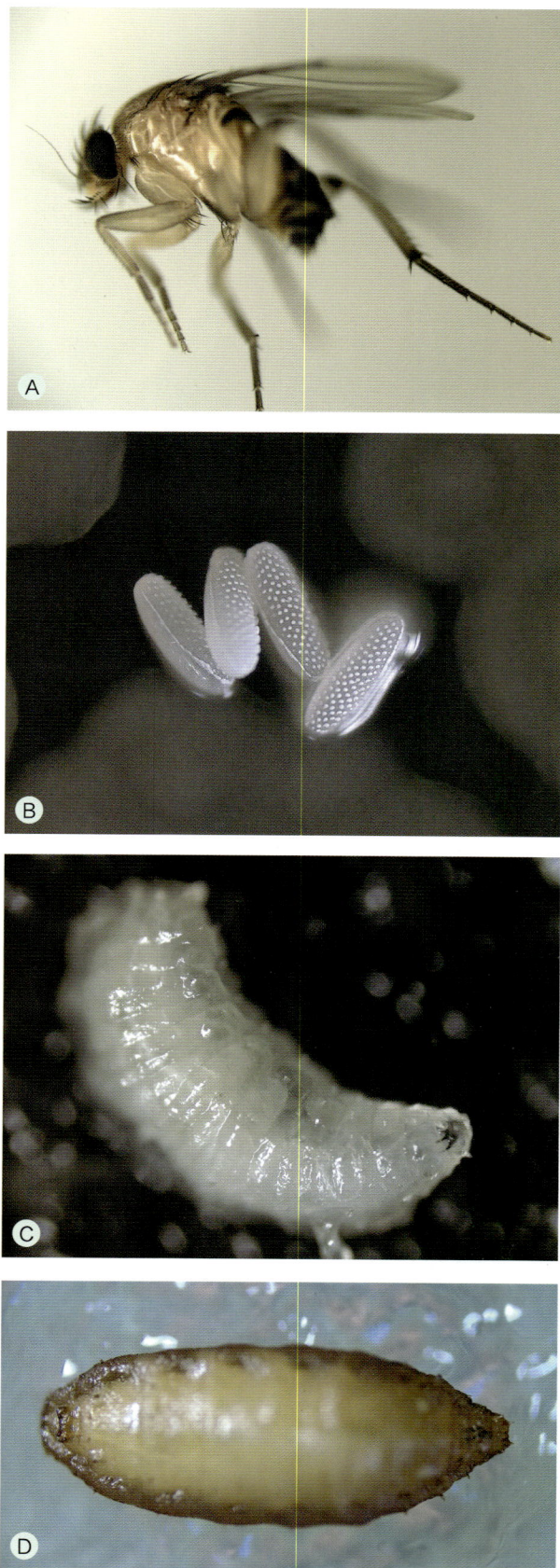

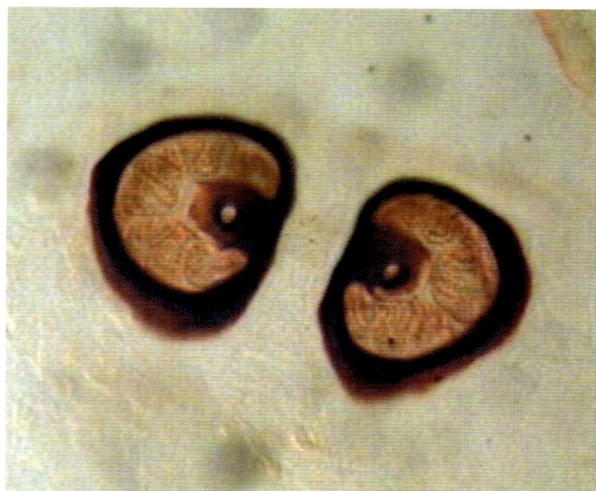

图 33-3-3　舍蝇幼虫后气门盐酸卡红染色 ×40

（三）白蛉

1. 与疾病的关系　白蛉对人体危害除叮咬吸血外，能传播多种疾病：利什曼病、白蛉热及巴尔通病。

2. 形态及生活史　成虫体长 1.5~4mm，灰黄色，全身密被细毛。头部球形，有复眼、触角及触须各 1 对，口器为刺吸式。胸背隆起呈驼背状，翅狭长，停息时两翅向背面竖立，与躯体约呈 45° 角。足细长，多毛。腹部分 10 节，最后两节特化为外生殖器。

白蛉为全变态昆虫，生活史有卵、幼虫、蛹和成虫 4 个阶段。

我国主要蛉种有中华白蛉指名亚种和中华白蛉长管亚种（图 33-3-4）。

（四）蚤

1. 与疾病的关系　蚤是哺乳动物和鸟类的体外寄生虫。对人体危害表现为骚扰吸血、寄生（潜蚤）及传播疾病包括鼠疫、鼠型斑疹伤寒及绦虫病，蚤可作为犬复孔绦虫、缩小膜壳绦虫和微小膜壳绦虫的中间宿主。

图 33-3-2　异蚤蝇
A. 成虫；B. 蝇卵 ×40；C. 蝇蛆 ×10；D. 蝇蛹 ×10

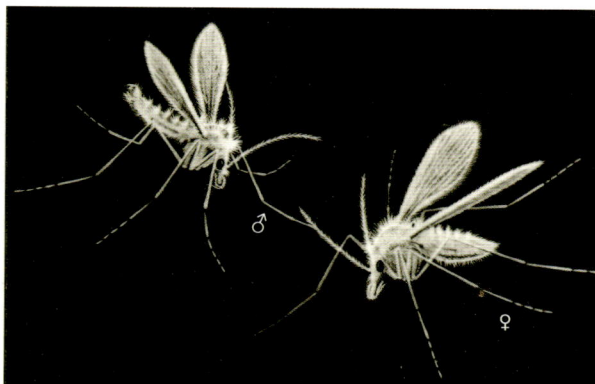

图 33-3-4　中华白蛉

2. 形态及生活史　雌蚤长 3mm 左右,雄蚤稍短,体棕黄至深褐色。蚤的形态特征为:体小而侧扁,触角长在触角窝内,全身鬃、刺、栉均向后方生长;无翅,足 3 对,长而发达,善于跳跃。

蚤的生活史为全变态,包括卵、幼虫、蛹和成虫 4 个时期。

我国重要的传病蚤为致痒蚤和印鼠客蚤(图 33-3-5)。

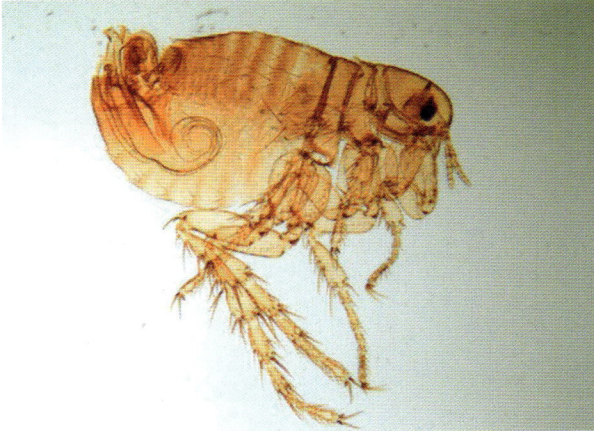

图 33-3-5　印鼠客蚤

3. 实验室诊断　寄生于人体皮肤的潜蚤,可用消毒针或刀片挑开患处皮肤,检获虫体即可确诊。

(五)虱

1. 与疾病的关系　鸟类和哺乳动物的体外永久性寄生虫。寄生于人体的虱有人虱和阴虱两种。人虱又可分为人头虱和人体虱两个亚种。人头虱主要寄生于头部、颈部和耳后部,虫卵黏附于发根。人体虱主要生活在贴身衣裤上。阴虱寄生于体毛较粗、较稀之处,主要在阴部及肛周的毛上,其他部位以睫毛多见,也可寄生于胸部和腋窝的毛发,产卵于毛的基部。人虱的散播由人与人之间的直接和间接接触引起。阴虱的传播主要通过性交。虱叮刺吸血后可在叮刺部位出现丘疹和瘀斑,产生剧痒,因抓骚可继发感染。此外,人虱可传播流行性斑疹伤寒、战壕热和虱传回归热。地方性斑疹伤寒由蚤传到人后也能有人虱传播。

2. 形态及生活史　虱背腹扁平,虫体分头、胸、腹三部分。人虱呈灰白色,体狭长,雌虫可达 4.4mm,雄虫稍小。头部略呈菱形,触角约与头等长,向头两侧伸出。口器为刺吸式。胸部 3 节融合,有足 3 对,足末端有爪和指状突。腹部分节明显,雄虱尾端呈 V 形,中央有一交尾器,雌虱尾端

呈 W 形。

人头虱和人体虱形态区别很小,仅在于人头虱体略小、体色稍深、触角较粗短(图 33-3-6)。

阴虱外形似蟹状,长 1.5~2mm,宽约 1.5mm,腹节两侧有 4 对突起(图 33-3-7)。

虱为渐变态,生活史中有卵、若虫和成虫 3 期。若虫和雌雄成虫都嗜吸人血。

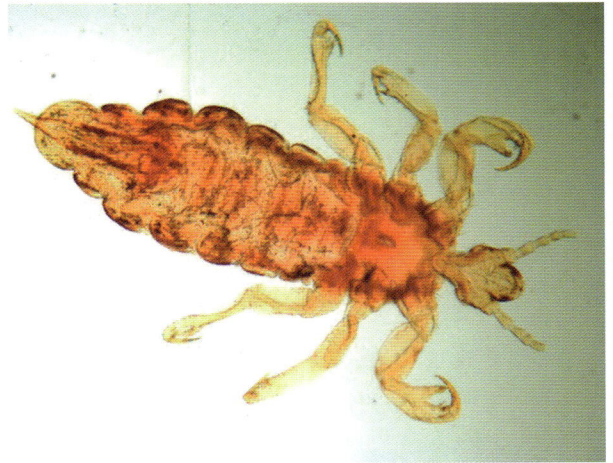

图 33-3-6　体虱雄性

3. 实验室诊断　检获虱的成虫、若虫或卵(图 33-3-8)即可确诊。检查头发、衣缝可分别发现头虱和体虱,阴虱可见于阴毛、睫毛以及胸毛和腋毛。

二、蛛形纲(Arachnida)

(一)蜱

1. 与疾病的关系　蜱叮刺吸血可致局部炎症,甚而致继发感染。某些蜱分泌的神经毒素可引起宿主运动性纤维的传导障碍,致上行性肌肉麻痹,因呼吸衰竭而死亡,称为蜱瘫痪。蜱传播的疾病有森林脑炎、新疆出血热、蜱媒回归热、莱姆病、Q 热、北亚蜱传立克次体病及细菌性疾病如鼠疫、布鲁氏菌病、野兔热。

2. 形态及生活史　虫体呈椭圆形,未吸血时背腹扁平,背面稍隆起,成虫体长 2~10mm;饱血后胀大如赤豆或蓖麻子状,可长达 30mm。成虫躯体背面有壳质化较强的盾板,通称为硬蜱,属硬蜱科(图 33-3-9A);无盾板者,通称为软蜱(图 33-3-9B)。虫体分颚体和躯体两部分。硬蜱的颚体位于躯体前端,从背面可以见到,躯体呈袋状,多为褐色,两侧对称,腹面有足 4 对。软蜱的颚体在躯体腹面,从背面无法看见。

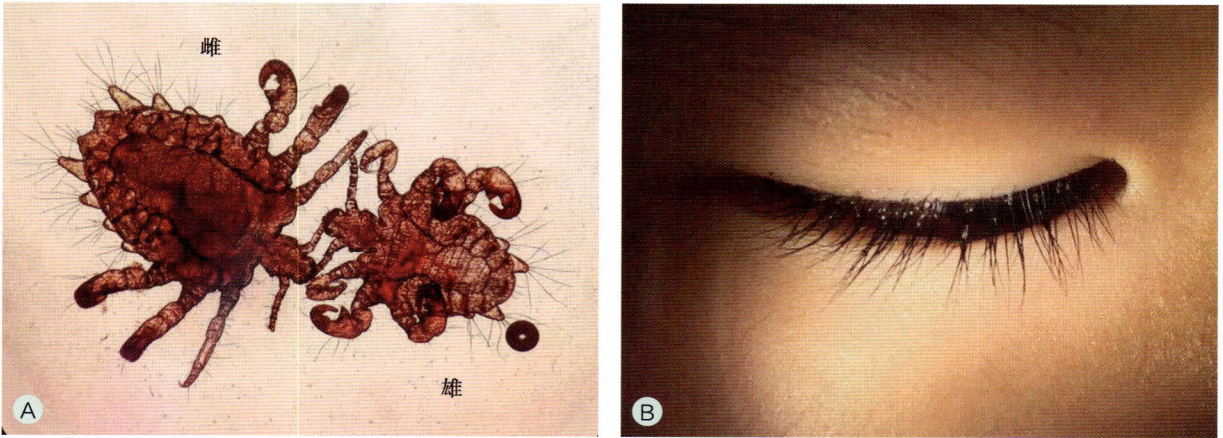

图 33-3-7 阴虱
A. 雄(右)雌(左)成虫；B. 患者睫毛(阴虱寄生在根部)

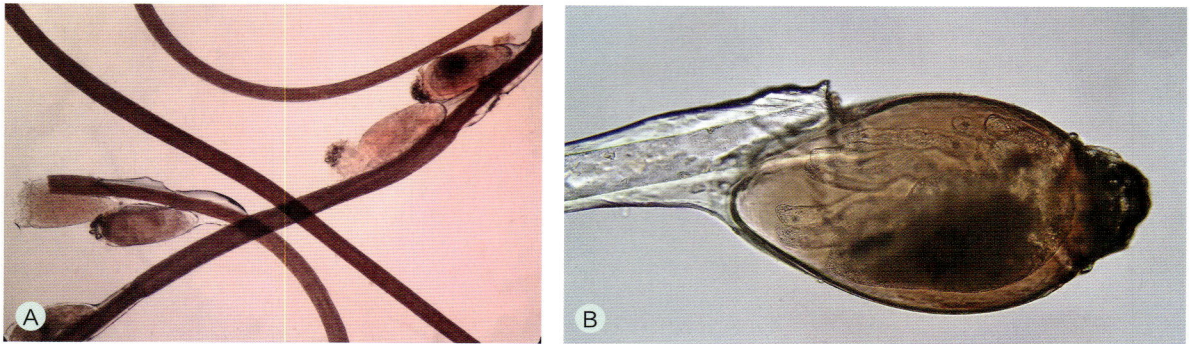

图 33-3-8 阴虱卵
A. × 100；B. × 400

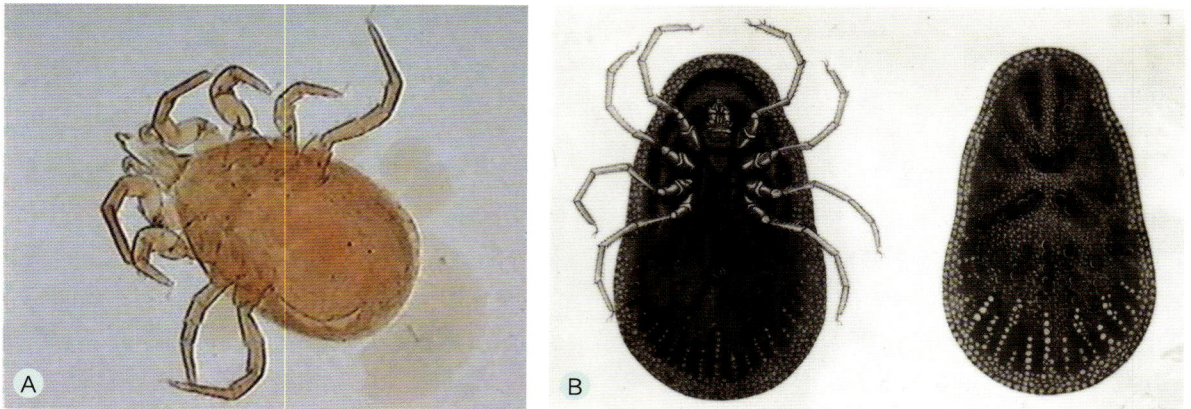

图 33-3-9 蜱
A. 硬蜱；B. 软蜱

蜱的发育过程分卵、幼虫、若虫和成虫4个时期。幼虫、若虫和雌雄成虫都吸血。

我国的重要蜱种有全沟硬蜱、草原革蜱、亚东璃眼蜱和乳突钝缘蜱。

3. 实验室诊断 对于皮肤局部炎症及蜱瘫痪，检获虫体可确诊。蜱一般寄生于皮肤较薄，不易被骚动的部位如颈后、耳后、腋窝、大腿内侧、阴部和腹股沟等处。硬蜱吸血一般需数日，软蜱只需数分钟至1小时。若能及时发现并将蜱除去，蜱瘫痪的症状即可消除。

（二）恙螨

1. 与疾病的关系 幼虫寄生于家畜和其他动物体表，部分可侵袭人体。幼虫以宿主被分解的组织和淋巴液为食，可引起恙螨皮炎及传播恙虫病、出血热。

2. 形态及生活史　幼虫多为椭圆形,红、橙、淡黄或乳白色。初孵出时体长约 0.2mm,饱食后可达 1.0mm 以上。虫体分颚体和躯体两部分。颚体位于虫体前端,躯体背面前端中部有一盾板,其形状因虫种不同而异。

生活史分为卵、前幼虫、幼虫、若蛹、若虫、成蛹和成虫 7 个时期。

我国主要的恙螨种类有地里纤恙螨、小盾纤恙螨。

3. 实验室诊断　对于恙螨皮炎,在局部皮肤检获恙螨幼虫可确诊。

（三）疥螨

1. 与疾病的关系　一种永久性寄生螨类,寄生于人和哺乳动物的皮肤表皮层内,挖掘一条皮下隧道,寄生于人体的疥螨为人疥螨,致疥疮。剧烈瘙痒是疥疮最突出的症状,由于搔抓可引起继发感染,致脓疮、毛囊炎和疖肿。疥螨通过直接接触如与患者握手、同床睡眠等而感染。

2. 形态及生活史　成虫体近圆形或椭圆形,背面隆起,乳白或浅黄色。雌螨大小为 (0.3~0.5)mm ×(0.25~0.4)mm,雄螨大小为 (0.2~0.3)mm ×(0.15~0.2)mm。颚体短小,位于前端。躯体背面有波状横纹和鳞片状皮棘。躯体腹面有足 4 对,粗短呈圆锥形。两对在前,两对在后。第一、第二对足的末端为吸垫,雌虫第三、第四对足末端为长鬃,雄虫第三对足末端为长鬃,第四对足末端为吸垫（图 33-3-10）。

疥螨生活史分为卵、幼虫、前若虫、后若虫和成虫 5 个时期。

3. 实验室诊断　皮肤刮取物检获疥螨可作为确诊依据。最好选取皮下隧道末端的皮肤刮取物,置于滴有 1 滴甘油或 10% KOH 溶液的载玻片上镜检。

（四）蠕形螨

1. 与疾病的关系　永久性寄生螨。寄生于人体的蠕形螨仅两种,毛囊蠕形螨和皮脂蠕形螨。毛囊蠕形螨寄生于毛囊,皮脂蠕形螨寄生于皮脂腺和毛囊。蠕形螨的寄生可能与酒渣鼻、毛囊炎、脂溢性皮炎相关。

2. 形态及生活史　两种蠕形螨形态基本相似。虫体细长呈蠕虫状,乳白色,半透明。成虫体长 0.1~0.4mm,雌虫略大于雄虫。颚体宽短呈梯形,位于虫体前端。躯体分足体和末体两部分,足体腹面有足 4 对,粗短呈芽突状。末体细长,体表有明显环状横纹,末端钝圆。毛囊蠕形螨较长,末体占躯体长度的 2/3~3/4,末端较钝圆。皮脂蠕形螨略短,末体占躯体长度的 1/2,末端略尖,呈锥状（图 33-3-11）。

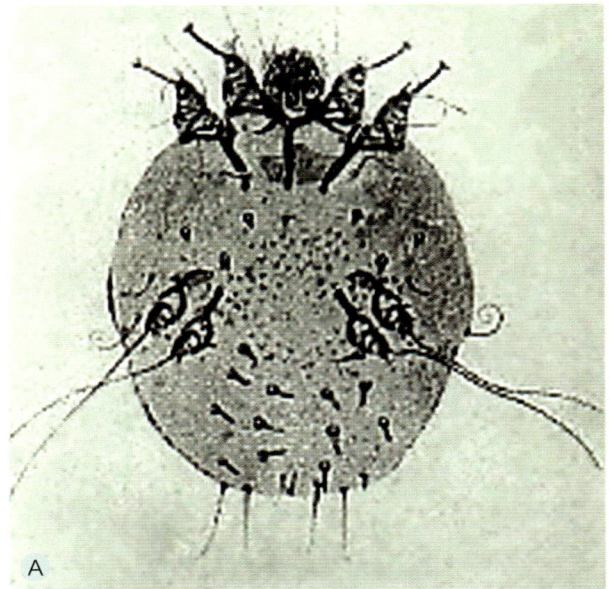

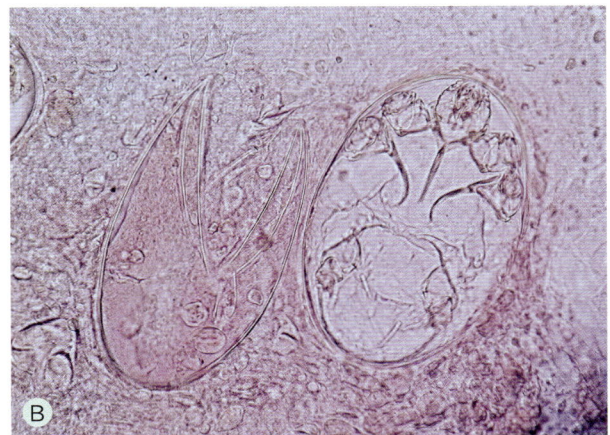

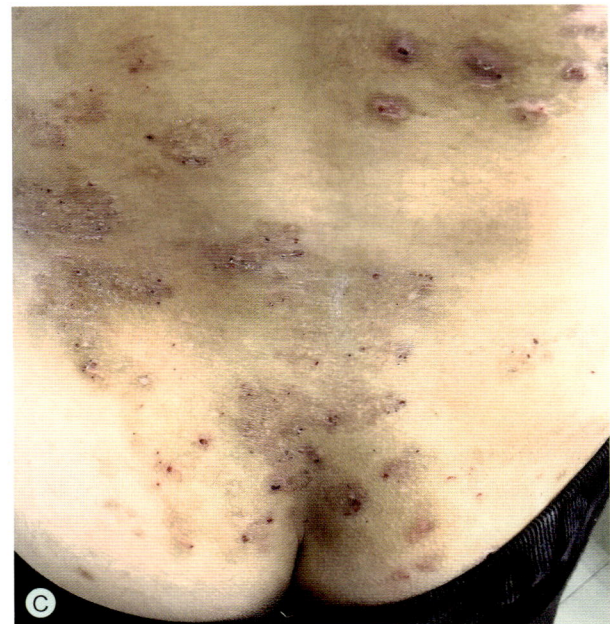

图 33-3-10　疥螨
A. 成虫；B. 卵；C. 疥疮

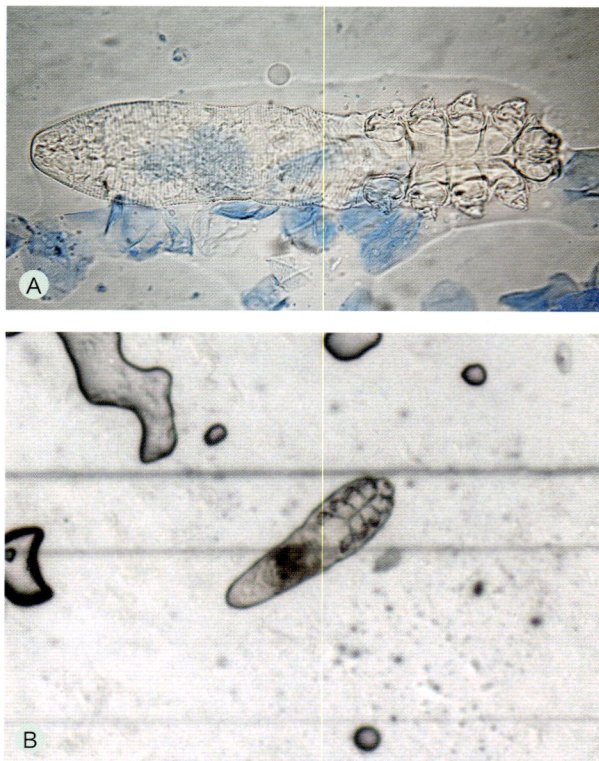

图 33-3-11   蠕形螨
A. 毛囊蠕形螨乳酸酚棉蓝染色 ×1 000；
B. 皮脂蠕形螨 ×200

生活史分为卵、幼虫、前若虫、若虫和成虫 5 个时期。

3. 实验室诊断   镜检到蠕形螨可确诊，常采用挤压涂片法及透明胶纸粘贴法。

（五）尘螨

1. 与疾病的关系   普遍存在于人类居住场所的尘埃中，是强烈的过敏原，与人类过敏性疾病关系最密切的主要有屋尘螨、粉尘螨，引起变态反应性鼻炎和哮喘。

2. 形态及生活史   虫体呈长椭圆形，大小为(0.2~0.5)mm×(0.1~0.4)mm。颚体位于躯体前端。躯体表面有指纹状的皮纹。雄虫肩部有 1 对长鬃，后端有 2 对长鬃。有足 4 对，末端具钟形吸盘（图 33-3-12）。

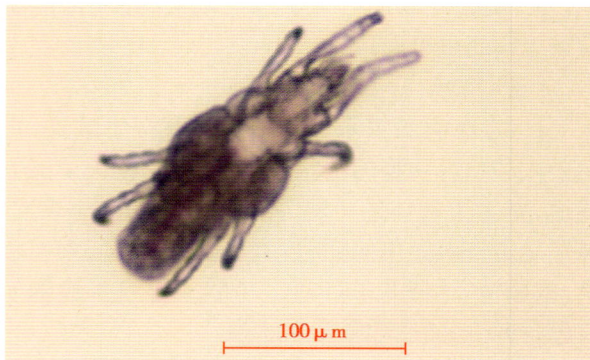

图 33-3-12   尘螨 ×400

生活史分为卵、幼虫、第一期若虫、第二期若虫和成虫 5 个时期。

3. 实验室诊断   可通过详细询问病史和免疫诊断。常用的免疫诊断方法有皮试、皮肤挑刺试验、黏膜激发试验和 ELISA 等。

（马　莹）

参考文献

1. Jorgensen JH, Pfaller MA. Manual of clinical microbiology. 11th ed. Washington DC: ASM Press, 2015
2. Garcia, LS. Diagnostic Medical Parasitology. 5th ed. Washington DC: ASM Press, 2007
3. Zhang H, Morrison S, Tang YW. Multiplex polymerase chain reaction tests for detection of pathogens associated with gastroenteritis. Clin Lab Med, 2015, 35 (2): 461-486
4. 李雍龙. 人体寄生虫学. 6 版, 北京: 人民卫生出版社, 2006
5. 詹希美. 人体寄生虫学. 5 版, 北京: 人民卫生出版社, 2001
6. 许隆棋, 余森海, 徐淑惠. 中国人体寄生虫分布与危害. 北京: 人民卫生出版社, 2000
7. 张进顺, 王勇. 检验与临床诊断寄生虫病分册. 北京: 人民军医出版社, 2007
8. 陈东科, 孙长贵. 实用临床微生物学检验与图谱. 北京: 人民卫生出版社, 2011
9. Carroll KC, Pfaller MA, Landry ML, et al. Manual of clinical microbiology. 12th ed. Washington DC: ASM Press, 2019
10. Garcia, LS. Diagnostic Medical Parasitology. 5th ed. Washington DC: ASM Press, 2007
11. 诸欣平, 苏川. 人体寄生虫学. 9 版. 北京: 人民卫生出版社, 2018
12. 张进顺, 王勇. 检验与临床诊断寄生虫病分册. 北京: 人民军医出版社, 2007
13. 陈东科, 孙长贵. 实用临床微生物学检验与图谱. 北京: 人民卫生出版社, 2011
14. 张进顺, 王勇. 检验与临床诊断寄生虫病分册. 北京: 人民军医出版社, 2007

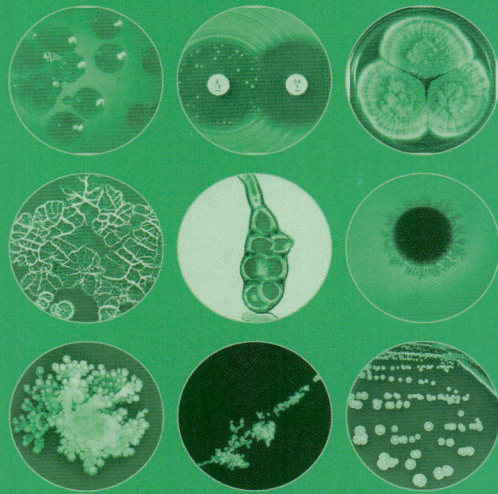

第七篇

抗微生物药物和敏感性试验方法

07

第三十四章

抗细菌药物和敏感性试验方法

第一节 概 述

一、概念

1. 抗微生物药物敏感性试验（antimicrobial susceptibility test，AST）简称药敏试验，是指在体外测定抗菌药物抑制或杀灭微生物的能力。

2. 最低抑菌浓度（minimal inhibitory concentration，MIC）指肉眼观察抗菌药物能够抑制微生物生长所需要的最低浓度，用 μg/ml 或 U/ml 表示。

3. 药敏试验结果的解释标准（即折点），可分美国临床和实验室标准化协会（Clinical and Laboratory Standards Institute，CLSI）折点与欧洲药敏试验委员会（European Committee on Antimicrobial Susceptibility Testing，EUCAST）折点，本书介绍的是 CLSI 折点。

（1）敏感（susceptible，S）：指当对感染部位使用推荐药物剂量治疗时，具有 MIC 值等于或低于敏感折点或者抑菌圈直径等于或高于敏感折点的菌株通常可被所达到的抗菌药物浓度所抑制，产生预期的临床疗效。

（2）剂量依赖性敏感（susceptible-dose dependent，SDD）："剂量依赖性敏感"是指分离菌株的敏感性依赖于患者的给药方案。对于药敏试验结果［最低抑菌浓度（MIC）或抑菌圈直径］在 SDD 范围内的分离菌株，为获得临床疗效所达到的血药浓度，需要使用药物暴露高于被用来建立敏感折点使用剂量的给药方案（即更高剂量、更频繁地给药，或两者皆有）。应考虑使用许可的最大剂量方案，因为更高的药物暴露可提供对 SDD 菌株最充分的覆盖率。

（3）中介（intermediate，I）：指 MIC 或抑菌圈直径在中介范围的菌株，其抗菌药物 MIC 接近血液和组织中通常可达到的浓度，疗效低于敏感菌株。还表示药物在生理浓集的部位具有临床效力或者可用高于正常剂量的药物进行治疗。另外，中介还作为缓冲区，以防止微小的、未受控制的技术因素导致的在结果解释上的重大差异，特别是对于药理毒性范围窄的药物。

（4）耐药（resistant，R）：指 MIC 等于或高于或者抑菌圈直径等于或小于耐药折点的菌株，不能被正常给药方案时抗菌药物通常达到的浓度所抑制，和/或证明 MIC 或抑菌圈直径落在此范围的菌株可能产生特殊的微生物耐药机制，而且治疗研究表明该药物对分离菌株的临床疗效不可靠。

（5）非敏感（non-susceptible，NS）：是对仅有敏感折点的细菌而设置的类别，因为未发现或罕见耐药菌株。当分离菌株的 MIC 高于或抑菌圈直径低于敏感折点值时，应报告为非敏感。注意：①解释为非敏感的菌株不一定指该菌株存在某种耐药机制，建立仅有敏感折点以后，在野生型分布中可能会存在缺乏耐药机制而 MIC 高于敏感折点的菌株。②在描述具有中介和耐药解释类别的菌种/药物组合类别时，不使用"非敏感"术语。对于中介或耐药分离株可称为"不敏感"，勿用"非敏感"。

二、药敏试验的一般原则

1. 药敏试验只在被认为引起感染的病原菌的纯培养物上进行，当从合格的临床标本中分离出任何感染的可疑病原菌，又不能从该菌的种属特征可靠地推测其对抗菌药物的敏感性时，则需要进行药敏试验。

2. 从同一患者身体相同部位连续分离出相同菌株，为检测它们是否已发展为耐药，应重新进行药敏试验。尤其在第四代头孢菌素治疗肠杆菌属、柠檬酸杆菌属和沙雷菌属,所有抗菌药物治疗铜绿假单胞菌,喹诺酮类治疗葡萄球菌 3~4 日后,起初对某种抗菌药物敏感但易发展为中介或耐药的菌株。

3. 进行细菌耐药性调查和抗菌药物疗效评估时需进行药敏试验。

4. 当引起感染的致病菌的种属特征提示其对某抗菌药物高度敏感而从未见有耐药情况报告时,通常不需要进行药敏试验。如 β- 溶血链球菌对万古霉素。

5. 自标本中分离出不能确定为致病菌的多种细菌,即分离菌株可能来自环境或人体正常菌群污染时,通常不必进行药敏试验。

6. 分离自正常寄生部位的机会致病菌和非致病菌,不能说明其与感染的关系,不需要进行药敏试验。

三、体外药敏试验选药原则

药敏试验中抗菌药物的选择要遵循合理、科学的原则。具体有以下几个方面:

1. 根据抗菌药物的抗菌谱　每种抗菌药物都有一定的抗菌谱,药物的类型不同,其抗菌范围也不同。同类别、不同品种的药物,其作用也各有特点。如药敏试验中的青霉素 G 主要用于革兰氏阳性菌,妥布霉素主要用于革兰氏阴性菌,大环内酯类常用于葡萄球菌和支原体,而不用于肠杆菌科细菌的药敏检测,异烟肼只用于结核分枝杆菌。

2. 根据细菌的种　抗菌药物对不同种属的细菌作用效果不同。因此应有针对性地选择抗菌药物进行敏感性试验。原则上可根据临床和实验室标准化协会(CLSI)M100 文件相关表格推荐的抗菌药物选择方法,将测试药物根据细菌种属不同分为四级:一级为适用于常规、初步测试和报告的抗菌药物。二级为适用于常规、初步测试的抗菌药物,但可以根据各机构制定的级联报告规则进行报告。三级为适用于为多重耐药菌感染的高危患者提供服务的机构中的常规、初步测试的抗菌药物,但只能按照各机构制定的级联报告规则进行报告。四级为适用于其他级别的抗菌药物因各种因素不理想时,根据医生需要可检测和报告的抗菌药物。

3. 根据某些特殊的耐药机制　一般情况下,报告的药物必须是本次药敏试验检测过的,但如果一种药物的药敏结果可以推测另外一种或一类药

物的结果则可以例外。如葡萄球菌对苯唑西林耐药,提示对所有 β- 内酰胺类抗生素均耐药;耐氨苄西林的肠球菌提示对所有青霉素类及亚胺培南耐药;耐庆大霉素的革兰氏阳性球菌对氨基糖苷类均耐药。

4. 根据抗菌药物的药代动力学特点　不同的药物在体内吸收、分布、代谢、排泄的过程各不相同,即使作用完全相同的药物,体内过程也往往有所差别,选择药物时应考虑这些因素。如尿液标本测试呋喃妥因和某几种喹诺酮类;脑脊液标本测试美罗培南、氯霉素、头孢呋辛等,而不测试氨基糖苷类、四环素等。

5. 根据流行病学资料　不同地区、不同时间病原菌的分布和耐药情况各不相同,应根据本地区病原菌的耐药谱,咨询感染科医生、医院药事委员会及感染控制委员会的医生,以选择最适于试验和报告的抗菌药物。

6. 所选药物具有代表性　实验室不需要也不可能对每种抗菌药物均进行测试。原则上在各类抗菌药物中选择一种代表性药物做测试,可反映一类药物的耐药特性,如大环内酯类选红霉素,喹诺酮类选环丙沙星或氧氟沙星,头孢菌素类选一代、二代、三代头孢菌素的代表药物;选择药物时还需考虑价格因素。

7. 对分离于脑脊液中的细菌,下列抗菌药物不作为选择药物进行常规试验与报告,因为用这些药物治疗某些微生物引起的脑部感染可能是无效的:仅通过口服途径给药的药物、一代和二代头孢菌素类(除外头孢呋辛注射剂)、头霉素类、克林霉素、大环内酯类、四环素类和氟喹诺酮类。

四、试验结果的评价与报告

由于细菌耐药机制的不同及试验中影响因素的干扰,药敏试验的表型可能出现错误或矛盾,应加以注意。

1. 由于方法对某些药物还不够精确,或由于没有收集到足够的耐药株来制定折点,CLSI 药敏试验指南对这些药物除了"敏感"以外没有标明任何其他分类。如果检测结果提示"非敏感",应确证微生物鉴定和抗微生物敏感试验结果(证实药敏试验在控),随后将此菌株保藏和递交到参考实验室用标准稀释法证实其结果。

2. 出现不可能的结果　如铜绿假单胞菌对头孢唑林、氨苄西林或复方新诺明敏感;MRSA 对青

霉素类敏感;肠杆菌科细菌对第一代喹诺酮类敏感,而对环丙沙星耐药等,此类结果须找出原因并加以复核确认。

3. 需要修正的结果　耐庆大霉素的革兰氏阳性球菌即使出现对阿米卡星、奈替米星敏感,也应报告耐药;葡萄球菌、淋病奈瑟菌等 β- 内酰胺酶阳性,如测得青霉素类药物敏感,应报告耐药;耐甲氧西林葡萄球菌,应报告对所有 β- 内酰胺类药物耐药(除外对 MRSA 具有抗菌活性的第五代头孢菌素)。

五、用折点解释药敏试验结果的临床意义

1. 预测抗菌药物的临床治疗效果　通过药敏试验可以预测抗菌药物的临床效果。如果某种药物敏感,则该药治疗可能有效,如果耐药,则可能导致治疗失败。

2. 指导临床医生选择使用抗菌药物　通过药敏试验帮助临床医师针对某一特定的感染病例选择合适的药物,提高疗效,避免由于用药不当,延误治疗,并诱导耐药菌株的产生。

3. 提供选择药物的依据　药敏试验可提供各种菌株的耐药性,为药品管理部门采购药物提供依据,也可作为临床医生经验用药的参考。

4. 评价新药的抗菌谱和抗菌活性　通过药敏试验评价新药的抗菌谱和抗菌活性,为新药的上市和临床应用提供依据。

5. 监测耐药性,掌握耐药菌流行趋势　进行耐药趋势的流行病学调查,同时采取相应的措施以控制和预防耐药菌株的流行。

6. 评估市场自动化仪器中药敏试验结果的准确性。

六、主要折点标准简介

目前有 2 个国际性的折点标准设定组织,即美国临床和实验室标准化协会(CLSI,以前称为 NCCLS)和欧洲药敏试验委员会(EUCAST)。

1. CLSI　美国 CLSI 的抗微生物药物敏感性判断标准是国内临床细菌检验主要遵循的标准。由于制订该项标准需要投入大量的人力、财力和物力,还没有能力建立自己的标准的大多数国家包括中国主要参照 CLSI 的方法和标准。

2. EUCAST　欧洲 EUCAST 的抗微生物药物敏感性判断标准被所有欧洲国家应用,并被欧洲以外的许多国家引入。EUCAST 标准中的折点比 CLSI 标准涵盖得更全面,某些在 CLSI 中尚未制定的药物折点可以参考 EUCAST 标准。

（周铁丽　孙长贵）

第二节　抗细菌药物和作用机制

抗细菌药物(antibacterial agents)是指具有杀灭或抑制细菌活性的抗生素和化学合成药物。前者包括真菌、放线菌、细菌等的代谢产物,其对特定细菌具有杀灭或抑制作用;后者指经过化学改造的半合成抗生素和化学合成药物,它们不仅抗菌活性强,抗菌谱广,而且对某些水解酶稳定,在抗感染治疗中发挥着重要作用。

一、β - 内酰胺类

β - 内酰胺类药物种类较多,所有 β - 内酰胺类药物的化学结构中都含有 β- 内酰胺环,包括青霉素类、头孢菌素类、单环类和碳青霉烯类等。共同作用机制是能阻碍直链十肽二糖聚合物在胞质外的交叉联接过程,干扰细菌细胞壁的合成,从而发挥抗菌活性。其作用靶位是胞质膜上的青霉素结合蛋白(PBPs),表现为抑制转肽酶的转肽作用,从而阻碍了交叉联接,同时 β- 内酰胺环还能激活胞膜中自溶酶诱导菌体发生自溶。

1. 青霉素类　青霉素类抗菌活性强、毒性低、临床疗效好。对革兰氏阳性菌和革兰氏阴性菌均具有较好抗菌活性,为繁殖期杀菌剂。这类药物除了天然的青霉素和青霉素 V(苯氧甲基青霉素)外,还有人工半合成的耐酶青霉素中的氯唑西林、双氯西林、奈夫西林、苯唑西林和替莫西林等;广谱青霉素中的阿莫西林、氨苄西林、美西林、替卡西林和哌拉西林等。

2. 头孢菌素类　头孢菌素根据抗菌谱和对革兰氏阴性杆菌抗菌活性不同,目前可分为第一、二、

三、四代头孢菌素类抗菌药物。

第一代头孢菌素对革兰氏阳性菌的抗菌活性较第二、三代强。由于易被革兰氏阴性菌产生的 β- 内酰胺酶分解,故对其抗菌作用较弱,且易产生耐药现象。该类药物对肾脏具有一定毒性,因此限制了其临床应用。主要包括头孢氨苄、头孢唑林、头孢拉定和头孢噻吩等。

第二代头孢菌素对革兰氏阳性菌的活性与第一代相似或略差,对多数革兰氏阴性菌的抗菌活性较强,但对假单胞菌属细菌无效。其对 β- 内酰胺酶较第一代稳定,对肾脏的毒性较第一代头孢菌素为弱。主要包括头孢丙烯、头孢呋辛、头孢克洛和头孢孟多等。

第三代头孢菌素对革兰氏阳性菌的抗菌活性弱于第一、二代头孢菌素,但对革兰氏阴性菌,包括大肠埃希菌、铜绿假单胞菌和厌氧菌均有较强的抗菌活性。对第一、二代头孢菌素耐药的细菌对其敏感也较好。对 β- 内酰胺酶较稳定,组织穿透力较弱,半衰期较长,基本无肾脏毒性。主要包括头孢噻肟、头孢曲松、头孢他啶、头孢哌酮、头孢泊肟和头孢克肟等。

第四代头孢菌素与第三代相比,抗菌谱更广泛。对革兰氏阳性菌的抗菌活性增强,对 β- 内酰胺酶更稳定,对革兰氏阴性菌的抗菌活性更强。主要包括头孢吡肟和头孢匹罗等。

除了上述四代头孢菌素外,头孢菌素类抗菌药物还包括头霉素类以及一类对葡萄球菌有较强抗菌活性的头孢菌素。头霉素抗菌谱广泛,对革兰氏阴性菌、厌氧菌及需氧菌均有较强的活性,对质粒或染色体介导的超广谱 β - 内酰胺酶(extended spectrum β-lactamases,ESBL)具有稳定性。主要包括头孢替坦和头孢西丁等。一类对葡萄球菌具有抗菌活性的第五代头孢菌素主要包括头孢罗膦和头孢比罗等,其对包括耐甲氧西林金黄色葡萄球菌(methicillin resistant Staphylococcus aureus,MRSA)、异质性万古霉素中介的金黄色葡萄球菌(heterogeneous intermediate-vancomycin-resistant Staphylococcus aureus,hVISA)、万古霉素中介的金黄色葡萄球菌(intermediate-vancomycin-resistant Staphylococcus aureus,VISA)和耐万古霉素金黄色葡萄球菌(Vancomycin resistant Staphylococcus aureus,VRSA)在内的几乎所有葡萄球菌都具有较强的抗菌活性。

3. 单环类　氨曲南是目前唯一一种在临床上使用的单酰胺环 β - 内酰胺类抗菌药物,对 β- 内酰胺酶高度稳定。仅对革兰氏阴性菌具有较好的抗菌活性,但对不动杆菌属细菌、洋葱伯克霍尔德菌和嗜麦芽窄食单胞菌几乎无抗菌活性。

4. 碳青霉烯类　碳青霉烯类为一组新型 β-内酰胺类药物,毒性低,具有超广谱高效能抗菌作用。对革兰氏阴性、革兰氏阳性、需氧菌和厌氧菌均有很强的抗菌活性,对 β- 内酰胺酶稳定。临床常用品种有亚胺培南、美罗培南和厄他培南等。

5. β- 内酰胺类 /β- 内酰胺酶抑制剂　β- 内酰胺酶抑制剂是一类能够抑制 β- 内酰胺酶活性的药物。目前已发现 A、B、C、D 四类 β- 内酰胺酶。β- 内酰胺酶由细菌质粒或染色体基因编码产生,具有水解 β- 内酰胺类药物中的 β- 内酰胺环,导致抗菌药物失去活性。现已上市的传统 β- 内酰胺酶抑制剂有克拉维酸、舒巴坦和他唑巴坦等,新型 β- 内酰胺酶抑制剂有阿维巴坦、瑞来巴坦、韦博巴坦、齐达巴坦和度洛巴坦等。临床常用复合制剂包括氨苄西林 / 舒巴坦、替卡西林 / 克拉维酸、阿莫西林 / 克拉维酸、哌拉西林 / 他唑巴坦、头孢他啶 / 阿维巴坦、氨曲南 / 阿维巴坦、亚胺培南 / 瑞来巴坦、美罗培南 / 韦博巴坦和舒巴坦 / 度洛巴坦等。

二、喹诺酮类

喹诺酮类抗菌药物按发明先后及其抗菌性能的不同,可分为一、二、三、四代。共同抗菌机制是作用于 DNA 旋转酶和拓扑异构酶Ⅳ,干扰细菌 DNA 双螺旋形成,阻碍遗传信息传递,发挥抗菌作用。

第一代喹诺酮类抗菌药物只对大肠埃希菌、痢疾志贺菌、克雷伯菌及少部分变形杆菌有抗菌作用。主要包括萘啶酸和吡咯酸等,因疗效不佳现在临床上已少用。

第二代喹诺酮类抗菌药物在抗菌谱方面有所扩大,对肠杆菌属、柠檬酸杆菌属、铜绿假单胞菌和沙雷菌属等革兰氏阴性菌均有一定抗菌作用。主要有吡哌酸、新恶酸和甲氧恶喹酸等。

第三代喹诺酮类抗菌药物也被称为氟喹诺酮,抗菌谱进一步扩大,对葡萄球菌等革兰氏阳性菌也有抗菌作用,对一些革兰氏阴性菌的抗菌作用则进一步加强。主要有诺氟沙星、氧氟沙星、培氟沙星、依诺沙星和环丙沙星等。

第四代喹诺酮类抗菌药物抗厌氧菌活性和抗

革兰氏阳性菌活性有所加强,且保持原有的抗革兰氏阴性菌的活性,对肺炎支原体、肺炎衣原体、军团菌以及结核分枝杆菌的作用也有所增强。主要有加替沙星和莫西沙星等。

近年来新上市的喹诺酮类抗菌药物包括无氟喹诺酮类药物奈诺沙星、德拉沙星和西他沙星等,除此之外,尚有一些其他的喹诺酮类药物已经进入临床试验阶段。

三、氨基糖苷类

氨基糖苷类抗菌药物按其来源可分为微生物产生及人工半合成两类。由链霉菌产生的有卡那霉素、新霉素、链霉素和妥布霉素等及半合成的阿米卡星等;由小单胞菌产生的主要是庆大霉素。

氨基糖苷类抗菌药物具有快速杀菌作用,其抗菌机制为多环节的复杂过程。主要作用点位于细菌体内的 30S 核糖体亚单位的 16SrRNA 解码区的 A 部位,可影响细菌蛋白质合成的全过程,妨碍初始复合物的合成,诱导细菌合成错误蛋白以及阻抑已合成蛋白的释放;同时还能破坏细菌细胞膜的完整性。抗菌谱广,对金黄色葡萄球菌与需氧革兰氏阴性杆菌包括铜绿假单胞菌均有不同程度的抗菌作用。链球菌、肠球菌的细胞壁具有对氨基糖苷类的通透屏障作用,呈天然耐药。氨基糖苷类药物在敏感菌体内的积蓄是通过一系列复杂的步骤来完成的,包括需氧条件下的主动转运系统,故对厌氧菌无作用。

氨基糖苷类药物对革兰氏阴性杆菌和革兰氏阳性球菌均有明显的抗生素后效应,持续时间与浓度呈正相关。对细菌还有初次接触效应,即细菌首次接触、暴露在有氨基糖苷类存在的环境里,能被迅速杀死,当再次或多次接触同一种抗菌药物时,抗菌药物的杀菌效果明显下降。

四、大环内酯类

大环内酯类抗菌药物包括 14 元环的红霉素、克拉霉素、竹桃霉素、螺旋霉素和交沙霉素等。15 元环的阿奇霉素及 16 元环的米欧卡霉素等。作用机制是通过与细菌核糖体 50S 亚基的蛋白质结合,在肽链延长阶段能促进肽酰基 -rRNA 从核糖体解离,从而抑制肽链的延长而抑制细菌蛋白质合成。对大多数革兰氏阳性细菌、革兰氏阴性细菌、螺旋体、立克次体及某些厌氧菌等均有抗菌作用。依药物浓度与病原微生物类型不同,本类药物可呈抑菌或杀菌作用。

非达霉素是一种不能被机体吸收的 18 元环大环内酯类药物,作用机制是通过与 RNA 多聚酶结合抑制细菌增殖,从而起抑菌效果。临床上主要用于治疗艰难梭菌引起的腹泻。

酮内酯是第 3 位为酮基的 14 元环大环内酯类药物,对原大环内酯类抗菌药物耐药的菌株仍有较好抗菌作用。泰利霉素是第一个也是唯一一个酮内酯抗菌药物,其作用机制及抗菌谱均与红霉素相似。

五、林可霉素类

林可霉素类抗菌药物有林可霉素和克林霉素两种,后者的抗菌活性强于前者。林可霉素与克林霉素作用机理相同,主要通过与细菌 50S 核糖体亚基结合抑制蛋白质合成过程中肽链的延长,从而影响细菌蛋白质的合成。对大多数革兰氏阳性菌及某些厌氧革兰氏阴性菌均具有抗菌活性。所有需氧革兰氏阴性细菌、大多数肠球菌、分枝杆菌对本品均不敏感。

六、四环素类和甘氨酰环素类

四环素类抗菌药物由链霉菌产生或半合成,有短效的四环素,中效的地美环素和长效的多西环素、米诺环素等。作用机制是通过特异地结合细菌核糖体 30S 亚基,阻止氨基酰 -tRNA 与后者结合,影响肽链延长,使蛋白质合成受阻,而发挥抑制细菌生长的作用。对大部分革兰氏阳性菌、革兰氏阴性菌、支原体、衣原体、立克次体及一些原虫等有明显的抗菌活性。

新型四环素类抗菌药物是由半合成四环素米诺环素衍生而来,抗菌机制与四环素类类似,但其对靶位点的亲和力比后者强,主要用于治疗成人复杂皮肤及软组织感染和成人复杂的腹腔感染等。近年来,另外两种备受期待的新型四环素类药物奥马环素和依拉环素亦已获批临床用于耐药菌所致感染的治疗。

七、糖肽类和脂肽类

糖肽类抗菌药物主要包括第一代的万古霉素、替考拉宁及第二代的达巴万星、欧利万星和泰拉万星等。作用机制是其以高亲和力结合到敏感细菌细胞壁前体肽聚末端的丙氨酰丙氨酸,阻断构成细菌细胞壁的高分子肽聚糖合成,导致细胞壁缺损而杀灭细菌。此外,它也能改变细菌细胞膜通透性,并选择性地抑制 RNA 的合成。对葡萄球菌属、链球菌属、李斯特菌属、肠球菌属等革兰氏阳性菌和一些厌氧菌具有抗菌作用。

脂肽类抗菌药物的代表性药物是达托霉素，作用机制是通过扰乱细菌细胞膜对氨基酸的转运，从而阻碍细菌细胞壁肽聚糖的生物合成，改变细胞质膜的性质；另外，它还能通过破坏细菌的细胞膜，使其内容物外泄而达到杀菌的目的。对革兰氏阳性菌的抗菌活性强于万古霉素，主要用于治疗 MRSA 和 VRE 等革兰氏阳性耐药菌引起的感染。

八、链阳菌素类

奎奴普丁 / 达福普汀是美国 FDA 批准的第一个注射用链阳菌素类抗菌药物。由 150mg 奎奴普丁与 350mg 达福普汀（3：7）组成。作用于细菌 70S 核糖体的 50S 亚基，达福普汀阻止蛋白质早期合成，奎奴普丁阻止蛋白质后期合成。对屎肠球菌呈抑菌活性，对粪肠球菌效果差。主要用于治疗成人严重或危及生命的万古霉素耐药屎肠球菌感染。

九、噁唑烷酮类

噁唑烷酮类抗菌药物是细菌蛋白质合成抑制剂，通过作用于翻译系统的起始阶段，抑制 mRNA 与核糖体连接，阻止起始复合物的形成，从而抑制细菌蛋白质的合成。利奈唑胺是第一个人工合成的噁唑烷酮类药物，用于治疗革兰氏阳性菌引起的感染，包括由 MRSA 引起的疑似或确诊院内获得性肺炎、社区获得性肺炎、复杂性皮肤或皮肤软组织感染以及耐万古霉素肠球菌感染。新型噁唑烷酮类抗菌药物磷酸特地唑胺已经被批准用于急性细菌性皮肤和皮肤结构感染的治疗。此外，我国自主研发的噁唑烷酮类新药康替唑胺已经获批临床用于革兰氏阳性菌等所致感染的治疗。

十、磺胺类和甲氧苄啶

磺胺类抗菌药物和甲氧苄啶均能干扰细菌叶酸合成，间接抑制 DNA 合成发挥慢效抑菌作用，并且两者联用有协同效应。对临床常见革兰氏阳性菌（包括 MRSA）、革兰氏阴性菌（包括嗜麦芽窄食单胞菌）均具有抗菌活性。常用的有磺胺甲噁唑与甲氧苄啶的复方制剂复方新诺明。

十一、多黏菌素类

多黏菌素类抗菌药物是发现于多黏类芽胞杆菌培养液中的抗菌性多肽，有 A、B、C、D、E 五种，目前使用较多的是多黏菌素 B 和多黏菌素 E（又名黏菌素）。作用机制是与细胞膜中的磷脂结合，破坏细胞膜结构而增加膜通透性，使细菌细胞内的重要物质外漏；进入细胞后，也会影响核质和核糖体的功能。仅对革兰氏阴性菌有抗菌活性，临床主要用于多重耐药的假单胞菌属和不动杆菌属细菌引起的严重感染的治疗。

十二、氯霉素

氯霉素主要作用于细菌 70S 核糖体 50S 亚基，抑制转肽酶的活性，使肽链增长受阻，影响肽链的形成，从而干扰细菌的蛋白质合成。其抗菌谱广，对革兰氏阴性细菌作用比阳性细菌强，对厌氧菌亦有活性，对细胞内病原体如螺旋体、支原体、衣原体有一定的活性，是治疗伤寒、副伤寒的首选药，对各种立克次体有相当的疗效。但是由于氯霉素可引起严重的毒副作用，临床上较少使用。

十三、硝基咪唑类

临床常用的硝基咪唑类抗菌药物有甲硝唑和替硝唑。主要作用于厌氧菌和原虫细胞的 DNA，使其螺旋形结构断裂或阻断其转录复制而致死亡。硝基咪唑类是一类化学合成药物，具有广谱杀原虫作用，对厌氧菌和革兰氏阳性菌敏感性好，临床上广泛用于治疗厌氧细菌感染，也是治疗多种寄生虫效果较好的药物；还可用于治疗玫瑰痤疮、疥疮、银屑病等。

十四、利福霉素类

利福霉素类抗菌药物有利福平、利福喷丁和利福昔明三种。主要作用于细菌的 RNA 多聚酶，抑制细菌 RNA 合成的起始阶段、阻断 RNA 的转录过程，从而影响蛋白质的合成。对结核分枝杆菌和其他分枝杆菌，在宿主细胞内、外均有明显的杀菌作用。对脑膜炎奈瑟菌、流感嗜血杆菌、金黄色葡萄球菌和嗜肺军团菌等也有一定的抗菌作用。对某些病毒、衣原体也有效。主要应用于肺结核和其他结核病，也可用于麻风病的治疗。抗结核治疗时应与其他抗结核药联合应用。利福平还可考虑用于 MRSA 所致的感染。

十五、其他抗细菌药物

1. 呋喃妥因　呋喃妥因主要作用于细菌体内氧

化还原酶系统,能与多种核糖体蛋白质和 rRNA 结合,通过阻止翻译过程、抑制多种诱导酶的合成,影响细菌代谢、破坏细菌 DNA、诱发 SOS 样反应而产生抗菌作用。对革兰氏阳性菌和部分革兰氏阴性菌具有较强的抗菌作用,铜绿假单胞菌通常对本品耐药。

2. 磷霉素 磷霉素作用机制是能与细菌细胞壁一种合成酶结合,阻碍细菌利用有关物质合成细胞壁的第一步反应,阻碍 N-乙酰胞壁酸的形成及胞质内粘肽前体的形成从而起杀菌作用。磷霉素是广谱杀菌剂,对于葡萄球菌属、链球菌属、淋病奈瑟菌、大多数的肠杆菌目和铜绿假单胞菌等有抗菌作用。对耐甲氧西林金黄色葡萄球菌有抗菌作用。与其他抗菌药物间不存在交叉耐药性。

3. 杆菌肽 杆菌肽是一种多肽类抗菌药物,由杆菌肽 A、B、C 组成。作用机制是通过抑制细菌细胞壁的合成,并能分解细菌细胞膜,使细胞质内容物外漏导致细菌死亡发挥抗菌作用。对革兰氏阳性菌及奈瑟菌属具有较强的抗菌活性,但革兰氏阴性菌通常对本品耐药。临床上常与新霉素、多黏菌素 B 联用。

4. 莫匹罗星 莫匹罗星(mupirocin)是氨酰-tRNA 合成酶的抑制剂,作用机制是选择性地使对细菌蛋白合成起至关重要作用的异亮氨酰-tRNA 合成酶失活,阻止蛋白质的合成,从而发挥抗菌作用。对革兰氏阳性菌具有较强的抗菌活性,但大部分革兰氏阴性菌对本品耐药。

5. 瑞他帕林 瑞他帕林(retapamulin)中文别名瑞他莫林,属于截短侧耳素类抗菌药物,作用于细菌核糖体 50S 亚基,抑制转肽酶活性,部分抑制起始密码子 tRNA 与核糖体 P 位点的结合,阻止蛋白质合成,从而达到抗菌作用。对大部分需氧革兰氏阳性菌、革兰氏阴性菌及厌氧菌均具有较强的抗菌活性。

6. 来法莫林 来法莫林(lefamulin)是首个可全身用药的人用截短侧耳素类抗菌药物。该药通过与细菌 50S 核糖体亚基 23S rRNA 结构域的肽基转移酶中心的 A 位点和 P 位点相互作用,抑制细菌蛋白质合成,通过封闭细菌核糖体 tRNA 结合位点,产生诱导契合以阻碍 tRNA 的正确定位。主要用于治疗敏感菌所致成人社区获得性肺炎:肺炎链球菌(包括多重耐药肺炎链球菌)、金黄色葡萄球菌、流感嗜血杆菌、嗜肺军团菌、肺炎支原体和肺炎衣原体。

(周铁丽)

第三节 抗细菌药物的耐药机制

细菌的耐药性是指致病微生物对于抗菌药物作用的耐受性和对抗性。它是抗菌药物、细菌本身及环境共同作用的结果。细菌耐药性产生机制可分为遗传机制和生化机制。

一、遗传机制

细菌耐药性的遗传机制包括基因组基因的突变、外源性耐药基因的获得和获得性基因突变。

(一)基因组基因的突变

抗菌药物最常见的作用靶位是蛋白质,编码蛋白质靶位的基因发生突变后哪怕只造成一个氨基酸的差异也可能会引起耐药性产生。比如细菌中编码 RNA 聚合酶的 *rpoB* 基因发生点突变就会引起利福平耐药,突变的概率约为 10^{-8}/CFU;细菌核糖体基因突变可形成链霉素耐药;拓扑异构酶基因突变能导致对氟喹诺酮类耐药;编码 rRNA 的基因突变能使细菌获得对利奈唑胺的耐药性。

细菌生长相关的调节基因发生突变也能导致耐药性的产生。例如产 AmpC 酶菌株中染色体 *ampD* 基因突变后,*ampC* 表达量会显著增高;铜绿假单胞菌中外膜孔蛋白 $OmpD_2$ 表达水平的下调会产生对亚胺培南的耐药性;染色体上碳青霉烯酶基因上游插入的一段插入序列能使脆弱拟杆菌获得对亚胺培南的耐药性。

虽然突变后产生的耐药性能帮助细菌抵御抗菌药物,但细菌通常需要付出一定的适应代价。例如外膜孔蛋白 $OmpD_2$ 表达水平增高的铜绿假单胞菌、细胞壁明显增厚的万古霉素中介金黄色葡萄球菌和携带 *mecA* 基因的耐甲氧西林金黄色葡萄球菌,上述细菌在获得耐药性后在正常适宜的环境中生长繁殖时与普通细菌相比会处于劣势。

(二)外源性耐药基因的获得

除了突变以外,细菌还能通过获取外源性耐药基因的方式得到耐药抗性。大部分抗菌药物是真菌、放线菌、细菌等的代谢产物,因此自然界中必然存在相应的抗性基因。某些细菌能通过转化作用从环境中吸收裸露的耐药抗性 DNA 分子,例如肺炎链球菌对青霉素与头孢菌素的耐药性就是以这种方式获得。但是大部分细菌不具备通过简单的转化直接得到耐药基因的能力,可转移的接合型质粒能帮助细菌获得耐药基因。质粒的转移频率高,如大肠埃希菌的 F 质粒能在 1 小时内成功转移。质粒进入宿主菌后,携带的耐药基因可以转移到其他传播能力更强的质粒上或整合到染色体基因中。例如位于粪肠球菌质粒上的 Tn1546 转座子在进入金黄色葡萄球菌后会转移到金黄色葡萄球菌本身含有的质粒上以便更好地在金黄色葡萄球菌中传播。

转座因子是染色体上一段可移动的 DNA 片段,常携带耐药抗性基因并且能在细菌染色体之间自行转移位置。转座因子包括转座子、插入序列和转座噬菌体三类。转座子可分为接合型和非接合型。接合型转座子中研究最多的是 Tn916,它携带的 tet(M) 基因能为细菌提供对四环素和米诺环素的耐药性。肺炎链球菌中的 Tn1545 上携带有红霉素和卡那霉素耐药基因。粪肠球菌中发现了一个与 Tn916 结构相似的转座子与万古霉素耐药相关。非接合型转座子中最常见的 Tn3 家族,主要包括携带红霉素抗性的 Tn917 和 VanA 型万古霉素抗性的 Tn1546,通过插入到质粒中实现转移。插入序列中的共同区(common regions,CRs)是近些年新发现的基因捕获系统,是一类与 IS91 家族相似的特殊插入序列,特点是缺少末端反向重复序列,并通过滚环式的形式进行转座。转座噬菌体也具有协助耐药基因在细菌中转移的功能,例如有猜测认为金黄色葡萄球菌中 35~40kb 的非接合型质粒上存在的 β- 内酰

胺酶基因就是依靠噬菌体传播获得的。

（三）获得性基因突变

应对细菌耐药性问题,人们不断积极开发新的抗菌药物以达到理想的抗菌效果。但是随着新药物的使用,新的耐药性很快又会在细菌中出现,新的耐药机制大多是以前存在机制的基础上稍加修饰。例如针对氨苄西林,大肠埃希菌获得了质粒介导的编码 TEM 酶的基因,随后人们研发出了对其有效的头孢菌素、碳青霉烯霉类和 β- 内酰胺酶抑制剂等新药。但是随着新药在临床上的使用,大肠埃希菌通过 bla_{TEM} 基因的突变成功获得了对新药的耐药性。

二、生化机制

细菌耐药性的生化机制包括钝化酶的产生、药物作用靶位的改变、外膜通透性的改变和主动外排作用。

（一）钝化酶的产生

耐药菌株通过合成某种钝化酶(modified enzyme)作用于抗菌药物,使其失去抗菌活性。重要的钝化酶有 β- 内酰胺酶、氨基糖苷类钝化酶及氯霉素乙酰转移酶。

1. β- 内酰胺酶(β-lactamases)　迄今为止,报道的 β- 内酰胺酶已有 300 多种。目前常用的分类方法有 Ambler 的分子结构分类法和 Bush 的功能分类法(表 34-3-1)。前者根据氨基酸序列将 β- 内酰胺酶分为 A、B、C、D 四类。后者是综合酶的分子结构、抑制特性及水解底物特征进行分类,是目前为止较为合理的一种分类方法。革兰氏阴性菌中产 β- 内酰胺酶现象十分普遍,例如肺炎克雷伯菌常产 SHV-1 酶。β- 内酰胺酶对细菌抵御 β- 内酰胺类抗菌药物效果很好,如 TEM-1 酶能将大肠埃希菌对氨苄西林的 MIC 从 8μg/ml 提高至 1 000μg/ml 以上。

表 34-3-1　β- 内酰胺酶的分类

功能分类(Bush)		结构分类Ambler)	主要特性
头孢菌素酶	1	C	通常位于染色体上;对碳青霉烯类以外的所有 β- 内酰胺类耐药;克拉维酸不能抑制
青霉素酶 (克拉维酸可抑制)	2a	A	葡萄球菌的青霉素酶;克拉维酸能抑制
	2b	A(丝氨酸酶)	广谱酶(TEM-1、TEM-2 和 SHV-1)
	2be	A	超广谱酶(TEM 酶和 SHV 酶的变种)
	2br	A	耐酶抑制剂酶
	2c	A	羧苄酶
	2e	A	头孢菌素酶
	2f	A	碳青霉烯酶
	2d	D(氯唑西林酶)	氯唑西林酶(OXA)

续表

功能分类（Bush）		结构分类（Ambler）	主要特性
金属 β- 内酰胺酶	3a	B（金属酶）	锌离子依赖的碳青霉烯酶
	3b	B	
	3c	B	
	4	未分类	尚未进行测序分类的一些酶

2. 氨基糖苷类钝化酶　氨基糖苷类钝化酶是细菌对氨基糖苷类抗菌药物获得性耐药的主要机制。已知的钝化酶主要有三种：①磷酸转移酶（APH），使氨基糖苷类游离的羟基磷酸化。②乙酰转移酶（AAC），使游离羟基乙酰化。③核苷转移酶（ANT），使游离羟基核苷化。例如司徒普罗威登斯菌和黏质沙雷菌中天然存在乙酰转移酶，对氨基糖苷类表现耐药。粪肠球菌中的氨基糖苷类钝化酶能使其对庆大霉素的 MIC 由 $32\mu g/ml$ 或 $64\mu g/ml$ 提高至 $2\,000\mu g/ml$ 以上。

3. 氯霉素乙酰转移酶　当细菌获得了编码产生氯霉素转酰基酶（CAT）的质粒后，可产生 CAT 使氯霉素羟基乙酰化，从而转化成无活性的衍生物。

钝化酶的产生是细菌抵御抗菌药物非常有效的一种方式，但是有些抗菌药物似乎对钝化酶免疫。例如万古霉素从 1958 年就已开始在临床使用，但至今未发现存在相应的钝化酶。

（二）药物作用靶位的改变

细菌通过改变抗菌药物的作用靶位使之与抗菌药物不易结合，导致其难以发挥效应，产生耐药性。例如红霉素核糖体甲基化酶能对药物作用靶位进行甲基化修饰，导致细菌对大环内酯 - 林可酰胺 - 链阳菌素 B（MLSB）类抗菌药物产生耐药性；青霉素结合蛋白（PBP）本身可以发生修饰或亲和力降低，从而导致对 β- 内酰胺类抗菌药物耐药，这种改变主要发生在革兰氏阳性菌中；作为糖肽类抗菌药物靶位的细菌细胞壁结构改变可以引起糖肽类抗菌药物耐药；DNA 解旋酶和拓扑异构酶Ⅳ的结构改变会导致氟喹诺酮类药物耐药性产生。

（三）外膜通透性的改变

外膜对革兰氏阴性菌而言是抵御抗菌药物的重要屏障，能有效限制药物进入菌体内。例如铜绿假单胞菌对亚胺培南的耐药性，阴沟肠杆菌对头孢吡肟的耐药性以及肺炎克雷伯菌对头孢西丁的耐药性都是改变外膜蛋白（如数量、孔径等），导致外膜通透性改变，从而产生耐药性。但外膜蛋白仅能提供低水平的耐药性，高水平的耐药性需要细菌同时能产生活性中等的 β- 内酰胺酶。此外，细胞质膜对抗菌药物也能起到一定的屏障作用。如氨基糖苷类药物通过细胞质膜是依赖氧气的，因此在无氧条件下，细胞质膜对氨基糖苷类药物而言就是一层有效的屏障。

（四）主动外排作用

在某些细菌的外膜上存在特殊的能量依赖性的药物泵系统称为外排泵，能将进入菌体内的药物不断泵出，使菌体内的药物浓度不足以发挥抗菌作用而导致耐药。主要的外排泵超家族有主要易化子超家族（MFS）、小多重耐药家族和耐药结节细胞分化超家族（RND）。主要易化子超家族中包括革兰氏阳性菌中的 QacA、NorA/Bmr 外排泵和大肠埃希菌中 EmrB 外排泵。小多重耐药家族包括金黄色葡萄球菌中的 Smr 外排泵和大肠埃希菌中的 EmrE 外排泵。耐药结节细胞分化超家族主要包括大肠埃希菌中的 AcrAB-TolC 外排泵及铜绿假单胞菌中的 MexAB-OprM 外排泵。细菌中存在着多种外排泵时，能对药物表现出较高水平的耐药性。

细菌对抗菌药物的耐药机制非常复杂，很多细菌中存在多种耐药机制，例如亚胺培南耐药的铜绿假单胞菌中同时存在 $OmpD_2$ 表达水平下调和产 AmpC 酶两种机制。表 34-3-2 中列出了临床常见抗菌药物的主要耐药机制。

表 34-3-2 常见抗菌药物主要耐药机制

抗菌药物	耐药机制	耐药相关例子
氨基糖苷类	外膜通透性改变	铜绿假单胞菌
	磷酸转移酶	大部分肠道革兰氏阴性菌
	乙酰转移酶	大部分肠道革兰氏阴性菌
	核苷转移酶	大部分肠道革兰氏阴性菌
	双功能酶	金黄色葡萄球菌、粪肠球菌和屎肠球菌中的 $aac(6')$-$aph(2'')$ 基因
β- 内酰胺类	PBP 2a	金黄色葡萄球菌和凝固酶阴性的葡萄球菌中 $mecA$ 基因
	PBP 2x、PBP 2b、PBP1a 和 PBP 5	肺炎链球菌
	A 类 β- 内酰胺酶	TEM-1、SHV-1、BRO-1、PC1、PSE-1、KPC
	B 类 β- 内酰胺酶	嗜麦芽窄食单胞菌中的 L1 酶和脆弱拟杆菌中的 Ccr-A 酶
	C 类 β- 内酰胺酶	AmpC
	D 类 β- 内酰胺酶	大肠埃希菌中的 OXA-1 酶
氯霉素	CATs,膜转运蛋白	肺炎链球菌中 CAT,大肠埃希菌和沙门菌属中编码外排泵的 $cmlA$ 和 flo 基因
糖肽类	肽聚糖结构改变（D- 丙氨酸转变为 D- 乳酸或 D- 丝氨酸）	粪肠球菌、屎肠球菌和金黄色葡萄球菌中的 $VanA$ 基因；粪肠球菌和屎肠球菌中的 $VanB$ 基因
	肽聚糖过表达	糖肽类药物非敏感的金黄色葡萄球菌和溶血性葡萄球菌
噁唑烷酮类	突变导致药物与活性位点结合减少	屎肠球菌和金黄色葡萄球菌中 rRNA 的 G2576U 突变
大环内酯类	Mef 外排泵蛋白	肺炎链球菌和酿脓链球菌中 mef 基因编码的外排泵
链阳菌素 A	乙酰转移酶	金黄色葡萄球菌中 $vat(A)$、$vat(B)$ 和 $vat(C)$ 及屎肠球菌中 $vat(D)$ 和 $vat(E)$ 基因编码
喹诺酮类	突变导致药物与活性位点结合减少	肠道革兰氏阴性菌和金黄色葡萄球菌中 $gyrA$ 基因突变；肺炎链球菌中 $gyrA$ 和 $parC$ 基因突变
	外膜蛋白	金黄色葡萄球菌中的 NorA 外膜蛋白
	保护性蛋白	qnr 基因及其亚型
	变异的氨基糖苷类乙酰转移酶	大肠埃希菌中的 $aac(6)'$-Ib 亚型
利福平	突变导致药物与 RNA 聚合酶结合减少	金黄色葡萄球菌和结核分枝杆菌中 $rpoB$ 基因的突变
四环素类	外膜蛋白	革兰氏阴性菌和革兰氏阳性菌中的 tet 基因
	核糖体保护蛋白的产生	革兰氏阳性菌中的 $tet(M)$
磺胺类	DHFR 编码基因发生突变或重组	广泛存在,如大肠埃希菌、金黄色葡萄球菌和肺炎链球菌
	亲和力低的 DHFR 编码基因的获得	肠道革兰氏阴性菌中的 sul I 和 sul II 基因
甲氧苄啶	DHFR 编码基因发生突变	金黄色葡萄球菌、肺炎链球菌和流感嗜血杆菌
	亲和力低的 DHFR 编码基因的获得	广泛存在,由 $dhfr$ I 和 $dhfr$ II 基因编码
	启动子突变导致 DHFR 表达量增加	大肠埃希菌

（周铁丽）

第四节 非苛养菌抗菌药物敏感性试验方法

本节涉及的细菌包括肠杆菌目、铜绿假单胞菌、不动杆菌属、洋葱伯克霍尔德菌、嗜麦芽窄食单胞菌、葡萄球菌属、肠球菌属等。它们各有严格和独立的试验条件、质控菌株的质控结果范围、折点、选药和注意事项。

一、纸片扩散法

(一)原理

纸片扩散法(Kirby-Bauer,K-B法)又称琼脂扩散法,是将含有定量抗菌药物的纸片贴在涂有测试菌的琼脂平板上,纸片中所含的药物吸收琼脂中的水分溶解后不断地由纸片中心向周围扩散,形成递减浓度梯度。在纸片周围可抑菌浓度范围内测试菌的生长被抑制,从而形成无菌生长的透明圈即抑菌圈。抑菌圈大小反映测试菌对测定药物的敏感性程度,并与该药对测试菌的最低抑菌浓度(MIC)呈负相关,即抑菌圈越大,MIC值越小(图34-4-1)。根据CLSI最新抑菌圈直径解释标准折点,判定为敏感

(S)、中介(I)或耐药(R)。

(二)材料与方法

1. 培养基 采用水解酪蛋白(Mueller-Hinton,MH)培养基,为CLSI采用的兼性厌氧菌和需氧菌药敏试验标准培养基,pH为7.2~7.4。琼脂平板厚度为4mm,配置好的琼脂平板应置于密封塑料袋中4℃保存,使用前应将平板放置35℃孵育箱孵育,使其表面干燥。

2. 抗菌药物纸片 一般应购买合格的商品药敏纸片。药敏纸片应保存于干燥环境,−20℃以下冷冻保存。β-内酰胺类药物的纸片应密封冷冻保存。少量日常工作用的纸片可冷藏保存于2~8℃冰箱,至多用1周。有些不稳定的抗菌药物(如碳青霉烯类、加酶抑制剂的β-内酰胺类复方制剂等)须冷冻保存,用时取出。纸片在使用前1~2小时自冰箱取出,平衡至室温再打开,以避免出现冷凝水。纸片启封后应放入可密封的有干燥剂的容器中(图34-4-2)。若使用商品化的纸片分配器,应配备一个紧密的盖子和足够的干燥剂(图34-4-3),不用时2~8℃冷藏保存,使用前平衡至室温。纸片必须在有效期内使用,过期应弃去。

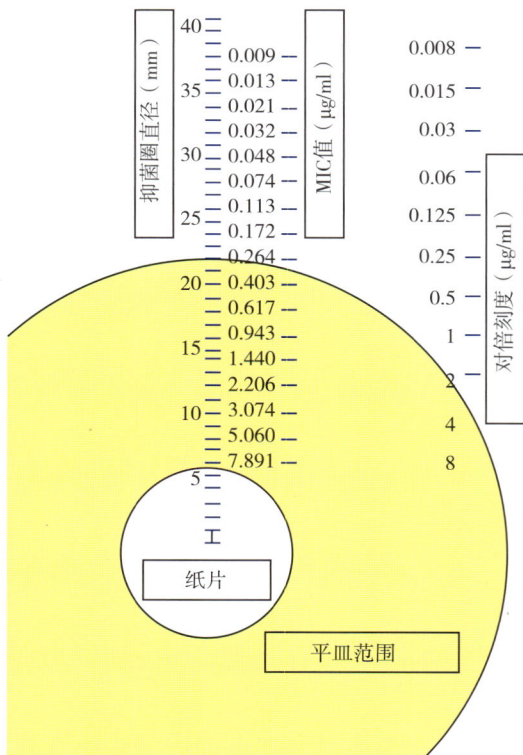

图 34-4-1 抑菌圈大小与 MIC 值呈负相关

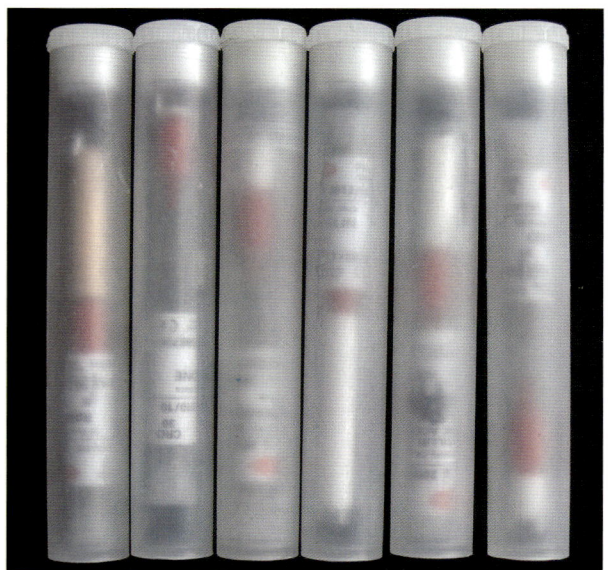

图 34-4-2 抗菌药物纸片的保存
开封后保存于密闭带干燥剂的容器内

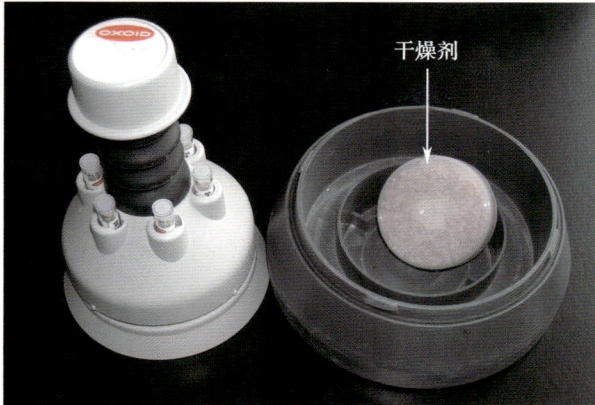

图 34-4-3　纸片分配器
OXOID 分配器(左),底座及干燥剂(右)

3. 标准比浊管　使用 0.5 麦氏(McFarland)标准比浊管,标定接种菌液浓度。比浊管配制方法:取 0.048mol/L 的氯化钡(1.175% w/v BaCl₂·2H₂O)0.5ml,加到 99.5ml 的 0.18mol/L 硫酸(1% v/v)溶液中并不断搅动以维持混悬状态,制成比浊管(图 34-4-4)。用光径 1cm 的分光光度计测定吸光度来标定标准比浊管。0.5 麦氏标准比浊管在 625nm 波长的吸光度应为 0.08~0.1。选管径与制备菌液试管相同的螺口试管,每管分装 4~6ml。将试管帽拧紧,置于室温暗处保存。在使用前,应将比浊管置于旋转混匀器上充分混匀。若有大颗粒出现,应更换。每 6 个月应更换标准比浊管或对其浓度进行复验。

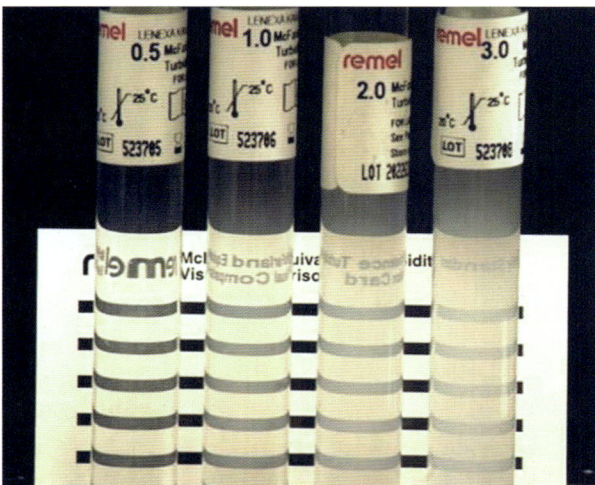

图 34-4-4　标准比浊管
根据不同用途可配成系列浓度

4. 接种物制备　挑取经过 35℃,16~24 小时孵育的纯培养物,用直接菌落悬液法或肉汤增菌法制备菌悬液,制备好的菌液须在 15 分钟内使用。

(1) 直接菌落悬液法:取纯培养物直接接种于无菌生理盐水或 M-H 肉汤(MHB),使浊度至 0.5 麦氏浊度单位(1.5×10⁸CFU/ml)。对于黏液型菌株、干燥型菌株及在盐水中自凝菌株,可配成高浓度菌液,经沉淀后取上清液稀释至 0.5 麦氏浊度单位(图 34-4-5)。

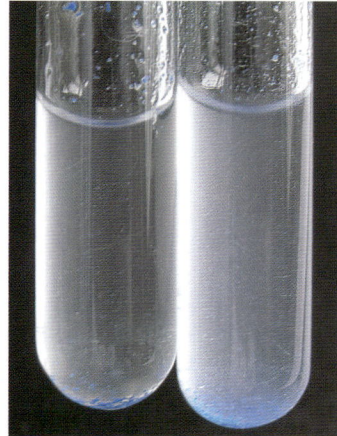

图 34-4-5　干燥型及黏液型菌落的菌液配制
沉淀后菌液

(2) 生长法:取纯培养物接种 MHB(Mueller-Hinton 肉汤),35℃孵育 4~6 小时,使浊度达到 0.5 麦氏浊度单位,浊度超过时可用无菌生理盐水或 MHB 稀释。在无法用菌落制备直接菌落悬液时可使用此方法。也可用于非苛养菌(葡萄球菌除外)的新鲜菌落(24 小时)直接菌落悬液方法无法进行时。

5. 接种平板　用无菌棉拭子蘸取调好的菌液,在液面上方管壁处旋转并用力挤压几次,挤出过多的菌液,然后在 M-H 平板表面反复均匀涂抹 3 次,每涂 1 次旋转平板 60°以保证接种菌涂布均匀,最后沿平板内缘涂抹 1 周。涂布完毕后,置室温干燥 3~5 分钟。药敏试验菌液涂布机,见图 34-4-6。

6. 贴药敏纸片　在 15 分钟内用无菌镊子或分配器将纸片贴于平板表面,并确保纸片与平板表面完全接触;各纸片中心距离不小于 24mm,纸片中心与平皿边缘距离不小于 18mm,通常一个直径 90mm 的平板贴 4~6 个纸片为宜,直径 150mm 平板至多可贴 12 个纸片。纸片一旦贴上,药物会立即扩散,因此纸片贴好后不能再移动。

7. 孵育　贴好纸片后,15 分钟内须把琼脂平板倒置放入孵箱孵育。叠放琼脂平板不超过 3 个(图 34-4-7)。孵育条件:肠杆菌目、铜绿假单胞菌、葡萄球菌、肠球菌和霍乱弧菌 35~37℃孵育 16~18 小时。一些药物(如氨基糖苷类、大环内酯类和四环素)的

抑菌圈直径受 CO_2 的影响会有较大改变,所以非苛养菌不易在 CO_2 浓度高的环境中孵育。肠球菌测头孢西丁和万古霉素需孵育 24 小时,不动杆菌、洋葱伯克霍尔德菌和嗜麦芽窄食单胞菌需 20~24 小时;其中葡萄球菌测苯唑西林、甲氧西林、萘夫西林和万古霉素温度不超过 35℃需孵育 24 小时。

8. 结果判读　菌液浓度合适且涂布均匀,细菌呈融合生长,抑菌圈呈透明环状,如出现单个菌落生长说明接种菌液的浓度太低(图 34-4-12),应重新进行试验。手持平板用卡尺、普通尺或特制的量具在平板背面量取抑菌圈直径(图 34-4-8A~C)。测量抑菌圈直径应包括纸片直径,肉眼观察无明显生长的地区作为抑菌圈边缘,在抑菌圈边缘借助放大镜才能观察到的微小菌落生长可忽略不计。也可使用读碟机对抑菌圈进行自动测量(图 34-4-8D)。

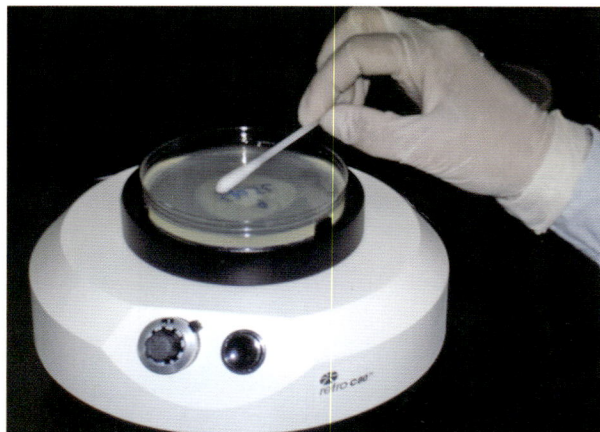

图 34-4-6　药敏试验菌液涂布机

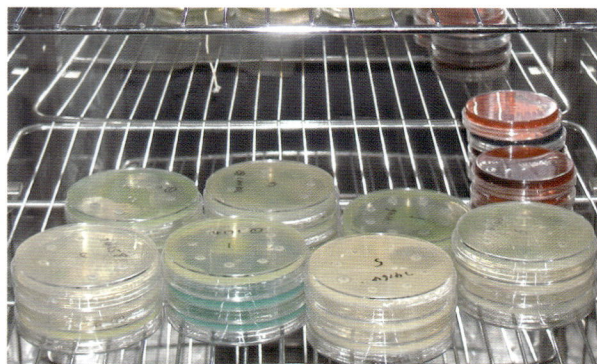

图 34-4-7　孵育时叠放琼脂平板不超过 3 块

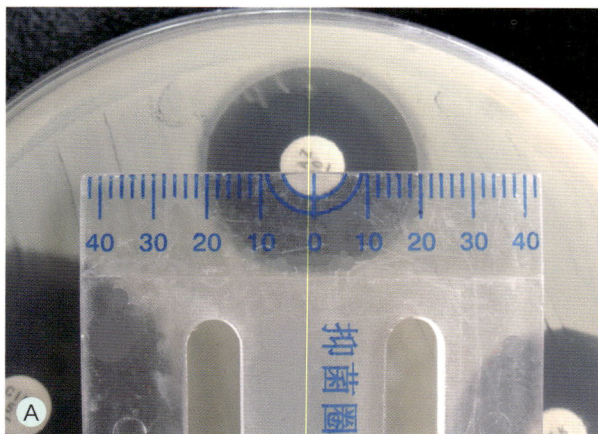

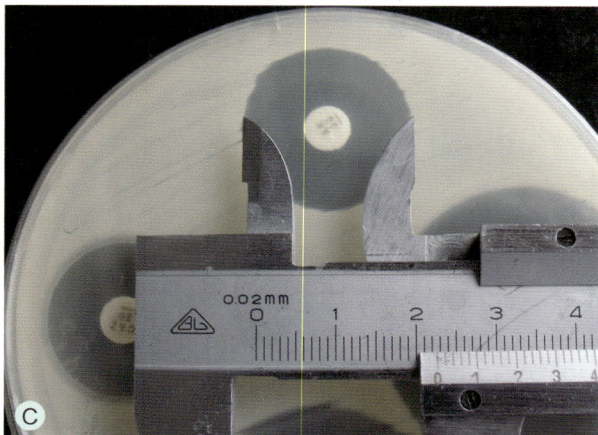

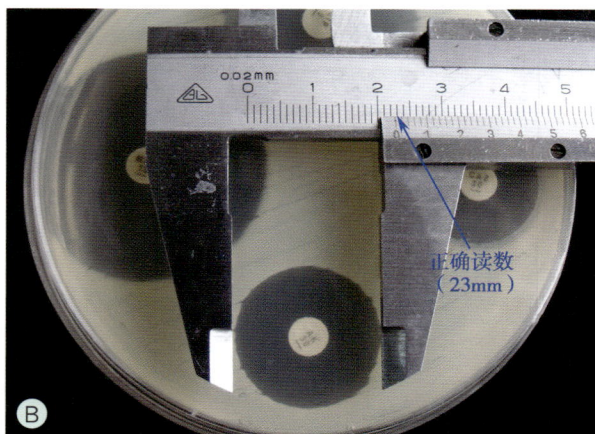

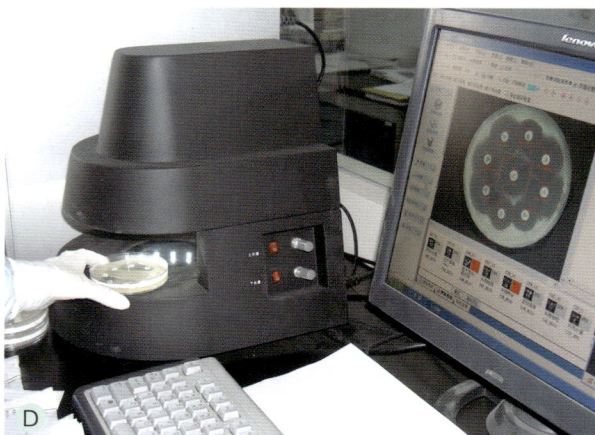

图 34-4-8　抑菌圈测量工具与方法

A. 直尺测量法;B. 卡尺(外卡)测量法;C. 卡尺(内卡)测量法;D. 读碟机自动测量法

测量单位为毫米，读取整数。

　　某些细菌抑菌圈判读特殊要求：

　　（1）肠杆菌目、铜绿假单胞菌、不动杆菌、洋葱伯克霍尔德菌、霍乱弧菌：用反射光阅读，从平板背面测量。变形杆菌可迁徙到某些抗菌药物抑菌圈内生长，因此变形杆菌抑菌环内由于迁徙出现的淡淡云雾样生长可忽略不计。甲氧苄啶和磺胺类药物抑菌圈内可允许出现菌株轻微生长；因此，在测量抑菌圈直径时可忽视轻微生长（20% 或较少的菌苔）而测量较明显抑制的边缘。见图 34-4-9。

　　（2）葡萄球菌和肠球菌：用反射光阅读，从平板背面测量，但苯唑西林、万古霉素需用透射光阅读（平板正对光源），在抑菌环内任何可辨别的菌落生长提示苯唑西林或万古霉素耐药。

　　（3）一般若在清晰的抑菌圈内有独立的菌落生长，则提示可能接种物不纯，需要重新分离、鉴定和药敏试验，但此菌落也可能为抗菌药物选择出的突变耐药株。不清晰抑菌圈的原因见图 34-4-10。

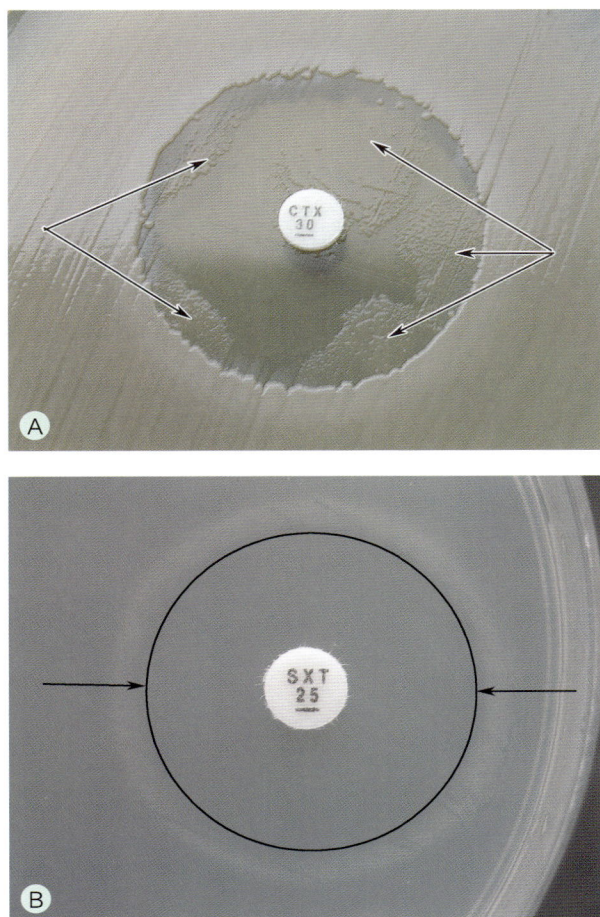

图 34-4-9　细菌抑菌圈判读特殊要求
A. 变形杆菌抑菌圈判读方法（量外圈）；
B. 复方新诺明抑菌圈测量方法（量内圈）

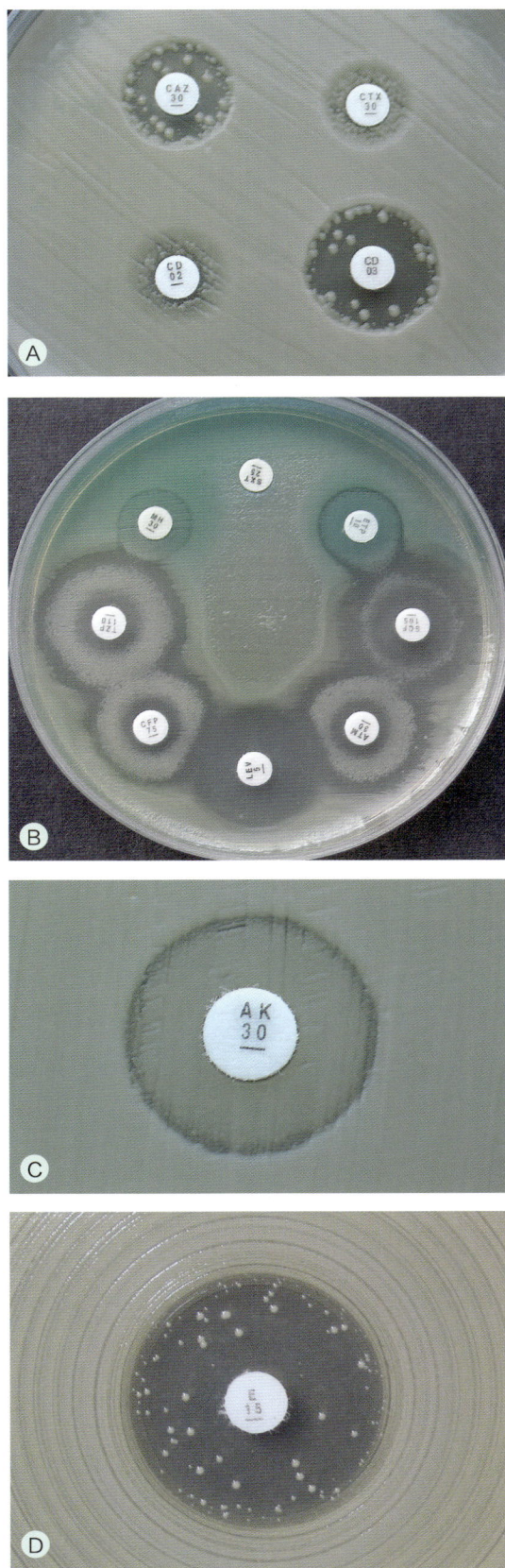

图 34-4-10　不清晰抑菌圈的原因
A. 诱导耐药株；B. 菌株不纯；C. 依赖性耐药；
D. 异质性耐药

（4）某些细菌的磺胺类药的抑菌圈内可能有微量的细菌生长，可以忽略不计，应以外抑菌圈的直径为准。

（5）对于溶血性细菌、产色素的细菌，应注意测量细菌生长受抑制的区域，而不是溶血区域或者色素扩散的区域。

9. 结果报告 根据 CLSI M100 文件最新版本解释标准，将各种抗菌药物按敏感、中介或耐药报告临床。

（三）质量控制

纸片琼脂扩散法药敏试验常用质控菌株包括金黄色葡萄球菌 ATCC 25923、金黄色葡萄球菌 ATCC 29213、粪肠球菌 ATCC 29212、大肠埃希菌 ATCC 25922、大肠埃希菌 ATCC 35218 和铜绿假单胞菌 ATCC 27853 等，常规工作中应按要求进行质量控制，质控菌株的抑菌圈直径应落在允许范围内，如果超出该范围，应及时查找原因并纠正。由于质控菌株的抑菌圈较大，因此在直径 90mm 的平板上贴不超过 4 个纸片为宜（图 34-4-11）。

（四）影响因素

1. 培养基成分 培养基的成分对结果影响很大，蛋白胨内含有对氨基苯甲酸（PABA），可中和磺胺类药物的作用。培养基中如含有胸腺嘧啶核苷和胸腺嘧啶可使三甲氧苄啶（TMP）失去活性。

二价阳离子（如 Ca^{2+}、Mg^{2+} 等）的浓度变化将影响氨基糖苷类、四环素、多黏菌素等抗菌药物对假单胞菌的试验结果。关于金属阳离子影响抗菌药物活性的机制还不完全清楚，可能解释为：二价阳离子对维持细胞壁结构的完整性是必需的，铜绿假单胞菌细胞壁上的脂多糖在富含 Ca^{2+}、Mg^{2+} 等的培养基中合成，阳离子被结合到细胞壁上，如此使得细胞壁对氨基糖苷类药物和其他抗菌药物通透性减低，因而需要较高浓度的药物才能抑制微生物生长。

2. 培养基 pH 标准方法 pH 为 7.2~7.4。培养基 pH 影响抗菌药物活性，可导致结果误差。红霉素和氨基糖苷类在酸性条件下对金黄色葡萄球菌的抗菌活性减低，在碱性条件下则会增强；而四环素和头孢菌素类在酸性条件下抗菌活性增加，在碱性条件下则减低。

3. 培养基厚度 标准方法培养基厚度 4mm，一般允许有 ±1mm 的误差。培养基厚薄主要影响药敏纸片中药物扩散后所形成的梯度浓度（$\mu g/cm^3$）以及细菌生长的营养状况。抗菌药物自纸片向培养基中呈球面状扩散，培养基越厚，纸片周围培养基中药物的浓度（$\mu g/cm^3$）越低，抑菌圈就越小，反之，培养基越薄，则纸片周围药物浓度越高，抑菌圈就越大。

4. 培养基中琼脂浓度 标准方法 17g/L。琼脂浓度大小主要影响抗菌药物扩散速率，琼脂是从海藻中提取出来的一种复合多糖物质，含有酸性硫酸盐基团。具有阳离子分子结构的抗菌药物（如多黏菌素、氨基糖苷类等）可与琼脂中酸性硫酸盐基团结合，这样抗菌药物在琼脂培养基中

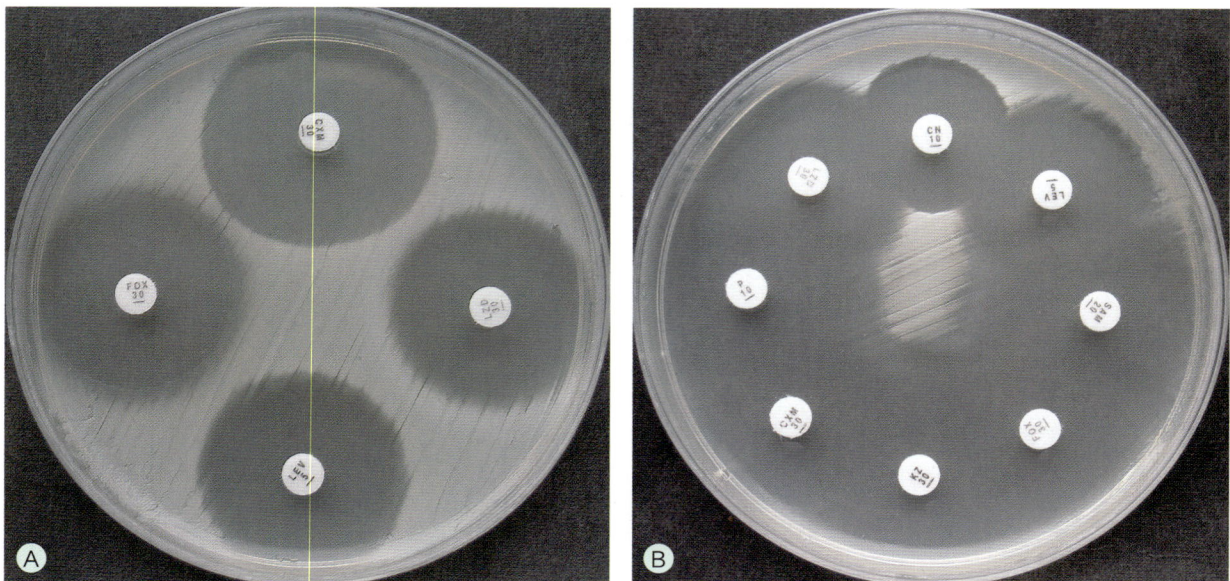

图 34-4-11 ATCC 25923 菌株纸片扩散法药敏质控结果
A. 直径 90mm 的平板上贴 4 个纸片为宜；B. 贴 8 个纸片的结果，抑菌圈融合

的扩散速度就减慢,因而不同程度影响抑菌圈的直径。

5. 接种物浓度　标准方法为 1.5×10^8CFU/ml。接种物浓度大小,是引起纸片扩散法药敏试验误差主要因素之一,单位面积上细菌接种量越小,形成的抑菌圈越大(图34-4-12)。根据有关试验,若低于标准接种物浓度则抑菌圈直径误差较大,但稍高时,误差相对较小。对0.5号麦氏标准比浊管应定期校正或配制(图34-4-13),因为比浊管随时间延长,其颗粒易变粗大,从而导致接种物浓度的偏低。对比浊仪的校准应纳入实验室的常规工作程序,每次实验前要先进行校准,并有记录。

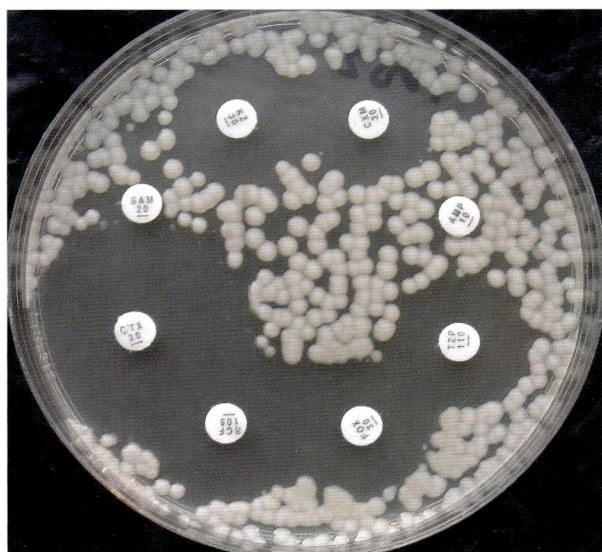

图 34-4-12　菌量过小的药敏结果

6. 纸片含药量　纸片含药量也是影响纸片扩散法药敏试验结果重要因素之一,根据试验,纸片含药量低于规定标量的50%时,则对抑菌圈直径影响较大,含药量高于标量50%以内,则对抑菌圈直径相对影响较小。因此,应定期进行质控。

7. 预孵育时间　尽管标准方法未作预孵育规定,但是要求幼龄菌悬液涂布平板后,须待其表面水分完全被培养基吸收再贴纸片,该过程实际上就是预孵育,由于在实际工作中常忽视这一误差源的存在,故试验菌接种后较长时间再贴纸片的现象比较常见,按照动力学方程对"临界时间(T_0)"的定义,当预孵育时间等于 T_0 时,则不能形成抑菌圈。实验证明预孵育时间与抗菌药物抑菌圈之间具有非常显著的负相关关系。建议常规工作中预孵育时间不宜超过15分钟。

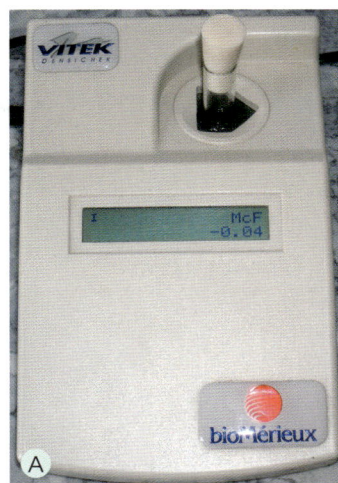

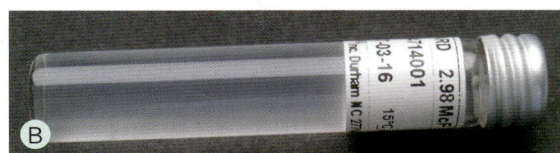

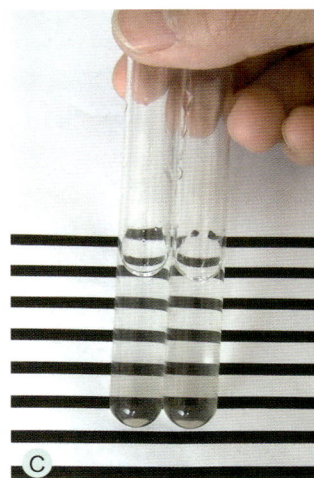

图 34-4-13　比浊仪及校准物
A. 电子比浊仪;B. 校准管;C. 手工比浊

(五) 注意事项

1. 某些抗菌药物/微生物组合在体外可出现活性,但在临床上无效,不应报告敏感或不做相关药物的药敏试验。如:①沙门菌属、志贺菌属对一代、二代头孢菌素和氨基糖苷类应报告耐药;②苯唑西林耐药葡萄球菌,应报告对所有青霉素类、头孢菌素类和其他β-内酰胺类(阿莫西林/克拉维酸、哌拉西林/他唑巴坦)和亚胺培南等耐药;③肠球菌属对氨基糖苷类(除高浓度外)、头孢菌素类、克林霉素和甲氧苄啶/磺胺异噁唑等应报告耐药。

2. 测试金黄色葡萄球菌、路登葡萄球菌和凝固酶阴性葡萄球菌对青霉素酶稳定的青霉素类耐药性时,首选方法是头孢西丁纸片扩散法。头孢西丁可替代苯唑西林来检测苯唑西林耐药性,结果更稳定(不受高产青霉素酶的影响,见图34-4-14);根据头孢西丁结果报告苯唑西林敏感或耐药。

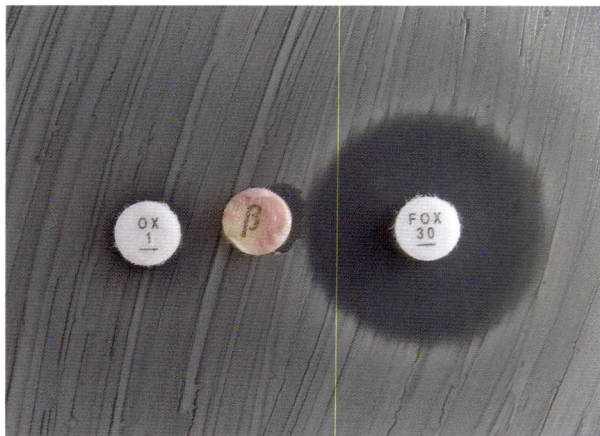

图34-4-14 用头孢西丁检测高产青霉素酶菌株的结果
左为苯唑西林纸片,右为头孢西丁纸片

3. 对分离于 CSF 中的细菌,下列抗菌药物不作为选择药物进行常规报告,因为用这些药物治疗某些微生物引起的脑部感染可能是无效的,即仅通过口服途径给药的药物,第一、二代头孢菌素(除外头孢呋辛钠),头霉素类,克林霉素,大环内酯类,四环素类和氟喹诺酮类等。

4. 青霉素敏感性可以预测不产 β- 内酰胺酶的肠球菌对氨苄西林、阿莫西林、酰基氨苄西林、氨苄西林 / 舒巴坦、阿莫西林 / 克拉维酸、哌拉西林 / 他唑巴坦的敏感性。对于血液和脑脊液的肠球菌分离株,推荐检测 β- 内酰胺酶。

5. 药敏纸片应注意保存干燥环境,可在 4℃下冷藏,或 -20℃以下冷冻保存。β- 内酰胺类药物纸片应密封冷冻保存,仅取出少量作为日常使用,在冰箱内保存 1 周。有些不稳定抗菌药物(如亚胺培南、β- 内酰胺类 /β- 内酰胺酶抑制剂复方制剂等)需冷冻保存,用时取出。纸片在使用前 1~2 小时从冰箱取出,平衡至室温再打开,以避免出现冷凝水。新购纸片启封后应放入可密封的有干燥剂的塑料袋中。纸片只能在有效期内使用,并定期做质控,过期应弃去。

6. 平板中的琼脂培养基厚度为 4mm,整体厚度要求均匀一致,这一条最易被忽视。

二、稀释法

(一) 原理

在肉汤或者琼脂中将抗菌药物作不同浓度梯度的稀释后,接种一定浓度的受试菌,通过测试细菌在含不同浓度梯度药物培养基内的生长情况,受试菌肉眼未见生长的最低药物浓度,即为该药物的最低抑菌浓度(MIC)。抗菌药物浓度梯度应包括临床有价值的稀释浓度,其最高浓度应高于血液或局部组织液的峰值,最低浓度应低于对照菌的 MIC 值。稀释法包括肉汤稀释法和琼脂稀释法,肉汤稀释法又包括肉汤宏量稀释法和肉汤微量稀释法。

(二) 方法

1. 肉汤宏量稀释法

(1)抗菌药物贮存液制备:抗菌药物直接购自厂商或相关机构,使用抗菌药物标准品或参考药粉。抗菌药物贮存液浓度不应低于 1 000μg/ml(如 1 280μg/ml)或 10 倍于最高测定浓度。溶解度低的抗菌药物可稍低于上述浓度。所需抗菌药物粉剂量或贮存液体积可根据下述公式进行计算。

$$质量(mg) = \frac{贮存液体积(ml) \times 贮存液浓度(μg/ml)}{药物的效能(μg/mg)}$$

或

$$贮存液体积(ml) = \frac{质量(mg) \times 药物的效能(μg/mg)}{贮存液浓度(μg/ml)}$$

注:药物的效能即药物的效价(纯度),以酸量计算。

例如:需配制 100ml 浓度为 1 280μg/ml 的抗菌药物贮存液,所用抗菌药物为粉剂,其药物的效能为 750μg/mg。用分析天平精确称取抗菌药物粉剂的量为 182.6mg。根据公式计算所需贮存液体积为:(182.6mg × 750μg/mg)/1 280μg/ml=107.0ml,然后将 182.6mg 抗菌药物粉剂溶解于少量体积(几滴或几毫升)溶剂中,再加稀释剂至总量 107.0ml。配制好的抗菌药物贮存液应贮存于 -60℃以下环境,保存期不超过 6 个月。抗菌药物溶剂和稀释剂参见 CLSI 抗菌药物敏感性试验执行标准 M100 文件(上一年或最新版本)有关内容。

根据 CLSI 抗菌药物敏感性试验操作标准,药敏试验用药物浓度范围应包含耐药、中介和敏感折点值和质控菌株药敏范围,特殊情况例外。

（2）培养基：推荐非苛养性细菌使用 MHB，pH 为 7.2~7.4。肉汤中二价阳离子的合适浓度范围：Ca^{2+} 为 20~25mg/L，Mg^{2+} 为 10~12.5mg/L。需氧菌及兼性厌氧菌在此培养基中生长良好。在测试葡萄球菌对苯唑西林的敏感性时，选择 CAMHB+2%（w/v）氯化钠（NaCl）；CAMHB+50μg/ml 钙离子用于测试葡萄球菌对达托霉素的敏感性。

（3）抗菌药物的制备及稀释：根据需要取无菌试管（13mm×100mm）12×2 支，排成 2 排（一排为受试菌，一排为质控菌），每管加入 MH 肉汤 1ml，在第 1 管加入经 MH 肉汤稀释的药物原液（如 256mg/L）1ml，混匀，然后吸取 1ml 至第 2 管，混匀后从第 2 管中吸取 1ml 至第 3 管，以此类推倍比稀释至第 11 管，并从第 11 管中吸取 1ml 弃去，第 12 管为生长对照。此时各管含药浓度依次为 128μg/ml、64μg/ml、32μg/ml、16μg/ml、8μg/ml、4μg/ml、2μg/ml、1μg/ml、0.5μg/ml、0.25μg/ml、0.125μg/ml。

（4）接种物的制备及接种：推荐接种物终浓度为 $5×10^5$CFU/ml。用生长法或直接菌落悬液法制成浊度达 0.5 麦氏标准比浊管的菌悬液，再用肉汤 1∶150 稀释作为接种物（约 $1×10^6$CFU/ml）。将制备好的接种物加入上述稀释好的抗菌药物管中，每管加入 1ml，使每管最终菌液浓度约为 $5×10^5$CFU/ml。制备好的接种物应 15 分钟内接种，并取一份接种物在非选择性琼脂平板上传代培养，以检查接种物的纯度和菌量（菌落计数法）。每批试验均要求带有质控菌株，以保证实验的准确性。

1）直接菌落悬液法：使用接种环从 18~24 小时培养的血琼脂平板中挑取 3~5 个菌落至肉汤或无菌 0.9% NaCl 中制成悬液。校准菌悬液浊度为 0.5 麦氏单位的浊度标准。为准确操作此步骤，可采用光密度测定仪测定，或在充足的光线下，将接种的试管与 0.5 麦氏单位标准管同置于白色背景下画有黑色线条的卡片上用肉眼进行比较。该法适用于大多数细菌，包括流感嗜血杆菌、淋病奈瑟菌、脑膜炎奈瑟菌、链球菌等苛养菌以及葡萄球菌属对甲氧西林或苯唑西林耐药的检测。

2）生长法：使用接种环或无菌拭子从血琼脂平板上挑选 3~5 个形态相同的单个菌落，转移至含 4~5ml 合适肉汤培养基（如胰大豆肉汤或 M-H 肉汤）的试管中。置 35~37℃孵育直至浊度达到或超过 0.5 麦氏单位（通常需 2~6 小时）。用无菌 0.9% NaCl 或肉汤调节浊度值为 0.5 麦氏单位。为准确操作此步骤，采取步骤同直接菌落悬液法。此法是黏液型菌株、干燥型菌株及在盐水中自凝菌株等不易直接乳化以获得浓度均一的菌悬液情况下，优先选择的方法。

（5）孵育：将接种好的试验管塞好塞子，置 35~37℃孵箱中，大气环境孵育 16~20 小时（对可能的甲氧西林耐药葡萄球菌、万古霉素耐药肠球菌孵育时间应满 24 小时。检测甲氧西林耐药葡萄球菌温度不高于 35℃），观察结果。不动杆菌、洋葱伯克霍尔德菌、嗜麦芽窄食单胞菌在普通空气孵箱中孵育 20~24 小时。

（6）结果判读：在读取所测试菌株的 MIC 前，应检查生长对照管的细菌生长情况是否良好，同时还应检查接种物的传代培养情况以确定其是否污染，菌量是否符合要求，质控菌株的 MIC 值是否处于质控范围。以肉眼观察，试管内完全抑制细菌生长的最低药物浓度，即为该抗菌药物对受试菌的 MIC（图 34-4-15）。甲氧苄啶或磺胺药物的肉汤稀释法终点判读为 80% 抑制生长的药物浓度。

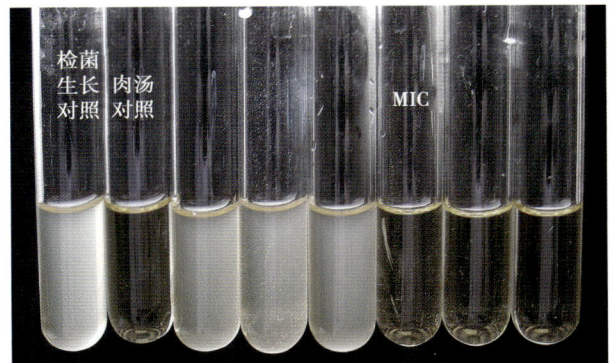

图 34-4-15　肉汤宏量稀释法结果判读

药物浓度从右至左由高到低倍比稀释，右起第 3 管为完全抑制细菌生长的最低药物浓度，即为该抗菌药物对受试菌的 MIC 值

2. 肉汤微量稀释法

（1）抗菌药物和培养基制备：同肉汤宏量稀释法。

（2）MIC 板：可用经批准认可的商品试剂盒或自己制备。自己制备：无菌操作，将倍比稀释后不同浓度的抗菌药物溶液分别加到灭菌的 96 孔聚苯乙烯板中，第 1 至第 11 孔加药液，每孔 100μl，第 12 孔不加药作为生长对照，冰冻干燥后密封，

−20℃以下保存备用（最好低于 −60℃）。

（3）标准比浊管：使用 0.5 麦氏标准比浊管，配制方法见纸片扩散法。

（4）接种物制备及 MIC 板接种：将用生长法或直接菌落悬液法制备的浓度相当于 0.5 麦氏比浊标准的菌悬液，经 MHB 1：20 稀释后，向每孔中加 10μl，密封 MIC 板。此时，第 1 孔至第 11 孔药物浓度分别为 128μg/ml、64μg/ml、32μg/ml、16μg/ml、8μg/ml、4μg/ml、2μg/ml、1μg/ml、0.5μg/ml、0.25μg/ml、0.125μg/ml。同时做一个生长对照和无菌（未接种）对照，并建议将菌悬液接种至非选择性琼脂平板培养，以检查接种菌悬液的纯度和进行培养物的菌落计数。

（5）孵育：将已接种的微量 MIC 板置 35~37℃孵箱孵育 16~20 小时。微量 MIC 板叠放一般不超过 4 个，以便保持所有培养物的孵育温度相同。为防止干燥，孵育前应将每个微量 MIC 板置于密封装置中，如塑料盒中。对于苛养菌和特殊耐药表型的检测，其孵育条件有所不同，应按相应要求实施。

（6）结果判读：在读取所测试菌株的 MIC 前，应检查生长对照孔的细菌生长情况是否良好，同时还应检查接种物的传代培养情况以确定其是否污染，菌量是否符合要求，质控菌株的 MIC 值是否处于质控范围。肉眼观察，以在小孔内完全抑制细菌生长的最低药物浓度为 MIC。或按照试剂盒说明判读（图 34-4-16）。甲氧苄啶或磺胺药物的肉汤稀释法终点判断，与阳性生长对照孔比较抑制 80% 细菌生长孔药物浓度为受试菌 MIC。当肉汤微量稀释法出现单一的跳孔时，应记录抑制细菌生长最高药物浓度。如出现多处跳孔，则不应报告结果，需重复试验。

3. 琼脂稀释法   琼脂稀释法是将不同浓度的抗菌药物，加入融化并冷至 50℃左右的定量 MHA 中，制成含不同抗菌药物浓度的平板，接种受试菌，孵育后观察细菌生长情况，肉眼观察以抑制细菌生长的琼脂平板所含最低药物浓度判为 MIC。该法优点是可在一个平板上同时做多株细菌 MIC 测定（图 34-4-17），结果可靠，易发现污染菌，缺点是制备含药琼脂平板费时费力。

（1）培养基：肠杆菌目、葡萄球菌、肠球菌、铜绿假单胞菌、不动杆菌、洋葱伯克霍尔德菌、嗜麦芽窄食单胞菌、霍乱弧菌及其他非肠杆菌目细菌使用 MH 琼脂。测试葡萄球菌对苯唑西林时，培养基中需加 2% NaCl。

（2）抗菌药物：抗菌药物应直接购自厂商或相关机构，使用抗菌药物标准品或参考药粉。抗菌药物制备和稀释，见表 34-4-1。

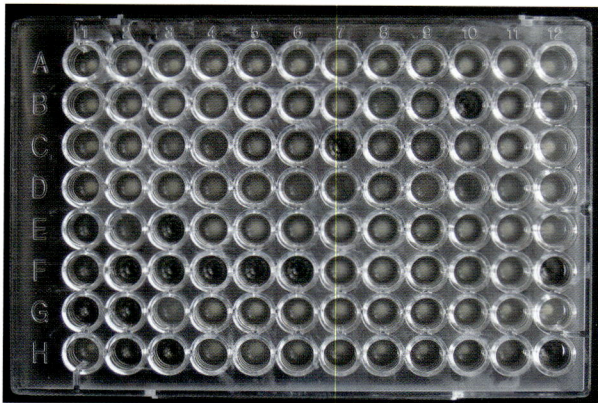

图 34-4-16   肉汤微量稀释法结果
浑浊孔为有菌生长，清亮孔为抑制生长

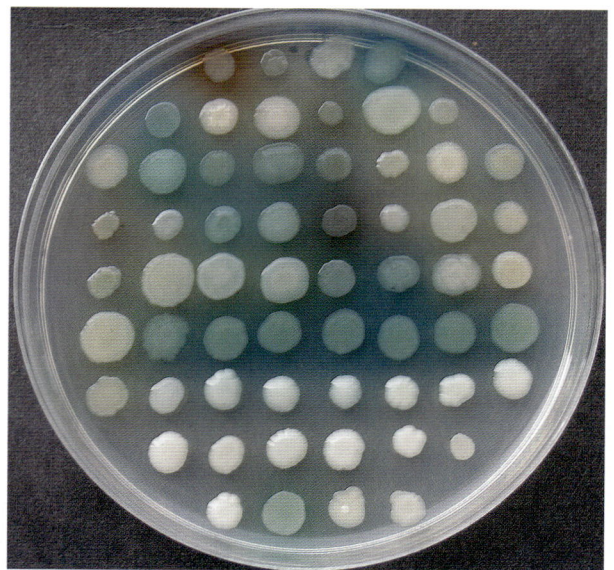

图 34-4-17   琼脂稀释法多点接种效果
在直径 90mm 的平板上最多可点种 60 株菌

表 34-4-1　琼脂稀释法药敏试验抗菌药物的稀释制备方案

			抗菌药物溶液				
步骤	浓度 / (μg/ml)	来源	体积 /ml	溶剂 /ml	中间浓度 / (μg/ml)	1:10 稀释在琼 脂中的终浓度 / (μg/ml)	Log_2
	5 120	贮存液	-	-	5 120	512	9
1	5 120	贮存液	2	2	2 560	256	8
2	5 120	贮存液	1	3	1 280	128	7
3	5 120	贮存液	1	7	640	64	6
4	640	步骤 3	2	2	320	32	5
5	640	步骤 3	1	3	160	16	4
6	640	步骤 3	1	7	80	8	3
7	80	步骤 6	2	2	40	4	2
8	80	步骤 6	1	3	20	2	1
9	80	步骤 6	1	7	10	1	0
10	10	步骤 9	2	2	5	0.5	-1
11	10	步骤 9	1	3	2.5	0.25	-2
12	10	步骤 9	1	7	1.25	0.125	-3

（3）标准比浊管：使用 0.5 麦氏标准比浊管，配制方法见纸片扩散法。

（4）含药琼脂平板制备：根据实验设计，将已倍比稀释的不同浓度的抗菌药物分别加入已加热融化，并在 45~50℃ 水浴中平衡的 MHA 中，充分混匀倾倒灭菌平板，琼脂厚度约 4mm（90mm 直径平板倾琼脂总量为 25ml）。通常按 1:9（或 1:19）比例配制药物琼脂平板，根据需要来选择药物浓度范围。配制好的含药琼脂平板应装入密封塑料袋中，

置 2~8℃ 冰箱可贮存 5 日（易失效的药物应及时使用）。

（5）接种物制备与接种：用生长法或直接菌落悬液法制备浓度相当于 0.5 麦氏标准比浊管的菌悬液，再 1:10 稀释。含药琼脂平板使用前，从 2~8℃ 冰箱取出置 35℃ 孵箱 30 分钟，待含药琼脂平板表面水分干燥后进行接种。以多点接种器（图 34-4-18）或定量移液器吸取制备好菌液（1~2μl）接种于琼脂平板表面，形成直径为 5~8mm 的菌斑，

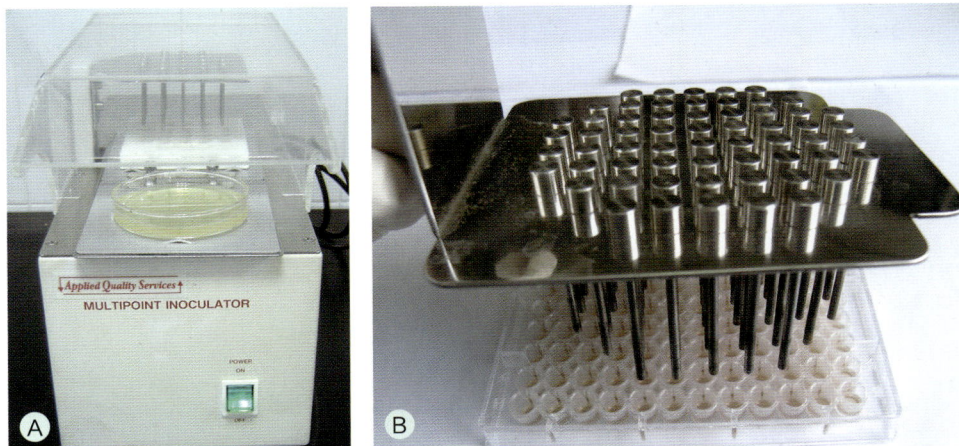

图 34-4-18　多点接种器

A. 半自动细菌多点接种仪；B. 手工细菌多点接种器

每个菌斑含菌数约为 10⁴CFU。接种顺序是先接种无药对照平板,而后从低药物浓度向高药物浓度平板。

(6)孵育:琼脂平板接种好菌液后,将平板置室温待菌液被琼脂吸收后(一般不超过 30 分钟)把琼脂平板倒置放入 35~37℃孵箱孵育 16~20 小时(检测葡萄球菌对苯唑西林及万古霉素、肠球菌对万古霉素敏感性时孵育时间应满 24 小时。甲氧西林耐药葡萄球菌药敏检测时孵育温度不能高于 35℃),观察结果。

(7)结果判读:将平板置于暗色、无反光物体表面判读试验终点,以抑制细菌生长的最低药物浓度为 MIC(图 34-4-19)。在含甲氧苄啶或磺胺琼脂平板上可见轻微细菌生长,与生长对照比较抑制 80%以上细菌生长的最低药物浓度作为 MIC。接种处出现单个菌落或模糊薄雾状可忽略不计,如果出现 2 个以上菌落生长于含药浓度高于终点水平的琼脂平板上,或低浓度药物琼脂平板上不长而高浓度药物琼脂平板上生长现象,则应检查培养物纯度或重复药敏试验。

(三)质量控制

用于稀释法药敏试验的质控菌株包括金黄色葡萄球菌 ATCC 29213、金黄色葡萄球菌 ATCC 43300;粪肠球菌 ATCC 29212、粪肠球菌 ATCC 51299;肺炎链球菌 ATCC 49619;大肠埃希菌 ATCC 25922、大肠

埃希菌 ATCC 35218;铜绿假单胞菌 ATCC 27853;流感嗜血杆菌 ATCC 49247、流感嗜血杆菌 ATCC 49766;淋病奈瑟菌 ATCC 49226。按质量控制要求进行质量控制,质控菌株的 MIC 值应落在允许范围内,如果超出该范围,应及时查找原因并纠正。

(四)注意事项

1. 抗菌药物的质量须保证,应为直接购自厂商或相关机构的原料药或标准品。实际浓度需根据原料说明书的纯度进行换算。

2. 肉汤稀释法如果出现单一的跳孔(或跳管)现象,应记录抑制细菌生长的最高药物浓度;如出现多处跳孔(或跳管),或琼脂稀释法出现低浓度药物琼脂平板上不长而高浓度药物琼脂平板上生长现象,应检查培养物纯度或重复试验。

三、E-test 法

(一)原理

E-test 法药敏试验是一种抗菌药物浓度梯度稀释法直接测量 MIC 的方法,即浓度梯度(多点药物浓度法)琼脂扩散试验。是一种结合了稀释法和扩散法的原理和特点测定微生物对抗菌药物的敏感度的定量技术。其原理基本同扩散法,即浓度呈连续梯度的抗菌药物从具有浓度刻度的塑料试条中向琼脂中扩散,在试条周围抑菌浓度范围内受试菌的生长被抑制,从而形成透明的抑菌圈,无明显细

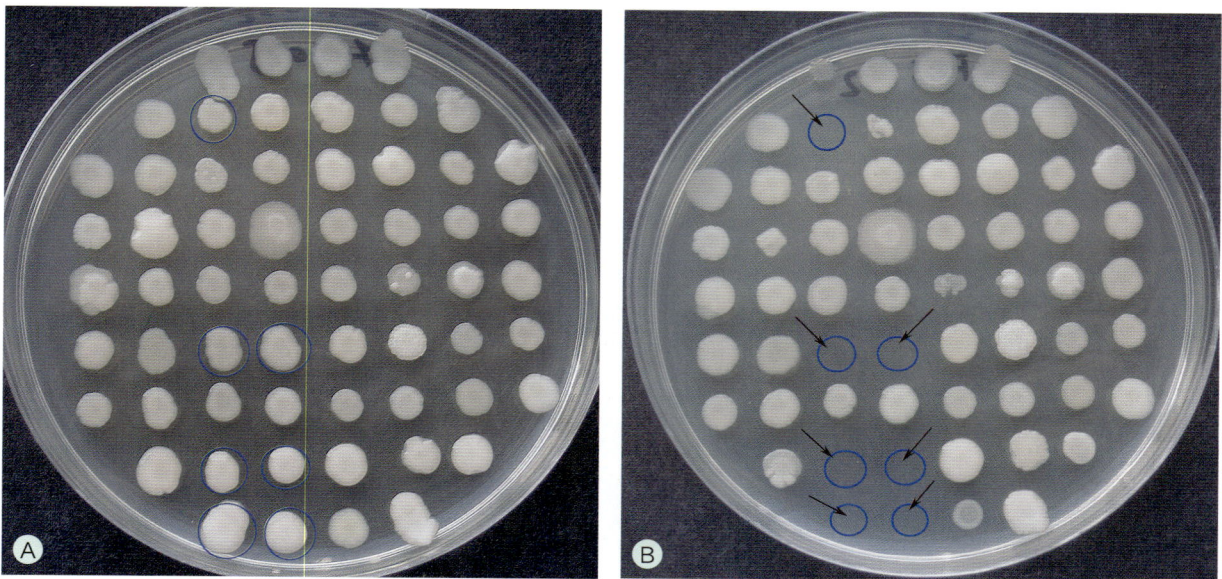

图 34-4-19　琼脂稀释法多点接种结果判读
A. 抗菌药物含量 0.25μg/ml;B. 抗菌药物含量 0.5μg/ml(箭头所指部位为完全抑制菌株生长),
即该部位菌株的 MIC 为 0.5μg/ml

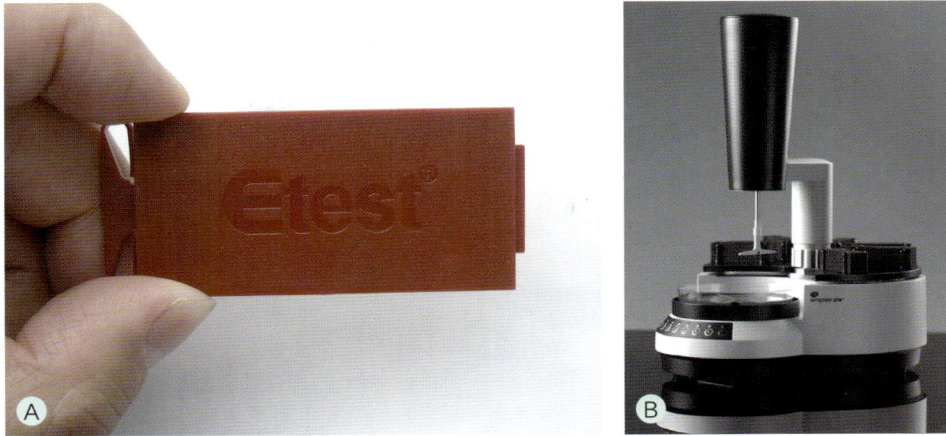

图 34-4-20　贴 E-test 条专用工具
A. 手工贴条器；B. E-test 自动贴条仪

菌生长处的浓度刻度值即为受试菌的 MIC。

（二）方法

1. 培养基、接种物制备和接种　同纸片扩散法。

2. E-test 条的存储与使用　E-test 药敏纸条与干燥剂一起置 −30℃冰箱保存备用，每次使用前先室温平衡 30 分钟后再开启 E-test 条容器或者包装，以免冷凝水浸湿纸片而使其效价降低。

3. 贴 E-test 条　同纸片扩散法。按说明书要求将 E-test 条贴于已涂布菌液的 MH 琼脂平板上（图 34-4-21）。直径 150mm 的平板内可放置 6 条 E-test 条（图 34-4-22A），90mm 者一般只能放置 1 条，最多 2 条 E-test 条。贴 2 条时，应将高、低浓度对贴，以减小抑菌圈相互干扰。可用镊子或专用贴条器材（图 34-4-20）进行贴条。

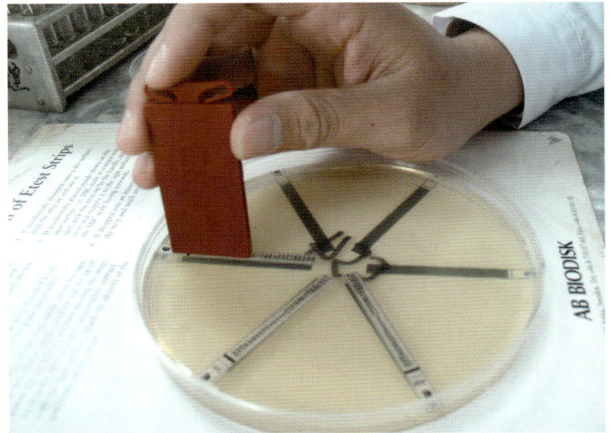

图 34-4-21　150mm 直径平板手工贴 E-test 条

4. 孵育时间和温度　同纸片扩散法。

5. 结果判读与解释　MIC 值的判读按 E-test

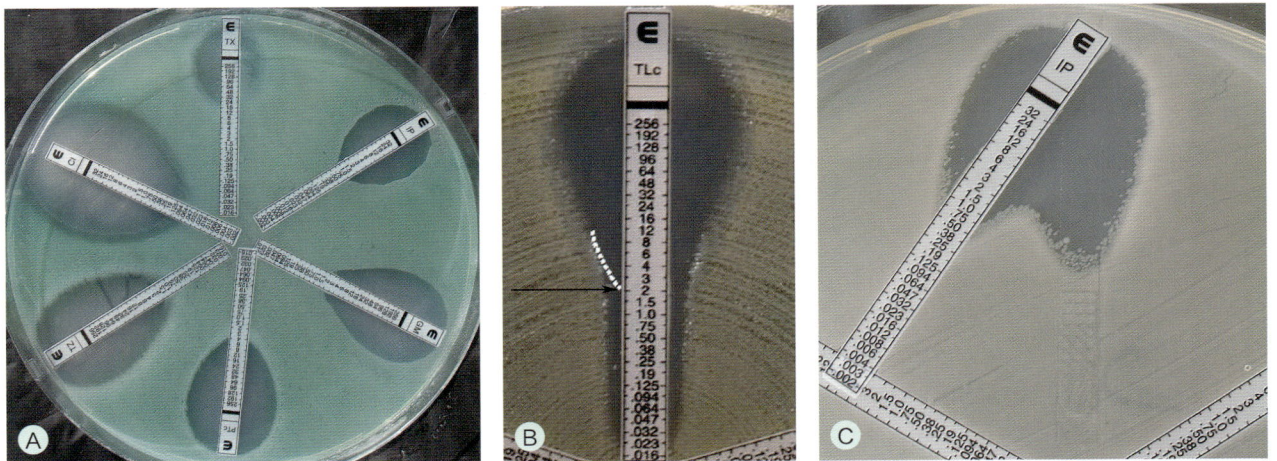

图 34-4-22　E-test 结果
A. 150mm 直径平板贴 6 条结果；B. 结果判读以梨形抑菌圈与试条相交处或抑菌圈切线与试条相交处的数值为准确读数（箭头示处）；C. 试条移动后的结果

法说明书执行,应注意产品说明书中关于结果判读的一些注意事项:

(1) E-test 条两侧的抑菌圈与试条相交处如介于试条上所示两刻度之间时,应读取较高的数值。

(2) E-test 条两侧的抑菌圈与试条相交不一致时,读取数值较高的一侧所示的读数。

(3) 沿 E-test 条边缘生长的纤细细菌线在阅读结果时可以忽略不计。

(4) 在抑菌圈内出现大、小菌落生长或者双抑菌圈时,应读生长物被完全抑制的部分与 E-test 条相交处的读数。

(5) 当抑菌圈在与 E-test 条相交处呈凹下延伸时,阅读凹下起始处切线与 E-test 条相交处的读数(图 34-4-22B),结果解释参照最新的 CLSI 标准。

(三) 质量控制

同稀释法药敏试验方法。

(四) 注意事项

1. 贴 E-test 条时,应刻度面朝上,不得贴反,如发现药面贴反或跌落在实验台上,可立即取下正确贴好。一旦药面接触琼脂后绝对不得再移动,因为抗菌药物会在数秒钟内渗入琼脂中影响检测结果(图 34-4-22C)。

2. E-test 条非常薄,贴试条时要仔细检查,防止同时贴入两条试条。若贴两条,应立即轻轻取出上面的一条,还可使用。

3. 贴条时应注意试条下面是否压有气泡,气泡会影响药物的均匀扩散,影响实验结果,可用挤压的方法捻出气泡。

4. MH 平板和 E-test 条储存要求同纸片扩散法。

四、梳状药敏试条法

(一) 原理

梳状药敏试条法药敏试验是一种抗菌药物浓度梯度稀释琼脂扩散试验,可直接测量 MIC 值(即多点药物浓度梯度法)。是一种结合了稀释法和扩散法的原理和特点测定微生物对抗菌药物的敏感度的定量技术。其原理基本同扩散法,即浓度呈连续梯度的抗菌药物从具有浓度刻度的塑料试条中向琼脂中扩散,在试条周围抑菌浓度范围内受试菌的生长被抑制,从而形成透明的抑菌圈,无明显细菌生长处的浓度刻度值即为受试菌的 MIC。在直径 90mm 的平板内放置 6 条梳状药敏试条,这一设计理念更适合我国临床微生物实验室的使用习惯,

可大大节省药敏平板的用量。

(二) 方法

1. 培养基、接种物制备和接种　同纸片扩散法。

2. 梳状药敏试条的存储与使用　梳状药敏试条与干燥剂一起置 −30℃冰箱保存备用,每次使用前先室温平衡 30 分钟后再开启梳状药敏试条包装,以免冷凝水浸湿纸片而使其效价降低。

3. 插梳状药敏试条　按说明书要求将梳状药敏试条插入已涂布菌液的 MH 琼脂平板上。直径 90mm 的平板内可放置 6 条梳状药敏试条(图 34-4-23)。可用镊子进行插条。

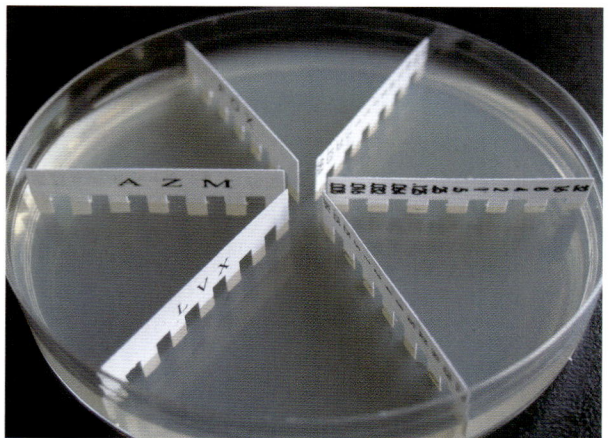

图 34-4-23　梳状药敏试条插入效果

4. 孵育时间和温度　同纸片扩散法。

5. 结果判读与解释　MIC 值的判读按梳状药敏试条说明书执行,应注意产品说明书中关于结果判读的一些注意事项。

(1) 梳状药敏试条的抑菌圈与试条相交处如介于试条上所示两刻度之间时,应读取较高的数值。

(2) 梳状药敏试条两侧的抑菌圈与试条相交不一致时,读取数值较高的一侧所示的读数。

(3) 在抑菌圈内出现大、小菌落生长或者双抑菌圈时,应读生长物被完全抑制的部分与梳状药敏试条相交处的读数。

结果解释参照最新的 CLSI 标准。梳状药敏试条的结果见图 34-4-24。

(三) 质量控制

同稀释法药敏试验方法。

(四) 注意事项

1. 插梳状药敏试条时,应梳齿朝下,不得反插。一旦插入琼脂后绝对不得再移动,因为抗菌药物会在数秒钟内渗入琼脂中。

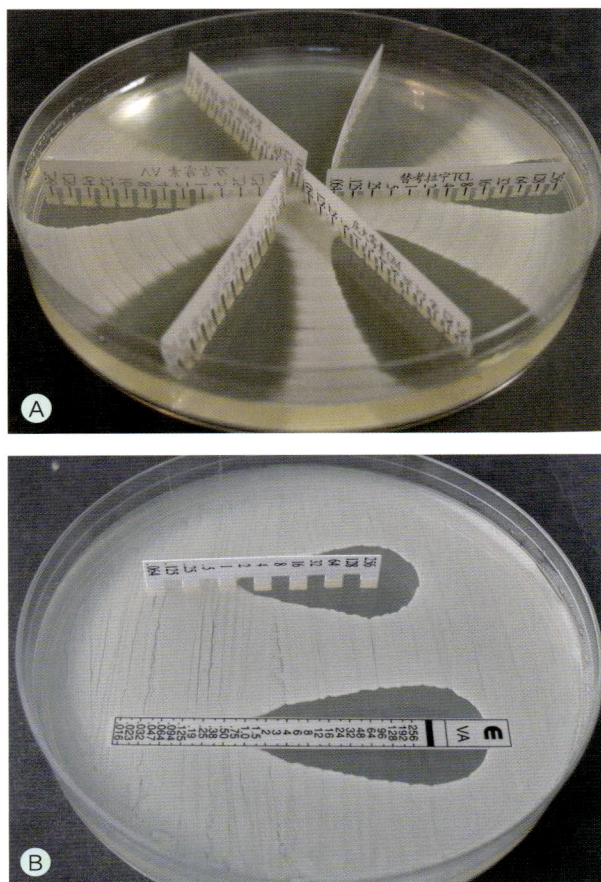

图 34-4-24　梳状药敏试条结果

A. 90mm 直径平板插 6 条结果；B. 与 E-test 条比较结果

2. MH 平板和梳状药敏试条储存要求同纸片扩散法。

五、自动化仪器法

法国生物梅里埃 Vitek 2 compact、美国 BO 公司 PHOENIX^System 及国产的 ATB 自动化微生物分析仪均可进行药敏试验自动分析。

（一）方法

严格按各仪器操作程序进行操作。获得新鲜细菌的纯培养后，根据要求调整菌悬液浓度，针对不同的细菌选择相应的药敏试验卡片，在充液仓中对卡片进行充液，置孵箱/读数器中孵育，仪器自动测试、读取数据和判断结果。

（二）质量控制

按各仪器说明书要求的菌种和检测频率进行。

（三）注意事项

1. 上机鉴定和药敏试验的细菌必须为新鲜纯培养物，并严格按说明书要求调节菌液浓度。

2. 多数仪器有根据细菌耐药规律而设定的专家系统，对于专家系统提示的不可能的或罕见的耐药表型，需对菌株重新纯化、确认和鉴定，必要时可用纸片扩散法进行比对试验。

六、联合抗菌药物敏感性试验

（一）指征

1. 病因未明和单用药不能有效控制的严重感染或混合感染，如急性心内膜炎、败血症、腹腔脓肿等。

2. 感染部位为一般抗菌药物难以达到的部位，如结核性脑膜炎。

3. 需长期用药，易产生抗药性的细菌感染，如结核病。

4. 有毒性的药物，通过联合用药，降低药物剂量，从而减轻毒性反应。

（二）基本原则

1. 杀菌剂之间联合用药。

2. 快速杀菌剂与快速抑菌剂的联合用药。

3. 慢速杀菌剂和快速抑菌剂之间联合用药。

4. 快速杀菌剂和慢效抑菌剂之间的联合用药。

（三）意义

1. 通过联合用药扩大抗菌范围，治疗混合性感染。

2. 发挥药物的协同抗菌作用以提高疗效，并预防或推迟细菌耐药性的发生。

3. 通过降低单种药物剂量，以降低药物的毒性。

（四）方法

1. 纸片扩散法　将两种测试药物的纸片贴于已涂布受试菌的药敏试验培养基上，两纸片中心间距为 24mm 左右，35℃孵育 18~24 小时后读取结果，根据两种药物抑菌环的形状判断结果（图 34-4-23）。

2. 重叠纸片法　将测试药物的药敏纸片，分别作单个和重叠扩散药敏试验，比较重叠纸片抑菌环直径与单个药物纸片抑菌环直径，判断两种药物的作用。

3. 棋盘滴定法（又称方阵测试联合效果法）　肉汤微量稀释棋盘法用于测定抗菌药物抑制或杀灭微生物的最低浓度，通常以 μg/ml 为单位。作为参考方法，肉汤微量稀释棋盘法可精确测定细菌对抗菌药物的敏感性，明确两药之间是否存在协同、相加、无关和拮抗作用（图 34-4-25）。但该方法比较耗时，工作量大且对方法学技术要求高，因此一般仅用于科学研究，常规实验室通常较少开展。

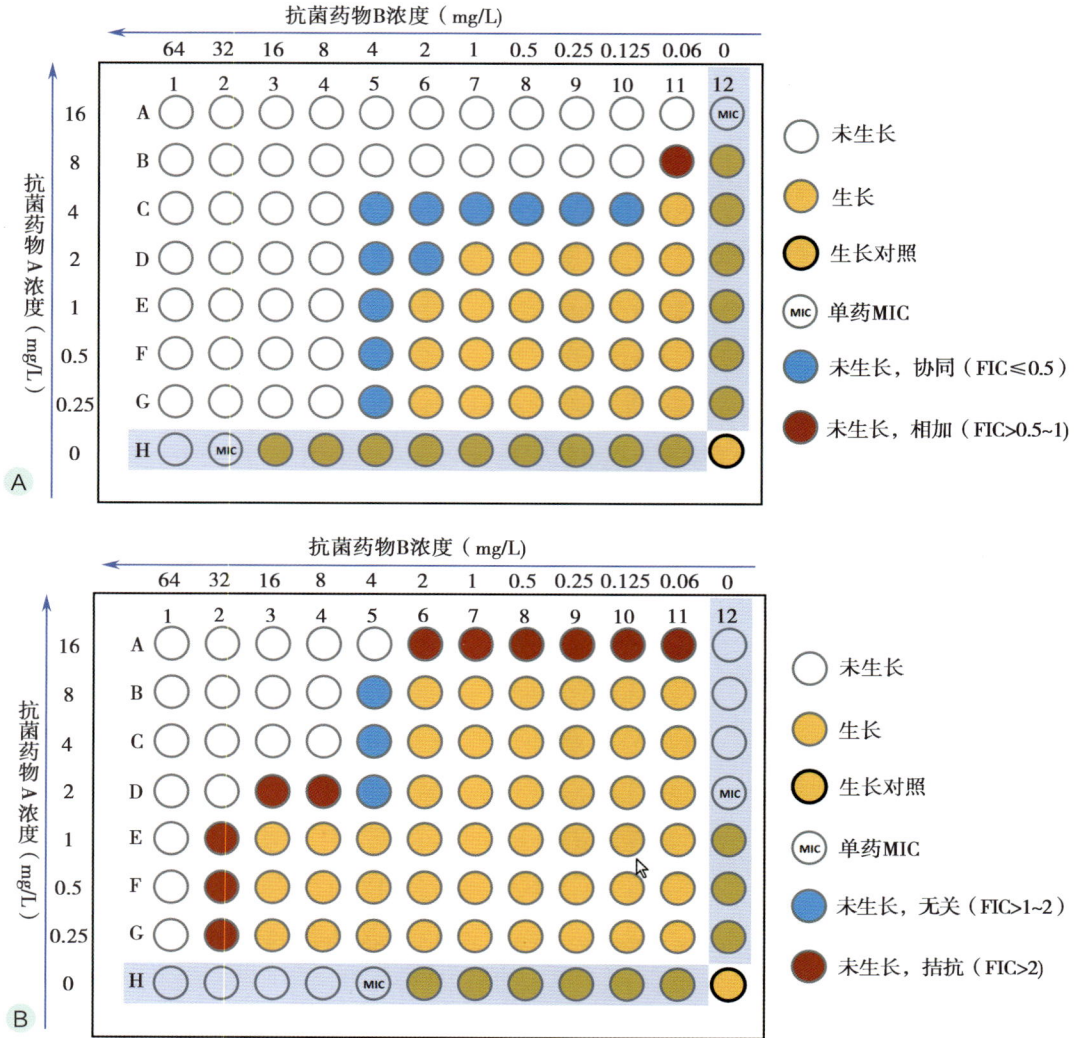

图 34-4-25　肉汤微量稀释棋盘法示意图
A. 菌株 1 结果；B. 菌株 2 结果

（1）方法：抗菌药 A 和抗菌药 B 经 2 倍倍比系列稀释后，以不同浓度组合进行混合，经过孵育后阅读单药以及两药联合后的 MIC。肉汤微量稀释法使用的 96 孔微量板在最终接种完成后通常每孔中液体终体积为 0.1ml，细菌终浓度为 $5 \times 10^5 CFU/ml$。将两种药物混合药敏试验的 MIC 与单独药物 MIC 值比较，通过计算抑菌浓度指数（FIC）来判断两种药物是否具有协同或拮抗作用。

（2）结果判断：FIC= 甲药联合时最小抑菌浓度（MIC）/ 甲药单独时 MIC+ 乙药联合时 MIC/ 乙药单独时 MIC，如联合用药中甲药 MIC 为 2μg/ml（A），乙药 MIC 为 8μg/ml（B），单独用药时甲药 MIC 为 4μg/ml（C），乙药 MIC 为 16μg/ml（D），即甲乙联合用药的 FIC=A/C+B/D=2/4+8/16=1.0。结

果判断标准：FIC ≤ 0.5 为协同作用，效果增强；0.5<FIC ≤ 1 为相加作用，作用累加；1<FIC ≤ 2 为无关作用，互不干扰；FIC>2 为拮抗作用，疗效降低。

（五）结果解释

1. 协同作用　表示两种药物联合作用的药效大于其单独作用的总和（图 34-4-26A）。

2. 相加作用　表示两种药物联合作用时的药效等于其单独使用时的总和（图 34-4-26B）。

3. 无关作用　表示两种药物联合作用的药效等于其单独药效（图 34-4-26C）。

4. 拮抗作用　表示两种药物联合作用的药效低于单独药效（图 34-4-26D）。

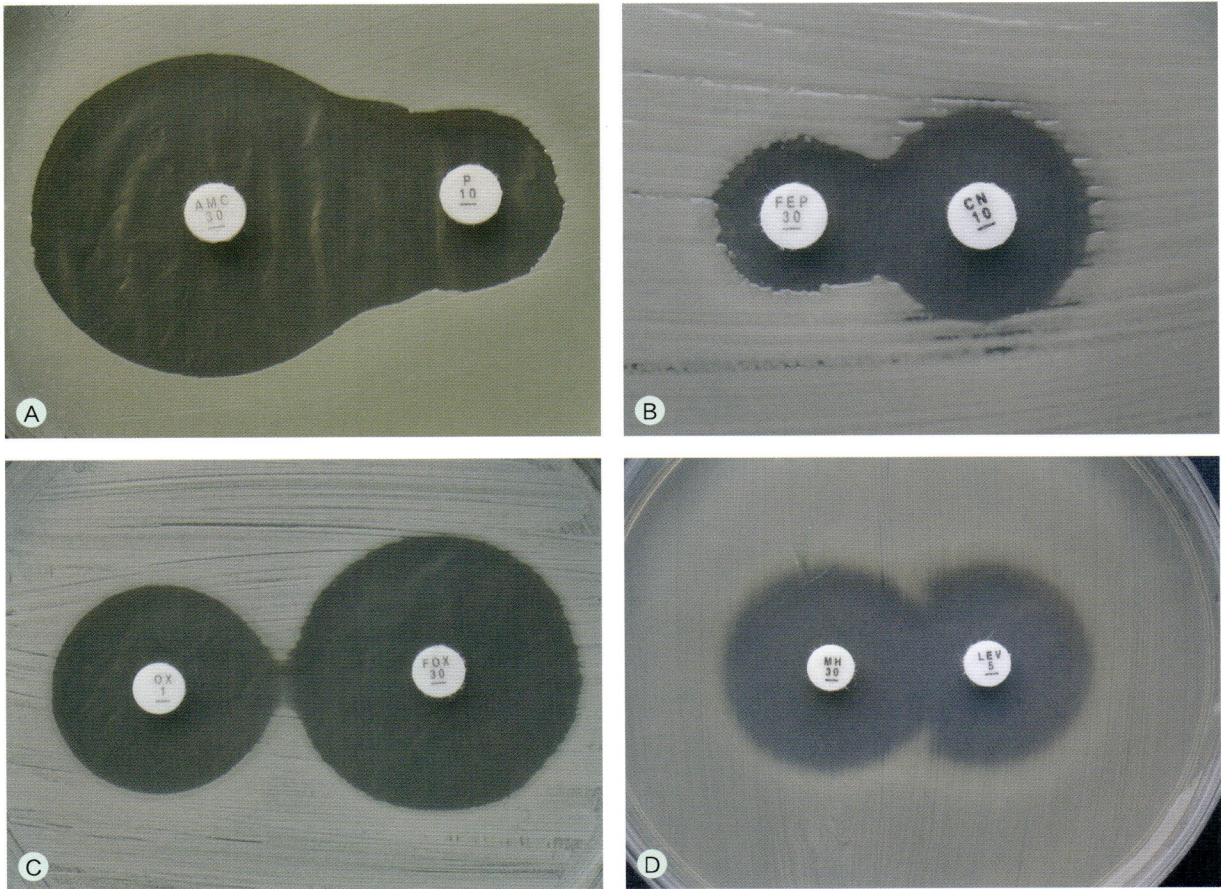

图 34-4-26　纸片扩散法联合药敏试验结果
A. 协同作用；B. 相加作用；C. 无关作用；D. 拮抗作用

（周铁丽　孙长贵）

第五节　苛养菌抗菌药物敏感性试验方法

一、嗜血杆菌属

（一）方法

1. 纸片扩散法　使用嗜血杆菌专用 HTM 培养基，直接菌悬液法制备 0.5 麦氏浊度单位的菌悬液，按纸片扩散法要求涂布菌液和贴纸片后，将平板置于含 5% CO_2、35~37℃孵箱中孵育 16~18 小时，采用无反光的黑色背景，测量完整的抑菌圈直径（包括纸片的直径），抑菌圈的边缘应为肉眼可见的生长处。借助于放大镜才能观测到的抑菌圈边缘的微弱生长，应忽略不计。对于甲氧苄啶和磺胺，应该选用加入 HTM 组成成分和 0.2IU/ml 的胸苷磷酸化酶的 CAMHB 培养基，纸片周围轻微的生长（少于 20% 的菌苔）也应忽略不计，测量更为明显的边缘以确定抑菌圈直径。

2. 肉汤稀释法　使用嗜血杆菌专用 HTM 肉汤，按肉汤微量稀释法药敏试验方法操作，在 35~37℃、普通空气环境的孵箱中孵育 20~24 小时判读结果。

3. E-test 法按说明书要求操作和判读结果。

（二）质量控制

质控菌株包括流感嗜血杆菌 ATCC 49247、流感嗜血杆菌 ATCC 49766,测试阿莫西林 / 克拉维酸用大肠埃希菌 ATCC 35218。质控菌株的测试结果应落在允许范围内,如果超出该范围,应及时查找原因并纠正。

（三）注意事项

1. 嗜血杆菌药敏试验所用培养基为嗜血杆菌专用的 HTM 培养基,而非 MH 或巧克力培养基。但是检测磺胺类或者甲氧苄啶药敏时,应该选用加入了 HTM 组成成分以及 0.2IU/ml 胸苷磷酸化酶的 CAMHB。

2. 对脑脊液分离的流感嗜血杆菌常规只报告氨苄西林、一种三代头孢菌素、氯霉素和美罗培南的药敏结果。

3. 产生 TEM 型 β- 内酰胺酶是流感嗜血杆菌耐氨苄西林和阿莫西林的主要原因,因此,在绝大多数情况下,通过 β- 内酰胺酶试验可以推测细菌对氨苄西林和阿莫西林的耐药性。

4. 注意 β- 内酰胺酶阴性氨苄西林耐药嗜血杆菌（BLNAR Hin）菌株,无论其对阿莫西林 - 克拉维酸、氨苄西林 - 舒巴坦、哌拉西林 - 他唑巴坦以及头孢克洛、头孢尼西、头孢他美等第二、三代头孢菌素类抗菌药物的 MIC 如何,均判定为耐药。

二、淋病奈瑟菌

（一）方法

1. 纸片扩散法　使用含 1% 生长添加剂的淋病奈瑟菌（GC）琼脂平板,直接菌悬液法制备 0.5 麦氏浊度单位的菌悬液,按纸片扩散法要求涂布菌液和贴纸片后,将平板置于含 5% CO_2、35~37℃孵箱中孵育 20~24 小时,用反射光阅读,从平板背面准确量取抑菌圈直径并判断结果。

2. 琼脂稀释法　培养基为 GC 琼脂基础 +1% 特定的生长添加剂,按琼脂稀释法药敏试验方法操作,将平板置于含 5% CO_2、35~37℃（不超过 37℃）孵箱中孵育 20~24 小时判读结果。

3. E-test 法按说明要求操作和判读结果。

（二）质量控制

质控菌株为淋病奈瑟菌 ATCC 49226。质控菌株的测试结果应落在允许范围内,如果超出该范围,应及时查找原因并纠正。

（三）注意事项

1. 淋病奈瑟菌在液体培养基中容易出现自溶现象,故药敏试验一般不采取肉汤稀释法进行检测。

2. 淋病奈瑟菌药敏试验的基础培养基为 GC 培养基,琼脂稀释法进行碳青霉烯类和克拉维酸药敏试验时,需要使用无半胱氨酸的生长添加剂,半胱氨酸对这两种抗菌药物中会限制生长因子的作用。

3. 150mm 平板贴纸片不超过 9 张,100mm 平板贴纸片不超过 4 张。测量抑菌圈直径时,以肉眼观察无明显生长的区域作为抑菌圈边缘,在抑菌圈边缘借助放大镜才能观察到的微小菌落生长可忽略不计。

4. 某些药物如头孢替坦、头孢西丁、壮观霉素等,体外药敏试验结果为"中介"时,其临床疗效不明确,存在技术问题的可能,需要重复试验。

5. β- 内酰胺酶试验可快速、准确检测质粒介导的青霉素耐药性,如果菌株的耐药性由染色体介导,需用纸片扩散法或琼脂稀释法进一步进行药敏试验。

6. 药敏用制备的菌悬液接种 GC 琼脂平板过夜培养,菌落配制 0.5 麦氏菌悬液,尽可能在 15 分钟内接种完毕。

三、肺炎链球菌

（一）方法

1. 纸片扩散法　使用含 5% 绵羊血的 MH 琼脂平板,制备 0.5 麦氏浊度单位的菌悬液,按纸片扩散法要求涂布菌液和贴纸片后,将平板置于含 5% CO_2、35~37℃孵箱中孵育 20~24 小时,准确量取抑菌圈直径并判断结果（青霉素纸片扩散法结果与 MIC 法结果不一致,不推荐使用）。

2. 肉汤稀释法　使用含 2.5%~5%（v/v）溶解马血,并经阳离子调节的 MH 培养基,按肉汤稀释法药敏试验方法操作,在含 5% CO_2、35~37℃孵箱中孵育 20~24 小时,判读结果。

3. 琼脂稀释法　使用含 5%（v/v）绵羊血（当试验磺胺药时,使用溶解的马血）的 MH 琼脂,直接菌悬液法制备 0.5 麦氏浊度单位的菌悬液,按非苛养菌琼脂稀释法进行操作,在含 5% CO_2 环境、35~37℃孵箱中孵育 20~24 小时判读结果。

4. E-test 法　用含 5% 绵羊血的 M-H 琼脂平板,按说明书要求操作和判读结果。

肺炎链球菌药敏试验方法见图 34-5-1。

（二）质量控制

质控菌株为肺炎链球菌 ATCC 49619。质控菌株的测试结果应在允许范围内,如果超出该范围,应及时查找原因并纠正。

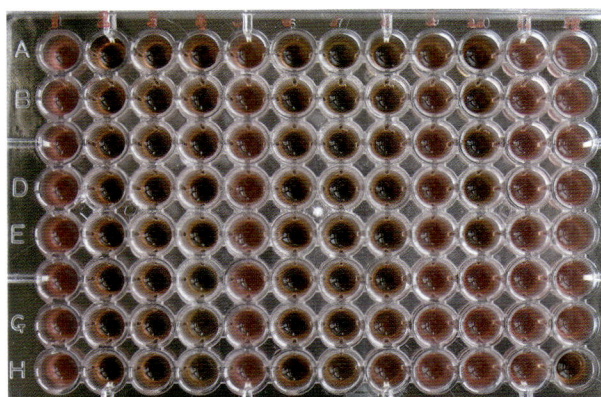

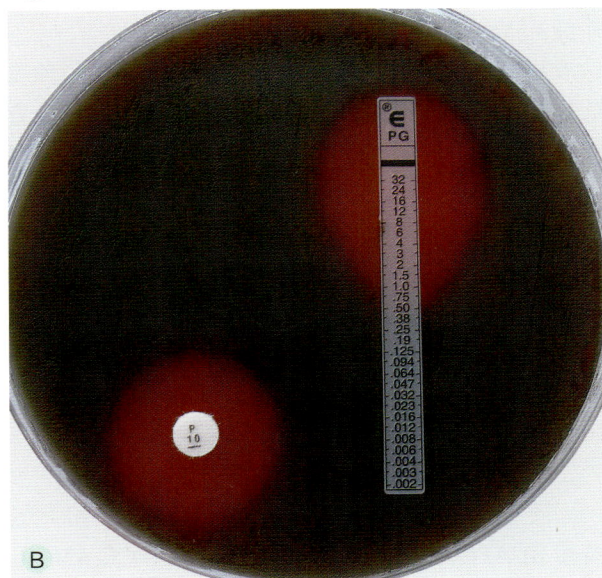

图 34-5-1　肺炎链球菌药敏试验方法
A. 肉汤微量稀释法；B. K-B 法和 E-test 法

（三）注意事项

1. 由于培养基中可能存在拮抗甲氧苄啶和磺胺类等药物的成分，抑菌圈内允许出现菌株轻微生长；纸片扩散法：测量抑菌圈直径时，以肉眼观察无明显生长的区域作为抑菌圈边缘，在抑菌圈边缘借助放大镜才能观察到的微小菌落生长可忽略不计。肉汤稀释法：拮抗剂可能使细菌微量生长，终点判读为 80% 抑制生长的药物浓度。

2. 阿莫西林、氨苄西林、头孢吡肟、头孢噻肟、头孢曲松、头孢呋辛、厄他培南、亚胺培南和美罗培南对肺炎链球菌的纸片扩散法药敏试验结果不可靠，对这些药物应当使用可靠的 MIC 方法来测定。

3. 从脑脊液中分离的肺炎链球菌应常规报告青霉素和头孢噻肟或头孢曲松、美罗培南的敏感性试验结果，并用 MIC 法或者纸片扩散法

测定万古霉素的敏感性；对其他部位的分离株，青霉素能预报对其他 β- 内酰胺类敏感性，可用含 1μg 苯唑西林纸片进行筛选试验，苯唑西林抑菌环直径 ≥ 20mm，可报告肺炎链球菌对青霉素敏感（MIC ≤ 0.06μg/ml），但当苯唑西林抑菌环直径 ≤ 19mm，应测定菌株对青霉素和头孢噻肟或头孢曲松、美罗培南的 MIC，不能根据苯唑西林抑菌环直径 ≤ 19mm 而报告青霉素耐药或中介。

4. 脑脊液中分离菌株对青霉素、头孢曲松、头孢噻肟、头孢吡肟的折点完全不同于非脑脊液分离菌株，所以要区别报告，用药剂量、次数也有严格区别的规定。

5. 当通过肉汤微量稀释法检测氯霉素、克林霉素、红霉素、利奈唑胺、特地唑胺和四环素的 MIC 时，细菌拖尾生长可能造成结果误读，建议读拖尾现象开始的最低浓度为其 MIC 值，应忽略细菌的微量生长。

四、β- 溶血链球菌及草绿色链球菌

（一）方法

1. 纸片扩散法　使用含 5% 绵羊血的 M-H 琼脂平板，直接菌悬液法制备 0.5 麦氏浊度单位的菌悬液，按纸片扩散法要求涂布菌液和贴纸片后，将平板置于含 5% CO$_2$、35~37℃ 孵箱中孵育 20~24 小时，准确量取抑菌圈直径并判断结果。

2. 肉汤稀释法　使用含 2.5%~5%（v/v）溶解马血，并经阳离子调节的 MH 肉汤（CAMHB），直接菌悬液法制备 0.5 麦氏浊度单位的菌悬液，按非苛养菌肉汤稀释法药敏试验方法操作，35~37℃ 大气环境孵育 20~24 小时，判读结果。

3. 琼脂稀释法　使用含 5%（v/v）绵羊血（当试验磺胺药时，使用溶解的马血）的 MHA，直接菌悬液法制备 0.5 麦氏浊度单位的菌悬液，按非苛养菌琼脂稀释法进行操作，在含 5% CO$_2$ 环境、35~37℃ 孵箱中孵育 20~24 小时，判读结果。

（二）质量控制

质控菌株为肺炎链球菌 ATCC 49619。质控菌株的测试结果应在允许范围内，如果超出该范围，应及时查找原因并纠正。

（三）注意事项

1. 对于纸片扩散法，测量抑菌圈直径（用肉眼判读），包括纸片直径。肉眼观察无明显生长的地区作为抑菌圈边缘。去除平板盖反射光照明琼脂平板，从平板表面上方测量抑菌圈直径。在抑菌圈

边缘借助放大镜才能观察到的微小菌落生长可忽略不计。

2. β- 溶血型包括具有 A（化脓链球菌）、C 或 G 群抗原，形成较大菌落的菌株和具有 B 群（无乳链球菌）抗原的菌株。具有 A、C、F 或 G 群抗原（咽峡炎链球菌，以前称为米勒链球菌），形成较小菌落的 β- 溶血菌株被分到草绿色菌群，应使用草绿色菌群解释标准。

3. 草绿色链球菌药敏试验所包括的微生物有变异链球菌群、唾液链球菌群、牛链球菌群、咽峡炎链球菌群（以前的米勒链球菌群）包括具有 A、C、F 和 G 抗原的形成小菌落的 β- 溶血链球菌和缓症链球菌群。

4. 链球菌的解释标准是基于若干菌种的群体分布、抗菌药物的药代动力学、先前出版的文献以及某些专家临床经验基础上提议的。对许多药物还没有系统地收集到临床数据用于回顾分析。

5. 对青霉素敏感的 β- 溶血链球菌可认为对下列抗生素也敏感，不需对这些药物再测试。β- 溶血链球菌（A、B、C、G 群）：氨苄西林、阿莫西林、阿莫西林 / 棒酸、氨苄西林 / 舒巴坦、头孢唑林、头孢匹肟、头孢拉定、头孢噻吩、头孢噻肟、头孢曲松、头孢唑肟、亚胺培南、厄他培南和美罗培南。对 A 群链球菌另加头孢克洛、头孢地尼、头孢丙烯、头孢布烯、头孢呋辛、头孢泊肟和头孢匹林。

6. 纸片扩散法检测草绿色链球菌对青霉素和氨苄西林敏感性试验不可靠。分离于正常无菌部位的草绿色链球菌（如 CSF、血液、骨髓）应使用稀释法测试青霉素的 MIC。脑脊液中分离菌株常规不报告对第一代、二代头孢菌素类、头霉素类、克林霉素、大环内酯类、四环素和氟喹诺酮的药敏结果，以上口服抗菌药物对 CSF 分离的链球菌治疗效果不佳。

7. 纸片扩散法不用于达托霉素试验。用稀释法测试达托霉素时需在 CAMHB 中补充 50μg/ml 钙。琼脂稀释法试验达托霉素还未被认可。

8. 当通过肉汤微量稀释法检测氯霉素、克林霉素、红霉素、利奈唑胺、特地唑胺和四环素的 MIC 时，细菌拖尾生长可能造成结果误读，建议读拖尾现象开始的最低浓度为其 MIC 值，应忽略细菌的微量生长。

五、脑膜炎奈瑟菌

（一）方法

1. 纸片扩散法　使用含 5% 绵羊血的 MH 琼脂平板。直接菌悬液法制备菌悬液，使用 35℃，5% 二氧化碳环境巧克力琼脂平板上孵育生长 20~24 小时的菌落进行制备；浓度相当于 0.5 麦氏浊度。羊血琼脂平板生长菌落可用于接种物制备，然而，从羊血琼脂平板上制备 0.5 麦氏浊度菌悬液，实际浓度比理论浓度要低约 50%，在制备最终接种物浓度接种板条前，应按要求进行菌落计数。按纸片扩散法要求涂布菌液和贴纸片后，将平板置于含 5% CO_2、35~37℃ 孵箱中孵育 20~24 小时，准确量取抑菌圈直径并判断结果。

2. 肉汤稀释法　使用含 2.5%~5%（v/v）马血，并经阳离子调节的 MH 肉汤（CAMHB）。直接菌悬液法制备 0.5 麦氏浊度的菌悬液，制备方法参见纸片扩散法。按非苛养菌肉汤稀释法药敏试验方法操作，在含 5% CO_2、35~37℃ 孵箱中孵育 20~24 小时，判读结果。

3. 琼脂稀释法　使用含 5%（v/v）绵羊血（当检测磺胺类药敏时，使用溶解的马血）的 M-H 琼脂。直接菌悬液法制备 0.5 麦氏浊度单位的菌悬液，制备方法参见纸片扩散法。按非苛养菌琼脂稀释法进行操作，在含 5% CO_2、35~37℃ 孵箱中孵育 20~24 小时，判读结果。

（二）质量控制

质控菌株为肺炎链球菌 ATCC 49619 和大肠埃希菌 ATCC 25922。肺炎链球菌 ATCC 49619，5% CO_2 环境用于纸片扩散法，大气或 5% CO_2 环境用于肉汤稀释法，阿奇霉素质量控制试验必须在大气条件下孵育。大肠埃希菌 ATCC 25922（在大气或 5% 二氧化碳环境）用于环丙沙星、萘啶酸、米诺环素和磺胺异噁唑监控。质控菌株的测试结果应在允许范围内，如果超出该范围，应及时查找原因并纠正。

（三）注意事项

1. 应在生物安全柜（BSC）中执行所有脑膜炎奈瑟菌对抗菌药物敏感性试验。在 BSC 外操作脑膜炎奈瑟菌悬浮液增加脑膜炎球菌感染的风险，实验室获得性脑膜炎球菌疾病有 50% 致死率。暴露于含脑膜炎奈瑟菌液滴或气溶胶是实验室获得性感染最可能的风险因素。当对脑膜炎奈瑟菌分离株执行微生物学程序时（包括抗菌药物敏感试验），要求操作人员严防液滴或气溶胶。

2. 对于纸片扩散法，在 150mm 平板上最多贴 5 个纸片，而 100mm 平板上最多贴 2 个纸片。测量抑菌圈直径以肉眼观察无明显生长的地区作为抑菌圈边缘。去除平板盖反射光照明琼脂平板,从平板表面上方测量抑菌圈直径。在抑菌圈边缘借助放大镜才能观察到的微小菌落生长可忽略不计。由于培养基中可能存在拮抗剂,甲氧苄啶和磺胺类药物抑菌环内可允许出现菌株轻微生长;因此,在测量抑菌圈直径时可忽视轻微生长(20%或较少的菌苔)而测量较明显抑制的边缘。

3. 通常对暴露于潜在脑膜炎奈瑟菌气溶胶的实验室工作人员,根据疾病预防和控制中心(CDC)预防接种咨询委员会建议,应考虑预防接种疫苗。接种疫苗可以降低但不能消除感染风险,因为它不是百分之百有效,对常见引起实验室获得性感染的 B 血清型不能提供保护作用。

4. 氨苄西林和青霉素纸片扩散法用于脑膜炎奈瑟菌试验不可靠,应测试 MIC。头孢噻肟、美罗培南、米诺环素及阿奇霉素,因极少出现耐药株,而无足够数据制定出耐药折点,目前只有敏感折点。

5. 检测磺胺类耐药性首选纸片扩散法。测试甲氧苄啶/磺胺异噁唑可预测对甲氧苄啶/磺胺异噁唑和磺胺类药物的敏感和耐药性。磺胺类药仅适用于脑膜炎球菌感染密切接触者预防。

6. 分离于泌尿道菌株,氯霉素不作为常规报告。

六、幽门螺杆菌

琼脂稀释法被 CLSI 推荐为幽门螺杆菌克拉霉素耐药性检测的金标准,有研究表明 E-test 法和琼脂稀释法的药敏结果具有良好的一致性。

(一)方法

1. 琼脂稀释法　培养基为添加 5%(v/v)的绵羊血 MH 琼脂,按需要配制梯度浓度的含药平板,从血琼脂平板上挑取孵育 72 小时的传代培养物,用生理盐水直接菌悬液法制备相当于 2.0 麦氏浊度的菌悬液(菌液浓度约 $1 \times 10^7 \sim 1 \times 10^8$ CFU/ml)。取接种物(每个斑点 1~3μl)直接点种到含有抗菌药物的琼脂平板上。在 35~37℃孵箱、适用于弯曲杆菌生长的微需氧环境中孵育 3 日判读结果。

2. E-test 法　使用含 5% 绵羊血的 MH 琼脂平板。直接菌悬液法制备 2.0 麦氏浊度单位的菌悬液,制备方法参见琼脂稀释法。取接种物 100μl 涂布于含 5% 绵羊血的 MH 琼脂平板,贴 E-test 条于平板,在 35~37℃微需氧环境中孵育 72 小时后记录 MIC 值,结果判读参照说明书。

(二)质量控制

质控菌株为幽门螺杆菌 ATCC 43504。质控菌株的测试结果应在允许范围内,如果超出该范围,应及时查找原因并纠正。

(三)注意事项

耐药的幽门螺杆菌在胃黏膜中可能并非均匀广泛分布,因此单个胃黏膜组织活检样本幽门螺杆菌的药物敏感性情况并不能代表胃黏膜组织整体情况。最好用多次取样的药敏结果进行综合判定。

(周铁丽　孙长贵)

第六节　分枝杆菌、诺卡菌及其他需氧放线菌抗菌药物敏感性试验方法

一、分枝杆菌抗菌药物药敏性试验方法

分枝杆菌药物敏感性试验包括结核分枝杆菌药物敏感性试验和非结核分枝杆菌药物敏感性试验。结核分枝杆菌药物敏感性试验方法有固体药敏试验(比例法和绝对浓度法)、液体药敏试验和分子药敏检测。

(一)结核分枝杆菌药敏试验

1. 固体药敏试验

(1)含药培养基的制备

1)含药培养基基础液成分

天门冬素	3.6g
(或谷氨酸钠 7.2g)	
KH₂PO₄	2.4g
MgSO₄·7H₂O	0.24g
柠檬酸镁	0.6g
丙三醇	12ml
蒸馏水	600ml

新鲜鸡卵液　　　　　　　　　　　　1 000ml
2% 孔雀绿　　　　　　　　　　　　　20ml

2）培养基含药的最终浓度：见表 34-6-1。

表 34-6-1　培养基中抗结核分枝杆菌药物最终浓度及溶剂

| 药物 | 绝对浓度法 | | 比例法 /（μg/ml） | 溶解药粉使用的溶剂 |
	低浓度 /（μg/ml）	高浓度 /（μg/ml）		
INH	1	10	0.2	灭菌蒸馏水
SM	10	100	4	灭菌蒸馏水
EMB	5	50	2	灭菌蒸馏水
RFP	50	250	40	二甲基亚砜
PAS	1	10	1	灭菌蒸馏水
TB1	10	100	40	灭菌蒸馏水
ETO/PTO	25	100	40	二甲基亚砜
KM	10	100	30	灭菌蒸馏水
AK	10	100	30	灭菌蒸馏水
CPM	10	100	40	灭菌蒸馏水
RFT	50	250	40	二甲基亚砜
LOFL	1	10	1	先用少量4%NaOH 完全溶解再加灭菌蒸馏水至所需浓度
OF	10	100		

注：INH，异烟肼；SM，链霉素；EMB，异胺丁醇；RFP，利福平；PAS，对氨基水杨酸钠；TB1，氨硫脲；ETO/PTO，乙硫（丙硫）异烟胺；KM，卡那霉素；AK，阿米卡星；CPM，卷曲霉素；RFT，利福喷丁；LOFL，左氧氟沙星；OF，氧氟沙星。

3）保存要求：利福平、利福喷丁药粉在 −20℃环境保存，其他药粉可保存在 4~8℃冰箱。配好的储存药液根据实际工作量分装并保存在 −20℃环境，不能反复冻融使用。

4）含药培养基制备步骤：①配制基础培养基基础液。②按照药物纯度和效价计算药量。③选用适当的溶剂溶解、稀释。④按实际需要量每 100ml 基础培养基中加入 1ml 药液。⑤混匀，分装，85℃凝固 50 分钟。⑥自然冷却，37℃无菌试验 24 小时，检查污染情况后 4℃保存，1 个月内用毕。

（2）菌液制备：在新鲜培养物（肉眼可见菌落后 1~2 周的菌落）不同部位刮取具有代表性的菌落，放入到带盖的平底试管中，试管预先放 10~20 个直径 3mm 的玻璃珠和 1ml 0.5% 吐温 -80 生理盐水，置于涡旋振荡器振荡约 30 秒，使菌悬液充分均匀化，静置 1 分钟后加入灭菌蒸馏水调节菌悬液浓度，与 1 个麦氏单位的标准麦氏浊度管比浊，即配成 1mg/ml 的菌悬液。或通过细菌分散仪自动制作菌悬液，自动比浊和折算配成 1mg/ml 的菌悬液稀释体积。

（3）菌液稀释和接种

1）绝对浓度法：将配好 1mg/ml 菌悬液静置片刻，使其中的颗粒或菌块沉淀，取 0.5ml 上述 1mg/ml 菌悬液加至 4.5ml 灭菌蒸馏水试管中，振荡混匀即配成 10^{-1}mg/ml 的菌液。按上述方法进行稀释直至 10^{-2}mg/ml；以灭菌刻度吸管接种 0.1ml 于含药和对照培养基上，每管接种菌量为 10^{-3}mg。

2）比例法：比例法是世界卫生组织（WHO）全球结核病耐药监测项目统一推荐的方法。目前常用接种方法有接种环和移液管。

①接种环法：接种环应是铂金环，铂金环的内径为 3mm，每环可以移液 0.01ml（必须经过称量滤纸方法进行校准）的菌液。用接种环取 2 满环 1mg/ml 的菌悬液移至装有 2ml 蒸馏水的小试管，振荡混匀，即配成 10^{-2}mg/ml 的菌液。同样方法，取 2 满环 10^{-2}mg/ml 的菌悬液移至装有 2ml 蒸馏水的小试管，振荡混匀，即配成 10^{-4}mg/ml 的菌液。用接种环分别将 10^{-2}mg/ml 和 10^{-4}mg/ml 的菌液接种一环于含药培养基和对照培养的斜面，接种菌量为 10^{-4}mg 和 10^{-6}mg。

②移液管法：将配好 1mg/ml 菌悬液静置片刻，使其中的颗粒或菌块沉淀，取 0.5ml 上述 1mg/ml 菌悬液加至 4.5ml 灭菌蒸馏水试管中，振荡混匀，即配成 10^{-1}mg/ml 的菌液。按上述方法连续进行 10 倍稀释，直至稀释到 10^{-5}mg/ml。在不含药两个培养基和含药两个培养基，分别接种 0.1ml 的 10^{-3}mg/ml 和 10^{-5}mg/ml 菌液。

（4）孵育、结果观察及报告

1）绝对浓度法：将接种好菌株的试管置 37℃培养 4 周观察结果，按下列方式报告对照及含药培养基上菌落生长情况：

分枝杆菌培养阴性：斜面无菌落生长。

分枝杆菌培养阳性（1+）：培养基斜面上菌落数 50~100 个菌落。

分枝杆菌培养阳性（2+）：培养基斜面上菌落数 100~200 个菌落。

分枝杆菌培养阳性（3+）：培养基斜面上布满菌落，菌落部分融合。

分枝杆菌培养阳性(4+)：培养基斜面上布满菌落，菌落融合。

培养基斜面上菌落数少于 50 个时，报告菌落数。见图 34-6-1。

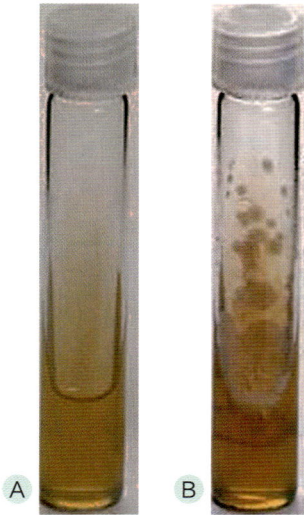

图 34-6-1　分枝杆菌绝对浓度法药敏试验结果
A. 为敏感，完全抑制（不生长）；B. 为耐药，生长程度
3+～4+（正常生长）

2）比例法：接种好菌液的培养基平放，使菌液尽可能多地覆盖培养基表面，于 37℃环境中孵育 24 小时后，直立培养基置于 37℃环境继续培养 4 周。菌落生长记录参照绝对浓度法。见图 34-6-2。

结果的判读、解释和报告：计算耐药百分比，即含药培养基上菌落数与无药培养基上菌落数的百分比。小于 1% 报告敏感，大于或等于 1% 报告耐药。

（5）质量控制：每批试验应以结核分枝杆菌参考菌株（H37Rv 敏感株）10^{-3}mg 检测含药培养基质量。接种 10^{-3}mg 要求对照培养基菌落数在 200 个以上且无融合，若菌落数低于 20 个时，要求重新作药敏试验。

（6）药敏试验注意事项

1）分枝杆菌药敏试验应在生物安全柜中进行，并严格按技术规范实施，防止产生气溶胶，尤其在挑取菌落、磨菌、菌液稀释和接种、烧灼接种环等操作时需更加小心。

2）选择新鲜、生长旺盛的菌落进行药敏试验，生长不良或陈旧菌株应传代后再进行试验。

3）比浊、菌液稀释应力求精确，以保证接种菌量的准确。

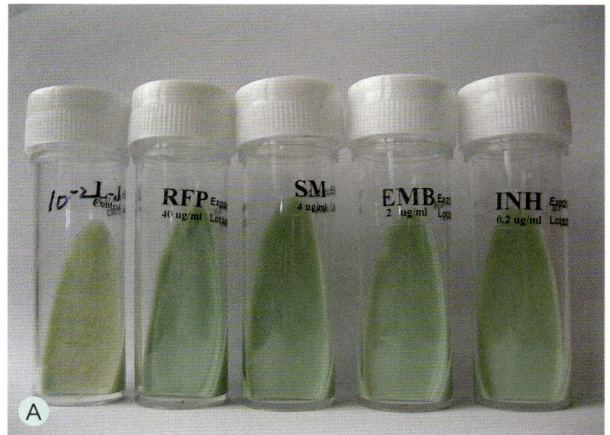

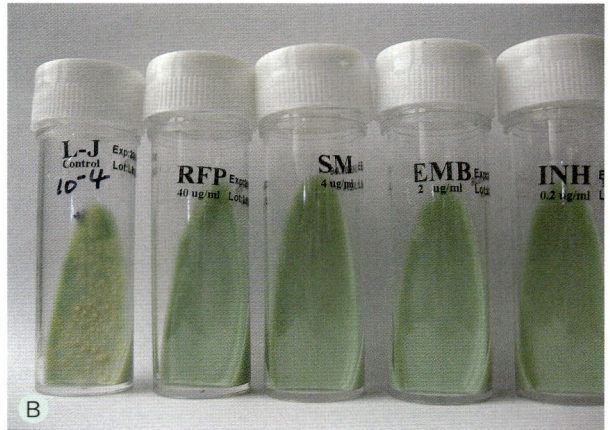

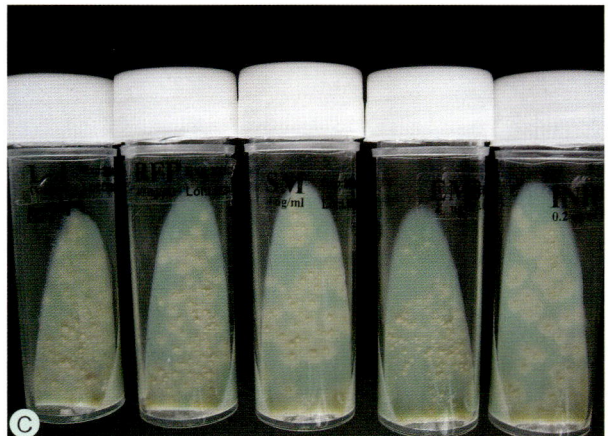

图 34-6-2　分枝杆菌比例法药敏试验结果
A. 10^{-2}mg/ml 菌液，对 INH、RFP、EMB、SM 敏感；B. 10^{-4}mg/ml 菌液，对 INH、RFP、EMB、SM 敏感；C. 10^{-4}mg/ml 菌液，对 INH、RFP、EMB、SM 耐药

4）空白对照培养基上菌落生长良好且高稀释度对照培养基上菌落数 ≥20 个，否则重新做。

5）以对照培养基和含药培养基上最大可数菌落数计算耐药百分比，判定结果。

6）若高、低稀释度对照培养基菌落数都不可数,则参照绝对浓度法判读结果(若含药培养基上菌落数≥20个时判为耐药),若结果不一致则需重做。

7)有些菌株在罗氏培养基上生长不良,在含某种药物的培养基上出现含药培养基生长比在空白对照培养基生长好,通常将这种现象称为依赖该药结核分枝杆菌。

2. MGIT 960 系统结核分枝杆菌药物敏感性试验   基于液体培养基的比例法间接药敏试验,比例法(液体)全自动分枝杆菌药敏试验基于液体培养基和全自动的培养系统,液体培养基可为结核分枝杆菌提供充足的营养,利于结核分枝杆菌的生长;而自动化的分枝杆菌培养系统,通过仪器检测分枝杆菌生长过程,自动报告监测结果。当在液体培养基中加入一定浓度药物时,分枝杆菌培养系统即成为分枝杆菌药敏检测系统,一定数量的结核分枝杆菌加入培养基中,当结核分枝杆菌能在抑制其生长的最低药物浓度下生长时被界定为耐药菌株,反之则定为敏感菌株。

目前市场上有多个液体培养系统供应,BACTEC960是集分枝杆菌快速生长培养、检测及药敏技术为一体的全自动分枝杆菌培养仪。该仪器通过连续检测接种标本的MGIT分枝杆菌生长指示管所显示的荧光强度的变化从而判断是否有分枝杆菌生长。BACTEC960系统药敏采用的方法用比例法进行结核分枝杆菌的药物敏感性试验的检测,除吡嗪酰胺外的其他药物药敏试验判断的临界度为1%,吡嗪酰胺药敏判断临界度为10%。

(二)非结核分枝杆菌药敏试验

近年来,非结核分枝杆菌病呈快速增多趋势,目前已发现非结核分枝杆菌种类多达150种,13个亚种,其中致病或条件致病性菌种有50余种。致病菌或机会致病菌感染常发于老年人、免疫力低下者。由于非结核分杆菌感染具有与结核病相似的临床表现,但非结核分枝杆菌与结核分枝杆菌复合群药物敏感性大不相同,大部分非结核分枝杆菌对抗结核药物天然耐药,不同非结核分枝杆菌菌种对药物敏感性也不相同,化疗方案应根据不同菌种有所不同,临床上通常根据非结核分枝杆菌诊治专家共识进行制定治疗方案。快速准确对非结核分枝杆菌进行药敏检测和菌种鉴定对治疗非结核分枝杆菌引起疾病具有重大意义。由于我国目前尚没有非结核分枝杆菌药敏检测标准方法,现在通常参考中国防痨协会翻译CLSI制订的《分枝杆菌、诺卡菌和其他需氧放线菌的药物敏感性试验;批准的标准》(第2版)进行。

二、诺卡菌和其他需氧放线菌抗菌药物敏感性试验方法

(一)方法

诺卡菌和其他需氧放线菌的抗菌药物敏感性试验方法常见推荐使用液体微量稀释法,其结果判读标准见表34-6-2,具体操作步骤请参考中国防痨协会翻译《分枝杆菌、诺卡菌和其他需要放线菌的药物敏感性试验;批准的标准》(第2版)。常见诺卡菌属种/群对药物敏感性情况见表34-6-3。

表 34-6-2   诺卡菌和其他需氧放线菌肉汤微量稀释法结果判读标准(CLSI M24S-ED2)

药物名称	最低抑菌浓度[MIC/(μg/ml)]		
	敏感	耐药	中介
阿米卡星	≤8	≥16	–
妥布霉素	≤4	≥16	8
环丙沙星[a]	≤1	≥4	2
莫西沙星	≤1	≥4	2
头孢曲松	≤8	≥64	16~32
阿莫西林/克拉维酸	≤8/4	≥32/16	16/8
亚胺培南	≤4	≥16	8
克拉霉素	≤2	≥8	4
复方新诺明	≤2/38	≥4/76	–
利奈唑胺	≤8		

续表

药物名称	最低抑菌浓度 [MIC/(μg/ml)]		
	敏感	耐药	中介
米诺环素 [b]	≤1	≥8	2~4
头孢吡肟	≤8	≥32	16
头孢噻肟	≤8	≥16~32	64
多西环素	≤1	≥8	2-4
万古霉素	≤2	≥16	4~8

注:a,环丙沙星和左氧氟沙星有交叉耐药,它们的体外活性都低于新药 8- 甲基氟喹诺酮;b,新大环内酯类药物代表。

表 34-6-3 常见诺卡菌属不同种群对药物敏感性情况

药物名称	圣乔治诺卡菌	脓肿诺卡菌	皮疽诺卡菌	巴西诺卡菌	假巴西诺卡菌	豚鼠耳炎诺卡菌	新诺卡菌复合群[*]	南非诺卡菌复合群[**]
阿米卡星	S	S	S	S	S	S	S	R
妥布霉素	ND	ND	R	S	S	ND	ND	R
环丙沙星	R	R	S	R	S	S	R	S
头孢曲松	S	S	R	S/R	S/R	R	R	R
阿莫西林/克拉维酸	R	S	S	R	R	R	R	S/R
亚胺培南	S	R	V	R	R	R	S	V
克拉霉素	R	R	R	R	R	V	S	R
磺胺类(含复方新诺明)	S	S	S	S	S	S	S	S
利奈唑胺	S	S	S	S	S	S	S	S
米诺环素	V	V	V	S	R	V	V	V

注:ND,无数据;R,耐药;S,敏感;V,可变;*,新诺卡菌复合群包括非洲诺卡菌、优美诺卡菌、新诺卡菌、克鲁切克诺卡菌以及老兵诺卡菌;**,南非诺卡菌复合群包括布莱洛克诺卡菌、南非诺卡菌、华莱士诺卡菌。

(二)质量控制

推荐使用金黄色葡萄球菌 ATCC 29213 和铜绿假单胞 ATCC 27853 作为质量控制菌株,大肠埃希菌 ATCC 35218 可以用于阿莫西林/克拉维酸质量控制菌株,这些菌株的应用范围参考 CLSI 文件 M100。

(蓝如束)

第七节 厌氧菌抗菌药物敏感性试验方法

目前针对厌氧菌感染主要是以经验性用药为主,因可用抗菌药物种类有限,药敏试验及厌氧菌分离培养的方法烦琐等原因,故临床医师和实验室工作人员不重视厌氧菌的药敏试验。但有足够的证据表明,抗菌药物耐药的问题日益凸显,因而厌氧菌的药物敏感性测定是很必要和重要的。

一、厌氧菌药敏试验的指征

临床上有厌氧菌感染存在,并在实验室分离出厌氧菌,原则上均应进行药敏试验。

1. 从脑脓肿、肺脓肿、腹腔感染、心内膜炎、骨髓炎、菌血症、关节感染、人工装置或人工血管感染分离到的特殊感染标本应该测试。

2. 以确定厌氧菌感染,但经验治疗无效者。

3. 重症患者,需长期用药的厌氧菌感染。

4. 分离菌株耐药率较高者。

5. 当感染的性质不清楚,标本含有内源性厌氧菌菌群,而且病原菌与正在治疗的感染关系很少时,通常不必做敏感试验。当存在多种厌氧菌时,参考临床情况选择可能引起厌氧菌感染的最重要菌种进行药敏试验。

二、方法

纸片扩散法不适合做厌氧菌药敏试验。厌氧菌药敏试验检测方法包括琼脂稀释法,肉汤微量稀释法和 E-test 法和一些商品化检测方法。参照 CLSI M11-A7 文件执行。

（一）琼脂稀释法

1. 含药琼脂平板制备 抗菌药物储存液的制备和储存与需氧菌琼脂稀释法相同,使用时根据抗菌药物浓度范围倍比稀释至不同浓度,将稀释好的不同浓度的抗菌药物分别以 1:9 的比例加入高压灭菌并冷却至 45~50℃布氏琼脂中,同时加入 5%(v/v)溶解绵羊血,5μg/ml 氯化血红素和 1μg/ml 维生素 K,充分混匀倾倒灭菌平皿,琼脂厚度为 4mm。此培养基基本上支持所有厌氧菌的生长。配置好的含各种浓度抗菌药琼脂平板装入密封塑料袋中,在 2~8℃不超过 7 日。制备含亚胺培南或 β-内酰胺类抗生素与 β-内酰胺酶抑制剂复合剂或任何其他不稳定的抗生素的平板,必须在试验当日制备。

2. 菌液的制备 可用直接菌落法或增菌法制备菌悬液。制备前,含药物平板在空气中的暴露时间不应超过 30 分钟。

(1)直接菌落菌悬液法:直接从孵育 1~3 日强化布氏血琼脂平板上挑取已纯化的菌落,在布氏肉汤中需 0.5 麦氏浊度的菌悬液。

(2)增菌法:从强化布氏血琼脂平板上选取已纯化并孵育 1~3 日的菌落,接种到未加指示剂的硫乙醇酸盐培养基或强化布氏、强化心脑浸液内,孵育 6~24 小时,用预还原或煮沸并冷却的布氏肉汤或其他清亮的肉汤,调整至 0.5 麦氏比浊管标准。

3. 菌液接种和孵育 将 0.5 麦氏浊度的菌悬液,用定量接种环或微量多头接种仪将菌液(约 1~2μl)接种于含药琼脂平板表面,形成直径 5~8mm 的菌斑。接种好的平板,立即放入 35℃厌氧环境中,孵育 42~48 小时。每种菌株需同时接种 2 个不含抗菌药物的平板,1 个置无氧环境作为试验菌生长对照,另一个置 35℃普通孵箱孵育以观察有无需氧菌污染。

4. 质量控制 质控菌株:脆弱拟杆菌 ATCC 25285,多形类杆菌 ATCC 29741,艰难梭菌 ATCC 700057 和迟缓真杆菌 ATCC 43055。在进行厌氧菌药敏试验时,必须同时测定质控菌株的 MIC 值,质控菌株 MIC 值应在可接受范围之内。琼脂稀释法中,每次药敏试验应至少选用两种质控菌株进行监测,在开始接种时,先接种 2 块不含抗菌药物的质控平板,一块平板用于检测有无需氧菌污染,另一块作为开始时的厌氧菌质控,接种每一种系列稀释抗菌药物时都要从最低药物浓度到最高药物浓度顺序进行,每套平板之间应接种 1 块不含抗菌药物的平板作为生长对照,以检测平板在接种过程中可能发生的污染。在最后系列稀释接种结束时,再接种 2 个平板,以检测最后接种菌的活性和纯度;当使用肉汤微量稀释或 E-test 法测试时,每次药敏试验可选 1 种或 1 种以上的质控菌株监测试验。

5. 结果解释和报告 目前对厌氧药物敏感性折点主要有 CLSI 和 EUCAST 两大标准。EUCAST 的和 CLSI 的折点标准并不完全一致,并且 EUCAST 没有特殊针对厌氧菌的药敏试验。应按 CLSI 的 MIC 判断终点。

经孵育后在无反射光的黑色背景下检查细菌在每一块平板上的生长情况,因为不同种类的厌氧细菌会产生不同的生长情况,故生长表现不同。观察时要与不含抗菌药物的生长对照平板上细菌的生长情况作比较,如果生长对照平板上的细菌生长不良或未生长,则不能读取结果。MIC 终点判读:与生长对照平板上菌株生长情况相比较,试验平板上细菌生长明显减少的浓度判读为 MIC 终点。质控菌株的 MIC 值均在允许范围内,可以报告试验菌株的 MIC 值。含药平板上出现以下几种情况,均应判断为该菌对抗菌药物的 MIC 终点:①无细菌生长或平板上出现烟雾状生长;②生长 1 个或几个正常大小的菌落;③生长多个小菌落。关于琼脂稀释法的优缺点见表 34-7-1。

表 34-7-1　琼脂稀释法的优缺点

方法	培养基	接种	培养 /h	优点	缺点
琼脂稀释法	布鲁氏菌琼脂	10^5 CFU/ 点	48	参考方法 测试多种菌株 每种抗菌药物	复杂,需要有经验人员,昂贵
肉汤稀释法	含布鲁氏菌肉汤	10^6 CFU/ml	48	经济、商品化 有检测板 可检测每株菌株	冷冻板保质期有限制,有些菌株生长差
MIC 梯度扩散法	布鲁氏菌琼脂	1.0 麦氏单位	24~48	精确的 MIC 值,方便检测单一菌株 多种抗菌药物同时检测	昂贵 主要用于监控

(二)肉汤稀释法

肉汤稀释法可以同时检测多种抗菌药物。每孔中加入标准浓度的细菌。MIC 的判断标准与琼脂稀释法类似。

1. 培养基　使用强化布氏肉汤,在布氏肉汤中加入 5μg/ml 氯化血红素、1μg/ml 维生素 K_1。

2. 试验用的抗菌药物的选择和配制　同琼脂稀释法。

3. 菌悬液的制备　采用直接菌落悬液法或生长法,制备 0.5 麦氏浓度的菌悬液,再用布氏肉汤进行 1∶100 倍稀释(菌浓度为 10^6CFU/ml)。

4. 稀释抗菌药物的制备及菌液接种　抗菌药物储存液的配制和储存与需氧菌液体稀释法相同,采用三步法方案执行,药物浓度为待测浓度的 2 倍(256μg/ml),第 11、12 管加不含抗菌药物的布氏肉汤 1ml 作为生长对照,然后在每管内加稀释好的菌液各 1ml,一排加检测菌,另一排加质控菌,各管中抗菌药物浓度分别为 128μg/ml、64μg/ml、32μg/ml、16μg/ml、8μg/ml、4μg/ml、2μg/ml、1μg/ml、0.5μg/ml、0.125μg/ml,最终菌液浓度为 0.5×10^5CFU/ml。

5. 孵育　将接种好受试菌液的第 1~11 管立即置 35℃厌氧环境孵育 42~48 小时,第 12 管置 35℃普通孵箱孵育以观察有无需氧菌污染。

6. 结果判断与解释　类似琼脂稀释法,观察时要与不含抗菌药物的生长对照管的生长情况做比较,当对照管内细菌明显生长时,试验才有意义。当肉汤稀释法出现单一的跳管时,应记录最高 MIC,如出现多处跳管,则不应报告结果,需重复实验。

(三)肉汤微量稀释法

1. 制备肉汤微量稀释板

(1)使用强化布氏肉汤培养基:在布氏肉汤中加入 5μg/ml 氯化血红素,1μg/ml 维生素 K_1。

(2)试验用的抗菌药物的选择和配制同琼脂稀释法。

(3)微量 MIC 测定板的制备:用强化布氏肉汤将配制好的抗菌药物原液按一定比例稀释至不同浓度,将不同浓度抗菌药物肉汤溶液分装于无菌的 96 孔 U 形塑料微量板孔内,每孔 0.1ml,每板应该包括一个生长对照孔和一个空白对照孔;制备好的微量 MIC 测定板应密封于塑料袋中立即保存于 –70℃冰箱,直到使用,贮存不超过 6 个月,避免反复冻融。

2. 菌悬液的制备　采用直接菌落悬液法或生长法,制备程序同上述肉汤宏量稀释法。

3. 微量 MIC 测定板接种和孵育　接种前将制备好的微量 MIC 测定板从冰冻箱取出平衡至室温,使用接种器接种配制好的菌液于微量 MIC 测定板内,使其接种后达到每孔细菌接种浓度为 1×10^6CFU/ml,15 分钟内完成。接种好的微量 MIC 测定板应尽快置 35℃厌氧环境中孵育 2 日观察结果。为保证温度均匀,MIC 测定板叠放不应超过 3 块;MIC 测定板应盖上盖子,以防止测定板中的液体蒸发。另外,药物如亚胺培南和克拉维酸都不稳定,应当在低温下储存,因反复冻融会导致抗菌药物失活。

4. 接种物纯度检查　将接种的菌悬液转种到非选择性厌氧琼脂平板上,同时进行需氧和厌氧培养,以检查接种菌的纯度,并可检测厌氧环境是否合格。

5. 质量控制　肉汤微量稀释法的质控程序与琼脂稀释法相似,其推荐的质控菌株是:脆弱拟杆菌 ATCC 25285,多形拟杆菌 ATCC 29741,艰难梭菌 ATCC 700057 和迟缓埃格特菌 ATCC 43055。

6. 结果解释与报告　MIC 终点的判断是使用放大镜在反射光下查看孔底的变化。对于琼脂稀释法,MIC 是指肉眼可见的完全抑制细菌生长的最低药物浓度。当有一些耐药菌在一起时可能会出现拖尾效应,如在无药物的阳性对照孔中生长缓慢,那么检测结果不可信。

(四)、商品化检测方法

1. E-test 法　用布氏血琼脂平板,将培养 2~3 日的厌氧菌,制备相当于 1.0 麦氏浓度的菌悬液,用无菌棉拭子将待测菌液均匀涂布在琼脂表面,待菌液干后放 E-test 条,在厌氧环境下 35℃孵育 2 日观察结果。孵育后试条周围可形成一个椭圆形的抑菌圈,在椭圆形区域的交汇点的横切处试条上的度数刻度即是该抗菌药物对受试菌的 MIC,阅读时应注意的问题见产品说明书。另外,对梭菌属可在 24 小时进行判读数。每当检测一株待测菌都应做质控。

2. 自动化药敏检测系统　目前商品化的厌氧菌药敏系统主要使用的是肉汤微量稀释法,如法国梅里埃公司生产的 ATB-ANA 试条中含 24 种抗菌药物,可检测受试厌氧菌的 MIC,操作按产品说明书,结果判断参照 CLSI 标准。

3. β- 内酰胺酶检测　头孢硝噻吩纸片法:β- 内酰胺酶水解 β- 内酰胺环后纸片从黄色变为红色。大部分在 5~10 分钟内就可以看到反应。有些 β- 内酰胺酶阳性的杆菌或其他厌氧菌可能反应较慢(达到 30 分钟),无反应报阴性结果。

三、厌氧菌的耐药性及耐药机制

随着厌氧菌耐药性明显增加,尤其有地域性的差异,越来越引起临床的重视。目前厌氧菌的耐药主要有:①脆弱拟杆菌产 β- 内酰胺酶;②所有厌氧菌对克林霉素耐药率增高;③革兰氏阳性球菌和杆菌及脆弱拟杆菌对甲硝唑均耐药;④梭菌属对糖肽类药物耐药等。

(一) 常见菌的耐药特点

1. 脆弱拟杆菌属　脆弱拟杆菌属因种不同,药敏试验结果存在一定差异。脆弱拟杆菌属对 β 内酰胺酶抑制剂复合物如替卡西林 / 克拉维酸和哌拉西林 / 他唑巴坦其敏感性高于 90%。对碳青霉烯类药物敏感性大于 95%,97% 的多形拟杆菌由于产 β- 内酰胺酶而对青霉素和氨苄西林耐药。对哌拉西林和头孢菌素类药物的耐药主要由 cepA 或 cfxA 基因介导。其他的耐药机制包括外膜的修饰作用如孔蛋白的缺失将导致对 β- 内酰胺类和含

β- 内酰胺酶抑制剂的药物 MIC 值有 4 倍的增长。另外,如卵圆类杆菌和单形拟杆菌对莫西沙星耐药率分别为 39% 和 41%。脆弱拟杆菌属对克林霉素耐药率 40%。耐药主要由 erm 基因介导,常存在于转移性质粒上,同时与四环素的耐药相关。

甲硝唑的耐药主要由 nim 基因介导至厌氧菌的其他种属,这种质粒介导的耐药性转移应当引起重视。脆弱拟杆菌属对莫西沙星的耐药率>80%。耐药性有 gyrA 基因突变,外排泵激活以及拓扑异构酶的修饰作用所介导。因此,脆弱拟杆菌属应当对多数抗菌药物做药敏试验是非常重要的。但要注意,拟杆菌属对氨基糖苷类、青霉素类、喹诺酮类及氨苄西林天然耐药。

2. 普雷沃菌属和卟啉单胞菌属　普雷沃菌属对青霉素和氨苄西林耐药是由于产生 β- 内酰胺酶。青霉素敏感率 18%,头孢曲松敏感率 89%,克林霉素敏感率 96%。哌拉西林敏感率较低在 55%~80%。对亚胺培南的敏感率从 100% 降至 94%。在另一方面,卟啉单胞菌属比普雷沃菌属对 β- 内酰胺类药物和其他药物显示更高的敏感性。卟啉单胞菌显示对青霉素敏感率为 94%,对头孢西丁的敏感率为 97%,对其他的抗菌药物如氨苄西林 / 舒巴坦、亚胺培南、克林霉素和甲硝唑的敏感率为 100%。

3. 其他革兰氏阴性厌氧杆菌　所有梭菌属对甲硝唑、哌拉西林 / 他唑巴坦、多利培南及厄他培南敏感。另一方面亚胺培南和美罗培南非敏感率分别为 4% 和 8%,沃氏嗜胆菌通常产生 β- 内酰胺酶,因此对青霉素及氨苄西林是耐药的,但是通常对其他抗生素敏感,包括克林霉素、头孢西丁、β 内酰胺类 /β 内酰胺酶抑制剂复方制剂、碳青霉烯类和甲硝唑等。

4. 革兰氏阳性无芽胞厌氧杆菌　真杆菌属、放线菌属、丙酸杆菌和双歧杆菌通常对 β- 内酰胺类药物敏感,包括青霉素、头孢菌素类和头霉素类、碳青霉烯类、β 内酰胺类 /β 内酰胺酶抑制剂复方制剂。目前 CLSI 没有对万古霉素及厌氧菌的相关折点,然而该药物显示了其对抗真杆菌组及丙酸杆菌组、放线菌属的体外抗菌活性,大多数不产芽胞的革兰氏阳性厌氧菌除真杆菌属外都对甲硝唑耐药。新型抗菌药物,如利奈唑胺、达托霉素、达巴万星、特拉万星、奥利万星和雷莫拉宁,对革兰氏阳性需氧菌显示有效,对革兰氏阳性厌氧菌也具有很好的体外活性。

5. 革兰氏阳性产芽胞厌氧杆菌　几乎所有产气荚膜梭菌对青霉素、甲硝唑和克林霉素敏感。非产气荚膜梭菌包括艰难梭菌，对不同剂量糖肽类抗生素显示敏感性不同。大多数荚膜梭菌被 2mg/L 万古霉素和达托霉素以及 1mg/L 替考拉宁或达巴万星抑制。梭状芽胞杆菌的"RIC"组，即多枝梭菌、溶组织梭菌和梭状梭菌，对多种抗菌药物天然耐药。梭状梭菌是一种革兰氏阴性菌，可产生 β 内酰胺酶，对替考拉宁和达巴万星显示出较低的耐药性，对达托霉素耐药，但是对万古霉素敏感。艰难梭菌对许多 β 内酰胺类包括头孢菌素、氟喹诺酮类和克林霉素耐药，但其通常对甲硝唑和万古霉素呈现低 MIC 值。

6. 革兰氏阳性厌氧球菌　绝大多数革兰氏阳性厌氧球菌对 β- 内酰胺类、β- 内酰胺含酶抑制剂复合物、头孢菌素类、碳青霉烯类和甲硝唑都敏感。

（二）药敏试验与报告策略

厌氧菌的药敏试验应严格遵循 CLSI 标准（表 34-7-2)，如果革兰氏阴性厌氧菌 β- 内酰胺酶是阳性，则应报道其对青霉素和氨苄西林耐药。对特殊 β- 内酰胺酶阴性的革兰氏阴性厌氧菌可能存在其他的 β- 内酰胺酶类药物耐药机制。因而，如果 β- 内酰胺酶阴性，临床治疗如用到青霉素或氨苄西林，则应当检测其 MIC 值。

当出现以下情况时，应做药物敏感性分析：①治疗疾病的关键在于选择有效的药物；②需要长期临床治疗；③从无菌部位（如血液、脑脊液、骨髓或关节液）分离的厌氧菌；④常用的治疗方案无效（表 34-7-3)。由于大多数厌氧菌感染实际是多重感染，可能包括 β- 内酰胺酶阴性和 β- 内酰胺酶阳性菌株，药敏试验至少应报告最为耐药的菌株。一些厌氧菌，如产气荚膜梭菌、败毒梭菌、索氏梭菌，可能是感染的唯一来源。

近年来厌氧菌耐药性已成为一个显著的问题，因此常规工作中有必要进行药敏试验以及监测耐药的变迁。

表 34-7-2　厌氧菌药敏试验及报告的相关药物分组

	脆弱拟杆菌群和其他 β- 内酰胺酶阳性或者 β- 内酰胺酶未知的厌氧菌	β- 内酰胺酶阴性的革兰氏阴性厌氧菌	梭菌属（除外产气荚膜梭菌）	产气荚膜梭菌、革兰氏阳性球菌和不产芽胞的革兰氏阳性杆菌
首要选择	阿莫西林 / 克拉维酸 氨苄西林 / 舒巴坦 哌拉西林 / 他唑巴坦 替卡西林 / 克拉维酸	氨苄西林 青霉素	氨苄西林 青霉素 阿莫西林 / 克拉维酸 氨苄西林 / 舒巴坦 哌拉西林 / 他唑巴坦 替卡西林 / 克拉维酸	氨苄西林 青霉素
	克林霉素	克林霉素	头孢替坦 头孢西丁	克林霉素
	克林霉素		克林霉素	
	厄他培南 亚胺培南 美罗培南	甲硝唑	厄他培南 亚胺培南 美罗培南	甲硝唑
	甲硝唑		甲硝唑	
补充选择	头孢唑肟 头孢曲松 氯霉素	头孢替坦 头孢西丁 头孢唑肟 头孢曲松	头孢唑肟 头孢曲松	头孢替坦 头孢西丁 头孢唑肟 头孢曲松

续表

	脆弱拟杆菌群和其他 β- 内酰胺酶阳性或者 β- 内酰胺酶未知的厌氧菌	β- 内酰胺酶阴性的革兰氏阴性厌氧菌	梭菌属（除外产气荚膜梭菌）	产气荚膜梭菌、革兰氏阳性球菌和不产芽胞的革兰氏阳性杆菌
补充选择	头孢替坦 头孢西丁	哌拉西林 替卡西林 阿莫西林 / 克拉维酸 氨苄西林 / 舒巴坦 哌拉西林 / 他唑巴坦 替卡西林 / 克拉维酸	哌拉西林 替卡西林 四环素	哌拉西林 替卡西林 阿莫西林 / 克拉维酸 氨苄西林 / 舒巴坦 哌拉西林 / 他唑巴坦 替卡西林 / 克拉维酸 四环素
	哌拉西林 莫西沙星	莫西沙星	莫西沙星	莫西沙星

表 34-7-3 厌氧菌药敏试验的适应证

适应证	举例
监测	
个体医疗中心的菌株年度监测	脆弱拟杆菌群、普雷沃氏菌、梭杆菌属、梭菌属、沃氏嗜胆菌
临床	
已知的特殊的耐药种属	脆弱拟杆菌对克林霉素、头霉素类、哌拉西林或氟喹诺酮类；普氏菌属或梭菌属耐青霉素或克林霉素
常用治疗方案的失败	厌氧菌
抗菌药物在临床结局中的关键作用	脆弱拟杆菌组对于骨髓炎或关节感染
长期治疗需求	脆弱拟杆菌组或普雷沃氏菌对于骨髓炎、心内膜炎、脑脓肿、肝脓肿或肺脓肿
特殊感染部位	厌氧菌对于脑脓肿、心内膜炎、假体装置或移植感染或菌血症

四、厌氧菌药敏试验方法评价

琼脂稀释法是最基本的方法,适合所有厌氧菌及大量菌株的研究和检测工作,其优点是可在一个平板上同时做多株细菌 MIC 测定,结果可靠,易发现污染菌,缺点是制备含药琼脂平板费时费力。在 CLSI 推荐的药敏试验中肉汤微量稀释法目前仅用于脆弱类杆菌群细菌的药敏试验,并且只能做文件中推荐的有限的抗菌药物,此法适用于少量分离菌株常规药敏试验。E-test 方法虽然不是 CLSI 推荐的药敏方法,但操作简便、结果准确且容易判读,适合常规检测单个分离菌株的耐药性,缺点是价格昂贵。

β- 内酰胺酶检测在厌氧菌药敏试验中有一定价值,任何产 β- 内酰胺酶的厌氧菌,不管体外药敏试验结果如何,都应报告对青霉素和氨苄西林耐药。但大多数脆弱拟杆菌的菌株都产 β- 内酰胺酶,被认为对青霉素耐药,不必做 β- 内酰胺酶试验。另外,吉氏拟杆菌和脆弱拟杆菌中的一些菌株,对 β- 内酰胺酶类抗生素耐药不是因为产 β- 内酰胺酶,因此,当这类菌株 β- 内酰胺酶试验阴性时,不一定对这类抗生素敏感,需要做药敏试验。厌氧菌 β- 内酰胺酶检测推荐用头孢硝噻吩法。

各种因素都会影响药敏试验结果,如细菌接种量、培养基成分、终点判断、菌株类型等,且不同测定方法得出的结果之间会存在差异,应严格按规程操作,并对结果综合评价。

五、注意事项

1. 厌氧菌药敏试验操作要迅速,应在接种后 30 分钟内将接种平板放入无氧环境中,且越快越好,以免对氧极度敏感的厌氧菌死亡;用厌氧指示剂检测厌氧效果,保证厌氧环境合格。

2. 应注意厌氧菌与需氧菌药敏试验操作程序

的差异,如执行琼脂稀释法时,厌氧菌点种的菌量比需氧菌大 10 倍。

3. 若标本中同时存在几种厌氧菌,应选择致病力强的菌株或对用于治疗的抗菌药物的敏感性不能预测的菌株,如拟杆菌属、普雷沃菌属、梭杆菌属、梭菌属等。

4. 被正常厌氧菌群污染的标本不应该做药敏试验,否则会误导临床,错误用药。

(季　萍)

第八节　少见菌抗菌药物敏感性试验方法

CLSI M45 文件为那些未包含在 CLSI M02、M07 或 M100 文件中的少见或苛养菌提供标准的药敏试验指南。2006 年版 CLSI M45 文件少见菌和苛养菌主要包括乏养球菌属和颗粒链球菌属、棒杆菌属及其他相关的棒状杆菌属、需氧芽胞杆菌属(不包括炭疽)、猪红斑丹毒丝菌、单核细胞增生李斯特菌、乳杆菌属、无色藻菌属、片球菌属、空肠和大肠弯曲杆菌、幽门螺杆菌、气单胞菌属、弧菌属、卡他莫拉菌、HACEK 群、空肠弯曲杆菌/大肠弯曲杆菌、巴斯德菌属、潜在生物恐怖病原菌等。与 2006 年版 CLSI M45 文件相比,2015 年版文件的主要更新内容有:①新增气球菌属、微球菌属、孪生球菌属、乳球菌属、黏滑罗氏菌折点,删除邻单胞菌属折点;②气单胞菌属,删除阿莫西林/克拉维酸、氨苄西林、舒巴坦、头孢唑林折点,修改头孢吡肟、亚胺培南、厄他培南、美罗培南折点,新增多利培南折点,以及制定折点给药方案;③需氧芽胞杆菌属,新增美罗培南折点;④空肠和大肠弯曲杆菌,修改纸片扩散法孵育条件;增加红霉素和环丙沙星纸片扩散法敏感和中介折点以及四环素折点;⑤棒状杆菌,修改青霉素和美罗培南折点,删除亚胺培南折点;⑥乳杆菌属,删除庆大霉素,新增美罗培南折点;⑦无色藻菌属,删除庆大霉素折点;⑧单核细胞增生李斯特菌,新增美罗培南,删除复方新诺明中介和耐药折点;⑨卡他莫拉菌,删除头孢克洛折点;⑩片球菌属,删除庆大霉素折点;⑪弧菌属,修改头孢吡肟、亚胺培南和美罗培南折点,增加折点制定给药方案。

一、"HACEK"群药敏试验方法

"HACEK"群包括嗜血杆菌属(*Haemophilus*)、聚集杆菌属(*Aggregatibacter*)、心杆菌属(*Cardiobacterium*)、艾肯菌属(*Eilcenella*)和金杆菌属(*Kinggella*)。"HACEK"群细菌为苛养菌,需在巧克力琼脂上 CO$_2$ 环境下孵育 24~48 小时。可产 β- 内酰胺酶,对氨苄西林耐药。有些嗜血杆菌属和放线菌属细菌可因有除产 β- 内酰胺酶外的耐药机制而对氨苄西林耐药。来自常规无菌部位的细菌(如血培养、深部组织、安装有修复术装置的),特别是免疫机制低下患者或 β- 内酰胺类经验治疗无效的患者分离的菌株,需做药敏试验。啮蚀艾肯菌可不做阿莫西林/克拉维酸药敏测定,因该菌对其高度敏感。由于该类细菌生长缓慢,因此药敏试验较困难,一定要有无药的细菌生长对照孔。首选试验药物考虑氨苄西林、阿莫西林/克拉维酸、头孢曲松或头孢噻肟、环丙沙星或左氧氟沙星、亚胺培南、青霉素和复方新诺明。

(一)试验条件与方法

1. 试验方法　肉汤微量稀释法。

2. 培养基　阳离子调节肉汤(CAMHB)+ 溶解马血 LHB(2.5%~5% v/v)。也可用 HTM 或含维生素 K(1μg/ml)、氯化血红素(5μg/ml)和 5% LHB 的布氏肉汤替代。

3. 接种物制备　直接菌落悬液法,相当于 0.5 麦氏浊度。

4. 培养条件　35℃,5% CO$_2$,24~48 小时。

5. 质控菌株　肺炎链球菌 ATCC 49619、大肠埃希菌 ATCC 35218(酶抑制剂复方制剂)。

(二)药敏试验判断标准

见表 34-8-1。

表 34-8-1 HACEK 群细菌药敏试验判断标准（MIC） 单位：μg/ml

抗菌药物	敏感	中介	耐药
氨苄西林	≤1	2	≥4
氨苄西林 / 舒巴坦	≤2/1	–	≥4/2
阿莫西林 / 克拉维酸	≤4/2	–	≥8/4
青霉素	≤1	2	≥4
头孢曲松	≤2	–	–
头孢噻肟	≤2	–	–
亚胺培南（Aggregatibacter spp）	≤4	8	≥16
美罗培南（Aggregatibacter spp）	≤4	8	≥16
亚胺培南（其他细菌）	≤0.5	1	≥2
美罗培南（其他细菌）	≤0.5	1	≥2
阿奇霉素	≤4	–	–
克拉霉素	≤8	16	≥32
环丙沙星	≤1	2	≥4
左氧氟沙星	≤2	4	≥8
四环素	≤2	4	≥8
氯霉素	≤4	8	≥16
利福平	≤1	2	≥4
复方磺胺甲噁唑	≤0.5/0.95	1/19~2/38	≥4/76

二、乏养菌 / 颗粒链球菌药敏试验方法

乏养菌 / 颗粒链球菌为非常苛养菌，需在含半胱氨酸或维生素 B_6 的培养基上生长，有些菌株需要在巧克力琼脂或补充有半胱氨酸的厌氧菌培养基上生长。乏养菌 / 颗粒链球菌可对青霉素显示敏感，对来自免疫机制低下患者的菌株可以报告对氟喹诺酮类耐药。来自呼吸道或伤口的分离株通常无需药敏试验，来自无菌部位如血液、深部组织、植入的假体装置，特别是免疫缺陷患者，应药敏试验。首选试验药物考虑头孢噻肟或头孢曲松、青霉素和万古霉素。

（一）试验条件与方法

1. 试验方法 肉汤微量稀释法。

2. 培养基 CAMHB-LHB（2.5%~5%），含 0.001%（即 10μg/ml）吡哆醛盐酸盐。

3. 接种物制备 直接菌落悬液法，相当于 0.5 麦氏浊度。

4. 培养条件 35℃、5% CO_2、20~24 小时。

5. 质控菌株 肺炎链球菌 ATCC 49619。

（二）药敏试验判断标准

见表 34-8-2。

表 34-8-2 乏养菌 / 颗粒链球菌药敏试验判断标准（MIC）

单位：μg/ml

抗菌药物	敏感	中介	耐药
青霉素	≤0.12	0.25~2	≥4
氨苄西林	≤0.25	0.5~4	≥8
头孢吡肟	≤1	2	≥4
头孢噻肟	≤1	2	≥4
头孢曲松	≤1	2	≥4
亚胺培南	≤0.5	1	≥2
美罗培南	≤0.5	1	≥2
万古霉素	≤1	–	–
红霉素	≤0.25	0.5	≥1
环丙沙星	≤1	2	≥4
左氧氟沙星	≤2	4	≥8
氯霉素	≤4	–	≥8
克林霉素	≤0.25	0.5	≥1

（三）结果报告和解释

1. 乏养球菌属和颗粒链球菌属对青霉素、头孢菌素、碳青霉烯类、氟喹诺酮类、大环内酯类均可出现耐药，尚未发现万古霉素耐药株。

2. 乏养球菌属和颗粒链球菌属是感染性心内膜炎的重要致病菌，其发生率和病死率均超过其他草绿色链球菌和肠球菌引起的感染性心内膜炎。4~6 周青霉素联合庆大霉素是通常推荐的治疗方案，对青霉素过敏或治疗失败的患者，可单用万古霉素或万古霉素联合庆大霉素或利福平治疗。

三、气单胞菌属

气单胞菌属为非苛养菌，血平皿上生长更好。该菌对氨苄西林耐药，但对阿莫西林/克拉维酸和头孢唑林敏感，可因固有、诱导产 β-内酰胺酶，在使用 β-内酰胺类治疗过程中出现耐药性邻单胞菌属因产青霉素酶而对青霉素耐药。首选试验药物考虑三代或四代头孢菌素、氟喹诺酮类和复方新诺明。

（一）试验条件与方法

1. 试验方法　肉汤微量稀释法和纸扩散法。

2. 培养基　CAMHB（肉汤微量稀释法），MHA（纸片扩散法）。

3. 接种物制备　直接菌落悬液法，0.5 麦氏浊度。

4. 培养条件　35℃、空气；纸片扩散法孵育 16~18 小时；微量稀释法孵育 16~20 小时。

5. 质控菌株　大肠埃希菌 ATCC 25922、大肠埃希菌 ATCC 35218（酶抑制剂复方制剂）。

（二）药敏试验判断标准

见表 34-8-3。

表 34-8-3　气单胞菌属药敏试验判断标准

抗菌药物	纸片含药量/μg	纸片扩散法/mm			MIC 法/（μg/ml）		
		敏感	中介	耐药	敏感	中介	耐药
哌拉西林/他唑巴坦	100/10	≥21	18~20	≤17	≤16/4	32/4~64/4	≥128/4
头孢吡肟	30	≥25	19~24	≤18	≤2	4~8	≥16
头孢噻肟	30	≥26	23~25	≤22	≤1	2	≥4
头孢西丁	30	≥18	15~17	≤14	≤8	16	≥32
头孢他啶	30	≥21	18~20	≤17	≤4	8	≥16
头孢曲松	30	≥23	20~22	≤19	≤1	2	≥4
头孢呋辛	30	≥18	15~17	≤14	≤8	16	≥32
多利培南	10	≥23	20~22	≤19	≤1	2	≥4
厄他培南	10	≥22	19~21	≤18	≤0.5	1	≥2
亚胺培南	10	≥23	20~22	≤19	≤1	2	≥4
美罗培南	10	≥23	20~22	≤19	≤1	2	≥4
氨曲南	30	≥21	18~20	≤17	≤4	8	≥16
阿米卡星	30	≥17	15~16	≤14	≤16	32	≥64
庆大霉素	10	≥15	13~14	≤12	≤4	8	≥16
四环素	30	≥15	12~14	≤11	≤4	8	≥16
环丙沙星	5	≥21	16~20	≤15	≤1	2	≥4
左氧氟沙星	5	≥17	14~16	≤13	≤2	4	≥8
复方新诺明	1.25/23.75	≥16	11~15	≤10	≤2/38	-	≥4/76
氯霉素	30	≥18	13~17	≤12	≤8	16	≥32

四、芽胞杆菌属(非炭疽芽胞杆菌)

芽胞杆菌属为非苛养菌,在血平板上生长好。一般对青霉素类和头孢菌素类耐药,来自常规无菌部位的细菌(如血培养、深部组织、安装有修复术装置的),特别是免疫力低下患者分离的菌株要进行药敏试验。首选试验药物考虑克林霉素、氟喹诺酮类和万古霉素。

(一)试验条件与方法

1. 试验方法   肉汤微量稀释法。

2. 培养基   CAMHB

3. 接种物制备   直接菌落悬液法,0.5麦氏浊度。

4. 培养条件   35℃、空气、16~20小时。

5. 质控菌株   金黄色葡萄球菌 ATCC 29213。

(二)药敏试验判断标准

见表34-8-4。

表34-8-4   芽胞杆菌属(非炭疽芽胞杆菌)药敏试验
判断标准(MIC)   单位:µg/ml

抗菌药物	敏感	中介	耐药
青霉素	≤0.12	–	≥0.25
氨苄西林	≤0.25	–	≥0.5
亚胺培南	≤4	8	≥16
美罗培南	≤4	8	≥16
万古霉素	≤4	–	–
阿米卡星	≤16	32	≥64
庆大霉素	≤4	8	≥16
红霉素	≤0.5	1~4	≥8
四环素	≤4	8	≥16
环丙沙星	≤1	2	≥4
左氧氟沙星	≤2	4	≥8
克林霉素	≤0.5	1~2	≥4
复方新诺明	≤2/38	–	≥4/76
氯霉素	≤8	16	≥32
利福平	≤1	2	≥4

五、空肠弯曲杆菌/大肠弯曲杆菌

空肠弯曲杆菌/大肠弯曲杆菌为苛养菌,在血平板上生长好,微需氧环境(10% CO_2,5% O_2 和85% N_2),36~37℃孵育48小时或42℃孵育24小时,红霉素耐药率为0~11%,氟喹诺酮类耐药率为10%~

40%,药敏资料有助于流行病学调查和患者的治疗。首选试验药物考虑环丙沙星、红霉素和四环素。

(一)试验条件与方法

1. 试验方法   微量稀释法和琼脂稀释法。

2. 培养基   CAMHB-LHB(2.5%~5%)用于微量稀释法;5% 羊血 MHA 用于片扩散法。

3. 接种物制备   直接菌落悬液法,相当于0.5麦氏浊度。

4. 培养条件   肉汤微量稀释法:36~37℃孵育48小时或42℃孵育24小时(低于36℃或高于42℃生长不良);纸片扩散法:42℃孵育24小时。微需氧。

5. 质控菌株   微量稀释法:空肠弯曲杆菌 ATCC 33560,36~37℃孵育48小时或42℃孵育24小时,微需氧;纸片法:金黄色葡萄球菌 ATCC 25923,35~37℃空气环境下孵育16~18小时。

(二)药敏试验判断标准

见表34-8-5。

表34-8-5   空肠弯曲杆菌/大肠弯曲杆菌药敏试验判断
标准(MIC)   单位:µg/ml

抗菌药	纸片法/mm			MIC/(µg/ml)		
	敏感	中介	耐药	敏感	中介	耐药
红霉素	≥16	13~15	≤12	≤8	16	≥32
环丙沙星	≥24	21~23	≤20	≤1	2	≥4
四环素	≥26	23~25	≤22	≤4	8	≥16
多西环素	–	–	–	≤2	4	≥8

六、棒杆菌属

棒杆菌属为非常苛养菌,需要在血培养皿上生长好。可以对多种药物显示耐药,来自常规无菌部位的细菌(如血培养、深部组织、安装有修复术装置的),特别是免疫机制低下患者的菌株要进行 MIC 法药敏,耐药的结果24小时报告,敏感的结果,必须48小时报告结果。首选试验药物考虑红霉素、庆大霉素、青霉素和万古霉素。

(一)试验条件与方法

1. 试验方法   肉汤微量稀释法。

2. 培养基   CAMHB-LHB(2.5%~5%);如果试验达托霉素时,培养基需补充钙离子浓度至50µg/ml。

3. 接种物制备   直接菌落悬液法,相当于0.5

麦氏浊度。

4. 培养条件 35℃,空气,24~48小时。

5. 质控菌株 肺炎链球菌 ATCC 49619,大肠埃希菌 ATCC 25922(用于庆大霉素)。

(二)药敏试验判断标准

见表34-8-6。

表 34-8-6 棒杆菌药敏试验判断标准(MIC)

单位:μg/ml

抗菌药物	敏感	中介	耐药
青霉素	≤1	2	≥4
头孢吡肟	≤1	2	≥4
头孢噻肟	≤1	2	≥4
头孢曲松	≤1	2	≥4
美罗培南	≤0.25	0.5	≥1
万古霉素	≤2	–	–
达托霉素	≤1	–	–
庆大霉素	≤4	8	≥16
红霉素	≤0.5	1	≥2
环丙沙星	≤1	2	≥4
多西环素	≤4	8	≥16
四环素	≤4	8	≥16
克林霉素	≤0.5	1~2	≥4
复方新诺明	≤2/38	–	≥4/76
利福平	≤1	2	≥4
奎奴普丁/达福普汀	≤1	2	≥4
利奈唑胺	≤2	–	–

七、猪红斑丹毒丝菌

猪红斑丹毒丝菌为苛养菌,血平皿和巧克力平皿培养1~3日后出现粉红色菌落。对万古霉素天然耐药,未见β-内酰胺类和氟喹诺酮类耐药的有关描述,对青霉素过敏的患者,可试验红霉素和克林霉素。首选试验药物考虑氨苄西林或青霉素。

(一)试验条件与方法

1. 试验方法 肉汤微量稀释法。

2. 培养基 CAMHB-LHB(2.5%~5%)。

3. 接种物物制备 直接菌落悬浮法0.5麦氏浊度。

4. 培养条件 35℃,空气,20~24小时。

5. 质控菌株 肺炎链球菌 ATCC 49619。

(二)药敏试验判断标准

见表34-8-7。

表 34-8-7 猪红斑丹毒丝菌药敏试验判断标准(MIC)

单位:μg/ml

抗菌药物	敏感	中介	耐药
青霉素	≤0.12	–	–
氨苄西林	≤0.25	–	–
头孢吡肟	≤1	–	–
头孢噻肟	≤1	–	–
头孢曲松	≤1	–	–
亚胺培南	≤0.5	–	–
美罗培南	≤0.5	–	–
红霉素	≤0.25	0.5	≥1
环丙沙星	≤1	–	–
加替沙星	≤1	–	–
左氧氟沙星	≤2	–	–
克林霉素	≤0.25	0.5	≥1

八、幽门螺杆菌

幽门螺杆菌为苛养菌,微需氧(10% CO_2、5% O_2 和 85% N_2),在含血液或血清培养基上生长良好,36~37℃孵育至少72小时。

(一)试验条件与方法

1. 试验方法 琼脂稀释法。

2. 培养基 含5%绵羊血的 MHA。

3. 接种物制备 用血平板上生长了72小时的菌落和生理盐水制备2个麦氏浊度的接种菌液(含 1×10^7 CFU~1×10^8 CFU/ml)。

4. 点种 取上述制备好的菌悬液直接点种在含抗菌药物的平板上(1~3μl/点)。

5. 培养条件 35℃±2℃,微需氧,孵育72小时。

6. 质控菌株 幽门螺杆菌 ATCC 43504。

(二)药敏试验判断标准

目前有折点抗菌药物只有克拉霉素:≤0.25(敏感)、0.5(中介)、≥1μg/ml(耐药)。

九、乳杆菌属、乳球菌属、无色藻菌属、片球菌属、单核细胞增生李斯特菌

苛养菌,在5% CO_2、空气状态下,在血平板上生长良好。格氏乳球菌对克林霉素天然耐药。某

些在空气环境生长较好的乳杆菌（包括 *L. casei*、*L. fermentum*、*L. plantarum*、*L. reuteri*、*L. rhamnosus*、*L. salivarius*、*L. vaginalis* 和 *L. zeae*）、无色藻菌属和片球菌属对万古霉素天然耐药，万古霉素没有必要做药敏试验。单核李斯特菌对头孢菌素天然耐药，暂未发现对青霉素和氨苄西林耐药的菌株。来自无菌部位（如血标本、深部组织标本）的细菌要进行MIC法药敏试验。乳球菌属首选试验药物考虑头孢曲松、克林霉素、红霉素、青霉素或氨苄西林、万古霉素。乳杆菌属、无色藻菌属、片球菌属首选试验药物考虑氨苄西林或青霉素。单核细胞增生李斯特菌首选试验药物考虑氨苄西林或青霉素、复方新诺明。

（一）试验条件与方法

1. 试验方法　肉汤微量稀释法。

2. 培养基　CAMHB-LHB（2.5%~5%）。假如测试达托霉素，培养基中需加 50μg/ml 钙离子。

3. 接种物制备　直接菌落悬液法，相当于 0.5 麦氏浊度。

4. 培养条件　35℃，空气，24~48 小时。乳杆菌属需置于 5% CO_2 环境。

5. 质控菌株　肺炎链球菌 ATCC 49619，大肠埃希菌 ATCC 25922（用于庆大霉素）。

（二）药敏试验判断标准

乳球菌属、乳杆菌属、单核细胞增生李斯特菌、无色藻菌属和片球菌属药敏试验解释标准分别见表 34-8-8~ 表 34-8-11。

表 34-8-8　乳球菌属药敏试验判断标准（MIC）

单位：μg/ml

抗菌药物	敏感	中介	耐药
青霉素	≤1	2	≥4
氨苄西林	≤1	2	≥4
头孢曲松	≤1	2	≥4
美罗培南	≤0.25	0.5	≥1
万古霉素	≤2	–	–
四环素	≤2	4	≥8
红霉素	≤0.5	1~4	≥8
克林霉素	≤0.5	1~2	≥4
左氧氟沙星	≤2	4	≥8
复方新诺明	≤2/38		≥4/76

表 34-8-9　乳杆菌属药敏试验判断标准（MIC）

单位：μg/ml

抗菌药物	敏感	中介	耐药
青霉素	≤8	–	–
氨苄西林	≤8	–	–
亚胺培南	≤0.5	1	≥2
美罗培南	≤1	2	≥4
万古霉素	≤2	4~8	≥16
达托霉素	≤4	–	–
红霉素	≤0.5	1~4	≥8
克林霉素	≤0.5	1	≥2
利奈唑胺	≤4	–	–

表 34-8-10　单核细胞增生李斯特菌药敏试验判断标准（MIC）

单位：μg/ml

抗菌药物	敏感	中介	耐药
青霉素	≤2	–	–
氨苄西林	≤2	–	–
复方新诺明	≤0.5/9.5	1/19~2/38	≥4/76
美罗培南	≤0.25		

表 34-8-11　无色藻菌属和片球菌属药敏解释标准（MIC）

单位：μg/ml

抗菌药物	敏感	中介	耐药
青霉素	≤8	–	–
氨苄西林	≤8	–	–
氯霉素	≤8	16	≥32
米诺环素	≤4	8	≥16
亚胺培南	≤0.5		

注：a，药敏折点参考肠球菌属；b，米诺环素折点适用于无色藻菌属；亚胺培南折点适用于片球菌属。

十、气球菌属

气球菌属为苛养菌，在 5% CO_2 环境下，含血液培养基上生长良好。气球菌通常对 β- 内酰胺类、利奈唑胺和万古霉素敏感，血色气球菌和浅绿气球菌对左氧氟沙星耐药，脲气球菌对复方新诺明体外敏感，但体内敏感性取决于尿液中叶酸的浓度（与患者饮食有关），应报告复方新诺明耐药。也有对氟喹诺酮类耐药的报道，对喹诺酮类耐药通常是

由于 *gyrA* 和 *parC* 突变引起。对来自无菌部位的分离株应进行药敏试验。首选试验药物考虑青霉素、头孢曲松和万古霉素。

（一）试验条件与方法

1. 试验方法　肉汤微量稀释法

2. 培养基　使用阳离子调节 MH 肉汤，补充 2.5%~5% 裂解马血。

3. 接种物制备　直接菌落悬液法，相当于 0.5 麦氏浊度。

4. 培养条件　5% CO_2，35 ℃孵育 20~24 小时。

5. 质控菌株　肺炎链球菌 ATCC 49619。

（二）药敏试验判断标准

见表 34-8-12。

表 34-8-12　气球菌药敏试验判断标准（MIC）

单位：μg/ml

抗菌药物	敏感	中介	耐药
青霉素	≤0.12	0.25~2	≥4
头孢曲松	≤1	2	≥4
头孢噻肟	≤1	2	≥4
美罗培南	≤0.5	–	–
万古霉素	≤1	–	–
四环素	≤2	4	≥8
环丙沙星	≤1	2	≥4
左氧氟沙星	≤1	2	≥4
复方新诺明	≤2/38	–	≥4/76
利奈唑胺	≤2	–	–

十一、孪生球菌属

孪生球菌属为苛养菌，在 5% CO_2 环境下，含血液培养基上生长良好。孪生球菌属可以引起心内膜炎、胸膜炎、脑脓肿以及假体感染感染性心内膜炎推荐青霉素或万古霉素联合庆大霉素。来自无菌部位的分离株应进行药敏试验。药敏试验首选药物考虑头孢噻肟或头孢曲松、青霉素和万古霉素。

（一）试验条件与方法

1. 试验方法　肉汤微量稀释法。

2. 培养基　使用阳离子调节 MH 肉汤，补充 2.5%~5% 裂解马血。

3. 接种物制备　直接菌落悬液法，相当于 0.5 麦氏浊度。

4. 培养条件　5% CO_2，35 ℃孵育 24~48 小时。

5. 质控菌株　肺炎链球菌 ATCC 49619。

（二）药敏试验解释标准

见表 34-8-13。

表 34-8-13　孪生球菌属药敏试验判断标准（MIC）

单位：μg/ml

抗菌药物	敏感	中介	耐药
青霉素	≤0.12	0.25~2	≥4
头孢噻肟	≤1	2	≥4
头孢曲松	≤1	2	≥4
美罗培南	≤0.5	1	≥2
万古霉素	≤1	–	–
红霉素	≤0.25	0.5	≥1
克林霉素	≤0.25	0.5	≥1
左氧氟沙星	≤2	4	≥8

十二、卡他莫拉菌

卡他莫拉菌为非苛养菌，但在血平板上生长更好，多数细菌产 β- 内酰胺酶和对氨苄西林及阿莫西林耐药，不推荐常规药敏试验，但为了流行病学和管理长期住院或严重感染患者需要进行 MIC 法药敏试验。药敏试验首选药物考虑阿莫西林/克拉维酸、头孢呋辛和复方新诺明。

（一）试验条件与方法

1. 试验方法　肉汤微量稀释法；纸片扩散法。

2. 培养基　微量稀释法：CAMHB；纸片法：MHA。

3. 接种物制备　直接菌落悬液法，相当于 0.5 麦氏浊度。

4. 培养环境　35 ℃；纸片法：5% CO_2，20~24 小时；微量稀释法：空气，20~24 小时。

5. 质控菌株　金黄色葡萄球菌 ATCC 29213（MIC）、大肠埃希菌 ATCC 35218（对酶抑制剂复方制剂）；金黄色葡萄球菌 ATCC 25923（纸片法）。

（二）药敏试验判断标准

见表 34-8-14。

表 34-8-14   卡他莫拉菌药敏试验判断标准

抗菌药物	纸片含药量 / μg	纸片法 /mm			MIC/（μg/ml）		
		敏感	中介	耐药	敏感	中介	耐药
阿莫西林 / 克拉维酸	20/10	≥24	–	≤23	≤4/2	–	≥8/4
头孢呋辛（口服）	–	–	–	–	≤4	8	≥16
头孢噻肟	–	–	–	–	≤2	–	–
头孢他啶	–	–	–	–	≤2	–	–
头孢曲松	–	–	–	–	≤2	–	–
阿奇霉素	15	≥26	–	–	≤0.25	–	–
克拉霉素	15	≥24	–	–	≤1	–	–
红霉素	15	≥21	–	–	≤2	–	–
环丙沙星	–	–	–	–	≤1	–	–
左氧氟沙星	–	–	–	–	≤2	–	–
四环素	30	≥29	25~28	≤24	≤2	4	≥8
克林霉素	–	–	–	–	≤0.5	1~2	≥4
复方新诺明	1.25/23.75	≥13	11~12	≤10	≤0.5/0.95	1/19~2/38	≥4/76
氯霉素	–	–	–	–	≤2	4	≥8
利福平	–	–	–	–	≤1	2	≥4

十三、巴斯德菌属

巴斯德菌属为苛养菌，需要在血平板生长。已经发现产生 β- 内酰胺酶的菌株，对氨苄西林、阿莫西林、和青霉素的 MIC>0.5μg/ml；来自伤口部位的菌株不需要进行药敏，来自常规无菌部位（如血培养、深部组织、安装有修复装置的）和呼吸道标本，特别是免疫机制低下患者的分离菌株，需要进行药敏试验，β- 内酰胺酶测定方法可采用产色头孢菌素法，产酶菌株可对氨苄西林、阿莫西林、青霉素耐药，有些菌株纸片法药敏需要 5% CO_2。药敏试验首选药物考虑阿莫西林 / 克拉维酸、头孢曲松、氟喹诺酮类、大环内酯类、青霉素类、四环素和复方新诺明。

（一）试验条件与方法

1. 试验方法   肉汤微量稀释法；纸片扩散法。
2. 培养基   微量稀释法：CAMHB；纸片法：含 5% 绵羊血的 MHA。
3. 接种物制备   直接菌落悬液法，相当于 0.5 麦氏浊度。
4. 培养条件   35℃，空气；纸片法：16~18 小时；微量稀释法：18~24 小时。
5. 质控菌株   肺炎链球菌 ATCC 49613（MIC）、大肠埃希菌 ATCC 35218（用于 β- 内酰胺类 /β- 内酰胺酶抑制剂复方制剂）；金黄色葡萄球菌 ATCC 25923（用于纸片扩散法阿莫西林 / 克拉维酸）。

（二）药敏试验判断标准

见表 34-8-15。

表 34-8-15   巴斯德菌属药敏试验判断标准

抗菌药物	纸片含药量 / μg	纸片法 /mm			MIC/（μg/ml）		
		敏感	中介	耐药	敏感	中介	药
阿莫西林	–	–	–	–	≤0.5	–	–
氨苄西林	10	≥27	–	–	≤0.5	–	–
青霉素	10U	≥25	–	–	≤0.5	–	–
阿莫西林 / 克拉维酸	20/10	≥27	–	–	≤0.5/0.25	–	–

续表

抗菌药物	纸片含药量 /μg	纸片法 /mm			MIC/(μg/ml)		
		敏感	中介	耐药	敏感	中介	药
头孢曲松	30	≥ 34	–	–	≤ 0.12	–	–
莫西沙星	5	≥ 28	–	–	≤ 0.06	–	–
左氧氟沙星	5	≥ 28	–	–	≤ 0.06	–	–
四环素	30	≥ 23	–	–	≤ 1	–	–
多西环素	30	≥ 23	–	–	≤ 0.5	–	–
红霉素	15	≥ 27	25~26	≤ 24	≤ 0.5	1	≥ 2
阿奇霉素	15	≥ 20	–	–	≤ 1	–	–
氯霉素	30	≥ 28	–	–	≤ 2	–	–
复方新诺明	1.25/23.75	≥ 24	–	–	≤ 0.5/9.5	–	–

十四、弧菌属（包括霍乱弧菌）

弧菌属为嗜盐菌,需要在血平板生长。通常对磺胺类、青霉素类和老的头孢菌素(如头孢噻吩和头孢呋辛)。药敏试验首选药物考虑:霍乱弧菌-氨苄西林、阿奇霉素、氯霉素、磺胺类、四环素或多西环素、复方新诺明。其他弧菌-头孢噻肟、头孢他啶、氟喹诺酮类、四环素或多西环素。

（一）试验条件与方法

1. 试验方法 肉汤微量稀释法和纸片扩散法。

2. 培养基 微量稀释法:CAMHB;纸片法:MHA。

3. 接种物制备 直接菌落悬液法(用0.85%生理盐水制备),相当于0.5麦氏浊度。

4. 培养条件 35℃ ±2℃,空气;纸片法:16~18小时;微量稀释法:16~20小时。

5. 质控菌株 大肠埃希菌 ATCC 25922、大肠埃希菌 ATCC 35218(用于 β- 内酰胺类 /β- 内酰胺酶抑制剂复方制剂)、铜绿假单胞菌 ATCC 27853(用于碳青霉烯类)。

（二）药敏试验判断标准

见表 34-8-16。

表 34-8-16　弧菌属（包括霍乱弧菌）药敏试验判断标准

抗菌药物	纸片含药量 /μg	纸片法 /mm			MIC/(μg/ml)		
		敏感	中介	耐药	敏感	中介	耐药
氨苄西林	10	≥ 17	14~16	≤ 13	≤ 8	16	≥ 32
阿莫西林 / 克拉维酸	20/10	≥ 18	14~17	≤ 13	≤ 8/4	16/8	≥ 32/16
氨苄西林 / 舒巴坦	10/10	≥ 15	12~14	≤ 11	≤ 8/4	16/8	≥ 32/16
哌拉西林	100	≥ 21	18~20	≤ 17	≤ 16	32~64	≥ 128
哌拉西林 / 他唑巴坦	100/10	≥ 21	18~20	≤ 17	≤ 16/4	32/4~64/4	≥ 128/4
头孢唑林	30	–	–	–	≤ 2	4	≥ 8
头孢吡肟	30	≥ 25	19~24	≤ 18	≤ 2	4~8	≥ 16
头孢噻肟	30	≥ 26	23~25	≤ 22	≤ 1	2	≥ 4
头孢西丁	30	≥ 18	15~17	≤ 14	≤ 8	16	≥ 32
头孢他啶	30	≥ 21	18~20	≤ 17	≤ 4	8	≥ 16
头孢呋辛（静脉）	30	≥ 18	15~17	≤ 14	≤ 8	16	≥ 32
亚胺培南	10	≥ 23	20~22	≤ 19	≤ 1	2	≥ 4

续表

抗菌药物	纸片含药量/μg	纸片法/mm			MIC/(μg/ml)		
		敏感	中介	耐药	敏感	中介	耐药
美罗培南	10	≥23	20~22	≤19	≤1	2	≥4
阿奇霉素	-	-	-	-	≤2	-	-
阿米卡星	30	≥17	15~16	≤14	≤16	32	≥64
庆大霉素	10	≥15	13~14	≤12	≤4	8	≥16
四环素	30	≥15	12~14	≤11	≤4	8	≥16
多西环素	-	-	-	-	≤4	8	≥16
环丙沙星	5	≥21	16~20	≤15	≤1	2	≥4
左氧氟沙星	5	≥17	14~16	≤13	≤2	4	≥8
氧氟沙星	5	≥16	13~15	≤12	≤2	4	≥8
复方新诺明	1.25/23.75	≥16	11~15	≤10	≤2/38	-	≥4/76
磺胺嘧啶	250 或 300	≥17	13~16	≤12	≤256	-	≥512

十五、生物恐怖病原菌

生物恐怖病原菌包括炭疽芽胞杆菌、鼠疫耶尔森菌、鼻疽伯克霍尔德菌、类鼻疽伯克霍尔德菌、土拉热弗朗西丝菌和布鲁氏菌属等。实验室操作疑似生物恐怖病原菌时必须注意生物安全,需在生物安全柜中进行。药敏试验首选药物考虑:①炭疽芽胞杆菌 - 青霉素、多西环素、四环素和环丙沙星;②鼠疫耶尔森菌 - 庆大霉素、链霉素、多西环素、四环素、环丙沙星、复方新诺明和氯霉素;③鼻疽伯克霍尔德菌 - 头孢他啶、亚胺培南、多西环素和四环素;④类鼻疽伯克霍尔德菌 - 阿莫西林/克拉维酸、头孢他啶、亚胺培南、多西环素、四环素、复方新诺明;⑤土拉热弗朗西丝菌 - 庆大霉素、链霉素、多西环素、四环素、环丙沙星或左氧氟沙星、氯霉素;⑥布鲁氏菌 - 庆大霉素、链霉素、多西环素、四环素和复方新诺明。

(一)试验条件与方法

1. 试验方法　肉汤微量稀释法。

2. 培养基

(1)布鲁氏菌属:布鲁氏菌肉汤 pH 为 7.1±0.1。

(2)土拉热弗朗西丝菌:CAMHB+2% 补充培养基。

(3)其他细菌:CAMHB(阳离子调节 MH 肉汤)。

3. 接种物制备　从新鲜的液体培养物稀释,或直接菌落悬液法制备。菌液浓度为 0.5 麦氏浊度。土拉热弗朗西丝菌必须挑取生长在巧克力平板上的新鲜培养物直接制备菌悬液。

4. 培养条件　35℃±2℃,空气,16~20 小时。鼠疫耶尔森菌 24 小时,生长不良者可延长培养时间到 48 小时。土拉热弗朗西丝菌和布鲁氏菌属需培养 48 小时。

5. 质控菌株　大肠埃希菌 ATCC 25922(用于所有菌株)、大肠埃希菌 ATCC 35218(用于类鼻疽伯克霍尔德菌)、金黄色葡萄球菌 ATCC 29213(用于炭疽芽胞杆菌和土拉热弗朗西丝菌)、铜绿假单胞菌 ATCC 27853(用于鼻疽伯克霍尔德菌和类鼻疽伯克霍尔德菌)、肺炎链球菌 ATCC 49619(用于布鲁氏菌属)。

(二)药敏试验判断标准

炭疽芽胞杆菌、鼠疫耶尔森菌、鼻疽伯克霍尔德菌、类鼻疽伯克霍尔德菌、土拉热弗朗西丝菌和布鲁氏菌药敏试验判断标准,分别见表 34-8-17~表 34-8-22。

表 34-8-17　炭疽芽胞杆菌药敏试验判断标准

抗菌药物	敏感	中介	耐药
青霉素	≤0.12	-	≥0.25
四环素	≤1	-	-
多西环素	≤1	-	-
环丙沙星	≤0.25	-	-
左氧氟沙星	≤0.25		

表 34-8-18　鼠疫耶尔森菌药敏试验判断标准

抗菌药物	敏感	中介	耐药
庆大霉素	≤ 4	8	≥ 16
链霉素	≤ 4	8	≥ 16
四环素	≤ 4	8	≥ 16
多西环素	≤ 4	8	≥ 16
环丙沙星	≤ 0.25	–	–
左氧氟沙星	≤ 0.25	–	–
复方新诺明	≤ 2/38	–	≥ 4/76
氯霉素	≤ 8	16	≥ 32

表 34-8-19　鼻疽伯克霍尔德菌药敏试验判断标准

抗菌药物	敏感	中介	耐药
头孢他啶	≤ 8	16	≥ 32
亚胺培南	≤ 4	8	≥ 16
四环素	≤ 4	8	≥ 16
多西环素	≤ 4	8	≥ 16

表 34-8-20　类鼻疽伯克霍尔德菌药敏试验判断标准

抗菌药物	敏感	中介	耐药
头孢他啶	≤ 8	16	≥ 32
亚胺培南	≤ 4	8	≥ 16
阿莫西林/克拉维酸	≤ 8/4	16/8	≥ 32/16
复方新诺明	≤ 2/38	–	≥ 4/76
四环素	≤ 4	8	≥ 16
多西环素	≤ 4	8	≥ 16

表 34-8-21　土拉热弗朗西丝菌药敏试验判断标准

抗菌药物	敏感	中介	耐药
庆大霉素	≤ 4	–	–
链霉素	≤ 8	–	–
四环素	≤ 4	–	–
多西环素	≤ 4	–	–
环丙沙星	≤ 0.5	–	–
左氧氟沙星	≤ 0.5	–	–
氯霉素	≤ 8	–	–

表 34-8-22　布鲁氏菌属药敏试验判断标准

抗菌药物	敏感	中介	耐药
庆大霉素	≤ 4	–	–
链霉素	≤ 8	–	–
四环素	≤ 1	–	–
多西环素	≤ 1	–	–
复方新诺明	≤ 2/38	–	–

十六、微球菌属

微球菌属为非苛养菌,在血琼脂平板上空气环境生长良好。已有微球菌对 β- 内酰胺类和红霉素耐药的报道。对多次血培养阳性或植入假体装置患者分离的菌株需做药敏试验,药敏试验首选药物考虑青霉素和万古霉素。

(一)试验条件与方法

1. 试验方法　肉汤微量稀释法。
2. 培养基　CAMHB。
3. 接种物制备　直接菌落悬液法,相当于 0.5 麦氏浊度。
4. 培养条件　35℃,空气,20~24 小时。
5. 质控菌株　金黄色葡萄球菌 ATCC 29213。

(二)药敏试验判断标准

见表 34-8-23。

表 34-8-23　微球菌属药敏试验判断标准

抗菌药物	敏感	中介	耐药
青霉素	≤ 0.12	–	≥ 0.25
万古霉素	≤ 2	–	–
红霉素	≤ 0.5	1~4	≥ 8
克林霉素	≤ 0.5	1~2	≥ 4

十七、黏滑罗氏菌

黏滑罗氏菌为苛养菌,通常需在培养基中加入血液才能生长。已有黏滑罗氏菌对 β- 内酰胺类、克林霉素、红霉素和氟喹诺酮类耐药的报道。对正常无菌部位来源标本(如血培养、深部组织等)分离的菌株需做药敏试验,尤其是免疫力低下患者。药敏试验首选药物考虑青霉素和万古霉素。

（一）试验条件与方法

1. 试验方法 肉汤微量稀释法。

2. 培养基 CAMHB-LHB（2.5%~5% v/v）。

3. 接种物制备 直接菌落悬液法，相当于 0.5 麦氏浊度。

4. 培养条件 35℃，空气，20~24 小时。

5. 质控菌株 肺炎链球菌 ATCC 49619。

（二）药敏试验判断标准

见表 34-8-24。

表 34-8-24 黏滑罗氏菌药敏试验判断标准

抗菌药物	敏感	中介	耐药
青霉素	≤ 0.12	0.25~2	≥ 4
万古霉素	≤ 2	–	–
红霉素	≤ 0.5	1~4	≥ 8
克林霉素	≤ 0.5	1~2	≥ 4
左氧氟沙星	≤ 1	2	≥ 4
复方新诺明	≤ 2/38		≥ 4/76

（胡付品）

第九节 检测重要细菌耐药性的方法

一、β- 内酰胺酶的检测

产生 β- 内酰胺酶是细菌对 β- 内酰胺类抗菌药物最主要的耐药机制，该酶能水解 β- 内酰胺类抗菌药物结构中的 β- 内酰胺环使之失去抗菌活性而导致细菌耐药，例如大肠埃希菌、克雷伯菌属、金黄色葡萄球菌、嗜血杆菌属、淋病奈瑟菌和卡他莫拉菌等。因此，对细菌产生 β- 内酰胺酶的检测，对于临床合理选用抗菌药物有重要的参考价值。

（一）青霉素酶的检测

青霉素酶的检测方法包括碘量法、酸量法和显色头孢菌素法等，临床应用较多的是显色头孢菌素法。其原理是将待测菌与头孢噻吩（nitrocefin）作用一定时间后，如待测菌产生青霉素酶，则可水解头孢噻吩的 β- 内酰胺环，产生由黄色向红色转变的颜色反应，即为青霉素酶试验阳性。操作方法可用滴管吸取头孢噻吩工作液 1 滴直接置于测试菌的菌落上，观察菌落及周围培养基颜色变化，产生红色反应者即为产酶阳性。显色头孢菌素法对大多数 β- 内酰胺酶是一种极为灵敏的检测方法。目前也可采用头孢噻吩纸片法（Cefinase）进行测试。测试时用少许无菌水将 Cefinase 纸片湿润，将待测菌直接涂于经湿润后的 Cefinase 纸片，即可观察其颜色反应，颜色由黄色转变为红色者为产酶阳性（图 34-9-1A）。头孢噻吩法是目前检测嗜血杆菌属、淋病奈瑟菌、卡他莫拉菌和葡萄球菌属产生 β- 内酰胺酶的最好方法，具有快速、灵敏和简便的特点。

葡萄球菌可诱导 β- 内酰胺酶的检测：按 CLSI M100 文件第 28 版要求，如果青霉素对葡萄球菌的 MIC ≤ 0.12μg/ml 或抑菌环直径 ≥ 29mm，应对其进行可诱导 β- 内酰胺酶的检测。具体操作方法如下：将待测菌传代至 BAP 或者 MHA 琼脂平板上，用 OX 或 FOX 纸片作为诱导剂（具体方法同纸片药敏试验），过夜培养，检查抑菌圈周边细菌的产酶情况。用 Cefinase 纸片法进行测试。测试时用 1 滴无菌水将 Cefinase 纸片湿润，将抑菌圈边缘的受试菌直接涂于经湿润后的 Cefinase 纸片，1 小时内观察其颜色反应，纸片变红色为诱导试验阳性（图 34-9-1B），不变色（黄色）为阴性（图 34-9-1C）。可诱导 β- 内酰胺酶检测阳性的菌株，应报告对不耐酶青霉素耐药。CLSI M100 文件第 28 版推荐用青霉素纸片扩散法抑菌圈 - 边缘试验和显色头孢菌素法检测青霉素酶，青霉素抑菌圈边缘模糊为 β- 内酰胺酶阴性（图 34-9-2A、B），抑菌圈边缘锐利清晰为 β- 内酰胺酶阳性（图 34-9-2C、D）。检测金黄色葡萄球菌是否产生 β- 内酰胺酶，青霉素纸片扩散法抑菌圈 - 边缘试验比 nitrocefin 试验敏感。

（二）超广谱 β- 内酰胺酶的检测

超广谱 β - 内酰胺酶（extended spectrum β-lactamases，ESBL）是指由质粒介导的能水解所有青霉素类、头孢菌素类和单酰胺类氨曲南的一类酶。ESBL 通常由位于质粒上编码的广谱 TEM-1、

TEM-2 或 SHV-1 酶结构基因突变,使酶活性中心一个或数个氨基酸发生取代而引起。ESBL 不能水解头霉素类和碳青霉烯类药物,能被克拉维酸、舒巴坦和他唑巴坦等 β- 内酰胺酶抑制剂所抑制。自 1983 年在德国首次从臭鼻克雷伯菌分离出产 SHV-2 型 ESBL 以来,世界各地不断有新的 ESBL 检出报道,由产 ESBL 菌株引起的感染发病率在逐渐提高,甚至出现暴发流行。鉴于 ESBL 由质粒介导,可在菌株间转移和传播,有超广谱的水解底物谱,且部分产 ESBL 菌株不但对 β- 内酰胺类抗菌药物耐药,而且也常伴有对氨基糖苷类和氟喹诺酮类等耐药,因此,给临床抗感染治疗带来很大困难。ESBL 主要在大肠埃希菌和肺炎克雷伯菌中被发现,此外也在肠杆菌属、柠檬酸杆菌属、变形杆菌

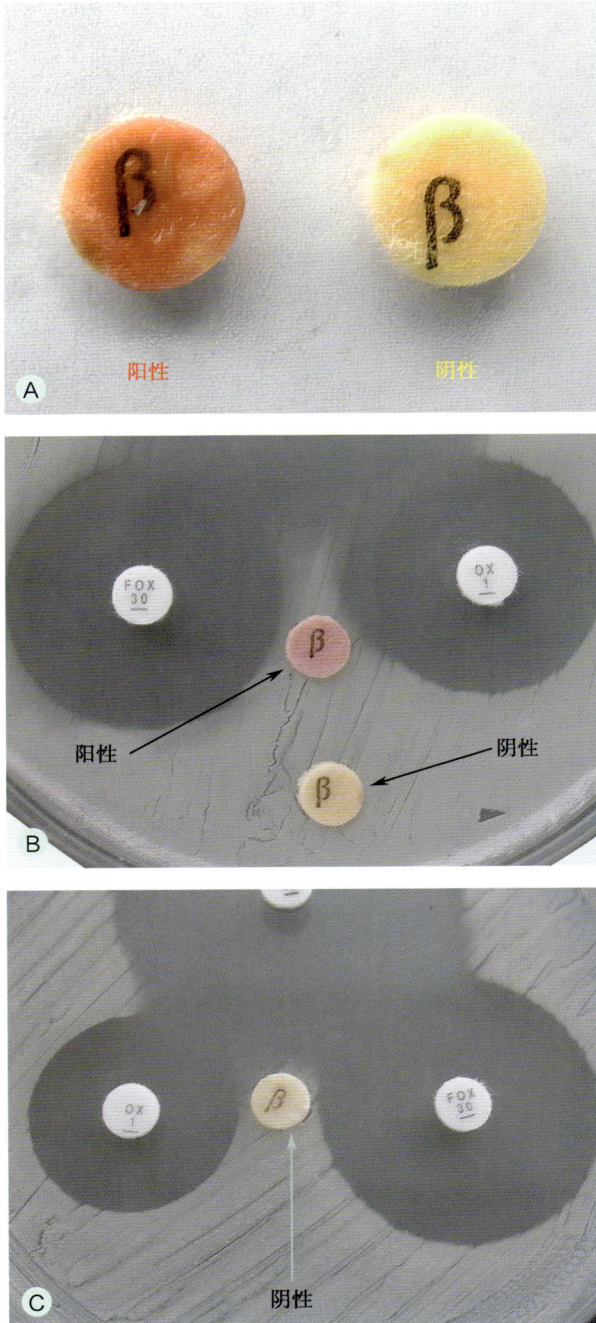

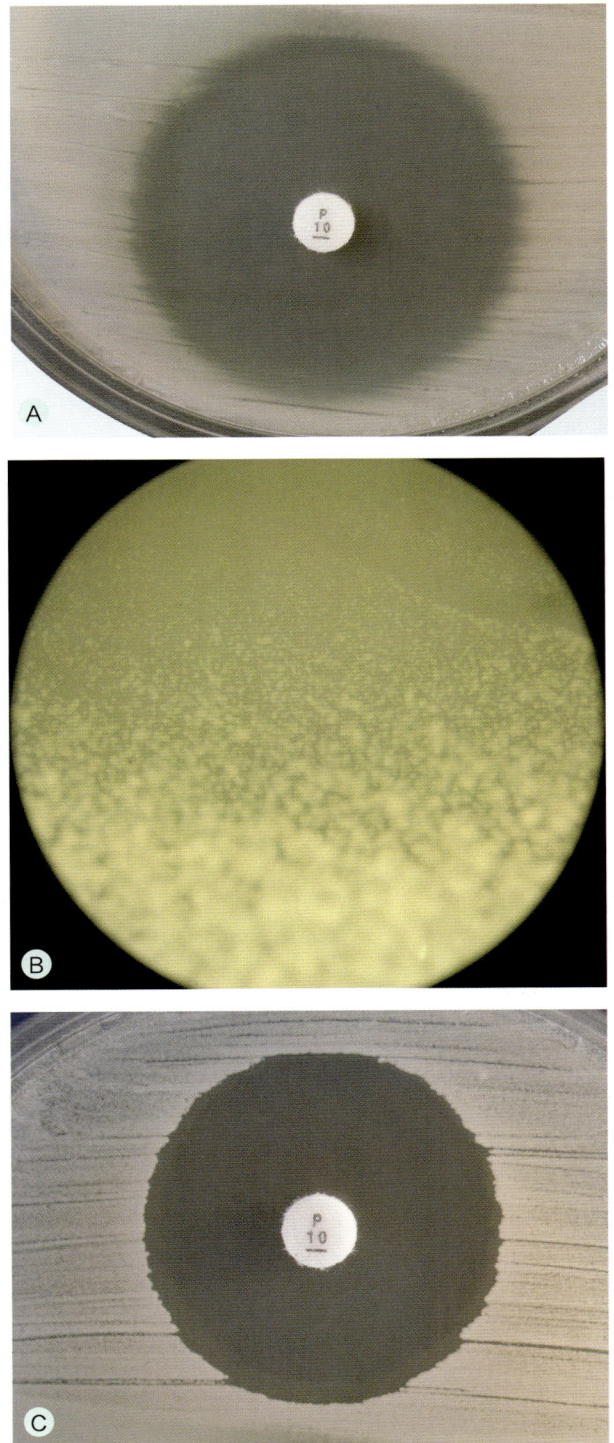

图 34-9-1　头孢硝噻吩纸片法 β- 内酰胺酶检测结果

A. 直接检测法；B. 葡萄球菌 β- 内酰胺酶诱导检测法阳性(靠近抑菌圈边缘为阳性,远离抑菌圈为阴性)；C. 葡萄球菌 β- 内酰胺酶诱导检测法阴性

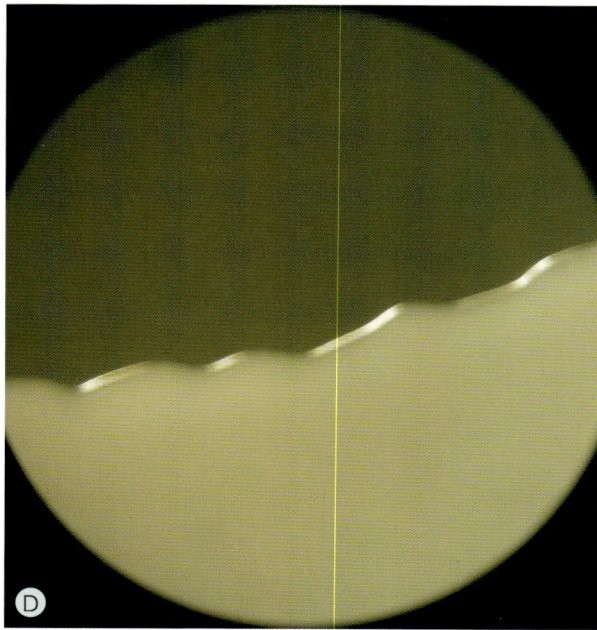

图 34-9-2   青霉素抑菌圈边缘试验

A. 抑菌圈边缘模糊("沙滩样")=β- 内酰胺酶阴性；B. "沙滩样"边缘放大图；C. 抑菌圈边缘锐利清晰("绝壁样")=β- 内酰胺酶阳性；D. "绝壁样"边缘放大图

属、沙雷菌属等其他肠杆菌目细菌及非肠杆菌目菌如不动杆菌和铜绿假单胞菌中被检出。

由于 ESBL 种类繁多，赋予不同底物的耐药水平不尽相同，目前国内外对 ESBL 的检测方法进行了很多研究，CLSI 对大肠埃希菌、肺炎克雷伯菌、产酸克雷伯菌和奇异变形杆菌中 ESBL 的初筛和表型确证试验作了推荐。下面简要介绍有关检测ESBL 的方法。

1. CLSI 推荐的 ESBL 初筛和表型确证试验

（1）纸片扩散法

1）初筛试验：按常规标准纸片扩散法进行操作。结果判断：头孢泊肟抑菌环直径 ≤17mm、头孢他啶 ≤22mm、氨曲南 ≤27mm、头孢噻肟≤27mm 和头孢曲松 ≤25mm，任何一种药物抑菌环直径达到上述标准，提示菌株可能产 ESBL。奇异变形杆菌 ESBL 只使用头孢他啶、头孢噻肟和头孢泊肟 3 种药物纸片进行检测，其他 2 种药物纸片不适用。

2）确证试验：使用每片含 30μg 头孢他啶、头孢噻肟纸片和头孢他啶 / 克拉维酸（30μg/10μg）、头孢噻肟 / 克拉维酸（30μg/10μg）复合物纸片进行试验，当任何一种复合物纸片抑菌环直径大于或等于其单独药敏纸片抑菌环直径 5mm，可确证该菌株产 ESBL（图 34-9-3）。

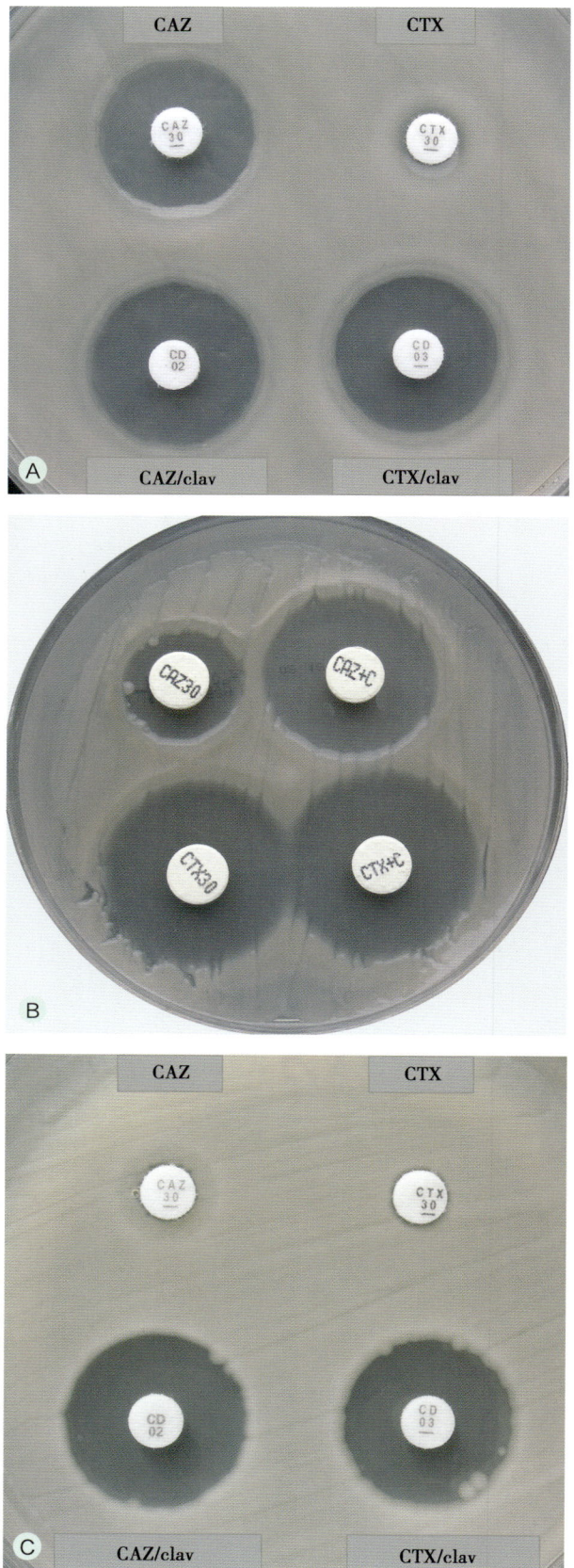

图 34-9-3   不同基因型 ESBLs 的表型确证试验结果

A. CTX-M 型 ESBLs；B. TEM-12 型；C. SHV 型 ESBLs

（2）肉汤稀释法

1）初筛试验：按常规标准肉汤稀释法进行操作。结果判断：头孢他啶、氨曲南、头孢曲松和头孢噻肟等任何一种药物对大肠埃希菌、肺炎克雷伯菌、产酸克雷伯菌的最低抑菌浓度（MIC）≥2.0μg/ml，头孢泊肟 MIC ≥8.0μg/ml 提示菌株可能产 ESBL。奇异变形杆菌使用下列标准：头孢他啶 MIC ≥2.0μg/ml、头孢噻肟 MIC ≥2.0μg/ml、头孢泊肟 MIC ≥2.0μg/ml。

2）确证试验：使用头孢他啶（0.25~128μg/ml）、头孢他啶 / 克拉维酸（0.25/4~128/4μg/ml）、头孢噻肟（0.25~64μg/ml）和头孢噻肟 / 克拉维酸（0.25/4~64/4μg/ml）进行试验，当含克拉维酸药物组的 MIC 与单药相比下降 3 个或以上倍比稀释度时（或比值≥8），可确证该菌株产 ESBL。

2. 双纸片相邻试验（协同法）按常规纸片扩散法在 M-H 琼脂上涂布受试菌，先在平板中心贴上阿莫西林 / 克拉维酸（20μg/10μg）纸片，然后在其上下左右贴每片 30μg 头孢他啶、头孢曲松、头孢噻肟和氨曲南纸片，每张纸片中心距复合药物纸片中心 20~24mm，35℃，孵育 18~20 小时。结果解释：如周围 4 个药物纸片中有任何一个抑菌圈在靠近复合剂纸片一侧的边缘出现扩大或加强（或任何一种纸片与阿莫西林 / 克拉维酸纸片之间产生"坑"或匙扣现象者），说明该菌株可能产 ESBL（图 34-9-4）。

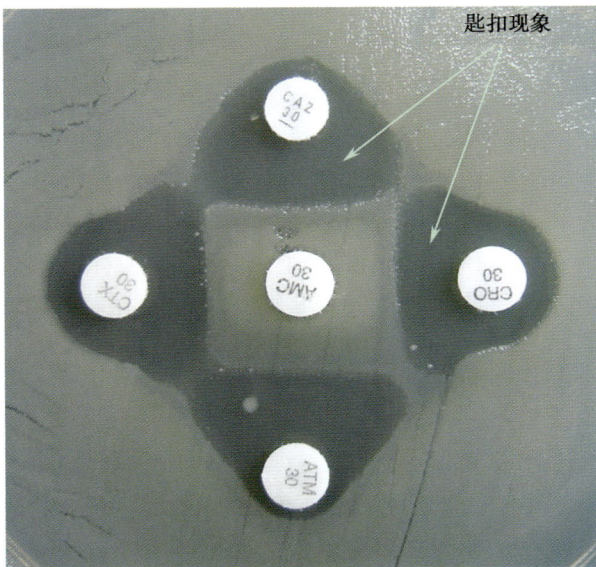

图 34-9-4　双纸片相邻试验（协同法）检测产 ESBLs 菌株
中间为阿莫西林克 / 拉维酸（AMC）与被测药物纸片之间出现匙扣现象（箭头所示）为协同试验阳性

3. 三维试验　该试验是一种改良纸片扩散法，使用标准纸片扩散法接种物，按常规方法将待测菌液涂布 M-H 琼脂平板，10 分钟后，用灭菌的 11 号手术刀片，距平板边缘 25mm 处垂直插入琼脂直到平板底部，轻轻转动平板，将琼脂划出一个圆形裂缝。用无菌注射器吸取浓度在 10^9~10^{10}CFU/ml 受试菌菌液，加入裂缝中，不使菌液溢出。在裂缝与平板边缘之间贴上 30μg/ 片头孢他啶、头孢曲松、头孢噻肟、氨曲南和头孢哌酮 / 舒巴坦等纸片，纸片边缘距裂缝约 3mm，35℃孵育 18~20 小时，观察结果。如靠近裂缝侧抑菌环有中断或变形、裂缝附近存在单个菌落等现象，且菌株对头孢哌酮 / 舒巴坦敏感，推测受试菌产 ESBL。该法为直接法（图 34-9-5A）。对不产生抑菌环菌株用间接法（图 34-9-5B），用大肠埃希菌 ATCC 25922 菌株代替待测菌涂布于 M-H 琼脂平板，其余步骤同直接法。

4. E-test 法　使用 E-test 法中的头孢他啶、头孢曲松、头孢噻肟或氨曲南（两种以上）等常规试条，凡 MIC ≥2μg/ml 时，即高度怀疑菌株产 ESBL，应进一步作确证试验来加以确认。现有两种 E-test 的 ESBL 确证试条，分别为头孢他啶及头孢他啶加克拉维酸、头孢噻肟及头孢噻肟加克拉维酸。试条两端含有梯度浓度抗生素，其中一端含头孢他啶（或头孢噻肟），另一端含头孢他啶 / 克拉维酸（或头孢噻肟 / 克拉维酸）。操作方法同常规 E-test 法，结果判断：当含克拉维酸药物组的 MIC 与单药相比下降 3 个或以上倍比稀释度时（或比值≥8），可确证该菌株产 ESBL（图 34-9-6A 上）。此法操作简便，结果准确。尽管图 34-9-6A 下中头孢他啶的 MIC（0.75μg/ml）与头孢他啶 / 克拉维酸的 MIC（0.125μg/ml）比值小于 8 倍（约 6 倍），但头孢他啶的抑菌圈出现协同扩大的现象，亦可判断该菌产生 ESBL（图 34-9-6B）。

5. 自动化仪器　自动化仪器如 Vitek 系统、Phoenix、MicroScan 和国产药敏测试系统等药敏试验卡中均设置了检测 ESBL 的项目，其原理与肉汤稀释法和 Etest 法相似。检测方法按照药敏卡说明书去操作。

6. 其他方法　除上述方法外，国内外学者尚研究了其他的检测 ESBL 的方法，但目前这些方法仅限于实验研究，尚不能应用于临床检测。主要有：① CHROMagar 产色琼脂结合 64μg/ml 头孢噻肟同时鉴定和检测产 ESBL 菌株。CHROMagar

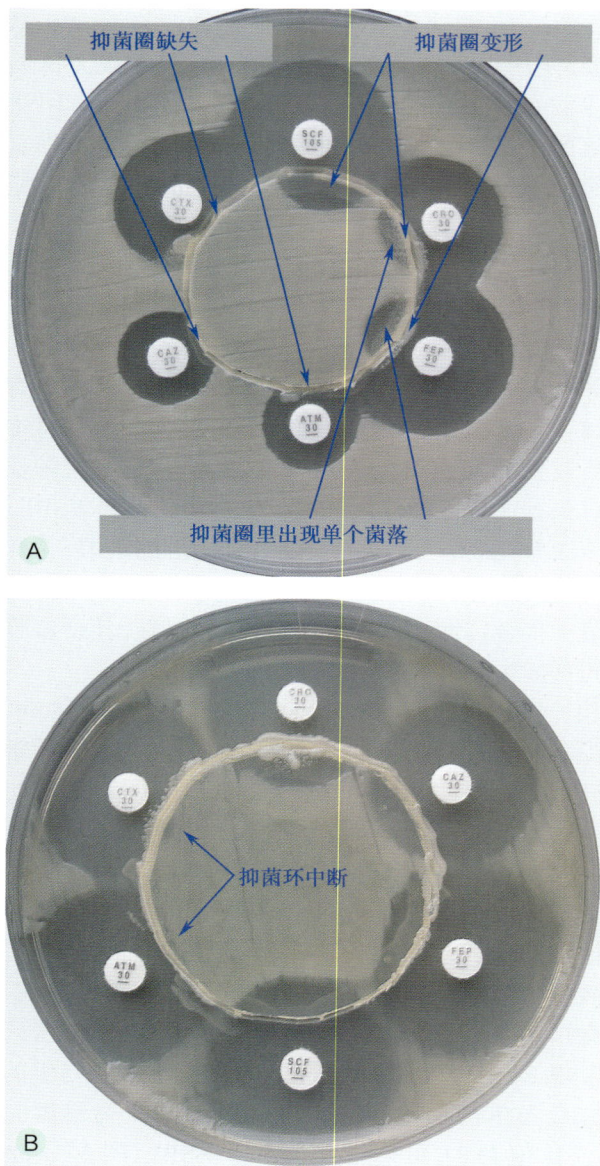

图 34-9-5   三维试验检测 ESBLs
A. 直接法；B. 间接法

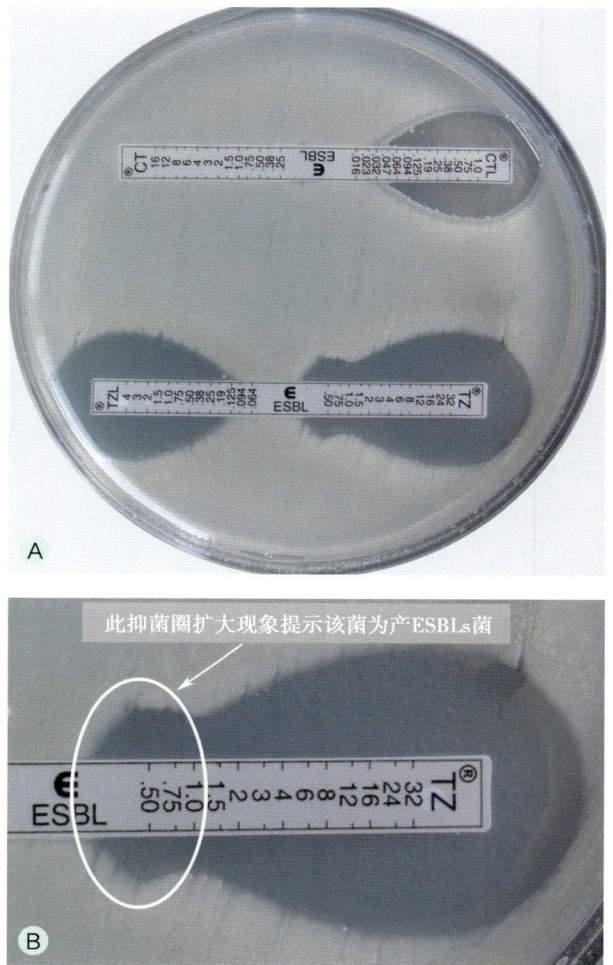

图 34-9-6   E 试验检测产 ESBLs 菌株
A. 上为头孢噻肟（CT）和头孢噻肟 / 克拉维酸（CTL），下为头孢他啶（TZ）和头孢他啶 / 克拉维酸（TZL）；B. 头孢他啶的抑菌圈出现协同扩大的现象

尿道菌定位琼脂中含有 β-D- 吡喃半乳糖苷和 β-D- 吡喃葡萄糖苷两种显色底物，肠杆菌目细菌在生长代谢过程中所产生的酶与培养基中的相应显色底物发生显色反应，根据细菌形成菌落的颜色分别鉴定为大肠埃希菌（红色）和肺炎克雷伯菌（蓝色）。在该琼脂中添加终浓度为 64μg/ml 的头孢噻肟，可达到同时鉴定和检测产 ESBL 菌株的目的。以无菌棉签蘸取 0.5 麦氏浊度的菌悬液涂布于该琼脂平板上，培养后若出现粉红色菌落判断为产 ESBL 的大肠埃希菌（图 34-9-7A），蓝色菌落则为产 ESBL 的肺炎克雷伯菌（图 34-9-7B），不生长者为非产 ESBL 菌株。研究结果显示，与 CLSI 推

荐的纸片扩散法表型确证试验（酶抑制剂增强试验）检测结果相比较，该法检测大肠埃希菌和肺炎克雷伯菌中产 ESBL 菌株的敏感性和特异性分别为 98.3% 和 100%、98.5% 和 100%。两种方法对大肠埃希菌和肺炎克雷伯菌中产 ESBL 菌株检出结果的符合率分别为 98.8% 和 98.9%。② Cica β- 试验。此方法主要适用于细菌产 ESBL 和金属酶的快速检出。Colodner 等报道了一种新的可用于快速检测产 ESBL 菌株的产色头孢菌素 HMRZ-86。广谱 β- 内酰胺酶和 AmpC 酶不能水解 HMRZ-86，但 ESBL 和金属酶可以水解 HMRZ-86。Cicaβ- 试验检测原理同头孢硝噻吩法检测 β- 内酰胺酶，检测结果在 2~15 分钟内纸片由黄色变为红色者判断菌株产 ESBL（图 34-9-8）或产金属酶。以 CLSI 推荐的纸片扩散法表型确证试验（酶抑制剂增强

试验）为标准。两种方法对 304 株临床分离的菌株（其中肺炎克雷伯菌 184 株、大肠埃希菌 95 株、奇异变形杆菌 25 株）的检测结果显示，Cica β-试验检测产 ESBL 菌株的灵敏度和特异性分别为 95.5%（190/199）、98.1%（103/105），总符合率为 96.4%（293/304）。该方法具有操作简单、快速及结果容易阅读的优点。

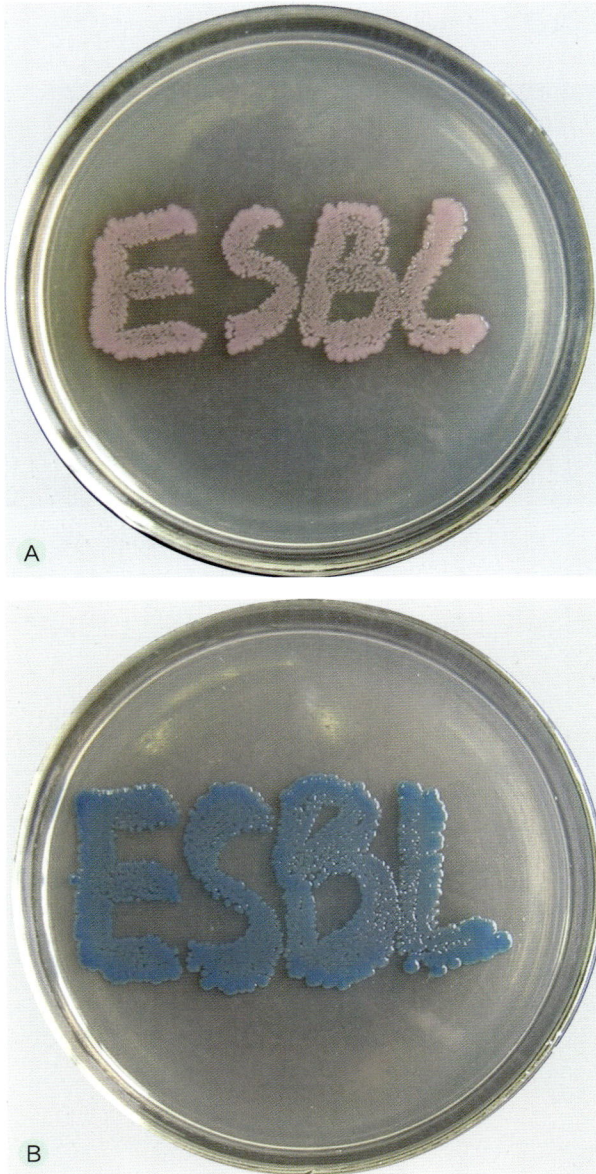

图 34-9-7 CHROMagar 产色琼脂结合 64μg/ml
头孢噻肟同时鉴定和检测产 ESBLs 菌株
A. 产 ESBLs 大肠埃希菌为红色菌落；
B. 产 ESBLs 肺炎克雷伯菌为蓝色菌落

（三）AmpC 检测

AmpC 酶是在革兰氏阴性杆菌中发现的由染色体或质粒介导的水解头孢菌素的 1 型 β-内酰胺酶。AmpC 酶可分为诱导酶和非诱导酶。与 ESBL 不同的是，AmpC 酶对三代头孢菌素耐药但对四代头孢菌素如头孢吡肟敏感且不被酶抑制剂克拉维酸所抑制，但其酶活性可被氯唑西林和硼酸抑制。AmpC 酶的表达及调控与 ampC、ampR、ampD、ampG 基因有关。头孢西丁三维试验是检测 AmpC 酶的经典方法，除此之外，微生物学者尚建立了 AmpC Disk、头孢西丁琼脂基础法等检测 AmpC 酶的方法。产 AmpC 酶菌株的典型表型见图 34-9-9，表现为对头孢吡肟敏感、头孢西丁耐药，克拉维酸不与任何一种三代头孢菌素及氨曲南协同。

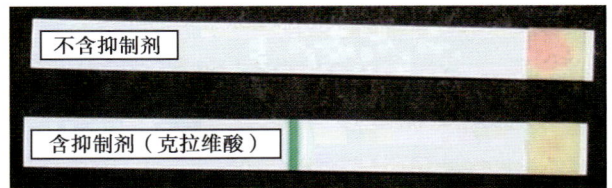

图 34-9-8 Cica β-试验检测产 ESBLs 菌株
红色为阳性，黄色为阴性

1. 以硼酸化合物为抑制剂检测肺炎克雷伯菌和大肠埃希菌中的 AmpC 酶 以硼酸作为 AmpC 酶的特异抑制剂，采用的方法类似 CLSI 推荐的 ESBL 检测方法，包括双纸片协同试验、酶抑制剂增强试验以及 MIC 法。结果判断标准也与 CLSI 推荐的标准一样，即双纸片出现"匙扣"或"坑"的协同现象，含酶抑制剂复方合剂与相应单药抑菌圈直径之差 ≥5mm 以及含酶抑制剂复方合剂与相应单药的 MIC 之比降低 8 倍以上均判断为 AmpC 酶检测阳性。无论是纸片法还是 MIC 法，硼酸的终浓度均为固定的 30μg/ml。研究结果显示，硼酸对质粒 AmpC 酶具有良好的特异性抑制作用，而对 ESBL 则无抑制活性，含 30μg/ml 硼酸检测质粒 AmpC 酶的灵敏度和特异性均接近 100%。

2. AmpC disk 法 AmpC disk 法检测原理与三维试验法类似。先将大肠埃希菌 ATCC 25922 按 K-B 法标准操作均匀涂布于 M-H 琼脂平板上，然后在平板中央贴一张头孢西丁纸片。接着取一张 AmpC disk（含 tris-EDTA），滴加 20μl 生理盐水预湿润并将该纸片紧贴于头孢西丁纸片，然后挑取几个菌落于 AmpC disk 上，35℃孵育 16~18 小时后阅读结果。若细菌产质粒介导 AmpC 酶，则 AmpC disk 中的 tris-EDTA 可裂解细菌细胞而使细胞中的 AmpC 酶渗透入琼脂进而水解纸片周围的头孢西丁,大肠埃希菌就能在这些区域出现矢状生长(图 34-9-10)。该方法具有操作简单、结果易阅读的优点,具有广泛的应用前景。进一步研究结果显示,AmpC disk 不仅可以很好地检测质粒介导的 AmpC 酶,还能用于大肠埃希菌、阴沟肠杆菌、铜绿假单胞菌和不动杆菌属细菌中高产染色体 AmpC 酶的检测。

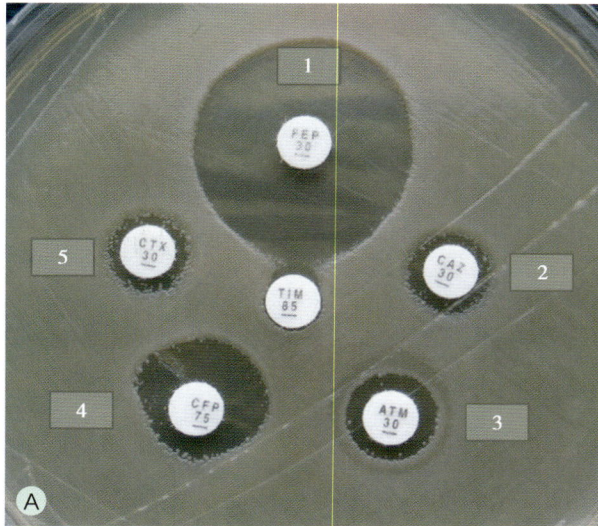

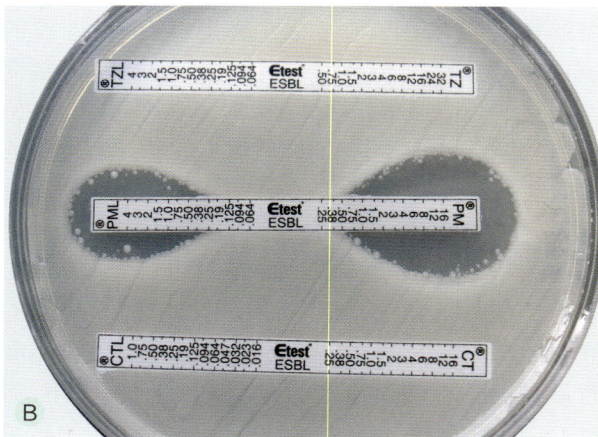

图 34-9-9 产 AmpC 酶菌株的典型表型

A. 纸片扩散法(阴沟肠杆菌 O29M)(1 头孢匹肟,2 头孢他啶,3 氨曲南,4 头孢哌酮,5 头孢噻肟,中间为替卡西林 / 克拉维酸); B. E-test 法(上为头孢他啶和头孢他啶 / 克拉维酸,中为头孢匹肟和头孢匹肟 / 克拉维酸,下为头孢噻肟和头孢噻肟 / 克拉维酸)

3. 头孢西丁琼脂培养基法(cefoxitin agar medium,CAM) 本方法是将头孢西丁直接加入 M-H 琼脂中,终浓度为 4μg/ml。试验时先将大肠埃希菌 ATCC 25922 按 K-B 法标准操作均匀涂布于含

有 4μg/ml 头孢西丁的琼脂表面,然后用无菌打孔器在琼脂中打一个直径约为 3mm 的小孔,接着在小孔中加入待测菌的粗提取液。35℃孵育 16~18 小时后阅读结果。若细菌粗提取液中含有 AmpC 酶,在小孔周围的头孢西丁将被 AmpC 酶所水解,而在这些区域大肠埃希菌 ATCC 25922 将得以生长,出现这种现象判定为 AmpC 酶检测阳性(图 34-9-11)。本方法所获得的检测结果与标准三维试验方法检测结果进行比较,两者符合率为 100%。

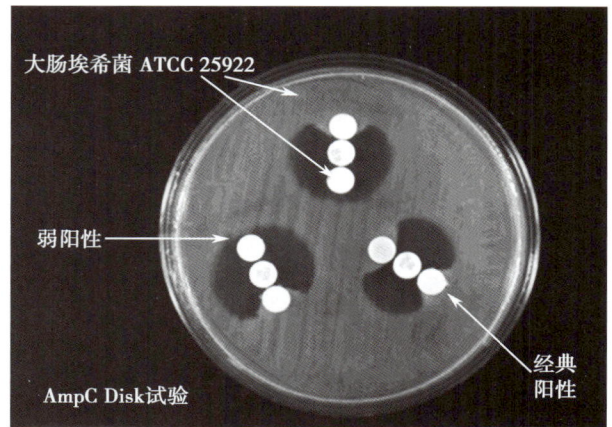

图 34-9-10 AmpC Disk 试验检测 AmpC 酶

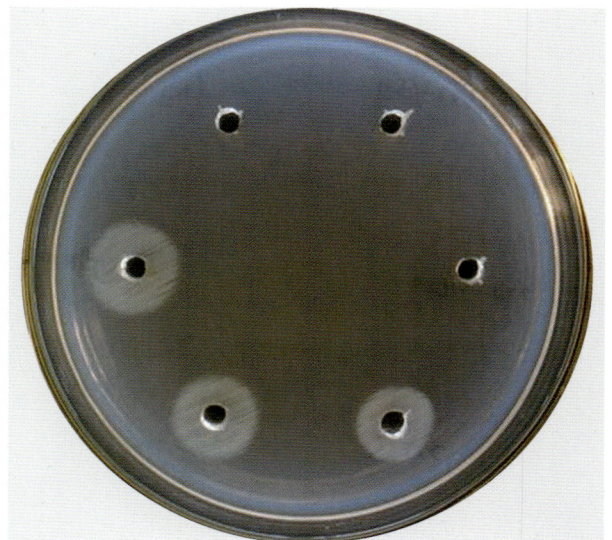

图 34-9-11 头孢西丁琼脂培养基法检测 AmpC 酶

4. 头孢西丁三维试验 头孢西丁三维试验是检测 AmpC 酶的经典方法,是在传统的纸片扩散法基础上发展而来。三维试验是目前公认的测定质粒型或去阻遏(持续高产型)AmpC β- 内酰胺酶的经典方法,是唯一能够鉴别 AmpC 酶和其他头

霉素耐药机制(如外膜通透性降低)的方法。

三维试验利用 AmpC 酶可水解头孢西丁的原理,先将冻融法或超声粉碎法将待测菌株中的 β-内酰胺酶提取出来(粗提液),观察这种酶的粗提物对头孢西丁的水解情况。如果粗提物中有 AmpC 酶,即可抑制头孢西丁的活性,使其周围对头孢西丁敏感的大肠埃希菌 ATCC 25922 得以生长;反之,大肠埃希菌受头孢西丁的抑制则不能生长(图34-9-12A)。试验时,将 0.5 麦氏浓度的大肠埃希菌 ATCC 25922 涂布于 M-H 平板上,在平板中央贴一张头孢西丁纸片(30μg/片),从距离纸片 5mm 处用无菌刀片(或专用挖槽器,图 34-9-13)在平板的琼脂上向外缘方向(离心方向)切一裂隙,一块平板切4 条裂隙,每条裂隙长 10mm、宽 1mm,然后在裂隙中加入 30~40μl 酶粗提液(过滤或低温超速离心除去活菌),注意酶的粗提液不能溢出裂隙,35℃孵育18~24 小时,观察裂隙的内侧端(头孢西丁纸片的抑菌圈内)周围有无细菌生长。若在裂隙与头孢西丁纸片交界处出现矢状的细菌生长区域者判为三维试验阳性,反之则为阴性,结果见图 34-9-12B。

(四) 碳青霉烯酶的检测

碳青霉烯酶中有些属于分子分类法的 A 类酶,功能分类法的 2f 组,其活性部位具有丝氨酸结构;另一些属于 B 类酶,功能分类法的 3 组酶即金属酶。A 类碳青霉烯酶主要存在于肺炎克雷伯菌(KPC)、阴沟肠杆菌(IMI-1 和 NMC-A)、黏质沙雷菌(SME-1)和鲍曼不动杆菌中。这些酶的活性可被 3-氨基苯硼酸抑制,被克拉维酸部分抑制,而不被 EDTA 所抑制。A 类酶对亚胺培南的水解作用强,导致产酶菌对亚胺培南耐药。此外,产生 2f 组碳青霉烯酶的细菌往往同时产 AmpC 酶,导致细菌对多种 β-内酰胺类抗生素耐药。金属酶的活性可为 EDTA 所抑制,由染色体介导、存在于多种不同革兰氏阳性和革兰氏阴性细菌中金属酶均可明显水解亚胺培南,但对于其他 β-内酰胺类抗生素的水解能力有较大差异。目前检测碳青霉烯酶的表型方法主要有改良碳青霉烯灭活试验、碳青霉烯酶抑制剂增强试验和酶免疫层析技术等。

1. 改良碳青霉烯灭活试验 CLSI 推荐改良碳青霉烯灭活试验(mCIM)和 EDTA 碳青霉烯灭活试验(eCIM)用于肠杆菌目细菌和铜绿假单胞菌中碳青霉烯酶的检测。mCIM 和 eCIM 具体操作步骤可参考最新版 CLSI M100 文件要求。其原理是将美罗培南与受试菌菌悬液混合,若受试菌产生

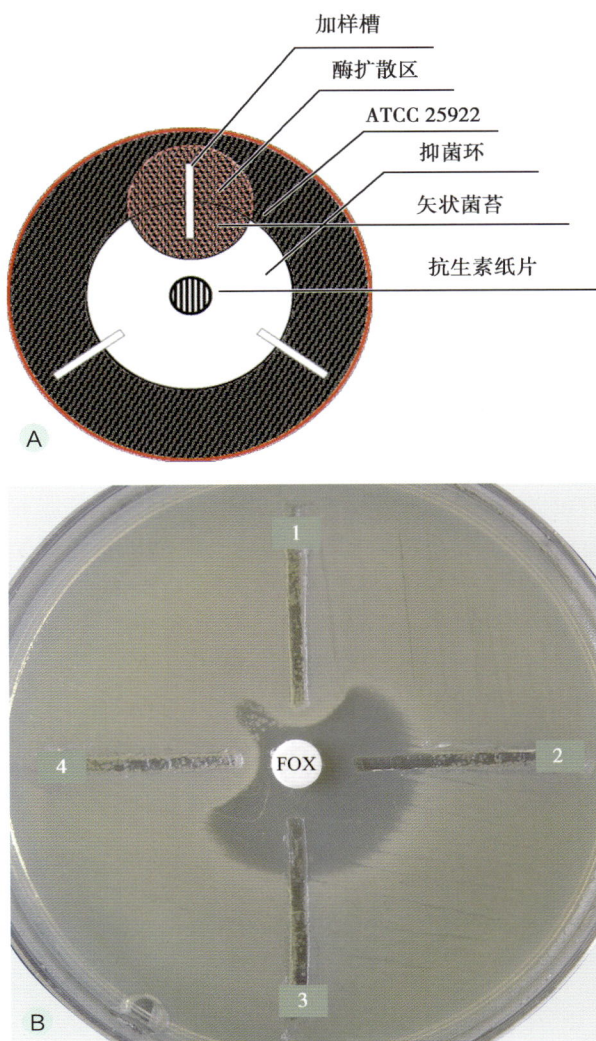

图 34-9-12　三维试验检测 AmpC 酶
A. 三维试验法原理示意图;B. 1 和 4 为阳性结果,2 和 3 为阴性结果,中间贴头孢西丁纸片

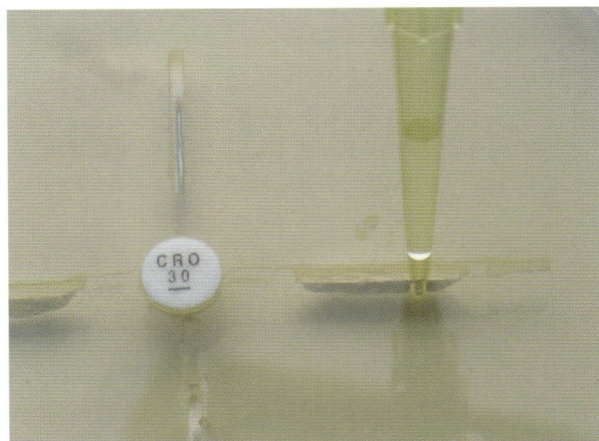

图 34-9-13　三维法专用挖槽器制作及实验操作
加样(每条槽内加 30~40μl 粗提酶液)

碳青霉烯酶,可破坏美罗培南的抗菌活性;否则美罗培南仍可保持其对大肠埃希菌 ATCC 25922 的抗菌活性。根据金属 β- 内酰胺酶活性可被 EDTA 抑制的特点,mCIM 和 eCIM 两种方法联合可区分细菌产生的丝氨酸碳青霉烯酶或金属 β- 内酰胺酶。mCIM 可用于检测肠杆菌目细菌和铜绿假单胞菌中的碳青霉烯酶,而 mCIM 联合 eCIM 仅适用于肠杆菌目细菌以区分其产生的碳青霉烯酶类型(丝氨酸碳青霉烯酶或金属 β- 内酰胺酶)。研究显示,mCIM 检测肠杆菌目细菌和铜绿假单胞菌中碳青霉烯酶的灵敏度和特异度均超过 97%;mCIM 检测不动杆菌属细菌实验室间的特异性和重复性均较差,方法未获得 CLSI 认可。eCIM 区分肠杆菌目细菌中金属 β- 内酰胺酶和丝氨酸碳青霉烯酶的灵敏度>95%,特异度>92%。mCIM 和 eCIM 具有操作简单、无需特殊试剂和成本低的特点,适合所有临床微生物实验室开展。缺点是需过夜孵育,耗时长,需自配试剂(如 0.5mol/L EDTA 溶液),且不能检测同时产 A 类和 B 类碳青霉烯酶的菌株。见图 34-9-14。

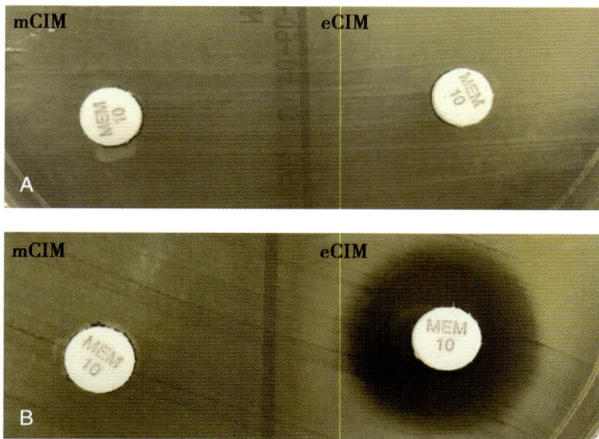

图 34-9-14   改良碳青霉烯灭活试验检测肠杆菌目细菌中的碳青霉烯酶

A. mCIM 阳性和 eCIM 阴性,检出丝氨酸碳青霉烯酶;
B. mCIM 和 eCIM 试验阳性,检出金属 β- 内酰胺酶

2. 碳青霉烯酶抑制剂增强试验   根据 A 类丝氨酸碳青霉烯酶的活性可被 3- 氨基苯硼酸(3-aminophenylboronic acid hydrochloride,APB)抑制,而金属 β- 内酰胺酶的活性可被 EDTA 抑制的特点,APB 联合 EDTA 可对单产 A 类丝氨酸碳青霉烯酶、单产 B 类金属 β- 内酰胺酶以及同时产生 A 类丝氨酸碳青霉烯酶和 B 类金属 β- 内酰胺酶的

肠杆菌目细菌进行检测并区分。研究显示,碳青霉烯酶抑制剂增强试验检测单产 KPC 或金属酶菌株的灵敏度均为 100%,检测同时产 KPC 和金属酶菌株的灵敏度为 96.8%,特异度为 98.8%。该方法具有操作简单、结果容易阅读以及可检测单产或同时产不同类型碳青霉烯酶的特点,适合所有临床微生物实验室开展,但缺点是需特殊试剂(需自配或购买商品化的 EDTA 溶液和 APB 溶液)、耗时长以及不能检测 OXA-48 型碳青霉烯酶。见图 34-9-15。

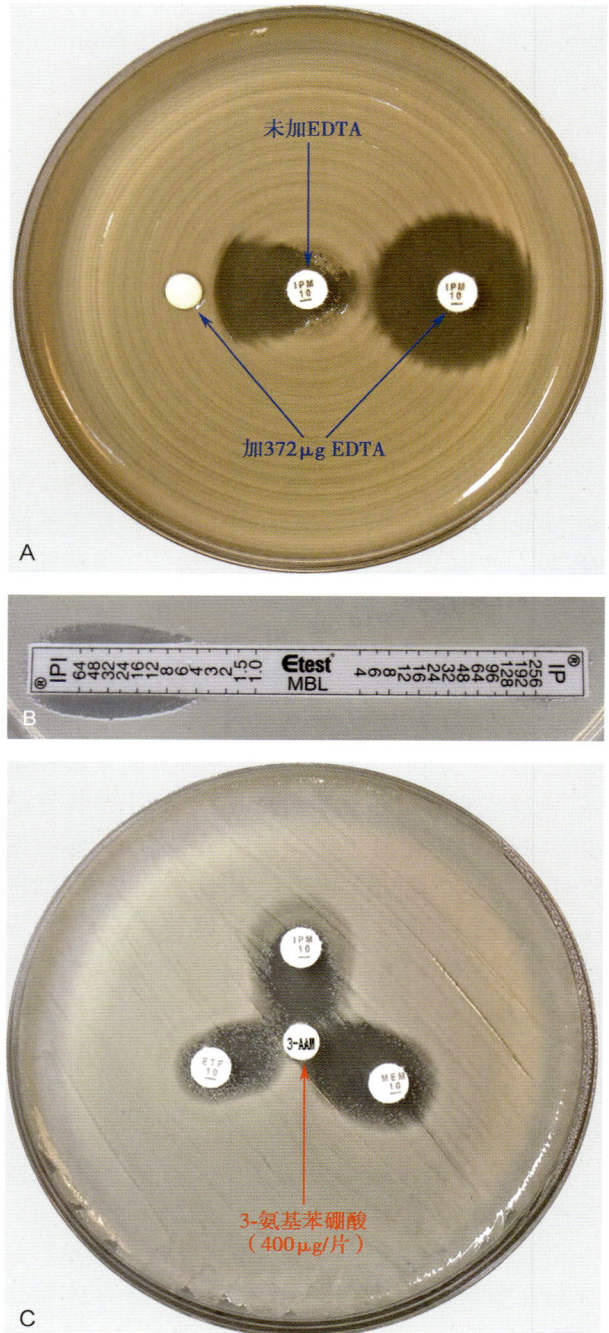

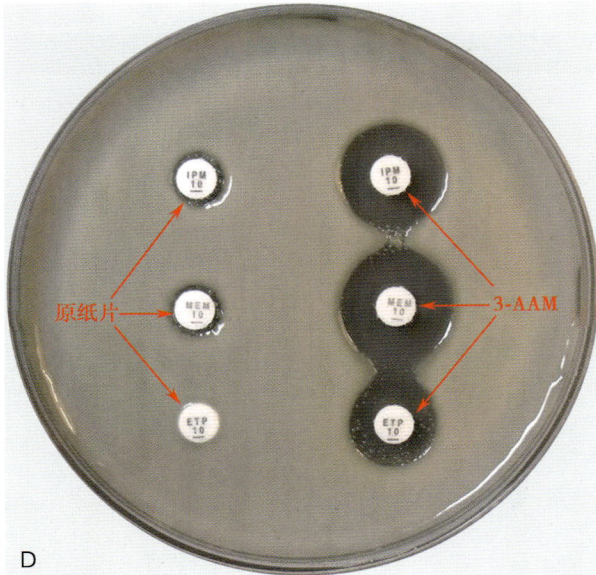

图 34-9-15 碳青霉烯酶抑制剂增强试验检测肠杆菌目细菌中的碳青霉烯酶

A. EDTA 纸片协同和增效法；B. E-test 法；C. 3- 氨基苯硼酸纸片（400μg）协同试验；D. 3- 氨基苯硼酸纸片（400μg）增效试验

3. 酶免疫层析技术 利用抗原抗体免疫层析技术快速检测肠杆菌目细菌和铜绿假单胞菌中的碳青霉烯酶，是近年发展起来的以细菌菌落为基础的检测方法中最快速的检测技术。该方法操作简单（不同产品实验操作步骤需参考产品说明书），加样后测试条上相应区域标记线条出现红色（除外对照线条），提示该菌产生所对应的碳青霉烯酶。目前该测试条最多可同时快速检测 KPC、NDM、OXA-48、VIM 和 IMP 五种碳青霉烯酶基因。与测序方法相比，酶免疫层析技术检测碳青霉烯酶基因的灵敏度和特异度均在 90% 以上。酶免疫层析技术具有操作简单、快速及结果容易判读的优点，但缺点是价格较高，各实验室可根据自身条件有选择性地开展碳青霉烯酶的检测，如对从高危患者（免疫抑制患者或骨髓移植患者等）标本中分离的 CRE 菌株进行碳青霉烯酶基因的快速检测，以协助临床尽早启动有针对性的抗感染治疗方案。见图 34-9-16。

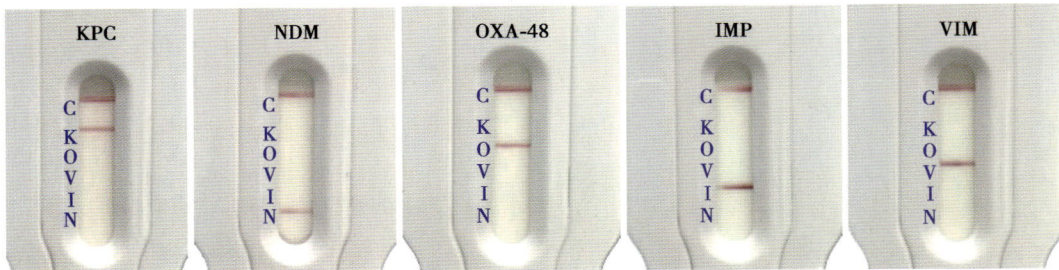

图 34-9-16 酶免疫层析技术检测碳青霉烯酶

C. 质控线；K. 代表 KPC；O. 代表 OXA-48；V. 代表 VIM；I. 代表 IMP；N. 代表 NDM

4. Carba NP 试验 CLSI 于 2015 年引入 Carba NP 试验，用于检测肠杆菌科、铜绿假单胞菌和不动杆菌属细菌中碳青霉烯酶的表型确证试验。该试验采用比色法，目前主要用于流行病学研究或感染控制。研究表明，Carba NP 试验在检测 KPC、NDM、VIM、IMP、SPM 和 SME 型碳青霉烯酶方面具有较好的敏感性（>90%）和特异性（>90%）。2016 年最新发布的 CLSI 文件中，对此试验做了部分更新。Carba NP 试验的试剂配制、操作步骤和结果阅读分别见表 34-9-1、表 34-9-2、图 34-9-17。

表 34-9-1 Carba NP 试验试剂的配制

名称	配制过程	储存
10mmol/L 七水硫酸锌溶液	1）称量 1.4g $ZnSO_4 \cdot 7H_2O$ 2）加入 500ml 实验室试剂级纯水 3）混合，室温保存	1 年或不超过各成分保质期
0.5% 酚红溶液	1）称量 1.25g 粉红粉末 2）加入 250ml 实验室试剂级纯水 3）混合，室温保存 4）使用前混匀	1 年或不超过各成分保质期

续表

名称	配制过程	储存
0.1mol/L 氢氧化钠溶液	1）将 20ml 1mol/L NaOH 加入 180ml 实验室试剂级纯水中 2）室温保存	1 年或不超过各成分保质期
Carba NP 试剂 A 溶液	1）取 25~50ml 烧杯，将 2ml 0.5% 酚红溶液加入 16.6ml 实验室试剂级纯水中 2）加入 180ml 10mmol/L 硫酸锌溶液 3）以 0.1mol/L NaOH 溶液（若 pH 太高以 10% HCl 溶液调整 pH 为 7.8 ± 0.1） 4）4~8℃小瓶保存，避免长时间光照	2 周或不超过各成分保质期（溶液应为红色或橙色，其他颜色均不可使用）
Carba NP 试剂 B 溶液（A 液 +6mg/ml 亚胺培南）	1）计算 B 液的需要量，需考虑每株待测菌 100ml/ 管、质控菌株和未接种细菌的试剂质控。如检测两株待测菌，阳性和阴性对照、未接种细菌的试剂质控，共需 500ml B 液。 2）称量 10~20mg 亚胺培南粉末。注意，建议至少称量 10mg 粉末。将实际称重量除以 6，以计算所需加入的 A 液量。 如：亚胺培南 18mg/6=3ml 溶液 A，足够 30 管测试	最多 3 日（4~8℃）

表 34-9-2 Carba NP 结果解释

管 "a"：溶液 A（作为内质控）	管 "b"：溶液 B	结果解释
红色或红 - 橙色	红色或红 - 橙色	阴性，非碳青霉烯酶产生株
红色或红 - 橙色	浅橙色、深黄色或黄色	阳性，碳青霉烯酶产生株
红色或红 - 橙色	橙色	无效
橙色、浅橙色、深黄色或黄色	任何颜色	无效

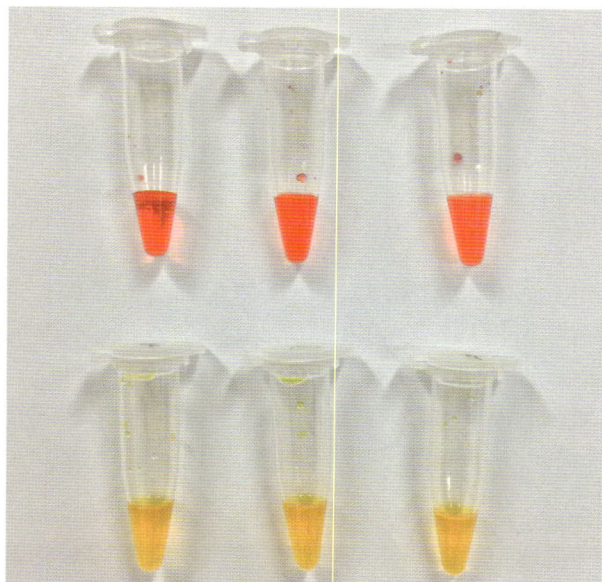

图 34-9-17 Carba NP 结果阅读
变红为阳性，黄色为阴性

5. CIM 试验、改良 CIM 试验及 eCIM 试验 碳青霉烯灭活试验（carbapenem inactivation method，CIM）是 van der Zwaluw K 等作者于 2015 年在 *PLoS ONE* 上首先报道，用于检测肠杆菌目、铜绿假单胞菌和鲍曼不动杆菌等细菌中的碳青霉烯酶的方法。其原理是将待测菌菌悬液与美罗培南纸片共孵育，若待测菌产生碳青霉烯酶，该酶可水解纸片上的美罗培南使之失效，不能抑制大肠埃希菌 ATCC 25922 的生长。若待测菌不产碳青霉烯酶，纸片上的美罗培南仍保持抗菌活性，从而抑制大肠埃希菌 ATCC 25922 的生长。2017 年 CLSI 推荐了改良 CIM 试验（mCIM），主要将检测方法中 400μl 蒸馏水更换为 2ml TSB 培养基，与 10μg 美罗培南纸片孵育时间由 2 小时增加至 4 小时，贴好美罗培南纸片的 MHA 平板孵育时间由 6 小时改为 18~24 小时。2018 年 CLSI M100 第 28 版文件中在 mCIM 基础上又增加了 eCIM（EDTA-CIM，eCIM）试验，即在 2ml TSB 培养基中加入 20μl 0.5mol/L EDTA，用于区别判断菌株产生的酶是否是金属酶。eCIM 试验操作过程见图 34-9-18 所示。eCIM 与 mCIM 试验一起做，仅当 mCIM 试验结果阳性时才解释 eCIM 结果。

（五）耐酶抑制剂的 β- 内酰胺酶的检测

耐酶抑制剂 β- 内酰胺酶主要来自 TEM 型 β- 内酰胺酶，是一类不被酶抑制剂如克拉维酸所

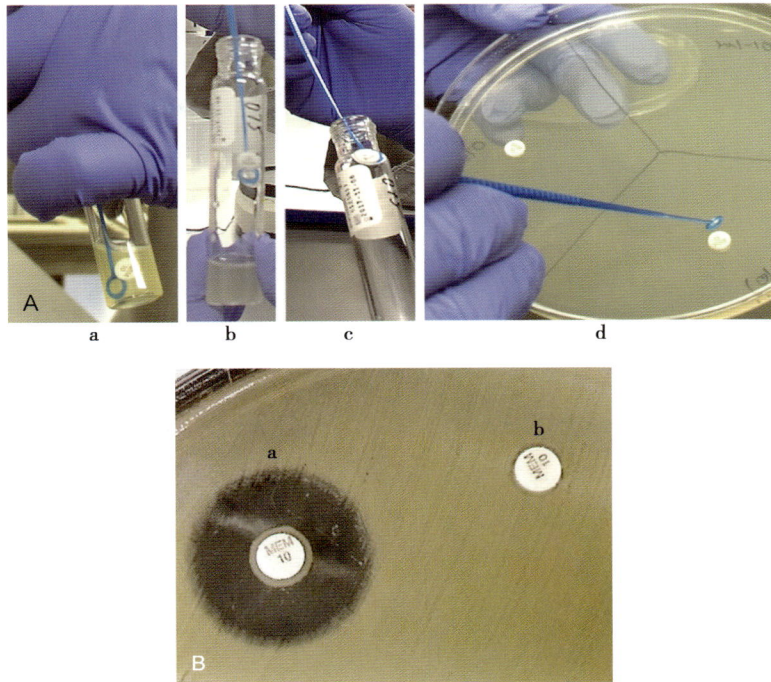

图 34-9-18　eCIM 试验

A. 操作过程,用 10μl 接种环取出美罗培南纸片(a),将纸片贴于试管内壁并挤去多余水分(b),用同一接种环取出纸片(c),将纸片贴于已涂布有大肠埃希菌 ATCC 25922 的 MHA 平板上(d);B. 结果判读,a 为碳青霉烯酶阴性,b 为碳青霉烯酶阳性

抑制的 β- 内酰胺酶,故又称为耐酶抑制剂 TEM (inhibitor-resistant TEM,IRT),其特点是对阿莫西林、替卡西林及其酶抑制剂复合制剂耐药,但对窄谱头孢菌素、氧亚氨基头孢菌素和 7-a- 甲氧基头孢菌素敏感,虽然此类酶不属于超广谱 β- 内酰胺酶,但 TEM-50、TEM-68、TEM-89、TEM-109、TEM-121 和 TEM-125 型酶不仅具有 ESBL 的耐药特征,而且具有耐酶抑制剂的特征,此类酶称为复杂的 TEM 变异体(CMT)。IRT 和 CMT 的实验室检测较复杂,纸片扩散法药敏试验可根据其耐药表型如阿莫西林和替卡西林耐药、阿莫西林 / 克拉维酸或替卡西林 / 克拉维酸耐药、但头孢噻吩敏感而判断该菌为产 IRT 菌株。但目前总体而言尚缺乏对产 IRT 和 CMT 菌株进行检测的有效方法。

(六)改良三维法检测 AmpCβ- 内酰胺酶

方法同三维试验法。以阴沟肠杆菌 029M 为 AmpC 酶阳性对照,以肺炎克雷伯菌 ATCC 700603 为 ESBL 阳性对照。方法:用灭菌棉棒蘸取 0.5 麦氏浊度的大肠埃希菌 ATCC 25922 菌液均匀涂抹 M-H 琼脂平板,10 分钟后于平板中央贴一片 30μg 头孢噻肟(CTX)纸片,距纸片边缘 5mm 处垂直打 4 个 1mm 宽 10mm 长的槽,分别于槽内加 40μl 粗提酶液、粗提酶液(36μl)+ 2mmol/L 氯唑西林

(4μl)、粗提酶液(36μl)+ 2mmol/L 克拉维酸(4μl)及粗提酶液(36μl)+ 氯唑西林(4μl)+ 克拉维酸(4μl)后,置 35℃培养 24 小时。

结果判读:克拉维酸单独加入时抑酶试验为阳性,即该菌 ESBL 检测阳性。氯唑西林单独加入时抑酶试验为阳性,即该菌 AmpC 酶检测阳性。氯唑西林或克拉维酸单独加入不能抑制酶活性(抑酶试验阴性),同时加入氯唑西林和克拉维酸时抑酶试验为阳性,说明该菌同时产生 AmpC 酶和 ESBL 两种酶。当同时加入氯唑西林和克拉维酸时抑酶试验仍为阴性,但可被 100mmol/L EDTA 抑制即为金属 β- 内酰胺酶阳性(图 34-9-19)。

同时产 ESBL 和 AmpC 酶菌株的典型表型见图 34-9-20,表现为克拉维酸只与头孢匹肟出现协同现象,而不与任何一种三代头孢菌素及氨曲南协同。

二、耐甲氧西林葡萄球菌的检测

对甲氧西林等耐青霉素酶药物耐药的葡萄球菌,称为甲氧西林耐药葡萄球菌(methicillin resistant Staphylococcus,MRS)。其最主要耐药机制为葡萄球菌细胞内含有 mecA 基因,介导产生新的青霉素结合蛋白 2a(PBP2a)或 2'(PBP2'),致使与 β- 内酰胺类药物亲和力减低所致。相应

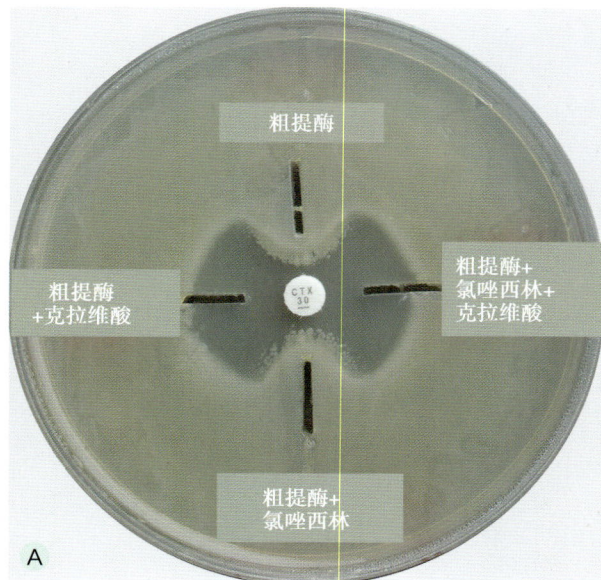

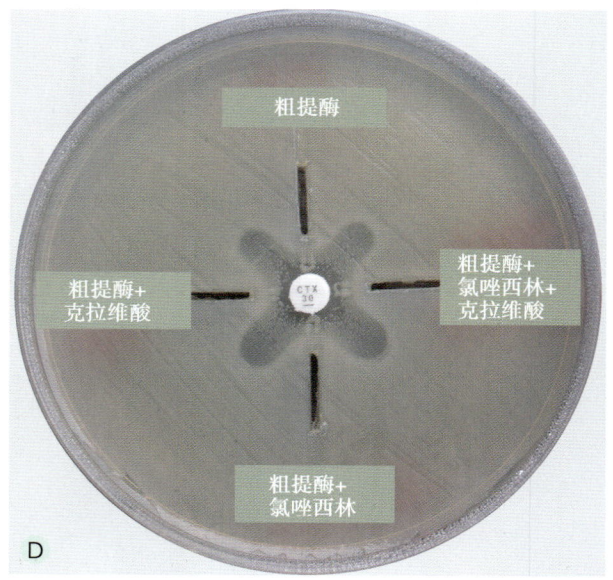

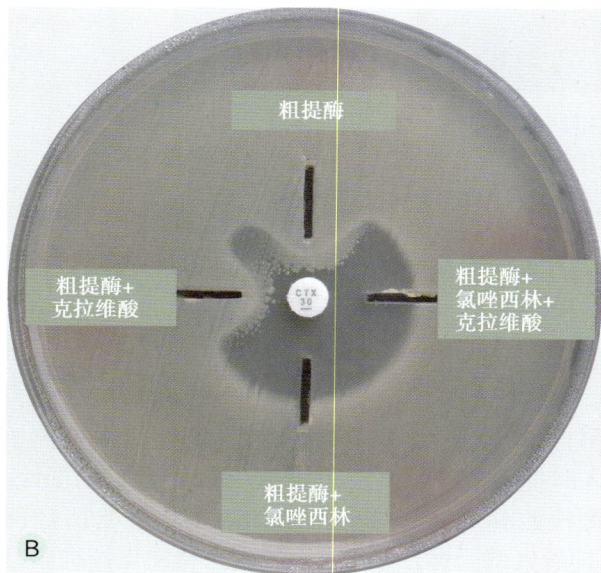

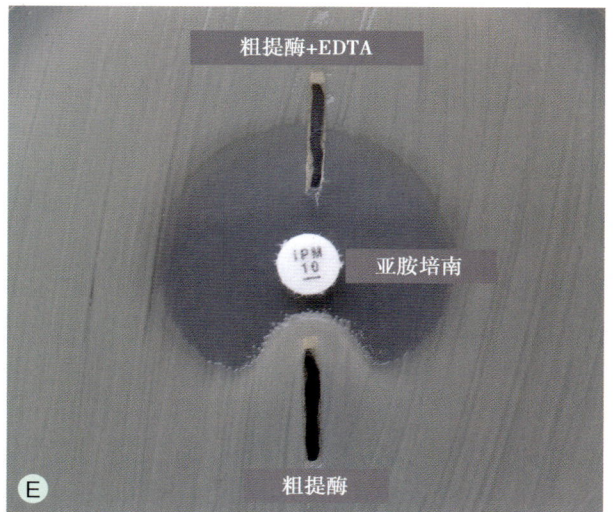

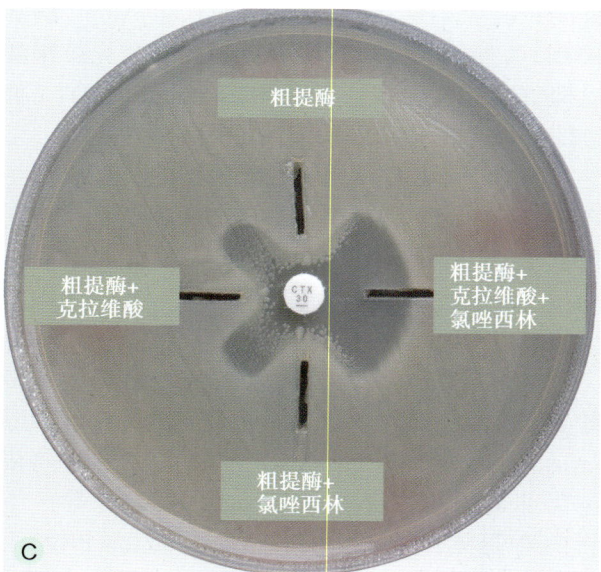

图 34-9-19 改良三维法检测 β- 内酰胺酶结果判读
A. ESBLs；B. AmpC；C. ESBL+AmpC；D. 金属酶；
E. 金属酶，EDTA 抑制阳性

不含有 *mecA* 基因的葡萄球菌因对甲氧西林等 β- 内酰胺类抗菌药敏感，称为甲氧西林敏感葡萄球菌（methicillin susceptible *Staphylococcus*，MSS）。MRS 菌株的检测方法主要有头孢西丁纸片扩散法和 MIC 法、苯唑西林纸片扩散法和 MIC 法、苯唑西林盐琼脂稀释法、乳胶凝集试验检测 PBP2a 及 *mecA* 基因测定法等。

1. 头孢西丁或苯唑西林纸片扩散法 纸片扩散法进行药敏试验，贴头孢西丁纸片于琼脂表面，33~35℃孵育 16~18 小时后阅读结果（对于凝固阴性葡萄球菌，假如 18 小时后即表现耐药则可以报告，否则需孵育至 24 小时）。对于金黄色葡萄球菌，头孢西丁的抑菌圈直径 ≤21mm 为 MRSA，≥22mm

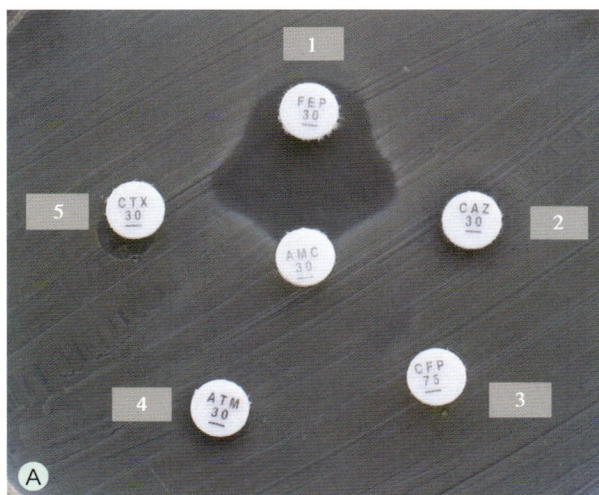

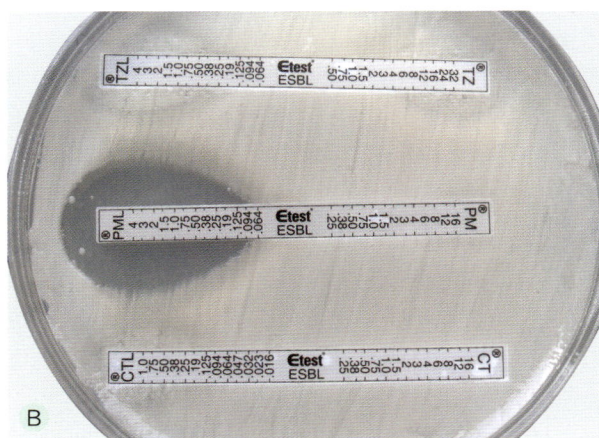

图 34-9-20 同时产 ESBLs 和 AmpC 酶菌株的典型表型
A. 纸片扩散法(1 头孢匹肟,2 头孢他啶,3 头孢哌酮,4 氨曲南,5 头孢噻肟,中间为阿莫西林/克拉维酸); B. E-test 法,上为头孢他啶(TZ)和头孢他啶/克拉维酸(TZL),中为头孢匹肟(PM)和头孢匹肟/克拉维酸(PML),下为头孢噻肟(CT)和头孢噻肟/克拉维酸(CTL)

为 MSSA;对于凝固酶阴性葡萄球菌,头孢西丁的抑菌圈直径 ≤24mm 为 MRCNS, ≥25mm 为 MSCNS。对于假中间葡萄球菌,苯唑西林的抑菌圈直径 ≤17mm 为 MRSP, ≥18mm 为 MSSP。

2. 苯唑西林盐琼脂稀释法 按标准的琼脂稀释法操作程序进行,挑取单个分纯菌落于生理盐水中制备成 0.5 麦氏浊度的菌悬液,然后用棉签接种于含苯唑西林盐的 M-H 琼脂平板(含 6μg/ml 苯唑西林和 4% NaCl 即 0.68mol/L),于 33~35℃孵育 24 小时后观察结果。用透射光仔细检查, ≥1 个菌落或存在淡的膜状生长者即判断为 MRS。

3. 乳胶凝集试验检测 PBP2a 有商品化的试剂盒供应,按说明书进行操作,乳胶凝集试验阳性,表明该菌株具有 PBP2a,可判断为 MRS(图

34-9-21)。

4. MRSA 显色培养基 耐甲氧西林金黄色葡萄球菌在 MRSA 显色培养基上生长呈绿色菌落,菌落形态见图 34-9-22。

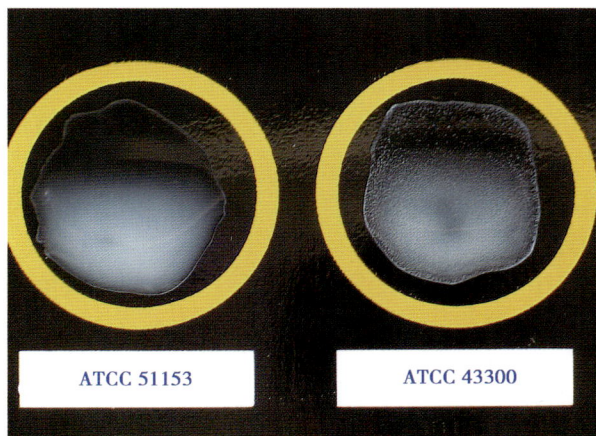

图 34-9-21 MRSA 乳胶凝集结果判读
左为阴性对照,右为阳性对照

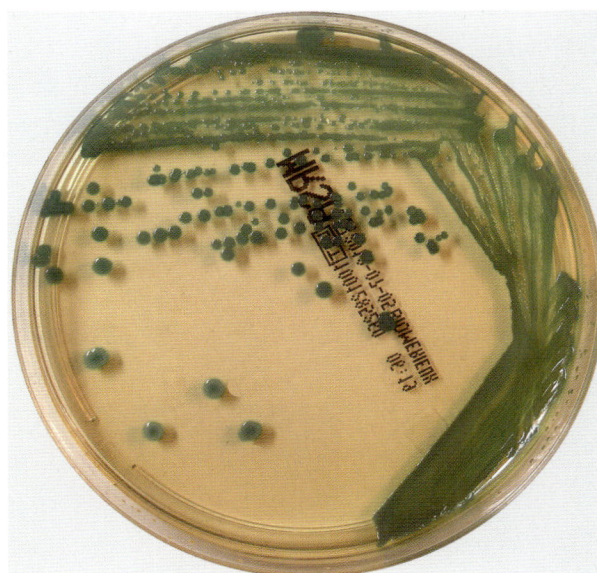

图 34-9-22 MRSA 在显色培养基上的菌落形态 48h

三、VISA 和 VRSA 检测

近年来,万古霉素中度敏感金黄色葡萄球菌(VISA)和万古霉素耐药金黄色葡萄球菌(VRSA)在全世界不断被检出,并呈上升趋势,给临床的抗感染治疗带来极大的挑战。由于多数常规试验方法如万古霉素纸片扩散法无法有效区分 VISA 和 VSSA(万古霉素敏感金黄色葡萄球菌),2009 年 CLSI M100-S19 文件规定万古霉素纸片扩散法只

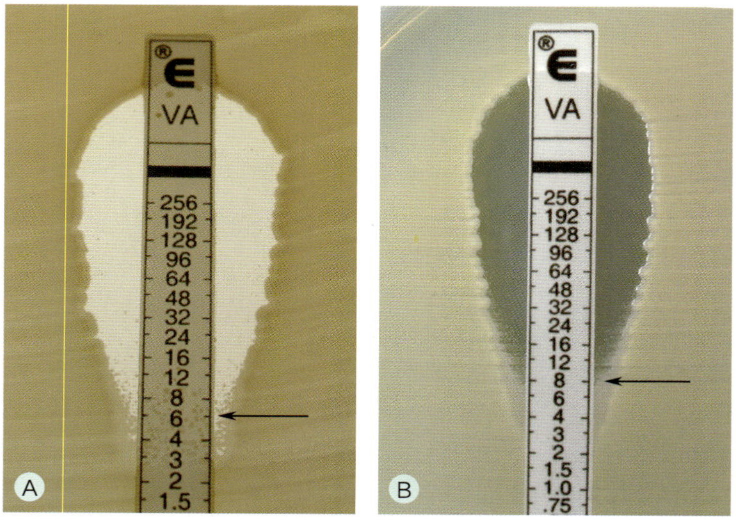

```

能用于 VRSA 菌株的辅助检测,任何万古霉素抑菌圈直径≥7mm 的葡萄球菌均不能报告该菌株对万古霉素敏感,必须通过万古霉素 MIC 测定进行确认。

1. BHI 万古霉素琼脂筛选法　吸取 10μl 0.5 麦氏浊度的菌悬液点种于含 6μg/ml 万古霉素的心脑浸液(BHI)琼脂上,或以无菌棉签蘸取菌悬液在 BHI-V6 琼脂表面涂布直径范围为 10~15mm 的接种圈,35℃±2℃空气中孵育 24 小时后阅读结果,透射光下仔细观察细菌生长情况,>1 个菌落或出现薄膜样生长提示该菌对万古霉素的敏感性降低。在 BHI 万古霉素筛选琼脂平板上生长的金黄色葡萄球菌,使用认可的稀释法检测万古霉素 MIC 值;BHI 万古霉素筛选琼脂平板不能检测所有万古霉素中介金黄色葡萄球菌,某些万古霉素 MIC=4μg/ml 的菌株将不生长。粪肠球菌 ATCC 29212 和 ATCC 51299 分别为阴性和阳性质控菌株。

2. 稀释法　稀释法测定万古霉素 MIC,可准确检测 VISA 和 VRSA,包括肉汤微量稀释法和琼脂稀释法。

3. E 试验　将万古霉素 E 试验条贴于已涂布有待测菌的 M-H 琼脂上,35℃±2℃空气环境中孵育 24 小时后阅读万古霉素的 MIC(图 34-9-23)。

## 四、高水平氨基糖苷类耐药及万古霉素耐药肠球菌检测

HLARE 菌株指的是高水平氨基糖苷类耐药肠球菌(high-level aminoglycoside-resistant enterococcus,HLARE)。肠球菌对氨基糖苷类的耐药性有 2 种,中度耐药和高度耐药。中度耐药菌株(MIC 为 62~500μg/ml)系细胞壁屏障所致,此种细菌对青霉素或糖肽类与氨基糖苷类药物联合时敏感;HLARE 由于细菌产生质粒介导的氨基糖苷钝化酶 AAC(6')-APH(2"),庆大霉素和链霉素对其的 MIC 分别为≥500μg/ml 和≥2 000μg/ml。对青霉素或糖肽类与氨基糖苷类药物的联合呈现耐药。因此测定该菌对氨基糖苷类高剂量药物的敏感性对临床治疗具有重要意义。对万古霉素耐药肠球菌(vancomycin-resistant enterococcus,VRE)称为 VRE 菌株,由该类菌株所引起的感染称 VRE 感染。由于 VRE 菌株引起的感染治疗十分棘手,而且还存在将万古霉素耐药性传到毒力更强的细菌的危险,因此对 VRE 菌株的检出和预防相当重要。根据 VRE 对万古霉素和替考拉宁的耐药水平及耐药基因簇的差异,可将糖肽类耐药肠球菌分为 VanA、VanB、VanC、VanD、VanE 和 VanG 6 种基因型。VRE 菌株的检测除可采用万古霉素纸片扩散法外,其他方法如 E 试验(图 34-9-24A)和 BHI 琼脂筛选法同 VISA 和 VRSA 的检测,显色琼脂法可快速筛选 VRE(图 34-9-24 B)。

HLARE 的检测方法包括纸片扩散法、琼脂稀释法和肉汤微量稀释法,详见表 34-9-3。

图 34-9-23　E 试验检测金黄色葡萄球菌对万古霉素的 MIC 结果

A. VISA,万古霉素 MIC=6μg/ml; B. VRSA,万古霉素 MIC=8μg/ml
```

表 34-9-3 检测万古霉素耐药和 HLARE 的筛选方法

条件	方法			
	万古霉素琼脂稀释法	氨基糖苷类纸片扩散法	氨基糖苷类琼脂稀释法	氨基糖苷类肉汤微量稀释法
培养基	BHI 琼脂	M-H 琼脂	BHI 琼脂	BHI 琼脂
接种菌量	$10^5 \sim 10^6$ CFU/ 点	0.5 麦氏浊度	10^6 CFU/ 点	5×10^4 CFU/0.1ml
孵育时间 /h	24	18~24	24[a]	24[a]
药物浓度				
庆大霉素		120μg/ 片	500μg/ml	500μg/ml
链霉素		300μg/ 片	2 000μg/ml	1 000μg/ml
万古霉素	6μg/ml	NA	NA	NA
判断标准	≥1 个菌落	6mm= 耐药 7~9mm= 不能判断[b] ≥ 10mm= 敏感	≥1 个菌落	≥1 个菌落

注:a,如果链霉素检测结果阴性,需继续孵育至 48 小时后阅读结果;b,抑菌圈直径为 7~9mm 时,需用琼脂稀释法或肉汤微量稀释法确认敏感或耐药。

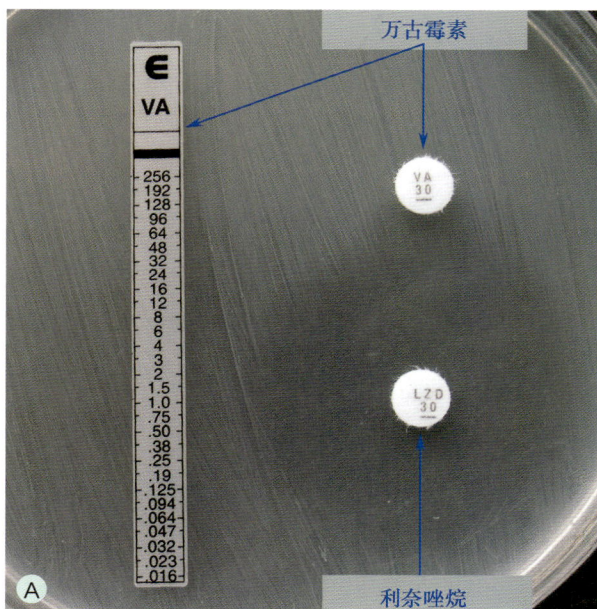

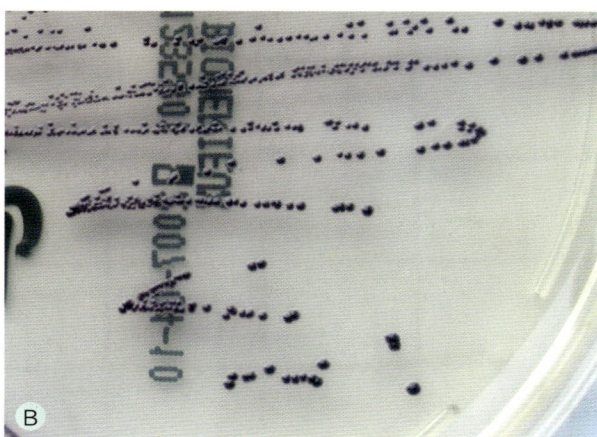

图 34-9-24 VRE 菌株的检测方法
A. E-test 法,万古霉素 MIC>256μg/ml;B. 显色琼脂法,屎肠球菌(VRE)呈紫色小菌落

五、诱导克林霉素耐药检测

大环内酯类、林可霉素类和链阳菌素类是 3 类功能密切相关但结构不同的抗菌药物,这些抗菌药物常共同地被称为 MLS 群,MLS 群抗生素在核糖体水平可抑制敏感微生物蛋白质合成。在葡萄球菌中获得性对大环内酯类和林可霉素类耐药很流行。对大环内酯类耐药有两个不同的机制,一是主动外排,由 msrA 基因编码,引起对大环内酯类和 B 型链阳菌素耐药(但不耐克林霉素),称为 MS 表型,即红霉素耐药,克林霉素敏感(图 34-9-25A)。二是核糖体靶位改变,由 erm 基因编码,引起对大环内酯类、林可霉素类和 B 型链阳菌素耐药(MLSb 耐药)。erm 基因可编码产生甲基化酶,此酶可减低药物与 rRNA 靶位的结合。若 erm 基因稳定表达,则表现对红霉素、克林霉素和其他 MLS 群成员耐药,称为 MLSb 固有表型,即红霉素耐药,克林霉素耐药(图 34-9-25 B)。然而在某些情况下,erm 基因需要诱导剂诱导才能表达对克林霉素耐药,否则体外试验可能会表现为对克林霉素敏感,红霉素可作为这种诱导剂。这些分离菌在体外表现对红霉素耐药而对克林霉素敏感,称为 MLSb 诱导表型,即红霉素耐药,克林霉素敏感(诱导 R)(图 34-9-25 C)。这三种表型被总结在表 34-9-4。

表 34-9-4 葡萄球菌与 MLS 表型

机制	基因	红霉素	克林霉素
外排	msrA	R	S
核糖体改变	erm	R	S(诱导 R)
核糖体改变	erm	R	R(固有)

诱导克林霉素耐药检测方法有纸片扩散法（D试验）和肉汤微量稀释法。D试验是一种相对简单的用于鉴定可诱导克林霉素耐药的方法。常规工作中如果不进行诱导克林霉素耐药检测，克林霉素很可能会被报告敏感而误导临床用药。

1. 纸片扩散法（D试验）使用标准的纸片扩散法，涂布0.5麦氏浊度菌液到M-H琼脂平板，将红霉素（15μg）与克林霉素（2μg）纸片相邻放置，边缘相距15~26mm。35℃±2℃空气环境下孵育16~18小时后阅读结果，在靠近红霉素纸片侧的克林霉素抑菌圈出现截平（形状如大写的D字），此为D试验阳性，则提示该微生物诱导克林霉素耐药阳性。如果克林霉素抑菌圈不出现D形现象，则D试验为阴性。见图34-9-25、图34-9-26。

2. 肉汤微量稀释法　培养基为经阳离子调节的M-H肉汤（CAMHB），细菌接种菌量为5×10^5CFU/ml，微量孔中药物终浓度为：红霉素4μg/ml，克林霉素0.5μg/ml。35℃±2℃空气环境中孵育18~24小时后阅读结果。判断标准：微量孔中细菌生长即为D试验阳性，不生长为D试验阴性。

红霉素异质性耐药现象见图34-9-27，红霉素异质性耐药菌株多重PCR检测结果见图34-9-28。

六、青霉素耐药肺炎链球菌检测

由于青霉素的纸片扩散方法不能准确测试肺炎链球菌对青霉素的敏感性，只能用含1μg的苯唑西林纸片进行筛选。肺炎链球菌对苯唑西林的抑菌圈直径≤19mm时，需进行青霉素MIC测定，确认其为青霉素不敏感株以及鉴别其为青霉素中敏肺炎链球菌（PISP）或青霉素耐药肺炎链球菌（PRSP）。目前应用最多的是采用E试验检测青霉素对肺炎链球菌的MIC。基本检测方法按CLSI推荐的纸片扩散法进行，只是将青霉素E试验条代替纸片贴于已涂布有待测菌的M-H琼脂上，35℃±2℃ 5% CO_2环境中孵育20~24小时后，阅读青霉素的MIC值（图34-9-29）。

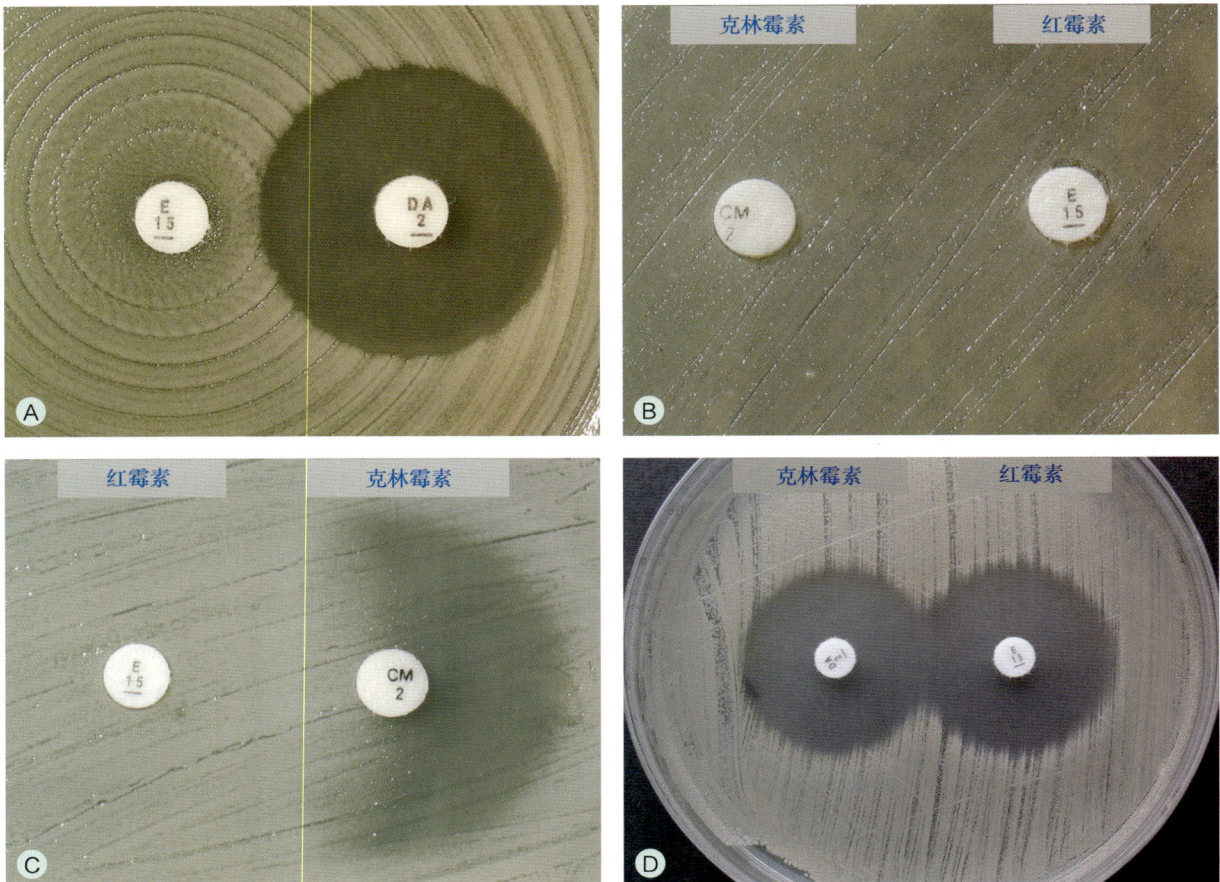

图34-9-25　葡萄球菌D试验检测结果
A. MS表型，D试验阴性；B. MLSb固有表型；C. MLSb诱导表型，D试验阳性；D. D试验阴性

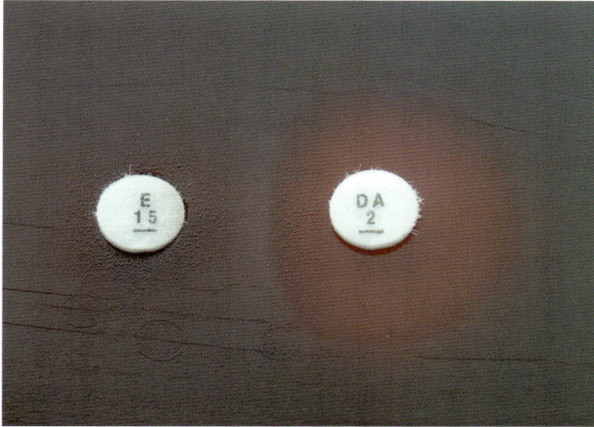

图 34-9-26　无乳链球菌 D 试验检测阳性结果

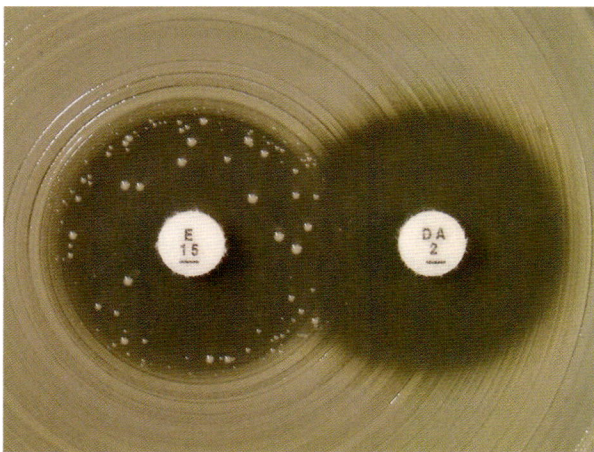

图 34-9-27　红霉素异质性耐药现象

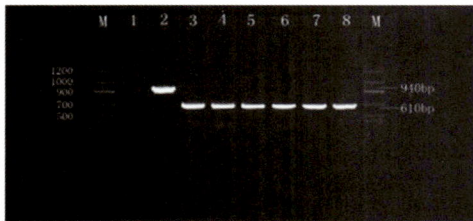

红霉素异质性耐药菌株多重 PCR 检测结果

M：DNA 分子量Marker；1：阴性对照（ATCC 29213）；2：msrA 阳性对照 ATCC BAA-976（940bp）；
3：ermA 阳性对照 ATCC BAA-977（610bp）；4-8：ermA 阳性菌株（610bp）.

图 34-9-28　红霉素异质性耐药菌株多重 PCR 检测结果

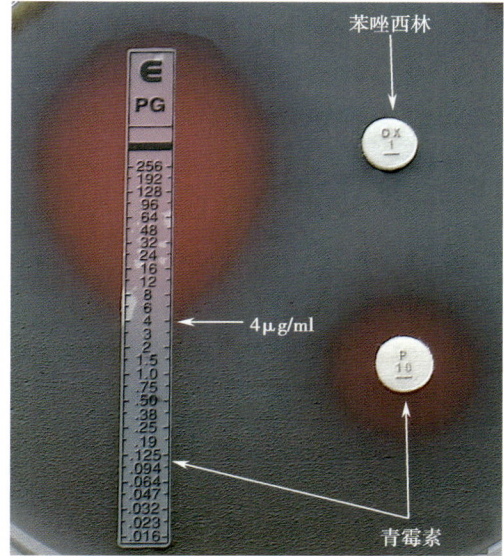

图 34-9-29　E 试验检测 PRSP 结果
MIC=4μg/ml

七、BLNAR 流感嗜血杆菌的检测

流感嗜血杆菌对氨苄西林耐药的主要机制是产生 β- 内酰胺酶，以质粒介导的 TEM-1 型酶为主，少部分产 ROB-1 型酶。BLNAR（β-lactamase negative ampicillin resistant）意为 β- 内酰胺酶阴性氨苄西林耐药。BLNAR 流感嗜血杆菌的耐药机制主要是由于染色体介导的青霉素结合蛋白的改变和外膜蛋白通透性下降所致。对于 BLNAR 流感嗜血杆菌的检测，常规实验室一般采用氨苄西林（10μg/ 片）和阿莫西林 / 克拉维酸（30μg/ 片，20/10μg）双纸片结合的方式，如果纸片扩散法药敏试验结果显示氨苄西林和阿莫西林 / 克拉维酸均耐药，提示该菌可能为 BLNAR 流感嗜血杆菌菌株。国外学者 Pauliina Kärpänoja 等研究发现，相对于常规检测方法，低浓度含量的氨苄西林和阿莫西林 / 克拉维酸纸片检测 BLNAR 流感嗜血杆菌菌株的效果可能会更好。结果如表 34-9-5 所示。

表 34-9-5　两种不同纸片含量检测 BLNAR 流感嗜血杆菌的结果比较

抗菌药物	纸片含药量	灵敏度	特异性	判断标准	
				敏感	耐药
氨苄西林	10μg/ 片	71%	88%	≥ 22	≤ 18*
氨苄西林	2μg/ 片	92%	90%	≥ 17	≤ 13**
阿莫西林 / 克拉维酸	20/10μg/ 片	30%	44%	≥ 20	≤ 19*
阿莫西林 / 克拉维酸	2/1μg/ 片	91%	87%	≥ 17	≤ 13**

注：*, CLSI 标准；**, 文献建议标准。

（胡付品　陈东科）

第十节　细菌耐药基因的检测

一、超广谱 β- 内酰胺酶基因的检测

β- 内酰胺酶是细菌产生的最复杂的酶群,近年来国内外学者对这一领域有较深入的研究,受到广泛关注。革兰氏阴性细菌产生的 β- 内酰胺酶及其水解底物谱和分类见表 34-10-1。

表 34-10-1　革兰氏阴性细菌产生的 β- 内酰胺酶及特性

β 内酰胺酶	代表酶	底物	被克拉维酸抑制*	分子分类
广谱酶	TEM-1、TEM-2 和 SHV-1	青霉素、氨基青霉素(阿莫西林、氨苄西林)、羧基青霉素(羧苄西林和替卡西林)、脲基青霉素(哌拉西林)、窄谱头孢菌素(头孢唑林、头孢噻吩、头孢呋辛等)	+++	A
	OXA 家族	广谱酶底物,加氯唑西林、甲氧西林和苯唑西林	+	D
超广谱酶	TEM 和 SHV 家族	同广谱酶,加氧亚氨基头孢菌素(头孢噻肟、头孢泊肟、头孢他啶、头孢曲松)和单环 β- 内酰胺类(氨曲南)	++++	A
	其他(BES-1、GES/IBC 家族、PER-1、PER-2、SFO-1、TLA-1、VEB-1 和 VEB-2)	同 TEM 和 SHV 家族	++++	A
	CTX-M 家族	同 TEM 和 SHV 家族,对某些酶,加头孢吡肟	++++	A
	OXA 家族	同 CTX-M 家族	+	D
AmpC 酶	ACC-1、ACT-1、CFE-1、CMY 家族、DHA-1、DHA-2、FOX 家族、LAT 家族、MIR-1、MOX-1 和 MOX-2	同超广谱酶,加头霉素类(头孢替坦、头孢西丁和其他)	–	C
碳青霉烯酶	IMP 家族、VIM 家族、GIM-1 和 SPM-1	同超广谱酶,加头霉素类、碳青霉烯类(厄他培南、亚胺培南和美罗培南)	–	B
	KPC-1、KPC-2 和 KPC-3	同 IMP 家族、VIM 家族、GIM-1 和 SPM-1	+++	A
	OXA-23、OXA-24、OXA-25、OXA-26、OXA-27、OXA-40 和 OXA-48	同 IMP 家族、VIM 家族、GIM-1 和 SPM-1	+	D

注:*,+ 表示对抑制剂敏感,加号越多越敏感,即可被抑制剂抑制;– 表示对抑制剂不敏感。

超广谱 β- 内酰胺酶(ESBL)主要包括 TEM、SHV、CTX-M、PER 和 VEB 等类型,每一类 ESBL 可设计通用引物进行 PCR 或多重 PCR 进行检测,实际检测时可参照部分文献中提供的引物,常用的引物见表 34-10-2。

1. 热裂解提取细菌 DNA　取过夜纯培养细菌单一菌落于 500μl TE 缓冲液中,100℃加热 13 分钟,10 000r/min 离心 1 分钟,取 2μl 上清液作为 PCR 反应的 DNA 模板。

2. PCR 反应体系　50μl。其中 10×buffer 5μl,dNTP 4μl,引物各 1μl,DNA 聚合酶 0.25μl,无菌水 36.75μl,DNA 模板 2μl。

3. PCR 反应条件　一般条件：①预变性，94℃ 5 分钟；②循环，94℃ 45 秒，54℃ 45 秒，72℃ 1 分钟，共 30 个循环；③延伸，72℃ 10 分钟；④ 4℃保存。多重 PCR 检测 CTX-M 型 ESBL 基因的反应条件为：①变性，94℃ 5 分钟；②循环，94℃ 25 秒，52℃ 40 秒，72℃ 50 秒，共 30 个循环；③延伸，72℃ 6 分钟；④ 4℃保存。

4. PCR 产物电泳　1.2% 琼脂糖凝胶，电压 120V，电泳时间 40 分钟。最后经溴化乙锭染色后在凝胶成像系统上阅读结果（图 34-10-1）。多重 PCR 检测 CTX-M 型 ESBL 基因各引物所能检测各亚型基因见图 34-10-2。

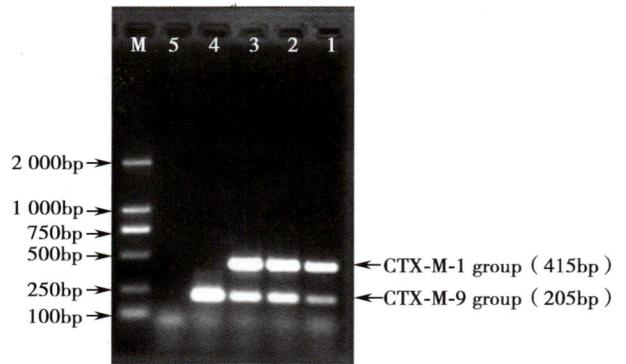

图 34-10-1　多重 PCR 检测 CTX-M 型 *ESBLs* 基因

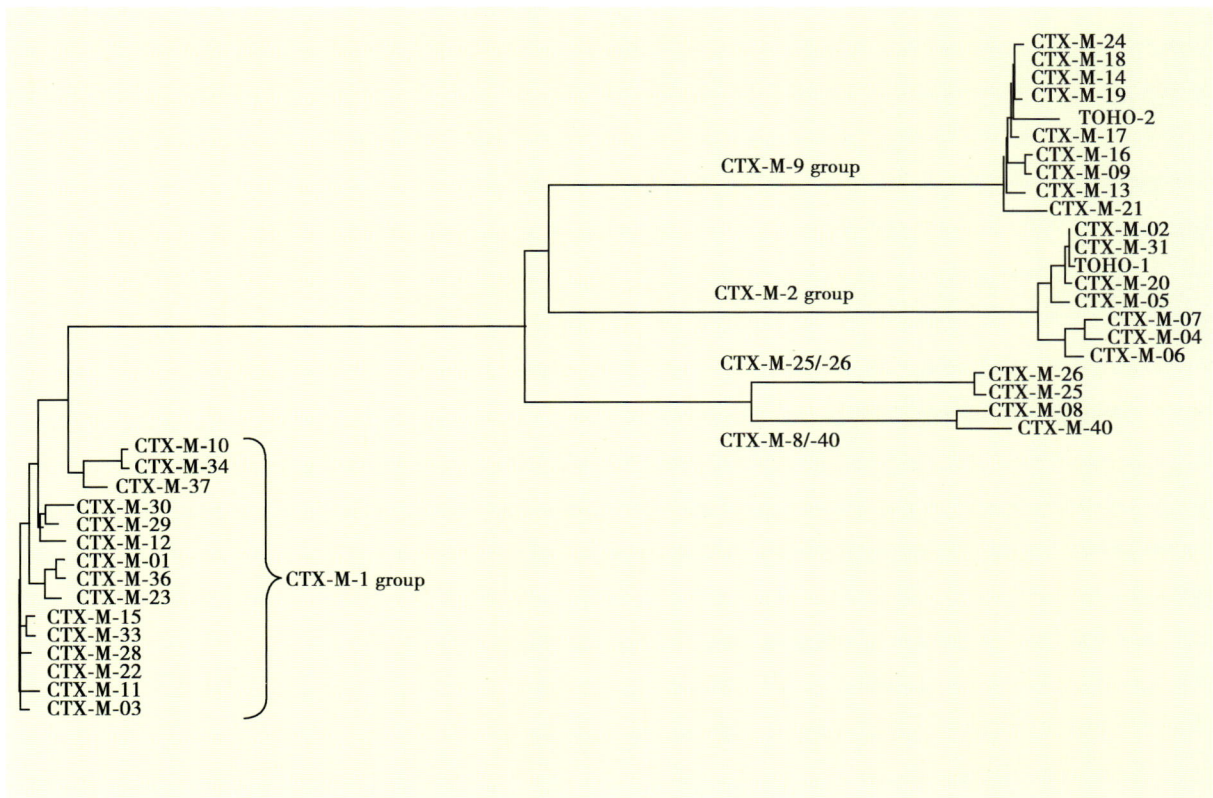

图 34-10-2　多重 PCR 检测 CTX-M 型 *ESBLs* 基因各引物所能检测各亚型基因

表 34-10-2　检测 ESBL 基因 PCR 引物序列及扩增片段长度

基因	引物名称	引物序列(5'-3')	片段长度(bp)
TEM	TEM-F	ATG AGT ATT CAA CAT TTC CG	867
	TEM-R	GTG ACA GTT ACC AAT GCT TA	
SHV	SHV-F	GGT TAT GCG TTA TAT TCG CC	867
	SHV-R	TTA GCG TTG CCA GTG CTC	

续表

基因	引物名称	引物序列(5'-3')	片段长度(bp)
PER	PER-F	CGC TTC TGC TCT GCT GAT	469
	PER-R	GGC AGC TTC TTT AAC GCC	
VEB-1	VEB-F	CGA CTT CCA TTT CCC GAT GC	643
	VEB-R	GGA CTC TGC AAC AAA TAC GC	

多重 PCR 检测 CTX-M 型 ESBL 基因

基因	引物名称	引物序列(5'-3')	片段长度(bp)
Group 1	1-F	AAA AAT CAC TGC GCC AGT TC	415
	1-R	AGC TTA TTC ATC GCC ACG TT	
Group 2	2-F	CGA CGC TAC CCC TGC TAT T	552
	2-R	CCA GCG TCA GAT TTT TCA GG	
Group 9	9-F	CAA AGA GAG TGC AAC GGA TG	205
	9-R	ATT GGA AAG CGT TCA TCA CC	
CTX-M-8	8-F	ACA TCG CGT TAA GCG GAT	677
CTX-M-25/-26	25/26-F	GCA CGA TGA CAT TCG GG	327
CTX-M-8/-25/-26	8/25/26-R	AAC CCA CGA TGT GGG TAG C	

二、质粒介导 AmpC 酶基因的检测

根据质粒 *ampC* 基因的分群,设计具有群特异性的 6 对引物,放在同一 PCR 反应体系中进行扩增,在检测质粒 AmpC 酶的同时根据电泳条带的位置初步分群。

1. 热裂解提取细菌 DNA　取过夜纯培养细菌单一菌落于 500μl TE 缓冲液中,100℃加热 13 分钟,10 000r/min 离心 1 分钟,取 2μl 上清液作为 PCR 反应的 DNA 模板。

2. PCR 反应体系　共 50μl。其中 10×buffer 5μl,dNTP 4μl,MOX-F/R 0.6/0.6μl,CIT-F/R 0.6/0.6μl,DHA-F/R 0.6/0.6μl,ACC-F/R 0.5/0.5μl,EBC-F/R 0.5/0.5μl,FOX-F/R 0.4/0.4μl,DNA 聚合酶 0.25μl,无菌水 32.5μl,DNA 模板 2μl。所用 6 对引物,见表 34-10-3。

3. PCR 反应程序　①预变性:94℃ 3 分钟;②循环:94℃ 30 秒,64℃ 30 秒,72℃ 1 分钟,共 30 个循环;③延伸:72℃ 7 分钟;④ 4℃保存。

4. PCR 产物电泳　1.2% 琼脂糖凝胶,电压 120V,电泳时间 40min。最后经溴化乙锭染色后在凝胶成像系统上阅读结果(图 34-10-3)。

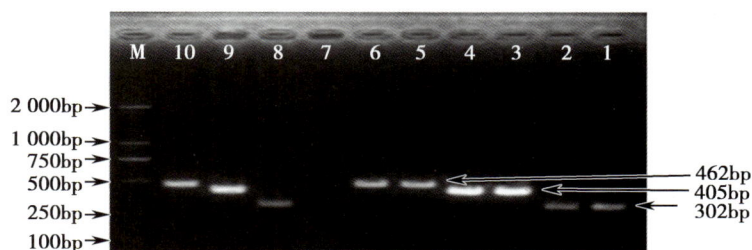

图 34-10-3　多重 PCR 检测质粒 AmpC 酶基因

表 34-10-3 多重 PCR 检测质粒 AmpC 酶基因的引物序列及扩增片段长度

基因	引物名称	引物序列(5'-3')	片段长度 /bp
MOX-1、MOX-2、CMY-1、CMY-8 to CMY-11	MOXMF	GCT GCT CAA GGA GCA CAG GAT	520
	MOXMR	CAC ATT GAC ATA GGT GTG GTG C	
LAT-1 to LAT-4、CMY-2 to CMY-7、BIL-1	CITMF	TGG CCA GAA CTG ACA GGC AAA	462
	CITMR	TTT CTC CTG AAC GTG GCT GGC	
DHA-1、DHA-2	DHAMF	AAC TTT CAC AGG TGT GCT GGG T	405
	DHAMR	CCG TAC GCA TAC TGG CTT TGC	
ACC	ACCMF	AAC AGC CTC AGC AGC CGG TTA	346
	ACCMR	TTC GCC GCA ATC ATC CCT AGC	
MIR-1、ACT-1	EBCMF	TCG GTA AAG CCG ATG TTG CGG	302
	EBCMR	CTT CCA CTG CGG CTG CCA GTT	
FOX-1 to FOX-5b	FOXMF	AAC ATG GGG TAT CAG GGA GAT G	190
	FOXMR	CAA AGC GCG TAA CCG GAT TGG	

三、碳青霉烯酶基因的检测

碳青霉烯类药物是一类广谱、高效的抗菌药物,除分枝杆菌、细胞壁缺损的细菌及某些极少见的非发酵菌和气单胞菌外,几乎对所有病原菌均具抗菌活性。该药抗菌能力强,对绝大多数 β- 内酰胺酶如 ESBL 和 AmpC 酶稳定。目前,临床上使用的碳青霉烯类药物主要有亚胺培南和美罗培南,该类药物已成为治疗严重医院感染、多重耐药菌感染和混合感染的有力武器。然而,随着碳青霉烯类在临床的广泛使用,细菌对该类药物的耐药性也在不断增加。细菌产生碳青霉烯酶是对该类药物耐药的最重要的机制,碳青霉烯酶为一种能水解碳青霉烯类抗菌药的 β- 内酰胺酶,在 Ambler 分子分类法中属于 A、B、D 类酶,其中以 B 类金属 β- 内酰胺酶对碳青霉烯的水解能力最强。碳青酶烯酶的分类如表 34-10-4 所示。

表 34-10-4 碳青霉烯酶的分类

Ambler 分类	代表酶	常见细菌
A 类	KPC、SME、IMI、NMC、GES	肠杆菌目细菌 (铜绿假单胞菌中少见)
B 类	IMP、VIM、GIM、SPM	铜绿假单胞菌 肠杆菌目细菌 不动杆菌属
D 类	OXA-23、OXA-40、OXA-50 等	不动杆菌属

1. 热裂解提取细菌 DNA 取过夜纯培养细菌单一菌落于 500μl TE 缓冲液中,100℃加热 13 分钟,10 000r/min 离心 1 分钟,取 2μl 上清液作为 PCR 反应的 DNA 模板。

2. PCR 反应体系 50μl。其中 10 × Buffer 5μl,dNTP 4μl,引物各 1μl,DNA 聚合酶 0.25μl,无菌水 36.75μl,DNA 模板 2μl。

3. PCR 反应条件 ①预变性:94℃ 5 分钟;②循环:94℃ 45 秒,50~55℃ 45 秒,72℃ 1 分钟,共 30 个循环;③延伸:72℃ 10 分钟;④ 4℃保存。多重 PCR 检测鲍曼不动杆菌中的 OXA 型酶基因的反应条件为:①变性,94℃ 5 分钟;②循环,94℃ 25 秒,52℃ 40 秒,72℃ 50 秒,共 30 个循环;③延伸,72℃ 6 分钟。

4. PCR 产物电泳 1.2% 琼脂糖凝胶,电压 120V,电泳时间 40 分钟。最后经溴化乙锭染色后在凝胶成像系统上阅读结果(图 34-10-4)。碳青酶烯酶基因各引物序列见表 34-10-5。

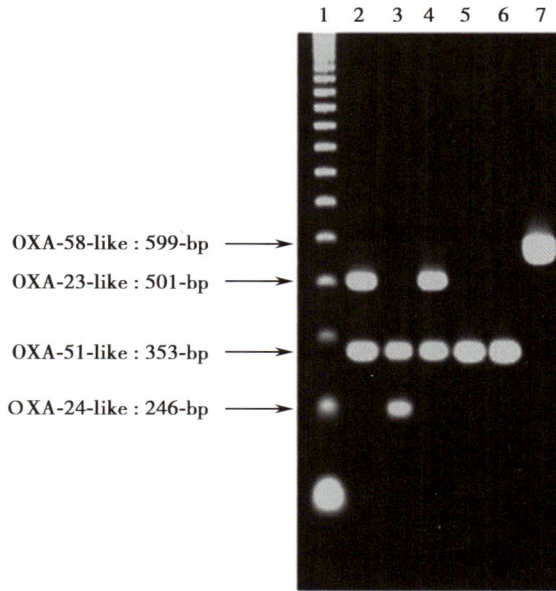

图 34-10-4 多重 PCR 检测鲍曼不动杆菌中的 OXA 型酶

表 34-10-5 碳青酶烯酶基因引物序列

基因	引物名称	引物序列(5'-3')	片段长度 /bp
A 类碳青酶烯酶			
NMC	forward	GCATTGATATACCTTTAGCAGAGA	2 158
	reverse	CGGTGATAAAATCACACTGAGCATA	
SME	forward	AGATAGTAAATTTTATAG	1 138
	reverse	CTCTAACGCTAATAG	
IMI	forward	ATAGCCATCCTTGTTTAGCTC	818
	reverse	TCTGCGATTACTTTATCCTC	
KPC	forward	ATGTCACTGTATCGCCGTCT	893
	reverse	TTTTCAGAGCCTTACTGCCC	
GES	forward	GTTTTGCAATGTGCTCAACG	371
	reverse	TGCCATAGCAATAGGCGTAG	
D 类苯唑西林酶			
亚群 1 (OXA-23)	forward	AAGCATGATGAGCGCAAAG	1 066
	reverse	AAAAGGCCCATTTATCTCAAA	
亚群 2 (OXA-24)	forward	GTACTAATCAAAGTTGTGAA	
	reverse	TTCCCCTAACATGAATTTGT	
亚群 3 (OXA-69)	forward	CTAATAATTGATCTACTCAAG	975
	reverse	CCAGTGGATGGATGGATAGATTATC	
亚群 4 (OXA-58)	forward	TTATCAAAATCCAATCGGC	934
	reverse	TAACCTCAAACTTCTAATTC	
亚群 5 (OXA-55)	forward	CATCTACCTTTAAAATTCCC	
	reverse	AGCTGTTCCTGCTTGAGCAC	

续表

基因	引物名称	引物序列(5'-3')	片段长度 /bp
亚群 6(*OXA-48*)	forward	TTGGTGGCATCGATTATCGG	744
	reverse	GAGCACTTCTTTTGTGATGGC	
亚群 7(*OXA-50*)	forward	AATCCGGCGCTCATCCATC	869
	reverse	GGTCGGCGACTGAGGCGG	
亚群 8(*OXA-60*)	forward	AAAGGAGTTGTCTCATGCTGTCTCG	
	reverse	AACCTACAGGCGCGCGTCTCAC GGTG	
多重 PCR 检测鲍曼不动杆菌中的 OXA 型酶			
OXA-51-like	forward	TAATGCTTTGATCGGCCTTG	353
	reverse	TGGATTGCACTTCATCTTGG	
OXA-23-like	forward	GATCGGATTGGAGAACCAGA	501
	reverse	ATTTCTGACCGCATTTCCAT	
OXA-24-like	forward	GGTTAGTTGGCCCCCTTAAA	246
	reverse	AGTTGAGCGAAAAGGGGATT	
OXA-58-like	forward	AAGTATTGGGGCTTGTGCTG	599
	reverse	CCCCTCTGCGCTCTACATAC	
B 类金属酶			
NDM-1	forward		
	reverse		
IMP-1	forward	TGAGCAAGTTATCTGTATTC	740
	reverse	TTAGTTGCTTGGTTTTGATG	
IMP-2	forward	GGCAGTCGCCCTAAAACAAA	737
	reverse	TAGTTACTTGGCTGTGATGG	
VIM-1	forward	TTATGGAGCAGCAACCGATGT	920
	reverse	CAAAAGTCCCGCTCCAACGA	
VIM-2	forward	AAAGTTATGCCGCACTCACC	865
	reverse	TGCAACTTCATGTTATGCCG	
SPM-1	forward	CCTACAATCTAACGGCGACC	650
	reverse	TCGCCGTGTCCAGGTATAAC	
GIM-1	forward	AGAACCTTGACCGAACGCAG	748
	reverse	ACTCATGACTCCTCACGAGG	
SIM-1	forward	TACAAGGGATTCGGCATCG	571
	reverse	TAATGGCCTGTTCCCATGTG	

四、耐甲氧西林葡萄球菌耐药基因的检测

mecA 基因是 MRS 特有的耐药基因,在其耐药性中起决定性的作用。葡萄球菌检出 *mecA* 基因或 PBP2a 蛋白即可定为 MRS 菌株。PCR 通过直接检测细菌染色体上的 *mecA* 基因来确认是否为 MRS 菌株,不受药敏试验条件的影响,具有快速、简便、特异性强和敏感性好的特点,是检测 MRS 菌

株的"金标准"。

1. 热裂解提取细菌 DNA　取过夜纯培养细菌单一菌落于 500μl TE 缓冲液中,100℃加热 13 分钟,10 000r/min 离心 1 分钟,取 2μl 上清液作为 PCR 反应的 DNA 模板。

2. PCR 反应体系　50μl。其中 10×buffer 5μl,dNTP 4μl,引物各 1μl,DNA 聚合酶 0.25μl,无菌水 36.75μl,DNA 模板 2μl。引物序列:上游引物 p1 为 5'-GGTTACGGACAAGGTGAAATACTGA-3',下游引物 p2 为 5'-AGTACCGGATTTGCCAATTAAGTT-3',PCR 扩增产物片段大小为 248bp。

3. PCR 反应条件　①预变性,94℃ 5 秒;②循环,94℃ 55 秒,56℃ 55 秒,72℃ 1 秒,共 30 个循环;③延伸,72℃ 10 秒;④4℃保存。

4. PCR 产物电泳　1.2% 琼脂糖凝胶,电压 120V,电泳时间 40 分钟。最后经溴化乙锭染色后在凝胶成像系统上阅读结果(图 34-10-5)。

五、耐万古霉素肠球菌耐药基因的检测

耐万古霉素肠球菌(VRE)的耐药基因分为

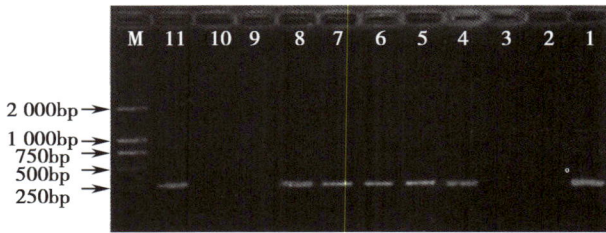

图 34-10-5　PCR 检测葡萄球菌中的 *mecA* 基因

VanA、VanB、VanC、VanD、VanE、VanG 六 型。*VanA* 型可介导对万古霉素和替考拉宁高度耐药;*VanB* 型介导对万古霉素低度耐药,但对替考拉宁敏感;*VanC* 型则对两种抗生素存在先天耐药性,且耐药性不能被转移和诱导;*VanD*、*VanE*、*VanG* 较为少见。可采用多重 PCR-RFLP 方法检测肠球菌中的 *VanA*、*VanB* 和 *VanC* 基因。

1. 热裂解提取细菌 DNA　取过夜纯培养细菌单一菌落于 500μl TE 缓冲液中,100℃加热 13 分钟,10 000r/min 离心 1 分钟,取 2μl 上清液作为 PCR 反应的 DNA 模板。

2. 多重 PCR 反应体系　50μl。其中 10×buffer 5μl,dNTP 4μl,引物各 1μl,DNA 聚合酶 0.25μl,无菌水 30.75μl,DNA 模板 2μl。引物序列及扩增片段长度见表 34-10-6。

3. PCR 反应条件　①预变性:95℃ 10 分钟;②循环:94℃ 1 分钟,56℃ 1 分钟,72℃ 1 分钟,共 35 个循环;③延伸:72℃ 5 分钟。PCR 反应结束后,每个 PCR 反应管中加入 *Msp* I(10U/ml)限制性内切酶 1μl 和 10× 缓冲液 5μl,13 200g 离心 20 秒后 37℃孵育过夜。

4. 限制性内切酶消化后的 PCR 产物电泳　3% 琼脂糖凝胶,电压 110V,电泳时间 45 分钟。最后经溴化乙锭染色后在凝胶成像系统上阅读结果,与相应的 *vanA*、*vanB*、*vanC*1 和 *vanC*2 阳性质控菌株进行对比后确定基因型别。

表 34-10-6　多重 PCR-RFLP 检测耐万古霉素肠球菌的引物序列

基因	引物名称	引物序列(5'-3')	片段长度/bp
vanA	forward	CATGACGTATCGGTAAAATC	885
	reverse	ACCGGGCAGRGTATTGAC	
vanB	forward	CATGATGTGTCGGTAAAATC	885
	reverse	ACCGGGCAGRGTATTGAC	
vanC-1	forward	GATGGCWGTATCCAAGGA	467
	reverse	GTGATCGTGGCGCTG	
vanC-2/3	forward	GATGGCWGTATCCAAGGA	429
	reverse	ATCGAAAAAGCCGTCTAC	

六、质粒介导喹诺酮类耐药基因的检测

喹诺酮类抗菌药广泛应用于治疗尿路感染、呼吸道感染和腹腔感染等,但随着临床应用增多,细菌对喹诺酮类药物的耐药性上升迅速。早期研究发现,细菌对喹诺酮类的耐药机制主要为靶位改变和主动外排,两者均为染色体介导,近年发现了与前两者完全不同的由质粒介导耐药机制,且在越来越多的临床菌株中得以证实。1998 年 Jacoby 实验小组自 1 株肺炎克雷伯菌临床分离菌中获得 1 个耐药质粒,将该质粒转移至其他细菌时,细菌对喹诺酮类的最低抑菌浓度上升 4~16 倍,这提示存在质粒介导的耐药。随后耐药基因被克隆出来,命名为 *qnr*(由于之后又发现更多的 *qnr* 类似的基因,故将其命名为 *qnrA*)。随着研究的深入,越来越多的 *qnr* 基因不断被发现,目前至少已发现 6 种 *qnr* 基因,包括 *qnrA*、*qnrB*、*qnrC*、*qnrD*、*qnrE* 和 *qnrS*。

1. **热裂解提取细菌 DNA** 取过夜纯培养细菌单一菌落于 500μl TE 缓冲液中,100℃加热 13 分钟,10 000r/min 离心 1 分钟,取 2μl 上清液作为 PCR 反应的 DNA 模板。

2. **PCR 反应体系** 50μl。其中 10×buffer 5μl,dNTP 4μl,引物各 1μl,DNA 聚合酶 0.25μl,无菌水 32.75μl,DNA 模板 2μl。引物序列及扩增片段长度见表 34-10-7。

3. **PCR 反应条件** ①预变性:95℃ 10 分钟;②循环:95℃ 1 分钟,54℃ 1 分钟,72℃ 1 分钟,共 35 个循环;③延伸:72℃ 10 分钟;④ 4℃保存。

4. **PCR 产物电泳** 1.2% 琼脂糖凝胶,电压 120V,电泳时间 40 分钟。最后经溴化乙锭染色后在凝胶成像系统上阅读结果(图 34-10-6)。

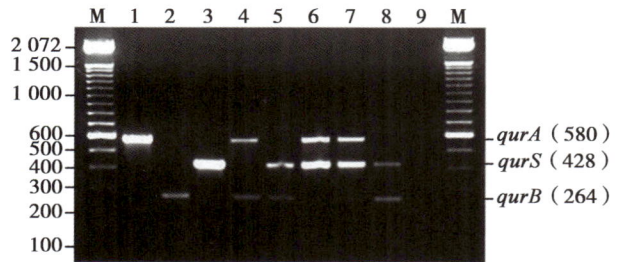

图 34-10-6　多重 PCR 检测 *qnr* 基因

表 34-10-7　多重 PCR 检测 *qnr* 基因的引物序列

引物名称	引物序列(5'-3')	靶基因	片段长度/bp
QnrAm-F	AGAGGATTTCTCACGCCAGG	*qnrA*1 to *qnrA*6	580
QnrAm-R	TGCCAGGCACAGATCTTGAC		
QnrBm-F	GGMATHGAAATTCGCCACTGc	*qnrB*1 to *qnrB*6	264
QnrBm-R	TTTGCYGYYCGCCAGTCGAAc		
QnrSm-F	GCAAGTTCATTGAACAGGGT	*qnrS*1 to *qnrS*2	428
QnrSm-R	TCTAAACCGTCGAGTTCGGCG		

(胡付品)

第十一节　细菌的耐药性监测

细菌耐药性监测是指严格遵循世界卫生组织的要求,采用统一的材料和方法,对临床一些重要科室的耐药菌及其耐药变迁进行重点监测。目前,耐药菌引起的感染使抗菌药物治疗无效,病死率增加,严重危害人类健康,尤其对婴幼儿和老年人、免疫力低下者的生命构成威胁。为将感染性疾病的发病率和病死率降低,合理使用抗菌药物,延缓耐药性的发生,必须重视和开展细菌耐药性监测工作。采用 CLSI 推荐的纸片扩散法或 MIC 法常规检测临床分离菌株的药敏试验结果并将其输入细菌耐药监测分析软件中。定期(3 个月、半年或 1 年)向临床报告细菌耐药性监测结果以分析细菌耐

药性变迁是目前细菌耐药监测所采用的普遍方法。

国内细菌耐药性监测网始建于 1988 年,以复旦大学附属华山医院抗生素研究所和北京中国药品和生物制品检定所为牵头单位的两个细菌耐药性监测中心,其监测的方案、实验材料和方法、数据处理软件(WHONET)均按世界卫生组织(WHO)统一规定。2005 年,卫生部成立全国细菌耐药监测网(www.carss.cn),复旦大学附属华山医院抗生素研究所牵头成立"CHINET 中国细菌耐药监测网"(www.chinets.com)等,以上监测工作促进了药物敏感性试验的标准化和规范化,为指导临床医师合理使用抗菌药物、了解我国耐药性的发展趋势和耐药菌的变迁,以及制订抗菌药物研制计划等方面发挥了重要作用。

目前国际上主要的耐药监测网络包括 Alexander、MYSTIC、SENTRY、ICARE、PROTEKT、EARSS、NARSP、NNIS、TSN、GISP、SEARCH 和 SCOPE 等。

WHONET 软件是 WHO 独立开发的用于管理细菌药敏试验结果的数据库软件,是目前全球广泛使用的病原菌耐药监测的有力工具。本节内容将就 WHONET 的规范化使用及其在细菌耐药监测过程中的作用进行讲解。

一、WHONET 软件下载及更新

WHONET 软件主要包括 WHONET 软件的最新版本、使用手册、更新要点等。下载最新版软件后,直接安装在旧版 WHONET 软件的原目录下即可完成更新,无需担心细菌耐药监测数据文件会受到损坏。

二、抗菌药物输入面板的设置

抗菌药物输入面板即输入药敏试验时抗菌药物种类的设置,由于不同的细菌药敏试验可能有不同的抗菌药物品种,如肠杆菌目细菌药敏试验的抗菌药物种类与非发酵菌的不同。因此,在输入各种类型的细菌药敏试验结果时,需要事先设置一个能包含所有常规药敏试验抗菌药物品种的输入面板,见图 34-11-1。必须注意的是,由于我国普遍采用的是 CLSI 文件标准,因此在选择抗菌药物时,必须至少包括标有 CLSI 推荐的抗菌药物品种。因为有不同目的,还可包括 CLSI 文件中没有包括的新药和旧药。抗菌药物输入面板设置方法见图 34-11-1。

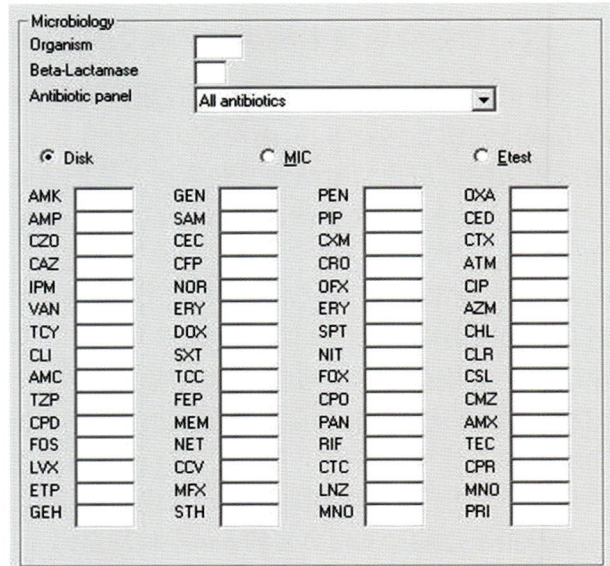

图 34-11-1　抗菌药输入面板设置

三、WHONET 软件中抗菌药代码的设置

每一抗菌药设置一个代码(最多 9 个字母),其构成如下:①抗生素代码,以 3 个字母表示,如头孢他啶的代码为 CAZ;②试验标准,以 1 个字母表示,如 N=NCCLS/CLSI;③试验方法,以 1 个字母表示,D= 纸片法,M=MIC 测定,E=E-test;④纸片含量(纸片法),用数字表示。举例说明:GEN_ND10 代表庆大霉素,试验标准为 CLSI 标准,试验方法为纸片扩散法,抗菌药物含量为 10g。又如 GEN_NM 则代表庆大霉素,试验标准为 CLSI 标准,试验方法为 MIC 测定。

四、WHONET 软件中细菌代码的设置

每一细菌有一代码,一般为细菌英文名称缩写属名的第一个字母,种名的第二、三个字母。如大肠埃希菌英文名称为 *Escherichia coli*,其代码为 eco;粪肠球菌的英文名称为 *Enterococcus faecalis*,其代码为 efa。由于可能会存在属名第一个字母和种名的第二、三个字母相同的情况,有些细菌的代码并不遵守这一规律,如屎肠球菌(*Enterococcus faecium*)的细菌代码则为 efm。

五、设定药敏试验的判断标准

一般情况下,WHONET 软件已设置了判断标准,无须操作者自行设置。但一定要每年按 CLSI

的新版本更新变了的判断值,当某一抗菌药物对不同的细菌有不同的判断标准时,在进行细菌耐药率统计分析时需要操作者自行设置不同的判断标准,如头孢西丁对金黄色葡萄球菌和凝固酶阴性葡萄球菌有不同的判断标准,必须分别进行设置。在"抗生素 - 折点值"设置中,有"一般细菌"和"特别指定的折点值"两个设置区域,其中"一般细菌"主要设置该种抗菌药物对大多数细菌的判断标准,而"特别指定的折点值"则设置该种抗菌药物对某一特定细菌的判断标准。如设置头孢西丁对凝固酶阴性葡萄球菌的判断标准时,需要在"一般细菌"中进行设置;而设置金黄色葡萄球菌时,则需要在"特别指定的折点值"中进行设置。当监测新药的药敏动态时,如果尚缺乏 CLSI 的判断值,可暂用 FDA 设立值,或来源于专家文献或欧盟药敏试验组(EUCAST)的判定值。

六、建立标准的实验室设置文件

所谓实验室设置文件是指每个实验室设置属于自己的文件格式,在这个文件中,包含了耐药监测数据中的所有信息。一般而言,以三个字母表示国家及实验室代码,命名实验室设置文件。中国国家代码为 CHN,复旦大学附属华山医院(Huashan Hospital)的代码为 HSH,则该实验室设置文件即被命名为 LABCHN.HSH。

七、建立标准的数据文件格式

WHONET 软件的数据文件以 dBASE 格式保存,其内容由实验室设置文件所决定。数据文件名的建立切忌随意设置,最好要包含有年份,以便识别。标准的数据文件名样式为 W+ 数据时间 + 国家代码 + 实验室代码。如"W0198CHN.HSH"表示这是来自中国上海复旦大学附属华山医院 1998年 1 月的数据,其他月份数据依此类推进行相应设置,图 34-11-2 显示的是 2005 年 1~12 月上海市儿童医学中心的月份细菌耐药监测数据文件。

八、"药敏组合"的作用

"药敏组合"是指每种细菌所做抗菌药物的种类及数量,然后在 WHONET 软件中的"抗生素设置"中选择相应的抗菌药物。如肠杆菌目细菌常规药敏试验需要做 20 种抗菌药,葡萄球菌常规药敏试验需要做 12 种抗菌药等。药敏组合的作用在于输入药敏结果时,可进行快速定位,以便提高数

据输入效率(图 34-11-3)。

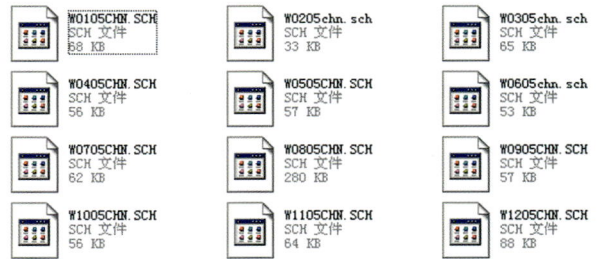

图 34-11-2　细菌耐药监测数据文件名的规范命名及建立

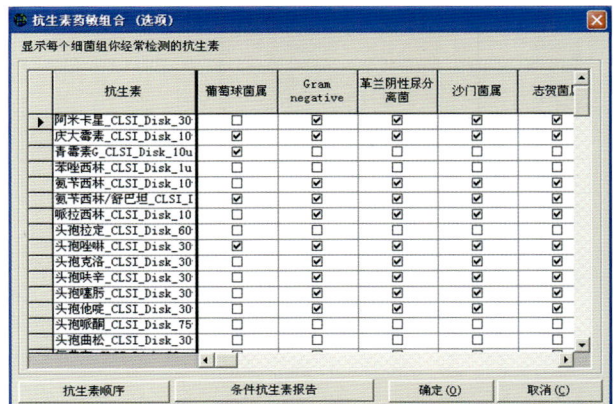

图 34-11-3　药敏组合的设置

九、"分析组合"的作用

又称耐药特征或耐药表型。应用 WHONET,可构建抗生素耐药分析组合,主要用于流行病学分析,可识别引起医院感染暴发的菌株、耐药机制及罕见的耐药表型等。见图 34-11-4 所示可以利用"分析组合"功能筛选出具有相同耐药表型的弗劳地柠檬酸杆菌,然后通过分析菌株来源等信息判断是否可能存在该类菌株导致的克隆菌株的流行传播。在耐药分析组合中,每一抗菌药物由一个字母表示,通常为该抗菌药的首位字母,如 P= 青霉素,I= 亚胺培南。若首位字母重复,则选取次位字母表示,以此类推。如组合"POECVT"可代表青霉素、苯唑西林、红霉素、氯霉素、万古霉素及四环素。在某一菌株的耐药分析组合中,若包含一个字母,表示该菌株对此抗菌药耐药或中度敏感;空白表示菌株对该抗菌药物敏感,而破折号则表示未测试该抗菌药物。如应用上述抗菌药物组合,其结果为"PO-T",这即表示菌株对青霉素、苯唑西林和四环素耐药或中度敏感,对红霉素和万古霉素敏感,未

测试氯霉素。另外,破折号也表示未输入该抗菌药物的临界浓度值(即解释标准),导致 WHONET 无法解释定性或定量结果。

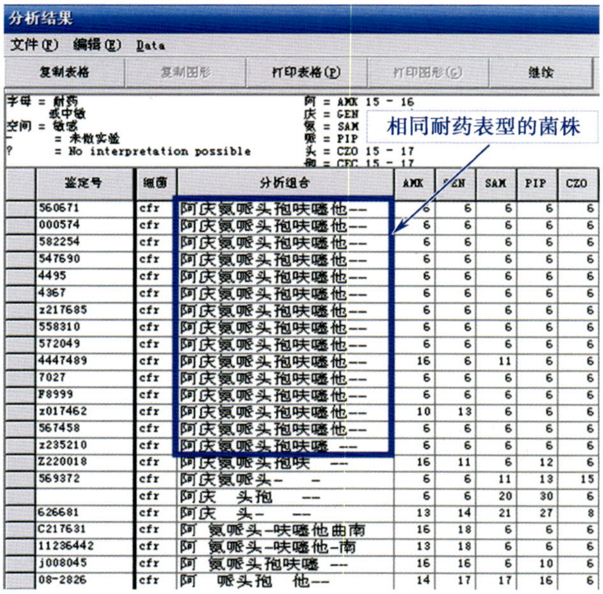

图 34-11-4 "分析组合"筛选相同耐药表型的弗劳地柠檬酸杆菌

十、WHONET 软件中数据输入时的标准日期格式

输入的日期格式应与计算机的默认格式保持一致,即日 / 月 / 年、月 / 日 / 年或年 / 月 / 日。输入日期时,可以 2 位数或 4 位数的形式输入年份,在日、月及年的代表数字之间必须由 "/""–"或空格予以分隔,如 12/12/98、12/12/1998、12-12-1998、12 12 98 等。输入日期后需检查显示的日期是否正确,因为 WHONET 会自动将数字日期转换为月名。一般情况下,推荐"月 / 日 / 年"的输入方式,因为"日 / 月 / 年"的输入方式在某些情况下会出现错误。举例说明:当输入"01/08/2007"表示该细菌分离于 2007 年 8 月 1 日时,WHONET 软件会自动转换为"8-Jan-2007"即"2007 年 1 月 8 日"。这是因为,WHONET 自动将第一个数据识别为月份而导致错误。

十一、输入标本类型时应注意的事项

必须按 WHONET 软件设定的标本类型代码进行输入。不可输入中文名称或拼音。如"痰标本(sputum)"必须输入代码"sp",不能输入"痰"

或拼音缩写"ty(表示痰液)",因为 WHONET 并不识别这些中文或拼音代码,输入错误的标本类型将会对后续的统计分析带来影响,见图 34-11-5。

临床分离菌在各类标本中的分布

标本类型	株数
呼吸道标本	9 824
尿液标本	3 965
血液标本	2 017
伤口标本	1 208
其他体液标本	1 012
生殖道标本	506
脑脊液标本	222
粪便标本	754
其他	2 128
总计	21 636

实际总株数 21 712

相差 76株

图 34-11-5 由于标本类型输入错误导致统计结果与总株数出现误差

十二、浏览或修改药敏试验数据

浏览数据库文件时,可进行"查找""编辑""删除"及"打印"等操作。若发现数据输入有误,可直接在数据浏览界面进行修改或删除(图 34-11-6)。

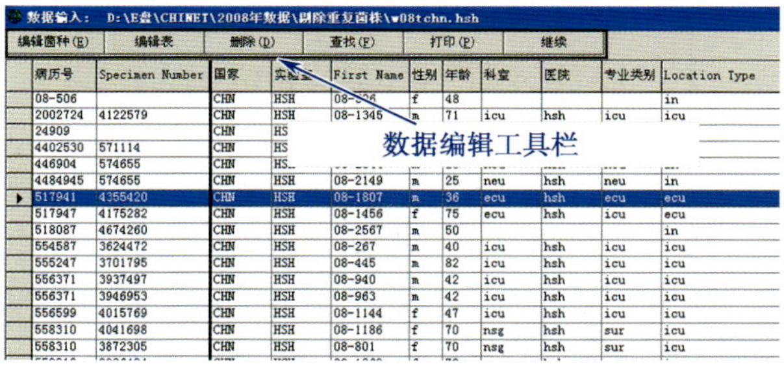

图 34-11-6 浏览和编辑药敏试验数据

十三、WHONET 软件中同一界面同时输入不同药敏试验方法的设置

WHONET 中可同时输入 3 种不同药敏试验方法的结果,如纸片扩散法、MIC 法和 E-test 结果。输入时,只要在不同方法前的小圆圈中点击即可切换到相应的药敏试验方法(图 34-11-7)。但要做到这一点,必须在抗菌药物面板设置中选择抗菌药物时,同时选择不同试验方法的抗菌药代码,如 AMK_ND30 表示采用纸片法,AMK_TM 表示采用 MIC

测定法,AMK_TE 表示采用 E-test 法,见图 34-11-8。

十四、剔除同一患者分离的重复菌株的设置

在一年中,由于同一患者同一部位可重复分离出同一病原菌,这些重复菌株的药敏结果将对细菌的耐药性总体产生影响。如果重复菌株均为多重耐药株,可能会导致整体耐药率上升。为解决这个问题,WHONET 设置了处理重复分离菌株的方法(图 34-11-9)。主要有以下几种:①所有分离菌株,此为默认方法,WHONET 将统计所有的分离菌株,而不管是否存在重复菌株;②只分析患者分离的第一株细菌,这是处理重复菌株的最简单的方法,也是目前在处理重复菌株时普遍选择的一种方法;③分析每一抗菌药的平均耐药结果;④选择每一抗菌药最耐药的结果;⑤选择每一抗菌药最敏感的结果。值得注意的是,不同的处理方法可能会出现耐药性结果不一致的情况,每一实验室应选择固定的处理重复菌株的方法,以使不同年份或不同实验室的数据统计具有可比性。亦可以通过设置菌株分离时间的间隔对重复菌株进行设定。

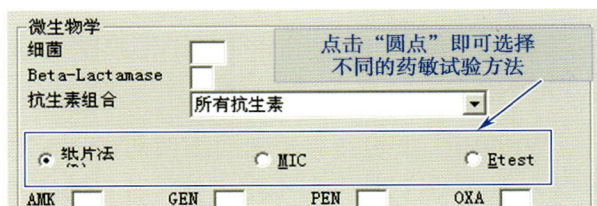

图 34-11-7　输入时不同药敏试验方法的选择

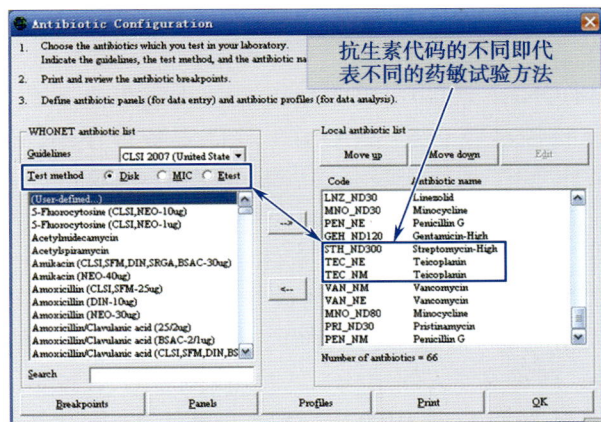

图 34-11-8　设置不同药敏试验方法的抗生素代码

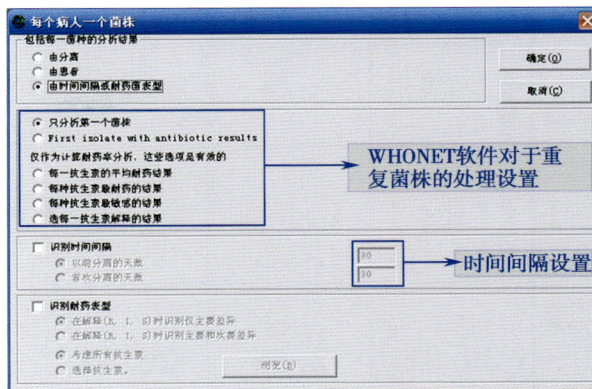

图 34-11-9　WHONET 软件对于重复菌株的处理设置

十五、统计耐药监测数据必须要做的前处理工作

在统计耐药监测数据前,需要对这些数据进行审查,最主要的工作包括两个方面,一是检查数据输入是否有遗漏或输入错误;二是要剔除同一患者分离的重复菌株。剔除同一患者分离的重复菌株可采用 WHONET 软件的多项选择,如"只分析患者分离的第一株细菌""最敏感株"或"最耐药株"等功能即可。更重要的是要检查数据的输入是否有误,如标本类型和细菌是否遗漏或输入错误,β-内酰胺酶结果是否及时输入,国家代码和实验室代码是否统一,住院号是否及时输入。以上信息的缺失或错误将导致统计数据结果出现差异。另外,还需要对重点抗菌药的结果进行监视,如万古霉素、替考拉宁或利奈唑胺对革兰氏阳性菌的药敏结果是否出现耐药或中度敏感,这些结果需要重新进行药敏试验以确认,如果是由于键盘输入错误引起,应予以纠正。

十六、散点图在细菌耐药监测数据分析中的作用

散点图可直接比较两种抗菌药的抗菌活性或两种不同试验方法的药敏试验结果。比较同一方法测试的两种抗菌药的结果时,可调查对同类(可提示某种耐药机制,如特异性灭活酶)或不同类抗菌药物的交叉耐药情况(图 34-11-10),通过比较,可有效地指导选用抗菌药进行治疗及发现药敏试验中的错误结果。比较不同测试方法(如纸片法和 E-test)的药敏试验结果时,可研究不同试验方法结果的可比性。

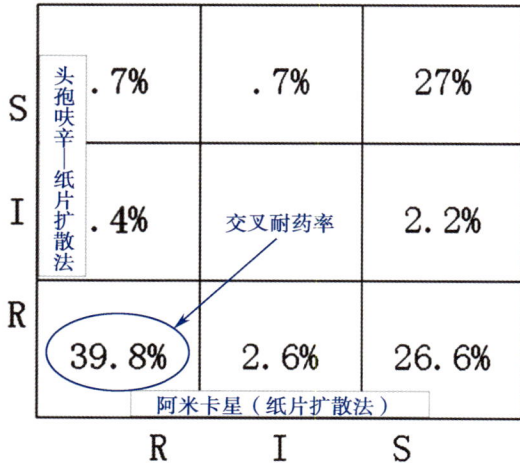

图 34-11-10　散点图分析两种不同抗菌药间的交叉耐药率

十七、统计分析过程中出现"type mismatch"即"类型不匹配"时的原因和可能的解决方法

WHONET 软件中的数据类型主要有两种格式,一种是文本格式,这种格式可以输入任何软件可识别的数据,如文字、字母或数字;另一种是日期格式,必须要求输入日期格式,而不能输入其他格式的数据。WHONET 软件中有两处必须输入日期格式的区域:患者出生年龄和菌株分离日期。所谓"类型不匹配(图 34-11-11)"是指在本该为日期格式一栏中输入了非日期格式的数据,如 20060607,而规范的显示格式应为 2006-06-07。一旦遇到这种情况,可通过检查上述两处日期格式的正确性而解决。这些错误的出现将使统计过程中断而使细菌耐药监测数据无法正常进行统计分析。

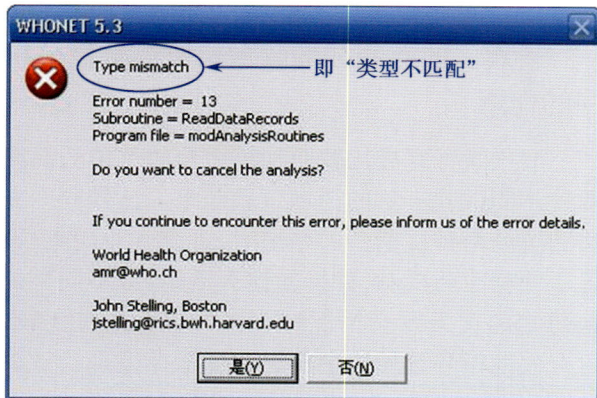

图 34-11-11　耐药监测数据统计过程出现的"类型不匹配"错误提示

十八、统计分析过程中出现"over flow"即"溢出"时的原因和可能的解决方法

所谓"over flow"或"溢出(图 34-11-12)"是指输入了超过软件设置最大限度的数据。如"日期"一项最大为 3 000 年,但却错误地输入了超过 3 000 年的数据,如 4 723 年、5 981 年等。如抑菌圈直径范围为 6~80mm,但却错误地输入了超过 80mm 以上的数据,如 98mm、108mm 等。这些错误的出现将使统计过程中断而使细菌耐药监测数据无法正常进行统计分析。

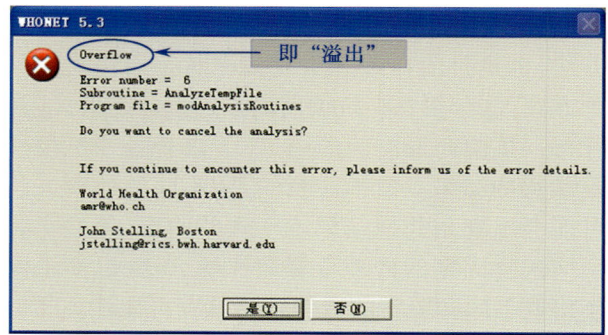

图 34-11-12　耐药监测数据统计过程出现的"溢出"错误提示

十九、使用 BacLink 功能将数据导入 WHONET

WHONET 虽然具有较强的细菌药敏试验数据管理功能,但仍然存在不足之处。若你的实验室已有管理细菌药敏试验数据的计算机系统,可通过 BacLink 软件定期将数据导入 WHONET 软件,利用 WHONET 软件的分析功能进行统计分析。BacLink 是计算机软件,其用途是将已有信息系统的数据及自动化药敏测定仪测定结果输入 WHONET 软件中。BacLink 软件无需额外下载,该软件已整合至 WHONET 软件安装程序中,随 WHONET 软件安装完成后即可使用。BacLinK 软件的主界面见图 34-11-13 所示。通过点击"新格式"(图 34-11-13A)—"文件结构"(图 34-11-13B)即可根据需要选择合适的数据文件格式,如实验室采用的是 VITEK 或 BIOMIC 仪器阅读药敏试验结果,即可在"文件结构"下拉框(图 34-11-13C)中选择 VITEK 或 BIOMIC 格式。当然,除此之外,尚需对其他所需要的参数进行设置,如"国家代

码""实验室名称""数据文件""新数据文件名称"等进行相应的设置。

二十、WHONET 软件与 Microsoft Office 办公软件的无缝对接

WHONET 软件对药敏试验数据的统计结果,如表格和图形均可通过'文件'—'保存表格'或'保存图形'的方式存为单独的文件,亦可通过"复制表格"或"复制图形"的方式直接粘贴至 Microsoft Office 办公软件如 EXCEL、POWERPOINT 或 WORD 等软件中。此外,"打印表格"或"打印图形"可将统计分析结果进行直接的打印,见图 34-11-14。

二十一、将 WHONET DOS 数据文件转换为 WHONET 5 数据文件

早期的 WHONET 3.0 和 WHONET 4.0 程序均

为 DOS 版本,WHONET 5.0 以上版本的软件可分析 WHONET DOS 版本创建的数据文件,而无需将其转换为新的数据结构。但若应用 WHONET 5.0 以上版本程序在这些文件中输入或编辑数据,则必须先将这些文件转换为新的数据结构。应用"数据输入"—"将 DOS 数据文件升级为 WHONET 文件"(图 34-11-15A)可将 DOS 版本的数据文件转换为 WHONET 5.0 版本的数据新格式。应用数据文件转换功能一次可更新一份 WHONET DOS 数据文件。转换时,原始文件保持不变,程序将复制源文件中的数据,并赋以新的 dBASE 格式的数据文件名(图 34-11-15B)。

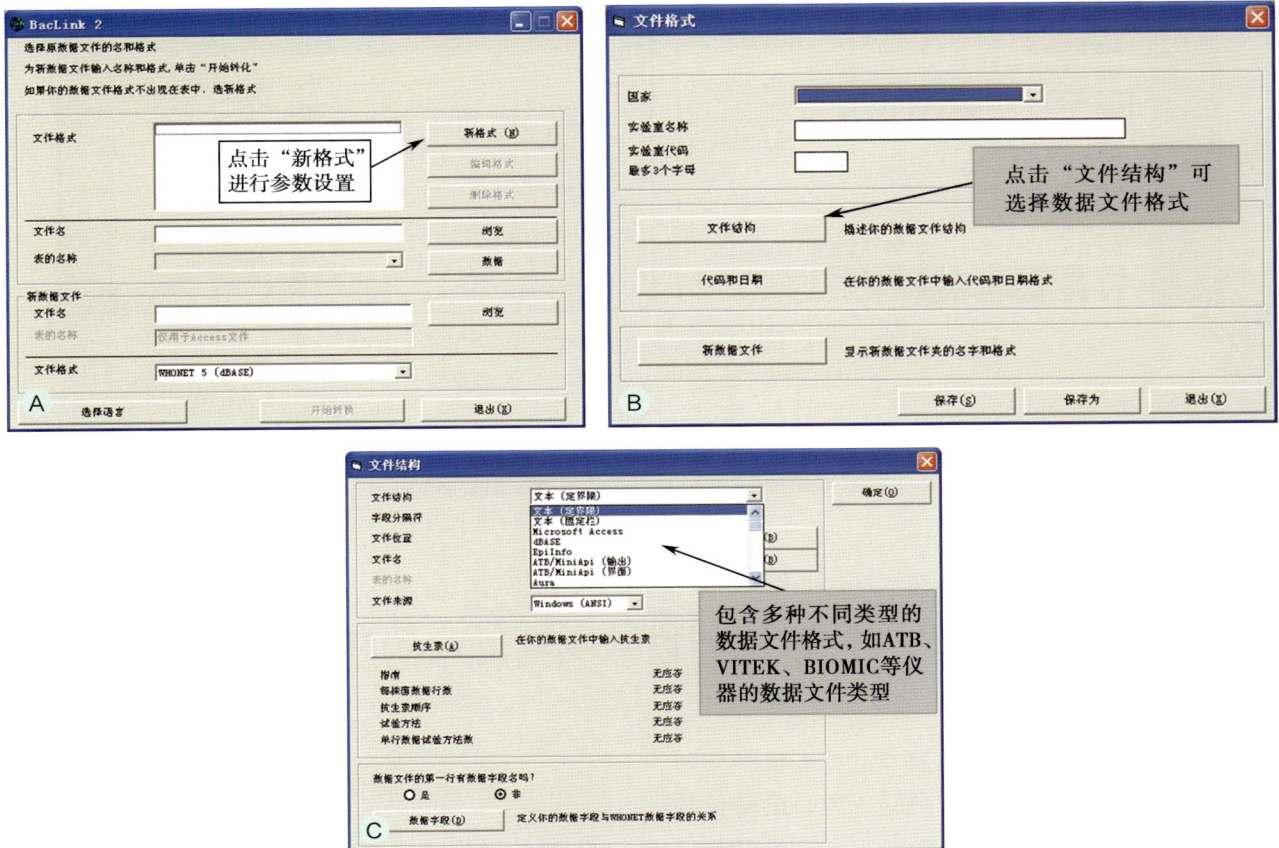

图 34-11-13 BacLink 软件导入数据文件设置
A. 参数设置;B. 选择数据文件格式;C. 选择数据文件格式

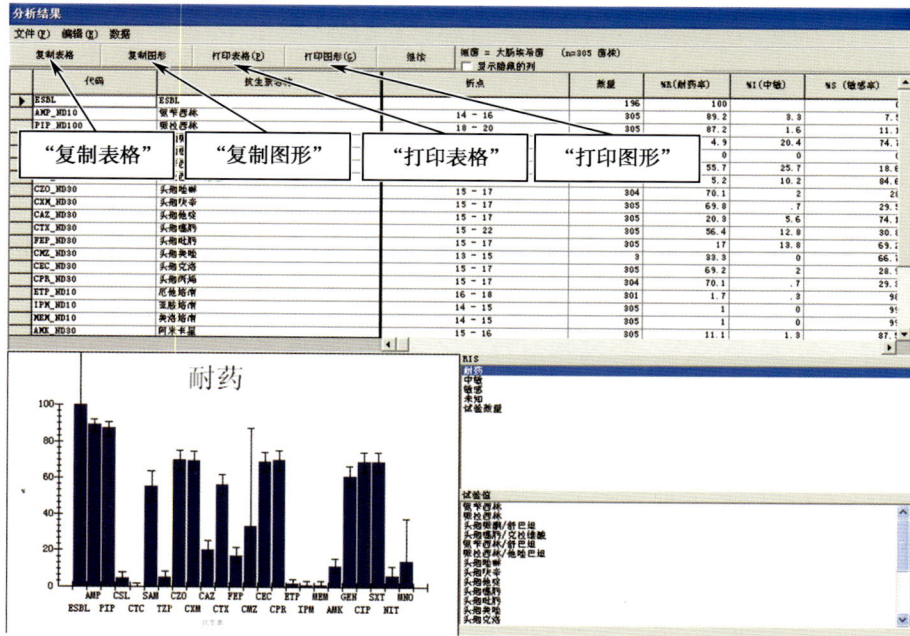

图 34-11-14 WHONET 软件与 Microsoft Office 办公软件的无缝对接

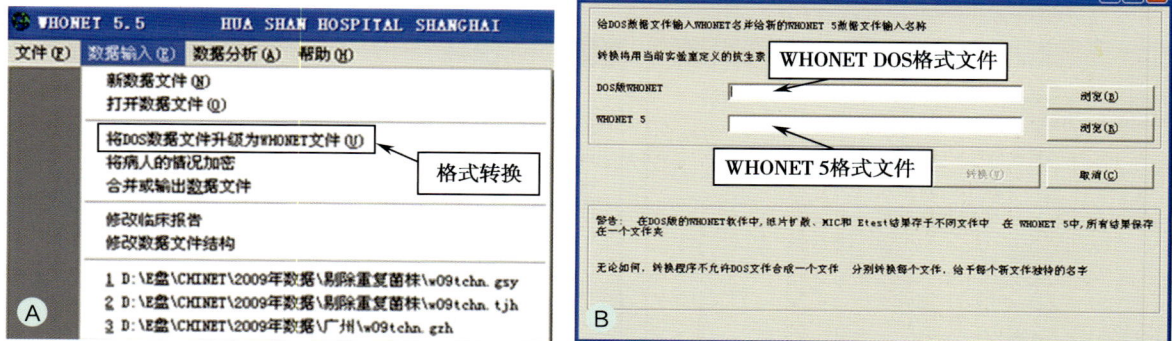

图 34-11-15 将 DOS 数据文件升级为 WHONET 文件
A. 格式转换；B. 更新 WHONET DOS 数据文件

(胡付品)

第十二节 抗细菌药物敏感性试验的质量控制

药物敏感性试验是临床微生物学检验的重要任务之一,药敏试验质量控制的主要目的是监控药敏试验过程的可重复性和准确度、在试验中所使用的试剂的性能、执行试验和阅读结果人员的状态等,为达到以上目的,通常采用测试已知对抗菌药物敏感的质控菌株来实现。

一、质量控制用标准菌株

临床微生物实验室的室内质控绝大部分需要用标准菌株或参考菌株来进行,三级甲等医院的微生物实验室必须备有一批标准菌株,而国内外有一些机构专门供应标准菌株,如美国典型菌种保藏中心（ATCC）、英国国家典型菌种保藏中心（NCTC）、中国医学细菌保藏管理中心 CMCC（B）、中国抗生素菌种保藏管理中心（CACC）、中国生物制品检定所菌种保藏中心，这些标准菌株的共同特点是药敏反应稳定，且药敏结果（MIC 值或抑菌圈直径）处于众多流行株的中间位置。临床常用药敏试验标准菌株见表 34-12-1。

表 34-12-1 临床常用药敏试验标准菌株

标准菌株名称	ATCC 编号	用途
大肠埃希菌	25922	用于常规纸片法药敏质控及 M-H 培养基的质控
金黄色葡萄球菌	25923	用于常规纸片法药敏质控及 M-H 培养基的质控
铜绿假单胞菌	27853	用于常规纸片法药敏质控及 M-H 培养基的质控
大肠埃希菌	35218	用于含 β- 内酰胺酶抑制剂的复方制剂质控
肺炎克雷伯菌	700603	产 ESBL 菌检测的质控
流感嗜血杆菌	49247、49766	用于嗜血杆菌的药敏质控
淋病奈瑟菌	49226	用于淋病奈瑟菌的药敏质控
粪肠球菌	29212	用于监控 M-H 培养基测试 TMP 或磺胺类时培养基中的胸腺嘧啶含量是否可接受。同时还用于高浓度氨基糖苷类药物的质控。
金黄色葡萄球菌	29213 和 43300	用于 MIC 测定的质控和苯唑西林盐琼脂筛选试验质控
肺炎链球菌	49619	用于肺炎链球菌的药敏质控
幽门螺杆菌	43504	用于幽门螺杆菌的 MIC 质控
脆弱拟杆菌	25285	用于厌氧菌的药敏质控
多形拟杆菌	29741	用于厌氧菌的药敏质控

注：流感嗜血杆菌 ATCC 49247 是一株氨苄西林耐药 β- 内酰胺酶阴性的菌株。流感嗜血杆菌 ATCC 49766 是一株氨苄西林敏感菌株，对 β- 内酰胺类抗菌药物质控结果的可重复性比流感嗜血杆菌 ATCC 49247 更好。

二、质量控制用菌株的保存

质量控制用菌株保存应避免反复传代，长期保藏可用 50% 小牛血清肉汤，或 10%~15% 丙三醇 + 胰化大豆胨肉汤，或脱纤维羊血或脱脂奶等作为稳定剂贮存于 ≤-20℃，在 ≤-60℃ 或在液氮中更好，也可用冷冻干燥保存。

工作用质量控制菌株应贮存于胰化大豆胨琼脂（非苛养菌）或大量接种于巧克力琼脂（苛养菌）斜面，2~8℃，每周转种 1 次，最多不超过连续 3 周。新的工作菌株应至少每月从冷冻、冷冻干燥或商品化的培养物中制备。测试前，这些菌株应在琼脂平板上进行传代培养，以获得单个分离菌落。冷冻或冷冻干燥培养物应传代培养 2 次后使用。

大肠埃希菌 ATCC 35218 和肺炎克雷伯菌 ATCC 700603 应在 -60℃ 或更低温度保存，并每周准备工作用贮存培养物。

三、药敏试验的质量控制方法

药敏试验的室内质控开始前必须建立一个质控系统，包括：①经过正规培训，掌握药敏试验操作方法的人员；②有标准操作规程，其中包括药敏试验方法、标准菌株种类、应用药敏试验的质控方法及允许范围、药物种类选择与判断标准等；③有试验所需的质控菌株；④仪器设备运转正常，控制标准在允许范围内。质控菌株应每日与临床分离株同步进行药敏试验。质控菌株的药敏结果如果在质控允许范围内，说明实验条件符合要求，结果可信；若药敏结果在质控允许范围外，则实验中可能存在差错，应及时查找原因。

质量控制方法是用与常规试验相同的操作方法，测定质控菌株的抑菌圈或 MIC。应使用新鲜传代的菌种。接种菌液的涂布方法等均同常规操作，测定的抗菌药物种类也应与常规测定相同。

四、抑菌圈直径或 MIC 的质控允许范围

可接受的抑菌圈直径或 MIC 质控范围对单一质控试验(单一药物 / 单一菌株配对)见表 34-12-2~ 表 34-12-5。

表 34-12-2　常用抗菌药物纸片对质控菌株的抑菌圈直径允许范围(mm)——非苛养菌

抗菌药物	纸片含药量	大肠埃希菌 ATCC 25922	金黄色葡萄球菌 ATCC 25923	铜绿假单胞菌 ATCC 27853	大肠埃希菌 ATCC 35218
阿米卡星	30μg	19~26	20~26	18~26	–
阿莫西林 / 克拉维酸	20/10μg	18~24	28~36	–	17~22
氨苄西林	10μg	15~22	27~35	–	6
氨苄西林 / 舒巴坦	10/10μg	19~24	29~37	–	13~19
阿奇霉素	15μg	–	21~26	–	–
阿洛西林	75μg	–	–	24~30	–
氨曲南	30μg	28~36	–	23~29	31~38
羧苄西林	100μg	23~29	–	18~24	–
头孢克洛	30μg	23~27	27~31	–	–
头孢孟多	30μg	26~32	26~34	–	–
头孢唑林	30μg	21~27	29~35	–	–
头孢地尼	5μg	24~28	25~32	–	–
头孢吡肟	30μg	31~37	23~29	24~30	–
头孢他美	10μg	24~29	–	–	–
头孢克肟	5μg	23~27	–	–	–
头孢美唑	30μg	26~32	25~34	–	–
头孢尼西	30μg	25~29	22~28	–	–
头孢哌酮	75μg	28~34	24~33	23~29	–
头孢噻肟	30μg	29~35	25~31	18~22	–
头孢替坦	30μg	28~34	17~23	–	–
头孢西丁	30μg	23~29	23~29	–	–
头孢泊肟	10μg	23~28	19~25	–	–
头孢丙烯	30μg	21~27	27~33	–	–
头孢洛林	30μg	26~34	26~35	–	–
头孢他啶	30μg	25~32	16~20	22~29	–
头孢布烯	30μg	27~35	–	–	–
头孢唑肟	30μg	30~36	27~35	12~17	–
头孢比罗	30μg	30~36	26~34	24~30	–
头孢曲松	30μg	29~35	22~28	17~23	–
头孢呋辛	30μg	20~26	27~35	–	–
头孢噻吩	30μg	15~21	29~37	–	–
氯霉素	30μg	21~27	19~26	–	–

续表

抗菌药物	纸片含药量	大肠埃希菌 ATCC 25922	金黄色葡萄球菌 ATCC 25923	铜绿假单胞菌 ATCC 27853	大肠埃希菌 ATCC 35218
诺氟沙星	10μg	28~35	17~28	22~29	–
氧氟沙星	5μg	29~33	24~28	17~21	–
环丙沙星	5μg	30~40	22~30	25~33	–
莫西沙星	5μg	28~35	28~35	17~25	–
西诺沙星	100μg	26~32	–	–	–
左氧氟沙星	5μg	29~37	25~30	19~26	–
罗美沙星	10μg	27~33	23~29	22~28	–
依诺沙星	10μg	28~36	22~28	22~28	–
氟罗沙星	5μg	28~34	21~27	12~20	–
加雷沙星	5μg	28~35	30~36	19~25	–
加替沙星	5μg	30~37	27~33	20~28	–
吉米沙星	5μg	29~36	27~33	19~25	–
格帕沙星	5μg	28~36	26~31	20~27	–
司帕沙星	5μg	30~38	27~33	21~29	–
曲发沙星	10μg	29~36	29~35	21~27	–
萘啶酸	30μg	22~28	–	–	–
克拉霉素	15μg	–	26~32	–	–
克林沙星	5μg	31~40	28~37	27~35	–
克林霉素	2μg	–	24~30	–	–
多黏菌素 E	10μg	11~17	–	11~17	–
多黏菌素 B	300U	13~19	–	14~18	–
达托霉素	30μg	–	18~23	–	–
地红霉素	15μg	–	18~26	–	–
多西环素	30μg	18~24	23~29	–	–
红霉素	15μg	–	22~30	–	–
法罗培南	5μg	20~26	27~34	–	–
亚胺培南	10μg	26~32	–	20~28	–
厄他培南	10μg	29~36	24~31	13~21	–
多利培南	10μg	28~35	33~42	29~35	–
磷霉素	200μg	22~30	25~33	–	–
庆大霉素	10μg	19~26	19~27	16~21	–
卡那霉素	30μg	17~25	19~26	–	–
妥布霉素	10μg	18~26	19~29	19~25	–
奈替米星	30μg	22~30	22~31	17~23	–
链霉素	10μg	12~20	14~22	–	–
利奈唑胺	30μg	–	25~32	–	–

续表

抗菌药物	纸片含药量	大肠埃希菌 ATCC 25922	金黄色葡萄球菌 ATCC 25923	铜绿假单胞菌 ATCC 27853	大肠埃希菌 ATCC 35218
氯碳头孢	30μg	23~29	23~31	–	–
美西林	10μg	24~30	–	–	–
美洛培南	10μg	28~34	29~37	27~33	–
甲氧西林	5μg	–	17~22	–	–
美洛西林	75μg	23~29	–	19~25	–
米诺环素	30μg	19~25	25~30	–	–
拉氧头孢	30μg	28~35	18~24	17~25	–
奈夫西林	1μg	–	16~22	–	–
呋喃妥因	300μg	20~25	18~22	–	–
苯唑西林	1μg	–	18~24	–	–
青霉素	10U	–	26~37	–	–
哌拉西林	100μg	24~30	–	25~33	12~18
哌拉西林/他唑巴坦	100/10μg	24~30	27~36	25~33	24~30
奎奴普汀/达福普汀	15μg	–	21~28	–	–
利福平	5μg	8~10	26~34	–	–
磺胺异噁唑	250μg 或 300μg	15~23	24~34	–	–
甲氧苄啶	5μg	21~28	19~26	–	–
甲氧苄啶/磺胺甲噁唑	1.25/23.75μg	23~29	24~32	–	–
万古霉素	30μg	–	17~21	–	–
替考拉宁	30μg	–	15~21	–	–
特拉万星	30μg	–	16~20	–	–
泰利霉素	15μg	–	24~30	–	–
四环素	30μg	18~25	24~30	–	–
替加环素	15μg	20~27	20~25	9~13	–
多西环素	30μg	18~24	23~29	–	–
替卡西林	75μg	24~30	–	21~27	6
替卡西林/克拉维酸	75/10μg	24~30	29~37	20~28	21~25
丙大观霉素	30μg	10~16	15~20	–	–

表 34-12-3　常用抗菌药物纸片对质控菌株的抑菌圈直径允许范围(mm)——苛养菌

抗菌药物	纸片含药量	流感嗜血杆菌 ATCC 49247	流感嗜血杆菌 ATCC 49766	淋病奈瑟菌 ATCC 49226	肺炎链球菌 ATCC 49619
阿莫西林/克拉维酸	20/10μg	15~23	–	–	–
氨苄西林	10μg	13~21	–	–	30~36
氨苄西林/舒巴坦	10/10μg	14~22	–	–	–
阿奇霉素	15μg	13~21	–	–	19~25

续表

抗菌药物	纸片含药量	流感嗜血杆菌 ATCC 49247	流感嗜血杆菌 ATCC 49766	淋病奈瑟菌 ATCC 49226	肺炎链球菌 ATCC 49619
氨曲南	30μg	30~38	–	–	–
头孢克洛	30μg	–	25~31	–	24~32
头孢地尼	5μg	–	24~31	40~49	26~31
头孢吡肟	30μg	25~31	–	37~46	28~35
头孢他美	10μg	23~28	–	35~43	–
头孢克肟	5μg	25~33	–	37~45	16~23
头孢美唑	30μg	16~21	–	31~36	–
头孢尼西	30μg	–	30~38	–	–
头孢噻肟	30μg	31~39	~	38-48	31~39
头孢替坦	30μg	–	–	30~36	–
头孢西丁	30μg	–	–	33~41	–
头孢泊肟	10μg	25~31	–	35~43	28~34
头孢丙烯	30μg	–	20~27	–	25~32
头孢他啶	30μg	27~35	–	35~43	–
头孢布烯	30μg	29~36	–	–	–
头孢唑肟	30μg	29~39	–	42~51	28~34
头孢曲松	10μg	31~39	–	39~51	30~35
头孢呋辛	30μg	–	28~36	33~41	–
头孢噻吩	30μg	–	–	–	26~32
氯霉素	30μg	31~40	–	–	23~27
环丙沙星	30μg	34~42	–	48~58	–
克拉霉素	15μg	11~17	–	–	25~31
克林沙星	5μg	34~43	–	–	27~34
克林霉素	2μg	–	–	–	19~25
达托霉素	30μg	–	–	–	19~26
地红霉素	15μg	–	–	–	18~25
依诺沙星	10μg	–	–	43~51	–
厄他培南	10μg	20~28	27~33	–	28~35
红霉素	15μg	–	–	–	25~30
法罗培南	5μg	15~22	–	–	27~35
氟罗沙星	5μg	30~38	–	43~51	–
加雷沙星	5μg	33~41	–	–	26~33
加替沙星	5μg	33~41	–	45~56	24~31
吉米沙星	5μg	30~37	–	–	28~34
格帕沙星	5μg	32~39	–	44~52	21~28
亚胺培南	10μg	21~29	–	–	–

续表

抗菌药物	纸片含药量	流感嗜血杆菌 ATCC 49247	流感嗜血杆菌 ATCC 49766	淋病奈瑟菌 ATCC 49226	肺炎链球菌 ATCC 49619
左氧氟沙星	5μg	32~40	–	–	20~25
利奈唑胺	30μg	–	–	–	25~34
罗美沙星	10μg	33~41	–	45~54	–
氯碳头孢	30μg	–	26~32	–	22~28
美洛培南	10μg	20~28	–	–	28~35
莫西沙星	5μg	31~39	–	–	25~31
呋喃妥因	300μg	–	–	–	23~29
诺氟沙星	10μg	–	–	–	15~21
氧氟沙星	5μg	31~40	–	43~51	16~21
苯唑西林	1μg	–	–	–	≤12
青霉素	10U	–	–	26~34	24~30
哌拉西林/他唑巴坦	100/10μg	33~38	–	–	–
奎奴普汀/达福普汀	15μg	15~21	–	–	19~24
利福平	5μg	22~30	–	–	25~30
司帕沙星	5μg	32~40	–	43~51	21~27
大观霉素	100μg	–	–	23~29	–
特拉万星	30μg	–	–	–	17~24
泰利霉素	15μg	17~23	–	–	27~33
四环素	30μg	14~22	–	30~42	27~31
替加环素	15μg	23~31	–	30~40	23~29
甲氧苄啶/磺胺甲噁唑	1.25/23.75μg	24~32	–	–	20~28
丙大观霉素	30μg	22~29	–	28~35	–
曲发沙星	10μg	32~39	–	42~55	25~32
万古霉素	30μg	–	–	–	20~27

表 34-12-4　常用抗菌药物对质控菌株的最低抑菌浓度允许范围（μg/ml）——使用肉汤稀释法测试非苛养菌

抗菌药物	金黄色葡萄球菌 ATCC 29213	粪肠球菌 ATCC 29212	大肠埃希菌 ATCC 25922	铜绿假单胞菌 ATCC 27853	大肠埃希菌 ATCC 35218
阿米卡星	1~4	64~256	0.5~4	1~4	
阿莫西林/克拉维酸	0.12/0.06~0.5/0.25	0.25/0.12~1.0/0.5	2/1~8/4	–	4/2~16/8
氨苄西林	0.5~2	0.5~2	2~8		>32
氨苄西林/舒巴坦	–	–	2/1~8/4		8/4~32/16
阿奇霉素	0.5~2	–	–		
阿洛西林	2~8	1~4	8~32	2~8	
氨曲南	–	–	0.06~0.25	2~8	–
羧苄西林	2~8	16~64	4~16	16~64	

抗菌药物	金黄色葡萄球菌 ATCC 29213	粪肠球菌 ATCC 29212	大肠埃希菌 ATCC 25922	铜绿假单胞菌 ATCC 27853	大肠埃希菌 ATCC 35218
头孢克洛	1~4	–	1~4	–	–
头孢孟多	0.25~1	–	0.25~1	–	–
头孢唑林	0.25~1	–	1~4	–	–
头孢地尼	0.12~0.5	–	0.12~0.5	–	–
头孢托仑	0.25~2	–	0.12~1	–	–
头孢吡肟	1~4	–	0.015~0.12	1~8	–
头孢他美	–	–	0.25~1	–	–
头孢克肟	8~32	–	0.25~1	–	–
头孢美唑	0.5~2	–	0.25~1	>32	–
头孢尼西	1~4	–	0.25~1	–	–
头孢哌酮	1~4	–	0.12~0.5	2~8	–
头孢噻肟	1~4	–	0.03~0.12	8~32	–
头孢替坦	4~16	–	0.06~0.25	–	–
头孢西丁	1~4	–	2~8	–	–
头孢泊肟	1~8	–	0.25~1	–	–
头孢丙烯	0.25~1	–	1~4	–	–
头孢他啶	4~16	–	0.06~0.5	1~4	–
头孢布烯	–	–	0.12~0.5	–	–
头孢唑肟	2~8	–	0.03~0.12	16~64	–
头孢曲松	1~8	–	0.03~0.12	8~64	–
头孢呋辛	0.5~2	–	2~8	–	–
头孢噻吩	0.12~0.5	–	4~16	–	–
氯霉素	2~16	4~16	2~8	–	–
西诺沙星	–	–	2~8	–	–
环丙沙星	0.12~0.5	0.25~2	0.004~0.015	0.25~1	–
克拉霉素	0.12~0.5	–	–	–	–
克林沙星	0.008~0.06	0.03~0.25	0.002~0.015	0.06~0.5	–
克林霉素	0.06~0.25	4~16	–	–	–
黏菌素	–	–	0.25~1	0.25~2	–
达托霉素	0.25~1	1~4	–	–	–
地红霉素	1~4	–	–	–	–
多利培南	0.015~0.06	1~4	0.015~0.06	0.12~0.5	–
多西环素	0.12~0.5	2~8	0.5~2	–	–
伊诺沙星	0.5~2	2~16	0.06~0.25	2~8	–
厄他培南	0.06~0.25	4~16	0.004~0.015	2~8	–
红霉素	0.25~1	1~4	–	–	–

续表

抗菌药物	金黄色葡萄球菌 ATCC 29213	粪肠球菌 ATCC 29212	大肠埃希菌 ATCC 25922	铜绿假单胞菌 ATCC 27853	大肠埃希菌 ATCC 35218
法罗培南	0.03~0.12	–	0.25~1	–	–
诺氟沙星	0.25~1	2~8	0.03~0.12	1~4	–
磷霉素	0.5~4	32~128	0.5~2	2~8	–
加雷沙星	0.004~0.03	0.03~0.25	0.004~0.03	0.5~2	
加替沙星	0.03~0.12	0.12~1.0	0.008~0.03	0.5~2	
吉米沙星	0.008~0.03	0.015~0.12	0.004~0.015	0.25~1	
庆大霉素	0.12~1	4~6	0.25~1	0.5~2	
格帕沙星	0.03~0.12	0.12~0.5	0.004~0.03	0.25~2.0	
亚胺培南	0.016~0.06	0.5~2	0.06~0.5	1~4	
卡那霉素	1~4	16~64	1~4	–	
左氧氟沙星	0.06~0.5	0.25~2	0.008~0.06	0.5~4	
利奈唑胺	1~4	1~4	–	–	
罗美沙星	0.25~2	2~8	0.03~0.12	1~4	
氯碳头孢	0.5~2	–	0.5~2	>8	
美西林	–	–	0.03~0.25		
美罗培南	0.03~0.12	2~8	0.008~0.06	0.25~1	
甲氧西林	0.5~2	>16	–	–	
美洛西林	1~4	1~4	2~8	8~32	
米诺环素	0.06~0.5	1~4	0.25~1		
拉氧头孢	4~16	–	0.12~0.5	8~32	
莫西沙星	0.015~0.12	0.06~0.5	0.008~0.06	1~8	
奈夫西林	0.12~0.5	2~8	–	–	
萘啶酸	–	–	1~4	–	
奈替米星	≤0.25	4~16	≤0.5~1	0.5~8	
呋喃妥因	8~32	4~16	4~16	–	
诺氟沙星	0.5~2	2~8	0.03~0.12	1~4	
氧氟沙星	0.12~1	1~4	0.015~0.12	1~8	
奥利万星	0.5~2	0.12~1	–	–	
苯唑西林	0.12~0.5	8~32	–	–	
青霉素	0.25~2	1~4	–	–	
哌拉西林	1~4	1~4	1~4	1~8	>64
哌拉西林/他唑巴坦	0.25/4~2/4	1/4~4/4	1/4~4/4	1/4~8/4	0.5/4~2/4
多黏菌素 B	–	–	0.25~2	0.25~2	–
喹奴普汀/达福普汀	0.25~1	2~8			
利福平	0.004~0.015	0.5~4	4~16	16~64	
司帕沙星	0.03~0.12	0.12~0.5	0.004~0.015	0.5~2	–

续表

抗菌药物	金黄色葡萄球菌 ATCC 29213	粪肠球菌 ATCC 29212	大肠埃希菌 ATCC 25922	铜绿假单胞菌 ATCC 27853	大肠埃希菌 ATCC 35218
磺胺异噁唑	32~128	32~128	8~32	–	–
替考拉宁	0.25~1	0.06~0.25	–	–	–
特拉万星	0.12~1	0.12~0.5	–	–	–
泰利霉素	0.06~0.25	0.015~0.12	–	–	–
四环素	0.12~1	8~32	0.5~2	8~32	–
替卡西林	2~8	16~64	4~16	8~32	>128
替卡西林/克拉维酸	0.5/2~2/2	16/2~64/2	4/2~16/2	8/2~32/2	8/2~32/2i
替甲环素	0.03~0.25	0.03~0.12	0.03~0.25	–	–
妥布霉素	0.12~1	8~32	0.25~1	0.25~1	–
甲氧苄啶	1~4	≤1	0.5~2	>64	–
甲氧苄啶/磺胺甲噁唑	≤0.5/9.5	0.5/9.5	≤0.5/9.5	8/152~32/608	–
丙大观霉素	2~16	2~8	8~32	–	–
曲发沙星	0.008~0.03	0.06~0.25	0.004~0.015	0.25~2	–
万古霉素	0.5~2	1~4	–	–	–

表 34-12-5 常用抗菌药物对质控菌株的最低抑菌浓度允许范围（μg/ml）——使用肉汤稀释法测试苛养菌

抗菌药物	流感嗜血杆菌 ATCC 49247	流感嗜血杆菌 ATCC 49766	肺炎链球菌 ATCC 49619
阿莫西林	–	–	0.03~0.12
阿莫西林/克拉维酸	2/1~16/8	–	0.03/0.015~0.12/0.06
氨苄西林	2~8	–	0.06~0.25
氨苄西林/舒巴坦	2/1~8/4	–	–
阿奇霉素	1~4	–	0.06~0.25
氨曲南	0.12~0.5	–	–
头孢克洛	–	1~4	1~4
头孢孟多	–	0.25~1	–
头孢地尼	–	0.12~0.5	0.03~0.25
头孢托仑	0.06~0.25	–	0.015~0.12
头孢吡肟	0.5~2	–	0.03~0.25
头孢他美	0.5~2	–	0.5~2
头孢克肟	0.12~1	–	–
头孢美唑	2~16	–	–
头孢尼西	–	0.06~0.25	–
头孢噻肟	0.12~0.5	–	0.03~0.12
头孢替坦	–	–	–
头孢西丁	–	–	–

续表

抗菌药物	流感嗜血杆菌 ATCC 49247	流感嗜血杆菌 ATCC 49766	肺炎链球菌 ATCC 49619
头孢匹罗	0.25~1	–	–
头孢泊肟	0.25~1	–	0.03~0.12
头孢丙烯	–	1~4	0.25~1
头孢他啶	0.12~1	–	–
头孢布烯	0.25~1	–	–
头孢唑肟	0.06~0.5	–	0.12~0.5
头孢比罗	0.12~1	0.16~0.06	0.004~0.03
头孢曲松	0.06~0.25	–	0.03~0.12
头孢呋辛	–	0.25~1	0.25~1
头孢噻吩	–	–	0.5~2
氯霉素	0.25~1	–	2~8
环丙沙星	0.004~0.03	–	–
克拉霉素	4~16	–	0.03~0.12
克林沙星	0.001~0.008	–	0.03~0.12
克林霉素	–	–	0.03~0.12
达托霉素	–	–	0.06~0.5
地红霉素	8~32	–	0.06~0.25
多利培南	–	0.06~0.25	0.03~0.12
多西环素	–	–	0.015~0.12
依诺沙星	–	–	–
厄他培南	–	0.015~0.06	0.03~0.25
红霉素	–	–	0.03~0.12
法罗培南	–	0.12~0.5	0.03~0.25
诺氟沙星	0.03~0.12	–	–
加雷沙星	0.002~0.008	–	0.015~0.06
加替沙星	0.004~0.03	–	0.12~0.5
吉米沙星	0.002~0.008	–	0.008~0.03
庆大霉素	–	–	–
格帕沙星	0.002~0.015	–	0.06~0.5
亚胺培南	–	0.25~1	0.03~0.12
左氟沙星	0.008~0.03	–	0.5~2
利奈唑胺	–	–	0.5~2
罗美沙星	0.03~0.12	–	–
氯碳头孢	–	0.5~2	2~8
美罗培南	–	0.03~0.12	0.06~0.25
莫西沙星	0.008~0.03	–	0.06~0.25

续表

抗菌药物	流感嗜血杆菌 ATCC 49247	流感嗜血杆菌 ATCC 49766	肺炎链球菌 ATCC 49619
奈啶酸	–	–	–
呋喃妥因	–	–	4~16
诺氟沙星	–	–	2~8
氧氟沙星	0.015~0.06	–	1~4
奥利万星	–	–	0.008~0.06
青霉素	–	–	0.25~1
哌拉西林 / 他唑巴坦	0.06/4~0.5/4	–	–
奎奴普汀 / 达福普汀	2~8	–	0.25~1
利福平	0.25~1	–	0.015~0.06
司帕沙星	0.004~0.015	–	0.12~0.5
大观霉素	–	–	–
特拉万星	–	–	0.002~0.015
泰利霉素	1~4	–	0.004~0.03
四环素	4~32	–	0.12~0.5
替甲环素	0.06~0.5	–	0.015~0.12
甲氧苄啶 / 磺胺甲噁唑	0.03/0.594~0.25/4.75	–	0.12/2.4~1/19
丙大观霉素	0.5~2	–	1~4
曲发沙星	0.004~0.015	–	0.06~0.25
万古霉素	–	–	0.12~0.5

五、质量控制测试的频率

1. 每日测试 当对每一抗菌药物和菌株配对，每日测试时，在连续 20 个结果中有 1 个结果超出范围是可接受的(95% 置信区间)。连续 20 个结果中任何超出 1 个以上的结果都必须采取校正行动。

2. 每周测试 测试所有可能的质控菌株，连续测试 20 日，记录结果。如果连续测试的 20 个结果中超出允许范围的结果不大于 1 个，则可由每日测试转为每周测试，并作好记录。每周质控测试中的任何结果超出质控范围，则需进行校正行动。质量控制试验频率指南分别见表 34-12-6、表 34-12-7。

表 34-12-6 纸片扩散法质量控制试验频率参考指南

试验修改	需连续 QC 试验日数			注释
	1	5	20 或 30	
纸片				
使用新货号或新批号	×			
使用新的制造商产品	×			
培养基(制备琼脂平板)				
使用新货号或新批号	×			
使用新的制造商产品		×		
向现有系统增加新的抗菌药物			×	此外,需做内部验证研究

右上角：续表

试验修改	需连续 QC 试验日数			注释
	1	5	20 或 30	
接种物制备				
改用具有自身质控规程的设备进行接种物的准备 / 标准化		×		举例:从肉眼观察调浊度改为采用有质控程序的光度计测量
改用改为用户自身技术进行接种物的准备 / 标准化			×	举例:从肉眼观察调浊度的方法改为不依赖光度计测量的另外方法
测量抑菌环直径				
变更抑菌环直径测量方法			×	举例:从手工测量改为用自动的抑菌环阅读仪测量。此外,进行内部验证研究
仪器 / 软件(如,自动化抑菌环阅读仪)				
影响 AST 结果软件更新		×		监测所有药物,而不仅是软件修改涉及的药物
影响 AST 结果仪器修理	×			取决于修理的程度(如关键部件、成像装置),可能需要附加试验(如 5 日)

注:(1)此指南适用于连续 20 或 30 日质控试验取得满意结果的抗菌药物;(2)在试验患者分离菌株同时或之前进行 QC,当日质控结果在控,可报告患者结果;(3)制备接种物使用的肉汤、盐水等不需进行常规 QC。

表 34-12-7　MIC 试验质量控制试验频率参考指南

试验修改	需连续 QC 试验日数			注释
	1	5	20 或 30	
MIC 试验				
使用新购产品或新批号	×			
扩大稀释度范围	×			举例:从折点类板条变换为宽 MIC 范围
减少稀释度范围	×			举例:从宽稀释度药敏板条变更为折点板条
使用新方法(相同公司)			×	举例:从肉眼观察到仪器判读 MIC 板 从过夜孵育到快速 MIC 试验 此外,进行内部验证研究
使用新的厂家 MIC 试验			×	此外,进行内部验证研究
使用新的厂家肉汤或琼脂		×		
向现有系统增加新的抗菌药物			×	此外,进行内部验证研究
接种物制备				
变更接种物制备方法 / 使用有 QC 方案的设备调浊度		×		举例:从肉眼观察调浊度的方法改为有 QC 程序的光度计测量调浊度
变更接种物制备方法 / 依赖使用者技术调浊度			×	举例:从肉眼观察调浊度的方法改为不依赖光度计测量的其他方法
仪器 / 软件				
影响 AST 结果软件更新		×		监测所有药物,而不仅是软件修改涉及的药物
影响 AST 结果仪器修理	×			取决于修理的程度(如关键部件、成像装置),追加试验或许是适合的(如 5 日)

注:(1)此指南适用于连续 20 或 30 日质控试验取得满意结果的抗菌药物;(2)在试验患者分离菌株同时或之前进行 QC,当日质控结果在控,可报告患者结果;(3)制备接种物使用的肉汤、盐水等不需进行常规 QC。

六、校正行动

1. 由观察者错误导致的结果失控　包括纸片错误、质控菌株错误、菌株污染、错误的孵育温度和条件等。确认错误的原因,并在错误当日重新进行测试。如果重复测试结果在质控范围内,则无需进一步采取措施。

2. 非观察者错误引起的结果失控

(1) 立即校正措施:在错误当日测试有问题的抗菌药物和菌株配对,连续监测 5 日证实所有结果。如果抗菌药物和菌株配对的所有 5 个抑菌圈直径或 MIC 均在允许范围之内,则不必另外采取校正措施。如果 5 个抑菌圈直径或 MIC 有任何 1 个超出允许范围,则必须增加校正措施。每日必须进行质控试验直到问题全部解决。

(2) 进一步的校正措施:如果立即纠正措施不能解决问题,可能为系统的随机误差,应验证下列常见的误差源。①抑菌圈直径测量或 MIC 判读和抄写正确。②浊度标准管在有效期内,适当贮存以满足需要。用前应混匀。③所有使用的材料均在有效期内。贮存在适当温度。④孵育的温度和气体环境适合。⑤其他设备(如移液器)的功能正常。⑥纸片贮存在干燥和合适温度下。⑦质控菌株无变化、无污染。⑧培养物悬液的制备和调节正确。⑨从平板中制备测试悬液时培养物培养时间长短正确,没有超出 24 小时。

有必要去获得一株新的质控菌株(从冷冻贮存或可靠来源)和从不同厂家获得新的批号材料(包括新的比浊管)。如果问题的出现与厂家有关,则应该与厂家联系。用同样的方法在另外一个实验室换用另外的质控菌株通常有帮助。也许需要用改良的测试方法直到问题的解决。一旦问题被纠正,需要重新进行连续 20 日或 30 日的测试,证明安全测试后,可以进行每周一次的质控试验。

七、当失控发生时患者结果的报告

每当发生失控结果或需采取校正行动时,如果已知引起误差的原因,并且可能影响到患者的有关试验结果,则必须仔细评价是否报告患者的试验结果。可考虑不报告某些抗菌药物的结果;对于不常见的抗菌谱类型应回顾性观察患者的情况及分析既往累积的数据;使用改良的测试方法或送参考实验室进行测试直到失控问题解决。

（胡付品　赵旺胜　孙长贵）

参考文献

1. CLSI.Performance Standards for Antimicrobial Susceptibility Testing; Twenty-Fifth Informational Supplement.CLSI document M100-S32.Wayne, PA: Clinical and Laboratory Standards Institute, 2022
2. CLSI.Performance Standards for Antimicrobial Susceptibility Testing.33th ed.CLSI supplement M100. Wayne, PA: Clinical and Laboratory Standards Institute, 2023
3. CLSI.Performance Standards for Antimicrobial Susceptibility Testing.34th ed.CLSI supplement M100. Wayne, PA: Clinical and Laboratory Standards Institute, 2024
4. EUCAST.2025.European Committee on Antimicrobial Susceptibility Testing.Breakpoint tables for interpretation of MICs and zone diameters, Version 15.0, valid from 2025-01-01. [2025-01-20].https://www.eucast.org/fileadmin/src/media/PDFs/EUCAST_files/Breakpoint_tables/v_15.0_Breakpoint_Tables.pdf
5. 倪语星,王金良.抗微生物药物敏感性试验规范.上海:上海科学技术出版社,1999
6. 胡付品,郭燕,王明贵.细菌药物敏感试验执行标准和典型报告解读(第二版).上海:上海科学技术出版社,2024
7. 丁丽,陈佰义,李敏,等.碳青霉烯类耐药革兰阴性菌联合药敏试验及报告专家共识.中国抗感染化疗杂志,2023,23(1):80-90
8. 喻华,徐雪松,李敏,等.肠杆菌目细菌碳青霉烯酶的实验室检测和临床报告规范专家共识(第二版).中国抗感染化疗杂志,2022,22(4):463-474
9. Lutgring JD, Zhu W, de Man TJB, et al.Phenotypic and Genotypic Characterization of Enterobacteriaceae Producing Oxacillinase-48-Like Carbapenemases, United States.Emerg Infect Dis, 2018, 24(4): 700-709
10. Pierce VM, Simner PJ, Lonsway DR, et al.Modified Carbapenem Inactivation Method for Phenotypic Detection of Carbapenemase Production among Enterobacteriaceae. J Clin Microbiol, 2017, 55(8): 2321-2333
11. 朱德妹.加强细菌耐药性监测提高抗感染治疗水平.中华传染病杂志,2007,25(1):1-2

12. Sfeir MM, Hayden JA, Fauntleroy KA, et al. EDTA-Modified Carbapenem Inactivation Method: a Phenotypic Method for Detecting Metallo-β-Lactamase-Producing *Enterobacteriaceae*. J Clin Microbiol, 2019, 57 (5): e01757-18

13. 产 NDM-1 泛耐药肠杆菌科细菌感染诊疗指南 (试行版). 中华医学信息导报, 2010, 20: 20-22

14. Doi Y, Potoski BA, Adams-Haduch JM, et al. Simple disk-based method for detection of Klebsiella pneumoniae carbapenemase-type beta-lactamase by use of a boronic acid compound. J Clin Microbiol, 2008, 46 (12): 4083-4086

15. Carroll KC, Pfaller MA, Karlowsky JA, et al. Manual of Clinical Microbiology. 13th ed. Washington: ASM Press, 2023

16. 陈金云, 傅鹰, 杨青, 等. KPC-2 及 IMP-4 酶介导肠杆菌科细菌碳青霉烯类耐药研究. 中华微生物学和免疫学杂志, 2015, 35 (6): 419-426

17. Pournaras S, Zarkotou O, Poulou A, et al. A combined disk test for direct differentiation of carbapenemase-producing enterobacteriaceae in surveillance rectal swabs. J Clin Microbiol, 2013, 51 (9): 2986-2990

18. Tsakris A, Poulou A, Pournaras S, et al. A simple phenotypic method for the differentiation of metallo-beta-lactamases and class A KPC carbapenemases in Enterobacteriaceae clinical isolates. J Antimicrob Chemother, 2010, 65 (8): 1664-1671

19. 陈正辉, 刘淑敏, 杜艳. 携带 blaNDM-1 基因的肠杆菌科细菌耐药流行特征分析. 中国抗生素杂志, 2018, 43 (10): 1281-1285

20. Hopkins KL, Meunier D, Naas T, et al. Evaluation of the NG-Test CARBA 5 multiplex immunochromatographic assay for the detection of KPC, OXA-48-like, NDM, VIM and IMP carbapenemases. J Antimicrob Chemother, 2018, 73 (12): 3523-3526

21. Glupczynski Y, Evrard S, Huang TD, et al. Evaluation of the RESIST-4 K-SeT assay, a multiplex immunochromatographic assay for the rapid detection of OXA-48-like, KPC, VIM and NDM carbapenemases. J Antimicrob Chemother, 2019, 74 (5): 1284-1287

22. Jarlier V, Nicolas MH, Fournier G, et al. Extended broad-spectrum beta-lactamases conferring transferable resistance to newer beta-lactam agents in Enterobacteriaceae: hospital prevalence and susceptibility patterns. Rev Infect Dis, 1988, 10 (4): 867-878

23. 熊自忠, 朱德妹, 胡付品, 等. 检测超广谱 β- 内酰胺酶的简易方法. 复旦学报 (医学科学版), 2001, 28 (3): 262-263

24. Lorian V. Antibiotics in laboratory medicine. Baltimore: Willams and Wilkins, 1980.

25. Ameterdam D. Antibiotics in laboratory medicine. 6th ed. Philadelphia, PA: Wolters Kluwer Health, 2015

26. 汪复, 张婴元. 实用抗感染治疗学. 3 版. 北京: 人民卫生出版社, 2020

27. 孙长贵, 陈汉美. 超广谱 β- 内酰胺酶及其实验室筛检. 临床检验杂志, 2000, 18 (1): 52-55

28. 孙长贵, 陈汉美, 颜秉兴, 等. 评价三种筛选方法检测超广谱 β- 内酰胺酶及其临床应用. 中华医学检验杂志, 1999, 22 (4): 228-231

29. Black JA, Moland ES, Thomson KS. AmpC Disk Test for Detection of Plasmid-Mediated AmpC β-Lactamases in Enterobacteriaceae Lacking Chromosomal AmpC β-Lactamases. J Clin Microbiol, 2005, 43 (7): 3110-3113

30. Nasim K, Elsayed S, Pitout JDD, et al. New Method for Laboratory Detection of AmpC β-Lactamases in Escherichia coli and Klebsiella pneumoniae. J Clin Microbiol, 2004, 42 (10): 4799-4802

31. Khan A, Erickson SG, Pettaway C, et al. Evaluation of Susceptibility Testing Methods for Aztreonam and Ceftazidime-Avibactam Combination Therapy on Extensively Drug-Resistant Gram-Negative Organisms. Antimicrob Agents Chemother, 2021, 65 (11): e0084621

32. Song W, Bae IK, Lee YN, et al. Detection of extended-spectrum beta-lactamases by using boronic acid as an AmpC beta-lactamase inhibitor in clinical isolates of Klebsiella spp. and Escherichia coli. J Clin Microbiol, 2007, 45 (4): 1180-1184

33. Lee K, Lim YS, Yong D, et al. Evaluation of the Hodge test and the imipenem-EDTA double-disk synergy test for differentiating metallo-beta-lactamase-producing isolates of Pseudomonas spp. and Acinetobacter spp. J Clin Microbiol, 2003, 41 (10): 4623-4629

34. 陈东科, 张志敏, 张秀珍. 三维法检测 β 内酰胺酶的影响因素探讨及改进. 中华检验医学杂志, 2003, 26 (10): 600-604

35. Jacoby GA. AmpC β-lactamases. Clin Microbiol Rev, 2009, 22 (1): 161-182

36. 陈东科, 孙长贵. 实用临床微生物学检验与图谱. 北京: 人民卫生出版社, 2011

37. CLSI. 分枝杆菌、诺卡菌和其他需氧放线菌的药物敏感性试验; 批准的标准: 第 2 版. 赵雁林, 译. 北京: 中华医学电子音像出版, 2015

38. 赵雁林, 成诗明, 陈明亭. 结核分枝杆菌药物敏感性试验标准化操作程序及质量保证手册. 北京: 人民卫生出版社, 2013

39. 洪秀华. 临床微生物学检验. 北京: 中国医药科技出版社, 2004

40. 张卓然. 微生物耐药的基础与临床. 北京: 人民卫生出版社, 2007

41. 张秀珍. 当代细菌检验与临床. 北京: 人民卫生出版社, 1999

第三十五章
抗真菌药物和抗真菌药物敏感性试验方法

自 20 世纪 80 年代以来，在影响人类健康的感染性疾病中，真菌感染在免疫受损的患者群体中发病率和死亡率有大幅度上升，其原因可能与 HIV 感染、癌症患者放疗和 / 或化疗、器官和骨髓移植、广谱抗生素的滥用、激素的应用以及静脉插管和血液透析等介入性操作的增加等因素有关。在临床上，真菌感染率的上升，提高了对抗真菌药物的使用率，随之而来耐药菌株也不断增多，给临床的治疗带来一定的困难。美国临床和实验室标准化协会（Clinical Laboratory Standards Institute, CLSI）于 1982 年成立了抗真菌药物敏感性试验分会，着手研究和制定抗真菌体外药物敏感性试验标准，1997 年始先后公布了酵母菌、丝状真菌肉汤稀释法及酵母菌纸片扩散法的抗真菌药物敏感性试验参考方法，并定期对版本进行更新。欧洲药敏试验委员会（European Committee on Antibiotic Susceptibility Testing, EUCAST）的体外真菌药敏试验方案的制定略晚几年，第一版官方文件公布于 2003 年，包括酵母菌和丝状真菌的肉汤稀释法，也定期对版本进行更新。本章主要介绍抗真菌药物、抗真菌药物敏感性试验方法及质量控制等方面内容。其中药敏试验方法以微量稀释法为主要介绍内容。

第一节　抗真菌药物及作用机制

一、抗真菌药物

抗真菌药物按化学结构类型大致可分为多烯类、唑类（包括咪唑类和三唑类）、烯丙胺类、吗啉类、棘白菌素类和其他类等。按其作用机制可分为作用于真菌细胞质膜、影响细胞 DNA 或 rna 合成、影响真菌细胞壁合成和抑制真菌蛋白质合成等几种类型。

1. 多烯类（polyenes）　两性霉素 B（amphotericin B）和两性霉素 B 脂质体、制霉菌素（nystatin）、曲古霉素（trichomycin）、纳他霉素（natamycin）、汉他霉素（hamycin）等。

2. 唑类（azoles）

(1) 咪唑类：联苯苄唑（bifonazole）、布托康唑（butoconazole）、克霉唑（clotrimazole）、益康唑（econazole）、酮康唑（ketoconazole）、咪康唑（miconazole）、奥昔康唑（oxiconazole）、硫康唑（sulconazole）、特康唑（terconazole）和噻康唑（tioconazole）等。

(2) 三唑类：氟康唑（fluconazole）、伏立康唑（voriconazole）、伊曲康唑（itraconazole）、泊沙康唑（posaconazole）、艾沙康唑（isavuconazole）、雷夫康唑（ravuconazole）和阿巴康唑（albaconazole）等。

3. 烯丙胺类（allylamines）　萘替芬（naftifine）、布替萘芬（butenafine）和特比萘芬（terbinafine）等。

4. 吗啉类（morpholines）　阿莫罗芬（amorolfine）。

5. 棘白菌素类（echinocandin）　卡泊芬净（caspofungin）、米卡芬净（micafungin）、阿尼芬净（anidulafungin）和雷扎芬净（rezafungin）等。

6. 抗代谢类（antimetabolite）　氟胞嘧啶（flucytosine）。

7. 其他类　奥洛罗芬（olorofim）、灰黄霉素（griseofulvin）、卤普罗近（碘氯苯炔醚，haloprogin）、托萘酯（tolnaftate）、多氧菌素（polyoxins）D、阜孢霉素（papulacandin）、普那米星（pradimicin）、贝那米星

(benamomicin)、尼可霉素（nikkomycins）Z 和 X、粪壳菌素（sordarin）和碘化钾（potassium iodide）等。

二、抗真菌药物作用机制

（一）作用于真菌细胞质膜

麦角甾醇是真菌细胞质膜的重要成分，它是一种准平面分子，通过与磷脂结合稳定磷脂相，从而增加膜的稳定性。麦角甾醇缺乏以及非平面甾醇前体累积会导致真菌细胞质膜的破裂。多烯类和唑类的抗真菌作用都与损害真菌细胞质膜有关。

1. 直接与麦角甾醇结合，影响膜的稳定性　多烯类抗真菌药物包括两性霉素及其衍生物、制霉菌素等。这类药物分子具有亲水和疏水两种特性。其作用机制是药物进入细胞质膜直接与麦角甾醇结合，损伤细胞膜，使其形成通道，致使细胞内的重要成分，尤其是钾离子等外漏，破坏了细胞的正常代谢而抑制其生长。

2. 影响麦角甾醇合成　麦角甾醇的合成是个复杂的过程，以乙酰辅酶 A 起始合成麦角甾醇，经过近 20 步酶促反应。生物合成麦角甾醇中，抗真菌药物主要从四个环节影响或作用于麦角甾醇的生物合成，即抑制角鲨烯环氧化酶，抑制 C_{14}- 去甲基化酶，抑制 $\triangle_{14}$- 还原酶和 $\triangle^8 \rightarrow \triangle^7$ 异构化酶，抑制 C_{24}- 甲基转移酶。

（二）影响真菌细胞壁合成

细胞壁代谢与真菌的生长和分裂密切相关，其作用是控制细胞内膨胀压力以保持菌体的完整性，其细胞壁的破坏必然导致菌体溶解。大多数真菌细胞壁成分包括几丁质、β-（1,3）- 葡聚糖和各种甘露聚糖蛋白。按作用机制不同，作用于细胞壁的抗真菌药物可分为 β-（1,3）- 葡聚糖合成酶抑制剂、几丁质合成酶抑制剂、甘露聚糖 - 蛋白质复合物抑制剂。

1. 作用于 β-（1,3）- 葡聚糖合成酶　β-（1,3）-葡聚糖合成酶位于细胞膜，它催化转运尿苷二磷酸中的葡萄糖基生成 β-（1,3）- 葡聚糖。β-（1,3）- 葡聚糖合成酶为真菌生长所必需，抑制该酶可使细胞壁结构异常，导致细胞破裂，细胞内容物渗漏。棘白菌素 B 类似物和阜孢霉素类似物是两大类β-（1,3）- 葡聚糖合成酶非竞争性抑制剂。

2. 作用于几丁质合成酶　几丁质是 β-（1,4）连接的 N- 乙酰葡萄糖胺的链状聚合物，是细胞壁的支架结构。几丁质合成酶催化 N- 乙酰葡萄糖胺的聚合，在真菌的细胞分裂和成熟中起了重要

作用。真菌体内有 3 种几丁质合成酶，即 Chs1、Chs2 和 Chs3。其中 Chs1 是修复酶，不是必需的，而 Chs2 和 Chs3 非常重要。多氧菌素 D 和尼可霉素 Z 和 X 是两类几丁质合成酶抑制剂，其中对尼可霉素 Z 和 X 的研究较为深入。尼可霉素 Z 和 X 的结构与几丁质合成酶的底物 UDP-N- 乙酰葡糖胺类似，因而可竞争性地抑制几丁质合成酶。但这类药物的抗菌谱相对较窄。经研究证实，尼可霉素与唑类药物（氟康唑、伊曲康唑）联合应用可大大提高临床疗效。

3. 作用于甘露聚糖和甘露聚糖 - 蛋白质复合物　甘露聚糖和甘露聚糖 - 蛋白质复合物是真菌细胞壁的中、外层结构。普那米星和贝那米星类药物通过 Ca^{2+} 选择性地与真菌细胞壁上的甘露聚糖和甘露聚糖 - 蛋白质复合物桥连，使甘露聚糖的空间结构发生改变，从而引起细胞壁破裂，细胞膜通透性增加，导致细胞死亡。

（三）抑制真菌蛋白质合成

1. 抑制真菌延长因子　延长因子（elongation factor, EF）是真菌和哺乳动物细胞中蛋白质生物合成所必需的。延长因子有 3 种，EF1 和 EF2 为真菌和哺乳动物所共有，EF3 为真菌特有，并且真菌和哺乳动物细胞中的 EF1 和 EF2 结构差异很大。因此，EF 是抗真菌药物设计中的重要靶点。粪壳菌素及其衍生物是选择性的 EF2 抑制剂，它作用于蛋白质的翻译过程。对 EF3 抑制剂的研究相对较少，目前还没有发现选择性作用于 EF3 的化合物。由于 EF3 为真菌所特有，这提示选择性 EF3 抑制剂可能是一类很有潜力的广谱抗真菌药物。

2. 抑制 N- 肉豆蔻酰基转移酶　在白念珠菌、新型隐球菌和其他一些真菌中，N- 肉豆蔻酰基转移酶催化将 N- 肉豆蔻酰基从 CoA 转移至蛋白质氨基酸末端的反应是必需的。因此，N- 肉豆蔻酰基转移酶抑制剂可抑制某些真菌蛋白质的生物合成。

（四）影响 DNA、RNA 合成

5- 氟胞嘧啶（5-FC）是目前临床比较常用的作用于核酸合成的抗真菌药物。其在渗透酶的帮助下进入真菌细胞，一旦进入胞内，则通过胞嘧啶脱氨酶转化成为 5- 氟尿嘧啶（5-FU）。随之，通过鸟苷酸（UMP）- 焦磷酸酶转化为 5- 氟鸟苷酸（FUMP），其进一步被磷酸化后掺入到 RNA 中，最终破坏蛋白质的合成。5-FU 也能够被转化为 5- 氟脱氧鸟嘧啶单磷酸，其能够抑制参与 DNA 合

成和细胞核分裂的腺苷酸合成酶。因此,5-FC 的抗菌作用机制涉及干扰嘧啶的代谢、RNA 和 DNA 的合成以及蛋白质的合成等。

灰黄霉素也是早期的抗真菌药物,因其结构与鸟嘌呤类似,竞争性抑制鸟嘌呤进入 DNA 分子,影响 DNA 合成。该化合物也可抑制哺乳动物细胞 DNA 合成,毒性大,现临床很少使用。

奥洛罗芬是一种新的抗真菌药物,属于 orotomide 药物类别,可抑制真菌二氢乳清酸脱氢酶(DHODH),从而阻止嘧啶的生物合成,并影响真菌细胞壁的形成,干扰正常细胞功能,并最终导致细胞裂解。

(孙长贵)

第二节　抗真菌药物敏感性试验方法

一、抗真菌药物敏感试验的标准化文件

肉汤稀释法为标准的药敏参考方法,有两个机构制定的标准化文件在全球执行,作为所有实验室的药物敏感试验指导方案,包括美国临床和实验室标准化协会和欧洲药敏试验委员会。这两种试验方案存在一些差异,但是在 2017 版方案中,两者间的可比性得到提升。CLSI 公布的真菌药敏试验有关指南文件见表 35-2-1,EUCAST 公布的真菌药敏试验有关指南文件见表 35-2-2。

表 35-2-1　CLSI 真菌药敏试验有关指南文件

时间	简称	中文全称
1997	M27-A	酵母菌稀释法药物敏感试验的参考方法　第 1 版
2002	M27-A2	酵母菌稀释法药物敏感试验的参考方法　第 2 版
2008	M27-A3	酵母菌稀释法药物敏感试验的参考方法　第 3 版
2008	M27-S3	酵母菌稀释法药物敏感试验的参考方法　第 3 版补充信息
2012	M27-S4	酵母菌稀释法药物敏感试验的参考方法　第 3 版补充信息
2009	M44-A2	酵母菌纸片扩散法药物敏感试验方法　第 2 版
2008	M44-S2	酵母菌纸片扩散法药物敏感试验判读标准和质量控制　补充信息
2009	M44-S3	酵母菌纸片扩散法药物敏感试验判读标准和质量控制　补充信息
2008	M38-A2	丝状真菌稀释法药物敏感试验的参考方法　第 2 版
2010	M51-A	非皮肤来源的丝状真菌纸片扩散法药物敏感试验方法
2010	M51-S1	丝状真菌纸片扩散法药物敏感试验判读标准和质量控制　补充信息
2017	M27-4th ed	酵母菌稀释法药物敏感试验的参考方法　第 4 版
2017	M38-A3	丝状真菌稀释法药物敏感试验的参考方法　第 3 版
2020	M59-3	真菌药敏试验的流行病学界值(ECVs)第 3 版
2020	M60	酵母菌药物敏感试验执行标准　第 2 版,综合了 M27-S4(稀释法)和 M44-S3(纸片法)的内容,并有其他改变,主要以表格形式表达
2020	M61	丝状真菌药物敏感试验执行标准　第 2 版

表 35-2-2　EUCAST 真菌药敏试验有关指南文件

时间	简称	中文全称
2003	E.DEF7.1	酵母菌稀释法药物敏感试验的参考方法　第 1 版(讨论版)
2008	E.DEF7.2	酵母菌稀释法药物敏感试验的参考方法　第 2 版(确定版)
2008	E.DEF9.1	产孢丝状真菌稀释法药物敏感试验的参考方法　第 1 版
2014	E.DEF9.2	产孢丝状真菌稀释法药物敏感试验的参考方法　第 2 版
2015	E.DEF7.3	酵母菌稀释法药物敏感试验的参考方法　第 3 版
2015	E.DEF9.3	产孢丝状真菌稀释法药物敏感试验的参考方法　第 3 版
2017	E.DEF7.3.1	酵母菌稀释法药物敏感试验的参考方法　第 3 版修订版
2017	E.DEF9.3.1	产孢丝状真菌稀释法药物敏感试验的参考方法　第 3 版

二、常用术语和释义

1. 抗真菌制剂(抗真菌药)　具有抑制真菌生长或者灭杀真菌的生物合成或半合成的化学药物,不包括消毒剂和防腐剂。

2. 储备液　用于制作倍比稀释液的起始药液。

3. 最小抑菌浓度(minimum inhibitory concentration,MIC)　在一定观察时间点上,抑制真菌生长特定程度的最低药物浓度,单位是 mg/L,或者 μg/ml。较常用 MIC_{50}、MIC_{90}、MIC_{100} 等表达。

4. 最低有效浓度(minimum effective concentration,MEC)　主要检测棘白菌素类抗丝状真菌的敏感性,定义为:与生长对照孔中看到的菌丝生长相比,MEC 被认为是导致小而圆的致密菌丝形式生长的最低药物浓度。

5. 最低杀菌/致死浓度(minimum fungicidal concentration,MFC)　一种抗真菌药物引起微生物可见生长的最低浓度。操作方法是将仍有可见生长的培养物移种到基础培养基上,再培养 7 天,若无菌生长,表示菌已被杀死,菌仍未生长的最低药物浓度为该药对该菌的最低杀菌浓度。

6. 折点(breakpoints,BPs)　常指"临床折点",是根据抗真菌药物抑制真菌生长所需要的 MIC,结合常用剂量该药在人体内所能达到的血药浓度划分病原菌对各种抗真菌药物敏感和耐药的界线,用于区分预后良好的感染病原菌和治疗失败的感染病原菌,根据折点可将菌株对测试药物敏感性划分为"敏感""中介"或"耐药"。这种折点来源于感染患者的前瞻性临床研究,设立折点需要参考以下几个方面因素:①MIC 值的分布和野生型(wild type,WT)菌株的流行病学界值(epidemiological cutoff value,ECV);②体外耐药标志,包括表型和基因型;③来自动物模型和人体研究的 PK/PD 数据;④来源于临床试验中的治疗和预后数据。对于真菌感染来说,建立临床折点往往是困难的。因为大多数真菌感染疾病缺乏足够的临床和病原学疗效评价,后者需要在特定时间内进行经济可行的药物临床试验。另外,机会性真菌感染患者多有其他潜在疾病,很难评估是否由真菌感染导致的死亡。

7. 流行病学界值(ECV)　是根据体外药敏表型(MIC 值)来区分有无获得性和/或突变耐药真菌,最初的 ECV 值的设定是包含所有 MIC 值分布中 95% 的 MIC 值被指定为 ECV。CLSI 规定 ECV 制定的最低标准(CLSI M59):不同分离部位的菌株至少 100 株,至少来源 3 个不同独立实验室结果,某一实验室数据占比不得超过 50%。野生型(wild type,WT)指菌株 MIC 值 ≤ ECV,说明无获得性和/或突变耐药;而非野生型(non wild type,NWT)指 MIC 高于 ECV,则菌株有获得性和/或突变耐药。ECV 不同于临床折点,主要用于标识 NWT 菌株的出现和发展。CLSI 和 EUCAST 建立的 ECV 界值不可互换使用。

8. 质量控制(quality control,QC)　用来保证准确性和重复性的技术操作。

三、肉汤宏量稀释法

(一)培养基

使用合成的 RPMI 1640 培养基(含谷氨酰胺及酚红指示剂,不含碳酸氢钠)。缓冲液为 0.165mol/L MOPS(吗啉丙烷磺酸)。配制方法:取 10.4g RPMI 1640 粉剂加到 900ml 蒸馏水中,再加 34.53g MOPS(终浓度 0.165mol/L),搅拌使其溶解。在 25℃,搅拌的同时用 1mol/L 氢氧化钠溶液调培养基的 pH,使其达到 pH 7 ± 0.1,加蒸馏水使培养基终体积达 1L,过滤除菌,分装后于 4℃ 下保存备用。

（二）抗真菌药物

1. 来源　抗真菌药物应直接从药物制造商或相关代理商处购买药物原粉,不能使用药店或临床自制的制剂;药物粉剂按厂家说明贮存,或存于 −20℃ 甚至更低温度的干燥器中(最好是真空干燥器)。冻存的药物必须先室温平衡后再打开使用。

2. 抗真菌药物贮存液的配制与贮存　抗真菌药物贮存液浓度至少应为 1 280μg/ml 或 10 倍于最高测定浓度。溶解度低的抗真菌药物可稍低于上述浓度。所需抗真菌药物贮存液体积或粉剂量可根据下述公式进行计算。

$$质量(mg) = \frac{贮存液体积(ml) \times 原液浓度(\mu g/ml)}{药物的有效力(\mu g/mg)}$$

或

$$贮存液体积(ml) = \frac{质量(mg) \times 药物的有效力(\mu g/mg)}{原液浓度(\mu g/ml)}$$

例如:需配制 100ml 浓度为 1 280μg/ml 的抗真菌药物贮存液,所用药物为粉剂,其药物的有效力为 750μg/mg。用分析天平精确称取药物粉剂的量为 152.6mg。根据公式计算所需贮存液体积为:(152.6mg × 750μg/mg)/1 280μg/ml=89.4ml,然后将 152.6mg 药物粉剂溶解于少量体积(几滴或几毫升)溶剂中,再加稀释剂至总量 89.4ml。

(1)常用的有机溶剂:大多数抗真菌药物不溶于水,所以配制时必须使用有机溶剂,包括分析纯的二甲基亚砜(DMSO)、乙醇、聚乙二醇,羧甲基纤维素等。在最新版的 M60(酵母菌药敏试验方案)和 M61(丝状真菌药敏试验方案)版文件中,所有抗真菌药物均推荐先用 DMSO 溶解,之后再用培养基稀释。而在此之前的版本中,氟康唑和氟胞嘧啶推荐直接用水溶解。

(2)过滤:贮存液通常是无菌的,如果需要进行灭菌,可以用微孔滤膜过滤(孔径 0.22μm),禁用有可能吸附抗真菌药物的滤纸和石棉等。

(3)质量保证:对配置好的试剂,应该进行适当的药物浓度和质量检测并记录。应该分装到无菌的小瓶或者容器内密封保存。

(4)贮存:将配制好的无菌贮存液分装储存于 −60℃ 或更低温度,直至使用当日取出,任何未使用完的药物应予丢弃;禁止放于 −20℃ 以上。大多数抗真菌药物在 −60℃ 或以下存放可保存 6 个月或更长时间而不丧失活性。

氟康唑和 5-FC 贮存液浓度为 1 280μg/ml,实际应用浓度范围为 0.125~64μg/ml;两性霉素 B 和其他唑类药物贮存液浓度为 1 600μg/ml,实际应用范围 0.031 3~16μg/ml。阿尼芬净、卡泊芬净、米卡芬净的浓度范围为 0.015~8μg/ml。以二甲亚砜作溶剂溶解的药物,其贮存液应稀释 100 以上才能作为应用液,主要是避免二甲亚砜对受试菌的影响(表 35-2-3、表 35-2-4)。

表 35-2-3　常见测试药物工作液浓度范围

抗真菌药物	工作液浓度 /（μg/ml）
氟康唑（fluconazole）	0.125~64
氟胞嘧啶（flucytosine）	0.125~64
两性霉素 B（amphotericin B）	0.031 3~16
艾沙康唑（isavuconazole）	0.031 3~16
伊曲康唑（itraconazole）	0.031 3~16
酮康唑（ketoconazole）	0.031 3~16
泊沙康唑（posaconazole）	0.031 3~16
雷夫康唑（ravuconazole）	0.031 3~16
伏立康唑（voriconazole）	0.031 3~16
阿尼芬净（anidulafungin）	0.015~8
卡泊芬净（caspofungin）	0.015~8
米卡芬净（micafungin）	0.015~8

表 35-2-4　皮肤癣菌的测试药物工作液浓度范围

抗真菌药物	工作液浓度 /（μg/ml）
氟康唑（fluconazole）	0.125~64
灰黄霉素（griseofulvin）	0.125~64
环吡酮胺（ciclopirox olamine）	0.06~32
泊沙康唑（posaconazole）	0.004~8
伊曲康唑（itraconazole）	0.001~0.5
伏立康唑（voriconazole）	0.001~0.5
特比萘芬（terbinafine）	0.001~0.5

（三）真菌接种物制备

1. 酵母样真菌　将受试酵母样真菌接种在沙保罗琼脂培养基上,置于 35℃,传代培养。挑取生长 24 小时直径 1mm 左右的念珠菌(隐球菌 48 小时)菌落 3~5 个,悬浮于 5ml 0.85% 无菌生理盐水中,涡旋振荡 15 秒,调整其浊度达到 0.5 麦氏标准,相当于每毫升含 1×10^6~5×10^6 个真菌细胞。取此菌悬液用 RPMI 1640 培养基进行 1:100 稀释后,再行 1:20 稀释作为待接种物,此时真菌悬液浓度为 0.5×10^3~2.5×10^3CFU/ml。

2. 丝状真菌 文献研究发现,肉汤宏量稀释法与肉汤微量稀释法在检测真菌药敏试验时具有较好的一致性。有些实验室,选择使用肉汤宏量稀释法,但是肉汤宏量稀释法不适用于棘白菌素类抗真菌药物或者皮肤癣菌。非皮肤丝状真菌选用的接种菌液浓度为 0.4×10^4~5×10^4CFU/ml,皮肤癣菌接种菌浓度为 1×10^3~3×10^3CFU/ml。

(四) 抗真菌药物稀释及接种物接种

取无菌试管(12mm × 75mm)12 支,依次编号,排成一排,在前 10 管中加入 0.1ml 各浓度药物(如水溶性药物 640μg/ml),在质控管(第 11 管)中加入 0.1ml 药物的溶剂(不含药),第 12 管为阴性对照。除第 12 管外,分别向其余各管加入 0.9ml 接种菌液。第 1 管至第 10 管药物浓度分别为 64μg/ml、32μg/ml、16μg/ml、8μg/ml、4μg/ml、2μg/ml、1μg/ml、0.5μg/ml、0.25μg/ml、0.125μg/ml。

(五) 孵育

1. 酵母样真菌 将试验板置 35℃,孵育 24 小时,如果 24 小时菌生长不佳则延长至 48 小时。对于新型隐球菌,应孵育至 70~74 小时。

2. 丝状真菌 丝状真菌孵育时间与肉汤微量稀释法相同。

(六) 结果判读

1. 酵母样真菌

(1) 质控需建立在 48 小时结果阅读的基础上。

(2) 与不含药的生长对照管比较,将测试孔菌株生长抑制情况进行评分:0 分,肉眼澄清;1 分,轻度浑浊;2 分,浊度显著下降(约抑制 50% 受试菌生长);3 分,浊度轻度减低;4 分,浊度无减低。

2. 丝状真菌 丝状真菌结果判读与肉汤微量稀释法相同。

(七) 结果解释

1. 常见念珠菌体外敏感性试验结果解释标准见表 35-2-5。

2. 丝状真菌目前仅烟曲霉对伏立康唑有临床折点,MIC ≤ 0.5μg/ml 为敏感,MIC=1μg/ml 为中介,MIC ≥ 2μg/ml 为耐药。

3. 部分临床真菌对常见抗真菌药物流行病学界值(MICμg/ml)及天然耐药情况见表 35-2-6。

表 35-2-5 念珠菌孵育 24 小时的体外药敏试验的折点判读标准

抗真菌药物	菌株	MIC 折点(24 小时)/(μg/ml)			
		S	I	SDD	R
阿尼芬净	白念珠菌	≤ 0.25	0.5	–	≥ 1
	光滑念珠菌	≤ 0.12	0.25	–	≥ 0.5
	季也蒙念珠菌	≤ 2	4	–	≥ 8
	克柔念珠菌	≤ 0.25	0.5	–	≥ 1
	近平滑念珠菌	≤ 2	4	–	≥ 8
	热带念珠菌	≤ 0.25	0.5	–	≥ 1
卡泊芬净	白念珠菌	≤ 0.25	0.5	–	≥ 1
	光滑念珠菌	≤ 0.12	0.25	–	≥ 0.5
	季也蒙念珠菌	≤ 2	4	–	≥ 8
	克柔念珠菌	≤ 0.25	0.5	–	≥ 1
	近平滑念珠菌	≤ 2	4	–	≥ 8
	热带念珠菌	≤ 0.25	0.5	–	≥ 1
米卡芬净	白念珠菌	≤ 0.25	0.5	–	≥ 1
	光滑念珠菌	≤ 0.06	0.12	–	≥ 0.25
	季也蒙念珠菌	≤ 2	4	–	≥ 8
	克柔念珠菌	≤ 0.25	0.5	–	≥ 1
	近平滑念珠菌	≤ 2	4	–	≥ 8
	热带念珠菌	≤ 0.25	0.5	–	≥ 1

续表

抗真菌药物	菌株	MIC 折点(24 小时)/(μg/ml)			
		S	I	SDD	R
雷扎芬净	白念珠菌	≤ 0.25	–	–	–
	耳念珠菌	≤ 0.5	–	–	–
	都柏林念珠菌	≤ 0.12	–	–	–
	光滑念珠菌	≤ 0.5	–	–	–
	克柔念珠菌	≤ 0.25	–	–	–
	近平滑念珠菌	≤ 2	–	–	–
	热带念珠菌	≤ 0.25	–	–	–
伏立康唑	白念珠菌	≤ 0.12	0.25~0.5	–	≥ 1
	光滑念珠菌 [a]	–	–	–	–
	克柔念珠菌	≤ 0.5	1	–	≥ 2
	近平滑念珠菌	≤ 0.12	0.25~0.5	–	≥ 1
	热带念珠菌	≤ 0.12	0.25~0.5	–	≥ 1
氟康唑	白念珠菌	≤ 2	–	4	≥ 8
	光滑念珠菌	–	–	≤ 32	≥ 64
	克柔念珠菌	–	–	–	–
	近平滑念珠菌	≤ 2	–	4	≥ 8
	热带念珠菌	≤ 2	–	4	≥ 8

注：S=Susceptible(敏感)，I=Intermediate(中介)，SDD=Susceptible-dose dependent(剂量依赖敏感)，R=Resistant(耐药)。A，当前数据不足以表明光滑念珠菌体外敏感试验结果与临床疗效有相关性。此表来源于 CLSI M27M44S 3rd 2022 文件。

表 35-2-6　部分临床真菌对常见抗真菌药物流行病学界值(MIC，μg/ml)及天然耐药情况

菌名	两性霉素 B	阿尼芬净	卡泊芬净	米卡芬净	氟康唑	氟胞嘧啶	雷扎芬净	艾沙康唑	伊曲康唑	泊沙康唑	伏立康唑
白念珠菌	2	0.12		0.03	0.5					0.06	0.03
都柏林念珠菌	0.5	0.12		0.12	0.5	TR-L			0.25	0.125	
光滑念珠菌	2	0.25		0.03	8				4	1	0.25
季也蒙念珠菌	2	8	2	2	8	TR-L			2	0.5	
热带念珠菌	2	0.12		0.06	1				0.5	0.12	0.12
克柔念珠菌	2	0.25		0.25	天然耐药				1	0.5	0.5
乳酒念珠菌	2	0.25		0.125	1	TR-L			0.5	0.5	
葡萄牙念珠菌	2	1	1	0.5	1	TR-L			1	0.06	
双希木龙念珠菌		1	0.25	0.5	32	TR-L		0.25	1	1	0.5
近平滑念珠菌	1	4	1	2	2	TR-L			0.5	0.25	
拟平滑念珠菌	2	2	1	1	2	TR-L			0.5	0.25	0.12
似平滑念珠菌	1	0.5	0.25	1	4	TR-L			1	0.25	0.06
菌膜念珠菌	1			0.125	4				0.5	2	0.25
耳念珠菌		1	0.5	0.5							

续表

菌名	两性霉素B	阿尼芬净	卡泊芬净	米卡芬净	氟康唑	氟胞嘧啶	雷扎芬净	艾沙康唑	伊曲康唑	泊沙康唑	伏立康唑
希木龙念珠菌		0.5			128						2
近皱褶念珠菌					16						
皱褶念珠菌					8						
红酵母菌属		天然耐药	天然耐药	天然耐药	天然耐药						
毛孢子菌属		天然耐药	天然耐药	天然耐药							
新型隐球菌（VNI）	0.5	天然耐药	天然耐药	天然耐药	8	8				0.25	0.25	0.25
格特隐球菌（VGI）	0.5	天然耐药	天然耐药	天然耐药	16	4				0.5		0.5
C. deuterogattii 以前的格特隐球菌（VGⅡ）	1	天然耐药	天然耐药	天然耐药	32	32				1		0.5
黄曲霉	4		0.5		天然耐药	天然耐药		1	1	0.5	1
烟曲霉	2		0.5		天然耐药	天然耐药		1	1		1
黑曲霉	2		0.25		天然耐药	天然耐药		4	4	2	2
土曲霉	4		0.12		天然耐药	天然耐药		1	2	1	2
杂色曲霉	2				天然耐药	天然耐药					
多育节荚孢霉	天然耐药				天然耐药						
毛霉					天然耐药						天然耐药
淡紫紫单孢菌	天然耐药										

注：①此表格资料摘编于 2022 年 CLSI M27M44、M38M51、M57 文件；② TR-L，对于这一菌种 - 抗真菌药物组合，最低抑菌浓度分布在建议检测范围的最低值以下；③隐球菌的 ECV 是根据隐球菌的分子分型来建立的，目前对隐球菌的分类正处于传统分类向分子分型的过渡阶段，其中 VGⅠ 和 VGⅡ 是格特隐球菌和 *C. deuterogattii*（以前归类在格特隐球菌下）基因型，其菌株的鉴定目前只能通过 PCR 或 DNA 测序的方法来进行分子分型鉴别，分子型也可能不是单一物种，未来有可能新的分类法变化，再有新的命名。在全球范围内，VNI 是新型隐球菌最常见的基因型。

四、肉汤微量稀释法

（一）培养基、缓冲液和药物稀释

同肉汤宏量稀释法。用无菌 96 孔 U 形塑料板取代试管。每排第 1~10 孔加入 100μl 用 RPMI1640 培养基倍比稀释的 2 倍于待试抗真菌药物浓度的药液，第 11 孔，作为不加药的生长对照孔（只加 100μl 培养基）。第 12 孔作为阴性对照孔（只加 200μl 培养基）。

（二）接种物制备与接种

1. 酵母样真菌接种物制备　参见肉汤宏量稀释法。调菌悬液浊度达到 0.5 麦氏标准，涡旋振荡

15 秒,用 RPMI 1640 培养基 1∶50 稀释后,再 1∶20 稀释,使成 2 倍终浓度接种液(1×10^3~5×10^3CFU/ml)。取此接种物加到含药的药敏板中,每孔 100μl,使最终浓度达到 0.5×10^3~2.5×10^3CFU/ml。

2. 丝状真菌接种物制备

(1)非皮肤癣菌菌悬液制备:丝状真菌用活的分生孢子或孢囊孢子制备接种物,其试验接种物浓度范围约为 0.4×10^4~5×10^4CFU/ml。为获得此接种物浓度可进行如下操作。首先要诱导分生孢子或孢囊孢子生长,大部分真菌在马铃薯葡萄糖琼脂培养基上,35℃孵育 7 日,对于毛霉菌和曲霉菌属的真菌可孵育 2 日;对于镰刀菌属先在 35℃孵育 2~3 日,将平板移到 25~28℃继续孵育至第 7 日。在产生大量成熟的分生孢子的菌落上滴加 0.85% 无菌盐水 1ml,用无菌的拭子或移液管尖端轻轻探划受试菌菌落,吸取孢子悬液制备接种物。对于产疏水性孢子的曲霉属等非皮肤癣菌类真菌,在制备菌悬液时,加入终浓度为 0.01%~0.1%(v/v)的聚山梨醇酯(Polysorbate)有利于制备。将含有分生孢子或孢囊孢子及菌丝片段的混悬液用无菌移液管移至无菌试管中,充分混匀静置 3~5 分钟,将上部均匀悬液转移到带螺纹的另一支无菌管中,旋紧盖子置旋涡混合器上混匀 15s(注意打开盖时,盖子上黏附的液体易形成气溶胶)。在光密度计(OD=530nm)上读取分生孢子或孢囊孢子悬液光密度(A),曲霉属(*Aspergillus* spp.)、皮炎外瓶霉(*Exophiala dermatitides*)、淡紫紫孢菌(*Purpureocillium lilacinum* 原名为淡紫拟青霉)、宛氏拟青霉(*Paecilonyces variotii*)、申克孢子丝菌(*Sporothrix schenckii*)调整 A 到 0.09~0.13;班替枝孢瓶霉(*Cladophialophora bantiana*)、镰刀菌属(*Fusarium* spp.)、奔马赭霉(*Ochroconis gallopava*)、根霉属(*Rhizopus* spp.)、毛霉目(*Mucorales*)、尖端赛多孢属(*Scedosporium*)调整 A 到 0.15~0.17;链格孢属(*Alternaria* spp.)、离蠕孢属(*Bipolaris* spp.)调整 A 到 0.25~0.30,也可以通过血细胞计数仪进行计数,较好的菌悬液浓度应该是 $(0.2~2.5) \times 10^4$CFU/ml。将上述制备的菌悬液用 RPMI 1640 培养基进行 1∶50 倍稀释后作为待接种物,1∶50 倍稀释后菌悬液浓度相当于终浓度(0.4×10^4~5×10^4CFU/ml)的 2 倍。接种物的定量(CFU/ml)可以通过将菌悬液取 10μl 并稀释 10 倍后进行涂布 PDA 平板,在 28~30℃培养每日观察计算菌落数。对于菌落的计数应该及时观察,尤其是根霉属(*Rhizopus*

spp.)和毛霉菌目(*Mucorales*)。菌落计数观察的时间应该控制在至少 24 小时(如根霉属)至 5 日(如尖端赛多孢属)。

(2)皮肤癣菌菌悬液制备:大部分皮肤癣菌菌种在 PDA 平板上接种就可以诱导产孢,但是红色毛癣菌(*Trichophyton rubrum*)需要在燕麦培养基(oatmeal agar)上诱导产孢。一般情况下,30℃孵育 4~5 日,在产生大量成熟的分生孢子的菌落上滴加 0.85% 无菌盐水 1ml,先用无菌的拭子或移液管尖端轻轻探划受试菌菌落,放入准备好的菌悬液试管中,静置 5~10 分钟,通过血细胞计数仪进行计数,调整菌悬液终浓度为 $(1~3) \times 10^3$CFU/ml。接种物的定量(CFU/ml)可以通过将多于 10μl 的菌悬液涂布 PDA 平板,在 28~30℃培养每日观察计算菌落数。

(三)孵育条件

1. 酵母样真菌　将药敏板置 35℃,孵育 24 小时,如果 24 小时菌生长不佳则延长至 48 小时。对于新型隐球菌,应孵育至 70~74 小时。

2. 丝状真菌

(1)非皮肤癣菌:将药敏板置 35℃孵育。一般对于两性霉素 B、氟康唑、三唑类抗真菌药物,毛霉目孵育 21~26 小时;对于曲霉属、镰刀菌属、申克孢子丝菌、班替支孢瓶霉、皮炎外瓶霉、淡紫紫孢菌和宛氏拟青霉孵育 46~50 小时;对于尖端赛多孢属孵育 70~74 小时。对于棘白菌素类抗真菌药物,曲霉属和宛氏拟青霉孵育 21~26 小时;尖端赛多孢菌孵育 46~72 小时。

(2)皮肤癣菌:将药敏板置 35℃孵育,一般需要 4 日后观察生长的情况。

(四)结果判读

1. 酵母样真菌

(1)质控需建立在 24 小时结果阅读基础上。

(2)对于棘白菌素类、两性霉素 B、氟康唑、氟胞嘧啶、伊曲康唑、艾沙康唑、泊沙康唑、雷夫康唑和伏立康唑,采用 24 小时结果阅读。对于新型隐球菌,则在 72 小时结果阅读。念珠菌属,特别是白念珠菌和热带念珠菌,对唑类药物尤其是氟康唑和伏立康唑,存在拖尾现象。

(3)判读标准:MIC 结果判读,与生长对照孔相比,两性霉素 B 要求达到 100% 生长抑制,即肉眼澄清;氟胞嘧啶和唑类药物,要求达到浊度显著降低(约 50% 减少)。棘白菌素类 MEC 判读,孵育 24 小时后,要求达到浊度显著降低(约 50% 减少)。

2. 丝状真菌

(1)两性霉素 B MIC 判读:与生长对照孔(无药培养基)相比,要求达到 100% 生长抑制,即肉眼观察澄清。

(2)氟康唑、氟胞嘧啶和酮康唑 MIC 判读:与生长对照孔相比,对于非皮肤癣菌分离株,允许浊度减少 50% 或者更多;对于皮肤癣菌分离株,允许浊度减少 80% 或者更多。

(3)伊曲康唑、泊沙康唑、伏立康唑和艾沙康唑 MIC 判读:与生长对照孔生长相比,非皮肤癣菌需要达到 100% 抑制。这些药物对于曲霉菌会出现终点拖尾现象,对其他大多数机会性致病霉菌通常不会出现拖尾现象。但是,当针对伏立康唑、泊沙康唑和伊曲康唑测试皮肤癣菌分离株时,与生长对照孔相比,浊度减少相当于约 80% 或更多。

(4)环吡酮胺、灰黄霉素和特比萘芬 MIC 判读:与生长对照孔相比,浊度减少相当于约 80% 或者更多。

(5)棘白菌素类 MEC 判读:棘白菌素类抗丝状真菌药敏试验时,常无法读取 MIC 值,所有测试孔都有肉眼可见的浊度,但事实上部分孔里的真菌已经没有活力。MEC 的概念就此提出,指棘白菌素类药物对丝状真菌的最低有效抑菌浓度。

(五)结果解释

1. 酵母样真菌

(1)两性霉素 B 对念珠菌属的药敏分布在 0.25~1μg/ml。对于没有折点的念珠菌,可以参考 CLSI M59 文件中 ECV 来区别 WT 和 NWT。NWT 通常被认为具有天然耐药或获得性耐药机制。

(2)氟康唑对白念珠菌、光滑念珠菌、近平滑念珠菌、热带念珠菌的折点已确立,但不适用于克柔念珠菌。因此准确鉴定菌株对 MIC 报告尤为重要。比如,当光滑念珠菌的 MIC ≤ 32μg/ml(SDD)时,应采用氟康唑最大剂量给药方案。数据显示氟康唑对新型隐球菌的 MIC 值越高,临床治疗的失败率越大。

(3)伏立康唑对白念珠菌、近平滑念珠菌、热带念珠菌和克柔念珠菌的折点已确立。

(4)泊沙康唑、雷夫康唑、艾沙康唑对念珠菌和新型隐球菌的 MIC 值在 0.03~16μg/ml。

(5)棘白菌素类(阿尼芬净、卡泊芬净、米卡芬净)药物的 MIC 数据来源于超过 2 500 例患者分离的念珠菌属,显示 MIC 在 0.007~8μg/ml,并且 ≥99% 的菌株在药物 ≤2μg/ml 时被抑制。

(6)FKS 基因突变引起棘白菌素耐药时,MIC 值也会在 2μg/ml 以内。因此,为了区别潜在的突变耐药株和敏感株,CLSI 确立了种特异性折点(见 M60)。

(7)注释:对没有折点的念珠菌属,CLSI 建立了阿尼芬净和米卡芬净的 EVC,从而有助于区分 WT 和 NWT(见 M59)。

酵母样真菌肉汤微量稀释法药敏试验结果见图 35-2-1。

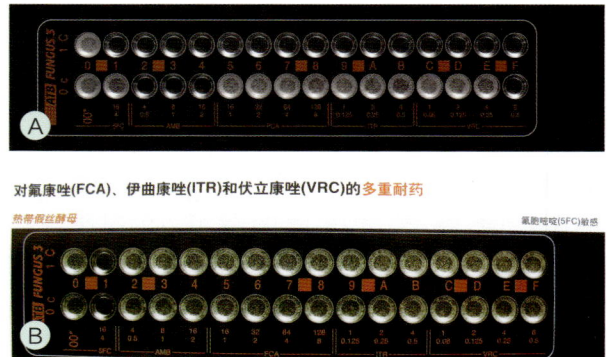

图 35-2-1　肉汤微量稀释法真菌药敏试验结果
A. 白念珠菌药敏试验 24h 结果判读;
B. 热带念珠菌药敏试验 24h 结果判读

常见念珠菌对抗真菌药物敏感性试验解释标准参见表 35-2-5。

2. 丝状真菌　见肉汤宏量稀释法有关描述。

五、纸片扩散法

(一)药物敏感性纸片

氟康唑 25μg/ 片、伏立康唑 1μg/ 片、伊曲康唑 10μg/ 片、氟胞嘧啶 10μg/ 片、两性霉素 B 10μg/ 片、酮康唑 15μg/ 片。纸片应在 -20℃以下环境保存。

(二)0.5 麦氏比浊管

配制方法同细菌纸片扩散法药敏试验。

(三)培养基

抗真菌药物敏感性试验纸片扩散法用培养基为含 2% 葡萄糖和 0.5μg/ml 亚甲蓝的 M-H 琼脂。

1. 制备方法 1　在 1 000ml M-H 琼脂中,加入 100μl 亚甲蓝(Methylence blue)贮存液(加 0.1g 亚甲蓝入 20ml 无菌蒸馏水中)和 20g 葡萄糖。于 121℃,高压灭菌 15 分钟,在 55℃水浴冷却,倾倒入灭菌平皿,厚度 4mm,备用。

2. 制备方法 2

(1)5mg/ml 亚甲蓝贮存液(A 液):称取 0.1g 亚甲蓝加至 20ml 无菌蒸馏水中,温热溶解,不能过热。

（2）0.4g/ml 葡萄糖贮存液（B 液）：称取 40g 葡萄糖至 100ml 无菌蒸馏水中，温热混匀至溶解。

取 200μl A 溶液至 100ml B 溶液中，制备成葡萄糖亚甲蓝贮存液，终浓度含 40% 葡萄糖和 10μg/ml 亚甲蓝。分装葡萄糖亚甲蓝贮存液 3.5ml/ 瓶或 1.5ml/ 瓶。于 121℃，高压灭菌 15 分钟。室温密封贮存备用。在试验的 M-H 琼脂培养基表面倾注 3.5ml 葡萄糖亚甲蓝贮存液（平皿直径 150mm）或 1.5ml（直径 90mm），倾斜晃动平皿使葡萄糖亚甲蓝贮存液均匀分布。在涂布酵母样真菌悬液之前，确保葡萄糖亚甲蓝贮存液被完全吸收，采用室温或孵箱孵育吸收 4~24 小时，或在超净台内吹干备用。

（四）接种物制备

挑取 4~5 个菌落至 5ml 灭菌氯化钠溶液或蒸馏水中，旋摇成均匀的真菌悬液。调整浊度至 0.5 麦氏标准，方法同细菌纸片扩散法，酵母样真菌细胞浓度约为 $1 \times 10^6 \sim 5 \times 10^6$ CFU/ml。

（五）接种琼脂平板和贴纸片

在上述制备好的真菌悬液中浸湿无菌棉拭子，于试管内壁液面上方旋转棉拭子挤出多余的菌液。用含菌液的棉拭子侧面从 3 个不同的方向均匀涂布于葡萄糖亚甲蓝 M-H 琼脂表面，待琼脂吸收菌液约 5~15 分钟后。在琼脂平板上贴氟康唑（25μg/ 片）和伏立康唑（1μg/ 片）等药物纸片，轻轻压一下，确保纸片贴在琼脂表面上。

（六）孵育条件

倒置平皿于孵育箱内，35℃ 孵育 20~24 小时

后读取结果。如果 24 小时生长不良，可延长至 48 小时。

（七）结果判读

同细菌纸片扩散法测量抑菌圈直径，以 mm 为测量单位，在抑菌圈边缘或内部的极微小菌落（约小于 20% 菌落生长）可忽略不计（图 35-2-2）。

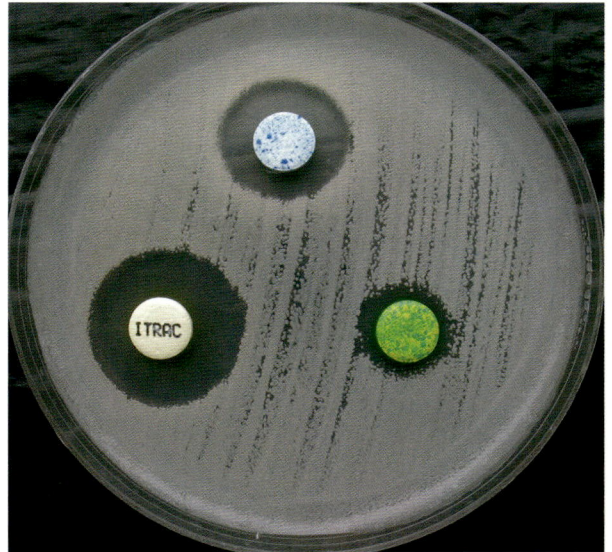

图 35-2-2　扩散法真菌药敏试验结果

（八）结果解释

纸片扩散法中，念珠菌对抗真菌药物的解释标准见表 35-2-7。

表 35-2-7　纸片扩散法念珠菌对抗真菌药物敏感性试验解释标准

抗真菌药物	纸片含量 /μg	菌种	抑菌圈直径（mm）和解释标准				对应 MIC 值（μg/ml）和解释标准			
			S	I	SDD	R	S	I	SDD	R
卡泊芬净	5	白念珠菌	≥17	15~16	–	≤14	≤0.25	0.5	–	≥1
		光滑念珠菌	–	–	–	–	≤0.12	0.25	–	≥0.5
		季也蒙念珠菌	≥13	11~12	–	≤10	≤2	4	–	≥8
		克柔念珠菌	≥17	15~16	–	≤14	≤0.25	0.5	–	≥1
		近平滑念珠菌	≥13	11~12	–	≤10	≤2	4	–	≥8
		热带念珠菌	≥17	15~16	–	≤14	≤0.25	0.5	–	≥1
米卡芬净	10	白念珠菌	≥22	20~21	–	≤19	≤0.25	0.5	–	≥1
		光滑念珠菌	≥30	28~29	–	≤27	≤0.06	0.12	–	≥0.25
		季也蒙念珠菌	≥16	14~15	–	≤13	≤2	4	–	≥8
		克柔念珠菌	≥22	20~21	–	≤19	≤0.25	0.5	–	≥1
		近平滑念珠菌	≥16	14~15	–	≤13	≤2	4	–	≥8
		热带念珠菌	≥22	20~21	–	≤19	≤0.25	0.5	–	≥1

续表

抗真菌药物	纸片含量/μg	菌种	抑菌圈直径(mm)和解释标准				对应 MIC 值(μg/ml)和解释标准			
			S	I	SDD	R	S	I	SDD	R
伏立康唑	1	白念珠菌	≥17	15~16	–	≤14	≤0.12	0.25~0.5	–	≥1
		光滑念珠菌	–	–	–	–	–	–	–	–
		克柔念珠菌	≥15	13~14	–	≤12	≤0.5	1	–	≥2
		近平滑念珠菌	≥17	15~16	–	≤14	≤0.12	0.25~0.5	–	≥1
		热带念珠菌	≥17	15~16	–	≤14	≤0.12	0.25~0.5	–	≥1
氟康唑	25	白念珠菌	≥17	–	14~16	≤13	≤2	–	4	≥8
		光滑念珠菌	–	–	≥15	≤14	–	–	≤32	≥64
		克柔念珠菌	–	–	–	–	–	–	–	–
		近平滑念珠菌	≥17	–	14~16	≤13	≤2	–	4	≥8
		热带念珠菌	≥17	–	14~16	≤13	≤2	–	4	≥8
阿尼芬净	5	白念珠菌					≤0.25	0.5	–	≥1
		光滑念珠菌					≤0.12	0.25	–	≥0.5
		季也蒙念珠菌					≤2	4	–	≥8
		克柔念珠菌					≤0.25	0.5	–	≥1
		近平滑念珠菌					≤2	4	–	≥8
		热带念珠菌					≤0.25	0.5	–	≥1

注：S=Susceptible(敏感)，I=Intermediate(中介)，SDD=Susceptible-dose dependent(剂量依赖敏感：缓冲区，防止小的无法控制的技术因素误差，可接近血液和组织的药物浓度水平，疗效较敏感株反应慢，更适合毒性小的药物)，R=Resistant(耐药)。

六、商品化试剂盒

商品化真菌药敏试剂盒主要有 Sensititre® YeastOne、E-test、ATB-FUNGUS 3 和 FUNGITEST® 等，按照操作说明书进行操作，方法简便、结果易于观察，适合于常规工作。

E-test 为一种定量的真菌药敏试验方法，相当于一种浓度梯度稀释法，结合了稀释法(抗真菌药物倍比稀释，制作成药敏纸片)和扩散法(琼脂糖制作的平板)两种特点，可以快速读出待测菌株对某抗真菌药物的 MIC 值。图 35-2-3 为氟康唑的 E-test 条，图 35-2-4 为 E-test 测试真菌的药敏试验结果。

梳状药敏条与 E-test 原理相似，也是一种定量的真菌药敏试验方法，结合了稀释法(抗真菌药物倍比稀释，制作成药敏纸片)和扩散法(琼脂糖制作的平板)两种特点，可以快速读出待测菌株对某抗真菌药物的 MIC 值。图 35-2-5 为梳状药敏条测试真菌的药敏试验结果。

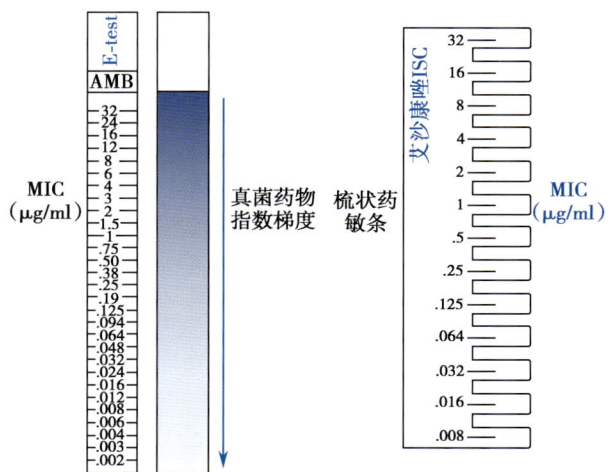

图 35-2-3　E-test 法真菌药敏试验纸条

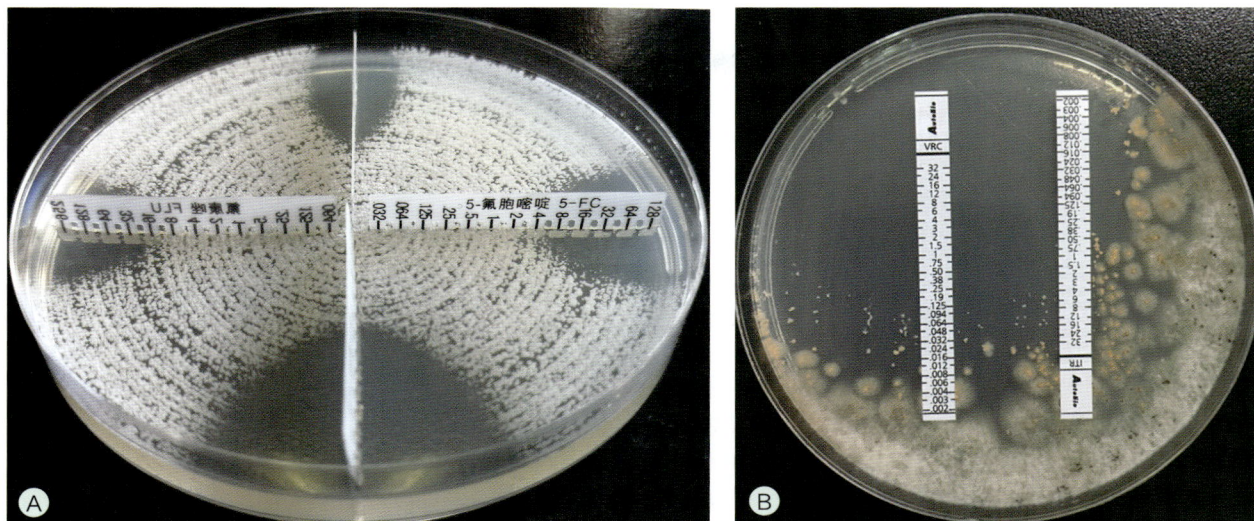

图 35-2-4　E-test 法真菌药敏结果

A. 念珠菌药敏结果（梳状药敏试条）；B. 丝状真菌药敏结果（E-test 药敏试条）

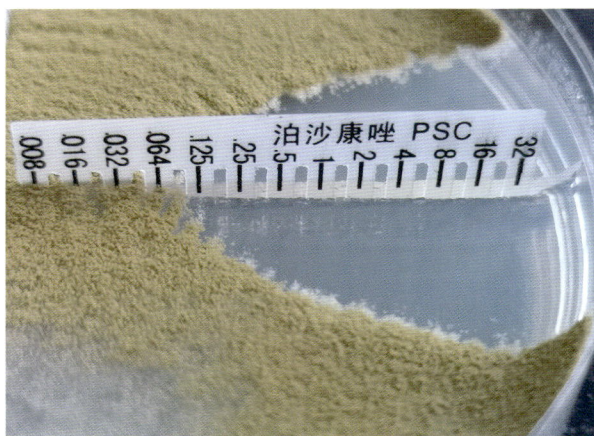

图 35-2-5　丝状真菌梳状药敏条药敏结果

泊沙康唑药敏结果（MIC 为 0.125μg/ml）

（占　萍　徐和平）

第三节　抗真菌药物敏感性试验质量控制

一、肉汤宏量与微量稀释法质量控制

（一）目的

药敏试验质量控制的目的是监测以下几个方面内容：

1. 药敏试验过程的精密度和准确度。

2. 在试验中所使用的仪器、试验条件和试剂的性能。

3. 操作者的工作情况。

为达到以上目的，通常采用测试已知对抗真菌药物敏感的质量控制菌株来实现。

（二）用于质量控制的参考菌株

近平滑念珠菌 ATCC 22019、克柔念珠菌 ATCC 6258、白念珠菌 ATCC 90028、白念珠菌 ATCC 24433、近平滑念珠菌 ATCC 90018、热带念珠菌 ATCC 750、黄曲霉 ATCC 204304 和烟曲霉 ATCC MYA-3627 等。

（三）参考菌株的贮藏

以尽可能减低菌株突变的方式贮藏参考菌株。

1. 贮藏的方法 有 2 种方法可较长时间保存参考菌株。一种是将生长在马铃薯葡萄糖琼脂上的真菌与培养基一起置于 –70℃以下冰冻贮藏；二是将真菌细胞悬浮于含 50% 甘油小瓶或市售的含多孔珠子及低温溶液的小瓶中，置 –70℃、液氮或液氮蒸汽中贮藏。

短期贮藏：从低温冰冻状态取出贮藏菌株复苏后，转种于沙保罗琼脂或蛋白胨葡萄糖琼脂斜面，肉眼观察有足够生长后，置于 2~8℃贮藏，作为工作用菌株。每隔 2 周传代 1 次，连续不超过 3 次。如出现异常结果，应使用新的贮藏培养物。

2. 用于贮藏的菌株准备

（1）念珠菌接种于沙保罗琼脂孵育过夜，丝状真菌接种于马铃薯葡萄糖琼脂或大豆酪蛋白消化琼脂平板孵育 7 日。

（2）挑选 3~5 个过夜生长的菌落进行适当的敏感性试验，证明药物对受试参考菌株 MIC 结果在质量控制允许范围内。

（3）在相同的培养基转种菌株，使其产生足够生长（通常 1~3 日）。

（4）仔细检查生长的培养物是否为纯培养。

（5）从平板上挑取培养物悬浮于适合的液体中，制备浓的菌悬液（假若冻干，应悬浮于适当的培养基里）。

（6）将制备好的真菌悬液分配到小的容器内（每个容器 1~2 滴）。

（7）将含真菌悬液的小容器置于 –20℃以下（最好是 –60℃）或液氮中保存。

当贮藏菌株快用完时，应按此法制备新的一批。

（四）参考菌株的常规使用

1. 从 –20℃（或 –60℃）或液氮中取出冰冻的含参考菌株的容器或含冻干培养物的小瓶。

2. 置室温让其解冻或用灭菌蒸馏水复溶。

3. 将解冻或复溶的菌悬液转种于马铃薯葡萄糖琼脂平板，35℃，念珠菌孵育 24 小时，新型隐球菌 48 小时，丝状真菌孵育 4 日。

4. 挑取 4~5 个菌落，转种于药敏试验用培养基，然后再转种于马铃薯葡萄糖或大豆酪蛋白消化琼脂斜面。

5. 孵育过夜后，将含培养物的斜面置 2~8℃环境贮藏。

6. 从斜面转种培养物于琼脂平板。

7. 从孵育过夜的琼脂平板上挑取菌落进行药敏试验。

琼脂斜面可用于工作菌株的保存。至少每 2 周要更换一次。

（五）培养基和塑料器皿的质量控制

1. 新购批号常量稀释法用试管或微量稀释板，用 1 种质量控制菌株进行试验检测 MIC 是否落在质量控制允许范围内；假若不在允许范围内，此批材料判为不合格。

2. 新购批号常量稀释法用试管或微量稀释板应进行无菌试验。

3. 新购批号 RPMI 1640 培养基在用于临床菌株试验前，应用质量控制菌株进行试验，检测质量是否符合要求，pH 应为 6.9~7.1。

4. 记录试验中所用材料、试剂的批号及试验结果。

（六）质量控制频度及 MIC 允许范围

1. MIC 允许范围 按照上述方法要求对质控菌株和参考菌株进行试验，酵母样真菌常量稀释法质量控制 48 小时 MIC 允许范围和微量稀释法质量控制 24 小时 MIC 允许范围见下表 35-3-1，丝状真菌肉汤稀释法质量控制和参考菌株 MIC 和 MEC 允许范围见表 35-3-2。通常，每 20 个连续试验测定 MIC 值允许有 1 个结果失控（指在允许范围之外）。但 2 个或以上结果失控则需采取纠正行动。任何时间采取纠正行动，重新开始测试 20 次。

表 35-3-1　2 株质量控制菌株和 4 株参考菌株用于肉汤稀释法质量控制 MIC 允许范围

QC 菌株或参考菌株	抗真菌药物	MIC 值范围 /（μg/ml）	
		肉汤微量稀释法 24 小时	肉汤宏量稀释法 48 小时
QC 菌株: 近平滑念珠菌 ATCC 22019	两性霉素 B	0.25~2	0.25~1
	阿尼芬净	0.25~2	–
	卡泊芬净	0.25~1	–
	氟康唑	0.5~4	2~8
	氟胞嘧啶	0.06~0.25	0.12~0.5
	艾沙康唑	0.015~0.06	–
	伊曲康唑	0.06~0.5	0.06~0.25
	酮康唑	0.03~0.25	0.06~0.25
	米卡芬净	0.5~2	–
	泊沙康唑	0.03~0.25	–
	伏立康唑	0.016~0.12	–
QC 菌株: 克柔念珠菌 ATCC 6258	两性霉素 B	0.5~2	0.25~2
	阿尼芬净	0.03~0.12	–
	卡泊芬净	0.12~1	–
	氟康唑	8~64	16~64
	氟胞嘧啶	4~16	4~16
	艾沙康唑	0.06~0.5	–
	伊曲康唑	0.12~1	0.12~0.5
	酮康唑	0.12~1	0.12~0.5
	米卡芬净	0.12~0.5	–
	泊沙康唑	0.06~0.5	–
	伏立康唑	0.06~0.5	–
参考菌株: 白念珠菌 ATCC 90028	两性霉素 B	–	0.5~2
	氟康唑	–	0.25~1
	氟胞嘧啶	–	0.5~2
参考菌株: 白念珠菌 ATCC 24433	两性霉素 B	–	0.25~1
	氟康唑	–	0.25~1
	氟胞嘧啶	–	1~4
参考菌株: 近平滑念珠菌 ATCC 90018	两性霉素 B	–	0.5~2
	氟康唑	–	0.25~1
	氟胞嘧啶	–	≤ 0.12~0.25
参考菌株: 热带念珠菌 ATCC 750	两性霉素 B	–	0.5~2
	氟康唑	–	1~4
	氟胞嘧啶	–	≤ 0.12~0.25

表 35-3-2　肉汤稀释法推荐质控菌株的 MIC 和 MEC 允许参考范围

菌株名称	目的	抗真菌药物	MIC/MEC 允许范围 /（μg/ml）	MIC/MEC 参考值 /（μg/ml）	MIC/MEC 在控比例 /%	孵育时间 /h
宛氏拟青霉 （Paecilomyces variotii）ATCC MYA-3630	质控	两性霉素 B	1~4	2	100	48
		艾沙康唑	0.06~0.5	0.12	96.7	48
		伊曲康唑	0.06~0.5	0.12	100	48
		泊沙康唑	0.03~0.25	0.06	99.5	48
		伏立康唑	0.015~0.12	0.06	100	48
	参考 （MEC）	阿尼芬净	≤ 0.015	N/A	100	48

续表

菌株名称	目的	抗真菌药物	MIC/MEC 允许范围 /（μg/ml）	MIC/MEC 参考值 /（μg/ml）	MIC/MEC 在控比例 /%	孵育时间 /h
近平滑念珠菌（Candida parapsilosis）ATCC 22019	质控	两性霉素 B	0.5~4	2	91.7	48
		阿尼芬净	0.5~2	1	95	24
		卡泊芬净	0.25~1	0.5	96.7	24
		卡泊芬净	0.5~4	1	92.9	48
		氟康唑	1~4	2	98.1	48
		氟胞嘧啶	0.12~0.5	0.25	97.9	48
		艾沙康唑	0.03~0.12	0.03	98.3	48
		伊曲康唑	0.06~0.5	0.25	97.5	48
		酮康唑	0.06~0.5	0.12	98.3	48
		米卡芬净	0.5~4	1	100	24
		泊沙康唑	0.03~0.25	0.12	98.8	48
		雷夫康唑	0.03~0.25	0.06	98.3	48
		伏立康唑	0.03~0.25	0.06	100	48
克柔念珠菌（Candida krusei）ATCC 6258	质控	两性霉素 B	1~4	2	100	48
		阿尼芬净	0.03~0.12	0.06	97.5	48
		卡泊芬净	0.12~1	0.5	98.8	24
		卡泊芬净	0.25~1	0.5	97.5	48
		氟康唑	16~128	32	100	48
		氟胞嘧啶	8~32	16	99.6	48
		艾沙康唑	0.12~0.5	0.12	94.2	48
		伊曲康唑	0.25~1	0.5	100	48
		酮康唑	0.25~1	0.5	99.6	48
		米卡芬净	0.12~0.5	0.25	99	48
		泊沙康唑	0.12~1	0.5	99.6	48
		雷夫康唑	0.25~1	0.5	100	48
		伏立康唑	0.12~1	0.5	100	48
黄曲霉（Aspergillus flavus）ATCC 204304	参考	两性霉素 B	0.5~4	ND	100	48
		伊曲康唑	0.25~0.5	ND	100	48
		泊沙康唑	0.06~0.5	ND	100	48
		雷夫康唑	0.5~4	ND	100	48
		伏立康唑	0.5~4	ND	100	48
	质控	艾沙康唑	0.5~4	1	95.8	48
黄曲霉（Aspergillus flavus）ATCC MYA-3631	参考	两性霉素 B	1~8	2	98.8	48
		泊沙康唑	0.12~1	0.5	97.1	48
		伏立康唑	0.5~2	1	98.3	48

菌株名称	目的	抗真菌药物	MIC/MEC 允许范围 /（μg/ml）	MIC/MEC 参考值 /（μg/ml）	MIC/MEC 在控比例 /%	孵育时间 /h
烟曲霉（*Aspergillus fumigatus*）ATCC MYA-3626	参考	两性霉素 B	0.5~4	2	98.7	48
	参考	伊曲康唑	0.25~2	1	95.7	48
	参考	伏立康唑	0.25~1	0.5	100	48
	参考（MEC）	阿尼芬净	≤ 0.015	N/A	100	24
烟曲霉（*Aspergillus fumigatus*）ATCC MYA-3627	参考	两性霉素 B	0.5~4	2	99.2	48
		伊曲康唑	≥ 16	≥ 16	95	48
		伏立康唑	0.25~1	0.5	99.2	48
土曲霉（*Aspergillus terreus*）ATCC MYA-3633	参考	两性霉素 B	2~8	4	98.3	48
		伏立康唑	0.25~1	0.5	99.2	48
	参考（MEC）	阿尼芬净	≤ 0.015	N/A	99.6	24
串珠镰刀菌 *Fusarium verticillioides*（*moniliforme*）ATCC MYA-3629	参考	两性霉素 B	2~8	4	99.6	48
		伊曲康唑	>16	>16	97.9	48
		泊沙康唑	0.5~2	1	98.1	48
		伏立康唑	1~4	2	100	48
	参考（MEC）	阿尼芬净	>8	N/A	97.5	48
茄病镰刀菌（*Fusarium solani*）ATCC MYA-3636	参考（MEC）	阿尼芬净	>8	N/A	96.7	48
尖端赛多孢（*Scedosporium apiospermum*）ATCC MYA-3635	参考	两性霉素 B	4~16	8	98.8	72
		泊沙康唑	1~4	2	98.3	72
		伏立康唑	0.5~2	1	100	72
尖端赛多孢（*Scedosporium apiospermum*）ATCC MYA-3634	参考（MEC）	阿尼芬净	1~4	2	96.7	48~72
须癣毛癣菌（*Trichophyton mentagraphytes*）MRL 1957 ATCC MYA-4439	参考	环吡酮胺	0.5~2	1	97.5	96
		灰黄霉素	0.12~0.5	0.25	96.3	96
		伊曲康唑	0.03~0.25	0.06	96.2	96
		泊沙康唑	0.002~0.008	0.004	97.9	96
		特比萘芬	0.03~0.25	0.004	97.9	96
		伏立康唑	0.03~0.25	0.06	95.2	96

续表

菌株名称	目的	抗真菌药物	MIC/MEC 允许范围 /(μg/ml)	MIC/MEC 参考值 /(μg/ml)	MIC/MEC 在控比例 /%	孵育时间 /h
红色毛癣菌（*Trichophyton rubrum*）ATCC MYA-4438	参考	环吡酮胺	0.5~2	1	97.5	96
		氟康唑	0.5~4	1	95.2	96
		伏立康唑	0.008~0.06	0.015	96.1	96

2. 试验频度　试验系统总体性能可通过每天测试适当的参考菌株来进行监控。然而,假若实验室能证明每天监控试验结果符合要求,则可减少监控试验频度。监控试验结果符合要求说明如下:

(1)记录所有参考菌株 30 个连续试验天的测试结果。

(2)对每个药物 / 微生物组合,30 个 MIC 值中(1 种药物 / 微生物组合在 30 个连续测试天内获得的 MIC 值)不能有 3 个以上值超出表 35-3-1 和表 35-3-2 列出的允许范围。

(3)当满足上述条件时,每周对每株参考菌株至少试验 1 次。每周质量控制时无论何时观察到 MIC 失控,应恢复每天质量控制试验,查找分析导致异常结果原因,解决问题。采取如下行动解决问题。

①用适当参考菌株连续试验 5 日。

②对每个药物 / 微生物组合,所得 5 个 MIC 值(1 个药物 / 微生物组合连续测试 5 日所得 MIC 值)应在表 35-3-1 和表 35-3-2 列出的允许范围内。

(4)假如问题没有解决(即 5 个 MIC 值中至少有 1 个失控),必须进行每天质量控制试验。重新恢复每周质量控制试验必须在另 30 日连续测试结果符合本节描述的要求。

由于某些药物降解速度相对较快,因此对这些药物每周要进行 1 次以上质量控制试验。

(七)其他控制程序

1. 生长对照　每次进行肉汤宏量稀释试验应包括不含抗真菌药物 RPMI 1640 培养基作为生长对照,以评价试验微生物的生存能力。生长对照也可用作阅读终点时浊度对照。

2. 纯度对照　每个培养物应接种到适当的琼脂平板,35℃孵育,直到肉眼可见明显生长,以检测培养物纯度。

3. 终点解释控制　为减低观察者对 MIC 终点解释存在的差异,应定时地监控终点解释。操作试验的所有实验室人员应独自地阅读一组选择的稀释试验,记录结果,并与有经验者阅读获得的结果相比较。用已知 MIC 的特定参考菌株做试验将有助于实现这一目的,尤其对氟康唑。

4. 质量控制菌株　用于稀释试验质量控制理想参考菌株所具有的 MIC 值应在试验的抗真菌药物稀释浓度范围中位数附近。举例来说,试验有 7 个连续稀释浓度,理想质量控制菌株具有的 MIC 应为第 4 个稀释浓度,但菌株具有的 MIC 是第 3 或第 5 个稀释浓度也可接受。

二、纸片扩散法质量控制

按纸片扩散法方法要求对标准菌株进行试验,抗真菌药物对标准菌株抑菌圈直径(mm)的质量控制允许范围见表 35-3-3 和 35-3-4。质量控制菌株贮存:初代标准菌株保存于 -70℃马铃薯葡萄糖琼脂或 50% 的甘油中。工作株接种于血琼脂平板或沙保罗葡萄糖琼脂 2~8℃保存,连续转种不超过 3 周,每月更新。

表 35-3-3　部分抗真菌药物对标准菌株抑菌圈直径(mm)的质量控制允许范围(24 小时)

抗真菌药物	纸片含药量 /μg	*C. albicans* ATCC 90028	*C. parapsilosis* ATCC 22019	*C. tropicalis* ATCC 750	*C. krusei* ATCC 6258
卡泊芬净	5	18~27	14~23	20~27	19~26
氟康唑	25	28~39	22~33	26~37	N
米卡芬净	10	24~31	14~23	24~30	23~29
泊沙康唑	5	24~34	25~36	23~33	23~31
伏立康唑	1	31~42	28~37	N	16~25

注:N,质控范围尚未建立;此表来源于 CLSI M60 文件的表 6。

表 35-3-4　纸片法推荐质控菌株的抑菌圈直径允许参考范围

菌株名称	抗真菌药物	目的	纸片浓度 / μg	抑菌圈直径允许范围 / mm	抑菌圈直径参考值 / mm	孵育时间 /h
烟曲霉（Aspergillus fumigatus）ATCC 3626	两性霉素 B	质控 QC	10	18~25	22	24
	伊曲康唑		10	11~21	16	24
	泊沙康唑		5	28~35	32	24
	伏立康唑		1	25~33	30	24
	卡泊芬净	–	5	–	–	–
宛氏拟青霉（Paecilomyces variotii）ATCC MYA-3630	两性霉素 B	质控 QC	10	15~24	18	24
	伊曲康唑		10	21~31	25	24
	泊沙康唑		5	33~43	36	24
	伏立康唑		1	–	–	24
	卡泊芬净	参考	5	23~39	–	–
克柔念珠菌（Candida krusei）ATCC 6258	两性霉素 B	质控 QC	10	18~27	22	24
	伊曲康唑		10	18~26	21	24
	泊沙康唑		5	28~38	32	24
	伏立康唑		1	29~39	35	–
	卡泊芬净	参考	5	14~24	–	24
黄曲霉（Aspergillus flavus）ATCC MYA-3631	两性霉素 B	–	10	–	–	–
	卡泊芬净		5	–	–	–
	伊曲康唑		10	–	–	–
	泊沙康唑	参考	5	27~37	–	24
	伏立康唑		1	25~36	–	24
土曲霉（Aspergillus terreus）ATCC MYA-3633	两性霉素 B	–	10	–	–	–
	卡泊芬净		5	–	–	–
	伊曲康唑		10	–	–	–
	泊沙康唑	参考	5	33~41	–	48
	伏立康唑		1	23~33	–	48
串珠镰刀菌 Fusarium verticillioides（moniliforme）ATCC MYA-3629	两性霉素 B	–	10	–	–	–
	卡泊芬净		5	–	–	–
	伊曲康唑		10	–	–	–
	泊沙康唑	参考	5	21~32	–	48
	伏立康唑	–	1	–	–	–

注：此表来源于 CLSI M61 文件的表 2。

（占　萍　徐和平）

参考文献

1. CLSI. *Reference Method for Broth Dilution Antifungal Susceptibility Testing of Yeasts*. 4th ed. Pennsylvania: Clinical and Laboratory Standards Institute, 2017

2. CLSI. *Method for Antifungal Disk Diffusion Susceptibility Testing of Yeasts*. Approved Guideline, 2nd ed. Pennsylvania: Clinical and Laboratory Standards Institute, 2009

3. CLSI. *Performance Standards for Antifungal Susceptibility Testing of Yeasts*. 2nd ed. Pennsylvania: Clinical and Laboratory Standards Institute, 2020

4. CLSI. *Reference Method for Broth Dilution Antifungal Susceptibility Testing of Filamentous Fungi*. 3rd ed. Pennsylvania: Clinical and Laboratory Standards Institute, 2017

5. CLSI. *Method for Antifungal Disk Diffusion Susceptibility Testing of Nondermatophyte Filamentous Fungi*: Approved Guideline. 1st ed. Pennsylvania: Clinical and Laboratory Standards Institute, 2010

6. CLSI. *Performance Standards for Antifungal Susceptibility Testing of Filamentous Fungi*. 2nd ed. Pennsylvania: Clinical and Laboratory Standards Institute, 2020

7. CLSI. *Epidemiological Cutoff Values for Antifungal Susceptibility Testing*. 2nd ed. Pennsylvania: Clinical and Laboratory Standards Institute, 2018

8. White TC, Marr KA, Bowden RA. Clinical, cellular, and molecular factors that contribute to antifungal drug resistance. Clin Microbiol Rev, 1998, 11 (2): 382-402

9. 盛春泉, 季海涛. 新型抗真菌药物的研究进展. 国外医学药学分册, 2001, 28 (6): 347-351

10. Fridkin SK, Jarvis WR. Epidemiology of nosocomial fungal infection. Clin Microbiol Rev, 1996, 9 (4): 499-511

11. Rosen GP, Nielsen K, Glenn S, et al. Invasive fungal infections in pediatric oncology patients: 11-year experience at a single institution. J Pediatr Hematol Oncol, 2005, 27 (3): 135-140

12. Loeffler J, Stevens DA. Antifungal drug resistance. Clin. Infect. Dis, 2003, 36 (Suppl 1): S31-S41

13. 陈东科, 孙长贵. 实用临床微生物学检验与图谱. 北京: 人民卫生出版社, 2011

14. CLSI. Performance Standards for Antifungal Susceptibility Testing of Yeasts. 3rd ed. Pennsylvania: Clinical and Laboratory Standards Institute, 2022

15. CLSI. Performance Standards for Antifungal Susceptibility Testing of Filamentous Fungi. 3rd ed. Pennsylvania: Clinical and Laboratory Standards Institute, 2022

16. CLSI. Epidemiological Cutoff Values for Antifungal Susceptibility Testing. 4th ed. Pennsylvania: Clinical and Laboratory Standards Institute, 2022

随着临床抗病毒药物的广泛应用和新的抗病毒药物不断问世，抗病毒药物的耐药性也在不断增加，因此了解抗病毒药物的耐药机制对于合理使用抗病毒药物、临床个体化抗病毒治疗、新抗病毒药物的研发及耐药的监测具有重要的现实意义。

第一节　抗病毒药物

抗病毒药物是指用于抵抗或破坏病毒感染的途径，如直接抑制或杀灭病毒、干扰病毒吸附、阻止病毒穿入细胞、抑制病毒生物合成、抑制病毒释放或增强宿主抗病毒能力等所用的药物。常见的抗病毒药物有：利巴韦林、阿糖腺苷、环胞苷、阿昔洛韦、更昔洛韦、金刚烷胺、拉米夫定和重组 α-2b 干扰素等。根据治疗不同的疾病，抗病毒药物可分为不同的类型。

1. 治疗 HIV 病毒的药物　目前，HIV 的治疗药物一般分为 5 种类型：①核苷 / 核苷酸逆转录酶抑制剂，代表药物为阿巴卡韦、双脱氧胞苷、恩曲他滨和拉米夫定等；②非核苷酸逆转录酶抑制剂，代表药物为依法韦仑和奈韦拉平；③蛋白酶抑制剂，代表药物为阿扎那韦、地瑞纳韦、膦沙那韦和茚地那韦；④进入 / 融合抑制剂，代表药物为恩夫韦地和马拉维若；⑤整合酶抑制剂，代表药物为埃替格韦和累特格韦。

2. 治疗丙型肝炎病毒的药物　治疗丙型肝炎的药物主要有：①三唑核苷联合干扰素，一般使用的干扰素为 α- 聚乙二醇干扰素 2a 和 2b，这类药物只能引起 40%~50% 的持续病毒学应答，主要原因是病毒的基因型，丙型肝炎有 6 种基因型，其中只有 2 型和 3 型对这类药物有应答，而其余的都只有很低的应答。另外的原因包括 HIV 联合感染和肝硬化等。②蛋白酶抑制剂，2011 年，蛋白酶抑制剂特拉波韦和 boceprevir 被美国 FDA 批准用于丙肝的治疗。③聚合酶抑制剂，代表药物为索非布韦。④ NS5A 抑制剂，NS5A 是非结构蛋白，可以阻止病毒的复制和重组，目前有两种药物被用于丙肝的治疗，雷迪帕韦和 ombitasvir。

3. 治疗乙型肝炎病毒的药物　乙型肝炎的治疗药物主要有两种，一是核苷 / 核苷酸类，代表药物有：阿德福韦酯、恩曲他滨、恩替卡韦和拉米夫定等，二是 α- 聚乙二醇干扰素 2a 和 2b。

4. 治疗疱疹病毒的药物　治疗人类 8 种疱疹病毒的药物都是核苷 / 核苷酸类，通过抑制 DNA 的复制来消灭病毒，包括阿昔洛韦、伐昔洛韦、西多富韦、膦甲酸、更昔洛韦等。

5. 治疗流感病毒的药物　临床上治疗流感病毒的药物主要是 M2 蛋白抑制剂和神经氨酸酶抑制剂，其中 M2 蛋白抑制剂主要用于治疗甲流，代表药物是金刚烷胺和金刚乙胺，而神经氨酸酶抑制剂对甲流和乙流都有效果，代表药物有磷酸奥司他韦、帕拉米韦和扎那米韦。

（成　军）

第二节　抗病毒药物的耐药机制

一、病毒耐药的概念

病毒耐药是指病毒对药物敏感性降低,降低的程度可以通过体外试验来确定,并且能够通过病毒的基因分析和酶的生化特点来确证。

二、病毒耐药的机制

目前大多数抗病毒药物的作用靶位是针对病毒复制酶、蛋白酶和进出通道,故病毒的耐药机制一般是由于药物作用的分子靶位发生改变导致的,例如:

1. 疱疹病毒的耐药机制　主要是胸苷激酶(TK)、DNA 聚合酶等发生突变,即胸苷激酶突变和或 DNA 聚合酶突变,巨细胞病毒另一个耐药机制是针对更昔洛韦的 UL97 激酶突变。

2. 人免疫缺陷病毒 -1(HIV-1)的耐药机制　迄今为止,在已发现的抗 HIV-1 药物中,主要有针对核苷及非核苷逆转录酶抑制剂的逆转录酶突变、针对蛋白酶抑制剂的蛋白酶突变、针对整合酶抑制剂的整合酶活性周围残基突变、针对融合抑制剂的位于 gp140 跨膜蛋白第一个七肽重复区(HR1)突变及近年来刚出现的 CCR5 抑制剂(如 Maraviroc)gp120 突变共 6 种突变类型。

3. 乙型肝炎病毒(HBV)的耐药机制　主要有针对干扰素 -α(IFN-α)的耐药(但机制不明)、针对单纯免疫调节剂(如利巴韦林)的耐药(但机制不明)、针对核苷类似物的 DNA 聚合酶 / 逆转录酶突变共三种突变类型。

4. 丙型肝炎病毒(HCV)的耐药机制　主要有针对 IFN-α/ 利巴韦林的耐药(但机制不明)、针对核苷抑制剂的掺入空间位阻改变、针对非核苷抑制剂的多 RdRp 位点结构改变、针对蛋白酶抑制剂的蛋白酶多位点突变导致药物敏感性降低。

5. 流感病毒的耐药机制　主要有针对 M2 通道阻断剂的 M2 跨膜区置换导致干扰氢离子转移、针对 NA 抑制剂的 NA 受体结合位点突变减少了抑制剂的结合及 HA 突变降低了 HA 对其受体的亲和性三种类型突变。

(成　军)

第三节　抗病毒药物敏感性试验方法

抗病毒药物敏感性试验对于了解病毒的耐药机制、揭示临床治疗过程中病毒出现耐药株的频率以及评估使用新的抗病毒药物时检测替代药物的交叉耐药性都是至关重要的。抗病毒药物的敏感性试验一般分为两大类型:

一、表型分析

主要是体外检测抗病毒药物对病毒复制的抑制效应,抑制效应主要通过病毒复制的蚀斑减数(又称空斑减少或空斑减数,plaque reduction assay,PRA)、DNA 合成抑制、蛋白产率减少三种途径进行检测。表型检测的方法主要有 PRA、染料吸收试验(dye uptake assay,DU)、DNA 杂交、EIA、NA 抑制、蛋白产率减少、PBMC 共培养和重组病毒(RVAs)等方法,主要用于疱疹病毒和流感病毒的检测,PBMC 共培养和重组病毒(RVAs)主要用于 HIV-1 的检测。表型分析适用于出现新的耐药、交叉耐药、多重耐药甚至是耐药反转的病毒耐药性检测,但该法成本高、费时费力、检测周期长。

1. PRA　是经典的抗病毒药物敏感试验的"标准"方法,其他抗病毒药物敏感性试验方法的建立,通常都以 PRA 作为参考方法进行比对和方法学评价,2000 年艾滋病临床试验小组巨细胞病毒(CMV)耐药工作组发布了《临床分离 CMV 的

PRA 药物敏感试验标准》,2004 年临床和实验室标准化协会(CLSI)发布了《HSV 的 PRA 药物敏感性试验标准》。PRA 的基本原理通常是将病毒接种于含有不同药物浓度(倍比稀释)的培养基来定量观察病毒复制的抑制程度,即蚀斑的形成,一般以 50% 蚀斑形成时的抗病毒药物浓度被认为是 IC50s,然后将测得的 IC50s 与已公布的标准病毒株 IC50s 进行比较判断该病毒株是敏感还是耐药。

PRA 虽然操作烦琐且成本较高,但它适用于少量病毒分离株的检测,在测定 HSV 抗病毒药物敏感性时,HSV 分离株的滴度应先确定,以保证测定孔或板的表面区域中能够接种合适的量(60mm 宽的组织培养板中约 100PFU)。

2. DU　很早就被用于 HSV 药物敏感试验测定,该方法是基于活体染料(中性红)可被活细胞优先摄取、不被无活性细胞摄取的原理设计的。病毒裂解活细胞的程度是由染料结合到感染 HSV 后的活细胞的量与染料结合到未感染 HSV 的活细胞的量之比决定的(相对量),结合到活细胞的染料可以通过乙醇洗脱并通过分光光度法测量,抑制病毒裂解活细胞达 50% 时的药物浓度被认为是 IC50s。

DU 测量阿昔洛韦的 IC50s 始终比 PRA 高 3~5 倍,这种差异是由于 DU 测定时使用较高浓度接种物(500PFU/ml)和液体覆盖,允许耐药病毒"放大",结果使少量耐药病毒更加灵敏地被检测出来。

3. DNA 杂交　已被用于多种抗病毒药物对病毒 DNA 合成的定量或半定量测定,基本原理是在有或无抗病毒药物时分别测定病毒 DNA 的产量,然后计算 IC 50 值。该法虽与 PRA、斑点杂交法之间具有良好的相关性,但目前临床上很少应用。

4. EIA 分析　基本原理是采用分光光度法定量测定当抗病毒药物浓度降低到对照病毒株(野生株或质控株)50% 时的吸光度值(即为 IC50s),该法更适合在临床实验室常规检测,目前已有针对甲型流感病毒敏感性试验的方案出版,但还未有商用试剂盒。

5. NIAs 分析　主要用于流感病毒的神经氨酸酶抑制剂敏感性试验(NIAs),用流感病毒培养液的上清液作为神经氨酸酶(NA)的来源,病毒 NA 与不同浓度神经氨酸酶抑制剂(NI)孵育后,加入荧光底物,通过荧光计定量测定,与无 NI 的对照进行比较计算 IC50s。

6. 产率减少试验(YRAs)　产率减少试验反映的是抗病毒药物对抑制感染病毒产生的能力,而不是蚀斑形成的能力。用病毒感染单层细胞,在抗病毒药物存在的条件下培养,然后裂解细胞,无细胞的病毒滴度敏感性随后通过蚀斑法测定,与未处理的对照培养物相比较,当抗病毒药物减少了 50% 的病毒量浓度定义为终点。

7. 蚀斑放射自显影法　大多数阿昔洛韦耐药的 HSV 和 VZV 病毒株是因为 TK 酶突变导致 TK 酶活性降低,不能结合底物(抗病毒药物),从而导致病毒复制不能被抑制,基于这个原理设计了标记 ^{125}I 碘去氧胞苷(IdC)的嘧啶类似物和标记 ^{14}C 胸腺嘧啶脱氧核苷(dT)的嘌呤核苷类似物的两种放射自显影方法来测定抗病毒药物敏感性。

8. 重组病毒分析(RVAs)　主要是针对 HIV-1 分离株多种表型检测方法的不足建立起来的一种表型分析方法,该法直接从患者的血浆提取完整逆转录(RT)和蛋白酶(PR)基因编码序列进行 PCR 扩增,扩增的 RT 和 PR 基因序列连接到含有荧光素酶基因的病毒载体,然后质粒共转染,将质粒表达的鼠白血病病毒包膜蛋白转入合适的接受细胞系,这些细胞包含患者的 RT 和 PR 基因编码序列,但已去除了原始 RT 和 PR 序列背景,即重组病毒。通过检测病毒颗粒在不同水平的抗逆转录病毒药物存在下的荧光素酶活性,计算 RT 和 PR 抑制剂对 HIV-1 型病毒复制的抑制能力。RVAs 能够确定在体内病毒的表型耐药模式和避免了体外培养过程中各种因素的影响。

二、基因型分析

主要是对病毒核酸进行测序,以便检测到引起抗病毒药物耐药的特定突变位点。基因分型方法主要包括全自动 DNA 测序、PCR 扩增、产物的限制性内切酶消化法和寡核苷酸探针的微阵列杂交等。基因型分析适用于检测已知的耐药位点,对未知的突变位点无法检测,但该法相对价廉并且检测周期短。

（成 军）

参考文献

1. Clercq ED. Anti-HIV drugs: 25 compounds approved within 25 years after the discovery of HIV. Int J Antimicrob Agents, 2009, 33 (4): 307-320

2. Piret J, Boivin G. Resistance of herpes simplex viruses to nucleoside analogues: mechanisms, prevalence, and management. Antimicrob Agents Chemother, 2011, 55 (2): 459-472

3. Andrei G, Snoeck R. Herpes simplex virus drug-resistance: new mutations and insights. Current Opinion in Infectious Diseases, 2013, 26 (6): 551-560

4. Andrei G, Georgala A, Topalis D, et al. Heterogeneity and evolution of thymidine kinase and DNA polymerase mutants of herpes simplex virus type 1: implications for antiviral therapy. J Infect Dis, 2013, 207 (8): 1295-1305

5. Andrei G, Topalis D, Fiten P, et al. In vitro-selected drug-resistant varicella-zoster virus mutants in the thymidine kinase and DNA polymerase genes yield novel phenotype-genotype associations and highlight differences between antiherpesvirus drugs. J Virol, 2012, 86 (5): 2641-2652

6. Kotton CN, Kumar D, Caliendo AM, et al. International consensus guidelines on the management of cytomegalovirus in solid organ transplantation. Transplantation, 2013, 96 (4): 333-360

7. Sauerbrei A, Taut J, Zell R, et al. Resistance testing of clinical varicella-zoster virus strains. Antiviral Res, 2011, 90 (3): 242-247

8. Fox AN, Jacobson IM. Recent successes and noteworthy future prospects in the treatment of chronic hepatitis C. Clin Infect Dis, 2012, 55 Suppl 1 (2): S16-S24

9. Shafer RW. Genotypic testing for human immunodeficiency virus type 1 drug resistance. Clin Microbiol Rev, 2002, 15 (2): 247-277

10. DeGruttola V, Dix L, D'Aquila R, et al. The relation between baseline HIV drug resistance and response to antiretroviral therapy: re-analysis of retrospective and prospective studies using a standardized data analysis plan. Antivir Ther, 2000, 5 (1): 41-48

11. Lampertico P, Viganò M, Cheroni C, et al. IL28B polymorphisms predict interferon-related hepatitis B surface antigen seroclearance in genotype D hepatitis B e antigen-negative patients with chronic hepatitis B. Hepatology, 2013, 57 (3): 890-896

12. Rodríguez-Torres M. Focus on drug interactions: the challenge of treating hepatitis C virus infection with direct-acting antiviral drugs in the HIV-positive patient. Curr Opin Infect Dis, 2013, 26 (1): 50-57

第一节 寄生虫病的药物治疗

一、原虫感染

（一）疟疾

疟疾治疗的药物选择取决于以下因素：感染的虫种、获得感染的地区以及当地的耐药情况、患者的临床状况、有无合并症和并发症、是否怀孕以及患者是否对药物过敏或是否正服用其他药物等。

在我国，常用的抗疟药包括氯喹、阿莫地喹、哌喹、伯氨喹、青蒿素及其衍生物、咯萘啶以及萘酚喹等。氯喹、阿莫地喹及哌喹均属 4- 氨基喹啉药物，是快速、有效的红内期裂殖体杀灭剂，但对红外期裂殖体没有作用。4- 氨基喹啉类药物的主要作用机制为通过血红素聚合引起非酶性的抑制作用。疟原虫通过将宿主红细胞中的血红蛋白降解形成氨基酸来为自身生长提供营养物质，而血红蛋白降解产生以原卟啉Ⅸ形式存在的游离亚铁血红素对疟原虫具有毒性作用，因此会被虫体聚合到无毒的疟原虫色素中。4- 氨基喹啉类药物能够抑制亚铁血红素转入疟原虫色素中，使有毒物质向虫体聚集从而引起虫体死亡。目前氯喹仍是间日疟、卵形疟和三日疟的一线治疗药物，但间日疟抗药株在全球范围内增多。世界各地的恶性疟也已经对氯喹产生抗性。伯氨喹属 8- 氨基喹啉，其对红内期疟原虫的杀灭作用不及大多数的抗疟药，但它对所有疟原虫的子孢子和红外期裂殖体的杀灭效果非常好，因而主要用于防止氯喹治疗后由休眠子引起的间日疟和卵形疟的复发。此外，伯氨喹还可杀死疟原虫配子体尤其是恶性疟原虫，故可阻断疟疾传播。目前为止，8- 氨基喹啉的作用机制并不十分明确，一般认为该药通过干扰虫体能量产生的线粒体酶起到 DNA 抑制作用，此外，该药的活性代谢产物

能够阻止疟原虫休眠子线粒体的运输系统和嘧啶的合成。青蒿素是植物黄花蒿的提取物，为一种倍半萜过氧化物。合成的衍生物包括蒿甲醚、双氢青蒿素、蒿乙醚和青蒿琥酯。青蒿素及其衍生物的作用机制为与疟色素中的铁结合，产生一种有毒的氧化自由基使疟原虫蛋白烷基化，抑制虫体蛋白的合成并损伤其细胞器最终引起虫体死亡。青蒿素及其衍生物主要作用于红内期疟原虫，是抗恶性疟原虫和间日疟原虫最有效和快速的驱虫药，并且对多种药物有抗性的恶性疟原虫有效。青蒿素衍生物对配子体也有效，因而在疟疾传播地区的广泛使用可减少疟疾的传播；但其对间日疟原虫和卵形疟原虫的肝内休眠子无效。近来，抗青蒿素的恶性疟也开始出现。咯萘啶是我国研制的苯并萘啶类药物，可杀灭间日疟原虫和恶性疟原虫的裂殖体。萘酚喹也是我国研制的抗疟新药，化学结构上与氯喹有相同的母核，对各种疟原虫的裂殖体均有较强的杀灭作用。对于疟疾的预防，目前尚无理想的药物，旅游者进入疟区应尽量避免被蚊虫叮咬。

我国制定了抗疟药使用原则和用药方案。

1. 抗疟药的使用原则　抗疟药的使用应遵循安全、有效、合理和规范的原则。根据流行地区的疟原虫虫种及其对抗疟药物的敏感性和患者的临床表现，合理选择药物，严格掌握剂量、疗程和给药途径，以保证治疗效果和延缓抗药性的产生。

（1）间日疟治疗药物：首选磷酸氯喹片（简称氯喹）、磷酸伯氨喹片（简称伯氨喹）。治疗无效时，可选用以青蒿素类药物为基础的复方或联合用药的口服剂型进行治疗。

（2）恶性疟治疗药物：以青蒿素类药物为基础的复方或联合用药（ACT），包括青蒿琥酯片加阿莫

地喹片、双氢青蒿素哌喹片、复方磷酸萘酚喹片、复方青蒿素片等。

（3）重症疟疾治疗药物：①青蒿素类药物注射剂，包括蒿甲醚和青蒿琥酯；②磷酸咯萘啶注射剂。

2. 用药方案

（1）间日疟的治疗：氯喹加伯氨喹。氯喹口服总剂量 1 200mg。第 1 日 600mg 顿服，或分 2 次服，每次 300mg；第 2、第 3 日各服 1 次，每次 300mg。伯氨喹口服总剂量 180mg。从服用氯喹的第 1 日起，同时服用伯氨喹，每日 1 次，每次 22.5mg，连服 8 日。此疗法也可用于卵形疟和三日疟的治疗。

（2）恶性疟的治疗（选用以下一种方案）：①青蒿琥酯片加阿莫地喹片，口服总剂量青蒿琥酯和阿莫地喹各 12 片（青蒿琥酯每片 50mg，阿莫地喹每片 150mg），每日顿服青蒿琥酯片和阿莫地喹片各 4 片，连服 3 日。②双氢青蒿素哌喹片，口服总剂量 8 片（每片含双氢青蒿素 40mg，磷酸哌喹 320mg），首剂 2 片，首剂后 6~8 小时、24 小时、32 小时各服 2 片。③复方磷酸萘酚喹片，口服总剂量 8 片（每片含萘酚喹 50mg，青蒿素 125mg），一次服用。④复方青蒿素片，口服总剂量 4 片（每片含青蒿素 62.5mg，哌喹 375mg），首剂 2 片，24 小时后再服 2 片。

（3）重症疟疾的治疗（选用以下一种方案）：①蒿甲醚注射剂，肌注每日 1 次，每次 80mg，连续 7 日，首剂加倍。若病情严重时，首剂给药后 4~6 小时可再肌注 80mg。②青蒿琥酯注射剂，静脉注射每日 1 次，每次 60mg，连续 7 日，首剂加倍。若病情严重时，首剂给药后 4~6 小时，可再静脉注射 60mg。采用上述两种注射疗法治疗，患者病情缓解并且能够进食后，改用 ACT 口服剂型，再进行一个疗程治疗。③咯萘啶注射剂，肌注或静脉滴注，总剂量均为 480mg。每日 1 次，每次 160mg，连续 3 日。需加大剂量时，总剂量不得超过 640mg。

（4）孕妇疟疾治疗：孕妇患间日疟可采用氯喹治疗。孕期 3 个月以内的恶性疟患者可选用磷酸哌喹，孕期 3 个月以上的恶性疟患者采用 ACT 治疗。孕妇患重症疟疾应选用蒿甲醚或青蒿琥酯注射剂治疗。

（5）间日疟休止期根治：伯氨喹，口服总剂量 180mg，每日 1 次，每次 22.5mg，连服 8 日。

（6）预防服药（选用以下一种方案）：①磷酸哌喹片，每月 1 次，每次服 600mg，睡前服。②氯喹，每 7~10 日服 1 次，每次服 300mg。

需注意：①氯喹、磷酸哌喹、伯氨喹和咯萘啶

的剂量均以基质计。②方案中剂量均为成人剂量，儿童剂量按体重或年龄递减。③地喹可引起粒细胞缺乏，萘酚喹可引起血尿，服用时如出现副反应，应立即停药。④使用青蒿琥酯注射剂做静脉注射时，需先将 5% 碳酸氢钠注射液 1ml 注入青蒿琥酯粉剂中，反复振摇 2~3 分钟，待溶解澄清后，再注入 5ml 等渗葡萄糖或生理盐水，混匀后缓慢静脉推注（不宜滴注）。配制后的溶液如发生浑浊，则不能使用。⑤使用咯萘啶注射剂做静脉滴注时，需将 160mg 咯萘啶药液注入 500ml 等渗葡萄糖或生理盐水中，静脉滴注速度不超过 60 滴 /min。⑥磷酸哌喹有肝脏积蓄作用，采用磷酸哌喹片进行预防服药时，连续服药时间不宜超过 4 个月（需要时，应停药 2~3 个月后再次进行预防服药）。⑦孕妇、1 岁以下婴儿、有溶血史者或其家属中有溶血史者应禁用伯氨喹；葡萄糖 -6- 磷酸脱氢酶（glucose-6-phosphate dehydrogenase，G6PD）缺乏地区的人群，应在医务人员的监护下服用伯氨喹。

儿童抗疟药使用剂量参考表 37-1-1~ 表 37-1-5。

1. 间日疟病例。

表 37-1-1　氯喹加伯氨喹八日疗法不同年龄组服药剂量

年龄组 / 岁	占成人总剂量的比例
≤1	1/10~1/8
1~3	1/6~1/4
4~6	1/3
7~12	1/2
13~15	3/4
≥16	1/1

注：根据成人服药剂量和不同年龄组的比例折算后给予相应剂量。15 岁及以下儿童抗疟疾治疗剂量也可按公斤体重折算后给药，氯喹口服总剂量按 24mg/kg 计算，伯氨喹口服总剂量按 3.6mg/kg 计算。

2. 恶性疟病例

表 37-1-2　双氢青蒿素哌喹片不同年龄组服药剂量

单位：片

年龄 / 岁	首剂	6~8 小时	24 小时	48 小时
≥16	2	2	2	2
11~15	1.5	1.5	1.5	1.5
7~10	1	1	1	1
1~6	0.5	0.5	0.5	0.5

表 37-1-3 青蒿琥酯片加阿莫地喹片不同年龄组服药剂量

单位:片

年龄 / 岁	第 1 日	第 2 日	第 3 日
≥14	2	2	2
6~13	1	1	1
1~5	0.5	0.5	0.5

表 37-1-4 复方磷酸萘酚喹片不同年龄组服药剂量

单位:片

年龄 / 岁	剂量
≥13.5	8
8.5~13.5	6
3.5~8.5	4
1~3.5	2
0.5~1	1

表 37-1-5 复方青蒿素片不同年龄组服药剂量

单位:片

年龄 / 岁	首剂剂量	24 小时
≥16	2	2
11~15	1.5	1.5
7~10	1	1
4~6	0.75	0.75
2~3	0.5	0.5

(二)利什曼病

1. 五价锑化合物 包括葡萄糖酸锑钠和葡甲胺锑酸盐,也称为锑剂。用于内脏利什曼病、皮肤利什曼病和黏膜利什曼病的治疗。作用机制尚不明确,一般认为锑剂通过抑制利什曼原虫糖酵解相关酶的活性引起虫体缺乏能量最终死亡。根据利什曼原虫的种类、疾病的严重程度以及流行区域的不同,治疗方案和疗效会有差异。可采用 20mg/(kg·d)肌内注射或静脉注射,每日 1 次,内脏利什曼病和黏膜利什曼病治疗持续 28 日,皮肤利什曼病持续 20 日(某些情况下治疗可能只需要 10 日)。五价锑剂的不良反应常较轻,有恶心、呕吐、头痛和精神萎靡等。也可能出现白细胞减少症、粒细胞缺乏症和心电图变化(QT 波延长和室性心律失常)等较严重的不良反应。

2. 米替福新 是一种磷酸胆碱类似物,是一种有效的内脏利什曼病治疗的口服药,对西半球引起皮肤利什曼病的多数虫种有效。其作用机制还不完全清楚,研究认为该药可干扰细胞信号通路,通过影响寄生虫细胞表面的醚脂质代谢的关键酶发挥作用,还有研究认为该药通过诱导细胞凋亡有效杀灭寄生于细胞内的利什曼原虫无鞭毛体和细胞外的前鞭毛体。用于成人及体重至少 30kg 的 12 岁以上青少年,30~44kg 患者采用 50mg/ 次,每日 2 次,持续 28 日;45kg 及以上的患者采用 50mg/ 次,每日 3 次,持续 28 日;孕妇和哺乳期妇女禁用。

3. 戊烷脒 是芳香双脒类化合物,其作用机制尚未清楚界定,只能够确定戊烷脒在化学作用上与脒相关。戊烷脒还可以治疗非洲锥虫病,并且对于不同的病原生物作用机制可能不同。该药既能够通过抑制二氢叶酸还原酶干扰寄生虫的有氧糖酵解作用,还可干扰氨基酸转化、氨核苷酸沉淀、核酸辅酶,从而抑制 DNA、RNA 和蛋白质合成。4mg/(kg·d),肌肉深部注射或静脉注射,每日或隔日 1 次,1 个疗程 7~15 次。其副反应较多,包括恶心、食欲不振、头晕、低血压和瘙痒。还可能引起注射部位的疼痛和坏死。主要用于锑剂或其他治疗无效的患者或联合治疗。

4. 两性霉素 B 脂质体 用于抗锑性内脏利什曼病的治疗。免疫功能正常的患者剂量为 3mg/(kg·d),在治疗开始的第 1~5 日,第 14 日和第 21 日用药,总剂量为 21mg/kg;对免疫抑制的患者 4mg/(kg·d),在治疗开始的第 1~5 日,第 10、17、24、31 和 38 日用药,总剂量为 40mg/kg。该药耐受性好,但价格昂贵。

(三)锥虫病

1. 非洲锥虫病 治疗药物的选择取决于感染的虫种和疾病的进展与分期。无论是疾病的一期还是二期,一线药物都非常有效。

(1)戊烷脒:用于治疗冈比亚布氏锥虫感染一期,即血淋巴期的患者,作用机制尚不明确。该药耐受性好,但也会出现低血糖、腹泻、恶心、呕吐和注射部位疼痛等不良反应。4mg/(kg·d)肌肉注射或静脉注射,持续 7~10 日。孕妇和哺乳期妇女不推荐使用。戊烷脒对罗德西亚布氏锥虫感染一期也有效,但疗效不及苏拉明。

(2)苏拉明:为多尿素萘胺衍生物,作用机制并不清楚,但认为是通过抑制锥虫 DNA 代谢和蛋白质合成相关的酶而起作用。苏拉明是治疗罗德西亚布氏锥虫感染一期——血淋巴期的有效药物,它对冈比亚布氏锥虫感染也有效但不常用,这是由于如果患者合并感染了盘尾丝虫,用苏拉明治疗会出现严重反应。苏拉明的不良反应常见,但往往轻微且可逆,包括药疹、肾损伤和神经毒性等。成人治疗剂量为:在治疗开始的第 1 日、第 3 日、第 5 日、第 14 日和第 21 日每日 1g 静脉注射。因极少数病例会出现过敏反应,所以在正式治疗前先给药 100mg 观察是否会出现过敏反应。儿童剂量为:在治疗开始的第 1 日、第 3 日、第 5 日、第 14 日和第 21 日每日 20mg/kg 静脉注射,治疗前先用 2mg/kg 剂量进行观察。

(3)硫砷嘧胺:为三价砷化合物,可有效治疗罗德西亚布氏锥虫和冈比亚布氏锥虫所致的非洲锥虫病,也是治疗罗德西亚布氏锥虫感染二期的唯一药物。该药的作用机制可能为通过与锥虫的巯基结合影响寄生虫能量的产生,从而阻止虫体增殖。由于硫砷嘧胺可引起严重的甚至致命的毒副作用,通常用于治疗罗德西亚布氏锥虫感染二期。2~3.6mg/(kg·d) 静脉注射,持续 3 日,7 日后,3.6mg/(kg·d),持续 3 日,7 日后,再 3.6mg/(kg·d),持续 3 日。使用硫砷嘧胺治疗时,常会使用糖皮质激素以减小发生脑病的风险。其他的不良反应还有胃肠道不适、周围神经病变、皮炎等。

(4)依氟鸟氨酸:是治疗冈比亚布氏锥虫感染二期的一线药物。依氟鸟氨酸通过抑制虫体增殖和分化过程中所必需的鸟氨酸脱羧酶来抑制锥虫的生长。400mg/(kg·d),每日分 4 次静脉注射,持续 14 日。常见的不良反应有胃肠道症状和骨髓抑制,这些症状为可逆性的,在停药后消失。依氟鸟氨酸和硝呋莫司联合使用至少会有单独使用依氟鸟氨酸同样好的疗效,依氟鸟氨酸 400mg/(kg·d),每日分两次静脉注射,持续 7 日,联合口服硝呋莫司 15mg/(kg·d),持续 10 日。

2. 美洲锥虫病　硝呋莫司和苄硝唑是治疗布氏锥虫感染的两种药物。

(1)硝呋莫司:为合成硝基呋喃类,作用机制可能是它的代谢与自由基生化反应有关,这些自由基可以产生相关毒性产物,减少氧化产物,如过氧化物、过氧化氢和羟自由基。这些化合物可以在锥虫体内积聚,导致膜损伤或酶失活等毒性反应。

10 岁以下儿童,15~20mg/(kg·d),每日分 3~4 次口服,持续 90 日;11~16 岁,12.5~15mg/(kg·d),每日分 3~4 次口服,持续 90 日;17 岁及以上,8~10mg/(kg·d),每日分 3~4 次口服,持续 90 日。不良反应常见,包括恶心、呕吐、厌食、体重下降、头痛、眩晕和多神经病变等。

(2)苄硝唑:为 2- 硝基咪唑类衍生物,研究认为该药可增加吞噬作用、细胞因子释放,并使丝裂原中间体失活从而起到破坏细胞内寄生虫的作用。12 岁以下儿童,5~7.5mg/(kg·d),每日分 2 次口服,持续 60 日;12 岁及以上,5~7mg/(kg·d),每日分 2 次口服,持续 60 日。常见的不良反应有厌食、体重下降、周围神经病变、过敏性皮炎、失眠等。

(四)阿米巴病

对人体致病的阿米巴除溶组织内阿米巴外,还有自由生活阿米巴,包括棘阿米巴属、福氏耐格里和狒狒巴拉姆希阿米巴。

目前治疗溶组织内阿米巴感染的首选药物为甲硝唑,用于肠道和肠外侵袭性阿米巴病包括阿米巴痢疾和阿米巴脓肿的治疗。成人用量:肠道阿米巴病,每次 0.4g,每日 3 次,持续 7 日;肠外阿米巴病,每次 0.6g,每日 3 次,持续 10 日。儿童按 30mg/(kg·d),分 3 次口服,用法同成人。甲硝唑的不良反应主要为胃肠道不适,由于药物能干扰乙醇的代谢,故服药期间不能饮酒,以免发生戒酒硫样反应。也可采用替硝唑,肠道阿米巴病每日 2g 顿服,持续 3~5 日;肠外阿米巴病每日 2g 顿服,持续 7~10 日。使用甲硝唑或替硝唑治疗后还需要清除肠腔内的包囊,可选用碘喹啉、二氯尼特或巴龙霉素。碘喹啉的成人用量为每次 0.4~0.6g,每日 3 次,持续 14~21 日。儿童 5-10mg/kg,用法同成人。二氯尼特成人用量每次 500mg,每日 3 次,持续 10 日;儿童 20mg/(kg·d),分 3 次服用,持续 10 日。

棘阿米巴所致的肉芽肿性阿米巴脑炎尚无满意的治疗药物。棘阿米巴性角膜炎的治疗药物主要有氯己定、聚六甲基双胍和苯唑丙醚。这些药物可单独使用或联合其他药物如新霉素、多黏菌素 B、咪康唑等。皮肤阿米巴病患者可采用戊烷脒进行治疗。

巴拉姆西阿米巴所导致的肉芽肿性阿米巴脑炎几乎没有治愈的报道,使用过的联合用药包括氟胞嘧啶、喷他脒、氟康唑、磺胺嘧啶和阿奇霉素或克拉霉素。

福氏耐格里阿米巴引起的原发性阿米巴脑炎也极少有治愈的报道。治疗成功的极个别案例使用的药物包括两性霉素 B，咪康唑 / 氟康唑 / 酮康唑和 / 或利福平等，但使用同样药物的多数案例治疗失败。

米替福新联合其他药物可能是治疗自由生活阿米巴感染的希望。有报道米替福新治疗巴拉姆西阿米巴感染和棘阿米巴感染成功的案例。体外实验也显示米替福新有杀福氏耐格里阿米巴的活性。

（五）贾第虫病

甲硝唑为首选药物，每日 3 次，每次 0.4g，持续 7~10 日。或采用替硝唑，每日 2g 顿服，持续 3 日。硝唑尼特可用于儿童和成人的贾第虫病。1~3 岁儿童，每次 100mg，每日 2 次，服用 3 日；4~11 岁儿童，每次 200mg，每日 2 次，服用 3 日；成年人，每次 500mg，每日 2 次，服用 3 日。孕妇感染可用巴龙霉素，25~35mg/（kg·d），分 3 次口服，持续 7 日。巴龙霉素也可用于其他药物治疗无效的情况。

（六）阴道滴虫病

甲硝唑为首选药物，成人剂量为 2g，顿服。应对男女双方同时治疗。妊娠早期患者禁服，哺乳期母女在停药后 24 小时方可喂乳。也可采用替硝唑 2g，顿服。

（七）隐孢子虫病

免疫功能正常的感染者病程为自限性。硝唑尼特可用于治疗免疫功能正常患者的腹泻。在免疫缺陷患者，隐孢子虫可能会导致严重疾病，而硝唑尼特的疗效在这些患者并不确定。免疫功能正常的 1~3 岁儿童，100mg，每日 2 次，服用 3 日；4~11 岁儿童，200mg，每日 2 次，服用 3 日；成人，500mg，每日 2 次，服用 3 日。免疫功能低下的患者，1 000mg，每日 2 次，服用 2~8 周。艾滋病患者采用抗逆转录病毒治疗，可以改善免疫状况，减少卵囊的排出以及减轻隐孢子虫所致的腹泻。硝唑尼特耐受性好，副作用轻而短暂，主要是胃肠道反应。对孕妇和哺乳期妇女的安全性数据尚少。

（八）弓形虫病

免疫功能正常的淋巴结弓形虫病患者病程为自限性，一般无需治疗。如果出现了明显的内脏疾病或者症状严重或者持续时间长，则可能需要进行 2~4 周的治疗。眼弓形虫病的治疗应基于完整的眼科评估。常用的治疗方案为：成人，乙胺嘧啶 100mg 1 日作为负荷剂量，然后每日 25~50mg，同时磺胺嘧啶 1g，每日 4 次，在每次使用乙胺嘧啶时加用甲酰四氢叶酸 5~25mg。儿童，第一日乙胺嘧啶 2mg/kg，之后每日 1mg/kg，加磺胺嘧啶 50mg/kg，每日 2 次，加甲酰四氢叶酸每日 7.5mg。治疗持续 4~6 周后再次评估患者的状况。对磺胺过敏的患者可用乙胺嘧啶联合克林霉素替代。甲氧苄啶 - 磺胺甲噁唑也作为备选药物。

在怀孕期间诊断为急性弓形虫病的孕妇，在孕早期一般推荐螺旋霉素，孕晚期使用乙胺嘧啶 / 磺胺嘧啶和甲酰四氢叶酸。先天感染的新生儿通常使用乙胺嘧啶联合一种磺胺类药物和甲酰四氢叶酸治疗 1 年。

长期使用乙胺嘧啶易产生骨髓抑制，故需同时服用叶酸制剂，并定期检查血象。乙胺嘧啶和磺胺嘧啶孕妇不宜使用。

（九）贝氏等孢球虫病

等孢球虫感染的治疗采用甲氧苄啶 - 磺胺甲噁唑（TMP-SMX），即复方磺胺甲噁唑。成人剂量为 TMP 160mg，SMX 800mg，每日 2 次，持续 7~10 日。对于免疫缺陷的患者如艾滋患者，需要更长的疗程和更大的剂量。对 TMP-SMX 过敏或耐药的患者可用乙胺嘧啶，成人剂量为每日 50~75mg，顿服或分 2 次服用，为抵御乙胺嘧啶的骨髓抑制作用，需服用叶酸制剂。

（十）卡耶塔环孢子虫病

卡耶塔环孢子虫病的治疗采用甲氧苄啶 - 磺胺甲噁唑（TMP-SMX），即复方磺胺甲噁唑。成人剂量为 TMP 160mg，SMX 800mg，每日 2 次，持续 7~10 日。对于艾滋患者，需要更长的疗程。

（十一）结肠小袋纤毛虫病

治疗结肠小袋纤毛虫最常用的 3 种药物是四环素、甲硝唑和碘喹啉。成人四环素的剂量为 500mg 口服，每日 4 次，持续 10 日；8 岁及以上儿童，40mg/（kg·d）（最多 2g）分 4 次口服，持续 10 日。四环素禁用于孕妇和 8 岁以下儿童。甲硝唑成人剂量为 500~750mg 口服，每日 3 次，持续 5 日；儿童 35~50mg/（kg·d），分 3 次口服，持续 5 日。碘喹啉成人剂量 650mg 口服，每日 3 次，持续 20 日；儿童 30-40mg/（kg·d）（最多 2g），分 3 次口服，持续 20 日。碘喹啉需饭后服用。

（十二）巴贝西虫病

无症状者无需治疗。对于需要治疗的患者通

常采用两个药物联合使用,有以下两个方案可选:阿托伐醌加阿奇霉素,或克林霉素加奎宁,后者是严重患者的标准用药。成人的常用剂量为:方案一,阿托伐醌,750mg,口服,每日 2 次;阿奇霉素,第一日总量 500~1 000mg,口服,以后每日的总量为 250~1 000mg。方案二,克林霉素,口服 600mg,每日 3 次或静脉注射 300~600mg,每日 4 次;奎宁,口服 650mg,每日 3 次。疗程持续 7~10 日。对于严重患者和再次恶化的患者,要注意治疗的个性化。某些患者包括严重患者可能需要其他支持疗法,如给予退热药、升压药、输血、机械通气、透析等。

二、吸虫感染

(一)血吸虫病

吡喹酮是杂环异喹啉并吡嗪衍生物,通过作用于膜的钙离子通道使钙离子内流,积聚于细胞质,破坏肌细胞休止期膜电位,导致肌肉收缩,虫体发生痉挛性麻痹。外膜表面的破坏使寄生虫抗原暴露引发宿主免疫应答,通过抗体依赖性细胞介导的免疫反应杀死虫体。吡喹酮是血吸虫病的首选药物,并对所有感染人体的血吸虫有效。治疗剂量为总剂量 60mg/kg 的 2 日疗法,每日 3 次,连续 2 日,每次 10mg/kg。吡喹酮的副作用一般较轻微,常见的有头晕、头痛、嗜睡、恶心和腹痛等。吡喹酮在动物试验中未表现出致畸作用,但孕妇以产后治疗为宜,哺乳期妇女建议治疗当日和随后的 3 日内暂停母乳喂养。

青蒿素衍生物在抗血吸虫方面的效果不及吡喹酮,但今后可将其作为联合治疗药物的一员。

(二)华支睾吸虫病

1. 吡喹酮　治疗剂量为 75mg/(kg·d),每日 3 次,连续 2 日。

2. 阿苯达唑　阿苯达唑用于多种蠕虫感染的治疗,对华支睾吸虫病也有良好治疗效果。治疗剂量为 20mg/(kg·d),分 3 次口服,连续 3~4 日;或 10mg/kg,每日 2 次,持续 7 日。

(三)并殖吸虫病

1. 吡喹酮　治疗剂量为卫氏并殖吸虫 25mg/kg,每日 3 次,连续 3 日;斯氏狸殖吸虫同样剂量,连续 3~5 日。

2. 三氯苯达唑是一种新型的苯并咪唑类衍生物,作用于虫体的微管结构,致虫体蠕动减弱。治疗剂量为 25mg/(kg·次),给药 2 次,间隔 12 小时。耐受性好,少有明显副作用。不建议孕期使用。

(四)肠道吸虫病

包括由姜片虫、后殖吸虫和异形吸虫所致的疾病,吡喹酮 5~10mg/kg,顿服。

(五)肝片吸虫病

三氯苯达唑是片形吸虫病的首选药物,治疗剂量 10mg/kg,顿服。严重感染可给药 2 次,每次 10mg/kg。

三、绦虫感染

(一)肠绦虫病

吡喹酮可用于治疗包括带绦虫、膜壳绦虫和裂头绦虫等多数绦虫的感染,剂量为 5~25mg/kg,顿服。

(二)猪囊尾蚴病

1. 吡喹酮　50~100mg/(kg·d),每日 3 次,服用 1~30 日。用于脑囊尾蚴病患者可能致癫痫或炎症反应相关的神经后遗症。

2. 阿苯达唑　20mg/(kg·d),每日 2 次,10 日 1 个疗程,通常 1~2 个疗程,脑型患者 2~4 个疗程。

(三)棘球蚴病

棘球蚴病的治疗目前仍以外科手术为主。早期小的棘球蚴和无法手术的患者可用药物治疗。

1. 囊型　阿苯达唑 400mg,每日 2 次,持续 1~6 个月或更长;附加放疗可提高疗效。

2. 泡型　长期使用阿苯达唑可用于泡型包虫病的辅助治疗,剂量与疗程有待进一步研究。

四、线虫感染

(一)肠道线虫病

苯并咪唑类化合物甲苯达唑和阿苯达唑是两种使用广泛的该类药物。二者可以与寄生虫的 β-微管蛋白结合从而抑制其聚合形成微管。微管合成的阻断致寄生虫的肠道细胞吸收功能降低。二者还可抑制虫体吸收葡萄糖,致寄生虫糖原耗竭,无法复制或存活。阿苯达唑和甲苯咪唑副作用少且轻,可能会出现腹痛、腹泻、恶心以及头痛、头晕、失眠和过敏现象,但不建议在孕期使用,慎用于哺乳期妇女。

阿苯达唑可用于治疗很多常见肠道线虫的感染,如蛔虫病、钩虫病、鞭虫病和蛲虫病,但对严重鞭虫感染的疗效较差。

噻嘧啶是广谱抗线虫药物,与苯并咪唑类药物相比,其副作用更多而疗效较低,很大程度上已被取代。该药是一个去极化神经肌肉性阻断剂,通过释放乙酰胆碱并抑制蠕虫乙酰胆碱酯酶的释放刺激神经节受体导致成虫的痉挛性瘫痪,从而使蠕虫从肠壁脱离并通过正常蠕动从粪便排出。噻嘧啶对蛔虫、钩虫和蛲虫感染疗效好,对毛圆线虫有一定疗效,对鞭虫无效。

蛔虫病:阿苯达唑 400mg,顿服;甲苯咪唑 500mg,顿服或 100g/d,1 日 2 次,持续 3 日。

钩虫病:阿苯达唑 400mg/d,持续 2~3 日;甲苯咪唑 500mg,顿服或 100mg/d,1 日 2 次,持续 3 日。

蛲虫病:阿苯达唑 400mg,顿服,2 周后重复使用;甲苯咪唑 100mg,顿服,2~3 周后重复使用。

鞭虫病:甲苯咪唑 100mg/d,1 日 2 次,持续 3 日;阿苯达唑 400mg/d,持续 3 日。

粪类圆线虫病:伊维菌素为首选药物,200μg/kg,单剂口服,1~2 日;阿苯达唑对粪类圆线虫有一定疗效,400mg/d,持续 7 日或以上。

(二) 旋毛虫病

阿苯达唑是治疗旋毛虫病的首选药物,可驱除肠内早期脱囊幼虫和成虫,并能杀死移行期幼虫和肌肉中幼虫。20~30mg/(kg·d),每日分两次口服,5~7 日为 1 疗程。

(三) 丝虫病

1. 乙胺嗪　淋巴丝虫病的首选药物,为哌嗪衍生物,是一种有效的杀微丝蚴药物,大剂量乙胺嗪对成虫也有杀虫作用,其作用机制尚不明确。一般认为该药能够抑制花生四烯酸代谢并改变微丝蚴表层细胞膜,从而增强宿主的免疫反应。在某些条件下它也具有杀微丝蚴的活性,主要通过对成虫的极化和固定作用来实现。乙胺嗪对班氏丝虫、马来丝虫、帝汶丝虫、盘尾丝虫、罗阿丝虫和链尾曼森线虫均有效,但对常现曼森线虫和欧氏曼森线虫效果差或无效。班氏丝虫病和马来丝虫病的治疗剂量为最高 6mg/(kg·d),每日 3 次,持续 12 日。要杀灭成虫常需增加疗程。乙胺嗪的副作用有轻微头痛、头晕、食欲不振、恶心和关节痛。乙胺嗪禁用于盘尾丝虫感染的治疗以避免可能发生的具潜在致命性的 Mazzotti 反应和严重的眼科副作用。同时也禁用于重度罗阿丝虫感染的治疗以避免潜在的致命性脑病。避免在孕期使用乙胺嗪,但哺乳期可安全使用。

2. 伊维菌素　是将来自放线链霉菌的天然物质阿维菌素通过半合成方式生产的大环内酯类衍生物,为抗生素型驱虫药,具有相对广谱的驱虫活性。伊维菌素能够使氯离子通过谷氨酸控制的氯离子通道穿透神经和肌肉细胞膜表面,引起受影响的细胞超极化从而使虫体瘫痪和死亡。还有研究中认为伊维菌素可能是神经递质 γ- 氨基丁酸的拮抗剂。该药是盘尾丝虫病的首选药物,能杀微丝蚴,但对成虫的影响不明显。150μg/kg,顿服,6~12 个月后重复,直至症状消失。对班氏丝虫、马来丝虫和罗阿丝虫感染,伊维菌素对微丝蚴有作用而对成虫作用不显著,不能替代一线药物乙胺嗪。班氏丝虫病治疗剂量为 400μg/kg,顿服,每年 1 次。

伊维菌素耐受性较好,多数副作用是由于虫体死亡后产物引发的宿主免疫反应所致,而非药物自身的毒副作用。不良反应有发热、皮疹、头晕、肌肉痛、关节痛和淋巴结肿大等。偶发的严重不良反应如 Mazzotti 反应多出现于虫荷量高的患者。有大量微丝蚴的罗阿丝虫感染者应避免使用伊维菌素治疗以避免致命性脑病的发生。目前尚无足够数据表明伊维菌素可用于孕期妇女,哺乳期妇女也应避免使用。

(马　莹)

第二节　抗寄生虫药物的耐药机制

随着抗寄生虫药物的广泛使用,某些寄生虫或虫株对一些治疗药物产生了抗性,即对药物的敏感性下降或消失,从而导致药物的治疗效果降低或失效,给寄生虫病的治疗、预防和控制带来困难。以下简单介绍疟疾、滴虫病、利什曼病和血吸虫病的药物抗性。

一、疟疾

导致人体感染的数种疟原虫中,恶性疟原虫是最致命的虫种,在世界范围内已成为优势虫种,对氯喹和其他所有已知药物已产生不同程度的抗性。氯喹曾是抗疟化疗药物的里程碑,但二十世纪八十年代恶性疟原虫氯喹抗性株频繁出现,随后达到顶峰。在以恶性疟流行为主的国家,氯喹不再是快速有效的治疗或预防药物。出现氯喹抗性是由于虫体内药物积累减少所致,有几种机制被提出用于解释氯喹聚集的改变如 pH 梯度的变化或膜渗透性的改变导致药物吸收减少或流出增加。随后的基因分析引向关键性的恶性疟原虫氯喹抗性转运基因(pfcrt)的发现。pfcrt 基因编码一种跨膜蛋白(PfCRT),突变的 PfCRT 蛋白获得了将氯喹排出在消化泡外的特性,这依赖于第一个跨膜转运螺旋在 76 密码子的电荷丢失(通常是 K76T 突变)。伴随这一突变导致的其他作用尚不清楚。现在 pfcrtK76T 突变是用于氯喹抗性流行病学调查中有价值的分子标记。另一基因,疟原虫同源多药抗性基因(pfmdr1),其表达产物 PfPGH1 是一种位于虫体消化细胞膜内的转运泵,其突变也可致氯喹敏感性发生改变,但它在氯喹抗性中扮演次要角色。阿莫地喹、哌喹和咯萘啶是与青蒿素配伍的一线化疗药物,其作用机制及抗性机制尚未完全明确。pfmdr1 似乎参与了虫体对不同抗疟药的反应。此外,除氯喹外,pfcrt 基因突变与对各种抗疟药(阿莫地喹、青蒿素)的敏感性改变相关。柬埔寨出现了青蒿素抗性,并传至东南亚,表现为虫体清除时间延后及高治疗失败率。研究表明青蒿素抗性是一种基因决定特性,由位于 kelch13 的错义突变所致,可将其作为识别体外青蒿素抗性的标记,但此突变蛋白如何导致抗性产生尚不清楚。对于间日疟,虽然氯喹使用广泛,但抗性的产生非常有限。作用于间日疟原虫休眠子的伯氨喹,已出现部分抗性,与宿主细胞色素 P-450 2D6 基因多态性密切相关。

二、滴虫病

阴道毛滴虫感染的治疗药物为甲硝唑以及替硝唑,均为 5- 硝基咪唑类药物。临床对甲硝唑的抗性株也会对替硝唑产生交叉抗性。对于抗性产生的原因,学者们提出了数种可能的机制,如硝基组激活所必需的各种酶或辅酶浓度的降低所致,但目前并不清楚这些机制中是否有或者是其中的哪个造成了阴道毛滴虫感染中所观察到的临床硝基咪唑类药物抗性的原因。

三、利什曼病

长期以来治疗利什曼病的一线治疗药物是五价锑化合物,其广泛使用导致了越来越多的治疗失败。五价锑剂是三价锑剂的前体,它进入哺乳动物宿主细胞或虫体内成为具有活性的三价锑,促进潜在的巨噬细胞内毒性以及破坏虫体的氧化还原代谢。产生药物抗性是因为细胞内活性药物浓度较低,发生这种情况的原因之一是虫体表面某种物质减少,导致药物摄入减少。抗性也与锥虫胱甘肽或结合三价锑剂的谷胱甘肽的合成量的增加密切相关,由此产生的疏基 - 药物螯合物经 ATP 结合盒转运蛋白通过内摄作用进入细胞器。利什曼原虫对锑剂的抗性受多因素影响,也很复杂,其他机制也可能存在。在五价锑剂抗性水平高的地区,米替福新目前作为治疗内脏利什曼病的首选药物。但很快体外观察到利什曼原虫对其产生了抗性。米替福新的抗性与细胞内药物浓度降低密切相关,体外 ATP 结合转运蛋白抑制剂可恢复药物敏感性。但研究表明这些机制不能解释所有的临床抗性,有可能涉及其他的抗性机制,如虫株感染性的增加。治疗内脏利什曼病的另一药物两性霉素 B,与其他抗利什曼原虫的药物一样,它的抗性也与显著的药物外排和改变疏基代谢紧密相关。

四、血吸虫病

药物抗性在人体感染蠕虫中非常罕见。因此,当血吸虫病治疗失败时需要区分是由于药效降低所致还是出现了真正的药物抗性。吡喹酮仅对成虫有效,当童虫又发育为成虫时就会造成药物抗性的印象;而在高流行区,短时间内再感染也可能被解释为治疗失败。但疑似真正的吡喹酮抗性已在埃及和肯尼亚的曼氏血吸虫感染中发现,广泛的临床抗性尚未发生。有研究发现吡喹酮治疗后血吸虫多样性降低,提示种群遗传瓶颈,这是药物抗性发生的一个警示信号。但这种现象不是在所有的研究中都一致。对吡喹酮抗性的确切机制不明。

(马 莹)

第三节　寄生虫药敏试验方法

虽然抗寄生虫药物的敏感性试验在我国的临床实验室几乎没有开展,但已在多个层面上证明了其有效性。这些试验可用于指导患者的治疗、可生成流行病学资料用于指导药物使用和公共卫生干预措施以及为新药开发提供工具。药敏试验分为四类,即体内试验、体外试验、动物试验和分子试验。体内试验可直接对现有药物的临床疗效进行评估,其结果的解释会受到一些潜在干扰因素的限制,如宿主因素、环境因素等。但体内试验确能指导药物使用,特别是疟疾。体外实验可以避免干扰因素,但对技术要求高,不适合现场开展。体外实验更适用于能在实验室条件下培养并快速繁殖的寄生原虫。但体外试验在评估必须经宿主激活的药物前体或需要宿主免疫系统协同作用的抗寄生虫药物的活性时受限。对不能进行体外培养的寄生虫或药物尚未批准用于人体时,可采用动物试验。但需要合适的感染动物模型,且所研究的药物在动物模型的药代动力学须与人体中的相似。分子试验用于检测与抗性相关的遗传变异,仅需要微量的寄生虫基因材料即可进行实验,并可用于大规模流行病学研究。分子试验因时间短,有可能被用于指导患者用药。其缺点在于需要确保找到与抗性相关的基因并需要专门的设备。随着对抗性基因更多的理解以及更多自动化设备的发展,分子试验的应用也越来越多。以下简单介绍疟疾、滴虫病、利什曼病和血吸虫病的药敏试验方法,选用的抗寄生虫药物及药敏试验方法的总结见表37-3-1。

表 37-3-1　抗寄生虫药物及药敏试验方法

疾病和药物	检测方法	备注
疟疾 氯喹、阿莫地喹、奎宁、甲氟喹、本芴醇、哌喹、磷酸咯萘啶、青蒿素、磺胺多辛-乙胺嘧啶、阿托伐醌-氯胍、四环素,伯氨喹等	恶性疟原虫或间日疟原虫患者的体内试验,体外培养红内期的恶性疟原虫,评估标准如下:①油镜观察(恶性疟原虫从环状体到裂殖体的成熟情况;虫体增殖情况);②代谢活性([^{3}H]次黄嘌呤的合成;pLDH、HRP2 的产生情况);③DNA 定量。用基于 PCR 的方法来分析疟原虫(绝大多数是恶性疟原虫)药物抗性基因的突变及增殖情况,这些基因为对氯喹(*pfcrt*、*pfmdr1* 基因)、甲氟喹(*pfmdr1* 基因)、抗叶酸剂(*dhfr*、*dhps* 基因)、阿托伐醌(*pfcytb* 基因),青蒿素类(*kelch13* 基因)等药物的抗性基因	耐药性是一个重要的问题,尤其是在恶性疟原虫;在间日疟原虫也有发生。体内试验可用于流行病学调查,也可用于实验室研究。短期体外培养也适用于间日疟原虫红内期培养。在前期实验的基础,体外实验可确定药物对肝期及有性生殖阶段(配子体)的影响
滴虫病 甲硝唑和替硝唑	在需氧和厌氧条件下培养。评估的标准是寄生虫的活动性	对甲硝唑抗性是相对的,测试是在一个较宽浓度范围内进行的
利什曼病 葡萄糖酸锑钠、锑酸葡甲胺、戊烷脒、两性霉素 B、巴龙霉素和米替福新	培养前鞭毛体。评估的标准是显微镜检测,寄生虫计数和代谢活性检测([^{3}H]胸苷的合成;p-硝基苯基磷酸酯的水解;MTT 和刃天青的转换)。培养无鞭毛体(细胞内或无菌条件下),评估标准是镜检计数染色的细胞内寄生虫,观察基因转染寄生虫的荧光素酶活性,绿色荧光蛋白转染的寄生虫的流式细胞仪检测,裂解宿主细胞,无鞭毛体向前鞭毛体的逆转以及前鞭毛体的检测	大多数药物的主要问题是成本高、实施难和毒性大。在某些领域五价锑剂失败的概率很大。被检测药品是选择前鞭毛体还是无鞭毛体检测,方法是不同的。细胞内或无菌无鞭毛体检测与临床疗效有较好的相关性,但也不是绝对的
血吸虫病 吡喹酮	检测实验室感染疑似耐药株成虫的损害程度、孵卵效率、毛蚴形态及对尾蚴脱尾的损害	在体内动物实验都需要确认由于依赖性药物效应对宿主的免疫反应

一、疟疾

疟疾的很多耐药试验都涉及恶性疟原虫。疟疾的耐药性最初发生于临床,其抗性通常也是通过体内试验确认。越来越多的体内试验开展起来,这对于评估恶性疟原虫对以青蒿素为基础的联合疗法的耐药反应是很有必要的。标准的体外药敏试验是在接近体内条件的状态下,观察不同药物浓度下经 1~3 日体外培养的红内期环状体到裂殖体的增殖情况。Trager-Jensen 的体外烛缸培养法是在培养基中加入 100μl 外周血,烛缸孵育 24~30 小时,显微镜计数裂殖体,根据药物反应曲线计算 50% 和 99% 的药物抑制浓度(IC_{50} 和 IC_{99})。之后,出现了商品化的试剂,也发展了其他体外试验。这些方法既适用于现场采集的寄生虫也可用于实验室培养的虫种。增殖情况的检测可采用不同的方法:镜检计数烦琐且重复性差;而[^{3}H]次黄嘌呤摄取检测可定量且高效,但涉及放射性材料及特殊设备;高表达的疟原虫蛋白如乳酸脱氢酶或富含组氨酸的蛋白可采用 ELISA 实验进行检测,较放射性同位素更敏感;还有的用 SYBR 荧光染料检测疟原虫发育产生的 DNA。以上所述的标准体外药敏试验不适用于速效且具有期特异性的青蒿素衍生物类药物,这些药物的体外试验有其专门的特殊操作方法。研究疟原虫生活史各个阶段抗疟药疗效的方法已经建立,但不适合常规的实验室使用。遗传标记目前已用于对多种主要抗疟药物的评估。氯喹抗性与恶性疟原虫氯喹抗性基因 pfcrt 相关。恶性疟原虫的多药物抗性基因 1(pfmdr1)被证实在不同程度上改变了对多种抗疟药物敏感性而产生药物抗性,如氯喹和其他 4- 氨基喹啉类药物,青蒿素衍生物和奎宁等。而 kelch13 的错义突变已被证实是青蒿素抗性的分子标记。获得这些基因多态性的方法包括 PCR、PCR 后测序、限制性片段长度多态性分析、DNA 微阵列法等。二代测序还可以精确测定自患者体内分离的疟原虫的耐药基因型。体内、体外和分子检测的正确应用所获得的信息可以帮助我们在因抗药性所致的高发病率扩散之前调整用药方案。

二、滴虫病

阴道毛滴虫的药敏试验是检测寄生虫在一定药物浓度下的虫体活动性的一种方法。无菌毛滴虫在培养基中培养,加入 0.2~400μg/ml 倍比稀释的溶解在二甲基亚砜(DMSO)中的甲硝唑或替硝唑,37℃孵育 2 日后用倒置相差显微镜观察结果。没有活的虫体的最低药物浓度即为最小致死浓度。甲硝唑最小致死浓度大于 100μg/ml 则与临床抗性一致。此方法的困难之一是要从临床样本中分离到虫体并进行无菌培养。滴虫病患者往往伴有其他病原体感染,这些病原体也可在培养基中生长,这增加了纯培养的难度。通过阴道毛滴虫的分子比对分析来确定甲硝唑抗性株的遗传标记,这是极具发展前景的方法。

三、利什曼病

传统的利什曼原虫药物抗性检测是用含药物的标准培养基加小牛血清 26~37℃培养利什曼原虫前鞭毛体 42~72 小时,结果的评估可采用显微镜观察计数虫体和检测代谢活性。代谢活性检测方法有检测[^{3}H]胸腺的合成、p- 硝基苯基磷酸酯的水解、MTT 和刃天青的转换。前鞭毛体的试验容易操作,但仅适用米替福新和两性霉素 B 这两种不需要细胞机制激活的药物。而使用广泛的五价锑剂需要经宿主细胞的活化转变为三价锑剂,故前鞭毛体试验的结果与临床抗性的一致性较差,因而推荐用利什曼原虫的胞内无鞭毛体期进行药敏试验。细胞内检测非常耗时耗力。先用前鞭毛体感染巨噬细胞,待其在胞内转变为无鞭毛体后才暴露于药物。每个试验条件下均要制备玻片,染色并在显微镜下计数受染巨噬细胞比例以及每个巨噬细胞内的无鞭毛体数。而分离的前鞭毛体并非对巨噬细胞具有相同的易感性,这会导致选择的偏倚,进而降低药敏试验与临床疗效的相关性。某些利什曼原虫的抗药性相关的单核苷酸多态性(SNPs)已被鉴定,可利用 PCR 和 SNPs 的 DNA 测序进行药物抗性虫株的流行病学研究。这种方法只需培养虫株,但可能受虫种和药物种类的限制。

四、血吸虫病

血吸虫的药物抗性测试在目的上和方法上都和原虫有很大区别。吡喹酮的大面积药物抗性并未出现,不太需要对个体感染进行药物抗性的评估。但检测吡喹酮药物抗性的方法是需要的。可以采用的方法是,首先在治疗失败的哺乳动物宿主获得虫卵,然后感染适宜的中间宿主螺,再从螺中分离尾蚴,最后感染并治疗实验动物。这个方法非常具有挑战性,在普通的临床实验室不会进行这样的试验。

最近有了用于现场调查的新的体外培养方法：从感染者的粪便中分离虫卵，孵化出毛蚴，将毛蚴放在含吡喹酮的培养基中培养，检测药物对其形态的影响。

这也是监测潜在药物抗性发展的好方法。

（马　莹）

参考文献 ···

1. Jorgensen JH, Pfaller MA. Manual of clinical microbiology. 11th ed. Washington DC: ASM Press, 2015
2. 张进顺, 王勇. 检验与临床诊断寄生虫病分册. 北京: 人民军医出版社, 2007
3. 甘绍伯. 抗寄生虫药物临床应用指南. 北京: 人民卫生出版社, 2009

实用临床微生物学
检验与图谱

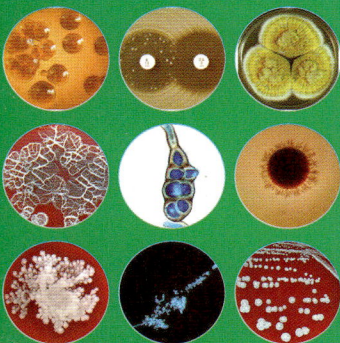

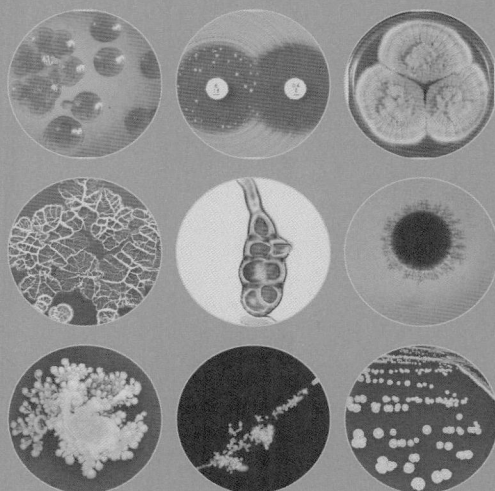

第三十八章

医院感染

第一节　医院感染概述

一、医院感染定义

1. 医院感染　指患者在医院内获得的感染，包括在住院期间发生的感染和在医院内获得、出院后发生的感染，但不包括入院前已开始或者入院时已处于潜伏期的感染。医院工作人员在医院内获得的感染也属于医院感染。

2. 医源性感染　医院感染的一部分，指在医院因实施治疗、诊断、预防等技术操作而引起的感染。如外科手术、插管、导尿、注射、输血、穿刺、吸入治疗等引起的感染，也包括滥用抗生素以及应用免疫制剂等而引起的感染。

3. 特殊病原体的医院感染　指发生甲类传染病或依照甲类传染病管理的乙类传染病的医院感染。

4. 医院感染暴发　指在医疗机构或其科室的患者中，短时间内发生3例以上同种同源感染病例的现象。

5. 疑似医院感染暴发　指在医疗机构或其科室的患者中，短时间内出现3例以上临床症候群相似、怀疑有共同感染源的感染病例；或者3例以上怀疑有共同感染源或感染途径的感染病例现象。

近年来，国际上提出了一个新的术语：医疗保健相关感染（healthcare associated infections, HAI），美国CDC定义HAI为患者在医疗环境接受其他疾病治疗的过程中获得的感染，或医务人员在医疗环境中履行职责时获得的感染。

下列情况属于医院感染：

（1）无明确潜伏期的感染，规定入院48小时后发生的感染为医院感染；有明确潜伏期的感染，自入院时起超过平均潜伏期后发生的感染为医院感染。

（2）本次感染直接与上次住院有关。

（3）在原有感染基础上出现其他部位新的感染（脓毒血症迁徙灶除外），或在原已知病原体感染的基础上又分离出新的病原体（排除污染和原来的混合感染）的感染。

（4）新生儿在分娩过程中和出生后获得的感染。

（5）由于诊疗措施激活的潜在性感染，如疱疹病毒、结核分枝杆菌等的感染。

（6）医务人员在医院工作期间获得的感染。

下列情况不属于医院感染：

（1）皮肤黏膜开放性伤口只有细菌定植而无炎症表现。

（2）由于创伤或非生物性因子刺激而产生的炎症表现。

（3）新生儿经胎盘获得（出生后48小时内发病）的感染，如单纯疱疹、弓形体病、水痘等。

（4）患者原有的慢性感染在医院内急性发作。

二、医院感染的分类

根据病原体的来源，可将医院感染分为外源性和内源性。外源性感染是由患者之外的其他来源的病原体所引起的。内源性感染是由患者自身菌群引起。外源性感染可能与环境、设施、器械、消毒、操作技术相关，内源性感染可能与患者的免疫状态、感染原的特点、用药效果、诊疗手段、护理程序相关。

根据感染部位可将医院感染分为：呼吸系统感染、心血管系统感染、血液系统感染、腹部和消化系统感染、中枢神经系统感染、泌尿系统感染、手术部位感染、皮肤和软组织感染、骨和关节感染、生殖道感染、口腔感染以及其他部位的感染。

三、医院感染的对象

医院感染的对象指在医院这一特定范围内和在医院这一特定时间内获得任何感染的所有人员，包括住院患者、门诊患者、探视者、陪护家属、医院各类工作人员等，这些人员在医院内所得到的感染或疾病都应称"医院感染"。但是，门诊患者、探视者、陪护家属及其他流动人员，由于他们在医院内停留时间短暂，院外感染因素较多，其感染常常难于确定是否来自医院。正因为这种难确定性，医院感染的对象狭义地讲主要为住院患者和医院工作人员。实际上，医院工作人员与医院外的接触也较频繁、密切，很难排除医院外感染，因此通常在医院感染统计时，对象往往只限于住院患者。

（周树平）

第二节 医院感染常见的病原微生物及变迁

一、医院感染常见的病原微生物

医院感染的病原体 90% 为机会致病菌，可以引起外源性感染或内源性感染。如军团菌通过空调机、水塔、淋浴喷头产生的气溶胶而引起呼吸道感染；凝固酶阴性葡萄球菌产生黏质，加强了对塑料和光滑表面的黏附力，成为人工植入物感染的常见菌株；由于抗菌药物的不合理使用，医院日益增多的耐药菌株中的耐甲氧西林金黄色葡萄球菌已占医院金黄色葡萄球菌的 40%~60%，还有耐青霉素肺炎链球菌、耐万古霉素肠球菌、耐氨苄西林流感嗜血杆菌、产 ESBL 和 AmpC 酶的革兰氏阴性杆菌以及真菌等；免疫功能低下患者的病原谱较广，包括细菌、真菌、病毒、寄生虫等，如器官移植的患者和艾滋病患者易发生细菌、真菌、巨细胞病毒、弓形体、结核菌等感染。

医院感染发生率因身体部位不同而异，不同部位的感染，其常见病原体不同。2016 年发表的全国医院感染横断面调查报告，在我国引起下呼吸道感染的常见菌依次为铜绿假单胞菌、克雷伯菌属、不动杆菌属和金黄色葡萄球菌；引起泌尿系感染的常见菌依次为大肠埃希菌、克雷伯菌属，铜绿假单胞菌和肠球菌属；引起菌血症的常见菌依次为大肠埃希菌、凝固酶阴性葡萄球菌、克雷伯菌属和金黄色葡萄球菌；引起手术切口感染的常见菌依次为大肠埃希菌、金黄色葡萄球菌、铜绿假单胞菌和肠杆菌属等。美国国家医疗保健安全网 2018—2021 年报道自主要感染部位分离的医院感染常见五种细菌分布见表 38-2-1。

表 38-2-1 美国国家医疗保健安全网 2018—2021 年报道自主要感染部位分离的医院感染常见五种细菌分布

感染部位和致病菌	占感染部位总数的百分比 /%
中央导管相关血流感染	
凝固酶阴性葡萄球菌	13.4
肠球菌属	17.6
念珠菌	19.8
金黄色葡萄球菌	10.0
大肠埃希菌	7.5
呼吸机相关肺炎	
金黄色葡萄球菌	29.6
铜绿假单胞菌	13.4
克雷伯菌属	12.1
肠杆菌属	6.1
大肠埃希菌	5.2
导管相关尿路感染	
大肠埃希菌	32.9
肠球菌属	16.1
克雷伯菌属	15.0
铜绿假单胞菌	14.3
变形杆菌属	5.6
外科手术部位感染	
金黄色葡萄球菌	15.4
大肠埃希菌	13.9
肠球菌属	10.7
凝固酶阴性葡萄球菌	6.9
铜绿假单胞菌	6.1

二、医院感染病原菌的变迁和特点

医院感染病原体可随时间而变迁,应用抗菌药物可以发生真菌二重感染;免疫功能低下程度的进展可以引发一些病原体的感染,如当 T 细胞亚群中的 CD4+ 细胞<200/mm3 易发生肺孢子菌感染。社区与住院患者呼吸道定植的菌谱有差异,使用抗菌药物可以改变体内微生态,不同的科室,甚至不同的医院,医院感染病原菌的菌种都是不一样的。从 20 世纪 70 年代到 80 年代末,医院感染主要病原菌从革兰氏阴性菌变迁为革兰氏阳性菌,其

至出现了念珠菌。我国 2016 年发表的文献显示,医院感染居前 5 位的病原体为铜绿假单胞菌、大肠埃希菌、肺炎克雷伯菌、鲍曼不动杆菌、金黄色葡萄球菌。由于对抗菌药物耐药的进展,金黄色葡萄球菌和肠球菌引起的医院感染事件不断增加。近来,各医院出现的多重耐药革兰氏阴性杆菌越来越多,美国 CDC 报道医院中耐碳青霉烯类药物的肠杆菌科细菌比率发生了 4 倍增长,由 2001 年的 1.2% 增长到 2011 年的 4.2%。

(周树平)

第三节　医院感染的流行病学特征

一、医院感染来源

感染源是体内(或环境内)有病原体生存、繁殖并可将其释出的人和动物(或场所)。包括带菌(毒)或已经感染的人和动物,以及某些带菌(毒)的场所(如设备)。病原体可以是细菌、病毒、真菌、寄生虫等,以细菌和病毒多见,其感染的概率与病原微生物的数量、毒力、侵袭力以及传播媒介等因素有关。

二、医院感染传播途径

病原微生物可经多种途径传播,不同微生物传播方式不同,需采取不同的隔离措施。传播途径有 5 种,包括空气、飞沫、接触、媒介、生物媒介(虫媒)。

1. 空气传播　长期停留在空气中的含有病原微生物的飞沫颗粒(≤5μm)或含有传染因子的尘埃引起的病原微生物在空气当中播散可以被同病房的患者吸入或播散到更远的距离。如结核、水痘、麻疹等。

2. 飞沫传播　是一种近距离(1m 以内)传播。传染源产生带有微生物的飞沫核(≥5μm)在空气中移行短距离后移植到患者的上呼吸道而导致传播。如 SARS、百日咳、病毒性腮腺炎等。

3. 接触传播　是医院感染医、患之间交叉感染的最重要的传播途径,分为两类:①直接接触传播,即在没有外界因素参与下,易感人群与感染或带菌者直接接触的一种传播途径;②间接接触传播,

即易感者通过接触被污染的医疗设备、器械和日常生活用品而造成的传播。被污染的手在此种传播中起着重要作用。

4. 公共媒介传播　在公共媒介传播感染中,被污染的无生命媒介如食物、水、药品、装置和设备,作为病原体传播多人的载体。

5. 虫媒传播　蚊子、苍蝇、老鼠和其他害虫传播微生物。

三、医院感染易感因素

易感因素是指容易引起感染的因素。如不合理使用抗菌药物、侵袭性操作、易感人群、住院时间长、操作及消毒隔离制度不严和医护人员医院感染意识淡薄等。

在医院感染的易感人群方面,患者的易感性是医院感染发生的重要因素,患者的易感性主要包括年龄、免疫力、所患的疾病及所应用的诊疗方法。患者对感染的抵抗力与年龄有关,婴幼儿和老年人的抵抗力明显较低;患有慢性疾病者,如恶性肿瘤、白血病、糖尿病、肾衰竭等,易于受到机会致病菌的感染;使用免疫抑制剂或者遭受辐射也可以降低患者的抵抗力;人的皮肤或者黏膜发生损伤而破坏了自然屏障机制以及营养不良也是发生感染的危险因素;大量、长期使用抗菌药物可造成患者正常菌群生态平衡失调,损伤对于正常菌群定植的抵抗力,削弱了抵御感染的生物屏障作用,促进了耐药菌株的产生、繁殖和致病。在感染途径方面,大多

数病原体的传播依赖于环境中媒介物的携带和传递,侵入人体的某一部位进行定植而造成感染。在医院中,外源性微生物的传播方式通常可分为接触传播、飞沫传播、空气传播、共同媒介传播、生物媒介传播等,随着介入性诊疗技术的发展和广泛应用,如内镜检查、活检、导管技术、机械通气以及手术等,都增加了感染的危险性,污染的物品或者材料直接进入人体组织或者器官也可以引起感染。

世界卫生组织将不同的患者群体对感染的易感性分为3个级别的危险层:①对感染处于低危险性的情形为患者无免疫缺陷,没有潜在性疾病,未接受侵入性操作,未接触患者的血液、体液、分泌物,对感染处于低度危险;②对感染处于中危险性的情形为患者具有年龄、患有肿瘤或者其他疾病的危险因素,暴露于体液、血液、分泌物,接受侵入性诊疗操作,对感染处于中度危险;③对感染处于高危险性的情形为患者有严重免疫缺陷,接受高危侵入性操作,对感染处于高度危险。从上述情形可以总结出,侵入性诊疗操作及所使用的诊疗器具,暴露于体液、血液、分泌物等具有潜在感染危险的物质,患者的免疫力水平等都是发生医院感染的危险因素。

四、医院感染流行特点

美国有资料显示,泌尿道是最常见的医院感染部位,构成医院感染中的30%~40%;其次是下呼吸道感染和外科伤口,占15%~20%的医院感染,接下来是血液(5%~15%)感染。我国2016年的报道称,医院感染部位主要为下呼吸道(47.53%)、泌尿道(11.56%)和手术部位(10.41%)。而绝大多数感染与医疗设备(例如,尿道导管,气管内管和中心静脉导管)相关。

医院感染流行病学比较关注时间、地点和人三个因素。从时间上讲,冬春季节的社区和住院患者呼吸道感染有增加趋势;导管留置时间的长短,住院时间的长短,呼吸机插管时间的长短都会影响到医院感染的发生率。地点上,重症监护病房的医院感染发生率往往高于普通病房,进行公共医疗设备检查的地方,共用的治疗室都是医院感染较多发生的地方。对于人的因素,包括年龄、性别、种族、免疫状态、免疫力和潜在疾病,这些可能影响易感性,影响治疗或诊断环节,影响药物治疗和营养状态。

而医院感染离不开三要素:病原体、传播途径和易感人群。病原体可能是细菌、病毒、真菌或寄生虫的一种,大多数的医院感染由细菌和病毒引起,但真菌引起的越来越多。涉及病原体的致病性,与侵袭力、毒力、感染剂量、定位与扩散形式以及其他因素(包括抗菌药物耐药性)等有关。传播途径可通过一个或更多途径发生,如接触、飞沫、空气、公共媒介和虫媒等。易感人群包括年龄、免疫力、所患的疾病及所应用的诊疗方法(如侵入性操作、气管插管、留置导管等)。

五、医院感染的预防和控制

很多医院感染是可以预防的,有研究表明,做好手卫生工作,对导尿管、呼吸机、血管内导管和外科手术伤口进行适当的护理都有明确的效果和益处。

2006年出版的《医院感染管理办法》有专门的一个章节十二条对医院感染的预防和控制进行了规范要求。内容涵盖:①医院感染管理的规章制度与技术规范;②医院感染预防与控制的具体措施,如标准预防、消毒、隔离、无菌技术操作、手卫生、诊疗环境卫生、抗菌药物的合理应用、消毒药械的管理、一次性使用无菌医疗用品的管理、针对危险因素(包括重点部门、重点环节、高危人群和侵袭性操作、医疗废物的管理)的控制措施等;③医务人员的职业卫生防护,包括职业防护的规章制度、具体措施及配备必要的、相应的防护用品;④医院感染的监测、报告、调查与控制,包括医院感染暴发的监测、报告、调查与控制;⑤医院感染突发事件的报告与处理,以及在发生医院感染暴发及突发事件时,医疗机构、疾病预防控制机构及卫生行政部门的职责;⑥发生属于法定传染病的医院感染散发与暴发时,需要按照《中华人民共和国传染病防治法》和《国家突发公共卫生事件应急预案》的规定进行报告和处理。

(周树平)

参考文献

1. 熊薇, 赖晓全, 徐敏. 医院感染预防与控制指南. 北京: 科学技术出版社, 2013
2. Jorgensen JH. Manual of chinical microbiology. 11th ed. Washington DC: ASM Press, 2015
3. 任南, 文细毛, 吴安华, 等. 2014 年全国医院感染横断面调查报告. 中国感染控制杂志, 2016, 15 (2): 83-87
4. 王力红, 朱仕俊. 医院感染学. 北京: 人民卫生出版社, 2014
5. 卫生部, 国家中医药管理局. 关于印发《医院感染暴发报告及处置管理规范》的通知: 卫医政发〔2009〕73号.(2009-07-24)[2025-01-20]. http://www. nhc. gov. cn/ bgt/s9511/200907/d5c70da4907e416abd06c2e36e2c5dba. shtml
6. 卫生部办公厅. 关于印发医院感染诊断标准 (试行) 的通 知.(2001-11-07)[2025-01-20]. http://www. nhc. gov. cn/ yzygj/s3593/200804/e19e4448378643a09913ccf2a055c79d. shtml
7. 卫生部. 医院感染管理办法.[2025-01-20]. https://www. gov. cn/zhengce/2006-07/06/content_5713776. htm
8. Javis WR. Bennett&Brachman 医院感染. 胡必杰, 陈文森, 高晓东, 等译. 上海: 上海科学技术出版社, 2016

第一节　微生物学实验室在控制医院感染中的作用

随着现代医学的发展,各种新技术、新设备不断投入使用,医疗保健相关感染的发病率居高不下,使医院感染预防和控制工作变得错综复杂。研究显示,任何时候全世界都有超过 140 万的患者遭受着医疗保健相关感染的痛苦。英国和威尔士每年有 30 万人发生医疗保健相关感染,并带来 10 亿英镑的额外花费,整个欧洲每年有 450 万例医疗保健相关感染发生,直接导致 3.7 万患者死亡以及 1 600 万的额外住院天数。美国的情况也不容乐观,2011 年世界卫生组织发布的资料显示,2002 年美国大约有 99 000 患者因医疗保健相关感染死亡,由此带来的经济损失高达 65 亿美元。而其最新发布的现患率调查结果显示,2011 年美国的医疗保健相关感染的现患率为 4.0%,研究者估计 2011 年全美有 648 000 名患者发生 721 800 例医疗保健相关感染。

因此,为进一步保障医疗安全,提高医疗质量和医疗效率,减少因医院感染增加的死亡率、住院天数以及相关的医疗费用,节约医疗资源,更好地落实医院感染预防与控制工作显得尤为重要。在这种形势下,需要医院感染管理部门与微生物学实验室通力合作,实验室在做好常规环境卫生学消毒效果监测的同时,需不断提升自身检测能力,更好地帮助医院感染管理人员监测、预防和控制医院感染。微生物学实验室在落实医院感染预防与控制工作中需要参与的工作包括:①直接参与医院感染预防与控制工作;②在医院感染暴发调查过程中,实施精准的环境采样,标本处理、培养与鉴定工作,及时、准确地鉴定导致感染的病原体,并帮助查找感染源和传播途径;③统计并发布医院感染致病菌的药敏谱;④及时报告与医院感染监测和预防相关的实验室数据;⑤根据需要,与医院感染管理部门开展医院环境与患者微生物学的研究;⑥在医院感染监测和流行病学调查期间,及时与医院感染管理人员沟通,最大限度地运用实验室资源。同时,临床微生物学专家与医院感染管理专家、医疗流行病学专家也应相互配合,共同推动医院感染预防与控制工作。

另外,微生物学专家应进入医院感染管理委员会,正确解读微生物学实验室发布的数据,指导医院感染管理委员会根据发布的数据选择正确的医院感染防控方向和抗菌药物管理措施。同时,微生物学专家也应让委员会成员知晓其实验室开展的检测项目,可用于流行病学调查的检测项目及其适用范围与优缺点,以便合理利用实验室资源。

一、开展病原学监测

能引起医疗保健相关感染的病原体众多,在各地区、各医院之间也不尽相同。加上近年来抗菌药物的广泛应用,其病原体种类亦发生着变化。2016 年全国医院感染监测基地发布的 2014 年全国医院感染现患率调查资料显示,我国医院感染前 5 位的病原体分别为铜绿假单胞菌、大肠埃希菌、肺炎克雷伯菌、鲍曼不动杆菌和金黄色葡萄球菌,与 2010 年全国医院感染现患率调查的结果相近。另外,由真菌引起的医院感染的比例也发生了变化,由 1999—2001 年间的 25.13% 逐渐下降到 2010 年的 10.62%。而在美国,艰难梭菌已成为最常见的医院感染病原体,被视为医院感染的头号威胁。这与我国的监测数据截然不同,应引起微生物学者和医院感染管理专职人员的共同思考,可能是病原谱不同,也可能是我们的病原体监测体系不一致。

微生物学实验室对病原体进行快速、准确的鉴定,可以帮助医院感染管理专职人员快速、正确地鉴别和评估医疗保健相关感染。通过定期从病原体的种类、标本分布、科室分布等角度进行统计、分析并发布相关报告,可以让临床医生及时了解本院及本科室常见的医院感染病原体及其变化趋势,合理进行经验性用药。同时,微生物学实验室在病原体监测工作中保持与医院感染管理专职人员紧密联系,可以帮助医院感染管理专职人员及时发现医院感染的流行或暴发流行,并尽早采取防控措施。

二、开展耐药性监测

细菌耐药问题日趋严重,对人类健康造成极大威胁,已成为全球医疗领域关注的热点。美国2019 年发布的全国细菌耐药威胁的报告显示,在 2017 年,美国有近 223 900 人因艰难梭菌感染需要住院治疗,且至少 12 800 人死于艰难梭菌的感染。美国每年有超过 280 万例感染耐药菌,并导致超过 35 000 人死亡。其中,耐碳青霉烯肠杆菌科细菌作为当前需要采取紧急和积极行动的公共卫生威胁,在 2019 年的报告中显示其至少造成 13 000 例感染、1 000 人死亡。而耐碳青霉烯鲍曼不动杆菌感染 8 500 例,其中 700 人因感染死亡。

因此,加强细菌耐药性监测,及时发现并采取积极有效的防控措施以控制耐药菌的传播,是微生物学实验室和医院感染管理部门的重点工作之一。我国目前重点监测的耐药菌株包括耐碳青霉烯鲍曼不动杆菌、耐碳青霉烯铜绿假单胞菌、耐碳青霉烯肠杆菌科细菌、耐甲氧西林金黄色葡萄球菌和耐万古霉素肠球菌。2019 年我国细菌耐药监测报告显示,肺炎克雷伯菌对碳青霉烯类药物的耐药率总平均为 10.9%,较 2018 年上升了 0.8 个百分点,呈现缓慢上升趋势。耐碳青霉烯鲍曼不动杆菌、耐碳青霉烯铜绿假单胞菌和耐甲氧西林金黄色葡萄球菌的总平均检出率分别为 56.0%、19.1%、30.2%,虽然均较 2018 年有所下降,但仍是目前关注重点。

另外,耐药菌的检出率在地域分布上也存在一定的差异。如耐碳青霉烯肺炎克雷伯菌在河南省最高(32.8%),西藏自治区最低(0.6%);耐碳青霉烯鲍曼不动杆菌在河南省最高(78.6%),西藏自治区最低(24.4%);耐碳青霉烯铜绿假单胞菌在上海市最高(28.8%),西藏自治区最低(7.1%);耐甲氧西林金黄色葡萄球菌在江苏省最高(45.5%),山西省最低(16.5%);耐碳青霉烯大肠埃希菌在北京市最高(3.2%);西藏自治区最低(0.1%);耐万古霉素屎肠球菌在北京市最高(7.7%),海南省、西藏自治区及宁夏回族自治区则未检出。因此,只有通过加强全国的耐药性监测,才能针对不同地区及医院的情况采取更为适当的医院感染防控措施和抗菌药物管理措施。

三、协助做好消毒隔离工作

消毒隔离工作是医院感染防控工作的基石,也是最难落实的工作。微生物学实验室在此项工作中也扮演着重要的角色。主要包括:

1. 参与医院消毒隔离制度的制定,并从专业角度提出相应的建议。

2. 根据病原体的微生物学特性,推荐有效、适用的消毒方法和消毒频率。

3. 根据医院感染管理的需要,评估清洁、消毒和灭菌的效果,并提出改进建议。

4. 在条件允许时,研究或评估全新的消毒或灭菌的方法,推动消毒灭菌领域的发展。

5. 根据病原体的特性和指南的推荐方法,指导或建议临床在接触隔离、空气隔离和飞沫隔离中选择最适的隔离方法。

四、辅助开展医院感染相关知识的教育和培训

医院感染的预防和控制是一项系统性工程,且与微生物学关系密切。但有调查显示我国医院感染管理专职从业人员中,有医学检验专业背景的仅占 10% 左右。因此,对于绝大多数医院感染管理从业人员是需要加强微生物学知识学习的,这就需要微生物学专家从临床微生物的角度开展相应培训。美国医疗流行病学协会(SHEA)认为,作为一名合格的医疗流行病学家(不完全等同于我国的医院感染管理专职人员),需要具备的基本微生物学知识包括:①了解如何正确获取和解释微生物培养;②理解临床和实验室标准化协会(CLSI)对抗菌谱的建议;③了解微生物实验室开展的分子检测技术及其适用时机;④了解微生物实验室开展的快速诊断项目及其适用时机与结果解释方法;⑤了解各种检测方法的特点,包括敏感性、特异性、阳性预测值和阴性预测值等,理解检测方法的改变可能引起医院感染发病率的改变。同时,还需要掌握以下相应的微生物学技能:①正确区分培养结果是感染、定植还是污染;②至少每年联合微生物学专家

制定并分析本院的耐药谱;③帮助实验室建立快速诊断的方法,并将其用于医院感染防控工作;④帮助实验室选择与实施适当的分子检测技术,并将其用于医院感染防控工作;⑤分析评估特定检测项目的特性,比较实验室不同检测方法的特点,包括但不限于基于培养的方法、血清学方法、快速诊断和分子检测方法;⑥制定用于特定人群感染防控的方法。

可喜的是,我国医院感染管理专职人员也意识到具备微生物学知识的重要性。2016 年,中华预防医学会医院感染管理专委会举办的第 25 次全国医院感染学术年会暨第 12 届上海国际医院感染控制论坛(SIFIC)联合会议就提出了"培养'微生物思维',倡导精准化感控"的主题口号。

另外,对于临床医生来说,了解微生物标本采集的指征、掌握正确的采集和运送临床微生物标本的方法、正确判读微生物学的检验报告、区分致病菌、定植菌和污染菌,以及如何根据微生物的检测结果合理使用抗菌药物都是非常重要的。因此,也需要加强临床医生关于微生物学相关知识的教育和培训。不可忽略的是,除了教育和培训外,微生物学家还需要走出实验室,定期或不定期与一线医务人员、医院感染管理专职人员沟通、交流,在聆听临床需求的同时,对微生物学实验室的检测技术、培训教育和资源配置等进行广泛的宣传,共同做好微生物学检测和医院感染防控工作。

五、采用先进的细菌分型检测技术

对于医院感染的流行病学调查来说,微生物学实验室提供的病原体的分子生物学信息是非常必要的,可以为医疗流行病学提供强有力的证据。在大多数情况下,医疗保健相关感染的流行或暴发流行,是由环境或人体中常见的病原体引起的,如大肠埃希菌、金黄色葡萄球菌等,需要通过分子生物学检测技术来确定引起医疗保健相关感染的病原体之间是否具有关联性。因此,不断涌现出各种基于 DNA 的细菌分型技术来确定各种病原体之间是否为同一个来源。如果从不同患者的感染部位分离到的病原体之间产生了相同或相近的结果,那么可以认为这些病原体是同一个克隆来源,可能存在共同的传染源在人与人或环境与人之间进行传播,当然不同方法的判断标准不一样。William R. Jarvis 等认为,基因分型方法虽然能提供有意义的数据,但也需要有明确的流行病学目标时才具有良好的成本效益,这些目标包括:①确定暴发的来源和范围;②确定医疗保健相关感染的病原体的传播模式;③评估预防和控制措施的效果;④在公认的交叉感染高风险科室,如 ICU 中,监测病原体的传播情况。

常见的细菌分型方法见表 39-1-1。

表 39-1-1　医疗保健相关感染病原体的流行病学菌株分型的方法

分型方法	内容
质粒指纹图谱	简单、成本低的方法。作为其他分型方式的补充方法,仅适用于含有质粒的微生物。质粒 DNA 的限制性内切核酸酶分析加强了这种方法的分辨能力
核糖体分型	操作复杂,耗费人力的方法。自动化核糖体分型可以作为第一级的筛查方法,但是昂贵
PFGE	操作复杂,耗费人力,但分辨能力好的方法。曾被认为是细菌分型的"金标准"。用于监测暴发和建立大规模的细菌亚型数据库
RAPD	重复性差,最适合用来回答特定但有限的流行病学问题。可用于小规模的暴发调查
Rep-PCR	重复性差,适用性有限的方法。半自动方法(DiversiLab 系统,法国生物梅里埃)可用于地区域性监测
PCR-核糖体分型	一种操作简单、低成本的方法,用于艰难梭菌分型的一线方法
AFLP	操作中等复杂的方法,适合本地细菌分型数据库和暴发的监测,具有较好的分辨力
MLST	一种基于 DNA 序列测定的分型方法。分辨能力有限,稳定性和高重复性好。最适用于病原体系统进化研究
MLVA	使用毒力相关基因提高 MLST 分辨能力的方法。耗费人力,分辨能力极佳。标准化后,可用于暴发监测和建立大规模细菌亚型数据库
基因组测序	根据选择的基因,可提供较好的分辨能力。适用于暴发监测、建立大规模细菌亚型数据库和病原体系统进化研究
SNP	一种简化的 MLST 方法。与 MLST 方法一样提供病原体系统进化信息,分辨能力好。一般不适合聚集性病例的实验室检测
全基因组测序	操作复杂、成本昂贵、耗费人力的方法,有极佳的分辨能力。比较适用于暴发疫情调查和建立大规模细菌亚型数据库

缩写:AFLP,扩增片段长度多态性;MLST,多位点序列分型;MLVA,多毒力位点序列分型;PFGE,脉冲场凝胶电泳;RAPD,随机扩增多态性 DNA;Rep-PCR,重复序列 PCR;SNP,单核苷酸多态性。

(林吉 卫丽 乔甫)

第二节　医院感染监控中常用的检测方法

一、环境监测采样原则

1. 采样后应尽快对样品进行相应指标的检测,送检时间不得超过 4 小时;若样品保存于 2~8℃时,送检时间不得超过 24 小时。

2. 不推荐医院常规开展灭菌物品的无菌检验,当流行病学调查怀疑医院感染事件与灭菌物品有关时,可对相应无菌物品进行目标性检测。

3. 常规监督检查可不进行致病性微生物检测,涉及疑似医院感染暴发、医院感染暴发调查或工作中怀疑微生物污染时,应进行目标微生物的检测。

4. 经验证的现场快速检测仪器可用于环境、物体表面等微生物污染情况和医疗器材清洁度的监督筛查,也可用于医院清洗效果检查和清洗程序的评价和验证。

二、医务人员手卫生消毒效果的微生物学监测

(一)意义

手卫生指医务人员在从事职业活动过程中的洗手、卫生手消毒和外科手消毒的总称。为评估医务人员日常工作中卫生手消毒和外科手消毒的效果,《医务人员手卫生规范》要求对医务人员的手进行消毒效果的监测。

(二)监测频率和科室

1. 应每季度对手术室、产房、导管室、层流洁净病房、骨髓移植病房、器官移植病房、重症监护病房、新生儿室、母婴室、烧伤病房、感染疾病科、口腔科、内镜中心等部门工作的医务人员进行手卫生消毒效果的监测。

2. 怀疑医院感染暴发与医务人员手卫生有关时,应及时进行监测,并进行相应病原微生物的检测。

(三)监测方法

1. 采样时间　在进行卫生手消毒或外科手消毒后,接触患者或进行诊疗操作前。

2. 采样方法

(1)被检者在卫生手消毒或外科手消毒后,待消毒液干燥,伸出双手(图 39-2-1A)。

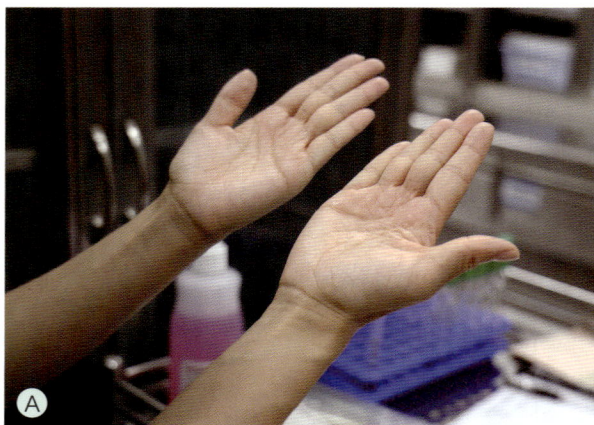

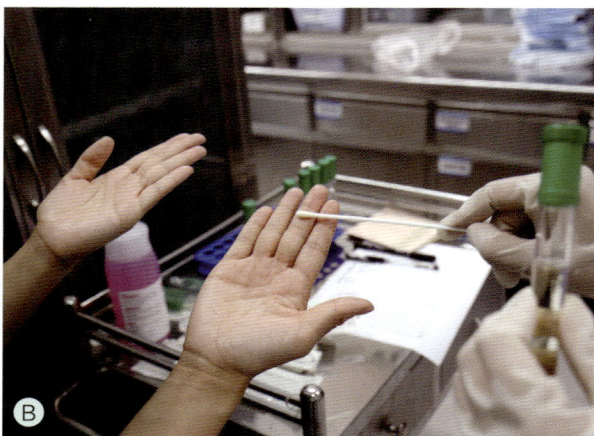

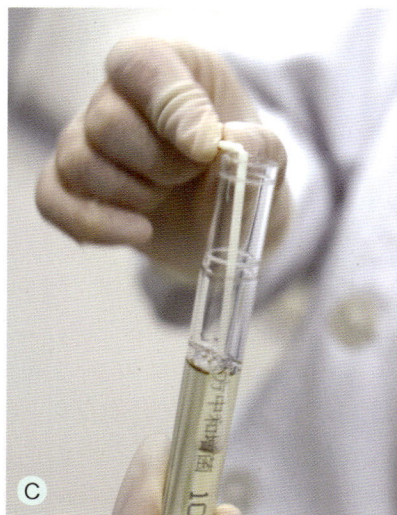

图 39-2-1　手卫生消毒效果的微生物学监测方法
A. 消毒液干燥后伸出双手;B. 涂抹采样;
C. 折去拭子与手接触的部位

（2）用含有相应中和剂的无菌采样液浸湿采样拭子，在双手指曲面从指跟到指端往返涂抹 2 次，一只手涂抹面积约 30cm²，涂抹过程中同时转动拭子（图 39-2-1B）。

（3）将拭子接触操作者的部分弃去（图 39-2-1C），投入 10ml 含相应中和剂的无菌采样液的试管内，立即送检。

3. 检测方法

（1）将采样管在混匀器上振荡 10 秒（图 39-2-2A）。

（2）无菌吸取 1ml 待检样品接种于灭菌平皿，每一样本接种 2 个平皿（图 39-2-2B）。

（3）将灭菌后的营养琼脂冷却至 40~45℃，每皿内倾注加入 15~20ml（图 39-2-2C），轻轻混匀。

（4）待琼脂凝固后，置 36℃ ±1℃恒温箱中培养 48 小时，计数菌落数。

（四）结果计算

医务人员手菌落总数（CFU/cm²）= 平均每皿菌落数 × 稀释倍数 / 采样面积（cm²）。

（五）注意事项

1. 卫生手消毒或外科手消毒前应去掉戒指、假指甲等物品。

2. 针对含不同有效成分的消毒剂选择正确的中和剂。

三、皮肤的微生物学监测

（一）意义

许多医疗过程中均会涉及皮肤的消毒，比如静脉穿刺、腰穿、换药及手术等，而这些操作都会进入人体无菌组织或脉管系统，一旦皮肤消毒不彻底易导致皮肤的常居菌侵入无菌组织并发生感染。因此针对消毒后皮肤进行微生物学监测，有利于评价皮肤消毒效果，从而保证严格的无菌操作。

（二）监测频率

怀疑医院感染发生与皮肤消毒相关，应及时进行监测，并进行相应致病性微生物的检测。

（三）监测方法

1. 采样时间　按照所使用消毒产品规定的作用时间，达到消毒效果后及时采样。

2. 采样方法

（1）将 5cm×5cm 灭菌规格板放在被检皮肤处。

（2）用含相应中和剂的无菌采样液浸湿采样拭子，在规格板内横竖往返均匀各涂擦 5 次，并随之转动棉拭子。

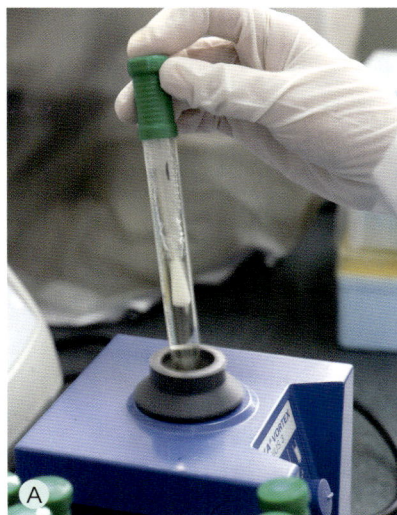

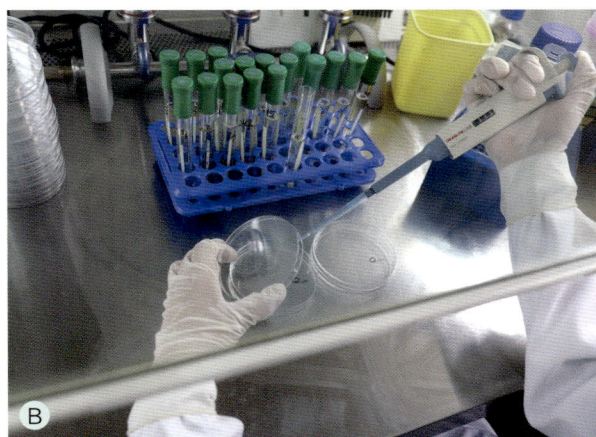

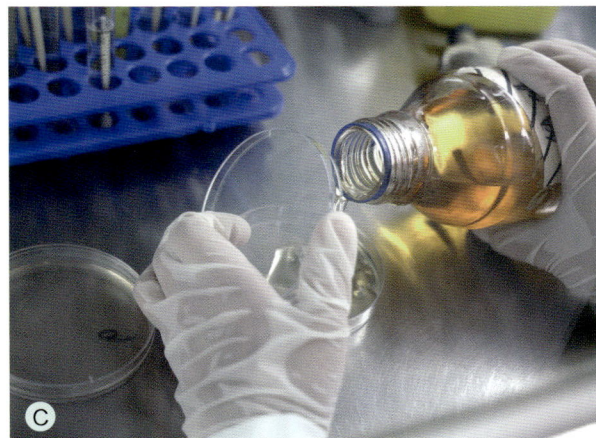

图 39-2-2　手卫生消毒效果的微生物学检测方法
A. 振荡混匀；B. 平皿加样；C. 倾注平皿

（3）弃去拭子的手接触部位，将拭子头部投入 10ml 含相应中和剂的无菌采样液内，及时送检。不规则的皮肤可用拭子直接涂擦采样。

3. 检测方法　同本节中医务人员手卫生消毒效果的检测方法。

（四）细菌菌落总数计算

细菌菌落总数（CFU/cm²）＝平均每皿菌落数 × 稀释倍数 / 采样面积（cm²）。

（五）注意事项

采样皮肤表面不足 5cm×5cm，可用相应面积的规格板采样。

四、物体表面的微生物学监测

（一）意义

在诊疗过程中，环境及物体表面存在被病原微生物污染的可能，通过医务人员及患者的医疗活动，易导致病原微生物在医院的广泛传播。《医院消毒卫生标准》要求对医院环境、物体表面采取适当的清洁、消毒措施。通过对物体表面的微生物学监测，可以评价清洁消毒效果，有利于控制病原微生物的传播。

（二）监测频率

怀疑医院感染暴发与物体表面污染有关时，应及时进行监测，并进行相应致病性微生物的检测。

（三）监测方法

1. 采样时间　潜在污染区、污染区消毒后采样；清洁区根据现场情况确定。

2. 采样方法

（1）将 5cm×5cm 灭菌规格板放在被检物体表面。

（2）用浸有无菌 0.03mol/L 磷酸缓冲液或生理盐水采样液的拭子 1 支，在规格板内横竖往返各涂抹 5 次，并随之转动棉拭子（图 39-2-3A）。若采样物体表面有消毒剂残留时，采样液应含相应中和剂。

（3）采集 4 个规格板面积或全部表面，若为不规则物品则不需要规格板，直接在表面进行涂抹（图 39-2-3B）。弃去手接触部分，将拭子放入含 10ml 采样液的试管中送检。

3. 检测方法　同本节中医务人员手卫生消毒效果的检测方法。

（四）结果计算

物体表面菌落总数（CFU/cm²）＝平均每皿菌落数 × 稀释倍数 / 采样面积（cm²）。

（五）注意事项

1. 被采表面<100cm²，取全部表面；被采表面 ≥100cm²，取 100cm²。

2. 应尽量选取医务人员高频接触的物体表面进行采样。

五、空气的微生物学监测

（一）意义

医院空气中的微生物主要以气溶胶的形式存在，人员流动及医疗活动将加速空气悬浮微生物的播散，从而易成为患者和医护人员呼吸道感染的危险因素。《医院空气净化管理规范》要求医疗机构对高风险部门进行空气微生物学的监测。

（二）监测科室及频率

1. 监测科室　医院应对感染高风险部门如手术部（室）、产房、导管室、层流洁净病房、骨髓移植病房、器官移植病房、重症监护病房、新生儿室、母婴同室、血液透析中心（室）、烧伤病房的空气净化与消毒质量进行监测。

2. 监测频率　对感染高风险部门每季度进行监测，洁净手术部（室）及其他洁净场所，应保证每

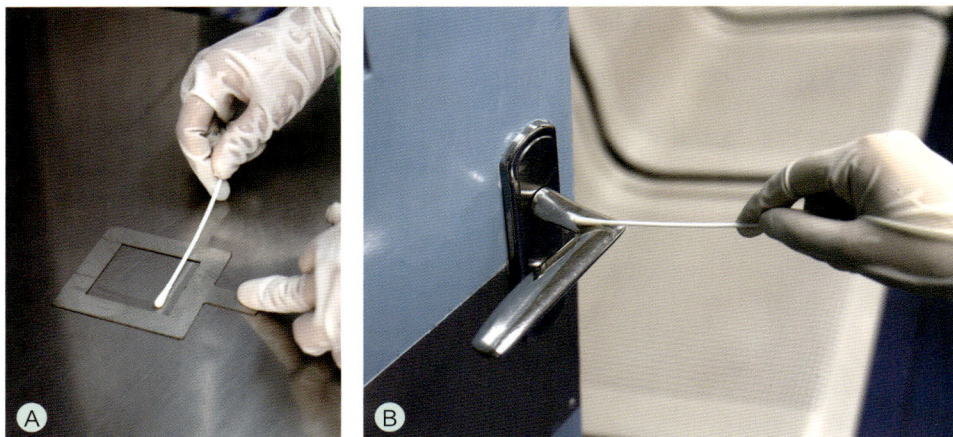

图 39-2-3　物体表面的微生物学监测方法
A. 治疗台面采样；B. 门把手采样

个洁净房间能每年至少监测一次;洁净手术部(室)及其他洁净场所新建与改建验收时以及更换高效过滤器后应进行监测;遇医院感染暴发怀疑与空气污染有关时随时进行监测,并进行相应致病性微生物的检测。

(三) 监测方法

1. 采样时间

(1)采用洁净技术净化空气的房间在洁净系统自净后、从事医疗活动前采样。应对房间进行清洁与擦拭消毒,使用净化空调系统并达到相应的自净时间(Ⅰ级洁净手术室和需要无菌操作的特殊用房至少需10分钟;Ⅱ级和Ⅲ级洁净手术室至少需20分钟;Ⅳ级洁净手术室至少需30分钟)。空气采集过程中净化空调系统应处于开启状态,且室内应无工作人员。

(2)未采用洁净技术的房间应在空气消毒或规定的通风换气后、从事医疗活动前采样。应关闭门、窗,在无人走动的情况下静置10分钟后采样。

2. 采样方法

(1)洁净手术部(室)及其他洁净用房可选择浮游菌法或沉降法。

1)浮游法:选择六级撞击式空气采样器或其他经验证的空气采样器。监测时将采样器置于室内不高于0.8m的任意高度(图39-2-4),按采样器使用说明书操作,每次采样时间不应超过30分钟。细菌浓度测点数应和被测区域的含尘浓度测点点数相同,且宜在同一位置上(表39-2-1)。每次采样应满足表39-2-2规定的最小采样量的要求。

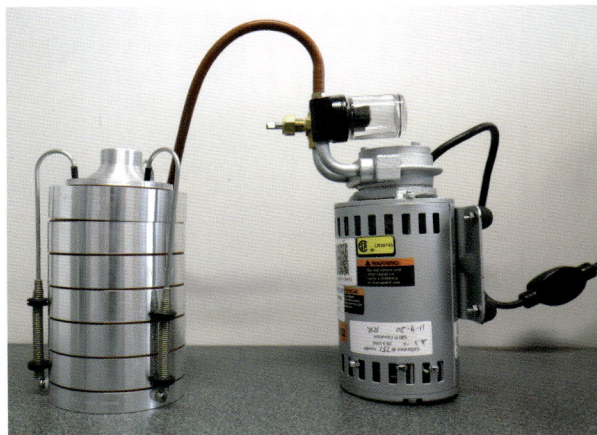

图 39-2-4　六级撞击法空气浮游菌采样

表 39-2-1　浮游法测点位置表

等级	区域	空气洁净度级别	布点数	合计(不含对照)
Ⅰ	手术区	5级	5(双对角线布点)	13
	周边区	6级	8(每边2点)	
Ⅱ	手术区	6级	3(单对角线布点)	9
	周边区	7级	6(长边2点,短边1点)	
Ⅲ	手术区	7级	3(单对角线布点)	9
	周边区	8级	6(长边2点,短边1点)	
Ⅳ	8.5级		$\sqrt{面积(平方米)}$(均匀布点,避开送风口)	不能少于3个

表 39-2-2　浮游菌最小采样量

被测区域洁净度级别	每点最小采样量 /m³(L)
5级	1(1 000)
6级	0.3(300)
7级	0.2(200)
8级	0.1(100)
8.5级	0.1(100)

2）沉降法

①采样高度不应高于0.8m，从房间最靠里的点开始布置，布点至少应距墙壁1m。不同洁净度级别手术室布点数应符合表39-2-3要求，其中洁净等级Ⅰ、Ⅱ、Ⅲ的手术间具体点位布置分别参考图39-2-5。

②打开平皿盖，扣放于平皿边缘（图39-2-5D），暴露30分钟后盖上平皿盖。

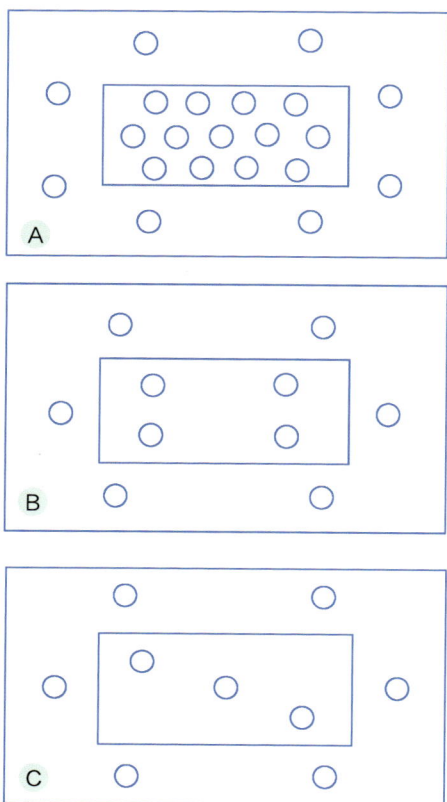

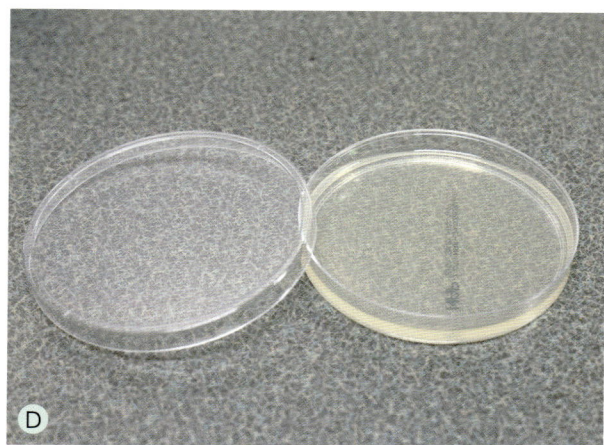

图 39-2-5　洁净手术部（室）及其他洁净用房的空气微生物学监测方法（沉降法）

A.洁净等级Ⅰ的手术间具体点位布置参考图；B.洁净等级Ⅱ的手术间具体点位布置参考图；C.洁净等级Ⅲ的手术间具体点位布置参考图；D.平皿暴露采集沉降菌

③采样结束后，从门入口的平皿开始回收。

④置于37℃条件下培养24小时，然后计数生长的菌落总数。

表 39-2-3　手术室空气采样布点数

等级	区域	空气洁净度级别	布点数	合计（不含对照）
Ⅰ	手术区	5 级	13（均匀布点）	21
	周边区	6 级	8（每边 2 点）	
Ⅱ	手术区	6 级	4（四角布点）	10
	周边区	7 级	6（长边 2 点，短边 1 点）	
Ⅲ	手术区	7 级	3（单对角线布点）	9
	周边区	8 级	6（长边 2 点，短边 1 点）	
Ⅳ	8.5 级		$\sqrt{面积数（平方米）}$（均匀布点，避开送风口）	不能少于 3 个

（2）未采用洁净技术净化空气的房间采用沉降法。

1）室内面积≤30m²，设内、中、外对角线3点，内、外点应距墙壁1m处（图39-2-6A）；室内面积>30m²，设四角及中央五点，四角的布点位置应距墙壁1m处（图39-2-6B）。

2）平皿放置时，从房间最靠里的点开始布置，如图39-2-6C所示。布点至少应距墙壁1m。将普通营养琼脂平皿（Φ90mm）放置各采样点，采样高度为距地面0.8~1.5m。

3）不同环境类别暴露时间不同：Ⅱ类环境暴露15分钟，Ⅲ、Ⅳ类环境暴露5分钟。采样时结束后，从门入口往里开始回收平皿（图39-2-6D）。

4）置于36℃±1℃条件下培养48小时，然后计数生长的菌落数。

（四）结果计算

空气中菌落总数=所有平皿生长的菌落总数/平皿数。

洁净手术部及其他洁净区的菌落数的结果应四舍五入保留小数点后1位。

（五）注意事项

1. 进行空气采样时，需设置2次空白对照。第1次对用于检测的培养皿或培养基条做对比试验，每批一个对照皿。第2次是在检测时，每室或

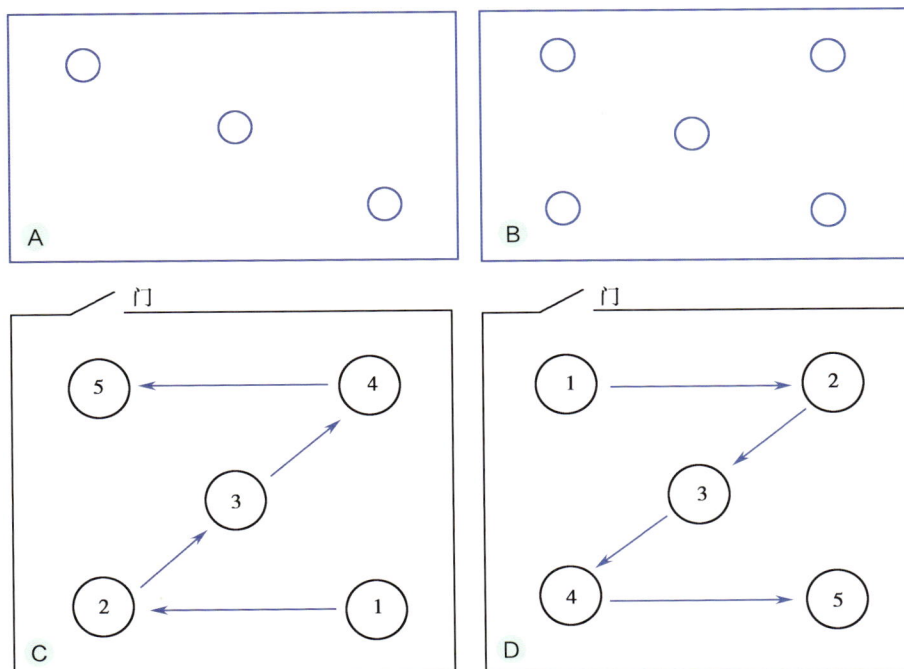

图 39-2-6　未采用洁净技术净化空气的房间空气微生物学监测方法（沉降法）
A. 室内面积 ≤ 30m² 具体点位布置参考图；B. 室内面积 >30m² 具体点位布置参考图；
C. 平皿放置顺序示意图；D. 平皿回收顺序示意图

每区 1 个对照皿，对操作过程做对照试验：模拟操作过程，但培养皿或培养基打开后应立即封盖。两次对照结果都必须为阴性。

2. 当某个皿菌落数太大受到质疑时，应重测，如结果仍很大以两次均值为准；如果结果很小可再重测或分析判定。

3. 洁净手术部及其他洁净用房空气采样时，不能进行空气消毒。送风口集中布置时，应对手术区和周边区分别检测；送风口分散布置时，对全室分散检测。

六、使用中消毒剂的微生物学监测

（一）意义

消毒剂在医疗过程中使用广泛，错误操作及长时间保存都可导致消毒剂被微生物污染，从而影响消毒效果，甚至作为感染源引起医院感染的暴发。

（二）监测频率

怀疑医院感染发生与消毒剂微生物污染相关时。

（三）监测方法

1. 采样方法　无菌吸取 1ml 被检消毒液，加入 9ml 中和剂中混匀（图 39-2-7）。

2. 检测方法　同本节中医务人员手卫生消毒

效果的检测方法。

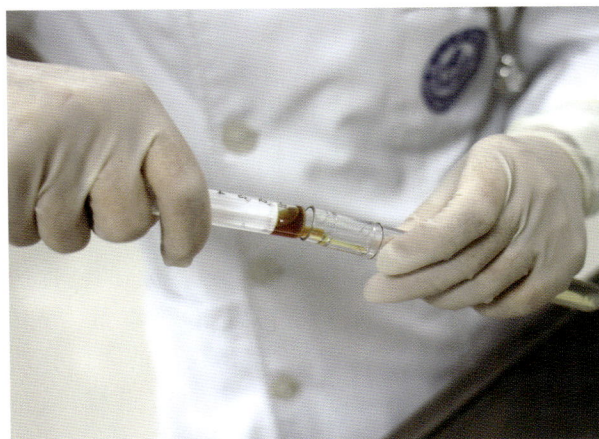

图 39-2-7　被检消毒液加入中和剂中混匀

（四）结果判定

消毒液染菌量（CFU/ml）= 平均每皿菌落数 × 10 × 稀释倍数。

（五）注意事项

不同的消毒剂应按照消毒有效成分选择相应的中和剂。消毒剂微生物学监测应培养 72 小时，再计数菌落数。

七、医疗用品的微生物学监测

(一)意义

医疗用品分为高度危险物品、中度危险物品及低度危险物品。高度危险物品将进入正常无菌组织、脉管系统或有无菌体液流过;中度危险物品直接或间接接触黏膜;低度危险物品与完整皮肤接触。高度危险物品被微生物污染将导致极高感染危险,应保持无菌,而中度及低度危险物品消毒后均应达到《医院消毒卫生标准》所要求的标准。

(二)监测频率

怀疑医疗用品污染与医院感染发生相关时进行采样监测。不建议对灭菌物品进行常规监测。

(三)监测方法

1. 灭菌物品

(1)采样时间:在灭菌处理后,存放有效期内采样。

(2)采样方法

1)无菌物品的检测应在环境洁净度 10 000 级下的局部洁净度 100 的单向流空气区域内或隔离系统中进行,其全过程应严格遵守无菌操作。

2)一次性输液器、注射器和注射针等,可采用破坏性方法取样。

3)不能用破坏性方法取样的医疗器材,在环境洁净度 10 000 级下的局部洁净度 100 级的单向流空气区域内或隔离系统中,用浸有无菌生理盐水的采样拭子进行涂抹采样,采样取全部表面或不少于 100cm²。

(3)检测方法

1)薄膜过滤法:根据样本及其溶剂的特性选择滤膜材质。取规定量,每支(瓶)样本量为 5ml 及以下者,全部转移至含适宜稀释液的无菌容器内,混匀,立即过滤;5ml 以上者直接过滤,或全部转移至含适量稀释液的无菌容器内,混匀,立即过滤。

2)直接接种法:适用于无法用薄膜过滤法的器械。取规定量样本,等量分别接种至硫乙醇酸盐流体培养基和无菌检验用真菌培养基中。

3)培养及观察:将上述接种后的硫乙醇酸盐流体培养基平均分成两份,一份置 30~35℃培养 14 日;另一份与接种后的改良马丁培养基置 20~25℃培养 14 日,培养期间应逐日观察并记录是否有菌生长。

(4)结果判定:若样品管均澄清,或虽显浑浊但经确证无细菌生长,判供试品符合规定;若供试品管中任何一管显浑浊并确证有细菌生长,判供试品不符合规定。

(5)注意事项

1)所用培养基,应检查灵敏度是否符合规定。

2)建立物品无菌检查法时,应进行方法的验证,以证明所采用的方法适合于该产品的无菌检查。

2. 消毒物品

(1)采样时间:在消毒处理后,存放有效期内采样。

(2)采样方法

1)可整件放入无菌试管的,直接置于含有洗脱液的试管内。

2)可用破坏性方法取样的,称取 1~10g 样品,置于含 10ml 洗脱液的试管内。

3)不能用破坏性方法取样的医疗器材,用浸有无菌生理盐水的采样拭子进行涂抹采样,被采表面<100cm²,取全部表面;被采表面 ≥100cm²,取 100cm²。

(3)检测方法:同本节中医务人员手卫生消毒效果的检测方法。

(4)结果计算:医疗用品菌落总数 = 平均每皿菌落数 × 稀释倍数 / 采样面积(cm²)。

3. 消毒内镜

(1)采样方法:无菌抽取或直接将 50ml 含相应中和剂的洗脱液从活检口注入(图 39-2-8A),冲洗内镜管路,收集全量洗脱液送检(图 39-2-8B)。

(2)检测方法

1)混匀器上振荡 20 秒或颠倒数次,充分混匀洗脱液。

2)无菌吸取 1ml 待检样本接种于灭菌平皿,每一样本接种 2 个平皿。

3)将灭菌后的营养琼脂冷却至 40~45℃,每皿内倾注加入 15~20ml,轻轻混匀。

4)待琼脂凝固后,置 36℃ ±1℃恒温箱中培养 48 小时,计数菌落数。

5)无菌操作将剩余洗脱液全部过滤(图 39-2-9A),选用的滤膜孔径为 0.45μm。

6)将滤膜接种于凝固的营养琼脂平板上(图 39-2-9B),注意不要产生气泡,置 36℃ ±1℃恒温箱中培养 48 小时,计数菌落数。

(3)内镜菌落数结果计算

1)当滤膜法不可计数时:菌落总数(CFU/ 件)=

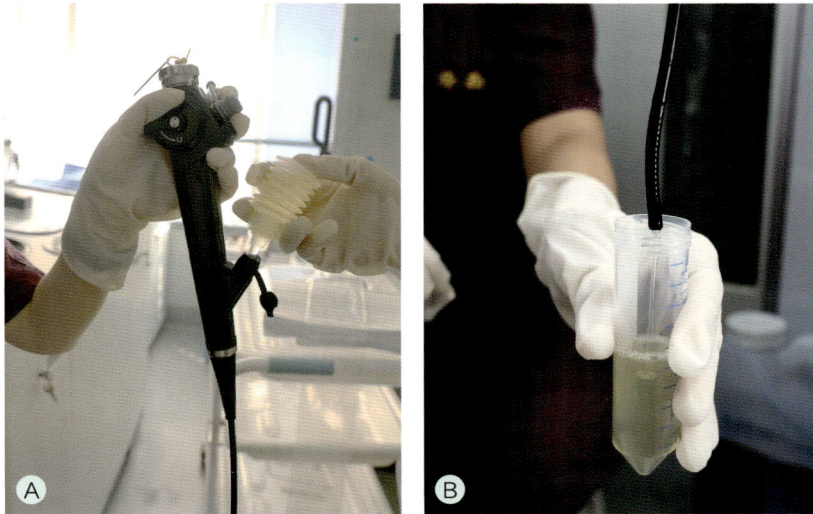

图 39-2-8　内镜的微生物学监测方法
A. 将含中和剂的洗脱液从活检口注入内镜管路；B. 收集全量洗脱液

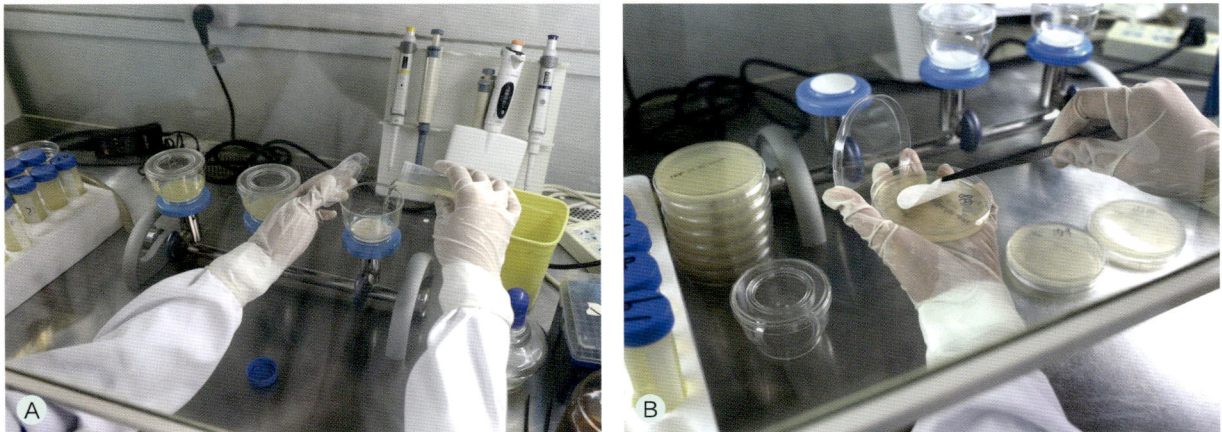

图 39-2-9　内镜的微生物学检测方法
A. 过滤洗脱液；B. 将滤膜贴种于营养琼脂平板上

m（CFU/ 平板）× 50

（m：为两平行平板的平均菌落数）。

2）当滤膜法可计数时：菌落总数（CFU/ 件）= m_1（CFU/ 平板）+m_2（CFU/ 滤膜）

（m_1：为两平行平板的菌落总数；m_2：滤膜上菌落数）。

八、血液透析和腹膜透析用水及透析液的微生物学监测

（一）意义

血液透析患者每周可能要接触超过 300L 的水，比健康成年人增加近 30 倍，而透析用水及透析液的微生物污染将严重影响患者的治疗效果及生命健康。

（二）监测频率

2021 版《血液净化标准操作规程》对透析用水的生物污染物监测频率为：细菌培养应至少每月 1 次，内毒素检测至少每 3 个月 1 次。对透析液的生物污染物监测频率为：细菌培养每月 1 次，内毒素检测每 3 个月 1 次。若透析机数量超过 2 台，则每次至少检测 2 台透析机的透析液，并保证每台透析机每年至少检测 1 次。

（三）监测方法

1. 采样方法

（1）选择无菌、无热源试管收集 3~5ml 水样。取样前先对采样管盖（图 39-2-10A）以及采样点（图 39-2-10B~D）进行消毒。可使用 75% 乙醇消毒 3 次，待乙醇完全挥发后方可采样。不能使用其他

消毒剂。若采样时需放水,应至少保持采样口开启并放水 60s 后方可收集水样。整个取样过程须注意有菌观念、无菌操作,避免外源性污染的发生。

（2）透析用水:2021 版《血液净化标准操作规程》要求透析用水的取样点至少应包括供水回路的末端。一般可在透析装置和供水回路的连接处、反渗水机产水口、反渗水机回水口取样,依次见图 39-2-10E~G。

（3）透析液:采集每台透析机透析液的点位应

位于透析用水与 A 液、B 液混合后、进入透析器之前(图 39-2-10H)。

2. 检测方法

（1）水质细菌学

1)无菌吸取 1ml 待检样品接种于灭菌平皿,每一样本接种 2 个平皿。

2)将灭菌后的 R2A 琼脂冷却至 40~45℃,每皿内倾注加入 15~20ml,轻轻混匀。

3)待琼脂凝固后,置 23~25℃恒温箱中培养 7

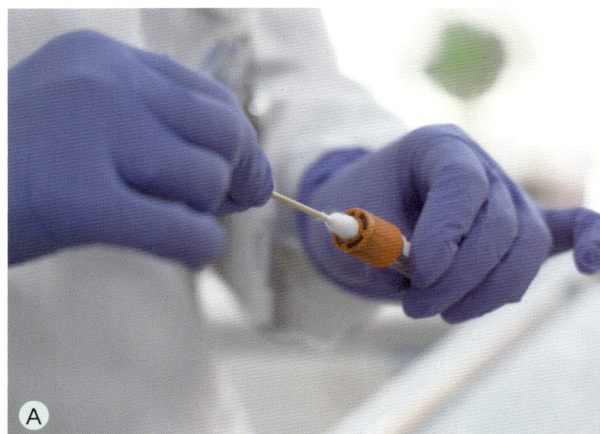

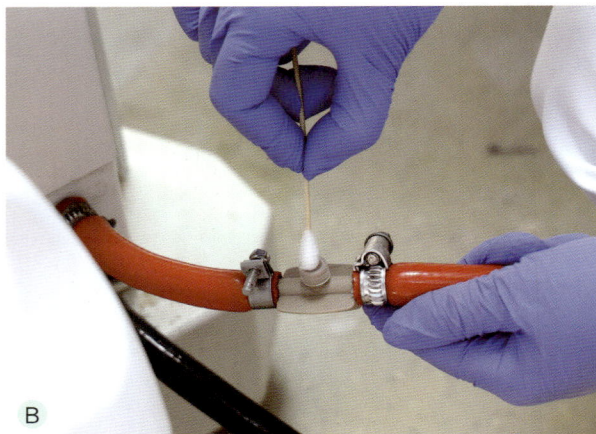

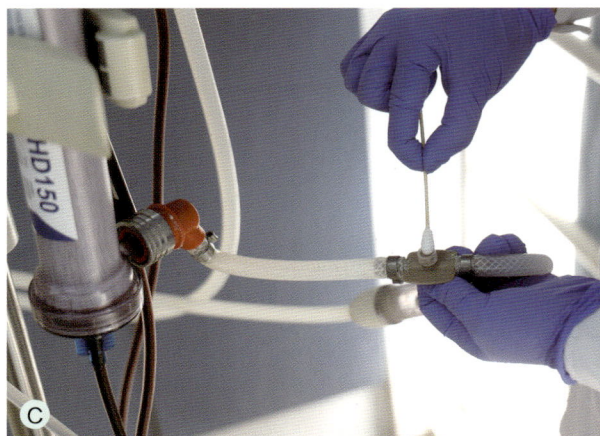

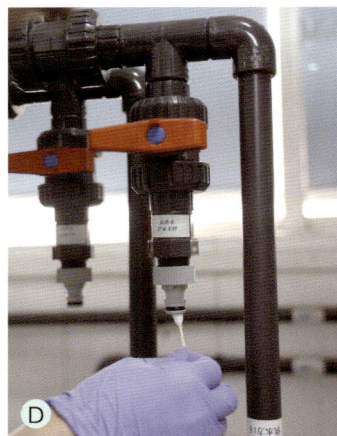

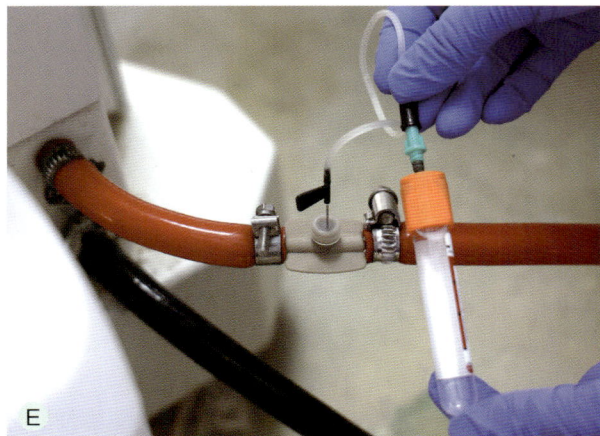

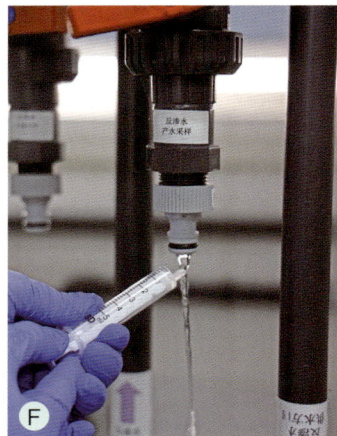

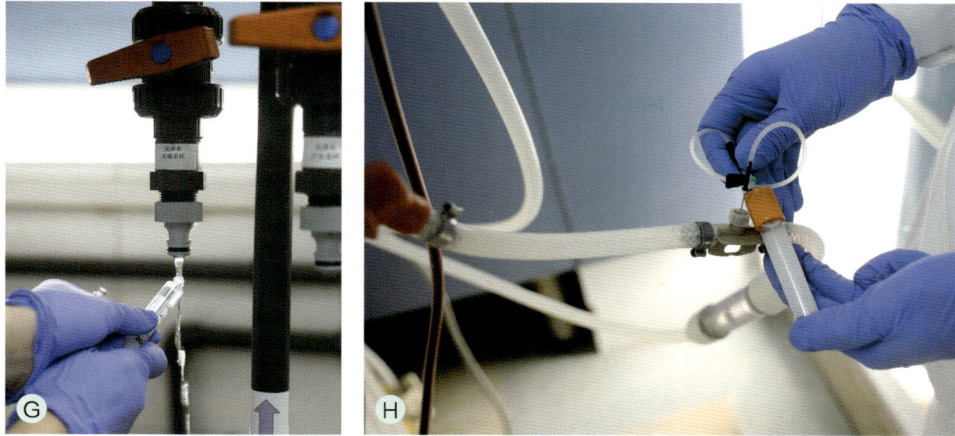

图 39-2-10 血液透析和腹膜透析用水及透析液的微生物学监测方法
A. 消毒采样管盖；B. 消毒透析用水采样口；C. 消毒透析液采样口；D. 消毒反渗水机采样口；
E. 透析用水采样（透析装置和供水回路的连接处）；F. 反渗水机产水口采样；G. 反渗水机末端
（回水口）采样；H. 透析液采样

日，计数菌落数。

（2）水质内毒素：用鲎试剂法进行测定，可分为半定量的凝胶法和定量的动态浊度法（图 39-2-11）、终点浊度法、动态显色法以及终点显色法。

（四）结果计算

1. 水质细菌学　平均每皿菌落数（CFU/ml）。

2. 内毒素

（1）半定量的凝胶法，通过与对照组相比，观察实验组是否凝固，若凝固状态，表示内毒素含量超过所测定的值；若液体状态，表示内毒素含量低于所测定的值。

（2）定量的方法，可直接读取仪器所测定的值（图 39-2-12）。

九、紫外线消毒效果监测

（一）监测方法

1. 紫外线灯辐照度值的测定

（1）紫外线灯辐照计测定法：开启紫外线灯 5

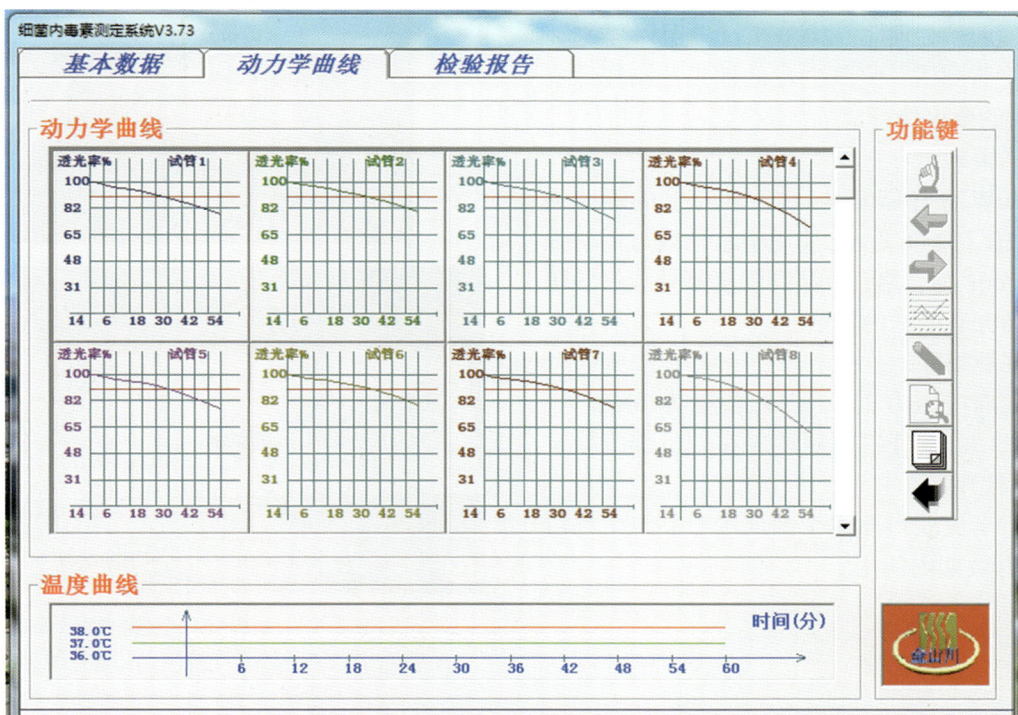

图 39-2-11 动态浊度法定量检测内毒素

图 39-2-12　内毒素定量检测结果

分钟后,将测定波长为 253.7nm 的紫外线辐照计探头置于被检紫外线灯下垂直距离 1m 的中央处,特殊紫外线灯在推荐使用的距离下测定,待仪表稳定后,所示数值即为该紫外线灯的辐照度值。

（2）紫外线强度照射指示卡监测法

1）开启紫外线灯 5 分钟后,将指示卡置于紫外线灯下垂直距离 1m 处,有图案一面朝上,照射 1 分钟（图 39-2-13A）。

2）紫外线照射后,观察指示卡色块的颜色,将其与标准色块比较（图 39-2-13B）,读出照射强度。

2. 生物监测法　空气消毒的效果监测按照空气监测方法的要求执行。

（二）结果判定

普通 30W 直管型紫外线灯,新灯管的辐照强度应符合 GB 19258 要求；使用中紫外线灯照射强度 $\geq 70\mu W/cm^2$ 为合格；30W 高强度紫外线灯的辐射强度 $\geq 180\mu W/cm^2$ 为合格。

（三）注意事项

1. 测定时电压为 220V ± 5V,温度为 20~25℃,相对湿度<60%,紫外线辐照计应在计量部门检定的有效期内使用。

2. 指示卡应获得原卫生部消毒产品卫生许可批件,并在有效期内使用。

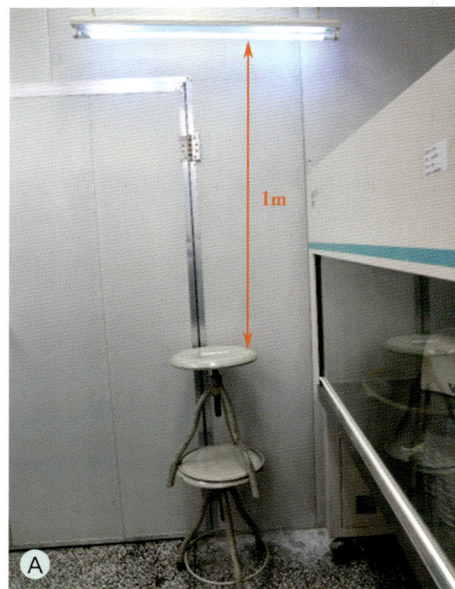

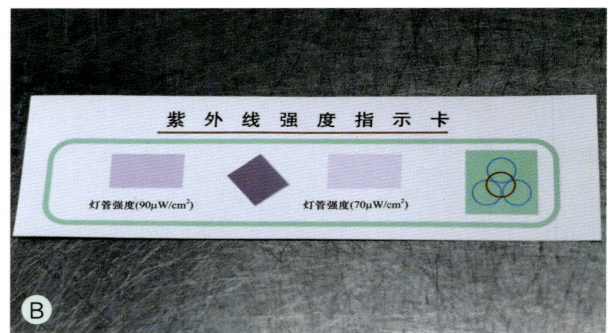

图 39-2-13　紫外线强度照射指示卡监测法

A. 指示卡法紫外线强度检测；B. 紫外线强度指示卡

（林 吉　卫 丽　乔 甫）

第三节　环境监测的卫生标准

菌落总数

1. 空气及物表监测标准　不同类别环境的空气与物表菌落数合格标准见表39-3-1。

（1）Ⅰ类环境中洁净手术室及洁净辅助用房空气细菌菌落标准见表39-3-2、表39-3-3。其他洁净场所，空气平均菌落数≤4.0CFU/（30分钟·皿），物体表面细菌菌落总数≤5CFU/cm²。

（2）Ⅱ类环境非洁净手术部（室）、非洁净骨髓移植病房、产房、导管室、新生儿室、器官移植病房、烧伤病房、重症监护病房、血液病病区等，空气平均菌落数≤4.0CFU/（15min·皿），物体表面菌落总数≤5CFU/cm²。

（3）Ⅲ类和Ⅳ类环境，包括儿科病房、母婴同室、妇产科检查室、人流室、治疗室、注射室、换药室、输血科、消毒供应中心、血液透析中心（室）、急诊室、化验室、各类普通病室、感染疾病科门诊及其病房等，空气平均菌落数≤4.0CFU/（5min·皿），物体表面菌落总数≤10CFU/cm²。

表 39-3-1　各类环境空气、物体表面菌落总数卫生标准

环境类别		空气平均菌落数		物体表面平均菌落数 CFU/cm²
		CFU/皿	CFU/m³	
Ⅰ类环境	洁净手术部	符合表39-3-2	≤150	≤5.0
	其他洁净场所	≤4.0（30分钟）		
Ⅱ类环境		≤4.0（15分钟）	－	≤5.0
Ⅲ类环境		≤4.0（5分钟）	－	≤10.0
Ⅳ类环境		≤4.0（5分钟）	－	≤10.0

表 39-3-2　洁净手术室空气标准

洁净用房等级	沉降法（浮游法）细菌最大平均浓度		空气洁净度级别	
	手术区	周边区	手术区	周边区
Ⅰ	0.2CFU/30min·Φ90皿（5CFU/m³）	0.4CFU/30min·Φ90皿（10CFU/m³）	5	6
Ⅱ	0.75CFU/30min·Φ90皿（25CFU/m³）	1.5CFU/30min·Φ90皿（50CFU/m³）	6	7
Ⅲ	2CFU/30min·Φ90皿（75CFU/m³）	4CFU/30min·Φ90皿（150CFU/m³）	7	8
Ⅳ	6CFU/30min·Φ90皿		8.5	

表 39-3-3　洁净辅助用房的等级标准（空态或静态）

洁净用房等级	沉降法（浮游法）细菌最大平均浓度	空气洁净度级别
Ⅰ	局部集中送风区域：0.2CFU/30min·Φ90皿（5CFU/m³），其他区域：0.4CFU/30min·Φ90皿（10CFU/m³）	局部5级，其他区域6级
Ⅱ	1.5CFU/30min·Φ90皿（50CFU/m³）	7级
Ⅲ	4CFU/30min·Φ90皿（150CFU/m³）	8级
Ⅳ	6CFU/30min·Φ90皿	8.5级

2. 手卫生监测标准

(1)外科手消毒:外科手术前医务人员用肥皂(皂液)和流动水洗手,再用手消毒剂清除或者杀灭手部暂居菌和减少常居菌的过程。使用的手消毒剂可具有持续抗菌活性。外科手消毒的菌落总数应 $\leqslant 5CFU/cm^2$。

(2)卫生手消毒:医务人员用速干手消毒剂揉搓双手,以减少手部暂居菌的过程。卫生手消毒的菌落总数应 $\leqslant 10CFU/cm^2$。

3. 皮肤消毒监测标准　根据《医疗机构消毒技术规范(WS/T367—2012)》的要求,皮肤消毒效果的判定标准遵循《医务人员手卫生规范》中的"外科手消毒"卫生标准,菌落总数应 $\leqslant 5CFU/cm^2$。

4. 消毒剂监测标准　使用中灭菌用消毒液:无菌生长;使用中皮肤黏膜消毒液染菌量 $\leqslant 10CFU/ml$;其他使用中消毒液染菌量 $\leqslant 100CFU/ml$。

5. 医疗用品的监测标准

(1)高度危险医疗器材应无菌。

(2)中度危险医疗器材细菌菌落总数 $\leqslant 20CFU/$件(CFU/g 或 $CFU/100cm^2$)。

(3)低度危险医疗器材细菌菌落总数 $\leqslant 200CFU/$件(CFU/g 或 $CFU/100cm^2$)。

6. 透析用水及内毒素监测标准

(1)透析用水和透析液的细菌总数应不得超过 $100CFU/ml$,干预水平是最大允许水平的50%。

(2)透析用水内毒素含量应不超过 0.25EU/ml(endotoxin unit,EU,内毒素单位),干预水平是最大允许水平的50%。

(3)透析液内毒素含量应不超过 0.5EU/ml,干预水平是最大允许水平的50%。

(林吉　卫丽　乔甫)

参考文献

1. Pittet D, Donaldson L. Clean Care is Safer Care: a worldwide priority. Lancet, 2005, 366 (9493): 1246-1247

2. Pittet D, Panesar SS, Wilson K, et al. Involving the patient to ask about hospital hand hygiene: a National Patient Safety Agency feasibility study. J Hosp Infect, 2011, 77 (4): 299-303

3. Zingg W, Holmes A, Dettenkofer M, et al. Hospital organisation, management, and structure for prevention of health-care-associated infection: a systematic review and expert consensus. Lancet Infect Dis, 2015, 15 (2): 212-224

4. Versalovic J, Carroll KC, Funke G, et al. Manual of Clinical Microbiology. 10th ed. Washington DC: ASM Press, 2011

5. Magill SS, Edwards JR, Bamberg W, et al. Multistate point-prevalence survey of health care-associated infections. N Engl J Med, 2014, 370 (13): 1198-1208

6. Jarvis WR. Bennett & Brachman 医院感染. 胡必杰, 陈文森, 高晓东, 等译. 上海: 科学技术出版社, 2016

7. 任南, 文细毛, 吴安华. 2014 年全国医院感染横断面调查报告. 中国感染控制杂志, 2016, 15 (2): 83-87

8. 文细毛, 任南, 吴安华. 2010 年全国医院感染横断面调查感染病例病原分布及其耐药性. 中国感染控制杂志, 2012, 11 (1): 1-6

9. 文细毛, 任南, 吴安华, 等. 全国医院感染监控网医院感染病原菌分布及变化趋势. 中华医院感染学杂志, 2011, 21 (2): 350-355

10. Kaye KS, Anderson DJ, Cook E, et al. Guidance for Infection Prevention and Healthcare Epidemiology Programs: Healthcare Epidemiologist Skills and Competencies. Infect Control Hosp Epidemiol, 2015, 36 (4): 369-380

11. 王丽春. 医院感染管理人才队伍的现状分析与对策. 中华医院感染学杂志, 2012, 22 (10): 2138-2139

12. WHO. Report on the Burden of Endemic Health Care Associated Infection Worldwide. Geneva: WHO press, 2011

13. CDC. Antibiotic resistance threats in the United States, 2013.[2025-01-20]. https://stacks. cdc. gov/view/cdc/20705

14. 国家卫生健康委合理用药专家委员会. 2019 年全国细菌耐药监测报告.(2020-04-01)[2025-01-20]. https://www. carss. cn/Sys/res/file/202011/20201119161131_8311_5768991b9e5b45138ad4800c064fa33f_2019%E5%B9%B4%E7%BB%86%E8%8F%8C%E8%80%90%E8%8D%AF%E7%9B%91%E6%B5%8B%E6%8A%A5%E5%91%8A (%E5%8D%B0%E5%88%B7%EF%BC%89%E6%9B%B4%E6%96%B0%E7%89%881119. pdf

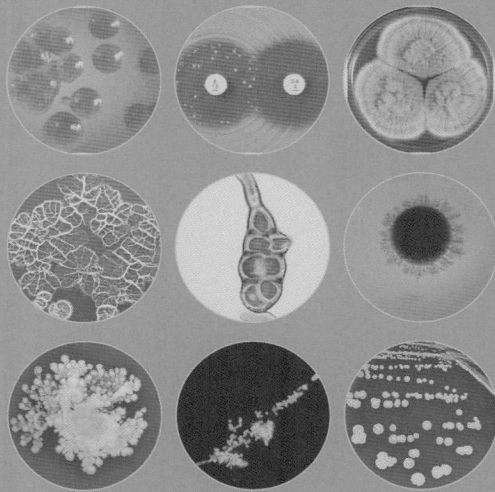

第四十章

临床微生物实验室管理

第一节 临床微生物实验室工作任务

临床微生物学又称诊断微生物学,是一门由临床医学、基础微生物学和预防医学相结合的交叉学科。主要工作内容是使用分离培养、免疫学和分子生物学等方法进行病原学检测及抗菌药物敏感性试验。其作用是协助感染性疾病的诊断、指导抗菌药物合理应用和医院感染的预防控制。具体工作任务如下:

1. 指导临床医护人员正确地进行感染性疾病检验标本的采集、保存和运送,以提高病原微生物的检出率。

2. 根据临床需求和患者信息,选择最佳检测方案或检测程序。

3. 针对各种标本和病原微生物正确进行分离培养、抗菌药物敏感性试验及免疫学和分子生物学检测,满足临床需要。

4. 对检验结果进行审核分析,及时发出正确报告。

5. 按照行业管理规范要求开展方法学评价和室内质控,参加室间质评,以保证检测方法的有效性和检测结果的准确性。

6. 参与抗菌药物合理应用管理,定期对细菌培养和药敏试验结果进行统计分析,向临床科室通报各类标本中病原菌分布和常见分离细菌耐药性变化趋势,为临床医生合理使用抗菌药物提供依据。

7. 参与医院感染监测、控制和管理,包括:①加强病原学监测,作为判定医院感染的基础;②加强耐药菌监测和报告;③加强环境、器械等微生物学调查,以达到卫生学指标要求;④保证医院内消毒、灭菌的质量;⑤通过流行病学调查和细菌同源性分析,追踪和确认感染源,并加以控制。

8. 加强与医护人员的沟通,及时为临床提供技术咨询,并根据临床需要开展新技术、新项目。

(马筱玲)

第二节 临床微生物实验室环境要求

临床微生物实验室作为病原微生物检验的特定场所,实验室总体设计应遵循安全、实用的原则,合理布局非常重要,首先是要符合生物安全规定,能有效开展各项工作,并能保障工作人员身体健康。

1. 应有足够的空间进行试验操作和结果报告。根据我国现状,大多数微生物室仅开展细菌培养、鉴定和药敏试验,建议二级医院使用面积不低于 $60m^2$,三级医院不低于 $160m^2$(如果同时开展感染性疾病免疫学检验和分子生物学检验,面积相应扩大)。

2. 实验室建设和布局应符合生物安全需求,应按检测工作需要进行相对分区,如分为标本处理、涂片镜检、分离培养、鉴定/药敏、培养基制备和结果报告等区域。三级医院应有独立的分枝杆菌和真菌检测室。

3. 应有独立的门禁系统和生物安全标识,防止非本室工作人员随意进出。

4. 应设置防虫纱窗,实验室内要有充足的照明,有适当的供排水管道、良好的通风设施。

(马筱玲)

第三节　临床微生物实验室设备要求

一、设备配置

1. 二级医院微生物室必须具有的仪器设备　生物安全柜、高压消毒灭菌器、紫外线灯、试剂冰箱、低温冰箱、普通培养箱(至少有 2 个温度)、显微镜、比浊计、烛缸、离心机、血培养仪、半自动 / 全自动微生物分析仪。

2. 三级医院微生物室必须增加配备的仪器设备　CO_2 培养箱、细胞离心机、荧光显微镜等。

3. 根据标本量和所开展的检验项目,有条件的微生物室可配备(但不限于)自动染片机、标本自动接种仪、基质辅助激光解吸电离 - 飞行时间质谱仪、基因诊断平台(包括扩增仪、测序仪等)、冷冻干燥机、化学发光仪、酶标仪、洗板机等设备。

二、设备管理

1. 细菌培养箱　普通细菌培养箱的温度设定在 35℃ ±1℃,湿度 40%~50%,对有特殊要求的微生物培养如真菌,应另设 25℃温箱。每天上午上班后和下午下班前应查看温度,并记录签名,一旦发现温度超出允许范围,应及时调整,并向实验室负责人汇报。

2. CO_2 培养设备　有条件的单位应购置 CO_2 培养箱,CO_2 浓度应保持为 5%~10%,应每日观察和记录 CO_2 培养箱的温度和 CO_2 浓度。基层医院如没有 CO_2 培养箱,可使用烛缸。将接种的平板或试管放在缸内后,放入点燃的蜡烛,将缸盖盖上并密闭,蜡烛消耗缸内的氧气,即可达到所需的 3%~5% 的 CO_2 浓度。

3. 厌氧培养设备　主要有 3 种,即厌氧培养箱、厌氧罐、厌氧袋,厌氧培养箱可以接受处理大量标本。接种、分离培养和鉴定均在箱内进行,因而保证整个操作过程均处于无氧状态。然而使用成本较高,临床常规实验室很少使用。厌氧罐是用塑料或金属制成,成本低、费用小。厌氧袋仅作为一次性使用,每只厌氧袋可装入 1~2 个平板,适合临床采样(携带方便)及少量标本的厌氧培养。

4. 水浴箱　温度设定在 37℃ ±0.5℃,每次使用前检查箱内水量;每天两次观察并记录温度;每月清洁 1 次;每半年进行 1 次质量维护。

5. 冰箱　冷藏冰箱要求温度在 2~8℃,低温冰箱要求 -40~-20℃,有条件的实验室应配备 -70℃的超低温冰箱,应每日查看和记录冰箱温度。

6. 显微镜　用于观察细菌形态和染色性,应注意日常维护,每天工作结束后,应用含少量二甲苯(或乙酸乙酯)的擦镜纸,擦去油镜头上的镜油,再用洁净擦镜纸擦拭干净。

7. 高压蒸汽灭菌器　灭菌温度和时间应设定为 121℃和 30 分钟。每次使用前注意观察剩余水量;每次使用时仔细记录时间、温度和压力,并使用化学指示剂进行灭菌效果检测,每周检验密封垫的完整性和密封性,并使用生物指示剂监测灭菌效果检测;每月清洗和更换用水一次;每半年进行一次质量检查。应定期对压力表校准。操作人员应有相关培训记录和证书。

8. 生物安全柜　BSL-2 级实验室选用 Ⅱ级生物安全柜(BSC-B2)就可达到生物安全要求。使用前按要求对生物安全柜进行性能验证,在使用过程中要定期监测运行状态和性能是否保持在安全范围内,使用时安全柜内部物品不宜堆放较多,每日生物安全柜必须在开机正常运行后才能进行操作,工作结束后风机至少运行 5 分钟,再用消毒剂对安全柜内部进行擦洗、消毒。应定期对生物安全柜的高效过滤器、气流和负压等参数进行检定或校准。

9. 细菌浊度仪　至少每 6 个月应进行检定或

校准 1 次。

10. 应急处理设备(如洗眼器、喷淋设备等) 应配有相关的应急设备,并定期检查,以保证设备正常使用。

(马筱玲)

第四节　临床微生物实验室人员要求

美国 CLIA'88 把细菌培养和药敏试验归于高度复杂的试验范畴,因此从事微生物检验的工作人员的数量、专业背景知识、能力和资质有如下要求:

1. 根据我国现状,建议二级医院微生物室至少有固定人员 2~3 人,最好 5 人及以上,其中实验室负责人至少为中级技术职称,有临床医学或检验医学专业学习背景,并有在三级医院微生物室进修 6 个月以上的经历和 3 年以上临床微生物工作经验,有持续学习的热情和能力,且每 2 年至少外出学习或进修培训 1 次。三级医院微生物室至少有固定人员 6~8 人,建议 10 人及以上,其中实验室负责人至少为副高技术职称,有临床医学或检验医学专业本科或以上学历,有 5 年以上临床微生物工作经验,并有持续学习的热情和能力,且每年至少外出学习或进修培训 1 次。

2. 进入微生物实验室工作的人员应经过专业技术、医院感染知识和生物安全知识培训。

3. 有颜色视觉障碍的人员不应从事涉及辨色的微生物学检验。

4. 从事特殊岗位检验,如性传播疾病、HIV、结核菌和基因扩增检验的人员应通过相应的岗位培训,并具有上岗资格证。

5. 微生物室专业组长应对新入岗人员进行培训、并定期(至少每 6 个月 1 次)对在岗人员进行评估考核。对由多个人员进行的手工检验项目(如显微镜检查、培养结果判读、抑菌圈测量、结果报告等)应进行人员比对。

(马筱玲)

第五节　临床微生物实验室技术要求

根据我国医院现状,建议对二级和三级医院的微生物实验室检测技术进行分级要求。具体如下:

一、二级医院微生物室必备技术

1. 染色镜检　能够进行革兰氏染色、抗酸染色、墨汁染色和乳酸酚棉蓝染色等,并识别常见病原菌。

2. 细菌培养　能够采用手工方法或血培养仪对血液及无菌体液进行增菌培养。能够根据需要对各类标本进行普通细菌培养、苛氧菌培养(可使用烛缸)、厌氧菌(可使用厌氧袋或厌氧罐)和真菌培养。

3. 细菌鉴定　可采用全自动、半自动或手工方法(如编码方法)对临床常见的需氧菌、兼性厌氧菌、苛氧菌和酵母菌鉴定到种或属的水平; 对于厌氧菌可仅报告革兰氏染色性和细菌形态。

4. 药敏试验　能够对临床常见细菌进行规范化的药敏试验,并报告敏感/中介/耐药结果。

5. 免疫学检测　根据临床需要和科室工作安排,可进行病原菌抗原或抗体检测(如肝炎病毒抗原/抗体检测)。

二、三级医院微生物室必备技术

三级医院微生物室除能够进行二级医院必备检测以外,还应具有以下技术能力。

1. 染色镜检　六胺银染色、免疫荧光染色和其他特殊染色。

2. 细菌鉴定　能够将分离的细菌(包括分枝

杆菌、常见丝状真菌、厌氧菌)鉴定到种或属水平。

3. 药敏试验　能够开展苛氧菌、厌氧菌和酵母菌的药敏试验。

三、三级医院选择开展的技术

根据临床需求和医院技术设备可使用 PCR、基因测序、芯片、质谱等技术进行病原菌鉴定 / 分型 / 耐药性检测或同源性分析。可开展病原体血清免疫学检测、降钙素原(PCT)、真菌(1,3)-β-D-葡聚糖检测(简称 G 试验)、真菌半乳甘露聚糖检测(简称 GM 试验)、结核 T 细胞干扰素释放试验(IGRAs)等项目。

(马筱玲)

第六节　临床微生物实验室生物安全要求

实验室生物安全(laboratory biosafety)是指在从事病原微生物实验活动的实验室中为避免病原微生物对工作人员、相关人员造成危害以及对环境造成污染,保证试验研究的科学性或保护被试验因子免受污染,而采取的包括建立规范的管理体系、配备必要的物理、生物防护设施和设备、建立规范的微生物操作技术和方法等的综合措施。加强微生物实验室的生物安全管理是十分必要的工作。世界卫生组织(WHO)在 2020 年发布了实验室生物安全手册(第 4 版),近 10 年来我国相继颁布了《中华人民共和国生物安全法》《临床实验室生物安全指南》(WS/T 442—2024),《病原微生物实验室生物安全通用准则》(WS233—2017),《实验室生物安全通用要求》(GB19489—2004),《生物安全实验室建设技术规范》(GB50346—2004),《医学实验室安全要求》(GB1978—2005)和《病原生物学实验室生物安全管理条例》等标准及法规。

一、生物安全水平和分级

1. 生物安全危害程度分类　根据病原微生物危害等级将各种病原微生物分为四类：第一类,能够引起人类或者动物非常严重疾病的微生物,以及我国尚未发现或者已经宣布消灭的微生物；第二类,能够引起人类或者动物严重疾病,比较容易直接或者间接在人与人、动物与人、动物与动物间传播的微生物；第三类,能够引起人类或者动物疾病,但一般情况下对人、动物或者环境不构成严重危害,传播风险有限,实验室感染后很少引起严重疾病,并且具备有效治疗和预防措施的微生物；第四类,在通常情况下不会引起人类或者动物疾病的微生物。

2. 生物安全的防护水平分级和要求　目前我国根据所操作的生物因子的危害程度和采取的防护措施,将生物安全实验室的防护水平(biosafety level,BSL)分为四级,Ⅰ级防护水平最低,Ⅳ级防护水平最高。以 BSL-1、BSL-2、BSL-3、BSL-4 表示实验室的相应生物安全防护水平,各级实验室的具体要求见表 40-6-1。

表 40-6-1　生物安全防护水平分级及要求

生物安全防护级别	具体要求内容	代表病原体
BSL-1	为最低级别,依据标准的实验室程序可以进行开放操作。针对的微生物危害极少,对成人不会造成感染,如棒状杆菌等。也包括一些可能对幼儿、老年人或免疫缺陷患者造成感染的机会致病菌	麻疹病毒、腮腺炎病毒等
BSL-2	一般用于具有中等危险性、能引起人类不同程度感染的病原体,如沙门菌属、HBV 等。这些病原微生物可能通过不慎吞食以及皮肤、黏膜破损而发生感染。在具有一级屏障,如穿戴面罩、隔离衣和手套等防护下,可以在开放的实验台上进行标准化的操作。实验室应具备生物安全柜和密封的离心管,以防止泄漏和气溶胶产生	流感病毒、霍乱弧菌等

续表

生物安全防护级别	具体要求内容	代表病原体
BSL-3	用于具有明显危害的、可以通过空气传播的病原微生物,如结核分枝杆菌、伯氏立克次体等。BSL-3 对一级和二级安全设施具有严格要求,包括对设计的特殊规定,如需要具备合适的空气净化系统。所有 BSL-3 的微生物均须在生物安全柜内操作	炭疽芽胞杆菌、鼠疫耶尔森菌、结核分枝杆菌、狂犬病毒等
BSL-4	用于能引起人类致死性感染、可能通过空气传播或者目前尚无疫苗等有效治疗方法的病原微生物,如出血热病毒等。须在Ⅲ级生物柜内或全身穿戴特制的正压防护服进行操作。BSL-4 实验室须与其他实验室隔离,独立设置,并具备特殊的空气和废物处理系统	埃博拉病毒、马尔堡病毒、拉沙病毒等

根据《实验室生物安全认可准则》,各级生物安全实验室应具备和满足表 40-6-2 列出的防护设施、条件和要求。

表 40-6-2　与微生物危险度等级相对应的生物安全水平、操作和设备对照表

危险度	生物安全水平	实验室类型	实验室操作	安全设施
1级	基础实验室(BSL-1)	基础的教学、研究	微生物学操作技术规范	不需要;开放实验台
2级	基础实验室(BSL-2)	初级卫生服务;诊断、研究	微生物学操作技术规范、防护服、生物危害标志	开放实验台,此外需生物安全柜用于防护可能生成的气溶胶
3级	防护实验室(BSL-3)	特殊的诊断、研究	在二级生物安全防护水平上增加特殊防护服、进入制度、定向气流	生物安全柜和/或其他所有实验室工作所需要的基本设备
4级	最高防护实验室(BSL-4)	危险病原体研究	在三级生物安全防护水平上增加气锁入口、出口淋浴、污染物品的特殊处理	Ⅲ级生物安全柜或Ⅱ级生物安全柜并穿着正压服、双开门高压灭菌器(穿过墙体)、经过滤的空气

根据卫生部 2004 年《实验室生物安全通用要求》条例,目前我国县级以上临床微生物实验室应达到二级生物安全防护实验室(BSL-2)标准。该级别实验室结构和设施、安全操作规程、安全设备适用于人或环境具有中等潜在危害的微生物。

二、临床微生物实验室生物安全基本要求

1. 实验室建设的防护要求　要委托具有生物安全实验室设计资质的设计单位,进行科学合理的设计,并由具有生物安全实验室建设经验的单位承建。在平面布局上可通过分区物理隔离措施,将实验污染区和其他清洁区进行隔离,可通过气流组织的方式,使实验室形成单向气流(负压梯度),即空气气流由清洁区向污染区方向流动,达到抑制感染性因子外泄的目的。

2. 实验室生物安全设备要求　微生物实验室安全防护设备主要有生物安全柜、高压灭菌器,用于个人安全防护的设备有口罩、防护面罩、帽子、防护服、手套、眼罩、鞋套、胶靴等。这些设备对保证实验室生物安全十分重要。因此,要采购质量稳定、性能优良的产品,并且要求供应商提供相关的检测报告等证明资料。

3. 实验室人员要求　微生物实验室人员不但需要有较高的专业技术水平,娴熟的专业操作技能,还要定期接受生物安全知识和防护技能的培训。

4. 实验室管理要求　实验室建设应经相关主管部门审批或备案,符合生物安全及环境保护等规定。成立生物安全委员会,每个实验室应有专人负责生物安全管理工作。建立完善的生物安全管理体系文件和管理制度,落实各项管理规定,加强日常管理与监督。

5. 实验室人员免疫预防要求　对于从事病原微生物实验室检测相关工作的实验人员,应根据接

触的病原微生物的种类和危害等级,进行免疫预防接种或预防性服药,特别是一些通过呼吸道传播的疾病,更应注意采取免疫预防接种或预防性服药等措施对实验室人员进行保护。

6. 实验室人员健康监护要求　对从事病原微生物检测与研究的实验室人员应定期进行体检,一旦出现与所从事的病原微生物相关或疑似的体征时,应立即到指定的医疗机构进行诊治。

7. 实验室人员岗位培训要求　对从事病原微生物实验室工作的各类人员上岗前,应进行系统的岗位培训。对实验人员的培训工作应每年进行一次,经考核合格后发给上岗证。

8. 实验废弃物或废水处理要求　实验废弃物或废水的处理原则是所有实验室废弃物应经过消毒灭菌后才能带出实验室;实验室中污染或可能污染的废弃物均视为污染废弃物;用于实验室消毒灭菌的方法和消毒剂、消毒程序均应经过验证是有效、可靠的。

三、微生物实验室生物安全技术方法

(一)总则

1. 实验室管理层应对所有员工和实验室来访者的安全负责。最终责任应由实验室负责人或指定的与其职位相当者承担。

2. 所有人员应有证明文件,表明其接受过使用医学(临床)实验室设施的潜在风险的相关培训。建议所有人员根据可能接触的生物接受免疫接种以预防感染。

3. 在开始相关工作之前,应对所从事的病原微生物和其他危险物质及其相关操作进行危害评估,根据国家对于各种微生物操作的危害等级划分和防护要求以及危险评估的结果,制定全面、细致的标准操作规程和程序文件,对于关键的危险步骤设计出可行的预防措施。

4. 实验室安全负责人　应任命一名有适当资格和经验的实验室安全负责人协助管理层负责安全事务。安全负责人应制定有效的实验室安全计划,并维护和监督。有效的实验室安全计划应包括教育、指导和培训、审核和评价以及促进实验室安全行为的程序。实验室安全负责人应有权制止不安全的活动。

5. 危险废物处置、风险评估、安全调查记录和所采取行动的记录应可查阅,并按国家或地方法规要求的期限保存。

6. 危险标识　应系统而清晰地标识出危险区,且适用于相应的危险。应清楚地标识在实验室或实验室设备上使用的具体危险材料。工作区的所有进出口都应标明其中存在的危险。尤其应注意火险以及易燃、有毒、放射、有害和生物危险材料。实验室管理者应负责定期评审和更新危险标识系统,以确保其适用现有已知的危险。该活动每年应至少进行 1 次。应使非实验室员工的维护人员、合同方、分包方知道其可能遇到的任何危险。员工应接受培训,熟悉并拥有关于紧急程序的专用书面指导书。应识别和评审对孕妇健康的潜在危险。应进行风险评估并记录。

7. 实验室应有报告实验室事件、伤害、事故、职业性疾病以及潜在危险的程序。所有事件(包括伤害)报告应形成档案文件,报告应包括事件的详细描述、原因评估、预防类似事件发生的建议以及所采取的措施。事件报告(包括补救措施)应经高层管理者、安全委员会或实验室安全负责人评审。

(二)个人防护

1. 所有人员根据可能接触的微生物,接受免疫以预防感染,并保存免疫记录。

2. 个人物品、服装和化妆品不应放在可能发生污染的指定区域。应提供安全的存放处,如带锁的存物柜。进入实验室工作前,必须更换工作服;实验室工作服不得和个人衣服放在同一衣柜内。

3. 进行标本操作时,应戴手套,手套应能完全遮住手及腕部,可覆盖隔离衣或工作服袖子,脱手套后必须洗手。

4. 当进行可能出现气溶胶污染的操作时,应戴医用防护口罩。

5. 在有可能受到液体喷溅时,必须戴眼罩或面罩。

6. 在接触感染性物品后及离开实验室前,必须洗手。

7. 不得在实验室内穿露脚趾的鞋子。

8. 食品、饮料及类似物品只应存放于非实验室区内指定的专用冰箱,不应放置在试剂、血或其他可感染性材料存放之处,并只应在指定的区域中准备和食用。禁止在实验室工作区域进食、饮水、吸烟。

9. 禁止在技术工作区内使用化妆品和处理隐形眼镜。长发应束裹在后面,使头发远离运转的设备。在实验室技术区内不应配戴戒指、耳环、腕表、手镯、项链和其他饰品。

（三）内务行为

1. 应指定一人监督良好内务行为。实验室应将技术区定为清洁区或污染区。工作区应时刻保持整洁有序。禁止在工作场所存放可能导致障碍和绊倒危险的大量随弃性材料。所有用于处理污染性材料的设备和工作表面在每班工作结束、有任何漏出或发生了其他污染时应使用适当的试剂清洁（净化）和消毒。

2. 实验室负责人应确保在实验室内至少有下列用于急救和紧急程序的设备可供使用：急救箱、急救设备、眼部冲洗设备、实验室所用有毒化学品的解毒药及其使用说明、实施急救的人员使用的防护服及安全设备、医疗救助呼叫及需要时立即送医院的设备。

3. 洗眼台应位于使用危险生物材料附近的地方。洗眼台应是经核准的固定设施或是经核准的以软管连接于水源或等渗盐水源的简易喷淋型装置。应每周测试与水供应连接的装置以确保其功能正常并冲掉积水。

4. 应有可供使用的紧急喷淋装置并安装在使用危险生物材料附近的地方。应定期测试喷淋装置以保证其功能正常，其数量依实验室的复杂程度和规模而定。应尽可能提供舒适的水温。

5. 所有受到污染的物品、标本和培养物应弃于黄色医疗废物袋内；生活垃圾应弃于黑色垃圾袋；需要清洁再利用的被污染的材料，必须先经高压灭菌处理。

6. 需要带出实验室的手写文件必须确保未受到污染。

7. 洗手水池与工作用水池要分开专用。

（四）工作行为

1. 接触所有生物源性材料的安全工作行为

（1）在所有医学实验室，处理、检验和处置生物源性材料的规定和程序应遵循良好的微生物操作标准。良好的工作行为可降低污染的风险。

（2）污染区内的工作行为应可预防个人暴露。

（3）所有具潜在感染性的质量控制物质和参考物质在存放、处理和使用时，应按适用于未知风险标本的操作等同对待。

（4）如果标本在收到时有损坏或泄漏，应由受过培训的人员穿着适当的个人防护装备开启标本以防漏出或气溶胶。应在生物安全柜内开启此类容器。如果污染过量或认为标本有不可接受的损坏，则应将标本安全地废弃而勿开启。应立即告知发送方。

（5）禁止口吸移液。

（6）应培训实验室工作人员安全操作尖利器具及装置。各种利器包括用过的针头不允许手工剪、弯、折断、重新戴帽或戴套，或以手工方式从注射器上移去。包括针头、玻璃、一次性手术刀在内的利器应在使用后立即放在耐扎容器中。尖利物容器应在内容物达到其容量的三分之二前更换。对这些容器及其内容物的处置应符合生物安全要求。

2. 微生物实验室工作的特殊要求

（1）所有标本、培养物和废物应假定含有与可感染性疾病传播相关的活性生物因子，并以安全方式处理。

（2）所有具潜在感染性的质量控制物质和参考物质在存放、处理和使用时应按适用于未知风险标本的操作等同对待。

（3）操作标本、血清或培养物的全过程可穿长罩服。长罩服的前面及颈部密闭，长袖袖口收紧。长罩服最好由抗湿材料制成。

（4）应戴手套作为保护屏障以防操作标本和培养物时污染手部。工作完成后应摘除手套以避免污染工作场所。摘除手套后一定要彻底洗手。

（5）最好采用电子灼烧灭菌装置对微生物接种环灭菌。

（6）标本离心应在盖好的安全罩内进行。所有进行涡流搅拌的标本应置于有盖容器内。特别建议在能产生气溶胶的大型分析设备上使用局部通风防护装置，在操作小型仪器时使用定制的排气罩。

（7）二级医院不建议保存菌种（质控菌株和需要进一步确认的临床菌株除外），三级医院可以保存非高致病性病原微生物菌种，但应指定专人负责，应有存储、使用、转运、销毁记录，谨防滥用、误用。

（五）生物危害物溢出的处理

1. 环境中溢出物处理

（1）戴手套、口罩、穿隔离衣，必要时进行脸和眼睛防护。

（2）用布覆盖并吸收溢出物；向布上倾倒含氯消毒剂（1 000mg/L），作用 30 分钟后消除。

（3）如果含有碎玻璃或其他锐器，使用工具处理并置于锐器盒中，不得直接用手操作。

（4）再次用消毒剂擦拭污染区域。

（5）污染材料及用于清理的工具，放入医疗废物袋内。

(6)可重复使用的物品,应将其放在消毒液内浸泡消毒。

2. 生物安全柜内溢出物处理

(1)在安全柜处于工作状态下立即进行清理。

(2)使用含氯消毒剂(1 000mg/L)消毒 30 分钟,再用清水擦拭干净。

(3)所有接触溢出物品的材料都要用含氯消毒剂(1 000mg/L)消毒 30 分钟,或高压灭菌。

3. 标本离心管破裂处理

(1)立即关闭离心机电源,让离心机密闭 30 分钟使气溶胶沉积。

(2)通知实验室安全负责人。

(3)穿隔离衣、戴口罩、戴厚橡胶手套操作。

(4)离心管套、离心桶、十字轴、转子和未破损的带盖离心管用含氯消毒剂(1 000mg/L)消毒 30 分钟。

(5)离心机内腔使用含氯消毒剂(1 000mg/L)作用 30 分钟,再用清水擦拭干净。

(6)清理时所使用的物品放入黄色医疗废物袋内。

(马筱玲)

第七节 临床微生物实验室信息管理要求

随着信息技术的不断发展,信息管理已进入检验医学各个专业领域,并发挥着越来越重要的作用。目前医院实验室已经建立了医学实验室信息系统(laboratory information system,LIS)等,并与医院信息管理系统(hospital information system,HIS)对接,实现了信息、数据、计算、统计等网络化管理和资源共享。临床微生物实验室的主要任务是为临床提供快速、准确的病原学检测和药物敏感试验,这对于提升感染性疾病的临床诊疗水平,防止感染蔓延、控制院内感染和细菌耐药性传播具有重要意义。信息化建设在临床微生物工作中十分重要。

一、临床微生物实验室信息系统的基本功能

1. 信息系统涵盖整个微生物检验流程,即检验申请→收费→标本采集指导→标本验收→质控→检测前处理→检测过程→检测后处理→结果审核→结果发布和查询等。

2. 通过信息系统实验室和临床科室能实现数据共享;也可以向卫生主管部门、疾病控制机构传递数据。

3. 强大的数据处理能力,能提供累计数据和定期总结报告。

二、信息系统的管理

1. 实验室应规定所有使用信息系统的人员的职责和权限,特别是从事访问、输入、修改和发布患者数据和检验结果的工作人员。

2. 用于收集、处理、记录、报告、存储或检索检验数据和信息的系统应在引入前经过供应商确认以及实验室的运行验证。

3. 防止非授权者访问。

4. 安全保护以防止篡改或丢失数据。

5. 进行维护以保证数据和信息完整,并包括系统失效的记录和适当的应急和纠正措施。

6. 实验室应验证外部信息系统从实验室直接接收的电子及相关硬拷贝(如计算机系统、传真机、电子邮件、网站和个人网络设备)的检验结果、相关信息和注释的正确性。

三、临床微生物实验室信息系统的应用

1. 检验前的信息交流 检验前实验室与临床的信息交流主要是为了保证标本采集的正确性以及检验项目选择的合理性。可通过信息系统告知临床有关标本的留取、运送方法和注意事项。也可规范临床微生物检验申请单信息,如通过信息系统控制医师的申请单必须标明患者基本资料、初步诊断、留取部位、标本类型、检测项目、送检时间及抗菌药物使用情况等重要信息。实验室发现标本存在问题或不符合检验要求时可通过信息系统及时通知临床。如对"中段尿"标本开具"厌氧培养",信息系统会自动提示"中段尿不适合做厌氧菌培

养,建议送检膀胱穿刺尿"。

2. 标本接收功能 当标本送达临床微生物室时,通过扫描标本条码实验室可获取患者基本信息和检验申请信息,可打印标本交接记录,也可定期汇总标本验收情况,对不合格标本进行统计分析,为持续改进标本的采集流程提供准确有效的数据支撑。

3. 检验流程管理 微生物学检验周期长,从标本接收到检验结果发出通常需要 3~5 日,检测标本和培养物往往在多个岗位、多个工作人员之间转运,前一个岗位的工作直接对下一个岗位的操作产生影响,因此检验流程必须准确记录。使用信息系统进行全流程可追溯式管理,做好每一个岗位实验操作和实验情况的记录对理顺整个检验流程至关重要。性能良好的信息管理平台提供的"工作"界面能详细记录整个检验过程,如记录每天对培养标本的操作和判读情况,记录培养基上病原菌的菌落特征、溶血、菌落数、革兰氏染色性、氧化酶、触酶、细菌生化反应和药敏试验结果等。在该界面上,可以对标本整个操作一目了然,容易及时发现差错,实现检验程序质量控制。

4. 细菌鉴定与药敏结果管理 信息系统可自动接收和整合微生物分析仪的鉴定/药敏信息,以及手工加做的药敏试验结果。并可使用专家系统对细菌鉴定与药敏试验结果进行审核,提示可能错误的结果。如鉴定的细菌为金黄色葡萄球菌,药敏试验结果为万古霉素耐药,则提示罕见的结果,需要重新鉴定和确认。

5. 检测结果报告 临床微生物检测结果报告包括直接报告和分段报告。直接报告用于一些可以较快地直接得出的结果,如抗原试验、核酸探针试验、显微镜检查结果等。分段报告,例如阳性血培养应先初步报告革兰氏染色所见,再报告快速鉴定和抗生素敏感试验结果。分段动态报告的目的是帮助临床提高诊断速度,赢得治疗时机。实验室在报告结果时也可以通过信息系统给出解释性评论。例如:尿培养检出大肠埃希菌,药敏试验提示对头孢唑林敏感,可以提示"对口服头孢类抗菌药物均敏感"。

6. 菌种保存管理 只需要将已检测的菌株放到指定位置,菌株信息可以随时查阅与打印,并记录出入菌库的相关信息。

7. 医院感染控制管理 通过临床微生物实验室信息管理,可以及时发现潜在的医院感染暴发,缩短预警与响应时间,为医院感染控制提供快速支持。可实现目标监测和主动筛查,实时追踪多重耐药菌。医院感染管控部门可用 WHONET 等软件与临床微生物实验室数字化平台联接,直接调用相关数据。

8. 细菌耐药监测和抗菌药物管理 实时而全面地发布细菌耐药监测数据,为临床合理用药提供参考,为医院抗菌药物管理提供技术支持。

(马筱玲 赵旺胜)

参考文献

1. 马筱玲, 胡继红, 徐英春, 等. 临床微生物学实验室建设基本要求专家共识. 中华检验医学杂志, 2016, 39 (11): 1-4
2. 童明庆. 临床检验病原生物学. 北京: 高等教育出版社, 2006
3. 尚红, 王毓三, 申子瑜, 等. 全国临床检验操作规程. 4 版. 北京: 人民卫生出版社, 2015
4. 丛玉隆, 尹一兵, 陈瑜. 检验医学高级教程. 北京: 人民军医出版社. 2010
5. Murray PR. Manual of Clinical Microbiology. 9th ed, Washington DC: ASM Press, 2007
6. Versalovic J, Carroll KC, Funke G, et al. Manual of Clinical Microbiology. 10th ed. Washington DC: ASM Press, 2011
7. 祁国明. 病原微生物实验室生物安全. 北京: 人民卫生出版社, 2005
8. 林雪峰, 陈晓军, 江丹英, 等. 基于数字化管理的临床微生物实验室信息管理平台再造. 中国现代医生, 2015, 53 (28): 106-110
9. 陈东科, 孙长贵. 实用临床微生物学检验与图谱. 北京: 人民卫生出版社, 2011
10. 中国合格评定国家认可委员会. CNAS-CL42: 医学实验室质量和能力认可准则在临床微生物学检验领域的应用说明.(2012-09-13)[2025-01-20]. https://max. book118. com/html/2025/0417/8024141022007054. shtm
11. 中国合格评定国家认可委员会. CNAS-CL36: 医学实验室安全认可准则.(2007-04-16)[2025-01-20]. https://www. doc88. com/p-77739634949837. html
12. 国家卫生健康委. 国家卫生健康委关于印发人间传染的病原微生物目录的通知: 国卫科教发〔2023〕24号.(2023-08-28)[2025-01-20]. http://www. nhc. gov. cn/qjjys/s7948/202308/b6b51d792d394fbea175e4c8094dc87e. shtml

微生物检验的整个过程包括患者标本的采集、运送、处理,标本中致病微生物的分离、培养、鉴定、药物敏感试验、结果审核和检验报告等。定性试验、手工操作、主观判断是微生物学检验的主要工作方式,容易导致错误的结果。因此质量控制工作必须贯穿于实验室工作的整个过程,包括检验前(标本的正确采集、运送等)、检验中(培养、分离、鉴定和药敏试验等)和检验后(结果报告、解释、临床反馈等)的质量管理。

第一节 检验前程序的质量控制

一、检验申请

由于微生物学检验的特殊性,检验申请单除患者姓名、性别、床位号、住院号等常规信息外还应包括:标本采集方法(如尿液标本应注明采集方法是中段尿、导尿管尿还是膀胱穿刺尿,因为不同采集方法,结果判断标准不同)、采集部位、采集时间、采集前是否已使用抗菌药物、使用何种抗生素、临床拟诊感染类型和可疑目标菌等信息。

二、检验方法的选择

引起感染的病原体种类繁多,如细菌、病毒、真菌、支原体、衣原体、原虫等;检测方法复杂多样,如培养法、免疫学方法、分子生物学方法等。没有一种实验方法能检出所有的病原体,所以临床医师应根据患者的症状和体征,做出初步诊断,以缩小可疑病原体的检测范围,避免全面撒网,浪费医疗资源,必要时可与检验人员讨论选择何种敏感的检测方法。如免疫抑制的患者出现快速进展的间质性肺炎,临床考虑为肺孢子菌感染,则应选择六胺银染色方法,而不能使用常规的细菌培养和革兰氏染色方法。

三、标本采集

标本质量是临床微生物学检验能否取得成功的关键。不合格的标本,对于微生物实验室来说就是"垃圾进来,垃圾出去"。微生物实验室应采取多种方法积极指导和配合临床做好标本采集工作。

1. 标本采集原则

(1)采集时间最好是病程早期、急性期或症状典型时。还要根据目标病原体在患者体内的迁徙过程和特点注意在疾病的不同时期采集不同部位的标本,以提高阳性率。如伤寒患者,发病的第1周应采集血液,第2周应采集粪便和尿液,全程可以采集骨髓标本。

(2)通常必须在使用抗菌药物之前采集。

(3)采样时严格执行无菌操作。

(4)选择正确的解剖部位,采集真正感染病灶的标本,避免邻近部位常居菌群的污染。

(5)以适当的技术、专用的拭子采集标本。

(6)标本采集量要满足检测要求。

(7)容器须无菌、密封、防渗漏。不得使用消毒剂消毒容器。

(8)采集标本后应在2小时内送检,一些对环境敏感的细菌如脑膜炎奈瑟菌、淋病奈瑟菌和流感嗜血杆菌等应保温并立即送检。若不能及时送检,标本应置于一定的环境中保存,如支气管洗液、痰、尿等标本可在 4℃环境中保存 24 小时。血液、脑脊液等则要在 25℃保存。

(9)采集标本后应立即贴上标签并标明必要信息(如患者姓名、病区、床号、住院号、标本来源、采集部位、采集时间等)。

2. 标本采集手册　应编写《微生物标本采集手册》发放到各病区和诊室,并采用多媒体、视频宣传等多种形式进行标本采集指导和培训。医护人员应严格遵照标本采集手册进行标本采集,遇到困难及时与检验科沟通。

3. 指导患者采集合格标本　针对需要患者自行留取的痰、尿、便等标本,应编写《标本采集和送检须知》,用患者能理解的语言,配合图片指导患者正确采集和送检标本。

4. 标本采集质量持续改进　应定期对各类标本及各医护单元送检的标本合格率进行评估,对合格率低的病区应进行沟通和再培训。

四、标本运送

1. 已采集的标本应视为具有潜在生物危险,均应置于防渗漏、相对密封的容器中收集、存储与转运,防止送检过程中倒翻或碰破溢出。

2. 标本转运与保存条件必须能满足维持微生物活力的需要。标本的转运过程中要根据目标病原菌的特点决定是否需要使用以及使用何种保菌液、运送液或增菌液。

3. 标本应尽快运送到实验室,常规细菌学检验从标本的采集到运送至实验室之间的时间应限制在 2 小时以内。若不能及时送检,标本应置于一定的环境中保存,细菌学检验标本存放一般不超过 24 小时,而病毒检测标本在 4℃条件下可存放 2~3 日。

4. 厌氧菌培养的标本,应在 15~30 分钟内送达实验室,最好床边接种。

5. 如疑似对温度敏感的淋病奈瑟菌、脑膜炎奈瑟菌、流感嗜血杆菌感染的标本,应立即送检。血液、脑脊液、生殖道、眼睛、内耳分泌物等标本不可以冷藏。

五、标本验收

除常规的验收程序以外,应重点关注:

1. 送检标本的容器是否为无菌、封闭、无泄漏。

2. 标本类型是否与申请项目相符合(如送检的咳痰标本申请项目为厌氧菌培养,则为不合格)。

3. 肉眼观察标本性质是否合格(如送检的拭子已干燥,送检的痰标本为唾液等为不合格)。

4. 标本送检时间是否已超过允许范围。

5. 对不合格的标本应及时进行登记和反馈。

(马筱玲)

第二节　检验程序的质量控制

一、显微镜检查

显微镜检查主要有三个目的:①了解标本质量及可疑致病菌,为后续检验提供依据;②检测培养基上生长的细菌形态和染色性,指导进一步的细菌鉴定和药敏试验;③对于特殊标本(如脑脊液)用特殊方法(如抗酸染色、墨汁染色)可快速做出临床诊断。显微镜检查程序的质量控制主要针对染色液和镜检方法。

(一) 染色液质量控制

细菌室最常用的染色液是革兰氏染色液和抗酸染色液。对自制的染色液,要求将整个配制过程的操作步骤形成记录并保存。配好的染色液瓶应贴有染色液名称、配制日期、配制人的标签。初次使用时必须用革兰氏阳性球菌和革兰氏阴性杆菌标准菌株进行质控,以证实其质量可靠(图 41-2-1)。商品化染色液应具备相应的生产厂家、试剂名称、批号、存放条件、失效期等记录。生产厂家应提供染色液的质量保证书。染色液至少每周用已知的阳性和阴性质控菌株进行一次质控（若检测频率小于每周1次，则在实验当日进行质控）。质控片建议批量制作（或买商品化质控片）。以防因为批间差造成对质控结果的影响（图 41-2-2）。

常用染色液的质量控制方法见表 41-2-1。

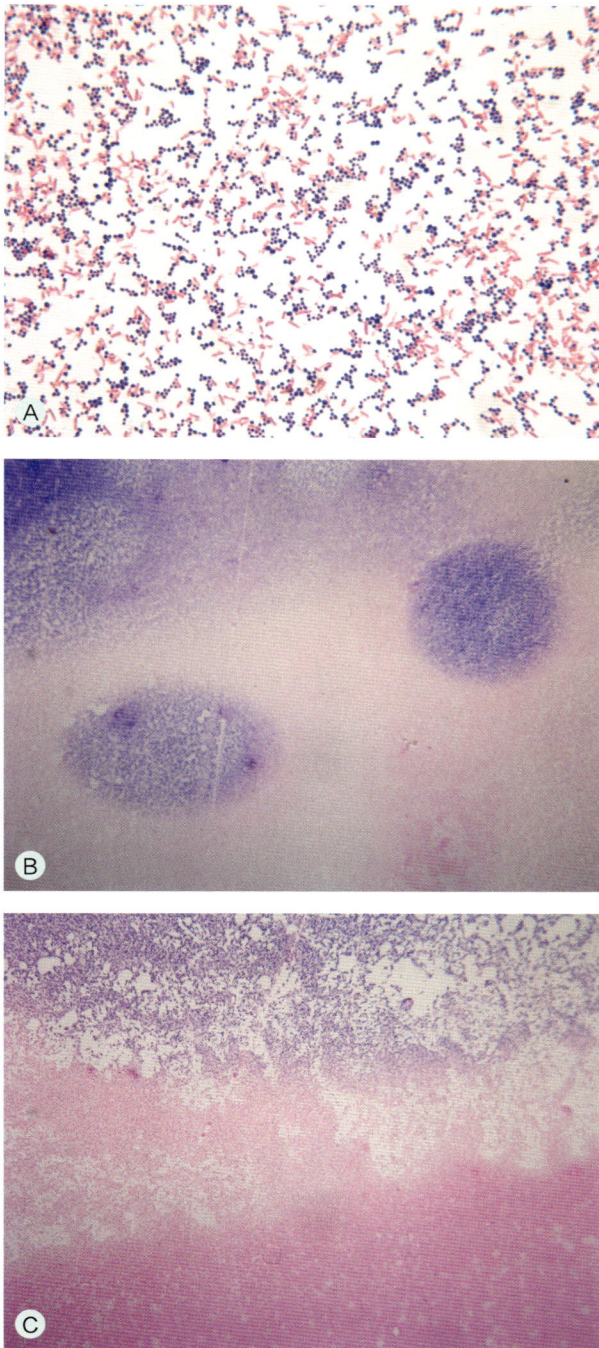

图 41-2-1 革兰氏染色质控（ATCC 25923+ATCC 25922）
A.质控结果合格；B.质控结果不合格（仪器染色——喷头堵塞）；C.质控结果不合格（仪器染色——喷淋不均匀）

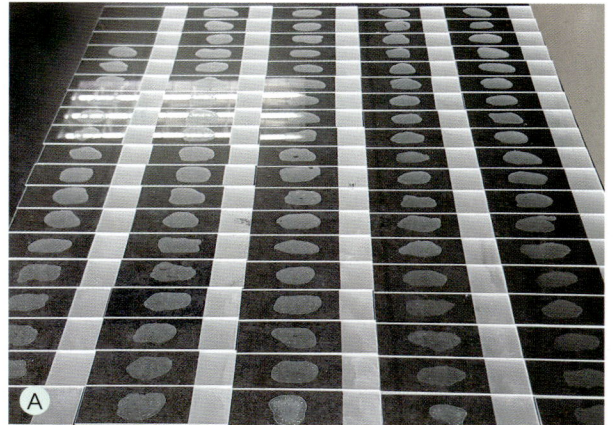

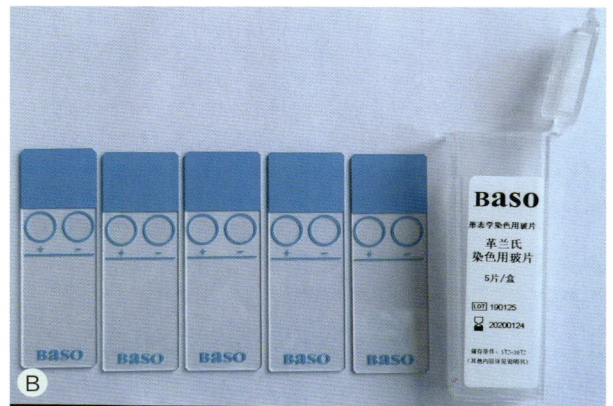

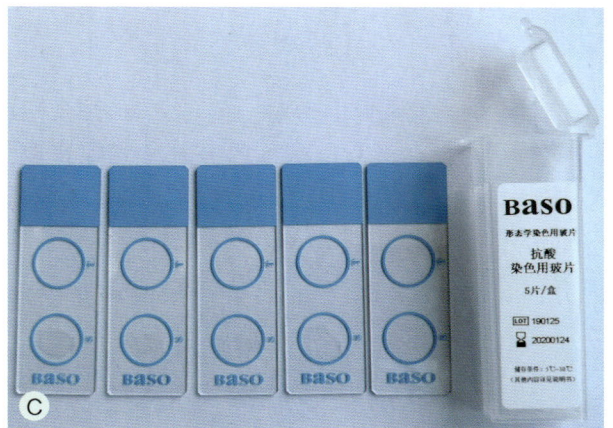

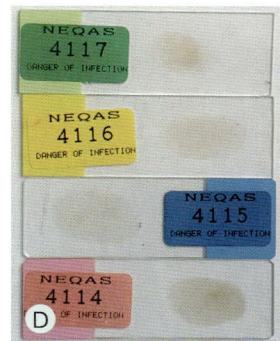

图 41-2-2 质控片
A.自制质控片；B.商品化质控片（革兰氏染色）；
C.商品化质控片（抗酸染色）；D.室间质评片

表 41-2-1　常用染色液的质量控制

染色	质控菌株	预期结果	监控频率
鞭毛染色	铜绿假单胞菌 粪产碱杆菌	单或两极鞭毛 周毛	开启新瓶时和使用中每天一次
革兰氏染色	金黄色葡萄球菌 大肠埃希菌	阳性：紫红到蓝色的球菌 阴性：粉红色到红色杆菌	开启新瓶时和使用中每周一次
芽胞染色	芽胞杆菌属任一种	菌体中含有不肿胀的卵圆形芽胞，芽胞可被单染（色依所用染料而定），而杆菌可染成对比色	开启新瓶时和使用中每天一次
抗酸染色	戈登分枝杆菌	以蓝色为本底的短的、长的、成团的粉红色杆菌	开启新瓶时和使用中每周一次

（二）显微镜检查程序验证

实验室在开展各种类型的染色镜检（如革兰氏染色、抗酸染色、墨汁染色等）前应对本实验室使用的检验程序进行验证。

1. 比对方案　每项检查应使用至少 5 份标本进行验证，实验室应优先使用已知结果的留样标本，不可获取留样标本时可采用模拟标本。按临床标本常规方式进行涂片制备、染色、镜检、判读和结果报告，抗酸杆菌应根据"分级报告标准"报告镜检结果。

2. 可接受标准　革兰氏染色、抗酸染色项目符合率应为 100%；其他少见染色项目符合率 ≥ 80% 即合格。

二、细菌分离培养

（一）培养基的质量控制

1. 一般性状观察　液体培养基外观应透明、清亮、无浑浊、无沉淀，颜色符合要求；固体培养基应具有特定的颜色，表面湿润但无水汽、平整、光洁无凹坑和气泡。整块平板厚薄均匀，一般厚度在 3mm，但 M-H 平板的厚度不得小于 4mm。斜面培养基的斜面长度不得超过试管长度的 2/3。所有培养基均应有明确标识，标识应包含生产日期（批号）、保质期、质量控制、贮存条件等信息。

2. 制备过程记录　自制培养基要记录制备过程，包括配制时间、配制者、使用的试剂、方法、pH 校准和高压灭菌等。

3. 无菌试验　新制备或购买的培养基每一批号要随机抽取一定数量的标本作无菌试验。对于灭菌后倾注的固体培养基，一般随机抽取 5%~10% 的量后放孵育箱孵育 24~48 小时；灭菌后经无菌操作分装的液体培养基要全部放入孵育箱内孵育 24 小时；对有些无需高压灭菌、只需煮沸消毒的选择性培养基要取部分琼脂，放入无菌肉汤管孵育 24 小时；上述试验证实无细菌生长时才算合格。若有细菌生长，说明培养基制备过程中已受杂菌污染，除了寻找原因外，不应再继续使用。

4. 生长试验　所有的培养基在使用前除了做无菌试验外还必须做细菌生长试验以确定培养基性能是否符合要求。用已知的标准菌株按照 CLSI 推荐的方法作质控，质控所需的标准菌株分 2 种：一种是已知的可在某种培养基上生长并产生阳性反应的菌株；另一种是用已知的不能在某种培养基上生长或产生阴性生化反应的菌株。临床常用培养基的质控菌株和预期结果见表 41-2-2。

表 41-2-2　常用培养基的质量控制

培养基	质控菌株	培养条件	预期结果
血琼脂	化脓性链球菌 ATCC 19615 肺炎链球菌 ATCC 6305	有氧环境 24 小时 CO_2，24 小时	生长，β- 溶血 生长，α- 溶血
巧克力琼脂	脑膜炎奈瑟菌 ATCC 13090 流感嗜血杆菌 ATCC 10211	CO_2，24 小时 CO_2，24 小时	生长 生长
麦康凯琼脂	大肠埃希菌 ATCC 25922 伤寒沙门菌 ATCC 14028	有氧环境，24 小时 有氧环境，24 小时	生长，红色菌落 生长，无色菌落
中国蓝琼脂	大肠埃希菌 ATCC 25922 鼠伤寒沙门菌 14028	有氧环境，24 小时 有氧环境，24 小时	生长，蓝色菌落 生长，无色菌落

续表

培养基	质控菌株	培养条件	预期结果
SS 琼脂	大肠埃希菌 ATCC 25922 伤寒沙门菌 ATCC 14028	有氧环境,24 小时 有氧环境,24 小时	不生长 生长,中心黑色
沙保罗琼脂	白念珠菌 ATCC 10231 大肠埃希菌 ATCC 25922	有氧环境,72 小时 35℃ 有氧环境,35℃	生长 部分或完全抑制
罗氏培养基	结核分枝杆菌 H37Ra 25177	CO_2 环境,2~8 周 37℃	生长
营养琼脂	福氏志贺菌 ATCC 12022 金黄色葡萄球菌 ATCC 25923	有氧环境,24 小时 有氧环境,24 小时	中度到大量生长 中度到大量生长
增菌肉汤	金黄色葡萄球菌 ATCC 25923 大肠埃希菌 ATCC 25922	有氧环境,24 小时 有氧环境,24 小时	生长 生长
硫代硫酸盐、柠檬酸盐、胆盐琼脂(TCBS)	霍乱弧菌 9459 副溶血弧菌 17802	有氧环境,24 小时 有氧环境,24 小时	黄色菌落,生长 蓝色菌落,生长

(二)各类标本接种培养基的选择

没有一种培养基能培养出所有的细菌,选择正确的培养基是提高检测敏感性的重要环节,应根据标本特性和可能存在的病原菌选择一种或几种培养基。各实验室应有 SOP 文件保证各类标本接种培养基的选择正确。常见标本细菌/真菌分离培养基的选择见表 41-2-3。

表 41-2-3 常见标本细菌/真菌分离培养基选择

标本	细菌学检查	真菌学检查
血液	成人有氧、厌氧增菌培养瓶 新生儿有氧增菌培养瓶 分枝杆菌增菌培养瓶	真菌增菌培养瓶 细菌用有氧培养瓶中,常见酵母菌生长良好
脑脊液	巧克力色血琼脂、羊血琼脂、中国蓝/麦康凯琼脂 必要时加做厌氧培养 体积足够时,建议注入新生儿增菌培养瓶	沙保罗葡萄糖琼脂 体积足够时,建议注入增菌培养瓶
正常无菌部位体液	羊血琼脂、中国蓝/麦康凯琼脂 必要时加做厌氧培养 体积足够时,建议注入增菌培养瓶	沙保罗葡萄糖琼脂 体积足够时,建议注入增菌培养瓶
眼部标本	巧克力色血琼脂、羊血琼脂	沙保罗葡萄糖琼脂
咽部分泌物	羊血琼脂(筛检 β-溶血的革兰氏阳性细菌)	沙保罗葡萄糖琼脂
呼吸道分泌物(咳痰、抽吸痰、BALF、保护性毛刷等)	巧克力色血琼脂、羊血琼脂、中国蓝/麦康凯琼脂 必要时加做厌氧培养(咳痰、抽吸痰等不适用)	沙保罗葡萄糖琼脂,必要时加察氏琼脂
尿液	羊血琼脂、中国蓝/麦康凯琼脂	沙保罗葡萄糖琼脂
生殖道标本	针对性传播疾病:淋病奈瑟菌用巧克力琼脂或淋病奈瑟菌专业培养基,支原体用支原体专用培养基等。 针对产前筛查:无乳链球菌和单核细胞增生李斯特菌用羊血琼脂	沙保罗葡萄糖琼脂 可加用玉米琼脂

标本	细菌学检查	真菌学检查
皮肤软组织感染	羊血琼脂、中国蓝／麦康凯琼脂	沙保罗葡萄糖琼脂
粪便	筛查沙门、志贺菌：SS 或 XLD，中国蓝／麦康凯琼脂 筛查弧菌：碱性琼脂或 TCBS 琼脂，碱性蛋白胨水 筛查弯曲杆菌属：Skirrow 琼脂、Butzler 培养基、Campy-BAP 培养基 筛查葡萄球菌属：羊血琼脂（需添加抑制革兰氏阴性菌、真菌的药物）	沙保罗葡萄糖琼脂（需添加抗生素）
封闭囊腔的脓液	羊血琼脂、中国蓝／麦康凯琼脂 必要时加做厌氧培养	沙保罗葡萄糖琼脂
组织	羊血琼脂、中国蓝／麦康凯琼脂 必要时加做厌氧培养	沙保罗葡萄糖琼脂
血管内插管	羊血琼脂、中国蓝／麦康凯琼脂	沙保罗葡萄糖琼脂

（三）血培养检验程序验证

目前临床实验室广泛使用全自动血培养系统。临床微生物实验室在使用血培养仪之前，应评估其增菌培养基能否培养出临床常见微生物（包括酵母菌、厌氧菌、苛养菌等），以及其检测系统能否及时检测出细菌生长。血培养性能验证常用留样验证和平行比对两种方法。

1. 留样验证

（1）验证要求：验证应覆盖临床常见微生物，需氧成人／儿童血培养瓶验证菌株应包括需氧／兼性厌氧革兰氏阳性菌、需氧／兼性厌氧革兰氏阴性菌、苛养菌（如流感嗜血杆菌、肺炎链球菌等）和真菌，厌氧血培养瓶验证菌株应包括兼性厌氧革兰氏阳性菌、兼性厌氧革兰氏阴性菌、专性厌氧菌，其他特殊用途血培养瓶参照厂家要求选择合适类型菌株进行验证。验证每类血培养瓶的菌落数均应至少 5 株。应尽可能使用真实患者的临床分离菌株。对于特殊细菌、苛养菌可使用标准菌株或质控菌株。

（2）验证方案：模拟临床血流感染患者的细菌含量，用留样菌株进行一系列稀释，接种细菌的最终浓度为 20CFU／瓶。若苛养菌需添加适量的新鲜无菌血液（成人瓶 5~10ml，儿童瓶 1~3ml）后置于血培养系统上进行培养、检测。

（3）可接受标准：如果在厂家说明书规定时间内检测出所有菌株则该方法通过验证。3 日时间应足以检测出至少 80% 的临床相关细菌，须具备苛养菌、真菌、厌氧菌等的检出能力。若未能检出，应使用相同菌株进行重复试验来验证，若仍不能检

测，实验室和／或制造商应在临床使用该系统前采取纠正措施。

2. 平行比对

（1）验证要求：因血培养检测系统比对要求较高，并非强制要求执行。通常比对所需临床标本数量应 ≥ 100 例。

（2）验证方案：同一患者按照同样的采血方法采集血液标本，接种验证血培养瓶和参考血培养瓶中，分别放入各自的培养系统上进行培养、检测。

（3）可接受标准：与参考方法相比，新培养系统检测符合率至少为 95%。如果未能满足性能要求，则该实验不能通过验证或者制造商和／或使用者须采取正确的纠正措施并再次进行验证。

（四）一般细菌培养检验程序验证

一般细菌培养包括各类标本（痰液、尿液、粪便、分泌物、组织等）的细菌（含厌氧菌、结核分枝杆菌）、真菌、支原体等的培养。培养程序包括标本处理、接种、培养基选择和适宜培养条件（温度、气体等）。实验室在开展各种类型标本微生物培养检验前应对本实验室一般细菌培养的检验程序进行验证。

1. 验证要求　每项检查每种标本类型至少 1 份。培养基根据其用途主要分为两种，即选择性培养基和非选择性培养基。选择性培养基包含能够抑制某些微生物生长的抗生素或化学试剂，非选择性培养基则不含抑制微生物生长的物质，能够促进大多数微生物的生长。无论商品化培养基还是自配培养基，都需要在使用前对培养基性能进行验

证,验证菌株可选择质控菌株或临床菌株。对于某些苛养细菌专用培养基,实验室必须确定该培养基能保证对应苛养细菌的生长,如厌氧菌、百日咳博德特菌、弯曲杆菌、螺杆菌、军团菌、淋病奈瑟菌、以及其他需要特殊生长条件的细菌。而对于一些非选择性培养基,如血平板和巧克力平板需保证其能支持大部分细菌的生长。

2. 验证方案　标准菌株、能力验证 / 室间质评活动使用的菌株、从临床患者标本分离的具有稳定表型的菌株均可用做验证菌株,实验室对其生化特征及鉴定结果应做好相关记录。

(1)直接接种法:将菌株直接接种至培养基上,观察细菌生长情况。

(2)标准化菌悬液法:采用直接菌落悬液法或生长法制备菌悬液,使其浊度达 0.5 麦氏浊度。①用无菌肉汤或者生理盐水将 0.5 麦氏单位菌悬液进行 1:100 稀释,取 10μl(0.01ml),接种非选择性培养基,均匀涂布;②用无菌肉汤或者生理盐水将 0.5 麦氏单位菌悬液进行 1:10 稀释,取 10μl(0.01ml),接种选择性培养基,均匀涂布;③取 10μl(0.01ml)未稀释的 0.5 麦氏浊度悬浮液进行接种培养管。

(3)可接受标准:①在非选择性培养基上验证菌株长势良好、菌落大小与预期相符、菌落形态典型,血培养基上的溶血类型符合,可判定非选择性培养基验证合格;②在选择性培养基上验证菌株长势良好、菌落大小与预期相符、菌落形态典型,并且能够抑制特定微生物的生长,可判定性能符合要求,验证合格。

(五)菌落计数检验程序验证

临床微生物实验室需对中段尿、肺泡支气管灌洗液等标本进行活菌计数。活菌计数定量培养除验证对病原菌的分离能力外,还需对定量接种环进行验证。

1. 验证要求　定量接种环使用前应进行验证(使用微量加样器只需计量检定),一次性定量接种环每批次应抽样验证。

2. 验证方案　可以采用钻头法和浸染法两种方法,钻头法适用于重复使用金属环,浸染法适用于重复使用金属环和一次性接种环。浸染法较易于实施,方法如下:

第一步:配制伊文思蓝(Evans blue dye,EBD)。用蒸馏水稀释 Evans blue 染液为 1:500、1:1 000、1:2 000、1:4 000。

第二步:用 1μl 环取 10 环 EBD 原液至 10ml 蒸馏水中;10μl 环取 10 环 EBD 原液至 100ml 蒸馏水中,或至 10ml 蒸馏水中后再稀释 10 倍。

第三步:用 722 型分光光度计 600nm 波长比色,重复四次。

第四步:计算 1μl 环和 10μl 环分别配制溶液的吸光度应与 1:1 000 EBD 稀释液相符。以 1:1 000 稀释液的吸光度为比对测定值,计算接种环定量配制溶液吸光度与比对测定值的偏差。偏差 = 检测测定值 – 比对测定值 / 检测测定值 ×100%。

3. 可接受标准允许范围　平均偏差不超过 20%。

三、细菌鉴定

(一)常用生化试验培养基的质量控制

传统的细菌鉴定主要依赖细菌的生化反应特征,因此生化反应质量控制非常重要,应在每一批生化试验培养基使用前用阳性和阴性质控菌株进行质量控制,并在有效期内使用。常用生化试验培养基的质量控制菌株及预期结果见表41-2-4。

表 41-2-4　常用生化试验培养基的质量控制

培养基	质控菌种	预期结果
赖氨酸脱羧酶	鼠伤寒沙门菌 福氏志贺菌	阳性(深紫色、浑浊) 阴性(黄色)
鸟氨酸脱羧酶	黏质沙雷菌 肺炎克雷伯菌	阳性(深紫色、浑浊) 阴性(黄色)
精氨酸双水解酶	阴沟肠杆菌 奇异变形杆菌	阳性(深紫色、浑浊) 阴性(黄色)
柠檬酸盐	肺炎克雷伯菌 大肠埃希菌	阳性(蓝色) 阴性

续表

培养基	质控菌种	预期结果
苯丙氨酸脱氨酶	奇异变形杆菌 大肠埃希菌	阳性（加入试剂后呈绿色） 阴性
三糖铁琼脂	弗劳地柠檬酸菌 福氏志贺菌 醋酸钙不动杆菌	产酸/产酸，H_2S 产碱/产酸 无变化
尿素琼脂	奇异变形杆菌 大肠埃希菌	阳性（全部呈粉红色） 阴性（黄色）
O-F 试验（葡萄糖）	铜绿假单胞菌（氧化型） 不动杆菌属（不利用）	呈黄色 无反应
硝酸盐还原	大肠埃希菌 不动杆菌属	阳性（加入试剂后呈红色） 阴性
胆汁 - 七叶苷	肠球菌 非 D 群 α 链球菌	阳性，黑色 不生长
脱氧核糖核酸琼脂	黏质沙雷菌 肠杆菌属	阳性，粉红色 蓝色
丙二酸盐	肺炎克雷伯菌 大肠埃希菌	生长，蓝色 不生长
半固体（动力）	奇异变形杆菌 肺炎克雷伯菌	阳性（穿刺线周围生长） 阴性
β 半乳糖苷酶	黏质沙雷菌 鼠伤寒沙门菌	阳性，黄色 阴性
蔗糖	产气肠杆菌 福氏志贺菌	阳性，黄色 无颜色改变
麦芽糖	阴沟肠杆菌 奇异变形杆菌	阳性，黄色 无颜色改变
乳糖	大肠埃希菌 福氏志贺菌	阳性，黄色 无颜色改变
V-P 试验	肺炎克雷伯菌 大肠埃希菌	红色，阳性 阴性
靛基质	大肠埃希菌 肺炎克雷伯菌	红色，阳性 阴性
甲基红	大肠埃希菌 阴沟肠杆菌	红色，阳性 无颜色改变

（二）常用生化试剂/试纸的质量控制

氧化酶、触酶、血浆凝固酶等试验是细菌鉴定的基本试验，无论是外购的还是自制的试剂/试纸，在使用时一定要注明开启时间和失效期。自配试剂还要由配制者标出配制日期，使用说明以及贮存要求。测定代谢产物的试纸或试剂，要用已知阳性和阴性的菌株进行质控，并作好质控记录。触酶、氧化酶、凝固酶试剂在开瓶时以及使用中，每天至少要分别用阳性和阴性细菌测试 1 次。而杆菌肽、奥普托欣（optochin）、ONPG、X、V 生长因子纸片每周至少要分别用阳性和阴性菌测试 1 次。临床常用生化试剂、试纸质量控制见表 41-2-5。

表 41-2-5　临床常用生化试剂、试纸质量控制

试剂名称	质控菌株	预期结果		监控频率
血浆凝固酶	金黄色葡萄球菌 表皮葡萄球菌	阳性 阴性	4 小时内有任何程度凝集 4 小时内无任何程度凝集	每天
杆菌肽	A 群链球菌 B 群链球菌	阳性 阴性	24 小时内纸片周围有生长抑制区域 24 小时内纸片周围无生长抑制区域	每周
奥普托欣	肺炎链球菌 草绿色链球菌	阳性 阴性	24 小时内纸片周围有生长抑制区域 24 小时内纸片周围无生长抑制区域	每周
三氯化铁 (马尿酸钠试验)	B 群链球菌 A 群链球菌	阳性 阴性		每次
触酶	金黄色葡萄球菌 链球菌属	阳性 阴性	立即产生气泡 无气泡	每天
氧化酶	铜绿假单胞菌 大肠埃希菌	阳性 阴性	30 秒内变成紫色 30 秒内不变色	每天
生长因子 X、V 和 X+V	流感嗜血杆菌	阳性	24 小时内在 X+V 因子周围生长； 24 小时内在 X 和 V 之间生长	每周

（三）抗血清的质量控制

抗血清的使用与保存应严格按试剂说明书和实验室 SOP 的相关要求执行。抗血清的效价必须进行质量控制，一般在开瓶时和使用中分别用阳性反应质控菌株做 1 次测试，合格者方可使用。常用抗血清的质量控制要求见表 41-2-6。

表 41-2-6　常用抗血清的质量控制

抗血清	质控菌株	预期结果
致病性大肠埃希菌		
多价 I	大肠埃希菌 O26：B6	阳性
多价 II	大肠埃希菌 O86：B7	阳性
多价 III	大肠埃希菌 O18：B21	阳性
志贺菌属		
A 群	痢疾志贺菌	阳性
B 群	福氏志贺菌	阳性
C 群	鲍氏志贺菌	阳性
D 群	宋氏志贺菌	阳性
弧菌属		
O1 多价	霍乱弧菌	阳性
O139 单价	O139 群霍乱弧菌	阳性
AB 型	霍乱弧菌(小川型)	阳性
AC 型	霍乱弧菌(稻叶型)	阳性
ABC 型	霍乱弧菌(彦岛型)	阳性
沙门菌属		
A~F 群多价	沙门菌属、种	阳性
A 群 O2；a	甲型副伤寒沙门菌	阳性

续表

抗血清	质控菌株	预期结果
B 群 O4; b	乙型副伤寒沙门菌	阳性
B 群 O4; i	鼠伤寒沙门菌	阳性
C 群: O6; 7; c	丙型副伤寒沙门菌	阳性
D 群: O9; d; v, i	伤寒沙门菌	阳性
E 群: O3; 15; e, h;	钮因顿沙门菌	阳性
F 群: O11; I;	阿拉丁沙门菌	阳性
肺炎链球菌、链球菌属		
A 群	化脓性链球菌	阳性
B 群	无乳链球菌	阳性
C 群	马链球菌	阳性
D 群	粪肠球菌	阳性
肺炎链球菌荚膜多糖血清	肺炎链球菌	阳性

（四）微生物鉴定系统性能验证

越来越多的单位在临床细菌鉴定工作中使用全自动或半自动的微生物鉴定系统，为了保证工作质量应定期对微生物鉴定系统进行验证。

1. 验证要求　需选择临床菌株和标准菌株/质控菌株进行。验证试验应覆盖实验室使用的全部卡片种类和/或方法。根据不同等级医院、地区和医疗机构的病原菌感染情况，验证菌株的选择可适当调整。

2. 验证方案　菌株种类的选择应参照厂商说明书，覆盖革兰氏阳性菌、革兰氏阴性菌、苛养菌、厌氧菌、念珠菌、隐球菌等。包括临床留样菌株和标准/质控菌株。每种类型应至少 1 株，总体不少于 20 株。按厂家说明书或实验室检测程序规定对验证菌株进行检测，一般要求鉴定至种水平。对于特殊类型的微生物（如棒状杆菌、厌氧菌、芽胞杆菌），可将鉴定到属的水平作为可以接受的性能标准。

3. 可接受的标准　标准/质控菌株符合率100%，临床菌株的符合率应在 90% 以上。未能满足验证要求，则该检测系统不能通过验证或者制造商和/或使用者须采取措施。修正后的检测系统应再次进行验证实验。

（五）血清学鉴定试验性能验证

血清学鉴定试验包括沙门菌/志贺菌/致病大肠埃希菌/弧菌等的血清学分型。

1. 验证要求　沙门菌至少包括伤寒沙门菌/甲型副伤寒沙门菌/乙型副伤寒沙门菌/丙型副伤寒沙门菌；志贺菌包括福氏志贺菌、宋氏志贺菌、痢疾志贺菌和鲍氏志贺菌四种；致病大肠埃希菌/弧菌等根据当地卫生行政管理和实验室情况进行选择。优先选择标准菌株和质控菌株，也可使用参考实验室确认过的留样临床分离株。

2. 验证方案　参照实验室操作规程进行操作。每种本地区常见血清型菌株至少 1 株。

3. 可接受标准　要求准确率 100%。

（六）感染免疫学定性检测性能验证

包括艰难梭菌毒素检测、梅毒免疫学检测（RPR/TPPA/TRUST）、肥达试验、外斐试验和真菌免疫学检测（G 试验/GM 试验）等。

1. 验证要求　检测至少 20 份标本，通常阳性标本和阴性标本各占 50%。对检测的报告范围进行验证时应包括弱阳性和强阳性标本。若弱阳性标本不好获取，可用适当的基质稀释强阳性标本获得类似的效果。

2. 验证方案　对于未经修改的商业化试剂盒方法来说只需要验证符合率即可，但若该项测试为高度依赖人工操作的实验还应通过不同操作人员进行重复性/重现性的验证。

3. 可接受标准　符合率：与参考方法相比其

符合率应≥90%。重复性/重现性：对于多人多批次检测，结果应完全一致。

四、细菌药物敏感性试验质量保证

参见第三十四章抗细菌药物敏感性试验中相关内容。

五、真菌药物敏感性试验质量保证

参见第三十五章抗真菌药物敏感性试验中相关内容。

（马筱玲）

第三节 检验后程序的质量控制

一、显微镜检查结果的审核和报告

（一）审核要点

1. 审核检验结果是否与医嘱一致。

2. 审核染色方法是否正确 如一般细菌感染，使用革兰氏染色；怀疑结核菌感染，使用抗酸染色；怀疑隐球菌感染，使用墨汁染色；怀疑肺孢子菌感染使用六胺银染色。

3. 审核结果报告与标本类型是否一致 一般情况下，除了血液标本、粪便标本外，培养标本都应做涂片镜检（包括血培养阳性报警的标本）。脑脊液及无菌体液中检出任何细菌均应报告；而痰、生殖道分泌物等标本则要根据细菌形态、数量及与白细胞的关系，报告有价值的镜检结果。

（二）一般性报告

1. 阴性结果报告 涂片（或离心后涂片），××染色，未见××细菌。

2. 阳性结果报告

（1）革兰氏染色结果报告：涂片（或离心后涂片），革兰氏染色，查见革兰氏（阳性/阴性），（杆菌/球菌/球杆菌），呈××排列（针对典型形态和排列的细菌可以报告疑似为××细菌），数量（+/++/+++/++++），位于白细胞（内/外/伴行）。

（2）特殊染色（如抗酸、弱抗酸、墨汁、六胺银染色等）报告：涂片（或离心后涂片），××染色，见阳性细菌，疑似为××菌。

3. 细胞学检验结果报告 对咳痰标本，使用低倍镜观察，报告炎性细胞和上皮细胞数量，并判断标本是否合格。

（三）诊断性报告

微生物形态学检验结果对感染性疾病的早期诊断具有重要临床意义。传统的微生物形态学检验报告仅对显微镜下微生物形态进行简单描述，在形态学描述之下蕴藏的丰富的病原学诊断性内涵无法得到充分体现，导致临床医生难以充分利用微生物的形态学结果。通过规范形态学检验结果的报告模式，可以将形态学鉴定结果所蕴含的诊断和治疗信息最大程度地诠释给临床，加强微生物实验室与临床的沟通。形态学检验报告可以结合患者临床表现、影像特征、病理诊断及其他相关检验结果，综合分析后做出病原学诊断和诊疗建议（表41-3-1）。

表41-3-1 微生物形态学检验诊断报告模板

标本类型	标本外观	镜检结果	检验诊断/结论	治疗建议
脑脊液	浑浊	墨汁染色阳性(+)，大量酵母样孢子，可见宽厚荚膜	结合临床，疑似隐球菌中枢神经系统感染	两性霉素B+氟胞嘧啶，2周后改用氟康唑或伊曲康唑
肺泡灌洗液	非血性，浑浊	六胺银染色阳性(+)，可见肺孢子菌包囊	结合临床及影像，疑似肺孢子菌感染	磺胺甲噁唑/甲氧苄啶，或二氨二苯砜+甲氧苄啶，或克林霉素+伯氨喹，或阿托伐醌，喷他脒

续表

标本类型	标本外观	镜检结果	检验诊断/结论	治疗建议
肺组织	组织	革兰氏染色(或KOH湿片,或六胺银染色),可见宽大无隔真菌丝,飘带样,直角分枝	结合临床及影像,疑似毛霉感染	伏立康唑,或伊曲康唑,或两性霉素B,或卡泊芬净,或米卡芬净,或泊沙康唑,建议根据培养和药敏结果及时调整用药
痰	脓痰	革兰氏染色可见白细胞>25/低倍镜视野,鳞状上皮细胞<10/低倍镜视野,革兰氏阳性球菌较多,成对,矛头相对,可见荚膜,白细胞内吞噬	结合临床及影像,患者近3个月内未使用抗菌药物且无中枢神经系统感染,疑似社区获得性肺炎链球菌肺炎	青霉素,或头孢曲松或头孢噻肟,后期根据培养和药敏结果及时调整用药。如对青霉素耐药,建议左氧氟沙星,或莫西沙星,或头孢曲松,或头孢噻肟,或万古霉素,或利奈唑胺
皮下组织	组织	革兰氏染色可见革兰氏染色阳性杆菌,分枝状,若抗酸染色阴性(−)	结合临床,可疑放线菌感染	氨苄西林,或青霉素,或多西环素,或头孢曲松,或红霉素,或克林霉素

二、细菌培养/鉴定结果的审核和报告

(一)审核要点

1. 审核结果是否与医嘱符合。

2. 审核培养基的选择是否正确。

3. 审核结果报告是否与标本相符合,如痰标本中分离出血浆凝固酶阴性葡萄球菌应报告呼吸道正常菌群生长。如在痰标本中鉴定出伤寒沙门菌,在血培养标本中鉴定出痢疾志贺菌,则可能为错误的结果。

4. 审核细菌种名是否与原始分离平板上的细菌菌落形态相吻合;如鉴定的细菌种名为奇异变形杆菌,在原始平板上的细菌菌落无迁徙生长现象,则应重新鉴定。

5. 审核当日质控情况,如染色液、氧化酶、触酶等检测试剂是否在控。

(二)结果报告

1. 阴性结果报告

(1)血液、无菌体液增菌培养,报告"培养5日无细菌生长"。

(2)脓液、引流液、穿刺液等直接接种培养,报告"培养××小时无细菌生长"。

(3)痰液标本直接接种培养,仅有正常菌群生长,报告"正常菌群生长"或"未分离出致病菌"。

(4)尿液、肺泡灌洗液等定量培养,报告"接种××μl,无菌生长(细菌浓度<××CFU/ml)"。

(5)粪便、生殖道分泌物直接接种,目标菌培养,报告"未培养出志贺菌、沙门菌""未培养出霍乱弧菌""未培养出淋病奈瑟菌"等。

2. 阳性结果报告

(1)无菌部位标本,报告"培养××日,××细菌生长"。

(2)痰标本,"××细菌优势生长,菌量×个+"

(3)尿液、肺泡灌洗液等定量培养,报告"××细菌,菌落计数:××CFU/ml"。

(4)粪便、生殖道分泌物直接接种,目标菌培养,报告"培养出志贺菌或沙门菌""培养出霍乱弧菌""培养出淋病奈瑟菌"等。

3. 血液、脑脊液、骨髓等无菌体液标本检出细菌(镜检或培养)应分级报告,并按危急值报告和登记。

4. 当鉴定出高致病性病原微生物(如布鲁氏菌、弗朗西斯菌)时,应按相关法规要求进行上报和处理。

三、药敏试验结果的审核和报告

(一)审核要点

1. 审核试验的药物是否与菌株鉴定结果相一致。如肠杆菌科细菌不需要做糖肽类和大环内酯类抗菌药物的敏感性。

2. 审核药物的敏感性结果是否遵循特定药物的活性规则层次,如三代头孢菌素对肠杆菌科细菌的活性高于一、二代头孢。如果分离菌为肠杆菌科细菌,检测结果为对一代、二代头孢菌素敏感,而对三代菌素耐药,则要重新做药敏试验,并对药敏试验纸片/板条进行质控。

3. 审核分离菌株的药敏试验结果是否违背细菌的天然耐药和罕见的耐药表型特征。如果出现

出乎意料的试验结果时,应进行如下检查予以核实:①抄写是否错误;②试验中是否有污染(重新检查平板上菌株纯度等);③MIC 试验时,是否使用了有缺陷的药敏试验板条,琼脂平板或卡条(如损坏、充料不足等);④核实患者以前的结果(如,患者以前分离的相同细菌是否也具有不寻常的抗菌谱)。假如以上检查不能查明原因,必须重新进行药敏试验和细菌鉴定,同时要保留菌株,并送参考实验室确认。

4. 审核特殊部位标本的药敏报告　不同药物在身体各部位分布浓度不同,实验室进行药敏试验和报告药敏结果时,应考虑标本的特殊性,如对分离于脑脊液中的细菌,下列不能穿透血脑屏障的抗菌药物不作为选择药物进行常规检测和报告,因为用这些药物治疗细菌引起的脑膜炎可能无效,这些药物包括:仅通过口服途径给药的一代和二代头孢菌素(头孢呋辛钠除外)、克林霉素、大环内酯类、四环素类、氟喹诺酮类。尿道分离菌不常规报告的药物有:阿奇霉素、氯霉素、克拉霉素、克林霉素、红霉素。呼吸道标本分离株不应测试和报告达托霉素的敏感性。有些药物如呋喃妥因,仅限于测试和报告尿液标本分离株,其他标本的分离株,不应报告此药。

5. 审核特殊细菌的药敏报告　如对沙门菌属和志贺菌属细菌,第一、第二代头孢菌素和氨基糖苷类抗生素体外可能有活性,但临床却无效,所以对上述药物不应报告为敏感。肠球菌属对头孢菌素类、氨基糖苷类(除外筛选高水平耐药)、磺胺甲噁唑/甲氧苄啶和克林霉素在体外可能有活性,但在临床上耐药,所以对这些药物不能报告敏感。

6. 审核替代药物的药敏结果报告　如分离菌为葡萄球菌,使用头孢西丁进行药敏试验,其结果应该报告为苯唑西林敏感或耐药,不能直接报告头孢西丁为敏感或耐药(可报告阴性或阳性)。肺炎链球菌使用苯唑西林纸片检测,结果应该报告青霉素敏感或耐药。

7. 审核细菌药敏试验检测方法　如检测葡萄球菌对万古霉素的敏感性必须使用 MIC 法;对于分离自脑脊液的肺炎链球菌,必须使用 MIC 法检测青霉素的敏感性。

8. 审核不同部位标本的药敏试验折点　如肺炎链球菌的青霉素折点因感染类型不同(脑膜炎和非脑膜炎)、剂型不同(口服、静脉)而不同。

9. 青霉素敏感的葡萄球菌需要检测 β-内酰胺酶。红霉素耐药、克林霉素敏感的革兰氏阳性球菌需做 D 试验,如 D 试验阳性,应修正克林霉素的"S(敏感)"为"R(耐药)"。

(二) 结果报告

1. MIC 法须报告 MIC 数值和结果解释,MIC 的单位为 μg/ml,或 mg/L;纸片扩散法须同时报告抑菌圈直径和结果解释,抑菌圈直径数值为整数,单位为 mm。结果解释:根据折点判断为敏感、中介、耐药、非敏感或剂量依赖敏感等类型。

2. 对医院感染管理规定监测的多重耐药菌,在报告中应明确标注特殊耐药表型,如 MRSA、CRE 等。并对特殊耐药表型进行专业解释,包括含义、机制、用药限制和建议等。

3. 对罕见耐药表型进行复核后,应注明已复核。

4. 短时间(5~7 日)内在同一科室分离出 3 株或以上同种病原菌,或某种耐药菌分离率异常增高时应报告医院感染管理部门。

5. 应定期(至少每年 1~2 次)对抗菌药物敏感性试验结果进行统计分析,并向医院感染部门和临床医师通报。

(马筱玲)

参考文献

1. 马筱玲, 胡继红, 徐英春, 等. 临床微生物学实验室建设基本要求专家共识. 中华检验医学杂志, 2016, 39 (11): 1-4
2. 童明庆. 临床检验病原生物学. 北京: 高等教育出版社, 2006
3. 尚红, 王毓三, 申子瑜, 等. 全国临床检验操作规程. 4 版. 北京: 人民卫生出版社, 2015
4. Jorgensen JH, Pfaller MA. Manual of clinical microbiology. 11th ed. Washington DC: ASM Press, 2015
5. Versalovic J, Carroll KC, Funke G, et al. Manual of Clinical Microbiology. 10th ed. Washington DC: ASM Press, 2011
6. 马筱玲, 鲁怀伟, 张艳. 认识细菌的天然耐药和获得性耐药. 中华检验医学杂志, 2012, 35 (8): 762-763
7. 陈东科, 孙长贵. 实用临床微生物学检验与图谱. 北京:

人民卫生出版社, 2011

8. 王辉, 任健康, 王明贵. 临床微生物学检验. 北京: 人民卫生出版社, 2015

9. 中国医师协会检验医师分会感染性疾病检验医学专家委员会. 临床微生物检验诊断报告模式专家共识. 中华医学杂志, 2016, 96 (12): 937-939

10. 王辉, 宁永忠, 陈宏斌, 等. 常见细菌药物敏感性试验报告规范中国专家共识. 中华检验医学杂志, 2016, 39 (1): 18-22

11. 中国合格评定国家认可委员会. CNAS-CL42: 医学实验室质量和能力认可准则在临床微生物学检验领域的应用说明.(2012-09-13)[2025-01-20]. https://max. book118. com/html/2025/0417/8024141022007054. shtm

12. 中国合格评定国家认可委员会. CNAS-GL41: 临床微生

物检验程序验证指南.(2016-05-30)[2025-01-20]. https://max. book118. com/html/2025/0206/5211112334012043. shtm

14. 中华人民共和国国家卫生健康委员会. 临床微生物培养、鉴定和药敏检测系统的性能验证: WS/T 807—2022.(2022-11-09)[2025-01-20]. http://www. nhc. gov. cn/wjw/s9492/202211/06f11efd690041af9cbb0a89924bbae9. shtml

15. 国家卫生健康委. 国家卫生健康委关于印发人间传染的病原微生物目录的通知: 国卫科教发〔2023〕24号.(2023-08-28)[2025-01-20]. http://www. nhc. gov. cn/qjjys/s7948/202308/b6b51d792d394fbea175e4c8094dc87e. shtml

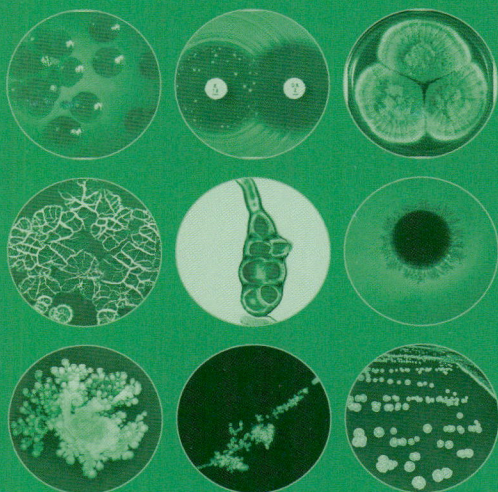

第十篇

感染性疾病的组织病理学诊断

第四十二章
常见感染病原体的组织病理学诊断方法

第一节 病理学及其技术特点概述

病理学是研究人体疾病发生的原因、发生机制、发展规律以及疾病过程中机体的形态结构、功能代谢变化和病变转归的一门基础医学科学。从美国的学术任务体系上讲,病理学的主要工作任务包括了解剖病理学(anatomical pathology,或称为外科病理学,暨国内的病理科负责的组织病理学)、临床病理学(clinical pathology,暨国内的检验科检验医学负责的检验医学)和血库(blood bank,暨国内的输血科负责的输血治疗,以及部分药剂科负责的凝血相关药物管理和输注)。

目前国内的病理科主要从事的是外科病理学的工作,即是以组织细胞形态为主要诊断目标,主要是依靠光学显微镜技术,分析切片或涂片上的细胞形态或组织结构变化,为确定疾病的性质而进行的相关诊断。广义的病理学从技术手段上,包括了对器官或者组织的大体的肉眼检查、切片或涂片的显微镜下检查、生物化学或免疫组织化学以及分子生物学的相关检查,根据相应系统的诊断命名体系,给出疾病的诊断和指导治疗的意见。

病理学是一门桥梁学科,以经典的解剖学和组织学为基础,结合光镜及电子显微镜技术,与标本处理、染色技术、理化分析和核酸技术结合,应用于临床的诊断中,也被认为是目前临床诊断的"金标准"。同时又针对临床诊疗的需求,不断发展出了众多亚专业学科(如细胞病理学、神经病理学、消化病理学、皮肤病理学、肾脏病理学等十多个大的亚专业),发展了新的标本采集和检测技术(宫颈细胞学刷片、细针穿刺细胞学等),将临床的需求转化为诊断方法(原位杂交、新的诊断抗体筛选等)和药物研发的靶点(小分子靶向药物研发等)。

在病理切片或涂片中,病理医生可以通过光学显微镜直接观测到多种常见的病原微生物,如细菌、真菌和寄生虫,并且可以见到典型的炎症反应,如中性粒细胞、淋巴细胞、浆细胞或肉芽肿反应。随着技术的进步,借助特殊染色和分子生物学技术,可进一步研究确定细菌、寄生虫、病毒等病原体的具体类型。有些时候虽然无法直接观察到病原体,但可以通过机体反应间接判断病原体的类型。这是由于机体对于病原体的病理生理学反应,也可以通过炎症细胞、组织细胞或其他细胞增生而提示存在某种感染,如弓形虫感染淋巴结时会有单核样淋巴细胞的增多,EB病毒感染时会有活化的B淋巴细胞增生。有些病毒会在宿主细胞内形成特定的形态特点,例如HPV感染时可以见到形态各异的"挖空细胞(koilocyte)",乙肝病毒感染的肝细胞的细胞质内因HBV相关的蛋白蓄积会形成"毛玻璃样"改变,可以判定HBV感染的情况(图42-1-1)。虽然病毒等微小的病原体在光学显微镜下无法直接观测到,但是可以借助电子显微镜观察到(图42-1-2),诸如乙肝病毒、SARS病毒等,就是这样被发现或确认的。

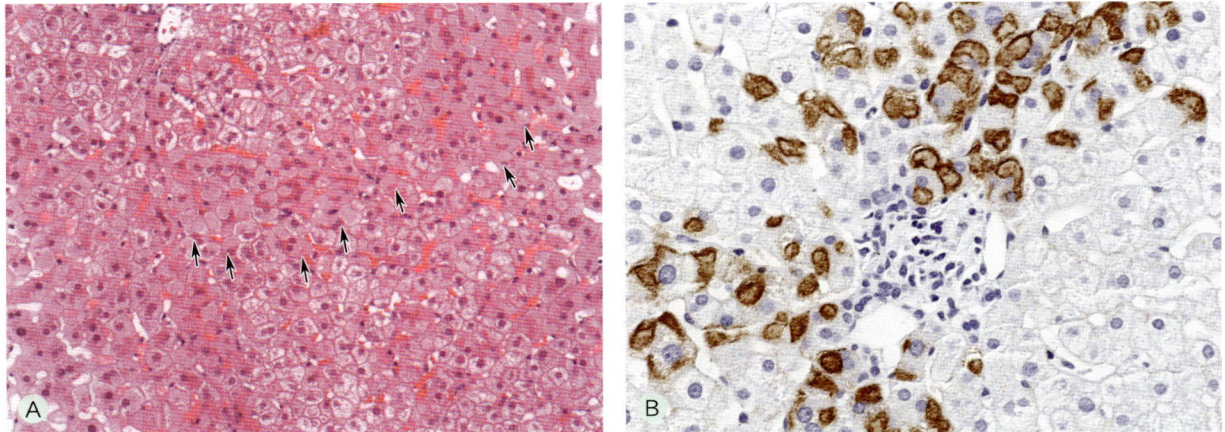

图 42-1-1　HBV 感染者肝细胞形态学改变

A. HBV 感染患者的肝脏活检穿刺标本(HE 染色 ×200),可见典型的"毛玻璃样"肝细胞,与周围疏松肿胀的肝细胞形成鲜明对比;B. 免疫组化检测 HBsAg 抗体阳性(免疫组化染色 ×400),证实"毛玻璃样"肝细胞是由于 HBV 合成的病毒蛋白蓄积而造成的特殊形态学特点

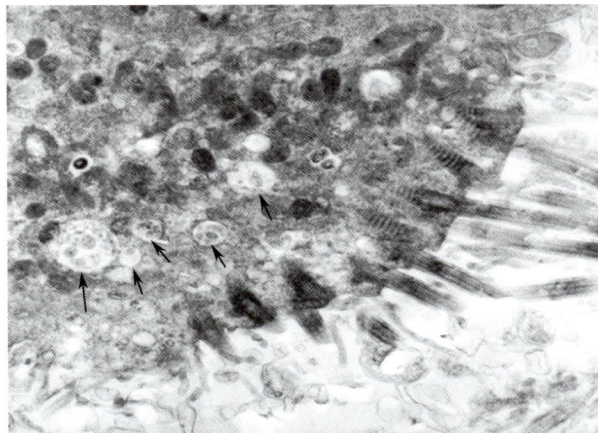

图 42-1-2　电子显微镜下所见的新型冠状病毒形态

新型冠状病毒病在呼吸道纤毛柱状上皮内形成的病毒包囊,呈现球状的规则形态(透射电镜 ×12 000)

(王　鹏)

第二节　常用组织学检测技术及应用

一、常用染色方法特点及应用

1. HE 染色　苏木精(hematoxylin)和伊红(eosin)染色方法,简称 HE 染色方法,是生物学和医学的细胞与组织学最广泛应用的染色方法。HE 染色方法是最常用的组织学染色方法,也是病理学形态学分类和鉴别诊断的基础染色技术(图 42-2-1、图 42-2-2)。

2. 吉姆萨染色　吉姆萨染色法(Giemsa staining method)的吉姆萨染液是由天青色素、伊红和次甲蓝组成的混合液,Giemsa 染色相比 HE 染色对于淋巴瘤等能更加细腻地显示淋巴瘤细胞核的染色质

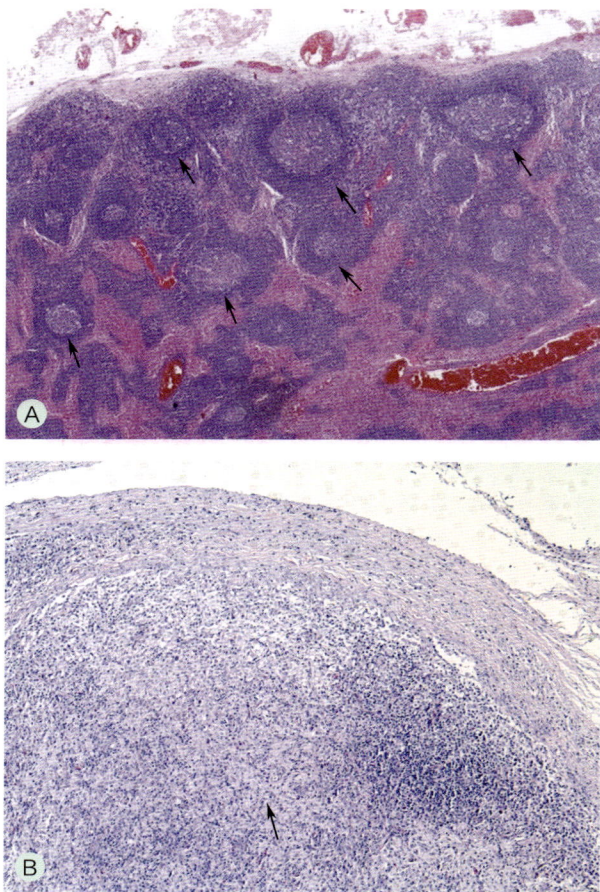

图 42-2-1　增生的淋巴结和艾滋病患者耗竭的
淋巴结 HE 染色

A. 淋巴结 HE 染色 ×100，显示皮质的旺炽增生的生发中心、边缘区和扩张的髓窦；B. 艾滋病患者淋巴结病变，HE染色 ×400，可见淋巴滤泡耗竭及突出的肉芽肿结构

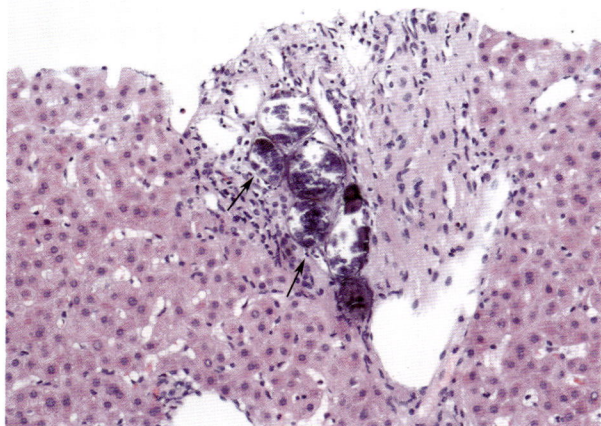

图 42-2-2　肝脏活检穿刺标本 HE 染色

在汇管可见多个血吸虫卵，因钙化而呈现强嗜碱性的
钙盐结晶特点 ×200

细节，最适于血液涂片、树脂切片的染色（图 42-2-3、图 42-2-4）。用以骨髓造血细胞、脑脊液等各类脱落细胞（干片法）以及红细胞等相关的疟原虫、利什曼原虫、立克次体等微生物的鉴别。Giemsa 染色适合涂片和淋巴造血组织肿瘤的染色，优点是可以更好地显示细胞核的染色质细节和细胞质内的特殊嗜染颗粒。

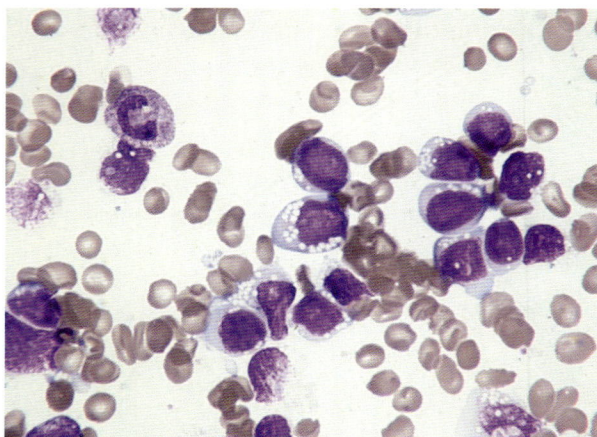

图 42-2-3　骨髓 Burkitt 淋巴瘤涂片可见 L3 型肿瘤细胞

显示淋巴瘤异常"脑回"样的细胞核和细胞内空泡，
吉姆萨染色 ×1 000

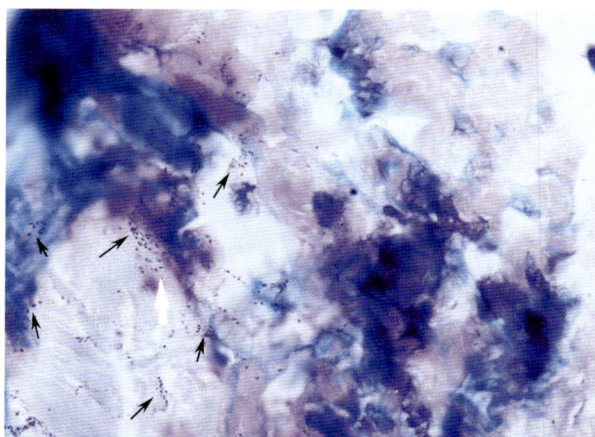

图 42-2-4　淋巴结弥漫大 B 细胞淋巴瘤的
吉姆萨染色 ×400

患者的椎体被破坏，通过吉姆萨染色可见其间的短杆菌，经
过 PCR 检测，确认病原体为布鲁氏菌

3. 瑞氏染色　用瑞氏染色液对细菌进行染色以便进行显微镜检查的染色法。瑞氏染色液是由酸性染料伊红和碱性染料亚甲蓝组成的复合染料，溶于甲醇后解离为带正电的亚甲蓝和带负电的伊

红离子。此方法目前已较少采用,而是与 Giemsa 染色联合后改良为 Diff-Quik 染色法。

4. 瑞氏 - 吉姆萨染色(又称 Diff-Quik 染色法) 主要应用于血液和骨髓涂片染色(图 42-2-5),它是利用 Romanowwsky 染色技术原理改良而成的。标本涂片经瑞氏 - 吉姆萨染色液染色后,各类细胞呈现不同的着色,红细胞呈浅红色,白细胞的核着色非常明显,易于对淋巴造血系统尤其是粒系、红系、单核系等进行病态造血的形态学分析。

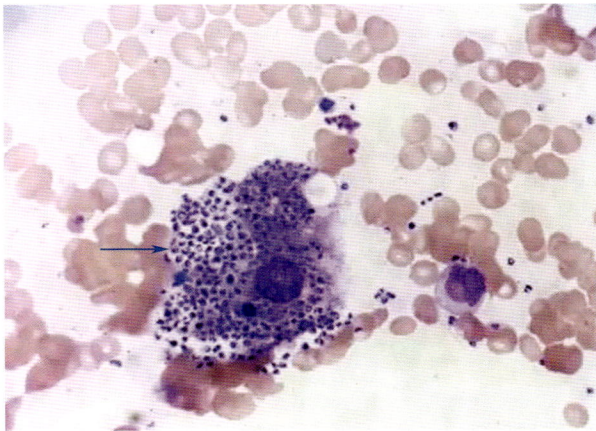

图 42-2-5　艾滋病患者的骨髓穿刺涂片中可见组织细胞吞噬的马尔尼菲篮状菌 Diff-Quik 染色 ×1 000

5. 革兰氏染色(Gram stain) 主要用于细菌的染色。所用的染液主要有苯胺油苯酚复红液、碘液和结晶紫液。染液中的碱性染料(结晶紫)与细菌的核糖核酸镁盐 - 蛋白质复合物结合,革兰氏阳性细菌摄取的结晶紫较多且较牢固,染色结果呈蓝色或紫色,而革兰氏阴性菌缺乏或含核糖核酸镁盐极少,易被酸性复红和中性红等染成红色。正确区分细菌感染是属于革兰氏阳性还是革兰氏阴性细菌,有助于临床选用合适的抗菌药物。

6. 巴氏染色(Papanicolaou's stain) 最早是由病理学家希腊裔病理医生 Papanicolaou 采用,为宫颈细胞学诊断而专门改进的一种染色方法,因而称之为巴氏染色。其由 3 种主要染色液构成:苏木素液(显示细胞核)、橙黄 -G6 液(显示细胞质)和 EA36 液(由亮绿、俾斯麦棕和伊红 Y 组成,显示细胞质)。巴氏染色可以显示鳞状上皮的激素状态和细胞质内的颗粒,染色对比度高,也能够清晰分辨各种微生物,因而被用于各类细胞学需要固定的标本的诊断。如巴氏染色法可将鳞状上皮基底层、中层、表层角化前细胞质染成程度逐渐降低的浓绿色。表浅层不全角化细胞和全角化细胞胞质由粉色逐步变为桔红色。细菌和滴虫呈现蓝灰色。肿瘤如高分化鳞癌细胞可出现角化不良的表现。

二、组织化学染色方法

1. 过碘酸 -Schiff 染色(periodic acid-Schiff stain, PAS)方法 主要用于体内糖原的染色。所用的染液主要有高碘酸氧化液和 Schiff 液。高碘酸是一种氧化剂,可以把多糖的葡萄糖分子的两个相邻的带有羟基的 -C-C- 键打开,而生成醛基与染色剂结合,Schiff 试剂中的碱性复红经亚硫酸和二氧化硫的作用,其醌式结构的双键被破坏而消失,成为无色复红,再经过氧化后的醛基与无色复红液进行结合呈紫红色。PAS 染色可以用于鉴别细胞内的空泡状变性以及糖类代谢疾病的诊断(图 42-2-6)。

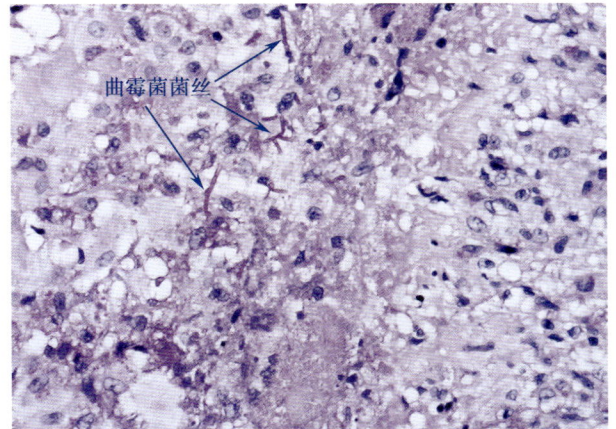

图 42-2-6　艾滋病患者全身播散性曲霉菌感染脑组织活检
脑组织病变,PAS 染色 ×400

2. Grocott 六胺银染色法 主要用于真菌、螺旋体的染色,也可用于幽门螺杆菌等小部分细菌的诊断。染液主要包括六胺银原液、六胺银硼砂染色液、核固红染色液或亮绿染色液。银染色的原理是亲银反应或嗜银反应,反应底物是微生物体内的黏多糖和糖蛋白质。这些物质经过适量的氧化剂和通过一定的氧化时间,就能促使糖类结构分子中的乙二醇或氨羟基的碳键断开,生成醛类化合物,进一步与六胺银试剂结合,可以使菌丝和孢子呈黑褐色。在病理诊断中,对疑似真菌感染,可以进行 Grocott 六胺银染色进行鉴别,真菌呈现染色阳性(图 42-2-7~ 图 42-2-9)。

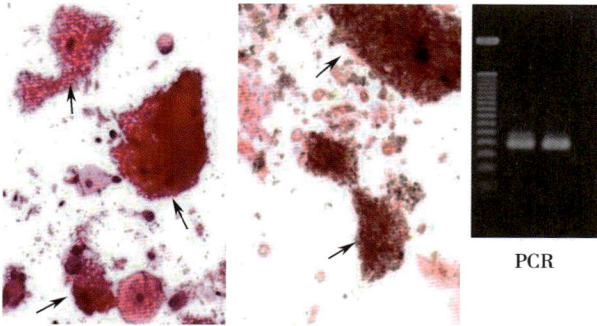

图 42-2-7　艾滋病患者耶氏肺孢子菌肺炎的
支气管灌洗液标本

左图为支气管灌洗液涂片 HE 染色 ×400，上方泡沫样的红
色无定型物为滋养体；中图为 Grocott 六胺银染色，耶氏肺
孢子菌呈现黑色的银染色阳性结果 ×400，仔细观察可见
圆形的核膜和居中的小核仁；右图是 PCR 方法检测其核糖
体 DNA 的结果阳性，进一步确认 PCP

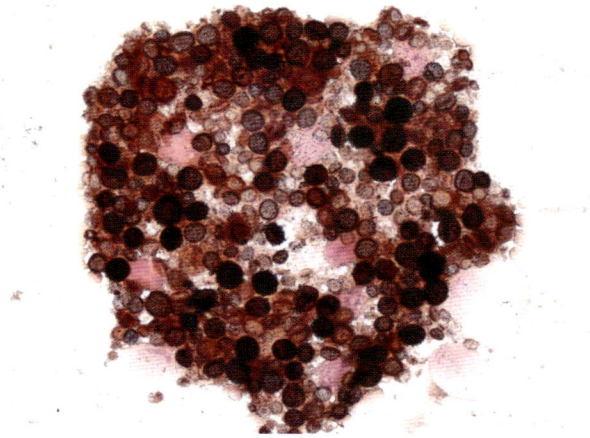

图 42-2-8　艾滋病患者的支气管灌洗液标本
隐球菌 Grocott 六胺银染色 ×400

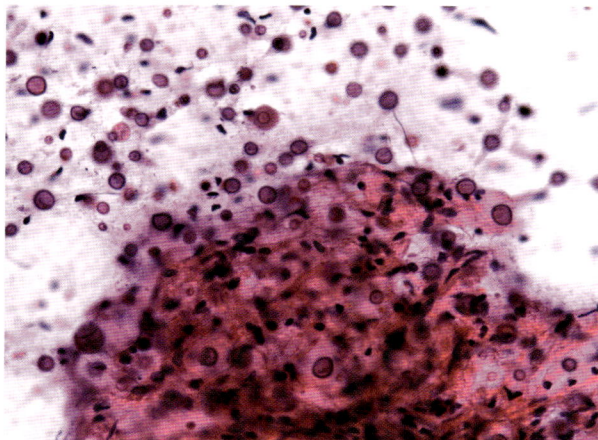

图 42-2-9　艾滋病患者的淋巴结穿刺涂片可见厚包膜的
隐球菌

HE 染色 ×400

3. 梅森三色染色法（Masson trichrome stain）　主
要用于鉴别胶原纤维和肌纤维。染液包括丽春红
酸性复红染色液和苯胺蓝液。组织经一系列阴离
子水溶性染料先后或混合染色，肌纤维可以被中等
大小的阴离子染料着色，而胶原纤维则被大分子的
阴离子染料着色。Masson 染色胶原纤维呈蓝色（苯
胺蓝）或绿色（亮绿），肌纤维呈红色（酸性品红或丽
春红），细胞核呈蓝褐色（图 42-2-10）。该方法以三
种颜色显示结缔组织的多种成分，用以判断各种组
织的病变和修复情况，也可以判断病原体的种类。

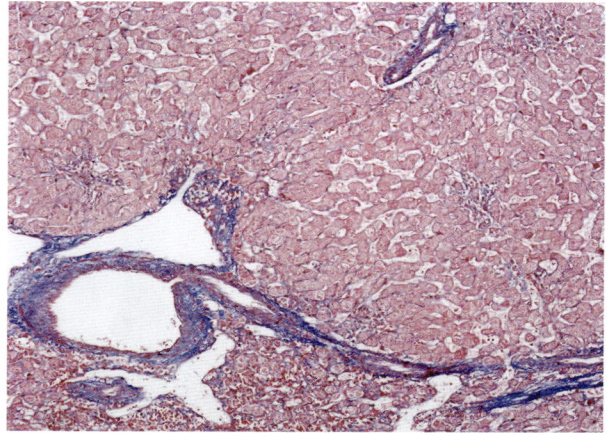

图 42-2-10　肝硬化患者的肝穿标本
Masson 三色染色，苯胺蓝将汇管区内的纤维成分染成深蓝
色，丽春红则衬染出肝细胞等细胞成分 ×200

4. 抗酸染色法　主要用于抗酸杆菌的染色。
染液主要为苯酚复红液，抗酸杆菌菌体细胞胞壁
内含有类脂质，并由糖脂形成一个蜡质的外壳，因
结核分枝杆菌细胞壁内特殊的脂质成分保护，其
肽聚糖与染料结合后就很难被酸性脱色剂脱色，
故名抗酸染色。该染色方法主要用于结核分枝杆
菌、麻风分枝杆菌和非结核分枝杆菌的诊断和鉴别
（图 42-2-11、图 42-2-12）。

5. 其他　常用的其他特殊染色还包括 Wathin-
Starry 染色方法，可以用于显示胃幽门螺杆菌和梅
毒螺旋体等。油红 O 染色可以显示脂肪或特殊的
脂质成分。Gordon-Sweets 银氨染色法用于网状纤
维的染色，可以使网状纤维呈黑色；Gomori 醛复
红染色法用于弹性纤维的染色，可以使弹性纤维呈
紫红色；Mallory 磷钨酸苏木精染色法用于横纹肌
组织染色，是横纹肌呈蓝色，胶原纤维呈玫瑰红色；
Nagar-Olsen 染色法用于早期心肌病变组织染色，
可以使缺氧的心肌呈红色，正常心肌呈黄色或棕黄

色;还有其他组织学的特殊染色在病理诊断方面具有重要作用。

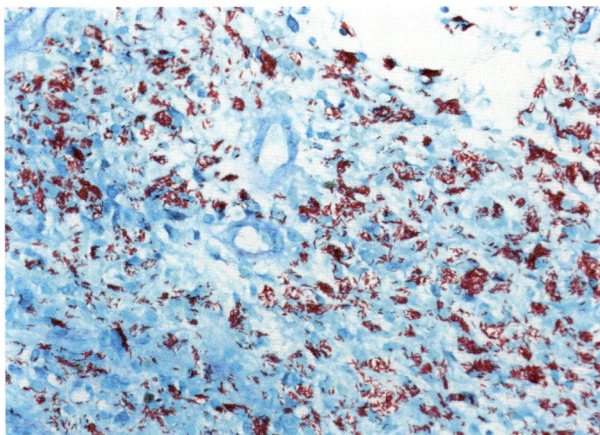

图 42-2-11　艾滋病患者支气管病变活检标本
尸检标本抗酸染色,可见肺脏坏死组织内的
结核分枝杆菌 ×400

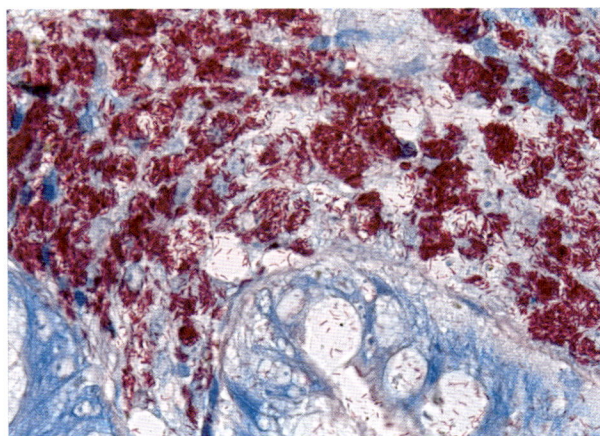

图 42-2-12　艾滋病患者的结肠黏膜活检
鸟胞分枝杆菌,抗酸染色 ×1 000

三、免疫组织化学或荧光方法

1. CMV 等病毒　传统上对 CMV 等病毒性感染的诊断主要依赖于特征性细胞病理学观察,如观察到细胞核内或细胞质内的包涵体,或两者同时存在。然而仅有 50% 已知的病毒性感染与特征性的细胞内包涵体相关。免疫组化技术提供了一种更可靠的选择。应用抗 CMV 抗原的单克隆抗体能够检测感染细胞核或胞质内的 CMV 抗原,免疫组织化学的敏感性明显优于光学显微镜下识别病毒包涵体。免疫组化技术可以用于诊断多种病毒,如

乙型肝炎病毒、疱疹病毒、腺病毒和 EB 病毒等,在感染性疾病的诊断中具有重要作用。

2. 细菌及类似生物　免疫组化对细菌的研究主要集中在胃幽门螺杆菌(helicobacter pylori,HP)的研究,在检测少量细菌时,免疫组化方法具有更高的敏感性和特异性(图 42-2-13、图 42-2-14)。除了胃幽门螺杆菌外,免疫组化法还可以辅助检测流感嗜血杆菌、衣原体、军团菌等,以及立克次体和螺旋体的诊断。

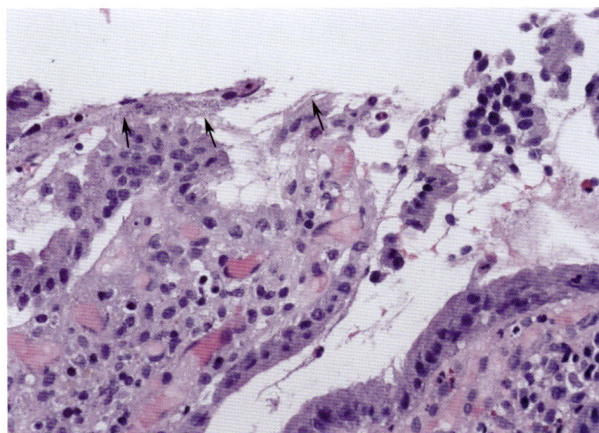

图 42-2-13　胃炎患者的胃镜黏膜活检
HE 染色,可见幽门螺杆菌 ×400

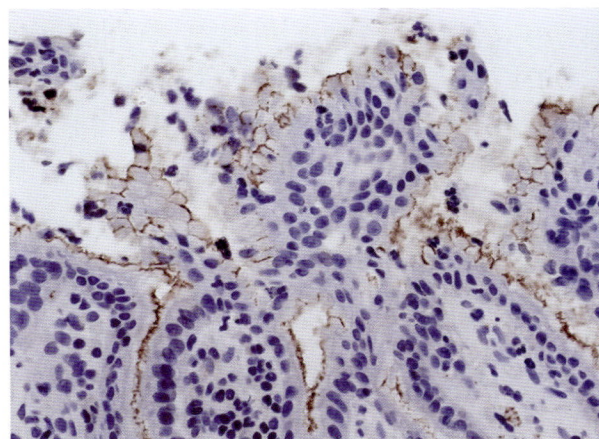

图 42-2-14　胃炎患者的胃镜黏膜活检通过免疫组织化学
染色确认幽门螺杆菌
幽门螺杆菌特异性抗体染色,免疫组化染色 ×400

3. 真菌　HE 染色和特殊染色虽然能够识别真菌感染,但是不能区别形态上相似却有不同抗药性的真菌。免疫组化技术能够根据真菌抗原性的不同,在组织切片上将真菌进行分类。免疫

组化为组织中确定真菌和鉴定真菌类别提供了新的可靠方法,有助于条件致病真菌感染的诊断(图 42-2-15)。随着特异性抗体的增多和交叉反应的减少,真菌感染的免疫组化在病理诊断具有很好的应用前景。

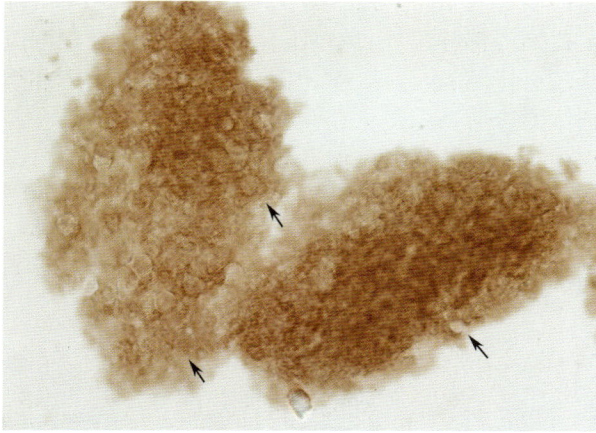

图 42-2-15 艾滋病患者的支气管灌洗液标本免疫组化染色检测耶氏肺孢子菌
免疫组化染色 ×1 000

4. 原虫感染 原虫由于形态较小并且形态学差异细微,仅有部分可以在 HE 等染色的切片中发现。像阿米巴等可以通过 HE 染色和 PAS 染色确诊(图 42-2-16),肠道的隐孢子虫可以在 HE 染色和抗酸染色中发现。但是像弓形虫等大部分原虫仅通过形态学很难做出明确的诊断。免疫组化技术在检测原虫有所应用,但是敏感性不高,多是由于组织坏死而原虫也被溶解。目前免疫组化术可用来诊断弓形虫属、隐孢子虫属、溶组织阿米巴属、利什曼虫属和锥虫属等。

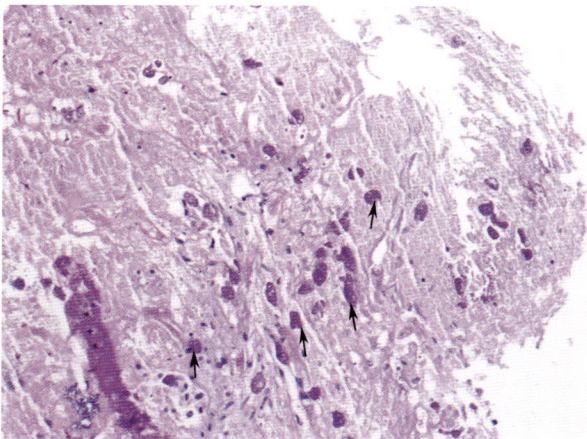

图 42-2-16 艾滋病患者的肠道溃疡 PAS 染色检测到阿米巴滋养体 ×200

四、核酸探针的原位杂交方法

1. EBER 检测技术 EBER 是 EB 病毒编码的小 RNA,是 EB 病毒的表达产物,在 EB 病毒感染的细胞核中以高拷贝数存在。EBER 原位杂交技术是检测 EBER 是否表达的技术之一,是利用 EBER 特异性探针与标本中 EBER 靶序列互补、杂交后,通过 DAB 显色技术,确定标本中是否有 EB 病毒感染,该方法检测石蜡组织切片中的 EB 病毒具有较高的特异性和灵敏性。目前 EBER 原位杂交已成为组织和细胞中 EB 病毒检测的金标准(图 42-2-17),在国际中广泛使用。目前主要用于与 EB 病毒密切相关肿瘤的病理诊断,如鼻咽癌、结外鼻型 N 腺病毒 K/T 细胞淋巴瘤等疾病(图 42-2-18)。

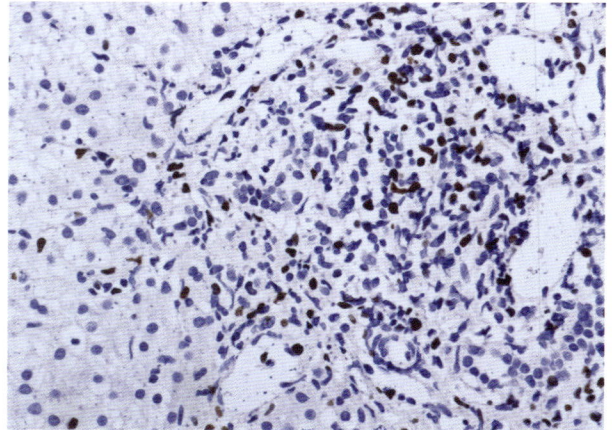

图 42-2-17 EB 病毒急性感染的肝脏活检标本
EBER-ISH×400

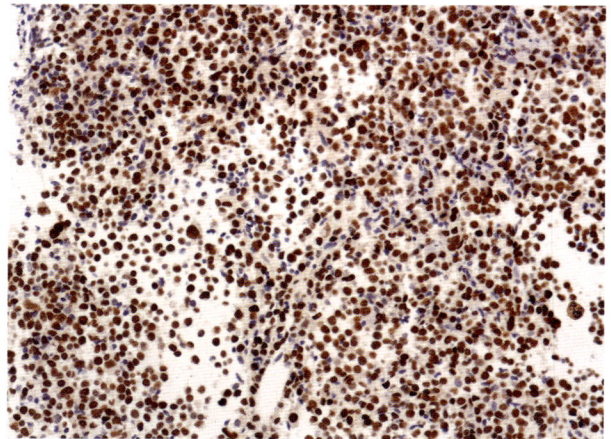

图 42-2-18 浆母细胞型淋巴瘤患者的 EBER 原位杂交弥漫强阳性 EBER-ISH×400

2. HPV　人乳头瘤病毒（HPV）是一类无包膜小 DNA 病毒，常见于外阴、阴道、肛周和口咽部的乳头状病变中，可采用组织学、电镜、免疫组化及核酸检测等方法鉴定。其中原位杂交法应用组织或细胞在病理切片和分子探针上进行 HPV-DNA 杂交，既可以观察组织学形态变化，又可检测 HPV 表达，辅助确定 CIN 的级别，准确定位待测物，具有敏感性高、特异性强的优点。

3. HHV-8　又称 Kaposi 肉瘤相关疱疹病毒（Kaposi's sarcoma-associated herpes virus，KSHV），是在艾滋病患者的卡波西肉瘤组织中发现的。PCR 和原位杂交技术是最常用的检测技术，后者采用地高辛标记的核酸探针，与组织内的病毒核酸进行特异性结合，通过信号显示可以在光镜下观察。原位杂交技术具有明确的定位，能够清晰显示病毒与肿瘤细胞的关系，并且敏感性强（图 42-2-19）。

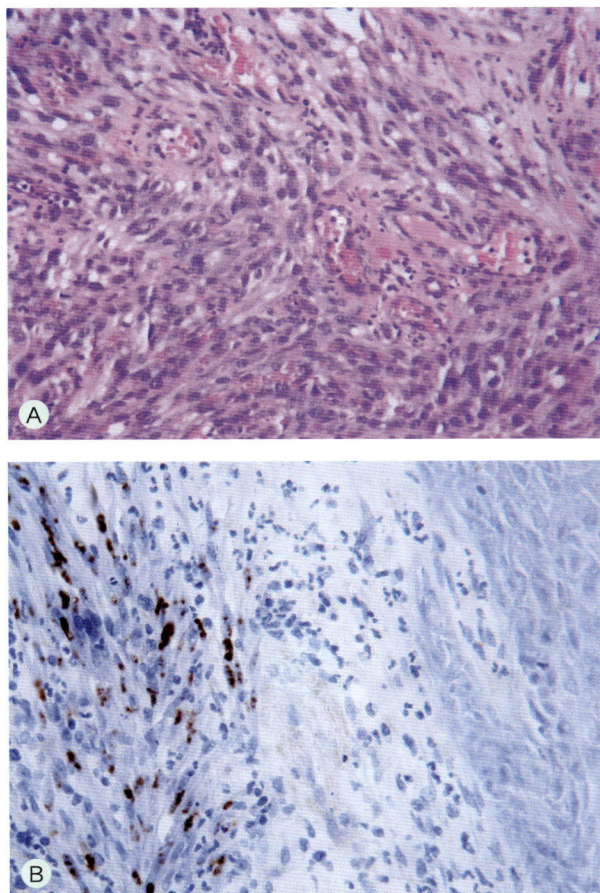

图 42-2-19　艾滋病患者的皮肤 Kaposi 肉瘤活检标本
A. 梭形细胞肿瘤具有血管瘤样的结构（HE 染色 ×200）；
B. DNA 探针原位杂交可见 HHV-8 的存在（HHV-8 原位杂交 ×200）

4. HBV　在组织切片上进行 HBV 原位杂交检测和 PCR 检测，不仅可以在原位观察到 HBV-DNA 的分布和数量，还能观察 HBV-DNA 与细胞病变的关系。原位杂交所需的组织少，只需要普通的石蜡切片就可以检测，而且结果可以长期保存。原位 PCR 检测可以检测低拷贝数的 HBV-DNA 甚至是共价闭合环状 DNA（cccDNA），有助于阐明病毒的致病机理。

5. FISH 技术　荧光原位杂交（fluorescence in situ hybridization，FISH）是以荧光素标记已知序列的核苷酸（DNA 或 RNA）片段作为探针，与切片或细胞中待测的核酸进行杂交，显色后进行定性、定量或相对定位分析。FISH 技术较传统的遗传学分析实验周期短，并且多色 FISH 更是可以利用不同颜色显示多种序列的存在或变化。FISH 可以利用石蜡切片，在切片上分析肿瘤细胞的单细胞胞核内基因的变化，目前已经广泛应用于肿瘤研究中基因扩增、易位重排及缺失等的检测中（图 42-2-20）。

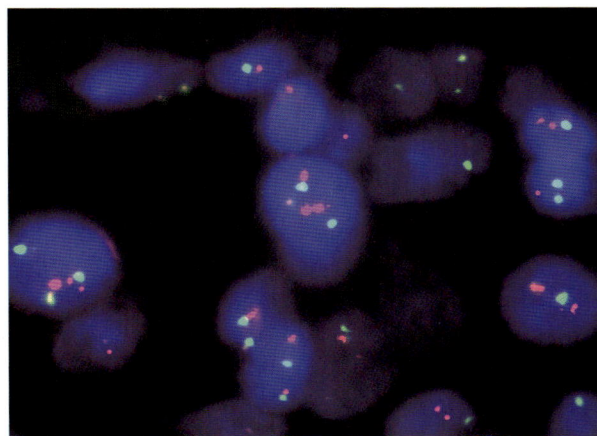

图 42-2-20　乳腺癌患者切除标本的 HER-neu 双色荧光原位杂交
Her-2 着丝粒 DNA 探针 ×1 000

五、核酸的扩增及测序

1. 聚合酶链反应（PCR）及其应用　PCR 技术是在模板 DNA、引物和脱氧核糖核酸底物存在下，依赖于 DNA 聚合酶的酶促合成新的靶 DNA 片段。其包括三个反应步骤：模板 DNA 的变性、模板 DNA 与引物的退火（复性）和引物的延伸，重复循环变性、退火、延伸这三个主要步骤。其效率高，2~3 小时就能将目的基因扩增几百万倍，大大提高了 DNA 的复制或检测的能力。目前 PCR 技术有很多变种,广泛应用于各个医疗、检测和生物合成的各个领域,包括病原体检测、产前诊断、基因突变筛查、序列研究分析、亲子鉴定诊断、法医取证等。

2. 连接酶链反应(LCR)　LCR 是利用连接酶,将人工合成的寡核苷酸进行连接后再扩增。运用 LCR 技术后,利用电泳技术即可以检测靶序列 DNA 的点突变。LCR 在识别点突变方面优于PCR,可以用于人类单碱基突变遗传病的检测并且LCR 能够连接 PCR 扩增的片段,进行多位点同时定向诱变或随机化设计。

3. 高通量测序技术(high-throughput sequencing)　又称为"下一代"测序技术(next generation sequencing,NGS)。这是相对于传统的 Sanger Sequencing 而言的,以能一次并行对几十万到几百万条 DNA 分子进行序列测定和一般读长短等为标志。目前高通量测序主要有以下几种:大规模平行签名测序(massively parallel signature sequencing,MPSS)、聚合酶克隆(polony sequencing)、454 焦磷酸测序(454 pyrosequencing)、Illumina(Solexa)sequencing、ABI SOLiD sequencing、离子半导体测序(ion semiconductor sequencing)、DNA 纳米球测序(DNA nanoball sequencing)等。高通量测序技术有完美的定量功能,主要应用于大规模基因组测序、基因表达分析、非编码小分子 RNA 的鉴定、转录因子靶基因的筛选和 DNA 甲基化的相关研究等方面。

4. 原位杂交 PCR(PCR in situ hybridization,ISH-PCR)　是近二十年发展起来的技术,该技术需要高敏性的显色技术,目前多用于检测病原体的 DNA 或 RNA(图 42-2-21)。

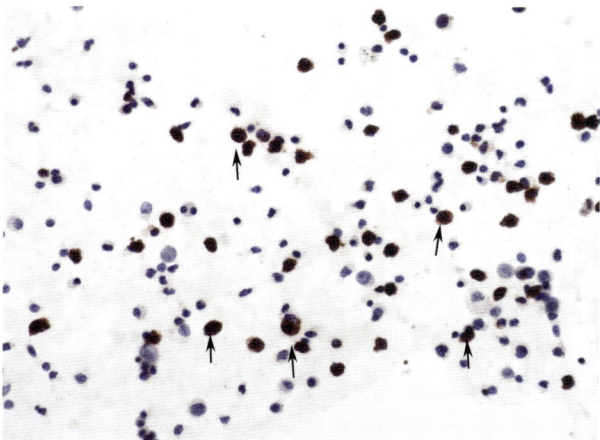

图 42-2-21　胸腔积液细胞学涂片的原位杂交 RT-PCR 检测
新型冠状病毒患者胸腔积液涂片的原位杂交 RT-PCR 检测
(DAB 显色 ×400)

六、其他特殊的核酸检测方法

1. HPV 杂交捕获　采用全长 8 000 个碱基对的 RNA 探针(混合"鸡尾酒"探针),结合基因杂交、抗体捕获和化学发光信号放大方法,定性且定量地检测 WHO 公布的 14 中高危型 HPV:16、18、31、33、35、39、45、51、52、56、58、59 和 68 型。主要原理是将:①样本 DNA 双链分解为单链 DNA;②将 RNA 探针与 DNA 单链结合成 RNA-DNA 杂交体;③特异性的一抗捕获 RNA-DNA 杂交体;④携带碱性磷酸酶的特异性二抗与 RNA-DNA 杂交体结合;⑤基因信号放大仪检测化学发光信号。目前 HPV 杂交捕获技术广泛应用于子宫颈癌的筛查、ASCUS 的分流与管理、宫颈病变术后的追踪与管理以及 CIN 转归的预测。

2. RNA 捕获杂交技术　利用线性扩增技术是一种 RNA 的扩增技术,主要是通过将微量 RNA通过体外转录线性化扩增予以放大,然后用于进行芯片杂交或继续基因表达分析。利用 T7 启动子和逆转录酶 +RNA 聚合酶进行 RNA 恒温扩增,放大靶目标核酸的数目,而后进行特异性探针的杂交捕获,可以高度敏感地检测病毒或支原体等病原微生物。

3. RNAscope® 检测技术　新近发展的 RNA探针检测技术敏感度高,可以检测病原体 rsRNA或基因翻译的 mRNA,相较于传统的 DNA 检测技术更加灵敏和准确。RNAscope® 是一项新颖的用于检测位于完整细胞中目标 RNA 的原位杂交(in situ hybridization,ISH)检测技术(图 42-2-22)。该技术以其能放大特异性信号而非噪声信号的专利探针设计方法,针对靶细胞或微生物体内更加丰富的 RNA 设计原位杂交探针,其敏感性高于传统意义上的针对细胞核内 DNA 序列的检测技术,也高于常用的免疫组化技术,是目前形态学方法检测领域的一项重大进步。

4. 突变检测技术　主要包括两个方面:①在基因组范围内或某一特定的片段搜寻未知位置的分子多态;②对已知序列特征的分子多态,确定其在群体中的分布范围和分布频率。常用的突变检测技术主要是测序方法。既往采用的Southern 和 Northern 核酸杂交技术比较复杂,目前主要是采用 PCR 方法,利用 DNA 聚合酶来延伸结合在特定序列模板上的引物,直到掺入一种终止链终止核苷酸为止。主要操作流程包括

DNA 抽提、DNA 定量、PCR 扩增、鉴定与纯化,电泳、测序反应产物与数据分析。突变检测技术广泛应用于肿瘤的发病机制研究、预测原癌基因相关药物疗效、预测肿瘤发展和了解肿瘤的恶性化程度。

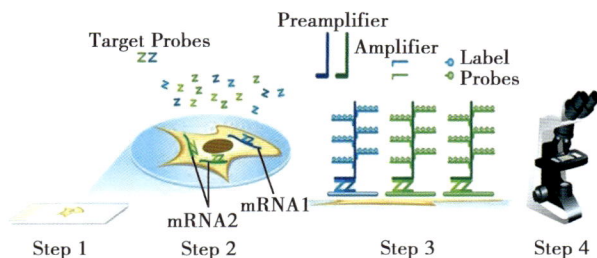

图 42-2-22　病理切片上进行 RNAscope® 检测的示意图

5. 蛋白质组学技术蛋白质组学已成为现代生命科学领域中的热点之一,其应用前景已在临床探索中得到印证,如发现新的疾病生物标志物、鉴定疾病相关蛋白质、开发新的药物靶点等。主要包括:①双向电泳技术和双向差异凝胶电泳技术;②蛋白质谱分析技术,目前较常用的质谱分析仪有液相色谱 - 质谱联用仪(liquid chromatograph-mass spectrometer,LC-MS)、气相色谱质谱联用仪(gas chromatograph-mass spectrometer,GC-MS)、基质辅助激光解吸电离飞行时间质谱仪(matrix-assisted laser desorption ionization-time of flight-mass spectrometer,MALDI-TOF-MS)等;③生物信息学技术;④蛋白质芯片技术;⑤同位素标记定量技术等。

(王　鹏)

第三节　常见病毒感染及其病理诊断方法

一、巨细胞病毒

1. 病原学和临床　巨细胞病毒(*Cytomegalovirus*,CMV)感染后多为无症状,可以是先天性感染、围生产期感染和获得性感染。感染症状多表现为身体不适、肌痛、发热、肝功能异常和异型淋巴细胞增多等。在免疫缺陷者,CMV 是最常见的感染病原体,引发肺炎、心肌炎、心包炎、脑炎、无菌性脑膜炎、神经炎和神经根炎血小板减少性紫癜、溶血性贫血、胃肠道溃疡、生殖系统炎症和视网膜炎等。

2. 病理学形态特点和检测　CMV 感染宿主细胞可见特征性的细胞变化,细胞核内可见巨大胞核和核内包涵体,因而得名巨细胞病毒。其形似"枭眼状",常见黏膜、腺体上皮内、间质的成纤维细胞或血管内皮内。组织切片的 CMV 感染最常采用免疫组化检测确诊,常用的检测靶抗原是 pp65(图 42-3-1)。另外 CMV 的原位杂交也是一种日渐普及的方法,其特异性和敏感性更高(图 42-3-2)。

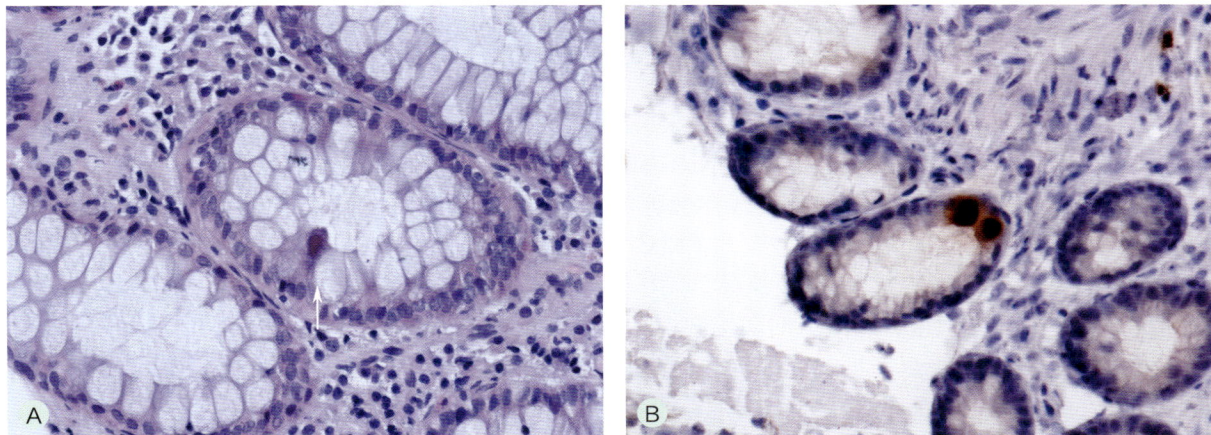

图 42-3-1　结肠腺体上皮 CMV 感染病理学检测

A. 艾滋病患者的结肠腺体内可见 CMV 病毒包涵体(HE 染色 ×400);B. 免疫组化显示 CMV pp65 阳性(×400)

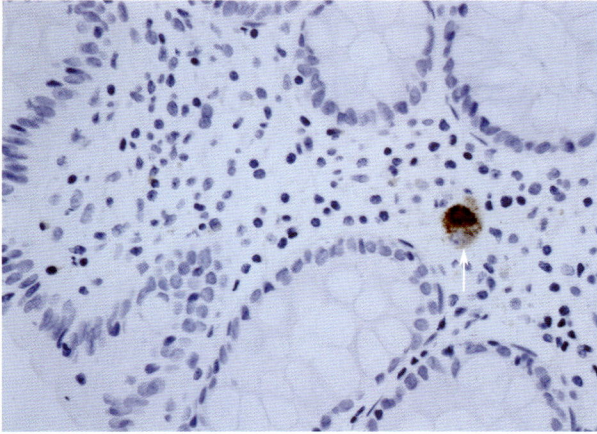

图 42-3-2　肠道上皮 CMV-ISH 检测阳性

CMV-DNA 探针原位杂交 ×400

二、单纯疱疹病毒

1. 病原学和临床　大多数人群对于单纯疱疹病毒（Herpes simplex virus，HSV）易感，潜伏期2~20 日，体表症状主要表现为小簇聚集性水疱或脓疱，可见于皮肤（图 42-3-3）、外生殖器、宫颈溃疡，也见于食管、胃肠道、肺脏、肝脏、大脑等内部脏器的炎症，病毒可在脏器内留存并复发。

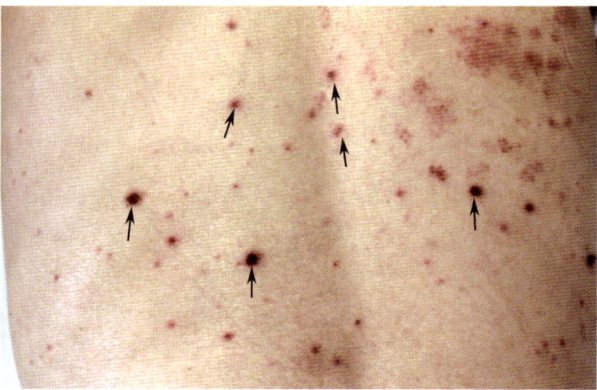

图 42-3-3　皮肤的 HSV 水疱状病损

2. 病理学形态特点和检测：HSV 感染的形态学特点主要是细胞的广泛凝固性坏死和残存细胞核内包涵体，其包涵体常为多个，这一点与 CMV 不同（图 42-3-4）。鉴别和确诊 HSV 包涵体，常用特异性抗 HSV。常见的 HSV 包括 1 型和 2 型，免疫组化染色时一般同时检测两型 HSV 感染，在免疫组化上可以更加清晰地看到 HSV 包涵体（图 42-3-5）。另外 HSV 的原位杂交方法也日渐普及，可以更加敏感的检测病毒的存在。组织标本提取核酸

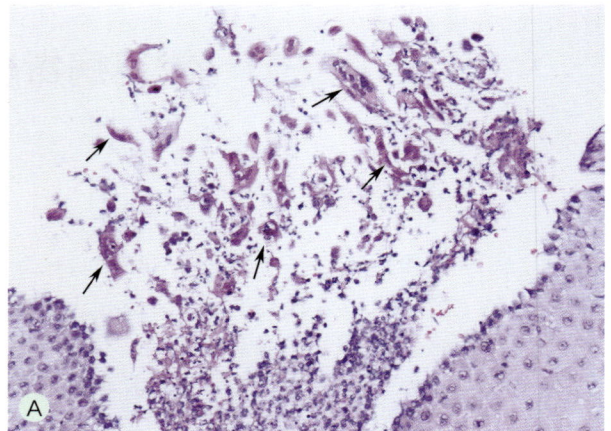

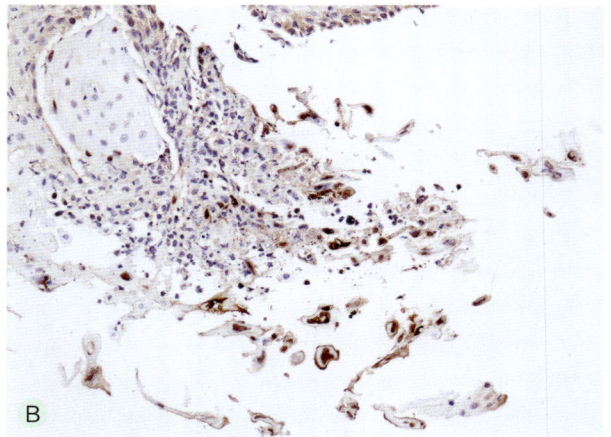

后，也可用 PCR 方法检测 HSV 的感染。

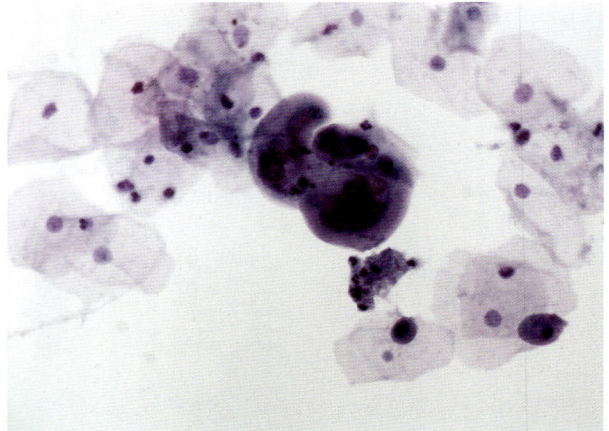

图 42-3-4　宫颈炎患者的液基细胞学标本

可见典型的 HSV 包涵体，巴氏染色 ×400

图 42-3-5　食管活检标本中 HSV 所见及免疫组化染色证实

A. 食管活检标本，在鳞状上皮内可见典型的核内 HSV 包涵体及脱落的坏死物（HE 染色 ×200）；B. HSV-1 特异性抗体的免疫组化染色显示 HSV-1 阳性（免疫组织化学染色 ×200）

三、人乳头瘤病毒

1. 病原学和临床 人乳头瘤病毒(*Human papilloma virus*,HPV)是最常见的病毒感染之一,感染潜伏期最短 6 周,最长 2 年。HPV 可感染生殖系统、上消化道黏膜、肛周黏膜和皮肤等部位,临床表现上最常见的是各类疣状病变。

(1)常见的皮肤疣有 3 种:①跖疣(verruca plantaris),发生在足部的寻常疣(图 42-3-6、图 42-3-7);②寻常疣(verruca vulgaris),好发于手背、指(趾)甲缘等处,后者称为甲周疣(periungual wart),有触痛,易致破裂而感染;③扁平疣(verruca plana),好发于颜面、颈部、前臂和手背等处。

(2)生殖器疣(gential warts)又称尖锐湿疣(condylomata acuminatum)、性病疣(venereal warts),是由 HPV 感染阴茎、外阴、阴道、宫颈、尿道和膀胱、肛门和肛周等部位,形成细乳头状或扁平隆起型新生物。感染具有自限性,可自行消退,易复发。在生殖系统的 HPV 感染可诱发鳞癌,其转化时间通常需要 5~10 年。据报道 4.7%~10.0% 的宫颈尖锐湿疣,以及 5% 的外阴及肛周尖锐湿疣,可发展为原位癌或浸润癌。另外据报道上呼吸道的喉咽部和食管的乳头状肿瘤也与 HPV 感染有关。

2. 病理学形态特点和检测 HPV 感染的鳞状上皮内可见典型的"挖空细胞",是指感染后的细胞质内出现一个空晕区域,可以有角化异常。同时细胞核增大、异形和深染,这在宫颈的液基细胞学检测中尤为明显(图 42-3-8)。同时宫颈、外阴已经皮肤感染后,常形成上皮的增厚以及乳头状瘤样病变。HPV 感染常用的分子检测方法有:①原位杂交,可准确定位感染在细胞内位置,不需要从组织细胞中提取核酸(图 42-3-9),但敏感性稍不理想(报道的数据最高为 83%)。②基于 PCR 的各类检测方法,敏感性高、取样方便,不仅组织学标本可以,细胞学标本和黏膜表层分泌物都可以用于检测。缺点是缺乏形态学的对应。③ RNAscope® 这种全新的 RNA-ISH 技术被用于检测组织微阵列上 HPV-16 和其他高危型 E6/E7 mRNA,极大地提高了检测的灵敏度。然而这种新技术目前还不能用于常规筛查。

四、EB 病毒

1. 临床特点 EB 病毒(*Epstein-Barr virus*,EBV)是常见感染,多数感染者症状隐匿或无症状。

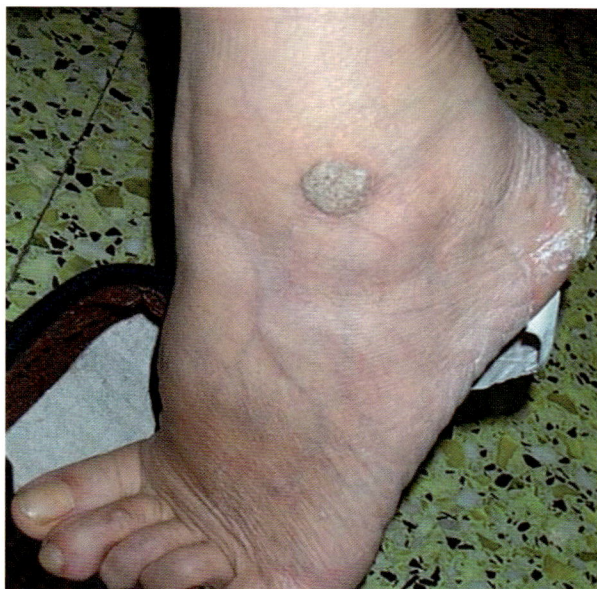

图 42-3-6 肾移植后免疫抑制患者足背部出现的皮肤寻常疣

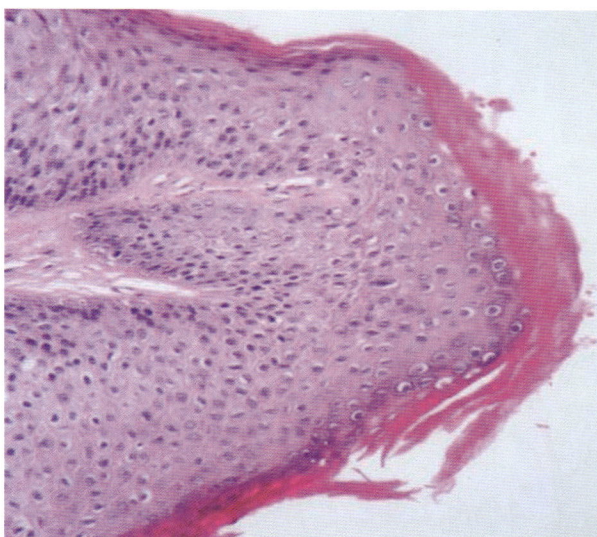

图 42-3-7 患者皮肤尖锐湿疣活检的病理切片 HE 染色所见 ×200

急性感染的症状包括咽峡炎、发热、淋巴结肿大、肝脾增大、慢性感染。EB 病毒感染多数预后良好,少数患者病情迁延,发展为慢性感染及肿瘤。EB 病毒感染诱发的常见疾病包括传染性单核细胞增多症、EB 病毒相关噬血细胞综合征、慢性活动性 EB 病毒感染、鼻咽癌、胃淋巴上皮性癌、Burkitt 淋巴瘤、NK/T 细胞淋巴瘤和 Hodgkin 淋巴瘤(图 42-3-10)等。其中 EB 病毒就是在地方性 Burkitt 淋巴瘤中倍首先发现的,也证明了 EB 病毒的致瘤性。免疫缺陷

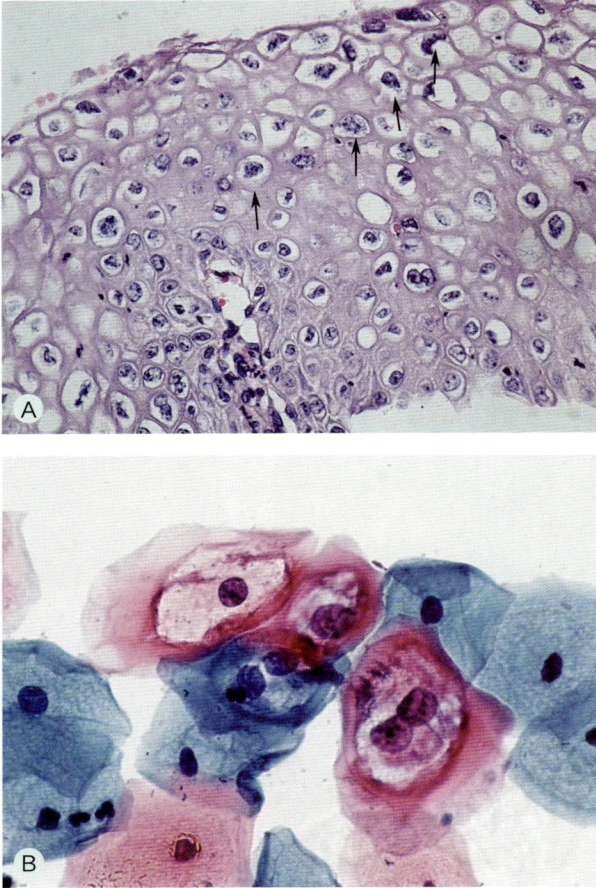

图 42-3-8　宫颈 HPV 感染的病理和液基细胞学标本

A. 宫颈活检病理切片,可见上皮层增厚及典型的"挖空"细胞(HE 染色 ×400);B. HPV 感染宫颈液基细胞学涂片,可见挖空细胞的典型空晕及角化异常。不仅细胞较正常细胞增大,还出现核大、异染(巴氏染色 ×400)

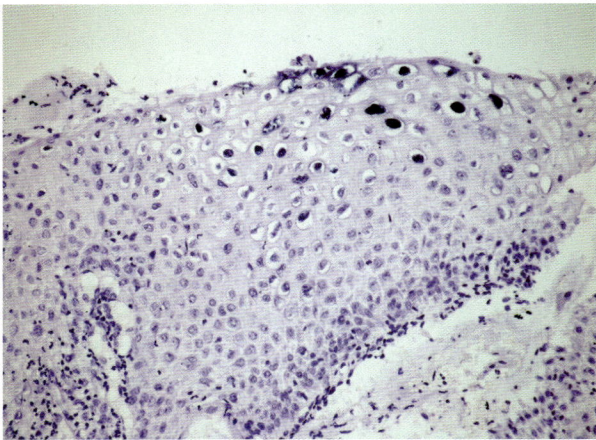

图 42-3-9　HPV-611 原位杂交显示低危型的 HPV 阳性

碱性磷酸酶显色 ×200

相关性 Burkitt 淋巴瘤常见于 HIV 感染人群,常为 AIDS 的首发症状,其中 70% 的患者可以检测到 EB 病毒基因。

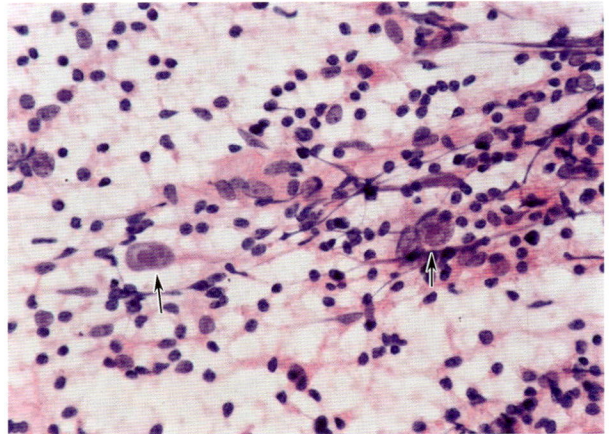

图 42-3-10　淋巴结 Hodgkin 淋巴瘤活检标本可见典型的 R-S 细胞

HE 染色 ×400

2. 病理学形态特点和检测　见到外周血中的异形淋巴细胞、鼻咽癌、特定的淋巴瘤等,都提示 EBV 的存在。检测方法上,虽然可以检测血清中 EBV 的抗 EBV 壳抗原(VCA)-IgA 或抗早期抗原(EA)IgG,但在切片上免疫组化技术的特异性和敏感性不佳,主要的靶抗原是 EB 病毒潜伏膜蛋白 1 和 2(LMP1、LMP2),已被 EBV 原位杂交技术或 PCR 检测取代。EBV 原位杂交技术常用 EBER-1/2 作为靶基因设计探针,选取一段能与 EBV 编码的小 mRNA 特异性结合的碱基序列作为探针,可在甲醛固定、石蜡包埋的病理切片上检测。EBV 原位杂交既可以确定病毒的存在,还可根据形态学判定所感染的细胞种类。PCR 技术具有高度敏感性,既往使用巢式 PCR 技术或多重 PCR 检测 EBV。但随着技术的提升,应用 Real-time PCR 检测血液中 EBV-DNA 载量,已经非常敏感、准确和快速,目前组织标本的 EBV 检测方法也比较成熟。

五、黄热病病毒

1. 病原学和临床　黄热病是由黄热病病毒(Yellow fever virus,YFV)引起的一种虫媒传染病,通过特定类型的蚊子传播,临床上又分为丛林型黄热病、媒介型黄热病和城市型黄热病。黄热病感染的潜伏期 3~6 日。多数人感染后症状较轻,仅表现为发热、头痛、轻度蛋白尿等,持续数日即恢复。重型患者只发生在约 15% 的病例,有严重的脱水、酸中毒和感染症状,并发肝、肾、心血管功能损害以及出血症状,甚至出现谵妄、昏迷、无尿、大出血、休克等,病死率极高。

2. 病理学形态特点和检测　黄热病病毒造成特征性的凝固性坏死,细胞学特点与 HSV 相似,常形成整片区域的细胞凝固性坏死。黄热病病毒攻击的靶器官主要是肝脏,可见典型的小叶中央的变性和坏死。轻度的损伤造成肝细胞肿胀、嗜酸性变和点状坏死,肝细胞伴有反应性增生。重度的黄热病肝损伤可呈现小叶中央区域的大面积凝固性坏死,肝细胞呈现典型的嗜酸性细胞凋亡小体,嗜酸性细胞质内,细胞核的染色质浓集形成条带状,似为核分裂的特点,称为康瑟曼小体(Councilman body,图 42-3-11)。由于黄热病病毒引起的坏死是通过细胞因子介导,而非肝细胞直接坏死,所以坏死的炎症反应相对轻微,且肝板的网状纤维保存。特殊情况下,可以找到黄热病毒的包涵体,称为特瑞斯小体(Torres body,图 42-3-12)。

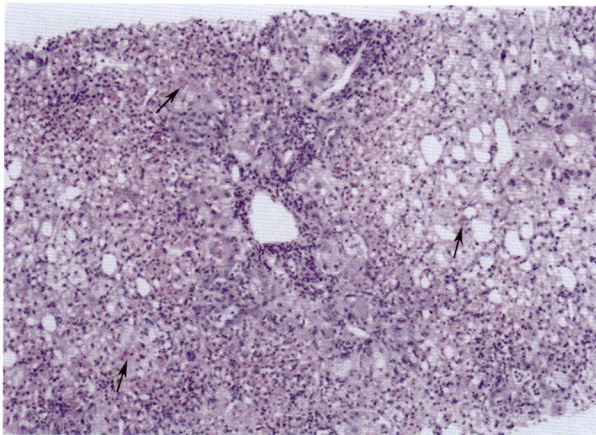

图 42-3-11　重症病亡黄热病病毒感染者的肝脏活检
HE 染色 × 200

六、甲型肝炎病毒

1. 病原学和临床　甲型肝炎病毒(*Hepatitis A virus*,HAV)属微小 RNA 病毒科,是新型肠道病毒 72 型。甲肝的潜伏期短,平均为 30 日,经粪 - 口途径感染后在肠道中繁殖,病毒血症可持续 7~10 日。HAV 主要攻击肝细胞,临床表现上为急性一过性肝炎,其中急性淤胆型肝炎和急性黄疸性肝炎是

HAV 的特征。

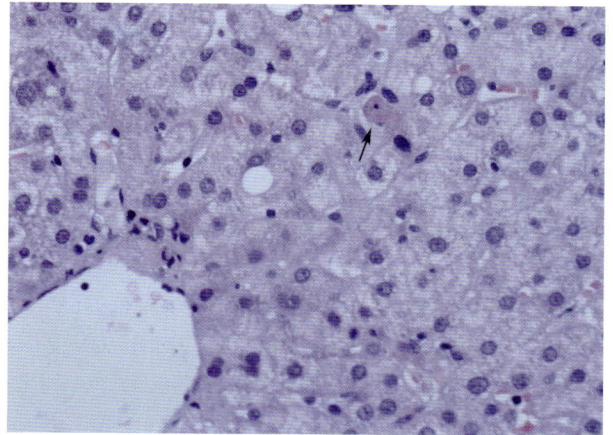

图 42-3-12　轻症黄热病病毒感染者的肝脏活检 × 400

2. 病理学形态特点和检测　经典的急性肝炎的病变为全小叶性,主要表现为肝小叶结构破坏、肝细胞细胞变性坏死,并伴有明显的淤胆;肝板排列极不规整,小叶结构异常杂乱(disarray),网状纤维染色可见肝小叶内有灶状网状支架塌陷,以中央静脉的周围最为明显(图 42-3-13),这也是急性病毒肝炎的一个重要形态依据。可见肝细胞内淤胆,毛细胆管内胆栓形成,并可见较多吞噬色素的 Kupffer 细胞聚集。

HAV 的诊断主要是典型的形态学结合血清学 IgM 抗体,检测方法上可以采用免疫组化染色和 RT-PCR 技术检测 HAV 的 mRNA。最新的技术是通过 RNAscope® 进行检测,探针设计的区段是 HAV 的 cellular receptor 1,特异性和敏感性高于传统技术。

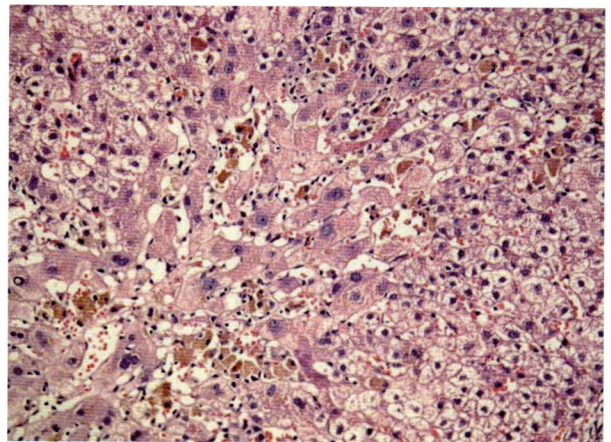

图 42-3-13　HAV 肝炎患者的肝脏活检 HE 染色高倍镜
所见 × 200

七、乙型肝炎病毒

1. 病原学和临床　乙型肝炎病毒（*Hepatitis B virus*,HBV）属于嗜肝 DNA 病毒科（Hepadnaviridae），基因组为部分双链环状 DNA。HBV 的抵抗力较强，可以通过血液甚至是体液传播。感染 HBV 的主要症状有乏力、疲倦、厌食、腹胀、肝区不适、黄疸、尿黄等，主要与肝功能受损，进食减少，食物消化吸收不良有关。肝硬化患者呈现肝病面容、皮肤蜘蛛痣或肝掌以及内分泌失调等症状。

2. 病理学形态特点和检测　慢性 HBV 感染患者的肝脏炎症、纤维化评估和病毒 cccDNA 复制情况常需要肝穿病理标本评估。慢性 HBV 肝炎的基本病变：小叶内除有肝细胞变性、凋亡和区域坏死外，还有汇管区及汇管区周围的炎症，并伴有不同程度的纤维化。其中"毛玻璃样"的肝细胞就是 HBV 复制的一种特征性病变，是 HBsAg 等衣壳蛋白在宿主细胞内蓄积而形成的改变。另外 HBV 感染后的肝细胞常呈现巨细胞变，也是 HBV 的特点之一（图 42-3-14）。

常用的 HBV 检测技术方法有：①特殊染色方法，如维多利亚蓝染色；②免疫组化染色，常用的靶蛋白有 HBsAg、HBcAg 和 Pre-S1，检测方便可靠；③组织提取核酸的 PCR 或切片的原位 PCR 检测（图 42-2-21），敏感高效但应用不普遍；④原位杂交技术：HBV-DNA 或 mRNA 检测，尤其是后者敏感度更高。

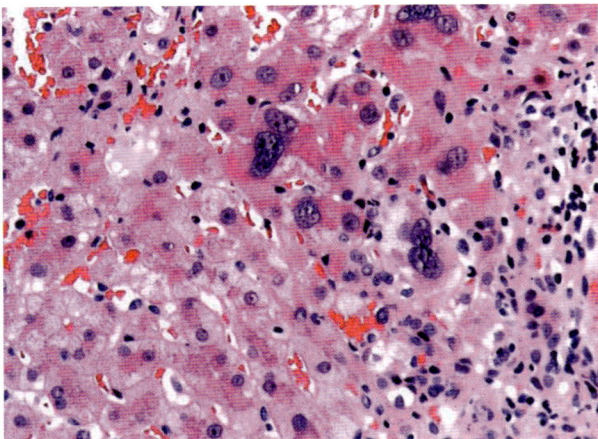

图 42-3-14　HBV 肝炎患者的肝脏活检 HE 染色所见 HBV 感染后的巨细胞变 ×400

八、丙型肝炎病毒

1. 病原学和临床　丙型肝炎病毒（*Hepatitis C virus*,HCV）属于黄病毒科，为单股正链 RNA 病毒，对一般化学消毒剂敏感，主要通过血液传播。急性丙型肝炎病情相对较轻，多数为急性无黄疸性肝炎，以 ALT 和 AST 升高为主，少数为急性黄疸性肝炎，可有轻度或中度黄疸升高。患者有恶心、厌食、乏力、尿黄和眼结膜黄染等。感染 HCV 未经治疗的，20 年后患者中有 10%~20% 发展为肝硬化，1%~5% 患者会发生肝细胞癌（HCC）导致死亡。

2. 病理学形态特点和检测　慢性丙型肝炎病变主要集中于汇管区，汇管区内淋巴细胞聚集，常形成淋巴滤泡；肝细胞大泡性脂变较多见（图 42-3-15）。可伴有轻微的小胆管损，偶见 Mallory 小体。汇管区周围纤维化明显，窦周纤维化较其他病毒性肝炎为明显。

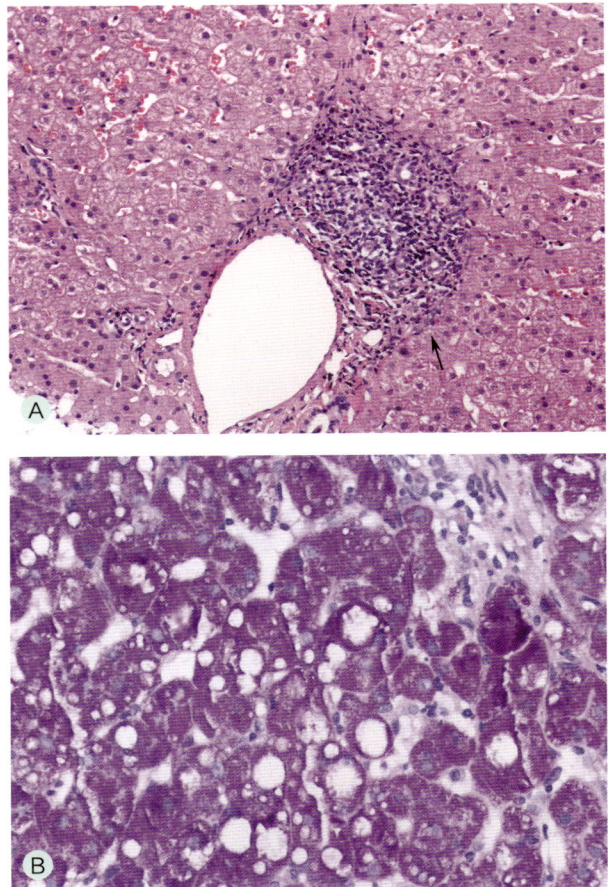

图 42-3-15　慢性丙型肝炎肝脏活检常见特点淋巴滤泡形成和肝细胞脂变

A. 显示丙型肝炎特征性的汇管区内淋巴细胞聚集形成淋巴滤泡,HE 染色 ×200；B. 显示丙型肝炎患者的肝小叶内弥漫肝细胞脂肪变性，主要以大泡性脂变为主,PAS 染色 ×400

病理切片上 HCV 缺乏有效的检测方法,免疫组化染色的抗体不稳定,常有假阳性。原位杂交方法可以检测 HCV 的 RNA,但是应用不广泛。

九、戊型肝炎病毒

1. 病原学和临床　戊型肝炎病毒(*Hepatitis E virus*,HEV)性肝炎是一种经"粪 - 口传播"的急性病毒传染病,传播途径为主要经"粪 - 口途径"传播,也可以经由动物传播,是一种人畜共患病。戊型肝炎在青年和成人高发,常在 2~4 周内康复,多表现为"自限性疾病",但也可导致暴发性肝炎而死亡。临床表现与甲型肝炎相似,表现为急起黄疸和发热,患者疲乏、纳差伴厌油。自从 1955 年印度首次记载了由于水源污染造成的 HEV 大暴发,先后在尼泊尔、苏丹、苏联吉尔吉斯和我国新疆等地流行,每年我国各地也有散发病例报告。在分类学上属于戊型肝炎病毒科的戊型肝炎病毒属,HEV 是单股正链 RNA 病毒,病毒呈球形,直径 27~34nm,无囊膜。在 1989 年 9 月的东京国际 HNANB 及血液传染病会议上被正式命名为戊型肝炎病毒。

2. 病理学形态特点和检测　戊型肝炎病变与甲型肝炎类似,主要造成肝细胞损伤、肝细胞内淤胆,但汇管区周围的小胆管内淤胆更突出。可见小叶塌陷坏死,汇管区周围可见明显增生的小胆管和大量的胆栓,汇管区内淋巴细胞等炎细胞浸润(图 42-3-16)。可伴有轻微的小胆管损。肝细胞大泡性脂变较多见(图 42-3-17),偶见 Mallory 小体。汇管区周围纤维化明显,窦周纤维化较其他病毒性肝炎为明显。

病理切片上 HCV 缺乏有效的检测方法,免疫组化染色的抗体不稳定,常有假阳性。原位杂交方法可以检测 HCV 的 RNA,但是应用不广泛。

十、人免疫缺陷病毒

1. 病原学和临床　人免疫缺陷病毒(*Human immunodeficiency virus*,HIV)是一种逆转录病毒,为双股正链 RNA 病毒,病毒外膜来自宿主细胞,其中嵌合的病毒的 gp120 蛋白、gp41 蛋白、p17 蛋白和 p24 蛋白是检测的靶蛋白。病毒主要在人的辅助 T 淋巴细胞中复制,病毒广泛存在于感染者的体液中,如血液、精液、阴道分泌物、乳汁、脑脊液、有神经症状的脑组织液中,其中以血液、精液、阴道分泌物中浓度最高。血液传播、母婴传播和性传播是主要途径。

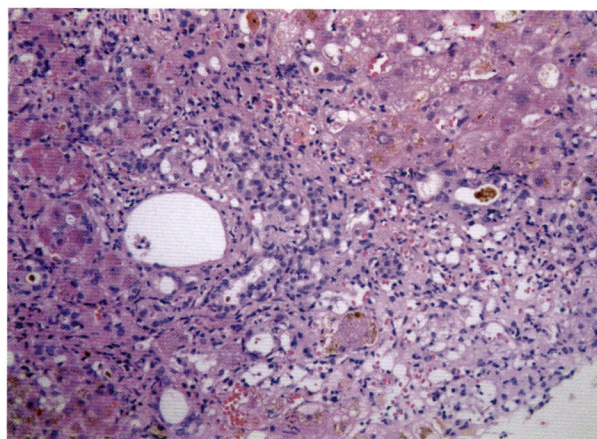

图 42-3-16　戊型肝炎肝脏活检的肝细胞和汇管区小胆管内淤胆变化

HE 染色 × 400

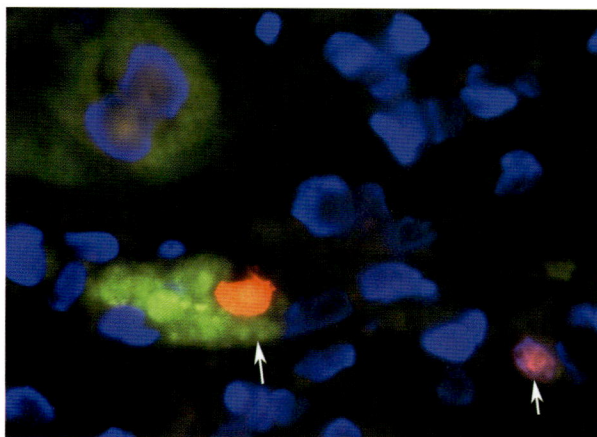

图 42-3-17　戊型肝炎肝脏活检的原位 RT-PCR 方法检测 HEV 病毒 × 1 000

HIV 病毒侵入人体后多无症状或类似感冒,艾滋病的无症状的潜伏期的长短差异很大,一般为 4~10 年,但是有 5%~15% 的人在 2~3 年内就进展为艾滋病期。此时患者持续广泛淋巴结肿大,特别是颈、腋和腹股沟淋巴结。临床上有如下症状:不明原因长时间发热和盗汗、严重疲乏数周以上,食欲下降、体重减轻超过 10%、不明原因的慢性腹泻,气促或干咳数周,皮肤和口腔的紫红色丘疹、咽喉念珠菌白斑,会阴部瘙痒和阴道炎症,头痛、视线模糊等。

2. 病理学形态特点和检测　HIV 感染后艾滋病期的病理改变,主要是 HIV 破坏 CD4+T 淋巴细胞后,造成的淋巴系统免疫异常,以及病毒破坏神经系统等引起的变化,继而出现的机会性感染和恶性肿瘤等。

淋巴结是 HIV 攻击的主要靶器官，HIV 感染急性期出现全身浅表淋巴结肿大伴发热、皮疹等临床表现。淋巴结组织学改变可分为三个时期：第一期，淋巴结暴发增生期，是机体主动应对 HIV 感染后淋巴细胞减少的反应，镜下淋巴结皮质区扩大，大量淋巴滤泡增生（图 42-3-18），在此期通过免疫组织化学染色或原位杂交容易检测到 HIV 病毒的存在。后期滤泡套层淋巴细胞（mantle cell）减少、副皮质区变薄。第二期，淋巴滤泡耗竭期，淋巴滤泡减少、中央透明变性，乃至出现滤泡萎缩、耗竭。第三期，淋巴结纤维化期，淋巴滤泡及副皮质区结构消失，淋巴结出现明显的纤维化，组织细胞和上皮样细胞增生。中枢神经系统病变，可见多核巨细胞增多，神经胶质细胞增生、脱髓鞘病变，神经元空泡变性及液化性坏死等。

艾滋病患者常发生机会性的感染，病原体包括各类病毒、细菌、真菌、寄生虫等。常见的病毒有巨细胞病毒（CMV）、EB 病毒、单纯疱疹病毒、水痘 - 带状疱疹病毒等。巨细胞病毒感染是最常见的机会性感染，仅次于第一位的肺孢子菌（既往称为肺脏卡氏肺囊虫）感染，可以感染所有内脏器官，以消化道、肺及肾上腺最为常见。受感染的组织内出现巨细胞，感染细胞核内出现病毒包涵体（图 42-3-19）。结核 / 分枝杆菌占机会性感染病原体的第三位，组织切片上可出现典型或不典型的肉芽肿结节，典型结核肉芽肿组成成分为位于中央的干酪样坏死，抗酸染色阳性，形态多为长状杆菌（图 42-3-20），非结核分枝杆菌则多生长于组织细胞内，干酪样坏死相对不明显。真菌感染包括白念珠菌、新型隐球菌、曲霉菌、毛霉菌、组织胞浆菌、马尔尼非青霉菌、肺孢子菌等。肺孢子菌是最常见的引起艾滋病机会性感染的病原体，可引起间质性肺炎和肺泡性肺炎。病理表现为肺泡腔内大量泡沫状或蜂窝状渗出物，内含肺孢子菌及其崩解物，支气管肺泡灌洗液可将其冲洗出来，六胺银染色可显示肺孢子菌（图 42-3-21）。较多见的艾滋病相关寄生虫机会性感染有弓形虫、隐孢子虫。弓形虫可以感染脑、心、肺、淋巴结等部位，可引起弓形虫脑炎、弓形虫心肌炎、弓形虫肺炎、淋巴结炎等。弓形虫脑炎镜下可见神经细胞变性坏死，病灶内炎性坏死、淋巴细胞浸润及周围小胶质细胞增生，可找到弓形虫假囊和缓殖子。

艾滋病相关恶性肿瘤包括卡波西肉瘤（图 42-3-22）、非霍奇金 B 细胞淋巴瘤、霍奇金淋巴瘤

等，也有肺癌、食道癌、胃癌、结肠癌、宫颈癌等各种肿瘤。采用原位杂交技术，在这些肿瘤中，利用原位杂交技术或 RNAscope® 技术可以检测到 HIV 病毒、EB 病毒、HHV-8 的核酸片段（图 42-3-23）。

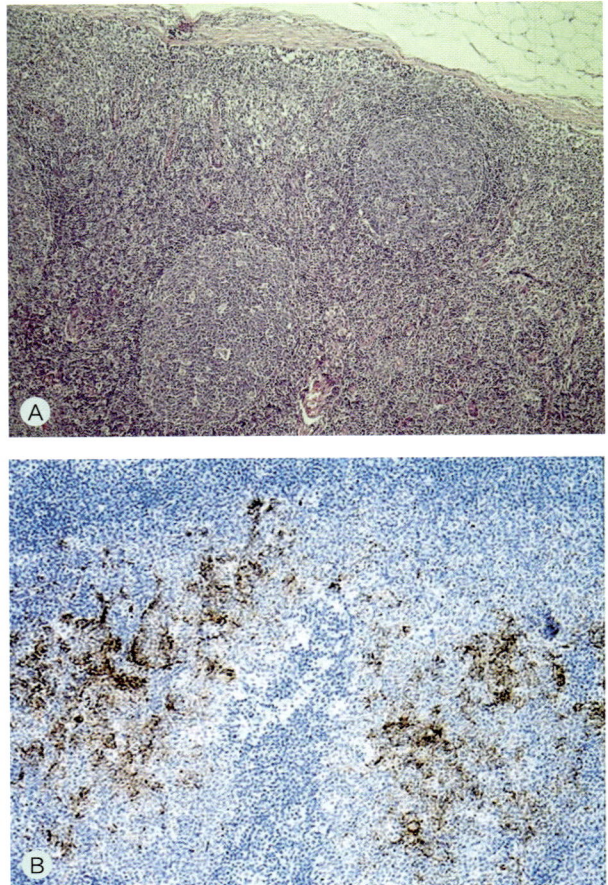

图 42-3-18　HIV 感染急性期患者淋巴结病变特点

A. HIV 感染急性期患者的淋巴结活检 HE 染色 ×100，显示淋巴结的旺炽性增生，大量的淋巴滤泡反应性增生；B. 可见滤泡生发中心内淋巴细胞存在 HIV 阳性细胞，免疫组织化学 p24 蛋白染色 ×200

十一、腺病毒

1. 病原学和临床　腺病毒（Adenovirus）是一种线状双链 DNA 病毒，可以出现双链 DNA 的环状结构。人腺病毒有 52 种，分为 A、B、C、D、E 和 F 6 个亚群。腺病毒不仅感染呼吸道，也可以感染胃肠道、尿道和膀胱、眼、肝脏等脏器。腺病毒中有 1/3 的已知血清型与人类的疾病相关，但一种血清型可引起不同的疾患。呼吸道感染的典型症状是咳嗽、鼻塞和咽喉炎，同时伴有发热、寒战、头痛和肌肉痛等。眼部感染是呼吸道感染和咽喉炎的并

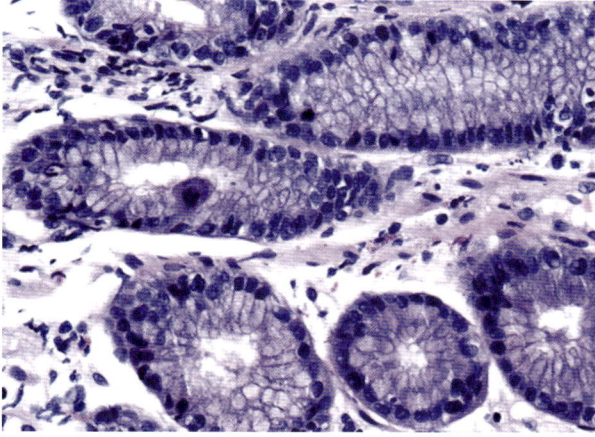

图 42-3-19　AIDS 期患者感染后肠道腺体内可见
CMV 的包涵体
HE 染色 ×400

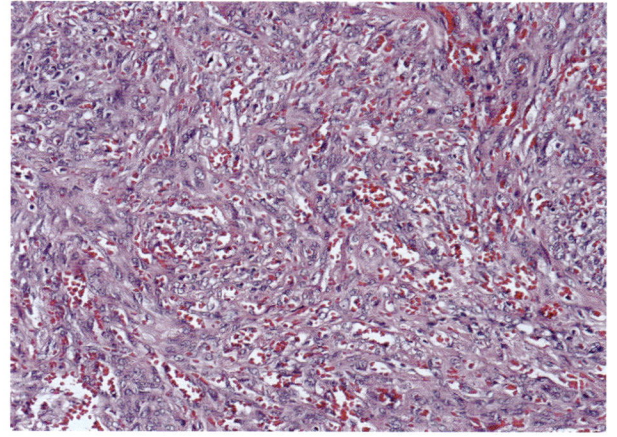

图 42-3-22　AIDS 患者皮肤卡波西肉瘤病理所见
HE 染色 ×400

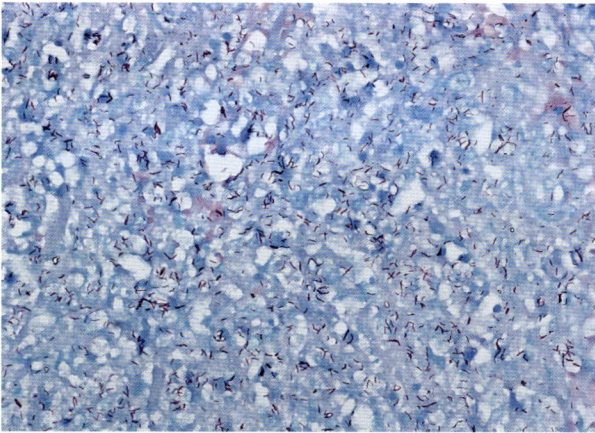

图 42-3-20　AIDS 期患者肠道结核病理所见 ×400

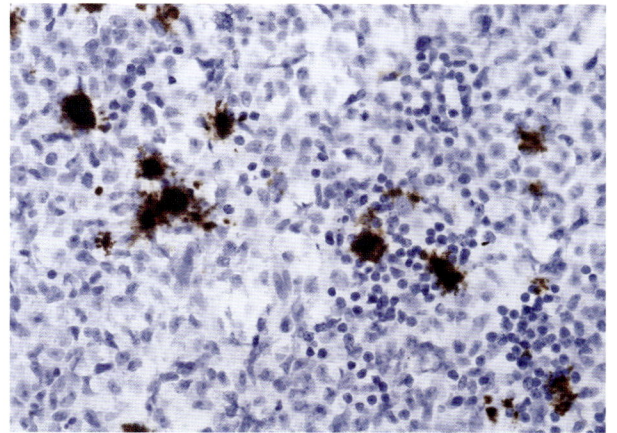

图 42-3-23　艾滋病患者颅内发生的 HIV 相关淋巴瘤
可检测到 HIV 病毒片段 ×400

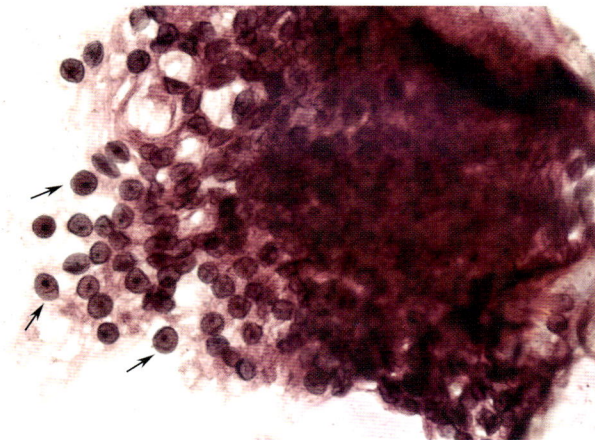

图 42-3-21　AIDS 患者支气管肺泡灌洗液涂片六胺银染
色可见肺孢子菌 ×1 000

发症,滤泡性结膜炎可由许多型腺病毒引起,为自限性。40 型和 41 型腺病毒可引起婴幼儿与儿童的胃肠炎,腺病毒 11、12 型能引起儿童急性出血性膀胱炎,37 型可引起女性宫颈炎和男性尿道炎。

2. 病理学形态特点和检测　呼吸道病毒感染常先累及上呼吸道,然后向下蔓延引起间质性肺炎。病变可见气管和支气管黏膜上皮发生变性、坏死,坏死细胞可脱落引起黏膜糜烂或溃疡。间质性肺炎时,肺间质内可有充血、水肿,弥漫性单核细胞、淋巴细胞浸润。腺病毒肺炎时还可见上皮细胞、多核巨细胞和核内包涵体(图 42-3-24),可合并阻塞性细支气管炎。常用的病毒检测方法有:免疫组化染色(图 42-3-25)、原位杂交和组织的 PCR检测。

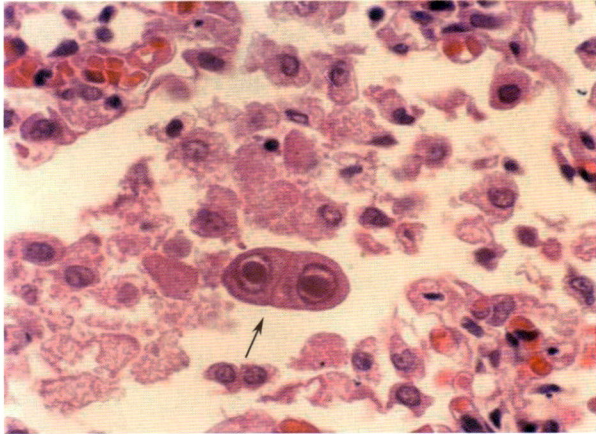

图 42-3-24 腺病毒感染性肺炎患者的间质性肺炎

病理切片可见典型的病毒包涵体 ×400

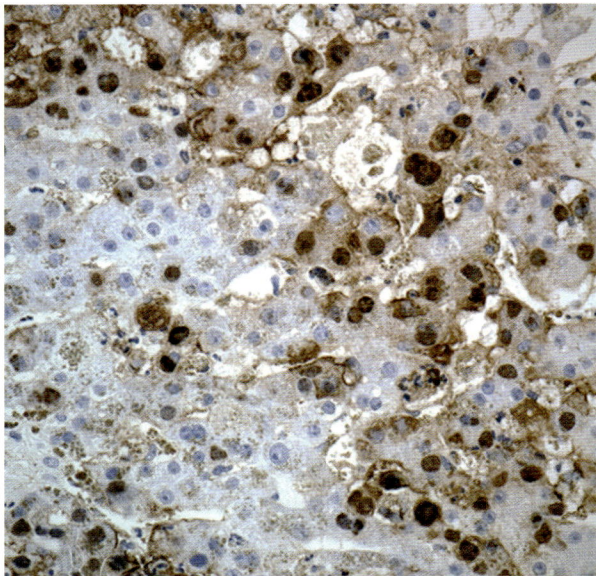

图 42-3-25 腺病毒感染性肝炎患者的病毒特异性
抗体染色 ×400

十二、水痘-带状疱疹病毒

1. 病原学和临床 水痘-带状疱疹病毒（*Varicella-Zoster virus*，VZV）病毒形态上与 HSV 相似，是一种双链 DNA 病毒，也仅有一个血清型。VZV 感染人有两种表现，即原发感染的水痘（varicella）和复发感染带状疱疹（zoster）。

水痘是一种皮肤黏膜上散在分布的水疱样病变，其内含大量病毒、传染性很强，多见于儿童和青少年期。水痘潜伏期 12~21 日。前驱期可无症状或仅有轻微症状如低热或中等度发热及头痛、全身不适、乏力、食欲减退、咽痛、咳嗽等，持续 1~2 日后即迅速进入出疹期。皮疹形态初为红斑疹，数小时后变为红色丘疹，再经数小时发展为疱疹。之后疱疹从中心开始干枯结痂，周围皮肤红晕消失，再经数日痂皮脱落，一般不留瘢痕。皮疹先后分批持续出现，每批历时 1~6 日，皮疹数目为数个至数百个不等，呈向心分布，先出现于躯干和四肢近端。皮疹数目愈多，则全身症状亦愈重。

带状疱疹以群集小水疱沿神经走向单侧分布，伴明显神经痛为特征，多见于成人。带状疱疹发疹前数日局部皮肤常有瘙痒，有针刺感或灼痛，最初沿周围神经分布区皮肤出现簇皮疹，先为红斑，数小时发展为丘疹、水疱、数个或更多成集簇状，水疱成批发生，簇间皮肤正常。带状疱疹多限于身体一侧，5~8 日后水疱内容物浑浊和部分破溃、糜烂，最后干燥结痂（图 42-3-26A）。病后第二周痂皮逐步脱落，遗留暂时性淡红色斑或色素沉着，病程为 2~4 周。

2. 病理学形态特点和检测 VZV 多见于皮肤病变，引起局部皮肤血管扩张充血，基底层和棘细胞层细胞肿胀变性，形成红色斑丘疹，病理切片上可见脱落的上皮细胞、炎症细胞和多核巨细胞，上皮细胞内可见典型的病毒包涵体，VZV 常为多个核内包涵体，具有特殊性（图 42-3-26B）。

常用的病毒检测方法有免疫组化染色、原位杂交和组织的 PCR 检测。

十三、多瘤病毒

1. 病原学和临床 有两种多瘤病毒可以感染人类，即 JC 病毒（JCV）和 BK 病毒（BKV）。这两种病毒初次感染都发生在儿童期。JCV 是进行性多灶性脑白质病（progressive multifocal leukoencephalopathy，PML）的致病原。JCV 是进行性多灶性白质脑病（PML）的病原体。BKV 的感染一般与泌尿系统有关，尤其是肾移植患者。多瘤病毒相关肾病（PVAN）普遍是因为 BKV 的再次激活，从而导致肾植患者的肾衰竭。BKV 通常能够在感染出血性膀胱炎的骨髓移植患者的尿中检出，而病毒的再次激活是出血性膀胱炎的重要病因。早期的感染，通常情况下没有临床症状，临床症状一般是和免疫损伤患者相联系的，如艾滋患者，器官移植患者。

2. 病理学形态特点和检测 尿涂片中可有多瘤病毒感染的尿路上皮细胞，散在炎症细胞和细胞碎屑背景中可见单个散在的尿路上皮细胞，细胞核质比增大，染色质增粗分布均匀，核内可见均质嗜碱性"包涵体",推挤染色质边聚致核膜增厚,但边缘规整(图42-3-27)。核多偏位,可见显著核退变。常用的病毒检测方法有免疫组织化学染色是最常用的方法,简便可靠。也可以采用原位杂交和组织或细胞的PCR检测。

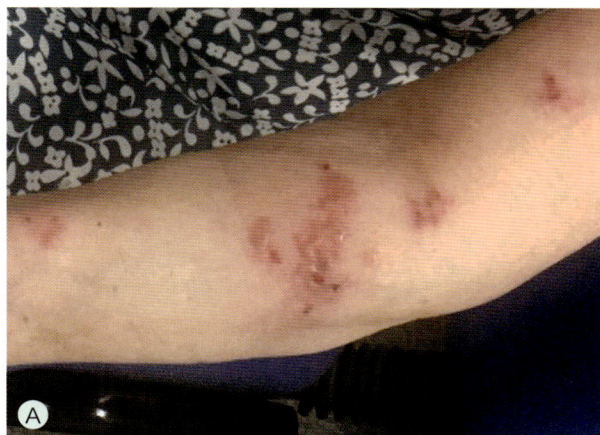

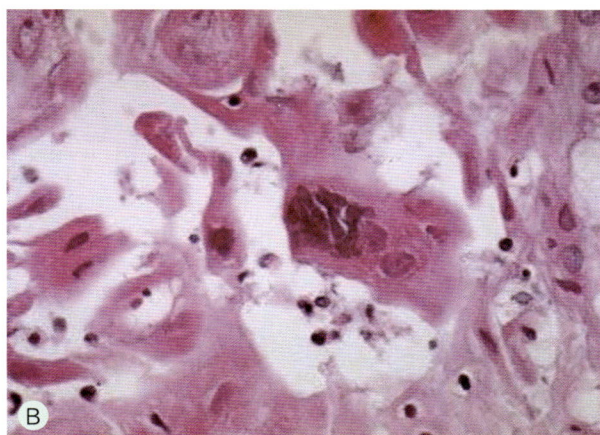

图42-3-27　BKV感染患者的尿液细胞学所见

HE染色×400,显示尿路上皮细胞,细胞核质比增大,染色质增粗分布均匀,核内可见均质嗜碱性"包涵体",推挤染色质边聚致核膜增厚

图42-3-26　水痘-带状疱疹病毒感染的皮疹和组织切片中典型病毒包涵体形态

A.造成感染的播散至一侧上臂及前臂,可见水疱破溃后结痂;B.患者皮肤活检可见典型的多核巨细胞样病毒核内包涵体,HE染色×400

十四、狂犬病毒

1. 病原学和临床　狂犬病毒(Rabies virus,RV)属于弹状病毒科(Rhabdoviridae)狂犬病毒属(Lyssavirus),是单链RNA。RV病毒感染后的潜伏期长短不一,多数在3个月以内,4%~10%患者的潜伏期超过半年。典型病例的临床过程可分三期:①前驱期,患者有食欲不振、恶心、头痛、低热、乏力等类似"感冒"症状;继而出现喉头紧缩感,以及伤口及其附近感觉异常,此乃病毒繁殖刺激神经元所

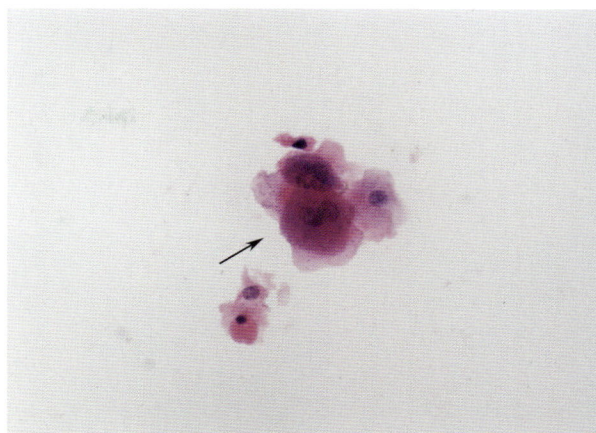

致,可见于80%的病例。持续2~4日。②兴奋期,患者逐渐进入高度亢奋状态,其突出表现为极度恐水、怕风、发作性咽肌痉挛及多汗流涎等。恐水是本病的特殊症状,乃咽肌痉挛所致。③麻痹期,患者出现弛缓性瘫痪,尤以肢体软瘫最为多见,眼肌、颜面部肌肉及咀嚼肌也可受累。患者的呼吸渐趋微弱,脉搏细数、血压下降、反射消失、瞳孔散大,可因呼吸和循环衰竭而迅速死亡。本期持续6~18小时。

2. 病理学形态特点和检测　病理变化主要为急性弥漫性脑-脊髓炎,大脑的海马以及延髓、脑桥、小脑等处为重,脑膜通常无病变。脑实质呈充血、水肿及微小出血,镜下可见如神经细胞空泡形成、核溶解、血管周围炎及胶质细胞增生等。以上病变均属非特异性。而在80%患者的神经元细胞中,则可发现一种特异而具诊断价值的嗜酸性包涵体,称为内基小体(Negri body)。内基氏小体最常见于海马及小脑浦肯野层的神经细胞中,呈圆形或椭圆形,直径为3~10nm,边缘整齐,其内有1~2个状似细胞核的小点(图42-3-28)。

电镜下内基氏小体区域可见杆状病毒颗粒。免疫组织化学染色和原位杂交技术也可以检测到病毒的存在。

十五、新型冠状病毒

1. 病原学和临床　冠状病毒最先是从1937年从鸡身上分离出来,从病毒学上属套式病毒目

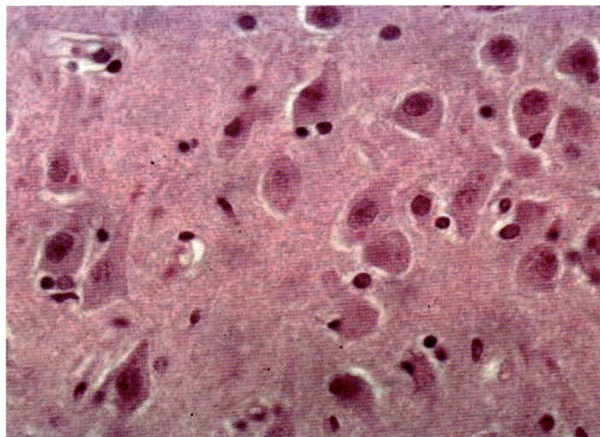

图 42-3-28   狂犬病毒患者死后脑组织内神经元变性所见
HE 染色 ×400

（Nidovirales）冠状病毒科（Coronaviridae）的冠状病毒属。冠状病毒直径为 60~200nm（平均 100nm），基因组全长 27~32kb，是 RNA 病毒中基因组最大的病毒，为线性单股正链 RNA 病毒。呼吸系统感染是新型冠状病毒（SARS-CoV-2 或 COVID-19）感染的最主要途径，虽然理论上存在经过胃肠道和血液感染的可能性，但是缺乏可定的例证。从临床症状上看，新型冠状病毒感染后的发热寒战、咳嗽、咽痛、嗅觉丧失、鼻塞流涕等症状都是病毒呼吸系统感染的直接造成的症状。按照病毒感染和复制的部位不同，病毒感染后的潜伏期和症状特点也有不同。新冠病毒进入体内后可感染多个脏器，造成肺脏、心脏、神经、肾脏、生殖系统等系统的损伤，也因为损伤而出现相应的症状和慢性疾病。

2. 病理学形态特点和检测   电镜检查和免疫组织化学染色和原位杂交技术等检测都明确证实，在呼吸系统的病毒的复制主要在柱状上皮内，包括纤毛细胞、刷细胞、支持细胞内。因此病毒主要在上呼吸道被覆假复层纤毛柱状上皮主要存在于鼻腔内的鼻前庭之后的空间内进行复制。在电镜下观察，冠状病毒具囊膜（envelope），包膜上存在棘突，整个病毒像日冕，因而得名。病毒颗粒的直径呈球形或椭圆形，病毒大小上具有多形性。

呼吸道上皮的细胞病理性改变（CPE）特点相对明显，这是新型冠状病毒感染主要特点（图 42-3-29）。由于冠状病毒在细胞胞浆内复制，所以很难见到核内病毒包涵体。细胞学涂片的主要形态学特点：①细胞核增大深染，常见核固缩或核碎，巨核细胞少见；②细胞胞浆肿胀、嗜酸性变；③细胞间凋亡细胞增多；④间质内少量淋巴细胞浸润；⑤虽然杯状细胞减少，背景中黏液增多。⑥常见多量蛋白样渗出物，这是突出特点；⑦背景多量混合炎细胞，中性粒细胞相对不多。

组织病理学上：早期病变可以有弥漫支气管炎和弥漫性（终末呼吸单元）肺泡损伤（diffuse alveolar damages, DAD）。其中最显著的病变就是以终末肺泡的病变 DAD 为主，病变形态学上表现为肺泡间隔破坏、融合性肺大疱形成，肺泡腔内蛋白渗出物填塞、透明膜形成，肺血气屏障的肺泡上皮和毛细血管上皮肿胀，毛细血管扩张、充血，偶见血管内血栓（图 42-3-30）。这是冠状病毒性肺炎最为显著的特点，但早期病变在肺内的程度与范围不一，

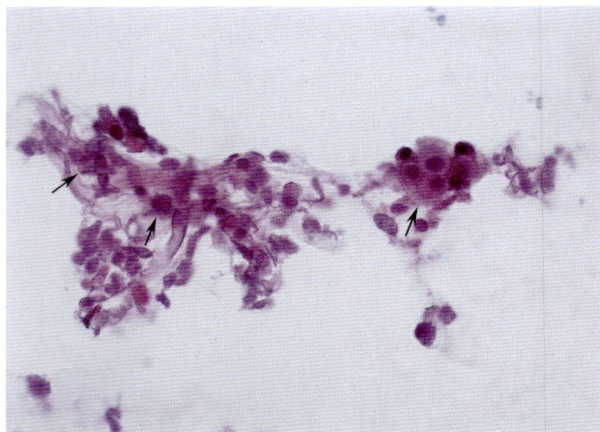

图 42-3-29   新型冠状病毒典型的病理学所见
HE 染色 ×400，新型冠状病毒患者的肺支气管灌洗液标本，可见簇状的呼吸道柱状上皮，部分细胞核深染、固缩，胞质嗜酸性变，呈现典型的病毒感染后的 CPE 特点

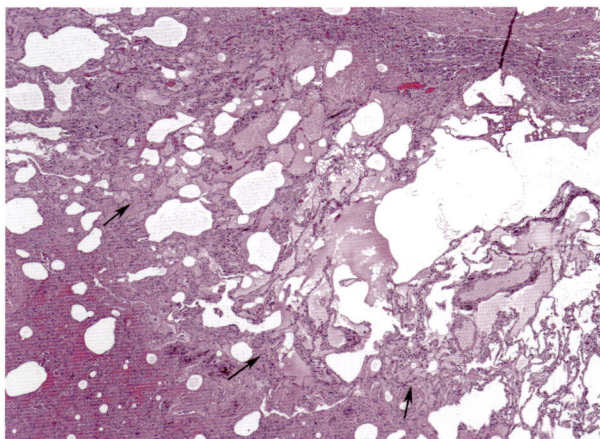

图 42-3-30   新型冠状病毒典型的病理学所见
HE 染色 ×40，新型冠状病毒患者的肺脏切除标本，低倍镜下可见典型的病毒性间质肺炎的特点：肺泡腔内大量蛋白渗出液形成透明膜，肺泡间隔破坏融合成肺大疱（感谢首都医科大学附属北京天坛医院病理科董格红主任馈赠）

轻症的患者可以仅局限于细支气管周围。同时伴有Ⅱ型肺泡上皮细胞肿胀、凋亡和脱落,细胞胞浆嗜酸性变,核深染、固缩或巨核形成等。

常用的新型冠状病毒的检测方法有免疫组化染色、组织溶浆 RT-PCR、原位 RT-PCR、原位杂交和 RNAscope® 技术等。

十六、牛痘病毒

1. 病原学和临床　牛痘病毒(Cowpox virus)是一种有包膜的双链 DNA 病毒。牛感染天花病毒后,通过体液接触再传染人类。潜伏期一般为10~12 日,出疹期发病急,2~4 日皮疹出全,皮疹为离心性分布,头面部、四肢近端较多。此期体温骤升至 39~40℃,有咽痛、四肢酸痛、头痛、寒战、呕吐等症状,丘疹经过 2~3 日后渐变为水疱状(即痘疱),再经过 5~8 日逐渐形成脓疱,此时体温再度升高,称"化脓热"。病程至 10~14 日后体温渐降,脓痂渐干缩或破裂结痂(图 42-3-31),再经 2~4 周痂盖自然脱落,并留下"麻点"。

2. 病理学形态特点和检测　肉眼形态上牛痘病毒的特征与种痘(vaccinia)的脓疱相似,但表皮坏死较慢,炎症及周围皮肤红肿明显。镜下表皮基底细胞肥大增生,在表皮下部细胞可见胞质内牛痘病毒包涵体,牛痘病毒包涵体比天花及种痘的Guarnieri 包涵体要大。

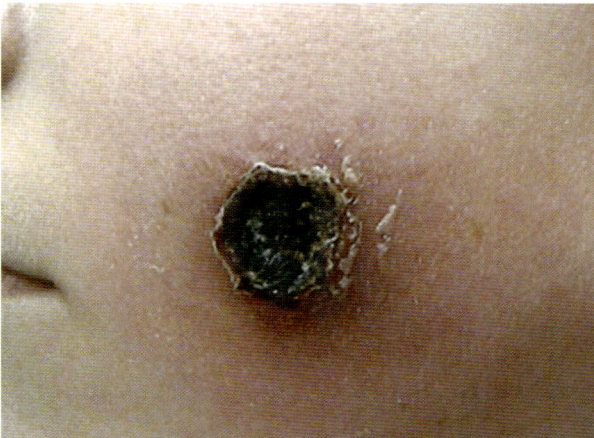

图 42-3-31　牛痘病毒患者面部典型的脓疱结痂后特点
一例 11 岁牛痘病毒感染的患儿皮肤结痂时图片,脓痂具有火山口样的典型特点,皮损深达真皮层,愈合后常形成瘢痕

十七、手足口病相关病毒

1. 病原学和临床　手足口病是由肠道病毒引起的传染病,引发手足口病的肠道病毒有 20 多种,主要是由柯萨奇病毒 A16 型(Cox A16)和肠道病毒 71 型(EV 71)最为常见。常见于 5 岁以下儿童,表现口痛、厌食、低热、手、足、口腔等部位出现小疱疹或小溃疡。轻症的患儿一周左右自愈,重症的患儿可引起心肌炎、肺水肿、无菌性脑膜脑炎等并发症,个别重症患儿病情发展快,导致死亡。

2. 病理学形态特点和检测　病理活检可见典型的疱疹病变,细胞可见感染后的细胞毒反应和细胞核内包涵体。免疫组化染色(图 42-3-32)和原位杂交技术是有效的检测手段,疱疹内组织的 PCR检测是最有效的检测方法。

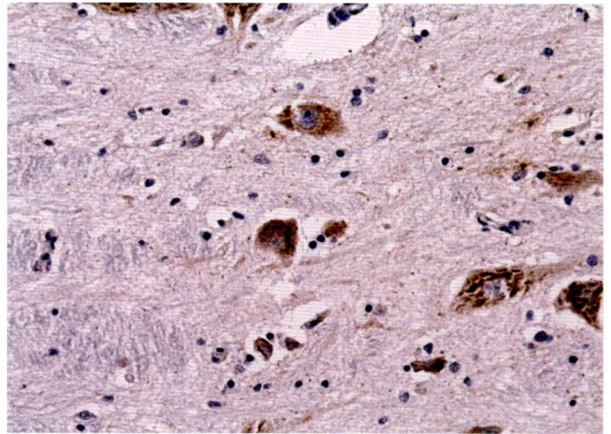

图 42-3-32　手足口病患儿脑组织尸检标本
免疫组织化学染色可检测到 EV71 病毒 ×400

十八、人类细小病毒 B19

1. 病原学和临床　人类细小病毒 B19(简称B19)是第一个被发现的人类的小 DNA 病毒,该病毒引起的典型疾病是传染性红斑。传染性红斑是儿童常见的出疹性疾病(erythema infection,又称第五病)和急性关节病。但该病毒在一些血液病和免疫受损患者可引起再生障碍危象,在妊娠妇女可引起胎儿水肿乃至死胎,它并且也被认为和其他疾病包括关节炎有关。

2. 病理学形态特点和检测　该类病毒可以引起血液系统再生障碍性贫血,骨髓涂片上可以见到红细胞系统为主的巨细胞变以及包涵体(图 42-3-33),可以结合血清学的抗体检测进行确诊。骨髓细胞学、病变组织或体液成分,可以采用 PCR 方法检测到B19 或者进行分型鉴别。

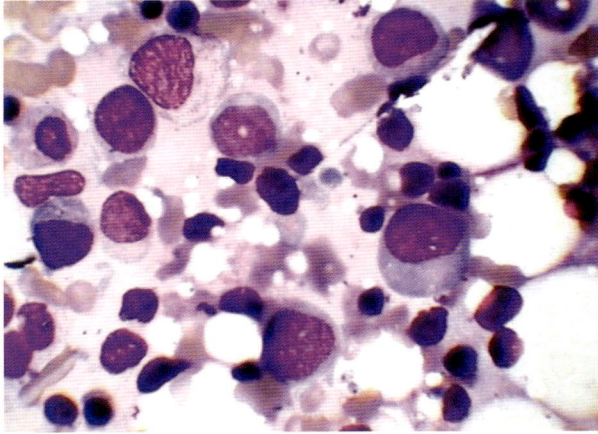

图 42-3-33　小瘤病毒感染青年患者的骨髓涂片
所见红系异常

瑞氏染色 ×1 000，可见红细胞出现巨大的核、淡蓝色的胞质和核内包涵体，这种红细胞前体细胞的异常是 B19 感染的主要特征

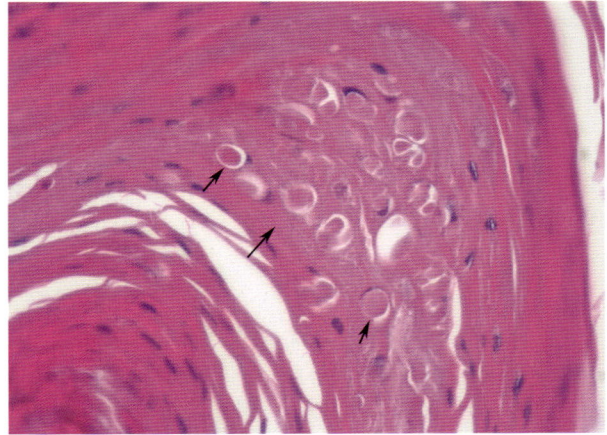

图 42-3-34　皮肤传染性软疣的典型病变

HE 染色 ×400，传染性软疣的典型软疣小体，可见红细胞出现巨大的核、淡蓝色的胞质和核内包涵体，这种红细胞前体细胞的异常是 B19 感染的主要特征

十九、传染性软疣

1. 病原学和临床　传染性软疣（molluscum contagiosum）是一种由痘病毒引起的感染性皮肤病，由传染性软疣病毒感染引起，传染性软疣病毒（Molluscum contagiosum virus，MCV）属于痘病毒科中的一种 DNA 病毒。痘病毒科为病毒粒最大的一类 DNA 病毒，病毒粒呈砖形或椭圆形，结构复杂。主要通过直接接触感染，如在浴室或游泳池中感染，也可通过性接触感染，还可自体接种，临床特点上可见典型的皮肤丘疹，典型的有"疣状小体、皮肤瘙痒和疼痛"的三联征。好发于儿童和青年人，俗称"水瘊子"。丘疹是半球状"软疣小体"，呈蜡样光泽，中央呈脐窝状，可挤出乳酪状。

2. 病理学形态特点和检测　典型的皮肤丘疹容易诊断，但是部分部位的疱疹样的容易误诊为其他感染，如跖疣等。皮肤的活检标本或脱落的标本中可见典型的"软疣小体"（图 42-3-34），即可明确诊断，也可以采用免疫组化或 PCR 方法检测。

二十、JC 病毒

1. 病原学和临床　1971 年 Padgett 首先报道了从一例进行性多灶性白质脑病（progressive multifocal leukoencephalopathy，PML）患者脑组织中分离到一种新型病毒。在当时误认为它是克-雅（Creutzfeldt-Jakob，CJD）病的病原体，并将这

一病毒以该患者名字的缩写命名为 JC 病毒（JC virus）。JC 病毒属多瘤病毒科中的多瘤病毒属，与猿病毒 SV40（Simian polyoma virus 40）同源序列达 70% 以上。近年有较多报道 JC 病毒与 HIV 患者中普遍存在，并且此类患者的 PML 的发病率明显增加。当机体免疫力下降时，JC 病毒在体内复制，可通过尿液排出体外或以气溶胶的方式传染其他人。JC 病毒感染的患者会出现 PML 以及精神症状与意识障碍，患者早期还会出现偏身感觉障碍、失语以及半身瘫痪。除此之外，JC 病毒还会引起视力模糊、眼球震颤、视神经乳头水肿的症状。

2. 病理学形态特点和检测　PML 典型的病理表现脱髓鞘病变和巨细胞样的胶质细胞增生。少突神经细胞受到乳多空病毒的选择性破坏而引起脱髓鞘，在脑白质内有多灶性损害，形成脱髓鞘融合区。大脑半球比小脑易于受累，特别是皮质下灰、白质交界处。组织病理学符合典型的脑炎所变，可见组织神经元坏死、脱髓鞘，以及组织细胞增生和炎症浸润，并见病灶周围和脑膜的"血管套"现象。在病灶周围有 JC 病毒感染后少突胶质细胞，普通病例的形态上其核肿胀，可具毛玻璃样外观，内含病毒包涵体。透射电镜上可见病毒，大小为 33~39nm。严重的感染可见巨大畸形的星形细胞，具有多形性分叶状核（图 42-3-35），即可明确诊断，也可以采用免疫组化或 PCR 方法检测。

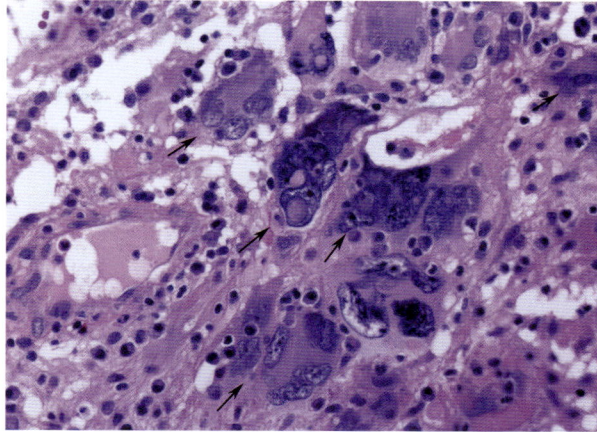

图 42-3-35　艾滋病患者 JC 病毒脑炎可见典型的
病毒包涵体

HE 染色 ×400，艾滋病患者 JC 病毒脑炎，可见胶质细胞被病毒感染后出现
巨大的核、多核和核内包涵体，这种形态学异常是由于 JC 病毒感染所造成的

（王　鹏　李　慢）

第四节　常见原虫感染及其病理诊断方法

一、原虫病概述

1. 原虫是单细胞真核生物，形态类似单细胞结构，具有生命活动的全部功能。寄生在人体的腔道、体液、组织或细胞内的致病及非致病性原虫有 40 余种，其中有些原虫如疟原虫、利什曼原虫、锥虫、溶组织内阿米巴，会对人体可造成严重危害。感染人体的原虫可寄生在腔道、体液或内脏组织中，有的则为细胞内寄生。其症状和传播方式因原虫寄生部位不同而表现各异，可经粪口途径或媒介生物等不同方式感染人体，通常寄生于组织的原虫比寄生于腔道的危害更大。

2. 根据虫体寄生的部位，可将原虫病划分为：①肠道原虫感染，如肠阿米巴病、隐孢子虫等；②肝脏及胆道原虫感染，如阿米巴肝脓肿等；③血液及淋巴系统原虫感染，如疟疾、巴贝西原虫病等；④神经系统原虫病染，如原发性非洲锥虫病、脑型疟等；⑤皮肤和肌肉原虫感染，如皮肤阿米巴病、皮肤利什曼氏原虫病等；⑥肺部原虫感染，如阿米巴肺脓肿等；⑦眼部原虫感染，如眼弓形虫病；⑧泌尿生殖系原虫感染，如滴虫性阴道炎等。

二、疟原虫

1. 病原学和临床　疟疾（malaria）是人感染疟原虫后发生的一种感染性疾病，是人被按蚊叮咬后感染的孢子虫疟原虫所致。可感染人体的疟原虫有 4 种，即间日疟原虫（*Plasmodium vivax*）、三日疟原虫（*Plasmodium malariae*）、恶性疟原虫（*Plasmodium falciparum*）和卵形疟原虫（*Plasmodium*）。由于非洲和南美洲输入性病例的增加，我国都有上述疟原虫的散发病例的报告。临床表现为疟疾发作，典型发作包括寒战、高热和出汗退热三个连续阶段，血涂片结合在疫区接触史可以诊断。

2. 病理学诊断及检查方法

（1）骨髓或血涂片形态学检查：可以直接在患者的骨髓或血液涂片上检测到各个阶段的疟原虫（图 42-4-1）。四种人体疟原虫的基本结构相同，但发育各期的形态又各有不同，可资鉴别。除了疟原虫本身的形态特征不同之外，被寄生的红细胞在形态上也可发生变化。被寄生红细胞的形态有无变化以及变化的特点，对鉴别疟原虫种类很有帮助。

血片可见环状体后期因疟原虫消化分解血红蛋白后而产生的疟色素。

(2)核酸检测:PCR和核酸探针已用于疟疾的诊断,分子生物学检测技术的最突出的优点是对低拷贝原虫血症检出率较高。

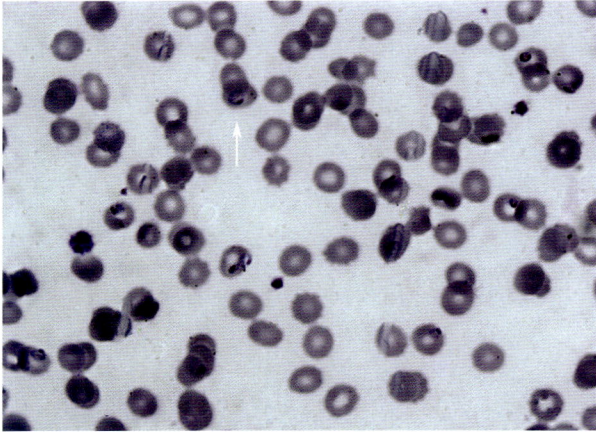

图 42-4-1 疟疾患者外周涂片瑞氏染色可见红细胞内的疟原虫及环形小体 ×400

三、利什曼原虫

1. 病原学和临床 黑热病又称内脏利什曼病,是由利什曼原虫(*Leishmania spp*)引起的人畜共患病,可引起人类皮肤及内脏黑热病。每年在我国的华北、西北、内蒙等地都有黑热病散发的病例。感染后逐步出现不规则的发热、巨脾、肝脏肿大、贫血、白细胞计数减少、血清球蛋白升高、消瘦等一系列症状。治疗如果不利则疾病会迁延不愈,患者在得病后1~2年内可反复发作。本病最早发现于地中海国家及热带和亚热带地区,以皮肤利什曼病这种形式最为常见,形成瘤样病变。

2. 病理学形态特点和检测 利什曼原虫在患者的骨髓、淋巴结和脾脏中播散和繁殖,因而骨髓或淋巴结穿刺镜检是最直接的诊断方法。在体内,利什曼原虫被组织细胞吞噬后寄生于组织细胞内,可增生并最终导致组织细胞破裂(图42-4-2、图42-4-3)。在光学显微镜(油镜)下,吉姆萨或瑞氏染色后,原虫的细胞质呈淡蓝色,核呈紫红色。利什曼原虫无鞭毛体呈椭圆形,鞭毛体呈常梭形。PCR技术是检测利什曼原虫SSU rRNA基因是一种高敏方法,也可以进行杜氏利什曼原虫、夏科氏利什曼原虫、婴儿利什曼原虫等不同亚型的鉴别。应用蛋白质谱技术进行鉴别诊断,也在逐步成熟中。

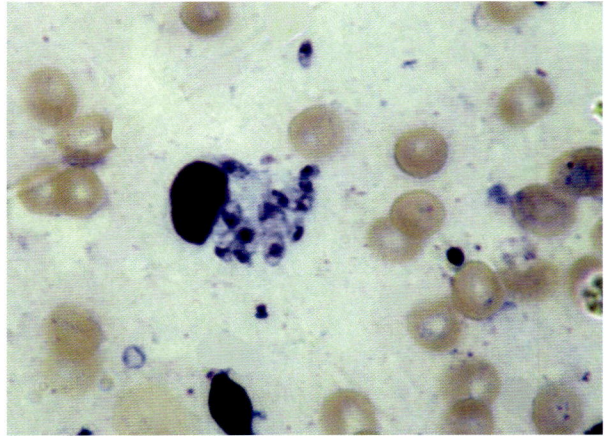

图 42-4-2 骨髓涂片瑞氏染色可见组织细胞内的利什曼原虫无鞭毛体 ×1000

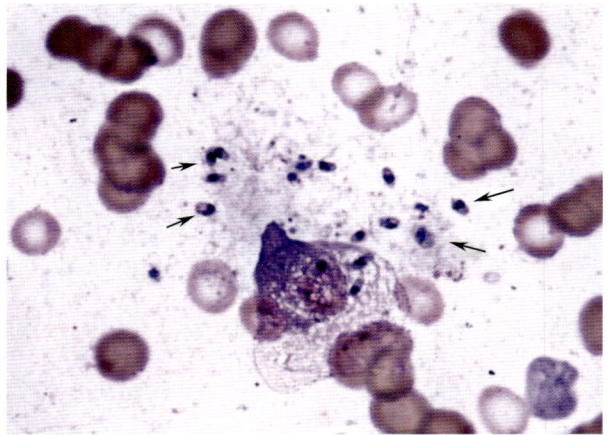

图 42-4-3 骨髓涂片瑞氏染色查利什曼原虫鞭毛体 ×1000
可见破裂的组织细胞内的利什曼原虫长梭形的鞭毛体

四、阿米巴原虫

1. 病原学和临床 溶组织内阿米巴原虫属肉足纲,变形虫目,根据该虫生活史分为滋养体和包囊期两个阶段,以二分裂体方式迅速增殖。阿米巴为人畜共患病,通过粪口途径传播,多寄生于人和动物的肠道和肝脏,偶尔见于肺脏、脑和脾脏等部位。肠道的阿米巴痢疾或肝脏阿米巴脓肿最常见,其以滋养体形式存在,大滋养体见于肠道(肠腔型),小滋养体见于组织内(组织型)。

阿米巴病的潜伏期2~26日不等,以2周多见。起病突然或隐匿,可呈暴发性或迁延性。典型的阿米巴痢疾常有频发的腹泻、粪便果酱色、伴奇臭并带血和黏液,80%患者有局限性腹痛。肠外阿米巴病是肠黏膜下层或肌层的滋养体进入静脉、经血行播散至其他脏器引起的阿米巴病。以阿米巴性肝脓肿最常见。脓肿多见于右叶，且以右叶顶部为主。全部肠阿米巴病例中有10%的患者伴发肝脓肿，伴有发热、肝大、肝区触痛，以及高热、寒战、盗汗、黄疸等症状。

2. 病理学形态特点和检测　肠阿米巴病多发于回盲部，典型的病变是口小底大的"烧瓶样"溃疡。镜下可见明显的组织坏死及脓性渗出物，其中可见比人体细胞略大的阿米巴滋养体。滋养体卵圆形，细胞质丰富、弱嗜碱性，有伪足和原核（图42-4-4）。采用PAS染色，滋养体呈鲜艳的紫红色，有助于与组织细胞区别（图42-4-5）。阿米巴肿（amoeboma）是指组织内坏死液化后的病变。肠外阿米巴病呈溶组织性液化性坏死，周围以淋巴细胞浸润为主，滋养体多在脓肿的边缘，以肝脓肿最常见。

其他检测方法有免疫组织化学染色、直接免疫荧光法检测和PCR等分子生物学方法检测。

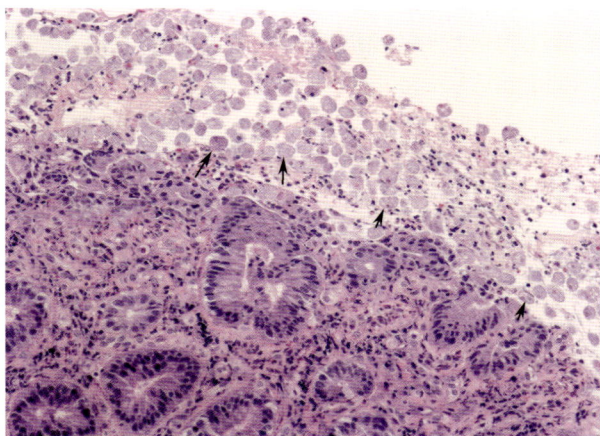

图42-4-4　腹泻患者结肠黏膜活检标本HE染色×200
可见结肠腔面大量典型的结肠阿米巴滋养体，呈卵圆形，有不大清晰的原核，体积略大于正常细胞

五、弓形虫

1. 病原学和临床　弓形虫（*Toxoplasma gondii*）是专性细胞内寄生原虫，属于球虫亚纲，真球虫目等孢子球虫科，弓形体属。可感染大部分哺乳动物和人类，猫及猫科动物是弓形虫的终宿主。弓形虫有着不同的基因型。除常见的Ⅰ～Ⅲ型外，还有至少138个非典型基因型。

作为一种机会性致病原虫，人感染弓形虫绝后多为隐性感染。弓形虫入侵宿主后，快速分裂增殖

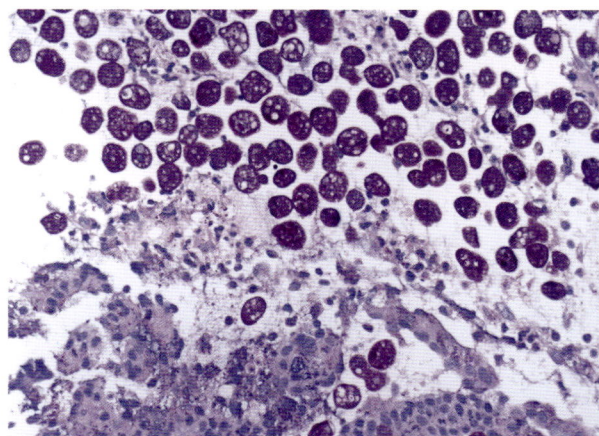

图42-4-5　腹泻患者结肠黏膜活检标本
AB PAS特殊染色×400
可见典型阿米巴滋养体被染成紫红色（图片中央区域）

的速殖子可转化为缓殖子，形成包囊在宿主细胞内存活数年而无症状。出现原发性感染的症状有淋巴结肿大、发热、疲乏、头痛、咽痛、肌肉关节痛和腹痛，几日或数周后随着人体产生免疫力而自愈。弓形虫感染能够引起孕妇和怀孕动物的流产、胎儿畸形等；引起免疫抑制患者或动物的脑炎、播散性弓形虫病等，严重时可导致死亡。

2. 病理学形态特点和检测　弓形虫进入宿主的各脏器以及组织细胞内，其中滋养体（速殖子）和包囊（图42-4-6）可以在病灶中观察到，在单核巨噬细胞系统的多个部位的细胞质中也可以观察到滋养体，例如在肝脏的Kupffer细胞内。显微镜下病变呈现寄生虫感染坏死的特点，中央是坏死组织，周边是增生的组织细胞和少突胶质细胞，并见嗜酸性粒细胞浸润和各类炎症细胞，偶尔可见肉芽肿。在病变中央仔细查找可见滋养体，呈一端钝圆一端锐利的长梭形，其在吉姆萨染色中细胞质呈淡蓝色，核呈蓝紫色。嗜酸性的包囊体积更大，直径10~200μm，破裂后可释放出滋养体（图42-4-7）。直接取患者骨髓、脑脊液、支气管肺泡灌洗液、眼房水等体液标本，或淋巴结、肌肉、肝、胎盘等组织标本，通过六胺银染色等特殊染色，可找到滋养体或包囊（图42-4-8）。但这类检测方法阳性率普遍不高，亦可进行直接免疫荧光法检查，可提高敏感性。

DNA杂交技术通过弓形虫特异DNA序列的探针，与患者外周血内细胞或组织的滋养体DNA进行分子杂交，显示特异性杂交条带或斑点为阳性

反应,此方法的特异性好但敏感性差。目前更多采用的是多重巢式 PCR-RFLP,利用该方法已将弓形虫分为 141 个基因型,此方法具有高度特异、敏感、快速等优点。

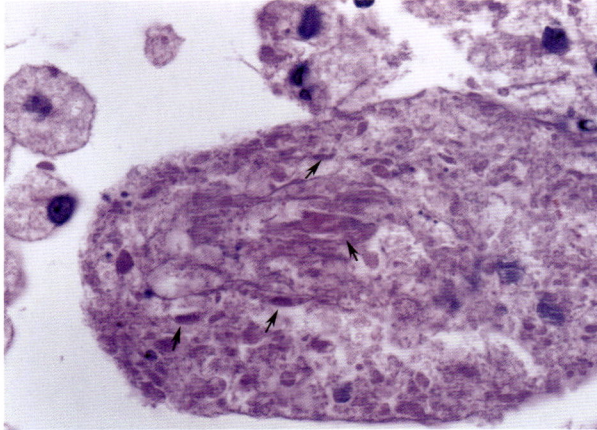

图 42-4-6　艾滋病患者的脑阿米巴脓肿内
可查见典型的包囊
HE 染色 ×1 000

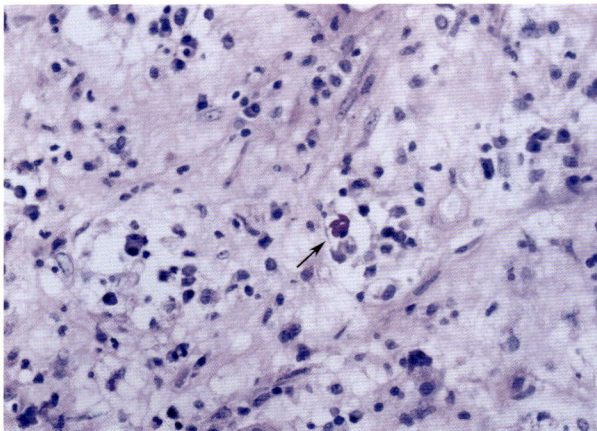

图 42-4-7　艾滋病患者的脑阿米巴脓肿内可见 PAS 阳性
的弓形虫滋养体 ×400

六、滴虫

1. 病原学和临床　滴虫(Trichomoniasis)属于原生动物门,鞭毛纲,毛滴虫目,毛滴虫科的毛滴虫属。滴虫呈梨形,后端尖,为多核白细胞的 2~3 倍大小。虫体顶端有鞭毛 4 根,体部有波动膜,后端有轴柱凸出。活的滴虫透明无色,呈水滴状,诸鞭毛随波动膜的波动而摆动,滴虫的生活史简单,只有滋养体而无包囊期。

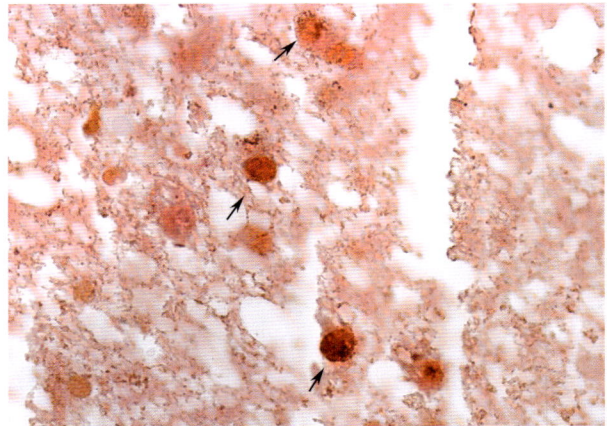

图 42-4-8　艾滋病患者的脑阿米巴脓肿内弓形虫
滋养体六胺银染色 ×400

阴道滴虫症是一种常见妇科炎症疾病,好发在育龄期妇女,经性行为传播。滴虫阴道炎的症状有阴道口及外阴瘙痒,间或有灼热、疼痛、性交痛等,妇科检查有稀薄的泡沫状白带增多、外阴瘙痒,常伴发细菌感染而有脓性分泌物、气味腥臭。滴虫还常侵入临近的尿道或尿道旁腺,甚至膀胱、肾盂内,在男性的包皮褶、尿道或前列腺中也可存活,此时有尿道感染症状,可有尿频、尿痛,有时可见血尿。

2. 病理学形态特点和检测　临床最简便的方法是悬滴法。有症状的患者中,其阳性率可达80%~90%。宫颈细胞学涂片也是常用的检测方法,经巴氏染色后在光镜下观察,滴虫呈梨形、椭圆形或圆形,嗜蓝色,直径 15~30μm。原核偏位、淡染,鞭毛数根。因其感染后炎症可致宫颈鳞状上皮细胞呈双嗜性改变,这也是辅助的判断特点(图 42-4-9、图 42-4-10)。

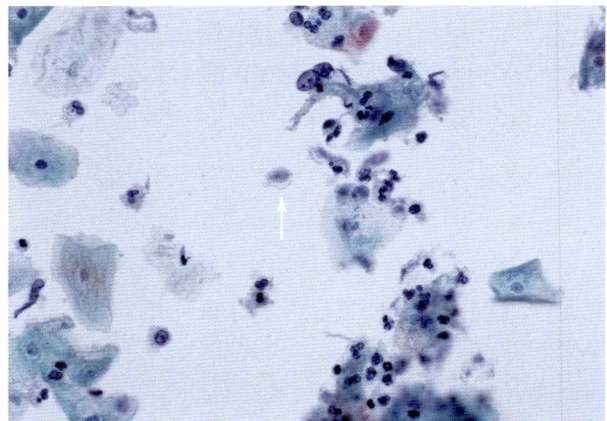

图 42-4-9　滴虫性阴道炎患者液基细胞学涂片
巴氏染色 ×400
宫颈细胞学宫颈上皮细胞变性,中性粒细胞背景中可见清晰的梨形滴虫,有原核及多根鞭毛(箭头)

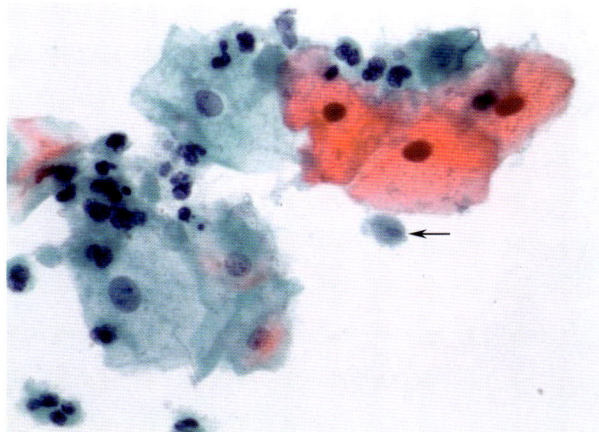

图 42-4-10　滴虫性阴道炎患者液基细胞学涂片
巴氏染色 ×400

滴虫呈梨形，嗜蓝色，核偏位、淡染、空泡状（箭头），
核的另一端似乎可见一根鞭毛

扩增和 DNA 探针技术检测，具有特异性强、敏感性高的特点。

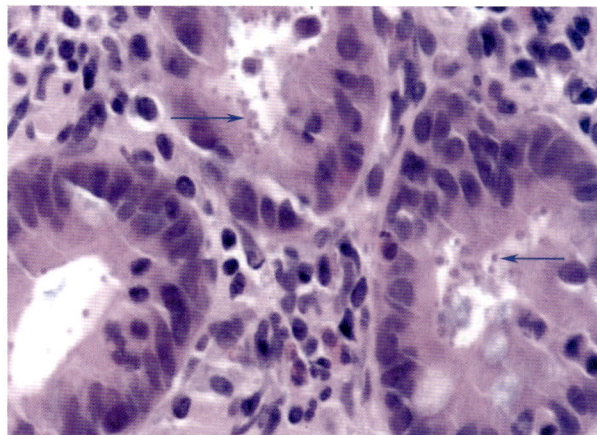

图 42-4-11　结肠黏膜活检中腺体小凹内可见隐孢子虫

HE 染色 ×400，一例 42 岁男性患者的胃黏膜活检，胃小凹
上皮表面和腺腔内可见圆形或卵圆形的卵囊

七、隐孢子虫

1. 病原学和临床　隐孢子虫（*Cryptosporidium*）隶属顶复门的孢子虫纲，具有无性的裂体增殖和有性的配子生殖两种生殖方式。隐孢子虫是体积微小的球虫类寄生虫，是重要的机会性致病原虫，人通过摄入含有卵囊的食物、水以及接触污染物等途径感染该寄生虫，从而发生以腹泻为主要临床表现。对人体致病的主要是微小隐孢子虫和人隐孢子虫。临床症状和严重程度取决于宿主的免疫功能与营养状况。正常人的感染后，主要表现为急性水样腹泻，一般无脓血便，幼儿等可出现水样腹泻。腹痛、腹胀、恶心、呕吐、食欲减退或厌食、口渴和发热亦较常见。病程 20 日至 2 个月不等。艾滋病等免疫功能缺陷患者感染后症状严重，表现为霍乱样腹泻，一日数次至数十次。也有并发如呼吸道等肠外器官的感染。

2. 病理学形态特点和检测　隐孢子虫主要寄生于小肠上皮细胞的刷状缘。空肠近端是胃肠道感染该虫数最多的部位。由于本虫寄生于肠黏膜，使之表面可出现凹陷，肠绒毛萎缩，上皮细胞出现老化和脱落速度加快现象，并伴有淋巴细胞和嗜酸性粒细胞浸润。通过光学显微镜即可观察到虫体或卵囊（图 42-4-11），六胺银染色等特殊染色可助于发现病原体。

也可以在肠道活检中发现主要从粪便中查出卵囊确诊。改良抗酸染色法（图 42-4-12）或金胺-酚染色法是常用染色方法。采用免疫学诊断、PCR

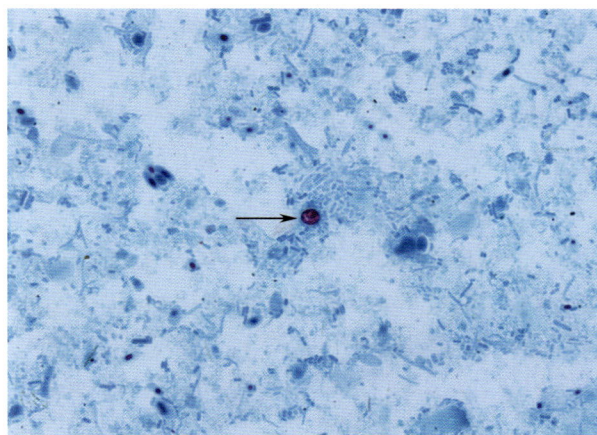

图 42-4-12　AIDS 腹泻患者的粪便标本抗酸染色
查见隐孢子虫卵囊 ×1 000

八、锥虫

1. 病原学和临床　锥虫（*Trypanosoma*）在我国的分布较广泛，属于原生动物门，鞭毛虫纲，动基体目，锥虫科的一属。虫体狭长，叶形，一端尖，另一端钝圆或尖，前端具 1 根鞭毛。有单个原始的细胞核，位于虫体的中部。可寄生于脊椎动物的血液中，以渗透方式取得营养。感染锥虫后的症状有发热（可以是高热）、乏力、寒战、肌肉酸痛和头痛、贫血、黄疸等。

2. 病理学形态特点和检测　在用吉姆萨或

瑞氏染色的血涂片中,锥虫身体呈柳叶状,长径20~40mm虫体胞质呈淡蓝色,核居中、呈红色或红紫色,尾部的运动胞器是一根鞭毛(图42-4-13)。寄生在血液中的锥虫,其鞭毛与虫体之间连成为波形膜,借以增强在黏滞性较高的血液中的活动能力。

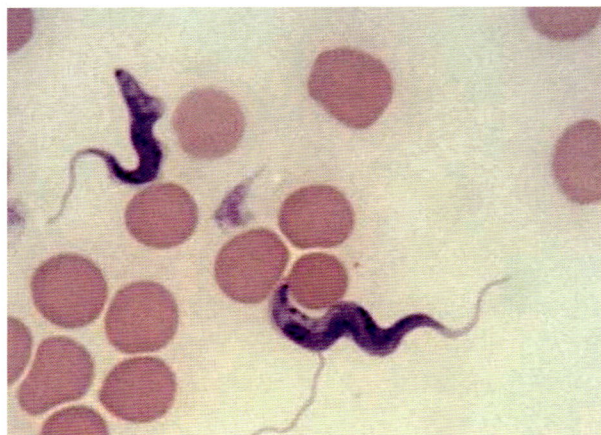

图 42-4-13　输入性布氏锥虫病患者血涂片
Diff-Quik 染色 ×1 000
可见锥虫的"柳叶状"虫体及鞭毛,原始的核居中、卵圆形,
可见近尾端的动体,染色特点与原核相似

九、巴贝虫

1. 病原学和临床　巴贝虫(*Babesia* spp.)是寄生于哺乳动物和鸟类等脊椎动物红细胞内的原生动物,属于顶端复合物门,孢子虫纲,梨浆虫亚纲,梨浆虫目,巴贝虫科的巴贝虫属。巴贝虫病是人畜共患病,由蜱叮咬传播人类,巴贝虫寄生于哺乳动物红细胞内。在 100 多种亚型中,有 7 种明确的巴贝虫对人致病。常人感染多从无症状,但免疫力低下患者的临床症状包括高热、大汗、严重贫血、气短、乏力等。毒力强的 *B. divergens* 型感染后,在感染的 1~3 周内出现严重症状,如持续高热、溶血引起的血红蛋白尿或黄疸,高达 42% 的患者死亡。

2. 病理学形态特点和检测　外周血涂片或骨髓涂片镜检是检测巴贝虫的首选方法。光镜下,巴贝虫的虫体寄生于红细胞内,大小与血小板类似,为 1~5μm。胞质呈淡蓝色,呈圆形、椭圆形、梨形、环形、"四联型""变形虫样"或滋养体形式存在(图42-4-14)。厚血膜涂片可以提高检出率。

分子生物学诊断具有特异性强、敏感度高、检测快速的特点,有采用 DNA 探针、PCR、技术、反向斑点杂交(RLB)、环介导等温核酸扩增(LAMP)等方法检测的研究。

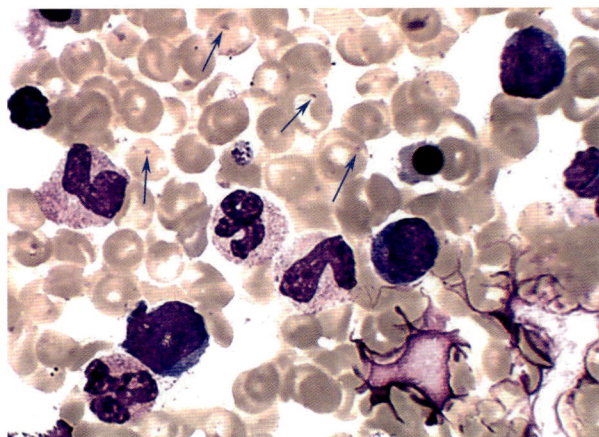

图 42-4-14　老年发热贫血患者的骨髓涂片 Diff-Quik
染色找到巴贝西原虫 ×1 000
在红细胞内可见各种逗点状形态的巴贝西原虫及
较大的滋养体

十、蓝氏贾第鞭毛虫

1. 病原学和临床　贾第虫病(giardiasis)是指蓝氏贾第鞭毛虫(*Giardia lamblia*)感染人体,其是早期真核生物之一,致病性部分包括包囊和滋养体。常寄生于人体小肠、胆囊主要在十二指肠,可引起腹痛、腹泻和吸收不良等症状,为人体肠道感染的常见寄生虫之一。常人感染包囊后多为无症状带虫者。有临床症状者主要表现为急、慢性腹泻,后者常伴有吸收不良综合征。潜伏期平均为 1~2 周。粪内偶见黏液,极少带血。幼儿病程可持续数月,出现吸收不良、脂肪泻、衰弱和体重减轻等。部分未得到及时治疗的急性期患者可转为慢性,病程可达数年而不愈。贾第虫偶可侵入胆道系统,引起胆囊炎或胆管炎。

2. 病理学形态特点和检测　可以通过粪便或肠黏膜中直接查找虫体。排泄中在高倍镜下观察可见数量众多的鞭毛虫,其中鞭毛虫滋养体借助鞭毛摆动快速翻滚运动。在液基细胞学涂片中,鞭毛虫滋养体呈纵切为半的倒置梨形,大小为 5~12μm,有多个原始核仁和四对鞭毛,形似"鬼影"(图42-4-15、图42-5-16)。文献报道应用 PCR 技术,可快速诊断蓝氏贾第鞭毛虫。

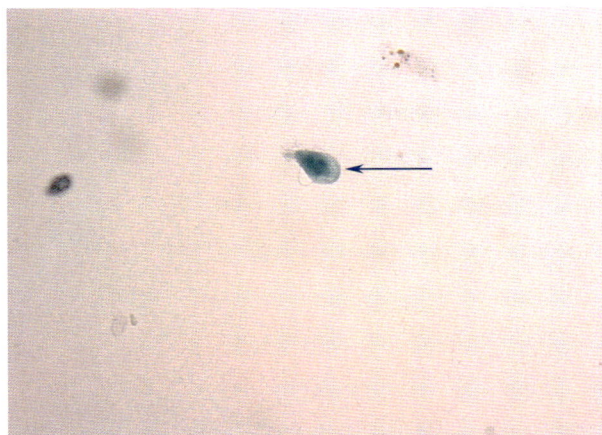

图 42-4-15　艾滋病患者粪便标本的液基细胞学巴氏染色找到蓝氏贾第鞭毛虫 ×1 000

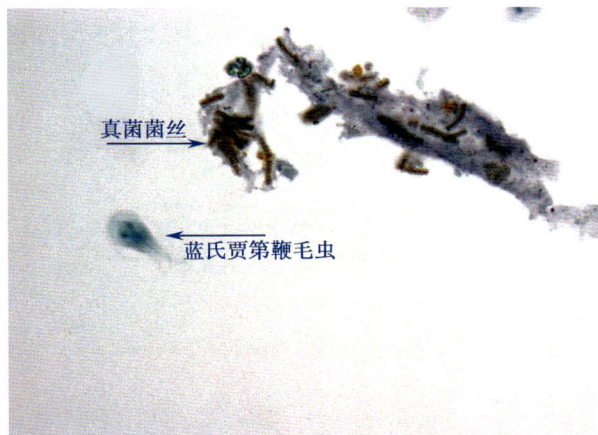

图 42-4-16　艾滋病患者粪便标本的液基细胞学巴氏染色找到蓝氏贾第鞭毛虫和真菌菌丝 ×1 000

（王 鹏　李 慢　孙 磊　周新刚）

第五节　其他常见寄生虫感染及其病理诊断方法

一、蛔虫

1. 病原学和临床　人的蛔虫病是蛔虫（似蚓蛔线虫，*Ascaris lumbricoides*）寄生于人体小肠内引起的一种常见寄生虫病，在儿童中发病率相对较高。蛔虫成虫呈圆柱形，似蚯蚓状，属于原腔动物门，线虫纲，蛔目，蛔科，是人体肠道内最大的寄生线虫。虫卵为椭圆形，卵壳表面常附有一层粗糙不平的蛋白质膜，因受胆汁染色而呈棕黄色。

蛔虫感染主要是消化道症状，食欲不振、恶心、呕吐，以及间歇性脐周疼痛等表现，可以有上腹部的绞痛以及免疫性的荨麻疹等。虫卵可见于胃肠道、胆道内，幼虫有时可见游走到肺内、肌肉内的幼虫。并发症有胆道蛔虫病、蛔虫性肠梗阻、蛔虫性胰腺炎、阑尾炎、肝蛔虫病，尿道和生殖器官蛔虫病以及蛔虫性肉芽肿等。

2. 病理学形态特点和检测　可以通过粪便或肠黏膜等组织中直接查找虫体和虫卵。虫体较大，可见典型的厚壁外源性生物结构，呈现板层状均质

透明的特点，HE 染色上呈弱嗜酸性（图 42-5-1）。

二、蛲虫

1. 病原学和临床　蛲虫（*Enterobius vermicularis*）学名蠕形住肠线虫，是蛔目尖尾科住肠线虫属下的动物，又叫蛲虫、屁股虫、线虫。蛲虫成虫寄生于人体的回盲部，以盲肠、阑尾、结肠、直肠及回肠下段多见。当人睡眠后，肛门括约肌松弛时，部分雌虫爬出肛门，在附近皮肤产卵。产卵后，雌虫多因干枯死亡，少数雌虫可由肛门蠕动移行返回肠腔。若进入阴道、子宫、输卵管、尿道或腹腔、盆腔等部位。蛲虫可引发相应部位的炎症及并发症，如蛲虫性阑尾炎、腹膜炎、尿路炎症、盆腔炎等，也会因窦道引发出血。

2. 病理学形态特点和检测　蛲虫较小，偶尔可以在肛周涂片内发现。蛲虫炎症或肉芽肿，可以在显微镜下发现虫体。虫体可见典型的寄生虫虫壁结构，有板层状均质透明的特点，HE 染色上呈弱嗜酸性（图 42-5-2）。

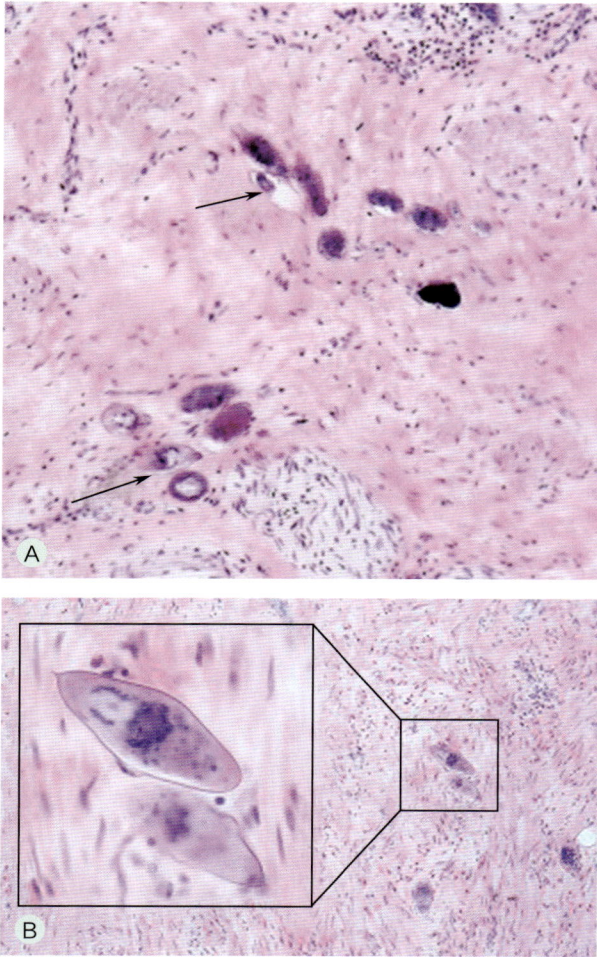

图 42-5-1　蛔虫感染患者的膀胱病变活检
A. 在病变部位的纤维组织中及神经旁,可以见到圆形、卵圆形的虫卵,其外有厚壁因而有折光性(HE 染色 ×400);
B. 显示幼虫的虫体结构,可见细胞器(HE 染色 ×400 及数码放大)

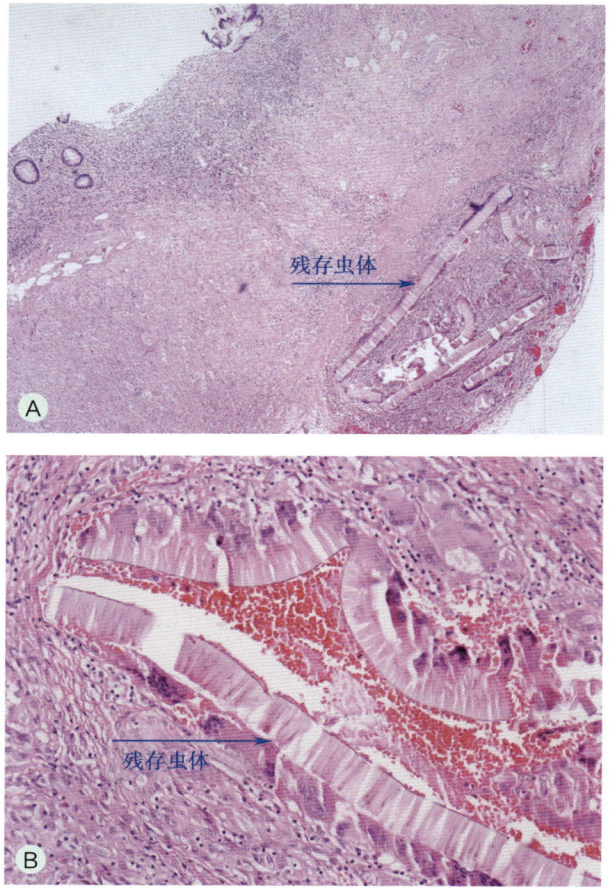

图 42-5-2　蛲虫性阑尾炎症的手术标本镜下所见
A. 肉芽组织中可见包绕的虫体体壁,缺乏正常的细胞结构,均质淡染、形似"塑料样"(HE 染色 ×40); B. 残存虫体的形态结构,虫体大小符合蛲虫(HE 染色 ×400)

三、棘球蚴病

1. 病原学和临床　棘球蚴/绦虫病是由棘球绦虫的幼虫或成虫寄生于人体内引起的疾病,俗称包虫病(hydatidosis)。棘球绦虫发育经历虫卵、棘球蚴和成虫三个发育阶段,需要两种哺乳动物宿主才能完成其生活史。在我国有囊型包虫病和泡型包虫病两种类型,分别由细粒棘球绦虫的幼虫(棘球蚴)和多房棘球绦虫的幼虫(泡球蚴)寄生人体组织器官所致。

肝包虫病主要临床症状为包虫囊的占位性破坏和牵拉症状,主要引起患者肝区疼痛、坠胀不适、上腹饱满、食欲减退。其中巨大肝包虫囊肿会破坏肝脏实质,位于肝脏 S1、S7、S8 段的可压迫横膈、

造成呼吸困难。肝包包囊压迫胆总管可引起阻塞性黄疸、门静脉高压、腹腔积液等。肺包虫病早期一般无明显症状,囊肿长大压迫肺组织与支气管,患者可出现胸痛、咳嗽、血痰、气急,甚至呼吸困难。临床表现为阵发性呛咳,呼吸困难,可伴有过敏反应,甚至休克。

2. 病理学形态特点和检测　在手术切除标本中,肝包虫包囊可以分为三层:①最外层是人体对寄生虫炎症反应而形成的炎性肉芽组织层,也称为"囊外层"。在这一层有纤维组织的囊壁、可以淋巴细胞、嗜酸性粒细胞、上皮样细胞、多核巨核细胞等成分,也可以见到特征性的"夏科 - 莱登(Charcot-Leyden)"晶体;②中间层,是虫体的囊壁壳多糖蛋白构成,是分层均质的"塑料样"成分,是虫体内生

层分泌产生的;③内生层,是虫体的生发层,由嗜酸性细胞样的结构构成(图 42-5-3)。如果发生钙化,则说明虫体已经死亡。内生层里是囊内容物,常为淡黄色液体。在部分存活的包虫中囊液中可以见到包虫的棘球绦虫的幼虫,并可以见到其头部和口器结构(图 42-5-4)。因而肝包虫剥除手术中应尽量避免囊液流出。

四、囊尾蚴

1. 病原学和临床 囊尾蚴(Cysticercus cellulosae)是扁形动物门绦虫纲幼虫的一种类型。最常见的是猪带绦虫和牛带绦虫的囊尾蚴,都是由六钩蚴发育而成的。囊尾蚴体呈卵圆形,在白色的囊内含有囊液和一个凹入的头节,又称"囊虫"。

2. 病理学形态特点和检测 肉眼上囊虫的包囊为米粒大至黄豆大,白色半透明包囊,囊内充满无色囊液。囊壁为一层无色薄膜,上有一个乳白色小结节,大小如粟粒,为囊虫头节。主要寄生在横纹肌纤维之间。虫体镜检可见虫体壁双层结构,以及头节的四个吸盘和头节周围的两圈角质钩。在组织内常被肉芽肿包括而坏死,可见纤维组织增生形成的囊壁(图 42-5-5)。

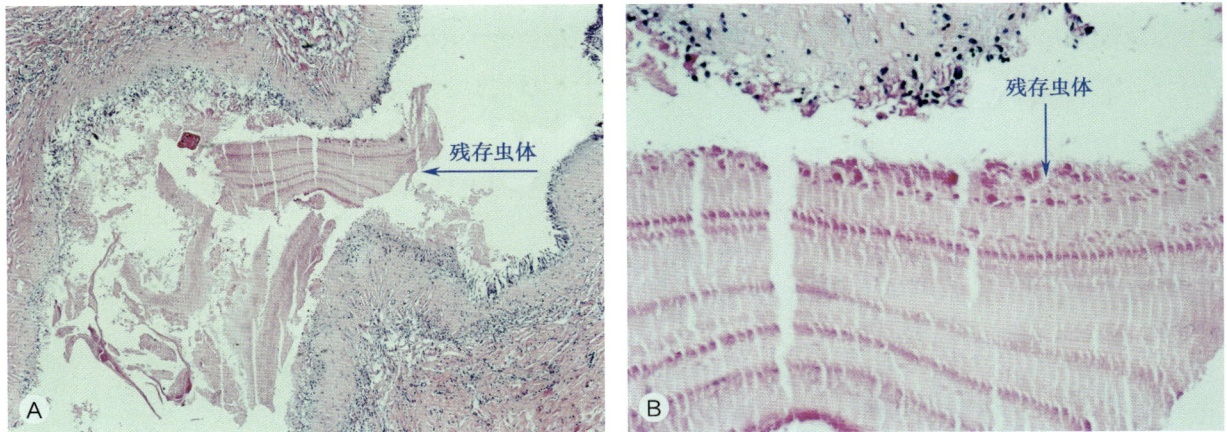

图 42-5-3 肝包虫手术标本镜下所见
A. HE 染色 ×40,显示肝组织中可见外层包绕的肉芽肿结节,内部为残存的虫体;B. HE 染色 ×400,显示残存虫体的形态结构,形态学符合肝包虫

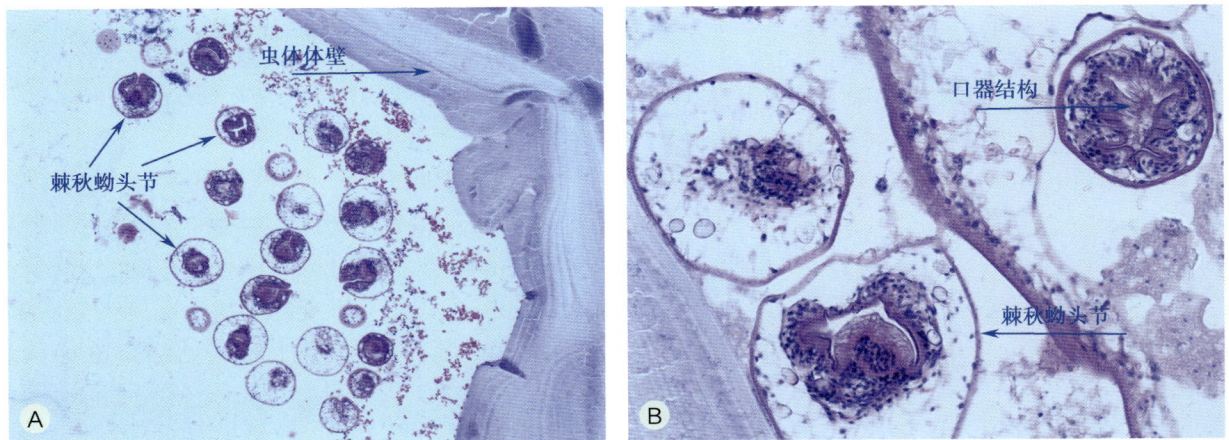

图 42-5-4 肝包虫手术标本镜下可见子代棘球蚴
A. HE 染色 ×100,包绕的虫体体壁呈均匀分层的无细胞结构,HE 染色上呈均质、弱嗜碱性,形似"粉皮样";
B. HE 染色 ×400,显示不同层面的棘球蚴头节,可见其口器结构

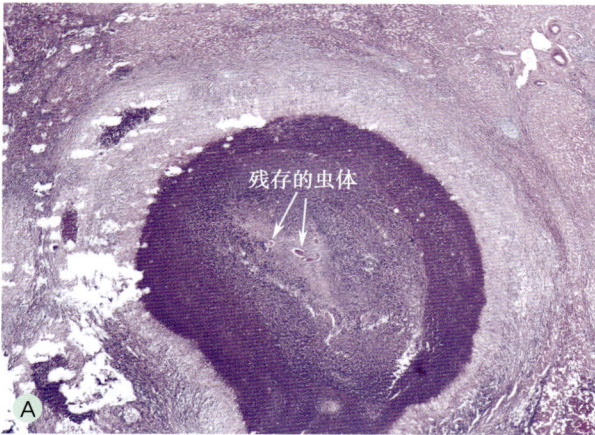

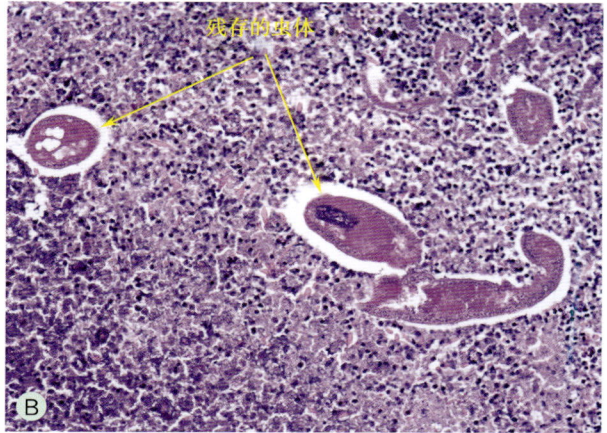

图 42-5-5　肝脏肿物手术切除标本中显微镜下可见坏死的脓肿内的囊尾蚴虫体

A. HE 染色 ×40,显示周围肝组织中可见分层包绕的肉芽肿结节,最内部为残存的虫体和炎症坏死组织,外层为上皮样细胞及多核巨细胞,最外层为炎性肌纤维母细胞形成的纤维包裹;B. HE 染色 ×400,显示残存虫体的大小及结构,形态学符合肝囊尾蚴

五、丝虫

1. 病原学和临床　丝虫(*Filarial worm*)属于线虫动物门、尾感器纲、旋尾目动物,可由蚊虫或节肢动物蜱传播。因其成虫乳白色,细长如丝线(长度多小于 1cm),因而得名。淋巴丝虫病(filariasis)是由班氏丝虫和马来丝虫引起的,可引起淋巴管梗阻,造成可引起肢体的肿胀和疼痛,又名象皮病(elephantiasis)。

2. 病理学形态特点和检测　丝虫病的症状体征因丝虫寄生部位不同而异。早期主要表现为淋巴管炎和淋巴结炎,晚期则出现淋巴管阻塞所引起的一系列症状和体征。诊断主要靠在血液或皮肤组织内检出微丝蚴,在尿、鞘膜积液、淋巴液、腹腔积液、乳糜液、淋巴管液、淋巴结印片内查见成虫(图 42-5-6)。在病理组织切片中查见丝虫剖面,以及周围的淋巴细胞、嗜酸性粒细胞的浸润。

六、肝吸虫

1. 病原学和临床　肝吸虫(liver fluke)学名华支睾吸虫(*Clonorchis sinensis*),成虫寄生于人体的肝胆管内,可引起华支睾吸虫病(clonorchiasis),俗称肝吸虫病。华支睾吸虫于 1874 年首次在加尔各答来的一名华侨的胆管内发现,直到 1908 年才在我国证实该病存在,我国的肝吸虫病主要在长江以南地区分布。轻度感染时多无明显临床症状;重度感染时,在急性期主要表现为过敏反应和消化道

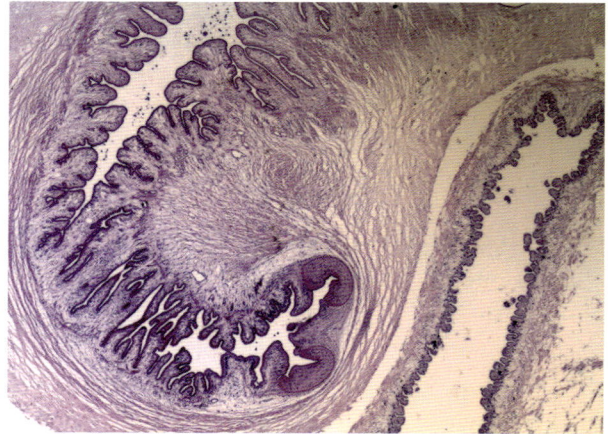

图 42-5-6　淋巴丝虫病男性患者的病变部位的淋巴液涂片 HE 染色可见虫体 ×100

可见典型的丝虫存在,形态呈圆形线状,可见口器及消化道结构,有细长的尾部

不适,包括发热、胃痛、腹胀、食欲不振、四肢无力、肝区痛、血液检查嗜酸性粒细胞明显增多等。临床上见到的病例多为慢性期,症状往往经过几年才逐渐出现,一般以消化系统的症状为主,疲乏、上腹不适、食欲不振、厌油腻、消化不良、腹痛、腹泻、肝区隐痛、头晕等较为常见。常见的体征有肝大、有轻度压痛,脾大较少见。严重感染者伴有头晕、消瘦、浮肿和贫血等,在晚期可造成肝硬化、腹腔积液,甚至死亡。

2. 病理学形态特点和检测　既往主要的检测方法是检测虫卵,采用粪便涂片法或胆汁引流涂片法。在胆管内或肝组织内可以见到成虫或者坏死

后的肉芽肿。成虫有蛋白体壁结构,并见虫内脏器和生殖系统,雌虫体内可以见到虫卵(图 42-5-7)。胆道梗阻症状可以通过影像学发现,结合腔镜技术,虫体的发现率大大提高。

况下,可以见到血吸虫虫体及肉芽肿性炎症。结合重组酶介导的核酸等温扩增和荧光探针技术可以快速进行多种寄生虫的鉴别诊断。

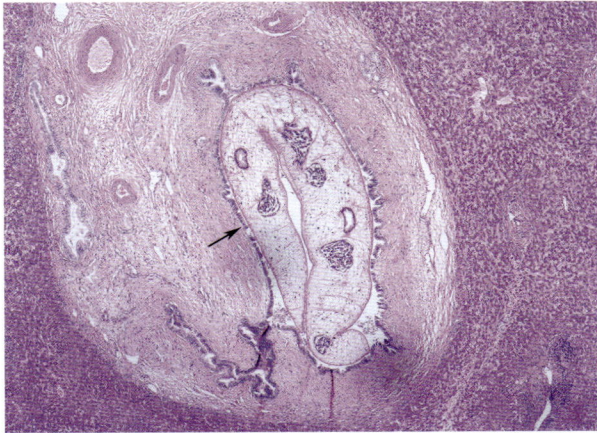

图 42-5-7　肝脏肿物手术切除标本 HE 染色显微镜下可见肝吸虫虫体及卵巢 ×100

(华支睾吸虫,感谢青岛大学附属医院王烨医生馈赠)

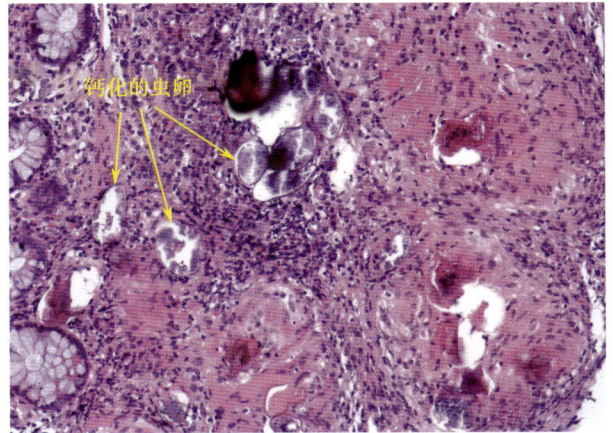

图 42-5-8　结肠黏膜活检标本 HE 染色可见陈旧性的血吸虫卵 ×400

在黏膜下层内可见陈旧性的血吸虫肉芽肿结节,并见数枚已经钙化的血吸虫虫卵,其具有折光性的卵壁依稀可见

七、血吸虫

1. 病原学和临床　血吸虫病是由裂体吸虫属血吸虫(schistosomiasis)引起的一种慢性寄生虫病,主要通过皮肤、黏膜与疫水接触受感染。根据累及部位主要分为两种类型:一种是肠血吸虫病,主要为曼氏血吸虫和日本血吸虫引起;另一种是尿路血吸虫病,由埃及血吸虫引起。我国主要流行的是日本血吸虫病。

感染的侵袭期由于幼虫的游走,患者可有咳嗽、胸痛、偶见痰中带血丝等。急性期患者可以有发热、腹泻及黏液便、肝脾肿大,异位血吸虫可以造成咳嗽及肺炎等症状。慢性期后症状消退,但脏器功能损伤严重的可以造成消化道、肝脏功能衰竭。

2. 病理学形态特点和检测　血吸虫可以分布在体内多个器官,并且容易造成肝硬化等严重并发症。在活检组织中或细胞学涂片中可查及虫卵即可诊断。虫卵可留滞于直肠、乙状结肠、升结肠、阑尾、回肠末端及肝脏等器官,也可见于肠系膜及腹膜后淋巴结、肺脏及脑等器官内,形成虫卵肉芽肿,这是既往血吸虫病感染的证据。典型的虫卵呈卵圆形或圆形,可见厚壁的外壳(图 42-5-8)。偶然情

八、肺吸虫

1. 病原学和临床　并殖吸虫(paragonimus)又称肺吸虫(lung fluke)有 50 多种,其中最常见的是"卫氏并殖吸虫",分类上属于隐孔吸虫科。因此类寄生虫最常寄生在人的肺内而得名,也可异位寄生在脑等部位。虫体呈短卵圆形,长 7~15mm,宽 3~8mm,虫体背面多隆起、体表多小棘。颜色上虫体红褐色,可半透明。有大小相当的口吸盘和腹吸盘。虫卵卵圆形,有壳厚且一侧有小盖。第一中间宿主是螺类,第二中间宿主是溪蟹、喇蛄、小龙虾等节肢动物类。人因摄入此类宿主而感染,可通过血液循环而游走继而造成肺吸虫病。

临床主要表现为过敏反应、皮下结节和脓肿。人体感染后经过 3~6 周的潜伏期,长者可达 1~数年,有人感染后临床上无任何症状,有的可出现各种不同的症状。虫体在组织中可对各脏器造成损害,以及其代谢产物引起机体的过敏反应。在急性期可有腹痛、腹泻、便血,寄生于脑部可有神经症状,如头痛、晕厥、癫痫、偏瘫,以及功能性丧失如视野缺失、失语等症状,CT 检测可发现颅内的占位或囊肿。

2. 病理学形态特点和检测　可见典型的虫体结构、消化管机生殖腺,并根据特定的部位可以诊

断,必要时做血清学检测辅助。虫体在组织内可引起炎症病变伴有嗜酸性粒细胞浸润,有时可发现虫卵(图42-5-9)。

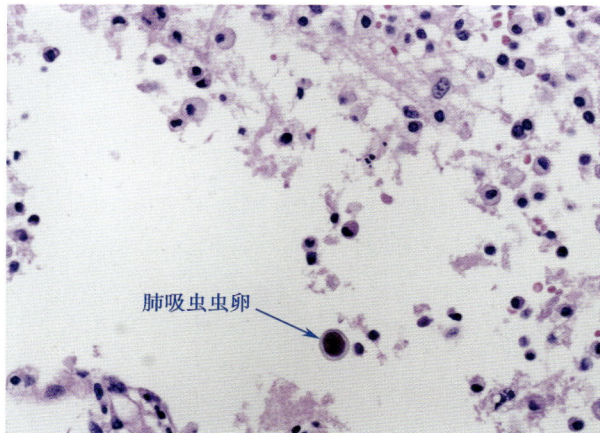

图 42-5-9 脑占位性病变囊肿内可见肺吸虫虫卵
HE 染色 ×400

九、姜片虫

1. 病原学和临床 最常见的类型是布氏姜片虫(*Fasciolopsis buski*),这是一种最常寄生在人、猪(偶尔见于犬、野兔等哺乳动物)体内的最大的一种吸虫类型,通过吸盘定植于十二指肠内或其他部位的小肠内。成虫长椭圆形,虫体肥厚,背腹扁平,形似姜片而得名。此类幼虫广泛存在于我国和东南亚大部分地区的螺类和水生植物中,人因生食水生植物茭白、荸荠和菱角等而感染。临床症状主要是消化道的症状,如腹痛、腹泻,慢性营养不良等。

2. 病理学形态特点和检测 黏膜下或黏膜固有层可见肉芽肿、局灶性嗜酸性粒细胞浸润。典型的病例可以见到成虫或虫卵。成虫体积较大,可见消化道和极其发达的卵巢(图42-5-10)。

十、鞭虫

1. 病原学和临床 最常见的鞭虫(trichuriasis)感染是毛首鞭形线虫(*Trichuris trichura*),这是卫生条件差的地区常见的人体寄生虫之一。虫体呈鞭状,雌虫体长 35~50mm,雄虫略短仅长 30~45mm,因虫体前段细如鞭状而得名。其地理分布广泛,通过粪口途径传播,成虫主要寄生于人体的盲肠黏膜内,鞭虫病可引起人体长期腹泻、营养不良、阵发性腹痛、便秘、肠梗阻和体质瘦弱等症状。

2. 病理学形态特点和检测 成虫以细长的前

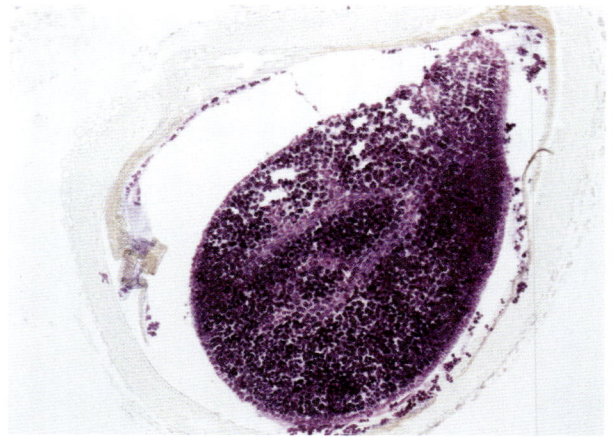

图 42-5-10 结肠黏膜肉芽肿性病变内可见姜片虫虫体
HE 染色 ×100,肉芽肿内包绕的姜片虫虫体,有壳膜且有折光性,可见异常发达的卵巢及卵子(感谢北京市大兴区人民医院祁晓丽教授馈赠)

端侵入肠黏膜、黏膜下层甚至可达肌层,伴有炎症和溃疡。由于虫体的机械性损伤及其分泌物的刺激,可致肠壁组织充血、水肿或出血等慢性炎症。可见肉芽肿、局灶性嗜酸性粒细胞浸润等反应。典型的病例可以见到成虫或虫卵(图42-5-11),也可通过免疫学或 PCR 检测而协助诊断。

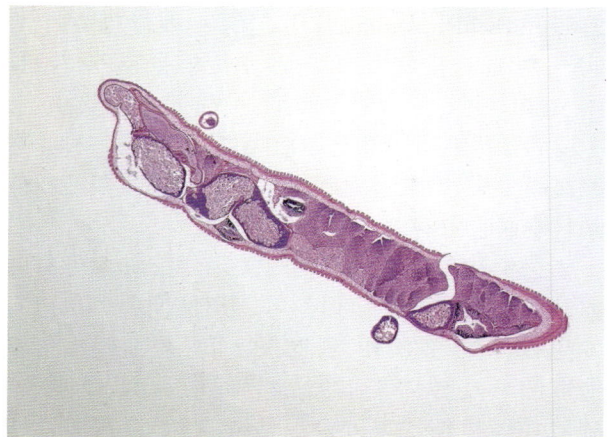

图 42-5-11 结肠黏膜活检可见鞭虫虫体
HE 染色 ×20,可见相对完整的鞭虫后部虫体,有体腔、消化管和卵巢(感谢四川省公共卫生中心马冰峰医生馈赠)

十一、旋毛虫

1. 病原学和临床 旋毛虫(*Trichinella spiralis*)属于袋形动物门,线虫纲的蠕虫,成虫长 1.5~4cm。寄生在人和其他哺乳动物中引起旋毛虫病(trichinosis)。旋毛虫幼虫寄生于肌肉内形成包囊。

包囊呈柠檬状,内含一条略弯曲似螺旋状的幼虫。

小肠黏膜受幼虫侵袭而充血、水肿,患者可有腹痛、腹泻、恶心、呕吐等症状。雌雄成虫交配后生产出大量幼虫,绝大部分幼虫沿淋巴管或静脉流经全身各器官。因幼虫蛋白质的过敏反应,患者出现持续性高热、荨麻疹、斑丘疹、眼睑和面部浮肿等症状,血嗜酸性粒细胞明显增多。因幼虫侵犯横纹肌、小血管及其周围间质而发生炎性反应,患者感到肌肉疼痛,以四肢肌肉为著。若幼虫侵及心脏及中枢神经系统,可引起心律失常、心包炎、抽搐和昏迷等严重症状。

2. 病理学形态特点和检测　典型的四冲虫体囊壁由两层结缔组织:外层甚薄,具有大量结缔组织;内层透明玻璃样,无细胞。包囊在肌肉间,可见外周机体纤维增生形成的被摸,其内可见典型的包囊及虫体(图42-5-12)。

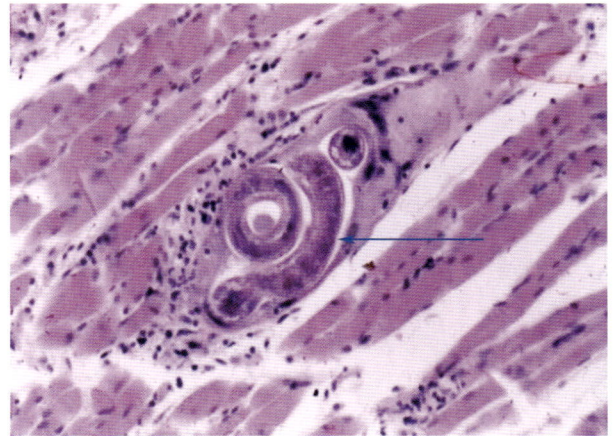

图 42-5-12　旋毛虫患者的肌肉活检可见旋毛虫幼虫包囊
HE 染色 ×400,肌肉中的旋毛虫包囊,其内可见
典型的幼虫虫体,有典型的囊壁及消化器

十二、广州管圆线虫

1. 病原学和临床　广州管圆线虫病又名嗜酸性粒细胞增多性脑脊髓膜炎。该病是人畜共患的寄生虫病,因患者进食了含有广州管圆线虫(*Angiostrongylus cantonensis*)幼虫的"福寿螺"等螺类而感染。其病原体是广东住血线虫,幼虫主要侵犯人体中枢神经系统,表现为脑膜和脑炎、脊髓膜炎和脊髓炎。

2. 病理学形态特点和检测　成虫虫体细长,长度 4~8mm,可在组织内游走而形成窦道,伴有化脓性改变及大量嗜酸性粒细胞浸润。在痰液、脑脊液、血液、淋巴液甚至是眼前房等体液标本中可以检及虫体,或组织内见到残存的虫体可以确诊。

(王 鹏)

参考文献

1. 王德田, 董建强. 实用现代病理学技术. 北京: 中国协和医科大学出版社, 2012
2. 陈杰, 谢永强, 张宏图, 等. SARS 尸检的肺部病理改变. 中国医学科学院学报, 2003, 25 (3): 360-362
3. 童永清, 李艳. 高通量测序平台发展及在临床分子诊断中的应用与展望. 中华检验医学杂志, 2019, 42 (2): 73-76
4. 徐华林, 卢莺燕, 林红梅, 等. 不同人乳头状瘤病毒检测方法对宫颈高度病变的诊断价值. 中华临床感染病杂志, 2011, 4 (2): 83-86
5. Guo D, Zhao X, Wang A, et al. PD-L1 expression and association with malignant behavior in pheochromocytomas/paragangliomas. Human pathology, 2019, 86: 155-162
6. 杨锦, 邹斌斌, 张玉祥, 等. 利用 RNA 捕获法在全基因组进行 EGFR 启动子片段的富集. 首都医科大学学报, 2011, 32 (2): 249-253
7. 高寅洁, 于冰青, 卢琳, 等. 多重连接探针扩增技术联合 Sanger 测序对 21-羟化酶缺陷症的诊断价值. 中华医学杂志, 2019, 99 (6): 432-437
8. 邓梅, 程映, 舒赛男, 等. 一个希特林缺陷病家系 SLC25A13 基因的新剪接位点变异及异常转录子. 中华医学遗传学杂志, 2019, 36 (2): 116-119
9. 彭向欣, 王泰龄. 肝脏疾病临床病理学. 北京: 化学工业出版社, 2010
10. 刘德纯. 艾滋病临床病理学. 合肥: 安徽科学技术出版社, 2002
11. 陈娜娜, 向冬喜, 郑丛龙. 腺病毒及其研究进展. 大连医科大学学报, 2010, 5: 586-590
12. 张锡宝, 曾凡钦. 水痘及带状疱疹治疗现状和进展. 岭南皮肤性病科杂志, 2001, 8 (1): 54-57
13. 耿丽. 恶性血液病化疗后并发水痘及带状疱疹 22 例分析. 临床荟萃, 2004, 19 (12): 694-695
14. 赵大强. 多瘤病毒 BK 研究的新进展. 国际泌尿系统杂志, 2006, 26, (1): 62-64
15. 张彩, 黄小芬, 王鑫, 等. JC 病毒检测方法研究进展及对

比. 中华微生物学和免疫学杂志, 2016, 36 (5): 396-400

16. Hoofnagle JH, Nelson KE, Purcell RH. Hepatitis E. N Engl J Med, 2012, 367 (13): 1237-1244

17. 周乙华, 庄辉. 中国戊型肝炎流行病学研究进展. 中华流行病学杂志, 2010, 31 (12): 1414-1416

18. Talarek E, Marczynska M. Cowpox Virus Infection. N Engl J Med, 2018, 378 (2): 181

19. 蒙俏俊. 疟疾诊断技术进展与应用. 中国医药科学, 2019, 9 (1): 34-37, 43

20. 汪俊云, 陈生邦, 高春花, 等. 甘肃文县婴儿利什曼原虫无症状感染犬的检测. 中国人兽共患病学报, 2006, 22 (8): 734-737

21. Tenter AM, Heckeroth AR, Weiss LM. Toxoplasma gondii: from animals to humans. Int J Parasitol, 2000, 30 (12-13): 1217-1258

22. Parmley S, Slifer T, Araujo F. Protective effects of immunization with a recombinant cyst antigen in nlouse models of infection with Toxoplasma gondii tissue cysts. J Infect Dis, 2002, 185 (Suppl 1): S90-S95

23. Su C, Shwah EK, Zhou P, et al. Moving towards an integrated approach to molecular detection and identification of Toxoplasma gondii. Parasitology, 2010, 137 (1): 1-11

24. Dubey JP. Toxoplasmosis of animals and humans. 2nd ed. Boca Raton: CRC Press, 2009

25. Dubey JP, sundar N, Gennari SM, et al. Biologic and genetic comparison of Toxoplasma gondii isolates in free-range chickens from the northern Para state and the southern state Rio Grande do Sul, Brazil revealed highly diverse and distinct parasite populations. Vet Parasitol, 2007, 143 (2): 182-188

26. 马文才, 郭抗抗, 张为民. 猪弓形虫自然感染病例病理组织学观察. 动物医学进展, 2017, 38 (1): 128-131

27. 詹希美. 人体寄生虫学. 北京: 人民卫生出版社, 2001

28. Ryan U, Fayer R, Xiao L. Cryptosporidium species in humans and animals: Current understanding and research needs. Parasitology, 2014, 141 (13): 1667-1685

29. Mosqueda J, Olvera-Ramirez A, Aguilar-Tipacamu G, et al. Current Advances in Detection and Treatment of Babesiosis. Curr Med Chem, 2012, 19 (10): 1504-1518

30. 湛彦超, 李思光, 罗玉萍. 巴贝西虫分子生物学检测方法研究进展. 中国人兽共患病学报, 2008, 24 (12): 1156-1158

31. 杨志宏, 何冰, 沈海娥, 等. 体外蓝氏贾第鞭毛虫滋养体的形态学观察. 热带病与寄生虫学, 2010, 8 (1): 63-65

32. 全国人体重要寄生虫病现状调查办公室. 全国人体重要寄生虫病现状调查报告. 中国寄生虫学与寄生虫病杂志, 2005, 23 (z1): 332-340

33. 王海霞, 蔡艳俊, 李婉玉, 等. 华支睾吸虫、蛔虫合并感染继发嗜酸性粒细胞增多症 1 例报告. 临床肝胆病杂志, 2019, 35 (4): 861-862

34. 李焕璋, 臧新中, 钱门宝, 等. 囊尾蚴病流行现况及研究进展. 中国血吸虫病防治杂志, 2018, 30 (1): 99-103

35. 王建. 子宫泡状棘球蚴病一例. 中华妇产科杂志, 1998, 3: 147

36. 关航, 杨军雄, 甘兆义. 治疗性 ERCP 在肝吸虫病梗阻性黄疸中的临床应用. 微创医学, 2017, 12 (5): 689-690

37. 张培松, 曹葆强, 龚仁华, 等. 肝硬化患者行腹腔镜胆囊切除术的临床体会. 肝胆胰外科杂志, 2019, 31 (2): 115-117

38. 赵松, 刘燕红, 李婷, 等. 结合重组酶介导的核酸等温扩增和荧光探针快速检测日本血吸虫基因片段. 中国寄生虫学与寄生虫病杂志, 2019, 37 (1): 23-27

39. 赵杨. 肺囊虫病 2 例. 疑难病杂志, 2018, 17 (8): 849-850

40. 蔡祺, 叶乃芳, 艾琳, 等. 上海市 1 例输入性罗阿丝虫病的临床特征与诊断. 中国寄生虫学与寄生虫病杂志, 2018, 36 (4): 370-374

41. 侯惠菊. 西藏林芝市旋毛虫病健康教育浅析. 中华地方病学杂志, 2018, 37 (12): 1025-1026

42. 廖瑶, 孙希, 吴忠道. 广州管圆线虫感染致病机制的研究进展. 中国血吸虫病防治杂志, 2019, 31 (1): 98-102

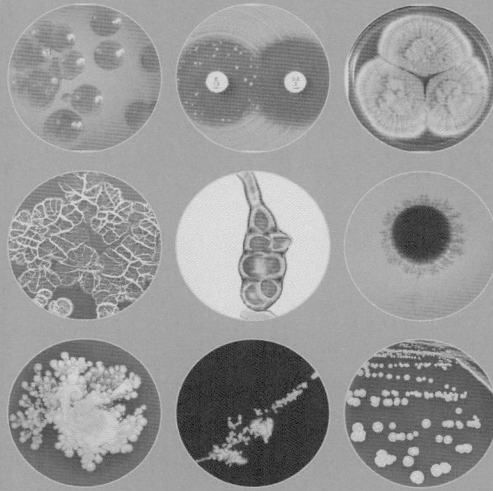

附 录

附录1

微生物菌种保藏方法

菌种保藏的原则是根据微生物的生理、生化特性,在人工创造的条件下尽量降低微生物细胞的代谢强度,使细胞基本上处于休眠状态,生长繁殖受到抑制但又不至于死亡,以减低菌种的变异率。低温、干燥、缺氧、缺乏营养等环境条件都有抑制微生物的代谢作用。因此低温、干燥、真空是用于菌种保藏的重要手段。选择保藏方法时,首先应考虑该方法能否长期地保持菌种原有的特性,同时也应兼顾到方法的经济和简便。在实际工作中,往往多种方法同时使用,以提高保藏效果。菌种保藏的方法有多种,其原理基本相同,对不同的微生物应通过确认实验来选择最适宜的保藏方法。

一、基本耗材与设备

1. 培养基 制备保存菌株用的传代培养基应该是选择被保存菌株最适宜生长的培养基,一般非苛养性细菌采用胰大豆琼脂、营养琼脂、脑心琼脂等平板传代,苛养性细菌采用该菌最适宜生长的营养丰富培养基(如哥伦比亚血琼脂平板、巧克力平板、L-J,不含抗生素 BCYE 等),真菌传代一般使用 SDA 或 PDA 培养基。保存菌株所选的培养基必须能使被保存菌株长期维持生存和稳定,而不出现生长和新陈代谢过快的现象,这样才可使菌株保持长久。所以要避免保存菌株的培养基中带糖、抑制剂等不利于菌株存活的物质。

2. 赋形剂 常用的冷冻干燥赋形剂包括脱脂牛奶、绵羊或兔血球、胎牛血清等,赋形剂在冻干过程中又起到保护剂的作用,以防止水分子在冻结过程中对菌体细胞的伤害作用。脱脂牛奶是最好的冻干赋形剂之一(附录1图1),复溶效果好。但脱脂牛奶中含有的脂肪酸对某些菌有毒害作用,如奈瑟菌和某些厌氧菌等。最好使用市售的培养基专用脱脂奶粉配制(浓度为10%),因为供食用的鲜牛

奶或奶粉中可能含有微量的抗生素或防腐剂,对保存的菌株有抑制作用影响活性。

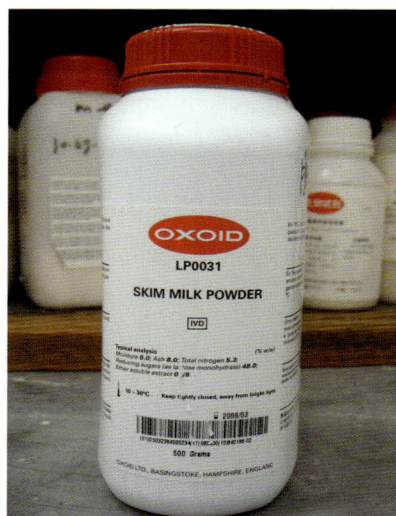

附录1图1 培养基专用脱脂奶粉

3. 菌种保存管 要求符合生物安全、惰性材料、不易破碎、带螺旋帽及防漏胶塞、大小适宜(通常容量为 1~2ml)、抗高温及抗低温材料制成,在不同温度下不易变形,避免因变形产生遗漏污染。管架及菌种盒应根据冰箱容积特殊定制,可以编号,防湿(不宜纸制),查找、取、放方便。

4. 气体发生设备 以备厌氧菌、微需氧菌及嗜二氧化碳菌的培养和冻干之用。

5. 孵育箱 菌株传代用。

6. 冷冻干燥机及附属设备 包括冷冻仓、真空仓和真空泵。

7. 低温冰箱 冰箱最好是 −85~−70℃(至少要在 −40℃以下)的超低温冰箱,保鲜柜 2~8℃,保存菌种要求冰箱专用,必须双锁。

8. 液氮罐:保存菌种专用,必须双锁。

二、菌株制备

要求被保存的菌株是处于最佳活性状态,即在适宜的琼脂培养基上,采用适宜的孵育条件培养至最佳活性状态(孵育时间因菌种而异)。芽胞杆菌需接种于加有 0.001% 氯化锰($MnCl_2 \cdot 4H_2O$)的营养琼脂或 TGY 培养基上,于 37℃ 或 56℃ 培养5 日,放室温 1~3 日,镜检芽胞达 50% 以上后,用0.03M PBS(pH 7.2)洗下再进行保存。要求被保存的菌株是健康的,没有受到任何抑制,避免受抗生素抑制或其他抑制剂损害的菌株作为保存菌株。

三、菌株保存方法

菌种保存方法可分为长期保存和短期保存,保存时间依赖于保存的方法及温度,不同菌株在相同的保存方法下存活时间不尽相同。因此,在实际工作中应根据菌株的不同,选择最适合的方法进行保存。菌株保存的基本原则是用最少的资金及最节省的时间和精力,去完成菌种的保存工作,因此在超低温冰箱的选择上应根据经济实力购买,非特殊的菌种一般在 –40℃ 以下可以存活很长时间。

(一)低温冻结保存法

1. 陶珠超低温保存法　将按照菌库入库要求编好号的菌株接种于适宜的琼脂培养基上,采用适宜的孵育条件培养至最佳活性状态(孵育时间因菌种而异),从培养基上刮取培养物,大浓度置于准备好含有赋形剂并贴有标签的陶珠菌种管肉汤中(附录 1 图 2),然后吸出菌液,迅速冷冻于低温冰箱中。该方法适用于各种细菌的保存,尤其适用于标准菌株等对传代次数有严格要求菌株的保存。

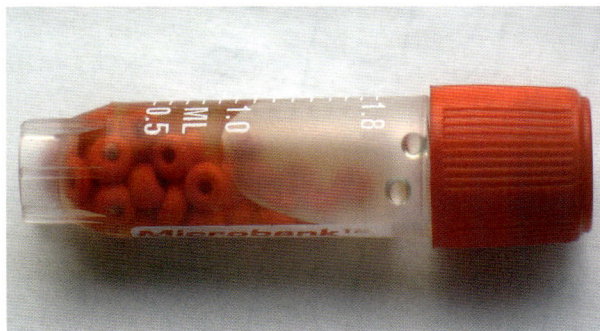

附录 1 图 2　陶珠菌种保存管

2. 纸片法　使用灭菌滤纸片,刮取培养好的待保存菌株,将纸片放入贴好编码的菌种保存管,一次可多放几片,置冰箱冷冻保存。用时拿出菌种管,取一片滤纸片于琼脂平板上或肉汤增菌即可,剩余放回冰箱保存。该方法适用于各种细菌的保存,尤其适用于标准菌株等对传代次数有严格要求菌株的保存。

3. 液体冻存法　常用于冻存菌种的液体有营养肉汤、脱脂牛奶、动物全血、血清、全血球、生理盐水、蒸馏水、糖溶液、0.1mol/L 磷酸盐缓冲液(pH 7.0)等。

(二)冷冻干燥法

将按照菌库入库要求编好号的菌株接种于适宜的琼脂培养基上,采用适宜的孵育条件培养至最佳活性状态(孵育时间因菌种而异),从培养基上刮取培养物,大浓度置于准备好含有赋形剂并贴有标签的菌种管中,迅速冷冻于低温冰箱中,待赋形剂结冻后转移至事先预温好的冷冻干燥机中,按程序进行操作,直至抽干再按程序密封后收入菌库冷冻保存。

(三)真空冷冻干燥法

即在冷冻干燥后立即封口,使管内处于真空状态(附录 1 图 3)。该方法适用于厌氧菌及微需氧菌的冷冻保存,操作方法同冷冻干燥法。

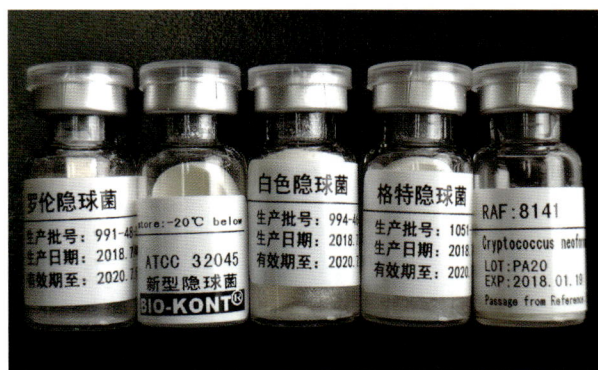

附录 1 图 3　真空冷冻干燥后的菌种管

(四)液氮保存法

该方法适用于及脆弱菌种的保存,使用的菌种管应符合液氮保存的要求。考虑到液氮可能造成的伤害,使用者应严格按 SOP 进行操作。

(五)甘油肉汤冷冻保存法

方法是将培养物悬浮于含 20%~30% 中性甘油的肉汤中,然后置低温保存,该方法的优点是避免了因冻融对菌株的伤害,存活率较高,缺点是移种时容易造成菌株的外泄污染。

（六）传代保存法

将按照菌库入库要求编好号的菌株接种于适宜的琼脂平板上，采用适宜的孵育条件培养至最佳活性状态（孵育时间因菌种而异），取出平板放置室温或 2~8℃保存，根据菌种特性定期传代。该方法简单适用于菌株的短期保存，尤其是没有冷冻干燥设备的实验室，对厌氧菌简易保存是不错的方法，对保存厌氧菌的培养基要求碳水化合物不超过 0.1%~0.2%。对能发酵糖的厌氧菌种，每 7~10 日移种 1 次；不发酵糖的厌氧菌种，每个月移种 1 次；脆弱类杆菌、韦荣球菌、丙酸杆菌等可 3 个月移种 1 次。

（七）半固体穿刺培养法

该方法适用于非苛养性细菌的短期保存。将待保存菌株经穿刺接种于半固体培养基上，置 35℃孵育箱孵育 24 小时，滴加灭菌冷却后的液体石蜡，液体石蜡高出斜面顶端 1~2cm 即可。竖直固定，避光存放于室温或 2~8℃保存即可。部分假单胞菌、弧菌等"怕冷"应置于室温保存，肠杆菌科细菌应在 2~8℃保存。3~6 个月重新移植。

（八）特殊细菌保存方法

用于耐药机制研究的菌株可用快速冷冻法，放置 −70℃超低温冰箱更为保险，最好用冷冻干燥的方法。传代时为防止耐药质粒丢失，可在传代培养基中添加低浓度的相应耐药抗菌药物。

（九）真菌保存方法

对于不同的真菌可采取不同的保藏方法，常用的保藏方法有：定期移植保藏法、冷冻真空干燥法、L-干燥法、超低温冻结保藏、矿油封藏法、蒸馏水保藏法等。目前国内最常用的方法是定期移植保藏法、冷冻真空干燥法、超低温冻结保藏法和蒸馏水保藏法。

1. 定期移植保藏法　定期移植保藏法也称传代培养法。此方法是将在适宜的培养基上生长良好的真菌，放置室温或低温（4℃）处保存，以便控制真菌的生长速度。如此保存 3 个月至半年以至更长时间后，再转种到新鲜的培养基上继续保存。因此也称传代培养保存法。定期移植保藏一般采用 16mm×160mm 的配有硅胶塞的玻璃试管，所用的培养基要根据培养的真菌而定。酵母及酵母样真菌可用 2% 的沙氏葡萄糖琼脂基或马铃薯葡萄糖琼脂（PDA）35℃，24~48 小时培养后放置室温或低温（4℃）处保存；皮肤癣菌及其他丝状真菌可采用马铃薯葡萄糖琼脂（PDA）27℃培养，生长 2~3

周。曲霉属也可用麦芽浸汁培养基保存菌种。本实验室目前全部采用马铃薯葡萄糖琼脂（PDA）培养基保存菌种，从实践观察来看，效果很好。定期移植保藏法简便易于操作，不需特殊设备，可随时观察菌种是否死亡、变异、污染，此法的缺点是浪费时间和人力，菌种经长期频繁传代后，易发生形态特征和生理性状的变异，如皮肤癣菌可以产生绒毛变异。

2. 冷冻真空干燥法　冷冻真空干燥法（lyophilization），又称冷冻干燥。将真菌的孢子悬液在真空条件下和冻结状态下使冰升华，最后达到干燥。此法也可简称冻干法。在冷冻真空干燥过程中，为了防止因冻结后水分不断升华对细胞的损害，一般采用保护剂，简称悬浮剂来制备细胞悬浮液。冻干菌种时，将温度控制在 −25℃以下效果较好，能保证冻干菌种的制作安全。

制备冷冻真空干燥的装置有各种型式或机型，可根据实验室的条件加以选择，制备真空干燥所用的安瓿管，一般采用内径 8mm，长 110mm 的玻璃管，以中性玻璃为宜，不宜用碱性玻璃。干燥时采用的保护剂多为蛋白质、氨基酸、糖类或高分子化合物。

（1）常用保护液

1）脱脂牛奶或 10%~20% 的脱脂奶粉。

2）马血清。

3）马血清加 7.5% 葡萄糖。

4）0.1mol/ 磷酸盐缓冲液（pH 7.0）加 3% 谷氨酸、1.5% 核糖醇及 0.1% 胱氨酸。

以上四种保护液一般多采用脱脂牛奶，因其适用多种类型的真菌，效果理想。保护剂灭菌 8 磅（1 磅 =0.454kg）20 分钟。

（2）方法与步骤：将欲保存的菌种号打印成小标签放入清洁的安瓿管中，塞好棉塞，15 磅 30 分钟灭菌。选择最适的培养基及温度对该菌进行培养。酵母及酵母样真菌培养 24~48 小时即对数生长期后期，制备悬液。丝状真菌应培养至产生成熟的孢子时制悬液。取灭菌后的保护剂 3ml 注入已培养好的菌种试管中，不断冲洗使孢子悬浮在保护剂中。将此悬液注入灭菌的安瓿管中，每管 0.2ml。将安瓿管放入冻干机真空舱中，直至抽干。冻干后的安瓿于棉塞下方经火焰烧熔，拉一细颈，再将安瓿装在熔封器上，开动真空泵，将真空度抽至 0.01 或以下，此时的真空度非常重要，是保存期间的真空度，可用高频电火花发生器测试，如电火花通过安瓿呈现淡紫色或灰光(白色),证明保持着真空,否则失去了真空。冷冻干燥后的菌种应放置在4~10℃避光保存。

3. L-干燥法 L-干燥法(liquid drying)实际上是冷冻真空干燥的一种简便形式,即细胞悬液不经冻结由液相在真空下直接抽干,这种干燥法虽然液体不易冻结,但在抽真空时,水分气化时吸收热量,随着真空度增大,悬液也会结冰,为了达到快速干燥,每个安瓿管中悬液量要少。以0.05~0.1ml为宜。此干燥法所使用的保护剂及方法与冷冻真空干燥法相同。

4. 超低温冻结保藏

(1)液氮低温冻结所需设备

1)液氮贮存罐。

2)液氮生物保存罐:也称液氮冰箱,液氮冰箱有各种大小型号,如容量5L、10L、15L直到500L或更大。

3)控制冷却速度的装置:控速冻结器,此机器价格昂贵。也可采用-86℃超低温冰箱,将装有悬液的安瓿管放入冰箱后,开动机器,使其温度下降到-45℃为止,即构成慢速冷却(1℃/min)。

4)低温冷冻管(1.8ml)、铝夹和纸筒。

采用超低温冻结法时,为了减少冻结时对真菌细胞的损伤,须用低温保护剂制备真菌悬液。常用的有10%甘油、5%或10%二甲基亚砜和5%甲醇。以上4种低温保护剂中前两种8磅20分钟灭菌,后两种用过滤方法除菌。

(2)方法与步骤:将欲保存的真菌在其最适成分的斜面培养基上,以最适温度培养。得到成熟的孢子或菌丝。取灭菌的10%甘油适量注入培养好的菌种试管中,洗涤下孢子制成悬液1ml放入已灭菌的带标签的冷冻管中,对于在培养后只产生菌丝不产孢子或产孢少的菌种,也可用接种针挑取6mm左右大小的菌落(可带有琼脂)2~4块放入预先加有灭菌的10%甘油的冻存管中,液体要淹没菌种块。以1~2℃/min速度进行降温。从室温直至降到-45℃以下。然后将冻存管放入液氮冰箱中保存。

在使用液氮保存时,如果用气相保存,则将冻存管放在液氮冰箱的隔离板上即可,其温度为150~170℃。如果用液相保存,温度为-196℃,则不能使用塑料管,必须使用玻璃管,当细胞悬液注入玻璃管后,必须将管口用火焰熔封严密,并于次甲基蓝溶液中浸泡30秒(4~8℃)观察是否漏液,否则在保存过程中液氮进入管中,复苏时管中液氮变为气体将安瓿管炸裂,对操作者造成伤害。

(3)防护:虽然液氮蒸发的氮气对人体无太大的毒性,但如触及皮肤,会造成烫伤,因此应戴好手套,以防冻伤。采取液相冻存时,要戴好面罩,以防安瓿爆炸,伤及面部。放置液氮冰箱的房间应保持通风。

5. 矿油封藏法 矿油也称液体石蜡,采用矿油封藏法可防止或减少培养基内水分蒸发,降低真菌的代谢活动,使培养物能够较长时间的保持活力。

矿油一般采用化学纯或医用的液体石蜡,其比重0.83~0.89。将矿油装入三角烧瓶中,其量为三角烧瓶体积的1/3,塞好塞子,于15磅30分钟灭菌两次,灭菌后将装有矿油的三角烧瓶置40℃温箱中,放置2周,使其水分蒸发。将待保存的真菌接种在适宜的培养基上,在最适温度下培养。单细胞生物培养接近静止期,如酵母菌2~4日即可;产孢的丝状真菌须形成成熟的孢子。不产孢的真菌生长成健壮的菌丝为止。将蒸发好水分的矿油,无菌地加入斜面培养的试管中,使液面高于斜面顶部1cm左右,将试管口密封好放在试管架上,以直立状态室温下或15~25℃保存为宜。

每隔4~5年更换1次矿油,放置菌种的场所应保持干燥,当发现培养基露出液面时应及时补充矿油。另外矿油易燃,应注意防火。

6. 蒸馏水或其他溶液保存法 许多真菌可用蒸馏水、糖溶液、生理盐水及其他溶液作为分散媒将其细胞制成悬液,分装在无菌的试管中,密封后于室温或低温(4℃)保存。

用蒸馏水保存菌种是一种非常好的方法,使用的容器可有多种,如15mm×150mm的玻璃试管、带螺帽的小瓶(10cm×15cm)、安瓿管等。将蒸馏水注入小管的2/3处,高压灭菌15磅15分钟。将待保存的真菌同样以最适的培养基,最适温度培养成熟后,将无菌蒸馏水直接注入试管中,冲洗下孢子及菌丝,再放入无菌的小管中,封闭瓶口,贴好标签,按编号顺序排放好,存放在室温或低温(4℃)处即可。由于许多真菌产孢不丰富,菌丝繁多,此时也可用接种针挑取培养好的真菌菌落约6mm小方块连同琼脂一起悬浮于放有无菌蒸馏水的小瓶中,封好瓶口保存。在恢复培养时,可用接种针或接种环取出一小块悬浮菌落或孢子,植入适宜的新鲜培基中培养,即可得到恢复后的菌种。此方法可减少真菌的变异,使其形态及生理特性更好地保存。对于没有低温设备的实验室来说,可利用此法来保存菌种,简便易行、经济且效果很好,最长可保存 10 余年。

四、菌种的解冻与转种

1. 菌种解冻 冻结菌种的解冻过程可能会导致部分菌株因细胞破裂而死亡,为减少菌株的死亡数量,应尽量缩短 -40~-5℃时间段,适当的做法是将菌种管从冰箱取出后直接放在 35℃水浴中溶解,待完全溶解后再移种。

2. 菌种转种 转种前应擦干菌种管外面的水,开盖时要注意因温差导致的压力变化使菌液溢出。如果要打开使用火焰封口的玻璃菌种管(大多进口的菌种都是这一类)时,为防止压力差造成的飞溅,应在生物安全柜中进行操作,并佩戴防护面罩,打开之前要对菌种管外壁进行消毒处理,再垫以无菌纱布,以防扎划手指(附录 1 图 4)。根据菌株特性转种在相应培养基上,同时进行增菌培养。

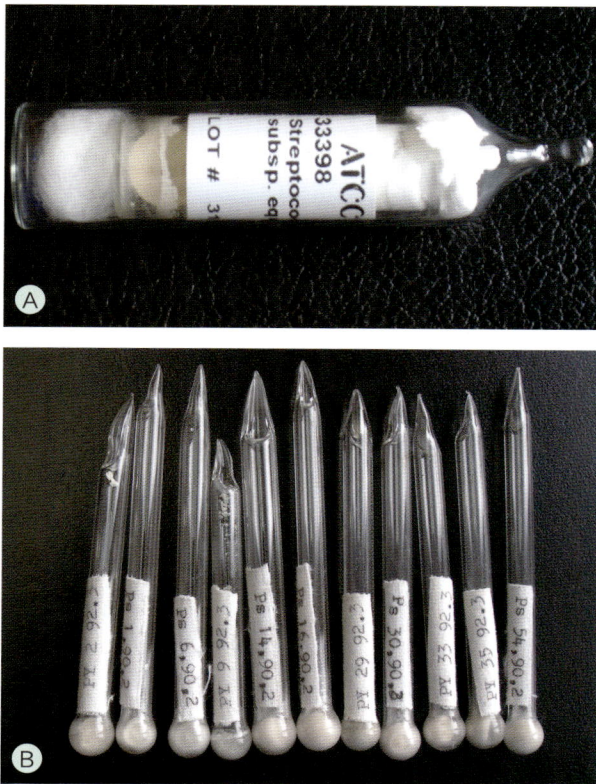

附录 1 图 4 火焰封口的玻璃菌种管
A. 商品菌种;B. 自制菌种

五、菌种库管理

(一) 菌库建设

实验室对菌株的保存应遵照国务院发布的《病原微生物学实验室生物安全管理条例》,严格管理,安全使用。各级医疗机构所分离的高致病性菌株应送辖区疾病预防控制中心进行复核鉴定。疾病预防控制中心应依照《中华人民共和国传染病防治法》《中国医学微生物菌种保藏管理办法》及《病原微生物实验室生物安全管理条例》相关要求建立健全菌株保存档案。准备入库的菌株应建立档案,进行分类管理。

(二) 菌库管理

1. 管理系统建设 菌种档案管理应使用登记本及菌库管理软件进行系统管理。管理软件设计应结合菌种信息、使用情况等专门设计而成,功能齐全,查阅方便,便于管理。对于保存期限、保存数量、计划收集时间、冰箱温度等应该设有预警提示功能,便于实时管理。菌库管理应包括信息管理、菌株管理和冰箱管理。

(1) 信息管理:菌库档案信息应包括菌种编号、菌株名称、标本来源、分离日期和地点及取材患者的基本信息、鉴定日期、鉴定者、主要鉴定性能(包括形态染色、培养生化特性、抗原结构、动物致病力等)、药敏结果、主要耐药机制等。

(2) 菌种管理:菌种应双人双管;保存菌种的冰箱应上锁;实验室保存的菌株不得擅自处理或带出实验室,如因工作或科研需要,确需要带出实验室,必须经上级领导批准,并做好详细记录。实验室保存的菌株应按规定时间转种,每转种三代应做一次鉴定,检查该菌株是否发生变异,并在菌种档案卡作详细记录,包括菌名、来源、标号、保存或转种日期、菌株是否发生变异等。菌种管理包括菌种的保存、使用、转移及销毁情况和原因。经过长期保藏和传代的菌种,由于种种原因易发生衰退、变异或死亡。变异是生物的基本特性之一,当菌种处在新陈代谢水平最低的生活环境之中,生长繁殖受到外界抑制变为停滞状态,往往更容易发生变异。因此,各类菌种在保藏期间必须定期检查,同时采取措施防止衰退、变异或死亡,发现变异或衰退时应及时给予恢复。但也有例外,如构巢曲霉用无性繁殖的分生孢子接种传代,比用有性生殖的子囊孢子接种传代更容易退化。凡能利用物理或化学方法使之变异的微生物,也常可利用物理、化学因素使退化的菌种发生诱变,进行复壮。常用的诱变方法,依菌种的特性不同各异。

(3)冰箱管理:包括冰箱质控管理(温度实时监测)和菌种存放管理(菌种架编号、存放位置、数量等)(附录1图5)。

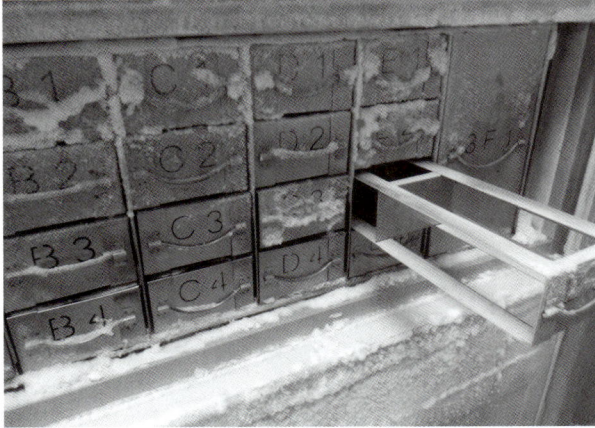

附录1图5　菌种存放冰箱分区

2. 标准菌株管理　标准菌株(standard strain)或称为模式菌株(typical strain),指具有典型的、稳定的生理生化特征,并被国际上所认可,是该种菌株的参比菌株,来源于专门的机构。标准菌株一般具有该种细菌的典型生物学性状;该种细菌的典型生化反应及抗原构造;细菌的分类、鉴定和命名均以此为依据;可作为质量控制的标准等功能,所以各级临床微生物室必须建立《标准菌株使用管理程序》,对标准菌株的溯源、保存及使用做出明确的描述。临床微生物实验室使用的参考菌株(又称标准菌株)主要来自美国典型菌株保存中心(ATCC)、英国国家典型菌种保存中心(NCTC)、中国医学细菌保藏管理中心CMCC(B)及国内外各级室间质评发放的菌株等(附录1图6)。

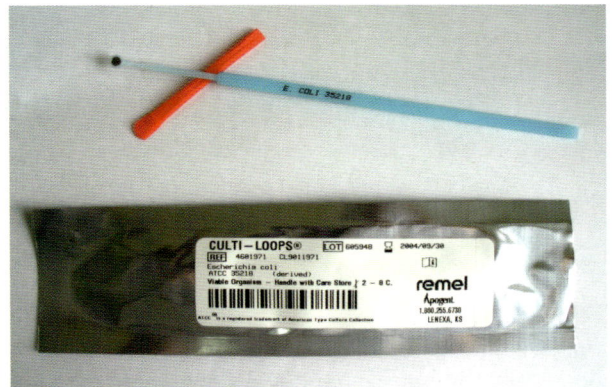

附录1图6　ATCC标准菌株包装

(陈东科　占　萍　徐和平)

参考文献

1. 尚红, 王毓三, 申子瑜. 全国临床检验操作规程. 4 版. 北京: 人民卫生出版社, 2015
2. 桑军军, 邓淑文, 潘炜华, 等. 医学真菌菌种库网络建设. 中国皮肤性病学杂志, 2014, 28 (7): 6
3. 占萍, 刘维达. 真菌菌种保藏机构的历史、现状及展望. 中国真菌学杂志, 2014, 9 (6): 355-358
4. Jorgensen JH, Pfaller MA. Manual of clinical microbiology. 11th ed. Washington DC: ASM Press, 2015
5. 王端礼. 医学真菌学——实验室检验指南. 北京: 人民卫生出版社, 2005
6. 蔡文城, 蔡岳廷. 实用临床微生物诊断学. 10 版. 台北: 九州图书文物有限公司, 2011
7. 陈聪敏. 厌氧菌及其感染. 上海: 上海医科大学出版社, 1989
8. 吴绍熙. 现代医学真菌检验手册. 2 版. 北京: 中国协和医科大学出版社, 2005
9. Karabıçak N, Karatuna O, Akyar I. Evaluation of the Viabilities and Stabilities of Pathogenic Mold and Yeast Species Using Three Different Preservation Methods Over a 12-Year Period Along with a Review of Published Reports. Mycopathologia, 2016, 181 (5-6): 415-424
10. Caktu K, Turkoglu EA. Microbial culture collections: The essential resources for life. GU J Sci, 2011, 24 (2): 175-180
11. 卢洪洲, 钱雪琴, 徐和平. 医学真菌检验与图解. 上海: 上海科学技术出版社, 2018
12. Uruburu F. History and services of culture collections. Int Microbiol, 2003, 6 (2): 101-103
13. 卫生部. 卫生部关于印发《医疗机构临床实验室管理办法》的通知: 卫医发〔2006〕73 号.(2006-03-06)[2025-01-20]. http://www. nhc. gov. cn/wjw/gfxwj/201304/f4d5cbc861fd43bb928d6ea124f87a19. shtml
14. Jai Shankar Paul, KL Tiwari, SK Jadhav. Long Term Preservation of Commercial Important Fungi in Glycerol at 4℃ . International Journal of Biological Chemistry, 2015, 9: 79-85

附录 2

常用抗感染药物的英汉名词对照

英文名称	中文名称	其他名称或缩写
acetylmidecamycin, midecamycin acetate	乙酰麦迪霉素	米欧卡霉素（miocamycin, miokamycin）
acetylspiramycin	乙酰螺旋霉素	
aciclovir	阿昔洛韦	无环鸟苷, ACV
albendazole	阿苯达唑	
amantadine	金刚烷胺	
amikacin	阿米卡星	AN, AK, Ak, AMI, AMK
amikacin-fosfomycin	阿米卡星 - 磷霉素	AKF
aminopenicillins	氨基青霉素	
amoxicillin	阿莫西林	AMX, Amx, AMOX, AC
amoxicillin-clavulanic acid	阿莫西林 - 克拉维酸	AMC, AMC, A/C, AUG, Aug, XL, AML
amphotericin B	两性霉素 B	AB, APH, AMPH-B
ampicillin	氨苄西林	AM, Am, AMP
ampicillin-sulbactam	氨苄西林 - 舒巴坦	SAM, A/S, AMS, AB
arbekacin	阿贝卡星	ARB, ABK
atovaquone	阿托伐醌	
aztreonam	氨曲南	ATM, AZT, Azt, AT, AZM
aztreonam-avibactam	氨曲南 - 阿维巴坦	AZA
azithromycin	阿奇霉素	AZM, Azi, AZI, AZ
azlocillin	阿洛西林	AZ, Az, AZL
bacitracin	杆菌肽	B, BTC, BC
benzathine benzylpenicillin	苄星青霉素	
benzylpenicillin	青霉素	
besifloxacin	贝西沙星	BES
biapenem	比阿培南	BPM
bithionol	硫氯酚	
brodimoprim	溴莫普林	
capreomycin	卷曲霉素	CPM
carbapenems	碳青霉烯类	

续表

英文名称	中文名称	其他名称或缩写
carbenicillin	羧苄西林	CB,Cb,BAR
carumonam	卡芦莫南	CAR, CAM,CRMN
cefacetrile	头孢乙腈	CAC
cefaclor	头孢克洛	CEC,CCL,Cfr,FAC,CF
cefadroxil	头孢羟氨苄	CFR,FAD
cefalexin	头孢氨苄	CN,LEX,CFL
cefaloridine	头孢噻啶	CD,CLO
cefalotin	头孢噻吩	CF,Cf,CR,CL,CEP,CE,KF
cefamandole	头孢孟多	MA,CM,Cfm,FAM
cefathiamidine	头孢硫脒	
cefatrizine	头孢曲秦	CTZ,CRI,CFT
cefazaflur	头孢氮氟	
cefazedone	头孢西酮	CZD
cefazolin	头孢唑林	CZ,CFZ,Cfz,FAZ,KZ
cefbuperazone	头孢拉宗	CFB,CBZ,CBPZ
cefclidin	头孢克定	
cefdinir	头孢地尼	CDR,Cdn,DIN,CD,CFD
cefditoren	头孢妥仑	CDN
cefepime	头孢吡肟	FEP,Cpe,PM,CPM
cefepime-tazobactam	头孢吡肟 - 他唑巴坦	FPT
cefepime-zidebactam	头孢吡肟 - 齐达巴坦	FPZ
cefetamet	头孢他美	CAT,FET
cefiderocol	头孢德罗	FDC
cefixime	头孢克肟	CFM,FIX,Cfe,IX
cefmenoxime	头孢甲肟	CMX
cefmetazole	头孢美唑	CMZ,CMZS,CMT
cefodizime	头孢地秦	CDZ,CFO,CDZM
cefonicid	头孢尼西	CID,Cfc,FON,CPO
cefoperazone	头孢哌酮	CFP,Cfp,PER,FOP,CP
ceforanide	头孢雷特	CND
cefotaxime	头孢噻肟	CTX,TAX,Cft,FOT,CT
cefotetan	头孢替坦	CTT,CTN,Ctn,CTE,TANS,CN
cefotiam	头孢替安	CTF,CTM
cefotiam hexetil	头孢替安酯	CTF,CTM
cefoxitin	头孢西丁	FOX,CX,Cfx,FX
cefpimizole	头孢咪唑	CFZ,CMZ

英文名称	中文名称	其他名称或缩写
cefpiramide	头孢匹胺	CPM
cefpirin	头孢匹林	CP,HAP
cefpirome	头孢匹罗	CPO,CPR
cefpodoxime	头孢泊肟	CPD,Cpd,POD,PX
cefpodoxime proxetil	头孢泊肟酯	CPD,Cpd,POD,PX
cefprozil	头孢丙烯	CPR,CPZ,FP
cefradine	头孢拉定	RAD,CH
cefroxadine	头孢沙定	CRD,CXD
cefsulodin	头孢磺啶	CFS
ceftaroline	头孢洛林	CPT
ceftazidime	头孢他啶	CAZ,Caz,TAZ,TZ
ceftazidime-avibactam	头孢他啶-阿维巴坦	CZA
cefteram pivoxil	头孢特仑酯	CEM,CFM
ceftezole	头孢替唑	CTZ
ceftibuten	头孢布烯	CTB,TIB,CB
ceftizoxime	头孢唑肟	ZOX,CZX,CZ,Cz,CTZ,TIZ
ceftriaxone	头孢曲松	CRO,CTR,FRZ,Cax,AXO,TX
ceftobiprole	头孢比罗	BPR
ceftolozane-tazobactam	头孢洛生-他唑巴坦	CZT
cefuroxime	头孢呋辛	CXM
cefuroxime axetil	头孢呋辛酯	CXM
cephamycins	头霉素类	
chloramphenicol	氯霉素	C,CHL,CL
cidofovir	西多福韦	
cinoxacin	西诺沙星	CIN,Cn
ciprofloxacin	环丙沙星	CIP,Cp,CI
clarithromycin	克拉霉素	CLR,CLM,CLA,Cla,CH
clinafloxacin	克林沙星	CFN,CLX,LF
clindamycin	克林霉素	CC,CM,CD,Cd,CLI,DA
colistin	黏菌素	多黏菌素,E,CL,CS,CT
cycloserine	环丝氨酸	CS
dalbavancin	达巴万星	DAL
daptomycin	达托霉素	DAP
delafloxacin	德拉沙星	DFX
demeclocycline,demethylchlortetracycline	地美环素	
dibekacin	地贝卡星	DKB,DIB
dicloxacillin	双氯西林	DX,DIC
diethylcarbamazine	乙胺嗪	海群生,hetrazan

续表

英文名称	中文名称	其他名称或缩写
dirithromycin	地红霉素	DTM,DT
doripenem	多利培南	DOR
doxycycline	多西环素	强力霉素,DOX,DC,DOXY
enconazole	益康唑	
enoxacin	依诺沙星	CIN,Cn
ertapenem	厄他培南	ETP
eravacycline	依拉环素	ERV
erythromycin	红霉素	E,ERY,EM
erythromycylamine	红霉胺	
ethambutol	乙胺丁醇	EM,EMB
ethionamide	乙硫异烟胺	
etimicin	依替米星	爱大霉素
famciclovir	泛昔洛韦	
faropenem	法罗培南	FAR,FARO
fidaxomicin	非达霉素	FDX
finafloxacin	非那沙星	FIN
fleroxacin	氟罗沙星	FLE,Fle,FLX,FO
flomoxef	氟氧头孢	FLO,FLX,FMOX
flucloxacillin	氟氯西林	FU,FLU
fluconazole	氟康唑	FCA,FLCZ
flucytosine	氟胞嘧啶	5-FC
fluoroquinolones	氟喹诺酮类	
flurithromycin	氟红霉素	
flurithromycin ethylsuccinate	氟红霉素琥珀酸乙酯	
fomivirsen	福米韦生	vitvavene
foscarnet,phosphonoformate	膦甲酸盐	
fosfomycin	磷霉素	FOS,FF,FO,FM
furazolidone	呋喃唑酮	FUR
fusidic acid	夫西地酸	褐霉素
ganciclovir	更昔洛韦	丙氧鸟苷,DHPG
garenoxacin	加雷沙星	GRN
gatifloxacin	加替沙星	GAT
gemifloxacin	吉米沙星	GEM
gentamicin	庆大霉素	GM,Gm,CN,GEN
glycylcyclines	甘氨酰环素	
grepafloxacin	格帕沙星	GRX,Grx,GRE,GP

续表

英文名称	中文名称	其他名称或缩写
griseofulvin	灰黄霉素	GRI，GRF
halofantrine	卤泛群	
hydroxychloroquine	羟氯喹	
idoxuridine	碘苷	疱疹净，IDUR
imipenem	亚胺培南	IPM，IMI，Imp，IP
imipenem-relebactam	亚胺培南 - 瑞来巴坦	IMR
isepamicin	异帕米星	ISP，ISE
isoniazid，isonicotinic acid hydrazide，INH	异烟肼	雷米封（Rimifon）
isoxazolyl penicillins	异噁唑类青霉素	
itraconazole	伊曲康唑	ITR，ITCZ
ivermectin	伊维菌素	
josamycin K	交沙霉素	JM，JOS
kanamycin	卡那霉素	K，KAN，HLK，KM
kanamycin ketoconazole	卡那霉素酮康唑	
lefamulin	来法莫林	LMU
leucomycin（kitasamycin）	柱晶白霉素	吉他霉素
levofloxacin	左氧氟沙星	LVX，Lvx，LEV，LEVO，LE
lincomycin	林可霉素	
linezolid	利奈唑胺	LNZ，LZ，LZD
lomefloxacin	洛美沙星	LOM，Lmf
loracarbef	氯碳头孢	LOR，Lor，LO
macrolides	大环内酯类	
mebendazole	甲苯达唑	
mecillinam	美西林	MEC
mefloquine	甲氟喹	
meropenem	美罗培南	MEM，Mer，MERO，MRP，MP
meropenem-vaborbactam	美罗培南 - 韦博巴坦	MEV
metacycline	美他环素	甲烯土霉素
methicillin	甲氧西林	DP，MET，ME，SC
metronidazole	甲硝唑	MTZ
micronomicin	小诺米星	小诺霉素（sagamicin）
midecamycin	麦迪霉素	MID，MDM
minocycline	米诺霉素	MI，MIN，Min，MN，MNO，MC，MH
monobactams	单环 β 内酰胺类	
moxalactam	拉氧头孢	MOX，LMO，LMOX
moxifloxacin	莫西沙星	MOX，MXF，MFLX

续表

英文名称	中文名称	其他名称或缩写
mupirocin	莫匹罗星	MUP,MOP,MU
nafcillin	萘夫西林	NF,NAF,Naf
nalidixic acid	萘啶酸	NA,NAL
neomycin	新霉素	NEO,FRM
netilmicin	奈替米星	NET,Nt,NC
nitazoxanide	硝唑尼特	NIT
nitrofural	呋喃西林	
nitrofurantoin	呋喃妥因	F/M,FD,Fd,FT,NIT,NI,F
norfloxacin	诺氟沙星	NOR,Nxn,NX
norvancomycin	去甲万古霉素	demethylvancomycin
nystatin	制霉菌素	NY,NYS
ofloxacin	氧氟沙星	OFX,OFL,Ofl,OF
omadacycline	奥玛环素	OMC
oritavancin	奥利万星	ORI
oleandomycin	竹桃霉素	OL,OLE
oseltamivir	奥塞他米韦	
oxacephems	氧头孢烯类	
oxacillin	苯唑西林	OX,Ox,OXS,OXA
oxolinic acid	奥索利酸	奥咻酸
oxytetracycline	土霉素	OT,OTE,OTC
panipenem	帕尼培南	PAN
para-aminosalicylic acid	对氨水杨酸	PAS
paromomycin	巴龙霉素	PM,PAR
pefloxacin	培氟沙星	PEF,PF
penciclovir	喷昔洛韦	
penicillin	青霉素	P,PEN,PV
pentamidine	喷他脒	
phenbenicillin,phenoxybenzylpenicillin	芬贝西林	
phenethicillin,phenoxyethylpenicillin	非奈西林	
phenoxylpenicillins	苯氧青霉素	
piperacillin	哌拉西林	PIP,PI,PP,Pi
piperacillin-tazobactam	哌拉西林 - 他唑巴坦	TZP,PTZ,P/T,PTc
plazomicin	普拉唑米星	PLZ
polymyxins B	多黏菌素 B	POL,PB
praziquantel	吡喹酮	
primaquine	伯氨喹	

续表

英文名称	中文名称	其他名称或缩写
procaine penicillin	普鲁卡因青霉素	
proguanil	氯胍	
propicillin,phenoxypropyl-penicillin	丙匹西林	
protionamidam	丙硫异烟胺	1321TH
pyrazinamide	吡嗪酰胺	PZA
pyrimethae	乙胺嘧啶	
qinghaosu,artemisinin	青蒿素	
quinupristin-dalfopristin	奎奴普汀-达福普汀	SYN,Syn,QDA,RP
ribavirin	利巴韦林	三氮唑核苷,virazole
ribostamycin	核糖霉素	RSM
rifabutin	利福布汀	螺旋哌啶,ansamycin
ramoplanin	雷莫拉宁	RAM
rifampicin	利福平	RA,RIF,Rif,RI,RD
rifamycin SV	利福霉素 SV	
rifamycin	利福霉素	
rifapentine	利福喷丁	环戊去甲利福平,环戊利福霉素
rimantadine	金刚乙胺	
rokitamycin	罗他霉素	罗吉他霉素,丙酰吉他霉素,丙酰白霉素
rosaramicin(rosamicin)	罗沙米星	玫瑰霉素
roxithromycin	罗红霉素	RXT,ROX,RXM
silver sulfadiazine	磺胺嘧啶银	
sisomicin	西索米星	SIS,SISO
sodium sulfacetamide	磺胺醋酰钠	SA-Na
sparfloxacin	司氟(帕)沙星	SPX,Sfx,SPA,SO
spectinomycin	大观霉素	SPT,SPE,SC
spiramycin	螺旋霉素	SP,SPM
streptomycin	链霉素	S,STR,StS,SM
sulfadiazine silver	磺胺嘧啶银	
sulfadiazine	磺胺嘧啶	SD
sulfadimidine	磺胺二甲嘧啶	SDM
sulfadoxine	磺胺多辛	
sulfamethoxazole	磺胺甲噁唑	SMZ
sulfamylon acetate	醋酸磺胺米隆	
sulfasalazine	柳氮磺吡啶	SASP
sulfamethoxypyridazine T	磺胺甲氧嗪	SMPZ
tedizolid	特地唑胺	TZD

续表

英文名称	中文名称	其他名称或缩写
teicoplanin	替考拉宁	壁霉素
telavancin	特拉万星	TLV
telithromycin	泰利霉素	TEL
tetracycline	四环素	TE,Te,TET,TC
tetracyclines	四环素类	
thiabendazole	噻苯达唑	
thiamphenicol thioacetazone	甲砜霉素氨硫脲	TB1
ticarcillin	替卡西林	TIC,TC,TI,Ti
Ticarcillin-clavulanate	替卡西林 - 克拉维酸	TIM,Tim,T/C,TCC,TLc
tigecycline	替加环素	TGC
tinidazole	替硝唑	TNZ
tobramycin	妥布霉素	NN,TM,TO,To,TOB
tosufloxacin	妥舒沙星	TFX,TOS,TFLX
triacetyloleandomycin	三乙酰竹桃霉素	
trifluridine	曲氟尿苷	
trimethoprim	甲氧苄啶	TMP,T,TR,W
trimethoprim-sulfamethoxazole	甲氧苄啶 - 磺胺甲噁唑	SXT,SXT,SxT,COT
trospectomycin	丙大观霉素	TBR
trovafloxacin	曲伐沙星	TVA,Tva,TRV,TV
valaciclovir	伐昔洛韦	
vancomycin	万古霉素	VA,Va,VAN
Viomycin	紫霉素	VIO,VM
voriconazole	伏立康唑	VOR,VRCZ
zanamivir	扎那米韦	

（胡付品）

附录3
感染性疾病诊疗相关指南简介

一、指南的含义

在临床工作中使用的"指南"一词,在英文中对应的单词是"guideline"。"guideline"一词在维基百科中解释为"A guideline is a statement by which to determine a course of action.A guideline aims to streamline particular processes according to a set routine or sound practice"。简单来说,"指南"这个词的意思是指我们在临床实际工作中根据既往的经验和证据,制定的临床诊疗策略和路径。中文里对于指南最直接的理解莫过于指南针了,作用是指示方向,在临床工作中指南的作用也是如此的。同样的,在维基百科中还有这样一段话:"By definition,following a guideline is never mandatory.Guidelines are not binding and are not enforced"。这段话说出了指南的本质,指南的目的是引导或者帮助临床指明方向,并非命令式的、强迫的、法规一样的具有约束力。关于这个问题在临床医学领域的讨论也从不曾中断过。指南应该是诊疗的基础,汇总大量证据给出的建议。因此,对于指南的适用人群而言是适用于绝大多数的情况和患者,按照指南给出的建议对于基础的诊疗工作应该是裨益显著大于失败风险。

二、指南的建立

(一)制定指南的机构

指南通常由各个学会根据临床需要制定,并定期或不定期的更新。中国制定的感染相关的指南和国外相比相对较少,更新频率也慢一些。比如中华医学会感染病学分会制定了《慢性乙型肝炎防治指南》《肝衰竭诊治指南》等,中国疾病预防控制中心联合中华医学会皮肤性病学分会、中国医师协会皮肤科医师分会制定的《梅毒、淋病、生殖器疱疹、生殖道沙眼衣原体感染诊疗指南》等。再

如,中华医学会呼吸病学分会制定的《中国成人社区获得性肺炎诊断和治疗指南》,该指南在2006年的基础上十年磨一剑,于2016年进行了更新,更新后的指南内容更加完整、细致,更有操作性,便于临床参考执行。

国外的学会和组织制定的指南更多。我们平时见到的最多,也是最熟悉的是美国感染病学会(Infectious Diseases Society of America,IDSA)制定的相关指南,IDSA在2016年就先后更新了念珠菌病(candidiasis)、曲霉菌病(aspergillus)、医院获得性肺炎/呼吸机相关性肺炎(hospital-acquired & ventilator-associated pneumonia)、球孢子菌病(coccidioidomycosis)、利氏曼病(Leishmaniasis)、成人和儿童结核病诊断等一系列指南。除IDSA以外,美国微生物学会(American Society for Microbiology,ASM)、外科感染学会(Surgical Infection Society,SIS)、西班牙临床微生物和传染病学会(Spanish Society of Clinical Microbiology and Infectious Diseases,SEIMC)、日本传染病学会(Japanese Association for infectious disease,JAID)、欧洲临床微生物与感染性疾病学会(European Society of Clinical Microbiology and Infectious Diseases,ESCMID)等学会制定的感染相关指南也非常多。而像美国国家综合癌症网络(National Comprehensive Cancer Network,NCCN)制定的《临床实践指南:癌症相关感染的预防和治疗》作为癌症相关疾病的一方面,单独制定了感染指南,并且每年更新1~2次,在该指南中明确地将修改的部分特别标注出来,可以让读者清晰准确的了解到哪些条目或者文字被剔除,哪些新增,非常直观明白,从中也可以直接读懂更新的用意。

此外,不同的学会还会联合发布一些指南,比如2016年IDSA和美国胸科学会(American Thoracic Society,ATS)、美国疾病控制与预防中心(Centers for Disease Control and Prevention,CDC)

联合发布了《成人和儿童结核病的诊断指南》等。

（二）证据等级

一个规范的指南通常会给出相对比较明确的推荐意见，而不仅仅是现有证据的罗列。因此，对于不同证据的筛选就显得尤为重要。目前最常用的判断标准是 GRADE 系统。早在 2000 年，GRADE 工作组（Grades of Recommendation, Assessment, Development, and Evaluation Working Group）开始一起协作建立一套用于评价证据质量和临床实践指南建议的标准。2008 年在 *British Medical Journal*（BMJ）发表了系列文章介绍 GRADE 的操作，2011 年在 *Journal of Clinical Epidemiology* 发表了 GRADE 指南的系列文章，详细介绍了 GRADE 方法。GRADE 远非仅是一种评级系统，它为卫生保健领域的系统评价和指南总结证据，并呈现其结果及实施形成推荐意见的各个步骤，提供了一种透明的结构化方法。GRADE 详细说明了用一种方法来构建问题，选择感兴趣的结局指标并评定其重要性，评价证据，并将证据与对患者和社会两者的价值观和偏好的考虑相结合，以形成最终推荐意见，还为临床医生和患者在临床实践中使用推荐意见，以及为决策者制定卫生政策时应用该系统提供指导。

因为 GRADE 系统是一套完整而复杂的系统，限于本文篇幅不做过多说明，以 2016 年 IDSA 制定的曲霉菌病诊断和治疗实践指南为例作简单介绍。附录 3 图 1 为该指南所采用的 GRADE 系统评价策略。

首先是评估证据的质量，需要根据研究设计、是否为随机试验、是否为观察研究，而随机试验的可靠性要高于观察研究。之后需要根据其可信度及理由降低或提升可信度的水平。最后按高、中、低、非常低四个等级来进行划分。

第二步，根据证据质量、获益和风险以及负担之间的平衡、患者价值观以及喜好、资源和花费等几方面进行平衡，决定建议的外延范围。

第三步，指南的建议外延一般包括两种情况，一种是强推荐，一种是弱推荐。强推荐的建议是指

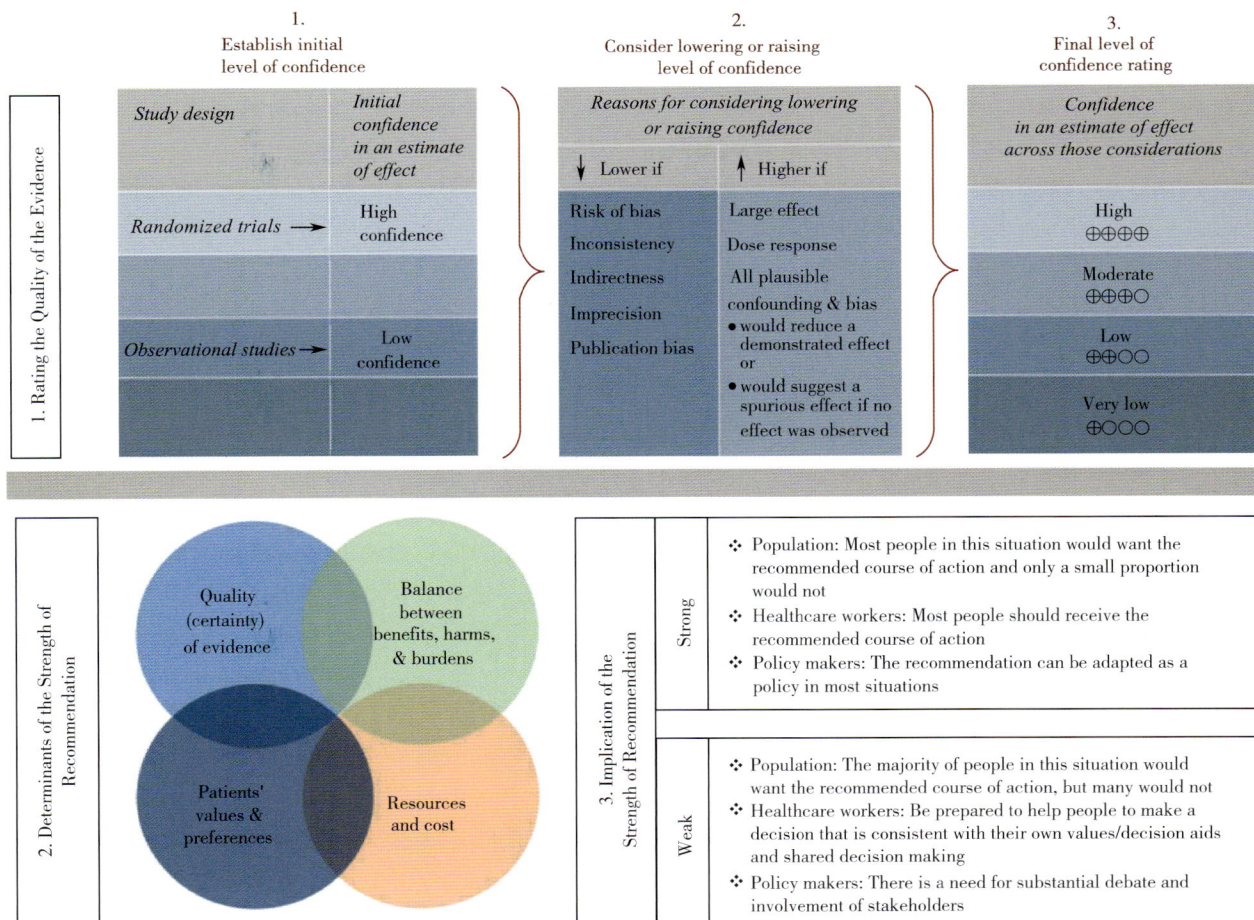

附录 3 图 1　2016 年 IDSA 曲霉菌病诊疗指南 GRADE 评价策略

大众人群中大部分人的立场上都希望该建议施行，卫生工作者中大部分人能够接受该建议，政策制定者认为大部分情况下该建议是适用的。而弱推荐是指对于大众人群中大部分人希望该建议施行，但是也有许多人不同意，卫生工作者中对于该建议持保留的审慎的态度，政策制定者则认为仍然存有一定的争议。也有很多指南会把推荐分为强、中、弱三层。但是其基本含义是一致的。

举例，在该曲霉指南中建议7——对于在侵袭性曲霉菌病中是否可以用血液标本做PCR进行曲霉核酸检测的意见，没有给出推荐的建议和证据等级，并且说明该建议存在争议。在后文中的证据概要中也指出血PCR的敏感性和特异性是84%和76%，临床价值是明确的，但是PCR并不能确定和排除高风险患者的疑似情况。因为此处存在明显的争议，所以在指南中没有给出推荐而是指明争议的存在。

指南中的建议9——对于特定患者亚组（血液系统肿瘤、造血干细胞移植）推荐使用血清或者肺泡灌洗液（BAL）进行GM试验作为诊断依据。该建议是强推荐、高质量证据。在后文的概要中指出有多项研究均证明了在造血干细胞移植或血液系统肿瘤的患者中血清GM试验具有很好的敏感性（大约70%）。而基于该诊断策略可能导致经验性抗真菌治疗的启动。但是该检验项目对于该亚组的患者而言是非常重要的，在非粒细胞缺乏的患者中敏感性低于其他亚组。相类似的，在儿童患者中敏感性也好于其他亚组人群。我们可以在这里发现该指南中纳入的这几项研究设计相对都是较为完善的、亚组分类明确、文献质量相对较高、结论清晰，因此做了强推荐，证据质量高。

（三）指南的修订

一份指南的建立和修订工作量是非常大的。在中华医学会呼吸病学分会制定的《中国成人社区获得性肺炎（CAP）诊断和治疗指南（2016年版）》指南前言部分说明了其修订的方法：该指南由中华医学会呼吸病学分会感染学组牵头修订。经过3次现场工作会和2次网络视频会议，确定了指南的整体框架和主要更新内容，并由方法学专家对所有参加指南编写的专家进行文献检索和证据等级评价的规范化培训。指南内容分为8个部分，由核心成员带领8个小组以统一标准查阅国内外文献、评价证据等级并完成初稿。推荐等级由指南全体编写成员投票决定。初稿完成后，总执笔人负责汇总并修改，先后召开多次会议和征集其他学组专家及其他相关学科专家及美国、欧洲专家意见讨论后几经修改完成。最终的修改稿得到了全体执笔专家和咨询专家的同意。

从上述内容中我们可以清晰的了解一份比较完善的指南修订的艰辛过程，通过阅读这段文字我们也可以了解到指南建立的严谨性和科学性。因此一份完善的指南对于临床实际工作的价值和意义也是显而易见的。

三、指南的局限性

（一）指南的适用范围

每个指南都有固定的适用范围，同样以我国的2016年版CAP指南为例，"该指南的适用范围：年龄18周岁及以上非免疫缺陷的CAP患者。以下临床情况，本指南仅作参考，包括人免疫缺陷病毒（HIV）感染、粒细胞缺乏、血液系统肿瘤及实体肿瘤放化疗、器官移植、接受糖皮质激素及细胞因子拮抗剂治疗者罹患肺炎。"该指南明确给出了适宜人群，以及参考人群的范围，非常明确，因此在临床实践中也就更具有可操作性。相类似的，在2016年IDSA《成人医院获得性肺炎和呼吸机相关性肺炎诊疗指南》中指出该指南的建议并不适用于免疫抑制的人群。

再如：2016年IDSA发布的《成人和儿童结核病的诊断指南》，该指南就是非常偏重于诊断部分，主要针对活动性结核和潜伏结核感染低流行的发达国家。对于中到高结核流行地区，该指南适用性降低，而世界卫生组织（World Health Organization，WHO）和英国国家卫生与临床优化研究所（National Institute for Health and Clinical Excellence，NICE）的指南更为合适。

（二）指南之间的争议

前文中提到指南的制定机构很繁杂，不同国家间的指南推荐意见也有明显差异。可能会给临床造成一定的困惑。例如，2016年Philippe Montravers等人在 Current Opinion in Infectious Diseases 杂志上发表综述总结对比了现有的多个不同地区和学会的皮肤软组织感染指南中的意见。分别为西班牙化疗/内科学会（SEQ/SEMI）、SIS、意大利感染性疾病学会/意大利化疗国际学会（ISID/ISC）、IDSA、日本化疗学会/日本感染性疾病协会指南（JSC/JAID）、世界急诊外科学会（WSES）、英国化疗学会（BSAC）。在对比中可以发现各指南之间的差异非常大,令人困惑。如下表中对于耐甲氧西林金黄色葡萄球菌(MRSA)导致的皮肤软组织感染的 药物选择推荐(附录 3 表 1)。

附录 3 表 1　MRSA 导致的皮肤软组织感染治疗建议

抗菌药物	BSAC 2009	SIS 2009	GISIG 2010	ISID/ISC 2011	IDSA 2011	SEQ 2013
万古霉素			A	A1	A1	+
替考拉宁			A	A1		+
糖肽类	A1					
达托霉素	A1		C	A1	A1	+
特拉万星					A1	
利奈唑胺	A1	C1	D	A1	A1	+
克林霉素		C1			A2/A3	
红霉素		C1				
替加环素	B1		B	A1		

注:表中字母和序号表示建议强度,A 为优质证据,B 为中等证据,C 为差证据。1 表示至少一项随机对照试验,2 表示至少一项非随机试验,3 表示专家意见。SEQ 2013 指南没有给出推荐意见的强度,在文章当中仅提及该药物表中标示为"+"。

此外,对于疗程的建议也不尽相同,西班牙指南建议治疗非复杂性蜂窝织炎疗程 5~10 天,严重或广泛性感染的病例为 14~21 天。IDSA 专家建议对于脓疱或脓疱病治疗 7 天,复发皮肤脓肿 5~10 天,对无进展的广泛的丹毒和蜂窝织炎治疗 5 天,对于浅表的葡萄球菌和链球菌治疗 7 天(根据其治疗应答情况),中性粒细胞减少的患者 7~14 天,脓性肌炎 2~3 周。此外,这些指南都没有提到不同地域的目标人群,特别是在国家和地区间流行病学耐药性差异比较大的社区获得的耐甲氧西林金黄色葡萄球菌(CA-MRSA)。因此,对于当地流行病学不是特别熟悉的情况下,应谨慎的参考指南。除了 MRSA 以外,其他的耐药菌在指南中极少提到。除了上述共同缺陷,还有一些建议是相反的,比如对于静脉使用免疫球蛋白治疗坏死性皮肤软组织感染的建议,目前在坏死性皮肤软组织感染相关的严重脓毒症和脓毒症休克的患者中早期使用免疫球蛋白的证据效力很弱。IDSA 指南讨论了这个命题,但是没有给出建议。SIS 专家则认为该建议是经过慎重考虑的,应该使用。

(三) 指南的不足和努力方向

基本上每个指南都是在现有证据的基础上制定的。特别是严谨的指南更是如此。所以,对于有些情况下证据不充分,或者没有证据支持的情况下,指南就无从制定或者没有相应的意见。对于一些少见病或者少见的情况、很新的药物而言,可能就没有相应的指南或者更新缓慢。

很多指南在最后会有一部分内容是对于未来探索方向的建议。这一部分内容既是现有指南的缺陷和不足,也有可能是对于目前研究中一些争议的讨论。对于了解指南的演进和科研方向是很有好处的。例如 SIS 制定的 2017 年腹腔感染指南中最后就提到该指南中的许多建议是基于患者的不同风险级别和可能的不良后果进行分层的。而治疗的不良后果在不同的文献资料中有不同的定义,因此可能导致治疗失败或者死亡。而对于治疗失败的定义就更加复杂了。目前还没有一个简单的工具用于计算和评估治疗失败或者死亡的风险。文中还提到由于社区感染的耐药率上升,特别是产 ESBL 和氟喹诺酮耐药的大肠埃希菌和其他革兰氏阴性菌发病率上升。对于药物经验性使用提出了更多的挑战,而初始的经验性治疗对于患者的预后至关重要。指南对于其中高风险的患者考虑经验性覆盖肠球菌、真菌、使用广谱药物覆盖阴性菌,但是这其中肯定会有过度使用,因此也需要更多的研究来评估耐药菌和其他病原体的风险。

四、小结

总的来说,指南数量非常多而繁杂,尤其是每年还有更新修订,想熟悉和了解每一个指南的推荐意见是非常困难的,特别是很多指南由各专科的学会制定,其中有些没有感染相关领域的专家参与,指南可能存在一定的专科局限性。此外,不同的学会和国家间的指南存在一定的差异性。指南的目的是引导或者帮助临床指明方向,并非命令式的。在了解和熟悉的基础上,明白其中的不足和不同指南间的差异点,对于临床实践会更有帮助。

非常重要的一点,国内的指南普遍更新频率、数量明显少于其他欧美发达国家,一方面是由于国内高质量的文献证据少,另一方面是因为指南的建立和修订需要耗费大量的人力、物力、财力,因而国内的特点是共识多、指南少。共识的发布相对步骤简单,但是相应的效力也较低。

除了上述差异,不同国家和地区之间本身疾病特点造成的中外指南差异也不可忽视。2015年《中国循证医学杂志》上刊登了刘又宁教授的文章,也阐述了这样的观点。并且刘教授指出对于临床而言,正确理解和使用指南,特别是搞清楚指南的质量,以及在不同地区、国家间的差异,深刻的理解指南的实际价值会更加重要。文中,刘教授举了两个例子如在美国 MRSA 所致 CAP 较常见,而在中国与其他国家地区却很少见,若我们也像美国同行那样,对重症 CAP 经验治疗时选择万古霉素等特异性抗 MRSA 药物,显然是不合适的。又如肺炎链球菌所致 CAP,轻症者在美国可首选口服大环内酯药物,而我国肺炎链球菌对大环内酯耐药率普遍超过 70%,且因介导耐药基因的差别,其耐药程度也高达体内无效程度。这两个例子可以说是我们日常工作中非常常见的例子,这也是感染性疾病和其他疾病类型差异比较大的地方,对于感染性疾病而言流行病学的结果,不同的地区、不同的医院、社区和医院之间差异非常大,有目的的了解目标人群的流行病学特征和趋势才能更加有的放矢。

(周　密)

参考文献

1. 刘又宁. 临床医生应正确解读国内外有关感染性疾病的诊治指南. 中国循证医学杂志, 2015, 15 (7): 749-750

2. 刘又宁, 陈民钧, 赵铁梅, 等. 中国城市成人社区获得性肺炎 665 例病原学多中心调查. 中华结核和呼吸杂志, 2006, 29 (1): 3-8

3. Zhao C, Liu Y, Zhao M, et al. Characterization of community acquired Staphylococcus aureus associated with skin and soft tissue infection in Beijing: high prevalence of PVL+ ST398. PloS ONE, 2012, 7 (6): e38577

4. Guyatt G, Oxman AD, Akl E, 等. GRADE 指南: Ⅰ. 导论——GRADE 证据概要表和结果总结表. 中国循证医学杂志, 2011, 11 (4): 437-445

5. Patterson TF, Thompson GR, Denning DW, et al. Practice Guidelines for the Diagnosis and Management of Aspergillosis: 2016 Update by the Infectious Diseases Society of America. Clin Infect Dis, 2016, 63 (4): e1-e60

6. Pappas PG, Kauffman CA, Andes DR, et al. Clinical Practice Guideline for the Management of Candidiasis: 2016 Update by the Infectious Diseases Society of America. Clin Infect Dis, 2016, 62 (4): e1-e50

7. Herbrecht R, Letscher-Bru V, Oprea C, et al. Aspergillus galactomannan detection in the diagnosis of invasive aspergillosis in cancer patients. J Clin Oncol, 2002, 7: 1898-1906

8. Marr KA, Balajee SA, McLaughlin L, et al. Detection of galactomannan antigenemia by enzyme immunoassay for the diagnosis of invasive aspergillosis: variables that affect performance. J Infect Dis, 2004, 190: 641-649

9. Maertens J, Glasmacher A, Selleslag D, et al. Evaluation of serum sandwich enzyme-linked immunosorbent assay for circulating galactomannan during caspofungin therapy: results from the caspofungin invasive aspergillosis study. Clin Infect Dis, 2005, 41: e9-e14

10. Maertens J, Van Eldere J, Verhaegen J, et al. Use of circulating galactomannan screening for early diagnosis of invasive aspergillosis in allogeneic stem cell transplant recipients. J Infect Dis, 2002, 186: 1297-1306

11. Maertens JA, Klont R, Masson C, et al. Optimization of the cutoff value for the Aspergillus double-sandwich enzyme immunoassay. Clin Infect Dis, 2007, 44: 1329-1336

12. Pfeiffer CD, Fine JP, Safdar N. Diagnosis of invasive aspergillosis using a galactomannan assay: a meta-analysis. Clin Infect Dis, 2006, 42: 1417-1427

13. Maertens J, Theunissen K, Verhoef G, et al. Galactomannan and computed tomography-based preemptive antifungal therapy in neutropenic patients at high risk for invasive fungal infection: a prospective feasibility study. Clin Infect Dis, 2005, 41: 1242-1250

14. Ku NS, Han SH, Choi JY, et al. Diagnostic value of the

serum galactomannan assay for invasive aspergillosis: it is less useful in non-haematological patients. Scand J Infect Dis, 2012, 44: 600-604

15. Steinbach WJ, Addison RM, McLaughlin L, et al. Prospective Aspergillus galactomannan antigen testing in pediatric hematopoietic stem cell transplant recipients. Pediatr Infect Dis J, 2007, 26: 558-564

16. Hayden R, Pounds S, Knapp K, et al. Galactomannan antigenemia in pediatric oncology patients with invasive aspergillosis. Pediatr Infect Dis J, 2008, 27: 815-819

17. 中华医学会呼吸病学分会. 中国成人社区获得性肺炎诊断和治疗指南 (2016 年版). 中华结核和呼吸杂志, 2016, 39 (4): 253-279

18. Kalil AC, Metersky ML, Klompas M, et al. Management of adults with Hospital-acquired and ventilator-associated pneumonia: 2016 Clinical Practice Guidelines by the Infectious Diseases Society of America and the American Thoracic Society. Clin Infect Dis, 2016, 63 (5): e61-e111

19. Lewinsohn DM, Leonard MK, LoBue PA, et al. Official American Thoracic Society/Infectious Diseases Society of America/Centers for Disease Control and Prevention Clinical Practice Guidelines: Diagnosis of Tuberculosis in Adults and Children. Clin Infect Dis, 2017, 64 (2): e1-e33

20. Montravers P, Snauwaert A, Welsch C. Current guidelines and recommendations for the management of skin and soft tissue infections. Curr Opin Infect Dis, 2016, 29 (2): 131-138

21. Kozinn PJ, Taschdjian CL. Candida albicans: saprophyte or pathogen？ A diagnostic guideline. JAMA, 1966, 198 (2): 170-172

22. Stevens DL, Bisno AL, Chambers HF, et al. Practice guidelines for the diagnosis and management of skin and soft tissue infections: 2014 update by the Infectious Diseases Society of America. Clin Infect Dis, 2014, 59: e10-e52

23. May AK, Stafford RE, Bulger EM, et al. Treatment of complicated skin and soft tissue infections. Surg Infect, 2009, 10: 467-499

24. Mazuski JE, Tessier JM, May AK, et al. The Surgical Infection Society Revised Guidelines on the Management of Intra-Abdominal Infection. Surg Infect (Larchmt), 2017, 18 (1): 1-76

25. Zhao T, Fang X, Liu Y, et al. Resistance phenotypes and genotypes of erythromycin-resistant Streptococcus pneumoniae isolates in Beijing and Shenyang, China. Antimicrob Agents Chemother, 2004, 48 (10): 4040-4041

26. Guyatt GH, Oxman AD, Schünemann HJ, et al. GRADE guidelines: A new series of articles in the Journal of Clinical Epidemiology. J Clin Epidemiol, 2011, 64 (4): 380-382

27. Sociedad Española de Quimioterapia, Sociedad Española de Medicina Interna, Asociación Española de Cirujanos. Treatment guide for skin and soft tissue infections. Spanish Chemotherapy Society, Spanish Internal Medicine Society, Spanish Association of Surgeons. Rev Esp Quimioter, 2006, 19: 378-394

实用临床微生物学检验与图谱

（上 册）

主 编　陈东科　孙长贵　徐和平

副主编　马筱玲　魏莲花　胡付品

主 审　张秀珍　汤一苇　王金良

　　　　童明庆　李若瑜

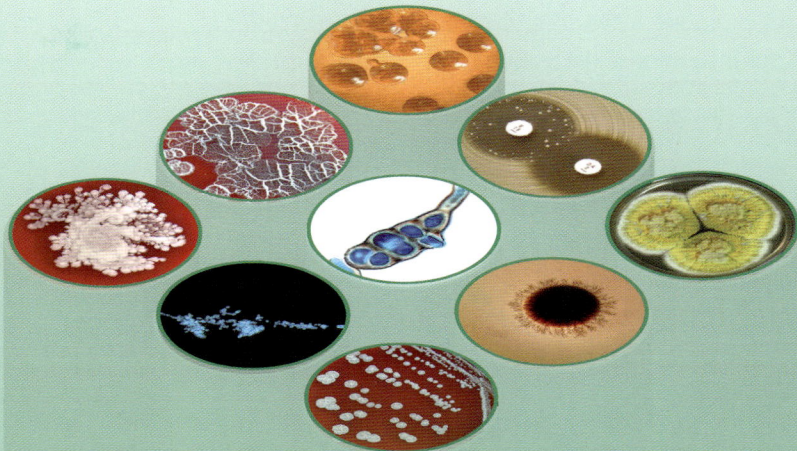

人民卫生出版社

·北 京·

图书在版编目（CIP）数据

实用临床微生物学检验与图谱 : 上下册 / 陈东科，
孙长贵，徐和平主编 . -- 北京 : 人民卫生出版社，
2025. 5. -- ISBN 978-7-117-37621-1

Ⅰ. R446. 5-64

中国国家版本馆 CIP 数据核字第 2025V7E845 号

| 人卫智网 | www.ipmph.com | 医学教育、学术、考试、健康，购书智慧智能综合服务平台 |
| 人卫官网 | www.pmph.com | 人卫官方资讯发布平台 |

实用临床微生物学检验与图谱
Shiyong Linchuang Weishengwuxue Jianyan yu Tupu
（上、下册）

主　　编：陈东科　孙长贵　徐和平

出版发行：人民卫生出版社（中继线 010-59780011）

地　　址：北京市朝阳区潘家园南里 19 号

邮　　编：100021

E - mail：pmph @ pmph.com

购书热线：010-59787592　010-59787584　010-65264830

印　　刷：人卫印务（北京）有限公司

经　　销：新华书店

开　　本：889×1194　1/16　　总印张：111

总 字 数：3282 千字

版　　次：2025 年 5 月第 1 版

印　　次：2025 年 6 月第 1 次印刷

标准书号：ISBN 978-7-117-37621-1

定价（上、下册）：998.00 元

打击盗版举报电话：**010-59787491**　E-mail：WQ @ pmph.com

质量问题联系电话：**010-59787234**　E-mail：zhiliang @ pmph.com

数字融合服务电话：**4001118166**　E-mail：zengzhi @ pmph.com

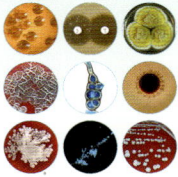

编 者

（按姓氏汉语拼音排序）

陈　峰　上海交通大学医学院附属新华医院
陈　会　江西省人民医院
陈东科　北京医院
陈栎江　温州医科大学附属第一医院
陈默蕊　潮州市中心医院
陈杏春　广西壮族自治区人民医院
陈知行　四川大学华西医院
成　军　中国人民解放军联勤保障部队
　　　　第九〇三医院
何　超　四川大学华西医院
胡付品　复旦大学附属华山医院
季　萍　新疆医科大学第一附属医院
贾　伟　宁夏医科大学总医院
康　梅　四川大学华西医院
蓝如束　广西壮族自治区江滨医院
李　伟　中国疾病预防控制中心传染病预防
　　　　控制所
林　吉　四川大学华西医院
卢先雷　成都市第五人民医院
鹿秀海　山东第一医科大学附属眼科医院
吕火烊　浙江省人民医院
马　莹　四川大学华西医院
马筱玲　中国科学技术大学附属第一医院
乔　甫　四川大学华西医院
屈平华　佛山大学
单　斌　昆明医科大学第一附属医院
沈继录　安徽医科大学第一附属医院
帅丽华　九江学院附属医院
苏丹虹　广州医科大学附属第一医院

孙长贵　中国人民解放军联勤保障部队
　　　　第九〇三医院
王　鹏　首都儿科研究所附属儿童医院
卫　丽　四川大学华西医院
魏莲花　甘肃省人民医院
吴　庆　温州医科大学附属第一医院
徐春晖　中国医学科学院血液病医院
徐和平　厦门大学附属第一医院
杨　青　浙江大学医学院附属第一医院
杨　锐　甘州区人民医院
杨　燕　浙江大学校医院
喻　华　四川省医学科学院·四川省人民医院
曾贤铭　中国人民解放军联勤保障部队
　　　　第九〇三医院
占　萍　上海中医药大学附属第七人民医院
张　嵘　浙江大学医学院附属第二医院
张金艳　河北医科大学第四医院
赵建宏　河北医科大学第二医院
赵旺胜　江苏省人民医院
郑美琴　温州医科大学附属眼视光医院
周　密　苏州大学附属儿童医院
周　伟　四川大学华西第二医院
周海健　中国疾病预防控制中心传染病预防
　　　　控制所
周树平　江西省儿童医院
周铁丽　温州医科大学附属第一医院
朱涛辉　温州医科大学
邹明祥　中南大学湘雅医院

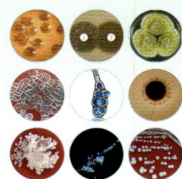

致　谢

　　以下人员和集体未直接参与写作,所以未列在作者名单中,在本图谱的编撰中提供了部分图片、菌株、试剂,协助完成了对菌株进行鉴定等工作,在此一并致谢。

　　白雅红、陈海、曹存巍、冯银霞、龚萍、李海英、李慢、梁立全、罗凯、冉玉平、王东梅、王露霞、徐慧、郑文爱、杨先旭、杨天赐、郑瑞、胡龙华、温海楠、向丽丽、陶佳、吴瑾滨、时东彦、陈启航、张青、徐令清、王雁、姜登强、易雪莲、郑琳、余清源、杨先旭、张建中、李娟、栗冬梅、滕中秋、秦天等,以及北京医院检验科微生物室、北京医院病理科、首都医科大学附属北京同仁医院检验科微生物实验室、广东省中医院大学城医院检验科陈茶团队、四川大学华西医院医院感染管理部、上海皓信生物科技有限公司、珠海美华医疗科技有限公司、温州市康泰生物科技有限公司、杭州滨和微生物试剂有限公司、珠海贝索生物技术有限公司、珠海恒屹生物科技有限公司等。

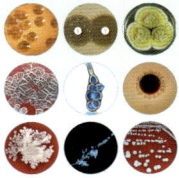

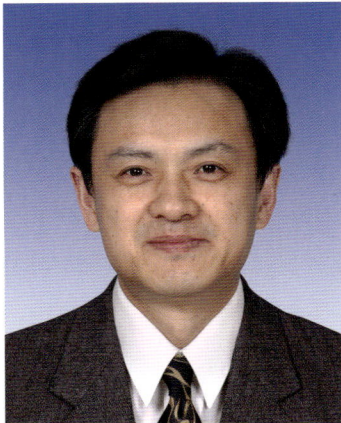

陈东科，副主任检验师，就职于北京医院检验科微生物室，从事临床微生物学检验工作30余年，在感染性疾病病原学诊断、病原菌的分离与鉴定、病原微生物形态学、病原菌耐药监测、菌种保存、抗生素药效学研究方面有深入研究。发表论文90余篇，主编《实用临床微生物学检验与图谱》《临床微生物学检验图谱》等专著5部，副主编专著3部，主审专著1部，参编专著11部。主持科研课题4项，直接参与课题工作26项。参加"八五"国家重点科技项目"肺心病绿脓假单胞菌感染的发病机理与防治"的研究工作，获北京市科学技术奖三等奖1项，局级新技术奖及成果奖27项，国家实用新型发明专利4项。受聘为国家食品药品监督管理局医疗器械技术审评中心审评专家，国家创新医疗器械特别审查申请审查专家组专家，国家药品监督管理局医疗器械技术审评中心医疗器械技术审评专家咨询委员会委员，国家药品监督管理局传染性疾病检测技术研究与评价重点实验室学术委员会委员，中国医师协会检验医师分会第三届委员会委员，兼老年病检验医学专家委员会、微生物质量控制专家委员会委员，中国非公立医疗机构协会检验医学分会首届委员会常务委员，北京大学图书馆《中文核心期刊要目总览》审评专家，《中华医院感染学杂志》第四届编辑委员会编委，《中国热带医学》杂志编辑委员会委员(第三届、第四届)，《中国抗生素杂志》编辑委员会委员(第九届、第十届)，《国外医药抗生素分册》第九届编辑委员会委员，《临床检验杂志》编辑委员会委员(第六届、第七届)，《疾病监测》杂志第九届编辑委员会委员，兼任《中华医学杂志》《中华检验医学杂志》《中华流行病学杂志》《临床检验杂志》《中国抗生素杂志》《国外医药抗生素分册》《中国热带医学》杂志、《中华老年骨科与康复电子杂志》《中国计划生育学杂志》等审稿专家。被国家卫生健康委员会合理用药专家委员会聘为全国基层医疗机构细菌耐药监测培训("萌芽"计划)实践指导老师及全国细菌耐药监测网培训专家。

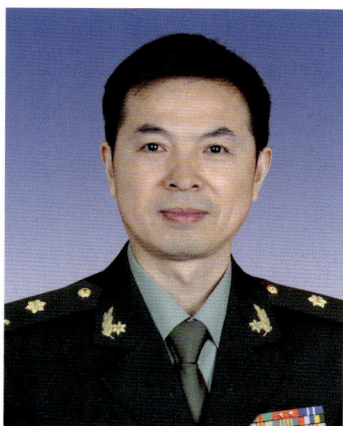

孙长贵，主任技师，曾任中国人民解放军第一一七医院检验科主任，中国人民解放军南京军区医学检验质量控制中心主任，江苏大学和温州医学院兼职教授，硕士研究生导师。曾任全军检验医学专业委员会委员，南京军区检验医学专业委员会副主任委员，中国微生物学会临床微生物学专业委员会、分析微生物学专业委员会委员，中国医疗保健国际交流促进会检验医学分会常务委员，中国研究型医院学会检验医学专业委员会委员，欧洲临床微生物和感染病学会药敏委员会华人抗菌药物敏感性试验委员会委员，浙江省医学会检验医学分会副主任委员，浙江省医师协会检验医师分会常务委员，浙江省医学会医学微生物与免疫学分会委员，浙江省临床检验中心专家委员会委员，杭州市医学会检验医学分会副主任委员。兼任《临床检验杂志》《国际检验医学杂志》《实验与检验医学》杂志和《浙江临床医学》杂志编委，《中华医学杂志》《中华检验医学杂志》《浙江大学学报（医学版）》和中国临床案例成果数据库等杂志和平台审稿专家。获军队科技进步奖或医疗成果奖6项，国家发明专利2项，发表学术论文120余篇，主编/副主编专著5部，参与编写专著10部。

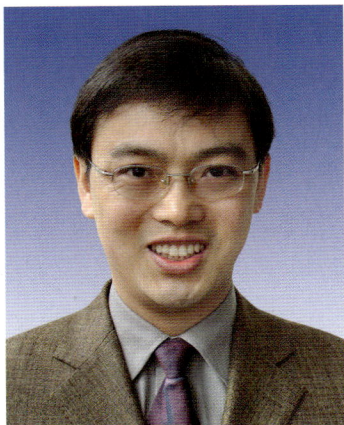

徐和平，主任技师，就职于厦门大学附属第一医院检验科，厦门大学公共卫生学院副教授，厦门医学院兼职教授。参加工作30余年，主要研究方向为临床微生物学检验、细菌与真菌耐药机制及形态学，主持或参与多项国家、省部级科研课题，发表SCI、国家级和省级核心期刊论文40余篇。主编本科教材《临床形态学检验实验》(人民卫生出版社)、《医学真菌检验与图解》(第1版、第2版)、《WHO真菌重点病原体感染实验诊断与临床治疗》，副主编《真菌感染病例与病原检测》《临床病原生物学检验形态学》，参编、参译多本医学专著。受聘为国家卫生健康委员会全国真菌病监测网专家委员会委员，中国医药教育协会临床微生物专业委员会常务委员，中国中西医结合学会检验医学专业委员会感染性疾病实验室诊断学术委员会常务委员，世界华人医师协会医学真菌专业委员会委员，中国微生物学会真菌学专业委员会委员，中国医疗保健国际交流促进会临床微生物学分会委员，中国医学装备协会检验医学分会临床检验装备学组委员等。受聘为《医学参考报微生物与感染频道》和《中国真菌学杂志》常务编委、《中国抗生素杂志》和《中国热带医学》杂志编委，兼任《医学参考报微生物与感染频道》《中国抗生素杂志》《中国热带医学》杂志、《中国真菌学杂志》等多本期刊的审稿专家。

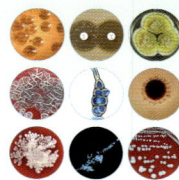

内容简介

　　《实用临床微生物学检验与图谱》(上下册)由陈东科、孙长贵和徐和平教授主编,由国内从事临床微生物学检验一线工作和科研教学的 52 位专业人员,参考国内外最新研究成果和文献资料,在 2011 年出版的《实用临床微生物学检验与图谱》基础上结合自己工作积累,共同编写修订完成。全书共分十篇、四十二章。主要内容包括临床微生物学检验技术与方法,临床常见标本的微生物学检验,临床细菌学检验,临床真菌学检验,临床病毒学检验,人体寄生虫感染的检验,抗微生物药物和敏感性试验方法,医院感染与监测,临床微生物学实验室管理与质量控制和感染性疾病的组织病理学诊断等。在临床细菌和真菌检验方面,主要描述细菌和真菌的分类与命名、生物学特性、鉴定与鉴别、抗菌药物敏感性和临床意义等。内容实用、条理清晰,体现了临床细菌和真菌的最新分类地位和鉴定思路。使专业读者能在短时间内更为方面快捷地掌握临床微生物分类和鉴定知识。附录中介绍了微生物菌种保藏方法、常用抗感染药物的英汉名词对照和感染性疾病诊疗相关指南简介等内容,方便读者查阅。

　　本书系统精选了作者数十年潜心积累的临床细菌、真菌和寄生虫等培养、直接镜检和涂片染色镜检等图片 3 500 余幅,还包括示意图和操作流程图。图片精美、视觉效果好,对常规工作中识别和鉴定微生物带来非常大的帮助。

　　本书内容新颖实用、图文并茂,利于临床实践,可供临床微生物学实验室、疾病预防控制中心微生物实验室检验医师和技师、病理科医师、感染控制技术人员,以及医学院校微生物检验专业教师、学生和专业研究人员等工作、学习中借鉴参考。

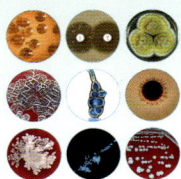

由陈东科、孙长贵、徐和平主编的《实用临床微生物学检验与图谱》(上下册),经数年的修订、增容和多位国内专家参与,以全新的面貌与广大读者见面了,可喜可贺!

作为一名老临床微生物检验人,我由衷地感到喜悦,也为我国临床微生物检验界人才辈出,能联手贡献出如此内容新颖、全面,文图并茂,独具特色的精品专著而倍感欣慰。

承蒙主编信任,委我为审阅人之一,得以优先阅读。经审阅,认为此书具如下三个特点:

一、**独具特色**。本书以微生物形态学为特色,精选出 3 500 余幅图片,有许多少见的病原性和高致病性微生物形态图片,实为可贵。我们需要了解的是,临床微生物诊断技术虽经历了传统、诊断、数字、自动化仪器、分子和基因技术各阶段,但它们之间是相互补充和融合,而不是扬弃。各阶段仍是以形态学诊断为基础和基本功,不可有所忽视,尤其是对初学者。故本书对于纠正现今的只依靠自动化仪器,而忽视基本功的倾向有着重要现实意义。

二、**内容先进,与时俱进**。本书反映了当代临床微生物检验技术的最新进展,如 MALDI-TOF-MS(基质辅助激光解吸电离 - 飞行时间质谱)技术、基因测序技术,新的细菌分类和命名,将抗微生物敏感试验分为细菌、真菌、病毒和寄生虫分述等,并提供这些新技术应用的图片。

三、**印刷精美,图文并茂,引人入胜,使读者易懂易学**。堪称国内临床微生物检验类图书之精品,其图谱与国外出版的图书相比也绝不逊色。

如本书能围绕图谱这一中心和特色来安排有关技术各章节,则更臻完美。

我相信,《实用临床微生物学检验与图谱》(上下册)的出版发行将有利于我国临床微生物检验事业的迅速发展,推动我国检验医学的大踏步前进!

王金良 教授
主任技师

前　言

　　《实用临床微生物学检验与图谱》一书自 2011 年出版以来，深受广大临床医务工作者和医学院校微生物检验专业师生，尤其是临床微生物检验人员的欢迎和好评。为适应学科的快速发展，我们于 2017 年启动了修订工作。

　　本书在继承 2011 年版精华内容的基础上，参考了美国微生物学会 2015 年和 2019 年出版的《临床微生物学手册》第 11 版和第 12 版、《伯杰系统细菌学手册》(第 2 版)2~5 卷、最新检测技术及分类研究成果等，进行了修订更新。在内容安排上从九篇四十章增加到十篇四十二章，新增了抗病毒药物和敏感性试验方法、抗寄生虫药物和敏感性试验方法及常见感染病原体的组织病理学诊断方法三章内容，将原第七篇第三十五章细菌耐药性检测与监测合并到抗细菌药物和敏感性试验方法一章。应临床一线广大微生物检验工作人员要求，在第一篇第一章中增加了显微摄影的内容，简要介绍在临床微生物检验工作中的摄影方法。第五章中增加基质辅助激光解吸电离飞行时间质谱技术在临床微生物检验中的应用和全实验室自动化内容。由于质谱和测序技术的应用，使得以前不能鉴定到种的菌株获得明确鉴定。在第二篇临床常见标本的微生物学检验中，增加眼、耳、鼻、喉部感染标本，深部组织标本的采集、运送及处理，以及眼、耳、鼻、喉标本中常见病原菌及检验流程的内容。第三篇第十一章细菌分类与命名中增加细菌新种的鉴定、命名和合格发表等内容。在需氧革兰氏阳性球菌、需氧革兰氏阴性球菌、需氧革兰氏阳性杆菌、肠杆菌科及相关细菌、非发酵菌及少见革兰氏阴性杆菌、专性厌氧菌和弯曲、螺旋形革兰氏阴性杆菌等章节中新增一些少见菌属和菌种的描述，涉及少见菌属达 120 个属。第四篇临床真菌学检验第二十五章标题改为病原性酵母及酵母样真菌和双相真菌，将原第二十七章条件致病真菌的毛孢子菌属、马拉色菌属、地霉属和肺孢子菌属转移到此章描述，并增加了新伊蒙菌属、拉钱斯菌属、大孢酵母菌属，以及其他酵母菌及类酵母样真菌和少见菌属等 9 个菌属的内容。条件致病真菌部分新增加了蛙粪霉属、耳霉属和鳞质霉属等 33 个菌属。对细菌和真菌最新的菌种分类和命名进行描述和更新。第七篇抗微生物药物和敏感性试验方法，分为细菌、真菌、病毒和寄生虫四章描述，条理清晰、内容更新、完整实用。病理报告是感染性疾病确诊的诊断性报告，在疑难病例的会诊、病例报告资料的整理等方面都是不可或缺的，由于方法学的不同，在病原微生物形态学诊断的过程中，病理检验与临床微生物学检验在结果的判断与审核过程是有细微差别的，为了让从事临床微生物学检验工作的读者能够了解和看懂病理检测报告结果，新增一章常见感染病原体的组织病理学诊断方法内容，该章节内容分五节着重介绍了病理学及其技术特点概述、常用组织学检测技术及应用、常见病毒感染

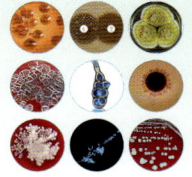

及其病理诊断方法、常见原虫感染及其病理诊断方法等技术和方法,希望能对广大读者有所帮助。

图片仍是本书的亮点,在保留 2011 年版图谱中大部分经典图片的基础上,作者从 40 余万幅细菌、真菌和寄生虫等图片中精选了 3 500 余幅,替换更新 2011 年版中的图片,包括标本直接镜检、不同染色方法后镜检、细菌或真菌在不同培养基上的菌落形态、细菌耐药机制的不同表型、培养基质量控制、生化反应特点和各种实验室方法学图片等。部分形态特殊的细菌采用电子显微镜扫描成像技术制图。图片精美、视觉效果好,镜下及菌落形态学特征清晰易辨,易于学习。本书在编辑过程中得到中国疾病预防控制中心传染病预防控制所专家的帮助,补充了部分高致病性微生物的图片。图片的选择和编辑也听取了广大读者的意见和建议,采用大菌落用大图(全平板),小菌落用小图(平板局部放大),以及多种染色方法的应用,同时运用了先进的拍摄技术和技巧,突出了形态学特征,更加易于读者对菌落和显微镜下形态特征的识别。由于版面的限制,本版图谱的用图都是经过反复筛选、精而又精,未能入选的图片争取在下一版进行补充。

本书可供临床微生物学实验室、疾病预防控制中心微生物实验室检验医师和技师、病理科医师、感染控制技术人员,以及医学院校微生物检验专业教师、学生和专业研究人员等工作、学习中借鉴参考。

在本书的编写过程中,有幸邀请到王金良教授、童明庆教授、张秀珍教授、汤一苇教授和李若瑜教授作为本书的主审,他们给本书的编写提出了许多宝贵意见和建议,在此谨向各位教授和专家的辛勤劳动表示诚挚的谢意。最后感谢各位编者的辛勤劳动和努力,感谢提供图片、菌株及帮助鉴定菌种的同行朋友们,由于你们的无私帮助使得本书的内容如此丰富多彩。

修订版在质量和内容方面均比 2011 年版更为完善,但由于在修订过程中几经改版,后期时间比较仓促,加之水平有限,不当、疏漏和错误之处在所难免,欢迎专家、同行和广大读者批评指正。

陈东科　孙长贵　徐和平
2023 年 2 月

目 录

上　　册

第一篇　临床微生物学检验技术与方法

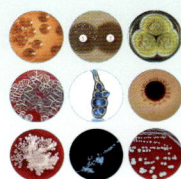

第二篇　临床常见标本的微生物学检验

第三篇　临床细菌学检验

下　册

第四篇　临床真菌学检验

第五篇　临床病毒学检验

第六篇　人体寄生虫感染的检验

第七篇　抗微生物药物和敏感性试验方法

第八篇　医院感染与监测

第九篇　临床微生物学实验室管理与质量控制

第十篇　感染性疾病的组织病理学诊断

附　　录

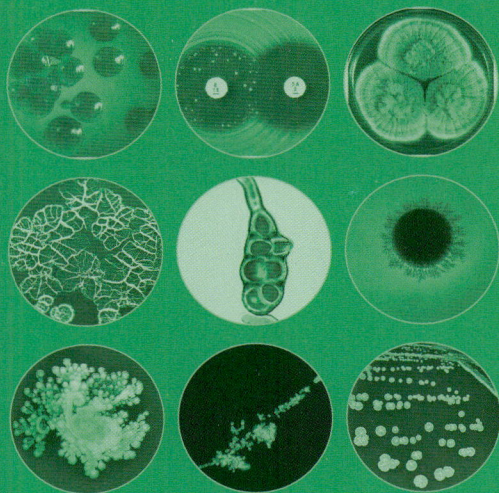

第一章

显微镜与临床微生物检验摄影方法

第一节　普通光学显微镜

一、用途

用于细菌菌体染色性、形态和大小、细胞形态学、寄生虫及病毒包涵体等的观察,以及细胞计数等。

二、基本构造

普通光学显微镜的基本构造主要分为机械和光学两部分。

(一)光学部分

1. 目镜　也称接目镜,装在镜筒的上端,上面刻有 5×、10× 或 15× 符号以表示其放大倍数,一般装的是 10× 的目镜。

2. 物镜　也称接物镜,装在镜筒下端的旋转器上,为显微镜最主要的光学装置。一般装有 3 个接物镜,分为低倍镜(10×)、高倍镜(40×)和油浸镜(100×)。此外,在不同倍数物镜上还常刻有不同颜色的圈线,以示区别。物镜上通常标有放大倍数、数值孔径[亦称镜口率(N.A.)]等参数,如 10×/0.25,40×/0.65,100×/1.25。数值孔径反映该镜头分辨率的大小,其数字越大,表示分辨率越高。

显微镜的放大倍数是物镜的放大倍数与目镜的放大倍数的乘积,如物镜为 10×,目镜为 10×,其放大倍数就为 10×10=100。

3. 聚光器　也称集光器,位于载物台下方,可上下移动,由聚光镜和光圈组成,其作用是调节和集中光线,把光线集中到所要观察的标本上。

4. 反光镜　较早生产的普通光学显微镜借助反光镜进行采光。反光镜装在镜座上面,可自由转动方向,有平、凹两面,其作用是将光源光线反射到聚光器上,再经通光孔照明标本,凹面镜聚光作用

强,适于光线较弱的时候使用,平面镜聚光作用弱,适于光线较强时使用。

5. 内置光源　新近生产的显微镜一般直接在镜座上安装光源,并有电流调节螺旋/推拉杆,用于调节光照强度。光源类型有卤素灯、钨丝灯、汞灯、荧光灯、金属卤化物灯等。

显微镜的光源照明方法分为两种:透射型与反射(落射)型。透射型是指光源由下而上(透射照明)通过透明的镜检对象;反射型显微镜则是以物镜上方打光到(落射照明)不透明的物体上。

(二)机械部分

1. 镜筒　在显微镜上方,为一金属空心圆筒,光线从中通过。上端接目镜,下端与物镜转换器连接。镜筒有单筒和双筒两种,单筒可分为直立式和倾斜式,双筒都是倾斜式。双筒镜筒有调距装置,可调节两镜筒之间的宽度,镜筒上还装有视度调节。镜筒上缘到物镜转换器螺旋下端的距离称为镜筒长度或机械长度。

2. 镜臂　一端连于镜座,一端连于镜筒,支撑和固定镜筒、载物台及调焦装置,是移动显微镜的把手。

3. 镜座　是显微镜的底部,用以支持整个镜体。

4. 旋转器　也称物镜转换器,接于镜筒的下方,可自由转动,盘上有 3~4 个圆孔,是安装物镜部位,转动旋换器,可以调换不同倍数的物镜。

5. 镜台　也称载物台,在镜筒下方,形状有方、圆两种,用以放置玻片或标本,中央有一通光孔,镜台上装有玻片或标本移动装置,移动装置左侧有弹簧夹,用以夹持玻片或标本,镜台下有移动装置调节杆,可使玻片或标本作左右、前后方向的移动。

6. 调焦装置　安装在镜臂的两侧，与载物台或镜筒连接。调焦装置包括粗/细调焦旋钮，转动调焦旋钮可使载物台或镜筒上下移动，以调节焦距，使标本与物镜的距离等于物镜的工作距离。

三、操作方法及注意事项

（一）操作方法

1. 取镜和放置　搬动或取显微镜时，一般右手紧握镜臂，左手托住镜座，将显微镜放在自己前方的实验台上，镜座后端距桌边 5~8cm，以自己坐着观察舒适为宜。

2. 对光　用拇指和中指转动旋转器，使低倍镜对准镜台的通光孔。打开光圈，上升聚光器，并将反光镜转向光源，然后眼睛在目镜中观察，同时调节反光镜方向，直到视野内的光线均匀、明亮为止。目前使用的显微镜大部分是带可调光线强弱的电灯光源，不需要调节反光镜，只有使用自然光或外界光源的显微镜才需要调节反光镜。

3. 放置标本　取制备好标本的玻片放在镜台上，使有盖玻片的一面朝上，用弹簧夹夹住玻片，然后旋转移动装置调节杆，将所要观察的部位调到通光孔的正中。

4. 调节焦距　以左手按逆时针方向转动粗调焦装置，肉眼观察使镜台缓慢地上升至标本片距物镜约 5mm 处。勿上升过多，以免造成镜头或标本片的损坏。两眼在目镜上观察，左手顺时针方向缓慢转动粗调焦装置，使镜台缓慢下降，待视野中出现物像后，通过转动细调焦装置使物像清晰。如果物像不在视野中心，可调节标本移动装置将物像调到中心，注意移动玻片的方向与视野物像移动的方向是相反的。如果视野内的亮度不合适，可通过升降聚光器的位置或调节光圈的大小来实现。

5. 物镜的使用

（1）低倍镜的使用：无论作何种检查，均应从低倍镜开始。先将低倍镜的位置固定好，然后放置标本片，调节亮度调整旋钮或转动反光镜，调好光线，按上述调节焦距要求调节焦距进行观察。低倍镜视野大，有利于观察标本的全貌，也可利用标本移动装置移动标本片寻找观察的目标。如有必要，可将寻找到的目标移至视野中心，把物像调节到最清晰的程度，为高倍镜观察做好准备。

（2）高倍镜的使用：显微镜的设计一般是共焦点的，低倍镜对准焦点后，转换到高倍镜基本上也

对准焦点，只要稍微转动微调即可。转动旋转器，换上高倍镜头，转换高倍镜时转动速度要慢，并从侧面进行观察（防止高倍镜头碰撞玻片），如高倍镜头碰到玻片，说明低倍镜的焦距没有调好，应重新操作。调节细调焦装置直至获得清晰的物像。如果视野的亮度不合适，可用聚光器和光圈加以调节。需要更换玻片标本时，必须顺时针（切勿转错方向）转动粗调节器使镜台下降，方可取下玻片标本。

（3）油浸镜使用：在使用油浸镜之前，必须先经低、高倍镜观察，然后将需进一步放大的部分移到视野中心。将聚光器上升到最高位置，光圈开到最大。转动转换器，使高倍镜头离开通光孔，在需观察部位的玻片上滴加一滴香柏油，然后慢慢转动转换器来转换油浸镜，在转换油浸镜时，从侧面观察镜头与玻片之间的距离，油浸镜转到位后，调节粗调焦旋钮使镜头浸入油中，注意不要压破载玻片。用眼睛观察目镜，并缓慢转动细调焦旋钮至物像清晰为止。

（二）注意事项

1. 使用时，一定要小心谨慎、正确操作，操作不当或操作方法错误会造成仪器的损坏。

2. 使用高倍镜观察液体标本时，一定要加盖玻片。否则，不仅清晰度下降，而且液体容易浸入高倍镜的镜头内，使镜片遭受污染和腐蚀。

3. 使用油浸镜时，镜台要保持水平，防止油流动。油浸镜所用的油要洁净，聚光镜要提高到最高点，并放大聚光镜下的光圈，否则会降低数值口径而影响分辨率。油镜使用后，一定要擦拭干净（用乙酸乙酯代替二甲苯进行脱油以减少毒性污染）。香柏油在空气中暴露时间过长，会变稠和干涸，此时再去擦拭比较困难。

4. 粗/细调焦旋钮是显微镜机械装置中较精细而又容易损坏的元件，转到限位以后，就转不动了。此时，不能强行再转动，否则，必然损坏元件。调焦时，应先用粗调调焦，待初见物像后，再改用细调调焦。

5. 显微镜使用后，转动粗调焦旋钮，使镜台下降（或使镜筒上升），取下标本玻片，然后先用擦镜纸擦去油镜上的香柏油，再用擦镜纸蘸少量乙酸乙酯或乙醚（不能用酒精）擦去沾在油镜上的镜油，最后用擦镜纸擦净镜头。把镜头转成"八"字形，套上镜罩后放好。

6. 使用内置光源时应注意光源的保护，使用

完毕应先将光源调节螺旋/推拉杆调回到最低位置再关闭电源开关,下次开启前应检查光源调节螺旋/推拉杆是否在最低位置,如果不在最低位置,应先将光源调节螺旋/推拉杆调至最低位置再打开电源开关(以防瞬间电流过大损坏电源),然后再调至所需亮度。

7. 显微镜出故障后不要勉强使用,否则可能引起更大的故障和不良后果。

四、维护保养与注意事项

1. 防潮　机械部件受潮易生锈,光学镜片受潮易生雾长霉,因此,除房间应干燥外,显微镜箱内应放置干燥剂。物镜如长期不用,应卸下置于含干燥剂的密闭容器中保存。

2. 防尘　应经常保持显微镜的清洁,防止灰尘进入光学和机械系统,影响观察效果和增加机械磨损。不用时应置于镜箱内或用丝绸布或塑料罩遮盖。

3. 防腐蚀　显微镜喷漆部件不能接触强酸、强碱、氯仿及醚、醇类等化学试剂,以免对显微镜产生腐蚀作用。

4. 防震与防热　强烈的震动会使光学元件的相对位置发生改变或机械部件变形损坏,影响显微镜的精度。因此,搬动显微镜时,动作要轻、稳,用右手握住镜臂,左手托镜座,严禁一只手提着显微镜走,切勿与其他物体碰撞。要避免阳光直接照晒显微镜,也不要靠近高温物品或火源,以免引起镜片脱胶。

5. 机械部件的清洁及保养　可用棉纱或绸布擦拭机械部件,不能使用乙醇、乙醚等有机溶剂擦拭,以免损伤漆面。齿轮、齿条、滑动槽和光圈,可用无酸凡士林润滑,螺旋和其他接合部则应经常用优质润滑油润滑。

6. 光学系统的清洁　每次使用完毕,目镜、物镜、聚光器和反光镜可用干净毛笔、吹风球或擦镜纸清扫、擦拭,将灰尘除去。如果镜片表面有擦不掉的污物、油渍或手指印以及镜片生雾长霉时,可用脱脂棉签蘸少量乙醇和乙醚的混合液(20% 乙醚、80% 乙醇)擦拭。镜片表面有一层紫蓝色的透光膜,不要误作污物来擦拭。乙醚和乙醇不可用得过多,以免脱胶。对于物镜内部镜片上有灰尘、污物或霉点等情况,严禁自行拆卸,可请专业修理工程师拆卸、清洁。

7. 在任何情况下操作人员不能用棉花球、干布块或干镜头纸擦拭镜头表面,否则会刮伤镜头表面,严重损坏镜头,也不要用水擦拭镜头,这样会在镜头表面残留一些水迹,可能滋生霉菌,严重损坏显微镜。

8. 所有镜头均经校正,特别是物镜不得自行拆开,以免影响镜头成像质量。

9. 显微镜不工作时应切断电源,不用的物镜应放入物镜盒内,最好放入干燥箱内保管。

(朱涛辉　孙长贵)

第二节　暗视野显微镜

一、用途

在微生物学检查中,暗视野显微镜主要用于检查未染色的活体细菌,尤其是未染色的活螺旋体的形态和动力等。

二、基本构造

暗视野显微镜的基本构造与普通光学显微镜相似,不同之处是暗视野聚光器取代明视野聚光器。该聚光器的中央为不透光的黑色遮光板,使照明光线不能直接上升进入物镜内,只允许被标本反射或散射的光线进入物镜,因而视野的背景是黑暗,物体的边缘是亮的。

光源一般选用人工光源,用弧光灯或光线较强的显微镜灯。

三、操作方法与注意事项

(一) 操作方法

1. 从聚光器支架上取下明视野聚光器,换上暗视野聚光器,使暗视野聚光器上端的透镜面与载物台平齐。

2. 打开电源开关,调节光源强度,在低倍镜下找到聚光器的光亮环状圈,并转动暗视野聚光器两旁的调节螺丝使光亮环状圈移至视野的正中央,并使所见的光环亮度达到最大。

3. 暂时将光源关闭。调节暗视野聚光器稍向下,于聚光器透镜面上端滴加镜油1~2滴。

4. 将标本滴加到载物玻片上,滴加的标本液勿过多或过少。用盖玻片覆盖标本液,勿使液体外溢或产生气泡。

5. 将含标本的载物玻片置于镜台上,上移聚光器,使其与载物玻片紧密接触但不可有气泡存在。

6. 转动旋转器,将低倍镜转至镜台通光孔。开启光源,按常规方法调焦,调节物镜与标本间焦距,用肉眼从目镜观察,以求获得良好的观察效果。

7. 如有必要,可转入高倍镜或油浸镜观察。使用油浸镜时,应在盖玻片上滴加镜油1~2滴。同时缩小油镜上的可变光阑,如果油镜上未带可变光阑,应将油镜旋下,加装一个漏斗状光阑后再安装上去,其目的是缩小油浸镜的数值孔径,以求获得暗视野。上移载物台或将油浸镜头下移,使之与盖

玻片上的镜油接触。调节物镜与标本间焦距,观察暗视野中物像。

8. 使用完毕,关闭电源。

(二)注意事项

除普通光学显微镜提到的注意事项外,还应注意:

1. 使用的载玻片和盖玻片必须高度清洁、完好,不能有污点、油渍和划痕,否则会引起光线散射,影响观察效果。

2. 制作标本时,标本溶液不可太浓,如太浓可用0.9%的氯化钠溶液适当稀释,因微粒过密会看见一片亮。加标本液量不可过多或太少,加好后须盖上盖玻片,勿使液体外溢或产生气泡。

四、维护保养与注意事项

暗视野显微镜的维护保养与注意事项参照普通光学显微镜。

(朱涛辉　孙长贵)

第三节　荧光显微镜

一、用途

用于组织细胞学、微生物学、免疫学、寄生虫学、病理学的研究以及自身免疫病等的诊断。

二、基本构造

荧光显微镜基本构造主要包括光源、滤色系统、光学系统和机械系统等。与普通光学显微镜相比,机械系统和光学系统相似,主要是聚光器、光源有所不同,同时增加了滤色系统。反光镜的反光层一般是镀铝的,因为铝对紫外光和可见光的蓝紫区吸收少,反射达90%以上,而银的反射只有70%;一般使用平面反光镜。

荧光显微镜就其光路来分有两种:一种是透射式荧光显微镜。激发光源是通过聚光器穿过标本材料来激发荧光的。常用暗视野聚光器,也可用普通聚光器,调节反光镜使激发光转射和旁射到标本上。其优点是低倍镜时荧光强,而缺点是随放大倍数增加其荧光减弱,所以对观察较大的标本材

料较好,操作时需要在暗室里进行。第二种是落射式荧光显微镜。这是近代发展起来的新式荧光显微镜,与透射式不同之处是激发光从物镜向下落射到标本表面,即用同一物镜作为照明聚光器和收集荧光的物镜。此种荧光显微镜的优点是视野照明均匀,成像清晰,放大倍数愈大荧光愈强,操作时不需要提供暗室。为了在少增加成本的条件下能开展荧光检测,可以在普通光学显微镜上直接加一个LED(发光二极管)荧光模块改装成荧光显微镜,普通、荧光可以随时切换,而且不影响显微镜的正常使用。

(一)光源

目前多采用超高压汞灯作光源,制作材料用石英玻璃,中间呈球形,内充一定数量的汞,工作时由两个电极间放电,引起水银蒸发,球内气压迅速升高,当水银完全蒸发时,可达50~70个标准大气压力,此过程需5~15分钟。超高压汞灯的发光是电极间放电使水银分子不断解离和还原过程中发射光量子的结果。可发射很强的紫外和蓝紫光,足以

激发各类荧光物质。

（二）聚光器

专为荧光显微镜设计制作的聚光器是用石英玻璃或其他透紫外光的玻璃制成。可分明视野聚光器和暗视野聚光器两种，有些特殊用途安装相差荧光聚光器。

（三）滤色系统

滤色系统是荧光显微镜的重要部件，由激发滤板和压制滤板组成。滤板型号各厂家名称常不统一。滤板一般都以基本色调命名，前面字母代表色调，后面字母代表玻璃，数字代表型号特点。如 BG12，就是蓝色玻璃，B 是蓝色的第一个字母，G 是玻璃的第一个字母；我国产品的名称已统一用拼音表示，如相当于 BG12 的蓝色滤板名为 QB24，Q 是青色（蓝色）拼音的第一个字母，B 是玻璃拼音的第一个字母。有的滤板以透光分界滤长命名，如 K530，就是表示压制滤长 530nm 以下的光而透过 530nm 以上的光。还有的厂家的滤板完全以数字命名，如美国康宁公司的 NO5-58，即相当于 BG12。

1. 激发滤板　激发滤板分薄厚两种，一般暗视野选用薄滤板，亮视野荧光显微镜可选用厚一些的滤板。基本要求是以获得最明亮的荧光和最好的背景为准。根据光源和荧光色素的特点，可选用以下三类激发滤板，提供一定波长范围的激发光。

（1）紫外光激发滤板：可使 400nm 以下的紫外光透过，阻挡 400nm 以上的可见光通过。常用型号有 UG-1 或 UG-5，外加一块 BG-38，以除去红色尾波。

（2）紫外蓝光激发滤板：可使 300~450nm 波长范围内的光通过。常用型号为 ZB-2 或 ZB-3，外加 BG-38。

（3）紫蓝光激发滤板：可使 350~490nm 波长范围内的光通过。常用型号为 QB24（BG12）。

最大吸收峰在 500nm 以上的荧光素（如罗丹明色素）可用蓝绿滤板（如 B-7）激发。

2. 压制滤板　压制滤板的作用是完全阻挡激发光通过，提供相应滤长范围的荧光。与激发滤板相对应，常用紫外光、紫蓝光和紫外紫光 3 种压制滤板。

三、操作方法与注意事项

（一）操作方法

1. 先关闭荧光通道，打开荧光激发器电源，等待 15 分钟。超高压汞灯要预热几分钟才能达到最亮点。如需照相，再开照相机电源。

2. 等待期间，打开显微镜普通光源，在聚光器上滴加 1~2 滴镜油，放置标本片，选用合适的物镜，调整焦距。根据不同型号荧光显微镜的调节装置，调整光源中心，使其位于整个照明光斑的中央。

3. 透射式荧光显微镜需在光源与聚光器之间装上所要求的激发滤片，在物镜的后面装上相应的阻断滤片。落射式荧光显微镜需在光路的插槽中插入所要求的激发滤片 / 双色束分离器 / 阻断滤片的插块。

4. 关闭显微镜普通光源，打开荧光通道。调焦后即可观察。

5. 使用完毕，关闭电源。

（二）注意事项

1. 高压汞灯关闭后不能立即重新打开，否则光源会不稳定，影响汞灯寿命。中途勿切断电源，否则须待冷却后（约 30 分钟）才能再开电源。开机至少 30 分钟才可关机，以免缩短灯泡寿命。

2. 未装滤光片不要用眼直接观察，以免引起眼的损伤。

3. 用油镜观察标本时，必须用无荧光的镜油。油镜使用后应及时用擦镜纸蘸少量乙醚擦掉镜油。

4. 不要污染物镜镜头。一旦污染，先用擦镜纸擦拭一遍，再用显微镜专用擦洗液擦洗，最后用镜纸再擦一遍。用油镜镜头后，以同样方法擦洗。

5. 使用完毕，关闭显微镜电源。

四、维护保养与注意事项

荧光显微镜的维护保养与注意事项参照普通光学显微镜。

（朱涛辉　孙长贵）

第四节　相差显微镜

一、用途

相差显微镜（phase contrast microscope）能观察到透明标本的细节,适用于对活体细胞生活状态下的生长、运动、增殖情况及细微结构的观察。因此,相差显微镜可用于微生物学、细胞和组织培养、细胞工程、杂交瘤技术和细胞生物学等现代生物学方面研究。

二、基本构造

相差显微镜与普通光学显微镜的基本结构是相同的,所不同的是它具有四部分特殊结构:即环状光阑、相板、合轴调节望远镜及绿色滤光片。

1. 环状光阑　具有环形开孔的光阑,位于聚光器的前焦点平面上,光阑的直径大小与物镜的放大倍数相匹配,在使用时只要把相应的光阑转到光路即可。

2. 相板　位于物镜内部的后焦平面上。相板上有两个区域,直射光通过的部分叫"共轭面",衍射光通过的部分叫"补偿面"。带有相板的物镜叫相差物镜,常以"Ph"字样标记在物镜外壳上。相板上镀有两种不同的金属膜:吸收膜和相位膜。吸收膜常为铬、银等金属在真空中蒸发而镀成的薄膜,能把通过的光线吸收 60%~93%,相位膜为氟化镁等在真空中蒸发镀成,能把通过的光线相位推迟 1/4 波长（λ）。

根据吸收膜和相位膜镀法不同可以制造出不同类型的相差物镜。如果吸收膜和相位膜都镀在相反的共轭面上,通过共轭面的直射光不但振幅减弱,而且相位也被推迟 1/4λ,衍射光因通过物体时相位也被推迟 1/4λ,如此使得直射光与衍射光维持在同一个相位上。根据相长干涉原理,合成光等于直射光与衍射光振幅之和,因背景只有直射光的照明,所以通过被检物体的合成光就比背景明亮,这种效果叫负相差。如果吸收膜镀在共轭面,相位膜镀在补偿面,直射光仅被吸收,振幅减少,但相位未被推迟,而通过补偿面的衍射光的相位,则被推迟了两个 1/4λ,因此衍射光的相位要比直射光相位落后 1/2λ。根据相消干涉原理,这样通过被检物体的合成光要比背景暗,这种效果叫正相差。

正相差物镜（positive contrast）用缩写字母"P"表示,负相差物镜（negative contrast）用缩写字母"N"表示。由于吸收膜对通过它的光线的透过率不同,可分为高（high,H）、中（medium,M）、低（low,L）及低低（low-low,LL）四类,构成了负高（negative high,NH）、负中（negative medium,NM）、正低（positive low,PL）和正低低（positive low-low,PLL）四种类型相差物镜,这些字母符号都标在相差物镜的外壳上。可根据被检物体的特性来选择使用不同类型的相差物镜。

3. 合轴调节望远镜　由于环状光阑是通过转盘聚光器与物镜相匹配的,因而环状光阑与相板常不同轴。故相差显微镜配备有一个合轴调节望远镜,用于合轴调节。

4. 绿色滤光片　由于使用的照明光线波长不同,常引起相位的变化,为了获得良好的相差效果,相差显微镜要求使用波长范围比较窄的单色光,通常是用绿色滤光片来调整光源的波长。

三、操作方法与注意事项

（一）操作方法

1. 根据观察标本的性质及要求,挑选适合的相差物镜。

2. 将标本片放到镜台上。

3. 打开电源开关,进行合轴调整。拔去一侧目镜,插入合轴调节望远镜,旋转合轴调节望远镜的焦点,便能清楚看到一明一暗两个圆环。转动聚光器上环状光阑的两个调节钮,使明亮的环状光阑圆环与暗的相板上共轭面暗环完全重叠。如明亮的光环过大或过小,可调节聚光器的升降旋钮,使两环完全吻合。调好后取下合轴调节望远镜,换回目镜。在使用中,如需要更换物镜倍数时,必须重新进行调整。使用油镜时,聚光器上透镜表面和盖玻片表面要同时加上镜油。

4. 放上绿色滤光片,即可进行镜检,镜检操作与普通光学显微镜方法相同。

5. 使用完毕,关闭电源。

（二）注意事项

1. 不同型号的光学部件不能互换使用。

2. 盖玻片和载玻片的影响,标本一定要盖上盖玻片,否则环状光阑的亮环和相板的暗环很难重合。相差观察对载玻片和盖玻片的玻璃质量也有较高的要求,当有划痕、厚薄不均或凹凸不平时会产生亮环歪斜及相位干扰。另外玻片过厚或过薄时会使环状光阑亮环变大或变小。因此,载玻片、盖玻片的厚度应遵循标准。在合轴调节时,如果聚光器已升到最高点或降到最低点而仍不能矫正,说明玻片太厚了,应更换。

3. 标本不能太厚,一般为 5μm 或者更薄,当采用较厚的样品时,样品的上层是很清楚的,深层则会模糊不清并且会产生相位移干扰及光的散射干扰。

4. 视场光阑与聚光器的孔径光阑必须全部开大,而且光源要强,因环状光阑遮掉大部分光,物镜相板上共轭面又吸收大部分光。

四、维护保养与注意事项

相差显微镜的维护保养与注意事项参照普通光学显微镜。

（朱涛辉　孙长贵）

第五节　倒置显微镜

一、用途

用于微生物、细胞、组织培养、悬浮体、沉淀物等的观察,可连续观察细胞、细菌等在培养液中繁殖分裂的过程,在细胞学、寄生虫学、肿瘤学、免疫学、遗传工程学、工业微生物学、植物学等领域有较广泛应用。

二、基本构造

倒置显微镜基本构造与普通显微镜相似,均具有机械和光学两大部分,只不过某些部件安装位置有所不同,如物镜与照明系统颠倒,前者在载物台之下,后者在载物台之上。

三、操作方法与注意事项

（一）操作方法

1. 打开电源开关。

2. 将待观察对象置于载物台上,转动转换器,选择低倍物镜进行观察,根据需要调节双目目镜,舒适为宜。

3. 推拉调节镜体底座上的亮度调节器调光源至适宜。通过调节聚光镜下面的光栅来调节进光量大小。

4. 旋动调节螺钉使视场光栅中心与目镜视场中心重合。

5. 转动转换器,选择合适倍数的物镜,根据需要更换并选择合适的目镜;升降聚光器,以消除或减小图像周围的光晕,提高图像的衬度。

6. 调整载物台及观察对象,选择观察视野,通过目镜观察结果。

7. 观察完毕,取下观察对象,推拉光源亮度调节器至最暗,关闭电源开关。

（二）注意事项

1. $10\times$、$25\times$ 和 $40\times$ 物镜设计时均对 1.5mm 玻片校正像差,在使用时要求培养瓶底厚和盖玻片（或载玻片）厚度为 1.5mm,否则将影响物镜的成像质量,物镜放大倍数越大,影响也越大。

2. 双目观察时,目镜调节圈示值须与两目镜中心距（即瞳孔距）示值相同,否则将影响仪器的成像质量及物镜的齐焦性。

四、维护保养与注意事项

倒置显微镜的维护保养与注意事项参照普通光学显微镜。

（朱涛辉　孙长贵）

第六节　电子显微镜

一、用途

电子显微镜(electron microscope),简称电镜,是使用电子来展示物件的内部或表面的显微镜。可用于细胞和微生物(包括病毒、细菌、真菌)等表面及其内部结构的观察。在医学、微生物学、细胞学、肿瘤学、遗传工程学、工业微生物学、植物学等领域有较广泛应用。

二、基本构造

电子显微镜按结构和用途可分为透射电子显微镜(transmission electron microscopy,TEM)、扫描电子显微镜(scanning electron microscope,SEM)、反射电子显微镜和发射电子显微镜等。透射电子显微镜常用于观察那些用普通显微镜所不能分辨的细微物质结构;扫描电子显微镜主要用于观察固体表面的形貌,也能与X射线衍射仪或电子能谱仪相结合,构成电子微探针,用于物质成分分析;发射电子显微镜用于自发射电子表面的研究。在医学领域TEM应用较多。本节简介TEM基本构造。

TEM由电子光学系统、真空系统和电子学系统(或供电系统)三部分组成。也有学者将其分为镜筒、真空系统和电源柜三部分。

(一) 电子光学系统

电子光学系统即电镜的镜筒,上端是照明系统,由电子枪和聚光镜组成,其作用是为成像系统提供一个亮度高、尺寸小、高稳定的光源;中部是成像系统,包括标本室、物镜、中间镜和投影镜;下端是像的观察和记录系统,由观察室和照相室组成。

电子枪是电镜的照明源,由灯丝(钨丝)阴极、栅极和加速阳极构成。灯丝产生热电子发射,形成照明束;栅极用于控制电子束形状和发射强度;加速阳极用来加速电子;因此,电子枪是用来发射并形成速度均匀的电子束。

电子透镜是电子显微镜镜筒中最重要的部件,它用一个对称于镜筒轴线的空间电场或磁场使电子轨迹向轴线弯曲形成聚焦,电子透镜的作用与光学透镜的作用相似,但电子透镜用来聚集电子,现代电子显微镜大多采用电磁透镜,由很稳定的直流励磁电流通过带极靴的线圈产生的强磁场使电子聚焦。电子显微镜不像光学显微镜有可以移动的透镜系统,电子透镜的焦点可以被调节。聚光镜的作用是将来自电子枪的电子会聚到样品上,通过它来控制照明电子束斑大小、电流密度和孔径角。

标本室是在第二聚光镜下面,室内有标本台,标本台支承标本并使标本可在两个相互垂直的方向移动。多数电镜的标本台还装有使标本旋转和倾斜的装置。电镜的标本载于铜网上,铜网放在标本架(或称标本筒)上。标本架如从上向下落入物镜中,称为顶落式。顶落式由于稳定性较好,能获得较高分辨率。标本架如从侧面插进物镜中称侧插式,侧插式标本架便于标本倾斜、旋转等,适用于分析性电镜。高性能的电镜在标本室中常装有防污染装置。

物镜在样品室下方,是电镜的最关键部分,由它获得第一幅具有一定分辨本领的电子放大像,物镜中任何缺陷都将被成像系统其他透镜进一步放大。因此,物镜的作用是形成样品的第一级放大像和通过调节物镜线圈的激励电流,相应地改变物镜的焦距从而对像进行聚焦。

中间镜和投影镜。中间镜的作用是把物镜形成的一次放大像或衍射花样投影到投影镜的物平面上。中间镜是一个可变倍率的弱透镜,电镜总放大倍率的改变主要利用中间镜倍率的变化。投影镜的作用是把中间镜形成的二级放大像再放大投影到荧光屏上,从而形成终像。投影镜是一个短焦距的强磁透镜,因为是作第三次放大,所以对其精度要求较低。投影镜的像差主要表现在低放大倍数时的畸变。因此时成像电子束通过透镜面积较大,一般是利用中间镜形成的“桶形畸变”和投影镜形成的“枕形畸变”互相抵消,从而获得无畸变的低放大率的像。

荧光屏与照相室。在投影镜下面是像的观察和记录系统,终像用荧光屏来显示。在荧光屏下方是照相暗盒,它和电磁快门、曝光表组成像的记录系统,用于把终像拍摄记录下来。

目前电镜的观察和记录已经使用电荷耦合器件(CCD)代替过去的荧光屏和底片。CCD具有不用冲洗照片、利于用计算机处理图像,以及有利于观察和拍摄等优点。

（二）真空系统

真空系统和电子学系统都是为了保证电子光学系统正常工作的辅助系统。电镜的真空系统一般包括真空泵(机械真空泵和扩散泵)、真空指示器、真空管道、真空阀门、冷阱、预抽室、真空干燥器和用于开关气动阀门的空气压缩机等。通过抽气管道与镜筒相连接。真空系统用以保障显微镜内的真空状态,这样电子在其路径上不会被吸收或偏向。如果镜筒内有较高的气压时就会发生:①气体分子与高速电子碰撞引起"炫光"或降低像的反差;②电子枪的负高压引起电离和放电,使电子束不稳定或"闪烁";③残余气体与炽热的灯丝作用,不断腐蚀灯丝,缩短其寿命;④残余气体污染标本。

（三）电子学系统

由高压发生器、励磁电流稳流器和各种调节控制单元组成。其作用一是提供合适的电功率,包括高压、透镜电流和真空电源等;二是控制和调节电镜的工作状态,包括一系列的控制调整线路等。

三、操作方法与注意事项

（一）操作方法

由于各种型号的电镜结构不大相同,操作方法也各异。因此,只对某些关键操作进行说明。

1. 开机先打开稳压电源开关、循环水开关,再打开总电源和荧光屏电源开关。

2. 装载标本按照程序放入标本。

3. 调机和观察照相

（1）打开灯丝电源开关:观察到光斑后,一般将电镜放大倍数调到某一倍数条件下进行调机。选择合适的聚光镜光阑。

（2）合轴操作:为了获得高分辨率和高质量的像,要求电子枪和所有的透镜以及光阑等光学部件的轴都要重合,即在同一轴线上。主要通过调整各光学部件,使它们的轴尽可能重合。通常调节合轴操作有两种方式:一是投射镜固定,电子枪和其他透镜可调节,以投射镜为基准,调节其他光学部件与其合轴;二是物镜固定,其他部件可调节,使其与物镜合轴,多数电镜采用此种方式。

1）照明系统合轴:是指电子枪与聚光镜合轴。照明系统未合轴会使亮斑亮度下降,亮度不均匀,亮斑会移动以及成像反差下降。操作如下:①在安装灯丝时,必须使灯丝尖端与栅极孔的中心严格对正,加上高压使灯丝饱和,将在屏上看到一小亮斑,调节电子枪平移,使亮斑达到最亮;②接通聚光镜激励电流;③减少灯丝加热电流使灯丝欠饱和,此时会出现灯丝像,如果电子枪与聚光镜未合轴,灯丝像是不对称的,通过交替调节电子枪平移和倾斜直至灯丝像完全对称为止。

2）成像系统合轴:成像系统合轴包括成像系统各透镜与物镜合轴和照明系统与物镜合轴两部分。①中间镜、投射镜与物镜合轴:按下电镜的衍射按钮,中间镜的物面与物镜的后焦面重合就可获得衍射点。调节相机长度至最大值,此时衍射点可能不在屏中央,通过平移中间镜使衍射点到屏中央。又调节相机长度至最小值,通过平移投射镜使衍射点到屏中央,接着调节相机长度至最大值,衍射点又不在屏中央。重复上述调节,直至相机长度从最小值到最大值来回变动,衍射点都一直处在屏中央不动(或移动很小)为止,此时中间镜和投射镜就与物镜合轴了。②照明系统与成像系统合轴:是通过调节电流中心或电压中心至屏的中央来实现的,多数电镜采用调节电流中心的方法。接通物镜电流调制器,使物镜电流以每秒二周的频率波动。在此期间,像在屏上旋转,容易确定电流中心,通过照明系统的倾斜使电流中心调至屏中央,但此时亮斑可能不在屏中央,可以通过照明系统的平移使亮斑处在屏中央。但电流中心又可能移离屏中央,此时就要反复进行上述调节直至电流中心与亮斑都在屏中央为止,照明系统与成像系统合轴即基本完成。

一般来说,除非整机拆洗,否则不需要每次进行全部的合轴过程。成像系统不易被污染,不需要经常清洗,也就不用经常进行合轴。照明系统易被污染,常要更换灯丝,故照明系统合轴需要经常进行。

每次工作之前最好进行合轴检查:改变聚光镜激励电流,检查亮斑是否以屏中央为中心同心地扩大或缩小;检查灯丝像是否对称;检查电流中心和衍射点是否在屏中央。满足上述条件即可工作。

（3）消像散:透镜的像散是影响电镜分辨率的重要因素,因此,消像散是获得高分辨率的重要步骤。一般电镜只有第二聚光镜和物镜装有消散器,并要求进行消像散操作。

1）聚光镜消散：聚光镜存在像散，使照明系统不能获得截面为圆形的亮度均匀的照明电子束，亮斑变成椭圆形，这会浪费照明电子束，使终像亮度下降和不均匀。消散方法有两种：一是圆形光斑法，在低倍下调节第二聚光镜消散器直到其控制旋钮在焦点前后变动时，亮斑一直是圆的，只是同心地扩大或缩小。二是灯丝像法，在低倍下使第二聚光镜聚焦，然后减少灯丝的加热电流，灯丝欠饱和并在屏上出现灯丝像，调节第二聚光镜消散器的方位和振幅，直至灯丝像最清楚，使灯丝像电流饱和以及灯丝像消失。

2）物镜消散：物镜存在像散使像的分辨率显著下降。其消散方法有两种：一是拉线法，在标本中找一些界线清楚反差强的粒子，如果物镜存在像散，粒子不是圆形而是拉长的线形，放大倍数置于比拍片时倍数稍高些，使物镜电流在焦点附近来回变动，像就出现竖线—横线跳动，此时调节物镜消散器的大小和方位，直至粒子不再被拉长和竖线—横线跳动消失为止，像散被矫正，像最清晰。二是菲涅尔条纹法，此法是最有效的检验和矫正像散的方法。

（4）聚焦：一般电镜放大率的改变是通过改变中间镜激励电流来实现。当中间镜的焦距改变时，它的物平面在筒内上下移动，此时必须使物镜的像平面和中间镜新的物平面重合，像才清晰，这个过程称为"聚焦"，它是通过调节物镜电流来实现的。聚焦有三种方法：

一是像摇摆法。就是用"摆动器"进行聚焦，适用于 10^5 倍以下聚焦。当物镜处于正焦状态时，从物面上一点向任何方向发射的电子通过物镜后都会聚到一点上。如果有来自两个不同方向发射的电子束，从标本上一点通过标本，经过物镜后，在正焦时仍获得一正焦的点像，如果失焦，则产生两个散焦的点像，如此容易鉴别是否正焦。摆动器是由两对偏转线圈组成。当加上交变电流时，照明束以标本上一点为中心来回摆动，所产生的效果与两束电子一样，如果物镜失焦像就会移动，出现双像。如果正焦像就不动，只有单像，这样就很容易进行正确聚焦。

二是最小反差法。电镜由于存在离焦反差，焦点附近，真正的正焦时反差最低。在低倍时取出物镜光阑，会出现这种现象：在焦点的两侧像比较清楚，在正焦时几乎看不到像。我们可以利用这种现象进行聚焦，此法的缺点是要取出光阑。

三是菲涅尔条纹法。在高倍时，上述两种方法不适用，最好的方法是菲涅尔条纹法。选择一个边缘清晰的小孔，当物镜失焦时会出现衍射条纹。如欠焦，小孔内侧边缘出现一圈亮线；如过焦，小孔内侧就会出现一圈黑条纹；只有在正焦时既没有条纹也没有亮线。可以利用这个现象，细心调节物镜电流直至像中既没有条纹也没有亮线为止，此时聚焦就完成了。

（5）观察和照相：调整放大倍数、亮度、焦距，移动标本进行观察，根据需要对图像进行照相。图像收集可以用底片，也可以用 CCD。将要照相标本部位移至视野中心标记方框内，调整焦距、亮度至自动曝光两个绿灯同时亮，抬起荧光屏后进行曝光。

4. 关机调整亮度正好充满荧光屏，取出标本，灯丝旋钮调至最低，高压调至 OFF，压下关闭按钮，约几分钟后仪器关闭，切断稳压电源开关。

5. 记录按要求做好包括使用起止时间、观察内容、使用人及仪器工作状况的记录。

（二）注意事项

1. 使用前应认真阅读使用说明书和操作规程。

2. 必须严格按操作规程要求进行正确操作。操作应小心谨慎，严禁粗鲁，操作粗心或操作方法错误会引起仪器的损坏。

3. 使用过程中严密监视各项指标是否正常。

4. 在拍摄时使用曝光表要注意，曝光表所指示的亮度仅代表探测器所接收的电子总数，并不总能代表拍摄的最佳曝光量。在拍摄时必须注意这个问题，否则所拍摄的像不能获得满意的结果。

5. 使用过程中遇到故障应请专业维修人员进行维修。

四、维护保养与注意事项

电子显微镜是较精密的仪器，在使用过程中应注意做好维护保养工作，其维护保养内容类似光学显微镜，平时注意防尘、防潮、防热和防腐蚀。维护过程中不要私自拆卸仪器部件，严禁非专业维修人员打开真空系统和对电子光学系统进行调校。

（朱涛辉　孙长贵）

第七节　临床微生物检验摄影方法

在临床微生物学检验工作中,微生物形态学图片的用途非常广泛,如临床涂片报告(图文报告)、发表论文、编辑图谱、鉴定仪器的专家系统、教学、资料保存等都需要清晰的图片。因此,学会拍摄微生物图片也是临床微生物检验人员需要掌握的技能之一。本节简要介绍在临床微生物检验工作中的摄影方法。

一、摄影基本知识

曝光、对焦和构图是摄影的三要素。以下列出了摄影必须掌握的一些基本知识,详细内容可参阅相关专业书籍进行学习。

1. 曝光四要素　光线、光圈、快门和感光度。光线越强照片越明亮,光圈越大越明亮,快门越慢越明亮,感光度越高越明亮。

2. 光线三个特性　强度、方向和色温。强度是指亮不亮,方向是指光从哪里来,色温是指光源发射光的颜色与黑体在某一温度下辐射光色相同时,黑体的温度称为该光源的色温。

3. 光线的三个类型　自然光、场景光和人造光。自然光指自然界存在的可见光,如阳光、火光、雷电的闪光,通常由高温产生,光谱范围广。场景光往往指拍摄现场所有可用的光源发出的光,例如烛光、钨丝灯、日光灯、霓虹灯、壁炉、火炬等,场景光的两大特点就是光源复杂、强度较弱。人造光是指由人工设计制造的仪器、设备产生的光,如日光灯的光、激光等,常用的人造光设备如闪光灯。

4. 闪光灯参数三要素,即 GN(闪光)指数、最高闪光同步速度和同步方式。GN 指数表示闪光灯的功率,等于光圈乘以距离;最高闪光同步速度表示满功率输出时最快快门速度;同步方式包含高速同步闪光和慢速闪光,慢速又包括前帘同步和后帘同步。

5. 闪光灯曝光五要素　功率、距离、光圈、感光度和焦距。闪光灯功率越大越明亮,闪光距离越近越明亮,光圈越大越明亮,感光度越高越明亮,焦距越长越明亮。

6. 景深三要素　光圈、焦距和对焦距离。光圈越大景深越浅,焦距越长景深越浅,对焦距离越近景深越浅。

7. 背景虚化四句口诀　背景远、相机近、光圈大和焦距长,需自己在实践中体会。

8. 感光度　感光度是指胶片或感光器对光的灵敏程度,用 ISO 表示。感光度越高,对光线越敏感,高感光度下的图像噪点增加、锐度下降、细节损失、色彩偏移。锐度下降和细节损失造成照片不清晰,噪点增加让画面不干净,色彩偏移则有大量的不干净色块,颜色色相变化。相反,感光度低,图像噪点减少,画质细腻,但不适用于拍摄运动物体或者弱光环境。

9. 对焦　是指通过改变镜头与感光器之间的距离,让某一个特定位置的物体通过镜头的成像焦点正好落在感光器上,获得最清晰的影像。对焦不准确,则拍摄的图片不清晰。

10. 镜头参数四要素　焦距、最大光圈、最近对焦距离和放大倍率。焦距表示取景大小和可变范围,最大光圈表示不同焦距段通光能力,最近对焦距离表示最近对焦的距离,放大倍率表示能把被拍摄物体在感光器上放多大。

11. 构图　构图是指如何把人、景、物安排在画面当中以获得最佳布局的方法。构图的目的是对拍摄的主题加以强调、突出,把摄影者的思想、情感传递给观众。

二、临床微生物检验摄影范畴

临床微生物检验摄影范畴是指由各种微生物引起的感染性疾病相关的图片,主要包括患者的感染部位、病原体(寄生虫等)、标本形状、标本涂片镜检结果(染色或不染色)、菌落特征、微生物的生长特征(包括菌体的特殊结构等)、生化反应及辅助试验结果、药敏试验及耐药机制检测结果等。微生物形态学包括细胞形态学和菌落形态学。形态学正确描述依赖于方法、培养基、培养时间、染色试剂等,培养基、孵育条件和孵育时间不同会影响微生物的形态。观察微生物的典型形态,应该是将微生物接种在最适生长的培养基上、放入最适生长环境中(包括温度和所需气体条件)进行孵育,孵育时间应视微生物的生长速度而定。有时为了鉴别某一种或某一类微生物,需要观察其在特殊的培养基(包括显色培养基)或在特定环境下(气体、温度和光线等)培养的形态特征。

三、临床微生物检验摄影方法

对于不同的拍摄对象,要采用不同的拍摄方法进行拍摄,拍摄技巧的掌握与应用可以大幅度提高图片的质量。图片的质量不仅是把拍摄对象拍清楚这么简单,还需要拍出的图片生动,能表现出被拍摄对象的特征,哪怕是细微的特征也要表达出来,这对于菌株间的鉴别可能是至关重要的。

(一)感染部位拍摄

有些病原体感染人体后会产生特殊的体征,如麻风、皮肤炭疽、猩红热、葡萄球菌烫伤样皮肤综合征、麻疹、干性或气性坏疽、真菌性角膜炎、软下疳、梅毒、鹅口疮、白喉、破伤风、糠秕疹(由马拉色菌引起)、孢子丝菌病("玫瑰手")、黄癣(由许兰毛癣菌引起)、黑癣(由紫色毛癣菌引起)、叠瓦癣(由同心性毛癣菌引起)、足肿病、囊虫病、血吸虫病、丝虫病等(图1-7-1),对于鉴别诊断具有指导意义。因此,对于感染部位的拍摄十分重要。

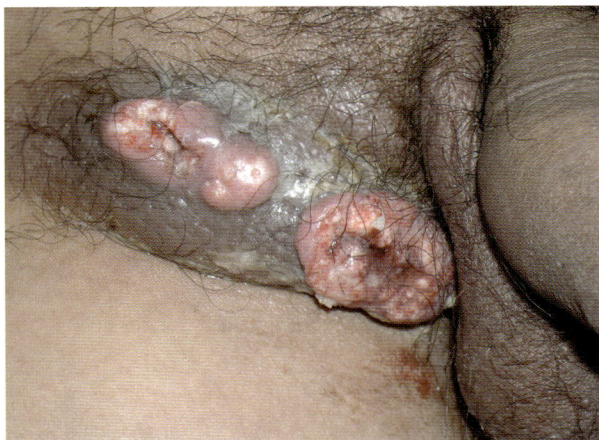

图 1-7-1　杜克雷嗜血杆菌感染引起的腹股沟淋巴溃烂

拍摄前需要对感染部位进行评估,选择最具有代表性的部位进行拍摄。要求对焦要准确,在光线充足的地方进行拍摄,最好是自然光,如果现场光线达不到直接拍摄的要求,可采用辅助光进行拍摄,如台灯等可移动灯具或是使用闪光灯,使用闪光灯要注意距离和角度,避免曝光过度。

(二)标本涂片镜检结果拍摄

1. 不染色标本拍摄　不染色标本涂片通常采用直接压片的方法制片,一般只在低倍或高倍镜下观察,很少使用油镜观察。因此,调节适当的光亮度对拍摄图片的成功与否十分重要,将显微镜的聚光器下调到适当位置,以获得最佳亮度,此时被拍摄对象的轮廓及层次清晰分明。

(1)动态视频拍摄:适用于活体标本的直接镜检拍摄,如细菌运动方式、阿米巴滋养体、蓝氏贾第鞭毛虫、滴虫等。要求标本新鲜(必要时保温)、拍摄要稳(建议固定相机拍摄,手持拍摄不稳)、实时调焦(即跟随拍摄)。

(2)图片拍摄:由于没有进行染色,病原体与背景的色差不大,需要调节聚光器,以突出病原体,如图1-7-2所示,否则拍出的效果不会很好。拍摄寄生虫等较大个体时需要注意细节,寄生虫相对于真菌和细菌个体较大,个体大于10mm可直接用微距镜头进行拍摄,但细节表现不会太好,建议在显微镜下拍摄细节部分。

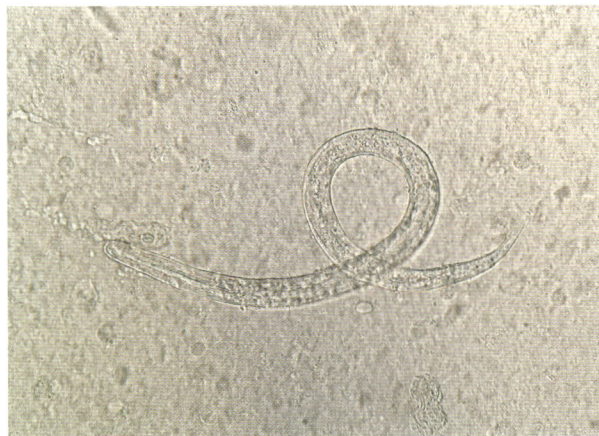

图 1-7-2　粪便涂片查见粪类圆线虫 ×200

由于个体大、厚度高,要想用一个镜头拍摄完整虫体几乎不可能,只能分层拍摄,或是将虫体压扁后进行拍摄。要拍摄虫体器官,必须进行染色(具体操作参见相关章节)。寄生虫拍摄的重点在口器、尾器、交合器和脏器的细节,虫卵拍摄也同样要注重卵内细节,如钩虫卵的卵膜和齿、鞭虫卵的核、蛔虫卵的膜等。

2. 染色标本拍摄　要拍出病原体在标本中的生存状态、形态特征及染色特性,制片和染色十分重要(图1-7-3)。制片的基本原则是尽可能保持标本的结构不被破坏,涂片的厚度要求是单层细胞、均匀一致,这样的片子染色后整片着色均匀一致、细胞核与细胞质清晰、细菌是被吞噬或是黏附可辨,这是图片拍摄的基本要求。

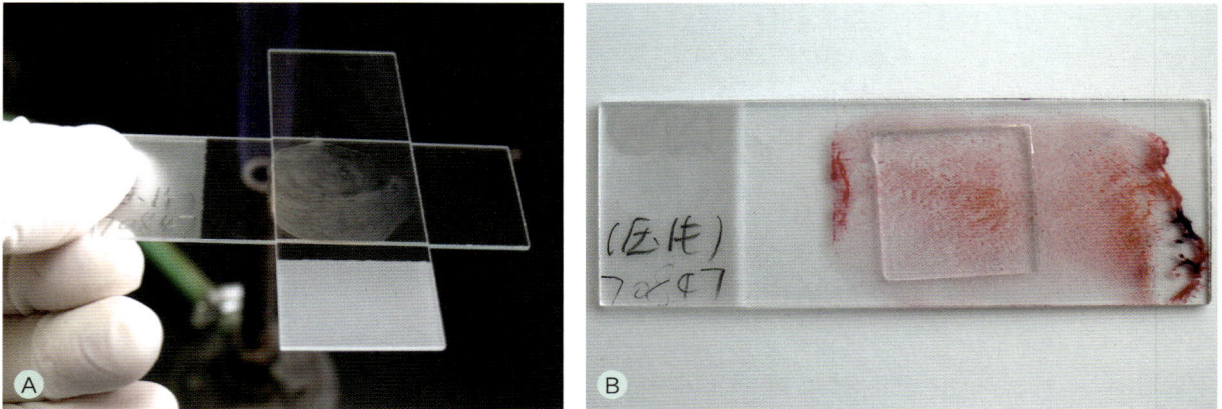

图 1-7-3　压片法
A. 热固定；B. 染色效果

拍摄前，先对整张涂片进行观察，选择最具代表性的视野进行拍摄，每个视野可调节不同焦距面进行拍摄，在不同层面上反映出病原体在标本中的状态，对大小不同的拍摄对象应选用不同的物镜头进行拍摄，尽量拍出其完整性（图 1-7-4）。

羊血琼脂平板上的脐窝样菌落、伴放线菌团聚杆菌菌落特殊的内部结构、啮蚀艾肯氏菌的斗笠样菌落、斯氏假单胞菌的皱纹样菌落、变形杆菌的迁徙样菌落、军团菌菌落的艳丽光泽、真菌菌落特征及黏液珠等，如图 1-7-5 所示。

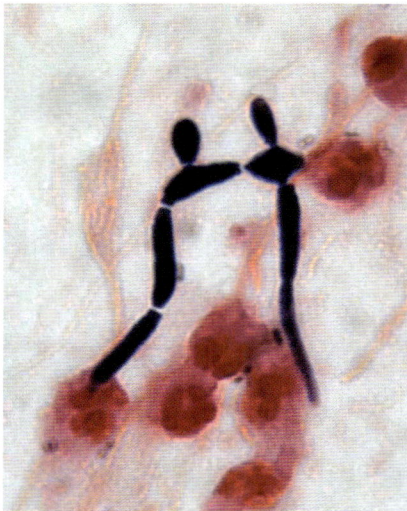

图 1-7-4　标本涂片染色镜检效果
痰涂片革兰氏染色，白念珠菌 ×1 000

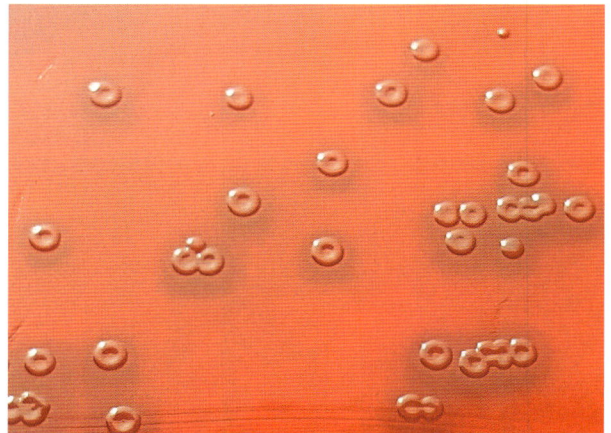

图 1-7-5　肺炎链球菌脐窝状菌落拍摄

（三）菌落拍摄

细菌和真菌在固体培养基表面生长形成菌落。对菌落进行描述应包括菌落大小（分大、中、小，以 1mm 为界）、形状、高度、边缘、表面状态、密度（透明度）、菌落内部结构、颜色、光泽以及与培养基表面的黏附程度，还应包括菌落的溶血和色素产生情况等特性。观察菌落特征的目的是对细菌和真菌进行初步鉴定。有些特征是某些细菌和真菌所特有的，具有属或种的鉴别价值，如肺炎链球菌在绵

观察细菌和真菌色素的产生，最好是在没有颜色的培养基上进行培养，如营养琼脂、水解酪蛋白琼脂（mueller hinton agar，MHA）、马铃薯葡萄糖琼脂（potato dextrose agar，PDA）、察氏琼脂等，尤其不能在显色培养基上进行观察，以减少背景颜色对真实颜色的干扰。水溶性菌落最好在白色背景下拍摄，对脂溶性色素的菌落拍摄背景颜色影响不大。

拍摄前的构思很重要，要根据不同菌落特征选择不同的拍摄方法，要求拍出菌落的主要特征和局部细节，拍出的菌落不变形，菌落颜色要保真，要标注放大倍数避免误导读者。对菌落局部

细节的拍摄可能要借助放大镜或显微镜来完成，辅助光的应用是必须的，最好使用专业光源，也可使用台灯，但要注意颜色的保真，适时调节白平衡(可设置成自动调节)。为了更好地突出菌落特征，建议选择合适的背景颜色(即平板放置平台的颜色)，背景颜色选择的基本原则是深色平板(指琼脂颜色如血平板和巧克力平板)用浅色背景，如血平板选用白色背景(图1-7-6A)；浅色平板选择深色背景，如营养琼脂平板或沙保罗葡萄糖琼脂(sabouraud dextrose agar，SDA)平板等应该选择黑色或蓝色背景(图1-7-6B)。

拍摄大菌落(菌落直径>1mm)时可拍全平板，拍摄小菌落(菌落直径<1mm)时最好拍摄菌落分布较均匀的局部。

拍摄菌落特征时可针对单个菌落进行拍摄，必要时可借助放大镜或在显微镜下拍摄(图1-7-7)。拍摄菌落内部结构时采用逆光。

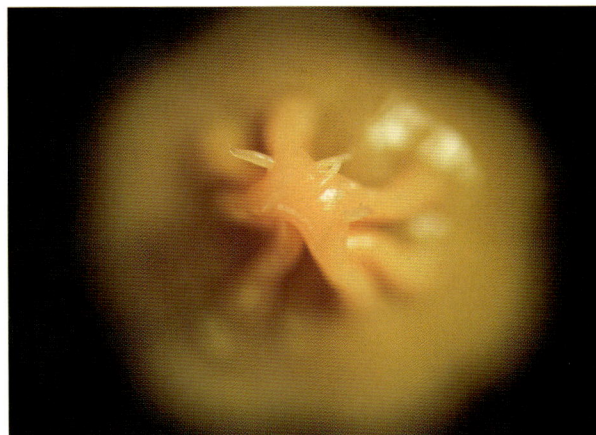

图1-7-7 诺卡菌菌落特殊结构气生菌丝拍摄

(四)纯菌镜下形态拍摄

1. 细菌镜下拍摄 细菌镜下拍摄要注意选择菌量适中、染色良好、具有典型形态的视野进行拍摄，对菌体特殊结构的拍摄要求充分体现出具体特征，如龋齿罗氏菌菌体末端膨大，丹毒丝菌菌体呈长链状排列，芽胞的形状、在菌体中的位置及染色特性等(细菌的芽胞建议在相差显微镜下直接拍摄，其效果好于芽胞染色)，细菌荚膜的厚度及着色情况，鞭毛的位置和数量等(细菌的鞭毛很细，非常考验拍摄水平，要认真对焦，否则很难拍摄成功)，如图1-7-8所示。

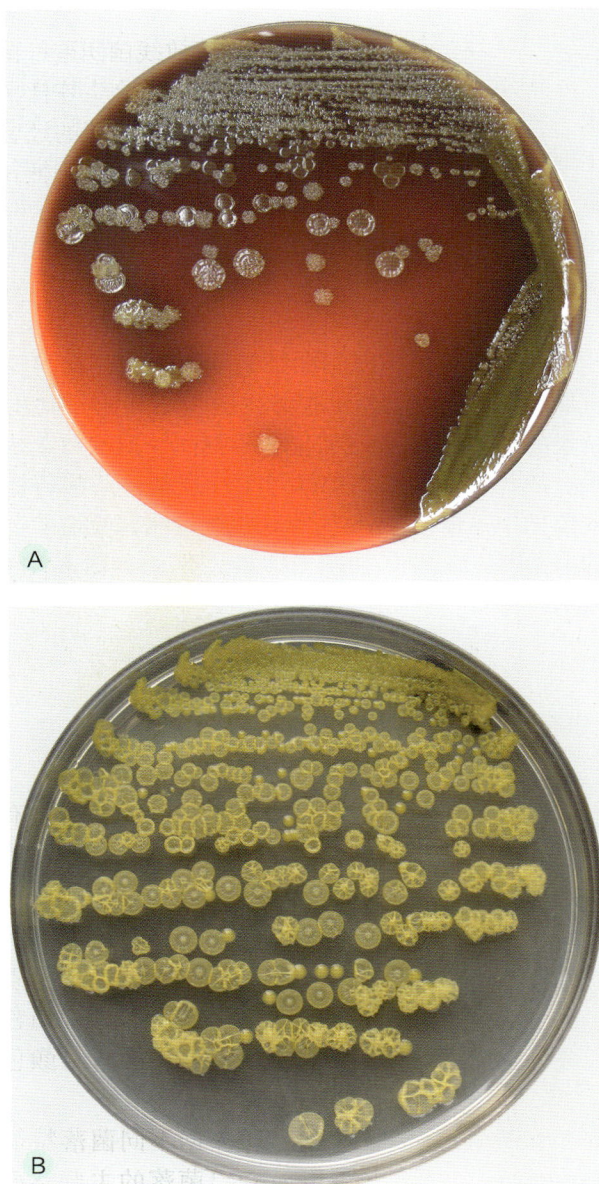

图1-7-6 背景颜色选择

A.深色平板用浅色背景；B.浅色平板用深色背景

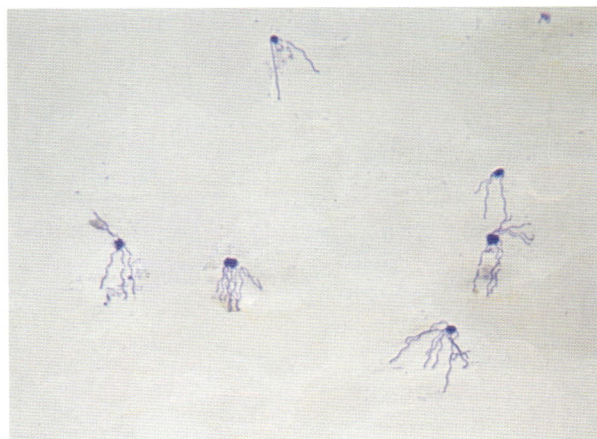

图1-7-8 变形杆菌鞭毛染色 ×1000

2. 真菌镜下拍摄   真菌镜下拍摄也分为不染色和染色两种情况。不染色主要是拍摄真菌自然的生长状态,如对菌落的直接镜下拍摄、对小培养的直接镜下拍摄(图 1-7-9)等。

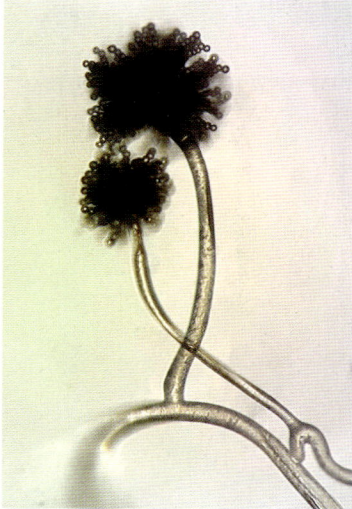

图 1-7-9   共头霉不染色菌体拍摄 ×1 000

染色标本主要是对丝状真菌乳酸酚棉蓝染色后的镜下拍摄,拍摄时最好选择各种典型特征汇聚在一起的视野,尽量拍摄具有特征性的视野(图 1-7-10)。

由于真菌个体较大,拍摄时要注意景深,选择合适的物镜头很重要,不同焦距面都要拍下来(图 1-7-11),能够清晰地显示菌丝、足细胞、孢子梗、囊托、分生孢子等。要拍摄出丝状真菌的典型生长状态,最好是选择小培养制片进行拍摄。

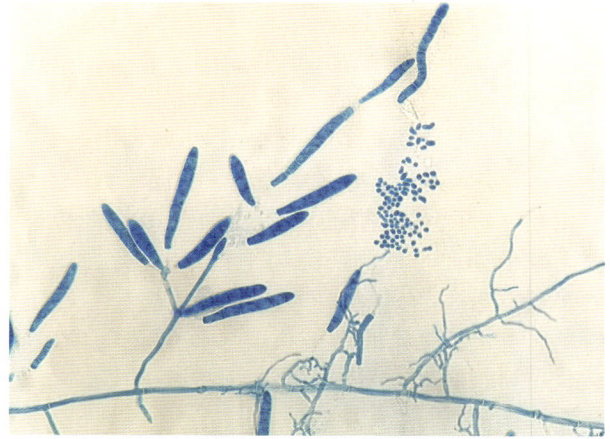

图 1-7-10   趾间毛癣菌乳酸酚棉蓝染色菌体拍摄 ×400

(五)生化反应及辅助试验结果的拍摄

根据不同的试验结果需要使用不同的拍摄技术。如细菌动力、拉丝试验、荧光素检测、CAMP (Christie-Atkins-Munch-Peterson)试验、触酶试验、紫外线吸收试验、毛发穿孔试验等(图 1-7-12),拍摄这些结果对技术的应用也不同,如光照角度、光源等。

(六)药敏试验及耐药机制检测结果的拍摄

拍摄需要用肉眼判断结果的药敏试验及耐药机制检测结果时,必须能够在图片中如实反映出结果的细节部分,使读者能够根据图片准确判定结果。如药敏试验结果中的弱生长现象在某些药物或菌株中是需要注意的,耐药机制检测试验结果中的抑菌圈边缘试验、协同或抑制试验等,如图 1-7-13 所示。

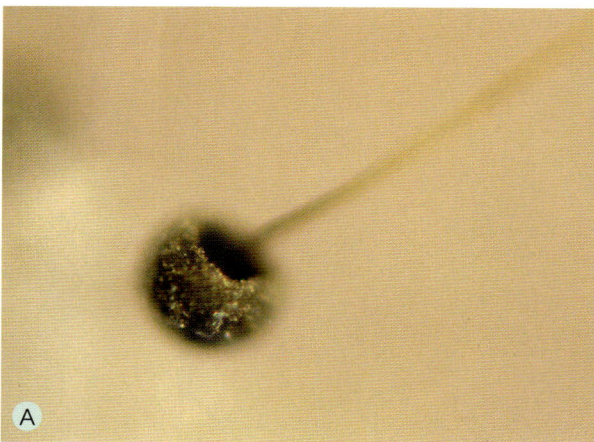

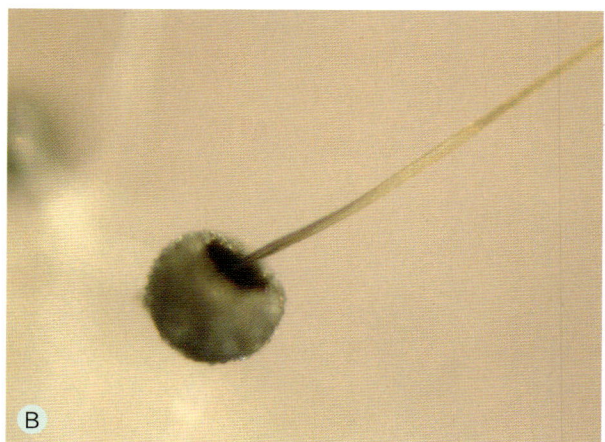

图 1-7-11   不同焦距连续拍摄
A. 近焦距拍摄;B. 远焦距拍摄

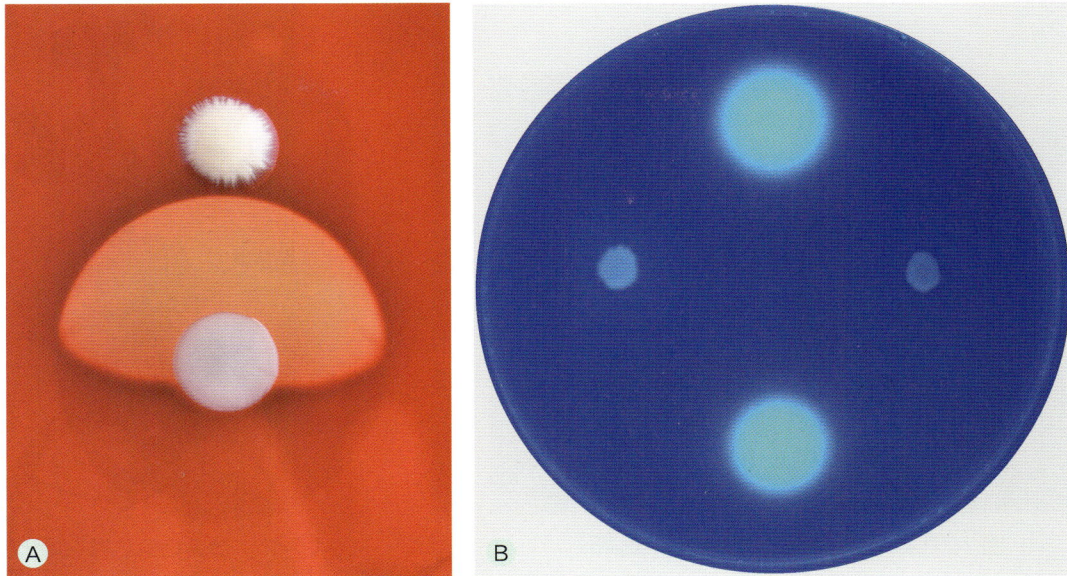

图 1-7-12 辅助试验结果拍摄

A. CAMP 试验结果（点种法）；B. 荧光素检测试验结果

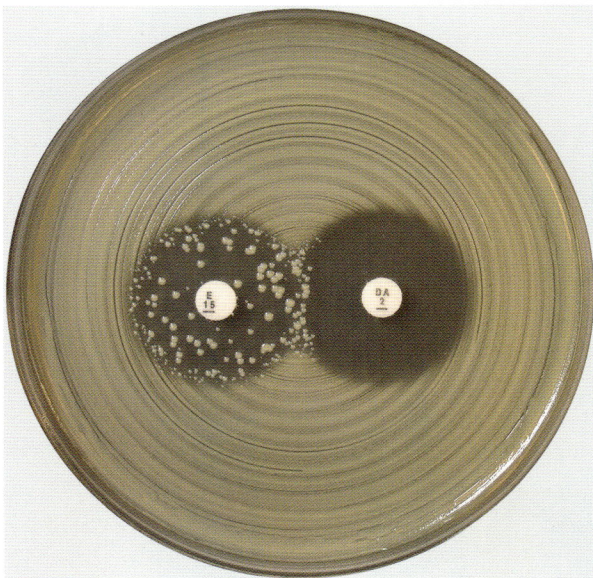

图 1-7-13 金黄色葡萄球菌红霉素异质性
耐药机制检测结果

四、临床微生物检验摄影技巧

1. 成像设备 工欲善其事，必先利其器。要拍出理想的图片，就必须有合适的摄影器材，这样才能达到事半功倍的效果。随着数码时代的到来，微生物摄影如虎添翼，摄影设备有了质的飞跃，各式各样的专业设备应运而生，品种繁多。各实验室应根据经济实力购买适当的摄影器材，最低配置应该拍出达到打印图文报告和出版要求的图片（不小于 300kb）。拍细菌用的显微镜电子图像采集系统（图 1-7-14）应配置像素不低于 1 000 万的电子摄像头，现在市场上的数码相机像素都在 1 000 万以上，完全适用于细菌图片的拍摄需要（图 1-7-15）。

在实际工作中，最方便的是用手机进行直接拍摄（主要是方便交流），但是用手机拍摄显微镜下图片时遇到的最大问题是手持拍摄不稳定，尤其新手，抓屏困难、对焦不准，很难拍到符合要求的图片，手持拍摄需要一定的技巧和训练，掌握要领也可以拍出不错的图片（图 1-7-16）。

使用手机拍摄辅助器是不错的选择，从简易的纸筒辅助拍摄发展到固定式的辅助拍摄器（图 1-7-17），现在用手机拍摄已不成问题，而且经济、操作简单方便，对基层单位是不错的选择。

菌落拍摄难度要大于镜下拍摄，尤其是小菌落、扩散生长、绒毛样菌落等，自动拍摄很难准确对焦，拍摄时需要运用很多摄影技术与技巧，需要长期的训练才能拍摄自如，相应的拍摄装置也孕育而生（图 1-7-18A）。拍摄菌落的表面特征（如菌落高度、气生菌丝及脐窝状凹陷等）需要一定的技术要求，为更好掌握拍摄技术要点，可以选择平皿支架（图 1-7-18B）。

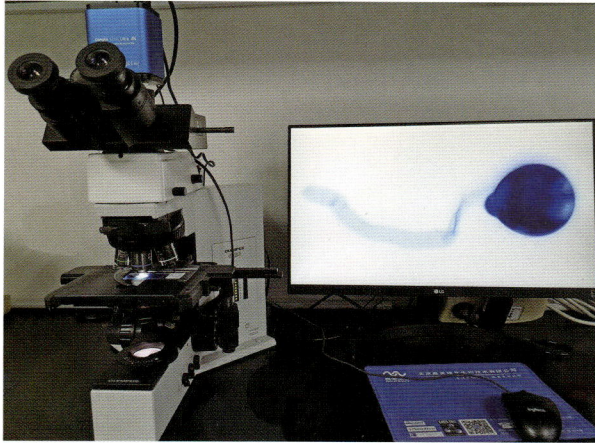

图 1-7-14   显微镜高清电子图像采集系统

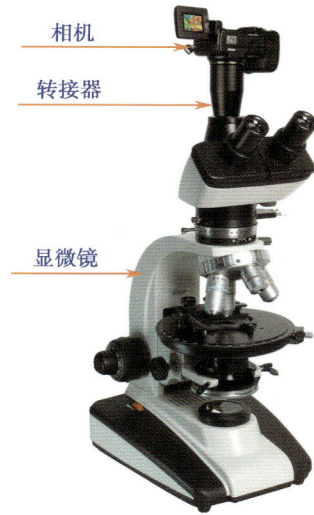

相机

转接器

显微镜

图 1-7-15   数码相机显微拍摄装置

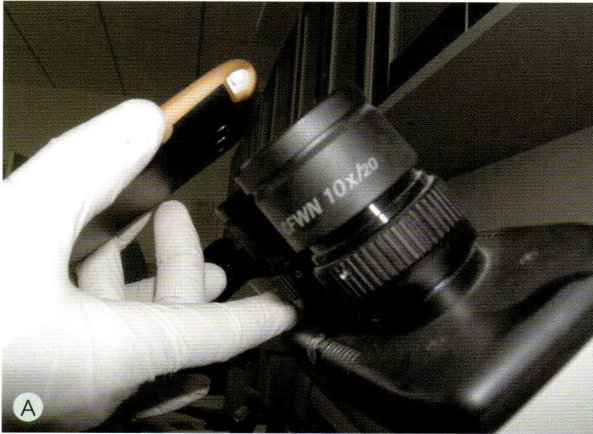

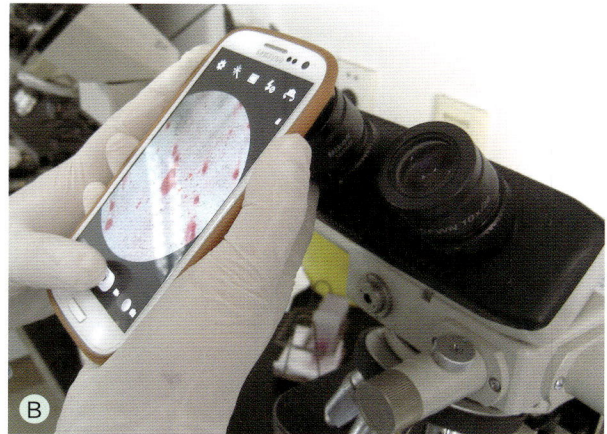

A

B

图 1-7-16   用手机手持拍摄技巧

A. 手指支撑；B. 对焦拍摄

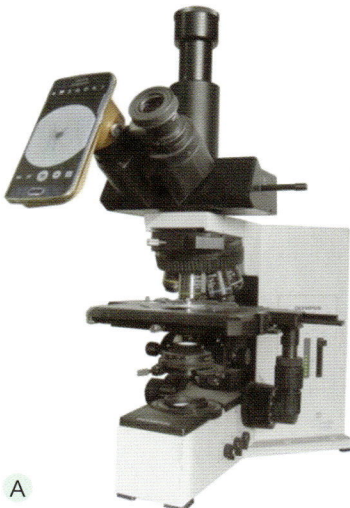

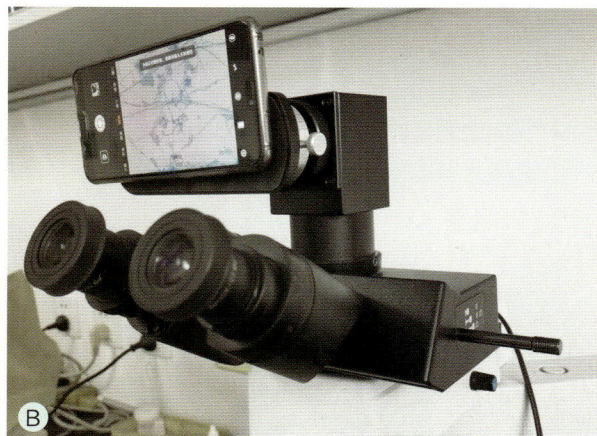

A

B

图 1-7-17   固定式辅助拍摄器

A. 目镜辅助拍摄装置；B. 三目显微镜辅助拍摄装置

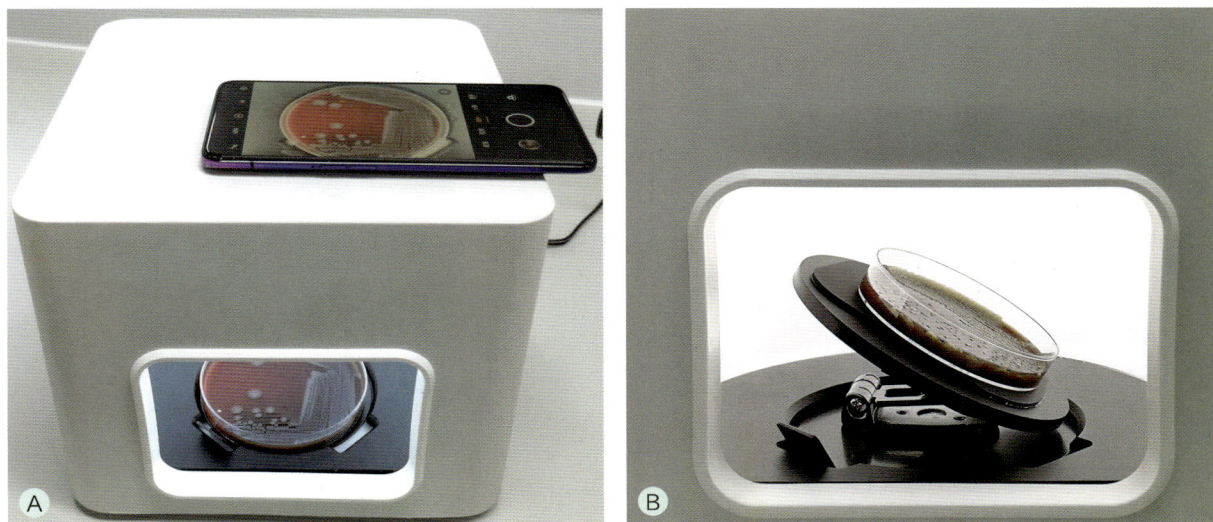

图 1-7-18　菌落拍摄装置

A. 菌落拍摄装置（手机版）；B. 菌落拍摄装置（可调式平皿架）

2. 色彩还原准确　色彩还原指拍摄的图片显示出来后，彩色摄影画面的色彩大体上和原景物的色彩相一致。影响色彩还原的因素有相机的性能、摄影镜头的质量、光线的色温、洗印条件、印片光号、显示器质量等。

3. 比例尺　要准确反映被拍摄物体的真实大小，最简单有效的办法就是在图片上加比例尺。但这需要相当高的技术，有些专用的相机及显微镜配有比例尺（图 1-7-19），一般的设备不具备。这就要求拍摄者在拍摄时注意记录拍摄时的放大倍数，当然不只是物镜乘以目镜放大倍数这么简单，实际上还需要注意相机变焦及图片后及处理时的裁剪等因素，总之要尽可能准确，并在图片中注明放大倍数，否则会误导读者。

4. 光线运用　摄影就是光的艺术，不会用光是拍不出好作品的。尤其是对菌落的拍摄，应该根据菌落实际的特征以及拍摄者要反映出的效果来选择用光，侧光（图 1-7-20）、反射光、透射光和逆光（图 1-7-21）也是常用的手段，运用好能获得极佳的效果。

五、临床微生物检验摄影注意事项

1. 对拍摄者的健康要求　拍摄者的体检结果应符合医学检验从业人员的体检标准，色盲、色弱者不适合进行彩色图片的拍摄工作。

2. 兴趣培养与技能训练　摄影是一门独立的学科，摄影理论知识、实践摄影拍摄、绘画基础，这三项是摄影专业人员必须具备的基本素质。要想拍出好作品不是简单地按快门这么简单，需要培养兴趣，更需要长期的技能训练。建议拍摄者日常多在自然状态下进行拍摄训练，尤其是对微距拍摄的训练，如拍摄花、鸟、鱼、虫等小的景物，一是可以提高摄影的情趣，二是可以陶冶情操，三来可以将实战技巧运用于实际工作中，拍出更生动翔实的作品。昆虫拍摄如图 1-7-22 所示。

3. 保证图片质量　一张合格的图片应该是图像清晰、颜色逼真、主题突出、背景干净、像素符合出版要求。图像清晰主要是要求焦距准确、曝光充分、防颤抖，颜色逼真要求拍摄辅助光接近自然光、适时调准白平衡，主题突出就是要合理构思把最具典型特征的部位放在醒目位置，必要时加箭头指示。拍摄菌落和其他辅助试验时要注意保持背景干净，避免出现窗户、门框、桌椅等，平板背面尽量不要用记号笔写字，否则影响观察菌落的颜色、溶血等特征。

4. 生物安全　所有拍摄过程均要符合实验室生物安全要求。拍摄菌落最好在生物安全柜中进行，摄影器材不要带出实验室，图片可通过实验室电脑进行远程传输。如果使用手机进行拍摄，最好是实验室配置的专用手机，个人的手机严禁带入实验室。

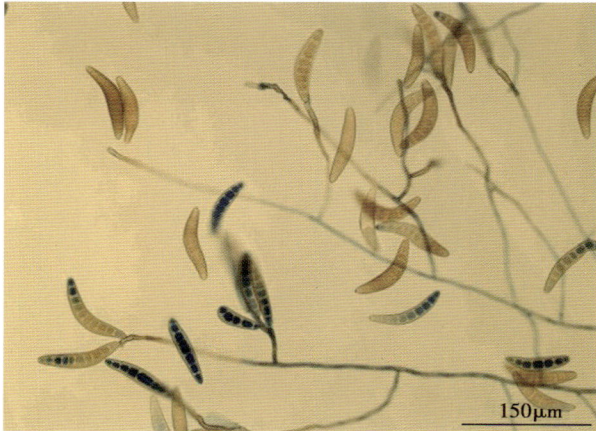

图 1-7-19　图片中比例尺标示

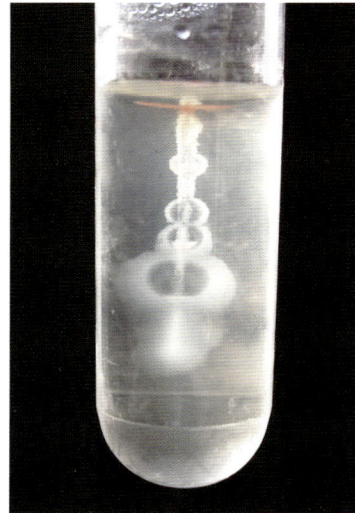

图 1-7-20　侧光拍摄效果

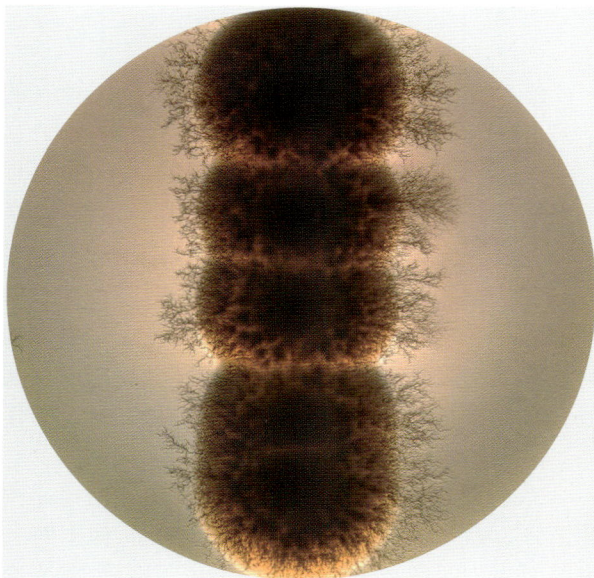

图 1-7-21　透射光（逆光）拍摄效果

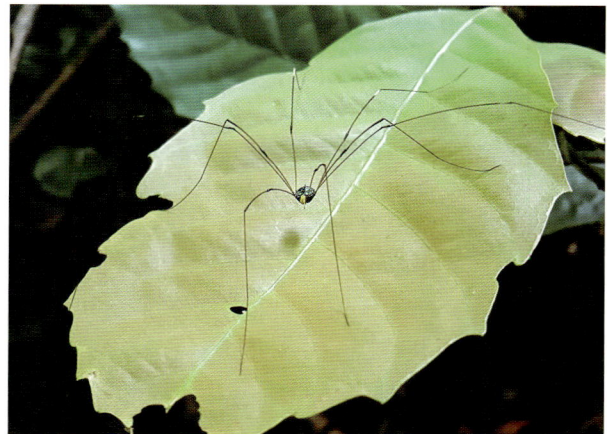

图 1-7-22　日常技能训练习作拍摄盲蛛

（陈东科　孙长贵）

参考文献

1. Jorgensen JH, Pfaller MA. Manual of clinical microbiology. 11th ed. Washington DC: ASM Press, 2015

2. 陈声明, 刘丽丽. 微生物学研究方法. 北京: 中国农业科技出版社, 1996

3. Prescott LM, Harley JP, Klein DA. Microbiology. 5th ed. New York: McGraw-Hill CO, 2002

4. 陈东科. 微生物形态学检验在感染性疾病诊断中的地位和价值. 临床检验杂志 (电子版), 2012, 1 (2): 65-75

5. 陈东科. 加强形态学检查提高细菌鉴定的准确性. 实验与检验医学, 2012, 30 (5): 419-421

6. 陈东科, 孙长贵. 微生物图片拍摄技术的应用探讨. 临床检验杂志, 2017, 35 (10): 729-735

7. 中国医师协会检验医师分会感染性疾病检验医学专家委员会. 临床微生物检验诊断报告模式专家共识. 中华医学杂志, 2016, 96 (12): 937-939

8. 陈东科, 孙长贵. 实用临床微生物学检验与图谱. 北京: 人民卫生出版社, 2011

9. 美国纽约摄影学院. 美国纽约摄影学院摄影教材. 北京: 中国摄影出版社, 2010

10. 陈东科, 孙长贵. 临床微生物学检验图谱. 北京: 人民卫生电子音像出版社, 2016

第二章
临床细菌学检验技术与方法

第一节　形态学检查

细菌形态学检查是临床细菌学检验的基础,也是细菌鉴定的重要手段之一。不仅可以帮助我们初步识别细菌,更有助于明确鉴定思路,是微生物检验人员决定选用何种生化反应或鉴定卡(条)鉴定细菌的重要步骤。对某些具有特殊形态的细菌,通过细菌形态学检查有时可得到初步诊断,如痰液中查到抗酸杆菌、肺炎链球菌或曲霉菌,脑脊液中查到脑膜炎奈瑟菌或隐球菌,泌尿生殖道分泌物中查到淋病奈瑟菌等。

细菌个体微小,无色透明或半透明,因此必须借助显微镜放大才能观察到其形态和排列特点。对活体细菌,通过暗视野或者相差显微镜,可以对细菌的运动特征进行观察,这有助于鉴定细菌。而且可以快速判断临床样本的合格性,以及通过白细胞的有无和多少,判断临床标本是否有必要进行接种培养,以及感染的轻重。通过对某种连续送检临床标本的动态观察,可以了解治疗过程中炎症的控制情况,当治疗得当时,白细胞数量将会持续减少。

对临床标本或者纯培养细菌进行涂片、干燥和固定,借助各种染色法,在光学显微镜下,不仅可以对菌体形态、大小、排列、染色特性及特殊结构进行辨认和判定,而且通过细菌/真菌与白细胞之间的相互关系,即吞噬、包裹,以及分布相关性(伴行),可以快速而准确地判断与感染有关的细菌或真菌,为进一步分离鉴定指明方向。

一、不染色标本的检查

不染色标本的检查主要用于观察标本中的各种有形成分,尤其在观察细菌生活状态下的形态、动力和运动状况等性状时更方便、快捷。可用普通光学显微镜、暗视野显微镜或相差显微镜进行

观察。常用的观察方法有压滴法、悬滴法和毛细管法。

(一)标本中的有形成分观察

最常用的是压滴法,观察液体中的病原微生物,包括细菌、真菌(菌丝、孢子)、寄生虫、放线菌形成的硫磺样颗粒及各种细胞等有形成分(图2-1-1)。通过对不染色标本的细胞学筛查,我们可以快速确定痰标本、灌洗液标本、创面拭子标本、尿标本是否适合做培养。具体标准见表9-1-6。

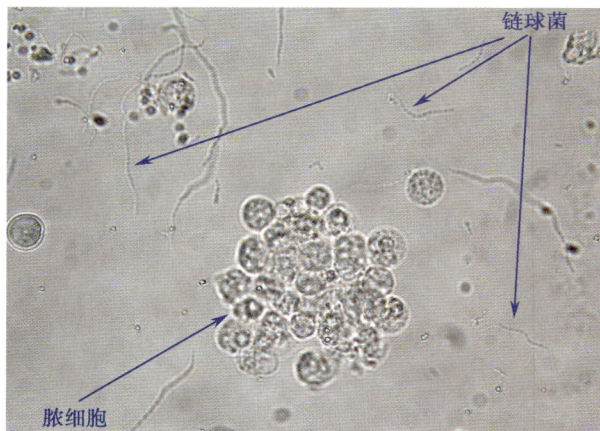

图 2-1-1　尿液涂片压滴法镜检结果 ×400

(二)细菌动力观察

1. 压滴法(湿片法)　用接种环挑取细菌培养液或细菌生理盐水悬液1~2环,置于洁净载玻片中央,覆上盖玻片,于油镜下观察。注意菌液要适量,不可外溢,并避免气泡产生。有鞭毛的细菌,在显微镜下可见细菌自一处游动至他处的运动,鞭毛类型不同,其运动形式也有所不同,如周鞭毛细菌往往呈卷缩样运动,单鞭毛细菌可呈穿梭样运动,

端鞭毛细菌往往呈直线运动,无鞭毛细菌可呈不规则的布朗运动等,借此可初步判断细菌动力。方法见图 2-1-2A。压滴法也适用于标本(如粪便等)中病原微生物运动能力的观察,如细菌、滴虫、阿米巴等。

2. 悬滴法　于洁净的盖玻片中央滴一小滴菌液,在一凹玻片四周均匀涂布一薄层凡士林,将其凹面朝下对准盖玻片中央并覆盖于其上,然后翻转,用镊子轻压,使盖片与凹窝边缘粘紧,使凡士林密封其周缘,以防止菌液挥发变干,于油镜下观察。方法见图 2-1-2B。

3. 毛细管法　主要用于观察厌氧菌的动力。先将待检菌接种在适宜的液体培养基中,经厌氧过夜培养后,以毛细管(长 60~70mm,管径 0.5~1.0mm)接触培养物,使菌液进入毛细管中,用火焰封闭毛细管两端(或用凡士林封堵),将毛细管固定在载玻片上,镜检。该法的优点是可以连续动态观察,不用担心液体变干或厌氧菌因接触氧活性降低而产生误判。方法见图 2-1-2C。

二、染色标本的检查

染色标本除能观察细菌形态外,还可将细菌按照染色反应加以分类鉴别。如革兰氏染色可将细菌分为革兰氏阳性和革兰氏阴性两大类;抗酸染色可以鉴别抗酸菌和非抗酸菌;墨汁染色可鉴别产荚膜的隐球菌等。所以染色标本检查法对细菌的鉴定起着非常重要的作用。

(一)革兰氏染色

1. 手工染色方法

(1)涂片自然干燥或借助外热(如孵育箱底层微热、染色专用烘干仪等)使涂片烘干后加热固定,火焰固定时涂片膜朝上以中等速度通过火焰 3 次即可(温度不能过高,以防菌体蛋白变性,影响染色结果);也可用乙醇或甲醇固定。血培养阳性培养物涂片的固定至关重要,推荐采用丙酮乙醇(快速革兰氏染色液的第 3 液)固定 10 秒后,凉干染色。这样血细胞不会被破坏,不干扰革兰氏阴性细小杆菌(如布鲁氏菌等)的检出,而且杀菌充分,避免实验室感染。

(2)滴加结晶紫染液染 1 分钟,清水冲去染液。

(3)加碘液染 1 分钟,水洗。

(4)加脱色液,摇动至无紫色脱落为止,水洗。

(5)加复染液,染 30 秒,水洗。

(6)自然干燥或微热干燥后镜检。

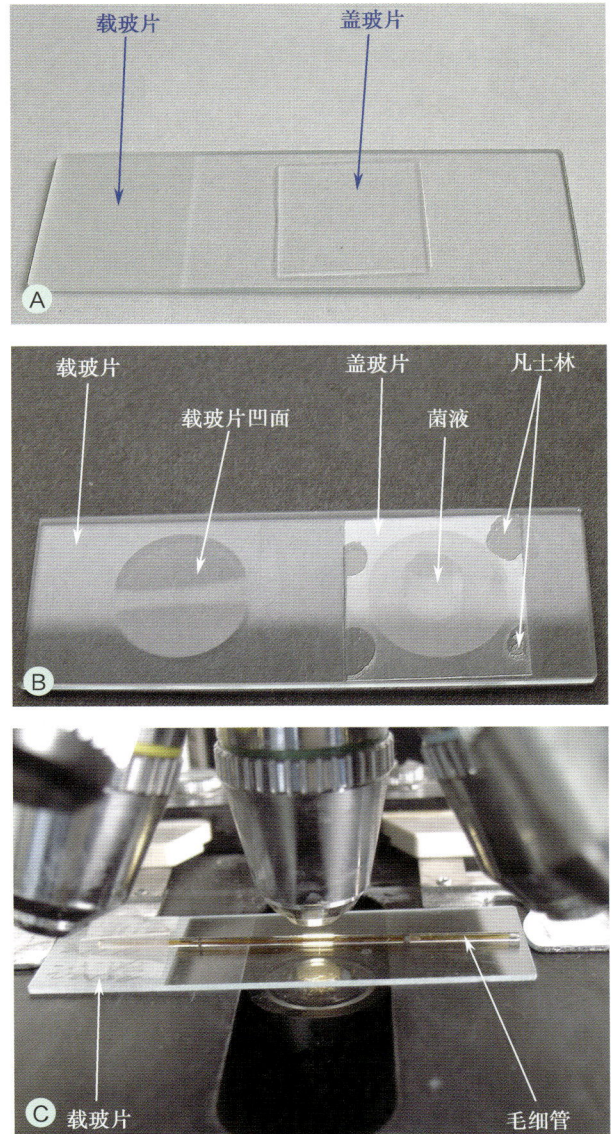

图 2-1-2　动力试验
A. 压滴法;B. 悬滴法;C. 毛细管法

(7)结果:油镜下观察,菌体呈紫色为革兰氏染色阳性,菌体呈红色为革兰氏染色阴性。

2. 自动染色方法　全自动革兰氏染色仪,如PREVI color gram,与传统手工操作比较,该仪器使用全封闭系统,高通量(最高可达 300 片 /h),整个染色过程快速、洁净、安全。由于采用了雾化喷嘴,可根据涂片厚薄调整试剂用量,使得染液的消耗量降到了最低。在电脑程序的控制下,可使染色过程达到标准化,在提高效率的同时,避免了人为误差。该仪器结合全功能细胞离心系统(PREVI color cytocentrifuge)效果将更好,可以在玻片指定区域形成直径 7mm 的单层细胞层,特别是潜在感染的体液标本。

近年来,国产的自动化革兰氏染色仪、抗酸染色仪及液基薄层细胞制片机已经广泛应用于临床微生物实验室,效果较好。

（二）抗酸染色

制片好坏可直接影响抗酸染色结果,涂片太薄,阳性率会降低,太厚不仅染色过程中涂膜易掉,而且染色也会过深,不易观察,致漏检。通常涂片厚薄以透过玻片能看清玻片下面的文字为宜。

1. 齐-内（Ziehl-Neelsen）染色法

（1）涂片加热固定后滴加第 1 液（0.8% 石炭酸复红液）,用火焰微热至出现蒸汽约 3 分钟（必要时补加染液,以防染液蒸发干）。

（2）用第 2 液（5% 盐酸乙醇）脱色约 1 分钟,直至涂片无色脱出或稍呈淡红色为止,水洗。

（3）滴加第 3 液（0.06% 亚甲蓝液）复染 1 分钟,水洗,干后镜检。

（4）结果：抗酸菌呈红色,背景及其他细菌呈蓝色（图 2-1-3）。

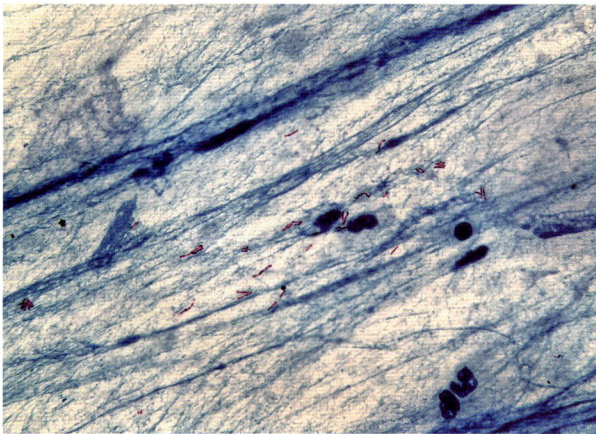

图 2-1-3　齐-内染色法抗酸染色结果
红色杆菌为 TB,蓝色为非抗酸菌 ×1 000

2. 金永（Kinyoun）染色（冷染色）

（1）用接种环挑取待检标本涂布于玻片上,自然干燥。

（2）加第 1 液（3.3% 石炭酸复红液）染 5~10 分钟,不必加热,水洗。

（3）加第 2 液（3% 盐酸乙醇）脱色 1~2 分钟,或至无红色出现为止,水洗。

（4）加第 3 液（0.3% 亚甲蓝液或亮绿复染液）复染 30 秒,水洗,待干,油镜镜检。

（5）结果：抗酸菌染成红色,非抗酸菌及细胞等均染成蓝色（图 2-1-4A）。在冷染效果不佳时,采用热染的方法进行复检可提高阳性率（图 2-1-4B、C）。

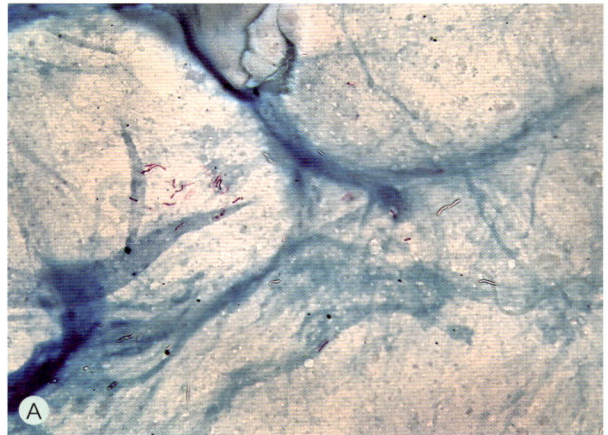

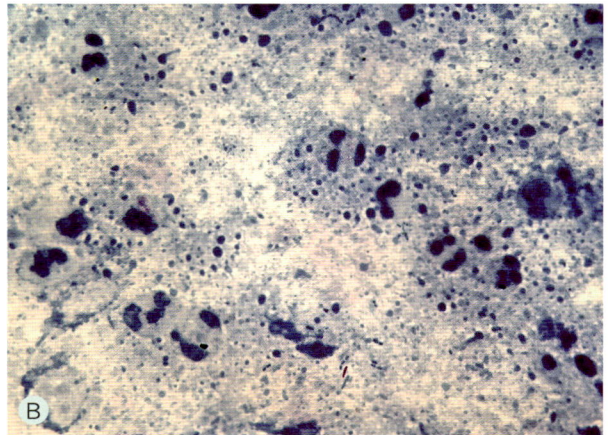

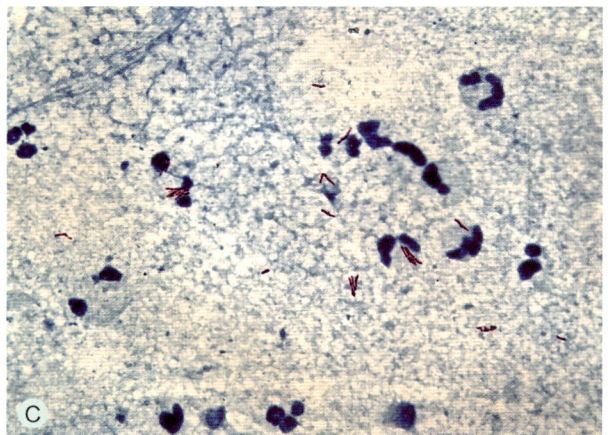

图 2-1-4　金永染色法抗酸染色结果 ×1000
A. Kinyoun 染色结果；B. 冷染效果不佳；C. 热染复检效果

3. 改良 Kinyoun 染色法

（1）涂片干燥固定,用 Kinyoun 染液中的第 1 液（3.3% 石炭酸复红）染 5 分钟,水洗。

（2）用 1% 硫酸脱色 1~2 分钟（硫酸不易获得的实验室也可用 10% 醋酸脱色 10~20 秒）,或至无红色出现,水洗。

（3）以 0.3% 亚甲蓝复染 1 分钟,水洗,吸干水分,自然干燥。

（4）结果：抗酸（或弱抗酸）菌染成红色，背景及非抗酸菌为浅蓝色（图 2-1-5）。

注意事项：脱色时间应根据涂片的厚薄进行调整，降低硫酸浓度使脱色时间延长，染色效果会更佳。

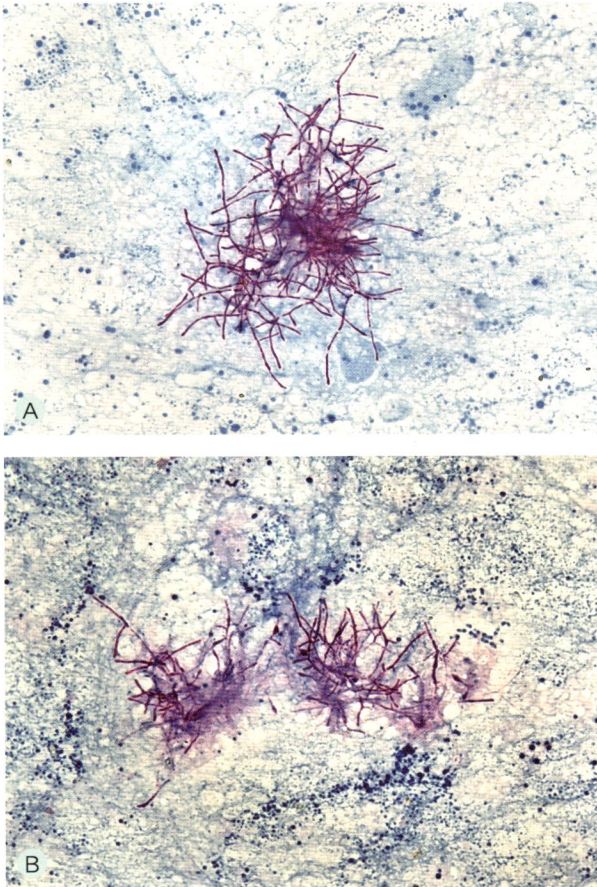

图 2-1-5 痰涂片圣乔治诺卡菌改良 Kinyoun
染色结果 ×1 000
A. 1% 硫酸脱色效果；B. 10% 醋酸脱色效果

4. 一片双染法（陈氏双染法） 在实际工作中，有时在镜检革兰氏染色片时如果需要排查抗酸杆菌一般都要另涂一张片，由于样本可能已销毁，不得已只能用革兰氏染色片进行抗酸覆染。覆染片需要留档保存，但革兰氏染色片无法同时保存。此时双染法是不错的选择，既可以保存两种染色片，又是很好的教学片（在镜下同时观察两种染色的形态）。操作很简单，把镜检后的革兰氏染色片脱油后用封片胶加盖玻片，封住革兰氏染色涂片的一半，待封片胶稍干即可进行另一半的抗酸染色，抗酸染色镜检后脱油滴封片胶加盖玻片封盖后存档，随时可以调阅，见图 2-1-6。

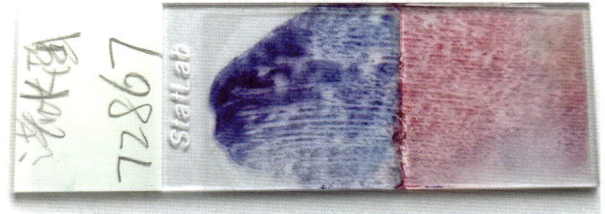

图 2-1-6 一片双染法效果

（三）荧光染色

1. 荧光抗体染色法 菌液或痰标本直接涂片，待干固定，加荧光染液染 2~3 分钟（室温低可延长染色时间），水洗，加复染液染 30 秒，水洗，干燥。高倍镜镜检。经荧光素染色的细菌，或荧光素标记的荧光抗体与相应抗原的细菌、病毒结合形成的复合物，在荧光显微镜下发出荧光。

2. 荧光染料（吖啶橙）染色法 标本涂片经甲醇固定后风干，浸入吖啶橙染液中，2 分钟后水洗，风干，用荧光显微镜检查（选用 515nm 激发光镜检）。染色原理：吖啶橙与哺乳动物 DNA 结合后菌体发绿色荧光，与细菌和真菌的 DNA 结合后，菌体发橙色荧光。观察菌体为橙色或橙黄色示该细菌为活性状态，当细胞凋亡时，染色呈致密浓染的橙绿色荧光或见橙黄色碎片（图 2-1-7）。

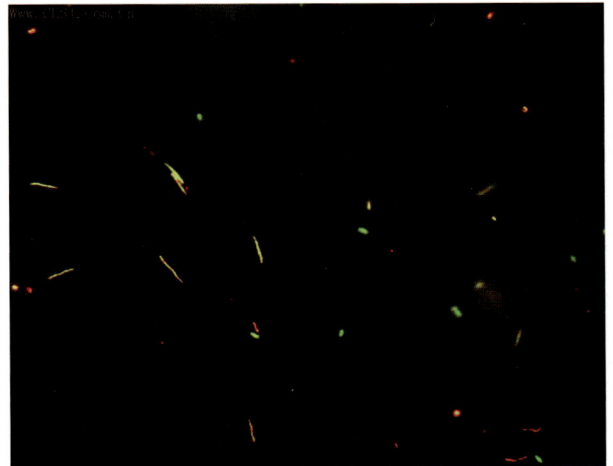

图 2-1-7 吖啶橙染色结果

3. 金胺 O（或金胺 - 罗丹明）染色

（1）涂片加热固定后滴加金胺 O（或金胺 - 罗丹明）染液，10~15 分钟，水洗。

（2）用第 2 液（盐酸乙醇）脱色 2~3 分钟，直至涂片无黄色为止，水洗。

（3）滴加第 3 液（高锰酸钾复染液）复染 2 分

钟,水洗,干后镜检。

（4）结果：在荧光显微镜下耐酸菌呈亮黄色,背景及其他细菌呈暗黄色。金胺 O 荧光染色法检出抗酸菌的灵敏度比传统齐 - 内染色法高,可直接在高倍镜下快速扫描,有亮黄色荧光的区域再切换到油镜下仔细查看,见图 2-1-8。

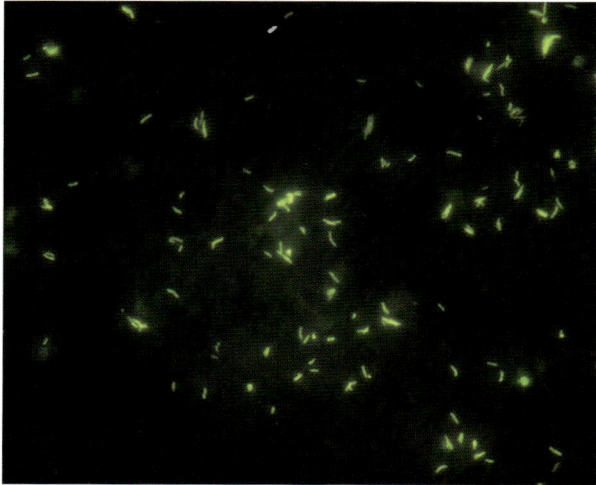

图 2-1-8   痰涂片结核分枝杆菌金胺 O
荧光染色结果 ×400

4. 改良金胺 O（或金胺 - 罗丹明）染色

（1）涂片加热固定后滴加金胺 O（或金胺 - 罗丹明）染液,10~15 分钟,水洗。

（2）用 1% 硫酸脱色 1~2 分钟（硫酸不易获得的实验室也可用 10% 醋酸脱色 10~20 秒）,水洗。

（3）滴加第 3 液（高锰酸钾复染液）复染 2 分钟,水洗,干后镜检。

（4）结果：在荧光显微镜下耐酸菌呈亮黄色,背景及其他细菌呈暗黄色。见图 2-1-9。

（四）鞭毛染色（改良 Ryu 法）

该染色法是准确鉴定非发酵菌重要的传统手段,按照鞭毛的数目及其着生的位置,将鞭毛分为以下几种：单鞭毛、丛鞭毛和周鞭毛。鞭毛着生位置对鉴定细菌非常有价值。

1. 在洁净无油脂的玻片上滴蒸馏水 2 滴。

2. 用接种环挑取无菌蒸馏水,再与血平板上菌落接触,仅允许极少量细菌进入到接种环的蒸馏水中,再将接种环移至玻片上蒸馏水顶部轻点 2 次;轻轻摇动玻片,使细菌分布均匀。切勿研磨和搅动,以防鞭毛脱落。

3. 置室温或 35℃温箱内干燥（不能以火焰固定）。

4. 滴加染液染色 10~15 分钟,轻轻水洗,干后镜检。

5. 镜检时应从涂片边缘开始,由外及里,逐渐移至中心。细菌分布少的地方,鞭毛容易观察。细菌密集的地方,鞭毛被菌体挡住,不易观察。

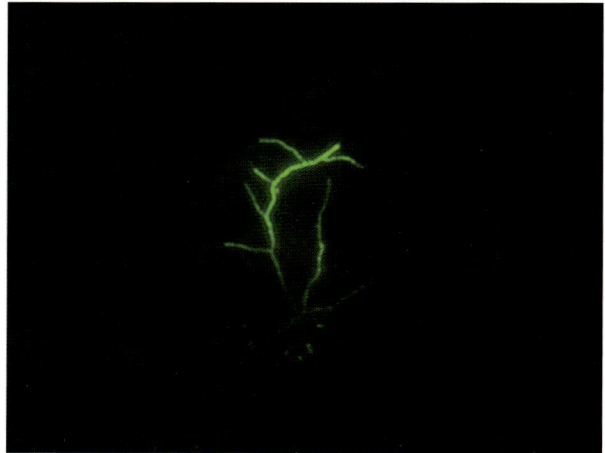

图 2-1-9   痰涂片圣乔治诺卡菌改良金胺 O
荧光染色结果 ×400

6. 结果   菌体和鞭毛皆为紫色,菌体染色较鞭毛深。见图 2-1-10。

（五）墨汁荚膜染色

主要用于新型隐球菌的检查,另外,肺炎克雷伯菌荚膜也可以被观察到。

1. 标本（脑脊液）离心取沉淀涂片,在标本涂片处滴加 1 滴印度墨汁或国产优质墨汁,标本与墨汁的比例以 1:1 或 2:1 为宜。也可再加 1 滴生理盐水,以稀释墨汁;或在试管中先稀释（1:3）后再滴加到玻片上加盖玻片观察。

2. 加盖玻片（轻放以防止气泡产生）,轻轻压一下,使标本与墨汁混合液层变薄。

3. 在低倍镜下寻找有荚膜的菌细胞,转高倍镜或油镜确认。

4. 结果   新型隐球菌可见宽厚透亮的荚膜,细胞壁明显,有时有出芽现象,背景为黑色。注意治疗后菌体减少,荚膜变薄。见图 2-1-11。

5. 教学片制备方法   新型隐球菌阳性标本经甲醛固定后,其形态可长期不变。制片时等量加入甘油可保持墨色的均一性。先用小盖玻片压片,在小盖玻片上滴加封片胶后再加盖大盖玻片,在大盖玻片四周补加封片胶,使之封严,于室温自然晾干,收入盒中可保存 5 年以上（图 3-1-6）。

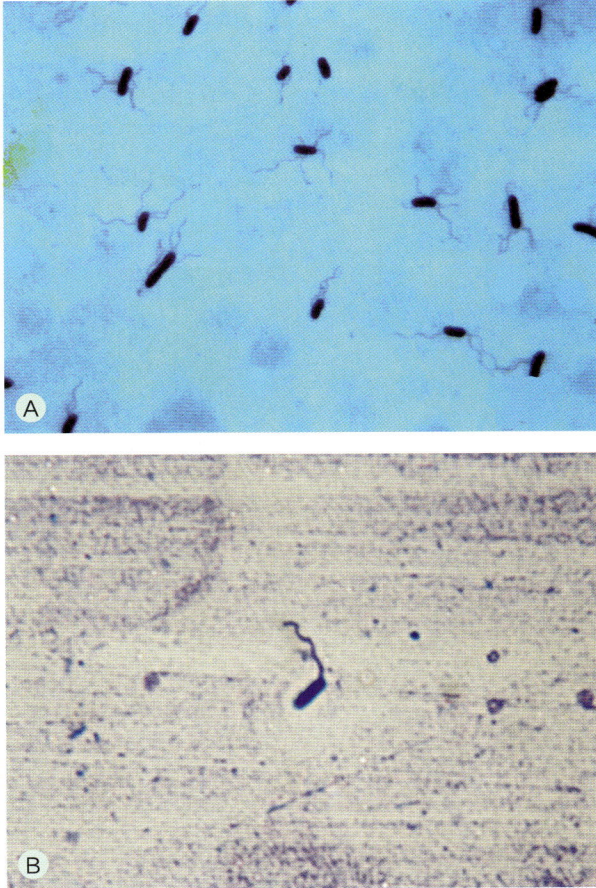

图 2-1-10　鞭毛染色结果 ×1 000
A. 周鞭毛（普通变形杆菌）；B. 单鞭毛（洋葱伯克霍尔德菌）

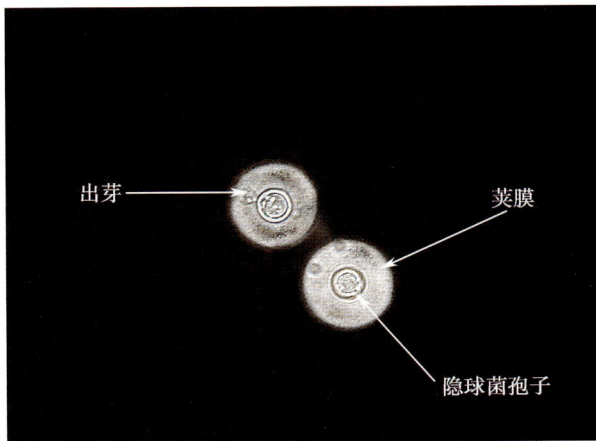

图 2-1-11　脑脊液中新型隐球菌墨汁荚膜染色结果 ×400

（六）瑞氏染色

1. 涂片、自然干燥。

2. 滴加瑞氏染液染 1 分钟。

3. 加等量 pH 6.4 的磷酸盐缓冲液（或等量超

纯水）轻轻晃动玻片，室温静置 5~10 分钟。

4. 水洗、吸干、镜检。

5. 结果　细菌染成蓝色，组织细胞的细胞质呈红色，细胞核呈蓝色，嗜酸颗粒染成橘红色。瑞氏染色结果见图 2-1-12。

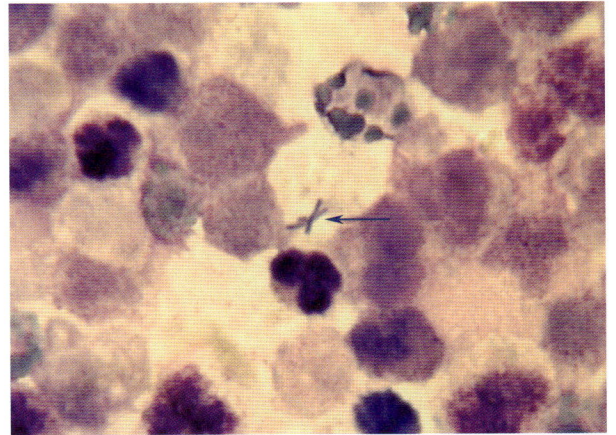

图 2-1-12　肝脓肿涂片瑞氏染色结果
箭头所指为大肠埃希菌 ×1 000

（七）瑞氏 - 吉姆萨复合染色

操作方法同瑞氏染色。

主要用于细胞染色，染色特点是细胞形态完整，不同细胞染色特征典型，易于区别。也用于荚膜组织胞浆菌、马尔尼菲篮状菌的染色。对于侵袭性感染标本直接涂片染色时具有优势，能反映出感染存在的原本状态。瑞氏 - 吉姆萨染色结果见图 2-1-13。

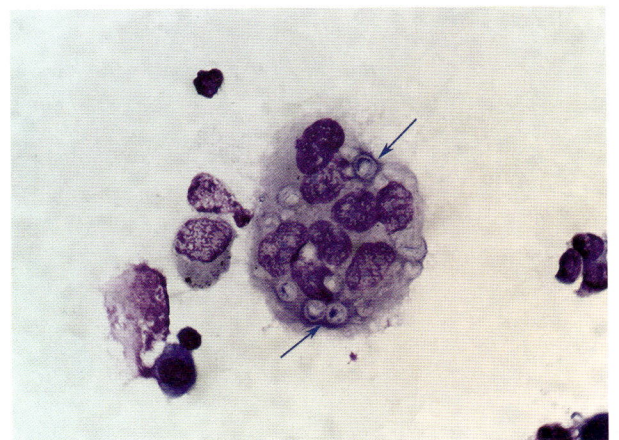

图 2-1-13　肺泡灌洗液瑞氏 - 吉姆萨染色结果
箭头所指为新型隐球菌 ×1 000

（八）芽胞染色

芽胞染色法用于鉴定产芽胞的革兰氏阳性杆菌,通过芽胞相对于菌体的大小及芽胞在菌体上出现的位置,有助于正确鉴别芽胞杆菌。

1. 石炭酸复红染色

（1）将有芽胞的细菌涂片,自然干燥后火焰固定。

（2）滴加石炭酸复红于涂片上,并以小火加热,使染液冒蒸汽约 5 分钟,冷后水洗。

（3）用 95% 乙醇脱色 2 分钟,水洗。

（4）碱性亚甲蓝复染 0.5 分钟,水洗、待干后镜检。

（5）结果:芽胞呈红色,芽胞囊和菌体呈蓝色。见图 2-1-14A。

2. 孔雀绿染色（Schaeffer-Fulton 染色法）

（1）将有芽胞的细菌涂片,自然干燥后火焰固定。

（2）滴加 5% 孔雀绿于涂片上,并以小火加热,使染液冒蒸汽 15~20 分钟,加热过程中要随时添加染色液,切勿让标本干涸（加热时温度不能太高）,冷却后水洗。

（3）水洗:待玻片冷却后,用水轻轻地冲洗,直至流出的水中无染色液为止。

（4）0.5% 番红（或石炭酸复红液）复染 5 分钟,水洗、待干后镜检。

结果:芽胞呈绿色,芽胞囊和菌体呈红色。见图 2-1-14B。

3. 改良 Schaeffer-Fulton 染色

（1）制备菌液:加 1~2 滴无菌水于小试管中,用接种环从斜面上挑取 2~3 环的菌体于试管中并充分打匀,制成浓稠的菌液。

（2）加染色液:加 5% 孔雀绿水溶液 2~3 滴于小试管中,用接种环搅拌使染料与菌液充分混合。

（3）加热:将此试管浸于沸水浴（烧杯）,加热 15~20 分钟。

（4）涂片:用接种环从试管底部挑数环菌液于洁净的载玻片上,做成涂面,晾干。

（5）固定:将涂片通过酒精灯火焰 3 次。

（6）脱色:用水洗直至流出的水中无孔雀绿颜色为止。

（7）复染:加 0.5% 番红水溶液染色 5 分钟后,倾去染色液,不用水洗,直接用吸水纸吸干。

（8）镜检:先低倍,再高倍,最后用油镜观察。

（9）结果:芽胞呈绿色,芽胞囊和菌体为红色。见图 2-1-14B。

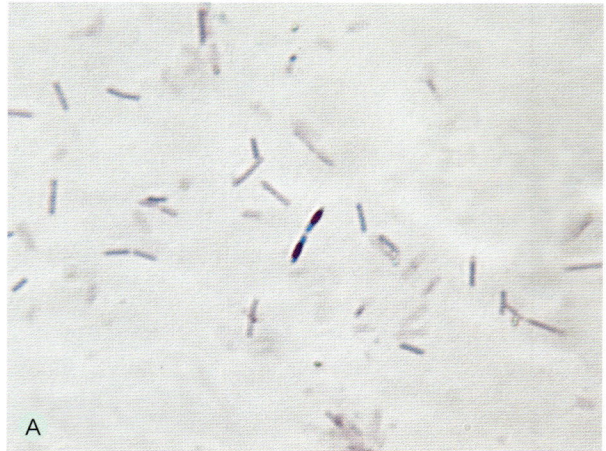

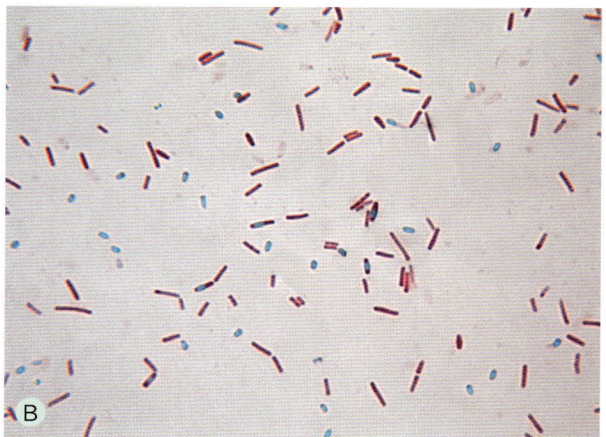

图 2-1-14   芽胞染色结果 ×1 000
A. 石炭酸复红染色法（地衣芽胞杆菌 ATCC 12759）;
B. 孔雀绿染色法（枯草芽胞杆菌）

（九）异染颗粒染色

该染色法用于鉴定棒状杆菌与形态类似的相关菌属,棒状杆菌属异染颗粒阳性,而相关菌属则为阴性。

1. 改良 Albert 法

（1）涂片经火焰固定,加甲液,染 3~5 分钟,水洗。

（2）滴加乙液,染 1 分钟,水洗。

（3）干后镜检。

（4）结果:异染颗粒呈黑色,菌体呈淡蓝色。

2. 亚甲蓝染色法

（1）方法:涂片经火焰固定,加 0.3% 亚甲蓝液,染 0.5~1 分钟,水洗。

（2）结果:菌体呈淡蓝色,异染颗粒呈暗蓝色。

（3）注意事项:应小心避免过度染色,否则会减弱细菌与颗粒的对比。

见图 2-1-15。

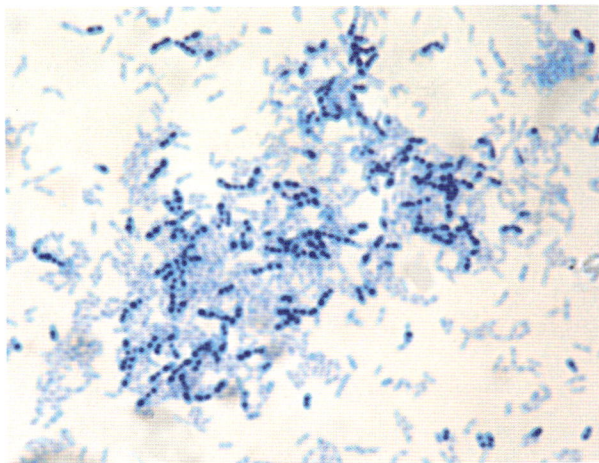

图 2-1-15　白喉棒杆菌异染颗粒亚甲蓝
染色结果 ×1 000

（十）荚膜染色

1. 结晶紫染色法

（1）将有荚膜的细菌涂片，自然干燥，火焰固定。

（2）滴加结晶紫溶液，在酒精灯上略加热，使之冒蒸汽为止。

（3）用 200g/L 的硫酸铜溶液将涂片上的染液洗去。

（4）以吸水纸吸干后镜检。

（5）结果：菌体及背景呈紫色，菌体周围有一圈淡紫色或无色的荚膜（图 2-1-16A）。

2. 复红染色法

（1）将有荚膜的细菌涂片，自然干燥，火焰固定。

（2）滴加复红染液于菌膜之上，染 2~3 分钟，用水冲洗干净，晾干。

（3）在玻片的一端滴加一滴碳素液（或墨汁），取另一张玻片将碳素液（或墨汁）沿菌膜方向推开，晾干后镜检。

（4）结果：背景及菌体呈黑色，菌体周围有一圈红色的荚膜（图 2-1-16B）。

（5）注意事项：碳素液（或墨汁）推得尽量薄，以避免遮盖菌体和荚膜。

（十一）乳酸酚棉蓝染色

1. 编号玻片，在玻片上滴 2 滴乳酸酚棉蓝染色液。

2. 用灭菌接种环或手术刀片取有颗粒或颜色部分真菌菌落一小块，然后放入玻片上乳酸酚棉蓝染色液中，在其上加清洁盖玻片，轻轻按压制成压片。

3. 使用光学显微镜在低倍、高倍或油镜下观察真菌形态。见图 2-1-17。

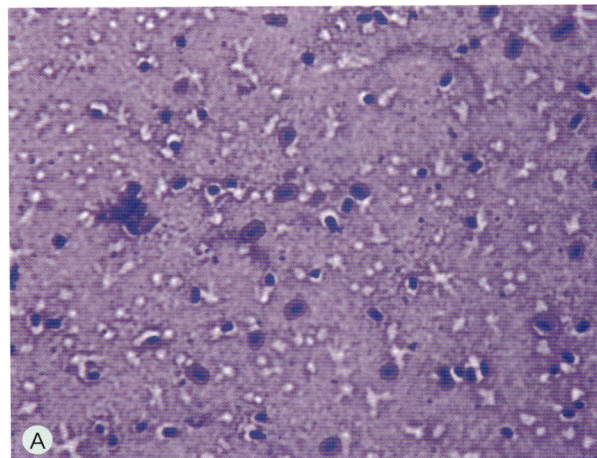

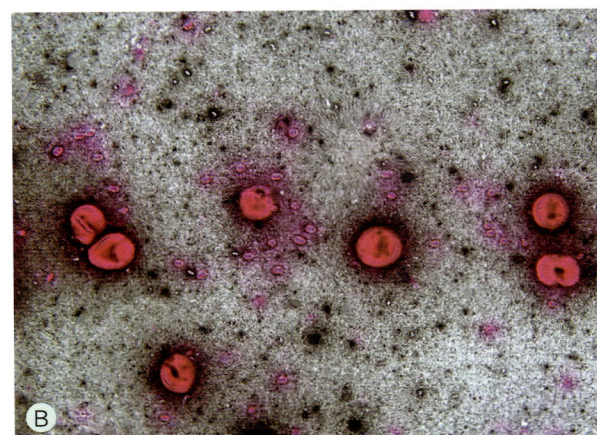

图 2-1-16　荚膜染色结果 ×1 000
A. 结晶紫染色法　大肠埃希菌（尿标本）；
B. 复红染色法　肺炎克雷伯菌（血培养）

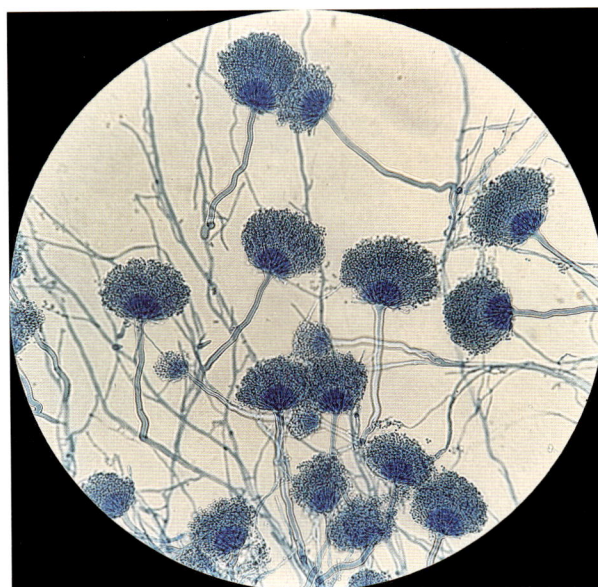

图 2-1-17　土曲霉菌乳酸酚棉蓝染色结果 ×400

（十二）柯氏（柯兹洛夫斯基）染色

1. 取患者标本直接涂片，尽量薄涂，或取纯培养菌落涂片（为了对比，可以将大肠埃希菌与待检菌涂混合片）。

2. 干燥、火焰固定。

3. 染色　滴加 2% 沙黄水溶液，在酒精灯火焰上微微加热，至出现蒸汽为止，通常 0.5~1 分钟。

4. 水洗。

5. 复染　1% 孔雀绿染色液染色 2~3 分钟，也可用碱性亚甲蓝液染色 1~2 分钟。

6. 水洗吸干，镜检。

7. 结果　布鲁氏菌染成淡红色，其他细菌或细胞为绿色 / 蓝色，对比非常好。如果在绿色 / 蓝色的细菌中有红色的点状细菌，则高度怀疑待检菌为布鲁氏菌。所有操作均应在 II 级生物安全柜内进行。见图 2-1-18。

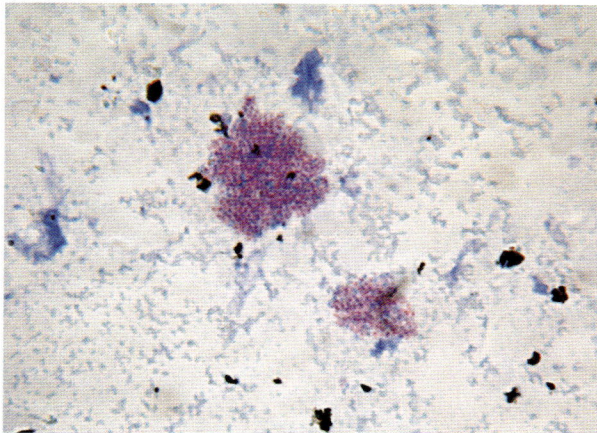

图 2-1-18　布鲁氏菌血培养柯氏染色结果 ×1 000

（十三）六胺银染色

1. 涂片处理　甲醇固定后，自然风干。

2. 1% 过碘酸染 10 分钟，溶液用后弃去。

3. 水洗。

4. 65℃银溶液染 1~1.5 小时，染色时间根据涂片的厚度及所怀疑真菌的种类（通常念珠菌染色 1 小时即可；疑为曲霉或其他丝状真菌须适当延长染色时间）决定。银溶液需现用现配，只用 1 次。

5. 水洗。

6. 0.25% 氯化金染 1~2 分钟。

7. 水洗。

8. 3% 硫代硫酸钠染 1 分钟。

9. 水洗。

10. 0.1% 亮绿染色 30 秒 ~1 分钟，以得到浅绿色背景色。

11. 结果　真菌在淡绿色背景下染成鲜明的黑色，菌丝的内部成分被染成炭灰色。

12. 注意事项　染色时间适当，以免过深或过浅。过深尤其在检查肺孢子菌时，肺泡中的红细胞也可为新月形，染黑后极似肺孢子菌的包囊；过浅可能漏诊。

提示：在做涂片染色时，染色架应选择载片架低于水池台面 10~15cm 为宜，这样可防止因冲洗玻片致使染液外溅污染台面、墙面及地面。凹陷式染色架见图 2-1-19。

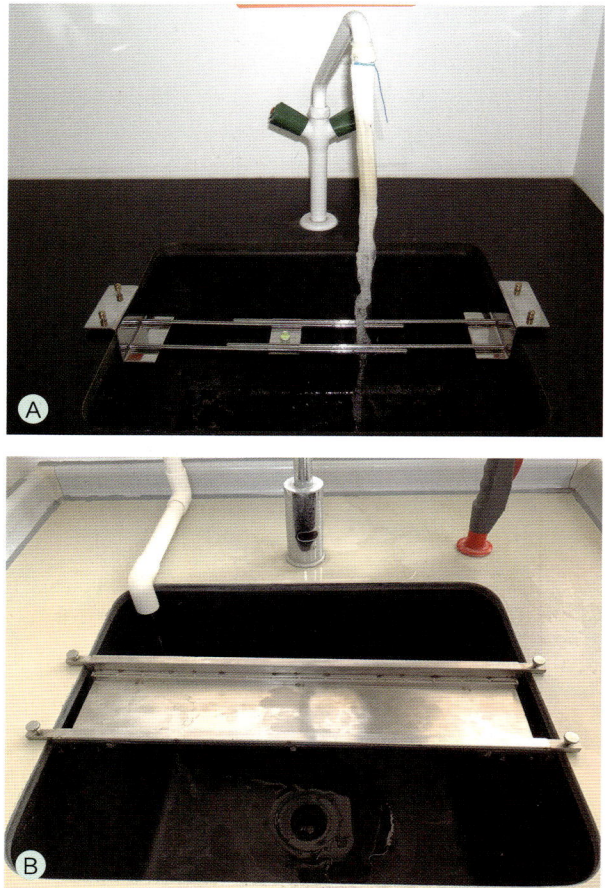

图 2-1-19　凹陷式染色架
A. 可调节水平式不锈钢染色架；B. 铝合金防滑落染色架

（魏莲花　卢先雷　陈东科）

第二节　细菌分离培养

一、无菌操作技术

细菌在自然界中分布广泛,无处不在,无论是人和动物的皮肤、黏膜,还是室内外的空气和尘埃中都存在各种细菌。这些细菌随时都有可能混入实验材料中污染实验物品,干扰鉴定和实验结果的分析,有时甚至导致错误的判定。临床细菌检验的标本来自患者,大多数含有病原菌,具有传染性,因此,必须严格按照技术操作规程操作,防止病原菌污染实验室环境,或因操作不当造成实验室感染。

（一）基本要求

1. 微生物室技术操作者应有无菌观念,严格进行无菌操作,不得让周围环境中微生物混入检验材料,更不得将检验标本及病原菌污染工作环境或感染操作者本人。

2. 细菌室尤其是无菌室必须装有供空气消毒的紫外线灯,每天开始工作前,照射 30 分钟。

3. 工作人员应穿工作服、戴帽子、口罩,修剪指甲、洗手,并做好实验前的各项准备工作。

4. 细菌检验用的材料和器皿须预先消毒灭菌,如培养皿、培养基、试管、吸管、棉拭子等。

5. 所有带菌检验操作均应在生物安全柜中进行,操作中禁止谈话或旁观。

6. 无菌物品必须存放于无菌包内或无菌容器内,无菌包外注明物品名称,有效期以 1 周为宜,并按有效期先后顺序排放;无菌物品和非无菌物品应分别放置。无菌物品一经使用或过期、潮湿应重新进行灭菌处理。

7. 取无菌物品时须用无菌持物钳(镊),不可触及无菌物品或跨越无菌区域,手臂应保持在腰部以上;无菌物品取出后,不可暴露过久,若未使用,也不可放回无菌包或无菌容器内;怀疑污染,不得使用。

8. 如不慎将带菌材料污染台面和其他物品时,应即时妥善处理。一般用 0.5% 次氯酸钠或过氧乙酸消毒剂覆盖 1 小时后洗去。手足被污染时,以碘伏(聚维酮碘)消毒。

9. 实验用具用完后一律放回原处,已污染的用具应立即置 5% 石炭酸或含氯消毒液进行消毒,或高压灭菌。

10. 每天工作前后要进行清洁消毒工作,实验室台面用消毒抹布擦拭;用消毒拖布拖地面;禁止在实验室内饮食、化妆和吸烟。检验完毕,应物归原处,打扫干净实验室;最后以消毒液浸泡双手并且洗净后方可离开实验室。

（二）无菌技术

无菌技术是指在执行医疗、护理操作过程中,防止一切微生物侵入机体和保持无菌物品及无菌区域不被污染的操作技术。经过物理或化学方法灭菌后,未被污染的物品称无菌物品;经过灭菌处理而未被污染的区域,称无菌区域;未经灭菌或经灭菌后被污染的物品或区域,称非无菌物品或区域。

1. 临床细菌学检验的每一项技术操作,均应在无菌条件下进行,即在无菌室、生物安全柜、安全罩或超净工作台内进行,并在酒精灯或煤气灯火焰旁进行。注意在生物安全柜内操作不能有明火存在,须用电热灭菌器来灭菌接种环或针。

2. 从培养试管或瓶取培养物或移种于另一培养管或瓶时,在开启试管口(瓶口)或关闭前,均应将管口(瓶口)在火焰上通过 2~3 次,以杀灭可能污染的或从空气中落入管口(瓶口)的杂菌。在开启试管塞或瓶塞时,应用无名指和小指、小指和手掌夹住塞子,不得任意放置,操作完毕,将试管口(瓶口)及塞子火焰上通过 1~2 次后,塞回原试管口(瓶口)。

3. 操作过程中,若不慎发生无菌吸管、滴管下部触及未消毒的手或物品时,应弃去,不得使用。

4. 接种针或环在接触无菌物品、标本或者细菌培养物之前,以及接种完成之后均应在酒精灯、煤气灯火焰,或者电热灭菌器内灼烧至完全红透,待凉后再进行下一步操作。

5. 注射器或者吸管之类的一次性无菌物品禁止重复使用。在吸取无菌液体或者液体培养物(如盐水、血培养瓶)前,当盛有液体的容器不耐热时,需要对容器口采用聚维酮碘等消毒剂进行消毒。

二、接种基本条件

(一) 接种环及接种针

接种环(针)是细菌学检验常用的工具之一,正确使用接种环(针)是微生物检验人员必备的基本技能之一。

接种环(针)由三部分组成。环(针)部分以白金丝为最佳,因白金丝传热、散热快而且不易生锈,经久耐用。但白金丝价格昂贵,不宜常规大量应用,因此,实验室常用镍丝或300W左右的电炉丝代替。由接种针演变而来的接种钩,一般是用来接种或钩取质地较密的菌落或是丝状真菌菌丝用的。一般接种环直径为2~4mm。接种针长50~80mm,其一端固定于金属柄上,金属柄的另一端为绝缘柄,见图2-2-1。

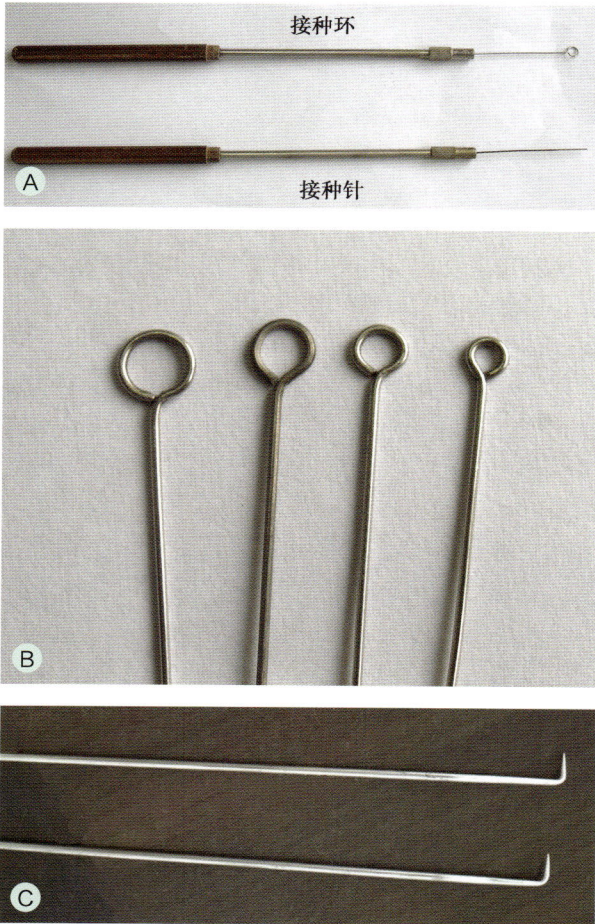

图2-2-1　接种环及接种针
A.接种环、接种针; B.定量接种环; C.接种钩

接种环(针)在用前和用后均须进行灭菌。常用酒精灯或煤气灯,氧化焰(外焰)温度高,还原焰(内焰)温度低(图2-2-2)。近年来,随着生物安全柜的广泛应用,适合在其中使用的电热式接种环(针)灭菌器也已普遍应用(图2-2-3)。应用酒精灯或煤气灯时,要注意在灯的合适部位烧灼接种环(针),以防气溶胶产生。接种环(针)的正确灭菌很关键,否则接种环(针)所带的菌会因为快速受热而形成气溶胶喷溅,污染台面,可引起严重实验室污染或造成工作人员自身感染。

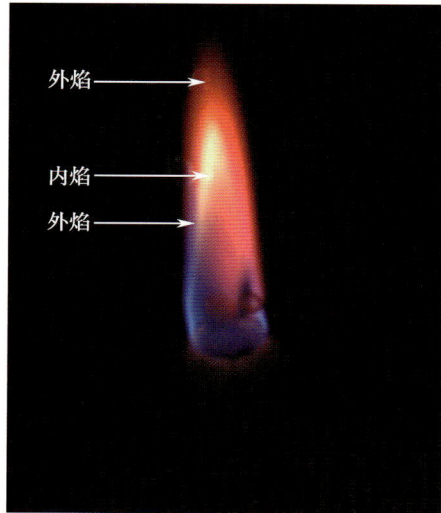

图2-2-2　酒精灯火焰结构
氧化焰(外层)和还原焰(内层)

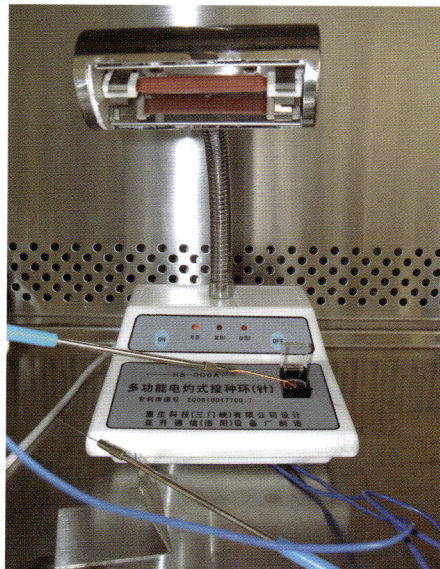

图2-2-3　电热式接种环灭菌器

带菌接种环(针)的正确烧法:①热传导法,从环的根部(靠近柄部)开始烧,通过热传导让接种环(针)上带的菌慢慢受热,直至干燥,最后放在氧化焰上彻底灭菌;最后垂直接种环,轻轻在火焰上过几下柄部;②从还原焰开始法,该部位温度低,带菌的环或针直接置于此不会引起气溶胶喷溅。待菌完全干燥后再移至氧化焰部位彻底灭菌。其余步骤同上。

红外电子灭菌器的应用(图2-2-4),使得接种环(针)的灭菌变得方便,但要注意,普通红外电子灭菌器并不能解决试管和烧瓶口的严格灭菌。

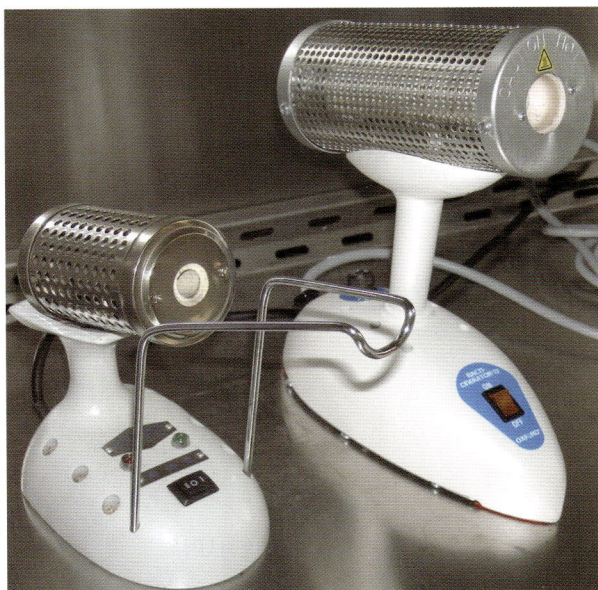

图 2-2-4　红外电子灭菌器

(二)设施和设备

如生物安全柜、接种罩、无菌工作台和无菌室等,主要是为了达到无菌技术要求而建立的细菌和标本接种场所。

三、接种和分离方法

在常规工作中,一般根据待检标本的性质、培养目的及所用培养基的种类,选用不同的接种和分离方法。

(一)平板划线分离法

平板划线接种是细菌分离培养的基本技术,微生物检验人员必须熟练掌握。通过平板划线分离,可使标本中混合或混杂的细菌沿划线在琼脂平板表面分离,得到分散的单个菌落,便于观察细菌菌落形态及特征,同时获得纯的菌种,以便进一步鉴

定。有时候遇到平板表面有水分,可将平板开盖倒置于温箱中30分钟后再接种和分离,这有利于脑膜炎奈瑟菌、嗜血杆菌等细菌生长。平板划线分离方法最常用的有以下几种。

1. 连续划线分离法　主要用于无菌部位采集(含菌量不太多)的标本中细菌的分离培养。其方法为用灭菌的接种环挑取接种物,在平板的1/5处轻轻涂抹,然后再用接种环或拭子在琼脂平板表面(图2-2-5)做曲线连续划线接种,直至划满平板表面。

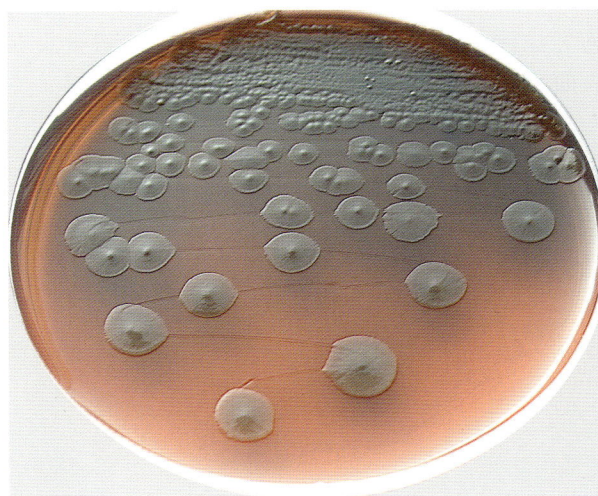

图 2-2-5　连续划线分离法结果

2. 分区划线分离法　该法主要用于有菌部位采集(含菌数量多),如粪便、脓液、痰液等样本的平板接种,以及混合细菌的分纯培养。先将标本涂布于平板1区(原始区)并引出数条划线,灼烧接种环后,与1区引出的划线钝角相交,沿着平板边缘做切线状划线,完成第2区,如此完成3区和4区接种划线。要求每划完一个区域,应将接种环烧灼一次,冷后再划下一区域,每一区域的划线仅与上一区域的划线交接1~3次,使菌量逐渐减少,以获取单个菌落。见图2-2-6A、B。患者用过抗菌药物后采集的样本,划线接种孵育后可能会出现奇怪的生长现象,这是因为在接种划线的1区或2区由于残留抗菌药物的存在抑制了细菌的生长,从而出现了1区无菌生长、2区弱生长、3区正常生长的奇怪现象。

3. 棋盘划线分离法　该法主要用于有菌部位采集(含菌数量多)的标本中细菌的分离培养。将标本涂布于平板上1/5处;随后做平行划线6~8条,灭菌接种环;冷却后,再做垂直划线6~8条,使

成正方格。同法再交叉划两排斜线,恰呈棋盘形。见图 2-2-7。

(二)斜面接种法

该法主要用于菌株的移种,以获取纯种进行鉴定和保存菌种,也可用于纯种的传代。方法为用灭菌接种环(针)从平板上挑取单个菌落或培养物,由培养基斜面底部向上划一直线,然后从底部向上做连续曲线接种,见图 2-2-8。某些试验可用无菌吸管或滴管吸取标本,滴于斜面上端,让其自然流布,最后置于 35~37℃培养。

斜面培养一般形成均匀一致的菌苔,如表面不均匀往往表示培养物不纯。斜面培养一般可观察表面、透明度、湿润度和色泽等特征。

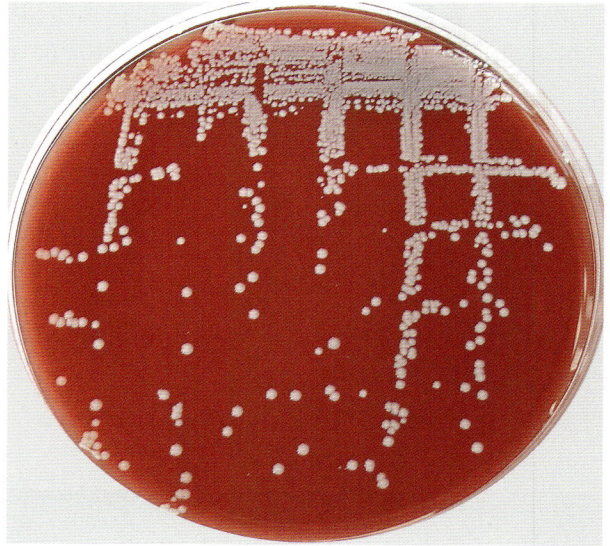

图 2-2-7   棋盘划线分离法结果

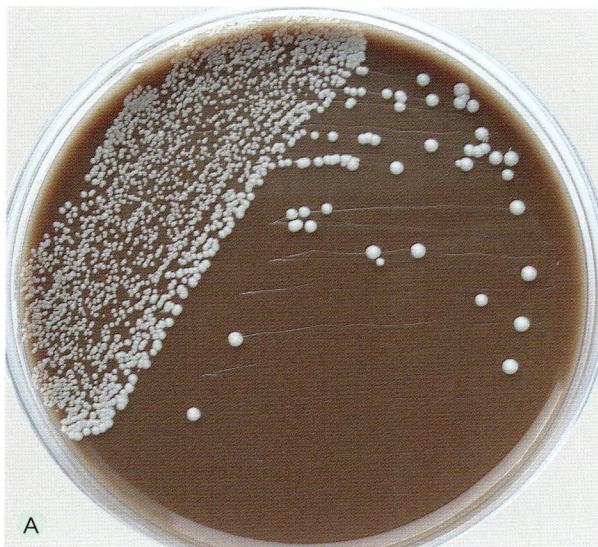

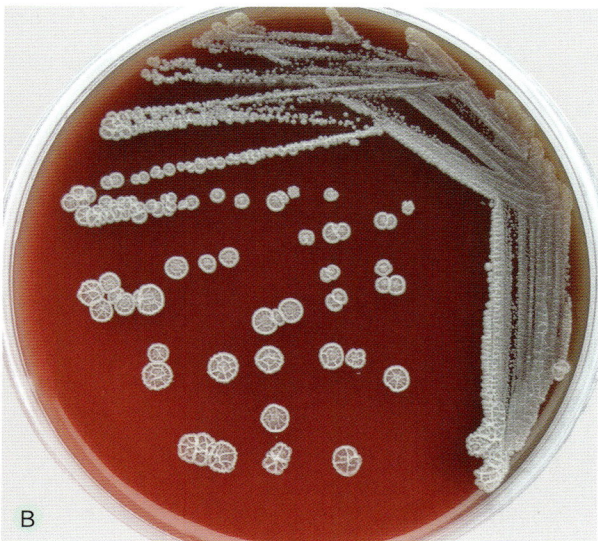

图 2-2-8   斜面接种法培养结果背面观察

(三)穿刺接种法

该法主要用于半固体培养基的接种。适用于保存菌种、厌氧培养和观察细菌的动力等。方法是将接种物用接种针垂直刺入培养基的中心直达试管底部,但不能完全穿到管底;若接种醋酸铅琼脂,则应沿管壁刺入;接种后接种针应沿穿刺线退出。见图 2-2-9。

(四)液体接种法

该法主要用于肉汤、蛋白胨水、糖发酵管等液体培养基的接种。从平板挑取菌落或由培养管取培养物,在试管内壁与液面交接处轻轻研匀,并蘸取少许培养基液体调和,使细菌混合液扩散于培养基中。操作时应保持试管口接近火焰。

图 2-2-6   分区划线分离法结果

A.分二区划线法;B.分三区划线法

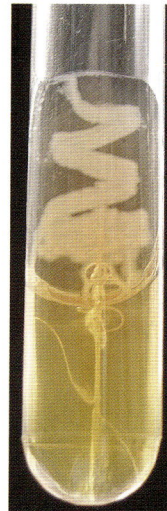

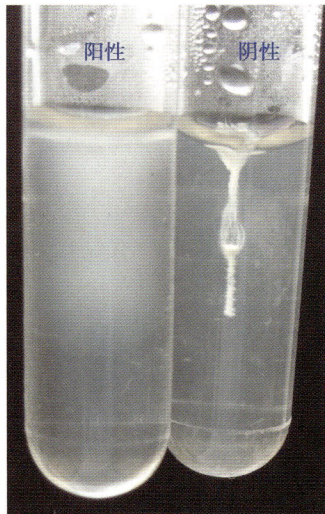

图 2-2-9　穿刺接种结果
左为动力阳性,右为动力阴性

(五)倾注平板法

该方法主要用于牛乳、饮水、尿液以及院内感染监测等标本的细菌计数。将标本经适当稀释后,取 1ml 或 0.1ml,置于无菌平皿内,倾入已溶化并冷却至 50℃左右的适宜培养基 15ml,混匀,待凝固后,倒置平板,于 35~37℃孵育 24 小时后,计数培养基内菌落数,乘以稀释倍数,即可计算出被检物中的细菌数(图 2-2-10)。平板上生长的菌落也可借助相关仪器进行自动计数。

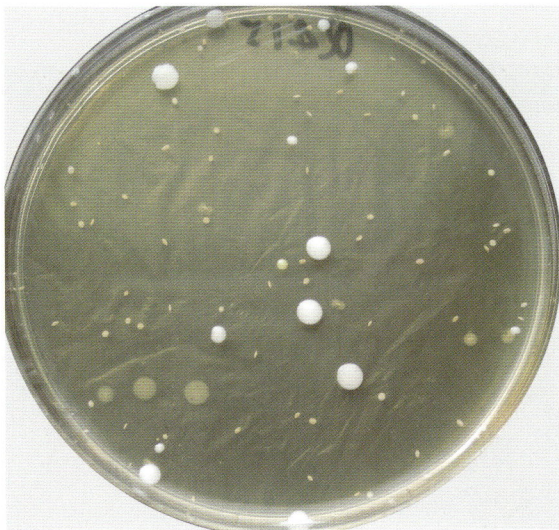

图 2-2-10　倾注平板法细菌计数结果

(六)涂布法

该法可用于标本中细菌数的测定,目前多用于纸片扩散法药物敏感性试验时细菌接种。用无

菌 L 型玻璃棒或棉签蘸取一定浓度的菌液在平板上反复涂抹均匀(图 2-2-11),使接种菌液均匀分布于琼脂表面,经培养后即可观察。如做纸片扩散法药敏试验,则在涂布菌液后的平板上贴各种含药纸片,孵育一定时间后即可观察抑菌情况。

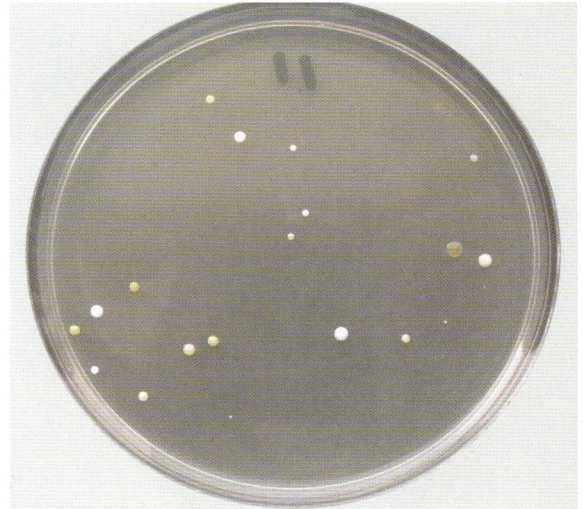

图 2-2-11　手工涂布法细菌计数结果

(七)自动接种法

全自动平板接种仪采用环保设计、电脑程序控制,对经过液化处理(稀释及消化)后的标本自动选择相应的琼脂平板进行接种,整个过程实现自动化操作。与人工接种方法比较,操作过程更安全且标准化,适合大标本量的操作。图 2-2-12 显示的是 Robobact、PREVI Isola 和 PROBACT-80 PLUS 全自动平板接种仪及接种效果。表 2-2-1 列出的是两种品牌的全自动平板接种仪功能比较。表 2-2-2 显示的是自动和手工接种方法培养计数的结果比较。

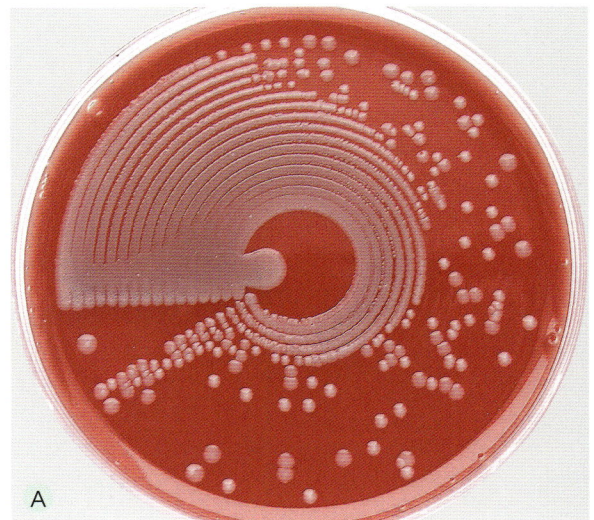

A

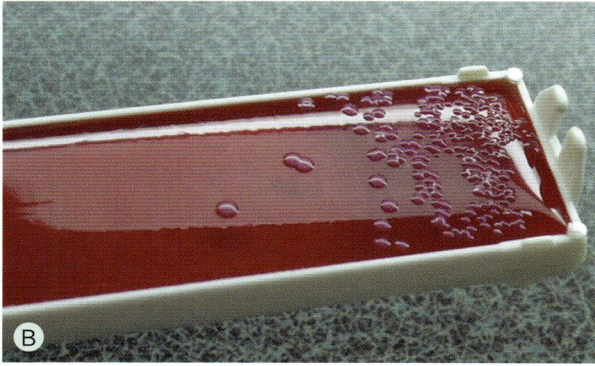

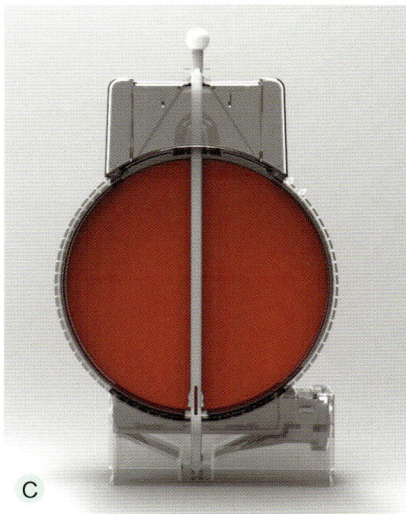

图 2-2-12　自动接种法
A. PREVI Isola 接种效果；B. Robobact 接种效果；
C. PROBACT-80 PLUS 专用分离培养皿

表 2-2-1　两种品牌的全自动平板接种仪功能比较

项目	品牌	
	Robobact（意大利）	PREVI Isola（法国生物梅里埃）
功能	接种 + 培养	接种
是否开放	否,特殊平板、特殊标本管	是,常规 9cm 平板,普通标本管
平板	7cm×3cm 长方形双面平板	常规 9cm 直径平板或二分隔平板
标本位	35 或 70,接种后原位培养	每小时可接种 180 块平板,可循环使用
接种器	特殊接种器,划线同时接种双面平板	特殊接种涂布器,相当于 15 个接种环并排使用
是否定量接种	否,穿刺针刺穿标本管底部流入平板底部,浸没接种器	加样枪定量接种,可以直接进行菌落计数
连接 LIS 系统	不能	可以,并可以根据标本类型,直接分配接种流程
自动标记平板	不能	可以打印条码标记每块平板,并与 LIS 条码关联

注：LIS，实验室信息系统。

在特殊情况下（如混合菌样本中有变形杆菌存在时）对目标菌的纯化培养显得很困难，仅靠划线法达不到分离纯化的目的。此时需要选择特殊处理方法才能将目标菌与变形杆菌分离开，常用的处

表 2-2-2　自动和手工接种方法结果比较

方法	培养 效果 比较			
自动接种				
手工接种				
菌量	10^3CFU/ml	10^4CFU/ml	10^5CFU/ml	10^6CFU/ml

理方法有很多种,如采用4%~6%硬琼脂平板、强选择性培养基(如SS琼脂、泌尿系统致病菌鉴定培养基等),或在培养基中加抑制剂(0.1%石炭酸、0.25%苯乙醇、0.1%水和氯醛、抗生素等)进行分离,也可采用平板划线时间差的培养方法进行分离,比较有效的方法是在划线后的平皿上贴抗菌药物纸片(选择对目标菌耐药对变形杆菌敏感的药物)抑制变形杆菌生长对目标菌进行分离。混合变形杆菌的分离方法见图2-2-13所示。也可用75%乙醇预处理待用平皿的琼脂表面(涂抹法),待乙醇挥发干后即可进行划线分离。

四、培养基的选择

(一)根据感染部位选择

除外传染性疾病,引起感染的病原菌大多为感染病灶附近或周围环境中的微生物菌群。如果患者发生菌血症或脓毒血症,致病菌可经血流造成其他组织或器官的感染。因此,了解人体正常微生态的相关数据,对推测可能造成感染的微生物种类是十分重要的。表2-2-3中列出的是常见感染部位中的常见病原菌以及常规培养基的选择。

(二)根据标本镜检结果选择

在微生物检验工作中,涂片镜检不仅是常规检验项目,而且应当作为整个检验程序的关键步骤来执行。镜检结果不仅能够为随后进行的接种程序提供培养基种类选择的依据,而且可以在最短时间内报告给临床医生,对临床医生经验用药(初诊患者)或调整用药(治疗中的患者)起着指导性的作用。对标本进行涂片镜检是一项技术性要求很高的工作,应该由有经验的技术人员进行操作。表2-2-4中列出的是根据对临床常见感染性标本常规涂片镜检结果推荐的培养基选择方案及培养条件。

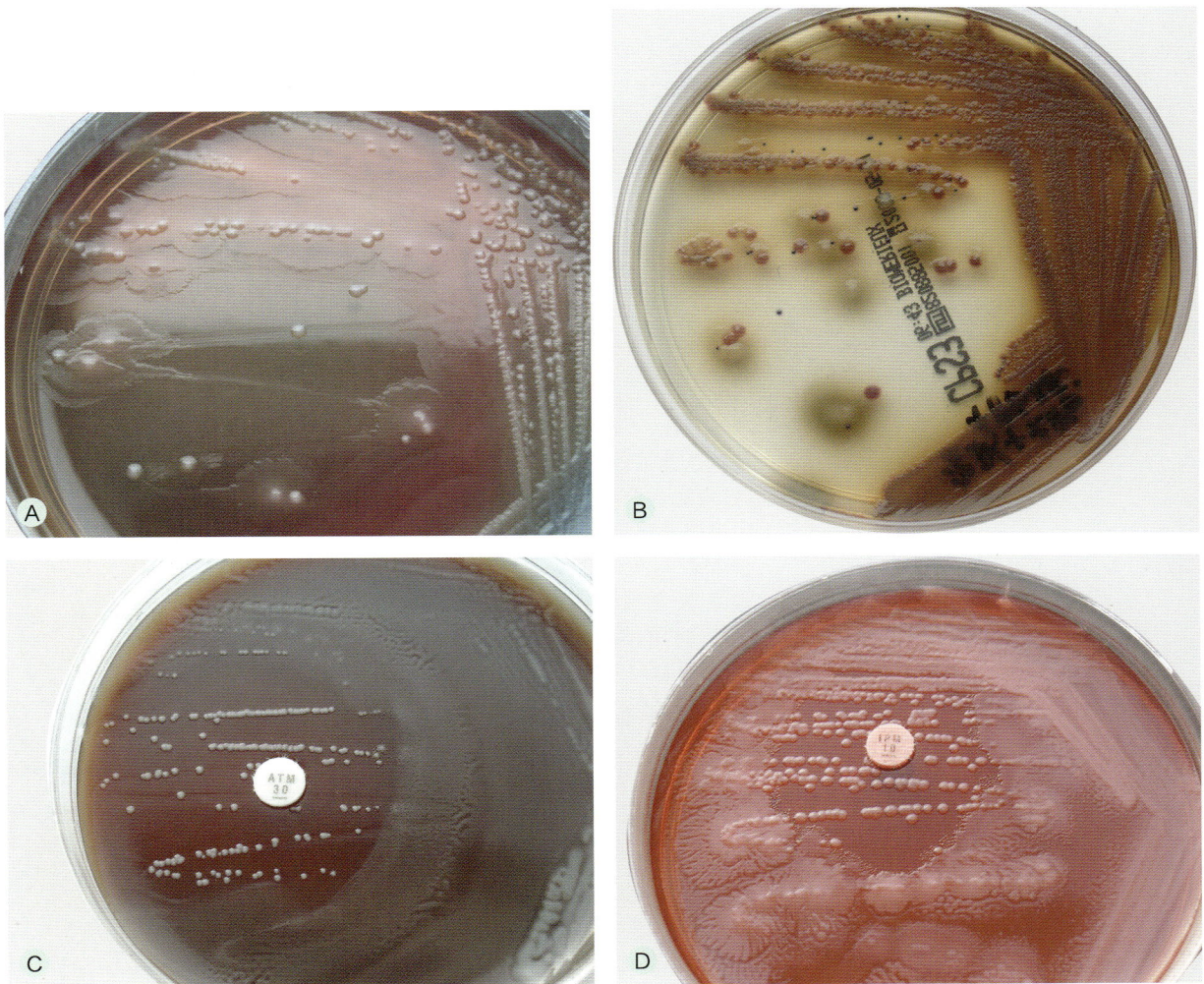

图2-2-13　混合变形杆菌分离方法
A. 时间差分离法;B. CPS3显色培养基法(灰绿色菌落为变形杆菌);C. 抗生素纸片法(贴氨曲南纸片);
D. 抗生素纸片法(贴亚胺培南纸片)

表 2-2-3　根据感染部位选择培养基

感染部位	疾病指征	常见病原菌	培养基选择
呼吸道	白喉、百日咳、猩红热、肺炎、肺结核和肺脓肿	肺炎链球菌、金黄色葡萄球菌、化脓性链球菌、厌氧球菌、结核分枝杆菌(TB)、放线菌属、诺卡菌属、念珠菌属、白喉棒杆菌、奋森疏螺旋体、卡他莫拉菌、流感嗜血杆菌、脑膜炎奈瑟菌、肠杆菌目细菌、非发酵菌群、肺炎支原体、嗜肺军团菌和百日咳博德特菌等	血平板、巧克力平板、麦康凯或中国蓝平板、罗氏琼脂、沙保弱琼脂或真菌显色琼脂，必要时加种厌氧菌、军团菌和百日咳博德特菌专用培养基
肠道	感染性腹泻、长期使用抗生素后的腹泻	金黄色葡萄球菌、结核分枝杆菌、产气荚膜梭菌、念珠菌属、艰难梭菌、伤寒及其他沙门菌、志贺菌属、致病性大肠埃希菌、变形杆菌属、弧菌属、气单胞菌属、邻单胞菌属、小肠结肠炎耶尔森菌及空肠弯曲杆菌等	SS 平板、麦康凯或中国蓝平板、沙保弱琼脂或真菌显色琼脂，必要时加种血平板及 TB、厌氧菌、弧菌、耶尔森菌、弯曲杆菌和致病性大肠埃希菌专用分离培养基
血液	菌血症、脓毒血症	葡萄球菌属、链球菌属、肠球菌属、脑膜炎奈瑟菌、淋病奈瑟菌(少见)、卡他莫拉菌、单核细胞增生李斯特菌、分枝杆菌属、伤寒沙门菌、副伤寒沙门菌、大肠埃希菌、气单胞菌属、布鲁氏菌属、沙雷菌属、铜绿假单胞菌、不动杆菌属、嗜麦芽窄食单胞菌、洋葱伯克霍尔德菌、流感嗜血杆菌、胎儿弯曲杆菌、阴道加德纳菌、链杆菌属、心杆菌属、多杀巴斯德菌、放线杆菌属、真菌和厌氧菌	各种规格的增菌肉汤培养基
泌尿道	①尿频、尿急、尿疼等膀胱刺激症状；②血尿症状；③发热症状。婴幼儿由细菌所致的尿路感染，临床症状不明显，常常出现高热、抽搐等全身症状	金黄色葡萄球菌、化脓性链球菌、表皮葡萄球菌、厌氧链球菌、肠球菌属、腐生葡萄球菌、结核分枝杆菌、念珠菌属、大肠埃希菌、肺炎克雷伯菌、沙门菌及沙雷菌、淋病奈瑟菌、变形杆菌属、产气克雷伯菌、铜绿假单胞菌、阴道加德纳菌等	血平板、巧克力平板、麦康凯或中国蓝平板、沙保弱琼脂或真菌显色琼脂，必要时加种 TB、厌氧菌、阴道加德纳菌专用分离培养基
生殖道	阴道炎、宫颈炎、子宫内膜炎、尿道炎、前列腺炎等	金黄色葡萄球菌、凝固酶阴性葡萄球菌、无乳链球菌、粪肠球菌、屎肠球菌、肠杆菌目细菌、阴道加德纳菌、淋病奈瑟菌、杜克雷嗜血杆菌、梭菌属、坏死梭杆菌、消化链球菌属、双路普雷沃菌、普通拟杆菌、脆弱拟杆菌和产黑素普雷沃菌、真菌、梅毒螺旋体、沙眼衣原体、人型支原体和解脲脲原体等	血平板、巧克力平板、麦康凯或中国蓝平板、沙保弱琼脂或真菌显色琼脂，必要时加种厌氧菌、阴道加德纳菌和杜克雷嗜血杆菌专用分离培养基
组织或脏器	①皮肤软组织感染②局部化脓性感染③脏器感染④创伤感染⑤指甲及毛发感染	金黄色葡萄球菌、化脓性链球菌、肺炎链球菌、肠球菌、消化球菌和消化链球菌、卡他莫拉菌、淋病奈瑟菌、脑膜炎奈瑟菌、破伤风梭菌、炭疽芽胞杆菌、产气荚膜梭菌、棒状杆菌属、结核分枝杆菌、大肠埃希菌、铜绿假单胞菌、变形杆菌属、产气克雷伯菌、肺炎克雷伯菌、黏质沙雷菌、放线菌属、拟杆菌属、梭杆菌属、诺卡菌属、念珠菌和丝状真菌	血平板、巧克力平板、麦康凯或中国蓝平板、沙保弱琼脂或真菌显色琼脂，必要时加种 TB 和厌氧菌专用分离培养基

表 2-2-4　根据涂片结果选择培养基

标本来源	镜检结果[*]	培养基选择	孵育条件
呼吸道	细菌	血平板、巧克力平板、麦康凯或中国蓝平板	35℃ CO_2 孵箱
	真菌孢子及菌丝	沙保弱琼脂或真菌显色琼脂	30℃大气培养
	抗酸杆菌	罗氏琼脂	37℃大气培养
肠道	压滴动力阳性	碱性胨水增菌、弧菌培养基	35℃大气培养
	脓血便（红细胞、白细胞）	SS 平板、麦康凯或中国蓝平板、SMAC（山梨醇麦康凯平板）、肠道致病菌显色培养基	35℃大气培养
	抗酸杆菌	罗氏琼脂	37℃大气培养
	真菌孢子及菌丝	沙保弱琼脂或真菌显色琼脂	30℃大气培养
	革兰氏阳性球菌	血平板或高盐琼脂平板	35℃大气培养
	革兰氏阳性芽胞杆菌	卵黄琼脂平板（毒素检测）	35℃厌氧培养
尿液	细菌	血平板、麦康凯或中国蓝平板、高渗培养基	35℃ CO_2 孵箱 35℃大气培养
	真菌孢子及菌丝	沙保弱琼脂或真菌显色琼脂	30℃大气培养
	抗酸杆菌	罗氏琼脂	37℃大气培养
体液	细菌	血平板、巧克力平板、厌氧血平板	35℃ CO_2 孵箱 35℃厌氧培养
	真菌孢子及菌丝	沙保弱琼脂或真菌显色琼脂	30℃大气培养
	抗酸杆菌	罗氏琼脂	37℃大气培养
脑脊液	细菌	血平板、巧克力平板	35℃ CO_2 孵箱
	真菌孢子	沙保弱琼脂或真菌显色琼脂	30℃大气培养
	抗酸杆菌	罗氏琼脂	37℃大气培养
泌尿生殖道分泌物	细菌	血平板、巧克力平板、麦康凯或中国蓝平板	35℃ CO_2 孵箱 35℃大气培养
	革兰氏阴性双球菌	淋病奈瑟菌培养基	35℃ CO_2 孵箱
	真菌孢子及菌丝	沙保弱琼脂或真菌显色琼脂	30℃大气培养
	抗酸杆菌	罗氏琼脂	37℃大气培养
脓肿或组织	细菌	血平板、巧克力平板、厌氧血平板	35℃大气培养 35℃厌氧培养
	真菌孢子及菌丝	沙保弱琼脂或真菌显色琼脂	30℃大气培养
伤口分泌物	细菌	血平板、麦康凯或中国蓝平板	35℃大气培养
	革兰氏阳性芽胞杆菌	厌氧血平板	35℃厌氧培养
	抗酸杆菌	罗氏琼脂	37℃大气培养
毛发、指甲、皮屑	真菌孢子或菌丝	沙保弱琼脂或真菌显色琼脂	30℃大气培养

注：* 如果涂片结果显示有炎症细胞浸润但又没见到可疑的病原菌时，应考虑非典型病原菌的感染或在治疗阶段，并采取相应措施。

五、培养方法和条件

（一）需氧培养法

需氧培养法系指需氧或兼性厌氧菌等在普通大气环境下的培养方法，又称为普通培养法。是目前微生物室最常用的常规培养方法。将已接种好的琼脂平板、斜面和液体培养基等置于 35~37℃培养箱内（大气环境）孵育 18~24 小时，一般需氧或兼性厌氧菌即可在培养基中生长。少数生长缓慢的细菌（如结核分枝杆菌）需要培养 3~7 天，甚至 1 个月。接种后的平皿在孵育箱中放置时最好不要太靠近孵育箱壁，也不宜叠摞太高（不超过五块为宜），见图 2-2-14。

真菌培养方法有试管法、平板培养法（大培养）和小培养法三种。培养最适温度为 25~28℃，深部致病真菌一般适合 37℃培养，温度依赖型双相真菌菌落形态及结构可随温度变化而改变，25℃为菌丝相，37℃为酵母相，因此，真菌培养须选择合适的培养温度,这对真菌分离和鉴别均有帮助。

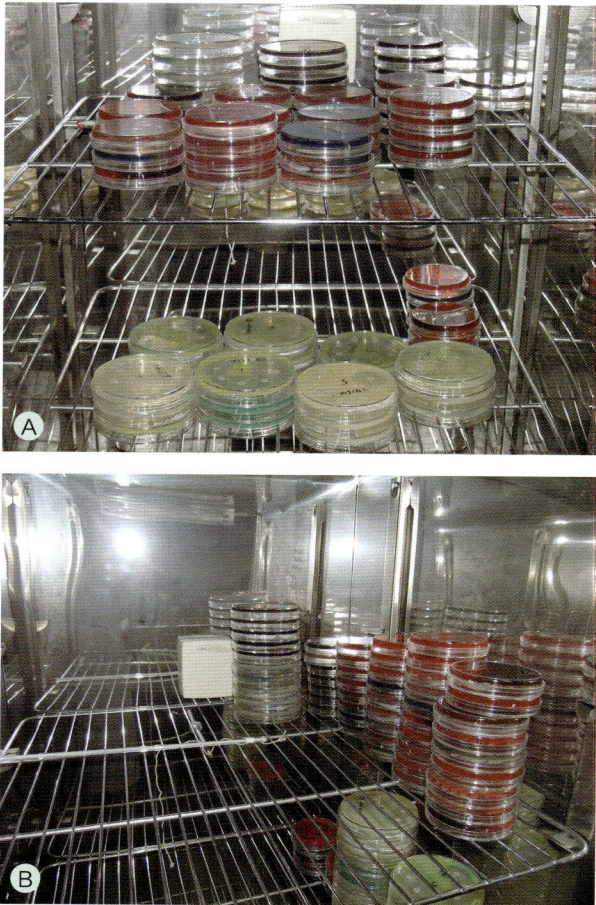

图 2-2-14 需氧培养法
A. 正常放置;B. 摆放太高太靠边

（二）二氧化碳培养法

某些细菌,如肺炎链球菌、脑膜炎奈瑟菌、嗜血杆菌、布鲁氏菌及军团菌等菌的培养,尤其初次分离时,必须置于 5%~10% 二氧化碳环境中培养才能良好生长。常用的方法有以下几种。

1. 二氧化碳培养箱法   二氧化碳培养箱能自动调节器二氧化碳的含量、湿度和温度,设定好二氧化碳的浓度和温度即可使用,培养物置于培养箱内,孵育一定时间后即可观察细菌生长结果,但要注意须定期对二氧化碳培养箱进行校准。

2. 烛缸法   将已接种好细菌的琼脂平板或试管放入容量为 2 000ml 的干燥器内(为了隔绝空气,缸盖及缸口涂以凡士林),于缸内放入一段点燃的蜡烛(勿靠近缸壁,以免烤热缸壁而炸裂),加盖密闭(图 2-2-15)。缸内燃烛于 0.5~1 分钟后因缺氧

自行熄灭,此时缸内二氧化碳含量为 5%~10%。需要注意的是,点燃的蜡烛应置于烛缸中稍高于培养物位置上。烛焰以超过最上面平皿为宜。将烛缸置于 35~37℃培养箱中培养。

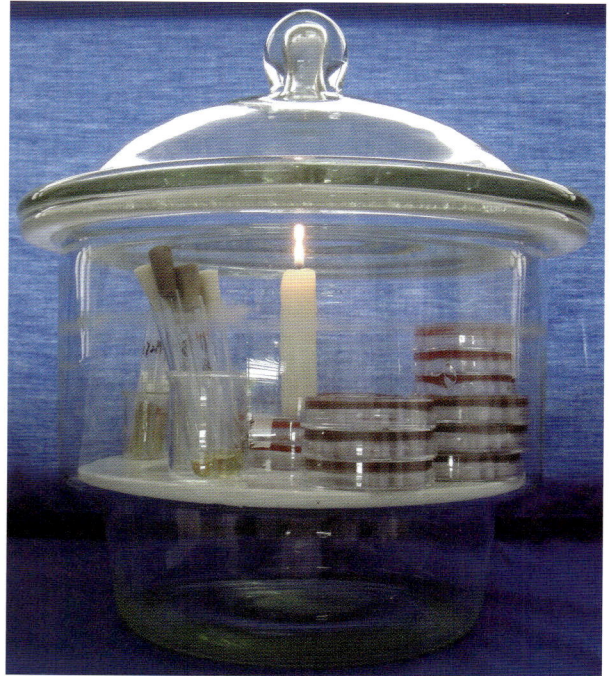

图 2-2-15 烛缸培养法

3. 化学法   常用碳酸氢钠 - 盐酸法。按每升容积加入碳酸氢钠 0.4g 与浓盐酸 0.35ml 的比例,分别将两者置于容器内,将已接种好标本的培养基连同放了上述两种试剂的容器一同置于玻璃缸内,盖紧缸盖后倾斜容器,使盐酸与碳酸氢钠接触生成二氧化碳。将玻璃缸置于 35~37℃培养箱中培养。

4. 气袋法   选用无毒透明的塑料袋,将接种好标本的平板放入袋内,尽量去除袋内空气后将袋口密封。折断袋内已置的二氧化碳产气管产生二氧化碳,数分钟内即可获得需要的二氧化碳培养环境。将气袋置于 35~37℃培养箱内孵育。

（三）微需氧培养法

微需氧菌如弯曲杆菌在大气中及绝对无氧环境中均不能生长,在含有 5% 氧气、10% 二氧化碳和 85% 氮气的气体环境中才可生长,将标本接种到培养基上,置于上述气体环境中,35℃进行孵育即为微需氧培养法(有气罐法和气袋法)。需要注意的是,在"烛缸法"中比普通大气环境生长较好的细菌,实际上并不都是真正需要二氧化碳的细菌。其中部分细菌实际上在微需氧环境中生长较

好,如肺炎链球菌、某些链球菌、李斯特菌等。

(四)厌氧培养法

培养厌氧菌时,须将培养环境或培养基中的氧气(O_2)除去,或将氧化型物质还原,以降低其氧化还原电势,厌氧菌才能生长。

1. 庖肉培养基法 此种培养基中的肉渣含有不饱和脂肪酸及巯基等还原性物质,能吸收培养基中的氧和使氧化还原电势下降,同时在液面覆盖一层无菌凡士林(图2-2-16A)或石蜡油(图2-2-16B),以隔离空气中的游离氧继续进入培养基,形成良好的厌氧条件,并可借凡士林上移与否,指示该菌是否产气(图2-2-16C)。

方法是将庖肉培养基在水浴液中煮沸10分钟,冷却。接种厌氧菌于庖肉培养基内。于培养基液面上加灭菌的石蜡或熔化的凡士林1~2ml,隔绝空气。37℃孵育24~48小时,观察厌氧菌生长情况。观察细菌产气则应该用凡士林进行封盖。

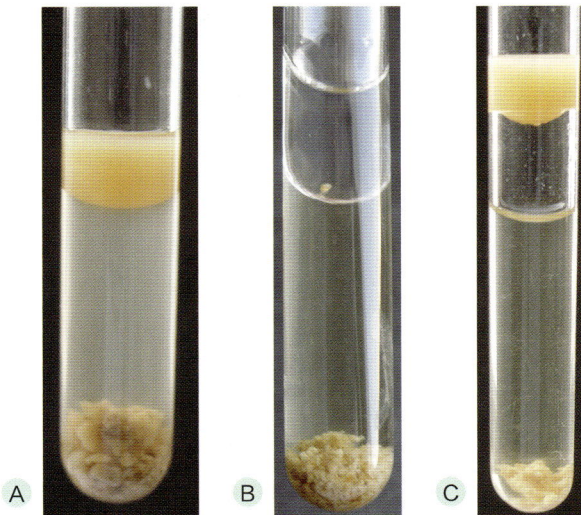

图2-2-16 庖肉汤培养
A.加凡士林封盖;B.加石蜡油封盖;
C.产气阳性(产气荚膜梭菌)

2. 焦性没食子酸法 焦性没食子酸加碱性溶液能迅速而大量地吸收氧,生成深棕色的焦性没食子橙,它能在任何密闭容器内造成适合厌氧菌生长的环境。是有效的化学除氧方法。

其操作方法是将厌氧菌划线接种于血琼脂平板,取无菌方形玻璃板一块,中央置焦性没食子酸1.0g,覆盖一小片纱布(中央夹薄层脱脂棉花),在其上滴加10%氢氧化钠1ml,迅速去琼脂平板盖,将平板倒置于玻璃板上,周围以融化石蜡或胶泥密封。将玻璃板连同平板放入35℃培养箱内孵育,24~48小时后,观察厌氧菌生长情况。

3. 厌氧生物袋法 厌氧生物袋是一种特制不透气的塑料袋,袋中放有气体发生小管、催化剂小管(内放钯粒)和厌氧环境指示剂(亚甲蓝)。接种好的平板放入袋中,排出袋中气体,卷叠好袋口,用弹簧夹夹紧,然后折断气体发生小管中安瓿,使发生反应产生CO_2、H_2等。在催化剂钯的作用下,H_2与袋中剩余O_2生成H_2O,使袋内环境达到无氧。约半小时后,再折断含亚甲蓝液安瓿(亚甲蓝在无氧环境中无色,在有氧环境中变成蓝色),如指示剂不变蓝,表示袋内已成无氧环境,此时即可放35℃温箱孵育,24~48小时后,观察厌氧菌生长情况。新一代的厌氧气体发生袋不用再加催化剂。

4. 厌氧罐法 将接种了标本的琼脂平板或试管置于带有活塞的密封罐内。罐内同时放有冷触媒钯粒10~20粒、已煮沸去氧的亚甲蓝指示剂1管(或新鲜接种了铜绿假单胞菌的柠檬酸盐斜面)。用真空泵通过活塞抽去罐内的空气充入N_2,反复2~3次,再充入80% N_2、10% CO_2和10% H_2的混合气体。置密封罐于37℃孵育24~48小时后,观察厌氧菌生长情况。第二代厌氧气袋已商品化,可直接用于密封的厌氧罐,而不必进行烦琐的抽换气。

5. 厌氧菌培养箱法 将需厌氧培养的培养物置厌氧培养箱内进行培养的方法。厌氧培养箱主要是利用密封、抽气、换气及化学等方法除氧以形成厌氧环境,有利于厌氧菌的生长繁殖。厌氧培养箱装有真空表、真空泵气阀、温度控制器、总电源指示灯、培养罐气阀。箱内装有远红外线加热器、需氧培养槽以及数个培养罐体。整个培养过程,包括培养基制作、标本接种、孵育、观察结果等,均通过箱上安装的橡皮手套在箱内操作和处理,使培养物始终处于无氧环境中,不与空气接触。此法分离厌氧菌效果最佳。

6. 厌氧盒法 用透明硬塑料制成密闭的厌氧培养盒,方法同气袋法。

7. 全自动智能厌氧微培养系统 ANOXOMAT系统基于公认的 Maclntosh 和 Fildes 真空抽排气体置换法,完善了创造厌氧与微好氧环境条件的有效途径,快速简便。将复杂的箱式操作简单化,将不确定的质量控制智能化,将单一的功能多元化。全自动操作设计实现了高可靠性、高重复性,避免了操作人员之间的误差;仪器自动配置气体浓度,可以为每个培养罐、每次培养创造不同的理想气体比例,快速达到微需氧和厌氧环境,减少微生物接触 O_2 的时间,即降低了氧气对微生物的抑制作用。Anoxomat MARK Ⅱ-全自动智能厌氧微培养系统可一机多能,各培养罐可以实现不同的气体环境,包括用户自设计的各种非标准气体比例。自由的工作量,可根据需求随时增购更多的培养罐。

近年来,低成本但操作简单方便的国产微需氧和厌氧设备已经广泛应用于临床微生物学实验室,为国内开展厌氧菌检验工作提供了更多的设备选择。

(魏莲花　卢先雷　陈东科)

第三节　细菌鉴定

细菌鉴定是将未知细菌按其生物学、血清学和分子生物学等特征,与已知的菌种进行比较之后放入系统中某一适当位置的分析过程。即确定未知细菌的分类单位(科、属、种、亚种或血清型)的过程。若与已知细菌相同即采用已知细菌的名称,不同者按命名原则确定一个新名称。

一、细菌鉴定基本原则与思路

准确的细菌鉴定涉及许多知识,从事临床微生物检验工作的技术人员,只有全面掌握细菌分类学基础知识、细菌分类等级及命名原则等相关知识,才能胜任这一工作。在常规鉴定细菌时,微生物检验人员应根据细菌的主要特征,通过正确的鉴定思路、步骤、可靠的手段及先进的鉴定工具得到准确的鉴定结果。

(一)细菌鉴定基本原则

1. 必须用细菌纯培养物做鉴定　不同的细菌生化反应结果不同,而在表示结果时,是以阳性和阴性为依据,一旦采用不纯的混合细菌做试验,阴性和阳性结果混淆在一起,结果将无法判断,导致鉴定错误或失败。因此,纯培养是鉴定细菌前至关重要的技术,分纯包括分离和纯化两个步骤。分离是指利用分段划线技术将混合在一起的两种或两种以上细菌彼此分开以得到单个菌落的过程;纯化是指将单个菌落连续划线以获得大量培养物,以便用来进一步鉴定细菌、进行药敏试验或进行其他研究。分离细菌必须在一整块平板上进行。需要注意的是分离和纯化都不能用选择性培养基,避免培养物不纯而影响后续试验结果。

2. 鉴定试验或系统的选择　鉴定细菌应根据细菌的生理生化特性,尽可能结合多种因素综合判断。临床实验室由于各种原因不可能做很多试验,

也不可能每个实验室均有现代化的鉴定仪器。因此,手工法鉴定时选择适宜常规工作的试验项目应可靠合理。手工鉴定试验的选择应以既能完成鉴定又能使试验项目尽可能少为原则。一般应考虑以下因素。

(1)选择有鉴别价值和可靠的试验:选择鉴别试验,一种是阳性反应,一种是阴性反应。如果一项试验,各种细菌都阳性或阴性,或者可阳性也可阴性(即不定的反应),该试验就无鉴别价值,不能用来做鉴别试验。所谓有鉴别价值的试验,一般指阳性反应的阳性率须大于90%,阴性反应的菌株阳性率应小于10%。

(2)选择快速简便的试验:因为是常规实验室,选择鉴定试验应以简单、方便、快速为原则。如氧化酶、触酶、凝固酶、鞭毛染色等应为鉴定首选试验。鉴定一株细菌如果特异性方法很多,则只选择其中一种或两种试验项目即可,多选浪费人力物力。如鉴定 B 群链球菌 CAMP(christie atkins munch peterson)、马尿酸盐试验均阳性,一般选择简便的 CAMP 作为首选试验。常规鉴定选用复合培养基很方便,如三糖铁/双糖铁、尿素-靛基质-动力等,一项试验可以观察几种试验结果,节省人力物力。由质粒或噬菌体介导的试验是可变的,这种试验用于鉴定可靠性较差。现已有许多种成套商品试剂盒用于临床微生物学实验室的细菌常规鉴定。每个制造商提供的商品试剂盒在设计时都考虑了特定的条件,包括细菌的分群(不同的菌种数据库)、试验的条件等,必须按要求选择合适的鉴定系统和正确使用试验条件,才能得到准确的鉴定结果,如用葡萄球菌鉴定系统来鉴定肠杆菌科细菌,则会得到错误结果。

3. 显色培养基的选择　现在很多快速显色培

养基在微生物室的应用,使得细菌、真菌能快速得到初步鉴别。

4. 在相同实验条件下,进行质量控制,可将模式菌株或参考菌株与分离菌株同时进行对比试验,以保证鉴定的准确性。

5. 假如鉴定失败,应从人(技术人员能力)、机(仪器性能)、料(试剂质量)、法(方法)、环(环境)等方面综合分析原因,如技术人员能力、仪器是否进行校准或性能验证、仪器鉴定卡或试验选择是否正确、分离菌株是否为纯培养、使用的数据库是否正确、方法是否可靠、培养温度是否符合要求等。通常最容易发生错误的是细菌形态、革兰氏染色反应和动力观察等常规试验,在工作中应加以注意。

(二) 细菌鉴定基本思路和步骤

传统手工鉴定细菌要做多项试验,将试验结果与已知细菌特性进行比较,完成一个鉴定过程。细菌鉴定常按科、属、种逐步鉴定。为了使细菌鉴定过程简单明了,可采用一些简便的流程和方法。常用的双歧索引法可将临床上常见的细菌初步分到科(群)、属,再结合表解法、数字编码法、概率鉴定法和血清学方法等进一步鉴定到种、亚种或血清型。近年来,商品化的 API 细菌鉴定系统、半自动或全自动细(真)菌分析仪甚至飞行质谱仪的广泛应用,使得细菌鉴定变得方便快捷。但大量的实践证明,无论采用何种方法,细菌鉴定基础知识、基本理论、基本技能以及传统的形态学技术和传统的手工鉴定方法仍不能丢弃,用仪器鉴定许多时候还需要辅以传统手工结果才能正确鉴定到种。因此,传统的手工鉴定方法是鉴定的"金标准",临床微生物学检验人员必须掌握。

细菌鉴定的步骤:

1. 通过分离、纯化获得待鉴定细菌的纯培养物,记录菌落形态、培养特征等特性。

2. 通过涂片及革兰氏染色镜检,确定细菌革兰氏染色性、菌体形态(球菌、杆菌或螺形菌)。

3. 根据革兰氏染色性和菌体形态,辅以氧化酶、触酶、动力、鞭毛染色、氧化发酵(oxidation-fermentation,O-F)等试验,对待鉴定细菌进行初步分群或科(属)。

4. 可选择手工法、商品化鉴定系统或仪器法(自动化鉴定仪或飞行质谱仪)进行鉴定。手工法通常按照科、属、种逐步鉴定下去,应用最小数量的试验,逐步缩小鉴定范围,把知识、经验等运用于每一鉴定步骤,直至最终获得鉴定结果。

需氧及兼性厌氧菌鉴定初步分群,见图 2-3-1。

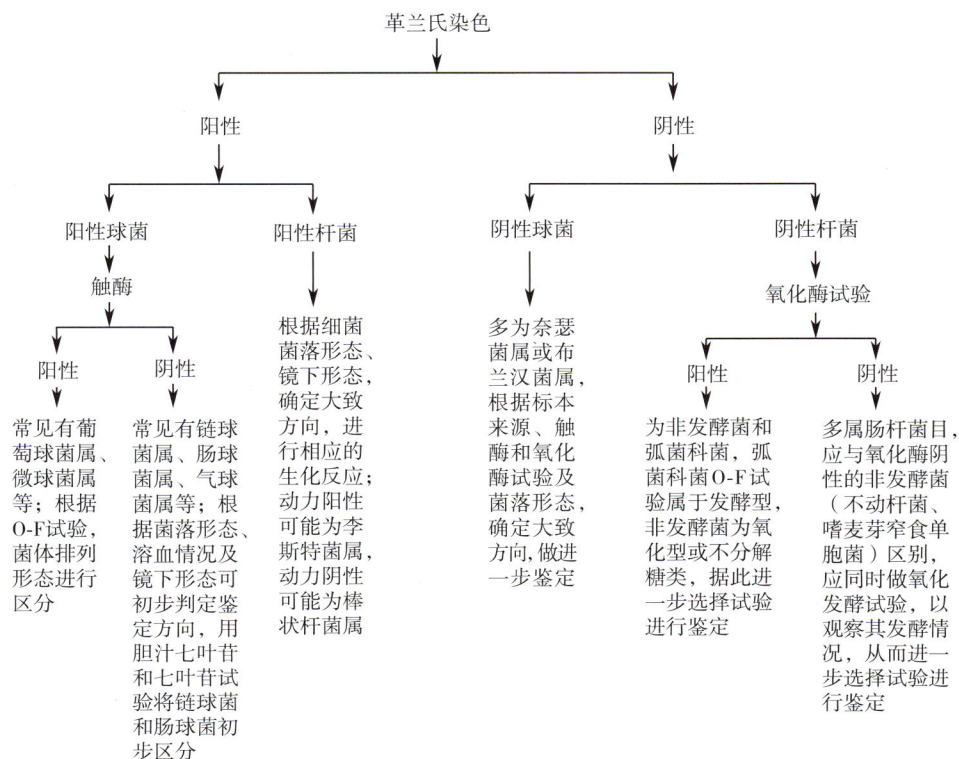

图 2-3-1 需氧及兼性厌氧菌鉴定初步分群

二、形态与染色

观察细菌的形态与染色性对细菌鉴定十分重要。细菌可分为球形、杆形和螺形三种形态，根据革兰氏染色和镜下形态，可将细菌分为革兰氏阳性球菌、革兰氏阴性球菌、革兰氏阳性杆菌(有芽胞或无芽胞)、革兰氏阴性杆菌等。抗酸染色对于分枝杆菌和放线菌鉴定，芽胞染色对于芽胞杆菌鉴定，鞭毛染色(观察鞭毛的位置和数量)对鉴定某些非发酵菌等均非常重要。因此，常规鉴定工作中需仔细揣摩，积累经验，以熟练掌握有关细菌染色方法和辨别菌体形态的技能，并了解相关影响因素。

(一)标准染色法对细菌的要求

菌龄影响染色的结果，一般要求对孵育18~24小时的细菌进行染色，若孵育24小时或48小时以上，革兰氏阳性菌会部分或全部转变为阴性反应。

有些细菌的形态随孵育时间呈现"杆-球"变化(如马红球菌等)，转变时间因菌种不同而异。

(二)对制片的要求

用于染色的玻璃片应清洁干净。常规工作中可将玻璃片清洗干净后浸泡在95%乙醇中，随用随取，用干净纱布擦干净后方可使用。涂片过于浓厚，用标准方法进行革兰氏染色时，可能会脱色不足，常易导致假阳性结果(图2-3-2A)，菌量过大也不利于菌体排列方式的观察(图2-3-2B)。因此，革兰氏染色制片时菌量不宜太多也不宜太少，涂片薄厚应均匀一致。图2-3-2C、D中的菌量较为适中。

抗酸染色直接用于痰标本时，可以适当增加标本涂片的厚度，以提高检出率。但每张玻片只允许涂一份标本，不宜将两份或两份以上的标本涂在同一张玻璃片上，以免染色过程中因冲洗而使菌体脱落，导致阴阳结果不分。若制备电镜标本，固定前用明胶处理可防止荚膜脱水收缩。

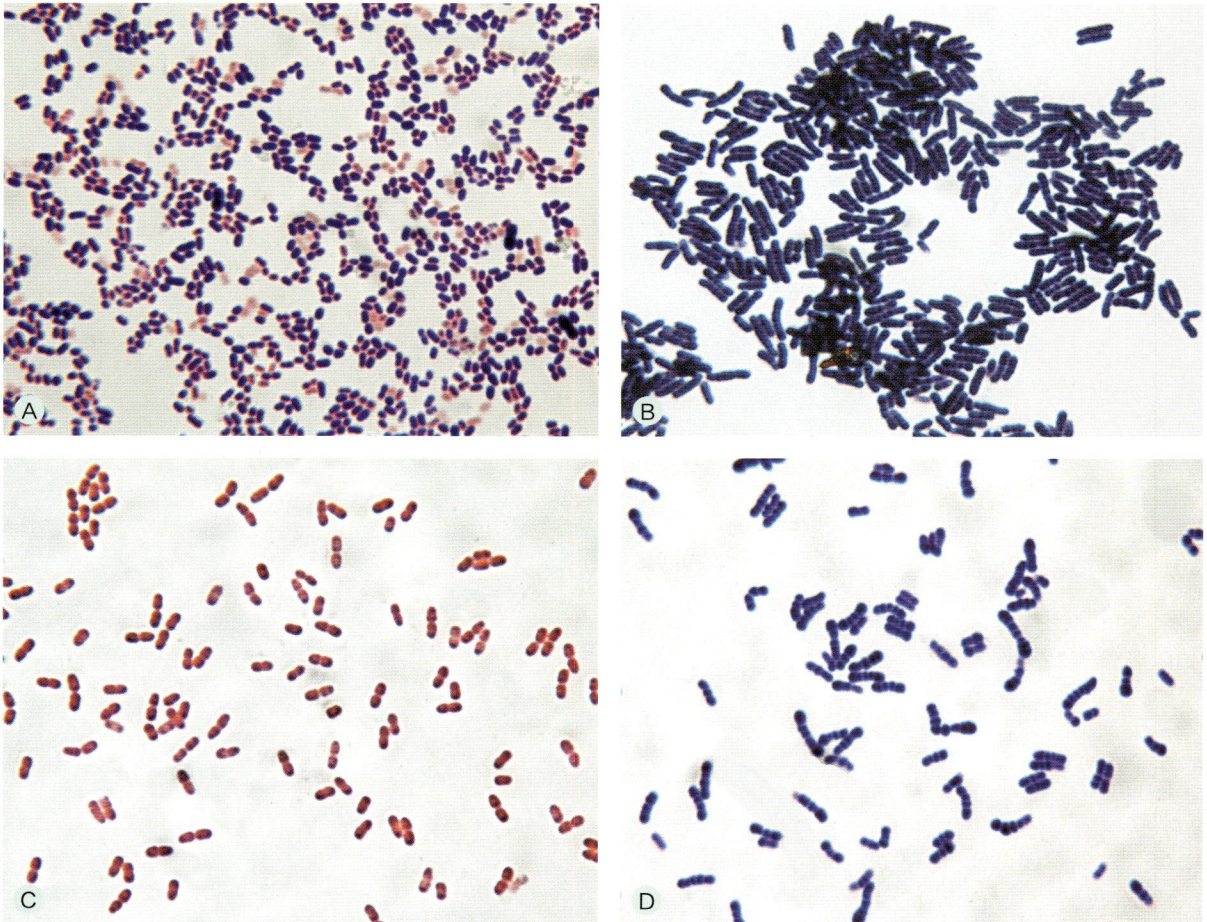

图2-3-2 菌量对革兰氏染色结果的影响 ×1000
A. 莫拉菌(菌量过大)；B. 棒杆菌(菌量过大)；C. 莫拉菌(菌量适中)；D. 棒杆菌(菌量适中)

涂片应自然干燥后再固定。固定好的玻片在95%甲醇中固定2分钟。使用加热固定时将玻片通过火焰3次即可,固定温度不宜过高,以玻片背面接触手背不烫为准,否则可使细菌形态改变。切勿将湿片用火焰加热,以防因温度过高使菌体变性而影响染色效果。

（三）对染色的要求

染色成功的关键在于脱色步骤。革兰氏染色脱色液常用95%乙醇,因为该脱色液脱色容易掌握。如果使用丙酮乙醇脱色,应适当缩短脱色时间,并立即水洗。脱色时玻片上若有水分,则脱色力强,易形成假阴性。因此脱色前应去掉玻璃片上的残留水分,常用滤纸吸干后再脱色。滤纸不得重复使用。革兰氏染色第一液采用结晶紫为好（传统革兰氏染色法）,因龙胆紫（Atkins革兰氏染色法）常不易脱色,易出现假阳性。

抗酸染色不能使用染色缸,以免着色的抗酸菌可能脱落于染色液或脱色液缸中,连续使用可造成其他阴性标本假阳性结果。抗酸染色脱色时间应根据涂片薄厚而定,厚涂片可适当延长,以几乎无红色为度。

染色时,革兰氏染色要用金黄色葡萄球菌和大肠埃希菌作为革兰氏阳性和阴性对照菌。抗酸染色阳性对照菌宜选用结核分枝杆菌H37Ra,因为该菌不易获得,在常规工作中也可用卡介苗作为抗酸染色阳性对照菌。

（四）对镜检的要求

镜检时应多观察几个视野,以涂布均匀、分散存在的细菌染色反应和形态为准,因涂片太厚的地方染色性或形态可能不能完全反映真实状况,易致判断错误。

（五）区分球菌或杆菌的方法（L型诱导试验）

莫拉菌属中的卡他莫拉菌和其他莫拉菌均为氧化酶阳性、无动力及不分解糖的细菌,两者唯一的不同是卡他莫拉菌为球菌,莫拉菌属为球杆菌或杆菌,常成双排列似双球菌。实际工作中凭镜下形态很难鉴别两者。Catlin于1975年发现了一种区别球菌与球杆菌的简单方法:将待检细菌划线接种于血琼脂平板,贴一片青霉素(10U)药敏纸片,18~24小时孵育。取抑菌环边缘的菌落涂片染色镜检（图2-3-3A）。在青霉素亚抑菌浓度的影响下,杆菌可形成长而呈丝状的菌体（图2-3-3B）,类似方法也可用于鉴别不动杆菌。而球菌则仍为球菌,仅是细胞体积增大（图2-3-3C）。借此试验可将球菌

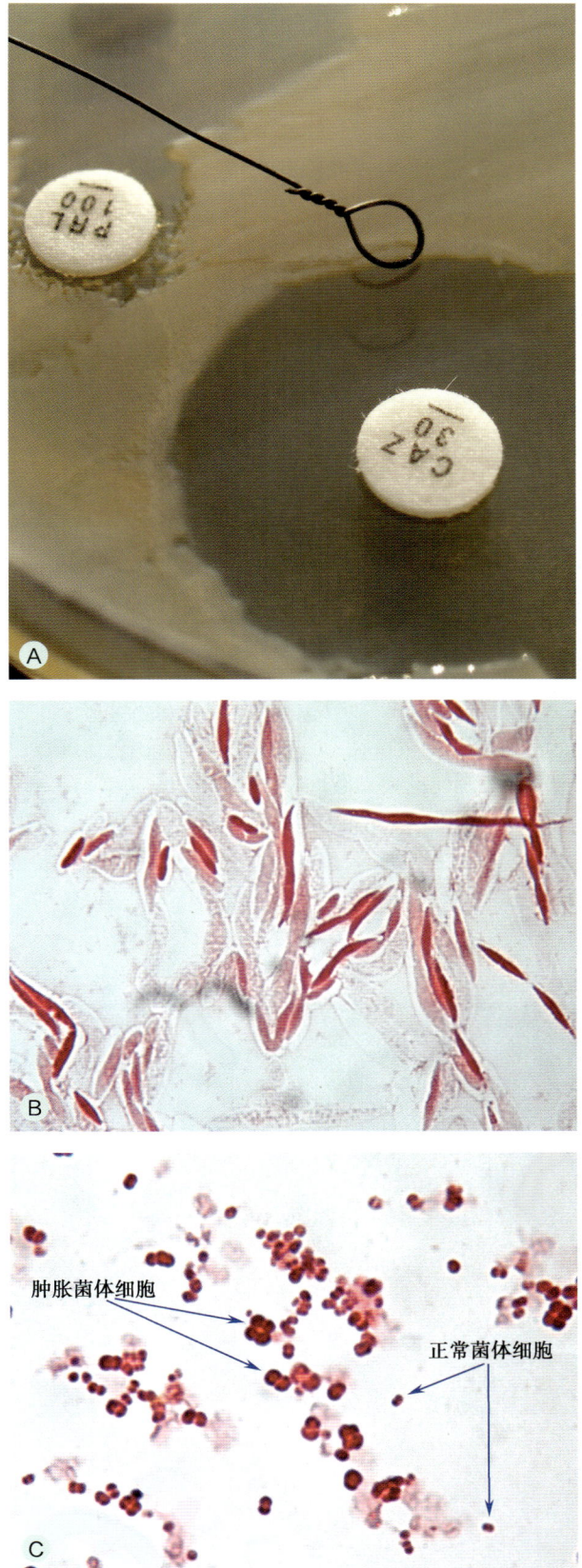

图2-3-3 细菌L型诱导伸长试验结果

A.在抑菌圈边缘取菌涂片;B.莫拉菌(L型),革兰氏染色×1 000;C.卡他莫拉菌,革兰氏染色×1 000

和球杆菌予以鉴别。青霉素敏感试验还可用于区别莫拉菌属和其他非发酵菌革兰氏阴性杆菌。莫拉菌极度敏感,而其他非发酵菌除某些不动杆菌敏感外其余均耐药。

(六)区分革兰氏染色阴阳性的方法(氢氧化钾拉丝试验)

1. 原理　由于革兰氏阴性细菌的细胞壁较薄,在稀碱溶液中易于破裂,释放出未断裂的 DNA 螺旋,在强碱作用下呈黏液反应,可用接种环搅拌后挑出黏丝来。而革兰氏阳性细菌由于细胞壁较厚,在稀碱溶液中不被裂解没有上述变化。

2. 方法　取 1 小滴 40g/L 氢氧化钾溶液(应新鲜配制)于洁净玻片上,用接种环(或竹签)刮取 1~2 个新鲜菌落,于氢氧化钾溶液中研磨混匀,并每隔几秒钟上提接种环,观察能否拉出黏丝。

3. 结果　用接种环挑出黏丝者为拉丝试验阳性,仍为混悬液者为阴性。试验时以葡萄球菌为阴性对照,以大肠埃希菌为阳性对照。

4. 应用　主要用于抗脱色的革兰氏阴性菌(如莫拉菌、不动杆菌和某些苛养性细菌)与易脱色的革兰氏阳性菌(如阴道加德纳菌等)鉴别。大多数革兰氏阴性菌于 5~10 秒内出现阳性反应,有的则需 30~50 秒(如不动杆菌和莫拉菌)。大多数菌株在 60 秒内出现阳性,而革兰氏阳性菌在 60 秒以后仍为阴性。拉丝试验结果见图 2-3-4 所示。

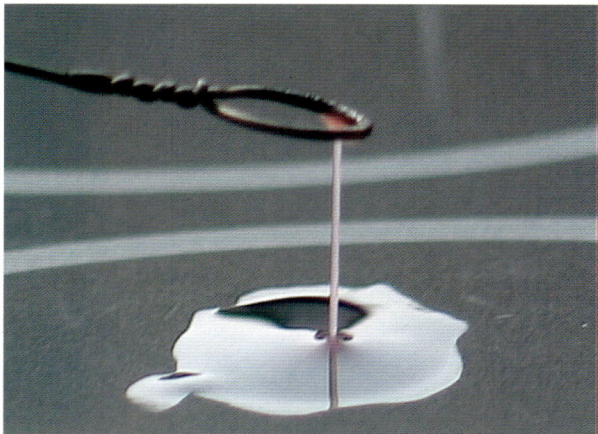

图 2-3-4　氢氧化钾拉丝试验阳性

三、培养特性和生长特征

细菌培养特性及生长特征是细菌生物学特性之一,某些种类细菌可有不同培养特性及生长特征。因此,了解培养特性并观察细菌生长特征对细菌鉴定和鉴别非常有帮助。

(一)培养特性

细菌培养特性包括对氧及二氧化碳等气体的需求、生长温度、生长 pH、对生长因子需求及对盐的耐受性等。不同细菌对气体的需要也有不同,根据对空气中游离氧的需要与否,可将细菌分为需氧菌(必须在有氧的环境中才能生长)、兼性厌氧菌(在有氧和无氧环境中都能生长)、微需氧菌(在 5% 氧气、10% 二氧化碳和 85% 氮气环境中生长)和厌氧菌(必须在无氧的环境中才能生长)。细菌生长对于氧的依赖性是鉴别细菌的重要特征。有些细菌生长需要一定浓度二氧化碳,如肺炎链球菌、脑膜炎奈瑟菌、淋病奈瑟菌和布鲁氏菌等在初次分离时需 5%~10% 二氧化碳。

每种细菌都具有确定的生长温度范围及最适生长温度,大多数病原菌的最适生长温度为 35~37℃。某些细菌可在低温或较高温度下生长,借此可帮助鉴别和鉴定某些细菌。

细菌需要在一定的酸碱度环境中才能生长繁殖。大多数病原菌生长最适酸碱度为 pH 7.2~7.6;个别细菌只能在一定 pH 的培养基上生长,如霍乱弧菌能在碱性(pH 8.4~9.2)的环境中生长,结核分枝杆菌能在微酸性(pH 6.5~6.8)的环境中生长,这些特性也是细菌鉴定依据之一。

嗜血杆菌生长需要氯化血红素(X 因子)及烟酰胺腺嘌呤二核苷酸(V 因子,NAD);而某些营养缺陷型细菌,生长需要一个或更多的生长因子,如维生素、氨基酸等。

某些细菌可在高盐环境下生长,因此,对盐的耐受性也可作为细菌鉴别特征,该试验对于弧菌鉴定尤其重要。

(二)生长特征

细菌生长特征包括在固体、液体和半固体培养基上的生长特征。

1. 固体培养基上的生长特征　在固体培养基上主要观察菌落特征,包括菌落形态、大小、溶血性、色素产生和气味等。将标本或液体培养物划线接种到固体培养基表面,经适宜温度孵育后,单个细菌经分裂繁殖可形成一个肉眼可见的细菌集团,称为菌落(colony)。细菌在固体培养基表面长成密集的一片,称为菌苔。不同细菌形成的菌落形态和色泽等也不相同,因此,可根据菌落形态初步鉴别细菌。

(1)菌落形态特征:包括菌落形状(露滴状、圆形、菜花样、不规则等)、突起或扁平、凹陷、边缘(光滑、波形、锯齿状、卷发状等)、表面(光滑、粗糙等)、透明度(不透明、半透明、透明等)和黏度等。根据菌落表面特征不同,可将菌落分为 3 型:①光滑型菌落(S 型菌落),菌落表面光滑、湿润、边缘整齐,新分离的细菌大多呈光滑型菌落(图 2-3-5A)。②粗糙型菌落(R 型菌落),菌落表面粗糙、干燥、呈皱纹或颗粒状,边缘大多不整齐(图 2-3-5B)。R 型菌落多为 S 型细菌变异失去菌体表面多糖或蛋白质形成。R 型细菌抗原不完整,毒力和抗吞噬能力都比 S 型细菌弱。但也有少数新分离的细菌毒力株就是 R 型,如炭疽芽胞杆菌、结核分枝菌等。③黏液型菌落(M 型菌落),菌落黏稠、有光泽、似水珠样,多见于厚荚膜或丰富黏液层的细菌(图 2-3-5C)。

(2)菌落大小:不同的细菌在相同的培养基和培养环境中培养相同的时间,其菌落大小各有差异。通常细菌的菌落有大菌落(菌落直径>2mm)、中等菌落(菌落直径 1~2mm)、小菌落(菌落直径 0.5~1mm)或针尖样菌落(菌落直径<0.5mm)。一般革兰氏阴性菌的菌落比革兰氏阳性菌的菌落大,葡萄球菌的菌落大于链球菌,苛养性细菌经 24 小时培养通常菌落较小。同一属内不同种细菌菌落大小也有差异,如鲍曼不动杆菌菌落比洛菲不动杆菌菌落大。这些培养特征都可以作为细菌初步鉴别的依据。

(3)菌落溶血特征:在绵羊血或兔血平板上细菌可以产生不同的溶血反应,一般分为 α- 溶血、β- 溶血、γ- 溶血。溶血特征是辅助鉴定细菌的特征之一。

1)α- 溶血:又称草绿色溶血、甲型溶血或不完全溶血。菌落周围有草绿色溶血环(1~2mm),镜下可见残存的红细胞。该绿色物质可能是细菌产生的过氧化氢,使血红蛋白氧化成正铁血红蛋白的氧化产物。也有人认为在细菌的氧化还原系统作用下,血红蛋白转化为一种绿色色素。为了便于观察 α- 溶血,有的细菌置于冰箱才能出现这种现象。

2)β- 溶血:又称完全溶血、乙型溶血或透明溶血。镜下观察红细胞完全被溶解。菌落周围有 2~4mm 界限分明、完全透明的无色溶血环。A 群链球菌产生宽阔清晰的溶血环,相对而言,B 群链球菌(无乳链球菌)产生的溶血环较窄,单核细胞增生李斯特菌产生更为狭窄的溶血环。

3)γ- 溶血:用肉眼观察不到溶血现象。

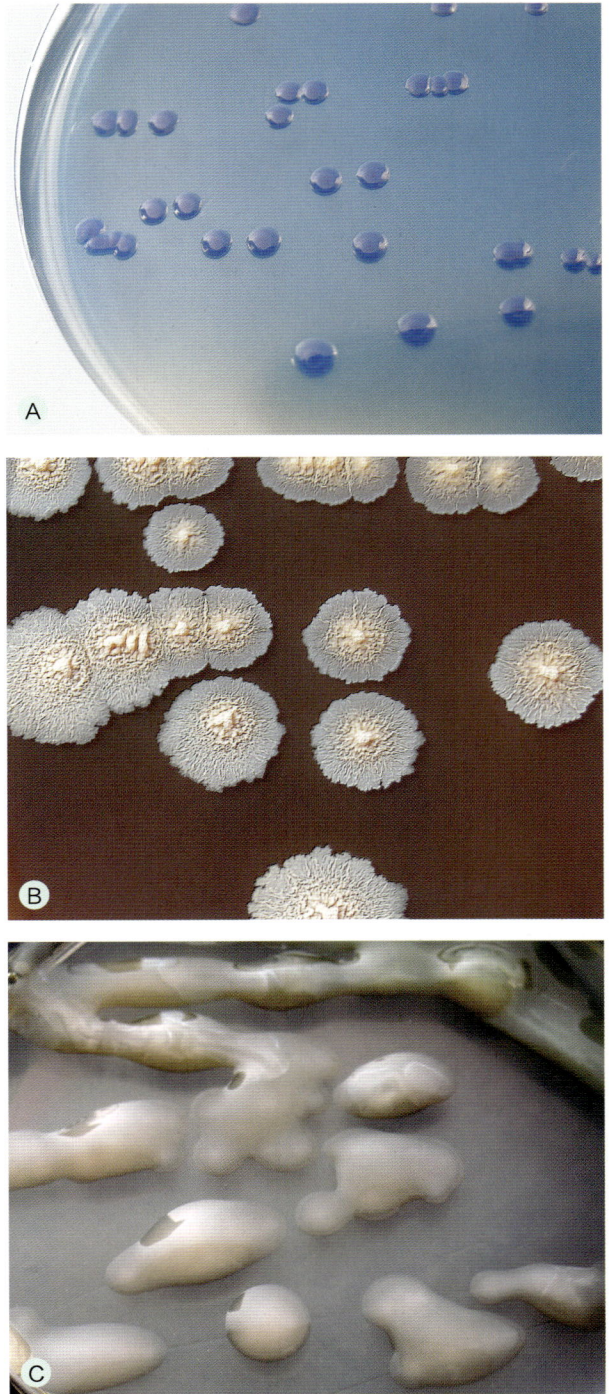

图 2-3-5 菌落形态特征
A. S 型菌落;B. R 型菌落;C. M 型菌落

各种溶血特征见图 2-3-6。

溶血可发生在菌落下面或菌落周围,有三种方法可以观察溶血特征:①平板置于光源前面,让光源透过平板观察(透射光);②用接种环或无菌棉签移去菌落,观察长菌区域的溶血情况(如单核细胞增生李斯特菌);③用显微镜观察溶血性。一般而言,在厌氧状态下细菌产生溶血较好,因此,常规工作中,接种时可将标本或细菌用接种针穿刺接种于血琼脂内 2~3mm 处,使细菌被接种到琼脂层深处,35℃孵育过夜,可以清晰地观察溶血情况,见图 2-3-7。

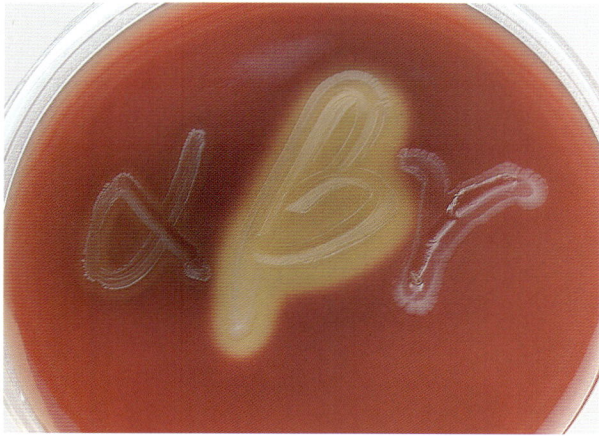

图 2-3-6　链球菌的溶血类型
左起 α- 溶血、β- 溶血、γ- 溶血

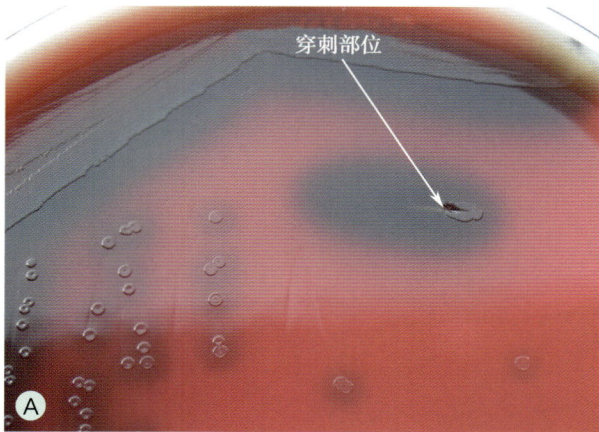

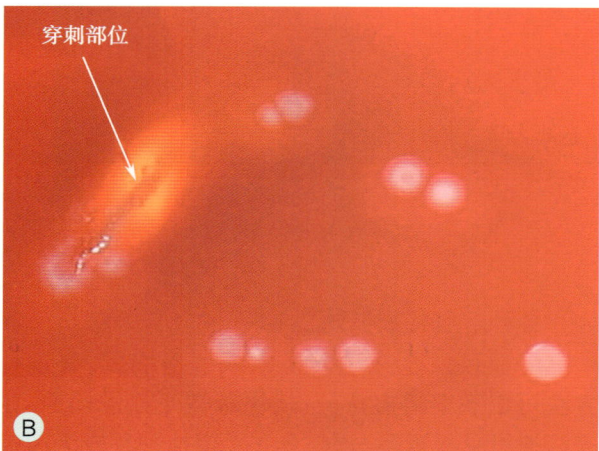

图 2-3-7　穿刺法观察溶血类型
A. α- 溶血；B. β- 溶血

(4)色素:有些细菌可产生色素,使菌落或培养基形成颜色,色素可分为脂溶性和水溶性色素两种,水溶性色素可使菌落和周围的培养基出现颜色(如铜绿假单胞菌);脂溶性色素只在菌落中有颜色(如金黄色葡萄球菌、金色杆菌、紫色色杆菌等)。颜色有红色、白色、灰白色、黑色、绿色、黄色、金黄色、橙色、柠檬色、棕色、紫色等。不同的细菌可产生不同的色素,大多数产色素的细菌只产生单一色素,少数细菌可产生多种色素(如铜绿假单胞菌)。有些细菌的色素产生很稳定(如金黄色葡萄球菌、铅黄肠球菌、少动鞘氨醇杆菌等),有些就很不稳定(如黏质沙雷菌)。这些菌落颜色特征也是鉴定细菌的依据之一。

屈挠菌素型色素检测试验(flexirubin pigment production)是鉴别产非水溶性黄色色素的非发酵菌是否为屈挠菌素型色素类型,该试验也称 KOH 试验,操作方法为滴加 20% KOH 溶液于待测菌落表面,产屈挠菌素型色素的菌落颜色立即由黄色转变为红色、紫色或棕色,当滴加酸性溶液后菌落又恢复为原来的颜色,产屈挠菌素型色素的细菌有 CDC Ⅱb 群(包括产吲哚金黄杆菌和黏金黄杆菌等)和类香味菌等,鞘氨醇单胞菌属屈挠菌素为阴性。

细菌产生的色素类型及屈挠菌素型色素检测试验结果见图 2-3-8。

(5)气味:某些细菌在培养基中生长繁殖后可产生特殊气味,细菌所产生的特殊气味有助于对该细菌的鉴定。如铜绿假单胞菌(生姜气味)、变形菌科(巧克力烧焦的臭味)、金黄杆菌(烂苹果味)、芳香产碱杆菌(已归属粪产碱杆菌,可产生浓烈的水果香味)、嗜血杆菌("鼠穴"味)、厌氧梭菌(腐败的恶臭味)、某些芽胞杆菌(腐叶气味)、假丝酵母菌(酵母味)和需氧放线菌(泥土味)等。对细菌产生气味的描述因每个人所处的地域差异(受饮食差异的影响很大)和嗅觉差异而异,不能完全靠文字描述而定,更不能用图片表示,只能亲身体验并积累经验。

2. 液体培养基中的生长特征　细菌在液体培养基中有三种生长现象:大多数细菌在液体培养基生长繁殖后呈均匀浑浊(如兼性厌氧性菌);少数链状排列的细菌如链球菌、炭疽芽胞杆菌等则呈沉淀生长;枯草芽胞杆菌、结核分枝杆菌、诺卡菌、霍乱弧菌和铜绿假单胞菌等好氧性细菌一般呈表面生长,常形成菌膜。有些细菌可呈絮状生长(如杜克雷嗜血杆菌等)。细菌在液体培养基中的生长特征见图 2-3-9 所示。

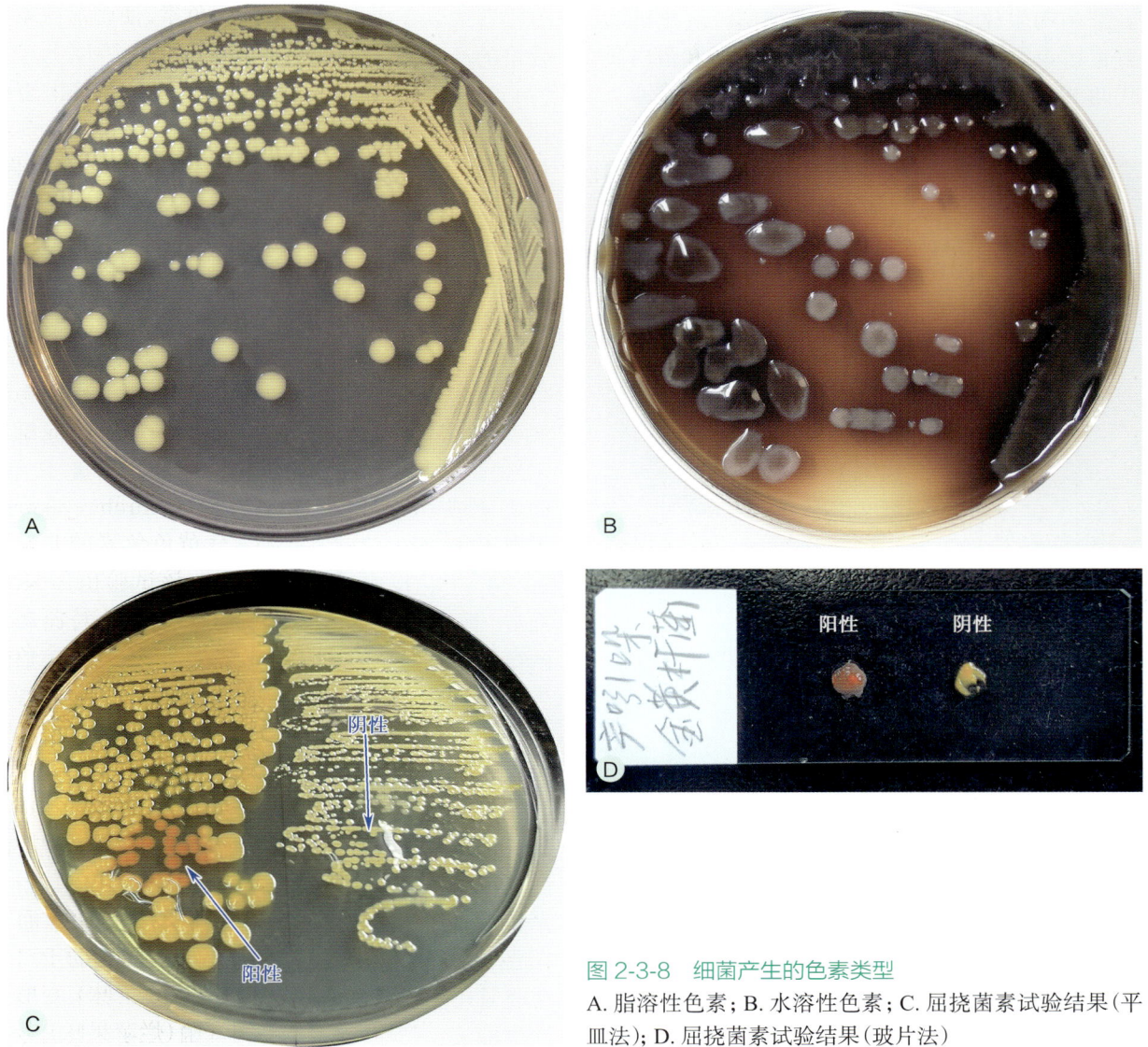

图 2-3-8 细菌产生的色素类型
A. 脂溶性色素;B. 水溶性色素;C. 屈挠菌素试验结果(平皿法);D. 屈挠菌素试验结果(玻片法)

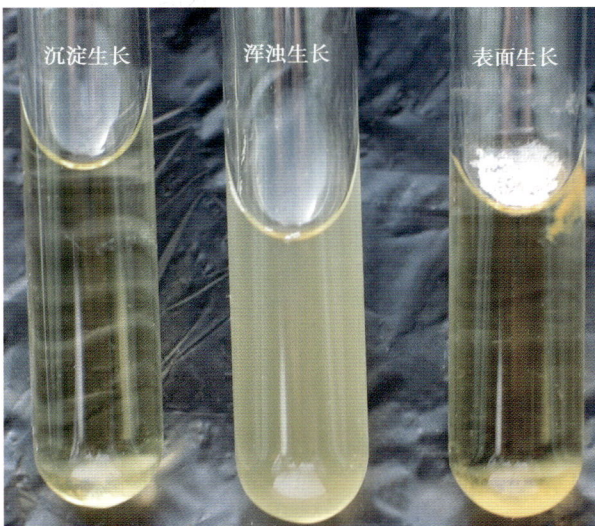

图 2-3-9 细菌在液体培养基中的生长特征

3. 半固体培养基中的生长特征 半固体培养基主要用于细菌动力试验,有鞭毛的细菌除了沿穿刺线生长外,在穿刺线两侧也可见羽毛状或云雾状浑浊生长,为动力阳性。无鞭毛的细菌只能沿穿刺线呈明显的线状生长,穿刺线两边的培养基仍然澄清透明,为动力试验阴性,见图 2-3-10 所示。非发酵菌为专性需氧菌(在半固体表面生长),经验不足者一般不宜选用此种方法观察动力,若需观察细菌是否具有动力,宜用悬滴法或鞭毛染色来判断。

四、细菌的生化试验

细菌具有各自独特的酶系统,因而对底物的分解能力不同,其代谢产物也不同。用生物化学方法测定这些代谢产物,称为细菌的生化试验或生化反应。细菌的生化试验可用于鉴别细菌。生化试验主要包括碳水化合物的代谢试验、氨基酸和蛋白质的代谢试验、碳源和氮源利用试验和酶类试验等。

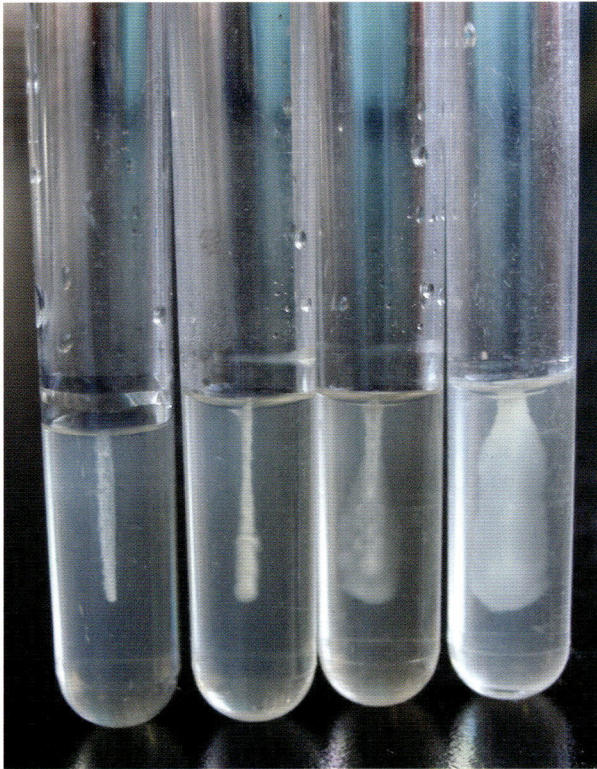

图 2-3-10 半固体培养基观察动力
左一为动力阴性，其余为动力阳性

（一）基本要求

1. 生化反应管的选择 传统鉴定用生化管主要采用试管，现在大多数基层医院细菌室多采用商品化的微量管，进口的 API 系列鉴定试条现在应用也很普遍。采用微量管鉴定细菌，一定要选择质量合格的产品。

2. 接种菌量的选择 接种菌量要适量，应根据反应系统不同而异。在同一反应系统中，接种菌量不可太多或太少，否则影响反应结果，致假阳或假阴性。如柠檬酸盐试验、6.5% NaCl、胆汁七叶苷试验等，过量接种细菌可引起假阳性结果。

3. 孵育条件的要求 大多数人体寄生的细菌，其最适生长温度为 37℃。在实际工作中，为了兼顾在 37℃不生长的细菌，而降低 2℃，因此一般生化反应温度采用 35℃（培养箱温度也设置为此温度）。培养箱同时要保持一定的湿度。根据待鉴定细菌的特性可将生化反应管放置在需氧、厌氧、微需氧或 CO_2 环境中进行孵育（一般初次分离时需要 CO_2，而生化鉴定时并不需要 CO_2）。

4. 生化反应时间 生化反应时间因细菌不同而异，有的试验时间很短即能观察到反应，如氧化酶试验、触酶试验、血浆凝固酶试验等；大多数细菌生化反应需要在培养箱中孵育 18~24 小时才可见阳性或阴性反应；有些细菌需要孵育 48 小时，甚至更长时间才能观察到明显的反应。

5. 结果观察 有的生化反应直接能观察到结果，如糖、醇、苷发酵试验，通过 pH 改变和指示剂变化来提示是否阳性或阴性反应，生化试验常用指示剂见表 2-3-1。尿素分解试验，生化管变红即是阳性；H_2S 试验，培养基不同，结果观察方法有异。生化管中有黑色沉淀或双糖铁/三糖铁管中有黑色产生即表示阳性；有的生化反应需要在 35℃培养箱中孵育后另外加其他试剂才能判断结果，如靛基质试验、甲基红试验、V-P 试验、苯丙氨酸试验等。

表 2-3-1 生化试验常用的指示剂

指示剂	应用液浓度 /%	100ml 培养基用量 /ml		色调		
		液体	固体	酸性	pH 范围	碱性
溴百里酚蓝	0.2	1.2	2~4	黄	6.0~7.6	蓝
酚红	0.2	1.2	2~4	黄	6.8~8.4	红
溴甲酚紫	0.2	1.2	2~4	黄	5.2~6.8	紫
中国蓝（水溶）	1.0	0.3	3~6	蓝	11.0~13.0	红
中性红	1.0	0.3	0.3	红	6.8~8.0	黄
甲酚红	0.2	1.2	2~4	黄	7.2~8.8	红
百里酚蓝	0.2	1.2	2~4	黄	8.0~9.6	蓝
氯酚红	0.2	1.2	2~4	黄	4.8~6.4	紫
石蕊溶液	原液	2.5~7	10~15	红	5.0~8.0	蓝
Andrade 溶液	原液	1.0	1.5~2.0	红	5.0~8.0	无色

（二）碳水化合物的代谢试验

1. 糖（醇、苷）类发酵试验

（1）原理：不同种类细菌含有发酵不同糖、醇、苷类的酶，因而对各种糖、醇、苷类的代谢能力也有所不同，而且对同一种糖、醇或苷类，不同的细菌即使能分解某种糖、醇、苷类，其代谢产物可因菌种不同而异。有的分解糖类只产酸不产气，有的既产酸又产气，检测细菌对培养基中所含糖、醇、苷类分解后产酸或产酸产气的能力，可用于鉴定细菌的种类。临床微生物检验常用的糖、醇和苷类见表 2-3-2，可根据不同需要来选择。在培养基中加入 0.5%~1% 的糖、醇和苷类及指示剂。

（2）培养基：糖类浓度为 1%，水杨苷为 0.5%。分别配制成为液体、半固体或固体等几种类型培养基。

（3）方法：将待鉴定的细菌纯培养物接种于试验培养基中（试管或微量管），置 35℃培养箱内孵育数小时到 2 周（视方法及菌种而定）后，观察结果。若用微量发酵管，或要求培养时间较长时，应注意保持其周围环境的湿度，以免水分蒸发培养基干燥。

（4）结果：能分解糖、醇、苷类产酸的细菌，培养基中的指示剂呈酸性反应（如酚红变为黄色、溴甲酚紫变黄色）；产气的细菌可在小倒管（Durham 小管）中产生气泡（图 2-3-11），半固体培养基则产生裂隙（图 2-3-12）；不分解糖则无变化。推荐使用安德烈（Andrade）指示剂（蒸馏水 100ml，酸性复红 0.5g，1mol/L NaOH 16ml，将复红溶解于蒸馏水，加入 NaOH，数小时后，如复红褪色不够，再加 1~2ml NaOH，使呈淡黄色。培养基变红色为阳性，不变色或黄色为阴性）。

（5）应用：糖、醇、苷类发酵试验是鉴定细菌生化反应中的关键试验，不同细菌可发酵不同的糖、醇、苷类，如沙门菌可发酵葡萄糖，但不能发酵乳糖，大肠埃希菌则可发酵葡萄糖和乳糖。即便是两种细菌均可发酵同一种糖类，其发酵结果也不尽相同，如志贺菌和大肠埃希菌均可发酵葡萄糖，但前者仅产酸，而后者则产酸、产气，故可利用此试验鉴定和鉴别细菌。

2. 革兰氏阴性杆菌葡萄糖代谢类型鉴别试验

（1）原理：细菌在分解葡萄糖的过程中，必须有分子氧参加的为氧化型；能进行无氧降解的为发酵型；不分解葡萄糖的为产碱型。发酵型细菌无论在有氧或无氧环境中都能分解葡萄糖，而氧化型细菌在无氧环境中则不能分解葡萄糖。本试验又称氧化发酵（O-F）试验，可用于区别细菌的代谢类型。

（2）培养基：Hugh-Leifson 培养基。

（3）方法

1）肉汤管法：用接种环挑取少许纯培养物（非选择性平板）接种到两支 O-F 肉汤培养管中，其中一支在接种后加入高度至少为 1cm 的无菌液体石蜡以隔绝空气（为密封管），另一支不加（为开放管）。置于 35℃培养箱孵育 48 小时以上。

2）半固体穿刺法：用接种针挑取少许纯培养物（非选择性平板）穿刺接种到两支 O-F 半固体培养管中，尽量穿刺到接近管底部位。置于 35℃培养箱孵育 48 小时以上。

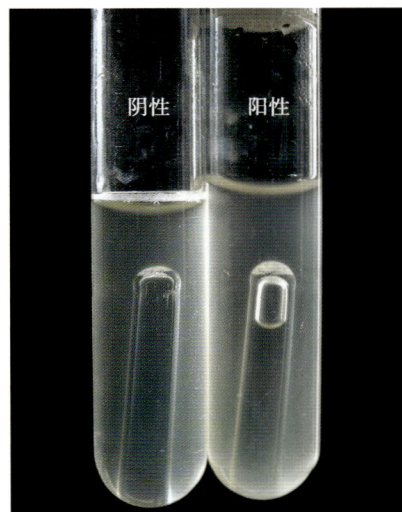

图 2-3-11　Durham 小管细菌产气试验结果

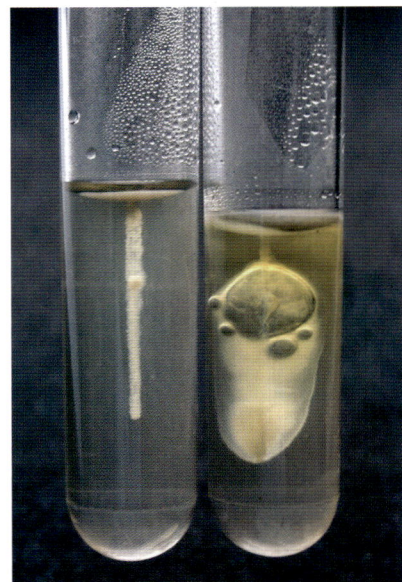

图 2-3-12　产气细菌在半固体培养基中产生裂隙
左为阴性，右为阳性

表 2-3-2　临床微生物检验常用的糖、醇和苷类

糖类		醇类和苷类	
化学分类	名称	化学分类	名称
五碳糖（$C_5H_{10}O_5$）	阿拉伯糖	三元醇 $C_3H_5(OH)_3$	甘油
	木糖	四元醇 $C_4H_6(OH)_4$	赤藓醇
	鼠李糖	五元醇 $C_5H_7(OH)_5$	侧金盏花醇
	核糖		阿拉伯糖醇
六碳糖（$C_6H_{12}O_6$）	葡萄糖		木糖醇
	果糖		甘露醇
	甘露糖	六元醇 $C_6H_8(OH)_6$	卫矛醇
	山梨糖		山梨醇
	半乳糖	环己六醇 $(CHOH)_6$	肌醇
双糖（$C_{12}H_{22}O_{11}$）	麦芽糖	苷类	水杨苷
	乳糖		七叶苷
	蔗糖		松柏苷
	蕈糖		α-甲基葡糖苷
	纤维二糖		熊果苷
	密二糖		扁桃苷
三糖（$C_6H_{10}O_5)_3$）	棉子糖		
	松三糖		
多糖（$C_6H_{10}O_5)_x$）	菊糖		
	淀粉		
	糖原		
	糊精		

（4）结果

1）肉汤管法：培养基变黄表示细菌分解葡萄糖产酸；颜色不变为不分解葡萄糖。两支培养基颜色均为黄色为发酵型；两支均不变色为产碱型或不分解糖型；加液体石蜡管不产酸，不加液体石蜡管产酸为氧化型。

2）半固体穿刺法：全管均变色为发酵型；上层变色，下层不变色，为氧化型；不变色为产碱型或不分解糖型。

（5）应用：主要用于肠杆菌科与其他非发酵菌的鉴别。肠杆菌科、弧菌科细菌为发酵型，非发酵菌为氧化型或产碱型。

实验时要用已知菌株作对照。氧化型菌株：铜绿假单胞菌 ATCC 27853；发酵型菌株：大肠埃希菌 ATCC 25922；阴性菌株：粪产碱杆菌。革兰氏阴性杆菌葡萄糖 O-F 试验结果见图 2-3-13。

3. 葡萄球菌碳水化合物氧化、发酵试验

（1）原理：同革兰氏阴性杆菌葡萄糖代谢类型鉴别试验。葡萄球菌的糖代谢类型鉴别应使用专用配方，不可与非发酵菌用的 O-F 管混用。培养基用的指示剂必须用水配制，因个别菌株能分解乙醇产酸。

（2）培养基：酵母浸膏 0.1g，胰蛋白胨 1g，牛肉浸液 100ml，0.2% 溴甲酚紫溶液 1ml，校正 pH 7.0，按常规方法加入 1% 的碳水化合物，分装、灭菌，备用。溴甲酚紫的配制：溴甲酚紫 100mg，0.01mol/L NaOH 18.5ml，加水至 50ml。PR Glucose 管以酚红为指示剂。

（3）方法：挑取待检菌落，接种于两支 O-F 培养基管中，发酵管加灭菌液体石蜡油约 1cm 高，氧化管不加。35℃孵育 24 小时后观察结果。

（4）结果：同革兰氏阴性杆菌葡萄糖代谢类型鉴别试验，培养基变黄即产酸。

（5）应用：专用于葡萄球菌（发酵型）与库克菌（氧化型）鉴别。

葡萄球菌葡萄糖 O-F 试验见图 2-3-14。

4. β- 半乳糖苷酶试验

（1）原理：乳糖发酵过程中需要乳糖通透酶和 β- 半乳糖苷酶才能快速分解。有些细菌只有半乳糖苷酶，因而只能迟缓发酵乳糖，所有乳糖快速发酵和迟缓发酵的细菌均可快速水解邻硝基酚 -β-D- 半乳糖苷（O-nitrophenyl-β-D-galactopyranoside，ONPG）而生成黄色的邻硝基酚。

（2）培养基：ONPG 培养基，有试管和微量管。

（3）方法：将待试细菌接种于 ONPG 培养基中，35℃水浴或培养箱孵育 20 分钟~24 小时，观察结果。

（4）结果：呈现亮黄色为阳性，无色为阴性。通常可于 20~30 分钟内显色。见图 2-3-15。

（5）应用：可用于迟缓发酵乳糖细菌的快速鉴定，本法对于迅速及迟缓分解乳糖的细菌均可短时间内呈现阳性。埃希菌属、柠檬酸杆菌属、克雷伯菌属、哈夫尼亚菌属、沙雷菌属和肠杆菌属等均为试验阳性，而沙门菌属、变形杆菌属和普罗威登斯菌属等为阴性。

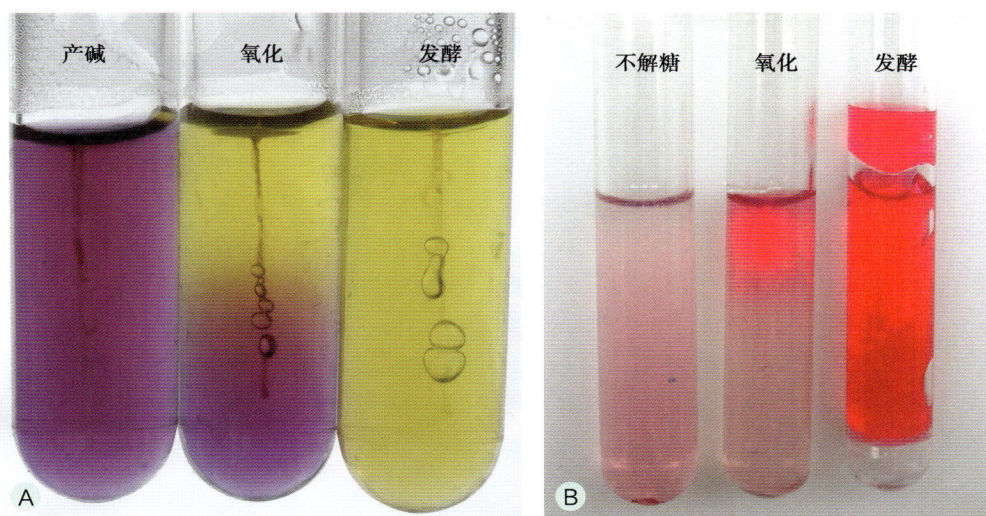

图 2-3-13　革兰氏阴性杆菌葡萄糖 O-F 试验

A. 溴甲酚紫指示剂，左为粪产碱杆菌，中为铜绿假单胞菌 ATCC 27853，右为大肠埃希菌 ATCC 25922；
B. 安德烈指示剂，左为不分解糖型，中为氧化型，右为发酵型

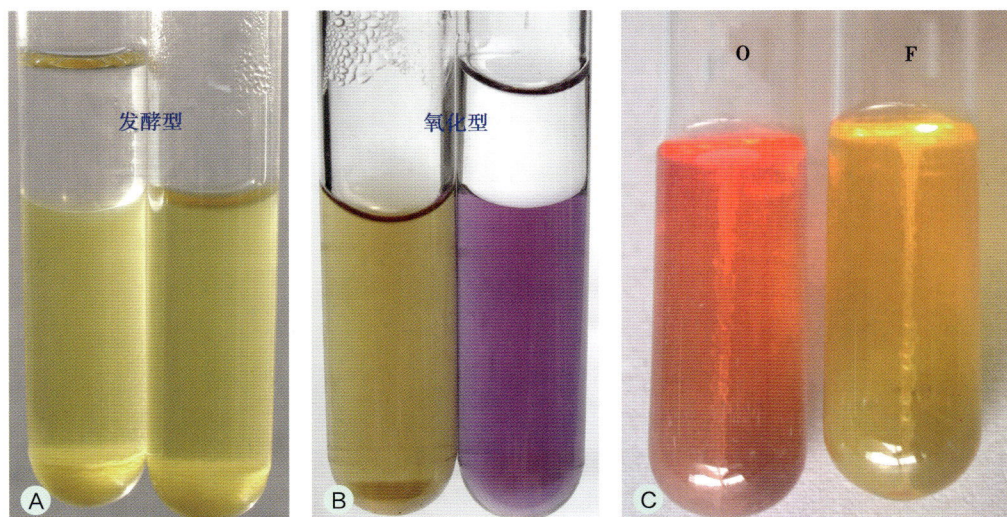

图 2-3-14　葡萄球菌葡萄糖 O-F 试验

A. 发酵型；B. 氧化型；C. PR Glucose

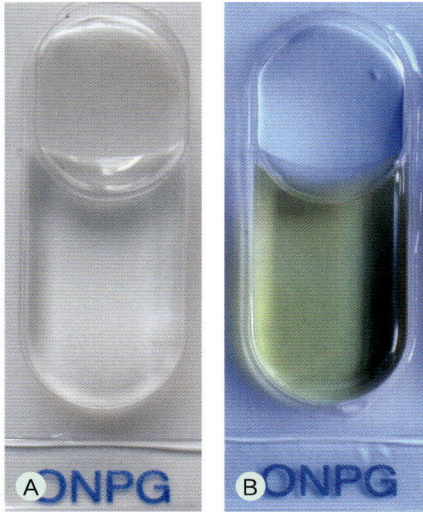

图 2-3-15　ONPG 试验结果
A. 阴性；B. 阳性

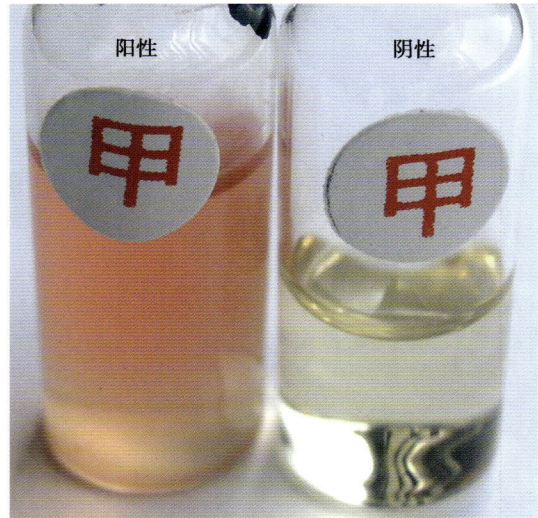

图 2-3-16　甲基红试验

5. 甲基红试验

（1）原理：某些细菌在糖代谢过程中，分解葡萄糖产生丙酮酸，丙酮酸可进一步分解，产生甲酸、乙酸、乳酸等，使培养基的 pH 降至 4.5 以下，当加入甲基红（methyl red，MR）试剂则呈红色，为甲基红试验阳性。若细菌分解葡萄糖产酸量少，或产生的酸进一步转化为其他物质（如醇、酮、醚、气体和水等），则培养基的 pH 仍在 6.2 以上，故加入甲基红指示剂呈黄色，是为阴性。

（2）培养基：葡萄糖蛋白胨水培养基。

（3）方法：将待检细菌接种于上述培养基中，35℃孵育 2~4 日，于培养基内加入 2 滴甲基红试剂，立即观察结果。

（4）结果：红色为阳性；橘红色为弱阳性；黄色为阴性。见图 2-3-16。

（5）应用：主要用于大肠埃希菌与产气肠杆菌的鉴别。前者阳性，后者阴性。此外，肠杆菌科中沙门菌属、志贺菌属、变形杆菌属、柠檬酸杆菌属等为阳性，而肠杆菌、哈夫尼亚菌属、克雷伯菌则为阴性。

6. V-P 试验

（1）原理：测定细菌产生乙酰甲基甲醇的能力。某些细菌在糖代谢过程中，分解葡萄糖产生丙酮酸，丙酮酸脱羧产生乙酰甲基甲醇，乙酰甲基甲醇在碱性环境中，被空气中的氧氧化为二乙酰，进而与培养基内蛋白胨中精氨酸所含的胍基起作用，生成红色化合物，则为伏 - 波（Voges-Proskauer，V-P）

试验阳性。若培养基中胍基含量较少，则可加入少量含胍基化合物，如肌酸或肌酐等。试验时加入 α- 萘酚可加速此反应。

（2）培养基：葡萄糖蛋白胨水培养基。

（3）方法：将待检细菌接种于葡萄糖磷酸盐蛋白胨水中，于 35℃孵育 24~48 小时，加入 50g/L α- 萘酚（95% 乙醇溶液）0.6ml，轻轻振摇试管，然后再加入 0.2ml 400g/L KOH，轻轻振摇试管 30 秒至 1 分钟，然后静置观察结果。

（4）结果：在数分钟内出现红色为阳性；如无红色出现且于 35℃ 4 小时后仍无红色出现即为阴性。见图 2-3-17。

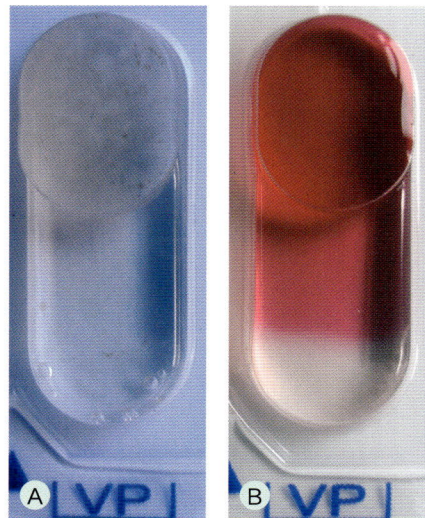

图 2-3-17　V-P 试验结果
A. 阴性；B. 阳性

（5）应用：主要用于大肠埃希菌和产气肠杆菌的鉴别。本试验常与 MR 试验一起使用，一般情况下，前者（MR）为阳性的细菌，后者（V-P）常为阴性，反之亦然。如大肠埃希菌、沙门菌属、志贺菌属等甲基红呈阳性反应，V-P 反应则阴性。相反，沙雷菌、阴沟肠杆菌等，V-P 反应阳性，而甲基红反应阴性。但肠杆菌科细菌不一定都有这样的规律，如蜂房哈夫尼亚菌和奇异变形杆菌的 V-P 试验和 MR 试验常同为阳性。

7. 七叶苷水解试验

（1）原理：有的细菌可将七叶苷（七叶灵、七叶树苷）分解成葡萄糖和七叶素（七叶亭、6,7- 二羟基香豆素），七叶素与培养基中柠檬酸铁的二价铁离子反应，生成黑色的化合物，使培养基呈黑色。

（2）培养基：七叶苷培养基、胆汁七叶苷培养基。

（3）方法：将待检细菌接种于七叶苷培养基中，35℃孵育 18~24 小时后观察结果。

（4）结果：培养基变为黑色为阳性，不变色者为阴性。见图 2-3-18。

（5）应用：主要用于革兰氏阴性杆菌、厌氧菌及肠球菌属的鉴定。克雷伯菌属、肠杆菌属和沙雷菌属能水解七叶苷，肠球菌属和 D 群链球菌也能水解七叶苷并耐受胆汁。

8. 淀粉水解试验

（1）原理：产生淀粉酶的细菌能将淀粉水解为糖类，在培养基上滴加碘液时，可在菌落周围出现透明区。

（2）培养基：淀粉血清琼脂平板或淀粉试管培养基。

（3）方法：将被检细菌划线接种（或点种）于淀粉琼脂平板或试管中，35℃孵育 18~24 小时，加入革兰碘液数滴，立即观察结果。

（4）结果：阳性反应，菌落周围有无色透明区，其他地方蓝色；阴性反应，培养基全部为蓝色。见图 2-3-19。

（5）应用：用于白喉棒杆菌生物型的分型，重型淀粉水解试验阳性，轻、中型阴性；芽胞杆菌属菌种和厌氧菌某些种的鉴定。

9. 甘油复红试验

（1）原理：甘油可被细菌分解生成丙酮酸，丙酮酸脱去羧基为乙醛，乙醛与无色的复红生成醌式化合物，呈深紫红色。

（2）培养基：甘油复红肉汤。

（3）方法：取被检细菌接种于甘油复红肉汤培养基中，于 35℃孵育，观察 2~8 日。应同时做阴性对照。

（4）结果：紫红色为阳性，与对照管颜色相同为阴性。

（5）应用：主要用于沙门菌属内各菌种间的鉴别。伤寒沙门菌、甲（丙）型副伤寒沙门菌、猪霍乱沙门菌、孔道夫沙门菌和仙台沙门菌本试验为阴性，乙型副伤寒沙门菌结果不定，其他不常见沙门菌多数为阳性。

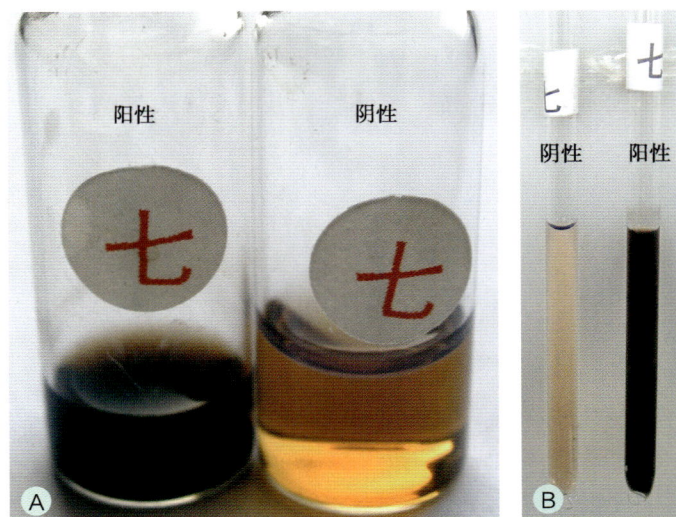

图 2-3-18　水解七叶苷试验
A. 安培管法；B. 微量管法

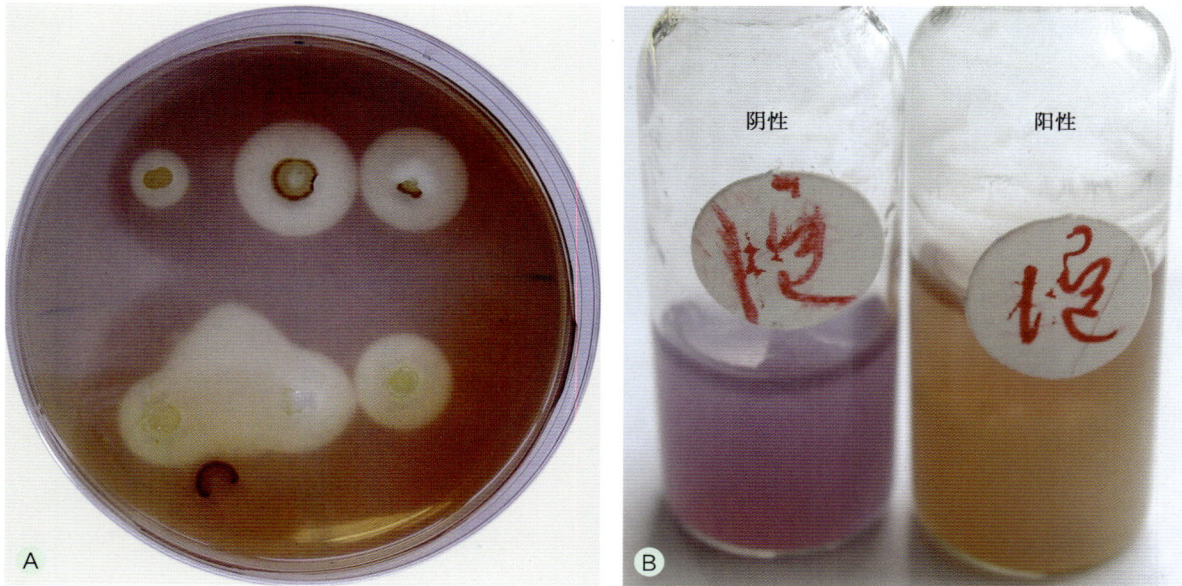

图 2-3-19   淀粉水解试验结果
A. 平板法；B. 试管法

10. 葡萄糖酸盐氧化试验

（1）原理：某些细菌可氧化葡萄糖酸钾，生成 α- 酮基葡萄糖酸。α- 酮基葡萄糖酸是一种还原性物质，可与班氏试剂起反应，出现棕色或砖红色的氧化亚铜沉淀。

（2）培养基：葡萄糖酸盐肉汤。

（3）方法：将待检细菌接种于葡萄糖酸盐培养基中（1ml），置于 35℃孵育 48 小时，加入班氏试剂 1ml，于水浴中煮沸 10 分钟并迅速冷却，观察结果。

（4）结果：出现黄到砖红色沉淀为阳性；不变或仍为蓝色为阴性。见图 2-3-20。

（5）应用：主要用于肠杆菌科菌初步分群及假单胞菌的鉴定，某些厌氧菌（如脆弱拟杆菌等）的初步鉴别。D 群链球菌本试验为阳性。

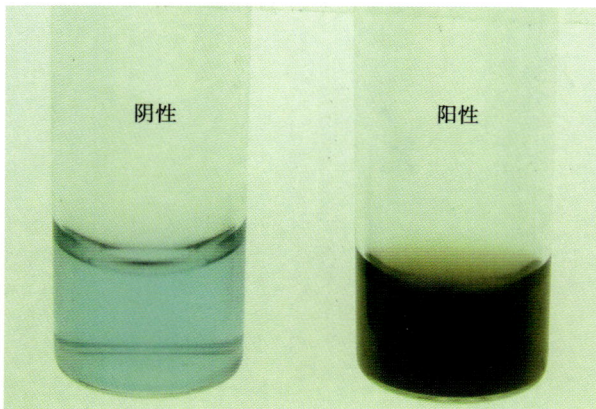

图 2-3-20   葡萄糖酸盐氧化试验结果

（三）氨基酸和蛋白质的代谢试验

不同种类细菌分解蛋白质的能力不同。细菌对蛋白质的分解，一般先由胞外酶将复杂的蛋白质分解为短肽（或氨基酸），渗入菌体内，然后再由胞内酶将肽类分解为氨基酸。

1. 吲哚试验

（1）原理：某些细菌具有色氨酸酶，能分解蛋白胨水中的色氨酸生成吲哚（靛基质），吲哚与对二甲基氨基苯甲醛结合，形成玫瑰吲哚，为红色化合物。当加入吲哚试剂（对二甲氨基苯甲醛）后则形成红色的玫瑰吲哚。

（2）培养基：蛋白胨水培养基。

（3）方法与结果：将待检细菌接种于上述培养基中，于 35℃培养 24~48 小时。①Kovac's 法：沿试管壁慢慢加入 Kovac's 试剂 2~3 滴，轻摇试管，出现红色为阳性，无色为阴性，见图 2-3-21A。②Ehrlich 法：先加少量乙醚或二甲苯，摇动试管以提取和浓缩靛基质，待其浮于培养液表面后，再沿试管壁缓缓加入 Ehrlich 试剂数滴，在接触面呈红色，即为阳性，见图 2-3-21B。③MIU 法（动力 + 吲哚 + 尿素酶）：沿试管壁慢慢加入 Kovac 试剂 2~3 滴，琼脂表面出现红色为阳性，无色为阴性，见图 2-3-21C。

（4）应用：主要用于肠杆菌科细菌、非发酵菌、苛养性细菌和厌氧菌的鉴定。

2. 硫化氢试验

（1）原理：某些细菌能分解培养基中的含硫氨基酸（如胱氨酸、半胱氨酸）产生硫化氢（H_2S），硫化

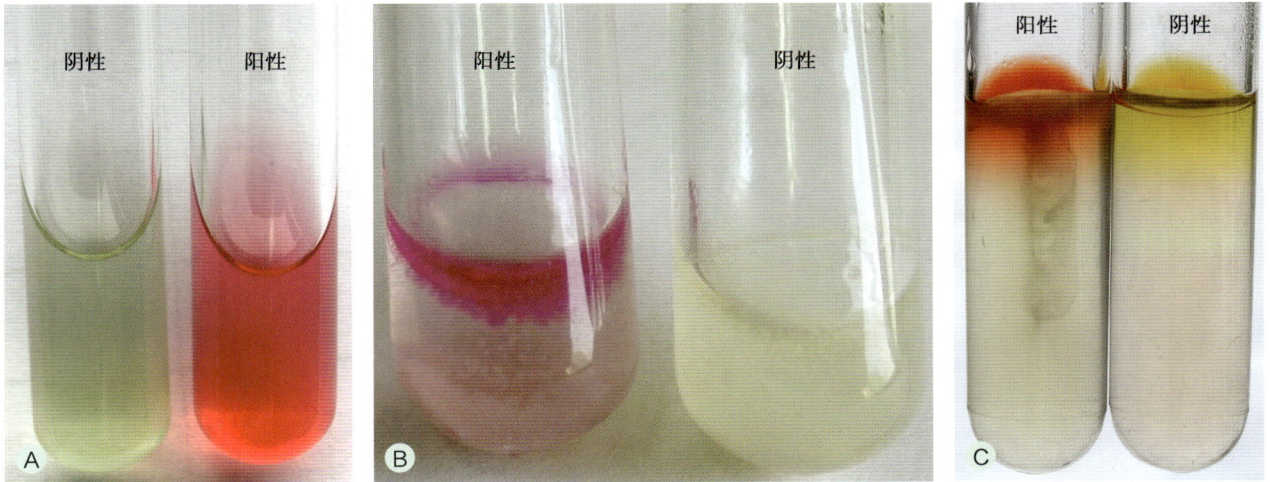

图 2-3-21　吲哚试验结果

A. Kovacs 法；B. Ehrlich 法；C. MIU 吲哚试验

氢遇铅或亚铁离子则形成黑褐色的硫化铅或硫化铁沉淀。此试验可间接检测细菌是否产生硫化氢。

（2）培养基：醋酸铅培养基。

（3）方法：在含有硫代硫酸钠等指示剂的培养基中，沿管壁穿刺接种待检菌（或接种于液体培养基中，表面封盖灭菌石蜡油），于 36℃ ±1℃ 孵育 24~28 小时。也可用醋酸铅纸条法：将待试细菌接种于一般营养肉汤，再将醋酸铅纸条悬挂于培养基上空，以不会被溅湿为适度；用管塞夹住醋酸铅纸条置于 36℃ ±1℃ 孵育 1~6 日。SS 琼脂平板也可检测在其上能够生长的细菌所产生的 H₂S。

（4）结果：培养基变黑为阳性，未变为阴性（阴性应继续培养至 6 日）。见图 2-3-22。

（5）应用：主要用于肠杆菌科中属及种的鉴别。如沙门菌属、爱德华菌属、亚利桑那菌属、柠檬酸杆菌属、变形杆菌属细菌，绝大多数硫化氢阳性，其他菌属阴性。沙门菌属中也有硫化氢阴性菌种。

3. 明胶液化试验

（1）原理：明胶是胶原蛋白经适度降解变性而得到的产物。某些细菌可产生一种胞外酶，即明胶酶，能使明胶分解为氨基酸，破坏胶原而失去凝固力，使半固体的明胶培养基成为流动的液体。由于明胶的融化温度（约 25℃）和凝固温度（约 20℃）较低，实验结果要放到较低温度环境中观察。

（2）培养基：营养明胶培养基，黑色明胶颗粒培养基或已曝光的未显影 X 线胶片。

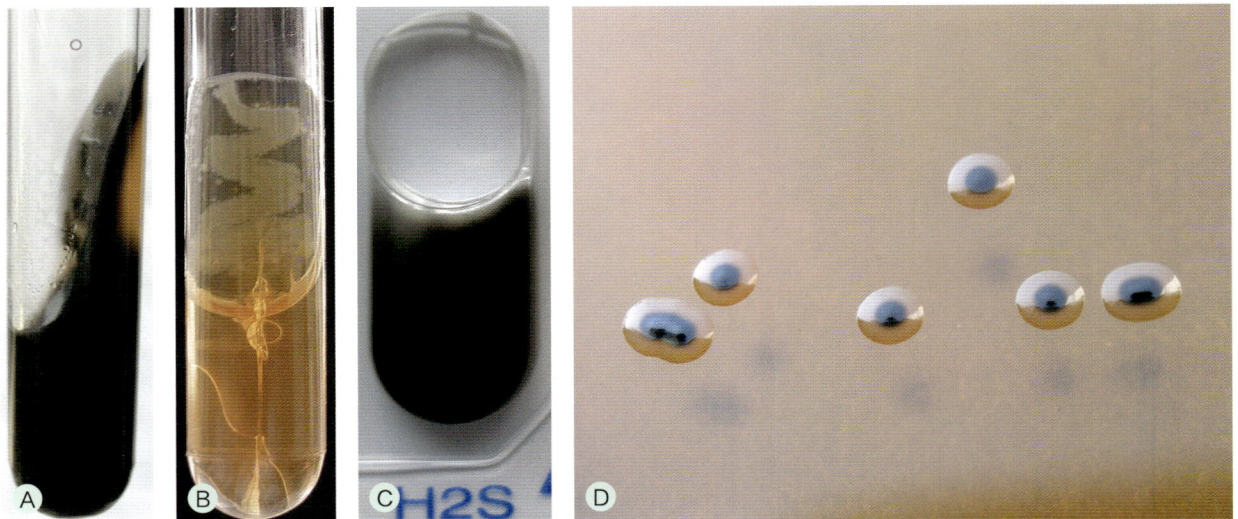

图 2-3-22　硫化氢试验结果

A. 克氏双糖法　阳性；B. 克氏双糖法　阴性；C. 肉汤法　阳性；D. SS 琼脂平板法　阳性

（3）方法

1）标准方法（白明胶试验）：挑取 18~24 小时待试细菌培养物，以较大量穿刺接种于明胶高层约 2/3 深度或点种于平板培养基。于 20~22℃孵育 7~14 日。明胶高层亦可于 36℃±1℃孵育 1~7日。每天观察结果，若因孵育温度高而使明胶本身液化时应不摇动先置 4℃冰箱内 30 分钟，再看结果，如仍为液态，即为明胶试验阳性。平板试验结果的观察为在培养基平板点种的菌落上滴加试剂，若为阳性，10~20 分钟后，菌落周围应出现清晰带环。否则为阴性。

2）黑色明胶颗粒法：挑取 18~24 小时待试细菌培养物，接种于黑色明胶液体培养基。于 36℃±1℃孵育 1~7 日，每天观察结果。

3）快速法：取一满环浓厚培养物混悬于 0.5ml肉汤中，浸入 1 条已曝光未显影的 X 线胶片（0.5cm×2.0cm），置于 35℃孵育，于 1 小时、2 小时、3 小时、4 小时和 24 小时观察结果。

（4）结果：标准方法，培养基呈液化状态为阳性，见图 2-3-23A；黑色明胶颗粒法，若黑色明胶颗粒出现溶解扩散现象为阳性，不溶解扩散为阴性，见图 2-3-23B；快速法，阳性者胶片上浸于肉汤中部分的蓝灰色明胶膜被液化而变为透明，见图 2-3-23C。

（5）应用：肠杆菌科细菌的鉴别，如沙雷菌、普通变形杆菌、奇异变形杆菌、阴沟杆菌等可液化明胶，而其他细菌很少液化明胶。有些厌氧菌如产气荚膜梭菌、脆弱拟杆菌等也能液化明胶。另外多数假单胞菌也能液化明胶。

4. 氨基酸脱氨酶试验

（1）原理：变形菌科细菌能使多种氨基酸氧化脱氨基生成 α-酮酸，加入三氯化铁试剂后可呈现不同的颜色反应。如异亮氨酸、正亮氨酸和正缬氨酸氧化脱氨后为橙色反应，甲硫氨酸氧化脱氨后为紫色反应，亮氨酸氧化脱氨后为灰紫色反应，组氨酸氧化脱氨后为绿色反应，苯丙氨酸氧化脱氨后生成苯丙酮酸为深绿色反应，色氨酸氧化脱氨后生成吲哚 3-丙酮酸为深褐色反应并经久不退色［可作为一项替代反应，如 API 20E 中的混合细菌总脱氢酶活性（TDA）试验］。

（2）培养基：苯丙氨酸琼脂斜面培养基，色氨酸液体培养基；供氨基酸脱氨酶试验的培养基不能用牛肉膏和蛋白胨配制（因其含有多种氨基酸），应采用酵母浸膏作为氮源和碳源。

（3）试剂：苯丙氨酸脱氨酶用 10% 三氯化铁（色氨酸脱氨酶用 TDA 试剂，即 3.4% 三氯化铁）。

（4）方法：将被检细菌接种于苯丙氨酸琼脂培养基斜面上，于 35℃孵育 18~24 小时，滴加 10% 三氯化铁试剂 3~4 滴，自斜面上方流下。或接种于色氨酸液体培养基，于 35℃孵育 18~24 小时，加 1 滴 TDA 试剂。

（5）结果：苯丙氨酸出现深绿色为阳性，应立即观察结果，延长反应时间会引起褪色。色氨酸出现深褐色为阳性反应（图 2-3-24）。

（6）应用：主要用于肠杆菌科细菌的鉴定。变形杆菌属、普罗威登斯菌属和摩根菌属细菌均为阳性，肠杆菌种中其他细菌均为阴性。

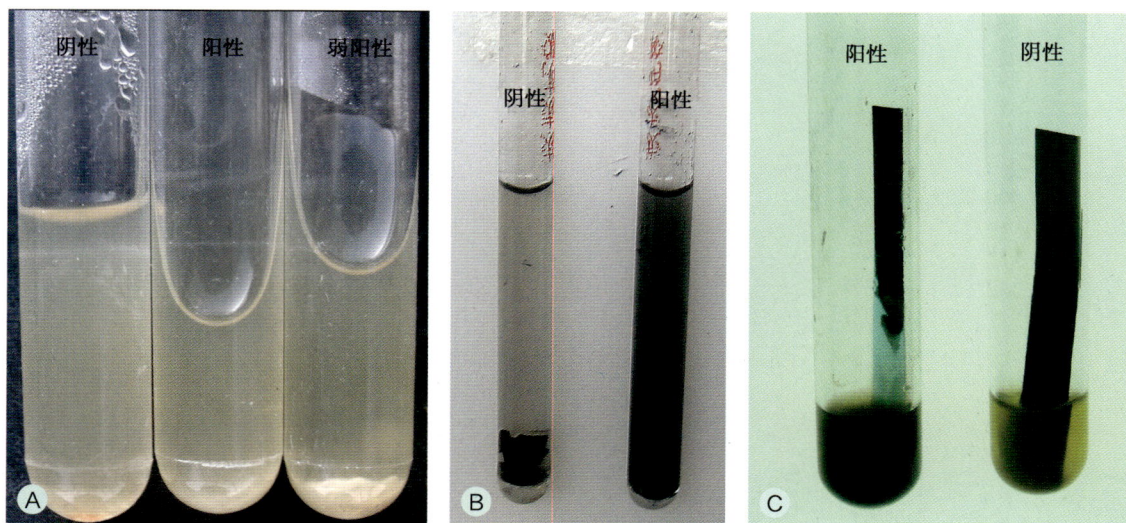

图 2-3-23 明胶试验结果
A. 白明胶试验结果；B. 黑色明胶颗粒法；C. 快速法

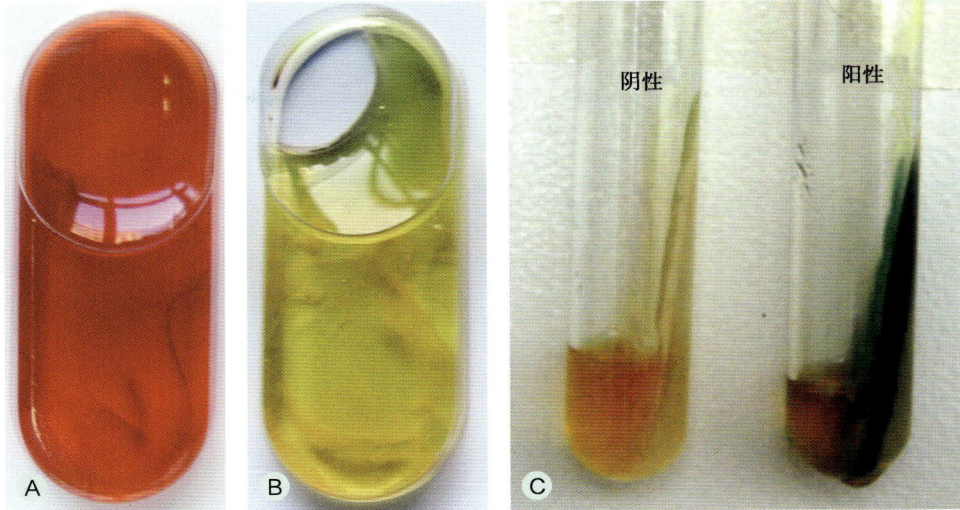

图 2-3-24　氨基酸脱氨酶试验结果

A. 色氨酸脱氨酶反应　阳性；B. 色氨酸脱氨酶反应　阴性；C. 苯丙氨酸脱氨酶反应

5. 氨基酸脱羧酶试验

(1)原理：具有氨基酸脱羧酶的细菌，能分解氨基酸使其脱羧生成胺(赖氨酸→尸胺，鸟氨酸→腐胺，精氨酸→精胺)和二氧化碳，使培养基变碱指示剂变色。此反应在偏酸性条件下进行。

(2)培养基：氨基酸脱羧酶培养基和氨基酸对照培养基。

(3)方法：将被检细菌分别接种于赖氨酸(鸟氨酸/精氨酸)培养基和氨基酸对照培养基中，并加入无菌液体石蜡或矿物油，于 35℃孵育 1~4 日，每日观察结果。

(4)结果：对照管应呈黄色，测定管呈紫色(指示剂为溴甲酚紫)或红色(指示剂为溴酚红)为阳性，若测定管呈黄色为阴性(图 2-3-25)。对照管呈现紫色或红色则试验无意义，不能做出判断。若对照管和试验管均呈现紫色或红色，提示试验细菌可能为非发酵细菌。

(5)应用：主要用于肠杆菌科细菌的鉴定。如沙门菌属中除伤寒和鸡沙门菌外，其余沙门菌的赖氨酸和鸟氨酸脱羧酶均为阳性。志贺菌属除宋氏志贺菌和鲍氏志贺菌外，其他志贺菌均为阴性。

6. 精氨酸双水解酶试验

(1)原理：精氨酸经两次水解后，生成鸟氨酸、氨及 CO_2。鸟氨酸又在脱羧酶的作用下生成腐胺。氨及腐胺均为碱性物质，故可使培养基变碱，并用指示剂指示出来。

(2)培养基：精氨酸双水解酶培养基和对照培养基。

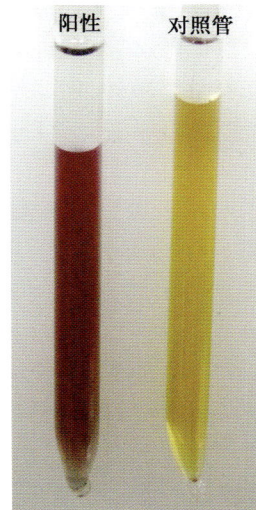

图 2-3-25　微量管法氨基酸脱羧酶试验结果

(3)方法：将待检细菌接种于试验培养上，于 35℃孵箱孵育 1~4 日，观察结果。

(4)结果：溴甲酚紫指示剂呈紫色为阳性，酚红指示剂呈红色为阳性，黄色为阴性(图 2-3-26)。

(5)应用：主要用于肠杆菌科及假单胞菌属某些细菌的鉴定。

7. 尿素酶试验

(1)原理：某些细菌具有尿素分解酶，能分解尿素产生大量的氨，使培养基呈碱性，酚红指示剂呈红色。尿素酶不是诱导酶，因为不论底物尿素是否存在，细菌均能合成此酶。其活性最适 pH 为 7.0。

(2)培养基：尿素培养基。

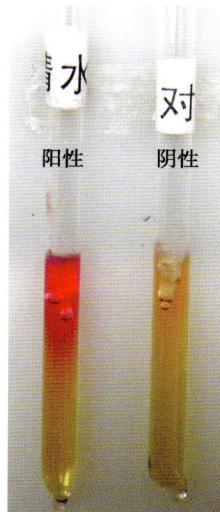

图 2-3-26　微量管法精氨酸双水解酶试验结果

（3）方法：挑取 18~24 小时待试细菌培养物适量接种于液体培养基管中，摇匀，于 35℃孵育 2~4 小时及 24 小时分次观察结果。

（4）结果：培养基呈碱性，使酚红指示剂变红为阳性，未变为阴性（图 2-3-27）。24 小时以上为迟阳性反应。

（5）应用：主要用于鉴别尿素酶快速阳性的变形杆菌与肠杆菌科中的细菌。可用于变形杆菌属（阳性）与普罗威登斯菌属（阴性，但是雷氏普罗威登斯菌阳性）、克雷伯菌属（阳性）与埃希菌属（阴性）的鉴别。也有助于其他菌种的鉴别和鉴定，如百日咳博德特菌（阴性）与副百日咳博德特菌（阳

性）和支气管炎博德特菌（阳性），苯丙酮酸莫拉菌（阳性）与其他莫拉菌（通常为阴性）。摩根摩根菌、放线杆菌属菌种和迟缓芽胞杆菌尿素酶也是阳性。

8. 霍乱红试验

（1）原理：霍乱弧菌分解色氨酸生成吲哚，并能使硝酸盐还原为亚硝酸盐，当加入硫酸后生成亚硝酸吲哚，滴加浓硫酸后呈红色反应。

（2）培养基：含有硝酸盐的蛋白胨水。

（3）方法：将待检细菌接种于蛋白胨水中，于 35℃孵育 24 小时，加入浓硫酸数滴，观察结果。

（4）结果：呈红色者为阳性。

（5）应用：霍乱弧菌呈阳性反应，但本试验并非霍乱弧菌所特有。凡能产生吲哚并还原硝酸盐为亚硝酸盐的细菌，均可呈现阳性反应。

（四）碳源和氮源利用试验

1. 柠檬酸盐利用试验

（1）原理：某些细菌能利用柠檬酸盐作为唯一碳源，可在柠檬酸盐培养基上生长，分解柠檬酸盐生成碳酸钠，使培养基变碱性。

（2）培养基：柠檬酸盐琼脂斜面或液体培养基。

（3）方法：将被检细菌接种于柠檬酸盐培养基，于 35℃孵育 1~4 日，每日观察结果。

（4）结果：培养基中的溴麝香草酚蓝指示剂由淡绿色变为深蓝色为阳性；不能利用柠檬酸盐作为碳源的细菌，在此培养基上不能生长，培养基则不变色，为阴性（图 2-3-28）。

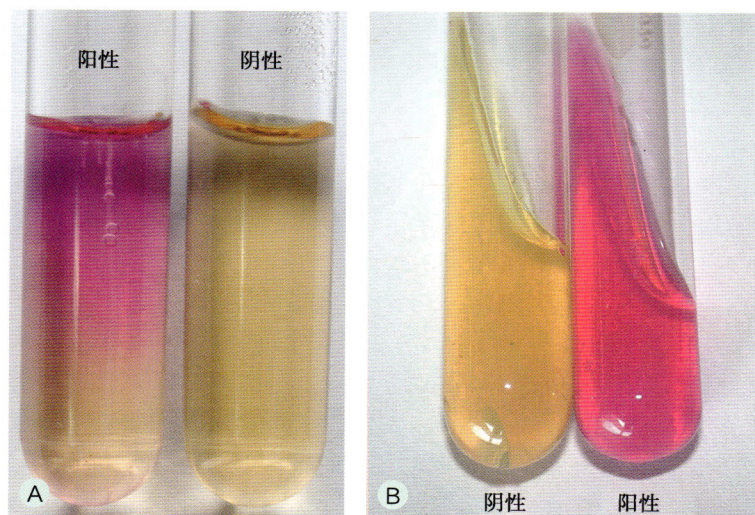

图 2-3-27　尿素试验

A. MIU 尿素试验结果；B. 琼脂斜面法尿素试验结果

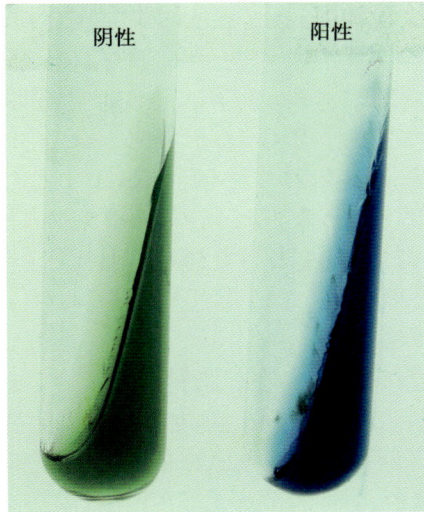

图 2-3-28 柠檬酸盐利用试验结果

（5）应用：用于肠杆菌目和科中菌属间的鉴别和菌种鉴定。其中埃希菌属、志贺菌属、爱德华菌属和耶尔森菌属均为阴性，沙门菌属、克雷伯菌属通常为阳性，黏质沙雷菌、液化沙雷菌、某些变形杆菌和柠檬酸杆菌为阳性。此外，铜绿假单胞菌、洋葱伯克霍尔德菌和嗜水气单胞菌也能利用柠檬酸盐。

2. 丙二酸盐利用试验

（1）原理：某些细菌可利用丙二酸盐作为唯一碳源，将丙二酸盐分解生成碳酸钠，使培养基变碱。

（2）培养基：丙二酸盐培养基。

（3）方法：将被检细菌接种于上述培养基，35℃孵育 24~48 小时后观察结果。

（4）结果：培养基由淡绿色变为深蓝色为阳性，颜色无变化为阴性（图 2-3-29）。

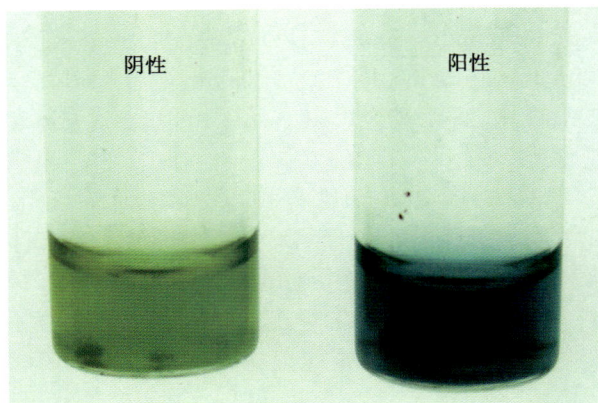

图 2-3-29 丙二酸盐利用试验结果

（5）应用：肠杆菌目中属间及种的鉴别。亚利桑那菌和克雷伯菌属为阳性，柠檬酸杆菌属、肠杆

菌属和哈夫尼亚菌属中有些菌种也呈阳性，其他菌属均为阴性。

3. 醋酸盐利用试验

（1）原理：细菌利用铵盐作为唯一氮源，同时利用醋酸盐作为唯一碳源时，可在醋酸盐培养基上生长，分解醋酸盐生成碳酸钠，使培养基变为碱性。

（2）培养基：醋酸盐琼脂斜面。

（3）方法：将被检细菌接种于醋酸盐培养基的斜面上，于 35℃孵育 7 日，逐日观察结果。

（4）结果：斜面上生长有菌落，培养基变为蓝色为阳性。

（5）应用：肠杆菌科中埃希菌属为阳性，志贺菌属为阴性。铜绿假单胞菌、荧光假单胞菌、洋葱伯克霍尔德菌等也为阳性。

4. 乙酰胺利用试验

（1）原理：许多非发酵菌产生一种脱酰胺酶，可使乙酰胺经脱酰胺作用释放氨，使培养基变碱。

（2）培养基：乙酰胺培养基，加酚红指示剂。

（3）方法：将被检细菌接种于乙酰胺培养基中，于 35℃孵育 24~48 小时，观察结果。

（4）结果：培养基由黄色变为红色为阳性。如不生长，或有轻微生长，但培养基颜色不变为阴性（图 2-3-30）。

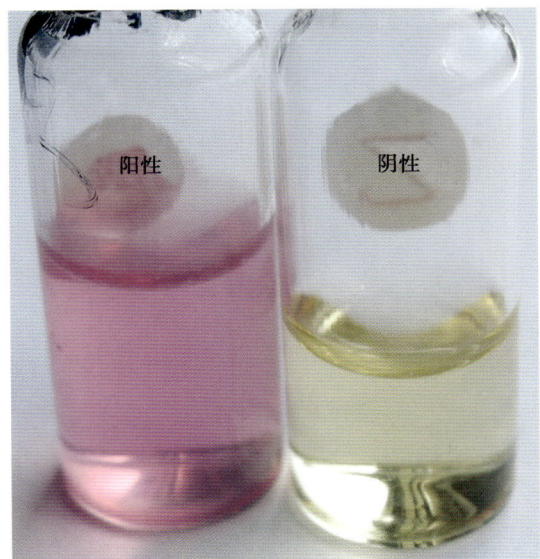

图 2-3-30 乙酰胺试验结果

（5）应用：主要用于非发酵菌的鉴定。铜绿假单胞菌、脱硝无色杆菌、食酸假单胞菌为阳性，其他非发酵菌大多数为阴性。

5. 马尿酸钠水解试验

(1)原理:某些细菌可具有马尿酸水解酶,可使马尿酸水解为苯甲酸和甘氨酸,苯甲酸与三氯化铁试剂结合,形成有颜色的苯甲酸铁沉淀。甘氨酸与茚三酮结合为蓝色反应。

(2)培养基:马尿酸钠培养基或1%马尿酸钠溶液。

(3)方法:将待检菌接种于马尿酸钠培养基中,于35℃孵育48小时,离心沉淀,取上清液0.8ml,加入三氯化铁试剂0.2ml,立即混匀,10~15分钟后观察结果。快速水解方法,制备4麦氏单位浓度待检菌菌悬液1ml与等量的1%马尿酸钠溶液混合,于35℃孵育2小时,加入1ml茚三酮试剂(3.5g茚三酮溶于100ml 1:1的丙酮/丁醇液中,避光贮于2~8℃冰箱中),振摇。

(4)结果:出现恒定沉淀物为试验结果阳性。快速水解试验出现明显深蓝色为阳性反应(图2-3-31),无色或浅蓝色为阴性。

(5)应用:主要用于B群链球菌和嗜肺军团菌的鉴定。

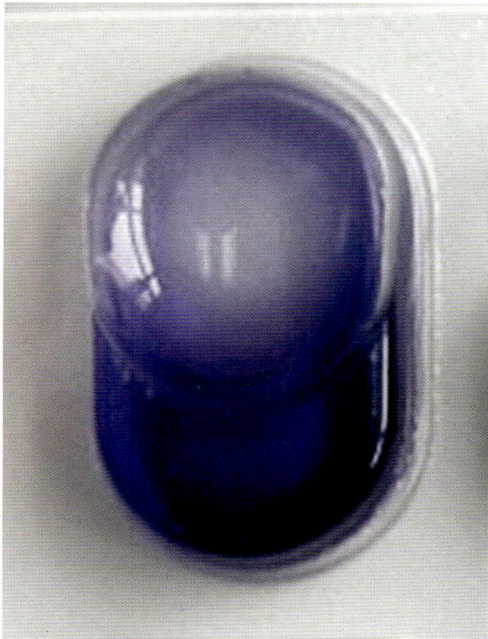

图 2-3-31　马尿酸快速水解试验结果阳性

(五)酶类试验

1. 氧化酶试验

(1)原理:氧化酶(细胞色素氧化酶)是细胞色素呼吸酶系统的最终呼吸酶。具有氧化酶的细菌,首先使细胞色素C氧化,再由氧化型细胞色素C使对苯二胺氧化,生成有色的醌类化合物,产生颜色反应。

(2)试剂:① Kovac's试剂,1%盐酸四甲基对苯二胺水溶液;② Gordon和Mcleod试剂,1%盐酸二甲基对苯二胺水溶液。Kovac's试剂的毒性小且灵敏度高,阳性反应在10~15秒内呈紫色。Gordon和Mcleod试剂更稳定,阳性反应在10~30分钟内变蓝色。

(3)方法

1)直接菌落法:在琼脂斜面培养物上或血琼脂平板菌落上滴加试剂1滴,加Kovac's试剂阳性者菌落呈深紫色(图2-3-32A),加Gordon试剂阳性者菌落变蓝色,阴性者菌落无颜色改变(图2-3-32B)。

2)纸片(或棉签)法:取洁净滤纸一小块(或用棉签),蘸取细菌少许,然后加试剂。

3)试剂纸片法:将滤纸片在氧化酶试剂中浸泡约5分钟,取出,置35℃温箱中烘干,保存于棕色瓶中。取细菌涂抹于试剂纸上,必要时可加盐水浸湿纸片观察结果。

(4)结果:细菌与试剂接触呈深紫色为阳性(图2-3-32C、D),不变色为阴性。为保证结果的准确性,分别以铜绿假单胞菌ATCC 27853和大肠埃希菌ATCC 25922作为阳性和阴性对照。应用不锈钢或镍丝接种环时,易出现假阳性结果。

(5)应用:主要用于肠杆菌科细菌与假单胞菌的鉴别,前者为阴性,后者为阳性。奈瑟菌属、大部分非发酵细菌呈阳性反应。

2. 氧化酶试验(改良法)

(1)原理:同普通氧化酶试验。

(2)试剂:四甲基对苯二胺(2,3,5,6-tetramethyl-1,4-phenylenediamine,TMPD)6.0g,二甲基亚砜(dimethy sulfoxide,DMSO)100.0ml,溶解TMPD于DMSO中,置于避光玻璃塞瓶中,可在2~8℃冰箱中保留2周。

(3)方法:被检菌株移种于7%羊血琼脂上,30℃需氧条件下孵育15~18小时,刮取菌落涂布于无色滤纸片上,加1滴上述试剂。

(4)结果:阳性者在2分钟内呈深蓝色,阴性不变色(图2-3-33)。若被测菌株移种在蛋白胨酵母浸出液琼脂上,至少孵育3日以上,才可检测,阳性反应5~10分钟出现。

(5)应用:主要用于微球菌和葡萄球菌的鉴别。微球菌氧化酶试验阳性,葡萄球菌氧化酶试验阴性。

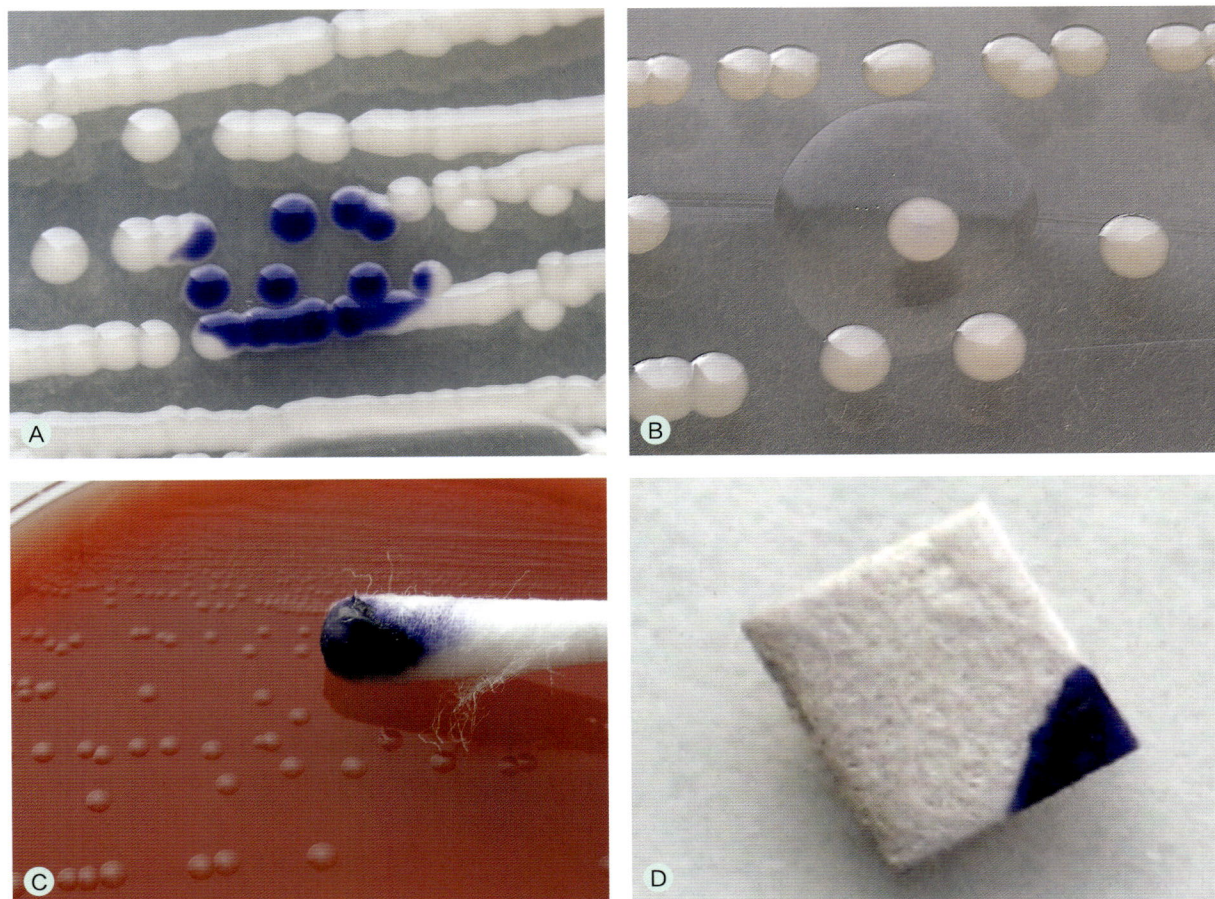

图 2-3-32 氧化酶试验结果
A. 直接菌落法阳性；B. 直接菌落法阴性；C. 棉签法阳性；D. 纸片法阳性

阴性　　　　　阳性

图 2-3-33 改良法氧化酶试验

3. 触酶试验

（1）原理：具有过氧化氢酶的细菌，能催化过氧化氢生成水和新生态氧，继而形成分子氧出现气泡。

（2）试剂：3% 过氧化氢溶液。ID-ASE 显色触酶试剂中添加了黏稠剂和色素，有效防止气溶胶污染，也使得结果更易观察。

（3）方法：取细菌培养物置于洁净的试管内或玻璃片上，然后加 3% 过氧化氢数滴；或直接滴加

3% 过氧化氢于不含血液的细菌培养物中，立即观察结果。

（4）结果：有大量气泡产生者为阳性；不产生气泡者为阴性（图 2-3-34）。

（5）应用：大多需氧和兼性厌氧菌均产生过氧化氢酶，但链球菌科为阴性，故常用此试验来进行初步分群。此外，触酶试验也用于苛养性革兰氏阴性杆菌的初步分群。分枝杆菌的鉴别则用耐热触酶试验（图 7-1-6）。半定量触酶试验用于分枝杆菌的分组（图 7-1-7）。Superoxol 试验采用 30% 过氧化氢溶液，用于鉴别淋病奈瑟菌和其他奈瑟菌（图 13-1-6）。

（6）注意事项：① 3% H_2O_2 溶液要新鲜配；②不宜用血琼脂平板上生长的菌落，因红细胞含有触酶，可致假阳性反应；③取对数生长期的细菌；④在玻片上先放菌，然后再加 3% H_2O_2 溶液，顺序不能颠倒，否则易产生假阳性。

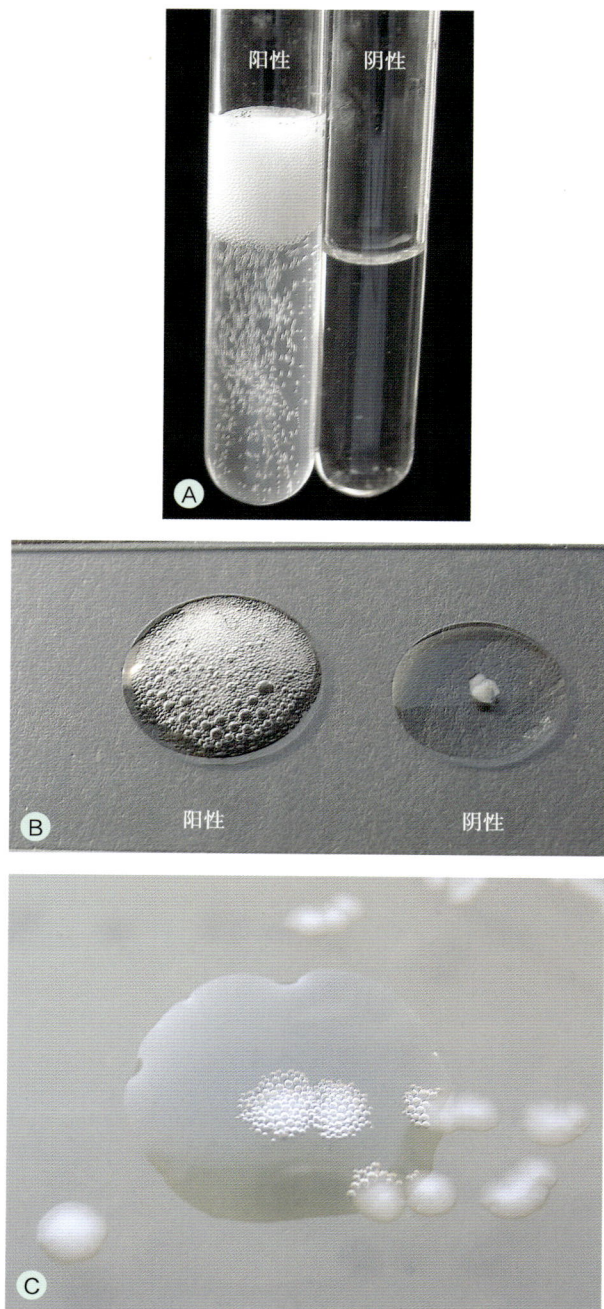

图 2-3-34   触酶试验结果

A. 试管法；B. 玻片法；C. 直接菌落法（弱阳性）

4. 凝固酶试验

（1）原理：致病性葡萄球菌可产生两种凝固酶，一种是与细胞壁结合的凝聚因子，称结合凝固酶，它直接作用于血浆中纤维蛋白原，使之变成纤维蛋白发生沉淀，包围于细菌外面而凝聚成块，可用玻片法测出；另一种凝固酶是分泌至菌体外，称为游离凝固酶，它能使凝血酶原变成凝血酶类产物，使纤维蛋白原变为纤维蛋白，从而使血浆凝固，可

用试管法测出。试管法可同时测定结合和游离凝固酶。

（2）试剂：新鲜兔血浆或人血浆。

（3）方法

1）玻片法：在一张洁净玻片中央加 1 滴生理盐水，用接种环取待检培养物与其混合（设阳性和阴性对照）制成菌悬液，若经 10~20 秒内无自凝现象发生，则加入新鲜血浆 1 环，与菌悬液混合，观察结果。见图 2-3-35A。

2）试管法：取试管 2 支，各加 0.5ml 1∶4 稀释的血浆，挑取被检细菌和阳性对照菌分别加入血浆中并混匀，于 37℃水浴，每 30 分钟观察 1 次结果。见图 2-3-35B。

3）胶乳凝集法：可用商品化胶乳凝集试验试剂盒测定，见图 2-3-35C。

（4）结果：①玻片法，5~10 秒内出现凝集者为阳性。②试管法，如有凝块或整管凝集出现为阳性，2 小时后无上述现象出现，则放置过夜后再观察（对于需要延长凝集时间的不常见的金黄色葡萄球菌，为防止假阴性或假阳性结果的干扰，还应检测其他特性对其进行确认）。

（5）应用：本试验仅用于致病性葡萄球菌的鉴定。

（6）注意事项：①玻片法为筛选试验，阳性、阴性均需进行试管法测定。②血浆必须新鲜。③应使用乙二胺四乙酸（ethylenediaminetetraacetic acid，EDTA）而非柠檬酸盐作抗凝剂抗凝的血浆。④用人血浆鉴定里昂葡萄球菌和施氏葡萄球菌的效果较其他血浆更理想，但在未经证实不含感染因子、血凝障碍和缺乏抑制因子的情况下，不建议使用人血浆。

5. DNA 酶试验

（1）原理：某些细菌产生 DNA 酶，可使长链 DNA 水解成寡核苷酸链。因为长链 DNA 可被酸沉淀，寡核苷酸链则溶于酸，所以当在 DNA 琼脂平板上加入酸后，会在 DNA 酶阳性细菌菌落周围出现透明环。

（2）培养基：0.2% DNA 琼脂平板。

（3）方法：将被检细菌点种于上述平板上，同时点种金黄色葡萄球菌作为阳性对照，于 35℃孵育 18~24 小时，然后用 1mol/L 盐酸覆盖平板，5 分钟后观察结果。

（4）结果：在菌落周围出现透明环为阳性（卡他莫拉菌的透明环较窄，有时需刮去菌落才能看清结果），无透明环为阴性（图 2-3-36）。

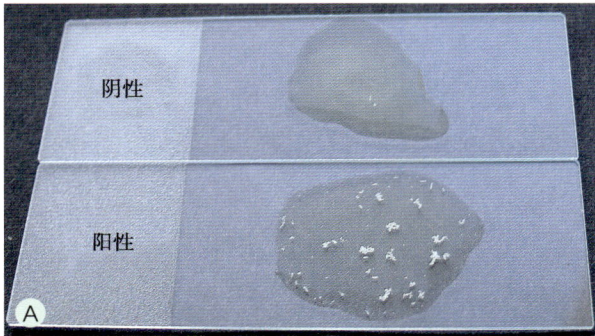

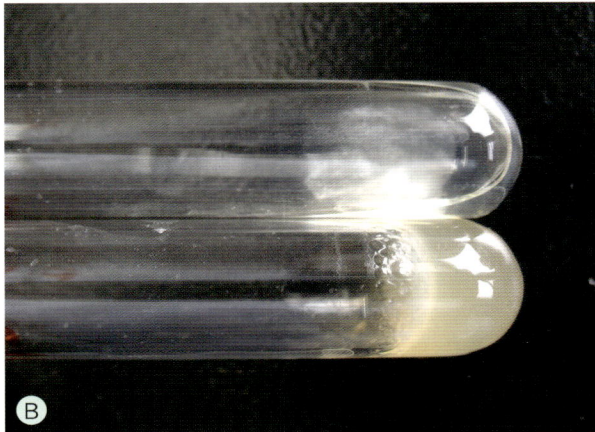

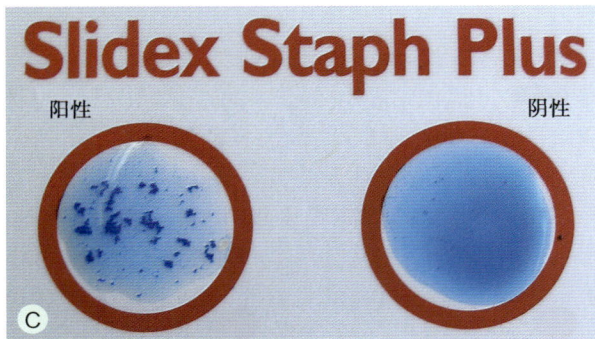

图 2-3-35　凝固酶试验结果

A. 玻片法；B. 试管法（上为阴性，下为阳性）；C. 乳胶凝集试验

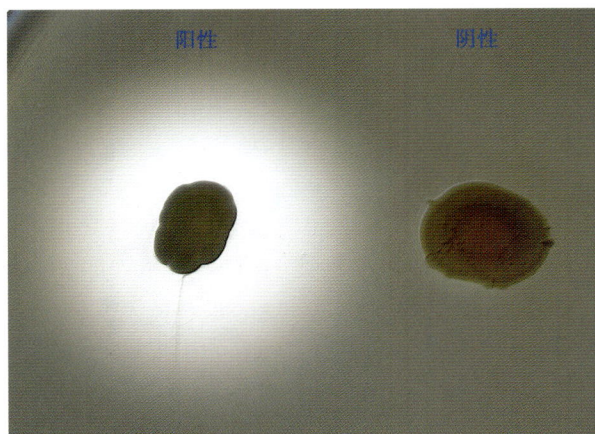

图 2-3-36　DNA 酶试验

（5）应用：用于细菌的鉴别。革兰氏阳性球菌中只有金黄色葡萄球菌产生 DNA 酶，在肠杆菌目中沙雷菌和变形杆菌产生此酶；革兰氏阴性球菌中卡他莫拉菌产生 DNA 酶。

6. 卵磷脂酶试验和聂格尔试验

（1）原理：有的细菌可产生卵磷脂酶（α- 毒素），在钙离子存在时，此酶可迅速分解卵磷脂，生成甘油酯和水溶性磷酸胆碱。在卵黄琼脂（egg yolk agar，EYA）平板上出现沉淀。梭菌属细菌在环丝氨酸头孢西丁果糖琼脂（cycloserine cefoxitin fructose agar，CCFA）平板上生长时，可直接观察到沉淀反应（图 2-3-37A）。

（2）培养基：1% 卵黄琼脂平板。

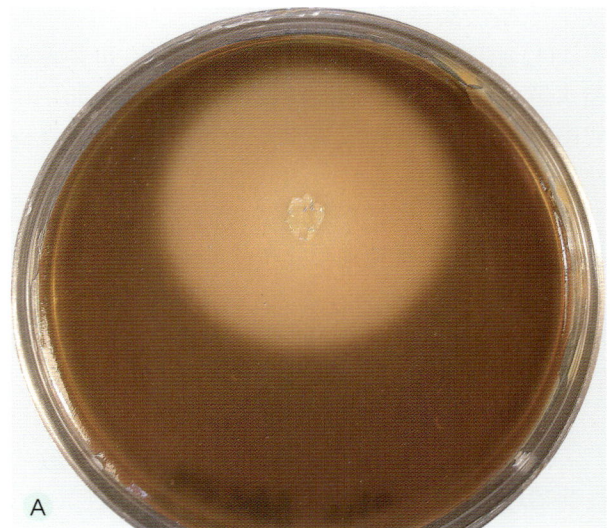

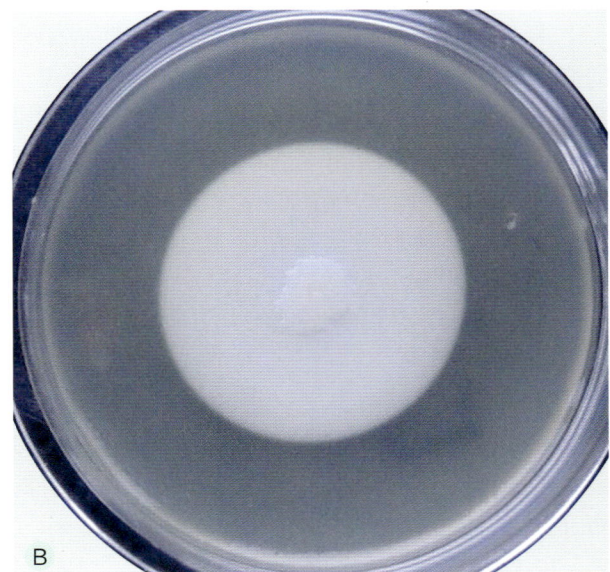

图 2-3-37　卵磷脂酶试验结果

A. CCFA 平板；B. 卵黄琼脂（EYA）

（3）方法：将被检细菌划线接种或点种于卵黄琼脂平板上，于 35℃ 孵育 3~6 小时。聂格尔（Nagler test）试验即接种卵黄琼脂平板前，先在卵黄琼脂平板的一半涂上产气荚膜梭菌的抗毒素血清，待干后垂直划线接种待检菌株，经厌氧培养后观察结果。

（4）结果：若 3 小时后在菌落周围形成乳白色浑浊环，即为阳性，6 小时后浑浊环可扩展至 5~6mm（图 2-3-37B）。聂格尔试验观察：在未涂抗毒素血清的一侧菌落周围和底部出现沉淀反应，而已涂抗毒素血清的一侧，由于卵磷脂酶已被中和，酶失去活性而菌落周围无沉淀出现。

（5）应用：主要用于厌氧菌的鉴定。产气荚膜梭菌、诺维梭菌产生此酶，其他梭菌为阴性。

7. 磷酸酶试验

（1）原理：磷酸酶是磷酸酯的水解酶，可使单磷酯水解，其反应可根据反应基质不同而异，如用磷酸酚酞为基质，经磷酸酶水解后可释放酚酞，在碱性环境中呈红色。

（2）培养基：磷酸酚酞营养琼脂平板。

（3）方法：取待检细菌接种于磷酸酚酞琼脂平板上，于 35℃ 孵育 18~24 小时，于平皿盖内加 1 滴浓氨水，熏蒸片刻，观察结果。亦可用液体培养基，经孵育后，向管内加 400g/L 氢氧化钠溶液 1 滴，观察结果。

（4）结果：菌落变为红色者为阳性。

（5）应用：主要用于致病性葡萄球菌与非致病性葡萄球菌的鉴别，前者为阳性，后者为阴性。

8. 脂酶试验

（1）原理：细菌产生的脂酶可分解脂肪成游离的脂肪酸。在培养基中加入维多利亚蓝，后者可与脂肪结合成为无色化合物，如果脂肪被分解，则维多利亚蓝释放出来，培养基呈现蓝色。

（2）培养基：脂酶培养基（含维多利亚蓝）。

（3）方法：将被检菌接种于上述培养基中，于 35℃ 孵育 24 小时，观察结果。

（4）结果：培养基变为蓝色为阳性，阴性为粉红色或无色。

（5）应用：主要用于厌氧菌的鉴别。拟杆菌属中的中间拟杆菌产生脂酶，其他拟杆菌则阴性；梭菌属中的产芽胞梭菌、肉毒梭菌和诺维梭菌也有此酶，而其他梭菌阴性。

9. CAMP 试验

（1）原理：B 群链球菌（无乳链球菌）能产生 CAMP 因子，此种物质可提高葡萄球菌 β 溶血素溶解红细胞的活性，因此在两菌（B 群链球菌和葡萄球菌）的交界处溶血力增加，出现矢形（半月形）的加强透明溶血区。

（2）方法：在羊血或马血琼脂平板上，先用金黄色葡萄球菌（ATCC 25923）划一横线接种。再将待检菌与前一划线做垂直接种，两者应相距 0.5~1cm，于 35℃ 孵育 18~24 小时，观察结果。每次试验应做阴、阳性对照。

（3）结果：两种细菌划线交接处出现矢形加强溶血区（图 2-3-38A）或半月形加强溶血区（图 2-3-38B）为 CAMP 试验阳性；无箭头形溶血区出现则为阴性。

（4）应用：CAMP 试验主要用于 B 群链球菌（阳性）的鉴定，其他链球菌均为阴性。还可以在羊血琼脂平板上平行接种 β- 溶血金黄色葡萄球菌和马红球菌，在它们中间垂直划线接种可疑李斯特菌，与两线相近但不相交，在 30℃ 孵育 24~48 小时，检查平板中垂直接种点对溶血环的影响。靠近金黄色葡萄球菌接种点的单核细胞增生李斯特菌的溶血增强，斯氏李斯特菌的溶血也增强，伊氏李斯特菌使用马红球菌进行 CAMP 试验结果阳性（图 14-3-2）。CAMP 试验也用于棒杆菌的鉴定。

（5）注意事项：①由于每批血平板的质量有差异，因此每次做 CAMP 试验时必须要用已知阴性和阳性菌株做对照试验，只有在对照试验结果符合要求的情况下对待测菌株结果进行判断。②在划种平板时，指示菌株应水平划种，待测菌株应垂直于指示菌株划种，反之结果将不典型，见图 2-3-38C 所示。③在指示菌株的选择上一定要按要求使用金黄色葡萄球菌 ATCC 25923，因为这株菌的溶血性较弱，CAMP 现象明显。不能随意选用一株其他的金黄色葡萄球菌菌株作为指示菌（临床分离菌株或其他编号标准菌株），因为其结果不能确定，除非阴性和阳性对照结果清晰可见，否则会出现假阴性结果。图 2-3-38D 中显示的结果，上划指示菌株为金黄色葡萄球菌 ATCC 25923，下划指示菌株为金黄色葡萄球菌 ATCC 29213，检测菌株为已知的无乳链球菌，检测结果完全相反。④来自特殊感染部位的临床标本，当镜检结果高度怀疑为链球菌时，可在接种血平板时在划线的一区或二区位置点种金黄色葡萄球菌 ATCC 25923，如果是无乳链球菌感染，第二天可在血平板上看到如卫星试验结果的加强溶血现象，见图 2-3-38H 所示，这虽然不是标准方法，但可结合涂片染色镜检结果做初步推断，最终结果要用标准方法来证实。⑤血平板的质量直接影响 CAMP 试验结果，因此每次试验必须用已知菌株对同批次血平板做阴阳性对照试验，只有在已知菌株出现典型结果，才可对待检菌株结果进行判断。⑥不同气体环境对 CAMP 试验结果也有影响，见图 2-3-38F、G 所示。⑦如果暂时找不到 ATCC 25923 标准菌株，也可使用经用标准菌株验证过的临床分离株做 CAMP 试验，见图 2-3-38E。

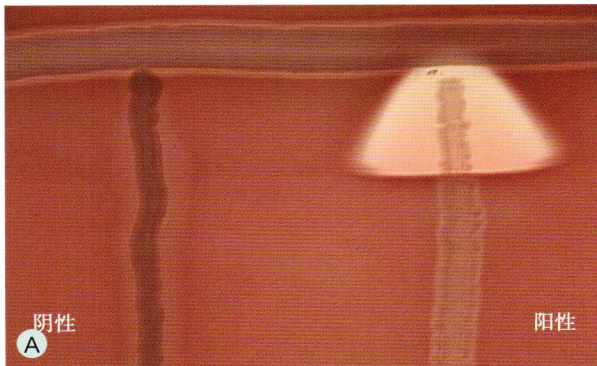

A 阴性 阳性

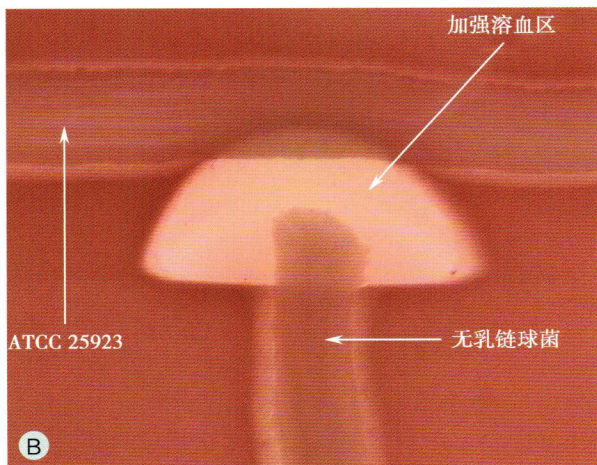

B 加强溶血区 无乳链球菌 ATCC 25923

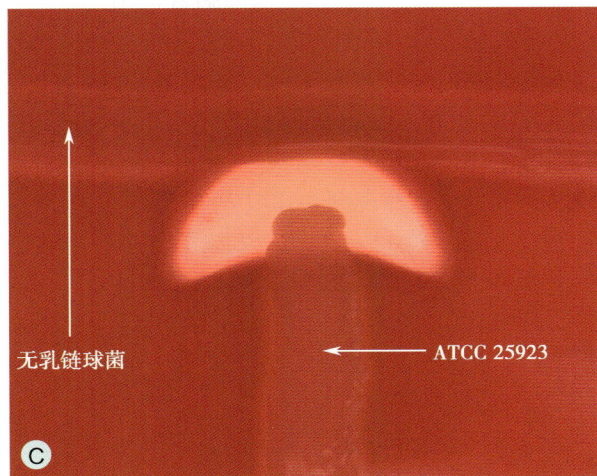

C 无乳链球菌 ATCC 25923

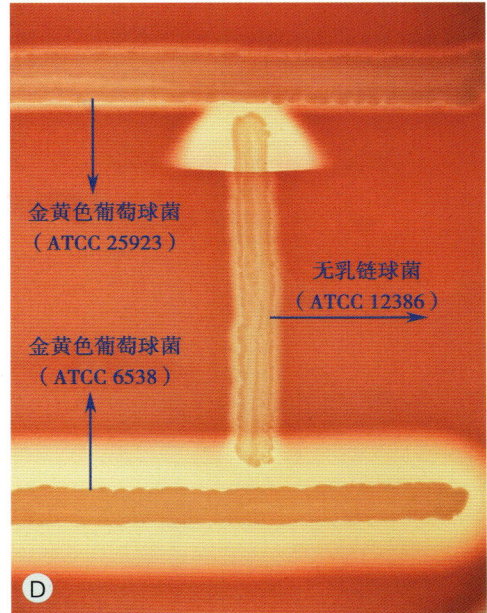

D 金黄色葡萄球菌（ATCC 25923） 无乳链球菌（ATCC 12386） 金黄色葡萄球菌（ATCC 6538）

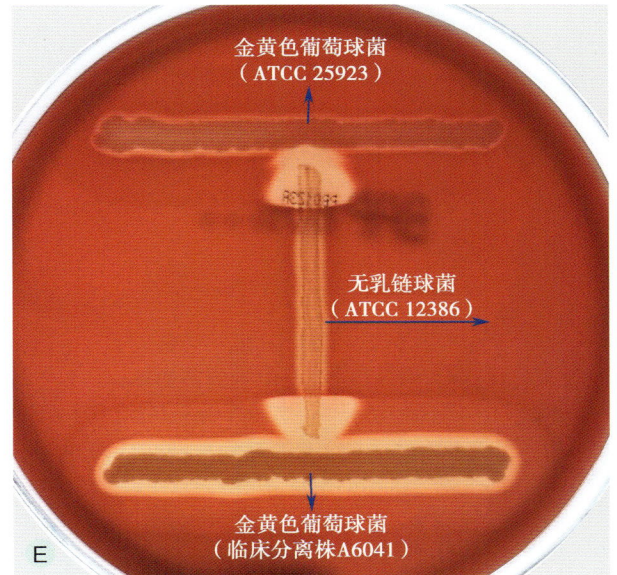

E 金黄色葡萄球菌（ATCC 25923） 无乳链球菌（ATCC 12386） 金黄色葡萄球菌（临床分离株A6041）

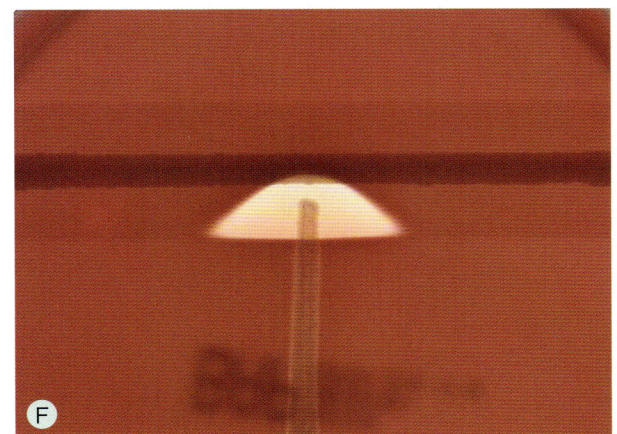

F

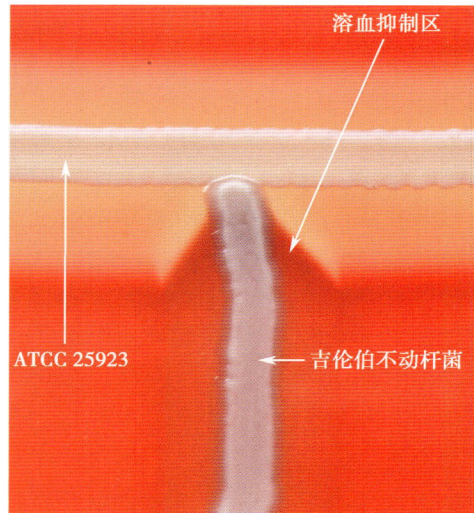

图 2-3-39   CAMP 抑制试验阳性

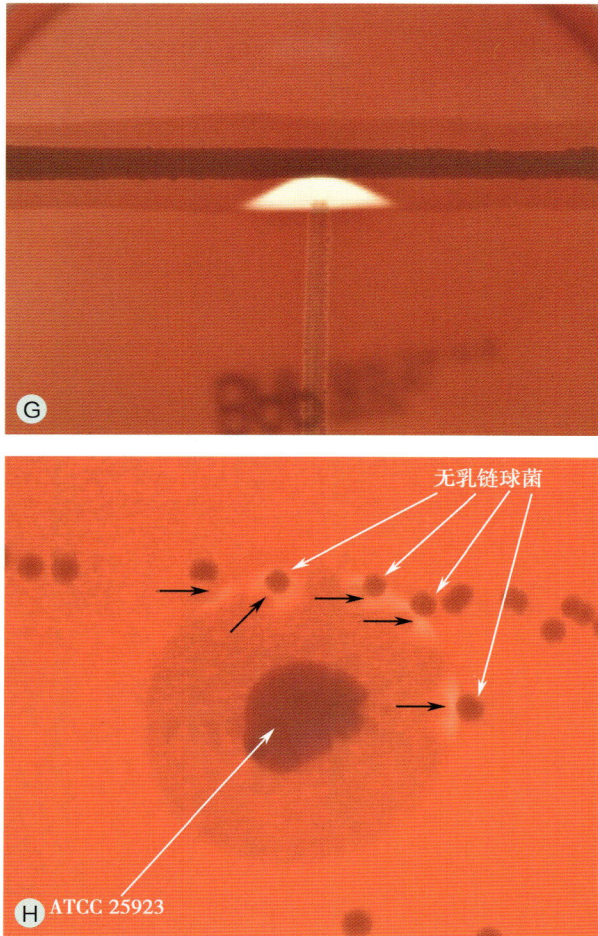

图 2-3-38   CAMP 试验结果

A. 左为阴性,右为阳性;B. 半月形加强溶血区;C. 不典型 CAMP 试验结果;D. CAMP 指示菌株结果对照;E. CAMP 指示菌株结果对照;F. 5% 二氧化碳孵育 24h;G. 大气环境孵育 24h;H. 卫星式 CAMP 试验结果

10. CAMP 抑制试验

(1)原理:有些细菌能产生磷脂酶 D,这种酶可完全抑制金黄色葡萄球菌(ATCC 25923)产生的 β 溶血素对绵羊红细胞的溶解作用,此时看到的 CAMP 试验结果是待检菌与金黄色葡萄球菌交界处的溶血抑制带(而不是加强溶血)呈三角形,相对于正常的(即正向的)CAMP 试验结果来说,结果是反向的(或称逆向 CAMP 结果)。

(2)方法:同 CAMP 试验。每次试验应做阴、阳性对照。

(3)结果:两种细菌划线交接处无箭头形溶血区出现,却有箭头形非溶血区者为 CAMP 抑制试验阳性(图 2-3-39)。

(4)应用:溶血隐秘杆菌、溶血的不动杆菌(吉伦伯不动杆菌和琼氏不动杆菌等)、产气荚膜梭菌、假结核棒杆菌和溃疡棒杆菌等出现 CAMP 抑制现象。

11. 胆汁溶菌试验

(1)原理:胆汁或胆盐具有表面活性,可快速激活自溶酶,加速肺炎链球菌本身自溶过程,促使肺炎链球菌在短时间内发生自溶。

(2)培养基:5% 羊血琼脂平板,Todd-Hewitt 肉汤(或类似肉汤),pH 必须调至 7.0 以上,以防去氧胆酸盐发生沉淀出现假阴性结果。

(3)试剂:10% 去氧胆酸钠或纯的牛胆汁。

(4)方法:

1)琼脂平板法(直接菌落法):取 10% 去氧胆酸钠溶液 1 滴,滴加于被测菌的菌落上,于 35℃不翻面孵育 30 分钟,待胆酸盐液干后观察结果。

2)试管法:经 35℃孵育 18~24 小时的被检细菌肉汤培养物(或用生理盐水配制的浓菌悬液)2 支,各 1.8ml,分别加入 10% 去氧胆酸钠溶液和生理盐水(对照管)0.2ml,摇匀后于 35℃水浴(或孵育箱内)5~15 分钟,观察结果。

(5)结果:琼脂平板法以"菌落消失"判为阳性,菌落仍在为阴性;试管法以加胆盐的培养物变透明,而对照管仍浑浊判为阳性(图 2-3-40)。

(6)应用:主要用于肺炎链球菌与其他 α- 溶血性链球菌的鉴别,前者阳性,后者阴性。

12. 硝酸盐还原试验

(1)原理:硝酸盐还原反应包括两个过程:一是在合成过程中,硝酸盐还原为亚硝酸盐和氨,再由氨转化为氨基酸和细胞内其他含氮化合物;二是在分解代谢过程中,硝酸盐或亚硝酸盐代替氧作为呼吸酶系统中的终末受氢体。能使硝酸盐还原的细菌从硝酸盐中获得氧而形成亚硝酸盐和其他还原性产物。但硝酸盐还原的过程因细菌不同而异,有的细菌仅使硝酸盐还原为亚硝酸盐,如大肠埃希菌;有的细菌则可使其还原为亚硝酸盐和离子态的铵;有的细菌能使硝酸盐或亚硝酸盐还原为氮,如假单胞菌和沙雷菌属等;有的细菌还可以将其还原产物在合成性代谢中完全利用。硝酸盐或亚硝酸盐如果还原生成气体的终末产物如氮或氧化氮,

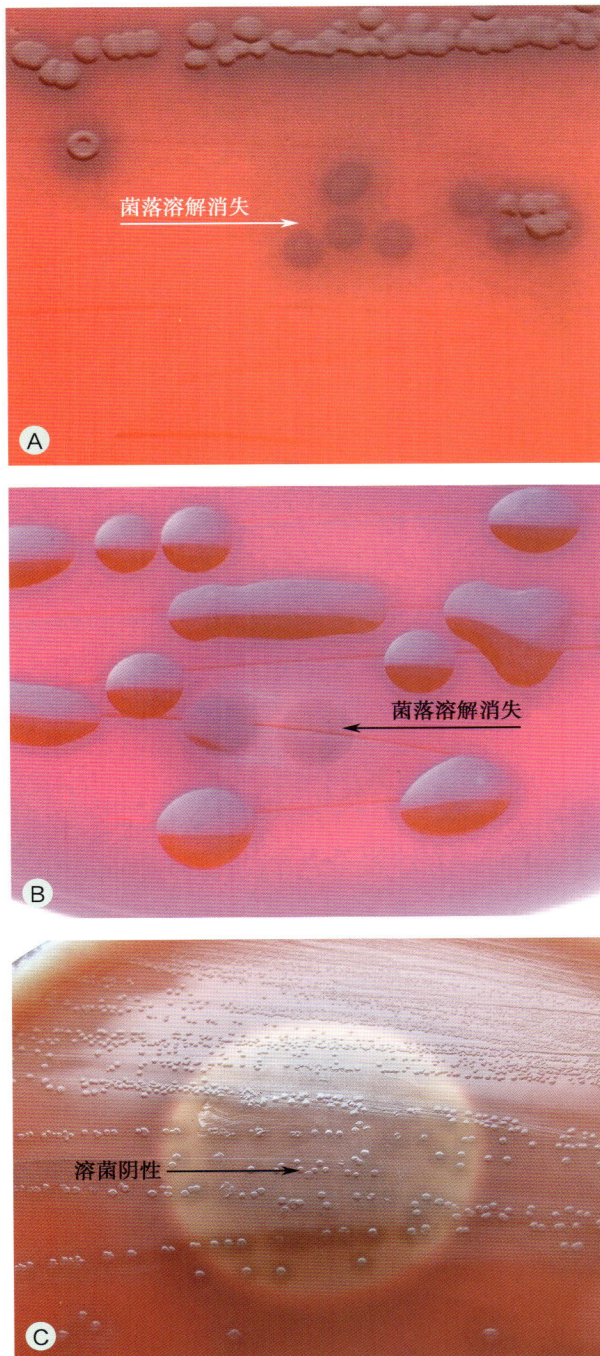

图 2-3-40 胆汁溶菌试验结果
A.肺炎链球菌(光滑型菌落)直接菌落法阳性;B.肺炎链球菌(黏液型菌落)直接菌落法阳性;C.缓症链球菌直接菌落法阴性;D.试管法(左为阴性对照,右为阳性)

则称为脱硝化或脱氮化作用。某些细菌能还原硝酸盐为亚硝酸盐,亚硝酸盐与醋酸作用,生成亚硝酸,亚硝酸与试剂中的对氨基苯磺酸作用生成重氮基苯磺酸,后者与 α-萘胺结合生成 N-α-萘胺偶氮苯磺酸。

(2)培养基:硝酸盐培养基。

(3)试剂:甲液(对氨基苯磺酸 0.8g+5mol/L 醋酸 100ml;乙液(α-萘胺 0.5g+5mol/L 醋酸 100ml)。

(4)方法:被检细菌接种于硝酸盐培养基中,于 35℃孵育 1~4 日,将甲、乙液等量混合液(用时混合)0.1ml 加入培养基内,立即观察结果。

(5)结果:出现红色为阳性(图 2-3-41A)。若加入试剂后无颜色反应,可能是:①硝酸盐没有被还原,试验阴性。②硝酸盐被还原为氨和氮等其他产物而导致假阴性结果,这时应在试管内加入少许锌粉,如出现红色则表明试验确实为阴性(图 2-3-41B)。若仍不产生红色,表示试验为假阴性。若要检查是否有氮气产生,可在培养管内加一小倒管,如有气泡产生,表示有氮气生成(图 2-3-41)。

(6)应用:该试验在细菌鉴定中广泛应用。肠杆菌目细菌均能还原硝酸盐为亚硝酸盐;铜绿假单胞菌、嗜麦芽窄食单胞菌等假单胞菌可产生氮气;有些厌氧菌如韦荣球菌等试验也为阳性。

13. 石蕊牛乳试验

(1)原理:由于牛乳内含有丰富的蛋白质和糖类,各种细菌对这些物质的分解能力不同,故可有不同反应,用以鉴别细菌。

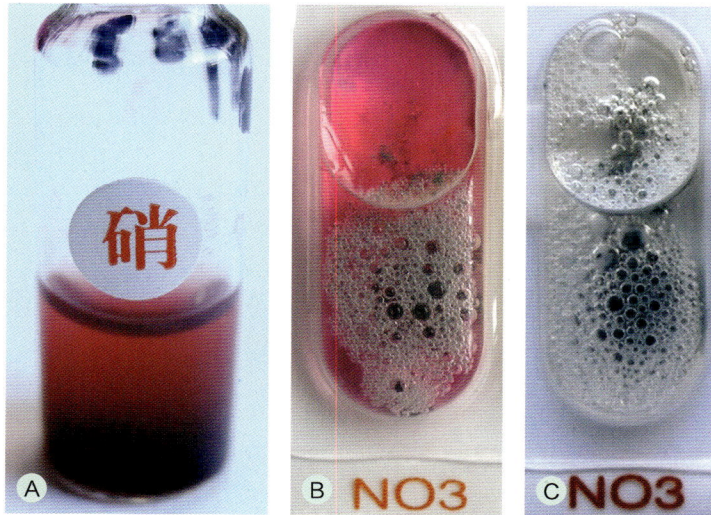

图 2-3-41　硝酸盐还原试验结果
A. 阳性（未加锌粉变红色）；B. 阴性（加锌粉变红色）；C. 产生氮气（加锌粉不变色）

（2）培养基：石蕊牛乳培养基。

（3）方法：将待检细菌接种于石蕊牛乳培养基中，若为芽胞梭菌，要在培养基中加入无菌铁末，与35℃孵育18~24小时，必要时可延长至14日。观察结果。

（4）结果

1）产酸：发酵乳糖产酸，使指示剂变为粉红色。

2）产气：发酵乳糖而同时产气，可冲开上面的凡士林。

3）凝固：因产酸太多而使牛乳中的酪蛋白凝固。

4）胨化：将凝固的酪蛋白继续水解为胨，培养基上层液体变清，底部可留有未被完全胨化的酪蛋白。

5）产碱：乳糖未发酵，因分解含氮物质，生成胺及氨，培养基变碱，指示剂变为蓝色。

（5）应用：主要用于梭菌、链球菌和丙酸杆菌的鉴定。产气荚膜梭菌可对牛乳同时产酸、产气、凝固和胨化四种反应，产生的气体可将培养基表面覆盖的凡士林冲至管口，牛乳全被胨化变清，即为汹涌发酵现象，为该菌特有反应。见图2-3-42。

（六）抑菌或敏感及其他试验

1. 奥普托欣（Optochin，OP）敏感试验

（1）原理：几乎所有的肺炎链球菌都对奥普托欣（Optochin，即乙基氢化酮蛋白，结构类似奎宁，又称乙基氢化羟基奎宁）敏感，而Optochin对其他链球菌很少有抑制作用。

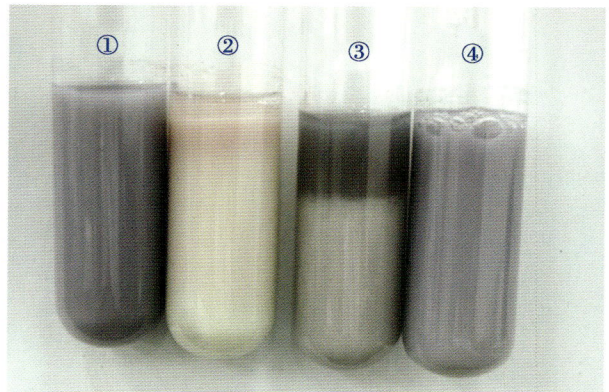

图 2-3-42　石蕊牛乳反应
①号管阴性；②号管产酸；③号管胨化；④号管产气

（2）试纸：不同厂家的纸片，纸片大小不同。OXOID纸片为6mm直径（每片含Optochin 5μg），生物梅里埃公司的纸片为9mm直径（每片含Optochin 23μg），结果也有差异（图2-3-43A）。

（3）方法：将待检细菌的肉汤培养液用无菌棉签均匀涂于血平板上，将Optochin纸片贴于涂布过受试菌液的血平板表面，于35℃、5% CO₂环境孵育18~24小时。应注意到在大气环境下，Optochin抑菌环直径较在CO₂环境下孵育时大2~3mm（图2-3-43B）。含血水解酪蛋白琼脂（MHA）和哥伦比亚血琼脂均会导致Optochin抑菌环缩小，推荐用胰大豆胨肉汤琼脂做基础的血琼脂平板进行Optochin敏感性试验。

（4）结果判断：6mm纸片抑菌环直径 ≥14mm

（或 9mm 纸片直径 ≥ 16mm）为敏感，推断为肺炎链球菌。6mm 纸片抑菌环直径<14mm（或 9mm 纸片直径<16mm）时或为其他草绿色链球菌，参照胆汁溶菌和乳胶凝集试验结果进行判断。接种菌量对抑菌圈的大小有影响（图 2-3-43C）。

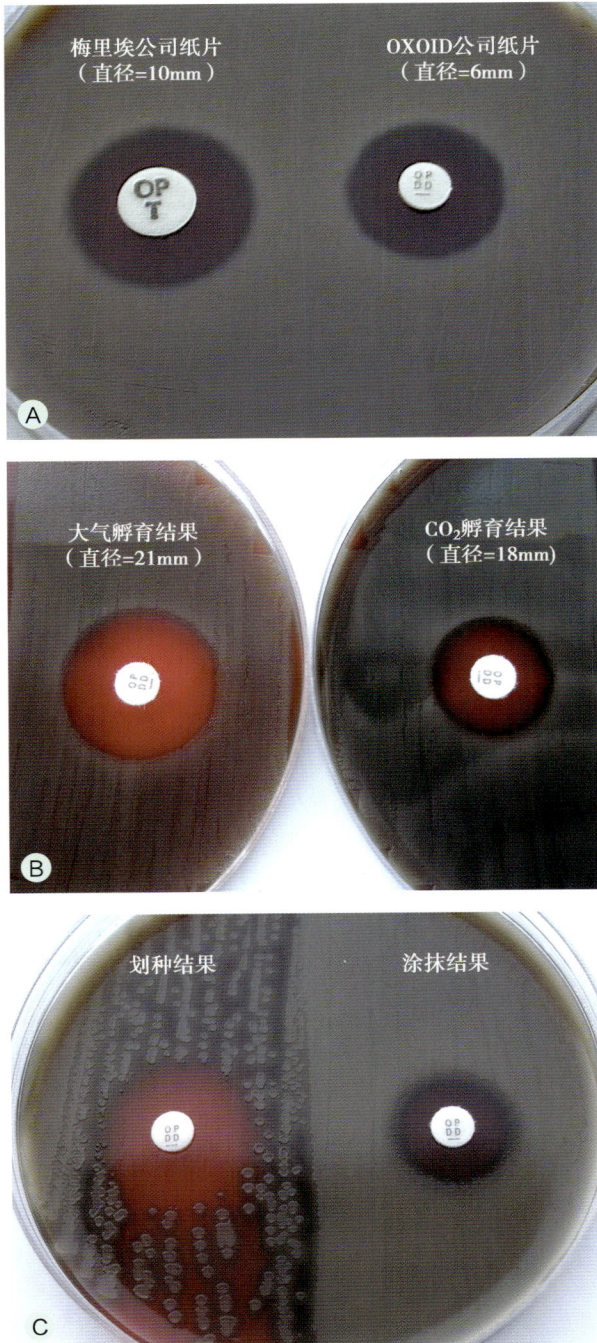

图 2-3-43　Optochin 敏感试验结果
A. 肺炎链球菌 ATCC 49619；B. 肺炎链球菌 ATCC 49619；C. 肺炎链球菌 ATCC 49619 左为直接划种结果，右为 0.5 麦氏浓度菌液涂抹结果

（5）应用：用于肺炎链球菌与其他链球菌的鉴别，肺炎链球菌对 Optochin 敏感，而其他链球菌则耐药。详细资料参见第 12 章第 4 节相关内容。

（6）质控：每次试验应同时用已知菌株做阳性（敏感性）对照，尤其是抑菌环直径在 14mm 左右时。不同厂家的药敏纸片，抑菌环直径会有差异，应在正式试验前用已知菌株做对照（图 2-3-43A），结果差异大时可与厂家咨询，以获得相对准确的判定标准或进行修正，防止出现假阴性或假阳性结果。

2. 新生霉素敏感试验

（1）原理：金黄色葡萄球菌和表皮葡萄球菌可被低浓度新生霉素所抑制，表现为敏感，而腐生葡萄球菌则表现为耐药。

（2）试纸：5μg/ 片新生霉素纸片。

（3）方法：用棉拭子将待检细菌悬液均匀涂布于 M-H 琼脂平板或血平板上，在平板中央贴含 5μg/ 片新生霉素诊断纸片一张，于 35℃孵育 16~18 小时，观察结果。

（4）结果：抑菌圈直径>16mm 为敏感，≤16mm 为耐药（图 2-3-44）。

（5）应用：主要用于葡萄球菌某些种的鉴定。

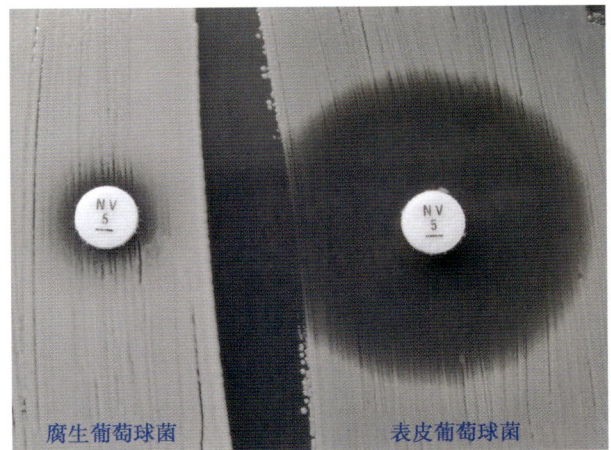

图 2-3-44　新生霉素敏感性试验结果
左为耐药，右为敏感

3. 杆菌肽敏感试验

（1）原理：A 群链球菌对杆菌肽几乎是 100% 敏感，而其他群链球菌对杆菌肽通常耐药。故此试验可对 A 群链球菌与非 A 群链球菌进行鉴别。

（2）试纸：0.04U/ 片杆菌肽纸片。

（3）方法：用棉拭子将待检菌的肉汤培养物均匀涂布于血琼脂平板上，稍干后贴一张含 0.04U 的杆菌肽纸片，于 35℃孵育 18~24 小时，观察结果。

（4）结果：抑菌圈直径>10mm为敏感，≤10mm为耐药。

（5）应用：主要用于A群与非A群链球菌的鉴别，见图2-3-45A；也用于库克菌与葡萄球菌的鉴别，见图2-3-45B。从临床分离的菌株中有5%~15%非A群链球菌也对杆菌肽敏感，如6%的B群链球菌、7.5%的C群链球菌和G群链球菌等。

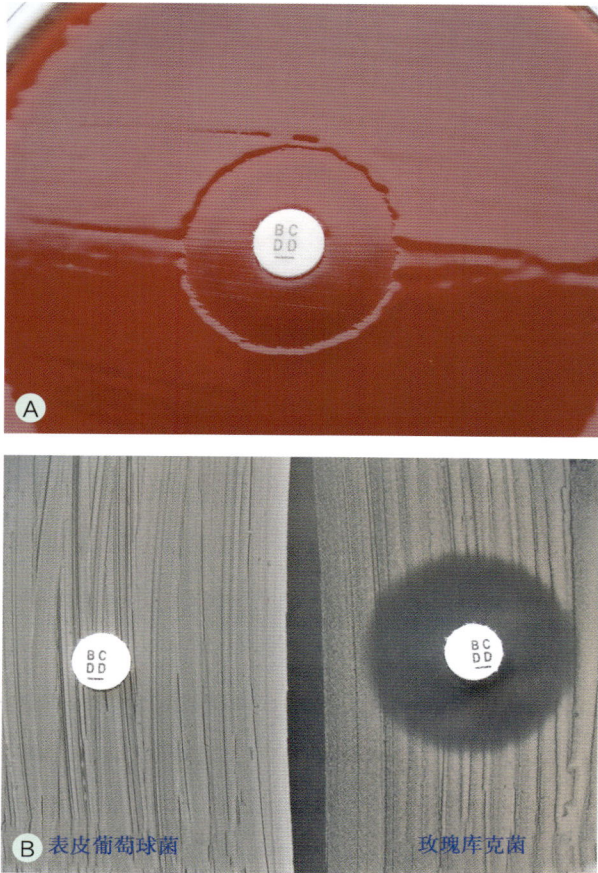

图2-3-45　杆菌肽敏感性试验结果
A. 化脓链球菌 ATCC 19615，敏感；B. 左为耐药，右为敏感

4. O/129 抑菌试验

（1）原理：O/129（2,4二氨基-6,7-二异丙基喋啶）能抑制弧菌属、发光杆菌属和邻单胞菌属细菌生长，而气单胞菌属和假单胞菌属细菌则耐药。

（2）试纸：10μg/片及150μg/片O/129纸片。

（3）方法：用棉拭子将待检细菌悬液均匀涂布于碱性琼脂平板上，将10μg/片及150μg/片的O/129诊断纸片贴于平板上，与35℃孵育18~24小时，观察结果。

（4）结果：出现抑菌圈者表示敏感，无抑菌圈者为耐药，见图2-3-46。

（5）应用：主要用于弧菌属、邻单胞菌属与气单

胞菌属的鉴别，弧菌属和邻单胞菌属细菌为敏感，气单胞菌属细菌为耐药。其他菌属如发光杆菌属为敏感，假单胞菌属为耐药。O/129抑菌试验也用于棒杆菌的鉴别。

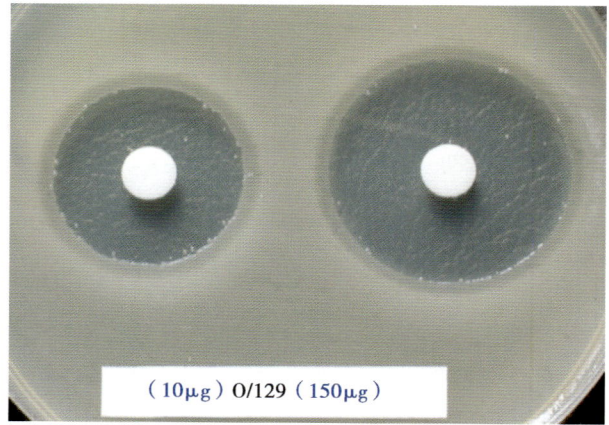

图2-3-46　O/129抑菌试验结果

5. 氰化钾抑制试验

（1）原理：氰化钾可抑制某些细菌的呼吸酶系统。细胞色素、细胞色素氧化酶、过氧化氢酶和过氧化物酶均以铁卟啉作为辅基，氰化钾与铁卟啉结合，使这些酶失去活性，使细菌生长受到抑制。

（2）培养基：氰化钾培养基。

（3）方法：将待检细菌接种于氰化钾培养基中，同时接种一支不含氰化钾的对照培养基，于35℃孵育24~48小时，观察结果。

（4）结果：细菌在氰化钾培养基中生长的（不受抑制）为阳性，不生长（被抑制）为阴性。

（5）应用：肠杆菌目中的沙门菌属、志贺菌属和埃希菌属细菌生长受到抑制，而其他各菌属的细菌均可生长。

6. 染料抑制试验

（1）原理：布鲁氏菌各个种对多种染料有不同的敏感性，如硫堇、碱性复红、结晶紫、偶氮嗪黄嘌呤、天青A等。可在培养基中加入1:25 000至1:100 000浓度，根据染料种类及含量的抑制生长情况鉴别细菌。

（2）培养基：添加不同种类、不同浓度染料的营养琼脂。

（3）方法：在琼脂平板上划线接种细菌，观察生长情况。

（4）结果：细菌不生长即为抑制；生长即为不抑制。商品供应的染料片剂在周围出现4mm以上抑菌环为敏感。

（5）应用：用于布鲁氏菌的相互鉴别。

7. 黏丝试验

（1）原理：将 0.5% 去氧胆酸钠水溶液与霍乱弧菌混匀成浓悬液，1 分钟内悬液由混变清，并变得黏稠，以接种环挑取时有黏丝形成。

（2）试剂：0.5% 去氧胆酸钠水溶液。

（3）方法：将 0.5% 去氧胆酸钠水溶液与霍乱弧菌混匀制成浓菌液，以接种环挑取，观察结果。

（4）结果：1 分钟内悬液由混变清并变得黏稠，挑取时可形成黏丝为阳性，见图 2-3-47。

（5）应用：用于霍乱弧菌的鉴定，霍乱弧菌的两个生物型均为阳性。

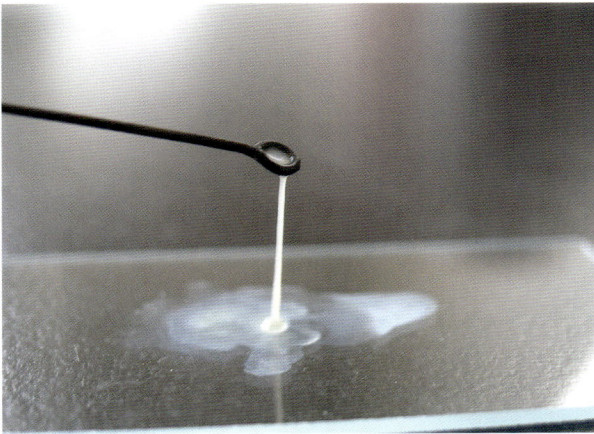

图 2-3-47　黏丝试验结果阳性

8. 温度生长试验

（1）原理：不同的细菌繁殖生长温度有差异，借此可用来鉴别某些细菌。

（2）培养基：胰蛋白胨葡萄糖酵母琼脂斜面或胰化酪蛋白大豆琼脂斜面。

（3）方法：将细菌分别接种琼脂斜面上，于 25℃、35℃ 或 42℃ 环境下孵育 18~24 小时，观察细菌生长情况。若需要观察细菌能否在 4~10℃ 生长，可将接种后的琼脂斜面置于 4℃ 1~4 周，每周观察有无细菌生长。

（4）结果：若在相应的温度下生长，说明该温度生长试验阳性。

（5）应用：可用于某些细菌的相互鉴别。如铜绿假单胞菌、曼多辛假单胞菌、类鼻疽伯克霍尔德菌在 42℃ 生长，而其他非发酵菌在该温度下生长不好或不生长。荧光假单胞菌在 4℃ 能生长，但在 42℃ 不生长，可与其他假单胞菌鉴别。单核细胞增生李斯特菌在 4℃ 能生长，而红斑丹毒丝菌在该温

度下不生长，因此，该温度生长试验可作为这两种细菌的鉴别试验之一。

9. 克氏双糖铁或三糖铁琼脂试验

（1）原理：克氏双糖铁琼脂（Kligler iron agar，KIA）或三糖铁琼脂（triple sugar iron agar，TSI agar）培养基制成高层和短的斜面，其中葡萄糖含量仅为乳糖或蔗糖的 1/10，若细菌只分解葡萄糖而不分解乳糖和蔗糖，分解葡萄糖产酸使 pH 降低，因此斜面和底层均先呈黄色，但因葡萄糖量较少，所生成的少量酸可因接触空气而氧化，并因细菌生长繁殖利用含氮物质生成碱性化合物，使斜面部分又变成红色；底层由于处于缺氧状态，细菌分解葡萄糖所生成的酸暂时不被氧化而仍保持黄色。细菌分解葡萄糖、乳糖或蔗糖产酸产气，使斜面与底层均呈黄色，且有气泡。细菌产生硫化氢时与培养基中的硫酸亚铁作用，形成黑色的硫化铁。

（2）培养基：克氏双糖铁或三糖铁琼脂高层斜面培养基。

（3）方法：用接种针挑取待检细菌的菌落，先穿刺接种到 KIA 或 TSI 深层，距管底约 3mm 为止，再从原路退回，在斜面上自下而上划线，于 35℃ 孵育 18~24 小时，观察结果。

（4）结果：KIA 反应常见有以下几种。

1）非发酵型（斜面/底层均不变色）：不发酵碳水化合物，是非发酵菌的特征，如铜绿假单胞菌（图 2-3-48A 中）。

2）斜面碱性/底层黑色：不发酵碳水化合物，产硫化氢的非发酵菌特征，如腐败希瓦菌（图 2-3-48B 左三）。

3）斜面碱性/底层碱性：不发酵碳水化合物，产碱型如产碱杆菌（图 2-3-48A 右、图 2-3-48B 左四）。

4）斜面碱性/底层酸性：葡萄糖发酵、乳糖（和 TSI 中的蔗糖）不发酵，是不发酵乳糖菌的特征，如志贺菌（图 2-3-48B 左二）。

5）斜面碱性/底层酸性（黑色）：葡萄糖发酵、乳糖不发酵并产生硫化氢，是产生硫化氢、不发酵乳糖菌的特征，如沙门菌属、亚利桑那菌、柠檬酸杆菌属和变形杆菌属等（图 2-3-48B 左三）。

6）斜面酸性/底层酸性：葡萄糖和乳糖（和 TSI 中的蔗糖）发酵，是发酵乳糖的大肠菌群的特征，如大肠埃希菌、克雷伯菌属和肠杆菌属。图 2-3-48B 左一为产气，图 2-3-48A 左一、图 2-3-48B 左二不产气。

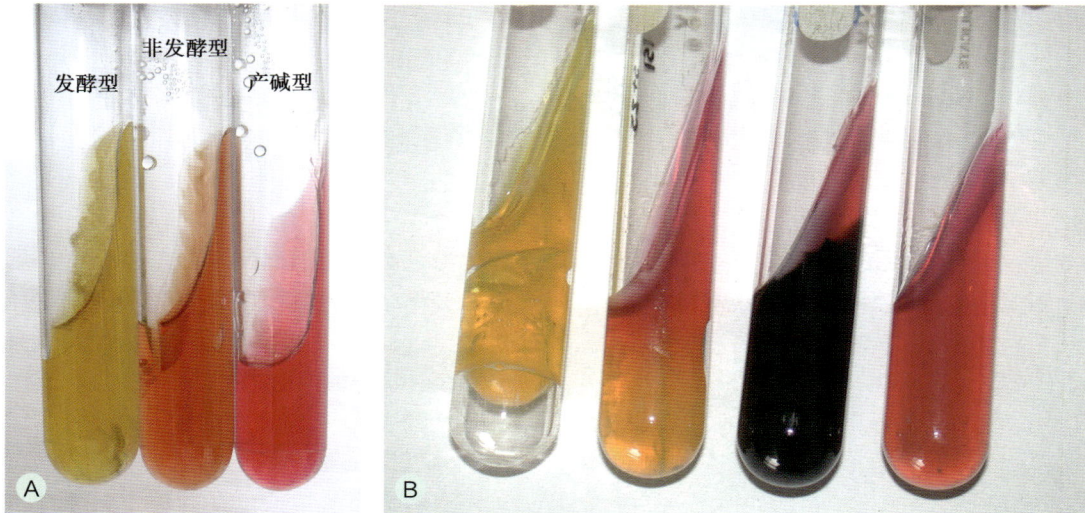

图 2-3-48　克氏双糖反应结果类型
A. 左为发酵型,中为非发酵型,右为产碱型;
B. 左一为发酵型,产气,左二为发酵型,不产气,左三为产硫化氢,左四为产碱型

（5）应用：KIA 或 TSI 对初次分离出的、疑为革兰氏阴性杆菌鉴定非常有用,也常用来对肠杆菌目细菌或非发酵菌的初步判断,其反应模式是许多杆菌鉴定表的组成部分。

五、动力试验

1. 原理　有动力的细菌在半固体琼脂中呈树根状或弥散样生长。为使动力试验的结果更容易观察,可在原半固体琼脂的基础上加入低浓度的氯化三苯基四氮唑（triphenyl tetrazolium chloride,TTC）作为指示剂。

2. 培养基　0.4% 半固体琼脂或 TTC 半固体培养基（每 1 000ml 传统半固体培养基中加入 1% TTC 水溶液 5ml）。

3. 方法　用接种针穿刺接种,35℃孵育 18~24 小时,观察结果。

4. 结果　细菌沿穿刺线向四周呈树根状或呈弥漫状生长为阳性;细菌沿穿刺线生长为阴性。TTC 半固体琼脂比无色的半固体琼脂更易观察细菌的动力,有动力的区域呈紫红色生长。

5. 应用　观察细菌的动力,有助细菌的鉴定和鉴别。

六、噬菌体鉴定细菌

噬菌体是寄生于细菌、真菌、放线菌或螺旋体等微生物的病毒。它们具有一定的形态和严格的寄生性,需要在易感的活菌体内增殖,并能将寄生的微生物裂解或使之处于溶原状态。噬菌体具有病毒的一些特性,个体微小,结构简单,广泛分布于自然界中,具有严格的宿主特异性,只寄居在易感宿主菌体内。

根据噬菌体与宿主菌的关系可分为裂解性噬菌体（毒性噬菌体）和溶原性噬菌体（温和噬菌体）。裂解性噬菌体是指能在敏感细菌体中增殖并使之裂解的噬菌体。溶原性噬菌体是指噬菌体感染细菌后,并不进行增殖,而是将其核酸上的基因组整合到细菌核酸的基因组中,可随细菌的繁殖传到下一代细菌细胞中去。这种状态称为溶原状态,可自发地或经诱导而中止,结果导致噬菌体增殖而引起细菌裂解。噬菌体裂解细菌后可使浑浊的菌液变澄清。在培养了细菌的固体培养基上,可出现细菌被裂解的无菌区域,称为噬菌斑（图 2-3-49）。鉴于噬菌体有裂解细菌作用和严格的种及型特异性,可利用噬菌体对细菌进行鉴定和分型。

目前应用较多的是用噬菌体对沙门菌和金黄色葡萄球菌进行鉴定和分型研究,噬菌体也用于快速鉴定结核分枝杆菌。

七、血清学试验

血清学试验是根据抗原与相应抗体在适宜的条件下,能在体外发生特异性结合的原理,用已知抗体或抗原来检测未知抗原或抗体。因抗体主要存在于血清中,抗原或抗体检测时一般都要采用血清,故体外的抗原抗体反应也称为血清学试验或血

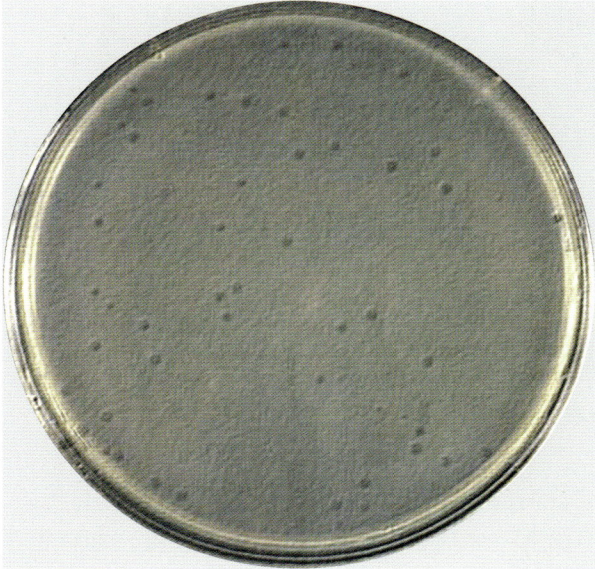

图 2-3-49 噬菌体裂解试验结果
阳性可见噬斑

清学反应。血清学试验包括血清学鉴定和血清学诊断。血清学鉴定即用含已知特异性抗体的免疫血清（诊断血清）来检测患者标本中或培养物中的未知细菌或细菌抗原，以确定病原菌的种或型。血清学诊断是指用已知抗原检测患者血清中的相应抗体，以诊断感染性疾病的方法。血清学试验是临床微生物学检验的重要方法之一。血清学试验基本类型包括凝集试验、沉淀试验和补体结合试验等。

（一）凝集试验

颗粒性抗原（细菌、红细胞和乳胶等）与相应抗体可发生特异性结合，在一定条件下（电解质、pH、温度和抗原抗体比例适合等）出现肉眼可见的凝集块，称为凝集试验。凝集试验可分为直接凝集试验和间接凝集试验两大类。

1. 直接凝集试验 是指颗粒性抗原与相应抗体直接结合出现的凝集现象。可分为玻片凝集试验和试管凝集试验。

（1）玻片凝集试验：这是一种定性试验，用已知抗体检测未知抗原，适用于细菌的鉴定或分型。方法是取已知抗体滴加载玻片上，直接从培养基上挑取待检细菌混匀于诊断血清中，数分钟后，如出现细菌凝集成块或肉眼可见的颗粒，即为阳性反应。从临床初次分离的细菌中，有些细菌表面含有某种表面抗原（如伤寒沙门菌的 Vi 抗原和志贺菌属的 K 抗原等），这些抗原能阻止菌体抗

原（O 抗原）与相应抗体发生凝集反应，从而导致错误的判断。此时应将菌悬液在 100℃中隔水煮沸（Vi 抗原 100℃煮沸 30 分钟，K 抗原 100℃煮沸 1 小时），待细菌表面抗原破坏后，再进行凝集试验。

玻片凝集试验简便、快速、特异性强，常用于沙门菌、志贺菌、致病性大肠埃希菌、霍乱弧菌、脑膜炎奈瑟菌、链球菌、流感嗜血杆菌和布鲁氏菌等的鉴定。

（2）试管凝集试验：这是一种半定量试验，用等量抗原（细菌）悬液与一系列倍比稀释的抗血清混合，35~37℃孵育 4 小时后放置室温或 4℃冰箱过夜，观察结果。根据每管内抗原的凝集程度判定血清中抗体的相对含量。以血清最高稀释度仍有明显凝集现象者为该血清中抗体的凝集效价，表示血清中抗体的相对含量。

试管凝集试验常用于测定免疫血清的效价、抗原的凝集性能。在临床上主要用于检测受试者血清中有无某种特异性抗体及其相对含量。如诊断伤寒、副伤寒的肥达试验。

2. 间接凝集试验 是指可溶性抗原或抗体吸附于某种与免疫无关、一定大小的颗粒载体表面，制成致敏载体，再与相应抗体或抗原作用，在电解质存在的适宜条件下，被动地使致敏载体凝集，称为间接（或被动）凝集试验。常用间接凝集试验来测定待检血清中细菌、螺旋体、病毒等抗原及自身抗体。间接凝集试验可分为正向间接凝集试验、反向间接凝集试验、间接凝集抑制试验和协同凝集试验四种。

其中协同凝集试验所用的载体是含葡萄球菌A 蛋白（staphylococcal protein A，SPA）的金黄色葡萄球菌，SPA 能与人及多种哺乳动物血清中 IgG 类抗体的 Fc 段结合，IgG 的 Fc 段与 SPA 结合后，IgG 的两个 Fab 段暴露于葡萄球菌菌体表面，并仍保持正常的抗体活性，当结合于葡萄球菌表面的已知抗体与相应细菌、病毒或毒素抗原接触时，则出现肉眼可见的凝集现象。本法简便、快速、敏感性高，易于观察结果，已广泛用于细菌的快速鉴定和分型，如脑膜炎奈瑟菌、肺炎链球菌、β-溶血性链球菌、铜绿假单胞菌、布鲁氏菌、沙门菌及志贺菌等。在临床实验室中广泛应用的商品试剂主要是乳胶凝集试剂，乳胶凝集试验结果观察时要区分非特异性凝集和特异性凝集现象，见图 2-3-50。

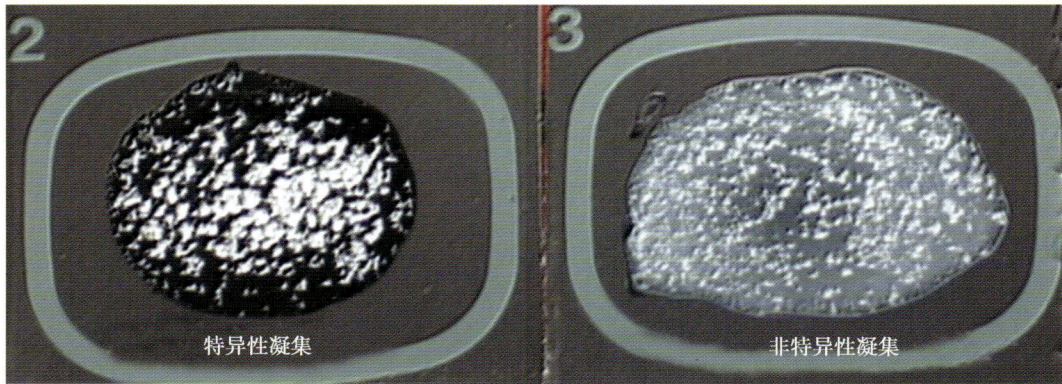

图 2-3-50　乳胶凝集试验结果

（二）沉淀试验

可溶性抗原（如细菌的培养滤液、含细菌的患者血清、脑脊液及组织浸出液等）与相应抗体相结合，在比例适合和适量电解质存在等条件下，形成肉眼可见的沉淀物，称沉淀反应。利用沉淀反应进行血清学试验的方法称为沉淀试验。包括环状沉淀、絮状沉淀和琼脂扩散三种基本类型。

1. 环状沉淀试验　方法是将已知的抗血清加于内径 1~3mm、长 75mm 的玻璃细管中约 1/3 高度，然后沿管壁缓缓加入已适当稀释的待测抗原溶液，使之成为分界清晰的两层，置室温或 35℃下 5~30 分钟。如果在两液面交界处形成肉眼可见的白色环状沉淀物为阳性反应。本试验主要用于鉴定微量抗原，如链球菌、肺炎链球菌、鼠疫耶尔森菌的鉴定及炭疽的诊断（Ascoli 试验）。

2. 絮状沉淀试验　可溶性抗原与抗体在试管内以适当比例混合后，可在电解质存在的条件下，出现絮状沉淀物。本试验常用于毒素、类毒素、抗毒素的定量测定，还用于已知抗原检测血清中相应抗体，如肥达试验用于诊断伤寒、副伤寒等。

3. 琼脂扩散试验　用琼脂制成固体的凝胶，使抗原和抗体在凝胶中扩散，若两者比例适当，则在相遇处形成肉眼可见的沉淀物（线或环），是为阳性反应。常用的试验方法有单向琼脂扩散试验、双向琼脂扩散试验、对流免疫电泳和免疫电泳等。主要用于标本中抗原或抗体测定以及纯度鉴定。

（三）补体结合试验

这是一种在补体参与下，以绵羊红细胞和溶血素为指示系统的抗原抗体反应。在试验时，先将定量补体（新鲜的豚鼠血清）加入待检系统中，使抗原抗体优先结合补体。假如待检系统中抗原与抗体相对应，加入的补体可被抗原抗体复合物所

结合而固定，不再与以后加入的溶血系统起反应，不出现溶血现象，为补体结合试验阳性。如待检系统中的抗原抗体不相对应，则游离的补体与后面加入的溶血系统反应，出现溶血，为补体结合试验阴性。假如待检系统中抗原抗体比例不适当时，仍有部分补体游离，则此剩余的游离补体可作用于溶血系统产生不同程度的溶血现象，据此可判断阳性反应的强弱，推知抗原或抗体的效价。本试验可用已知抗原测定未知抗体，也可用已知抗体测未知抗原，但多用于检测感染某些立克次体和螺旋体或病毒患者血清中的抗体，也用于某些病毒分型试验。

（四）制动试验

1. 原理　特异性抗鞭毛血清与相应运动活泼的细菌悬液混合，抗鞭毛抗体与鞭毛抗原结合，使鞭毛强直、相互黏着而失去动力，细菌运动停止。

2. 方法　取待检标本或增菌培养液 1 滴置于洁净玻片上，用显微镜观察细菌运动情况。再于待检标本上加 1 滴适当稀释的特异的抗鞭毛血清，混匀，做悬滴法镜检。

3. 结果判断　假若滴加抗血清后 3~5 分钟内，细菌运动停止，菌体凝集成块则为制动试验阳性；反之，滴加抗血清后，细菌运动无改变为制动试验阴性。

4. 应用　主要用于霍乱弧菌的快速鉴定。

（五）荚膜肿胀试验

1. 原理　特异性抗血清与相应细菌的荚膜抗原特异性结合形成复合物时，可使细菌荚膜显著增大出现肿胀。

2. 方法　取 1 张洁净载玻片，两侧各加待检菌 1~2 接种环，于一端加抗血清，另一端加正常兔血清各 1~2 接种环，混匀；再分别各加 1% 亚甲蓝溶液 1 接种环，混匀，分别加盖玻片，置湿盒中室温

下 3~5 分钟后镜检。

3. 结果判断　假如试验端在蓝色细菌周围可见厚薄不等、边界清晰的无色环状物而对照端无此现象，为荚膜肿胀试验阳性。试验端与对照端均不产生无色环状物则为荚膜肿胀试验阴性。

4. 常用于肺炎链球菌、流感嗜血杆菌和炭疽芽胞杆菌等检测。

八、分子生物学检测和鉴定

传统的细菌鉴定主要依靠细菌的表型特征，因耗时长及灵敏度低，往往耽误了对感染疾病的诊断和治疗。随着分子生物学技术的发展以及在临床微生物学检验中的应用，对微生物的鉴定，尤其是对难分离细菌的快速鉴定变得容易和成为可能，这极大促进了微生物实验室的进步和发展。

分子生物学检测即核酸检测（nucleic acid-based test，NAT），包括核酸扩增、核酸杂交和基因测序等技术。相对于传统技术，核酸检测具有快速、灵敏和高通量等特点。近年来，核酸检测技术广泛应用于临床细菌学检测，其主要包括：①生长缓慢、难培养和不可培养细菌（如结核分枝杆菌、艰难梭菌、肺炎支原体、立克次体等）的快速检测；②性传播性疾病病原体（如淋病奈瑟球菌和沙眼衣原体）的快速检测；③生物恐怖菌原菌（如炭疽芽胞杆菌、土拉热弗朗西斯菌和鼠疫耶尔森菌）的快速检测；④血培养阳性培养物中常见病原菌的快速鉴定；⑤常见分枝杆菌的快速鉴定；⑥临床其他不常见菌、特殊表型细菌和新细菌的准确鉴定等。

（一）微生物的核酸检测

1. 核酸扩增检测技术　核酸扩增（nucleic acid amplification）技术是一种最常用的分子检测技术，以经典的聚合酶链反应（polymerase chain reaction，PCR）为例，其可以通过简单的变性、退火和延伸步骤，在数小时甚至更短时间内将某一特定的 DNA 片段扩增数十亿倍，故具有极高的灵敏度。近年来，核酸扩增检测技术日新月异，其在临床微生物学诊断方面的应用也越来越多。

（1）引物：在微生物诊断中，基于简并引物（degenerate primer）的 PCR 扩增常用于满足较高兼容性的需求。例如，分枝杆菌属细菌的种类非常多样，不同菌种之间的基因序列存在差异，此时，单一的标准引物对受检菌株缺乏足够的互补性；而简并引物在某一个或多个位置具有不同核苷酸序列，达到满足其序列多样性的目的。

通用引物（universal primer）则是一种能够靶向扩增某一类或某一大类微生物的引物，其主要根据微生物基因组的保守基因和高度保守序列设计，且通常为简并引物。基于通用引物的 PCR 检测系统，充分利用微生物基因组的保守区和可变区交替出现的特点，对扩增产物的可变区序列进行种属的特征分析，从而达到微生物检测和菌种鉴定的目的。目前，基于通用引物扩增的广谱 PCR（broad-spectrum PCR）技术，在少见病原菌的检测、未知病原体和新病原体的发现和鉴定中扮演重要角色。

（2）扩增系统：根据扩增原理的不同，核酸扩增技术可分为靶扩增系统、探针扩增系统和信号扩增系统三大类，其中以 PCR 和 PCR 衍生技术为代表的靶扩增系统的临床应用最为广泛。新型的多重 PCR 技术，如靶序列富集多重 PCR（target enriched multiplex PCR，tem-PCR）、双引物寡核苷酸（DPO）多重 PCR（dual-priming oligonucleotide mPCR，DPO-mPCR）和巢式补丁 PCR（nested patch PCR）等，解决了一些多重 PCR 技术位点不兼容、特异性差、灵敏度低和不均匀扩增等难题，可一次性对多种病原菌体进行高通量检测。

以等温扩增为基础的靶扩增技术，如转录介导扩增（transcription-mediated amplification，TMA）、环介导等温扩增（loop-mediated isothermal amplification，LAMP）和链置换扩增（strand displacement amplification，SDA）等，则使得核酸扩增反应能够在等温中完成，且无需专门的 PCR 扩增仪，实现了病原菌的床旁化核酸扩增检测。

（3）产物检测系统：传统产物检测方法包括凝胶电泳、DNA 印迹和 PCR- 酶联免疫吸附法等，其操作复杂、主观性强，且只能进行单一靶标的定性检测。一些新产物检测系统，如实时 PCR、毛细管电泳与直接测序、焦磷酸测序、DNA 芯片和 PCR 质谱，其速度更快、成本更低、特异性好，且部分检测方法实现了定量检测和多靶标检测。

2. 非扩增核酸探针技术　能够直接检测培养物或临床标本中存在的微生物核酸分子，具有结果准确、操作简单、检测报告时间短等优点。目前，非扩增核酸探针技术的临床应用主要包括：①基因探针核酸检测法直接检测培养物或标本中的分枝杆菌（如结核分枝杆菌复合群、堪萨斯分枝杆菌、戈登分枝杆菌、鸟分枝杆菌复合群等）、系统性双相真菌（如皮炎芽生菌、粗球孢子菌和组织胞浆菌等），以及一些常见和不常见的细菌（如空肠弯曲杆菌、流感嗜血杆菌、淋病奈瑟菌、金黄色葡萄球菌、单核细胞增生李斯特菌和肺炎链球菌等）。②Affirm DNA探针 VP Ⅲ 检测引起阴道炎或阴道病的念珠菌、加德纳菌和毛滴虫。③核酸肽原位杂交技术直接从新鲜血培养阳性标本中快速检测常见细菌和真菌。

3. 整合的自动化分子检测平台　实现了微生物病原体的高通量、多重化和自动化检测，打破了传统 PCR 检验的实验室限制，实现了从样本处理、PCR 扩增到核酸分析整个过程的全封闭和自动化检测。以 GeneXpert 为例，其采用封闭的试剂盒系统，整合了可快速裂解细胞和提取 DNA/RNA 的超声破碎系统，以及可自动水化的冻干珠和自动化制备 PCR 反应体系的智能流体学系统，最终实现了病原微生物的自动化检测。目前，GeneXpert 的检测项目还不多，主要包括结核分枝杆菌和利福平耐药基因的检测。

FilmArray 则是一种基于多重 qPCR 的自动化检测平台。该系统以临床症状和感染部位为导向，可检测内容广泛，包括上呼吸道感染、血流感染、胃肠道疾病、脑炎/脑膜炎和下呼吸道感染测试盒，可检测范围涉及多种病毒、细菌、真菌和肠道寄生虫等。

（二）基因测序鉴定细菌

1. 16S rRNA（核糖体 RNA）基因测序鉴定细菌的基本原理　20 世纪 70 年代，Carl Woese 等发现了保守的小片段 rRNA 基因序列，并尝试采用寡核苷酸编目法对生物进行分类。最终，通过比较 rRNA 基因序列特征，Carl Woese 等发现，16S rRNA 及其类似的 rRNA 基因作为生物系统发育指标最为合适，其主要依据是：存在于所有的生物细胞中；功能同源且最为古老，素有"细菌化石"之称；由不连续保守区和可变区组成；大小适中、易于操作；序列变化与进化距离相适应。

rRNA 基因序列分析最初采用克隆测序或酶切、探针杂交等方法，操作步骤烦琐。20 世纪 90 年代，随着新一代 PCR 和 DNA 自动测序技术的发明和应用，16S rRNA 基因序列开始广泛用于系统发育研究，并被认为是细菌鉴定和分类的一个新标准。其结果是：包含大量细菌 16S rRNA 基因序列的数据库逐步形成；许多细菌属和种的重新分类和命名；新菌属和新菌种的大量发现；此外，无法培养细菌进行分类也成为可能。

2. 16S rRNA 基因测序鉴定细菌的技术步骤　主要包括 4 步：基因组 DNA 的提取、细菌 16S rRNA 基因序列的获得、16S rRNA 基因序列片段分析和序列比对和结果解释。

（1）基因组 DNA 的提取：包括细胞破壁与核酸的释放，核酸的分离与纯化，核酸的浓缩、沉淀和洗涤等主要步骤。对于容易培养的微生物，可以通过培养富集后再进行基因组 DNA 的提取。在核酸提取操作中，细菌基因组 DNA 的纯度和完整性是判断提取效果的重要指标。但在目前，多采用 PCR 方法获取细菌的 16S rRNA 基因，故对于基因组 DNA 的纯度和完整性要求不高，采用裂解液和水煮等粗提的方法即可以满足要求。

（2）细菌 16S rRNA 基因序列的获得：过去常将提取的基因组 DNA 酶切后克隆到噬菌体中，构建 DNA 文库，再进一步通过 16S rRNA 基因通用探针进行杂交，筛选含有 16S rRNA 基因序列的克隆（鸟枪法）。随着新一代 PCR 和 DNA 自动测序技术的发明和应用，现一般采用通用引物直接扩增基因组 DNA 中的 16S rRNA 基因（引物序列见表 2-3-3），或通过逆转录 PCR 获得 cDNA 序列后再进行分析。

表 2-3-3　细菌 16S rRNA 基因广谱 PCR 扩增的引物列表

引物名称		序列（5'—3'）	适用范围
正向引物	4f	TTG GAG AGT TTG ATC CTG GCT C	绝大多数细菌
	27f	AGA GTT TGA TCM TGG CTC AG	绝大多数细菌
	533f	GTG CCA GCM GCC GCG GTA A	全部细菌
反向引物	534r	TAC CGC GGC TGC TGG CAC	全部细菌
	801r	GGC GTG GAC TTC CAG GGT ATC T	几乎全部细菌
	1492r	GGT TAC CTT GTT ACG ACT T	全部细菌
	1525r	AAG GAG GTG WTC CAR CC	绝大多数细菌

(3)16S rRNA 基因序列片段分析:现在一般采用自动荧光测序仪和双脱氧链终止测序法,具体分析方法包括两种:一种是直接对扩增得到的 16S rRNA 基因片段以原 PCR 引物进行二次 PCR 和测序;另一种是将得到的 16S rRNA 基因片段克隆到质粒载体上,提取成功克隆的质粒,并以质粒上的通用引物进行二次 PCR 和测序。PCR 产物克隆到质粒载体,再进行基因测序的方法,其操作略为复杂,但获得的 16S rRNA 基因序列更长、错配率低、准确性更好,故对于初步鉴定的新菌种,建议采用该方法。

(4)序列比对和结果解释:16S rRNA 基因序列比对,主要依赖于测序的长度和质量、分析程序和数据库选择的恰当性,以及搜索结果相似程度的结果解释的正确性。一般而言,长度大于 300bp 的序列即可用于细菌的鉴定,但谨慎起见,还是应该测序细菌 16S rRNA 基因全序列以进行序列比对和结果分析。

16S rRNA 基因序列比对的数据库包括:美国国家生物信息中心的 GenBank 库 BLASTn 分析(https://blast.ncbi.nlm.nih.gov/Blast.cgi)、美国密歇根州立大学的核糖体数据库计划(Ribosomal Database Project,RDP-Ⅱ)数据库、我国香港大学的 16Spath DB database 重要医学细菌鉴定数据库和韩国千研所(ChunLab)的 EzTaxon 数据库等。在已知的数据库中,GenBank 信息量最全面,但包含了大量无效的、不准确的、多余的序列,甚至分类错误的菌种信息;EzTaxon 数据库则经过了严格的筛选,其序列可信度高、菌种分类信息准确、更新速度快,逐渐成为 16S rRNA 基因序列比对的首选数据库。

对于没有经验的临床微生物实验室技术人员而言,16S rRNA 基因测序鉴定的最大难题在于其比对结果的解释。16S rRNA 基因结果解释的影响因素很多,既有分类学方面的原因,也有进化方面的原因。一方面,两个表型明显不同的医学菌种之间却可能具有高度相近的序列数据,例如,大肠埃希菌和志贺菌属的 4 个种,它们在遗传学角度上属于同一个种,16S rRNA 基因测序无法进行区分;布鲁氏菌也是如此,目前命名的马耳他布鲁氏菌、流产布鲁氏菌、犬布鲁氏菌、绵羊布鲁氏菌等,它们在遗传学角度上属于同一个种,且与苍白杆菌亲缘关系相近。另一方面,存在显著 16S rRNA 基因序列差异的菌种,却可能在医学角度上被指代为同一个种,例如,医学意义上的鲍曼不动杆菌,实际上是一个包含了鲍曼不动杆菌、医院不动杆菌和皮氏不动杆菌等多个菌种的复合群;而洋葱伯克霍尔德菌,则是一个包含了洋葱伯克霍尔德菌和新洋葱伯克霍尔德菌等近 20 个种的复合群。

另外,以不同速率进化的不同细菌,其同一个种(或属)DNA 序列的多样性程度不相同,其不同种(或属)之间的 DNA 序列差异亦缺乏一个通用阈值或分界线。97% 的 16S rRNA 基因相似度通常认为是两个不同菌属的分界线,但这通用解释标准并不适用于分枝杆菌、诺卡菌、放线菌和一些厌氧菌(表 2-3-4)。因此,16S rRNA 基因测序鉴定需要具备一定的分子生物学技能和细菌分类学知识的人员。而对于一些已经明确不能采用 16S rRNA 基因测序进行区分的菌种,则应该考虑使用其他靶基因测序或结合生化反应来进行鉴定。

表 2-3-4 16S rRNA 基因测序鉴定细菌的通用解释标准

相似度	序列的类型	与其他种的相似度差是否大于 0.8%	结果报告	评述
≥99.0%	模式菌株	是	属名和种名	
≥99.0%	模式菌株	否(与其他多个种的相似度差小于 0.8%)	属名和多个种名	低鉴定度的鉴定
97.0%~98.9%	模式菌株或有效命名的菌株	能与其他属区分	属名	备注"亲缘关系最近的菌种"
95.0%~96.9%	模式菌株或有效命名的菌株			可能的新属新种,备注"亲缘关系最近的菌属"
<95%	模式菌株或有效命名的菌株			可能的新属新种

注:分枝杆菌与放线菌除外。

3. 16S rRNA 基因测序鉴定细菌的临床应用和方法学评价   PCR 和 DNA 测序仪的日益普及，使得 16S rRNA 基因测序鉴定细菌不再限定于科研目的，而被开发用于临床微生物实验室的常规细菌鉴定工作，甚至可用于临床标本或阳性血培养细菌的直接鉴定。2008 年，美国 CLSI（临床和实验室标准化协会）发布了 MM-18《DNA 靶基因序列鉴定细菌和真菌的解释标准；批准指南》，为基因测序技术在临床微生物鉴定中的应用提供了方法学指南。

作为细菌基因测序鉴定的靶基因，16S rRNA 靶基因的优点是通用性强、适用范围广，一对通用引物能扩增几乎所有细菌。但由于 16S rRNA 基因本身的保守性，其对于部分菌群因缺乏足够多的可变序列信息而无法进行菌种之间的相互区分。其他的一些管家基因的靶基因标志物，*rpoB* 基因、*tuf* 基因、*dnaJ* 基因、*dnaK* 基因、*gyrA* 基因、*gyrB* 基因、*recA* 基因、*groEL* 基因等，能弥补 16S rRNA 基因区分能力不足的缺陷，但缺乏能识别全部细菌的引物位点，故通用性不如 16S rRNA 基因。

分子生物学技术在临床微生物学实验室的应用，可提高对病原菌诊断的速度、灵敏度和特异性，但在实际工作中要注意影响因素，控制好试验条件，防止出现假阳性和假阴性结果。

九、代谢产物和细胞化学成分检测

（一）代谢产物检测

细菌在新陈代谢过程中，可产生各种合成代谢产物和分解代谢产物。细菌的种类不同，其代谢产物各异，这些产物中，有的可用于鉴别细菌，包括合成代谢产物中的毒素、酶、色素、细菌素，分解代谢产物中产生的酸、碱、气体等。在细菌的生化试验一节中描述的试验可检测细菌大部分代谢产物，有助于对细菌的鉴定和鉴别。

厌氧菌代谢产物的分析是厌氧菌鉴定中最常用的方法。厌氧菌在其代谢过程中常产生较多的挥发性脂肪酸（甲酸、乙酸、丙酸、丁酸、异丁酸、戊酸、异戊酸、己酸和异己酸等）或非挥发性脂肪酸（乳酸和琥珀酸等）等代谢产物，各种厌氧菌其代谢产物不同，由此可作为厌氧菌鉴定和分类的依据之一。通常用色谱法定性和定量分析这些脂肪酸。近年来由于计算机数据处理系统引入色谱分析仪，使气相色谱分析法能对微生物进行快速分类和鉴定。厌氧菌代谢产物的气相色谱分析，一般是将生长旺盛的待检细菌（0.05~0.1ml）接种于蛋白胨 - 酵母浸膏 - 葡萄糖（peptone yeast glucose，PYG）或疱肉 - 碳水化合物（chopped meat carbohydrate，CMC）肉汤培养基中，于 35~37℃厌氧孵育 48 小时，取培养物进行气相色谱分析。对于某些厌氧菌为使其产生大量的有机酸，常需孵育 5 日后再进行分析。将培养物的色谱与已知菌的色谱进行对照分析，最后鉴定培养物中的未知菌。

色谱分析法检测的为代谢产物，常受营养状况、培养基中的杂酸、培养时间、接种菌量、进样量、色谱柱的分离效能、检测器的灵敏度等因素的影响。故在细菌鉴定中应考虑到这些因素，可与其他细菌表型特征如形态、染色、生化反应特性综合起来分析，最后得出结论。

此外，尚可应用气相色谱法检测临床标本，作为厌氧菌感染的快速诊断，也可应用裂解气相色谱法分析厌氧菌的细胞成分和代谢产物来鉴定厌氧菌。

（二）细胞化学成分检测

细胞化学成分是细菌菌体的组成部分，检测细菌细胞的特征性化学成分有助于对某些细菌的鉴定和鉴别，尤其是对革兰氏阳性细菌的鉴定。细胞化学成分分析包括细胞壁的化学组分测定、磷酸类脂成分分析、全细胞水解液的糖型分析、枝菌酸和醌类分析等。应用较多的技术是色谱分析技术，如气相色谱法测定全细胞脂肪酸来鉴定分枝杆菌，测定细胞壁化学组分、枝菌酸和醌类等来帮助鉴定和鉴别某些放线菌和革兰氏阳性杆菌等。通过对枝菌酸的测定，不仅可以根据所得分子中碳原子的数目多少和热裂解释放的醛部分碳原子数将分枝杆菌、诺卡菌和棒状杆菌区分开，而且还可以根据枝菌酸的种类将分枝杆菌进行种群划分。

十、基质辅助激光解吸电离飞行时间质谱鉴定技术

近年来，基质辅助激光解吸电离飞行时间质谱（matrix assisted laser desorption ionization time of flight mass spectrometry，MALDI-TOF MS）鉴定技术已在临床微生物鉴定中得到应用。MALDI-TOF MS 具有高灵敏度、高通量和检测快速等特点。基本原理是将待检菌与适量的小分子基质混合液点加在靶板上，待溶剂挥发后形成结晶。当用激光照射晶体时，基质分子从激光中吸收能量，样品解吸附，基质 - 样品之间发生电荷转移使得样品分子电

离,电离的样品在电场作用下飞过真空的飞行管,根据到达检测器的飞行时间不同而被检测,即通过离子的质量电荷之比(M/Z)与离子的飞行时间成正比来分析离子,并测得样品分子的分子量,获得指纹图谱,通过与已知数据库中标准参考菌株的质谱图进行匹配比较,最终得到待鉴定菌株的结果。

MALDI-TOF MS 鉴定技术在几分钟内就可快速鉴定不明细菌、酵母菌和霉菌,与传统的鉴定技术相比,使得微生物鉴定发生了革命性变化。除此之外,MALDI-TOF MS 还可用于血培养报警及无菌体液病原体的直接鉴定、耐药表型分析、致病因子及毒素检测等。

(魏莲花　陈　会　屈平华　孙长贵　陈东科)

参考文献

1. Jorgensen JH, Pfaller MA. Manual of clinical microbiology. 11th ed. Washington DC: ASM Press, 2015
2. 洪秀华. 临床微生物学检验. 北京: 中国医药出版社, 2004
3. 尚红, 王毓三, 申子瑜. 全国临床检验操作规程. 4 版. 北京: 人民卫生出版社, 2015
4. 陆永绥, 张伟民. 浙江省临床检验管理与技术规范. 杭州: 浙江大学出版社, 2004
5. 刘锡光. 现代诊断微生物学. 北京: 人民卫生出版社, 2002
6. 童明庆. 临床检验病原生物学. 北京: 高等教育出版社, 2006
7. 阮继生, 刘志恒, 梁丽糯, 等. 放线菌研究与应用. 北京: 科学出版社, 1990
8. Gardam MA, Miller MA. Optochin Revisited: Defining the Optimal Type of Blood Agar for Presumptive Identification of Streptococcus pneumoniae. J clin microbiol, 1998, 36 (3): 833-834
9. 王辉, 任健康, 王明贵. 临床微生物检验. 北京: 人民卫生出版社, 2015
10. 陶天申, 杨瑞馥, 东秀珠. 原核生物系统学. 北京: 化学工业出版社, 2007
11. 张秀珍, 朱德妹. 临床微生物检验问与答. 北京: 人民卫生出版社, 2014
12. Tang YW, Stratton CW. 诊断微生物学新技术: 第 2 版, 吴尚为, 黄彬, 陈茶, 等译. 北京: 科学出版社, 2015
13. 陈东科, 孙长贵. 实用临床微生物学检验与图谱. 北京: 人民卫生出版社, 2011
14. 王金良, 李晓军, 涂植光, 等. 实用检验医学 (下册). 2 版. 北京: 人民卫生出版社, 2013
15. Bernardet JF, Nakagawa Y, Holmes B, et al. Proposed minimal standards for describing new taxa of the family *Flavobacteriaceae* and emended description of the family. Int J Syst Evol Microbiol, 2002, 52 (3): 1049-1070
16. 陈东科, 许宏涛. 柯氏染色快速鉴别布鲁菌的方法学比较. 临床检验杂志, 2015.33 (11): 805-807

第三章
临床真菌学检验基本技术与方法

第一节 形态学检查

一、标本直接镜检

(一)氢氧化钾法(KOH)

将标本置于载玻片上,加一滴 10% KOH 浮载液,盖上盖玻片放置 5~10 分钟后或直接在火焰上快速通过 2~3 次微加热,轻压盖玻片驱逐气泡并将标本压薄后置于显微镜下检查。先在低倍镜下观察有无菌丝和孢子,然后用高倍镜观察孢子和菌丝的形态特征、大小和排列等。对于角质标本,必要时可在 10% KOH 溶液中加入终浓度为 40% 二甲基亚砜促进其溶解。此法适用于皮屑、甲屑、毛发、痂皮、痰、组织、耵聍、粪便等标本的直接涂片检查,见图 3-1-1。

(二)胶带粘贴法

用透明胶带直接贴于取材部位,数分钟后揭下(图 3-1-2A),充分展平后,直接置贴于加有一滴浮载液的载玻片上(图 3-1-2B),此浮载液可以是 10%~20% 的 KOH,也可采用派克墨水、乳酸酚棉蓝染液(易于观察)。该法常用于花斑糠疹患处的直接检查,见图 3-1-2。

(三)生理盐水法

将标本用生理盐水涂抹开,盖上盖玻片直接观察。此法适用于阴道分泌物、脓液等标本的直接观察。对于尿液、胸腹腔积液、关节液、脑脊液等液体标本,可以离心后取沉渣直接镜检。见图 3-1-3。

二、标本染色镜检

临床标本染色镜检方法。

(一)革兰氏染色

所有真菌均为革兰氏染色阳性,被染成蓝黑色。适用于酵母菌、双相真菌孢子丝菌、组织胞浆

菌等样本涂片和培养物的形态检查,见图 3-1-4。

(二)乳酸酚棉蓝染色

多用于各种丝状真菌培养物的镜检,真菌菌体呈深蓝色,背景淡蓝色,某些丝状真菌如皮肤癣菌等菌丝着色较淡,见图 3-1-5。

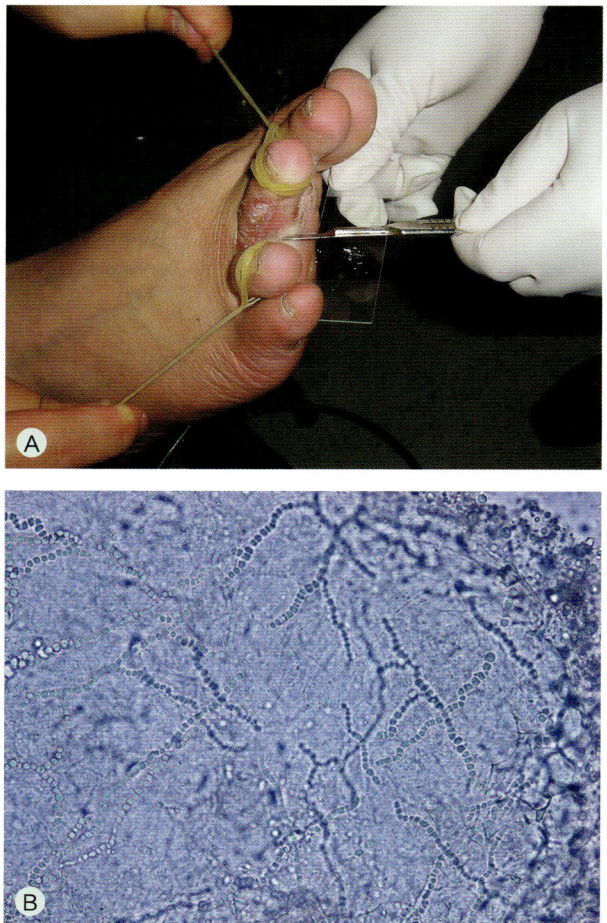

图 3-1-1　皮屑 10% KOH 直接检查法
A. 取材,尽量分开脚趾;B. 镜检结果,菌丝及孢子 ×400

放大倍率：50×

图 3-1-3 盐水法直接镜检
库德里阿兹威毕赤酵母 ×1 000

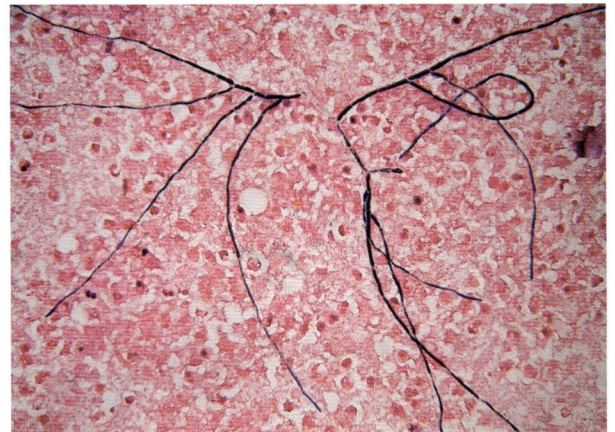

图 3-1-4 革兰氏染色法
脓汁涂片，白念珠菌 ×400

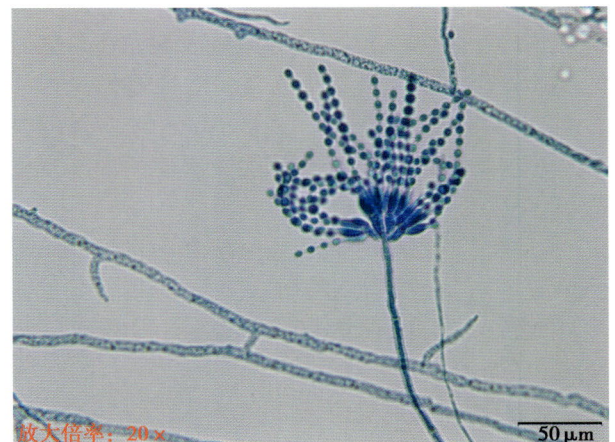

真菌孢子

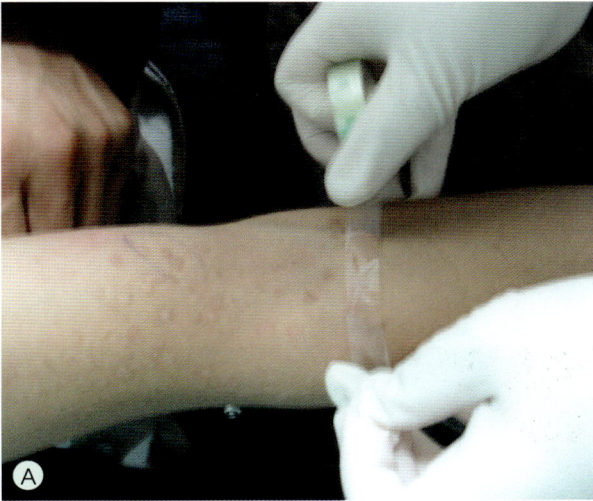

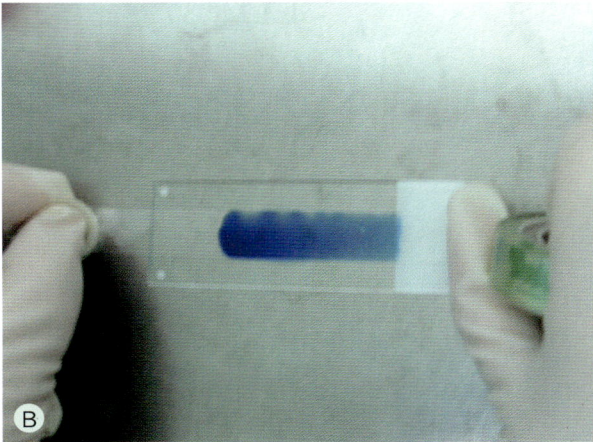

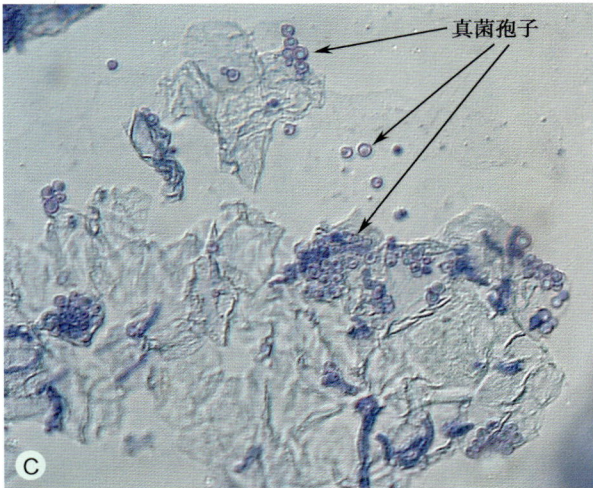

图 3-1-2 透明胶带直接粘贴法
A. 体表皮肤取材；B. 乳酸酚棉蓝染色；
C. 镜检下可见真菌孢子 ×400

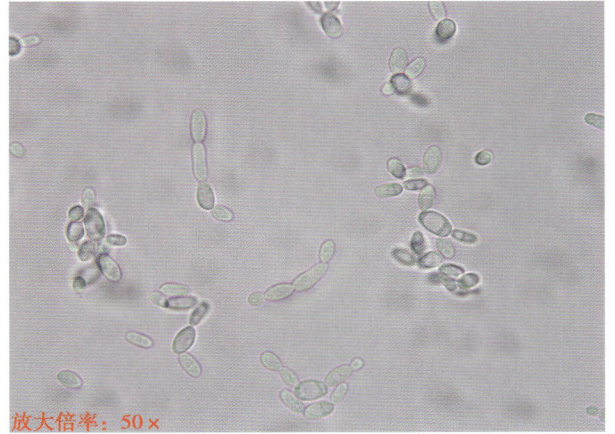

放大倍率：20×   50 μm

图 3-1-5 乳酸酚棉蓝染色法应用
马尔尼菲篮状菌 ×1 000

双层套封乳酸酚棉蓝染色法：在载玻片上滴加 20μl 乳酸酚棉蓝染色液，取一张 20mm×20mm 黏有菌丝的盖玻片轻压于染液上（有菌一面与染液接触），在盖玻片上滴加 4 滴（约 100μl）中性封片胶，取一张 22mm×22mm 盖玻片轻盖于封片胶上，避免形成气泡，使上面一张稍大的盖玻片均匀覆盖于下面一张盖玻片上方，水平放置待干，可长期保存。此法也适用于墨汁染色标本及乳酸酚棉蓝染色等湿片的保存，见图 3-1-6。双层套封片法的缺点是无法使用油镜进行观察。

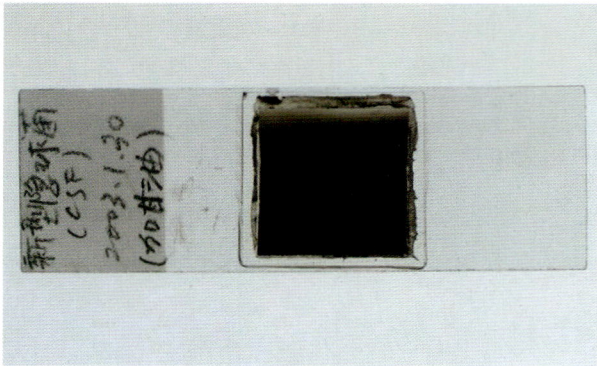

图 3-1-6   双层套封片法效果

改良 Huber 聚乙烯醇染色封片法：取一滴 Mycoperm blue（PVA 封固剂）到涂有真菌的玻片上，盖上盖玻片。如为小培养盖玻片，可直接将封固剂滴加在盖玻片上，再反转扣至载玻片。菌丝生长丰富的真菌用此法封片会产生大量气泡，为避免此现象发生，封片前在小培养的盖玻片上滴加酒精，使菌丝伏在盖玻片上，再加封固剂。将封固好的玻片置于水平位置晾干 2~4 日。所有的操作均需在生物安全柜内进行。改良 Huber 聚乙烯醇染色封片法解决了双层套封片法无法使用油镜观察的缺点，见图 3-1-7。

双层套封乳酸酚棉蓝染色法和改良 Huber 聚乙烯醇染色封片法，成功解决了丝状真菌湿片镜检、染色、封片、保存的技术难题，值得临床广泛使用。

（三）墨汁染色检查法

主要用于检查临床标本中含荚膜的真菌，如脑脊液中的新型隐球菌，背景黑色，隐球菌不着色，菌体细胞壁折光性强，边界清晰，外有一层宽厚半透明的荚膜，内有脂质颗粒折光，可见出芽现象等，需与红细胞区别，可滴加冰醋酸进行鉴别（红细胞立即溶解，隐球菌孢子不会溶解）。见图 3-1-8。

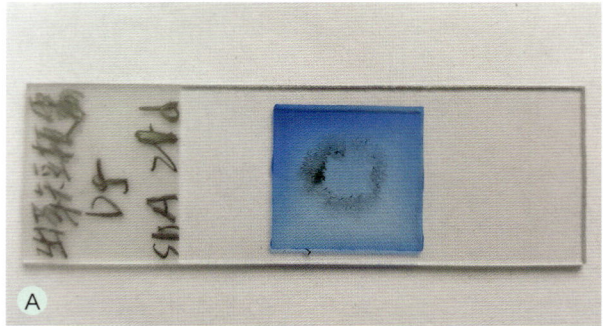

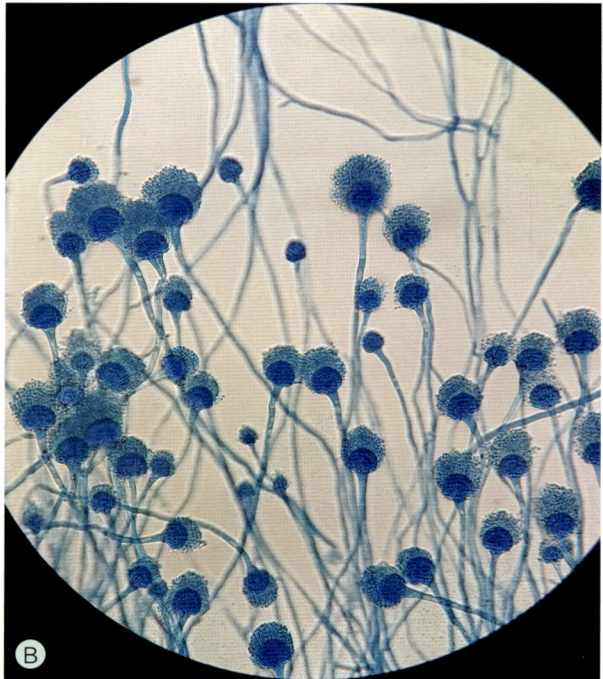

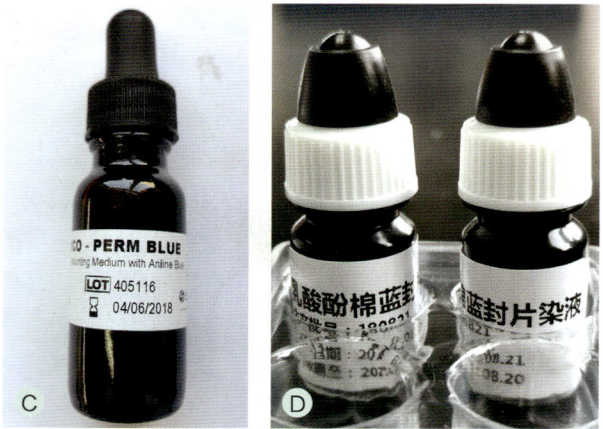

图 3-1-7   改良 Huber 聚乙烯醇染色封片法
A. 封片效果；B. 镜检效果（曲霉菌）；C. 进口试剂；
D. 国产试剂

（四）荧光染色

钙白荧光试剂可与真菌细胞壁中的纤维素和几丁质通过 β- 糖苷酶非特异性结合，数分钟后在波长 340~380nm 的荧光显微镜下，真菌呈现浅蓝或绿色荧光。该方法几乎可以检测所有真菌,并且具有高度敏感性和特异性。但荧光染色除了真菌外,动脉壁、肺泡和细支气管上的弹性纤维、外源性的植物纤维、脂肪滴、寄生虫等也可以发出亮蓝色的荧光,结合形态容易区分。造成假阴性的因素有未使用适合波长段的滤光片、标本涂片太厚、染液量过少、染色时间过短、荧光淬灭物质存在等。钙白荧光染色理论上可以检测耶氏肺孢子菌,但部分荧光商品试剂无法使肺孢子菌着色应引起注意。暗色真菌中幼龄的菌丝和孢子可以呈现强烈荧光,但老龄的菌丝和孢子荧光不着色或荧光信号很弱,易漏检。见图 3-1-9。

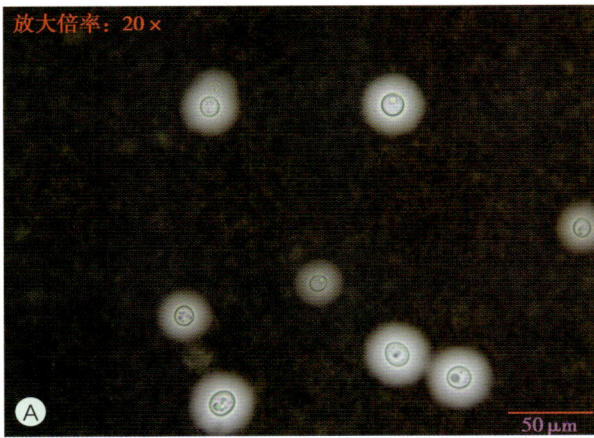

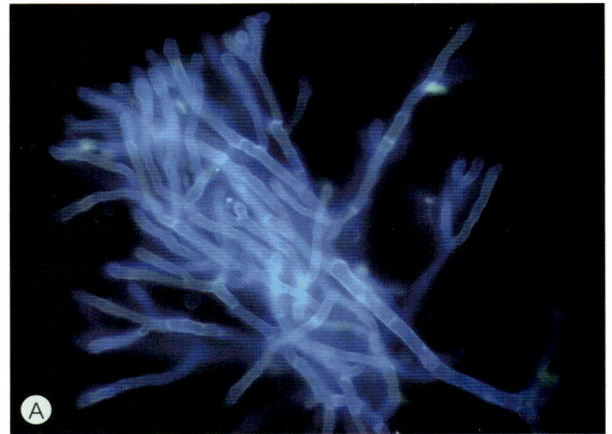

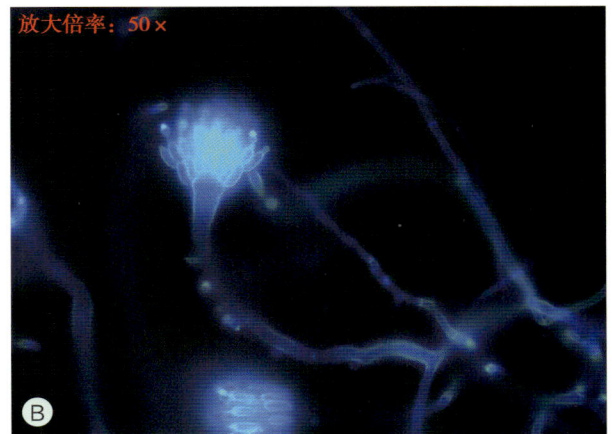

图 3-1-9 荧光染色效果
A. 痰涂片,曲霉菌丝 ×1 000;
B. 耳道标本,曲霉菌丝和顶囊 ×1 000

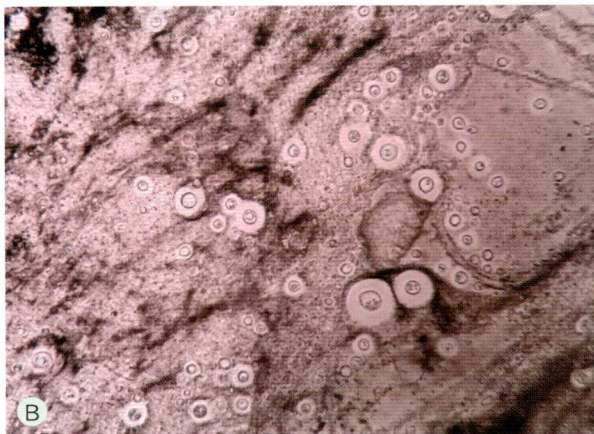

图 3-1-8 新型隐球菌墨汁染色效果
A. 脑脊液涂片 ×1 000;B. 痰涂片 ×1 000

（五）瑞氏染色
常用于组织或骨髓标本中组织胞浆菌和马尔尼菲篮状菌(以前称马尔尼菲青霉菌)等胞内真菌的检查,见图 3-1-10。

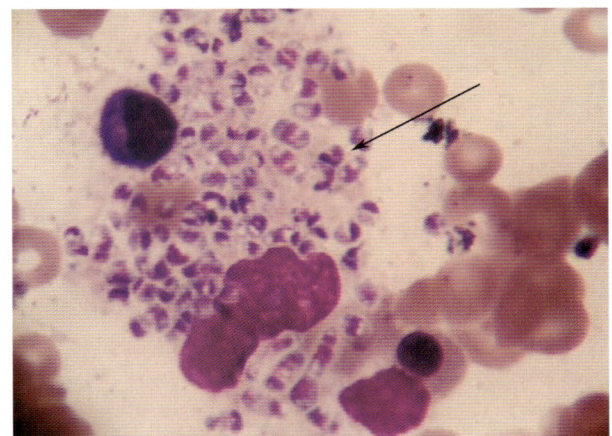

图 3-1-10 瑞氏染色效果
骨髓涂片,马尔尼菲篮状菌孢子,×2 000

（六）过碘酸希夫染色
用于体液渗出液和组织匀浆等标本以及深部

组织中的真菌染色。真菌细胞壁中的多糖染色后呈红色,细菌和中性粒细胞偶可呈假阳性,但与真菌结构不同,容易区别。过碘酸希夫染色效果见图 3-1-11。

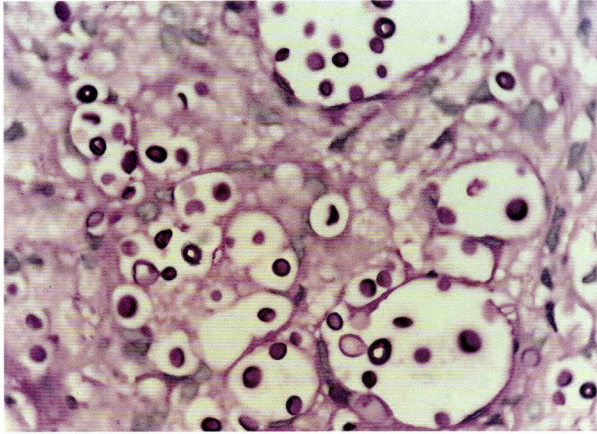

图 3-1-11　过碘酸希夫染色效果
肺组织切片,隐球菌 ×1 000

（七）嗜银染色

真菌可染成黑色,主要用于检查组织中的真菌,见图 3-1-12。

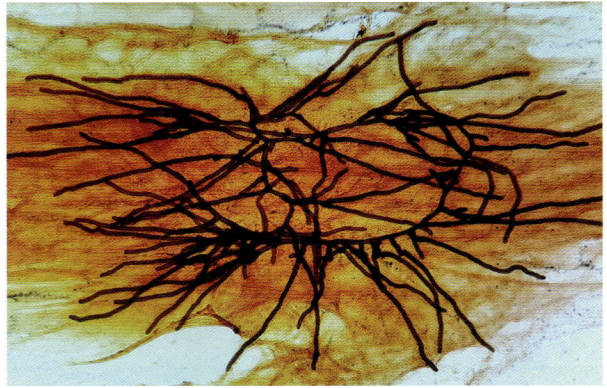

图 3-1-12　嗜银染色效果
BALF 涂片,曲霉菌丝 ×400

（陈知行　徐和平）

第二节　真菌分离培养与鉴定

一、分离培养

（一）接种方法

根据不同的临床标本,真菌分离培养方法可分为点种法、划线法、小培养法等。

1. 点种法　适用于皮屑、甲屑、毛发、痂皮、组织等有形固体标本的初代培养以及丝状真菌的次代鉴定培养,将标本直接点种于琼脂培养基表面（或将有形标本一半埋入培养基中）,见图 3-2-1A。

2. 划线法　适用于痰、分泌物、脓液、组织液、组织块的研磨液等液体标本的初代培养和酵母菌的次代培养,用接种针（或接种环）挑取标本划线接种在培养基表面,见图 3-2-1B。

3. 小培养法　适用于镜检阳性样本的快速分离和初步鉴定,见图 3-2-1C。

（二）培养方法

培养方法可分为平板培养法、试管培养法、小培养法和肉汤增菌培养法等。

1. 平板培养法　将培养物接种在平板琼脂培养基或特别的培养瓶内,主要用于临床标本分离的初代培养、纯菌种的培养和鉴别培养基的转种,见图 3-2-1B。

2. 试管培养法　是临床上最常用的培养方法之一,培养基置于试管中,主要用于临床标本分离的初代培养和菌种保存,见图 3-2-1A。

3. 小培养法　主要用于菌种形态学观察和鉴定。

（1）玻片法:在消毒的载玻片上,均匀地浇上熔化的培养基,不宜太厚。凝固后在琼脂表面划线接种待鉴定菌株,盖上消毒的盖玻片,置于带盖的平皿或湿盒中。待有菌生长后,显微镜下直接观察。常用于米粉吐温琼脂培养观察白念珠菌的厚壁孢子和假菌丝,见图 3-2-2。

（2）单玻片琼脂方块培养法:适用于丝状真菌的培养。取无菌平皿加入约 15ml 熔化的培养基,待凝固后用无菌小铲或接种刀划成 1cm² 大小的小块。取一小块移在无菌载玻片上,然后在小块上方四边的中点接种待鉴定菌株,盖上消毒的盖玻片,放入无菌平皿中的 V 形玻棒上,底部铺上无菌滤纸,并加入少量无菌蒸馏水,孵育,待菌落生长后直接将载玻片置显微镜下观察。适用于生长较慢或产孢复杂菌株的鉴定,见图 3-2-3。

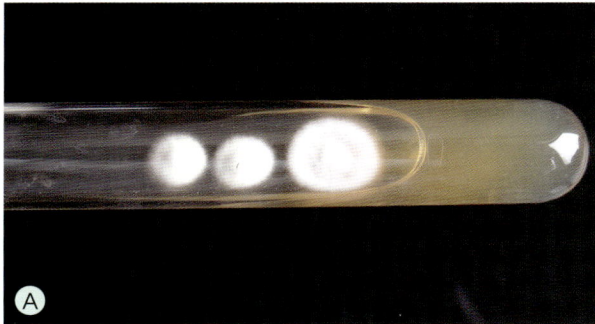

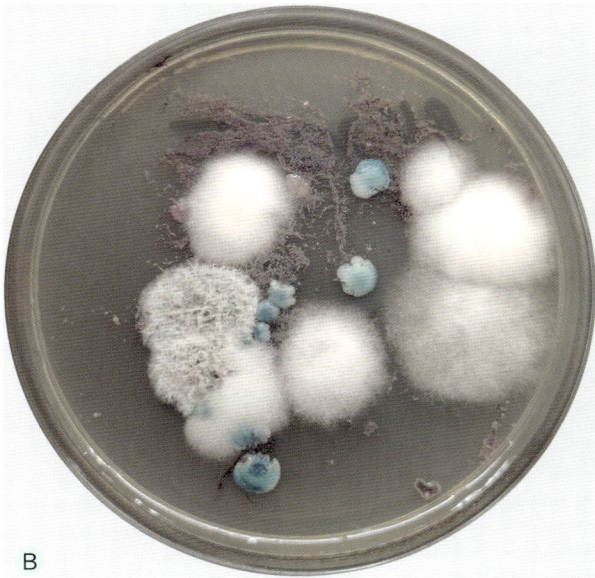

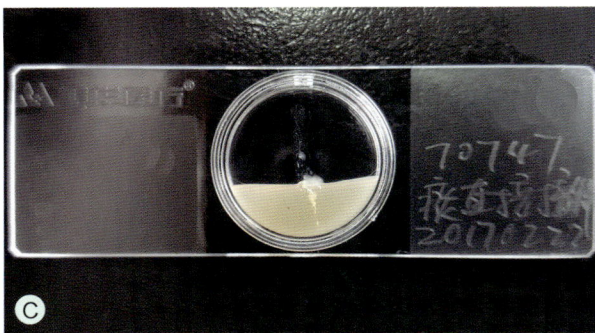

（3）平皿琼脂块培养法:是单玻片方块法的改良方法,其优点在于能更好地保持培养基湿度。用无菌小刀把平皿培养基挖取 5mm×5mm 小方块(或用打孔器取琼脂块),铲起小方块直接叠加在培养基上(90mm 平皿可以放 4 块),用接种环刮取待检菌,在琼脂方块上方边缘接种菌株,用镊子取消毒后的盖玻片覆盖在琼脂块上,培养后每日观察生长情况,待有明显生长时(孵育时间因菌而定)用镊子轻轻取下其中一琼脂块上的盖玻片,置于盛有一滴乳酸酚棉蓝的载玻片上染色后镜检观察(或直接镜下观察生长状况,注意生物安全),剩余小培养继续孵育更利于对真菌生长形态的连续观察。见图 3-2-4。

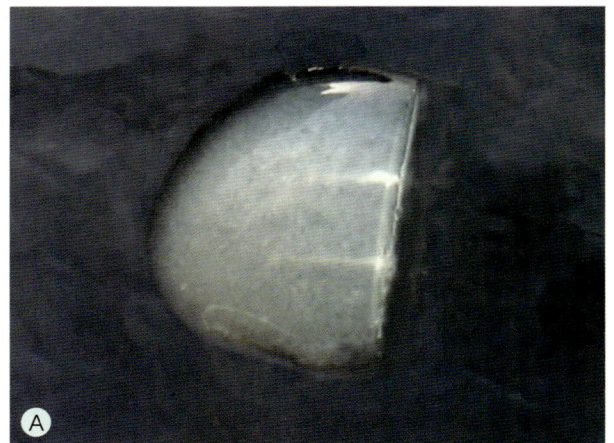

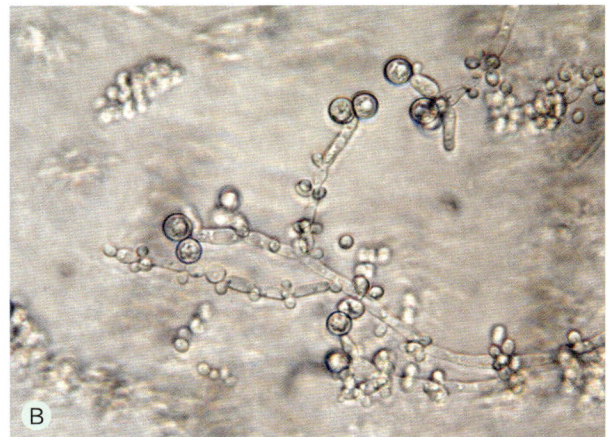

图 3-2-1　真菌培养标本接种方法
A. 试管点种法;B. 划线接种法;C. 小培养接种法

图 3-2-2　玻片法小培养结果
A. 玉米吐温培养基;B. 镜检结果(厚壁孢子)

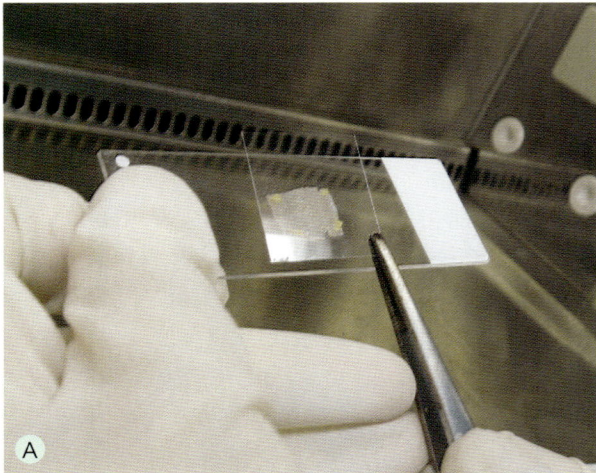

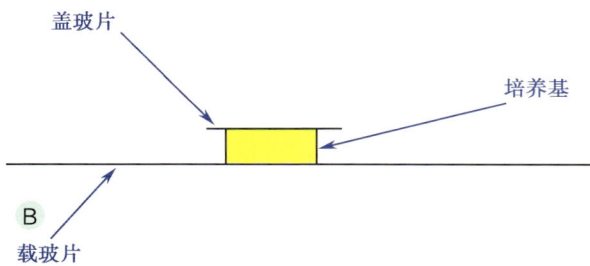

图 3-2-3   单玻片琼脂方块法小培养法
A. 操作方法；B. 效果示意图

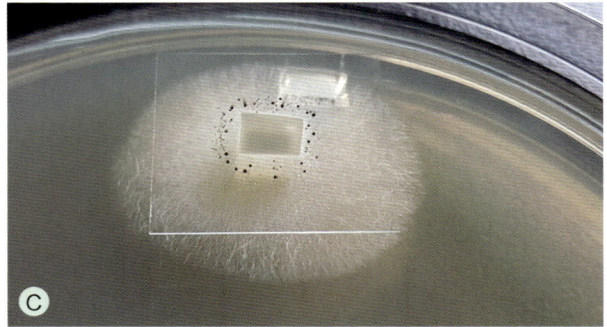

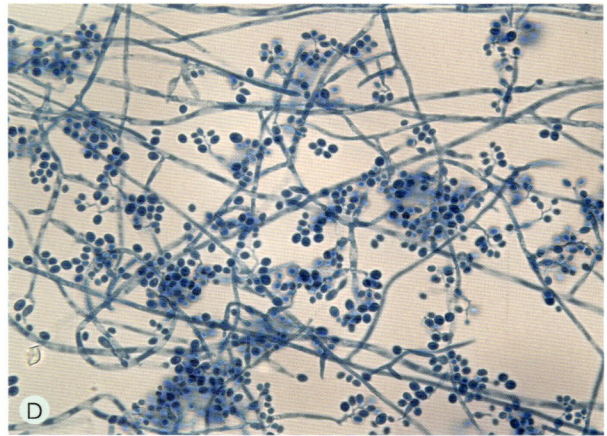

图 3-2-4   平皿琼脂块小培养法
A. 操作方法；B. 效果示意图；C. 肉眼观察生长情况；
D. 乳酸酚棉蓝染色镜检结果 ×400

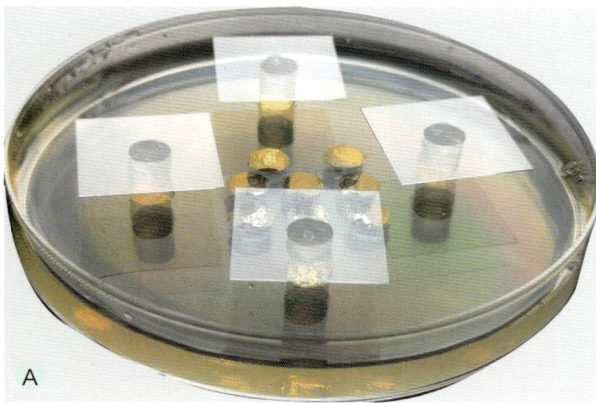

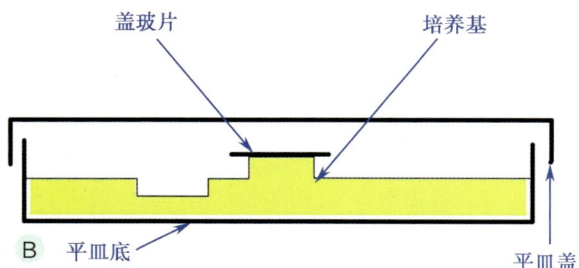

（4）钢圈培养法：取一灭菌载玻片，火焰上稍加热，然后取特制的有孔口的不锈钢（或铜质）小钢圈（钢圈规格为外径 20mm×20mm×3.5mm），火焰消毒后趁热浸入灭菌石蜡表面，上下翻转后旋即取出，石蜡即附着于小钢圈上下截面。趁热将小钢圈平置于预加热的载玻片上，小钢圈因石蜡冷却固定在载玻片上。取一灭菌盖玻片，火焰上微微加热后，趁热盖在小钢圈表面，石蜡冷却后即固定于小钢圈上面，形成了载玻片 - 小钢圈 - 盖玻片三者围成的密闭小室（图 3-2-5B）。待完全冷却后，用无菌注射器经小钢圈上方小孔口注入熔化的培养基（一般为 PDA，也可为特殊培养基，如添加了维生素 B_1 的 PDA），培养基量约占小钢圈容量的 1/2，注意避免气泡。小孔朝上竖置，待培养基凝固后使用（或放在 2~8℃冰箱待用）。使用时用接种针挑取待检菌伸入小培养腔内，紧贴盖玻片内壁点种（或穿刺接种）。这种方法的优点是形成一种封闭式培养，

在显微镜下可以连续观察真菌的生长速度、产孢方式和自然的原始结构，还可避免孢子吸入人体，而且不易被污染，盖玻片和载玻片也可分别取下染色后封固制片保存。见图3-2-5。

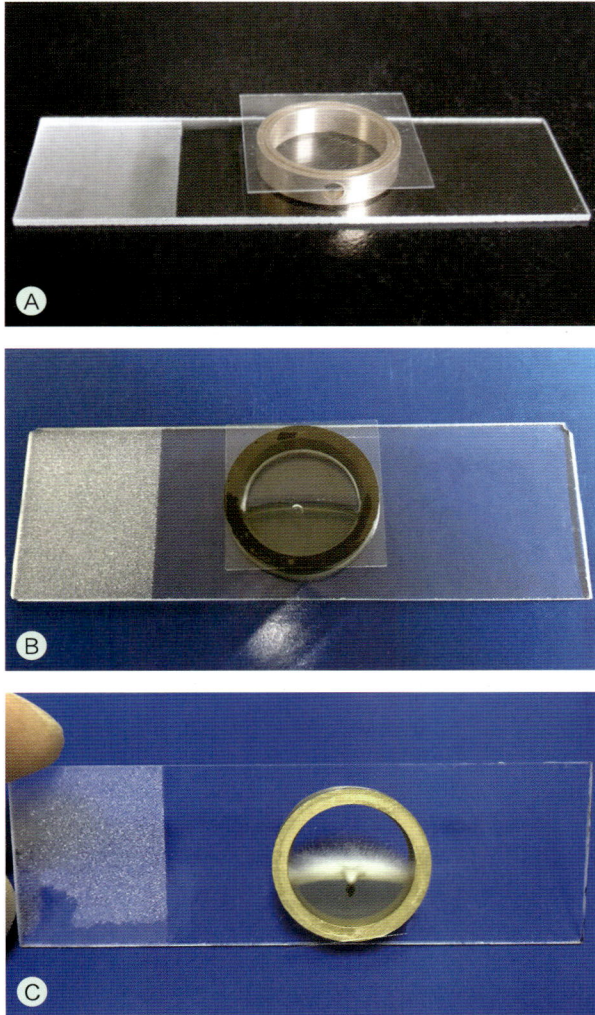

图 3-2-5 钢圈小培养法
A. 制作好的半成品图；B. 灌注培养基后的成品图；
C. 生长效果图

（5）一次性 PVC 圈培养法：原理同钢圈培养法，用透光性能良好的 PVC 材料替代钢圈，圈内已经制作好培养基，一次性使用，设计时考虑到生物安全问题，特意加了塞子，以防快速生长的丝状真菌从孔口溢出。目前已有商品化的专利产品出售，实验室只需接种菌株孵育后观察，实验结束后直接灭菌销毁即可。见图3-2-6。

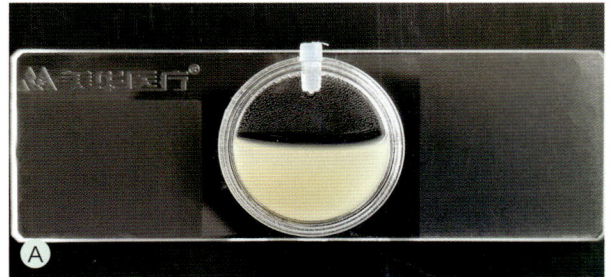

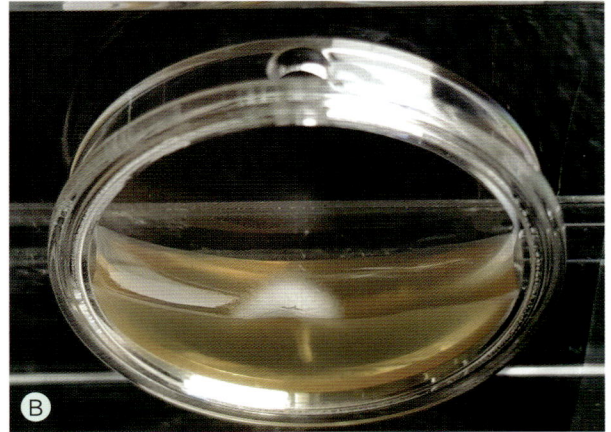

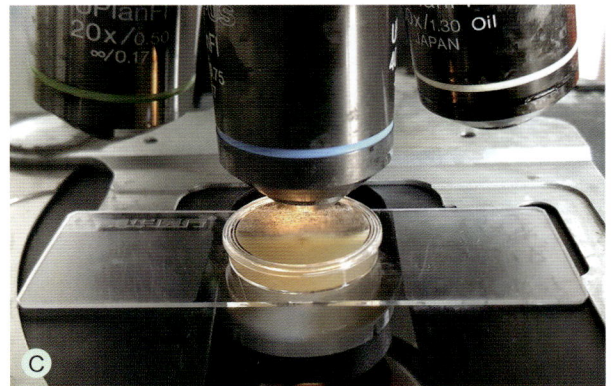

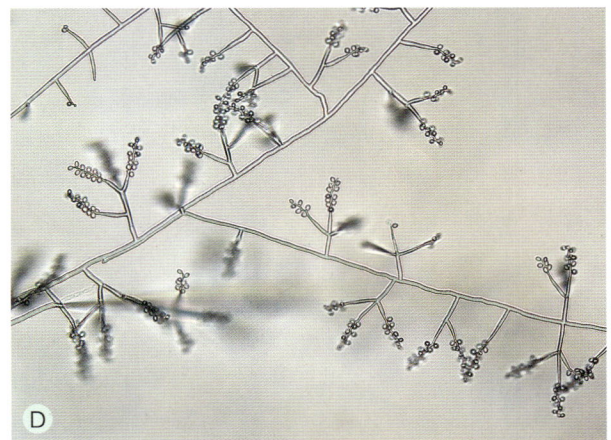

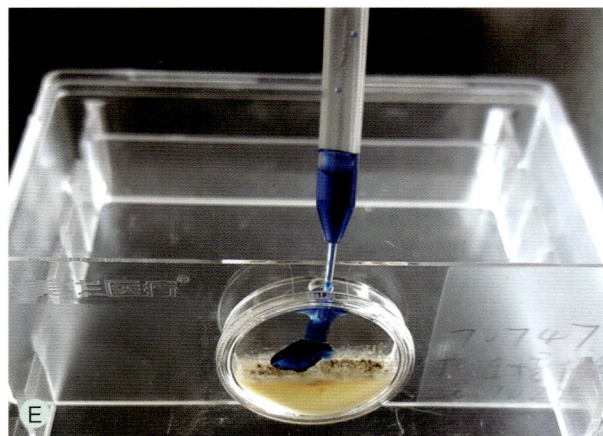

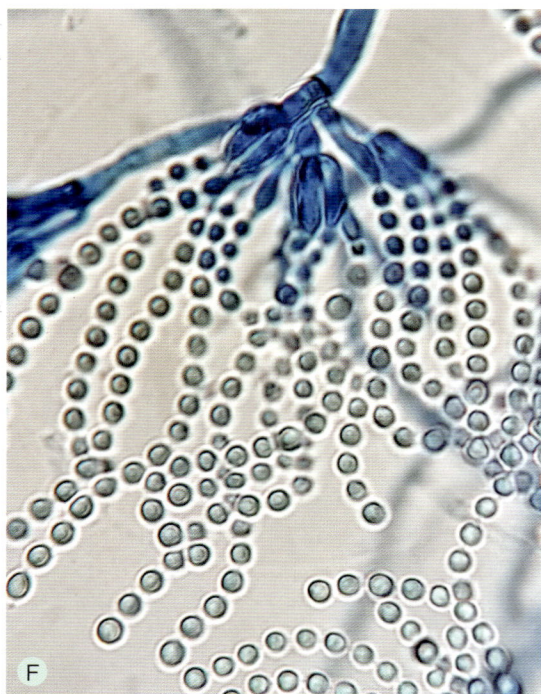

图 3-2-6   一次性 PVC 圈小培养法
A. 成品图；B. 接种位置；C. 镜检；D. 镜检效果 ×400；
E. 加乳酸酚棉蓝染液进行染色；F. 染色后镜检效果 ×1 000

关节、匍匐等)、附着结构(假根、附着孢)，孢子的形态、大小、颜色、排列模式、产孢方式、厚壁孢子等，参见第二十四章第二节真菌的形态学特征。

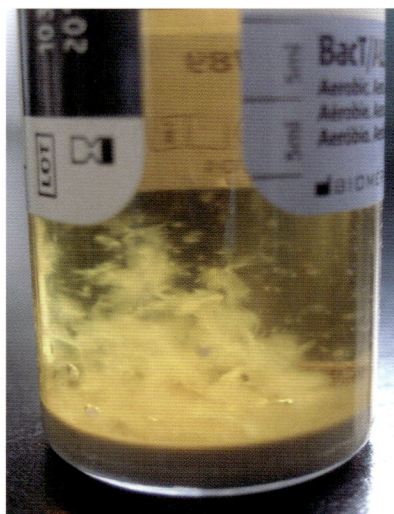

图 3-2-7   肉汤增菌法
青霉菌生长

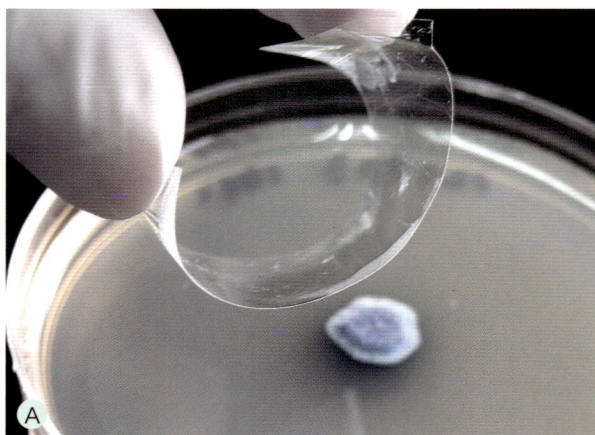

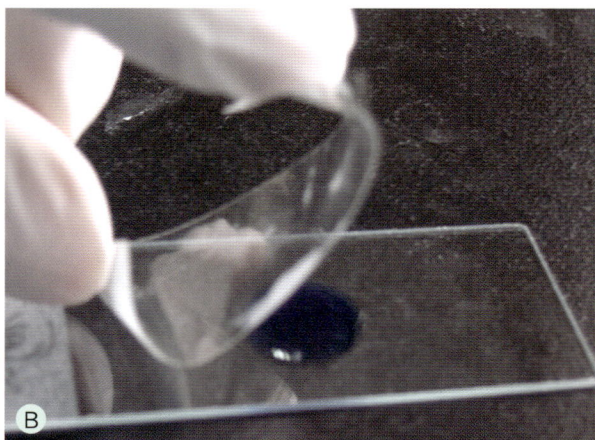

4. 肉汤增菌培养法   适用于临床怀疑真菌感染的无菌体液样本，如血液、关节液、脑脊液和胸腹腔积液等，见图 3-2-7。

二、鉴定

(一)真菌菌体形态特征

各类丝状真菌长出的菌丝和孢子形态不同，是鉴别真菌的重要依据。我们可以采用透明胶带粘菌法(图 3-2-8)、小培养法观察真菌的镜下特征，观察菌丝颜色、是否分隔、形态(球拍、螺旋、鹿角、

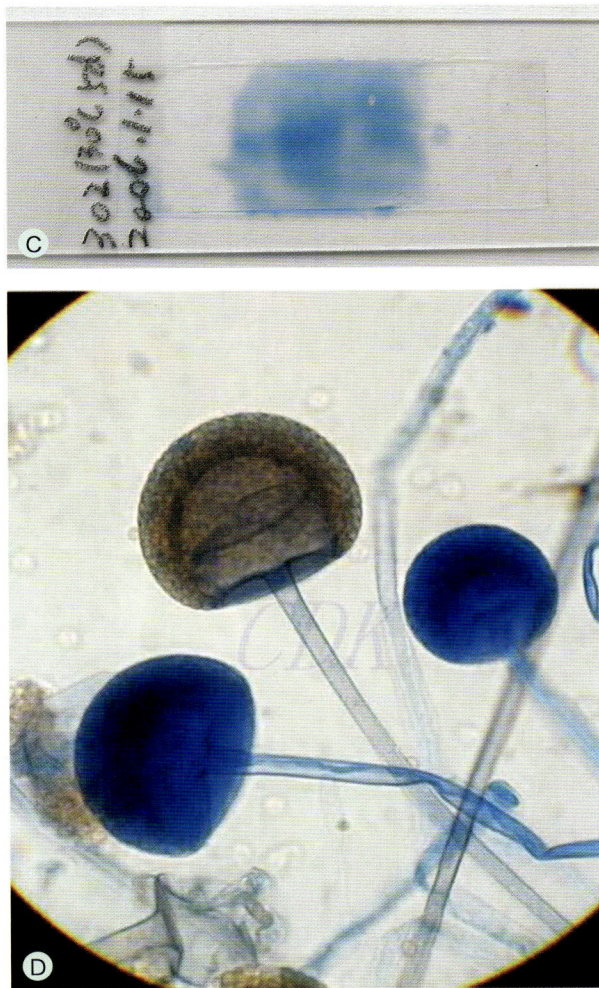

图 3-2-8　透明胶带粘菌法
A. 透明胶带粘菌；B. 染色；C. 制片；D. 镜检结果 ×400

（二）真菌培养特性和菌落特征

标本接种后，逐日观察以下指标。

1. 菌落观察

（1）生长速度：①缓慢生长菌，7~14 日；②快速生长菌，2~7 日。一般深部真菌超过 1 周（若为组织、脑脊液等标本应继续延长培养到 4~6 周，以免漏掉缓慢生长的真菌），浅部真菌超过 4 周仍无生长，可报告阴性。

（2）菌落外观：扁平、疣状、折叠、规则或不规则、缠结或垫状或其他。

（3）菌落大小：菌落大小用厘米（cm）表示，菌落大小与生长速度和培养时间有关。

（4）质地：平滑状、粉状、粒状、棉花状、粗毛状、皮革状、黏液状或膜状等。

（5）颜色：不同的菌种表现出不同的颜色，呈鲜艳或暗淡。致病性真菌的颜色多较淡，呈白色或淡

黄色，而且其培养基也可变色，如马尔尼菲篮状菌（图 25-10-2A）等。有些真菌菌落不但正面有颜色，其背面也有深浅不同的颜色，如皮肤癣菌。菌落的颜色与培养基的种类、培养温度、培养时间、移种代数等因素有关。所以，菌落的颜色虽在菌种鉴定上有重要的参考价值，但除少数菌种外，一般不作为鉴定的重要依据。

（6）菌落边缘：有些菌落的边缘整齐，有些不整齐，有的呈犬牙交错。

（7）菌落的隆起高度和下陷现象：某些菌种菌落下陷现象明显，如许兰毛癣菌、絮状表皮癣菌等。

（8）渗出物：一些真菌如青霉、曲霉陈旧培养物的菌落表面会出现液滴。

（9）变异：有些真菌的菌落日久或多次传代培养而发生变异，菌落颜色减退或消失，表面气生菌丝增多，如絮状表皮癣菌在 2~3 周后便发生绒毛变异。

2. 血清芽管试验　将待检菌接种在人或兔血清中置 37℃ 孵育 2~3 小时后观察真菌细胞出芽现象，常用于白念珠菌与其他念珠菌的鉴别。见图 25-1-1D。

（三）生理生化试验

1. 温度试验　有些丝状真菌在不同的温度下生长与否和生长速度快慢，可用于鉴别诊断。如烟曲霉可在 45℃ 以上温度生长，斑替枝孢瓶霉可在 42~43℃ 高温下生长，杂色小孢子菌在 37℃ 生长不良，疣状毛癣菌在 37℃ 比 28℃ 生长更快。

2. 糖发酵试验　25~28℃ 孵育，每日观察结果。一般观察 2~3 日即可，不发酵者或弱发酵者，可延至 1 周，观察发酵半乳糖可延长至 2 周以上，常用于深部真菌如念珠菌的鉴定。

3. 糖同化试验　25~28℃ 孵育 1~2 日观察结果，固相平板法凡能同化者在所加碳源的周围形成生长圈，液相试管法中液体更加浑浊或形成菌膜环，必要时可延长观察至第 3 周，是鉴定深部真菌如念珠菌的重要试验。

4. 尿素酶试验　是鉴别念珠菌和隐球菌的重要试验，同时也常用于皮肤癣菌的种间鉴别。

5. 硝酸盐还原试验　常用于酵母样菌和丝状真菌的鉴别。

6. 酚氧化酶试验　常用于新型隐球菌的鉴别。

7. 质谱法　基质辅助激光解吸电离飞行时间质谱（matrix assisted laser desorption ionization time of flight mass spectrometry，MALDI-TOF MS）是通

过检测真菌中固有的特异性蛋白从而实现对真菌简便、快速、准确、经济的鉴定方法。随着真菌蛋白提取技术和真菌数据库的不断完善，对临床常见的念珠菌、隐球菌、酵母菌、曲霉、毛霉目、皮肤癣菌、暗色真菌等实现了比较好的鉴定准确率。Zhang 等基于 MALDI-TOF MS 在 1 243 株酵母菌中 96.7% 的菌株鉴定到种的水平，0.2% 鉴定到属的水平，而 2.4% 和 0.7% 的菌株分别未能鉴定和被错判。Marklein 等对临床分离的 267 株真菌（包括 250 株念珠菌和其他的隐球菌、酵母菌、毛孢子菌等）用 MALDI-TOF MS 进行了鉴定。结果显示，MALDI-TOF MS 准确鉴定了 247 株（92.5%），剩余的 20 株真菌在参考数据库得到补充后均被准确鉴定，整个实验没有假阳性存在。经重复测试后，菌种水平上的准确率达到 97.3%。

8. 其他鉴定方法 商品化的真菌显色培养基，如念珠菌科玛嘉（CHROMagar）显色培养基、API20C 真菌鉴定试条、半自动和全自动微生物鉴定系统等，均是按真菌的生理生化特性而设计，目前已广泛应用于临床。

（四）血清学试验

随着诊断技术的进展，以免疫学方法检测真菌感染的方法逐渐在临床应用，对真菌的抗原、抗体及代谢产物的血清学检查，用于深部真菌感染的实验室诊断，已取得很好的效果。目前常用的血清学试验有乳胶凝集试验、酶联免疫试验、荧光免疫测定法等。

1. G 试验（又称鲎试验） 是一种真菌抗原检测方法。1,3-β-D- 葡聚糖（1,3-beta-D-glucan，BG）是酵母和丝状真菌细胞壁的多聚糖成分（BG 对热极为稳定，高压 121℃并不能使其灭活），作为真菌抗原具有较高的特异性，而细菌、病毒和人类细胞都不具有这种多聚糖。马蹄鲎凝血系统中的凝血酶原 G 因子能识别这种葡聚糖，G 因子中的 α 亚基特异性识别 BG 后，激活鲎血清凝血酶原上的 β 亚基而形成凝固酶，凝固酶可参与凝血酶级联反应，使凝固蛋白原转变为凝固蛋白，整个反应使用光谱仪测量其光密度变化来进行量化，可精确至 1pg/ml 的水平。常用的检测试剂盒有 Fungitec-G 和 Glucatell（主要试剂 G 因子来自不同种的鲎），目前国内金山川、丹娜、安度斯等公司也生产真菌检测试剂盒。临床诊断侵袭性真菌感染（IFI）的推荐阈值：Fungitec-G 为 20ng/L，Glucatell 为 60ng/L。主要应用于念珠菌、曲霉菌、镰刀菌、毛孢子菌、枝

顶孢霉、组织胞浆菌和耶氏肺孢子菌引起的侵袭性真菌感染的早期辅助诊断和疗效观察。但隐球菌和根霉/毛霉等感染，G 试验检测可为假阴性；内毒素、一些纤维棉纱（或其他含有葡聚糖的材料）污染的检材、使用某些多糖类抗肿瘤药物治疗的患者、静脉输注血液制品（免疫球蛋白、白蛋白、凝血因子等）、经放化疗引起黏膜炎症的某些患者（黏膜损伤导致食物中的葡聚糖或定植的念珠菌经胃肠道进入血液），以及以真菌作为原料制成的抗菌药物，G 试验可呈现假阳性反应。

2. GM 试验 半乳甘露聚糖（galactomannan，GM）是曲霉细胞壁上的一种多聚糖抗原，血清中 GM 较临床症状和影像学异常提早出现约 1 周，对血清中 GM 水平的连续监测，有助于曲霉感染的早期诊断和及时治疗。目前有乳胶凝集试验和 ELISA（酶联免疫吸附试验）方法。值得注意的是巨细胞病毒、铜绿假单胞菌感染、使用环磷酰胺后的金黄色葡萄球菌感染患者，某些使用半合成青霉素（如哌拉西林/他唑巴坦）、免疫球蛋白、血液制品、高剂量使用激素或复方电解质溶液治疗的患者，血清 GM 检测可出现假阳性反应。牛奶等高蛋白食物和被曲霉污染的大米中可能含有 GM，摄入含大豆蛋白类食物、双歧杆菌肠道内定植，当肠黏膜严重损害时，GM 抗原可通过肠道入血，血清 GM 检测也可出现假阳性反应。释放入血流中的曲霉 GM 并不持续存在，而会很快被清除，应多次复查可以提高检出率。青霉、拟青霉、头状地霉、组织胞浆菌等真菌感染也可引起血清 GM 阳性，镰刀菌感染患者的 GM 试验为阴性。有效抗曲霉治疗后，GM 试验敏感性下降，研究显示 GM 试验敏感性从 89% 下降至 52%。三唑类抗真菌药物（尤其是伊曲康唑）预防性使用可以降低 GM 水平，导致假阴性。

BG 和 GM 两项指标均可用于指导临床诊断和治疗真菌性疾病，但 BG 可早于 GM 升高。G 试验和 GM 试验联合应用，可较为有效地辅助诊断曲霉菌引起的侵袭性感染。研究表明，肺泡灌洗液检测 GM 水平诊断肺曲霉病的敏感性和特异性优于血清 GM 检测，GM 动态变化反映抗真菌疗效及预后。GM 试验可用于恶性血液肿瘤、骨髓移植患者感染曲霉的辅助诊断，但不适用于实体器官移植患者，对于血液肿瘤患者合并侵袭性真菌感染的诊断，BG 的敏感度优于 GM。研究数据显示，健康儿童的 1,3-β-D- 葡聚糖水平高于健康成人，GM 试验

假阳性率达 10% 左右,故这两项指标用于儿童侵袭性真菌感染的诊断时应慎重解释。

3. 隐球菌荚膜抗原金标法 检测血清中新型隐球菌的荚膜多糖抗原,有商品化试剂供应,操作简便易行,特异性较高,目前已在临床广泛应用。见图 3-2-9。

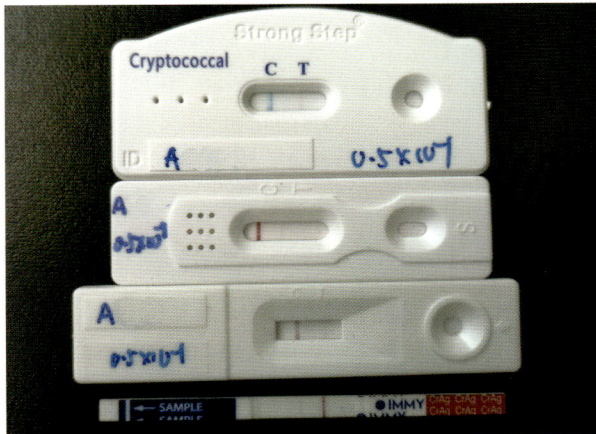

图 3-2-9 隐球菌荚膜抗原金标法结果
三种国产试剂和一种进口试剂比对结果

4. 念珠菌的甘露聚糖检测(Mn 试验) 甘露聚糖蛋白是念珠菌细胞壁的主要成分,念珠菌感染时,甘露聚糖释放进入血液或组织。通过检测甘露聚糖可以诊断念珠菌感染。诊断的敏感度与念珠菌种类有关,白念珠菌敏感度最高,其次是光滑念珠菌和热带念珠菌,而近平滑念珠菌和克柔念珠菌最差。念珠菌定植患者,甘露聚糖抗原阴性,所以该试验可以区分定植和感染。

5. 念珠菌 M 抗体的检测 念珠菌在黏膜定植时可能已经有部分细胞壁成分(如 M 抗原)暴露于宿主免疫系统,产生抗体,但是量很少。当发生侵袭性真菌感染时,机体产生免疫记忆反应,表现出相对早期的 IgG 反应,所以 M 抗原 IgG 型抗体可用于侵袭性真菌感染的诊断。

6. 烟曲霉 IgM/G 抗体检测 部分侵袭性曲霉感染患者曲霉抗体检测呈阳性,免疫力低下的患者在用药有效后 10 日左右能检测到抗体产生。因此,检测 IgM/G 抗体对侵袭性曲霉临床诊断和临床用药的评价有着十分重要的意义。

7. 曲霉菌细胞外糖蛋白抗原检测 曲霉菌活跃生长过程中分泌大量的细胞外糖蛋白,包被有 JF5 的单克隆抗体可与细胞外糖蛋白特异性结合,这种结合具有高度的特异性,包括念珠菌、镰刀菌、赛多孢、毛霉类真菌都不会出现交叉反应。该检测系统可用于血清和 BALF(支气管肺泡灌洗液)样本,在 10~15 分钟内产生结果,使用简单,不需要昂贵的实验室设备,适用于床旁试验。

(五)分子生物学检测和鉴定

传统的真菌鉴定主要还是按照真菌的形态学、生理生化、抗原构造来进行。但由于真菌的种类繁多,个体多态性明显,实验室工作人员的知识水平和经验不足,给真菌鉴定带来了一定困难,很多时候仅能鉴定到属,特别是一部分常规培养不产孢丝状真菌,更是难于鉴定。随着分子生物学的发展,已有聚合酶链反应(PCR)、实时 PCR(real-time PCR)、分子探针、脉冲场凝胶电泳(PFGE)、限制性酶切片段长度多态性(RFLP)分析、单链构象多态性(SSCP)分析、随机扩增多态性 DNA(RAPD)分析、DNA 基因芯片和 DNA 序列分析以及测序等方法,用于深部真菌病的诊断和分型研究,形成了以 PCR 技术为基础的一系列分子生物学方法。

1. 念珠菌血流感染诊断新技术 T₂ 磁共振纳米检测(T$_2$MR),该技术结合磁共振和聚合酶链反应。在这种自动检测系统中,首先将红细胞裂解,使病原体细胞和碎片得以浓缩。念珠菌细胞通过机械手段裂解,利用针对 ITS2 区的念珠菌引物扩增 DNA。放大后的产物被杂交成超磁性纳米颗粒,这些纳米颗粒会聚集在一起,扰乱周围水分子所经历的微观磁场,进而改变可测量的磁共振信号。该系统已获得美国 FDA 批准,可检测 5 种常见念珠菌:白念珠菌、光滑念珠菌、克柔念珠菌、近平滑念珠菌和热带念珠菌。该检测系统具有良好的分析灵敏度,血液中含有 1~3CFU/ml 就可以检测出,对念珠菌血流感染的敏感性和特异性分别达到 91% 和 98%。平均检测时间 4.2 小时,远远快于念珠菌血培养平均报阳时间(平均 2~3 日),抗干扰能力强,抗细菌、抗真菌药物和多种内源性和外源性干扰物质对本实验没有干扰,可以检测出光滑念珠菌和克柔念珠菌对氟康唑的耐药性。

2. LAMP(环介导等温扩增)技术 直接检测标本中曲霉,用 5 种曲霉(烟曲霉、黄曲霉、黑曲霉、土曲霉、构巢曲霉)的 β-tubulin 引物序列直接检测标本中曲霉核酸,用于慢性曲霉病中病原体的检测。该方法对于诊断敏感率为 71.4%(15/21),特异性为 87.0%(20/23),阳性预测值为 83.3%(15/18),阴性预测值为 76.9%(20/26)。

3. 真菌特异性引物测序法 利用 PCR 扩增

真菌核糖体内转录区（internal transcribed spacer, ITS）进行 DNA 测序，通过测序获得碱基序列和数据比对，从而实现真菌的鉴定，测序法是鉴定真菌的"金标准"。

4. PCR- 电喷雾电离质谱技术（PCR coupled with electrospray ionization mass spectrometry，PCR-ESI-MS） 可对临床常见的致病性真菌，包括酵母样真菌和丝状真菌进行鉴定，是一种新型的、多段基因序列的碱基组成信息为基础的病原鉴定技术，具有快速、准确、灵敏、可定量、可检测一份标本中同时存在的多种病原体 DNA 等优点，在临床诊断上具有很高的应用价值。还可用于突变检测、分子流行病学示踪等领域。Massire C 使用 PCR-ESI-MS 技术检测 394 株真菌（264 株丝状真菌，130 株酵母菌）结果显示，该技术对丝状真菌鉴定到属 / 种的正确率为 81.4%，其中对曲霉的鉴定正确率达到了

95.4%；对酵母菌的鉴定正确率为 98.4%。

5. 高通量测序　又称二代测序（next generation sequencing，NGS），以高输出量和高解析度为主要特征，能一次并行对几十万到几百万条 DNA 分子进行序列读取，在提供丰富的遗传学信息同时缩短测序时间。该技术可用于未知病原真菌的鉴定、医院感染性真菌疾病暴发的调查、真菌毒力分析、耐药基因组的研究。

6. 微流控芯片 - 分子指纹法　用于临床常见的致病性真菌菌株鉴定，具有快速、准确、自动化的显著优点，该方法还可应用于菌种的基因分型、分子流行病学调查等领域。但仍需对操作流程进行规范化及构建更加全面的数据库，目前尚不具备直接从临床标本中检测真菌病原体的条件。

（徐和平　陈知行）

参考文献

1. Larone DH. Medically Important Fungi: A guide to identification. 5th ed. Washington DC: ASM Press, 2012

2. Jorgensen JH, Pfaller MA. Manual of clinical microbiology. 11th ed. Washington DC: ASM Press, 2015

3. 陈东科, 孙长贵. 实用临床微生物学检验与图谱. 北京: 人民卫生出版社, 2011

4. 吴绍熙. 现代医学真菌检验手册. 北京: 北京医科大学中国协和医科大学联合出版社, 1998

5. 王端礼. 医学真菌学——实验室检验指南. 北京: 人民卫生出版社, 2005

6. 周庭银, 章强强. 临床微生物学诊断与图解. 4 版, 上海: 上海科技出版社, 2017

7. 顾菊林. 肺部真菌病的实验室诊断——真菌镜检与培养. 中国真菌学杂志, 2008, 3 (1): 46-52

8. 陈东科. 湿片封片技术在临床微生物镜检中的应用. 临床检验杂志, 2017, 35 (1): 42-44

9. 陈东科, 邓存兴, 许宏涛. 全封闭一次性小培养基的研制及其在丝状真菌小培养中应用. 临床检验杂志, 2017, 35 (10): 739-743

10. Hachem RY, Kontoyiannis DP, Chemaly RF, et al. Utility of galactomannan enzyme immunoassay and (1, 3) β-D-Glucan in diagnosis of invasive fungal infections: Low sensitivity for Aspergillus fumigates infection in hematologic malignancy patients. J Clin Microbiol, 2009, 47 (1): 129-133

11. Onishi A, Sugiyama D, Kogate Y, et al. Diagnostic accuracy of serum 1, 3-β-D-glucan for pneumocystis jiroveci pneumonia, invasive candidiasis, and invasive aspergillosis: systematic review and meta-analysis. J Clin Microbiol, 2012, 50 (1): 7-15

12. Karagergopoulos DE, Vouloumanou EK, Niziora F, et al. β-D-glucan assay fpr the diagnosis of invaxive fungal infections: a meta-analysis. Clin infect Dis, 2011, 52 (6): 750-770

13. Chambon-Pautas C, Costa JM, Chammeto MT, et al. Galactomannan and polymerace chain reaction for the diagnosia of primary digeslive aspergillosis in a patatient with acuta myeloid leukemia. J Infect, 2001, 43: 213-214

14. Sendid B, Poirot JL, Tabouret M, et al. Combined detection of mannanaemia and antimannan antibodies as a strategy for the diagnosis of systemic infection caused by pathogenic Candida species. J Med Microbiol, 2002, 51 (5): 433-442

15. Prella M, Bille J, Pugnale M, et al. Early diagnosis of invasive candidiasis with mannan antigenemia and antimannan antibodies. Diagn Microbiol Infect Dis, 2005, 51 (2): 95-101

16. Caggiano G, Puntillo F, Coretti C, et al. Candida colonization index in patients admitted to an ICU. Int J Mol Sci, 2011, 12 (10): 7038-7047

17. Laín A, Moragues MD, Ruiz JC, et al. Evaluation of a novel enzyme-linked immunosorbent assay to detect

immunoglobulin G antibody to enolase for serodiagnosis of invasive candidiasis. Clin Vaccine Immunol, 2007, 14 (3): 318-319

18. Kappe R, Rimek D. Antibody detection in patients with invasive aspergillosis. Mycoses, 2004, 47 (Suppl 1): 55-59

19. Smith PB, Benjamin, DK Jr, Alexander, BD, et al. Quantification of 1, 3-β-D-Glucan levels in children: Preliminary data for diagnostic use of the β-Glucan assay in a pediatric setting. Clinical and Vaccine immunology, 2007, 14 (7): 924-925

20. Mylonakis E, Clancy CJ, Ostrosky-Zeichner L et al. T2 magnetic resonance assay for the rapid diagnosis of candidemia in whole blood: a clinical trial. Clin Infect Dis, 2015, 60: 892-899

21. White PL, Parr C, Thornton C, et al. Evaluation of Real-Time PCR, Galactomannan Enzyme-Linked Immunosorbent Assay (ELISA), and a Novel Lateral-Flow Device for Diagnosis of Invasive Aspergillosis. J Clin Microbiol, 2013, 51 (5): 1510-1516

22. Patterson TF, Donnelly JP. New Concepts in Diagnostics for Invasive Mycoses: Non-Culture-Based Methodologies. J Fungi, 2019, 5 (1): 9

23. Tone K, Suzuki J, Alshahni MM, et al. Species-specific detection of medically important *Aspergilla* by a loop-mediated isothermal amplification method in chronic pulmonary aspergillosis. Med Mycol, 2019, 57 (6): 703-709

24. Zhang L, Xiao M, Wang H, et al. Yeast identi-fication algorithm based on use of the Vitek MS system selectively supplemented with ribosomal DNA sequencing: proposal of a reference assay for invasive fungal surveillance programs in China. J Clin Microbiol, 2014, 52 (2): 572-577

25. Marklein G, Josten M, Klanke U, et al. Matrix-assisted laser desorption ionization-time of flight mass spectrometry for fast and reliable identification of clinical yeast isolates. J Clin Microbiol, 2009, 47 (9): 2912-2917

26. Massire C, Buelow DR, Zhang SX, et al. PCR followed by electrospray ionization mass spectrometry for broad-range identification of fungal pathogens. J Clin Microbiol, 2013, 51 (3): 959-966

27. 陈东科, 孙长贵. 临床微生物学检验图谱. 北京: 人民卫生电子音像出版社, 2016

第四章
其他病原微生物学检验技术与方法

第一节　支原体和脲原体检验

一、分离培养与鉴定

（一）肺炎支原体

1. 分离培养　肺炎支原体培养所需营养要求高，多采用含 1% 新鲜酵母浸液和 10%~20% 的动物血清的牛心浸液或蛋白胨，并适量加青霉素抑制杂菌，pH 指示剂反映其生长。37℃ 5% CO_2 环境中生长良好，人型支原体需培养 2~4 日，典型支原体菌落外观似"油煎蛋样"，应注意与细菌 L 型相鉴别，利用其生化反应可与常见的支原体相鉴别。肺炎支原体分离培养的阳性率不高，需培养 2~3 周，对临床快速诊断意义不大，但对流行病学调查有重要意义。肺炎支原体的形态学图片见第二十三章相关内容。

2. 鉴定　肺炎支原体能发酵葡萄糖产酸，不利用精氨酸与尿素，可还原亚甲蓝，能使无色的氯化三苯基四氮唑（TTC）还原为粉红色。可采用溶血试验、生长抑制试验进一步确认。

（1）溶血试验：在疑似生长肺炎支原体的专用平板上，加一层含 8% 豚鼠红细胞琼脂，37℃孵育过夜，如菌落周围出现溶血环者为阳性。

（2）生长抑制试验：将含疑似肺炎支原体的菌落琼脂块切下，转种于专用液体培养基中，孵育 1 周后，吸取 0.3ml 培养液，涂布于专用固体平板上，待干后，再贴上浸有肺炎支原体抗体滤纸片，37℃孵育下，平板上出现抑制生长环者为阳性，该试验特异性高于其他试验，但敏感性差。

（二）解脲脲原体

1. 分离培养　取标本 0.1~0.2ml 接种于含有酚红和尿素的液体培养基中，95% N_2、5% CO_2 的厌氧环境中 37℃孵育，24 小时后观察颜色变化，若液体由黄色变为红色为阳性。再取 0.2ml 培养物接种于相应的固体培养基和新的液体培养基做次代培养，以低倍显微镜观察菌落形态。此外，将液体培养基离心取沉淀物分别做吉姆萨（Giemsa）染色、革兰氏染色和细胞壁染色，观察菌体形态。在固体培养基上经 2~4 日培养，形成直径仅为 10~40μm 的细小菌落，又称为"T"株（tiny strain）。解脲脲原体的形态学图片见第二十三章相关内容。

2. 鉴定　解脲脲原体经形态和生化反应等检测可做出初步鉴定。解脲脲原体不分解葡萄糖和精氨酸，产生脲酶水解尿素产氨。进一步鉴定需做代谢抑制试验、生长抑制试验。

（1）代谢抑制试验：利用解脲脲原体分解尿素，当加入特异性抗血清后，可抑制相对应血清型菌株生长，培养基中酚红指示剂不显色。

（2）生长抑制试验：同肺炎支原体操作。结果须在低倍镜下，观察纸片周围抑菌环及宽度。

二、血清学试验

肺炎支原体感染的血清学诊断方法有 ELISA、补体结合试验、冷凝集试验等（表 4-1-1）检测特异性抗体。ELISA 法检测肺炎支原体抗体具有敏感性和特异性高、快速经济的优点，故 ELISA 法常作为肺炎支原体的首选检测试验。冷凝集试验是检测患者血清中冷凝集素的一种非特异性试验，方法是将患者的稀释血清与 O 型 Rh 阴性红细胞在 4℃下做凝集试验。效价高或双份血清呈 4 倍以上升高，肺炎支原体近期感染的可能性大。解脲脲原体感染的血清学检查意义不大，主要原因是有些无症状者也有低效价的抗体，可能与人群中存在支原体有关。

表 4-1-1　肺炎支原体感染的血清学诊断方法比较

血清学试验	诊断肺炎支原体	特点	敏感性	特异性
ELISA	可靠方法	快速、经济，检测 IgG、IgM 抗体	高（10^4CFU/μl）	高
补体结合试验	常用方法	只能检测 IgM 抗体	90% 左右	90% 左右 [a]
间接血凝试验		操作简便，只能检测 IgM 抗体	>90%	不理想 [b]
冷凝集试验		非特异性试验	50% 左右	缺乏特异性

注：a，肺炎支原体与生殖道支原体、嗜肺军团菌存在抗原交叉反应，在老年患者中，补体结合试验阴性不能排除肺炎支原体感染。b，肺炎支原体与生殖道支原体存在抗原交叉反应。

三、商品化检测系统

目前市售的商品化检测系统较多，如采用法国生物梅里埃公司的支原体 IST2 试剂盒，对泌尿生殖道解脲脲原体和人型支原体进行鉴定及半定量计数，同时对 9 种抗菌药物进行药敏试验。

（一）检测原理

肉汤提供支原体生长的最理想环境（酸碱度、底物和一些生长因子）。肉汤中的特殊底物（用于解脲脲原体的尿素，用于人型支原体的精氨酸）和指示剂（苯酚红）显示由于 pH 提高而产生颜色变化的阳性反应。3 种抗生素和 1 种抗真菌药物的组合提供了选择性，确保样品中出现的任何污染菌群都不会影响试验。

（二）结果判读

在孵育 24 小时和 2 日后，读取瓶中尿素 - 精氨酸肉汤培养基颜色的变化。解脲脲原体的结果须在 24 小时后判读，人型支原体及其余测试杯的结果在孵育足 2 日后判读。肉汤颜色由黄色变为橙色到红色为阳性。

（三）异常结果模式及其解释

IST2 试剂盒异常结果模式及其解释见表 4-1-2。在所有异常结果可能的原因中，取材不当及操作误差可能是最重要和最直接的原因，如标本量过少或过多、标本保存不当、标本浸泡时间不足、加样前混匀不够等。

表 4-1-2　IST2 试剂盒常见异常结果模式及其解释 *

结果模式	可能的原因	建议解决方法
瓶阳性，试条全阴性	肉汤标本中支原体滴度过低，操作错误或者瓶被污染	孵育 48 小时再判读；从瓶中取样，接种在平板上，检测是否被污染；重新测试
瓶阳性，试条质控孔阴性，试条其余孔有个别呈阳性	肉汤标本中支原体滴度过低，操作错误或试条被污染	从试条上阳性孔取样，接种在平板上，检测是否被污染；重新测试
瓶阴性，而试条有阳性结果	结果无意义。可能由于操作失误或试条被污染	检查操作过程；确认阳性孔是否有污染；重新测试；了解患者抗菌药物治疗史
抗菌药物浓度低时试验结果为阴性，而在抗菌药物浓度高时试验结果为阳性	结果无意义，可能是操作失误或标本中支原体滴度过低	重新测试
低滴度孔阴性，高滴度孔阳性	操作错误或试剂失控	重新测试
瓶阳性，试条质控孔阳性，试条其余孔阴性	肉汤标本中支原体滴度过低或操作错误	重新测试
试条质控孔阳性，滴度孔阴性，试条其余孔有阳性	操作错误	重新测试
全部测试孔均为阳性	标本处理错误，或瓶被污染	重新采样

注：* 所有解释都应该在试剂条在控的条件下成立。

四、分子生物学检测

PCR 方法快速、敏感和特异,目前国内采用实时荧光 PCR 方法进行肺炎支原体和解脲脲原体的临床检测。但此法非常敏感,试验操作时应特别小心,避免污染。

（一）肺炎支原体

1. 方法　根据肺炎支原体 P1 毒力基因的比较结果和等位基因特异 PCR 的原理,设计 Mpn1、Mpn2,两对引物选自 16S rRNA 的同一位置,长度 25mer。选择肺炎支原体 16S rRNA 保守序列 M16 作为寡核苷酸探针用于鉴定扩增产物。

2. 结果解释　肺炎支原体是呼吸道感染较常见的致病菌,感染后除引起非典型肺炎外,还可引起肺外各系统感染。采用 PCR 方法检测肺炎支原体 DNA,可早期、快速、准确、敏感地诊断肺炎支原体感染。

（二）解脲脲原体

1. 方法　根据解脲脲原体编码脲酶的基因序列设计引物,最具特异性,可避免假阳性。实时荧光 PCR 扩增条件为 93℃ 45 秒,60℃ 120 秒,70℃ 60 秒,40 个循环,反应体积 25~50μl。该法敏感性高、快速简便,可作为临床快速诊断的重要手段。

2. 结果解释　解脲脲原体是人类泌尿生殖道常见的共生微生物,主要引起非淋球菌性尿道炎（NGU）、子宫内膜炎、绒毛膜羊膜炎、自然流产、早产、前列腺炎、附睾炎、不育症等,从临床标本中检测到解脲脲原体,并不能确定是携带还是感染状态,具体须结合临床及解脲脲原体定量培养,男性尿道中检测到的解脲脲原体要在 10^4CFU/ml 以上才具有临床意义。

（喻　华）

第二节　衣原体检验

一、直接检查

直接检查方法简便、快速,但存在非特异或出现假阳性反应,因此,在性传播疾病诊断时,应非常慎重。检查时应设有阳性和阴性对照。

（一）Giemsa 染色

1. 方法　标本涂片空气中干燥,用无水甲醇固定 5 分钟,弃去甲醇,涂片自然干燥。用新鲜稀释的 Giemsa 染液溢满涂片,染色 1 小时,移去多余的染色液,用 95% 乙醇冲洗涂片,自然干燥后镜检。

2. 结果判断　原体呈紫红色,网状小体（始体）呈蓝色。

3. 注意事项　稀释的 Giemsa 染色液要当天新鲜配制;如是厚的细胞培养单层,要染 1~5 小时。

（二）直接免疫荧光染色

1. 方法　将感染部位的分泌物涂片,眼结膜可用刮片,用直接荧光素标记抗体（DFA）进行染色,用荧光显微镜查细胞中的原体或包涵体。

2. 结果判断　原体或包涵体呈明亮荧光。

3. 结果解释　查到衣原体即可诊断。LPS（脂多糖）单克隆抗体可与所有衣原体属成员反应;用抗沙眼衣原体血清单克隆抗体可检测到种、型。

二、分离培养

将标本接种于鸡胚卵黄囊或经放线菌酮处理的单层 McCoy 细胞、Hela-229 细胞、BHK-21 细胞中,35℃培养 2~3 日,接种的细胞离心处理可促进衣原体进入以提高培养阳性率,其敏感性为 50%~85%,阳性即可确立诊断。

三、血清学试验

衣原体感染的血清学诊断方法有补体结合试验（CF）、微量免疫荧光试验（MIF）、酶免疫分析（EIA）等。CF 试验属特异性抗体,反应稳定,但方法烦琐;MIF 比 CF 敏感,且可进行分型,目前广泛应用;EIA 可用于 IgG 抗体的检测,但不如 MIF 敏感。

（一）微量免疫荧光试验

1. 方法　将衣原体各标准株作为抗原滴在玻片上,固定后加待测血清,再加入荧光素标记的抗人 IgG 或 IgM 血清,冲洗后用荧光显微镜观察。

2. 结果判断　沙眼衣原体的抗原抗体复合物呈明显黄绿色荧光。

3. 结果解释

（1）主要用于沙眼、性病淋巴肉芽肿及沙眼衣原体眼-生殖道等疾病的诊断。鹦鹉热的诊断可发现急性期和恢复期双份血清中的 IgG 抗体效价增高；对性病淋巴肉芽肿很难有效价增长，单份血清在活动性病例 IgG（1∶2 000）和 IgM（1∶32）水平很高；而沙眼、包涵体结膜炎和生殖道感染，很难有双份血清抗体效价增长。全身性感染患者的抗体滴度高于表面感染者，女性患者高于男性患者。

（2）IgM 抗体检出可诊断近期感染。尤其对新生儿衣原体肺炎诊断特别有意义。包涵体结膜炎或仅在呼吸道有衣原体暂居而无肺炎症状者，仅出现低效价的 IgM，单份血清 IgM 效价大于 1∶32 有诊断意义。

（3）肺炎衣原体感染的微量免疫荧光诊断依据。急性期和恢复期双份血清抗体效价有 4 倍增长；一次 IgM 效价>1∶16；一次 IgG 效价>1∶512。患者常在发病 3 周后才发现 IgM，而 6~8 周方能检出 IgG。

（二）酶免疫分析

酶免疫分析可以从标本中检出衣原体可溶性抗原，能在数小时内完成，并适用于同时检测大量标本。

1. 方法　用抗 LPS 单克隆抗体或多克隆抗体与标本中吸附在固相载体（小珠、微量滴定板、膜等）上的抗原反应，加酶标记的载体温育，经酶的底物和显色剂作用，通过测定吸光度或肉眼观察判定结果。

2. 方法的敏感性和特异性　抗衣原体 LPS 抗体可与革兰氏阴性菌（如淋病奈瑟菌、大肠埃希菌、阴道加德纳菌等）LPS 产生交叉反应，因此，敏感性、特异性和可重复性不理想。

3. 结果解释　本法可检测出所有衣原体抗原，在沙眼衣原体的检测上应用较为广泛。男性尿道拭子检测沙眼衣原体 EIA 不如 DFA 敏感，女性标本则以 EIA 较为敏感，用 EIA 检查男性有症状患者的尿样有助于诊断，而女性尿液检测对确定感染无帮助，一般不推荐。

四、分子生物学检测

（一）核酸探针

用 ^{125}I 标记的沙眼衣原体 rDNA 探针检测宫颈拭子的敏感性和特异性，与细胞培养相比分别为 82.8% 和 99.4%；吖啶酯标记单链 DNA 探针，与标本中沙眼衣原体 rRNA 杂交，用化学发光法测定，其敏感性和特异性分别为 60%~93% 和 95.8%~98.8%。用此法检测只需 1 小时，且没有放射性危害。

（二）PCR 检测

PCR 方法快速、敏感和特异，目前国内采用实时荧光 PCR 方法进行沙眼衣原体的临床检测。但应按规范要求操作，提高检测结果的真实性。

1. 方法　在沙眼衣原体 PCR 检测中，主要扩增的靶序列包括外膜蛋白（MOMP）基因（omp1）、隐蔽性质粒和 rRNA。其中，以隐蔽性质粒为靶序列进行的检测成功率最高，其次是对 Hsp60（热激蛋白 60）的检测，再次是对 MOMP 的检测，而以 rRNA 为靶序列扩增时效率最低。实时荧光 PCR 扩增的条件为先 94℃ 5 分钟，然后 94℃ 10 秒，60℃ 60 秒，40 个循环，反应体积 25~50μl。

2. 结果解释

（1）当检测结果呈阳性时，表示存在沙眼衣原体相关基因，在排除假阳性结果后可确诊为沙眼衣原体感染。

（2）当检测结果呈阴性时，在排除 PCR 抑制物、耐药基因突变导致的假阴性结果后可确诊为无沙眼衣原体感染。

（喻　华）

第三节　螺旋体检验

一、形态学检查

（一）直接检查（暗视野显微镜检查）

1. 检测原理　暗视野显微镜检查为最常应用的螺旋体检查方法，其检测原理是在装有暗视野集光器的显微镜下，视野中无直接光线，光只能从四周透入，当接物镜下无物体存在时，视野始终保持黑色，当有物体时，则从四周透入的光线射到物体上,物体将光线折射在目镜方向而发生光亮,从而观察到螺旋体的形态及运动特征,方法简便、直观。

2. 方法及结果观察见表 4-3-1。

表 4-3-1　常见螺旋体暗视野显微镜检查

种名	检查方法	螺旋体特点
钩端螺旋体	血液、尿液、脑脊液、外周血采用差速离心集菌后检查	运动活泼、折光性强,呈白色螺旋体
伯氏疏螺旋体	皮损活检标本、血液、尿液、脑脊液、蜱成虫及幼虫等	运动活泼、螺旋不规则、两端尖直的螺旋体
回归热螺旋体	血液	细长疏散弯曲螺旋体、运动活泼
奋森疏螺旋体	病变部位	运动活泼,3~8 个大而不规则的螺旋
苍白密螺旋体(梅毒螺旋体)	初期取下疳分泌物;二期取梅毒疹、病灶渗出物或淋巴结穿刺液	运动活泼,沿长轴屈伸、旋转、前后移行

（二）荧光抗体染色法

用免疫荧光抗体染色法检查标本中的螺旋体,其敏感性和特异性均较高。但此方法成本较高,在临床实验室的应用受限。不推荐使用非特异性的荧光染色(如吖啶橙染色),以免与非致病性螺旋体相混淆。

（三）革兰氏染色法

螺旋体革兰氏染色为阴性,但着色微弱,不易观察,尤其密螺旋体更难检测到。如图 4-3-1 所示。

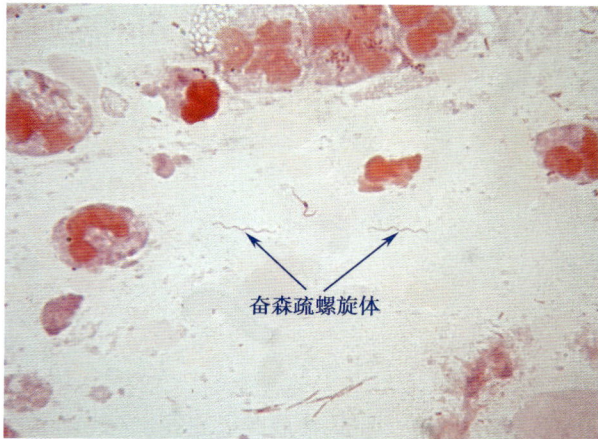

图 4-3-1　奋森疏螺旋体
痰涂片革兰氏染色 ×1 000

（四）其他染色法

包括镀银染色(可检测密螺旋体)等其他染色方法均可用于螺旋体的检测。

二、分离培养

采用 Baobour-Stoenner-Kelly(BSK)复合液体培养基,33~35 ℃孵育,BSK 加入 1.3% 的琼脂可作为固体培养基,需培养 2~3 周,伯氏疏螺旋体需培养 12 周。

三、血清学试验

（一）钩端螺旋体

钩端螺旋体血清学试验是诊断钩端螺旋体病的主要检测手段之一,血清学试验的方法有乳胶凝集试验、凝集溶解试验、间接凝集试验、ELISA 等。常采用间接血细胞凝集试验来检测钩端螺旋体。

1. 间接血细胞凝集试验　将钩端螺旋体培养物中提取的抗原致敏红细胞与患者血清混合,若血清内有相应抗体,则红细胞发生凝集。

2. 结果解释　单份血清 1∶80 或以上者为阳性,双份血清检测,若恢复期为早期效价 4 倍或以上者可确诊。

（二）梅毒螺旋体

1. 检测方法　梅毒螺旋体血清学试验主要分为过筛试验和确认试验。WHO 推荐用性病研究室玻片(VDRL)试验、快速血浆反应素(RPR)试验对血清进行过筛试验,出现阳性者用荧光密螺旋体抗体吸收(FTA-ABS)试验、梅毒螺旋体荧光抗体双染色(FTA-ABS-DS)试验、梅毒螺旋体抗体微量血凝(MHA-TP)试验、ELISA 等法做确认试验。梅毒螺旋体常见血清学试验类型与名称见表 4-3-2。

2. 梅毒螺旋体血清学试验的敏感性和特异性比较见表 4-3-3。

3. 结果解释

(1) TRUST 适用于筛查和治疗效果的监测,梅毒螺旋体试验(ELISA、TP-PA 等)可作为确认试验,对潜伏期和晚期梅毒敏感性更高。

(2) 梅毒螺旋体血清学试验阳性,只提示所测标本中有抗类脂抗体或抗梅毒螺旋体抗体存在,不能作为感染梅毒螺旋体的绝对依据,阴性结果也不能排除梅毒螺旋体感染,应结合临床综合分析。

（三）伯氏疏螺旋体

伯氏疏螺旋体属直接镜检和培养比较困难,故血清学试验是主要的实验室诊断方法。常用间接免疫荧光法(IFA)、ELISA 检测。

表 4-3-2 梅毒螺旋体常见血清学试验类型与名称

试验类型	试验名称
非密螺旋体试验(nontreponemal tests)	性病研究室玻片(VDRL)试验
	血清不加热反应素(USR)试验
	快速血浆反应素(RPR)试验
	甲苯胺红不加热血清学(TRUST)试验
密螺旋体试验(treponemal tests)	荧光密螺旋体抗体吸收(FTA-ABS)试验
	梅毒螺旋体荧光抗体双染色(FTA-ABS-DS)试验
	梅毒螺旋体血凝试验(TPHA)
	梅毒螺旋体颗粒凝集试验(TPPA)
	梅毒螺旋体酶联免疫吸附试验(TP-ELISA)

表 4-3-3 梅毒螺旋体血清学试验的敏感性和特异性比较

试验类型	敏感性 /%[a]				特异性 /% (非梅毒)
	1 期	2 期	潜伏期	晚期	
非密螺旋体试验					
VDRL	78(74~87)	100	95(88~100)	71(37~94)	98(96~99)
RPR	86(77~100)	100	98(95~100)	73	98(93~99)
USR	80(72~88)	100	95(88~100)		99
TRUST	85(77~86)	100	98(95~100)		99(98~99)
密螺旋体试验					
FTA-ABS	84(70~100)	100	100	96	97(94~100)
FTA-ABS-DS	80(69~90)	100	100		98(97~100)
TPPA	88(86~100)	100	100		96(95~100)
IgG-ELISA	92(88~97)	100	99(96~100)	100	99(98~100)

注:a,资料来自美国 CDC 的研究。

1. 检测方法

(1)间接免疫荧光法(IFA):操作简单实用,但类风湿关节炎和其他螺旋体病可出现假阳性反应。

(2)ELISA:用可溶性抗原进行酶标记的抗体反应。方法方便快捷,但全菌体 ELISA 特异性较差,仅用作筛选试验。检出灵敏度小于 150 个螺旋体,适用于检查蚴幼虫和成虫的感染。

2. 结果解释 用伯氏疏螺旋体抗原检测患者血清中的抗体,大约 90% 患者有抗体效价的上升。特异性 IgM 多在出现红斑后 2~4 周出现,6~8 周达高峰;特异性 IgG 通常在发病后 6~8 周出现,4~6 个月达高峰。双份血清检测,若恢复期抗体效价比早期升高 4 倍或以上可确诊。

四、分子生物学检测

(一)钩端螺旋体

1. 方法 根据钩端螺旋体高度保守区 EcoR 片段设计引物,扩增片段为 274bp,进行 PCR 检测钩端螺旋体。PCR 方法具有高度的敏感性和特异性,但血液中由于钩端螺旋体数量少,其阳性检出率只有 50%;收集尿液,浓缩后制备模板,阳性率可达 90%,敏感性达 100fg DNA。

2. 结果解释 PCR 检测钩端螺旋体是早期诊断钩端螺旋体病的一种敏感和特异方法。其临床意义在于早期诊断和长期排菌的监测。

(二)梅毒螺旋体

1. 方法 用 PCR 技术直接检测临床标本中

梅毒螺旋体的特异 DNA 片段,目前用于梅毒螺旋体基因扩增的引物序列主要有 47 000 膜抗原基因($tpp47$)、39 000 碱性蛋白基因(bmp)、TPF1蛋白基因($tpf-1$)或 TYF1 蛋白基因($tYf-1$)、$tmpA$基因。PCR 检测梅毒螺旋体 DNA,敏感性很高,特异性很强,是目前诊断梅毒螺旋体的先进方法。

2. 结果解释　PCR 检测脑脊液中的梅毒螺旋体 DNA 可作为确诊的依据,但不能取代梅毒螺旋体血清学反应试验。PCR 法检测血清中的梅毒螺旋体 DNA,尚不能作为一种常规的检测方法。

（三）伯氏疏螺旋体

1. 方法　目前用于伯氏疏螺旋体基因扩增的引物序列主要有 $OspA$ 基因、$OspB$ 基因、16S rRNA基因、41kDa 编码基因、鞭毛素基因等。

2. 结果解释　通过 PCR 从患者血、尿、病变部位、脑脊液及关节液等标本中检出伯氏疏螺旋体 DNA,但该法在莱姆神经螺旋体病和莱姆关节炎中的诊断价值有待进一步探讨。应用 PCR 技术对莱姆病的早期诊断、病原学研究、抗生素疗效观察及进一步群型分类研究等有一定实用价值。

（喻　华）

第四节　立克次体检验

一、直接检查

采集发热患者急性期的肝素抗凝血、皮疹或焦痂周边的活检组织作为标本,用免疫组织学的方法可以检出立克次体。该法敏感、特异和快速。立克次体呈多形态性,球杆状或杆状,大小为$(0.3\~0.5)\,\mu m \times (1.0\~2.0)\,\mu m$。革兰氏染色阴性,呈明显多形性,但着色不明显,常用 Gimenza 法或 Giemsa 法染色,前者立克次体被染成红色,染色效果好,后者染成紫色或蓝色。免疫荧光显微镜检查的特异性好,见图 4-4-1。

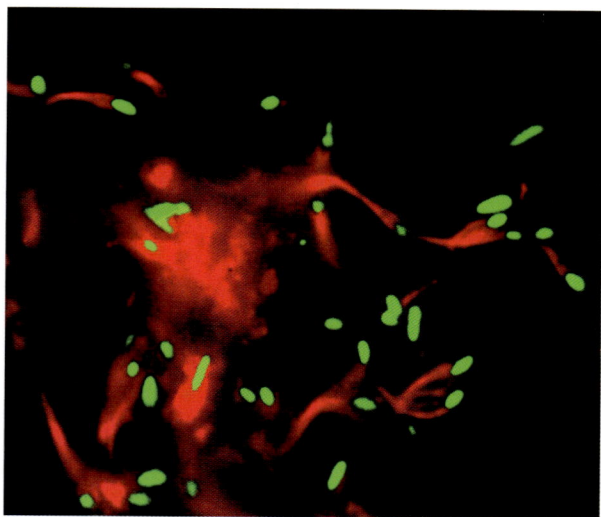

图 4-4-1　斑疹伤寒立克次体
免疫荧光染色结果 ×200

二、血清学试验

立克次体病常用的血清学诊断方法有外斐反应、ELISA、间接免疫荧光试验(IFA)、补体结合试验(CF),见表 4-4-1。

三、分子生物学检测

（一）斑疹伤寒立克次体

1. 方法　以立克次体编码 17kD 蛋白的基因和编码普氏和莫氏立克次体 169kD 蛋白的基因作为扩增靶区,选择两对引物(R17-1、R17-2 和 R169-1、R169-2),用 PCR 技术对两型斑疹伤寒立克次体分别进行检测。

2. 结果解释　该法的敏感性可达 0.05ng DNA水平,特异性和重复性好,对两型立克次体早期诊断、鉴别诊断及自然生态宿主研究有较大价值。

（二）恙虫病立克次体

1. 方法　目前用于恙虫病立克次体基因扩增的引物序列主要有 $sta56$、$sta58$、$MOMPB$ 基因的DNA 序列。

2. 结果解释　该法的敏感性可检出 20ng 的恙虫病立克次体 DNA 水平;巢式 PCR 法的敏感性较常规 PCR 法高 100 倍,可检出 200pg 的恙虫病立克次体 DNA 水平,是目前最为快速、特异、敏感的实验室诊断方法,可用于急性期患者的早期诊断。

表 4-4-1　立克次体病常用的血清学诊断方法

血清学试验	最低阳性效价	检出抗体时间	特点
外斐反应	>160	2~3 周	缺乏敏感性及特异性,抗原易得,方法简便
ELISA	OD 值 0.25>对照	1 周	IgM 捕捉做早期诊断,适用于大批及微量标本
IFA	16~64	2~3 周	需用抗原少,群特异性,相当敏感,能区分 Ig 类别
CF	8 或 16	2~3 周	不如 IFA 或 ELISA 敏感,特异性好,方法烦琐

（喻　华）

参考文献

1. Jorgensen JH, Pfaller MA. Manual of clinical microbiology. 11th ed. Washington DC: ASM Press, 2015

2. 陈东科, 孙长贵. 实用临床微生物学检验与图谱. 北京: 人民卫生出版社, 2011

3. 尚红, 王毓三, 申子瑜. 全国临床检验操作规程. 4 版. 北京: 人民卫生出版社, 2015

4. 张卓然、倪语星. 临床微生物学和微生物检验. 3 版, 北京: 人民卫生出版社, 2003

5. 丁振若、于文彬、苏明权, 等. 现代检验医学. 北京: 人民军医出版社, 2007

6. 洪秀华. 临床微生物学检验. 北京: 中国医药科技出版社, 2004

7. 王金良, 李晓军, 涂植光, 等. 实用检验医学 (下册). 2 版, 北京: 人民卫生出版社, 2013

8. 陈东科, 孙长贵. 临床微生物学检验图谱. 北京: 人民卫生电子音像出版社, 2016

第五章
微生物商品手工和自动化检验系统

第一节 概 述

300多年前荷兰人安东尼·凡·列文虎克（Antoni van Leeuwenhoek）用自制显微镜第一次描述了肉眼所看不见的微小植物和动物，开启了微生物学研究的历史时代。长期以来，临床微生物学实验室一直沿用100多年前的革兰（Gram）、巴斯德（Pasteur）、郭霍（Koch）及皮特里（Petri）等创造的传统的微生物学鉴定方法。到20世纪60年代，细菌鉴定方法主要利用手工配制的试管（单项反应）培养基测定细菌的生化反应，以鉴定细菌的种属。20世纪70年代后，在对微生物进行深入研究的基础上，微生物学家和工程技术人员密切合作，采用了物理、化学的分析方法，并根据细菌不同的生物学性状和代谢产物的差异，逐步发展了微量快速培养基和微量生化反应系统，具有简易、微量、系统和标准化等优点，使原来缓慢、烦琐的手工操作变得快速、简便，并实现了从生化模式到数字模式的转化，后来形成半自动化和自动化微生物分析系统。

微生物鉴定的自动化技术近十几年得到了快速发展。数码分类技术集数学、计算机、信息及自动化分析为一体，采用商品化和标准化的配套鉴定和抗菌药物敏感试验卡或板条，可快速准确地对数百种临床常见分离菌进行自动分析鉴定和药敏试验。采用蛋白质组学鉴定系统的基质辅助激光解吸电离飞行时间质谱（matrix assisted laser desorption ionization time of flight mass spectrometry，MALDI-TOF MS）技术，可以对细菌或真菌细胞进行蛋白质组学分析，在短短的几分钟内对其进行鉴定，具有快速、简便、成本低等优点，临床微生物学实验室正在采用该法。采用基因型鉴定系统，可以对分离菌进行更加精确的鉴定。目前商品手工检验、自动化微生物鉴定和药敏分析系统已在世界范围内的临床实验室中得到广泛应用。微生物自动化仪器、商品手工检验系统以及全实验室自动化的使用，促进了临床微生物检验工作的开展，提高了工作质量，使实验室更加标准化。本章主要介绍国内外上市的一些临床微生物培养、鉴定及药敏试验的商品系统，包括自动化血培养系统、手工鉴定系统、半自动化鉴定系统、自动化及全自动化鉴定和药敏分析系统。

大多数商品鉴定系统采用细菌分解底物后反应体系中pH的变化、色原性或荧光原性底物的酶解、碳源利用时指示剂的变化、测定挥发酸或不挥发酸、识别是否生长或测定DNA靶序列等方法来鉴定和检测细菌。各种微生物鉴定系统的反应基础见表5-1-1。

表 5-1-1 各种微生物鉴定系统的反应基础

系统源性	需要培养	分析	阳性结果指示	系统举例
pH 为基础的反应（通常 15~24 小时）	需要	碳水化合物利用	pH 指示颜色变化：碳水化合物被分解产酸，蛋白质或含氮化合物被水解产碱	API panels，Crystal panels，Vitek cards，MicroScan conventional panels，Phoenix panels，Sensititre panels

续表

系统源性	需要培养	分析	阳性结果指示	系统举例
酶谱分析 (通常2~4小时)	不需要	酶活性	色原性/荧光性底物混合物被酶水解后产生颜色变化	MicroScan rapid panels，IDS panels，Crystal panels，Vitek cards，Phoenix panels，Sensititre panels
碳源利用	需要	有机物	无色变为紫色	Biolog
挥发性或非挥发性酸测定	需要	细胞脂肪酸	气相色谱鉴定终末产物与已知图谱比较	MIDI
肉眼观察生长	需要	各种底物	浑浊生长	API 20C AUX panels
DNA 靶序列	不需要	核酸	电泳和核酸碱基序列	Laboratory developed，MicroSeq，GenBank，RDP，RIDOM，SmartGene
PCR/电喷雾电离质谱法	不需要	核酸	频谱中的质谱信号	IRIDICA（Abbott）
基质辅助激光解吸电离飞行时间质谱	需要	蛋白质	频谱中的质谱信号	Bruker，bioMerieux，Andromas

（贾 伟 陈东科）

第二节 商品手工检验系统

一、商品手工微生物鉴定系统

商品手工细菌/真菌鉴定系统均采用数值鉴定法。将一定浓度的待测试菌液加入测试板条反应孔内，在规定的温度下进行孵育，在规定的时间内加入附加试剂，然后根据颜色的变化人工判读阳性或阴性结果，并将判读结果按要求转换成数码，再与已经建立的生化反应结果数据库（数码查询手册或相关软件）比对，将数码转换成菌名，最终得到鉴定结果。根据每种细菌生化反应结果出现的频率总和与数据库中标准菌株的频率总和进行比较，可鉴定出不同种类的细菌，并用百分率表示每种菌的鉴定概率，即鉴定百分率（%id）。

$$鉴定百分率（\%id）=\frac{单项总发生频率}{多项总发生频率}\times100\%$$

将未知菌单次总发生频率除以最典型反应模式单次总发生频率，得到模式频率 T 值，代表个体与总体的近似值。T 值越接近1，个体与总体越接近，鉴定价值越大。按 %id 大小排序，相邻两项的 %id 之比为 R，代表着首选条目与次选条目的差距，差距越大，价值越大。如果 %id ≥ 80%，参考 T 及 R 值可做出鉴定。

结果解释：

%id ≥ 99.9　T ≥ 0.75　最佳的鉴定（excellent identification）

%id 99.0~99.9　T ≥ 0.5　很好的鉴定（very good identification）

%id 90.0~98.9　T ≥ 0.25　好的鉴定（good identification）

%id 80.0~89.9　T ≥ 0　可接受的鉴定（acceptable identification）

%id ＜80.0，则将前2个条目的 %id 相加，若仍不足80.0，则将前3个 %id 相加。

（1）若 ≥ 80.0 则：

1）为同种细菌，可能是不同生物型。

2）为同一菌属的不同种。

3）为不同属、不同种细菌，需补充生化反应。

（2）若＜80.0，则为不可接受的结果。

国内外已有许多种用于临床细菌鉴定的数码鉴定系统，为临床微生物学实验室鉴定细菌提供了简便、快速的方法。当前,国外主要的商品化手工细菌/真菌鉴定系统有 API、Micro-ID、RapID 和 Enterotube Ⅱ 等。目前常见的手工微生物鉴定系统和鉴定范围见表 5-2-1。

二、商品化人工血培养系统

1. 双相血液培养基 在培养瓶的底部加固体培养基,在培养瓶中加入培养液,进行孵育(振荡或不振荡),观察固体和液体培养基有无细菌生长。适用于需氧菌、兼性厌氧菌和真菌。并可对菌落立刻进行鉴定和药物敏感性试验。此方法不适于处理大量的血培养。商品化产品有 Seoti-Chek(BD),SIGNAL(OXOID)和 Hemoline(Bio Merieux)。

表 5-2-1 目前常见的手工微生物鉴定系统

生产厂商	系统名称	可鉴定的微生物	孵育时间及条件
BioMerieux	API 20A	厌氧菌	24~48 小时;厌氧
	Rapid ID 32A	厌氧菌	4 小时;需氧
	API 20E	肠杆菌科、非发酵革兰氏阴性杆菌	18~24 小时;需氧
	API Rapid 20 E	肠杆菌科	4 小时
	API 20 NE	非发酵菌	24~48 小时;需氧
	API NH	奈瑟菌属、嗜血杆菌属、莫拉菌属	2 小时;需氧
	API Staph	葡萄球菌、微球菌	18~24 小时
	RAPID EC Staph	葡萄球菌	2 小时;需氧
	API 20 Strep	链球菌、肠球菌	4~24 小时;需氧
	API Coryne	棒状杆菌及相关菌	24 小时;需氧
BD Thermo Scientific(Remel)	BBL Crystal Anaerobe	厌氧菌	4 小时;需氧
	RapID ANA Ⅱ	厌氧菌	4~6 小时;需氧
	RapID NF Plus	非发酵和选择性发酵革兰氏阴性杆菌	4 小时
	RapID NH Plus	奈瑟菌、嗜血杆菌、莫拉菌	4 小时
	RapID ONE	肠杆菌科	4 小时
	RapID Staph Plus	葡萄球菌	4 小时
	RapID STR	链球菌和其他革兰氏阳性球菌	4 小时
	RapID CB Plus	棒状杆菌(40 种)	4 小时
BD Diagnostics	BBL Crystal Enteric/Nonfermenter ID	肠杆菌科,某些革兰氏阴性非发酵菌	18~20 小时
	BBL Crystal Neisseria/Haemophilus ID kit	奈瑟菌属、嗜血杆菌属、其他的苛氧菌	4 小时
	BBL Enterotube Ⅱ	肠杆菌科,氧化酶阴性革兰氏阴性杆菌	18~24 小时
	BBL Crystal Gram-positive ID kit	革兰氏阳性菌	18~24 小时
	BBL Crystal rapid Gram-positive ID kit	革兰氏阳性菌	4 小时
Oxoid	Microbact 12A,12E	肠杆菌科,杂项革兰氏阴性杆菌	18~48 小时
	Microbact 12B	其他革兰氏阴性杆菌 12A 的补充鉴定	24~48 小时
	Microbact 24E	肠杆菌科和其他革兰氏阴性杆菌	24~48 小时

2. 分离器溶解离心系统（isolator lysis）　将血液标本接种到含有裂解剂、抗凝剂和缓冲剂的试管中，离心后弃上清液，然后将离心沉淀物混匀后接种到培养基。该系统已经用于常规病原体的检测，可用来检测致病酵母菌、双相真菌、分枝杆菌及巴尔通体属，但检测厌氧菌、某些嗜血杆菌和肺炎链球菌的效果不及其他方法。商品化产品名为Isolator。

（贾　伟　陈东科）

第三节　自动化检验系统

一、全自动标本处理器

细菌学检验对标本是否及时接种有较高要求。从样本的采集开始，经运送至接种，整个过程建议在 2 小时内完成。而对于大型医院的微生物实验室而言，因标本量大，很难在短时间内完成标本的处理和接种。寻找替代烦琐人工操作，使微生物标本处理自动化的需求日益彰显。1996 年加拿大 Dynaco 公司推出的第一台自动接种仪，以机械臂代替部分人工，每小时能处理 100 个平板，推动了微生物前处理自动化的进程。近几年全自动标本处理系统逐渐开始应用于临床微生物实验室，解决大量标本的快速接种和标准化操作。部分自动化系统更是趋向于模块化、流水线化，除能解决标本的自动接种外，还能实现自动涂片、通过传输带送至相应培养箱、可设置培养时间及气体环境、电脑控制选取培养平板、图像采集、电脑屏幕观察菌落、网络传输影像资料、分配贴取药敏纸片等不同的功能，很大程度上提升了微生物检验的自动化和信息化。

目前全自动标本处理器大致可分为 3 种类型，分别是全自动标本接种系统、自动接种和培养系统、自动接种培养和检验流水线系统。

1. PRIVE Isola 全自动平板接种仪　PRIVE Isola 全自动平板接种仪是生物梅里埃公司产品，能进行痰、尿、无菌体液等标本的自动接种。每小时可接种 180 个平板，1 次可处理 114 个标本。其采用一次性吸头吸取一定量样本后，由一个刷子似的涂布器进行转圈涂布接种，从而能获得更大量的单个培养菌落。

2. Probact System 自动化细菌分离培养系统　Probact System 自动化细菌分离培养系统为我国武汉迪艾斯公司产品，其包括自动接种和适合不同微生物培养环境模块（普通模块、苛养模块、真菌模块、厌氧模块、综合模块）。系统在完成自动接种的同时能选择合适的模块进行培养。

3. WASP 全自动微生物标本处理流水线　意大利 COPAN 公司生产的 WASP 全自动微生物标本处理系统是集自动接种、自动传送、自动培养为一体的流水线系统。其组成单元包括标本处理系统、革兰氏染色前制片模块、肉汤接种模块、纸片分配器模块、全自动培养箱、自动化图像处理系统、全自动传送带、连接操作平台等。用户可根据自身需求选择相应的模块，组成检验流水线。WASP 基于金属接种环进行划线接种处理，提供多种划线方式，如三区划线、四区划线等。其图像采集系统使用宽对焦深度、多光源技术等高度先进的照明和照相系统来确保获得极其清晰的图像。

4. BD Kiestra Working Cell Automation 微生物实验室自动化解决方案　BD Kiestra 系列是 BD 公司产品，以 BD Kiestra InoqulA 全自动微生物样本处理系统为核心单元，并保留了可扩充性。实验室可选配各自适合的功能单元模块，将其升级为 BD Kiestra Work Cell Automation 微生物实验室自动化解决方案，即为一条整合了全自动微生物标本处理系统、传输轨道、智能孵育系统、数字平皿影像系统的检验流水线。BD Kiestra 的培养划线模式是利用磁性滚珠技术，可同时对 5 个培养皿进行接种。数字成像系统及分析系统能对培养结果进行全程记录和结果追踪。

二、自动化血培养系统

正常血液是无菌的，细菌侵入可导致菌血症、败血症、脓毒血症，及时并准确地进行病原学诊断极为重要。传统的血培养是抽取 5~10ml 血液注入血培养瓶中，放入孵箱，每天观察结果，费时费力，不能及时发现阳性结果,易延误诊断。全自动血液细菌培养仪的主要优点是可以在较短培养时间内提示血液培养瓶中有无微生物的生长。

第一代血培养仪有 BACTEC 110、225、301、460,DifcoSentinel 系统和 Bactometer 系统(未在临床使用)。检测原理:采用放射性 ^{14}C 标记血培养肉汤中葡萄糖和其他营养物质,当有病原菌生长时,分解葡萄糖和其他营养物质,产生 $^{14}CO_2$。系统采用 γ 计数仪对 $^{14}CO_2$ 的含量进行检测,以生长指数标识(growth index,GI)。当 GI 值达到一定阈值时,仪器会自动报警,示意有微生物生长。

第二代血培养仪有 BACTEC 660、730、860。检测原理:培养基不含放射性物质,检测 CO_2 采用非放射性的红外光谱仪,检测速度更快,操作更加灵活。

第三代血培养仪有赛诺菲公司的 BioArgos 血培养仪(检测原理:红外光谱仪瓶外检测,非连续检测)、Malthus 112L 微生物生长分析仪(检测原理:电极法,通过检测培养基电传导率判断是否有微生物生长)、Difco 公司的 Sentinal 血培养仪(检测原理:电极法,通过检测培养基的电压变化判断是否有微生物生长)、MicroScan 血培养仪(检测原理:荧光测定 CO_2)、BioMerieux 公司的 Vital(或 Mini-Vital)血培养仪(检测原理:荧光衰减法,均质荧光技术)、OXOID 公司的自动血培养系统(OXOID automated septicaemia investigation system,o.a.s.i.s)(检测原理:瓶外检测培养瓶顶的隔膜的升降。压力传感器法,通过检测培养瓶内压力改变判断是否有微生物生长)、BACTEC 9000 系列血培养仪(BD)、BacT/Alert 血培养仪、Virtuo 血培养仪(BioMerieux)、ESP 血培养仪(Difco,Trek Diagnostics)和 VersaTREK 血培养系统(TREK Diagnostic systems)等。

伴随着历代的升级,自动化血培养系统检出的范围变得更广,灵敏度也不断增高,智能化程度在加强,仪器的体积则变得更加小型化、集约化。

1. BACTEC 系列　BACTEC 460、NR-730 是早期的血液培养仪,后逐渐被 BACTEC 9000 系列替代,包括 9050,9120 和 9240 的 3 种型号,可分别容纳 50、120 和 240 个培养瓶,目前该系列最新的型号是 BACTEC FX/FX40。全球第一台自动血液培养系统 BACTEC 110 由 BD 公司于 1975 年研制生产,BACTEC 9000 系列是 BD 公司第 9 代全自动快速培养系统,该系统于 1993 年问世。检测原理为微生物在生长过程中消耗培养基内营养物质,产生的 CO_2 直接激活瓶底部预埋的对 CO_2 浓度变化高度敏感的荧光物质,在激发光的激发下放出荧光,荧光的强度变化直接反映瓶内 CO_2 浓度变化,用来判断瓶内有无微生物生长。根据不同的培养要求,该系统配置了标准需氧/厌氧培养瓶、中和抗菌药物的树脂培养瓶、厌氧菌和真菌等多种培养瓶。细菌培养生长曲线、结果等均可在联机的计算机上显示出来。BACTEC FX 系列则是第 10 代产品,中 FX 双箱体能容纳 400 个培养瓶,条形码扫描器,触摸屏等配置让数据录入等操作更为简便。

2. BacT/Alert 系统　该系统有 BacT/Alert 60、120、240 及 3D 等型号。检测原理为当培养瓶内有微生物生长,代谢过程中产生的 CO_2 可经过半渗膜渗透至瓶底,与固定于瓶底的 Novel/CO_2 感应器结合,指示剂产生颜色变化,经光电检测得知 CO_2 变化情况,自动连续记忆并制成曲线图,通过计算机分析处理后,判断阴性或阳性结果,阳性者即时发出报警,5~7 日未生长者发出阴性报告。该系统可以在任何时间内放入培养瓶,通过条码识别允许该标本进入系统,并连续跟踪监测。系统配置有需氧培养瓶、厌氧培养瓶、中和抗生素需氧瓶、中和抗生素厌氧瓶,小儿培养瓶、血液分枝杆菌培养瓶和其他标本分枝杆菌培养瓶等。BacT/Alert VIRTUO 血培养检测系统　Virtuo 血培养检测系统是生物梅里埃公司(BioMerieux)新一代血培养仪,在保留 BacT/Alert 系列优点的情况下,升级了全自动置瓶,取瓶功能(操作人员仅需将血培养瓶垂直放置于该仪器的进样平台上,仪器会自动进样并扫描瓶身条码,进入后续培养流程。当预设的阴性培养时间到达时,会自动取出报阴血瓶并推入废弃物仓)。通过信息传输软件 MYLA,可做到对血培养瓶信息进行远程及时的追溯和报告。配套血培养瓶的标签设计包含了信息二维码、血量加注线、法规识别码及培养瓶类型码等信息,更加适合全自动化流程,新上市的血培养瓶以树脂颗粒替代了原来的碳粉颗粒,新的 plus 瓶(中抗瓶)培养肉汤中含有离子吸附、范德华力吸附和共价键吸附 3 种吸附抗生素的功能,最大限度地减少了抗生素对细菌生长的影响。

3. VITAL 系统　有 VITAL 和 mini-VITAL 两种规格。主要检测原理为使用均质荧光技术的快速培养系统,培养瓶内的液体培养基中含有荧光底物,当细菌生长后,产生的质子、电子和离子与荧光分子结合后,使荧光物变成无荧光化合物,通过测量每瓶内荧光强度来反映细菌生长情况。该系统已停止生产。

4. ESP 血培养系统　ESP Culture System Ⅱ 全自动血培养系统,主要测定原理为细菌在生长过程中消耗氧,产生 N_2、H_2 和 CO_2,导致培养瓶内改变。该系统使用气压传感技术,同过压力传感器监测瓶内压力的变化,报警提示有细菌生长。

5. VersaTREK 系统　VersaTREK 血培养系统(TREK Diagnostic systems)的商业前身即为 ESP 系统,其原理亦是通过传感器检测培养瓶顶部气体(N_2、H_2 和 CO_2)的压力改变,根据压力变化与时间的关系绘制细菌生长曲线,仪器内部运算法标记出报阳血瓶。目前有 VersaTREK240 及 VersaTREK528 两个型号。

6. TDR-X 血培养系统　TDR-X 系列全自动血培养仪为湖南长沙天地人生物科技有限公司产品,有 TDR-X30、TDR-X60、TDR-X120 和 TDR-X240 四种规格。该仪器采用频率合成技术和 CO_2 显色传感技术,利用微生物在生长过程中会生 CO_2 和微小的电参数变化的机制,通过光电观测有无微生物的生长。培养瓶种类有需氧培养瓶(常规、小儿)、厌氧培养瓶(常规、小儿)和 L 型菌培养瓶。

7. DL-Bt 血培养检测系统　DL-Bt 系列全自动血培养监测系统是由珠海迪尔生物工程有限公司研发生产,目前有 DL-Bt 32/64/112/240 等型号。该系列仪器采用高灵敏生物传感器来检测是否有微生物生长,仪器中的光电检测器测量光的变化,将光信号转变为电信号,并通过 2 分钟模式计算公式运用分析,得出是否检出微生物。全中文菜单,操作简便。

8. BC 系列全自动血培养系统　BC 系列全自动血培养系统是珠海美华科技医疗有限公司产品,型号有 BC32、BC64、BC128 和 BC256,数字代表可测试的瓶位数。系统由孵育箱、孵育架、液晶显示屏、条形码扫描器、荧光(颜色)、检测器、指示灯、温度控制器、嵌入式控制系统和机械运动系统组成。检测原理:①比色法,当培养瓶内有微生物生长时,代谢过程中产生的二氧化碳可经过半透膜渗透至瓶底,与固定于瓶底的 Novel/ 二氧化碳感应器结合,pH 指示剂发生颜色变化,颜色由蓝色变为黄色。每 10 分钟监测一次,自动连续记忆并制成曲线图,通过计算机分析处理后,判断阴性或阳性结果,发出阴阳性报警,从而判断瓶内有无微生物生长。②荧光法,采用的是一种荧光增强的方法,通过培养瓶内微生物生长过程中消耗培养基内的营养物质,产生二氧化碳直接激活瓶底部包埋的对二氧化碳浓度变化高度敏感的荧光物质,在一定波长激发光的激发下放出荧光,荧光的强度变化直接反映瓶内二氧化碳浓度变化,二者成正比,从而来判断瓶内有无微生物生长。该系统可支持随机放瓶,通过条码来识别允许该标本进入系统,并连续跟踪检测。结果可在联机计算机上显示,可声、光、色报警。培养瓶型号包括需氧培养瓶(Ⅰ型)、厌氧培养瓶(Ⅱ型)、需氧儿童培养瓶(Ⅲ型)、和需氧 L- 培养瓶(Ⅳ型)。

9. LABSTAR 血培养检测系统　LABSTAR 系列自动血液细菌培养仪,是由山东鑫科生物科技股份有限公司研发生产,目前有 LABSTAR50/60/100/120/200/240(EX)等型号。该系列仪器采用均质光学增强技术、瓶底部的光学传感器受细菌产生的代谢物质激发产生光学变化,反射光强度随着细菌数量的增加而不断增强,系统根据光强度变化趋势判断有无微生物生长。

10. BC120 自动化血培养系统　BC120 自动化血培养系统是由郑州安图生物工程股份有限公司研发生产,该系统采用非侵入和可视化技术,配合独特的光学检测系统,通过检测由于培养瓶内微生物生长代谢引起的瓶底感受器颜色变化,通过多种数据模型计算,判断有无微生物生长。

11. PROBACT 血培养检测系统　PROBACT 血培养系列检测系统是武汉迪艾斯科技有限公司(DIASCIE TECHNOLOGY)创新产品,在传统血培养仪的基础上增加了自动置瓶和取瓶功能,阳性瓶自动转种、自动涂片、自动染色和自动阅片功能,减少了人工操作流程,规避了生物安全风险,实现了血培养自动化分离培养。

三、自动化微生物鉴定和药物敏感性试验系统

1. ATB 半自动细菌鉴定和药敏分析系统　ATB 是生物梅里埃公司(BioMerieux)产品,由计算机和读数器两部分组成,计算机程序包括 ATB 和 API 的鉴定数据库、ATB 的药敏数据库、数据存储和分析系统以及药敏专家系统。鉴定和药敏反应板在机外孵育后,一次性上机读取结果,由计算机进行分析和处理,并报告细菌鉴定和药敏结果。

2. AutoScan-4 半自动细菌鉴定和药敏分析

系　统　AutoScan-4 是由 Dade MicroScan（现 称 为 Dade behring，德灵）公司生产，由计算机和读数器两个部分组成。鉴定和药敏反应板在机外孵育后，一次性上机，自动判读鉴定和药敏试验结果；亦可人工进行判读，将编码输入计算机，有计算机软件评定结果。有鉴定和鉴定药敏复合板两种测试卡。

3. BBL Crystal 半自动细菌鉴定系统　BBL Crystal 半自动细菌鉴定系统是 BD 公司产品，将传统的酶、底物生化呈色反应与荧光增强显色技术结合以设计鉴定反应最佳组合。反应板在机外孵育后，上机自动判读鉴定结果。配套提供独立分装的鉴定用肉汤试管。配套比浊仪可快速调配所需浊度的菌液。

4. AutoReader 半自动细菌鉴定和药敏分析系统　AutoReader 半自动细菌鉴定和药敏分析系统是 Trek Diagnostic Systems LTD 产品，由计算机和读数仪等组成。采用荧光检测技术，在测定板底物中加入酶基质，使其与细菌生长中的酶结合生成荧光物质。反应板在机外作定时孵育后，上机读数，由 SAMS 软件评定测定结果，也可通过 SAMS 系统人工确认法输入计算机，或完全由人工输入评定。所用鉴定板和药敏板与全自动机型中的反应板可通用。

5. 抑菌圈直径测量仪　抑菌圈直径测量仪有 BIOMIC（Giles Scientific Inc）、AccuZone System（AccuMed International Inc）、SIRSCAN（SIRSCAN）等 3 种单板读数机，已在临床应用。经孵育后的药敏平板，被仪器的图像分析系统识别并计算出抑菌圈直径。根据判断标准，报告药敏试验结果。应用仪器可减少人工测量抑菌圈直径差异及主观判断错误。值得注意的是该类仪器对抑菌圈内模糊生长或微小的菌落不能正确识别，而这些菌落对细菌耐药性的判定至关重要，读取每个平板时必须进行人工观察、复核。

6. TDR 细菌鉴定及药敏测试系统　TDR 细菌鉴定及药敏测试系统是湖南长沙天地人生物科技有限公司产品，有 TDR-1002 型（半自动）、TDR-200B 型、TDR-200C 型和 TDR-300B 型等。仪器主要由判读仪/孵箱、计算机、终端、打印机、比浊仪等组成。细菌鉴定采用数码鉴定，运用"双歧-矩阵法"精选试验，把微生物分 11 大类，每类由 18~36 个生化试验组成，可以鉴定普通细菌、苛养菌、厌氧菌及酵母菌。药敏测试运用肉汤微量稀释法进行药敏试验，可检测药物的敏感性及最低抑菌浓度（minimal inhibitory concentration，MIC），并按照美国临床和实验室标准化协会（Clinical and Laboratory Standards Institute，CLSI）资料提出合理的专家评价。生化药敏一体混合板或单独的生化鉴定板有肠杆菌目、微球菌科、链球菌科、非发酵菌、弧菌科、棒杆菌科、苛养菌、酵母菌、芽胞杆菌等。

7. HW-138 细菌鉴定及药敏测试系统　HW-138 细菌鉴定及药敏分析仪是杭州滨和微生物试剂有限公司产品，仪器由读板机、计算机、HW-138 细菌鉴定系统软件、医院质控软件、液晶显示器、打印机、加密锁等组成。该系统采用三色激光扫描技术，对生化反应孔及药敏试验孔进行颜色或浊度透射检测，根据红蓝绿三色光的透射强度，利用颜色合成技术及定量的浊度检测技术，判定各个生化反应孔及药敏孔的颜色或浊度的定量值，然后将每个孔透射光强度及颜色的定量值与数据库的阳性率表和药物敏感性数值表进行比较，确定各孔的生化反应的阴阳性率及药敏孔的药敏抑菌浓度，经过计算，得出所对应的细菌种类，以及各种抗生素的敏感性。采用梯度法 5 浓度 MIC 药敏定量，可定量描述药物敏感性。检测板有：肠杆菌科细菌/药敏一体化鉴定板、弧菌属细菌/药敏一体化鉴定板、非发酵菌/药敏一体化鉴定板、淋病奈瑟菌/药敏一体化鉴定板、真菌/药敏一体化鉴定板、厌氧细菌/药敏一体化鉴定板、支原体/药敏一体化鉴定板、棒状杆菌/药敏一体化鉴定板和肠球菌/药敏一体化鉴定板等。

8. BIOFOSUN 微生物鉴定药敏分析系统　BIOFOSUN 微生物鉴定药敏分析系统是上海复星佰珞生物技术有限公司产品，仪器由鉴定药敏仪主机、分析电脑以及打印机组成。该系统采用代谢指纹法作为细菌鉴定的原理，通过检测细胞呼吸链的方法，灵敏地测定微生物在新陈代谢过程中对氮源或碳源的利用情况，进而对该种微生物所形成的特定的代谢指纹进行分析，将反应结果与数据库中的指纹进行比对，从而得到细菌的鉴定结果。药敏 MIC 的测定，采用梯度法 5~8 个浓度梯度。鉴定检测范围涵盖肠杆菌科细菌、革兰氏阳性球菌、革兰氏阳性杆菌、芽胞杆菌、厌氧菌、酵母样真菌和丝状真菌等。

9. MA120 微生物鉴定药敏分析系统　MA120 微生物鉴定药敏分析系统是珠海美华科技医疗有限公司研制的一款产品，由检测主机、分析软件、显示器、自动加样仪、电脑和打印机等组成。测试板采用 120 孔设计,鉴定部分(24 孔)采用微量生化反应,通过细菌的代谢指纹特征,对糖醇氧化发酵、氨基酸代谢、酶底物反应等产生不同的颜色反应结果,系统对结果进行判读后与内置的数据库进行比对、计算和分析,得出鉴定结果。药物部分(96 孔)采用光电比浊法,参考了 CLSI 标准及专家规则,系统根据反应孔的生长状态进行判读,判读后自动分析 MIC 值和敏感度结果,同时内置完善的专家系统,对测试结果进行提示和修正,得出药敏结果。系统可进行肠杆菌科细菌、非发酵菌、葡萄球菌、微球菌、链球菌、肠球菌、奈瑟菌、嗜血杆菌、阳性杆菌和真菌等病原体的鉴定和药敏。

10. XK-LABSTAR2000 微生物鉴定 / 药敏分析仪　XK-LABSTAR2000 微生物鉴定 / 药敏分析仪是由山东鑫科生物科技股份有限公司研发生产,仪器由检测系统、分析处理系统和报告系统组成。该系统与配套试剂盒结合,鉴定部分采用比色法原理,药敏部分采用比浊法原理。可对临床常见的 600 余种细菌进行鉴定,每类药敏试剂盒所含抗生素种类为 20 余种。

11. DL-96 自动细菌鉴定系统　DL-96II 自动细菌鉴定系统是由珠海迪尔生物工程有限公司生产的自动细菌鉴定及药敏检测系统。鉴定利用细菌酶代谢系统的差异,采用微量法检测相关底物反应产生颜色等的变化,系统对反应结果进行判定并自动对得到的数据利用内置程序进行运算分析,从而得出最后结果。药敏试验根据 CLSI 推荐的肉汤微量稀释方法,在药敏检测孔中包被了不同的抗菌药物,应用光电比浊法,检测细菌在各反应孔中的生长情况,从而得出被测细菌的 MIC 和敏感度结果。

12. VITEK 系统　Vitek-AMS(Automated Microbic System)是由生物梅里埃公司(BioMerieux)生产的全自动微生物鉴定和药敏分析系统。第一代产品有以下四个规格 VITEK-AMS 32、60、120、240。由计算机、孵育箱 / 读取器、充填机 / 封口机、打印机等组成。鉴定原理是采用八进位制数码鉴定原理,每个用于鉴定的测试卡内有 30 项反应,每 3 个反应为 1 组,将各组反应结果相加,30 项反应可取得一组 10 位数的数码。由计算机控制的读数器,每隔 1 小时对各反应孔底物进行光扫描,并读数 1 次,动态观察反应变化。当生长对照孔透光度达到终点阈值时,则指示该卡已完成反应,系统以此时

各孔的反应值作为判断依据,组成编码并与数据库中标准菌的生物模型相比较,获得相似系统鉴定值,自动打印出报告单。

VITEK 可快速鉴定包括各种肠杆菌科细菌、非发酵细菌、苛养菌、革兰氏阳性球菌、革兰氏阴性球菌、厌氧菌和酵母菌等近 500 种临床病原菌。具有 20 多种药敏测试卡、90 余种抗生素和测定超广谱 β 内酰胺酶测试卡,加速检测细菌药敏情况。

该系统有根据细菌耐药规律而设定的专家系统,可帮助校正和修改结果。对于专家系统提示的不可能的和极少见的细菌耐药表型应予以充分重视,需采用确认试验重新鉴定。如对万古霉素耐药的金黄色葡萄球菌,对亚胺培南耐药的肠杆菌科细菌,对青霉素耐药的 β- 溶血性链球菌等。

VITEK 2/VITEK 2 compact 是生物梅里埃公司(BioMerieux)开发的新一代微生物分析仪,与第一代分析仪的不同之处是:①速度更快,每一个卡由第一代的 60 分钟读数一次,改为每 15 分钟读数一次;②自动化程度更高,不需要手工写号,自动负压充填菌液、自动切割虹吸管、自动废弃完成的卡片等;③含 PK/PD 的高级专家系统,使药敏结果更符合体内疗效;④根据细菌生长速度,有 4 种不同药敏分析软件,更快速报告药敏结果,避免假敏感。

13. MicroScan Walk/Away 系统　MicroScan Walk/Away 系统由德灵(Dade behring)公司生产,由主机、真空加样器、孵育箱 / 读取器、计算机、打印机等组成。工作原理除采用传统呈色方法外,同时采用敏感度极高的快速荧光技术来检测细菌胞外酶,鉴定板有普通版和快速板两种、普通板获得结果需要 16~18h,快速板测定只需要 2~3.5 小时。该系统有 8 种鉴定反应板,可鉴定包括革兰氏阴性菌、革兰氏阳性菌、厌氧菌、酵母菌、嗜血杆菌和奈瑟菌等 500 余种细菌。药敏部分采用比浊法进行测定,90% 菌株可在 5.5 小时内获得对 17~33 种抗菌药物的 MIC 值。此系统有 walk/Away-40 和 96 两个型号,40 或 96 分别代表该系统可同时容纳 40 或 96 个测试板。

14. PHOENIX 系统　PHOENIX System 是新一代全自动快速细菌鉴定 / 药敏分析系统,由 BD 公司生产。鉴定试验采用 BD 专利荧光增强技术与传统酶、底物生化呈色反应相结合的原理。药敏试验采用传统比浊法和 BD 专利呈色(Chromogenic)反应双重标准进行药敏试验结果判断。仪器由主机、比浊仪、包含专家系统软件等组成。有 PHOENIX

100 或 50 两种型号。PHOENIX 100 型分别可进行 100 个鉴定试验和 100 个药敏试验。可鉴定 139 种革兰氏阳性菌和 156 种革兰氏阴性菌。有鉴定板、药敏板或鉴定 / 药敏复合板 3 种可供选择。每个鉴定药敏复合板有 51 孔用于鉴定试验，85 孔用于药敏试验，可同时进行 17 种抗生素 5 种浓度或 28 种抗生素 3 种浓度的 MIC 药敏试验。90% 细菌的鉴定在 3~6 小时内完成，鉴定准确率大于 90%，85% 的细菌药敏试验在 4~6h 内出结果。

15. SENSITITRE-ARIS 系统　SENSITITRE-ARIS 2X 和 SENSITITRE-ARIS 全自动细菌鉴定和药敏试验分析系统是 AccuMed International, Inc 产品。该系统由计算机主机、孵育箱 / 读数仪、全自动加样器等组成。在培养箱中设置可存放 64 块板的转盘，每块板均能检测 3 个标本，故同时可检测 192 个标本。在测定板底物中加入酶基质，使其与细菌产生的酶结合成荧光物质。在较短时间内能够分析不同生化底物所反应出的荧光物质，通过荧光读数仪检测板孔中荧光 Biocide 和 Willcox 值来鉴定细菌。该系统的药敏试验有两种测定法，即当采用人工判定时为比浊法，而当采用仪器自动判读时为荧光测定法。但均参照 CLSI 的标准和规则来解释结果。大多数菌种均可在 5 小时内报告检验结果。包括革兰氏阴性菌、革兰氏阳性菌、厌氧菌、苛养菌及真菌鉴定板和提供近 300 种抗菌药物不同组合的药敏板及鉴定 / 药敏复合板。

四、结核分枝杆菌快速检测系统

结核分枝杆菌的培养是将标本接种在特定培养基上，定时观察，15 日后生长的为可疑菌落。判定阴性需 8 周时间，要完成阳性病例的鉴定、药物敏感试验需 2~3 个月，且阳性率低，不易标准化。20 世纪 70 年代以来，采用 ^{14}C 棕榈酸作为底物快速检测结核分枝杆菌，使快速分离及鉴定结核分枝杆菌成为可能。第一代的仪器为 BD 公司的 BACTEC 460TB 培养仪，由于 ^{14}C 的放射性环境污染及探针穿刺开放等缺陷，基本上已被淘汰。BACTEC 9000 系列为了克服放射性的缺陷，改用荧光增强技术。由于分枝杆菌的生长需要添加一定浓度的 CO_2，因此检测培养瓶中 O_2 浓度的变化比 CO_2 浓度的变化更加敏感直接。BACTEC 9000 系列利用对 O_2 浓度敏感的荧光物质，来测定培养瓶中结核分枝杆菌的生长。BACTEC MYCO/

FTIC（含溶血素分枝杆菌 / 真菌培养瓶）适用于血液及无菌体液中结核分枝杆菌和真菌的检测。由于添加了溶血素，破坏了红细胞等血细胞对氧的利用，避免了假阳性。BACTEC MYCO/FSPuta 培养适用于其他污染标本。在此两种瓶中有阳性生长时，需鉴别是结核分枝杆菌还是真菌或其他细菌生长所引起的阳性结果，它们仅适用于结核分枝杆菌的筛查。BACTEC 960 和 FX 系列及 BacT/ALERT 3D 120/240 系统，可进行结核分枝杆菌的初代培养，阳性结果需要用其他方法做种水平的鉴定。VersaTREK 系统进行结核分枝杆菌培养时，采用的是以 7H9 肉汤为基础的分枝杆菌培养瓶，瓶内的培养基含有特殊纤维海绵，为分枝杆菌提供更多接触面及氧气，从而提高检出率。除可进行结核分枝杆菌的培养外，同时能做结核分枝杆菌的药敏，包括利福平、异烟肼、乙胺丁醇、链霉素和吡嗪酰胺等。

五、自动化微生物检验系统的局限性和使用注意事项

1. 自动化鉴定系统是根据数据库中所提供的资料来鉴定细菌，数据库资料的不完整将直接影响鉴定的准确性。目前为止，尚无一个鉴定系统能包括所有的细菌鉴定资料。对细菌的分类是根据传统的分类方法，因此鉴定也以传统的手工鉴定方法为"金标准"。使用自动化鉴定仪的实验室，其检验人员应掌握手工鉴定方法与操作技能。

2. 工作人员应了解、熟悉各自实验室使用的自动化微生物鉴定系统的性能，对于上机时的材料准备应严格按照说明书进行。特别强调要分别检查确认上机前、后微生物的纯度，避免因污染菌的生长而造成实验结果的不准确。

3. 考虑到大多自动化微生物鉴定系统有各自不同适应范围的鉴定板，建议将不同鉴定板可鉴定的菌种目录，装订成册，便于操作者随时获得。工作人员在上机前可根据菌种生长情况、菌落形态特征、各类染色镜下特征等，综合分析，从而选择合适的鉴定板进行上机，避免因选错鉴定板造成鉴定错误。

4. 细菌的分类系统随着人们对细菌本质认识的加深而不断演变，使用自动化鉴定仪的实验室应该常与生产厂家联系，及时更新数据库（细菌鉴定范畴、药敏折点、逻辑算法等）。实验室检验人员应了解细菌分类的最新变化，便于在系统更新之前即可进行手工修改细菌名称，也应对仪器药敏结果的

判读规则进行复核。

5. 通过自动化鉴定仪得出的结果,应视为鉴定过程中得到的信息的一部分,而并非最终鉴定结论。该结果必须与其他已获得的信息(如标本来源、细菌生物学特性、其他鉴定方法结果等)进行相互印证和核对,才能得到正确的鉴定结果,避免出现错误的鉴定。

6. 使用自动化微生物检验系统时,也应按要求进行质量控制工作,只有质控菌株检测结果在控时,才能发出检测报告。

(陈　峰　陈东科)

第四节　基质辅助激光解吸电离飞行时间质谱在临床微生物检验中的应用

传统的微生物鉴定方法主要包括革兰氏染色、形态特征、生理生化和血清学方法等。尽管目前这些方法对于微生物的鉴定仍然必不可少,但是由于其分析周期较长,难以适应临床对感染快速诊断和治疗的需要。临床需要一种更加简便快速、准确度高的检测方法。质谱技术是目前发展较快的一种化学分析技术,基质辅助激光解吸电离飞行时间质谱(matrix assisted laser desorption ionization time of flight mass spectrometry, MALDI-TOF MS)的出现为临床微生物检验带来了革命性的发展。

1975 年,有学者首次将质谱仪和高温裂解技术相结合,进行了第一次对细菌鉴定的尝试,但受到了技术条件的限制,只能提供有限的菌株信息且样品的准备过程较为复杂,不能达到理想的鉴定效果。直到 1988 年,Tanaka 和 Hillenkamp 两个研究组提出基质辅助激光解吸电离后,才使激光解吸电离质谱应用于生物大分子分析。随着基质辅助激光解吸电离技术的不断完善,将质谱应用于微生物检测及鉴定领域的研究已基本走上正轨,MALDI-TOF MS 技术在医学微生物领域的运用不断发展。目前在国内临床微生物实验室使用的进口品牌微生物鉴定质谱仪主要为德国布鲁克公司的 Biotyper MS 和法国生物梅里埃公司的 Vitek MS。自厦门大学何坚教授团队(厦门质谱仪器仪表有限公司)于 2015 年成功研发国产第一台商业化微生物质谱仪后,国产品牌也不断出现,迄今为止已获得国家药品监督管理局注册证的主要包括北京毅新博创生物科技有限公司 Clin-ToF-Ⅱ、重庆中元汇吉生物技术有限公司 EXS3000、安图实验仪器(郑州)有限公司 Autof ms1000、珠海美华医疗科技有限公司 M-Discover 100、美康盛德医疗科技(苏州)有限公司 MS-S800 及广州禾信康源医疗科技有限公司 CMI-1600 等。

一、质谱的原理

基质辅助激光解吸电离飞行时间质谱主要由离子源、质量分析器和检测器三部分构成,其原理是样品和基质混合点在金属靶盘上形成共结晶,脉冲激光照射晶体后,基质分子吸收能量与样品解吸附并使其电离,基质的质子转移到样品分子上。样品离子在加速电场下获得相同动能,经高压加速、聚焦后进入飞行时间检测器,离子的质荷比(m/z)与飞行时间的平方成正比,从而对样品进行分析。

基质是质谱分析过程中必不可少的一种能量传递体,其主要作用是增强样品对激光的吸收能力,同时吸收大部分的激光能量以最大程度降低对样品的破坏。基质通常为有机芳香弱酸,它在激光的波长处能强烈吸收能量,通常是 N_2 激光或者脉冲固体紫外激光(Nd: YAG),337nm 波长。理想的基质应该具有较好的水溶性、较小的挥发性和一定的化学惰性,常用的基质有烟酸、α-氰基-4-羟基肉桂酸(α-cyano-4-hydroxycinnamic acid, CHCA)、芥子酸(sinapinic acid, SA)、2,5-二羟基苯甲酸(2,5-dihydroxybenzoicacid, DHB)等。分析物与基质的摩尔比在 1∶100~1∶50 000 之间,易于结晶形成干燥的点,有利于离子的产生。分析物不同需要选择不同的基质,通常蛋白质的检测采用 CHCA 或 SA 作为基质,而 DNA 的检测则采用 3-羟基吡啶甲酸(3-hydroxy-picolinic acid)。

二、标本的直接检测

质谱技术可用于经培养后获得的纯菌株的检测，也可用于临床标本的快速直接检测，临床可直接检测的标本主要包括血液、尿液和脑脊液等，直接检测无需18~24小时的培养过程，显著降低细菌鉴定时间，对临床感染患者的早期诊断和治疗有重要意义。

1. 血液　MALDI-TOF MS用于血培养瓶阳性的快速检测研究已十分成熟，2010年，Lindsay G等采用Biotyper MS快速检测阳性血培养液，经过前处理后在质谱板点样进行鉴定，结果212份阳性培养液中42份（19.8%）由于细菌数量过少而无法识别，其余170份样本中162份（95.3%）中的细菌被正确识别。此方法提供了一种能在1小时内鉴定阳性血培养中细菌的检测。目前国外已有商品化试剂盒Sepsityper作为阳性血培养的前处理，可以提高阳性血培养瓶中细菌的检出率。质谱的使用提高了血液感染患者抗菌药物的精准治疗。

2. 尿液　除了对血培养阳性标本的直接检测，质谱还用于对尿液标本的直接检测。Ferreira L等采用Biotyper MS对尿液标本离心后直接洗涤，对细菌菌量>10⁵CFU/ml的尿液标本在种水平检出率为91.8%，属水平为92.7%，尤其是革兰氏阴性杆菌显示很好的符合性。分析Biotyper MS对尿液细菌鉴定得分小于2.0的原因，主要为前处理的问题。对无法准确鉴定的样本先加入十二烷基磺酸钠以溶解细胞及干扰物，可提高方法准确度，使得原本无法准确鉴定的样本有46.5%被检出，大大增加了检出的准确率。Kohling HL等认为细菌数即使低至10²~10³CFU/ml也可能引起尿路感染，他们选取了菌量在10²~10⁵CFU/ml的尿液样本，证明菌量<10⁵CFU/ml的标本也可以测定，但菌量在10⁴CFU/ml左右的样本检出率低于75%，菌量多少是影响鉴定符合率最重要的因素。

3. 脑脊液　目前质谱对脑脊液快速检测的报道还不多。2010年，Nyvang Hartmeyer G等报道了2例脑膜炎病例，采用质谱快速鉴定了脑脊液中肺炎链球菌和布鲁氏菌。2014年，Segawa S等报道在脑脊液中快速检测到肺炎克雷伯菌。

三、结果判读

目前两种微生物质谱识别系统有各自的属、种判读标准。布鲁克公司的Biotyper MS判读标准是收集细菌峰图，与数据库进行对比，以匹配分值作为判断标准，分值2.300~3.000表示可准确的鉴定到种水平；分值2.000~2.299表示可以鉴定到种水平，能够准确鉴定到属；分值1.700~1.999表示可以鉴定到属水平；分值0.000~1.699则无法给出鉴定结果。生物梅里埃公司IVD和RUO模式软件以权重作为计算方法，以百分比作为判读标准，百分比≥75%表示识别结果可信，≥85%表示高可信度识别，百分比<75%表示未识别。

四、质谱技术在临床微生物学检验中的应用

（一）在微生物鉴定中的应用

1. 常见需氧菌　文献报道采用质谱对临床常见的细菌进行鉴定，鉴定结果的准确率达到了95%以上。而两种质谱系统（Biotyper MS和Vitek MS）在常见菌的鉴定上准确率基本一致，不存在统计学上的差异。除了采用蛋白提取法，用单菌落涂布的方法对临床常见菌同样有较好的鉴定结果，鉴定准确率分别为Biotyper MS 99.1%，Vitek MS 99.4%。直接涂布方法对葡萄球菌属的鉴定准确率会有所下降，约80%，需要采用提取蛋白的方法针对胞壁较厚的葡萄球菌属细菌进行鉴定。志贺菌属和大肠埃希菌在遗传学上关系十分密切，由于本身核糖体蛋白差异较小，质谱对这2种细菌的区分能力较差，因此在这2种细菌的鉴定存在一定局限性。现有数据库中沙门菌的种分类较少，文献报道质谱鉴定到属的准确度较高，但种的鉴定能力还需提高。为了提高沙门菌不同种的鉴定和区分能力，胡骁等采用自建库对沙门菌属不同的种进行区分，准确率从原有数据库的87.5%提高到97.5%。口腔链球菌和缓症链球菌也是质谱鉴定的盲区，需要进一步补充并完善质谱数据库或者采用自建库的方式进行补充。

2. 厌氧菌和苛养菌　厌氧菌生长需要特殊的厌氧环境，采用传统方法鉴定周期长，鉴定困难，有些菌种之间很难区分，不能满足临床实验室快速准确的要求。质谱技术是除分子生物学方法以外最好的鉴定手段，具有强大的鉴定能力。随着菌库的不断完善，厌氧菌的鉴定准确率也在不断提高，目前，对临床分离的厌氧菌进行鉴定的准确率已经达到90%以上，对于粪便样本中的厌氧菌如艰难梭菌，质谱的鉴定准确率可达到100%，质谱可作为临床鉴定厌氧菌的一种主要手段。

苛养菌对生长环境、营养要求较苛刻,其在普通环境中不能生长或生长缓慢,体外培养需添加特殊因子或其他营养成分。如采用传统的鉴定方法,则需花费大量时间及人力,鉴定困难,而质谱技术的应用改善了这种情况,其鉴定率在85%以上,报告周期远远短于传统方法(约2分钟对48小时)。

3. 细菌复合群　临床上较为常见的细菌复合群主要包括醋酸钙-鲍曼不动杆菌复合群(表型十分接近)、弗劳地柠檬酸杆菌复合群、结核分枝杆菌复合群、龟分枝杆菌复合群、鸟分枝杆菌复合群等。醋酸钙-鲍曼不动杆菌复合群常规生化反应较难区分,全自动细菌鉴定和药敏系统也不能将其区分。Espinal P 等报道 Biotyper MS 的数据库对该复合群的区分能力可达到100%,且质谱和分子生物学鉴定方法相比有很好的一致性,具有简单快速、稳定性好、成本低、准确度高等优点。两种质谱系统数据库中均含有弗劳地柠檬酸杆菌复合群中具体种,质谱鉴定该复合群的准确度可达95%。

4. 真菌　质谱技术鉴定酵母菌,采用直接涂布的方法进行菌种区分,总准确率为96%以上,对于临床最常见的白念珠菌、近平滑念珠菌、热带念珠菌、新型隐球菌等,质谱都有非常好的鉴定效果。但是对部分少见菌种,鉴定还存在一定问题,需要进一步丰富数据库。而丝状真菌则是质谱鉴定较难的部分,文献报道采用 Biotyper MS 对390株临床丝状真菌进行鉴定,以分值为1.700分以上作为准确鉴定标准,则鉴定丝状真菌的准确率只有85.6%;若分值小于1.700分但前3个结果都一致,认为是鉴定正确,则准确率能达到95.4%。适当降低分值可以提高质谱鉴定的成功率。为了提高丝状真菌鉴定的准确率,Biotyper MS 采取丝状真菌的特殊前处理方法:①向培养管中接种足量微生物标本,盖上管盖;②开启旋转仪,垂直旋转培养标本,培养至出现足够多的微生物;③从旋转仪上取下培养管,静置10分钟,丝状真菌标本沉积在培养管的底部;④收集至多1.5ml 的沉积标本,移到 Eppendorf 管中,12 000r/min 离心2分钟,然后按照甲酸提取法进行操作。质谱技术的出现大大拓展了真菌传统鉴定方法所不能企及的范围,快速有效地为临床诊断提供帮助。

5. 分枝杆菌　结核分枝杆菌复合群细菌生长缓慢,菌种之间同源性高,形态结构以及生化特性相近,采用传统的鉴定方法具有周期长、敏感性低、难于准确鉴定菌种以及环境污染等弊端。质谱可快速鉴定结核分枝杆菌复合群中具体种,结核分枝杆菌和牛分枝杆菌的准确率在96%左右。质谱对非结核分枝杆菌的两个复合群龟分枝杆菌复合群、鸟分枝杆菌复合群的鉴定潜力巨大,2013年,Mediavilla-Gradolph MC 等报道对66株临床分离得到的非结核分枝杆菌进行鉴定,HPLC(高压液相色谱法)作为标准,Biotyper MS 鉴定准确率为98.4%(65/66)。

6. 衣原体与支原体　目前两种商业化质谱的数据库均不包含衣原体。2011年,Julia Lienard 等唯一一次对衣原体一个新的种(*Estrella lausannensis*)采用质谱技术进行分析,认为质谱可以作为一种改善衣原体种和亚种分类的快速方法。支原体在两种仪器中都有部分数据库,但涵盖的种类均不相同。Pereyre S 报道通过扩充 Biotyper MS 数据库,对262株临床及标准菌株进行鉴定,鉴定准确率为96%。对于肺炎支原体,质谱可以给出7个特性峰,对肺炎支原体鉴定特异性为100%。同时质谱也具有对支原体分型的能力,与 16S rDNA 相比,质谱对支原体的区分能力更好,分型可以更细、更精确。但目前实际应用中存在一些问题:质谱仪数据库中支原体数据少,尤其临床常见的支原体未能全包括在其中;支原体培养费时费力,直接从临床获取的标本很难去除其他细菌的污染,当标本合并多种支原体时,会干扰质谱仪鉴定的准确性。因此质谱用于支原体的直接鉴定尚需进一步的研究和完善。

7. 寄生虫和病毒　目前两种质谱系统的数据库都未涵盖寄生虫及病毒,临床上还不能采用质谱技术快速鉴定寄生虫和病毒,但目前已有学者在研究用质谱作为辅助工具对这两种病原体进行快速筛查和属内区分。

(二)在细菌耐药性研究中的应用

近些年随着质谱技术在细菌鉴定方面的快速发展以及在临床微生物实验室的应用,MALDI-TOF MS 于细菌耐药性方面研究的报道也逐渐增多,主要采用酶水解法、直接分析法、曲线下面积计算法和同位素标记法4类方法对细菌的耐药性进行研究。

1. 酶水解法　根据特异性酶水解抗菌药物,通过检测抗菌药物峰图的变化来检测其是否耐药,称为酶水解法。已有大量文献报道 MALDI-TOF MS 成功应用于革兰氏阴性杆菌 β- 内酰胺酶包括碳青霉烯酶的检测。特异性酶和水解底物混合后用质谱检测底物特征性峰是否消失或位置是否发生改变来判断酶的存在与否,整个检测过程能够在1~4.5小时完成。Hoyos-Mallecot Y 等在肠杆菌科细菌(主要为大肠埃希菌、肺炎克雷伯菌和阴沟肠杆菌)以及铜绿假单胞菌的 10^8CFU/ml 菌液中加入碳青霉烯类抗菌药物亚胺培南、厄他培南和美罗培南,孵育 4.5 小时后,与单独抗菌药物质谱峰的差异比较。由于耐药菌株具有水解酶,可水解该类抗菌药物,孵育前后质谱峰具有明显差异,可区分出耐药和敏感株。在前处理方式中,加入碳酸氢铵可促进水解酶的活性,从而提高水解速度,更快得到结果。该方法主要用于检测肠杆菌科细菌 KPC、OXA-48、VIM 和 NDM 酶,鲍曼不动杆菌 OXA-23、OXA-24、NDM 以及铜绿假单胞菌 IMP 和 VIM 酶。

2. 直接分析法 直接寻找细菌特异峰位置,采用软件统计分析方法获得不同组别细菌的差异性,称为直接分析法。在 MRSA(耐甲氧西林金黄色葡萄球菌)的快速区分研究方面,早在 2000 年,Edwards-Jones V 等指出有些质谱峰为葡萄球菌属共有,有些为 MRSA 所特有,有些为 MSSA(甲氧西林敏感的金黄色葡萄球菌)所特有,多数峰为各个菌株所特有,且 MRSA 菌株的质谱峰数量多于 MSSA 菌株,据此首次提出质谱具有将 MRSA 菌株与 MSSA 菌株区分开来的潜力。但在 2002 年,Bernardo 等对比了 MRSA 与 MSSA 之间蛋白质指纹图谱,结果显示无法直观地获得 MRSA 和 MSSA 蛋白质指纹图谱的差异。2014 年,Lau AF 等发现质荷比为 11 109Da 是 bla_{KPC} 表达 pKpQIL 肽的特征峰,通过该特征峰 MALDI-TOF MS 可快速区分产碳青霉烯酶的肺炎克雷伯菌。

外膜蛋白 OmpK35/OmpK36 缺失是造成细菌对碳青霉烯类抗菌药物耐药的一大原因,2012 年,Cai JC 等采用质谱快速检测外膜蛋白缺失引起的碳青霉烯耐药肺炎克雷伯菌,与十二烷基硫酸钠 - 聚丙烯酰胺凝胶电泳(SDS-PAGE)进行比较,MALDI-TOF MS 检测外膜蛋白更加容易进行,可以在半小时内完成检测。

3. 曲线下面积计算法 细菌产生耐药性大部分是由于产生了水解药物的酶,在菌液中加入药物,根据孵育前后质谱峰曲线下面积的比值来判断细菌对该药物是否耐药,可得出细菌对该药物的 MIC(最低抑菌浓度)值。2014 年,Christoph Lange 等采用此方法检测 108 株肺炎克雷伯菌对碳青霉烯类药物的敏感性,选择 8μg/ml 美罗培南浓度孵育 1 小时,通过质谱检测及分析区分细菌对美罗培南的耐药性,与 E-test 相比,灵敏度和特异性分别为 97.3% 和 93.5%。2016 年,Katrin Sparbier 等开始

对大批量的药物进行半定量分析,包括青霉素、头孢类、碳青霉烯类、氟喹诺酮类以及氨基糖苷类。此方法能够快速测定细菌耐药性,鉴定与药敏结果在短时间内完成,对于临床用药具有很重要的指导意义。

4. 同位素标记法 采用同位素标记生长培养基中特定氨基酸,通过对抗菌药物的耐药程度反映出质谱相应峰位置的偏移来判断菌株的耐药性。目前采用这种方法研究耐甲氧西林金黄色葡萄球菌,孵育 3 小时甚至更短时间即可得到结果,但该方法技术要求较高,目前只在科研上采用。

目前采用质谱技术对耐药的快速检测多处于研究阶段,还没有真正地运用于临床,但已经显示出巨大潜力,具有操作简便、耗时短、敏感性和特异性高等优点。

(三) 细菌分型

质谱除了对细菌耐药进行快速检测,还可提供聚类分析和主成分分析,为院内感染与传染性疾病的监测和流行病学防控提供手段。传统的细菌同源性分析主要采用多位点序列分型(MLST)、脉冲场凝胶电泳(PFGE)等分子生物学分析手段进行分型溯源,这些方法主要对细菌基因如管家基因以及特异的限制性内切酶酶切后的基因片段进行研究,是遗传物质水平上的研究。这些方法能在一定程度上指导感染的防控,但有耗时长、成本高等缺点。目前质谱技术对于细菌分型的运用已有很多报道,普遍认为质谱具有区分细菌亚种甚至其他流行病学分型的潜力。但质谱研究基因表达的产物,即蛋白质,因此在分型方法上和 MLST 以及 PFGE 存在差异。2011 年,Wolters M 等首次采用质谱技术对金黄色葡萄球菌进行分型,通过金黄色葡萄球菌的 13 个特征峰,找到不同的 CC 群(CC5,CC8,CC22,CC30 和 CC45)组与组之间的差异。质谱的聚类分析情况和多位点序列分型也有一定的相关性。质谱对不同 ST 型的金黄色葡萄球菌 ST17 和 ST1 进行系统发育树分析,结果显示同一 ST 型之间菌株分布集中,不同 ST 型之间距离明显。这种情况在其他细菌上有也体现,如 Biotyper MS 对产 ESBL(超广谱 β- 内酰胺酶)大肠埃希菌最常见 ST 型 ST131 和 ST405 型进行聚类分析,两组之间存在明显分簇情况,灵敏度和特异性分别为 97.0% 和 91.5%,Vitek MS 的 IVD 软件对 ST131 和非 ST131 型的大肠埃希菌采用自建数据库进行分析和验证,得到两者区分的灵敏度和特异性分别为 86.6% 和 95.1%。质谱用于分型目前尚在研究阶段,但非常

有希望成为一种新的、全球范围内接受的快速分型方法。

（四）细菌毒力的检测

质谱技术可以用于检测细菌毒素蛋白，包括金黄色葡萄球菌的 δ- 溶血素和杀白细胞素等。质谱用于毒力的检测报道除了金黄色葡萄球菌，还包括表皮葡萄球菌溶血素、蜡样芽胞杆菌复合群的细胞毒素、非溶血性肠毒素以及肺炎克雷伯菌荚膜毒素等，这些报道多为实验研究，要应用于临床还有许多工作要做。

五、影响质谱鉴定准确率的因素

1. 菌量　质谱检测的灵敏度非常高，文献报道菌量在 $10^4\sim10^7$CFU 范围内对质谱鉴定结果有意义，菌量在 $10^1\sim10^3$CFU 范围内，收集到的峰少于可以鉴定的峰的数量。2011 年，Zhou Na 等对于液体培养基中的菌量能够被质谱准确鉴定的最小值进行了测定，获得细菌准确鉴定的最小菌量为 1.8×10^3CFU。因此，细菌的菌量在 10^4CFU 以上，其质谱鉴定结果没有太大的影响。

2. 培养基种类及培养时间　质谱检测方法的重现性和一致性很好，对细菌培养基选择性不强，一般细菌培养常用的血琼脂平板、巧克力平板、MH 平板等固体培养基，以及肉汤增菌液等液体培养基均可使用，且鉴定结果很好，但对于显色培养基，鉴定结果略差于其他培养基。而细菌培养时间对质谱的鉴定结果有一定的影响，通常 24~48 小时是细菌质谱鉴定的最佳时间，随着培养时间的延长，质谱的鉴定准确性会降低。

3. 样本处理方式　95% 以上临床常见细菌均可采用直接涂布的方法进行鉴定，取单一菌种的单菌落涂布于样品板上，加 1μl 基质或先加 1μl 70% 甲酸后再加基质，室温干燥后直接采用质谱进行鉴定，即可得到鉴定结果。对于临床常见细菌包括革兰氏阴性杆菌、革兰氏阴性球菌、革兰氏阳性球菌及革兰氏阳性杆菌的鉴定准确率达到 95% 以上。部分革兰氏阳性菌因为有坚硬的细胞壁，破细胞壁不理想会影响检测结果，可采用蛋白提取的方法提高质谱的鉴定能力。提取核糖体蛋白的方法适用于黏液型菌落、分枝杆菌、丝状真菌等直接涂布法结果较差的细菌。另外，在自建库时需要去除细菌其他蛋白干扰，需要采用提取法提高核糖体蛋白纯度。采用甲酸提取蛋白质的步骤：单一菌落（5~10mg）加入至 300μl 纯水重悬浮；加 900μl 无水乙醇，高速离心去上清；加入甲酸和乙腈各 50μl，高速离心；取上清点靶板，然后加入 1μl 基质干燥后上机鉴定。对于丝状真菌，最好采用液体培养的方法，增菌后再进行甲酸提取法，可提高其准确率。

4. 图谱获取方式　目前 Biotyper MS 和 Vitek MS 两种质谱系统均有两种图谱采集方式，自动采集和手动采集。自动采集法可在通过质控后，自动采集图谱并和数据库进行比对，得到菌株鉴定结果。自动采样具有自动化、无需人员看守的优点。但是对于不同的样本靶点，会存在蛋白量、结晶状态等不一致，自动采样采用一致的采集路径、统一的激光强度（也自动可调，但智能度有限）、固定的图谱叠加次数，对于结晶状态差的样本靶点效果可能不太理想，某些点鉴定不出或得分较低导致结果不准确。质谱也可通过手动采集峰图的方式，随时调整参数，便于在整个点样点范围内采集到理想的数据。因此，建议对于大批量的数据首先采用自动采样程序进行采集，没有鉴定或得分较低的样本点，采用手动模式进行数据补充。

质谱在临床微生物检验中的应用越来越广泛，并出台了一些专家共识，包括《中国临床微生物质谱应用专家共识》等，以及科普读物例如《微生物质谱应用问与答》也相继出版，较为全面地解答了质谱在应用过程中出现的问题，进一步规范质谱应用流程，提高临床微生物诊断能力，缩短 TAT（检测周转时间），最终使临床受益。

（张　嵘）

第五节　全实验室自动化

集临床微生物标本前处理、染色、培养、鉴定、药敏试验和实验室信息管理系统于一体的全实验室自动化（Total Laboratory Automation，TLA）系统，已于近几年在国内外少数临床微生物学实验室得到应用。TLA 由信息管理系统控制仪器设备自动执行烦琐、重复的微生物检验工作，旨在规范操作过程，降低生物危害，提高工作效率，将微生物学检验人员从繁杂的体力劳动中解放出来。根据临床微生物学实验室的工作流程，临床微生物 TLA 可分为三部分，即分析前、分析中和分析后。分析前自动化主要针对患者标本接收、登记、编号和预处理等，主要由全自动标本处理器（或全自动平板接种仪）来完成。目前在临床微生物学实验室使用的全自动标本处理器有 PREVI-Isola、Innova、InoqulA FA/MI 和 WASP 等。分析中自动化包括患者标本培养、涂片染色阅读和初步报告，培养阳性标本分离、鉴定和药敏试验及报告等。分析后自动化与分析前和分析中自动化紧密相关，包括利用实验室信息系统和临床信息系统连接各自动化仪器发出报告、对抗菌药物敏感性结果的解读和报告，以及与临床信息沟通等。

目前有 FMLA、Kiestra TLA 和 WASPLab 三个微生物学实验室全自动化解决方案在临床应用。三个系统具有某些共同的元素和设想，包括分析前标本接种仪器、移动平板的传送带 / 轨道系统、具有数字化阅读平台的智能孵育箱、捕获平板图像的数码照相机、其他辅助设备和软件系统。利用输送带 / 轨道系统、计算机驱动机械臂平板管理装置，集成分析中自动化设备，实现自动标本处理和检查，辅以分析后自动化实验室信息系统和临床信息系统，实现微生物学实验室全面自动化和数字化。其核心组成是软件部分，如 FMLA 系统主要组成部分是 Myla 软件，通过 Myla 软件将 FMLA 组件链接在一起，并集成各种信息系统和微生物学设备（包括 VITEK MS），实现标本自动接种、培养、微生物鉴定、药敏试验并发出报告。

1. Kiestra TLA Kiestra TLA 主要工作步骤为接种、培养和数字成像。每一个培养箱可以容纳 1 152 个培养皿。自动挑选菌落进行 MALDI-TOF MS 鉴定、全自动药敏试验，分子诊断设备（BD-Max）正在规划接入该系统。

2. FMLA FMLA 是一个模块化的设计，仪器之间通过 Myla 软件相互连接，包括血培养系统、革兰氏染色设备、VITEK-2 以及其他装置。本系统可自动完成接种、培养及数字成像。每一个培养箱可以容纳 1 000 个培养皿。目前自动挑选菌落进行 MALDI-TOF MS 鉴定及敏感性试验模块处于研发阶段。

3. WASP Lab WASP Lab 是通过输送 - 连接系统将独立机器连接的模块化结构。包括标本的处理（能够处理涂片、痰、粪便和液体标本）、培养和数字成像。每一个培养箱可以容纳 800~1 760 个培养皿。目前正在准备将 MALDI-TOF MS 及全自动药敏仪接入 WASP Lab 系统。

上述系统的优势在于标准化及简化标本的处理，但需要特殊处理的标本如器官或组织不适于此类自动化系统。新技术的发展以及人员短缺引起微生物学家对实验室设计的反思，需要更灵活的实验室设计，以适应未来的发展。

（贾　伟）

参考文献

1. 陈东科, 孙长贵. 实用临床微生物学检验与图谱. 北京: 人民卫生出版社, 2011

2. 张卓然. 临床微生物学和微生物检验. 3 版. 北京: 人民卫生出版社, 2003

3. 陶义训, 吴文俊. 医学检验仪器导论. 上海: 上海科学技术出版社, 2002

4. 丛玉隆, 黄柏兴, 霍子凌. 临床检验装备大全: 第 2 卷仪器与设备. 北京: 科学出版社, 2015

5. Jorgensen JH, Pfaller MA. Manual of clinical microbiology. 11th ed. Washington DC: ASM Press, 2015

6. Haag AM, Taylor SN, Johnston KH, et al. Rapid identification and speciation of Haemophilus bacteria by matrix-assisted laser desorption/ionization time-of-flight mass spectrometry. J Mass Spectrom, 1998, 33 (8): 750-756

7. Castro JA, Koster C, Wilkins C. Matrix-assisted laser desorption/ionization of high-mass molecules by Fourier-transform mass spectrometry. Rapid Commun Mass Spectrom, 1992, 6 (4): 239-241

8. Welham KJ, Domin MA, Scannell DE, et al. The characterization of micro-organisms by matrix-assisted laser desorption/ionization time-of-flight mass spectrometry. Rapid Commun Mass Spectrom, 1998, 12 (4): 176-180

9. van Baar BL. Characterisation of bacteria by matrix-assisted laser desorption/ionisation and electrospray mass spectrometry. FEMS Microbiol Rev, 2000, 24 (2): 193-219

10. Zhou N, Wang N, Xu B, et al. Whole-cell matrix-assisted

laser desorption/ionization time-of-flight mass spectrometry for rapid identification of bacteria cultured in liquid media. Sci China Life Sci, 2011, 54 (1): 48-53

11. Williams TL, Andrzejewski D, Lay JO, et al. Experimental factors affecting the quality and reproducibility of MALDI TOF mass spectra obtained from whole bacteria cells. J Am Soc Mass Spectrom, 2003, 14 (4): 342-351

12. Eigner U, Holfelder M, Oberdorfer K, et al. Performance of a matrix-assisted laser desorption ionization-time-of-flight mass spectrometry system for the identification of bacterial isolates in the clinical routine laboratory. Clin Lab, 2009, 55 (7-8): 289-296

13. Martiny D, Busson L, Wybo I, et al. Comparison of the Microflex LT and Vitek MS systems for routine identification of bacteria by matrix-assisted laser desorption ionization-time of flight mass spectrometry. J Clin Microbiol, 2012, 50 (4): 1313-1325

14. Cherkaoui A, Hibbs J, Emonet S, et al. Comparison of two matrix-assisted laser desorption ionization-time of flight mass spectrometry methods with conventional phenotypic identification for routine identification of bacteria to the species level. J Clin Microbiol, 2010, 48 (4): 1169-1175

15. 胡骁林, 肖惠, 佟巍, 等. 沙门菌 MALDI-TOF-MS 标准菌库的建立及应用研究. 卫生研究, 2014, 43 (1): 40-46

16. Espinal P, Seifert H, Dijkshoorn L, et al. Rapid and accurate identification of genomic species from the Acinetobacter baumannii (Ab) group by MALDI-TOF MS. Clin Microbiol Infect, 2012, 18 (11): 1097-1103

17. Mediavilla-Gradolph MC, De Toro-Peinado I, Bermudez-Ruiz MP, et al. Use of MALDI-TOF MS for Identification of Nontuberculous Mycobacterium Species Isolated from Clinical Specimens. Biomed Res Int, 2015, 2015: 854078

18. Lienard J, Croxatto A, Prod'hom G, et al. Estrella lausannensis, a new star in the Chlamydiales order. Microbes Infect, 2011, 13 (14-15): 1232-1241

19. Pereyre S, Tardy F, Renaudin H, et al. Identification and subtyping of clinically relevant human and ruminant mycoplasmas by use of matrix-assisted laser desorption ionization-time of flight mass spectrometry. J Clin Microbiol, 2013, 51 (10): 3314-3323

20. Stevenson LG, Drake SK, Murray PR. Rapid identification of bacteria in positive blood culture broths by matrix-assisted laser desorption ionization-time of flight mass spectrometry. J Clin Microbiol, 2010, 48 (2): 444-447

21. Ferreira L, Sanchez-Juanes F, Gonzalez-Avila M, et al. Direct identification of urinary tract pathogens from urine samples by matrix-assisted laser desorption ionization-time of flight mass spectrometry. J Clin Microbiol, 2010, 48 (6): 2110-2115

22. Nyvang Hartmeyer G, Kvistholm Jensen A, Bocher S, et al. Mass spectrometry: pneumococcal meningitis verified and Brucella species identified in less than half an hour. Scand J Infect Dis, 2010, 42 (9): 716-718

23. Lagace-Wiens PR, Adam HJ, Karlowsky JA, et al. Identification of blood culture isolates directly from positive blood cultures by use of matrix-assisted laser desorption ionization-time of flight mass spectrometry and a commercial extraction system: analysis of performance, cost, and turnaround time. J Clin Microbiol, 2012, 50 (10): 3324-3328

24. Kohling HL, Bittner A, Muller KD, et al. Direct identification of bacteria in urine samples by matrix-assisted laser desorption/ionization time-of-flight mass spectrometry and relevance of defensins as interfering factors. J Med Microbiol, 2012, 61 (Pt 3): 339-344

25. Segawa S, Sawai S, Murata S, et al. Direct application of MALDI-TOF mass spectrometry to cerebrospinal fluid for rapid pathogen identification in a patient with bacterial meningitis. Clin Chim Acta, 2014, 435: 59-61

26. Hoyos-Mallecot Y, Riazzo C, Miranda-Casas C, et al. Rapid detection and identification of strains carrying carbapenemases directly from positive blood cultures using MALDI-TOF MS. J Microbiol Methods, 2014, 105: 98-101

27. 胡燕燕, 孙谦蔡, 蔡加昌, 等. 基质辅助激光解吸电离飞行时间质谱仪检测 KPC 型碳青霉烯酶的研究. 中华微生物学和免疫学杂志, 2012, 32 (6): 561-565

28. Lau AF, Wang H, Weingarten RA, et al. A rapid matrix-assisted laser desorption ionization-time of flight mass spectrometry-based method for single-plasmid tracking in an outbreak of carbapenem-resistant Enterobacteriaceae. J Clin Microbiol, 2014, 52 (8): 2804-2812

29. Cai JC, Hu YY, Zhang R, et al. Detection of OmpK36 porin loss in Klebsiella spp. by matrix-assisted laser desorption ionization-time of flight mass spectrometry. J Clin Microbiol, 2012, 50 (6): 2179-2182

30. Hu YY, Cai JC, Zhou HW, et al. Rapid detection of porins by matrix-assisted laser desorption/ionization-time of flight mass spectrometry. Front Microbiol, 2015, 6: 784

31. Lange C, Schubert S, Jung J, et al. Quantitative matrix-assisted laser desorption ionization-time of flight mass spectrometry for rapid resistance detection. J Clin Microbiol, 2014, 52 (12): 4155-4162

32. Sparbier K, Lange C, Jung J, et al. MALDI biotyper-based rapid resistance detection by stable-isotope labeling. J Clin Microbiol, 2013, 51 (11): 3741-3748

33. Wolters M, Rohde H, Maier T, et al. MALDI-TOF MS fingerprinting allows for discrimination of major methicillin-resistant Staphylococcus aureus lineages. Int J Med Microbiol, 2011, 301 (1): 64-68

34. Novak SM, and Marlowe EM. Automation in the clinical microbiology laboratory. Clin Lab Med, 2013, 33 (3): 567-588

35. Bourbeau PP, Ledeboer NA. Automation in clinical microbiology. J Clin Microbiol, 2013, 51 (6): 1658-1665

36. 王金良, 李晓军, 涂植光, 等. 实用检验医学 (下册). 2 版, 北京: 人民卫生出版社, 2013

37. 中国临床微生物质谱共识专家组. 中国临床微生物质谱应用专家共识. 中华医院感染学杂志, 2016, 26 (10): I - IV

38. 沈建忠, 张嵘. 微生物质谱应用问与答. 北京: 知识产权出版社, 2019

第一节　概　　述

临床微生物流行病学主要通过对临床微生物进行鉴定和分型,甄别与疾病发生或暴发流行相关的病原体及其特征,进而研究临床微生物的流行情况。临床微生物流行病学研究的一个重要内容是确定病原体的克隆特征。克隆特征的两个基本方面是遗传的稳定性和变异。遗传的稳定性是指病原体在传播的过程中,即使某些不同株系间已经无法观察到流行病学上的关联性,但是不同标本来源、不同分离时间和不同分离地点的株系之间由于具有共同的祖先而具有相同的表型和基因组特征。同时,所有微生物即使在没有选择压力的情况下,在自然传代过程中也会发生点突变、基因丢失和获得、重组等遗传变异事件。正因为同时存在遗传的稳定性和变异,所以同一菌种的细菌经过一定的时间会形成若干个相对稳定的克隆。这些克隆虽然性状基本相同,但在某些方面仍有一定差异。差异较明显的称为亚种(subspecies),差异小的称为型(type)。

有许多方法已经被用于细菌的分型,包括表型分型和基因型分型方法。常用的表型分型方法有生物分型、血清学分型、噬菌体分型、抗生素敏感谱分型等。这些表型分型方法分辨力低、可重复性差,并不适用于所有病原菌,但作为初级分型仍在常规使用。常用的基因分型方法有脉冲场凝胶电泳(pulsed-field gel electrophoresis,PFGE)分型、多位点序列分型(multilocus sequence typing,MLST)、多位点可变数目串联重复序列分型(multilocus variable number tandem repeat analysis,MLVA)、基于 PCR 的方法等。相对于表型分型方法,基因分型方法分辨力高、可重复性好,易于标准化及自动化,而且能适用于几乎所有细菌。表型分型和基因分型各有优缺点和适用性,联合使用是主流。对于病毒,一般通过基因分型,主要是通过测序或 PCR 的方法,寻找不同毒株在基因组序列上的差异,从而实现分型。

评价分型方法的主要指标有分型力(typeability)、分辨力(discriminatory power)、可重复性(reproducibility)、可比性(typing system concordance)和流行病学一致性(epidemiologic concordance)。①分型力是指通过分型能够获得结果并且能被指定成为一个型的菌株在所有分析菌株中的率。那些通过分型得不到可用结果的菌株称为不可分型菌株,比如 PFGE 中重复多次实验始终发生染色体降解而得不到可用图谱的菌株、MLST 实验中更换多个引物但是某一位点 PCR 扩增始终没有产物的菌株、血清学分型中使用已知血清均不发生凝集从而不能被指定为某一血清型的菌株。②分辨力是指分型方法区分不相关菌株的能力。分辨力是评价分型方法最重要的指标,因为其代表具有相同或者高度相似型别的菌株是同一克隆以及在相同传播链里的概率。分辨力可以通过 Simpson 差异指数来计算。理想的情况是每一株不相关菌株都具有独特的分型结果从而被区分为不同的克隆。实际应用中,一种分型方法或者多种分型方法组合的 Simpson 差异指数应该达到大于 0.95 的标准,因为这时候出现 I 类错误(拒真错误)的概率小于 5%,在统计学上属于小概率事件。③可重复性是指一种分型方法对同一菌株反复测试能够获得相同结果的能力,主要受技术因素和生物因素的影响。技术因素是由于不同实验人员操作的差异和某些实验固有的不稳定性导致同一菌株进行多次实验出现不同结果。生物因素是指细菌在传代过程中存在生物学变异,代表同一菌株不同菌落的检测结果可能会有不同。

④可比性指不同实验室之间分型结果能够放在一起分析并且得到可信结果的能力。⑤流行病学一致性是指分型方法能够将同一起暴发事件中分离的流行病学上相关的菌株划分为同一克隆的能力。流行病学一致性需要用一定数量的流行病学背景清晰的暴发和散发菌株进行评价。另外,能被广泛使用的分型方法还需具有快速、费用低、易于操作等优点。

基于基因组测序的分型方法是发展方向,它能够提供更全面、更详细的信息。随着基因组测序成本的不断降低和生物信息分析技术的不断进步,全基因组测序正在逐步应用到处于疾病预防控制领域前沿阵地的暴发调查和流行病学分析中。当前,如果我们对一次具有重大社会影响力或重要科研价值的疫情进行实验室调查时,血清学分型、抗生素敏感谱分型、PFGE、MLST 和全基因组分析,都是应该开展的,相应开展特定菌种的特殊分型方法也是有必要的。

(周海健)

第二节　常用临床微生物分型基本技术

一、生物分型

生物分型是指通过生物化学反应和某些生物学性状的不同对细菌进行分型。目前多数微生物学实验室均能用手工或自动化系统进行这项试验。生物分型的分辨力差,仅能区分差异较明显菌株,而且只能把某个种或者血清群的菌株分成少数几个生物型。例如鼠疫菌可以根据其对糖醇代谢的不同及其宿主相关性(主要宿主的不同),划分为 4 种生物型:古典生物型、中世纪生物型、东方生物型、田鼠生物型。再如 O1 血清群霍乱弧菌可以分为古典型和埃尔托型两种生物型,其区分方法主要依靠第Ⅳ组霍乱噬菌体常规稀释液(10^6/ml)的裂解试验来做鉴别,必要时辅以多黏菌素 B 敏感性试验和鸡血球凝集试验,V-P 试验和溶血试验仅作参考;其中埃尔托型霍乱弧菌根据菌株的溶原性、对溶原噬菌体的敏感性、山梨醇发酵试验和溶血试验 4 个生物学性状,又可以分为 12 个生物型(a-l)。其他细菌如空肠弯曲杆菌、创伤弧菌等均可以分为不同生物型。

二、抗生素敏感谱分型

抗生素敏感谱分型是利用细菌对一系列抗生素耐药性的差异进行分型。抗生素药敏谱分型有较为统一的操作标准(即抗生素耐药性检测的相关标准),可为临床流行病学调查提供信息。短时间内在局部病区分离到和以往菌株抗生素敏感谱不同的菌株,提示存在耐药菌、耐药质粒或者其他耐药元件的传播和流行,或者存在由某种耐药菌引起的院内感染的聚集性病例或者暴发。本方法操作简单,可在日常细菌检测工作中完成,几乎适用于任何细菌。因为许多编码抗生素耐药性的基因是可以水平转移的,所以抗生素敏感谱相同的菌株不一定有遗传相关性。

三、血清学分型

大部分常见致病菌都有血清学分型的方法。血清学分型在提示菌株的流行病学意义方面起到重要作用。例如,霍乱弧菌的 200 多个血清群中,目前证实的只有 O1 群和 O139 群能引起霍乱流行;脑膜炎奈瑟菌 12 个血清群中,5 个血清群(A 群、B 群、C 群、W 群、Y 群)是主要的致病血清群,其中 A 群、W 群、C 群菌株能够引起流脑流行。血清学分型还起到鉴定的作用,比如军团菌属内种的划分是根据血清型分型试验,其中嗜肺军团菌引起 90% 的军团菌肺炎。血清学分型在大部分情况下结果可靠,但是需要特异的分型试剂包括多克隆和单克隆抗体,制备较为困难,而商业化诊断血清价格昂贵。另外,在有些菌种中,如沙门菌、肺炎链球菌,血清学分型方法耗时耗力。目前有多种致病菌已经发展了分子血清分群/型的方法,如脑膜炎奈瑟菌、肺炎链球菌、肺炎克雷伯菌、流感嗜血杆菌、猪链球菌、志贺菌等。与传统的血清凝集试验相比,分子血清分群/型方法省时省力,而且不需要制备或者购买血清,大大降低了实验费用。在实际应用中,如无其他流行病学证据,血清学分型本身不能作为判断菌株相关性的绝对鉴定指标。

四、噬菌体分型和细菌素分型

噬菌体是感染细菌、真菌、放线菌或螺旋体等微生物的一类病毒的总称。一种噬菌体只能裂解一种或与该种相近的细菌,具有高度特异性,故可用于细菌的鉴定和分型。细菌素是由细菌产生的有杀菌或抑菌作用的物质,它主要含有具生物活性的蛋白质部分,对同种近缘菌株呈现狭窄的活性和抑制谱,附着在敏感细胞特异性受点上。噬菌体裂解试验和细菌素杀菌/抑菌试验可用于霍乱弧菌、伤寒沙门菌、金黄色葡萄球菌和铜绿假单胞菌等的分型,提示菌株的流行病学意义。噬菌体分型和细菌素分型需要用一系列噬菌体或细菌素对待检细菌进行溶菌试验,确定其溶菌模式,所以实验室中必须具备一整套分型用的噬菌体或细菌素及对照菌株。在实际应用中,如无其他流行病学证据,噬菌体分型和细菌素分型本身不能作为判断菌株相关性的绝对鉴定指标。

五、质粒图谱分析

质粒是细菌染色体外的遗传物质,为环形闭合的双股 DNA,存在于细胞质中,其大小为 1kb 至大于 1Mb。质粒编码非细菌生命所必需的某些生物学性状,如性菌毛、细菌素、毒素和耐药性等。质粒具有可自主复制、传给子代、可丢失及在细菌之间转移等特性,是细菌重要的遗传变异元件。应用质粒图谱进行分型的原理是基于不同的细菌个体携带的质粒大小和数量不同。将细菌细胞裂解,并且使染色体 DNA 降解,保留质粒,进而直接或者酶切后通过电泳分离质粒或者质粒片段,根据电泳图谱的异同进行分型。

质粒图谱适用于所有细菌并且在方法上不存在种特异性,所有细菌的试验和分析方法一样。其优点是操作简单、快速、不需要特殊仪器。但是由于质粒可丢失和获得,影响了本方法的遗传稳定性,即菌株经过一定代数的体外传代后会发生质粒图谱的变化。另外,由于质粒结构的特殊性和多样性,图谱反映的质粒大小和数目可能与实际情况有出入。

由于质粒是独立于细菌染色体存在并且可以在不同细菌间水平转移,所以质粒图谱分析只反映不同细菌携带质粒的多态性和相似度,不能反映细菌之间的流行病学关联性和遗传进化关系。由于

携带耐药基因的质粒容易在不同种属的细菌间转移,这些不同种属但是具有相同耐药特征的细菌会引起院内感染暴发,所以在此类暴发中,质粒图谱分析是必须开展的流行病学分析实验。

六、限制性片段长度多态性

限制性片段长度多态性(restriction fragment length polymorphism,RFLP)的原理是微生物的基因组能够被限制性内切酶切割成一定数量大小不等的 DNA 片段。相同的微生物个体所获得的 DNA 片段的数量和大小一样,即属于相同的型别;进化关系越近的微生物个体所获得的 DNA 片段的数量和大小越相似,进化关系越远的微生物个体所获得的 DNA 片段的数量和大小越不同。通过酶切、电泳、显影三个基本步骤就能获得每个微生物个体的 RFLP 图谱,可以根据图谱的异同进行型别的划分。

该技术起源于 20 世纪 70 年代末期和 80 年代初,应用于细菌、真菌、病毒、寄生虫等的分型,使用高频率限制性内切酶将微生物基因组切割成数十甚至多达数百个<1kb 至 30kb 大小的 DNA 片段。虽然 RFLP 方法简单易于操作,但是如此多的片段难以区分,往往得不到清晰可供分析的图谱。所以通过在酶切或显影两个环节减少 RFLP 的最终条带数,达到在保证分辨力的情况下获得清晰可分析图谱的目的。比如 PFGE 以低频率限制性内切酶切割片段在酶切环节减少条带数,而组合了杂交技术的结核分枝杆菌 IS6110 指纹图谱(IS6110 fingerprinting)分型属于在显影环节减少条带数。另外还在 RFLP 的基础上发展了结合 PCR 方法的针对单个基因或操纵子的 PCR-RFLP 方法、应用双酶切结合两次 PCR 技术的扩增片段长度多态性(amplified fragment length polymorphism,AFLP)分型。

PCR-RFLP 是指先对一个基因或者操纵子的一部分或者全部片段进行 PCR 扩增,然后对扩增产物进行酶切、电泳,获得每株菌的图谱,通过比对图谱的异同进行分型。例如对产志贺毒素大肠埃希菌(Shiga toxin-producting *Escherichia coli*,STEC)的 *stx* 基因或其上游基因进行 PCR-RFLP 分型可以确定 Stx2 亚型;对沙门菌、STEC O157 菌、弯曲杆菌的鞭毛相关基因进行 PCR-RFLP 分型可以鉴别鞭毛抗原。也有报道对原核生物的 16S rRNA 基因和真核生物的 18S rRNA 基因进行 PCR-RFLP 进

而进行种的鉴定,这种方法可以鉴定出一些表型方法无法鉴定的菌,例如分枝杆菌和不动杆菌属细菌。虽然 PCR-RFLP 实验操作简单,但是其分辨力远远低于 PFGE,只能作为初筛方法或者其他方法的补充。不能单独用于暴发溯源或者分子流行病学调查。

IS6110 指纹图谱(IS6110 fingerprinting)是结核分枝杆菌独有的一种分型方法。该技术在全基因组 RFLP 的基础上,使用 IS6110 基因探针对 DNA 片段进行 DNA-DNA 杂交,从而筛选出只包含 IS6110 的片段进行显影。IS6110 只存在于结核分枝杆菌和牛分枝杆菌中。在结核分枝杆菌中有 10~12 个拷贝的 IS6110,而在牛分枝杆菌中有 1 或者 3 个拷贝的 IS6110,所以对牛分枝杆菌的分辨力极低。该技术具有很好的分型力、可重复性和分辨力,已经广泛应用于结核分枝杆菌的分子流行病学调查。该技术的缺点是实验操作烦琐,只限于结核分枝杆菌的分型,不能推广到其他细菌中使用。

七、脉冲场凝胶电泳分型

脉冲场凝胶电泳分型(PFGE)选用识别稀有酶切位点的限制性内切酶切割基因组 DNA,获得的 DNA 片段在外加脉冲电场的低浓度琼脂糖凝胶中分离,产生数量有限的 DNA 条带。其原理是 DNA 分子在脉冲电场中随着电泳方向的改变不断改变其分子构象,挤过凝胶间隙。小的 DNA 分子比大的分子重新定向快,在凝胶中移动快,从而使不同大小的 DNA 片段彼此分离,在凝胶上按 DNA 片段长度的不同而呈现出电泳带型。

目前大部分致病菌都有标准化 PFGE 分型方法,可将来自不同实验室的图谱进行比较。可通过分析软件把来自不同实验室的 PFGE 图谱进行比较,目前常用的分析软件是 BioNumerics 软件。录入软件数据库的 PFGE 图谱,经过修正后可以进行直观比较,也可以聚类分析。聚类分析时,以 Dice 系数法计算菌株之间的相似性系数,使用非加权配对算术平均法(unweighted pair-group method with arithmetic means,UPGMA)进行聚类。

在细菌分型的实际应用中,PFGE 显示了比其他分型方法更强的分辨力和流行病学调查能力。PFGE 被广泛应用于细菌的分子流行病学研究中,能够用于分析菌株之间的相关性,协助追踪感染来源,在疫情控制方面可发挥重要的作用。具体表现在以下几个方面:①可用于对已确认的暴发疫情进行传染源的追踪,从而采取相应的控制措施,预防疫情的再次发生;②应用 PFGE 进行主动监测,能在表面上散在分布的病例中寻找可能的联系,及时发现疫情;③ PFGE 可用于追踪抗生素敏感菌和耐药菌的传播模式;④ PFGE 还能为患者的诊断和治疗提供线索,对继发性感染患者分离菌株进行 PFGE 分析可以区分是复发还是新的菌株引发的感染。在基于全基因组测序的分型技术成熟之前,PFGE 仍将是细菌性疾病暴发调查中分子分型的"金标准"。

八、扩增片段长度多态性分型

扩增片段长度多态性(AFLP)分型的基本原理是对基因组 DNA 双酶切后的限制性片段进行选择性扩增,再通过对扩增片段电泳后形成的图谱进行比较,在基因组水平揭示细菌之间的多样性。AFLP 在全基因组水平检测基因的变异,所以不仅能发现短期内细菌的变异,而且能用于研究细菌的长期进化过程。起初使用放射性物质标记的引物,现在多使用荧光标记的引物。AFLP 分型只需使用少量的细菌 DNA,可以对所有细菌进行分型。目前大部分细菌都有 AFLP 分型方法的报道,也有商品化的 AFLP 分型试剂盒供购买和使用。虽然 AFLP 实验操作简单,但是如果要获得很好的可重复性,需要绝对的标准化,尤其是分型数据需要在不同实验室间比较的时候,对操作技术的要求非常高。

九、核糖体分型

核糖体分型(ribotyping)是在 RFLP 和 DNA 印迹的基础上发展起来的一种分型方法。其主要步骤是:提取细菌染色体 DNA,用限制性内切酶消化,经电泳分离和 Southern 印迹后,与经标记的 rRNA 基因探针杂交,根据带型的不同对细菌进行分型。核糖体分型的分型力和可重复性好,全自动核糖体分型仪器也使得结果具有实验室间可比性。但是其突出的缺点是分辨力差,很多细菌在种内的区分水平能力差。而且传统的手工操作烦琐,全自动核糖体分型仪器大大降低了试验操作难度,但是仪器和试验试剂昂贵,不适合推广使用。

十、全基因组图谱

全基因组图谱(whole genome map,WGM)是一种基于全基因组多态性的技术,在试验中将单链的 DNA 拉伸附着在玻片表面,进行限制性酶切,通过荧光显微镜观察 DNA 片段。WGM 不仅可以检测酶切片段的大小和数量,而且可以观察到这些片段在基因组中的排列顺序,已经被自动化和商业化,在金黄色葡萄球菌、铜绿假单胞菌、嗜肺军团菌等细菌中成功应用。但是该技术试验费用昂贵(高于全基因组测序),需要特殊的试剂盒和数据分析软件,限制了其被广泛使用。

十一、随机引物 PCR

随机引物 PCR(arbitrary primer PCR,AP-PCR)也称随机扩增多态性 DNA(random amplified polymorphic DNA,RAPD),首次报道于 20 世纪 90 年代初。其原理是通过随意设计的一条寡核苷酸片段为非特异性引物(一般小于 14bp),在低退火温度下使引物与模板 DNA 通过错配而复性,经 Taq 聚合酶作用使引物延伸;数十循环后,在严格条件下继续扩增。最终扩增产物通过电泳分离,得到一组不连续的 DNA 片段,即 RAPD 分型图谱。根据扩增产生条带大小和数目的差异对细菌进行分型。RAPD 特点是不需预先了解目的基因和相应序列,实验周期短,操作简便,无需昂贵仪器,一般实验室皆可使用。理论上 AP-PCR 能够用于所有细菌的分型。在实际应用中,AP-PCR 适合用于单独一家实验室一段时期内分离菌株的分型。由于 AP-PCR 是随机设计的引物,受本身条件的限制,实验结果可重复性差,所以不可能建立基于标准化方法的分型数据库。

十二、重复片段 PCR

重复片段 PCR(repetitive element PCR,rep-PCR)是最常用的基于 PCR 方法的细菌分型方法。在细菌基因组中存在着大量的重复片段,而且相同种属细菌的重复片段序列非常保守。假如同一株细菌基因组中的两个重复片段相邻很近,那么它们之间的基因组序列可以通过 PCR 扩增而获取。通常一株细菌中会有多个大小不等的基因片段被扩增出来。rep-PCR 就是通过 PCR 扩增细菌基因组重复片段之间的序列,然后通过电泳等手段区分大小不同的扩增片段,从而获取菌株特异性图谱。许多类型的重复片段已经被鉴定和证实,其中最常用的是基因外重复回文序列(repetitive extragenic palindrome,REP)、肠杆菌基因间重复共有序列(enterobacterial repetitive intergenic consensus,

ERIC)和盒式元件(BOX),分别为 33bp~40bp、124~127bp 和 154bp。相应地建立了 REP-PCR、ERIC-PCR 和 BOX-PCR 分型方法。

rep-PCR 分型的分型力好,几乎能对所有的细菌进行分型;分辨力高,但是低于 PFGE;可重复性和实验室间可比性一般,同一批菌株重复多次实验获得的结果可能存在差异,而且在不同的实验室、不同的仪器和分析平台上所获得的结果也会存在差异。

十三、多位点序列分型

多位点序列分型(MLST)是在多位点酶电泳(multilocus enzyme electrophoresis,MLEE)的基础上发展起来的一种分型方法。MLEE 是基于分离菌株的同工酶的多态性对细菌进行分型的一种表型分型方法。通过对酶分子量和电荷的变异情况进行研究,可以推算出其对应的基因位点的多态性,并通过多个酶基因位点的综合分析,可以获得细菌的型别。这是一种用表型多态性推测基因多态性的方法,在 20 世纪 70 和 80 年代被广泛使用,目前已基本不再使用。在测序技术发展和普及以后,MLEE 被 MLST 方法取代。

MLST 在 20 世纪 90 年代初首次被应用于细菌的分子分型和分子流行病学研究。第一个建立 MLST 方法的细菌是脑膜炎奈瑟菌,至今已有数十种病原菌建立了 MLST 方法,并且建立了国际化的数据库。在 MLST 中,一般通过对 7 个管家基因位点分别进行序列测定和比对,得到每株菌 7 个基因位点的等位基因编号(allele type),7 个等位基因编号组成等位基因谱(allele profile);进一步比对进而获得 MLST 型(multilocus sequence type)。MLST 数据可以用 eBURST 或者 BioNumerics 等软件分析,进行分组(分为不同的 group、cluster、clonal complex 等)、构建聚类树和最小生成树,揭示菌株之间的种群结构特征。

MLST 目前的主要用途是大范围的长时期内收集的菌株的种群结构分析和分子流行病学研究。由于细菌的管家基因在细菌进化过程中承受的选择性压力小,变异慢,导致基于管家基因的 MLST 分型在一些细菌分型中分辨力低。所以有研究者在 MLST 中纳入了毒力基因和外膜蛋白编码基因等变异速率大的基因,例如嗜肺军团菌的 MLST 分型方案中纳入了 *mip* 等毒力基因。但是即使这样,MLST 的分辨力也达不到 PFGE 的水平,不能单独用于暴发菌株溯源分析。

十四、单基因和单基因簇测序分型

在某些病原细菌和病毒中,建立了基于单个基因或者某一基因簇序列多态性的分型方法。主要是应用针对单个基因或基因簇的完整或者局部高变异区段的核酸进行体外扩增、序列测定和比对的技术手段对同种不同株的细菌进行分型。

脑膜炎奈瑟菌 *porA*、*porB* 和 *fetA* 基因分别编码该菌外膜蛋白,根据基因序列的不同可以对菌株进行分型,分别称为 porA 分型(porA typing)、porB 分型(porB typing)和 fetA 分型(fetA typing)。

化脓性链球菌的 *emm* 基因是 M 蛋白的编码基因,可以根据其基因序列预测基因 M 蛋白多样性的血清型。这种分型方法在很多文献里被称为 *emm* 分型(*emm* typing)。因为 *emm* 序列的多态性比 M 蛋白的多态性更大,所以 *emm* 分型提供的信息比 M 血清分型更详细。

肺炎链球菌的荚膜是重要的毒力因子,不同荚膜型的菌株属于不同的血清型,其致病力和传播能力均不同。肺炎链球菌的荚膜由 *cps* 基因编码。应用一对引物对调控基因 *cpsB* 进行体外扩增可以扩增出 92 个血清型中的 84 个,并且对其中的 46 个进行分型。

耐甲氧西林金黄色葡萄球菌(methicillin resistant *Staphylococcus aureus*,MRSA)基因组中有一个葡萄球菌染色体盒,称为 SCC*mec*。SCC*mec* 携带决定甲氧西林耐受性的 *mecA* 基因、编码与 SCC*mec* 水平转移相关重组子(*ccrAB* 或 *ccrC*)的 *ccr* 位点。SCC*mec* 型是综合 *mec* 克隆群、*ccr* 型和 J 区多态性获得的。

许多病毒,例如流感病毒、诺如病毒等,都能通过对其基因组中的一个或者多个基因片段进行序列比对而进行分型。在不同种的病毒里,这些基因片段的数目和长度有所区别。这些片段大多是位于保守区附近的高变异基因或基因片段。在进行病毒的分子流行病学研究时,不同的病毒株通过与参考菌株进行基因序列的比对,被分为公认的基因型或者簇里。几乎所有常见的感染人类的病毒都有基于基因或基因片段的分型方法;理论上所有的病毒都能通过基因或基因片段序列的差异进行分型。

十五、多位点可变数目串联重复序列分型

在微生物基因组中广泛分布着一类在不同菌株间数目不同的重复序列,叫作可变数目串联重复序列(variable number tandem repeat,VNTR)。相同的 VNTR 在同种不同菌株个体间核心序列的数目不同,这种不同可以用于细菌分型。当同时使用多个 VNTR 位点进行分型时,就称为多位点可变数目串联重复序列分型(multilocus VNTR analysis,MLVA)。滑链突变是 VNTR 多态性产生的分子机制。由于 VNTR 位点变异快、多态性大,MLVA 普遍具有很高的分辨力。VNTR 的搜索和确定需要有参考基因组,使用 Tandem Repeats Finder 等软件搜索,通过实验筛选确定。一个成熟的 MLVA 方案的实验操作包括 PCR 扩增所有的 VNTR 位点,确定扩增片段长度,计算获得 VNTR 核心序列的拷贝数。确定单重或者多重 PCR 扩增片段长度的方法有琼脂糖电泳、毛细管电泳、测序等。根据每株菌不同 VNTR 核心序列的拷贝数组合判断该菌株的 MLVA 型。

MLVA 应用广泛,目前几乎所有传染病相关致病菌、院内感染致病菌、食源性致病菌均有 MLVA 方法报道。该方法的优点是操作简单、通量高、费用低。但是其最重要的优点是分辨力高。在许多细菌中,MLVA 的分辨力相当于甚至高于 PFGE。MLVA 与 PFGE 相比还有一个优点是在提取 DNA 后不再需要进行活菌操作,所以对鼠疫杆菌、炭疽杆菌和布鲁氏菌等高致病性病原菌实际应用价值很大。

十六、全基因组测序

随着基因组测序成本的降低和生物信息分析技术的进步,病原体全基因组测序(whole genome sequencing,WGS)的应用不仅局限于遗传进化领域,正在逐步应用到暴发调查和流行病学分析中。WGS 在传染病暴发调查和流行病学分析中已经显示出很好的应用能力,比如 2010 年海地地震后的霍乱暴发菌株溯源、2011 年发生在欧洲的 O104:H4 大肠埃希菌暴发事件调查、H7N9 的流行规律研究、非洲埃博拉病毒的传播机制研究等。

基于 WGS 的病原体分子分型方法中目前被使用比较多的两种技术是基于全基因组测序的单核苷酸多态性分型(whole genome-based single-nucleotide polymorphism,wgSNP)和全基因组多位点序列分型(whole genome multilocus sequence typing,wgMLST)。这两种方法比传统分子分型方法具有更高的分辨力。同时,基于测序和序列多态

性的分型方法因为结果是序列信息,具有很好的分型力、可重复性和实验室间可比性,便于建立分析网站和公共数据库,容易实现标准化和网络化应用。

wgSNP 是在全基因组序列的水平上选择一定数目的 SNP,比较不同病原体个体基因组中这些 SNP 的信息,从而达到将同一个种内不同菌株进行分型的目的。wgSNP 分型一般基于基因组重测序的方法进行,可以根据参考序列进行比对搜索 SNP,也可以不根据参考序列只在样本之间进行两两比对或者多重比对搜索 SNP,根据不同个体间的所有 SNP 或者经过一定条件筛选后的 SNP(剔除疑似的重组)进行比对,从而实现分型。wgSNP 在霍乱弧菌、沙门菌、结核分枝杆菌、肺炎克雷伯菌、金黄色葡萄球菌、嗜肺军团菌等多种病原菌的分型和分子流行病学研究中已经显示了很好的作用。不同的病原菌由于其基因组组成成分不同,SNP 数量和分布存在差异。暴发内菌株间存在的 SNP 数目在不同种病原菌中数目不一,这可能与菌株本身的变异速率和不同的暴发模式(地域范围、时间跨度等)有关。由于在 wgSNP 中无法确定 SNP 的产生是由于点突变还是重组,而理论上一次重组产生的 SNP 相当于若干次点突变产生的 SNP,所以在构建进化树呈现菌株关系时,可能会由于未区分重组和点突变而错误地估计菌株之间的距离。但是在暴发调查中,我们仅应用基因组分型进行菌株分型和种群结构分析,不需要深入揭示菌株之间的遗传距离,所以是否剔除重组对于 wgSNP 分型的影响可能并没有我们想象的那么大。另外,wgSNP 分型忽略了可移动元件携带的基因,这些基因里包括毒力基因和耐药基因,是揭示菌株致病性和耐药性两大特征的基因组成分,所以在进行 wgSNP 的同时进行毒力基因和耐药基因检测,有助于更精确地揭示被分析菌株的种群结构特征、临床意义和流行病学意义。

wgMLST 是使用某一个种的细菌核心基因组中的成百上千个基因位点的序列差异对菌株进行区分和分型的方法。与传统 MLST 分型不同的是,MLST 检测和比对 7 个基因位点的序列差异,而 wgMLST 检测和比对成百上千个基因位点的序列差异。在 wgMLST 中,沿用传统 MLST 的数据分析方法,以基因比对的方式在核心基因组中搜寻等位基因差异,赋予每株菌一组等位基因编号来进行分型。这种以基因为单元的比对和分型方

法,不但比传统的 MLST 方法具有更高的分辨力,而且与 wgSNP 分型相比降低了对生物信息分析的要求,在结核分枝杆菌、金黄色葡萄球菌和嗜肺军团菌等多种病原菌的分型和分子流行病学研究中已经显示了应用前景。在建立 cgMLST 方法时,挑选一定数量的不同来源(流行病学上无直接关联)、血清群和分子型别(PFGE、MLST、MLVA 等)的实验菌株作为研究群体,用于筛选核心基因是最终所建立的方法是否适用的第一个关键点。其中 wgMLST 如果使用的是核心基因组序列,就称为核心基因组多位点序列分型(core genome multilocus sequence typing,cgMLST)。wgMLST 和 cgMLST 具有很好的应用前景。目前已有研究团队建立了 wgMLST 和 cgMLST 分型的公共网站和数据库,包括沙门菌、大肠埃希菌、志贺菌和耶尔森菌等多种病原菌。

另外,基因组测序除了对菌株进行分型,还能够获得分子血清型、耐药基因、毒力基因等信息。随着测序成本的降低,基因组分型的费用必将降低;而随着生物信息技术的发展,基因组分型的数据获得周期也必将缩短。只要满足了这两个条件,临床实验室和基层公共卫生实验室都可以开展基因组测序。在对基因组分型方法进行优化和标准化之后,可以建立公共分型网站和各种菌的数据库,不同的实验室可以通过查询和比对公共数据库进行分型,同时也能获得全球的流行情况。

同时,随着测序技术的不断发展,非培养依赖的标本直接测序技术会大大缩短检测和分型的时间,而且可以鉴定出常规培养难以检出的病原体。目前已有对粪便、尿液和脑脊液等标本直接测序进行病原体鉴定、分型、毒力基因检测的报道。结果证明标本直接测序不仅能够鉴定标本里的病原菌及其毒力基因和耐药基因,而且可以获得传统的 MLST 和 wgSNP 的分型数据。在时间上,非培养依赖的标本直接测序技术可以将传统的病原菌培养和药物敏感性试验从 3~10 日缩短至 1 日,而且同时能获得细菌分型的结果。所以非培养依赖的标本直接测序技术不仅在临床微生物的鉴定和药物敏感性方面缩短时间,而且在传染病疫情暴发时可以第一时间获得病原微生物种类、药物敏感性、分子血清型和分子分型等数据。

十七、质谱技术

质谱技术(mass spectrometry,MS)是通过测

定蛋白质分子的质量而进行蛋白质分子鉴定、蛋白质分子的修饰和蛋白质分子相互作用的研究。质谱仪通过测定离子化生物分子的质荷比便可得到相关分子的质量。近年来，基质辅助激光解吸电离飞行时间质谱（matrix assisted laser desorption ionization time of flight mass spectrometry，MALDI-TOF MS）在临床和公共卫生的微生物实验室使用越来越普及。MALDI-TOF MS 在病原菌的鉴定方面具有操作简单、快速、费用低等优点，具有很好的

应用价值，但是目前还不能完全替代传统的生化鉴定方法。虽然有研究提示 MALDI-TOF MS 可以用于某些细菌，如 MRSA、VRE（万古霉素耐药肠球菌）的分型和碳青霉烯酶的检测，但是 MALDI-TOF MS 的分辨力局限在种或者属的水平，所以其在细菌鉴定以外的作用，尤其在流行病学领域的作用有待进一步探索。

（周海健）

参考文献

1. 陈东科, 孙长贵. 实用临床微生物学检验与图谱. 北京: 人民卫生出版社, 2011
2. 周海健, 阚飙. 细菌基因组分型方法的应用研究进展. 疾病监测, 2016, 31 (8): 668-675
3. Jorgensen JH, Pfaller MA. Manual of Clinical Microbiology. 11th ed. Washington DC: ASM Press, 2015
4. Sabat AJ, Budimir A, Nashev D, et al. Overview of molecular typing methods for outbreak detection and epidemiological surveillance. *Euro Surveill*, 2013, 18 (4): 20380
5. Struelens MJ. Molecular epidemiologic typing systems of bacterial pathogens: current issues and perspectives. *Mem Inst Oswaldo Cruz*, 1998, 93 (5): 581-585
6. Struelens MJ, De Gheldre Y, Deplano A. Comparative and library epidemiological typing systems: outbreak investigations versus surveillance systems. *Infect Control Hosp Epidemiol*, 1998, 19 (8): 565-569
7. Dice LR. Measures of the amount of ecological association between species. *Ecology*, 1945, 26: 297-302
8. Hunter PR, Gaston MA. Numerical index of the discriminatory ability of typing systems: An application of Simpson's index of diversity. *J Clin Microbiol*, 1988, 26 (11): 2465-2466
9. Parizad EG, Parizad EG, Valizadeh A. The Application of Pulsed Field Gel Electrophoresis in Clinical Studies. *J Clin Diagn Res*, 2016, 10 (1): DE01-4
10. Kumar A, Misra P, Dube A. Amplified fragment length polymorphism: an adept technique for genome mapping, genetic differentiation, and intraspecific variation in protozoan parasites. *Parasitol Res*, 2013, 112 (2): 457-466
11. Nadon CA, Trees E, Ng LK, et al. Development and application of MLVA methods as a tool for inter-laboratory surveillance. *Euro Surveill*, 2013, 18 (35): 20565
12. Pérez-Losada M, Cabezas P, Castro-Nallar E, et al. Pathogen typing in the genomics era: MLST and the future of molecular epidemiology. *Infect Genet Ev*ol, 2013, 16: 38-53
13. Maiden MC. Multilocus sequence typing of bacteria. *Annu Rev Microbiol*, 2006, 60: 561-588
14. Fletcher HA. Molecular epidemiology of tuberculosis: recent developments and applications. *Curr Opin Pulm Med*, 2001, 7 (3): 154-159
15. Leopold SR, Goering RV, Witten A, et al. Bacterial whole-genome sequencing revisited: portable, scalable, and standardized analysis for typing and detection of virulence and antibiotic resistance genes. *J Clin Microbiol*, 2014, 52 (7): 2365-2370
16. Ruppitsch W, Pietzka A, Prior K, et al. Defining and Evaluating a Core Genome Multilocus Sequence Typing Scheme for Whole-Genome Sequence-Based Typing of *Listeria monocytogenes*. *J Clin Microbiol*, 2015, 53 (9): 2869-2876
17. Hasman H, Saputra D, Sicheritz-Ponten T, et al. Rapid Whole-Genome Sequencing for Detection and Characterization of Microorganisms Directly from Clinical Samples. *J Clin Microbiol*, 2014, 52 (1): 139-146
18. 王金良, 李晓军, 涂植光, 等. 实用检验医学 (下册). 2 版. 北京: 人民卫生出版社, 2013
19. 陈东科, 周海健. 北京某三甲教学医院耐碳青霉烯类抗生素肺炎克雷伯菌分子流行病学研究. 中华预防医学杂志, 2017, 51 (10): 896-902

第一节　常用试剂与配制方法

一、常用染色液

（一）革兰氏染色液

目前市售的为经过改良后的快速染色法，对经过纯培养的细菌的染色效果等同于标准染液，对于临床标本直接涂片的染色仍推荐采用标准方法。

1. 标准革兰氏染色方法

（1）试剂

1）Ⅰ液：结晶紫饱和液（结晶紫 2g 溶解于 100ml 95% 乙醇）20ml，10g/L 草酸铵溶液（草酸铵 10g 加温溶解于 1L 蒸馏水）80ml，混匀后用中速滤纸过滤后置棕色瓶中备用。

2）Ⅱ液：碘 1g，碘化钾 2g，蒸馏水 300ml。先将碘及碘化钾置于乳钵中加少许蒸馏水，充分碾磨成糊状，加蒸馏水溶解，最后至 300ml，置棕色瓶中密闭保存。

3）Ⅲ液：95% 乙醇溶液，置容器中密闭保存。

4）Ⅳ液：沙黄饱和液（沙黄 2.5g 溶解于 100ml 95% 乙醇）10ml，蒸馏水 90ml，混合后用中速滤纸过滤，棕色瓶中密闭保存。或用稀释石炭酸复红或中性红。

（2）质量控制：质控片可以自制，也有商品质控片。自制质控片就是把同浓度的革兰氏阴性菌和革兰氏阳性菌同体积混合，制片后干燥固定备用即可。大肠埃希菌 ATCC 25922 应染为革兰氏阴性（红色），金黄色葡萄球菌 ATCC 25923 应染为革兰氏阳性（紫色）。

临床标本直接涂片染色后，背景应干净、细胞清晰、胞核胞质对比强烈、胞内吞噬体清晰易辨，细菌染色特征典型（图 7-1-1）。

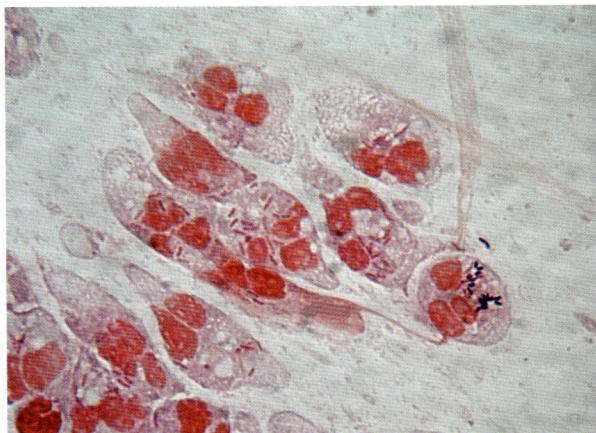

图 7-1-1　痰涂片革兰氏染色

铜绿假单胞菌 + 纹带棒杆菌 ×1 000

2. 快速革兰氏染色方法　革兰氏染色是根据不同细菌细胞壁中胞壁酸的有无和脂质成分含量的不同，表现出对有机溶剂渗透能力的不同，由此造成染色特性的差异而建立。控制结晶紫染色液的 pH 可以调节着色牢固度与着色快慢。将脱色液改为丙酮乙醇混合液可以改善脱色效果。而用稀释复红代替沙黄，可以让复染液穿透性更好，颜色更鲜艳。

（1）试剂

1）Ⅰ液：结晶紫饱和液（结晶紫 2g 溶解于 100ml 95% 乙醇）20ml，10g/L 草酸铵溶液（草酸铵 10g 加温溶解于 1L 蒸馏水）80ml，混匀后用中速滤纸过滤后置棕色瓶中备用。

2）Ⅱ液：碘 1g，碘化钾 2g，蒸馏水 300ml。先将碘及碘化钾置于乳钵中加少许蒸馏水，充分碾磨成糊状，加蒸馏水溶解，最后至 300ml，置棕色瓶中密闭保存。

3）Ⅲ液：丙酮∶95% 乙醇 = 3∶7（或 1∶1，脱色时间适当减少），混匀后置容器中密闭保存。

4）Ⅳ液：石炭酸复红（4g 碱性复红 + 95% 乙醇 20ml，加入 8g 石炭酸 + 蒸馏水 100ml）10ml，加蒸馏水 90ml，混合后用中速滤纸过滤，棕色瓶中密闭保存。

（2）染色方法　滴加Ⅰ液覆盖涂片染色 10 秒，蒸馏水冲洗；甩掉多余水滴，滴加Ⅱ液覆盖涂片 10 秒媒染，蒸馏水冲洗；甩掉多余水滴，滴加Ⅲ液时晃动玻片，使液体迅速覆盖涂片，2 秒后倒掉，不冲洗，再次滴加Ⅲ液覆盖涂片，脱色 10 秒后用蒸馏水冲洗；甩掉多余水滴，滴加Ⅳ液覆盖涂片复染 10~20 秒，蒸馏水冲洗，自然干燥或滤纸吸干后待检。

（3）质量控制：大肠埃希菌 ATCC 25922 应染为革兰氏阴性（红色），金黄色葡萄球菌 ATCC 25923 应染为革兰氏阳性（紫色）。

3. 加强革兰氏染色方法　用 10% 石炭酸复红液 10 倍稀释后，代替沙黄染液（Ⅳ液），其他同标准革兰氏染色方法。适用于着色较弱的细菌染色。

（二）抗酸染色液

1. 齐 - 内（Ziehl-Neelsen）法染液

（1）试剂

1）Ⅰ液（0.8% 石炭酸复红工作液）：8% 碱性复红储存液 10ml（碱性复红或称碱性品红 8g 加 95% 乙醇至 100ml，充分振荡使复红溶解）。5% 苯酚溶液 90ml（50℃水浴加热苯酚使之溶解，取 5g 液态苯酚溶于 90ml 热蒸馏水中，待溶液冷却至室温时，补充蒸馏水至 100ml）。

石炭酸复红工作液：将经定性滤纸过滤的碱性复红储存液与 5% 苯酚溶液充分振荡、混合均匀后，碱性复红的终浓度为 0.8%，使用定性滤纸过滤，棕色瓶中密闭保存。

2）Ⅱ液（5% 盐酸乙醇）：95% 乙醇 95ml，浓盐酸 5ml，将浓盐酸缓慢加入乙醇中，混匀密闭保存。

3）Ⅲ液（复染液，0.06% 亚甲蓝工作液）：0.3% 亚甲蓝储存液 10ml（亚甲蓝 0.3g 溶解于 50ml 95% 乙醇，完全溶解后加蒸馏水至终体积 100ml）。蒸馏水 40ml。

亚甲蓝工作液：将亚甲蓝储存液与蒸馏水混合均匀后，亚甲蓝的终浓度为 0.06%，使用定性滤纸过滤，置棕色瓶中密闭保存。

（2）质量控制：结核分枝杆菌（减毒株 H37Ra）：红色。非抗酸杆菌（链霉菌等）：蓝色。临床标本直接涂片抗酸杆菌呈红色，其他细菌及标本背景呈蓝色，见图 2-1-3。

2. 金永（Kinyoun）染色法染液　该方法为无需加热的冷染色法，耗时更少且易于操作。目前市售的抗酸染液均采用该法。

（1）试剂

1）Ⅰ液（3.3% 石炭酸复红液）：4g 碱性复红 + 95% 乙醇 20ml，8g 石炭酸 + 蒸馏水 100ml。

2）Ⅱ液（3% 盐酸乙醇）：浓盐酸 3ml，95% 乙醇 97ml。

3）Ⅲ液（复染液，0.3% 亚甲蓝液）：亚甲蓝 0.3g，蒸馏水 100ml。

（2）质量控制：结核分枝杆菌（减毒株 H37Ra）：红色。非抗酸杆菌：蓝色。临床标本直接涂片抗酸杆菌呈红色，其他细菌及标本背景呈蓝色，见图 2-1-4。

3. 改良 Kinyoun 染色法染液

（1）Ⅰ液（3% 石炭酸复红）：碱性复红（3g 碱性复红溶于 100ml 95% 乙醇）10ml，5% 石炭酸水溶液 90ml。

（2）Ⅱ液（脱色剂，1% 硫酸）：浓硫酸 1ml，蒸馏水 99ml；也可用 10% 的醋酸作为脱色剂（更好掌握脱色时间）。

（3）Ⅲ液（复染液，0.3% 亚甲蓝液）：亚甲蓝 0.3g，蒸馏水 100ml。

用于弱抗酸细菌的染色，诺卡菌和红球菌等弱抗酸性细菌可染成红色，背景蓝色，见图 2-1-5。

（三）鞭毛染色液（改良 Ryu 法）

1. 试剂

（1）Ⅰ液：5% 苯酚溶液（苯酚 5ml 溶解于 95ml 蒸馏水）5ml，鞣酸 1g，饱和硫酸铝钾溶液 5ml。

（2）Ⅱ液：结晶紫乙醇饱和液 1ml。

应用液：将上述两溶液 10∶1 混合，室温保存。

2. 质量控制　福氏志贺菌：阴性。普通变形杆菌：周生鞭毛（图 2-1-10A）。铜绿假单胞菌、洋葱伯克霍尔德菌：单鞭毛（图 2-1-10B）。

（四）异染颗粒染色液（改良 Albert 法）

1. 试剂

（1）Ⅰ液：甲苯胺蓝 0.15g，孔雀绿 0.2g，95% 乙醇 2ml，冰醋酸 1ml，蒸馏水 100ml。将各染料先溶解于乙醇，然后加入水与冰醋酸的混合液中，充分混匀。静置 24 小时后中速滤纸过滤后置棕色瓶中备用。

（2）Ⅱ液：碘 2g，碘化钾 3g，蒸馏水 300ml。先将碘及碘化钾置于乳钵中加少许蒸馏水，充分碾磨成糊状，溶解到剩余蒸馏水中，置棕色瓶中密闭保存。

2. 质量控制　干燥棒状杆菌：异染颗粒呈黑色，菌体淡蓝色，见图 2-1-15。

（五）负染色液

1. 试剂　印度墨汁 1 滴，蒸馏水 3~4 滴。由于印度墨汁不易获得，采用普通优质墨汁、5% 黑色素（尼格罗黑，nigrosine）、碳素墨水亦可，但镜下颗粒粗糙者不能采用。

2. 质量控制　新型隐球菌 ATCC 2344，为刺激其产生荚膜，应用新鲜人血增菌后观察。脑脊液中新型隐球菌墨汁负染色结果见图 2-1-11。

（六）乳酸酚棉蓝染色液

1. 试剂　乳酸 20ml，苯酚（结晶）20g，甘油 40ml，蒸馏水 20ml，棉蓝 50mg。先将乳酸、苯酚与蒸馏水混合后，加入棉蓝溶解混匀后置棕色瓶中密闭保存。

2. 质量控制　曲霉菌：孢子与菌丝均着蓝色，背景色淡（图 2-1-17）。

（七）荧光染色法

1. 荧光染料（吖啶橙）染色法

（1）试剂

1）储存液：吖啶橙（Acridine orange）10mg，蒸馏水 10ml。

2）应用液：储存液 5ml，0.2mol 乙酸缓冲液（pH 4.0）50ml。

混合后储存于棕色瓶，置 4℃冰箱保存。

（2）染色原理：吖啶橙与 DNA 结合后菌体发绿色荧光，与 RNA 结合后菌体发红色荧光。观察菌体为黄色或红色示该细菌为活性状态，而绿色为非活性状态，见图 2-1-7。

2. 荧光抗体染色法

（1）试剂：特定的商品试剂盒，置 2~8℃冰箱中保存，注意效期。

（2）质量控制：使用与抗体相应的阳性质控物，按照说明书提供的标准操作流程进行操作，于荧光显微镜下观察结果，背景不着色或色淡，目标观察物着强荧光，对比强烈。

3. 金胺 O（或金胺 O- 罗丹明）染色法

（1）试剂

1）金胺 O（15% 金胺 O- 乙醇溶液）：①金胺 O 1.5g；②95% 乙醇 10ml。①和②混合后于棕色瓶中保存 3 个月。

2）金胺 O- 罗丹明

①金胺 O 1.5g；②罗丹明 B 0.75g；③甘油 75ml；④苯酚 10ml；⑤蒸馏水 50ml。1 液：将①、②溶于③中；2 液：将④、⑤混合。

将 1、2 液混合，用磁棒搅拌 24 小时，再通过玻璃棉过滤后，于棕色瓶中保存 3 个月。

3）酸脱色液

①浓盐酸 0.5ml；②75% 乙醇 100ml。①、②混合后于玻璃瓶中，室温保存 3 个月。

4）0.5% 高锰酸钾复染液

①高锰酸钾 0.5g；②蒸馏水 100ml。将①溶于②中，贮存于玻璃瓶中。

（2）仪器：荧光显微镜。

（3）质量控制：结核分枝杆菌（减毒株 H37Ra）：亮黄色，见图 2-1-8。

（八）嗜银染色法染色液

1. 嗜银染色法　真菌、放线菌、螺旋体的细胞壁具有嗜银性，吸附银后着黑色，背景淡绿色。

（1）试剂

1）固定液：冰醋酸 1ml，甲醛 2ml，蒸馏水 100ml。

2）媒染液：鞣酸 5g，苯酚 1g，蒸馏水 100ml。

3）银溶液：硝酸银 5g，蒸馏水 100ml。

4）10% 氨水。

以上溶液均需要置于棕色瓶中，密闭避光保存。临用前先取银溶液 10ml，滴加 10% 氨水至棕色沉淀刚好溶解，再滴加几滴银溶液使液体刚刚呈现微微浑浊，该溶液即氨银溶液，备用。

（2）质量控制：菌丝黑色，背景淡灰或浅绿。

嗜银染色镜下图片见图 7-1-2。

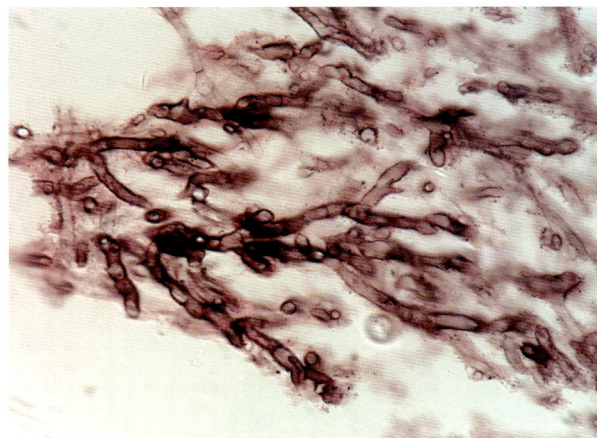

图 7-1-2　嗜银染色
肺组织切片，曲霉菌 ×1 000

2. 六胺银染色法

（1）试剂

1）2% 铬酸（Ⅰ液）：氧化铬 10.0g，蒸馏水 500.0ml。混合，溶液有效期 6 个月。

2）1%亚硫酸钠（Ⅱ液）：亚硫酸钠 5.0g,蒸馏水 500.0ml。混合,溶液有效期 6 个月。

3）5%硫代硫酸钠（Ⅲ液）：硫代硫酸钠 5.0g,蒸馏水 100.0ml。混合,溶液有效期 3 个月。

4）乌洛托品银储存液（Ⅳ液）：3%乌洛托品（六亚甲基四胺）100.0ml,5%硝酸银 5.0ml。混合,保存在耐酸的棕色瓶内,4℃冰箱冷藏溶液有效期 3 个月。

5）0.5%氯化金（Ⅴ液）：氯化金 0.5g,蒸馏水 100ml。混匀,冷藏保存在耐酸的瓶中,有效期 1 年。

6）0.2%亮绿（Ⅵ液）：黄色淡绿 SF0.2g,蒸馏水 1 000ml,冰醋酸,0.2ml。混匀,有效期 6 个月。

（2）工作溶液：Ⅳ液 25.0ml,蒸馏水 25.0ml,5% 硼砂溶液 2.5ml。使用前混合,使用后丢弃。

（3）使用方法

1）在Ⅰ液中氧化 1 小时(病理组织标本需要事先脱蜡)。

2）用自来水清洗。

3）滴加Ⅱ液室温中浸润 1 分钟。

4）用蒸馏水清洗 3 次。

5）水浴中预热六胺银染色工作溶液至 56℃,滴加工作液染色,并摇动玻片直到涂膜颜色变暗黄色或灰色。

6）蒸馏水冲洗 2 次。

7）滴加Ⅴ液,覆盖 1 分钟,直到玻片内容物变褐色。

8）蒸馏水冲洗。

9）滴加Ⅲ液,覆盖 3 分钟。

10）蒸馏水冲洗。

11）滴加Ⅵ液,染色 1 分钟。

12）蒸馏水冲洗。

13）在无水乙醇中脱水干燥,显微镜镜检。

主要用于肺孢子菌的染色,耶氏肺孢子菌染为黑色,背景绿色或蓝绿色(图 7-1-3)。

（4）质量控制：如果Ⅰ液变成褐色需要重新配制;如果菌体没有变成黑色,检查Ⅰ、Ⅱ、Ⅲ液是否过期;一般工作液需要临时配制,如果配好的工作银液在应用时,玻片上变成云雾状或成镜状应重新配制。

（九）瑞氏-吉姆萨（Wright-Giemsa）复合染色法染色液

（1）Ⅰ液(pH 6.4~6.8 的 PBS 缓冲液)：磷酸二氢钾(无水)6.64g,磷酸氢二钠(无水)2.56g,蒸馏水 1 000ml。

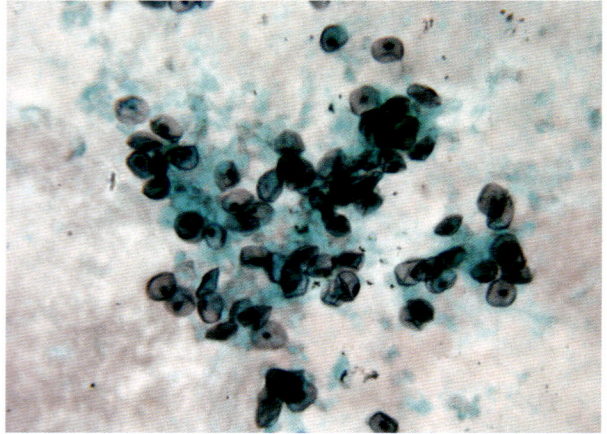

图 7-1-3 肺孢子菌
肺泡灌洗液六胺银染色 ×1 000

（2）Ⅱ液：瑞氏染料 1g,吉姆萨染料 0.3g,甘油 15ml,甲醇（AR）500ml。

于乳钵中加入上述染料碾磨为细粉后,加入甘油后再碾磨,然后加入适量甲醇研磨,吸出上层染液,再加甲醇继续研磨。将所有染液收集于棕色瓶内,每日早晚振摇 3 分钟,共 5 日。置暗处放置 1 周后过滤备用。

瑞氏-吉姆萨染色结果见图 2-1-13。

（十）柯兹洛夫斯基染色法(柯氏染色法)

1. 试剂

（1）Ⅰ液：2%沙黄水溶液。

（2）Ⅱ液：1%孔雀绿(或碱性亚甲蓝)。

2. 使用方法

（1）取病料直接涂片,最好薄涂(为了有对比,可以将大肠埃希菌与待检菌涂混合片)。

（2）干燥、火焰固定。

（3）染色：滴加 2%沙黄水溶液,在乙醇灯火焰上微微加热,至出现蒸汽为止,通常 0.5~1 分钟。

（4）水洗。

（5）复染：1%孔雀绿染色液染色 2~3 分钟,也可用碱性亚甲蓝液染色 1~2 分钟。

（6）水洗、吸干、镜检。

（7）结果：布鲁氏菌染成淡红色,其他细菌或细胞为绿色(或蓝色),染色结果见图 7-1-4A、B。

（8）质量控制：为了避免假阴性或假阳性结果,对可疑病原菌染色时应同时进行质量控制。待检片与质控片同时染色,先镜检质控片,如果质控片在控,再镜检待检片。获得质控片的途径有购买市售质控片或自制质控片。自制质控片应使用灭活的布鲁氏菌或具有柯氏染色阳性的低致病性(或无致病性)细菌代替布鲁氏菌(推荐使用苍白杆菌或中慢生根瘤菌,中慢生根瘤菌的形态更接近布鲁氏菌)与等量的大肠埃希菌(推荐用 ATCC 25922)混合后制片,一次可多做几张质控片,灭活后固定保存(图 7-1-4C、D)。也可以直接将大肠埃希菌混在待检菌里进行染色镜检,如果在绿色(或蓝色)的细菌中有红色的点状细菌,则高度怀疑待检菌为布鲁氏菌,及时通知当地 CDC(疾病预防控制中心)。

上述所有操作均应在二级生物安全柜内进行,防止实验室感染的发生。

(十一) M'Fadyean 染色

这种染色方法主要用于从临床标本中显示炭疽芽胞杆菌,是一种改良的亚甲蓝染色液。

1. 试剂配方　亚甲蓝 5mg,pH 7.3 的 0.02mol/L 磷酸钾缓冲液(KH$_2$PO$_4$/K$_2$HPO$_4$)100ml。

2. 染色方法　制备涂片,干燥固定后,用 M'Fadyean 染液染色 1 分钟,水洗干燥后镜检。强毒力的炭疽芽胞杆菌菌体周围出现淡紫红色荚膜晕圈。

(十二) 芽胞染色

芽胞染色法是一种鉴别细菌是否产芽胞的染色方法,在芽胞杆菌与芽胞梭菌的鉴别中具有重要价值。

1. Wirtz-Conklin 芽胞染色法

(1) 步骤 1: 使用 5%~10% 孔雀绿染液覆盖染色 45 分钟或者微微加热至蒸汽出现,保持 3~6 分钟;水洗。

(2) 步骤 2: 0.5% 沙黄水溶液复染 30 秒,水洗。

干燥后油镜镜检。芽胞染为绿色,而菌体为红色,见图 2-1-14B。

(3) 质量控制: 使用蜡样芽胞杆菌或者枯草芽胞杆菌作为阳性质控菌株。

2. 石炭酸复红法

(1) 试剂

1) Ⅰ 液(石炭酸复红液): 4g 碱性复红 + 95% 乙醇 20ml,8g 石炭酸 + 蒸馏水 100ml。

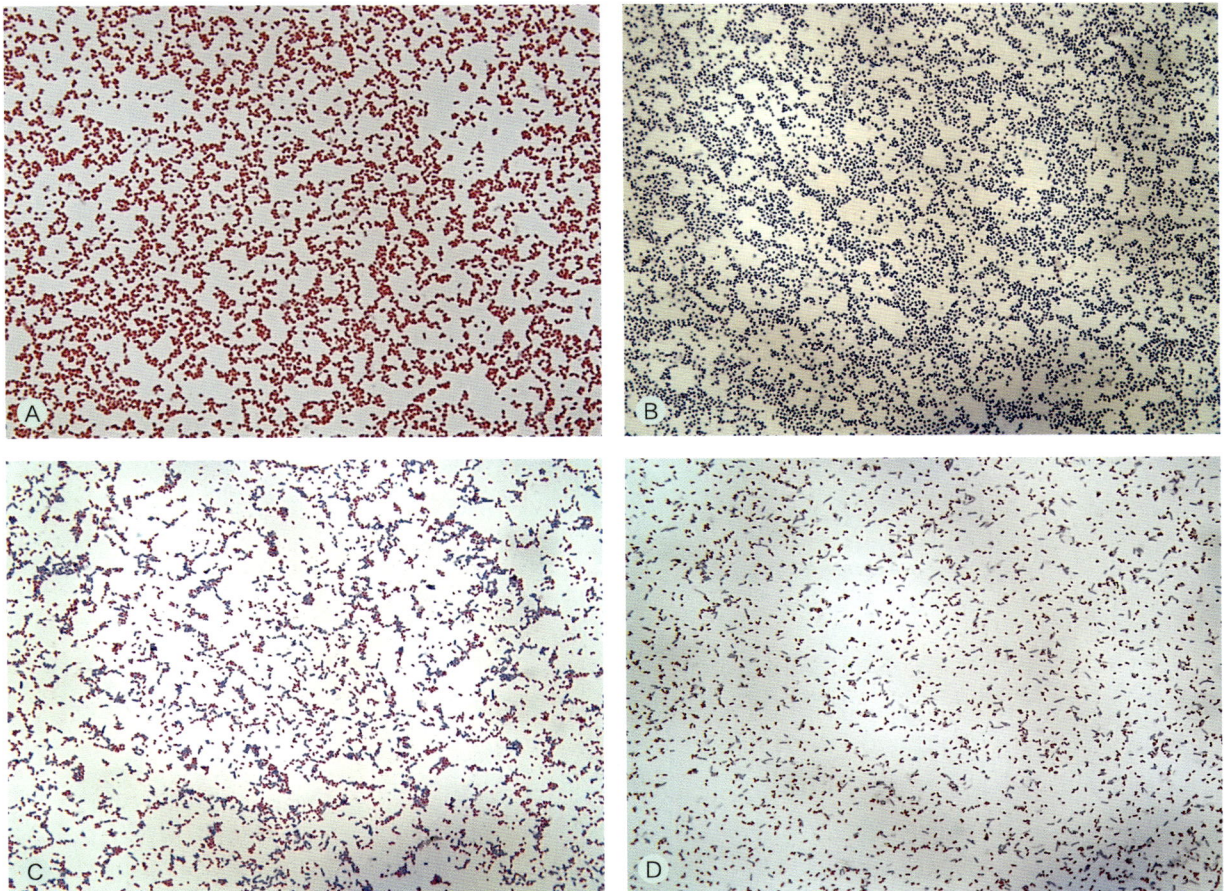

图 7-1-4　柯兹洛夫斯基染色法
A. 布鲁氏菌染色呈阳性; B. 巴斯德菌染色呈阴性(碱性亚甲蓝复染法); C. 质控(碱性亚甲蓝复染法),中慢生根瘤菌(红色)+ 大肠埃希菌(蓝色); D. 质控(孔雀绿复染法),中慢生根瘤菌(红色)+ 大肠埃希菌(绿色)

2）Ⅱ液（复染液）：亚甲蓝 0.3g，蒸馏水 100ml。

（2）方法

1）步骤 1：在一支小试管中滴入 3~4 滴蒸馏水，用接种环取芽胞杆菌于水中，充分搅匀使菌体分散，制成较浓的菌悬液。然后滴加等体积的(3~4 滴)石炭酸复红液摇匀。将此试管放入沸水浴中煮10~15 分钟，使芽胞及菌体着色。取此菌液 2~3 环在洁净的载片上制成涂片，自然干燥通过火焰固定后，在自来水下缓缓冲洗，使菌体脱色。

2）步骤 2：用亚甲蓝复染 1~2 分钟。用水洗去多余染液，轻轻用吸水纸吸去水分，干后镜检。

（3）染色结果：芽胞呈红色，芽胞囊和菌体呈蓝色，见图 2-1-14A。

（十三）Wayson 染色法

该染色方法最早用于观察鼠疫耶尔森菌的两极浓染现象，现在被用来检测脑脊液中的流感嗜血杆菌。

1. 试剂配方　①碱性复红 0.2g 溶解于 10ml 95% 乙醇；②亚甲蓝 0.75g 溶解于 10ml 95% 乙醇。将①和②两种溶液分别缓慢加入 5% 苯酚水溶液中，溶解混匀后，过滤。棕色瓶室温保存。

2. 染色方法　使用上述染色液覆盖涂膜染色 1 分钟，水洗，干燥。油镜镜检。

二、常用试剂

（一）10% 氢氧化钾（10% KOH）

1. 试剂　氢氧化钾 10g，蒸馏水 100ml。溶解后用惰性塑料试剂瓶密闭保存，长时间保存不可采用玻璃瓶。

2. 用途　用于皮屑、毛发、指（趾）甲、耵聍等标本角质透明化处理，可软化标本，使细胞分散开，便于观察标本中的侵袭性真菌菌丝（图 7-1-5）或寄生虫，还可用于细菌性阴道病（BV）诊断的"发臭"试验。

（二）4% 氢氧化钾（4% KOH）

1. 试剂　氢氧化钾 2g，蒸馏水 50ml。溶解后立即使用，密闭保存，保存期限一般不超过 1 周。

2. 用途　用于细菌的拉丝试验。拉丝试验原理：DNA 与强碱作用形成黏液，用接种环挑起成丝状。革兰氏阴性细菌的细胞壁较阳性细菌薄，遇强碱（KOH）时细胞壁可遭破坏，细胞核内 DNA 被释放出来，因此拉丝试验呈阳性。

3. 质量控制　大肠埃希菌 ATCC 25922：阳性。金黄色葡萄球菌 ATCC 25923：阴性。

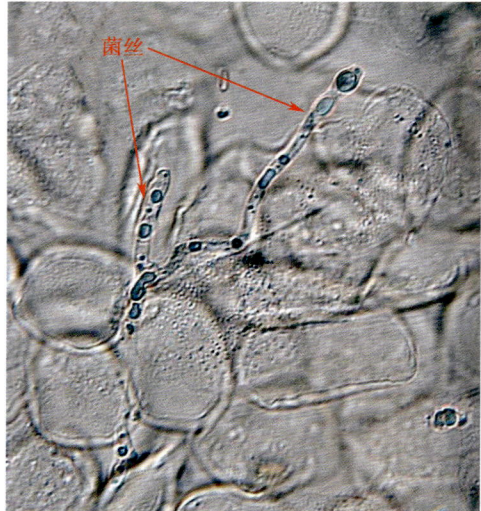

图 7-1-5　耳耵中青霉菌菌丝
10% 氢氧化钾压片 × 400

4% 氢氧化钾拉丝试验结果见图 2-3-4 所示。

（三）氧化酶试剂

1. Gordon 或 Mcleod 试剂　①盐酸二甲基对苯二胺 0.01g，蒸馏水 1ml；② α- 萘酚 0.01g，95% 乙醇 1ml。溶解混匀后避光，置 2~8℃冰箱内保存，当液体颜色转为深褐色时说明试剂已经失效，应弃去，重新配置。10~30 分钟内观察结果。

2. Kovac's 试剂　盐酸四甲基对苯二胺 0.01g，蒸馏水 1ml。溶解混匀后避光，置 2~8℃冰箱内保存，当液体颜色转为深褐色时说明试剂已经失效，应弃去重新配置。也可制作成纸片，吹干后冷冻保存，当纸片颜色变深时说明已经失效，应弃去。10~15 秒内观察结果。

3. 改良氧化酶试剂

（1）试剂：盐酸四甲基对苯二胺 0.06g，二甲基亚砜（DMSO）1ml。溶解混匀后避光，置 2~8℃冰箱内保存，当液体颜色转为深褐色时说明试剂已经失效，应弃去，重新配置。DMSO 可使试剂渗入细胞，此试剂用于革兰氏阳性球菌的鉴定。

（2）质量控制：大肠埃希菌 ATCC 25922：阴性。铜绿假单胞菌 ATCC 27853：阳性。

氧化酶试验结果见图 2-3-32 所示。

（四）触酶试剂

1. 触酶试验　目前市售的专用触酶试剂为添加吐温和色素的改良试剂。

（1）试剂：3% H_2O_2。应用 30% H_2O_2，稀释 10 倍即为应用液，密闭避光保存。

（2）质量控制：化脓链球菌 ATCC 19615：阴性。

金黄色葡萄球菌 ATCC 25923：阳性。

触酶试验结果见图 2-3-34 所示。

2. 耐热触酶试验

（1）试剂：

1）30% H_2O_2。

2）0.067mol/L pH 7.0 的磷酸盐缓冲液。

3）10% Tween-80。

（2）质量控制：结核分枝杆菌（减毒株 H37Ra）：阴性。堪萨斯分枝杆菌：阳性。

耐热触酶试验结果见图 7-1-6 所示。

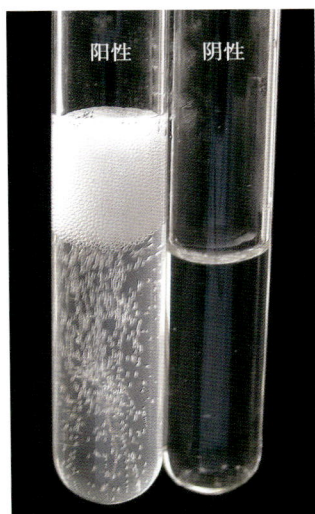

图 7-1-6　耐热触酶试验结果

3. 半定量触酶试验

（1）试剂：

1）带螺旋盖含 L-J 培养基的管（12mm × 150mm）。

2）10% Tween-80 溶液 121℃ 10 分钟灭菌，4℃保存。

3）30% H_2O_2，存贮于 4℃。

使用前，取等量 10% Tween-80 及 30% H_2O_2，均匀混合。

（2）方法

1）菌悬液法：将 0.2ml 的菌悬液（或 7 日的肉汤培养液）接种到含 L-J 培养基的管中，加入 1ml 的混合触酶试剂，拧松盖子，在室温下直立放置 5 分钟后，测量气泡的高度。

2）菌落法：将待检菌接种到罗氏培养管中，37℃孵育 2 周，加入新鲜配制的 Tween-H_2O_2 1ml，拧松盖子，在室温下直立放置 5 分钟后，测量气泡的高度。结果见图 7-1-7 所示。

（3）质量控制：结核分枝杆菌（减毒株 H37Ra）：产生的气泡小于 45mm（低触酶）。堪萨斯分枝杆

菌：产生的气泡大于 45mm（高触酶）。未接种的培养基为阴性对照。

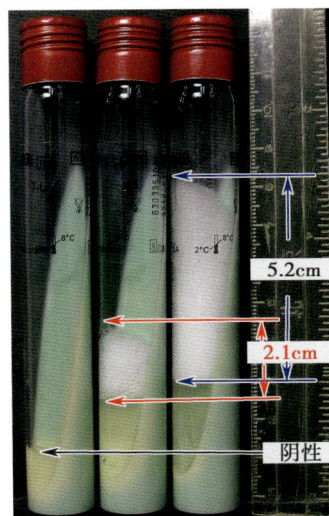

图 7-1-7　半定量触酶试验结果

罗氏培养基（左为阴性对照，中为低触酶，右为高触酶）

（五）血浆凝固酶试剂

1. 试管法

（1）试剂：EDTA 抗凝新鲜兔血浆，用小试管分装（最好<1ml）置于 –20℃ 以下冰冻保存，用时取出一支于室温复融。

某些凝固酶阴性葡萄球菌和肠球菌可利用柠檬酸盐，而导致被柠檬酸盐抗凝的血浆重新凝固，所以不能使用柠檬酸盐抗凝血浆做凝固酶试验。

（2）质量控制：金黄色葡萄球菌 ATCC 25923：阳性。表皮葡萄球菌：阴性。

试管法凝固酶试验结果见图 2-3-35B。

2. 玻片法　即凝聚因子试验。

（1）试剂：兔血浆，无菌生理盐水。

（2）操作方法：取清洁玻片一张，滴 1 滴生理盐水在玻片中央，接种环挑取菌落在盐水中乳化，滴 1 滴血浆与菌液混合，用接种环搅动，几秒钟内出现颗粒状凝集现象的为阳性，均匀浑浊为阴性。

玻片法凝固酶试验结果见图 2-3-35A。

值得注意的是凝聚因子检测的是结合型凝固酶，而试管法是检测游离型凝固酶，二者并不完全一致。临床分离到的凝固酶阴性葡萄球菌有较多的凝聚因子阳性的菌株，并不局限于里昂葡萄球菌和施氏葡萄球菌。

（六）吲哚试验试剂

1. Kovac's 试剂　对二甲氨基苯甲醛 10g，戊

醇 150ml,浓盐酸 50ml。先将试剂溶于醇中,缓慢加入浓盐酸即成。

2. 欧氏(Ehrlich)试剂　对二甲氨基苯甲醛 1g,95% 乙醇 95ml,浓盐酸 20ml。先将试剂溶于乙醇中,缓慢加入浓盐酸即成。

3. 质量控制　大肠埃希菌 ATCC 25922:阳性。阴沟肠杆菌:阴性。

吲哚试验结果见图 2-3-21。

(七)三氯化铁试剂

用于苯丙氨酸脱氨酶和马尿酸钠水解试验。

1. 试剂　三氯化铁($FeCl_3 \cdot 6H_2O$)12g,2% 盐酸(37% 浓盐酸 5.4ml 加到 94.6ml 蒸馏水)100ml。混合溶解后贮存于棕色瓶中备用。

2. 质量控制　奇异变形杆菌:苯丙氨酸脱氨酶阳性(图 2-3-24C)。大肠埃希菌 ATCC 25922:苯丙氨酸脱氨酶阴性。无乳链球菌水解马尿酸钠(图 2-3-31),其他链球菌则不能水解马尿酸钠。

(八)硝酸盐还原试验试剂

1. 试剂

(1)甲液:对氨基苯磺酸 0.8g,5N 醋酸 100ml。

(2)乙液:α- 萘胺(或二甲基 α- 萘胺 0.6g)0.5g,5N 醋酸 100ml。

2. 质量控制　大肠埃希菌 ATCC 25922:阳性。硝酸盐还原试验结果见图 2-3-41。

注:(六)至(八)试剂在各微生物试剂生产商处均可获得,不同厂家试剂成分略有不同,最好与配套鉴定试剂专用,以免出现错误结果。

(九)胆汁溶菌试验试剂

1. 试剂　脱氧胆酸钠 1.0g,无菌蒸馏水 9.0ml。pH 7.0,加入棕色瓶中,置冰箱中保存备用。

2. 质量控制　肺炎链球菌:阳性。草绿色链球菌:阴性。

胆汁溶菌试验结果见图 2-3-40。使用新鲜配制者效果最佳。

三、快速诊断试验

(一)硝基头孢噻吩纸片

细菌产生的 β- 内酰胺酶可使硝基头孢噻吩被水解,β- 内酰胺环被破坏,邻硝基酚游离而呈现黄色。用于葡萄球菌、肠球菌、淋球菌、卡他莫拉菌、厌氧菌及流感嗜血杆菌的 β- 内酰胺酶检测。

1. 试剂　硝基头孢噻吩纸片(nitrocefin,10μg/片),带干燥剂的小瓶少量分装,置 –20℃以下干燥保存,用时取一支平衡至室温,剩余的置 2~8℃ 冰

箱内保存,不可反复冻融。

2. 质量控制　金黄色葡萄球菌 ATCC 29213:阳性。金黄色葡萄球菌 ATCC 25923:阴性。

硝基头孢噻吩纸片法 β- 内酰胺酶检测结果见图 34-9-1。

(二)奥普托欣敏感性试验纸片

大多数的肺炎链球菌都对奥普托欣(optochin)敏感,在贴有含 optochin 纸片周围的培养基上肺炎链球菌被抑制,可根据这一特征鉴定肺炎链球菌。

1. 试剂　optochin 纸片(直径 6mm 含 optochin 5μg/片,直径 9mm 含 optochin 23μg/片),置含干燥剂的小瓶内于 –20℃以下保存,临用时取出平衡至室温。

2. 质量控制　肺炎链球菌 ATCC 49619:optochin 试验敏感(6mm 纸片抑菌环直径 ≥14mm,或 9mm 纸片 ≥16mm 为敏感)。缓症链球菌:optochin 试验耐药。

optochin 敏感性试验结果见图 2-3-43。

(三)杆菌肽敏感性试验纸片

化脓性链球菌(A 群)对杆菌肽几乎全部敏感,可以通过检测 β- 溶血性链球菌对杆菌肽的敏感性对化脓性链球菌进行初步鉴定。国内外各微生物试剂生产商均有销售。

1. 试剂　杆菌肽纸片(0.04U/片),置含干燥剂的小瓶内于 –20℃以下保存,临用时取出平衡至室温。

需要注意的是有部分非 A 群链球菌也对杆菌肽敏感,所以对于该试验一般需要与血清学或者复方新诺明敏感性(SXT)及吡咯烷酮氨肽酶试验(PYR)联合应用,化脓性链球菌 SXT 耐药,而 PYR 阳性。

2. 质量控制　化脓性链球菌 ATCC 19615:杆菌肽敏感。无乳链球菌:杆菌肽耐药。

杆菌肽敏感性试验结果见图 2-3-45。

(四)吡咯烷酮氨肽酶试验纸片

细菌产生吡咯烷酮氨肽酶水解 L- 吡咯烷酮 -β- 萘酚酰胺(L-pyrrolidonyl-β-naphthylamide,PYR)基质,游离出 β- 萘酚酰胺,与对 - 二甲氨基肉桂醛反应生成紫红色化合物。

1. 试剂

(1)L- 吡咯烷酮 -β- 萘酚酰胺 0.2g,95% 乙醇 100ml。上述试剂溶解后,将滤纸制成直径 6mm 的圆纸片或者 5mm 宽、10mm 长的长方形纸片,将纸片浸于试液中,以刚好浸透为宜,取出置空平皿

中,放在 35℃培养箱中干燥,置棕色小瓶中密闭,-20℃以下保存。

(2)对 - 二甲氨基肉桂醛 1g,1mol/L 盐酸 100ml。置棕色瓶中 2~8℃避光保存,当颜色转为深棕红色时即弃去重新配制。

2. 质量控制 化脓性链球菌 ATCC 19615:阳性。无乳链球菌 ATCC 13813:阴性。

(五)新生霉素诊断纸片

临床常见葡萄球菌中腐生葡萄球菌是天然耐新生霉素,而金黄色葡萄球菌、表皮葡萄球菌等均敏感。可通过检测细菌对新生霉素的敏感性,而对葡萄球菌进行鉴定。国内外各微生物试剂生产商均有销售。

1. 试剂 5μg/片新生霉素纸片,置棕色小瓶中 2~8℃干燥保存。

2. 质量控制 表皮葡萄球菌:敏感。腐生葡萄球菌:耐药。

新生霉素敏感性实验结果见图 2-3-44。

(六)O/129 敏感试验纸片

O/129 对弧菌属多数种及邻单胞菌属均具有抑制作用,但不能抑制气单胞菌属,可根据这一特点鉴别与气单胞菌相似的弧菌属细菌。国内外各微生物试剂生产商均有销售。

1. 试剂 O/129 纸片 10μg/片,O/129 纸片 150μg/片。

2. 质量控制 嗜水气单胞菌:耐药。霍乱弧菌:敏感。

O/129 敏感试验结果见图 2-3-46。

(七)丙氨酸氨肽酶纸片

L- 丙氨酸 -7- 氨基 -4- 甲基 - 香豆素底物饱和溶液浸渍于纸片上,干燥后保存,用于鉴别革兰氏染色失败细菌的阴阳性,例如容易被脱色为阴性的革兰氏阳性细菌,以及脱色不足容易被误认为阳性的革兰氏阴性细菌。原理是革兰氏阴性细菌细胞壁中含有丙氨酸氨肽酶,会水解释放出具有蓝色荧光的 4- 甲基 - 香豆素。

操作方法:选择过夜培养的单一菌落,使用蒸馏水制备浓菌悬液,滴加到纸片上,室温放置 5~10 分钟后,使用长波紫外线照射激发荧光。发出蓝色荧光者,说明细菌是革兰氏阴性细菌;缺乏典型蓝色荧光的为革兰氏阳性细菌。

(八)β- 葡萄糖醛酸酶试验

该酶的底物常用的主要有对硝基酚 -β-D- 葡萄糖醛酸苷以及 4- 甲基伞形酮 -β-D- 葡萄糖醛

酸苷。前者底物用量一般是 0.1%(w/v),缓冲液采用 pH 8.0 的 0.067mol/L 的索伦森磷酸盐缓冲液。浓厚接种菌悬液,35℃培养 4~6 小时后观察结果,变黄者为阳性。而后者采用纸片法。浓缩储存液底物用量为 0.5%(w/v),缓冲液采用 pH 7.5 的 0.05mol/L 的索伦森磷酸盐缓冲液。应用前先用去离子水进行 1:16 倍稀释,1.25ml 稀释后的底物溶液可以制备 50 片直径 6mm 的滤纸片,待滤纸充分吸收液体后,将纸片置 50℃以下温度低温干燥(吹干或冻干均可),放 -20℃下可以稳定 1 年,4℃避光可以保存 1 个月。使用前用一滴(10μl 以下)蒸馏水润湿纸片,蘸取菌落后置于 35℃ 2 小时,再用长波紫外灯激发,观察是否有蓝色荧光产生。有蓝色荧光者阳性。

该试验主要用于大肠埃希菌、咽峡炎链球菌等细菌的鉴别。

(九)斑点法吲哚试验(纸片法)

纸片制备方法:先制备 2%(v/v)盐酸溶液,4℃冷却后加入 0.2g 对二甲基氨基肉桂醛(p-dimethylaminocinnamaldehyde,DMACA),滴加数滴试剂到 3 号厚滤纸上。接种环或者小木棍挑取血平板上过夜的单个菌落涂到含有试剂的滤纸上,2 分钟内出现蓝色或者蓝绿色斑点的为阳性,而无色或者粉红色为阴性。需要注意的是该试验应选取富含色氨酸的培养基进行,例如血平板、巧克力培养基。而像麦康凯、中国蓝等色氨酸含量不足的培养基,以及含有指示剂色素可能会干扰结果判读的培养基不可采用。另外,该试验的灵敏度不如液体法,可能会出现假阴性。

(十)LAP 试验(亮氨酸氨基肽酶,亮氨酸 - 萘胺法)

该试验主要用于鉴别链球菌相关属,除化脓性链球菌外的 β- 溶血性链球菌、无色藻菌、气球菌为阴性,草绿色链球菌、肠球菌、肺炎链球菌、片球菌、乳球菌等为阳性。底物有两种,亮氨酸 -β- 萘胺、亮氨酸 -α- 萘胺。显色剂为对二甲基氨基肉桂醛(DMACA)试剂。将底物溶解于微量的甲醇中,再与适当的缓冲液(索伦森磷酸盐缓冲液或者 tris 缓冲液)混合,滴数滴在 3 号厚滤纸上,将菌落涂在纸片上,放在灭菌平皿中,室温反应 5 分钟后滴加一滴 DMACA 试剂,阳性颜色为鲜艳的红色或紫红色。

(十一)碱性磷酸酶试验

常用的底物主要有对硝基酚磷酸钠(阳性颜色

变黄)、酚酞磷酸钠(阳性碱性条件下变红)、吲哚基磷酸钠(阳性变蓝),在葡萄球菌相关属的鉴定中非常有用。值得注意的是该试验中不能使用磷酸盐缓冲液,而应该使用苹果酸盐缓冲液或者甘氨酸缓冲液。

（十二）精氨酸芳胺酶试验

该酶测试的常用底物是 L- 精氨酸 -4- 甲氧基 -β- 萘胺,缓冲液为索伦森磷酸盐缓冲液或者 tris 缓冲液,包被微孔板前先用微量甲醇溶解,后加入微孔中,再加入过滤除菌的缓冲液。用于葡萄球菌属内各种间的快速鉴别。阳性反应是滴加显色试剂后呈现橙色,阴性为无色或者淡黄色。

（十三）精氨酸双水解酶快速法

采用浓厚接种的方法,在含有 1% 精氨酸的 Moeller broth 脱羧酶配方的培养基中阳性菌株将在 4 小时左右产碱导致 pH 上升,使培养基变成紫色。部分迟缓菌株会在 2 日内变色,结果见图 2-3-26。

（十四）联苯胺试验(铁卟啉产生)

如同隐血试验。某些凝固酶阴性葡萄球菌会产生铁卟啉,使用联苯胺试剂检测可以产生蓝色化合物。试剂组成:

A 试剂:联苯胺盐酸盐   1g;冰醋酸   20ml;去离子水 30ml;95% 乙醇 50ml。

B 试剂:5% H_2O_2。

操作方法:用血平板上过夜菌株配制浓厚菌悬液,先滴加试剂 A,再滴加试剂 B。立即变蓝色的为阳性。

（十五）溶菌酶耐受试验

用于检测微生物对溶菌酶的抗性,例如诺卡菌可以在溶菌酶存在的情况下生长。

1. 所需要配制的试剂

Ⅰ. 1mg/ml 储存液:溶菌酶 50mg;0.05mol/L 盐酸 50ml。

溶解后,0.22μm 孔径微孔滤膜过滤除菌,分装试管或小瓶 5ml/ 支,-20℃以下冰冻保存,可以稳定 1 周以上。

Ⅱ. 甘油肉汤培养基:蛋白胨 1g;牛肉膏粉 0.6g;甘油 14ml;去离子水 200ml。

煮沸溶解,分装 100ml/ 瓶,121℃压力蒸汽灭菌 15 分钟后备用。

Ⅲ. 应用培养基:甘油肉汤培养基 95ml;1mg/ml 储存液 5ml。

混匀,分装灭菌试管或小瓶,5ml/ 支,-20℃以下冰冻保存。

2. 使用方法   接种细菌到应用培养基中,不接种的培养基作为对照,接种细菌的培养基变浑浊,而对照澄清的,说明细菌对溶菌酶耐受。

四、常用缓冲剂

（一）索伦森磷酸盐缓冲液(0.067mol/L)

Na_2HPO_4(无水)9.464g 或者 $Na_2HPO_4 \cdot 12H_2O$ 23.87g;KH_2PO_4(无水)9.073g;蒸馏水 1 000ml。

（二）牛白蛋白组分 V

0.2% 牛白蛋白组分 V 用于中和 N- 乙酰 -L- 半胱氨酸 NaOH 去污染后的分枝杆菌培养标本。配制方法为:5% 牛血白蛋白 40ml;NaCl 8.5g;蒸馏水 960ml。

调 pH 至 6.8,0.45μm 孔径微孔滤膜过滤除菌,-20℃以下冰冻保存。

使用方法:分枝杆菌检查的标本先用 N- 乙酰 -L- 半胱氨酸 NaOH 去污染消化后离心,留取沉渣,加入 0.2% 牛白蛋白溶液 1~2ml 重新悬浮后保存,以备后面的显微镜检查和接种培养。

（三）甘氨酸缓冲液盐水

用于血清学检测或者肠道细菌的转运。

配制方法:甘氨酸 3.22g;NaCl 8.77g;蒸馏水 1 000ml,调 pH 至 9.0。

五、分枝杆菌培养去污染试剂

1. 氯代十六烷基吡啶(CPC)- 氯化钠溶液   CPC 1g;NaCl 2g;蒸馏水 100ml;棕色瓶密闭室温保存。如果出现结晶析出可以适当加热溶解后使用。使用方法:与痰培养等量混合,震荡混匀,待痰液降解液化后接种 L-J 培养基,否则残留的 CPC 会抑制分枝杆菌的生长。

2. N- 乙酰 -L- 半胱氨酸(NALC)   NaOH 去污染剂 NALC 0.5g;4% NaOH 50ml;2.9% 柠檬酸钠 50ml。该试剂最好临用前配制,配好后稳定 24 小时。

3. 草酸溶液   用于分枝杆菌培养前从痰液标本中去除假单胞菌等杂菌。尤其是当痰液中有大量黏液性铜绿假单胞菌和洋葱伯克霍尔德菌时。试剂配制:草酸 50g;蒸馏水 1 000ml。配制好后高压蒸汽灭菌,室温储存,可以稳定 1 年。

六、诊断血清

（一）沙门菌诊断血清

1. 试剂   由 A~F 多价菌体抗原(O 抗原)抗体,多种单价 O 抗原(多数是群抗原)抗体,1,2 相等鞭毛抗原(H 抗原,单价及复合抗原,如 L 复合体、en 复合体、G 复合体、Z4 复合体)抗体,Vi 抗原抗体构成。

2. 质量控制 甲型副伤寒沙门菌:O2;Ha。乙型副伤寒沙门菌:O4;Hb;H1,2。鼠伤寒沙门菌:O4;Hi;H1,2。汤卜逊沙门菌(S.thompson):O6,7;Hk;H1,2。丙型副沙门菌:O6,7;Hc;H1,5;Vi。慕尼黑沙门菌(S.muenchen):O6,8;Hd;H1,2。肠炎沙门菌:O9;Hg,m。伤寒沙门菌:O9;Hd;Vi。纽因屯沙门菌(S.newington):O3,15;He,h;H1,6。阿柏丁沙门菌(S.aberdeen):O11;Hi;H1,2。生理盐水:不凝集。

(二)志贺菌诊断血清

1. 试剂 志贺菌诊断血清用于鉴定的主要是菌体抗原,由志贺菌四种多价,福氏多价、福氏型抗原、福氏群抗原,宋氏光滑型血清,痢疾 1,2;以及鲍氏 1~19 型,痢疾 3~15 型,宋氏粗糙型血清构成。

2. 质量控制 痢疾志贺菌:A 群(四种多价 +,痢疾单价 +)。福氏志贺菌:B 群(四种多价 +,福氏多价 +,福氏单价型抗原 +/−,群抗原 +)。鲍氏志贺菌:C 群(四种多价 +,鲍氏单价 +)。宋氏志贺菌:D 群(四种多价 +,宋氏单价 +)。生理盐水:不凝集。

注意:志贺菌四种多价血清中并不包含宋氏粗糙型血清、鲍氏 1~19 型、痢疾 3~15 型。福氏型抗原需要与群抗原联合应用才能将菌种鉴定至亚型。另外,产碱 - 殊异群大肠埃希菌与志贺菌抗原有交叉,所以在进行血清学试验之前必须要进行生化反应,只有特征符合志贺菌的才进行血清学凝集试验。

(三)致腹泻大肠埃希菌诊断血清

1. 肠致病性大肠埃希菌诊断血清

(1)试剂:国产试剂主要由 OK1、OK2、OK3 三组多价血清,以及各组所包含的各种单价抗体组成。包括 O20、O26、O44、O55、O86、O111、O114、O119、O125、O126、O127、O128、O142、O158。

(2)质量控制:大肠埃希菌 O20:OK1 凝集。大肠埃希菌 O86:OK2 凝集。大肠埃希菌 O111:OK3 凝集。大肠埃希菌 ATCC 25922:不凝集。生理盐水:不凝集。

2. 肠侵袭性大肠埃希菌诊断血清

(1)试剂:国产试剂主要由 OK1、OK2 两组多价血清,以及各组所包含的各种单价抗体组成。包括 O28ac、O112、O124、O136、O143、O144、O152、O164。

(2)质量控制:大肠埃希菌 O28ac:OK1 凝集。大肠埃希菌 O144:OK2 凝集。大肠埃希菌 ATCC 25922:不凝集。生理盐水:不凝集。

3. 肠出血性大肠埃希菌诊断血清

(1)试剂:血清主要包括 O157:H7、O26:K62:H11 两个常见血清型。

(2)质量控制:大肠埃希菌 O157:H7:凝集。大肠埃希菌 ATCC 25922:不凝集。生理盐水:不凝集。

(四)霍乱弧菌诊断及分型血清

1. 试剂 O1 群多价血清、O139 血清、因子血清 A、因子血清 B 和因子血清 C,O1~O139 分型血清。

2. 质量控制 O1 群霍乱弧菌:O1 群多价血清凝集。O139 霍乱弧菌:O139 血清凝集。霍乱弧菌稻叶型:A、C 因子血清凝集,B 因子血清不凝。霍乱弧菌小川型:A、B 因子血清凝集,C 因子血清不凝。霍乱弧菌彦岛型:A、B、C 因子血清均凝集。生理盐水:不凝集。

(五)β- 溶血性链球菌乳胶凝集试验

1. 试剂 大多数商品试剂盒均是由抗原酶提取液与 A、B、C、D、F、G 抗体乳胶试剂及阴阳性质控物构成。

2. 质量控制 试剂盒内自带的阳性质控物:全部凝集。试剂盒内自带的阴性质控物:全部不凝。化脓性链球菌 ATCC 19615:仅 A 群凝集。无乳链球菌 ATCC 13813:仅 B 群凝集。马链球菌 ATCC 33398:仅 C 群凝集。粪肠球菌 ATCC 29212:仅 D 群凝集。

(六)肺炎链球菌乳胶凝集试验

1. 试剂 由涵盖所有 83 种血清型的肺炎链球菌可溶性荚膜抗原抗血清致敏乳胶颗粒的乳胶试剂、乳胶对照试剂、阳性质控物构成。

2. 注意事项 该试剂如果试验菌量不够,或者被测肺炎链球菌不具备荚膜抗原(R 型),试验可能会发生假阴性反应;而某些产生荚膜的 C 群、F 群链球菌由于抗原交叉可能发生假阳性反应。

3. 质量控制 阳性质控物:凝集。乳胶对照:不凝集。肺炎链球菌 ATCC 6303/49619:凝集。

(七)葡萄球菌乳胶凝集试验

1. 试剂 由抗金黄色葡萄球菌抗体乳胶试剂、乳胶对照试剂、阳性质控物构成。

2. 注意事项 如果菌落特征极为典型,而乳胶凝集试验为阴性时,应做试管法凝固酶试验(或使用其他鉴定方法)进行验证。

3. 质量控制　阳性质控物:凝集。乳胶对照:不凝集。金黄色葡萄球菌 ATCC 25923:凝集。表皮葡萄球菌:不凝集。

(八) MRSA 乳胶凝集试验

1. 试剂　MRSA 乳胶试剂由提取液(0.1mol/L 氢氧化钠)及中和液(0.5mol/L 磷酸二氢钾),包被了抗 PBP2a 单克隆抗体致敏乳胶颗粒的乳胶试剂,阴性质控物(乳胶对照)组成。

2. 使用方法　取一支无菌离心管,加入 200μl 氢氧化钠提取液,用接种环挑取 5~30 个菌落,配制浊度约为 6 个麦氏浊度的浓厚菌液。置水浴中隔水煮沸 3 分钟,插入冰水中快速冷却后加入 50μl 磷酸二氢钾中和液中和余碱。15cm 半径离心机,3 000r/min 离心 5 分钟后弃去沉渣。混匀乳胶试剂,于反应卡的圆圈内各滴入一滴抗体乳胶试剂和阴性质控物,再分别各滴一滴提取液,混匀轻轻摇动反应卡,3 分钟内观察结果。加抗体乳胶的圈内出现明显凝集,而阴性对照圈呈均匀乳浊者为试验阳性,说明试验菌为 MRSA,两圈均呈均匀乳浊者为试验阴性,试验菌为 MSSA。

需要注意的是,所采用细菌必须已鉴定为金黄色葡萄球菌,取血平板上纯培养的菌落;加热时间以 3 分钟为宜,加热时间过长会降低检测的灵敏度。而时间过少就会引致非特异凝集。另外,试验需取上清液,小心勿混入沉淀物,否则会引致非特异凝集。再则,在使用乳胶前应摇匀。

3. 质量控制　金黄色葡萄球菌 ATCC 33591:凝集。金黄色葡萄球菌 ATCC 25923:不凝集。乳胶对照:不凝集。

(九)脑膜炎 5 种抗原复合乳胶凝集试验

1. 试剂　由 b 型流感嗜血杆菌乳胶(R1)、肺炎链球菌(83 个血清型)乳胶(R2)、A 群脑膜炎奈瑟菌乳胶(R3)、B 群脑膜炎奈瑟菌/大肠埃希菌 K1 乳胶(R4)、C 群脑膜炎奈瑟菌乳胶(R5),以及阳性质控物构成。

2. 使用方法

(1)取待检 CSF(脑脊液)于水浴中煮沸 5 分钟。

(2)2 000r/min 离心 10 分钟,取上清液。

(3)摇匀每种乳胶试剂。

(4)在反应圆圈内分别滴入 5 种乳胶试剂,然后再滴入 30μl CSF 上清液。

(5)用小棒搅动混匀,使布满整个圈内。注意每个圈各用一个干净的小棒。

(6)摇动卡片,2 分钟内观察结果。

出现典型颗粒状凝集者为阳性,均匀乳浊状为阴性。

3. 注意事项

(1)与 R4 出现阳性反应。新生儿或早产儿可能是大肠埃希菌 K1 型,老年患者可能是脑膜炎奈瑟菌 B 型。

(2)与 2 种或以上乳胶试剂凝集为不能解释的反应现象,应重复所有实验步骤。

(3)由于受 CSF 中菌量的影响,低于乳胶试剂检测限度的标本可能会出现假阴性,所以凝集阴性的病例不能完全排除是由该几种细菌导致的脑膜炎。

4. 质量控制　阳性质控物:凝集。

(十)B 群链球菌乳胶凝集试验

1. 试剂　由 B 群链球菌乳胶、阴性对照乳胶,以及阳性质控物构成。

2. 使用方法

(1)脑脊液和尿 80~100℃加热 5 分钟,2 000r/min 离心 10 分钟,用上清液试验;血清 56℃水浴 30 分钟或 80℃水浴 5 分钟,用 2 滴灭活血清试验。

(2)在反应圆圈内分别滴入乳胶试剂,然后再滴入 30μl 经处理后的标本。

(3)用小棒搅动混匀,使布满整个圈内。注意每个圈各用一个干净的小棒。

(4)摇动卡片,2 分钟内观察结果。

3. 结果判读　脑脊液和血清 2 分钟内或尿 3 分钟内出现典型颗粒状凝集者为阳性,均匀乳浊状为阴性。

4. 质量控制　阳性质控物:凝集。乳胶对照:不凝集。

(十一)布鲁氏菌抗体检测乳胶凝集试验

1. 试剂　由布鲁氏菌抗原乳胶试剂、乳胶对照试剂、阳性质控物(多价抗体)构成。

2. 注意事项　该乳胶试剂是用患者血清作为检测物,对布鲁氏菌特异性抗体进行检测。

3. 质量控制　阳性质控物:凝集。乳胶对照:不凝集。

布鲁氏菌抗原乳胶凝集试验结果见图 19-1-5。

(十二)肠道轮状病毒-腺病毒乳胶凝集试验

1. 试剂　由轮状病毒致敏乳胶试剂(R1)、轮状病毒乳胶阴性对照试剂(R2)、轮状病毒阳性质控物(R3)、腺病毒致敏乳胶试剂(R5)、腺病毒乳胶阴性对照试剂(R6)、腺病毒阳性质控物(R7),以及缓冲液（R4）构成。

2. 使用方法

（1）取约 0.2g 大便加入 2ml 缓冲液（R4），在涡旋振荡器上混合，室温放 5~10 分钟，800g 离心 10 分钟。

（2）在试验卡的 4 个圈内分别加 1 滴 R1、1 滴 R2、1 滴 R5 和 1 滴 R6，加 50μl 上清液于每种乳胶中用搅拌棒混匀，旋转试验卡。

3. 结果判读

（1）R1 在 2 分钟内出现凝集为轮状病毒阳性。

（2）R5 在 2 分钟内出现凝集为腺病毒阳性。

（3）R1、R2、R5、R6 乳胶未出现凝集为轮状病毒和腺病毒阴性。

（4）与阴性对照出现凝集（R2 或 R6），无法判断的结果，应该用缓冲液对上清液进行 1/2 稀释重复试验。

4. 注意事项　定期检查：R1 和 R2、R5 和 R6 与缓冲液 R4 无凝集，R1 与（+）对照 R3 凝集，R5 与（+）对照 R7 凝集。

5. 质量控制　阳性质控物：凝集。乳胶对照：不凝集。

（十三）小肠结肠炎耶尔森菌分型血清凝集试验

1. 试剂　由 GA（1,2,3,4,5,6）、GB（7,8,9,13,15,19）多价血清和 48 种 Ye 单价血清构成，检测菌体 O 抗原。

2. 质量控制　阳性质控物：凝集。生理盐水：不凝集。

（十四）铜绿假单胞菌分型血清凝集试验

1. 试剂　由 P Ⅰ、P Ⅱ、P Ⅲ、P Ⅳ 多价血清和 1~20 型单价血清构成。

2. 质量控制　阳性质控物：凝集。生理盐水：不凝集。

（十五）流感嗜血杆菌分型血清凝集试验

1. 试剂　流感嗜血杆菌分型血清是抗荚膜多糖抗体，由 a、b、c、d、e、f 六种单价血清构成。

2. 质量控制　阳性质控物：凝集。生理盐水：不凝集。

（卢先雷　陈东科）

第二节　常用培养基

一、基础培养基

（一）培养基总论

1. 构成培养基的组分与各组分在培养基中的作用

（1）琼脂：琼脂（agar）是微生物固体培养基中最常用的惰性凝固剂，提取自一种海藻洋菜中。其水溶液 84℃ 融化，38℃ 凝固；其化学成分是聚半乳糖的硫酸酯，属弹性凝胶。衡量其硬度的标准是凝胶强度（P）：即将琼脂配成 1.5% 的溶胶，在温度为 20℃，凝胶厚度为 3cm，长、宽各在小于或等于 10cm 的条件下，在 20 秒的时间内凝胶所能承受的最大重量，以 g/cm² 来表示。凝胶强度是衡量琼脂质量的一个重要指标，不同厂家甚至同一厂家不同批号的琼脂粉凝胶强度也有不同。琼脂含量在 0.3%~2.5% 之间时，凝胶强度与琼脂含量成线性关系，而且培养基中其他成分对凝胶强度的影响不明显。琼脂在培养基中用量的多少，直接影响培养基

的硬度和透明度，也影响营养物质的扩散和微生物对营养物质的吸收，以及微生物的运动、生长、形态特征和色素的扩散等，在半固体培养基中造成的影响就更大。合格产品应标有凝胶强度及相关指标。

琼脂在培养基中的用量计算：

$$W = \frac{PV}{P0} \times 1.5\%$$

W：所需琼脂的重量（g）；P：所需配制培养基的凝胶强度（g/cm²）；V：需配制培养基的体积（ml）；P0：所用琼脂的凝胶强度（g/cm²）。

固体培养基的适宜凝胶强度为 250~450g/cm²，相当于细菌级琼脂用量 1.1%~1.8%；而半固体培养基的适宜凝胶强度为 90g/cm² 左右，相当于细菌级琼脂用量 0.4%~0.8%；再减少琼脂用量时，培养基将无法再保持固体形态，此时黏稠度远高于一般液体培养基，这种状态叫流体培养基。

（2）蛋白胨：多数培养基中含有该成分。可促进绝大多数异养型微生物的生长。该物质常来自

酶水解植物或者动物组织中的蛋白质。这些蛋白质主要是干酪素、大豆蛋白、牛肉。常用的酶有木瓜蛋白酶、胰蛋白酶、胃蛋白酶。也有使用酸水解干酪素获得的水解酪蛋白(例如 MH 培养基中的蛋白质)。因原料与制备方法的不同,商品化蛋白胨有多种不同型号,常用的有胰蛋白胨、胰大豆胨、多价胨、水解酪蛋白胨、新胨等。不同型号的蛋白质其营养价值各有不同,用于不同营养需求的细菌的培养。在实际配制培养基过程中应根据目标细菌的不同选用恰当的蛋白胨。蛋白胨的用量通常为 0.5%~1.0%,最高不超过 2%,否则将会因胶体渗透压过高导致细菌生长受阻。

(3)牛肉、大豆、酵母浸出液:这些组分中含有细菌生长所必需的氨基酸、低分子量蛋白胨、碳水化合物、维生素、矿物质以及微量元素。尤其是动物组织浸出液,含有浓度较高的水溶性蛋白质与糖原;而大豆浸出液则含有较高浓度的碳水化合物。这些成分都是细菌,尤其是苛养性细菌生长的必需营养元素。

(4)缓冲剂与还原剂:细菌的生长需要适宜的 pH 和氧化还原电势。因此对酸碱敏感的细菌需要稳定的 pH,那么就需要在培养基中加入适当的缓冲剂;而厌氧菌的生长需要较低的氧化还原电势,则需加入还原性物质(例如 L-半胱氨酸、维生素 K、硫乙醇酸盐)。

(5)生长因子:一些细菌的生长需要特殊的生长因子,没有这些因子时,细菌无法培养。因此,针对特殊细菌时,需要在培养基中加入适当浓度的生长因子。这些因子包括维生素、特殊氨基酸、脂肪酸、微量元素、核酸,以及血液成分。有些微生物往往需要多种生长因子,因此将这些因子按照一定的浓度组合起来,额外添加到培养基中是一种不错的选择。其中酵母浸液中含有大多数生长因子,因此被广泛地使用在苛养菌的培养基中。

(6)选择剂:我们使用的临床标本很多都不是单一微生物,这些标本既含有我们想要分离的微生物,也含有我们不想要的微生物,在选择性培养基中加入特定的抑制剂后可以抑制混合菌群中不需要的微生物,从而选择出需要的微生物,对于提高分离率、缩短试验周期具有重要意义。这些物质包含抗菌药物,例如氨苄西林、万古霉素、氯霉素、多黏菌素、放线菌酮、庆大霉素、卡拉霉素、萘啶酸、磺胺类、头孢菌素等;有毒的化合物,例如胆盐、亚硒酸盐、亚碲酸钾、四硫磺酸盐、煌绿、叠氮钠、苯

乙醇、十二烷基苯磺酸钠、高浓度氯化钠、硫代硫酸钠;以及一些染料,例如结晶紫、玫瑰红酸、曙红(伊红)、亚甲蓝(美蓝)、中国蓝(普鲁士蓝)等。不同的选择剂都会选择性地抑制某些微生物,而允许另一些微生物的正常生长。可以根据情况选择使用。

(7)鉴别系统:培养基中加入具有鉴别能力的物质体系后,可以初步或者针对性地鉴定某些微生物,这样的培养基叫鉴别培养基。这些体系包含特定糖/醇-酸碱指示剂系统,通过特定微生物对特定糖类的分解产酸来鉴别;特定氨基酸-酸碱指示剂系统,通过特定微生物对特定氨基酸的脱羧或者水解产碱来鉴别;特殊人工合成的酶底物,酶底物的色原基团多采用吲哚衍生物,而针对的酶主要是特定的糖苷酶、酯酶、芳胺酶、磷脂酶、磷酸酶。

这些酶底物的标记基团主要有:蓝色基团,5-溴-4-氯-3-吲哚基;紫红色基团,5-溴-6-氯-3-吲哚基;橙红色基团,6-氯-3-吲哚基;紫色基团,5-碘-3-吲哚基;绿色基团,N-甲基吲哚基;蓝绿色基团,7-氨基-1-戊基吩恶嗪-3-酮基等。

被标记的酶主要有 β-半乳糖苷酶、β-D-葡萄糖苷酶、β-葡萄糖醛酸酶、α葡萄糖苷酶、磷脂酰特异性磷脂酶 C、β-N-乙酰基氨基半乳糖苷酶、碱性磷酸酶、α半乳糖苷酶、β-D-核糖呋喃糖苷酶、β丙氨酰芳胺酶、酯酶、DNase 等。

针对不同细菌的各种商品化显色培养基见表 7-2-1。

(8)培养基常用指示剂:见表 7-2-2。

2. 培养基成分的安全性考虑　平时使用的培养基中有很多有毒以及致癌的成分,在使用中需要特别小心,做好安全防范措施。制备和使用这些有毒培养基时,应注意戴好手套,小心培养基溅出,切勿接触人的眼以及口腔黏膜。不小心接触后应立即反复冲洗,并采用相应的解毒中和剂处理。这些有毒有害物质主要有酸性品红、碱性品红、铊盐、叠氮钠、亚硒酸盐、氰化物。

另外,叠氮钠禁止与铜离子或者铜器接触,否则容易生成具有高度易燃易爆的金属叠氮盐复合物。配制该类试剂或者培养基时,需要避免铜与叠氮盐的接触,必须接触时,必须对两种物质充分稀释。

放线菌酮是一种剧毒物质,皮肤接触与微量吸入均可导致中毒,因此在配制含该类物质的培养基时需要戴好手套与防毒面具。

表 7-2-1　针对不同细菌的各种商品化显色培养基

待检微生物	培养基名称	生产厂家
不动杆菌	CHROMagar Acinetobacter	CHROMagar
艰难梭菌	chromID C. difficile	bioMérieux
大肠埃希菌	CHROMagar E. coli	CHROMagar
	CHROMagar ECC	CHROMagar
	BBL CHROMagar E. coli	BD
	Chromocult coliform agar ES	Merck
	Brilliance UTI Agar	Oxoid
	Brilliance UTI Clarity Agar	Oxoid
	CHROMagar STEC	Oxoid
	chromID CPS	bioMérieux
	HiCrome UTI Agar	Sigma-Aldrich
EHEC O157：H7 （肠出血性大肠埃希菌）	CHROMagar O157	CHROMagar
	BBL CHROMagar O157	BD
	Rainbow Agar O157	Biolog
	O157：H7 ID agar	bioMérieux
李斯特菌	CHROMagar Listeria	CHROMagar
	BBL CHROMagar Listeria	CHROMagar
	Biosynth chromogenic medium for Listeria monocytogenes	Biosynth International
	HiCrome Listeria Agar Base，modified	Sigma-Aldrich
MRSA	CHROMagar MRSA	CHROMagar
	BBL CHROMagar MRSA	BD
	BBL CHROMagar Staph. aureus	BD
	Brilliance MRSA Agar	Oxoid
	chromID MRSA	bioMérieux
	HiCrome MeReSa Agar with methicillin	Sigma-Aldrich
肠球菌	CHROMagar Orientation（定位显色培养基）	CHROMagar
	BBL CHROMagar Orientation	BD
	Brilliance UTI Agar（尿感琼脂）	Oxoid
	Brilliance UTI Clarity Agar（尿感透明琼脂）	Oxoid
	chromID CPS	bioMérieux
铜绿假单胞菌	CHROMagar Pseudomonas	CHROMagar
	chromID P. aeruginosa	bioMérieux
沙门菌	CHROMagar Salmonella	CHROMagar
	BBL CHROMagar Salmonella	BD
	Rainbow Agar Salmonella	Biolog
	CHROMagar Salmonella Plus	CHROMagar
	Brilliance Salmonella Agar	Oxoid
	HiCrome RajHans Medium	Sigma-Aldrich
	HiCrome Salmonella Agar	Sigma-Aldrich

续表

待检微生物	培养基名称	生产厂家
葡萄球菌	CHROMagar Staphylococcus	CHROMagar
	Brilliance Staph 24 Agar	Oxoid
	chromID S. aureus	bioMérieux
	Staphylococcus aureus agar，HiCrome	Sigma-Aldrich
	S，aureus ID	bioMérieux
	SaSelect Medium	Bio-Rad
	MRSASelect	Bio-Rad
B 群链球菌	CHROMagar StrepB	CHROMagar
	chromID Strepto B	bioMérieux
弧菌	CHROMagar Vibrio	CHROMagar
	chromID Vibrio	bioMérieux
小肠结肠炎耶尔森菌	CHROMagar Y. enterocolitica	CHROMagar
VRE（万古霉素耐药肠球菌）	CHROMagar VRE	CHROMagar
	Brilliance VRE Agar	Oxoid
	chromID VRE	bioMérieux
	VRESelect Medium	Bio-Rad
产 ESBL 肠杆菌与部分假单胞菌	Brilliance ESBL Agar	Oxoid
	CHROMagar CTX	CHROMagar
	CHROMagar ESBL	CHROMagar
	chromID ESBL	bioMérieux
	HardyCHROM ESBL Agar	Hardy Diagnostics
	RambaCHROM ESBL	Gibson Bioscience
	VACC Agar	Remel
产碳青霉烯酶肠杆菌	CHROMagar KPC	CHROMagar
	chromIO CARBA agar	bioMérieux
	HardyCHROM CRE Agar	Hardy Diagnostics
	RambaCHROM KPC	Gibson Bioscience

表 7-2-2　培养基常用指示剂

指示剂	变色折点(pH/ 氧化 - 还原态)	颜色变化
安德烈指示剂	5.0~8.0	紫红色—淡黄 / 无色
溴甲酚绿	3.8~5.4	黄色—蓝色
溴甲酚紫	5.2~6.8	黄色—蓝紫色
溴酚蓝	3.0~4.6	黄色—蓝色
溴百里酚蓝	6.0~7.6	黄色—深蓝色
氯甲酚	4.0~5.6	黄色—蓝色
氯酚红	5.0~6.6	黄色—红色
甲酚钛	8.2~9.8	无色—红色
间甲酚紫	7.4~9.0	黄色—紫色

续表

指示剂	变色折点(pH/氧化-还原态)	颜色变化
甲酚红	7.2~8.8	黄色—红色
甲基红	4.4~6.6	红色—黄色
中性红	6.8~80	红色—黄色
酚酞	8.3~10.0	无色—红色
酚红	6.8~8.4	黄色—红色
百里酚蓝	8.0~9.6	黄色—蓝色
刃天青	氧化—还原	蓝色无荧光—红色有荧光
氯化三苯基四氮唑	氧化—还原	无色—红色

接触含有人类血液的标本与血制品的试剂或者培养基时,需要小心血液中可能含有的 HIV 等血液传播病毒,应做好安全防护措施。尤其需要避免接触这些物品的锐器损伤。

3. 培养基制备要点

(1)温度:蛋白胨、琼脂、多数无机盐、淀粉等都较稳定,这些成分通常选在 121℃高压蒸汽灭菌;而含糖的培养基不能用 121℃高压灭菌,只能使用 115℃流动蒸汽灭菌;而对于维生素类营养增强剂,则只能使用过滤除菌。

(2)pH:多数培养基在压力蒸汽灭菌前就需要调节 pH,但有些培养基压力蒸汽灭菌可能会导致 pH 的改变,这时需要使用灭菌的盐酸和氢氧化钠重新调节。缓冲剂的使用也能避免 pH 的过度改变,但在配制糖分解生化反应培养基或者氨基酸脱羧生化反应培养基时,缓冲剂可能会降低培养基的灵敏度。

(3)特殊成分的处理:某些金属离子,例如钙、酶、铁、锰会与培养基中磷酸盐、碳酸盐、草酸盐等成分反应生成难溶性的盐类,因此这些成分必须在稀释后缓慢滴入,或者在与柠檬酸等螯合剂形成螯合物后才能加入培养基中;某些难溶解成分,例如氨基酸、人工合成的显色底物等必须用酸、碱、醇等预先溶解后才能缓慢加入培养基中;另外,需要充分考虑培养基中成分间的化学反应,有些反应立即发生,可以及时发现并调整配方。而有些反应则缓慢发生,导致培养基性能变化而失效,甚至产生有毒产物。例如重亚硫酸盐与硫乙醇酸盐就会缓慢反应析出有毒的硫单质,这两种还原剂不能同时使用。

4. 培养基质量控制与保质期　无论是购入的商品化培养基还是自制培养基,在使用前均需要进行质量检验。具体内容有选择正确合理的试验菌株,培养基外观形状、透明度,生长试验中需要观察菌落形态的典型程度、溶血特征、色素形成、GI(生长指数)测定、干扰回收试验、临床分离率评价等。其中选择性培养基还需要观察抑制效果,而鉴别培养基还需要观察不同菌株的阴阳性反应的鉴别能力。最后所有的培养基均需要观察并制定科学详细的保质期。严格按照保质期使用。

(二)基础通用培养基

1. 营养琼脂(NA)　用于一般细菌或真菌的培养及传代,细菌或真菌可在该培养基上形成菌落。

(1)配方

牛肉浸液　　　　　　　　　　　　　　1 000ml

(或肉膏汤:牛肉浸膏或肉膏粉 3g,加蒸馏水 1 000ml)

蛋白胨　　　　　　　　　　　　　　　　10g

氯化钠　　　　　　　　　　　　　　　　5g

琼脂(优质)　　　　　　　　　　　　　12g

(2)制备:将以上成分用台式粗天平称量好后,一起倒入三角烧瓶中,置水浴锅中隔水煮沸至所有成分完全溶解,调 pH 至 7.2~7.4,121℃高压灭菌 15 分钟,待冷至 55℃时倾倒平板,厚度 3~4mm 为宜。凝固后置 35℃培养箱中孵育 24 小时观察有无细菌污染,凡是生长细菌的平板即弃去,合格的平板置塑料袋中密闭,2~8℃冰箱避光冷藏备用,最佳保质期 15 日。

(3)质量控制:大肠埃希菌 ATCC 25922,生长良好,24 小时菌落大于 2.5mm。金黄色葡萄球菌 ATCC 25923,生长良好,24 小时菌落大于 2.5mm。铜绿假单胞菌 ATCC 27853,生长良好,24 小时菌落大于 3.0mm。

质控菌株在营养琼脂培养基上生长 24 小时的菌落大小见图 7-2-1。

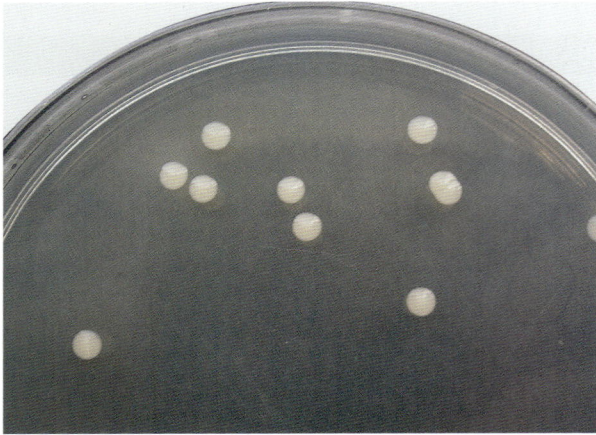

图 7-2-1 营养琼脂培养基质量控制
大肠埃希菌 ATCC 25922,孵育 24h

2. 营养肉汤（NB） 用于一般细菌的增菌培养或特性恢复传代,有利于细菌荚膜、鞭毛等结构的发育。

（1）配方

牛肉浸液   1 000ml

（或肉膏汤:牛肉浸膏或肉膏粉 3g,蒸馏水 1 000ml）

蛋白胨   10g

氯化钠   5g

（2）制备:将以上成分用台式粗天平称量好后,一起倒入三角烧瓶中,置水浴锅中隔水煮沸至所有成分完全溶解,调 pH 至 7.2~7.4,121℃高压灭菌 15 分钟,待冷至 55℃时分装灭菌试管或 50ml 小烧瓶,2~30ml 为宜。置 35℃培养箱中孵育 48 小时观察有无细菌污染,凡是液体浑浊的即弃去,合格的置 2~8℃环境避光冷藏备用,最佳保质期 20 日。

（3）质量控制:金黄色葡萄球菌 ATCC 25923,生长良好,24 小时均匀浑浊。伤寒沙门菌 ATCC 14028,生长良好,24 小时均匀浑浊。化脓性链球菌 ATCC 19615,生长良好,24 小时沉淀生长。

细菌在营养肉汤中的生长方式见图 2-3-9。

二、分离培养基

（一）5% 羊血琼脂培养基（SBA）

用于分离标本中一般细菌及需要血液成分的部分苛养菌,多数细菌能在该培养基上形成具有典型特征的菌落,部分细菌能形成溶血现象。根据溶血特征可分为完全溶血（β- 溶血）、不全溶血（α- 溶血）、不溶血（γ- 溶血）以及双溶血（内圈 β- 溶血,外圈 α- 溶血）,溶血特征有助于鉴定细菌。

1. 配方

营养琼脂   1 000ml

新鲜绵羊血   50ml

2. 制备 按营养琼脂配制方法配制好营养琼脂 1 000ml,置 55℃水浴中平衡温度 30 分钟后将新鲜绵羊血（平衡至室温）沿烧瓶颈壁缓慢注入,并轻轻摇动（旋摇）培养基（避免产生大量气泡）使血液与培养基充分混匀,应避免血液接触培养基后琼脂局部发生凝固。倾制平板,厚度 3~4mm 为宜。凝固后置 35℃培养箱中孵育 24 小时观察有无细菌污染,凡是生长细菌的平板即弃去,合格的置 2~8℃环境避光冷藏备用,最佳保质期 7 日。

3. 质量控制 化脓性链球菌 ATCC 19615:生长良好,β- 溶血,24 小时菌落大于 0.5mm（图 7-2-2A）。肺炎链球菌 ATCC 6303:生长良好,α- 溶血,24 小时菌落大于 1.0mm,菌落扁平或脐窝状（图 7-2-2B）。淋病奈瑟菌 ATCC 49226:生长,不溶血,48 小时菌落大于 1.0mm。

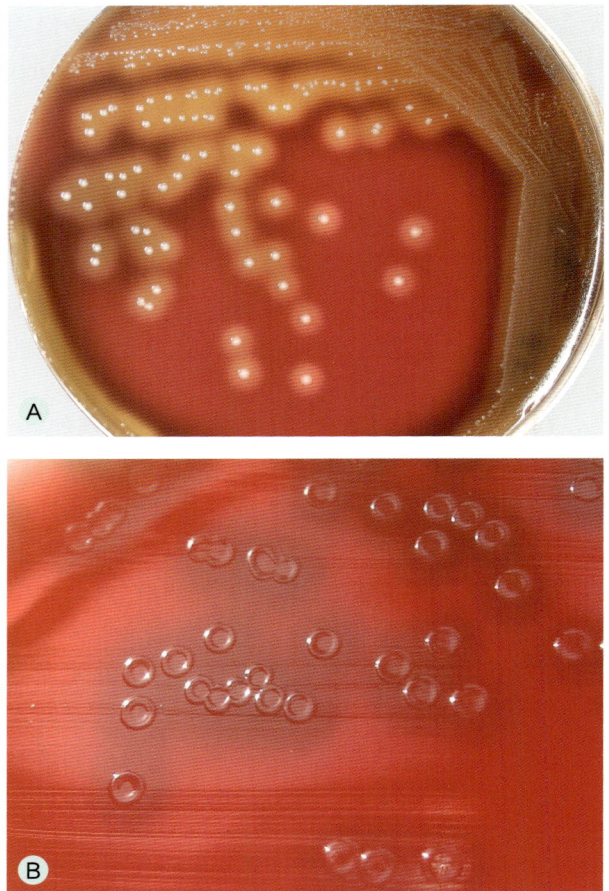

图 7-2-2 5% 羊血琼脂培养基质量控制
A. 化脓性链球菌 ATCC 19615 孵育 24h;
B. 肺炎链球菌 ATCC 6303 孵育 24h

【衍生培养基 1】哥伦比亚血琼脂

哥伦比亚肉汤（配方及制备见本节相关内容）	1 000ml
琼脂	12g
新鲜绵羊血	50ml

制备方法及质量控制均与普通血琼脂相同，但效果优于后者，24 小时肺炎链球菌菌落直径可达 2mm 左右（图 7-2-3），特征明显。淋病奈瑟菌与脑膜炎球菌在上面生长良好。在该培养基中添加 15mg 萘啶酸与 10mg 黏菌素即构成哥伦比亚 CNA 培养基，用于分离革兰氏阳性球菌，尤其适用于从含杂菌的标本中分离链球菌。

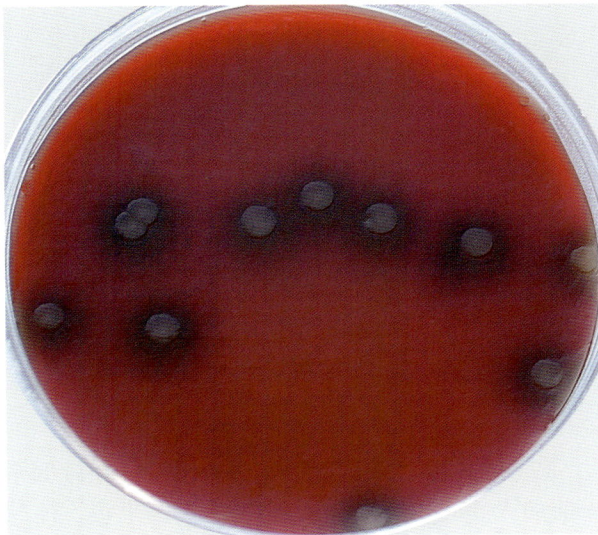

图 7-2-3　哥伦比亚血琼脂培养基质量控制
肺炎链球菌 ATCC 49619 孵育 24h

【衍生培养基 2】胰大豆血琼脂（TSA 血琼脂）

胰大豆琼脂培养基	36g
蒸馏水	1 000ml
新鲜绵羊血	50ml

制备方法及质量控制均与普通血琼脂相同，特点是该培养基不含溶血素抑制因子，特别适合观察各种溶血现象，尤其是 CAMP 试验。

【衍生培养基 3】叠氮钠血琼脂

肉膏粉	3g
胰蛋白胨	10g
氯化钠	5g
琼脂	12g
叠氮钠	0.2g
蒸馏水	1 000ml
新鲜绵羊血	50ml

制备方法同血琼脂，该培养基主要用于革兰氏阳性细菌的选择性分离，革兰氏阴性细菌被抑制。

质量控制：金黄色葡萄球菌 ATCC 25923，生长良好，呈典型 β- 溶血（图 7-2-4）。普通变形杆菌 ATCC 12453，不生长。

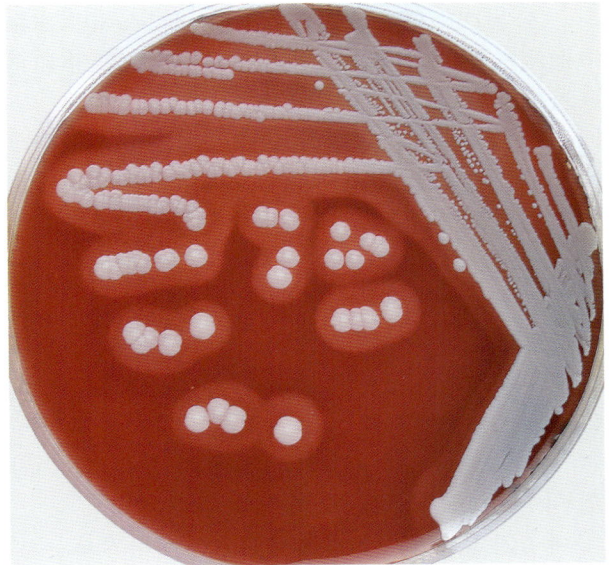

图 7-2-4　叠氮钠血琼脂培养基质量控制
金黄色葡萄球菌 ATCC 25923 孵育 24h

【衍生培养基 4】胱氨酸心浸液血琼脂：该培养基用于专门分离培养弗朗西斯菌。

胰蛋白胨	10g
葡萄糖	3g
氯化钠	5g
胱氨酸	0.2g
牛心浸液（250g 牛心肌制备）	1 000ml

调 pH 至 7.2±0.2，高压蒸汽灭菌。置 55℃水浴平衡 15 分钟，加入脱纤维羊血 60ml，混匀后倾制平板。

（二）巧克力培养基

由于培养基中的血液受热破坏，血红素及辅酶释放出来，适合嗜血杆菌等需特殊生长因子细菌的分离培养。大多数苛养菌在该培养基上生长良好。

1. 配方

营养琼脂（最好使用新鲜牛肉浸液代替肉膏汤）	1 000ml
新鲜兔血（或马血）	50ml

2. 制备

（1）将营养琼脂煮沸后调节 pH 至 7.4~7.6，高压灭菌。

（2）置 55℃ 水浴中平衡温度 30 分钟后,将血液（室温下）沿烧瓶颈壁缓慢注入,并滚动（或轻轻摇动）烧瓶使血液及时混入培养基中,避免血液接触培养基后琼脂发生凝固。待血液完全注入培养基后,直立烧瓶涡旋式摇动烧瓶,使培养基在不产生气泡的情况下与血液完全混合。

（3）再次将盛有该血琼脂的烧瓶放入 80℃ 水浴中稳定加热 15 分钟,期间不断摇动烧瓶防止血液沉入瓶底。

（4）取出烧瓶,将其放入 55℃ 水浴中平衡温度 30 分钟后,倾倒平板,厚度 3~4mm 为宜。凝固后 35℃ 孵育箱进行无菌试验,合格的置 2~8℃ 避光冷藏备用,最佳保质期 7 日。

3. 质量控制　流感嗜血杆菌 ATCC 10211：生长良好,24 小时菌落大于 1.0mm。淋病奈瑟菌 ATCC 49226：生长良好,24 小时菌落大于 0.5mm,48 小时菌落大于 1.0mm。

4. 注意事项　如用羊血作为血源,应适当补充 V 因子（详见第十八章第一节）。

【衍生培养基 1】嗜血杆菌选择性培养基

（1）配方

哥伦比亚肉汤干粉	30g
酵母粉	10g
多价胨	4g
可溶性淀粉	1g
琼脂粉	12g
蒸馏水	1 000ml
新鲜兔血（或马血）	60ml

（2）制备方法：与上述的培养基相同,只是在倾倒平板前加入 50mg 万古霉素,混匀后再倒平板。大多数革兰氏阳性细菌在该培养基不生长,因而减轻了对嗜血杆菌的抑制,能显著提高分离率。流感嗜血杆菌在该培养基上 24 小时能形成 2~3mm 的中等菌落。见图 7-2-5。

附：原配方

哥伦比亚琼脂	35g
酵母粉	10g
胰蛋白胨	20g
可溶性淀粉	1g
蒸馏水	1 000ml
新鲜兔血（或马血）	50ml

【衍生培养基 2】改良嗜血杆菌选择性培养基

（1）配方

牛心消化液（150g 牛心肌胃蛋白酶消化）	800ml
牛血消化液（200ml 牛血凝固后胃蛋白酶消化）	200ml
酵母粉	10g
可溶性淀粉	1g
琼脂粉	12g
新鲜兔血（或马血）	60ml

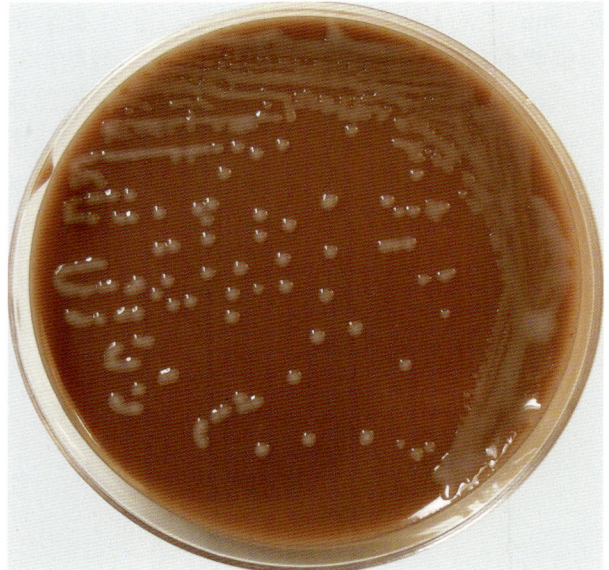

图 7-2-5　嗜血杆菌选择性培养基质量控制
流感嗜血杆菌 ATCC 9006 孵育 24h

（2）制备方法：与上述的培养基相同,在倾倒平板前加入 50mg 万古霉素,混匀后再倒平板。流感嗜血杆菌在该培养基上 24 小时能形成 3mm 以上的大菌落。

【衍生培养基 3】Eugon 琼脂

（1）配方：用于各种苛养菌的培养。例如嗜血杆菌、布鲁氏菌、奈瑟菌、巴斯德菌,以及乳杆菌。

3 号胨	7.5g
胰酶酪蛋白胨	7.5g
大豆胨	5.0g
葡萄糖	5.5g
L-胱氨酸	0.7g
氯化钠	4.0g
亚硫酸钠	0.2g
琼脂	15.0g
蒸馏水	1 000ml

（2）制备方法：煮沸溶解,调 pH 至 7.2±0.1,121℃ 压力蒸汽灭菌 15 分钟,放 55℃ 水浴平衡 15 分钟后,加入动物血液（绵羊血或者兔血）50~60ml,混匀后倾制平板。

（三）淋病奈瑟菌选择性培养基（TM 培养基）

用于临床标本中淋病奈瑟菌的分离，可抑制杂菌，提高分离率。

1. 配方

（1）基础培养基

多价胨	15g
面粉（小麦淀粉）	1g
氯化钠	5g
磷酸氢二钾	4g
磷酸二氢钾	1g
琼脂粉	10g
蒸馏水	500ml

溶解后调节 pH 至 7.2，分装三角烧瓶每瓶 100ml，高压蒸汽灭菌后置 2~8℃冰箱冷藏备用。

（2）5% 马血水溶物

马血	25ml
灭菌蒸馏水	500ml

分装灭菌容器，每瓶 100ml，置 –20℃以下冰冻保存备用。

（3）补充剂

胱氨酸	1.1g
鸟嘌呤	0.03g
维生素 B_1	0.003g
对氨基苯甲酸	0.013g
维生素 B_{12}	0.01g
硫胺素焦磷酸酯（羧化辅酶）	0.1g
腺嘌呤磷酸二核苷（辅酶Ⅰ）	0.25g
腺嘌呤	1g
L- 谷氨酰胺	10g
葡萄糖	100g
硝酸铁	0.02g
蒸馏水	1 000ml

60℃水浴温热溶解后，0.22μm 孔径微孔滤膜过滤除菌，分装试管每支 2ml，置 –20℃以下冰冻保存备用。

（4）抗菌药物选择剂

甲氧苄啶	50mg
万古霉素	30mg
黏菌素	75mg
制霉菌素	125mg
蒸馏水	10ml

溶解后，0.22μm 孔径微孔滤膜过滤除菌，分装试管每支 2ml，置 –20℃以下冰冻保存备用。

2. 制备　取一瓶基础培养基加热融化，取一瓶马血溶液融化后置 55℃水浴平衡 15 分钟；另取一支补充剂、一支抗菌药物选择剂置 37℃水浴中融化复温。无菌操作，将马血溶液和基础培养基混合均匀（注意不要产生气泡），再沿瓶壁分别缓慢加入补充剂与抗菌药物选择剂，混匀后倾制平板，厚度 3~4mm。凝固后置 35℃培养箱进行无菌试验。后取出置 2~8℃冰箱冷藏备用。最佳保质期 7 日。

3. 接种　采集标本保湿 30 分钟内送至实验室或者现场涂布接种于培养基上，面积约 1/4 平板。迅速送往实验室做分区划线接种后置 35℃，5% 二氧化碳环境中培养。

4. 质量控制　淋病奈瑟菌 ATCC 49226：生长良好，24 小时菌落直径＞0.5mm。金黄色葡萄球菌 ATCC 25923：不生长。大肠埃希菌 ATCC 25922：不生长。白念珠菌 ATCC 10231：不生长。普通变形杆菌 ATCC 12453：不生长。

淋病奈瑟菌在 TM 培养基上的生长情况见图 7-2-6。

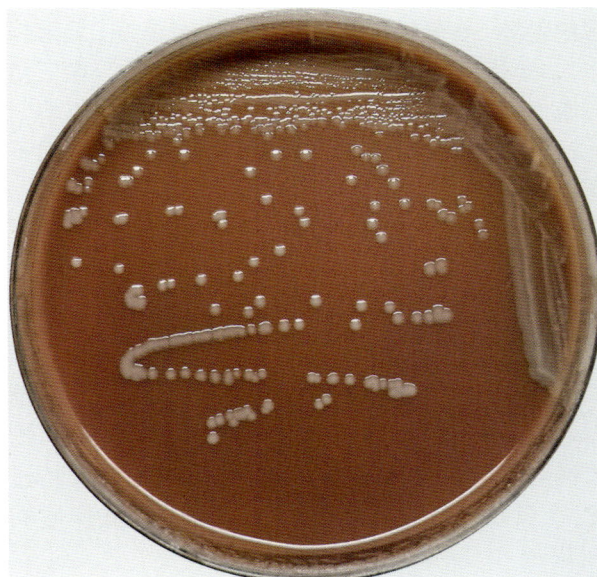

图 7-2-6　TM 培养基质量控制
淋病奈瑟菌 ATCC 49226 孵育 2 日

【衍生培养基】改良 NYC 培养基

该培养基用于选择性分离淋病奈瑟菌，并可作为支原体目微生物的初步鉴定。该培养基由蛋白胨、玉米淀粉、磷酸盐缓冲剂，以及 13g/L 的细菌级琼脂作为基础培养基，并补充马血清、马血红蛋白，采用 "IsoVitaleX" 复合维生素作为生长补充剂，在抗菌药物选择剂配方上该培养基采用 20μg/ml 菌香霉素抑制真菌生长,2µg/ml 万古霉素、3.0µg/ml 甲氧苄啶、7.5µg/ml 多黏菌素用于抑制非目标细菌生长。

(四) 卵黄双抗培养基

用于从咽拭子标本中分离脑膜炎奈瑟菌。

1. 配方

(1) 基础培养基

蛋白胨	10g
肉膏粉	3g
玉米粉	1.67g
氯化钠	5g
琼脂	15g
蒸馏水	1 000ml

将除玉米粉及琼脂外的成分溶解后调节 pH 至 7.6,加入玉米粉及琼脂;121℃高压灭菌 15 分钟后,趁热取出置 55℃水浴平衡温度 30 分钟以上。

(2) 50% 卵黄悬液

卵黄(3~4 枚鸡蛋)	50ml
蒸馏水	50ml

先用肥皂及清水洗净鸡蛋外壳,浸于 75% 乙醇中消毒 30 分钟后取出,无菌纱布擦净,无菌操作,去掉蛋清后将卵黄倒入盛有玻璃珠的灭菌三角烧瓶中,加入等量蒸馏水,充分振摇使混合成均匀乳浊液,量取 100ml 该混合液体置 55℃水浴中平衡温度备用。

(3) 抗菌药物选择剂

黏菌素	4.2mg
万古霉素	3.3mg

溶于 1ml 灭菌蒸馏水中。

2. 制备 无菌操作,沿瓶壁将卵黄液缓慢倒入基础培养基中(避免产生气泡),加入抗菌药物选择剂混匀后倾倒平板,凝固后置 35℃培养箱过夜,次日检查无菌生长的方可采用。最佳保质期 7 日。

3. 质量控制 脑膜炎奈瑟菌 ATCC 13090:生长良好,24 小时菌落大于 1mm,无色或灰色,光滑湿润,边缘整齐,半透明。金黄色葡萄球菌 ATCC 25923:不生长。大肠埃希菌 ATCC 25922:不生长。

【衍生培养基】巧克力双抗培养基

将上述培养基中卵黄液改为 100ml 绵羊血后制成巧克力培养基。在倾倒平板前加入抗菌药物。质控方法和储存方法与卵黄双抗培养基相同,见图 7-2-7。

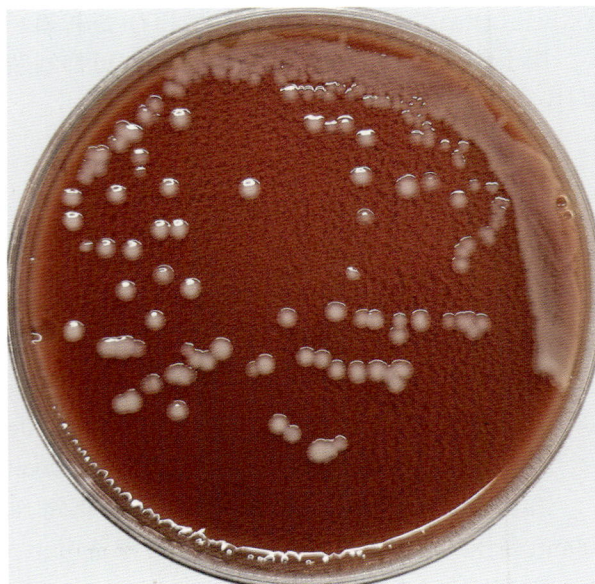

图 7-2-7 巧克力双抗培养基质量控制
脑膜炎奈瑟菌 ATCC 13090 孵育 2 日

(五) Baird-parker 培养基

金黄色葡萄球菌可耐受亚碲酸钾和氯化锂并将亚碲酸钾还原为黑色的单质碲,而其他细菌被亚碲酸钾和氯化锂所抑制。同时该菌具有的卵磷脂酶可水解卵黄中的卵磷脂,在菌落周围形成透明圈,因而使该培养基具有分离并鉴定金黄色葡萄球菌的能力。

1. 配方

胰蛋白胨	10g
肉膏粉	5g
酵母粉	1g
丙酮酸钠	10g
甘氨酸钠	12g
氯化锂	5g
琼脂	18g
蒸馏水	950ml

将以上各成分加热煮沸至完全溶解,校正 pH 至 6.8,分装每瓶 95ml,121℃高压灭菌 15 分钟后取出,置 2~8℃冰箱内备用。

50% 卵黄液	50ml
1% 亚碲酸钾	10ml

将 50% 卵黄盐水 50ml 与过滤除菌的 1% 亚碲酸钾溶液 10ml 混合,保存于冰箱内。

2. 制备 临用时加热溶化琼脂,冷至 50℃,每 95ml 加入预热至 50℃的卵黄亚碲酸钾增菌剂 5ml,摇匀后倾注平板。培养基外观淡黄色不透明。

无菌试验合格后使用。最佳储存时间 48 小时。

3. 质量控制　金黄色葡萄球菌 ATCC 25923：生长，菌落中心呈黑色，周围有一圈透明环。大肠埃希菌 ATCC 25922：不生长。

【衍生培养基】以上培养基中添加苯唑西林或者头孢西丁，即构成 MRSA 初筛培养基；将卵黄液及亚碲酸钾溶液改为人工色原［如针对该菌产生的特征性酶如凝固酶、耐热 DNA 酶、卵磷脂酶、α- 葡萄糖苷酶（色原基团为吲哚酚衍生物）］，可形成金黄色葡萄球菌显色培养基，如 CHROMagar *Staph aureu*、CHROM ID *S.aureu*、CHROM ID *MRSA* 等。

（六）LPM（McBride）李斯特菌选择性培养基

用于从含有大量菌群的临床标本中分离出李斯特菌。

1. 配方

胰酶酪蛋白胨	5.0g
3 号胨胨	5.0g
肉浸膏粉	3.0g
氯化钠	5.0g
氯化锂	5.0g
甘氨酸酐	10.0g
苯乙醇	2.5g
琼脂	15.0g
蒸馏水	1 000ml

2. 制备　煮沸溶解，121℃压力蒸汽灭菌 15 分钟后，加入选择剂：0.01g 拉氧头孢菌素（0.22μm 滤膜过滤除菌），混匀后倾制平板。

3. 质量控制　产单核细胞李斯特菌 ATCC 19114：48 小时生长良好。金黄色葡萄球菌 ATCC 25923：完全抑制。粪肠球菌 ATCC 29212：完全抑制。大肠埃希菌 ATCC 25922：完全抑制。枯草芽胞杆菌 ATCC 6633：部分抑制。

【衍生培养基】李斯特菌选择性固体培养基（Oxford 琼脂）

（1）配方

胰酶酪蛋白胨	5.0g
3 号胨胨	5.0g
肉浸液	5.0g
酵母浸液	5.0g
氯化钠	20.0g
磷酸氢二钠	9.6g
磷酸二氢钾	1.35g
七叶苷	1.0g
萘啶酸	0.02g

盐酸吖啶黄	24.0mg
氯化锂	3.0g
可溶性淀粉	1.0g
琼脂	18.0g
蒸馏水	1 000ml

（2）制备：煮沸溶解，调 pH 至 7.2±0.2，121℃压力蒸汽灭菌，55℃水浴平衡 15 分钟后，加入下列补充剂。

补充剂：

柠檬酸铁铵	0.5g
硫酸黏菌素	10mg
拉氧头孢	20mg
蒸馏水	10ml

微热溶解，0.22μm 孔径滤膜过滤除菌。

混匀后，100 级环境无菌操作，倾制平板。

（3）质量控制：产单核细胞李斯特菌 ATCC 19114，48 小时生长良好，为黑色菌落。粪肠球菌 ATCC 29212，完全抑制。大肠埃希菌 ATCC 25922，完全抑制。

（七）布氏琼脂培养基（Camp-BAP）

基础培养基添加羊血和维生素 K₁ 用于分离布鲁氏菌、链球菌与嗜血杆菌。在此基础上添加选择剂用于分离螺杆菌或弯曲杆菌。

1. 配方

（1）基础培养基

胰酪蛋白胨	10g
胃酶蛋白胨	10g
酵母粉	3g
葡萄糖	1g
氯化钠	5g
氯化血红素	15mg
硫酸亚铁	20mg
丙酮酸钠	1g
重亚硫酸钠	0.1g
琼脂	15g
蒸馏水	900ml

将以上成分加热溶解，调 pH 至 6.8~7.2，121℃高压灭菌 15 分钟后取出，置 2~8℃冰箱内备用。

（2）脱纤维绵羊血	100ml
1% 维生素 K₁	1ml

37℃水浴预温。

（3）抗菌药物选择剂

万古霉素	10mg
多黏菌素	0.38mg
甲氧苄啶	5mg

乳酸水溶液	5ml
两性霉素	2mg
无菌蒸馏水	5ml

取 AR 乳酸 2 滴滴入 100ml 灭菌蒸馏水中，加入甲氧苄啶 100mg，溶解后煮沸杀菌；取该液体 5ml，加入万古霉素 10mg，多黏菌素 0.38mg；将两性霉素溶解于 5ml 灭菌蒸馏水中。

另外，抗菌药物选择剂还有文献推荐使用放线菌酮、多黏菌素、头孢唑林、新生霉素与杆菌肽，设置的意义与上述配方接近，可能对某些细菌的抑制能力更强。

2. 制备　无菌操作，将羊血加至已融化平衡至 55℃ 的基础培养基中，加入抗菌药物选择剂后倾制平板。凝固后置 35℃ 培养箱过夜，次日检查无菌生长的方可采用。最佳保质期 15 日。

3. 质量控制　大肠埃希菌 ATCC 25922：不生长。粪肠球菌 ATCC 33168：不生长。空肠弯曲杆菌 ATCC 33291：生长良好，48 小时菌落大于 1mm。

典型菌落见图 7-2-8。

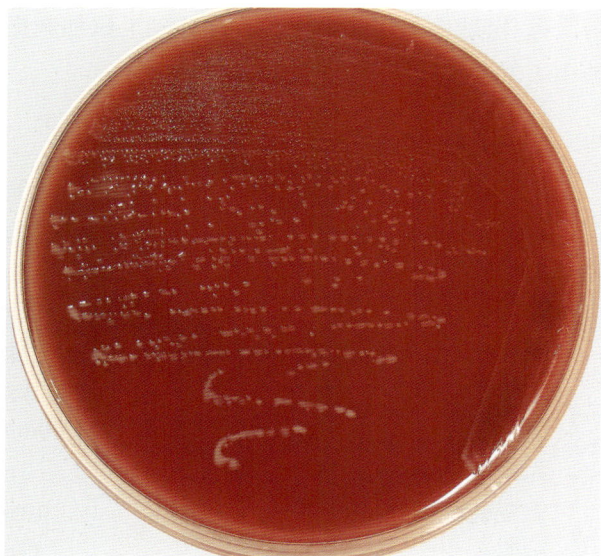

图 7-2-8　Camp-BAP 培养基生长控制
空肠弯曲杆菌孵育 2 日

【衍生培养基 1】Skirrow's 培养基

将上述培养基中的胃酶蛋白胨增加到 15g，胰酶蛋白胨减少至 5g，增加肝消化液；改脱纤维羊血为冻融马血，其他制备方法相同，所组成的培养基即为 Skirrow's 培养基，适合幽门螺杆菌的分离培养。质控方法与 Camp-BAP 培养基相同。

【衍生培养基 2】弯曲杆菌 CSM 培养基 /（Preston 无血培养基）

这是一种无血液添加的用于弯曲杆菌培养的专用培养基。①配方：哥伦比亚琼脂、活性炭、血红素、硫酸亚铁、丙酮酸钠，抗菌药物选择剂主要有去氧胆酸盐、头孢哌酮、放线菌酮、甲氧苄啶、万古霉素；②成分作用：活性炭、血红素、丙酮酸钠三种物质可以改善弯曲杆菌对氧的耐受程度。其机制主要是通过淬灭光化学反应中产生的有毒的氧自由基，减轻对细菌遗传物质和酶类的损伤。而三种抗菌药物分别抑制肠道革兰氏阴性杆菌、革兰氏阳性球菌以及真菌的生长。

（八）缓冲活性炭酵母琼脂培养基（BCYE-α）

主要用于从环境样本中分离军团菌，也可用于临床标本中军团菌的分离。

1. 配方

（1）基础培养基

酵母粉	10g
琼脂	17g
ACES（N-2- 乙酰氨基 - 乙氨基乙醇磺酸）	10g
氢氧化钾	2.5g
活性炭	2g
蒸馏水	980ml

先加入 500ml 蒸馏水微热溶解 ACES，再用少许蒸馏水溶解氢氧化钾，将氢氧化钾溶液并入 ACES 中，补充蒸馏水至 980ml；加入其他成分加热溶解，1mol/L 氢氧化钾或 1mol/L 硫酸溶液调 pH 至 6.9~7.0，121℃ 高压蒸汽灭菌 15 分钟，后置 55℃ 水浴平衡温度。

（2）生长因子

L- 半胱氨酸盐酸盐	0.4g
α- 酮戊二酸钾	1g
蒸馏水	10ml

溶解后，过滤除菌备用。临用时配制。

可溶性焦磷酸铁（避光）	0.25g
蒸馏水	10ml

溶解后，0.45μm 孔径滤膜过滤除菌。临用时配制。

（3）抗菌药物选择剂

万古霉素	0.5mg
多黏菌素 E	16mg
放线菌酮	80mg
头孢噻吩	4mg
蒸馏水	5ml

溶解后，备用。

2. 制备　将生长因子和抗菌药物选择剂加入基础培养基中,混匀后倾制平板。凝固后置 35℃环境进行无菌试验,合格后置 2~8℃冰箱内备用。最佳保存时间 7 日。

3. 质量控制　嗜肺军团菌:生长良好,5 日菌落大于 2mm。大肠埃希菌 ATCC 25922:不生长。金黄色葡萄球菌 ATCC 25923:不生长。白念珠菌 ATCC 10231:不生长。

典型菌落见图 7-2-9。

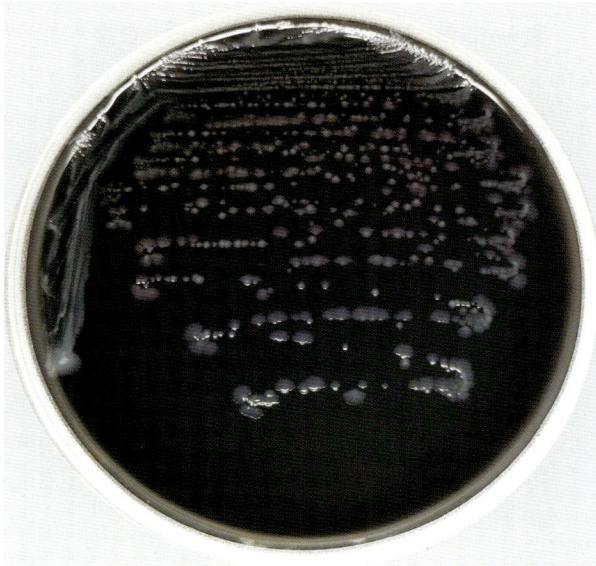

图 7-2-9　BCYE-α 培养基生长控制
嗜肺军团菌 I 型在该培养基上 35℃孵育 3 日

【衍生培养基】Wadowsky-Yee 培养基

在上述培养基中添加溴麝香草酚蓝及溴甲酚紫可使某些军团菌种形成淡蓝色,如嗜肺军团菌,可使培养基具有鉴定作用。

(九) LCVB 培养基

用于分离临床标本中的军团菌。

1. 配方

猪肺消化汤	1 000ml
活性炭	2g
脱纤维羊血	100ml
琼脂	13g
L- 半胱氨酸	0.4g
复合维生素 B(由淋病奈瑟菌补充剂去葡萄糖构成)	10ml

2. 制备　先将除羊血、L- 半胱氨酸与复合维生素 B 以外的成分加热溶解,调 pH 至 7.0,121℃

高压蒸汽灭菌 15 分钟后,置 55℃水浴平衡温度 30 分钟,无菌操作加入羊血,混匀后将培养基置 80℃水浴加热巧克力化,加热期间不断摇动,15 分钟后取出再次放回 55℃水浴平衡温度 30 分钟。将 L- 半胱氨酸溶解于 10ml 蒸馏水中,0.22μm 孔径微孔滤膜过滤除菌后加入培养基中;再加入已过滤除菌的复合维生素 B,混匀后倾倒平板。凝固后置 35℃环境进行无菌试验,合格者置 2~8℃冰箱内保存备用。最佳保存时间 7 日。

另外,该培养基中可加入上述抗菌药物选择剂制成专用军团菌选择培养基。

3. 质量控制　嗜肺军团菌:生长良好,5 日菌落大于 2mm。

(十) 吕氏血清培养基

采用低温消毒,可保留血清中的大多数营养成分,白喉棒杆菌在该培养基上能快速生长,仅需 8~12 小时即形成灰白色金属光泽菌落。

1. 配方

营养肉汤(pH 7.6)	100ml
葡萄糖	1g
无菌动物血清	300ml

2. 制备　将肉汤和血清混合,分装无菌试管,每管 5ml,置血清凝固器或者流动蒸汽灭菌器内按下述方法灭菌制成斜面:第 1 日,80℃ 1 小时;第 2 日,85℃ 1 小时,取出置 37℃过夜;第 3 日,90℃ 1 小时,再次置 37℃过夜。于第 4 日取出仔细观察,有细菌生长者弃去不用。

注意,在配制培养基的过程中,所接触的器皿均应预先高压灭菌后使用;所用血清不得含有抗菌药物或防腐剂,灭菌温度要控制好,不能采用高压蒸汽灭菌的方法使血清凝固。

保质期不超过 1 周。

3. 质量控制　白喉棒杆菌:生长良好,8 小时形成灰白色肉眼可见菌落(见图 7-2-10)。

(十一) 亚碲酸钾血琼脂

白喉棒杆菌不受亚碲酸钾抑制,并可将其还原为黑色碲单质使菌落变黑。在该培养基上其他大多数咽部杂菌被抑制。

1. 配方

营养琼脂	1 000ml
葡萄糖	2g
胱氨酸	0.05g
1% 亚碲酸钾	45ml
脱纤维绵羊血	100ml

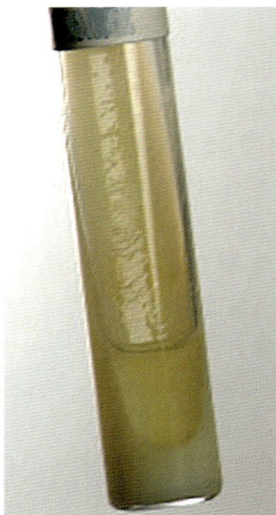

图 7-2-10　吕氏血清斜面培养基生长控制
白喉棒状杆菌 8h 菌落

2. 制备　称量营养琼脂干粉，加入葡萄糖，溶解于 1 000ml 蒸馏水中；将胱氨酸溶解于少量浓盐酸中，蒸馏水稀释至 10ml，用 1mol/L 氢氧化钠调节 pH 至 6.0，倒入培养基中，再调 pH 至 7.6，115℃ 高压蒸汽灭菌 15 分钟，置 55℃ 水浴平衡温度 30 分钟，无菌操作沿瓶壁加入已预温的亚碲酸钾溶液和绵羊血，操作中不断摇动烧瓶，避免琼脂凝固，并使其与培养基均匀混合，倾倒灭菌平板，厚度 3~4mm。凝固后置 35℃ 培养箱过夜进行无菌试验，合格者取出置 2~8℃ 冰箱避光保存，期限 15 日。

3. 质量控制　白喉棒杆菌产毒株 E-13812：轻型菌落。白喉棒杆菌无毒株 E-11913：重型菌落。典型菌落见图 7-2-11。

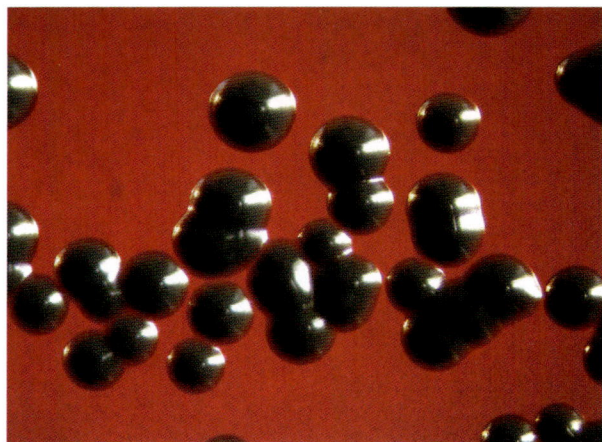

图 7-2-11　亚碲酸钾血琼脂
白喉棒杆菌（重型）孵育 2 日 ×40

【衍生培养基 1】亚碲酸钾巧克力培养基
用于分离包括白喉棒杆菌在内的棒状杆菌。
配方
（1）基础配方

胨蛋白胨	10g
氯化钠	5g
磷酸氢二钾	4g
玉米淀粉	1g
磷酸二氢钾	1g
琼脂	10g
蒸馏水	500ml

煮沸溶解，调 pH 至 7.2 ± 0.2，121℃ 高压蒸汽灭菌。

血红蛋白粉	10g
蒸馏水	500ml

煮沸溶解，121℃ 高压蒸汽灭菌。
（2）营养增强剂
A 部分

维生素 B$_{12}$	0.1mg
L- 谷氨酰胺	100mg
硫酸腺嘌呤	10mg
盐酸鸟嘌呤	0.3mg
PABA	0.13mg
L- 胱氨酸	11mg
NAD	2.5mg
羧化辅酶（硫胺素焦磷酸酯）	1mg
硝酸铁	0.2mg
盐酸硫胺素	0.03mg
盐酸半胱氨酸	259mg

B 部分（注射剂）

葡萄糖	1g
蒸馏水	10ml

混匀溶解，0.22μm 孔径滤膜过滤除菌。
（3）选择与显色剂

1% 亚碲酸钾	1ml

【衍生培养基 2】Tinsdale 培养基
（1）基础培养基

胨蛋白胨	20.0g
酵母粉	5.0g
氯化钠	5.0g
L- 胱氨酸	0.24g
琼脂	15.0g

调 pH 至 7.9 ± 0.2。

（2）补充剂

马血清	100.0ml
亚碲酸钾	0.344 5g
硫代硫酸钠	0.425g

（十二）Elek 琼脂

该培养基营养丰富,不含血细胞即可促进白喉棒杆菌的生长,培养基透明,不含抗毒素抑制成分,适合进行白喉毒素的检测。

1. 配方

猪胃消化汤	200ml
肉浸液	100ml
合并成 300ml 肉汤,平分成两份;	
麦芽糖	1g
10% 乳酸	2ml
加入其中一份肉汤中,振摇溶解;	
氯化钠	1.5g
琼脂	4.5g
加入另一份肉汤中加热溶解;	
小牛血清	40ml

2. 制备　两份肉汤混合调 pH 至 7.8,过滤后分装大试管,每支 15ml,115℃高压灭菌 15 分钟,趁热取出置 55℃水浴平衡温度 10 分钟,无菌操作加入小牛血清 2ml 后倾倒平板。置 2~8℃冰箱内备用。

3. 肉汤制备方法

（1）猪胃消化汤:取新鲜猪胃,不要去除黏膜,去脂后剖开,清水轻轻冲净残渣,绞碎取 420g 于烧瓶中,加水 1 000ml,浓盐酸 10ml,混匀后置 50℃水浴中消化 24 小时,加热期间每隔 4~6 小时搅动一次,然后静置 6 小时后取上清液离心去除沉淀后再过滤,补足容量至 1 000ml。

（2）肉浸汤:取新鲜牛肉,去筋、脂肪及结缔组织后绞碎,称量 250g 加水 500ml,置冰箱 24 小时后取出煮沸 20 分钟,冷后离心,取上清液过滤,补足容量至 500ml。

（3）将猪胃消化汤与肉浸汤合并,加入 20% 氯化钙 7.5ml,煮沸 10 分钟,调整 pH 至 7.8,再次煮沸后重新校正 pH。

4. 质量控制　白喉棒杆菌产毒株 E-13812:阳性。白喉棒杆菌无毒株 E-11913:阴性。

典型反应见图 7-2-12 所示。

（十三）改良罗氏培养基

1. 酸性改良罗氏培养基　用于分离分枝杆菌,是碱处理去除标本中杂菌方法的专用培养基。

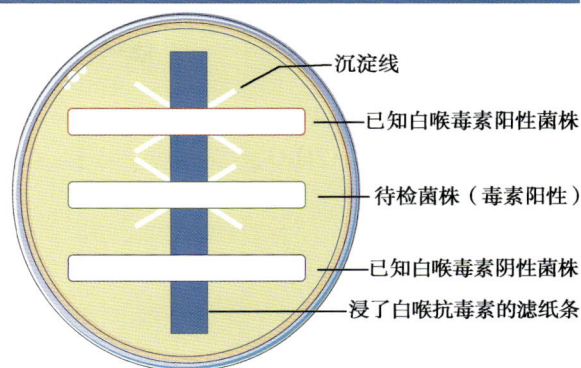

图 7-2-12　白喉抗毒素免疫沉淀试验结果示意图

（1）配方

L- 半胱氨酸	3.6g
磷酸二氢钾（KH_2PO_4）	14.0g
硫酸镁（$MgSO_4 \cdot 7H_2O$）	0.24g
柠檬酸镁	0.6g
丙三醇	12ml
马铃薯淀粉（可不用）	30g
蒸馏水	600ml
新鲜鸡卵液	1 000ml
2% 孔雀绿	20ml

（2）制备

1）基础液:精确称取各盐类成分,加入蒸馏水和丙三醇,121℃灭菌 15 分钟,制备成盐溶液,冷却待用。

2）在盐溶液加入马铃薯淀粉,混匀,隔水煮沸到淀粉成透明糊状（煮沸过程不时搅拌,防淀粉凝块）,置于 60℃水浴备用。

3）鸡卵液:将新鲜鸡蛋洗净,浸泡在 70% 乙醇或其他稀释消毒液中 20~30 分钟。取出,纱布擦拭,开口,收集鸡卵液,搅匀。经消毒纱布过滤,至所需体积。

4）在鸡卵液中分别加入煮好马铃薯淀粉基础液和 2% 孔雀绿水溶液,边加边搅拌,充分混匀。静置约 30 分钟后,将无菌操作分装至螺旋盖无菌培养管,每管 7ml,斜置培养基蒸汽凝固灭菌器内,85℃凝固灭菌 50 分钟。

5）凝固灭菌后的培养基自然冷却后,置 36℃无菌试验 24 小时。检查培养基污染情况后置 2~8℃保存,1 个月内用完。

2. 中性改良罗氏培养基　用于分离分枝杆菌、分枝杆菌的转种及保存。分离培养要求用酸或碱处理标本后,加入一定量中性磷酸缓冲液进行中和,通过离心方法收集沉渣接种。

(1)配方

L-半胱氨酸	3.6g
磷酸二氢钾(KH₂PO₄)	2.4g
硫酸镁(MgSO₄·7H₂O)	0.24g
柠檬酸镁	0.6g
丙三醇	12ml
马铃薯淀粉(可略)	30g
蒸馏水	600ml
新鲜鸡卵液	1 000ml
2%孔雀绿	20ml

制备方法:参照本节"酸性改良罗氏培养基"。

(2)质量控制:结核分枝杆菌 ATCC 27294,生长良好,2 周后出现粗糙乳白色或米黄色粗糙菌落。偶发分枝杆菌 ATCC 6841,生长良好,7 日内形成典型的白色到淡黄色菌落。

结核分枝杆菌在中性改良罗氏培养基上的典型菌落见图 7-2-13。

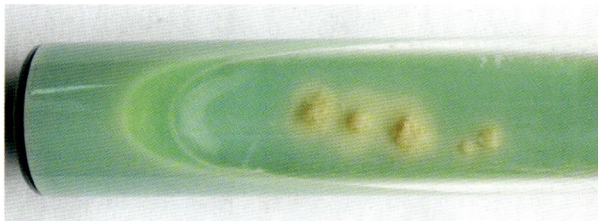

图 7-2-13　中性改良罗氏培养基
结核分枝杆菌 37℃孵育 30 日

3. 美国特鲁多协会(ATS)培养基

马铃薯淀粉	20g
孔雀绿	0.2g
蛋黄乳液	5 000ml
甘油	10ml
蒸馏水	490ml

制备方法:参照本节"酸性改良罗氏培养基"。调 pH 至 6.75±0.2。

(十四)中国蓝琼脂(CBA)

中国蓝及玫瑰红酸是一对对革兰氏阳性细菌具有弱抑制作用的酸碱指示剂,用于选择性分离和初步鉴定肠杆菌科细菌以及大多数非发酵菌。

1. 配方

营养琼脂	1 000ml
1%中国蓝水溶液	10ml
乳糖	10g
1%玫瑰红酸乙醇溶液	10ml

2. 制备

(1)煮沸溶解营养琼脂,调节 pH 至 7.4 后 121℃高压蒸汽灭菌 15 分钟,趁热加入乳糖,溶解混匀。

(2)置 55℃水浴平衡温度 30 分钟后加入中国蓝及玫瑰红酸溶液,混匀后倾制平板。凝固后置 35℃ 24 小时进行无菌试验,合格者取出置 2~8℃冰箱内保存备用,保质期 1 周。

3. 质量控制　外观:淡紫红色,红色或蓝色均不合格。大肠埃希菌 ATCC 25922:蓝色大菌落。铜绿假单胞菌 ATCC 27853:无色/淡红色小菌落。

典型菌落见图 7-2-14。

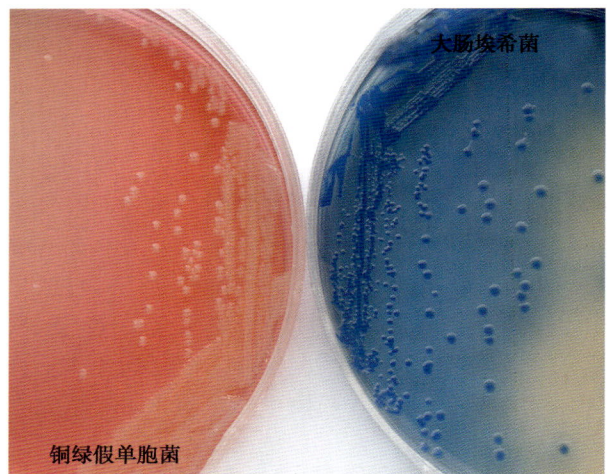

图 7-2-14　中国蓝琼脂培养基生长质控
左为铜绿假单胞菌 ATCC 27853,右为大肠埃希菌
ATCC 25922,孵育 24h

(十五)麦康凯琼脂(MAC)

该培养基属于弱选择性培养基,胆盐抑制革兰氏阳性细菌及部分真菌生长,对大部分肠道细菌及非发酵菌无抑制作用。常用于革兰氏阴性杆菌的分离和初步鉴别。

1. 配方

蛋白胨	20g
氯化钠	5g
猪胆盐	5g
乳糖	10g
琼脂	15g
1%中性红	5ml
蒸馏水	1 000ml

2. 制备　将以上除中性红外的成分加热溶解,调节 pH 至 7.2,加入中性红后摇匀,115℃高压蒸汽灭菌 15 分钟,冷至 55℃左右倾制平板。凝固后置

2~8℃冰箱内保存备用,保质期1周。

3. 质量控制 大肠埃希菌 ATCC 25922:粉红色大菌落。鼠伤寒沙门菌 ATCC 14028:无色中等菌落。奇异变形菌 ATCC 12453:淡橙色大菌落。典型菌落的形态见图 7-2-15。

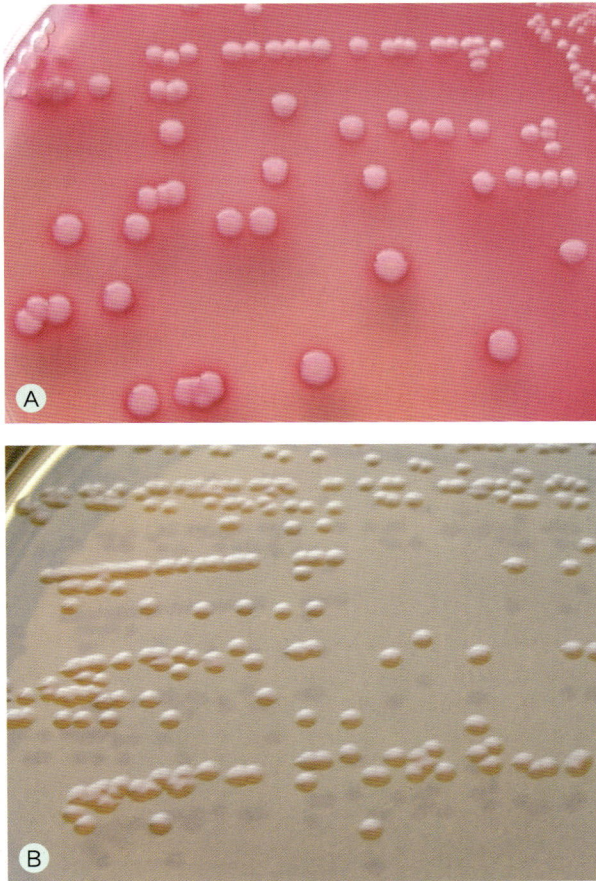

图 7-2-15 麦康凯琼脂上的典型菌落
A. 大肠埃希菌 ATCC 25922 孵育 24h;
B. 铜绿假单胞菌 ATCC 27853 孵育 24h

【衍生培养基1】山梨醇麦康凯培养基(SMAC)
将乳糖改为山梨醇后有助于筛选出肠出血性大肠埃希菌,如 O157:H7 的检出。

(1)配方

蛋白胨	5g
胨蛋白胨	3g
猪胆盐	5g
山梨醇	10g
琼脂粉	12g
0.01% 结晶紫水溶液	1ml
0.5% 中性红水溶液	5ml
蒸馏水	1 000ml

(2)制备:将上述除山梨醇、结晶紫及中性红外的所有成分煮沸溶解,调节 pH 至 7.2,121℃高压蒸汽灭菌 15 分钟后趁热加入山梨醇、结晶紫及中性红指示剂。摇匀,置 55℃水浴平衡温度后倾制平板。凝固后置 2~8℃冰箱内保存备用,保质期1周。

(3)质量控制:大肠埃希菌 ATCC 25922:红色大菌落。大肠埃希菌 O157:H7 ATCC 43894:无色菌落。

典型菌落形态见图 7-2-16。

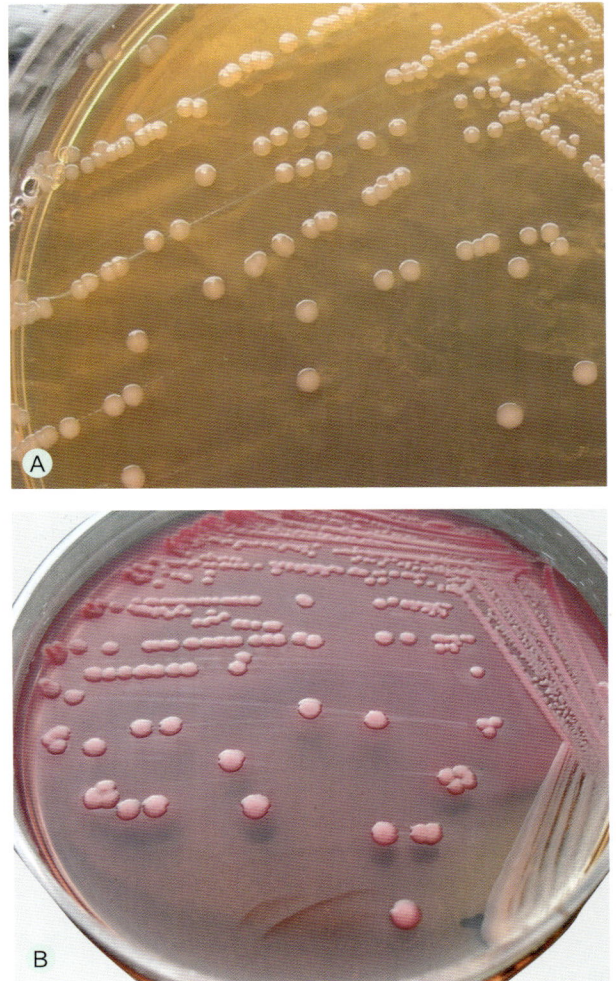

图 7-2-16 山梨醇-麦康凯琼脂上的典型菌落
A. 大肠埃希菌 O157-H7 孵育 24h;
B. 大肠埃希菌 ATCC 25922 孵育 24h

【衍生培养基2】洋葱伯克霍尔德菌选择性培养基(PC 琼脂)
该培养基用于从囊性纤维化患者的痰液中分离洋葱伯克霍尔德菌,该培养基尤其适合缓慢生长的洋葱伯克霍尔德菌的分离。而在传统培养基如血琼脂、麦康凯等培养基上,快速生长的细菌,例如克雷伯菌、葡萄球菌、铜绿假单胞菌会掩盖缓慢生长的洋葱伯克霍尔德菌。该培养基主要成分有蛋白胨、酵母粉作为蛋白来源,而蔗糖、乳糖与酚红作为指示系统,选择剂有胆盐、多黏菌素、庆大霉素、万古霉素、结晶紫。在该培养基上,洋葱伯克霍尔德菌为紫红色背景下的黄色菌落。

（十六）伊红 - 亚甲蓝琼脂（EMB）

该培养基是一种含酸碱染料的弱选择性培养基,伊红和亚甲蓝既是指示剂又是选择剂,对革兰氏阳性细菌有抑制作用。不分解乳糖的细菌为无色或者灰白色。用于分离肠道细菌及非发酵菌。

1. 配方

蛋白质	10g
乳糖	10g
磷酸氢二钾	2g
2% 伊红 Y 水溶液	20ml
0.65% 亚甲蓝水溶液	10ml
琼脂	17g
蒸馏水	1 000ml

2. 制备　将两种指示剂以外的成分煮沸溶解,调节 pH 至 7.1,115℃高压蒸汽灭菌 15 分钟后趁热置 55℃水浴平衡温度,加入伊红 - 亚甲蓝摇匀后倾制平板。凝固后置 2~8℃冰箱内保存备用,保质期 1 周。

3. 质量控制　铜绿假单胞菌 ATCC 27853:无色小菌落。大肠埃希菌 ATCC 25922:紫红色有金属光泽的大菌落。伤寒沙门菌 ATCC 50096:灰白色中等菌落。金黄色葡萄球菌 ATCC 25923:不生长。

典型菌落形态图片见图 7-2-17。

（十七）类鼻疽选择性培养基 / 改良阿什当培养基

由胰大豆琼脂、4% 甘油、5mg/L 结晶紫、麦芽糖 10g/L、50mg/L 中性红和 4mg/L 庆大霉素构成。用于从含有杂菌的临床标本或患者环境标本中分离出类鼻疽伯克霍尔德菌。图片见相关章节。类鼻疽伯克霍尔德菌在改良阿什当培养基（Ashdown medium）上的形态特征,见图 17-5-2I。

（十八）XLD 培养基

XLD 培养基即木糖 - 赖氨酸 - 去氧胆酸盐培养基,用于从粪便标本或环境标本中分离鉴定沙门菌和志贺菌。

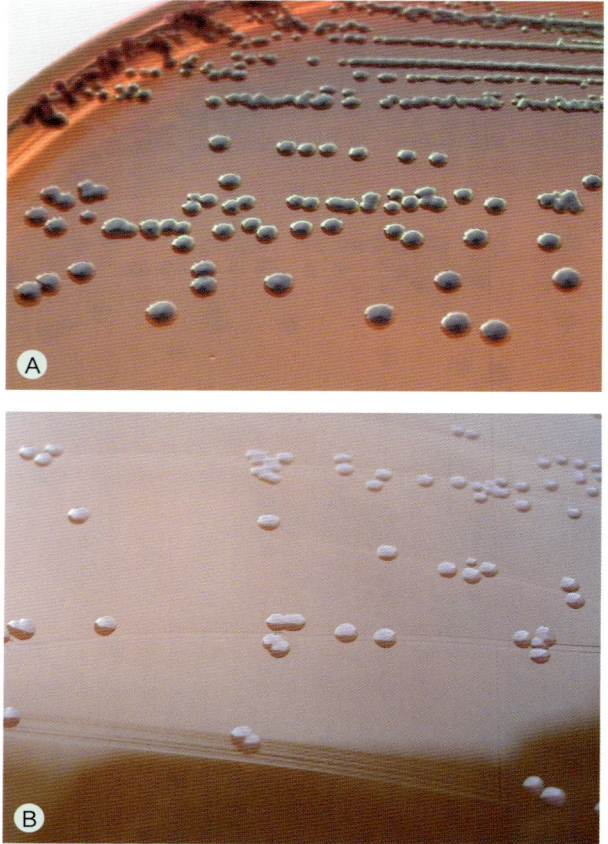

图 7-2-17　伊红 - 亚甲蓝琼脂上典型菌落
A. 大肠埃希菌 ATCC 25922 孵育 24h;
B. 都柏林沙门菌孵育 24h

1. 配方

酵母粉	3g
L- 赖氨酸	5g
氯化钠	5g
D- 木糖	3.75g
乳糖	7.5g
蔗糖	7.5g
去氧胆酸钠	2.5g
硫代硫酸钠	6.8g
柠檬酸铁铵	0.8g
琼脂	13.5g
1% 酚红	8ml
蒸馏水	1 000ml

2. 制备　将以上除酚红以外的成分加热溶解于蒸馏水,调 pH 至 7.2,加入酚红混匀后再次煮沸 1 分钟,冷至 50℃左右倾制平板。凝固后置 2~8℃冰箱内保存备用,保质期 1 周。

3. 质量控制　大肠埃希菌 ATCC 25922:黄色菌落。痢疾志贺菌 ATCC 13313:无色(红色)中等菌落。鼠伤寒沙门菌 ATCC 14028:红色菌落,有黑色中心。金黄色葡萄球菌 ATCC 25923:不生长。

典型菌落形态见图 7-2-18。

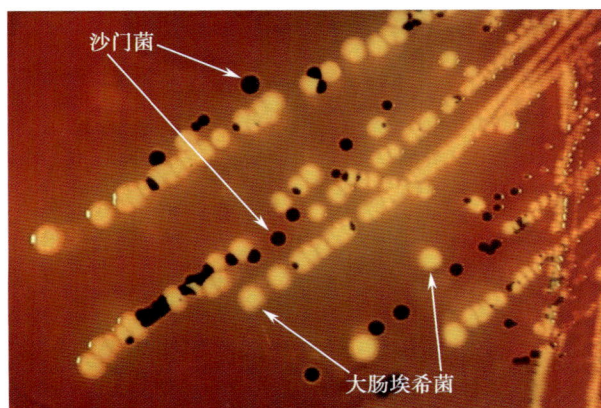

图 7-2-18　XLD 琼脂上典型菌落

黄色菌落为大肠埃希菌,黑色菌落为沙门菌,孵育 24h

【衍生培养基】XLT-4 培养基

(1)配方

3 号胨胨	1.6g
酵母粉	3.0g
L- 赖氨酸	5.0g
木糖	3.75g
乳糖	7.5g
蔗糖	7.5g
柠檬酸铁铵	0.8g
硫代硫酸钠	6.8g
氯化钠	5.0g
琼脂	18.0g
1% 酚红	8ml
27% Tergitol-4(4 号表面活性剂)	4.6ml

(2)制备:同 XLD 培养基。

(3)质量控制:同 XLD 培养基。

说明:该培养基具有更高的选择性。

(十九)SS 培养基

该培养基为常用的强选择性肠道致病菌分离鉴定培养基,用于从粪便标本或者环境标本中分离并鉴定沙门菌及志贺菌。

1. 配方

胨蛋白胨	5g
肉膏粉	5g
乳糖	10g
胆盐(No.3)	3.5g
硫代硫酸钠	8.5g

柠檬酸钠	8.5g
柠檬酸铁铵	1g
琼脂	18g
1% 中性红	2.5ml
0.1% 煌绿	0.33ml
蒸馏水	1 000ml

2. 制备　将以上除中性红、煌绿外的成分溶解于蒸馏水中,煮沸后调 pH 至 7.0,加入中性红、煌绿溶液,充分混匀后冷至 50℃后倾制平板。凝固后置 2~8℃冰箱内保存备用,注意避光,最佳保质期 3 日。

注意:煌绿应新鲜配制,避光保存,不超过 3日。另外,不同厂家商品培养基可能选择性强弱有所不同。

3. 质量控制　大肠埃希菌 ATCC 25922:红色菌落,生长受抑制。痢疾志贺菌 ATCC 13313:无色透明中等菌落。鼠伤寒沙门菌 ATCC 14028:无色菌落,有黑色中心。粪肠球菌 ATCC 29212:不生长。金黄色葡萄球菌 ATCC 25923:不生长。

典型菌落形态见图 7-2-19。

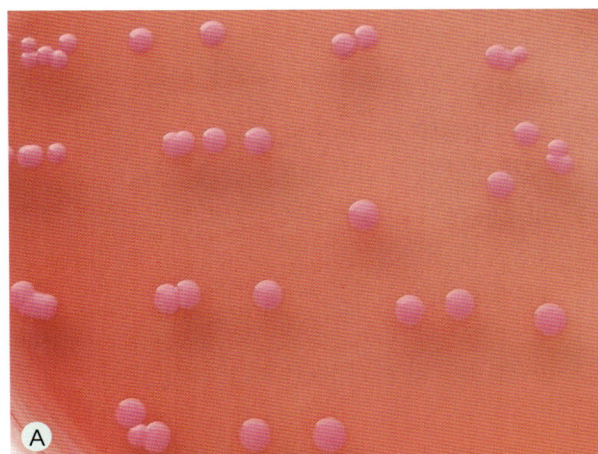

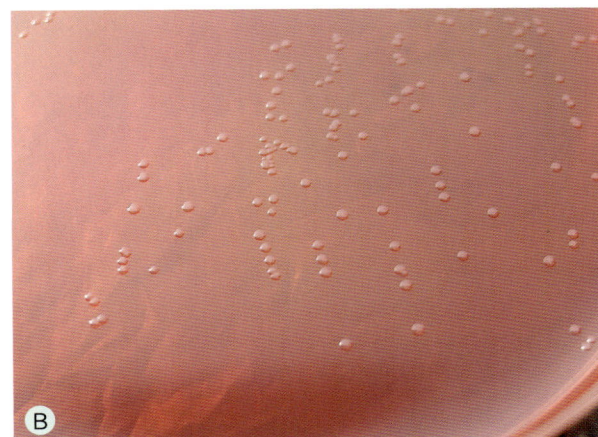

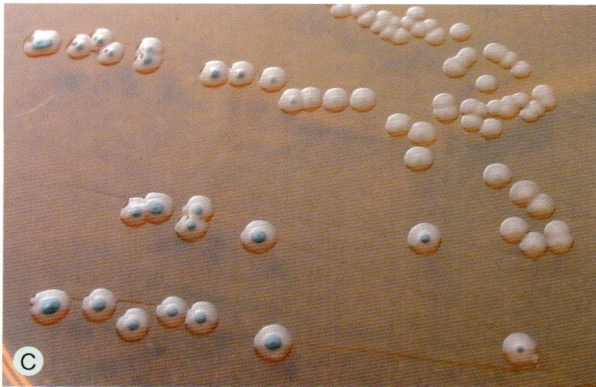

图 7-2-19　SS 琼脂上孵育 24h 典型菌落

A. 大肠埃希菌 ATCC 25922；B. 福氏志贺菌；C. 伤寒沙门菌

（二十）改良 RAMBACH 培养基

这是一种用于肠道致病菌筛查并初步鉴定的培养基。可选择性培养并初步鉴定沙门菌等常见肠道致病菌。

1. 配方

胰蛋白胨	10g
胰大豆胨	5g
甘露醇	10g
山梨醇	10g
蜜二糖	10g
猪胆盐	1.8g
8- 羟基喹啉 -β-D- 半乳糖苷	0.5g
柠檬酸铁铵（10ml 蒸馏水单独溶解，过滤除菌）	1g
琼脂（细菌级）	18g
1% 中性红	2ml
水	1 000ml

2. 制备　除柠檬酸铁铵以外的成分煮沸溶解，调 pH 至 7.8~8.0，121℃压力蒸汽灭菌 15 分钟，冷却至 55℃时加入柠檬酸铁铵后，混匀倾制平板。

3. 质量控制　鼠伤寒沙门菌 ATCC 14028：黑色中心的红色菌落。甲型副伤寒沙门菌 ATCC 9150：红色菌落。奇异变形杆菌 ATCC 12453：无色透明菌落。大肠埃希菌 ATCC 25922：棕色菌落。

（二十一）MecK 培养基

用于肠外标本中革兰氏阴性杆菌的分离和初步鉴定。根据肠道细菌与非发酵菌对葡萄糖和蛋白胨分解能力的不同和对胆盐耐受性的差异而设计，可直接从菌落颜色、大小及形态区分发酵菌与非发酵菌，加上在该培养基上可直接进行氧化酶试验，可将在该培养基上生长的革兰氏阴性细菌区分

出肠杆菌科细菌、弧菌及非发酵菌三类。免去 O-F 试验，可大大简化鉴定程序。

1. 配方

营养琼脂干粉	36g
猪胆盐	4g
葡萄糖	10g
磷酸二氢钾	2g
磷酸氢二钠	6g
1% 溴甲酚紫	1.6ml
蒸馏水	1 000ml

2. 制备　将溴甲酚紫外的所有成分煮沸溶解，调 pH 至 6.8~7.0，加入溴甲酚紫，摇匀后再次煮沸，置 55℃水浴平衡温度后倾制平板。凝固后置 2~8℃冰箱内保存备用，保质期 1 周。

3. 质量控制　大肠埃希菌 ATCC 25922：黄色大菌落，色素弥散。铜绿假单胞菌 ATCC 27853：无色透明小菌落。鲍曼不动杆菌：蓝色不透明小、中等菌落，菌落聚集处着色淡黄色，色素不扩散。嗜水气单胞菌：黄色扁平菌落，18 小时单个菌落可达 5mm 左右。

典型菌落形态见图 7-2-20。

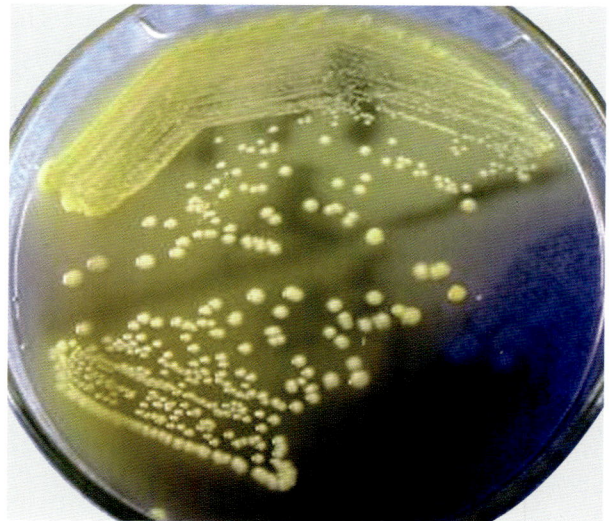

图 7-2-20　大肠埃希菌在 MecK 琼脂培养基上孵育 24h 的典型菌落

（二十二）耶尔森菌 CIN 琼脂（Cefsulodin irgasan novobiocin agar）

用于选择性分离小肠结肠炎耶尔森菌。

1. 配方

甘露醇	20g
明胶胰酶消化液干粉	10g
肉膏粉	5g

胨蛋白胨	5g
丙酮酸钠	2g
酵母粉	2g
氯化钠	1g
去氧胆酸钠	0.5g
中性红	0.03g
新生霉素	0.002 5g
结晶紫	0.001g
头孢磺啶钠	0.015g
氧苯酚（irgasanDP300）	0.004g
琼脂粉	12g
蒸馏水	1 000ml

2. 制备　将上述除新生霉素和头孢磺啶钠外的成分煮沸溶解，调节 pH 至 7.2~7.6，置 55℃水浴平衡 15 分钟；将新生霉素与头孢磺啶钠分别溶解于 5ml 灭菌蒸馏水中，无菌操作加入培养基中，充分混匀后倾制灭菌平板。凝固后置 2~8℃冰箱内保存备用，保质期 1 周。

注意：该培养基不能高压灭菌。

3. 质量控制　外观：培养基为透明粉红色或桔红色。小肠结肠炎耶尔森菌 ATCC 9610：生长良好，24 小时形成直径 1mm 左右、红色中心、半透明边缘的牛眼状菌落。

典型菌落见图 7-2-21。

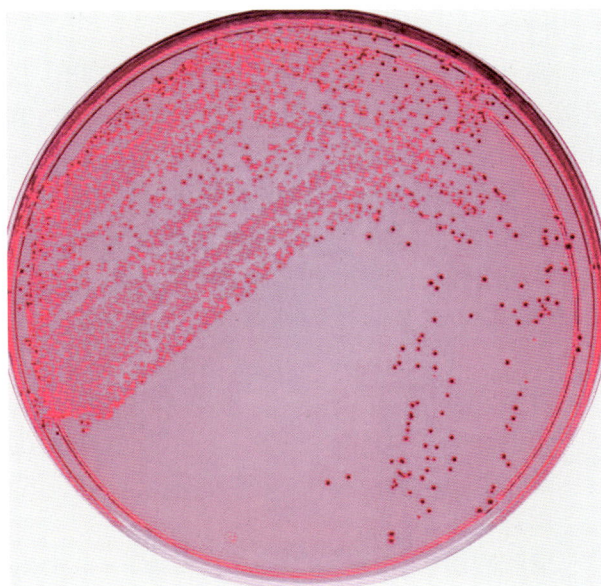

图 7-2-21　小肠结肠炎耶尔森菌 CIN 培养基上孵育 24h 的典型菌落

（二十三）副溶血弧菌选择性培养基

培养基中结晶紫可抑制大多数革兰氏阳性细菌，而较强的碱性既可抑制不耐受碱性的细菌，又可促进弧菌的生长，用于分离副溶血弧菌等病原性弧菌。

1. 配方

蛋白胨	20g
氯化钠	40g
琼脂	17g
0.01% 结晶紫溶液	5ml
蒸馏水	1 000ml

2. 制备　将上述除结晶紫外的成分煮沸溶解，30% 氢氧化钾调节 pH 至 8.7，继续隔水加热 30 分钟后用纱布过滤。加入结晶紫，混匀后 121℃高压蒸汽灭菌 15 分钟，冷至 50℃左右倾制灭菌平板，凝固后置 2~8℃冰箱内保存备用，保质期 1 周。

3. 质量控制　副溶血弧菌 ATCC 17803：生长良好，24 小时菌落大于 2.5mm。大肠埃希菌 ATCC 25922：抑制性生长。

（二十四）碱性琼脂

该培养基为最经典的霍乱弧菌分离培养基，由 Koch 于 1902 年研制。根据霍乱弧菌耐碱的特性而设计。

1. 配方

蛋白胨	10g
氯化钠	5g
肉膏粉	3g
琼脂	20g
蒸馏水	1 000ml

2. 制备　将以上成分煮沸溶解，调节 pH 至 8.4，121℃灭菌后冷至 50℃左右时倾制平板。凝固后置 2~8℃冰箱内保存备用，保质期 1 周。

3. 质量控制　霍乱弧菌 ATCC 14035：生长良好，12 小时菌落大于 3mm。大肠埃希菌 ATCC 25922：抑制性生长。

（二十五）TCBS 培养基

TCBS 培养基即硫代硫酸钠-柠檬酸钠-胆汁-蔗糖培养基，用于分离霍乱弧菌等致病性弧菌。该培养基是经典的弧菌分离培养基之一，由日本学者小村等于 1963 年研制。被世界霍乱联合研究中心推广应用，成为世界分离霍乱弧菌的首选培养基之一。

1. 配方

酵母粉	5g
蛋白胨	10g

柠檬酸钠(2H₂O)	10g
硫代硫酸钠(5H₂O)	10g
牛胆汁粉	8g
蔗糖	20g
氯化钠	10g
柠檬酸铁	1g
溴麝香草酚蓝	0.04g
麝香草酚蓝	0.04g
琼脂粉	12g
蒸馏水	1 000ml

2. 制备　将上述除指示剂外的所有成分煮沸溶解,调节 pH 至 8.4 加入指示剂,混匀溶解,置55℃水浴平衡温度后倾制平板。凝固后置 2~8℃冰箱内保存备用,保质期 1 周。

3. 质量控制　霍乱弧菌 ATCC 14035:生长良好,16 小时菌落大于 3mm,在绿色平板上呈黄色,有黏性。副溶血弧菌 ATCC 17803:生长良好,16 小时菌落大于 3mm,为绿色不透明菌落,大而扁平,有黏性。大肠埃希菌 ATCC 25922:抑制性生长。普通变形杆菌 ATCC 49027:不生长或抑制性生长。金黄色葡萄球菌 ATCC 25923:不生长。

典型菌落见图 7-2-22。

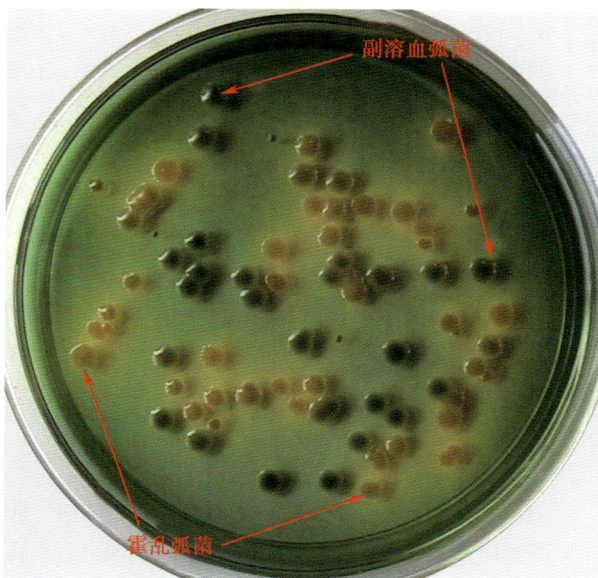

图 7-2-22　弧菌在 TCBS 上的菌落特征
黄色菌落为霍乱弧菌,绿色菌落为副溶血弧菌,孵育 24h

(二十六) 庆大霉素琼脂

该培养基为中国学者研制的弧菌分离培养基,采用抗菌药物作为选择剂,选择作用强,但对目的菌没有抑制作用。

1. 配方

蛋白胨	10g
肉膏粉	3g
氯化钠	5g
柠檬酸钠	10g
无水硫酸钠	3g
蔗糖	10g
琼脂	20g
庆大霉素、多黏菌素 B 双抗液	2ml
0.5% 亚碲酸钾	1ml
蒸馏水	1 000ml

2. 制备　将上述除双抗液、亚碲酸钾外的所有成分煮沸溶解,调节 pH 至 8.4,121℃压灭菌 15 分钟后,置 55℃水浴平衡温度,无菌操作加入双抗液及亚碲酸钾溶液。混匀后倾倒平板。凝固后置 2~8℃冰箱内保存备用,保质期 1 周。

双抗液制备:庆大霉素注射液 25 000U/ml 一支,多黏菌素注射液 300 000U/ml 一支,加入 98ml 灭菌蒸馏水中。置 -20℃以下冰冻保存,可保存 1 个月。

3. 质量控制　霍乱弧菌 ATCC 14035:生长良好,18 小时菌落大于 3mm,菌落呈灰黑色。大肠埃希菌 ATCC 25922:不生长。普通变形杆菌 ATCC 49027:不生长。

典型菌落见图 7-2-23。

(二十七) 四号琼脂

强选择性培养基,专供分离霍乱弧菌用。该培养基采用十二烷基硫酸钠与乳酸依沙吖啶(利凡诺,消毒剂)抑制革兰氏阳性细菌的生长;而庆大霉素抑制敏感的革兰氏阴性杆菌;亚碲酸钾既作为选择剂,抑制霍乱弧菌外的大多数细菌生长,又作为指示剂,使霍乱弧菌菌落呈黑色。而亚硫酸钠、柠檬酸钠及胆汁均具有促进霍乱弧菌生长的作用。

1. 配方

蛋白胨	10g
氯化钠	5g
肉膏粉	3g
亚硫酸钠(无水)	3g
柠檬酸钠	10g
猪胆汁粉	5g
十二烷基硫酸钠	20g
乳酸依沙吖啶	3g
琼脂粉	12g

庆大霉素亚碲酸钾溶液	1ml
蒸馏水	1 000ml

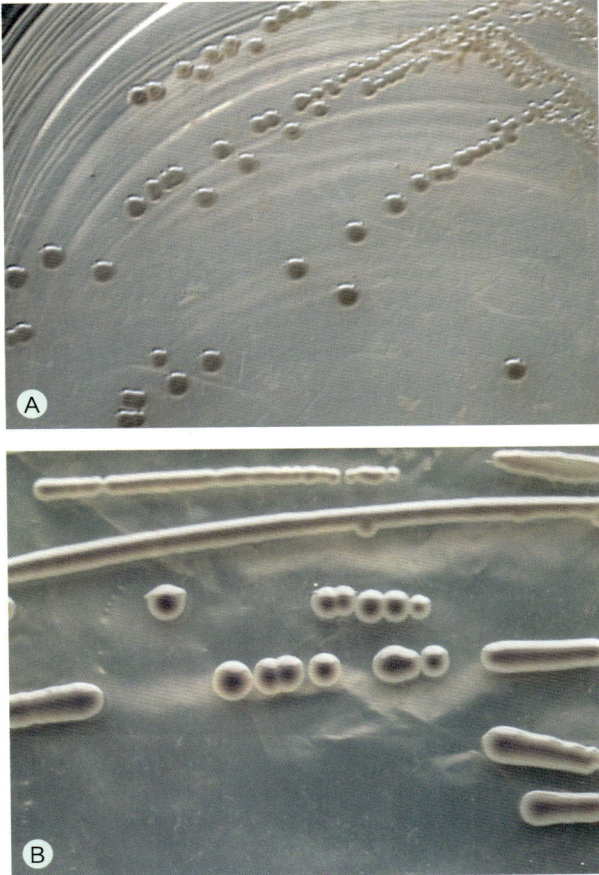

图 7-2-23　弧菌在庆大霉素琼脂培养基上的菌落特征

A. 霍乱弧菌孵育 24h；B. 副溶血弧菌孵育 24h

2. 制备　先将除庆大霉素和亚碲酸钾溶液外的所有成分煮沸溶解，调节 pH 至 8.0 后，置 55℃水浴中平衡温度，加入庆大霉素和亚碲酸钾溶液混匀后倾倒平板。凝固后置 2~8℃冰箱内避光保存备用，保质期 1 周。

庆大霉素和亚碲酸钾溶液配制方法：庆大霉素 40 000U，亚碲酸钾 0.8g，灭菌蒸馏水 80ml。配好后置 −20℃以下冰冻保存。

注意，乳酸依沙吖啶见光易分解，注意避光保存。配制好的成品培养基也应注意避光，每批培养基必须进行抑菌试验，合格的方可使用。

3. 质量控制　外观：透明、亮黄色。霍乱弧菌 ATCC 14035：生长良好，18 小时菌落直径 1.5mm 左右。大肠埃希菌 ATCC 25922：不生长。普通变形杆菌 ATCC 49027：不生长。金黄色葡萄球菌 ATCC 25923：不生长。

（二十八）博 - 金（Bordet-Gengou）培养基

用于博德特菌的分离培养。

1. 配方

基础培养基

马铃薯	120g
氯化钠	5.6g
甘油	10ml
琼脂	22.5g
蒸馏水	1 000ml
脱纤维绵羊血	350ml
100U/ml 青霉素	0.5ml

2. 制备　将马铃薯洗净去皮粉碎成泥，倒入蒸馏水 500ml，甘油 10ml，隔水煮沸 30 分钟，纱布过滤，补足水分至 1 000ml，加入氯化钠及琼脂后煮沸溶解，调 pH 7.0，分装小三角烧瓶，每瓶 100ml，121℃高压蒸汽灭菌 15 分钟后置冰箱中冷藏备用。有效期 2 个月。

临用前加热溶解，置 55℃水浴平衡温度 10 分钟，加入绵羊血 35ml，青霉素 50U 后混匀，倾制平板，厚度 3~4mm。用保鲜膜密封置冰箱中冷藏，注意避光。有效期 2 周。

3. 质量控制　百日咳博德特菌 ATCC 8467：接种 30~300CFU，72 小时后生长良好，细小水滴样透明菌落，菌落无色，不溶血。

4. 注意事项　由于百日咳博德特菌产生自溶酶，易死亡，标本应及时接种。不能马上接种的标本应放入含活性炭的 Mishulow 运送培养基中，该培养基可延长细菌的生存时间。

【衍生培养基】活性炭琼脂（Regan-Lowe 培养基）

用于分离培养百日咳博德特菌等苛养菌。在培养基上 24 小时，百日咳博德特菌为灰白金属光泽的小菌落。

配方

Lab-Lemco 肉浸液粉	10.0g
蛋白胨	10.0g
马铃薯淀粉	10.0g
活性炭（细菌级）	4.0g
氯化钠	5.0g
烟酸	0.001g
琼脂粉	12.0g
蒸馏水	750ml

pH 7.4 ± 0.2（25℃），115℃流动蒸汽灭菌，55℃水浴平衡 15 分钟

脱纤维绵羊血	350ml
头孢氨苄	40mg

倾注无菌平皿。

（二十九）蜡样芽胞杆菌选择性培养基

用于从临床或者环境标本中选择性分离，并初步鉴定蜡样芽胞杆菌。

1. 配方

蛋白胨	1.0g
酵母粉	5g
甘露醇	10.0g
氯化钠	2.0g
硫酸镁	0.1g
磷酸氢二钠	2.5g
磷酸二氢钾	0.25g
溴麝香草酚蓝	0.12g
丙酮酸钠	10.0g
琼脂粉	15.0g
蒸馏水	500ml

2. 制备　煮沸溶解，调 pH 7.2 ± 0.2，压力蒸汽灭菌 15 分钟后置 55℃平衡 15 分钟。加入预温至 55℃的蛋黄液 500ml，再加入多黏菌素 10 万单位。

3. 质量控制　①阳性质控：蜡样芽胞杆菌 ATCC 10876，生长良好，孔雀蓝菌落，菌落周围有沉淀圈；周围培养基孔雀蓝扩散。②阴性质控：枯草芽胞杆菌 ATCC 6633，生长，淡黄色菌落；大肠埃希菌 ATCC 25922：不生长。

（三十）各种显色鉴别培养基

1. 肠出血性大肠埃希菌 O157∶H7 专用显色培养基　美国 Biosynth 公司生产的 BCM® O157∶H7（+）培养基与 Sigma-Aldrich 公司的 HiCrome™ EC O157∶H7 Selective Agar 都是专门用于肠出血性大肠埃希菌 O157∶H7 的专用显色培养基。主要成分是基础营养支持培养基、色原底物（前者是荧光色原，需要借助长波紫外线激发后才能观察特殊荧光的产生；后者使用的是吲哚衍生物，阳性者显示特定颜色）、选择剂（主要有胆盐、SDS、结晶紫、亚碲酸钾和新生霉素等）。

该培养基用于从粪便标本或者含有大量腐生菌的环境标本中选择并鉴定出产 vero 细胞毒素的肠出血性大肠埃希菌（O157∶H7）。基础营养成分为蛋白胨、酵母粉、牛肉膏、食盐以及琼脂。色原底物主要有两种：5- 溴 -4- 氯 -3- 吲哚 -β-D- 半乳糖苷（深蓝色色原底物）；6- 氯 -3- 吲哚 -β-D- 葡萄糖醛酸（红色色原底物）。在该培养基上目标细菌为黑色或者灰色菌落，而背景中其他肠道细菌菌群则为蓝色、紫红色或粉红色菌落。

2. 李斯特菌专用显色培养基　美国 Biosynth 公司生产的 BCM® Listeria monocytogenes 检测系统，由含有特殊荧光色原底物的选择性增菌液和显色平板培养基组成。色原底物是针对产单核细胞李斯特菌的特殊毒力因子磷脂酰肌醇特异性磷脂酶 C（PI-PLC）而设计的。在液体培养基中加入被荧光色原基团标记的磷脂酰肌醇，当细菌的磷脂酶 C 水解游离出色原时，该产物即可被紫外线激发产生荧光。而平板培养基中含有磷脂酰肌醇，当细菌产生的酶水解该物质后，磷酸根与钙离子结合形成沉淀，使菌落周围形成沉淀圈。使用方法：先将标本（待检食品、临床标本）粉碎处理后接种到液体选择性增菌液中，次日将液体试管放到紫外线下检测荧光的产生。无荧光者为阴性。有荧光产生的标本，将增菌液传代到固体培养基上，过夜培养后形成具有白色沉淀环的菌落即为阳性。

3. Brilliance 尿路感染琼脂（UTI 培养基）　该培养基用于尿路感染菌落计数，以及对常见尿路感染细菌做初步鉴定。培养基由脑心浸液作为基础，添加两种色原底物，一种是 5- 溴 -6- 氯 -3- 吲哚 -β-D- 吡喃半乳糖苷，针对大肠埃希菌；另一种是 5- 溴 -4- 氯 -3- 吲哚 -β-D- 吡喃葡萄糖苷，针对肠球菌属细菌。有的菌株两种酶均有，因此呈现深蓝色或者紫色菌落。另外培养基中添加了色氨酸，用于检测具有色氨酸脱氨酶的细菌，例如变形杆菌、摩根菌、普罗威登菌。该三个属的细菌在培养基上分解色氨酸生成吲哚丙酸，进而被氧化形成棕色色素，而使菌落着色。

4. 无乳链球菌显色培养基　该培养基用于直接从临床标本中分离并初步鉴定无乳链球菌。该培养基由营养物质、选择剂与色原底物三部分构成。其中主要色原为 5- 溴 -4- 氯 -3- 吲哚基 -N- 甲基 -α-D- 吡喃葡糖苷（浓度 0.13g/L），用以检测无乳链球菌的特异性酶，α- 葡萄糖苷酶，无乳链球菌形成紫红色菌落；而鉴别色原采用了 0.25g/L 的 6- 氯 -3- 吲哚基 -β-D- 纤维二糖糖苷（紫蓝色）与 0.13g/L 的 5- 溴 -6- 氯 -3- 吲哚基 -β-N- 乙酰基 - 氨基葡糖苷（橙红色），用于鉴别肠球菌、李斯特菌以及阴沟肠杆菌。这些细菌在培养基上形成的颜色分别为：粪肠球菌为紫黑色菌落、阴沟肠杆菌为褐色菌落、尿肠球菌为橙色菌落。

基础培养基主要由脑心浸液干粉（4.84g/L）、肉浸膏粉（1.96g/L）、胱氨酸（1g/L）、胰蛋白胨（7.2g/L）、碳酸钠（0.3g/L）、丙酮酸钠（2g/L）、N-（2-羟乙基）哌嗪-N′-4-丁磺酸（HEPBS）缓冲剂（0.4g/L）、酪蛋白胨（2g/L）、葡萄糖（1g/L）和琼脂（细菌级14g/L）构成。

选择剂：氨曲南（0.064g/L）、两性霉素B（0.004g/L）。

5. 艰难梭菌显色培养基　该培养基主要检测芽胞梭菌属细菌产生的β-葡萄糖苷酶，底物使用某种3-吲哚-β-D-葡萄糖苷。选择剂为环丝氨酸和多黏菌素B。基础培养基根据CCFA改良而来。

6. MRSA显色培养基　该培养基由三部分构成：基础培养基、选择剂、显色底物。基础培养基由Baird-parker培养基衍生过来，胰蛋白胨10g、肉膏粉5g、酵母粉1g、丙酮酸钠10g、甘氨酸钠12g、氯化锂5g、琼脂18g；选择剂为8mg/L的头孢西丁或者4mg/L的苯唑西林。显色底物为N-甲基吲哚基-α-D-吡喃葡萄糖苷。用于从含有菌群的标本中选出，并初步鉴定耐甲氧西林金黄色葡萄球菌 [methicillin（oxacillin）-resistant *Staphylococcus aureus*，MRSA]。

7. 沙门菌显色培养基　该培养基用于鉴定和鉴别沙门菌属细菌。该培养基采用两种色原底物，6-氯-3-吲哚基-辛酸盐（橙红色）以及5-溴-6-氯-3-吲哚基-β-D-吡喃半乳糖苷（紫红色）。前者用于检测乳糖阴性菌株，而后者是乳糖阳性菌株的底物。因此，沙门菌在该培养基上的菌落颜色为橙红色（magenta）。其他成分包括基础营养物质，以及选择剂去氧胆酸钠、新生霉素、头孢磺啶等。

8. VRE显色培养基　该培养基用于从粪便等含有菌群的标本中选择出万古霉素耐药肠球菌（vancomycin-resistant enterococcus，VRE）。该培养基由三部分构成：基础营养支持、选择剂、显色底物。基础培养基由胰蛋白胨、酵母粉、胱氨酸、柠檬酸钠构成。选择剂有叠氮钠、美罗培南、万古霉素。显色底物有5-溴-4-氯-3-吲哚-α-葡萄糖苷、5-溴-6-氯-3-吲哚-β-D-吡喃葡萄糖苷、5-碘-3-吲哚-β-D-吡喃半乳糖苷。

9. ESBL显色培养基　该培养基用于从粪便等含有菌群的标本中选择出产超广谱β-内酰胺酶（extended-spectrum β-lactamases，ESBL）肠杆菌。主要成分是基础营养支持培养基、色原底物、选择剂。基础营养成分为蛋白胨、酵母粉、牛肉膏、食盐以及琼脂。色原底物主要有两种：5-溴-6-氯-3-吲哚-β-D-葡萄糖醛酸苷酶（洋红色色原底物）和N-甲基-吲哚-β-D-呋喃核糖苷（绿色色原底物）。选择剂主要有胆盐、SDS、结晶紫、新生霉素，以及头孢泊肟、头孢噻肟、头孢他定。产ESBL大肠埃希菌特异性水解葡萄糖醛酸苷为紫红色菌落，而克雷伯菌、肠杆菌、沙雷菌、部分柠檬酸杆菌等因水解呋喃核糖苷（侧金盏花醇阳性）而呈现绿色菌落。

三、运送、保存和增菌培养基

（一）运送培养基

1. Cary-Blair培养基　用于含弯曲杆菌、霍乱弧菌、沙门菌及志贺菌标本的采集和运送。

（1）配方

硫乙醇酸钠	1.5g
磷酸氢二钠	1.1g
氯化钠	5g
1%氯化钙	9ml
琼脂	2.5g
蒸馏水	1 000ml

（2）制备：将以上除氯化钙以外的所有成分加热溶解，调pH至8.4，冷至50℃左右时加入氯化钙溶液，混匀分装带塞试管，每支5ml，121℃高压蒸汽灭菌后冷藏备用。有效期3周。

（3）质量控制：伤寒沙门菌ATCC 50096，35℃放置3日仍存活。痢疾志贺菌ATCC 13313，35℃放置3日仍存活。霍乱弧菌ATCC 14035，35℃放置3日仍存活。空肠弯曲菌ATCC 33560，35℃放置3日仍存活。

Cary-Blair商品培养基见图7-2-24。

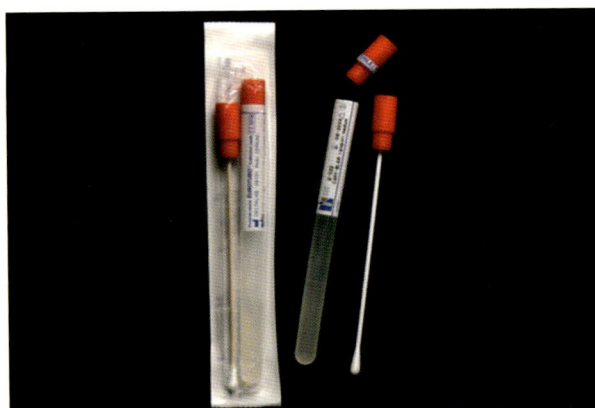

图7-2-24　Cary-Blair运送培养基

2. 缓冲甘油盐水培养基　用于保存和运送粪便标本。

（1）配方

磷酸氢二钾	3.1g
磷酸二氢钾	1g
氯化钠	4.2g
甘油	300ml
蒸馏水	700ml
0.1% 酚红	10ml

（2）制备：将两种磷酸盐与氯化钠加热溶解于蒸馏水中，加入甘油，调节 pH 至 7.4，加入指示剂，混匀分装带塞试管，每支 5ml，121℃高压蒸汽灭菌后冷藏备用。有效期 3 周。如果出现培养基变黄则不可再用。

（3）质量控制：外观应呈橘红色。伤寒沙门菌 ATCC 50096：35℃放置 24 小时仍存活。痢疾志贺菌 ATCC 13313：35℃放置 24 小时仍存活。

3. Amies 运送培养基　用于奈瑟菌、链球菌及白喉棒杆菌等苛养菌的保存运送，也可用于肠道标本的运送。

（1）配方

氯化钠	3g
氯化钾	0.2g
氯化镁（2H₂O）	0.1g
氯化钙	0.1g
磷酸氢二钠	1.15g
磷酸二氢钾	0.2g
硫乙醇酸钠	1g
琼脂	7.5g
蒸馏水	1 000ml
药用活性炭	10g

（2）制备：将除活性炭及氯化钙外的所有成分加热溶解于蒸馏水中，调节 pH 至 7.2~7.4，加入氯化钙，再加入活性炭，混匀后分装试管，每支 5ml，121℃高压蒸汽灭菌后冷藏备用。有效期 3 个月。

（3）质量控制：金黄色葡萄球菌 ATCC 25923，35℃放置 3 日仍存活。大肠埃希菌 ATCC 25922，35℃放置 3 日仍存活。

Amies 商品运送培养基见图 7-2-25。

4. 改良 Cary-Blair 运送培养基　用于运送厌氧菌标本。

（1）配方

硫乙醇酸钠	1.5g
磷酸氢二钠	0.1g
氯化钠	5g
亚硫酸钠	0.1g

L- 半胱氨酸盐酸盐	0.5g
1% 氯化钙	9ml
琼脂	5g
蒸馏水	991ml
0.025% 刃天青	4ml

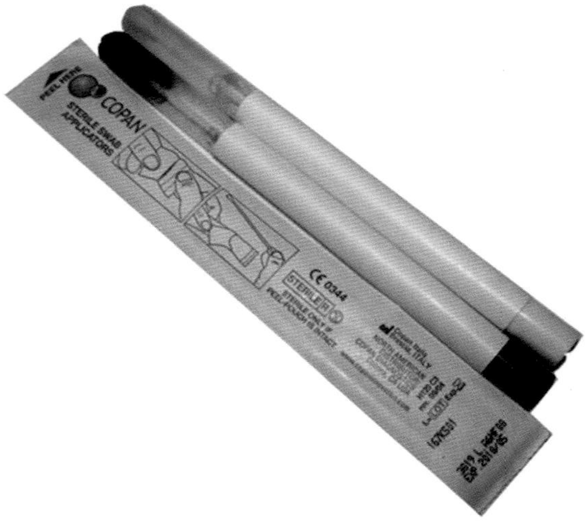

图 7-2-25　Amies 运送培养基

（2）制备：将刃天青、氯化钙以及 *L*- 半胱氨酸以外的所有成分加热溶解，通入二氧化碳至温度将至 50℃时，加入氯化钙、*L*- 半胱氨酸调节 pH 至 8.4，加入刃天青溶液，混匀分装于密闭的小瓶内，抽去瓶中空气，冲入氮气，反复三次后充入二氧化碳，铝盖密封。最后流动蒸汽间隙灭菌后备用。避光冷藏可保存 3 周。

（3）质量控制：外观培养基应呈无色透明，变色提示失效。产气荚膜梭菌 ATCC 13124：常温下存活良好，24 小时储存仍能分离出细菌。

5. Mishulow 运送培养基　用于运送含百日咳博德特菌的鼻咽拭子。

（1）配方

脑心浸液肉汤	100ml
活性炭	1g
琼脂	2g
青霉素	50U

（2）制备：将活性炭和琼脂加入脑心浸液肉汤中，煮沸溶解，混匀后分装螺口试管，每支 5ml，115℃高压蒸汽灭菌 15 分钟后，置 55℃水浴中，平衡温度后，每只试管加入青霉素 2.5U，15°角倾斜，使凝成斜面。置冰箱中冷藏备用。有效期 2 个月。

（3）质量控制：百日咳博德特菌 ATCC 8467：接种 10~100CFU，72 小时后生长良好，传代博 - 金培养基能分离出百日咳博德特菌。

6. 弯曲杆菌运送培养基 用于含弯曲杆菌粪便标本的运送。

(1)基础培养基

硫乙醇酸钠	1.5g
磷酸氢二钠	0.1g
氯化钠	5g
亚硫酸钠	0.1g
琼脂	5g
蒸馏水	1 000ml

121℃压力蒸汽灭菌,置55℃水浴平衡温度后备用。

(2)抗菌药物选择剂

头孢哌酮	32mg
无菌蒸馏水	5ml

将头孢哌酮溶解于蒸馏水中,0.22μm孔径微孔滤膜过滤除菌。

万古霉素	10mg
多黏菌素 B	0.38mg
甲氧苄啶	5mg
乳酸水溶液	5ml

取分析纯(AR)乳酸2滴滴入100ml灭菌蒸馏水中,加入甲氧苄啶100mg,溶解后煮沸杀菌;取该液体5ml,加入万古霉素10mg,多黏菌素0.38mg;0.22μm孔径微孔滤膜过滤除菌。

两性霉素 B	2mg
无菌蒸馏水	5ml

将两性霉素溶解于5ml灭菌蒸馏水中,0.22μm孔径微孔滤膜过滤除菌。

(3)制备:将上述基础培养基与抗菌药物选择剂均匀混合,立即保温分装螺口试管,每支5ml

7. 幽门螺杆菌活检组织保存液

L-半胱氨酸	0.2g
牛白蛋白	2g
磷酸氢二钠	0.1g
氯化钠	5g
甘油	200ml
蒸馏水	800ml

先微热溶解半胱氨酸、甘油等成分,待溶液凉后加入牛白蛋白,溶解后调pH至7.2±0.2,0.45μm孔径微孔滤膜过滤除菌。分装螺口瓶,每瓶20ml。

8. 链球菌胡萝卜素肉汤 该培养基用于围产期无乳链球菌筛查时转运阴道拭子或者肛周拭子。

对无乳链球菌具有选择增菌以及初步鉴定作用。该培养基设计的原理是采用β-溶血性无乳链球菌在含有淀粉的培养基中合成胡萝卜色素。当标本中含有目标细菌时,培养基会变成橙红色。

(1)配方

胨蛋白胨	25.0g
可溶性淀粉	20.0g
苯乙醇	2.5g
亚硫酸钠	0.1g
胱氨酸(先用少量浓 HCl 或者浓 NaOH 溶解)	0.4g
3-[N-吗啉]丙烷磺酸(MOPS)	11.0g
磷酸氢二钠	8.5g
葡萄糖	2.5g
丙酮酸钠	1.0g
硫酸镁	20.0mg
蒸馏水	1 000ml

(2)制备:煮沸溶解,调pH至7.4±0.1,121℃压力蒸汽灭菌,冷却至55℃后,加入下面的选择剂。

3 000U/L 多黏菌素 B(过滤除菌)	10ml
1% 萘啶酸溶液(过滤除菌)	2ml
1% 两性霉素 B 混悬液	0.4ml

均匀混合后,100级环境无菌分装试管,每支5~10ml。无菌试验合格后备用。

(3)质量控制:无乳链球菌 ATCC 12386,24小时生长良好,液体变为橙红色。奇异变形杆菌 ATCC 12453,不生长。白念珠菌 ATCC 10231,不生长。

(二)菌种保存培养基

1. 20% 甘油肉汤培养基 用于冰冻保存菌种,减少细菌在冰冻过程的细胞破裂问题。

(1)配方

胰蛋白胨	17g
胰大豆胨	3g
氯化钠	5g
磷酸氢二钾	2.5g
葡萄糖	2.5g
甘油(AR)	200ml
蒸馏水	800ml

(2)制备:将以上成分加热溶解,调节pH至7.4,分装带塞试管,每支2ml,121℃高压蒸汽灭菌后置2~8℃冰箱保存备用。有效期6个月。

使用时将菌苔混入培养基液体中,使成浓厚菌液,将接种后的试管置-70℃保存。

（3）质量控制：大肠埃希菌 ATCC 25922，保存 1 年后的菌种能在营养琼脂上正常复苏。肺炎链球菌 ATCC 49619，保存 6 个月后的菌种能在血琼脂上正常复苏。脑膜炎奈瑟菌 ATCC 13090：保存 6 个月后的菌种能在羊血脑心浸液中正常复苏。

2. 半固体培养基　用于保存普通细菌，特点是不需要特殊设备，可根据不同菌种的情况保存在 2~8℃冰箱或常温。需要使用时可立刻取出。缺点是保存时间短，需要经常传代，不能用于苛养菌。该配方为本章作者在传统配方基础进行改进后的配方。

（1）配方

蛋白胨	10g
肉膏粉	3g
氯化钠	3g
磷酸氢二钠（12H$_2$O）	4g
磷酸二氢钾	1g
可溶性淀粉	1g
琼脂	5g
蒸馏水	1 000ml

（2）制备：将以上所有成分煮沸溶解，调节 pH 至 7.4，分装加塞试管，每支 2~4ml，121℃高压蒸汽灭菌 15 分钟后置 2~8℃冰箱保存备用，有效期 2 周。

待接种菌生长旺盛后取出，往试管中倾注灭菌液体石蜡，使高出培养基表面 1~2ml，可大大延长非苛养菌的保存时间。

（3）质量控制：大肠埃希菌 ATCC 25922，保存 3 个月能正常复苏。金黄色葡萄球菌 ATCC 25923，保存 6 个月能正常复苏。铜绿假单胞菌 ATCC 27853，保存 3 个月后能正常传代复苏。

3. 吕氏鸡蛋斜面　用于保存含 Vi 抗原的沙门菌或者白喉棒杆菌。

（1）配方

营养肉汤（pH 7.6）	100ml
葡萄糖	1g
50% 鸡蛋液	300ml

（2）制备：同吕氏血清斜面。

（3）质量控制：同吕氏血清斜面。

4. 疱肉培养基　用于保存芽胞梭菌。

（1）配方

干燥牛肉渣	0.5g
牛肉浸液	7ml

（2）制备：将煮牛肉汤培养基剩余的牛肉渣置

56℃烘干，密闭干燥保存。临用时称量 0.5g，加入肉浸液培养基 7ml，装入 15mm×150mm 长试管中，肉渣（泡发后）与肉汤的高度比例约 1:2。融化凡士林（软质），加入试管中，厚度要求高出液面 1cm。橡皮塞塞紧，经 121℃灭菌 15 分钟，冷后置冰箱保存，有效期 6 个月。如果不考虑产气的问题，只用做厌氧菌增菌培养用，可用液体石蜡代替凡士林封管。

（3）质量控制：破伤风芽胞梭菌，48 小时生长良好；产气荚膜梭菌，封固气体效果良好。

（三）增菌培养基

1. 硫酸镁葡萄糖肉汤（克拉克血培养基）　用于血培养的传统培养基。适用于普通抗菌药物治疗的成人发热病例。由于营养设计针对普通细菌不适合儿童患者。

（1）配方

蛋白胨	10g
氯化钠	5g
牛肉膏	3g
葡萄糖	1g
酵母粉	3g
柠檬酸钠	3g
磷酸氢二钾	2g
0.5% 对氨基苯甲酸（PA）	5ml
24.7% 硫酸镁	20ml
0.4% 酚红	6ml
聚茴香脑磺酸钠（SPS）	0.3g
蒸馏水	1 000ml
青霉素酶	50U

（2）制备：将以上除酚红、青霉素酶外的所有成分煮沸溶解，调 pH 至 7.4，加入酚红；分装 100ml 带螺帽瓶塞的小瓶，每瓶 50ml，密封瓶塞后置 121℃高压蒸汽灭菌 15 分钟，再经过 35℃ 48 小时菌试验后置冰箱内避光保存备用。有效期为 6 个月。

临用前无菌操作手续用无菌注射器取青霉素酶 2.5U 注入瓶中。

（3）质量控制：接种物浓度为 100~1 000CFU/ml（用平板计数法监控，对数期菌落配制菌液）。接种量为 0.1ml。伤寒沙门菌 ATCC 50096：24 小时肉眼可见生长现象，均匀浑浊。化脓性链球菌 ATCC 19615：48 小时肉眼可见生长现象，颗粒状白色沉淀，溶血。金黄色葡萄球菌 ATCC 25923：24 小时肉眼可见生长现象，白色沉淀，溶血。铜绿假单胞菌 ATCC 27853：48 小时肉眼可见生长现象，均匀浑浊，有菌膜产生。肺炎链球菌 ATCC 6305：72 小时肉眼可见生长现象，颗粒状白色沉淀，溶血。白念珠菌 ATCC 10231：48 小时肉眼可见生长现象，团块状白色沉淀，轻微浑浊。

（4）注意事项：淋病奈瑟菌和脑膜炎奈瑟菌、厌氧消化链球菌和口炎消化链球菌等对多聚茴香磺酸钠（SPS）敏感，因此怀疑上述菌感染时，应选用其他抗凝剂，或在培养基中添加 1.2% 明胶粉以中和 SPS 毒性。

2. 脑心浸液培养基 用于对营养要求较高细菌的增菌培养。

（1）配方

牛脑浸液粉（由 200g 牛脑提取）	7.7g
牛脑心液粉（由 250g 牛心提取）	9.8g
胰酶消化牛心脑组织蛋白胨粉	10.0g
葡萄糖	2.0g
氯化钠	5.0g
磷酸氢二钠	2.5g
蒸馏水	1 000ml

（2）制备：先分别制作牛脑浸液及牛心浸液，将剩余残渣用胰蛋白酶消化后制成蛋白胨，再将以上所有成分煮沸溶解，调节 pH 至 7.6，分装小瓶或试管。121℃高压蒸汽灭菌 15 分钟后置 2~8℃冰箱内避光保存备用。有效期为 6 个月。

厌氧菌增菌时需要添加 0.5g L-半胱氨酸（过滤除菌）；流感嗜血杆菌增菌时加入酵母粉 10g、辅酶Ⅰ 15mg、氯化血红素 15mg。

（3）质量控制：接种物浓度为 100~1 000CFU/ml（用平板计数法监控，对数期菌落配制菌液）。接种量为 0.1ml。化脓性链球菌 ATCC 19615：24 小时肉眼可见生长现象，颗粒状白色沉淀。肺炎链球菌 ATCC 6305：24 小时肉眼可见生长现象，颗粒状白色沉淀。流感嗜血杆菌 ATCC 49247：24 小时肉眼可见生长现象，均匀浑浊。

【衍生培养基】在上述肉汤培养基中添加 12g 琼脂即成脑心浸液琼脂，用于链球菌科细菌、非血红素依赖性苛养菌的培养，也用于双相真菌的转相培养。加入血液后即为脑心浸液血琼脂，可适合绝大多数苛养菌的培养。

3. 胰大豆肉汤 一般细菌的增菌培养，可用于血培养基基础。

（1）配方

胰蛋白胨	17g
胰大豆胨	3g
氯化钠	5g
磷酸氢二钾	2.5g
葡萄糖	2.5g
聚茴香脑磺酸钠（SPS）	0.3g
蒸馏水	1 000ml

（2）制备：将以上所有成分煮沸溶解，调节 pH 至 7.8，过滤分装于小瓶或试管内，121℃高压蒸汽灭菌 15 分钟后置冰箱内避光保存备用。有效期 6 个月。

（3）质量控制：接种物浓度为 100~1 000CFU/ml（用平板计数法监控，对数期菌落配制菌液）。接种量为 0.1ml。伤寒沙门菌 ATCC 50096：24 小时肉眼可见生长现象，均匀浑浊，有气泡产生。金黄色葡萄球菌 ATCC 25923：24 小时肉眼可见生长现象，白色沉淀。铜绿假单胞菌 ATCC 27853：48 小时肉眼可见生长现象，均匀浑浊，有菌膜产生。白念珠菌 ATCC 10231：48 小时肉眼可见生长现象，团块状白色沉淀，轻微浑浊。

（4）注意事项：淋病奈瑟菌和脑膜炎奈瑟菌、厌氧消化链球菌和口炎消化链球菌等菌对多聚茴香磺酸钠（SPS）敏感，因此怀疑上述菌感染时，应选用其他抗凝剂，或在培养基中添加 1.2% 明胶粉以中和 SPS 毒性。

4. 哥伦比亚肉汤 用于苛养菌的培养，是最佳的血培养基基础之一。

（1）配方

酪蛋白胰酶消化物	10.0g
酵母粉	5.0g
胨蛋白胨	5.0g
牛心肌胰酶消化物	3.0g
L-半胱氨酸盐酸盐	0.1g
葡萄糖	2.5g
氯化钠	5.0g
硫酸镁（无水）	0.1g
硫酸亚铁	0.02g
碳酸钠	0.6g
三羟甲基氨基甲烷	0.83g
三羟甲基氨基甲烷盐酸盐	2.86g
聚茴香脑磺酸钠（SPS）	0.3g
蒸馏水	1 000ml

（2）制备：有市售商品化干粉可用，按使用说明称量干粉后加入蒸馏水煮沸溶解，调节 pH 至 7.5，分装螺口小瓶，每瓶 50ml，加塞后 121℃高压蒸

汽灭菌 15 分钟后置 2~8℃冰箱内避光保存备用。有效期 6 个月。流感嗜血杆菌增菌时加入辅酶Ⅰ15mg、氯化血红素 15mg。

（3）质量控制：接种物浓度为 100~1 000CFU/ml（用平板计数法监控，对数期菌落配制菌液）。接种量为 0.1ml。脆弱拟杆菌 ATCC 25285：厌氧环境 48 小时孵育，生长良好，均匀浑浊。脑膜炎奈瑟菌 ATCC 13090：5% CO$_2$ 环境 48 小时孵育，生长良好，均匀浑浊。铜绿假单胞菌 ATCC 27853：普通环境 24 小时孵育，生长良好，均匀浑浊，有菌膜。金黄色葡萄球菌 ATCC 25923：普通环境 24 小时孵育，生长良好，均匀浑浊，溶血。化脓性链球菌 ATCC 19615：普通环境 24 小时孵育，生长良好，白色颗粒状沉淀，溶血。

（4）注意事项：淋病奈瑟菌和脑膜炎奈瑟菌、厌氧消化链球菌和口炎消化链球菌等菌对多聚茴香磺酸钠（SPS）敏感，因此怀疑上述菌感染时，应选用其他抗凝剂，或在培养基中添加 1.2% 明胶粉以中和 SPS 毒性。

5. GN 增菌液　用于志贺菌的增菌培养。

（1）配方

胰蛋白胨	20g
葡萄糖	1g
甘露醇	2g
柠檬酸钠	5g
去氧胆酸钠	0.5g
磷酸氢二钾	4g
磷酸二氢钾	1.5g
氯化钠	5g
蒸馏水	1 000ml

（2）制备：将上述成分煮沸溶解，校正 pH 至 7.0。分装大试管每支 10ml，加塞密闭。115℃高压灭菌 15 分钟后置 2~8℃冰箱内避光保存备用。有效期 6 个月。

（3）质量控制：接种物浓度为 100~1 000CFU/ml（用平板计数法监控，对数期菌落配制菌液）。接种量为 0.1ml。痢疾志贺菌 ATCC 13313：35℃孵育 6 小时后传代 SS 培养基可分离到该菌。

6. 亚硒酸盐增菌液（Selenite-F Broth）　用于沙门菌的增菌培养。该培养基是强选择性培养基，对大多数革兰氏阴性杆菌和革兰氏阳性细菌均具有明显的抑制作用，可显著抑制大肠埃希菌和志贺菌的生长，但对沙门菌无抑制作用，可提高沙门菌的阳性检出率。

（1）配方

蛋白胨	5g
磷酸氢二钠	4.5g
磷酸二氢钠	5.5g
乳糖	4g
亚硒酸氢钠	4g
蒸馏水	1 000ml

（2）制备：除亚硒酸氢钠外，将以上各成分煮沸溶解。再加入亚硒酸氢钠，待完全溶解后，调整 pH 至 7.0~7.1，分装于大试管内，每支 10ml。隔水煮沸 15 分钟备用。立即置冰水浴中冷却。置 2~8℃冰箱内保存备用，注意避光。有效期 1 周。

注意事项：磷酸盐缓冲对的具体用量与蛋白胨的种类有关，需要根据情况调整用量使加入亚硒酸氢钠后 pH 在 7.0~7.1，不能相差太多，否则将影响培养基的选择性。另外，亚硒酸氢钠不稳定，加入培养基后不能高压灭菌，也不能久煮，否则即产生红色沉淀，导致培养基制作失败。

（3）质量控制：外观呈淡黄色至无色，透明无沉淀。伤寒沙门菌 ATCC 50096：接种量 100~1 000CFU，18~24 小时后传代至麦康凯平板可形成典型无色菌落。大肠埃希菌 ATCC 25922：接种量 100~1 000CFU，18~24 小时后传代至麦康凯平板不生长。

Selenite-F Broth 培养基见图 7-2-26。

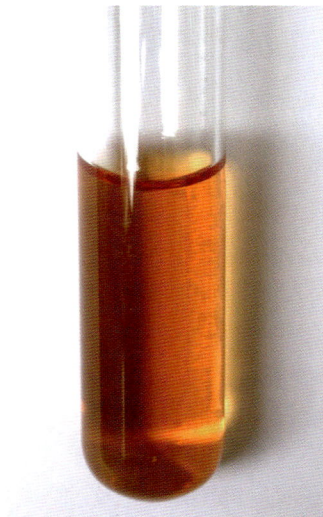

图 7-2-26　Selenite-F Broth 运送培养基

7. 硫代硫酸钠碳酸钙增菌液　该培养基由四硫磺酸盐（TT）增菌液衍生而来，用于对沙门菌、志贺菌等肠道病原性细菌进行增菌。特别适用于从经过抗菌药物经验性治疗后的粪便中分离沙门菌或者志贺菌。

（1）配方

胨蛋白胨	5g
酵母粉	5g
胆盐	1g
碳酸钙	10g
硫代硫酸钠	30g
蒸馏水	1 000ml

（2）制备：将以上所有成分煮沸溶解，分装大试管，每支 10ml，121℃高压蒸汽灭菌 15 分钟后置 2~8℃保存。有效期 2 周。

（3）质量控制：接种物浓度为 100~1 000CFU/ml（用平板计数法监控，对数期菌落配制菌液）。接种量为 0.1ml。痢疾志贺菌 ATCC 13313：35℃孵育 18 小时后传代至 SS 培养基可形成无色透明菌落。伤寒沙门菌 ATCC 50096：35℃孵育 18 小时后传代至 SS 培养基可形成典型无色菌落，中心黑色。

8. SS 增菌液　该培养基在 SS 培养基的基础上衍生而来，主要用于沙门菌与志贺菌的增菌培养。

（1）配方

胨蛋白胨	2g
蛋白胨	8g
肉膏粉	5g
酵母粉	2g
葡萄糖	2g
胆盐（No.3）	5.5g
硫代硫酸钠	10g
柠檬酸钠	10g
亚硫酸钠	0.7g
去氧胆酸钠	1.5g
磷酸氢二钠	4g
磷酸二氢钾	0.1g
0.1% 煌绿	0.33ml
蒸馏水	1 000ml

（2）制备：将以上除煌绿外的成分加热溶解，调 pH 至 7.1，隔水煮沸 5 分钟，冷后后加入煌绿，混匀后分装大试管，每支 10ml，置 2~8℃避光保存。有效期 1 周。

（3）质量控制：外观呈淡黄绿色透明。接种物浓度为 100~1 000CFU/ml（用平板计数法监控，对数期菌落配制菌液）。接种量为 0.1ml。痢疾志贺

菌 ATCC 13313：35℃孵育 18 小时后传代至 SS 培养基可形成无色透明菌落。伤寒沙门菌 ATCC 50096：35℃孵育 18 小时后传代至 SS 培养基可形成典型无色菌落，中心黑色。

9. 碱性蛋白胨水　用于霍乱弧菌的增菌。

（1）配方

蛋白胨	20g
氯化钠	5g
蒸馏水	1 000ml

（2）制备：将以上成分煮沸至完全溶解，调节 pH 至 8.5，分装大试管，每支 10ml，121℃高压蒸汽灭菌 15 分钟后置 2~8℃保存。有效期 6 个月。

（3）质量控制：接种物浓度为 100~1 000CFU/ml（用平板计数法监控，对数期菌落配制菌液）。接种量为 0.1ml。霍乱弧菌 ATCC 14035：生长良好，6 小时均匀浑浊，菌膜产生（图 7-2-27）。副溶血弧菌 ATCC 17803：生长良好，6 小时均匀浑浊。大肠埃希菌 ATCC 25922：抑制性生长，6 小时维持透明或者仅仅轻度浑浊。

【衍生培养基】在碱性蛋白胨水中增加 2.5% 的氯化钠，使最终含量为 3%，即为碱性蛋白胨盐水，用于分离弧菌属其他具有嗜盐性的细菌。

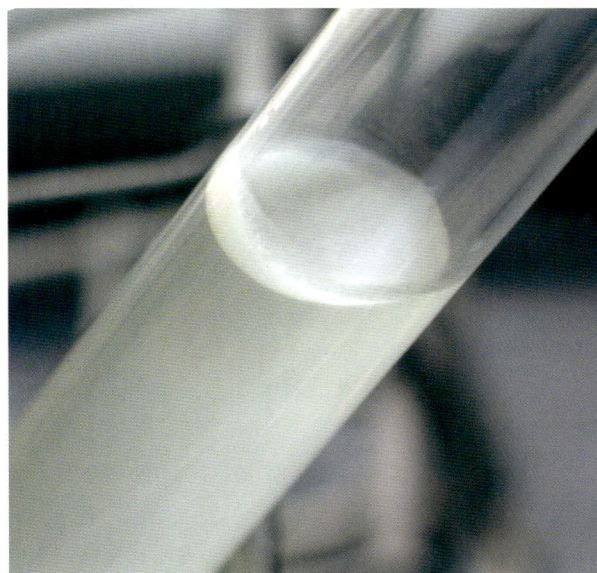

图 7-2-27　碱性蛋白胨水增菌培养结果
霍乱弧菌产生菌膜，孵育 8h

10. 布氏肉汤　用于无菌部位厌氧菌、弯曲杆菌的增菌培养。

（1）基础配方

胰酪蛋白胨	10g

胃酶蛋白胨	10g
酵母粉	3g
葡萄糖	1g
氯化血红素	15mg
氯化钠	5g
重亚硫酸钠	0.1g
蒸馏水	1 000ml

（2）补充剂

| 1% 维生素 K_1（过滤除菌） | 1ml |

（3）制备：将以上成分（除维生素 K_1）加热溶解，调 pH 至 6.8~7.2，121℃高压灭菌 15 分钟后取出，置 55℃水浴 15 分钟平衡后，加入维生素 K_1，之后在 100 级洁净环境中分装螺口小瓶，每瓶 50ml；或者大试管，每支 10ml，置 2~8℃冰箱内避光保存备用。有效期 6 个月。

注意：该培养基主要用于血液及 CSF 的培养，对粪便和胃液中弯曲杆菌或螺杆菌进行培养时需要加入抗菌药物选择剂（具体配方及用量参照布氏琼脂）。

（4）质量控制：接种物浓度为 100~1 000CFU/ml（用平板计数法监控，对数期菌落配制菌液）。接种量为 0.1ml。空肠弯曲杆菌胎儿亚种 ATCC 29424：生长良好。

11. 李斯特菌增菌液　用于农产品或者患者、病兽感染组织中李斯特菌的增菌。

（1）配方

胰蛋白胨	17g
胰大豆胨	3g
酵母粉	6g
氯化钠	5g
磷酸氢二钾	2.5g
葡萄糖	2.5g
1.5mg/ml 盐酸吖啶黄（过滤除菌）	10ml
4mg/ml 萘啶酸（过滤除菌）	10ml
蒸馏水	1 000ml

（2）制备：将上述除吖啶黄、萘啶酸外的所有成分煮沸溶解，调 pH 至 7.4，分装三角烧瓶，每瓶 225ml，121℃高压蒸汽灭菌后置 2~8℃冰箱内避光保存备用。有效期 6 个月。

临用前分别加入 1.5mg/ml 盐酸吖啶黄和 4mg/ml 萘啶酸各 2.5ml。

1.5mg/ml 盐酸吖啶黄：盐酸吖啶黄 15mg，溶解于灭菌蒸馏水 10ml 中，0.22μm 孔径微孔滤膜过滤除菌。

4mg/ml 萘啶酸：萘啶酸 40mg，溶解于灭菌蒸馏水 10ml 中，0.22μm 孔径微孔滤膜过滤除菌。

（3）质量控制：接种物浓度为 100~1 000CFU/ml（用平板计数法监控，对数期菌落配制菌液）。接种量为 0.1ml。产单核细胞李斯特菌 ATCC 19117：生长良好，液体均匀浑浊。金黄色葡萄球菌 ATCC 25923：不生长，液体透明。

12. 小肠结肠炎耶尔森菌增菌液　用于小肠结肠炎耶尔森菌的筛选。

（1）配方

蛋白胨	10g
磷酸氢二钠	8.23g
磷酸二氢钠（H_2O）	1.2g
山梨醇	1g
牛胆盐（或牛磺胆酸钠）	1.5g
蒸馏水	1 000ml

（2）制备：将以上所有成分煮沸溶解后调 pH 至 7.6，分装大试管，每支 10ml，115℃高压蒸汽灭菌 15 分钟后置 2~8℃冰箱内避光保存备用。有效期 6 个月。

（3）质量控制：接种物浓度为 100~1 000CFU/ml（用平板计数法监控，对数期菌落配制菌液）。接种量为 0.1ml。小肠结肠炎耶尔森菌 ATCC 9610：生长良好，均匀浑浊。

13. 硫乙醇酸盐强化肉汤　用于各种专性厌氧菌的选择性增菌。

（1）配方

蛋白胨	10g
葡萄糖	3g
酵母粉	10g
L- 半胱氨酸	0.5g
硫乙醇酸钠	1.5g
胆盐	2g
氯化血红素	15mg
蒸馏水	1 000ml

（2）制备：煮沸溶解，调 pH 至 7.4 ± 0.1，121℃压力蒸汽灭菌 15 分钟冷至室温后，无菌操作加入下列组分：

| 1% 维生素 K_1 乙醇溶液（无水） | 1ml |

分装无菌试管，每支 10ml，无菌试验合格后备用。

（3）质量控制：接种物浓度为 100~1 000CFU/ml（用平板计数法监控，对数期菌落配制菌液）。接种量为 0.1ml。产气荚膜梭菌 ATCC 12924：48 小时生长良好。普通拟杆菌 ATCC 8482：48 小时生长良好。消化链球菌 ATCC 27337：48 小时生长良好。

14. Todd-Hewitt 肉汤 该培养基主要用于对链球菌的选择性增菌。例如化脓链球菌与无乳链球菌。

(1)配方

心浸液干粉(或者胎盘浸液)	3.1g
新胰	20.0g
葡萄糖	2.0g
氯化钠	2.0g
磷酸氢二钠	0.4g
碳酸钠	2.5g
蒸馏水	1 000ml

(2)制备:煮沸溶解,调 pH 至 7.4±0.1,121℃压力蒸汽灭菌 15 分钟冷至室温后,无菌操作加入下列组分:

1% 萘啶酸溶液(过滤除菌)	2ml
1% 庆大霉素	0.4ml

分装无菌试管,每支 10ml,无菌试验合格后备用。

(3)质量控制:接种物浓度为 100~1 000CFU/ml(用平板计数法监控,对数期菌落配制菌液)。接种量为 0.1ml。化脓链球菌 ATCC 19615:24 小时生长良好。无乳链球菌 ATCC 13813:24 小时生长良好。大肠埃希菌 ATCC 25922:不生长。

四、生化试验培养基

(一)多功能复合鉴别培养基

1. 克氏双糖铁斜面(KIA) 用于肠道细菌的初步鉴定。

(1)配方及制备

Ⅰ基础液

蛋白胨	20g
肉膏粉	3g
酵母粉	3g
氯化钠	5g
0.5% 酚红	5ml
蒸馏水	1 000ml

将除指示剂外的所有成分煮沸溶解,调 pH 至 7.5,加入酚红后混匀,将液体分成两份,一份 300ml,另一份 700ml。

Ⅱ高层培养基

基础液	300ml
葡萄糖	1g
琼脂粉	0.9g

加热溶解,分装 15mm×150mm 大试管,每支 3ml,加塞后 115℃高压蒸汽灭菌 15 分钟后置室温直立凝固。

Ⅲ斜面培养基

基础液	700ml
乳糖	7g
柠檬酸铁铵	0.5g
硫代硫酸钠	0.5g
琼脂粉	10.5g

加热溶解,用细颈平底烧瓶盛装培养基,加塞 115℃高压蒸汽灭菌 15 分钟后,置 55℃水浴平衡温度,无菌操作,在已凝固的高层培养基上分装注入斜面培养基 3ml,将所有试管倾斜于水平面约 15° 角放置,待培养基凝固形成斜面后直立,置 35℃ 24 小时无菌试验合格后置 2~8℃冰箱保存。

(2)质量控制:穿刺接种(沿试管中央穿刺至距离试管底部约 1cm 处)质控菌,置 35℃孵育 24 小时后观察结果。大肠埃希菌 ATCC 25922:动力 +,乳糖 +,葡萄糖 +,产气 +,硫化氢 -。普通变形杆菌 ATCC 49027:动力 +,乳糖 -,葡萄糖 +,产气 +,硫化氢 +。痢疾志贺菌 ATCC 13313:动力 -,乳糖 -,葡萄糖 +,产气 -,硫化氢 -。铜绿假单胞菌 ATCC 27853:斜面有菌苔形成,但培养基颜色无变化或产碱。

典型反应见图 2-3-48。

2. 三糖铁培养基(TSI) 用途同 KIA。

(1)配方

蛋白胨	15g
胨蛋白胨	5g
肉膏粉	3g
酵母粉	3g
氯化钠	5g
葡萄糖	1g
乳糖	10g
蔗糖	10g
硫酸亚铁	0.2g
硫代硫酸钠	0.3g
琼脂粉	12g
0.5% 酚红	5ml
蒸馏水	1 000ml

(2)制备:将除指示剂外的所有成分煮沸溶解,调 pH 至 7.5,加入酚红后混匀再次煮沸,分装 15mm×150mm 大试管,每支 6ml,加塞后 115℃高压蒸汽灭菌 15 分钟,趁热取出,将所有试管倾斜于水平面约 15° 角放置,待培养基凝固形成斜面后直立,置 35℃ 24 小时无菌试验合格后置 2~8℃冰箱保存。

（3）质量控制：穿刺接种（沿试管中央穿刺至距离试管底部约 1cm 处）质控菌，置 35℃ 孵育 24 小时后观察结果。大肠埃希菌 ATCC 25922：乳糖／蔗糖 +，葡萄糖 +，产气 +，硫化氢 –。普通变形杆菌 ATCC 49027：蔗糖 +，葡萄糖 +，产气 +，硫化氢 +。痢疾志贺菌 ATCC 13313：乳糖／蔗糖 –，葡萄糖 +，产气 –，硫化氢 –。铜绿假单胞菌 ATCC 27853：斜面有菌苔形成，但培养基颜色无变化或产碱。

3. 尿素 - 吲哚 - 动力培养基（MIU）　用于肠道细菌的尿酶、吲哚及动力观察。

（1）配方及制备

胰蛋白胨	30g
磷酸二氢钾	2g
氯化钠	5g
琼脂	3g
0.2% 酚红	2ml
蒸馏水	900ml

将以上除酚红外的其他成分煮沸溶解，调节 pH 至 5.5，加入指示剂，混匀后 121℃ 高压蒸汽灭菌 15 分钟，置 55℃ 水浴平衡温度。

| 尿素 | 20g |
| 蒸馏水 | 100ml |

将尿素溶解于灭菌蒸馏水中（不要加热），0.22μm 孔径微孔滤膜过滤除菌。置 55℃ 水浴预温后加入培养基中混匀（液体应呈淡黄色，已变红的不合格），无菌操作分装灭菌小试管，每支 2~4ml，凝固后置 2~8℃ 冰箱保存。有效期 3 个月。

注意：如果储存过程中培养基变红说明已失效，应弃去不用。

（2）质量控制：穿刺接种（沿试管中央穿刺至距离试管底部约 1cm 处）质控菌，置 35℃ 孵育 24 小时后观察结果。大肠埃希菌 ATCC 25922：动力 +，吲哚 +，尿酶 –。普通变形杆菌 ATCC 49027：动力 +，吲哚 +，尿酶 +。痢疾志贺菌 ATCC 13313：动力 –，吲哚 –，尿酶 –。

典型反应见图 2-3-27A。

（二）单一试验培养基

1. 糖、醇发酵培养基　检测细菌对糖、醇类的发酵能力。

（1）配方

1）基础培养基

蛋白胨	2~10g
肉膏粉	3g
氯化钠	5~10g

| 安德烈指示剂（不含乙醇） | 10ml |
| 蒸馏水 | 1 000ml |

将以上成分（指示剂除外）煮沸溶解，调节 pH 至 7.2；加入指示剂后混匀。

注：5%~10% 乳糖发酵管用 2g 蛋白胨，其他用 10g。

2）糖类

| 各种糖、醇类 | 5~10g |

按表 7-2-3 称量或配制浓缩液。

（2）制备：其中阿拉伯糖、麦芽糖、木糖不稳定，高压灭菌时易焦化分解，只能用 100ml 蒸馏水预先配成浓缩液，采用 0.22μm 孔径微孔滤膜过滤除菌后按比例加入培养基中。

糖原、菊糖及淀粉不能高压灭菌，而且所配制的溶液是悬液，无法通过滤膜。只能临时使用前配制，煮沸杀菌，无菌试验合格后使用。糖原和淀粉一般采用水解试验，不使用发酵试验的配方进行试验。

其他糖类可直接加入基础培养基中一起高压蒸汽灭菌。然后无菌操作分装小试管，每支 1ml；置 35℃ 24 小时无菌试验合格后置冰箱内保存备用。除多糖类外，其他发酵管保质期为 6 个月。

如果要观察产气现象，只需在管内放置一段倒管，高压灭菌后使用。

（3）注意事项

1）基础培养基内不能含有硝酸盐和糖类，否则容易导致假阳性反应。所以对原料需要测定糖类和硝酸盐含量，合格者才能使用。

2）有些糖类加入基础培养基中可能会使培养基 pH 发生变化，所以需要在加入糖类后再次检测 pH，超过允许范围的需要重新校正。灭菌后 pH 范围为 6.8~7.2，否则将影响灵敏度。

3）有些细菌在该培养基中生长不良，容易造成假阴性，需要提高接种量，或补充血清。但需要注意的是，血清需要预先在 56℃ 灭活 1 小时以上再使用。否则，血清中的酶类容易水解糖类造成假阳性，尤其是麦芽糖、淀粉及糊精。

（4）质量控制：外观呈无色。pH 6.8~7.2。上述各种糖类均需要使用阴性反应和阳性反应菌株进行测试合格的才能使用。例如，乳糖发酵管：阴性，痢疾志贺菌 ATCC 13313；阳性，大肠埃希菌 ATCC 25922。其中阿拉伯糖、麦芽糖、木糖、菊糖、淀粉／糊精容易出现质量问题，需要加强监控。

表 7-2-3 常用糖类及用法用量

分类	名称	最终浓度 /%	浓缩液 /%
戊糖	阿拉伯糖	1	40（过滤除菌）
	木糖	1	50（过滤除菌）
甲基戊糖	鼠李糖	1.5	
己糖	果糖	1.0	
	半乳糖	1.0	
	葡萄糖	0.5	
	甘露糖	1.0	
	山梨糖	1.0	
双糖	纤维二糖	1.0	
	乳糖	1.0（5~10）*	
	麦芽糖	1.0	50（过滤除菌）
	蜜二糖	1.0	
	蔗糖	1.0	
	蕈糖	1.0	
三糖	松三糖	1.0	
	棉子糖	1.0	
多糖	糖原	1.0	5（不采用该配方）
	菊糖	1.0	20（临用时配制）
	可溶性淀粉	3.0	（不采用该配方）
苷糖	水杨苷	0.5	
	七叶苷		（不采用该配方）
	扁桃苷		（不采用该配方）
	熊果苷		（不采用该配方）
醇类	侧金盏花醇	1.0	
	卫矛醇	1.0	
	赤藓醇	1.0	
	甘油	0.5	
	甘露醇	1.0	
	山梨醇	1.0	
	肌醇	1.0	
	阿拉伯醇	1.0	
	木糖醇	1.0	

注：*5%~10% 乳糖发酵管用于乳糖迟缓发酵菌的观察。

2. 糖氧化培养基 用于测试非发酵菌对糖类的分解能力。

（1）配方

1）基础培养基

磷酸二氢铵	0.5g
磷酸氢二钾	0.5g
酵母粉	0.5g
0.2% 溴麝香草酚蓝水溶液	12ml
琼脂	4g
蒸馏水	1 000ml

将以上成分(指示剂除外)煮沸溶解,调节 pH 至 7.0;加入指示剂和琼脂,混匀再次煮沸。

2)糖类

各种糖类   5~10g

比例同糖发酵管。

(2)制备:方法同糖发酵管。保质期同发酵管。

(3)注意事项

1)基础培养基内不能含有硝酸盐和糖类,否则容易导致假阳性反应。所以对原料需要测定糖类和硝酸盐含量,合格者才能使用。

2)有些糖类加入基础培养基中可能会使培养基 pH 发生变化,所以需要在加入糖类后再次检测 pH,超过允许范围的需要重新校正。灭菌后 pH 范围为 6.8~7.0,否则将影响灵敏度。

3)不能采用在培养基中添加血清的办法获得阳性结果,因为血清中的蛋白质将降低培养基灵敏度。

(4)质量控制:外观呈绿色。pH 为 6.8~7.0。上述各种糖类均需要使用阴性反应和阳性反应菌株(非发酵菌)进行测试合格的才能使用。

3. O-F 培养基   用于检测细菌对葡萄糖的代谢类型。

(1)配方

1)配方 1:革兰氏阴性杆菌使用。

蛋白胨   2g

葡萄糖   10g

氯化钠   5g

磷酸氢二钾   0.3g

0.2% 溴麝香草酚蓝水溶液   15ml

琼脂   2.5g

蒸馏水   1 000ml

2)配方 2:葡萄球菌及微球菌使用。

胰蛋白胨   10g

酵母粉   10g

葡萄糖   10g

溴甲酚紫   0.001g

琼脂   2.5g

蒸馏水   1 000ml

(2)制备:将上述成分煮沸溶解,调 pH 至 7.1,分装小试管,每支 1ml,121℃高压蒸汽灭菌 15 分钟,置冰箱内备用。有效期 6 个月。

(3)质量控制:①革兰氏阴性杆菌用 O-F 管,大肠埃希菌 ATCC 25922:F(发酵)。铜绿假单胞菌 ATCC 27853:O(氧化)。典型反应见图 2-3-13。

②葡萄球菌及微球菌专用 O-F 管,金黄色葡萄球菌 ATCC 25923:F。易变微球菌:不利用。典型反应见图 2-3-14A、B。

(4)注意事项

1)有些细菌在培养基中生长不良而导致假阴性,可添加 2% 血清促进细菌的生长(非发酵菌除外)。

2)指示剂不能使用乙醇溶解,否则有些细菌可能会因为分解乙醇产酸而导致假阳性的产生。

4. 血清菊糖发酵培养基   用于检测肺炎链球菌对菊糖的发酵。也可用于其他链球菌的鉴定。

(1)配方

血清(牛或兔)   25ml

安德烈指示剂   1ml

蒸馏水   75ml

菊糖   1g

(2)制备:先将血清与蒸馏水混合,置阿诺流动蒸汽灭菌器内,100℃ 15 分钟破坏血清中的酶类,取出后调 pH 至 7.4,加入菊糖粉混匀后煮沸,再次检查和校正 pH,加入指示剂。分装小试管,每支 0.2~0.5ml,100℃间隙灭菌法 3 日,每日 1 次,每次灭菌 20 分钟。无细菌生长的即可取出置冰箱内保存备用。有效期为 1 周。

(3)质量控制:肺炎链球菌 ATCC 10015,阳性。化脓性链球菌 ATCC 19615,阴性。典型反应见图 12-4-18。

5. 淀粉血清琼脂   用于检测细菌的淀粉水解能力。

(1)配方

营养琼脂粉   3.6g

30g/L 淀粉液   10ml

蒸馏水   85ml

羊 / 牛血清   5ml

(2)制备:将营养琼脂煮沸溶解于蒸馏水中,调 pH 至 7.6,加入淀粉液,121℃高压蒸汽灭菌 15 分钟后置 55℃水浴平衡温度,加入血清,混匀后倾倒平板,厚度 3mm,凝固后置室温保存备用(不可冷藏)。有效期为 3 日。

30g/L 淀粉液:可溶性淀粉 3g,加入蒸馏水 100ml 中混匀,115℃高压蒸汽灭菌 15min 后即可使用。用前混匀。

(3)质量控制:铜绿假单胞菌 ATCC 27853,阳性,滴加碘液处培养基蓝色,而菌落处有一圈无色透明环。阴沟肠杆菌 ATCC 13047,阴性,滴加碘液处培养基蓝色,菌落处无无色透明环。典型反应见图 2-3-19。

6. 甘油复红肉汤 用于水解甘油细菌的鉴定。主要用于沙门菌种间的鉴别。甘油水解后生成的丙酮酸经自然脱羧生成乙醛,而乙醛与复红则生成醌式化合物,呈深紫红色。

(1)配方

蛋白胨	20g
肉膏粉	10g
氯化钠	5ml
10% 碱性复红乙醇液	2ml
10% 无水亚硫酸钠	16.6ml
甘油	10ml
蒸馏水	1 000ml

(2)制备:将以上除碱性复红及亚硫酸钠外的所有成分煮沸溶解,加入甘油,调 pH 至7.5,加入复红混匀后,分装试管,每支 2ml,121℃高压蒸汽灭菌 15 分钟后置冰箱内保存备用。有效期 6 个月。新配培养基为淡紫色,如培养基变红即失效,不可再用。

临用前加入亚硫酸钠溶液 35μl,混匀。

10% 无水亚硫酸钠溶液:无水亚硫酸钠1g,蒸馏水 10ml,溶解后高压蒸汽灭菌。该溶液可保留 2 日,过期重配。

(3)质量控制:伤寒沙门菌 ATCC 50096,阴性,与对照管颜色相同。鸡沙门菌 ATCC 700623,阳性,培养基变深紫红色。

7. 七叶苷培养基 观察细菌对七叶苷的水解能力。产生 β- 七叶素葡萄糖苷酶的细菌能水解七叶苷释放出七叶素,七叶素可与二价铁离子结合生成黑色络合物。

(1)配方

蛋白胨	5g
磷酸氢二钾	1g
七叶苷	3g
柠檬酸铁铵	0.5g
蒸馏水	1 000ml

(2)制备:将以上成分煮沸溶解,调 pH 至7.2,分装小试管,每支 0.5~1ml,121℃高压蒸汽灭菌 15 分钟后置冰箱中冷藏备用。避光密闭,有效期 6 个月。

(3)质量控制:外观呈淡黄褐色。粪肠球菌 ATCC 29212,阳性,培养基变黑。化脓性链球菌 ATCC 19615,阴性,培养基颜色无改变。典型反应

见图 2-3-18。

8. 胆汁七叶苷 观察链球菌科细菌同时耐受胆汁和水解七叶苷的能力。

(1)配方

蛋白胨	5g
肉膏粉	3g
七叶苷	1g
柠檬酸铁铵	0.5g
牛胆汁	400ml
蒸馏水	600ml

(2)制备:将以上成分煮沸溶解,调 pH 至7.2,分装小试管,每支 0.5~1ml,121℃高压蒸汽灭菌 15 分钟后置冰箱中冷藏备用。避光密闭,有效期 6 个月。

(3)接种:将经过纯培养的细菌接种至培养基中,为避免造成胆汁耐受假象,浊度应小于 0.5 麦氏比浊管,置35℃培养 16~24 小时后观察结果。

(4)质量控制:外观呈淡黄褐色。粪肠球菌 ATCC 29212,阳性,培养基变浑浊,并且颜色变黑。化脓性链球菌 ATCC 19615,阴性,培养基透明,颜色无改变。

9. 氨基酸脱羧试验培养基 观察细菌是否具有对某一氨基酸的脱羧能力。常用的氨基酸有赖氨酸、鸟氨酸及精氨酸。

(1)配方及制备

1)基础配方

蛋白胨	5g
肉膏粉	5g
溴甲酚紫	0.1g
酚红	0.005g
吡哆醛	0.005g
葡萄糖	0.5g
蒸馏水	1 000ml

将以上成分煮沸溶解,调节 pH 6.0,分成两份;其中一份不加氨基酸,分装小试管,每支 1ml,作为对照管;另一份按下面的比例加入试验用的氨基酸。

2)氨基酸

氨基酸(赖氨酸、鸟氨酸或精氨酸) 1%

各加入所需试验的氨基酸,再次调节 pH 至6.0,分装带塞小试管,每支 1ml,115℃高压蒸汽灭菌 15 分钟后贴上标签,置冰箱内备用。有效期 2 周。如隔绝空气避光可延长保存期。

(2)质量控制:阳性,培养基变化由黄而紫。阴

性,培养基变黄。

常用氨基酸脱羧试验及质控菌株见表 7-2-4。

表 7-2-4　常用氨基酸脱羧试验及质控菌株

氨基酸	阳性菌	阴性菌
赖氨酸	肺炎克雷伯菌	弗劳地柠檬酸杆菌
鸟氨酸	产气肠杆菌	弗劳地柠檬酸杆菌
精氨酸	鼠伤寒沙门菌	普通变形杆菌

(3)注意事项

1)使用时注意在接种后需要覆盖石蜡,否则培养基会因为接触氧气发生氧化脱羧,造成假阳性。在非发酵菌时尤其明显。

2)在试验时由于培养基中含有蛋白胨,有些细菌分解蛋白质产胺的能力很强,可能会导致假阳性,所以需要一支不含试验氨基酸的氨基酸对照管。

典型反应见图 2-3-25。

10. 脂肪水解酶培养基　用于检测细菌是否产生脂肪水解酶。培养基中含脂肪与维多利亚蓝结合形成无色络合物,当细菌产生的脂酶分解脂肪时,维多利亚蓝被游离出来,呈现蓝色。

(1)配方

蛋白胨	10g
氯化钠	5g
酵母膏	3g
琼脂	20g
0.2% 维多利亚蓝	100ml
蒸馏水	900ml
玉米油	50ml

(2)制备:将除玉米油外的成分煮沸溶解,调 pH 至 7.8,加入玉米油后用电磁搅拌器充分混匀乳化,分装带塞小试管,每支 2ml,115℃ 高压蒸汽灭菌 15 分钟后趁热倾斜放置,使凝固后形成斜面,或倾制平板。置冰箱内保存备用。有效期 6 个月。

(3)质量控制:外观呈淡红色。黏质沙雷菌 ATCC 14756,阳性,穿刺及划线处培养基变蓝色。大肠埃希菌 ATCC 25922,阴性,培养基颜色仍为淡红色。

11. DNA 培养基　检测细菌的 DNA 酶。具有该酶的细菌可使培养基中的 DNA 被降解为核苷酸和寡核苷酸链,后者可与甲苯胺蓝结合生成粉红色化合物,或者溶解于稀盐酸中。

(1)配方 1 及制备:甲苯胺蓝法——常用于耐

热 DNA 酶检测。

氯化钠	10g
DNA	0.3g
氯化钙(无水)	1.1g
琼脂	10g
甲苯胺蓝	0.083ml
三羟甲基氨基甲烷	6.1g
蒸馏水	1 000ml

制备:将三羟甲基氨基甲烷溶解于蒸馏水中,调节 pH 至 9.0,除甲苯胺蓝外将其余各项成分加入该溶液中煮沸使完全溶解。再将甲苯胺蓝溶于培养基中混匀。分装于有橡皮塞的烧瓶中 115℃ 高压蒸汽灭菌 15 分钟。培养基稳定,室温存放,有效期 4 个月。反复融化后仍可使用。

临用前取出一瓶融化,用滴管吸取培养基加在灭菌玻片上使铺成薄层琼脂板,用 2mm 打孔器在琼脂板上打孔后平放于平板中备用。

另外,还可在以上培养基中添加 10g/L 胰蛋白胨及多价胨,灭菌后的琼脂培养基再倾制平板,典型反应见图 7-2-28。

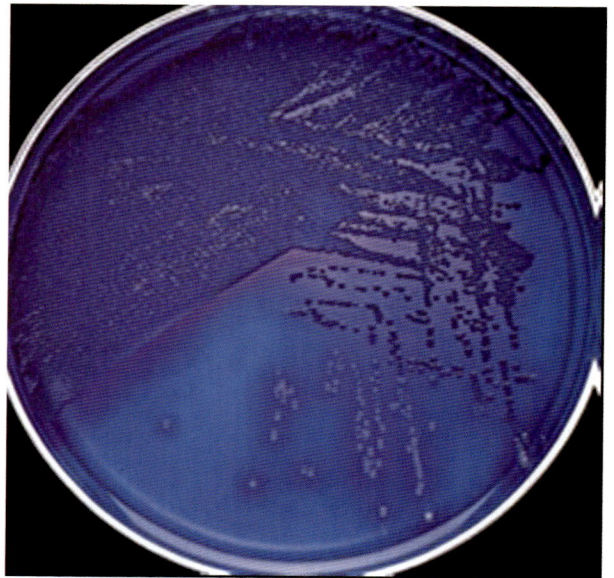

图 7-2-28　DNase 甲苯胺蓝平板法典型反应
孵育 24h 菌落周围出现典型紫红色晕圈

(2)配方 2 及制备:盐酸倾注法——用于普通非耐热 DNA 酶的检测。

胰蛋白胨	15g
大豆胨	5g
氯化钠	5g
琼脂	15g

DNA   2g

蒸馏水   1 000ml

制备:将以上所有成分煮沸溶解,调 pH 至 7.3,115℃高压蒸汽灭菌 15 分钟后倾制平板,厚度 3mm,凝固后置 35℃培养箱过夜孵干琼脂表面的水分,取出置冰箱内冷藏保存。有效期 1 周。

(3)质量控制:黏质沙雷菌 ATCC 14756,阳性,在菌落周围出现一圈透明区域。大肠埃希菌 ATCC 25922,阴性,菌落周围无透明圈出现。金黄色葡萄球菌 ATCC 25923,阳性,在菌落周围出现一圈透明区域。表皮葡萄球菌 ATCC 12990,阴性,菌落周围无透明圈出现。典型反应见图 2-3-36。

12. 尿素培养基 用于检测细菌是否产生尿素酶。

(1)配方 1:快速法——适用于苛养菌。

1)配方

磷酸二氢钾   0.1g

磷酸氢二钾   0.1g

氯化钠   0.5g

0.2% 酚红水溶液   0.5ml

蒸馏水   100ml

20% 无菌尿素溶液   10ml

2)制备:将以上成分除尿素外,加热溶解于蒸馏水中,调 pH 至 7.0,115℃高压蒸汽灭菌 15 分钟,冷至室温后加入经过滤除菌的尿素液。混匀后分装小试管,每支 0.5ml,置 2~8℃保存备用。有效期 6 个月。出现培养基变红时即弃去不用。

3)质量控制:外观呈淡黄色。普通变形杆菌 ATCC 49027,阳性,培养基变红。大肠埃希菌 ATCC 25922,阴性,培养基无变化。

(2)配方 2:Christinsen 配方——适合普通营养需求细菌。

1)配方

蛋白胨   1g

氯化钠   5g

葡萄糖   1g

磷酸二氢钾   2g

0.4% 酚红   3g

琼脂   18g

20% 尿素溶液   100ml

蒸馏水   1 000ml

2)制备:除尿素外,将其他所有成分煮沸溶解,调 pH 至 7.0,121℃高压蒸汽灭菌 15 分钟,置 35℃水浴平衡温度,加入无菌过滤的尿素溶液,混

匀后分装小试管,每支 2ml,趁热倾斜放置使凝成斜面。置 2~8℃保存备用,有效期为 2 周。

3)质量控制:外观呈淡黄色。普通变形杆菌 ATCC 49027,阳性,接种处培养基变红。大肠埃希菌 ATCC 25922,阴性,培养基无变化。典型反应见图 2-3-27B。

13. 明胶培养基 检测细菌是否产生明胶胶原酶,该酶可水解明胶,使明胶液化。

(1)配方及制备:黑色素明胶片法。

1)明胶片

明胶   12g

蒸馏水   20ml

优质块状墨汁(或者黑色素)   1g

用乳钵仔细碾磨墨汁块,缓慢加入少许蒸馏水,待墨完全溶解后,转入烧杯中,加入明胶粉,隔水煮沸溶解,再将该液体倒入蒸发皿中,置 56℃干燥箱使液体挥发干燥,刮取固体明胶片分成小片后置空平板中 115℃高压蒸汽灭菌 15 分钟,置 35℃培养箱再次烘干,用无菌金属药匙将明胶片平均分装到 10 支灭菌试管中干燥保存。

2)临用将肉汤倒入明胶片试管中,明胶片沉于管底。

灭菌营养肉汤(pH 7.0)   5ml

(2)接种:接种环刮取菌苔接种于上述明胶片肉汤培养基中,浊度>4 麦氏浊度管,置 35℃孵育 24~48 小时后观察结果。

(3)结果观察:勿强烈震摇,静置观察结果。阳性:肉汤变黑。阴性:明胶片仍沉于管底,肉汤不变黑。

(4)质量控制:嗜水气单胞菌 ATCC 9017,阳性。大肠埃希菌 ATCC 25922,阴性。典型反应见图 2-3-23。

14. 磷酸酶培养基 检测细菌是否产生磷酸酶。

(1)配方 1:酸性磷酸酶。

1)配方

营养琼脂   36g

10g/L 酚酞二磷酸钠溶液   1ml

蒸馏水   1 000ml

2)制备:将营养琼脂粉煮沸溶解,调 pH 至 7.4,加入过滤除菌的酚酞二磷酸钠溶液,混匀倾制平板。凝固后置 35℃孵育 24 小时,进行无菌试验,合格者冰箱内冷藏保存。有效期为 2 周。

3)接种:挑取单个菌落划线接种于培养基上,35℃孵育 24 小时,在培养基盖上滴加一至二滴浓

氨水,合上平板熏蒸片刻后观察结果。

4)结果观察:阳性,菌落颜色变红。阴性,颜色无变化。

(2)配方 2:碱性磷酸酶。

1)磷酸对硝基酚试剂

磷酸对硝基酚	2g
8g/L 氢氧化钠溶液	38.6ml
15g/L 甘氨酸溶液	50ml
蒸馏水	112.4ml

先将氢氧化钠和甘氨酸溶液混合,加蒸馏水稀释至 200ml,混匀后加入磷酸对硝基酚,置棕色瓶中冷藏保存备用。该溶液的 pH 调至 10.4,颜色为无色。保质期 6 个月。如出现溶液变黄则提示失效,弃之重配。

2)培养基:营养琼脂平板。

3)使用方法:将细菌接种于营养琼脂上,35℃孵育 24 小时后,取一支试管加入 0.5ml 磷酸对硝基酚试剂,接种环刮取菌苔洗入试剂中,浊度>4 麦氏比浊管,置 35℃水浴或培养箱内孵育 4 小时后观察结果。

4)结果观察:阳性,液体变黄。阴性,液体无色。

(3)质量控制:摩根摩根菌 ATCC 25829,阳性。大肠埃希菌 ATCC 25922,阴性。

15. 马尿酸水解培养基　用于观察细菌是否产生马尿酸水解酶,主要用于无乳链球菌的鉴定。

(1)配方

1)培养基

肉汤	100ml
马尿酸钠	1g

2)试剂

茚三酮	7g
2- 甲氧基乙醇	100ml

(2)制备:将马尿酸钠溶解于肉汤中,调 pH 至7.8,高压蒸汽灭菌 15 分钟后无菌操作分装灭菌小试管,每支 1ml,置冰箱内冷藏备用。保质期 2 周。

(3)质量控制:兽疫链球菌 ATCC 700400,阴性,培养基颜色不变。乳房链球菌(Streptococcus uberis)ATCC 700407,阳性,培养基变紫色。典型反应见图 2-3-31。

16. β- 半乳糖苷酶(ONPG)培养基　检测细菌是否产生 ONPG。主要用于仅产生 ONPG 而不产生乳糖渗透酶的细菌对乳糖的分解作用的观察。

(1)配方:快速法。

0.01mol/L PBS(pH 7.0)	100ml
ONPG	0.6g

(2)制备:将 PBS 溶液 121℃高压蒸汽灭菌 15分钟后置 55℃水浴平衡温度,加入 ONPG,继续置水浴中使完全溶解。此时液体应为无色透明。0.22μm 微孔滤膜过滤后分装小试管,每支 0.5ml,–20℃以下冰冻保存。临用前取出置 35℃培养箱中融化备用。按每日用量一次性取出,勿反复冻融。

(3)使用方法:在不含糖的固体培养基上纯培养细菌,接种环刮取菌苔洗入试剂中,浊度>4 麦氏比浊管,滴加一滴甲苯混匀,置 35℃水浴或者培养箱中孵育 4~18 小时观察结果。

(4)质量控制:大肠埃希菌 ATCC 25922,阳性,培养基变黄。普通变形杆菌 ATCC 13315,阴性,培养基不变色。典型反应见图 2-3-15。

17. 苯丙氨酸脱氨酶试验培养基　用于检测细菌是否产生苯丙氨酸脱氨酶。产生该酶的细菌可使苯丙氨酸脱去氨基生成苯丙酮酸,与三价铁离子络合生成绿色络合物。随着三价铁的缓慢还原,绿色又退去。

(1)培养基配方及试剂

1)培养基

DL- 苯丙氨酸	2g
氯化钠	5g
酵母粉	3g
磷酸氢二钠	1g
琼脂	12g
蒸馏水	1 000ml

2)10% 三氯化铁试剂

三氯化铁	10g
浓盐酸	1ml
蒸馏水	100ml

(2)培养基制备:除琼脂外其他成分煮沸溶解于蒸馏水中,调 pH 至 7.3,加入琼脂粉,混匀煮沸溶解后分装小试管,每支 2ml,121℃高压蒸汽灭菌 15 分钟后取出,趁热 15° 角倾斜放置,使凝成斜面。无菌试验置冰箱中冷藏保存。有效期为3 个月。

(3)质量控制:大肠埃希菌 ATCC 25922,阴性。普通变形杆菌 ATCC 13315,阳性。

(4)注意事项

1)该试验的可观察时间较短,滴加试剂应该马上观察,观察时间应持续 1 分钟。

2)对弱阳性反应的可以在观察到绿色后置冰箱冷冻槽内冰冻,2 小时后取出,于 35℃培养箱中孵育 5~10 分钟解冻后再次观察结果。

典型反应见图 2-3-24C。

18. 有机酸盐分解利用试验培养基

（1）黏液酸盐培养基：用于鉴别不活泼大肠埃希菌与志贺菌。

1）配方

蛋白胨	10g
黏液酸	10g
蒸馏水	1 000ml
0.2% 溴麝香草酚蓝	12ml

2）制备：将上述成分煮沸溶解，调 pH 至 7.4，分装试管，每支 2ml，121℃高压蒸汽灭菌 15 分钟后置冰箱中冷藏备用。有效期为 6 个月。

3）质量控制：大肠埃希菌 ATCC 25922，阳性。痢疾志贺氏菌 ATCC 13313，阴性。

（2）丙二酸盐培养基：用于观察细菌是否具有分解丙二酸盐的能力。由于丙二酸盐被分解后生成碳酸盐使培养基 pH 升高，导致指示剂变色。

1）配方

酵母粉	1g
硫酸铵	2g
磷酸氢二钾	0.6g
磷酸二氢钾	0.4g
氯化钠	2g
丙二酸钠	3g
葡萄糖	0.2g
溴麝香草酚蓝	0.025g
蒸馏水	1 000ml

2）制备：将以上所有成分煮沸溶解，调 pH 至 6.7，分装小试管，每支 2ml，121℃高压蒸汽灭菌 15 分钟后置冰箱内冷藏保存。有效期为 2 周。

3）质量控制：肺炎克雷伯菌 ATCC 27236，阳性，培养基变蓝。大肠埃希菌 ATCC 25922，阴性，培养基仍然维持淡绿色或变黄。典型反应见图 2-3-29。

（3）柠檬酸盐培养基：观察细菌利用柠檬酸盐的能力。需要注意的是细菌利用柠檬酸盐有两种形式，即分解和同化，多数细菌是两种形式均存在，但有的是分解为主，而有的是以同化为主。观察分解现象采用 Christensen 配方比较好，而同化则以西蒙氏配方为优。

1）配方 1：西蒙氏柠檬酸盐培养基

【配方】

硫酸镁	0.2g
磷酸二氢铵	1g
磷酸氢二钾	1g
柠檬酸钠	5g
琼脂	20g
氯化钠	5g
0.2% 溴麝香草酚蓝	40ml
蒸馏水	1 000ml

【制备】将以上成分（除指示剂外）煮沸溶解，调 pH 至 6.8，加入指示剂混匀分装小试管，每支 4ml，121℃高压蒸汽灭菌 15 分钟后取出趁热 15° 角倾斜放置，使凝成斜面。置冰箱中冷藏，密闭试管防水分丢失，备用。有效期为 6 个月。

2）配方 2：Christensen

【配方】

柠檬酸钠	3g
葡萄糖	0.2g
酵母粉	0.5g
L- 半胱氨酸 - 盐酸盐	0.1g
柠檬酸铁铵	0.4g
磷酸氢二钾	1g
硫代硫酸钠	0.08g
氯化钠	5g
酚红	0.012g
蒸馏水	1 000ml

【制备】将以上成分除指示剂外煮沸溶解，调 pH 至 6.9，加入指示剂，混匀分装小试管，每支 2ml，121℃高压蒸汽灭菌 15 分钟后，置 35℃培养箱无菌试验合格后置冰箱内冷藏保存。有效期为 2 周。

3）质量控制：肺炎克雷伯菌 ATCC 27236，阳性，培养基变红。大肠埃希菌 ATCC 25922，阴性，培养基仍然维持淡橙色。

4）注意事项：①西蒙氏柠檬酸盐培养基属于观察有机酸同化和分解效应的二重功能培养基，接种量不可过大，否则容易产生生长假象。②大多数非发酵菌是同化形式利用柠檬酸盐，分解作用弱，可能只见到生长现象，并没有培养基变蓝的现象。③ Christensen 柠檬酸盐培养基是观察分解效应的，所以接种量应大些。对于某些仅同化柠檬酸盐，而分解作用弱的细菌可能产生与西蒙氏配方结果不吻合的情况。

典型反应见图 2-3-28。

（4）葡萄糖酸盐培养基：用于观察细菌对葡萄糖酸盐的分解作用，有助于肠杆菌科菌属间的鉴别。也能用于某些特殊种的鉴定。具有该能力的细菌能氧化葡萄糖酸盐,生成 α- 酮基葡萄糖酸,由于含醛基具有还原性,可使班氏试剂中的铜离子被还原成氧化亚铜(砖红色沉淀)。

1)配方

Ⅰ.培养基

蛋白胨	1.5g
磷酸氢二钾	1g
酵母粉	1g
葡萄糖酸钾	40g
蒸馏水	1 000ml

Ⅱ.试剂:双倍浓缩班氏试剂。

2)培养基制备:将上述培养基成分煮沸溶解,调 pH 至 7.0,分装试管,每支 2ml,115℃高压蒸汽灭菌 15 分钟后取出,置 35℃无菌试验合格后置冰箱内冷藏备用。有效期 1 周。

3)质量控制:肺炎克雷伯菌 ATCC 27236,阳性,培养基中产生砖红色沉淀。大肠埃希菌 ATCC 25922,阴性,加入试剂的培养基仍为蓝绿色,无砖红色沉淀产生。典型反应见图 2-3-20。

(5)酒石酸盐培养基:观察细菌是否具有分解酒石酸盐产酸的能力。

1)配方

蛋白胨	10g
酒石酸钾	12g
0.2% 溴麝香草酚蓝	12ml
蒸馏水	1 000ml

2)制备:将以上成分(除指示剂)煮沸溶解,调 pH 至 7.4,加入指示剂,混匀分装小试管,每支 2ml,121℃高压蒸汽灭菌 15 分钟后置冰箱内冷藏保存备用。有效期 2 周。

3)质量控制:鼠伤寒沙门菌 ATCC 13311,阳性,培养基变黄。宋氏志贺菌 ATCC 11060,阴性,培养基仍维持蓝绿色。

(6)醋酸盐培养基:用于观察细菌能否利用醋酸作为唯一碳源,进行同化或者分解代谢。该试验主要用在肠杆菌科菌的鉴定中。用于区别志贺菌与埃希菌。

1)配方

醋酸盐	2g
氯化钠	5g
硫酸镁(7H_2O)	0.2g
磷酸二氢铵	1g
磷酸氢二钾	1g
0.2% 溴麝香草酚蓝	12ml

琼脂	20g
蒸馏水	1 000ml

2)制备:将以上成分(除指示剂外)煮沸溶解,调 pH 至 6.8,加入指示剂混匀分装小试管,每支 4ml,121℃高压蒸汽灭菌 15 分钟后趁热取出,15°角倾斜放置,使凝成斜面。无菌试验合格后置冰箱内冷藏备用。密闭防干燥,有效期为 6 个月。

3)质量控制:大肠埃希菌 ATCC 25922,阳性,斜面有菌落形成,培养基变蓝。宋氏志贺菌 ATCC 11060,阴性,无菌落形成。

(7)葡萄糖磷酸铵培养基:观察细菌对铵盐的同化作用。

1)配方

氯化钠	5g
硫酸镁(7H_2O)	0.2g
磷酸二氢铵	1g
葡萄糖	2g
琼脂(AR)	20g
0.2% 溴麝香草酚蓝	40ml
重蒸馏水	1 000ml

2)制备:将要使用的所有容器及瓶塞,试管塞用蒸馏水反复浸泡冲洗,采用干热灭菌后备用。用这些经过专门处理的容器将上述所有成分(指示剂和琼脂除外)煮沸溶解,调 pH 至 6.8,加入琼脂加热溶解后再加入指示剂,混匀后分装小试管,每支 4ml,加上经过浸泡处理的试管塞,121℃高压蒸汽灭菌 15 分钟后取出趁热 15°角倾斜放置,使凝成斜面。置冰箱内冷藏保存。

3)质量控制:大肠埃希菌 ATCC 25922,阳性,斜面上生长菌落,直径 2~3mm,同时培养基变黄。痢疾志贺菌 ATCC 13313,阴性,斜面上无菌落形成,或者仅有 0.5mm 以下细小菌落形成,培养基仍然维持蓝绿。

4)注意事项:①该试验容易受环境中硝酸盐的污染,所用器具必须认真反复清洗,并用蒸馏水浸泡后才能使用。②尽量不用旧的试管塞或烧瓶塞,可采用新的硅氟塞或者脱脂棉临时制作棉塞。③为避免假阳性,接种菌量不能过大,所配制的菌液肉眼见不到明显浑浊。

19. 碳源利用培养基　测定细菌对某种含碳化合物的同化能力。

(1)配方

1)基础培养基

磷酸氢二铵	0.5g

磷酸二氢钾	1.3g
磷酸氢二钠	3.2g
硫酸钠	0.8g
硝酸钠	1g
蒸馏水	1 000ml
2)含碳化合物	2~10g

常用的含碳化合物主要有:甘露醇、鼠李糖、D-葡萄糖、水杨素、D-核糖、D-木糖、D-蜜二糖、L-岩藻糖、蔗糖、D-山梨醇、麦芽糖、L-阿拉伯糖、丙酸盐、辛二酸盐、癸酸盐、丙二酸盐、戊酸盐、乙酸盐、柠檬酸盐、DL-乳酸盐、2-酮葡萄糖酸盐、5-酮基-葡萄糖酸盐、3-羟基-丁酸盐、糖原、4-羟基-苯甲酸盐、3-羟基-苯甲酸盐等。

(2)制备:将基础培养基各成分煮沸溶解,再将含碳化合物加入基础培养基中(麦芽糖、L-阿拉伯糖、D-木糖、糖原不能高压,采用无菌过滤后加入灭菌基础培养基中)调 pH 至 7.2,115℃高压蒸汽灭菌 15 分钟后分装小试管,每支 1ml,置冰箱内冷藏备用。

(3)质量控制:对上面每种含碳化合物均采用已知反应特征的标准菌株进行阴性和阳性测试。阳性:生长,肉眼可见浑浊。阴性:不生长,培养基仍维持透明。

(4)注意事项

1)菌液不可太浓,否则容易出现假阳性。

2)每种含碳化合物与基础培养基构成一项单独的试验培养基,不可几种化合物混在一起。

20. 氮源利用培养基　测定细菌对某种含氮化合物的同化能力。

(1)配方:Wickerham 配方。

1)基础培养基

葡萄糖	10g
磷酸二氢钾	1g
硫酸镁	0.5g
氯化钙	0.1g
氯化钠	0.1g
硼酸	0.5mg
硫酸锌	0.4mg
硫酸锰	0.4mg
盐酸硫胺素	0.4mg
吡哆醇	0.4mg
烟酸	0.4mg
泛酸钙	0.4mg
对氨基苯甲酸	0.2mg
核黄素	0.2mg
氯化铁	0.2mg
钼酸钠	0.2mg
碘化钾	0.1mg
硫酸铜	0.04mg
叶酸	2μg
生物素	2μg
蒸馏水	1 000ml
2)含氮化合物	0.2~0.4mg

常用含氮化合物有:组氨酸、L-脯氨酸、N-乙酰葡萄糖胺、肌醇、L-丙氨酸、L-丝氨酸、精氨酸、蛋氨酸、酪氨酸等。

(2)制备:将上述成分微热溶解,调 pH 至 5.3~5.7,过滤除菌,分装灭菌小试管,每支 1ml,置 -20℃以下冷冻保存,有效期为 6 个月。临用时取出置 35℃融化复温。

(3)质量控制:对上面每种含氮化合物均采用已知反应特征的标准菌株进行阴性和阳性测试。阳性:生长,肉眼可见浑浊。阴性:不生长,培养基仍维持透明。

(4)注意事项

1)菌液不可太浓,否则容易出现假阳性。

2)每种含氮化合物与基础培养基构成一项单独的试验培养基,不可几种化合物混在一起。

3)将上述基础培养基中的葡萄糖改为磷酸氢二铵,即可用于碳源同化试验,效果优于碳源利用培养基。

典型反应见图 7-2-29。

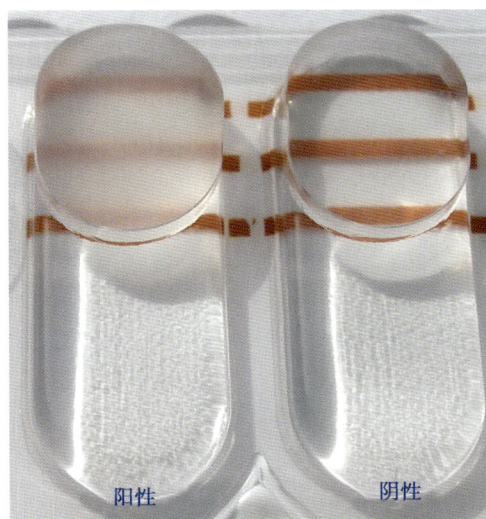

图 7-2-29　API 20NE 碳源和氮源利用试验

21. 硝酸盐还原培养基　用于检测细菌对硝酸盐的还原能力。

（1）配方

1）培养基

蛋白胨	10g
硝酸钾（AR）	2g
蒸馏水	1 000ml

制备：先将所有可能用到的容器，瓶塞，试管塞等用蒸馏水反复清洗，浸泡，置干热灭菌器中灭菌后备用。烧瓶棉塞采用新脱脂棉临时制作。将上述成分煮沸溶解，调 pH 至 7.4，分装小试管，每支 2ml，121℃高压蒸汽灭菌 15 分钟后置冰箱中保存备用。有效期 6 个月。

2）偶氮试剂

甲液：对氨基苯磺酸		0.8g
	5mol/L 醋酸	100ml
乙液：α- 萘胺		0.5g
	5mol/L 醋酸	100ml

3）锌粉　　　　　　　　　　　　少许

（2）质量控制：大肠埃希菌 ATCC 25922，阳性，加入甲、乙液后有红色沉淀生成；或者加入甲、乙液后无红色物质产生，但加入锌粉后培养基仍无变化。

醋酸钙不动杆菌 ATCC 15038，阴性，加入甲、乙液后无红色物质产生，再加入锌粉后培养基慢慢变红。

（3）注意事项

1）由于硝酸盐在环境中分布很广，易污染器皿及物品，培养基配制过程中使用的所有容器和瓶塞等必须采用蒸馏水浸泡并用干热灭菌器灭菌。

2）所采用的原料不能含硝酸盐，在使用前要进行亚硝酸盐含量的测定，不合格者不能采用。

3）有些细菌硝酸盐还原能力强，同时具有亚硝酸盐还原酶类，某些菌种可将硝酸盐直接还原为氮气（如铜绿假单胞菌、嗜麦芽窄食单胞菌等），滴加偶氮试剂后检测不出阳性反应，此时需要加入锌粉，只有加入锌粉后培养基变红的情况为真阴性。

典型反应见图 2-3-41。

22. 硫化氢试验培养基　检测细菌是否产生硫化氢。有些细菌具有脱巯基酶，能从含巯基的化合物中产生硫化氢。

（1）配方 1：醋酸铅法。

1）培养基

蛋白胨	10g
L- 半胱氨酸	0.1g
硫酸钠	0.1g

蒸馏水	1 000ml

2）制备：将上述成分煮沸溶解，调 pH 至 7.2，分装小试管，每支 2ml，115℃高压蒸汽灭菌 15 分钟，无菌试验合格后置冰箱内冷藏保存。有效期 2 个月。

3）试剂：醋酸铅滤纸，用 5% 醋酸铅润湿滤纸条，置 56℃烘箱内烘干备用。

4）质量控制：鼠伤寒沙门菌 ATCC 13311，阳性，纸条变黑。大肠埃希菌 ATCC 25922，阴性，纸条不变色。

（2）配方 2：硫酸亚铁法。

1）培养基

肉膏粉	3g
酵母粉	3g
蛋白胨	10g
硫酸亚铁	0.2g
氯化钠	5g
硫代硫酸钠	0.3g
琼脂	10g
蒸馏水	1 000ml

2）制备：将以上成分煮沸溶解，调 pH 至 7.4，分装小试管，每支 2ml，115℃高压蒸汽灭菌 15 分钟，无菌试验合格后置冰箱内冷藏保存。有效期 2 周。

3）质量控制：鼠伤寒沙门菌 ATCC 13311，阳性，培养基变黑。大肠埃希菌 ATCC 25922，阴性，培养基不变色。典型反应见图 2-3-22。

23. 葡萄糖磷酸盐蛋白胨水解培养基

（1）V-P 试验培养基：用于观察细菌三羧酸循环过程中，丙酮酸代谢产物中是否有乙酰甲基甲醇生成。该物质在碱性条件下被氧气氧化生成二乙酰，可与胍基化合物如精氨酸、肌酐等发生反应，生成红色亚氨基咪唑类化合物。在 α- 萘酚存在的情况下，催化反应加速。

1）配方

培养基

多价胨	7g
葡萄糖	5g
磷酸氢二钾	5g
蒸馏水	1 000ml

试剂：Barritt 法。

Ⅰ. 6% α- 萘酚　α- 萘酚	6g
95% 乙醇	100ml

置棕色瓶中避光冷藏。如果颜色变紫褐色即

失效,需要重新配制。

Ⅱ.40%氢氧化钾　氢氧化钾　40g
　　　　　　　　　蒸馏水　100ml

2)培养基制备:将上述培养基成分煮沸溶解,调 pH 至 7.2,分装小试管,每支 2ml,121℃高压蒸汽灭菌 15 分钟,无菌试验合格后置冰箱内冷藏保存。有效期 2 周。

3)质量控制:阴沟肠杆菌 ATCC 13047,阳性,滴加试剂后变红。变形杆菌 ATCC 35659,阴性,滴加试剂 4 小时后仍无变化。

4)注意事项:①α-萘酚溶液易失效,使用前应观察试剂颜色,如果变成紫褐色说明已经失效。②加入试剂时,先加 α-萘酚,再加氢氧化钾,次序不能颠倒。③氢氧化钾的加入量不能>0.2ml,否则会影响 α-萘酚的溶解性。④孵育温度不能高于 35℃,否则哈夫尼亚菌反应会出现假阴性。⑤该试验不能与甲基红试验等同,有些菌株两者可均为阳性。

典型反应见图 2-3-17。

(2)甲基红试验培养基:检测细菌的三羧酸循环过程中,丙酮酸代谢产物是否产生甲酸、乙酸及乳酸等有机酸。产生有机酸将使培养基 pH 下降到 4.5 以下,导致甲基红指示剂变色。

1)配方

培养基:同 V-P 试验。

试剂:0.02% 甲基红

甲基红　0.1g
95% 乙醇　300ml
蒸馏水　200ml

2)质量控制:大肠埃希菌 ATCC 25922,阳性,在试剂与培养基交界处呈现紫红色。肺炎克雷伯菌 ATCC 27236,阴性,在试剂与培养基交界处呈现橙色或黄色。典型反应见图 2-3-16。

24. 蛋白胨水解培养基　用于检测细菌是否产生吲哚。细菌分解色氨酸产色吲哚,可与欧氏试剂中的对二甲氨基苯甲醛反应生成紫红色玫瑰吲哚。

(1)配方

1)培养基

蛋白胨(或胰蛋白胨)　10g
氯化钠　5.0g
蒸馏水　1 000ml

2)试剂:欧式试剂

对二甲氨基苯甲醛　1g

95% 乙醇　95ml
浓盐酸　20ml

(2)培养基制备:将上述培养基成分煮沸溶解,调 pH 至 7.2,分装小试管,每支 2ml,121℃高压蒸汽灭菌 15 分钟,无菌试验合格后置冰箱内冷藏保存。有效期 2 周。

(3)质量控制:大肠埃希菌 ATCC 25922,阳性,在培养基与试剂的交界面有一圈紫红色物质生成。肺炎克雷伯菌 ATCC 27236,阴性,培养基与试剂的交界面无红色物质生成。典型反应见图 2-3-21。

25. 石蕊牛乳　用于观察细菌对牛乳的凝固和发酵作用。某些细菌在该培养基上具有典型特征,比如产气荚膜梭菌的汹涌发酵现象。

(1)配方

新鲜牛乳　1 000ml
2% 石蕊溶液　10ml
铁粉　少许

(2)制备:将新鲜牛乳隔水煮沸 30 分钟后置 4℃冰箱内冷藏过夜。次日取出,吸取下层牛乳至另一烧瓶内,上层有乳脂者弃去。调 pH 至 6.8,加入石蕊,混匀后分装试管,每支 4ml,113℃高压蒸汽灭菌 15 分钟,取出置 35℃孵育 48~72 小时,无菌试验合格后置冰箱内冷藏备用。有效期 2 周,如 -20℃以下冰冻保存可延长保存时间。

(3)质量控制:结果观察。①产酸:培养基变粉红;②产碱:培养基变蓝;③凝固:培养基凝成固体;④液化:培养基发生分层现象,上层变透明,下层仍乳浊;⑤产气:培养基有大量气体产生,凡士林被冲开;如果是汹涌发酵,同时伴随凝块产生和凝块碎裂;⑥还原:培养基由淡紫色变为白色;⑦阴性:培养基无变化。

普通变形杆菌:阴性。粪产碱杆菌:培养基产碱变蓝。产气荚膜梭菌 ATCC 13124:培养基变粉红,发生凝固,同时伴随汹涌发酵现象。大肠埃希菌 ATCC 25922:培养基变粉红,并产气,但培养基不凝固。

典型反应见图 7-2-30。

26. MRS 肉汤　用于分离乳杆菌,以及作为无色藻菌等特殊链状排列革兰氏阳性球菌的产气试验培养基。

(1)配方

3 号胨胨　10.0g
肉膏粉　10.0g
酵母粉　5.0g

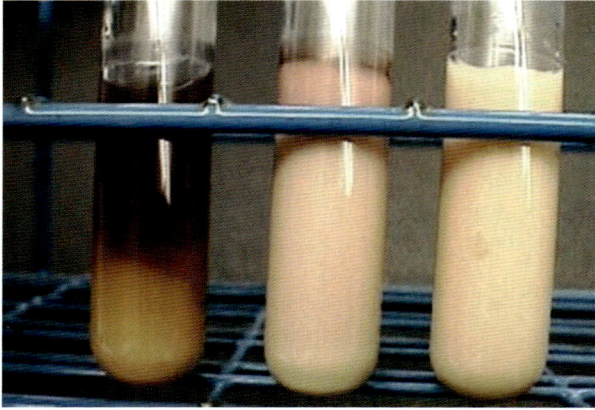

图 7-2-30   石蕊牛乳的各种典型反应

左为液化现象,中为产酸,右为还原

葡萄糖	20.0g
吐温 -80	1.0g
柠檬酸铵	2.0g
醋酸钠	5.0g
硫酸镁	0.1g
硫酸锰	0.05g
磷酸氢二钾	2.0g
蒸馏水	1 000ml

(2)制备:煮沸溶解,调 pH 至 6.5±0.2,分装试管,5ml/ 只,观察产气时需加入倒管,121℃压力蒸汽灭菌冷却后备用。

(3)质量控制:肠膜无色藻菌 ATCC 8293,产气阳性。粪肠球菌 ATCC 29212,阴性。

五、药物敏感试验培养基

(一) Middlebrook 7H-10

用于分枝杆菌及需氧放线菌药敏试验。该培养基为完全人工合成培养基,不含鸡蛋液,对抗菌药物无拮抗作用,可广泛应用于结核分枝杆菌、非结核分枝杆菌以及诺卡菌、链霉菌药敏。

(1)配方

Ⅰ(室温储存)

磷酸二氢钾	15g
磷酸氢二钠	15g
蒸馏水	200ml

Ⅱ(2~8℃保存)

硫酸铵	
谷氨酸钠	5g
柠檬酸钠(2H₂O)	4g
柠檬酸铁铵	0.4g
硫酸镁	0.5g

生物素	0.005g
蒸馏水	500ml

Ⅲ(2~8℃保存)

氯化钙(2H₂O)	0.05g
硫酸锌(2H₂O)	0.1g
硫酸铜(5H₂O)	0.1g
盐酸吡哆醛	0.1g
泛酸钙	0.1g
蒸馏水	100ml
Ⅳ 甘油	5ml
Ⅴ 0.01% 孔雀绿	5ml

Ⅵ(−20℃以下冰冻保存)

牛白蛋白	50g
无菌盐水	900ml

将白蛋白溶解于盐水中;

油酸	0.6ml
6mol/L 氢氧化钠	0.6ml
蒸馏水	30ml

在油酸中加入氢氧化钠,置 56℃水浴,一边搅动一边加入蒸馏水,使油酸皂化溶解。调 pH 至7.0;

葡萄糖	20g

将葡萄糖加入油酸钠溶液中,再将白蛋白液与油酸液混合,0.45μm 孔径微孔滤膜过滤除菌,分装于灭菌小瓶内,每瓶 100ml。进行巴氏灭菌,无菌生长者备用。

(2)制备

1)取 Ⅰ 液与 Ⅱ 液各 25ml,Ⅲ 液 1ml,Ⅳ 液 5ml,蒸馏水 975ml,混匀后盐酸调 pH 至 6.6。加 Ⅴ 液5ml 后;121℃高压蒸汽灭菌 15 分钟,趁热置 55℃水浴平衡温度,无菌操作加入Ⅵ液 100ml。

2)将不同抗结核药物应用液按照一定比例加入无菌带塞试管中使成所需梯度。

3)将培养基加至试管中,每支 5ml,形成某一药物某一浓度的药敏管,贴好标签。2~8℃保存,有效期 4 周。

(3)质量控制:结核分枝杆菌 ATCC 27294,不含药物对照管生长良好。含药物管均不生长。

【衍生培养基】在上述培养基中添加 1.5% 的琼脂,即成 Middlebrook 7H-10 琼脂培养基,既可用于药敏试验也可用于首代分离培养。在 Middlebrook 7H-10琼脂培养基基础上添加 0.1% 胰酶消化酪蛋白即成Middlebrook 7H-11 琼脂培养基,主要用于首代分离之用,非结核分枝杆菌在该培养基上生长迅速。

ESP 分枝杆菌培养基:在 Middlebrook 7H-9 培养基基础上增加甘油用量,添加酪蛋白胨、人造海绵片。在使用前注入油酸 - 白蛋白 - 葡萄糖 - 过氧化氢酶补充剂,可以大大加快分枝杆菌生长。

典型生长和抑制见图 7-2-31。

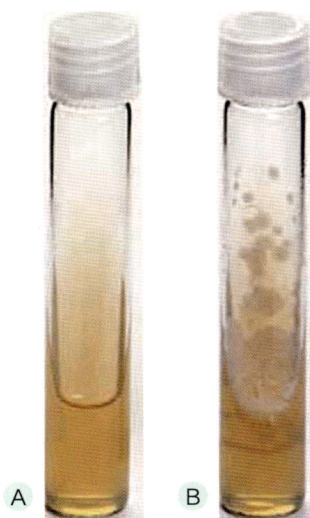

图 7-2-31 Middlewbrook 7H-10 斜面培养基
A. 为敏感,完全抑制(不生长); B. 为耐药,生长程度 3+~4+

(二) 水解酪蛋白培养基

广泛用于非苛养性细菌的药敏试验,分为琼脂和肉汤两种。琼脂用于 K-B 法药敏和琼脂稀释法,肉汤用于 MIC 法药敏。具有配制简单、批间差小、重复好的特点,配方中不含抗菌药物拮抗物质,适合大多数药物的敏感试验。是 CLSI 推荐使用的标准培养基。

1. 配方 1　水解酪蛋白琼脂(MHA)

(1)配方

肉膏粉	3g
酸水解酪蛋白胨	17.5g
可溶性淀粉	1.5g
琼脂粉	17g
蒸馏水	1 000ml

(2)制备:将以上成分煮沸溶解后调 pH 至 7.3,121℃高压蒸汽灭菌 15 分钟后冷至 50℃左右倾制平板(琼脂稀释法还需加入一定浓度的某种抗菌药物),厚度 4mm(试验台事先调整好水平,见图 7-2-32)。置 35℃ 24 小时无菌试验后 2~8℃冷藏备用。有效期 2 周。

(3)质量控制

1)培养基 pH:要求 pH 范围在 7.2~7.4 之间,

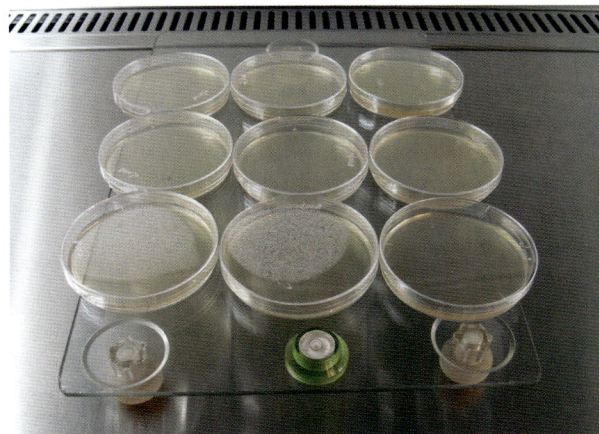

图 7-2-32 自制药敏平板时可在预调整的水平台上进行

pH 过低可导致氨基糖苷类、大环内酯类、林可霉素类、喹诺酮类和四环素类抑菌环缩小(或 MIC 升高),pH 过高可导致抑菌环增大(或 MIC 降低)。因此,应避免在 CO_2 环境下孵育。

2)MH 琼脂中胸腺嘧啶或胸腺嘧啶核苷含量的测定:使用粪肠球菌(ATCC 29212 或 33186)对复方新诺明(SXT)纸片抑菌环进行检测,结果要求复方新诺明应产生明显抑菌环,如果出现双环或无抑菌环,提示该批次 MH 琼脂中胸腺嘧啶或胸腺嘧啶核苷的含量超标。

3)对二价阳离子含量的测定:对钙镁离子含量的测定使用铜绿假单胞菌 ATCC 27853 对氨基糖苷类或四环素纸片抑菌环进行检测,钙镁离子含量过高导致抑菌环缩小(或 MIC 升高),钙镁离子含量过低导致抑菌环增大(或 MIC 降低),结果要求抑菌环在 CLSI 规定的范围内,氨基糖苷类药物或四环素抑菌环内不能有微弱生长,边缘不能有过多的微弱生长。对锌离子含量的测定使用铜绿假单胞菌 ATCC 27853 对碳青霉烯类抗菌药物纸片(通常用亚胺培南)抑菌环进行检测,锌离子含量过高导致抑菌环缩小(或 MIC 升高),锌离子含量过低导致抑菌环增大(或 MIC 降低),结果要求抑菌环在 CLSI 规定的范围内,亚胺培南抑菌环内不能有微弱生长,边缘不能有过多的微弱生长。

4)要求各种抗菌药物纸片对质控菌株(大肠埃希菌 ATCC 25922、金黄色葡萄球菌 ATCC 25923、铜绿假单胞菌 ATCC 27853 及大肠埃希菌 ATCC 35218)的抑菌环在 CLSI 规定的范围内。

5)药敏平板的琼脂厚度检测:CLSI 文件对 K-B 法药敏试验的琼脂厚度要求是 4mm,在平板制作过程中难免有厚度不均匀的产品出现,一旦流入市场定将造成实验误差。在常规工作中,要制定一套简便易行的质控方案(图 7-2-33),对每日使用的药敏平板进行厚度是否均匀的快速检测,不合格的产品应该丢弃不用。

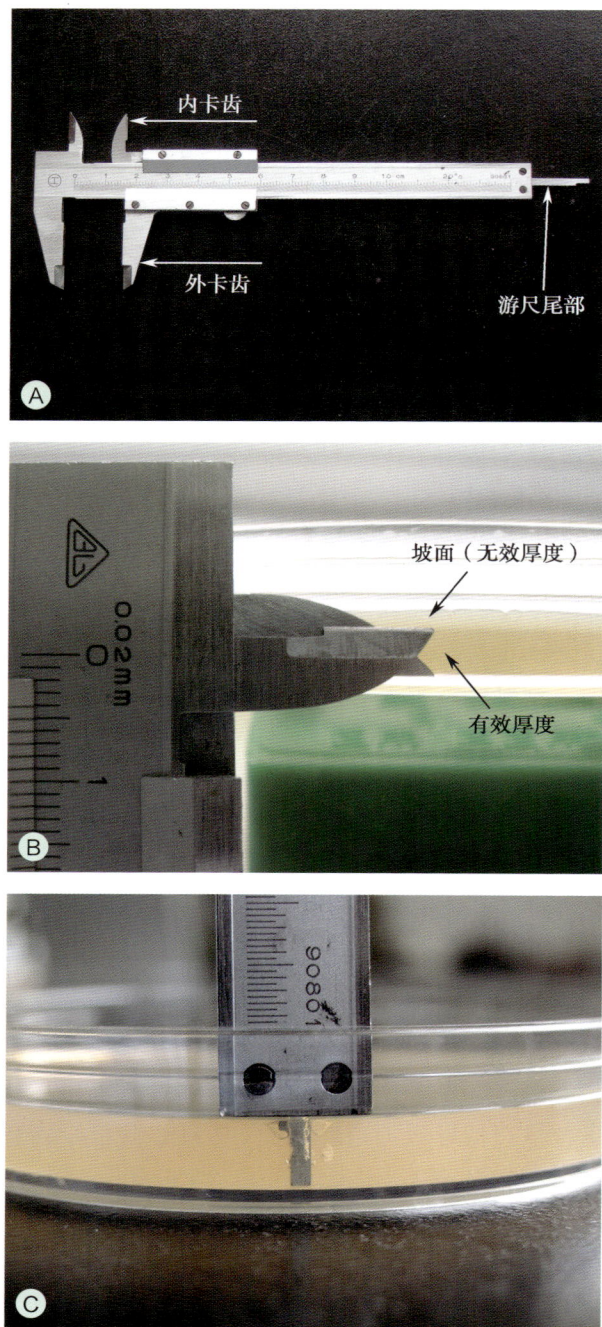

图 7-2-33   琼脂有效厚度测量
A. 游标卡尺结构;B. 皿外测量法(卡尺测量法),要考虑到琼脂在平皿边缘形成的浸润性坡面,应该在透射光下量取实际厚度(实际厚度为 4mm);C. 皿内测量法(游尺测量法)

2. 配方 2   水解酪蛋白肉汤(MHB)

(1)配方

肉膏粉	3g
酸水解酪蛋白胨	17.5g
可溶性淀粉	1.5g
蒸馏水	1 000ml
8.36% 氯化镁(6H$_2$O)	1ml
3.68% 氯化钙(2H$_2$O)	2ml

(2)制备:将上述成分(除氯化镁、氯化钙外)煮沸溶解,调 pH 至 7.3,加入氯化镁和氯化钙溶液,混匀分装大试管,每管 10ml,121℃高压蒸汽灭菌 15 分钟后进行无菌试验和质量控制,合格后置冰箱内冷藏备用。有效期 2 周。

(3)质量控制:铜绿假单胞菌 ATCC 27853:各药物在 CLSI 规定的范围内。大肠埃希菌 ATCC 25922:各药物在 CLSI 规定的范围内。金黄色葡萄球菌 ATCC 29213:各药物在 CLSI 规定的范围内。

1)培养基 pH:要求培养基的 pH 范围在 7.2~7.4 之间,pH 过低可导致氨基糖苷类、大环内酯类、林可霉素类、喹诺酮类和四环素类 MIC 升高,pH 过高可导 MIC 降低。因此,应避免在 CO$_2$ 环境下孵育。

2)对二价阳离子含量的测定:对钙镁离子含量的测定使用铜绿假单胞菌 ATCC 27853 对氨基糖苷类或四环素类进行 MIC 检测,钙镁离子含量过高导致 MIC 升高,钙镁离子含量过低导致 MIC 降低。对锌离子含量的测定使用铜绿假单胞菌 ATCC 27853 对碳青霉烯类抗菌药物(通常用亚胺培南)进行 MIC 检测,锌离子含量过高导致 MIC 升高,锌离子含量过低导致 MIC 降低。

3)要求各种抗菌药物纸片对质控菌株(大肠埃希菌 ATCC 25922、金黄色葡萄球菌 ATCC 29213、铜绿假单胞菌 ATCC 27853)的 MIC 值在 CLSI 规定的范围内。

(三) RPMI 1640 培养基

用于肉汤稀释法真菌药敏。

1. 配方   RPMI 1640(增加谷氨酰胺和酚红,不含碳酸钠),见表 7-2-5。

2. 制备   将以上成分微热溶解,0.22μm 微孔滤膜过滤除菌。分装试管,每支 5ml。无菌试验合格后 -20℃以下冰冻保存。临用前取除融化复温备用。

3. 质量控制   参照 CLSI M27-A3 文件进行。质控菌株:近平滑念珠菌 ATCC 22019,克柔念珠菌 ATCC 6258。

表 7-2-5　RPMI 1640 培养基配方

成分	含量/(g/L)	成分	含量/(g/L)
L-精氨酸(游离碱)	0.200	生物素	0.000 2
L-天冬酰胺(无水)	0.050	D-泛酸	0.000 25
L-天冬氨酸	0.020	氯化胆碱	0.003
L-胱氨酸二盐酸盐	0.065 2	叶酸	0.001
L-谷氨酸	0.020	肌醇	0.035
L-谷氨酰胺	0.300	烟酰胺	0.001
甘氨酸	0.010	对氨基苯甲酸	0.001
L-组氨酸(游离碱)	0.015	盐酸吡哆辛	0.001
L-羟脯氨酸	0.020	核黄素	0.000 2
L-异亮氨酸	0.050	盐酸硫胺素	0.001
L-亮氨基酸	0.050	维生素 B_{12}	0.000 005
L-赖氨酸盐酸盐	0.040	硝酸钙(H_2O)	0.100
L-甲硫氨酸	0.015	氯化钾	0.400
L-苯丙氨酸	0.015	硫酸镁(无水)	0.048 84
L-脯氨酸	0.020	氯化钠	6.000
L-丝氨酸	0.030	磷酸氢二钠(无水)	0.800
L-苏氨酸	0.020	D-葡萄糖	2.000
L-色氨酸	0.005	谷胱苷肽	0.001
L-酪氨酸钠	0.028 83	酚红钠	0.005 3
L-缬氨酸	0.020		

(四) HTM 培养基

用于嗜血杆菌的 K-B 法药敏试验。

1. 配方

水解酪蛋白琼脂干粉	7.6g
酵母粉	1g
辅酶 I	3mg
氯化血红素	3mg
蒸馏水	200ml

2. 制备　将以上成分中除辅酶 I 外的成分煮沸溶解,调 pH 至 7.6,121℃高压蒸汽灭菌 15 分钟后取出置 55℃水浴平衡温度 10 分钟,加入过滤除菌的辅酶 I 溶液,混匀后倾制灭菌平板,厚度 4mm。置 35℃ 24 小时无菌生长后置 2~8℃冰箱内冷藏备用。有效期 1 周。混合添加剂(辅酶 I 和氯化血红素)有市售商品(图 7-2-34)。

3. 质量控制　参照 CLSI M100 文件最新版中要求进行。质控菌株:嗜血杆菌 ATCC 49247。

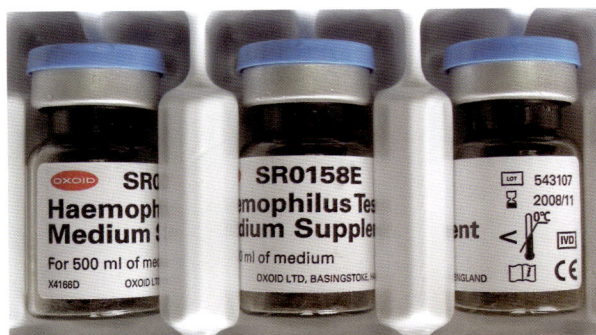

图 7-2-34　HTM 培养基添加试剂

(五) 5% 绵羊血水解酪蛋白琼脂

用于肺炎链球菌 K-B 法药敏。

1. 配方

水解酪蛋白琼脂干粉	38g
蒸馏水	1 000ml
绵羊血(无菌脱纤维)	50ml

2. 制备　将水解酪蛋白琼脂干粉煮沸溶解于

蒸馏水中,调 pH 至 7.4,121℃高压蒸汽灭菌 15 分钟后置 35℃水浴平衡温度 30 分钟以上。加入无菌脱纤维绵羊血,混匀后倾制平板,厚度 4mm,置 35℃ 24 小时无菌生长后置 2~8℃冰箱内冷藏备用。有效期 1 周。

3. 质量控制　参照 CLSI M100 文件最新版中要求进行。质控菌株:肺炎链球菌 ATCC 49619。

（六）GC 培养基（不含抗菌药物）

用于淋病奈瑟菌药敏。

1. 配方　见本节中 TM 培养基,将配方中的抗菌药物与血红蛋白去除即可。

2. 质量控制　参照 CLSI M100 文件最新版中要求进行。质控菌株:淋病奈瑟菌 ATCC 49226。

（七）强化布氏肉汤

用于厌氧菌药敏。

1. 配方　基础配方见本节之布氏肉汤。加入过滤除菌的氯化血红素（5μg/ml）、维生素 K_1（1μg/ml）和 5% 溶解马血。

2. 质量控制　参照 CLSI M11-A7 标准进行。质控菌株采用脆弱类杆菌 ATCC 25285、多形类杆菌 ATCC 29741、迟缓优杆菌 ATCC 43055。

（八）Wilkins-Chalgren 厌氧肉汤

该培养基主要用于厌氧菌 MIC 法药敏。在下述培养基中加入 1.5% 琼脂后用于琼脂稀释法药敏。

1. 配方

胰酶消化酪蛋白胨	10.0g
木瓜酶蛋白胨	10.0g
酵母粉	5.0g
葡萄糖	1.0g
氯化钠	5.0g
L- 精氨酸	1.0g
丙酮酸钠	1.0g
血红素	5.0mg
蒸馏水	1 000ml

2. 制备煮沸溶解,调 pH 至 7.1 ± 0.1,121℃压力蒸汽 15 分钟后冷至室温,加入下列成分:

0.1% 维生素 K_1 乙醇溶液（无水）　　0.5ml

混匀后分装小瓶,每支 10ml,充氮后密封,35℃ 72 小时无菌试验合格后置 4~8℃保存备用。

3. 质量控制　参照 CLSI M11-A7 标准进行。质控菌株采用脆弱类杆菌 ATCC 25285、多形类杆菌 ATCC 29741、迟缓优杆菌 ATCC 43055。

六、细菌 L 型培养基

（一）Kaqan L 型固体培养基

用于直接从临床标本或经过增菌的肉汤中分离出 L 型细菌,在该培养基上 L 型细菌可形成典型的油煎蛋状菌落。

1. 配方

牛肉浸液	800ml
氯化钠（AR）	50g
蛋白胨	20g
琼脂粉	8.0g
血浆（马、牛）	200ml

2. 制备　将以上除血浆以外的成分煮沸溶解,调 pH 至 7.5,121℃高压蒸汽灭菌 15 分钟,取出置 35℃水浴平衡温度,加入无菌血浆,混匀后倾制平板,厚度 3~4mm,无菌试验合格后用保鲜袋密封（防吸潮）,置冰箱内冷藏备用。有效期 2 周。

3. 质量控制

1）金黄色葡萄球菌 Coweng 标准菌株,经过纸片诱导能出现典型 L 型及 G 型菌落。

2）将 L 型细菌用高盐肉汤稀释 10^7 倍,取 0.1ml 接种,能获得单个 L 型或 G 型菌落。

【衍生培养基】

（1）蚌埠 85-7 培养基

1）配方

牛肉浸液	1 000ml
氯化钠（AR）	40g
蛋白胨	20g
琼脂粉	5g
明胶粉	30g

2）制备:将以上所有成分煮沸溶解,调 pH 至 7.5,121℃高压蒸汽灭菌 15 分钟后冷至 50℃左右倾制平板,厚度 3~4mm,无菌试验合格后用保鲜袋密封置冰箱内冷藏保存。有效期 2 周。

（2）AAL 型培养基:在 Kaqan 配方基础上补充 1% TTC 3ml 及复合氨基酸注射液如氨复命 11S 注射液 15ml,以增加营养,并可使 L 型菌落着色。羟乙基淀粉 50g 代替血浆,增加渗透压。

（3）胎盘浸液 L 型培养基:将 Kaqan 配方中的牛肉浸液改为胎盘浸液,以提高培养基营养程度,提高苛养性细菌 L 型检出。

（二）L 型增菌液

用于从无菌体液中检测 L 型细菌的存在。

1. 配方

新鲜牛肉浸液	1 000ml
氯化钠	40g
蛋白胨	20g
蔗糖	150g
复合氨基酸补充剂	15ml

2. 制备　将上述除补充剂外的所有成分煮沸溶解，调 pH 至 7.4，分装 100ml 容量螺口小瓶，每瓶 50ml，加塞，置 121℃ 高压蒸汽灭菌 15 分钟，取出冷后无菌操作加入过滤除菌的复合氨基酸补充剂，每瓶 0.75ml。将培养瓶置 35℃ 48 小时进行无菌试验，合格的置冰箱内避光冷藏保存。有效期 2 个月。

3. 接种　无菌操作采集血、脑脊液、胸腹腔积液、鞘膜液和膀胱穿刺尿液等体液 5~10ml，穿刺注入培养基中，置 35℃ 连续培养 7 日，每日观察。出现絮状或颗粒状沉淀，有附壁现象的取液体涂片染色，并传代至 L 型固体培养基上。

4. 质量控制　金黄色葡萄球菌 L 型：接种量 100~1 000CFU，48 小时内可观察到明显的颗粒状沉淀物；5 日后在液面与瓶壁接壤处出现明显的附壁现象。

（三）改良高桥 TSA-L 培养基
用于结核分枝杆菌 L 型细菌的培养。

1. 配方及制备
Ⅰ组分

胰蛋白胨	3g
大豆胨	1g
DL- 蛋氨酸	0.02g
胱氨酸	0.02g
氯化血红素	10mg
氯化钠	1g
磷酸氢二钾	0.5g
碳酸钠	0.02g
蒸馏水	100ml

先将碳酸钠加入 100ml 蒸馏水中，加热溶解，趁热加入氯化血红素，振摇溶解，补充水分至 100ml；将其他成分称量好，加入溶液中，煮沸 5 分钟，过滤调整 pH 至 7.8，121℃ 高压蒸汽灭菌 15 分钟，取出置 55℃ 水浴。

Ⅱ组分

蔗糖	50g
硫酸镁（7H₂O）	1.5g
琼脂粉	2.4g

蒸馏水	100ml

将以上成分煮沸溶解，121℃ 高压蒸汽灭菌 15 分钟，取出置 55℃ 水浴。

Ⅲ灭活马血清（无菌）	35ml

无菌操作将组分Ⅰ、Ⅱ混合，再加入组分Ⅲ，混匀后倾制平板。

2. 注意事项　结核分枝杆菌 L 型细菌生长速度比细菌型快，需要与快速生长非结核分枝杆菌相鉴别。

七、真菌培养基

（一）沙保罗琼脂（SDA）
广泛用于各种真菌的分离培养。

1. 配方

蛋白胨	10g
葡萄糖	40g
琼脂	20g
蒸馏水	1 000ml

2. 制备　将以上成分煮沸溶解，调 pH 至 6.0，115℃ 高压蒸汽灭菌 15 分钟冷至 50℃ 后倾制灭菌平板，厚度 3~4mm，或者注入灭菌试管中，每支 4ml，制成斜面；无菌试验合格后置冰箱内冷藏保存。有效期 2 周。

3. 质量控制　白念珠菌 ATCC 10231：生长良好。新型隐球菌 ATCC 2344：生长良好。典型菌落见图 7-2-35。

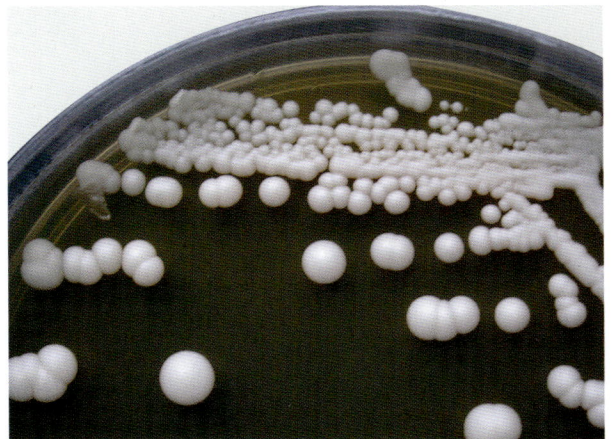

图 7-2-35　白念珠菌 ATCC 14053 在沙保罗琼脂上的菌落形态
孵育 2 日形成典型的酵母样菌落，无气生菌丝

【衍生培养基】
（1）氯霉素沙保罗培养基　即在原配方基础

上添加 50~125mg 的氯霉素即成,可抑制细菌的生长。是一种真菌的选择性培养基。

(2)酵母膏沙保罗培养基　在原配方的基础上添加 5g 酵母粉或酵母膏,加入硫胺素(维生素 B_1)即成,尤其适合皮肤癣菌,如紫色毛癣菌及断发毛癣菌的生长。

(3)2% 葡萄糖沙保罗培养基　将配方中的葡萄糖减半,使含量为 2%,即为 2% 葡萄糖沙保罗培养基,主要用作促进真菌产孢。

(4)TTC 沙保罗培养基　在原配方的基础上添加 1% TTC 5ml,氯霉素 50mg 即为 TTC 沙保罗培养基,具有选择和鉴别的能力。白念珠菌在该培养基上为无色菌落,而热带念珠菌为紫红色,其他念珠菌为淡红色。

典型菌落见图 7-2-36。

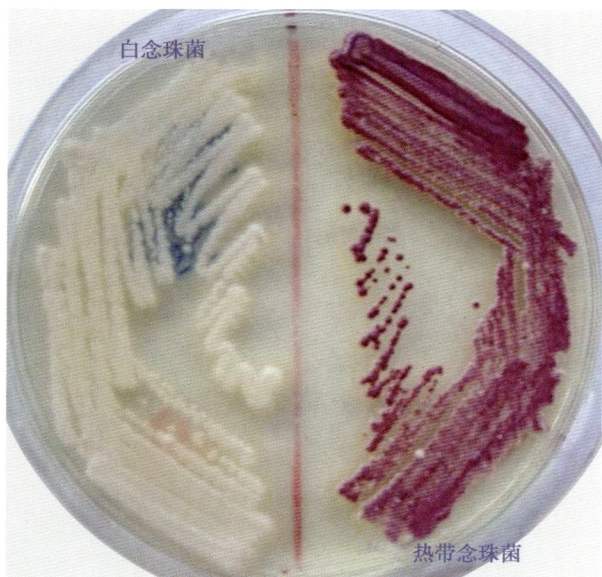

图 7-2-36　TTC- 沙保罗培养基上孵育 2 日的典型菌落

(二)科玛嘉念珠菌显色培养基

用于常见念珠菌的分离培养和鉴定。该培养基由 SDA 加上色原物质构成。其色原物质主要有 N- 甲基 -3- 吲哚基 -N- 乙酰 -β-D- 半乳糖苷(N- 乙酰 -β-D 半乳糖苷酶和脯氨酸氨肽酶是白念珠菌的特异性酶)、5- 溴 -4- 氯 -3- 吲哚基 - 磷酸盐(碱性磷酸酶是热带念珠菌的特异性酶,酸性磷酸酶则是克柔念珠菌的特异性酶)。各种念珠菌分解底物能力强弱的不同,导致了所显示颜色的差异。

1. 配方(每 47.7g 干粉可制备 1L 培养基)

蛋白胨	10g
葡萄糖	20g

琼脂	17g
氯霉素	50mg
色原物质	适量
pH	6.0

2. 制备　称量 47.7g 干粉培养基煮沸溶解,冷至 50℃时倾制平板,厚度 3~4mm,用保鲜袋密闭,置冰箱中避光冷藏保存,防止失水,有效期 6 个月。

3. 质量控制　白念珠菌 ATCC 90028:48 小时翠绿色。热带念珠菌 ATCC 750:48 小时铁蓝色。克柔念珠菌 ATCC 6258:72 小时粉红色粗糙大菌落,边缘毛状。光滑念珠菌 ATCC 64677:48 小时紫色光滑中等菌落。典型菌落见图 7-2-37。

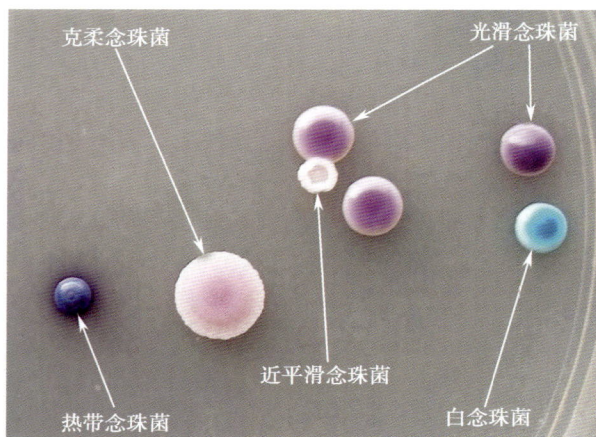

图 7-2-37　不同念珠菌在 CHROMagar 培养基上孵育 2 日的典型菌落

(三)马铃薯葡萄糖琼脂(PDA)

用于暗色真菌的诱导产孢。曲霉菌、毛霉菌等丝状真菌在该培养基生长良好,产孢典型。

1. 配方

马铃薯	200g
葡萄糖	20g
琼脂	15g
蒸馏水	1 000ml

2. 制备　将马铃薯去皮,粉碎成泥,加入蒸馏水 200ml,隔水煮沸 30 分钟,纱布过滤去除粗颗粒物质,加入葡萄糖和琼脂,补足容量至 1 000ml,无需调 pH。置 121℃高压蒸汽灭菌 15 分钟,取出置 55℃水浴平衡温度后倾制平板,厚度 3~4mm。无菌试验合格后置冰箱内冷藏保存。有效期 2 周。

3. 质量控制　烟曲霉菌:72 小时生长良好,菌落 >8mm,透明胶带法可观察到典型顶囊,分生孢子梗和链状小分生孢子。典型菌落见图 7-2-38。

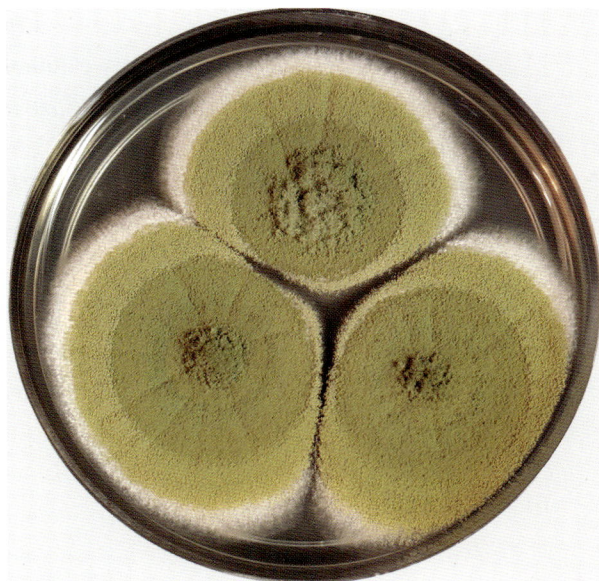

图 7-2-38　PDA 上黄曲霉的菌落特征

（四）玉米吐温琼脂

观察酵母样真菌的假菌丝及厚壁孢子。

1. 配方

玉米粉	1g
琼脂粉	1.2g
吐温 -80	1g
蒸馏水	100ml

2. 制备　将以上固体成分煮沸溶解，调 pH 至 6.0，加入吐温 -80，混匀溶解，分装小试管，每支 2ml，121℃高压蒸汽灭菌 15 分钟取出，冷却后用保鲜袋密封，防止失水，置冰箱冷藏保存，有效期 3 个月。

3. 质量控制　白念珠菌 ATCC 90028：假菌丝 +、后壁孢子 +（图 7-2-39）。光滑念珠菌 ATCC 64677：假菌丝 -、后壁孢子 -。

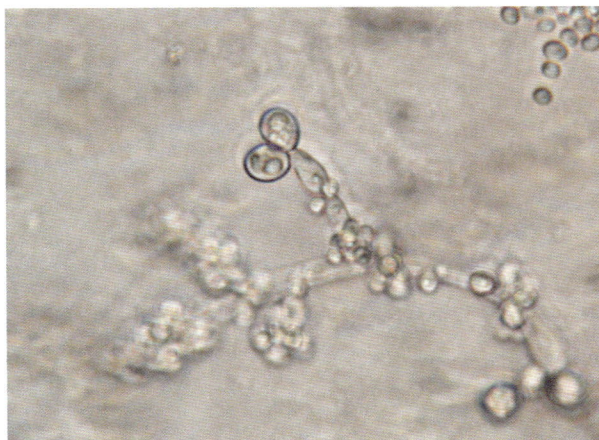

图 7-2-39　玉米吐温琼脂诱导产生的假菌丝及厚壁孢子

（五）糖同化培养基

用于检测真菌对不同糖类的同化代谢能力。

1. 配方

1）基础培养基

硫酸铵	5g
磷酸二氢钾	0.31g
磷酸氢二钾	0.45g
磷酸氢二钠	0.92g
氯化钠	0.1g
氯化钙	0.05g
硫酸镁	0.2g
琼脂	0.5g
蒸馏水	1 000ml

2）生长促进剂

组氨酸	0.005g
色氨酸	0.02g
蛋氨酸	0.02g
生物素	0.000 2g
D- 泛酸	0.000 25g
氯化胆碱	0.003g
叶酸	0.001g
肌醇	0.035g
烟酰胺	0.001g
对氨基苯甲酸	0.001g
盐酸吡哆辛	0.001g
核黄素	0.000 2g
盐酸硫胺素	0.001g
维生素 B_{12}	0.000 005g
蒸馏水	10ml

3）各种糖类　　10g

蒸馏水　　50ml

2. 制备　将基础培养基所有成分加热溶解，调 pH 至 6.2，121℃高压蒸汽灭菌 15 分钟后取出，待冷后加入经过滤除菌的生长促进剂，混匀分装小试管，每支 2ml，再根据需要分别加入无菌过滤的糖类溶液 0.1ml，贴上标签；或者预先将糖类溶液分别注入无菌微孔板（每孔 10μl）低温干燥后保存，与上述不含糖的同化培养基（0.2ml）联合使用。不加糖类的培养基作为阴性对照。

常用糖类：甘露醇、鼠李糖、D- 葡萄糖、纤维二糖、D- 核糖、D- 木糖、D- 蜜二糖、L- 岩藻糖、蔗糖、D- 山梨醇、麦芽糖、L- 阿拉伯糖、半乳糖、棉子糖、蕈糖、乳糖、葡萄糖胺、山梨糖、赤藓醇、松三糖、肌醇和七叶苷等。

3. 质量控制　采用白念珠菌 ATCC 90028、光滑念珠菌 ATCC 64677、克柔念珠菌 ATCC 6258 作为质量控制,各项同化结果符合要求。

典型反应结果见图 7-2-40。

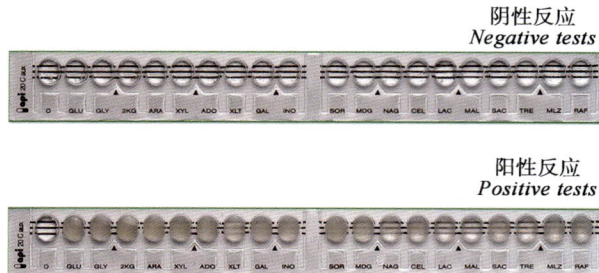

图 7-2-40　API 20C AUX 同化试验鉴定条
上图为阴性反应,下图为阳性反应(产生浑浊使底部横线模糊)

(六)察氏培养基

用于培养曲霉菌、青霉菌和毛霉菌等常见丝状真菌。并可用于保存菌种。

1. 配方

硝酸钠	3g
磷酸氢二钾	1g
氯化钾	0.5g
硫酸镁($7H_2O$)	0.5g
硫酸亚铁($7H_2O$)	0.01g
蔗糖	30g
琼脂	13g
蒸馏水	1 000ml

2. 制备　将以上成分煮沸溶解,调 pH 至 6.0,121℃高压蒸汽灭菌 15 分钟后,倾制平板或分装无菌试管制成斜面,凝固后置冰箱冷藏保存,防止失水可延长保质期至 6 个月。

3. 质量控制　黑曲霉菌 ATCC 16404:生长良好。酿酒酵母 ATCC 9763:不生长或生长较差。

(七)咖啡酸铁培养基

用于检测新型隐球菌的酚氧化酶,隐球菌种间鉴别。

1. 配方

硫酸铵	5g
磷酸二氢钾	0.8g
硫酸镁($7H_2O$)	0.7g
咖啡酸	0.18g
柠檬酸铁	0.02g
酵母粉	2g
葡萄糖	5g
琼脂	15g
蒸馏水	1 000ml

2. 制备　将以上成分(除柠檬酸铁外)煮沸溶解,调 pH 至 6.0,加入柠檬酸铁,混匀溶解后 121℃高压蒸汽灭菌 15 分钟后倾制平板,或者分装无菌试管。无菌试验合格后置冰箱内避光冷藏保存备用。有效期 2 周。

3. 质量控制　新型隐球菌 ATCC 2344:新型隐球菌在培养基上生长,产生的酚氧化酶使咖啡酸(3,4-二羟基苯丙烯酸)被氧化成棕褐色的醌类化合物。土生隐球菌 ATCC 64676:阴性。

(八)橄榄油培养基

用于分离和鉴定马拉色菌。

1. 配方

蛋白胨	10g
葡萄糖	40g
酵母粉	0.1g
单硬脂酸甘油酯	2.5g
吐温 -80	2ml
橄榄油	40ml
琼脂	18g
放线菌酮	0.5g
氯霉素	0.05g
蒸馏水	1 000ml

2. 制备　先在蒸馏水中加入吐温 -80,加热溶解后,加入单硬脂酸甘油酯煮沸溶解,再加入橄榄油用电磁搅拌器充分混匀,加入其他成分(琼脂除外),煮沸溶解,调节 pH 至 6.0,再加入琼脂,煮沸,置 121℃高压蒸汽灭菌 15 分钟后,待冷至 50℃左右倾制平板,厚度 3~4mm。无菌试验合格后置冰箱内保存备用。保鲜袋中密闭防干燥可延长有效期至 6 个月。

3. 质量控制　糠秕马拉色菌 ATCC 14521:32℃经过 7 日孵育后生长良好,菌落典型,镜下形态典型。

典型菌落见图 7-2-41。

(九)吐温培养基

在煮沸溶解的 CHROMagar *Candida* 培养基中加入 0.5%~1% 的吐温 -40(或吐温 -60),即制成分离马拉色菌的吐温显色培养基,培养效果好于橄榄油培养基,并具有鉴定的功能。同理,在煮沸溶解的沙保罗琼脂(SDA)培养基中加入 0.5%~1% 的吐温 -40(或吐温 -60),即制成吐温沙保罗琼脂(SDA)培养基。马拉色菌在吐温培养基上的菌落形态特征见图 7-2-42。

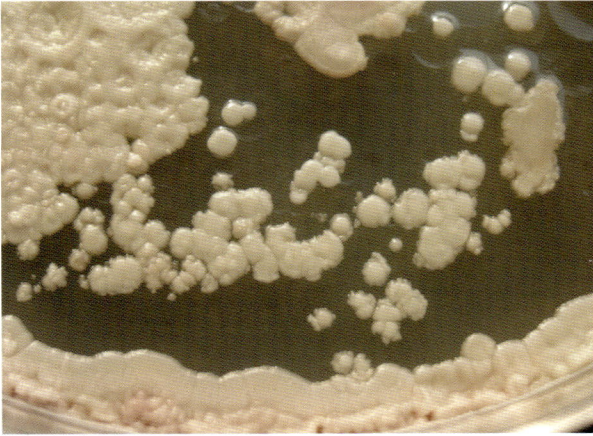

图 7-2-41　糠秕马拉色菌在橄榄油培养基上的菌落

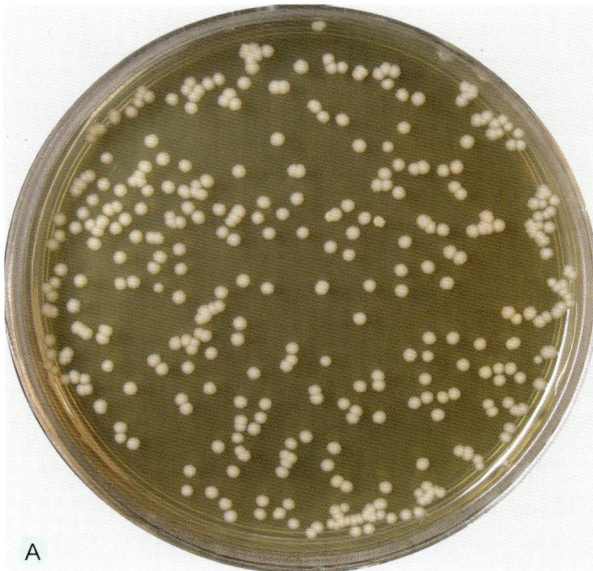

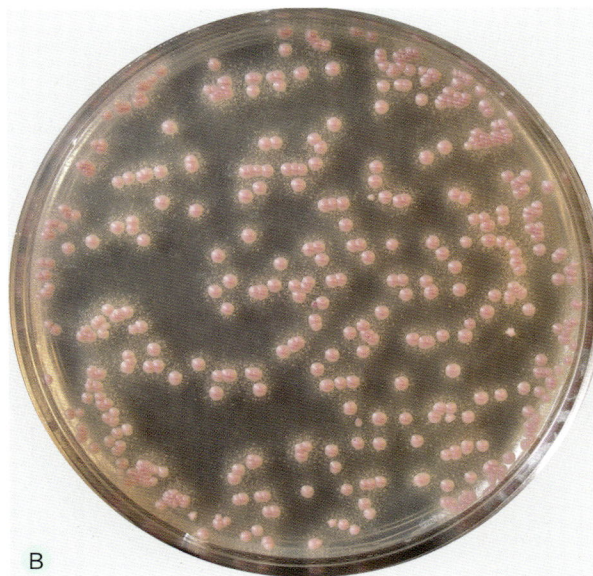

图 7-2-42　糠秕马拉色菌在吐温培养基上的菌落形态
A. ATCC 14521,吐温 SDA；B. ATCC 14521,吐温显色培养基

八、厌氧菌培养基

（一）厌氧菌血琼脂
用于分离厌氧菌。

1. 配方

1）基础培养基

胰酶消化酪蛋白胨	15g
大豆胨	5g
氯化钠	5g
酵母粉	5g
1% 氯化血红素	0.5ml
琼脂粉	12g
蒸馏水	1 000ml

2）脱纤维绵羊血　　　　　　　　　50ml

3）补充剂

1% 维生素 K_1	1ml
L- 半胱氨酸盐酸盐	0.4g
蒸馏水	10ml

2. 制备　将基础培养基各成分煮沸溶解，调 pH 至 7.4, 121℃高压蒸汽灭菌 15 分钟后，取出置 55℃水浴平衡温度 30 分钟；此时将半胱氨酸溶解于 10ml 蒸馏水中，加入维生素 K_1 混匀后 0.22μm 微孔滤膜过滤除菌；取出培养基加入脱纤维绵羊血及过滤除菌的补充剂，混匀倾制平板，厚度 3~4mm，凝固后置于保鲜袋内抽真空密封，再置 35℃过夜，无菌试验合格后置冰箱中冷藏保存 3 日。或将培养基直接放入厌氧产气袋中密闭存放于冰箱内。可延长有效期至 7 日。

3. 质量控制　产气荚膜梭菌 ATCC 13124: 48 小时粗糙菌落>3mm，典型双溶血环。产黑色素拟杆菌 ATCC 25845: 48 小时光滑菌落>2mm，黑色素明显。

【衍生培养基】

（1）厌氧菌脑心浸液血琼脂：将基础培养基中的胰酶消化酪蛋白胨、大豆胨和氯化钠改为脑心浸液干粉（35g），其他成分及制备方法相同。更适合拟杆菌、梭杆菌的生长。

（2）强化布氏血琼脂：以布氏肉汤为基础，添加酵母粉、氯化血红素、维生素 K_1、L- 半胱氨酸及琼脂（用量与上述培养基相同）。适合大多数厌氧菌生长。主要用于药敏前的纯培养。

（3）强化哥伦比亚血琼脂：以哥伦比亚肉汤为基础，添加酵母粉、氯化血红素、维生素 K_1、L- 半胱氨酸及琼脂（用量与上述培养基相同）。适合大多数厌氧菌生长，菌落较大，特征典型。

（4）苯乙醇血琼脂：即在厌氧血琼脂的基础上添加 2.5g/L 苯乙醇即成，可有效抑制变形杆菌的生长和迁徙。用于从被变形杆菌污染的标本中分离厌氧菌。

另外该培养基还可用于需氧及兼性厌氧革兰氏阳性球菌的选择性分离。

（5）Schaedler CNA 厌氧菌血琼脂：该培养基用于选择性分离革兰氏阳性厌氧菌。

1）配方

胰酶酪蛋白胨	8.2g
胃酶蛋白胨	2.5g
木瓜酶大豆蛋白胨	1.0g
葡萄糖	5.8g
酵母粉	5.0g
氯化钠	1.7g
磷酸氢二钾	0.8g
L- 胱氨酸	0.4g
氯化血红素	0.01g
tris	3.0g
琼脂	13.5g
蒸馏水	1 000ml

2）制备：煮沸溶解，调 pH 至 7.2 ± 0.1，121℃压力蒸汽灭菌 15 分钟，置 55℃水浴平衡 15 分钟后，依次加入下列成分：

1% 维生素 K_1 乙醇溶液（无水）	1ml
3 000U/L 多黏菌素 B（过滤除菌）	10ml
1% 萘啶酸溶液（过滤除菌）	2ml
无菌脱纤维羊血	70ml

混匀后倾制平皿。充氮包装，35℃ 24 小时菌试验合格后 4℃冷藏备用。

3）质量控制：消化链球菌 ATCC 27337，48 小时生长良好。典型菌落图片见图 7-2-43。

（二）KVLB 培养基

即卡拉霉素 - 万古霉素 - 冻融血琼脂培养基，用于选择性分离拟杆菌。

将强化布氏血琼脂中的新鲜绵羊血改为冻融绵羊血或马血，添加卡拉霉素 100mg/L，万古霉素 7.5mg/L。

（三）BBE 琼脂

即拟杆菌胆汁七叶苷琼脂。用于快速分离鉴定拟杆菌。

1. 配方

胰酶消化大豆胨琼脂干粉	40g
牛胆汁粉	20g
七叶苷	1g
柠檬酸铁铵	0.5g
5mg/ml 氯化血红素	2ml
40mg/ml 庆大霉素	2.5ml
蒸馏水	1 000ml

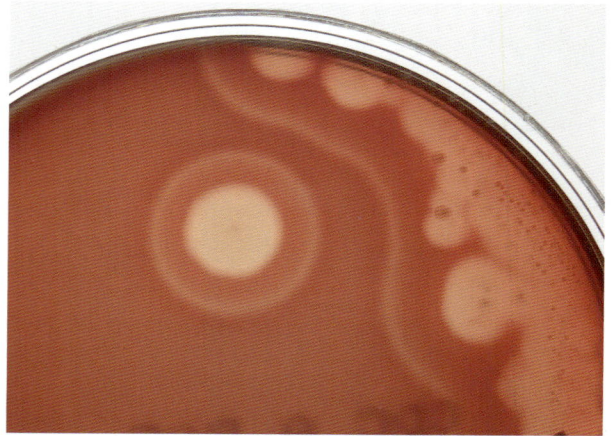

图 7-2-43   厌氧菌血琼脂平板上产气荚膜梭菌的溶血特性
菌落周围有明显的双溶血环，内层 β- 溶血，
外层是宽厚的 α- 溶血

2. 制备   将以上所有成分煮沸溶解，调 pH 至 7.0，121℃高压蒸汽灭菌 15 分钟后冷至 55℃倾制平板。凝固后用保鲜袋抽真空密封。置冰箱内保存。或置厌氧产气袋中保存，可延长保质期至 1 周。

3. 质量控制   脆弱拟杆菌 ATCC 25285：48 小时菌落>2mm，在 BBE 培养基上水解七叶苷，产物与铁离子反应产生黑色物质，菌落及周围呈黑色。典型菌落见图 7-2-44。

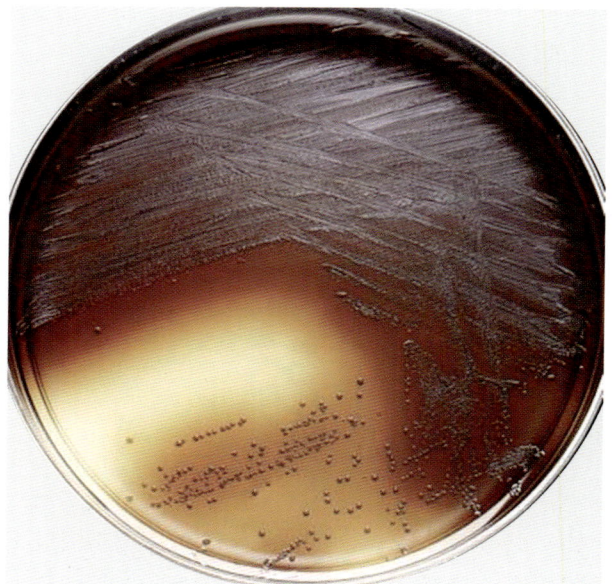

图 7-2-44   脆弱拟杆菌在 BBE 培养基上的典型菌落

（四）PYG 肉汤

用于厌氧菌气体代谢产物的气相色谱法鉴定。

1. 配方

蛋白胨	20g
酵母粉	10g
葡萄糖	10g
L- 半胱氨酸	0.5g
VPI 溶液	40ml
0.025% 刃天青溶液	4ml
蒸馏水	1 000ml

2. 制备　将以上各成分（除半胱氨酸外）放入三角烧瓶中，再放入数枚玻璃珠，加入蒸馏水煮沸至溶液颜色转为无色时即可，通入二氧化碳，使培养基冷至 55℃，加入半胱氨酸，振摇溶解，调 pH 至 7.2，分装大试管，加塞，每支 7ml，121℃高压蒸汽灭菌 15 分钟后，取出密闭，置冰箱内保存备用。培养基无色透明时即可使用，储存中出现培养基变粉红即失效，弃去。

VPI 溶液配方及制备方法：

氯化钙（无水）	0.2g
硫酸镁	0.2g
磷酸氢二钾	1g
磷酸二氢钾	1g
碳酸氢钠	10g
氯化钠	2g
蒸馏水	1 000ml

先将氯化钙及硫酸镁溶于 300ml 蒸馏水中，煮沸溶解，再加 500ml 蒸馏水，此时将其余盐类加入液体中，边加边搅动，待完全溶解后，加水至 1 000ml，混匀置冰箱中保存备用。

3. 接种　将经过纯培养的细菌接种至培养基中，置厌氧环境 35℃孵育 48 小时。

4. 检测　取出 2ml，加入 50% 硫酸 0.2ml，乙醚 1ml，振摇 30~50 次后 2 000r/min 离心 5 分钟，置冰箱冷冻槽中 1 小时后取出，迅速倒出上层（醚层）液体至另一盛有无水氯化钙粉末（0.5g 左右）的试管中，密闭管口，放置 10 分钟，微量进样器吸取上层醚溶液，注入气相色谱柱中进行挥发性脂肪酸代谢物的检测。

另取 1ml 加入 50% 硫酸 0.4ml，甲醇 2ml，塞紧管口，置 55℃水浴 30 分钟；再加入蒸馏水 1ml，氯仿 0.5ml，振摇 50 次，1 000r/min 离心 5 分钟，微量进样器吸取上层有机溶液层注入色谱柱进行非挥发性脂肪酸的检测。

注意：进样量要根据仪器原理和色谱柱的不同决定。另外，色谱仪需要采用标准液（挥发性及非挥发性脂肪酸）进行校正和换算。

5. 质量控制　参照仪器使用说明。

（五）Duncan-Strong 培养基

用于诱导梭菌的芽胞形成。

1. 配方

酵母膏	0.4g
硫乙醇酸钠	0.1g
胨蛋白胨	1.5g
可溶性淀粉	0.4g
磷酸氢二钠（7H$_2$O）	1g
蒸馏水	100ml

2. 制备　将以上成分煮沸溶解调 pH 至 7.0，分装大试管，每支 10ml，置 121℃压蒸汽灭菌 15 分钟，冷却后放冰箱中冷藏备用。使用前应先煮沸驱氧 5 分钟，冷至室温后接种。

3. 质量控制　产气荚膜梭菌 ATCC 13124：48 小时形成典型芽胞。

（六）GAM 半流体高层培养基

保存厌氧菌菌种。

1. 配方

碳酸钙	5g
蛋白胨	1g
大豆胨	0.3g
胃酶消化蛋白胨	1g
羊血消化粉	1.35g
酵母粉	0.5g
肉膏粉	0.22g
肝浸膏粉	0.12g
葡萄糖	0.3g
磷酸二氢钠	0.25g
氯化钠	0.3g
可溶性淀粉	0.5g
L- 半胱氨酸盐酸盐	0.03g
硫乙醇酸钠	0.03g
琼脂	0.2g
蒸馏水	1 000ml

2. 制备　将上述成分煮沸溶解，调 pH 至 7.3，分装中号试管，每支 5~7ml，115℃高压蒸汽灭菌 15 分钟，冷却后取出置于保鲜袋抽真空密闭，置冰箱内保存备用。接种前先煮沸驱氧，冷至室温后使用。

3. 质量控制　脆弱拟杆菌 ATCC 25285：在该培养基中保存 2 周后吸取底部沉淀物接种厌氧血

琼脂,厌氧环境培养生长良好。

(七) CCFA 培养基

即环丝氨酸 - 头孢西丁 - 果糖琼脂培养基,主要用于选择性分离艰难梭菌。

1. 配方

胃酶消化动物组织干粉	32.0g
果糖	6.0g
磷酸二氢钾	1.0g
磷酸氢二钠	5.0g
氯化钠	2.0g
L- 半胱氨酸盐酸盐	0.4g
1% 氯化血红素	0.5ml
酵母粉	1g
羊血消化物	1.5g
硫酸镁	0.1g
琼脂	20.0g
中性红	0.03g
环丝氨酸	0.25g
头孢西丁	0.016g
蒸馏水	1 000ml

2. 制备　先用 10ml 蒸馏水溶解环丝氨酸和头孢西丁,0.22μm 孔径微孔滤膜过滤除菌备用。

将除抗菌药物以外的成分煮沸溶解调 pH 至 7.2,115℃高压蒸汽灭菌 15 分钟后加入过滤除菌的环丝氨酸和头孢西丁溶液,混匀后倾制平板。将培养基置厌氧产气袋中,放入 35℃培养箱内预还原 24 小时同时进行无菌试验。次日连袋取出一起放入冰箱内避光冷藏保存。有效期 1 周。

3. 质量控制　艰难梭菌 ATCC 9689:呈现厚重生长,暗黄到黄色菌落。产气荚膜梭菌 ATCC 13124:完全抑制。奇异变形杆菌 ATCC 12453:完全抑制。大肠埃希菌 ATCC 25922:完全抑制。

典型菌落见图 7-2-45。

【衍生培养基 1】Lombard-Dowell 卵黄琼脂:用于分离各种专性厌氧菌,并推断性鉴别梭状芽胞杆菌。该培养基由 CDC 厌氧血琼脂改进而来,主要由胰酶酪蛋白胨、大豆胨、酵母粉、血红素以及 L- 半胱氨酸、色氨酸、亚硫酸钠、卵黄液、维生素 K₁ 构成,加入新霉素抑制需氧菌的生长。需要注意的是,使用该培养基时,需要连续培养 7 日才能最终判断阴性。阳性菌株会在菌落周围形成脂质沉淀环。

【衍生培养基 2】产气荚膜梭菌培养基:该培养基用于产气荚膜梭菌的分离鉴定和菌落计数。产气荚膜梭菌形成黑色有白色沉淀晕圈的菌落。

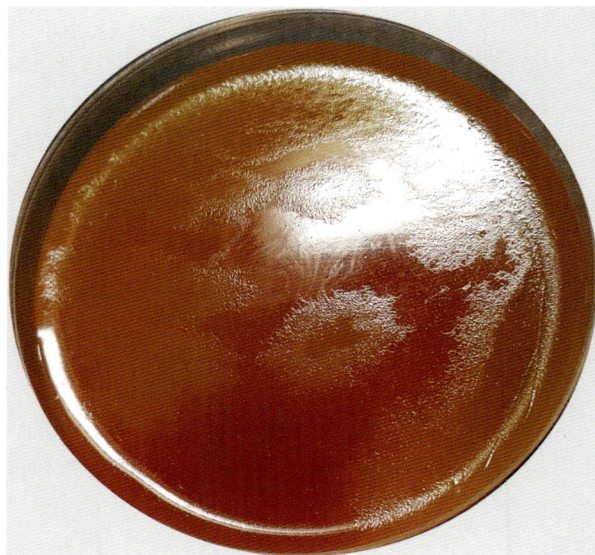

图 7-2-45　艰难梭菌在 CCFA 培养基上孵育 48h 菌落

配方

酵母粉	5.0g
3 号胨胨	7.5g
胰酶酪蛋白胨	7.5g
胰酶大豆胨	5.0g
柠檬酸铁铵	1.0g
亚硫酸氢钠	1.0g
琼脂	20.0g
蒸馏水	880ml

煮沸溶解,调 pH 至 7.6 ± 0.2,121℃压力蒸汽灭菌后置 55℃水浴平衡 15 分钟后,加入下面的添加剂:

50% 卵黄液	100ml
2.5mg/ml 卡拉霉素(过滤除菌)	4.8ml
3 000U/L 多黏菌素 B(过滤除菌)	10ml

九、支原体、衣原体和钩端螺旋体培养基

(一) 钩端螺旋体培养基

1. 改良 Korthof 培养基　用于钩端螺旋体的增菌培养。

(1) 配方

1) 基础培养基

蛋白胨	0.4g
氯化钠	0.7g
碳酸氢钠	0.01g
氯化钾	0.02g
磷酸二氢钾	0.12g
磷酸氢二钠	0.44g

磺胺嘧啶钠	0.25g
氯化血红素	7.5mg
蒸馏水	500ml

制备：将以上成分煮沸溶解，调 pH 至 7.2，分装 250ml 三角烧瓶，每瓶 100ml，121℃高压蒸汽灭菌 20 分钟，取出冷却后置冰箱内备用。

2）无菌兔血清（灭活）

制备：无菌操作采集兔血于 100ml 三角烧瓶中，密闭瓶口，置 35℃培养箱内待其凝固后置大容量离心机中 3 000r/min 离心 15 分钟，分离血清至另一灭菌橡胶塞注射液瓶中，将血清置 56℃水浴 30 分钟，分装大试管，每支 5ml。低温冰箱 –30℃以下冰冻保存。

3）补充剂

制备：

维生素 B$_{12}$	10mg
烟酸	10mg
蒸馏水	10ml

将两种维生素溶解于蒸馏水中，用 0.22μm 微孔滤膜过滤除菌，分装小试管，每支 1ml。置低温冰箱 –30℃以下冰冻保存。

4）完全培养基：取一瓶基础培养基加 5ml 兔血清及补充剂 1ml，混匀后分装大试管，每支 5ml，置 56℃ 30 分钟后放 35℃培养箱 48 小时进行无菌试验。合格者置冰箱内避光冷藏备用。有效期 7 日。也可置 –20℃以下冷冻保存，可延长保存期限至 3 个月。

（2）质量控制：接种量为取新鲜液体培养物 2~3μl。问号钩端螺旋体澳洲血清型 ATCC 23605：经过 7 日培养生长良好，可在显微镜下见到大量问号螺旋体。

2. 钩端螺旋体 EMJH 培养基　用于钩端螺旋体的增菌培养。

（1）配方

1）基础培养基

磷酸氢二钠	1.0g
磷酸二氢钾	0.3g
氯化钠	1.0g
氯化铵	0.25g
硫胺素	5.0mg
蒸馏水	900ml

2）补充剂

白蛋白	2g
吐温 -80	1g
生长因子	适量

| 蒸馏水 | 100ml |

（2）制备：将基础培养基煮沸溶解，调 pH 至 7.2，分装 250ml 三角烧瓶，每瓶 90ml，115℃高压蒸汽灭菌 15 分钟取出置冰箱内保存备用。将补充剂各成分微热溶解于蒸馏水中，混匀后采用 0.45μm 孔径微孔滤膜过滤，再用巴氏灭菌法灭菌后分装灭菌安瓿瓶，每支 10ml，冷冻干燥，封口，2~8℃保存（长时间保存应置 –20℃以下干燥保存）。

取一瓶基础培养基（100ml）加热溶解冷至 50℃时加入 10ml 补充剂，混匀分装大试管，每支 5ml，置冰箱内避光保存备用。有效期 2 周。

（3）质量控制：接种量为取新鲜液体培养物 2~3μl。问号钩端螺旋体澳洲血清型 ATCC 23605：经过 7 日培养生长良好，可在显微镜下见到大量问号螺旋体。

3. BSK-H 培养基　用于分离螺旋体。

（1）配方：见表 7-2-6。

（2）制备：上述成分除牛血清白蛋白与兔血清外，80℃以下温度微热溶解，0.45μm 孔径微孔滤膜过滤除菌。无菌滤液中加入牛血清白蛋白与兔血清，再分装冻干。临用前使用无菌蒸馏水溶解。

（3）质量控制：接种量为取新鲜液体培养物 2~3μl。问号钩端螺旋体澳洲血清型 ATCC 23605：经过 7 日培养生长良好，可在显微镜下见到大量问号螺旋体。

（二）支原体培养基

1. PPLO 肉汤培养基

（1）配方

1）基础培养基

牛心浸液

牛心肌	250g
氯化钠	5g
胰蛋白酶	2.5g
蛋白胨	10g
酵母粉	1g
蒸馏水	1 000ml

将氯化钠溶解于 1 000ml 蒸馏水中，倒出 100ml 溶解胰蛋白酶；将牛心去除脂肪及肌腱，绞碎成泥，加入剩余的 900ml 盐水搅匀后倒入胰酶液，再次搅匀后置 50℃水浴消化 2 小时，其间不断搅动，消化后用纱布过滤，将滤液煮沸 5 分钟后，再次用多层滤纸过滤，蒸馏水补足容量至 1 000ml，加入酵母粉，溶解后调 pH 至 8.0，121℃高压蒸汽灭菌 15 分钟后取出再次过滤。在滤液中加入蛋

白胨,煮沸溶解,校正 pH 至 7.8~8.0,再次煮沸,脱脂棉过滤使滤液澄清后分装三角烧瓶,每瓶 70ml,121℃高压蒸汽灭菌 15 分钟,取出冷却后置冰箱内保存备用。

表 7-2-6　BSK-H 培养基配方

成分	含量 /(g/L)	成分	含量 /(g/L)
L- 丙氨酸	0.023 5	肌醇	0.000 047
L- 精氨酸	0.054 398	5- 甲基脱氧胞苷	0.000 094
L- 天冬氨酸	0.028 2	β-NAD(β- 烟酰胺腺嘌呤二核苷酸)	0.006 956
L- 半胱氨酸盐酸盐 - 水合物	0.244 4	β-NADP·Na(β- 烟酰胺腺嘌呤二核苷酸钠)	0.000 94
L- 胱氨酸	0.018 8	烟酰胺	0.000 023 5
L- 谷氨酸	0.070 5	烟酸	0.000 023 5
甘氨酸	0.047	D- 泛酸钙	0.000 009 4
L- 组氨酸盐酸盐 - 水合物	0.018 8	盐酸吡哆醛	0.000 023 5
反式 -4- 羟基 -L- 脯氨酸	0.009 4	盐酸吡哆辛	0.000 023 5
L- 异亮氨酸	0.018 8	丙酮酸钠	0.752
L- 亮氨酸	0.056 4	核黄素	0.000 009 4
L- 赖氨酸盐酸盐	0.065 8	盐酸硫胺素(维生素 B_1)	0.000 009 4
L- 甲硫氨酸	0.014 1	胸腺嘧啶核苷	0.009 4
L- 苯丙氨酸	0.023 5	5- 三磷酸尿苷钠	0.000 94
L- 脯氨酸	0.037 6	氯化钙[无水]	0.188
L- 丝氨酸	0.023 5	硫酸镁[无水]	0.091 83
L- 苏氨酸	0.028 2	氯化钾	0.376
L- 色氨酸	0.009 4	醋酸钠[无水]	0.047
L- 酪氨酸	0.037 6	碳酸氢钠	2.068
L- 缬氨酸	0.023 5	氯化钠	6.392
N- 乙酰 -D- 葡萄糖胺	0.376	磷酸二氢钠[无水]	0.114 68
对氨基苯甲酸	0.000 047	D- 葡萄糖	5.64
D- 生物素	0.000 009 4	酚红钠	0.019 97
氯化胆碱	0.000 47	谷胱甘肽	0.009 4
柠檬酸钠二水合物	0.695 6	D- 葡萄糖醛酸钠	0.003 65
辅酶 A	0.002 35	胆固醇	0.000 188
羧化辅酶(硫胺素焦磷酸酯)	0.000 94	吐温 -80	0.004 7
2'- 脱氧腺苷	0.009 4	HEPES(N-2- 羟乙基哌嗪 -N'-2- 乙磺酸)	5.64
2'- 脱氧鸟苷	0.009 4	牛血清白蛋白(无菌)	47.0
2'- 脱氧胞苷盐酸盐	0.010 904	新胨	4.7
黄素腺嘌呤二核苷酸钠	0.000 099 6	酵母粉	1.88
叶酸	0.000 009 4	蒸馏水	940ml
L- 维生素 C	0.047	兔血清(无菌)	60.0ml

2）25% 鲜酵母浸出液

鲜酵母块	250g
蒸馏水	1 000ml

将酵母溶于水中，煮沸 2 分钟，置 4℃冰箱过夜，次日吸取上清液滤纸过滤，用氢氧化钠调 pH 至 8.0，煮沸并冷却，3 000r/min 离心 45 分钟，吸取上清液分装于小瓶中，每瓶 10ml，121℃高压蒸汽灭菌 15 分钟，取出冷却后置冰箱中冷藏保存备用。

3）小牛血清或马血清 　　　　　　　20ml

4）选择剂

20 万 U/ml 青霉素 G	0.5ml
1% 醋酸铊	2.5ml
5mg/ml 两性霉素 B	0.1ml

（2）制备：取一瓶基础培养基、鲜酵母浸出液及小牛血清置 55℃平衡温度后加入选择剂（用于传代时可不加两性霉素 B）混匀后分装螺口小瓶，每瓶 5~10ml，置 –20℃以下冷冻保存备用。有效期为 6 个月。

（3）说明：该培养基是不同支原体培养基的基础培养基，添加不同成分后制成不同用途的支原体培养基。直接使用可用于传代。

2. PPLO 亚甲蓝琼脂　于每瓶基础培养基中添加琼脂粉 1.4g、1% 亚甲蓝溶液 0.1ml，葡萄糖 1g，灭菌后再加入血清、鲜酵母浸液和选择剂，混匀后倾制平板，用于分离痰液中的肺炎支原体。可将标本划线接终于培养基上，5% CO$_2$ 环境保湿培养 2 周后观察菌落。观察到有典型"油煎蛋"样菌落形成后立即将含菌落的琼脂切下一小块放入支原体半固体培养基中进行传代。

3. PPLO 支原体半固体培养基　于每瓶基础培养基中添加 0.1g 琼脂粉即成，不加选择剂，其他相同。分装试管高压灭菌后备用。采用琼脂块菌落传代法接种，5%CO$_2$ 环境培养 3~5 日后即可形成颗粒状或小岛状生长。

4. Hayflick 肺炎支原体双相培养基

（1）配方

1）固相

PPLO 琼脂 　　　　　　　　　　　3ml

在基础培养基中添加 1.4% 琼脂，分装小瓶，每瓶 3ml，灭菌后趁热加入预温的马血清 1ml，和鲜酵母浸液 0.5ml，75° 倾斜放置，凝固制成斜面。

2）液相

PPLO 基础	70ml
1% 亚甲蓝	0.1ml

0.1% 酚红	2ml
葡萄糖	1g
鲜酵母浸液	10ml
马血清	20ml
20 万 U/ml 青霉素 G	0.5ml
1% 醋酸铊	2.5ml
5mg/ml 两性霉素 B	0.1ml

（2）制备：高压蒸汽灭菌后加入 20ml 预热血清、10ml 预热鲜酵母浸液，以及各种选择剂，混匀后将该液体无菌操作分装于上述有斜面的小瓶内，每瓶 5ml，使固体和液体培养基共存于一密闭小瓶内即成双相培养基。将该培养基置孵箱内培养 48 小时，无细菌生长者取出置冰箱内保存备用。有效期为 1 个月。

（3）质量控制：肺炎支原体 ATCC 15293 采用固体培养基菌落琼脂块传代法，2 周后培养基发生典型变化，镜下可见到桑葚样菌落。

5. 尿道支原体培养基　用于分离解脲脲原体及人型支原体。

（1）配方

PPLO 基础	70ml
鲜酵母浸液	5ml
磷酸二氢钾	0.15g
0.1% 酚红	2ml
20% 尿素溶液（过滤除菌）	0.25ml
马血清	20ml
20 万 U/ml 青霉素 G	0.5ml
5mg/ml 两性霉素 B	0.1ml

（2）制备：按上述配方首先制备 PPLO 肉汤基础，加入磷酸二氢钾，调 pH 至 5.5~6.0，加入酚红，过滤使液体澄清，121℃高压蒸汽灭菌 15 分钟后置 55℃水浴平衡温度，加入预温的马血清、鲜酵母浸液、过滤除菌的尿素溶液及青霉素和两性霉素 B，混匀后分装灭菌小瓶即为液体培养基，用于首代增菌。

在该培养基中加入 1.2g 琼脂，即为尿道支原体固体培养基，用于传代经过液体培养基增菌的阳性标本。

为增强选择性，还可在培养基中添加三代头孢菌素和万古霉素。

（3）质量控制：解脲脲原体 ATCC 27618，用低温冰冻的阳性生长物原液传代 24 小时培养基变红。

6. 支原体 A7 琼脂　主要用于从泌尿道标本

中分离鉴别解脲脲原体。脲原体在培养基因分解尿素而导致培养基变碱,生成的氨与指示剂硫化锰反应生成金色或者棕黑色菌落。培养基成分主要有胰蛋白胨、胰大豆胨、胱氨酸、辅酶Ⅰ、羧化辅酶、B族维生素、酵母浸液等。青霉素作为选择剂,而硫化锰作为特殊营养元素与指示剂,尿素 - 硫化锰指示系统作为鉴别试剂。

7. 支原体 A8 琼脂　与 A7 类似,但该培养基不仅可以分离鉴定解脲脲原体,还可以分离鉴定人型支原体。主要成分与 A7 类似,在 A7 基础上增加氯化钙、腐胺二盐酸盐作为营养因子;而采用两性霉素 B 和青霉素 G 作为选择剂。解脲脲原体为金色或者棕黑色菌落,而人型支原体为无色菌落。

8. 10B 标准液体培养基(Shepard's M10 培养基)　该培养基主要用于自临床标本中分离解脲脲原体。

(1)配方与制备

细菌胨	10.0g
Lab-Lemco 肉浸液粉	10.0g
氯化钠	5.0g
酚红	0.01g
蒸馏水	800ml

煮沸溶解,调 pH 6.0 ± 0.2,121℃压力蒸汽灭菌 15min,冷至室温备用。

ISO-vitalex(过滤除菌)	10ml
马血清(过滤除菌)	40.0ml
鲜酵母浸液(25%w/v,115℃流动蒸汽灭菌)	100.0ml
醋酸铊(30ml 无菌水溶解)	250.0mg
尿素(10ml 纯水溶解,过滤除菌)	0.5g
青霉素 G(10ml 纯水溶解,过滤除菌)	1 000 000IU

将上述成分混合均匀,100 级洁净环境中分装小瓶,5ml/ 支。

(2)质量控制:解脲脲原体 ATCC 27618,用低温冰冻的阳性生长物原液传代 24 小时培养基变红。

(三)衣原体培养基

1. 鸡胚培养基　用于培养沙眼衣原体、鹦鹉热衣原体及肺炎衣原体。

(1)材料:7 日胚龄健康活鸡胚。

(2)制备:选产蛋 10 日内保存在 10℃下的新鲜受精鸡蛋置 38~39℃,相对湿度为 40%~60% 的孵箱中孵育,4 日后检卵灯下检查发育情况(活鸡胚有清晰血管小团花纹,可见鸡胚暗影,并可见到胚动),挑出未受精鸡蛋和死亡鸡胚。将健康活鸡胚继续培养至 7 日。

(3)接种:将怀疑衣原体感染的标本(肉芽肿应取组织活检物无菌操作制成组织匀浆)用含复合抗菌药物(所选用抗菌药物对衣原体应无抑制作用)的细胞培养液制成标本悬液(组织匀浆浓度为 10%~20%),静置 1 小时后取上清液接种鸡胚,每只 0.25ml。每份标本接种 3~4 只鸡胚,置 35℃下培养。每日观察。

(4)收获:取 3 日后死亡的鸡胚,收获其卵黄囊,涂片染色,选取疑似阳性和阳性的卵黄囊,研碎后再取健康鸡胚传代。

(5)排除:感染 13 日鸡胚仍然存活的,将卵置于 2~8℃冰箱放置 2 小时,取其卵黄囊,研碎后低速离心,取上清液进行盲传。如果连续传代 3 次均为阴性,则可排除衣原体感染。

(6)注意事项:临床标本不能久置,尽量在 1 小时内接种,否则应将标本置 -70℃以下冷冻。

2. 组织细胞培养法　可用的敏感细胞系有 Hela229、Mccoy 等单层细胞。细胞培养基为 RM1640 培养基 +10% 胎牛血清。有各种不同种系的商品成品细胞培养瓶可用。观察方法采用倒置显微镜,观察细胞的变性情况,对变性明显典型的进行涂片染色。病变不明显时需要采用特异性荧光抗体对细胞进行染色,观察衣原体在细胞膜、细胞质以及细胞核内的定位情况。

需要注意的是该方法对环境和人员要求都很高。操作过程不能被其他细菌污染。否则不易成功。

十、病毒培养基

病毒可采用的培养方法主要为鸡胚法、敏感动物法(常用动物有小白鼠、兔、豚鼠、火鸡、恒河猴等)以及各种单层组织细胞培养法。

(卢先雷)

参考文献 ···

1. 陈东科, 孙长贵. 实用临床微生物学检验与图谱. 北京: 人民卫生出版社, 2011

2. 尚红, 王毓三, 申子瑜. 全国临床检验操作规程. 4 版, 北京: 人民卫生出版社, 2015

3. 王金良, 李晓军, 涂植光, 等. 实用检验医学 (下册). 2 版. 北京: 人民卫生出版社, 2013

4. 王端礼, 李若瑜, 王爱平. 医学真菌学——实验室检验指南. 北京: 人民卫生出版社, 2005

5. 王钦升, 周正明, 高屹. 实用医学培养基手册. 北京: 人民军医出版社, 1999

6. Jorgensen JH, Pfaller MA. Manual of clinical microbiology. 11th ed. Washington DC: ASM Press, 2015

7. 陈东科, 胡云建, 张秀珍. 嗜血杆菌分离培养基的评价与应用. 中华检验医学杂志, 2001, 24 (1): 28~30

8. 李仲兴, 郑家齐, 李家宏. 诊断细菌学. 香港: 黄河文化出版社, 1992

9. CLSI. Reference Method for Broth Dilution Antifungal Susceptibility Testing of Yeasts; Approved Standard. 3rd ed. CLSI document M27-A3. Wayne, PA: Clinical and Laboratory Standards Institute, 2008

10. CLSI. Performance Standards for Antimicrobial Susceptibility Testing. 26th ed. CLSI Supplement M100S. Wayne, PA: Clinical and Laboratory Standards Institute, 2016

11. CLSI. Methods for Antimicrobial Susceptibility Testing of Anaerobic Bacteria; Approved Standard. 7th ed. CLSI document M11-A7. Wayne, PA: Clinical and Laboratory Standards Institute, 2007

第八章
消毒、灭菌和生物安全

第一节　消毒与灭菌的基本概念

一、概述

消毒与灭菌是控制疾病传播和流行的重要措施，也是确保医疗质量和医疗安全的重要环节。2003 年春"非典"（即严重急性呼吸综合征，曾称传染性非典型肺炎）流行暴发，消毒工作更受到了高度重视，在公共场所，专职消毒员用过氧乙酸拖湿消毒地面，对室内空间喷雾，紫外线灯照射车厢，一次性防护用品使用后放入金属桶内烧毁；在家庭，人们用醋酸熏蒸空气，把餐具在开水中煮沸，用消毒液浸泡衣物等，这些消毒措施有效控制了"非典"的传播。随着新传染病的不断出现，消毒与灭菌技术、产品开发和应用研究也获得了很大的发展。物理方法的发展突出表现在灭菌过程控制的自动化和标准化，如预真空和脉动真空压力蒸汽灭菌器、微波灭菌装置和低温等离子体灭菌技术等新设备陆续问世；化学方法主要表现在新型消毒剂如二溴海因、过氧戊二酸、双链季铵盐和复方化学消毒剂的研制，让我们在消毒灭菌工作中有了更多选择。现有的消毒灭菌方法各有其优点和适用范围，又各有其缺点和使用限制，因此我们必须不断改进消毒灭菌技术，优化消毒灭菌方式，根据不同的应用要求选择适合的方法以提高消毒灭菌效果。

二、定义

消毒（disinfection）：杀灭或清除传播媒介或物体上病原微生物，使其达到无害化的处理。但并不一定杀灭含芽胞的细菌或非病原微生物。用于杀灭传播媒介或物体上的病原微生物使其达到消毒要求的制剂称为消毒剂（disinfectant）。

灭菌（sterilization）：杀灭或清除传播媒介或物体上一切微生物的处理。包括病原体和非病原体的繁殖体和芽胞。经过灭菌的物品称"无菌物品"。用于杀灭一切微生物（包括细菌芽胞）使其达到灭菌要求的制剂称为灭菌剂（sterilant）。

消毒与灭菌是两个不同的概念，灭菌比消毒的要求高，灭菌可包括消毒，而消毒却不能代替灭菌。在实际工作中应根据消毒灭菌的对象和目的不同，选择合适的方法。

第二节　物理消毒与灭菌方法

物理消毒与灭菌的方法有热力、紫外线、辐射、超声波、过滤和低温等。高温可使微生物细胞内的蛋白质和酶类发生变性而失活，从而达到灭菌的效果，是最常用且又最可靠的灭菌方法，包括干热灭菌法和湿热灭菌法。

一、热力灭菌

（一）干热灭菌法

干热是指相对湿度在 20% 以下的高热。干热灭菌由空气导热，传热效果较慢，一般繁殖体在干热 80~100℃ 中经 1 小时可以杀灭,芽胞、病毒需 160~180℃ 中经 2 小时方可杀灭。

1. 干热灭菌法的原理

(1)通过氧化作用破坏细胞原生质,使微生物死亡。

(2)利用高温使微生物细胞内的蛋白质凝固变性死亡。

(3)脱水使电解质浓缩引起细胞中毒,使微生物死亡。

2. 方法

(1)干烤:利用干烤箱的热空气灭菌。烤箱通电加热后,箱体中的空气在一定空间不断对流,产生均匀效应的热空气直接穿透物体,可杀灭一切微生物,包括有芽胞的细菌。

1)方法:将包好的待灭菌物品放入烤箱内,关好箱门,插上电源插头,拨动开关,旋动温度调节器至需要的温度,红灯亮,温度逐渐上升,当升到需要温度(如 160~180℃)时,借恒温调节器的自动控制,保持此温度 2 小时,切断电源,自然降温。

2)用途:干烤灭菌法适用于高温下不变质、不损坏、不蒸发的物品,如玻璃器皿、搪瓷、液体石蜡、各种粉剂、软膏等;也是制药工业中去除热原的方法之一。

3)注意事项:干烤箱内的物品不能摆得太挤,以免妨碍热空气流通,也不要与电烤箱内壁的铁板接触,以防包装纸烤焦起火;干热灭菌温度不能超过 180℃,否则,包器皿的纸或棉塞就会烤焦,甚至引起燃烧;灭菌后待箱内温度降至 70℃ 以下后才能开启烤箱门,防止内层玻璃门炸裂。

(2)烧灼和焚烧:烧灼和焚烧都是利用火焰直接把微生物杀灭。

1)方法:烧灼法是将器械直接放在火焰上烧灼 1~2 分钟。若为搪瓷容器,可倒少量 95% 乙醇,慢慢转动容器,使乙醇分布均匀,点火燃烧至熄灭约 1~2 分钟。焚烧是将物品彻底燃烧销毁,焚烧应在专用的焚烧炉内进行。

2)用途:烧灼和焚烧灭菌法彻底可靠,灭菌迅速,但易焚毁物品,所以使用范围有限。烧灼法适用于一些耐高温的器械(金属、搪瓷类),如微生物实验室的接种针、环、试管口等;焚烧法适用于废弃的污染物品如无用的衣物、纸张、垃圾等,也可用于实验动物尸体的灭菌。

3)注意事项:①烧灼和焚烧灭菌时须远离易燃易爆物品,灭菌过程不得添加乙醇,以免引起火焰上窜而致灼伤或火灾。②锐利刀剪为保护刀锋,不宜用烧灼灭菌法。③焚烧某些特殊物品,如破伤风、气性坏疽污染的敷料以及其他已污染且无保留价值的物品,如被污染的纸、垃圾等,应放入焚烧炉内焚烧,使之炭化。

(二)湿热灭菌法

1. 湿热灭菌法的原理

(1)在高温且有水分条件下,微生物体内的一些重要蛋白质,如酶等,发生凝固、变性,从而导致微生物无法生存而死亡。

(2)细胞膜功能损伤使小分子物质以及降解的核糖体漏出而使微生物死亡。

2. 方法

(1)巴氏消毒法:为法国微生物学家巴斯德首创,故名为巴氏消毒法。利用一定温度下杀灭液体中的病原菌或特定微生物,同时保持物品中所含的不耐热成分不被破坏的消毒方法。

1)方法:加温 61.1~62.8℃ 30 分钟,或 71.7℃ 15~30 秒。

2)用途:主要应用于乳制品、酱油、酒类等的消毒。

(2)煮沸消毒法

1)方法:直接将要消毒的物品放入清水中,煮沸 15 分钟,即可杀灭细菌的全部繁殖体和部分芽胞,若在清水中加入 1% 碳酸钠或 2% 的石炭酸,可将沸点提高至 105℃,既可增强杀菌效果,又能防止金属器械生锈。

2)用途:此法常用于饮水、食具、毛巾、刀剪、注射器等不怕潮湿耐高温物品的消毒。

3)注意事项:①高原地区因气压低、沸点低,要延长消毒时间(海拔每增高 300m,需延长消毒时间 2 分钟)。②煮沸前物品须涮洗干净,打开轴节或盖子,将其全部浸入水中,避免重叠,以确保物品各面与水接触;锐利、细小、易损物品用纱布包裹,以免撞击或散落;玻璃、搪瓷类放入冷水或温水中煮;金属、橡胶类则待水沸后放入。③消毒时间应从水沸后开始计时,若中途再加入物品,则重新计时。④经煮沸消毒的物品,其有效期不超过 6 小时。

(3)流动蒸汽灭菌法:利用一个大气压下 100℃ 的水蒸气进行消毒灭菌,与蒸笼的原理类似。

1)方法:一般采用流通蒸汽灭菌器,100℃ 流通蒸汽加热杀灭微生物,灭菌时间通常为 30~60 分钟,可杀灭细菌繁殖体。

2）用途：适用消毒以及不耐高热物品的辅助灭菌。

3）注意事项：为有利于蒸汽的穿透,消毒物品的包装不宜过大、过紧。

（4）间歇灭菌法：煮沸法和流动蒸汽法在常压下都只能起到消毒作用,而很难做到完全无菌,可利用反复多次流通蒸汽间歇加热,以达到灭菌的目的。

1）方法：一般用流通蒸汽灭菌器。将待灭菌的物品加热至100℃,保持15~30分钟,可杀灭其中的繁殖体,待物品冷却后,放入36℃±1℃恒温箱中过夜,让残留的芽胞发育成繁殖体,第2日再重复上述步骤,如此连续3次左右,就可达到灭菌的目的。

2）用途：本法适用于不耐高温物品的灭菌。

3）注意事项：物品两次加热间必须经36℃±1℃孵育过夜,使芽胞充分发育成繁殖体。

（5）高压蒸汽灭菌法：压力蒸汽灭菌是在专门的压力蒸汽灭菌器中进行的,利用高压和高热释放的潜热进行灭菌,灭菌效果可靠,能杀灭所有微生物,是热力灭菌中使用最普遍、效果最可靠的一种方法。

1）方法：目前使用的压力灭菌器可分为两类：下排气式压力灭菌器和预真空压力灭菌器。①下排气式压力灭菌器：为金属圆筒,分为二层,隔层内盛水,加热后产生蒸汽,锅外有压力表,当蒸汽压力升高时,温度也随之相应升高。操作方法：将需灭菌的物品放入灭菌器内,盖好盖子,勿使漏气;关闭放气阀,通电后,待压力上升到50kPa时,打开放气阀,放出空气,待压力表指针归零后,再关闭放气阀。关阀再通电后,关闭放气活门,使压力逐渐上升至103~137kPa,温度达121.3~126.2℃时,使压力与温度保持恒定20分钟后,关闭电源,待压力降到50kPa以下后缓慢放出蒸汽,热空气排尽后,慢慢打开盖子,取出物品。②预真空高压蒸汽灭菌器：预真空高压蒸汽灭菌器除有下排气式灭菌器所具备的灭菌系统、蒸汽输送系统、控制系统、安全系统和仪表监测指示系统外,增加抽负压系统和空气过滤系统,冷空气排除较可靠与彻底,且真空状态下物品不易氧化损坏。操作方法：打开蒸汽管道阀门,首先将柜室夹层和管道内的空气和积水排净,将待灭菌物品装入柜室,关紧柜门。柜室内抽负压至2.6kPa,向柜室内输入蒸汽,将控制阀移至"消毒"的位置。随后机器按一定程序自动运行。待

恢复常压后打开柜门取出物品。灭菌时使压力达206kPa,温度为132℃,维持4~5分钟。

2）用途：适用于耐高温、高压、不怕潮湿、体积大的物品的灭菌,如敷料、手术器械、玻璃器皿、工作服、药品、细菌培养基等。

3）注意事项：①在高压蒸汽灭菌中,须完全排除锅内的冷空气,否则表上的蒸汽压与蒸汽温度之间不具对应关系,会大大降低灭菌效果。②严格遵守高压时间,既要彻底灭菌,又要防止灭菌物品变质或效力降低。如灭菌的对象是砂土、石蜡油等面积大、含菌多、传热差的物品,则应适当延长灭菌时间。③无菌包不宜过大(小于50cm×30cm×30cm)、过紧,各包装间要有空隙,使蒸汽易渗透到灭菌物品中央;预真空式高压蒸汽灭菌器内放置的物品不宜太少,如物品体积愈小,在柜内残留空气愈多,对蒸汽接触物品的阻隔作用愈大,灭菌效果就差。瓶装液体不用预真空式高压蒸汽灭菌器灭菌。④布类物品应放在金属类物品上,以免包布受潮后阻碍蒸汽进入包裹中央,影响灭菌效果。⑤需待压力指针到"0"位置和热空气排尽后,才能打开柜门,取出物品,如果突然开盖,冷空气大量进入,蒸汽凝成水滴,使物品潮湿,且玻璃类易发生爆裂。⑥经高压蒸汽灭菌的无菌物品有效期以1周为宜。⑦须定期检查压力灭菌器的灭菌效果。

4）高压蒸汽灭菌效果的监测：①物理监测法：根据安装在灭菌器上的量器(压力表、温度表、计时表等),记录每个灭菌过程的数值并记录灭菌的时间,指示灭菌器的工作状态。此法作为常规监测方法,每次灭菌均应进行,其作用是判断灭菌器是否出现故障,但不能确定待灭菌物品是否达到灭菌要求。②化学监测：a.化学指示卡,利用化学指示剂在一定温度与作用时间条件下受热变色或变形的特点,以判断是否达到灭菌所需参数,常用试剂有苯甲酸(熔点121~123℃)等,灭菌时,当温度上升至药物的熔点,管内的晶体即熔化,冷却后再凝固,其外形与未熔化的晶体不同,此法只能指示温度,不能指示热持续时间是否已达标,主要用于各物品包装中心情况的监测。b.3M压力灭菌指示胶带,是一种贴在待灭菌无菌包外的特制变色胶纸,其粘贴面可牢固地封闭待灭菌物品,经121℃20分钟后,胶带条纹图案由白色变黑色。3M胶带既可用于物品包装表面情况的监测,又可用于对包装中心情况的监测,将3M指示胶带粘贴于物品包外,在

胶带上注明日期和包装者,可作为物品是否经过灭菌的处理标志。③生物监测:指示剂用嗜热脂肪芽胞杆菌,有芽胞悬液、芽胞菌片以及菌片与培养基混装的指示管,将指示剂包好置于实验包的中心部位,放于灭菌器上中下前后的 5 个位置。灭菌完成后,取出生物指示剂接种于溴甲酚紫葡萄糖蛋白胨水培养基中,置 55~60℃温箱中培养 48 小时至 7日,观察最终结果,若培养后颜色未变,澄清透明,说明芽胞已被杀灭,达到了灭菌要求。每月至少一次用生物指示剂进行灭菌效果监测。

（三）干热灭菌法和湿热灭菌法的比较

干热灭菌法和湿热灭菌法在作用效果和使用范围上存在差异,见表 8-2-1,选择时需综合考虑。

表 8-2-1　干热灭菌法和湿热灭菌法的比较

	干热	湿热
对物品影响	烤焦	物品浸湿
适用对象	金属、玻璃、油脂及与其他不易焦化的物品	培养基、敷料等不怕浸湿的物品
作用温度	高（160~200℃）	低（60~132℃）
作用时间	长（1~5 小时）	短（4~60 分钟）
杀菌能力	较差	较强

总的说来,在同样的温度下,湿热的灭菌效果比干热好,所以使用也更普遍,其原因有:①蛋白质凝固所需的温度与其含水量有关,含水量多,愈易凝固,湿热灭菌的菌体蛋白质吸收水分,较同一温度的干热空气中易于凝固。②湿热灭菌过程中蒸汽与被灭菌的物品接触时,可凝结成水而放出潜热,使温度迅速升高,加强灭菌效果。③湿热的穿透力比干热强,传导快,使深部也能达到灭菌温度。

（四）影响热力灭菌效果的因素

1. 不同菌龄对高温的敏感性不同,幼龄菌比老龄菌对热更敏感。

2. 同等条件下,微生物数量越多,灭菌效果相对较差。

3. 培养基的成分与性状也会影响灭菌效果。蛋白质、糖或脂肪存在可提高微生物对热的抵抗力;固体培养基比液体培养基需要更长的灭菌时间。

二、紫外线消毒

（一）原理

紫外线的杀菌机制主要是损伤细菌的 DNA 构型,从而干扰 DNA 的复制与转录,导致细菌死亡或变异。消毒灭菌使用的紫外线是 C 波紫外线,波长范围是 200~280nm。杀菌作用最强的波段为 240~280nm（253.7nm 最强）。

（二）方法

1. 空气消毒　包括悬吊式、移动式、紫外线移动箱。室内安装紫外消毒灯（30W 紫外线,在 1.0m 处的照射强度>70μW·s/cm²）的数量不少于 1.5W/m³,照射时间不少于 30 分钟。要求消毒后空气中的自然菌减少 90% 以上,若用人工染菌法则要求杀灭率达到 99.9% 以上。

2. 对物体表面的消毒　不同种类的微生物对紫外线的敏感度不同。杀灭一般细菌繁殖体时,照射剂量为 20 000μW·s/cm²;杀灭细菌芽胞时应达到 100 000μW·s/cm²;病毒对紫外线的抵抗力介于繁殖体和芽胞之间;真菌孢子的抵抗力比细菌芽胞更强,常需照射到 600 000μW·s/cm²。在消毒目的微生物不详时,照射剂量不应低于 100 000μW·s/cm²,照射时间 = 照射剂量 / 辐射强度。

3. 对液体的消毒　可采用水内照射或水外照射。采用水内照射时,紫外光源应装有能透紫外线的玻璃保护罩,水层厚度应小于 2cm,根据紫外光源的强度确定水流速度。消毒后必须达到国家规定标准。

（三）用途

紫外线能杀灭各种微生物（包括芽胞和病毒）,但其穿透力弱,只能消毒物体表面、水和空气。适宜温度范围是 20~40℃,相对湿度过高（60% 以上）会影响消毒效果。

（四）注意事项

1. 紫外线的穿透力较弱,烟尘、玻璃、纸张等都能使其杀菌力减弱或消失,故应定期对紫外线灯进行清洁。

2. 紫外线对人体皮肤和眼角膜有一定的损伤作用,使用紫外线灯照射时应注意防护。

3. 紫外线的杀菌力取决于紫外线输出量的大小,因此要定期用紫外线强度计和化学测试卡监测紫外线的强度和消毒效果,当照射强度低于原始强度的 70% 时,应进行更换。

4. 消毒效果监测

（1）物理监测法:用中心波长为 254nm 的紫外线照度计测定。

（2）化学测定法:用化学指示卡测定。

（3）生物学效果检查:检查空气消毒效果时,

采用枯草芽孢杆菌黑色变种 ATCC 9372 株，金黄色葡萄球菌 ATCC 6538 株。检查饮用水消毒效果时，采用大肠埃希菌 ATCC 25922 和 F2 噬菌体。

三、环氧乙烷气体灭菌

（一）原理

环氧乙烷杀灭微生物的主要机制是其能与微生物的蛋白质、DNA 和 RNA 发生非特异性烷基化作用，使生物大分子失去活性，从而阻碍蛋白质的正常生化反应和新陈代谢，导致微生物死亡。

（二）方法

较常用的环氧乙烷灭菌法有固定容器法、消毒袋法、塑料棚幕法和自动控制消毒箱消毒法。其制剂常用 10% 的环氧乙烷与 90% 的 CO_2 或卤烷混合而成。灭菌程序包括预热、预湿、抽真空、通入环氧乙烷、维持灭菌时间、消除灭菌柜内环氧乙烷气体、解析。灭菌温度通常为 37~55℃，湿度保持在 40%~60%，灭菌时间 1~3 小时，环氧乙烷的解析可在灭菌锅内进行，也可以放入专门的通风柜内，灭菌温度为 55℃时解析时间 12 小时，灭菌温度为 37℃时解析时间应大于 20 小时。

（三）用途

环氧乙烷是一种广谱灭菌剂，具有灭菌效果好、有效期长、操作简单、使用安全等特点，主要用于不耐高温、高湿但无菌程度要求高的物品的灭菌，如电子仪器、光学仪器、手术器械、内镜、透析器、牙科设备、皮毛及金属制品、文件、书籍和一次性使用的诊疗用品等。环氧乙烷不适用于食品、液体、油脂类物品的灭菌，也不适用于房间的灭菌。

（四）注意事项

1. 环氧乙烷对人体有害，使用环氧乙烷灭菌时，要认真执行相关的技术操作规程。环氧乙烷灭菌器必须安装在通风良好、远离火源和静电的地方，并配备排风设备更换房间内的空气。

2. 环氧乙烷灭菌前物品必须彻底清洗干净，有关节、轴节的器械类必须打开，灭菌物品上不能有水滴或水分太多，以免造成环氧乙烷稀释和水解。

3. 灭菌器内装载物品应有空隙，锐利器械应用棉布或纱布包裹，松紧适宜，装载量不应超过柜内总体积的 80%，利于气体流通，以达到灭菌的功效。

4. 采用环氧乙烷灭菌物品在发放前必须经过通风处理，消除滞留毒性后才可使用。灭菌物品中残留环氧乙烷应低于 $15.2mg/m^3$，灭菌环境中环氧乙烷的浓度应低于 $2mg/m^3$。

5. 每次灭菌均要在灭菌器内放置环氧乙烷化学指示卡，以监测灭菌效果。已灭菌的物品外包上要注明物品名称、灭菌日期及失效期。

第三节　化学消毒与灭菌方法

化学消毒剂通过影响细菌的化学组成、物理结构和生理活性从而发挥消毒、灭菌的作用。由于消毒剂的作用没有选择性，对一切活细胞都有毒性，不仅能杀灭或抑制病原微生物，而且对人体组织细胞也有损伤作用，因此只能外用或环境消毒。常用化学消毒剂按其杀灭微生物的效能可分为高效、中效和低效消毒剂三类。高效消毒剂能杀灭包括细菌芽胞和真菌孢子在内的各种微生物，又称灭菌剂（如含氯或含碘消毒剂、过氧乙酸、过氧化氢、臭氧、甲醛、戊二醛和环氧已烷等）；中效消毒剂可杀灭细菌芽胞以外的各种微生物（如乙醇和煤酚皂溶液等）；低效消毒剂只能杀灭一般细菌繁殖体、部分真菌和亲脂性病毒，不能杀灭结核菌、亲水性病毒和细菌芽胞（如醋酸氯己定和苯扎溴铵等）。

一、化学消毒剂的作用原理

不同的化学消毒剂作用原理不完全相同，大致归纳为三个方面。

（一）使菌体蛋白质变性或凝固

通过与菌体蛋白质结合或使蛋白质脱水，促进菌体蛋白质变性或凝固而使细菌死亡。如乙醇、醛类、染料、酸碱、大多数重金属盐、氧化剂等。

（二）干扰细菌的酶系统

通过改变或破坏胞内酶活性基团功能，使酶活性丧失，导致细菌代谢发生障碍而死亡。如某些氧化剂和重金属盐类能与细菌胞内酶的功能基团（如—SH 基）结合并使之失去活性。

（三）损伤细胞膜

通过改变细胞膜的通透性，使细菌内容物外流，而细菌外的液体进入细菌，干扰其正常功能，使细菌死亡。如表面活性剂、酚类、醇类等。

二、化学消毒剂的种类和用途

化学消毒剂的种类很多，其杀菌作用亦不尽相同。主要的消毒剂包括酚类、醇类、重金属类、氧化剂、表面活性剂、烷化剂等。常用化学消毒剂的种类和用途，见表 8-3-1。

三、影响消毒剂效果的因素

（一）消毒剂的性质、浓度与作用时间

1. 各种消毒剂的理化性质不同，对微生物的作用大小也不同。例如表面活性剂对革兰氏阳性菌的灭菌效果比对革兰氏阴性菌好；高锰酸钾的灭菌效果比醋酸氯己定好。

2. 同一种消毒剂的浓度不同，其消毒效果也不同，大多数消毒剂在高浓度时起杀菌作用，低浓度时则只有抑菌作用；但 75% 乙醇的消毒效果强于 95% 乙醇。

3. 消毒剂在一定浓度下，对细菌的作用时间越长，消毒效果越好。

（二）微生物的种类、数量和生活状态

1. 同一消毒剂对不同的微生物的杀灭效果不同。不同的细菌对消毒剂的抵抗力不同，一般革兰氏阳性细菌对消毒剂较敏感，革兰氏阴性杆菌则常有较强的抵抗力。

2. 微生物的数量越多，消毒越困难，须加大消毒剂浓度，或延长消毒作用的时间。

3. 细菌的生活状态不同，对消毒剂的抵抗力不同。细菌芽胞的抵抗力比繁殖体强，老龄菌比幼龄菌强。

表 8-3-1 常用化学消毒剂的种类和用途

类别	名称	用法用途
重金属盐类	升汞	0.05%~0.1% 溶液，用于非金属器皿浸泡消毒
	红汞	2% 溶液，用于皮肤、黏膜的小创伤消毒
	硫柳汞	0.01% 溶液，用于眼、鼻及尿道冲洗；0.1% 溶液，用于皮肤、手术部位消毒
	硝酸银	1% 溶液，新生儿滴眼，预防淋球菌感染
氧化剂	高锰酸钾	0.1% 溶液，用于皮肤、蔬菜、水果消毒；0.01%~0.02% 溶液，用于黏膜消毒
	过氧化氢	3% 溶液，用于口腔、皮肤、黏膜创口消毒，厌氧菌感染消毒
	过氧乙酸	0.2%~0.5% 溶液，用于物体表面、皮肤消毒；1.0%~2.0% 溶液，用于空气喷洒
卤素及其化合物	氯、氯气	0.2~0.5ppm，用于饮水及游泳池消毒
	漂白粉（主要成分次氯酸盐）	10%~20% 溶液，用于地面、污物消毒；0.5%~1% 澄清液，用于空气、物品表面喷雾
	碘酒	2.5% 碘酒（酊），用于皮肤消毒
醇类	乙醇	70%~75% 溶液，用于皮肤、体温表消毒
醛类	甲醛	10% 溶液，用于器械等的消毒
	戊二醛	2% 溶液，用于器械等的消毒
酚类	石炭酸、甲酚皂溶液（来苏尔）	3%~5% 溶液，用于地面、家具、器皿表面消毒，排泄物消毒；2% 溶液，用于皮肤消毒
表面活性剂	苯扎溴铵（新洁尔灭）	0.05%~0.1% 溶液，用于外科洗手及皮肤黏膜消毒；浸泡手术器械
烷基类	醋酸氯己定（洗必泰）	0.02%~0.05% 溶液，用于皮肤、器械消毒；0.01%~0.025% 溶液，用于术前洗手、腹腔、膀胱等内脏冲洗
染料	结晶紫	2%~4% 溶液，用于皮肤、黏膜创伤消毒
酸碱类	食醋	3~5ml/m³，用于熏蒸消毒空气
	生石灰	加水 1:4 或 1:8 配成糊状，用于消毒排泄物及地面

（三）有机物的存在可影响消毒剂的效果

1. 微生物表面的有机物妨碍消毒剂与微生物的接触。

2. 有机物和消毒剂作用,可能形成溶解度比原来更低或杀菌作用比原来更弱的化合物。

3. 有机物可中和一部分消毒剂,使消毒剂对微生物的作用浓度降低。因此,消毒皮肤及器械前应先清洁。

（四）温度、湿度、酸碱度

1. 消毒速度一般随温度的升高而加快。但温度的变化对各种消毒剂影响不同。如甲醛、戊二醛、环氧乙烷的温度升高 1 倍时,杀菌效果可增加 10 倍。而酚类和乙醇受温度影响小。

2. 酸碱度从两方面影响杀菌作用。如季铵盐类化合物的戊二醛药物在碱性环境中杀灭微生物效果较好;酚类和次氯酸盐则在酸性条件下杀灭微生物的作用较强。

3. 湿度会影响许多气体消毒剂的消毒效果。

（五）不同消毒剂混合会影响消毒效果

除有特殊说明之外,不同的消毒剂不能混合使用,否则会影响消毒效果。如酸性或碱性消毒剂混合后会发生中和与干扰,减弱了消毒作用。

四、消毒剂质量及消毒效果监测

（一）定性消毒试验

1. 方法步骤   以 0.03mol/L PBS 稀释菌液至 5×10^5~5×10^6CFU/ml 备用。在 20℃水浴中,用 2.5ml 无菌蒸馏水将消毒剂对倍稀释至第 9 管、第 10 管作为对照。以每半分钟加一管的速度加菌液 2.5ml 于每管内并混匀。于加菌后 5 分钟、10 分钟、15 分钟、30 分钟、60 分钟,每管各取出 0.5ml 加至含足够量中和剂的 4.5ml 营养肉汤内,摇匀后放 30℃孵箱培养 24 小时。发生浑浊表示有菌生长;若肉汤不变混应继续培养至第 7 日,仍不浑浊则判为无菌生长。

2. 结果判定   以无菌生长管消毒液的最低浓度为最低杀菌有效浓度,以无菌生长管的最短消毒时间为该浓度杀菌最快有效时间。

（二）定量消毒试验

1. 方法步骤   以 0.03mol/L PBS 稀释菌液至 10^6~10^7CFU/ml 备用。在 20℃水浴中,吸取 0.5ml 试验菌液于 4.5ml 测试浓度的消毒剂溶液内,开始计时并充分混匀。到预定时间后,吸取 0.5ml 混合液加至 4.5ml 中和剂中,混匀。中和 10 分钟后进行活菌计数,计算杀菌率及杀菌指数。

2. 结果判定   消毒效能以杀菌指数>3 或杀菌率>99.9%,方可进行以下的实验。灭菌效能是用细菌芽胞为指示菌,使其杀菌率达 100%,再继续以下实验。

（三）消毒剂使用中污染菌量的测定

将被检消毒剂混匀后,吸 1ml 加至 9ml 含相应中和剂的稀释液内,混匀作用 10 分钟,取 0.5ml 接种平板培养基于 36℃±1℃培养 3 日和 28℃培养 7 日,观察是否有菌生长,如有菌生长应进行菌落计数和菌种鉴定,并记录和报告。每次采样平行做 3 次。

$$每毫升微生物数\left(\frac{\text{cfu}}{\text{ml}}\right)= \frac{两种培养温度下平板上菌落数 \times 稀释倍数}{0.5 \times 2}$$

（四）生物指示剂种类

细菌繁殖体：金黄色葡萄球菌 ATCC 6538、ATCC 25923；大肠埃希菌 ATCC 8099、ATCC 25922；铜绿假单胞菌 ATCC 27853。细菌芽胞：枯草芽胞杆菌黑色变种 ATCC 9372。真菌：白念珠菌 ATCC 10231。乙型肝炎表面抗原：纯化抗原（1mg/ml）及 HBsAg 阳性血清。

（五）常用消毒剂的中和剂

常用消毒剂的中和剂见表 8-3-2。

表 8-3-2   常用消毒剂的中和剂

消毒剂（浓度）	中和剂（浓度）
含氯（碘）消毒剂（0.1%~0.5%）	硫代硫酸钠（0.1%~1.0%）
过氧乙酸（0.1%~0.5%）	硫代硫酸钠（0.1%~0.5%）
过氧化氢（1.0%~3.0%）	硫代硫酸钠（0.5%~1.0%）
甲醛（1%）	（1）双甲酮（1%）与马林（0.6%）的混合液 （2）亚硫酸钠（0.1%~0.5%） （3）氢氧化铵（25%）

续表

消毒剂（浓度）	中和剂（浓度）
75% 乙醇	1% 卵磷酯 + 1% 吐温 -80PBS
戊二醛（2%）	甘氨酸（1%）或同甲醛（1%）
季铵盐类消毒剂（0.1%~0.5%）	吐温 -80（0.5%~3.0%）+ 卵磷脂（1.0%~2.0%）
醋酸氯己定（0.1%~0.5%）	吐温 -80（0.5%~3.0%）+ 卵磷脂（1.0%~2.0%）
酚类消毒剂（3.0%~5.0%）	吐温 -80（0.5%~3.0%）
汞类消毒剂（0.002%~0.5%）	巯基醋酸钠（0.2%~2.0%）
碱类消毒剂	等当量酸
酸类消毒剂	等当量碱
中草药剂	稀释法或过滤法
复方消毒剂	吐温 -80 + 卵磷脂 + 硫代硫酸钠

第四节　临床微生物实验室和相关物品的消毒与灭菌

临床微生物实验室是医院一个重要科室，如果生物安全防范措施不力，将会造成实验室操作人员的感染，或因传染性微生物外泄造成严重的环境污染，因此，认真做好实验室环境和相关物品的清洁、消毒、灭菌显得十分重要。

一、消毒原则

1. 实验室的清洁和消毒要符合生物安全防护的要求，遵循先消毒后清洁的原则。

2. 清洁区、半污染区和污染区应分别进行清洁、消毒处理，若清洁区和污染区无明显界限，按污染区处理。

3. 遵循及时消毒、彻底消毒、有效消毒的原则。

4. 要明确消毒的对象，根据不同的对象选择不同的消毒方法，遵循简便、有效、价格适中的消毒灭菌方法原则。

二、实验室空气、操作台、地面消毒

（一）空气消毒

1. 臭氧空气消毒机消毒　在臭氧浓度 ≥ $20mg/m^3$、相对湿度 ≥70% 的条件下消毒 30 分钟，然后开窗通风，关机后约 40 分钟方可进入。

2. 紫外线消毒　采取吸顶式安装，或采用活动式紫外线灯照射，照射时间一般为 30~60 分钟，每日 1~2 次。

3. 过氧乙酸消毒　对于体积较小的房间，可用过氧乙酸熏蒸消毒。将过氧乙酸稀释成 0.5%~1.0% 水溶液，关闭房间门窗后，将过氧乙酸溶液倒入陶瓷或玻璃器皿中，底部用装有适量乙醇的乙醇灯加热蒸发。过氧乙酸用量按 $1g/m^3$ 计算。熏蒸 2 小时后开门窗通风。

（二）操作台消毒

1. 紫外线近距离表面照射消毒。

2. 消毒液消毒　常规用 250~500mg/L 有效氯溶液或 0.1%~0.2% 过氧乙酸每日抹擦 1 次；若被明显污染，如具传染性的标本或培养物溅洒于表面，则用 1 000~2 000mg/L 有效氯溶液或 0.2%~0.5% 过氧乙酸溶液洒于污染表面，保持 30~60 分钟，再擦净。

（三）地面消毒

1. 常规每日用清水或清洁剂拖地 1~2 次。

2. 当地面受传染性的标本或培养物污染时，用 1 000~2 000mg/L 有效氯溶液拖地或喷洒地面。

三、检验单消毒

1. 紫外线消毒　用便携式高强度紫外线消毒器距检验单面不高于 3.0cm 移动照射 3~5 秒，两面均须照射。

2. 微波炉消毒　将报告单用塑料袋密封,再在塑料袋外用湿毛巾包裹,放入微波炉内,用低、中挡消毒 5 分钟。

3. 甲醛消毒器熏蒸消毒。

四、使用器材消毒与灭菌

(一)金属器材的消毒与灭菌

1. 接种针、接种环等用酒精灯烧灼灭菌。

2. 手术器械,如锐利的刀剪等,用 2% 戊二醛溶液浸泡 2 小时后,洁净水洗净、沥干,再用干热或压力蒸汽灭菌。

(二)玻璃器材的消毒与灭菌

1. 常规实验用的器材,用 5% 石炭酸溶液浸泡后洗净。

2. 要求无菌的玻璃器材洗净后用 121℃、15~30 分钟高压蒸汽灭菌。

(三)塑料制品的消毒与灭菌

1. 一次性使用的塑料制品　用后的一次性注射器毁形后消毒,一次性薄膜手套等放污物袋内集中进行无害化处理。

2. 重复使用的塑料制品　耐热制品洗净后可用 121℃、15~30 分钟高压蒸汽灭菌消毒;不耐热的制品可用 0.5% 过氧乙酸或含 1 000mg/L 有效氯的溶液浸泡 30~60 分钟消毒;也可用环氧乙烷灭菌器灭菌。

(四)橡胶制品的消毒

橡胶制品如手套等受污染后可用肥皂或 0.5% 洗涤剂溶液煮沸消毒 15~30 分钟。

(五)纺织品的消毒与灭菌

1. 一次性用品用后放污物袋内集中进行无害化处理。

2. 棉质工作服、帽子等明显污染时,可用含有效氯 500mg/L 的消毒液,作用 30~60 分钟,或 121℃高压蒸汽灭菌 15~30 分钟。

(六)贵重仪器的消毒

1. 分类　贵重医疗器材按污染后可造成的危害程度和在人体接触部位不同分为三类。

(1)低度危险器材:指不进入人体组织、不接触黏膜、仅直接或间接地与健康无损的皮肤接触的器材。如显微镜、离心机、酶标检测仪、细胞计数器、血液生化分析仪、气相色谱仪、监护仪、除颤器等,只要求去除一般细菌繁殖体和亲脂病毒。可选用低效消毒法或只作一般卫生处理。

(2)中度危险的器材:仅与皮肤、黏膜密切接触,而不进入无菌组织内的器材。如喉镜、气管镜、支气管镜、胃镜、肠镜、乙状结肠镜、直肠镜等进入人体自然通道与管腔黏膜接触的内镜;口镜、探针、牙科镊子等口腔检查器械等,使用前必须经过消毒,杀灭除芽胞以外的各种微生物。

(3)高度危险的器材:指穿过皮肤、黏膜而进入无菌的组织或器官内部,或与破损的皮肤黏膜密切接触的器材。如腹腔镜、关节镜、脑室镜、膀胱镜、活检钳及接触患者伤口、血液、破损黏膜或者进入人体无菌组织的各类口腔诊疗器械,包括牙科手机、车针、根管治疗器械、拔牙器械、手术治疗器械、牙周治疗器械、敷料等,必须选用灭菌法。

2. 消毒灭菌方法

(1)低度危险器材的消毒:一般采用表面消毒法。轻度污染时,可选择紫外线消毒器近距离照射或用 2% 碱性或中性戊二醛溶液或 0.5% 醋酸氯己定 - 乙醇溶液擦拭;严重污染时,可用环氧乙烷消毒。选择消毒方法时应考虑仪器材料和表面性质,如采用消毒剂消毒时,仪器光滑表面者采用擦拭法,而多孔材料表面则最好采用喷雾消毒法。

(2)中、高度危险器材的消毒灭菌

1)内镜的消毒灭菌:使用过的内镜原则上应先消毒后清洗,有轴节的器械应当充分打开轴节,内镜附件如活检钳、细胞刷应反复刷洗钳瓣内面和关节处,清洗后并擦干。最后在使用前根据内镜类型要求再进行消毒或灭菌处理,内镜的消毒与灭菌应首选物理法,对不耐湿热的内镜可选用化学消毒法。①压力蒸汽灭菌:采用 121℃作用 20~30 分钟,用于直肠镜与直接喉镜金属部分和活体组织检查钳等进入破损皮肤黏膜的内镜附件的灭菌。②环氧乙烷灭菌:在环氧乙烷灭菌器内,用 800mg/L 环氧乙烷,于 55~60℃,相对湿度 60%~80%,作用 6 小时。可用于各种内镜的消毒与灭菌。③戊二醛浸泡消毒或灭菌:2% 中性或碱性戊二醛,可用于各种纤维内镜(如气管镜、支气管镜、胃镜、肠镜等)和喉镜的消毒及膀胱镜、腹腔镜、关节镜的灭菌。消毒需浸泡 20 分钟,灭菌需浸泡 10 小时,结核、艾滋病、肝炎患者使用后需浸泡 45 分钟。④煮沸消毒:煮沸 20 分钟,可用于直肠镜与直接喉镜金属部分的消毒及某些内镜附件(如咬口等)的消毒。

2)牙科诊疗器械的消毒灭菌:牙科诊所是病原微生物聚集的场所,牙科诊疗器械种类繁多,所有器械在使用前均应经适当方法消毒灭菌。接触患者伤口、血液、破损黏膜或者进入人体无菌组织的各类口腔诊疗器械，如牙科手机、根管治疗器械、拔牙器械、牙周治疗器械、敷料等，使用前必须达到灭菌。接触患者完整黏膜、皮肤的口腔诊所器械，如口镜、探针、牙科镊子和各类用于辅助治疗的物理测量仪器、印模托盘、漱口杯等，使用前必须达到消毒。使用过的诊疗器械应先浸泡消毒后再清洗，消毒灭菌应按照"去污染—清洗—消毒灭菌"的程序进行。对于耐热的口腔器械，如牙科手机、探针、棉花、纱布、器械盘、拔牙钳等，首选压力蒸汽灭菌的方法进行灭菌，或者采用环氧乙烷、等离子体等其他灭菌方法进行灭菌；口镜、探针等还可用干烤箱消毒；对不耐湿热、能够充分暴露在消毒液中的器械可以选用化学方法（如 2% 戊二醛）进行浸泡消毒或者灭菌。

五、废弃标本及容器消毒与灭菌

1. 尿、胸腔积液、腹腔积液、脑脊液等体液用 5% 漂白粉溶液或 5% 次氯酸钠浸泡 2~4 小时后倒入粪池内；拭子等干燥标本装入污物袋内集中进行无害化处理。

2. 盛标本容器的消毒处理。纸质容器焚烧处理；可再次使用的玻璃、塑料或搪瓷容器，煮沸 15 分钟或加入 10% 次氯酸钠溶液浸泡 2~4 小时后洗净。

3. 细菌培养用后的平板和试管，必须经高压蒸汽灭菌后方可弃去或洗涤。

六、工作人员手的消毒

1. 进行常规操作后，均须用肥皂洗手，搓手使泡沫布满手掌、手背及指间至少 10 秒，再用流水冲洗 2~3 分钟。水龙头应用非手触式开关；肥皂应保持干燥或用瓶装液体肥皂，每次使用时压出；洗手后用纸巾擦干，不宜使用公用擦手巾擦手。

2. 当工作人员手明显受污染时，应立即用 0.2% 过氧乙酸溶液或 1 000mg/L 有效氯消毒液浸泡 3 分钟，然后用清水冲洗。

七、培养基的灭菌

1. 高压蒸汽灭菌法　高压蒸汽灭菌的温度与时间随培养基的种类及数量的不同而有所差别，一般培养基少量分装时，121℃高压灭菌 15 分钟，当培养基分装量大时，可延长灭菌时间至 30 分钟。含糖培养基高压灭菌 113℃ 15 分钟，以免破坏糖类。

2. 流通蒸汽灭菌法　凡不耐高温的物质，如糖类、明胶、牛乳、血清和鸡蛋等培养基，可用流通蒸汽灭菌，使温度达 80~100℃之间，维持 30 分钟，每日 1 次，连续 3 日。

3. 血清凝固器灭菌　含血清、鸡蛋的培养基，可应用血清凝固器进行间歇灭菌，于第 1 日加热至 75℃维持 30 分钟；第 2 日 80℃ 30 分钟；第 3 日 85℃ 30 分钟，3 次灭菌之间均把培养基取出置 36℃ ±1℃孵育箱中孵育过夜，最后放冷暗处或冰箱中保存备用。

第五节　防护设备和设施

一、生物安全基本设备

临床微生物实验室属于生物安全二级实验室，其基本设备应至少包括生物安全柜、高压蒸汽灭菌器、紧急喷淋和洗眼装置等。

1. 生物安全柜　生物安全柜（biological safety cabinet，BSC）是为处理原代培养物、菌毒株以及诊断性标本等具有已知或潜在感染性的实验材料时，避免操作者、实验室环境暴露于操作过程中可能产生的感染性气溶胶和溅出物而设计的。生物安全柜中的高效空气过滤器（high efficiency particulate air filter，HEPA）可以截留 99.97% 的直径为 0.3μm 的颗粒，而对于更大的颗粒则可以截留 99.99%。因此在临床微生物检验常规工作中，对于可能产生气溶胶的操作如标本接种、阳性瓶转种、菌株分纯、菌悬液调制和采血管开盖等，均应在生物安全柜内进行。生物安全柜必须由专业人员安装，安装前需选择合适的位置，不应置于实验室出入口、人员流动多的地点或过于狭小的空间。安装完成后需由专业人员定期进行校准、维护。生物安全柜必须进行年检。

生物安全柜根据入口气流风速、排气方式和循环方式及生物安全防护水平的差异，分为三级（表 8-5-1）。①Ⅰ级生物安全柜：可保护工作人员和环境而不保护样品。其气流原理和实验室通风橱基本相同，不同之处在于排气口安装有 HEPA，气溶胶通过 HEPA，经实验室或建筑物排风系统排出，或直接排出建筑物。由于不能保护柜内产品，目前已较少使用。②Ⅱ级生物安全柜：是目前应用最为广泛的柜型。与Ⅰ级生物安全柜不同之处在于只让经 HEPA 过滤的（无菌的）空气流过工作台面，所有的Ⅱ级生物安全柜都可提供对工作人员、环境和标本的保护。按照《中华人民共和国医药行业标准 生物安全柜》（YY 0569—2005）中的规定，Ⅱ级生物安全柜可分为 4 个级别，即 A1 型、A2 型、B1 型和 B2 型，可用于操作危险度 2 级和 3 级微生物，穿正压防护服时可处理危险度 4 级微生物。③Ⅲ级生物安全柜：Ⅲ级生物安全柜是为生物安全防护等级为 4 级的实验室而设计的，对操作者防护最好。柜体完全气密，所有接口"密封"，通过一个外置的专门排风系统来控制气流，使安全柜始终处于负压状态。工作人员须通过连接在柜体的手套进行操作，试验品通过双门的传递箱进出安全柜以确保不受污染，适用于高风险的生物试验，如进行 SARS、埃博拉病毒等相关实验。

2. 高压蒸汽灭菌器 高压蒸汽灭菌器是临床微生物实验室常规必备设备，是基于水的沸点随着蒸汽压力的升高而升高的原理设计的，具有高效的灭菌功能。临床微生物实验室产生的废弃的培养皿（基）、血培养瓶、临床标本等医疗垃圾均需进行高压灭菌，使其"无害化"后方可运出实验室，从而保证实验室工作人员及环境安全。高压灭菌器操作者须经专业机构的培训并取得压力容器上岗许可证，以确保使用时的安全。

3. 紧急喷淋及洗眼装置 实验室应有可供使用的紧急喷淋及洗眼装置，一般安装在使用苛性碱和腐蚀性化学品附近（30m 内）的地方，可对眼睛与身体进行紧急冲洗或者淋浴，主要是避免感染性物质或化学物质对人体造成进一步伤害。须定期测试喷淋装置以保证功能正常并冲掉管道内积水，保证紧急状况时的正常使用。

二、个人防护装备

个人防护装备是用于保护实验室工作人员免受气溶胶、喷溅物暴露和意外接种等的一种物理屏障。

1. 实验服 一般包括操作服、隔离衣和连体衣等。长袖、背面开口的隔离衣和连体衣的防护效果较一般操作服好，当可能发生喷溅时，使用塑料围裙或防水长罩服。

2. 面部防护用具 使用护目镜、安全眼镜和面罩等避免因实验物品飞溅对眼睛与面部造成的危害。

3. 手套 选择合适、具有防护作用的手套。微生物实验室需戴双层防护手套，先戴一次性塑料薄膜手套，再戴一次性乳胶或乙烯树脂手套。此外还应正确使用手套，确保有效遮盖、无漏损，最好覆盖实验服外衣袖，完全遮住手及腕部。需要注意的是，脱手套和离开实验区域时均应洗手，使用个人防护装备不能代替洗手，要严格遵守原卫生部制定颁布的《中华人民共和国卫生行业标准 医务人员手卫生规范》（WS/T 313—2009）。

表 8-5-1   Ⅰ级、Ⅱ级以及Ⅲ级生物安全柜之间的差异

生物安全	正面气流速度 /(m/s)	气流百分数 /%		排风系统
		新循环部分	排出部分	
Ⅰ级 [a]	0.36	0	100	硬管
Ⅱ级 A1 型	0.38~0.51	70	30	排到房间或套管连接处
外排风Ⅱ级 A2 型 [a]	0.51	70	30	排到房间或套管连接处
Ⅱ级 B1 型 [a]	0.51	30	70	硬管
Ⅱ级 B2 型 [a]	0.51	0	100	硬管
Ⅲ级 [a]	不适用	0	100	硬管

注：[a] 所有生物学污染的管道均为负压状态，或由负压的管道和压力通风系统围绕。

4. 口罩 根据需要选择一次性口罩、多层纱布口罩、活性炭口罩或 N95 口罩。

5. 鞋 实验室内应穿着舒适、防滑、防水、防腐蚀和不露脚趾的鞋,避免碰撞和喷溅暴露。

6. 呼吸防护用具 必要时穿戴面具、个人呼吸器和正压服等,以防止吸入气溶胶。

第六节 生物安全操作

为避免或减少实验室相关感染意外的发生,制定标准化的实验操作规程成为实验室生物安全操作至关重要内容。

(1) 微生物标本的安全操作

1) 标本采集:掌握临床微生物相关专业知识和标本采集操作技能,使用合格的微生物容器,穿戴合适的个人防护装备,严格按照标本采集的标准操作规程进行。

2) 标本运送:所有临床标本应以防止污染工作人员、患者或环境的方式进行运输;标本在医疗机构内运送时,应置于被批准的、安全的、防漏的容器中运送,容器中的标本架应能使标本保持直立,容器应可耐高压灭菌或耐受化学消毒剂的作用;标本的运送人员应了解标本对身体健康的各种潜在危害,并接受过如何采用正确的防护原则的培训,尤其是针对标本容器破碎或泄露时的处理方法的培训。

3) 标本接收:标本应在实验室内专门的区域如传递仓内进行接收。

4) 标本接种:所有标本应该在生物安全柜内开盖并进行接种,当标本容器有破碎或标本泄漏时,应与临床联系后将标本废弃而勿开启。

(2) 微生物实验室的基本安全操作:所有标本、培养物和废弃物均应视为含有传染性生物因子而予以安全方式进行处理和处置。

1) 预防接触性污染的安全操作:①处理标本时戴双层手套、口罩,必要时带眼罩,操作完成后脱手套并洗手;②移液时使用移液辅助器,禁止用嘴吸移液器;③尽可能减少使用锐器,并尽量使用替代品;使用注射器抽吸血培养标本时避免造成锐器伤;④禁止用手对任何锐器剪、弯、折断和重新戴套,从注射器上取下针头时,禁止用手直接操作;⑤针头、玻璃和一次性手术刀片等锐器,应在使用后立即丢弃在锐器盒中。

2) 预防气溶胶污染的安全操作:①所有可能产生气溶胶的操作,如采血管开盖、菌悬液配制、血培养转种和振荡混匀等均应在生物安全柜内进行,尽量减少气溶胶形成,并避免接种物洒落;②不能反复使用移液辅助器或移液管吹吸混合含有感染性物质的溶液,避免产生气溶胶;③采用电子加热器消毒接种环,严禁在生物安全柜内使用酒精灯等明火;④使用带安全罩的离心机进行标本离心,并在生物安全柜内开盖操作;⑤在可能产生气溶胶的大型分析仪器上方或可能产生有害气体和气溶胶的地方应使用局部通风防护,在操作小型仪器时使用定制的排气罩。

3) 生物安全柜操作注意事项:①应参照国家标准和相关文献向所有可能的使用人员说明生物安全柜的使用和限制性条款。②每次使用前应检查生物安全柜的相关指标,如风速、气流量和负压等,这些指标均应在正常范围内。若出现异常应停止使用,进行检修工作。③打开风机 5~10 分钟,待安全柜内的空气得到净化并且气流稳定后再开始操作。④生物安全柜内尽量少放仪器和物品,只摆放本次工作需要的物品;摆放物品不要阻塞后面气口处的空气流通。洁净物品和使用过的污染物品要分开放在不同区域,工作台面上的操作应按照从清洁区到污染区的方向进行,以免造成交叉污染。⑤在操作结束后,应使用适宜的消毒剂(如 70% 乙醇)擦拭生物安全柜的台面和内壁(不包括送风滤器的扩散板)。

第七节 标本运输和废物处理

一、标本运输

临床微生物标本为感染性或潜在感染性的物质,所以在运输方面国内外均有相关规定,包括包装材料及运输,有些还限制体积和重量,以减少包装受损、泄漏,避免感染暴露,提高运输效率。国际运输还应遵守国家进出口有关规定。

感染性物质运输通常需要三层包装。装载标本的内层容器应密闭,防水、防渗漏,贴指示内容物的标签;第二层包装为吸水性材料,当内层容器泄漏时,吸收溢出的液体;第三层包装保护第二层包装免受物理性损坏。高度危险性物质的运输要求更严格,可查阅相关规定。

二、废物处理

1. 感染性废物 指携带病原微生物,具有引发感染性疾病传播危险的实验废弃物。其对实验人员和相关人员是重要的职业性有害物质,可能会对人类健康和生存环境造成影响。实验室感染性废物包括:①废弃的体液、痰、粪便、分泌物等标本;②被标本污染的物品和容器;③接种病原体的培养基、鉴定管和反应板、废弃的菌悬液、细胞培养瓶等;④使用后的一次性塑料制品,如薄膜手套、工作衣、帽子、口罩、吸管等;⑤实验动物尸体。

2. 感染性废物管理程序应征询相关主管部门的意见和建议,应符合国家或地方法规和标准的要求;临床微生物室应制定本实验室废物安全处理的有关规章制度和发生意外事故时的应急方案;应设置人员负责检查、督促和落实废物的管理工作,防止违反规章制度的行为发生;临床微生物室应定期对实验室从事废物收集和处置工作的人员和管理人员进行相关法律、专业技术、安全防护及紧急处理等知识的培训。

3. 临床微生物室应对实验室从事废物收集和处置工作的人员和管理人员,配备必要的防护用品,定期进行健康检查,必要时,对有关人员进行免疫接种,防止其受到健康损害。对有多种成分混合的感染废料,应按危害等级较高者处理。处理含有锐利物品的感染性废料时应使用防刺破手套。

(1)感染性废物的隔离:根据《医疗废物分类目录》,对实验室废物实施分类管理,实验室应严格区分感染性和非感染性废物,一旦分开后,感染性废物必须加以隔离。医疗废物中病原体的培养基、标本和菌种、毒种保存液等高危废物,应首先在产生地点进行压力蒸汽灭菌或者化学消毒处理,然后按感染性废物收集处理。

(2)感染性废物的包装:临床微生物室应根据废物的类别,将废物分置于符合《医疗废物专用包装物、容器标准和警示标识规定》的包装物或者容器内。盛装的废物达到包装物或者容器的3/4时,应使用有效的封口方式,使包装物或者容器的封口紧实、严密。包装物或者容器的表面被感染性废物污染时,应对被污染处进行消毒处理或者增加一层包装。有液体的感染性废料时,应确保容器无泄漏。如需长途邮寄则遵照国家相关规定进行。

(3)感染性废物的存放:感染性废物的存放地应有"生物危害"标志,且应位于产生废物的附近。感染性废物的存放还应满足以下要求:①密闭并保证包装内容物不受潮;②保存温度及时间应防止微生物生长和产生异味;③存放地及包装应确保内容物不成为鼠类或其他生物的食物来源;④存放地不得对公众开放。

(4)感染性废物的转运:所有运输未经处理的感染性废物的容器上都应有"生物危害"标志,并确保感染性废物的包装完好,无泄漏。废物运送人员应每天从临床微生物室将分类包装的废物按照规定的时间和路线送至医疗机构内部指定的暂时贮存地点。

(5)感染性废物的处理方法:灭菌和焚烧是最常用的处置方法。气体灭菌、化学消毒方法也可应用。处置的主要目的是去除污染,使病原体数量减少到致病水平以下。

4. 锐利物安全处理 锐利物通常指那些能穿透皮肤的注射器、针、刀、毛细管、破损的玻璃器皿等,为机械危险废物,可造成刺破或划破伤,因此,在处理时要特别小心。所有锐利物都必须放置在贴有生物危害标志的硬质、防漏、防刺破的容器内，并与其他废物分别存放。处理或转运锐利物废物应使用防刺破手套。

（周铁丽　吴　庆　陈东科）

参考文献

1. 陈东科, 孙长贵. 实用临床微生物学检验与图谱. 北京: 人民卫生出版社, 2011
2. 洪秀华. 临床微生物学检验. 2 版. 北京: 中国医药科技出版社, 2010
3. Jorgensen JH, Pfaller MA. Manual of clinical microbiology. 11th ed. Washington DC: ASM Press, 2015
4. 袁洽劻, 凌波. 实用消毒灭菌技术. 北京: 化学工业出版社, 2002
5. 杨华明. 现代医院消毒学. 2 版. 北京: 人民军医出版社, 2008
6. 张宇. 消毒灭菌技术的发展现状及方向. 口岸卫生控制, 2006: 11 (1) : 2- 5

实用临床微生物学
检验与图谱

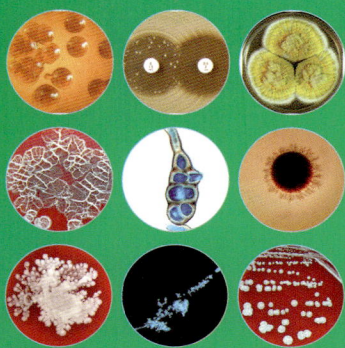

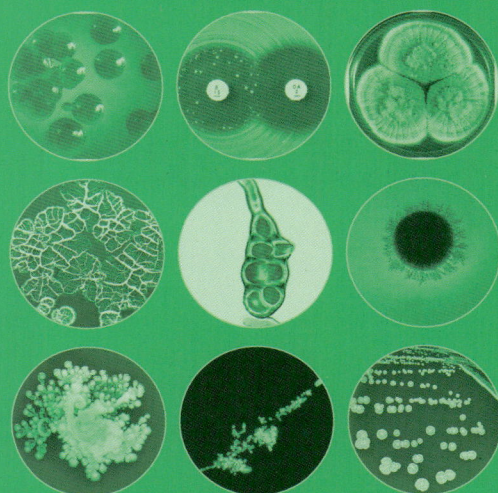

第二篇

临床常见标本的微生物学检验

01 **02** 03 04 05 06 07 08 09 10

第九章
临床常见标本的采集、运送及处理

第一节 标本采集、运送与处理原则

正确地采集、运送、保存及处理微生物检验标本,对于保证临床微生物检验工作质量至关重要,应予高度重视。为了准确检出病原菌,避免漏检及误诊,临床医护人员及实验室工作人员应掌握微生物检验标本采集、运送、保存及处理的一般原则。

一、标本采集、运送及处理过程中的生物安全

1. 采集具有潜在生物恐怖、高致病性微生物(SP Ⅲ、SP Ⅳ)的标本时,需戴手套、戴防护口罩(N95),戴好防护眼镜,并穿隔离服。采集一般生物安全防护等级(SP Ⅱ)的标本,采用标准防护:手套、外科口罩、普通工作服即可。

2. 采集到的原始标本应采用防漏可密封的无菌管或杯盛装,外加防漏可密封的塑料袋(每份样本独立包装),塑料袋上注明标本的相关信息。将标本放在专用标本运送箱中运送。应在密封袋及运送箱的显著位置印有生物安全标志。

3. 用带针头的注射器采集的标本应移至无菌管内或用保护性装置套住针头,再置于密封、防漏、防穿透的硬质塑料盒或者金属盒内送检。

4. 标本运送容器应每日使用含氯消毒液或75%乙醇定期消毒处理。远距离运送车上应随时准备84消毒液、75%乙醇和安尔碘等消毒用品,应常规准备一次性手套、口罩、隔离衣等备用。标本运送人员在上岗前应经过微生物室专门培训。

5. 发生潜在生物安全危险的标本泄漏时,运送人员不可随意处理,应立即通知院感科、病区感控护士,以及微生物室专业人员,按照专业人员的建议进行恰当的消毒、防污染处理。并要求重新采集、送检标本。泄漏的标本原则上不能再用。

二、标本采集的总原则

1. 坚持在抗菌药物治疗前采集标本。

2. 坚持危重感染患者应在 1~3 日内多次采集标本(血培养须在同一日内至少采集三份标本)的原则。但痰、大便、阴道拭子、咽拭子、鼻拭子等带常居菌部位标本不推荐一日内多次采集。

3. 标注标本类型及所采集的解剖部位。开放性创面需要注明污染情况。

4. 已使用抗菌药物经验治疗的患者,尽量完整填写近期抗菌药物治疗情况。

三、标本采集的一般原则

1. 采集标本时严格执行无菌操作,应尽量减少或避免感染部位附近皮肤或黏膜正常菌群污染和防止外源性细菌污染标本。在采集血液、脑脊液、胸腹腔积液或关节液等无菌标本时,应注意对周围和局部皮肤的消毒,采用聚维酮碘等中效消毒剂消毒时,消毒时间不得低于 2 分钟。对于采集与外界相通的腔道标本时,如窦道,为防止受皮肤表面正常菌群的污染,应从窦道底部取活组织检查,而非从窦道口取标本,尽量避免少混入腐生菌群,减少实验室处理难度。采集的标本应置于无菌容器内送检。盛装标本的容器不能使用消毒剂处理,标本中也不得添加防腐剂(尿标本专用采样杯除外),以免降低病原菌的分离率。

2. 根据感染部位的不同,采集恰当的标本类型,既要防止过多的正常菌群或者定植菌/环境细菌污染标本,又要保证通过所采集的标本,能捕捉到其中含有的足够多的与感染相关的微生物。见表 9-1-1。

表 9-1-1　临床常见感染部位细菌培养标本类型的正确选择

常见感染解剖部位	标本类型	
	恰当的	不恰当的
静脉血	抗菌药物治疗前,双瓶双侧分别采集 20ml 静脉血(体重超过 40kg),每侧采血各注入到一个需氧、一个厌氧血培养瓶内。消毒采用含碘消毒剂或者氯己定(洗必泰)消毒液	每个穿刺点体积<20ml;只用乙醇消毒就采集的血培养;单瓶血培养;24 小时内超过 4 套的血培养
鼻窦	1. 直接经皮穿刺获得的脓液 2. 窦道壁组织刮取物 3. 内镜下采集的活检组织 4. 分泌物较少时的瘘管冲洗液	鼻拭子、鼻咽拭子、鼻咽分泌物、痰液或者唾液
下呼吸道感染	1. 新鲜咯出的来自肺部的黏液脓性痰 2. 保护套下采集的肺泡灌洗液 3. 声门下吸气管吸出痰	唾液、口咽部分泌物、鼻窦 / 鼻咽引流液、非保护套下的支气管冲洗液
浅表创口感染	1. 创口下脓肿抽吸的脓液 2. 不含抑菌剂的闭式引流灌洗液 3. 皮下 / 痂下脓性渗出液拭子	含有大量腐生菌的创面表面的分泌物或者被创面表面腐生菌污染的标本、含有防腐剂 / 消毒剂的闭式引流灌洗液
深创口感染	经皮穿刺获得的脓液、扩创处理时刮下的坏死物或者炎症部位的组织	被创面表面腐生菌污染的标本
胸腔积液 / 腹腔积液 / 脑脊液 / 胆汁	经皮穿刺获得的液体	安置引流管,超过 24 小时后才采集的引流液
胃肠道感染	1. 新鲜未污染粪便 2. 肠镜下采集的粪便或者组织 3. 肛拭子(筛选特定的微生物时) 4. 不含防腐剂的直肠灌出物	以诊断感染性腹泻为目的的,病原体未知的肛拭子 住院超过 3 日,或者抗菌药物经验性使用超过 3 日后再采集的粪便
泌尿道感染	1. 未留置尿管的采用清洁中段尿 2. 直通式导尿术下采集的导尿 3. 耻骨上方膀胱穿刺术获得的膀胱尿 4. 膀胱镜下或者其他外科手段采集的尿液	留置导尿管超过 24 小时后采集的尿袋 / 尿管中尿液 新生儿尿液收纳袋中的尿液

3. 采集适量标本。在选择正确的解剖部位后,以适当的方法、路径和用恰当的工具采集适量的标本,标本量少可能导致假阴性结果。尽量不用或少用拭子标本,因为用拭子所采集的标本量有限,极易干燥,且一些有意义的病原菌可能陷入拭子的纤维内,而无法成功地接种于培养基上。更加不要以天然棉花及木棍制成的拭子采集标本,由于天然材料中含有不饱和脂肪酸,可影响某些细菌(如淋病奈瑟菌等)的生存(图 9-1-1)。基于特定微生物流行病学调查的拭子类标本最好使用特殊材料制成的拭子(如碳化棉、藻酸钙或聚酯纤维制成的拭子更适合于淋病奈瑟菌等苛养菌的培养)或使用运送培养基。

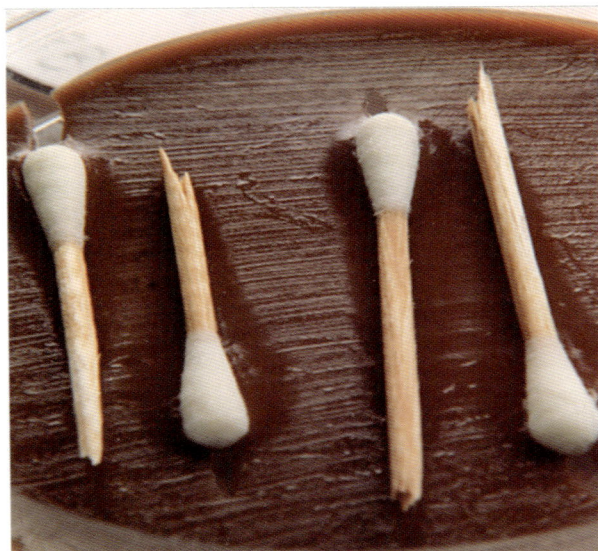

图 9-1-1　天然材料拭子的抑菌作用

4. 根据待检目的细菌特性的不同选择采集方法。厌氧菌、微需氧菌培养与其他细菌采集的方法是不同的,最适合的标本类型也是不同的,表 9-1-2 显示了适合用于厌氧菌培养的最佳标本类型。用于厌氧菌培养的临床标本,应尽量用注射器采集抽吸物并采用专用运送装置,禁止用拭子采集(基于特定厌氧菌的流行病学调查,当使用专用厌氧菌运送培养基运送的情况除外),采集到厌氧标本应室温保存,不能冷藏或冷冻。

5. 有些特殊细菌引起的特殊感染性疾病具有不同疾病阶段组织分布的差异,应注意在不同疾病阶段采集不同部位标本,如伤寒热,发病第 1 周应采集血液,第 2 周应采集粪便,疾病后期(含恢复期)应采集尿液,否则影响细菌的检出率。

6. 以拭子采集的标本,如咽拭子、肛拭子或鼻拭子,多用于特定细菌的流行病学调查,例如多重耐药菌主动筛查,围产期无乳链球菌筛查,肾炎、猩红热患者咽部化脓性链球菌筛查,疫区脑膜炎奈瑟菌筛查等。

7. 盛放标本的容器应无菌、防漏,并应带有螺旋盖,容器标签上应有让患者一看就懂的图文说明。

8. 用于培养的活检、尸检组织标本,例如肺 / 肾活检组织、角膜刮取物等,应该使用专用组织保存液运送。仅做冰冻组织切片或者涂片的组织标本可以用少量无菌生理盐水运送。不能用纱布包裹组织标本送检。头发、皮屑或甲屑可用无菌试管

或容器运送。

9. 表 9-1-3 是美国临床微生物学手册推荐的部分临床微生物检验标本的采集、储存以及运送指南。

四、标本的运送

1. 标本采集后立即送检,通常不应超过 2 小时(尤其是尿标本),否则某些具有自溶酶的苛养菌会自溶死亡,非苛养菌会大量繁殖,一方面导致标本的原始状态改变,例如细胞自溶、细菌数量与构成发生改变;另一方面会产生过多的代谢产物和细菌素,杀死其中一些可能有意义的细菌。当无法及时送检时,应置于 4℃ 冰箱保存(怀疑脑膜炎与淋病的除外),且不超过 24 小时。用于分子生物学检测的标本应该采用 –70℃ 以下,最好是 –80℃ 的条件保存。

2. 临床标本最佳的运送时间取决于取材的量。少量液体(小于 1ml)或组织(小于 1cm^3)应在 15~30 分钟内送至实验室,以免蒸发、干燥及暴露于周围环境。较多量的标本置于运送培养基中可放 12~24 小时。厌氧培养标本原则上应在床边接种,如延迟送检,需保存在厌氧运送培养基中,室温保存,一般不超过 24 小时。另外,不同标本可能含有的病原体不同,尤其是不常见病原体。如果考虑这些微生物的感染,就需要采用特殊的保存条件和处理方法,例如采用特定的运送系统。具体要求见表 9-1-4。

表 9-1-2　适合用于厌氧菌培养的标本类型选择

厌氧培养可接受的标本类型(正确采集方法)	厌氧培养不可接受的标本类型
静脉血(外周静脉穿刺,非导管内)	气管插管抽吸痰
尿液(耻骨上方膀胱穿刺术)	阴道 / 外阴分泌物拭子
手术切口(抽吸、组织活检)	尿道分泌物
鼻窦(穿刺抽吸)	痰液(自然咳出 / 诱导)
抽吸物(使用穿刺针与注射器)	非保护套下的支气管镜冲洗液
骨髓(骨穿)	恶露
支气管镜刷出物(防污染毛刷)	咽拭子
后穹隆穿刺(经皮穿刺)	会阴拭子
输卵管积液 / 组织(抽吸 / 活检)	前列腺液 / 精液
宫内节育器分离放线菌	鼻窦冲洗液 / 拭子
胎盘组织(取自剖宫产)	粪便 / 肛拭子(分离艰难梭菌以外的厌氧菌)
粪便分离艰难梭菌	气管切开造口处分泌物
气管穿刺抽吸痰	尿液(导尿管 / 自然排尿)
前庭大腺脓肿脓液 / 分泌物	宫颈分泌物

表 9-1-3 部分临床微生物检验标本的采集、储存及运送指南

标本类型	采集指南	转运容器、最低采样量	允许转运时间、温度	储存温度及时间	重复送检间隔	评注
血液	消毒培养瓶;使用 70% 异丙醇或氯已定消毒橡皮塞,并等待 1 分钟 在消毒静脉穿刺部位前,用手触摸静脉,再消毒静脉穿刺部位 皮肤消毒三步法: 1. 70% 异丙醇擦拭静脉穿刺部位待 30 秒以上 2. 1%~2% 碘酊作用 30 秒或 1% 聚维酮碘作用 2 分钟,从穿刺点向外画圈消毒,至消毒区域直径达 3cm 以上 3. 70% 乙醇脱碘(对碘过敏的患者,用 70% 乙醇消毒 60 秒),待乙醇挥发干燥后采血 碘酊、次氯酸和氯已定的消毒效果要优于聚维酮碘。消毒剂需要有足够的作用时间以保证消毒效果(碘酊作用 30 秒,聚维酮碘作用 2 分钟)。氯已定的作用时间和碘酊一样,但是没有过敏反应,因此不能用于小于 2 个月大的婴儿,但是对小于 2 个月的婴儿皮肤的消毒要擦去,但不能用于小于 2 个月大的婴儿皮肤的消毒	血培养瓶;成人,20ml/套;婴儿和儿童,根据患者体重采集 1~20ml/套	<2 小时,室温	<2 小时,室温	4 套 /24 小时内	急性发热期:在 10 分钟内,从不同部位抽 2 套血培养(在使用抗菌药物前) 非急性疾病:在 24 小时内间隔不少于 3 小时,从不同部位抽 2~4 套血培养(在使用抗菌药物前) 心内膜炎急性期:假如可能在使用抗菌药物前,1~2 小时内,从 3 个不同部位抽 3 套血培养 不明原因发热:从不同部位抽 2~4 套血培养。假如在 24~48 小时是阴性,再抽取 2 或 3 套,甚至更多套 小儿科:立即采集 对血培养瓶塞的消毒应与皮肤消毒同时进行,而不是抽血完成后行消毒 对培养后需要转种的血培养瓶也应进行瓶塞的消毒
骨髓	同准备外科手术切口步骤准备穿刺部位	接种血培养瓶或 1.5ml 注入溶解离心管中	≤24 小时,室温,培养瓶或管	≤24 小时,室温	1 次 /d	抽取骨髓量少,应直接接种到培养基上。使用骨髓做常规细菌培养较少见 建议同时送检血培养 如果脑脊液只采集 1 管,应先满足微生物检验如采集 3 管,则第二管送微生物检验
脑脊液	1. 触摸脊椎,找到 L_3~L_4,或者 L_4~L_5、L_5~S_1 间隙,做好标记 2. 用碘酊或者氯已定醇溶液消毒腰穿部位 3. 在标记处插入腰穿针,当进入椎管内时有落空感,此时拔出针芯,针刚好在蛛网膜下腔采集 3 份标本,标本感染时抽 5ml 4. 拔除穿刺针内的通管丝,每份 1~2ml,注先后次序,采集 3 份标本,用专用腰穿包盛标本	腰穿包内配套的无菌螺帽防漏管;普通细菌抽 1ml;怀疑结核分枝杆菌感染时抽 5ml	≤15 分钟,室温	≤24 小时,室温	无需	脑脓肿患者脑脊液应该做厌氧菌培养,并涂片染色查阿米巴 颅内寄生虫应在外科手术下分离包囊结节,送微生物室做寄生虫检测

续表

标本类型	采集指南	转运容器	最低采样量	允许转运时间、温度	储存温度及时间	重复送检间隔	评注
浆膜腔积液：腹膜、羊膜、关节液、胸膜、胆汁；心包膜、滑膜取液囊	1. 用含碘消毒液仔细消毒皮肤皱褶处 2. 经皮穿刺取液体，或者在手术过程中采集 3. 尽可能采集足够多的液体；禁止使用拭子蘸取取液体送检。最低采样量>1ml	厌氧菌转运装置，螺口试管运用于外观脓性标本；轻度浑浊液体建议注入血培养瓶内		室温：15分钟	一般室温：24小时心包液以及用于真菌培养的标本应4℃保存，<24小时	无需反复送检	羊膜腔穿刺液，后弯隆穿刺液必须采用厌氧菌运送装置送检；且在直接涂片不要离心；其他无菌液体采用细胞离心机处理后涂片效果最佳；推荐对轻度浑浊液体接种床旁注入血培养瓶内
痰液：自然咳痰	1. 在医护人员的监督下采集 2. 采集前应先漱口，清洁口腔咽喉 3. 医护人员应指导患者采集来自肺部的下呼吸道痰液，而非唾液或者鼻腔分泌物 4. 采集后盛入无菌痰杯中	无菌痰杯，大于2ml		<2小时，室温	≤24小时，室温	1次/d	对于无法配合标本采集的儿童患者，应采用经鼻腔抽吸方式抽取采集痰液无论是诱导痰，自然咳痰，还是抽吸痰，均需要做标本细胞学筛查，对于鳞状上皮细胞>10/LP的痰液应弃之不用
诱导痰	1. 先让患者漱口，并清洁舌头 2. 采用雾化装置，让患者吸入25ml 3%~10%的无菌盐水 3. 诱导咳嗽后，采集诱导痰到无菌痰杯中	无菌痰杯，大于2ml		<2小时，室温	≤24小时，室温	1次/d	实施诱导痰方法时必须严厉掌握适应证和禁忌证，现场应备有意外情况的抢救设施诱导痰由于含浓度很高的盐，不适合直接用于普通细菌培养，需要经生理盐水洗涤后使用
脓肿：开放性	有脓腔形成的应采用针刺抽吸；或者采集病灶基底部，炎症与健康组织交界处的脓壁，用棉签摩擦并充分黏附标本后放入专用转运系统中	专用带试管采样拭子		≤2小时，室温	≤24小时，室温	每个部位1次/d	组织或者抽吸物优于拭子标本。如果脓液量少，必须用拭子，则应同时采集2份，其中一用于涂片；采样拭子建议采用Stuart's或者Amies专用拭子
闭合性	针刺抽吸脓液后，注入厌氧运送管内	厌氧转运管，≥1ml		≤2小时，室温	≤24小时，室温		采集病灶基底部疾症与健康组织交界处的脓壁是最佳标本类型开放性标本中在任合有较多创面滋生菌污染，导致培养结果无法解释
咬伤	同前						新咬伤口（<12小时）不需要送培养，除非已经有感染表现

续表

标本类型	采集指南	转运容器、最低采样量	允许转运时间、温度	储存温度及时间	重复送检间隔	评注
静脉导管	1. 酒精消毒导管留置部位皮肤 2. 无菌操作拔除导管 3. 剪下 5cm 管尖,放入无菌试管/杯中,及时送往微生物室 4. 怀疑置管处软组织感染者,应剪切皮肤内部分导管送检	无菌螺帽管;无菌杯	<15 分钟,室温	≤2 小时,4℃冷藏	无需	静脉导管导管尖端培养意义,目前仍有争议。Maki 半定量培养可接受的导管类型有:中央静脉导管、CVP、Hickman、Broiac、Swan-Ganz 漂浮导管,以及外周静脉、动脉、脐管、静脉营养管等
压疮溃疡	不接受拭子标本 1. 采样前用无菌盐水清洗创面 2. 尽量采集溃疡基底部组织 3. 因脓肿等原因导致无法采集组织时,应采用抽吸法采集渗出产物	需氧:无菌管/杯;厌氧:厌氧菌运送培养基	<2 小时,室温	<24 小时,室温	1 次/(日·处)	拭子标本中含有大量腐生菌,且微量组织容易被吸附,因此无临床意义。应采用组织或者空针抽吸物送检
牙科标本:牙眼、牙周、根尖周、龈峡尚、咽峡炎	1. 仔细清洁牙眼龈缘、眼缘上、牙齿表面,去除睡液、牙结石、牙菌斑 2. 用牙周刮牙器小心采集牙眼下炎症组织,放入厌氧菌运送装置内 3. 同时涂一张玻片用于染色镜检	厌氧菌运送装置	<2 小时,室温	<24 小时,室温	1 次/d	牙周损害只能通过实验室专门设备,由专业人员采用特殊技术才能确认真正的病原体
内耳	鼓膜穿刺术在慢性、复杂性以及反复发作的中耳炎中考虑采用 1. 对于鼓膜完整的患者,用肥皂水清洗外耳道,消毒后采用鼓膜穿刺术抽吸内耳脓液(可做厌氧培养) 2. 对于鼓膜破裂的患者,用软棒拭子在耳科额镜的辅助下采集流出的脓液(只做需氧菌培养)	无菌试管、软管拭子,厌氧菌运送培养基	<2 小时,室温	<24 小时,室温	1 次/(日·处)	不能用咽拭子或者喉拭子培养结果来推测中耳炎感染的病原体,二者没有必然的联系
外耳	1. 用湿润的拭子清理去除外耳道中的固体成分 2. 用硬质拭子旋转用力摩擦取取外耳道标本	拭子运送管	<2 小时,室温	<24 小时,4℃冷藏	1 次(日·处)	链球菌导致的外耳道蜂窝织炎只有通过摩擦外耳道取标本才可以减少漏诊

续表

标本类型	采集指南	转运容器、最低采样量	允许转运时间、温度	储存温度及时间	重复送检间隔	评注
眼结膜	1. 使用灭菌盐水湿润的专用拭子翻开眼睑滚动采集；双眼分开采集 2. 最好采样完成马上床旁接种 3. 同时滚动涂布，制备两张涂膜直径1~2cm的涂片	床旁接种：血平板、巧克力；微生物室接种：拭子运送管	接种好的培养基15分钟内送到微生物室；拭子2小时，室温	<24小时，室温	无需重复送检	尽可能采集双眼，即便只有单侧眼睛感染也应如此，未感染的眼结膜拭子可作为对照，以排除眼结膜内的正常菌群。如果只有单侧标本，只能通过涂片确认真正的感染菌
角膜刮取物	1. 标本应该由眼科专家采集 2. 使用灭菌眼科刮铲取角膜溃疡处或者有病变的地方，将刮取物立即接种在培养基上 3. 同时将铲子放到玻片上摩擦，制备两张涂膜直径1~2cm的涂片	直接接种：营养强化血平板、巧克力，以及含选择剂的真菌培养基	15分钟内送到微生物室，室温	<24小时，室温	无需重复送检	如果结膜标本已经采集，再采集角膜标本应该在麻药使用前或者麻药消除后，因为麻药会抑制细菌和真菌生长。用于病毒分离和阿米巴检测应该使用灭菌容器
房水抽吸物	处理眼睛准备针吸活检	放入专用保存液的螺口试管内或者直接接种小体积液体培养基，到微生物室时再传代到固体培养基上	15分钟内送到微生物室，室温	<24小时，室温	1次/d	固体培养基应包括真菌培养，麻药会抑制病原体生长
粪便常规培养	将清洁未被环境微生物污染的粪便放入无菌杯中在1小时内送达微生物室专用运送培养基	无菌（防泄漏的）广口标本杯；或者专用运送培养基；最低标本量2g	无菌杯：1小时内运送培养基：24小时内；室温	室温，<24小时；4℃，<48小时	1次/d	入院时间>3日的不应该做常规粪便培养；或者入院医生不是胃肠炎的除非临床医生有专门要求。对于病程超过3日的腹泻患者应考虑艰难梭菌感染
粪便分离艰难梭菌	采集水样便与不成形稀便放入无菌杯中。用于艰难梭菌毒素测试的标本不能用拭子采集	无菌（防泄漏的）广口标本杯；最低标本量5ml	室温：1小时内4℃：24小时内-20℃以下：>24小时	4℃，<2日，可用于培养；-70℃，3日，可用于毒素检测及毒素基因核酸扩增	1次，采集2份标本，对于毒素水平较低的患者是必要的	患者至少每日拉肚子3次，并且伴随稀便或水样便除非患者有肠梗阻，通常成形大便与硬便不适合检测艰难梭菌当保存温度高于-20℃时，B毒素活性将很快丧失

续表

标本类型	采集指南	转运容器、最低采样量	允许转运时间、温度	储存温度及时间	重复送检间隔	评注
粪便分离 O157∶H7	采集水样便或者血便放到无菌杯中	无菌、防泄漏的广口标本杯；最低标本量>2g	无菌杯：1小时内运送培养基：24小时内；室温	室温与4℃，均<24小时	1次/d	采集腹痛症状频繁发作6日以内的标本；类志贺毒素检测要优于只做山梨醇麦康凯琼脂脱脂培养基筛查
直肠拭子	1. 将拭子小心插入肛门达到约括约肌后3～4cm 2. 旋转拭子，采集肛窦处的标本 3. 用于诊断痢疾时，肛拭子上必须见到明显的粪便	专用肛拭子运送培养基	室温：2小时	室温：24小时	1次/d	用于对某种特定微生物的流行病学调查，例如淋病奈瑟菌、志贺菌、弯曲菌、单纯疱疹病毒、无乳链球菌和其他β-溶血性链球菌的筛查。或者用于无法采集粪便标本时的替代标本
坏组织	参照脓肿标本采集					创面表面以及邻近的表浅组织因被腐生菌污染而失去培养价值；取而代之的应该采用穿刺针吸或者组织活检
瘘道标本、伤口标本	参照脓肿标本采集					
胃镜洗或冲洗物分离分枝杆菌	1. 时机：选择清晨尚未起床时，患者未进食前 2. 插入鼻胃管到胃中 3. 注入25～30ml凉的灭菌蒸馏水 4. 回收液体，盛入防漏无菌杯中	无菌、防泄漏的广口标本杯	室温未中和胃酸：15分钟内中和胃酸后：1小时内	室温：24小时	1次/d	该标本必须尽快处理，否则在胃酸作用下，分枝杆菌会快速死亡；如果采用小苏打中和胃酸后，标本送检可适当放宽
胃镜下活检物分离幽门螺杆菌	由胃肠专科医生在内镜的帮助下采集	专用运送培养基	<1小时，室温	<24小时，4℃冷藏	无需反复送检	当涉及药敏试验时，必须做培养
羊水	羊膜腔穿刺术获取或者在剖宫产手术时获取	厌氧菌转运装置，采样量>1ml	室温：2小时	室温：24小时	无需重复	不能用阴道拭子或者经阴道抽吸物代替羊膜腔穿刺，因为阴道菌群会污染破水后的羊水
前庭大腺	1. 用含碘消毒液行细消毒腺管口 2. 从腺管口抽吸腺液	厌氧菌转运装置，采样量>1ml	室温：2小时	室温：24小时	1次/d	

续表

标本类型	采集指南	转运容器、最低采样量	允许转运时间、温度	储存温度及时间	重复送检间隔	评注
宫颈分泌物	1. 不适用润滑剂的情况下，通过窥阴器暴露宫颈口 2. 用拭子擦去宫颈口黏液以及从宫颈中流出的分泌物;弃去拭子 3. 另取一根拭子稳当而轻柔地插入宫颈管内，采集宫颈分泌物	运送拭子，运送培养基	室温：2 小时	室温：24 小时	1 次/d	当做淋病奈瑟菌培养以及沙眼衣原体检查时，按照相关章节要求进行
后穹隆穿刺液	穿刺针吸采集	厌氧菌转运装置，采样量>1ml	室温：2 小时	室温：24 小时	1 次/d	
子宫内膜组织或者分泌物	1. 经宫颈套管抽吸 2. 将采集的全量的标本放入厌氧菌转运系统中	厌氧菌转运装置，采样量>1ml	室温：2 小时	室温：24 小时	1 次/d	
妊娠产物（例如胎盘）	1. 采集部分标本放入无菌容器中 2. 如果是剖宫产获得的组织，需要马上放到厌氧菌转运装置中	专用采样管或者厌氧菌转运装置	室温：2 小时	室温：24 小时	1 次/d	不要采集恶露，该类标本培养结果无法解释
女性尿道分泌物	待患者排尿 1 小时后采集 1. 擦去尿道口陈旧分泌物 2. 从阴道上方耻骨联合处按摩尿道，挤出脓性分泌物，用拭子采集	专用采样拭子	室温：2 小时	室温：24 小时	1 次/d	如果没有分泌物流出，则用聚维酮碘皂液清洗尿道口周围区域，并用清水冲洗，去除消毒剂用专用尿道拭子，深入尿道 2~4cm，旋转拭子，并且保留 2 秒，以保证分泌物被拭子充分吸收
阴道分泌物	1. 擦去旧的分泌物与宫颈排出物 2. 用吸管或者拭子采集阴道壁上的分泌物 3. 为了便于涂片，应采集两支拭子	专用采样拭子	室温：2 小时	室温：24 小时	1 次/d	考虑宫内节育器相关感染时，请将整个节育器放入无菌容器中送检；BV（细菌性阴道病）诊断可以单用涂片，无需培养；检测无乳链球菌定植时，可以和肛拭子一起送检

续表

标本类型	采集指南	转运容器、最低采样量	允许转运时间、温度	储存温度及时间	重复送检间隔	评注
男女生殖器局部皮肤损害处标本	1. 先用无菌盐水冲洗,并用手术刀片刮去坏死物 2. 让渗出液逐渐渗出并集聚 3. 按压损害处周围组织,使用拭子用力擦取渗出的分泌物	专用采样拭子	室温:2小时	室温:24小时	1次/d	检测梅毒螺旋体时,可以采用玻片送检;将损害处分泌物涂到玻片上,盖上盖玻片,水平放置到湿盒中(例如平皿中垫上一层湿润的纱布)送检 注意:梅毒螺旋体无法在人工培养基上生长
女性中段尿	1. 排尿前开启无菌尿杯盖 2. 分开大阴唇,状态下排尿 3. 等排掉几毫升前段尿液后,开始收集中段尿,收集过程中应该保持排尿状态,不要暂停排尿 4. 中段尿用于细菌培养	无菌、防泄漏的广口标本杯;或者专用的含有复方硼酸抑菌剂的尿液送杯	无菌杯:2小时内送检 专用抑菌杯:24小时内送检	4℃:<24小时	1次/d	尿液标本对衣原体是有毒的,因此不能用来做衣原体培养 当通常情况下无法改善尿标本质量时,推荐排尿前清洗外阴
直通型导尿管尿液	1. 使用肥皂和清水彻底清洗去除尿道口的污物 2. 清洗部位垫上湿纱布垫 3. 无菌操作,将导尿管自尿道插入膀胱内 4. 刚开始时流出的15ml尿液应弃去,采集后面的尿液盛入无菌尿杯或者专用容器中	无菌、防泄漏的广口标本杯;或者专用的含有复方硼酸抑菌剂的尿液送杯	无菌杯:2小时内送检 专用抑菌杯:24小时内送检	4℃:<24小时	1次/d	导管法采集尿液标本容易将尿道菌群带入膀胱内,有逆行感染的风险
留置式导尿管	1. 置管时间不得超过24小时 2. 用70%乙醇消毒尿管口下端的导尿管壁;用夹子夹紧尿管下部,便于在10~15分钟内采集尿液 3. 穿刺尿道口处的导管,采集5~10ml尿液 4. 盛入无菌尿杯或者专用容器中	无菌、防泄漏的广口标本杯;或者专用的含有复方硼酸抑菌剂的尿液送杯	无菌杯:2小时内送检 专用抑菌杯:24小时内送检	4℃:<24小时	1次/d	由于导尿导尿管安置超过24小时以上时,尿管/尿袋,甚至膀胱内都开始定植环境细菌。当患者没有明显感染症状(疼痛、发热、寒战)严重的脓尿)时,不需要常规送检导尿管尿做培养
伤口创面	同脓肿标本					

表 9-1-4　可能遇到的不常见病原菌标本的采集与保存处理方法

少见微生物	应选择的标本类型	标本保存方法	备注说明
汉赛巴尔通体（猫抓病）	血液、组织、淋巴结穿刺液	4℃：1 周 不确定病原体：–70℃	采用吉姆萨染色可以看见红细胞上有小杆菌附着；组织标本推荐采用 Warthin-Starry 银染色。另外推荐采用儿童瓶培养巴尔通体，成人瓶中 SPS 浓度高，可能会致细菌死亡
伯氏疏螺旋体	皮损处周围皮肤活检物、血、脑脊液	采用专用无菌组织保存液；尽可能采集标本后即刻送到微生物室	尽可能采用 PCR 与培养相结合的方法。但培养几乎都是阴性。组织标本染色推荐 Warthin-Starry 银染色；吖啶橙与吉姆萨适合于血液和脑脊液染色
回归热螺旋体	血涂片	尽可能采集标本后即刻送到微生物室	采用暗视野相差显微镜观察不染色湿涂片。染色采用瑞氏或吉姆萨染色。该微生物不适合做血培养
贝纳柯克斯体（Q 热）、斑点热立克次体、斑疹伤寒立克次体	血清、组织	–70℃冰冻保存，直到使用前	优先考虑血清学；阳性标本应该送到参考实验室确认
埃里克体、无形体	血涂片、肝素 /EDTA 抗凝血、皮肤组织活检物、脑脊液、血清	用于培养的标本冷藏运输；组织标本保存在无菌的组织保存液中；检测前放 4~20℃保存。或者 –70℃冰冻保存后长距离运输，尤其是 PCR 检测时	血清检测优先考虑；血涂片染色前需要用甲醇固定；组织切片染色采用荧光抗体染色法或者用 Gimenez 染色；脑脊液采用直接检查和 PCR；阳性标本应送参考实验室确认
土拉热弗朗西丝菌	淋巴结穿刺物、组织刮取物、活检物、血液、痰液	15 分钟内快速转运至微生物室，或者使用干冰冷藏运送	血清学是首选，间接荧光免疫法有助于诊断；组织革兰氏染色效果差；而细菌培养只有 10% 的机会可能捕捉到病原体
钩端螺旋体	血浆、血液（不得使用柠檬酸盐抗凝）发病第 1 周采集脑脊液；1 周后采集尿液	<1 小时；或者采用 1% 的牛血清白蛋白 1:10 稀释后 4~20℃保存	血清学是有帮助的；尿液偏酸对检测有害；暗视野相差显微镜与直接荧光抗体染色法也可以采用；Warthin-Starry 银染色用于组织切片
念珠状链杆菌（鼠咬热）	血液、关节液	大体积的血培养瓶（儿童瓶首选）	标本不得冰冻，培养瓶内需要补充血液、血清或者腹腔积液以提高营养程度；成人血培养瓶内的 SPS 对细菌有害；吖啶橙染色也可以采用

3. 标本采集人员采集标本时应仔细审视条码或申请单字迹是否清晰容易辨认，不能打印模糊或中间有任何偏移、缺损，所注信息与标本一致；血培养瓶贴条码时不能覆盖瓶子本身的条码。

4. 运送人员接受标本应检查标本容器是否严密，确保无泄漏；检查每个标本上是否有患者姓名、科别、床号或条码，以及条码是否完整，有无被污损；严格按照下述分解条款规定中的运送时限和保藏条件运送。

5. 特别强调　脑脊液、各种生殖系统脓液、白带、前列腺液、尿道拭子应不能排除淋病奈瑟菌存在的可能，怀疑脑膜炎时采集的专门用来分离脑膜炎奈瑟菌的咽拭子必须保温（30~35℃）保湿，30 分钟内送到微生物室。而痰液、咽拭子中可能含有百日咳博德特菌、流感嗜血杆菌、肺炎链球菌；粪便含有志贺菌，这些细菌容易死亡，应及时送检（15~30 分钟），但使用专用运送培养基时可延长至 6 小时，例如脑脊液注入儿童血培养瓶内送检时按照血培养规范运送；尿道拭子与咽拭子使用专用运送培养基时室温运送即可。

6. 尿液标本必须保证在 2 小时内送达微生物室。当无法保证时，应置 4℃冰箱内暂存。但当考虑淋病奈瑟菌感染时,不得冷藏,应马上送检。另外,推荐采用专用含复合硼酸抑菌剂的尿标本采样杯。

五、标本的接收与处理原则

有时送到实验室的标本没有按要求选材、采集或运送,检验这些未受控制标本得出的结果,可能会给临床医生提供错误的信息,误导诊断和治疗。因此,实验室必须建立严格的接收或拒收标准,具体如下。

1. 当标本送至实验室时,应在申请单上注明接收时间和日期。

2. 申请单和标本标签应包括以下内容:患者姓名、年龄、性别、送检科室及床号、标本来源、采集时间和日期、送检目的、申请医生的姓名等。

3. 实验室遇到下列情况标本时应拒绝接收,并及时通知采集标本的医生或护士,说明拒收原因,同时登记备案。

(1)不正确的运送温度。

(2)不正确的运送工具。

(3)延长送检时间。

(4)标本容器上未贴标签或错贴标签。

(5)标本有泄漏。

(6)盛标本的容器被压碎或有破裂。

(7)标本有明显污染。

(8)标本量不足或已干涸。

(9)24小时内重复送检的标本(血培养除外)。

(10)申请做某种试验但标本不适合时(如尿液做支原体培养等)。

4. 有一些标本可能给临床提供不了有价值的信息,所以应当直接拒收,同时提出建议或改进方法,见表9-1-5。

5. 标本在进入正式检验程序之前必须进行合格性筛选,尤其是最容易出现质量问题的几类标本,例如痰液、尿液、创面拭子、各种引流液(脑室、胸腔、腹腔、胆管)、粪便等。具体筛选标准见表9-1-6。对于用非损伤方法获得的不合格标本(尿、痰、咽拭子、创面分泌物标本),做退检处理,并电话或者局域网通知临床重新采集。对于通常为侵入性手段获得的,经筛选程序怀疑为不合格的标本(针抽吸获得的脓液、穿刺获得的无菌体液或组织),应与主管医生或采集标本的医生取得联系,详细询问并积极协商后,再做适宜处理(例如采用涂片观察胞内吞噬、包裹现象作为引导),对于不理想标本应在报告单上注明"标本采集不理想,若不能重复采样可能对结果有影响"。

表 9-1-5 不能用于培养的标本

标本类型	改进或建议(可替换的标本)
烧伤、伤口(拭子)	送组织块或抽吸物
结肠造口术排出物	不处理
压疮(拭子)	送组织块或抽吸物
Foley 导管头(即尿道插管)	不处理
留置尿管/尿袋中尿液(>24小时)	拔除尿管3日后,或更换尿管3小时后重新采集
脑室/胸腔/腹腔引流液	经皮穿刺获取的标本
胆管引流液	不处理
坏疽性的伤口(拭子)	送组织块或抽吸物
新生儿胃吸取物	不处理
恶露	不处理
牙周的损伤(拭子)	送组织块或抽吸物
肛周脓肿(拭子)	送组织块或抽吸物
静脉曲张性溃疡(拭子)	送组织块或抽吸物
呕吐物	不处理

表 9-1-6　适合于常规细菌培养标本的质量筛查标准

标本类型	筛选方法	筛选标准	
		适合培养的标准	不适合培养,需要重取标本
自然咳痰	不染色标本显微镜镜检	鳞状上皮<10/ 低倍镜	鳞状上皮>10/ 低倍镜
气管吸痰	不染色标本显微镜镜检	鳞状上皮<10/ 低倍镜,细菌数量>1~20/ 油镜	鳞状上皮>10/ 低倍镜,20 个油镜视野不见细菌
灌洗液	不染色标本显微镜镜检	鳞状上皮<1%(离心后)	鳞状上皮>1%(离心后)
创面拭子	不染色标本显微镜镜检	鳞状上皮<2+,较多分叶核细胞	鳞状上皮>2+,基本无分叶核细胞(<5/ 低倍镜)
粪便(细菌培养)	住院日数	≤3 日	>3 日(除非临床医生有专门需要或者合理理由)
尿液	尿液分析,沉渣染色	干化学白细胞酯酶阳性;白细胞>10/μl 或者每高倍镜;每油镜下 1 个细菌相当于 1 000CFU/ml 尿液	查见>3 种不同形态的细菌,提示尿液可能来自留置导尿管,或者尿液被粪便污染。非婴儿患者尿液中出现粪便菌群时往往提示直肠 - 膀胱瘘
各种无菌部位引流液	常规生化,电话询问	体液常规检验、体液生化检验结果提示渗出液;电话询问标本为经皮穿刺或者引流管安置 24 小时以内	体液常规检验、体液生化检验结果提示漏出液;电话询问标本为引流管液,安置时间>24 小时

6. 标本与送检目的不符合时(如要求厌氧培养的标本送检过程中接触空气),不需处理,应与送检医生联系,指出不符合的原因,并按要求重新采集标本送检。

7. 当针对某一特定微生物做检测时,无需评价标本质量。例如咽拭子分离化脓链球菌,肛拭子、阴道拭子分离无乳链球菌,粪便 / 肛拭子分离霍乱弧菌,痰液分离结核分枝杆菌等。

8. 对于标本量较大的微生物室,制订急诊标本优先检验规则有助于及时发现和处理危重患者,挽救患者生命。见表 9-1-7。

9. 无菌体液标本的送检可能预示着患者有严重的或对生命有威胁的疾病,应优先处理。无菌体液标本除羊水、后穹隆穿刺液之外,均应离心后取沉渣做革兰氏染色。透析液白细胞<100 个 /ml,胸 / 腹腔积液、滑膜液<300 个 /ml,心包液白细胞小于 1 个 / 油镜时,无需进行接种处理。

10. 实验室收到合格的标本后,应立即处置。根据标本类型、检验目的和可能存在的病原菌等信息,选择是否离心,原则上只要标本量足够都必须涂片镜检(血液标本除外),无论收费与否,以及合适的培养基及孵育环境。

11. 对可能混有少量正常菌群的标本,如经过筛选合格的中段尿,以及保护套下采集的肺泡灌洗液都应做定量培养,以鉴别污染菌与真正的感染菌。但需要注意的是,定量培养往往受很多因素的干扰,例如大量饮水输液、抗菌药物经验性应用将导致尿培养中细菌数量降低至诊断标准以下,但这并不表示低于下限的分离菌株一定是无意义的污染菌。而标本延误超过 2 小时也能导致计数结果超过诊断标准上限,这同样不代表超过上限的一定是真正的感染菌。同样道理,肺泡灌洗液也是如此。我们需要综合菌落计数、离心沉渣涂片观察胞内吞噬等多种手段相结合的方法确认可能的感染菌。而自然咳取痰或者气管抽吸痰、伤口拭子等标本,受到正常菌群和定植菌污染的程度多数时候会超过真正的感染菌(也就是说大多数时候真正的感染菌的数量低于污染菌群),抗菌药物经验性应用会进一步加重影响程度,严重干扰判断。故而,此类标本不适合采用定量接种的方式来判断培养结果。直接涂片革兰氏染色镜检,通过炎症细胞和细菌的分布相关性、吞噬现象的出现情况,以及大体积微生物的包裹现象等免疫应答表现分析感染菌的方法是解决该类标本的行之有效的方法。但需要注意的是,直接涂片镜检需要检验人员具备相当丰富的形态学积累,低年资技术人员需要有经验高年资技师的细心带教。在通过强化训练,经过严格考核合格后的技术人员方可从事该项目的检验与报告。

表 9-1-7　不同标本优先处理次序推荐列表

标本类型与检验目的	推荐处理时间限制
1. 手术台上等待涂片结果的标本、儿科 ICU 标本、急诊科标本	20 分钟
2. 脑脊液培养以及涂片染色	20 分钟
3. 生殖系统标本培养淋病奈瑟菌	20 分钟
4. 各种脓肿穿刺液	20 分钟
5. 快速抗原检测结果,例如隐球菌荚膜抗原、化脓链球菌抗原、弯曲杆菌抗原、梭菌 A/B 毒素等	1 小时
6. 移植病房、新生儿科以及儿科 ICU 病房气管内抽吸物	1 小时
7. 抗酸染色标本,当 TAT 时间已经比较临近时	4 小时
8. 保护套下肺泡灌洗液	20 分钟
9. 来自手术室的组织标本	1 小时
10. 除脑脊液外的无菌体液	1 小时
11. 新鲜尿液(杯内不含抑菌剂)	2 小时
12. 血培养	4 小时
13. 组织、抽吸液(非手术室等待)	1 小时
14. 未采用运送培养基的新鲜粪便	30 分钟(或者放入运送培养基内)
15. 痰、气管抽吸物	1 小时
16. 放在运送培养基中的拭子标本	8 小时(4℃)
17. 尿标本(采用含硼酸盐抑菌剂的专用尿杯运送的尿液)	24 小时(4℃)
18. 采用各种运送培养基送检的粪便标本	24 小时(4℃)

（卢先雷　陈默蕊）

第二节　血液及骨髓标本采集、运送及处理

一、标本的采集与运送

(一) 血培养指征

当患者出现体温 ≥38.5℃或 ≤36℃,白细胞增多(>10.0×10⁹/L,或<3.0×10⁹/L,伴随"核左移"),CRP>50mg/L,PCT>2ng/L;寒战发热、皮肤黏膜出血,血压降低,突发性呼吸急促、昏迷、多器官衰竭;突然出现粒细胞减少、血小板减少等。具备上述一种或几种体征时,应该及时采集血培养。对具备高危因素如 HIV/肿瘤等免疫力低下人群、入住 ICU 的危重患者(尤其是携带静脉导管的患者);有特殊疾病如风心病、布鲁氏菌病、伤寒病、鼠疫、炭疽、土

拉热;以及脓毒症高发疾病如胆道感染、腹腔感染、肝脓肿、骨髓炎、肾盂肾炎、肺炎,这些情况下均应积极地采集血培养。对诊断为上述疾病的刚入院的危重感染患者应在抗菌药物治疗前,及时采集血培养。

(二) 标本的采集

1. **标本采集时机与次数**　对怀疑菌血症(包括真菌血症)的患者,使用抗菌药物之前,应立即采集血培养。对正在使用抗菌药物治疗的患者,需要观察治疗效果时,需在下一次用药前采集,此时血液中药物浓度最低。

研究表明细菌通常在寒战和发热前 1 小时

左右进入血流,此时是采集血培养的最佳时机。考虑到临床实际操作存在困难(操作可行性和及时使用抗菌药物对患者有利的原则),因此《血培养指导原则》中建议在使用抗菌药物之前应立即采集血培养。于静脉不贯通的两个部位(例如双臂)同时(间隔时间不超过 10 分钟)采集 2 套(或更多)血培养(每套包括 1 瓶需氧,1 瓶厌氧血培养瓶)。婴幼儿患者,推荐同时从不同部位采集 2 瓶儿童专用需氧血培养瓶。除非有怀疑感染性心内膜炎或其他静脉内感染(如导管相关性感染时),可分开时段采集。有研究表明,仅做 1 套血培养(抽 20ml 血液)的对菌血症的检出概率为 65%,做 2 套和 3 套血培养检出率分别为 80% 和 96%。

可疑急性原发性菌血症、真菌菌血症、脑膜炎、骨髓炎、关节炎或肺炎,应在不同部位采集 2~3 份血标本。

不明原因发热,如隐性脓肿,伤寒热和波浪热,先采集 2~3 份血标本,24~36 小时后估计体温升高之前(通常在下午)再采集 2 份以上。

可疑心内膜炎的患者,起始采集 3 套血培养(间隔 30~60 分钟)以证明细菌感染的连续性,如果在 24 小时内培养结果为阴性,则应继续采集 2 套血培养。需要注意的是,应在 3 套血培养采集完成后才开始抗菌药物的经验性治疗。

可疑菌血症或真菌菌血症,但血培养持续阴性,应改变血培养方法,以获得罕见或苛养的微生物。怀疑分枝杆菌播散性感染的选择分枝杆菌瓶。对于病原体无法推断的建议采用需氧瓶、厌氧瓶、分枝杆菌瓶及专用真菌瓶同时接种。

对于怀疑为导管相关性血流感染(CRBSI)患者的处理方法:①短期外周导管,采集患者外周静脉血做 2 套血培养,同时在无菌操作状态下拔除导管,剪取管尖以上部分 5cm 送检。②长期保留置导管,非贯通和贯通的中心静脉导管及静脉留置,由疑似 CRBSI 患者采集至少 2 套血培养,其中至少 1 套来自外周静脉;另外 1 套则经中心静脉导管或静脉留置口(VAP)隔膜抽出。无菌采集 2 个来源的采血时间必须接近,各自做好标记。③决定移去的留置导管,非贯通和贯通的中心静脉导管及静脉留置,从独自的外周静脉无菌采集 2 套血培养,在无菌操作状态下拔除导管,剪取管尖以上部分 5cm 送检。

方法与诊断标准:Maki 半定量平板滚动培养菌落 >15CFU,定量培养(采用振荡或超声洗脱)>100CFU 时即可诊断,需对分离菌进行鉴定和药敏试验。

2. 培养基的选择　目前血培养瓶已经基本形成体系,包括成人需氧瓶、儿童专用需氧瓶、厌氧瓶、分枝杆菌 / 真菌瓶、L 型菌瓶等几大类,里面几乎都含有不同浓度的 SPS。厌氧瓶还含有溶血剂。原来还有不添加抗菌药物吸附体系的标准瓶,大量文献已经反映这种设计的缺陷,该类培养瓶基本废弃。推荐使用含吸附剂的血培养瓶。由于市场上血培养瓶质量良莠不齐,在选用血培养系统之前,一定要对血培养瓶进行认真细致的评价。对苛养菌检出率过低,以及抗菌药物吸附能力不足的血培养系统一定要谨慎使用。

3. 标本采集量　采血的总量是影响检出病原体的重要因素之一。在一项研究中,成人血培养采血量 2~30ml 之间,检出率与采血量成比例增长。对于成人以及年长儿患者(>35kg)推荐的采血量为每次 30~40ml,每瓶 8~10ml,共计 2 套 4 瓶。血培养采血总量最低不得少于 20ml(2 套)。

儿童患者因为血液中病原菌浓度较高,血培养量无需等同于成人。不足 1 岁(<4kg)的婴幼儿患者推荐采血量每瓶 0.5~1.5ml,总采血量不低于 1ml。1~6 岁的儿童,采血总量即为年龄数,例如 3 岁儿童,需采集 3ml 血液,从两个不同部位各采集 1.5ml 分别注入两个儿童专用需氧血培养瓶内。15~35kg 儿童,采血总量为 10~20ml,采血两个点,注入两个儿童专用需氧瓶内。

血液与培养基(肉汤)之比以 1:5~1:10(v/v)为宜。大多数商品化血培养基为 40ml,每瓶推荐采血 8~10ml;少数 80ml,推荐采血 10~20ml。实验室必须按照厂家的建议,采集足够的血液量。

实验室在接收血培养时,需要认真查看血液量是否符合要求,当实验室收到采血量不足的血培养标本时应在标本接收记录上(LIS 系统)反馈注明"采血量不足,可能会导致假阴性"。这是质量保证的一项重要指标,有助于改善医疗质量及避免医疗资源的浪费。采血量过多可能造成假阳性结果,见图 9-2-1。

当怀疑布鲁氏菌、双相真菌、隐球菌、伤寒沙门菌、单核细胞增生李斯特菌及分枝杆菌血流感染时,应采集骨髓标本作培养,采集量一般为 1~2ml。但由于骨髓采集过程复杂,环节多,污染率高,因此不作为常规检诊之用。

图 9-2-2　血培养标本采集

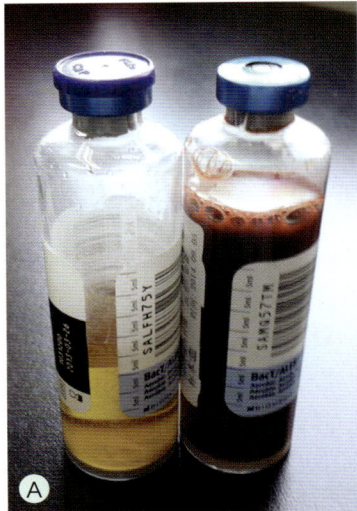

图 9-2-1　采血量过多
A. 左侧为空白瓶对照,右侧为抽血过多的瓶;
B. 血培养假阳性曲线图

4. 采集方法

(1) 皮肤消毒与标本采集:血培养皮肤消毒推荐使用聚维酮碘(碘伏)、氯己定(洗必泰)乙醇溶液消毒液消毒后,再用 70% 乙醇清洁,氯己定的消毒效果要优于聚维酮碘。消毒步骤:70% 乙醇清洁穿刺点皮肤,先聚维酮碘或者氯己定消毒,再用 70% 乙醇清洁,再做静脉穿刺。需要注意的是,穿刺点消毒时间一定要足够,否则容易带来过高的污染率。氯己定乙醇溶液需要 60 秒,聚维酮碘需 2 分钟,70% 乙醇清洁时,作用时间需要 60 秒。也有文献建议先用 70%~80% 异丙醇代替乙醇清洁皮肤,再用氯己定消毒。血培养标本采集见图 9-2-2。

对于亚急性心内膜炎,皮肤消毒尤为重要,因为其主要的病原菌也见于皮肤正常菌丛,如草绿色链球菌(甲型溶血性链球菌)和凝固酶阴性葡萄球菌。此外,血培养必须取自外周静脉而非留置的静脉装置(当发生导管相关性血流感染而导管又不能轻易拔除时的情况除外),因为取自导管的血培养会有很高的被导管定植菌污染的风险。

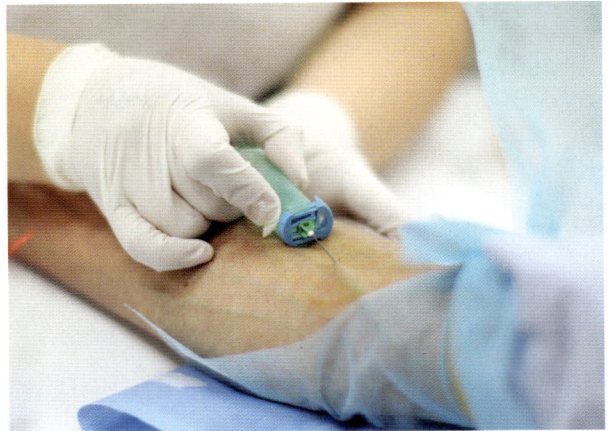

(2) 血培养瓶消毒:在采血之前,用 70% 乙醇消毒血培养瓶橡皮塞并干燥,将采集的血液标本注入血培养瓶中(严禁直接打开培养瓶盖注入,不推荐直接用培养瓶采血),然后轻轻颠倒混匀以防血液凝固。

(三) 标本运送

采集后的血培养瓶应立即送往实验室,接种前后的血培养瓶均不得冷藏或冷冻(血培养标本冷藏或冷冻会使一些微生物死亡,玻璃瓶冰冻会使容器破裂),自动化血培养瓶也不要放入培养箱内,室温放置是最佳选择。血培养瓶延迟放入血培养仪可能会因为细菌过度生长发生自溶,以及产生过多的 CO_2 使感应膜达到饱和状态,而使仪器无法测量变化率,导致假阴性结果的发生。

二、标本的验收、拒收和处理

(一) 标本的验收与拒收

观察瓶子上的标签与申请单是否相符;查看培养瓶是否有渗漏、破裂或明显污染;检查血液标本是否适量。当遇有血培养瓶上未贴标签、标签与申请单不符、血培养瓶内血液凝固、培养瓶破裂或明显污染等情况,实验室应拒收,并要求重送。对于成人以及年长儿未执行双瓶双部位采集,应该注明情况,并联系主管医生在最短的时间内重新采集送检。当使用不适当类型的培养瓶采集标本(如需氧瓶、厌氧瓶、真菌瓶、成人瓶、儿童瓶没有按要求使用),或用过期的培养瓶采集标本,或采血量不足,或血标本采集后放置 12 小时以上(手工法除外),或冷藏保存的标本,应视为不合格标本。应与临床医师联系,建议重新送检。

(二) 标本处理

不推荐血液标本直接做革兰氏染色,通常血流中的细菌太少。血培养标本的处理流程应与所用的血培养系统相适应。

1. **双相血培养**　收到血培养瓶后,应马上扫描录入患者信息,立即放到36℃ ±1℃培养箱内培养,每日上午及下午各观察1次。若有生长迹象(如固相琼脂上有菌落出现、液体均匀浑浊、絮状沉淀物或颗粒状沉淀、液面菌膜、溶血或血液颜色变黑等),应立即无菌操作抽取培养物进行涂片革兰氏染色,并将革兰氏染色结果电话报告临床。同时取培养物转种至血平板、加万古霉素巧克力平板和一种肠道弱选择性培养基(如麦康凯或中国蓝琼脂平板),置于36℃ ±1℃适当的环境下(需氧、厌氧或二氧化碳环境)孵育。若每次观察后无明显生长迹象,应将培养基混匀后放回培养箱内继续培养。

2. **压力信号血培养(OXOID)**　接收方法同上。放入培养箱之前,插入细针到液面以下,连接压力传递装置。观察方法:部分阳性血培养会因为瓶内产气导致压力增加,通过与培养瓶连接的细管自动接种到另一端连接的固体培养基上,形成菌落或者菌苔。而产气较少的细菌仍然需要通过观察液体中的生长迹象判断是否需要涂片和传代。阴性的继续培养。

3. **仪器法血培养**　应按照仪器标准操作规程(SOP)要求,将血培养瓶放入血培养仪中培养。若血培养仪提示有阳性培养瓶产生时,应按照提示取出阳性瓶,消毒瓶塞后,用无菌注射器抽取培养物革兰氏染色,并将染色结果报告给临床。如果出现仪器报阳涂片未见细菌且涂片中粒细胞数量并不太多时,要小心布鲁氏菌、非结核分枝杆菌、隐球菌的可能。此时需要改变染色方法,例如加做吖啶橙

染色、瑞氏染色、亚甲蓝染色或者墨汁染色等。即便未发现细菌也必须盲传固体培养基,不可简单认为是假阳性。另外,结核分枝杆菌血培养必须用特殊的商品化分枝杆菌血培养瓶增菌后再传代L-J培养基或者Middlebrook 7H10培养基。

4. 阳性培养物传代固体培养基方法见表9-2-1。

5. 特殊病原体以及特殊情况的处理

(1)分枝杆菌:从血液中分离培养分枝杆菌需特殊培养基。Middlebrook7H11用于传代;BACTEC 12B分离污染标本中的结核分枝杆菌,但会抑制鸟分枝杆菌复合体;BACTEC 13A专门用于分离血液中的分枝杆菌,对NTM(非结核分枝杆菌)无抑制作用。骨髓分枝杆菌培养阳性率较血液高。

(2)细菌L型:L型血培养瓶适合血液中受抗菌药物作用而损伤细胞壁细菌的生长。

(3)布鲁氏菌属:怀疑为布鲁氏菌感染患者,需将血培养时间延长至30日才能报阴性,骨髓布鲁氏菌培养阳性率较血液高。

(4)营养缺陷链球菌:乏养菌与颗粒链菌需要L-半胱氨酸和维生素B_6才能生长,用于传代的血平板中需要加入这些成分。当使用普通血平板时需要点种金黄色葡萄球菌,次日细菌在金黄色葡萄球菌周围形成卫星现象。

(5)真菌:新型隐球菌、荚膜组织胞浆菌和其他双相真菌生长缓慢,因此真菌血培养应于22~30℃孵育4周后发出阴性报告。双相真菌在骨髓培养阳性率较外周血高。需要注意的是,丝状真菌在肉汤中振摇培养后呈球状体形状生长,在转种时会发生堵针头现象,此时需要将培养瓶振摇使球状体散开,并换大号的针头再抽,否则易造成转种培养的假阴性结果。疑似丝状真菌的转种方法见图9-2-3。

表 9-2-1　血/骨髓阳性培养物传代培养方案的推荐

染色特点	35℃、5%~10% CO₂环境 (需氧瓶)		35℃、普通大气 (需氧瓶)	28℃、>80% 相对湿度 (需氧/真菌瓶)	35℃厌氧环境 (厌氧瓶)	
	BA	Choc	Mac/CBA/EMB	SDA/PDA/CHROM	BBA	CNA/PBA
革兰氏阳性球菌	√	√			√	√
革兰氏阳性杆菌	√	√			√	
革兰氏阴性杆菌	√		√		√	
革兰氏阴性球菌	√	√				
酵母样真菌	√	√		√		
丝状/双相真菌	√	√		√		

注:BA,血平板;Choc,巧克力培养基;BBA,厌氧布氏血平板;Mac,麦康凯;CNA,哥伦比亚CNA琼脂;CBA,中国蓝培养基;EMB,伊红-亚甲蓝培养基;SDA,沙保罗培养基;PDA,马铃薯葡萄糖培养基;PBA,苯乙醇血平板;√,表示需要接种。

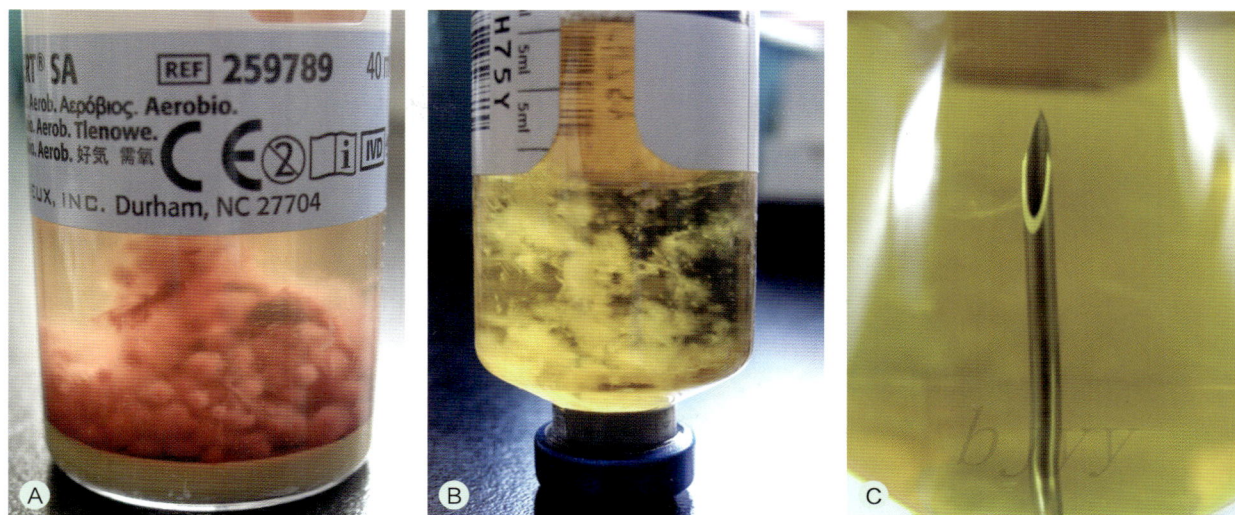

图 9-2-3　疑似丝状真菌的转种方法
A. 丝状真菌振摇培养后呈球状体；B. 转种前需振摇使球状体散开；C. 换大号针头抽取

（6）心内膜炎病原体：48 小时阴性而症状仍提示感染性心内膜炎的患者，需要考虑 HACEK 菌群、巴尔通体、阿菲波菌等特殊病原体，应延长培养 2~4 周，然后传种复合维生素强化后的血平板 / 巧克力平板。

（7）不同病原体在血培养瓶内的生长现象也能帮助我们快速确定细菌种类。表 9-2-2 列出了血培养中一些特殊微生物生长后的特殊表现。

表 9-2-2　血培养中特定微生物的特殊生长现象

生长表现	可能的微生物
血培养严重溶血	化脓链球菌、无乳链球菌、单核细胞增生李斯特菌、金黄色葡萄球菌、梭菌、芽胞杆菌
液体均匀浑浊	需氧菌 / 兼性厌氧革兰氏阴性杆菌、葡萄球菌、拟杆菌
正压、产气	肠杆菌目细菌、厌氧菌
液体表面菌膜	假单胞菌、芽胞杆菌、酵母样真菌
血培养凝固	金黄色葡萄球菌
肉眼可见的颗粒状沉淀	链球菌、葡萄球菌

（8）当出现涂片查见细菌而培养未生长时，需要考虑上述特殊细菌。需要注意的是阳性培养瓶应马上传代固体培养基，文献报道肺炎链球菌脓毒症，血培养报阳性后延迟取瓶时，由于细菌的过度生长，将加速细菌自溶，并最终导致假阴性结果的发生。

三、结果报告与解释

（一）结果报告

1. 阳性结果报告

（1）初步报告：电话通知临床，报告包括革兰氏染色形态特性和初步推断性结论（如革兰氏阳性球菌疑似为葡萄球菌等），以及血培养阳性的瓶数等信息，同时记录报告的日期、时间、内容、报告者和接受报告的医生姓名。血培养瓶阳性培养物涂片染色镜检结果见图 9-2-4。

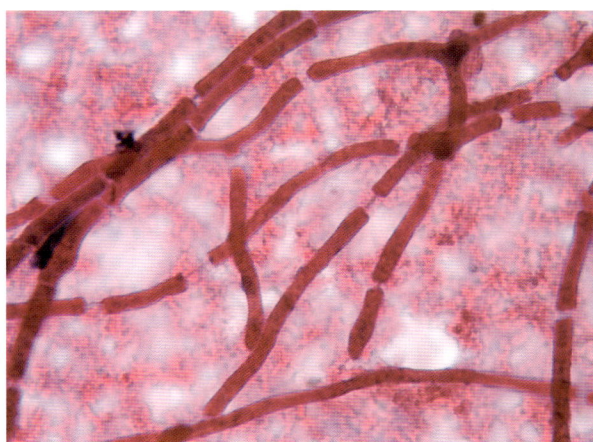

图 9-2-4　血培养瓶阳性培养物涂片染色镜检结果
马尔尼菲篮状菌，革兰氏染色 ×1 000

（2）正式报告：对传代固体培养基后生长的细菌进行系统鉴定及标准化药敏试验，报告细菌种名、可能的耐药机制以及药物敏感试验结果。

2. 阴性报告 全自动血培养仪的阴性报告周期通常设置为 5 日。传统的手工方法则推荐 7 日。需要注意的是自动血培养仪在培养 5 日后出阴性报告时,需要小心查看液体颜色有无变黑或褐色、是否明显浑浊、轻轻晃动时有细小气泡,以及有无颗粒状沉淀等,出现这些现象时应涂片和传代。液体颜色红润、静置后上清液淡黄色透明的无需常规进行转种,可报告为"5 日需氧 / 厌氧培养未见细菌生长"。手工血培养瓶培养至 7 日若无明显生长现象,需无菌操做抽取培养物涂片并盲传血琼脂和巧克力琼脂平板,次日固体培养基无菌生长的可报告为"7 日需氧 / 厌氧培养未见细菌生长"。

大量统计数据表明,95%~97% 的阳性会在 3~4 日内被自动血培养系统检出。特殊情况时可适当延长标本培养时间,如可疑心内膜炎,需延长培养至 2 周或更长时间,临床怀疑布鲁氏菌感染或者双相真菌(例如荚膜组织胞浆菌、隐球菌、马尔尼菲篮状菌),可延长培养至 21 日甚至 28 日,怀疑军团菌感染,可延长培养至 10 日等。

对培养时间较长的血培养在报告阴性之前还需要盲传固体培养基,确认无细菌生长。

(二)结果解释

阳性血培养结果的解释,对于临床而言,有时候是困难的。例如,凝固酶阴性葡萄球菌、草绿色链球菌、念珠菌、非发酵菌等弱致病力的细菌从血液中分离到时,有大量文献显示在具有高危因素的人群中,这些细菌与人工植入物生物被膜感染、心内膜炎、骨组织以及实体器官移植后的感染高度相关。然而,更多的血培养统计数据显示,感染案例相对于污染而言,仍属于小概率事件。因此,正确鉴别真正的感染与污染是微生物室发报告前必须要做的工作。为避免误导临床,造成误诊,微生物室不能将无法判断的结果不假思索地发向临床,让临床自己判断。

以下几条原则,有助于鉴别污染与真正的感染:

1. 同时采集的双瓶血培养阳性,或者连续采集的多次单瓶阳性,分离菌鉴定及药敏试验结果完全相同时,通常为真阳性。

2. 当遇到需氧芽胞杆菌、棒杆菌双瓶阳性或者连续多次阳性时,应该详细询问临床血培养的采集经过,包括采血部位、消毒方法 / 时间,棉签是否新开包,是否一次性从 1 个部位采血 20ml 注入 2 个瓶内。从静脉导管内采血、烧伤部位采血、1 个部位采血分别注入 2 个瓶子、使用开包时间过长

(尤其是放到工作服口袋内)的棉签是导致假的双瓶阳性的关键因素。

3. 要将凝固酶阴性葡萄球菌(CNS)界定为真正的血培养感染菌的必要条件。

(1)同时在不同部位采血都阳性,鉴定及药敏试验结果一致。

(2)连续采血多次阳性(单瓶或双瓶均可),鉴定及药敏试验结果一致。

(3)患者有高危因素:静脉导管、人工瓣膜、人工关节、心脏起搏器、血管支架、骨组织或者实体器官移植。

(4)使用常规 β 内酰胺类药物治疗无效(临床分离到的 CNS 大多数都是 MRS)。

4. 较多的个案报道,金黄色葡萄球菌也有污染的可能。

5. 单次单瓶阳性酵母菌、单瓶肠球菌、单瓶链球菌、单瓶非发酵菌仅从导管内血液中分离到时无意义,可能来自导管定植菌的污染。

6. 单次单瓶阳性酵母菌、单瓶肠球菌、单瓶链球菌、单瓶非发酵菌从外周血分离到时需要认真分析。当患者有高危因素(静脉导管、人工瓣膜、人工关节、心脏起搏器、血管支架等)时,这些菌多半是真正的感染菌。

7. 成人血培养单瓶肠杆菌科细菌通常有意义。肾盂肾炎、腹膜炎、胆道感染时,常常出现这样的结果。因为患者的原发感染灶分离到的细菌常常和血培养中的是一致的。

8. 儿童血培养单瓶肠杆菌科细菌需要仔细询问临床,如果采血部位在股静脉,且患者血常规、CRP、PCT 正常,或者正在使用的有效抗菌药物与血培养结果不一致时,可判断为污染。

9. 下列细菌一经发现无论单 / 双瓶均有意义。

(1)高致病菌:鼠疫耶尔森菌、炭疽芽胞杆菌、结核分枝杆菌、土拉热弗朗西斯菌、脑膜炎奈瑟菌、马尔尼菲篮状菌、荚膜组织胞浆菌、粗球孢子 / 副球孢子菌、伤寒沙门菌。

(2)致病力较强细菌:弯曲杆菌、创伤弧菌、非结核分枝杆菌、新型隐球菌、单核细胞增生李斯特菌、淋病奈瑟菌、甲型 / 乙型 / 丙型副伤寒沙门菌、其他沙门菌属细菌、猪链球菌。

(3)人体皮肤不存在或者少见的细菌:肺炎链球菌、流感嗜血杆菌、化脓链球菌、无乳链球菌、HACEK 群细菌、乏养菌 / 颗粒链菌、念珠链杆菌、巴斯德菌、二氧化碳噬纤维菌。

总之,血培养解读需要小心谨慎。对分离菌临床意义需要认真分析,小心报告,不能分离到什么菌就报什么菌。要立足临床,综合分析。综合原发病灶(胆道感染、腹腔感染、肝脓肿、肾盂肾炎、肺炎、静脉导管、人工植入物);综合其他检查结果(PCT、CRP、CT、B超、病理检验);综合治疗反应(抗菌药物经验治疗、激素治疗);综合患者基础疾病、免疫力高低、肝肾功能状态等。对于某些严重感染(尤其是高耐药菌株导致的感染),在抗菌药物应用过程中,对连续多次的血培养做动态分析才能做出科学评价。

四、注意事项

(一) 标本采集过程中应注意

1. 严格做好患者抽血部位皮肤的消毒,保证消毒时间足够,避免被体表正常菌群污染。

2. 不要与其他非微生物检验项目同时采血,以防止差错事件的发生。

3. 穿刺点消毒,推荐三步消毒法,即70%乙醇60秒→聚维酮碘2分钟或者氯己定60秒→70%乙醇60秒,这种消毒方式污染率可以大大降低。

4. 切忌在静滴抗菌药物的静脉处采取血标本。

5. 不能使用静脉导管中的血液做血培养。诊断CRBSI时,如导管不能拔除,需要采集静脉导管中血液,这属于特殊用法,应在标本类型上做出区别。

6. 若自导管取血(不要弃去初段血,不用抗凝剂冲洗),必须同时静脉取血,以求对比和解释。

7. 不主张换针头入瓶,以免增加污染血培养的环节。

8. 怀疑导管相关性菌血症时,需经外周静脉穿刺采集2套血培养标本,从导管中心或静脉留置口隔膜采集1套血培养标本,同时做血管内导管尖端(末端5cm)半定量或定量培养,见图9-2-5。

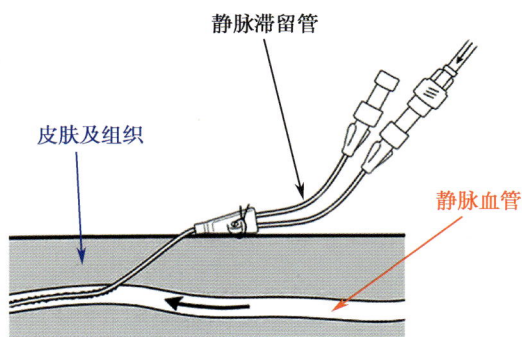

图 9-2-5　静脉插管示意图

(二) 标本在接种前应注意

1. 各种血液培养基的用途不同,根据需要选择合适的培养基,推荐每次血培养至少使用需氧和厌氧两瓶培养基,以防漏检。

2. 如用自动血液培养系统检测时,不能用碘酒消毒瓶盖,需用70%乙醇消毒瓶盖。

3. 血培养瓶使用前必须仔细检查有无变色或浑浊,变色和浑浊表示培养瓶可能有污染,应立即联系微生物室,确认污染后进行更换处理。

4. 应注意培养瓶的有效期,不用过期培养瓶。

5. 同时做需氧菌和厌氧菌培养时,应先满足需氧瓶。尤其是当采血量不足时应先满足需氧瓶,然后将剩余的血液接种入厌氧瓶。

(三) 标本采集的生物安全防范

1. 采集标本所用的针头、注射器及废弃的培养瓶须经高压灭菌后方可丢弃。

2. 高度怀疑为传染患者的血标本在运送过程中不慎打破,应立即封锁现场,妥善消毒处理,以免污染扩散。

(卢先雷　陈默蕊)

第三节　泌尿生殖道标本采集、运送及处理

一、尿培养标本的采集、运送与处理

(一) 尿液标本的采集、运送

1. 送检指征　单纯尿路感染、肾结核、泌尿系结石合并感染、膀胱排空功能受损或前列腺增生等患者,出现尿频、尿急、尿痛等膀胱刺激症状,肉眼脓尿或血尿,尿常规检查有白细胞>10/µl 或者高倍镜,干化学亚硝酸盐阳性,不明原因发热伴随肾区叩痛,或留置导尿管后出现发热、尿道口有脓性分泌物等症状,以及泌尿系统疾病手术前调查无症

状菌尿时应采集尿标本送检。另外,对老年人脓毒症来源的追踪、对孕妇无症状菌尿的调查、怀疑伤寒病、类鼻疽病、钩端螺旋体病等传染病时,也需要采集尿液做培养。

2. 标本采集

(1)采集时间:应选择在抗菌药物应用之前采集尿液。通常应采集晨起第 1 次尿液送检,采用随机尿时应确保尿液在膀胱内停留 4 小时以上,并且没有大量输液或者饮水。否则应予以注明。疑似伤寒沙门菌感染、钩端螺旋体感染时,一般在发病 2 周采集尿液做培养。

(2)采集方法

1)清洁中段尿采集法:嘱患者留取标本的前 1 日晚上少饮水,晨起女性先用肥皂水清洗外阴部(男性翻转包皮,清洗尿道口),再以清水冲洗外阴及尿道口,准备好容器,开始排尿,排到中途时收集尿液,不低于 10~15ml,立即加盖。注意:排尿与采集应该一气呵成,不可中途停止排尿再来采集。

2)膀胱穿刺采集法:执行经皮穿刺程序,严格消毒耻骨联合处皮肤,无菌操作用注射器穿入膀胱抽取 5~10ml 尿液送检。此法有一定的痛苦,多数患者难以接受。主要用于厌氧菌培养或留取标本困难的婴儿尿标本采集。此法可避免尿道前段正常菌群对尿液标本的污染。膀胱穿刺采集法见图 9-3-1 所示。

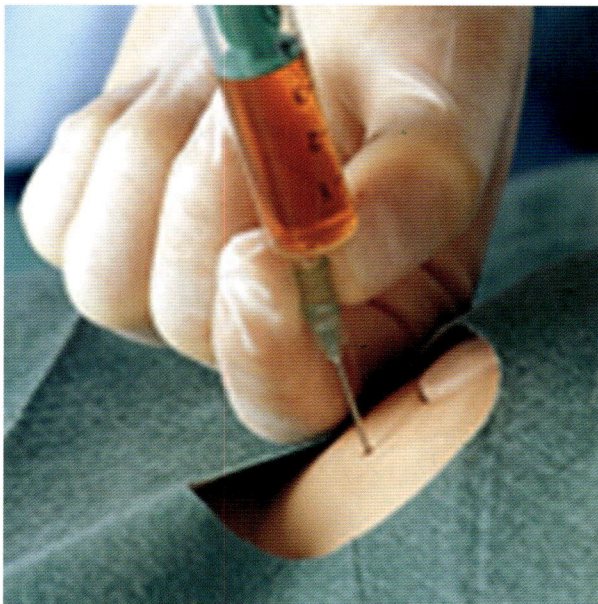

图 9-3-1　膀胱穿刺采集法图示

3)导尿法:①直通式导尿采集法,先使用肥皂和清水彻底清洗去除尿道口的污物;清洗区域垫上湿纱布垫;无菌操作,将直通式导尿管自尿道插入膀胱内;刚开始时流出的 15ml 尿液不能采集。采集后面的尿液盛入无菌杯或者专用容器中。②留置导尿采集法,只适用于刚留置导尿管,时间不超过 24 小时的患者。长期留置导尿管的患者在无明显感染指征时,不应常规送检留置管尿液。留取方法:自尿袋与尿管接口处留取,拧下尿袋,从尿管中放出尿液到尿杯中,立即盖上盖子即可。

对于长期留置导尿管有典型膀胱刺激征,或者伴随肾区叩痛、发热,或者尿常规白细胞酯酶 3+(或者沉渣白细胞数量 100/ 高倍镜)以上时,表示有感染指征。此时对于有意识,可自主排尿的患者,应马上拔除导尿管。先观察 3 日,症状消失者无需再送细菌培养。对于拔管后症状无减轻,尿常规持续异常的需要考虑采集中段尿送检。

对于昏迷无意识患者应通过尿常规、血常规、体温以及 B 超检查等综合评价是否存在尿路感染。当有明确指征送检时,应先拔除原来的导尿管,按照标准的导管术重新植入新的导尿管,3 小时后留取尿液送检。必要时(例如连续送检尿标本筛查均不合格时)应采用 0.02% 醋酸氯己定溶液或者 160mg/L 庆大霉素 200ml 进行灌洗消毒(100~150gtt/ 分钟),3 小时后再采集尿液送检。

4)集尿法:怀疑结核分枝杆菌感染时,可用一清洁容器,留 24 小时尿取其沉渣 10~15ml 送检。

(3)标本采集量:一般成人最好采集 10~15ml,婴幼儿不少于 1ml,尿量不足,培养结果可能不可靠。

(4)标本采集容器:容器一般采用一次性无菌尿杯。材料使用不与尿液成分发生反应的惰性材料;容器带盖、封闭性能良好、广口,具有较宽的底部,容积应在 40ml 左右,容器盖易于开启。可使用不含任何防腐剂或抑菌剂的空杯。也可以使用含有复合硼酸盐缓冲抑菌溶液(含 0.5ml 的硼酸 - 甘油或硼酸 - 甲酸钠)的专用尿杯。

3. 标本运送　标本采集后应及时送检和接种,室温下存放时间不得超过 2 小时(夏季应使用专用尿杯或 4℃冷藏保存),4℃冷藏保存与使用专用尿杯时的时间均不得超过 24 小时。需要注意:冷藏保存的尿液不能用于淋病奈瑟菌培养。因此,当怀疑淋病性膀胱炎或尿道炎时,采集的尿液不能冷藏,应在 15 分钟内送达微生物室。对于钩端螺旋体病流行的区域,需要考虑尿液中钩端螺旋体的可能,由于钩端螺旋体对尿液久置后的酸化非常敏感,容易死亡。因此,考虑钩端螺旋体时,采集的新鲜尿液必须立即检验或者使用 1% 小牛血清对尿液进行 1:10 稀释(尿液 1 份,血清 9 份),20℃以下运送。

(二)标本的验收和处理

1. 标本的验收

(1)申请单验收:验收时应检查申请单是否注明患者的基本信息、标本的采集时间、采集方式、是否已使用抗菌药物等。

(2)标本验收:检查标本标识是否与申请单相符,标本容器有无溢漏、渗出,是否加盖,送检时间是否超过规定的标本保存时间。

(3)尿标本质量筛查:参照表 9-1-6 的方法进行质量筛查。对于尿常规(含沉渣)正常或者达不到筛查标准的,以及从留置时间过长的尿管/尿袋中采集的尿液,均视为不合格标本。需要注意的是,临床常常隐瞒标本采集过程,因此在收到标本后,微生物室需要首先取 5~10ml 尿液离心,取沉渣镜检,通过沉渣中尿结晶、细胞数量与构成、酵母样真菌的有无、细菌数量与白细胞数量的相对比例、细菌种类等多个指标判断标本是否来自留置导尿管/尿袋,以及是否属于无交代采集。凡是出现大量尿结晶析出、白细胞数量少于规定标准、鳞状上皮细胞数量超过 10 个/低倍镜、大量酵母样真菌、微生物种类>3 种或细胞少而细菌多(无症状菌尿的情况除外)的情况时,均应初步认定为不合格。需要进一步电话沟通,核实标本采集过程是否按标准进行。

(4)不合格尿培养标本的处理:对申请单信息不全者应及时与临床医师联系;对标本标识与申请单不符、送检容器不正确,或尿标本质量筛查定义为不合格的,以及送检途中超过规定时间的标本应拒收,并通过信息系统注明原因,反馈临床。每个医院应定期统计不合格标本发生的科室,以及各种不合格原因,将结果呈递上级主管部门,通过行政手段,促进标本采集的规范化。

2. 标本的处理

(1)直接涂片检查

1)湿片离心镜检:观察尿液标本中细胞分布及微生物的存在情况,如观察鳞状上皮细胞的数量、膀胱移行上皮的数量、脓细胞数量、红细胞数量,有无管型,有无酵母菌、寄生虫、精子和尿结晶等。需要特别提醒的是,在钩端螺旋体流行的区域,具有典型钩体病表现的患者,对于新鲜采集的

尿液需要特别留心暗视野下的螺旋体。该类患者在发病一周至数月均可自尿液中发现钩端螺旋体。尿标本细胞学镜检结果见图 9-3-2。

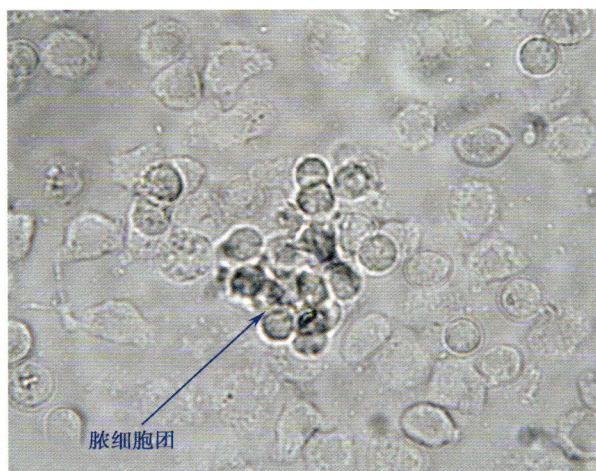

图 9-3-2 尿标本细胞学检查结果
脓细胞(成团)×400

2)沉渣涂片染色:用于快速诊断一些特殊微生物导致的尿路感染,例如淋病奈瑟菌尿道炎、非结核分枝杆菌尿路感染、肾结核、肾棒杆菌感染等。通过沉渣涂片染色观察细菌的数量和种类,我们还能对尿液采集质量、混合感染,以及对不可接受的污染进行判断。对于大量输液以及抗菌药物使用后采集的标本,菌落计数结果可能达不到诊断标准,这会导致漏检,但通过沉渣涂片染色,我们可以观察细菌被白细胞吞噬的现象出现来判断感染的存在,以及初步确认导致感染的细菌。

具体做法:取新鲜尿液 5~8ml,置无菌试管,3 000r/min 离心 30 分钟,弃去上清液,留下 0.2ml 左右尿沉渣。用接种环取一环沉淀物涂抹制成薄涂片(细胞数量过多的沉渣采用推片法或者压片法制备涂片),根据需要,选择革兰氏染色、抗酸染色及其他染色,根据细菌的着色、形态排列,以及是否被白细胞吞噬等,进行初步诊断性报告。尿沉渣涂片染色镜检结果见图 9-3-3。

(2)尿液培养:临床多用中段尿做细菌培养,这是因为清洁中段尿采集法为非侵入性方法,容易被患者接受,但由于尿道前段有许多正常菌群定植,患者在排尿的过程,尿液会被污染,所以需要通过定量尿培养来区分共生菌和潜在的致病菌。需要注意的是,美国《临床微生物学手册》第 11 版和第 12 版均指出,尿菌落计数的前提是尿标本必须是合格的。否则,计数结果会得出完全错误的结论。

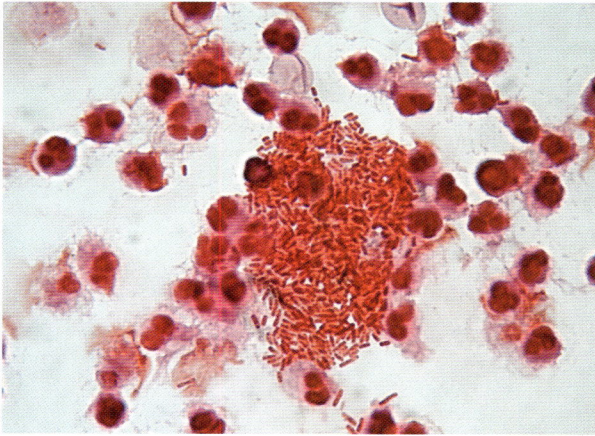

图 9-3-3 尿沉渣涂片染色镜检结果
大肠埃希菌,革兰氏染色 ×1 000

1)选择培养基:普通细菌一般用血琼脂、麦康凯平板(或中国蓝琼脂平板)或显色定位培养基(图 9-3-4)。若怀疑淋病奈瑟菌,需加种 TM 培养基。慢性复发性尿路感染,须接种高渗固体培养基分离 L 型细菌。肾结核患者做结核分枝杆菌培养时,需将尿液离心,取沉淀物 0.1~0.5ml 接种在罗氏培养基上。若做厌氧菌培养,必须用膀胱穿刺尿接种于厌氧菌培养基。

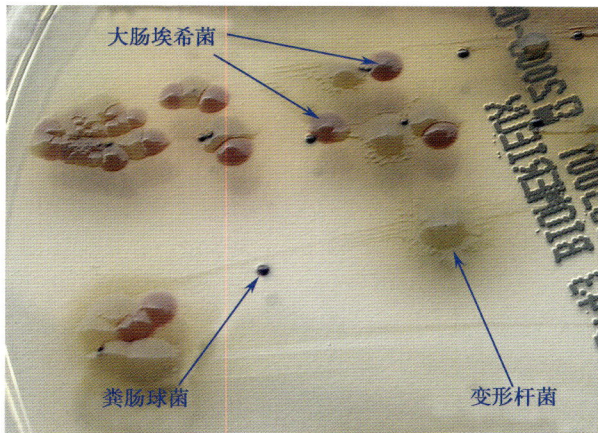

图 9-3-4 CPS3 显色琼脂
变形杆菌(浅黄褐色),大肠埃希菌(绛红色),
粪肠球菌(紫色小菌落)

2)Uricult 半定量法:将附有固体培养基的试片浸入新收集的患者中段尿液中,取出试片于试杯中(原配),经 35℃孵育 18~24 小时后,取出试片,如果在试片上有菌落生长,可与参考菌落密度图谱进行对照比较,得出最接近的菌落计数结果(CFU/ml),还可根据菌落在试片上选择性琼脂培养基上的菌落特征,推测细菌的种类。

3)定量培养:有 3 种方法。①定量平板接种法:将尿混匀后用定量加样器(或定量接种环)取尿液 10μl 滴在琼脂平板表面,用接种环(或 L 形玻璃棒)密集连续划线或涂抹均匀,待表面干燥后,35℃孵育 18~24 小时,计数菌落数,乘以 100 即相当于 CFU/ml。②倾注平板法:在含有 9.9ml 无菌 0.9% 氯化钠溶液的无菌试管中加被检尿液 0.1ml,混匀,取 1ml 置灭菌平皿,加入冷却至 50℃左右的营养琼脂,与尿液混匀,待凝固后置 35℃孵育 18~24 小时,生长菌落数乘以 100 即相当于 CFU/ml(倾注法培养结果见图 2-2-10)。③全自动平板接种仪自动接种法:自动和手工接种方法培养计数的结果比较如表 2-2-2 所示。

4)钩端螺旋体培养:将怀疑为钩端螺旋体病患者的新鲜尿液,经小牛血清稀释接种于含或不含选择剂(新生霉素)的钩端螺旋体培养基上,例如改良 Korthof 培养基、EMJH 培养基、BSK-H 培养基等。室温下连续培养 1 周后观察,阴性的继续培养,每周观察 1 次,连续培养 6 周。

(三)结果报告与解释

1. 结果报告 尿标本接种固体培养基后,培养 18~24 小时后计数菌落,根据计数结果、细菌形态、结合沉渣涂片染色结果进行综合判断,报告菌落计数结果、细菌鉴定以及药敏试验结果。

(1)白细胞数量>10 个 /μl,沉渣涂片细菌不超过 2 种,能发现胞内吞噬的,无论计数结果多少,均需要对每一种细菌进行分离鉴定和药敏试验。

(2)白细胞数量>10 个 /μl,沉渣涂片细菌不超过 2 种,不能发现胞内吞噬的,根据计数结果进行报告。革兰氏阴性杆菌>10^5CFU/ml,革兰氏阳性球菌>10^4CFU/ml 时,需要对符合标准的细菌进行鉴定及药敏试验。例如同时生长革兰氏阴性杆菌以及革兰氏阳性球菌,前者>10^5CFU/ml,而后者<10^4CFU/ml 时,仅需要对前者进行鉴定及药敏试验。反之,亦然。

(3)白细胞数量>10 个 /μl,沉渣涂片细菌 ≥3 种的,直接报告尿培养标本污染。

(4)白细胞数量<10 个 /μl,涂片细菌单一的,菌落计数若革兰氏阴性杆菌>10^5CFU/ml,革兰氏阳性球菌>10^4CFU/ml,或者直通式导尿术时,菌落计数>10^2CFU/ml,需要查阅患者病历。孕妇、尿路异常(如梗阻)伴出血、泌尿外科术前检查者,应进行鉴定及药敏试验,并在报告时提示"无症状菌尿? 请结果患者情况决定是否需要进行抗菌药物干预"。

（5）白细胞数量<10 个 /μl,沉渣涂片细菌 ≥3 种的,直接报告尿培养标本污染。

（6）白细胞数量<10 个 /μl,涂片细菌单一的,菌落计数若革兰氏阴性杆菌<10^5CFU/ml,革兰氏阳性球菌<10^4CFU/ml 时,直接报告计数结果。无需鉴定及药敏试验。

（7）白细胞数量>10 个 /μl,涂片发现典型胞内吞噬,但 24 小时无菌生长时,需延长至 48 小时。48 小时仍无细菌生长时,需要考虑抗菌药物抑制或者特殊营养需求细菌,或者缓慢生长细菌,需要改变培养方法,继续延长培养,或者选择特殊培养基。有生长但生长较差时,需要延长到 48 小时再观察。

（8）白细胞数量>10 个 /μl,涂片未见细菌,培养 2 日无细菌生长的报告"48 小时无细菌生长"。

2. 结果解释　正常情况下健康人从肾脏排至膀胱的尿液是无菌的,尿液细菌学检查可以反映肾脏、膀胱、尿道、前列腺等处的炎症变化。约 10% 的尿路感染患者,可能会在同一份尿液标本中分离到 2 种病原菌。若同一份标本中检出 3 种以上不同种微生物,应认为尿标本污染。污染的来源通常为尿道前段正常菌群、外阴菌群,而留置导尿管患者则是导尿管 / 尿袋内壁植菌群。具有直肠膀胱瘘道的患者,其尿液是被粪便所污染的。

需要注意的是在某些特殊人群中,其尿道解剖结构有异常,该类人群的尿道定植菌数量比尿道结构正常人相应部位的细菌数量更多,做尿培养时,菌落计数结果往往是>10^5CFU/ml(或者单次导尿培养,单一细菌生长,且菌落计数>10^2CFU/ml)的,然而这些并无感染症状,常规检查也无脓尿,称为无症状菌尿。其本质是尿道的一种高定植状态,并非感染。因此,尽管计数结果较高,但除了上面提到的特殊人群以外,通常无需抗菌药物治疗。

一般认为,清洁中段尿标本中革兰氏阴性杆菌菌落计数>10^5CFU/ml 或革兰阳性氏球菌计数>10^4CFU/ml 时有临床诊断意义(高指标)。但在最近用过抗菌药物的患者、尿频(膀胱内细菌停留时间短而细菌数量减少)、取材前大量输液、使用利尿剂或大量喝水者、伴发脓尿或有症状者、有尿路阻塞者、患有血源性肾盂肾炎者等情况下,菌落计数往往达不到 10^5CFU/ml,不能就此认为没有感染,此时需要结合沉渣涂片染色结果进行综合判断。当白细胞数量>10 个 /μl,沉渣涂片细菌不超过 2 种,能发现胞内吞噬的,无论计数结果多少均

应该进行细菌鉴定及药敏试验。尤其是在患有尿道综合征的性活跃的女性中,只要有脓尿,即便计数结果不达标,也同样具有临床意义。因此,综合分析是关键,不能机械地理解菌落计数。

（四）注意事项

1. 尿液培养最好留取晨起第 1 次(或憋尿 4 小时以上)尿液送检。随机尿需离心涂片做革兰氏染色,观察胞内吞噬现象。

2. 尿液标本采集时严格规范操作,中段尿的概念与采集方法一定要向患者交代清楚。排尿与采集过程必须一气呵成,不可中途暂停排尿后再采集尿液。

3. 用普通尿杯采集尿液标本后应尽快送检,室温送检不得超过 2 小时,4℃冷藏送检或者专用尿杯不得超过 24 小时,否则导致假阳性结果的发生。

4. 尿液细菌培养应在用药前送检(用抗生素后采集尿的培养结果见图 9-3-5),尿液中不得自行加入防腐剂或消毒剂。

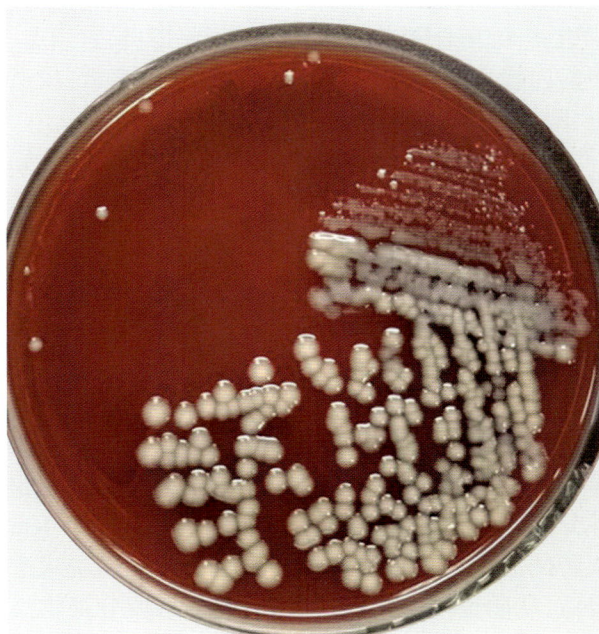

图 9-3-5　尿培养接种效果
使用抗生素后采集尿的培养结果(接种区无菌生长)

5. 不能将尿液标本接种于增菌液中,污染菌也将会被扩增,并抑制和杀死真正的感染菌,从而导致误诊。

6. 中段尿标本离心沉渣细菌培养必须与沉渣涂片染色镜检相结合,只有当细菌种类 ≤2 种,且能看见胞内吞噬细菌时,培养结果才能采用。否则

培养结果将无法解释。

7. 禁止直接用导尿管头划线培养,培养结果大多数是导管尖上的定植菌,而非致病菌。

8. 尿标本不适合做厌氧菌培养(除非是经膀胱穿刺取尿)。

9. 尿液对细胞系有毒性作用,不能用于支原体的培养。

二、生殖道和尿道标本的采集、运送与处理

(一)生殖道和尿道标本的采集、运送

1. 送检指征　当患者出现斑疹、丘疹、结节、水疱、囊肿、糜烂、溃疡等皮肤黏膜损害;或男性患者出现尿痛、尿频、尿急、尿道分泌物增多,会阴部疼痛及阴囊疼痛、性功能障碍,甚至泌尿生殖器畸形和缺损等;或女性患者出现阴道分泌物增多及性状异常、阴道瘙痒及脓性分泌物流出、下腹疼痛、月经失调、外阴瘙痒、疼痛或性功能障碍时应采集标本及时送检。

疑为下列疾病时需送检标本:女性患者,外阴阴道炎、细菌性阴道炎、阴道溃疡、尿道炎、宫颈炎、子宫内膜炎、输卵管炎、卵巢脓肿。男性患者,尿道炎、附睾炎、前列腺炎、生殖器溃疡等。

另外,为避免减少新生儿败血症的发生,孕妇围产期采集阴道、肛门拭子做无乳链球菌筛查也是有必要的。

2. 标本采集　根据不同感染种类和病变特征采集不同的标本。

(1)采集方法(参照表 9-1-3)

1)尿道分泌物:患者排尿 1 小时后采集,男性先用肥皂和清水将尿道口和整个龟头仔细清洗擦干,从阴茎根部按压尿道,采取从尿道口溢出的脓性分泌物,或用专用的尿道拭子伸入尿道内 2~4cm 旋转拭子停留 20 秒后取出分泌物。女性清洗尿道口后,从阴道内压迫尿道或向前按摩,使分泌物溢出后采集标本。若无肉眼可见的脓液,可用专用的尿道拭子伸入尿道内 2~4cm 旋转拭子停留 20 秒后,取出分泌物送检。

2)生殖器溃疡分泌物:用无菌盐水和手术刀刮除溃疡面坏死物,暴露出溃疡基底,稍后,待渗出物积聚较明显时,用拭子或吸管采集。

3)宫颈标本:即使怀疑有急性宫腔内感染,原则上也不建议采集宫腔分泌物,以免引起感染播散。当宫腔内感染或者宫颈有感染时,其脓性分泌物会经宫颈排出。采集标本前,先用无菌盐水湿润窥阴器,插入后撑开阴道,暴露宫颈,清除阴道和宫颈陈旧分泌物,弃之。拭子棉头轻压宫颈,使分泌物流出,用拭子采集。分泌物较少无脓性液体流出的,将拭子轻轻插入宫颈管 1~2cm,转动并停 10~30 秒再缓慢取出。

4)阴道标本:先用一根棉签擦拭清除阴道表面的分泌物,弃之。然后另取一根专用拭子无菌盐水润湿,在后穹窿或阴道上端阴道壁用力摩擦采集黏膜组织和分泌物。

5)前庭大腺:先用含碘消毒液仔细消毒腺管口,再从腺管口用注射器抽吸腺液。

6)子宫内膜标本:清除阴道和宫颈分泌物后,用双腔真空吸引器或拭子采集宫内膜标本。

7)输卵管标本:在腹腔镜或剖宫产术下或将拭子插入输卵管采集。

8)羊水标本:经腹壁羊膜腔穿刺采集。注意,不可采集破水后经阴道流出的"羊水"。

9)前列腺液:肥皂及清水清洗尿道口后,先排尿冲洗尿道,再用前列腺按摩术反复挤压前列腺,采集前列腺液,用无菌容器收集。

10)组织标本:感染部位的组织可做组织印片和培养。一、二期梅毒感染时可取活体组织荧光抗体染色、银染色或暗视野相差显微镜下检查病原体。组织磨碎成细胞匀浆接种液体培养基。胎盘组织术中采集,需氧培养标本放入无菌容器中,厌氧培养建议采用专用厌氧菌运送装置,例如厌氧产气。只有剖宫产获得的组织才能用于厌氧菌培养。

11)后穹窿穿刺液:采用注射器细针穿刺采集。

12)无乳链球菌围产期定植菌筛查:采集阴道口和/或直肠肛门部位分泌物。

13)宫内节育器:盆腔炎性疾病是因放置宫内节育器而导致的感染,病原体是衣氏放线菌,分离该菌时,需要临床医生取出节育器放在厌氧运送装置内。

14)卵巢脓肿:经皮穿刺,细针抽吸后放入厌氧运送装置内运送。

(2)标本采集量、采集时间及频率:用拭子采集标本通常需采集两支,一支用于直接涂片镜检,另一支用于培养。无菌操作采集的抽吸物一般需大于 1ml。基于感染诊断时,采集时间应在患者有感染症状和未应用抗菌药物治疗前。无乳链球菌定植菌筛查于围产期采集。标本重复采集频率为每日最多 1 次。

3. 标本运送

(1)标本采集后应及时送检和接种,室温下标本送至实验室的时间不得超过2小时(夏季保存时间应适当缩短;怀疑淋病时需保温,15分钟内送达微生物室)。

(2)淋病奈瑟菌、杜克雷嗜血杆菌等苛养菌培养标本采集后最好在床边接种,并置于含二氧化碳产气袋中送检。若不能及时接种,推荐采用专用的运送培养基(如Amies、Stuarts运送培养基)运送标本。运送时间<24小时,若外界气温较低时,应注意保温。

(3)进行生殖器疱疹涂片检查时,送检过程中标本应保持4℃冷藏温度,但不能冷冻,可将盛标本的容器置冰水中送检。

(4)前庭大腺抽吸液、后穹隆穿刺液、输卵管积脓、卵巢脓肿、胎盘组织、子宫内膜、宫内节育器,需要做厌氧菌培养时,需放入专用的厌氧菌运送装置(例如厌氧菌产气袋)中送送。

(二)标本的验收和处理

1. 标本的验收

(1)申请单验收:申请单应注明患者诊断信息、拭子采集时间、采集部位、是否已使用抗菌药物及检查目的。

(2)标本验收

1)检查标本标识是否与申请单相符。

2)检查标本容器有无溢漏、渗出,是否加盖。

3)检查标本是否干涸、是否使用运送培养基运送。

4)检查送检时间是否超过规定的标本保存时间。

5)前庭大腺抽吸液、后穹隆穿刺液、输卵管积脓、卵巢脓肿、胎盘组织、子宫内膜、宫内节育器以外的标本不能做厌氧培养,例如阴道或者宫颈拭子不接受做厌氧菌培养。

(3)不合格培养标本的处理:申请单信息不全者;标本标识与申请单不符;未用无菌杯/管;标本受污染(例如从阴道中采集羊水);要求做淋病奈瑟菌培养但运送时间超过15分钟且未使用运送培养基;普通细菌培养超过2小时,4℃或者使用运送培养基超过24小时的标本;要求做厌氧菌培养,但标本类型不恰当(例如阴道分泌物要求做厌氧菌培养);或者标本类型恰当但没有使用专用运送装置的标本。这些标本均属于不合格标本,应拒收,并与临床联系说明原因,要求重新留取标本送检。

2. 标本的处理

(1)涂片检查

1)涂片湿片检查:将采集的生殖道标本置于生理盐水中混匀后,滴一滴于清洁玻片上,覆以盖玻片,镜检。观察清洁度、白细胞数量、线索细胞、阴道毛滴虫,以及酵母样真菌。

2)涂片暗视野检查:用于组织或组织分泌物中直接检查梅毒螺旋体,此检查须在标本采集后20分钟内进行,以保证病原体的动力存在。

3)涂片活体染色检查:亚甲蓝(或鲁氏碘液)活细胞湿片染色用于观察线索细胞及阴道毛滴虫。

4)革兰氏染色:用以观察细菌的菌体形态、染色特性及排列特征、炎症细胞数量与细菌的胞内吞噬现象,以及有无线索细胞,有无酵母菌样真菌假菌丝及孢子等。根据形态、染色特征即可做出初步报告。

例如镜下发现脓细胞增多,且胞内有细菌(如革兰氏阴性双球菌等),提示该类细菌(如淋病奈瑟菌)感染。若阴道分泌物标本中出现许多线索细胞提示可能患细菌性阴道病(BV),对于BV的诊断,采用表9-3-1。若患者有阴道及外阴瘙痒、白带增多,外观豆腐渣状,镜下观察到酵母菌及假菌丝体,且有一定数量脓细胞出现,提示酵母菌感染;但仅发现少量孢子,患者无明显症状,白带常规正常,无白细胞出现,或者少量白细胞,则酵母样真菌可能仅为定植菌,无需报告。

通常,诊断为阴道炎或者宫颈炎时,只需要关注淋病奈瑟菌、阴道毛滴虫、酵母样真菌,以及细菌性阴道炎。但当患者诊断为卵巢脓肿、输卵管积脓,以及宫腔积脓时,脓性产物会通过宫颈流出。此时,导致感染的细菌就不再仅限于上述几种特定的病原体,像放线菌、拟杆菌、消化链球菌以及化脓链球菌、金黄色葡萄球菌、肠杆菌科细菌等也很常见。另外,近年来发现除几种特定的病原体外,还有部分患者会感染例如肠杆菌科细菌、金黄色葡萄球菌、化脓链球菌、无乳链球菌、铜绿假单胞菌等需氧菌,称为需氧菌阴道炎(AV)。这些感染菌与定植菌的界限越来越模糊,正确鉴别变得非常困难。涂片观察白细胞中毒颗粒,以及胞内吞噬与大体积病原体的包裹现象就成了唯一可以依从的证据。

尤其需要注意的是因宫内放置节育器而感染所带来的盆腔炎性疾病多是由衣氏放线菌导致的,而伴放线凝聚杆菌常常协同致病。该菌主要附着在节育器上形成生物被膜,在脓肿中形成"硫磺样颗粒"。接种时,对节育器的处理可采用超声洗脱法。洗脱液离心后涂片,发现革兰氏阳性多形态、棒形、长丝状、有直角分枝的杆菌,即可快速诊断放线菌。

表 9-3-1   阴道分泌物涂片诊断 BV 量化评分表(标准来自"阴道感染与早产儿研究组")

形态学类型	每油镜下见到的形态学类型的数量(个/油镜)					得分记录
	未见到	≤1	>1~5	>5~30	>30	
乳杆菌形态	4	3	2	1	0	
加德纳菌/拟杆菌	0	1	2	3	4	
弯曲状革兰氏染色不定的杆菌(动弯杆菌)	0	1	2	3	4	
总评分						

诊断标准:总评分 0~3 分为正常分泌物;4~6 分轻度感染;7~±10 分为典型的 BV

对于有外阴阴道溃疡、腹股沟肿块溃疡的女性患者,以及外生殖器瘤样病变和溃疡的男性患者需要考虑杜克雷嗜血杆菌感染的可能。分泌物涂片发现大量革兰氏阴性细小球杆菌,链状或成团排列,如"鱼群样",需要考虑杜克雷嗜血杆菌。

5)荧光抗体染色:取尿道、宫颈及下疳处分泌物或脓汁涂布玻片,使用某种特定微生物的特异性荧光抗体染色后显微镜镜检。

6)镀银染色:梅毒螺旋体镀银染色呈黑褐色,可见螺旋状结构。

生殖道标本镜下形态见图 9-3-6。

(2)细菌培养:当实验室收到送检的生殖系统标本做培养时,选择培养基应考虑对可能的病原体进行覆盖,除了考虑普通非苛养菌外,还应该包含淋病奈瑟菌、杜克雷嗜血杆菌的培养。

1)普通培养:将标本分别接种于血琼脂平板(置 5% CO_2 环境)和麦康凯平板(或中国蓝琼脂,置普通大气环境)36℃±1℃孵育 18~24 小时,观察结果。根据不同培养基上生长情况,以及菌落的形态和涂片镜检菌体特征,选择相应的鉴定及药敏试验流程。当 24 小时无生长时,结合直接涂片综合判断,决定是否需要延长至 2 日或者更长时间。某些兼性厌氧的放线菌生长速度很慢,3 日才能形成肉眼可见菌落。因此当涂片高度怀疑该菌时,需要延长培养至 5 日。

2)无乳链球菌定植菌筛查:在妊娠 35~37 周孕妇的阴道口和肛门直肠处采集分泌物拭子,接种于 T-H 肉汤增菌后传代血琼脂平板或者无乳链球菌显色培养基,置 5%~10% 二氧化碳环境,36℃±1℃孵育 24 小时,若有可疑菌落,进一步鉴定。需要注意的是目前市场有一种基于该菌产生胡萝卜素特性而设计的显色鉴定培养基,该培养基只对产生 β- 溶血素的无乳链球菌有效,而 α- 溶血和不溶血的菌株则可能漏诊和误诊。

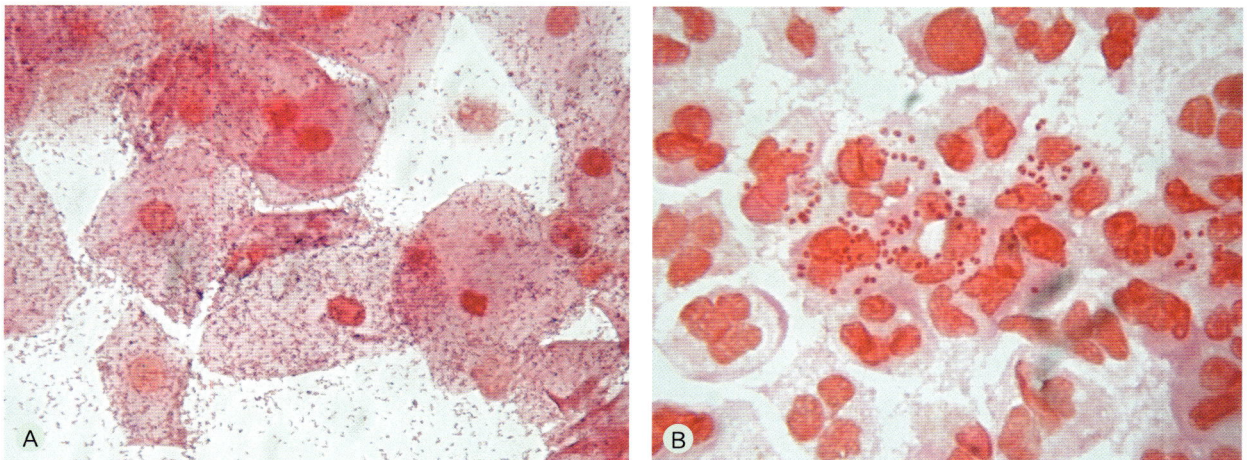

图 9-3-6   生殖道标本革兰氏染色镜下形态
A.阴道分泌物涂片(线索细胞)×400;B. 尿道分泌物(淋病奈瑟菌)×1 000

3）淋病奈瑟菌培养：为提高阳性率，标本采集后应立即接种于改良 Thayer-Martin（TM）培养基、New York City（NYC）培养基或其他添加复合维生素和选择剂的巧克力琼脂平板。需要注意的是，有部分营养缺陷型淋病奈瑟菌 AHU 株，需要在培养基中添加尿嘧啶、精氨酸以及次黄嘌呤才能恢复其正常的生长特性。尽管我们的 TM 培养基中营养能满足，但由于这类菌株对万古霉素、磺胺都是敏感的，培养基中的选择剂可能导致这些菌株的漏诊。为防止营养缺陷淋病奈瑟菌 AHU 株的漏检，应同时接种不含任何抗菌药物选择剂的哥伦比亚血琼脂平板，置 70% 湿度，5%~10% CO_2 环境，36℃ ±1℃ 24~48 小时培养，若有可疑菌落，按淋病奈瑟菌进行鉴定。

4）杜克雷嗜血杆菌培养：当我们从软下疳溃疡拭子标本涂片革兰氏染色中发现，镜下有许多革兰氏阴性细小球杆菌，链状或成团排列，如"鱼群样"时，需将另一个拭子接种于含有 3mg/L 万古霉素巧克力培养基，或者在 GC 基础培养基中添加 1% 血红素、5% 小牛血清、1% 复合维生素、3mg/L 万古霉素。另外，在 MHA 中加入 5% 马血、1% 复合维生素、3mg/L 万古霉素也可采用。需要注意的是，该菌对温度过高比较敏感，最佳培养温度是 33℃，35℃时生长不良。另外，对于已经使用过抗菌药物的患者，取分泌物做 PCR 检测阳性率优于培养。

5）厌氧菌培养：前庭大腺抽吸液、后穹隆穿刺液、卵巢脓肿、输卵管积脓、胎盘组织、子宫内膜、宫内节育器标本应考虑厌氧菌感染的可能。该类标本细菌培养最佳的方法就是床旁接种厌氧血琼脂平板、BBE 平板以及 KVL 培养基等，置厌氧装置（如厌氧产气袋）中立即送至实验室。需要注意的是，专性厌氧菌生长速度比兼性厌氧菌慢，需要连续培养 48 小时后才能取出观察。某些厌氧菌，如放线菌生长速度更慢，首代培养时间可能需要 5 日。

6）支原体培养：当怀疑或者无法排除支原体感染时，推荐采用无菌部位标本，例如后穹隆穿刺液、卵巢脓肿、输卵管积脓、胎盘组织、子宫内膜组织等，接种支原体 SP-4（或 IST2 等）培养基。

不推荐常规采集阴道或者尿道拭子做支原体检查，因为无法解释培养结果与临床的相关性。大量的文献显示，约有 40% 的健康人尿道中存在各种支原体，但并无任何感染迹象，也能正常怀孕和生育。而在不孕不育、尿路结石人群中，尽管有较高的支原体分离率，但却没有直接证据证明这些支原体就是导致疾病的唯一因素。这些患者的尿道中还存在其他多种可能导致疾病发生的病因，例如同时存在变形杆菌、肾棒杆菌的分离，以及尿液理化性质发生改变等。

7）酵母样真菌培养：涂片发现酵母样真菌孢子及菌丝时，需要接种沙保罗或科玛嘉念珠菌显色培养基。

8）沙眼衣原体培养：沙眼衣原体是严格的胞内寄生菌，在无细胞培养基上不生长。培养方法较为经典的是鸡胚卵黄囊接种，目前多采用单层敏感细胞，例如非洲猴肾细胞、Hela 细胞、L 细胞、McCoy 等，对实验室洁净度、流程设计和人员素质要求非常高。非培养方法主要是分子生物学方法，NAATs（核酸扩增法）中主要有 PCR、LCR（连接酶链反应）、TMA（转录介导扩增）、链置换扩增技术，以及直接原位杂交法等，由于其简便易行，要求不高，临床应用较多。但由于标本采样方法控制不佳，以及标本中存在多种扩增反应的抑制物质，导致实际应用过程中灵敏度不够。另外免疫学方法如 DFA（直接荧光抗体染色法）、EIA（酶免法）也有应用研究。诊断衣原体的各种不同方法之间的特异性与敏感性范围见表 9-3-2。

表 9-3-2 针对尿道标本沙眼衣原体的不同检测方法的特异性和敏感性范围*

诊断方法	敏感性 /%	特异性 /%
组织细胞培养	70~85	100
荧光抗体染色法	80~85	99
酶免法	53~77	95
原位杂交	65~88	99
多通道 PCR（罗氏 Cobas 4800CT/NG，不适合男性尿道）		
宫颈拭子	89.5~93.0	99.7~100
阴道拭子	91.9~93.9	99.7~99.8
女性尿液	89.1~94.4	99.7~99.8
男性尿液	97.3~98.1	99.5~99.5

诊断方法	敏感性 /%	特异性 /%
实时荧光 PCR（Abbott m2000）		
宫颈拭子	80.9~87.7	99.4~99.7
阴道拭子	92.5~94.7	98.8~99.0
女性尿液	92.6~95.7	99.2~99.5
男性尿液	97.3~97.8	99.6~99.7
男性尿道分泌物	88.6~93.3	98.3~99.1
多通道实时荧光 PCR（Cepheid GenXpert CT/NG，不适合男性尿道）		
宫颈拭子	95.8~100	99.4~99.8
阴道拭子	98.0~100	99.4~99.5
女性尿液	96.1~100	99.8~99.8
男性尿液	96.1~100	99.9~100
链置换扩增技术（ProbeTec Qx 沙眼衣原体试剂，BD Viper XTR 系统扩增）		
宫颈拭子	89.7~93.0	98.0~98.6
阴道拭子	94.8~98.2	99.0~99.5
女性尿液	92.2~94.7	98.9~99.2
男性尿液	96.0~96.2	98.3~98.9
男性尿道分泌物	88.6~93.9	97.9~98.9
转录介导扩增技术（Gen-Probe/Hologic Aptima Combo 2）		
宫颈拭子	92.4~98.4	96.7~98.8
阴道拭子	96.6~96.7	97.1~97.6
女性尿液	93.8~96.8	98.8~99.0
男性尿液	97.0	99.1
男性尿道分泌物	95.2	98.2

（三）结果报告与解释

1. 结果报告　报告内容：标本直接涂片，报告脓细胞数量、是否有滴虫、酵母样真菌孢子及菌丝，脓液标本是否有硫磺样颗粒；涂片革兰氏染色镜下，报告细菌和细胞分布的相关性，例如有无细菌的胞内吞噬，大体积微生物有无包裹现象，有无特殊形态的微生物，例如放线菌、革兰氏阴性双球菌、酵母样真菌、阴阳性不定的小杆菌、"鱼群样"排列的革兰氏阴性球杆菌等；阳性培养报告分离菌鉴定结果，及其抗菌药物敏感性试验结果。通常情况下，诊断为阴道炎时只需要报告淋病奈瑟菌、阴道毛滴虫、阴道加德纳菌（或者 BV）、酵母样真菌；考虑 AV 时，还需要根据涂片胞内吞噬处理可能的需氧菌；诊断为宫内感染、盆腔感染时，还需要根据涂片报告需氧菌、兼性厌氧菌结果，穿刺获得的标本需要报告厌氧培养结果，例如放线菌。

2. 结果解释　生殖道结构较为复杂，标本来源多，不同来源可能的病原体也不尽相同。实验室人员需要严格把关，只能对合格标本进行检验。在诊断流程上，应该根据标本来源和临床表现制订具体的措施。报告结果时，也必须结合标本来源进行具体分析。不同部位可能的病原体不同，可报告的病原体也不同，为避免误导临床，微生物室需对分离菌进行分析后才能发出。淋病奈瑟菌、沙眼衣原体、杜克雷嗜血杆菌、阴道毛滴虫是生殖系统感染中确认的致病菌，一经分离就必须报告；但对于导致 AV 和宫腔/附件感染的需氧以及兼性厌氧细菌，其临床意义往往是不确定的，需要与定植菌群认真鉴别后才能发出。前庭大腺抽吸液、后穹隆穿刺液、输卵管积脓、卵巢脓肿、胎盘组织、子宫内膜、宫内节育器还必须要做厌氧菌培养，尤其是放线菌，其治疗方案与需氧菌完全不同。

（四）注意事项

1. 阴道内有大量正常菌群存在，采集宫颈标本时应小心操作，取出过程中避免触及阴道壁。

2. 疑为孕产妇宫内感染者，可于剖宫产后采集胎盘组织送检。而不应该采集宫腔分泌物，更不要采集恶露，原因为羊膜破裂后，阴道中的菌群会进入到子宫内。

3. 沙眼衣原体是专性胞内寄生菌，寄生在尿道移行上皮细胞内,取材时拭子应在病变部位停留十几秒钟,并旋转退出,以便采集到尽可能多的上皮细胞,提高阳性检出率。

4. 避免使用天然棉花制备的棉拭子采集标本,可能会抑制某些淋病奈瑟菌,影响分离。

5. 怀疑厌氧菌感染时,标本选择要正确,采集过程尽量避免与空气接触,最佳方法是床边采样,床旁接种厌氧血平板,或采用厌氧运送培养基(拭子)、厌氧产气袋等装置(注射器抽吸脓液或者组织)运送。

(卢先雷　陈默蕊)

第四节　粪便标本采集、运送及处理

一、标本的采集与运送

(一) 送检指征

腹泻常见原因分为感染性与非感染性两大类。非感染性腹泻主要原因有:消化不良、菌群失调、食物不耐受、毒素中毒、药物副作用、感冒导致的胃肠功能紊乱、化疗导致的胃肠功能紊乱;而感染性腹泻的病原体主要有:细菌感染(ETEC/EPEC/EIEC/EHEC/EAggEC、弯曲杆菌、沙门菌、志贺菌、小肠结肠炎耶尔森菌、弗氏柠檬酸杆菌、迟缓爱德华菌、弧菌、气单胞菌、邻单胞菌、变形杆菌、金黄色葡萄球菌、蜡样芽胞杆菌、艰难梭菌、产气荚膜梭菌、产酸克雷伯菌、阪崎克洛诺杆菌等);病毒感染(轮状病毒、诺如病毒等);寄生虫如原虫(阿米巴、鞭毛虫、隐孢子虫等),线虫(蛔虫、钩虫、粪类圆线虫等)、吸虫(姜片虫、血吸虫、肺吸虫等)、绦虫(猪肉绦虫、牛肉绦虫等)等。

需要注意的是,腹泻只是一种症状,并非所有腹泻都需要做粪便培养。即便是感染,也不是所有都需要培养。例如各种不同细菌毒素导致的腹泻,对毒素的检测比做细菌培养更加重要。

能产生肠毒素的细菌主要有:金黄色葡萄球菌、蜡样芽胞杆菌、肉毒梭菌、ETEC、霍乱弧菌、弗劳地柠檬酸杆菌、艰难芽胞梭菌、空肠弯曲杆菌等,其产生的肠毒素采用免疫学方法测定,毒素检测阳性是诊断毒素性腹泻最直接的证据。单纯肠毒素导致的腹泻例如蜡样芽胞杆菌食物中毒、艰难梭菌腹泻等,多数时候表现为无细胞渗出、蛋白渗出或者肠液增加。这类感染性腹泻与非感染性腹泻只能从病史上进行鉴别。粪便培养筛查出产肠毒素细菌的过程可能非常漫长,无法给临床提供及时有益的帮助。但在大规模食物中毒事件中,细菌培养搜寻产肠毒素病原体依然是确诊的"金标准"。

感染性腹泻除了毒素导致的腹泻以外,还有另一种类型的腹泻,那就是侵袭性腹泻,是由细菌的侵袭力导致的。细菌借助菌毛、荚膜,以及其他一些菌体表面的特殊分子结构黏附在具有相应受体结构的肠黏膜表面,然后繁殖形成微菌落,破坏肠黏膜结构而导致感染的发生,或者直接侵入黏膜下形成微脓肿。部分特定的细菌还可以突破黏膜屏障,迷惑巨噬细胞,侵入细胞内繁殖,或者借助淋巴循环而进入血液中。侵袭性腹泻是侵袭性感染的一种类型。人体免疫系统的应答表现就是白细胞的渗出与吞噬。侵袭性腹泻是一类易于识别的感染,细菌培养是诊断该类感染的"金标准"。当患者短期内突然发生腹泻、每日排便 ≥ 3 次,粪便的性状异常,发生稀便、水样便、黏液便、脓血便及血便,伴恶心、呕吐、食欲不振、发热、腹痛及全身不适等;病情严重者,可因大量丢失水分引起脱水、电解质紊乱甚至休克;粪便常规镜检白细胞 ≥ 5 个 /HP;无近期抗菌药物应用史,或者应用时间 < 3 日时(入院 < 3 日)时,考虑感染性腹泻,建议采集粪便标本做细菌培养;对来自霍乱流行疫区的患者也应采集粪便培养。对于住院时间 > 3 日,并持续使用抗菌药物治疗后发生的腹泻,应考虑菌群失调后艰难梭菌导致的二重感染,需要采集粪便进行艰难梭菌 A/B 毒素的检测。

(二) 采集方法

1. 自然排便　自然排便后,挑取有脓血或黏液部位的粪便,液状粪便取带黏液的絮状物盛于无菌的容器 1 小时内送达微生物室,或按 1∶10 比例置于保存液中或 Cary-Blair 运送培养基中 24 小时内送检。常用保存液主要是 pH 7.0 磷酸盐甘油缓冲液(0.03mol/L 磷酸盐缓冲液与等体积甘油混匀)。

2. 直肠拭子　适于排便困难患者或婴幼儿。可用肥皂水将肛门周围洗净，用无菌盐水、保存液或增菌液润湿采样拭子或经玻璃采便器插入肛门，成人为 4~5cm，儿童为 2~3cm，拭子需与直肠黏膜表面充分接触，然后轻轻旋转，将拭子置于 Cary-Blair 运送培养基或保存液中送检。

（三）标本采集量

稀便采集大于 2g 的标本送检，若为水样，采集量应大于 2ml。

（四）采集时间及频率

1. 采集时间　尽可能在出现典型症状开始（急性期）到抗菌药物应用之前，或者抗菌药物治疗 3 日内，采集新鲜粪便送检，以提高检出率。怀疑伤寒沙门菌感染时，应在发病 2 周以后采集粪便标本送检。治疗时间超过 3 日的患者无需再送粪便培养。

2. 采集频率　重复采集标本的频率每日最多 1 次。

（五）标本的运送

1. 采集好的粪便标本应尽快送检，室温未使用运送培养基条件下，运送标本的时间不超过 1 小时。如不能及时送检可放入保存液中或使用 Cary~Blair 运送培养基，24 小时内送检；如果置于 4℃冰箱保存，时间可延长至 48 小时。

2. 直肠拭子采集的标本必须置入 Cary-Blair 运送培养基或保存液中送检，室温运送时间不超过 24 小时，4℃冰箱保存时间不超过 48 小时。

3. 高度怀疑霍乱弧菌感染的标本运送过程必须符合特殊标本的生物安全要求。

二、标本的验收和处理

（一）标本的验收

1. 申请单验收　要求粪便培养申请单除患者的基本信息以外，还应包括标本采集时间、采集方式、是否已使用抗菌药物等，验收时应检查申请单是否填写完整。

2. 标本验收

（1）标本标识应与申请单相符，若不符合应及时与临床医师联系。

（2）标本容器无溢漏、渗出，加盖。

（3）送检时间不能超过规定的标本保存时间。

（4）粪便标本不能过少、干涸或保存不当。

（5）对于被尿液、卫生纸等污染的粪便培养标本应拒绝接收。

3. 不合格培养标本的处理　对验收不合格的标本应及时与临床医师联系，说明原因，并要求其重新留取标本送检。

（二）标本的处理

1. 涂片检查

（1）直接涂片检查：将一滴生理盐水与等量标本混合均匀涂于载玻片上镜检，必要时可将一滴鲁氏碘液或 0.1% 亚甲蓝染液与标本等量混合均匀涂于载玻片上，盖上盖玻片高倍镜下观察。直接涂片除了观察白细胞的有无和数量以外，还可以对某些特殊病原体进行快速检验。

1）水样便标本常采用悬滴法暗视野（或相差显微镜）镜检，若镜下见到呈逗点状或弯曲状，鱼群状排列，穿梭样运动活泼的可疑为弧菌。

2）相差或暗视野显微镜检查镜下若见到呈 S 形螺旋形并快速、投标样、拧塞样运动的细菌，可疑为弯曲杆菌。

3）通过湿片观察还可以快速诊断蓝氏贾第鞭毛虫（动力强阳性）以及阿米巴（包囊及滋养体）。

4）通过直接涂片或者适当的浓集方法，多种寄生虫虫卵（线虫、吸虫、绦虫等）以及幼虫（例如粪类圆线虫等）均可在粪便中被查到。

（2）染色检查

1）霍乱弧菌：通常为米泔样便，取新鲜标本涂片 2 张，用乙醇或甲醇固定，分别做革兰氏染色及 1:10 稀释的石炭酸复红染色，用油镜检查，观察有无呈鱼群状排列或弧形革兰氏阴性菌。

2）艰难梭菌：抗菌药物相关性腹泻标本，取新鲜粪便涂片，革兰氏染色后镜检可见大量革兰氏阳性粗大杆菌（图 9-4-1B），无荚膜，部分菌体形成卵圆形芽胞位于菌体一端，可提示诊断。

3）空肠弯曲杆菌：将粪便涂片做革兰氏染色，镜检可见细小、波浪线形弯曲（S 形居多，亦有螺旋形、W 形似海鸥展翅状）的革兰氏阴性菌，可做初步报告"疑似弯曲杆菌"。

4）念珠菌：涂片革兰氏染色可见革兰氏阳性瓜子形状的孢子或假菌丝。念珠菌在粪便中比例的增加往往提示抗菌药物使用过度，菌群失调。但需要注意的是，念珠菌是肠道的正常菌群组成之一，比例的增加只是菌群失调的表现，而非二重感染病原。不能看到粪便中检出真菌就武断地诊断真菌性肠炎，更无需针对性应用抗真菌药。而诊断特殊人群例如 HIV 和癌症患者真菌性肠炎，需采用肠镜下采集的病变组织进行切片 PAS 染色，而非取粪便。

5）分枝杆菌：鸟分枝杆菌复合群常常出现在HIV患者的粪便中，早期仅是胃肠道定植与肠系膜淋巴结局限性感染。后期细菌入血后形成全身弥散性的感染。采集粪便集菌后做抗酸染色对于部分HIV患者涂片阳性者，可以预测其发生弥散性感染的趋势。具体做法：取1g左右粪便与饱和生理盐水10~15ml混合。静置1~2小时，取漂浮面液体涂片做抗酸染色，若找到红色杆菌可报告"找到抗酸杆菌"。但需要注意的是未经集菌的粪便直接涂片抗酸染色的敏感性只有32%~34%，涂片阴性的不能作为不培养的前提，也不能作为HIV患者是否会发展成为弥散性鸟分枝杆菌复合群感染的排除试验。

粪便标本中可疑病原菌的镜下形态见图9-4-1。

粪便标本中寄生虫卵及相似物的镜下形态见图9-4-2。

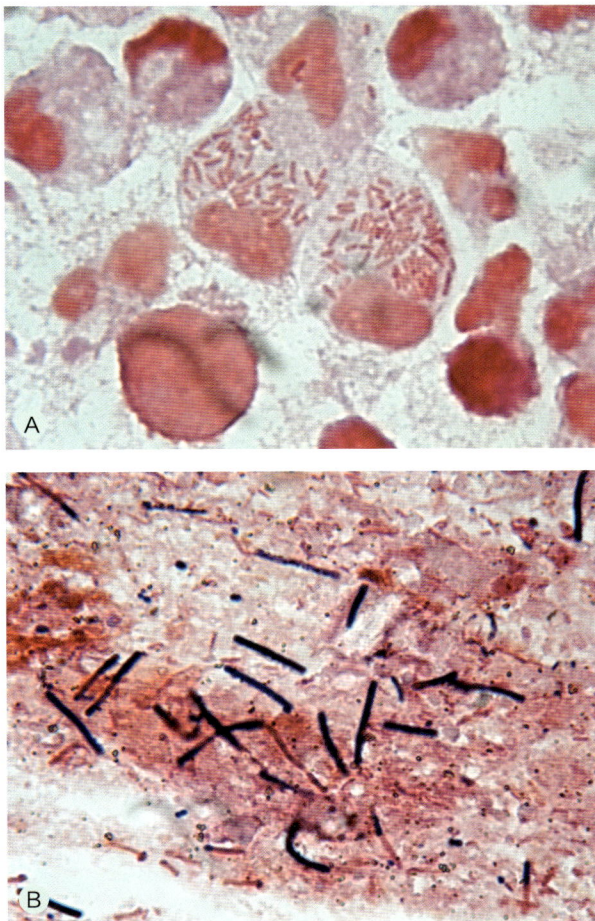

图 9-4-2 粪便标本中寄生虫卵及相似物的镜下形态
A. 鞭虫卵 ×1 000；B. 灵芝孢子 ×1 000

6）隐孢子虫等原虫：该类原虫常常导致免疫力低下和缺陷患者的感染性腹泻，例如HIV患者、儿童患者，以及癌症和血液病患者化疗后的感染。该类病原体具有抗酸性，采用改良抗酸染色（使用1%硫酸脱色）时，虫体被染为红色，胞内条索状结构清晰。但需要和脱色不足时染成红色的念珠菌孢子相鉴别，后者缺乏胞内结构。

7）粪便涂片菌群比例分析：这项试验是一项颇具争议的操作。主要问题集中在不同地区人群，甚至不同个体肠道菌群的差异上。目前欧美研究肠道菌群多采用宏基因法。显微镜分析的方法因操作的不统一和观察者主观因素等原因，导致结果的变异非常严重。不过有两点认识还是比较统一的，一是严重菌群失调患者菌群比例有严重改变，例如乳杆菌、双歧杆菌等有益菌消失，肠杆菌>90%、肠球菌>90%、梭菌>50%、真菌比例上升；二是菌群数量明显减少。

因此，对于粪便涂片菌群分析是否具有诊断价

图 9-4-1 粪便标本镜下形态
A. 白细胞吞噬大肠埃希菌，革兰氏染色 ×1 000；
B. 伪膜性结肠炎（艰难梭菌）革兰氏染色 ×2 000

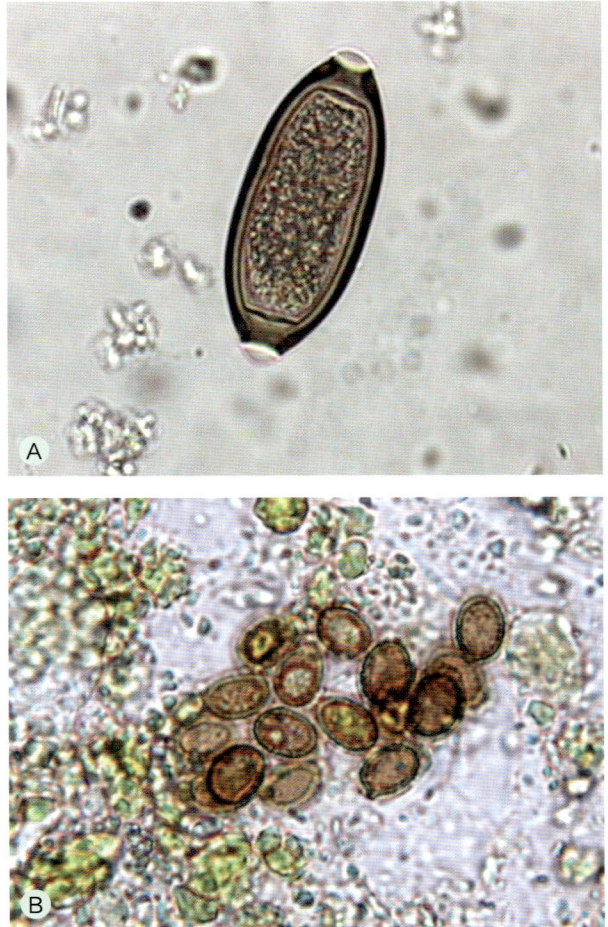

值的前提是保证操作方法的一致性,判断标准的一致性。首先制片需采用压片法,标本不能使用盐水稀释,对标本的用量必须控制,稀便不得超过 2μl,软便体积不得超过芝麻大小,制备好的涂膜在显微镜下,细菌不重叠,基本成单层细胞。染片时,丙酮乙醇脱色时间不超过 6 秒,一次脱色即可。阅片时,应选择涂膜体尾交界处,薄而均匀的地方。另外,为保证结果的一致性,还需要对实验室每个人定期进行阅片考核。

最后,在判断标准方面,不同文献有不同的见解,目前国际还没有统一的标准。

2. 细菌培养　进行粪便细菌培养的前提,标本必须在使用抗菌药物治疗前采集,或者治疗时间小于 3 日的标本。对已经使用抗菌药物患者的粪便标本在接种固体培养基的同时,建议同时接种肠道选择性液体培养基,例如改良 TT 增菌液(过夜)、GN 增菌液(6 小时)、SS 增菌液(过夜)。考虑为霍乱弧菌感染的接种碱性蛋白胨水。除 GN 增菌液外,次日在固体培养基上无明显发现时,则从液体培养基重新传代固体培养基。大量文献显示,增菌后粪便培养阳性率可大大提高。

(1)致泻大肠埃希菌:引起腹泻的大肠埃希菌常见的有 5 种类型,即肠产毒性大肠埃希菌(ETEC)、肠致病性大肠埃希菌(EPEC)、肠侵袭性大肠埃希菌(EIEC)、肠出血性大肠埃希菌(EHEC/STEC)和肠聚集性大肠埃希菌(EAggEC)。取可疑粪便标本分别接种于麦康凯平板(或中国蓝琼脂平板)、O157 显色培养基及山梨醇麦康凯平板,经 35℃孵育 18~24 小时,分别挑取发酵乳糖和不发酵乳糖菌落(EIEC 不发酵或迟缓发酵)各 3~5 个,穿刺接种双糖铁 KIA 或三糖铁 TSI 斜面和尿素动力靛基质 MIU 培养基进行初步生化鉴定,次日取纯培养物进行血清学分型。由于 EPEC 菌体抗原与非 EPEC 菌株具有较高的交叉凝集,因此需要对 O 抗原凝集的菌株再进一步做 H 抗原的凝集。确认方法:采用 PCR 进行 eae 基因(质粒阶段,编码 intimin 黏附因子)扩增,或者检测 LEE 毒力岛基因(染色体介导,产生接触 - 删除损害 A/E 机制)都能对 EPEC 进行确认。EIEC 初筛依赖于血清玻片凝集试验,通常选择乳糖不发酵或者弱发酵的菌落进行试验,但乳糖发酵的菌落也不能放过,尤其是对明显类似痢疾表现的患者。对凝集阳性菌株需要再进一步做侵袭力验证。方法主要有细胞培养侵袭试验以及侵袭力相关基因的 PCR 试验。EIEC

具有两种主要侵袭力相关的基因,ipaC 基因、ipaH 基因,对该类基因的检测仍在研究中。ETEC 菌株需进行肠毒素 LT、ST 的免疫学检测(酶免法或者乳胶凝集法)或家兔肠襻膜结扎试验。而 EAggEC 可采用针对 aatA 基因(编码毒力基因)以及 AggR 基因(毒力调控基因)的 DNA 探针进行检测,确认最后需要做豚鼠眼结膜侵袭试验。STEC 的检测流程包含培养基(显色培养基或者山梨醇麦康凯)筛选。血清学初筛,以及毒力检测。需要注意的是,有部分产生类志贺毒素的 O157 菌株,其鞭毛并不表达 H7 抗原,有约 12% 菌株是缺乏 H 抗原,而 3% 是 H7 以外的抗原。也就是说即便 H 抗原不符合,也不能排除 STEC。还必须进行 SLT 的检测,才能最终确定。SLT 包含两种毒素 Stx1 和 Stx2。后者又分为 2c、2d、2e、2f 亚型。STEC 可以产生一种到两种类志贺毒素。对 SLT 的检测主要有 vero 单层细胞培养法、乳胶凝集法和实时荧光 PCR 方法。

(2)沙门菌、志贺菌、气单胞菌:取标本分别接种 SS/XLD/ 沙门菌显色培养基、麦康凯平板(或中国蓝琼脂平板),以及肠道选择性增菌液(如选择 GN 增菌液,则需要 6 小时后传代固体培养基)。36℃ ±1℃ 孵育 18~24 小时,如未发现可疑菌落(菌落特征详见第七章以及沙门菌 / 志贺菌 / 气单胞菌各论章节),则从液体培养基(如 TT、SS)重新传代上述固体培养基,再经过 24 小时培养,若依然未发现可疑菌落时,可报告"未检出沙门菌、志贺菌、气单胞菌"。根据不同培养基上细菌的生长情况观察可疑菌落,可初步推断性鉴定细菌。挑取可疑的单个菌落接种到 KIA 或 TSI 斜面培养基上进行纯培养,无色不透明大菌落要怀疑气单胞菌的可能性,需要传代血平板观察溶血现象。对 KIA/TSI 培养基上初步筛选符合的菌株,进行系统生化鉴定和血清凝集试验,以及药敏试验。

(3)霍乱弧菌:取疑似患者粪便标本直接接种碱性蛋白胨水中增菌培养,同时划线接种于含庆大霉素亚碲酸钾碱性琼脂平板或 TCBS 平板,36℃ ±1℃ 孵育 18~24 小时,挑取可疑菌落,先与生理盐水混匀,观察有无自凝现象,再用 O1 群和 O139 霍乱弧菌诊断血清做玻片凝集试验,立即出现明显凝集者提示为霍乱弧菌 O1 群或 O139 群,再用小川型、稻叶型单价血清凝集,并按传染病上报程序进行上报。增菌液培养 6~8 小时后,取表面菌膜转种上述平板,进行分离培养,并同时涂片革兰氏染色和悬滴(或压滴)标本,检查形态及动力。整个操作过程应在生物安全柜中进行,并注意个人防护(应穿隔离服),如发现阳性标本,因及时对环境进行消毒处理。

需要注意的是,在粪便标本以外的标本中,例如腹腔积液、血培养标本中也可以遇到非O1/O139的不凝集霍乱弧菌,这些细菌不导致霍乱,因此无需上报。

(4)副溶血弧菌:副溶血弧菌导致的腹泻常常出现在食用未煮熟的海鲜后,具有近期食用海鲜病史的患者,需要考虑该菌的感染。采集患者粪便标本(或可疑食物)接种于含 3.5%NaCl 的碱性蛋白胨水增菌液中,并同时接种于弧菌选择性平板(TCBS),36℃ ±1℃孵育 18~24 小时,挑取可疑菌落接种 KIA、MIU 培养基,同时做耐盐试验,以及系统生化鉴定。对于次日固体培养基上未发现可疑菌落的标本,需要将增菌液重新传代上述固体培养基,再孵育 18~24 小时。仍未发现的才能出阴性报告。

(5)小肠结肠炎耶尔森菌:怀疑小肠结肠炎耶尔森菌感染时,为了提高培养阳性率,可以将粪便做碱性处理:将粪便和 0.5% KOH 按 1:2 比例混合,振荡 2 分钟。取混合物 0.1ml 接种于小肠结肠炎耶尔森菌专用培养基(CIN)及麦康凯琼脂平板(或中国蓝琼脂平板),分别置 22~25℃及 36℃ ±1℃孵育 48 小时,挑取可疑菌落(CIN 为牛眼状菌落,麦康凯为无色透明小菌落),接种 KIA 和 MIU,并进行系统生化鉴定(20~22℃培养 48 小时)。小肠结肠炎耶尔森菌是一种栖冷菌,能在 4℃生长,可以据此对该菌进行冷增菌。对成形粪便、健康排查者粪便、末端回肠炎,以及感染后关节炎怀疑该菌感染的病例,推荐使用增菌液(pH 7.4 的 0.15mol/L PBS),将增菌管置于 4℃下 21 日,每周传代 1 次。

(6)空肠弯曲杆菌:弯曲杆菌在发达国家,以及经济发达地区城市人口感染性腹泻病原体中,所占的比例远在沙门菌和志贺菌之上。通过被细菌污染的肉食、乳制品以及蔬菜瓜果进行传播。苍蝇和蟑螂等害虫是该菌常见的传播媒介。对涂片怀疑弯曲杆菌感染的标本,挑取液状或带血粪便标本立即接种于弯曲杆菌选择培养基(Camp-BAP 血琼脂、活性炭 - 头孢哌酮 - 去氧胆酸培养基 CCDA 或活性炭 - 头孢哌酮 - 两性霉素 - 替考拉宁培养基 CAT、CSM 琼脂)或接种 CSM(Preston 无血培养

基)增菌液(经 43℃微需氧孵育 18~48 小时后,再移种于上述选择培养基),在 43℃微需氧条件下(某些弯曲杆菌菌株需要增加 6%H$_2$ 才能良好发育,例如简明弯曲杆菌、曲形弯曲杆菌、直形弯曲杆菌、唾液弯曲杆菌、鼻黏膜弯曲杆菌、猪肠弯曲杆菌、乌普萨拉弯曲杆菌)孵育 24~48 小时,观察菌落特征,挑取可疑菌落涂片,形态典型的传代纯培养后进行鉴定(脲酶、马尿酸、H$_2$S、亚硝酸盐还原、乙酰吲哚酚酯酶),并进行基于细菌鉴定的扩散法药敏试验——头孢噻吩耐药、萘啶酸敏感、以及红霉素敏感可推断为弯曲杆菌。

为避免某些对选择剂敏感的弯曲杆菌漏检,提高对少见弯曲杆菌的检出,推荐采用膜过滤技术:将粪便和被污染的食物标本放到一定体积无菌盐水(1g 粪便 15ml 盐水)中,剧烈振荡后用 0.65μm 孔径的醋酸纤维素滤膜(配备注射器式滤器)过滤,再将滤液 5 000r/min 离心后接种于不含选择剂的固体培养基上;或者将滤膜贴在固体培养基上,滴加 10~15 滴粪便悬液,35℃放置 45~60 分钟后移除滤膜。再将平皿置微需氧环境。但后者的阳性率不高,只有当悬液中细菌数量>10^{5}CFU/ml 时才能使用。

(7)艰难梭菌:艰难梭菌感染往往发生在广谱抗菌药物治疗时间超过 3 日以后,克林霉素、三代头孢菌素、碳青霉烯类、左旋氧氟沙星等广谱抗菌药物与该菌的感染高度相关。对于入院 3 日以后,有连续抗菌药物治疗史的腹泻患者需要考虑该菌的感染。对该菌的检测通常采用免疫法检测粪便滤液中的梭菌 A/B 毒素,一般无需细菌培养。但该方法的敏感性和特异性较低,分别为 45% 及 75%,因此需要增加谷氨酸脱氢酶(GDH,艰难梭菌特异性酶)抗原检测,以提高试验的敏感性。对于采用万古霉素和甲硝唑治疗无效的患者需要做厌氧培养。分离出该菌后,进行药敏试验,以检测该菌的获得性耐药。梭菌性肠炎多数为轻度慢性腹泻,部分严重的患者,可出现黏液便,涂片时可发现伪膜,但白细胞可能非常少。做厌氧培养时,需采集新鲜粪便,从采集到接种最好在 15 分钟内完成,否则应放到运送培养基中送检。用于艰难梭菌培养的培养基主要是环丝氨酸 - 甲氧头孢菌素 - 果糖琼脂(CCFA)平板,另外 Lombard-Dowell 卵黄琼脂也可选用。厌氧孵育 48 小时,挑取可疑菌落纯培养后鉴定。并同时接种疱肉 - 葡萄糖培养基或者脑心浸液肉汤进行产毒素培养。35℃培养 48 小时后,取液体培养物 0.45μm 孔径微孔滤膜过滤

得到无菌滤液,将滤液以 1:2、1:10 稀释各制备两份,其中一份加入抗毒素抗体血清,另一份不加,将四份液体加到单层培养成纤细胞(HT29)培养瓶中,37℃ 5% CO$_2$ 培养 24~48 小时,用显微镜观察,当未加抗毒素的细胞培养瓶 50% 细胞出现毒性形变(细胞变圆),而加入抗毒素的培养瓶不出现变化或者低于 50% 改变即表示细菌产毒素阳性。该方法是诊断梭菌毒素的"金标准",但花费时间长,成本高,对技术要求高,在临床应用受限。目前作为细胞培养法替代方法之一就是基于细菌外毒素基因 tcdA/tcdB 的 PCR 检测。但需要注意的是 PCR 方法对定植于健康人肠道中的艰难梭菌也会呈现阳性。因此,只能采用其阴性结果排除产毒素。另外目前已经有非培养法的 PCR 直接检测试剂上市,该试剂基于艰难梭菌管家基因 rrs(编码 16s rRNA 亚单位)或者 gluD(编码 GDH),并且同时检测 PaLoc 基因(类似于 tcdB 基因),当管家基因阳性,而 PaLoc 基因阴性时,则提示肠道中携带的是不产毒素的艰难梭菌,但如果 PaLoc 基因阳性,则提示临床需要针对性的处理。

(8)鸟分枝杆菌复合群:鸟分枝杆菌在 HIV 患者中有极高的肠道定植和肠系膜淋巴结感染率。部分患者可能形成全身播散性感染。对有腹泻的 HIV 患者,必须进行鸟分枝杆菌复合群的培养。首先应进行培养前处理,取 1~2g 成形便或 5ml 稀便进行去污染、离心,准备涂片,将处理后标本接种于 L-J 培养基或者 Middlebrook 7H-11 培养基,置 36℃±1℃ 孵育 6~8 周。挑取可疑菌落进行鉴定。该菌生长缓慢,采用常规生化反应方法很难鉴定到种,分子生物学手段如 DNA 探针杂交以及 16s rRNA 序列测定有助于该菌的准确鉴定。

(9)金黄色葡萄球菌与蜡样芽胞杆菌:这两类病原体是常见食物中毒病原体,也是食物中经常容易见到的细菌。少量细菌并不会导致中毒症状的出现。因此,诊断这类病原体感染的前提是出现大规模的群发性症状,然后是呕吐物涂片发现占绝对优势的革兰氏阳性葡萄状排列的球菌,或者革兰氏阳性粗大芽胞杆菌。接下来菌落计数,当标本中细菌 >10^{5}CFU/ml 时,考虑可能存在感染。对残留食物进行肠毒素检测是确诊的关键。检测方法主要有酶免法和放免法。

3. 肠道病毒检测　导致腹泻的病毒主要是轮状病毒和诺如病毒等,其检测方法详见病毒相关章节。

三、结果报告与解释

(一)结果报告

可引起人类感染性腹泻的病原体种类较多,其中不少病原体要求特殊培养条件(厌氧、微需氧),还有部分不能被培养。粪便培养,不同实验室有不同的条件和手段,能覆盖的病原体范围也不尽相同,因此,在报告粪便培养结果时,需要注明培养条件和检测范围。培养阴性时,报告"未检出 ×××、××× 病原体",而不能报告"无致病菌"或"未检出致病菌"。例如,目前大多数医院微生物室常规用 SS 和麦康凯平板分离粪便中的沙门菌、志贺菌、气单胞菌,对致泻性大肠埃希菌(EPEC/EIEC/EAggEC/ETEC/STEC)、小肠结肠炎耶尔森菌、弧菌属细菌等不做常规检测,因此阳性者只能报告"分离到 ××× 沙门菌或 ××× 志贺菌",并报告其药敏试验结果。而阴性只能报告"未检出沙门菌和志贺菌"。如果增加了特殊培养基,使用特殊培养条件拓展了检测谱时,则在上述报告的基础上进行增加。

(二)结果解释

与腹泻有关的因素很多,比如细菌、病毒、寄生虫、消化不良以及抗菌药物的不合理应用等。粪便培养在临床诊断领域其实是比较局限的,常常只能用于诊断侵袭性感染性病原体,对于因毒素导致的腹泻,例如金黄色葡萄球菌、肉毒梭菌、蜡样芽胞杆菌等食物中毒的病原体、ETEC 导致的腹泻,以及艰难梭菌导致的抗菌药物相关性腹泻,检测的关键在毒素的测定,而非细菌培养。但大多数微生物室对于肠毒素的检测都有困难。

四、注意事项

1. 标本采集应在用药 3 日前完成。

2. 采集新鲜粪便 1 小时内送检,可提高阳性率。

3. 腹泻患者应尽量在急性期(出现症状开始 3 日内)采集标本,以提高阳性率。

4. 艰难梭菌培养时,粪便应尽量避免与空气接触,应采用专用厌氧菌运送培养基。

5. 弯曲杆菌培养温度应采用 43℃,某些特殊种需要氢气。

(卢先雷　陈默蕊)

第五节 呼吸道标本采集、运送及处理

一、上呼吸道标本的采集、运送及处理

(一)标本的采集与运送

1. 送检指征 上呼吸道感染大多数为病毒感染,但部分患者在病毒感染的基础上会合并细菌感染。包括鼻炎、鼻窦炎、咽炎、喉炎、会厌炎等,凡具有以下情况任何一项者为疑似患者。

(1)细菌性咽峡炎、扁桃体炎:明显咽痛、咽部发红有脓点、畏寒、发热,体温可达39℃以上。部分患者在咽峡、扁桃体黏膜上出现溃疡,创面呈脓性。

(2)念珠菌口腔炎、咽炎(鹅口疮):2岁以内的婴幼儿多见,另外血液病、肿瘤化疗患者也可发生。主要症状是口腔黏膜出现乳白色、微高起的假膜斑块,不易用棉棒或湿纱布擦掉。症状轻者可无痛,用力擦去斑膜后,暴露出红色创面。白斑大小不等,好发于颊、舌、软腭及口唇部的黏膜,进食时疼痛。严重时因疼痛而烦躁不安、胃口不佳、婴儿啼哭、哺乳困难,有时伴有轻度发热。治疗不及时病灶可不断扩大蔓延到咽部、扁桃体甚至食管。少数可并发慢性黏膜皮肤念珠菌病。

(3)会厌炎:急性会厌水肿、剧烈喉痛、吞咽困难和呼吸困难。病情进展迅速,可继发脓毒症和脑膜炎。

(4)喉炎:喉咙痛、咳嗽、喉部有脓样分泌物、呼吸困难、喉部有白色假膜等临床症状。

(5)鼻窦炎:鼻塞、前额眶周疼痛、流浓鼻涕。症状重者可累及眼眶、翼腭窝和颅脑,出现头痛、视力下降等症状。

(6)曲霉菌性鼻/鼻窦炎。急性:起病急,迅速侵犯整个鼻腔鼻窦,进而眼眶、翼腭窝和颅内,发生在免疫功能低下或受抑制个体中。主要症状为发热、眶周面颊部肿胀及疼痛,侵犯眼眶和颅内则剧烈头痛、视力下降等;鼻腔检查:鼻黏膜颜色呈红色、白色到苍白色及黑色的坏死性变化,后期侵犯颅脑,导致脑膜炎、脑炎、脑坏死。病死率高。慢性:起病隐匿,进展缓慢,病程至少4周以上,侵犯眼眶,侵犯上颌窦底导致腭部缺损,侵犯筛顶颅底

发生头痛、癫痫、意识模糊或偏瘫等,侵犯蝶窦壁导致眶尖综合征或海绵窦综合征,侵犯翼腭窝则出现相应的脑神经麻痹。鼻窦真菌球形成时,在鼻腔检查中可发现鼻腔外侧壁膨隆,中鼻道或嗅沟脓性物,淡绿、暗褐、灰黑色污秽碎屑状干酪样物,部分合并鼻息肉。

(7)衣原体肺炎:见各论相应章节。

2. 标本的采集 根据临床表现和感染部位不同选择恰当的标本类型。采集时建议选择专用拭子,以增加阳性率,采集前先用无菌盐水润湿拭子,采集时只接触患处分泌物或者组织,勿接触其他部位,减少污染。

(1)鼻拭子的采集:怀疑为鼻甲、鼻腔化脓性感染、麻风病时,在扩鼻器的辅助下,暴露患处,先用一根干棉签拭去黏膜表面的分泌物,再用第二根专用拭子润湿后,用力擦拭,挤压患处,采集脓性渗出物。仅做鼻腔定植菌筛查(例如MRSA)时,则仅需润湿拭子后采集鼻前庭分泌物。

(2)鼻窦标本的采集:由耳鼻喉科专科医生在手术过程中采集。脓性分泌物用空针抽吸,坏死组织或者肉芽组织于术中刮取后用专用厌氧菌转运装置(厌氧产气袋)送检。

(3)咽拭子的采集:由医生采集。采集前先用清水漱口,将患者舌向外拉,使腭垂尽可能向外牵引,用专用鼻咽拭子(一端弯曲的金属棉拭)由口腔进入,越过舌根到咽后壁(咽峡)、腭垂后侧或者扁桃体,采集红肿有脓点脓苔处的脓性分泌物,取材后小心退出,注意不要接触口腔黏膜。采集完成后,将拭子放入无菌试管内,或者插入培养基中。若咽部肉眼可见明显白斑(伪膜)时,应先用一根干棉签擦去表面坏死物后,再用专用拭子采集伪膜组织以及膜下基底层红肿的炎症组织。当咽部多点病变时,应多点采样,以提高检出率。

对特定微生物带菌者检查(MRSA定植菌筛查或者化脓性链球菌、脑膜炎奈瑟菌携带情况调查),采集咽峡或扁桃体上分泌物。

(4)口腔拭子的采集:采集前先用清水漱口,令患者尽量张口,迅速找到有白斑(伪膜)或者溃疡的

地方,先用一根干棉签擦去表面坏死物后,再用专用拭子采集伪膜组织以及膜下基底层或者溃疡基底层红肿的炎症组织。

3. 采集时间及频率

(1)采集时间:应于抗菌药物/抗真菌药应用之前。进食与饮水前。

(2)采集频率:重复采集标本的频率一般每日最多1次。

4. 标本的运送   标本采集后应立即送检,室温运送时间小于2小时,如果不能立即接种,必须装在专用运送培养基中,24小时内处理,避免干燥。怀疑淋病奈瑟菌(有不洁性接触,淋菌性咽炎)或脑膜炎奈瑟菌(流行区域)的拭子应在采集后15分钟内接种,否则应放入含碳的专用转运培养基内送检,保温,2小时内接种,以防细菌自溶死亡。

(二)标本的验收和处理

1. 标本的验收

(1)申请单填写应完整。标本标识必须唯一,并与申请单相符;未标采集时间、部位或检验要求者,标签被污损者等拒收。

(2)标本容器必须符合规定,溢漏、无盖者拒收。

(3)鼻咽拭子标本量过少、干燥者拒收。

(4)要求做淋病奈瑟菌或者脑膜炎奈瑟菌培养,未用运送培养基,时间超过15分钟的;或者使用了运送培养基但采集时间超过2小时的,均视为不合格标本处理。

(5)采集的鼻窦抽吸物要求做厌氧菌培养,但标本使用非密闭装置运送(例如普通无菌杯),已经接触空气的,视为申请与标本不一致。

(6)采集的鼻窦组织要求做厌氧菌培养,但未采用专用运送装置运送的,视为申请与标本不一致。

(7)不合格培养标本的处理:对验收不合格的标本应及时与临床医师联系,说明原因,并要求其重新留取标本送检。

2. 标本的处理与报告

(1)涂片检查与报告

1)疑为白喉棒杆菌感染的标本:尤其是喉部有白色假膜形成患者的标本,应高度怀疑白喉的可能。应制备两张涂片,一张革兰氏染色,一张亚甲蓝或异染颗粒染色,若发现有革兰氏阳性棒杆菌,呈现棒杆菌独特的Z字形排列,有明显的异染颗粒时,即可初步报告。但需注意与形态类似的其他棒杆菌的鉴别。

2)疑为奋森疏螺旋体和梭形杆菌感染(溃疡性咽炎)的标本:采集溃疡面分泌物涂片做革兰氏染色(复染时间稍加延长)或用亚甲蓝染色镜检。如找到细长波浪形弯曲的疏螺旋体及微弯弧形细长且两头尖细的纤维状杆菌时,即可报告"涂片找到疑似奋森疏螺旋体及梭形杆菌"。

3)疑为麻风分枝杆菌感染的标本:将鼻黏膜拭子涂片待干后固定做抗酸染色检查。若发现形态细长、笔直、两端略尖细的抗酸性杆菌,聚集于细胞内或平行排列而聚成束时,可报告"找疑似麻风分枝杆菌"。注意,对于麻风病的诊断须慎重,细菌学检查必须与临床症状及病史等结合起来,进行综合分析。

4)疑为念珠菌感染(鹅口疮)的标本:诊断鹅口疮需制备革兰氏染色涂片和10% KOH透明后的湿片。若发现有酵母样真菌孢子及菌丝,且菌丝穿插于剥落的上皮组织间,即可报告"找到酵母样真菌,疑似念珠菌"。10% KOH透明尤其适合伪膜组织观察。透明时间需要5~10分钟,不宜太长。念珠菌感染(鹅口疮)图片见图9-5-1。

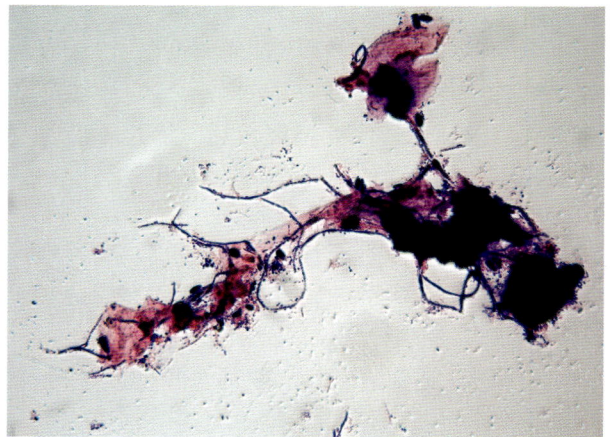

图9-5-1   鹅口疮涂片,白念珠菌革兰氏染色 ×400

5)怀疑为曲霉菌性鼻窦炎的组织标本:微生物室通常采用10% KOH透明后压片观察,见到具有45°锐角分枝的粗壮真菌菌丝,末端膨大,形似鹿角样者,可报告"查见曲霉菌菌丝"。另外,组织标本可送病理科冰冻组织切片后采用PAS染色或者银染色,PAS染色中,曲霉菌菌丝为红色,而银染色中曲霉菌菌丝为黑色。

6)怀疑为淋菌性咽炎的咽拭子   将采集的分泌物制备薄涂片一张,做革兰氏染色,观察白细胞胞质中是否有革兰氏阴性双球菌,呈肾形。发现白细胞内吞噬多对革兰氏阴性双球菌的,需要结合病史进行综合分析。必要时接种 TM 培养基,与培养结果一起分析。卡他莫拉菌容易导致支气管炎,当采集的咽拭子混有痰液时,容易与淋病奈瑟菌混淆。淋菌性咽炎咽拭子涂片检查见图 9-5-2。

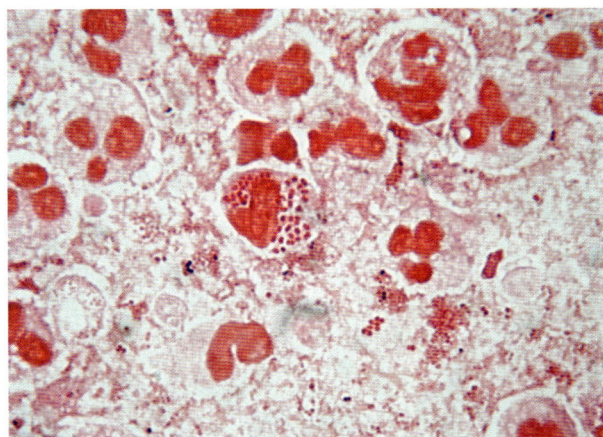

图 9-5-2　淋菌性咽炎咽拭子涂片革兰氏染色镜检 ×1 000

7) 鼻窦炎穿刺采集的脓液的涂片检查:导致鼻窦炎的病原体主要是流感嗜血杆菌、卡他莫拉菌以及肺炎链球菌。另外肺炎克雷伯菌、臭鼻克雷伯菌、鼻硬结克雷伯菌、金黄色葡萄球菌、铜绿假单胞菌,以及厌氧菌也是常见的病原体。因此,涂片染色镜检不仅可以帮助我们快速诊断常见的 3 种病原体,还能帮助我们诊断少见病原体,例如放线菌等。制片方法采用压片法:接种环取抽吸的脓液少许,在载玻片的次侧端点一下,另取一张载玻片与之水平十字交叉,将脓液压在两片之间,待脓液扩散开来,轻轻往右侧拖动上面的玻片,制备一张薄涂片。快速干燥后,做革兰氏染色。此时脓细胞被压扁,充分伸展,胞内吞噬细菌非常容易观察。

(2) 细菌 / 真菌培养与报告:通常,基于化脓性咽炎诊断时,咽拭子只需要接种血平板,分离化脓链球菌、其他 β- 溶血性链球菌,以及隐秘杆菌。只有当考虑会厌炎时才会接种巧克力培养基。通常无需接种麦康凯等革兰氏阴性杆菌选择性培养基和真菌培养基,但当临床考虑鹅口疮,在送检的口腔咽部拭子中发现剥落的片状白膜时,需要接种含氯霉素的 SDA 或者 CHROMagar 显色培养基。鼻窦脓肿脓液应接种于血平板、巧克力平板、麦康凯平板(或中国蓝琼脂培养基)上,而鼻窦组织涂片发现曲霉菌菌丝的需加种 PDA 或者含氯霉素的 SDA,分别置 35℃二氧化碳孵箱、35℃普通培养箱,以及 28℃真菌培养箱内培养,24~48 小时后观察结果,曲霉菌需要更长时间。挑选可疑菌落时,应结合直接涂片结果,选择胞内吞噬的,或者涂片中高度怀疑为感染的细菌菌落进行纯培养,以及系统鉴定和药敏试验。报告中应体现对临床具有较大诊断价值的信息,例如涂片结果,推测性结论;鉴定结果,耐药机制;以及药敏结果。并应该在报告中对分离菌进行评价,给出倾向性诊断意见。对于较为确定的感染菌,评价为"提示 ××× 菌感染";对于不太确定,但高度怀疑的结果,评价为"可能为 ××× 菌感染";而对于没有把握的分离菌,为避免误导临床诊断方向,不建议报告给临床。

对于一些不常见的病原体,以及基于特定细菌的流行病学筛查方法,有如下方案。

1) 白喉棒杆菌培养:取喉拭子或者假膜直接接种于吕氏血清斜面或鸡蛋培养基上,如果拭子在运送途中干燥,也无需退检,只需将拭子放入含动物血清或者全血的肉汤增菌液中增菌即可。经 35℃孵育 12 小时后,若在斜面上呈现灰白色到淡黄色有光泽凸起的菌落,菌量较多时可融合成片,即取菌落涂片染色镜检。其菌体形态及异染颗粒染色特征均典型者,结合临床症状(局部假膜的形成),可做出初步报告"白喉棒杆菌生长"。再取菌落划线接种于血平板以及亚碲酸钾血琼脂平板、Tinsdale 培养基或者亚碲酸钾巧克力培养基,置 35℃孵育 48 小时后,白喉棒杆菌因能还原碲盐,使金属碲析出而使菌落呈现黑色或灰黑色,且菌落光滑、湿润、圆形规则、易乳化。用接种针挑取典型菌落中央部分,再传代于吕氏斜面做进一步纯培养。用纯培养物做生化反应和外毒素免疫沉淀试验。需要注意的是,部分白喉棒杆菌对亚碲酸钾不耐受,会被抑制。因此,在传代时,最好再同时接种一个普通血平板。

2) 百日咳博德特菌培养:标本类型对婴幼儿而言应该采集鼻咽部抽吸物,阳性率明显高于拭子;而年长儿、青少年以及成人首选鼻咽拭子,由经过专业训练的医生(最好是耳鼻喉科医生)用藻酸钙或涤纶、人造丝或者尼龙纤维的小头拭子采集标本。采集时,需要将拭子伸入到鼻后孔以下位置,采集时患者需配合,头颈略微向前倾斜。为了避免漏诊,最好采集左右两侧鼻孔。采集完成后为避免细菌在运送途中死亡,最好是床旁接种或者使用含活性炭的专用运送培养基(例如半固体 Regan-Lowe 活性炭血琼脂、Amies 培养基)。需要注意的是所有标本的采集均应在抗菌药物使用前。另外，如果采集标本做 PCR 检测，则不应使用藻酸钙或者尼龙拭子。

常用培养基有鲍 - 金（Bordet-Gengou）培养基（保质期 5 日）、Regan-Lowe 活性炭血平板（保质期 4~8 周）、Stainer-Scholte 培养基（不含血液，主要用于疫苗制备），并进行划线分离。也可采用咳碟法（可不必划线），由于百日咳博德特菌生长较慢，而且常需较高的湿度。因此，应将接种标本后的培养基置于盛有少许水分并加盖的玻璃缸内进行培养，水中可投入少许硫酸铜，使水呈淡蓝色，可防止或减少杂菌污染。置 36℃ ±1℃孵育 2~3 日后，初步观察一次，生长不良的继续延长至 1 周。百日咳博德特菌一般呈细小隆起的小菌落，隐约可见狭小的溶血环，3 日菌落约 0.5mm 大小，表面光滑、边缘整齐、灰色不透明、似水银滴状。将可疑菌落涂片染色后镜检，如有革兰氏阴性，单个或成双的卵圆形小杆菌时，结合菌落特征，即可做出初步诊断。然后再做生化反应、血清凝集试验和营养需求等鉴别试验。若培养 7 日仍无可疑细菌生长时，即可做出阴性报告。培养法灵敏度最高可达到 60%，实际检测效率受疫苗接种、年龄大小、症状出现后的时间所影响。未接种疫苗婴幼儿在症状出现后的几日内送检时阳性率最高，而青少年与成人则比较低，尤其是咳嗽时间超过 3 周的阳性率则基本在 5%以下。

3）脑膜炎奈瑟菌携带筛查：在流脑流行的地区，需要对儿童以及老年人进行定期的脑膜炎奈瑟菌携带情况调查。对怀疑流脑的患者，也应该进行咽拭子脑膜炎奈瑟菌的培养。该类标本采集后应马上接种到固体培养基上，或者 15 分钟内送达微生物室。否则应该采用专用运送培养基送检。微生物室收到标本后应马上接种于 35℃预温的血琼脂平板、卵黄双抗琼脂平板及巧克力平板划线分离，置 5%~10% CO_2 环境中 35℃孵育 24~48 小时后，观察结果。对可疑菌落涂片染色、系统鉴定。阳性结果需要上报感染控制部门以及疾控中心。

4）淋病奈瑟菌咽炎：对经过病史调查怀疑淋球菌性咽炎的患者，需要采集咽拭子做淋病奈瑟菌培养。由于淋病奈瑟菌不耐低温与干燥，易死亡，因此标本采集后应该马上接种到固体培养基上，或者 15 分钟内保温保湿送达微生物室。否则应该采用专用运送培养基送检。微生物室收到标本后应

马上分区划线接种于 35℃预温的哥伦比亚血琼脂平板、改良 TM 培养基上。置 5%~10% CO_2 环境中 35℃孵育 24~48 小时后，观察结果。对可疑菌落涂片染色、氧化酶、30% H_2O_2 触酶，以及系统鉴定。阳性结果需要上报感染控制部门。

5）MRSA 定植菌筛查：该项目仅用于流行病学范畴的调查，不作为感染存在与否的诊断。操作方法：采集鼻拭子、咽拭子，涂布接种 MRSA 显色培养基。呈现特定颜色（例如梅里埃 CHROM ID MRSA 为深蓝绿色中等大小菌落）时，即可初步报告。MRSA 需要和松鼠葡萄球菌相鉴别。因此，要确认 MRSA 还需要传代血平板，做凝固酶试验。

6）肺炎衣原体培养，以及上呼吸道病毒检测，见各论中相应章节。

（三）结果解释

正常人鼻、咽部和口腔存在大量正常菌群，某些致病菌在这些部位存在也不一定就代表感染。对这些部位病原菌的正确判断是困难的，所以不主张常规采集鼻、咽、喉拭子培养。鼻、咽、喉拭子培养多数时候只具有流行病学意义，只对特定微生物进行检测，例如脑膜炎奈瑟菌、化脓链球菌、MRSA携带率的调查。

在感染诊断中，鼻、咽拭子培养，只对下列几种疾病有较高的价值：

1. 百日咳（百日咳博德特菌）。

2. 白喉（白喉棒杆菌）。

3. 化脓性扁桃体炎（化脓链球菌、C 群链球菌、隐秘杆菌）。

4. 会厌炎（流感嗜血杆菌 b 型）。

5. 淋球菌性咽炎（有特殊病史人群中，淋病奈瑟菌）。

需要注意的是，鼻咽部标本培养不用于中耳炎的诊断。而对于鼻窦脓肿和鼻甲组织，鼻窦内组织的培养必须与直接涂片、组织病理等检查结合起来分析才具有诊断价值。

（四）注意事项

1. 应于抗菌药物治疗前采集鼻、咽、喉拭子标本。

2. 标本采集前数小时不得用消毒药物漱口或涂抹病灶局部。但口腔拭子和咽拭子采集前应清水反复漱口。

3. 咽拭子培养不要报告 β- 溶血性链球菌、隐秘杆菌、百日咳博德特菌、白喉棒杆菌等几种特定细菌以外的微生物，尤其不要报告肠杆菌科细菌。

4. 疑为白喉棒杆菌感染时，应采集喉拭子，或者剥落的假膜组织。

5. 采集扁桃体标本时，应采集化脓点，没有明显化脓点的应采集扁桃体隐窝部为宜。

6. 当怀疑白喉、百日咳，或者患者是肺结核时，采集标本时注意生物安全防护，应佩戴外科口罩和护目镜，防止标本采集过程中发生感染。

7. 最好采集两份拭子，以方便直接涂片染色镜检和接种培养。

8. 当怀疑淋球菌性咽炎时，采集标本用的拭子最好用含有藻酸钙或涤纶纤维的小头拭子。棉拭子不能用，因为其所含的脂肪酸对病原菌有害。

二、下呼吸道标本的采集、运送及处理

(一) 标本的采集

1. 送检指征　凡是发热、咳嗽和咳吐脓痰，痰多而稠，或痰中带有血丝，并伴有胸痛、气喘、气管灼烧感，查体肺部听诊闻及湿啰音，外周血白细胞总数及中性粒细胞比例明显增高，X 线检查提示肺部有炎症性浸润或胸腔积液，甚至出现感染性休克和呼吸衰竭等患者，应采集痰液、纤维支气管镜肺泡灌洗液、纤维支气管镜刷片等下呼吸道标本。

2. 标本采集时间

(1) 以晨痰为好。多数患者晨痰较多，尤其对痰量少的患者清晨采集最为容易。对支气管扩张症或与支气管相通的空洞患者，清晨起床后进行体位引流，可采集大量痰液。

(2) 在应用抗菌药物之前采集标本。这点对 CAP 患者尤为重要，因为 CAP 病原体大多数是高致病性但耐药很低的细菌导致的。抗菌药物会导致无法捕捉到真正的病原体。

(3) 很多呼吸道病原体感染具有自限性(例如肺炎支原体感染、军团菌感染)，因此在急性期采集标本送检阳性率最高。急性期定义为出现明显症状开始 7 日以内，尤其是前 3 日，捕捉到真正病原体的机会较大。

3. 采样方法　合格的标本采集是获得正确检验结果的关键，因此临床工作人员要教会患者如何采集或亲自去采集，取得来自肺部的深部痰液而不是咽喉部的唾液或者喉分泌物。

(1) 自然咳痰法：患者清晨起床后，用冷开水反复漱口后深呼吸，自胸廓发力，从气管咳出第一口痰。对于痰量少或者痰黏不易咳出的患者可雾化吸入生理盐水，润湿气道后帮助排痰；对于无痰的

患者可进行诱导咳痰，采用雾化吸入加温至 45℃ 的 100g/L NaCl 溶液，诱发咳嗽。将采集到的痰盛于无菌容器中尽快送检。需要注意的是浓盐水诱导痰只能用于分枝杆菌检查，不能用于其他一般细菌培养。

(2) 支气管镜采集法：支气管纤维内镜伸入肺内病灶附近，通过活检钳采集、导管吸引、支气管毛刷刷取，以及局部支气管肺泡灌洗等方法取得标本。该方法是下呼吸道标本采集的最佳方法，侵入性损害和危险系数较肺穿刺低，适用性更广。采集的标本对诊断肺部感染，受上呼吸道菌群的干扰最小，结果更可靠。尤其对于肺孢子菌、隐球菌的诊断具有很高价值。采用该方法采集到的标本对排菌少的局灶性肺结核的诊断阳性率也有显著提升。但该方法对患者的肺功能有较严格要求，需要经过严格的评价通过后才可实施。

(3) 胃内采痰法：该方法于清晨空腹时，将胃管插入胃内，用注射器抽取胃液。适用于无自觉症状的肺结核患者尤其是婴幼儿，常将痰吞咽入胃，可采集胃内容物做结核分枝杆菌培养，其阳性率比咳痰高 10% 左右。

(4) 气道环状软骨穿刺法：通过气管环状软骨间的间隙，采用针刺的方法吸引取得气管内痰液。该方法避免了口腔菌群的污染，结果比较可靠。但该方法具有较高的危险性，除非考虑厌氧感染，否则不提倡采用。

(5) 肺穿刺法：在 CT 定位和引导下，采用外科穿刺术，使用专门特制的穿刺针经皮穿入病灶处，采集到肺活检组织后，再抽出内芯，取出组织置生理盐水或者专门的组织保存液中送检。如果需要做厌氧菌培养，则应将组织放入专门的厌氧菌运送管或者无菌试管内再将试管放入厌氧产气袋内送检。肺穿脓肿引流液也应采用专用厌氧菌运送管内送检。

(6) 经气管插管声门下吸引法：该方法适用于实施了气管插管的无自主呼吸的危重症患者，将加长的吸痰管深入到声门以下的气管中，借助负压抽吸气管内痰液送检。该方法采集的痰同样存在较为严重的气管内定植菌污染的情况，标本需要小心评价后采用，不可当成无菌部位标本处理。

(7) 小儿取痰法：方法一，采集者端坐，先将幼儿俯卧放于双腿上，令头朝向左侧，面向下。用手指轻扣胸骨柄上方天突穴处以诱发咳痰，此时小儿痰液无法吞咽，只能经口吐出，无菌杯接住即可。

方法二,令小儿端坐,用弯压舌板向后压舌,将拭子深入咽部,小儿因压舌板刺激引起咳嗽,喷出的肺或气管分泌物黏在拭子上也可送检。

(二)标本的运送

1. 标本采集后需尽快(室温 2 小时内)送至实验室,不及时运送可导致肺炎双球菌、脑膜炎奈瑟菌等苛养菌自溶死亡。

2. 延迟送检或待处理标本应置于 4℃冰箱保存,24 小时内处理。冷藏可防止肺炎双球菌感染自溶,但脑膜炎奈瑟菌偶尔会导致儿童肺炎,冷藏可能会导致该病原体漏检。

3. 对可疑传染病或者高致病性微生物导致肺炎(如 SARS、肺炭疽、肺鼠疫、肺结核、禽流感等)患者的下呼吸道标本,在采集、运送或保存过程中必须注意采取相应等级的生物安全防护。

(三)标本的验收和处理

1. 标本的验收

(1)申请单填写应完整。标本标识必须唯一,标本类型与申请单相符,未标明采集时间、送来的标本类型与申请单不符合或检验目的的要求与标本类型不符合时可直接拒收。

(2)痰液应采用专用一次性无菌痰杯(50ml),盖子密封性能良好。凡送达的标本出现溢漏、无盖者拒收。

(3)灌洗液采用专门的采样杯(100ml),回收率不得低于 60%(即如果采用 50ml 液体灌洗,则回收的液体不得少于 30ml),否则应视为不合格。

(4)痰标本呈水样或唾液样,为口腔标本应拒收。

(5)光学显微镜细胞学筛查,鳞状上皮细胞>10/ 低倍镜者,应拒绝培养。

(6)送检标本量少于 1ml 时,应拒收。

(7)标本中明显混有食物残渣、泥土或者卫生纸等其他异物者应拒收。

(8)显微镜下见到水滴虫污染者(注意与纤毛柱状上皮细胞相鉴别,滴虫体积小,虫体透明,1~3 根鞭毛,动力强,有位移;而纤毛柱状上皮细胞大,胞内有颗粒,不透明,细胞一则具有一簇长短相同的纤毛,同时向一个方向运动,整个细胞颤动,但无明显位移)应拒收。

(9)不合格标本的处理:对不合格标本应从信息系统中退回,注明退回原因。并在 LIS 系统中登记备查。灌洗液、刷片以及肺穿组织等特殊标本,原则上不予退检,但标本质量确实不佳时,应及时

与临床医师取得联系,并说明原因。

2. 检验方法　在下呼吸道标本培养检验流程中,直接涂片检查是整个检验项目的核心所在,目的之一是评价标本质量,确定标本是否适合做细菌培养;目的之二也是最重要的内容之一就是通过涂片观察标本中各种细胞的构成和形态变化(巨噬细胞、淋巴细胞、嗜酸性粒细胞、肥大细胞、成纤维细胞、单核细胞、中性粒细胞等),借此判断炎症类型(如是否为变态反应性肺病、阻塞性肺病、农药中毒导致的坏死、肺间质炎症改变、尘肺),感染与否(即中性粒细胞的数量和比例,>25/ 高倍镜,超过 50% 即提示感染的存在),以及通过观察脓细胞与细菌 / 真菌等病原体之间的相互作用,例如小体积微生物的吞噬,大体积微生物的包裹现象,以及通过微生物带来的细胞形态退行性改变,例如曲霉菌带来严重的核固缩、核碎裂(比例超过 30%),抗酸染色找到分枝杆菌,弱抗酸染色找到诺卡菌,六胺银染色找到肺孢子菌,PAS 染色或者银染色找到隐球菌等手段对肺部感染做出倾向性诊断,在美国《临床微生物学手册》第 10 版、11 版中均有叙述,见表 9-5-1。

按照检验流程,包括痰标本在内的下呼吸道标本的检验内容主要有以下几个部分:

(1)不染色标本湿涂片:用于观察鳞状上皮细胞与白细胞数量多少,以及大体积微生物,例如硫磺样颗粒、曲霉菌菌丝、寄生虫幼虫等。不染色涂片的另一个用途就是进行标本合格性筛查。通过涂片可以将痰液粗分为脓性、唾液性以及混合性三类。理想的痰标本是脓性,即白细胞>25/HP,上皮细胞<10/LP,脓性可以直接进入下一步处理流程;唾液可以直接丢弃;而对于脓性痰块与唾液不均一混合的混合性痰液,需先进行洗涤,分离出脓性成分后再在显微镜下进行确认,如果洗涤后上皮细胞<10/LP,则该标本仍可采用,否则应丢弃。洗涤的另一个好处就是对于气管内吸引痰,当来自下呼吸道的脓性成分被大量定植于肺门以上的菌群污染时,通过洗涤可以去除这些菌群,使涂片视野更加干净,胞内吞噬的细菌更容易鉴别。

对于怀疑侵袭性肺曲霉菌病(IPA)的痰标本,有时候因排菌量极少,染色非常容易漏诊,采用 10% KOH 透明后,具有锐角鹿角样分枝的菌丝清晰易见,可快速确认标本中的曲霉菌。与 CT、GM 试验等联合诊断,可以提高对 IPA 患者的诊断能力。

表 9-5-1　下呼吸道涂片与培养相结合的结果解读

标本类型	高度怀疑为感染（推测）	不太可能是感染	确认的补充条件（在推测的基础上）
咳出、诱导痰	白细胞大量出现,涂片与培养均为单一优势生长的某种微生物	白细胞少见,革兰氏染色没有发现具有潜在价值的微生物（胞外菌群成团分布,与白细胞分布无明显相关性）,涂片与培养显示口腔菌群混生,种类不单一;或者可疑微生物数量少	发现胞内吞噬（位于中性粒细胞胞质中）或者包裹（例如诺卡菌与曲霉菌）
气管插管吸引痰	白细胞大量出现,涂片与培养均为单一优势生长的某种微生物	白细胞少见,革兰氏染色发现细菌>3 种,菌群成团分布,与白细胞分布无明显相关性,涂片与培养菌群不单一,数量少	在进行半定量培养时,某种单一生长的微生物数量>10^6CFU/ml;且涂片发现该菌存在中性粒细胞胞质中。或者发现大体积微生物具有典型的包裹现象
纤维支气管镜肺泡灌洗液	发现可疑微生物,>1/ 油镜视野,单一出现;且该微生物定量培养>10^5CFU/ml	油镜下未发现有明显可疑微生物,或者定量培养,任何一种微生<10^4CFU/ml	该可疑微生物被发现在白细胞胞质中

（2）痰液洗涤与消化：安全柜内操作,在盛有痰液的痰杯中加入 20ml 生理盐水,盖上盖子,用力振摇;用接种环挑取脓性痰块,转移到另一个洁净的痰杯中,再加入 20ml 盐水,盖上盖子,再次用力振摇;再取一个洁净的痰杯,将洗涤后的脓痰小块挑出,转移到杯中,加入无菌盐水 10ml。再次振摇后,挑出脓痰小片,如果痰块过大,可以利用盖子在杯口处做切割,切下约绿豆大小,用于涂片。在洗净后的痰杯（10ml 液体）中加入 0.1g 胰酶干粉,37℃持续振荡消化 30 分钟后用于接种。另外,也可采用 0.1% 二硫苏糖醇（1,4-dithiothreitol,DTT）0.1g、氯化钠 0.78g、氯化钾 0.02g、磷酸氢二钠 0.112g、磷酸二氢钾 0.02g,pH 7.4 ± 0.2）和 5%N-乙酰 -L- 半胱氨酸消化痰液,但由于该两类物质具有强烈的还原性,对需氧菌氧化呼吸作用有抑制作用,可能会导致某些需氧菌漏检。痰液洗涤程序及效果图片见图 9-5-3。

（3）涂片制片与染色：痰涂片采用压片法制片（接种环挑取痰块少许,如绿豆大小,黏在载玻片的次侧端,另取一张载玻片与之水平十字交叉,将痰块压在两片之间,让痰液充分扩散开,轻轻往右侧拖动上面的玻片,制备一张薄涂片。快速干燥后染色。此时脓细胞被压扁,充分伸展,胞内吞噬细菌非常容易观察）,制备 3 张薄涂片,用于革兰氏染色、瑞氏染色及抗酸或者弱抗酸染色。灌洗液离心沉渣、刷片以及肺穿组织匀浆液,加做 PAS 染色、六胺银染色等其他特殊染色法时,需要多制备几张涂片。

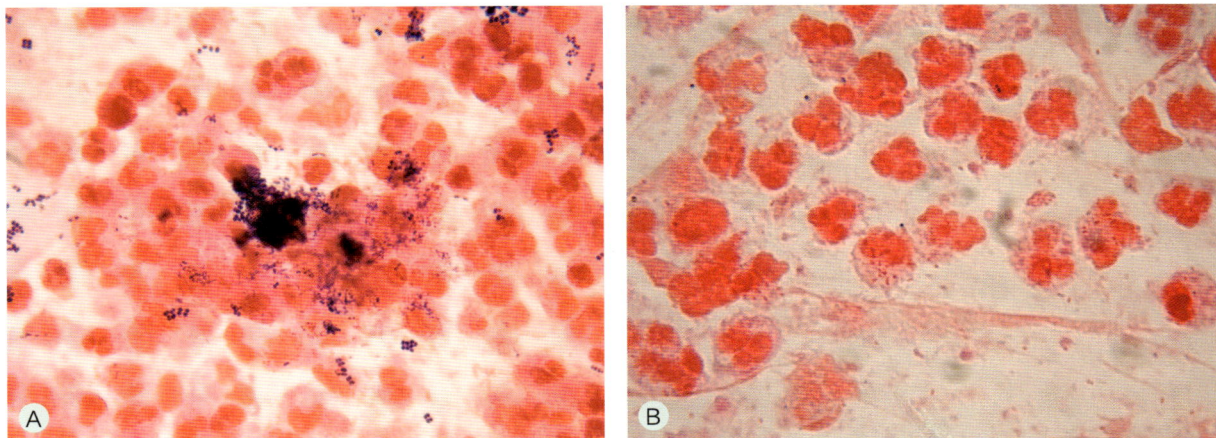

图 9-5-3　痰液洗涤前后的图片镜检结果比对
A. 洗痰前涂片革兰氏染色 ×1 000；B. 洗痰后涂片革兰氏染色 ×1 000

（4）镜检

1）革兰氏染色镜检：先低倍镜再油镜，观察20~30个视野中脓细胞聚集处，集中而不稠密，且周围无鳞状上皮细胞或无大量成团状分布的细菌球的区域为读片区；认真观察脓细胞胞质中有无吞噬的细菌，或者结节状脓细胞团块中有无菌丝的包裹，记录细菌的染色排列特征，菌体特征（如粗细、长短、扭曲）；注意区分黏附与吞噬，以及注意辨认经抗菌药物治疗后形态变异了的细菌（小球体、巨球体、丝状体、斑驳染色等）。

定植与黏附的区别要点：细菌与细胞核位于同一平面；细菌位于细胞质内，而不是胞核上（溶酶体只存在于细胞质中）；胞内细菌一般为单一种类；当出现多种细菌形成的细菌球时，肯定是黏附（中性粒细胞发挥吞噬功能前，需经过活化，形成专一克隆群，每个克隆群只能吞噬一种病原体）；细菌周围有一圈不着色或着淡红色的晕圈；革兰氏阳性细菌染色偏淡，甚至着色不均（斑驳染色）；胞内细菌形态往往有不同程度改变（菌体膨大变形、杆菌菌体延长、菌体着色偏淡）；真菌胞内吞噬具有明显的占位现象；着色较差，或者呈现染色不均；杆菌或链球菌一截在内，一截在外时，肯定是黏附。

利用活化原理及概率法，判断菌群污染较重标本中感染菌的方法：搜寻脓细胞胞质中有疑似吞噬的视野，寻找其中细菌单一的吞噬细胞；计数100个有吞噬或者无法区分黏附的脓细胞，计算吞噬单一细菌细胞出现的概率，占（吞噬 + 黏附）总数的30% 以上即可认定为感染菌。

下呼吸道标本镜下细胞与病原菌的位置关系见图 9-5-4。

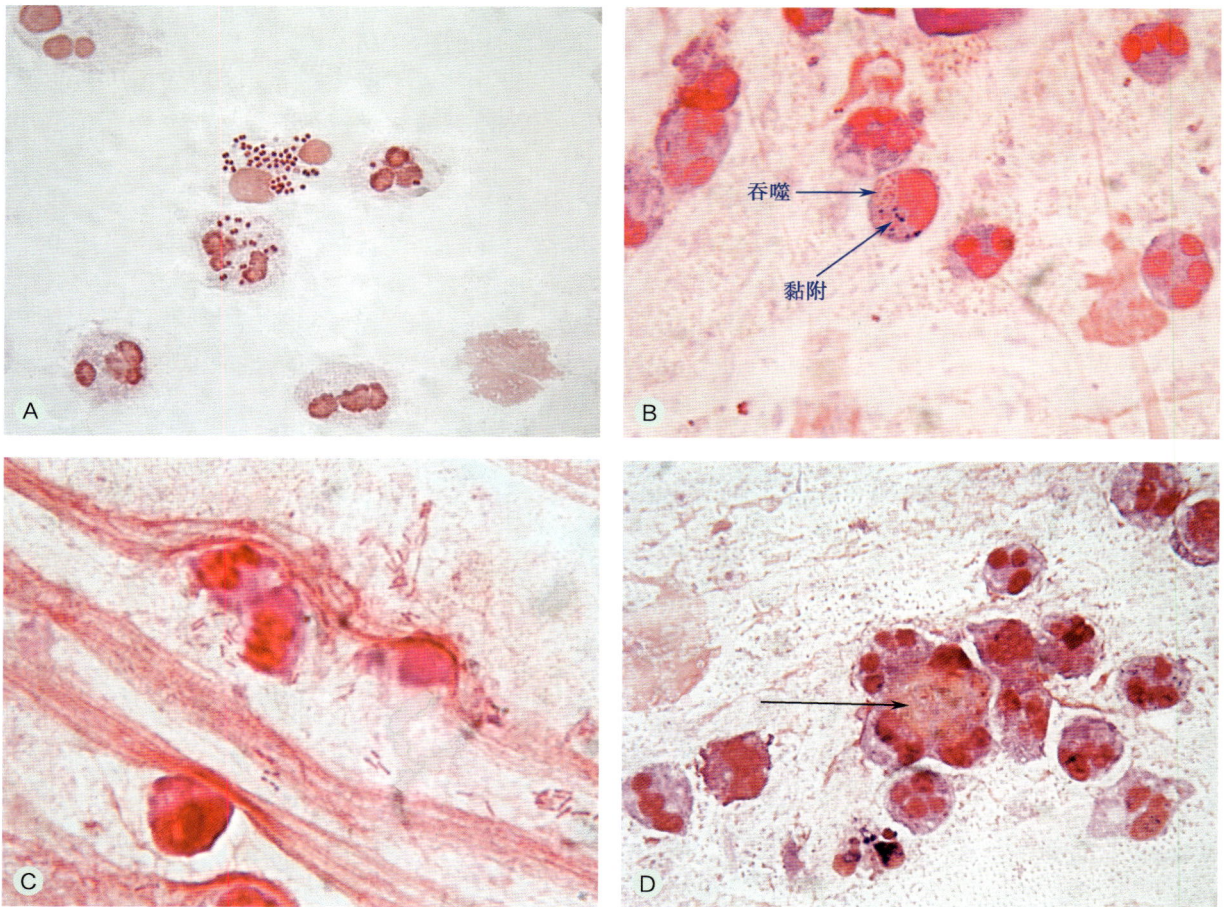

图 9-5-4 下呼吸道标本革兰氏染色镜下细胞与病原菌的位置关系 ×1 000
A.吞噬现象（痰涂片，卡他莫拉菌）；B.吞噬 + 黏附（上调焦，黏附菌清晰）；C.伴行现象（痰涂片，铜绿假单胞菌）；
D.包裹现象（痰涂片，黏液型铜绿假单胞菌）

涂片革兰氏染色可以对一些特殊病原体和疾病做出快速诊断,例如金黄色葡萄球菌肺炎、肺链链球菌肺炎、卡他莫拉菌肺炎、流感嗜血杆菌肺炎、鲍曼不动杆菌肺炎、诺卡菌肺炎、克雷伯菌肺炎、肺曲霉菌病等。

侵袭性肺曲霉病有时候因排菌量极少,涂片染色非常容易漏诊,而特定的中性粒细胞形态改变可以帮助快速推测曲霉菌存在的可能。核固缩与核碎裂是中性粒细胞退行性变的外在形态学表现。很多因素,例如细菌产生的细胞毒素、真菌毒素,以及糖皮质激素和毒物均可诱导产生,以及标本久置细胞自溶时,也可发生。但在曲霉菌感染中核固缩发生的比例往往高达 80% 以上,核固缩和核碎裂程度高,在镜检时非常容易被感知。导致这种情况发生的机制主要是因为曲霉菌胶霉毒素(gliotoxin)直接导致中性粒细胞的凋亡,以及曲霉菌毒素 GG(半乳 - 氨基 - 多聚半乳糖)诱导 NK 细胞以及中性粒细胞的间接凋亡。当发现比例很高的核固缩与核碎裂时,应该警觉标本中可能存在曲霉菌。中性粒细胞退行性变图片见图 9-5-5。

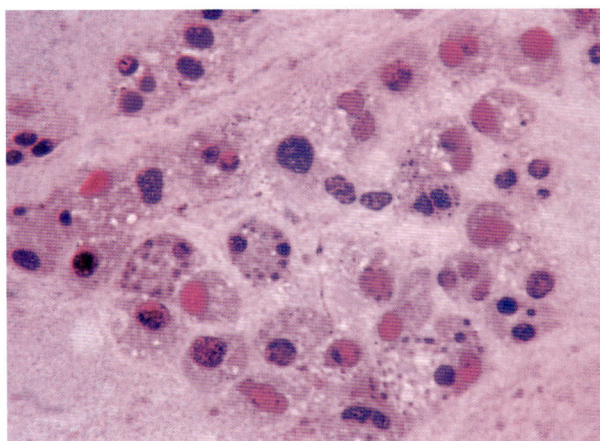

图 9-5-5　中性粒细胞退行性变
痰涂片革兰氏染色(核固缩 + 核碎裂)× 1 000

另外,可以通过痰涂片对吸入性肺炎和肺脓肿做快速诊断,而痰液通常不能用于厌氧菌培养的。当从涂片中发现典型的革兰氏阴性小杆菌,散在排列,数个到数十个位于脓细胞内;革兰氏阳性小球菌,链状或者成堆排列,位于脓细胞内;革兰氏阳性细而不规则杆菌,有直角分枝,部分呈放射状排列,部分菌体位于脓细胞内;革兰氏阴性细长两端尖梭形杆菌,数条到数十条位于脓细胞胞内时,可推测厌氧菌感染。在肺部厌氧菌感染中,肺脓肿和吸入

性肺炎最为常见。

2)瑞氏染色镜检:计数嗜酸性粒细胞可用于对过敏性支气管炎、哮喘急性发作、嗜酸性粒细胞浸润症做出诊断,而尘细胞(吞噬了大量矿物灰尘的巨噬细胞)的大量出现提示尘肺,心力衰竭细胞(吞噬了大量红细胞后血红素沉积的巨噬细胞)的出现提示肺源性心脏病,淋巴细胞数量与比例的增加提示病毒与其他非感染因素所致的间质性肺炎。如果镜检发现疑似肿瘤细胞应该在报告中备注提示医生以做进一步检查。

3)抗酸染色镜检:经典抗酸染色可以快速诊断结核与其他分枝杆菌感染,是美国 CDC 推荐用于全球肺结核病防控中最简单有效的诊断手段,但灵敏度稍低,采用金胺 O 荧光染色法可以大大提高灵敏度。而弱抗酸染色(改良抗酸)则主要用于诺卡菌肺炎的快速确诊。

4)其他特殊染色镜检:PAS 染色与银染色可对肺穿组织中的隐球菌、马尔尼菲篮状菌、曲霉菌以及毛霉菌等常见深部真菌做出快速诊断,PAS 染色中真菌孢子及菌丝为红色,而银染色则为褐色,与背景对比度非常明显。而肺孢子菌的诊断需要六胺银染色,肺孢子菌为褐色或者黑色有蒿癟皱褶的球形真菌。

(5)接种培养

1)一般细菌培养:接种血平板、巧克力平板置 5% CO$_2$ 环境 35℃培养;麦康凯平板(或中国蓝琼脂平板)置 35℃大气环境培养;沙保罗平板(或显色培养基)置 28~30℃ 80% 相对湿度环境培养,24~48 小时后观察菌落特征,对可疑菌落做革兰氏染色,结合涂片镜检结果,挑选可疑微生物,传代分纯后进行系统鉴定及药敏试验。

在痰培养中常见的 CAP 病原体主要是流感嗜血杆菌、肺炎链球菌、卡他莫拉菌、军团菌与肺炎支原体;金黄色葡萄球菌与肺炎克雷伯菌也可见到。支气管扩张、COPD 以及特发性肺纤维化等结构性肺病患者则主要是黏液型铜绿假单胞菌和洋葱伯克霍尔德菌,尤其是遗传病囊性纤维化中该两类病原体具有极高的分离率。另外,COPD、结核、哮喘等慢性肺病患者常常合并曲霉菌气道定植或者感染。

而 HAP(医院获得性肺炎)病原体则以肺炎克雷伯菌、铜绿假单胞菌、鲍曼不动杆菌、金黄色葡萄球菌、纹带棒杆菌多见。大肠埃希菌、嗜麦芽窄食单胞菌也能见到。

2) 分枝杆菌培养：将被检标本加入等量的 4% H_2SO_4，混匀，放 35℃ 20 分钟（黏稠标本在放置期间要振荡数次）促使其液化，并杀死痰液中分枝杆菌以外的菌群。然后取出 3 000r/min，5 分钟离心弃去上清，加 BTB 指示剂 1~2 滴，用 40g/L NaOH 中和（终点为淡绿色），用一次性滴管接种于改良罗氏培养基（L-J 培养基）或者 Middlebrook 7H10 斜面上，轻轻转动试管，使其均匀附着于培养基表面，置 35℃ 培养，一般第 1 周观察 2 次，以后每周 1 次，观察菌落出现的时间与形态（结核分枝杆菌为黄色粗糙菜花状菌落，生长缓慢；快速生长 NTM 部分菌株扁平皱褶，而部分可以为光滑型），阳性结果，系统鉴定（传统方法与 16s rRNA 相结合）后发出报告，阴性者 6 周后发出报告。

3) 嗜肺军团菌培养：将均质化的标本接种于血琼脂平板、巧克力平板和 BCYE-α 平板，置 35℃，5% 二氧化碳环境中培养。若在 BCYE-α 培养基中 24 小时内有细菌生长，此菌不是军团菌，如在 48 小时以后生长灰白色扁平半透明水滴样菌落，而血琼脂平板和巧克力平板上不生长，此菌可能是军团菌，应进一步鉴定。

4) 厌氧菌培养：保护套下采集的纤维支气管镜肺泡灌洗液、肺穿刺活检组织，以及肺脓肿引流液均需要做厌氧菌培养。常规接种的厌氧菌培养基主要有厌氧血平板、KVL、BBE。厌氧环境 35℃ 培养 48 小时后观察结果。脆弱拟杆菌、消化链球菌群、放线菌是肺部厌氧菌感染最常见的细菌，另外梭杆菌偶尔可以见到，芽胞梭菌则为罕见。注意如果是肺脓肿脓液标本，首代培养时间应该延长到 5~7 日，以免漏诊放线菌。放线菌通常只在血平板上生长，5 日菌落 0.5mm 大小，酷似 24 小时链球菌菌落，但大多数菌株不溶血，部分菌株有弱的 β- 溶血。需要注意的是，星座链球菌常常与厌氧菌一同出现在吸入性肺炎与肺脓肿病例中。

5) 深部真菌培养：在肺组织真菌感染中，曲霉菌，尤其是烟曲霉菌是最为多见的一类真菌，比例高达 80% 以上。此外，新型隐球菌、毛霉菌在临床也非常常见。而 HIV 患者中马尔尼菲篮状菌也是常见的病原体。这些病原体在痰培养首代培养中，生长速度较慢，因此首代培养阴性报告时间不应低于 72 小时。烟曲霉菌以外的深部丝状真菌鉴定比较复杂，耗时较长，当首代培养阳性后，应及时传代 PDA，在 28~30℃ 80% 相对湿度的条件下培养，必要时做小培养。对于罕见菌种可能需

要进行分子生物学检测。rDNA-ITS 序列测定与 18s rRNA 基因序列分析是常用的鉴定丝状真菌的手段。

6) 肺炎支原体培养：该菌生长缓慢，分裂一代需要 18 小时左右。Hayflick 肺炎支原体双相培养基是该菌最常用的培养基，形成肉眼可见菌落需要 20 日时间。由于大多数患者感染肺炎支原体，在 1 周后就可自愈（自限性感染），因此培养对临床诊断帮助不大。诊断肺炎支原体感染最有价值的方法是 PCR（主要有实时荧光 PCR 与多重 PCR），但实时荧光 PCR 与临床症状以及恢复期抗体检测之间仍然存在较多的不符合。无症状携带、免疫功能异常，以及标本中存在扩增酶抑制剂，或者荧光淬灭物质等原因是导致结果不符合的主要原因。

需要注意的是，肺炎支原体 IgM 抗体对于大多数免疫功能正常的自限性感染患者不能用于现行感染的诊断，但可以用于免疫力不足患者的诊断，以及流行病学调查。

三、结果报告与解释

（一）结果报告

1. 初步报告　对特殊疾病以及危重、急诊患者应采用初步报告的模式。报告标本合格性，白细胞数量，以及涂片染色镜检结果，可通过电话向临床医师及时报告，并做相关记录。

1) 白细胞和鳞状上皮细胞数量描述：白细胞和鳞状上皮细胞数 / 低倍镜，暗示标本的合格性。以及是否有大体积微生物，例如寄生虫幼虫、曲霉菌菌丝、硫磺样颗粒等。

2) 涂片染色诊断倾向性报告：描述性报告胞内吞噬的细菌以及被白细胞团块所包裹的大体积微生物，例如曲霉菌菌丝以及诺卡菌等。

对具有特殊形态的细菌，需要进行具有倾向性的诊断报告。例如，查见革兰氏阳性球菌，葡萄状排列，位于脓细胞胞质内，可报告"找到革兰氏阳性球菌，疑似金黄色葡萄球菌"；又如，见到革兰氏阳性球菌，矛头状、矛尖相背，成对或者短链状排列，具有明显荚膜，可报告"找到革兰氏阳性双球菌，疑似肺炎链球菌"；其他如革兰氏阴性细小杆菌，大量存在于胞内，可能是流感嗜血杆菌；革兰氏阴性细小杆菌多形性，长短不一，胞内外均有，可能是脆弱拟杆菌；革兰氏阴性肾形相对双球菌，胞内菌较多，可能是卡他莫拉菌；革兰氏阴性球杆菌，胞外菌较多，可能是不动杆菌；革兰氏阴性粗大、有厚

重荚膜的可能是肺炎克雷伯菌;革兰氏阴性直杆菌,比大肠埃希菌略细,散在或短链状排列,可能是铜绿假单胞菌;革兰氏阳性小球菌,菌体正圆形,链状或散在排列,可能是消化链球菌;革兰氏阳性棒杆菌,粗短有异染颗粒,可能是纹带棒杆菌;革兰氏阳性杆菌,有直角分枝,呈放射状排列,位于包裹物内,弱抗酸阳性,可能是诺卡菌;而菌体纤细,长短不一,多形性明显,散在排列,同样有直角分枝,可能是放线菌。革兰氏阳性或者着色较差的锐角分枝,有隔真菌菌丝,顶端膨大呈鹿角样,可能是曲霉菌。报告时还需要报告是否被白细胞团块所包裹。另外,对隐球菌和肺孢子菌需要在特殊染色条件观察,然后出具倾向性报告。

2. 最终结果报告　报告应包括并不限于直接涂片未染色镜检、涂片染色镜检、细菌鉴定、耐药机制、菌落计数、药敏试验、与报告解读有关的临床评述、用药建议等内容。

（二）结果解释

下呼吸道标本培养对于呼吸系统(支气管、肺、胸膜)感染性疾病的诊断、治疗具有重要意义。但由于下呼吸道炎症产物在通过咽喉口腔被吐出的过程中常常受到大量正常菌群的污染,而口腔咽喉处定植菌中有很多种微生物都是可以导致下呼吸道感染的潜在机会致病菌,这会干扰检验人员对分离菌临床意义的判断。因此,痰培养、无保护套下采集的肺泡灌洗液微生物培养物中可疑病原体的判断与选择必须引入更多翔实可靠的证据。方法的建立与评价应该与临床实际情况相适应。检验结果的可靠性需要引入临床诊断和疗效评价来进行验证。

对于优势菌理论在痰培养病原菌判断问题上的习惯性应用,已经受到了来自临床实际情况的严重挑战,例如抗菌药物的经验性应用带来的感染部位原始状态的破坏,标本采集方法的随意性导致获取病原体数量的改变,长期住院患者口腔中定植过多医院环境中高耐药菌株,以及长期抗菌药物与激素的应用而导致的口腔菌群的改变,住院患者个人卫生不便(例如口腔卫生问题)引起的口腔菌群结构和数量的改变,使得习惯应用的优势菌理论已经失去适用的前提。

下呼吸道病原体的判断和确认方法应采用美国《临床微生物学手册》第 11 版、第 12 版方案,引入基于免疫学原理的白细胞吞噬与炎症包裹理论,取代原来的习惯性方法。将涂片形态学检验作为整个下呼吸道感染诊断的核心,引导目标菌的分离鉴定方向。并以此评价检验结果的可靠性。

四、注意事项

1. 采集标本以清晨为佳,采集前应先用冷开水充分漱口,以免口腔正常菌群污染标本。

2. 标本采集后应及时送检。

3. 结核分枝杆菌检查,灌洗液和刷片阳性率更高。

4. 当怀疑隐球菌和肺孢子菌感染时,标本类型应该使用肺泡灌洗液和肺穿组织活检物。由于痰液灵敏度过低而不推荐采用。

5. 肺部感染患者中病情较重者多继发脓毒症,应同时做血液培养。

6. 下呼吸道标本采集过程极难保证不被上呼吸道菌群污染,故不主张增菌。

7. 由于下呼吸道中非发酵菌和苛养性革兰氏阴性杆菌较多,这些细菌中部分对去氧胆酸钠和其他选择剂不耐受,因此不能用强选择性培养基分离培养。

（卢先雷　陈默蕊）

第六节　脓液及创伤感染分泌物标本采集、运送及处理

脓液是一类解剖学上不明确的标本类型。任何化脓性病变均可产生脓液。其病灶也要区分开放性和闭锁性两种。另外,来源于不同部位的脓液中可能的病原体也是不一样的。因此,脓液送检必须注明采集部位、感染表现或者疾病名称。

一、标本的采集与运送

1. 送检指征

（1）局部症状:红、肿、热、痛和功能障碍是化脓性感染的五个典型特征。但随病程迟早、病变范

围、位置深浅,五个症状不一定全部表现。病变范围小或位置较深时,局部症状可不明显。另外,开放性创面创口常常有脓性分泌物流出。

(2)全身症状:轻重不一。感染较重者常有发热、头痛、全身不适、乏力、食欲减退等,一般均有白细胞计数增加、核左移及 CRP 或者 PCT 升高。病程较长时呈现消耗性改变,可有水和电解质紊乱,血浆蛋白减少,肝糖原大量消耗,可出现营养不良、贫血、水肿等症状。体积较大脓肿细菌易入血引起全身性感染,严重者出现感染性休克。

(3)疑为下列疾病时需送检

1)软组织的急性化脓性炎症:如疖、痈、急性蜂窝织炎、丹毒等。

2)化脓性疾病:如甲沟炎、化脓性关节炎、化脓性骨髓炎、气性坏疽、细菌性结膜炎、鼻窦炎、化脓性扁桃体炎、急性化脓性中耳炎、急性化脓性乳突炎、急性乳腺炎、急性梗阻性化脓性胆管炎、压疮。

3)脓肿:扁桃体脓肿、咽部脓肿、咽旁脓肿、牙龈脓肿、脑脓肿、肺脓肿、肝脓肿、脓胸、腹壁脓肿、胰周脓肿、肾皮质化脓性感染、肾周围炎和肾周脓肿、肛周脓肿。

4)创伤感染:外伤创面感染、术后切口感染、导管置管处感染、脐带残端感染。

2. 采集方法

(1)开放性化脓病灶标本:包括眼(结膜、角膜)、耳(外耳)、扁桃体、皮下脓肿(伴或不伴瘘道形成)外伤创面、术后切口感染等脓性分泌物。按照表 9-1-3 的采集方法采集眼、耳、扁桃体等处的标本。术后切口感染标本需要先用无菌生理盐水冲洗切口表面附近皮肤的腐生菌,按压切口旁边皮肤组织,用润湿后的无菌棉拭子采集渗出的脓液。外伤创面和压疮(无脓肿形成时)的采集方法是,先用无菌生理盐水冲洗,棉拭子或者手术刀轻轻刮去创面的坏死组织,然后刮取靠近正常组织边缘部分的炎症组织(压疮采集溃疡基底部),用润湿的棉拭子采集送检。不能采集组织的区域,清创后暴露创面,稍等片刻,等脓性分泌物渗出后再用棉拭子采集。至少采集两个拭子,其中一个用于细菌培养,另一个用于涂片染色。瘘道形成的,清创后用手术刀、手术剪、镊子等器械采集瘘道壁组织,置于无菌试管中送检。

(2)闭锁性脓肿:闭锁性脓肿标本指有完整脓壁与体腔,与外界不相通的脓肿,如疖、痈、淋巴结脓肿、乳腺脓肿、肺脓肿、肝脓肿、脑脓肿、肾周脓肿、阑尾脓肿、胸腔脓肿、腹腔积液、心包积液、盆腔/腹腔脓肿、关节腔积液、肛周脓肿等标本应行经皮穿刺术(穿刺前需对脓肿表面皮肤用 2.5%~3% 碘酊消毒、75% 乙醇脱碘)抽吸脓液,其中阑尾脓肿、肛周脓肿伴瘘道形成的按照开放性病灶处理,采集瘘道壁组织。

注意:脓肿标本不能用拭子采集;陈旧性脓肿应采集脓壁组织;闭锁性脓肿厌氧菌感染比例很高,标本采集后应置于厌氧运送装置中送检。

3. 送检时间 怀疑感染存在,应尽早采集标本,一般在患者使用抗菌药物之前或停止用药后 1~2 日后采集。

4. 标本的运送 标本采集后应置于厌氧运送装置中(最简单的如注射器,但需防止针刺伤风险)室温 2 小时内送至微生物室。怀疑淋病奈瑟菌(如盆腔脓肿)和流感嗜血杆菌(如鼻窦脓液、咽部脓肿、中耳脓液)感染的标本需要 30 分钟内送达微生物。

若不能及时送检,可保存在 4℃ 冰箱中,24 小时内送检,但冷藏标本不能做淋病奈瑟菌培养。

二、标本的验收和处理

1. 标本验收

(1)检查盛装脓性标本的容器是否有渗漏、破裂或明显污染。要求做厌氧菌培养的闭锁性脓液或者组织是否采用专门的厌氧菌运送装置送检。

(2)检查盛装标本的容器标签与申请单是否相符。脓液送检必须注明采集部位的解剖学名称,对病灶的感染描述,以及疾病名称。无解剖部位的脓液标本视为不合格。

(3)检查标本是否适量,以及是否及时送检。

(4)外伤创面、术后切口以及压疮未清创采集的坏死物拭子,可直接拒收。

(5)创面拭子的质量评价按照表 9-1-6 进行。不合格标本应拒收。

(6)不合格培养标本的处理:验收标本若不合格,实验室应拒收,并及时与临床医师联系,要求重新取材送检;对于侵入性操作获取的标本,不易重复取材送检,应及时与医师协商,标本可按常规处理,但报告单上须注明标本不合格,培养结果可能受影响。

2. 检验环节

(1)直接涂片:脓液在培养前必须涂片镜检,涂片是整个检验环节的核心。一方面提供初步诊治,帮助确认一些难培养或者不能体外培养微生物的诊断;另一方面作为分离培养方向的航标,帮助我们制订最佳检验流程,如选择恰当的培养基合理搭配、确定培养环境,以及确定最佳培养时间等。直接涂片包含湿片镜检和染色镜检两个部分。

1)湿片镜检:观察标本中细胞分布与数量(主要是查看中性粒细胞的数量与聚集倾向,判断是否细菌感染,以及感染的轻重),特殊结构(例如硫磺样颗粒)存在情况。硫磺样颗粒的出现提示放线菌、诺卡菌感染,皮下脓肿伴瘘管形成时,发现硫磺样颗粒可帮助临床及时调整治疗方案。另外,肝脓肿、脑脓肿可发现阿米巴的存在,于玻片上滴一滴脓液与鲁氏碘液混合后镜检。

2)涂片染色:脓液采用压片法制备两张薄涂片。脓壁组织以及瘘管壁组织,需要先用组织匀浆器/机粉碎碾磨后涂片。分别做革兰氏染色和抗酸染色(包括弱抗酸染色)。可根据胞内吞噬和多细胞聚集与包裹现象,以及胞内细菌的形态及染色特征快速做出初步诊断。硫磺样颗粒的弱抗酸染色可快速诊断诺卡菌皮下感染。而真菌孢子与菌丝的发现可以快速定位皮下真菌感染。与皮下真菌感染脓肿形成有关的真菌主要有念珠菌、马尔尼菲篮状菌、申克孢子丝菌,以及毛癣菌属真菌(脓癣)。

与不同部位脓肿形成有关的微生物主要有厌氧菌(脆弱拟杆菌、放线菌、梭杆菌、消化链球菌等,可导致所有部位的脓肿形成)、肺炎克雷伯菌(主要是肝脓肿)、大肠埃希菌(肛周脓肿、腹壁脓肿、盆腔脓肿、肾周脓肿、胰周脓肿)、金黄色葡萄球菌与化脓性链球菌(疖、痈、乳腺脓肿)、分枝杆菌(淋巴结脓肿、脑脓肿、心包积液)、诺卡菌(肺脓肿、脓胸、皮下脓肿、脑脓肿)、念珠菌(腹壁脓肿、肾周脓肿、阑尾脓肿、皮下脓肿)、淋病奈瑟菌(盆腔脓肿、前庭大腺脓肿、关节脓肿)、隐球菌(皮下脓肿)。

被锈铁钉刺伤,怀疑破伤风梭菌感染的分泌物需要涂片观察是否有火柴棍样梭菌;而外伤后局部发黑肿胀伴全身症状者需要考虑气性坏疽,此时需要采集病变组织碾磨后涂片,查见革兰氏阳性粗大杆菌,有荚膜者,即可快速诊断。

脓液标本中微生物镜下形态见图9-6-1。

(2)脓肿脓液与组织培养:根据镜检结果以及标本采集部位可能存在的病原体,选择相应的培养基和培养方法。

1)需氧菌的分离培养:通常分区划线接种于血平板和麦康凯平板(或中国蓝琼脂平板)。如果是来

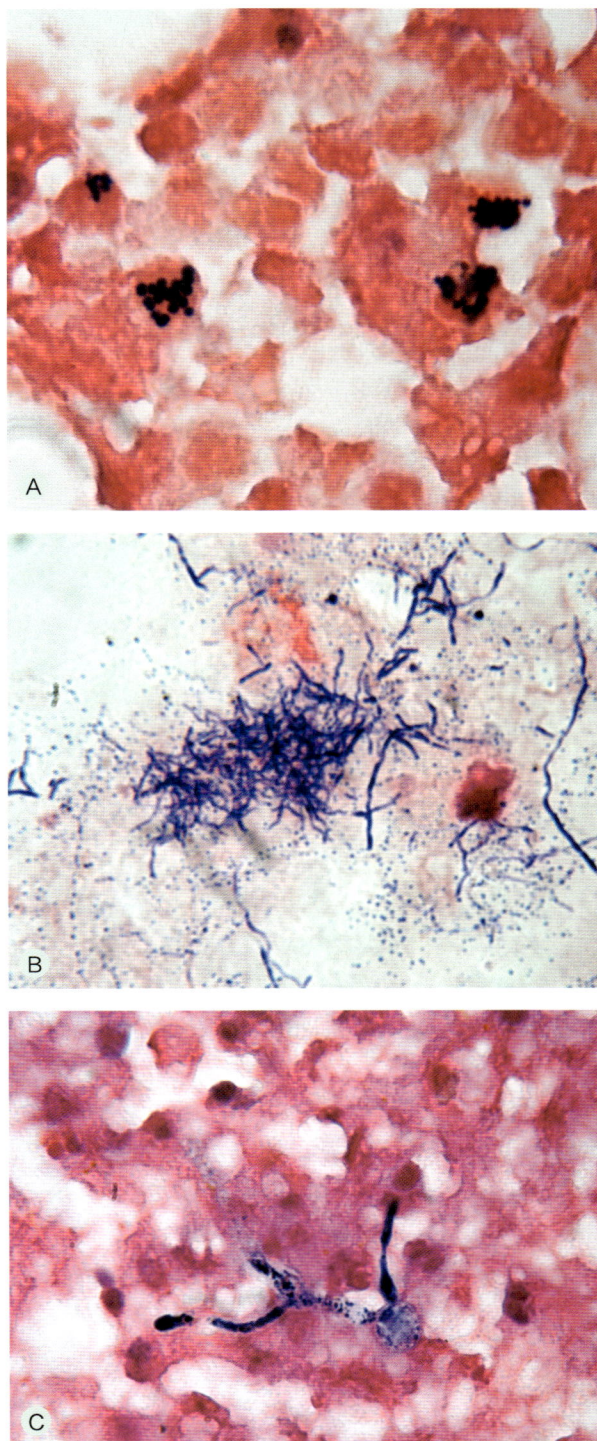

图 9-6-1　脓液标本革兰氏染色镜下形态 ×1 000
A. 金黄色葡萄球菌;B. 放线菌(上颌窦);C. 白念珠菌

自眼(结膜、角膜)、耳(外耳)、扁桃体感染的脓性分泌物,以及胸腔、肺、颌下淋巴结、咽部、鼻窦、面部、颅脑、盆腔、前庭大腺、关节腔等处的脓肿脓液,需要加种含万古霉素巧克力培养基以及TM培养基。血平板、巧克力培养基与TM培养基置5% CO_2 环境

35℃培养 24~48 小时,麦康凯置普通大气环境 35℃培养 18~24 小时。根据菌落特征和涂片染色镜下形态特征,结合直接涂片结果,挑选可疑病原菌传代分纯,做进一步形态鉴定和药敏试验。

2)厌氧菌的分离培养:所有闭锁脓肿脓液以及脓壁组织、瘘管壁组织均需要做厌氧菌分离培养。所使用的培养基应以当日新鲜配制的为好,或者采用效期内质控合格的充氮预还原的商品化成品培养基。需要同时接种的厌氧菌培养基主要有厌氧血平板、KVL 培养基,以及 BBE 培养基。对于已经使用抗菌药物治疗后的标本,可同时接种硫乙醇酸盐增菌肉汤;怀疑气性坏疽的组织标本同时接种亚甲蓝牛乳培养基;而怀疑破伤风梭菌感染的标本接种庖肉培养基;接种后立即放入厌氧环境中 35℃培养 2~5日。怀疑放线菌感染,首次培养时间不低于 7 日。

3)分枝杆菌培养:若怀疑分枝杆菌感染,需将脓汁和组织匀浆做去污染预处理后接种。具体做法参照下呼吸道标本一节。

4)真菌培养:皮下脓肿,尤其是来自头皮和足的脓肿(例如外伤后感染的、考虑足菌肿的),以及严重压疮感染抗菌药物治疗效果不佳的,需要加种 SDA 或者 CHROMagar 培养基。SDA 和 CHROMagar 置 28~30℃ 80% 相对湿度的环境培养 5~10 日后取出观察。培养结果需要与组织病理学以及直接涂片结果结合起来分析。分离到念珠菌和隐球菌时需要做同化试验等系统鉴定,而丝状真菌(包括双相真菌)需要传代到 PDA 培养基上置 28~30℃ 80% 相对湿度的环境培养 3~7 日,必要时做小培养。考虑双相真菌(例如马尔尼菲篮状菌和申克孢子丝菌时)需要再同时传代 2 套 BHA(脑心浸液琼脂)以及 SDA 放 35℃ CO_2 环境和 28℃环境做菌落转相诱导,在 35℃ BHA 上呈现酵母相,而28℃ SDA 上呈现霉菌相的就可以认定为双相真菌。

三、结果报告与解释

1. 开放性创面标本由于受皮肤菌群以及环境细菌的污染而形成创面腐生菌群,因此对于培养结果的报告和解释必须非常谨慎。对于白细胞数量不太多的标本,以及生长细菌>3 种时,需要对分离菌做认真的鉴别。分泌物直接涂片染色镜检观察胞内吞噬现象有助于对真正的感染菌进行推测。

2. 闭锁性脓肿标本受污染的概率比较低,分离菌以厌氧菌(单一或者混合)和其他单一需氧菌(包括分枝杆菌)感染为主。真菌,如念珠菌、隐球菌以及双相真菌在皮下脓肿中也有一定的分离率。直接涂片可以帮助快速定位,例如厌氧菌(尤其是放线菌)和真菌。便于选择相应的培养基、培养方法以及采用其他非培养的检测手段,减少漏诊。

因此,报告脓肿、脓液及创伤感染分泌物的微生物检验结果必须包含直接涂片镜检的结果,便于临床从报告中获取更多有用的诊断信息。

四、注意事项

1. 应尽可能在使用抗菌药物前采集标本,若已用药,则应在检验申请单上注明,并在下次用药前采集标本。

2. 对于开放性创面,应先冲洗创面去除表面腐生菌再采样。瘘道形成并与携带菌群的体腔或者体表相通的应采集瘘道壁组织。

3. 干燥、结痂伤口的标本一般不做培养,除非有脓性渗出物。

4. 闭合脓肿应抽吸脓液,陈旧性脓肿采集脓肿壁标本,为避免厌氧菌接触氧气死亡,尽量不用拭子采集标本。

5. 如果边缘无隆起、无肿胀、无大量脓性渗出物时,压疮分泌物不作为常规送检。当考虑压疮感染时,皮下脓肿形成的采集脓肿,无脓肿的冲洗创面,采集基底部组织送检。

(卢先雷　陈默蕊)

第七节　无菌体液标本采集、运送及处理

　　无菌体液主要包括脑脊液、胸腔积液、腹腔积液、心包液、胆囊胆汁、关节液及鞘膜液等。在正常人体中,上述体液是无菌的,在排除污染的情况下,一旦检出的细菌均视为病原菌。

一、脑脊液标本的采集、运送及处理

（一）标本的采集与运送

1. 送检指征

（1）成人：结核性脑膜炎，早期无特异性症状和体征、无意识模糊、无神经系统功能受损；中期出现脑膜刺激征（Kernig 征及 Brudzinski 征阳性）、脑神经麻痹、运动功能异常；危重期出现惊厥或抽搐、昏睡或昏迷、瘫痪或全身麻痹。化脓性脑膜炎，发热（部分高热）、剧烈头痛、恶心、站立不稳、Kernig 征及 Brudzinski 征阳性。严重者喷射性呕吐、嗜睡、谵妄、抽搐、昏迷、颈强直甚至角弓反张。

（2）儿童：结核性脑膜炎表现不典型，烦躁好哭、精神呆滞、对游戏失去兴趣、低热、食欲减退、呕吐、睡眠不安、消瘦表现。年长儿可自诉头痛，严重者喷射性呕吐、嗜睡、抽搐、昏迷、肌肉松弛、瘫痪、呼吸不规则。化脓性脑膜炎，发热（多数 39℃ 以上）、剧烈头痛、呕吐、烦躁、颈强直、Kernig 征及 Brudzinski 征阳性。刚起病时神志尚清醒，随着病情进展发生嗜睡，神志模糊，言语杂乱，不能正确辨别方向，甚至抽搐、昏迷、角弓反张、呼吸不规则甚至出现呼吸衰竭，部分患儿出现皮疹。

2. 采集时间　当患者出现中枢神经系统症状，尤其是脑膜刺激征时，高度怀疑或者无法排除中枢感染的时候，应在 24 小时内采集脑脊液，对于以中枢神经系统症状为主诉入院的患者，应在刚入院时，抗菌药物使用之前采集脑脊液。

3. 采集方法及采集量　经皮腰椎穿刺术采集，第 1 管用于常规、生化检验，第 2、3 管用于微生物学检验。用于检测细菌或病毒诊断时采集量应 ≥1ml，用于真菌或分枝杆菌诊断时，采集量应 ≥5ml。

4. 标本的运送　怀疑流脑时，脑脊液应在 15 分钟内送达实验室。其他感染，标本可置室温保存，24 小时内送。但需注意，延迟送检可能影响苛养菌检出。另外，脑脊液不可冷藏，以防可能存在的脑膜炎奈瑟菌死亡。

（二）标本的验收和处理

1. 标本验收

（1）检查盛装脑脊液的容器使用是否正确，标签与申请单是否相符，容器是否有渗漏、破裂或明显污染。非腰穿包中容器以及儿童血培养瓶送检的，均视为不合格。

（2）检查脑脊液标本是否适量（≥1ml）。采样量过少可能会导致漏诊。

（3）容器不正确、未贴标签、申请项与标本类型不符、容器破裂、渗漏、污损时，室温低于 20℃ 送检未保温的、延迟 >24 小时的，或标本量 <1ml 时，应立即与临床取得联系。

（4）不合格脑脊液的处理：脑脊液属于侵入性采集标本，原则上不退检，应告知临床，标本过少可能影响培养结果的可靠性。

2. 标本检查

（1）涂片检查：当脑脊液标本常规检验（细胞计数与蛋白定性）与生化检验（蛋白定量与葡萄糖定量）异常时，必须做涂片染色镜检。

1）首先需对脑脊液标本做离心处理，用于抗酸染色的脑脊液量推荐 5ml，采用 3 000g 离心力 10~15 分钟，取沉淀物涂片；也可采用 0.45μm 孔径微孔滤膜过滤集菌后做抗酸染色。常规、生化检验剩余的脑脊液过夜放置后，体液表面有薄膜形成时高度怀疑结核性脑膜炎，应取薄膜涂片做抗酸染色。

2）用于革兰氏染色镜检的脑脊液不应 <1ml，采用 1 500g 细胞离心机离心制片，剩余的沉渣全部用于接种培养。脑脊液中常见的细菌主要是肺炎链球菌、脑膜炎奈瑟菌、流感嗜血杆菌、单核细胞增生李斯特菌、猪链球菌、无乳链球菌、大肠埃希菌等。

3）墨汁染色：墨汁染色是快速诊断隐球菌脑膜炎的检测方法。采集到的脑脊液经过 1 500g 细胞离心机离心制片后滴一滴 1∶3 稀释的墨汁，接种环搅动混合均匀后，盖上盖玻片镜检。发现真菌孢子胞外围绕一圈厚重不着色区域时，应怀疑该菌感染。隐球菌菌体多呈球形，也有梭形存在（如格特隐球菌），孢子内可发现数个大小不等的核。

4）螺旋体暗视野检查：伯氏疏螺旋体、钩端螺旋体、回归热螺旋体均可从脑脊液中被发现。当临床高度怀疑螺旋体感染时，应采用暗视野相差显微镜检测螺旋体的存在。钩端螺旋体可以从发病前 10 日的脑脊液中发现。伯氏疏螺旋体可从神经梅毒患者的脑脊液中被发现。虱传回归热和蜱传回归热有明显被吸血昆虫袭击的病史，当患者出现脑膜刺激征（虱传型 30%、蜱传型 8%~9%）时，应马上采集脑脊液送检，此时可在脑脊液中见到螺旋体。标本采集应该在抗菌药物使用之前以及脑膜刺激征出现时采集。用于涂片的脑脊液需先以 1 500g 离心 30 分钟，取沉渣一滴，加盖玻片后在暗视野显微镜下观察。

(2) 若 WBC >10/μl,但革兰氏染色无发现,需做隐球菌荚膜抗原检测、病毒培养和分子诊断(例如广泛 PCR 扩增细菌 DNA 以及病毒 RNA)。

(3) 培养检查:用于接种的脑脊液不应低于 0.5ml,离心沉渣接种环取样涂片后,剩余的所有脑脊液均应全量接种于血琼脂平板、巧克力平板。怀疑隐球菌的应加种 SDA。脑脊液增菌可以提高部分病原体检测阳性率,但污染的概率也随之增加。增菌环节存在较大争议。除脑脓肿外,脑脊液中罕见厌氧菌,通常无需覆盖厌氧菌,因此脑脊液接种后只置于 35℃、5% CO$_2$ 环境孵育 18~48 小时观察结果。

但需要注意的是安置脑室引流管的患者可以发生痤疮皮肤杆菌的继发感染,当涂片发现革兰氏阳性杆菌,需氧培养不生长时,应考虑该菌的感染。需接种厌氧血平板。

钩端螺旋体可在人工合成培养基上生长,暗视野发现钩体时,应将 0.5ml 脑脊液离心沉淀标本接种于改良 Korthof 培养基、EMJH 培养基、BSK-H 培养基,室温培养至少 13 周。

(三) 结果报告与解释

1. 结果报告 脑脊液标本应作为急诊标本对待,涂片报告应在 20 分钟内出具。脑脊液涂片应出具倾向性诊断报告,这对临床治疗是至关重要的。由于脑脊液采集过程烦琐,易污染,增菌环节易产生假阳性结果,因此先增菌后传代的脑脊液培养应排除标本污染的可能。脑脊液微生物检验任何有价值的发现,均应立即电话通知临床。

2. 结果解释 脑脊液微生物检验用于诊断脑膜炎、脑炎。脑膜炎主要分结核性脑膜炎与化脓性脑膜炎。化脓性脑膜炎又分为急性和慢性两类。急性脑膜炎通常由脑膜炎奈瑟菌、新型隐球菌、肺炎链球菌、流感嗜血杆菌、单核细胞增生李斯特菌、猪链球菌、无乳链球菌、大肠埃希菌等化脓性细菌引起。慢性脑膜炎,其临床症状至少持续了 4 周,病原体包括有非结核分枝杆菌、布鲁氏菌、伯氏疏螺旋体、问号钩端螺旋体,以及回归热螺旋体等,部分隐球菌脑膜炎可转为慢性。类鼻疽伯克霍尔德菌是导致地方性传染病类鼻疽的病原体,在热带地区患者脑脊液中也可见到。

(四) 注意事项

1. 最好在抗菌药物治疗前采集标本。

2. 穿刺过程中要严格无菌操作,防止污染。

由于腰穿获得的第一管脑脊液污染率较高,不适合做培养。

3. 采集脑脊液的试管应使用腰穿包中的无菌管。

4. 脑脊液中的微生物都是经血液入侵的,因此做脑脊液培养的同时,还应送检血培养。

5. 脑脊液常规培养可不覆盖厌氧菌,但是脑脓肿、硬膜下积脓及硬膜外脓肿时,需穿刺抽吸、脓肿引流,或者切开引流获取脓液可送厌氧培养。

二、胆汁标本的采集、运送及处理

(一) 标本的采集与运送

1. 送检指征 腹痛、黄疸、右上腹压痛、肩背放射性疼痛、肌紧张、胆囊区深吸气时有触痛,常有恶心、呕吐和发热,尿少且黄,脓毒性休克等。或者 B 超检查提示化脓性胆管炎、胆囊炎,或者胆结石伴胆囊壁增厚。

2. 送检时间 右上腹痛伴发热、B 超检查提示化脓性胆管炎,以及脓毒性休克时,必须同时采集胆汁与血培养送检。

3. 采集方法 十二指肠引流法、总胆管抽吸法,以及术后安置的 T 管引流法采集的胆汁容易被消化道、引流管内壁定植菌群污染,不能用于细菌培养。申请胆汁培养的标本只能采用胆囊造影术时 CT 引导或者超声波引导下经皮胆囊穿刺术,及胆囊切除术中采集。

4. 标本的运送 胆汁标本采集后置厌氧菌运送装置中(例如厌氧管、注射器、厌氧产气袋),常温下 15 分钟内送至实验室,否则应保存于 4℃冰箱中,但不应超过 24 小时。

(二) 标本的验收和处理

1. 标本验收

(1) 检查容器是否有渗漏、破裂或污损。

(2) 检查容器是否采用厌氧菌运送装置,注入无菌杯中送检的胆汁不能用于厌氧菌培养,如果申请厌氧菌培养应视为不合格。

(3) 送检十二指肠引流、术后 T 管引流、以及总胆管抽吸胆汁,均视为不合格。

(4) 检查标本是否适量(不少于 1ml)。

(5) 容器上未贴标签,或标本类型与申请项目不符,容器破裂、渗漏、污损,或标本量<1ml,实验室应拒收。

(6) 不合格培养标本的处理:不合格标本退检时应与主管医师取得联系,告知退检理由。胆囊经皮穿刺法或术中穿刺胆囊采集的胆汁标本,未使用厌氧菌转运装置时,应告知主管医师修改医嘱,标本只做需氧菌培养。

2. 标本检查

(1)涂片检查

1)直接涂片湿片镜检:用于观察胆汁中细胞成分以及对标本的合格性做确认。由于胆汁中的胆盐对细胞的破坏作用,轻中度感染时,少量白细胞会变成裸核细胞。但严重渗出,例如重症胆管炎时,白细胞可大量出现,且形态完整。因此,通过观察细胞有无以及数量,可以对感染的严重程度进行评估。另外,当肉眼发现胆汁中有大量絮状沉淀时,而镜下确认为非结晶物质时,可以认定该胆汁是来自总胆管抽吸,初步判断为不合格标本。

2)涂片染色检查:胆汁涂片染色可以帮助确认胆汁是否被小肠菌群污染,以及对存在的微生物进行推测性诊断。当染色后镜检发现大量种类不单一的肠道菌群,呈团块状分布,无白细胞出现,则胆汁不合格,应该退检。而单一微生物伴白细胞,甚至发现胞内吞噬时则可能为该微生物导致的感染。

涂片中发现革兰氏阴性中等粗细的杆菌,类似于大肠埃希菌形态时,则可能是肠杆菌科细菌感染;粗大有荚膜的革兰氏阴性杆菌则可能是克雷伯菌属细菌;而革兰氏阴性小杆菌,着色淡,有荚膜者是脆弱拟杆菌;这些都是胆道感染常见的病原体。而革兰氏阳性链状球菌(肠球菌)以及革兰氏阳性梭状粗大杆菌(梭菌)也经常见到。当这些细菌单一出现,或者不超过2种时,可能与感染直接相关。肠道寄生虫感染时也可在胆汁中检出虫卵。

(2)培养检查

1)需氧菌及兼性厌氧菌培养:接种于血平板、麦康凯平板(或中国蓝琼脂平板),35℃孵育18~24小时后观察菌落。涂片看到细菌,但24小时未生长,或者生长不良的,需要延长至48小时。48小时培养无菌生长可报告未生长细菌。胆汁中常见的需氧菌主要是肠杆菌目细菌,还有星座链球菌、肠球菌,以及葡萄球菌。铜绿假单胞菌等非发酵菌也占有一定比例,且在血培养中也能同时分离到该菌。但该类微生物是否为原发感染,尚有争议。

2)厌氧菌培养:接种厌氧血平板、BBE培养基。35℃厌氧环境培养2~3日后观察结果。胆汁中常见的厌氧菌主要是脆弱拟杆菌、消化链球菌、梭杆菌。偶见梭菌。

(三)结果报告与解释

1. 结果报告　在胆汁培养的报告中应该包括胆汁性状的描述,采集部位不同胆汁颜色与性状会不同;病理性胆汁其性状也会发生改变。以及对胆汁中细胞成分的描述可以帮助临床了解感染程度的轻重。而涂片染色则可以直观反映标本采集质量,间接反映出报告的可靠性和证据强度。通常单一微生物的培养结果相对可靠,而超过3种以上微生物的混合生长,则提示胆汁可能被肠道菌群污染。

2. 结果解释　正常人胆囊内胆汁是无菌的。但在Oddi括约肌关闭不全的人群中,总胆管常常有小肠菌群定植。正常情况下,胆汁中的胆盐等成分具有抑制细菌生长的作用,胆管中少量细菌并不会导致感染。而当肝脏代谢异常,结石堵塞胆管时,胆汁中的成分已经发生改变,无法抑制细菌生长。小肠蠕动异常,肠道内压力增加时,也会导致过多的细菌进入胆道。当细菌由总胆管上行进入胆囊中,或者在门静脉循环异常(例如肝硬化、血吸虫病)时,细菌可能经门静脉进入肝胆管和胆囊,发生肠道细菌易位,可能会导致胆道感染的发生。

大量文献数据显示,肝胆系统感染是脓毒症高发的疾病,绝大多数胆道感染病原体都会入血。因此,在送检胆汁的同时采集血培养是明智的做法。分析胆汁培养结果时,与血培养结合在一起可以快速确认真正的病原体,便于准确的针对性治疗。

(四)注意事项

1. 只有穿刺(经皮穿刺或者术中穿刺胆囊)获得的胆汁可用于细菌的培养。

2. 文献显示,胆汁厌氧菌感染比例约占17%。因此,常规胆汁培养应该包含厌氧菌。

3. 胆汁运送应采用专用厌氧菌运送装置,以方便做厌氧菌培养。

4. 送胆汁培养的同时,强烈建议采集血培养送检。

三、胸/腹腔积液、心包液、关节液、鞘膜积液标本的采集、运送及处理

人的胸腔、腹腔、心包腔、关节腔、鞘膜等统称为浆膜腔,在正常生理状态下,腔内仅有少量的液体,起润滑作用,一般不易采集到。在病理情况下则可能有多量液体潴留而形成浆膜腔积液,这些积液随部位不同而分为胸腔积液、腹腔积液、心包腔积液、鞘膜积液等。区分积液的性质对疾病的诊断和治疗有重要意义。按积液的性质分为漏出液及

渗出液两大类,渗出液多为炎症性积液。

（一）标本的采集与运送

1. 送检指征

(1)胸腔积液:患者多伴有胸闷喘憋、胸痛、发热、胸腔扣浊的症状。若穿刺引流出来的胸腔积液为浑浊、乳糜性、血性或脓性时应送胸腔积液细菌培养。

(2)腹腔积液:有腹胀、腹痛、纳差、倦怠、呕吐、腹部压痛、肌紧张、肠鸣音减弱或消失等症状的患者,穿刺引流出来的腹腔积液经过常规检验确认为渗出液时,应送腹腔积液培养。

(3)心包液:患者有发冷、发热、心悸、出汗、乏力及精神症状;或有心前区疼痛,心包摩擦音;或心音明显减弱,有肺实变体征,可出现心脏压塞征象,或有心电图改变,普遍导联ST-T改变或肢导低压。B超检查时提示心包积液明显增多时,应及时采集送检。

(4)关节液:关节肿胀,活动受限,周围肌肉发生保护性痉挛,严重时出现全身寒战与高热,局部皮肤温度增高。怀疑为化脓性关节炎时需送检。

(5)鞘膜积液:临床表现以一侧多见,阴囊内有囊性肿块,无痛性,可慢慢增大。当积液量逐渐增多时阴囊可有下坠感、牵拉感和胀痛,甚至使阴茎缩入包皮内,引起排尿和行走不便。根据鞘状突闭合的位置不同,可分为睾丸鞘膜积液、精索鞘膜积液、混合型鞘膜积液、睾丸精索鞘膜积液(婴儿型)、交通性鞘膜积液五种类型。其中急性睾丸炎、附睾炎、精索炎、创伤、疝修补、阴囊手术后可继发急性鞘膜积液,部分患者有高热、心衰、腹腔积液等全身症状。

2. 采集时间 症状典型,经B超证实后,应在抗菌药物应用前采集。

3. 采集方法

(1)浆膜腔积液标本由临床医师通过经皮穿刺术采集。例如胸腔穿刺术、腹腔穿刺术、心包穿刺术、鞘膜穿刺术等。

(2)浆膜腔积液穿刺液,透明或者半透明者直接注入血培养瓶内,采集量1~5ml;并同时使用穿刺包内无菌管滴加肝素后注入1~5ml穿刺液,颠倒混匀后用于涂片染色;但穿刺液明显浑浊或者脓性时,不要注入血培养瓶,直接注射器送检或者注入专用厌氧菌运送装置内送检。当怀疑分枝杆菌感染时,采样量应≥10ml。对于腹膜透析感染患者的透析液采样量应>50ml。

注意:禁止送检引流管中引流液充当穿刺液。

4. 标本的运送 浆膜腔穿刺液培养标本采集后常温15分钟内应送至微生物室(尤其是考虑厌氧菌时),延迟时间<24小时;涂片检查或者分枝杆菌培养时,室温保存不超过24小时。若做真菌培养需4℃保存不超过24小时。

（二）标本的验收和处理

1. 标本验收 血培养瓶加胸穿包中无菌管、注射器或者专用厌氧运送管以外类型的标本均不得要求做细菌培养,尤其是厌氧菌培养。普通无菌杯盛装的穿刺液只能用作涂片。否则认为不合格。当离心沉渣涂片发现>3种微生物时,标本可能来自引流管,或者腹腔脏器穿孔,该类标本不能用于细菌培养。引流管中液体应拒收。脏器穿孔腹腔积液仅用作涂片。

2. 检验流程

(1)涂片检查:当标本量>5ml时,推荐3 000g离心力离心30分钟,留下沉渣,加入与标本等量的生理盐水,颠倒混匀漂浮沉渣后,再次离心,去掉上清液后,留下沉渣涂成均匀的薄膜;如果沉渣中细胞太多,推荐采用压片法制片。如穿刺液为脓液必须采用压片法制片,制片标本宜少。涂片干燥后做革兰氏染色和抗酸染色。有明显颗粒物(硫磺样颗粒)时,可滴加一滴碘液,观察湿片中是否有大量菌丝团块。胸腔积液涂片方法与结果见图9-7-1。

穿刺液标本除了观察标本中的细菌以外,应仔细留心标本中细胞结构和其他有形成分。细胞分布将为我们提供有用的诊断方向。如果穿刺液中以淋巴细胞和巨噬细胞为主,中性粒细胞少见时,细菌/真菌感染的可能性极小。反之,如果以中性粒细胞为主时,基本可以确认细菌/真菌感染。

当革兰氏染色无发现时,需要考虑分枝杆菌存在的可能,尤其是脓性穿刺液。应及时加做抗酸染色。另外,穿刺液涂片可发现较多无法培养的微生物,因此不能用培养取代涂片。

(2)穿刺液培养

1)需氧菌培养:腹腔积液接种血平板、麦康凯;胸腔积液、鞘膜液、关节液、心包液加种巧克力培养基。血平板、巧克力培养基置CO_2环境35℃培养18~24小时后观察结果。某些生长不良的细菌需要延长至48小时(如淋病奈瑟菌、HACEK群细菌)。涂片发现革兰氏阳性链球菌,但次日不生长的,需要考虑营养缺陷链球菌(乏养菌、颗粒链菌),需点种金黄色葡萄球菌。而涂片发现革兰氏阳性细而多形性,有直角分枝的杆菌时,应该考虑放线菌的可能,首次培养时间需要延长至7日。

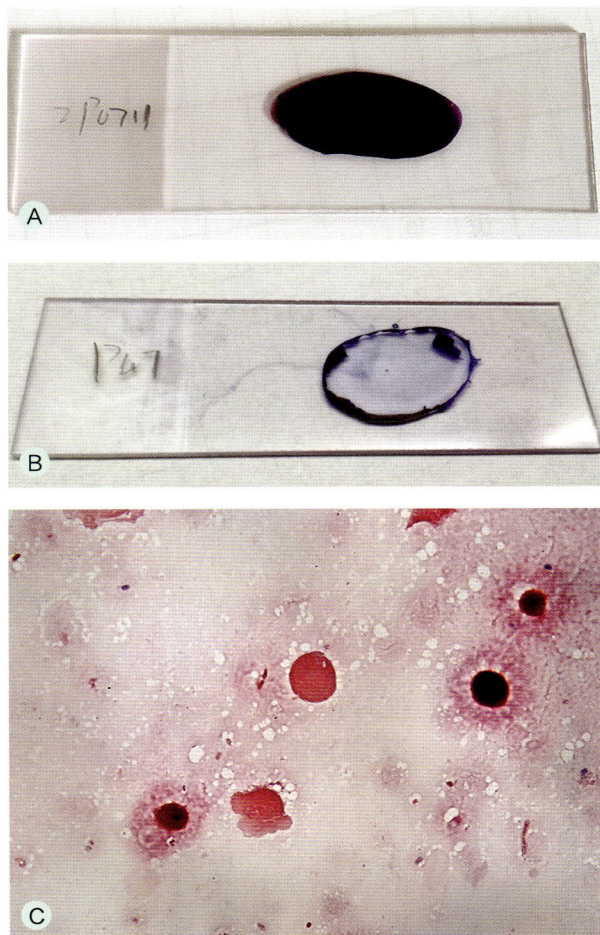

图 9-7-1 胸腔积液涂片方法与结果

A. 离心后直接涂片染色(蛋白含量高,膜太厚); B. 离心后直接涂片染色(膜太厚被水冲掉); C. 用灭菌生理盐水洗一次离心后涂片染色效果(革兰氏阴性杆菌)

2)厌氧培养:考虑厌氧菌感染时,应接种厌氧血平板、BBE、KVL 培养基。置厌氧环境培养 2~3 日。考虑放线菌时,首次培养时间需要延长至 7 日。放线菌在胸腔积液与腹腔积液中常见。

3)分枝杆菌培养:抗酸染色阳性的穿刺液应接种 L-J 培养基或者 Middlebrook 培养基,非脓性液体接种前需 3 000g 离心力离心 30 分钟,留下沉渣接种,脓液标本直接接种,置普通大气环境培养 4~6 周,每周观察 1 次。

4)真菌培养:在穿刺液中容易见到的真菌主要是念珠菌。其他例如隐球菌、双相真菌也可见到。在常规需氧培养基的基础上加种 CHROMagar 或者 SDA。考虑马尔尼菲篮状菌等双相真菌时需同时接种两套 SDA、PDA 以及 BHA,一套放 35℃,另一套放 28~30℃。培养 3~5 日后观察结果。

(三) 结果报告与解释

1. 结果报告 穿刺液应报告直接涂片镜检所见、革兰氏染色或者抗酸染色镜检结果(注意观察中性粒细胞胞质内吞噬的微生物)。培养阳性的报告鉴定与药敏试验结果。穿刺液中发现真菌与抗酸染色阳性的细菌时,应及时电话报告给临床。

2. 结果解释 正常情况下浆膜腔液是无菌的,因此经皮穿刺的浆膜腔穿刺液只要分离出微生物,均应视为病原菌。但需要注意的是,临床常常误将置管后的引流液代替穿刺液,而引流液污染率非常高。再有,经过增菌后的穿刺液也存在较高的污染率,因此对于穿刺液培养阳性的标本,需要结合常规、生化检验结果分析。当常规和生化检验均提示标本为漏出液时,培养阳性的结果解读和报告需谨慎。

(四) 注意事项

1. 不能采用引流管中引流液代替经皮穿刺获得的穿刺液。

2. 脓性穿刺液厌氧菌比例较高,遇到苛养菌的机会也较大,这些微生物在增菌液中生长速度不一致,容易出现增菌失败造成漏检。因此,脓性穿刺液标本不能增菌。

(卢先雷 陈默蕊)

第八节 皮肤真菌感染标本采集、运送及处理

一、标本的采集与运送

1. 送检指征 皮肤损害提示甲癣、体癣、股癣、手癣、足癣、头癣、脓癣的患者应采集病变处皮屑、病发、指或趾甲屑送检。有皮下脓肿形成的,穿刺抽吸脓液送检。皮肤溃疡损害的采集组织送检。

2. 标本采集

(1)皮屑:导致皮肤感染的真菌具有嗜角蛋白

组织(表皮角质层、毛发和甲板等)的特性,主要引起各种癣病。其中皮肤癣病(头癣、体癣、股癣、手癣、足癣)应采集皮损边缘的鳞屑。采集前先用70% 乙醇消毒皮肤(不能使用乙醇的部位可用无菌蒸馏水清洗数次),以杀死皮肤表面的污染菌,待乙醇挥发尽后,用无菌手术刀轻轻刮取感染皮肤边缘的皮屑,以不出血为度,刮取物放入无菌培养杯中送检。采集指(趾)间皮损时,应刮去表面白色、大而厚、发软的表皮,采集靠近真皮表面或活动边缘的皮屑;若皮肤溃疡时采集溃疡边缘的组织。皮肤癣病临床表象见图 9-8-1。

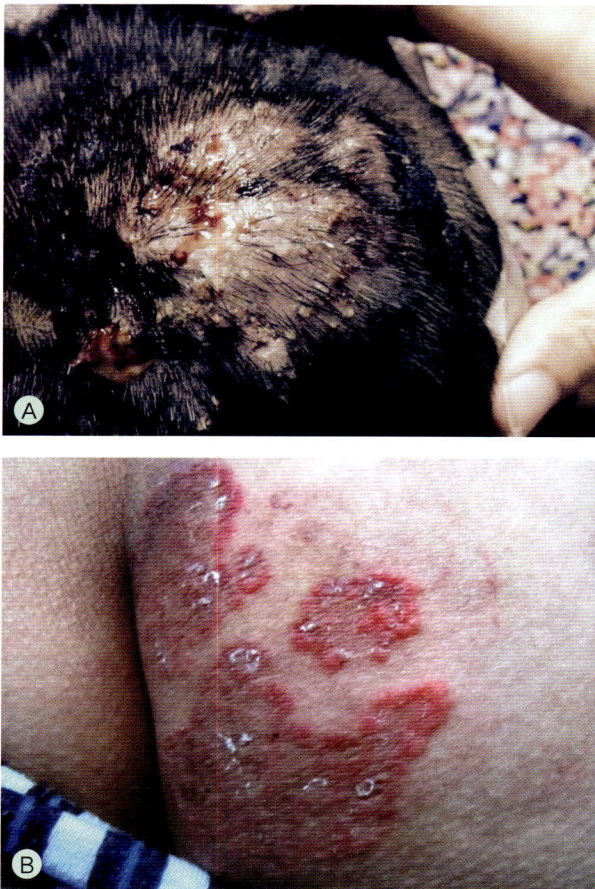

图 9-8-1　皮肤癣病临床表象
A. 头癣;B. 股癣

(2)皮肤水疱标本:应采集疱壁皮肤组织检查,不采集疱液,疱液是免疫反应产物,不含真菌,菌丝浸润在疱壁上。

(3)脓液:部分皮肤癣菌可导致脓癣。脓癣表现类似细菌感染形成的疖或者痈。脓液中含有大量的真菌孢子及菌丝。应抽吸脓液送检。

(4)指(趾)甲:病变的指甲会变色,失去光泽,

表面粗糙增厚、变脆。此时应采集病甲甲屑。采集前用浸 70% 乙醇的纱布,擦拭消毒指(趾)甲表面,用消毒小刀刮除病甲上层,再刮取正常甲与病甲交界处,贴近甲床部的甲屑,放入无菌容器送检。

(5)毛发:病发来自头癣。表现为毛干上有结节、有膜状物包被,毛干形成菌鞘,或毛发枯黄无光泽,易折断或松动易掉。取材时应用无菌镊子采集断发残根、有鞘膜的病发或拔取无光泽病发,采集病发至少 10~12 根放入无菌容器送检。

(6)真皮 / 皮下组织标本:主要为溃疡皮损或者瘘道口活检材料。溃疡者采集溃疡的基底部和边缘肉芽肿;皮肤结节则采集结节状肉芽肿组织;若为瘘道,应采集瘘道口组织。组织采集前需先用生理盐水冲洗,去掉坏死组织和分泌物。组织标本采集后应置于无菌生理盐水中,或者不含防腐剂的组织保存液中送检。

3. 标本运送　皮肤真菌感染标本大多属于角化组织,真菌有组织细胞保护,对外界环境抵抗力较强,但不要冷藏或者冰冻,真菌怕冷。室温 3 日内送检。但组织标本为防止杂菌繁殖,需要在 15 分钟内送检。

二、标本的验收和处理

1. 标本验收　主要是查验标本类型与标签 / 条码是否一致,申请项目是否符合标本类型,容器是否破裂污损,以及采样时间是否超过 3 日。不符合的应拒收。

2. 标本处理流程

(1)透明后湿片镜检:皮屑、毛发、指(趾)甲屑、真皮 / 皮下组织等标本属于固体,真菌菌丝在固体组织中,不处理则无法被观察到。要见到菌丝首先要溶解组织细胞。常用 10% KOH 溶液溶解透明组织后,暴露菌丝再观察。具体做法:取出小部分标本,小体积的置载玻片上,大体积的置无菌杯中,滴加 10% KOH 溶液数滴,使刚刚能覆盖标本(载玻片 1~2 滴),载玻片盖上盖玻片,无菌杯则盖上盖子,置 35℃ 培养箱中,消化溶解 15~30 分钟,待角质细胞溶解后,载玻片可直接放到显微镜下观察,而无菌杯中消化溶解后的组织需用接种环挑出涂到载玻片上,加盖玻片后观察。如果消化后组织仍未散开,则轻压盖片,使展开后再镜检。为加快标本溶解组织速度,可以滴加 KOH 后,置酒精灯上微微加热,绝不可沸腾。见到真菌菌丝或孢子,即可初步诊断。

（2）染色镜检：染色镜检主要针对皮屑、毛发、指/趾甲标本以外的非角质组织。采用冰冻组织切片的方法制备组织片。恰当的方法干燥固定后，做 HE 染色、PAS 染色、银染色或荧光染色等。怀疑新型隐球菌皮下感染者，可将组织用 10% KOH 溶液溶解透明后，与 1~2 滴 1:3 稀释的印度墨汁混匀，加盖玻片后镜检。为提高标本直接真菌检测的阳性率，建议镜检常规采用真菌荧光染色。溶解透明组织及镜检结果见图 9-8-2。

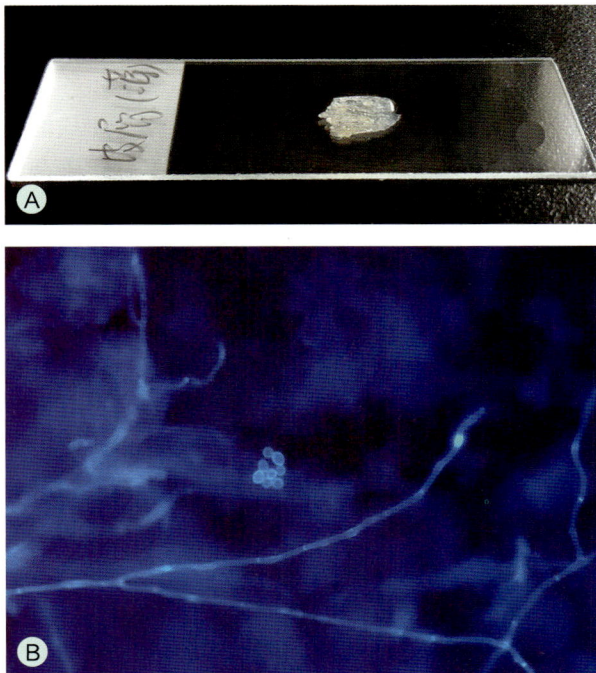

图 9-8-2　溶解透明组织及镜检结果
A. 加 KOH 溶解透明组织；B. 透明后荧光染色镜检
（可见有隔菌丝和真菌孢子）×400

（3）真菌培养：为使标本充分接触培养基，提高真菌分离率，需在培养前对标本进行必要的预处理。

组织标本：若怀疑毛霉菌等接合真菌感染时，标本不能碾磨，只能切成碎块；若怀疑荚膜组织胞浆菌、念珠菌、隐球菌等真菌感染时，则需将标本研磨处理。接种于含放线菌酮和不含放线菌酮的 SDA 斜面上进行首代培养。接种时需将组织块埋入琼脂中。

指甲/皮屑/毛发：需用解剖刀将其切割成小碎片，毛发剪成 1~3mm 的小段，过大的皮屑也需要进行适当的剪切。然后接种于含放线菌酮的 SDA 斜面上培养。接种时，需将标本埋入琼脂，以保证充分接触培养基。

接种完成后，所有真菌培养都应置于 35℃ 和 25~30℃ 双温度、80% 相对湿度环境下恒温培养，皮肤癣菌通常需要持续培养 4 周，荚膜组织胞浆菌或芽生菌需培养 6~8 周；而念珠菌与隐球菌需 7 日。

当 SDA 斜面有丝状真菌菌落生长时，需使用接种针挑出，传代 PDA 培养基，25~30℃ 80% 相对湿度环境下培养 3 日以上，待菌落长大，表面开始变色、变成粉状（产孢）后即可使用透明胶带黏取菌落，浸入乳酸酚棉蓝染液中，染色 5 分钟后镜检。部分产孢缓慢、鉴定困难的真菌需要做小培养。详情见真菌各论章节。

生长酵母样菌落时，传代 CHROMagar、SDA 分纯后，进行系统鉴定。

怀疑双相真菌时，丝状菌落还应传代两套 SDA 和 BHA，一套放 25~30℃ 80% 相对湿度环境下恒温培养，另一套放 35℃ 80% 相对湿度环境下恒温培养。当 25~30℃ SDA 仍为丝状相菌落，但 35℃ BHA 转为酵母相菌落时，则可初步确认双相真菌。

导致指甲/皮屑/毛发感染的真菌大多数是毛癣菌属真菌，其他还有絮状表皮癣菌。而导致皮下组织感染的真菌则主要是念珠菌、隐球菌、双相真菌（马尔尼菲篮状菌、荚膜组织胞浆菌、皮炎芽生菌），以及各种暗色真菌（导致暗色丝孢霉病）。

三、结果报告

报告用 10% KOH 透明后直接涂片、切片染色镜检结果，并根据形态进行倾向性诊断。而真菌培养阳性的需要报告鉴定结果。酵母样真菌（包括隐球菌）还应报告抗真菌药敏试验结果。

四、注意事项

1. 须在用药前采集标本，已用药者则需停药一段时间后再采集标本。

2. 勿采集病灶中央的病变组织，里面的真菌大多数是已经死亡的菌体。

3. 有油脂的毛发标本影响直接镜检和染色，可滴加乙醚或 95% 乙醇处理数分钟后再检查。

4. 婴儿皮肤病，或感染处皮肤黏膜较脆弱，刮取困难时，可采集组织标本送检。

5. 怀疑为双相真菌生长时，需提高生物安全防护级别，避免发生实验室感染。

（卢先雷　陈默蕊　徐和平）

第九节 眼、耳、鼻、喉部感染标本采集、运送及处理

一、眼部感染标本采集、运送及处理

(一)眼部感染标本的采集、运送

1. 送检指征

(1)怀疑急性细菌性结膜炎、角膜炎、眼内炎、眼睑/眶蜂窝组织炎、睑缘炎、睑皮炎、泪腺及泪道感染等疾病。

(2)怀疑眼部慢性细菌性感染,但常规抗菌药物治疗无效时。

(3)眼外伤后怀疑细菌感染时。

(4)内眼手术前结膜囊细菌培养(必要时)。

(5)角膜移植组织、角膜保存液、角膜接触镜及其他眼科材料、眼药等需要排除细菌污染时。

2. 标本采集

(1)采集时间:应在病程早起、急性期且尽可能在使用抗菌药物之前采集标本。如果已使用抗菌药物则根据临床需要酌情停药后或下次用药前采集标本。

(2)采集方法:应由接受过专业培训的人员进行标本采集,并根据不同的标本类型、检查目的使用适当的采集、保存、运送工具。

1)结膜分泌物采集:尽量不用麻醉剂,并推荐使用植绒拭子。采样时嘱患者向上注视,翻转下眼睑,暴露下方球结膜和结膜下穹,用无菌生理盐水/TSB湿润过的无菌拭子(注意尽量在试管壁上挤压去掉多余液体)由内眦部开始从内到外旋转轻拭下方结膜囊和下睑结膜表面(注意不遗漏内眦部),避免接触睫毛和睑缘,必要时使用开睑器等器具,采样后直接接种血平板及巧克力平板,也可将拭子送实验室接种。涂片可在诊室或实验室完成,拭子在玻片上滚动,自内而外涂成直径1.0~1.5cm的近圆形,制成两张涂片,做好标记,立即送检,或将标本放入无菌转运管中做好标记送往实验室。即使只有一侧发生结膜炎,也应尽量采集双侧标本,以确定局部菌群,与患侧分离菌比较。待涂片自然干燥后推荐用95%乙醇固定5分钟或滴加10%甲醇直接固定。

2)泪道标本采集:标本采集应由经过培训的专业人员操作;采集泪道标本时,取一拭子压迫泪囊或泪小管皮肤面,用另一预先湿润过的拭子擦取泪点处反流物。

3)结膜/角膜刮片采集:推荐使用无菌15号手术圆刀片,也可以使用刮匙等。结膜刮片刮取前,先滴表面麻醉滴眼液(尽可能使用无防腐剂的制剂),对结膜进行表面麻醉。若结膜病变处分泌物过多,可先用灭菌湿棉签去除分泌物。然后一手翻转并固定眼睑,以暴露睑结膜,另一手持灭菌刀片,根据病变情况和检查需要,选择刮取部位,使刮刀与组织表面垂直平行移动,刮取标本。刮取标本后回复眼睑,然后滴用抗菌滴眼液。角膜刮片刮取前,先滴表面麻醉滴眼液(尽可能使用不含防腐剂的制剂),对角结膜进行表面麻醉。接着用手指或用开睑器撑开眼睑,检查病灶情况。若病变处分泌物过多,可先用灭菌湿棉签去除分泌物。然后引导患者固定于适当眼位,避免眼球转动,选角膜溃疡的进行缘或基底部刮取标本。刮取标本后,滴用抗菌滴眼液。

4)房水采集:由培训过的眼科医师在手术室内完成。麻醉并进行常规结膜囊清洁后,用1ml无菌注射器,于角巩膜缘平行虹膜平面穿刺入前房,抽取房水约0.1ml。

5)玻璃体采集:注射器抽取法,由培训过的眼科医师在手术室内完成。麻醉并进行常规结膜囊清洁后,以22号一次性针头连接1ml无菌注射器,角巩膜缘后平坦部垂直巩膜向眼球中心方向穿刺入玻璃体腔10mm,抽取尽可能多的玻璃体样品(不少于0.2ml)。玻璃体切割头法,由培训过的眼科医师在手术室内完成。麻醉并进行常规结膜囊清洁后,玻璃体切割头吸引管接口外接1ml无菌注射器,并手动抽吸。标准三通道切口,在向眼内灌注和眼内扰动前,将已在吸引管接口外接无菌注射器的玻璃体切割头置于玻璃体腔中心区,抽取玻璃体样本不少于0.5ml(含灌注液的大体积标本需特殊处理,申请单需注明用药情况,采集最初的灌注液,不少于1.0ml)。

6)异物采集:由培训过的眼科医师在手术室

内完成,注意无菌操作。

3. 标本采集容器　容器应该采用不与眼部分泌物成分发生反应的惰性材料;容器应该洁净、无菌、加盖、封闭、防渗漏,且不含有防腐剂和抑菌剂。

4. 标本运送　采集的样本及接种于各种平板的标本,要求在室温下 15 分钟内送达实验室;专用拭子采集的标本要求在室温下 2 小时内送达,特殊情况下标本无法按时送达实验室时,应使用运送培养基保存标本,运送培养基应置于室温保存,不可冷藏或冷冻,且不应超过 24 小时。涂片与培养标本一起运送。标本运送过程注意符合生物安全要求。实验室收到标本应即刻签收并及时处理。

(二) 标本的验收和处理

1. 标本的验收

(1) 申请单验收:验收时应检查申请单是否注明患者的基本信息、标本的采集时间、采集方式、是否已使用抗菌药物等。

(2) 标本验收:检查标本标识是否与申请单是否符合,标本容器是否合格,送检时间有无超过规定标本保存时间,观察标本的量和性状。

(3) 不合格眼部标本的处理:对申请单信息不全者应及时与临床医师联系;对标本标识与申请单不符,送检容器不合格或标本受污染,或送检超过规定时间的标本应拒收,并与临床联系说明原因,要求重新留取标本送检;特殊情况可以继续进行检验,但需在报告中添加备注"已通知临床,结果仅供参考"。

2. 标本处理　对于含有肉汤的标本,取材后应充分振荡后,再接种。

(1) 结膜囊分泌物:标本采集完成后,取洁净的玻片,直接用无菌拭子(已用无菌 0.9% 氯化钠溶液或 TSB 湿润过)在玻片上划定区域内(约 1cm×2cm)涂抹制成涂片,取另一拭子以滚动的方式涂布接种于普通巧克力琼脂平板、哥伦比亚血琼脂平板、厌氧血琼脂平板(必要时);若由于实际需要需将拭子接种于增菌培养基,则报告时需注明。

(2) 泪道标本:泪道分泌物基础培养基接种及制作涂片方法同结膜囊分泌物。泪道结石,一份用压片的方式进行形态学检查,另一份(推荐使用研磨器研磨)以折线路径涂布接种于普通巧克力琼脂平板,有条件的实验室增加厌氧血平板或巯基乙酸盐肉汤进行厌氧培养。

(3) 结膜及角膜刮取物:用刀片采集尽可能多的标本后即时接种,或将刮取物置于转运试管(带

转运拭子和运送培养基),并确保标本浸入液体转运介质中。置于转运介质中的标本推荐经研磨或充分振荡后,再接种于普通巧克力琼脂平板、血琼脂平板以及制作涂片做形态学检查(推荐标本直接接种及涂片),必要时增加厌氧培养。

(4) 房水及玻璃体液:常规方法为手术采集房水(0.1~0.2ml)/ 玻璃体液(0.5ml)分别用注射器加 0.05ml/0.2ml 标本至液体增菌培养基(专用培养基或儿童血培养瓶),0.05ml/0.2ml 标本至真菌培养基内(标本量足够时建议增加厌氧培养),剩余标本直接滴于洁净玻片上,制成涂片送检,或尽快送样本至实验室处理。

(5) 异物:异物取出后,放入 1ml 液体增菌培养液充分振摇 1 分钟,培养液分别接种于普通巧克力琼脂平板、血琼脂平板以及制作涂片做形态学检查,异物交还临床保存。

(6) 刮片及分泌物涂片制作要求:标本采集完成后,建议制成 2 张涂片,做好标记,待涂片自然干燥后推荐用 95% 乙醇固定 5 分钟或滴加 10% 甲醇直接固定。

(7) 拒收标本标准:采集量过少;送检时间过长;厌氧培养未及时接种的样本;样本已干涸;标本明显污染;送检样本、玻片、培养皿或增菌管标识不清楚;申请单填写不全等。如有特殊情况不能重复采样而临床要求出结果时,则报告中需添加备注"已通知临床,结果仅供参考"。

(三) 标本形态学检查及报告方式

1. 染色方法的选择　实验室接到标本后,根据不同需要选择不同的染色方法,常规推荐革兰氏染色和瑞氏 - 吉姆萨染色,必要时增加抗酸染色等(可在前 2 种染色基础上直接进行抗酸染色),也可根据临床医师的建议选择其他特殊染色方法。

2. 涂片及刮片镜检报告格式

(1) 病原学报告:细菌,找到革兰氏阳 / 阴性球 / 杆菌,菌量描述(平均个数 / 油镜视野),要描述排列方式、细菌与白细胞及吞噬细胞的关系(如吞噬等)。真菌,要描述菌丝及孢子形态,菌量描述(平均个数 / 油镜视野),详见真菌检验规范。观察全部涂片区未找到细菌,则报告未找到。

(2) 细胞学报告:根据瑞氏 - 吉姆萨染色结果,报告视野中分叶核细胞 / 上皮细胞 / 单核细胞 / 巨噬细胞等种类,数量可按照"某一类细胞数 /HP",特殊情况下白细胞可以按照中性粒细胞、嗜酸性粒细胞、嗜碱性粒细胞、淋巴细胞等分别报告。

（3）报告形式：常规使用文字描述报告。注意，标本量过少或者涂片太厚以及高度怀疑污染而难以判断时，须在报告单中备注说明，比如"上皮细胞偶见，建议复查""镜下可见 2 种以上细菌""请结合培养结果及临床表现综合判断"等。在眼内液标本中需注意色素颗粒与革兰氏阳性球菌的区别，革兰氏染色后，色素颗粒多呈淡褐色，大小不一。有条件的单位，建议发图文报告。具体要求可参照《细菌与真菌涂片镜检和培养结果报告规范专家共识》。眼内液中找到细菌或真菌时应按照危急值程序进行报告。眼内液标本中的色素颗粒见图 9-9-1。

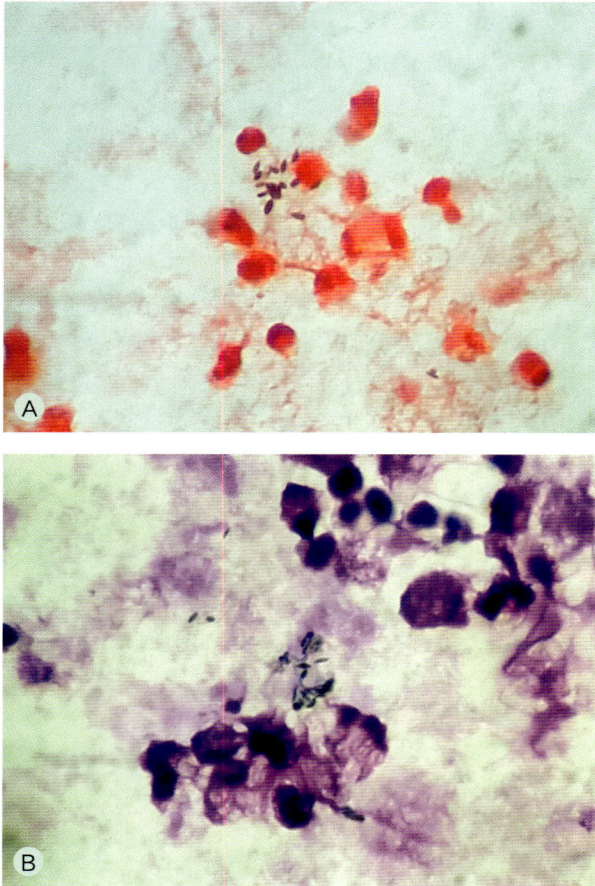

图 9-9-1　视网膜下脓汁中的色素颗粒
A. 革兰氏染色 ×1 000；B. 瑞氏 - 吉姆萨染色 ×1 000

（四）细菌培养的操作及报告

1. 培养操作及要求

（1）分泌物等未增菌的标本：采集后应即刻接种于普通巧克力琼脂平板和血琼脂平板并及时送到微生物实验室。实验室收到标本后，血琼脂平板和普通巧克力琼脂平板置 5%~10% CO_2 孵

箱 35℃培养 48 小时（结果阴性但临床高度怀疑感染的标本需要再继续培养 24 小时至 5 日，如怀疑诺卡菌或分枝杆菌等特殊细菌则需要继续延长观察时间）。至少 24 小时观察 1 次，必要时 12 小时观察 1 次。如果有菌落生长则结合标本涂片结果进行初步分析后报告临床，并进一步完成细菌鉴定和药敏试验。厌氧菌培养按厌氧菌培养规范处理。

（2）接种于增菌液的标本：建议手工法用双相瓶，仪器法用儿童血培养瓶或专用培养瓶。置于（35±1）℃恒温培养箱培养，手工法每日观察至少 3 次，一旦发现阳性，立即无菌抽取瓶中培养液转种血琼脂平板和普通巧克力琼脂平板。置 5%~10% CO_2 环境（35±1）℃培养孵箱中培养。同时做涂片，结合标本涂片结果进行综合分析后，尽快将涂片结果作为一级报告发送。然后结合后续的生长情况、生化鉴定反应及药敏结果等给予完整报告。如果手工法培养 7 日后或仪器法培养 5 日后未见生长，可发阴性报告。建议到期当日取培养物直接涂片行革兰氏染色并盲传血平板和巧克力平板，如为阳性结果可补发阳性报告，报告中应注明增菌时间。特殊情况（遵医嘱）可延长孵育时间至 2 周或以上。

（3）厌氧培养：标本接种厌氧平板，置厌氧环境中（35±1）℃培养，至少 48 小时观察 1 次，无菌生长 5 日（必要时可延长至 7 日）报告，具体根据厌氧菌操作规程进行。

（4）怀疑分枝杆菌感染的标本：建议按照分枝杆菌的常规方法处理。

2. 病原学诊断报告

（1）病原谱和定植谱 / 污染谱：通常情况下，房水和玻璃体是无菌的；正常人结膜囊可无细菌，也可见少数表皮葡萄球菌、甲型链球菌、金黄色葡萄球菌、肺炎链球菌等；眼睑、睑缘等处可见表皮葡萄球菌、类白喉杆菌等寄生。眼部常见致病菌因感染的部位不同而不同，主要病原微生物包括：细菌性结 / 角膜炎，如肺炎链球菌、金黄色葡萄球菌、流感嗜血杆菌、脑膜炎奈瑟菌、淋病奈瑟菌、沙眼衣原体、白喉棒杆菌、结核分枝杆菌、快速生长分枝杆菌、土拉弗朗西斯菌、梅毒螺旋体、巴尔通体、多杀巴斯德菌、结膜炎莫拉菌、铜绿假单胞菌、肠球菌、化脓性链球菌（A 群）、埃希菌属、沙门菌、不动杆菌、类杆菌属（脆弱类杆菌）、凝固酶阴性葡萄球菌（术后）、痤疮丙酸杆菌（尤其是术后）

等。细菌性眼内炎,如金黄色葡萄球菌、铜绿假单胞菌、痤疮丙酸杆菌、肺炎链球菌、表皮葡萄球菌、脑膜炎奈瑟菌、沙门菌属、蜡样芽胞杆菌、诺卡菌属、梭状芽胞杆菌属、产气荚膜杆菌等。急性泪囊炎,如肺炎链球菌、金黄色葡萄球菌、β-溶血性链球菌、流感病毒、类杆菌属(脆弱类杆菌)、放线菌等。

(2)分泌物、结石、角膜刮片等标本

1)阴性结果:培养48小时(自接种到固体培养基开始计时),未见细菌生长。

2)阳性结果:有×种菌生长,××细菌(注明鉴定方法,如手工、仪器,并保存原始记录),结合标本涂片结果进行分析后,报告可疑的致病菌并给出建议,同时报告药敏结果。

(3)房水、玻璃体、异物等标本

1)阴性结果:根据培养要求,如达到规定时间后未见生长,则报"经××日培养,无菌生长",如在正常报告阴性当日再盲传后发现阳性,则补发报告单,并和临床做好沟通。如果涂片找到细菌,培养未见细菌生长,应备注提示。

2)阳性结果:有×种菌生长,××细菌,结合标本涂片结果进行分析后报告可疑的致病菌,同时报告药敏结果。详细报告要求可参照《细菌与真菌涂片镜检和培养结果报告规范专家共识》。

3.危急值报告,包括房水、玻璃体、异物及其他眼内容物等培养阳性结果,按危急值报告程序处理。

(五)注意事项

1.对于各种分泌物推荐使用预先用无菌生理盐水沾湿的符合眼科临床要求的无菌拭子法。采集到的标本推荐直接接种,或者置于无菌容器内送检。

2.建议眼部分泌物采集时不使用局麻药物或消毒液,因为多数眼部治疗药或局部麻醉都含有防腐剂。除了对微生物有抑制作用外,这些溶液也有可能将结膜囊内的病原微生物冲洗掉,如确实需要使用麻醉药,比如溃疡刮取物等采集时,则需使用无防腐剂制品。

3.标本采集时必须严格进行无菌操作。

4.标本采集后应尽快送检,否则会影响细菌检查的准确性。

5.标本细菌培养应在用药前送检,如果已经用药,则需根据临床需要酌情停药后或下次用药前采集。

二、耳部感染标本采集、运送及处理

(一)耳部感染标本的采集、运送

1.送检指征

(1)怀疑急性外耳炎、急性中耳炎和急性耳膜炎等。

(2)怀疑耳道慢性细菌感染,但常规抗菌药物治疗无效时。

(3)耳外伤后怀疑细菌感染。

2.标本采集

(1)采集时间:应在病程早期、急性期,且尽可能在使用抗菌药物之前采集标本。

(2)采集方法:内耳标本,若耳鼓完整,则将耳道用肥皂液清洗,再以注射器针头收集排液;若耳鼓破裂,则以可弯曲的拭子经耳镜收集标本。

外耳标本:用蘸有无菌水或生理盐水的拭子擦去耳道中的残留物,以另一拭子紧压外耳道,进行取材。

1)标本采集容器:容器应该采用不与眼部分泌物成分发生反应的惰性材料;容器应该洁净、无菌、加盖、封闭、防渗漏,且不含有防腐剂和抑菌剂。

2)标本运送:标本采集后立即送往实验室,不超过2小时。标本应保持湿润。

(二)标本的验收和处理

1.标本的验收

1)申请单验收:验收时应检查申请单是否注明患者的基本信息、标本的采集时间、采集方式、是否已使用抗菌药物等。

2)标本验收:检查标本标识是否与申请单是否符合,标本容器是否合格,送检时间有无超过规定标本保存时间,观察标本的量和性状。

3)不合格眼部标本的处理:对申请单信息不全者应及时与临床医师联系;对标本标识与申请单不符,送检容器不合格或标本受污染,或送检超过规定时间的标本应拒收,并与临床联系说明原因,要求重新留取标本送检。

2.标本处理　对于含有肉汤的标本,取材后应充分振荡后,再接种。

(三)注意事项

1.由于耳道狭窄,一般棉拭子不适用于标本的采集,必须用耳科的可弯曲的拭子进行。

2.最好由专业的医师采样,以防穿孔。

3.标本采集时必须严格无菌操作。

4.标本采集后应尽快送检,否则会影响细菌检查的准确性。

5. 标本细菌培养应在用药前送检,标本中不得加防腐剂或消毒剂。

三、鼻、喉部感染标本采集、运送及处理

(一)鼻、喉部感染标本的采集、运送

1. 送检指征

(1)怀疑急性细菌性鼻炎、鼻前庭炎、鼻腔疖肿等。

(2)怀疑慢性鼻窦炎是否混合感染厌氧菌。

(3)确诊咽喉部出现伪膜是由于白喉棒杆菌引起。

2. 标本采集

(1)采集时间:应在病程早期、急性期,且尽可能在使用抗菌药物之前采集标本。

(2)采集方法:采集标本时患者先用清水漱口,由检查者将舌向外拉,使腭垂尽可能向外牵引,将咽拭子越过舌根到咽后壁或腭垂的后侧,反复涂抹数次。拭子紧压外耳道,进行取材。

在咽喉肉眼见有明显发红或有伪膜等炎症存在时,应在局部涂抹。局部无病变或做带菌者检查,则应于咽部或扁桃体上用棉拭子擦拭,取材后小心将拭子退出,立即放入无菌试管内。

(3)标本采集容器:容器应该采用不与眼部分泌物成分发生反应的惰性材料;容器应该洁净、无菌、加盖、封闭、防渗漏,且不含有防腐剂和抑菌剂。

(4)标本运送:标本采集后立即送往实验室,不超过 2 小时。标本应保持湿润。

(二)标本的验收和处理

1. 标本的验收

(1)申请单验收:验收时应检查申请单是否注明患者的基本信息、标本的采集时间、采集方式、是否已使用抗菌药物等。

(2)标本验收:检查标本标识是否与申请单符合,标本容器是否合格,送检时间有无超过规定标本保存时间。

(3)不合格眼部标本的处理:对申请单信息不全者应及时与临床医师联系;对标本标识与申请单不符,送检容器不合格或标本受污染,或送检超过规定时间的标本应拒收,并与临床联系说明原因,要求重新留取标本送检。

2. 标本处理   对于含有肉汤的标本,取材后应充分振荡后,再接种。

(三)注意事项

1. 用棉拭子采集标本时应准确地在采集部位采取,避免触及舌、口腔黏膜和唾液以防污染。

2. 疑为白喉时,应在咽喉白膜部位深层组织中采集标本,而表面渗出液多为类白喉棒杆菌和葡萄球菌。

3. 采集扁桃体部位的标本时,以小窝为宜。

4. 标本采集时必须严格无菌操作。

5. 标本采集后应尽快送检,否则会影响细菌检查的准确性。

6. 标本细菌培养在用药前送检,标本中不得加防腐剂或消毒剂。

(郑美琴　陈东科)

第十节　深部组织标本的采集、运送及处理

一、标本的采集与运送

(一)送检指征

1. CT 或 B 超等检查提示局部组织或器官存在感染可能。

2. 对于病原微生物侵入深部组织中引起感染,但无脓肿形成,也无分泌物可供采集时,为了明确诊断,或常规治疗无效时,需要送检感染部位的深部组织标本。

3. 对于常规方法无法排除污染,分不清定植与感染时,则需要做深部组织培养时,例如诊断肺部真菌感染。一般适合采集做培养的病变组织包括:生长赘生物的心脏瓣膜;被真菌感染的肺组织;被厌氧菌感染的胆道壁组织;被厌氧菌、放线菌感染的肝组织;被结核分枝杆菌、非结核分枝杆菌、真菌等感染的肠系膜;幽门螺杆菌感染的胃及十二指肠组织;未知病原体感染导致脾肿大的脾组织;真菌或分枝杆菌感染的肾组织;厌氧菌感染的女性盆

腔附件组织；以及未知病原体感染导致淋巴结肿大的淋巴结组织等。

（二）采集方法

1. 外科手术取材　由外科医生通过无菌操作从病变部位直接获取组织标本，置无菌容器中送检。

2. 内镜引导下取材　通过支气管镜、胃镜和肠镜到达病变所在部位，将活检钳插入内镜至病变区，打开活检钳推进少许，夹取适量标本置无菌容器中送检。

3. 经皮穿刺取材　在 CT 或 B 超定位和引导下，采用外科穿刺术，使用专门特制的穿刺针经皮穿入病灶处（图 9-10-1），采集到活检组织后，再抽出内芯，取出组织置无菌容器中送检。

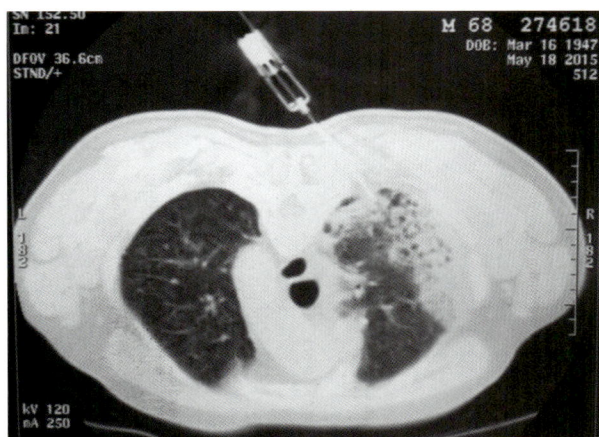

图 9-10-1　CT 定位下肺组织穿刺

（三）标本采集量

通常情况下，送检的标本量越多越好，特别是需要进行多种培养时，用于常规细菌培养和革兰氏染色的标本至少应送检 1g 或 1cm³ 组织，对于额外的检测需要送检更多的标本。通过穿刺针获得的活检组织往往量比较小，如果收到标本的量不够做医生申请的全部检验项目或不够接种所有常规需要的培养基，应跟临床医生沟通，并根据医生要求先做最重要的检测。

（四）标本的运送

标本在采集后放入无菌容器，尽快送检至实验室，为避免干燥，可在无菌容器中加入少量无菌生理盐水或灭菌肉汤（图 9-10-2），以保持标本湿度及其活性。普通细菌培养在室温保存，2 小时内送检。肺部组织若怀疑军团菌感染，则无菌容器中不能加入生理盐水，应立即送检；怀疑厌氧菌感染的标本，要在 30 分钟内接种完毕，或置厌氧菌保存运送培养基，室温保存，2 小时内送检。运送 / 保存培养基保存的组织标本，可最大程度保持需氧菌、厌氧菌、分枝杆菌和真菌的活性及核酸稳定性，室温或低温下保存可适当延长保存时间。若非工作时间或不能及时送检的标本，建议 4℃ 冰箱保存，最长保存时间不超过 24 小时。用于分子生物学检测的标本应该采用 –70℃ 以下，最好是 –80℃ 的条件保存。

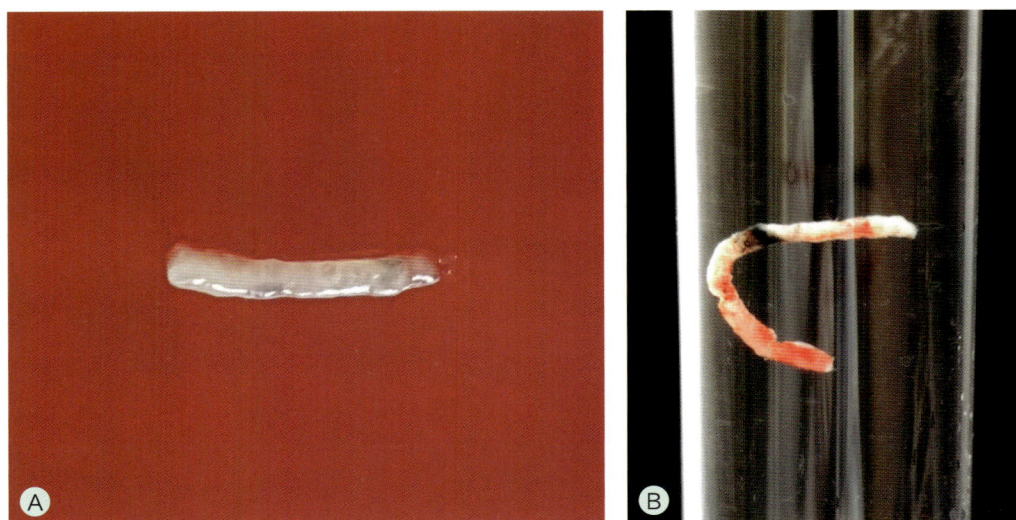

图 9-10-2　肺穿刺组织的运送

A. 血平板运送；B. 肉汤管运送

二、标本的验收和处理

(一)标本的验收

1. 检查标本标识是否唯一,采样医师姓名、采集日期和时间、检验目的等是否填写完整。

2. 检查标本容器是否符合规定,有无渗漏、破损或明显污染。

3. 检查标本的运送条件是否合适,送检时间有无超过规定要求。

4. 检查标本量是否足够、有无干涸。

实验室接收人员必须严格按照标本的验收原则进行评估,做好微生物实验室标本不合格记录;不符合要求的组织标本应立即与临床医师联系,报告标本不合格的具体理由,若临床医师仍需进行检验,须在报告上注明标本状态。

(二)标本的处理

1. 涂片检查

(1)组织印片:夹取刚取的新鲜组织标本,将疑似有感染灶位置部分印在无菌玻片上。该法最好由临床医生取样后马上制片,此时组织块的黏附性比较好,细胞容易被黏附到玻片上。该法适用于体积小的组织标本,操作简便,但阳性率不高。

(2)组织研磨匀浆后涂片:将适量组织通过组织研磨器研磨匀浆后涂片镜检,该法操作烦琐,阳性率比直接涂片法高。见图 9-10-3。

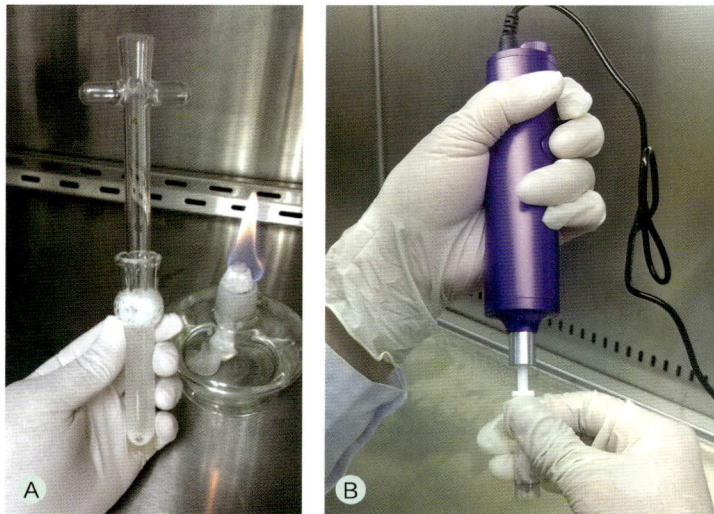

图 9-10-3　组织匀浆法
A. 手工研磨法;B. 电动匀浆法

(3)组织碾压制片:将适量组织放于两张载玻片之间,用力碾压后染色镜检,该法适用于较软的组织,阳性率最高。见图 9-10-4。

(4)石蜡包埋组织切片:能最大程度上保证组织和病原微生物的结构完整性,但操作烦琐,且处理后的组织标本不能再用于后续培养检查。

2. 培养检查

(1)组织处理:根据组织大小选择合适型号的组织研磨器,大块的组织可以通过无菌手术刀切成小块后再用研磨器处理。对怀疑毛霉目真菌感染的标本不能用研磨器研磨,使用无菌手术刀剪碎成小块后接种平板。

(2)需氧菌的分离培养:分区划线接种于血平板和麦康凯平板(或中国蓝琼脂平板)。血平板置

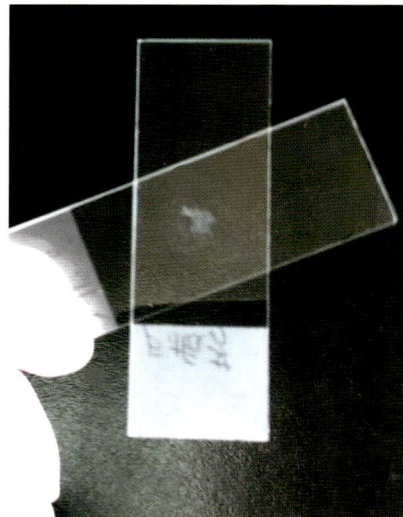

图 9-10-4　组织碾压制片法

5% CO_2 环境 35℃培养 24~48 小时,麦康凯平板置普通大气环境 35℃培养 18~24 小时。根据不同培养基上生长情况,以及菌落的形态和涂片镜检菌体特征,选择相应的鉴定及药敏试验流程。当 24 小时无生长时,结合临床资料和直接涂片综合判断,决定是否需要延长至 48 小时或者更长时间。

(3)厌氧菌的分离培养:根据临床培养要求及结合标本性状和涂片结果,对疑似厌氧菌感染的标本,在需氧培养的同时做厌氧菌培养,厌氧培养基主要有厌氧血平板、KVL 培养基,以及 BBE 培养基。对于已经使用抗菌药物治疗后的标本,可同时接种硫乙醇酸盐增菌肉汤;怀疑气性坏疽的组织标本同时接种亚甲蓝牛乳培养基;而怀疑破伤风梭菌感染的标本接种庖肉培养基;接种后立即放入厌氧环境中 35℃培养 2~5 日。怀疑放线菌感染,首次培养时间不低于 7 日。

(4)分枝杆菌培养:若怀疑分枝杆菌感染,将研磨匀浆后的组织标本直接接种于改良罗氏培养基(L-J 培养基)或者 Middlebrook 7H10 斜面上,置 35℃培养,一般第 1 周观察两次,以后每周 1 次,观察菌落出现的时间与形态,培养时间不少于 6 周。

(5)真菌培养:常规接种 SDA 或者 CHROMagar 培养基,对疑似毛霉目真菌感染的组织标本,将剪碎的组织小块压在培养基上,使其部分嵌入培养基内。考虑双相真菌感染时需做双相培养,接种两套 SDA 或 PDA 培养基,一套放 35℃孵箱,另一套放 28~30℃孵箱,培养 3~5 日后观察结果。培养时间长短取决于需要培养真菌的类型,念珠菌与隐球菌需 7 日,荚膜组织胞浆菌或芽生菌需 6~8 周,其他丝状真菌培养 4 周。

(6)幽门螺杆菌培养:主要针对胃或十二指肠黏膜组织标本,培养幽门螺杆菌的培养基包括非选择性及选择性两种。常用的非选择性培养基基础为脑心浸液琼脂、哥伦比亚琼脂、胰蛋白胨大豆琼脂以及 Wilkins-Chalgren 琼脂,培养基中需加 7%~10% 的去纤维蛋白马血。选择培养基则是在上述培养基中添加一定的抗菌药物,常用的有 Skirrow 配方及 Dent 配方。培养基应在 36℃±1℃、湿润微需氧的环境(4%O_2、5%CO_2、5%H_2 及 86%N_2)下培养,观察平板上是否有光滑、圆形小菌落出现,多数于培养 48 小时后查见。使用气袋或者气罐培养,在最初的 48 小时内不应打开观察,培养时间不少于 10 日。

3. 分子生物学检测　分子生物学检测如 PCR、基因芯片、蛋白质印迹或宏基因组学等技术是利用标本中病原菌的核酸、蛋白质等生物分子进行菌种鉴定或耐药基因快速检测,根据实验室开展的项目要求对组织标本进行不同的处理。

三、结果报告与解释

组织标本病原菌的分布因解剖部位的不同而差异较大,涂片应报告直接镜检所见、革兰氏染色或者其他染色镜检结果,培养阳性的报告鉴定与药敏试验结果。

四、注意事项

1. 最好在抗菌药物治疗前采集标本。
2. 标本取样和组织研磨过程严格无菌操作,防止污染。
3. 深部组织标本是一类解剖学上不明确的标本类型,来源于不同部位的组织标本可能的病原体也是不一样的。因此,标本送检必须注明采集部位,感染表述或者疾病名称。
4. 组织标本在混匀、研磨、接种及涂片等操作过程中,注意生物安全,尽可能避免气溶胶的产生,必须在生物安全柜内操作。
5. 深部组织标本由于再次取材比较困难,可在 -70℃保留剩余标本,在传统微生物检查未获得明确病原学依据的情况下,可采用 PCR、宏基因组学等分子生物学方法进行检测。

(陈栎江)

参考文献

1. Jorgensen JH, Pfalle MA. Manual of Clinical Microbiology. 11th ed. Washington DC: ASM Press, 2015
2. Clinical Microbiology Procedures Handbook. 3rd ed. Washington DC: ASM Press, 2010
3. Garrity GM, et al. Bergey's Manual of Systematic Bacteriology. 2nd ed. New York: Springer: 2004
4. Carroll KC. Laboratory Diagnosis of Lower Respiratory Tract Infections: Controversy and Conundrums. J Clin

microbial, 2002, 40 (9): 3115-3120

5. Meduri GU, Baselski V. The role of bronchoalveolar lavage in diagnosing nonopportunistic bacterial pneumonia. Chest, 1991, 100: 179-190

6. Hooton TM, Bradley SF, Cardenas DD, et al. Diagnosis, Prevention, and Treatment of Catheter-Associated Urinary Tract Infection in Adults: 2009 International Clinical Practice Guidelines from the Infectious Diseases Society of America. Clin Infect Dis, 2010, 50 (5): 625-663

7. Coméra C, André K, Laffitte J, et al. Microbes Infect, 2007, 9 (1): 47-54

8. Silvia Bellocchio, Silvia Moretti, Katia Perruccio, et al. J Immunol, 2004, 173: 7406-7415

9. 中国医疗保健国际交流促进会临床微生物与感染分会, 中华医学会检验医学分会临床微生物学组, 中华医学会微生物学和免疫学分会临床微生物学组. 血液培养技术用于血流感染诊断临床实践专家共识. 中华检验医学杂志, 2022, 45 (2): 105-121

10. 上海市微生物学会临床微生物学专业委员会, 上海市医学会检验医学专科分会, 上海市医学会危重病医学专科分会. 血流感染临床检验路径专家共识. 中华传染病杂志, 2022, 40 (8): 1-19

11. 陈东科, 孙长贵. 实用临床微生物学检验与图谱. 北京: 人民卫生出版社, 2011

12. 杨进, 卢先雷, 罗宇鹏. 痰液细菌学检验的标准化操作程序初探. 医学检验与临床, 2008, 19 (2): 7-12

13. 张秀珍. 当代细菌检验与临床. 北京: 人民卫生出版社, 1999

14. 尚红, 王毓三, 申子瑜. 全国临床检验操作规程. 4 版. 北京: 人民卫生出版社, 2015

15. 张秀珍, 朱德妹. 临床微生物检验问与答. 2 版. 北京: 人民卫生出版社, 2014

16. 王金良, 李晓军, 涂植光, 等. 实用检验医学 (下册). 2 版. 北京: 人民卫生出版社, 2013

17. 眼科检验协作组. 感染性眼病细菌学检查操作专家共识 (2019). 中华眼视光学与视觉科学杂志, 2019, 21 (2): 81-85

18. 王辉, 马筱玲, 宁永忠, 等. 细菌与真菌涂片镜检和培养结果报告规范专家共识. 中华检验医学杂志, 2017, 40 (1): 17-30

19. 北京医学会检验分会. 感染性眼病的病原微生物实验室诊断专家共识. 中华检验医学杂志, 2022.45 (1): 10-19

第十章

临床标本常见的病原菌及检验流程

第一节　血液及骨髓标本常见的病原菌及检验流程

正常人体血液中是无病原微生物的,人体的血液感染是细菌的易位感染,当人体局部感染向全身播散,出现全身感染时,可出现菌血症、败血症和脓毒血症等;当细菌侵入骨髓可引起严重的骨髓炎。血流感染最为严重的临床感染,严重者会导致患者休克、弥散性血管内凝血、多器官衰竭,甚至死亡。近年来,随着创伤性诊疗技术的大量开展以及广谱抗菌药物和激素的广泛使用,血流感染的发病率逐年增高。因此,准确、快速地诊断血流感染显得尤为重要,传统血培养仍是诊断血液感染的"金标准",可为临床医生对感染的诊断和治疗提供病原学依据。

一、引起血液及骨髓感染的常见病原菌

引起血液及骨髓感染的病原菌种类与原发病灶、细菌侵入途径及机体免疫状态等因素有关,引起血液及骨髓感染的常见病原菌见表 10-1-1。

表 10-1-1　引起血液及骨髓感染的常见病原菌

疾病	常见病原菌
皮肤软组织感染,痈、疖肿挤压后血液感染	金黄色葡萄球菌、溶血性链球菌
大面积烧灼伤后血液感染	铜绿假单胞菌、金黄色葡萄球菌、A 群链球菌、肠杆菌目细菌、不动杆菌属、真菌
留置导尿、导尿手术后血液感染	肠球菌、大肠埃希菌、铜绿假单胞菌
创伤后血液感染	炭疽芽胞杆菌、产气荚膜梭菌
化脓性心包炎	金黄色葡萄球菌
急性心内膜炎	金黄色葡萄球菌、肠球菌、脑膜炎奈瑟菌
亚急性心内膜炎	草绿色链球菌、肠球菌、流感嗜血杆菌
化脓性骨髓炎	金黄色葡萄球菌、溶血性链球菌、肺炎链球菌、铜绿假单胞菌
厌氧菌血症	脆弱拟杆菌
长期使用抗菌药物引起的菌群失调症所致菌血症	脆弱拟杆菌、L 型细菌
血液病、艾滋病、免疫功能低下继发菌血症	真菌、结核分枝杆菌
特殊病原体引起的血液感染	伤寒沙门菌、副伤寒沙门菌、钩端螺旋体、布鲁氏菌、鼠疫耶尔森菌
气管切开、呼吸器、慢性肺部感染后血液感染	肠杆菌目细菌、铜绿假单胞菌、金黄色葡萄球菌
吸入性肺炎后血液感染	口腔厌氧菌、肠杆菌目细菌
妇科手术后、流产、分娩后血液感染	脆弱拟杆菌、B 群链球菌、肠球菌、大肠埃希菌
胆道、肠道手术后血液感染	肠杆菌目细菌、肠球菌、脆弱拟杆菌
留置静脉补液导管、人工装置	肠杆菌目细菌、葡萄球菌属、铜绿假单胞菌、酵母菌

二、血液及骨髓标本检验流程

血液及骨髓标本检验流程见图 10-1-1。

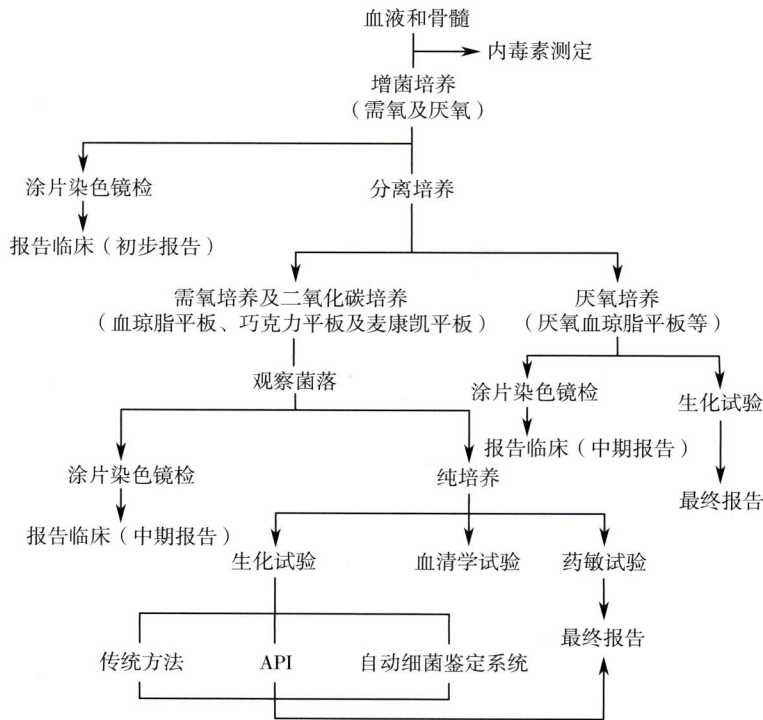

图 10-1-1   血液及骨髓标本检验流程

(郑美琴   陈默蕊)

第二节   泌尿生殖道标本常见的病原菌及检验流程

正常人的尿液通常是无菌的,大量病原微生物在泌尿系统中生长繁殖引起泌尿系炎症,排除泌尿生殖道口的正常菌群的污染,从尿液中分离出一定数量病原菌是泌尿系统感染的重要依据。

一、尿液标本常见病原菌

引起泌尿系统感染的常见病原菌有大肠埃希菌、金黄色葡萄球菌、腐生葡萄球菌、表皮葡萄球菌、A 群链球菌、肠球菌、淋病奈瑟菌、厌氧链球菌、变形杆菌、肺炎克雷伯菌、运动克雷伯菌、普罗威登菌、沙雷菌、摩根菌、沙门菌、铜绿假单胞菌、不动杆菌、其他非发酵革兰氏阴性杆菌、阴道加德纳菌、念珠菌、结核分枝杆菌、沙眼衣原体、解脲脲原体和生

殖道支原体等。

二、尿液标本的检验流程

尿液标本的细菌检验流程见图 10-2-1。

三、生殖道标本

(一)常见病原菌

引起生殖道感染常见病原菌有淋病奈瑟菌、念珠菌、阴道加德纳菌、杜克雷嗜血杆菌、B 群链球菌、肉芽肿鞘杆菌、梅毒螺旋体、沙眼衣原体、解脲脲原体、人型支原体、生殖道支原体、拟杆菌和厌氧性链球菌等。

(二)检验流程

生殖道标本的细菌检验流程见图 10-2-2。

尿液标本（中段尿、导尿、穿刺尿）

离心涂片染色镜检　　　定量培养/菌落计数　　　　　分离培养

初步报告

一般细菌培养　　　　　　特殊细菌培养

血琼脂和中国蓝平板　　　选择适宜的培养基和培养条件

细菌鉴定及药敏　　　　　鉴定和药敏试验

报告结果（最终报告）　　最终报告

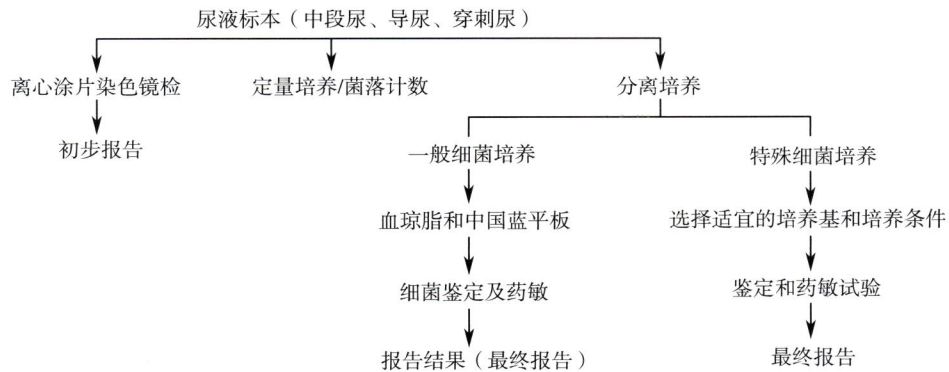

图 10-2-1　尿液标本的细菌检验流程

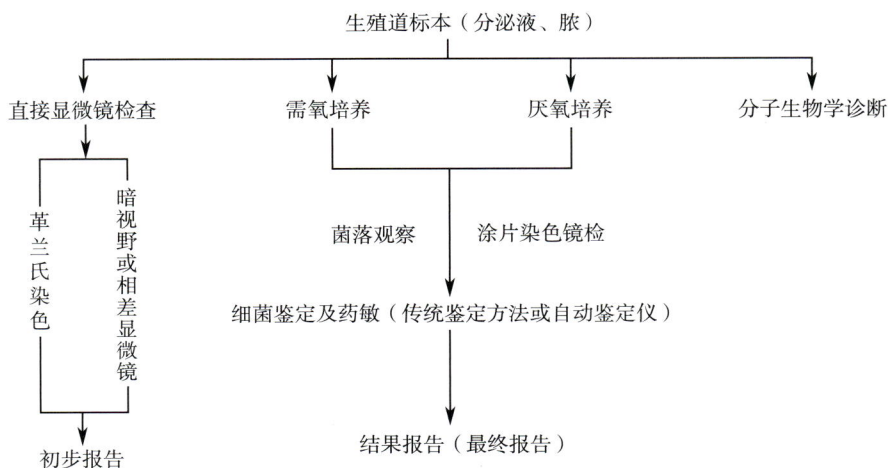

生殖道标本（分泌液、脓）

直接显微镜检查　　　需氧培养　　　厌氧培养　　　分子生物学诊断

革兰氏染色　　暗视野或相差显微镜

菌落观察　　　涂片染色镜检

细菌鉴定及药敏（传统鉴定方法或自动鉴定仪）

初步报告　　　　结果报告（最终报告）

图 10-2-2　生殖道标本的细菌检验流程

（郑美琴　周　伟）

第三节　粪便标本常见的病原微生物及检验流程

肠道中未被完全消化和吸收的物质顺利地排出体外,对人体的健康十分重要,当肠道发生感染时常常会出现腹痛、腹泻、大便性状改变等情况,因此粪便的病原微生物检查就有助于筛查粪便中的虫卵及寄生虫,以及发现肠道一些常见的致病菌。

一、常见病原微生物

(一)原发性肠道感染

导致原发性肠道感染的病原菌主要为某些革兰氏阴性杆菌、弯曲杆菌、结核分枝杆菌以及金黄色葡萄球菌,革兰氏阳性杆菌中的炭疽芽胞杆菌和

蜡样芽胞杆菌,厌氧菌中的梭菌属细菌,其次是轮状病毒及原虫。

能导致原发性肠道感染的革兰氏阴性杆菌主要有沙门菌属、志贺菌属、弧菌属、小肠结肠炎耶尔森菌、致泻性大肠埃希菌(EPEC、EIEC、ETEC、EAggEC 及 EHEC)、弗劳地柠檬酸杆菌、迟缓爱德华菌、变形杆菌(食物中毒和幼儿感染性腹泻)、类志贺邻单胞菌和嗜水气单胞菌等。

(二)继发性肠道感染

多由广谱抗生素的使用、血液病患者和癌症患者放疗和化疗、激素类药物的不规范应用以及各

种侵入性操作等引起,常见的病原菌主要有艰难梭菌、金黄色葡萄球菌、念珠菌、铜绿假单胞菌、变形杆菌属细菌、弗劳地柠檬酸杆菌、致泻性大肠埃希菌、非结核分枝杆菌,偶见轮状病毒、隐孢子虫及新型隐球菌等。

二、检验流程

粪便标本微生物检验流程见图 10-3-1。

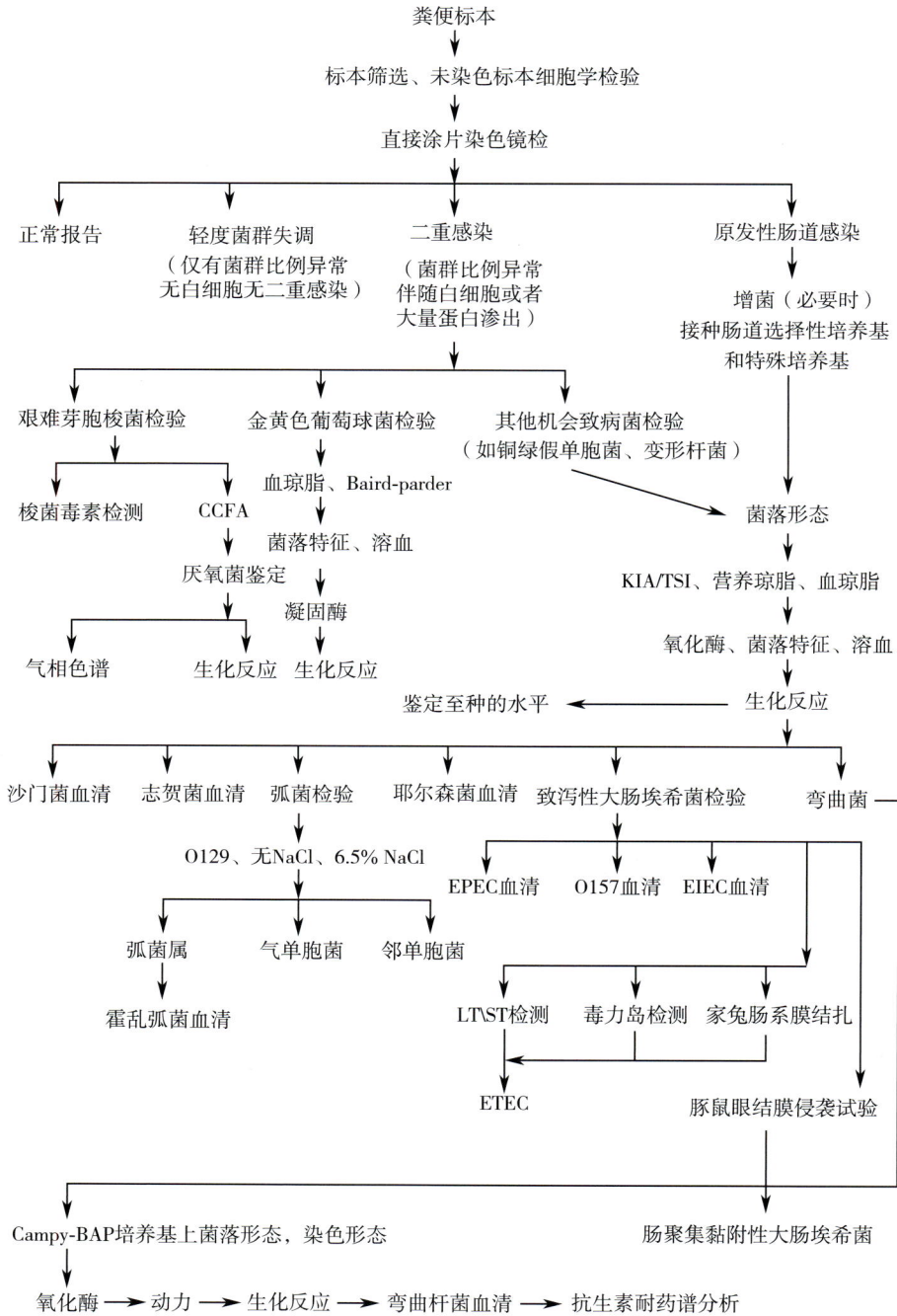

图 10-3-1   粪便标本微生物检验流程图

（郑美琴   卢先雷）

第四节　下呼吸道标本常见的病原菌及检验流程

一、下呼吸道标本常见病原微生物

下呼吸道标本包括气管吸出物、支气管肺泡灌洗液（bronchoalveolar lavage，BAL）、支气管灌洗液标本（bronchial washing，BW）、保护性毛刷（protected specimen brush，PSB）及支气管穿刺活检和痰标本等，这些标本的质量高，但是采集难度大，需要经过培训的医师采集，标本采集后应在 2 小时内室温尽快送检。依据不同感染类型，下呼吸道标本中常见的病原微生物不同，具体见表 10-4-1。

二、下呼吸道标本常见病原菌检验流程

下呼吸道标本常见病原菌检验流程见图 10-4-1。

表 10-4-1　下呼吸道标本常见的病原微生物

疾病	常见病原微生物
社区获得性（典型）肺炎	肺炎链球菌、流感嗜血杆菌、肺炎克雷伯菌
社区获得性非典型肺炎	肺炎支原体、呼吸道病毒、流感病毒、肺炎衣原体、军团菌属
吸入性肺炎	厌氧菌、金黄色葡萄球菌、需氧革兰氏阴性杆菌
医院获得性肺炎	革兰氏阴性杆菌（肠杆菌属 / 克雷伯菌属 / 不动杆菌属 / 假单胞菌属），金黄色葡萄球菌，厌氧菌，社区获得性肺炎典型菌
血液播散性肺炎	金黄色葡萄球菌、链球菌
免疫抑制宿主机会致病菌感染性肺炎	社区获得性肺炎典型菌、诺卡菌属、念珠菌属、条件致病真菌
环境暴露引起的肺炎	结核分枝杆菌、军团菌属、双相真菌、曲霉属、肺炎支原体、肺炎衣原体
急性气管炎	病毒、百日咳博德特菌、肺炎支原体和肺炎衣原体

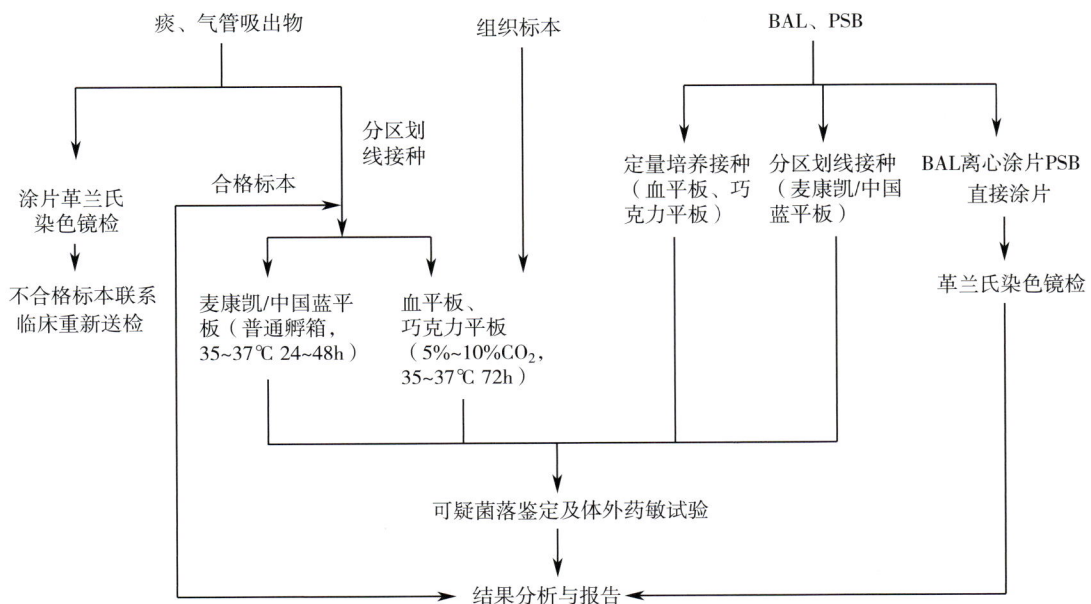

图 10-4-1　下呼吸道标本常见病原菌检验流程

（何　超　卢先雷）

第五节　穿刺液标本常见的病原菌及检验流程

一、脑脊液

(一)脑脊液标本的常见病原菌

正常情况下,脑脊液是无菌的,当病原菌通过血脑屏障进入中枢神经系统时,在脑脊液中可出现相应的病原菌,脑脊液标本中的常见病原菌见表 10-5-1。脑脊液标本采集后应及时送检,特殊病原菌例如脑膜炎奈瑟菌应保温运送,脑脊液标本送达实验室后应立即优先进入操作流程。

(二)脑脊液标本检验流程

脑脊液标本检验流程见图 10-5-1。

二、胆汁

正常情况下胆汁是无菌的。在胆汁内发现的细菌被认为是来自门静脉或直接从肠道经 Oddi 括约肌反流入胆道,因此,肠道细菌易位被认为是胆道感染发生的主要原因。胆汁、抗菌药物、机体免

表 10-5-1　脑脊液标本的常见病原菌

疾病	常见病原菌
成人脑膜炎	肺炎链球菌、脑膜炎奈瑟菌、新型隐球菌
儿童脑膜炎	脑膜炎奈瑟菌、大肠埃希菌、流感嗜血杆菌、溶血性链球菌、结核分枝杆菌
免疫缺陷、嗜酒、年龄>60 岁脑膜炎	流感嗜血杆菌、脑膜炎奈瑟菌、肠杆菌目细菌、铜绿假单胞菌、李斯特菌、新型隐球菌
脑外伤感染	金黄色葡萄球菌、铜绿假单胞菌、肠杆菌目细菌、肺炎链球菌、化脓链球菌
继发于鼻窦炎或伴发绀的先天性心脏病后形成的脑脓肿	草绿色链球菌
继发于中耳炎、乳突炎、肺脓肿后形成的脑脓肿	厌氧链球菌、拟杆菌属、变形杆菌属、其他肠杆菌目细菌

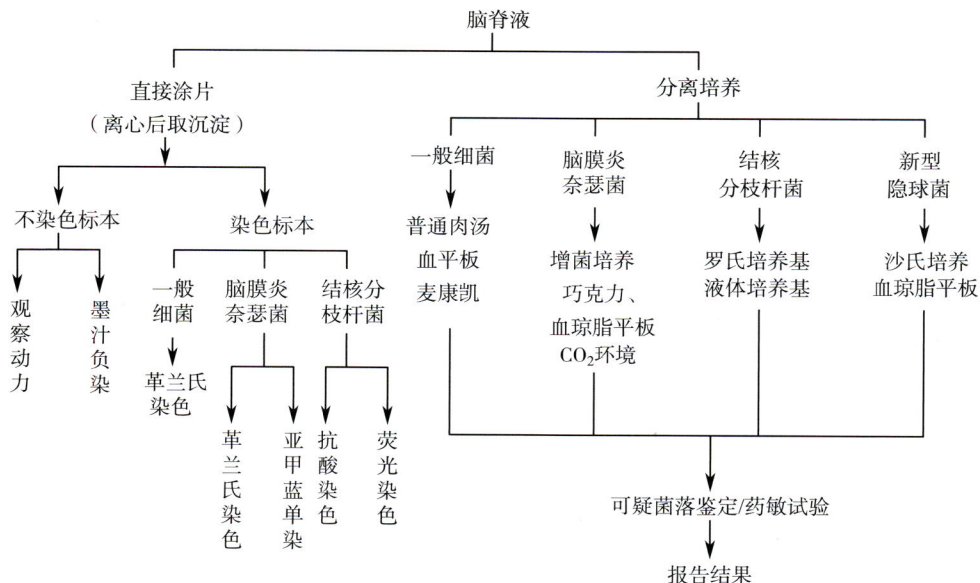

图 10-5-1　脑脊液标本检验流程

疫因素等通常可诱导细菌丧失细胞壁而成为 L 型细菌,从而成为胆囊内的"潜在菌群"长期存在。胆囊中 L 型细菌可能是胆囊炎或胆结石的重要病因。

用十二指肠液引流术或外科方法获取的胆汁进行细菌培养是诊断胆道感染的重要方法。培养应包括需氧菌、厌氧菌、L 型细菌和真菌培养。

（一）胆汁标本中常见的病原微生物

胆汁标本中常见的病原微生物见表 10-5-2。

表 10-5-2　胆汁标本中常见的病原微生物

革兰氏阳性球菌	革兰氏阴性杆菌	其他
肠球菌	大肠埃希菌	支原体
厌氧链球菌	肺炎克雷伯菌	病毒
葡萄球菌	变形杆菌	立克次体
	运动克雷伯菌	寄生虫
	假单胞菌	
	伤寒沙门菌、其他沙门菌	
	脆弱拟杆菌	
	产碱杆菌属	
	气单胞菌	

（二）胆汁标本检验流程

胆汁标本检验流程见图 10-5-2。

三、浆膜腔穿刺液

（一）浆膜腔穿刺液中常见的病原微生物

浆膜腔穿刺液中常见的病原微生物见表 10-5-3。

表 10-5-3　浆膜腔穿刺液中常见的病原微生物

革兰氏阳性菌	革兰氏阴性菌	其他
肺炎链球菌	淋病奈瑟菌	支原体
A 群链球菌	大肠埃希菌	病毒
葡萄球菌	肺炎克雷伯菌	立克次体
草绿色链球菌	臭鼻克雷伯菌	寄生虫
厌氧性链球菌	梭杆菌	
肠球菌	拟杆菌	
结核分枝杆菌	假单胞菌属	
类白喉棒杆菌	军团菌	
产气荚膜梭菌	变形杆菌	
炭疽芽胞杆菌	流感或副流感嗜血杆菌	
放线菌	沙门菌属	
诺卡菌	不动杆菌属	
真菌	产碱杆菌属	
	运动克雷伯菌	

（二）浆膜腔穿刺液标本的细菌检验流程

浆膜腔穿刺液标本的细菌检验流程见图 10-5-2。

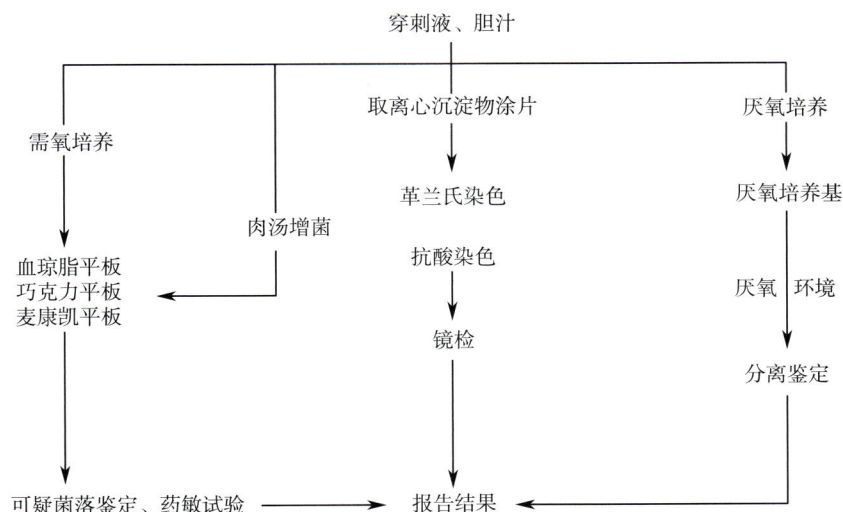

图 10-5-2　穿刺液、胆汁标本的细菌检验流程

（何 超 陈默蕊）

第六节   脓液及创伤感染分泌物中常见的病原菌及检验流程

创伤是指机体受到暴力或刺激等因素后发生组织破坏和功能障碍。按皮肤或黏膜表面有无伤口可分为闭锁性和开放性两类。开放性创伤是指创伤部位皮肤被破坏,皮下组织直接与外界接触,创面常有出血、渗出、污染细菌。伤口虽有细菌污染,但不一定发生感染,区分创伤感染或污染,与细菌向活组织侵入程度及组织含菌量有关,一般认为每克组织内细菌数量在 $10^5 \sim 10^6$ 个以上时即可造成伤口感染。闭锁性创伤感染症状为脓肿(即组织、器官或体腔内,因病变组织坏死、液化而出现的局限性脓液积聚,四周有一完整的脓壁)。引起脓肿的细菌可通过以下途径进入组织:直接进入(如随污染物侵入伤口);从已有的感染部位向四周蔓延;从远处经淋巴或血液途径播散;因自然屏障被破坏,菌丛由栖居处迁行至附近正常的无菌区(如腹腔内脏穿孔引起腹内脓肿)。脓肿形成的好发因素包括宿主防御机制减弱(如白细胞功能异常);体内有异物;尿路、胆道和呼吸道的正常引流发生堵塞;组织局部缺血或坏死,血肿或组织内积液过多和外伤。

一、脓液及创伤感染分泌物中常见的病原菌

脓液及创伤感染分泌物中常见的病原菌见表 10-6-1。

二、脓液及创伤感染标本的细菌检验流程

脓液及创伤感染标本的细菌检验流程见图 10-6-1。

表 10-6-1   脓液及创伤感染分泌物中常见的病原菌

疾病	主要病原菌
皮肤化脓性感染,如毛囊炎、痈、疖	金黄色葡萄球菌、溶血性链球菌
化脓性中耳炎、外耳道炎等	金黄色葡萄球菌、溶血性链球菌、肺炎链球菌、铜绿假单胞菌、变形杆菌属、大肠埃希菌
急性脓胸、膈下脓肿	肺炎链球菌、其他链球菌、脆弱拟杆菌
肝脓肿	肠杆菌目细菌、肠球菌属、拟杆菌属、金黄色葡萄球菌
化脓性骨髓炎	金黄色葡萄球菌、溶血性链球菌、肺炎链球菌、结核分枝杆菌、诺卡菌、大肠埃希菌、厌氧菌
急、慢性化脓性骨关节炎	金黄色葡萄球菌、溶血性链球菌、肺炎链球菌、淋病奈瑟菌、伤寒沙门菌、结核分枝杆菌
急性阑尾炎、腹膜炎	溶血性链球菌、肠球菌属、大肠埃希菌、变形杆菌属、脆弱拟杆菌
皮肤、肺、肠炭疽	炭疽芽胞杆菌
破伤风	破伤风梭菌
气性坏疽(混合感染)	产气荚膜梭菌、水肿梭菌、败毒梭菌、产芽胞梭菌、溶组织梭菌、双酶梭菌及需氧菌

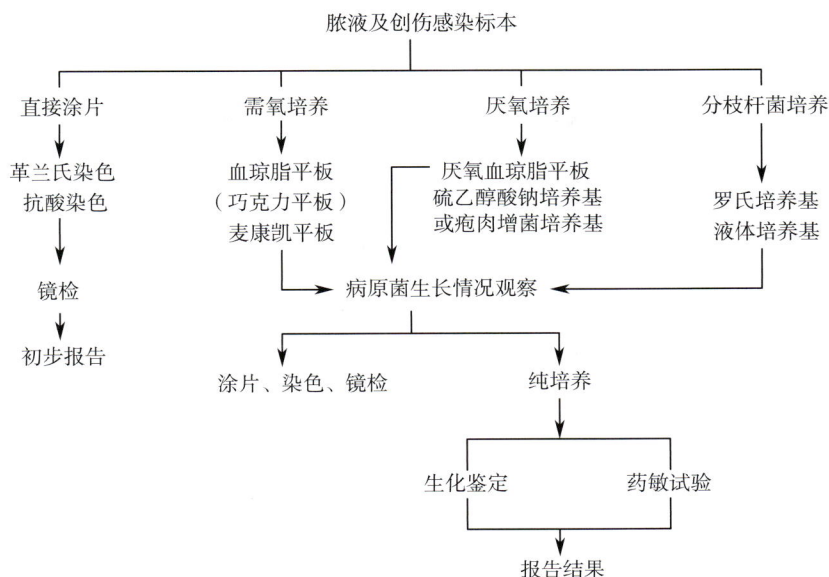

图 10-6-1　脓液及创伤感染标本细菌检验流程

(何　超　陈默蕊)

第七节　眼、耳、鼻、喉标本中常见病原菌及检验流程

一、眼部标本中常见的病原菌及检验流程

(一)眼部标本中常见的病原菌

正常人眼睑、睑缘处常有表皮葡萄球菌、莫拉菌、类白喉棒杆菌等寄生。正常结膜囊可无细菌，也可见少数表皮葡萄球菌、甲型链球菌、莫拉菌、痤疮皮肤杆菌等，泪囊、巩膜、角膜、前房、玻璃体等通常是无菌的，然而人们的眼睛常年暴露于空气中，又极易受到外界细菌的侵害。当遇到毒株和／或人体抵抗力减弱、局部创伤等时，外界进入的病原菌就会在眼内大量繁殖，引起感染，患者表现眼部红肿(充血)、眼痒、畏光、怕风、流眼泪、眼内分泌物增多等情况。眼部感染常见的疾病有：角／结膜炎、眼睑炎、睑缘炎、睑板腺炎、泪囊炎、角膜溃疡、眼内炎、眼眶蜂窝组织炎等。眼部标本中常见的病原菌见表 10-7-1。

(二)眼部标本检验流程

由于眼部标本种类较多，处理方式各不相同，大致可以分为两大类：一类是眼表标本，主要包括结膜／角膜分泌物、结膜／角膜刮取物等，泪道分泌物、泪道结石、结膜结石等可参照执行；另一类为眼球内容物包括房水、玻璃体等，部分眼内组织切取物可参照执行。

眼部标本(分为分泌物等眼表标本及眼内无菌物两大类)细菌检验流程见图 10-7-1。

二、耳及乳突标本中常见的病原菌及检验流程

(一)耳及乳突分泌物标本中常见的病原菌

耳包括外耳、中耳和内耳。正常人的外耳道可能有细菌存在，中耳和内耳是无菌的。当患者感冒、窦部感染或其他呼吸道疾病以后，常有耳内液体积聚，容易发生耳部感染，耳部感染在婴儿中较为常见。耳及乳突标本中常见的病原菌见表 10-7-2。

(二)耳及乳突分泌物标本细菌检验流程

耳及乳突分泌物标本细菌检验流程见图 10-7-2。

表 10-7-1　眼部标本中常见的病原菌

疾病	常见病原菌
眼眶感染	金黄色葡萄球菌、链球菌、消化链球菌、铜绿假单胞菌、流感嗜血杆菌、分枝杆菌、接合菌、曲霉菌、棘球蚴
眼睑炎	金黄色葡萄球菌、单纯疱疹病毒、水痘病毒、乳头状瘤病毒、毛癣菌属、小孢子菌属、毛孢子菌属
睑腺炎（麦粒肿）	金黄色葡萄球菌
睑板腺囊肿	金黄色葡萄球菌、腔隙莫拉菌
化脓性结膜炎	淋病奈瑟菌、脑膜炎奈瑟菌(新生儿)、沙眼衣原体 D-K 血清型、金黄色葡萄球菌、化脓链球菌、肺炎链球菌、流感嗜血杆菌、铜绿假单胞菌、大肠埃希菌、莫拉菌、白喉棒杆菌、鹦鹉热衣原体
慢性结膜炎	腔隙莫拉菌、葡萄球菌
帕里诺结膜腺炎	汉赛巴尔通体(或猫阿菲波菌)、结核分枝杆菌、苍白密螺旋体、杜克雷嗜血杆菌、土拉热弗朗西斯菌、EB 病毒、腮腺炎病毒
病毒性结膜炎	腺病毒 8、19 或 17 型,通常引起角膜结膜炎严重感染是 8、5 和 19 型；3、7 和 4 型引起咽结膜热；单纯性疱疹病毒、水痘 - 带状疱疹病毒、EB 病毒、巨细胞病毒、麻疹病毒、腮腺炎病毒、流感病毒
细菌性角膜炎	金黄色葡萄球菌、葡萄球菌、肺炎链球菌、链球菌、铜绿假单胞菌、蜡样芽胞杆菌、肠杆菌目细菌、奈瑟菌、腔隙莫拉菌、偶发分枝杆菌、龟分枝杆菌、厌氧菌
真菌性角膜炎	茄病镰刀菌、白念珠菌、烟曲霉、链格孢霉、弯孢霉、枝顶孢霉
病毒性角膜炎	单纯疱疹病毒、水痘 - 带状疱疹病毒
原虫性角膜炎	棘阿米巴属
泪腺炎	金黄色葡萄球菌、链球菌、淋病奈瑟菌、结核分枝杆菌、苍白密螺旋体、腮腺炎病毒、EB 病毒
泪囊炎	肺炎链球菌、金黄色葡萄球菌、β- 溶血性链球菌、流感嗜血杆菌、铜绿假单胞菌、奇异变形杆菌、白念珠菌、曲霉菌、流感病毒、
泪小管炎	衣氏放线菌、链球菌、念珠菌、曲霉菌、单纯疱疹病毒、带状 - 疱疹病毒
眼内炎	金黄色葡萄球菌、表皮葡萄球菌、脑膜炎奈瑟菌、链球菌、假单胞菌、肠杆菌目、流感嗜血杆菌、芽胞杆菌、丙酸杆菌、星形诺卡菌、念珠菌、曲霉菌、青霉菌、弯孢霉、头孢霉
视网膜和脉络膜感染	巨细胞病毒、刚地弓形虫

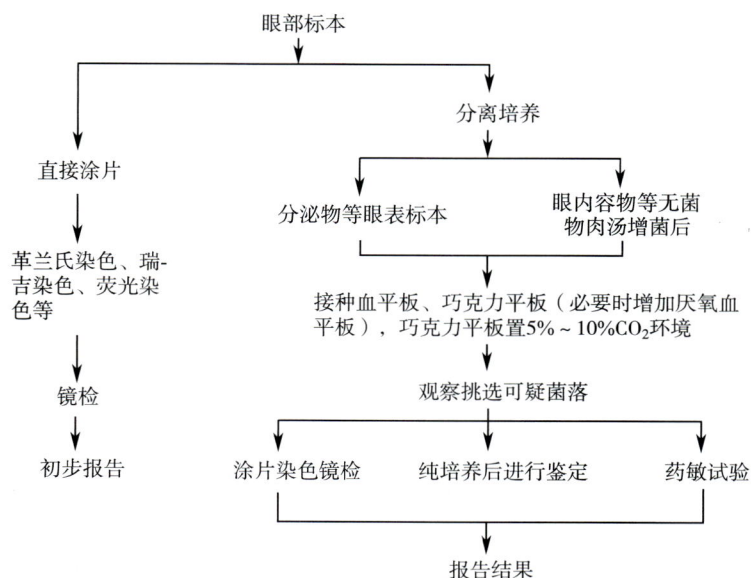

图 10-7-1　眼部标本细菌检验流程

表 10-7-2　耳及乳突标本中常见的病原菌

疾病	常见病原菌
中耳炎和急性乳突炎	肺炎链球菌、流感嗜血杆菌、卡他莫拉菌、化脓性链球菌、金黄色葡萄球菌、铜绿假单胞菌、厌氧菌
恶性外耳道炎	铜绿假单胞菌、大肠埃希菌、金黄色葡萄球菌、普通变形杆菌
外耳道疖肿	金黄色葡萄球菌、曲霉菌、青霉菌、毛癣菌

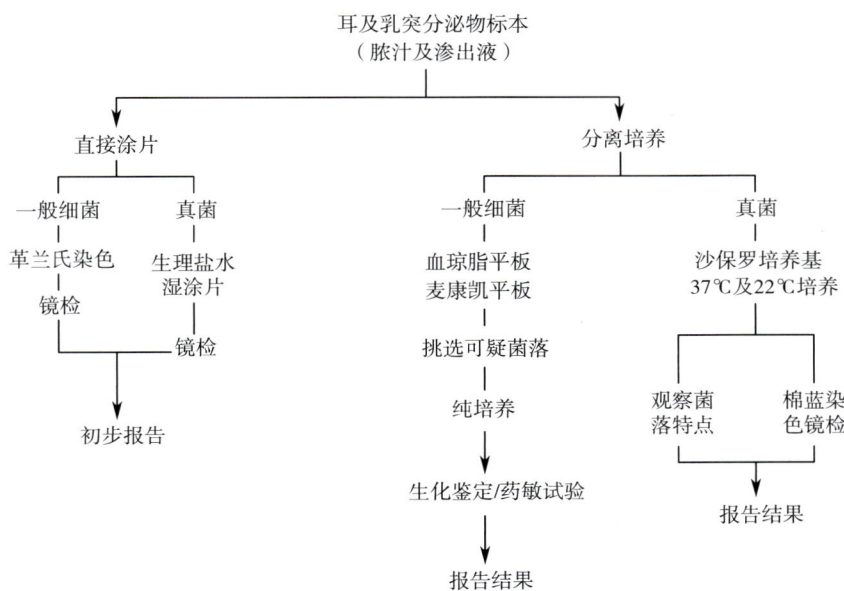

图 10-7-2　耳及乳突分泌物标本细菌检验流程

三、口腔标本中常见的病原菌及检验流程

（一）口腔标本中常见的病原菌

正常人的口腔内存在一定数量与种类的正常菌群,当机体免疫功能下降或出现外伤时,可使一些细菌甚至病原菌侵入而致病。

1. 细菌性咽炎　是儿科患者常见的就诊原因,此种咽炎常由 A 群链球菌(化脓性链球菌)引起。然而,考虑到各种患者和病原体,包括病毒在内,A 群链球菌在引起咽炎的病因方面只占到 5%。A 群链球菌性咽炎很重要,不仅因为其起病急,而且可引起非化脓性后遗症(急性风湿热或急性肾小球肾炎)。准确诊断治疗 A 群链球菌性咽炎对于缩短病程、防止传染、防止非化脓性后遗症以及避免病毒感染患者的抗生素治疗都非常必要。

由 β- 溶血性 B 群、C 群、G 群和 F 群链球菌引起的细菌性咽炎亦有所报道。此外,引起细菌性咽炎的少见病原菌包括厌氧菌(坏疽咽炎)、淋病奈瑟菌、白喉棒杆菌、溶血隐秘杆菌、鼠疫耶尔森菌、土拉热弗朗西斯菌、肺炎支原体、鹦鹉热衣原体和肺炎衣原体。

2. 会厌炎　急性细菌性会厌炎表现为会厌炎症肿胀,可引发致命的气道阻塞。验证亦可发生于杓状软骨或咽壁,引起急性声门炎。多数儿童急性会厌炎由流感嗜血杆菌 b 血清型引起。在成人,流感嗜血杆菌仅占到 25%。肺炎链球菌、β- 溶血性链球菌(A 群、B 群和 C 群)、金黄色葡萄球菌、副流感嗜血杆菌和脑膜炎奈瑟菌亦可引起本病。肺炎克雷伯菌和多杀巴斯德菌作为少见的病原菌可分离自免疫力低下的患者。

3. 牙周脓肿　牙周疾病是指牙周组织(牙齿支持性结构)的所有疾病。龈下菌斑和牙龈炎首先发生,最终形成牙周组织的损伤和牙齿永久性脱落。不同牙周感染的微生物学特点近期才被揭示。正常牙周组织中正常菌群主要为革兰氏阳性菌,如口腔链球菌、血液链球菌和放线菌属。对于牙龈炎患者,其龈下主要菌群为厌氧革兰氏阴性菌、二氧化碳嗜纤维菌和消化链球菌。随着进一步发展成牙周炎,菌群发生变化,包括螺旋体(栖牙密螺旋体)、牙龈卟啉单胞菌和伴放线凝聚杆菌。牙周脓肿形成后,还将包括梭杆菌属和草绿色链球菌。兼性革兰氏阴性菌和葡萄球菌在所有牙周感染中都较罕见。

4. 口腔炎　口腔炎是指口腔黏膜炎症,包含的口腔结构有颊唇黏膜、上颚、舌、口底和齿龈。营养不良、虚弱或免疫失调,如人体免疫缺陷病毒(HIV)感染,易使口腔炎趋于严重。轻度的牙龈溃疡可发展成坏死性溃疡,进而变成唇及面颊部的蜂窝织炎。坏死的软组织腐烂,暴露出骨骼和牙齿。伤口处常见奋森疏螺旋体、产黑色素普雷沃菌和具核梭杆菌。活检标本中亦可见到其他细菌。

5. 卢德维希咽峡炎　卢德维希咽峡炎是指下颚下、舌下以及颏下等口底多间隙的广泛急性蜂窝织炎,并常累及颈筋膜间隙甚至上纵隔,是头颈部最严重的感染之一,其病情凶险,进展迅猛,局部及全身症状均较重,若治疗不当,可出现呼吸道梗阻、中毒性休克、败血症甚至急性纵隔感染等严重并发症而危及生命。大多数患者,感染始于牙周病灶。链球菌和口腔均为常见的致病菌,流感嗜血杆菌、葡萄球菌和革兰氏阴性菌亦可成为其病原菌。

6. 近口腔及源自口腔的脓肿

(1) 扁桃体周围、咽、咽后、咽旁脓肿:扁桃体周围脓肿由需氧和厌氧菌混合感染引起,其中化脓性链球菌、金黄色葡萄球菌和咽峡炎链球菌的感染最为常见。咽部、咽后、咽旁脓肿累及颈部则可能致

命。这些部位的感染多与厌氧菌有关,厌氧菌的数量超过需氧菌的 3 倍,脓肿标本中细菌平均有 7 种之多。另外,口腔菌群引起此类感染主要由消化链球菌属、普雷沃菌属、卟啉单胞菌属、梭杆菌属和放线菌属引起。链球菌,尤其是草绿色链球菌也非常重要。当此类脓肿发生于住院患者,则多为金黄色葡萄球菌和需氧革兰氏阴性杆菌感染。

(2) Lemierre 综合征(颈内血栓静脉炎):Lemierre 综合征是一种特别的口咽感染,其特点是颈内静脉脓毒血栓静脉炎继发感染和感染扩散。坏死梭杆菌为口腔内正常居住菌,亦为本病的主要病原菌,偶尔与其他口腔厌氧菌一起引起感染。静脉穿刺采集血标本,清创时采集的标本应送检做需氧和厌氧培养。

(3) 化脓性腮腺炎:急性化脓性腮腺炎(涎腺炎)鉴于重症患者,尤见于脱水、营养不良、年老或术后恢复患者。其特点为疼痛、腮腺软性肿胀。腮腺口腔导管开口处脓性排出明显。金黄色葡萄球菌为主要的病原菌,某些情况草绿色链球菌和口腔厌氧菌亦可引起感染。慢性细菌性腮腺炎亦可由金黄色葡萄球菌引起。其他唾液腺通常由于导管阻塞而较少累及。肺结核患者的结核分枝杆菌也可累及腮腺。

口腔标本可检出的病原菌见表 10-7-3。

(二) 口腔标本细菌检验流程

口腔标本细菌检验流程见图 10-7-3。

表 10-7-3　口腔标本可检出的病原菌

疾病	常见病原菌
咽炎	化脓性链球菌、偶见其他 β- 溶血性链球菌、溶血隐秘杆菌、肺炎支原体
白喉	白喉棒杆菌
会厌炎	流感嗜血杆菌,偶见肺炎链球菌、脑膜炎奈瑟菌、金黄色葡萄球菌、β- 溶血性链球菌
牙龈炎	需氧菌和厌氧菌混合感染,包括梭杆菌、普雷沃菌、卟啉单胞菌、螺旋体、伴放线凝聚杆菌、侵蚀艾肯菌
脓肿溃疡	厌氧菌(尤其是梭杆菌属)、草绿色链球菌
口腔炎	厌氧菌(尤其是产黑色素普雷沃菌)、奋森密螺旋体
脓性颌下炎	链球菌,口腔菌群;偶见流感嗜血杆菌、葡萄球菌和革兰氏阴性杆菌
近口腔、扁桃体、咽部、咽后即咽旁的脓肿	厌氧菌、化脓性链球菌、金黄色葡萄球菌、咽峡炎(米勒)链球菌群
Lemierre 综合征	坏死梭杆菌、其他厌氧菌
化脓性腮腺炎	金黄色葡萄球菌、草绿色链球菌、厌氧菌

口腔标本

直接涂片检查 ─────────── 分离培养

一般细菌　　螺旋体标本　　放线菌标本　　　　一般细菌　　　　　放线菌标本

涂片　　暗视野荧光法　　颗粒压碎　　血琼脂平板　　　　脑心浸液琼脂
　　　　　　　　　　　　　　　　　麦康凯平板

革兰氏染色

镜检　　　　　　　　　革兰氏染色　　　　挑选可疑菌落

初步报告　　　　　　涂片革兰氏染色　　　纯培养

　　　　　　　　　　镜检　　　　　　生化鉴定/药敏试验

报告结果

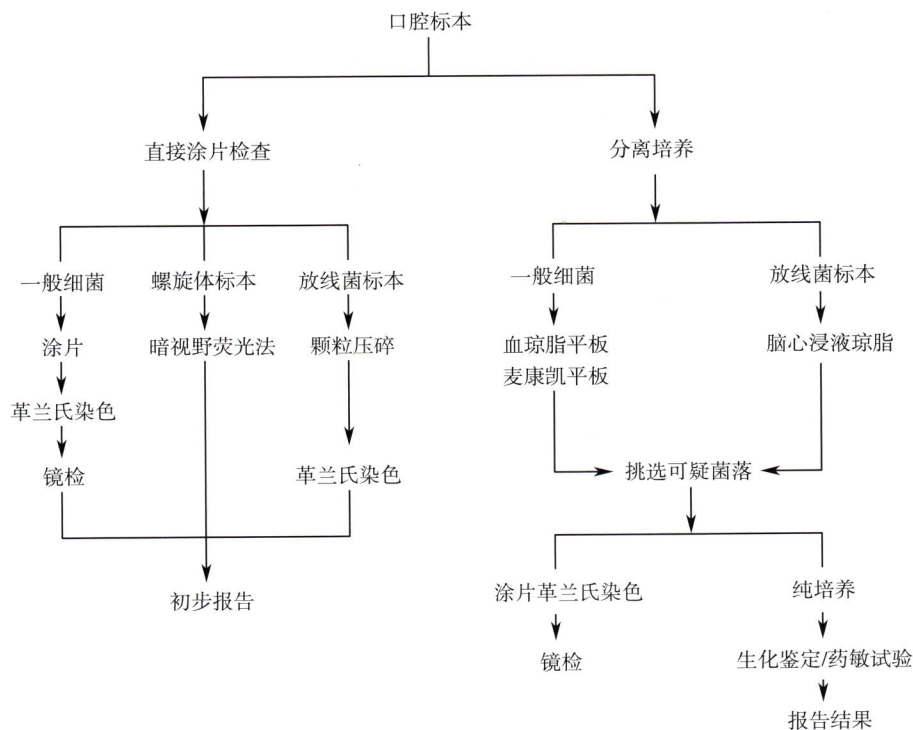

图 10-7-3　口腔标本中可检出的病原菌

四、鼻分泌物标本中常见的病原菌及检验流程

（一）鼻分泌物标本中常见的病原菌

正常人的鼻腔中含有多种细菌,如金黄色葡萄球菌、表皮葡萄球菌、假白喉棒杆菌、链球菌(包括肺炎链球菌)、奈瑟菌(包括脑膜炎奈瑟菌)、卡他莫拉菌、流感嗜血杆菌等,其中多为正常菌群,这常干扰对病原菌的判断,所以不主张进行常规的鼻拭子培养,只需进行特定微生物检测。

鼻分泌物中常见的病原菌见表 10-7-4。

（二）鼻咽喉部标本细菌检验流程

鼻咽喉部标本的细菌检验流程见图 10-7-4。

表 10-7-4　鼻分泌物中常见的病原菌

疾病	常见病原菌
鼻窦炎	肺炎链球菌、流感嗜血杆菌、卡他莫拉菌、化脓性链球菌、金黄色葡萄球菌,其他葡萄球菌,厌氧菌(常见脆弱拟杆菌、产黑色素普雷沃菌和消化链球菌)
鼻硬结	肺炎克雷伯鼻硬结亚种
急性细菌性鼻炎、鼻前庭炎、鼻腔疖肿	金黄色葡萄球菌、化脓性链球菌、铜绿假单胞菌
鼻结核、鼻寻常狼疮	结核分枝杆菌
鼻真菌病	毛霉菌、曲霉菌、隐球菌、酵母菌、组织胞浆菌

鼻咽喉部、咽部黏膜、伪膜边缘分泌物

直接涂片检查

| 一般细菌涂片革兰氏染色镜检 | 白喉棒杆菌涂片亚甲蓝或异染颗粒染色镜检 | 结核分枝杆菌涂片抗酸染色镜检 | 奋森疏螺旋体及梭形菌涂片革兰氏染色镜检 | 念珠菌湿片高倍镜检、革兰氏染色镜检 |

初步报告

分离培养

一般细菌

血平板
巧克力平板
麦康凯平板

35℃ 5%~10%
二氧化碳过夜

涂片革兰氏染色镜检　纯培养生化鉴定药敏试验

报告结果

百日咳博德特菌
白喉棒杆菌
结核分枝杆菌

按各自细菌相应
鉴定程序进行

报告结果

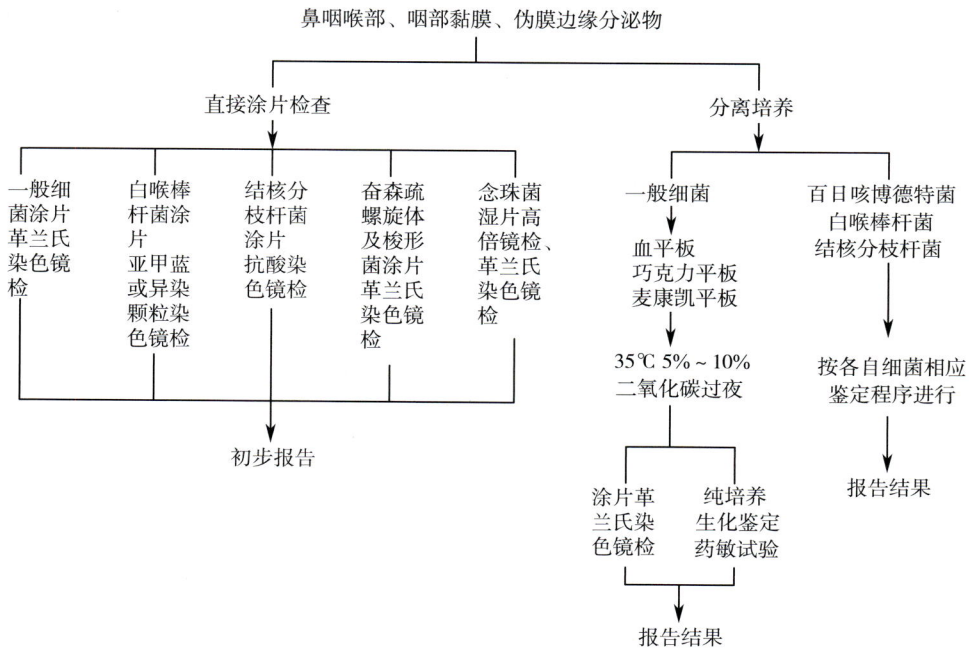

图 10-7-4　鼻咽喉部标本的细菌检验流程

（郑美琴　陈默蕊　孙长贵）

参考文献

1. 陈东科, 孙长贵. 实用临床微生物学检验与图谱, 北京: 人民卫生出版社, 2011
2. 中华医学会检验医学分会. 临床微生物学血培养操作规范. 中华医学检验杂志, 2004, 27 (2): 124-126
3. 中华医学会检验医学分会. 临床微生物学尿培养操作规范. 中华医学检验杂志, 2005, 28 (10): 1085-1087
4. 感染性眼病协作组. 感染性眼病细菌学检查操作专家共识 (2015). 中华眼视光与视觉科学杂志, 2016, 18 (1): 1-4
5. Jorgensen JH, Pfaller MA. Manual of clinical microbiology. 11th ed. Washington DC: ASM Press, 2015
6. 刘祖国, 王宁利, 孙兴怀, 等. 眼科学基础. 2 版. 北京: 人民卫生出版社, 2011
7. 尚红, 王毓三, 申子瑜. 全国临床检验操作规程. 4 版. 北京: 人民卫生出版社, 2015
8. 倪语星, 尚红. 临床微生物学检验. 5 版. 北京: 人民卫生出版社, 2012
9. Garcia LS. Clinical Microbiology Procedures Handbook. 3rd ed. Washington DC: ASM Press, 2010
10. Versalovic J, Carroll KC, Pfaller MA. Manual of Clinical Microbiology. 10th ed. Washington DC: ASM Press, 2011
11. 王金良, 李晓军, 涂植光, 等. 实用检验医学 (下册). 2 版. 北京: 人民卫生出版社, 2013

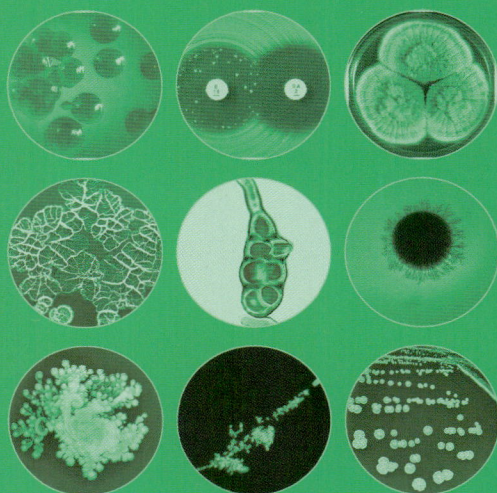

第三篇

临床细菌学检验

第十一章
细菌的分类与命名

第一节　细菌分类学概述

细菌分类学(taxonomy)是对细菌进行分类(classification)、命名(nomenclature)和鉴定(identification)的一门学科。目前,细菌分类学已经成为细菌系统学的代名词,其任务是:在全面了解细菌生物学特征的基础上,研究细菌的种类,探索细菌起源、演化以及与其他类群之间的亲缘关系,进而提出能反映自然发展的分类系统,并将细菌加以分门别类。与传统的表型分类法相比较,当前的细菌分类学系统能更多地反映细菌之间的自然联系。

一、基本概念

1. 细菌分类　细菌分类是根据每种细菌各自的特征,并按照它们的亲缘关系分门别类,以不同等级编排成系统。细菌分类方法包括:表型分类法、遗传学分类法和化学分类法。

2. 细菌命名　细菌命名是在细菌分类的基础上,按照细菌命名法规给予每种细菌一个科学名称,以便人们在生产、临床实践和科学研究工作中相互交流。

3. 细菌鉴定　细菌鉴定是指确定一个新的分离物是否归属于已经命名的分类单元的过程。若与已知细菌相同即采用已知细菌的名称,不同则按命名规则确定一个新名称。

二、组织、法规、期刊或出版物

1. 组织　国际原核生物系统学委员会(International Committee on Systematics of Prokaryotes,ICSP)和它的前身国际系统细菌学委员会(International Committee on Systematics of Bacteriology,ICSB)是负责细菌分类的唯一的、国际性的官方组织,

为国际微生物学联合会(International Union of Microbiological Societies,IUMS)下的一个分支机构。ICSP 的主要职能包括:①管理原核生物名称;②制定和修订原核生物分类的法规和制度;③编辑和出版原核生物分类的相关论文等。

2. 法规　《国际细菌命名法规》(*International Code of Nomenclature of Bacteria*,ICNB)是一部用于管理细菌名称的法规,简称《细菌学法规》(*Bacteriological Code*,BC)。规则使原则有效,使过去的命名有序并规定将来的命名。辅则处理次要问题并附于其所补充的规则之后。其目的是确保每一种细菌只被标记唯一的带有价值信息的名字。该法规 1975 年首次出版,1990 年修订后于 1992 年再版。

3. 期刊　《国际系统与进化微生物学杂志》(*International Journal of Systematic and Evolutionary Microbiology*,IJSEM)和它的前身《国际系统细菌学杂志》(*International Journal of Systematic Bacteriology*,IJSB)分别是 ICSP 和其前身 ICSB 的官方期刊,刊载的论文主要涉及原核生物的分类、命名、鉴定、保存、系统发育、进化和多样性等。近年来,该杂志刊载的内容进一步扩宽到酵母菌、酵母样真菌、原生生物和藻类等微生物的分类。原核生物新种的论文在 *IJSEM* 或 *IJSB* 杂志上得到了发表,即认为获得了国际性的认可。

其他发表原核生物新种的专业性期刊主要有《安东尼·范·列文虎克》(*Antonie van Leeuwenhoek*)和《系统和应用微生物学》(*Systematic and Applied Microbiology*)杂志。但在这些杂志发表新种时,需要经《国际系统和进化微生物学杂志》编辑审核合格。

4. 书籍与文件

(1)"伯杰手册"系列书籍:1923年出版的《伯杰细菌鉴定手册》(*Bergey's Manual of Determinative Bacteriology*),是第一部集细菌鉴定和检索为一体的分类学著作,后分别于1925年、1930年、1934年、1939年、1948年、1957年、1974年和1994年相继出版了第2版至第9版,为细菌分类和细菌名称的稳定做出了不可磨灭的贡献。

1980年,"伯杰手册基金会"策划和组织编写《伯杰系统细菌学手册》(*Bergey's Manual of Systemic Bacteriology*)。尽管该手册是《伯杰细菌鉴定手册》的延续,但与《伯杰细菌鉴定手册》所不同的是,它结合了化学分类、数值分类和遗传学分类(特别是DNA相关性分析和16S rRNA寡核苷酸序列分析)的最新成果,更好地反映了各细菌种群之间的亲缘关系,实现了细菌分类研究从表观到系统发育体系的转变。1989年,第1版全书4卷完成出版,第1卷(1984年出版)主要包括医学、工业和普通微生物的重要革兰氏阴性菌;第2卷(1986年出版)包括除放线菌外的革兰氏阳性菌;第3卷(1989年出版)包括古菌、蓝藻菌和其他革兰氏阴性菌;第4卷(1989年出版)为放线菌。除此以外,此书还描述了一些没有正式分类的细菌、一些与昆虫共生的不可培养的细菌,以及每个菌群的生态、分离、保藏及鉴定方法。

2001—2012年,《伯杰系统细菌学手册》第2版陆续出版,共分5卷。第1卷(2001年出版)包括古菌、蓝藻菌和光合细菌等古老进化分支的古菌群;第2卷(2005年出版)包括变形菌门(Proteobacteria);第3卷(2009年出版)包括厚壁菌门(Firmicutes);第4卷(2011年出版)包括包括拟杆菌门(The Bacteroidetes)、螺旋体门(Spirochaetes)、软壁菌门(Tenericutes)、酸杆菌门(Acidobacteria)、纤维杆菌门(Fibrobacteres)、梭杆菌门(Fusobacteria)、网团菌门(Dictyoglomi)、芽单胞菌门(Gemmatimonadetes)、黏胶球形菌门(Lentisphaerae)、疣微菌门(Verrucomicrobia)、衣原体门(Chlamydiae)和浮霉菌门(Planctomycetes)等高GC含量的革兰氏阳性细菌;第5卷包括放线菌门(Actinobacteria)。

尽管"伯杰手册"在分类学领域非常有权威性,但因其过于严谨、保守的著书宗旨,以及漫长的出版周期,无法满足当前原核生物分类的巨大需求。一个典型的例子是,1977年,Woese和他的同事发现了一种新的生命形式——古菌(Archaea),并提出了"三域生命"学说,即地球上的生命由细菌、古菌和真核生物三种生物形式组成;但直到2015年,"伯杰手册"才正式参考了"三域生命系统"的成果,将古菌放到与细菌相同的分类地位,对第2版《伯杰系统细菌学手册》的相关内容进行了扩充,更名为《伯杰系统古菌和细菌手册》(*Bergey's Manual of Systematics of Archaea and Bacteria*,BMSAB)。鉴于ICSP是目前国际上唯一指定的原核生物分类的官方机构,故最终的分类信息应以ICSP和其官方期刊*IJSEM*杂志所公布的内容为标准。

(2)《细菌名称的批准名录》和《合格化名录》:早期的细菌名称非常混乱,同物异名的情况大量存在,同一种细菌在不同的国家和地区,甚至同一个国家的不同杂志或期刊,所采用的名称亦存在差异。而且,即便是细菌分类学专家,也可能在几年之后才发现,自己命名的细菌事实上早已有人用不同的名字报道过。20世纪70年代后期,为了消除细菌名称混乱的局面,ICSB委托Skerman和Sneath对当时所有的细菌名字进行了汇总和整理,之后又分别组织各类群的分类专家对各类群的细菌进行修订。最终在1980年1月1日,ICSB发表了《细菌名称的批准名录》(*Approved Lists of Bacterial Names*)。

《细菌名称的批准名录》在细菌的分类中具有一定的法定性质,因为只有包含在这个名录中的名称,才能够被认为是法定的细菌命名,并且,只有经过充分描述和可以获得模式菌株的分类单位才会被纳入到该名录中。

为避免以后再出现类似的麻烦,1980年1月1日被作为细菌命名的新起点。从此以后,所有的新菌名,必须在*IJSB*或*IJSEM*发表或获得《合格化名录》(*Validation Lists*),才能够被认为是具有法定的细菌命名。目前,全部的合格发表原核生物名称可见于网址 https://www.bacterio.net/。

(屈平华　孙长贵)

第二节　细菌的分类

按分类的方法,细菌的分类包括表型分类、化学分类和遗传学分类三大类。原则上,所有基因型、表型和系统发育的信息均能用于细菌分类,即"多相分类学"。按分类的目的,细菌的分类包括特殊目的(special-purpose)分类和通用目的(general-purpose)分类两大类。

一、分类等级及相关术语

按 Woese 的"三域生命"系统,地球上的生命可分为细菌域、古菌域和真核生物域。鉴于细菌和古菌均为没有真正细胞核的单细胞生物,故细菌和古菌又合称为原核生物。

细菌的分类,按从高到低的等级依次为域(domain)、门(phylum)、纲(class)、目(order)、科(family)、属(genus)、种(species)。域是细菌分类的最高单元,种是细菌分类的最基本单元。生物学性状基本相同的菌株形成了菌种;性状相近、关系密切的若干菌种组成一个菌属;相近的属归为一科;依次类推。而为了更准确地定义分类单元,又分别在菌属中设立了模式菌种(type species),以及在菌种中设立了模式菌株(type strain)。

与分类有关的术语,主要包括模式(type)、种(species)、亚种(subspecies)、培养物(culture)、菌株(strains)和型(types)等。

模式(type)是被指定的分类单元的代表,可作为参考样品和名称载体为细菌的分类服务。通常,属的模式(即模式菌种)是该属中第一个被发现的菌种。而种的模式(即模式菌株)是由命名者指定的。获得合格发表菌名的其中一个条件,就是新菌种的模式菌株必须提交到不同国家的两个公共菌种保存中心。万一相同的细菌出现了不同的名字,则依据命名优先权,以第一个合格发表的菌名为参考标准。由于这一举措,所有合格发表的种名都能够找到模式菌株,并且在任何特定的群组中都能够轻易地溯源。因此,模式菌种和模式菌株的设立,有利于解决有争议的细菌分类,维护细菌分类的客观性和稳定性。

种的传统定义是以某个模式菌株为代表的生物学性状基本相同的不同来源菌株的总称。但随着分子生物学技术在分类中的应用,当前细菌种的定义已经发生了重大变化,遗传学特征成为细菌种的主要内容(见本节"细菌的分类方法和多相分类学")。

亚种是指在同一个种内,某些特性与模式菌株比较有明显差别的细菌。变种是亚种的同义词,因易引起混乱,ICSB 已规定变种在命名法中没有地位,不主张使用。

培养物是指一定时间一定空间内细菌的细胞群或生长物。如细菌的斜面培养物、肉汤培养物等。如果某一培养物是由单一细菌细胞繁殖产生的,则称之为该细菌的纯培养物。

菌株是指同一菌种不同来源的纯培养物;它们具有共同的祖先,在遗传学高度同源,但在适应不同微生态环境的过程中,在多个方面的生物学特征上有一些微小的差异。菌株常以数目、字母、人名或地名表示。

型是指亚种以下的细分,当同种或同亚种不同菌株之间的性状差异,不足以分为新的亚种时,可以细分为不同的型。按区分方法不同,可分为生化反应和某些生物学性状不同的生物型(biotype)、抗原结构不同的血清型(serotype)、对细菌素敏感性不同的细菌素型(bacteriocin-type)、对噬菌体敏感性不同的噬菌体型(phage-type)和毒素型(toxin-type)等。

其他非正式分类单元还包括群(group)、复合群(complex)和集群(cluster)等,尽管它们经常被混用,但其含义却有所不同。群(group)泛指具有某种共同特性的一群(组)不同个体,例如,用血清反应将链球菌分为若干群,以菌体抗原特征不同将沙门菌属分为若干群,DNA-DNA 杂交试验中,把具有高度亲缘性的菌株归为一起称为杂交群等。复合群(complex)是指 16S rRNA 序列和生理生化特征均十分相近的 2 个或 2 个以上菌种的总称,在临床中非常常见,如鲍曼 - 醋酸钙不动杆菌复合群、洋葱伯克霍尔德菌复合群、结核分枝杆菌复合群、龟 - 脓肿分枝杆菌复合群等。集群(cluster)通常是指一组相对独立的分类单元的集合,常用于系统发育分析和分子分型研究,例如,系统发育密切的进化枝（clade）的集合，可称为集群。

一些与细菌分类有关的英文缩写："sp." 是 "species" 的缩写，如 *Pseudomonas* sp. 表示假单胞菌属的某一个种。"spp." 是 "species" 的复数形式，如 *Pseudomonas* spp. 表示假单胞菌属的某一些种。"subsp." 是 "subspecies" 的缩写。"nov." 是 novel 缩写，"sp.nov." 表示新种。"comb.nov." 是 "novel combination" 的缩写，表示 "新的合并"。

二、细菌的分类方法和多相分类学

（一）表型特征分类法

细菌的形态、染色以及细菌的特殊结构是最早和最基本的分类依据，生理生化学特征如细菌生长条件、营养要求、需氧或厌氧、色素产生、抵抗力、有机酸盐和铵盐利用、糖类代谢、蛋白质和氨基酸代谢、呼吸酶类试验、毒性酶类试验、糖代谢中间途径、丙酮酸代谢途径、终末代谢产物测定、测定细菌分解产物及细菌的致病性和毒力测定等也一直作为细菌分类的依据。目前，以生理生化学等表型特征作为细菌分类方法有 2 种，即传统分类法和数值分类法。

1. 传统分类法　传统分类法将细菌的基本性质分为主要和次要的，然后按主次顺序逐级地分下去，直至最小的区分。目前认为，以细菌细胞壁的结构特点作为最高一级的分类依据，细胞形态、革兰氏染色性、鞭毛及代谢特点等作为较高一级的分类依据。而科、属、种水平的分类主要依据生化特性和抗原结构等。这种方法使用方便，分类亦较为明确，但往往带有一定程度的盲目性，在选择分类性状时也带有一定主观性。一旦主要性状不典型或发生变异，即可能出现错误的分类。

2. 数值分类法　20 世纪 60 年代，随计算机的应用而发展了细菌数值分类方法，它对细菌的各种生物学性状按 "等重要原则" 进行分类，即将一系列细菌的大量表型特征（一般需选择 50 项以上的生理和生化指标）不分主次，放在相同的地位上进行比较，测定其相似率，区分种群，并确定各种细菌的亲缘关系。数值分类法的优越性在于它是以分析大量分类特征为基础，对于类群的划分比较客观和稳定。

（二）化学分类法

化学分类是将细胞中不同化学组分的信息用于细菌分类的分析方法，其化学分类标志物包括全细胞蛋白谱、类异戊二烯醌类、细胞色素类、肽聚糖、聚胺类、极性脂类、色素类、特殊酶类、甾醇类和藿烷类化合物等。目前常使用的化学分类法包括以下几种。

1. 磷酸类脂分析　磷酸类脂与蛋白质、糖等共同构成细胞膜，对于物质运输、代谢及维持正常的渗透压都有重要作用。具有分类学意义的磷酸类脂是磷脂酰乙醇胺（phosphatidyl ethanolamine, PE）、磷脂酰胆碱（1,2-diacyl-sn-glycero-3-phosphocholine, PC）、磷脂酰甲基乙醇胺（phosphatidylmethyl ethanolamine, PME）、磷脂酰甘油（phosphatidylglycerol, PG）和含有葡萄糖胺未知组分的磷酸类脂（GluNus）五种。

2. 脂肪酸组分分析　细菌的脂肪酸成分和其相关化合物超过 300 种。脂肪酸的链长、双键位置和数量及取代基团在细菌中具有分类学意义。脂肪酸定性分析结果限于属和属以上的分类；脂肪酸定量分析结果可为种和亚种分类提供有用的基本资料。

3. 细胞壁成分分析　肽聚糖是细菌细胞壁的主要化学成分，它由 N- 乙酰葡萄糖胺（G）和 N- 乙酰胞壁酸（M）重复交替间隔排列，通过 β-1,4 糖苷键连接而成，四肽侧链连接在胞壁酸上，相邻四肽侧链之间再由肽桥或肽链连接。各种细菌细胞壁的肽聚糖支架均相同，在四肽侧链的氨基酸组成及其连接方式随菌种而异。革兰氏阳性细菌细胞壁成分除肽聚糖外，还有磷壁酸（包括壁磷壁酸和膜磷壁酸）及其他糖类和氨基酸成分，膜磷壁酸存在于所有革兰氏阳性细菌中，但壁磷壁酸仅存在于某些种类革兰氏阳性细菌中。革兰氏阴性细菌细胞壁还有脂多糖、外膜和脂蛋白等成分。分析细菌细胞壁中某些化学成分有助于对细菌分类。

4. 全细胞蛋白电泳分析　高度标准化的聚丙烯酰胺凝胶电泳（polyacrylamide gel electrophoresis, SDS-PAGE）是对大量密切相关菌株进行比较分类的有效方法，研究证明全细胞蛋白组分和 DNA-DNA 杂交有很好相关性。此法用于种或种以下分类单元的研究。

（三）遗传学分类法

遗传学分类是在分子水平上对细菌个体的 DNA、RNA 和蛋白质进行研究分类的方法。目前经常使用的遗传学细菌分类方法包括以下几种。

1. rRNA 基因同源性分析　rRNA 广泛存在于各种细菌中，功能稳定，由高度保守区和可变区组成，其变化十分缓慢，是研究系统进化关系的最好材料。最初人们通过 DNA-rRNA 杂交和寡核苷酸编目法间接研究 rRNA 的同源性。近年来,随着基因测序技术的进步,上述方法已经被更为直接可靠的 rRNA 基因测序所替代。测序后的基因序列,通过软件绘制各类群关系和树状图,可进一步确定种系的发生关系。按沉降系数,细菌 rRNA 可分为 5S、16S 和 23S 基因 3 种类型;其中 16S rRNA 基因长度适中,是最常用的细菌种系发生和同源性分析的分子标志。

2. DNA-DNA 杂交研究 1987 年,细菌系统学方法一致性特设委员会(The Ad Hoc Committee on Reconciliation of Approaches to Bacterial Systematics)制定标准,将 DNA-DNA 关联度 ≥70%,且 ΔT_m 值 ≤5℃ 的菌株定义为同一个种(T_m 值是 DNA-DNA 杂交的熔解温度,由梯度变性所决定;ΔT_m 是在标准情况下同源杂交和异源杂交之间 T_m 的差值)。基因组 DNA-DNA 杂交也随之成为细菌分类的重要基石。

3. DNA G+C mol% 含量测定 DNA 分子两条链上 4 种碱基的总分子含量为 100,测定其中 G+C 或 A+T 的分子含量,能反映出细菌间 DNA 分子同源程度,习惯上以 G+C 作为细菌分类标记。不同菌属间的 G+C mol% 含量范围很大,在 25%~80% 之间,但同一种细菌 G+C mol% 含量相对稳定,不受菌龄、培养条件和其他外界因素影响。目前测定的技术有加热变性法和浮力密度法,此外,全基因组测序可以直接获得准确的 DNA G+C mol% 含量数据。

在分类学中,DNA G+C mol% 常用于菌种之间鉴定的否定,即 DNA G+C mol% 含量差别大于 5% 的两个菌株,可以判定不是同一种细菌;但是,DNA G+C mol% 含量差别小于 5%,不能用于判定是否为同一个菌种的依据。

4. 基因组测序和序列分析 近年来,随着基因组测序技术的进步、成本逐渐降低,已测序全基因组菌种的数量快速增长,使得在基因组水平上评估种间和种内的差异成为可能。目前,分类学家已经将全基因组信息作为细菌分类研究的重要依据,其中平均核苷酸一致率(average nucleotide identity,ANI)被认为是一个稳健的可用于遗传学亲缘关系比较的方法。在基因组学上,95% ANI 临界(cut off)值被认为是种的判定依据,与经典的 70% DNA-DNA 杂交关联度具有高度的相关性。其他基于全基因组序列的参数,还包括 69% 保守 DNA(conserved DNA)和 85% 保守基因(限

于基因组的蛋白编码部分时)。可以预期的是,随着全基因组分析方法的发展,以 DNA-DNA 杂交关联度为主要依据的种的分类标准将很快成为历史。

三、多相分类学和"种"的概念

按分类的方法,细菌的分类包括表型分类、化学分类和遗传学分类三大类。早期的细菌分类以形态学和生理生化特征为基础,后来又引入了化学分类和遗传学分类的方法。原则上,所有表型(包括传统表型特征和化学分类特征)和基因型的信息都能被用于细菌的分类,并且,它们可能都具备一套独特的划分细菌类群的方法。然而,这些单相的划分细菌类群的方法具有很大的不确定性和局限性。目前,这些单相的分类方法已经被以系统发育为主要依据的自然系统所替代。对于自然系统而言,细菌间的亲缘关系需同时基于表型和基因型特征的总相似度,即"多相分类学"。

多相分类学总体策略如下:①以系统发生学为总体导向,即运用 rRNA 亲缘关系推演细菌的系统分类框架。②以遗传学特征为主要依据,即在几个简单、直接的分类试验中,优先认可 DNA-DNA 杂交或全基因分析参数值初步推断种的结论。③推荐表型和基因型的一致性,即一个新的菌种应该同时在表型和基因型两个方面符合细菌种的定义;如果一群菌株通过 DNA-DNA 杂交研究可分成明显不同的菌种,却不能用表型特征的方法加以区分,则亦不能进行命名。

多相分类学的优势在于,它同时结合了细菌表型、基因型和系统发育等多方面的内容,把普遍接受的细菌分类观点整合成一体。缺点在于,它虽然整合了有关该菌的任一重要信息而形成一个达成共识的分类,但同时允许了太多的解释方法,且没有严格的规则和指南;因此,多相性分类学是带有经验性的,它与分类学家"建立一个稳定、客观和有预测性的,能被应用到全部细菌的通用目的的分类系统"的目标,是存在矛盾的。

多相分类学同时也带来了细菌种的定义变化。传统分类学上,种是生物学性状基本相同的不同来源菌株的总称。但随着分子生物学技术在分类中的应用,当前细菌种的定义更多地体现了遗传学特征的内容。从理论上说,1987 年细菌系统学方法一致性特设委员会以系统发育和基因组 DNA-DNA 杂交界定的"种"的标准是最具有客观性的。

然而,受过去的传统分类的影响,一个过于冰冷的、不以医学实践为目的的分类和种的概念,则难以被人们接受。一个典型的例子是大肠埃希菌和志贺菌(鲍氏志贺菌 13 型例外),它们 DNA-DNA 杂交关联度>70%,比较基因组 ANI 值>95%,在遗传学上符合同一个种的定义,但由于志贺菌病定义的需要,它们被人为地划分为两个不同的菌属。布鲁氏菌的分类也是如此,当前布鲁氏菌属 11 个种的比较基因组 ANI 值>98%,符合同一个种的定义;并且,布鲁氏菌属与苍白杆菌属亲缘关系密切,曾有学者建议将布鲁氏菌重新分类为苍白杆菌属的一个种,但这一分类观点并没有被接受。相反,按照《国际细菌命名法规》56a 的原则,布鲁氏菌是"能危及健康或 / 和引起严重经济后果"的重要病原菌,可作为属的分类地位而特殊存在。

目前,基于多相分类的细菌种的定义为:一群能稳定遗传和遗传多样性源于同一克隆的菌株,它们具有一定程度的表型一致性、高度的 DNA-DNA 杂交关联度和高水平的 16S rRNA 基因序列相似性。近年来,一些分类学家还提出了生态型的概念,即对于具体的细菌"种",还应该从生态学地位进行定义和剖析。从医学微生物的角度上说,毒力强、致病能力强、感染后危及生命,具有宿主特异性或胞内寄生性的特征,符合细菌的生态型定义。故对于这一类细菌,可以根据历史和现实的需要,以特殊目的(special-purpose)分类的方式服务于临床实践。总的来说,多相分类的细菌"种"定义是灵活的,可适应于不同的细菌类群。

四、细菌的主要类群

目前细菌域中有 34 个正式命名的菌门,这 34 个菌门又进一步细分成无数的亚分类单元。大部分临床相关菌种,隶属于变形菌门、厚壁菌门(低 G+C 含量的革兰氏阳性菌,包括芽胞杆菌、梭菌、葡萄球菌、支原体、肠球菌、链球菌和乳杆菌)和放线菌门(高 G+C 含量的革兰氏阳性菌,包括双歧杆菌、分枝杆菌和棒状菌)。其他的一些菌门有拟杆菌门(拟杆菌属、产黄菌属和鞘脂杆菌纲)、螺旋体菌门和衣原体门等。

迄今为止,变形菌门(Proteobacteria)是最大的菌门,它主要包含五个大类群(纲),分别用希腊字母命名为 α、β、γ、δ、ε 表示。最近,文献报道了变形菌门中还有其他类群(纲),即 "ζ- 变形菌纲"(该命名尚未被公认)和酸硫杆菌纲(Acidothiobacillia)。变形菌门包含医学上有重要意义的绝大部分已知的革兰氏阴性菌,例如 α- 变形菌纲的布鲁氏菌、埃里希体和立克次体等,β- 变形菌纲的伯克霍尔德菌、博德特菌和奈瑟球菌等,γ- 变形菌纲的气单胞菌属、军团菌、弧菌和肠杆菌科等;ε- 变形菌纲的弯曲杆菌和螺杆菌。

(屈平华　孙长贵)

第三节　细菌新种的鉴定、命名和合格发表

细菌新种的鉴定、命名和合格发表(valid published)是细菌分类学的一个重要内容,其对于维护细菌名称稳定、建立有效菌种鉴定方法具有重要的意义。

一、如何发现和鉴定新菌种

在细菌分类学中,种是最核心的要素。按照通用目的分类的多相分类学策略,16S rRNA 基因测序和基因组 DNA-DNA 杂交试验等遗传学方法是发现和初步鉴定新菌种的重要依据。

在所有的鉴定方法中,16S rRNA 基因序列分析不仅可作为推演细菌分类的系统发生框架,同时也是初步发现鉴定新菌种的一个重要指标。通常,16S rRNA 基因序列与已知所有菌种的序列相似度低于97%,应怀疑是新菌属;16S rRNA 基因序列与已知所有菌种的序列相似度低于99%,即可以初步怀疑是新菌种。对于 16S rRNA 基因序列与已知所有菌种的序列相似度在99%~100% 的菌株,则需要进行 DNA-DNA 杂交试验。按种的遗传学定义,DNA 同源 ≥ 70%,且其 T_m ≤ 5℃的菌群为一个种,对于与其他已知种的 DNA 同源性低于70% 者,可以初步确定为新菌种。另外,随着已测序全基因组菌种的数量快速增长,如近缘种有已测序的全基因组序列,直接测序待测鉴定菌株的基因

组框架图,计算与近缘种之间的平均核苷酸一致率(average nucleotide identity, ANI)值,亦可以初步确定是否为新菌种。

对于初步确认的新菌种,应该采用尽可能多的表型和基因型方法,以获得该菌株所在的分类地位,以及证实其与亲缘相近的分类单元在表型、基因型上均存在差别。目前,国际原核生物系统学委员会分类小组委员会对于部分类群,制定了以合格发表和建立新分类单元为目的的最低标准材料即新分类单元描述的最低标准(minimal standards for the description of new taxa)。根据《国际细菌命名法规》辅则 30b,在细菌新种公布前,必须审查是否符合新分类单元描述的最低标准。对于暂未建立最低标准的细菌类群,则应该参考与其亲缘关系相近的分类单元的最低标准进行特征描述。需要注意的是,一个新种应该同时在表型和基因型两个方面符合细菌种的定义;如果一群菌株通过遗传学方法可以鉴定为新菌种,却不能用表型特征的方法加以区分,则亦不能进行命名。并且,为了保证试验结果的可比较性,还必须购买或引进与试验菌株亲缘关系接近的菌种,在高度标准化的条件下进行表型和基因型特征的比较。

二、细菌的命名和拉丁化原则

1. 细菌的双命名法　跟其他的生物命名一样,细菌的命名采用"双命名法",即一个细菌种的科学名称(学名)是由一个拉丁化文字的属名和一个种名组成。属名在前,是名词,首字母大写;种名在后,可以是形容词(同格定语)、名词主格(同位定语)和名词属格(非同格定语),须小写;两者均用斜体表示。细菌学名的信息还包括:最初定名人姓氏和年份(外加括号)、最后定名人姓氏和最后定名年份,如 *Staphylococcus aureus* Rosenbach 1884;*Escherichia coli*(Migula 1895)Castellani and Chalmers 1919;但在中文翻译中,这些信息通常被人为地省略。

细菌"属"或"种"的名称,可以源于其某一显著特征,如颜色、形状和用途等;也可以是细菌首次分离的地点,或在相关领域有巨大贡献的细菌学家和学者的名字(可以仅为名字或姓氏,亦可以为全名)。如金黄色葡萄球菌(*Staphyloccocus aureus*),属名"*Staphyloccocus*"源于其革兰氏染色的葡萄样成串排列的镜下形态,种名拉丁词"*aureus*"源于该细菌典型菌落在培养基上的"金黄色"色素;

如阎氏菌,其属名"*Yania*"以中国放线菌分类工作的奠基人阎逊初(1914—1992)的姓氏命名;如广州弗朗西斯菌(*Allofrancisella guangzhouensis*),种名加词"*guangzhouensis*"源于广州的拼音"Guangzhou"。

2. 细菌名称的拉丁化和相应的规则　拉丁词的词性可分为"阳性""阴性""中性"三类,且一词根的拉丁性,其阳性、阴性和中性的单词亦存在差异(表 11-3-1)细菌的种名与属名的词性必须一致,如属名的拉丁词性为阳性,则种名的拉丁词性亦应该为阳性。例如,当阳性拉丁词性的 *Blocus limosus* 要转移到中性拉丁词性的 *Leucobacterium* 属时,那么种名加词 *limosus* 也要更改为中性的 *limosum*。

细菌名称的拉丁化和相应的规则主要如下:①以姓名命名的属名,可以直接加"-a"、"-ia"或"-ea",如 *Escherichia*、*Burkholderia*、*Delftia*、*Rothia*;也可以加小尾缀"-lla",如 *Salmonella*、*Klebsiella*、*Shigella*、*Moraxella*,通常,以姓名命名属名的拉丁词性为阴性。②以姓名命名的种名,相对较为复杂,至少存在三种不同的拉丁化方式,以与属名的词性相一致。③以地名命名的种名加词,如已有拉丁化的地名形容词,可直接使用,如 *europaeus*(欧洲的)、*asiaticus*(亚洲的)、*germanicus*(德国的)、*romanus*(罗马的)、*mediterraneus*(地中海的)等,如无拉丁化的地名形容词,则以其地名的英文名,添加"-ensis"尾缀或"-ense"以进行拉丁化,其中阳性和阴性拉丁词性均使用"-ensis"作为尾缀,中性拉丁词性使用"-ense"作为尾缀。④拉丁词的复合词,如第一个词为拉丁词,则以元音"-i-"与第二个词进行连接,如第一个词为希腊词,则以元音"-o-"与第二个词进行连接。同一词根的不同词性的拉丁词拼写形式举例见表 11-3-1。

表 11-3-1　同一词根的不同词性的拉丁词拼写形式举例

中文词义	阳性拉丁词		阴性拉丁词		中性拉丁词	
	尾缀	拼写	尾缀	拼写	尾缀	拼写
白色的	-us	albus	-a	alba	-um	album
容易的	-is	facilis	-is	facilis	-e	facile
快速的	-er	celer	-eris	celeris	-ere	celere

三、细菌新种的发表和合格化

自 1980 年 1 月 1 日 ICSB 发表了《细菌名称的批准名录》之后,所有的新菌名必须在 *IJSB* 杂志(现更名为 *IJSEM* 杂志)上发表才能获得国际认可,即合格发表（validly published）。在其他杂志的发表，则称为有效发表（effectively published），有效发表的菌名，必须通过 *IJSEM* 杂志在《合格化名录》中公布，才能算真正"合格"。

根据国际原核生物系统学委员会（ICSP）的有关文件，细菌新种的认可需要符合以下条件：①符合优先律；②符合命名法；③满足新分类单元描述的最低标准，或经 *IJSEM* 编辑确认达到了新种的鉴定要求；④指定模式菌株，保存到至少 2 个不同国家的菌种保藏中心，并能够提供模式菌株的保藏证明。而在细菌分类和新种鉴定中，"模式菌株"的查找和命名"优先率"的查询等，均离不开公共网络和生物信息资源平台。

目前，与分类有关的重要的生物信息平台主要包括美国 NCBI 的 GenBank 核酸序列数据库、"具有法定分类学地位的原核生物名称目录"（List of Prokaryotic names with Standing in Nomenclature，LPSN，网址：https：//www.bacterio.net/）和 StrainInfo 菌株信息网（http：//www.straininfo.net/）等。

LPSN 是法国学者 Euzéby 在 1997 年 3 月建立的原核生物分类网站。该网站可以按字母排列顺序，查找全部合格发表的菌名；且能够根据 *IJSEM* 杂志的《合格化名录》进行每个月更新。此外，该网站还有细菌命名法规的修订和更新内容。另此，一些新的序列分析数据库，如 ezbiocloud（https：//www.ezbiocloud.net/），其数据库内均为经人为筛选的高质量序列，且能够追踪最新的分类成果，能快速分析得出菌株的系统发育邻居（phylogenetic neighbors）信息，为细菌分类和新种鉴定提供了便利。

（屈平华　孙长贵）

参考文献

1. 陶天申，杨瑞馥，东秀珠，等. 原核生物系统学. 北京：化学工业出版社，2007
2. 陈东科，孙长贵. 实用临床微生物学检验与图谱. 北京：人民卫生出版社，2011
3. 张秀珍，朱德妹. 临床微生物检验问与答. 2 版. 北京：人民卫生出版社，2014
4. Jorgensen JH, Pfaller MA. Manual of Clinical Microbiology. 11th ed. Washington DC: ASM Press, 2015

第十二章
需氧革兰氏阳性球菌

第一节　需氧革兰氏阳性球菌鉴定法则与初步分群

一、需氧革兰氏阳性球菌鉴定法则

革兰氏阳性球菌在自然界分布广泛,存在于自然环境、人体和动物的皮肤黏膜部位,可引起多种局部化脓性或全身感染,如皮肤感染、疖肿、脓肿、丹毒、蜂窝织炎、伤口感染、咽炎、喉炎、肺炎、脑膜炎、心内膜炎、泌尿系感染、食物中毒及菌血症、败血症、中毒性休克综合征等。近年来在分类和命名上发生了很大的变化,一些新的菌种不断被分离命名,引起的感染日趋复杂,临床诊治更为困难,需要临床微生物学实验室对感染细菌做出正确和快速鉴定。

革兰氏阳性球菌是一群需氧或兼性厌氧、微需氧或专性需氧的细菌,在血琼脂平板、巧克力平板上生长,在麦康凯平板、伊红-亚甲蓝平板、中国蓝平板上不生长或生长不良(肠球菌和D群链球菌除外)。一般临床实验室对该群细菌初步分群主要依据:观察琼脂平板上菌落的生长特征,如大小、形状、色素、溶血、气味、生长速度等,显微镜下菌体的大小、形态、排列方式、染色反应,有无荚膜、鞭毛、芽胞等,再结合氧化发酵(O-F)试验、触酶试验、血浆凝固酶试验、氧化酶试验、吡咯烷酮芳基酰胺酶试验(PYR)、亮氨酸氨基肽酶试验(LAP)、盐耐受试

验、血清学试验,以及对一些抗菌药物的敏感性试验等加以区分。革兰氏阳性球菌主要分为触酶阳性和触酶阴性两大群。其中需氧生长葡萄状或不规则排列的革兰氏阳性球菌属鉴别特征见表12-1-1,需氧生长成对或链状排列触酶阴性革兰氏阳性菌属鉴别特征见表12-1-2。

二、触酶阳性革兰氏阳性球菌群

触酶阳性革兰氏阳性球菌群包括葡萄球菌属(*Staphylococcus*)、动球菌属(*Planococcus*)、差异球菌属(*Alloicoccus*)、巴里恩托斯单胞菌属(*Barrientosiimonas*)、异常球菌属(*Deinococcus*)、黏滑罗氏菌(*R. mucilaginosa*)、微球菌属(*Micrococcus*)、巨大球菌属(*Macrococcus*)、库克菌属(*Kocuria*)、盐生涅斯捷连科菌(*Nesterenkonia halobia*)、皮球菌属(*Dermacoccus*)、皮肤球菌属(*Kytococcus*)、活动节杆菌(*A. agilis*)、芽胞八叠球菌属(*Sporosarcina*)等。

触酶阳性革兰氏阳性球菌群的鉴别根据O-F试验区分为专性需氧菌和非专性需氧菌。专性需氧菌有动球菌属、差异球菌属、微球菌属、库克菌属、盐生涅斯捷连科菌、皮球菌属、皮肤球菌属、活动节杆菌等。动球菌属为氧化酶(改良法)阴性、不利用任何糖、有动力、在营养琼脂平板上呈橘黄色

表 12-1-1　需氧生长葡萄状或不规则排列的革兰氏阳性球菌属鉴别特征

触酶	专性需氧	氧化酶	PYR	LAP	NaCl[a]	七叶苷	溶血	万古霉素	β-葡萄糖醛酸酶	细菌
+	+	+			+[b]					微球菌属
		−			+[c]					差异球菌属
	−	−			+[b]					葡萄球菌属
					−[b]					黏滑罗氏菌[d]

续表

触酶	专性需氧	氧化酶	PYR	LAP	NaCl^a	七叶苷	溶血	万古霉素	β-葡萄糖醛酸酶	细菌
−		+	+	+	+^c	+			−	狡诈球菌属
									+	血气球菌
						−			−	懒惰费克兰姆菌^e
					−^c	+				黏滑罗氏菌
						−				溶血孪生球菌^f
			−				α			绿色气球菌^g
							γ			孔兹创伤球菌
				+				R		片球菌属
								S	+	尿道气球菌
				−					+	人尿气球菌
									−	柯氏气球菌

注：PYR，吡咯烷酮芳基酰胺酶；LAP，亮氨酸氨基肽酶；+，大多数菌株阳性；−，大多数菌株阴性；a，6.5% NaCl 肉汤生长；α，在羊血平板上为 α- 溶血；γ，在羊血平板上不溶血；R，耐药；S，敏感；b，5% NaCl 肉汤生长；c，6.5% NaCl 肉汤生长；d，黏滑罗氏菌通常触酶阴性或弱阳性，但有时可能是强阳性；e，懒惰费克兰姆菌细胞成簇排列，而其他费克兰姆细胞排列为成对或短链状；f，溶血孪生球菌细胞排列成对、四联状或成簇，而其他孪生球菌通常成对或链状排列；g，创伤球菌在血琼脂平板上经 35℃ 培养 24 小时，可形成针尖大小、不溶血的菌落，而绿色气球菌则形成 α- 溶血的较大菌落，与创伤球菌相反，绿色气球菌则易在有氧环境中生长。

表 12-1-2　需氧生长成对或链状排列触酶阴性革兰氏阳性球菌属鉴别特征

PYR	LAP	6.5 NaCl 生长	40% 胆汁七叶苷	动力	45℃ 生长	探针	马尿酸盐	卫星现象	10℃ 生长	万古霉素耐药	菌属或菌种
+	+	+	+	+	+						肠球菌属
					−						漫游球菌属
						+					肠球菌属
						−					乳球菌属
			−				+	−			费克兰姆菌^a
							−	V			懒惰球菌属
		−	+		+						漫游球菌属
					−						乳球菌属
			−					+			乏养球菌属、颗粒链菌属
								−			孪生球菌^b
	−	+									球链菌属
		−									虚伪球菌属
−										+	无色藻菌属^c
										−	球链菌属
	+								+	−	乳球菌属
										−	链球菌属^d

注：PYR，吡咯烷酮芳基酰胺酶；LAP，亮氨酸氨基肽酶；+，大多数菌株阳性；−，大多数菌株阴性；V，反应不定；a，人费克兰姆菌、苏瑞费克兰姆菌和懒惰费克兰姆菌在表中列出的反应是典型的，懒惰费克兰姆菌成簇排列，而且马尿酸盐阴性；b，麻疹孪生球菌、伯氏孪生球菌和血孪生球菌通常成对和短链状排列，相反，溶血孪生球菌是成对、四联或成簇排列；c，无色藻菌与其他触酶阴性球菌的区别是其能分解葡萄糖产气，而且天然耐万古霉素；d，大多数链球菌的 PYR 阴性，而某些化脓性链球菌和肺炎链球菌 PYR 阳性。

菌落；耳炎差异球菌氧化酶（改良法）阴性、链球菌样小菌落、产黄色素，其特性见表 12-1-1；微球菌属及库克菌属氧化酶（改良法）多阳性、葡萄球菌样大菌落、有色素。非专性需氧菌有葡萄球菌属和黏滑罗氏菌。部分触酶阳性革兰氏阳性球菌群的属间鉴别见表 12-1-3。

表 12-1-3　部分触酶阳性革兰氏阳性球菌属的鉴别

鉴别试验	葡萄球菌属	微球菌属	库克菌属	皮球菌属	皮肤球菌属	罗氏菌属	动球菌属	差异球菌属
菌落色素	白/黄	黄/乳白[i]	黄/橙/粉	橙	乳白/黄	白黏	ND	淡黄-暗黄
严格需氧	−	+	+	+	+	−	+	+
四联排列	d	+	−	d	d	−	+	−
动力	−	−	−	−	−	+	−	−
紧黏琼脂	−	−	−	−	−	+	−	−
6.5% NaCl	+	+	+	+	+	+	+	+
触酶[b]	+[g]	+	+	+	+	±	+	±
氧化酶[c]（改良法）	−[h]	+	+	+	+	−	ND	−
葡萄糖[d] 厌氧产酸	d	−	(+)	−	−	+	−	ND
甘油需氧产酸	+	−	+	−	−	d	−	+
联苯胺试验	+	+	+	+	+	+	+	+
红霉素 0.4（μg/ml）	R	S	S	S	S	S	ND	ND
杆菌肽[e] 0.04U/片	R	S	S	S	S	S	ND	ND
呋喃唑酮[f] 100μg/片	S	R	R	R	R	S	S	ND
溶葡萄球菌素 200μg/ml	S	R	R	R	R	R	R	ND

注：+，90% 以上菌种阳性；−，90% 以上菌种阴性；±，90% 以上菌株弱阳性；( )，迟缓反应；d，11%~89% 菌种阳性；ND，未确定；S，敏感；R，耐药；b，在培养基中添加血红素可活化触酶活性，致使某些菌种出现触酶弱阳性或假阳性；c，Faller 和 Schleifer 改良氧化酶试验可检出细胞色素 C；d，标准的氧化 - 发酵试验；e，无抑菌环为耐药，敏感抑菌环 10~25mm；f，抑菌环 ≤ 9mm 为耐药，敏感抑菌环 15~25mm；g，金黄色葡萄球菌厌氧亚种和解糖葡萄球菌触酶阴性；h，少数种氧化酶阳性；i，里拉微球菌为乳白色。

三、触酶阴性革兰氏阳性球菌群

触酶阴性革兰氏阳性球菌群包括链球菌属（Streptococcus）、肠球菌属（Enterococcus）、乳球菌属（Lactococcus）、气球菌属（Aerococcus）、孪生球菌属（Gemella）、无色藻菌属（Leuconostoc）、片球菌属（Pediococcus）、四联球菌属（Tetragenococcus）、漫游球菌属（Vagococcus）、球链菌属（Globicatella）、狡诈球菌属（Dolosicoccus）、狡诈菌属（Dolosigranulum）、创伤球菌属（Helcococcus）、魏斯菌属（Weissella）、费克兰姆菌属（Facklamia）、虚伪球菌属（Dolosicoccus）、懒惰球菌属（Ignavigranum）、孤单球菌属（Eremococcus）、乏养球菌属（Abiotrophia）、颗粒链菌属（Granulicatella）等。

触酶阴性革兰氏阳性球菌群鉴别根据 Van（万古霉素）敏感性、PYR（吡咯烷酮芳基酰胺酶）和 LAP（亮氨酸氨基肽酶）三个主要试验，将本群细菌分为 6 种反应模式，必要时再做追加一些试验相互鉴别。

1. VanR（万古霉素耐药）、PYR−、LAP−　此模式有 2 个菌属，即无色藻菌属和魏斯菌属。后者精氨酸水解酶阳性，大部分菌种不分解阿拉伯糖，可以区别。

2. VanR、PYR−、LAP+　见于片球菌属。

3. VanR、PYR+、LAP+　见于肠球菌属 VanR 菌株（VRE）。

4. VanS（万古霉素敏感）、PYR-、LAP+　此模式见于链球菌属（草绿色链球菌群、牛链球菌）、四联球菌和尿道气球菌。链球菌不形成四联状或簇状排列，可区别于另外 2 个菌属。四联球菌在 45℃生长，可区别于尿道气球菌。

5. VanS、PYR+、LAP-　见于虚伪球菌属、球链菌属、绿色气球菌和创伤球菌。

（1）链状排列：见于虚伪球菌属和球链菌属，前者 6.5% NaCl 不生长，水解马尿酸盐，而后者相反。

（2）四联状或簇状排列：见于绿色气球菌和创伤球菌，前者在血琼脂平板上菌落较大，α-溶血环明显，可在胆汁七叶苷培养基上生长，大多水解马尿酸盐；后者在血琼脂平板上菌落细小，不溶血，在胆汁七叶苷培养基上不生长，不水解马尿酸盐。

6. VanS、PYR+、LAP+　见于漫游球菌属、肠球菌属、乳球菌属、化脓链球菌、乏养球菌属、颗粒链菌属、孪生球菌属、费克兰姆菌属、懒惰菌属、狡诈菌属。

（1）动力 +：漫游球菌属和有动力的肠球菌，鉴别见本章表 12-5-2。

（2）动力 -、10℃+：见于肠球菌属、乳球菌属，前者 6.5% NaCl 和 45℃生长，而后者反应可变，其他鉴别特性可参考有关资料和本章肠球菌属相关内容。

（3）动力 -、10℃-、6.5% NaCl-：见于化脓链球菌、乏养球菌属、颗粒链菌属、孪生球菌属。孪生球菌属形成四联状或簇状排列，可区别于另外 3 个菌属，乏养球菌属和颗粒链菌属可产生"卫星现象"，血琼脂平板上 α-溶血，而化脓性链球菌 β-溶血，不产生"卫星现象"。

（4）动力 -、10℃-、6.5% NaCl+：见于费克兰姆菌属、懒惰球菌属和狡诈菌属。狡诈菌属水解七叶苷，懒惰球菌属在血琼脂平板上可产生特殊的酸泡菜气味，区别于费克兰姆菌属。部分触酶阴性革兰氏阳性球菌的鉴别特性见表 12-1-4。

表 12-1-4　部分触酶阴性革兰氏阳性球菌的鉴别特性

细菌名称	细胞排列	Van	葡萄糖产气	PYR	LAP	NaCl	10℃	45℃	动力	溶血
链球菌属	ch	S	-	-	+	V	-	V	-	α/β/γ
肠球菌属	ch	S/R	-	+	+	+	+	+	V	α/γ
无色藻菌属	ch	R	+	-	-	V	+	+	-	α/γ
魏斯菌属	ch	R	+	-	-	+	V	V	-	α/γ
乳球菌属	ch	S	-	+	+	V	+	V	-	α/γ
漫游球菌属	ch	S	-	+	+	+	+	+	+	α/γ
乏养球菌属（颗粒链菌属）	ch	S	-	-	+	+	-	V	-	α/γ
孪生球菌属	cl/t/ch	S	-	+	V	+	-	-	-	α/γ
球链菌属	ch	S	-	+	-	+	-	-	-	α
虚伪球菌属	ch	S	-	+	-	-	-	-	-	α
片球菌属	cl/t	R	-	-	+	V	-	+	-	α
四联球菌	cl/t	S	-	-	-	+	-	+	-	α
尿道气球菌	cl/t	S	-	-	+	+	-	-	-	α
绿色气球菌	cl/t	S	-	-	+	+	-	-	-	α
创伤球菌属	cl/t	S	-	+	-	-	-	-	-	γ
费克兰姆菌属	cl/ch	S	-	+	+	+	-	-	-	γ
懒惰球菌属	cl/ch	S	-	+	+	+	-	-	-	γ
狡诈菌属	cl/t	S	-	+	+	+	-	-	-	γ

注：ch，链状；cl，成团、簇状；t，四联状；Van，万古霉素（30μg/ 片）试验；PYR，吡咯烷酮芳基酰胺酶；LAP，亮氨酸氨基肽酶；NaCl，6.5% NaCl 生长试验。

四、触酶阳性革兰氏阳性球菌的鉴别试验

1. 血浆凝固酶试验　试验方法见第二章第三节,具体操作应注意以下几点。

(1) 试验菌株必须是纯培养,菌落应取自不含高浓度氯化钠的琼脂上,否则容易造成自凝现象(假阳性)。

(2) 试验血浆以 EDTA 盐抗凝的兔血浆为准,有商品供应,现用现配,无菌保存,同时做阳性对照,发现被污染或细菌生长不可再用。许多实验室用柠檬酸钠抗凝的人血浆做凝固酶试验不可取,容易出现假阳性。血浆凝固酶试验结果见图 2-3-35。

2. 葡萄糖氧化发酵试验　葡萄球菌和微球菌的 O-F 试验应使用专用配方,不可与非发酵菌用的 O-F 管混用。培养基用的指示剂必须用纯水配制,因为个别菌株能分解乙醇产酸。

培养基配方:

酵母浸膏	0.1g
胰胨	1g
牛肉浸液	100ml
0.2% 溴甲酚紫溶液	1ml

校正 pH 7.0,按常规方法加入 1% 葡萄糖,分装每管 3ml,灭菌 115℃ 20 分钟,备用。0.2% 溴甲酚紫溶液的配制:溴甲酚紫 100mg,0.01mol/L NaOH 18.5ml,加水至 50ml。

方法:挑取待检菌落,接种于两支 O-F 培养基管中,其中一管加灭菌液体石蜡约 1~2cm 厚度,另一管不加,35℃ 孵育 24 小时后观察结果。结果观察:加石蜡管和不加石蜡管均变黄(产酸)判定为发酵型(F),加石蜡管不变色、不加石蜡管变黄(产酸)判定为氧化型(O)。葡萄糖氧化发酵试验结果见图 2-3-14。

3. 改良氧化酶试验　取盐酸四甲基对苯二胺(TMPD)6g 溶于 100ml 二甲亚砜(DMSO)液体中,配制成 6% 浓度,DMSO 可使 TMPD 试剂渗入细胞。用接种环取培养 16~24 小时新鲜菌落涂在纸片上,在 30 秒内出现蓝紫色判定为阳性,无变化为阴性(图 2-3-33)。微球菌、库克菌、盐生涅斯捷连科菌、西宫皮球菌、栖息皮肤球菌为氧化酶阳性,变异库克菌和部分玫瑰库克菌及活动节杆菌呈阴性,多数葡萄球菌呈阴性,但解酪葡萄球菌、松鼠葡萄球菌、缓慢葡萄球菌、福氏葡萄球菌和小牛葡萄球菌可阳性。

注意事项:①试验时应避免接触含铁物质(用铂金而非镍铬接种环),以免出现假阳性;②该试剂在空气中易被氧化而失效,保存期只有几周,故应经常更换新试剂,并避光盛于棕色瓶中,若试剂已变成深蓝色,弃去不用。

4. 溶葡萄球菌素敏感性试验　溶葡萄球菌素是内肽酶,可裂解葡萄球菌细胞壁糖肽富含甘氨酸的五肽交联体,使菌体细胞易因渗透压改变而溶解。金黄色、模仿、科氏葡萄球菌和木糖葡萄球菌可被溶葡萄球菌素溶解,而腐生葡萄球菌、溶血葡萄球菌则不被溶解。可用纸片扩散法,将试验菌株制成浊度为 0.5 麦氏单位的菌悬液,涂种于 M-H 平板,平板中央放置溶葡萄球菌素纸片(10μg/ 片),经 35℃ 孵育 24 小时,抑菌环在 10~16mm 之间判定为溶葡萄球菌素敏感性试验阳性(S)。

5. 在含红霉素的甘油中产酸试验　培养液含 0.4μg/ml 红霉素和 1% 甘油,以溴甲酚紫为指示剂,取待检菌接种后经 35℃ 孵育 3 日,葡萄球菌不被红霉素抑制,分解甘油产酸变黄色呈阳性,而微球菌不变色为阴性。

6. 新生霉素敏感性试验　挑取待检菌落数个,制成相当于 0.5 麦氏单位浓度的菌悬液,棉拭子浸透菌液,挤去多余菌液,均匀涂布在 M-H 平板、P 琼脂或胰酶大豆血琼脂平板上,贴上每片含 5μg 的新生霉素纸片,35℃ 孵育 16~20 小时,抑菌环直径 ≤16mm 判定耐药,>16mm 判定为敏感。同时用金黄色葡萄球菌 ATCC 25923 做敏感对照试验,以便确认纸片是否有效。新生霉素敏感性试验结果见图 2-3-44。

7. 杆菌肽敏感性试验　试验方法同新生霉素试验,但试验用培养基是绵羊血琼脂平板。杆菌肽含量为 0.04U/ 片,判断标准菌落周围无抑菌环者判定为耐药,形成抑菌环判定为敏感。葡萄球菌耐药,A 群链球菌、微球菌及相关菌敏感,可形成 10mm 以上的抑菌环。另外,约 7.8% 草绿色链球菌、6% B 群链球菌及 10%~20% 的 C 群和 G 群链球菌也敏感。杆菌肽敏感性试验结果见图 2-3-45。

8. 呋喃唑酮敏感性试验　试验方法同新生霉素试验。呋喃唑酮含量为 100μg/ 片,判断标准:抑菌环直径 ≤9mm 判定耐药,抑菌环直径 15~25mm 判定敏感。葡萄球菌敏感,微球菌及相关菌耐药。

9. 多黏菌素 B 敏感性试验　试验方法同新生霉素试验。多黏菌素 B 含量为 300U/ 片,判断标准:抑菌环直径 ≤10mm 判定耐药,抑菌环直

径>10mm 判定敏感,金黄色葡萄球菌、多数表皮葡萄球菌(6%~15% 敏感)、猪葡萄球菌、产色葡萄球菌、少数里昂葡萄球菌和黏滑罗氏菌为耐药,其他葡萄球菌、微球菌及相关菌敏感。

10. O/129 敏感性试验　试验方法同新生霉素试验。O/129(二氨基二异丙基喋啶)含量为 0.5μg/片,判断标准为抑菌环直径 6~10mm 判定耐药,抑菌环直径 20~36mm 判定敏感。葡萄球菌耐药,黏滑罗氏菌、微球菌及相关菌敏感。O/129 敏感性试验结果见图 2-3-46。

五、触酶阴性革兰氏阳性球菌的鉴别试验

1. 糖、醇类产酸试验　以心浸液肉汤做基础培养基,溴甲酚紫为 pH 指示剂,加入 1% 的糖、醇类(葡萄糖、乳糖、麦芽糖、甘露醇、蔗糖、阿拉伯糖、蜜二糖、棉子糖、核糖、山梨醇、山梨糖、蕈糖等),每管 3~5ml,待检菌株为孵育 18~24 小时新鲜培养物,接种后在 35℃孵育,观察至第 14 日,如浑浊生长呈黄色判定为阳性,无变化为阴性。

2. 精氨酸水解试验　取待检菌接种在精氨酸培养液,接种后覆盖 1~2cm 厚度的灭菌液体石蜡,35℃孵育观察至第 7 日,呈深紫色者判定为阳性,黄色或不变色(无浑浊)者为阴性(图 2-3-26)。同时应做空白对照。

3. 七叶苷水解试验　培养液含 0.05%~0.1% 柠檬酸铁,取待检菌接种后置 35℃孵育,观察至第 7 日,呈棕黑色者判定为阳性,无变化为阴性。七叶苷水解试验结果见图 2-3-18。

4. MRS 肉汤产气试验　新鲜培养菌株接种 MRS 肉汤,接种后覆盖灭菌液体石蜡密封,35℃孵育观察至第 7 日,若石蜡向上移动并产生气泡则判定阳性,无变化为阴性。大多数无色藻菌可在 24 小时呈阳性。一些菌株需培养较长时间才呈阳性。

5. 10℃及 45℃生长试验　培养基为心浸液肉汤(含 0.1% 溴甲酚紫指示剂),10℃环境可将冰箱调至 10℃,45℃环境可利用 45℃的水浴箱,试管盖必须用封口膜密封,取待检菌接种后放在 10℃及 45℃孵育,观察 7~14,若浑浊生长并颜色变黄判定为阳性,有浑浊生长无颜色变化也判定阳性,无浑浊生长和颜色变化判定为阴性。

6. 马尿酸盐水解试验　取待检菌接种在含有 1% 马尿酸钠的心浸液肉汤,35℃孵育观察至 14 日,将菌液离心取上清液 0.8ml 至一试管内,加入 0.2ml 三氯化铁试剂摇动后观察,若出现恒定沉淀并能保持 10 分钟者判定为阳性,如有少许沉淀轻轻摇动后散去判定为阴性。B 群链球菌、费克兰姆菌阳性。马尿酸盐水解试验结果见图 2-3-31。

7. 亮氨酸氨基肽酶(LAP)及吡咯烷酮芳基酰胺酶(PYR)试验　待检菌须为 18~24 小时生长新鲜培养物,孪生球菌、差异球菌及创伤球菌生长缓慢,需要培养 2 日至 3 日,取 LAP 或 PYR 纸片(有商品纸片供应),涂种大量细菌后滴加无菌蒸馏水浸湿纸片,10 分钟后分别加入显色试剂,3 分钟后判读结果,若出现红色者判定阳性,不变色或黄色者为阴性,粉红色则为弱阳性。

8. 石蕊牛奶试验　取待检菌接种至含 2% 石蕊新鲜脱脂牛奶中,35℃观察至第 7 日,若呈现红色或白色者判定为阳性,蓝色者为阴性。石蕊牛奶反应结果见图 2-3-42。

9. 6.5% NaCl 耐受试验　培养基为心浸液肉汤(含 0.5% NaCl),再加入 6% NaCl,0.5% 葡萄糖及溴甲酚紫指示剂,使成为 6.5% NaCl 的肉汤,待检菌接种后在 35℃孵育,观察至第 14 日,若有浑浊生长并颜色变黄判定为阳性,有浑浊生长无颜色变化也判定为阳性,无浑浊生长和颜色变化判定阴性。

10. 丙酮酸盐利用试验　取待检菌接种含 1% 丙酮酸钠肉汤后,在 35℃孵育至第 7 日,若呈现黄色判定为阳性,若为绿色或黄绿色则为阴性,若黄色带有微绿色,判定为弱阳性。

11. 5% 蔗糖琼脂产黏液试验　培养基为含 5% 蔗糖的心浸液琼脂,取待检菌接种后在 CO_2 培养箱培养 48 小时,如果形成大而黏稠状、内含流动物质的菌落判定为产黏液试验阳性,有时产生不透明的胶状菌落,也判定为阳性。血液链球菌和变异链球菌产生葡聚糖,菌落具有折光性,黏附在琼脂上。唾液链球菌产生果聚糖,形成不透明胶状、不黏附的菌落。牛链球菌可产生果聚糖,肠膜无色藻菌、假肠膜无色藻菌、柠檬无色藻菌产生葡聚糖可形成发黏的小菌落。有些菌落虽类似胶状,但不黏附,判定不产生黏液(阴性结果)。

12. 淀粉水解试验　培养基为含 2% 可溶性淀粉心浸液琼脂,待检菌株划线接种后在 CO_2 环境孵育 48 小时,将革兰氏碘液滴入生长区,若培养基呈紫蓝色,菌落周围出现透明区则表示淀粉被水解,判定阳性,若整个培养基和菌落周围呈紫蓝色判定阴性。淀粉水解试验结果见图 2-3-19。

13. 亚锑酸钾耐受试验　培养基含有 0.04% 亚锑酸钾,将培养基加到试管或制备成平板,菌株接种后在 35℃ 孵育,观察至第 7 日,若出现黑色菌落者判定为阳性,若形成灰色菌落或不生长则为阴性。

14. 万古霉素敏感性试验　将血琼脂平板(琼脂厚度为 3~4mm)接种细菌后,贴上万古霉素纸片(30μg),置 35℃,CO_2 环境孵育 18~24 小时,某些细菌(如差异球菌、孪生球菌、创伤球菌)需孵育 2~3 日,判断标准为纸片周围形成抑菌环判定敏感,不形成抑菌环判定耐药。

15. V-P 试验　取待检菌接种至 2ml V-P 肉汤(葡萄糖磷酸盐肉汤),在 35℃ 孵育 6 小时或过夜后,加入 10 滴 V-P 1 试剂(α- 萘酚)及 10 滴 V-P 2 试剂(40% NaOH 加 0.3% 肌酸),将试管用力摇动,若 30 分钟内产生红色即判定为阳性,若为粉红色或锈色则为弱阳性,铜黄色则判定为阴性,见图 2-3-17。

16. 对 SXT(磺胺甲噁唑 -TMP)敏感性试验　方法同新生霉素试验。SXT 每片含甲氧苄啶(trimethoprim,TMP)1.25μg,磺胺甲噁唑(SMZ)23.75μg。判断标准为形成抑菌环判定为敏感,不形成抑菌环为耐药。A 群和 B 群链球菌耐药,C、F、G 群链球菌、草绿色链球菌、肺炎链球菌、D 群链球菌敏感。

17. 奥普托欣(optochin)敏感性试验　方法同新生霉素试验。详细资料参见第二章第三节相关内容(图 2-3-43)。

18. 溶血性观察　溶血性是鉴定链球菌及类链球菌最常用的项目,在革兰氏阳性球菌鉴定中非常重要。

材料:5% 绵羊血琼脂平板。

方法:菌株接种于 5% 绵羊血琼脂平板上,在未接种过的区域用接种针挑菌再穿刺 2~3 处,使细菌被倾斜接种到琼脂深处,形成一个相对的厌氧环境,35℃ 孵育过夜。

观察结果:在接种针穿刺处羊红细胞完全溶解形成无色透明区,为 β- 溶血;羊红细胞部分溶解或不溶解形成草绿色环,为 α- 溶血;不溶解羊红细胞无溶血环为 γ- 溶血。溶血性试验结果见图 2-3-6 和图 2-3-7。

19. β 葡萄糖醛酸酶(BGUR)试验　培养基为含底物吲哚酚 β-D 葡糖苷酸(indoxylβ-D-glucuronide,IBDG)0.08% 的葡萄糖肉汤,取待检菌接种后 35℃ 孵育 4 小时后观察,呈现蓝色判定为阳性,不变色为阴性。已有商品化试剂快速检测 BGUR 反应,API 20 STREP 鉴定板条中含有此实验。常用来鉴定大肠埃希菌,目前也用于乏养球菌属和颗粒链菌属的鉴别,以及气球菌的属内鉴定,停乳链球菌与咽峡炎链球菌的种间鉴别。

20. 动力试验　有些革兰氏阳性球菌具有鞭毛,可运动(如铅黄肠球菌、鹑鸡肠球菌等),利用半固体琼脂穿刺接种培养及鞭毛染色可以检测,与其他动力阴性球菌相鉴别。

(杨 锐)

第二节　葡萄球菌属

一、分类与命名

葡萄球菌属(*Staphylococcus*)隶属细菌域,厚壁菌门,芽胞杆菌纲,芽胞杆菌目,葡萄球菌科(Staphylococcaceae)。目前属内共有 66 个种和亚种,表 12-2-1 列出了部分种和亚种。原解酪葡萄球菌最近从葡萄球菌属中分出至新成立的巨球菌属,称为解酪巨球菌(*Macrococcus caseolyticus*)。

葡萄球菌属 DNA G+C 含量为 30~39mol%。代表菌种为金黄色葡萄球菌。

二、生物学特性

(一)形态与染色

葡萄球菌为革兰氏阳性球菌,圆形,直径 0.5~1.5μm,单个、成对、四联、短链、不规则葡萄状或成簇排列,无鞭毛,无荚膜或仅形成有限的荚膜,不形成芽胞。某些临床分离的葡萄球菌呈卵圆形,呈双或短链排列易判为链球菌,连续传代可恢复正圆形;衰老、死亡和被白细胞吞噬后的菌体革兰氏染色呈阴性。葡萄球菌镜下形态见图 12-2-1。

表 12-2-1　葡萄球菌属中的种和亚种

菌种和亚种	菌种和亚种	菌种和亚种
金黄色葡萄球菌（S. aureus）	松鼠葡萄球菌（S. sciuri）	中间葡萄球菌（S. intermedius）
金黄色亚种（subsp. aureus）	松鼠亚种（subsp. sciuri）	鱼发酵葡萄球菌（S. piseifermintans）
厌氧亚种（subsp. anaerobius）	肉亚种（subsp. carnaticus）	猫葡萄球菌（S. felis）
里昂葡萄球菌（S. lugdunensis）	啮齿亚种（subsp. rodentium）	柯氏葡萄球菌（S. kloosii）
施氏葡萄球菌（S. schleiferi）	头状葡萄球菌（S. capitis）	科氏葡萄球菌（S. cohnii）
凝集亚种（subsp. coagulans）	头状亚种（subsp. capitis）	科氏亚种（subsp. cohnii）
施氏亚种（subsp. schleiferi）	解脲亚种（subsp. ureolyticus）	解脲亚种（subsp. urealyticum）
假中间葡萄球菌（S. pseudintermedius）	耳葡萄球菌（S. aueicularis）	猴葡萄球菌（S. simiae）
猪葡萄球菌（S. hyicus）	蝇葡萄球菌（S. mascae）	缓慢葡萄球菌（S. lentus）
木糖葡萄球菌（S. xylosus）	巴氏葡萄球菌（S. pasteuri）	尼泊尔葡萄球菌（S. nepalensis）
海豚葡萄球菌（S. delphini）	腐生葡萄球菌（S. saprophyticus）	产色葡萄球菌（S. chromogenes）
水獭葡萄球菌（S. lutrae）	腐生亚种（subsp. saprophyticus）	普氏葡萄球菌（S. pulvereri）
表皮葡萄球菌（S. epidermidis）	牛亚种（subsp. bovis）	小牛葡萄球菌（S. vituluinus）
解糖葡萄球菌（S. saccharolyticus）	马葡萄球菌（S. equorum）	琥珀葡萄球菌（S. succinus）
沃氏葡萄球菌（S. warneri）	马亚种（subsp. equorum）	琥珀亚种（subsp. succinus）
溶血葡萄球菌（S. haemolyticus）	亚麻布亚种（subsp. linens）	乳酪亚种（subsp. casei）
人葡萄球菌（S. hominis）	阿来塔葡萄球菌（S. arlettae）	肉葡萄球菌（S. carnosus）
人亚种（subsp. hominis）	鸡葡萄球菌（S. gallinarum）	肉亚种（subsp. carnosus）
新生霉素败血亚种（subsp. novobiosepticus）	模仿葡萄球菌（S. simulans）	有益亚种（subsp. utilis）
福氏葡萄球菌（S. fleurettii）	调料葡萄球菌（S. condimenti）	山羊葡萄球菌（S. caprae）

（二）培养特性

除金黄色葡萄球菌厌氧亚种和解糖葡萄球菌外，大部分葡萄球菌是兼性厌氧性细菌，营养要求不高，最适 pH 7.4~7.6，在血琼脂、营养琼脂、脑心浸液琼脂、胰胨大豆琼脂或 P 琼脂上，在 34~37℃大气环境中，经 24 小时孵育可形成直径 1~3mm 圆形、光滑、边缘整齐、凸起、湿润、不透明、奶油样、灰白、瓷白、淡黄至橙黄色菌落（图 12-2-2A）。木糖葡萄球菌有时形成 4~10mm 大小，扁平的粗糙型菌落。有些葡萄球菌生长时可能需要二氧化碳、厌氧环境或高渗培养基。金黄色葡萄球菌厌氧亚种、解糖葡萄球菌、耳葡萄球菌、小牛葡萄球菌、缓慢葡萄球菌和马葡萄球菌（马葡萄球菌的最适生长温度为30℃）生长缓慢，通常孵育 36 小时后才能看到菌落生长。金黄色葡萄球菌的小菌落变异株（small colony variants strain，SCV）在常规培养基上生长缓慢，菌落细小，色素较浅，溶血环（弱）小，应注意与β-溶血性链球菌相鉴别（图 12-2-2B）。葡萄球菌普

遍具有耐盐性，在 6.5% NaCl 琼脂上生长良好。

金黄色葡萄球菌和溶血葡萄球菌、里昂葡萄球菌等可产生溶血素，在羊血或兔血琼脂上经 24 小时孵育可见明显的 β- 溶血环（图 12-2-2A）。延长培养时间菌落更大，溶血和色素更加明显。有些金黄色葡萄球菌可产生双溶血环菌落，内环为 β- 溶血，外环为 α- 溶血。产色素的葡萄球菌在常规培养时，产生肉眼可见的脂溶性类胡萝卜素，使菌落呈黄色、橙黄色或橙色，不扩散至琼脂培养基中，若在 P 琼脂培养基中加入牛乳、脂肪、甘油、乙酸酯等可增强色素的产生。

葡萄球菌在液体培养基中不形成色素，呈均匀浑浊生长，管底略有沉淀，摇动易散。一些表皮葡萄球菌因产生黏质多糖，在琼脂平板上形成光滑、有黏附（度）的菌落，在液体培养基中可黏附在管壁，但真正黏液型葡萄球菌株很少见。金黄色葡萄球菌在甘露醇高盐平板上菌落为黄色，在卵黄高盐平板上菌落周围可形成白色沉淀环。金黄色葡萄

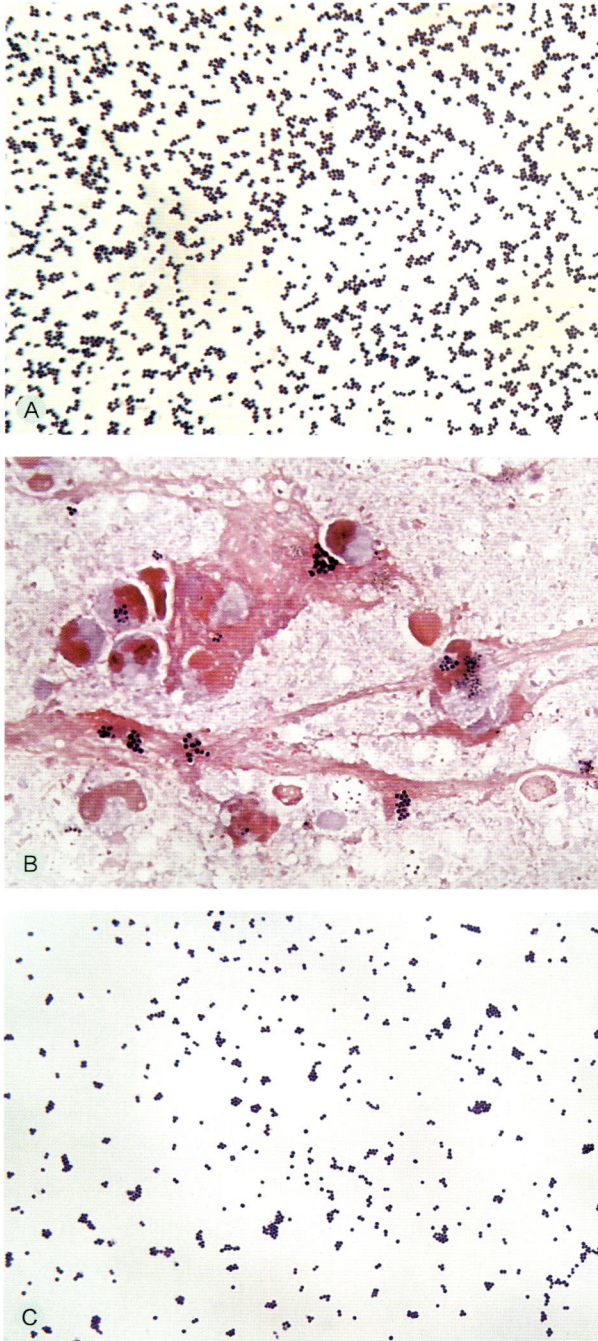

**图 12-2-1 葡萄球菌革兰氏染色显微镜下
形态特征 ×1 000**

A. 金黄色葡萄球菌 ATCC 25923；
B. 金黄色葡萄球菌，脓液涂片；C. 腐生葡萄球菌

球菌可在 Baird-Parder 琼脂上生长，还原亚碲酸钾使得菌落呈灰黑色，边缘淡色，周围有浑浊带，外层因水解卵磷脂形成透明环（图 12-2-2C）。金黄色葡萄球菌菌落形态见图 12-2-2，其他葡萄球菌菌落形态见图 12-2-3~ 图 12-2-6。

（三）生化特性

葡萄球菌的触酶通常阳性，但金黄色葡萄球菌厌氧亚种和解糖葡萄球菌触酶阴性。有文献报道在临床标本中分离出触酶阴性的金黄色葡萄球菌（非厌氧亚种）。大多数葡萄球菌氧化酶阴性。但松鼠葡萄球菌、小牛葡萄球菌、缓慢葡萄球菌、福氏葡萄球菌因含有细胞色素 C，氧化酶（改良法）呈阳性反应。葡萄球菌在厌氧环境下分解葡萄糖产酸因菌种而异，大部分葡萄球菌可分解多种糖类，还原硝酸盐，对溶葡萄球菌素和呋喃唑酮敏感，对杆菌肽和 O/129 耐药。葡萄球菌可产生多种酶和毒素，如血浆凝固酶、尿素酶、磷酸酶、精氨酸水解酶、鸟氨酸脱羧酶、吡咯烷酮芳基酰胺酶、β- 半乳糖苷酶、β- 葡萄糖苷酶、β- 葡糖醛酸糖苷酶、明胶酶、耐热核酸酶、卵磷脂酶等，以及细胞毒素（α、β、γ、δ、杀白细胞素）、肠毒素、表皮脱落毒素、中毒性休克综合征毒素等。

三、鉴定与鉴别

（一）属间鉴别

临床标本中常见的革兰氏阳性球菌中，菌落和镜下形态与葡萄球菌属相近的菌属包括微球菌属（*Micrococcus*）、库克菌属（*Kocuria*）、皮球菌属（*Dermacoccus*）、皮肤球菌属（*Kytococcus*）、罗氏菌属（*Rothia*）、肠球菌属（*Enterococcus*）、气球菌属（*Aerococcus*）等。首先从菌落形态、颜色及生长速度上进行初步的判断，大多数葡萄球菌在常规培养时的生长速度要快于其他革兰氏阳性球菌。葡萄球菌主要产生的是类胡萝卜素，产色素菌株的菌落呈黄色到金黄色，不产色素菌株的菌落为白色、乳白色或灰白色，极少数表皮葡萄球菌可产生淡紫罗兰色的菌落（图 12-2-3B）。微球菌属、库克菌属、皮球菌属及皮肤球菌属中细菌的菌落大多呈现黄色、橙色或橘红色，黏滑罗氏菌的菌落呈白色胶状并黏附在琼脂上。其次在镜下进行区别，在同一视野里葡萄球菌可成单个、成对、短链及葡萄状排列，少呈四联状。微球菌属、库克菌属、皮球菌属、皮肤球菌属、气球菌属及黏滑罗氏菌多成对、四联或成簇排列，且菌体较葡萄球菌大，立体感强。巨球菌属菌体与葡萄球菌相似，但直径较大，可达 2.5μm。其他可结合触酶、氧化酶（用改良氧化酶试验进行检测）O-F 等试验进行鉴别，属间鉴别见表 12-2-2。

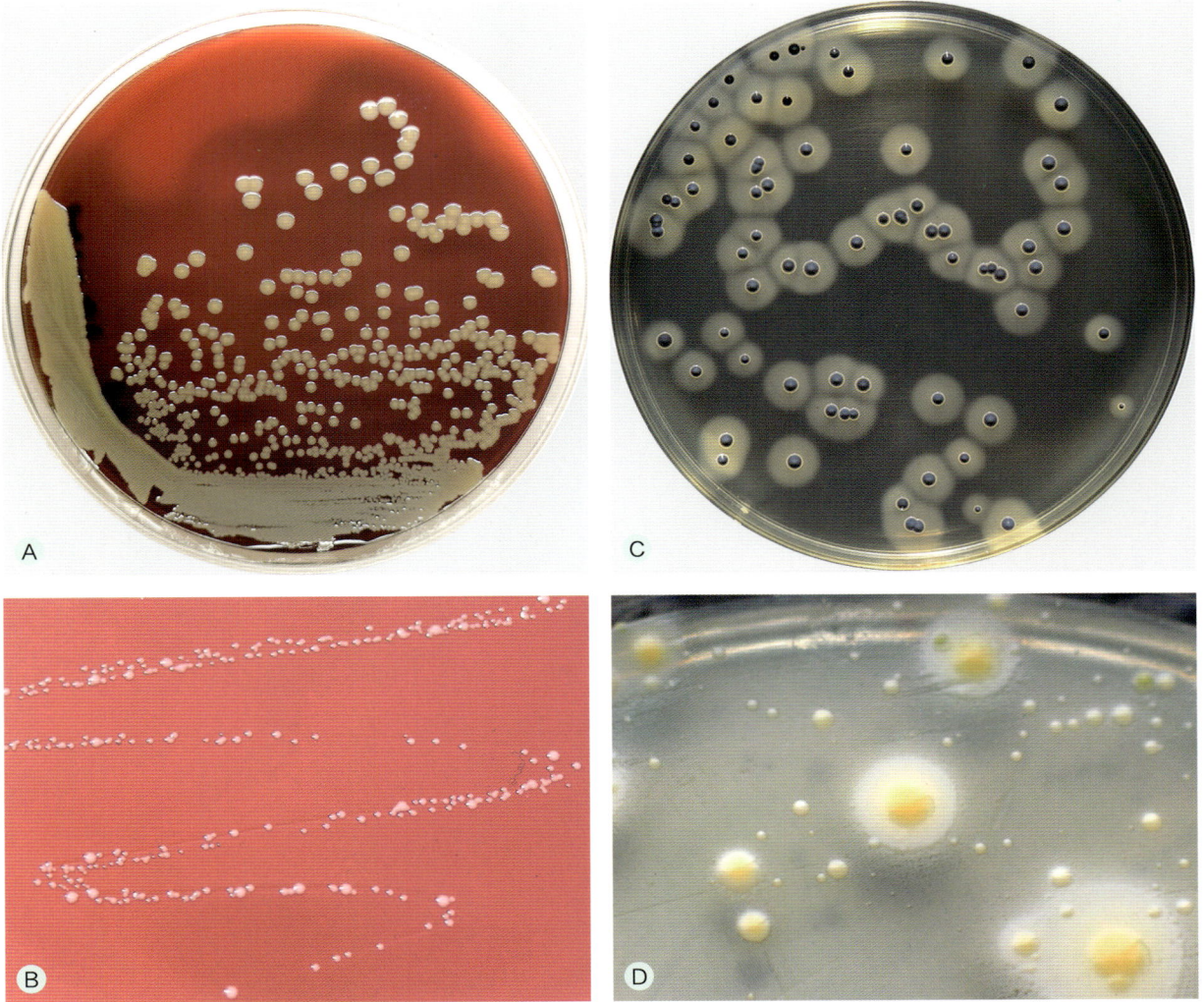

图 12-2-2 金黄色葡萄球菌的菌落形态

A. ATCC 6538 SBA 2 日；B. SCVS 株 SBA 24h；C. Baird Parker agar 2 日；D. L 型菌株在高渗琼脂平板上的"油煎蛋"样菌落, 4 日

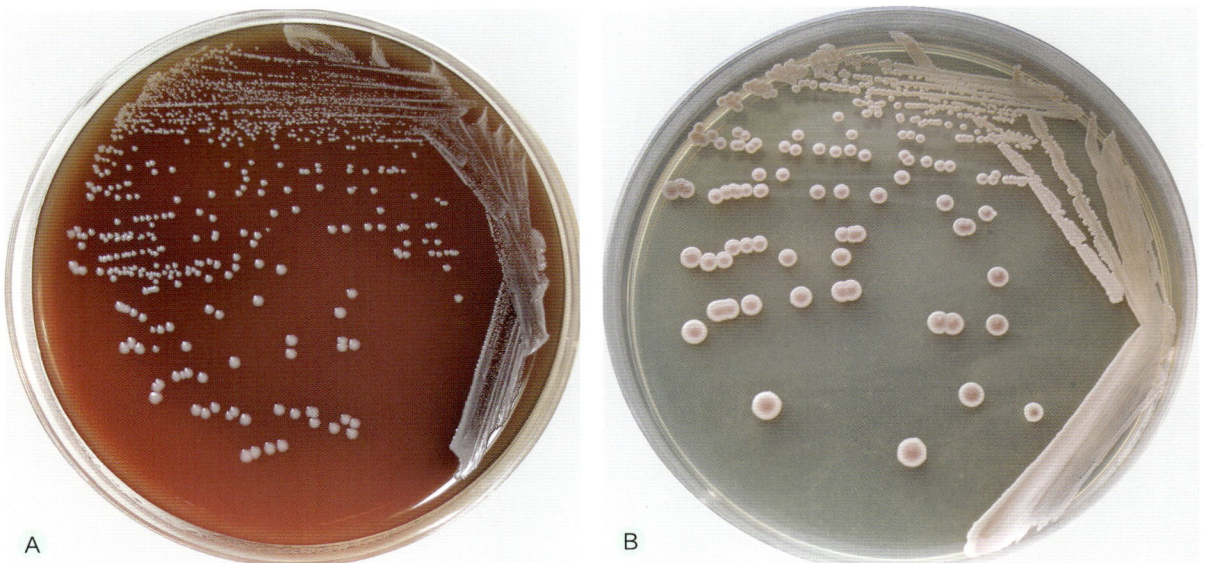

图 12-2-3 表皮葡萄球菌的菌落形态

A. ATCC 12228 SBA 2 日；B. 产紫色素的表皮葡萄球菌, 脑心琼脂 4 日

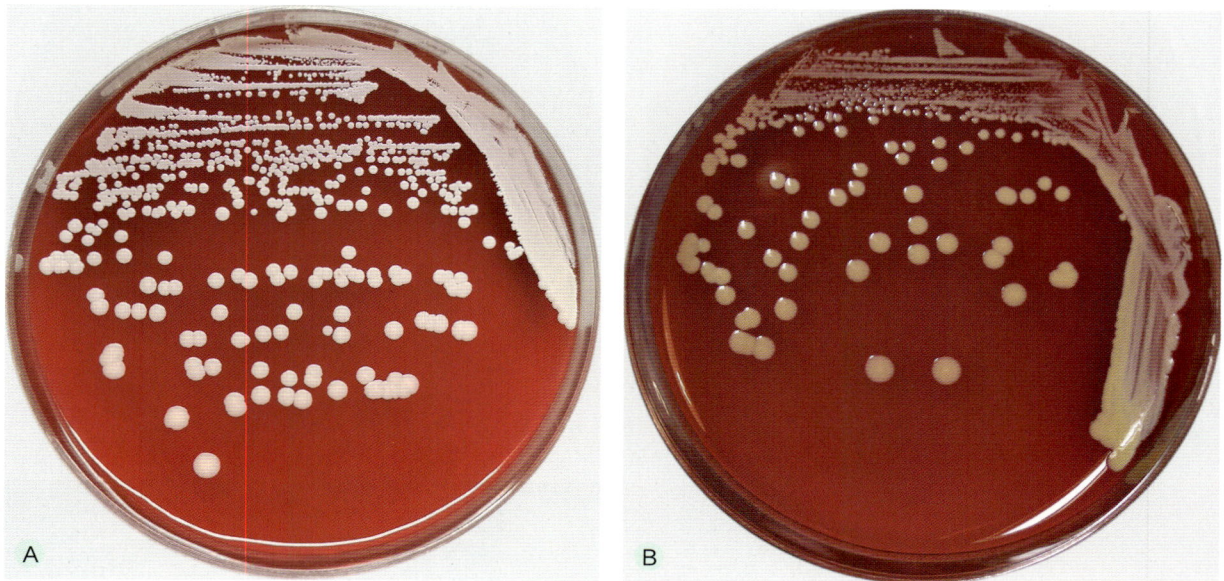

图 12-2-4　腐生葡萄球菌的菌落形态
A. SBA 2 日；B. Bovis 亚种 SBA 2 日

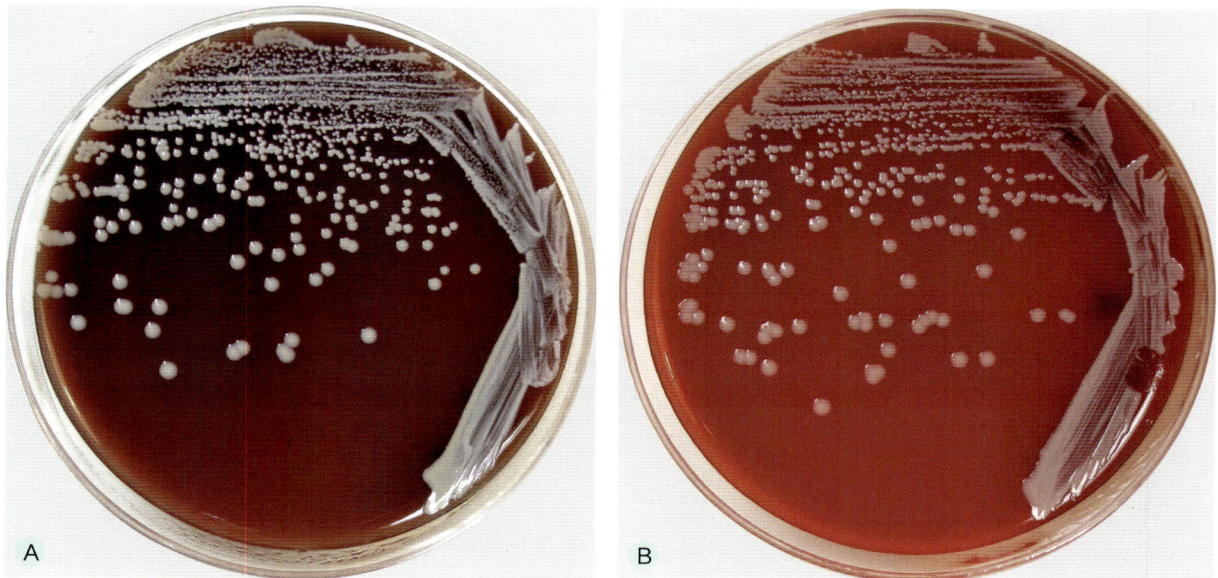

图 12-2-5　科氏葡萄球菌的菌落形态
A. 科氏亚种 SBA 2 日；B. 解脲亚种 SBA 2 日

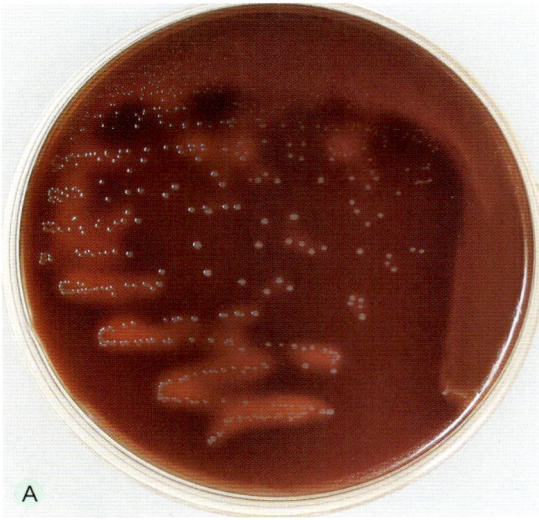

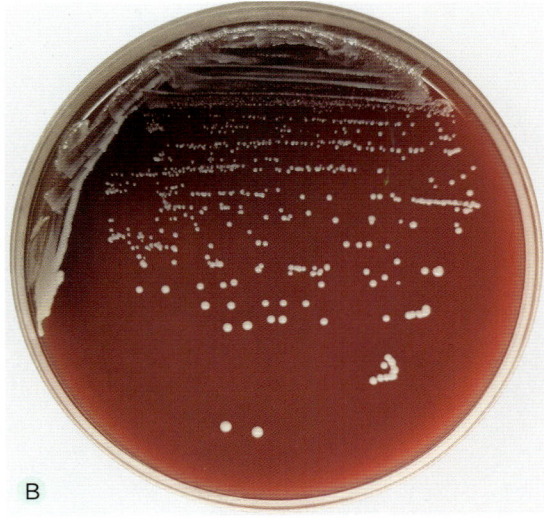

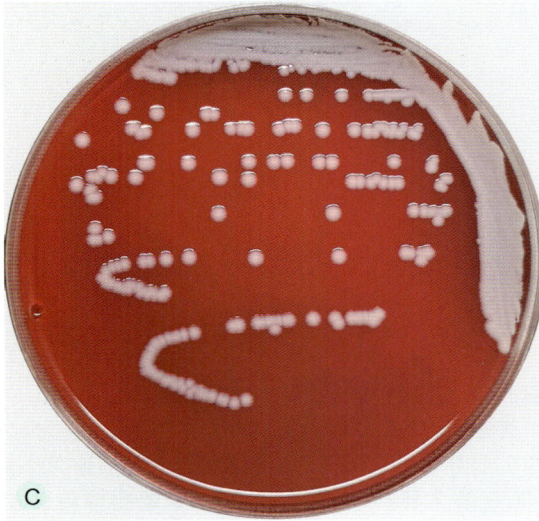

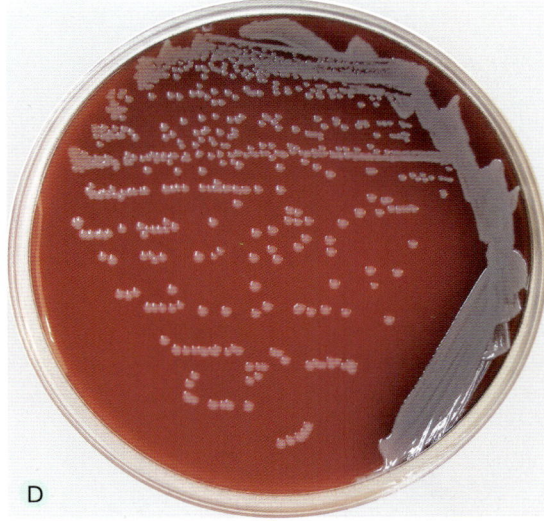

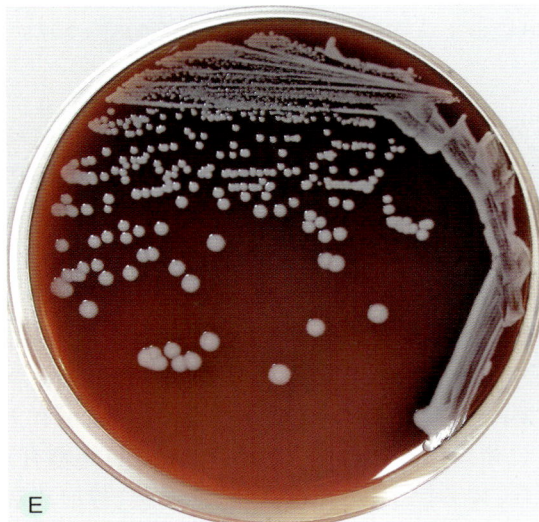

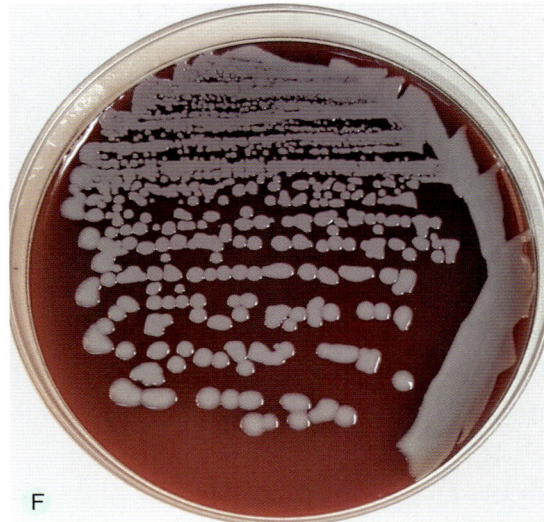

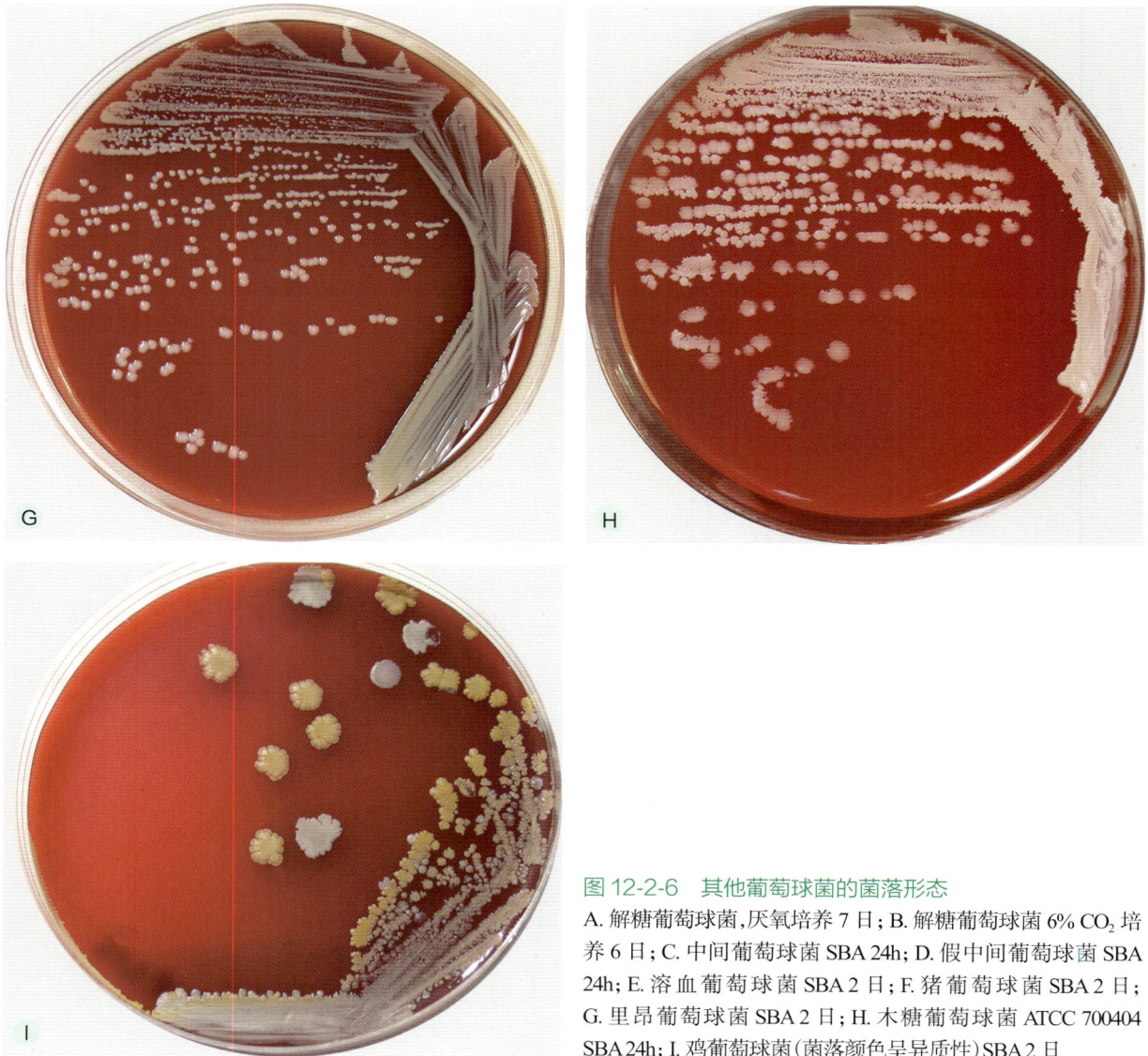

图 12-2-6　其他葡萄球菌的菌落形态

A. 解糖葡萄球菌,厌氧培养 7 日;B. 解糖葡萄球菌 6% CO_2 培养 6 日;C. 中间葡萄球菌 SBA 24h;D. 假中间葡萄球菌 SBA 24h;E. 溶血葡萄球菌 SBA 2 日;F. 猪葡萄球菌 SBA 2 日;G. 里昂葡萄球菌 SBA 2 日;H. 木糖葡萄球菌 ATCC 700404 SBA 24h;I. 鸡葡萄球菌(菌落颜色呈异质性)SBA 2 日

(二)属内鉴定

由于葡萄球菌属内的菌种较多,根据菌种是否产生血浆凝固酶,通常将其分为凝固酶阳性和凝固酶阴性葡萄球菌。凝固酶和凝集因子阳性葡萄球菌的主要鉴别试验见表 12-2-3,凝固酶和凝集因子阴性葡萄球菌,应用 PYR 试验、新生霉素敏感试验、碱性磷酸酶试验依次类推,区分鉴别,凝固酶和凝集因子阴性葡萄球菌主要鉴别试验见表 12-2-4。试验方法、注意事项及结果判断参见第三章、本章第一节相关内容。

四、抗菌药物敏感性

目前,我国医院临床分离的葡萄球菌 90% 以上产 β- 内酰胺酶。近十年以来,国内耐甲氧西林金黄色葡萄球菌(MRSA)检出率呈逐年持续下降,而耐甲氧西林凝固酶阴性葡萄球菌(MRCNS)呈逐年上升的趋势。2020 年 CHINET(中国细菌耐药监测网)显示,MRSA 株检出率 31.0%,甲氧西林耐药表皮葡萄球菌(MRSE)检出率 81.7%,其他 MRCNS 株检出率 77.5%;中国细菌耐药监测研究 2019 至 2020 年革兰氏阳性菌监测报告显示,MRSA 与 MRSE 检出率分别为 34.8% 和 82.1%。对葡萄球菌体外抗菌作用很好的的药物有万古霉素、替考拉宁、达托霉素、利奈唑胺、替加环素、米诺环素、西他沙星等,敏感率基本高于 90%,较好的有磷霉素、阿米卡星、奈诺沙星、氯霉素、复方新诺明、利福平等,其中复方新诺明对金黄色葡萄球菌的抑菌作用优于凝固酶阴性葡萄球菌,阿米卡星则

表 12-2-2　葡萄球菌属与其他革兰氏阳性球菌属的鉴别

特性	葡萄球菌属	微球菌属	库克菌属	皮球菌属	皮肤球菌属	罗氏菌属	肠球菌属	气球菌属	巨球菌属	链球菌属	动球菌属
菌落色素	白/黄	黄/乳白[i]	黄/橙/粉	橙	乳白/黄	白黏	白/黄[j]	白	白	无色/灰白	ND
严格需氧	–	+	+	+	+	–	–	–	±	+	+
四联排列	d	+	–	d	d	–	–	+	–	–	+
动力	–	–	–	–	–	–	d	–	–	–	–
紧黏琼脂						+					
6.5% NaCl	+	+	+	+	+		+	+	+	d	+
触酶[b]	+[g]	+	+	+	+	±			+		+
氧化酶[c]（改良法）	–[h]	+	+	+	+	–	–	+	+	–	ND
葡萄糖[d]厌氧产酸	d	–	(+)	–	–	+	+	(+)		+	–
甘油需氧产酸	+		+			d	d	ND	ND	d	–
联苯胺试验	+	+	+					–	ND		+
红霉素 0.4（μg/ml）	R	S	S	S	S	S	R	ND	R	S	ND
杆菌肽[e] 0.04U/片	R	S	S	S	S	S	R	S	R	d	ND
呋喃唑酮[f] 100μg/片	S	R	R	R	R	R	S	S	S	S	S
溶葡萄球菌素 200μg/ml	S	R	R	R	R	R	R	R	S	R	R

注：+，90% 以上菌株阳性；–，90% 以上菌株阴性；±，90% 以上菌株弱阳性；( )，迟缓反应；d，11%~89% 菌株阳性；ND，未确定；S，敏感；R，耐药；b，在培养基中添加血红素可活化触酶活性，致使某些菌种出现触酶弱阳性或假阳性；c，Faller 和 Schleifer 改良氧化酶试验可检出细胞色素 C；d，标准的氧化 - 发酵试验；e，无抑菌环为耐药，敏感抑菌环直径 10~25mm；f，抑菌环 ≤9mm 为耐药，敏感抑菌环直径 15~25mm；g，金黄色葡萄球菌厌氧亚种和解糖葡萄球菌触酶阴性；h，少数几个种的氧化酶阳性；i，里拉微球菌为乳白色；j，铅黄肠球菌为黄色菌落。

相反。MRSA 和 MRCNS 对 β- 内酰胺类、大环内酯类、氨基糖苷类和喹诺酮类等抗菌药物的耐药率均显著高于甲氧西林敏感株（MSSA 和 MSCNS）。随着 MRSA 在医院和社区间不断流行与传播，医疗机构相关 MRSA（HA-MRSA）和社区相关性 MRSA（CA-MRSA）对抗菌药物耐药性差异日渐缩小。

五、临床意义

葡萄球菌在自然界分布广泛，主要寄生在哺乳动物和鸟类的皮肤、皮脂腺和黏膜。在人体皮肤及黏膜广泛定植。金黄色葡萄球菌主要分布在鼻前庭。最常见的是表皮葡萄球菌，多在潮湿部位，如腋窝、腹股沟、会阴、前鼻孔、脚趾等定植。一些葡萄球菌及亚种在人体宿主体内表现为选择部位寄生，如耳葡萄球菌在一些健康人群外耳道定植，头状葡萄球菌头状亚种主要在成年人头顶和前额部位皮脂腺内大量存在，而解脲亚种可在有些人的腋下大量存在，人葡萄球菌和溶血葡萄球菌多在人体分泌腺较多的部位（腋窝及耻骨区）寄生，里昂葡萄球菌也常在下肢和腹股沟检出，当对机体实施侵入性医疗操作或创伤造成皮肤黏膜破损，一些葡萄球菌株随机侵入感染，成为病原菌。所以，当临床标本中分离到葡萄球菌，除了将菌株正确鉴定到种外，还要根据标本来源、细菌生长状况，结合临床综合评估和判断其临床意义，确定是污染菌、定植菌，还是病原菌。

表 12-2-3　凝固酶和凝集因子阳性葡萄球菌的主要鉴别试验

菌种	凝固酶a	凝集因子b	菌落大小c	色素d	厌氧生长e	需氧生长f	溶血g	触酶h	氧化酶i	耐热核酸酶	碱性磷酸酶	吡咯烷基芳胺酶j	鸟氨酸脱羧酶	尿素酶	精氨酸利用	V-P	七叶苷水解	新生霉素耐药k	多粘菌素耐药l
金黄色葡萄球菌金黄亚种	+	+	+	+	+	+	+	+	-	+	+	-	-	D	+	+	-	-	+
金黄色葡萄球菌厌氧亚种	+	-	-	-	(+)	(±)	+	-	-	+	+	ND	ND	ND	ND	+	-	-	ND
猪葡萄球菌	D	-	+	-	+	+	-	+	-	+	+	-	-	D	+	-	-	-	+
中间葡萄球菌	+	D	+	-	(+)	+	D	+	-	+	+	+	-	+	D	-	-	-	D
里昂葡萄球菌	-	(+)	D	D	+	+	(+)	+	-	-	+	-	+	D	+	+	+	-	D
施氏葡萄球菌施氏亚种	+	+	D	+	+	+	(+)	+	-	+	+	ND	ND	D	+	+	ND	-	ND
施氏葡萄球菌凝集亚种	+	-	+	+	+	+	(+)	+	-	+	+	ND	ND	+	+	+	ND	+	ND
海豚葡萄球菌	+	-	+	+	(+)	+	D	+	-	+	+	ND	-	-	+	+	ND	-	ND
水獭葡萄球菌	+	-	-	-	+	+	±	+	+	+	+	+	-	-	+	+	ND	-	ND
松鼠葡萄球菌肉亚种	-	Dm	D	D	(D)	+	(±)	+	-	+	D	-	-	-	+	+	+	+	-
松鼠葡萄球菌啮齿亚种	-	+m	D	D	(D)	+	(±)	+	-	+	D	-	-	-	+	+	+	+	耐药

注：+，90%以上菌株阳性；±，90%以上菌株弱阳性；-，90%以上菌株阴性；D，11%~89%菌株阳性；( )，迟缓反应；ND，未测定。a，试管法血浆凝固酶；b，用人或兔血浆检测凝集因子，用人血浆检测里昂和施氏葡萄球菌的凝固酶；c，在 P 琼脂培养基上，经 34-35℃孵育 3 日(25℃ 5 日)，菌落直径≥6mm 为阳性；d，形成可见的类胡萝卜素(黄色、橙黄色或橙色)为阳性；e，在半固体硫乙醇酸盐培养基上的生长情况，+ 表示培养 18~24 小时形成中度到浓厚生长；f，金黄色葡萄球菌厌氧亚种、解糖葡萄球菌、小牛葡萄球菌、耳葡萄球菌、缓慢葡萄球菌和马葡萄球菌(马葡萄球菌的最适生长温度为 30℃)生长缓慢，通常需要培养至 36 小时后才能看到菌落生长；g，在牛血琼脂上检测溶血，72 小时之内没有很窄的溶血环可判为阴性；h，不能在培养基中加入 H_2O_2 或氯化红色素来诱导触酶和细胞色素 i；i，可用商品快速氧化酶试验检测其细胞色素 C；j，可用商品快速检测盒进行检测；k，用 5μg 新生霉素纸片进行检测，抑菌环直径≥16mm(或 MIC≤1.6μg/ml)确定为敏感；l，用 300U 的多粘菌素 B 纸片进行检测，抑菌环直径<10mm 确定为耐药；m，用葡萄球菌乳胶凝集试剂(Remel)检测凝集因子和/或 A 蛋白阳性。

表 12-2-4　临床上重要的凝固酶和凝集因子阴性葡萄球菌的主要鉴别试验

菌种	菌落大小	色素	溶血	氧化酶	碱性磷酸酶	吡咯烷基芳胺酶	鸟氨酸脱羧酶	尿素酶	精氨酸利用	硝酸盐还原	V-P	新生霉素耐药	多黏菌素耐药	D-蕈糖	D-木糖	蔗糖	α-乳糖	麦芽糖	甘露醇	甘露糖
表皮葡萄球菌	-	-	(D)	-	+ᵃ	-	(D)	+	D	+	+	-	+	-	-	+	D	+	-	(+)
溶血葡萄球菌	+	D	(+)	-	-	+	-	-	+	+	+	-	-	+	-	+	D	+	-	-
腐生葡萄球菌腐生亚种	+	D	-	-	-	+	-	+	-	-	+	+	-	+	-	+	D	+	D	-
腐生葡萄球菌牛亚种	-	+	-	-	-	-	-	+	-	+	D	+	ND	+	-	+	-	+	+	-
沃氏葡萄球菌	D	D	(D)	-	-	-	-	+	D	D	+	-	-	+	-	+	D	(+)	D	-
人葡萄球菌人亚种	-	D	-	-	-	+	-	+	D	D	D	-	-	D	-	+	D	+	D	-
人葡萄球菌新生霉素敗血症亚种	-	-	-	-	-	+	-	+	-	D	D	+	ND	+	-	(+)	D	+	-	-
模仿葡萄球菌	+	-	(D)	-	(D)	+	-	+	-	+	D	-	D	+	-	(+)	+	(±)	D	-
头状葡萄球菌头状亚种	-	-	(D)	-	-	-	-	-	D	D	D	-	-	-	-	-	(+)	-	+	+
头状葡萄球菌解脲亚种	D	(D)	(D)	-	+	(D)	-	+	-	+	D	-	ND	+	-	+	+	+	+	+
科氏葡萄球菌科氏亚种	D	-	(D)	-	-	-	-	-	-	-	D	+	-	+	-	-	-	(D)	D	(D)
科氏葡萄球菌解脲亚种	+	D	(D)	-	+	D	-	+	D	D	D	+	+	+	-	+	+	(+)	+	+
木糖葡萄球菌	+	D	(D)	-	D	D	-	+	+	+	D	+	-	+	+	+	D	+	+	+
山羊葡萄球菌	D	-	(D)	-	(+)	D	-	+	-	D	+	+	-	(+)	+	+	+	(D)	D	+

注：+，90% 以上菌株阳性；-，90% 以上菌株阴性；D，11%~89% 菌株阳性；( )，迟缓反应；ND，未测定。a，有 6%~15% 的菌株阴性。

金黄色葡萄球菌是引起人和动物疾病的首位病原菌，具有很强的致病性，引起的疾病可分为化脓性感染和毒素性疾病。化脓性感染包括皮肤及软组织感染（SSTIs）、器官感染和全身性感染、异物相关感染（FBRIs）。SSTIs 疾病包括浅部组织感染（脓疱病、毛囊炎、疖/痈、汗腺炎、脓皮病和伤口感染）及深部组织感染（脓肿、乳腺炎、蜂窝织炎、脓性肌炎），以及严重时危及生命的坏死性筋膜炎和肌炎。深部组织感染可能涉及身体任何部位和器官，可导致积脓症、骨髓炎、关节炎、心内膜炎、肺炎、中耳炎、鼻窦炎、乳突炎、腮腺炎等。全身性感染包括原发和继发菌血症、脑膜炎、心内膜炎。金黄色葡萄球菌小菌落变异型（SCV）菌株在人体内容易被一些非特异性吞噬细胞摄取，具有细胞内持久性存在的适应表型，能形成生物膜，对抗菌药物的敏感性下降，耐甲氧西林率比较高，治疗困难，引起长期的、持久的和反复发作的感染或隐性感染。由金黄色葡萄球菌引起的毒素相关性疾病包括葡萄球菌中毒性休克综合征（TSS）、葡萄球菌引起的食物中毒、葡萄球菌烫伤样皮肤综合征（SSSS），这些毒素性疾病很多发生在儿童，发病急、危、重，尤其是葡萄球菌烫伤样皮肤综合征绝大多数见于新生儿、婴幼儿，病死率明显高于成人。

凝固酶阴性葡萄球菌（CNS）)是人体皮肤黏膜定植的主要菌群，以前被认为是是腐生菌，对人致病力弱。自 1980 年以来，凝固酶阴性葡萄球菌，尤其是表皮葡萄球菌逐步被公认为医院感染病原菌。主要引起伴有诱发因素的患者，如免疫缺陷，或存在内源或外源植入体的患者院内感染，CNS 是医院中央和外周血管内导管相关血流感染的最常见病原体，发病机制是 CNS 能够在装置表面形成厚的多层生物膜，几乎可以感染任何手术植入材料和装置。最常见的是表皮葡萄球菌和溶血葡萄球菌、头状葡萄球菌、人葡萄球菌、里昂葡萄球菌、科氏葡萄球菌、木糖葡萄球菌、瓦氏葡萄球菌、巴氏葡萄球菌等也有报道。CNS 还可引起菌血症、心内膜炎、腹膜炎、泌尿道感染、外伤、骨关节感染等。其中腐生葡萄球菌腐生亚种是健康年轻、性活跃女性急性、复发性尿路感染重要病原菌，但很少引起年轻男性感染。里昂葡萄球菌较其他 CNS 毒力强，因其潜在的多种毒力因子而导致的侵袭性感染近年来报道不断增多，可引起心内膜炎、骨髓炎、腹膜炎、淋巴结炎、眼炎、皮肤软组织感染、血流感染、中枢神经系统感染、骨关节感染等，目前是 CNS 中最值得关注的病原体。

（陈东科　杨　锐）

第三节　微球菌属与相关菌

一、分类与命名

微球菌属（*Micrococcus*）与相关菌隶属于细菌域，放线菌门，放线菌纲，放线菌亚纲，放线菌目，微球菌亚目，微球菌科（Micrococcaceae）。近些年随着 16S rRNA 序列同源性和化学分析，分类发生了较大的变化，目前微球菌属内含 9 个菌种，包括滕黄微球菌（*M. luteus*）、里拉微球菌（*M. lylae*）、南极微球菌（*M. antarcticus*）、芦荟微球菌（*M. aloeverae*）、科恩微球菌（*M. cohnii*）、植物内微球菌（*M. endophyticus*）、黄色微球菌（*M. flavus*）、土微球菌（*M. terreus*）、云南微球菌（*M. yunnanensis*）。

原玫瑰微球菌、变异微球菌、克氏微球菌归入库克菌属（*Kocuria*），并命名为玫瑰库克菌（*K. roesus*）、变异库克菌（*K. varians*）、克氏库克菌（*K. kristinas*）。原盐生微球菌归入涅斯捷连科菌属（*Nesternkonia*），命名为盐生涅斯捷连科菌（*N. halobi a*）。原西宫微球菌归入皮球菌属（*Dermacoccus*），命名为西宫皮球菌（*D. nishinomiyaensis*）。原栖息微球菌归入皮肤球菌属（*Kytococcus*），命名为栖息皮肤球菌（*K. sedentarius*）。原活泼微球菌归入节杆菌属（*Arthobacter*），命名为活泼节杆菌（*A. agilis*）。本节将以上细菌称为微球菌相关菌。

另外，原口腔球菌属的黏滑口腔球菌现归入微球菌科的罗氏菌属（*Rothia*），更名为黏滑罗氏菌（*R. mucilaginosa*）。本节将黏滑罗氏菌、气生罗氏菌（*R. aerolata*）、土壤罗氏菌（*R. terrae*）、沟渠罗氏菌（*R. amarae*）、海神罗氏菌（*R. marina*）与动球菌属（*Planococcus*）的柠檬色动球菌（*P. cityeus*）、科氏动球菌（*P. kocurii*）称为微球菌相似菌。

二、生物学特性

(一) 形态染色

微球菌及其相关细菌直径为 1~1.8μm,略大于葡萄球菌,多成对、四联、成簇排列,立体感强,无鞭毛,无芽胞,在脓液中可形成荚膜。动球菌多成对、四联、成簇排列(图 12-3-3A),单个菌体有 1~3 根鞭毛。黏滑罗氏菌直径为 0.9~1.3μm 的革兰氏阳性球菌,菌体大于葡萄球菌,有囊状感,多呈葡萄状排列,也可成对或四联状排列,无鞭毛,无芽胞,有荚膜(图 12-3-6A)。

(二) 培养特性

微球菌及其相关细菌为需氧菌,因生长速度慢于葡萄球菌,在血琼脂平板或营养琼脂平板 35℃孵育 24 小时,形成略小于葡萄球菌的圆形、突起、表面光滑、边缘整齐、不透明、白色、黄色、橙色或橘红色菌落,可出现 α- 溶血,延长孵育时间菌落色素加深,菌落有黏性,不易混悬于盐水中。黏滑罗氏菌为兼性厌氧菌,但在需氧或 CO_2 环境下生长良好,35℃孵育 24 小时后形成透明到白色、黏稠树胶状、圆形突起、光滑、边缘整齐、不溶血菌落,菌落紧紧黏附在琼脂表面不易挑起,且不易乳化,延长孵育时间上述特性更为明显。动球菌属为专性需氧菌,耐盐,在 5%~12% NaCl 的环境中孵育均可生长,在营养琼脂平板上呈橘黄色菌落。

微球菌及其相关细菌的形态特征见图 12-3-1~图 12-3-6。

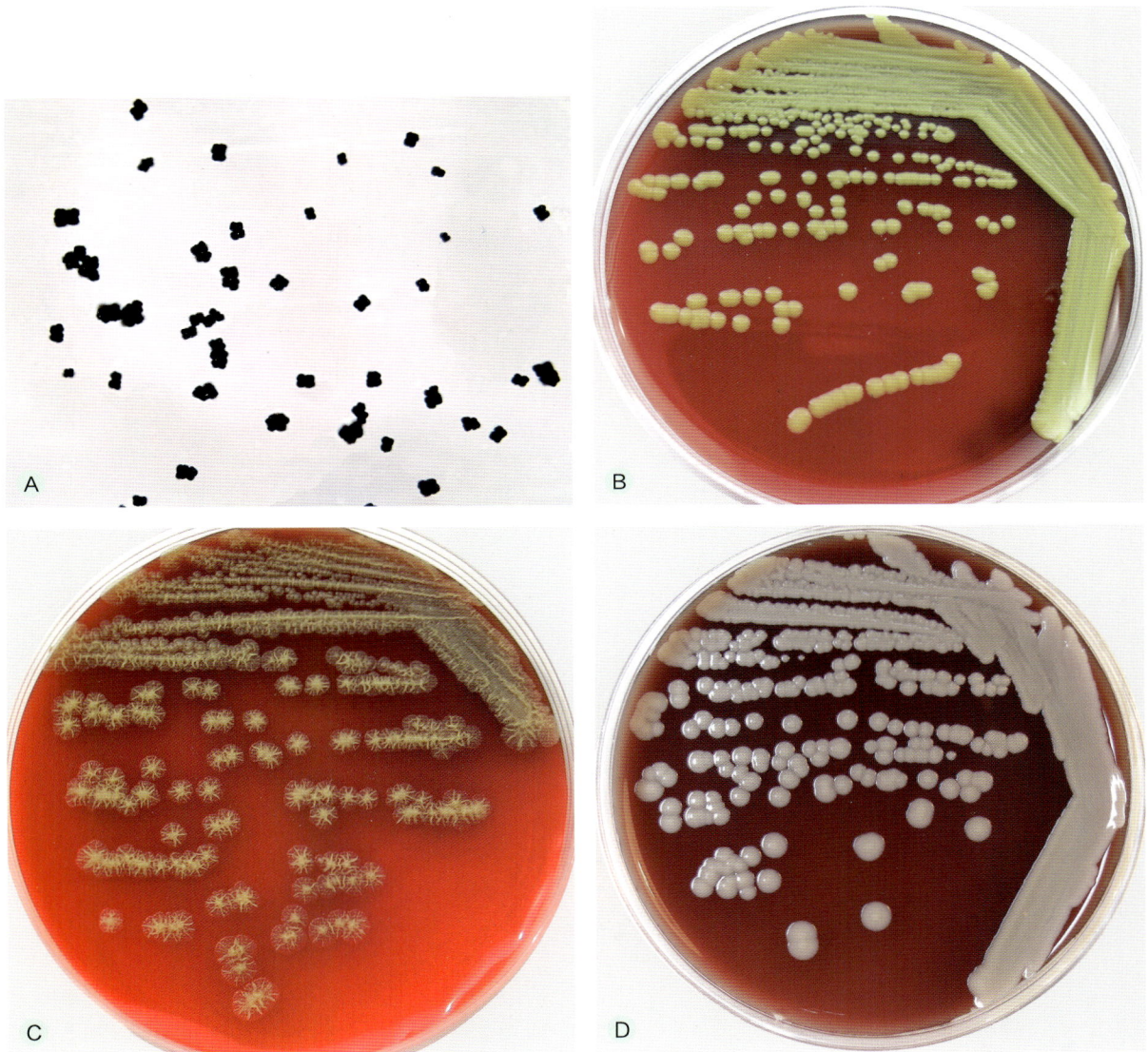

图 12-3-1　微球菌属形态特征
A. 藤黄微球菌革兰氏染色 ×1 000; B. 藤黄微球菌(光滑型)SBA 2 日;
C. 藤黄微球菌(粗糙型)SBA 2 日; D. 里拉微球菌 SBA 3 日

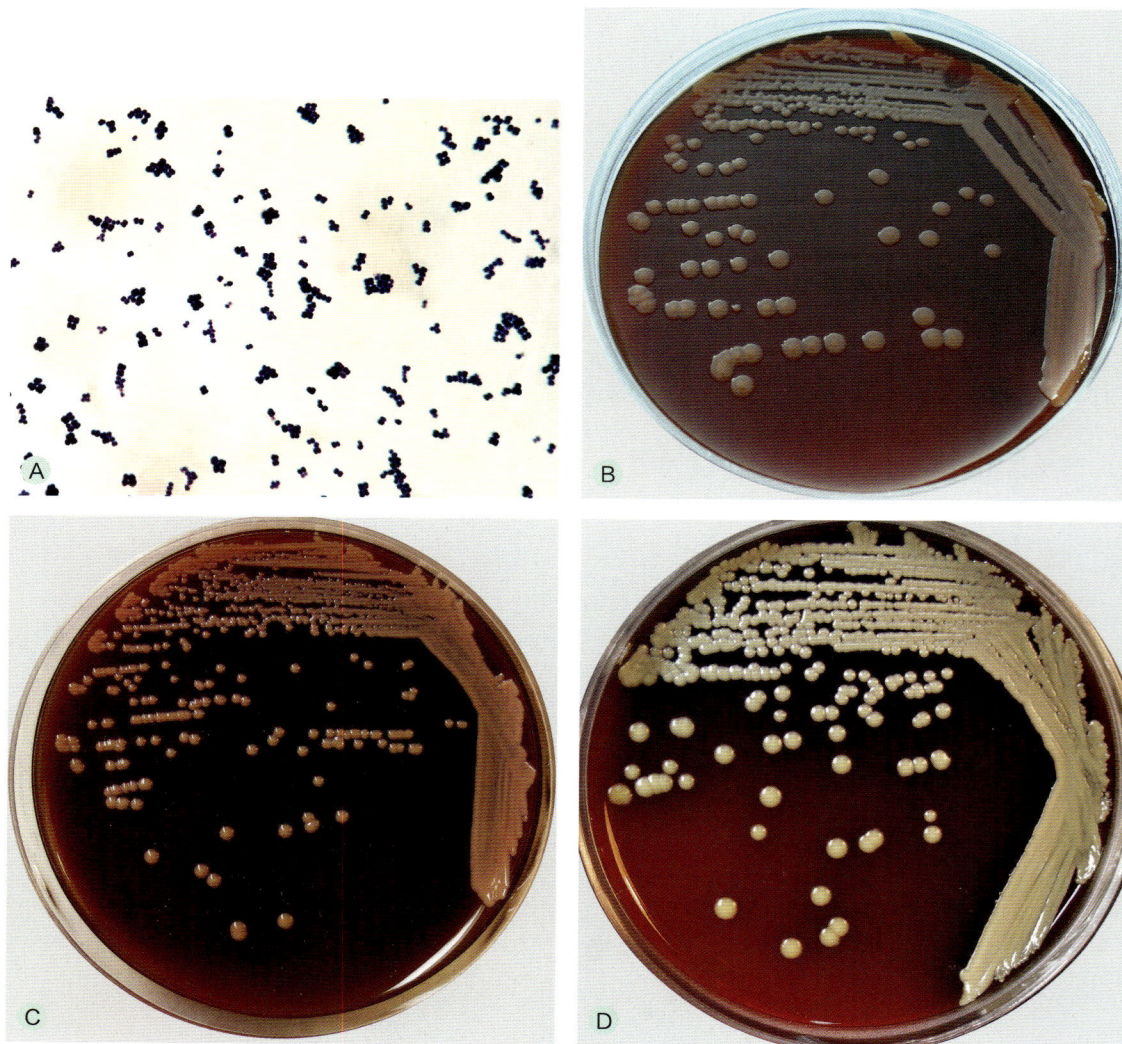

图 12-3-2   库克菌属的形态特征
A. 克氏库克菌革兰氏染色 ×1 000；B. 克氏库克菌 SBA 5 日；C. 玫瑰库克菌 SBA 5 日；D. 变异库克菌 SBA 3 日

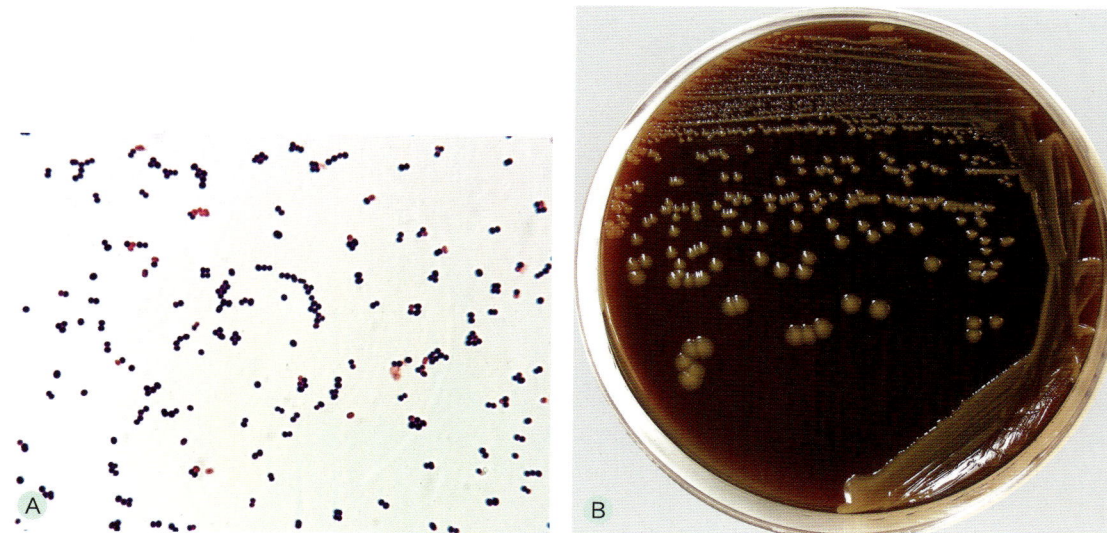

图 12-3-3   动球菌属形态特征
A. 动球菌属革兰氏染色 ×1 000；B. 动球菌属 SBA 6 日

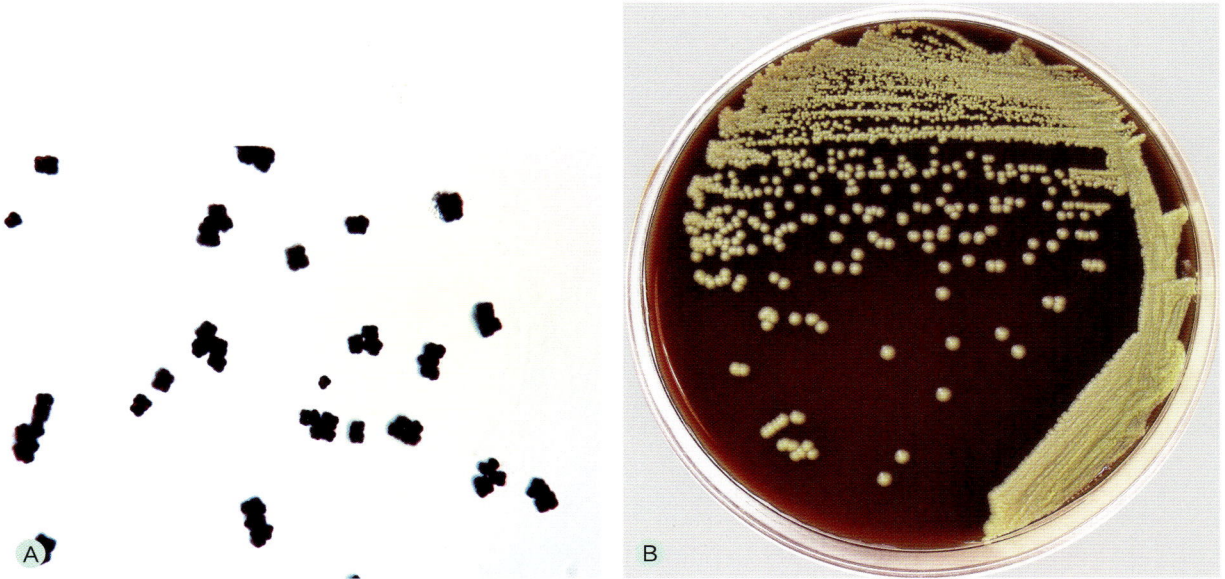

图 12-3-4　皮球菌属的形态特征
A. 西宫皮球菌革兰氏染色 ×1 000；B. 西宫皮球菌 SBA 5 日

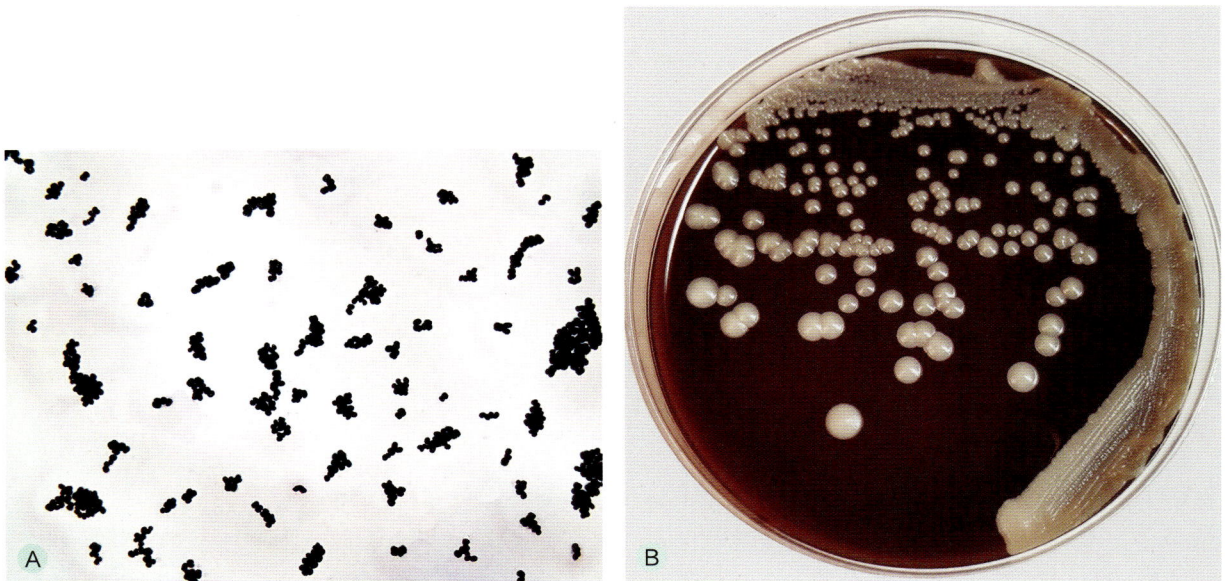

图 12-3-5　皮肤球菌属形态特征
A. 坐皮肤球菌(*Kytococcus sedentarius*)革兰氏染色 ×1 000；B. 坐皮肤球菌(*Kytococcus sedentarius*) SBA 5 日

（三）生化特性

微球菌属及相关菌触酶阳性，以氧化形式利用(或不利用)葡萄糖，氧化酶(改良法)大多阳性，但部分玫瑰库克菌、变异库克菌、活泼节杆菌氧化酶阴性。黏滑罗氏菌触酶阴性或弱阳性，氧化酶阴性，以发酵形式利用葡萄糖。动球菌属触酶阳性，氧化酶阴性，不利用任何糖类。微球菌及相关菌和动球菌属细菌大多耐盐，可在 6.5% 的 NaCl 平板

生长良好，但黏滑罗氏菌不生长。另外，以上细菌都不被溶葡萄球菌素溶解，不水解精氨酸(栖息皮肤球菌除外)。

三、鉴定与鉴别

（一）属间鉴别

微球菌属及其相关菌和相似菌的鉴别应先从菌落形态、性状、色素、生长情况等做初步判定，再

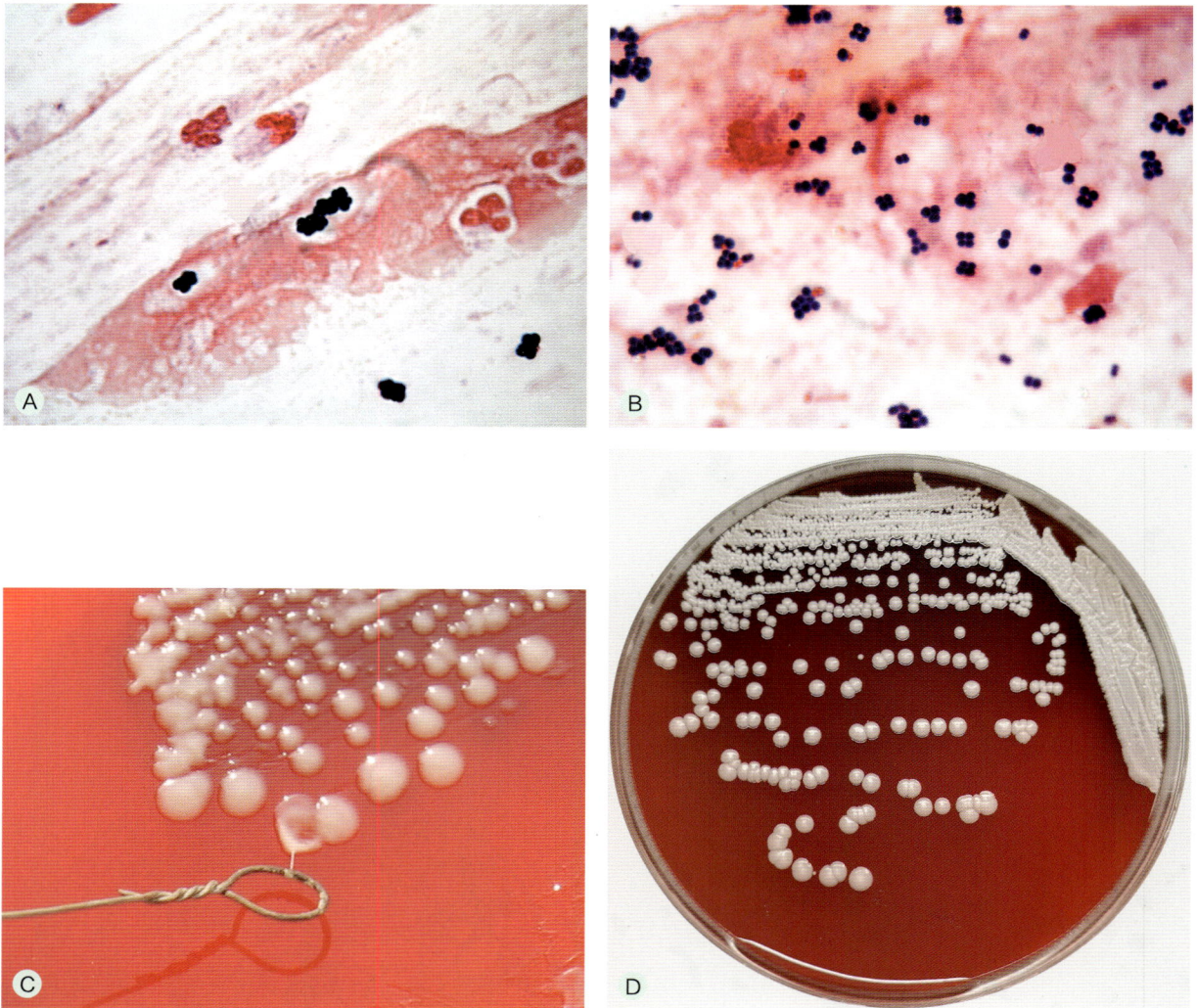

图 12-3-6 罗氏菌属形态特征

A. 黏滑罗氏菌(痰涂片,桑葚状排列可见荚膜)革兰氏染色 ×1 000;B. 黏滑罗氏菌(痰涂片,成双、四联排列)革兰氏染色 ×1 000;C. 黏滑罗氏菌 SBA 2 日;D. 气生罗氏菌(*Rothia aerolata*)SBA 3 日

依据镜下形态、排列方式、有无鞭毛、有无荚膜等特性结合主要生化反应做出鉴定。如里拉微球菌产生奶油样的乳白色素(或不产生色素),在有机氮琼脂上生长不良和溶菌酶抵抗,可以区别于藤黄微球菌。产生黄色素的藤黄微球菌和变异库克菌,可用葡萄糖产酸、硝酸盐还原、溶菌酶敏感、在无机氮琼脂上生长、西蒙氏柠檬酸盐上的颜色反应和氧化酶反应加以区别,藤黄微球菌氧化酶阳性,可以无机氮作为氮源生长,对溶菌酶敏感与变异库克菌相鉴别。玫瑰库克菌产生粉红色或橙色色素、还原硝酸盐、不液化明胶可区别于其他菌种。

活泼节杆菌(原活泼微球菌)是唯一有鞭毛的菌种,具有嗜冷性,β-半乳糖苷酶(ONPG)试验阳性。克氏库克菌在有氧环境下分解甘油产酸,发酵葡萄糖和甘露糖,V-P 试验阳性,水解七叶苷,是唯一在 1% 麦芽糖甲紫琼脂平板上形成皱纹状菌落的菌种。产橙色色素的西宫皮球菌在 7.5% NaCl 琼脂上生长不良,V-P 试验阳性,不水解七叶苷,可与产生淡橙色色素的克氏库克菌区别;栖息皮肤球菌和其他菌种区别是该菌对青霉素和甲氧西林耐药,常产生水溶性色素或不产生色素,生长缓慢,精氨酸水解酶试验阳性。盐生涅斯捷连科菌可分解葡萄糖,甘油和乳糖,嗜盐,需在含 5% NaCl 以上培养基中方可生长。动球菌需氧生长,不利用葡萄糖,5%~12% NaCl 均可生长,动力阳性,产橘黄色素。

黏滑罗氏菌菌落似白色胶片状,紧紧黏附在琼脂表面不易刮起(图 12-3-6C),不溶血。菌体大于葡萄球菌,呈葡萄状排列,触酶为弱阳性或阴性,氧化酶和血浆凝固酶试验均阴性,发酵利用葡萄糖,对杆菌肽、呋喃唑酮、新生霉素均敏感,对溶葡萄球菌素和多黏菌素 B 耐药。黏滑罗氏菌主要生化特征见表 12-3-1。ATB ID32-STAPH 试条和 BBL Crystal(Becton Dickinson)可准确鉴定黏滑罗氏菌,ATB ID32-STAPH 常见鉴定编码为 073131210、073130210、073111210 和 063131210。

微球菌及相关细菌鉴别,见表 12-3-1 及表 12-3-2。

表 12-3-1　黏滑罗氏菌主要生化特征

试验	结果	阳性 /%	试验	结果	阳性 /%
V-P 试验	+	100	产酸		
明胶液化	+	100	甘露醇	–	0
硝酸盐还原	+	100	棉子糖	–	0
厌氧生长	+	100	山梨糖	–	0
触酶	+	70	侧金盏花醇	–	0
5% NaCl	–	10	凝固酶	–	0
产酸			氧化酶	–	0
葡萄糖	+	95	磷酸酶	–	0
果糖	+	95	吐温 -80 水解	–	0
蔗糖	+	90	柠檬酸盐	–	0
麦芽糖	+	70	尿素酶	–	0
海藻糖	+	79	淀粉水解	–	0
甘露糖	+	83	硫化氢	–	0
甘油	+	94	吲哚	–	0
水杨素	+	90	苯丙氨酸	–	0

表 12-3-2　微球菌及相关菌鉴别

菌种	菌落色素	氧化酶	动力	葡萄糖	甘油	甘露糖	乳糖	尿素	七叶苷	明胶水解	硝酸盐还原	精氨酸水解	无机氮琼脂	柠檬酸盐	7.5%氯化钠	37℃生长
藤黄微球菌	黄	+	–	–	–	–	–	–	–	+	–	–	–	–	+	+
里拉微球菌	乳白	+	–	–	–	–	–	–	–	+	–	–	–	–	+	+
玫瑰库克菌	粉红 / 橙	V	–	+	–	–	–	–	–	+	–	–	–	–	+	+
变异库克菌	黄	+	–	–	–	–	–	+	–	+	–	–	–	–	+	+
克氏库克菌	浅橙	+	–	+	+	+	–	V	+	–	–	–	–	–	+	+
盐生涅斯捷连科菌	无色	+	–	+	+	+	–	–	+	+	–	–	N	+	+	+
西宫皮球菌	橙	+	–	D	–	–	–	–	–	–	D	–	–	–	+	+
活泼节杆菌	红	–	+	–	–	–	–	–	+	+	+	–	–	+	+	+
栖息皮肤球菌	乳白 / 黄	+	–	+	+	–	–	–	–	+	–	–	+	+	+	+

注:+,90% 以上菌株阳性;–,90% 以上菌株阴性;D,11%~89% 菌株阳性;V,反应不定;N,无资料。

（二）属内鉴定

微球菌属内菌种鉴定和鉴别，见表 12-3-3。

四、抗菌药物敏感性

微球菌和库克菌等对 β- 内酰胺类、大环内酯类、四环素、利奈唑胺、利福平、糖肽类等抗菌药物敏感，对呋喃类药物耐药。目前，临床分离株对上述抗菌药物耐药的报道日渐增多，尤其是 β- 内酰胺类和大环内酯类药物。皮肤球菌对碳青霉烯、庆大霉素、环丙沙星、四环素、利福平、糖肽类抗菌药物敏感，但对青霉素 G、苯唑西林和头孢菌素耐药。微球菌及相关细菌感染的抗菌药物治疗建议万古霉素与利福平和庆大霉素联合应用。药敏试验方法参照微球菌标准执行，首选测试药物为青霉素、万古霉素、红霉素、克林霉素。

黏滑罗氏菌对抗菌药物敏感性不定，报道也

表 12-3-3　微球菌属内各种鉴别

试验	南极微球菌	里拉微球菌	藤黄微球菌		
			生物变种 I	生物变种 II	生物变种 III
色素	黄	白	黄	黄	黄
淀粉水解	+	−	−	−	−
尿素酶	−	+	+	+	+
吲哚	+	−	−	−	−
硝酸盐还原	+	−	−	−	−
V-P 试验	+	−	−	−	−
同化					
甘露糖	−	−	+	+	+
麦芽糖*	−	+	−	+	+
海藻糖	−	+	−	+	+
木糖	−	−	−	V	−
侧金盏花醇	N	−	−	V	−
肌醇	−	−	−	V	−
甘露醇	+	−	−	V	−
丙酸盐*	−	−	+	+	−
醋酸盐*	−	+	−	+	−
柠檬酸盐	N	+	−	V	−
乳酸盐	N	+	−	V	+
苹果酸盐	+	−	−	V	−
丙酮酸盐	−	−	−	+	+
L- 丙氨酸	+	−	−	V	−
L- 天门冬氨酸盐	+	+	+	V	−
L- 丝氨酸	+	−	−	+	−
水解					
吐温 -20	+	+	+	V	+
吐温 -80	+	+	−	V	−
酪蛋白	N	−	−	+	+
最适生长温度	16.8℃	37℃	37℃	37℃	37℃

注：* 是藤黄微球菌三个生物变种的主要鉴别试验；N，无资料；V，反应不定。

不一致,一般对头孢曲松、头孢唑林、阿米卡星、氨苄西林、克林霉素、利福平、万古霉素、四环素较敏感,对环丙沙星、复方新诺明、苯唑西林耐药。由于黏滑罗氏菌 MH 琼脂上不生长,药敏试验时需补充 2%~5% 溶解马血,放置 6% CO_2 环境培养,以促进生长。药敏试验首选测试药物为青霉素、万古霉素、左氧氟沙星、复方新诺明。

五、临床意义

微球菌及相关细菌广泛分布,在自然界普遍存在,如空气、土壤、水、植物、食品等,在哺乳类动物皮肤上栖息生长。微球菌在自然空气中细菌分布比例最高,高达 41%,微球菌及相关细菌常被认为是无害的腐生菌,寄居在人体皮肤和呼吸道黏膜表面,在暴露的脸、手臂、腿部可检出。当机体免疫力低下,实施侵入性治疗操作时引起一系列感染,如呼吸道肺炎、脑膜炎、心内膜炎、软组织脓肿、化脓性关节炎、泌尿系感染、菌血症等,严重者发生感染性休克死亡。近年来国内微球菌及相关细菌引起的临床感染数量和类型不断增加,对临床常用抗菌药物均有不同程度耐药,甚至出现多耐药玫瑰微球菌感染,已是临床重要的机会致病菌。黏滑罗氏菌是分布在人类口腔、上呼吸道的正常菌群,近年来报道增多应引起重视,是人体重要的机会致病菌,多与侵入性操作有关,导致菌血症、心内膜炎、眼内炎、血管内导管相关性感染和中枢神经系统感染、肺炎、腹膜炎、脓毒症和颈部坏死性筋膜炎等症。动球菌分布在海洋环境中,可以从海洋环境有关的海水、港湾、海洋生物、动物、盐水罐头及冷冻的海产品中分离出,至今尚无人类感染报道。

(杨　锐)

第四节　链　球　菌　属

一、分类与命名

链球菌属(Streptococcus)隶属于细菌域,厚壁菌门,芽胞杆菌纲,乳杆菌目,链球菌科(Streptococcaceae)。近些年来,伴随着 16S rRNA 基因序列分析为代表的分子生物学技术在细菌分类鉴定中的广泛应用,链球菌的菌群划分已经发生了很大的变化,原先一些链球菌群先后被划分出独立成属,如肠球菌属、孪生球菌属、乳球菌属、乏养球菌属、颗粒链菌属,以及费克蓝姆菌属、格鲁比卡氏菌等;同时一些新发现的链球菌种不断被分离命名和补充增加,成为链球菌属的新成员。目前属内共有 100 多个种和亚种。部分链球菌种和亚种名称见表 12-4-1。

链球菌属 DNA G+C 含量为 34~46mol%。代表菌种为化脓性链球菌。

二、生物学特性

(一) 形态与染色

链球菌为革兰氏阳性球菌,直径小于 2μm,圆形或卵圆形,成对或链状排列,链的长短不一,从 4~8 个至 20~30 个菌体细胞排列不等。链的长短与菌种和生长环境有关,液体培养基中易形成长链,固体培养基和化脓标本中多为短链、成对或单个散在,少数呈簇状排列,易和葡萄球菌相混淆;组织标本直接涂片可见长链,多呈几十个排列,也可见上百或几百排列,像长佛珠样(图 12-4-7A)。链球菌不形成芽胞,无鞭毛,多数菌株在血清肉汤中培养早期(2~4 小时)可形成透明质酸的荚膜,培养后期因链球菌自身产生透明质酸酶而使荚膜消失。链球菌易被碱性染料结合,故革兰氏染色阳性,但因培养过长或在脓液标本中细菌被吞噬细胞吞噬后涂片染色可为革兰氏阴性。咽峡炎链球菌群脓肿或腹膜炎相关性穿刺液直接涂片,呈链状或成簇,不规则的排列革兰氏阳性小球菌。肺炎链球菌菌体呈矛头状,成双排列,钝端相对,尖端相背,较其他链球菌大(图 12-4-9C),很少呈链状,在组织中及含血液、血清、牛乳的培养基上可形成荚膜,用亚甲蓝单染后菌体呈蓝色,菌体周围不着色的膨大透明环为荚膜。

表 12-4-1　部分链球菌种和亚种名称

英文名称	中文名称
S. acidominimus	少酸链球菌
S. agalactiae	无乳链球菌
S. alactolyticus	不解乳酸链球菌
S. australis	澳大利亚链球菌
S. anginosus	咽峡炎链球菌,即米勒链球菌(S. milleri)
S. bovis	牛链球菌
S. canis	犬链球菌
S. caprinus	山羊链球菌
S. constellatus	星座链球菌
S. constellatus subsp. constellatus	星座链球菌星群亚种
S. constellatus subsp. pharyngis	星座链球菌咽炎亚种
S. criceti	仓鼠链球菌
S. crista	嵴链球菌
S. devriesei	戴维斯链球菌
S. didelphis	袋鼠链球菌
S. difficile	难辨链球菌
S. downei	道恩链球菌
S. dysgalactiae	停乳链球菌
S. dysgalactiae subsp. dysgalactiae	停乳链球菌停乳亚种
S. dysgalactiae subsp. equisimilis	停乳链球菌似马亚种
S. entericus	牛肠链球菌
S. equi	马链球菌
S. equi subsp. equi	马链球菌马亚种
S. equi subsp. zooepidemicus	马链球菌兽瘟亚种
S. equinus	马肠链球菌
S. ferus	野鼠链球菌
S. gallinaceus	鸡链球菌
S. hyointestinalis	猪肠链球菌
S. gallolyticus	解没食子酸链球菌
S. gallolyticus subsp. macedonicus	解没食子酸链球菌马其顿亚种
S. .gallolyticus subsp. gallolyticus	解没食子酸链球菌解没食子酸亚种
S. gallolyticus subsp. pasteurianus	解没食子酸链球菌巴氏亚种
S. gordonii	戈登链球菌
S. hyovaginalis	猪阴道链球菌
S. infantarius	小儿链球菌
S. infantarius subsp. coli	小儿链球菌结肠亚种
S. infantarius subsp. infantarius	小儿链球菌婴儿亚种
S. infantis	婴儿链球菌
S. iniae	海豚链球菌
S. intestinalis	肠链球菌

续表

英文名称	中文名称
S. intermedius	中间链球菌
S. koreensis	韩国链球菌
S. lutetiensis	巴黎链球菌
S. macacae	猕猴链球菌
S. macedonicus	马其顿链球菌
S. orisratti	鼠口腔链球菌
S. milleri	米勒链球菌
S. minor	小链球菌
S. mitis	缓症链球菌
S. mutans	变异链球菌
S. oligofermentans	贫发酵链球菌
S. oralis	口腔链球菌
S. ovis	绵羊链球菌
S. parasanguis	副血链球菌
S. pasteurianus	巴氏链球菌
S. parauberis	副乳房链球菌
S. peroris	泛口腔链球菌
S. phocae	海豹链球菌
S. pleomorphus	多形链球菌
S. pluranimalium	多动物链球菌
S. vestibularis	前庭链球菌
S. pneumoniae	肺炎链球菌
S. porcinus	豕链球菌
S. pseudoporcinus	假豕链球菌
S. pyogenes	化脓性链球菌
S. rattus	鼠链球菌
S. rubneri	布鲁氏纳链球菌
S. salivarius	唾液链球菌
S. sanguinis	血液链球菌
S. sinensis	中国链球菌
S. sobrinus	表兄链球菌
S. suis	猪链球菌
S. thermophilus	嗜热链球菌
S. thoraltensis	托儿豪特链球菌
S. tigurinus	提谷那链球菌
S. urinalis	尿链球菌
S. uberis	乳房链球菌
S. vestibularis	前庭链球菌
S. viridans	草绿色链球菌
S. waius	乳链球菌

（二）培养特性

大多数链球菌是兼性厌氧，少数菌株是专性厌氧，肺炎链球菌和某些草绿色链球菌（甲型溶血性链球菌）培养需要 5% CO_2 促进生长。链球菌营养要求高，普通培养基中生长不良，须加入血液、血清、氨基酸、葡萄糖、维生素等营养物质方可良好生长。采用一些革兰氏阳性菌的选择性琼脂培养基，如苯乙醇培养基和添加多黏菌素与萘啶酸的哥伦比亚培养基，能促进链球菌的生长和分离。链球菌在哥伦比亚血琼脂平板上 35℃ 孵育 18~24 小时形成直径 0.5~1mm 菌落，呈灰白色或白色、突起、半透明或不透明、湿润、表面光滑、有乳光。部分链球菌呈干燥型菌落，可嵌入琼脂生长、扁平、边缘不整齐，用接种环刮取时整个菌落易被推动和刮取，且不易乳化。有些菌种呈黏液型菌落（图 12-4-1D、图 12-4-4、图 12-4-8C）。可溶性淀粉能刺激 B 群链球菌生长并形成橙色菌落（改良 Islmas 法），可作为其鉴别特征。链球菌最适生长温度 35~37℃，在 10℃ 和 45℃ 不生长。

链球菌在血琼脂平板上可出现 α、β、γ 三种溶血类型（图 2-3-6）。A 群链球菌的菌落直径 ≥0.5mm，半透明或透明，表面光滑或略粗糙，其 β- 溶血环直径宽阔，通常是菌落的 2~4 倍，菌落圆形、突起、边缘整齐；C、G 群链球菌的菌落与 A 群相似，其溶血环通常也很大；B 群链球菌的菌落较 A 群大，菌落直径可达 1mm，多半透明，但 β- 溶血环窄小，约 11% B 群链球菌不出现，溶血外观似肠球菌（图 12-4-2C），也有少数菌株溶血圈较宽（图 12-4-2B）。D 群链球菌的菌落较 A 群大，过夜培养后达 0.5~1.0mm，α- 溶血或 γ- 溶血，菌落灰色、光滑、边缘整齐；F 群链球菌，即咽峡炎链球菌群（米勒链球菌群），菌落细小、针尖状，呈 α- 溶血、β- 溶血，小菌落是咽峡炎链球菌的特征，咽峡炎链球菌能产生一种特有的奶糖香味；某些草绿色链球菌可产生一种宽大的 α- 溶血环，在菌落周围呈现 α- 溶血，稍远处呈 β- 溶血的特征，容易和 β- 溶血相混淆。β- 溶血性链球菌的形态特征见图 12-4-1~图 12-4-8。

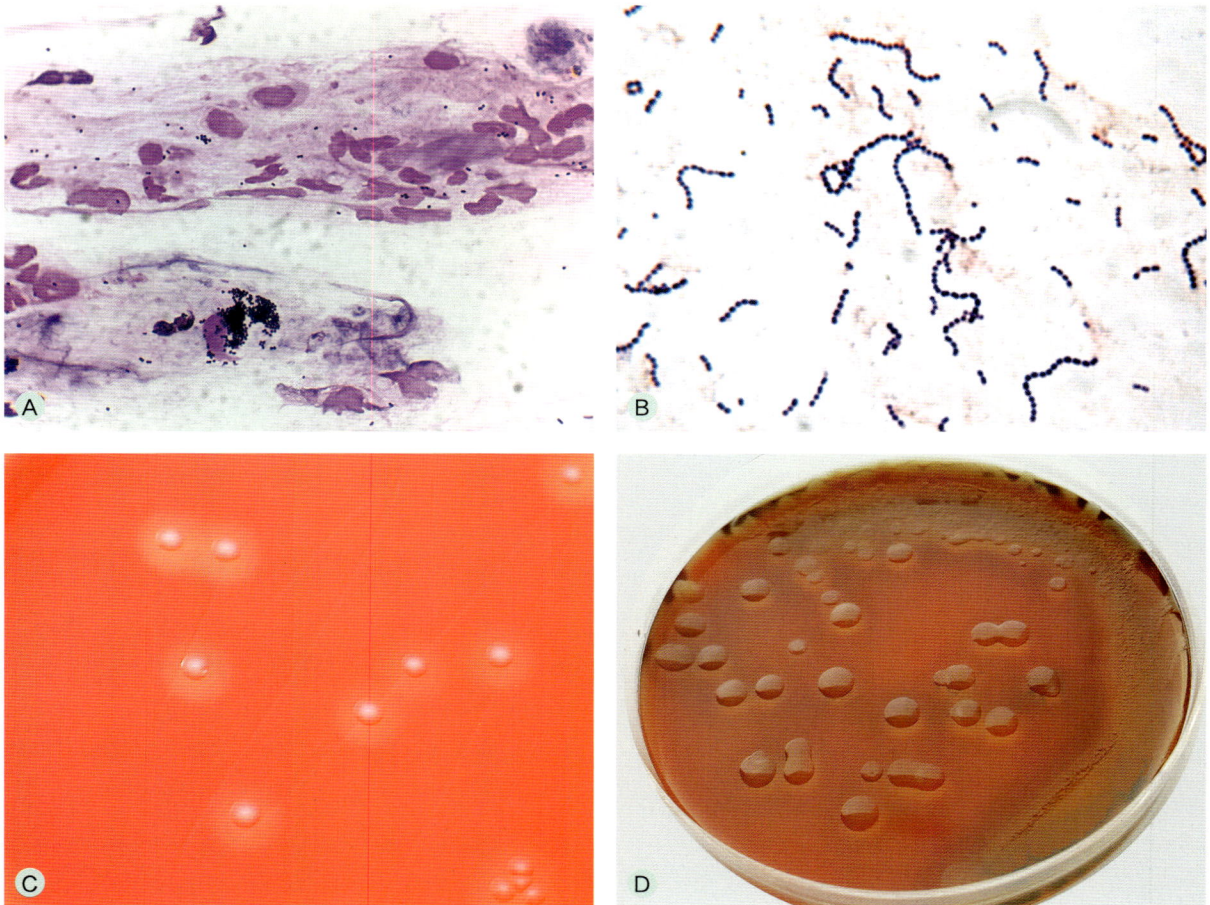

图 12-4-1　化脓链球菌的形态
A. 咽拭子涂片革兰氏染色 ×1 000；B. 菌落涂片革兰氏染色 ×2 000；C. ATCC 19615 SBA 24h；D. 黏液型，SBA 2 日

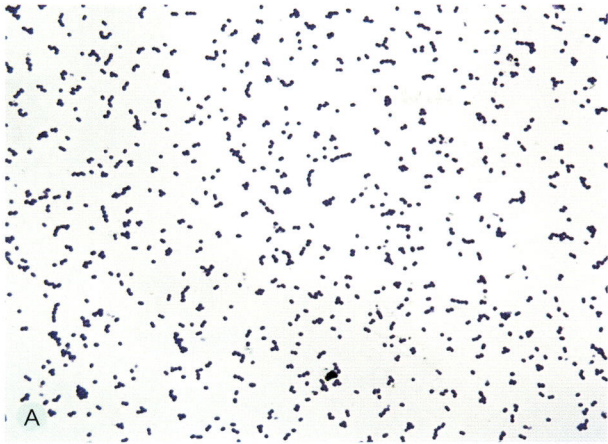

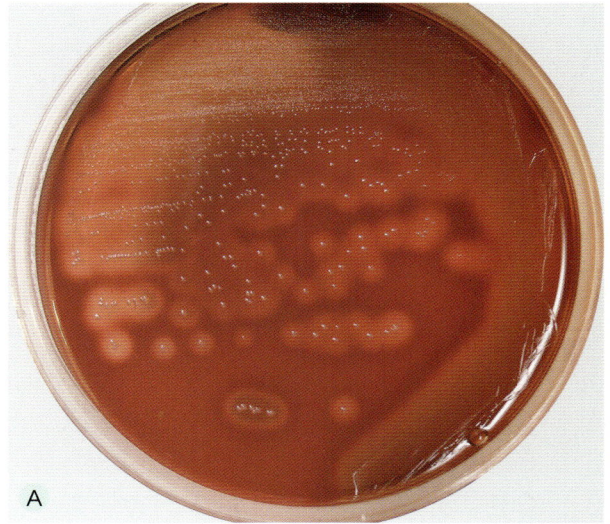

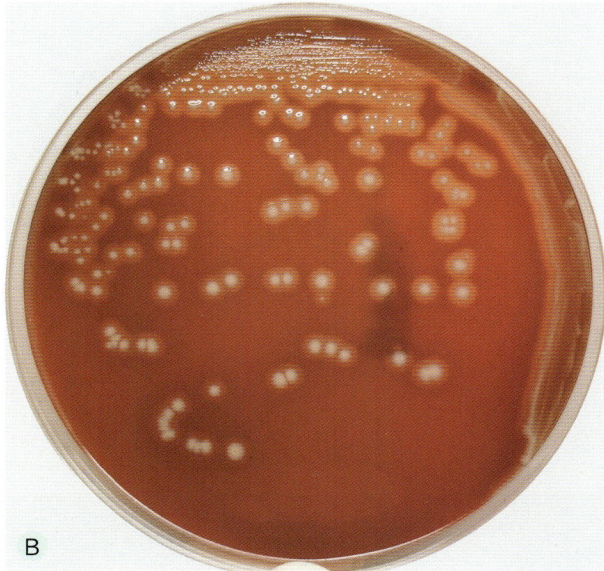

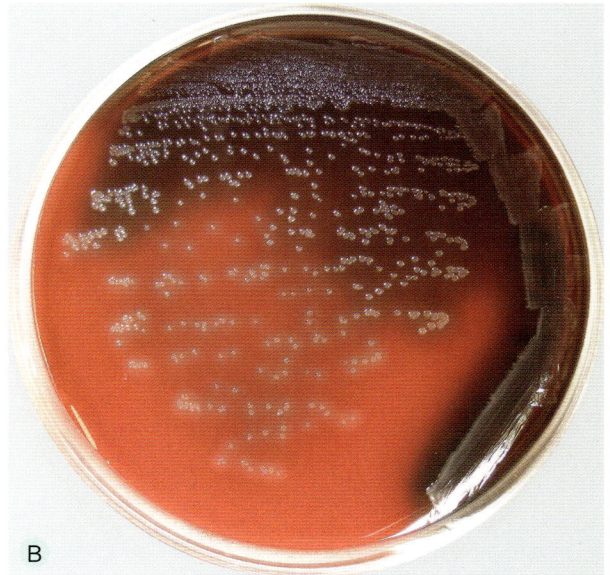

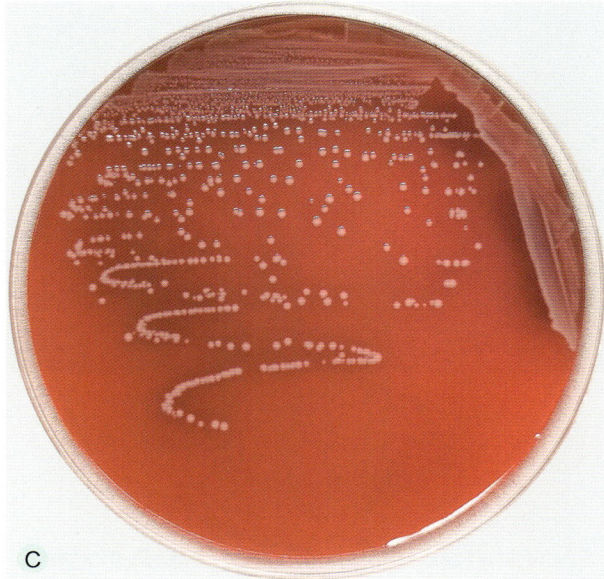

图 12-4-3　停乳链球菌的形态
A. 似马亚种 SBA 24h；B. ATCC 6644 SBA 24h

图 12-4-2　无乳链球菌的形态
A. 革兰氏染色 ×1 000；B. ATCC 12386 BAP 2 日；
C. 临床分离株 SBA 24h

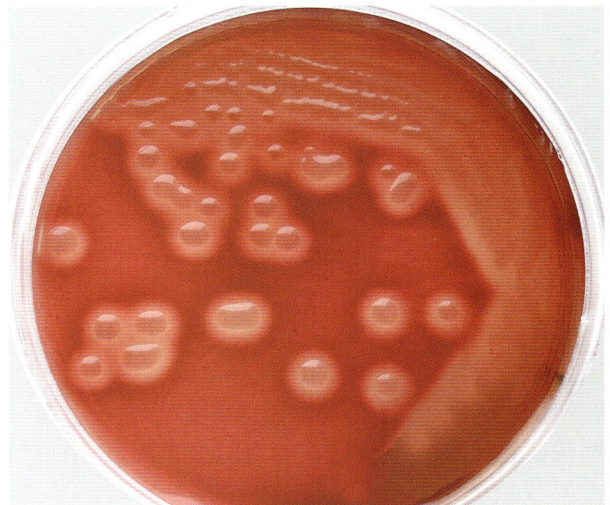

图 12-4-4　多动物链球菌 SBA 2 日的形态

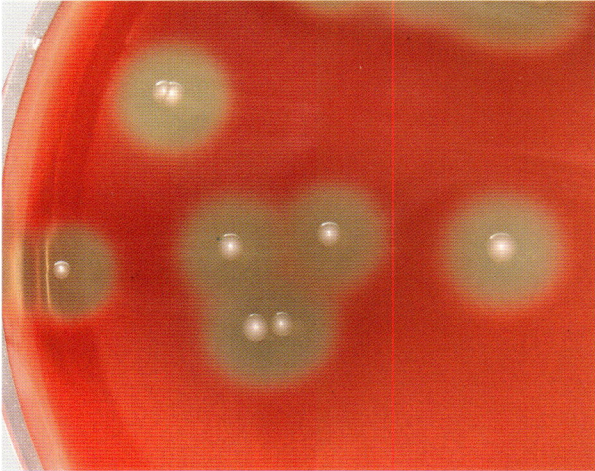

图 12-4-5　马链球菌马亚种 SBA 2 日的形态

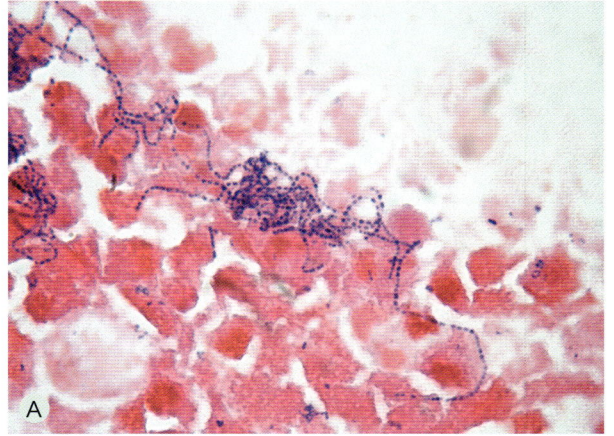

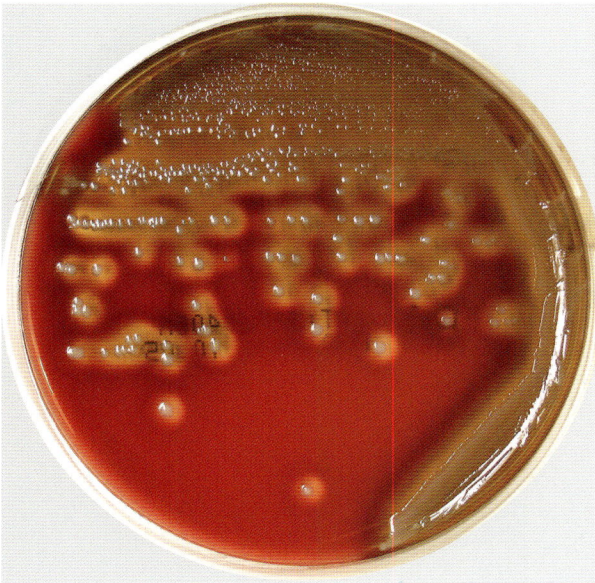

图 12-4-6　豕链球菌 SBA 24h 的形态

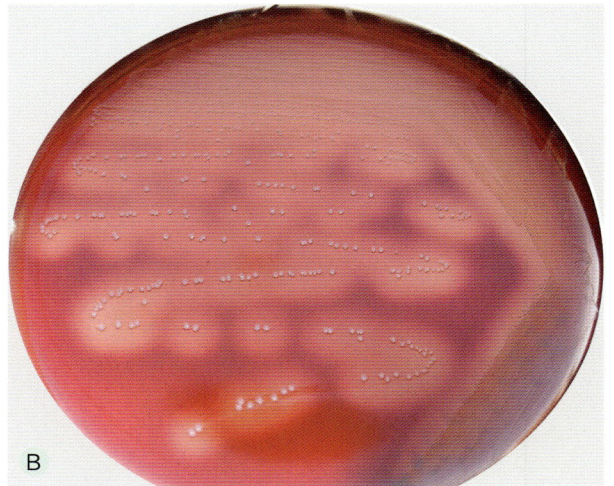

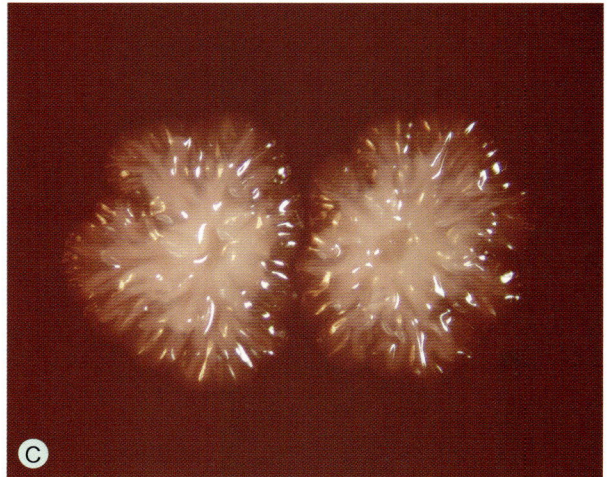

图 12-4-7　星座链球菌的形态
A. 胸腔积液涂片革兰氏染色 ×1 000；B. SBA 3 日；
C. SBA 3 日 ×40

　　肺炎链球菌对营养要求较高，需采用质量好的哥伦比亚琼脂基础和新鲜血液（5% 马血或羊血），琼脂浓度可适当下降至 1%~1.2%，更有利于肺炎链球菌的生长。肺炎链球菌培养初期菌落灰色、扁平、湿润、半透明、有草绿色溶血环，培养或放置 24 小时后菌落中央凹陷呈脐窝状（图 12-4-9D），继续培养菌落自溶，只残留菌落痕迹。肺炎链球菌可在琼脂表面形成油滴状的黏液型菌落（图 12-4-9E）。有些菌株经传代后可在普通培养基上生长。肺炎链球菌在厌氧环境中溶血能力可大大加强，形成较大的草绿色溶血环，与其他草绿色链球菌相鉴别。肺炎链球菌液体培养 18~24 小时呈浑浊生长，随着培养时间的延长，细菌自溶，培养液逐渐变为澄清，仅见管底留有少许絮状或颗粒状沉淀（图 12-4-9F），链状排列较长。非 β- 溶血性链球菌的形态特征见图 12-4-9~ 图 12-4-14。

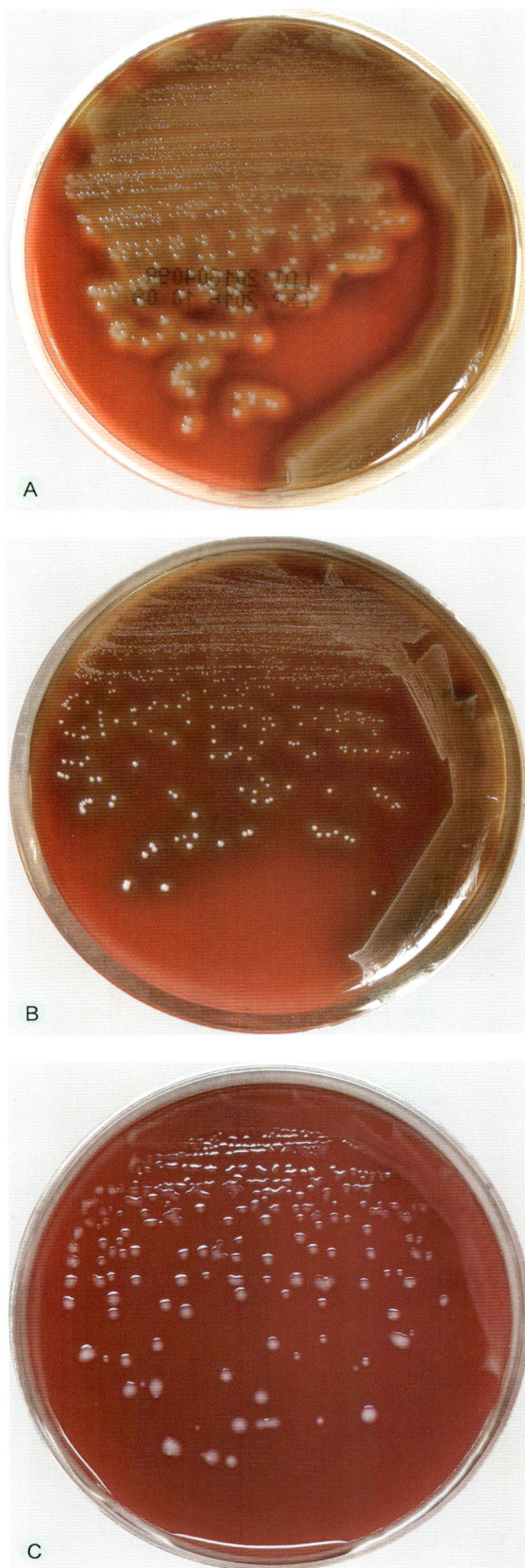

图 12-4-8　咽峡炎链球菌的形态
A. ATCC 33397 SBA 24h；B. 临床分离株 SBA3 日；
C. 黏液型 SBA 2 日

链球菌及类链球菌溶血观察注意事项：

1. 血液选择　链球菌的溶血类型必须在添加绵羊血的琼脂平板上才能正确显象。兔血会使 α- 溶血不明显，只适用于嗜血杆菌和脑膜炎奈瑟菌的培养鉴定。某些在羊血琼脂平板上呈 α- 溶血或 γ- 溶血的肠球菌和 D 群链球菌会在马血琼脂平板上呈 β- 溶血，造成错误判断。不能使用血库中的人血，因为血袋中柠檬酸钠会抑制细菌生长，葡萄糖干扰溶血类型，使 β- 溶血变成 α- 溶血。另外，羊血应采自不吃含抗生素饲料的绵羊，无菌采集后用玻璃珠脱去血液中的纤维蛋白低温保存，不要用 EDTA 盐、肝素、柠檬酸钠等抗凝剂处理。

2. 链球菌的溶血观察主要看是否产生 β- 溶血环，而区别 α- 溶血或 γ- 溶血则无多大意义，因为链球菌出现 α- 溶血，不能说明是链球菌产生的毒素或酶溶解、破坏红细胞出现 α- 溶血，还是链球菌生长产生的过氧化氢破坏红细胞释放出血红蛋白，导致菌落周围培养基中呈现草绿色所致。另外培养基的组成、血液的种类、培养环境都能影响 α- 溶血，如果在培养环境中去除氧气，在无氧环境中链球菌无法形成过氧化氢，原先的 α- 溶血菌株不会出现溶血结果。

3. 链球菌溶血酶在缺少氧气的环境下活性更高，因此在血琼脂平板上进行穿刺接种培养，溶血结果比划线接种更清晰，见图 2-3-7。

（三）生化特性

链球菌氧化酶阴性，触酶阴性，但来自动物的袋鼠链球菌（*S. didelphis*）触酶阳性，一些在血琼脂平板上生长的链球菌可出现触酶试验假阳性。链球菌发酵葡萄糖产酸不产气，对乳糖、甘露糖、甘露醇、山梨醇、麦芽糖等糖醇的发酵因菌株而异，LAP 阳性，PYR 多阴性，对万古霉素敏感，6.5% NaCl 肉汤不生长、胆汁七叶苷不生长。

三、鉴定与鉴别

（一）属间鉴别

临床标本中分离到兼性厌氧，触酶阴性的革兰氏阳性球菌除考虑链球菌外，应与链球菌相似菌进行鉴别，参见表 12-4-2，以及表 12-1-2 和表 12-1-4。鉴别关键：链球菌呈链状或成对排列，可与四联状排列气球菌属、孪生球菌属、创伤球菌等触酶阴性的革兰氏阳性球菌相区别；链球菌属与肠球菌属、乳球菌属、无色藻菌属、漫游球菌属、链球菌属的区别是对万古霉素敏感、发酵葡萄糖产酸不产气、PYR

阴性(化脓性链球菌可阳性)、LAP 阳性、6.5% NaCl 不生长(少数 B 群链球菌生长)、pH 9.6 肉汤不生长、胆汁七叶苷不生长(多数牛链球菌群生长)、10℃不生长、无动力。

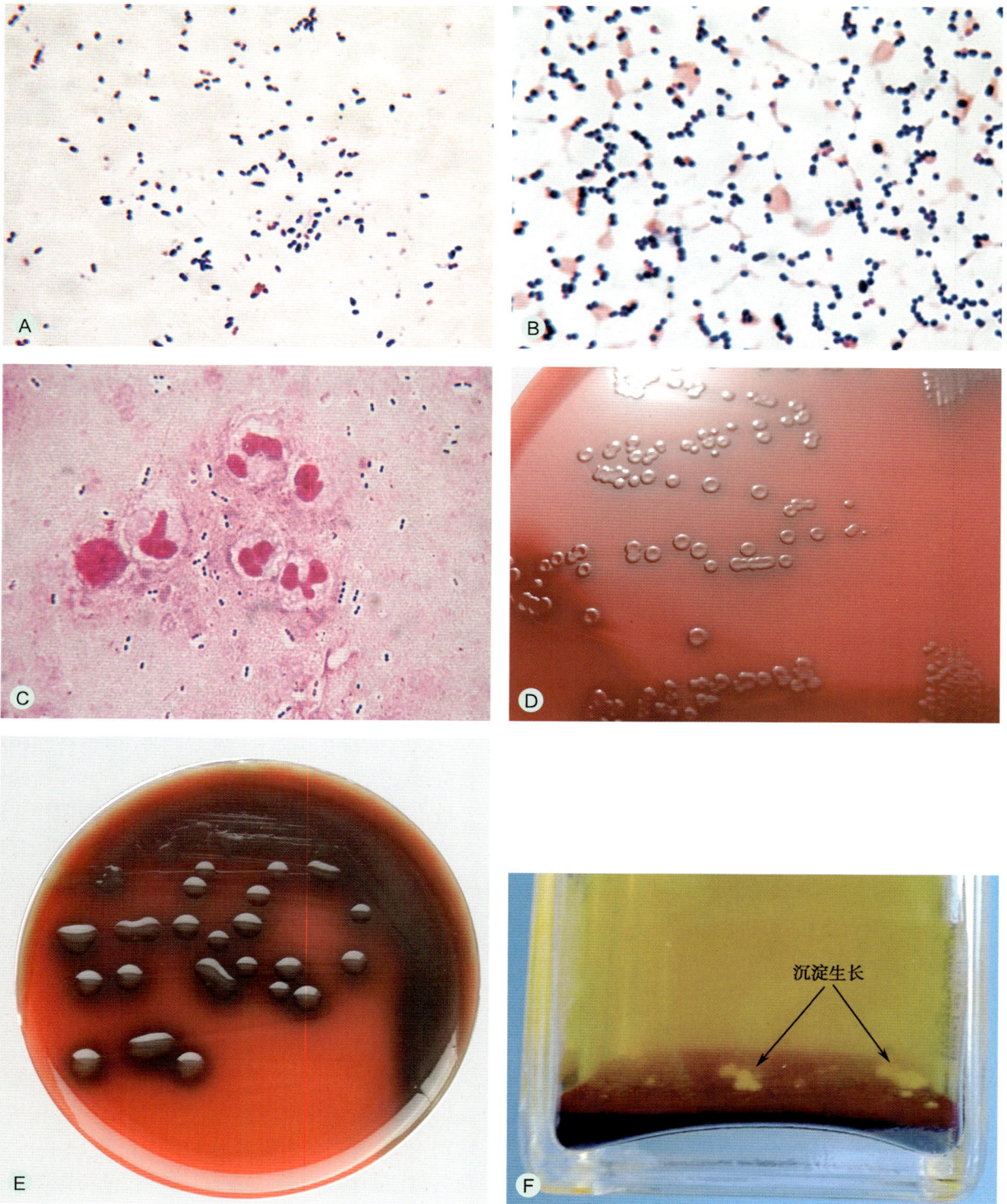

图 12-4-9　肺炎链球菌的形态特征

A. ATCC 6301 革兰氏染色 ×1 000；B. 黏液型菌落涂片革兰氏染色 ×1 000；C. 痰涂片(有荚膜),革兰氏染色 ×1 000；
D. SBA 24h；E. 黏液型 SBA 2 日；F. 肉汤培养沉淀生长

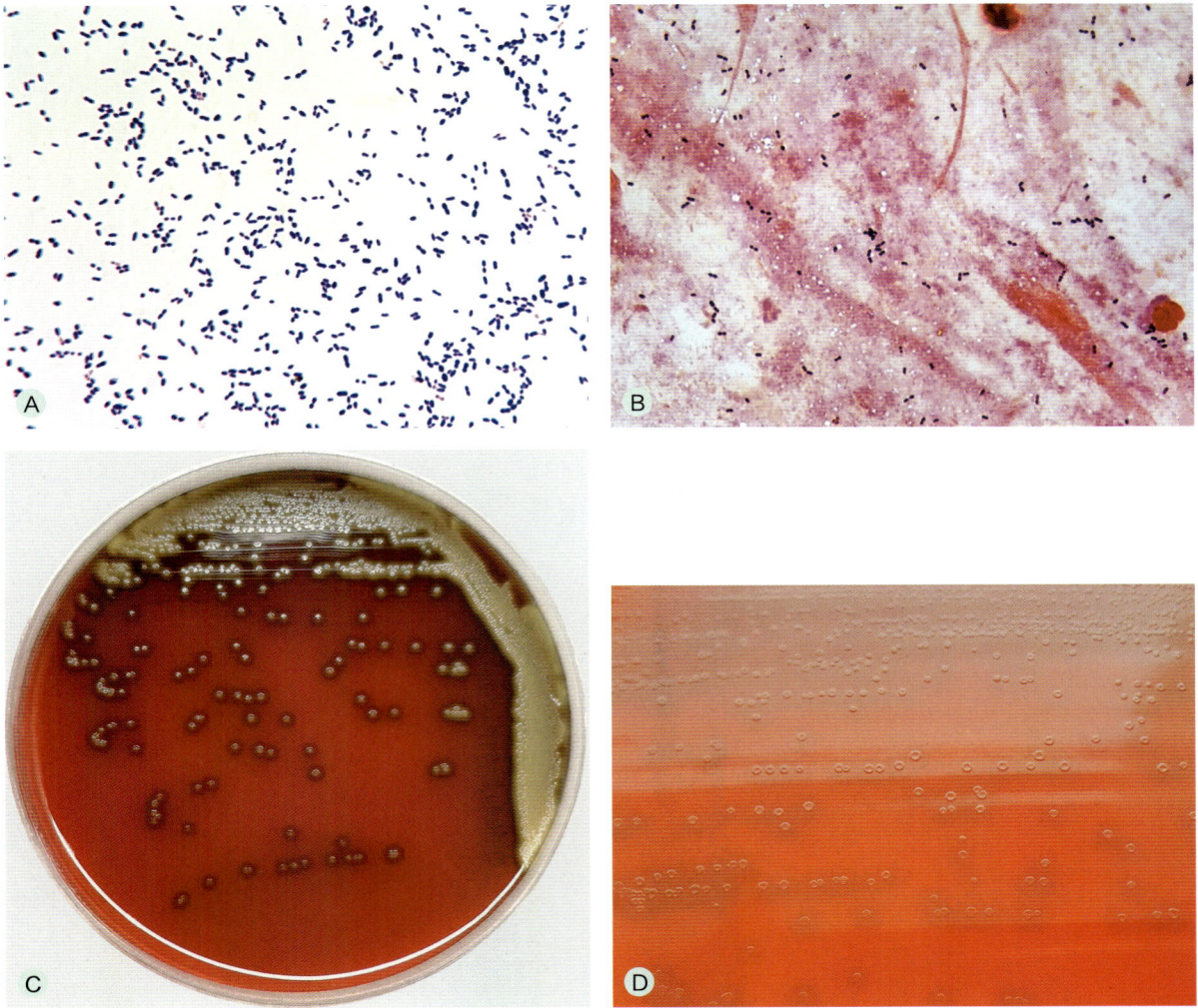

图 12-4-10　假肺炎链球菌的形态特征
A. 菌落涂片革兰氏染色 ×1 000；B. 痰涂片革兰氏染色 ×1 000；C. SBA 2 日；D. SBA 24h

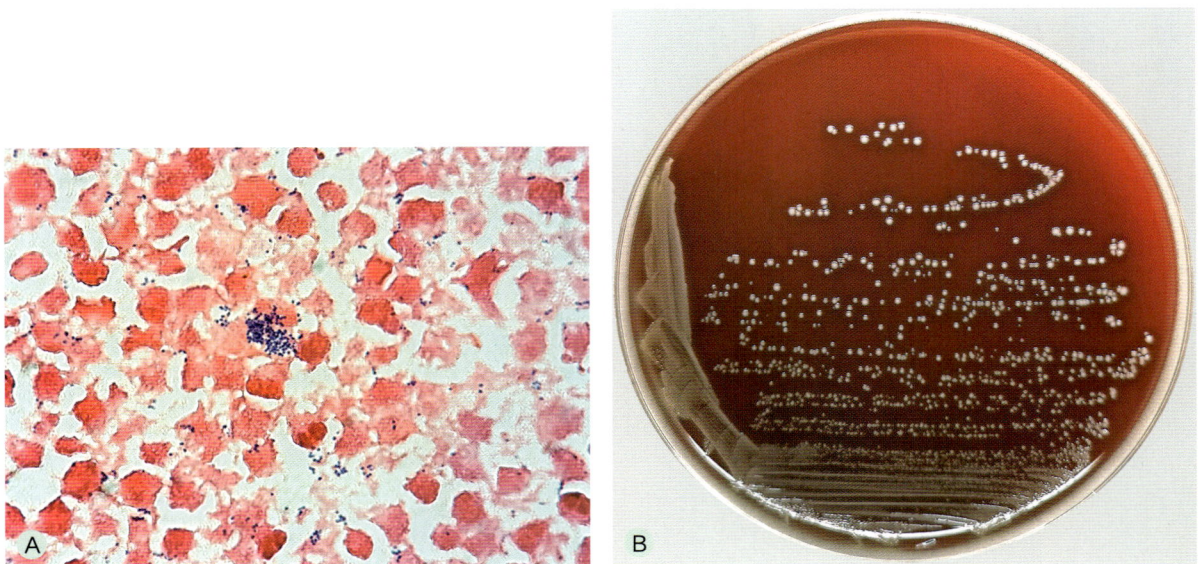

图 12-4-11　中间链球菌形态特征
A. 胸腔积液涂片革兰氏染色 ×1 000；B. SBA 2 日

图 12-4-13 牛链球菌菌落形态
A. SBA 3 日；B. CPS3 2 日

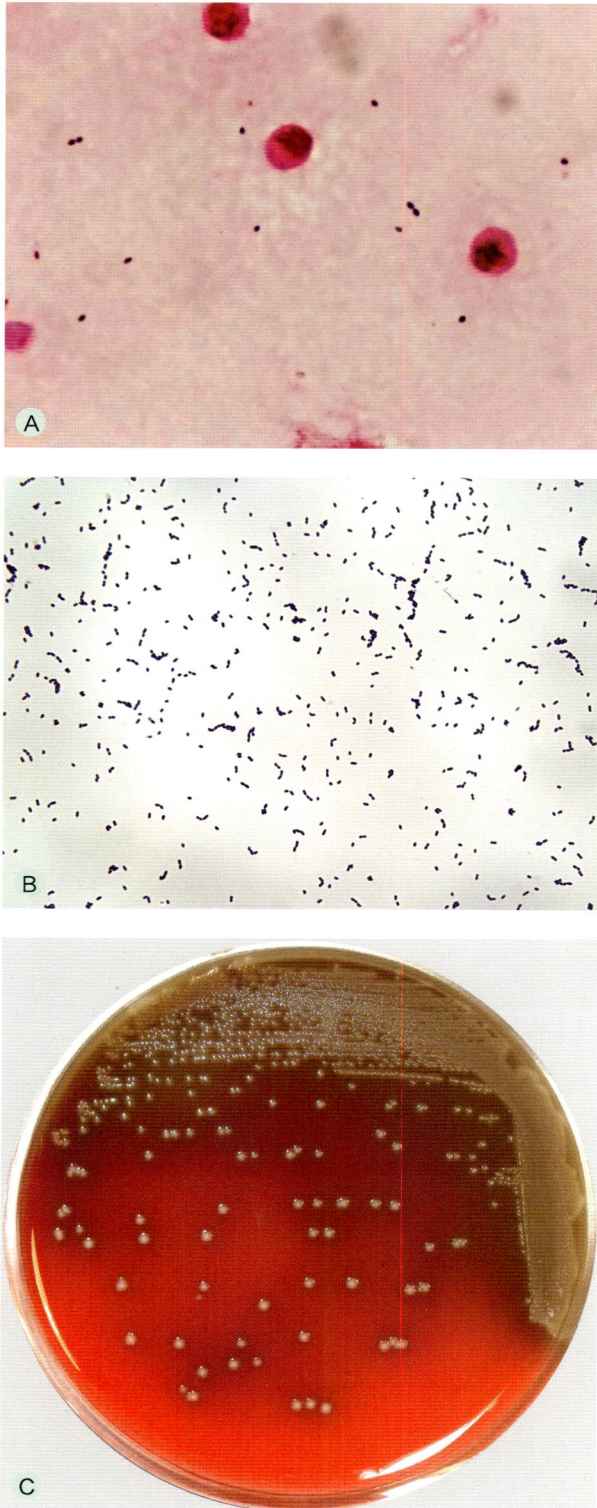

图 12-4-12 猪链球菌的形态
A. 脑脊液涂片革兰氏染色 ×1 000；B. 菌落涂片
革兰氏染色 ×1 000；C. MHB 2 日

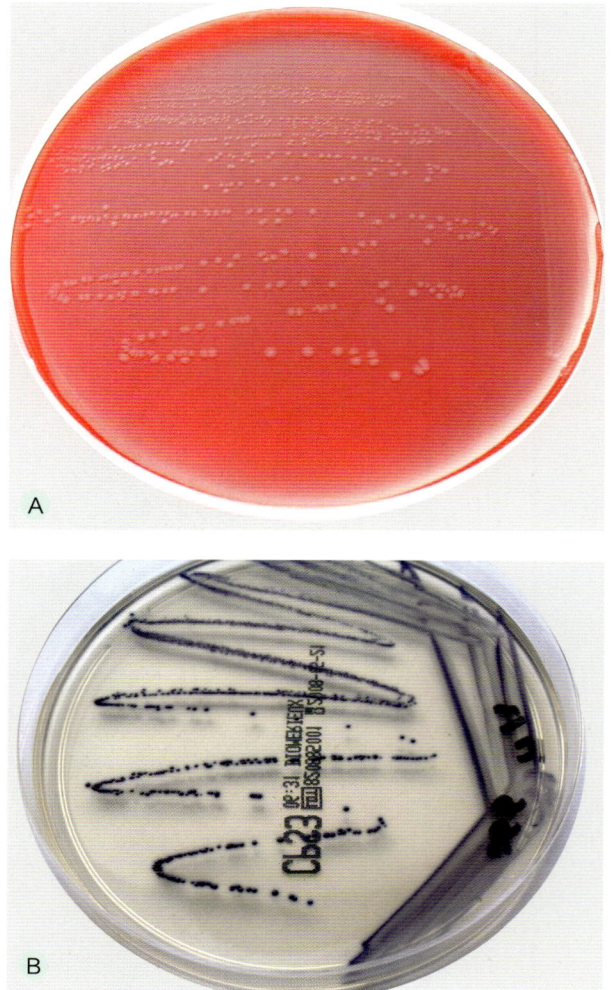

（二）属内鉴定

链球菌属内种别多、分类方法多，种间鉴别较复杂，应用常规生理生化反应鉴定到种比较困难。一般临床实验室可根据具体分离菌株的主要生物学特性按照表 12-4-3 进行推测性鉴定，同时结合 Lancefield 血清分型（图 12-4-15），以及一些链球菌快速抗原检测，可将临床感染常见的链球菌做出准确鉴定。根据链球菌溶血情况，分为 β- 溶血性链球菌群（化脓性链球菌群）和非 β- 溶血性链球菌群（非化脓性链球菌群）两大类，而非 β- 溶血性链球菌群中主要是草绿色链球菌群，按照表 12-4-4~表 12-4-7 进行详细鉴定，同时参考一些商品鉴定系统（API 20 Strep），可将大部分链球菌进行准确鉴定。

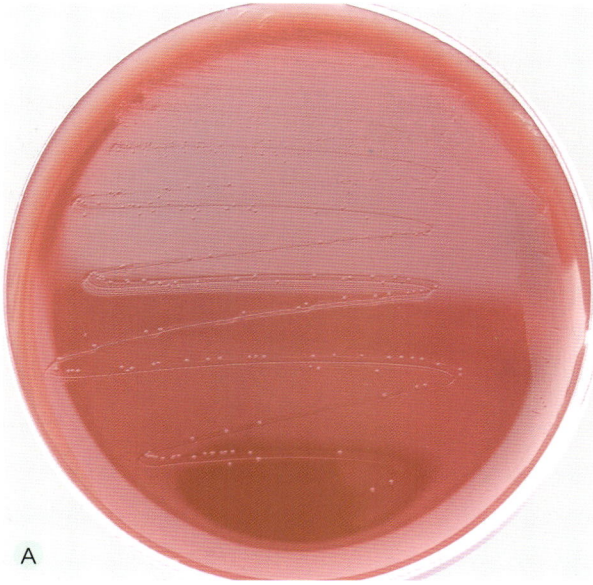

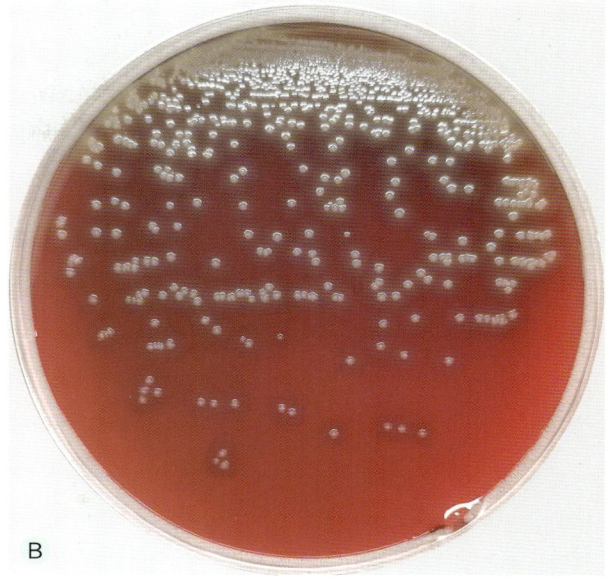

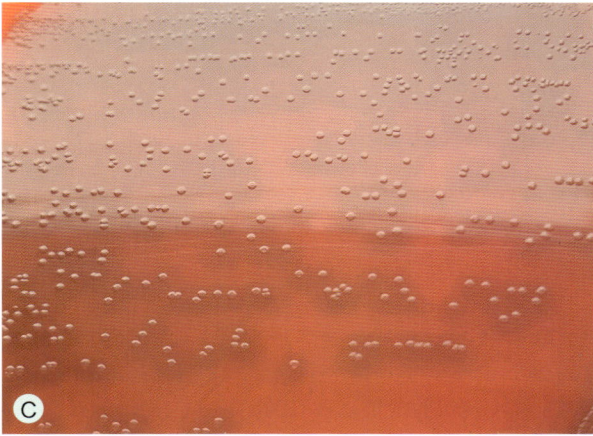

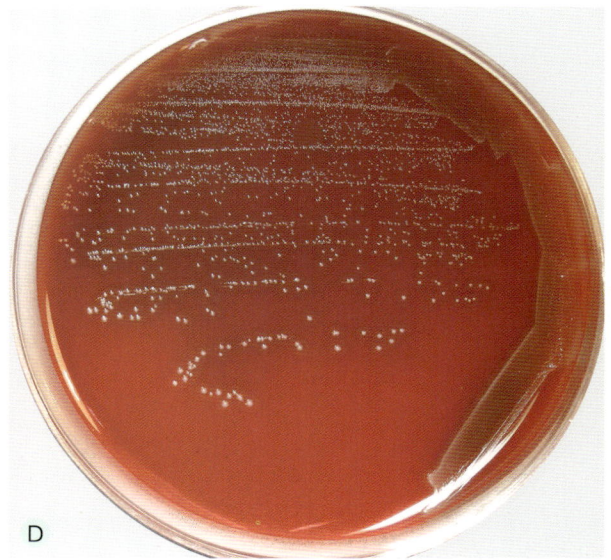

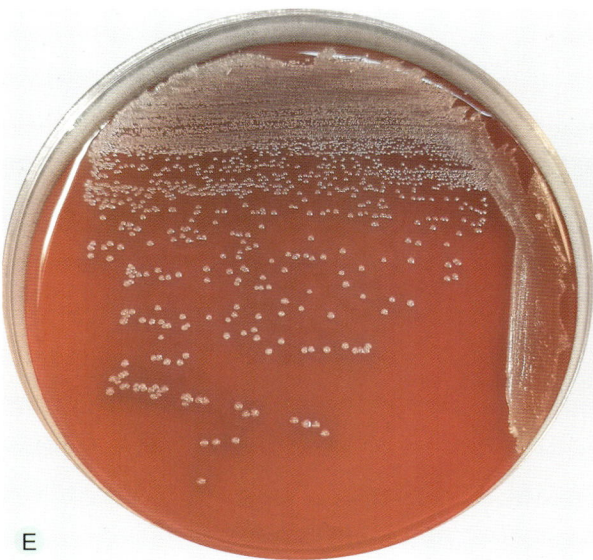

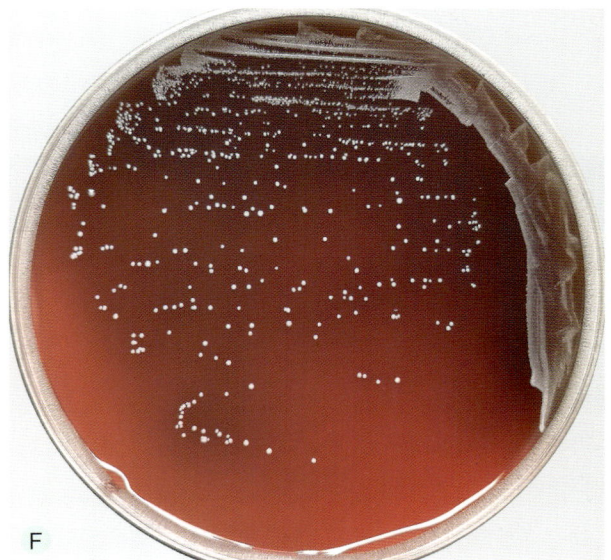

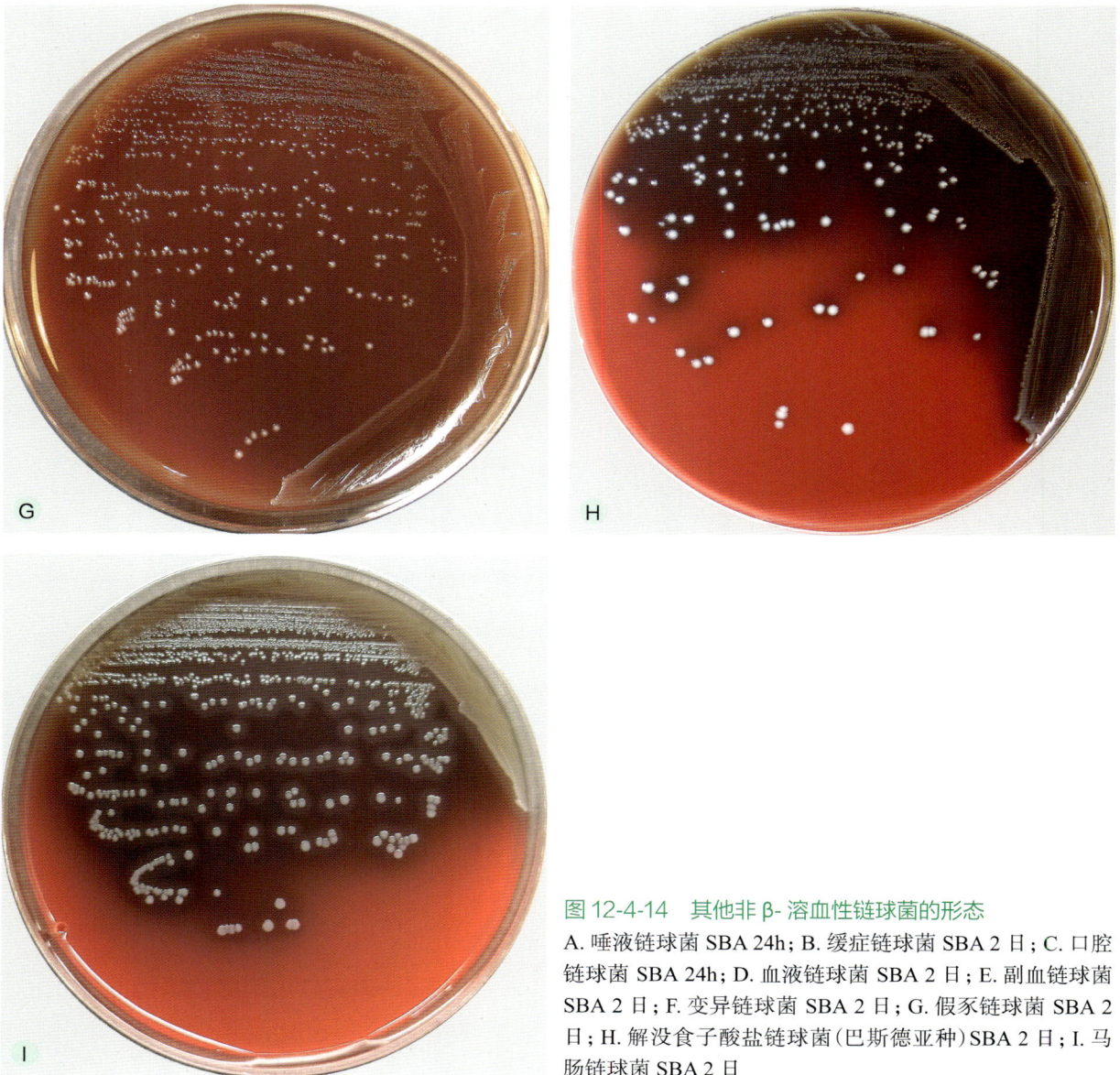

图 12-4-14　其他非 β- 溶血性链球菌的形态

A. 唾液链球菌 SBA 24h；B. 缓症链球菌 SBA 2 日；C. 口腔链球菌 SBA 24h；D. 血液链球菌 SBA 2 日；E. 副血链球菌 SBA 2 日；F. 变异链球菌 SBA 2 日；G. 假豕链球菌 SBA 2 日；H. 解没食子酸盐链球菌(巴斯德亚种)SBA 2 日；I. 马肠链球菌 SBA 2 日

表 12-4-2　链状排列的触酶阴性的革兰氏阳性球菌的鉴别

	万古霉素	葡萄糖产气	PYR	LAP	6.5% NaCl	胆汁七叶苷	10℃生长	45℃生长	动力	溶血
链球菌属	S	–	v	+	v	v	–	v	–	α、β、γ
肠球菌属	S*	–	+	+	+	+	+	+	v	α、β、γ
乳球菌属	S	–	+	+	v	+	+	v	–	α、γ
漫游球菌属	S	–	+	+	v	+	+	–	v	α、γ
无色藻菌属	R	+	–	–	+	v	v	v	–	α、γ
球链菌属	S	–	–	+	+	v	–	v	–	α

注：* 某些菌株对万古霉素耐药；v,反应不定,少数菌株可出现阳性；S,敏感(有抑菌环)；R,耐药(无抑菌环)。

表 12-4-3 临床重要的链球菌推测性鉴定

菌种	溶血	杆菌肽	SXT	CAMP	马尿酸盐	PYR	胆汁七叶苷	6.5% NaCl	Optochin	胆汁溶菌
A 群链球菌	β	S	R	−	−	+	−	−	R	−
B 群链球菌	β、N	R	R	+	+	−	−	v	R	−
C、F、G 群链球菌	β	v	S	−	−	−	−	−	R	−
D 群链球菌										
肠球菌	α、β、N	R	R		v	+	+	+	R	−
非肠球菌	α、N	R	S	−	−	−	+	−	R	−
草绿色链球菌	α、N	v	S	−	−	v	−	v	R	−
肺炎链球菌	α	v	S	−	−	−	−	−	S	+

注:N,不溶血;v,反应不定;S,敏感;R,耐药

表 12-4-4 β- 溶血性链球菌的鉴定

菌种	兰氏抗原	Bac	PYR	CAMP	V-P	Hip	Arg	Esc	Str	Sbl	Tre	Rib	来源
化脓链球菌	A	+	+	−	−	−	+	V	−	−	NA	−	人
无乳链球菌	B*	−	−	+	−	+	+	−	−	−	NA	NA	人、牛
停乳链球菌停乳亚种	C	−	−	−	−	−	V	V	−	V	+	+	动物
停乳链球菌似马亚种 a	A、C、G、L	−	−	−	−	−	+	+	−	−	+	+	人、动物
马链球菌马亚种	C	−	−	−	−	−	+	V	+	−	−	NA	动物
马链球菌兽疫亚种	C	−	−	−	−	−	+	V	+	+	V	NA	动物、人
犬链球菌 a	G	−	−	−	−	−	+	+	−	−	V	NA	犬、人
咽峡炎链球菌(群)	A、C、F、G,无	−	−	−	+	−	+	+	−	−	+	NA	人
星座链球菌咽炎亚种	C	−	−	−	+	−	+	+	−	−	+	NA	人
豕链球菌	E、P、U、V,无	−	+	+	+	V	+	+	−	+	+	NA	猪、人
海豚链球菌	无	−	+	−	−	−	−	+	−	−	NA	NA	海豚、人
海豹链球菌	C、F	+	−	−	−	−	−	−	−	−	NA	NA	海豹
袋貂链球菌	无	−	−	−	−	−	−	−	−	−	+	NA	袋貂

注:* 假豕链球菌与 B 群抗原有交叉反应;Bac,杆菌肽;PYR,吡咯烷酮芳氨酶;CAMP 试验;Hip,马尿酸盐水解;Arg,精氨酸水解;Esc,七叶苷;Str,淀粉水解;Sbl,山梨醇;Tre 海藻糖;Rib,核糖;+,>95% 阳性;−,>95% 阴性;V,6%~94% 阳性;NA,未测定;a,G 群的犬链球菌与停乳链球菌似马亚种之间的鉴别,犬链球菌 α/β 半乳糖苷酶阳性、β- 葡萄糖醛酸酶阴性,停乳链球菌似马亚种恰与之相反。

表 12-4-5　非 β- 溶血性链球菌的鉴定

菌种或菌群	兰氏抗原	Opt	BS	BE	Na	PYR	Esc	V-P	Man	Mel	Sbl	Tre	St	Dx	来源
肺炎链球菌	无	+	+	-	-	V	-	-	+	-	V	-	-	-	人
马肠链球菌	D	-	-	+	-	-	+	+	-	-	-	+	-	-	马、牛
解没食子酸链球菌	D	-	-	+	-	-	+	+	+	+	-	+	+	+	人、树袋熊
巴斯德链球菌	D	-	-	+	-	-	+	+	-	+	-	+	-	-	牛
小儿链球菌	D（V）	-	-	-	-	-	V	-	-	+	-	-	+	-	人、牛
巴黎链球菌	D（V）	-	-	+	-	-	+	-	-	-	-	-	V	-	人
猪链球菌	1~35 型（R、S、RS、T）	-	-	-	-	-	+	-	-	-	-	+	+	Dx	猪、人
草绿色链球菌	A、C、G、F,无	-				V	V	V	V	V	V	V	V	V	人
其他链球菌和菌群	未知	-		V	V	V	V	V	V	V	V	V	V	V	动物、人

注：Opt，奥普托欣；BS，胆汁溶菌，BE，胆汁七叶苷；Na，65g/L NaCl；PYR，吡咯烷酮芳氨酶；Esc，七叶苷；Man，甘露醇；Mel，蜜二糖；Sbl，山梨醇；Tre，海藻糖；St，淀粉；Dx，产生细胞外多聚糖；+，≥92% 阳性；-，< 8% 阳性；V，8%~9% 阳性。

表 12-4-6　草绿色链球菌

菌群和菌种	精氨酸	七叶苷	V-P	甘露醇	山梨醇	尿素	来源
变异链球菌群							
变异链球菌	-	+	+	+	+	-	人
表兄链球菌	-	+	+	+	+	-	人、鼠
仓鼠链球菌	-	+	+	+	+	-	鼠、人
道恩链球菌	-	+	+	+	+		猴
野鼠链球菌	-	+	+	+	+		鼠
猕猴链球菌	-	+	+	+	+		猴
鼠链球菌	+	+	+	+	+	-	鼠、人
猪阴道链球菌	-	-	+	+	+	-	猪
唾液链球菌群							
唾液链球菌	-	+	+	-	-	V	人
前庭链球菌	-	V	V	-	-	+	人
小儿链球菌	-	V	+	-	-		人
不解乳酸链球菌	-	+	+	-	-		猪、鸟
猪肠链球菌	-	-	+	-	-		猪
嗜热链球菌	-	-	+	-	-	-	乳制品

续表

菌群和菌种	精氨酸	七叶苷	V-P	甘露醇	山梨醇	尿素	来源
咽峡炎链球菌群							
咽峡炎链球菌	+	+	+	−	−	−	人
星座链球菌	+	+	+	−	−	−	人
中间链球菌	+	+	+	−	−	−	人
缓症链球菌群							
缓症链球菌	−	−	−	−	V	−	人
血液链球菌	+	+	−	−	V	−	人
副血链球菌	V	−	−	−	−	−	人
戈登链球菌	−	+	−	−	V	−	人
嵴链球菌	+	−	−	−	−	−	人
婴儿链球菌	−	−	−	−	−	−	人
口腔链球菌	−	V	−	−	−	−	人
泛口腔链球菌	−	−	−	−	−	−	人

注：唾液链球菌群的小儿链球菌、不解乳酸链球菌目前已归类牛链球菌群。*S.infantarius* 与 *S.infatis* 一些文献中文都翻译为"婴儿链球菌"，容易混淆，本章节根据杨瑞馥等主编《细菌名称双解及分类词典》(2011 年版)，*S.infantarius* 翻译为"小儿链球菌"，*S.infatis* 翻译为"婴儿链球菌"。

表 12-4-7　咽峡炎链球菌群种间鉴别

	咽峡炎链球菌			星座链球菌			中间链球菌	
	β-溶血	非β-溶血	非β-溶血	β-溶血	非β-溶血	β-溶血	β-溶血	非β-溶血
Lancefield 抗原	C、F、G、N	A、C、F、G、N	F、N	F、N	F、N	C	N	N
β-D 果糖苷酶	−	−	−	−	−	+	+	+
β-N- 乙酰葡萄糖胺酶	V	−	−	−	−	+	+	+
β-N- 乙酰半乳糖胺酶	−	−	−	−	−	−	+	+
α-N- 乙酰神经胺酶	−	−	−	−	−	−	+	+
β- 半乳糖苷酶	+	−	−	−	−	+		
β- 葡萄糖苷酶	+	+	+	−	−	+	V	V
α- 葡萄糖苷酶	−	V	+	+	+	+	+	+
透明质酸酶	+	−	−	−	−	V		
苦杏仁苷	+	+	+	V	V	+	V	V
乳糖	+	+	+	V	V	+	+	+
棉子糖	−	−	−	−	−	−	−	−
甘露醇	−	−	+	−	−	−	−	−

注：+，≥92% 阳性；−，< 8% 阳性；V，8%~91% 阳性；N，无抗原。

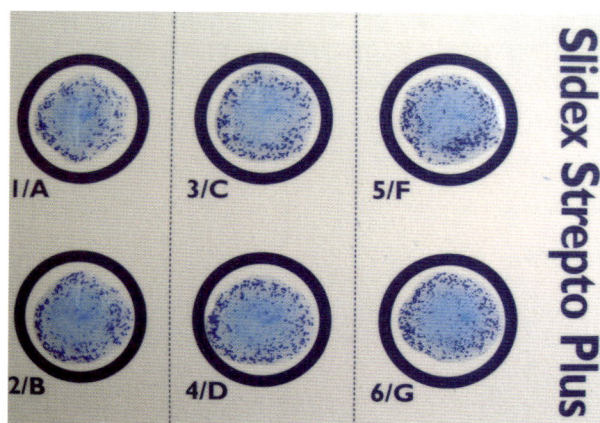

图 12-4-15　Lancefield 血清分群乳胶凝
集试验阳性结果

临床重要链球菌的鉴定要点：

1. 化脓链球菌　24 小时培养后菌落>0.5mm，β- 溶血环直径宽阔清晰，PYR 阳性，杆菌肽敏感，复方新诺明耐药，CAMP 试验阴性，马尿酸盐试验阴性，Lancefield 血清分型为 A 群，注意与含 A 抗原、β- 溶血的停乳链球菌似马亚种，以及某些咽峡炎链球菌相鉴别。A 群链球菌的鉴定见图 12-4-16 及第二章第三节相关内容。

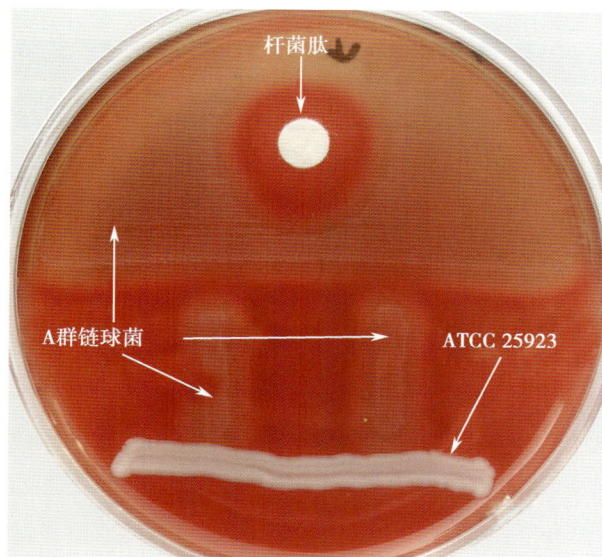

图 12-4-16　A 群链球菌的鉴定
杆菌肽敏感，CAMP 阴性

2. 无乳链球菌　菌落湿润，较大，β- 溶血环狭窄较小，PYR 阴性、杆菌肽耐药，复方新诺明耐药，CAMP 试验阳性，马尿酸盐试验阳性，Lancefield 血清分型为 B 群。链球菌 CAMP 试验结果见图 12-4-17 及第二章第三节相关内容。

3. 肺炎链球菌　菌落湿润、有光泽、呈脐窝状，有自溶现象，草绿色溶血环宽大，菌体矛头状、成对排列，Optochin 敏感试验、胆汁溶菌试验、菊糖试验阳性。对肺炎链球菌的鉴定主要应与 α- 溶血性链球菌鉴别。其中以 Optochin 敏感试验、胆汁溶菌试验和菊糖发酵试验（图 12-4-18）最为常用。必要时可做小鼠毒力试验加以鉴别。在上述试验中，绝大多数的肺炎链球菌均为阳性，而 α- 溶血性链球菌为阴性。需要时可以用自动化仪器等相应鉴定试剂做鉴定。必要时可用免疫学方法进行确认，如特异性单克隆乳胶凝集试验（图 12-4-19）及免疫层析法（图 12-4-20）。荚膜肿胀试验可用于肺炎链球菌的分型和快速诊断。

Optochin 敏感试验方法似药敏试验，挑取被检菌配制 0.5 麦氏浓度菌液涂抹血平板，贴 Optochin 纸片（直径 6mm 含 Optochin 5μg/ 片，直径 9mm 含 Optochin 23μg/ 片），置大气中 35℃孵育过夜。6mm 纸片抑菌环直径 ≥14mm（或 9mm 纸片 ≥16mm）为敏感，推断为肺炎链球菌。6mm 纸片抑菌环直径<14mm（或 9mm 纸片<16mm）时参照胆汁溶菌等试验结果进行判断。肺炎链球菌 Optochin 的抑制圈直径常在 20mm 以上，而非肺炎链球菌 α- 溶血性链球菌通常耐药无抑菌圈（约 98%）。实际工作中有时会检出耐 Optochin 的肺炎链球菌（图 12-4-21A~C），以及 Optochin 抑菌环直径>14mm 的 α- 溶血性链球菌（图 12-4-21D），在大气环境下孵育时 Optochin 的抑菌环直径要比在 CO_2 环境下孵育时大（图 2-3-43B），应结合菌落形态及其他试验进行鉴别。推荐使用胰大豆胨肉汤琼脂为基础的血琼脂平板做 Optochin 敏感性试验，因为含血的 MHA 和哥伦比亚血琼脂会导致 Optochin 的抑菌环缩小。

胆汁溶菌试验是很好的辅助鉴别试验（图 12-3-40）。试验方法为加一滴 10% 的去氧胆酸钠溶液或纯牛胆汁于被检菌菌落或菌苔上，15 分钟后（液体干后），阳性者细菌菌落（或菌苔）被溶解消失，阴性者菌落尚在，试验应有已知肺炎链球菌作为阳性对照，肺炎链球菌的胆汁溶菌试验结果见图 2-3-40A、图 2-3-40B 和图 2-3-40D，假肺炎链球菌胆汁溶菌试验结果见图 12-4-22。试管法胆汁溶菌试验方法可参考第二章第三节相关内容。

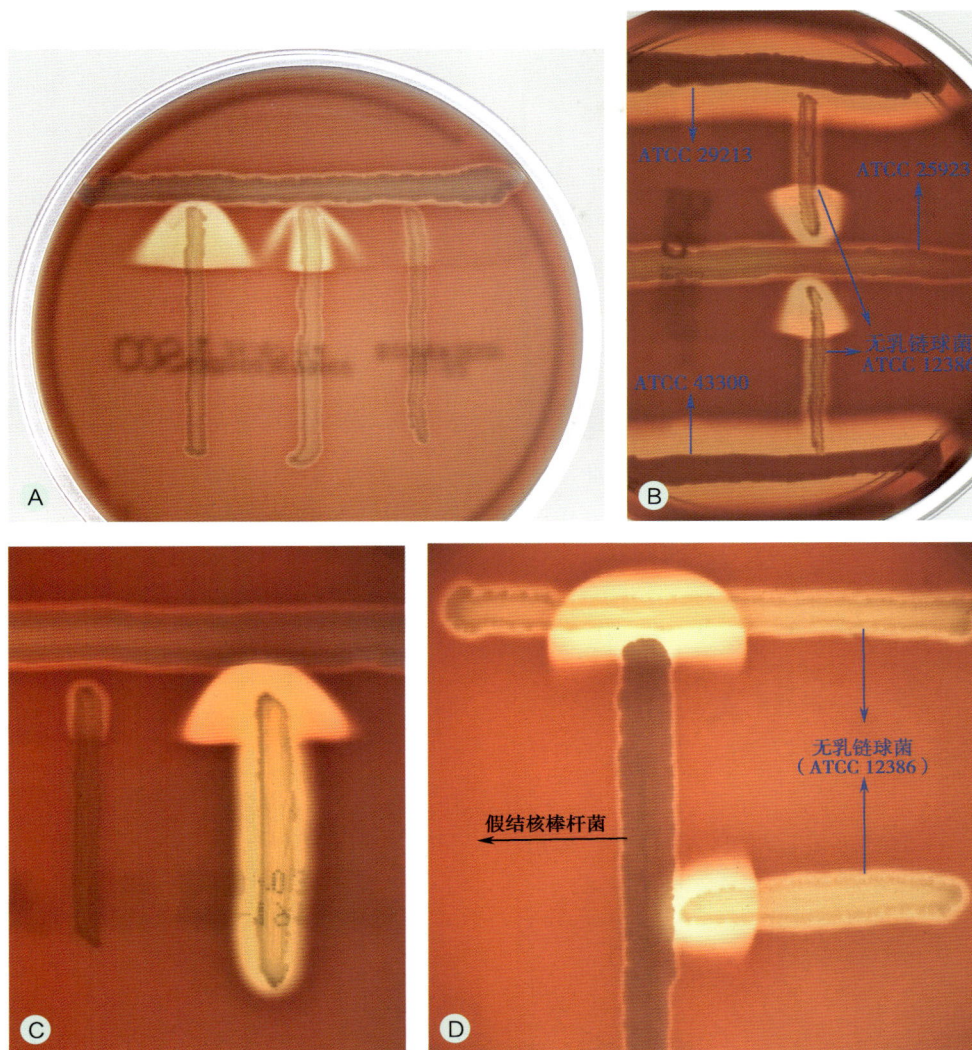

图 12-4-17　CAMP 试验结果

A. 无乳链球菌 CAMP 试验结果（左为典型结果，中为不典型结果，右为阴性结果）；B. 无乳链球菌（ATCC 12386）CAMP 试验结果（上为 ATCC 29213，中为 ATCC 25923，下为 ATCC 43300）；C. 左为猪链球菌，右为豕链球菌；D. 横划（无乳链球菌 ATCC 12386），竖划（假结核棒杆菌）

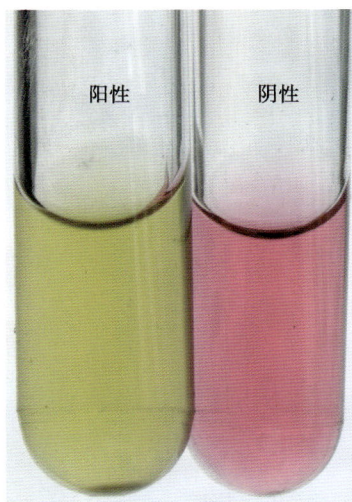

图 12-4-18　菊糖发酵试验结果

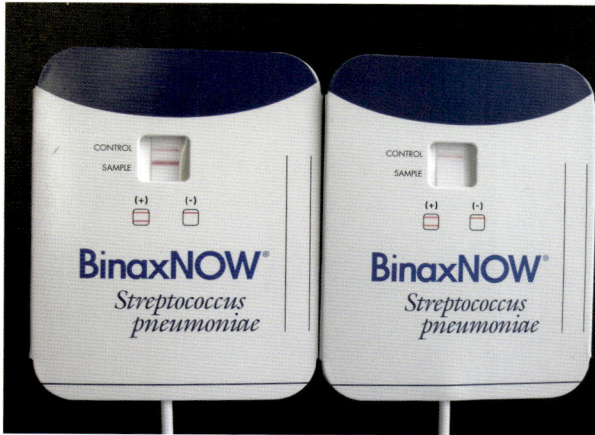

图 12-4-19 肺炎链球菌免疫层析法试验结果
左为阳性,右为阴性

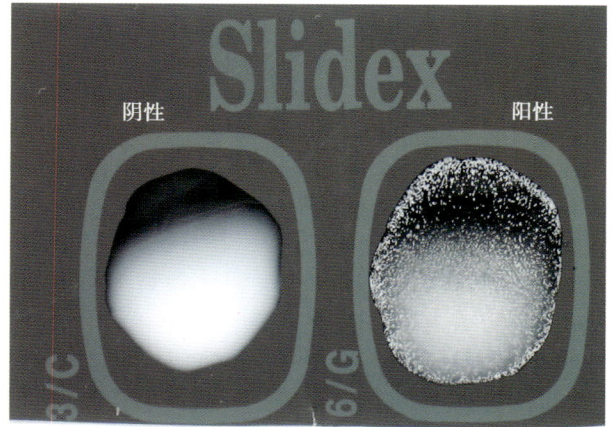

图 12-4-20 肺炎链球菌乳胶凝集试验结果

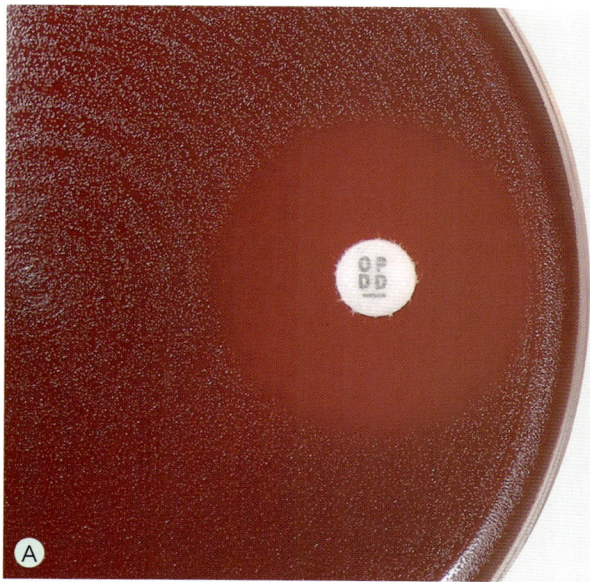

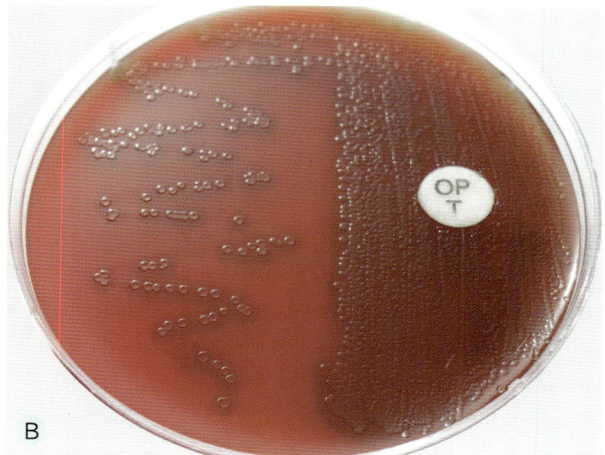

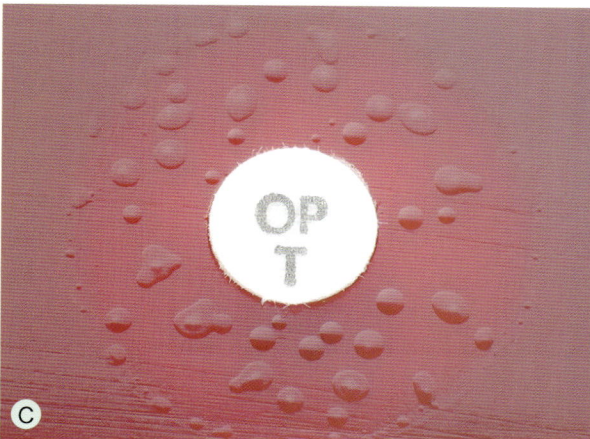

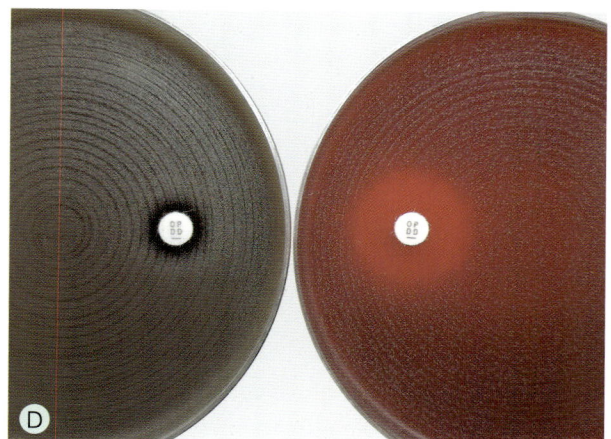

图 12-4-21 链球菌 optochin 试验结果
A. 肺炎链球菌(敏感);B. 肺炎链球菌(耐药);C. 肺炎链球菌(异质性耐药);D. 假肺炎链球菌(左为耐药,右为敏感)

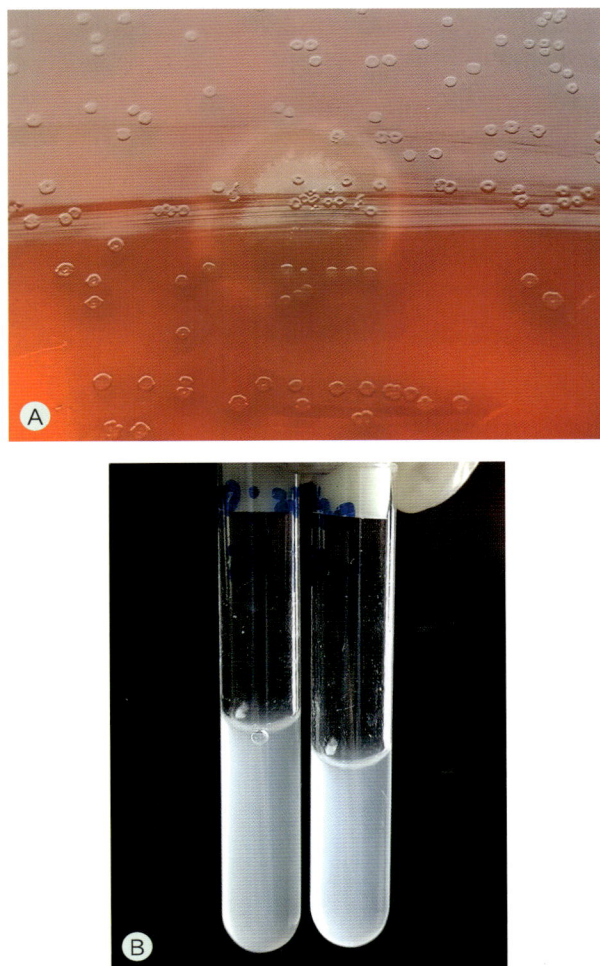

图 12-4-22　假肺炎链球菌胆汁溶菌试验结果
A. 直接菌落溶菌法阴性；B. 试管法阴性

4. 咽峡炎链球菌群　针尖样细小菌落（≤0.5mm），呈 α- 溶血、β- 溶血或不溶血，β- 溶血环宽大，其中星座链球菌常为 β- 溶血，中间链球菌大多不溶血。咽峡炎链球菌群有特殊的奶糖香味，可推测该菌产生双乙酰，V-P 试验阳性，水解精氨酸和七叶苷，发酵多种糖、醇类化合物，Lancefield 血清分型可为 A、C、F、G 群，大多数星座链球菌或中间链球菌与 F 群抗原发生凝集反应，一些菌株不和 Lancefield 血清抗原发生反应。咽峡炎链球菌群种间鉴别见表 12-4-7。

5. 停乳链球菌似马亚种　β- 溶血菌落与 A 群相似，但 PYR 阴性，杆菌肽耐药，复方新诺明敏感，CAMP 阴性、马尿酸盐试验阴性、胆汁七叶苷试验阴性、V-P 试验阴性，海藻糖试验阳性、β- 葡糖醛酸糖苷酶（β-glucuronidase，BGUR）试验阳性。Lancefield 血清分型主要是 G、C 群，也可是 A、L 群。

6. 牛链球菌群　灰白色菌落，呈 α- 溶血或不溶血，可生成葡聚糖，PYR 阴性，胆汁七叶苷生长，6.5% NaCl 肉汤不生长，10℃不生长、45℃生长，V-P 试验阳性，发酵甘露醇和菊糖，不发酵山梨醇，不水解精氨酸，水解淀粉，在石蕊牛奶中发酵乳糖产酸，青霉素多敏感，Lancefield 血清分型为 D 群。牛链球菌群含马肠链球菌、解没食子酸链球菌、小儿链球菌、非解糖链球菌。主要种间鉴别见表 12-4-5。

7. 猪链球菌　羊血琼脂平板 α- 溶血，马血琼脂平板 β- 溶血，多单个或成对排列，少呈短链排列，Optochin 耐药，10℃、45℃、6.5% NaCl 肉汤不生长，水解七叶苷、精氨酸、淀粉等，不水解马尿酸盐，V-P 试验阴性，分解葡萄糖、乳糖、蔗糖、麦芽糖、水杨素、菊糖、海藻糖，不分解甘露醇、山梨醇、阿拉伯糖、核糖，Lancefield 血清分型为 R、S、RS、T 群或不能分群。

四、抗菌药物敏感性

1. β- 溶血性链球菌　β- 溶血性链球菌包括 A 群（化脓链球菌）、B 群（无乳链球菌），以及 A、C、F、G 群的停乳链球菌、马链球菌、咽峡炎链球菌群的某些菌种。它们对用于常规治疗的青霉素、氨苄西林和其他 β- 内酰胺类抗菌药物都是敏感的。近年有报道 A 群链球菌对 β- 内酰胺类抗菌药物 MIC 值有增高现象，但其仍保持在敏感范围内。青霉素是治疗链球菌感染的首选药物，对严重感染者可选用青霉素联合庆大霉素或克林霉素治疗，窄谱的头孢菌素、大环内酯类和万古霉素是临床链球菌感染治疗的首选替代药物。

分娩期妇女预防新生儿 B 群链球菌感染用药推荐使用青霉素和氨苄西林，低风险青霉素过敏产妇推荐使用头孢唑林，高风险青霉素过敏产妇，建议使用克林霉素、红霉素、万古霉素。并且对高风险青霉素过敏产妇进行泌尿生殖道和胃肠道定植的 B 群链球菌分离培养，一旦分离到 B 群链球菌，应检测克林霉素和红霉素是否耐药，药敏试验应包括结构型和诱导型克林霉素耐药，首选双纸片扩散法（D 试验）。

2. 肺炎链球菌与草绿色链球菌群　青霉素曾经是治疗肺炎链球菌与其他 α- 溶血性链球菌感染经验治疗的首选药物。但近年来随着国内外对青霉素耐药的肺炎链球菌和其他 α- 溶血性链球菌分离株报道的逐渐增加，目前许多国家不再推荐青霉素作为其经验治疗的首选抗菌药物，必须根据药敏结果来选择使用，当青霉素药敏试验显示敏感时，才可优先选择青霉素治疗。

3. 中国细菌耐药监测研究 2019—2020 年革兰氏阳性菌监测报告显示,β- 溶血性链球菌除对大环内酯类和克林霉素耐药率较高(≥ 74%),对其他测定药物总体表现较为敏感,敏感率多>95%。但是无乳链球菌对左氧氟沙星和莫西沙星耐药率约 65.0%,对利福平呈 68.0% 中介率。肺炎链球菌对口服青霉素的敏感率为 21.3%,对非脑膜炎青霉素注射剂的敏感率为 71.5%,对糖肽类及利奈唑胺 100% 敏感,喹诺酮类敏感率为 94.9%~100%,替加环素敏感率为 96.0%,利福平敏感率为 99.6%,氟氧头孢和厄他培南细菌敏感率为>90%,大环内酯类和克林霉素体外测试结果仍表现为高耐,耐药率在 90% 以上。草绿色链球菌对青霉素敏感率为 62.8%,其对 β- 内酰胺类药物敏感率低于 β- 溶血性链球菌组约 10%。对大环内酯类及克林霉素敏感率在 23.9%~46.0% 高出 β- 溶血性链球菌组约 20%。

五、临床意义

链球菌可导致人类和多种动物感染,多见于哺乳动物和鱼类。除人和人之间传播外,动物和人之间可发生传染,如人猪链球菌病,多因为人接触病猪和带菌猪而引起感染;人感染海豚链球菌通常都有与鱼类和其产品的接触史。近年来发现临床分离一些人源性和动物源性链球菌株在基因型与表型之间有一定差异,感染类型也有差别,如豕链球菌与假豕链球菌。许多链球菌在哺乳动物中有着各自适宜的宿主,一些链球菌是人体黏膜组织的共生菌,如肺炎链球菌是人呼吸道感染主要的病原菌,临床表现为高毒力和高致病性,在抗生素问世前被喻为"人类死亡的船长",但在约 55% 的健康人群鼻咽部可检出该菌。另外,化脓链球菌可在约 5% 以下成人的咽部呈无症状定植。肺炎链球菌和化脓链球菌主要通过飞沫或直接接触传播,定植在感染部位后细菌繁殖导致感染。无乳链球菌新生儿感染主要是母婴传播,一部分是与产妇、医生的产后接触传播有关。

常见临床感染链球菌:

1. A 群链球菌(化脓性链球菌)是致病力最强的链球菌,约 90% 的链球菌化脓性感染都是由 A 群化脓性链球菌引起。A 群化脓性链球菌侵袭力强,产生多种毒素(链球菌溶素 O 和 S、红疹毒素)、M 蛋白、脂磷壁酸和酶(链激酶、链道酶和透明质酸酶)等致病因子。传播方式有空气飞沫传播,经皮肤、黏膜、伤口感染和被污染食物经口传入。所致疾病分为三类:化脓性、中毒性和变态反应性。化脓性感染如皮肤组织感染、疖痈、脓肿、丹毒、淋巴管炎、淋巴结炎、蜂窝织炎、伤口感染、咽炎、喉炎、中耳炎、肺炎、心内膜炎、脑膜炎等;中毒性疾病常见于猩红热。变态反应性疾病如急性肾小球肾炎、风湿热等。A 群化脓性链球菌引起的中毒性休克综合征(streptococcal toxic shock syndrome,STSS),通常与坏死性筋膜炎以及侵入性化脓性链球菌感染复发相伴发病,其发病原因多无法解释,多见于幼儿(特别是伴发水痘)与老年人群。其他有 STSS 风险的人群包括罹患糖尿病、慢性心肺疾病、HIV 感染,以及静脉吸毒或酒精成瘾者。

2. B 群链球菌(无乳链球菌)在妇女泌尿生殖道和胃肠道定植,带菌率达 30%,一些健康人鼻咽部也携带此菌。B 群链球菌是引发新生儿脓毒症、肺炎和脑膜炎的重要致病菌,病情危重,死亡率高。感染途径是分娩时经产道感染和医院内感染。目前对妊娠 35~37 周孕妇,采集阴道拭子和直肠拭子,筛查是否有 B 群链球菌定植,定植孕妇在分娩前 4 小时进行抗菌药物预防,可有效预防新生儿感染。B 群链球菌对成人侵袭力较弱,主要有肾盂肾炎、心内膜炎、皮肤软组织感染、子宫内膜炎等,糖尿病、泌尿生殖道功能失调、肿瘤和免疫功能低下者易受 B 群链球菌感染。另外,B 群链球菌引起的牛乳腺炎,对畜牧养殖业危害很大。

3. 其他 β- 溶血的链球菌,多见于停乳链球菌似马亚种(人源 A、C、G、L 群)、咽峡炎链球菌群(A、C、F、G 群或不能分群)以及海豚链球菌。停乳链球菌似马亚种具有类似化脓性链球菌的 emm 样毒力基因,引起的临床感染类型和 A 群化脓性链球菌相似,如上呼吸道感染、皮肤感染、软组织感染、菌血症、心内膜炎、坏死性筋膜炎,以及与化脓性链球菌相似的肾小球肾炎、急性风湿热等。咽峡炎链球菌群是人体口腔、上呼吸道、消化道、泌尿生殖道正常菌群,其引发一些感染和脓肿与 A 群链球菌很相似,如各种化脓性感染、深部组织脓肿、口腔感染、肺部感染、心内膜炎、腹内感染、中枢神经系统感染和菌血症等,咽峡炎链球菌群胆道感染多是手术和创伤引起的内源性感染。海豚链球菌与希氏链球菌是同义名,是鱼类重要致病菌,β- 溶血,PYR 试验阳性,与 A 群化脓性链球菌很相似,但不与 Lancefield 血清 A~V 群抗原发生凝集,主要引起人类软组织化脓性感染、蜂窝织炎、淋巴管炎、菌血症、心内膜炎和脑膜炎等,询问患者通常与鱼类有密切接触史。商品化鉴定系统无法准确鉴定该菌种，常显示"不能鉴定"，或错报为"乳房链球菌"。

4. 肺炎链球菌可寄居在人上呼吸道,健康人带菌率达 55%,属正常菌群。是大叶性肺炎、支气管肺炎的病原菌,还可以引起中耳炎、乳突炎、鼻窦炎、脑膜炎和菌血症。肺炎链球菌的侵袭力主要是荚膜,失去荚膜其毒力减弱或丧失,其次溶血素、神经氨酸酶也是主要致病因子。

5. 草绿色链球菌群是人体口腔、消化道、女性生殖道的正常菌群,寄居在口腔和龈缝中的草绿色链球菌可在拔牙和扁桃体摘除时侵入血流,在有损伤的瓣膜定植,30%~40% 亚急性细菌性心内膜炎由草绿色链球菌引起。变异链球菌分解食物中的糖类产酸,分泌细胞外多糖,黏附在牙齿上导致龋齿,在婴幼儿早期通过口腔分泌物传播。缓症链球菌群可以在皮肤上呈一过性定植。因此,在血培养分离到该群细菌时,要根据临床资料小心评估判断是感染菌或污染菌。缓症链球菌群可以引起免疫抑制的粒细胞缺乏症患者严重的脓毒症与肺炎。血液链球菌、温和链球菌、格氏链球菌、口腔链球菌和中间型链球菌常分离自深部脓肿,特别是肝和脑的脓肿。

牛链球菌群也是草绿色链球菌,常寄居在人体肠道、胆道和泌尿生殖道,可引起心内膜炎、脑膜炎和菌血症,以及腹部化脓性感染、泌尿系感染等。如果患者血培养中分离出牛链球菌群解没食子酸链球菌解没食子酸亚种,需要做纤维结肠镜取活检以排除患者是否患有结肠癌。血培养检出解没食子酸链球菌巴氏亚种多与脑膜炎有关。另外,牛链球菌引起的菌血症还与肝病和免疫功能低下有关。

6. 猪链球菌是一种在猪群中正常携带、人畜共患的动物源性微生物,可导致猪和人发病,此外猪链球菌还能感染羊、牛等家畜,但其他家畜很少会传播到人。猪链球菌有 35 个血清型,以 Ⅱ 型毒力最强。人感染与从事生猪屠宰和加工等职业有关,多是因为皮肤破损并直接接触病猪、死猪,及猪肉、猪内脏、排泄物等造成感染,也可经鼻咽腔和消化道侵入人体,未发现有人与人之间传播。在我国 1998 年江苏省和 2005 年四川省曾报道有猪链球菌 Ⅱ 型暴发流行,近年来其他省份和地区也不断有散发的病例报告,患者以急性起病、高热、伴头痛等全身中毒症状,严重者出现中毒性休克、脑膜炎为主的临床表现,累计造成数十人死亡,后果严重,须引起高度重视。

目前,国内临床实验室对链球菌的分离率普遍较低。原因主要是目前链球菌对青霉素等大多数抗菌药物普遍敏感,多数住院患者入院前在社区已经接受过抗菌药物治疗或有自行服药史,加之一些链球菌(如肺炎链球菌)培养条件较为苛刻,有时候实验室又不能做到及时、规范地处理标本,从而造成分离率较低,应引起临床微生物实验室工作人员高度重视。

(杨　锐　陈东科)

第五节　肠球菌属

一、分类与命名

肠球菌属(*Enterococcus*)隶属于细菌域,厚壁菌门,芽胞杆菌纲,乳杆菌目,肠球菌科(Enterococcaceae)。近年来分类变化较大,不断有新成员划入,目前属内有 52 个种和亚种。包括驴肠球菌(*E. asini*)、鸟肠球菌(*E. avium*)、犬肠球菌(*E. canis*)、铅黄肠球菌(*E. casseliflavus*)、盲肠肠球菌(*E. cecorum*)、鸽肠球菌(*E. columbae*)、殊异肠球菌(*E. dispar*)、耐久肠球菌(*E. durans*)、粪肠球菌(*E. faecalis*)、屎肠球菌(*E. faecium*)、黄色肠球菌(*E. flavescens*、鹌鸡肠球菌(*E. gallinarum*)、浅黄肠球菌(*E. gilvus*)、血过氧化物肠球菌(*E. haemoperoxidus*)、小肠肠球菌(*E. hirae*)、意大利肠球菌(*E. italicus*)、病臭肠球菌(*E. malodoratus*)、莫拉维亚肠球菌(*E. moraviensis*)、蒙特肠球菌(*E. mundtii*)、亮黄肠球菌(*E. pallens*)、木戴胜鸟肠球菌(*E. phoeniculicola*)、猪肠球菌(*E. porcinus*)、假鸟肠球菌(*E. pseudoavium*)、棉子糖肠球菌(*E. raffinosus*)、鼠肠球菌(*E. ratti*)、解糖肠球菌(*E. saccharolyticus*)、硫磺肠球菌(*E. sulfurous*)、肠绒毛肠球菌(*E. villorum*)、戴维斯肠球菌(*E. devriesei*)、赫尔曼肠球菌(*E. hermanniensis*)、少糖肠球菌(*E. saccharominimus*)和海

水肠球菌(*E. aquimarinus*)等。

肠球菌属 DNA G+C 含量为 37~45mol%。代表菌种为粪肠球菌。

二、生物学特性

（一）形态与染色

肠球菌为革兰氏阳性球菌，菌体直径为 1.0~2.0μm，圆形或卵圆形，呈单个、成对或短链状排列，无荚膜，不形成芽胞(图 12-5-1A)，部分菌株有稀疏鞭毛(图 12-5-3B)。琼脂平板上生长的菌体形态趋向圆形，液体培养基中(硫乙醇酸盐肉汤)生长的菌体形态趋向卵圆形、球杆状、短链状排列。

（二）培养特性

肠球菌是兼性厌氧菌，最适生长温度 35℃，可在 10℃、45℃生长。有些菌种如盲肠肠球菌和鸽肠球菌在富含 CO_2 环境中生长更佳。肠球菌在血琼脂平板上 35℃ 24 小时孵育，形成灰白色、不透明、表面光滑、直径 0.5~2mm 大小的圆形菌落，形成 α- 溶血或不溶血，少数呈 β- 溶血，大约 1/3 粪肠球菌在兔血、马血或者人血平板上呈现 β- 溶血，但在羊血平板上则不溶血。铅黄肠球菌、蒙特肠球菌等一些菌株可产生黄色素(图 12-5-3D)，菌落呈黄色；在中国蓝琼脂平板、伊红 - 亚甲蓝平板、麦康凯平板、SS 平板上均可生长，但菌落较小，发酵乳糖的菌株可形成蓝色或粉红色小菌落。液体培养基中均匀浑浊生长。针对肠球菌的选择培养基有很多种，多以胆盐、叠氮钠和一些抗菌药物作为抑菌选择剂，添加七叶苷或四氮唑作为指示剂使用。近年来，含显色底物的培养基被推荐用来快速分离鉴定肠球菌和 VRE 的筛查，如 CHROM 琼脂和 CPS ID3 用来分离尿标本中的肠球菌(图 12-5-1D)。

肠球菌的形态见图 12-5-1~ 图 12-5-4。

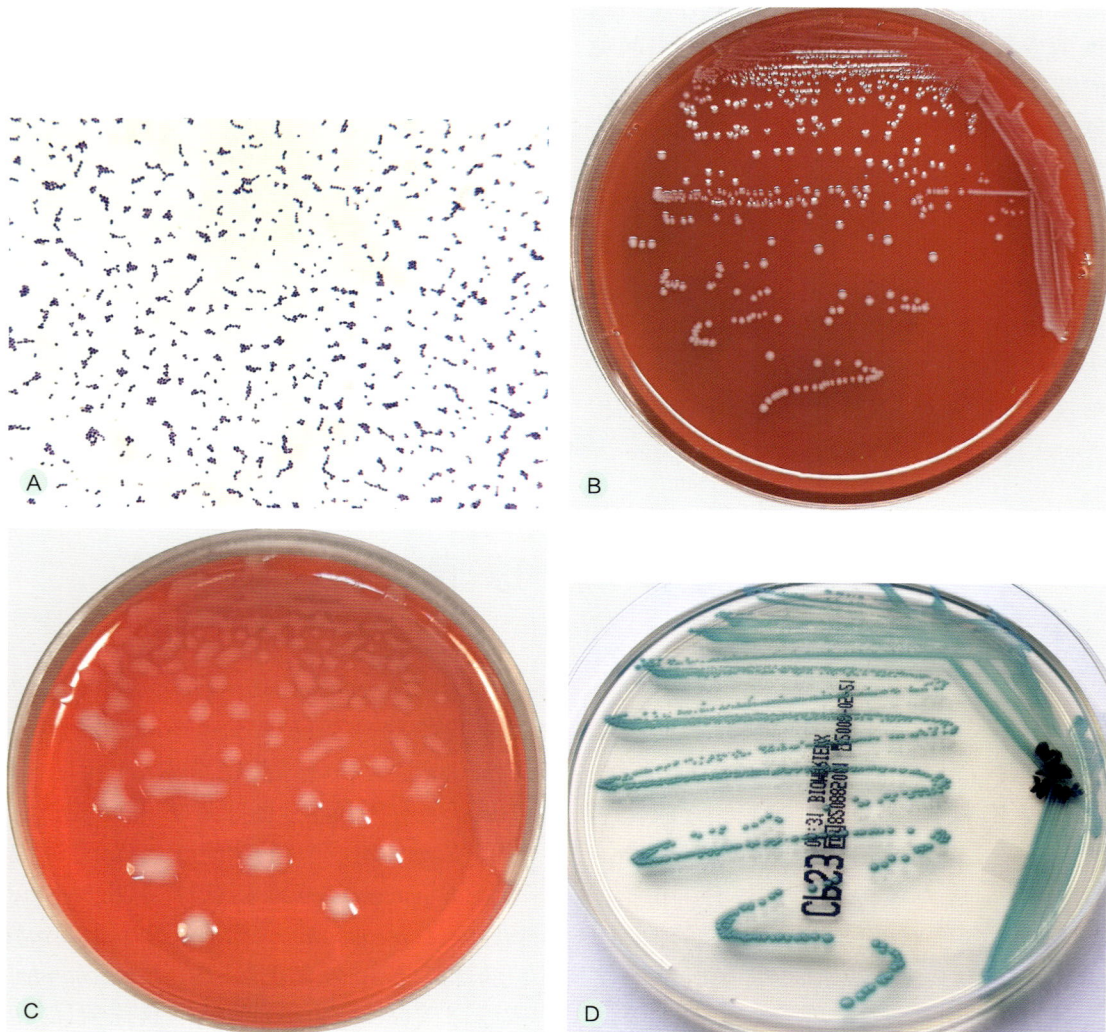

图 12-5-1　粪肠球菌的形态特征

A. 革兰氏染色 ×1 000；B. SBA(光滑型)24h；C. SBA(黏液型)2 日；D. CPS ID3 平板 3 日

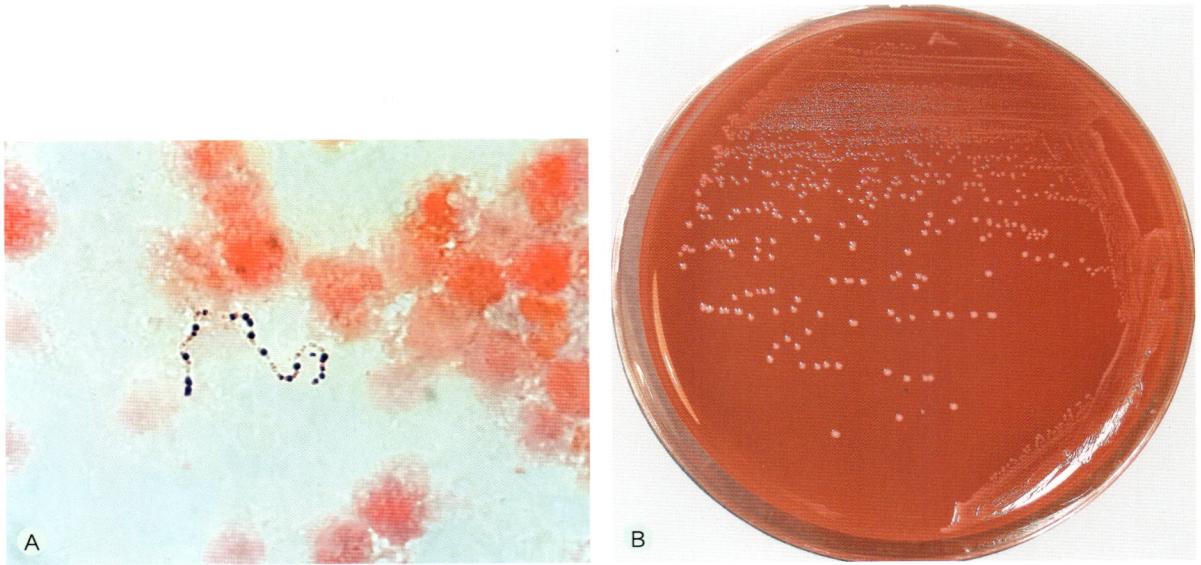

图 12-5-2　屎肠球菌的形态特征
A. 脓汁涂片(肾脓肿),革兰氏染色 ×1 000；B. SBA 24h

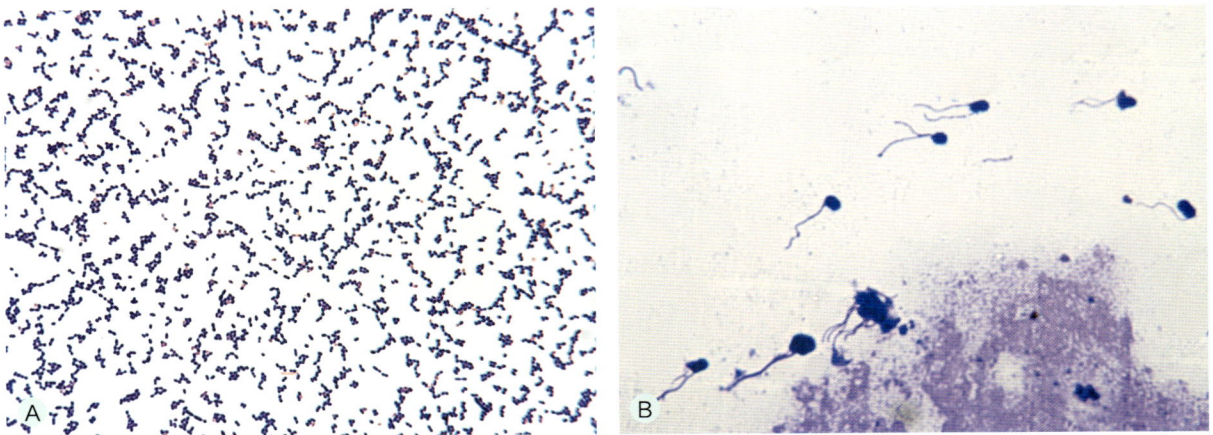

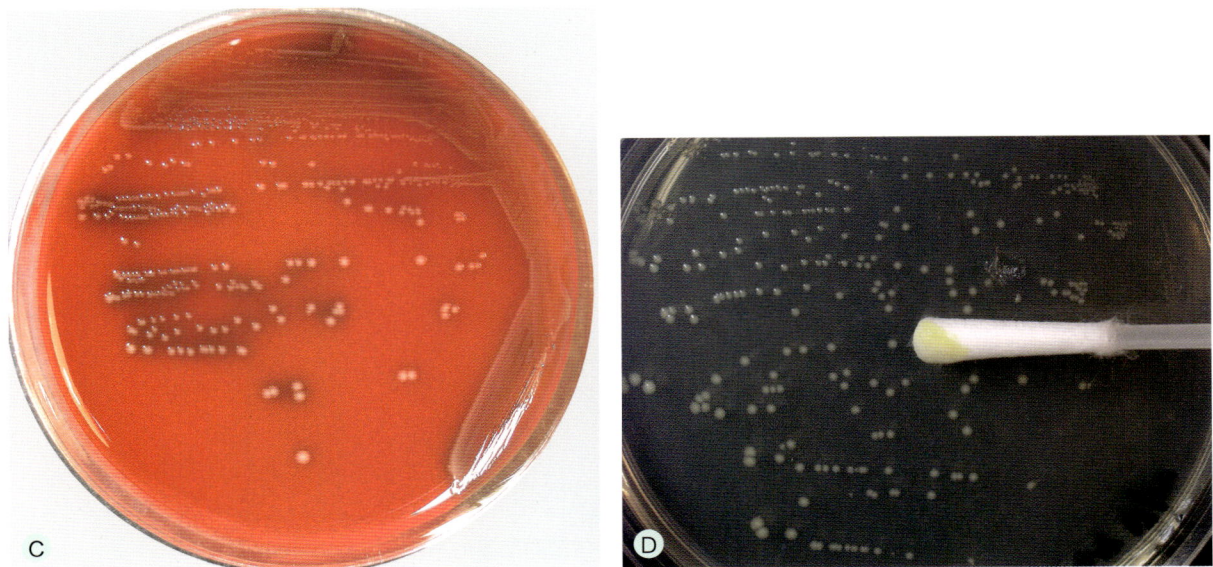

图 12-5-3　铅黄肠球菌的形态特征
A. 革兰氏染色 ×1 000；B. 鞭毛染色 ×1 000；C. ATCC 700327 SBA 2 日；D. 产黄色素,MHA 6 日

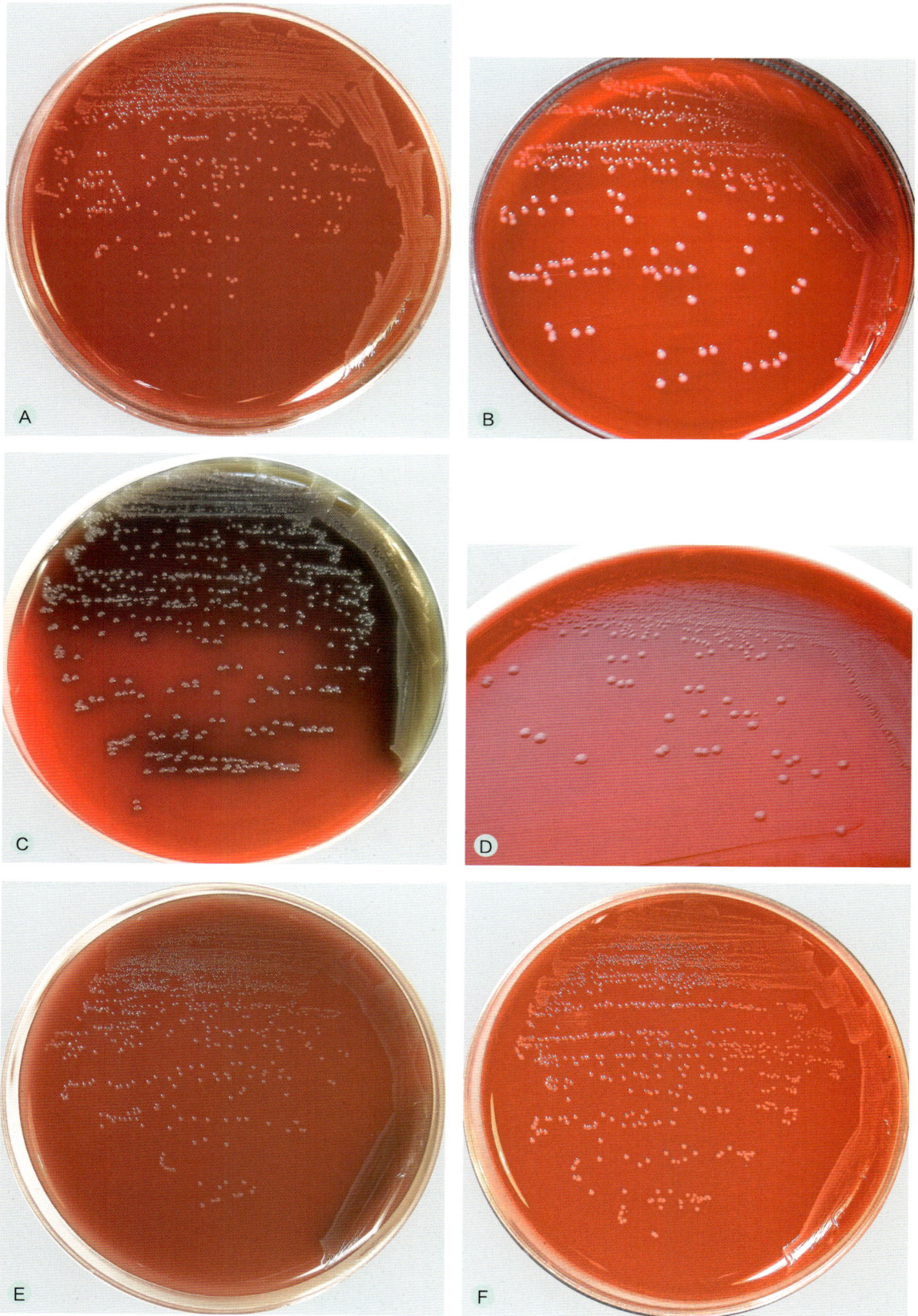

图 12-5-4   其他肠球菌的菌落形态
A. 醇鸡肠球菌 SBA 24h；B. 海氏肠球菌 SBA 24h；C. 鸟肠球菌 SBA 24h；D. 耐久肠球菌 SBA 24h；
E. 棉子糖肠球菌 SBA 24h；F. 小肠肠球菌 SBA 24h

（三）生化特性

肠球菌氧化酶阴性，触酶阴性（血琼脂平板生长的粪肠球菌呈弱阳性），发酵葡萄糖等多种糖、醇类产酸不产气。可在 10℃、45℃、6.5% NaCl、pH 9.6 肉汤、40% 胆汁等环境中生长，并水解七叶苷，LAP 阳性，大多数肠球菌 PYR 阳性，但盲肠肠球菌、鸽肠球菌、亮黄肠球菌、解糖肠球菌、戴维斯肠球菌、莫拉维亚肠球菌等菌株 PYR 阴性。约 80% 肠球菌株含有 Lancefield D 群抗原，其中一些菌株如盲肠肠球菌、鸽肠球菌、解糖肠球菌、鸟肠球菌、耐久肠球菌等与 Lancefield 血清 D 抗原不发生凝集。

三、鉴定与鉴别

（一）属间鉴别

与肠球菌属相鉴别的首先是乳球菌属，但乳球菌 45℃ 不生长，麦康凯平板不生长，Lancefield 血清抗原为 N 抗原。肠球菌还须和某些 PYR 阳性的链球菌（化脓性链球菌）和胆汁七叶苷试验阳性 D 群牛链球菌群相鉴别。肠球菌在 6.5% NaCl 肉汤中生长，10℃ 生长，对 β- 内酰胺类抗菌药物耐药，链球菌则相反。如果分离到某些耐万古霉素肠球菌（VRE）应注意与无色藻菌和片球菌相鉴别。

肠球菌发酵葡萄糖产酸不产气，PYR 阳性，无色藻菌发酵葡萄糖产酸产气，PYR 阴性，精氨酸双水解酶试验阴性，片球菌发酵葡萄糖产酸不产气，PYR 阴性，精氨酸双水解酶试验阳性。肠球菌属与相关菌属的鉴别见表 12-5-1。如果分离到有动力的肠球菌（图 12-5-5），如鹑鸡肠球菌、铅黄肠球菌，应注意与河流漫游球菌区别。河流漫游球菌与第 5 群肠球菌表型相似，但 45℃ 不生长。该 3 个菌的区别见表 12-5-2。

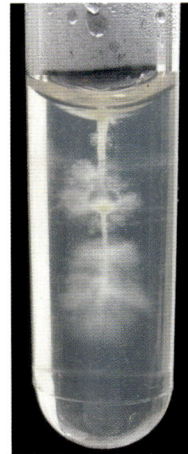

图 12-5-5 铅黄肠球菌动力试验
半固体穿刺动力试验，35℃ 培养 5 日

表 12-5-1 肠球菌属与其他革兰氏阳性球菌属的鉴别

菌名	万古霉素[a]	葡萄糖产气	PYR	LAP	胆汁七叶苷	6.5% NaCl	生长 10℃	生长 45℃	动力	溶血
肠球菌属	S[b]	−	+	+	+	+	+	+	V	α/β/γ
链球菌属	S	−	−[c]	+	−[d]	−[e]	−	V	−	α/β/γ
气球菌属	S	−	+	−	V	+	+	−	−	α
孪生球菌属	S	−	+	V	−	−	−	−	−	α/γ
创伤球菌属	S	−	−	+	+	+	−	−	−	γ
乳球菌属	S	−	+	+	+	V	+	V	−	α/γ
漫游球菌属	S	−	+	+	+	+	+	V	+	α/γ
乏养球菌属（颗粒链菌属）	S	−	+	+	−	−	V	−	−	α/γ
片球菌属	R	−	−	+	+	V	−	+	−	α/
球链菌属	S	−	−	−	−	+	−	−	−	α
无色藻菌属	R	+	−	−	V	V	+	V	−	α/γ

注：a，万古霉素（30μg/ 片）的敏感性；b，某些菌株对万古霉素耐药；c，A 群链球菌等 PYR 阳性，其他菌株阴性；d，在草绿色链球菌中有 5%~10% 的胆汁七叶苷阳性；e，某些 β 链球菌能在 6.5% NaCl 肉汤中生长。

表 12-5-2　有动力的肠球菌与河流漫游球菌鉴别

特性	河流漫游球菌	铅黄肠球菌	鹑鸡肠球菌
黄色素	−	+	−
万古霉素耐药	−	+	−
6.5% NaCl 生长	−（W）	+	+
45℃生长	−	+	+
β-半乳糖苷酶	−	+	+
精氨酸双水解酶	−/+	+	+
在羊血琼脂平板上 α-溶血	+	+	−
产酸			
L-阿拉伯糖	−	+	+
甘油	+	v	+
菊糖	−	+	+
山梨醇	+	−	v
D-木糖	−	+	+
蜜二糖	−	+	+

注：+，阳性；−，阴性；−/+，大多数菌株阴性；−（W），通常阴性，或迟缓反应；v，不定。

（二）属内鉴定

肠球菌属内种间鉴别，首先根据分解甘露醇和山梨糖产酸，精氨酸双水解酶三个试验结果先将肠球菌划分为 5 个菌群，缩小鉴定范围，然后在 Ⅰ~Ⅴ 群内进行种间鉴别，可将绝大部分肠球菌（99%）鉴定至种的水平，在一般临床实验室都能完成鉴定任务，临床常见致病肠球菌株多在第 2 群。鉴定中还需注意产黄色素肠球菌 6 个种的区别，即铅黄肠球属、蒙特肠球菌、浅黄肠球菌、亮黄肠球菌、黄色肠球菌和硫磺肠球菌，铅黄肠球菌有动力，可区别另外 5 个种，蒙特肠球菌水解精氨酸，不分解山梨糖产酸位于第 2 群，浅黄肠球菌、亮黄肠球菌不水解精氨酸，分解甘露醇和山梨糖产酸位于第 1 群，浅黄肠球菌利用丙酮酸盐，但不分解甲基 α-D 葡萄糖苷，亮黄肠球菌恰与之相反，黄色肠球菌不分解甘露醇，分解山梨糖产酸，并水解精氨酸，位于第 5 群，硫磺肠球菌不分解甘露醇和山梨糖，不水解精氨酸位于第 4 群，它是环境中的微生物，分离于植物，尚未从临床标本中分离出。肠球菌的属内鉴定请参照表 12-5-3。

四、抗菌药物敏感性

大多数肠球菌对临床常见的许多抗菌药物耐药。其耐药性分为天然耐药和获得性耐药。对肠球菌天然耐药的抗菌药物主要是头孢菌素和氨基糖苷类（除高水平筛选耐药外），夫西地酸，复方磺胺。另外，粪肠球菌还对林可酰胺类和喹奴普汀/达福普汀天然耐药，鹑鸡肠球菌和铅黄肠球菌对林可酰胺类、喹奴普汀/达福普汀和万古霉素天然耐药。对肠球菌获得性耐药的抗菌药物有氯霉素、四环素类、大环内酯类、林可酰胺类、链霉素类、氨基糖苷类、青霉素类、糖肽类、喹诺酮类等，以及一些新近使用的药物如利奈唑胺、替加环素、达托霉素、喹奴普汀-达福普汀等。近年来肠球菌除了氨基糖苷类高水平耐药（HLR）和耐万古霉素肠球菌（vancomycin resistant *Enterococcus*，VRE）的检出对临床治疗造成困扰外，对利奈唑胺和替加环素耐药的肠球菌报道越来越多，应加强耐药性监测。

我国 CHINET 肠球菌属耐药监测近 10 年以来数据显示，近 10 年来肠球菌检出情况稳定，总体波动 7.0%~8.9% 之间，低于美国监测网水平（12.0%）。肠球菌对各种抗菌药物的耐药率有总体下降趋势，VRE 检出率稳定在 5% 以下，但利奈唑胺耐药的肠球菌检出率有逐年上升趋势。中国细菌耐药监测研究 2019—2020 年革兰氏阳性菌监测报告显示，肠球菌属中粪肠球菌对多数测试抗菌药物的耐药率均显著低于屎肠球菌，粪肠球菌和屎肠球菌对氨苄西林敏感率分别为 91.0% 和 7.5%，对粪肠球菌体外抗菌作用较好的药物依次为替考拉宁、达托霉素、替加环素、万古霉素、磷霉素氨丁三醇、呋喃妥因和氨苄西林，细菌敏感率 ≥95%；对屎肠球菌抗菌作用较好的药物依次是替考拉宁、利奈唑胺、万古霉素和替加环素，细菌敏感率 >90%。粪肠球菌和屎肠球菌中均有少数万古霉素和利奈唑胺耐药株，粪肠球菌对利奈唑胺的耐药率高于屎肠球菌，而屎肠球菌对万古霉素耐药率高于粪肠球菌，万古霉素耐药屎肠球菌检出率为 2.3%，10 多年来始终维持在 5% 以下，低于欧美地区（18.3%~37.4%），利奈唑胺耐药的粪肠球菌检出率为 19.8%，较前几次监测上升明显。2020 年 CHINET 中国细菌耐药监测报告显示，粪肠球菌和屎肠球菌对 HLR（上限值）检出率分别为 36.6% 和 45.0%。

表 12-5-3　肠球菌的表型特征鉴别

菌群和菌种 [a]	表型特征														
	MAN	SOR	ARG	ARA	SBL	RAF	TEL	MOT	PIG	SUC	PYU	MGP	TRE	XYL	GAL
I 群															
鸟肠球菌 (*E. avium*)	+	+	-	+	+	-	-	-	-	+	+	V	+	-	V
棉子糖肠球菌 (*E. raffinosus*)	+	+	-	+	+	+	-	-	-	+	+	V	+	-	-
浅黄肠球菌 (*E. gilvus*)	+	+	-	-	+	+	-	-	+	+	+	V	+	-	-
亮黄肠球菌 (*E. pallens*)	+	+	-	+	+	+	-	-	+	-	-	+	+	-	+
解糖黄肠球菌 (*E. saccharolyticus*)[c]	+	+	-	+	+	+	-	-	-	+	+	V	+	-	+
病臭肠球菌 (*E. malodoratus*)	+	+	-	-	+	+	-	-	-	+	+	V	+	V	+
E. ureilyticus[c]	+	+	-	-	+	-	-	-	-	+	+	V	+	-	-
假鸟肠球菌 (*E. pseudoavium*)	+	+	-	-	+	-	-	-	-	V	V	+	+	V	V
戴维斯肠球菌 (*E. devriesei*)[c]	+	+	-	-	+	-	-	-	-	+	+	-	+	-	-
"*E. hawaiiensis*"[c]	+	+	-	-	+	-	-	-	-	-	+	-	+	-	-
II 群															
尿肠球菌 (*E. faecium*)	+[d]	-	+	+	V	V	-	-	-	+[d]	-	V	+	-[d]	V
铅黄肠球菌 (*E. casseliflavus*)	+	-	+[d]	+	V	+	-[d]	+[d]	+[d]	+	V	V	+	+	+
鹑鸡肠球菌 (*E. gallinarum*)	+	-	+[d]	+	-	+	-	+[d]	-	+	V	V	+	+	+
蒙特肠球菌 (*E. mundtii*)	+	-	+	+	V	+	-	-	-	+	V	-	+	+	V
E. lactis[c]	+	-	+	-	+	-	+	-	-	+	-	-	+	-	+
粪肠球菌 (*E. faecalis*)	+[d]	+	+[d]	-	+	-	+	-	-	+[d]	+	+	+	-[d]	-
血过氧化物肠球菌 (*E. haemoperoxidus*)[c]	+[e]	+	+[e]	-	-	-	-	-	-	+	-	+	+	-	-
E. rotai[c]	+	-	-	-	+	+	-	-	-	+	V	-	+	-	-
泰国肠球菌 (*E. thailandicus*)[c]	+	-	+	-	+	+	-	-	-	+	-	-	+	-	-
乳球菌 (*Lactococcus* sp.)	+	-	+	-	V	-	-	-	-	V	-	-	+	-	-

续表

菌群和菌种 [a]	表型特征														
	MAN	SOR	ARG	ARA	SBL	RAF	TEL	MOT	PIG	SUC	PYU	MGP	TRE	XYL	GAL
III群															
珠异肠球菌 (E. Dispar)	-	-	+	-	-	+	-	-	-	+	+	+	+[f]	-	+
犬肠肠球菌 (E. Canintestini) [b]	-	-	+	-	-	+	-	-	-	+	+	+	+	-	-
小肠肠球菌 (E. hirae)	-	-	+	-	-	+	-	-	-	+	-	-	+	-	V
E. quebecensis [c]	-	-	+	-	-	-	-	-	-	+	-	-	+	-	+
耐久肠球菌 (E. durans)	-	-	+	-	-	-	-	-	-	-	-	-	-[d]	-	V
鼠肠球菌 (E. ratti)	-	-	+	-	-	-	-	-	-	-	-	-	V	+	-
绒毛肠球菌 (E. villorum)	-	-	+	-	-	-	-	-	-	-	-	-	+	+	+
IV群															
海水肠球菌 (E. aquimarinus) [c]	-	-	-	+	-	+	-	-	-	+	-	+	+	+	+
木戴胜乌肠球菌 (E. phoeniculicola) [c]	-	-	-	+	-	+	-	-	-	+	V	+	+	+	+
盲肠肠球菌 (E. cecorum) [c]	-	-	-	-	-	+	-	-	-	+	+	-	+	-	+
硫磺肠球菌 (E. sulfureus) [c]	-	-	-	-	-	+	-	-	+	+	V	+	+	+	+
驴肠球菌 (E. asini) [c]	-	-	-	-	-	+	-	-	-	+	-	+[e]	+	+	+
粪便肠球菌 (E. caccae)	-	-	-	-	-	+	-	-	-	+	+	+[e]	+	+	-
西里西亚肠球菌 (E. silesiacus) [c]	-	-	-	-	-	-	-	-	-	+	-	+[e]	-	+	+
白蚁肠球菌 (E. termitis) [c]	-	-	-	-	-	-	-	-	-	+	+	+	+	+	-

续表

菌群和菌种 a	表型特征														
	MAN	SOR	ARG	ARA	SBL	RAF	TEL	MOT	PIG	SUC	PYU	MGP	TRE	XYL	GAL
V群															
犬肠球菌 (E. canis) c	+	-	-	+	-	-	-	-	-	+	+	+	+	+	+
鸽肠球菌 (E. columbae) c	+	-	-	+	+	+	-	-	-	+	+	V	+	+	-
E. lemanii c	+	-	-	+	-	+	-	-	-	+	V	+	+	+	+
莫拉维亚肠球菌 (E. moraviensis) c	+	-	-	+	-	-	-	-	-	+	+	+	+	V	+
E. ureasiticus c	+	-	-	+	-	-	-	-	-	+	-	+	+	-	-
茶叶肠球菌 (E. camelliae) c	+	-	-	-	-	-	-	-	-	-	+	+	+	-	-
赫尔曼肠球菌 (E. hermanniensis) c	+	-	-	-	-	-	-	-	-	-	-	-	+	-	-
意大利肠球菌 (E. italicus)	V	-	-	-	V	-	-	-	-	+	+	+	+	-	-
E. alcedinis c	+	-	-	+	-	-	-	-	-	+	-	+	+	+	+
E. eurekensis c	+	-	-	+	-	+	-	-	-	+	-	+	+c	+	+
E. plantarum c	+	-	-	+	-	-	-	-	+	+	-	+f	+	-	-
E. rivorum c	+	-	-	+	+	-	-	-	-	+	-	+	+	+	-
维基肠球菌 (E. viikkiensis) c	+	-	-	-	+	-	-	-	-	-	V	-	+	-	+
河流漫游球菌 (Vagococcus fluvialis)	+	-	-	-	+	-	-	+	-	+	-	+	+	-	-

注：a，名称用粗体表示已从人类分离得到的菌株；MAN，甘露糖；SOR，山梨糖；ARG，精氨酸；ARA，阿拉伯糖；SBL，山梨醇；MOT，动力；TEL，0.04%亚碲酸盐；PYU，丙酮酸盐；MGP，α甲基 D- 吡喃葡萄糖苷；TRE，海藻糖；XYL，木糖；GAL，2- 萘基 -β-D- 半乳糖苷；PIG，色素；SUC，蔗糖；RAF，棉子糖；-，90% 以上菌株阴性；+，90% 以上菌株阳性；V，可变（11%~89% 的菌株阳性）；c，据典型菌株的表型特征；d，偶尔会有例外出现（<3% 的菌株显示非典型性反应）；e，阳性出现晚（需培养 3 日或 3 日以上）；f，弱反应。

五、临床意义

肠球菌是革兰氏阳性球菌,主要存在人类或动物的肠道,是人体肠道的正常菌群,在人体粪便中的数量仅次于大肠菌群,其致病力较弱。20世纪70年代后期以前,肠球菌被认为是一种容易实施有效抗菌药物治疗而相对无害的病原体。但自1984年肠球菌属建立的30多年里,随着抗菌药物的广泛应用、各种侵袭性医用装置的使用以及免疫缺陷人群的增加,加之肠球菌独特耐药机制和众多毒力因子之间特殊的作用关系,国内外医院内肠球菌的感染率逐年显著升高,尤其是VRE的出现和传播,对人类健康造成了极大威胁。目前,在需氧革兰氏阳性球菌中,肠球菌是仅次于葡萄球菌的重要院内感染致病菌,肠球菌亦可引起院外感染。肠球菌引起尿路感染、伤口感染、胆道感染、腹腔感染、盆腔感染、败血症、心内膜炎、脑膜炎等,以及导尿管等植入性医疗设备相关的感染。其次,肠球菌可能会引起呼吸道感染、中枢神经系统感染、耳炎、鼻窦炎、脓毒性关节炎和眼内炎等,

但临床比较罕见,从这些部位分离出肠球菌应结合临床资料,谨慎分析其临床意义。另外,肠球菌还可通过动物性食品在人和动物之间传递,其多重耐药性可通过质粒在人和饲养动物之间有效传播,使得肠球菌感染机制变得更为复杂。以往报道临床分离肠球菌中,粪肠球菌占80%~90%,屎肠球菌占5%~10%,其他肠球菌如铅黄肠球菌、鹑鸡肠球菌、鸟肠球菌、棉子糖肠球菌、坚忍肠球菌等分离较少,占5%以下。但是近年来国内临床粪肠球菌与屎肠球菌的分离率已发生改变,2008—2017年中国CHINET肠球菌属细菌耐药性监测共分离粪肠球菌71343株,其中屎肠球菌48%,粪肠球菌44.8%,其他肠球菌7.2%。目前,临床标本中屎肠球菌不仅在尿液中分离率越来越高,甚至超过粪肠球菌,而且在血流感染、胆汁和腹腔积液引流液标本中分离的屎肠球菌越来越多。临床微生物人员须密切关注,做好主动监测,以提高感染防控措施。

(杨　锐)

第六节　气球菌属

一、分类与命名

气球菌属(*Aerococcus*)隶属于细菌域,厚壁菌门,芽胞杆菌纲,乳杆菌目,气球菌科(*Aerococcaceae*)。目前属内有8个种,分别为草绿色气球菌(*A. viridans*)、尿道气球菌(*A. urinae*)、柯氏气球菌(*A. christensenii*)、栖血气球菌(*A. sanguinicola*)、人尿气球菌(*A. urinaehominis*)、马尿气球菌(*A. urinaeequi*)、猪气球菌(*A. suis*)和阴道气球菌(*Aerococcus vaginalis*)。

气球菌属DNA G+C含量为37.5~48.4mol%。代表菌种为草绿色气球菌。

二、生物学特性

(一)形态染色

气球菌为革兰氏阳性球菌,直径1.0~2.0μm,多呈四联状或成簇排列,亦可单个、成对排列,液体培养更倾向四联状排列,无鞭毛,无荚膜,无芽胞。

(二)培养特性

气球菌是微需氧菌,可兼性厌氧,在低气压下生长良好,空气和厌氧条件下生长不良,需氧生长时产生的H_2O_2在血琼脂平板上菌落周围产生明显草绿色溶血环,呈α-溶血(图12-6-1C),35℃孵育24小时菌落针尖大小,草绿色溶血不明显,继续孵育48小时后,菌落增大至1mm,灰白色,周围草绿色溶血环明显,麦康凯平板不生长,在营养琼脂平板生长缓慢,48小时后始见到菌落生长,牛心浸液孵育24小时后呈均匀浑浊生长。气球菌形态见图12-6-1。

(三)生化特性

气球菌氧化酶阴性,触酶阴性或弱阳性,发酵葡萄糖、蔗糖等多种碳水化合物产酸不产气,最适温度30℃,10℃生长,45℃不生长,可在pH 9.6肉汤、6.5%~10% NaCl肉汤和40%胆汁中生长,不还原硝酸盐,V-P试验阴性。某些菌株可在胆汁七叶苷中生长,与肠球菌相似,但缺乏D抗原。猪气球

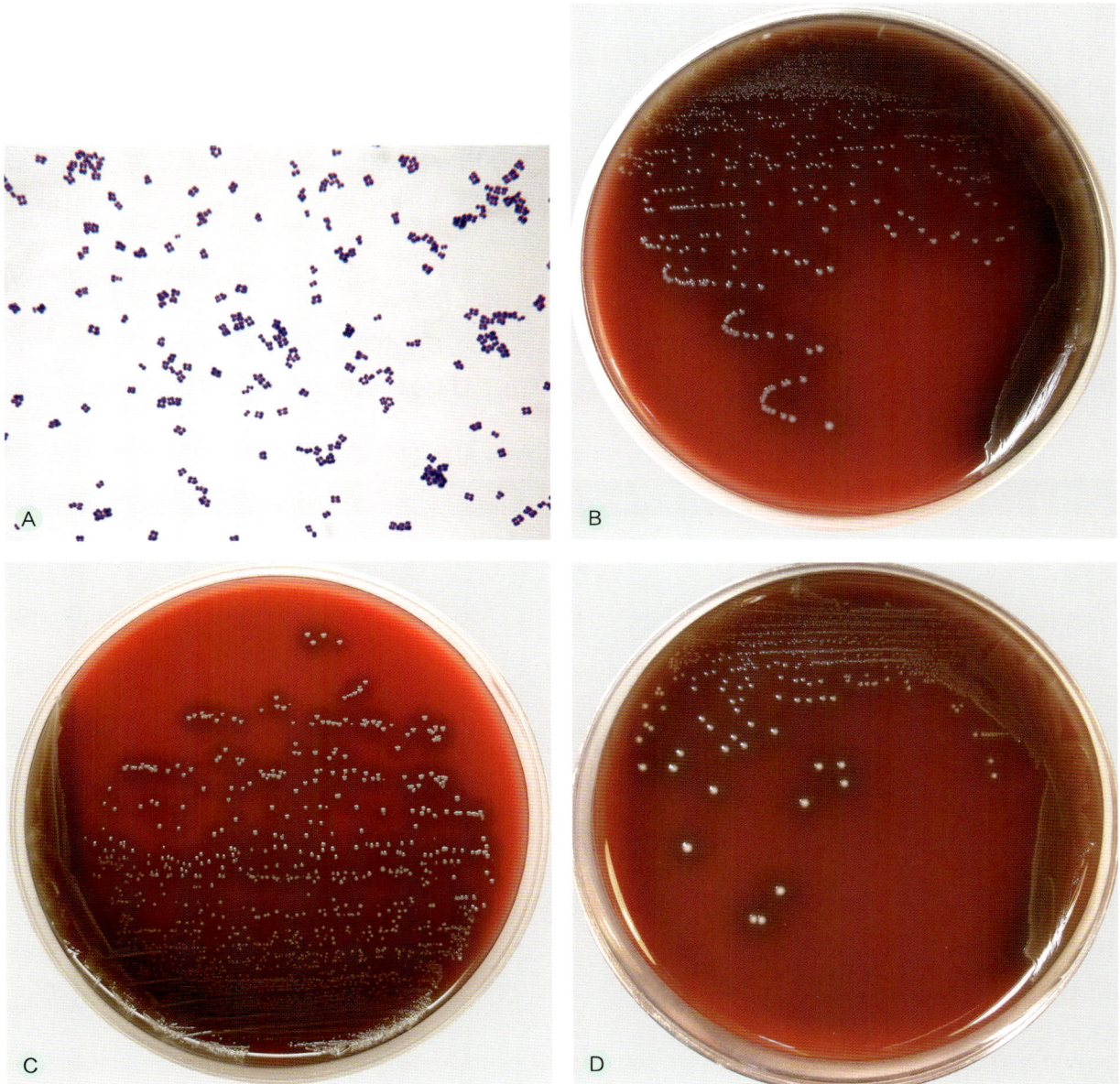

图 12-6-1　气球菌的形态特征

A. 草绿色气球菌革兰氏染色 ×1 000；B. 草绿色气球菌 SBA 2 日；C. 马脲气球菌 SBA 24h；D. 尿道气球菌 SBA 2 日

菌和栖血气球菌 PYR 可阳性，其他气球菌阴性，柯氏气球菌、栖血气球菌、尿道气球菌和阴道气球菌 LAP 阳性，草绿色气球菌、猪气球菌、马尿气球菌和人尿气球菌阴性。大多数气球菌水解马尿酸盐，不水解精氨酸，但栖血气球菌和猪气球菌精氨酸水解试验阳性。猪气球菌不水解马尿酸盐和七叶苷。

三、鉴定与鉴别

（一）属间鉴定

气球菌属的 DNA G+C 摩尔分数介于葡萄球菌属和链球菌属之间，与肠球菌属相近，其生物学特性接近链球菌和肠球菌。气球菌属与葡萄球菌属相似之处是四联状或成簇排列，6.5% NaCl 肉汤中生长，葡萄糖 O-F 试验为发酵型，但气球菌触酶阴性、小菌落、α- 溶血等特征更像链球菌。某些在胆汁七叶苷中生长菌株与肠球菌、D 群链球菌和乳球菌相似。

临床标本中见到草绿色溶血小菌落，以四联状或簇状排列为主，触酶阴性或弱阳性，在 6.5% NaCl 中生长，应首先考虑气球菌。但应与肠球菌、乳球菌、D 群链球菌及四联状排列的葡萄球菌（生长缓慢菌株）、微球菌、孪生球菌、片球菌、创伤球菌等革兰氏阳性球菌相鉴别。D 群链球菌和肠球菌 45℃生长,有 D 抗原。乳球菌 PYR 和 LAP 阳性,有 N 抗原。微球菌及相关菌菌落大,多有色素,以氧化形式利用葡萄糖,氧化酶阳性。孪生球菌 6.5% NaCl 肉汤和 40% 胆汁中不生长。片球菌对万古霉素耐药。

孔兹创伤球菌与草绿色气球菌生物学特征很相似,均为触酶阴性、α-溶血、小菌落,成对、四联状排列,6.5% NaCl 肉汤中生长,PYR 阳性,LAP 阴性。Hass 用 API 20 Strep 系统鉴定 13 株孔兹创伤球菌,编码均为 4100413,提示均为可疑"草绿色气球菌"。这两种菌的鉴别点是:草绿色气球菌在厌氧环境不生长或生长不良,草绿色溶血环很明显,对红霉素敏感,分解菊糖、棉子糖、甘露醇,β-半乳糖苷酶(ONPG)阳性;孔兹创伤球菌在厌氧环境生长,草绿色溶血环小,对红霉素耐药,不分解菊糖、棉子糖和甘露醇,β-半乳糖苷酶(ONPG)阴性。

气球菌及相关细菌鉴别,见第十二章第一节有关内容及表 12-6-1。

(二)属内鉴别

气球菌的属内菌种鉴别,见表 12-6-2。

表 12-6-1　气球菌及相关细菌鉴别

特性	气球菌属	肠球菌属	乳球菌属	片球菌属	链球菌属	无色藻菌属	孪生球菌属	创伤球菌属
形态								
球状	+	+	+	+	+	+	+	+
球杆状	–	+	+	–	+	+	–	–
杆状	–	–	–	–	+	+	–	–
排列								
链状	–	+	+	–	+	+	–	–
成对	+	+	+	+	+	+	+	+
四联状	+	–	–	+	–	–	+	+
葡萄糖产气	–	–	–	–	–	–	+	–
万古霉素	S	S*	S	R	S	R	S	S
链球菌群抗原	–	D	N	D	A-V	–	–	–
胆汁七叶苷	v	+	v	+	v	+	–	v
PYR	–/+	+	v	–	v	–	+	+
LAP	+/–	+	+	+	+	+	+	+
6.5% NaCl 生长	+	+	+/–	v	–	v	–	+
45℃生长	–	+	–	+	v	+	–	–
10℃生长	+	+	+/–	–	–	–	–	–
精氨酸水解	–/+	+/–	+/–	–/+	+/–	–	–	–
黄色素	–	–/+	–	–	–	–	–	–

注:+,>90% 菌株阳性;–,>90% 阴性;v,反应不定;–/+,大多数菌株阴性;+/–,大多数菌株阳性;* 某些菌种对万古霉素耐药。

四、抗菌药物敏感性

气球菌通常对 β-内酰胺类药物、利奈唑胺、万古霉素敏感。来自不同临床感染的气球菌对抗菌药物敏感性有一定差异。草绿色气球菌大多对青霉素类、大环内酯类、氯霉素、呋喃妥因,以及万古霉素、亚胺培南敏感,对氨基糖苷类耐药。但近些年来草绿色气球菌对青霉素、红霉素、四环素、氯霉素的敏感率下降,1990 年 Bosley 等发现近 50% 的草绿色气球菌分离株对青霉素高度或中度耐药。尿道气球菌对青霉素、阿莫西林、哌拉西林、呋喃妥因、利福平、环丙沙星、万古霉素等敏感,对头孢菌

表 12-6-2　气球菌的属内菌种鉴别

特性	草绿色气球菌	栖血气球菌	柯氏气球菌	尿道气球菌	人尿气球菌	猪气球菌	马尿气球菌	阴道气球菌
产酸								
乳糖	+	–	–	–	–	–	v	–
麦芽糖	+	+	–	–	+	+	+	+
甘露醇	v	–	–	+	–	–	v	–
甘露糖	+	+	–	–	–	–	+	+
山梨糖	–	–	+	–	–	–	–	–
核糖	v	–	–	v	+	+	–	+
蔗糖	+	+	–	+	+	–	+	–
海藻糖	–							
山梨醇	–			+				
水解马尿酸盐	+	+	+	+	+	–	+	+
水解七叶苷	+	+	–	–	+	–	–	–
β-半乳糖苷酶	–	–	–	–	–	+	–	+
β-葡萄糖苷酶	v	+	–	+	–	–	+	–
吡咯烷酮芳胺酶	v	+	–	–	–	+	–	–
焦谷氨酸芳胺酶	+							
亮氨酸氨基肽酶	–	+	+	+	–	–	–	+
精氨酸水解	–	–	–	–	–	+	–	–
尿素酶	–	–	–	–	+	–	–	–

注：+，阳性反应；–，阴性反应；v，反应不定。

素类的敏感性降低。对磺胺类和氨基糖苷类耐药。栖血气球菌对青霉素、阿莫西林、头孢呋辛、头孢噻肟、红霉素、四环素、氯霉素、利福平、奎奴普丁或达福普汀、利奈唑胺、万古霉素敏感，部分菌株对喹诺酮类耐药。气球菌药敏试验首选测试药物为青霉素、万古霉素、头孢曲松。

五、临床意义

气球菌广泛分布在自然界，如空气、尘埃、植物、动物等，一般被认为是腐生菌。因为和食品加工、养殖业有关，因此在牛奶、龙虾、咸肉、生肉和加工蔬菜中也能分离到。人体中一般寄居在口腔、胃肠道、女性生殖道等部位。目前已知草绿色气球菌是医院重要的机会致病菌，在机体免疫力低下或免疫功能不健全等情况下，引起人体心内膜炎、败血症、脑膜炎、脓胸、创伤性感染（如烧伤）、脓毒性关节炎、尿道感染等，也有报道从肝脓肿患者和剖宫产术后腹膜感染、眼部感染标本中的被检菌，近年来草绿色气球菌感染率逐年上升的。尿道气球菌首次分离于成年人尿道感染的尿液，是易感患者尿路感染的病原体，还可引起菌血症、心内膜炎、淋巴腺炎、腹膜炎、尿毒症等多种感染。栖血气球菌与尿道气球菌的临床意义相似，引起尿道感染、菌血症、败血症和心内膜炎等。柯氏气球菌仅分离于阴道炎患者的阴道标本，人尿气球菌仅见尿道感染的尿液标本，临床意义知之甚少。从片球菌属（马尿片球菌）中划归气球菌属的马尿气球菌也仅见尿道感染报道。

（杨　锐）

第七节　乏养球菌属和颗粒链菌属

一、分类与命名

乏养球菌属（*Abiotrophia*）和颗粒链菌属（*Granulicatella*）是近年来新设立的两个菌属。乏养球菌属隶属于细菌域，厚壁菌门，芽胞杆菌纲，乳杆菌目，气球菌科（Aerococcaceae）。颗粒链菌属又称短链小球菌属，隶属于细菌域，厚壁菌门，芽胞杆菌纲，乳杆菌目，肉杆菌科（Carnobacteriaceae）。乏养球菌和颗粒链菌以前称营养变异链球菌（NVS）、营养缺陷链球菌、吡多醛依赖链球菌、卫星链球菌、共生链球菌、生活力劳损菌、需硫链球菌等，皆因此类细菌营养苛求，需要补充 L- 半胱氨酸或盐酸吡哆醛，并在血琼脂平板产生"卫星现象"而得名。"乏养"的意思是营养挑剔且生长过程中需要其他辅助因子。根据 DNA-DNA 杂交和 16SrRNA 基因序列分析比较，两个菌属分类及命名历经数次修正，目前乏养球菌属有 1 个种为缺陷乏养球菌（*A. defectiva*）。颗粒链菌属有 3 个种，即毗邻颗粒链菌（*G. adiacens*）、优美颗粒链菌（*G. elegans*）和貂鲸颗粒链菌（*G. balaenopterae*）。

乏养球菌属 DNA G+C 含量为 46.0~46.6mol%，代表菌为缺陷乏养球菌。

颗粒链菌属 DNA G+C 含量为 36~37.5mol%，代表菌为毗邻颗粒链菌。

二、生物学特性

（一）形态与染色

乏养球菌属和颗粒链菌属是革兰氏阳性球菌，菌体多为球形，也可呈卵圆形、球杆状或杆状，呈单个、成对或短链状排列，不形成芽胞，无荚膜，无鞭毛。革兰氏染色涂片上常是典型的链球菌形态与多形性菌体形态同时并存，常染色反应不定、着色过浅或不着色。其形态的多形性因培养条件而变，肉汤培养时形态多变，多呈杆状，在阳性血培养涂片的初级报告时易报错（图 12-7-1B）。

（二）培养特性

乏养球菌和颗粒链菌是兼性厌氧菌，在实验室常规使用的巧克力平板、血琼脂平板、营养肉汤中轻微生长或不生长，营养苛求，需在这些培养基中添加 L- 半胱氨酸（100mg/L），或盐酸吡哆醛（10mg/L）后才生长，在羊血琼脂平板上 35℃孵育 24~48 小时后，形成 α- 溶血或不溶血，直径 0.2mm 大小的菌落。肉汤中呈絮状沉淀或均匀浑浊生长。在血琼脂平板上划种葡萄球菌，缺陷乏养球菌、毗邻颗粒链菌和优美颗粒链菌等可产生"卫星现象"（图 12-7-1C）。乏养球菌的菌落形态见图 12-7-1，颗粒链菌的菌落形态见图 12-7-2。

（三）生化特性

乏养球菌和颗粒链菌氧化酶阴性，触酶阴性，发酵葡萄糖和蔗糖产酸不产气，代谢产物为乙酸。10℃、45℃不生长，40% 胆汁、6.5% NaCl 肉汤中不生长，PYR 阳性，LAP 阳性，不产生碱性磷酸酶，不水解七叶苷和马尿酸盐。对奥普托欣耐药，万古霉素敏感。

三、鉴定与鉴别

（一）属间鉴别

乏养球菌和颗粒链菌常规分离培养后须与其他触酶阴性的革兰氏阳性球菌如气球菌、乳球菌、链球菌、片球菌、孪生球菌等细菌进行属间鉴别，见表 12-7-1。

乏养球菌和颗粒链菌与相关细菌的鉴别较为困难。因为此类细菌在培养链球菌的常用培养基上生长不良（尤其初代培养），常需要补充 L- 半胱氨酸或盐酸吡多醛；另外此类细菌有形态多形性、染色可变性及生化特性的非典型性等特点。一般认为，应用"吡多醛依赖试验"和"卫星现象"是最好的鉴定方法。但是一些菌株或多或少地出现了"适应"，如在未补充吡多醛的培养基上生长（图 12-7-1D、图 12-7-2C）或不出现"卫星现象"等，这些"适应"菌株按常规生化试验很有可能鉴定为孪生球菌。因此，乏养球菌和颗粒链菌与相关菌的鉴别，主要依据对其营养的特殊需求、"卫星现象"、形态与染色上的变异性以及生化特性来综合判定。

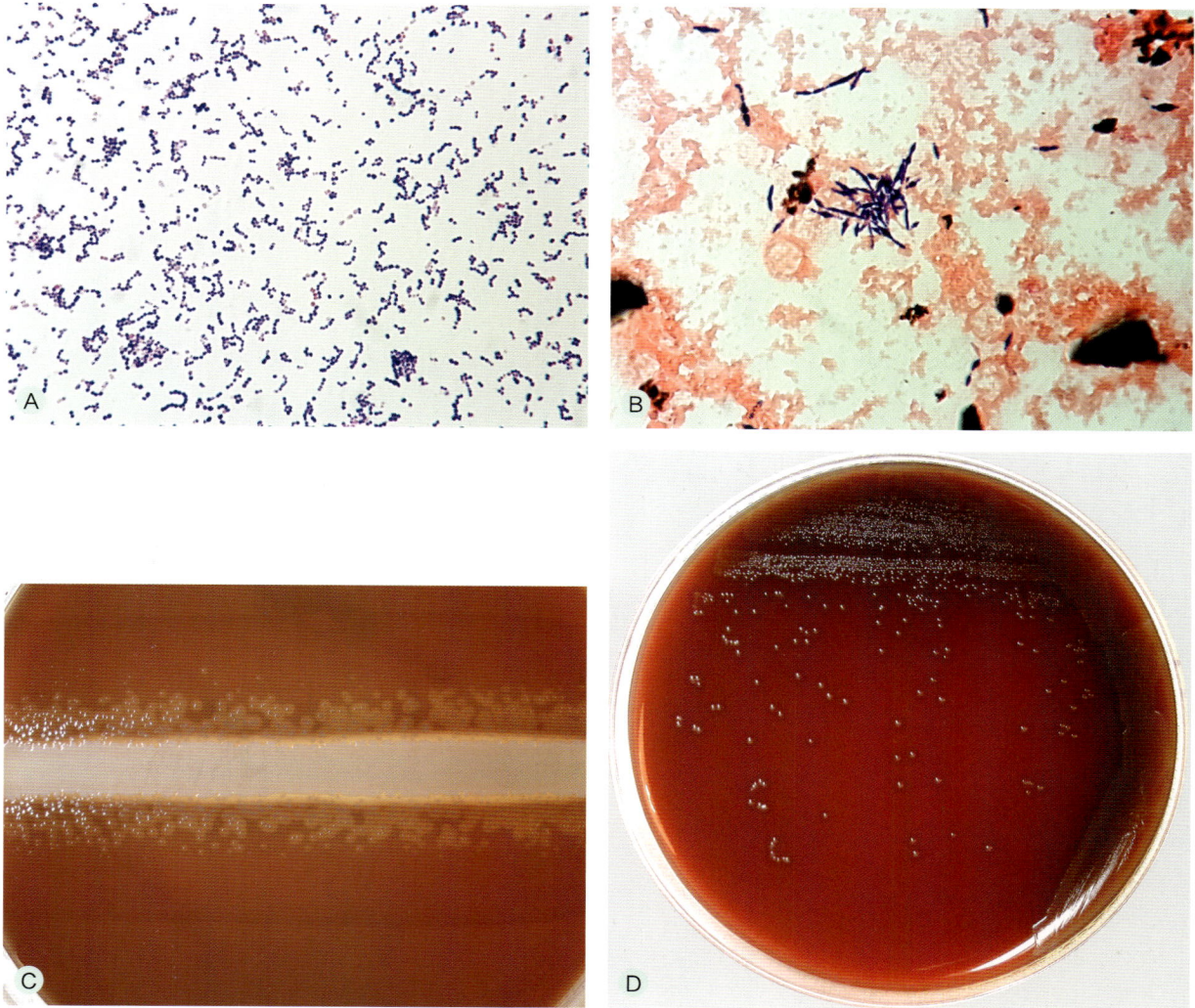

图 12-7-1　缺陷乏养球菌的形态特征

A. 革兰氏染色 ×1 000；B. 阳性血培养涂片，革兰氏染色 ×1 000；C. 卫星试验阳性，SBA3 日；D. 传代培养，SBA 2 日

1. 对营养的特殊需求　乏养球菌和颗粒链菌生长时需要补充 L- 半胱氨酸或盐酸吡多醛，而在培养链球菌的常用培养基上生长不良或不生长，可区别于其他触酶阴性的革兰氏阳性球菌。一些在血琼脂平板生长缓慢的孪生球菌，容易误认是营养缺乏的乏养球菌和颗粒链菌。孤单球菌亦为盐酸吡多醛依赖菌，孤单球菌与乏养球菌和颗粒链菌的鉴别点是孤单球菌 6.5% NaCl 生长、水解马尿酸盐、LAP 阴性，而乏养球菌和颗粒链菌结果相反。

2. "卫星现象"　乏养球菌和颗粒链菌在葡萄球菌菌落周围呈"卫星现象"生长，可区别于其他触酶阴性革兰氏阳性球菌。某些嗜血杆菌如流感嗜血杆菌在葡萄球菌周围出现同样的"卫星现象"，但流感嗜血杆菌依赖的是葡萄球菌生长所提供的 X 因子（溶血素）和 V 因子（NAD），而 X 因

子、V 因子对乏养球菌和颗粒链菌的生长没有影响（图 12-7-1C、图 12-7-2B 和图 12-7-2D）。

3. 形态与染色的变异　乏养球菌和颗粒链菌在适宜的营养条件下（如补充吡多醛的复合培养基）为革兰氏阳性球菌，但有部分菌体可染成阴性球菌，成对或链状排列。若在缺乏所需营养的情况下，多形性变化明显（图 12-7-1B），在显微镜下同时可见革兰氏阳性或阴性的球菌、球杆菌及杆菌等。这一特性在其他触酶阴性的革兰氏阳性球菌中少见，孪生球菌虽然革兰氏染色易脱色为阴阳不定，但只是染色变异，而无形态变异。

4. 生化特性　乏养菌属和颗粒链菌属细菌 PYR 阳性，可区别于除化脓性链球菌以外的几乎所有链球菌，而化脓性链球菌在血琼脂平板上为 β- 溶血。另外，乏养球菌和颗粒链菌对万古霉素敏

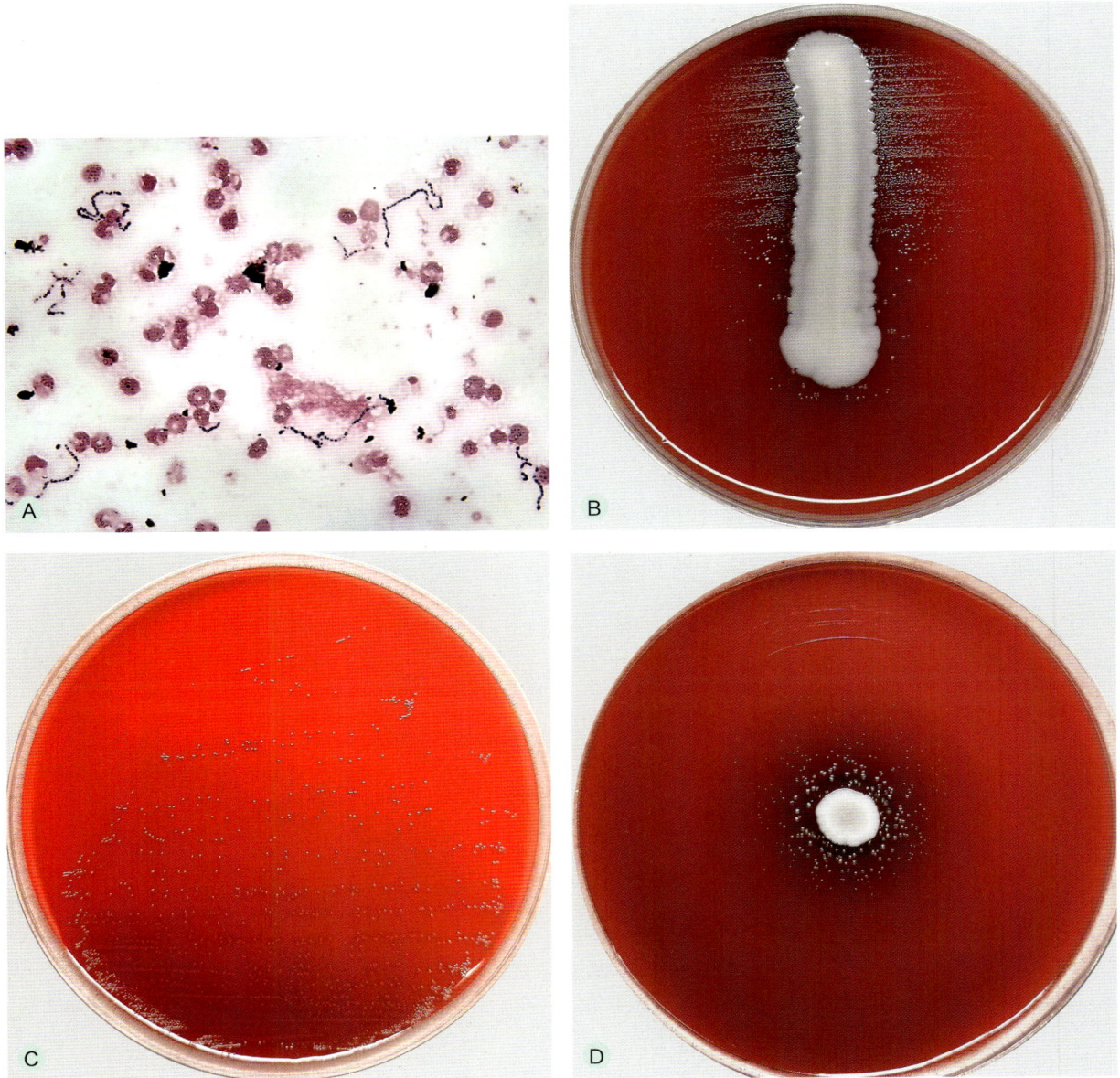

图 12-7-2 颗粒链菌的形态特征
A. 优美颗粒链菌,阳性血培养涂片革兰氏染色 ×1 000; B. 优美颗粒链菌卫星试验,SBA 4 日;
C. 毗邻颗粒链菌传代培养,SBA 24h; D. 毗邻颗粒链菌卫星试验,SBA 3 日

感,PYR 和 LAP 阳性,6.5% NaCl 不生长,可区别于除孪生球菌属以外的所有触酶阴性的革兰氏阳性球菌。与生长缓慢的孪生球菌鉴别,则结合其他特性,如营养要求、"卫星现象"等区别。

5. 乏养菌属和颗粒链菌属表型鉴定的检出率低,且耗时过长,增加了临床诊断及治疗的难度。根据以上特性初步怀疑为乏养菌属或颗粒链菌属后,采用 VITEK 2 Compact 微生物自动化鉴定仪,

含 64 个生化鉴定孔的 GP 鉴定卡,可获得良好的鉴定效果。有条件的实验室可结合 16S rRNA 基因测序技术和基质辅助激光解吸电离飞行时间质谱法(MALDI-TOF MS)来协助完成鉴定,可明显缩短鉴定时间。

(二)属内鉴定

乏养球菌和颗粒链菌属内菌种鉴定与鉴别见表 12-7-2。

表 12-7-1　乏养球菌属和颗粒链菌属与其他触酶阴性革兰氏阳性球菌属的鉴别

菌名	卫星现象	动力	万古霉素	葡萄糖产气	PYR试验	LAP试验	6.5% NaCl肉汤生长	10℃生长	45℃生长	溶血
乏养球菌属（颗粒链菌属）	+	-	S	-	+	+	-	-	-	α
气球菌属	-	-	S	-	+	+	+	-	+	α
肠球菌属	-	v	S*	-	+	+	+	+	+	α、β、γ
乳球菌属	-	-	S	-	+	+	v	+	-	α、γ
孪生球菌属	-	-	S	-	+	v	-	-	-	α、γ
无色藻菌属	-	-	R	+	-	+	-	v	v	α、γ
片球菌属	-	-	R	-	-	+	v	-	+	α
链球菌属	-	-	S	-	-	+	-	-	v	α、β、γ
漫游球菌属	-	+	S	-	+	+	+	+	-	α、γ

注：+,阳性反应；-,阴性反应；v,反应不定；S,敏感；R,耐药；* 某些菌种对万古霉素耐药。

表 12-7-2　乏养球菌和颗粒链菌属内菌种鉴定与鉴别

特性	缺陷乏养球菌	毗邻颗粒链菌	苛养颗粒链菌	貂鲸颗粒链菌
α- 半乳糖苷酶	+	-	-	-
β- 半乳糖苷酶	+	-	-	-
β- 葡萄糖苷酶	-	+	-	-
亮氨酸芳胺酶	+	+	+	-
马尿酸盐水解	-	-	+	-
精氨酸水解	-	-	+	+
乳糖	+	-	-	-
海藻糖	+	-	-	+
蔗糖	+	+	+	+
塔格糖	v	+	-	-
支链淀粉	+	-	-	-

注：+,阳性反应；-,阴性反应；v,反应不定；ND,无数据。

四、抗菌药物敏感性

乏养球菌和颗粒链菌一般对青霉素、氨苄西林、头孢噻肟、头孢曲松、头孢吡肟、四环素、红霉素、克林霉素、氯霉素、庆大霉素、环丙沙星、左氧氟沙星、利福平、亚胺培南、美罗培南、万古霉素等抗菌药物敏感。目前发现,乏养球菌和颗粒链菌对青霉素、头孢菌素类、大环内酯类、四环素类、碳青霉烯类、氟喹诺酮类药物均可出现耐药,呈逐年上升趋势,但尚未发现万古霉素耐药的菌株,一些菌株体外试验显示对青霉素敏感,但临床治疗无效。乏养球菌和颗粒链菌药敏试验首选测试药物为青霉素、万古霉素、头孢呋辛和头孢曲松。感染性心内膜炎通常推荐青霉素联合庆大霉素治疗 4 ~6 周,对青霉素过敏的患者或治疗失败的病例,可以单用万古霉素,或万古霉素联合庆大霉素或利福平治疗。临床实践中,其他 β- 内酰胺类药物和庆大霉素也可治疗。

五、临床意义

乏养球菌和颗粒链菌是人上呼吸道、胃肠道、泌尿生殖道的正常菌群,宿主抵抗力低下时可引起各种机会感染。可引起感染性心内膜炎、菌血症、中耳炎、各种脓肿、外伤感染、骨髓炎、角膜炎及其他眼部感染等,除鲸貂颗粒链菌尚未在临床标本中分离出外,其他菌种都已从临床感染标本分离到。近年来分离率有上升趋势,尤其在心内膜炎中分离率较高,特别是在常规培养阴性的心内膜炎病例中,5%~6% 的感染性心内膜炎是由乏养球菌和颗粒链菌所致,其发生率和死亡率超过其他草绿色链球菌和肠球菌引发的心内膜炎,临床治疗复杂而棘手。乏养球菌和颗粒链菌生长缓慢,营养要求高,常规实验室培养困难(即使血培养阳性也可能因为转种环节漏检,如遇到涂片阳性、转种阴性时,需加做"卫星试验"),且难以快速、正确鉴定,容易造成误诊、漏诊,应引起实验室和临床的注意和重视。

(杨 锐)

第八节 乳 球 菌 属

一、分类与命名

乳球菌属(Lactococcus)隶属于细菌域,厚壁菌门,芽胞杆菌纲,乳杆菌目,链球菌科(Streptococcaceae)。目前属内有 12 个种和 6 个亚种,包括中央大学乳球菌(L. chungangensi)、Lactococcus formosensis、富士山乳球菌(L. fujiensis)、加氏乳球菌(L. garvieae)、加氏乳球菌牛亚种(Lactococcus garvieae subsp. Bovis)、加氏乳球菌加氏亚种(Lactococcus garvieae subsp. Garvieae)、Lactococcus hircilactis、乳酸乳球菌(L. lactis)、乳酸乳球菌乳脂亚种(L. lactis subsp. cremoris)、乳酸乳球菌霍氏亚种(L. lactis subsp. hordniae)、乳酸乳球菌乳酸亚种(L. lactis subsp. lactis)、乳酸乳球菌鲑鱼亚种(Lactococcus lactis subsp. Tructae)、劳德乳球菌(Lactococcus laudensis)、象白蚁乳球菌(Lactococcus nasutitermitis)、鱼乳球菌(L. piscium)、植物乳球菌(L. plantarum)、棉子糖乳球菌(L. raffinolactis)和台湾乳球菌(Lactococcus taiwanensis)等。

乳球菌属 DNA G+C 含量为 33~40mol%,代表菌种为乳酸乳球菌。

二、生物学特性

(一) 形态与染色

乳球菌为革兰氏阳性球菌,直径为(0.5~1.2)μm×(0.5~1.5)μm,菌体呈圆形或卵圆形,成对或短链排列,不形成芽胞,无荚膜,无鞭毛(图 12-8-1A)。

(二) 培养特性

乳球菌兼性厌氧,在血琼脂平板上 35℃孵育24 小时,形成灰白色、湿润、圆形、边缘整齐、表面光滑、半透明或不透明、α- 溶血的小菌落,菌落形态与链球菌相似。在麦康凯平板上不生长,在液体培养基中呈浑浊生长。乳球菌也能够像乳杆菌一样分解糖类产生乳酸,生长于厌氧或兼性厌氧环境中,在 pH 3.0~4.5 酸性条件下生存。乳球菌的形态特征见图 12-8-1。

(三) 生化特性

乳球菌氧化酶阴性,触酶阴性,发酵糖类产酸不产气,多数菌株 PYR 阳性,LAP 阳性;可在胆汁七叶苷和 6.5% NaCl 肉汤中生长。最适温度生长30℃,在 10℃生长,45℃不生长(极个别菌 48 小时后可能生长,但生长差)。

三、鉴定与鉴别

(一) 属间鉴别

乳球菌生物学性状与肠球菌相似,乳球菌胆汁七叶苷阳性,能在 6.5% NaCl 肉汤中生长,PYR 和LAP 阳性,容易被错误地鉴定为肠球菌。乳球菌和肠球菌主要区别为乳球菌 45℃不生长,pH 9.6 肉汤中不生长,麦康凯平板不生长,Lancefield 血清分型为 N 群;肠球菌 45℃生长,pH 9.6 肉汤生长,麦康凯平板生长,Lancefield 血清分型为 D 群。乳球菌还应注意与无色藻菌相鉴别,见表 12-5-1。乳球菌与粪肠球菌、屎肠球菌、耐久肠球菌、小肠肠

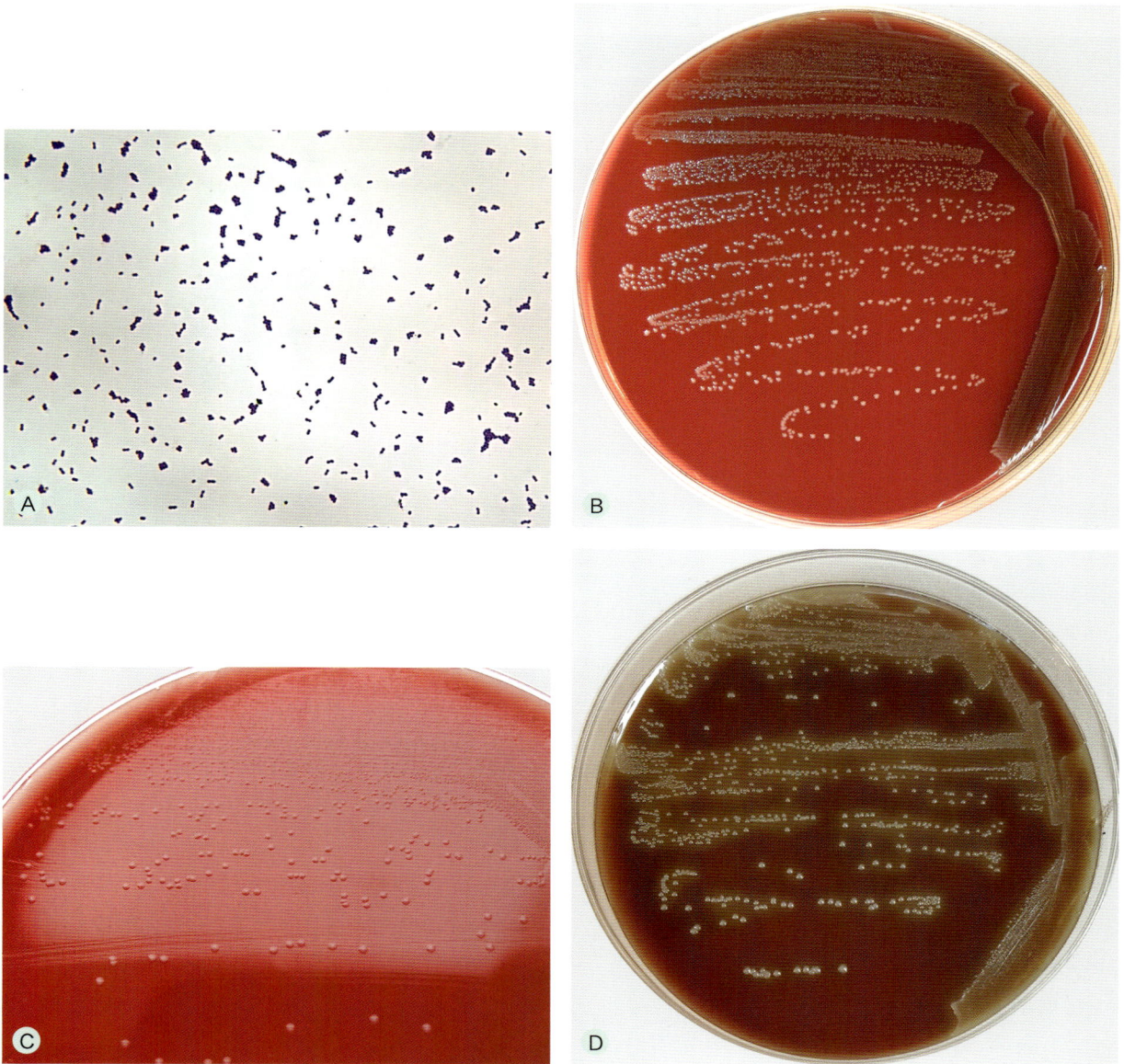

图 12-8-1　乳球菌的形态特征

A. 加氏乳球菌革兰氏染色 ×1 000；B. 加氏乳球菌 SBA 24h；C. 棉子糖乳球菌 SBA 24h；D. 乳酸乳球菌乳亚种 CA 2 日

球菌容易混淆，具体鉴别点：粪肠球菌在亚碲酸盐中生长，利用丙酮酸盐、分解山梨醇产酸，而乳球菌则相反；屎肠球菌分解阿拉伯糖产酸，乳球菌为阴性；乳球菌与耐久肠球菌和小肠肠球菌的区别是乳球菌分解甘露醇产酸，耐久肠球菌和小肠肠球菌则阴性。乳球菌与肠球菌属某些种的鉴别见表 12-8-1。

（二）属内鉴定

乳球菌属内菌种鉴定与鉴别见表 12-8-2。

表 12-8-1　乳球菌与肠球菌属某些菌种的鉴别

菌名	甘露醇	山梨醇	阿拉伯糖	棉子糖	丙酮酸盐	0.04% 亚碲酸盐
乳球菌	+	−	−	v	−	−
粪肠球菌	+	+	−	−	+	+
屎肠球菌	+	v	+	v	−	−
耐久肠球菌	−	−	−	−	−	−
小肠肠球菌	−	−	−	+	−	−

注：+，阳性反应；−，阴性反应；v，反应不定。

表 12-8-2　乳球菌属内各种的鉴别

特性	加氏乳球菌	乳酸乳球菌			植物乳球菌	棉子糖乳球菌	鱼乳球菌
		乳酸亚种	乳脂亚种	霍氏亚种			
乳糖	V	+	+	-	-	+	+
麦芽糖	+	+	-	-	+	+	+
蔗糖	V	+/-	-	+	+	-	+
半乳糖	+	+	+	-	-	(+)	+
甘露醇	(+)	(-)	-	-	-	N	+
山梨醇	-	-	-	-	+	-	+
密二糖	-	-	-	-	-	+	-
松三糖	-	-	-	-	-	+	-
D-棉子糖	-	-	-	-	-	+	+
海藻糖	+	+	-	-	-	-	+
D-木糖	-	+	-	-	-	+	+
α-甲基-D-葡糖苷	-	(+)	-	-	-	-	+
α-甲基-D-甘露糖苷	-	-	-	-	-	-	+
0℃生长	-	-	-	-	-	-	+
40℃生长	+	(+)	-	-	-	-	N
4% NaCl	+	+	-	-	+	-	-
APPA	+	+	+	+	-	+	-
精氨酸水解	+	+	-	+	-	(-)	-
马尿酸盐水解	-	+	+	-	-	-	-
α-半乳糖苷酶	+	-	-	-	-	-	+
β-半乳糖苷酶	+	+	+	+	-	-	+
β-甘露糖苷酶	-	-	-	-	-	-	+
PYR	+	(-)	-	-	-	-	-
V-P	+	+/-	+	+	+	+	N

注：+，大于等于 90% 菌株阳性；(+)，80%~90% 菌株阳性；(-)，11%~20% 菌株阳性；+/-，大多数菌株阳性；V，21%~79% 菌株阳性；-，大于等于 90% 菌株阴性。N，未测定；APPA，丙氨酸 - 苯丙氨酸 - 脯氨酸芳胺酶。

四、抗菌药物敏感性

乳球菌对青霉素、氨苄西林、头孢曲松、红霉素、克林霉素、复方新诺明、左氧氟沙星、四环素、美罗培南、万古霉素等抗菌药物敏感。加氏乳球菌对克林霉素天然耐药，对青霉素和头孢菌素的敏感性低于乳酸乳球菌。乳球菌药敏试验首选测试药物为青霉素或氨苄西林、万古霉素、头孢曲松。乳球菌引发的严重感染如心内膜炎，建议青霉素或万古霉素联合庆大霉素协同治疗。

五、临床意义

乳球菌是乳制品、罐头食品、鱼类制品生产加工中占重要地位的乳酸菌，具有加速食品酸化、增加食物营养及改善食物品质的作用。近年来，乳球菌作为一种新型疫苗的载体，介导了肺炎链球菌、化脓链球菌、无乳链球菌和金黄色葡萄球菌等疫苗的构建，应用于化脓性炎症的免疫预防。乳球菌引起人类感染近些年来才有报道，由于其表型与一些链球菌和肠球菌相近，引起的各种感染也与肠球菌相似,可能造成以往乳球菌被混淆,导致乳球菌临床感染病例缺失,目前乳球菌已是公认的人类致病菌。国内外相继有乳酸乳球菌及亚种感染病例报道,引起人类的感染有自体瓣膜和人工瓣膜心内膜炎、免疫缺陷患者菌血症、骨髓炎、关节炎、肝脓肿、脑脓肿,以及伤口、皮肤、眼部

感染等。加氏乳球菌与原鱼病肠球菌是同物异名,目前合二为一,统称加氏乳球菌,是水产养殖鱼类的重要病原菌,食用或接触病鱼可引起人类感染。

（杨　锐　陈东科）

第九节　孪生球菌属

一、分类与命名

孪生球菌属(*Gemella*)隶属于细菌域,厚壁菌门,芽胞杆菌纲,芽胞杆菌目,葡萄球菌科(Staphylococcaceae)。目前属内有 9 个种,包括不解糖孪生球菌(*G. asaccharolytica*)、伯氏孪生球菌(*G. bergeriae*)、兔孪生球菌(*G. cuniculi*)、溶血孪生球菌(*G. haemolysans*)、麻疹孪生球菌(*G. morbillorum*)、犬腭孪生球菌(*G. palaticanis*)、副溶血孪生球菌(*G. parahaemolysans*)、血孪生球菌(*G. sanguinis*)和台湾孪生球菌(*G. taiwanensis*)等。

孪生球菌属 DNA G+C 含量为 30~34mol%,代表菌种为溶血孪生球菌。

二、生物学特性

(一)形态与染色

孪生球菌为革兰氏阳性球菌,某些菌株革兰氏染色易脱色为阴性,或阴阳不定(图 12-9-1A、图 12-9-1C 和图 12-9-1E),肾形或卵圆形,菌体大小为 0.5μm × (0.5~1.4)μm,多成对排列,也可四联状或短链排列,不形成芽胞,无荚膜,无鞭毛。溶血孪生球菌多成对排列,易脱色,坦面相对,形似奈瑟菌属。麻疹孪生球菌成对或链状排列,菌体形态大小不等。

(二)培养特性

孪生球菌为需氧或兼性厌氧菌,麻疹孪生球菌是厌氧至耐氧。在 10℃或 45℃不生长,在含 6.5% NaCl 肉汤中不生长。血琼脂平板 35℃,24~48 小时孵育后,形成约 0.5mm 大小、圆形、边缘整齐、光滑、透明的菌落,不产生色素。某些菌株可产生 α- 溶

血(图 12-9-1B)、溶血孪生球菌、伯氏孪生球菌、血孪生球菌在马血的平板上产生 β- 溶血(图 12-9-1D),部分孪生球菌生长缓慢,菌落形状与乏养球菌和颗粒链菌相似,可用"卫星现象"区分。孪生球菌的形态特征见图 12-9-1。

(三)生化特性

孪生球菌氧化酶阴性,触酶阴性,以发酵形式利用葡萄糖或其他糖类产酸,但不产气,万古霉素敏感,大部分菌株 PYR 阳性,LAP 反应不定,不液化明胶、不还原硝酸盐、不水解精氨酸、不水解马尿酸、V-P、尿素酶、硫化氢、靛基质和七叶苷水解等试验均阴性,但副溶血孪生球菌和台湾孪生球菌某些菌株 V-P 试验可阳性。部分孪生球菌生长较慢,PYR 和 LAP 试验需要培养 48~72 小时后观察,甘露醇、山梨醇等发酵试验培养时间较长,须观察至第 14 日无变化,方可报阴性。

三、鉴定与鉴别

(一)属间鉴别

孪生球菌生物学性状和引发人类感染的疾病都与草绿色链球菌很相似,应注意鉴别。一些生长缓慢的孪生球菌,容易误认为营养缺乏的乏养球菌和颗粒链菌。某些呈肾形成对排列、容易脱色的菌株也容易和奈瑟菌相混淆,但奈瑟菌氧化酶和触酶均阳性,而孪生球菌均阴性。孪生球菌的属间鉴别要点是:成对、短链、四联状或簇状排列,革兰氏染色易脱色为阴性或阴阳不定。与触酶阴性、非链状排列的气球菌属、创伤球菌属、狡诈球菌属、片球菌属等相关菌属鉴别,见表 12-9-1 及第十二章第一节有关内容做出判定。

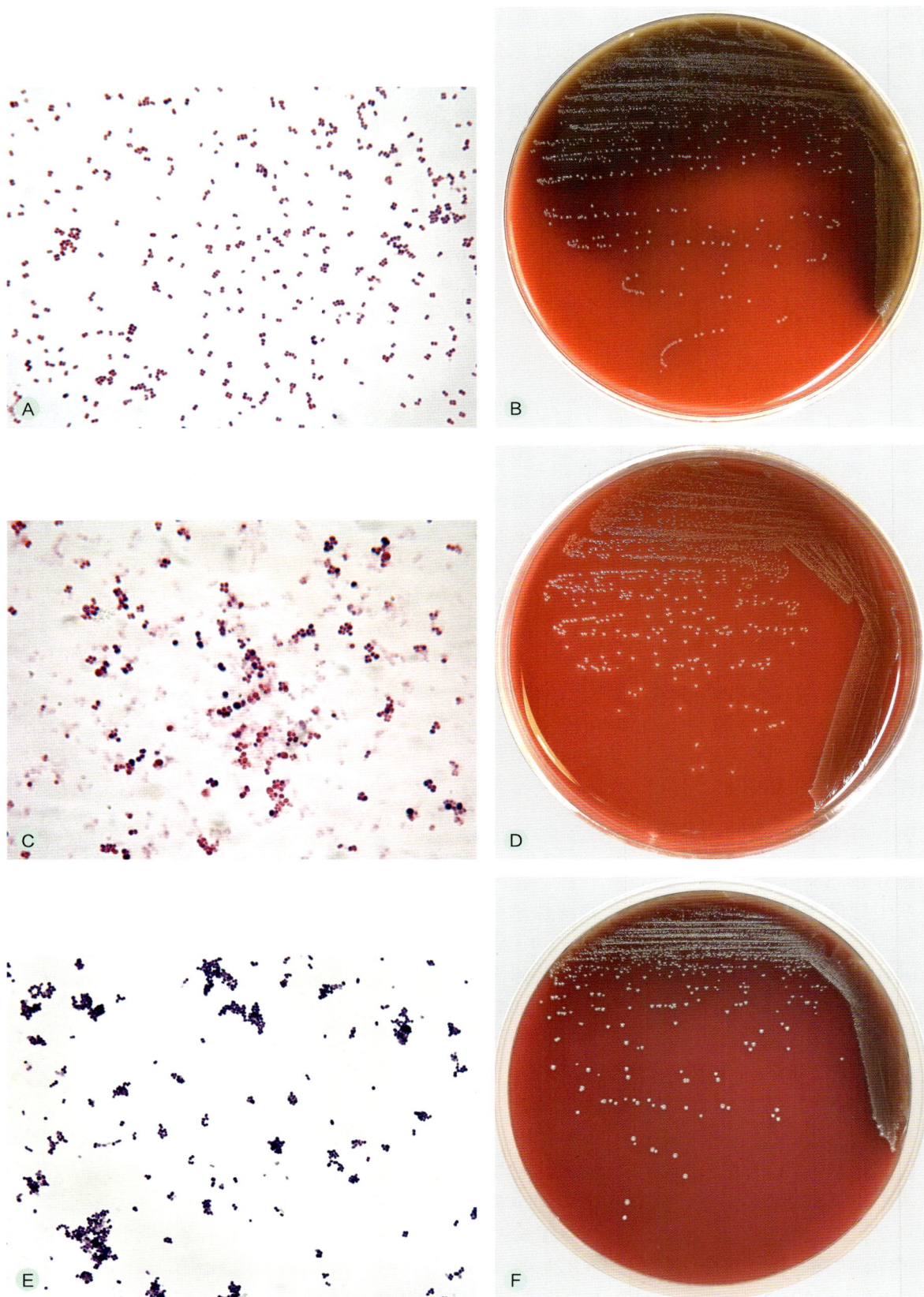

图 12-9-1 孪生球菌的形态特征

A. 溶血孪生球菌革兰氏染色 ×1 000；B. 溶血孪生球菌 MHB 2 日；C. 麻疹孪生球菌革兰氏染色 ×1 000；
D. 麻疹孪生球菌 SBA 2 日；E. 血孪生球菌革兰氏染色 ×1 000；F. 血孪生球菌 SBA 2 日

表 12-9-1 触酶阴性（或弱阳性）革兰氏阳性球菌的鉴别

菌属或种	PYR	万古霉素	LAP	葡萄糖产气	6.5% NaCl 肉汤生长	七叶苷水解
孪生球菌属	+	S	v	–	–	–
链球菌属	v[a]	S	+	–	v[b]	v
肠球菌属	+	v[c]	+	–	+	+
乳球菌属	v	S	+	–	v	v
乏养球菌属（颗粒链菌属）	+	S	+	–	–	v
无色藻菌属	–	R	+	+	v	v
球链菌属	+	S	–	–	+	+
片球菌属	+	R	+	–	v	v
草绿色气球菌	+	S	–	–	+	v
尿道气球菌	–	S	+	–	+	v
创伤球菌属	+	S	–	–	v	+
差异球菌属[d]	+	S	+	–	+	+

注：a，化脓链球菌和某些肺炎链球菌 PYR 可阳性；b，草绿色链球菌群和 D 群链球菌阴性，B 群链球菌阳性；c，除耐万古霉素肠球菌（VRE）外，主要分离菌株是敏感的；v，反应不定；d，触酶弱阳性。

（二）属内鉴定

孪生球菌属内鉴别参考表 12-9-2 进行。临床主要见溶血孪生球菌和麻疹孪生球菌的鉴别：溶血孪生球菌有氧环境生长较佳，产生 β- 溶血环，细胞排列为成对、四联、成簇状，LAP 阴性，不分解甘露醇和山梨醇；麻疹孪生球菌在无氧环境生长较佳，不产生 β- 溶血环，细胞排列为成对、短链状，LAP 阳性，可分解甘露醇和山梨醇。孪生球菌的鉴定较为困难。因其革兰氏染色易于脱色，生长缓慢，生长率低，且不易确定每个种的生化特性等，最好是结合 16SrRNA 序列分析，明确种属鉴定。

表 12-9-2 孪生菌属内种的鉴别试验

菌种	溶血孪生球菌	血孪生球菌	犬腭孪生球菌	伯氏孪生球菌	兔孪生球菌	麻疹孪生球菌	不解糖孪生球菌	副溶血孪生球菌	台湾孪生球菌
乳糖	–	–	+	–	–	–	–	–	–
麦芽糖	+	+	+	–	–	+	–	+	+
蔗糖	v	–	+	–	–	–	–	+	+
蕈糖	–	–	+	–	–	–	–	–	–
甘露醇	–	+	–	v	+	v	–	–	+
山梨醇	–	–	–	–	–	–(+)	–	–	–
碱性磷酸酶	+	+	–	–	+	–	–	+	+
酸性磷酸酶	+	+	–	–	+	–	–	+	+
APPA	–	+(–)	–	–	–	–	v	–	–
亮氨酸芳胺酶	–	–	ND	ND	–	+	+	–	+
V-P	–	v	–	–	–	–	–	+	v
马尿酸盐水解	–	–	–	–	ND	–	+	–	–

注：+，阳性；–，阴性；+(–)，少数菌株阴性；–(+)，少数菌株阳性；v，反应不定；APPA，丙氨酸 - 苯丙氨酸 - 脯氨酸芳氨酶（alanine-phenylalanine-proline arylamidese）；ND，无数据。

四、抗菌药物敏感性

孪生球菌对青霉素、头孢噻肟、头孢曲松、红霉素、克林霉素、左氧氟沙星、美罗培南、万古霉素等抗菌药物敏感。有报道麻疹孪生球菌对红霉素和青霉素耐药,应引起关注。绝大多数病例根据药敏试验正确选用抗菌药物治疗后治愈,孪生球菌药敏试验首选测试药物为青霉素、万古霉素、头孢噻肟或头孢曲松。孪生球菌引发的感染性心内膜炎推荐青霉素或万古霉素联合庆大霉素协同治疗。

五、临床意义

孪生球菌是人体口腔、呼吸道、肠道中栖居的共生菌之一,为机会致病菌。当机体抵抗力下降,尤其在接受侵袭性操作后,造成机体内源性感染增加。国内外近年来对溶血孪生球菌和麻疹孪生球菌感染报道逐渐增多,常见心内膜炎、败血症,其次脑膜炎、化脓性心包炎、咽后壁脓肿、脊髓炎、脓胸、肺脓肿、眼部感染、小儿肺炎、剖宫产切口感染、腹腔感染等。血液培养中分离,也可能是心内膜炎的致病菌。伯氏孪生球菌和血孪生球菌已从血液培养中分离,可能是心内膜炎的致病菌。不解糖孪生球菌、伯氏孪生球菌、血孪生球菌可从临床标本中分离,副溶血孪生球菌和台湾孪生球菌分离于血培养标本。近年来国内研究报道,孪生球菌属可能与儿童龋病的发生有关。

(杨　锐)

第十节　无色藻菌属

一、分类与命名

无色藻菌属(Leuconostoc)也称明串珠菌属或白联球菌属,隶属于细菌域,厚壁菌门,芽胞杆菌纲,乳杆菌目,无色藻菌科(Leuconostocaceae)。目前属内有 24 个种和 7 个亚种,主要有阿根廷无色藻菌(L. argentinum)、银海无色藻菌(L. inhae)、肉无色藻菌(L. carnosum)、乳酸无色藻菌(L. lactis)、柠檬无色藻菌(L. citreum)、肠膜无色藻菌(L. mesenteroides)、肠膜无色藻菌乳脂亚种(L. mesenteroides subsp. cremons)、肠膜无色藻菌葡聚糖亚种(L. mesenteroides subsp. dextranicum)、肠膜无色藻菌肠膜亚种(L. mesenteroides subsp. mesenteroides)、谲诈无色藻菌(L. fallax)、酸败气无色藻菌(L. gasicomitatum)、果糖无色藻菌(L. fructosum)、无花果无色藻菌(L. ficulneum)、拟肠膜无色藻菌(L. paramesenteroide)、假肠膜无色藻菌(L. pseudomesenteroides)和冷生无色藻菌(L. gelidum)。

无色藻菌属 DNA G+C 含量为 38~44mol%,代表菌种为肠膜无色藻菌。

二、生物学特性

(一) 形态与染色

无色藻菌为革兰氏阳性球菌,菌体大小为 $(0.5 \sim 0.7)\,\mu m \times (0.7 \sim 1.2)\,\mu m$,呈卵圆形或球形,一些文献形容为类扁豆状、星球状或透镜状等,菌体成对或链状排列,排列长链时,呈圆端的短杆状,肉汤培养液涂片染色呈杆状,容易和乳杆菌混淆,不形成芽胞,无荚膜,无鞭毛。但在硫乙醇酸钠肉汤中培养形态染色稳定可靠。

(二) 培养特性

无色藻菌是兼性厌氧菌,营养要求高,生长缓慢,需在提供碳水化合物的培养基上生长。6.5% NaCl 肉汤生长,10℃生长。肠膜无色藻菌肠膜亚种、肠膜无色藻菌葡聚糖亚种、假肠膜无色藻菌、柠檬无色藻菌在 5% 蔗糖培养基上产生葡聚糖,形成发黏的小菌落。最适温度 20~30℃。在血琼脂平板、巧克力平板 35℃孵育 48 小时后,可形成直径小于 1mm 的菌落,菌落光滑、圆形、灰白色,α- 溶血或不溶血,似草绿色链球菌,个别菌株有 β- 溶血环。在液体肉汤培养基中浑浊生长,有沉淀现象。柠檬无色藻菌可产生柠檬色黄色素。肠膜无色藻菌生长速度最快,30℃孵育 24 小时即生长良好。无色藻菌的形态特征见图 12-10-1~图 12-10-3。

(三) 生化特性

无色藻菌触酶阴性,氧化酶阴性,发酵葡萄糖产酸产气,发酵多种单糖、双糖,不发酵其他糖类。

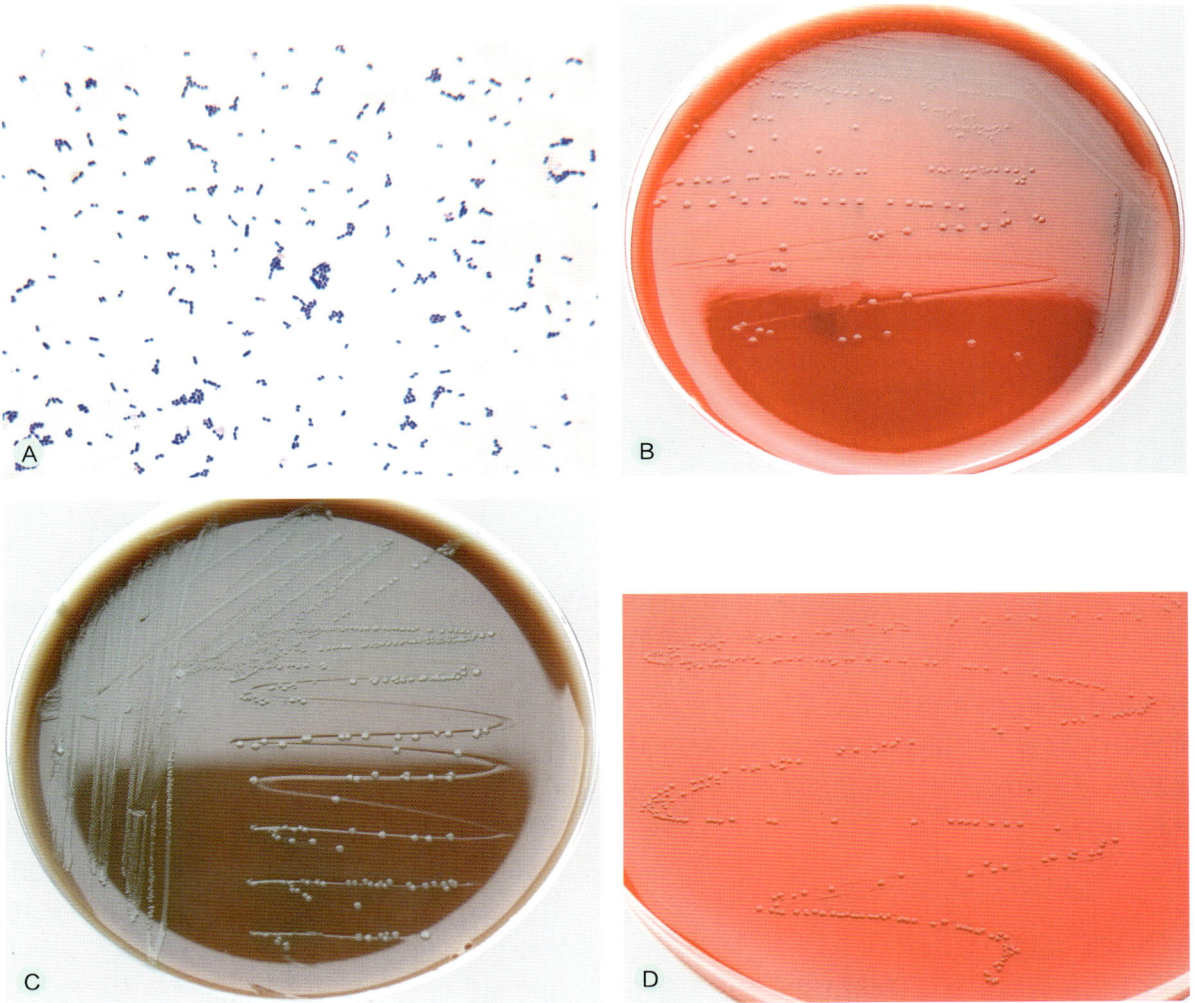

图 12-10-1　肠膜无色藻菌的形态特征

A. 革兰氏染色 ×1 000；B. 肠膜亚种 SBA 2 日；C. 肠膜亚种 CA（加万古霉素）24h；D. 葡聚糖亚种 SBA 24h

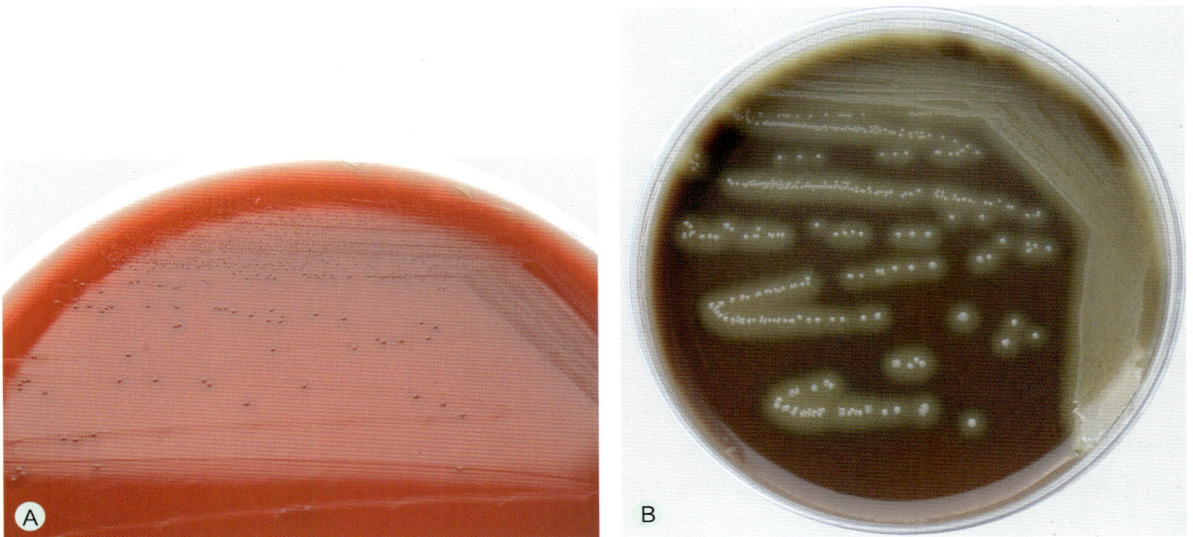

图 12-10-2　假肠膜无色藻菌的形态特征

A. SBA 24h；B. CA 3 日

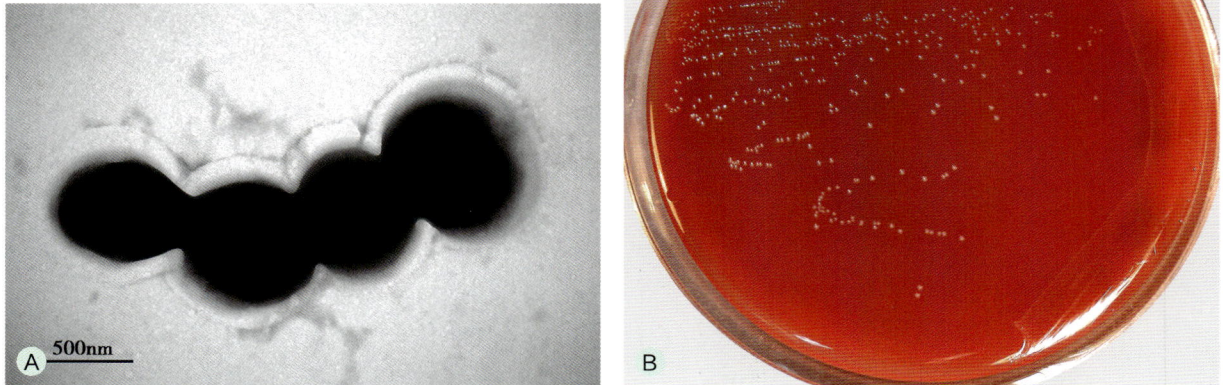

图 12-10-3　柠檬无色藻菌的形态特征
A. 透射电镜,铀染；B. SBA 2 日

对万古霉素耐药,PYR 阴性,LAP 阴性,精氨酸双水解酶阴性,水解七叶苷,在石蕊牛奶中产酸,不还原硝酸盐,尿素酶试验阴性,靛基质试验阴性,不水解淀粉和明胶。

三、鉴定与鉴别

(一)属间鉴别

与无色藻菌属生物学性状相似的细菌主要有链球菌属、肠球菌属、乳球菌属、气球菌属、片球菌属、乳杆菌属、魏斯菌属(原融合乳杆菌)等。无色藻菌的重要特点是:无色藻菌发酵葡萄糖产酸产气,对万古霉素天然耐药。利用这两个特点可与对万古霉素敏感的链球菌、肠球菌、乳球菌、气球菌相鉴别。

无色藻菌与万古霉素耐药的片球菌属、耐万古霉素肠球菌(VRE)鉴别:耐万古霉素肠球菌 PYR 阳性,可与无色藻菌和片球菌相鉴别;无色藻菌和片球菌的区别是:无色藻菌成对或链状排列,发酵葡萄糖产酸产气,LAP 阴性,精氨酸双水解酶试验阴性,10℃生长;片球菌呈四联状或簇状排列,发酵葡萄糖产酸不产气,LAP 阳性,精氨酸双水解酶试验阳性,10℃不生长。

无色藻菌和乳杆菌属、魏斯菌属具有同源性,生物学特性非常相近(表 12-10-1),他们的鉴别首先从形态染色来区分,在常规血琼脂平板和肉汤培养基上,无色藻菌呈卵圆形或圆端的杆状,与乳杆菌属、魏斯菌属相似不易区分,如果将这三种菌转种在硫乙醇酸钠肉汤培养后涂片染色观察:无色藻菌形态趋向球形和球杆状,成对或链状排列,乳杆菌属和魏斯菌属形态趋向杆状,排列呈多形性,可成单、成对、短链状、簇状、栅状或分枝状。注意,革兰氏染色时涂片固定应滴加甲醇固定,在室温干燥后再行染色,效果较好,不宜采用加热固定法。生化反应鉴别:无色藻菌发酵葡萄糖产酸产气,精氨酸双水解酶试验阴性,乳杆菌属、魏斯菌属发酵葡萄糖产酸产气反应不定,精氨酸双水解酶试验阳性。

(二)属内鉴别

无色藻菌属内各菌种的鉴定与鉴别,见表 12-10-2 和表 12-10-3。

四、抗菌药物敏感性

无色藻菌对青霉素、氨苄西林、红霉素、阿奇霉素、克林霉素、氯霉素、米诺环素、庆大霉素、复方新诺明、莫西沙星、亚胺培南、达托霉素、替加环素、利奈唑胺等抗菌药物敏感,对大多数头孢菌素的敏感率在 10%~70%。对万古霉素耐药。无色藻菌药敏试验首选测试药物为青霉素、氨苄西林。无色藻菌引发的感染性心内膜炎推荐青霉素联合庆大霉素协同治疗。

万古霉素的抗菌机制是与革兰氏阳性细菌细胞壁肽聚糖的 D- 丙氨酰 -D- 丙氨酸结合,影响细菌细胞壁的合成。但无色藻菌细胞壁的成分是 L- 丙氨酰 -L- 丙氨酸,缺乏与万古霉素相结合的位点,对万古霉素天然耐药。

表 12-10-1 无色藻菌与其他革兰氏阳性球菌属的鉴别

试验	无色藻菌	肠球菌	链球菌	乳球菌	气球菌	孪生球菌	片球菌	乳杆菌
球形	+	+	+	+	+	+	+	-
球杆状	+	+	+	+	-	-	-	+
杆状	+	-	+	-	-	-	-	+
链状	+	+	+	+	-	-	-	+
成对	+	+	+	+	+	+	+	+
成堆	-	-	-	-	-	+	+	-
产气	+	-	-	-	-	-	-	v
万古霉素	R	S*	S	S	S	S	R	R 或 S
胆汁七叶苷	+	+	v	v	v	v	+	+
PYR	-	+	v	v	+	+		-
LAP		+	+	+		+	+	
精氨酸水解	-	v	v	+	-	-	+	+
6.5% NaCl	v	+	-	v	+		-	v
45℃生长	-	+	v	-	-	-	+	v
10℃生长	+	+	-	+	-	-	-	v

注：+，阳性；-，阴性；v，反应不定；+/-，大多数菌株阳性；-/+，大多数菌株阴性；N，无资料；S，敏感；R，耐药；* 某些菌种对万古霉素耐药。

表 12-10-2 常见无色藻菌各种的生化特征

| 特性 | 肠膜无色藻菌 | | | 乳酸无色藻菌 | 柠檬无色藻菌 | 假肠膜无色藻菌 | 谲诈无色藻菌 |
	肠膜亚种	葡聚糖亚种	奶油亚种				
6.0% NaCl 生长	d	+	+	+	d	+	+
10℃生长	+	+	w	N	+	+	+
37℃生长	+	+	-	+	-/+	+	+
41℃生长	-	-	-	w	N	-	N
葡聚糖形成	+	+	-	-	+	N	N
ONPG	+	-	-	+	N	N	N
七叶苷	+/-	+/-	-	-/+	+	+	+
L- 阿拉伯糖	+/-	-	-	-/+	+	+/-	-
纤维二糖	+/-	v	-		+	+/-	
果糖	+	+	v	+	+	+	+
半乳糖	+/-	v	+/-	+	-/+	+/-	-
龙胆二糖	v	N	-		v	v	N
葡萄糖	+	+	+	+	+	+	+
葡萄糖酸盐						v	N
乳糖	v	+	v	+	-	v	-
麦芽糖	+	+	-/+	+	+	+	+

续表

特性	肠膜无色藻菌			乳酸无色藻菌	柠檬无色藻菌	假肠膜无色藻菌	谲诈无色藻菌
	肠膜亚种	葡聚糖亚种	奶油亚种				
甘露醇	+sl	v	–	–	v	–/+	+sl
甘露糖	+	v	v	+	+	+	+
蜜二糖	+	v	–/+	+/–	–	+/–	–
棉子糖	+/–	v	–/+	+/–	–	+/–	–
水杨素	+	v	–		+	v	N
蔗糖	+	+	v	+	+	+/–	+
海藻糖	+	+	v		+	+	+sl
木糖	+	v	–/+	–	–/+	+	–

注：+，90% 以上菌株阳性；–，90% 以上菌株阴性；+sl，迟缓反应；v，不定反应；w，弱阳性；N，无资料。

表 12-10-3　其他无色藻菌的生化特征

特性	冷生无色藻菌	无花果无色藻菌	肉无色藻菌	果糖无色藻菌	绿色无色藻菌	酸败无色藻菌	阿根廷无色藻菌	副肠膜无色藻菌
葡萄糖	+	+	+	+	+	+	+	+
乳糖	–g	–	–	–	–	–	+	+w
麦芽糖	v	–	v	–	+sl	+	+	+
蔗糖	+	+w	+					+
L-阿拉伯糖	+					+	v	+
果糖	+	+	+	+	N	+	+/–	+
半乳糖	–					v	+	+sl
水杨素	+	N	v	N	–	–	–	–
海藻糖		+sl	+	–		+	v	+
木糖	–	–	–	–	–	+	v	–
纤维二糖	+		v				v	
D-甘露糖	+		v		+w	+	+	+
棉子糖	+	–				+	+/–	–
蜜二糖	+		v			+	+	N
甘露醇	–	+sl	–	+		–	v	
淀粉	N	+sl	N	–		–	–	+w
精氨酸水解	–	–	–			–	–	N
七叶苷水解	+	–	–/+	–	N	+	+	
6.5% NaCl 生长	N	+	N	+				
10℃生长	+	+	+	+	+	+	+	+
37℃生长	–/+	–	–	+	–	–	+	v

注：+，90% 以上菌株阳性；–，90% 以上菌株阴性；+sl，迟缓反应；v，不定反应；w，弱阳性；N，无资料。

五、临床意义

无色藻菌属细菌为环境微生物,见于蔬菜、乳制品、冷食制品以及其他发酵制品(如葡萄酒、腊肠),有的菌种则被应用于乳制品和其他食品工业。也可存在于人体胃肠道、阴道中,以前认为是人非致病菌,临床意义不大,多属机会感染。但近年来引发人类感染不断增多,尤其是血液中分离率高,引起恶性肿瘤、长期住院及免疫功能低下(或受损)患者的菌血症,死亡率很高。还可引起人类脑膜炎、脓肿、肺炎、心内膜炎、心包炎、骨髓炎、腹膜炎、尿路感染等症,大多发生在万古霉素治疗的过程中,发病原因尚不明确,可能万古霉素引起菌群失调,引发机会感染有关。有报道无色藻菌引起婴幼儿胃肠道感染和骨髓炎。目前认为无色藻菌具有潜在发生暴发感染并在院内传播的可能性,特别是在免疫系统低下的体弱人群中。大剂量青霉素、大环内酯类、克林霉素或妥布霉素用于治疗无色藻菌感染已有成功报道。国内报道应用替加环素、利奈唑胺成功治疗无色藻菌导致血流感染的报道。临床微生物实验室在工作中分离出对万古霉素耐药的革兰氏阳性球菌,"链球菌状"细菌时,应结合临床考虑无色藻菌(片球菌)感染的可能性,该菌所致感染较严重,应及时做出正确鉴定,为临床治疗选择敏感抗菌药物提供依据。

(杨　锐)

第十一节　片球菌属

一、分类与命名

片球菌属(*Pediococcus*)是发酵乳酸菌,也称足球菌或平面球菌。片球菌属隶属于细菌域,厚壁菌门,芽胞杆菌纲,乳杆菌目,乳杆菌科。目前属内有 15 个种,主要菌种有乳酸片球菌(*P. acidilactici*)、小片球菌(*P. parvulus*)、有害片球菌(*P. damnosus*)、戊糖片球菌(*P. pentosaceus*)、糊精片球菌(*P. dextrinicus*)、嗜盐片球菌(*P. halophilus*)、意外片球菌(*P. inopinatus*)和马尿片球菌(*P. urinaeequi*)。其中马尿片球菌 2005 年划归气球菌属。

片球菌属 DNA G+C 含量为 34~42mol%,代表菌种为乳酸片球菌。

二、生物学特性

(一) 形态与染色

片球菌为革兰氏阳性球菌,菌体直径 1.2~2.0μm,多以四联或成簇状排列,也可成对排列,单个少见,不形成链状排列,不形成芽胞,无荚膜,无鞭毛。

(二) 培养特性

片球菌生长需要营养丰富的培养基,各菌株营养需求不一,如戊糖片球菌需要亚叶酸,有害片球菌需要半胱氨酸。血琼脂平板上 35℃孵育 24 小时后,形成草绿色链球菌样小菌落,灰色、不透明、α- 溶血,孵育延长至 48 小时,菌落和溶血环可增大。有害片球菌、意外片球菌、小片球菌生长缓慢,2~5 日才可长出菌落,片球菌最适生长温度在 25~40℃,戊糖片球菌在 28~32℃生长良好,乳酸片球菌为 40℃生长良好,有害片球菌则为 22℃生长良好。片球菌培养时应分别置于 22℃、30℃、35℃、40℃或 50℃培养,同时要在需氧、厌氧和 CO_2 环境下培养,以观察菌落生长情况和溶血性。片球菌在含氯化钠的培养基中缓慢生长。片球菌的形态特征见图 12-11-1、图 12-11-2。

(三) 生化特性

片球菌氧化酶阴性,触酶阴性,发酵多种糖类,以单糖、双糖为主,发酵葡萄糖产酸不产气,不发酵乳糖。PYR 阴性,LAP 阳性,大部分菌株在 6.5% NaCl 培养基中能生长,胆汁七叶苷试验阳性、精氨酸双水解酶试验阳性,Lancefield 血清分型为 D 群。对万古霉素耐药。

三、鉴定与鉴别

(一) 属间鉴别

片球菌的主要特征是万古霉素耐药,PYR 阴性,LAP 阳性,发酵葡萄糖产酸不产气,精氨酸双

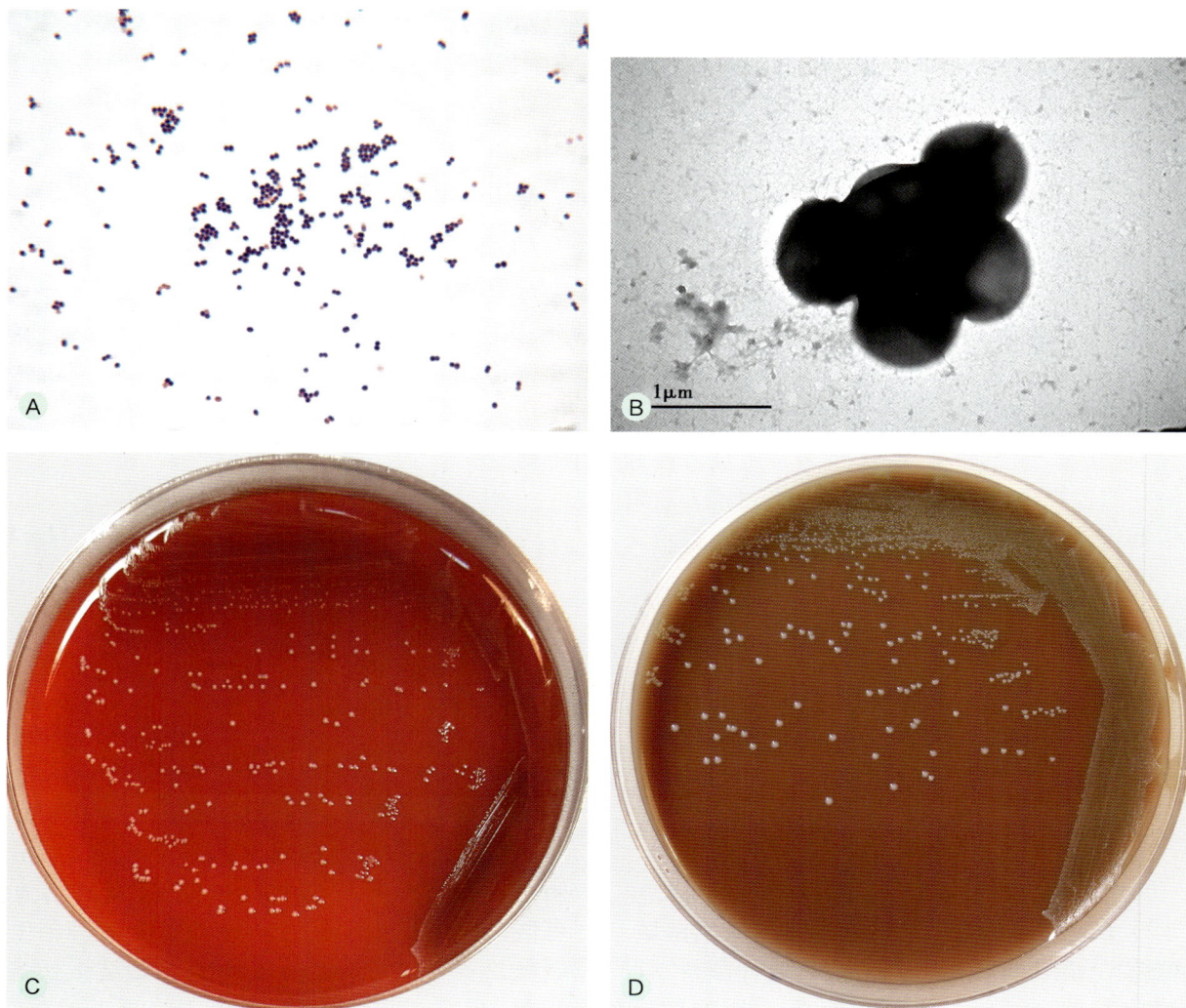

图 12-11-1　戊糖片球菌的形态特征
A. 革兰氏染色 ×1 000；B. 透射电镜，铀染；C. SBA 2 日；D. CA（加万古霉素）2 日

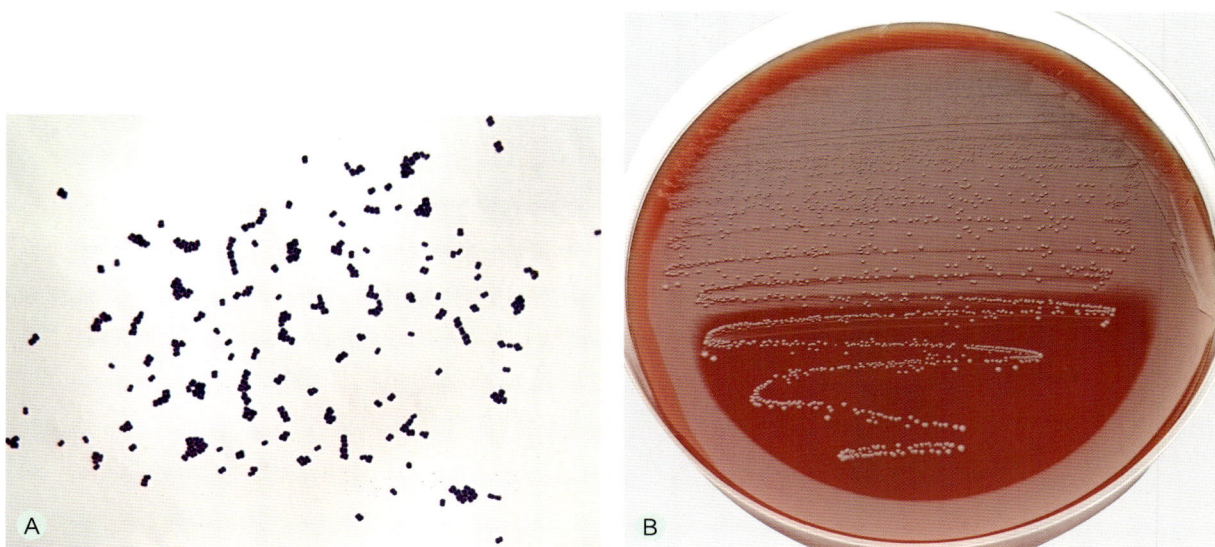

图 12-11-2　乳糖片球菌的形态特征
A. 革兰氏染色 ×1 000；B. SBA 2 日

水解酶试验阳性。片球菌属间鉴别见表 12-1-1、表 12-1-4 和表 12-10-1。

（二）片球菌属内鉴定

片球菌属内菌种鉴定与鉴别，见表 12-11-1。

表 12-11-1 片球菌属内各种的鉴别特征

特性	乳酸片球菌	有害片球菌	糊精片球菌	嗜盐片球菌	戊糖片球菌	意外片球菌	马尿片球菌	小片球菌
35℃生长	+	−	+	+	+	+	+	+
40℃生长	+	−	+	−	+	−	+	−
50℃生长	+	−	−	−	−	−	−	−
pH 4.2 生长	+	+	−	−	+	−	−	+
pH 7.5 生长	+	−	+	+	+	D	+	−
pH 8.5 生长	D	−	−	+	D	−	−	−
4.0% NaCl 生长	+	−	+	D	+	+	+	+
6.5 NaCl 生长	+	−	−	+	+	D	+	−
18% NaCl 生长	−	−	−	+	−	−	−	−
精氨酸水解	+	−	−	−	+	−	−	−
乳糖	D	−	D	−	D	+	D	
麦芽糖	−	D	+	+	+	+	+	+
蔗糖	−	D	D	+		d	+	−
阿拉伯糖	D	−		+	+	−	D	−
核糖	+	−	−	+	+	−	N	
木糖	+	−	−	−	D	−	D	
鼠李糖	D	−	−	−	D	−	N	
松三糖	−	D	−	+	−	−		
海藻糖	D	+	−	+	+	+	+	D
麦芽三糖	−	D	+	+	−	D	N	D
甘露醇	−	−	−	−	−	−	D	−
山梨醇	−	−	−	−	−	−	−	−
糊精	−	−	+	−	−	D	−	−
淀粉	−	−	+	−	−	−	−	−
甘油	−	−	−	+	−	−	−	−

注：+，90% 以上菌株阳性；−，90% 以上菌株阴性；D，11%～99% 菌株阳性；N，未检测。

四、抗菌药物敏感性

片球菌对青霉素、氨苄西林、红霉素、克林霉素、阿奇霉素、氯霉素、米诺环素、庆大霉素、复方新诺明、亚胺培南、达托霉素、替加环素、利奈唑胺等抗菌药物敏感，对万古霉素和环丙沙星耐药。片球菌药敏试验首选测试药物为青霉素、氨苄西林。片球菌引发的感染性心内膜炎推荐青霉素联合庆大霉素协同治疗。

五、临床意义

片球菌是发酵乳酸菌，通常应用于生物技术和食品工业方面。以往认为不对人致病，近年来研究证明片球菌的一些种可引起人类感染，以乳酸片球菌和戊糖片球菌为主，尤其乳酸片球菌可能是严重免疫力低下者和免疫受损患者感染的机会致病菌。片球菌可引起人类感染性心内膜炎、菌血症、肝脓肿、腹膜炎、肺炎、肠炎、腹泻和尿路感染等疾病。

国外资料报道 72 株片球菌感染中以血培养检出率最高,其中乳酸片球菌占 51.8%,戊糖片球菌占 22.3%。国内有报道从心内膜炎患者血液和肺结核患者痰液标本中检出戊糖片球菌。

(杨 锐)

第十二节   创伤球菌属

一、分类与命名

创伤球菌属(*Helcococcus*)是 1993 年 Collins 等提议新设立的一个菌属。创伤球菌属隶属于细菌域,厚壁菌门,梭菌纲,梭菌目,消化球菌科。目前属内有 3 个认可的菌种,包括孔兹创伤球菌(*H. kunzii*)、羊创伤球菌(*H. ovis*)和瑞典创伤球菌(*H. sueciensis*)。还有 1 个种尚未获得正式分类认可,暂时命名的"化脓创伤球菌"(*H. pyogenica*)。

创伤球菌属 DNA G+C 含量为 29.5~30mol%,代表菌种为孔兹创伤球菌。

二、生物学特性

(一)形态与染色

创伤球菌为革兰氏阳性球菌,单个、成双、短链、成簇状排列,也可见四联状排列,不形成芽胞,无荚膜,无鞭毛。孔兹创伤球菌不形成链状排列,多成双、成簇状或四联状排列。羊创伤球菌和瑞典创伤球菌多单个、成双、短链排列。有报道孔兹创伤球菌菌体大小不等,较葡萄球菌稍大。"化脓创伤球菌"革兰氏染色可变,与易于脱色的溶血孪生球菌相似。

(二)培养特性

创伤球菌为兼性厌氧菌,在有氧、厌氧或 5% CO_2 环境均可生长。在 5% 羊血琼脂平板上 35℃ 孵育 24~48 小时,形成针尖大小、灰白色或无色、半透明、不溶血或轻微 α- 溶血菌落。在麦康凯平板不生长。创伤球菌有明显的亲脂性,培养基中添加 1% 马血清或 0.1% 的玉米吐温 -80 明显刺激其生长。"化脓创伤球菌"生长较缓慢,培养 2~4 日始见菌落,瑞典创伤球菌在厌氧条件下生长良好。创伤球菌的形态特征见图 12-12-1、图 12-12-2。

(三)生化特性

创伤球菌氧化酶阴性,触酶阴性,发酵葡萄糖产酸不产气。孔兹创伤球菌 PYR 阳性,LAP 阴性,在 6.5% NaCl 培养基中生长不定,在胆汁七叶苷肉汤、10℃ 和 45℃ 均不生长,水解七叶苷,分解乳糖、淀粉、糖原和海藻糖产酸,不水解马尿酸盐,不还原硝酸盐,V-P 试验阴性,对万古霉素敏感。

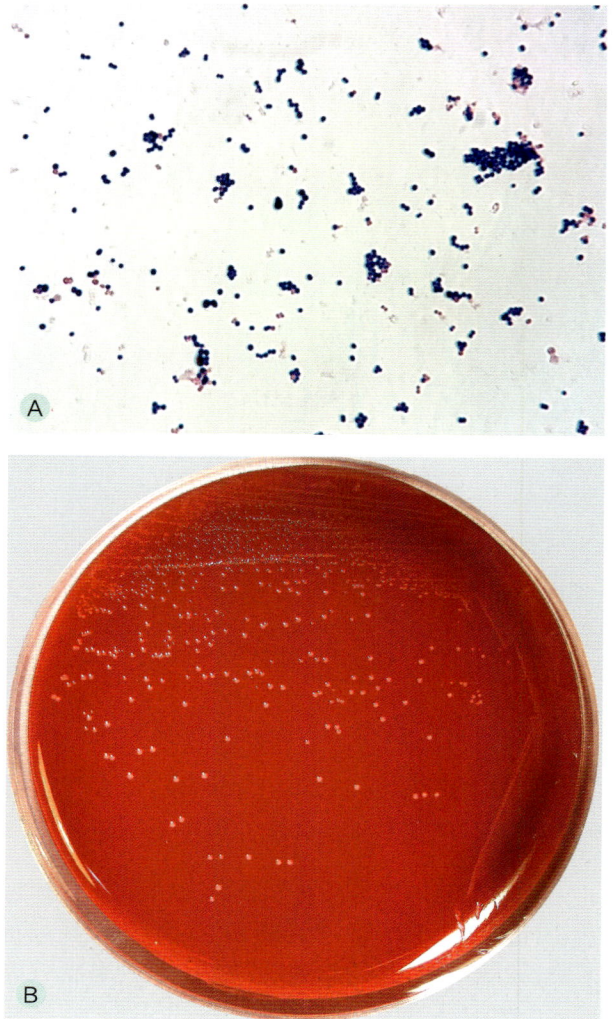

图 12-12-1   孔兹创伤球菌的形态特征
A. 革兰氏染色 ×1 000;B. SBA 2 日

表 12-12-1　创伤球菌属内各种的鉴别特征

生化特性	孔兹创伤球菌	羊创伤球菌	瑞典创伤球菌
产酸:乳糖	+	−	+
支链淀粉	v	−	−
海藻糖	+	−	N
水解:七叶苷	+	−	N
淀粉	v	−	+(弱)
产生:碱性磷酸酶	−	+	+
β-葡萄糖苷酶	+	−	−
β-葡萄糖醛酸糖苷酶	−	+	−
亮氨酸芳胺酶	−	+	+
焦谷氨酸芳胺酶	+	−	−
N-乙酰-β-葡糖苷酶	+	−	+

注:+,90% 以上菌株阳性;−,90% 以上菌株阴性;v,不定反应;N,无资料。

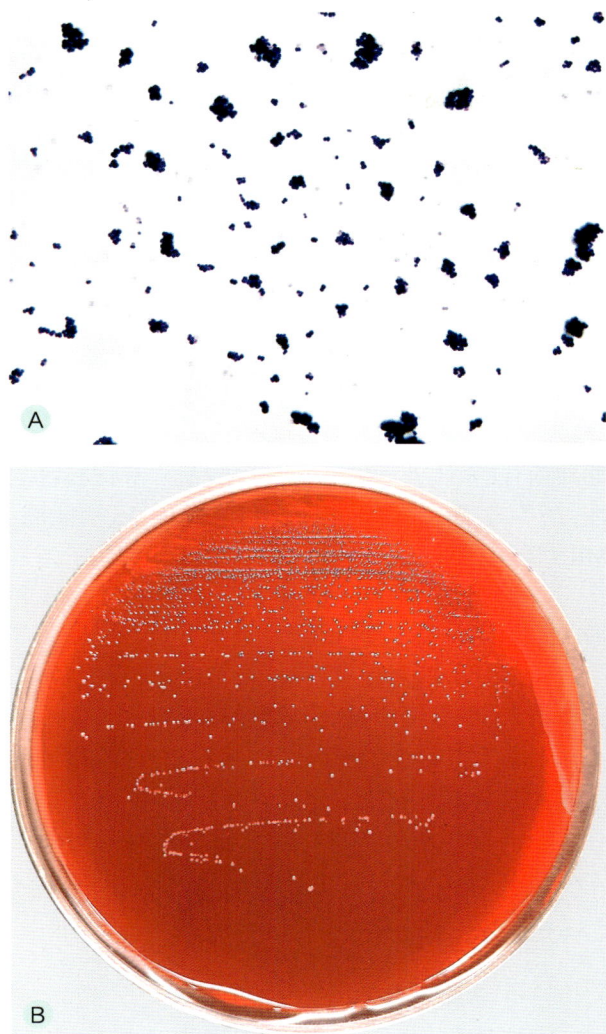

图 12-12-2　瑞典创伤球菌的形态特征
A. 革兰氏染色 ×1 000;B. SBA 4 日

三、鉴定与鉴别

（一）属间鉴别

由于羊创伤球菌仅分离于动物,瑞典创伤球菌和"化脓创伤球菌"罕见于人类感染。因此,对于创伤球菌属的鉴定,主要是将孔兹创伤球菌与其他触酶阴性、革兰氏阳性球菌属进行鉴别。已知的触酶阴性的革兰氏阳性球菌中,只有孔兹创伤球菌和草绿色气球菌形态染色和生化特性近似,革兰氏染色为成双、成簇的阳性球菌,亦可有四联状排列,PYR 阳性,LAP 阴性,6.5% NaCl 生长等,具体见本章第六节有关内容。创伤球菌属间鉴别,见表 12-1-1、表 12-1-4 和表 12-6-1。

（二）创伤球菌属内鉴定

创伤球菌属内菌种鉴定与鉴别,见表 12-12-1。

四、抗菌药物敏感性

创伤球菌对青霉素、氨苄西林、头孢菌素类、利奈唑胺、亚胺培南、万古霉素等敏感;对红霉素多耐药,其次是克林霉素。

五、临床意义

创伤球菌是人类和动物皮肤的常住菌群,一般很少引起人类疾病。孔兹创伤球菌可引起多种机会感染,常伴有基础疾病（如糖尿病、高血压等）或免疫功能缺陷,多在足部发生化脓性感染,以及心内膜炎、败血症、脑膜炎、软组织脓肿、伤口化脓性感染等,且感染标本多分离出复数菌（以葡萄球菌常见）。创伤球菌目前引起人类感染报道仍较少,多限于美国、英国、澳大利亚、瑞典和法国,且感染病例数量不多,尚不足以阐明其致病作用及临床感染特点。孔兹创伤球菌已在我国香港和内地先后有报道。瑞典创伤球菌曾引起老年女性伤口感染一例,"化脓创伤球菌"自一例人工关节感染标本分离。

（杨　锐）

第十三节   其他少见革兰氏阳性球菌属

一、异常球菌属

(一) 分类与命名

异常球菌属(*Deinococcus*)隶属于细菌域,异常球菌 - 栖热菌门(Deinococcus-Thermus),异常球菌纲(Deinococci),异常球菌目(Deinococcales),异常球菌科(Deinococcaceae)。目前属内包括淤泥异常球菌(*D. caeni*)、解蛋白异常球菌(*D. proteolyticus*)、乌鲁木齐异常球菌(*D. wulumuqiensis*)和耐辐射异常球菌(*D. radiodurans*)等79个种。异常球菌属 DNA G+C 含量62~70mol%。代表菌种为耐辐射异常球菌。

(二) 生物学特性

革兰氏染色阳性,但常会染成阴性,菌体球形(直径为 0.5~3.5μm)或杆状(直径为 [0.6~1.2]μm × [1.5~4.0]μm),球形菌常成对或四联状排列。无鞭毛,不运动,不产生芽胞。需氧生长,化能有机营养型,触酶阳性,氧化酶多为阴性,在贫营养的培养基上生长良好,但多数菌株在一般培养基上都能够生长,不同菌株最适生长温度存在差异,25~35 ℃或45~50 ℃。菌落颜色多呈鲜红、橘红或粉红色,菌落表面湿润或干燥,稍呈褶皱。所有自然分离株均具有耐电离辐射能力。

异常球菌属细菌的形态特征见图 12-13-1A 和图 12-13-2A。

二、狡诈菌属

(一) 分类与命名

狡诈菌属(*Dolosigranulum*)隶属于细菌域,厚壁菌门,芽胞杆菌纲,乳酸杆菌目,肉杆菌科(Carnobacteriaceae)。目前属内仅有懒惰狡诈菌(*D. pigrum*)1 个种。狡诈菌属 DNA G+C 含量40.5mol%,代表菌种为懒惰狡诈菌。

(二) 生物学特性

革兰氏染色阳性,菌体细胞卵圆形,成对、四联或成簇状排列,无动力,无芽胞。兼性厌氧,某些菌株在需氧条件下生长更佳。触酶阴性。菌株在 5%马血或羊血琼脂平板上生长产生弱的 α- 溶血或 γ-溶血反应,不产色素。含 6.5% NaCl 条件下生长,

在 10 ℃或 45 ℃条件下不生长。分解 *D*- 葡萄糖和某些其他糖类产酸,大部分菌株分解蔗糖产酸,不分解侧金盏花醇、*D*- 阿拉伯醇、*L*- 阿拉伯糖、甘露醇、乳糖、蜜二糖、山梨醇、棉子糖、海藻糖和松三糖产酸。尿素酶、精氨酸双水解酶、α- 半乳糖苷酶、β-葡萄糖苷酶、胆汁七叶苷和马尿酸盐水解试验等阴性,产生吡咯烷酮芳基酰胺酶和亮氨酸氨基肽酶,MRS 肉汤不产气。

狡诈菌属细菌的形态特征见图 12-13-1B 和图 12-13-2B。

大部分菌株对阿莫西林、头孢噻肟、头孢呋辛、克林霉素、左氧氟沙星、美罗培南、青霉素、利福平、四环素和万古霉素敏感。某些菌株对红霉素、氯霉素或复方新诺明表现中介或耐药。

懒惰狡诈菌与少食狡诈球菌和费克蓝姆菌属区别见表 12-13-1。

三、狡诈球菌属

(一) 分类与命名

狡诈球菌属(*Dolosicoccus*)隶属于细菌域,厚壁菌门,芽胞杆菌纲,乳酸杆菌目,气球菌科。目前属内仅有少食狡诈球菌(*D. paucivorans*)1 个种。狡诈球菌属 DNA G+C 含量 40.5mol%,代表菌种为少食狡诈球菌。

(二) 生物学特性

革兰氏染色阳性,菌体细胞卵圆形,单个、成对或短链状排列。无动力,不形成芽胞。兼性厌氧,触酶和氧化酶阴性。菌株在 10 ℃、45 ℃或含 6.5%NaCl 肉汤中不生长,在 5% 马血或羊血琼脂平板上生长产生弱的 α- 溶血反应,不产色素。不利用丙酮酸盐,不耐受 0.04% 亚碲酸盐。分解葡萄糖弱产酸,但不产气,不水解淀粉、明胶、七叶苷和尿素,胆汁七叶苷阴性,焦谷氨酸芳基酰胺酶阳性,但亮氨酸氨基肽酶阴性,V-P 试验阴性,不还原硝酸盐到亚硝酸盐,对万古霉素敏感。

狡诈球菌属细菌的形态特征见图 12-13-1C 和图 12-13-2C。

少食狡诈球菌属与相关菌属区别见表 12-13-1。

表 12-13-1　懒惰狡诈菌与少食狡诈球菌和费克蓝姆菌属区别

试验	懒惰狡诈菌	少食狡诈球菌	人费克蓝姆菌	懒惰费克蓝姆菌	惰性费克蓝姆菌	*Facklamia sourekii*
亮氨酸氨基肽酶（LAP）	+	−	+	+	+	+
蔗糖	−	+	V	−	−	+
山梨醇	−	−	−	−	−	−
马尿酸盐	V	V	+	+	−	+
七叶苷	+	−	−	−	−	−

注：+，大于 85% 阳性；V，不同菌株给出不同反应（16%~84% 阳性）；−，0~15% 阳性。

四、漫游球菌属

（一）分类与命名

漫游球菌属（*Vagococcus*）属于厚壁菌门，芽胞杆菌纲，乳杆菌目，肠球菌科。目前属内包括河流漫游球菌（*V. fluvialis*）、托伊伯漫游球菌（*V. teuberi*）、嗜肉漫游球菌（*V. carniphilus*）、貂漫游球菌（*V. martis*）、*V. acidifermentans*、*V. elongatus* 和鲑鱼漫游球菌（*V. salmoninarum*）等 15 个种。漫游球菌属 DNA G+C 含量 34~40mol%，代表菌种为河流漫游球菌。

（二）生物学特性

革兰氏染色阳性，菌体呈卵圆形，单个，成对或短链状排列，大部分菌株动力阳性，鲑鱼漫游球菌动力阴性，不形成芽胞。兼性厌氧，触酶阴性。大部分菌株在 10℃可生长，但 45℃不生长，在 5% 马血或羊血琼脂平板上生长产生弱的 α-溶血反应，不产色素。在 MRS 肉汤中不产气。分解 D-葡萄糖和某些其他糖产酸，产生吡咯烷酮芳基酰胺酶和亮氨酸芳基酰胺酶，不产生精氨酸双水解酶，不水解马尿酸盐。

河流漫游球菌和鲑鱼漫游球菌对氨苄西林、头孢噻肟、复方新诺明和万古霉素敏感，对克林霉素、洛美沙星和氧氟沙星耐药。

五、动球菌属

（一）分类与命名

动球菌属（*Planococcus*）隶属于细菌域，厚壁菌门，芽胞杆菌纲，芽胞杆菌目，动球菌科（Planococcaceae）。目前属内包括柠檬色动球菌（*P. citreus*）、南极动球菌（*P. antarcticus*）、东海动球菌（*P. donghaensis*）、海床动球菌（*P. okeanokoites*）和粪动球菌（*P. faecalis*）等 16 个种。海床动球菌（*P. okeanokoites*）被重新划分到游动微菌属（*Planomicrobium*），改名为海床游动微菌（*Planomicrobium okeanokoites*）。动球菌属 DNA G+C 含量 39~48mol%，代表菌种为柠檬色动球菌。

（二）生物学特性

革兰氏染色阳性或可变，菌体呈球形，直径为 1.0~1.2μm，单个、成对、3 个、四联或成簇状排列。有动力，菌体具有 1 根或 2 根鞭毛，少数菌体具有 3~4 根鞭毛。需氧，嗜冷或嗜常温，耐受 1%~17% NaCl，在含 12% NaCl 营养琼脂平板上可生长。在固体培养基上生长可产生橙黄色、圆形、略凸起、光滑和反光的菌落。触酶阳性，大部分菌株氧化酶阴性。水解明胶，但不水解淀粉。

海床游动微菌的形态特征见图 12-13-1D 和图 12-13-2D。

六、芽胞八叠球菌属

（一）分类与命名

芽胞八叠球菌属（*Sporosarcina*）隶属于细菌域，厚壁菌门，芽胞杆菌纲，芽胞杆菌目，动球菌科（Planococcaceae）。目前属内包括浅黄色芽胞八叠球菌（*S. luteola*）、韩国芽胞八叠球菌（*S. koreensis*）、海水芽胞八叠球菌（*S. aquimarina*）和尿素芽胞八叠球菌（*S. ureae*）等 14 个种。属 DNA G+C 含量 38~46.5mol%，代表菌种为尿素芽胞八叠球菌。

（二）生物学特性

革兰氏染色阳性或可变，可形成内生孢子的球菌或杆菌，芽胞圆形（直径为 0.5~1.5μm），是球菌中唯一能形成芽胞的细菌，大部分菌株有动力。化能异养菌，严格或兼性需氧，在营养琼脂上可形成乳酪色、白色、淡橙色或米黄色到橙色菌落。触酶阳性，大部分菌株氧化酶和尿素酶阳性，硝酸盐还原试验结果可变，最佳生长温度 20~30℃，最适生长 pH

6.5~8。某些菌株在<10℃低温环境可以生长。

七、巨大球菌属

(一)分类与命名

巨大球菌属(*Macrococcus*)隶属于细菌域,厚壁菌门,芽胞杆菌纲,芽胞杆菌目,葡萄球菌科。目前属内包括马巨大球菌(*M. equipercicus*)、解酪蛋白巨大球菌(*M. caseolyticus*)和表皮巨大球菌(*M. epidermidis*)等11个种。巨大球菌属 DNA G+C 含量38~45mol%,代表菌种为马巨大球菌。

(二)生物学特性

革兰氏染色阳性,菌体呈球形,直径为0.74~2.5μm,成对和四联或不规则簇状排列。无动力,无芽胞。触酶和氧化酶阳性,所有菌株不分解 *D*-纤维二糖产酸。在营养琼脂或脑心浸液琼脂平板上 30~35℃生长良好,马巨大球菌可形成直径6mm、凸起,完整、奶油状和不透明的菌落,浅至中橙色,血平板上不溶血,分解 *D*-果糖产酸。对杆菌肽和溶菌酶耐受,对呋喃唑酮敏感。

巨大球菌属细菌的形态特征见图 12-13-1E 和图 12-13-2E。

八、费克蓝姆菌属

(一)分类与命名

费克蓝姆菌属(*Facklamia*)隶属于细菌域,厚壁菌门,芽胞杆菌纲,乳酸杆菌目,气球菌科。目前属内包括人费克蓝姆菌(*F. hominis*)、懒惰费克蓝姆菌(*F. ignava*)、惰性费克蓝姆菌(*F. languida*)、*Facklamia miroungae*、*Facklamia sourekii* 和 *Facklamia tabacinasalis* 6 个种。费克蓝姆菌属 DNA G+C 含量40~42mol%,代表菌种为人费克蓝姆菌。

(二)生物学特性

革兰氏染色阳性,菌体呈卵圆形,成对、成簇或短链状排列。无动力,无芽胞。兼性厌氧,触酶阴性,菌株在 10℃或 45℃不生长,在含 5% 马血或羊血琼脂平板 37℃生长,产生 γ-溶血或偶尔出现弱的 α-溶血。不产色素。分解 *D*-葡萄糖和某些其他糖类产酸,但不产气。大部分菌株不分解 *L*-阿拉伯糖、糖原、乳糖、蜜二糖、松三糖、棉子糖和核糖;碱性磷酸酶、β-葡萄糖苷酶、β-葡萄糖醛酸糖苷酶和 β-甘露糖苷酶阴性;吡咯烷酮芳基酰胺酶和亮氨酸芳基酰胺酶阳性。硝酸盐还原、七叶苷和明胶水解试验阴性。对万古霉素敏感。

费克蓝姆菌属与相关细菌区别见表 12-13-1。

费克蓝姆菌属细菌的形态特征见图 12-13-1F 和图 12-13-2F。

九、巴里恩托斯单胞菌属

(一)分类与命名

巴里恩托斯单胞菌属(*Barrientosiimonas*)隶属于细菌域,放线菌门,放线菌纲,微球菌目,皮生球菌科(Dermacoccaceae)。2013 年由 Lee LH 等提出设立的新属,目前属内包括泥土巴里恩托斯单胞菌(*B. humi*)、鹅卵石巴里恩托斯单胞菌(*B. endolithica*)和海洋巴里恩托斯单胞菌(*B. marina*)3 个种。巴里恩托斯单胞菌属 DNA G+C 含量 65.3~70mol%,代表菌种为泥土巴里恩托斯单胞菌。

(二)生物学特性

革兰氏染色阳性,菌体呈规则球菌和短杆菌(直径为 [0.25~0.6]μm × [0.25~2.25]μm),单个、成对、四联、短链或小的不规则簇状排列。无动力,无芽胞。需氧,最适生长温度 30℃(范围 15~37℃),最适 pH 7(范围为 4.5~11)。在富有营养的琼脂平板上 30℃孵育 4~7 日,形成奶白到淡黄色、光滑、黏液状、圆形、凸起、直径 0.5~1.0mm 的菌落。在含 0~14% NaCl(最适 0~4%)培养基中可生长。触酶阳性。

巴里恩托斯单胞菌属细菌的形态特征见图 12-13-1G 和图 12-13-2G。

3 种巴里恩托斯单胞菌的区别见表 12-13-2。

表 12-13-2　3 种巴里恩托斯单胞菌的区别

特性/试验	泥土巴里恩托斯单胞菌	鹅卵石巴里恩托斯单胞菌	海洋巴里恩托斯单胞菌
菌落颜色	淡黄色	奶白色	奶白色
水解七叶苷	+	-	-
水解淀粉	+	-	-
尿素酶	+	-	-
明胶液化	+	-	+
产生硫化氢	-	-	+
分解 *D*-葡萄糖产酸	-	+	+
分解 *D*-半乳糖产酸	+	-	-
分解 *D*-甘露醇产酸	-	+	+

注:+,阳性;-,阴性。

十、魏斯菌属

（一）分类与命名

魏斯菌属（*Weissella*）隶属于细菌域，厚壁菌门，芽胞杆菌纲，乳杆菌目，明串珠菌科（Leuconostocaceae）。目前属内有贝宁魏斯菌（*W. beninensis*）、食窦魏斯菌（*W. cibaria*）、融合魏斯菌（*W. confusa*）、耐盐魏斯菌（*W. halotolerans*）、韩国魏斯菌（*W. koreensis*）、较小魏斯菌（*W. minor*）、土壤魏斯菌（*W. soli*）、类肠膜魏斯菌（*W. paramesenteroides*）、泰国魏斯菌（*W. thailandensis*）和绿色魏斯菌（*W. viridescens*）等 21 个种。魏斯菌属 DNA G+C 含量 37~47mol%，代表菌种为绿色魏斯菌。

（二）生物学特性

革兰氏阳性，触酶阴性，菌体呈球形、卵圆形或不规则短杆状，某些菌种（如较小魏斯菌）菌体可呈多形性；成对或短链状排列。无动力，无芽胞。兼性厌氧生长。触酶阴性，缺乏细胞色素。在 15℃可出现生长，25~37℃生长较好，某些菌种在 42~45℃也能生长。葡萄糖发酵的终产物是 CO_2、乙醇和／或乙酸盐。生长通常需要氨基酸、多肽、可发酵的碳水化合物、脂肪酸、核酸和维生素等。所有菌株都需要生物素、烟碱、硫胺素和泛酸或它们的衍生物。所有菌种不水解精氨酸。

魏斯菌属细菌的形态特征见图 12-13-1H 和图 12-13-2H。

十一、差异球菌属

（一）分类与命名

差异球菌属（*Alloiococcus*）隶属于细菌域，厚壁菌门，芽胞杆菌纲，乳杆菌目，肉杆菌科（Carnobacteriaceae）。目前属内仅有耳炎差异球菌（*A. otitis*）1 个种。差异球菌属 DNA G+C 含量 44~45mol%，代表菌种为耳炎差异球菌。

（二）生物学特性

革兰氏染色阳性，菌体呈卵圆形，可成对、四联或簇状排列。无动力，无芽胞。需氧条件下生长，营养要求较高，在 6.5% NaCl 条件下缓慢生长，10% NaCl 条件下不生长，在 10℃或 45℃不生长。触酶阳性或阴性，氧化酶阴性。利用碳水化合物不产酸、不产气。吡咯烷酮芳基酰胺酶和亮氨酸氨基肽酶阳性。对万古霉素敏感。

差异球菌属细菌的形态特征见图 12-13-1I 和图 12-13-2I。

十二、农球菌属

（一）分类与命名

农球菌属（*Agrococcus*）隶属于细菌域，放线菌门，放线菌纲，放线菌目，微杆菌科（Microbacteriaceae）。目前属内包括巴尔德农球菌（*A. baldri*）、煤炭农球菌（*A. carbonis*）、乳酪农球菌（*A. casei*）、柠檬黄农球菌属（*A. citreus*）、济州农球菌（*A. jejuensis*）、耶拿农球菌（*A. jenensis*）、拉浩尔谷农球菌（*A. lahaulensis*）、土地农球菌（*A. terreus*）和杂色农球菌（*A. versicolor*）9 个种。农球菌属 DNA G+C 含量 65~75mol%。代表菌种为耶拿农球菌。

（二）生物学特性

革兰氏染色阳性，菌体呈不规则球形、卵圆形或短杆状（直径为 [0.7~1.0]μm × [1.1~1.7]μm），细胞单个、成对、短链状或小的不规则簇状排列。无动力，无芽胞。需氧或微需氧。在 TSA 20~37℃孵育可形成圆形、微凸起、光滑、直径 2~7mm 菌落，菌落颜色取决于培养条件，可呈白色、奶油色、黄色或橙色。触酶阳性，氧化酶阴性。耶拿农球菌不还原硝酸盐，不产生硫化氢，不水解七叶苷和淀粉，分解果糖、甘露醇、L- 鼠李糖和 D- 葡萄糖醇产酸。拉浩尔谷农球菌在 TSA 上形成柠檬黄色素菌落，直径为 0.7~3.0mm、圆形、反光、边缘整齐、不透明。可耐 7.0% NaCl。

其他少见需氧革兰氏阳性球菌的镜下和菌落形态特征见图 12-13-1、图 12-13-2。

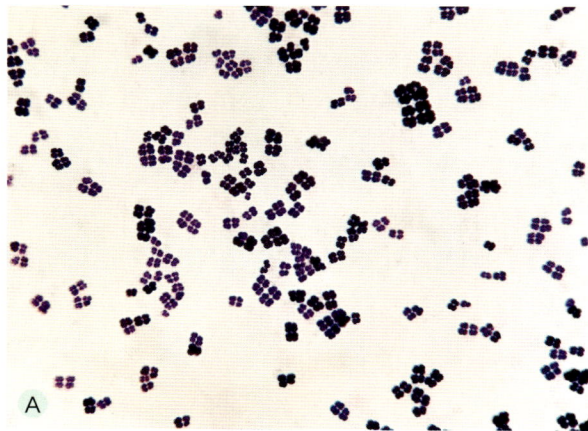

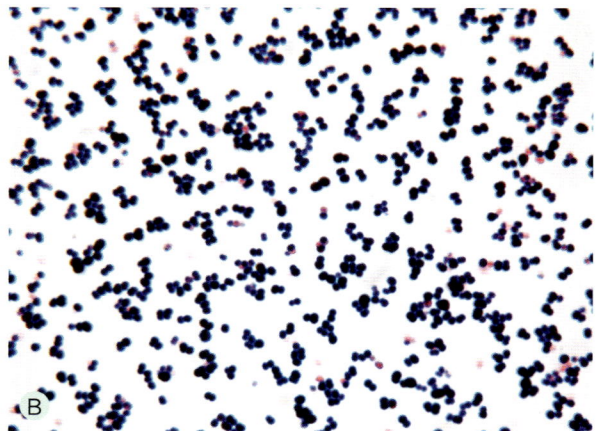

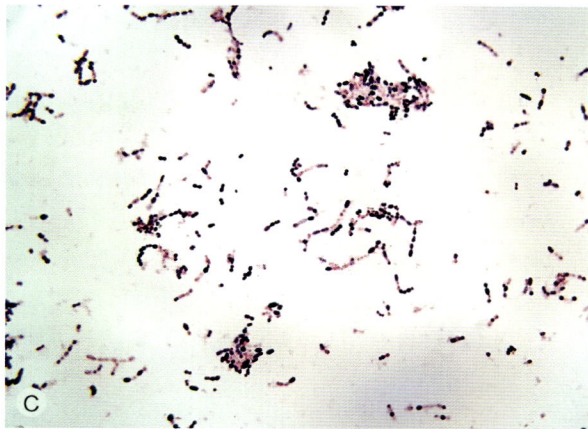

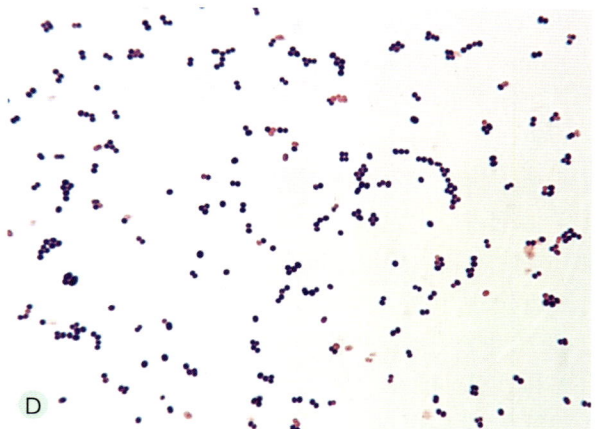

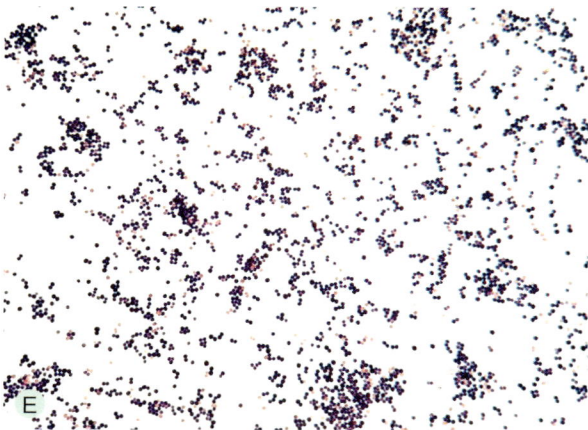

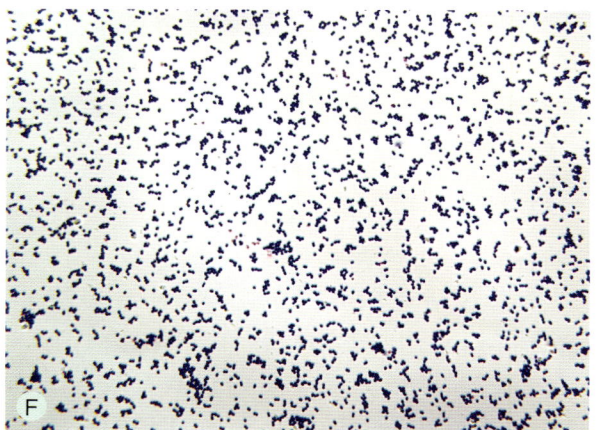

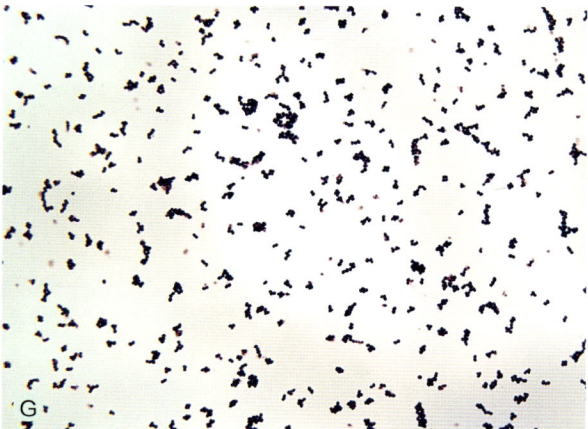

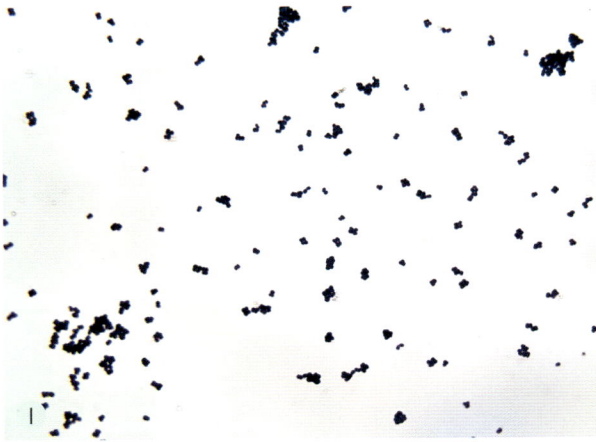

图 12-13-1　其他少见需氧革兰氏阳性球菌革兰氏染色的镜下形态特征 ×1 000
A. 淤泥异常球菌；B. 懒惰狡诈菌；C. 少食狡诈球菌；D. 海床游动微菌；E. 表皮巨大球菌；F. 人费克蓝姆菌；G. 泥土巴里恩托斯单胞菌；H. 混淆魏斯菌；I. 耳炎差异球菌

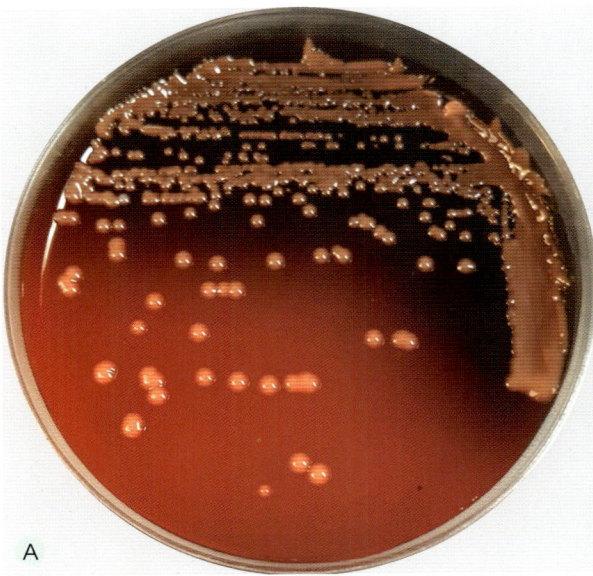

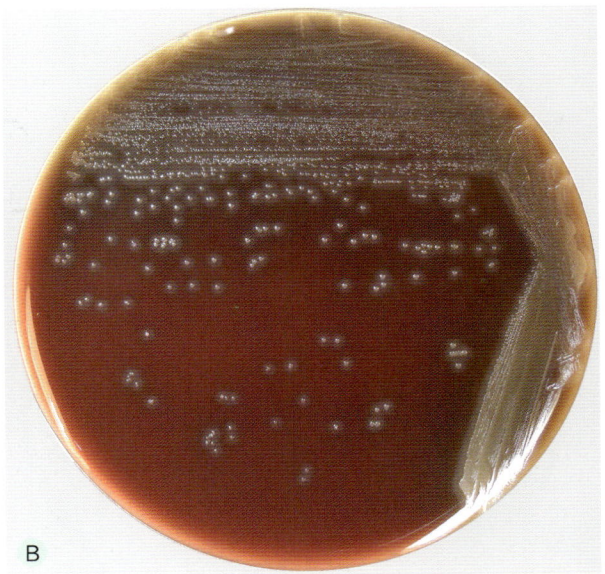

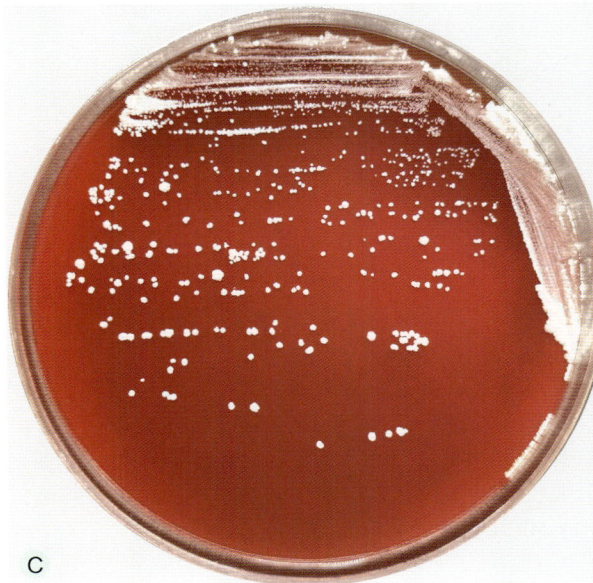

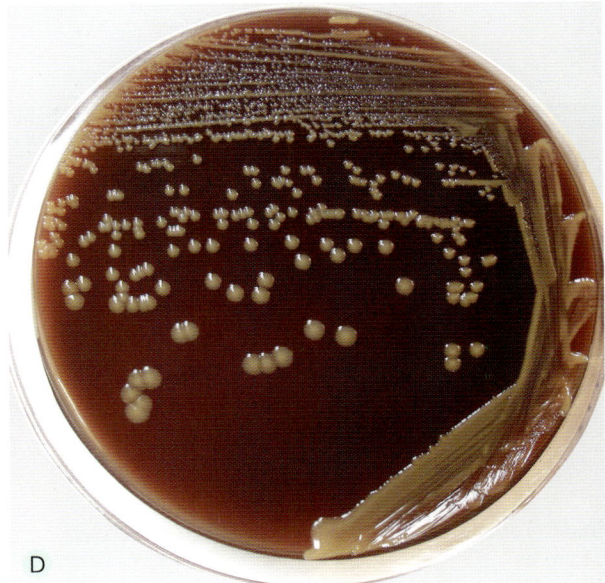

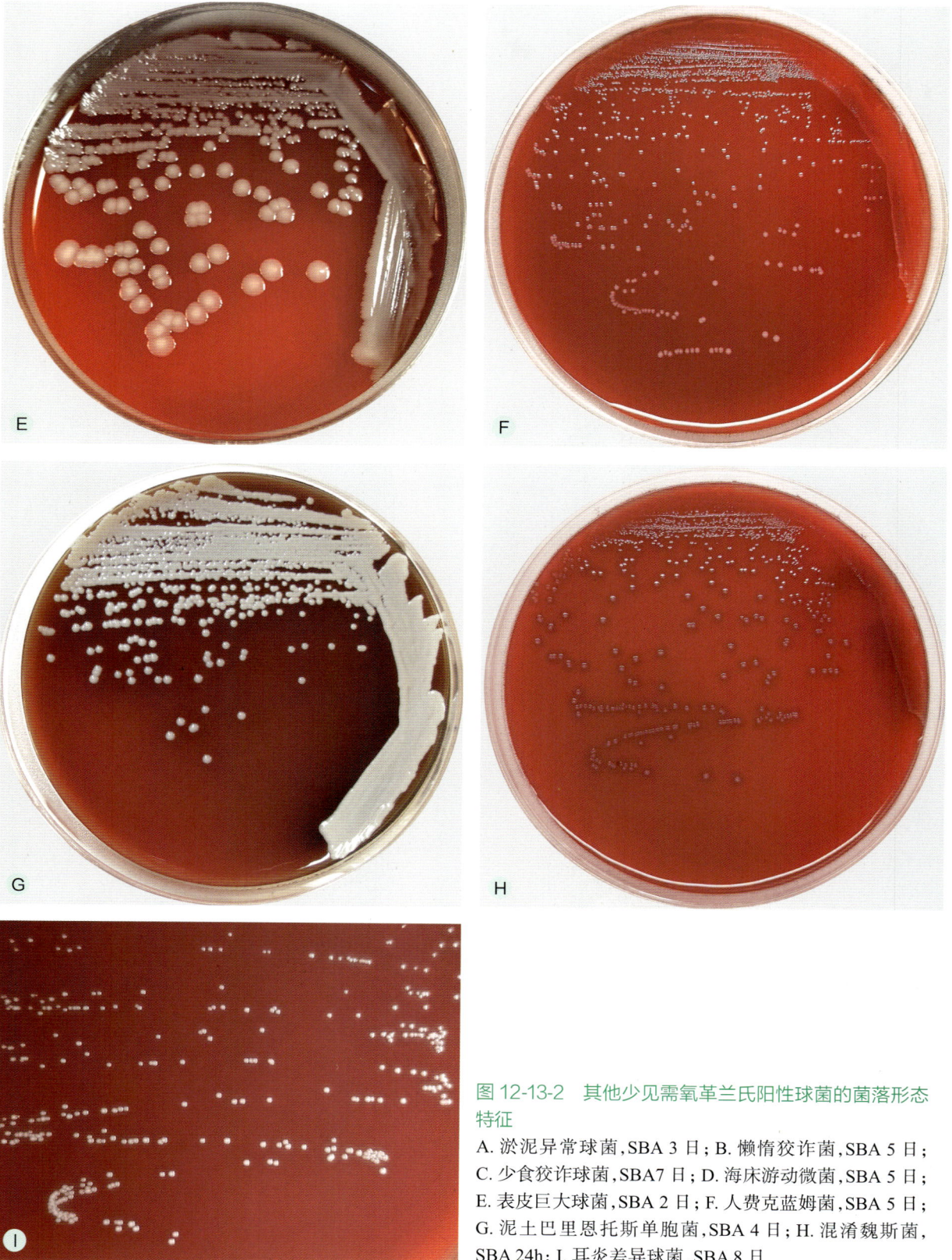

图 12-13-2   其他少见需氧革兰氏阳性球菌的菌落形态特征

A. 淤泥异常球菌,SBA 3 日;B. 懒惰狡诈菌,SBA 5 日;
C. 少食狡诈球菌,SBA7 日;D. 海床游动微菌,SBA 5 日;
E. 表皮巨大球菌,SBA 2 日;F. 人费克蓝姆菌,SBA 5 日;
G. 泥土巴里恩托斯单胞菌,SBA 4 日;H. 混淆魏斯菌,
SBA 24h;I. 耳炎差异球菌,SBA 8 日

（孙长贵   陈东科）

参考文献

1. 陈东科, 孙长贵, 实用临床微生物学检验与图谱. 北京: 人民卫生出版社, 2011

2. 李仲兴, 赵建宏, 杨敬芳, 革兰阳性球菌与临床感染. 北京: 科学出版社, 2007

3. Jorgensen JH, Pfaller MA, Manual of clinical microbiology. 11th ed. Washington DC: American Society for Microbiology Press, 2015

4. 尚红, 王毓三, 申子瑜. 全国临床检验操作规程. 4 版. 北京: 人民卫生出版社, 2015

5. 王辉, 任健康, 王明贵. 临床微生物学检验. 北京: 人民卫生出版社, 2015

6. 陈瑜. 临床常见细菌、真菌鉴定手册. 北京: 人民卫生出版社, 2009

7. 杨瑞馥, 陶天申. 细菌名称英解汉译词典. 北京: 军事医学科学出版社, 2000

8. 赵乃昕, 范广盈. 医学细菌名称及分类鉴定. 3 版. 济南: 山东大学出版社, 2013

9. 陈东科, 程燕, 张秀珍. Optochin 耐药肺炎链球菌的鉴定. 中华检验医学杂志, 2005, 28 (11): 1140-1142

10. 陈东科, 许宏涛, 艾效曼, 等. 触酶阴性金黄色葡萄球菌的鉴定与耐药性分析. 中华检验医学杂志, 2006, 29 (10): 939

11. 李耘, 郑波, 吕媛, 等, 中国细菌耐药监测研究 2019 至 2020 年革兰阳性菌监测报告. 中国临床药理学杂志, 2022, 38 (4): 369-384

12. 胡付品, 郭燕, 朱德妹, 等, 2020 年中国 CHINET 细菌耐药性监测. 中国感染与化疗杂志, 2021, 21 (4): 377-387

13. 禹定乐, 郑跃杰, 杨永弘, 等, 重视 A 群链球菌对 β 内酰胺类抗生素敏感性降低的问题. 中国感染与化疗杂志, 2022, 22 (3): 371-374

14. 谭枝微, 顾兵. 2008—2017 年中国 CHINET 肠球菌属细菌耐药性监测. 南京医科大学学报 (自然科学版), 2021,(1): 65-68, 73

15. 刘美清, 兰英, 蔡曼, 等. 双溶血环金黄色葡萄球菌的菌落特征与药物敏感性分析. 中华医院感染学杂志, 2016, 26 (9): 1921-1923

16. 俞静, 刘瑛, 陈峰. 甲氧西林耐药的 CO_2 依赖型金黄色葡萄球菌小菌落突变株的分离和鉴定. 上海交通大学学报 (医学版), 2012, 32 (10): 1338-1342

17. 赵德军, 张碧霞, 曹雁. 血中检出多药耐药玫瑰微球菌 1 例. 中华医院感染学杂志, 2007, 17 (12): 1585

18. 伍蕊, 沈宁, 朱红, 等. 克氏库克菌血流感染 1 例并文献复习. 中国感染与化疗杂志, 2015, 15 (40): 380-382

19. 卢洪洲, 翁心华. 链球菌属分类的研究进展. 国外医学: 微生物学分册, 2001, 24 (6): 21-23

20. 李金钟. 兼性厌氧、触酶阴性革兰阳性球菌分类新进展. 临床检验杂志, 2004, 22 (4): 308-311

21. 张永法, 蔺萃, 王凤莲. 缓症链球菌败血症一例. 中华临床医师杂志 (电子版), 2012, 6 (4): 1081-1082

22. 张彦丽, 刘容珍, 张桂玲. 从一起聚集感染事件中分离培养出停乳链球菌似马亚种. 中国卫生检验杂志, 2014, 24 (13): 1889-1891

23. 何招辉, 杨春丽. 似马链球菌血行感染致感染性休克 1 例. 江西医药, 2015, 50 (3): 250-251

24. 郭宝俊, 王涛, 杨锐, 等. 咽峡炎链球菌致清洁切口感染 1 例. 中国感染控制杂志, 2012, 11 (5): 394-395

25. 孙瑞花, 王荣, 杨锐. 咽峡炎链球菌引起手背人咬伤后并发软组织感染 1 例. 国际检验医学杂志, 2016, 37 (4): 574-575

26. 朱敏, 范建霞, 程利南. 围产期 B 群链球菌研究进展. 中华妇产科杂志, 2005, 40 (2): 137-141

27. 杨青, 俞云松, 林洁, 等. 2005—2014 年 CHINET 肠球菌属细菌耐药性监测. 中国感染与化疗杂志, 2016, 16 (2): 146-152

28. 王苏建, 吕达嵘, 王家平. 临床常见绿色气球菌的分布和耐药性分析. 检验医学, 2004, 19 (3): 191-193

29. 李金钟, 刘利平. 气球菌分类及鉴定进展. 国外医学临床生物化学与检验学分册, 2005, 26 (1): 35-37

30. 毛丽萍, 顾云峰, 王大选. 眼部浅绿色气球菌感染 4 例报道. 中国微生态学杂志, 2012, 24 (11): 1014-1018

31. Ramos JN, dos Santos LS, Vidal LM, et al. A case report and litera-ture overview: Abiotrophia defectiva aortic valve endocarditis in developing countries. Infection, 2014, 42 (3): 579-584

32. Ratcliffe P, Fang H, Thidholm E, et al. Comparison of MALDI-TOFMS and VITEK 2 system for laboratory diagnosis of Granulicatella and Abiotrophia species causing invasive infections. Diagn Microbiol Infect Dis, 2013, 77 (3): 216-219

33. 陈杏春. 乏养菌属和颗粒球菌属的研究进展. 现代检验医学杂志, 2010, 25 (2): 55-56

34. 卫颖珏, 杨海慧, 秦娟秀. 16SrRNA 测序法鉴定致皮下软组织感染的毗邻颗粒链菌一例. 检验医学, 2015, 30 (7): 772-773

35. 赵利利, 李振军, 孙丽娜, 等. 16SrRNA 序列分析方法研究儿童口内细菌菌群变化. 中国人兽共患病学报, 2015, 31 (1): 11-14

36. 祁钊, 周海风. 从脑脓肿患者脓肿液中分离出乳酸乳球

菌乳脂亚种 1 例. 临床检验杂志, 2005, 23 (2): 148

37. 唐芳根, 袁芬连, 刘家开, 等. 膝类风湿性关节炎合并麻疹孪生球菌致化脓性关节炎 1 例报告. 南方医科大学学报, 2012, 32 (3): 437

38. 张闻多, 刘德平. 麻疹孪生球菌致感染性心内膜炎 1 例并国内外文献复习. 中国心血管杂志, 2011, 16 (1): 29

39. Ulger-Toprak N, Summanen PH, Liu C, et al. Gemella asaccharolytica sp. nov., isolatedfrom human clinical specimens. Int J Syst Evol Microbiol, 2010, 60 (5): 1023-1026

40. 王强, 陈世润, 李文博. 溶血孪生球菌致颌面部重症感染临床总结. 口腔颌面外科杂志, 2009, 19 (4): 270-272

41. 李金钟, 刘利平. 无色藻菌分类与鉴定新进展. 国际检验医学杂志, 2006, 27 (3): 273-275

42. 吴艳, 吕火烊, 胡庆丰. 乳酸明串珠菌感染一例并文献复习. 中华检验医学杂志, 2013, 36 (5): 455-456

43. 鲍文韬, 孙建玲, 于亮. 明串珠菌致感染性休克一例并相关文献复习. 中华实验和临床感染病杂志 (电子版), 2012, 6 (5): 469-470

44. 董春忠, 孙霞, 孟尉. 戊糖片球菌感染引起心内膜炎一例并文献复习. 中华检验医学杂志, 2012, 35 (9): 854-855

45. Panackal AA, Houze YB, Prentice J, et al. Prosthetic joint infection due to "Helcococcus pyogenica". J Clin Microbiol, 2004, 42 (6): 2872-2874

46. Panackal AA, Houze YB, Prentice J, et al. Prosthetic joint infection due to "Helcococcus pyogenes". J Clin Microbiol, 2004, 42 (12): 5966

47. 李金钟. 创伤球菌属的研究进展. 中国热带医学, 2009, 9 (7): 1375-1377

48. 郭凤丽, 周友全, 李文聪, 等. 孔兹创伤球菌致乳腺脓肿 1 例. 临床检验杂志, 2015, 33 (6): 480-481

49. Tohno M, Kitahara M, Matsuyama, S. et al. Aerococcus vaginalis sp. Nov., isolated from the vaginal mucosa of a beef cow, and emended descriptions of Aerococcus suis, Aerococcus viridans, Aerococcus urinaeequi, Aerococcus urinaehominis, Aerococcus urinae, Aerococcus christensenii and Aerococcus sanguinicola. Int J Syst Evol Microbiol, 2014, 64 (4): 1229-1236

50. Hung WC, Chen HJ, Tsai JC, et al. Gemella parahaemolysans sp. nov. and Gemella taiwanensis sp. Nov., isolated from human clinical specimens. Int J Syst Evol Microbiol, 2014, 64 (4): 2060-2065

51. 王金良, 李晓军, 涂植光, 等. 实用检验医学 (下册). 2 版. 北京: 人民卫生出版社, 2013

52. Parte AC, Whitman WB. Bergey's manual of systematic bacteriology. 2nd. New York: Springer, 2009

53. 陈东科, 许宏涛. 红霉素异质性耐药金黄色葡萄菌耐药机理及检测方法学的比较研究. 中华医学杂志, 2013, 93 (48): 3867-3871

54. Jadhav KP, Pai PG. A rare infective endocarditis caused by Vagococcus fluvialis. J Cardiol Cases, 2019, 20 (4): 129-131

55. Lee LH, Cheah YK, Sidik SM, et al. Barrientosiimonas humi gen. nov., sp. nov., an actinobacterium of the family Dermacoccaceae. Int J Syst Evol Microbiol, 2013, 63 (1): 241-248

56. 陈东科, 孙长贵. 临床微生物学检验图谱. 北京: 人民卫生电子音像出版社, 2016

57. Parte AC, Whitman WB. Bergey's manual of systematic bacteriology: volume 2 The Actinobacteria, Part A. 2nd ed. New York: Springer, 2012

58. CLSI. Performance Standards for Antimicrobial Susceptibility Testing: Twenty-Fifth Informational Supplement. CLSI document M100-S25. Wayne, PA: Clinical and Laboratory Standards Institute, 2015

59. CLSI. Methods for Antimicrobial Dilution and Disk Susceptibility Testing of Infrequently Isolated or Fastidious Bacteria. 3rd ed. CLSI guideline M45. Wayne, PA: Clinical and Laboratory Standards Institute, 2015

60. 陈茶, 屈平华. 实用医学细菌学分类与临床应用手册. 北京: 科学出版社, 2022

第一节 奈 瑟 菌 属

一、分类与命名

奈瑟菌属（*Neisseria*）隶属于细菌域,变形菌门,β- 变形菌纲,奈瑟菌目,奈瑟菌科。目前奈瑟菌属包括 28 个种和 3 个亚种。从人体分离的奈瑟菌属主要包括淋病奈瑟菌（*N. gonorrhoeae*）、脑膜炎奈瑟菌（*N. meningitidis*）、杆状奈瑟菌（*N. bacilliformis*）、灰色奈瑟菌（*N. cinerea*）、长奈瑟菌（*N. elongata*）、长奈瑟菌硝基还原亚种（*N. elongata* subsp. *nitroreducens*）、长奈瑟菌长亚种（*N. elongata* subsp. *elongata*）、长奈瑟菌解糖亚种（*N. elongata* subsp. *glycolytica*）、浅黄奈瑟菌（*N. flavescens*）、乳糖奈瑟菌（*N. lactamica*）、黏液奈瑟菌（*N. mucosa*）、多糖奈瑟菌（*N. polysaccharea*）、干燥奈瑟菌（*N. sicca*）和微黄奈瑟菌（*N. subflava*）；常见的动物源性菌有犬奈瑟菌（*N. canis*）、豚鼠奈瑟菌（*N. caviae*）、兔奈瑟菌（*N. cuniculi*）、猕猴奈瑟菌（*N. macaca*）、蜥蜴奈瑟菌（*N. iguanae*）、羊奈瑟菌（*N. ovis*）和韦弗奈瑟菌（*N. weaveri*）等。奈瑟菌属的 DNA G+C 含量为 48~56mol%,代表菌种为淋病奈瑟菌和脑膜炎奈瑟菌。

二、生物学特性

(一) 形态与染色

奈瑟菌种类繁多,形态为革兰氏阴性双球菌（长奈瑟菌除外）,直径 0.6~1.9μm,多呈肾形,成对排列（短轴相对）,无鞭毛,无芽胞,有菌毛和荚膜。有的能产生淡黄色色素,如浅黄色奈瑟菌、干燥奈瑟菌、微黄奈瑟菌。

(二) 培养特性

奈瑟菌属细菌是专性需氧菌,除淋病奈瑟菌（也称淋球菌）和脑膜炎奈瑟菌（也称脑膜炎球菌）外,其他奈瑟菌均可在普通培养基上生长。最难培养的是淋病奈瑟菌,该菌对营养要求较复杂,而且对脂肪类物质极其敏感（因此不推荐用牛乳作为混悬基质来保存菌种）。从标本中分离淋病奈瑟菌或脑膜炎奈瑟菌时,应采用加有复合抗菌药物的选择性培养基进行分离培养（如 MTM、ML 和 NYC 培养基）,淋病奈瑟菌或脑膜炎奈瑟菌的初次分离需要一定的湿度和 CO_2 的环境。最适生长温度 35~36℃。淋病奈瑟菌在初代培养时生长较为缓慢（孵育 24 小时后直径为 0.5~1mm）,AHU 菌株（生长需要精氨酸、次黄嘌呤和尿嘧啶）可形成非典型的小菌落（孵育 24 小时后直径为 0.25mm）（图 13-1-1F）,"无菌生长"报告应在 3 日后发出。表 13-1-1 描述的内容有助于淋病奈瑟菌、脑膜炎奈瑟菌和卡他莫拉菌的分离。人类致病的淋病奈瑟菌和脑膜炎奈瑟菌营养要求严格,对温度、干燥、碱、酸等条件敏感。

脑膜炎奈瑟菌的菌落通常较大（孵育 24 小时后直径为 1~2mm）（图 13-1-2B）,而且比淋病奈瑟菌的菌落扁平。脑膜炎奈瑟菌可在普通血平板或巧克力平板上生长（图 13-1-2C、D）,部分淋病奈瑟菌或经过传代的淋病奈瑟菌也可在普通的血平板（图 13-1-1D）或巧克力平板上生长,对营养要求不太高的菌株可在普通琼脂平板上生长,部分对营养要求高的菌株琼脂卫星试验可呈阳性。淋病奈瑟菌可产生自溶酶,在孵育 24 小时后培养物可出现自溶。

奈瑟菌属细菌的形态特征见图 13-1-1~ 图 13-1-5。

表 13-1-1　分离淋病奈瑟菌、脑膜炎奈瑟菌和卡他莫拉菌的身体部位或标本与培养基

菌种	临床综合征	性别 a	部位或标本	培养基
淋病奈瑟菌	无并发症	女性	子宫颈内膜（前庭大腺）、直肠 b、尿道、咽 b	选择性
		男性		
		异性恋	尿道	选择性
		同性恋	尿道、直肠 b、咽 b	选择性
	盆腔感染性疾病	女性	子宫颈内膜（女性）、子宫内膜 c、输卵管 c	选择性、非选择性
	弥漫性淋球菌感染		子宫颈内膜（女性）、尿道（男性）、皮肤损伤	选择性、非选择性
			关节液、血液	血液培养基（无 SPS）
	眼炎		结合膜	非选择性
脑膜炎奈瑟菌	脑膜炎		脑脊液、皮肤损伤	非选择性
			血液	血液培养基（无 SPS）
			鼻咽	选择性、非选择性
卡他莫拉菌	肺炎		痰（气管抽吸物）	选择性、非选择性
	中耳炎		鼓室穿刺术 d	非选择性
	窦炎		窦活体组织	非选择性

注：a，仅从男性、女性不同部位取材；b，如有口、生殖道或肛门 - 生殖道暴露史；c，若进行腹腔镜检查；d，非常规执行。

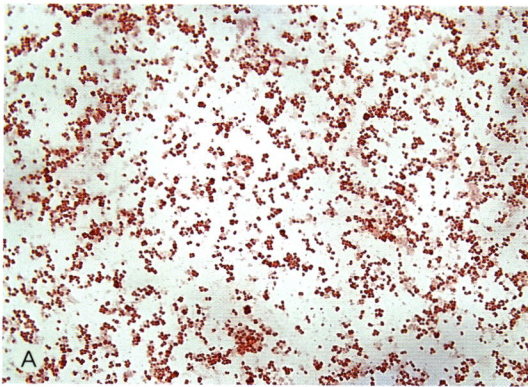

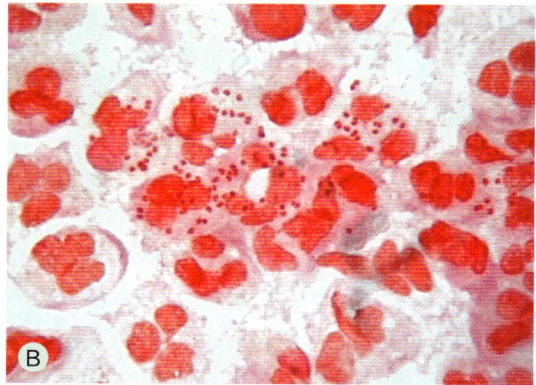

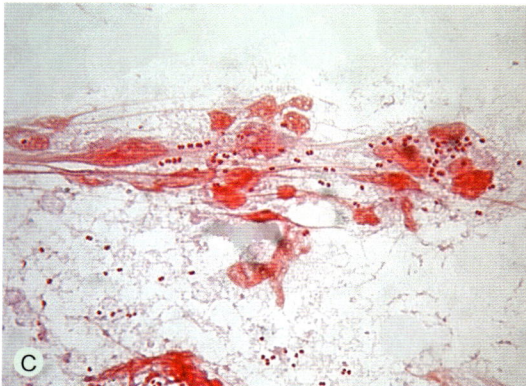

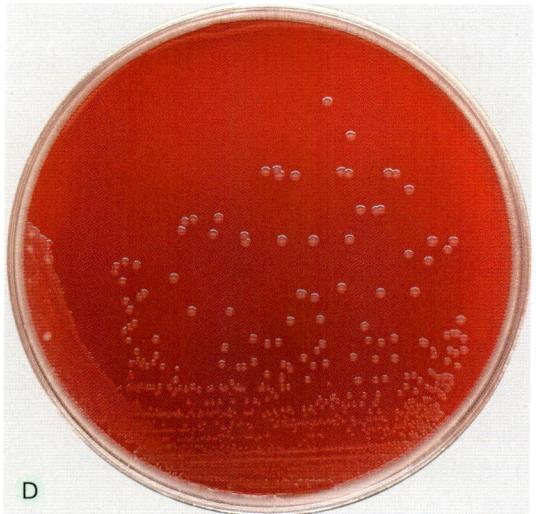

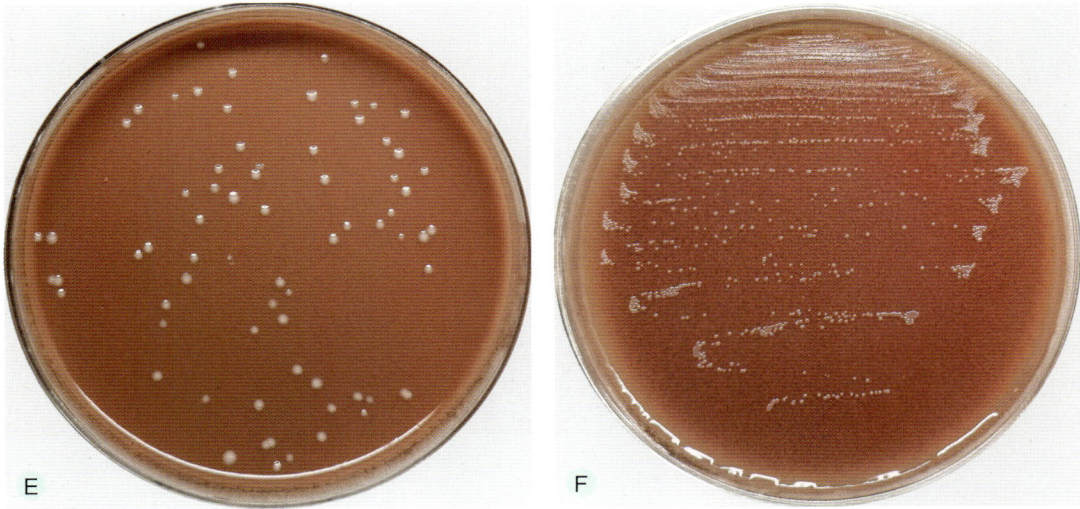

图 13-1-1　淋病奈瑟菌的形态特征

A. ATCC 49226 革兰氏染色 ×1 000；B. 尿道分泌物革兰氏染色 ×1 000；C. 阴道分泌物涂片革兰氏染色 ×1 000；
D. 临床分离株 SBA 2 日；E. 临床分离株 MTM 2 日；F. AHU 菌株 MTM 2 日

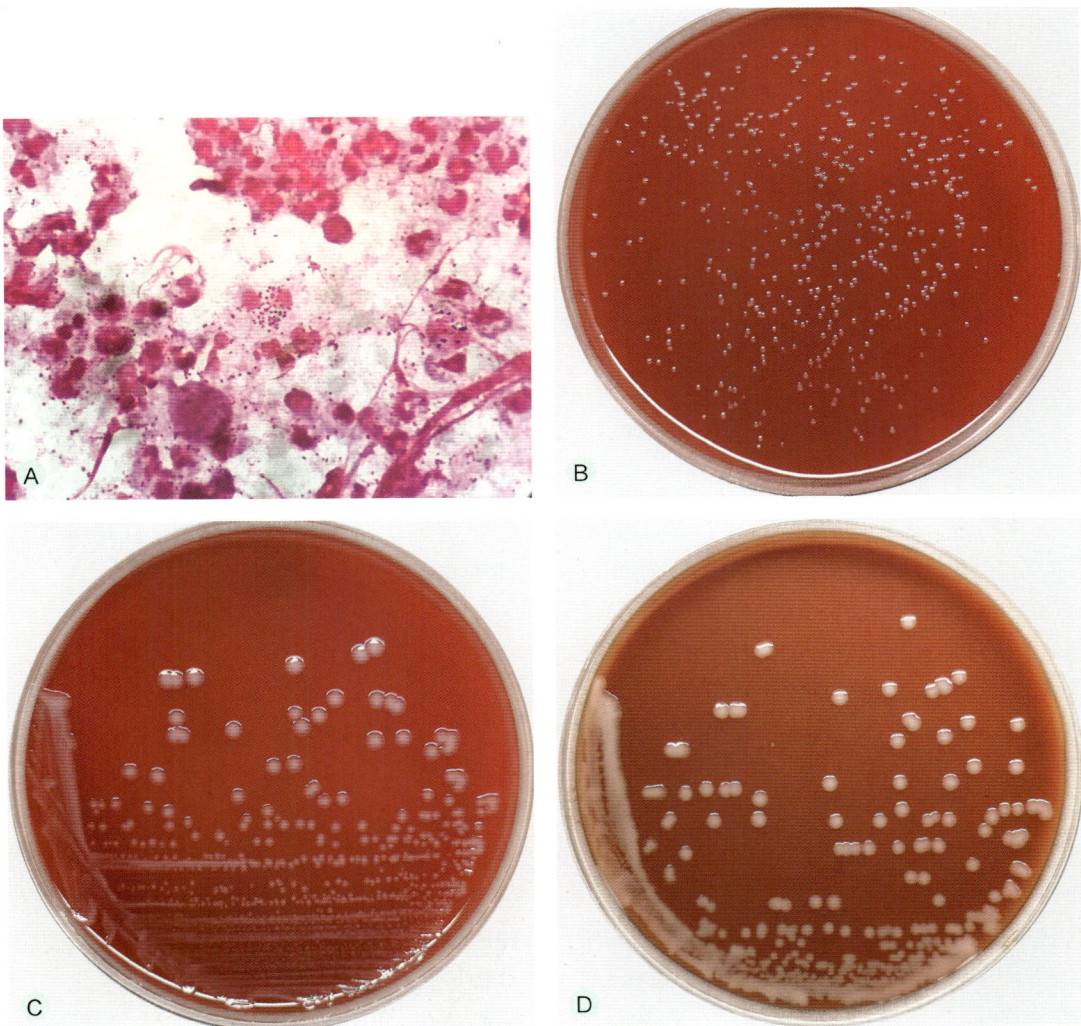

图 13-1-2　脑膜炎奈瑟菌的形态特征

A. 脑脊液涂片革兰氏染色 ×1 000；B. ATCC 13090 SBA 24h；C. 临床分离株（C 群）SBA 2 日；D. 临床分离株（C 群）CA 2 日

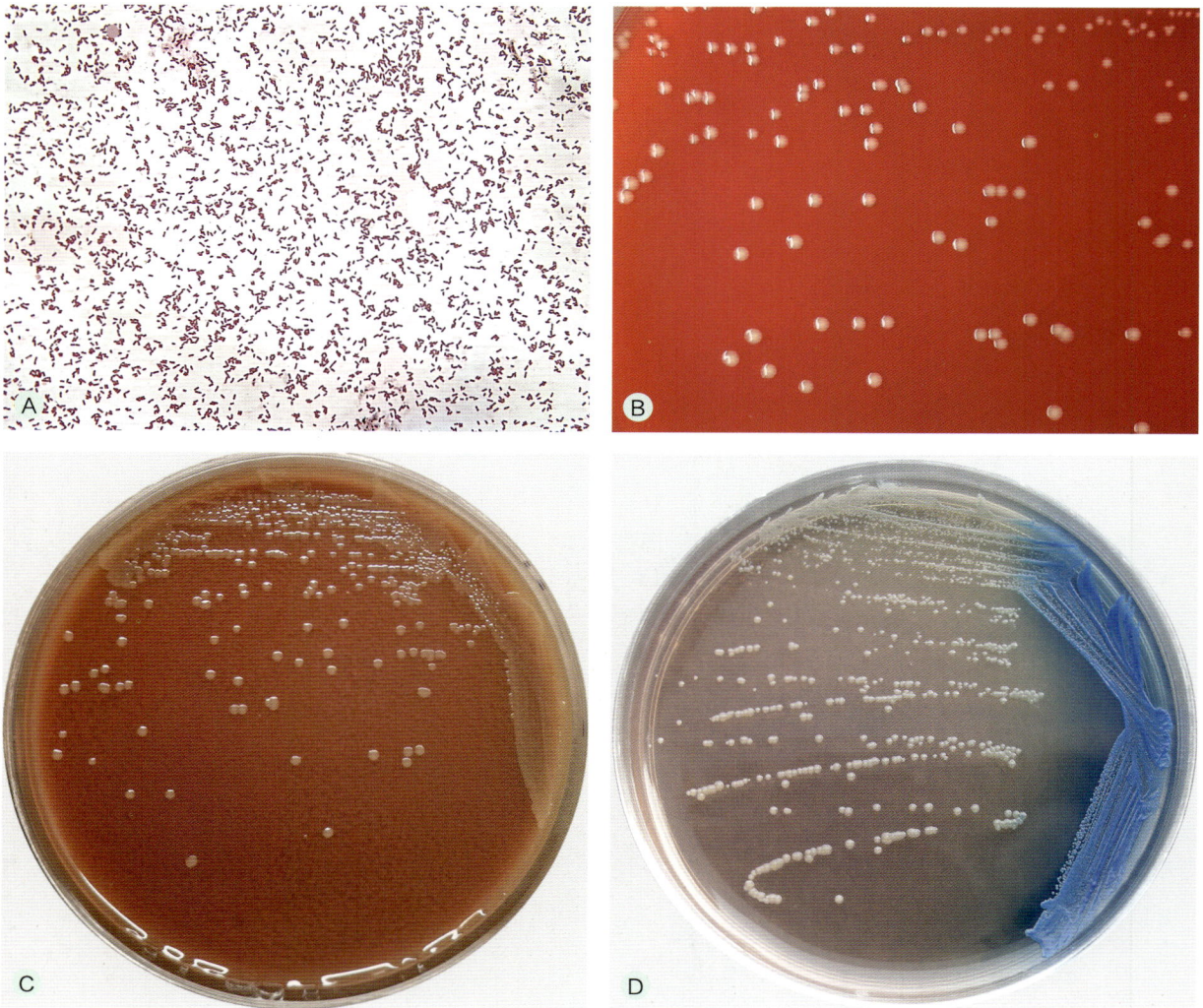

图 13-1-3　杆状奈瑟菌的形态特征
A. 菌落涂片革兰氏染色 ×1 000；B. SBA 2 日；C. CA 2 日；D. 中国蓝平板 3 日

（三）生化特性

所有的奈瑟菌菌株都是氧化酶阳性，触酶阳性（长奈瑟菌除外），葡萄糖产酸试验依菌种而定（酸产生必须在含有酚红指示剂的蛋白质／糖类低比例的培养基中进行）。淋病奈瑟菌和脑膜炎奈瑟菌对外界的理化因素敏感，尤其是淋病奈瑟菌。在用棉拭子进行标本采集时，应该选用经过处理中和了毒性的拭子。聚茴香脑硫酸钠（SPS）对淋病奈瑟菌和脑膜炎奈瑟菌有毒性，因此对怀疑淋病奈瑟菌和脑膜炎奈瑟菌感染患者进行血培养时应选择不含 SPS 或含明胶的培养基。有些淋病奈瑟菌株对万古霉素、三甲氧苄氨敏感，特别是 AHU 菌株（对精氨酸、次黄嘌呤、尿嘧啶的营养需求型）对培养基中使用的万古霉素的浓度敏感。这些菌株虽然少见，但在某些地区的分离率较高，因此在这些地区

应该定期比较选择性和非选择性培养基对潜在的难培养菌株的分离情况。

三、鉴定与鉴别

（一）属间鉴别

奈瑟菌在形态学上易与卡他莫拉、金氏杆菌和莫拉菌相混淆，可根据氧化酶、触酶、分解葡萄糖产酸，以及细菌伸长试验进行鉴别（表 13-1-2）。细菌伸长试验是将待检细菌接种于巧克力琼脂平板上涂布均匀，并将 10U（国际单位）青霉素纸片贴于接种区域。孵育 18~24 小时后，从抑菌圈边缘刮去培养物进行结晶紫、潘红或革兰氏染色。在青霉素亚抑制浓度作用下，由于细菌不能分裂，金氏杆菌和莫拉菌形成长杆状或丝状。相反，真实的双球菌可保持它们的形态特点（奈瑟菌和卡他莫拉菌），只是

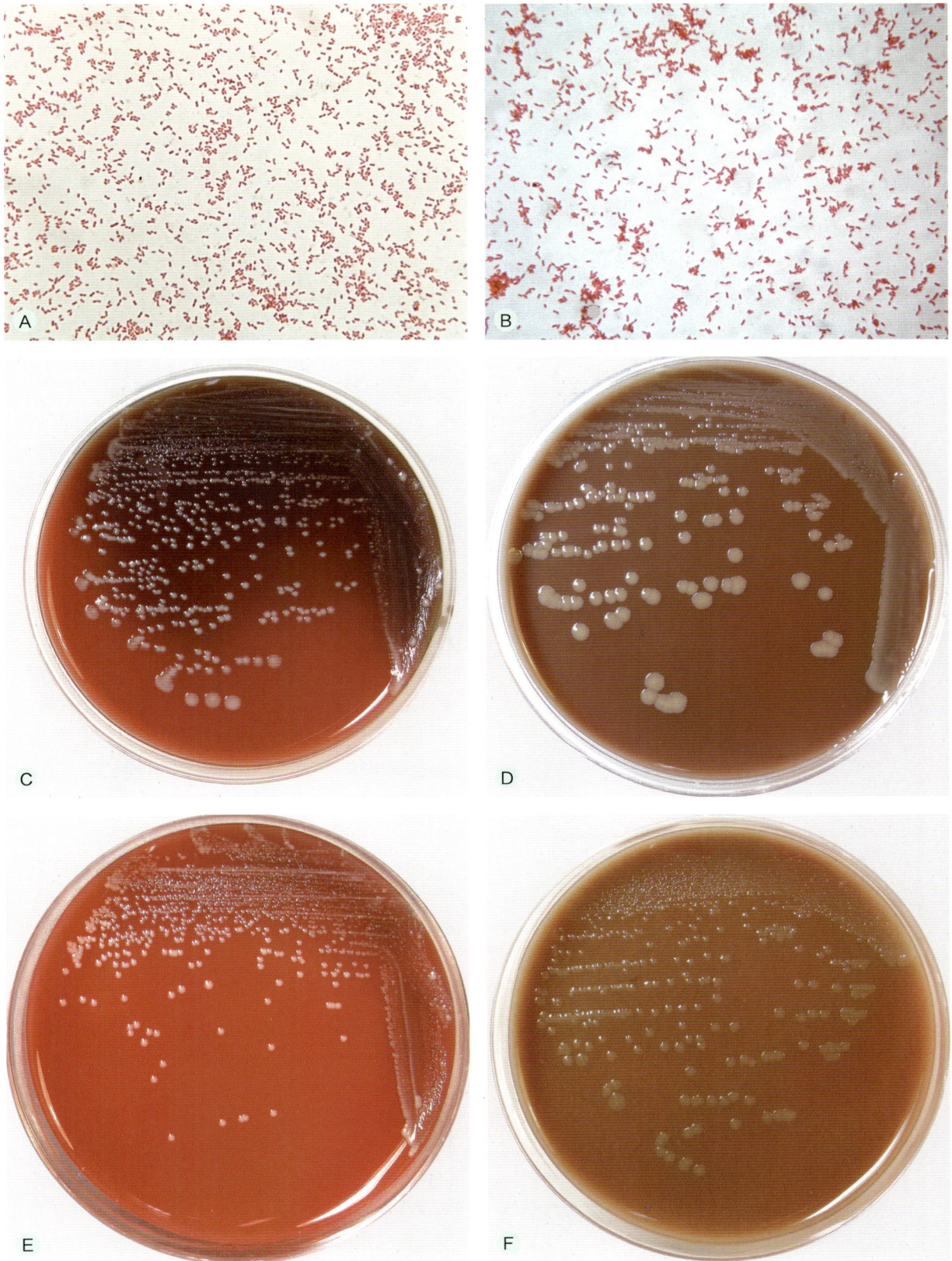

图 13-1-4　长奈瑟菌的形态特征

A. 长奈瑟菌硝酸盐还原亚种革兰氏染色 ×1 000；B. 长奈瑟菌长亚种革兰氏染色 ×1 000；C. 长奈瑟菌长亚种 SBA 2 日；
D. 长奈瑟菌长亚种 CA 2 日；E. 长奈瑟菌硝酸盐还原亚种 SBA 24h；F. 长奈瑟菌硝酸盐还原亚种 CA 24h

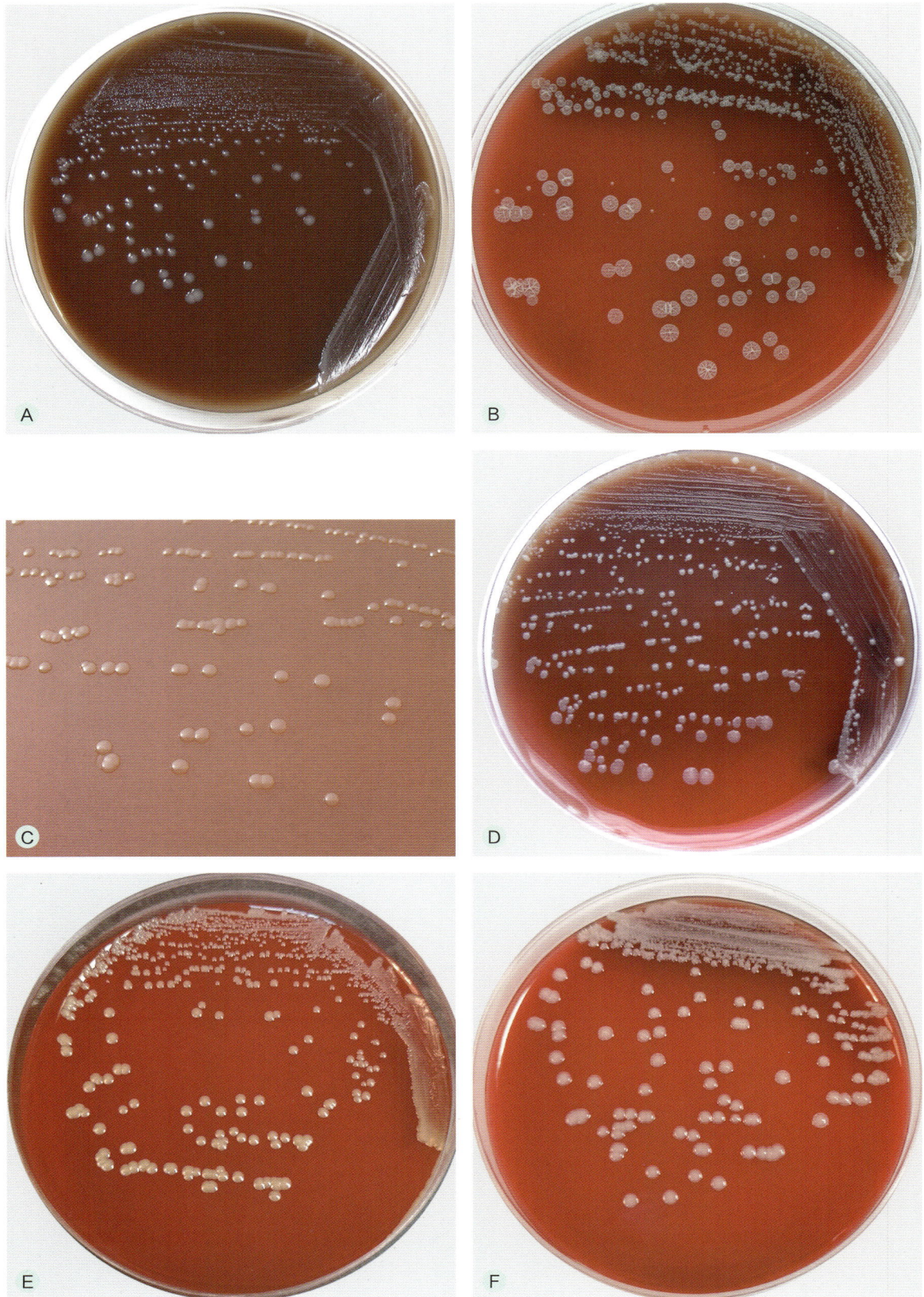

图 13-1-5   其他奈瑟菌的形态特征

A. 灰色奈瑟菌 SBA 3 日；B. 浅黄色奈瑟菌 SBA 2 日；C. 解乳糖奈瑟菌 CA 2 日；D. 干燥奈瑟菌 SBA 4 日；

E. 口腔奈瑟菌 SBA 3 日；F. 黏液奈瑟菌 SBA 2 日

菌体细胞有增大的趋势(图 2-3-3C)。长奈瑟菌与金氏杆菌的鉴别见于第十八章第四节。氧化酶试剂对淋病奈瑟菌有毒性作用,因此在培养出很少几个菌落时最好先进行纯培养后再进行氧化酶试验,可选用改良的 Kovac 方法(用非镍铬的接种环)或直接在平板上做氧化酶试验。

(二)属内鉴定

实验室对革兰氏阴性、氧化酶阳性双球菌的错误鉴定可能会在社会和法医学上带来麻烦,因此在对未知病原感染标本或遭受性虐待或性攻击收集的标本中分离的革兰氏阴性、氧化酶阳性双球菌株,有必要鉴定到种的水平。标本直接涂片镜检报告也要慎重,必须小心解释,要注意涂片的质量,注意观察在多形核白细胞胞质内是否有革兰氏阴性双球菌(图 13-1-1B),报告时应注明细菌在细胞内或细胞外(图 13-1-1C),并报告细菌数量。大部分奈瑟菌的菌落较黏或干燥(淋病奈瑟菌和脑膜炎奈瑟菌除外),且不透明,用接种环不易刮取,也不易在盐水中乳化。奈瑟菌和其他相关菌种的生物学特性,见表 13-1-2、表 13-1-3。

表 13-1-2　奈瑟菌科各属的鉴别特点 b

菌属	细菌形态	氧化酶	触酶	葡萄糖产酸
奈瑟菌属	双球菌 b	+	+ c	v d
卡他莫拉菌属	双球菌	+	+	−
金氏杆菌属	球杆菌	+	−	+
莫拉菌属	球杆菌	+	+	−

注:+,菌落呈典型阳性;−,大多数菌株阴性;v,不定;b,长奈瑟菌为杆状细菌;c,长奈瑟菌为阴性或弱阳性;d,与菌种有关。

表 13-1-3　常见人源性奈瑟菌和其他相关菌种的生物学

菌种	在巧克力培养基上的菌落特点	在下列培养基上生长			利用糖产酸					硝酸盐还原	利用蔗糖合成多糖	DNA酶
		MTM、ML 和 MYC	巧克力或血液琼脂(22℃)	营养琼脂(35℃)	葡萄糖	麦芽糖	乳糖	蔗糖	果糖			
淋病奈瑟菌 b	米色到灰-棕色,半透明,光滑,直 0.5~1mm	+	−	−	+	−	−	−	−	−	−	−
脑膜炎奈瑟菌	米色到灰-棕色,半透明,光滑,有荚膜,黏液样,直径 1~3mm	+	−	v	+	+	−	−	−	−	−	−
乳糖奈瑟菌	米色到灰-棕色,半透明,光滑,直径 1~2mm	+	v	+	+	+	+	−	−	−	−	−
灰色奈瑟菌 c	米色到灰-棕色,到淡黄色,半透明,光滑,直径 1~2mm	v	−	+	−	−	−	−	−	−	−	−
多糖奈瑟菌	米色到灰-棕色,到淡黄色,半透明,光滑,直径 1~2mm	v	+	+	+	+	−	−	−	−	+	−
微黄色奈瑟菌 d	略呈黄绿色,不透明,光滑到粗糙,有时黏液样,直径 1~3mm	v	+	+	+	+	−	v	v	−	v	−
干燥奈瑟菌	白色,不透明,干燥,粘连,边缘有皱褶,直径 1~3mm	−	+	+	+	+	−	+	+	−	+	−

续表

| 菌种 | 在巧克力培养基上的菌落特点 | 在下列培养基上生长 | | | 利用糖产酸 | | | | | 硝酸盐还原 | 利用蔗糖合成多糖 | DNA酶 |
		MTM、ML 和 MYC	巧克力或血液琼脂（22℃）	营养琼脂（35℃）	葡萄糖	麦芽糖	乳糖	蔗糖	果糖			
黏液奈瑟菌	略呈黄绿色，不透明，直径 1~3mm	–	+	+	+	+	–	+	+	+	+	–
浅黄色奈瑟菌	黄色，不透明，光滑，直径 1~2mm	–	+	+	–	–	–	–	–	–	+	–
长奈瑟菌（长亚种）ᵉ	灰 - 棕色，半透明，光滑，光亮，干燥，像黏土一样黏稠，直径 1~2mm	–	+	+	–	–	–	–	–	–	–	–
卡他莫拉菌	乳白 - 粉红 - 褐色，不透明，光滑或呈亚光泽，直径 1~3mm，有些菌株较坚硬，但易碎	v	+	+	–	–	–	–	–	+	–	+
反硝化金氏杆菌	米色到灰 - 棕色，半透明，光滑，直径 1~2mm	+	NT	+	+	–	–	–	–	+	–	–

注：+，菌株呈典型阳性，但遗传突变株可能阴性；v，反应可变；NT，未试验；–，大多数菌株阴性；b，*N.kochii* 被认为是淋病奈瑟菌亚种；c，有些菌株在选择性培养基上生长；d，包括生物变型微黄色、黄色和深黄色；e，杆状细菌，与其他奈瑟菌种（触酶阳性）比较，该菌触酶呈弱阳性或阴性。长奈瑟菌解糖亚种可从 *D-* 葡萄糖产生弱酸反应，触酶阳性，不还原硝酸盐但还原亚硝酸盐。

（三）生化试验

1. 糖类产酸　不推荐在含有 1% 糖类的 CTA（胱氨酸胰酶琼脂）培养基上进行糖类产酸试验，因为不敏感，快速方法（多为商品试剂）可在几个小时之内测定奈瑟菌产酸的情况。

2. 酶底物试验　淋病奈瑟菌产生羟脯氨酰基氨肽酶，脑膜炎奈瑟菌产生 γ- 谷氨酰转肽酶，乳糖奈瑟菌产生 β- 半乳糖苷酶，卡他莫拉菌不产生上述任何一种酶。显色性酶底物试验能快速鉴别在淋病奈瑟菌选择性培养基上所分离的细菌种类，但是这种鉴别作用是有限的，不适用于所有奈瑟菌的鉴别。

3. 商品化鉴定系统　多试验鉴定系统包括产酸试验、酶底物试验、DNA 酶、硝酸盐还原和 β- 内酰胺酶产生试验等，这些系统可以识别淋病奈瑟菌、脑膜炎奈瑟菌和卡他莫拉菌，同时还可鉴定嗜血杆菌及相关菌种，但是需要做附加试验。

4. 其他试验

（1）硝酸盐和亚硝酸盐还原试验：硝酸盐和亚硝酸盐还原试验用于动物源性的奈瑟菌种之间的鉴别是很重要的（表 13-1-4）。硝酸盐还原试验是在标准的硝酸盐肉汤中进行，操作时需要配制成很浓的菌悬液。亚硝酸盐还原试验是在分别含有 0.1%、0.01% 和 0.001% 浓度的亚硝酸盐肉汤中进行。

（2）Superoxol 试验：Superoxol 试验与触酶试验类似，应用的是 30% 过氧化氢溶液，操作和判断与触酶试验类似，推荐用于淋病奈瑟菌、其他奈瑟菌和相关种的鉴别。操作时将试剂滴加到巧克力琼脂（而非血琼脂）培养物表面，可以观察到冒泡的程度，淋病奈瑟菌可表现出典型的立即、爆破性的反应（++++），见图 13-1-6A；虽然有些脑膜炎奈瑟菌和卡他莫拉菌在此试验中也可表现为（++++），但大多数奈瑟菌在此试验中只表现为弱阳性（++）（图 13-1-6B）或阴性（图 13-1-6C），因此，本试验可用于区分淋病奈瑟菌、灰色奈瑟菌和脱硝金氏杆菌。

表 13-1-4　动物来源的奈瑟菌种的特征

菌种	形态	从糖中产酸				还原		利用蔗糖合成多糖	丁酸甘油酯
		葡萄糖	麦芽糖	乳糖	蔗糖	硝酸盐	亚硝酸盐		
犬奈瑟菌	双球	–	–	–	–	+	–	–	–
豚鼠奈瑟菌	双球	–	–	–	–	+	+	NT	+
兔奈瑟菌	双球	–	–	–	–	–	–	NT	+
猕猴奈瑟菌	双球	+	+	+	+	–	+	+	–
蜥蜴奈瑟菌	双球	v	–	NT	–	–	v	+	NT
羊奈瑟菌	双球	–	–	–	–	–	–	NT	+
韦弗奈瑟菌	杆状	–	–	–	–	–	+	NT	NT

注：+，菌株呈典型阳性，但遗传变异株可能阴性；–，大多数菌株阴性；v，反应可变；NT，未试验。

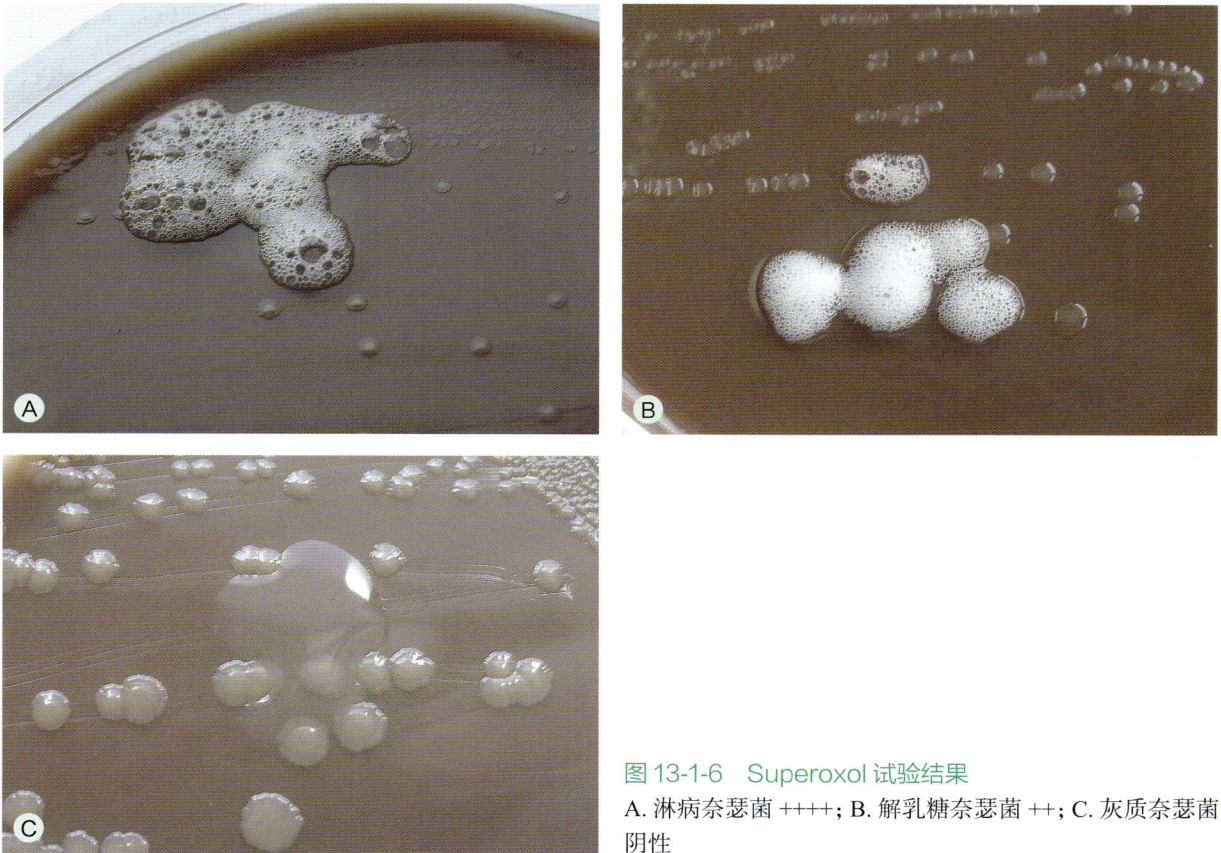

图 13-1-6　Superoxol 试验结果
A. 淋病奈瑟菌 ++++；B. 解乳糖奈瑟菌 ++；C. 灰质奈瑟菌阴性

（3）从蔗糖合成多糖：多糖合成试验尚未商品化，此试验是在能支持奈瑟菌生长并加有 1% 蔗糖（5% 的蔗糖对许多菌株有抑制作用）无淀粉的培养基中进行的。将接种待检菌的培养基置 35~37℃ 孵育 24~48 小时。将一滴革兰氏碘液滴加到待检菌落上，培养物变成紫色为阳性结果。延长反应时间，结果会褪色，再加碘液可重新显色。培养物超过 48 小时，则可能出现假阴性结果（发生多糖代谢变化引起的）。

（四）血清学试验

1. 乳胶凝集和协同凝集试验　乳胶凝集试验和协同凝集试验可用来检查患者体液中脑膜炎奈瑟菌的抗原，阳性结果可给临床提供一种快速的假定性诊断，从而能够早期实施适宜的治疗。但是，阴性结果不能排除脑膜炎奈瑟菌的感染。这种抗原检查应该常规地与革兰氏染色和细菌培养结合起来进行。目前还没有用于检查体液中淋病奈瑟菌抗原的免疫学试验，但是用于检查淋病奈瑟菌纯培养物的协同凝集试验有 Phadebact GC 单克隆抗体试验和 GonoGen 1 协同凝集试验，这些试验存在一定的假阴性和假阳性结果。

2. 荧光抗体试验   单克隆荧光抗体试验用于检查淋病奈瑟菌的纯培养物具有较高的敏感性和特异性，但是混合培养物中的非淋病奈瑟菌分离物可与荧光抗体发生非特异性结合，造成假阳性结果。

3. GonoGen 2 试验   GonoGen 2 试验是将单克隆抗体与胶体金结合在一起的一种血清学试验，可用于快速鉴定淋病奈瑟菌。

4. 酶联免疫吸附试验   酶联免疫吸附试验检测淋病奈瑟菌抗原的优点是操作简便、快速、观察结果容易，缺点是由于抗原检测试验可与共生的奈瑟菌或相关菌种发生交叉反应，所以会有假阳性结果。

（五）基质辅助激光解吸电离飞行时间质谱技术

基质辅助激光解吸电离飞行时间质谱（MALDI-TOF）是识别致病性奈瑟菌属的新兴技术。详情见相关章节。

（六）基因探针技术

淋病奈瑟菌检测的 DNA 探针法。淋病奈瑟菌裂解后，释放的 rRNA 与被化学发光底物标记的单链 DNA 探针结合，释放荧光，从而完成检测，有文献表明杂交试验检测奈瑟菌的敏感度高于培养方法。

（七）DNA 测序技术

通过测定细菌的 16S rRNA 核酸序列，与数据库比对后得到结果。通常可鉴定到种属的水平，然而不同奈瑟菌属 16S rRNA 序列的差异小于 1%，奈瑟菌属编码 50S 核糖体蛋白 *L6* 基因（413bp）序列，可用于奈瑟菌属的识别。另外多位点序列分型可实现奈瑟菌菌种水平的鉴定，如 7-1ocus 和 52-1ocus。

四、结果报告

淋病奈瑟菌根据美国 CDC 推荐淋病诊断标准，规定了三种水平的诊断。

1. 提示诊断
（1）体检可见黏液脓性子宫颈内膜或尿道渗出物。
（2）性暴露于被淋病奈瑟菌感染。

2. 假定诊断
（1）显微镜检查男性尿道渗出物或妇女子宫颈内膜分泌物涂片可见典型的细胞内革兰氏阴性双球菌。
（2）获自男性尿道或妇女子宫颈内膜的淋病奈瑟菌在培养基上生长并且显示典型的菌落形态，氧化酶阳性反应和典型的革兰氏阴性菌形态。
（3）或者由非培养的实验室试验（即抗原检测、核酸探针试验或者核酸放大试验）检出淋病奈瑟菌。

3. 确定诊断的标准
（1）从疑似感染的部位如尿道、子宫颈内膜、咽喉部、直肠分离的菌株在淋病奈瑟菌选择性培养基上生长，并且显示典型的菌落形态，氧化酶阳性反应和典型的革兰氏阴性双球菌形态。
（2）分离菌株通过生化反应、血清学试验、核酸扩增或 DNA 探针等证实为淋病奈瑟菌。

五、抗菌药物敏感性

尽管脑膜炎奈瑟菌株出现对青霉素敏感性降低，但治疗脑膜炎奈瑟菌引发的脑膜炎，青霉素 G 仍然是首选药物，青霉素过敏患者用氯霉素替代治疗。脑膜炎奈瑟菌对氨苄西林、碳青霉烯类、头孢曲松、头孢噻肟、氯霉素、米诺环素、利福平和大环内酯类的阿奇霉素等均较敏感，对环丙沙星、左氧氟沙星和磺胺类药物有较高的耐药率。

自 1975 年首次分离到产 β-内酰胺酶的耐青霉素淋病奈瑟菌（PPNG），以后相继在世界各地报道这类菌株，这类菌株从嗜血杆菌或革兰氏阴性菌中获得耐药质粒，产生 TEM 型的 β-内酰胺酶。不同地区分离的菌株对抗菌药物的耐药率也不同，通常对青霉素、四环素、红霉素、诺氟沙星的耐药性相对较高，而对头孢曲松、头孢噻肟等三代以上头孢菌素和大观霉素等耐药率较低，表现有较好的抗淋病奈瑟菌活性。

六、临床意义

奈瑟菌主要寄居于人和动物的口腔、鼻咽、胃肠道及泌尿生殖道等部位。人源性奈瑟菌除淋病奈瑟菌和脑膜炎奈瑟菌被认为是致病菌外，其他多为腐生菌。动物源性的奈瑟菌种可从猫或犬咬伤处分离到，因此当分离到革兰氏阴性、氧化酶阳性的双球菌与人源性奈瑟菌种的特点不相符时，应考虑到动物源性的奈瑟菌种。

淋病奈瑟菌导致淋病，人是唯一宿主。在性传播疾病中淋病的病例数排第二位，仅次于沙眼衣原体感染。主要通过性传播，感染可累及尿道、子宫颈、直肠、咽部和眼睛传播。致病率与年龄有关，青少年和年轻人感染率高达 30%，婴幼儿的感染率稍低。结膜感染率小于 1%。无症状患者（特别是女性）是促进淋病持续播撒的主要原因。淋病奈瑟菌对外界的温度、湿度及各种理化因素较为敏感，该菌离开宿主身体后存活时间很短。

人类是脑膜炎奈瑟菌唯一的易感宿主。细菌由鼻咽部侵入机体,依靠菌毛的作用黏附于鼻咽部黏膜上皮细胞表面。多数人感染后表现为带菌状态或隐性感染,细菌仅在体内短暂停留后被机体清除。只有少数人发展成脑膜炎。在人群中有5%~15%是无症状的脑膜炎奈瑟菌携带者,可在口腔或鼻咽部位分离到该菌。脑膜炎奈瑟菌通常是通过患者或带菌者的呼吸道飞沫传播给密切接触者。在特殊人群中也可发生低位的生殖道脑膜炎奈瑟菌感染病例,所以为了法医学目的,有必要对这些部位分离到的奈瑟菌进行种别鉴定。脑膜炎奈瑟球菌有13个血清群,国内流行菌株主要是A群,但1990年以后全国B群流脑的发病率明显上升。脑膜炎奈瑟菌感染的发病过程可分为3个阶段:病原菌首先由鼻咽部侵入,依靠菌毛吸附在鼻咽部黏膜上皮细胞表面,引起局部感染;随后细菌侵入血流,引起菌血症,伴随恶寒、发热、呕吐、皮肤出血性瘀斑等症状(图13-1-7);侵入血流的细菌大量繁殖,由血液及淋巴液到达脑脊髓膜,引起脑脊髓膜化脓性炎症。患者出现高热、头痛、喷射性呕吐、颈项强直等脑膜刺激症状。严重者可导致DIC(弥散性血管内凝血)、循环系统功能衰竭,于发病后数小时内进入昏迷。病理改变表现为脑膜急性化脓性炎症伴随血管栓塞,白细胞渗出。

脑膜炎奈瑟球菌对复方磺胺甲噁唑、青霉素出现耐药菌株而且呈上升趋势,第三代头孢菌素(头孢噻肟、头孢曲松)可作为治疗儿童流脑的选用药物。

由染色体介导和质粒介导对青霉素和四环素耐药的淋病奈瑟菌和脑膜炎奈瑟菌日渐增多,对喹诺酮类耐药的菌株也有报道,对环丙沙星耐药率达13.3%,因此,对治疗后仍维持症状患者标本中分离的菌株,有必要进行药物敏感性试验。头孢曲松和阿奇霉素可作为一线治疗药物。

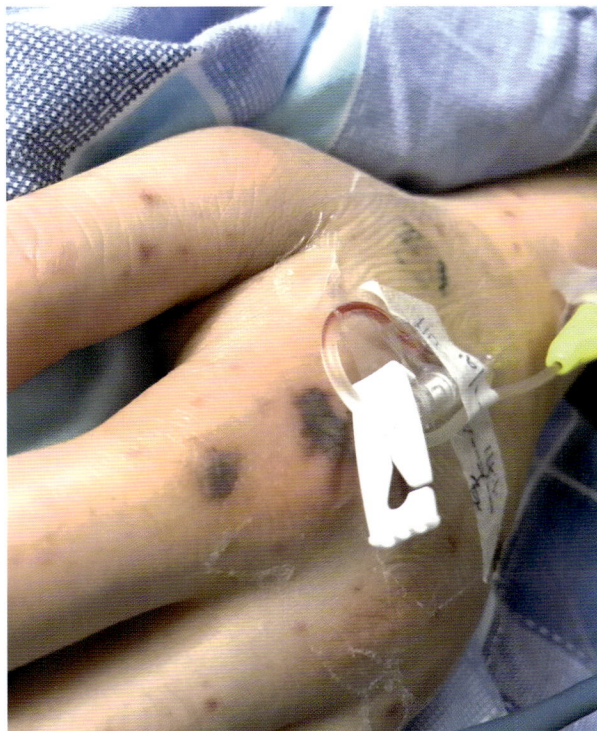

图13-1-7　脑膜炎奈瑟菌血流感染皮肤出血性瘀斑

(季　萍　陈东科)

第二节　卡他莫拉菌

一、分类与命名

卡他莫拉菌曾几度被更改属名,最初被命名为卡他微球菌(*Micrococcus catarrhalis*),20世纪60年代被命名为卡他奈瑟菌(*Neisseria catarrhalis*),70年代根据DNA同源性被分为独立的一属,即布兰汉菌属(*Branhamella*)。1979年后国际微生物学界部分学者建议将本菌划归莫拉菌属,称为卡他莫拉菌(*Moraxella catarrhalis*)。

卡他莫拉菌的DNA G+C含量为40.0~43.0mol%。

二、生物学特性

(一)形态与染色

卡他莫拉菌为革兰氏阴性双球菌,多呈肾形,成对排列(短轴相对),无鞭毛,无芽胞。从菌体形态上不易与奈瑟菌相鉴别,但在标本中卡他莫拉菌呈散在分布。卡他莫拉的显微镜下形态见图13-2-1A、B。

(二)培养特性

卡他莫拉菌是专性需氧菌,对营养要求不高,在普通琼脂上18~20℃即可生长。24小时培养菌落直径 1mm 左右（图 13-2-1C），48 小时菌落直径 1~3mm。菌落不透明、凸起、光滑或呈亚光，颜色乳白、粉红（图 13-2-1E）或褐色（图 13-2-1F），有些菌株

的菌落较坚硬，但易碎（图 13-2-1D），用接种环推菌落可使整个菌落移动，从培养基上刮下的菌落在盐水中易乳化。卡他莫拉菌的形态特征见图 13-2-1。

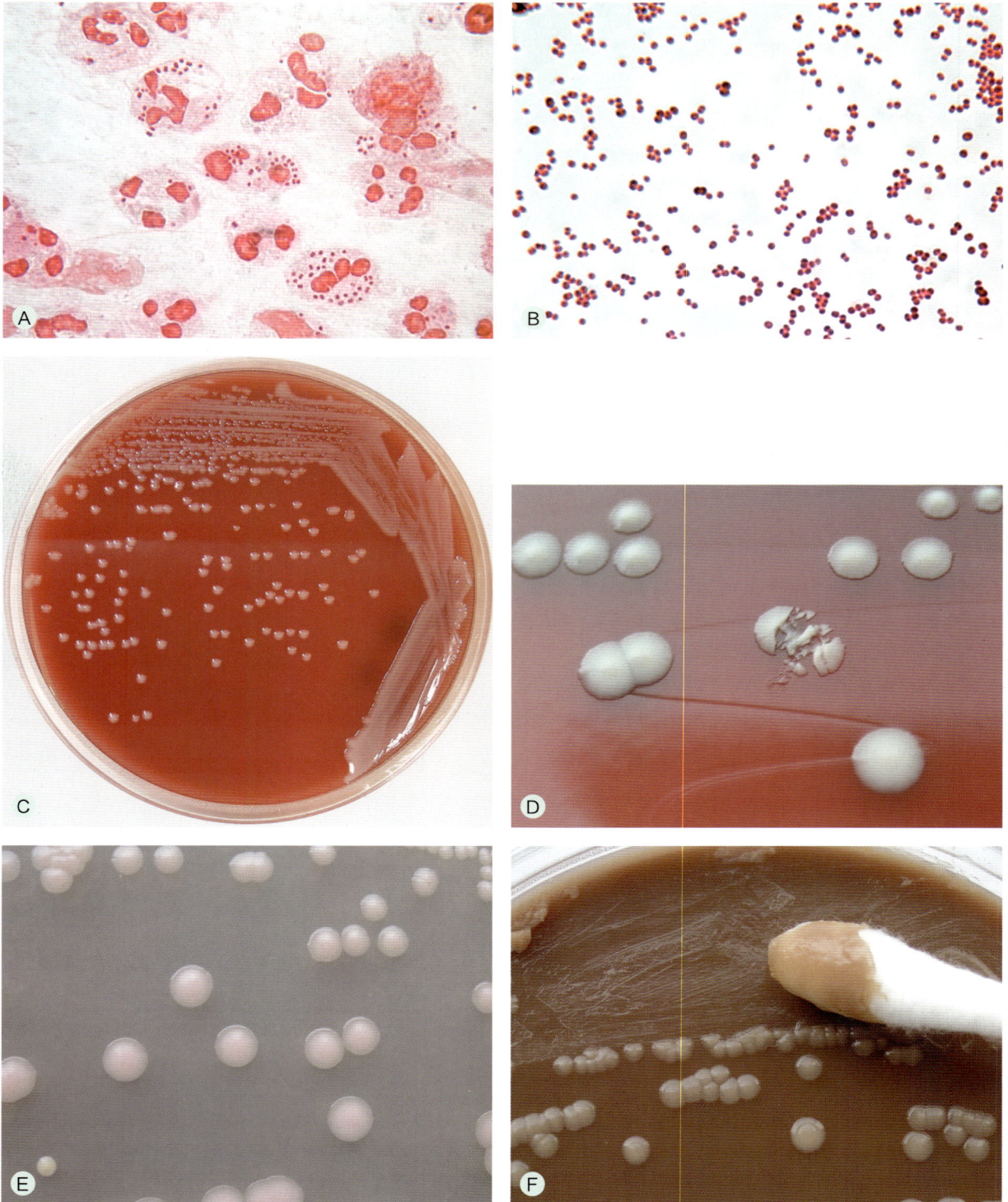

图 13-2-1　卡他莫拉菌的形态特征

A. 痰涂片革兰氏染色 ×1 000；B. 培养物涂片革兰氏染色 ×2 000；C. SBA 24h；D. SBA 4 日，菌落有质感但易碎；
E. ATCC 25238 脑心琼脂 5 日；F. 菌落颜色为浅褐色

（三）生化特性

卡他莫拉菌不能利用糖类产酸，氧化酶和触酶阳性，DNA 酶、丁酸酯酶及乙酰酯酶阳性，大多数菌株能还原硝酸盐和亚硝酸盐。卡他莫拉菌的生物学特性见表 13-1-3。

三、鉴定与鉴别

卡他莫拉菌主要是与形态相似的奈瑟菌种以及莫拉菌种相鉴别。与莫拉菌种鉴别的最简单方法是细菌伸长试验，形成长杆状或丝状的是莫拉菌，保持双球菌形态的是卡他莫拉菌，其他鉴别试验见第十七章相关内容。与脑膜炎奈瑟菌的鉴别主要是营养需求的不同，卡他莫拉菌在普通琼脂上 18~20℃即可生长，而脑膜炎奈瑟菌不生长。与其他奈瑟菌种的鉴别除了看菌落形态外，主要是根据碳水化合物降解试验、硝酸盐和亚硝酸盐还原试验、快速酶试验、DNA 水解试验、丁酸盐油脂水解试验、Bacto-TB（Tween-80）水解试验、Superoxol 试验（图 13-2-2A）、丁酸酯酶及乙酰酯酶试验等进行鉴别，卡他莫拉菌与其他相关菌种鉴别见表 13-1-3。

1. DNA 水解试验　挑取可疑菌落，涂抹接种于 DNA 琼脂平板上，涂抹菌斑直径 5~10mm，以金黄色葡萄球菌 ATCC 25923 作为阳性对照，置 35℃孵育 24~48 小时，与 DNA 琼脂上加 1mol/L 盐酸溶液 1~2ml（铺满琼脂表面），10 分钟后观察结果：若菌斑周围或菌斑下（刮去菌落）出现无色透明区即为 DNA 酶阳性（图 13-2-2B），否则为阴性。

2. 乙酰酯酶试验　用无菌生理盐水将 3- 乙酰吲哚（3-acetoxyindole）纸片沾湿，取待检菌落涂在纸片上，3 分钟内出现蓝绿色为阳性反应（图 13-2-2C），以卡他莫拉菌 ATCC 25238 作为阳性对照。乙酰酯酶鉴定纸片的制作为用 100mg/ml 3- 乙酰吲哚的丙酮溶液浸泡纸片，吹干后避光保存在 4℃冰箱里备用（纸片变蓝色即失效）。

四、抗菌药物敏感性

卡他莫拉菌产生的 β- 内酰胺酶被称为 BRO 酶，是一种由染色体基因编码合成的脂蛋白，可快速水解氨苄西林，导致氨苄西林耐药率和 MIC$_{90}$ 值增高，但二代头孢菌素如头孢克洛、头孢呋辛和三代头孢菌素如头孢曲松等对其稳定性较好，其 MIC 值也相对较低。

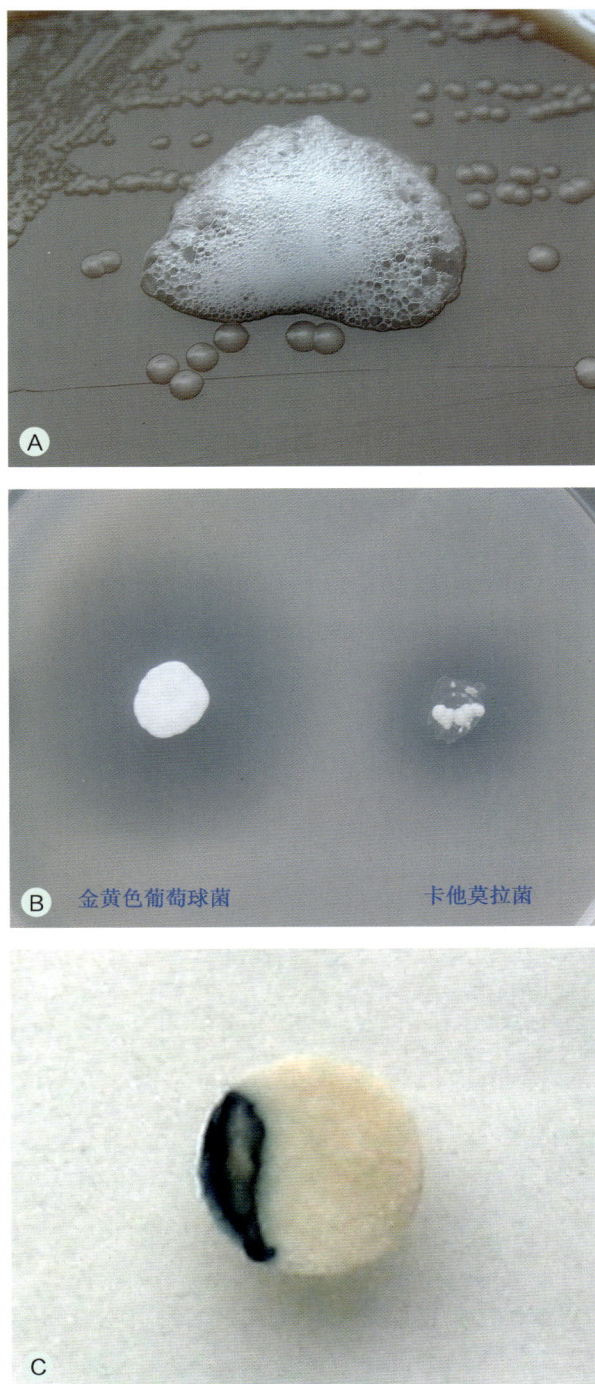

金黄色葡萄球菌　　　　卡他莫拉菌

图 13-2-2　卡他莫拉菌的鉴别试验

A. Superoxol 试验结果为强阳性（++++）；B. DNA 酶试验结果，左为金黄色葡萄球菌（阳性对照），右为卡他莫拉菌（阳性）；C. 乙酰酯酶试验结果，卡他莫拉菌（ATCC 25238）为阳性（蓝绿色）

卡他莫拉菌产生的 BRO 酶主要为 BRO-1 型和 BRO-2 型，成都地区儿童呼吸道标本中分离出的卡他莫拉菌的产酶率已经高达 96.5%，其中产酶

株 *BRO* 基因阳性率为 99.2%，BRO-1 型为 93.0%，BRO-2 型为 7.0%。

在早期的文献中，卡他莫拉菌对青霉素高度敏感，近几年的文献数据显示卡他莫拉菌有 90% 左右的菌株产生 β- 内酰胺酶，但是体外试验证实大多数卡他莫拉菌对 β- 内酰胺酶稳定的抗菌药物保持敏感。卡他莫拉菌非产酶株对青霉素类、头孢菌素类、氨基糖苷类、大环内酯类、四环素类、氯霉素等有较高敏感性。产酶株对三代头孢菌素、β- 内酰胺类 /β- 内酰胺酶抑制剂复合制剂、氟喹诺酮类、复方新诺明及米诺环素等也有较高敏感性。对万古霉素、克林霉素等有较高耐药率。

五、临床意义

卡他莫拉菌是人鼻咽部的正常定植菌，但很少从健康成年人的口咽部分离到该菌，在儿童和老年人群中有一定的携带率。其在成人社区获得性下呼吸道感染、中耳炎和窦炎等患者标本中的分离率仅次于流感嗜血杆菌和肺炎链球菌，列第 3 位。卡他莫拉菌也可引起心内膜炎和脑膜炎，也是细菌性结膜炎及细菌性角膜炎的常见致病菌。临床实验室中必须将卡他莫拉菌和奈瑟菌种加以区别。

在检出卡他莫拉菌的儿童患者中，以 1 个月至 3 周岁的小儿为主，而且在卡他莫拉菌感染中，合并其他细菌感染的概率很高，有报道多重感染可高达 43.7%，最常见合并感染的细菌是肺炎链球菌，其次是流感嗜血杆菌，再次是金黄色葡萄球菌。

为了分别从中耳炎和窦炎患者分离病原菌，鼓室穿刺液和窦内吸出液是理想的标本。根据革兰氏染色以及痰与气管插管吸出液培养结果的比较，从下呼吸道感染的患者分离卡他莫拉菌，痰是最合适的标本。

（季 萍 陈东科）

第三节   其他少见革兰氏阴性球菌属

一、劳特罗普菌属

（一）分类与命名

劳特罗普菌属（*Lautropia*）隶属于细菌域，变形菌门，β- 变形菌纲，伯克霍尔德菌目，伯霍尔德菌科（Burkholderiaceae）。目前属内仅有奇异劳特罗普菌（*L. mirabilis*）1 个种。劳特罗普菌属 DNA G+C 含量 65mol%，代表菌种为奇异劳特罗普菌。

（二）生物学特性

革兰氏染色阴性，菌体呈球形，形态具有多形性，细胞直径 1~10μm，球菌至少存在 3 种形式：①荚膜包裹，菌体直径 1~2μm，无动力，可形成 10~100 甚至更多细胞聚集（图 13-3-1B）；②无荚膜包裹，不聚集（图 13-3-1A），菌体直径 1~2μm，具有 3~9 簇丛生鞭毛，可运动；③较大球形体（>5μm），不聚集，不运动（图 13-3-1C）。氧化酶和尿素酶均阳性，触酶弱阳性。仅在富含营养培养基上生长，兼性厌氧，需氧条件下生长更好，生长不需要 CO_2，生长温度范围 33~44℃，在固体培养基上生长可形成粗糙（图 13-3-1F）或光滑型菌落（图 13-3-1E），不产生色素。发酵葡萄糖、果糖、蔗糖和甘露醇等多种碳水化合物。在蔗糖琼脂培养基上生长可产多聚糖。

劳特罗普菌属细菌的形态特征见图 13-3-1。

二、桑葚状球菌属

（一）分类与命名

桑葚状球菌属（*Morococcus*）隶属于细菌域，变形菌门，β- 变形菌纲，奈瑟菌目，奈瑟菌科。目前属内仅有脑桑葚状球菌（*M. cerebrosus*）1 个种。桑葚状球菌属 DNA G+C 含量 52mol%，代表菌种为脑桑葚状球菌。

（二）生物学特性

革兰氏染色阴性，菌体呈球形，直径小于 1μm，10~20 个细胞紧密聚集在一起，形似桑葚状，相邻边常变得扁平。无动力，不产生芽胞。需氧生长，生长不需要复合生长因子，生长温度 23~42℃，pH 5.5~9.0。在无维生素的酪蛋白氨基酸、蛋白胨、酵母提取物和巧克力琼脂培养基上生长，触酶和氧化酶阳性。还原硝酸盐为亚硝酸盐，产生硫化氢，甲基红试验阳性，分解葡萄糖、果糖、蔗糖和麦芽糖等碳水化合物产酸，但不分解阿拉伯糖、核糖、木糖、

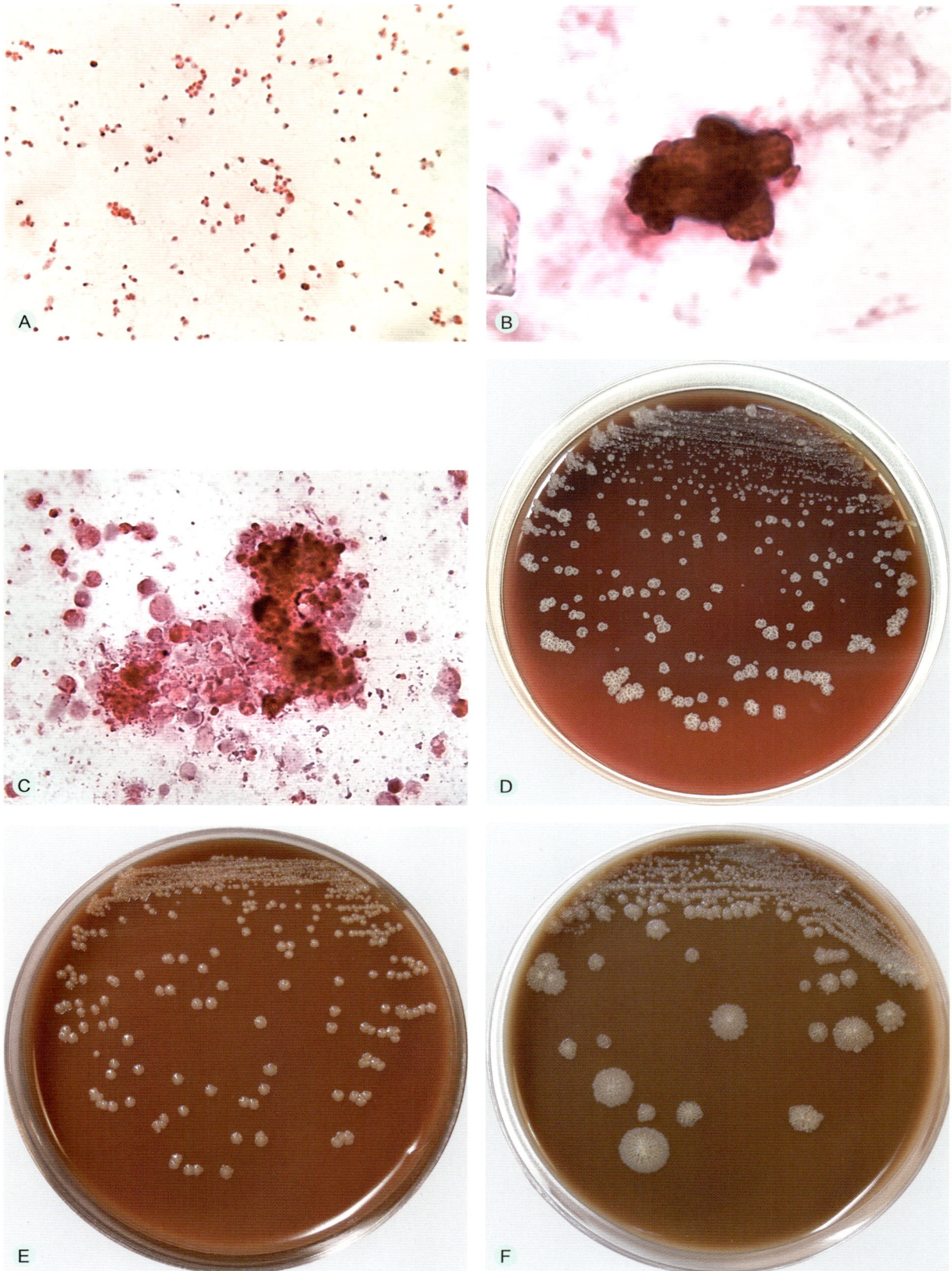

图 13-3-1 奇异劳特罗普菌的形态特征

A. 菌落涂片（无荚膜包裹）革兰氏染色 ×1 000；B. 菌落涂片（荚膜包裹）革兰氏染色 ×1 000；
C. 菌落涂片（球形体）革兰氏染色 ×1 000；D. 干燥型 SBA 5 日；E. 光滑型 CA 10 日；F. 粗糙型 CA 10 日

半乳糖、鼠李糖、甘露糖、山梨糖、乳糖、棉子糖、海藻糖、阿拉伯醇、甘露醇、肌醇和山梨醇，不水解淀粉、七叶苷、明胶和吐温 -80，不氧化柠檬酸盐和丙二酸盐，不产生磷酸酶、苯丙氨酸脱氨酶和尿素酶，精氨酸脱羧酶和赖氨酸脱羧酶试验阴性，吲哚试验阴性。在 Hugh-Leifson 试验培养基产生弱酸反应。

桑葚状球菌属细菌的形态特征见图 13-3-2。

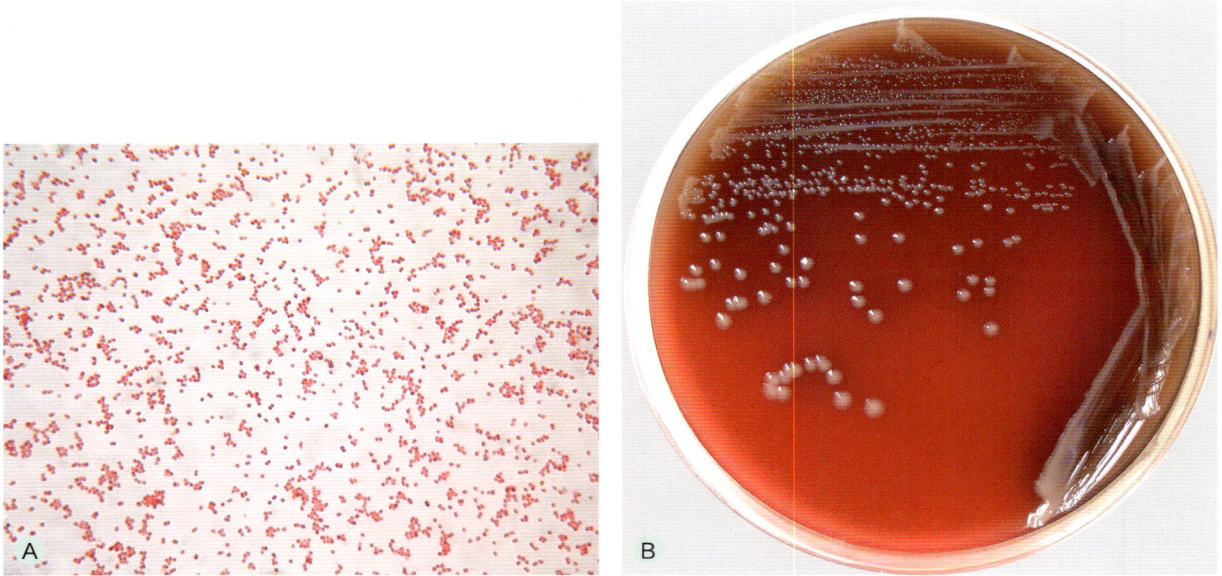

图 13-3-2　脑桑葚状球菌的形态特征
A. 菌落涂片革兰氏染色 ×1 000；B. SBA 2 日

（孙长贵　陈东科）

参考文献

1. 陈东科, 孙长贵. 实用临床微生物学检验与图谱. 北京: 人民卫生出版社, 2011
2. Claus H, Maiden MCJ, Wilson DJ, et al. Genetic analysis of meningococci carried by children and young adults. J Infect Dis, 2005, 191 (8): 1263-1271
3. 林爱心, 谭南, 杨晓华, 等. 997 例卡他莫拉菌的分布情况及药物敏感性分析. 国际检验医学杂志, 2016, 37 (3): 336-377
4. 陈东科, 胡云建, 许宏涛, 等. 卡他莫拉菌快速鉴定方法的方法学及耐药性研究. 中华检验医学杂志, 2003, 26 (1): 46-49
5. 尚红, 王毓三, 申子瑜. 全国临床检验操作规程. 4 版. 北京: 人民卫生出版社, 2015
6. Garrity GM. Bergey's manual of systematic bacteriology. 2nd ed, New York: Springer, 2005
7. Murray PR, Baron EJ, Jorgensen JH, et al. Manual of clinical microbiology. 9th ed. Washington DC: ASM Press, 2007
8. Jorgensen JH, Pfaller MA. Manual of clinical microbiology. 11th ed. Washington DC: ASM Press, 2015
9. 王金良, 李晓军, 涂植光, 等. 实用检验医学 (下册). 2 版. 北京: 人民卫生出版社, 2013
10. 陈东科, 王大光, 梁玉珍, 等. 北京地区学龄前儿童鼻咽部菌群的调查. 中华儿科杂志, 1999, 37 (8): 502

第一节　需氧革兰氏阳性杆菌鉴定概述

一、需氧革兰氏阳性杆菌初步分群

需氧革兰氏阳性杆菌根据菌体形态以及是否产生芽胞可分为四群：①规则的需氧无芽胞杆菌，包括李斯特菌属（*Listeria*）、丹毒丝菌属（*Erysipelothrix*）、乳杆菌属（*Lactobacillus*）和库特菌属（*Kurthia*）等；②规则的可形成芽胞的需氧革兰氏阳性杆菌，如芽胞杆菌属（*Bacillus*）、短芽胞杆菌属（*Brevibacillus*）、赖氨酸芽胞杆菌属（*Lysinibacillus*）、类芽胞杆菌属（*Paenibacillus*）、大洋芽胞杆菌属（*Oceanobacillus*）、地芽胞杆菌属（*Geobacillus*）、膨大芽胞杆菌属（*Tumebacillus*）、土地芽胞杆菌属（*Terribacillus*）、纤细芽胞杆菌属（*Gracilibacillus*）和嗜冷芽胞杆菌属（*Psychrobacillus*）等；③不规则的或棒状的需氧无芽胞杆菌，包括棒杆菌属（*Corynebacterium*）、利夫森菌属（*Leifsonia*）、罗氏菌属（*Rothia*）、丙酸杆菌属（*Propionibacterium*）、加德纳菌属（*Gardnerella*）、隐秘杆菌属（*Arcanobacterium*）、厄氏菌属（*Oerskovia*）、纤维微菌属（*Cellulosimicrobium*）、苏黎士菌属（*Turicella*）、皮杆菌属（*Dermabacter*）、节杆菌属（*Arthrobacter*）、短杆菌属（*Brevibacterium*）、短小杆菌属（*Curtobacterium*）、小短杆菌属（*Brachybacterium*）、微杆菌属（*Microbacterium*）、纤维单胞菌属（*Cellulomonas*）和微小杆菌属（*Exiguobacterium*）等；④需氧放线菌，包括诺卡菌属（*Nocardia*）、拟诺卡菌属（*Noardiopsis*）、糖丝菌属（*Saccharothrix*）、放线菌属（*Actinomyces*）、放线棒菌属（*Actinobaculum*）、分枝杆菌属（*Mycobacterium*）、冢村菌属（*Tsukamurella*）、戈登菌属（*Gordona*）、迪茨菌属（*Dietzia*）、嗜皮菌属（*Dematophilus*）、红球菌属（*Rhodcpccus*）、小单孢菌属（*Micromonospora*）、马杜拉放线菌属（*Actinomadura*）、糖单胞菌属（*Saccharomonospora*）、糖多胞菌属（*Saccharopolyspora*）、高温放线菌属（*Thermoactinomyces*）、假诺卡菌属（*Pseudonocardia*）、拟无枝酸菌属（*Amycolatopsis*）、链霉菌属（*Streptomyces*）等。

二、需氧革兰氏阳性杆菌鉴定原则与思路

几乎所有的需氧革兰氏阳性杆菌最初都能在血平板上生长，但缓慢生长分枝杆菌除外。革兰氏染色和显微镜下形态学观察是鉴别需氧革兰氏阳性杆菌的关键。对临床标本或经培养后（24~48小时）的菌落涂片革兰氏染色，在镜下观察菌体的染色性状和菌体形态可做初步鉴别。规则杆菌菌体两侧平行不弯曲。假如起初没有观察到芽胞，可在乏营养培养基进行试验。触酶应从不含血红素的培养基上挑取菌落进行试验。在氧化发酵培养基或胱氨酸胰蛋白酶琼脂培养基中进行代谢类型试验。不规则杆菌菌体两侧弯曲，可用色谱分析检测葡萄糖代谢终产物。在富含二氧化碳环境孵育，可观察到轻微 β- 溶血。某些不规则杆菌可产生黄色或橙色色素。某些部分抗酸染色阳性菌属（如戈登菌属和红球菌属）也可产黄色 - 橙色色素。有营养菌丝的杆菌也可有分枝菌丝，这些菌丝要么形成芽胞，要么通过分裂繁殖。营养菌丝在开始培养的时候（如 48 小时内）可能不会表现出来。因此可能导致鉴定错误。产黄色 - 橙色色素的菌属（如微杆菌属、短小杆菌属和利夫森菌属）以及有营养菌丝的菌属，可用生化或分子遗传学方法鉴定到属的水平。某些具有部分抗酸细菌及分枝杆菌可通过分析菌体的分枝菌酸，将其鉴定到属的水平。部分需

氧革兰氏阳性球菌如无色藻菌属某些种、乏养球菌和颗粒链菌，可能会由于初始革兰氏染色形态被误判为革兰氏阳性杆菌；部分革兰氏阳性杆菌如红球菌属某些种、皮杆菌属，也易被误判为革兰氏阳性球菌，此时需要结合其他方法谨慎判断。需氧革兰氏阳性杆菌的初步鉴别见表14-1-1。

三、需氧革兰氏阳性杆菌的临床意义

需氧革兰氏阳性杆菌的毒力差别很大，有些菌株可引起人类的严重感染（如炭疽芽胞杆菌、白喉棒杆菌），有些成员可能是机会致病菌。临床实验室中经常能够分离到需氧革兰氏阳性杆菌，大多数是由环境或患者皮肤黏膜的长居菌群污染而来，因此这一类菌不需要鉴定到种的水平。当从有临床意义的标本中（除了尿液以外的其他体液或脓肿）或这种标本是从免疫低下患者的感染部位收集的，就需要鉴定到种的水平，并做药物敏感性试验。

医学上重要的由需氧革兰氏阳性杆菌引起的人类疾病有炭疽、白喉、麻风、分枝杆菌病（包括结核病）、放线菌病、诺卡菌病、类丹毒、李斯特菌病、放线菌性足分枝菌病、心内膜炎、超敏性肺炎、胃肠炎（由食物引起）及与其他菌合并引起的混合感染等。

表 14-1-1 需氧革兰氏阳性杆菌的初步鉴别

细胞形态 a	色素 b	营养菌丝	芽胞形成	触酶	代谢类型 c	产硫化氢 d	镜下特征 e	代谢终产物 f	溶血性 g	缓慢产酸	抗酸性	不完全抗酸性	气生菌丝	动力	50℃生长	备注	微生物（章）
+			+														芽胞杆菌属 h (14)
			−	+	O												库特菌属(14)
					F											20~25℃时动力更强	李斯特菌属(14)
						+										TSI 中产硫化氢	丹毒丝菌属(14)
						−										部分菌株触酶弱阳性	乳杆菌属(20)
−				+			棒杆菌										棒杆菌属(14)
							细长杆菌										苏黎世菌属(14)
							球杆菌										皮杆菌属(14)
							链杆菌										节杆菌属(14)
							短杆菌										短杆菌属(14)
							分枝杆菌										放线菌属(20) 罗氏菌属(14) 丙酸杆菌属(20)
				−			球杆菌,革兰氏染色可变									阴道加德纳菌在人或兔血平板上可产生β-溶血	加德纳菌属(14)
								+ / −	S							某些种可有轻微β-溶血	隐秘杆菌属(14) 放线菌属(20)
									L							部分菌株触酶阴性	罗氏菌属(14)
+	+																厄氏菌属(14)
	−			+						+							短小杆菌属(14)
					O					−						微杆菌属某些种触酶阴性	微杆菌属(14)、利夫森菌属(14)
					F												微杆菌属(14) 纤维单胞菌属(14) 微小杆菌属(14)
				−													微杆菌属(14)

续表

细胞形态a	色素b	营养菌丝	芽胞形成	触酶	代谢类型c	产硫化氢d	镜下特征e	代谢终产物f	溶血性	缓慢产酸g	抗酸性	不完全抗酸性	气生菌丝	动力	50℃生长	备注	微生物(章)
−	−	+									+						分枝杆菌属(14)
											−	+					诺卡菌属(14)
												+	−			迪茨菌属通常没有抗酸性	冢村菌属(14)、戈登菌属(14)、红球菌属(14)、迪茨菌属(14)
														+		β-溶血	嗜皮菌属(14)
														−			马杜拉放线菌属(20)
													−		+	可在50℃生长	糖单胞菌属(14)、糖多胞菌属(14)、高温放线菌属(14)
													+		−	某些株缺乏气生菌丝	马杜拉放线菌属(20)、拟无枝酸菌属(14)、拟诺卡菌属(14)、链霉菌属(14)、假诺卡菌属(14)

注：a,+(规则的)、−(不规则的)；b,黄色-橘黄色色素；c,O(氧化)、F(发酵)；d,在 TSI 中产 H₂S；e,在显微镜下的革兰氏染色特征；f,葡萄糖代谢终产物(S：琥珀酸；L：乳酸)；g,轻微 β-溶血；h,包括类芽胞杆菌属(*Paenibacillus*)、短芽胞杆菌属(*Breevibacillus*)、解硫胺素芽胞杆菌属(*Aneurinibacillus*)、枝芽胞杆菌属(*Virgibacillus*)。

（邹明祥　陈东科）

第二节　革兰氏阳性棒杆菌

一、一般分类

本节所描述的"棒杆菌"（*coryneforms*）是指在形态学上不规则的、需氧生长、不产生芽胞，且不完全耐酸的富含 G+C 的革兰氏阳性杆菌，并非典型的棒状（棒杆菌属细菌表现为典型的棒状）。包括棒杆菌属（*Corynebacterium*）、罗氏菌属（*Rothia*）、厄氏菌属（*Oerskovia*）、苏黎世菌属（*Turicella*）、皮杆菌属（*Dermabacter*）、节杆菌属（*Arthrobacter*）、小短杆菌属（*Brachybacterium*）、短杆菌属（*Brevibacterium*）、短小杆菌属（*Curtobacterium*）、微杆菌属（*Microbacterium*）、利夫森菌属（*Leifsonia*）、纤维单胞菌属（*Cellulomonas*）和微小杆菌属（*Exiguobacterium*），以及新确定的菌属纤维微菌属（*Cellulosimicrobium*）、两面神菌属（*Janibacter*）、假棍状杆菌属（*Pseudoclavibacter*）、诺尔菌属（*Knoellia*）、耳炎杆菌属（*Auritidibacter*）和储珀菌属（*Trueperella*），其中储珀菌属是 2011 年从隐秘杆菌属分离出来的新菌属。这些菌的化学分类特性见表 14-2-1。

表 14-2-1　棒杆菌科一些菌属的化学分类学特征

菌属	主要细胞脂肪酸	分枝菌酸	肽聚糖二氨基酸 a	酰基类型
棒杆菌属	18：1ω9c，16：0，18：0	+b	m-DAP	乙酰基
苏黎世菌属	18：1ω9c，16：0，18：0	−	m-DAP	羟乙酰基
节杆菌属	15：0ai，17：0ai，15：0i	−	LYS	乙酰基
短杆菌属	15：0ai，17：0ai，15：0i	−	m-DAP	乙酰基
皮杆菌属	17：0ai，15：0ai，16：0i	−	m-DAP	ND
螺杆菌属	17：0ai，15：0ai，16：0i	−	m-DAP	ND
罗氏菌属	15：0ai，17：0ai，16：0i	−	LYS	ND
微小杆菌属	17：0ai，15：0ai，16：0，13：0i	−	LYS	ND
厄氏菌属	15：0ai，15：0i，17：0ai	−	LYS	乙酰基
纤维单胞菌属	15：0ai，16：0，17：0ai	−	ORN	乙酰基
纤维微菌属	15：0ai，15：0i，17：0ai	−	LYS	乙酰基
微杆菌属	15：0ai，17：0ai，16：0i	−	LYS，ORN	羟乙酰基
短小杆菌属	15：0ai，17：0ai，16：0i	−	ORN	乙酰基
雷弗林菌属	17：0ai，15：0ai，16：0i	−	DAB	ND
两面神菌属	17：1，16：0i，17：0	−	m-DAP	乙酰基
假棒状杆菌属	15：0ai，17：0ai，16：0i，16：0	−	DAB	乙酰基
短杆菌属	15：0ai，16：0i，17：0ai	−	m-DAP	乙酰基
诺尔菌属	17：1i，15：0i，16：0i，17：0i	−	m-DAP	乙酰基
耳炎杆菌属	17：0ai，15：0i，16：0i，15：0ai	−	LYS	ND
隐秘杆菌属	18：1ω9c，16：0，18：0	−	LYS	乙酰基
储珀菌属	18：1ω9c，16：0，18：0，14：0	−	LYS	乙酰基
加德纳菌属	16：0，18：1ω9c，14：0	−	LYS	ND

注：a，m-DAP，内消旋 - 二氨基庚二酸；LYS，赖氨酸；ORN，鸟氨酸；DAB，二氨基丁酸；b，除外无枝菌酸棒杆菌、异型棒杆菌、克罗彭施泰特棒杆菌；ND，无数据。

二、棒杆菌属

(一) 分类与命名

棒杆菌属（Corynebacterium）隶属于细菌域，放线菌门，放线菌纲，放线菌亚纲，放线菌目，棒杆菌亚目，棒杆菌科。目前有 125 个种和 2 个亚种，包括拥挤棒杆菌（C. accolens）、非发酵棒杆菌非发酵亚种（C. afermentans subsp. afermentans）、非发酵棒杆菌嗜脂亚种（C. afermentans subsp. lipophilum）、无枝菌酸棒杆菌（C. amycolatum）、阑尾炎棒杆菌（C. appendicis）、水生棒杆菌（C. aquaticum）、畏水棒杆菌（C. aquatimens）、银色棒杆菌（C. argentoratense）、耳棒杆菌（C. auris）、非典型棒杆菌（C. atypicum）、金色黏液棒杆菌（C. aurimucosum）、牛棒杆菌（C. bovis）、犬棒杆菌（C. canis）、奶酪棒杆菌（C. casei）、混淆棒杆菌（C. confusum）、科伊尔棒杆菌（C. coyleae）、F-1 群棒杆菌（CDC Group F-1）和 G 群棒杆菌（CDC Group G）、牙棒杆菌（C. dentalis）、白喉棒杆菌（C. diphtheriae）、斗山棒杆菌（C. doosanense）、硬质小麦棒杆菌（C. durum）、斐氏棒杆菌（C. falsenii）、微黄棒杆菌（C. flavescens）、弗赖堡棒杆菌（C. freiburgense）、弗雷尼棒杆菌（C. freneyi）、生殖器棒杆菌（C. genitalium）、解葡萄糖苷棒杆菌（C. glucuronolyticum）、格丁根棒杆菌（C. gottingense）、腐殖还原棒杆菌（C. humireducens）、伊氏棒杆菌（C. ihumii）、模拟棒杆菌（C. imitans）、杰氏棒杆菌（C. jeikeium）、克氏棒杆菌（C. kroppenstedtii）、乳棒杆菌（C. lactis）、喜脂黄色棒杆菌（C. lipophiloflavum）、麦氏棒杆菌（C. macginleyi）、马赛棒杆菌（C. massiliense）、马氏棒杆菌（C. matruchotii）、极小棒杆菌（C. minutissimum）、

产黏棒杆菌(*C. mucifaciens*)、类真菌棒杆菌(*C. mycetoides*)、眼棒杆菌(*C. oculi*)、皮尔巴拉棒杆菌(*C. pilbarense*)、丙酸棒杆菌(*C. propinquum*)、假白喉棒杆菌(*C. pseudodiphtheriticum*)、假生殖器棒杆菌(*C. pseudogenitalium*)、假结核棒杆菌(*C. pseudotuberculosis*)、产丙酮酸棒杆菌(*C. pyruviciproducens*)、里格尔棒杆菌(*C. riegelii*)、多耐棒杆菌(*C. resistens*)、血色棒杆菌(*C. sanguinis*)、精液棒杆菌(*C. seminal*)、模仿棒杆菌(*C. simulans*)、独特棒杆菌(*C. singulare*)、痰棒杆菌(*C. sputi*)、固态棒杆菌(*C. stationis*)、纹带棒杆菌(*C. striatum*)、松兹瓦尔棒杆菌(*C. sundsvallense*)、梢氏棒杆菌(*C. thomssenii*)、蒂莫棒杆菌(*C. timonense*)、结核硬脂棒杆菌(*C. tuberculostearicum*)、图斯卡尼亚棒杆菌(*C. tuscaniense*)、溃疡棒杆菌(*C. ulcerans*)、解脲棒杆菌(*C. urealyticum*)、快速解脲棒杆菌(*C. ureicelerivorans*)和干燥棒杆菌(*C. xerosis*)等。棒杆菌属多为机会致病菌,引起人类疾病的主要是白喉棒杆菌。

棒杆菌属的 DNA G+C 含量为 46~74mol%,代表菌种为白喉棒杆菌。

(二)生物学特性

1. 形态与染色 棒杆菌属的细菌为革兰氏阳性直或微弯曲的杆菌,纵边不平行,有的末端略膨大呈棒形。硬质小麦棒杆菌、马氏棒杆菌和松兹瓦尔棒杆菌的形态略有不同(图 14-2-7A)。棒杆菌常单个、成对并排、V 形、栅栏状或簇状排列,细胞很少着色不均,不分枝,无抗酸性,通常细胞内有异染颗粒,与医学相关的种均触酶阳性,无动力。棒杆菌属细菌有发酵的,也有不发酵的。

2. 培养特性 棒杆菌需氧或兼性厌氧,杰氏棒杆菌不能在厌氧条件下生长。与医学相关的棒杆菌均可在含有 5% 的羊血琼脂平板上良好生长,最适生长温度为 35~37℃,不能在麦康凯琼脂上生长。亲脂性的棒杆菌(如杰氏棒杆菌和解脲棒杆菌等)在含有 5% 的羊血琼脂平板上呈小菌落,需要在培养基中加入 0.1%~1.0% 的吐温 -80。可用选择性羊血琼脂平板对混合标本中的棒杆菌进行分离,该培养基每毫升含 100μg 磷霉素(每毫升加 12.5μg 6-磷酸葡萄糖)。另外,吕氏血清培养基(Loeffler)、胱氨酸 - 亚碲酸盐血琼脂(CTBA)、Tinsdale's 培养基和黏菌素 - 萘啶酸血琼脂(CNBA)可作为白喉棒杆菌的选择性培养基。有人建议在富含 CO$_2$ 的环境中培养棒杆菌,因为有些菌如罗氏杆菌属和隐秘杆菌属在这种环境下生长更好。

3. 生化特性 棒杆菌触酶多为阳性,氧化或发酵碳水化合物。主要生化特性见表 14-2-4。

棒杆菌属细菌的形态特征见图 14-2-1~ 图 14-2-8。

(三)鉴定与鉴别

1. 白喉棒杆菌的分离和鉴定

(1)白喉棒杆菌的流行病学特点及临床表现:白喉棒杆菌常累及上呼吸道,也可从感染的伤口、皮肤及健康携带者的咽喉部发现。白喉棒杆菌经飞沫或接触污染物而传播,细菌侵入上呼吸道后,在鼻咽部黏膜定植并产生外毒素,引起局部炎症。白喉的主要临床表现是上呼吸道症状,即咽痛、吞咽困难、淋巴腺炎、低热、全身不适和头痛。白喉棒杆菌在局部生长形成炎症,使局部毛细血管扩张、充血及渗出,形成的灰白色膜状物称为假膜。假膜由纤维蛋白、坏死的上皮细胞、白细胞及细菌组成。在鼻咽部形成的黏着物(假膜)有时会导致呼吸阻塞是此病的特征。该菌一般不侵入血流,但其产生的大量外毒素可被吸收入血,引起毒血症。并非所有的白喉棒杆菌都能产生外毒素,只有携带毒素基因(*tox*$^+$)β 棒杆菌噬菌体(corynephage β)菌株才能编码产生外毒素。外毒素进入血液后很快与某些易感靶细胞结合,最易受侵犯的细胞是心肌及外周神经,引起心肌炎和软腭麻痹等症状。毒素也常侵犯肝、肾、肾上腺等组织,引起严重病变。白喉棒杆菌还可引起皮肤白喉或心内膜炎(毒素阳性或阴性菌株均可),健康状况差的一些人(如药物或酒精成瘾者)易受白喉棒杆菌定植(皮肤部位多于咽部),在偶然情况下引起严重感染(主要是由非产毒素菌株引起)。对白喉棒杆菌可通过儿童人工免疫计划进行有效的预防,但近年来的发病有向大年龄组推移的趋势。

(2)白喉患者的标本采集:白喉主要通过临床诊断。医生在怀疑患者为白喉时,应及时对疑似白喉的患者用拭子或抽吸采样,对可疑携带者应做鼻咽拭子检测。一般来说,标本采集时不需特殊处理。对于呼吸道白喉,应从鼻咽红肿处多点采集标本(不要取前鼻腔的材料),如果看到可擦去的膜,从膜底下擦拭取样更有价值,膜也同时送检(不是每一部位的标本都能检出白喉棒杆菌)。对于皮肤白喉,用力涂擦炎症损害的表面,以获得适合检验材料。对怀疑心内膜炎的患者,按血液细菌培养标本采集的要求进行采样。对于活检组织标本,采用无菌手续进行采集。标本采集后应立即送到微生物实验室检验。

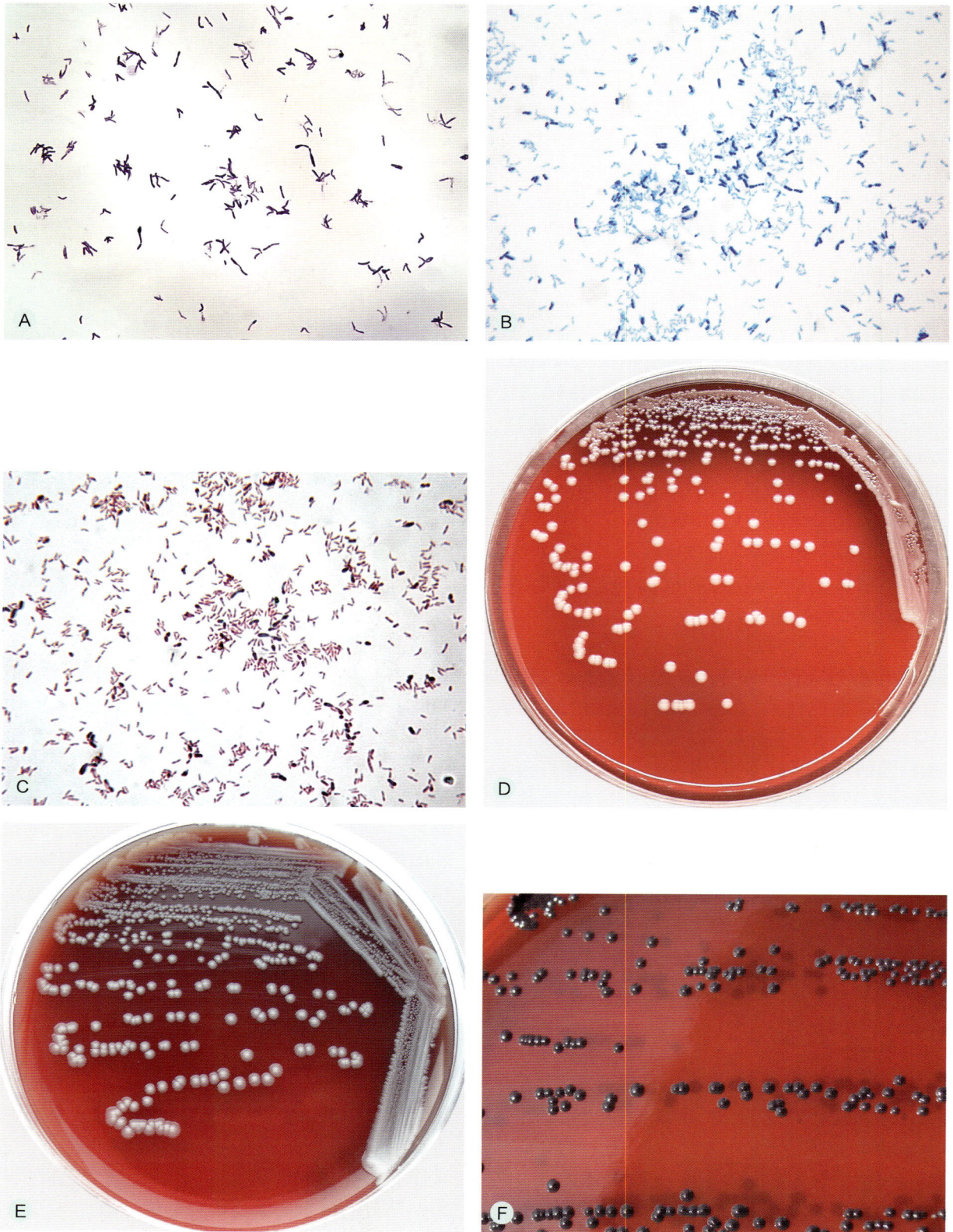

图 14-2-1 白喉棒杆菌的形态特征

A. ATCC 13812 革兰氏染色 ×1 000；B. 重型,亚甲蓝染色 ×1 000；C. 重型,孔雀绿染色 ×1 000；
D. ATCC 13812 SBA 3 日；E. 重型,SBA 2 日；F. 重型,亚碲酸盐平板 5 日

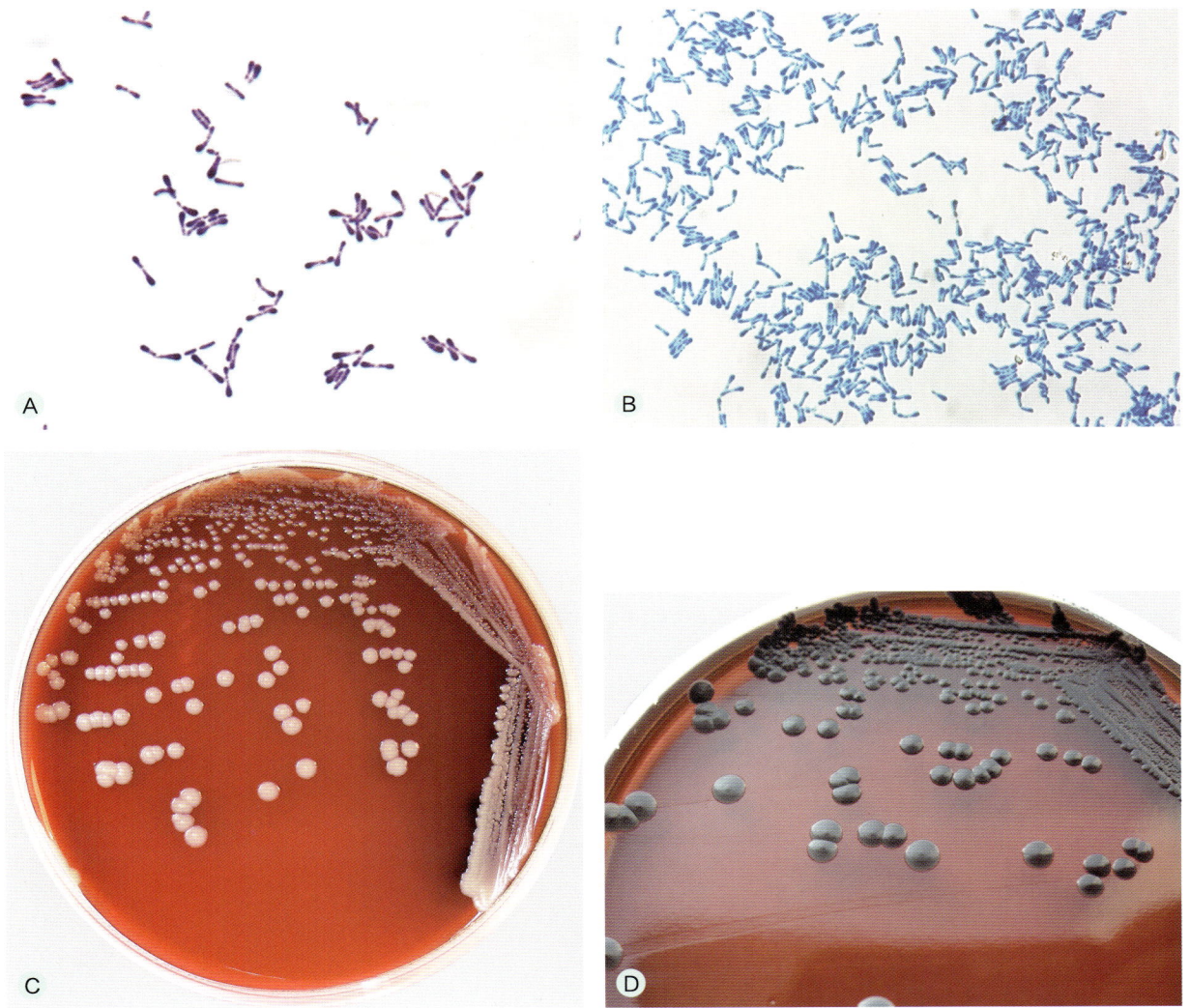

图 14-2-2　假白喉棒杆菌的形态特征

A. 革兰氏染色 ×2 000；B. 亚甲蓝染 ×2 000；C. SBA 2 日；D. 亚碲酸盐平板 4 日

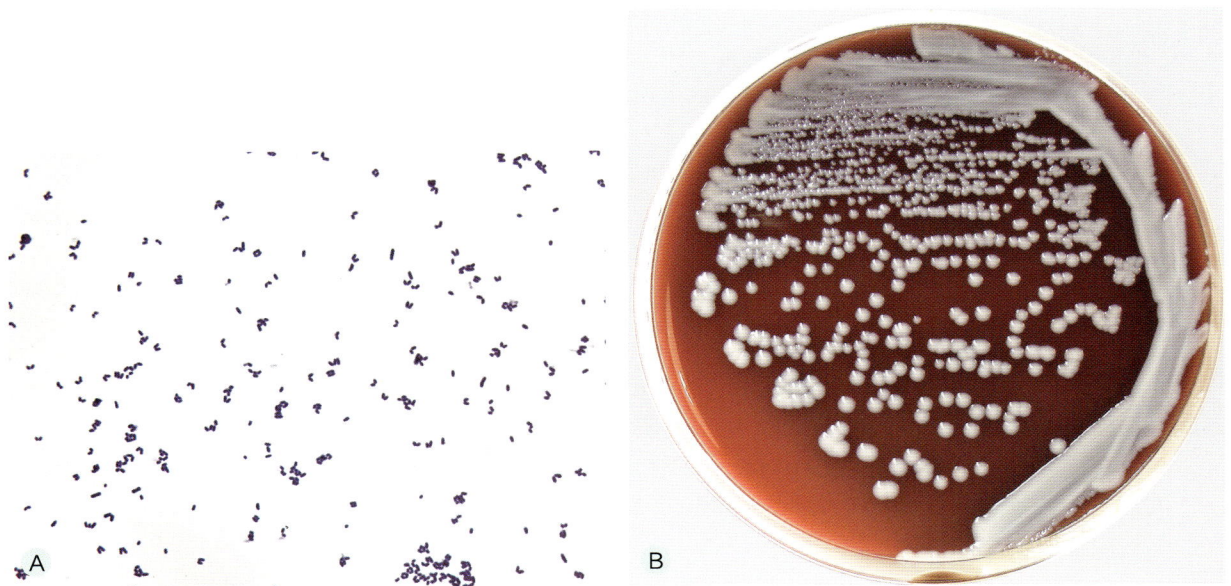

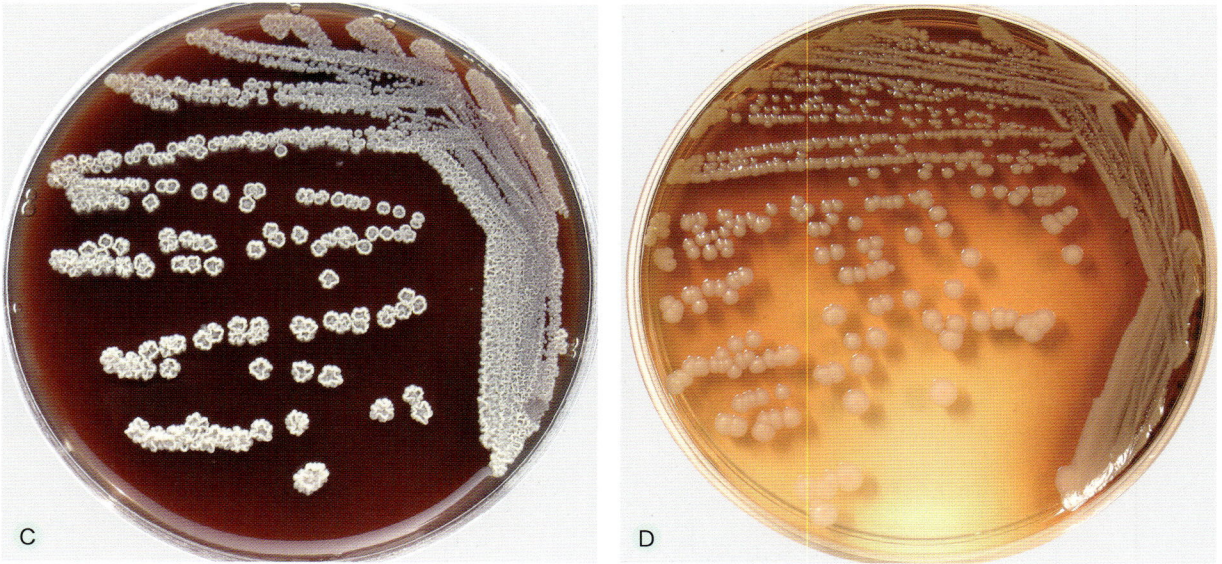

图 14-2-3　纹带棒杆菌的形态特征
A. 革兰氏染色 ×1 000；B. SBA 2 日；C. 皱缩型菌落，SBA 3 日；D. MHA 4 日

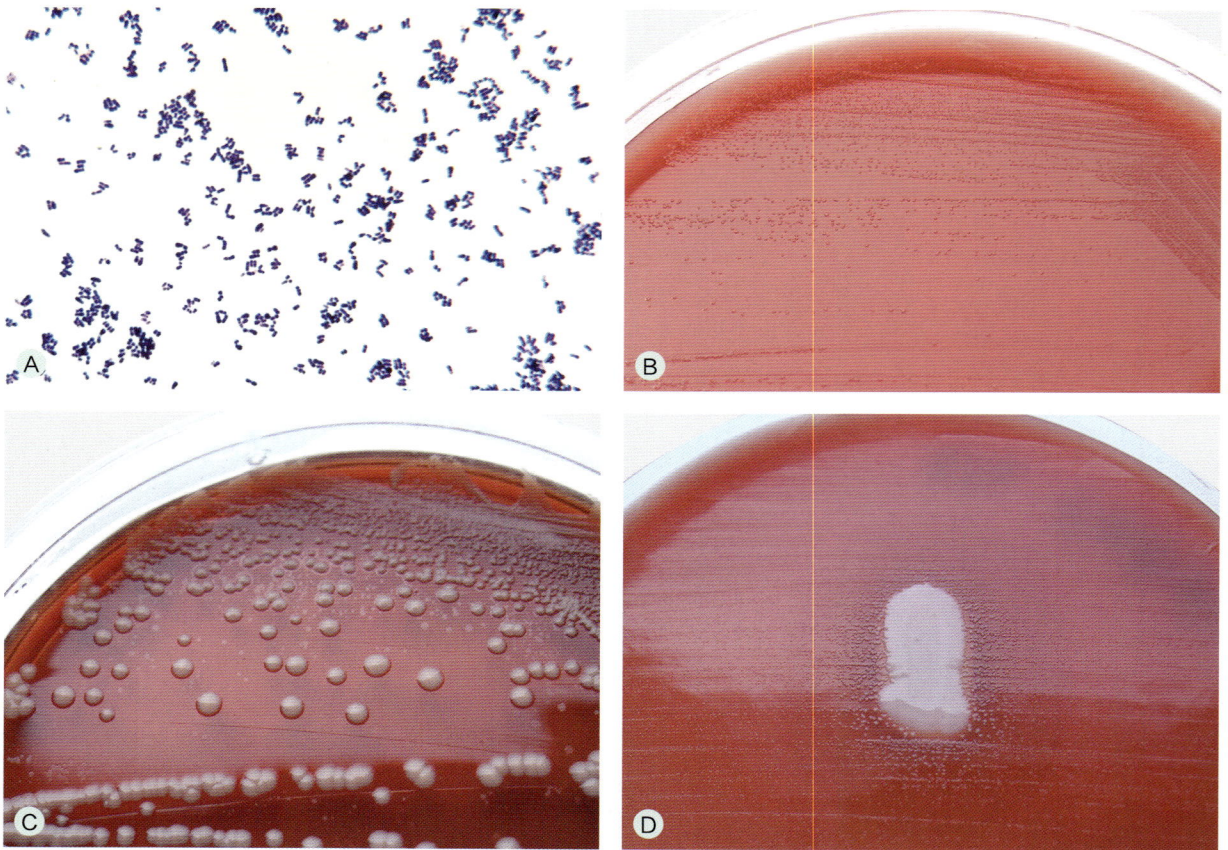

图 14-2-4　拥挤棒杆菌的形态特征
A. 革兰氏染色 ×1 000；B. SBA 24h；C. 1% 吐温 -80 SBA 4 日；D. 卫星试验 SBA 4 日

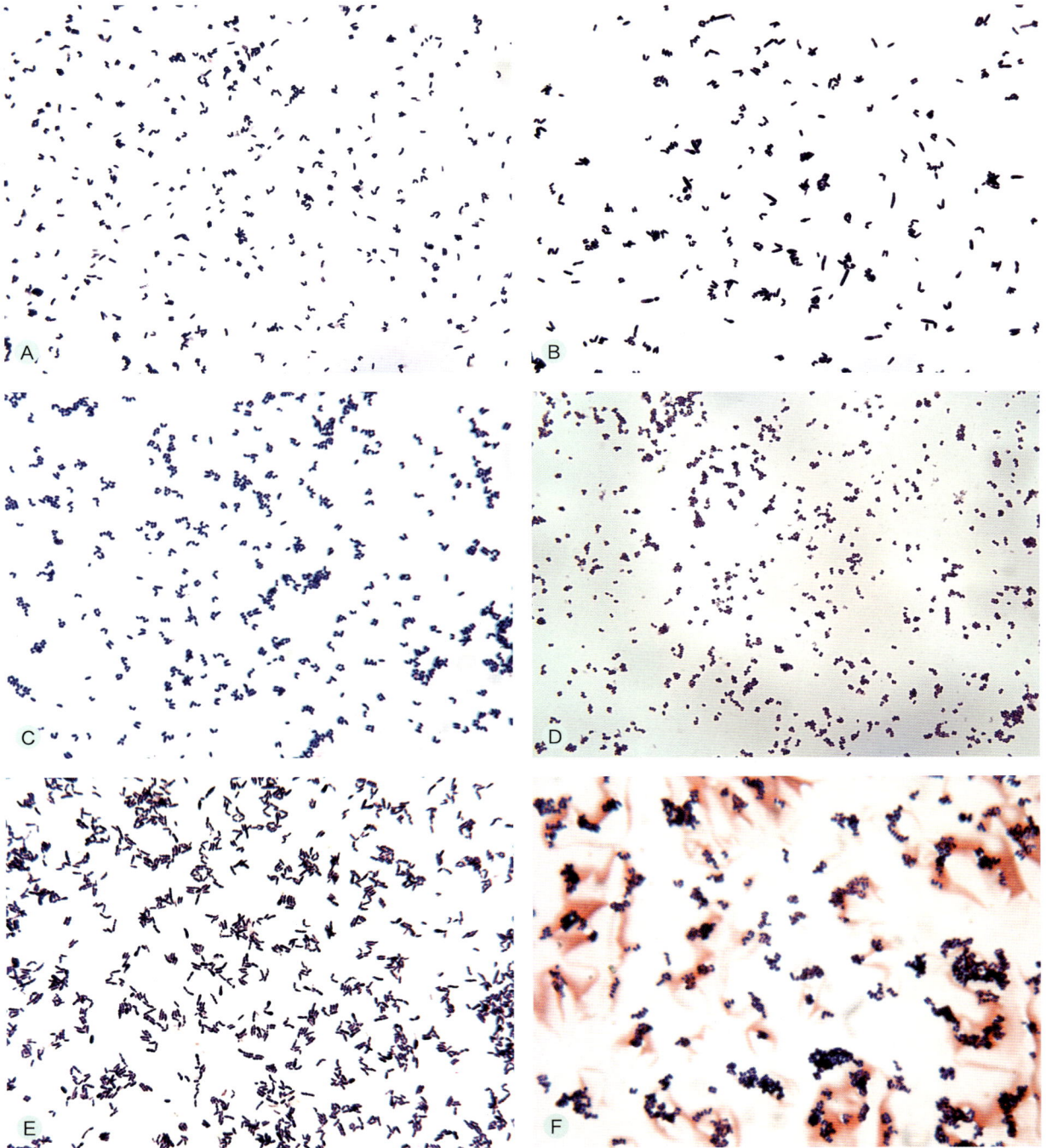

图 14-2-5 其他临床常见棒杆菌革兰氏染色的镜下形态特征 ×1 000
A. 非发酵棒杆菌；B. 无枝菌酸棒杆菌；C. 杰氏棒杆菌；D. 解脲棒杆菌；E. 麦氏棒杆菌；F. 产黏棒杆菌

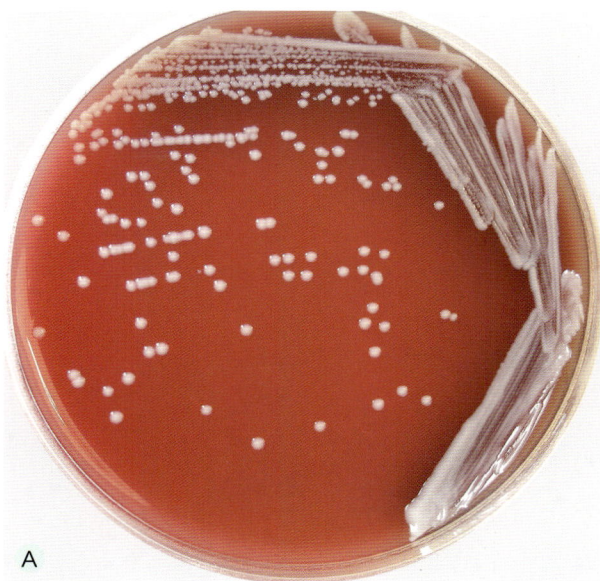

A

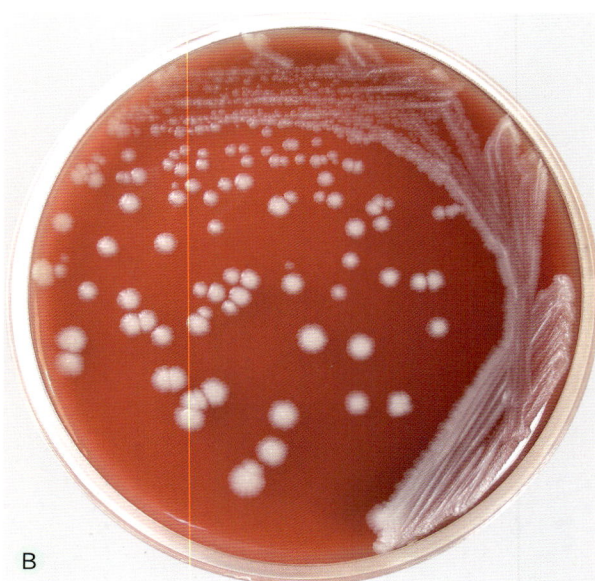

B

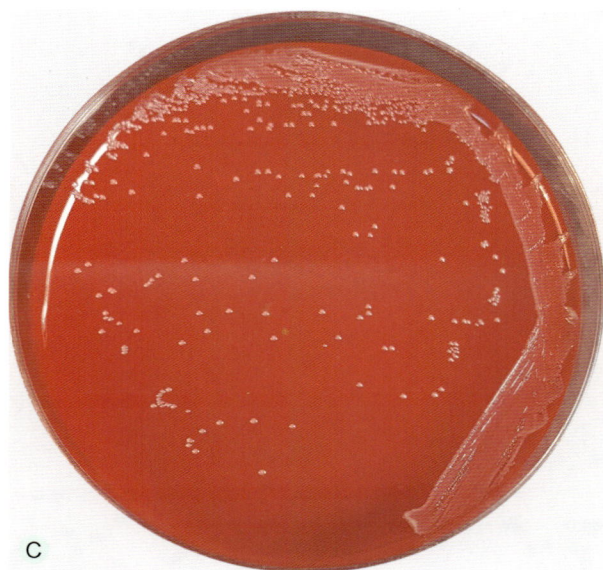

C

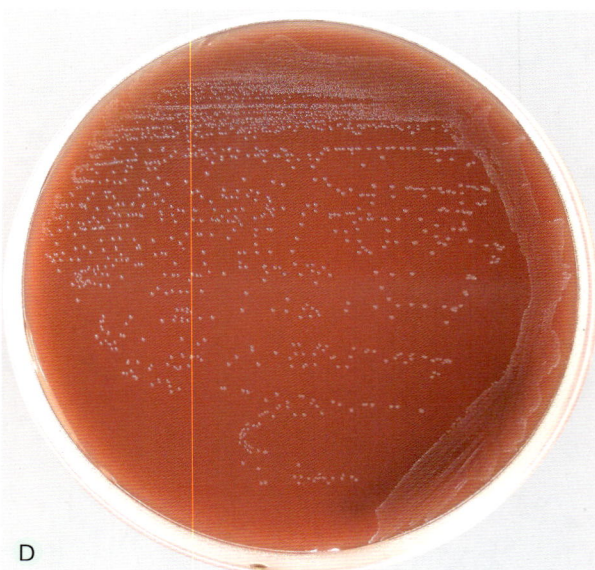

D

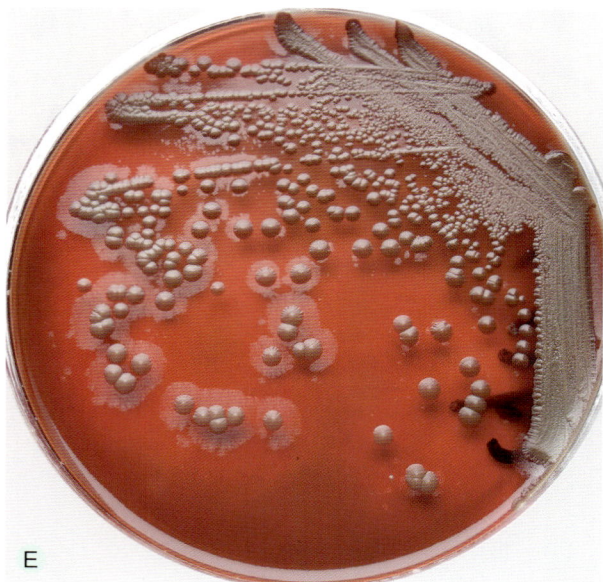

E

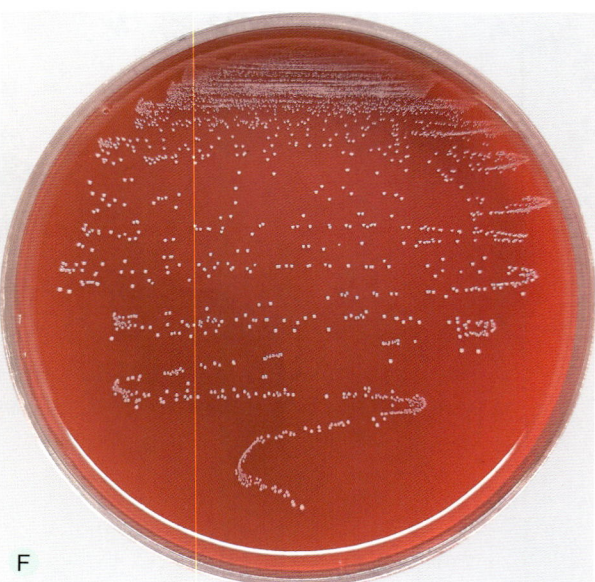

F

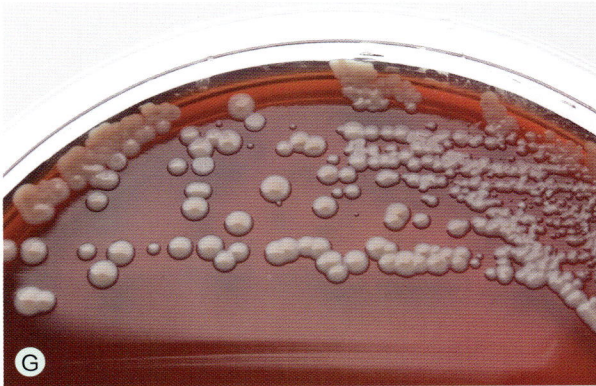

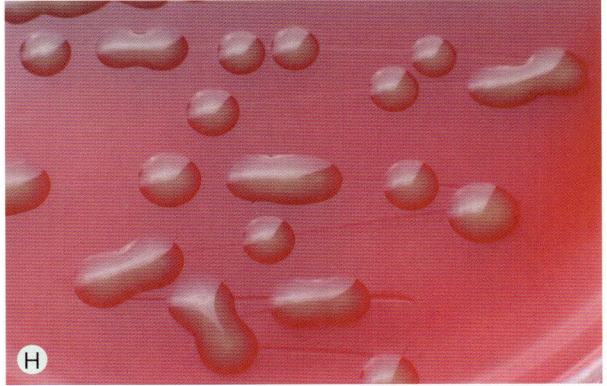

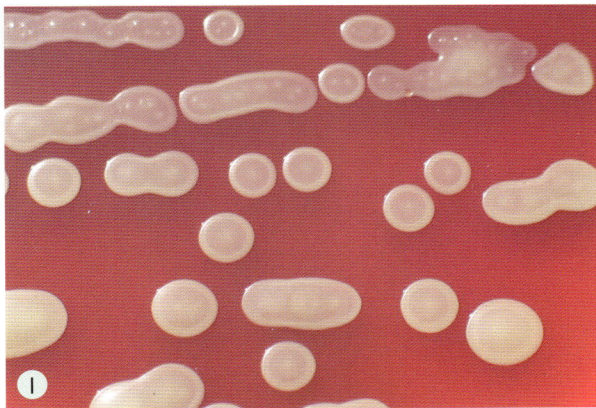

图 14-2-6　其他临床常见棒杆菌的菌落形态特征
A. 非发酵棒杆菌 SBA 2 日；B. 无枝菌酸棒杆菌 SBA 3 日；C. 解脲棒杆菌 SBA 2 日；D. 杰氏棒杆菌的 SBA 3 日；E. 杰氏棒杆菌 1% 吐温 -80 SBA 3 日；F. 麦氏棒杆菌 SBA 5 日；G. 麦氏棒杆菌 1% 吐温 -80 SBA 3 日；H. 产黏棒杆菌 SBA 2 日；I. 产黏棒杆菌 SBA 4 日

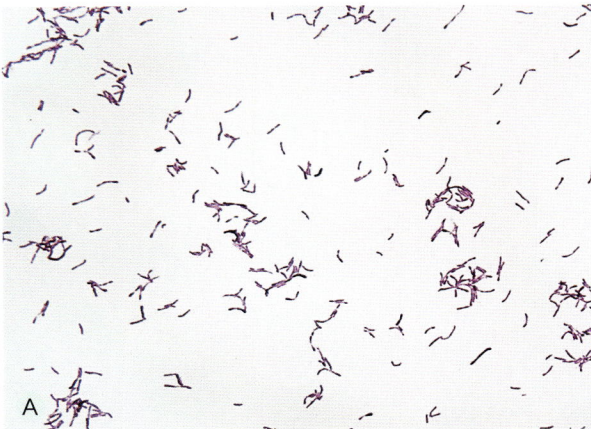

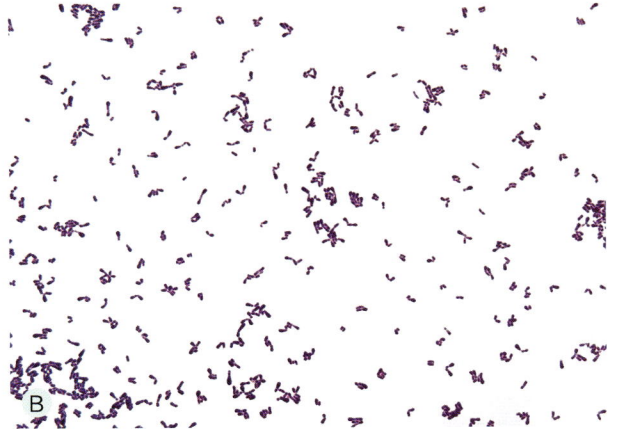

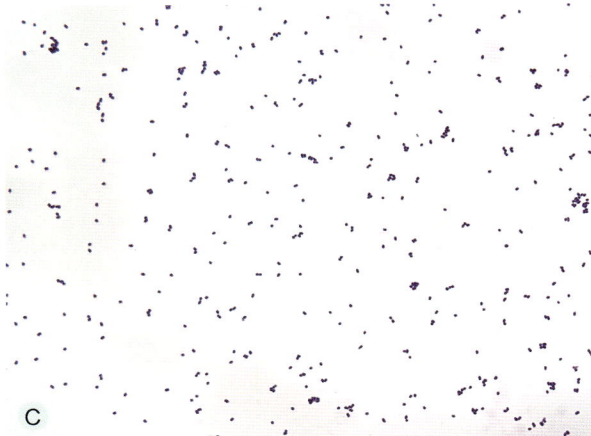

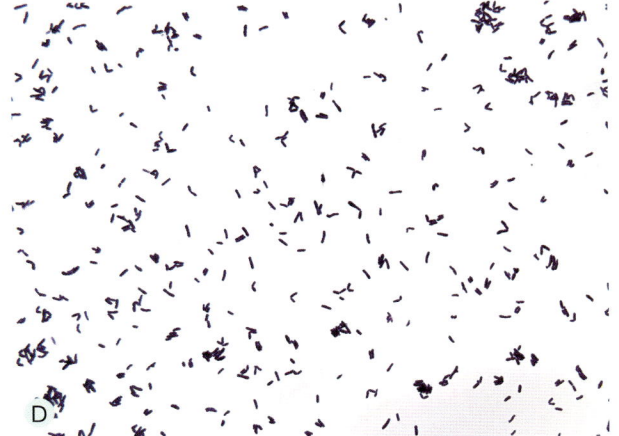

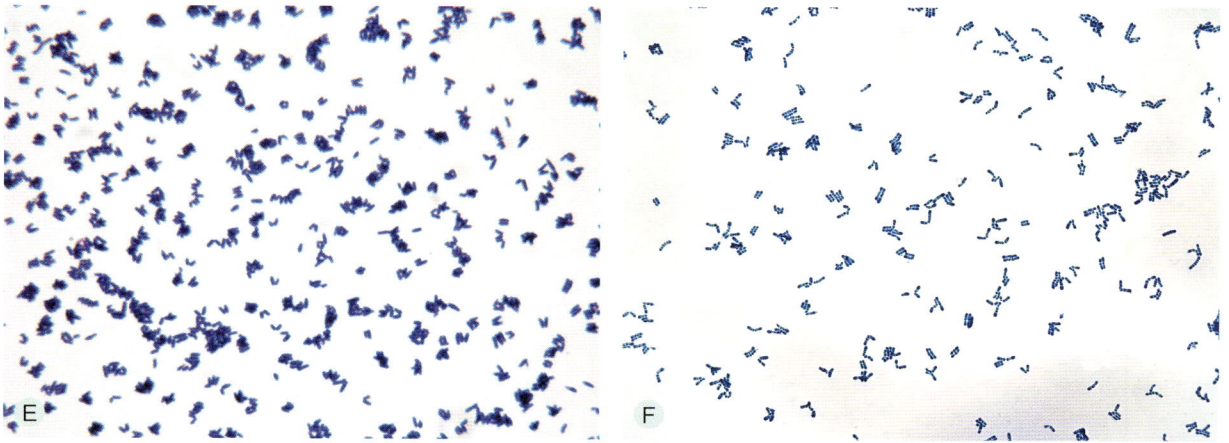

图 14-2-7　其他临床不常见棒杆菌革兰氏染色的镜下形态特征 ×1 000
A. 硬质小麦棒杆菌；B. 结核硬脂酸棒杆菌；C. 假结核棒杆菌；D. 克氏棒杆菌；E. 乳棒杆菌；F. 眼棒杆菌

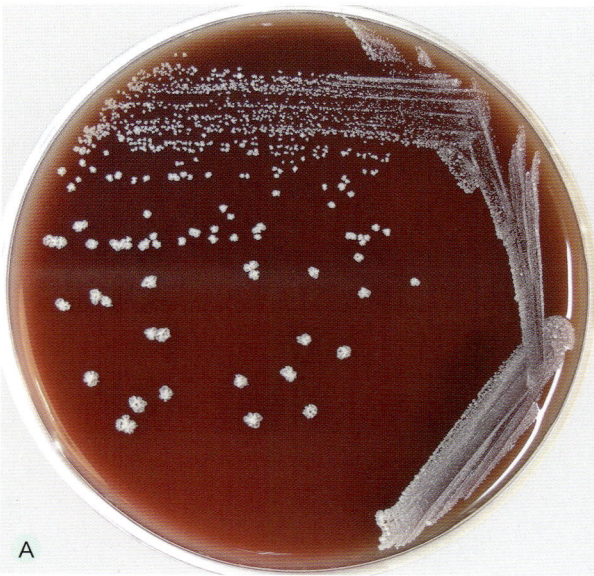

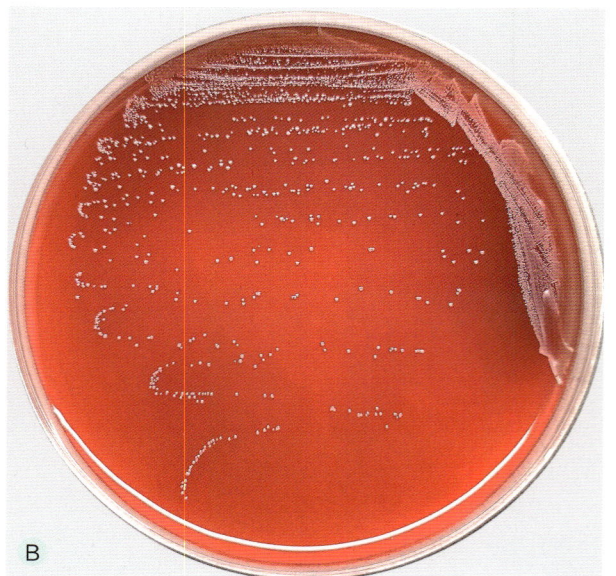

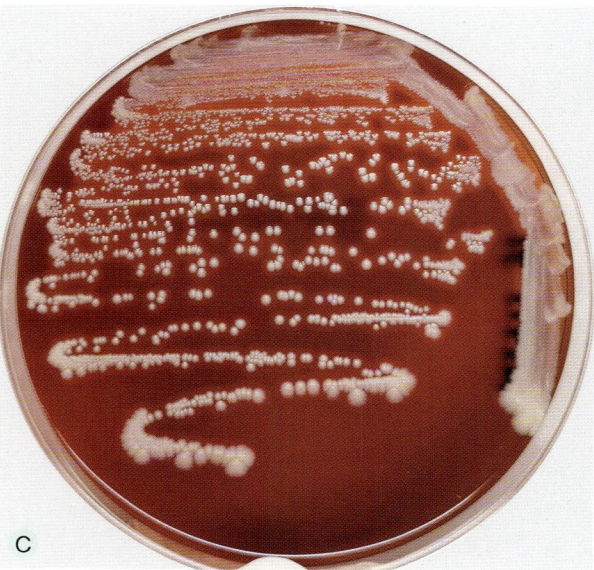

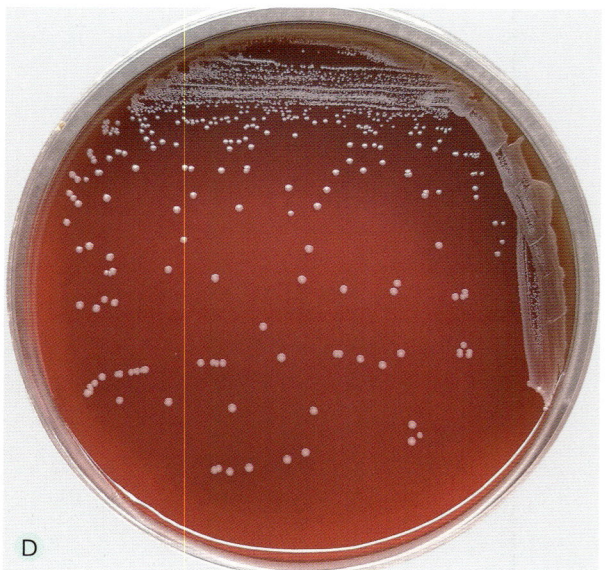

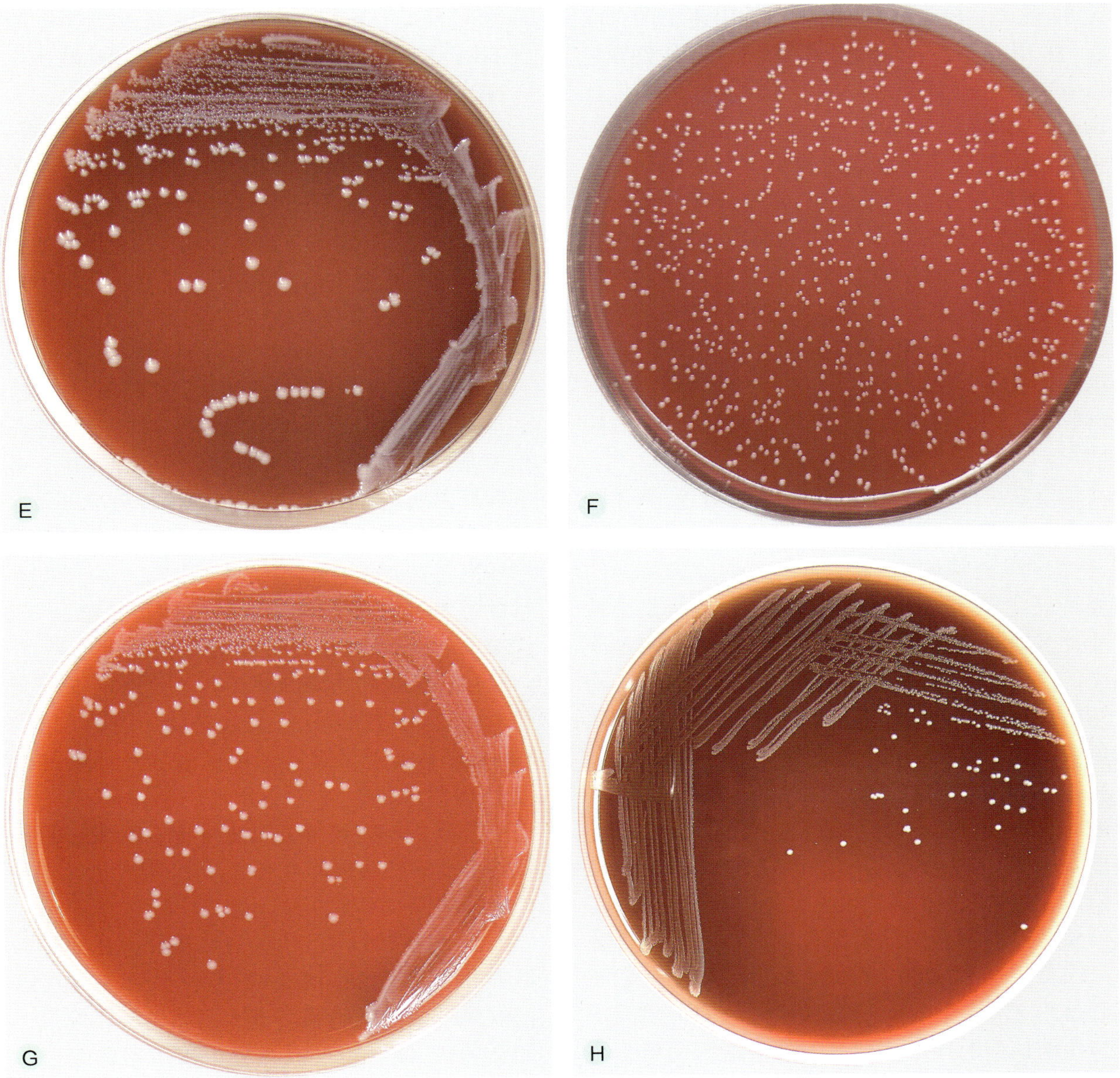

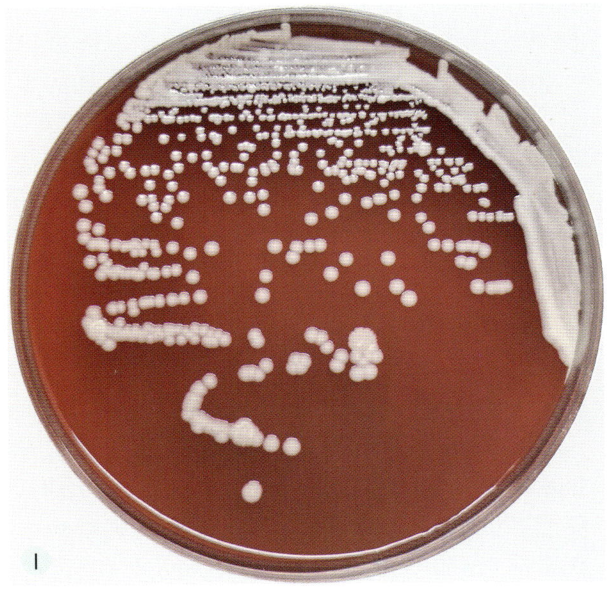

图 14-2-8　其他临床不常见棒杆菌的菌落形态特征

A. 硬质小麦棒杆菌 SBA 4 日；B. 结核硬脂酸棒杆菌 SBA 5 日；C. 假结核棒杆菌 SBA 4 日；D. 克氏棒杆菌 SBA 7 日；E. 乳棒杆菌 SBA 3 日；F. 眼棒杆菌 SBA 7 日；G. 多耐棒杆菌 SBA 3 日；H. 乳腺炎棒杆菌 SBA 5 日；I. 阑尾炎棒杆菌 SBA 3 日

（3）直接镜检与报告：临床标本应制备两张涂片，一张用作革兰氏染色，另一张用亚甲蓝染色（Albert's 染色）。先进行革兰氏染色，找到形似棒杆菌后，再用亚甲蓝染另一张涂片，寻找深蓝色的异染颗粒。但当细菌衰老时异染颗粒被消耗而不明显，且细胞壁变薄易被脱色，常造成革兰氏染色不定，有时可表现为在革兰氏阴性的菌体中见有阳性颗粒或节段。涂片的直接检查对临床早期的推测性诊断是有价值的，但要将白喉棒杆菌与鼻咽部栖生的其他棒杆菌相区别还是有一定的难度，需要经培养后进行鉴别。因此，直接涂片镜检只能报告"找到革兰氏阳性杆菌，呈多形性排列，疑似白喉棒杆菌"。

用奈瑟（Neisser）法或 Albert's 法染色，菌体常出现深染的颗粒，这些颗粒与菌体着染的颜色不同，称为"异染颗粒"。异染颗粒是白喉棒杆菌的重要特征之一（图 14-2-1B、C），其主要成分是核糖核酸及多偏磷酸盐，在细菌形态学诊断上具有重要意义。传统的奈瑟或 Albert's 染色法染色，异染颗粒结果有时不够明显。原因诸多，如菌种、培养基、染色液等都与结果有关，染色后标本保存时间短，容易褪色而造成假阴性。应用吕氏亚甲蓝染色 + 俾褐麦斯复染（称为改进法），使白喉异染颗粒数量明显增加（颜色微紫），着色深（颜色稍紫）异染颗粒亦较大，在显微镜下清楚可见，可能是碱性染液与核糖核酸及多偏磷酸盐易结合的缘故。因改进法的吕氏美兰是 1/1 000 的氢氧化钾配制，而奈瑟亚甲蓝是用 5% 冰醋酸配制。碱性染色液带阳离子易与核糖核酸的羧基端及多偏磷酸盐的阴离子结合，染出的异染颗粒大而色深，在染色时间上比原染色法可短些。染色方法：玻片及盖玻片经酸泡后洗涤干净。直接标本涂片，或将菌种接种于甘油鸡蛋培养基上 37℃ 孵育 24~48 小时，取培养物与生理盐水混匀至适当浓度，涂于玻片上约 1cm 直径大小。干燥、固定、染色。涂片不宜太厚或太薄。奈瑟法：用奈瑟第 1 液染 1 分钟，水洗，以第 2 液染 1 分钟，水洗，待干镜检。改进法：第 1 液用吕氏亚甲蓝染 1 分钟，水洗，以奈瑟第 2 液染 1 分钟，水洗待干镜检。

（4）白喉棒杆菌的分离培养：所有采集的标本都应接种一个血琼脂平板（SBA）加一个选择性培养基，一是防止某些在选择性培养基上不生长的菌株漏检，二是可检出与白喉棒杆菌混合感染的 A 群 β- 溶血的链球菌。选择性培养基有吕氏

血清培养基（Loeffler）、胱氨酸 - 亚碲酸盐血琼脂（CTBA）、Tinsdale 培养基和黏菌素 - 萘啶酸血琼脂（CNBA）。

白喉棒杆菌在 SBA 平板上经 24 小时孵育后，呈灰白色、光滑、凸起、圆形的较小菌落，有些菌株可有狭窄的溶血环。不易与其他棒杆菌相区别。Loeffler 血清斜面是非选择性培养基，其他细菌也可生长，因此不再建议用非选择性的 Loeffler 血清斜面进行白喉棒杆菌的初始分离，但有极性的白喉棒杆菌细胞只能在 Loeffler 或 Pai 斜面上生长。Loeffler 培养基（图 7-2-10）有利于异染颗粒的形成。CTBA 是初始分离白喉棒杆菌的选择性培养基，可抑制很多非棒杆菌的生长，但并不是白喉棒杆菌所特异的，许多非白喉棒杆菌也可在上面长出黑色的小菌落。白喉棒杆菌在 CTBA 平板上形成黑色或灰黑色的小菌落（图 7-2-11），但也有少量的白喉棒杆菌菌株对亚碲酸钾很敏感，不能在 CTBA 上生长。Tinsdale 培养基可能是直接分离白喉棒杆菌最好的培养基，但它的局限性是有效期相对较短（小于 4 周），而且还必须加入马血清。在 Tinsdale 平板上可观察到亚碲酸盐还原酶的活性（表现为黑色菌落）和胱氨酸酶的活性（表现为环绕黑色菌落的棕色晕圈），因此可将白喉棒杆菌和其他腐生性棒杆菌很好地区分开来，但无法区别假结核棒杆菌或溃疡棒杆菌。

（5）白喉棒杆菌分型：白喉棒杆菌在亚碲酸盐培养基上生长 24~48 小时，亚碲酸钾离子可透过白喉棒杆菌的细胞膜。进入菌体后被还原成黑色的金属碲，使菌落形成黑色。按菌落的颜色和特点可将白喉棒杆菌分为四个生物型，即重型（Var. gravis）、轻型（Var. mitis）、belfanti 型和中间型（Var. intermedium）。但只有中间型可根据菌落的形态（小，灰色或半透明亲脂性菌落）和糊精发酵阳性鉴定。其他生物型菌落稍大（24 小时后直径大于 2mm），白色或不透明，各型间无法区分。亲脂性中间型很少引起临床感染，belfanti 型极少表达白喉毒素基因。在我国流行的以轻型为主，菌落的分型不能区分亚种，也不能对流行病学进行让人满意的追踪，型别的分类也与临床表现的严重程度关系不大。

（6）白喉毒素检测：体内产毒试验的传统方法是用分离菌株的肉汤培养物，对一只实验动物（家兔或豚鼠）进行皮下注射（不同部位），观察注射抗毒素前（试验组）后（对照组）的皮肤坏死程度，来

判断待检菌株是否产毒素。改良方法是用两只豚鼠，其中一只注射抗毒素，另一只不注射抗毒素，分别注射待检菌的肉汤培养物，观察1~4日。若未经保护（未注射抗毒素）的豚鼠死亡而经保护的豚鼠未死亡，待检菌是产毒素的白喉棒杆菌。若两只均未死亡，待检菌可能是不产毒素的白喉棒杆菌。若两只都死亡，待检菌可能不是白喉棒杆菌。

目前用于白喉毒素的体外检测方法主要有：

改良的Elek平板方法：用3mlElek培养基置于4.5cm平皿中。接种备检菌及对照菌。抗毒素纸片（10IU/片）置于平皿中距菌株9mm处。24小时就可观察待检菌与抗毒素之间的特异性沉淀线（图7-2-12），来确认待检菌是否为产毒株。用PCR方法检测待检菌中的白喉毒素基因（tox）已经得到发展和证实。商品PCR试剂检测白喉毒素代表基因dtxR被认为很有意义。实时荧光定量PCR仪器检测tox基因也已经有报道。从临床标本中直接检测白喉毒素基因得到赞同，因为对于已经用过抗生素的患者往往无法分离出细菌。但是如果出现了PCR阳性结果，而从未在患者的标本中培养出白喉棒杆菌，或没有组织病理学诊断依据，并且该患者与已确诊的白喉患者无流行病学关系时，应将该患者归类为白喉的"可疑病例"。因为假结核棒杆菌和溃疡棒杆菌也可含有携带了白喉毒素基因的噬菌体，PCR结果也会呈阳性反应。非产毒的白喉棒杆菌，是指那些在Elek试验中不显毒性或PCR方法未检出白喉毒素基因的细菌，它们可在流浪者、酗酒者和静脉药物滥用者中引起散在或暴发的严重疾病如皮肤病或心内膜炎。因为非毒素菌株在英国流行，显示白喉毒素代表基因dtxR在其中起作用，如果菌株被噬菌株溶原化，它们能够表现为产毒菌株，所以被认为是产毒株的储备菌库。

2. 棒杆菌属内菌种鉴定与种间鉴别　菌落的形态、大小、颜色、气味和溶血，以及细胞的革兰氏染色分类是棒杆菌鉴别诊断的重要指标。棒杆菌的生化鉴定系统包括：触酶，氧化或发酵检测（胱氨酸胰酶水解酪蛋白琼脂半固体培养基检测效果最佳），动力，硝酸盐还原，尿素水解，七叶苷水解，葡萄糖、麦芽糖、蔗糖、甘露醇和木糖的酸产物，CAMP反应，亲脂性检测，以及对杀弧菌化合物O/129（150μg）的抗性检测等（图2-3-46）。根据棒杆菌的菌落特征、镜下形态以及适当的生化反应，即可对其进行鉴定。

（1）医学相关棒杆菌的基本形态特征：表14-2-2中总结了与医学相关的棒杆菌的一些基本形态特征，将临床分离的棒杆菌与之对照比较，可做出初步判断。

（2）医学相关棒杆菌的主要生化特性：表14-2-3中总结了与医学相关的棒杆菌的一些生化特性，将临床分离的棒杆菌与之对照比较，大部分菌株可得到准确鉴定。

表14-2-2　医学相关棒杆菌的基本形态特征

菌名	菌落颜色	小菌落	黏附性	溶血性	其他特殊性状
拥挤棒杆菌	白色	+	−	−	微小菌落（图14-2-4B），在金黄色葡萄球菌周围有卫星现象（图14-2-4D）
非发酵棒杆菌非发酵亚种	白色	−	−	−	凸面、乳状菌落（图14-2-6A）
非发酵棒杆菌嗜脂亚种	白色	+	−	−	凸面、光滑菌落
无枝菌酸棒杆菌	灰白色	−	−	−	菌落干燥不规则、蜡状（图14-2-6B），20℃不生长
银色棒杆菌	奶油色	−	−	−	菌落略粗糙
不典型棒杆菌		+	−	−	微小的菌落
金色黏液棒杆菌	浅灰-黑色	−	+	−	有些菌落可侵蚀琼脂
耳棒杆菌	微黄	−	+	−	菌落稍干，轻微附着
牛棒杆菌		+	−	−	
混淆棒杆菌	白色反光	−	−	−	乳状菌落，凸起

续表

菌名	菌落颜色	小菌落	黏附性	溶血性	其他特殊性状
科伊尔棒杆菌	白色略反光	−	−	−	菌落呈奶油状或黏稠
F-1 群棒杆菌		+			
G 群棒杆菌		+	−	−	厌氧生长
白喉棒杆菌					
重型	白色	−	−	−	菌落不透明(图 14-2-1E)
中间型	灰色	+	−	−	菌落半透明
轻型	白色	−	−	+	菌落不透明
belfanti 型	白色	−	−	−	菌落不透明
硬质小麦棒杆菌	米色	+	++	−	生长缓慢,菌落粗糙有卷褶,边缘不整,黏附琼脂(见图 14-2-8A),厌氧培养后呈长丝状细杆
斐氏棒杆菌	白色 - 亮黄色				菌落光滑有光泽,24 小时呈白色,72 小时呈微黄色,5 日后呈亮黄色
弗雷尼棒杆菌		−	−	−	可在 20℃和 42℃生长
解葡萄糖苷棒杆菌	白色 - 微黄				乳状菌落,凸面
模拟棒杆菌	白色 - 微灰	−	−	−	乳状菌落,发光;菌体两端 Neisser 染色阳性
杰氏棒杆菌	浅灰白色	+			菌落极小,点状光滑不凸起(图 14-2-6D),厌氧不生长
克氏棒杆菌	浅灰色	+			菌落略干,半透明(图 14-2-8D)
喜脂黄色棒杆菌	艳黄色	+			菌落光滑有光泽,24 小时中等大小,黄色
麦氏棒杆菌	(玫瑰色)	+			在吐温 -80-SBA 平板上培养时,菌落呈玫瑰色(图 14-2-6F)
马氏棒杆菌					大菌落形态可变,小菌落为扁平、蜘蛛样,镜下呈"鞭子柄状"
极小棒杆菌	灰白色	−	−	−	菌落呈乳状或黏稠,20℃不生长
产黏棒杆菌	略黄	−	−	−	菌落呈典型的黏液样(图 14-2-6H),培养到 4 日黏液减少(图 14-2-6I)
丙酸棒杆菌	白色	−	−	−	菌落边缘整齐
假白喉棒杆菌	白色	−	−	−	菌落略干,边缘整齐(图 14-2-2C)
假结核棒杆菌	白色 - 微黄	−	−	−	菌落凸起,表面粗糙(图 14-2-8C)
多耐棒杆菌		+	−	−	厌氧缓慢生长(图 14-2-8G)
里格尔棒杆菌	白色	−	−	−	乳状或黏稠,凸面有光泽,微需氧生长
血色棒杆菌	微黄				菌落略干,光滑
独特棒杆菌	奶油色	−	−	−	菌落略微凸起,呈稳定的奶油状
模仿棒杆菌	奶油色	−	−	−	菌落略微凸起,呈奶油状,有光泽

续表

菌名	菌落颜色	小菌落	黏附性	溶血性	其他特殊性状
纹带棒杆菌	奶油色	–	–	±	菌落圆形、凸起、有光泽(图14-2-3B),轻微溶血,20℃生长,42℃发酵葡萄糖,CAMP多呈阳性(图14-2-9A)
松兹瓦尔棒杆菌	浅黄 - 微黄	–	+	–	菌落有稳定的黏稠性,镜下细胞末端有凸起或呈按钮状
梢氏棒杆菌	白色	+	+	–	对营养要求高,生长缓慢,非亲脂性,培养4日后菌落呈白齿状,非常黏稠
结核硬脂棒杆菌		+	–	–	(图14-2-8B)
图斯卡尼亚棒杆菌		–	–	–	
溃疡棒杆菌	灰白色	–	–	±	菌落稍干,呈蜡状,轻微溶血
解脲棒杆菌	灰白	+	–	–	菌落极细小、凸起、光滑(图14-2-6C)。厌氧不生长
干燥棒杆菌	奶油色 - 黄色	–	–	–	菌落干燥、颗粒状、边缘不整齐,20℃生长

注:菌落特征是在 SBA 上经 24 小时或更长时间培养的结果。+,阳性;++,强阳性;–,阴性;±,弱反应。

表 14-2-3　医学相关棒杆菌的主要生化特性

菌名	氧化/发酵	亲脂性	硝酸盐还原	脲素酶	水解七叶苷	吡嗪酰胺酶	碱性磷酸酶	CAMP	O/129抗性	葡萄糖产酸	麦芽糖产酸	蔗糖产酸	甘露醇产酸	木糖产酸	其他特征
拥挤棒杆菌	F	+	+	–	–	v	–	–		+	–	v	v	–	
非发酵棒杆菌非发酵亚种	O	–	–	–	–	+	+	v		–	–	–	–	–	
非发酵棒杆菌嗜脂亚种	O	+	–	–	–	+	+	v							
无枝菌酸棒杆菌	F	–	v	v	–	+	+	–	+	–	v	v	–		常表现为氧化状,42℃发酵葡萄糖,检测到丙酸
阑尾炎棒杆菌	F	+	–	+	–	+	+	ND		+	+	–	–		含有大量的 TBSA
畏水棒杆菌	O	+	–	–	–	+	+			+	–	–	–		
银色棒杆菌	F	–	–	–	–	+	v			–					α- 胰凝乳蛋白酶可为阳性,检测到丙酸[b]
不典型棒杆菌	F	–	–	–	–	+	+	ND		+	+	–	–		针尖状菌落,β- 葡萄糖苷酶阳性
黏金色棒杆菌	F	–	–		v	+	+	ND		+	+	–	–		多数菌落浅黄色,少数黑 - 灰色
耳棒杆菌	O	–	–	–	–	+	+	++							轻黏琼脂,分解分枝菌酸
牛棒杆菌[c]	F	+	–	–	–	+	+			+					TBSA 阳性,果糖阳性
犬棒杆菌	F	–	+	–	+	+	+			+	+	–			长棒状,α- 葡萄糖苷酶阳性,胰蛋白酶阳性

续表

菌名	氧化/发酵	亲脂性	硝酸盐还原	脲素酶	水解七叶苷	吡嗪酰胺酶	碱性磷酸酶	CAMP	O/129抗性	葡萄糖产酸	麦芽糖产酸	蔗糖产酸	甘露醇产酸	木糖产酸	其他特征
混淆棒杆菌	F	−	+	−	−	+	+	−		(+)	−	−	−	−	酪氨酸阴性,葡萄糖弱发酵,检测到丙酸
科伊尔棒杆菌	F	−	−	−	−	+	+	++		(+)	−	−	−	−	胱氨酸芳香酰胺酶阳性,葡萄糖缓慢发酵
CDC 群 F-1 棒杆菌	F	+	v	+	−	−	−	−		+	+	+	−	−	
G 群棒杆菌	F	+	v	−	−	+	+	−		+	v	v	−	−	果糖阳性
白喉棒杆菌															
重型	F	−	+	−	−	−	−	−		+	+	−	−	−	糖原阳性,检测到丙酸
中间型	F	+	+	−	−	−	−	−		+	+	−	−	−	糊精发酵,检测到丙酸
轻型	F	−	+	−	−	−	−	−		+	+	−	−	−	糖原阳性,检测到丙酸
belfanti 型	F	−	+	−	−	−	−	−		+	+	−	−	−	糖原阳性,白喉毒素阴性,检测到丙酸
硬质小麦棒杆菌	F	−	+	(v)	+	−	+	−		+	+	+	v	−	附着在琼脂上,半乳糖阳性
斐氏棒杆菌	F	−	−	(+)	−	(+)	+	−		(+)	v	−	−	−	浅黄色菌落,缓慢发酵葡萄糖产酸
弗赖堡棒杆菌	F	−	+	−	+	−	ND	−		+	+	+	−	−	β-葡萄糖苷酶阳性,轮辐状菌落,紧黏琼脂
弗雷尼棒杆菌	F	−	v	−	−	+	+	ND		+	+	+	−	−	α-葡萄糖苷酶阳性,生长温度 20~42℃
解葡萄糖苷棒杆菌	F	−	v	v	v	+	v	+		+	v	+	−	v	β-葡萄糖苷酶阳性,有尿素酶活性时 5 分钟可呈阳性,检测到丙酸
汉森棒杆菌	F	−	−	−	−	+	−	ND		+	+	+	−	−	菌落黄、干
模仿棒杆菌	F	−	−	−	−	(+)	+		+	+	+	(+)	−	−	酪氨酸阴性
杰氏棒杆菌	O	+	−	−	−	+	+			+	v	−	−	−	果糖阴性,厌氧不生长
克氏棒杆菌	F	+	+	−	+	+	−	−		+	ND	+	−	−	缺少霉菌酸,检测到丙酸
嗜脂黄色棒杆菌	O	+	−	−	+	+				−	−	−	−	−	黄色,分解分枝菌酸
麦氏棒杆菌	F	+	+	−	−	+	+	−		+	+	+	v	−	大多数菌株发酵甘露醇
马赛棒杆菌	F	−	−	−	−	(+)	(+)	ND		−	−	−	−	−	TBSA 阳性
马氏棒杆菌	F	−	+	−	v	−	−	−		+	+	+	−	−	革兰氏染色菌体马鞭状,半乳糖阴性,检测到丙酸
极小棒杆菌	F	−	−	−	−	+	+	±	−	+	+	+	v	v	酪氨酸阳性,DNA 酶阳性,42℃发酵葡萄糖
产黏棒杆菌	O	−	−	−	−	+	+			+	−	v	−	−	大量黏液,菌落浅黄

续表

菌名	氧化/发酵	亲脂性	硝酸盐还原	脲素酶	水解七叶苷	吡嗪酰胺酶	碱性磷酸酶	CAMP	O/129抗性	葡萄糖产酸	麦芽糖产酸	蔗糖产酸	甘露醇产酸	木糖产酸	其他特征
皮尔巴拉棒杆菌	F	-	-	-	-	-	+	ND		+	-	+	-	-	
接近棒杆菌	O	-	+	-	-	v	v	-		-	-	-	-		酪氨酸阳性
假白喉棒杆菌	O	-	+	+	-	+	v	-		-	-	-	-	-	
假结核棒杆菌	F	v	+	+	-	-	v	REV		+	+	v	-	-	检测到丙酸
产丙酮酸棒杆菌	F	v	v	+	+	v	v	+		+	+	+	-	-	β-葡萄糖苷酶阳性,检测到丙酮酸
多耐棒杆菌	F	+	-	+	-	+	-	-		+	-	-	-	-	在厌氧环境中生长缓慢
里格尔棒杆菌	F	-	++	+	-	v	v			-	(+)	-	-	-	
血色棒杆菌	F	-	-	-	-	+	-			(+)	-	-	-	-	含有少量的TBSA
模仿棒杆菌 d	F	-	+	-	-	v	+			+	-	-	-	-	亚硝酸盐还原
独特棒杆菌	F	-	-	+	+	-	+			+	+	+	-	-	酪氨酸阳性
痰棒杆菌	F	-	-	-	+	+	-	ND		+					α-葡萄糖苷酶阳性,TBSA阳性
固态棒杆菌	F	-	+	+	-	-	(+)	v		+	-	v	-	-	碱化柠檬酸盐,核糖、果糖阳性
纹带棒杆菌	F	-	-	-	-	-	+		v	+	-	v	-	-	酪氨酸阳性
松兹瓦尔棒杆菌	F	-	-	-	-	+	v			+	+	v	-	-	菌落黏稠
梢氏棒杆菌	F	-	-	-	-	-	-			+	+	+	-	-	乙酰基-β-葡萄糖苷酶阳性,菌落黏稠
蒂莫棒杆菌	F	-	-	-	(+)	+	+	ND		+	-	-	-	-	黄色
结核硬脂棒杆菌	F	+	v	-	-	+	+	-		+	v	v	-	-	
图斯卡尼棒杆菌	O	-	-	-	-	+	+			+	+	-	-	-	马尿酸盐阳性,酪氨酸阴性
溃疡棒杆菌	F	-	-	+	-	-	+	REV	+	+					发酵糖原、淀粉、海藻糖,检测到丙酸
解脲棒杆菌	O	+	-	++	+	v	-	-		-	-				
快速解脲棒杆菌	F	+	-	+	-	+	-	ND		+	-	+	-	(+)	快速尿酶阳性,检到TBSA,马尿酸盐阳性
干燥棒杆菌	F	-	v	-	+	+	+	-	-	+	+	+	-	-	42℃不发酵葡萄糖,O/129敏感,未检测到丙酸

注:v,可变;( ),迟缓或弱发酵;ND,无资料;REV,反向CAMP反应;F,发酵;O,氧化;+,阳性反应;++,强阳性;±,极少数阳性;-,阴性反应;TBSA,结核硬脂酸;b,葡萄糖发酵产物是丙酸;c,血液分离株ONPG阳性,氧化酶阳性,麦芽糖弱阳性,但用API Coryne检测为阴性,未检测到丙酸;使用两种方法(API Coryne、API Zym)检测β-半乳糖苷酶均阴性;API Coryne鉴定编号为0101104;d,模仿棒杆菌对低或高浓度的亚硝酸盐都有强的还原作用;硝酸盐还原如果不加锌粉可能出现阴性结果;有一例触酶阴性菌株报道。

（3）棒杆菌相关的鉴定与鉴别试验

1）溶血性观察：观察棒杆菌属细菌的轻微 β-溶血时，最好在 CO_2 环境中进行培养。

2）CAMP 试验：CAMP 试验对棒杆菌的鉴别很重要。通常阳性的 CAMP 试验结果是待检菌与金黄色葡萄球菌（ATCC 25923）的溶血协同作用，结果呈加强的溶血箭头，如同无乳链球菌的 CAMP 试验模式，棒杆菌的 CAMP 试验结果通常没有无乳链球菌的 CAMP 试验结果那样明显（但耳棒杆菌和科伊尔棒杆菌为强阳性）。假结核棒杆菌和溃疡棒杆菌的 CAMP 抑制试验阳性（原理参见第二章第三节内容），所用指示菌不同试验结果也不尽相同，如图 14-2-9 所示。

3）脂质需求试验：根据细菌对脂质的需求，可将棒杆菌分为亲脂性和非亲脂性两类，这样可以缩小鉴定的范围，凡是小菌落的棒杆菌都应该先进行对脂质需求的筛选。亲脂性（或称需要脂质）的棒杆菌在 SBA 培养基上孵育 24 小时后的菌落直径小于 0.5mm，但在含 0.1%~1%（v/v）吐温 -80 的 SBA 上孵育 24 小时后直径大于 2mm（图 14-2-10A），或仅在含 1% 吐温 -80 肉汤中生长的菌株称为亲脂性菌株。也可用卫星试验检测菌株是否为亲脂性菌株，卫星试验阳性的菌株为亲脂性菌株（图 14-2-10B、C）。

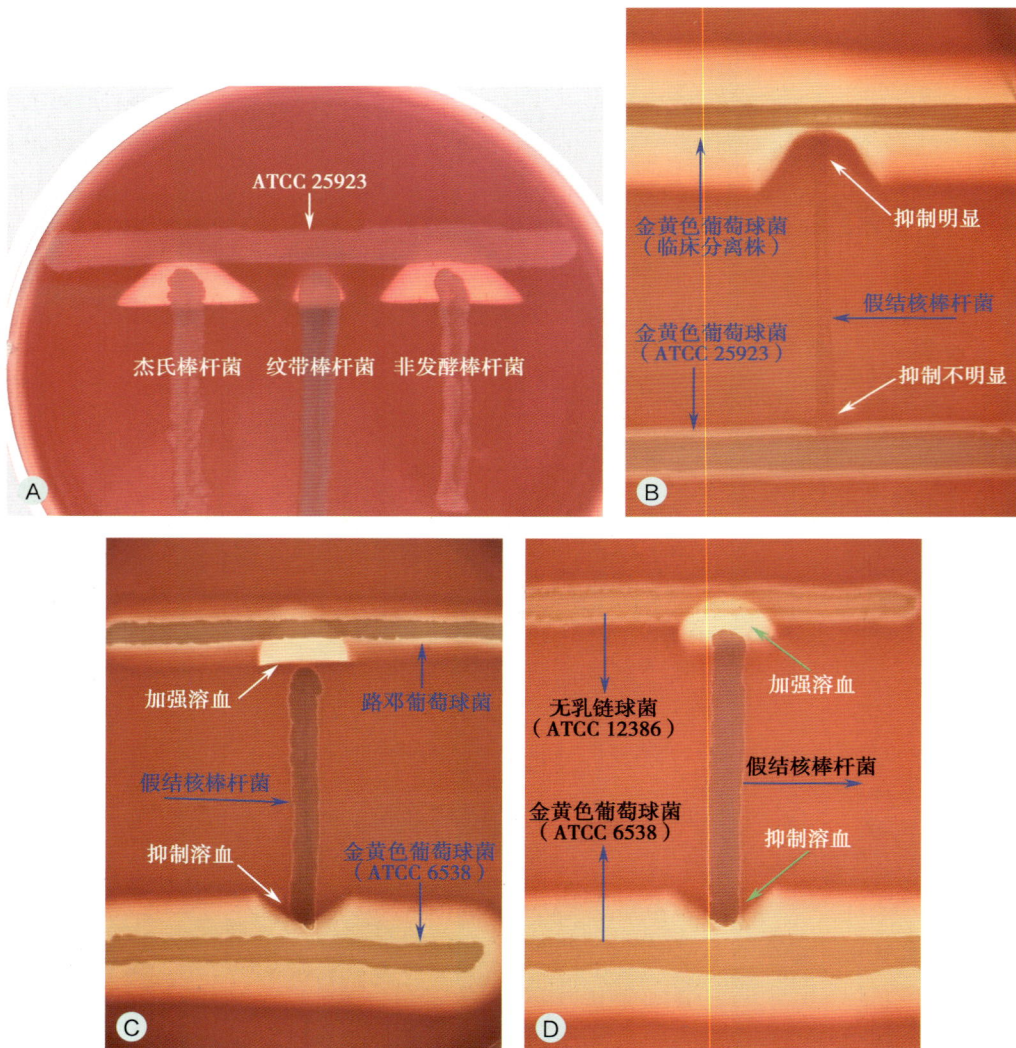

图 14-2-9　棒杆菌 CAMP 试验结果

A. SBA 24h；B. 上为金黄色葡萄球菌临床分离株，中为假结核棒杆菌，下为金黄色葡萄球菌 ATCC 25923，SBA 24h；C. 上为路邓葡萄球菌，中为假结核棒杆菌，下为金黄色葡萄球菌 ATCC 6538，SBA 24h；D. 上为无乳链球菌 ATCC 12386，中为假结核棒杆菌，下为金黄色葡萄球菌 ATCC 6538，SBA 24h

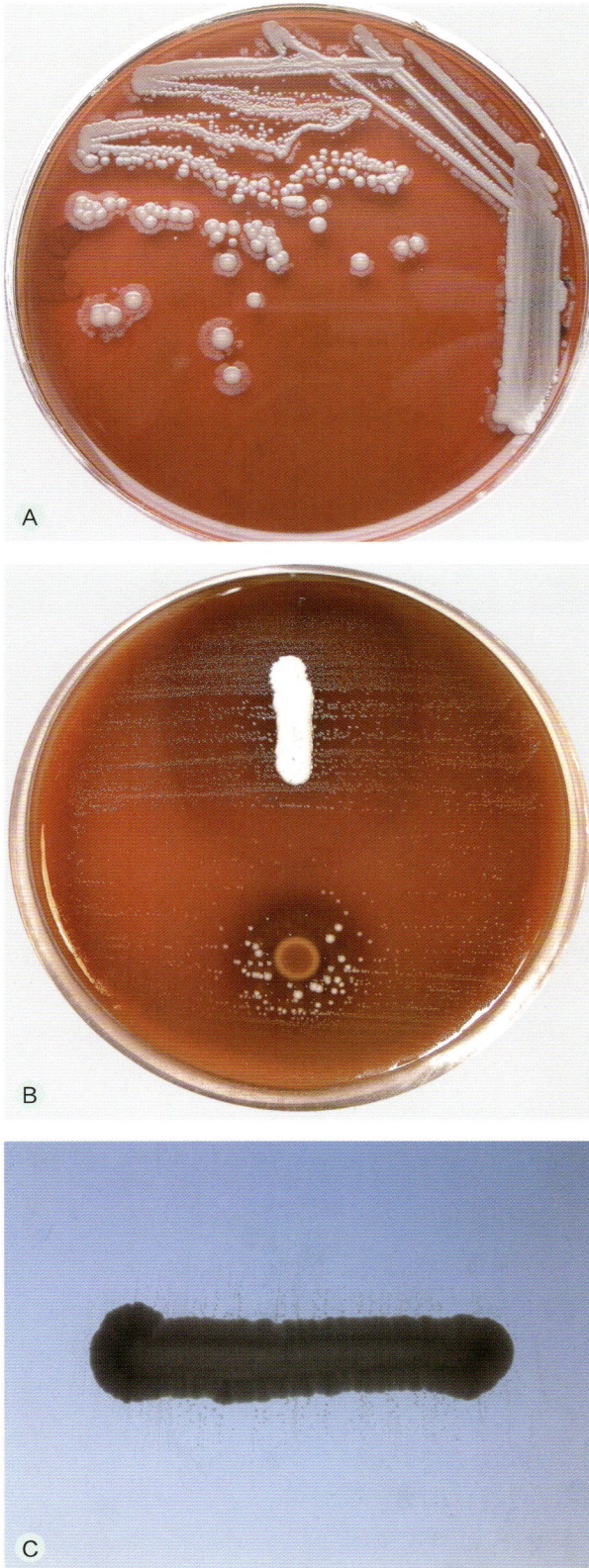

图 14-2-10　棒杆菌亲脂性试验结果

A. 1% 吐温 -80 平皿法；B. 上为划种金黄色葡萄球菌，下为滴加吐温 -80，SBA 2 日；C. MHA 平皿卫星试验法

4）商品化鉴定系统：目前商品化的鉴定系统主要有 API Coryne 系统（bioMerieux，Marcy l'Etoile，法国）、Biolog GP 板（Biolog，Hayward，Calif）、RapID CB Plus 系统（Remel，Norcross，Ga）、Microscan panel（Dade Microscan，Sacramento，Calif）、BBL Crystal GP 系统（Becton-Dickinson）和 MCN GP 板（Merlin Diagnostics，Bornheim-Hersel，德国）等。在诸多商品鉴定系统中，没有哪个能 100% 对棒杆菌直接做出准确的鉴定，有一半或更多需要做补充试验。值得注意的是，上述的商品化鉴定系统，由于菌库没有及时更新，因此库中细菌并未按照新分类法进行命名。

5）其他检测技术：色谱技术（薄层色谱法、气相色谱法、质谱测定法和高效液相色谱法）测定霉菌酸及其链长，气液色谱法（GLC）分析细胞脂肪酸（CFA），分子遗传鉴定系统（种属探针、rRNA 限制性多态分析、16S rRNA 基因序列分析和定量 DNA-DNA 杂交技术等）。MALDI-TOF 被认为是鉴定棒杆菌较好的技术，研究显示 MALDI-TOF 对棒杆菌鉴定到种水平准确率约为 90%，当厂商及时更新菌库的时候，具有更大的应用价值。

（四）抗菌药物敏感性

纸片扩散法不适用于棒杆菌的药敏试验，CLSI 推荐肉汤微量稀释法测定 MIC，使用阳离子调节 MH 肉汤，补充 2.5%~5% 裂解马血，直接菌落配制 0.5 麦氏标准悬液，空气环境下 35℃ 孵育 24~48 小时。用 E 试验或琼脂稀释法测定 MIC 时，应在含有 5% 羊血的 Mueller-Hinton 琼脂上进行。亲脂性的棒杆菌应在含 5% CO_2 环境中孵育。棒杆菌属细菌通常对 β- 内酰胺类、氨基糖苷类、大环内酯类、万古霉素等抗菌药物敏感，但随着耐万古霉素棒杆菌出现，不推荐糖肽类药物作为治疗一线药物。另外，一些棒杆菌（如多耐棒杆菌）对万古霉素天然耐药。部分菌株 CDC F-1 群和 G 群对大环内酯类耐药。

（五）临床意义

大多数棒杆菌是人类皮肤和黏膜的正常菌群，少数种生长在外界环境中。但不是所有棒杆菌都均匀分布在皮肤和黏膜表面，有些棒杆菌存在于人体的特殊部位。如白喉棒杆菌主要存在于鼻咽处，也可从皮肤破损处分离出来。硬质小麦棒杆菌和龋齿罗氏杆菌存在于口咽部。耳棒杆菌和耳苏黎世菌存在于外耳道。杰氏棒杆菌和解葡萄糖苷棒杆菌分离自男性泌尿生殖道。麦氏棒杆菌几乎都是从眼中分离出来的。无枝菌酸棒杆菌、纹带棒杆菌和人皮杆菌是人皮肤上的正常菌群,同时也是重要的机会致病菌。由于棒杆菌存在于人体各部位及环境中,如果采样过程不正确,就有可能会分离到这些菌株,评价从临床分离的棒杆菌的临床意义通常是非常困难的。当非无菌部位有中等量或少量棒杆菌和其他菌群一起生长时,报告应将它们作为"正常菌群"。当镜检疑似白喉棒杆菌(Neisser染色阳性)时,即使还没有培养结果和毒素检测结果,也应立即通知患者主管医生。

以下情况分离到棒杆菌更具有临床意义:

(1)多份标本都分离到同样的棒杆菌。

(2)标本直接涂片革兰氏染色镜下见到棒杆菌,并观察到强烈的白细胞反应。

(3)从同一标本中分离到的其他细菌的致病性低。

以下情况下分离到的棒杆菌需要鉴定到种的水平:

(1)从无菌的体液标本中分离出的棒杆菌(多份标本中只有一份为阳性时除外)。

(2)严格按操作规程采集的标本中分离出的棒杆菌,而且是优势菌时。

(3)从尿标本分离出单一的棒杆菌,细菌计数大于10^4CFU/ml,或是优势菌细菌计数大于10^5CFU/ml时。

临床上由棒杆菌引起的相关性疾病如表 14-2-4 所示。

表 14-2-4 常见棒杆菌相关性疾病

病原菌	疾病或相关性疾病
无枝菌酸棒杆菌	伤口感染、异体传染、菌血症、脓肿、泌尿道感染
金色黏液棒杆菌	泌尿生殖道感染(以女性为主)
CDC F-1 群棒杆菌	尿道感染
白喉棒杆菌(产毒素)	咽白喉、皮肤白喉
白喉棒杆菌(不产毒素)	心内膜炎、咽炎、异体感染
解葡萄糖苷棒杆菌	泌尿生殖道感染(以男性为主)
杰氏棒杆菌	心内膜炎、菌血症、伤口感染、异体感染
克氏棒杆菌	肉芽肿性小叶性乳腺炎
麦氏棒杆菌	眼感染
极小棒杆菌	伤口感染、泌尿道感染、呼吸道感染、红癣
假白喉棒杆菌	呼吸道感染、心内膜炎
假结核棒杆菌	淋巴腺炎(职业的)、溃疡性淋巴炎、脓肿形成
多耐棒杆菌	菌血症
里格尔棒杆菌	尿道感染(女性)
纹带棒杆菌	伤口感染、呼吸道感染、异体传染
解结核硬脂酸棒杆菌	导管感染、菌血症、心内膜炎、伤口感染、眼感染
溃疡棒杆菌(产毒素)	呼吸道白喉、皮肤白喉
解脲棒杆菌	尿道感染、心内膜炎、菌血症、伤口感染

三、其他革兰氏阳性棒杆菌

(一)其他革兰氏阳性棒杆菌的鉴别特征

为了准确地区别这些细菌,仔细观察包括菌落及镜下的一些特殊性状是非常必要的。表 14-2-5 中总结了其他不规则革兰氏阳性杆菌包括生化特征在内的基本特性,将临床分离菌株与之对照比较,大部分细菌可得到鉴定。

(二)苏黎世菌属

苏黎世菌属(Turicella)与棒杆菌属关系密切,隶属于细菌域,放线菌门,放线菌纲,棒杆菌目,棒杆菌科。目前属内仅有耳炎苏黎世菌(T. otitidis)一个种,苏黎世菌属 G+C 含量为 65~72mol%。代表菌种为耳炎苏黎世菌。

表 14-2-5　其他不规则革兰氏阳性杆菌的主要鉴别特征

微生物	氧化/发酵	触酶	动力	硝酸盐还原	尿素酶	水解七叶苷	葡萄糖产酸	麦芽糖产酸	蔗糖产酸	甘露醇产酸	木糖产酸	CAMP	β-溶血	其他特征
耳炎赤黎世菌 (*T. otitidis*)	O	+	-	-	-	-	-	-	-	-	-	++	-	长杆状无分枝,细胞含大量的 TBSA,菌落发白,突起,奶油状,挑起呈浅绿色,见图 14-2-11C
节杆菌属 (*Arthobacter*)	O	+	v	v	v	v	v	v	v	-	-	-	-	细胞呈杆状-球状,菌落灰白色,有光泽,奶油状,*A. cumminsii* 较小且有稳定的黏稠性,DNA 酶阳性,明胶酶阳性,见图 14-2-12B、D、F
短杆菌属 (*Brevibacterium*)	O	+	-	v	-	-	v	v	v	-	-	-	-	菌落灰白色,延长培养时间可呈黄色或绿色,突起,奶油状(图 14-2-13B、D、F)。嗜盐,由蛋氨酸生成甲硫醇,奶酪味,细胞呈杆状-球状周期,DNA 酶阳性,明胶酶阳性
人皮杆菌 (*Dermabacter hominis*)	F	+	+	v	-	+	+	+	+	-	v	-	-	菌体白色,突起,奶油状或黏稠状(图 14-2-23B),有刺激性气味,镜下呈特有的球杆状或球状(图 14-2-23A)
蝴齿罗氏菌 (*Rothia dentocariosa*)	F	v	-	+	-	+	+	+	+	-	-	-	-	高度异质性。菌落白色,突起或扁平,黏附琼脂,光滑或粗糙或辐轮状,见图 14-2-20C、D。镜下呈多形性,大多呈丝状,分枝,末端膨大,无抗酸性,见图 14-2-20A、B
乙酰微小杆菌 (*Exiguobacterium acetylicum*)	F	+	+	v	-	+	+	+	+	+	+	-	-	菌落扁平,金黄色或橙色(图 14-2-17B),迅速发酵碳水化合物产酸
骚动厄氏菌 (*Oerskovia turbata*)	F	+	v	+	-	++	+	+	+	-	+	-	-	黄色-磷黄色,突起,奶油状,侵蚀琼脂(图 14-2-23D)
纤维单胞菌属 (*Cellulomonas*)	F	+	v	v	-	+	+	+	+	v	+	-	v	菌落白色-淡黄色-亮黄色,突起,奶油状,大多数菌株纤维素酶阳性,见图 14-2-14

续表

微生物	氧化/发酵	触酶	动力	硝酸盐还原	尿素酶	水解七叶苷	葡萄糖产酸	麦芽糖产酸	蔗糖产酸	甘露醇产酸	木糖产酸	CAMP	β-溶血	其他特征
纤维微菌属 (Cellulosimicrobium)	F	+	v	v	v	+	+	+	+	-	+		-	水解黄嘌呤，纤维化纤维黄菌（Cellulosimicrobium cellulans）即原来的溶（解）黄嘌呤厄氏菌（Oerskovia xanthineolytica），见图14-2-18A、B
微杆菌属 (Microbacterium)	F/O	v	v	v	v	v	v	+	+	v	v	-	-	菌落黄色或橘黄色，厌氧生长较慢，见图14-2-21
短小杆菌属 (Curtobacterium)	O	+	v	-	-	++	+	v	v	v	+		-	菌落黄色或橘黄色（图14-2-23F），缓慢产酸
水生利夫森菌 (Leifsonia aquaticum)	O	+	+	v	-	v	+	v	+	+	+		-	菌落的黄色素形成较慢（图14-2-16），DNA酶阳性，不水解明胶和酪蛋白
溶血隐秘杆菌 (Arcanobacterium haemolyticum)	F	-	-	-	-	-	+	+	v	-	-	REV	+	小菌落（粗糙型和光滑型），反向CAMP反应，不水解明胶，见图14-5-1
化脓隐秘菌 (Trueperella pyogenes)	F	-	-	-	-	v	+	v	v	v	+		++	镜下呈分枝的杆状，水解明胶
伯尔德储珀菌 (Trueperella bernardiae)	F	-	-	-	-	-	+	++	-	-	-		+	菌落较小，发白，玻璃质地，呈奶油状或黏稠状，镜下呈无分枝的短杆菌，发酵糖原
阴道加德纳菌 (Gardnerella vaginalis)	F	-	-	-	-	-	+	+	v	-	-		-	菌落极小，在人血平板上呈β-溶血，革兰氏染色不定，镜下呈小的球杆菌，见图14-6-1

注：V，可变的；F，发酵；O，氧化；+，阳性反应；-，阴性反应；++，强阳性；REV，反向CAMP反应。

耳炎苏黎世菌几乎都是从耳部临床标本中分离到,但它不引起儿童的耳炎流行。细菌培养48小时后形成直径1~1.5mm菌落,稍白,突起,奶油状,边缘整齐,一些新鲜菌落从平板上挑起时呈浅绿色。革兰氏染色呈比较长的阳性杆菌,无分枝。所有耳炎苏黎世菌CAMP反应强阳性。触酶阳性,无动力,呼吸代谢。许多菌株的β-内酰胺类抗生素的MIC很低,一些菌株对大环内酯类和克林霉素耐药。

耳炎苏黎世菌形态特征见图14-2-11。

（三）节杆菌属

节杆菌属(Arthrobacter)与微球菌属(Micrococcus)在种系发生学上的关系非常相近,隶属于细菌域,放线菌门,放线菌纲,微球菌目,微球菌科。目前属内有90多个种,节杆菌属G+C含量为55~72mol%,代表菌种为球形节杆菌(A. globiformis)。节杆菌可能是人体共栖菌,但主要存在于土壤中,卡氏节杆菌(A. cumminsii)几乎是从临床标本中最常分离出来的节杆菌,其次是氧化节杆菌(A. oxydan)、变金色节杆菌(A. aurescens)、多色节杆菌(A. polychromogenes)、坟墓节杆菌(A. tumbae)、球形节杆菌(A. globiformis)、红节杆菌(A. ruber)等。

节杆菌培养24小时后形成直径2mm或更大菌落,常呈灰白色,有轻微光泽,奶油状,节杆菌属在富营养培养基(如哥伦比亚琼脂培养基)中培养时,细胞的革兰氏染色可呈杆-球状周期变化(即在培养初期时是杆状,在陈旧的菌落中为球状)。在培养初期(即24小时后)可看到连接在一起的杆菌(即杆菌排列成矩形,因此该菌属被描述为"节",在古希腊语中为"连接")。但不是每一菌种都出现这种情况。卡明斯节杆菌有稳定的黏稠性。节杆菌属通常不氧化任何碳水化合物,无奶油气味,表型特征类似于短杆菌属。一些节杆菌属有动力,但短杆菌均无动力。与短杆菌属类似,节杆菌属DNA酶和明胶酶阳性,触酶阳性,动力可变,通常是呼吸代谢。大多数节杆菌青霉素MIC低,而氨基糖苷类和喹诺酮类抗生素作用非常弱。

节杆菌属细菌的形态特征见图14-2-12。

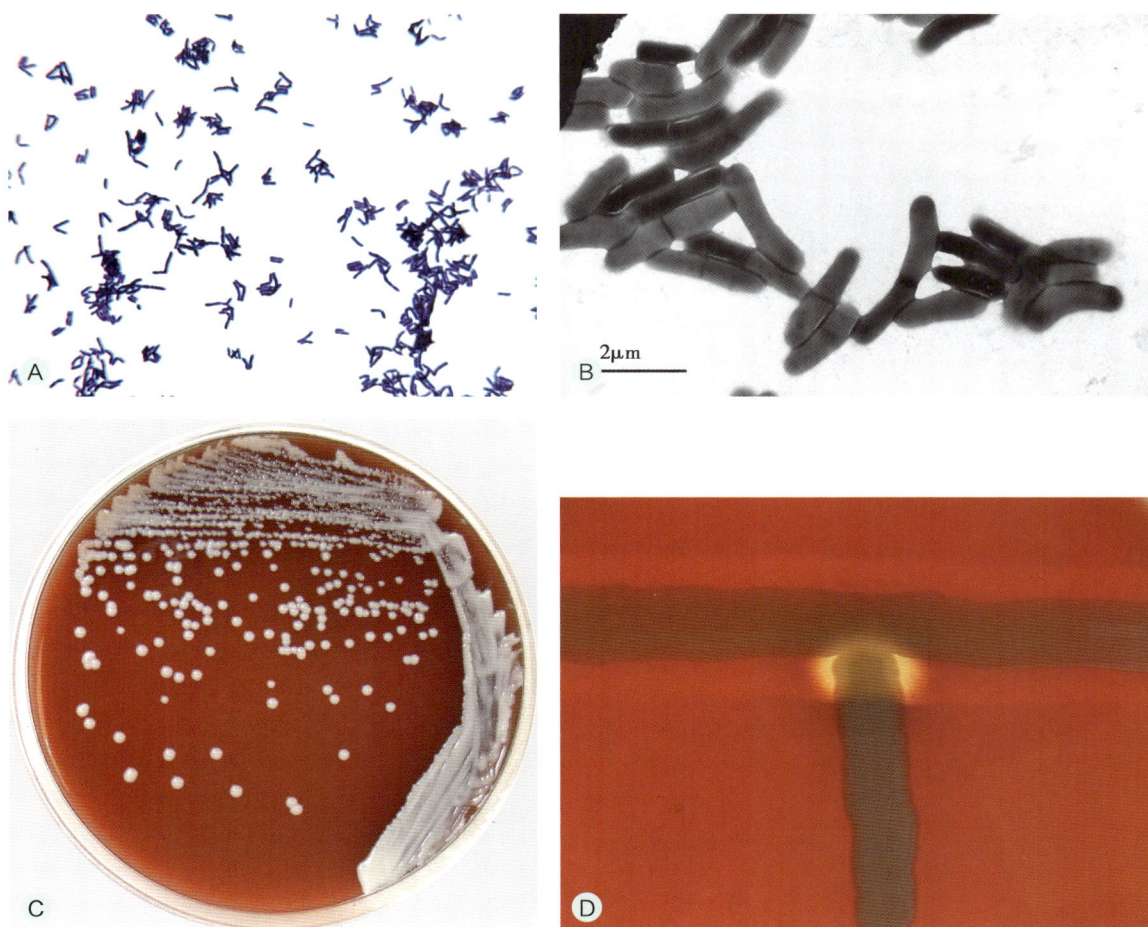

图14-2-11 耳炎苏黎世菌形态特征
A. 革兰氏染色 ×1 000；B. 透射电镜图 ×200 000；C. SBA 3 日；D. CAMP 试验结果 SBA4 日

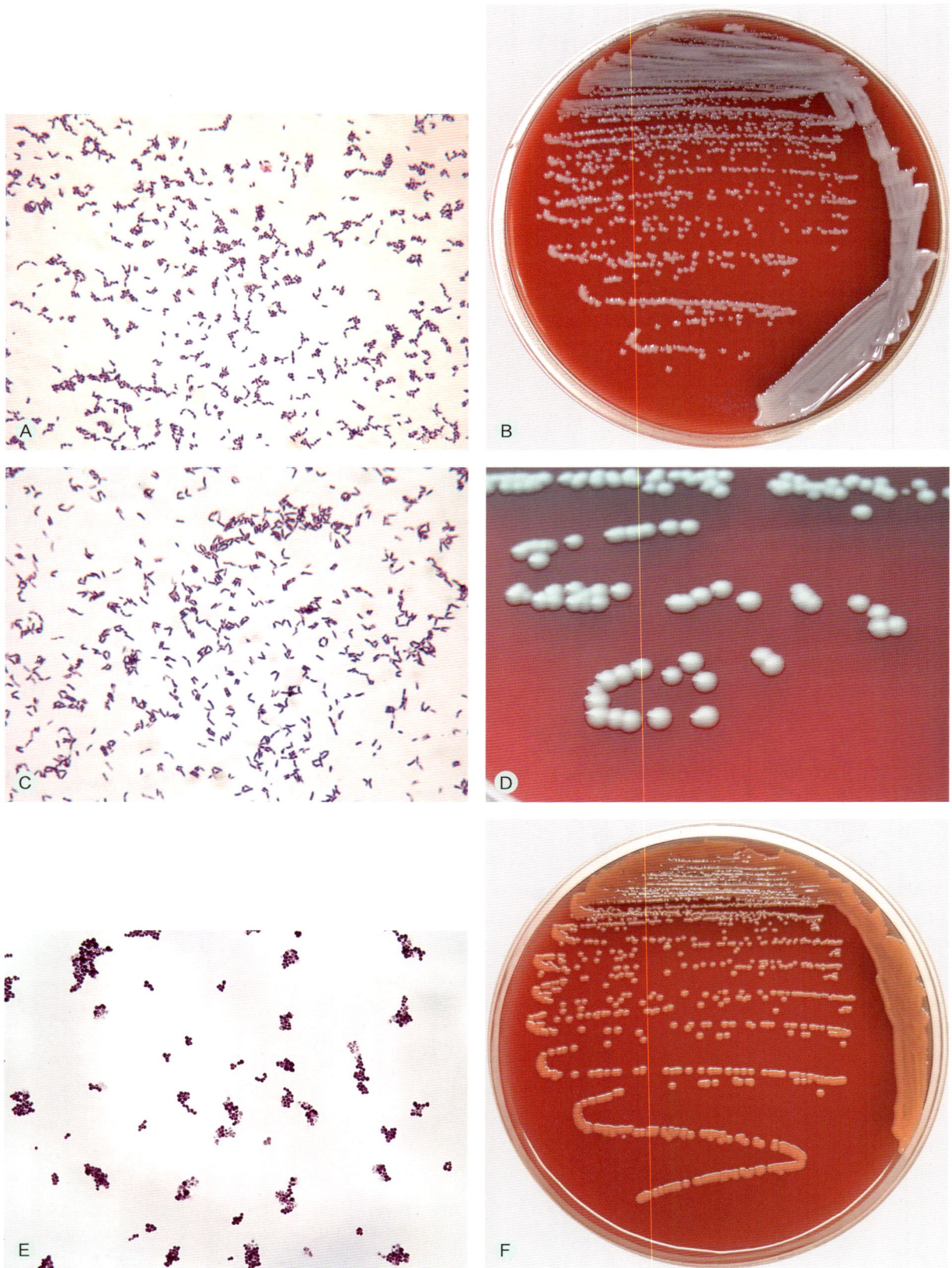

图 14-2-12　节杆菌的形态特征

A. 氧化节杆菌革兰氏染色 ×1 000；B. 氧化节杆菌 SBA 2 日；C. 变金色节杆菌革兰氏染色 ×1 000；
D. 变金色节杆菌 SBA 3 日；E. 红节杆菌革兰氏染色 ×1 000；F. 红节杆菌 SBA 28℃ 4 日

（四）短杆菌属

短杆菌属（*Brevibacterium*）隶属于细菌域，放线菌门，放线菌纲，放线菌目，短杆菌科（Brevibacteriaceae）。目前属内包括涂抹短杆菌（*B. linens*）、白色短杆菌（*B. album*）、古老短杆菌（*B. antiquum*）、鸟短杆菌（*B. avium*）、马赛短杆菌（*B. massiliense*）、麦氏短杆菌（*B. mcbrellneri*）、乳酪短杆菌（*B. casei*）、表皮短杆菌（*B. epidermidis*）、藤黄短杆菌（*B. luteolum*）、拉芬斯堡短杆菌（*B. ravenspurgense*）、耐寒短杆菌（*B. frigoritolerans*）和血液短杆菌（*B. sanguinis*）等46个种，其中9种与医学相关，短杆菌属G+C含量为55~70mol%，代表菌种为涂抹短杆菌。

革兰氏染色阳性，但某些菌株和陈旧培养物容易脱色染成阴性，菌体呈杆状或球形，非抗酸，通常无动力，但某些菌种有动力。陈旧培养物（3~7日）主要或完全由球菌或球杆菌构成，转种到合适的新鲜培养基上，对数生长期培养物则生成不规则、细长的杆菌。许多杆菌细胞形成V形排列。需氧生长，最适生长温度范围20~37℃。在蛋白胨-酵母提取物琼脂（pH中性）、血琼脂和营养琼脂上生长良好。可形成灰白或白色菌落。随着培养时间的延长，有些短杆菌菌落可呈黄色、深橙色、淡黄色（藤黄短杆菌）或绿色。营养琼脂平板培养2日，可形成直径0.5~1.0mm、不透明、凸起、光滑的菌落，培养4~7日后菌落直径达2.0~4.0mm。在血琼脂平板培养24小时后可形成不透明、灰白色、凸起、光滑、直径达2mm、具反光的菌落。麦氏短杆菌的菌落更像颗粒状，也比其他短杆菌干燥。触酶阳性。氧化代谢方面，大部分菌株水解蛋白质，代谢酪蛋白、明胶和牛奶。分解葡萄糖或其他碳水化合物不产酸。许多人来源短杆菌散发一种特征性的奶酪味。短杆菌耐高盐，把蛋氨酸转换成甲硫醇，这个试验是短杆菌特有的，但时间需限制在2小时内。超过80%临床分离短杆菌为乳酪短杆菌。血液短杆菌与乳酪短杆菌非常相似，但血液短杆菌对醋酸铊敏感。β-内酰胺类抗生素对短杆菌属的MIC常升高。一些短杆菌属细菌是人皮肤正常菌群。短杆菌属细菌的形态特征见图14-2-13。

（五）纤维单胞菌属

纤维单胞菌属（*Cellulomonas*）隶属于细菌域，放线菌门，放线菌纲，微球菌目，纤维单胞菌科，目前属内包括纤维化纤维单胞菌（*C. cellulans*）、丹佛纤维单胞菌（*C. denverensis*）、发酵纤维单胞菌（*C. fermentans*）、产黄纤维单胞菌（*C. flavigena*）、人型纤维单胞菌（*C. hominis*）和土生纤维单胞菌（*C. terrae*）等25个种，多分布于自然环境中，人型纤维单胞菌和丹佛纤维单胞菌可来源于人体。纤维单胞菌属G+C含量为68.5~76mol%，代表菌种为产黄纤维单胞菌。

纤维单胞菌革兰氏染色阳性，易脱色，菌体呈细长不规则杆菌，直的或微弯曲，大小为[0.3~0.7]μm×1.0~4.0]μm。非抗酸，无芽胞，动力不定。在蛋白胨酵母浸膏培养基上30℃培养24小时后，形成凸起、奶油状、边缘光滑，直径0.5~1.5mm菌落，开始为白色、苍白或亮黄色，但7日后几乎所有的菌株都呈淡黄色或黄色菌落。除了发酵纤维单胞菌和*C. humilata*外所有的纤维单胞菌都是触酶阳性，发酵代谢。环境中分离的纤维单胞菌都有纤维素酶活性，能水解纤维素（人纤维单胞菌在已有的检测系统中不水解纤维素），表现为在0.9%生理盐水中放入浓的菌悬液（6麦氏浓度）和一张消毒过的复印纸共同孵育10日，结果纸张溶解。医学相关的种是丹佛纤维单胞菌和人纤维单胞菌，丹佛纤维单胞菌D-山梨醇发酵试验阳性，能与人纤维单胞菌区别。

纤维单胞菌属细菌的形态特征见图14-2-14，纤维单胞菌属内鉴别试验见图14-2-15。

（六）利夫森菌属

利夫森菌属（*Leifsonia*）隶属于细菌域，放线菌门，放线菌纲，微球菌目，微球菌科。目前属内包括水生利夫森菌（*L. aquaticum*）、*L. antarctica*、*L. bigeumensis*、*L. kafniensis*、*L. lichenia*、*L. naganoensis*、*L. poae*、*L. rubra*、信州利夫森菌*L. shinshuensis*和*L. soli*等16个种。夫森菌属G+C含量为66.0~70.7mol%，代表菌种为水生利夫森菌。

利夫森菌革兰氏染色阳性，新鲜培养物涂片菌体呈细小不规则杆菌（直径0.3~0.6μm）或细丝状，可出现分枝和典型的V形排列；陈旧培养物涂片菌体可呈短杆菌，也可出现球形。无气生菌丝，非抗酸，无芽胞，大部分菌种具周鞭毛有动力。最适生长温度24~30℃，大部分菌种触酶阳性，氧化酶可变，氧化代谢。水生利夫森菌很少导致临床感染。比绝大多数微生物有更强水解DNA酶的活性。水生利夫森菌能在5% NaCl中生长，黄色色素在3~4日内产生很慢。一些水生利夫森菌万古霉素的MIC值升高（8μg/ml），但其耐药机制尚不清楚，通常对利福平、多西环素敏感，对氨苄西林、氯霉素、庆大霉素、林可霉素等可耐药。

利夫森菌属细菌的形态特征见图14-2-16。

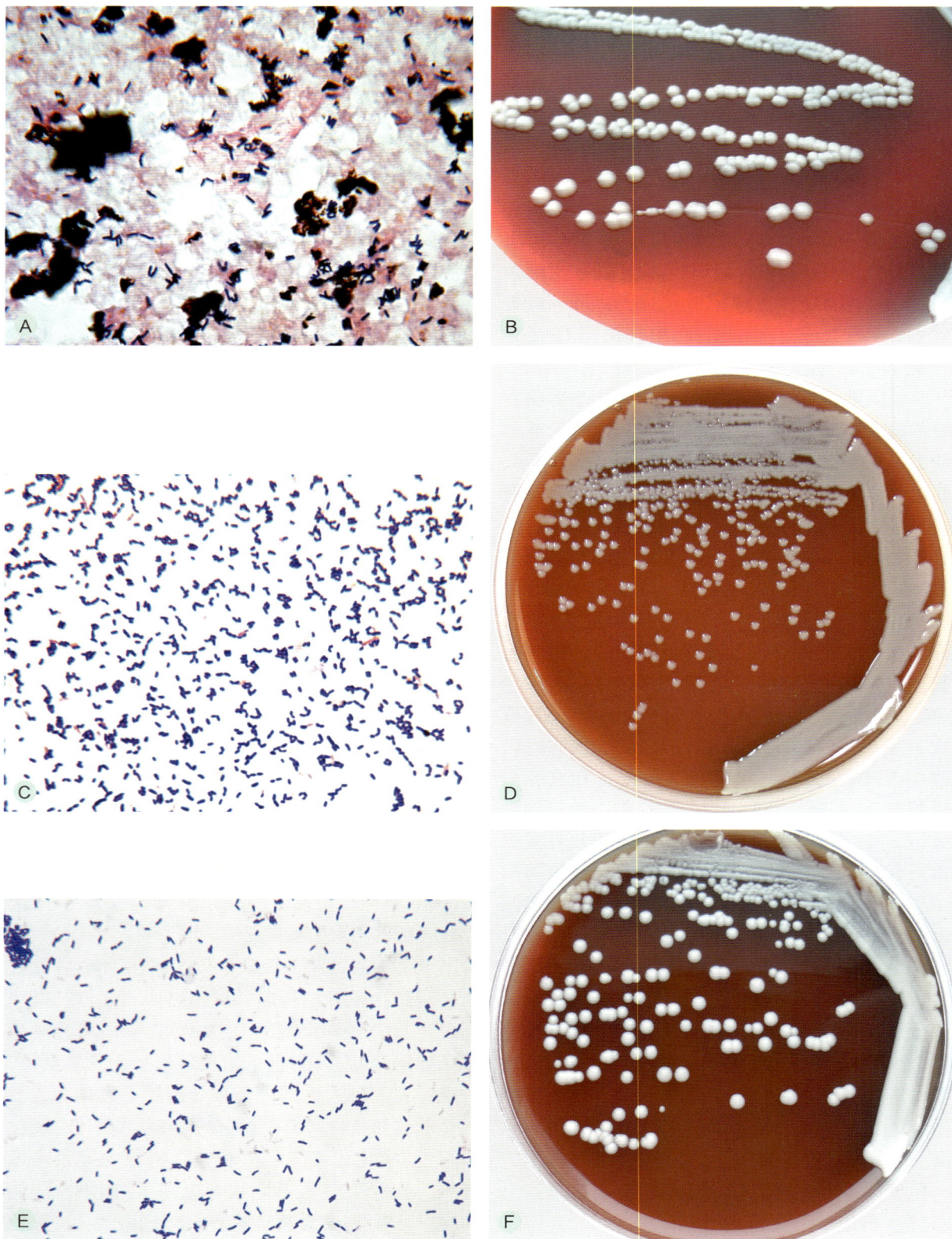

图 14-2-13　短杆菌的形态特征

A. 表皮短杆菌,血培养涂片革兰氏染色 ×1 000；B. 表皮短杆菌 SBA 2 日；C. 马赛短杆菌革兰氏染色 ×1 000；
D. 马赛短杆菌 SBA 2 日；E. 血液短杆菌 SBA 2 日,革兰氏染色 ×1 000；F. 血液短杆菌 SBA 3 日

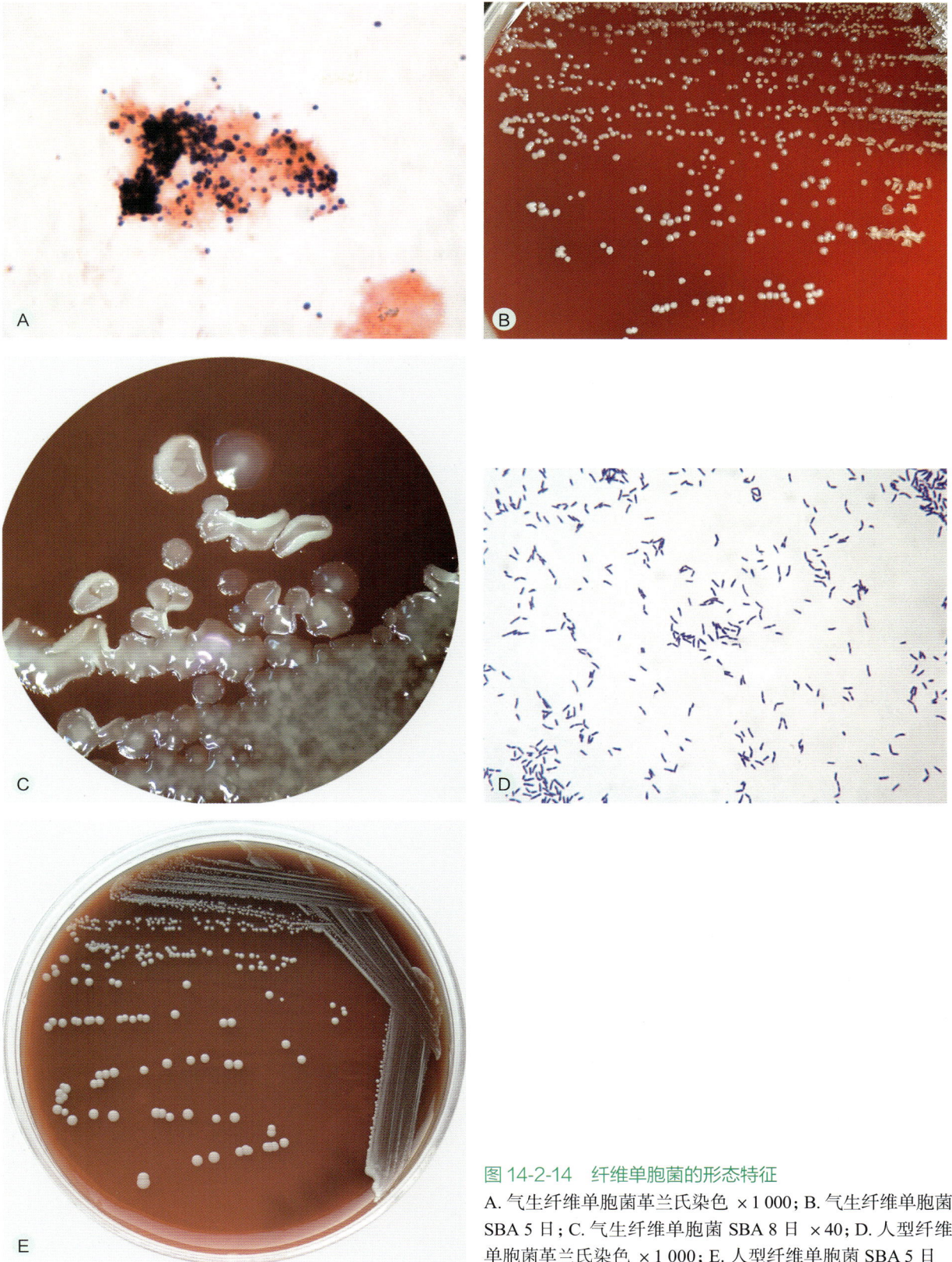

图 14-2-14　纤维单胞菌的形态特征

A. 气生纤维单胞菌革兰氏染色 ×1 000；B. 气生纤维单胞菌 SBA 5 日；C. 气生纤维单胞菌 SBA 8 日 ×40；D. 人型纤维单胞菌革兰氏染色 ×1 000；E. 人型纤维单胞菌 SBA 5 日

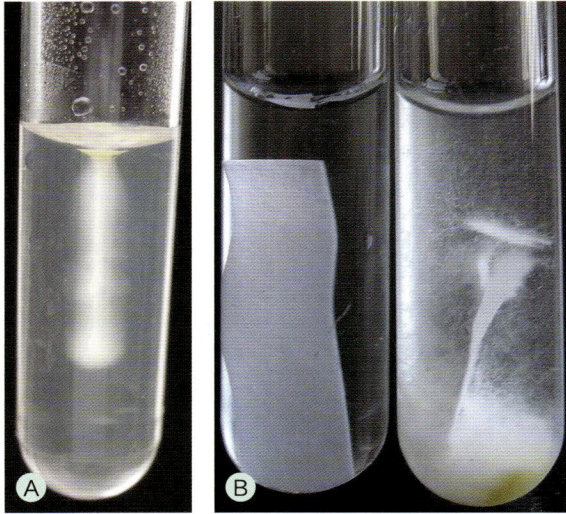

图 14-2-15　纤维单胞菌属内鉴别试验
A.动力阳性(半固体穿刺法)2 日;B.溶纤维素试验(左为阴性对照,右为阳性)

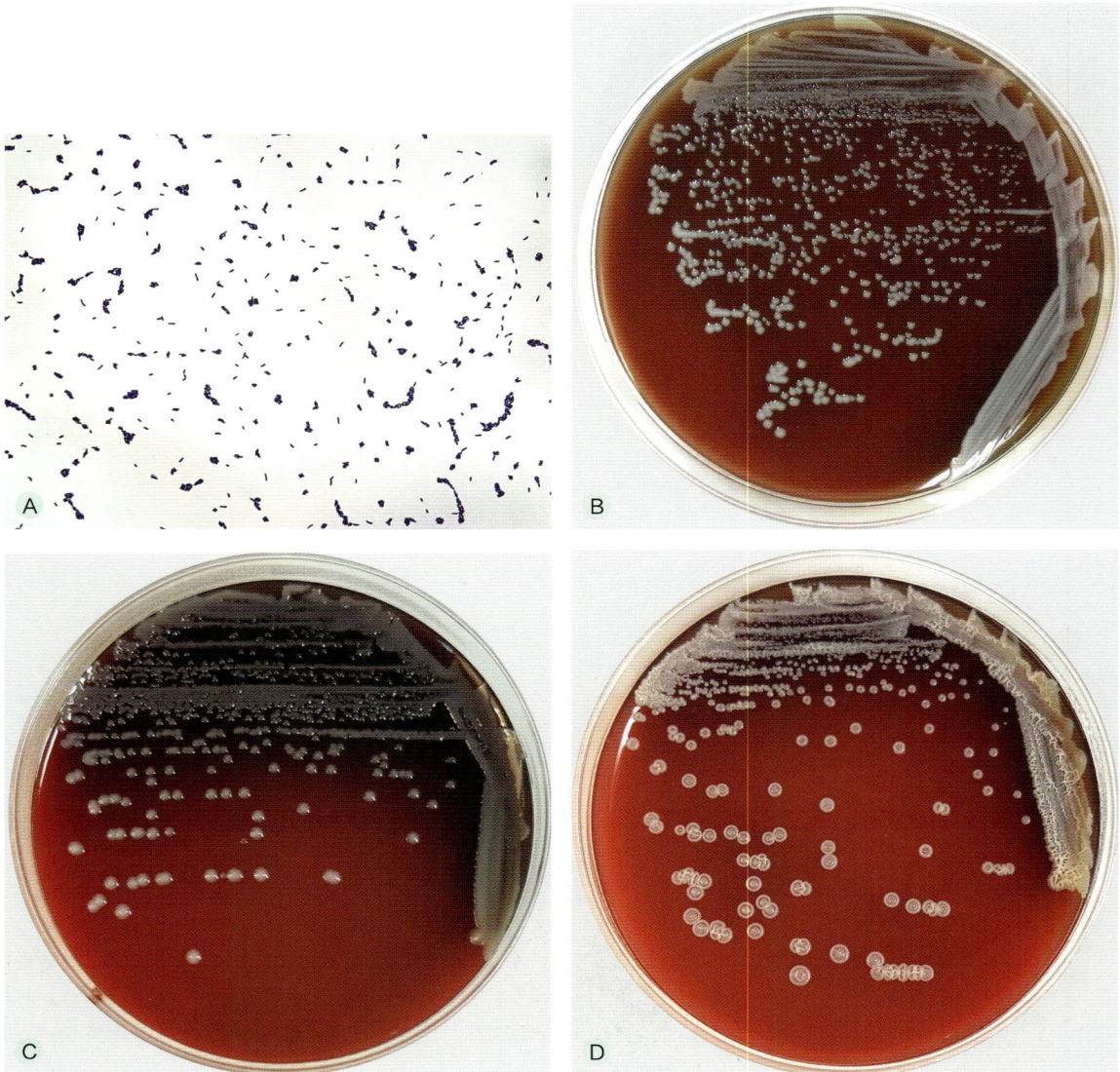

图 14-2-16　利夫森菌的形态特征
A. 水生利夫森菌革兰氏染色 ×1 000;B. 水生利夫森菌 SBA 5 日;
C.信州利夫森菌(光滑型)SBA 5 日;D.信州利夫森菌(粗糙型)SBA 4 日

（七）微小杆菌属

微小杆菌属（*Exiguobacterium*）隶属于细菌域，厚壁菌门，芽胞杆菌纲，芽胞杆菌目，芽胞杆菌科，目前属内包括有 16 个种，其中只有乙酰微小杆菌（*E. acetylicum*）、深海微小杆菌（*E. mprofundum*）、墨西哥微小杆菌（*E. mexicanum*）和金橙黄微小杆菌（*E. aurantiacum*）有从临床人体标本中分离出来的报道。微小杆菌属 G+C 含量为 46.6~55.8mol%，代表菌种为金橙黄微小杆菌。

微小杆菌属细菌为革兰氏阳性，菌体卵形或短杆状，涂片染色镜下呈单个、成对或链状排列。非抗酸，不形成芽胞，有动力。兼性厌氧，触酶和氧化酶阳性。金橙黄微小杆菌在 PPYG 琼脂上 25℃培养 3 日可形成直径 2~3mm、低凸起、橙色、不透明、奶油状菌落，菌落易乳化；在心浸液琼脂上菌落正常呈扁平状和暗橙色，色素不扩散进入培养基，厌

氧条件下不形成色素。乙酰微小杆菌在 PYE 琼脂上培养 24 小时后形成直径 2mm、扁平、边缘不规则的菌落，产生金黄色到橙色色素，能迅速分解碳水化合物产酸，发酵代谢，易与微杆菌混淆，但 CFA 和表型特征可以将两者清楚区分。乙酰微小杆菌含有大量 C13：0 和 C13：0ai，这是其他棒杆菌中没有的。

微小杆菌属细菌的形态特征见图 14-2-17。

（八）纤维微菌属

纤维微菌属（*Cellulosimicrobium*）隶属于细菌域，放线菌门，放线菌纲，微球菌目，原微单胞菌科（Promicromonosporaceae）。目前属内有 5 个种，包括水生纤维微菌（*C. aquatile*）、纤维化纤维微菌（*C. cellulans*）、芬氏纤维微菌（*C. Funkei*）、海洋纤维微菌（*C. marinum*）和土生纤维微菌（*C. terreum*）等。G+C 含量为 72.9~76.5%，代表菌种为纤维化纤维微菌。

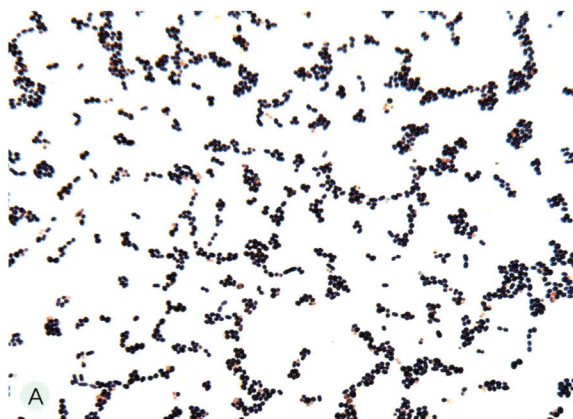

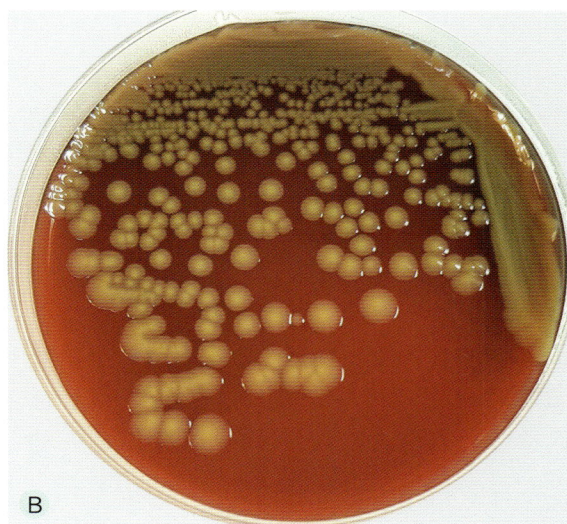

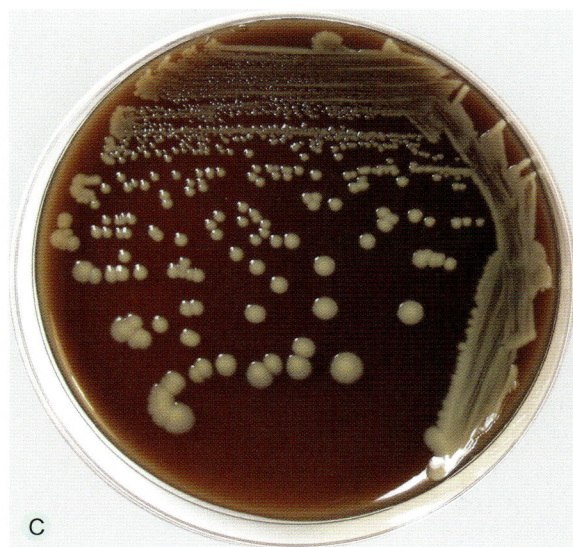

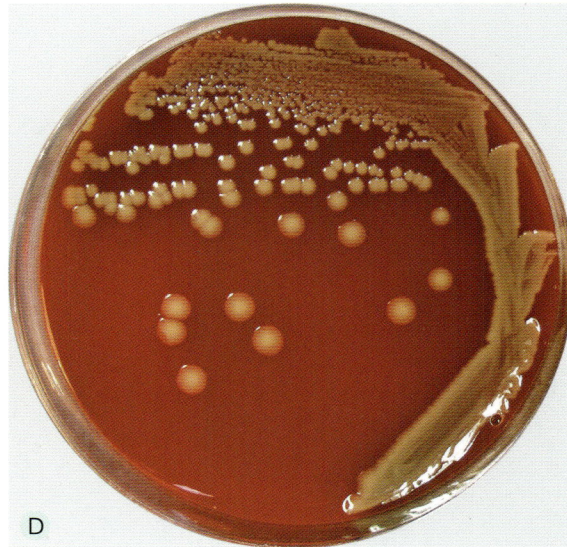

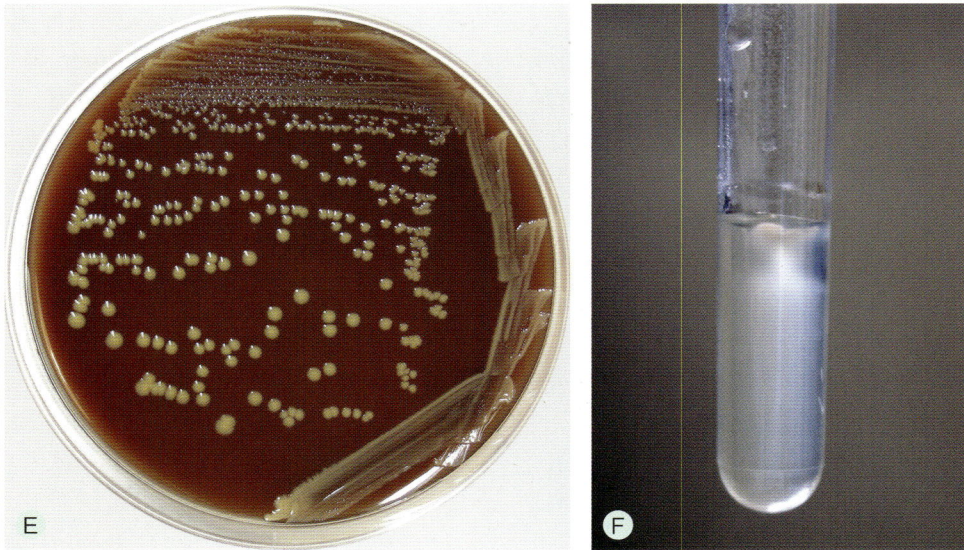

图 14-2-17 微小杆菌的形态特征

A. 乙酰微小杆菌革兰氏染色 ×1 000；B. 乙酰微小杆菌 SBA 2 日；C. 金橙黄微小杆菌 SBA 4 日；
D. 墨西哥微小杆菌 SBA 2 日；E. 深海微小杆菌 SBA 5 日；F. 深海微小杆菌动力试验阳性 2 日

纤维微菌革兰氏染色阳性，易脱色，培养初期菌丝呈碎片样生长，后期呈不规则的弯曲棒状，动力不定，非抗酸，无芽胞。呼吸代谢或兼性厌氧，触酶阳性，可发酵某些碳水化合物产酸，硝酸盐还原试验结果不定。纤维化纤维微菌的菌落类似于骚动厄氏菌，可以嵌入琼脂生长，另外生化特性也与之非常相似。然而，纤维化纤维微菌能水解黄嘌呤和次黄嘌呤，骚动厄氏菌则不能，骚动厄氏菌可以有动力，但是纤维化纤维微菌无动力。芬氏纤维微菌菊粉和棉子糖发酵试验阴性，有动力，借此可与纤维化纤维微菌区分。需要注意的是，纤维微菌与厄氏菌相关，但彼此间界限分明。

纤维微菌属细菌的形态特征见图 14-2-18。

（九）罗氏菌属

罗氏菌属（*Rothia*）隶属于细菌域，放线菌门，放线菌纲，微球菌目，微球菌科，目前属内包括 11 个种，G+C 含量为 54~60mol%，代表菌种为龋齿罗

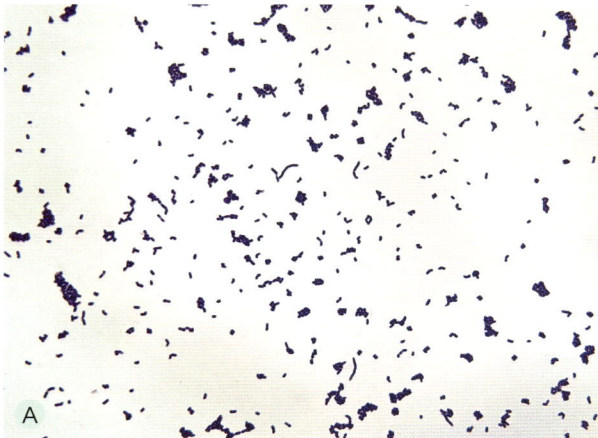

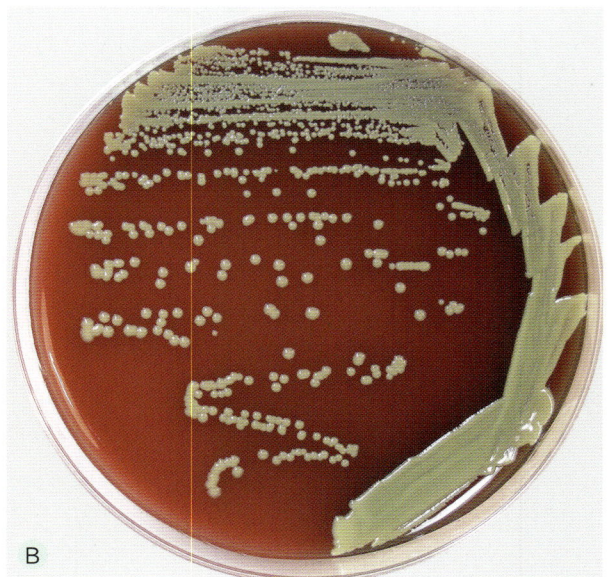

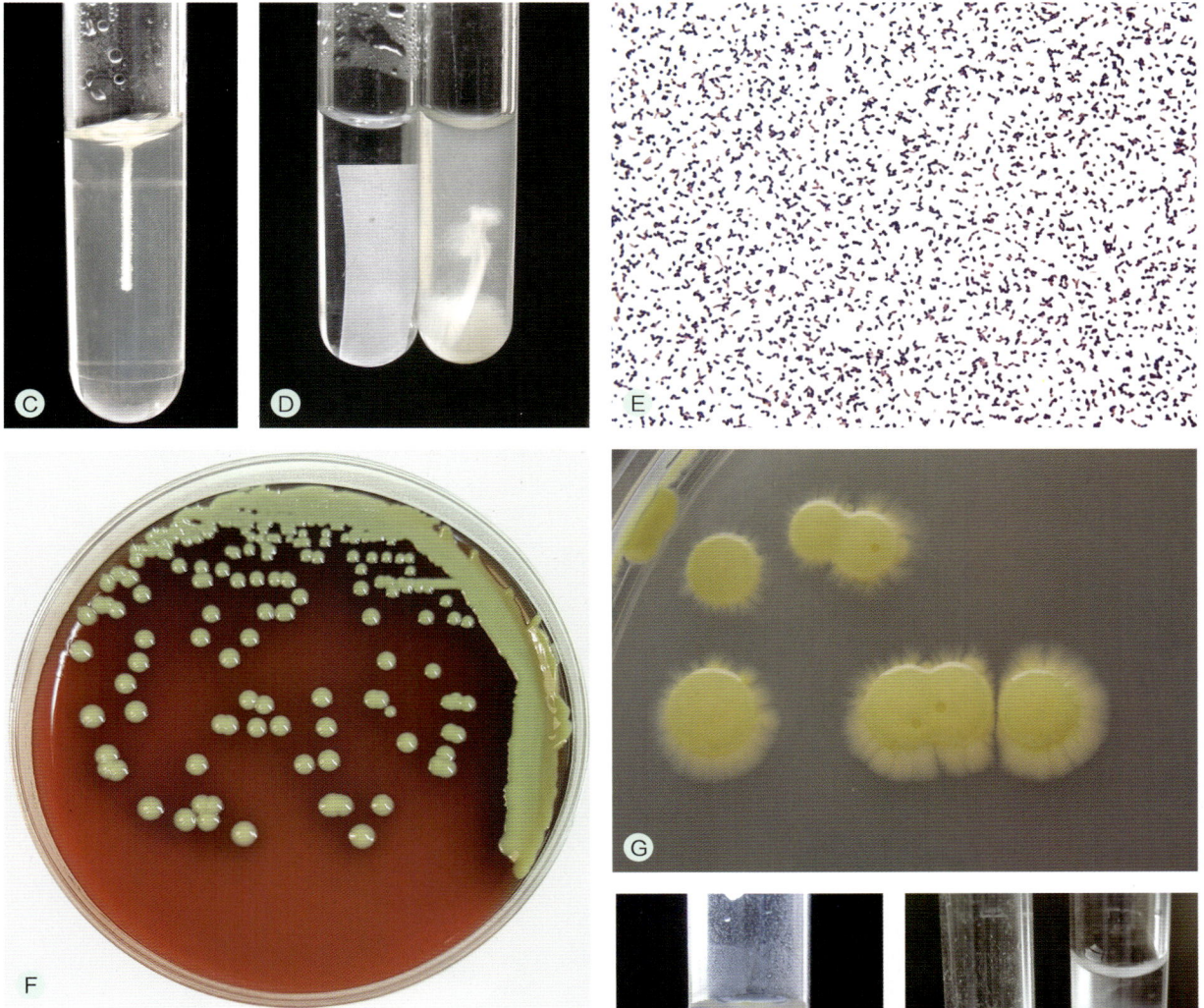

图 14-2-18　纤维微菌的形态特征

A. 纤维化纤维微菌革兰氏染色 ×1 000；B. 纤维化纤维微菌 SBA 3 日；C. 纤维化纤维微菌动力阴性 10 日；D. 纤维化纤维微菌溶纤维素试验 28 日（左为盐水对照，右为试验管阳性）；E. 芬克纤维微菌革兰氏染色 ×1 000；F. 芬克纤维微菌 SBA 4 日；G. 芬克纤维微菌 MHA 23 日；H. 芬克纤维微菌动力试验阳性 5 日；I. 芬克纤维微菌溶纤维素试验阴性 14 日（左为盐水对照，右为试验管阴性）

氏菌（R. dentocariosa）。部分菌种呈棒状，故进行简要介绍。Collins 等将黏滑口腔球菌重新分类到罗氏菌属，称为黏滑罗氏菌（R. mucilaginosa）。黏滑罗氏菌呈革兰氏阳性的球菌，已在第十二章中述及。只有黏滑罗氏菌、龋齿罗氏菌和气罗氏菌（R. aeria）三个种被认为与临床相关。

　　罗氏菌革兰氏染色显微镜下观察呈现多形性，通常不会见到菌丝状，无动力。龋齿罗氏菌多呈杆状，但也形状不一。罗氏菌通常在富含 CO_2 环境中生长良好，触酶结果不定，发酵代谢。龋齿罗氏菌培养 48 小时后形成直径 2mm 菌落，典型的白色（罕见灰黑色），凸起，光滑或粗糙或辐轮状，该菌的 CFA 构成是支链型，由此可区分与之生化相似并都存在口咽部的坚硬棒杆菌、马氏棒杆菌、黏放线菌。龋齿罗氏菌还易与人皮杆菌和贪婪皮肤杆菌混淆，相比之下，后两者的菌落是光滑的。一项健康人咽部菌群研究表明,1/3 龋齿罗氏菌分离株触酶阴性。一些龋齿罗氏菌对氨基糖苷类药物的 MIC 值升高,青霉素在体外可以显示对罗氏菌很好的抗菌活性,由于龋齿罗氏菌过于黏稠及在空气环境中生长不良,很难进行药物敏感试验。

罗氏菌属细菌的形态特征见图 14-2-19、图 14-2-20。

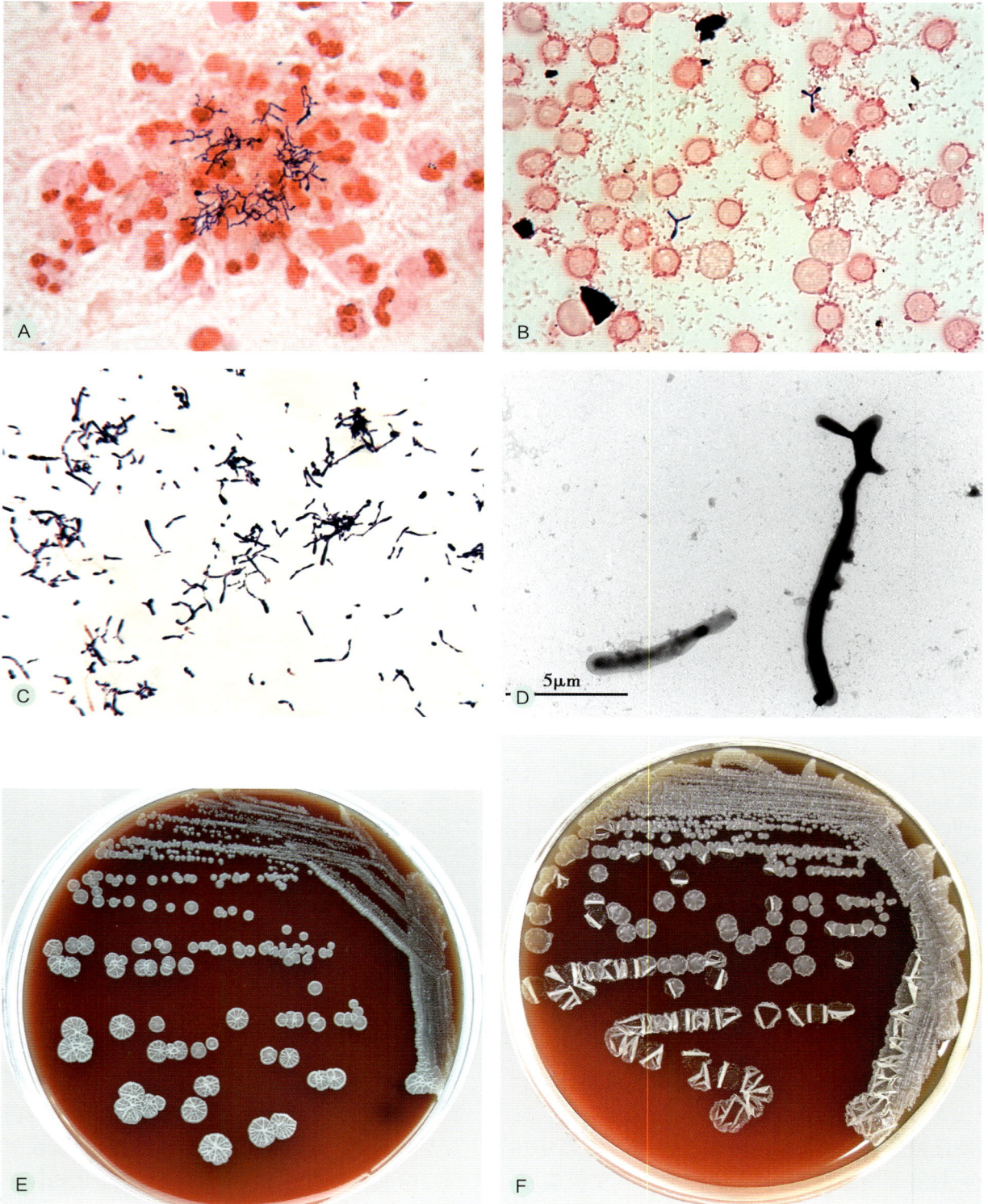

图 14-2-19　气罗氏菌的形态特征

A. 痰涂片革兰氏染色 ×1 000；B. 血培养涂片革兰氏染色 ×1 000；C. 菌落涂片革兰氏染色 ×1 000；
D. 透射电镜 ×200 000；E. SBA 4 日；F. SBA 3 日

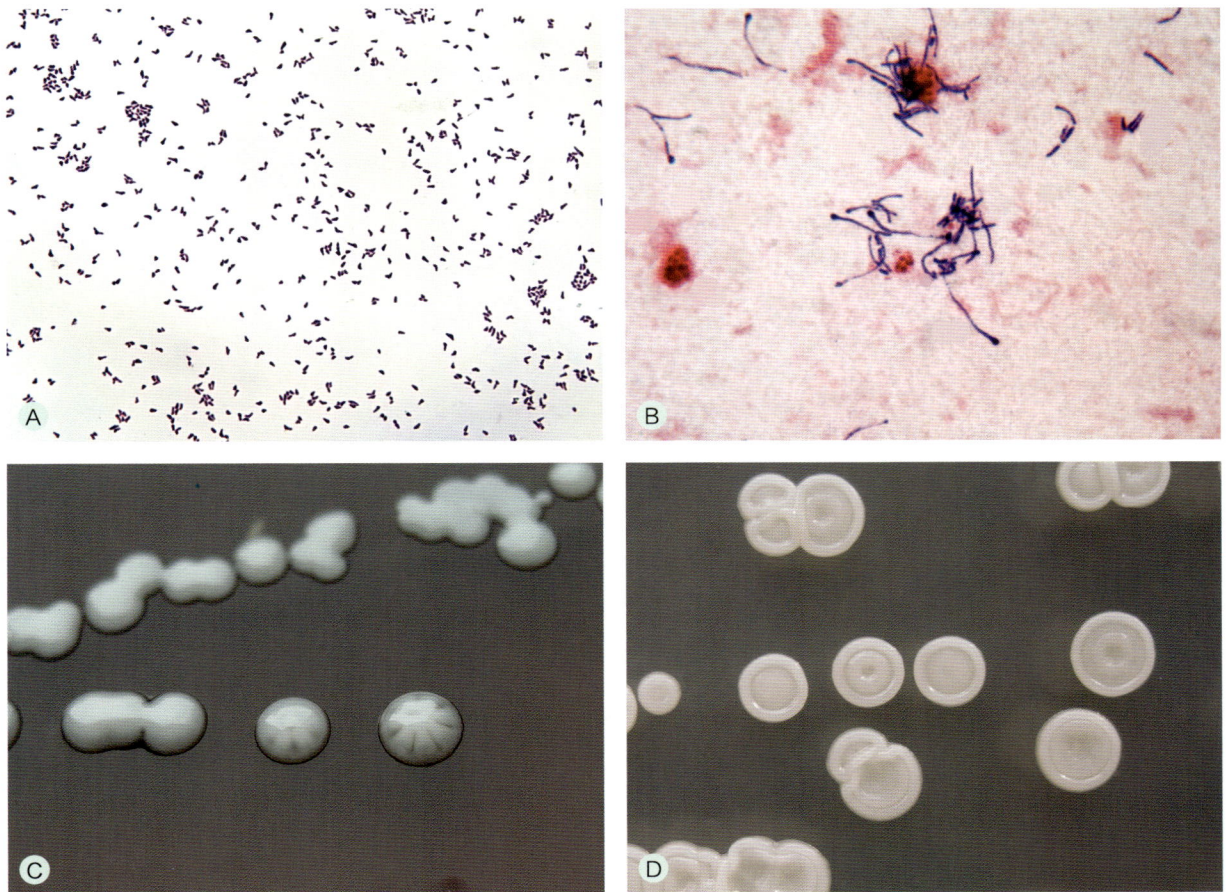

图 14-2-20　龋齿罗氏菌的形态特征
A. 菌落涂片革兰氏染色 ×1 000；B. 痰涂片革兰氏染色 ×1 000；C. SBA 5 日；D. 纽扣样菌落，MHA 2 日

（十）微杆菌属

微杆菌属（*Microbacterium*）隶属于细菌域，放线菌门，放线菌纲，微球菌目，微杆菌科，与金杆菌属（*Aureobacterium*）在系统发生学上曾相互混淆，后重新定义和归纳。目前属内有 108 个种，包括气生微杆菌（*M. aerolatum*）、树状微杆菌（*M. arborescens*）、金黄微杆菌（*M. aurum*）、巴氏微杆菌（*M. barkeri*）、比诺微杆菌（*M. binotii*）、酯香微杆菌（*M. esteraromaticum*）、黄微杆菌（*M. flavum*）、树叶微杆菌（*M. foliorum*）、人微杆菌（*M. hominis*）、氧化烃微杆菌（*M. hydrocarbonoxydans*）、蛾微杆菌（*M. imperiale*）、乳微杆菌（*M. lacticum*）、产左聚糖微杆菌（*M. laevaniformans*）、液化微杆菌（*M. liquefaciens*）、宫城微杆菌（*M. natoriense*）、海征微杆菌（*M. maritypicum*）、氧化微杆菌（*M. oxydans*）、副氧化微杆菌（*M. paraoxydans*）、解朊微杆菌（*M. proteolyticum*）、嗜糖微杆菌（*M. saccharophilum*）、施氏微杆菌（*M. schleiferi*）、砖红色微杆菌（*M.*

testaceum）、巧克力微杆菌（*M. chocolatum*）和抵抗微杆菌（*M. resistens*）等，但只有很少一部分与临床相关。微杆菌属主要分离自环境标本（如土壤）。G+C 含量为 63~75mol%，代表菌种为乳微杆菌。

微杆菌属革兰氏染色阳性，常呈无分枝短小杆菌，动力可变。可以氧化代谢或者发酵代谢。从临床标本中分离到微杆菌多为产黄色色素的棒杆菌，颜色范围从苍白到亮黄色和橙色。多数菌株触酶阳性，但有触酶阴性菌株。某些微杆菌在厌氧环境下生长，但缓慢。许多微杆菌硝酸盐还原酶阴性，此可以与表型很相近的纤维单胞菌属相区别。微杆菌通常对美罗培南、利奈唑胺、达托霉素和万古霉素敏感（除外耐药微杆菌，它对万古霉素耐药，但对替考拉宁敏感），对其他抗生素的敏感性是不可预测的，所以需要对分离到的重要临床菌株进行药敏试验。

微杆菌属细菌的形态特征见图 14-2-21、图 14-2-22。

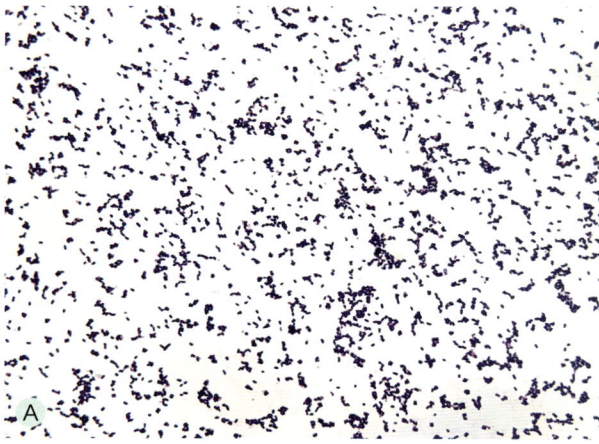

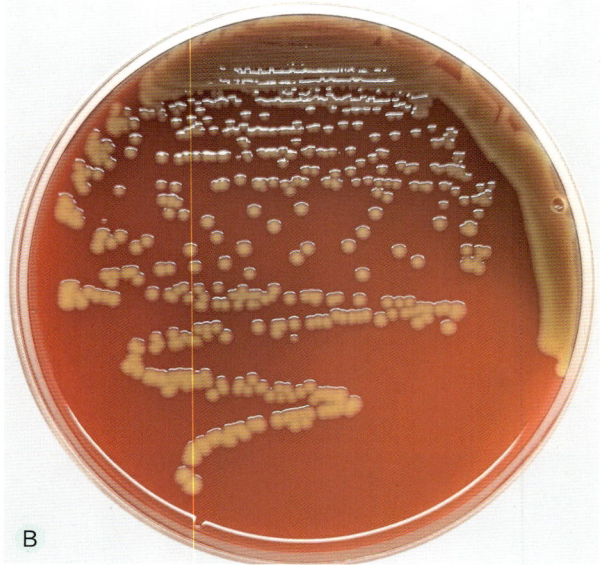

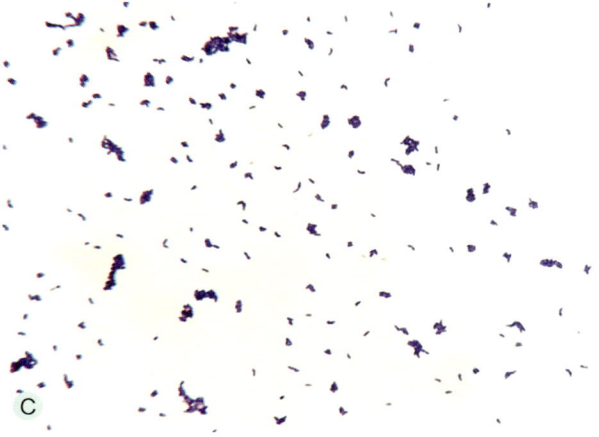

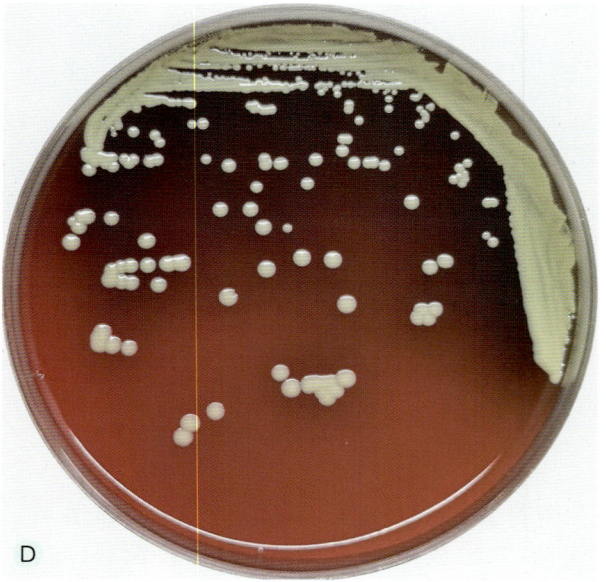

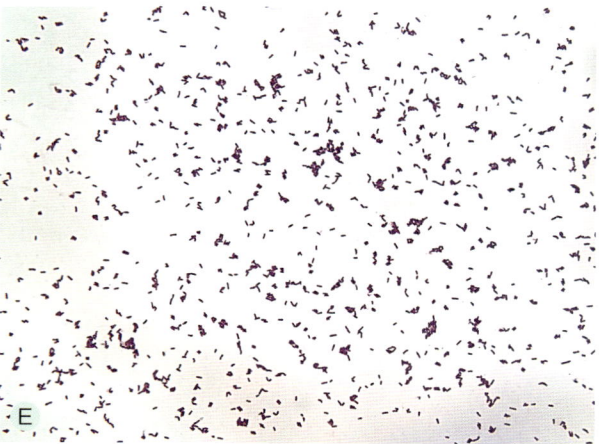

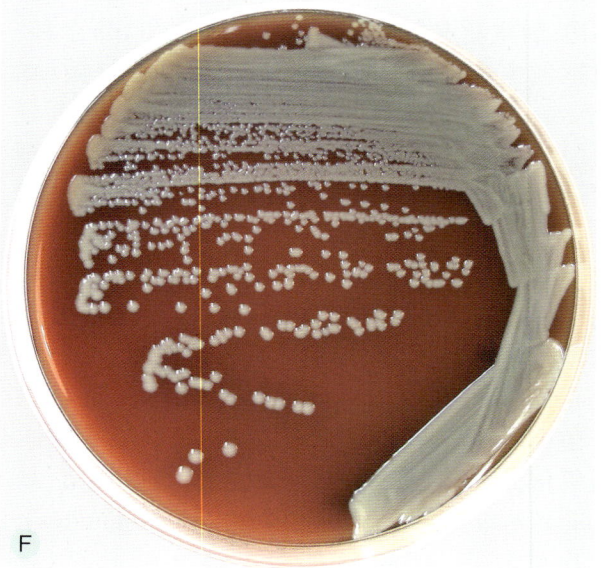

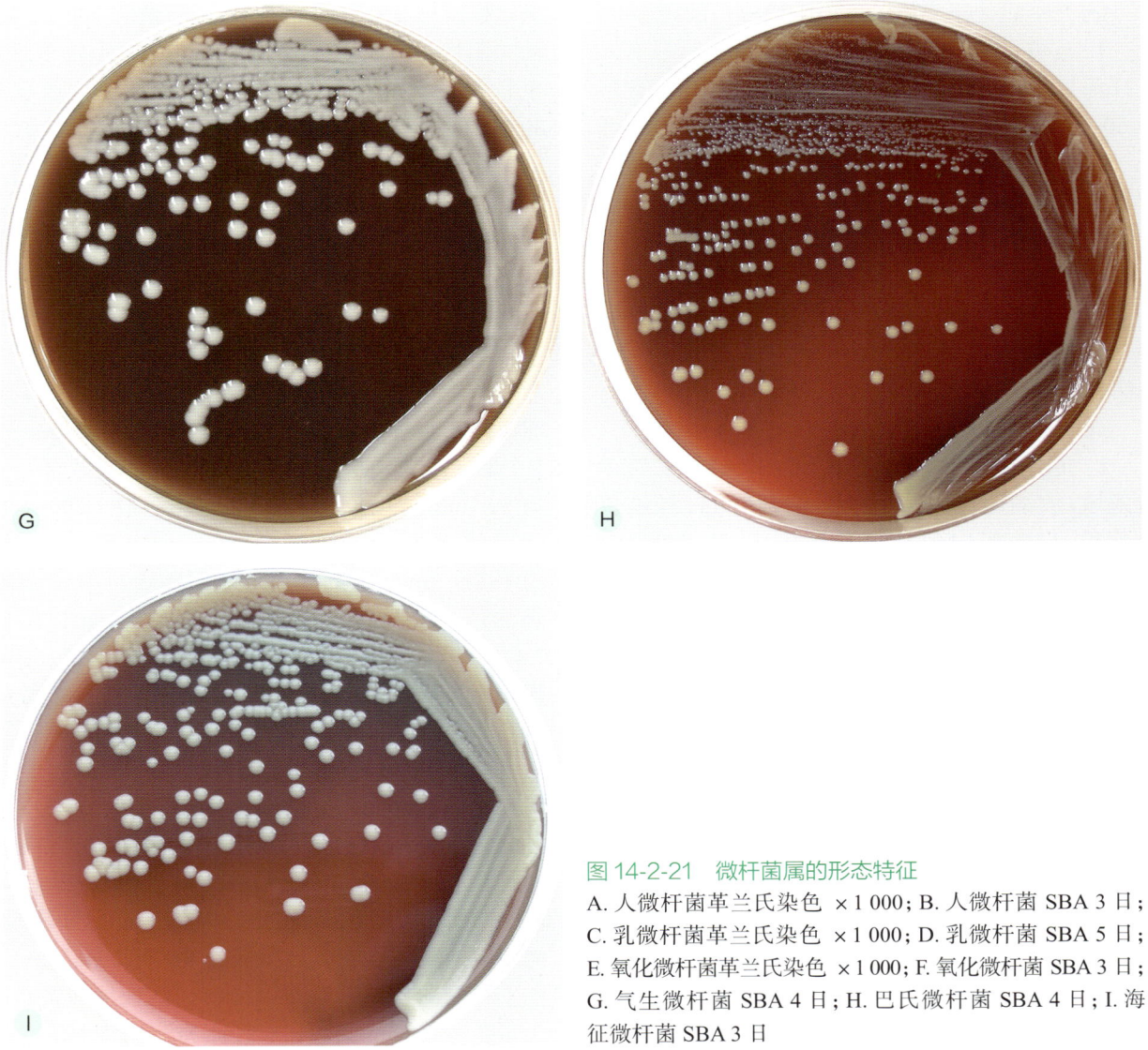

图 14-2-21　微杆菌属的形态特征
A. 人微杆菌革兰氏染色 ×1 000；B. 人微杆菌 SBA 3 日；
C. 乳微杆菌革兰氏染色 ×1 000；D. 乳微杆菌 SBA 5 日；
E. 氧化微杆菌革兰氏染色 ×1000；F. 氧化微杆菌 SBA 3 日；
G. 气生微杆菌 SBA 4 日；H. 巴氏微杆菌 SBA 4 日；I. 海
征微杆菌 SBA 3 日

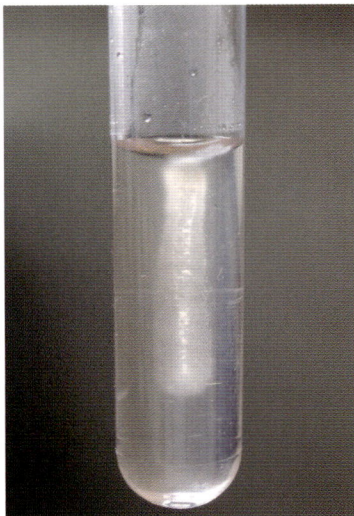

图 14-2-22　氧化微杆菌动力试验阳性 3 日

（十一）其他不常见革兰氏阳性棒杆菌属

1. 皮杆菌属 皮杆菌属（*Demabacter*）只有人皮杆菌（*D. hominis*）一个种。皮杆菌属 G+C 含量为 60~62mol%。人皮杆菌是皮肤正常菌群的一部分，培养 48 小时后形成直径 1~1.5mm 菌落，白色，凸起，奶油状或稳定的黏稠状，有时被误鉴定为小菌落凝固酶阴性葡萄球菌。革兰氏染色是特征性的球杆菌状或球菌状，初期常被误定为球菌。人皮杆菌是不稳定发酵木糖的少数几种棒杆菌之一。触酶阳性，无动力，发酵代谢。人皮杆菌可能对氨基糖苷类耐药。

人皮杆菌的形态特征见图 14-2-23A、B。

2. 厄氏菌属 厄氏菌属（*Oerskovia*）隶属于细菌域，放线菌门，放线菌纲，微球菌目，纤维单胞菌科，目前属内包括骚动厄氏菌（*O. turbata*）、*Oerskovia enterophila* 和 *Oerskovia jenensis* 等 5 个种。在以往的教科书中根据形态学特性被分类到诺卡菌群（nocardioform group），有向外伸展的分枝，营养菌丝，穿透入琼脂，但无空中菌丝。但现在种系发生学表明厄氏菌包括重新分类的原小单胞菌属（*Promicromonospora*），与纤维单胞菌属（*Cellulomonas*）相近，而不是与含真菌酸的诺卡菌相近。厄氏菌为罕见人体病原菌，通常从环境中获得（如土壤）。厄氏菌属 G+C 含量为 70~75mol%，代表菌种为骚动厄氏菌（*O. turbata*）。

厄氏菌革兰氏染色阳性，菌体呈球状至杆状，氧化酶和触酶阳性，动力不定。需氧或兼性厌氧。培养 24 小时后形成直径 1~2mm 菌落，呈浅黄色到磷黄色，凸起，奶油状，能嵌入琼脂中生长（营养菌丝）。厄氏菌能快速发酵蔗糖产酸，七叶苷强阳性。

厄氏菌属细菌的形态特征见图 14-2-23C、D。

3. 短小杆菌属 短小杆菌属（*Curtobacterium*）隶属于细菌域，放线菌门，放线菌纲，放线菌目，微杆菌科。目前属内包括柠檬色短小杆菌（*C. citreum*）、白色短小杆菌（*C. albidum*）、产氨短小杆菌（*C. ammoniigenes*）、*C. ginsengisoli*、藤黄短小杆菌（*C. luteum*）、植物短小杆菌（*C. plantarum*）和极小短小杆菌（*C. pusillum*）等 11 个种。短小杆菌属 DNA G+C 含量为 65.8~75.2mol%，代表菌种为柠檬色短小杆菌。

短小杆菌革兰氏染色阳性，但陈旧培养物易脱色染成阴性，菌体呈短小不规则杆菌，大小为（[0.3~0.6]μm×[0.5~3.0]μm），陈旧培养物菌体呈短杆或球状，不分枝，无芽胞，非抗酸，动力不定，动力阳性菌株具有周鞭毛。大部分短小杆菌最适生长温度 24~26℃，*C. ginsengisoli* 最适生长温度 30~37℃。菌落可呈乳白色、黄色或橙黄色。严格需氧化能异养。短小杆菌弱分解葡萄糖、果糖等碳水化合物产酸，触酶和 DNA 酶阳性，水解明胶和七叶苷，不还原硝酸盐，尿素酶阴性。短小杆菌对大环内酯类和利福平的 MIC 非常低。

短小杆菌属细菌的形态特征见图 14-2-23E、F。

4. 耳炎杆菌属 耳炎杆菌属（*Auritidibacter*）隶属于细菌域，放线菌门，放线菌纲，微球菌目，微球菌科。目前属内仅有怠惰耳炎杆菌（*A. ignavus*）1 个种，自耳道分离。耳炎杆菌属 G+C 含量约为 59.7mol%。菌体形态可以观察到杆-球变化，球菌直径 0.3~1μm，杆菌大小为 [0.4~0.5]μm×[2.1~2.5]μm。在绵羊血琼脂平板上可生长，菌落奶油色、光滑、边缘整齐。耐 0~12% NaCl，在 pH 7.4~9.0 范围生长，但在 pH 4~6 范围不生长。硝酸盐还原试验阴性，水解 DNA 和淀粉，不水解尿素、七叶苷和明胶。

5. 两面神菌属 两面神菌属（*Janibacter*）隶属于细菌域，放线菌门，放线菌纲，微球菌目，间孢囊菌科（Intrasporangiaceae）。目前属内包括嗜碱两面神菌（*J. alkaliphilus*）、*J. anophelis*、*J. corallicola*、*J. cremeus*、霍伊尔两面神菌（*J. hoylei*）、*J. indicus*、泥两面神菌（*J. limosus*）、瓜两面神菌（*J. melonis*）和土生两面神菌（*J. terrae*）9 个种。两面神菌属 G+C 含量为 69~73mol%，代表菌种为泥两面神菌。革兰氏染色不定或为阳性球菌或杆菌，单个、成双或不规则簇状排列，无动力，无芽胞。氧化酶阳性，最佳生长温度 25~30℃，产白色、奶油色或黄色色素。被认为与菌血症有关。

两面神菌属的形态特征见图 14-2-23G、H。

6. 诺尔菌属 诺尔菌属（*Knoellia*）隶属于细菌域，放线菌门，放线菌纲，微球菌目，间孢囊菌科。目前属内包括气生诺尔菌（*K. aerolata*）、黄色诺尔菌（*K. flava*）、平静诺尔菌（*K. locipacati*）、*K. remsis*、*K. sinensis* 和地下诺尔菌（*K. subterranea*）6 个种。诺尔菌属类似于两面神菌属。G+C 含量为 68~73mol%，代表菌种为 *K. sinensis*。革兰氏染色阳性，呈不规则杆菌或球菌，成对、短链或成簇排列，非抗酸，无芽胞。需氧或微需氧，触酶阳性，氧化酶阴性。最佳生长条件是 28~30℃，5% CO_2，根据菌种不同可耐 1%~4% NaCl。

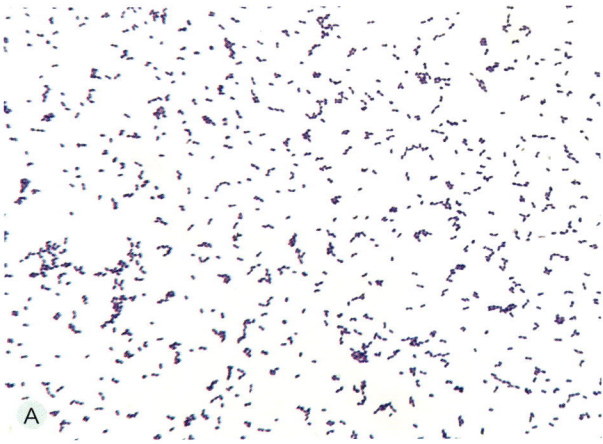

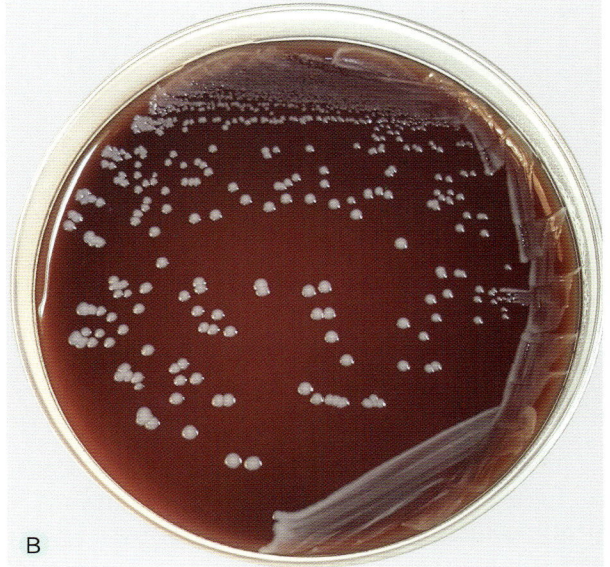

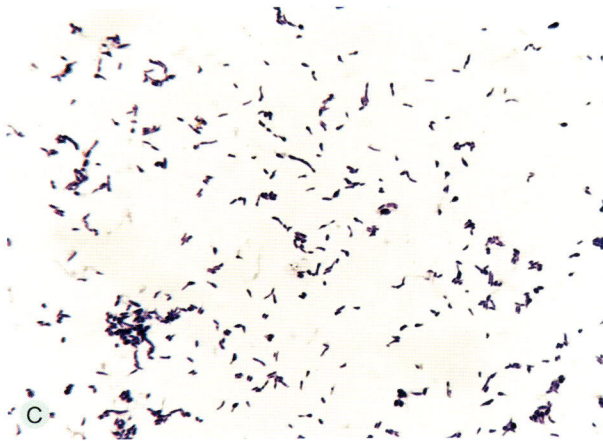

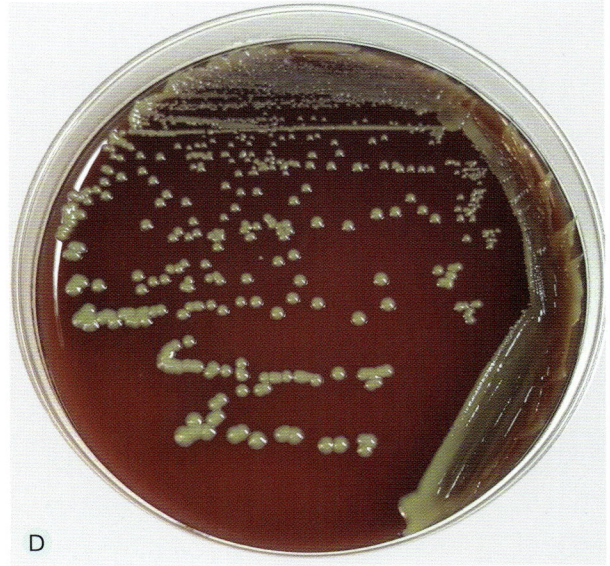

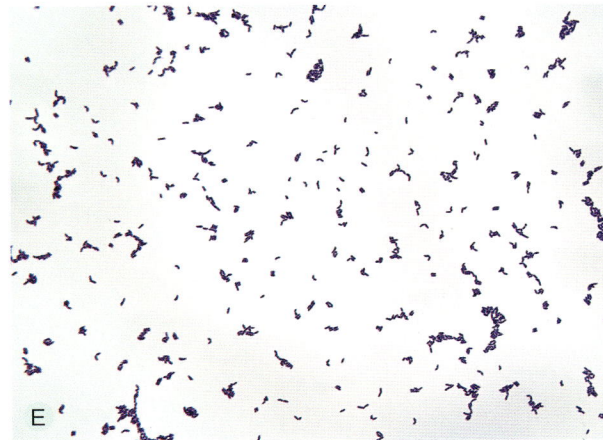

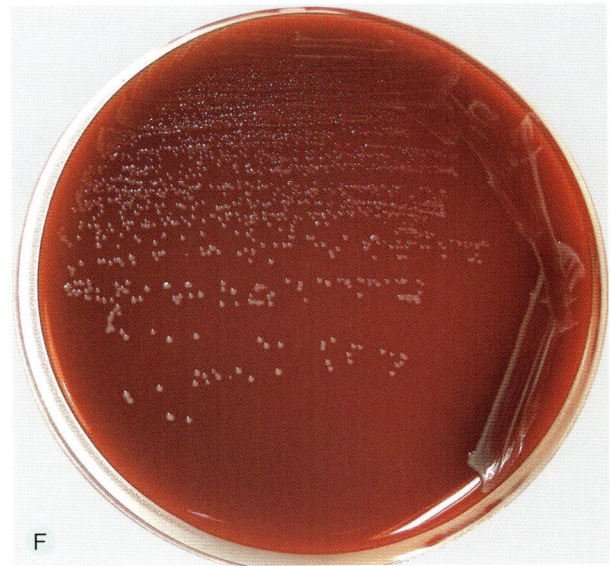

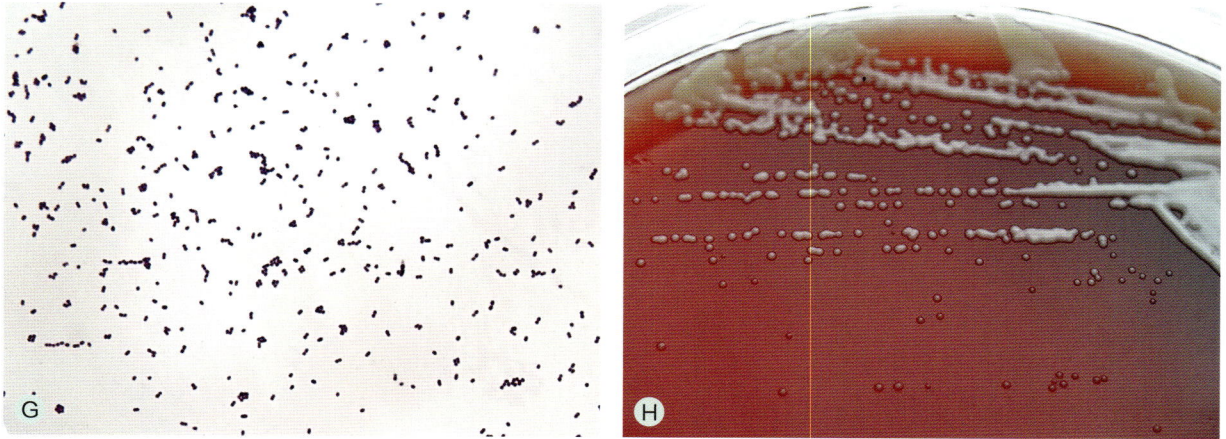

图 14-2-23　其他不常见棒杆菌的形态特征

A. 人皮杆菌革兰氏染色 ×1 000；B. 人皮杆菌 SBA 3 日；C. 骚动厄氏菌革兰氏染色 ×1 000；D. 骚动厄氏菌 SBA 5 日；E. 极小短小杆菌革兰氏染色 ×1 000；F. 极小短小杆菌 SBA 2 日；G. 霍伊尔两面神菌革兰氏染色 ×2 000；H. 霍伊尔两面神菌 SBA 3 日

（十二）其他不规则革兰氏阳性杆菌的临床意义

其他不规则革兰氏阳性杆菌及其引起的相关疾病，见表 14-2-6。

表 14-2-6　其他不规则杆菌及其引起的相关性疾病

病原菌	疾病或相关性疾病
节杆菌属	菌血症、泌尿道感染、异体传染
短杆菌属	菌血症、异体传染、脚臭
人皮杆菌	菌血症、伤口感染
创伤杆菌属（Helcobacillus）	皮肤感染伴红疹
罗氏菌属	心内膜炎、菌血症、呼吸道感染
纤维单胞菌属	菌血症、伤口感染、胆囊炎
纤维微菌属	菌血症、异体感染
微杆菌属	菌血症、异体感染、伤口感染
溶血隐秘杆菌	大龄儿童咽炎、伤口及软组织感染、骨髓炎、心内膜炎
伯尔德储珀菌	脓肿形成（合并厌氧菌）
化脓储珀菌	伤口或软组织感染、脓肿形成
阴道加德纳菌	细菌性静脉曲张症、子宫内膜炎、产后败血症

（陈杏春　陈东科　孙长贵）

第三节　李斯特菌属

一、分类与命名

李斯特菌属（Listeria）隶属于细菌域，厚壁菌门，芽胞杆菌纲，芽胞杆菌目，李斯特菌科。目前属内有 18 个种和 4 个亚种，包括单核细胞增生李斯特菌（*L. monocytogenes*）、格氏李斯特菌（*L. grayi*）、无害李斯特菌（*L. innocua*）、伊氏李斯特菌（*L. ivanovii*）、伊氏李斯特菌伊氏亚种（*L. ivanovii* subsp. *ivanovii*）、伊氏李斯特菌伦敦亚种（*L. ivanovii* subsp. *londoniensis*）、斯氏李斯特菌（*L. seeligeri*）、弗莱施曼李斯特菌（*L. fleischmannii*）、弗莱施曼李斯特菌科罗拉多亚种（*L. fleischmannii* subsp. *coloradonensis*）、弗莱施曼李斯特菌弗莱施曼亚种（*L. fleischmannii* subsp. *fleischmannii*）、玛氏李斯特菌（*L. marthii*）、罗库特李斯特菌（*L. rocourtiae*）、维森李斯特菌（*L. weihenstephanensis*）和威氏李斯特菌（*L. welshimeri*）等。

李斯特菌属的 DNA G+C 含量为 36~42.5mol%，代表菌种为单核细胞增生李斯特菌。

二、生物学特性

（一）形态与染色

李斯特菌为革兰氏阳性短杆菌，不分枝，无芽胞，长 0.5~2μm，宽 0.4~0.5μm，菌体细胞呈单个或短链状，培养时间延长或粗糙型培养物可呈丝状菌体（6~20μm）。有 1~5 根周鞭毛，在室温下运动活泼，在 35℃ 时失去动力或运动非常缓慢，此特征可作为初步判定。

（二）培养特性

李斯特菌为兼性厌氧菌，在含 5% 羊、马、兔血的胰大豆胨琼脂平皿上生长良好。最适生长温度为 30~37℃，能在 4℃ 下缓慢生长。用于分离李斯特菌的选择性培养基有 LPM 琼脂、Oxford，或改良 Oxford 琼脂、PALCAM 琼脂及 EHA 琼脂等，以上培养基的配方在 Atlas RM 主编的 *Handbook of Microbiolgycal Media*（第 3 版）中有详细描述。

李斯特菌属细菌的形态特征见图 14-3-1。

（三）生化特性

李斯特菌能发酵多种糖类，V-P 和甲基红试验阳性，绝大多数菌株触酶阳性、氧化酶阴性，水解七叶苷，不水解尿素和明胶，不产生 H_2S 和吲哚。

三、鉴定与鉴别

（一）属间鉴别

大多数的单核细胞增生李斯特菌在羊血琼脂上可产生狭窄的 β- 溶血环，未见 α- 溶血，此特征有助于与其他革兰氏阳性杆菌相鉴别（图 14-3-1C）。单核细胞增生李斯特菌与其他相关菌属的主要鉴别试验如表 14-3-1 所示。

（二）属内鉴定

因为李斯特菌属中所有的种都可能会污染食品，但仅有单核细胞增生李斯特菌有公共卫生学意义，因此将分离的李斯特菌鉴定到种的水平是至关重要的。用于单核细胞增生李斯特菌的分型方法主要有血清分型、噬菌体分型、多位点酶电泳、DNA 微限制性图谱、脉冲场凝胶电泳和随机引物扩增多态性 DNA 分析等。

1. 单核细胞增生李斯特菌的鉴定　单核细胞增生李斯特菌在含 5% 羊血的胰大豆胨琼脂平板上，35℃ 大气环境下孵育 24 小时，可形成直径 1~2mm、光滑、灰白色、半透明的菌落，粗糙型菌落较大，大多数菌株可产生狭窄的 β- 溶血环，有时要刮去菌落在逆光的条件下才能看到（图 14-3-1C）。

单核细胞增生李斯特菌为不分枝的革兰氏阳性短小杆菌，菌体细胞宽为 0.5μm，长为 1~2μm，呈球杆菌、杆菌、成对杆菌或短链排列。在血清葡萄糖蛋白胨水中可形成荚膜。脑脊液等标本直接标本涂片镜检时，因其两极着色，有时成对排列，应与肺炎链球菌相区别。由于本菌可呈多形性，部分菌株一端可膨大，常呈 V 字排列，有时会误认为棒杆菌（图 14-3-1A）。在脱色过度时（尤其是陈旧培养物）也会被误认为嗜血杆菌。

所有单核细胞增生李斯特菌触酶呈阳性反应，25℃ 是最适的运动温度，可在 4℃ 生长，能发酵葡萄糖、海藻糖、水杨苷，水解七叶苷，CAMP 试验（指示菌用金黄色葡萄球菌）阳性（图 14-3-2）。

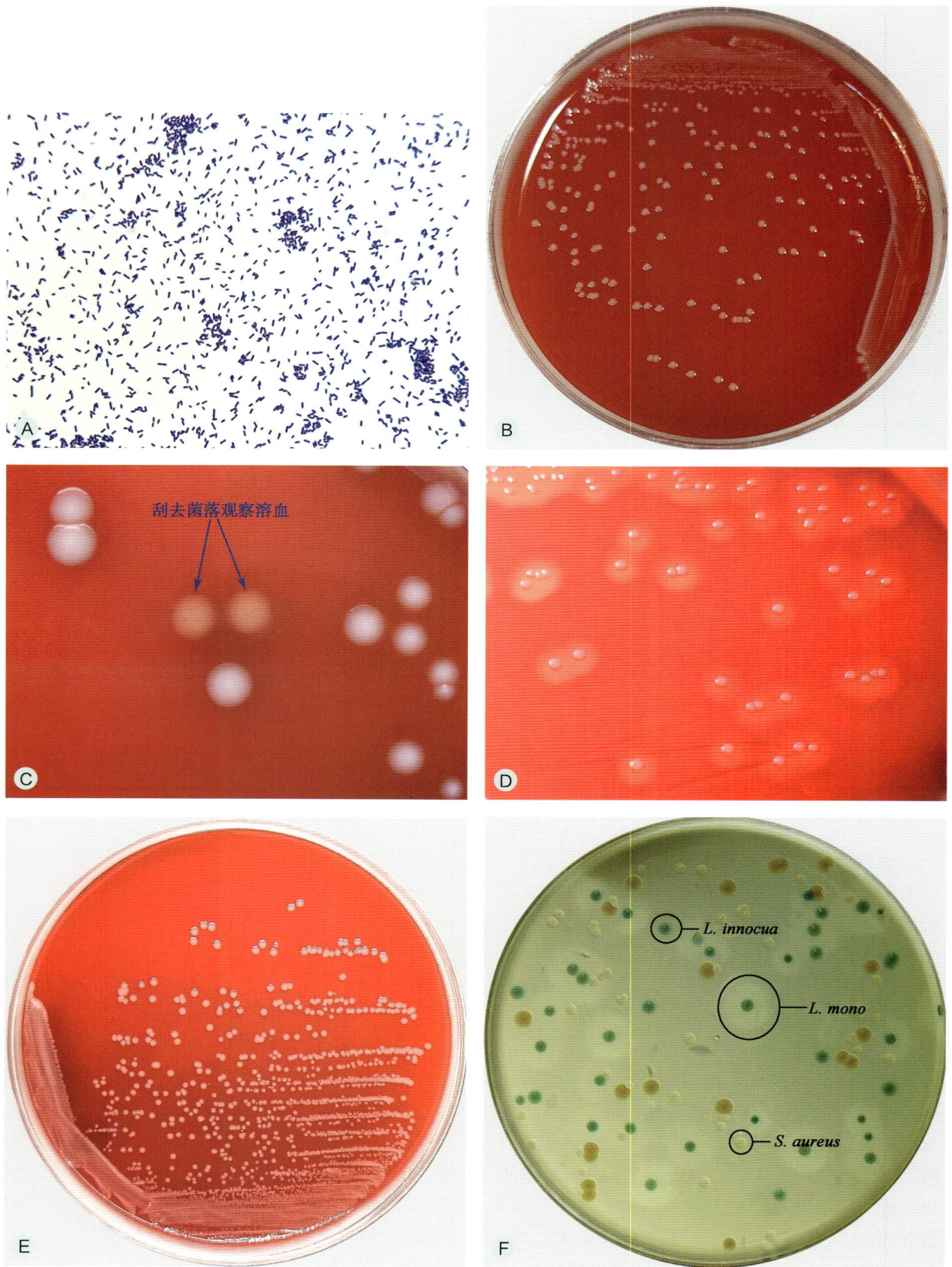

图 14-3-1 李斯特菌的形态特征

A. 单核细胞增生李斯特菌 ATCC 35152 革兰氏染色 ×1 000；B. 单核细胞增生李斯特菌 SBA 24h；C. 单核细胞增生李斯特菌溶血性观察，SBA 3 日；D. 伊氏李斯特菌 SBA 2 日；E. 无害李斯特菌 SBA 24h；F. 李斯特在显色培养基上的菌落特点

表 14-3-1　单核细胞增生李斯特菌与其他相关菌属的鉴别

细菌	细胞形态	专性需氧	β-溶血	触酶	动力	CAMP	H₂S	七叶苷	葡萄糖	甘露醇	水杨苷	其他特征
单核细胞增生李斯特菌	短、细、杆或球杆状	–		+	+^{b}	+	–	+	+	–	+	半透明菌落,"伞状"穿刺线
丹毒丝菌属	短或丝状,直或弯曲	–	v	–	–	–	+	–	+	–	–	"瓶刷状"穿刺线
乳杆菌属	球杆到细长,常为链状	–	–	–	–	–	–	–	+	+/–	+/–	产生大量的乳酸
库特菌属	长杆菌,偶成链状	+	–	+	+	–	–/v	–	+	–	–	"鸟羽状"穿刺线
棒杆菌属	棒状,栅栏排列	v	v	+	–	v	–	–	+	+	–	菌落不透明
无乳链球菌	球菌,长或短链		+	–	–	+	–	–	+	–	v	CAMP 呈箭头状

注：+,≥90% 的菌株阳性；–,≥90% 的菌株阴性；v,可变性；b,25℃时。

单核细胞增生李斯特菌的动力试验是在室温中测定的,超过 35℃ 将失去动力。半固体穿刺动力试验的特征是在培养基表面下方 2~5mm 处呈伞状生长（图 14-3-3A）。湿涂片检查动力,方法是将细菌在肉汤培养基中 25℃ 孵育 6 小时,取培养物进行压片或做悬滴片,最好用相差显微镜或暗视野显微镜进行观察,李斯特菌在镜下呈翻滚运动。

CAMP 试验是鉴定单核细胞增生李斯特菌或其他李斯特菌的重要试验之一,本菌 CAMP 试验的加强溶血区域不是箭头状而是长方形,应与无乳链球菌的 CAMP 试验相区别。用马红球菌为指示菌做 CAMP 试验时,单核细胞增生李斯特菌呈阴性或弱阳性,伊氏李斯特菌为阳性（图 14-3-2）。

2. 其他李斯特菌的鉴定　API-Listeria（法国生物梅里埃公司产品）和 Micro-ID Listeria（Organon Teknika）微量生化试剂盒可鉴定李斯特菌。API-Listeria 试剂盒不需要做 CAMP 试验,Micro-ID Listeria 试剂盒需要做 CAMP 试验来区分单核细胞增生李斯特菌和无害李斯特菌。

基于免疫学原理用于从食品标本中快速检测李斯特菌的商品化试剂盒有 Listeria-Tek（比利时 Organon-Teknika 生产）、Listeria 免疫试剂盒（法国 Transia 产品）、Listeria 可视免疫试剂（澳大利亚 Tecra 产品）、Vidas-Lis（法国生物梅里埃公司产品）、Vidas-LMO（法国生物梅里埃公司产品）、Listeria 快

速试验（英国 OXOID 产品）等,这些检测方法都具有属的特异性。Listeria test（VICAM,watertown,Mass.）、Vidas-LMO 以及单核细胞增生李斯特菌 DNA 探针（Gene-Trak,Framingham,Mass.）具有单核细胞增生李斯特菌种特异性。MALDI-TOF 技术可以较准确地鉴定李斯特菌。

李斯特菌属内种间鉴别特性见表 14-3-2 和图 14-3-2、图 14-3-3。

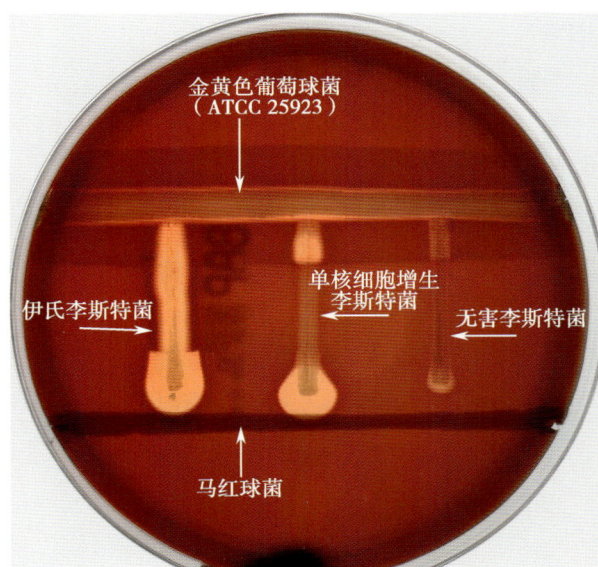

图 14-3-2　李斯特菌 CAMP 试验结果

中间竖划（单核细胞增生李斯特菌 ATCC 35152）,SBA 孵育 30h

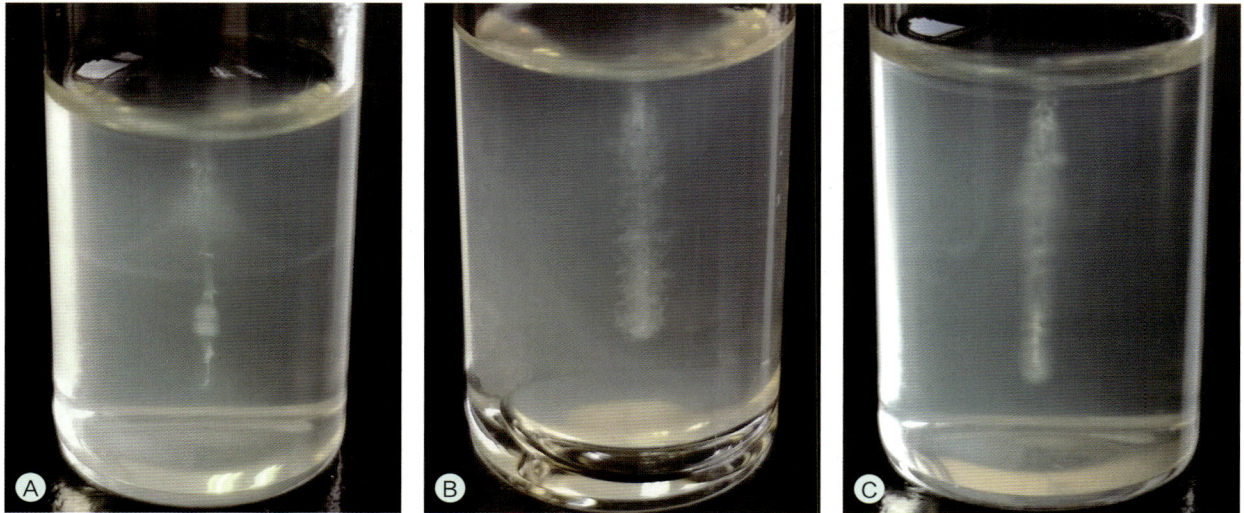

图 14-3-3   李斯特菌动力试验结果

A. 单核细胞增生李斯特菌，35℃ 5 日；B. 伊氏李斯特菌，35℃ 4 日；C. 无害李斯特菌，35℃ 3 日

表 14-3-2   李斯特菌属内种间鉴别特性

特征	格氏李斯特菌	无害李斯特菌	伊氏李斯特菌	伊氏李斯特菌伊氏亚种	伊氏李斯特菌伦敦亚种	单核细胞增生李斯特菌	斯氏李斯特菌	威氏李斯特菌
β- 溶血	−	−	−	++	++	+	+	−
CAMP 试验								
（金黄色葡萄球菌）	−	−	−	−	−	+	+	−
（马红球菌）	−	−	−	+	+	v	−	−
马尿酸盐水解	−	ND	+	+	+	+	ND	ND
硝酸盐还原	v	−	−	−	−	−	ND	ND
甘露醇	+	−	−	−	−	−	−	−
α- 甲基 -D- 甘露糖苷	+	+	+	−	−	+	−	+
L- 鼠李糖	v	v	v	−	−	+	−	v
蔗糖	−	+	+	+	+	+	+	+
可溶性淀粉	+	−	−	−	−	−	ND	ND
D- 木糖	−	−	−	+	+	−	+	+
核糖	v	−	−	+	−	−	−	−
N- 乙酰 -β-D- 甘露糖苷	ND	ND	ND	v	+	ND	ND	ND

注：+，≥90% 的菌株阳性；−，≥90% 的菌株阴性；ND，没资料；v，可变性；++，宽的溶血环。

四、抗菌药物敏感性

单核细胞增生李斯特菌在体外对青霉素、氨苄西林、庆大霉素、利福平、氯霉素、红霉素、四环素等敏感，对喹诺酮中度敏感，对头孢类抗生素不敏感。青霉素、氨苄西林单独或联合氨基糖苷类抗菌药物经常被推荐用于治疗李斯特菌病。近年来研究发现，从临床标本中分离出一些由质粒介导的对氯霉素、大环内酯类、四环素耐药的单核细胞增生李斯特菌株，应引起大家关注。

五、临床意义

李斯特菌广泛存在于自然环境中，只有单核细胞增生李斯特菌和伊氏李斯特菌与人类疾病有关，前者对人的病原性已经确立，后者的病原性尚未确立。其他的李斯特菌种对人无致病性。动物感染单核细胞增生李斯特菌时血中单核细胞大多会增生，而人被该菌感染后却少有单核细胞增生的情况发生。有 1%~5% 的人是无症状的肠内携带者。由李斯特菌引起的人类疾病称"李斯特菌病"，李斯特菌病的潜伏期为 3~90 日，平均为 3~4 周。作为腐生

菌的单核细胞增生李斯特菌主要通过污染的食品感染人，可以是散发或暴发流行。本菌为胞内寄生菌，致病物质为李斯特溶素（listeriolysin）和菌体表面成分。有免疫抑制状况的人群是单核细胞增生李斯特菌的易感人群，且感染后的死亡率较高。由于李斯特菌对人的感染剂量未确定，而且李斯特菌病部分依赖于人的易感性，因此实验室工作人员应该意识到其潜在的危险性，工作时需特别小心，对可疑标本的处理及随后的检验应在生物安全柜中进行。

（朱涛辉　陈东科）

第四节　丹毒丝菌属

一、分类与命名

丹毒丝菌属（*Erysipelothrix*）隶属于细菌域，厚壁菌门，丹毒丝菌纲，丹毒丝菌目，丹毒丝菌科。目前属内有 4 个种，猪红斑丹毒丝菌（*E. rhusiopathiae*）、扁桃体丹毒丝菌（*E. tonsillarum*）、*E. inopinata* 和幼虫丹毒丝菌（*E. larvae*）。丹毒丝菌属的 DNA G+C 含量为 36~40mol%。代表菌种为猪红斑丹毒丝菌。

二、生物学特性

（一）形态与染色

猪红斑丹毒丝菌革兰氏染色为阳性，形态与放线菌相似，易被脱色呈阴性。光滑菌落镜下呈杆状、球杆状或细长，直或弯曲（图 14-4-1A、B），单个菌体可排成链状（图 14-4-1C），杆状菌体大小为 (0.2~0.4)μm×(0.8~2.5)μm。粗糙菌落呈长链丝状体，长度常常超过 60μm。无芽胞，无动力，无荚膜。

（二）培养特性

猪红斑丹毒丝菌为兼性厌氧，在血平板上孵育24 小时，形成微小的菌落，菌落直径为 0.1~0.5mm。48 小时后可观察到两种菌落，小菌落直径 0.5~1mm，光滑、透明、凸起、边缘整齐（图 14-4-1D）。大菌落扁平、不透明、粗糙（表面呈颗粒状）、边缘不齐。孵育 48 小时后，在血平板上菌落周围呈绿色、α-溶血、β-溶血（图 14-4-1E）或不溶血（图 14-4-1D）。在亚

碲酸钾血平板上可形成黑色菌落。

猪红斑丹毒丝菌的形态特征见图 14-4-1。

经严格皮肤消毒后取得组织活检标本，可不需选择性培养基而直接接种在血平板、巧克力平板（未加抑制剂）、胰大豆胨平板或含 1% 葡萄糖的肉汤中，35℃需氧或 5%~10% CO_2 孵育至 7 日未生长方可报阴性。心内膜炎或败血症患者的血液标本可直接接种血平板或接种在液体培养基中进行增菌。

（三）生化特性

猪红斑丹毒丝菌氧化酶、触酶均阴性，缓慢发酵葡萄糖不产气，乳糖、阿拉伯糖阳性。在三糖铁琼脂培养基中高层及斜面均产酸，大部分菌株在 TSI 中产生 H_2S（图 14-4-1F），但醋酸铅培养基 H_2S 阴性。在半固体琼脂表面下数毫米处发育最佳，常呈带状。硝酸盐、脲酶、七叶苷、明胶、木糖、甘露醇、麦芽糖和蔗糖阴性。扁桃体丹毒丝菌蔗糖为阳性。

三、鉴定与鉴别

（一）属间鉴别

猪红斑丹毒丝菌在形态学及生理学特征与李斯特菌属、乳杆菌属、库特菌属、环丝菌属相似，都为革兰氏阳性的无芽胞杆菌。猪红斑丹毒丝菌在三糖铁培养基上产 H_2S，另一个显著特征是在明胶培养基上呈"试管刷状"生长。其他鉴别特征见表 14-3-1。

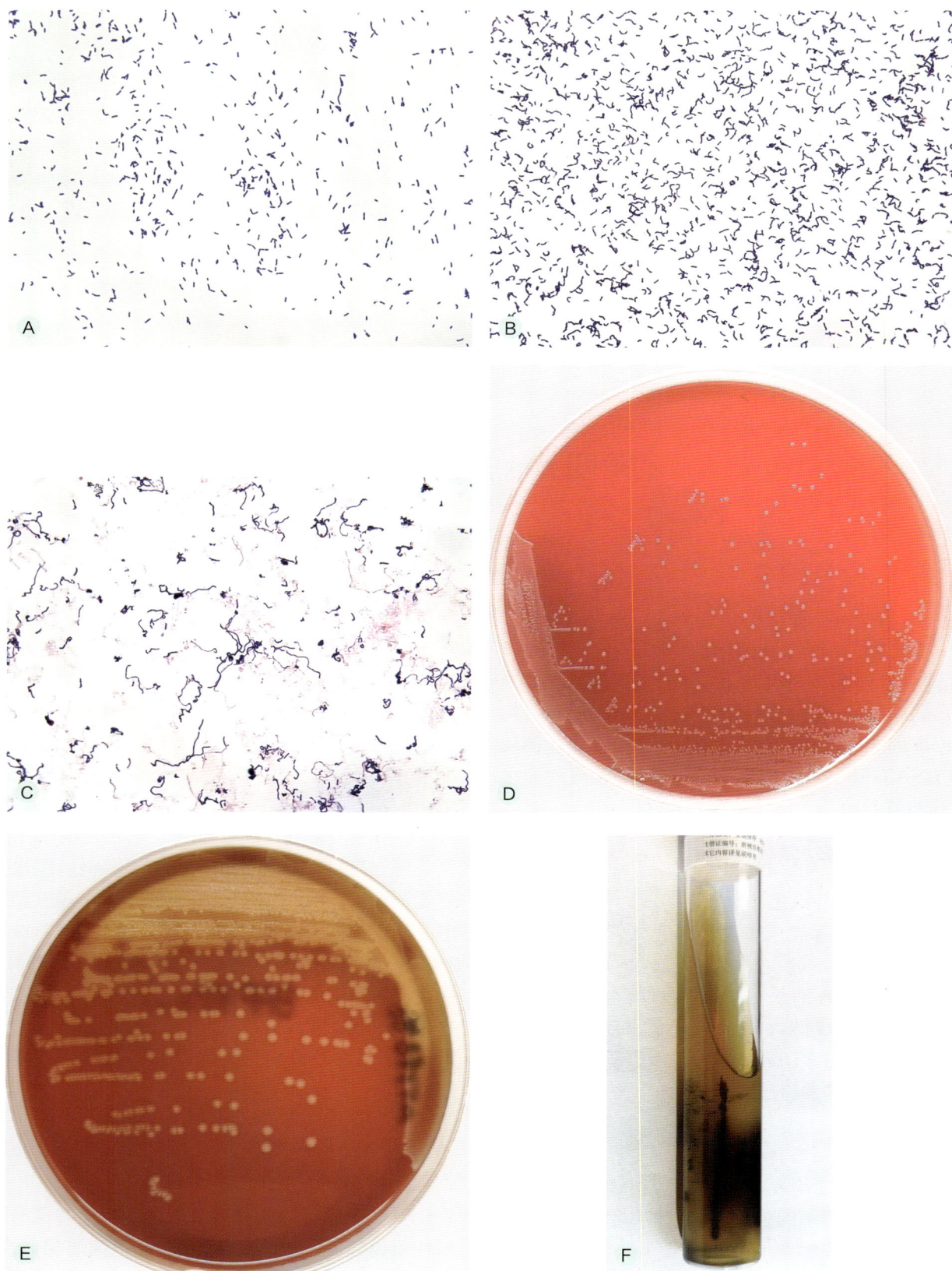

图 14-4-1 猪红斑丹毒丝菌的形态学特征

A. 菌落涂片(直杆状)革兰氏染色 ×1 000；B. 菌落涂片(弯曲状)革兰氏染色 ×1 000；

C. 菌落涂片(链状)革兰氏染色 ×1 000；D. SBA 2 日；E. SBA 5 日；F. 在 TSI 中产生 H_2S

（二）属内鉴定

VITEK 自动化分析系统及 API Coryne 可直接用于鉴定猪红斑丹毒丝菌。丹毒丝菌属内 4 个种的鉴别见表 14-4-1。

根据菌体抗原可将猪红斑丹毒丝菌分为 22 个血清型，大多数菌株是 I 型或 II 型，有研究发现血清分型作为流行病学工具是不可靠的。在遗传多样性方面的研究可用核糖分型与 MLEE 两种方法进行。

表 14-4-1　丹毒丝菌属内 4 个种的主要生化特性

特性	猪红斑丹毒丝菌	扁桃体丹毒丝菌	E.inopinata	幼虫丹毒丝菌
乳糖	–	+	–	–
海藻糖	–	–	+	–
D- 果糖	+	+	–	+
纤维二糖	–	–	+	–
D- 半乳糖	+	+	–	+
D- 甘露糖	+	–	–	+
水杨苷	+	+	–	–

注：+，90% 以上菌株阳性；–，90% 以上菌株阴性。

四、抗菌药物敏感性

猪红斑丹毒丝菌的临床分离株通常对青霉素、头孢菌素、克林霉素、亚胺培南、四环素、氯霉素、氟喹诺酮和红霉素等敏感，对氨基糖苷类、磺胺类、万古霉素和替考拉宁耐药。青霉素常作为治疗由猪红斑丹毒丝菌引起的局部感染及全身感染的首选用药。对于由革兰氏阳性菌引起的全身感染，大多数情况下常规治疗是选用万古霉素加或不加氨基糖苷类。但是猪红斑丹毒丝菌对万古霉素和氨基糖苷类耐药，因此有必要强调对细菌学的鉴定，特别是对全身感染的患者应该进行药物敏感性试验。

五、临床意义

猪红斑丹毒丝菌广泛存在于自然界中，是人畜共患病的病原菌之一。扁桃体丹毒丝菌可以从猪的扁桃体、其他动物和水中分离到，未见到人感染的病例报道。猪红斑丹毒丝菌能引起人的类丹毒（图 14-4-2），类丹毒是职业病，主要发生在兽医、屠宰工及渔业工人身上。人感染猪红斑丹毒丝菌后 2~7 日发病，2~4 周康复，有时病程长达数月，通常会复发。患类丹毒后，无明显的免疫增强。猪红斑丹毒丝菌具有耐石炭酸、耐盐、耐干燥、耐腐败、耐烟熏、耐日光等特性，据此可用石炭酸处理标本，分离此菌。本菌对湿热和常用消毒剂敏感。

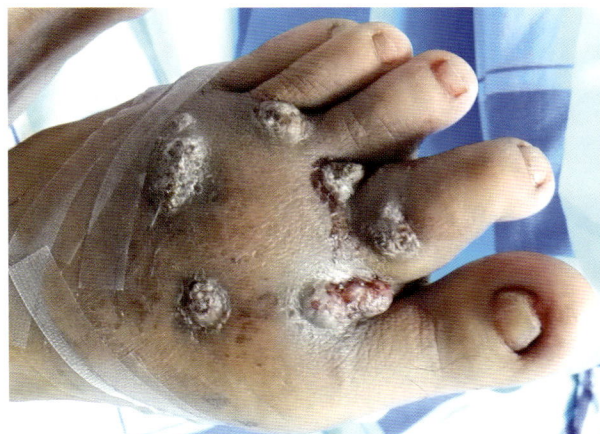

图 14-4-2　类丹毒

猪红斑丹毒丝菌主要是通过受损的皮肤感染人，因此采集受损部位的组织活检标本，是检测类丹毒的最佳标本来源。对患者做活检时应取感染皮肤的损害前缘，事先将皮肤表面消毒后再进行活检，不能采用皮肤表面涂抹的方式采样。对可疑心内膜炎或败血症的病例应采取血液标本。自活体组织标本中发现细长的革兰氏阳性杆菌，结合患者的接触史可判定为类丹毒病。但通常对组织活检标本进行直接镜检的临床价值不高。

（朱涛辉　陈东科）

第五节　隐秘杆菌属

一、分类与命名

隐秘杆菌属（*Arcanobacterium*）隶属于细菌域，放线菌门，放线菌纲，放线菌目，放线菌科。目前属内有 13 个种，包括伯尔德隐秘杆菌（*A. bernardiae*）、*A. bialowiezense*、伯纳斯隐秘杆菌（*A. bonasi*）、溶血隐秘杆菌（*A. haemolyticum*）、马阴道隐秘杆菌（*A. hippocoleae*）、海豹隐秘杆菌（*A. phocae*）、多动物隐秘杆菌（*A. pluranimalium*）、化脓隐秘杆菌（*A. pyogenes*）等。与人类疾病相关的有溶血隐秘杆菌、化脓隐秘杆菌和伯尔德隐秘杆菌。隐秘杆菌属的 DNA G+C 含量为 48.4~52mol%，代表菌种为溶血隐秘杆菌。

二、生物学特性

（一）形态与染色

隐秘杆菌属细菌革兰氏染色阳性、细长、不规则杆菌，大小为（0.3~0.8）μm ×（1.0~5.0）μm。幼龄菌细胞具棒状末端，有时排列成 V 字状，但无丝状体；陈旧培养物菌体断裂成短的不规则杆状或球状。无鞭毛，无芽胞，非抗酸性。溶血隐秘杆菌为不规则的杆菌，化脓隐秘杆菌可呈有分枝的杆状，伯尔德隐秘杆菌镜下呈无分枝的短杆菌。

（二）培养特性

兼性厌氧，最适生长温度 37℃。在营养琼脂上生长缓慢，在马血琼脂上生长较好，所有的隐秘杆菌在富含二氧化碳的环境中生长良好，在血琼脂平板上有 β- 溶血（图 14-5-1D）。典型的溶血隐秘杆菌在 37℃孵育 48 小时后，形成直径 0.5mm 大小菌落，凸起、半透明，可有粗糙型（图 14-5-1C、D，主要分离自呼吸道）和光滑型（图 14-5-1A，主要分离自伤口）两种菌落形态。化脓隐秘杆菌菌落较大，孵育 48 小时后，菌落直径为 1mm，且 β- 溶血性最强。伯尔德隐秘杆菌菌落较小、发白，玻璃质地，呈奶油状或黏稠状。

溶血隐秘杆菌的形态特征见图 14-5-1。

（三）生化特性

除多动物隐秘杆菌外，其他隐秘杆菌触酶均阴性。吲哚阴性，硝酸盐还原阴性，尿酶阴性。发酵代谢葡萄糖，主要的代谢终产物是琥珀酸和乳酸。其他生化特性见表 14-5-1。

三、鉴定与鉴别

（一）属间鉴别

隐秘杆菌属与其他相近菌属的鉴别特征如表 14-2-6 所示。

（二）属内鉴定

溶血隐秘杆菌呈反向的 CAMP 反应，这是鉴定的要点（图 14-5-2）。溶血隐秘杆菌不水解明胶，而化脓隐秘杆菌的明胶试验阳性。伯尔德隐秘杆菌发酵麦芽糖的速度比葡萄糖快，可发酵糖原。隐秘杆菌属内菌种区别见表 14-5-1。

四、抗菌药物敏感性

所有菌株对 β- 内酰胺类、利福平、四环素类、克林霉素、万古霉素和大环内酯类敏感，对氨基糖苷类和喹诺酮类的敏感性有所下降，有文献报道耐万古霉素的菌株已经出现。溶血隐秘杆菌对复方新诺明耐药。

五、临床意义

化脓隐秘杆菌可引起伤口或软组织感染、脓肿形成、菌血症。溶血隐秘杆菌可引起大龄儿童咽炎、伤口及软组织感染、骨髓炎、心内膜炎。伯尔德隐秘杆菌可引起脓肿，常合并厌氧菌感染。其他菌种多从动物中分离。

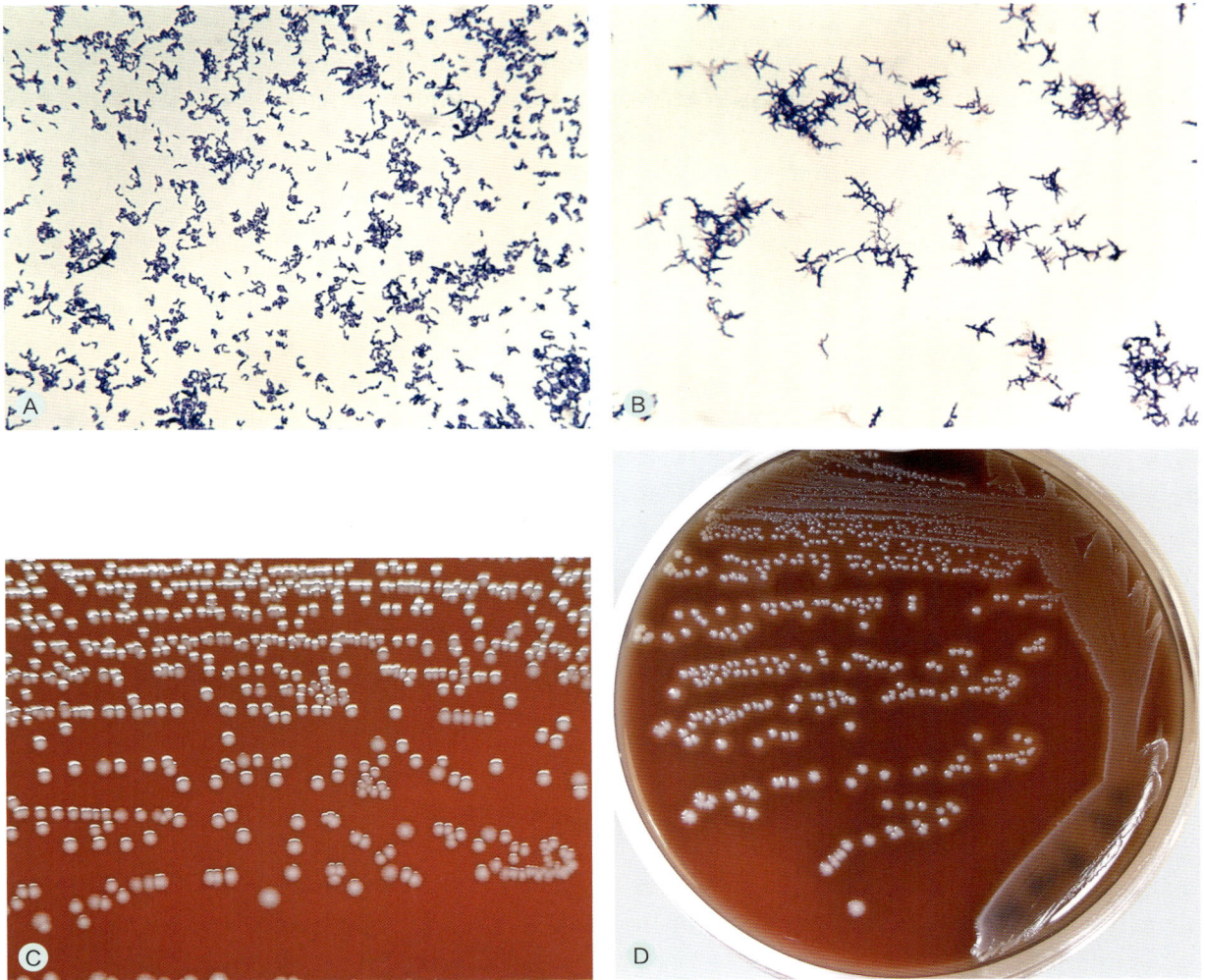

图 14-5-1 溶血隐秘杆菌的形态学特征

A. 革兰氏染色 ×1 000；B. L 型诱导（PG）革兰氏染色 ×1 000；C. 光滑型菌落，SBA 3 日；D. 粗糙型菌落，SBA 5 日

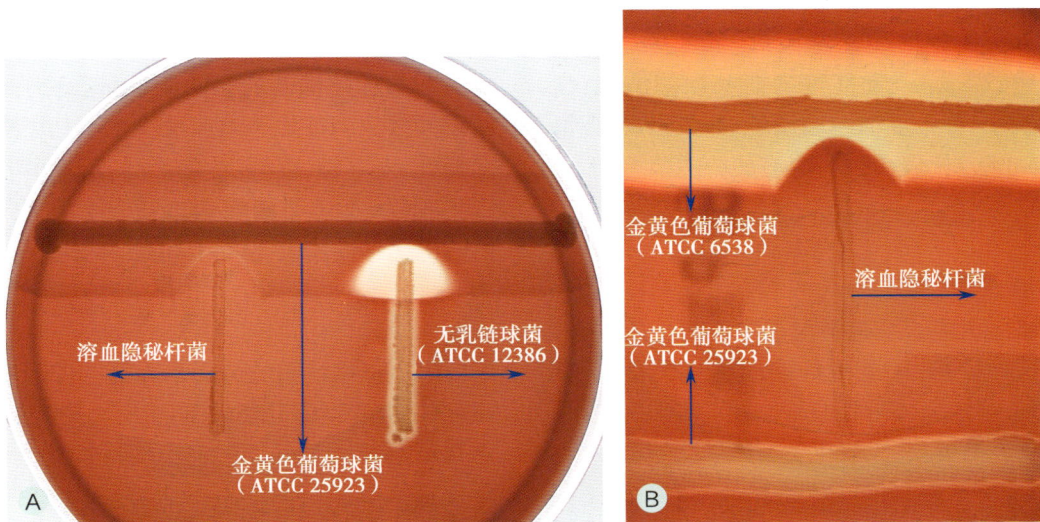

图 14-5-2 溶血隐秘杆菌 SBA 24h 的 CAMP 试验结果

A. 检测菌溶血隐秘杆菌与无乳链球菌（ATCC 12386）比较；B. 指示菌金黄色葡萄球菌 ATCC 6538 与 ATCC 25923 比较

表 14-5-1　隐秘杆菌属内菌种区别

特性	伯尔德隐秘杆菌	溶血隐秘杆菌	化脓隐秘杆菌	马阴道隐秘杆菌	海豹隐秘杆菌	伯纳斯隐秘杆菌	多动物隐秘杆菌	*A. bialowiezense*
乳糖	-	+	-	+	+	w	-	-
蔗糖	-	v	v	-	+	-	-	-
果糖	-	-	-	-	-	+	-	+
D- 木糖	-	-	+	-	v	-	-	-
D- 阿拉伯醇	+	-	-	-	-	-	-	-
核糖	+	v	v	-	v	-	+	-
糖原	v	-	-	-	-	-	-	-
明胶水解	v	-	+	-	-	-	+	-
马尿酸盐水解	-	-	v	+	-	-	-	-
碱性磷酸酶	-	+	-	+	+	-	-	-
β- 半乳糖苷酶	-	+	+	+	+	-	-	-

注：+,90% 以上菌株阳性；-,90% 以上菌株阴性；v,11%~89% 菌株阳性；w,弱阳性反应

（朱涛辉　陈东科）

第六节　加德纳菌属

一、分类与命名

加德纳菌属（*Gardnerella*）隶属于细菌域，放线菌门，放线菌纲，双歧杆菌目，双歧杆菌科。目前属内有阴道加德纳菌（*G. vaginalis*）、格林伍德加德纳菌（*G. greenwoodii*）、利奥波德加德纳菌（*G. leopoldii*）、皮克特加德纳菌（*G. pickettii*）、皮奥特加德纳菌（*G. pioti*）和斯维辛斯基加德纳菌（*G. swidsinskii*）6 个种。加德纳菌属的 DNA G+C 含量为 42~44mol%。代表菌种为阴道加德纳菌。

二、生物学特性

（一）形态与染色

阴道加德纳菌的细胞壁与革兰氏阳性菌相似，但只含一层肽聚糖，因此用标准的革兰氏染色，显微镜下观察，菌体呈多形性、细小杆菌或球菌，革兰氏染色不定。无荚膜，无鞭毛，无芽胞。

（二）培养特性

兼性厌氧，营养要求较高，通常用人血双层吐温（HBT）琼脂或 V 琼脂分离阴道加德纳菌，培养应在 35~37 ℃及 5%~7% CO_2 环境中进行，最适 pH 6.0~6.5。阴道加德纳菌在人或兔血琼脂培养基上孵育 2~3 日可产生 β- 溶血，而在含有其他动物血的平板上不产生溶血。该菌在 35 ℃及 5% CO_2 环境中孵育 24 小时后形成极小的灰白色菌落（<0.5mm），圆形、光滑、不透明。

阴道加德纳菌的形态特征见图 14-6-1。

（三）生化特性

阴道加德纳菌的触酶阴性，无动力，低发酵代谢。大多数阴道加德纳菌株能水解马尿酸钠，分解葡萄糖、麦芽糖、蔗糖、淀粉产酸，不发酵甘露醇，不产生吲哚，不还原硝酸盐，V-P 阴性。阴道加德纳菌的生化特性见表 14-2-1 和表 14-2-6。

三、鉴定与诊断

阴道加德纳菌的分离培养是一件困难的事情，要收集足够的菌量往往需要几块平板，其生化特征和基本特性见表 14-2-6。阴道加德纳菌对多聚茴香脑磺酸钠（SPS）、2- 甲基 5- 硝基 1- 咪唑基乙醇（metronidazole，50μg 纸片）、三甲氧苄二氨嘧啶（trimethoprim，5μg）和氨磺酰（sulfonamide，1mg）敏感。

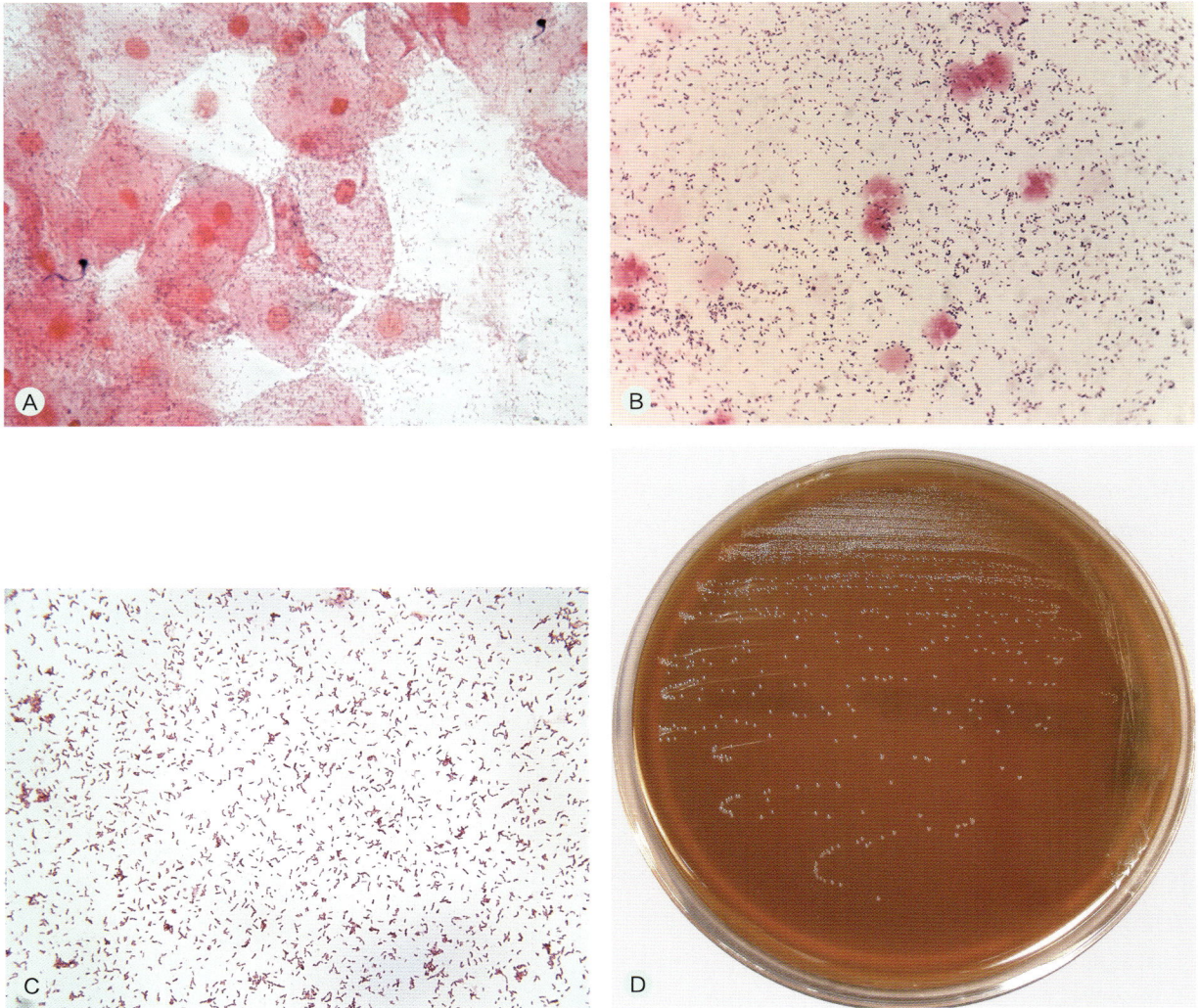

图 14-6-1 阴道加德纳菌的形态学特征
A. 阴道分泌物涂片（线索细胞）革兰氏染色 ×400；B. 阴道拭子涂片革兰氏染色 ×1 000；
C. 菌落涂片革兰氏染色 ×1 000；D. SBA 3 日

阴道加德纳菌与细菌性阴道病（bacterial vaginosis，BV）有关，该菌的分离可支持 BV 的诊断。BV 的诊断依据是：革兰氏染色看到乳酸杆菌减少，其他细菌增加；阴道分泌物过多，pH>4.5；找到"线索细胞"（即覆盖有革兰氏染色不定小杆菌的阴道上皮细胞）（图 14-6-1A）；"发臭试验"（whiff test）阳性。用 10% KOH 滴到阴道分泌物上，立即出现"鱼腥味"（三甲胺）和氨味，即"发臭试验"阳性。

四、抗菌药物敏感性

阴道加德纳菌对青霉素、氨苄西林、红霉素、克林霉素、氯霉素、甲硝唑和甲氧苄啶等敏感，对万古霉素、头孢菌素类、四环素类和环丙沙星等敏感性较差，对氨曲南、阿米卡星和磺胺甲噁唑耐药。

五、临床意义

阴道加德纳菌可存在于健康男女及儿童的肛门及直肠中，也是怀孕妇女阴道内菌群的一部分。阴道加德纳菌是 BV 的病原菌之一。该菌与孕妇产前、产后的一系列感染有相关性，但与男性疾病的相关性尚不确定。在患细菌性阴道病（BV）妇女的性伴侣的尿道中也可发现此菌。

（朱涛辉 陈东科）

第七节　分枝杆菌属

一、分类与命名

分枝杆菌属（*Mycobacterium*）隶属于细菌域，放线菌门，放线菌纲，放线菌亚纲，放线菌目，棒杆菌亚目，分枝杆菌科。目前属内有 205 个种。临床上常将分枝杆菌分为结核分枝杆菌复合群（*M. tuberculosiscomplex*，MTC）、非结核分枝杆菌（*nontuberculosis mycobacteria*，NTM）、麻风分枝杆菌（*M. leprae*）和腐物寄生性分枝杆菌。结核分枝杆菌复合群包括结核分枝杆菌、牛分枝杆菌（*M. bovis*）、非洲分枝杆菌（*M. africanum*）和田鼠分枝杆菌（*M. microti*）。临床上最常见的是结核分枝杆菌和牛分枝杆菌。

第 9 版《伯杰细菌鉴定手册》根据细菌的生长速度将本属细菌分为 3 类，即缓慢生长分枝杆菌、快速生长分枝杆菌和不能培养分枝杆菌。缓慢生长分枝杆菌是指在营养丰富的培养基内，在适合的温度条件下，接种很少的新鲜培养物，孵育 7 日以上肉眼可见单个菌落的分枝杆菌；7 日以内肉眼可见单个菌落的分枝杆菌则为快速生长分枝杆菌。麻风分枝杆菌在人工培养基上不能生长。常见分枝杆菌菌种名称见表 14-7-1。

2018 年 Gupta RS 等学者根据系统基因组学和比较基因组研究，将分枝杆菌属划分为修订后的分枝杆菌属（包括 97 个种，涉及所有人类病原分枝杆菌）、分枝菌酸杆形菌属 *Mycolicibacterium*（包 括 *M. agri*、*M. flavescens*、*M. moriokaense*、*M. mucogenicum* 和 *M. vaccae* 等 87 个种）、分枝菌酸小杆菌属 *Mycolicibacillus*（包括 *M. koreensis*、*M. parakoreensis* 和 *M. trivialis* 3 个种）、分枝菌酸杆菌属 *Mycolicibacter*（包 括 *M. algericus*、*M. senuensis* 和 *M. terrae* 等 12 个种）和拟分枝杆菌属 *Mycobacteroides*（包括脓肿拟分枝杆菌、龟拟分枝杆菌、富兰克林拟分枝杆菌、免疫应答拟分枝杆菌、鲑鱼拟分枝杆菌和圣保罗拟分枝杆菌 6 个种）。因此，有些菌名在分类上发生了改变，为方便读者理解，本书仍按原菌名描述。

本属 DNA G+C 含量为 62~70mol%。代表菌种为结核分枝杆菌。

二、生物学特性

（一）形态与染色

典型分枝杆菌菌体形态为微弯曲或直的杆菌，无鞭毛，无荚膜，无芽胞，不产生内、外毒素。菌体大小为 [0.2~0.6]μm × [1.0~10]μm，结核分枝菌 大 小 为 [0.3~0.6]μm × [1.0~4]μm，呈 单 个、V形、Y 形、T 形或条索状排列，有的分枝杆菌堆集成球状（图 14-7-2C~E、G）。不同菌种之间的形态有差异。同一菌株在不同生长环境下菌体的形态呈多形性。荧光染色抗酸杆菌呈黄色荧光（图 14-7-2H），革兰氏染色呈阳性，但不易着色，镜下可见"影子"细胞（图 14-7-2B）。本属细菌大多数染色不易着色，经加热或延长时间才能着色，一旦着色后有抵抗盐酸酒精脱色的性能，故又称为抗酸杆菌（acid-fast bacilli，AFB）。脱色时间长短直接影响到菌体的着色。

（二）培养特性

分枝杆菌是专性需氧菌，生长温度为 28~45℃，适合的生长温度因各菌种而不同。在固体培养基上，合适的生长温度条件下，2~60 日肉眼可见菌落。菌落呈花菜状，乳白色、浅黄色、橙色、橙红色，不透明。在液体培养基中，呈颗粒状沉淀或浑浊生长，见图 14-7-1。

结核分枝杆菌细胞壁的脂质含量较高，影响营养物质的吸收，故生长缓慢。在一般培养基中每分裂一代需 18~24 小时。初次分离需要营养丰富的培养基。常用的有改良罗氏（Lowenstein-Jensen）固体培养基，内含蛋黄、甘油、马铃薯、无机盐和孔雀绿等。孔雀绿可抑制杂菌生长，便于分离和长时间培养。蛋黄含脂质生长因子，能刺激生长。结核分枝杆菌最适生长温度为 37℃。在固体培养基上，一般 2~4 周肉眼可见菌落。菌落粗糙、干燥、凸起、颗粒状，边缘不规则，似花菜状，多为浅黄色或黄色，不透明（图 14-7-3A、B）。在液体培养基中，细菌生长较为迅速，一般 1~2 周即可生长，呈颗粒状沉淀（图 14-7-1A），在液体培养基中加入表面活

性剂吐温 -80,可使聚集在一起的分枝杆菌分散开来,有助于分枝杆菌均匀生长。有些菌株传代后可在血平板(SBA)上缓慢生长(图 14-7-3C、D)。

分枝杆菌属细菌的形态学特征见图 14-7-1~图 14-7-14。

（三）生化特性

结核分枝杆菌不发酵糖类。与牛分枝杆菌的区别在于结核分枝杆菌可合成烟酸和还原硝酸盐,

而牛分枝杆菌则不能。热触酶试验对区别结核分枝杆菌与非结核分枝杆菌有重要意义。结核分枝杆菌大多数触酶试验阳性,而热触酶试验阴性;非结核分枝杆菌则大多数两种试验均阳性。热触酶试验检查方法是将浓的细菌悬液置 68℃ 水浴加温 20 分钟,然后再加 H_2O_2,观察是否产生气泡,有气泡者为阳性(图 7-1-6)。也可通过胞内触酶的半定量试验来区别有触酶活性的分枝杆菌(图 7-1-7)。

表 14-7-1　常见分枝杆菌菌种名称

缓慢生长分枝杆菌	快速生长分枝杆菌
结核分枝杆菌(*M. tuberculosis*)	龟分枝杆菌(*M. chelonae*)
牛分枝杆菌(*M. bovis*)	龟分枝杆菌脓肿亚种(*M. chelonaess. Abscessus*)
田鼠分枝杆菌(*M. microti*)	龟分枝杆菌龟亚种(*M. chelonaess. Chelonae*)
非洲分枝杆菌(*M. africanum*)	偶发分枝杆菌(*M. fortuitum*)
堪萨斯分枝杆菌(*M. kansasi*)	知多(千田)分枝杆菌(*M. chitae*)
副结核分枝杆菌(*M. paratuberculosis*)	塞内加尔分枝杆菌(*M. senegalense*)
海分枝杆菌(*M. marinum*)	田野分枝杆菌(*M. agri*)
胃分枝杆菌(*M. gastri*)	耻垢分枝杆菌(*M. smegmatis*)
无色分枝杆菌(*M. nonchromogenicum*)	草分枝杆菌(*M. phlei*)
土地分枝杆菌(*M. terrae*)	抗热分枝杆菌(*M. thermoresistibile*)
次要分枝杆菌(*M. triviale*)	爱知分枝杆菌(*M. aichiense*)
玛尔摩分枝杆菌(*M. malmoense*)	金色分枝杆菌(*M. aurum*)
施氏分枝杆菌(*M. shimoidei*)	楚布分枝杆菌(*M. chubuense*)
苏尔加分枝杆菌(*M. szulgai*)	杜氏分枝杆菌(*M. duvalii*)
猿分枝杆菌(*M. simiae*)	加地斯分枝杆菌(*M. gadium*)
瘰疬分枝杆菌(*M. scrofulaceum*)	浅黄分枝杆菌(*M. gilvum*)
胞内分枝杆菌(*M. intracellulare*)	科莫斯分枝杆菌(*M. komossense*)
蟾蜍分枝杆菌(*M. xenopi*)	新金色分枝杆菌(*M. neoaurum*)
溃疡分枝杆菌(*M. ulcerans*)	奥布分枝杆菌(*M. obuense*)
嗜血分枝杆菌(*M. haemophilum*)	副偶发分枝杆菌(*M. parafortuitum*)
产鼻疽分枝杆菌(*M. farcinogenes*)	罗得西亚分枝杆菌(*M. rhodesiae*)
副结核分枝杆菌(*M. paratuberculosis*)	泥炭藓分枝杆菌(*M. sphagni*)
日内瓦分枝杆菌(*M. genavense*	东海分枝杆菌(*M. tokaiense*)
隐藏分枝杆菌(*M. celatum*)	母牛分枝杆菌(*M. vaccae*)
微黄分枝杆菌(*M. flavescens*)	猪分枝杆菌(*M. porcinum*)
亚洲分枝杆菌(*M. asiaticum*)	迪氏分枝杆菌(*M. diernhoferi*)
外来分枝杆菌(*M. peregrinum*)	诡诈分枝杆菌(*M. fallax*)
中间分枝杆菌(*M. interjectum*)	南非分枝杆菌(*M. austroafricanum*)
戈登分枝杆菌(*M. gordonae*)	灰尘分枝杆菌(*M. pulveris*)
鸟分枝杆菌复合群(*M. avium complexgroup*)	盛冈分枝杆菌(*M. moriokaense*)
	产黏液分枝杆菌(*M. mucogenicum*)

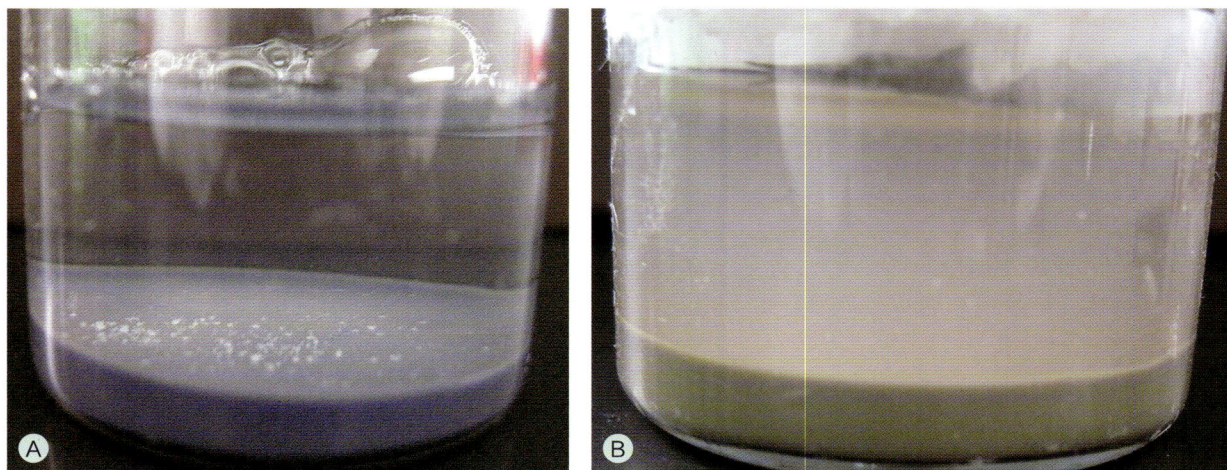

图 14-7-1   分枝杆菌在液体培养基中生长的形态学特征
A. 结核分枝杆菌在液体培养基中颗粒状沉淀生长；B. 非结核分枝杆菌在液体培养基中浑浊生长

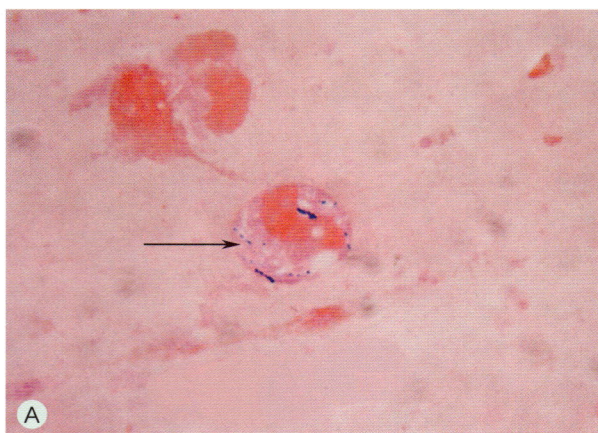

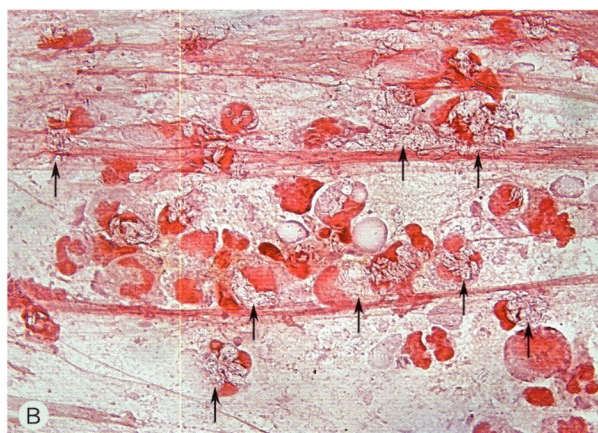

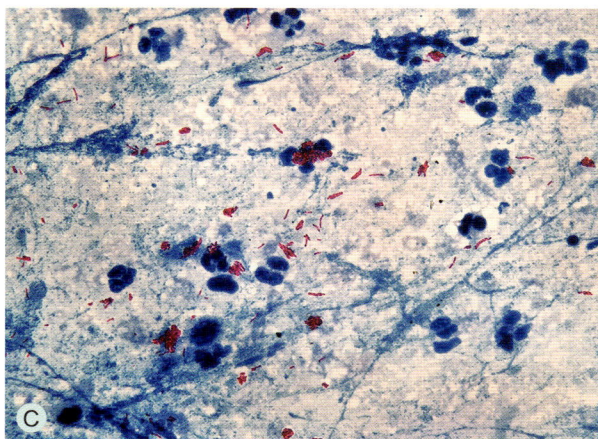

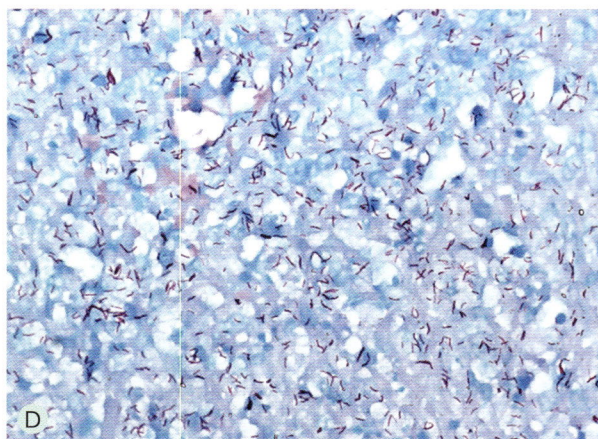

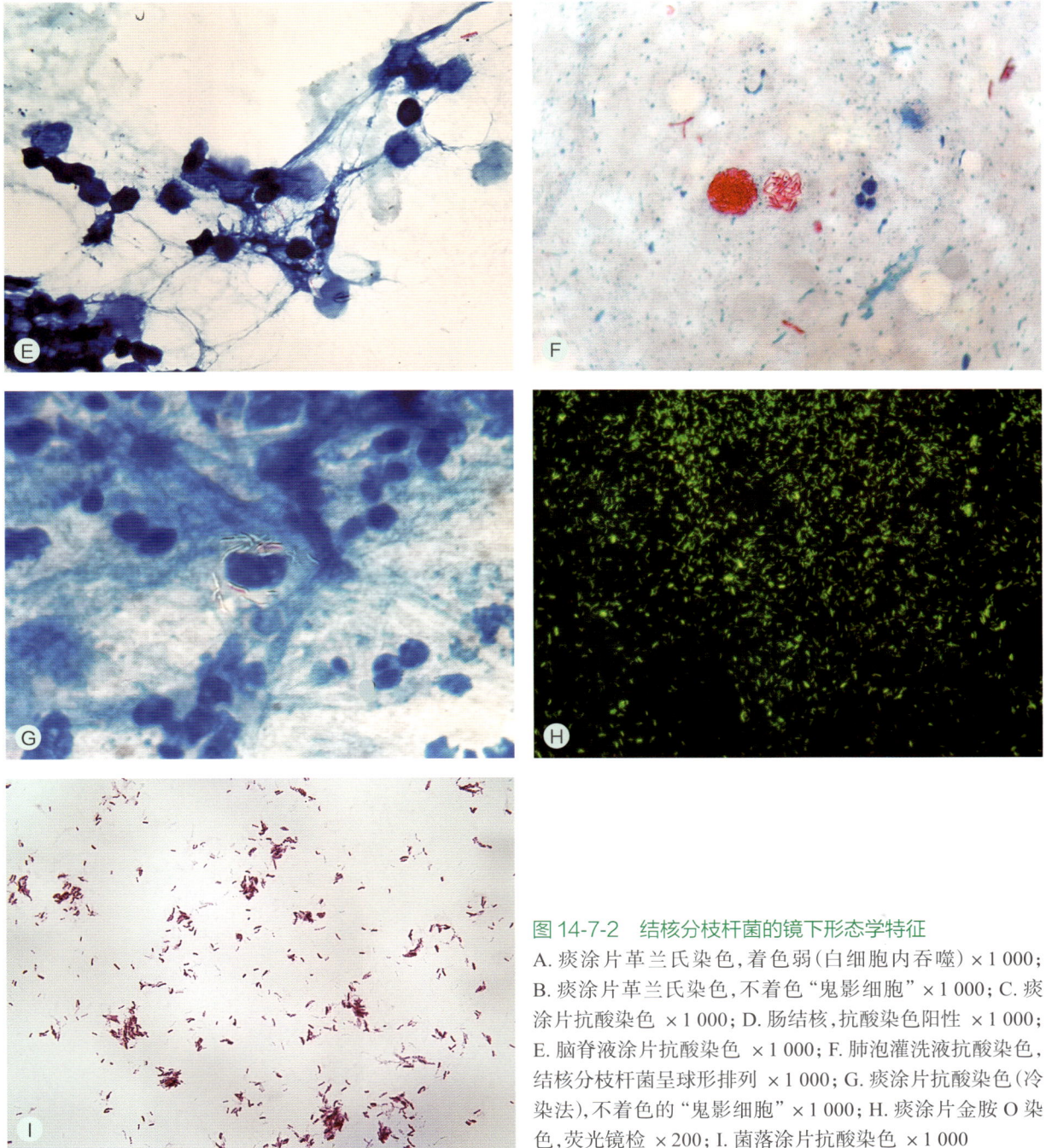

图 14-7-2　结核分枝杆菌的镜下形态学特征
A. 痰涂片革兰氏染色,着色弱(白细胞内吞噬)×1 000;
B. 痰涂片革兰氏染色,不着色"鬼影细胞"×1 000;C. 痰涂片抗酸染色 ×1 000;D. 肠结核,抗酸染色阳性 ×1 000;
E. 脑脊液涂片抗酸染色 ×1 000;F. 肺泡灌洗液抗酸染色,结核分枝杆菌呈球形排列 ×1 000;G. 痰涂片抗酸染色(冷染法),不着色的"鬼影细胞"×1 000;H. 痰涂片金胺 O 染色,荧光镜检 ×200;I. 菌落涂片抗酸染色 ×1 000

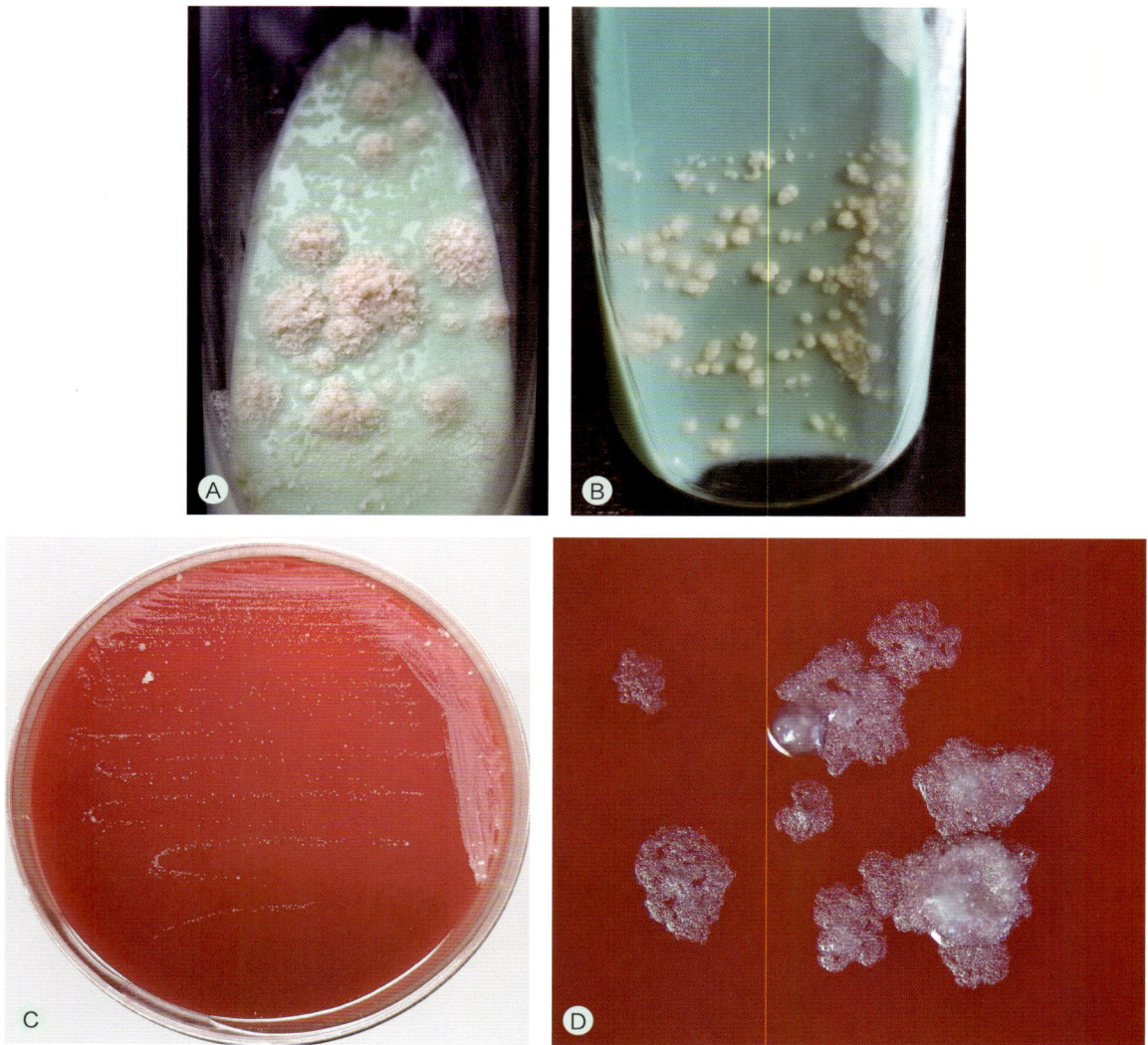

图 14-7-3   结核分枝杆菌的菌落形态学特征
A. 结核分枝杆菌（H37RV）在 L-J 培养基上 37℃培养 30 日；B. 结核分枝杆菌（临床株）在 L-J 培养基上 37℃培养 32 日；
C. 结核分枝杆菌（临床株）在 SBA 上 35℃培养 14 日；D. 结核分枝杆菌（临床株）在 SBA 上 35℃培养 14 日 ×40

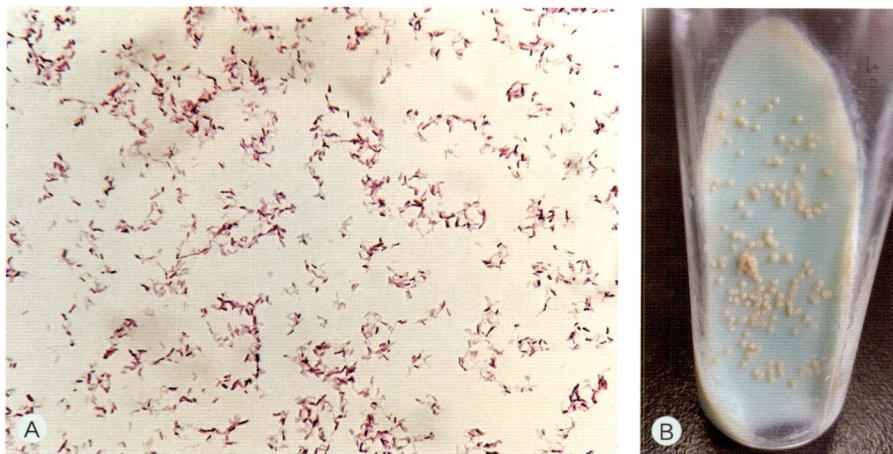

图 14-7-4   鸟分枝杆菌鸟亚种的形态学特征
A. 菌落涂片抗酸染色 ×1 000；B. L-J 培养基上 37℃ 80 日

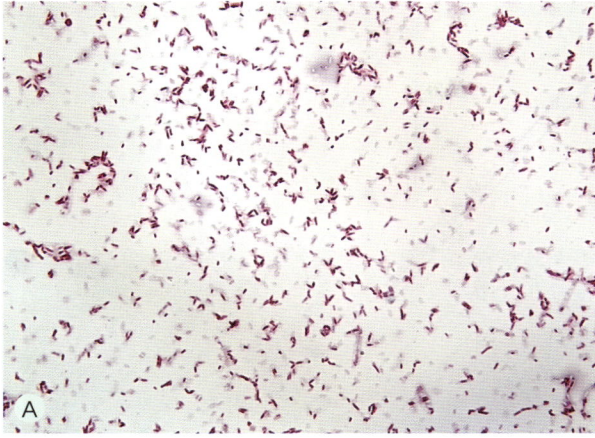

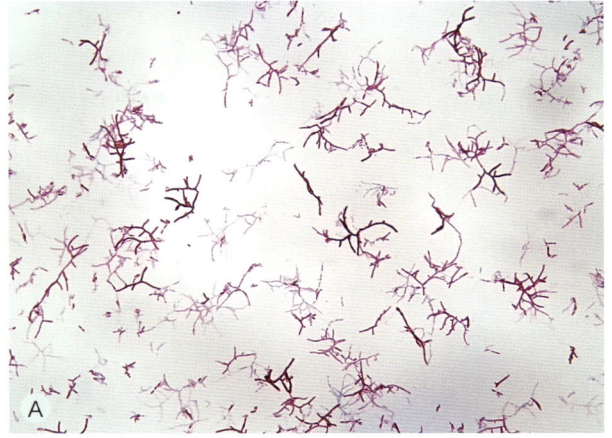

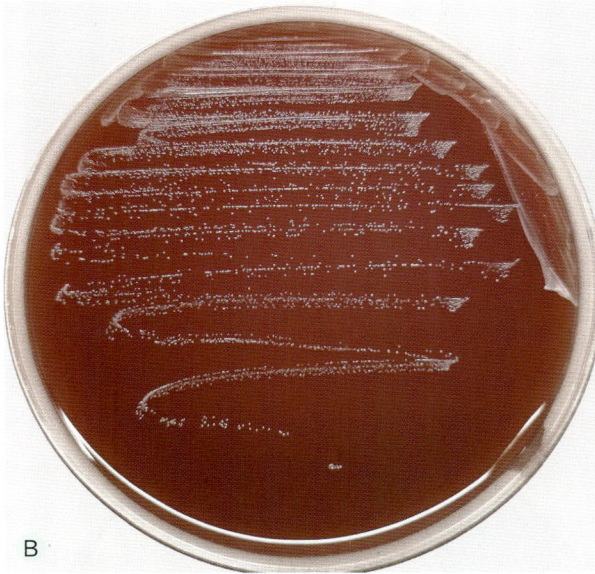

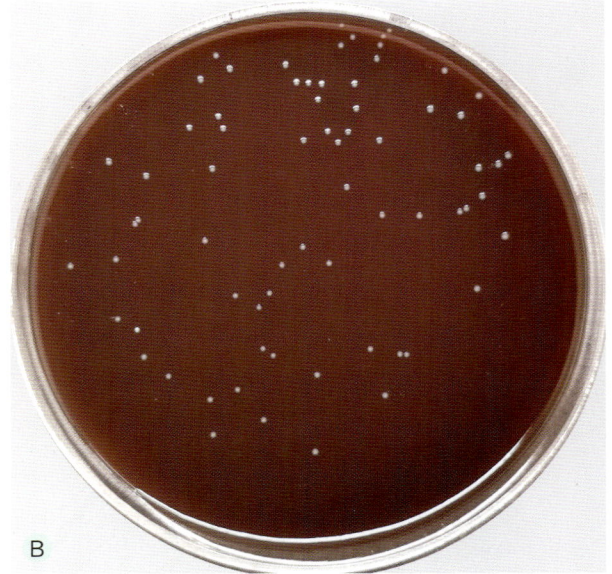

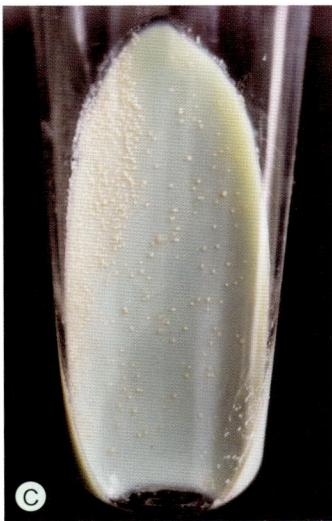

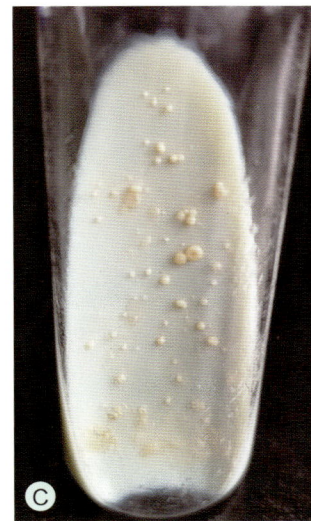

图 14-7-5　胞内分枝杆菌的形态学特征
A. 菌落涂片抗酸染色 ×1 000；B. 在 SBA 上 37℃培养
13 日；C. 在 L-J 培养基上 37℃培养 30 日

图 14-7-6　副胞内分枝杆菌的形态学特征
A. 菌落涂片抗酸染色 ×1 000；B. 在 SBA 上 35℃培养
26 日；C. 在 L-J 培养基上 35℃培养 42 日

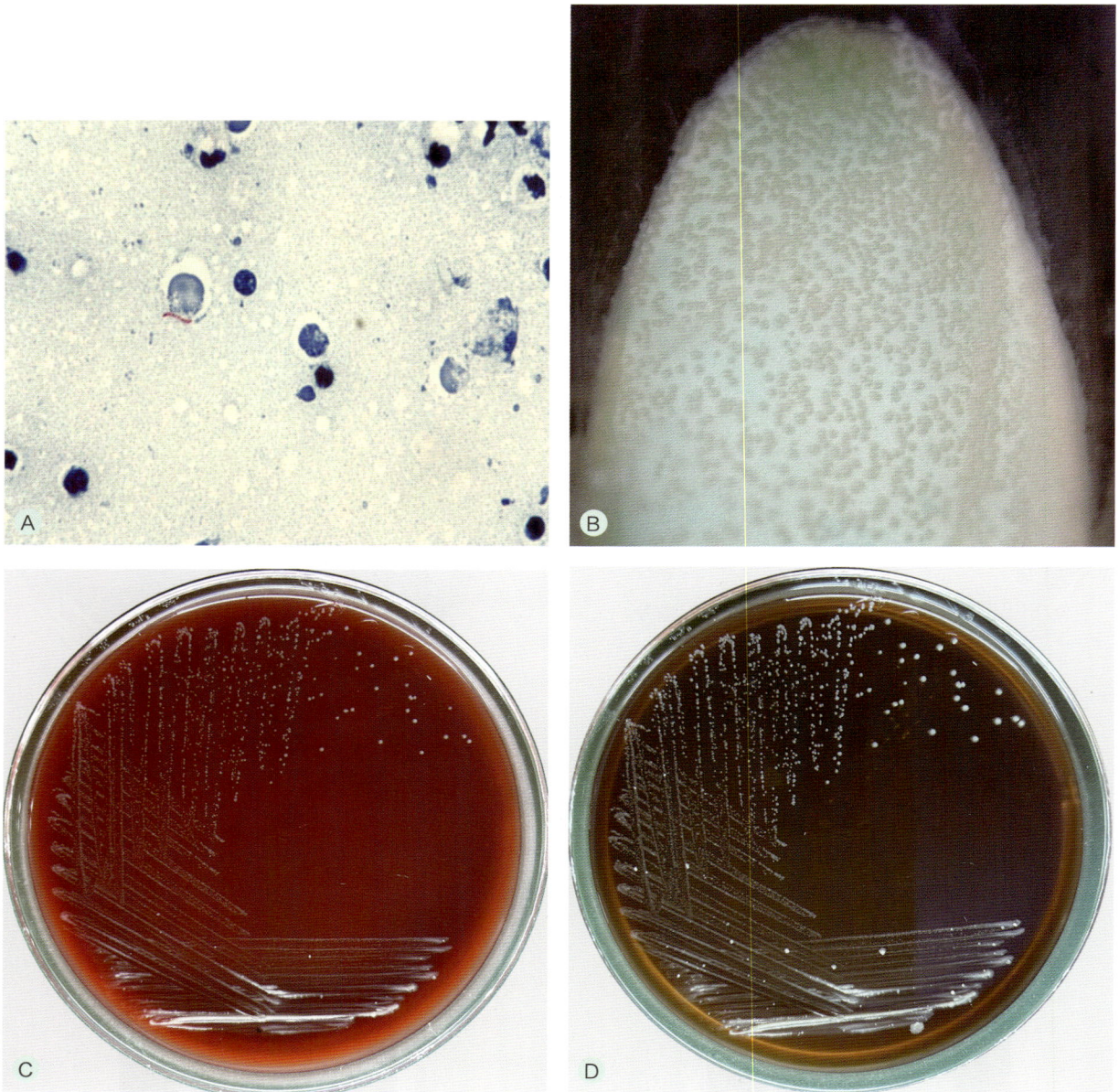

图 14-7-7 海分枝杆菌的形态学特征

A. 脓汁涂片抗酸染色 ×1 000；B. 在 L-J 培养基上 37℃培养 15 日；C. SBA35℃ 15 日；D. SBA 35℃ 20 日

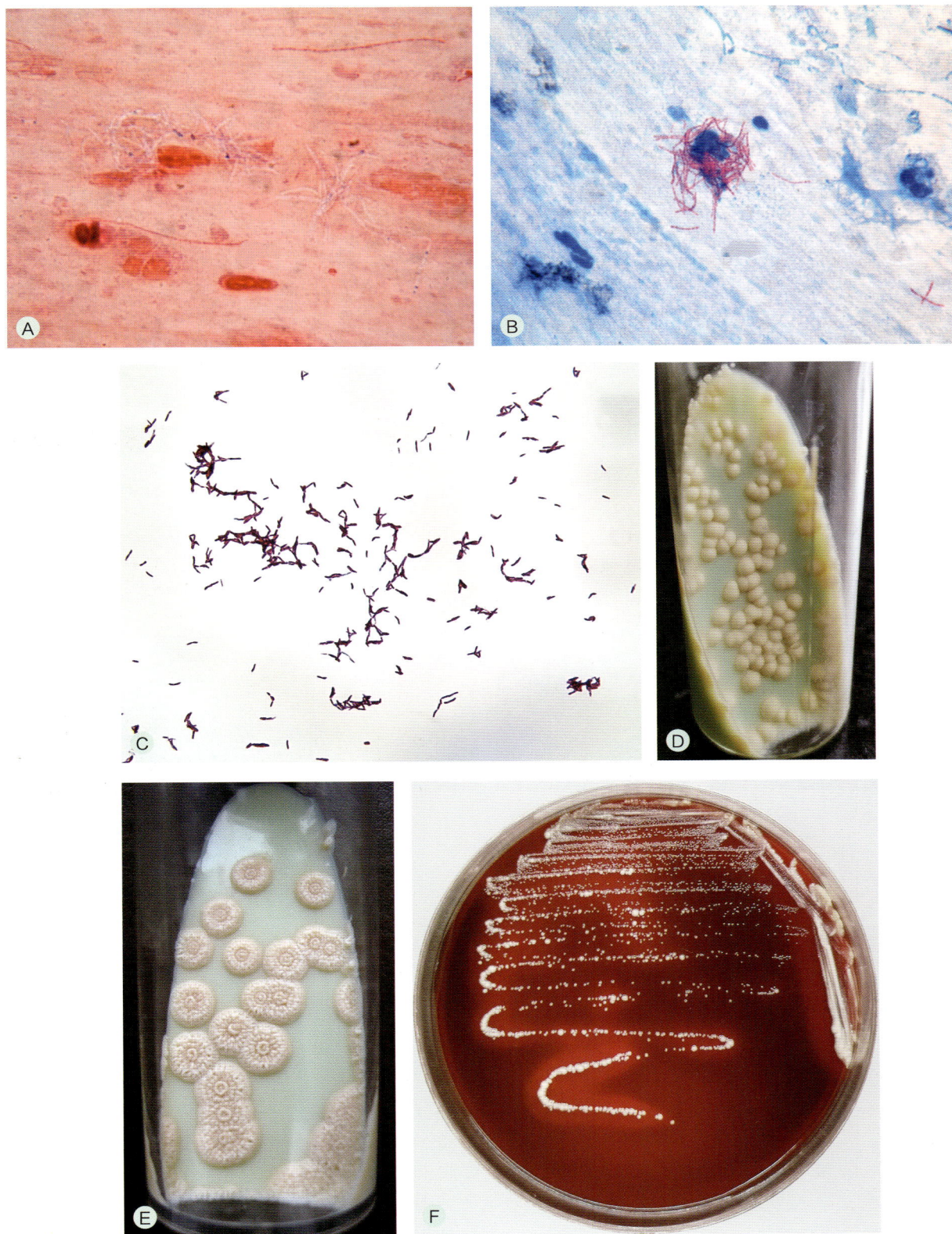

图 14-7-8　龟分枝杆菌的形态学特征

A.痰涂片革兰氏染色（鬼影细胞）×1 000；B.痰涂片抗酸染色 ×1 000；C.菌落涂片抗酸染色 ×1 000；D.在 L-J 培养基上 37℃培养 35 日（光滑型菌落）；E.在 L-J 培养基上 35℃培养 20 日（粗糙型菌落）；F.在 SBA 上 35℃培养 8 日（溶血株）

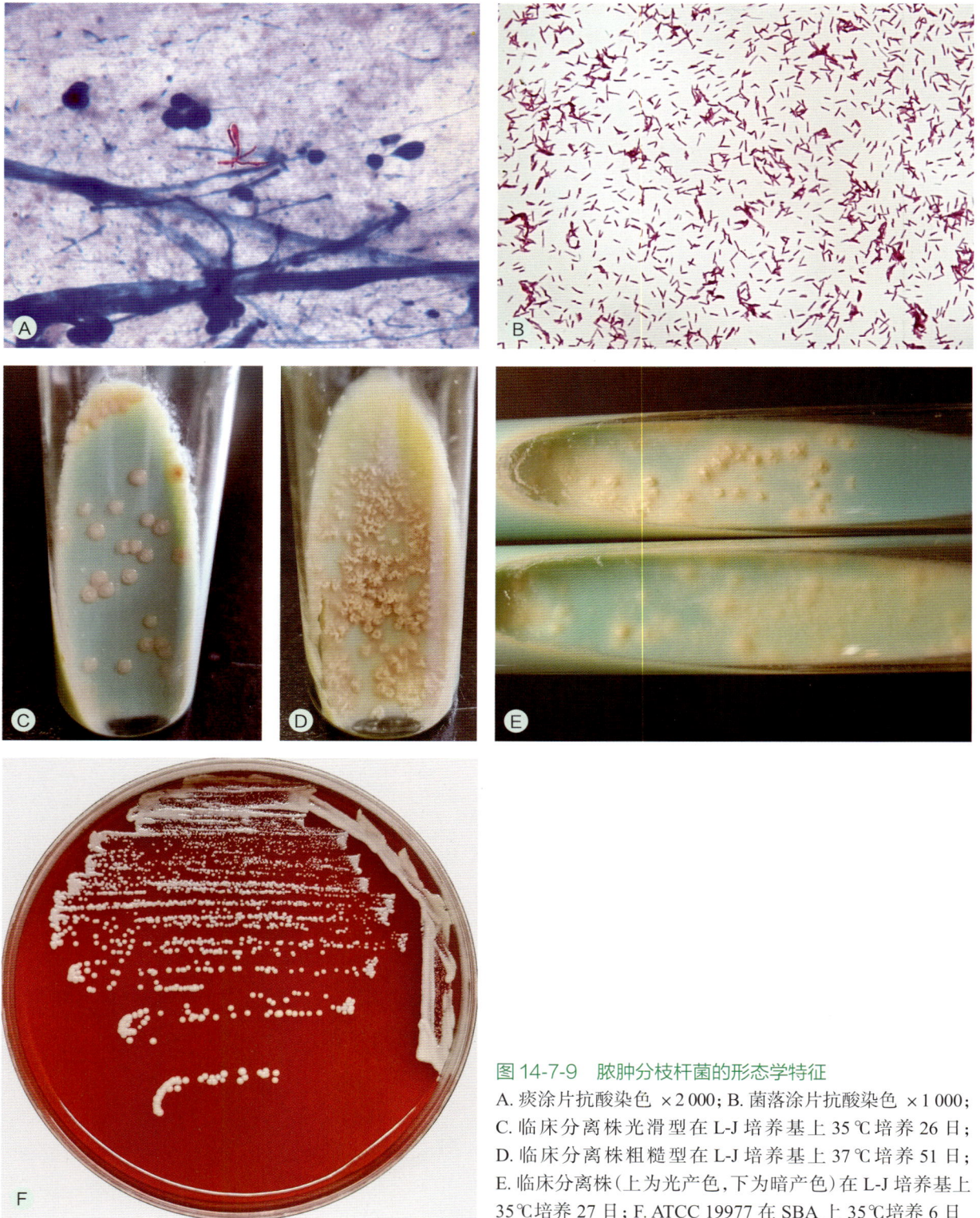

图 14-7-9   脓肿分枝杆菌的形态学特征
A. 痰涂片抗酸染色 ×2 000；B. 菌落涂片抗酸染色 ×1 000；
C. 临床分离株光滑型在 L-J 培养基上 35℃培养 26 日；
D. 临床分离株粗糙型在 L-J 培养基上 37℃培养 51 日；
E. 临床分离株(上为光产色，下为暗产色)在 L-J 培养基上
35℃培养 27 日；F. ATCC 19977 在 SBA 上 35℃培养 6 日

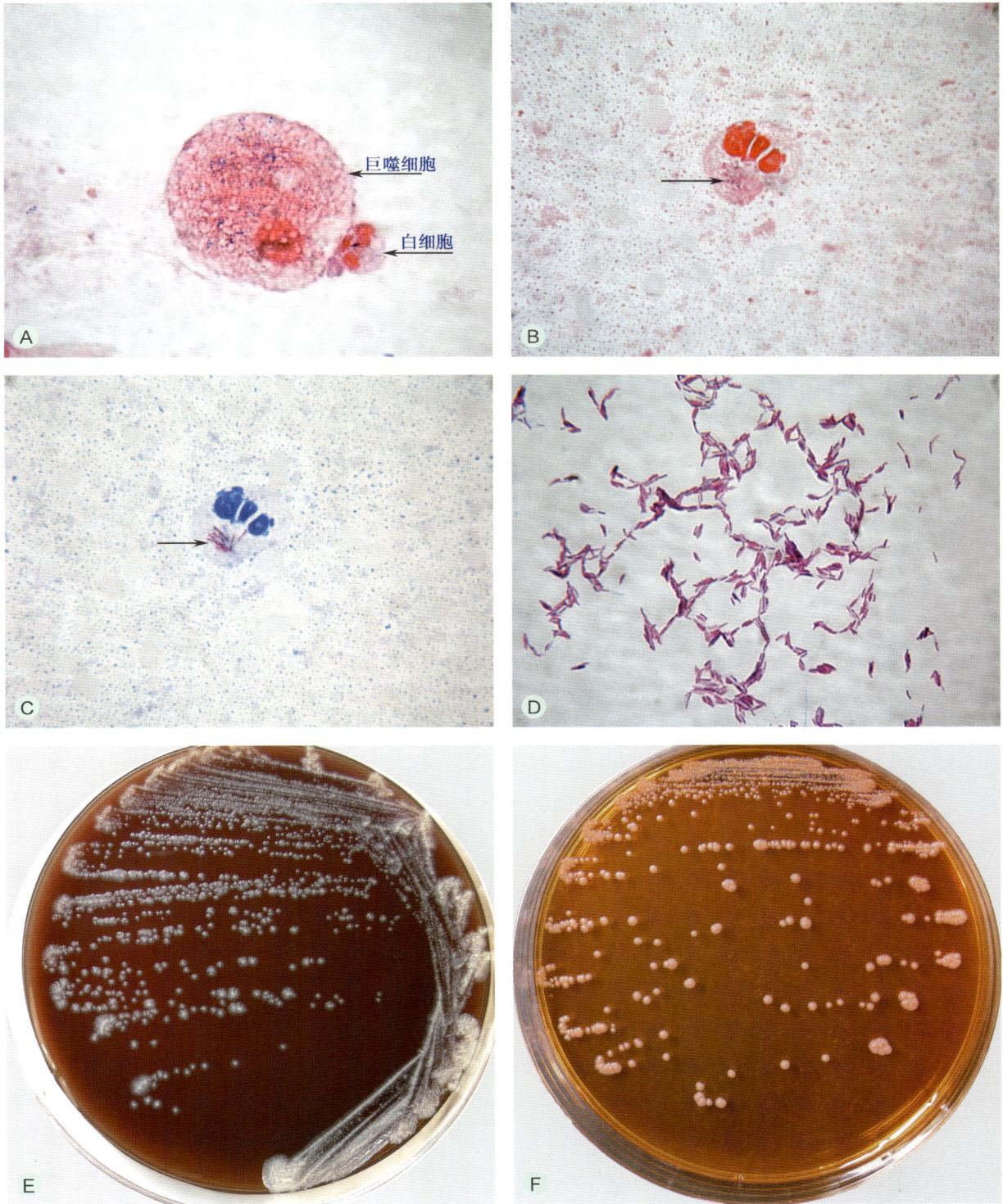

图 14-7-10　马赛分枝杆菌(*M. massiliense*)的形态学特征

A. 痰涂片(巨噬细胞吞噬)革兰氏染色 ×1 000；B. 痰涂片革兰氏染色(白细胞内吞噬)×1 000；C. 痰涂片抗酸染色(白细胞内吞噬)×1 000；D. 菌落涂片抗酸染色 ×1 000；E. 在 SBA 上 35℃培养 10 日；F. 在 MAC 上 35℃培养 44 日

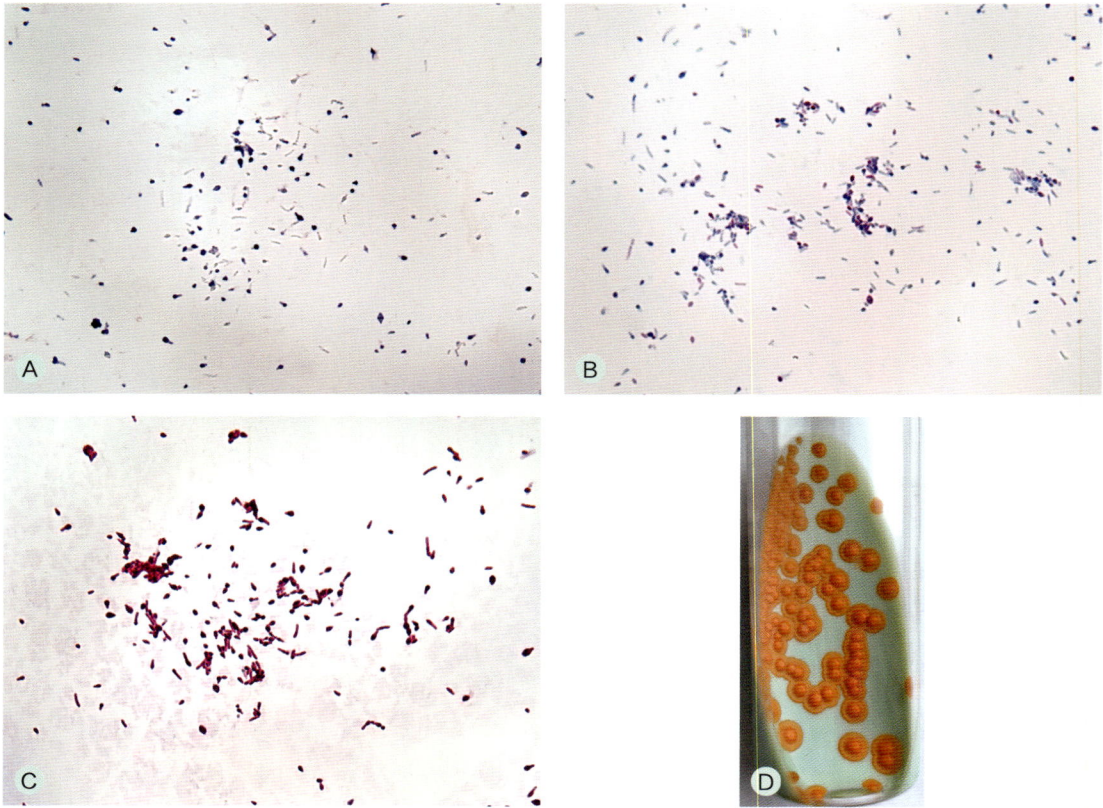

图 14-7-11 伊朗分枝杆菌的形态学特征

A.菌落涂片革兰氏染色 ×1 000；B.菌落涂片抗酸染色 ×1 000；C.菌落涂片弱抗酸染色 ×1 000；D.L-J 37℃ 30 日

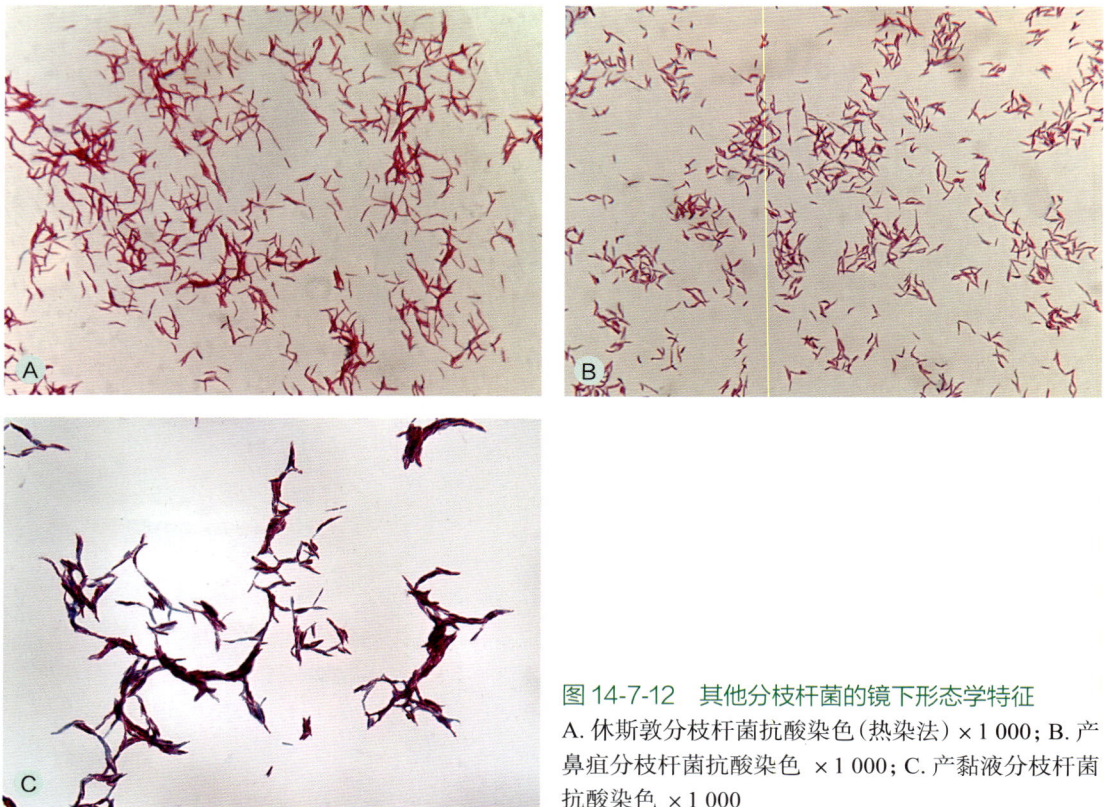

图 14-7-12 其他分枝杆菌的镜下形态学特征

A.休斯敦分枝杆菌抗酸染色（热染法）×1 000；B.产鼻疽分枝杆菌抗酸染色 ×1 000；C.产黏液分枝杆菌抗酸染色 ×1 000

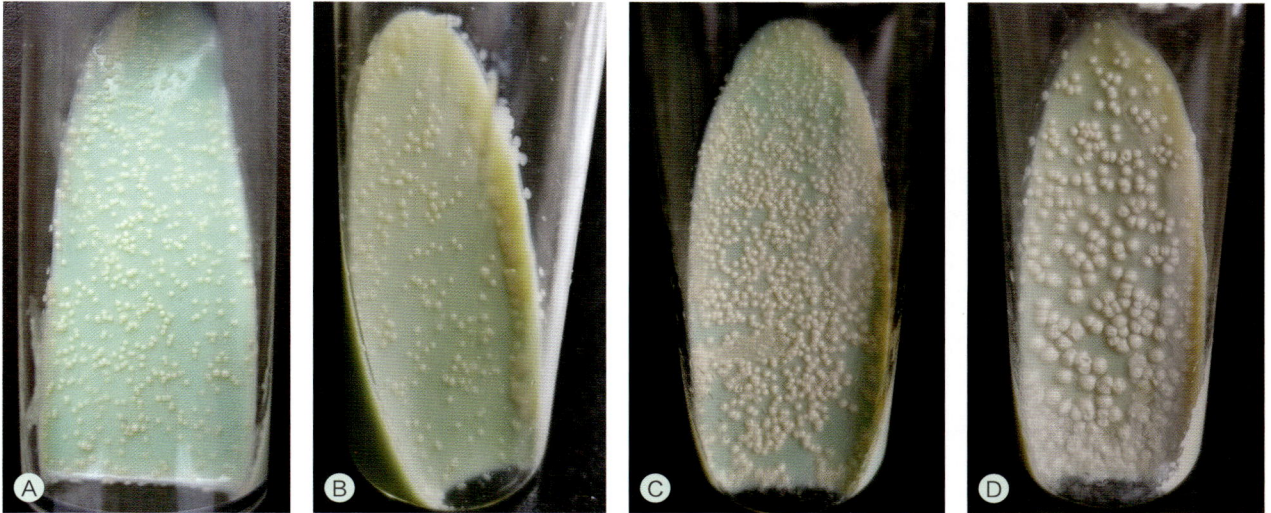

图 14-7-13　其他分枝杆菌的菌落形态学特征
A. 偶发分枝杆菌,L-J 培养基 35℃ 10 日；B. 产黏液分枝杆菌,L-J 培养基 37℃ 4 日；
C. 休斯敦分枝杆菌,L-J 培养基 35℃ 9 日；D. 产鼻疽分枝杆菌,L-J 培养基 35℃ 22 日

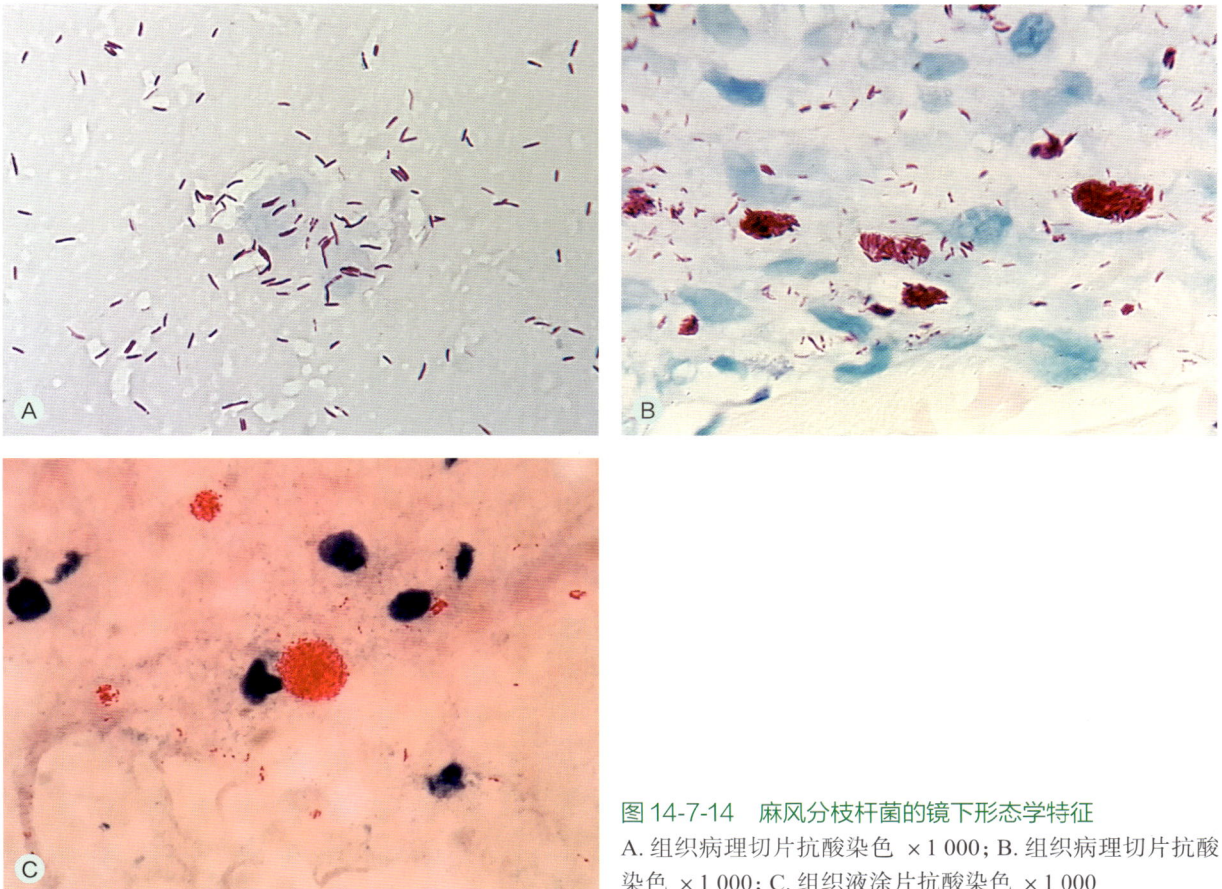

图 14-7-14　麻风分枝杆菌的镜下形态学特征
A. 组织病理切片抗酸染色 ×1 000；B. 组织病理切片抗酸染色 ×1 000；C. 组织液涂片抗酸染色 ×1 000

三、实验室诊断

(一) 直接涂片检查

1. 抗酸杆菌检查的载玻片要求　应使用经 95% 乙醇擦拭(或浸泡)脱脂,用干燥、清洁、无油污、无划痕的新载玻片制备涂片,在玻片一端的 1/3 处注明实验室序号及标本序号(如使用的载玻片一端无磨砂面,必须使用玻璃刻刀注明编号;如使用的载玻片一端有磨砂面,可使用 2B 铅笔在磨砂面上直接书写)。一张载玻片上只能涂抹一份标本。每张载玻片只能使用一次,不得清洗后再次用于抗酸杆菌涂片检查。

2. 临床标本的涂片检查

(1) 痰涂片检查:痰标本的采集。根据痰标本采集的时间,可将标本分为即时痰、夜间痰、晨痰 3 类;即时痰为就诊时深呼吸后咳出的痰液,夜间痰为送痰前一日患者晚间咳出的痰液,晨痰为患者晨起立即用清水漱口后咳出的第 2 口、第 3 口痰液。确定诊断的涂片检查应采集 3 份合格的痰标本(即时痰、夜间痰、晨痰)。治疗或随访患者应按期留取 2 份痰标本(晨痰、夜间痰)。标本量一般在 3~5ml。合格的痰标本应是患者深呼吸后,由肺部深处咳出的分泌物。按性状痰标本可分为 4 种:①干酪痰,标本外观以黄色(或奶酪色)、脓样、团块状的肺部分泌物为主,黏度较黏液痰低,制片时较易涂抹;涂片染色后镜检,可发现大量脓性炎症细胞、肺上皮脱落细胞。由于此类标本是由肺部深处咳出,对肺结核的诊断最有价值,故 AFB 的检出率较高。②血痰,此类标本是因黏液痰或干酪痰标本中混有血液而形成,颜色为褐色或深褐色、鲜红色或伴有血丝;痰涂片染色后镜检除能够观察到黏液痰或干酪痰的细胞特征外,含新鲜血液的标本中可见到被染色的血细胞。由于含血标本易干扰抗酸杆菌镜检的结果,故在制片时应尽量避免挑取含血标本。③黏液痰,标本外观以白色、黏稠度较高的肺部和支气管分泌物为主,制片时需仔细涂抹;痰涂片染色后镜检时,镜下可见支气管内膜纤毛柱状上皮细胞,伴有少量肺上皮脱落细胞、脓性炎症细胞、口腔脱落细胞及口腔寄生菌。此类标本的抗酸杆菌检出率较唾液高。④唾液,目视观察标本整体外观,以透明或半透明水样、黏度较低的口腔分泌物为主,标本中有时伴有气泡;痰涂片染色镜检时,镜下可见少量口腔上皮脱落细胞和口腔内寄生菌,有时可见食物残渣。由于此类标本进行抗酸杆菌检查时的检出率很低,用于确诊患者是不合格的标本。

收集痰液的方法。深吸气 2~3 次,每次用力咳出;从肺部深处咳出;将打开盖的痰盒靠近嘴边收集痰液;拧紧盒盖。注意,如果患者刚吃过东西,应先用清水漱口。装有义齿的患者在留取痰标本之前应先将义齿取出。

1) 痰直接涂片检查法:为防止产生气溶胶或使标本外溢,小心打开盛痰标本的容器。仔细观察标本,使用折断的竹签茬端(或接种环),挑取痰标本中可疑部分 0.05~0.1ml,于载玻片正面右侧 2/3 处,均匀涂抹成 10mm × 20mm 的椭圆形痰膜。自然干燥后进行染色镜检。

严禁在涂抹痰标本同时对载玻片进行加热。操作过程建议在生物安全柜中进行。

2) 集菌涂片法

漂浮集菌法:痰标本经 121℃ 高压灭菌 15 分钟,待冷后,取 5~10ml 盛于体积为 100ml 的玻璃容器中(口径约 2cm),加灭菌蒸馏水 20~30ml,总体积勿超过容器的 1/3,加二甲苯 0.3ml,置振荡器振荡 10 分钟,加蒸馏水至满瓶口,将已编号的载物玻片盖于瓶口上,静置 20 分钟,取下载玻片,自然干燥,火焰固定,染色镜检。

离心集菌法:痰标本经 121℃ 高压灭菌 15 分钟,待冷后,取 5~10ml 盛于体积为 50ml 的离心管中,加灭菌蒸馏水至 50ml,经 3 000g 离心 20 分钟后,取沉淀涂片染色镜检。

(2) 病灶组织涂片检查:先用组织研磨器将组织磨碎后再进行涂片染色镜检。

(3) 胸腔积液、腹腔积液涂片检查:留全部抗凝胸腔积液、腹腔积液,静置弃上清液,取 10~30ml 置 50ml 离心管,经 3 000g 离心 20 分钟后(如果蛋白含量过高形成蛋白膜,染色时易形成染料沉渣,蛋白膜也易被水冲掉,此时将离心沉淀物加无菌盐水稀释后再次离心即可),取沉淀物涂片染色镜检。

(4) 脓液涂片检查:同痰直接涂片法。

(5) 脑脊液涂片检查:无菌收集脑脊液标本,置于室温或 4℃ 24 小时后形成薄膜,取薄膜进行涂片,或将脑脊液经 3 000g 离心 20 分钟后,取沉淀物涂片染色镜检。

(6) 尿液涂片检查:留取 24 小时尿,同胸腔积液、腹腔积液涂片方法。

(7) 咽拭子涂片检查:将采好样的咽拭子放入无菌管,加入适量生理盐水,经振荡后取出咽拭子,液体经 3 000g 离心 20 分钟后,取沉淀物涂片染色镜检。

3. 染色方法与报告标准

(1)齐 - 内(Ziehl-Neelson)染色法

1)染色步骤:涂片自然干燥后,火焰固定涂片,将涂片放置在染色架上,玻片间距保持 10mm 以上。

滴加石炭酸复红染液,盖满玻片,火焰加热至出现蒸汽后,脱离火焰,保持染色至少 5 分钟。染色期间应始终保持痰膜被染色液覆盖,必要时可续加染色液。加温时勿使染色液沸腾。高原或气温低地区适当延长染色时间。

流水自玻片一端轻缓冲洗,冲去染色液,沥去标本上剩余的水。

自痰膜上端外缘滴加脱色剂布满痰膜,脱色 1 分钟;如有必要,需流水洗去脱色液后,再次脱色至痰膜无可视红色为止,但脱色时间累计不能超过 10 分钟。

流水自玻片一端轻缓冲洗,冲去脱色液,沥去玻片上剩余的水。

滴加亚甲蓝复染液,染色约 30 秒,如染不上可再次复染 1 次。

流水自玻片一端轻缓冲洗,冲去复染液,然后沥去标本上剩余的水。待玻片干燥后镜检。

一张染色合格的涂片,由于被亚甲蓝染色而呈亮蓝色。将染色后的涂片放置在报纸上,如果透过痰膜不能分辨报纸上的文字,则表明该涂片涂抹过厚。

2)镜检:使用双目光学显微镜(目镜 10×,油镜 100×)镜检,在淡蓝色背景下,抗酸杆菌呈红色,其他细菌和细胞呈蓝色。为防止抗酸杆菌的交叉污染,严禁油镜镜头直接接触玻片上的痰膜。

3)结果报告:齐 - 内染色镜检结果分级报告标准。

抗酸杆菌阴性(-):连续观察 300 个不同视野,未发现抗酸杆菌。

报告抗酸杆菌菌数:1~8 条抗酸杆菌 /300 视野。

抗酸杆菌阳性(1+):3~9 条抗酸杆菌 /100 视野。

抗酸杆菌阳性(2+):1~9 条抗酸杆菌 /10 视野。

抗酸杆菌阳性(3+):1~9 条抗酸杆菌 / 每视野。

抗酸杆菌阳性(4+):≥10 条抗酸杆菌 / 每视野。

阴性结果应该观察不少于 300 个视野,报告"1+"时至少观察 300 个视野,报告"2+"时至少观察 100 个视野,报告"3+""4+"时至少观察 50 个视野。在检验报告单上应包括痰标本的性状。

4)常见影响染色质量的因素 见表 14-7-2。

表 14-7-2 常见影响染色质量的因素

涂片染色结果评价	影响因素或原因
涂片偏红	脱色时间不够;火焰固定不当;加热时染液出现沸腾或局部过热;在火上涂片;痰膜太厚;石炭酸复红浓度太高;第 2 液浓度不够
涂片偏蓝	染液第 3 液浓度太高;痰膜太厚;第 3 液染色时间过长
涂片不(易)着色	标本为唾液痰;染液浓度不够;染色时间不够

5)染色过程中脱色不及时易造成涂片有石炭酸复红结晶,影响镜检结果。

(2)荧光染色法(金胺 O 染色法)

1)染色步骤:玻片经火焰固定后,滴加染色液盖满玻片,染色 15 分钟;流水自玻片一端轻缓冲洗,洗去染色液,沥去玻片上剩余的水。

痰膜上端外缘滴加脱色剂,盖满玻片,脱色 3 分钟或至无色,流水自玻片一端轻缓冲洗。

加复染剂复染 2 分钟,沥去复染液,流水自玻片一端轻洗,自然干燥后镜检。

2)镜检:首先用荧光显微镜低倍镜(目镜 10×、物镜 20×)进行镜检,发现疑为 AFB 的荧光杆状物质,使用 40× 物镜确认。在暗背景下,抗酸菌发出黄色荧光,呈杆状略弯曲。荧光法染色镜检结果见图 14-7-2H。

3)荧光染色镜检结果分级报告标准:物镜 20× 检查结果分级报告标准。

荧光染色抗酸杆菌阴性(-):0 条 /50 视野。

荧光染色抗酸杆菌阳性(报告抗酸菌数):1~9 条 /50 视野。

荧光染色抗酸杆菌阳性(1+):10~49 条 /50 视野。

荧光染色抗酸杆菌阳性(2+):1~9 条抗酸菌 / 每视野。

荧光染色抗酸杆菌阳性(3+):10~99 条抗酸菌 / 每视野。

荧光染色抗酸杆菌阳性(4+):100 条及以上抗酸菌 / 每视野。

4)涂片保存:荧光染色的涂片阅读完毕后,按实验室序号及涂片编号放置在玻片盒中避光保存。

5)荧光染色镜检常见有杂质干扰,易造成结果判断错误。

4. 抗酸杆菌检验注意事项

(1)一张载玻片上只能涂抹一份痰标本。

(2)选择脓样、干酪样、黏液分泌物涂抹制备涂片。

(3)每张载玻片只能使用一次,不得清洗后再次用于抗酸杆菌涂片检查。

(4)涂抹后的痰膜不能太厚或者太薄,透过痰膜看报纸上的 5 号字时,字迹较模糊为适宜的厚度;看不见 5 号字或很清晰则表明该玻片涂抹过厚或过薄。

(5)使用高质量染料,严格按照配方配制染液。如果染液有沉淀,要及时过滤。

(6)严格按照操作程序完成染色过程。

(7)禁止使用染色缸染色,染色时玻片彼此保持一定距离,相互彻底分隔开,避免玻片互相交叉污染。

(8)染色时勿使玻片上的染液干燥。

(9)滴加染色液或镜油时,避免容器滴口直接接触痰膜。

(10)由于香柏油(cedarwood oil)能够溶解复红染料,使齐 - 内染色褪色(造成假阴性),并且容易干燥凝结,对油镜头造成损害;故禁止使用香柏油。必须使用显微镜专用的镜油。镜油折射系数(RI)应为 1.510 5~1.517 5,20 ℃时黏度系数在 100~120mPa·s。

(11)严禁物镜镜头直接接触痰膜。

(12)判断结果为“阴性”前,必须阅读规定要求的视野数。

(二)分枝杆菌分离培养

1. 去污染处理

(1)痰标本:视标本性状,加 1~2 倍体积消化液[N- 乙酰 -L- 半胱氨酸(NALC)-4% NaOH、4% NaOH 或 4% H_2SO_4]于痰瓶中,拧紧螺旋盖,在涡旋振荡器上振荡 1 分钟,使痰液充分均质化,室温放置。自加入消化液起,整个处理时间应在 15~20 分钟。样本数较多时,应分批处理。NALC-4% NaOH 消化液的配制:将 2.92% 柠檬酸钠和 8% NaOH 等量混匀,高压灭菌,冰箱内保存备用。临用前将 50ml 消化液加入 0.25g NALC,混匀,因该溶液不稳定,要求 24 小时内用完。

(2)病灶组织:加入 1~2ml 生理盐水用组织研磨器将组织充分磨碎成混悬液,经两层消毒纱布过滤后,加 1 倍体积(4% NaOH)消化液,在涡旋振荡器上振荡使滤液和消化液充分混匀,室温放置

15~20 分钟后接种。

(3)胸腔积液、腹腔积液:留全部胸腔积液、腹腔积液,静置弃上清液,取 10~30ml 置于 50ml 离心管,经 3 000g 离心 20 分钟,取沉淀物加等量 4% NaOH 消化液,处理 15~20 分钟后接种。

(4)脓液:同痰标本。

(5)脑脊液:无菌收集脑脊液标本,置于室温或 4℃ 24 小时后形成薄膜,取薄膜进行涂片,或将脑脊液经 3 000g 离心 20 分钟,取沉淀物接种。

(6)尿液:同胸腔积液、腹腔积液方法。

(7)咽拭子:将采集好标本的咽拭子放入无菌管,加入适量生理盐水,经振荡后取出咽拭子,液体经离心后,取沉淀物加等量 4% NaOH 消化液,处理 15~20 分钟后接种。

(8)粪便:取 3~5g 标本,加 10~20ml 缓冲液或生理盐水振荡充分混匀,用两层纱布过滤,将滤液置于 50ml 离心管内,经 3 000g 离心 15 分钟,取沉淀物加等量 4% NaOH 消化液,处理 15~20 分钟后接种。

2. 接种和培养 用吸管取去污染后的标本 0.1ml,均匀接种在整个培养基斜面,每份标本接种 2 个罗氏培养基。接种后斜面向上于 37℃环境中平放 24 小时后,检查培养基污染情况,拧紧瓶盖,直立放置,37℃继续培养。

3. 结果观察与报告

(1)接种后于第 3、第 7 日各观察 1 次菌落生长情况。发现菌落生长者,经抗酸染色证实后,可报告快速生长分枝杆菌阳性。此后每周观察 1 次,记录菌落生长及污染情况。阳性生长物经抗酸染色证实后,可报告分枝杆菌生长。培养阴性结果须在满 8 周后未见菌落生长者方可报告。

(2)观察时发现非分枝杆菌生长时,应报告污染。培养污染率应在 2%~5% 范围内。污染率过高,提示培养基灭菌不佳,标本前处理、接种等环节有误,应当分析原因,采取相应措施。

(3)培养结果报告方式

分枝杆菌培养阴性:斜面无菌落生长。

分枝杆菌培养阳性(1+):菌落生长占斜面面积的 1/4。

分枝杆菌培养阳性(2+):菌落生长占斜面面积的 1/2。

分枝杆菌培养阳性(3+):菌落生长占斜面面积的 3/4。

分枝杆菌培养阳性(4+):菌落生长布满整个斜面。

分枝杆菌培养阴性应以"培养阴性"报告,不得以"-"表示。菌落生长不足斜面面积 1/4 者,报实际菌落数。

4. 评价培养指标

(1)涂阳培阴率(即涂片阳性标本中培养阴性的百分率)

$$涂阳培阴率 = \frac{培养阴性的病例总数}{涂片阳性且进行培养的病例总数} \times 100\%$$

涂阳培阴率常用于判断培养质量的重要指标,由于用药后留取的标本对该指标影响非常大,所以在统计该指标时计算未用过抗结核药物患者的标本培养结果,一般涂阳培阴率不超过 5%,如果涂阳培阴率过高,需要查找原因。

涂阳培阴率过高的可能原因:①标本保存不当,置于室温时间过长,没有及时进行冷藏;②标本选择不当;③标本处理时间过长或消化液浓度过高;④接种量太小或太多;⑤温箱温度太高或太低;⑥已用药治疗患者的标本。

涂阳培阴率过高相应的解决方法:①标本留取后尽快培养,暂时无法培养应于 4℃冰箱保存;②选择标本中脓样、干酪样可疑部分;③保证氢氧化钠浓度不超过 4%,加入 1~2 倍体积,处理时间不超过 20 分钟;④每管接种 0.1ml;⑤温箱内置温度计,每日监测温度。

(2)污染率

$$污染率 = \frac{污染的培养管数}{培养管总数} \times 100\%$$

污染率过高的可能原因:①标本保存不当,室温放置时间过长;②前处理不充分(混匀不充分),消化时间过短;③材料灭菌不佳;④培养基受污染。

污染率过高的解决方法:①标本留取后尽快培养,暂时无法培养应于 4℃冰箱保存;②要保证氢氧化钠浓度为 4%,加入的量不少于待处理标本的 1 倍体积,处理时间不少于 15 分钟,其间要充分混匀;③检查吸管包装是否破损,及时更换合格的灭菌吸管;④严格按操作规程操作;⑤新配制或新购买培养基应进行 37℃培养 48 小时,确认无菌生长后,进行 4℃直立保存,有效期内使用。

(三)分枝杆菌快速培养检测系统

分枝杆菌快速培养检测系统是通过分枝杆菌快速培养仪测定细菌生长代谢,来检测分枝杆菌生长情况的方法。由于应用营养丰富的液体培养基,并且检测仪能连续监测,故提高分枝杆菌检出率。为保证检查方法的可靠性,目前分枝杆菌快速培养检测系统除提供相应仪器、试剂以外,均根据系统制定了相应的临床标本前处理方法、接种、检测和报告结果的检查规程,其检测结果的重复性和可比性均能得到认可。目前常用分枝杆菌快速培养仪检测系统有 Bactec MGIT960 和 BacT ALERT 3D。

Bactec MGIT960 检测系统基本原理是在培养瓶底部含有包被于树脂上的荧光显示剂,由于该显示剂为氧抑制性。当分枝杆菌生长,培养瓶中氧气将不断被消耗,培养瓶底部的荧光显示剂随着瓶中氧气浓度变化而发生反应,并释放荧光。检测仪每隔 60 分钟连续检测培养基中荧光强度,从而判断培养瓶中分枝杆菌生长情况。

BacT ALERT 3D 检测系统基本原理是培养瓶底有颜色感应器,当有分枝杆菌生长时,生长过程产生 CO_2,导致 pH 值改变,传感器颜色从绿色变为黄色,仪器每 10 分钟自动连续地检测、报告结果。

在进行分枝杆菌快速培养检测时,标本接种前的去污染处理,必须严格按照系统说明书中给定的方法进行。孵育检测过程中系统报告阳性时,相应标本的培养液必须首先进行抗酸染色镜检,发现抗酸菌后方可发出阳性报告。

快速培养仪检测系统的优点:缩短培养时间,阳性标本平均培养日数 7~14 日;提高阳性检出率;可进行药敏试验;操作简便。

快速培养仪检测系统的缺点:液体培养基无法观察菌落形态;仪器和试剂价格比较贵,因此使用受到一定限制;培养污染率比罗氏培养基略高。

(四)分枝杆菌菌种鉴定

分枝杆菌菌种鉴定分为传统鉴定技术和分子生物学鉴定技术。

1. 传统分枝杆菌菌种鉴定

(1)传统分枝杆菌的鉴定流程见图 14-7-15。

1)经抗酸染色镜检确定培养阳性菌株是抗酸杆菌。

2)分枝杆菌菌种初步鉴定,首先对硝基苯甲酸(PNB)、噻吩-2-羧酸肼(TCH)生长试验,观察记录细菌的生长速度、菌落形态和菌落颜色,确定该菌株属于结核分枝杆菌复合群还是非结核分枝杆菌。

3)鉴定试验确定属于结核分枝杆菌复合群的菌株,再进行硝酸还原试验进行菌种鉴定。

培养物涂片抗酸染色阳性
↓
接种L-J培养基、PNB、TCH 37℃孵育4周
↓　　　　　　　　　↓
L-J培养基+　　　　　　　L-J培养基+
-PNB -　　　　　　　　PNB+
-TCH +　　　　　　　　TCH+
-硝酸盐还原+　　　　　　↓
↓　　　　↓　　　　非结核分枝杆菌
牛分枝杆菌　结核分枝杆菌　↓　　　　↓
　　　　　　　　>7日肉眼可见菌落　≤7日肉眼可见菌落
　　　　　　　　↓　　　　↓
　　　　　　缓慢生长分枝杆菌　快速生长分枝杆菌
　　　　　　观察色素产生
　　　　　　↓
光照产色　暗产色　不产色
　　　　　　↓
生化试验

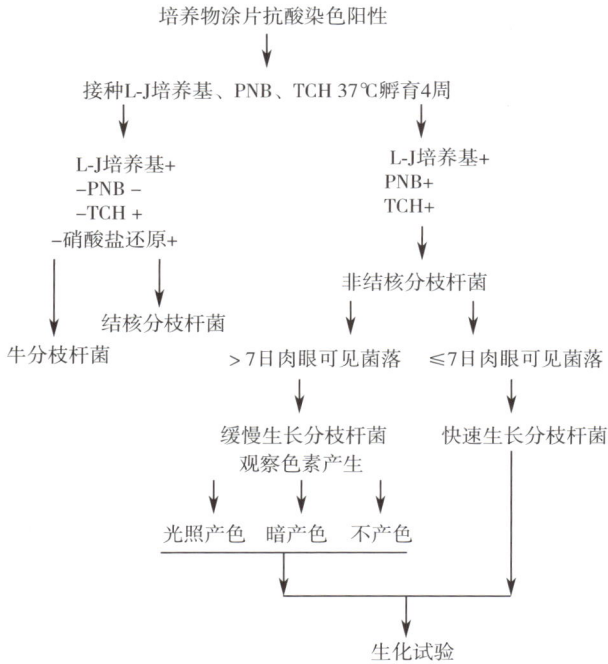

图 14-7-15　分枝杆菌的鉴定流程图

4)非结核分枝杆菌的菌株,根据生长速度、色素产生、生化试验及鉴别培养基生长情况进行种别鉴定。由于生化试验结果敏感度不是很高,目前不常用于种别鉴定。

(2)菌种鉴定试验:在阳性培养物中除结核分枝杆菌复合群外,还存在其他非结核分枝杆菌,这些菌在治疗中与结核分枝杆菌有所不同,而非结核分枝杆菌不同种间的治疗方案也有不同,因此有必要将菌株进行鉴别。分枝杆菌菌种鉴定一般根据菌株生长速度和色素产生的情况,再结合鉴别培养基生长试验和生化试验,进行种别鉴定。

鉴别培养基生长试验操作如下:

1)对硝基苯甲酸(P-nitrobenzoio acid,PNB)培养基:①培养基的制备,称取一定量 PNB 用二甲基亚砜或丙二醇溶解后,然后加入改良罗氏培养基,混匀,培养基内含 PNB 最终浓度为 0.5mg/ml,分装试管,置血清凝固器成斜面,85℃ 50 分钟灭菌。②接种及培养,将临床分离菌株制成 10^{-2}mg/ml 菌悬液,取 0.1ml 菌悬液接种于 PNB 和 L-J 对照培养基上,接种后斜面向上于 37℃环境中平放 24 小时后,检查培养基污染情况,拧紧瓶盖,直立放置,37℃继续培养。③结果判定,结核分枝杆菌和牛分枝杆菌在此培养基上不生长,非结核分枝杆菌均能生长。见图 14-7-16A、B。

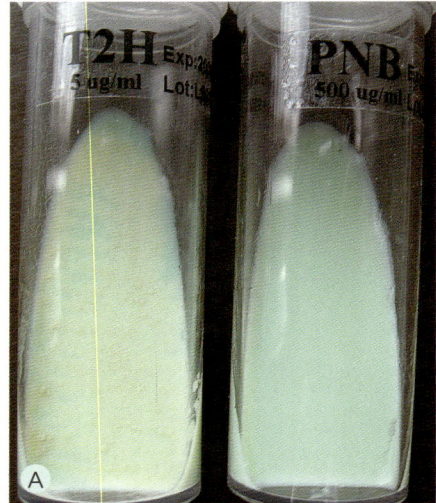

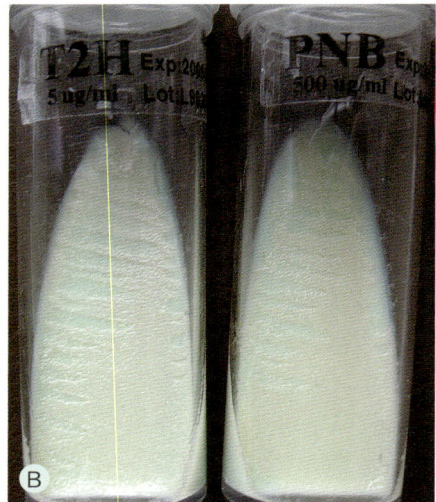

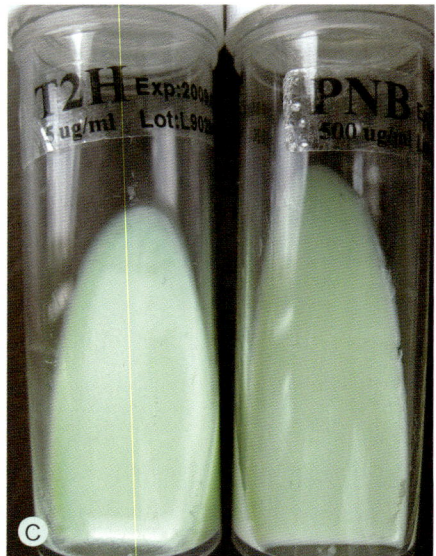

图 14-7-16　分枝杆菌在 PNB 和 TCH 培养基上的生长判断

A.结核分枝杆菌模式；B.非结核分枝杆菌模式；
C.牛分枝杆菌模式

2）噻吩 -2- 羧酸肼(2-thiophenecarboxylicacid hydrazide，TCH) 培养基：①培养基的制备，称取一定量 TCH 用蒸馏水溶解，加入改良罗氏培养基内，混匀，培养基内 TCH 最终浓度为 5μg/ml，分装试管，置血清凝固器成斜面，85℃ 50 分钟灭菌。②接种及培养，方法同 PNB 接种；③结果判定。结核分枝杆菌和非结核分枝杆菌在此培养基上均生长，牛分枝杆菌不生长。见图 14-7-16C。

3）麦康凯琼脂生长试验：①方法，取 0.1mg 被试菌株接种于麦康凯琼脂平板上（不含 NaCl），37℃ 孵育，5~11 日观察生长情况（平板放于铺湿纱布的带盖容器中）。②结果，凡生长菌落经涂片抗酸染色为抗酸菌者判为阳性，无菌落生长或非抗酸菌者为阴性。偶发分枝杆菌、马赛分枝杆菌及龟分枝杆菌为阳性，千田分枝杆菌、塞内加尔分枝杆菌、耻垢分枝杆菌等非产色快速生长分枝杆菌为阴性。

4）5% NaCl 培养基：在改良罗氏培养基中按 5%（w/v）加入 NaCl。①方法：取 10^{-2}mg/ml 菌悬液 0.1ml 接种于上述培养基，37℃ 孵育，每周观察 1 次至第 4 周，以改良罗氏培养基作为对照。②结果：对照管及试验管均生长菌落为阳性，仅对照管生长为阴性。

5）苦味酸培养基：将谷氨酸钠 0.4g、柠檬酸钠 0.2g、KH_2PO_4 0.05g、$MgSO_4 \cdot 7H_2O$ 0.05g、苦味酸 0.2g、丙三醇 3ml 溶于蒸馏水 97ml，以 10% NaOH 溶液调 pH 7.0~7.2，加琼脂 3g，121℃ 20 分钟灭菌，每管分装 7ml，制成斜面。①方法，取 1~2mg/ml 菌悬液 0.1ml 接种培养基斜面，37℃ 孵育 2 周。②结果，对照管及试验管均生长菌落为阳性，仅对照管生长为阴性。龟分枝杆菌龟亚种不生长，龟分枝杆菌脓种亚种可生长，两者依此鉴别。

6）谷氨酸钠葡萄糖培养基：将谷氨酸钠 4.0g、$MgSO_4 \cdot 7H_2O$ 0.5g、KH_2PO_4 0.5g 溶于蒸馏水 1 000ml 中，以 10% NaOH 溶液调 pH 7.0~7.2，加琼脂 20g，121℃ 20 分钟灭菌，按 1% 比例加入灭菌葡萄糖液，每管分装 7ml，制成斜面。①方法，取 1mg/ml 菌悬液 0.1ml 接种培养基斜面上，同时接种改良罗氏培养基作为对照，37℃ 孵育 3 周观察结果。②结果，胞内分枝杆菌生长，鸟分枝杆菌不生长。

生化试验操作如下：

1）硝酸盐还原试验：某些分枝杆菌产生硝酸盐还原酶，使硝酸盐还原为亚硝酸盐，在酸性条件下与氨基苯磺胺，N- 甲萘乙烯二胺盐酸盐形成偶氮化合物，菌液呈红色者为阳性，不变色为阴性。

①试剂：硝酸盐溶液 0.085g $NaNO_3$ 溶于 pH 7.0 PBS（1/15mol）100ml 内，121℃ 20 分钟灭菌，每管分装 2ml；1 : 1 稀释浓盐酸；0.2% 氨基苯磺胺水溶液；0.1% N- 甲萘基乙烯二胺盐酸盐水溶液，4℃ 保存。②方法：取 3~4 周菌龄的菌株，磨菌制备成 10mg/ml 菌悬液，取 0.5ml 菌悬液于 2ml $NaNO_3$ 溶液内混匀，放 37℃ 水浴 2 小时，取出每管加稀盐酸 1 滴。再加 0.2% 氨基苯磺胺水溶液和 0.1% N- 甲萘基乙烯二胺盐酸盐水溶液各 2 滴。③结果：1 分钟内呈红色为阳性；无颜色变化再加入 0.1g 锌粉混匀，5 分钟内颜色无变化为强阳性，出现红色为阴性，空白试剂对照为无色变为红色。④对照菌株：结核分枝杆菌为强阳性，牛分枝杆菌为阴性。

2）耐热触酶试验：有些分枝杆菌经 68℃ 处理后，产生的过氧化氢酶仍保持活性，可分解过氧化氢。①试剂：pH 7.0 PBS（1/15mol）；30% 过氧化氢溶液；10% 吐温 -80 溶液 121℃ 10 分钟灭菌，4℃ 保存。②方法：取 3~4 周菌龄的菌株，磨菌制备成 10mg/ml 菌悬液，取 0.5ml 菌悬液于 pH 7.0 PBS（1/15mol）1ml 试管内，放入 68℃ 水浴 20 分钟，待冷却后，缓缓滴加 30% 过氧化氢与 10% 吐温 -80 等量混合液 0.5ml（此液临用前配制）。③结果：持续有小气泡产生者为阳性，10~20 分钟仍无气泡者为阴性，空白试剂对照无气泡产生。④对照菌株：堪萨斯分枝杆菌为阳性，结核分枝杆菌为阴性。结果见图 7-1-6。

3）半定量触酶试验：分枝杆菌细胞内的过氧化氢酶可将过氧化氢分解成水和氧气，产生气泡量与气泡高度成正比，根据气泡高度可分为产生大于 45mm 气泡及产生小于 45mm 气泡两类。①试剂：Lowenstein Jensen butt（平面）；10% 吐温 -80 溶液 121℃ 10 分钟灭菌，4℃ 保存；30% 过氧化氢溶液（存贮于 4℃，使用前，取等量 10% Tween-80 及 30% 过氧化氢，均匀混合）。②方法：将待检菌接种到平面罗氏培养管中，于 37℃ 孵育 2 周，加入新鲜配制的 Tween-H_2O_2 1.0ml，将盖子拧松，室温静置 5 分钟，观察气泡的产生情况。③结果：半定量触酶试验 <45mm 和半定量触酶试验 >45mm 两类，堪萨斯分枝杆菌、猿分枝杆菌、暗产色菌群、非产色菌群的腐生菌及快速生长菌群能产生气泡大于 45mm；结核分枝杆菌、海分枝杆菌、鸟分枝杆菌复合群、蟾蜍分枝杆菌及胃分枝杆菌产生气泡小于 45mm。菌悬液法半定量触酶试验结果见图 7-1-7。

4）尿素酶试验：某些分枝杆菌产生尿素酶，分解尿素,使菌悬液呈红色。①试剂:用 pH 6.7 PBS(1/10mol)配制 0.12% 尿素溶液,以 0.22μm 滤膜过滤,每管分装 3ml;0.1% 酚红为取酚红 0.1g 加 1/20mol NaOH 溶液 5.7ml 溶解后,加水至 100ml,113℃灭菌 10 分钟。②方法:取 3~4 周菌龄的菌株,磨菌制备成 10mg/ml 菌悬液,取 0.5ml 菌悬液,于 3ml 0.12% 尿素溶液内,每管加 0.1% 酚红 1 滴,置 37℃孵育 3 日,观察结果。③结果:菌液呈红色者为阳性,不变色为阴性,空白试剂对照不变色。④对照菌株:结核分枝杆菌为阳性,蟾蜍分枝杆菌为阴性。

5) 吐温 -80 水解试验:某些分枝杆菌有一种酯酶,可分解吐温 -80 为油酸等物质,使菌液由琥珀色变为紫红色。①试剂:pH 7.0 PBS(1/15mol)100ml 中加吐温 -80 0.5ml,与 0.1% 中性红溶液 2ml 混匀,121℃ 20 分钟灭菌,每管分装 3ml,4℃保存,限 2 周内使用。②方法:取 3~4 周菌龄的菌株,磨菌制备成 10mg/ml 菌悬液,取 0.5ml 菌悬液于上述 3ml 试剂内,置 37℃孵育,于第 3 日、第 5 日、第 10 日观察颜色变化。③结果:菌液由琥珀色变为紫红色者为阳性,不变者为阴性,空白试剂对照不变色。④对照菌株:堪萨斯分枝杆菌为阳性,瘰疬分枝杆菌为阴性。

6) 芳香硫酸脂酶试验:某些分枝杆菌产生芳香硫酸脂酶能分解二硫酸酚酞三钾盐,游离出酚酞,在碱性环境下呈现紫红色。①试剂:二硫酸酚酞三钾盐溶液[二硫酸酚酞三钾盐(分子量为 610.34g/mol)61.0mg,加入 100ml 苏通液体培养基,混匀,121℃ 15 分钟灭菌,每管分装 2ml],以及 10.6% 碳酸钠水溶液。②方法:取 3~4 周菌龄的菌株,磨菌制备成 20~40mg/ml 菌悬液,取二硫酸酚酞三钾盐溶液小管 2 支,各加入菌悬液 0.5ml,置 37℃孵育于第 3 日和第 10 日,各取 1 支加 10.6% 碳酸钠水溶液 0.5ml,观察颜色变化。③结果:菌液呈紫红色者为阳性,不变者为阴性。④对照菌株:偶发分枝杆菌为阳性,结核分枝杆菌为阴性。

7) 铁离子吸收试验:某些分枝杆菌有还原铁盐的能力,铁离子被吸收,菌落呈铁锈色。①试剂:4% 柠檬酸铁铵水溶液,121℃ 15 分钟灭菌,每管分装 1ml,4℃保存,限 3 周内使用。②方法:取 3~4 周菌龄的菌株,磨菌制备成 10mg/ml 菌悬液,分别取 0.1ml 接种两管改良罗氏培养基(接种前吸弃

管内凝固水),1 支加入试剂 1ml 于培养基底部,另 1 支不加,作为对照管,管塞插针头通气,37℃孵育 3 周,每周观察 1 次。③结果:菌落呈铁锈色者为阳性,不变者为阴性。④对照菌株:偶发分枝杆菌为阳性,龟分枝杆菌为阴性。

8) 亚碲酸盐还原试验:某些分枝杆菌可使碲酸盐还原为金属碲使培养基呈黑色或深棕色沉淀物。①试剂:0.2% 亚碲酸钾水溶液,121℃ 15 分钟灭菌;0.5% 苏通氏琼脂培养基,121℃ 15 分钟灭菌,每管分装 3ml。②方法:取 3~4 周菌龄的菌株,磨菌制备成 10mg/ml 菌悬液,取 0.1ml 接种上述培养基中,37℃孵育 7 日,加亚碲酸钾液 2 滴,再孵育 3 日,观察结果。③结果:有黑色或深棕色沉淀物为阳性,无沉淀物为阴性,空白试剂对照无变化。④对照菌株:胞内分枝杆菌为阳性,次要分枝杆菌为阴性。

9) 烟酸试验:结核分枝杆菌缺乏烟酸酶,不能分解代谢过程中产生的烟酸。在培养中,结核分枝杆菌产生烟酸量较牛分枝杆菌及非结核分枝杆菌高。烟酸吡啶环的氮与联苯胺及溴化氰作用,呈现桃红色或红色沉淀。①试剂:3% 联苯胺乙醇溶液;10% 溴化氰溶液(剧毒! 在通风橱内配制);试剂放入褐色瓶中,密闭 4℃保存,限 2 周内使用。②方法:取在培养基生长 3~4 周的菌株一支,加沸水 2ml 于培养基斜面,振荡 5~10 次后,平放台上 5~10 分钟,取上清液 0.8ml,分别放入两支小试管内各 0.4ml,各加 3% 联苯胺乙醇溶液 0.1ml,其中一管再加 10% 溴化氰溶液 0.1ml,观察菌液变化。③结果:加两种试剂的管内菌液呈红色或桃红色沉淀者为阳性,白色沉淀者为阴,不加溴化氰溶液管为对照管。④对照菌株:结核分枝杆菌为阳性,牛分枝杆菌为阴性。注意:由于烟酸含量在 2g 以上才出现阳性结果,故培养基上生长的菌落数一般在 50 个以上,否则可能出现假阴性结果。对 INH 高度耐药的结核分枝杆菌可能此实验呈阴性。结果观察结束后,加入 4% NaOH 溶液,密封混匀后放置 24 小时后可消除溴化氰的毒性。

常见分枝杆菌的主要生理生化特性见表 14-7-3。

2. 分子生物学鉴定技术　包含核酸测序技术、质谱技术和基因芯片技术。其中质谱技术能鉴定 170 多种分枝杆菌,基因芯片技术可鉴定临床上常见分枝杆菌 17 种或群。

表 14-7-3　常见分枝杆菌的主要生理生化特性

菌种	最适生长温度/℃	菌落形态	色素产生	烟酸试验	TCH (5μg/ml)	硝酸盐还原	半定量触酶试验/(mm/泡)	热触酶试验	吐温-80水解	亚碲酸盐还原	5% NaCl耐受	铁离子吸收试验	芳香硫酸酯酶试验(3日)	麦康凯琼脂生长	尿素酶	吡嗪酰胺酶(4日)
结核分枝杆菌	37	R	N	+	+	+	<45	-	±	-/+	-	-	-	-	±	+
非洲分枝杆菌	37	R	N	v	v	-	<45	-	-	-	-	-	-	-	+	+
牛分枝杆菌	37	Rt	N	-	-	-	<45	-	-	ND	-	-	-	-	±	-
卡介苗 (BCG)	37	R	N	-	+	-	<45	-	+/-	ND	-	-	±	-	+	-
鸟分枝杆菌	35~37	St/R	N	-	+	-	<45	±	+	+	-	-	-	-/+	-	+
胞内分枝杆菌	35~37	St/R	N	+	+	-	<45	±	+	+	-	-	-	-/+	-	+
蟾蜍分枝杆菌	42	S	N/S	ND	+	-	>45	±	+	ND	-	-	±	-	-	ND
嗜血分枝杆菌	30	R	N	-	+	-	<45	-/+	+	+	-	-	-	-	-	+
玛尔摩分枝杆菌	30	S	N	-	+	-	<45	+	+	ND	-	-	-	-	-	+
施氏分枝杆菌	37	R	N	-	+	-	<45	+	-	ND	ND	-	-	-	+	+
日内瓦分枝杆菌	37	St	N	-	+	-	>45	+	+	+	ND	-	-	-	-	+
隐藏分枝杆菌	37	S/St	N	-	+	-	<45	+	-	ND	-	-	+	-	v	-
溃疡分枝杆菌	30	R	N	-	+	-	<45	+	+	+	-	-	-	-	-	v
土分枝杆菌	37	SR	N	-	+	±	>45	+	+	-/+	-	-	-	-	-/+	v
次要分枝杆菌	37	R	N	-	+	+	>45	+	+	-	+	-	±	v	-/+	-
胃分枝杆菌	35	S/SR/R	N	-	+	-	<45	+	+	±	-	-	-	-	-/+	-
塔萨斯分枝杆菌	35	S/SR/R	P	-	+	-	>45	+	+	-/+	-	-	-	-	-/+	-
海分枝杆菌	30	S/SR/R	P	-/+	+	-	<45	-	+	-/+	-	-	-/+	-	+	+

续表

菌种	最适生长温度/℃	菌落形态	色素产生	烟酸试验	TCH (5μg/ml)	硝酸盐还原	半定量触酶试验/(mm/泡)	热触酶试验	吐温-80水解	亚硝酸盐还原	5% NaCl耐受	铁离子吸收试验	芳香硫酸酯酶试验(3日)	麦康凯琼脂生长	尿素酶	吡嗪酰胺酶(4日)
猿分枝杆菌	37	S	P	±	+	-	>45	+	-	+	-	-	-		±	+
亚洲分枝杆菌	37	S	P	-	+	-	>45	+	+	-	-	-				-
戈登分枝杆菌	37	S	S	-	+	-	>45	+	+	±	-	-	v	-	v	-/+
瘰疬分枝杆菌	37	S	S	-	+	-	>45	+	-/+	-/+	-	-	v	-	+	±
斯氏分枝杆菌	37	S/R	S/P	-	+	+	>45	+	+	±	-	-	v	-	+	+
微黄分枝杆菌	37	S	S	-	+	+	>45	+	-	±	±	-	-	-	+	+
中庸分枝杆菌	35	S	S	-	ND	+	v	+	-/+	-/+	ND	-	v	-	+	+
偶发分枝杆菌	28	R/S	N	-	+	+	>45	+	-/+	+	+	+	+	+	+	+
龟分枝杆菌	28	S/R	N	-/+	+	-	>45	±	v	+	v	-	+	+	+	+
脓肿分枝杆菌	28	S/R	N	-	+	v	>45	+	+	-	±	-	+	+	+	
产黏分枝杆菌	28	S	N	-	+	v	>45	+	+	+	-	-	-	+	+	
耻垢分枝杆菌	28	S/R	S	-	+	+	<45	+	+	+	+	+	+	+	+	
草分枝杆菌	28	R	S	-	+	+	>45	+	+	+	+	+	-	-	+	
母牛分枝杆菌	28	S	S	-	+	+	>45	+	+	+	v	+	-	-	+	

注：v，可变的；+，阳性反应；±，多数阳性；-/+，多数阴性；-，阴性反应；ND，不确定；空白，资料少或无资料；R，粗糙；S，光滑；SR，较粗糙；t，薄或透明；P，光产色菌；S，暗产色菌；N，非光产色菌。

（五）分枝杆菌与相关菌属的鉴别

分枝杆菌与相关菌属的鉴别见表14-7-4。分枝杆菌盐水漂浮试验通常为阳性(图14-7-17),也可用噬菌体裂解试验对分枝杆菌进行鉴别(图14-7-18)。

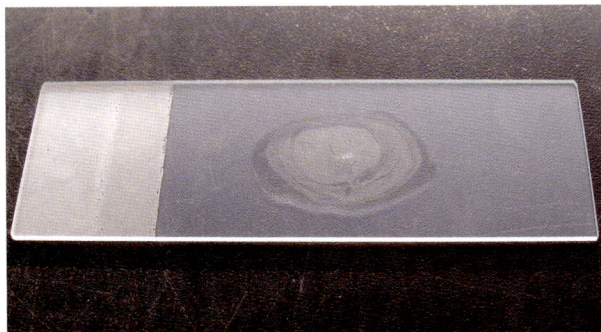

图 14-7-17　分枝杆菌盐水漂浮试验(阳性结果)

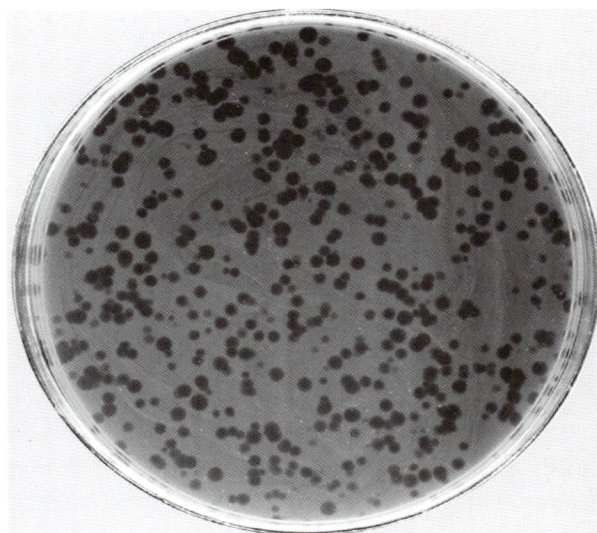

图 14-7-18　分枝杆菌噬菌体生物扩增法试验
噬菌体噬菌斑

表 14-7-4　分枝杆菌与相关菌属的鉴别

菌属	形态	抗酸性	革兰氏染色程度	生长速度(以出现可见菌落时间计)	产芳基酰胺酶	对青霉素敏感性
分枝杆菌属	杆状,偶见细长分枝,罕见气生菌丝体	通常强抗酸	弱	2~60 日	阳性,有时慢	通常耐药
棒杆菌属	长杆菌,常为棒状,栅栏状排列	有时弱抗酸	强	1~2 日	阴性	敏感
诺卡菌属	菌丝样,后期断列为球、杆菌,常见气生菌丝体	通常局部抗酸	通常强	1~5 日	少见	耐药
红球菌属	菌丝体稀少,断裂成不规则球、杆菌,无气生菌丝体	通常局部抗酸	通常强	1~3 日	阴性	敏感

（六）分子生物学检测技术

分子生物学诊断技术基于检测结核分枝杆菌特异的核酸序列(DNA 或 RNA),阳性结果提示该检测标本中有结核分枝杆菌复合群核酸。近年来,随着分子生物学诊断技术的不断发展和完善,分子检测技术普遍应用于结核病的诊断,是早发现早治疗有效控制结核病重要手段,在临床结核病的诊断及防治上有着良好的应用前景。

1. 分子生物学诊断检测技术　目前常见用于结核分枝杆菌分子复合群的检测技术包含传统实时荧光定量 PCR 技术(quantitative real-time PCR,qPCR)、半巢式全自动实时荧光定量 PCR 技术(GeneXpert MTB/RIF)、实时荧光核酸恒温扩增法(simultaneous amplification and testing,SAT)、交叉引物扩增法(crossing priming amplification,CPA)、环介导等温扩增法(loop-mediated isothermal amplification,LAMP)。

2. 结核分枝杆菌基因分型技术　结核分枝杆菌分型技术主要用于结核病暴发流行调查、实验室污染调查、结核病流行病学研究以及确诊患者复发或再感染。目前,常见的基因分型方法主要有:间隔区寡核苷酸基因分型(spoligotyping)、限制性酶切片段长度多态性分析(LS6110-RFLP)、可变数目重复序列(MIRU-VNTR)等。

间隔区寡核苷酸基因分型(spoligotyping)是一种检测结核分枝杆菌菌株 DNA 中的直接重复

（DR）区变异性的杂交分析法。直接重复区包括多拷贝 36bp 的保守序列（直接重复）和多个特异性的间隔区序列。利用不同的结核分枝杆菌菌株在 43 个间隔区的序列不同特点进行菌株分型。膜杂交的方法是间隔区寡核苷酸基因分型的标准方法。在这一方法中，43 个间隔区的每个区都会产生一条暗带（表明存在间隔区）或无带（表明不存在间隔区）。对于每个结核分枝杆菌菌株，间隔区寡核苷酸基因分型测定会产生一系列的条带，更像一个条形码。

限制性酶切片段长度多态性分析（LS6110-RFLP）是通过检测插入片段 IS6110 产生的变异对菌株进行分型。插入片段能够自我复制，并接着将拷贝插入基因组的任何地方。不同菌株可能会在 IS6110 拷贝数以及 IS6110 在细菌 DNA 中的位置上存在差异。应用国际标准化程序进行 IS6110-RFLP 基因分型。结核分枝杆菌菌株的培养物先纯化 DNA。加入一个限制酶，在特定序列切割 DNA 成数目不同的片段。这些片段在一个琼脂糖凝胶上按长度进行分离并转化到膜上。使用探针来检测含有 IS6110 的片段，并在胶片上记下图像。分离的每个 IS6110 拷贝会产生一个条带。包含 7 个或更多条带的 RFLP 图谱在辨别菌株方面有较高的特异性。而有着 6 个或更少条带的图谱的辨别力较低。

可变数目重复序列分析（MIRU-VNTR）是通过对结核分枝杆菌标准株 H37Rv 基因组的分析，获得了与人类微卫星样可变数目串联重复序列相对应的位点，这些位点的重复单位片段大小在 52~77bp 之间，重复单位的数目可以通过对相应位点的扩增获得，MIRU-VNTR 分型分别扩增同一菌株的不同位点，然后进行琼脂糖凝胶电泳，通过标准分子量（marker）的条带确定扩增产物的大小，并最终计算出重复数大小。

四、抗菌药物敏感性

结核分枝杆菌对链霉素、异烟肼、乙胺丁醇、吡嗪酰胺、利福平、氟喹诺酮类和氨基糖苷类等药物敏感。大多数非结核分枝杆菌对抗结核药物敏感性较差，一般对氟喹诺酮类、氨基糖苷类和大环内酯类等药物敏感，特别快速生长分枝杆菌对抗结核药物均不敏感。由于耐药结核分枝杆菌增多，非结核分枝杆菌不同菌种对药物敏感性差异较大，临床常根据实验室药物敏感试验和菌种鉴定结果选择

治疗方案。

2007—2008 年全国结核病耐药基线调查结果显示，我国结核病患者中耐多药率为 8.32%，严重耐药率为 0.68%。耐药结核病治疗根据药敏试验结果，选择至少 4~5 种敏感药物制定联合治疗方案，总疗程 9~21 个月不等。结核病的耐药产生有微生物和临床方面的原因，但其本质是人为造成的结果。从微生物学的观点看，耐药性是基因突变引起药物对突变菌的效力降低造成的。从临床方面看，不恰当的治疗导致结核病患者体内的耐药突变菌成为优势菌。耐药菌株在人群中的播散也是新耐药感染患者的重要来源。

五、分枝杆菌的流行病学与临床意义

结核病又称为痨病和"白色瘟疫"，自有人类以来就有结核病，是一种古老的传染病。在历史上，结核病曾在全世界广泛流行，成为危害人类的主要杀手，夺去了数亿人的生命。1882 年科霍发现了结核病的病原菌为结核分枝杆菌，但由于没有有效的治疗药物，结核病仍然在全球广泛流行。自 20 世纪 50 年代以来，在不断发现有效抗结核药物的情况下，使结核病的流行得到了一定的控制。但是，近年来由于不少国家对结核病防治工作的忽视，减少了财政投入，再加上人口的增长、流动人口的增加、耐药肺结核、艾滋病毒感染的传播等，使结核病流行的下降趋势缓慢，有的国家和地区甚至还有所回升。结核病不仅是一种因病致贫、因病返贫的主要疾病，它还是一种人畜共患的传染病。因此，结核病不仅是一个公共卫生问题，也是一个社会经济问题，其控制工作任重道远。但是，只要政府重视，加大投入，实施现代、科学的控制策略，进行长期而又不间断地斗争，结核病是可以治愈和控制的。在结核病控制工作中，通过实验室细菌学检查诊断传染性肺结核是主要手段。

结核分枝杆菌可通过呼吸道、消化道或皮肤损伤侵入易感机体，引起多种组织器官的结核病，其中以通过呼吸道引起肺结核为最多。结核分枝杆菌感染特征见图 14-7-19。

近年来，非结核分枝杆菌病呈快速增多趋势，特别是人类免疫缺陷病毒感染/获得性免疫缺陷综合征患者，约有 45% 分枝杆菌感染患者是非结核分枝杆菌感染。目前已发现非结核分枝杆菌种类多达 150 种，13 个亚种，其中致病或条件致病性

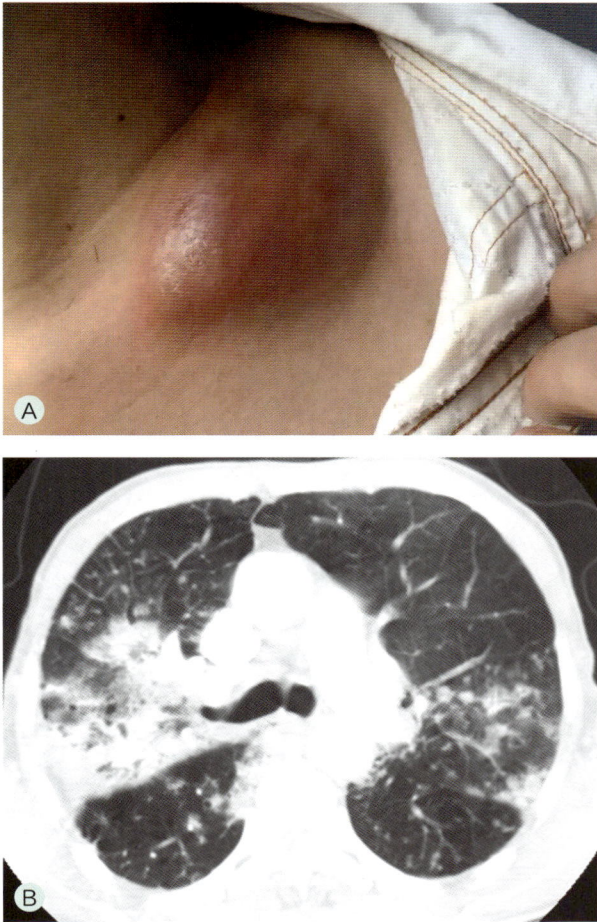

图 14-7-19　结核分枝杆菌感染特征
A. 淋巴结核；B. 肺结核影像图

法耗时长、效率低、准确率低的现状。核酸测序、质谱技术、基因芯片技术广泛应用于临床,能在较短的时间内鉴定出结核分枝杆菌复合群和常见非结核分枝杆菌致病菌,并且具有高特异性和敏感性,能为临床诊治 NTM 病和鉴别 NTM 病提供极为有意义的参考依据。

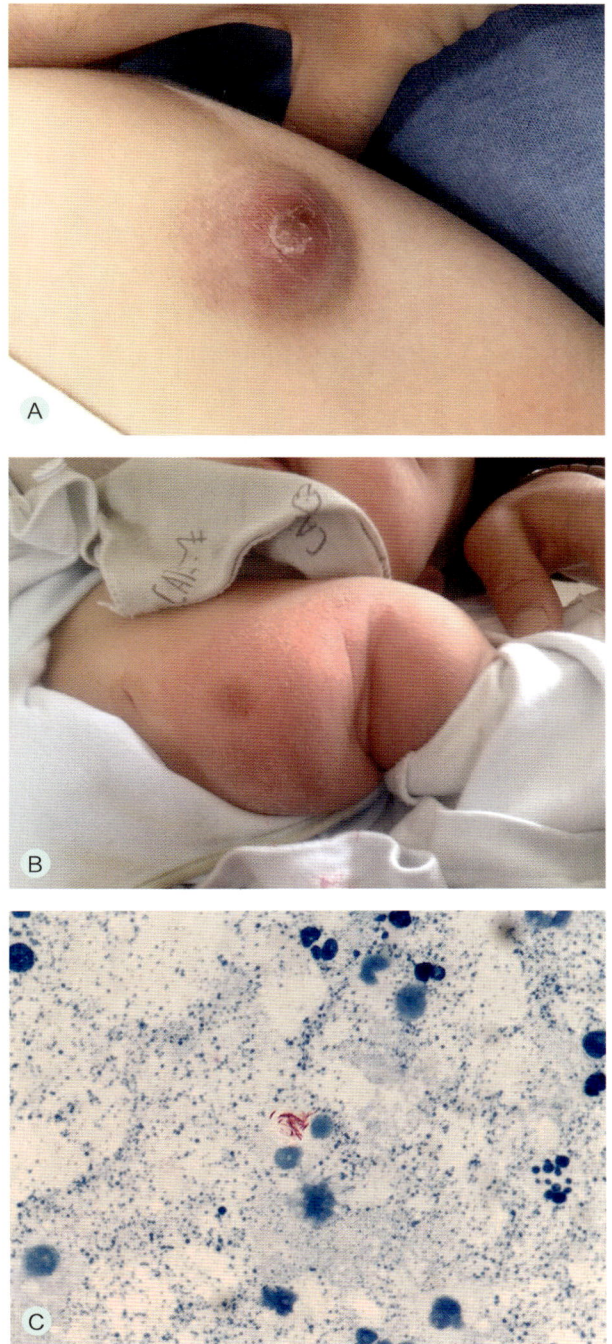

菌种有 50 余种。致病菌或机会致病菌感染常发于老年人、免疫力低下者。我国 3 次全国结核病流调数据显示,非结核分枝杆菌菌株占分离菌株的百分比有明显的上升趋势,且非结核分枝杆菌对抗结核药物总耐药率为 95.9%。由于非结核分杆菌感染具有与结核病相似的临床表现,但非结核分枝杆菌与结核分枝杆菌复合群药物敏感性大不相同,大部分非结核分枝杆菌对抗结核药物天然耐药,不同非结核分枝杆菌菌种对药物敏感性也不相同,化疗方案应根据不同菌种有所不同,临床上通常根据非结核分枝杆菌诊治专家共识进行制定治疗方案。快速准确鉴定非结核分枝杆菌菌种对临床诊治、疾病监测控制均具有重大意义。非结核分枝杆菌感染特征见图 14-7-20。

　　传统的表型鉴定与生化实验方法相比,烦琐、费时(需 2~3 个月),而且多数情况下无法获得明确的鉴定。随着分子生物学的发展,特别是基于细菌核酸 DNA 的技术被广泛应用,改变了传统鉴定方

图 14-7-20　非结核分枝杆菌感染特征
A. 卡介苗接种后感染；B. 卡介苗接种后感染；C. 卡介苗接种后感染脓液涂片抗酸染色 ×1 000

麻风病是由麻风分枝杆菌侵犯人体的皮肤和周围神经引起的一种慢性传染病，主要通过皮肤密切接触或呼吸道飞沫传播，传染源主要是未经治疗的麻风病患者。麻风病的临床表现多样性，早期主要是皮肤上出现无症状的浅色或红色斑片等皮肤损害，如未及时发现和治疗，病情逐渐发展到神经损伤引起面部、手臂和腿部畸形。畸形是麻风病的主要危害，其发生不但使患者的劳动能力下降，可能导致社会排斥，也是因病致贫的主要原因。研究发现，约有 5% 感染麻风分枝杆菌的人因免疫低下或缺陷者才会发病。目前，麻风病在世界各地都有流行，在中国已经流行了两千多年。九纹犰狳是麻风分枝杆菌的自然宿主。

麻风病的分类，1962 年 Ridley 和 Jopling 提出"光谱分类法"（又称"五级分类法"），即分为结核样型（TT）、界线类偏结核样型（BT）、中间界线类（BB）、界线类偏瘤型（BL）和瘤型（LL），另外未定类（Ⅰ）为各型麻风病的早期变化。五级分类法是根据麻风病的临床、细菌、病理和免疫学进行分类，至今沿用。五类型麻风病的细菌查菌结果如下：①结核样型麻风（TT），常规皮肤涂片查菌阴性；②界线类偏结核样型（BT），皮肤涂片查菌一般阳性（1+~2+）；③中间界线类麻风（BB），皮肤涂片查菌阳性（2+~4+）；④界线类偏瘤型麻风（BL），皮肤查菌阳性（4+~5+）；⑤瘤型麻风（LL），皮肤查菌阳性（5+~6+）；⑥未定类麻风（Ⅰ），皮肤查菌多数为阴性，少数为阳性，菌量少。麻风分枝杆菌感染特征见图 14-7-21。

麻风病的治疗主要采用世界卫生组织推荐的利福平（rifampicin，RFP）、氨苯砜（dapsone，DDS）、氯法齐明（clofazimine，B663）等药物进行联合化疗，门诊治疗半年或 1 年即可完成疗程，效果良好。早期及时治疗可以避免各种麻风病残疾的发生。

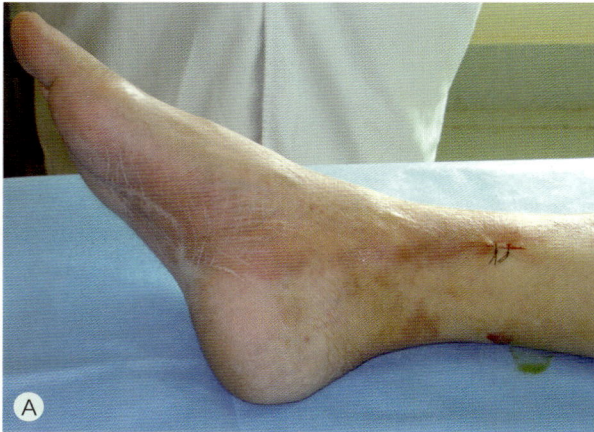

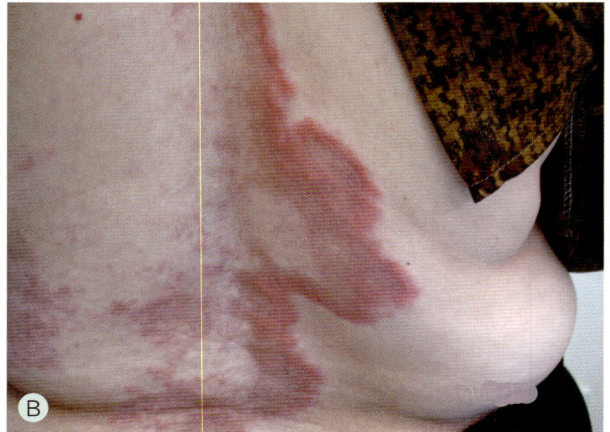

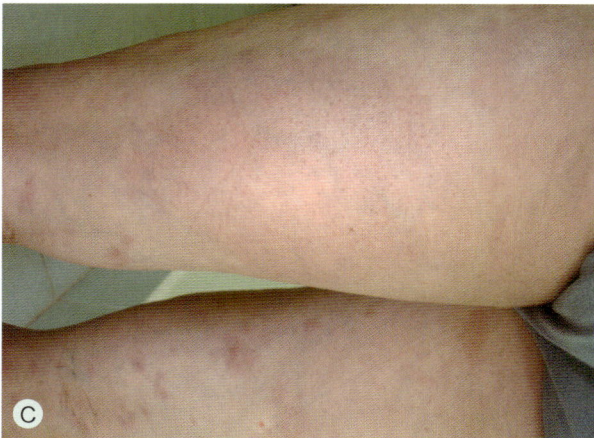

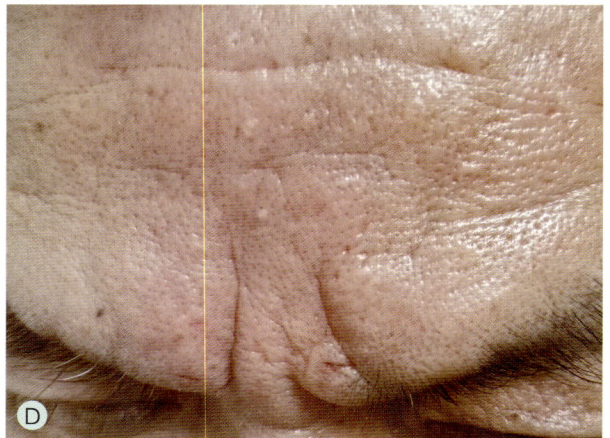

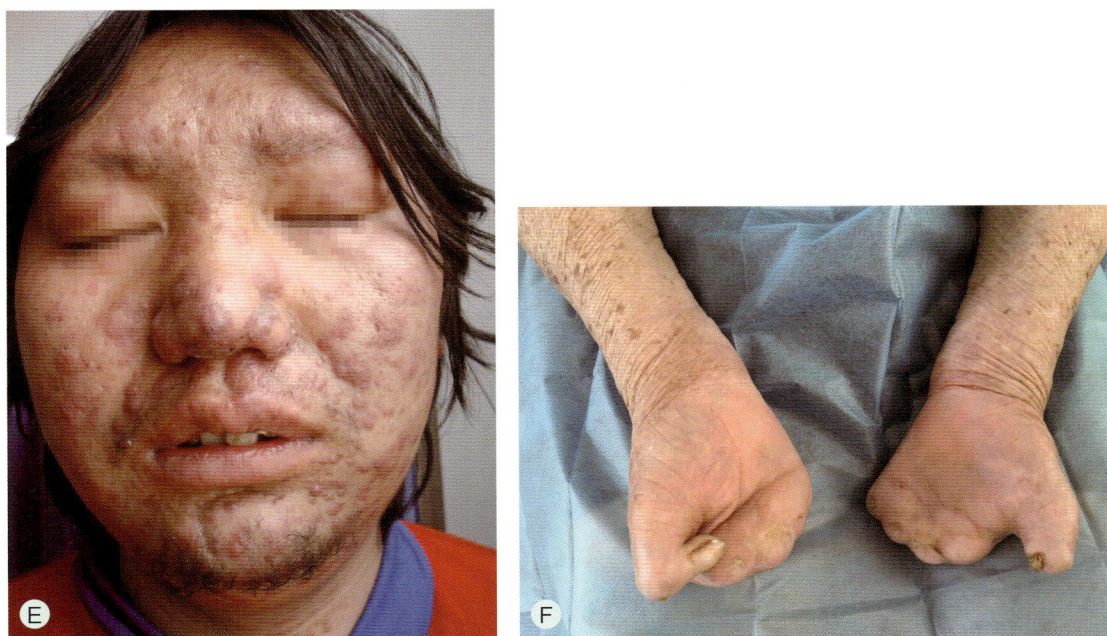

图 14-7-21 麻风分枝杆菌感染特征

A. 结核样型麻风(TT); B. 界线类偏结核样型麻风(BT); C. 中间界线类麻风(BB);

D. 界线类偏瘤型麻风(BL); E. 瘤型麻风(LL); F. 麻风后期的手部畸残

(蓝如束 陈东科)

第八节 诺 卡 菌 属

一、分类与命名

诺卡菌属(Nocardia)隶属于细菌域,放线菌门,放线菌纲,棒杆菌目,诺卡菌科(Nocardiaceae)。诺卡菌属是分离自人体最常见的需氧放线菌,目前属内有 119 个种,与医学有关的菌种有脓肿诺卡菌(N. abscessus)、非洲诺卡菌(N. africana)、荒尾诺卡菌(N. araoensis)、亚洲诺卡菌(N. asiatica)、星形诺卡菌(N. asteroids)、北京诺卡菌(N. beijingensis)、布莱克洛克诺卡菌(N. blacklockiae)、巴西诺卡菌(N. Brasiliensis)、短链诺卡菌(N. brevicatena)、肉色诺卡菌(N. carnea)、圣乔治诺卡菌(N. cyriacigeorgica)、优美诺卡菌(N. elegans)、皮疽诺卡菌(N. farcinica)、和顺诺卡菌(N. heshunensis)、熊本诺卡菌(N. higoensis)、新诺卡菌(N. nova)、豚鼠耳炎诺卡菌(N. otitidiscaviarum)、少食诺卡菌(N. paucivorans)、肺炎诺卡菌(N. pneumonia)、假巴西诺卡菌(N.

pseudobrasiliensis)、脓液诺卡菌(N. puris)、产萜诺卡菌(N. terpenica)、南非诺卡菌(N. transvalensis)、均态诺卡菌(N. uniformis)、瓦辛尼诺卡菌(N. vaccinii)、老兵诺卡菌(N. veterana)和华莱士诺卡菌(N. wallaoei)等。

诺卡菌属 DNA G+C 含量为 64~72mol%,代表菌种为星形诺卡菌。

二、生物学特性

(一) 形态与染色

诺卡菌革兰氏染色阳性或不定,不形成芽胞,无鞭毛。直接涂片革兰氏染色中菌体多呈细长、串珠样、多向分枝丝状排列,直径 0.5~1.2μm。与链球菌单个细胞组成的链状不同,诺卡菌链状菌体之间通常不会紧密相连。该菌培养早期可见丰富的菌丝体,常有次级分枝(图 14-8-1C),培养后期菌体裂解为球形或杆状。改良抗酸染色为弱阳性,在使用稀硫酸水溶液(0.5%~1%)为脱色剂时,菌体易被脱色呈阴性,常呈不均匀性,同一张涂片改良 Kinyoun 抗酸染色可呈现部分抗酸阳性,部分抗酸阴性的特点(图 14-8-2C);醋酸较硫酸的脱色能力弱,若改用 10% 醋酸为脱色剂时,操作人员更容易掌握脱色时间,使得弱抗酸染色的染色效果更好(图 14-8-6A、图 14-8-7B),重复性更高,不同技术人员之间染色结果也更趋一致,是值得推荐的好方法。标本直接涂片革兰氏染色可见典型的分枝菌丝,菌丝呈 90° 角分枝具有诊断意义(图 14-8-3A、图 14-8-7A),但有时不易着色或着色不均(图 14-8-2B)。在组织中细菌易聚集形成团块或微粒,因此在脓性分泌物中可有肉眼可见的"硫磺样颗粒",取微粒压片后染色镜检的阳性率高(图 14-8-8A、B)。为了能在镜下观察到诺卡菌原生态的生长状态(接近于在组织里的生长状态),可采用小培养的方法进行观察,具体方法有琼脂块培养法(图 14-8-1D~I)和一次性(或钢圈)小培养法(图 14-8-1A~C)。

(二)培养特性

诺卡菌为严格需氧菌。在沙保罗琼脂或普通琼脂培养基上,室温或 35℃ 均可缓慢生长,初代分离常需孵育 1 周。诺卡菌种与种之间菌落形态存在差异,同一种的不同分离株在不同培养基上或不同的培养时间菌落形态差异很大。可出现光滑到颗粒状、不规则、表面皱褶或堆集的菌落。几乎都能形成气生菌丝,使菌落表面出现粉状或天鹅绒样气生菌丝体(图 14-8-4E、F,图 14-8-10C,图 14-8-11F),菌落有泥土气味。为避免粉状气生菌丝的干扰,在半透明培养基(如沙保罗琼脂)上生长的菌落最好在培养基反面观察菌落颜色。不同菌种在固体培养基上可产生不同的色素,如橙红、粉红、黄色、黄绿、紫以及其他颜色。大多数星形诺卡菌的菌落为黄色或深橙色,也可呈乳白色,同一株菌的菌落形态和颜色可呈异质性;豚鼠耳炎诺卡菌类似星形诺卡菌,呈黄色或橘黄色。最适生长温度为 30~36℃,L-J 培养基、Middlebrook7H10 琼脂和含放线菌酮的真菌培养基均是其适合生长的培养基。绝大多数诺卡菌属细菌耐受溶菌酶。诺卡菌在液体培养基中生长形成菌膜,浮于液面,液体澄清(图 14-8-14)。在非无菌部位采集的样本(如痰等)中分离诺卡菌,可接种在寡养的培养基上进行分离培养(如水琼脂培养基),这可以有效防止那些对营养要求更高的细菌过度生长,因此提高了对诺卡菌的选择性。

诺卡菌属细菌的形态学特征见图 14-8-2~图 14-8-13。

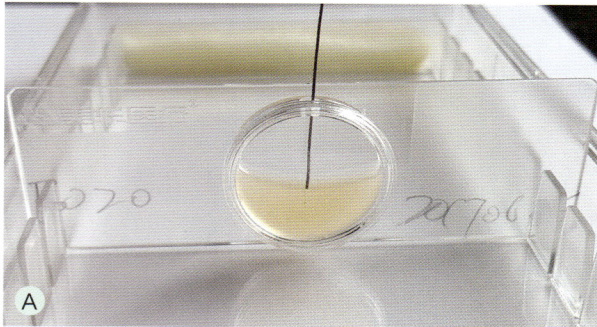

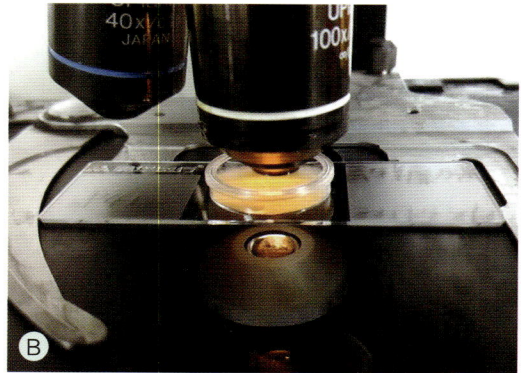

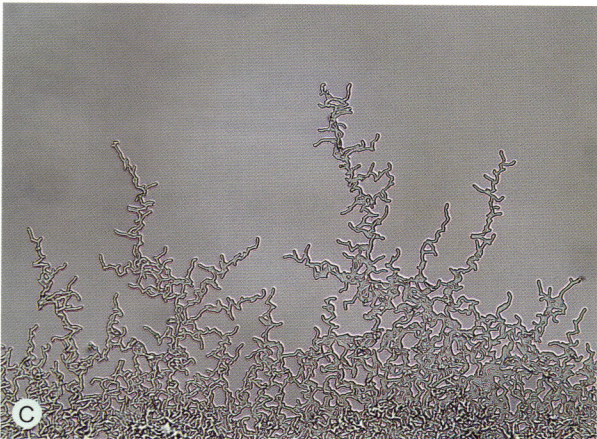

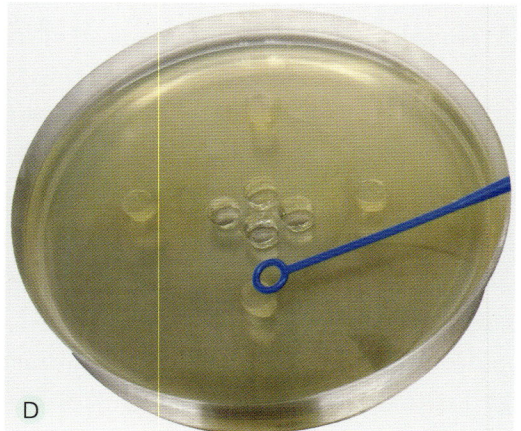

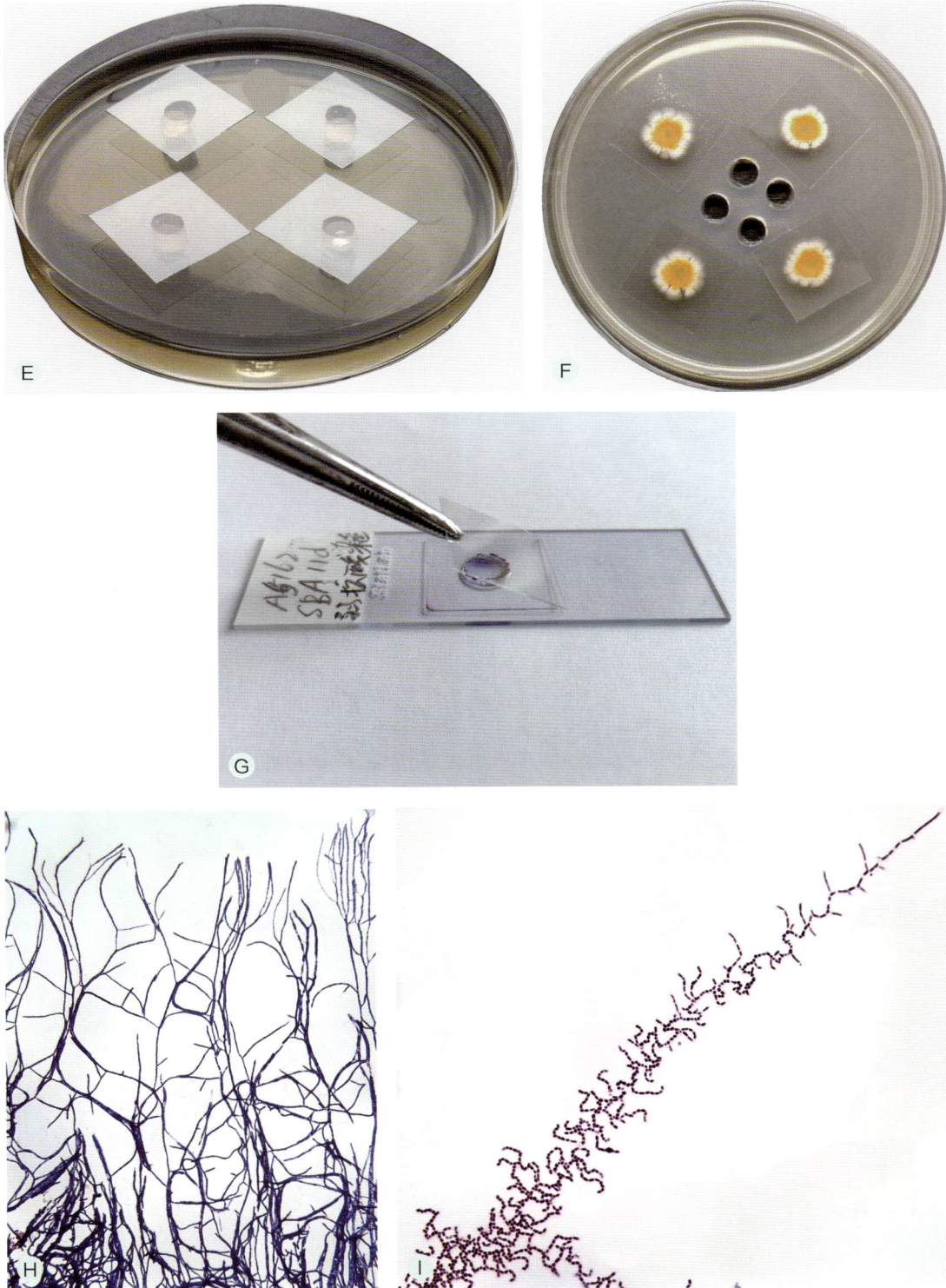

图 14-8-1 诺卡菌小培养方法

A. 一次性小培养法（接种）；B. 一次性小培养法（镜检）；C. 一次性小培养法直接镜检结果 ×1 000；D. 琼脂块法（菌种接种）；E. 琼脂块法（加封盖玻片）；F. 琼脂块法（孵育 7 日）；G. 琼脂块法揭片染色后加封片胶封片；H. 琼脂块法揭片后革兰氏染色 ×1 000；I. 琼脂块法揭片后弱抗酸染色 ×1 000

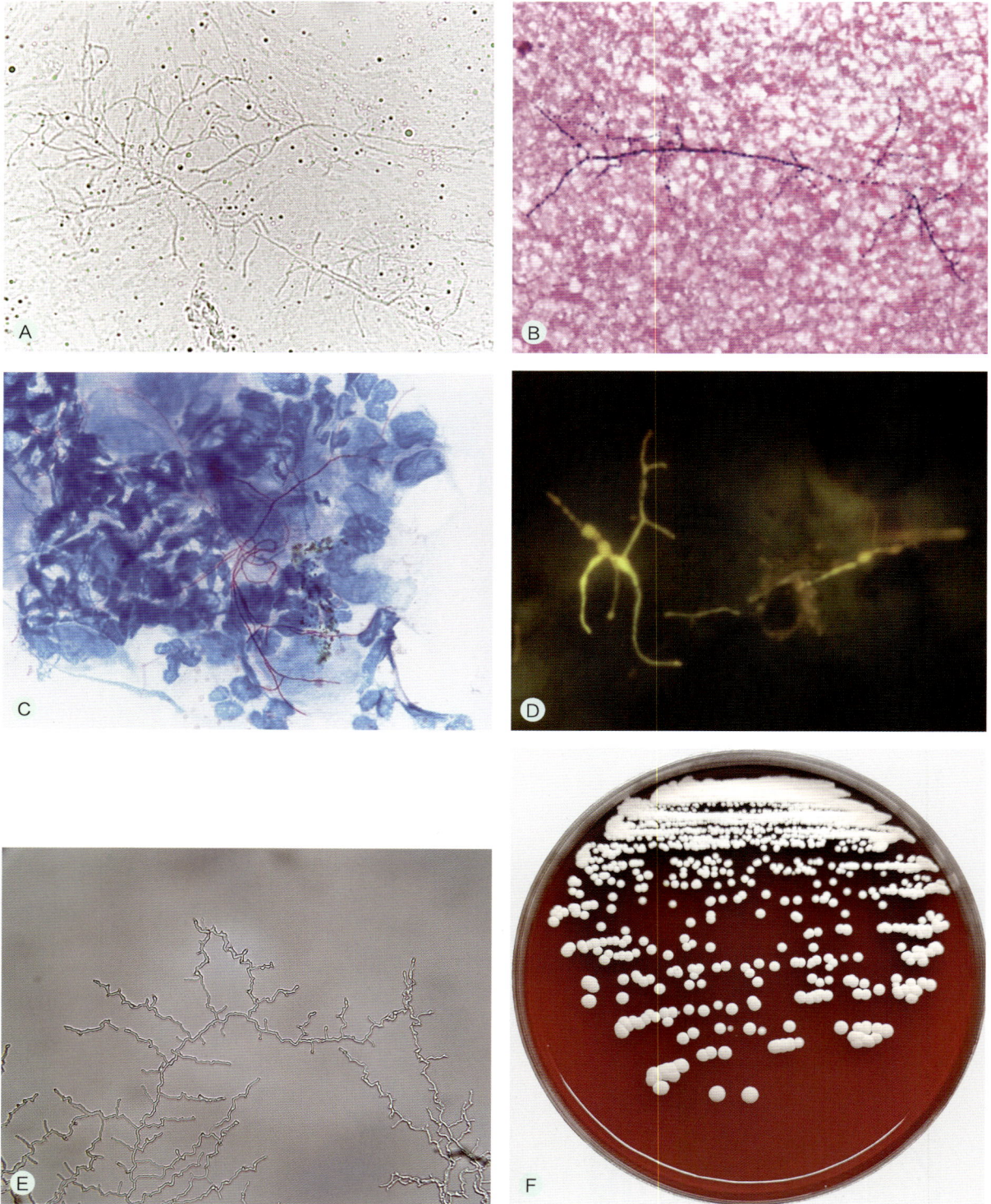

图 14-8-2　脓肿诺卡菌的形态学特征

A. 角膜刮片 10%KOH 压片 ×400；B. 角膜刮片革兰氏染色 ×1 000；C. 角膜刮片弱抗酸染色 ×1 000；
D. 角膜刮片金胺 O 染色 ×1 000；E. SDA（一次性小培养）35℃ 13 日 ×1 000；F. SBA 7 日

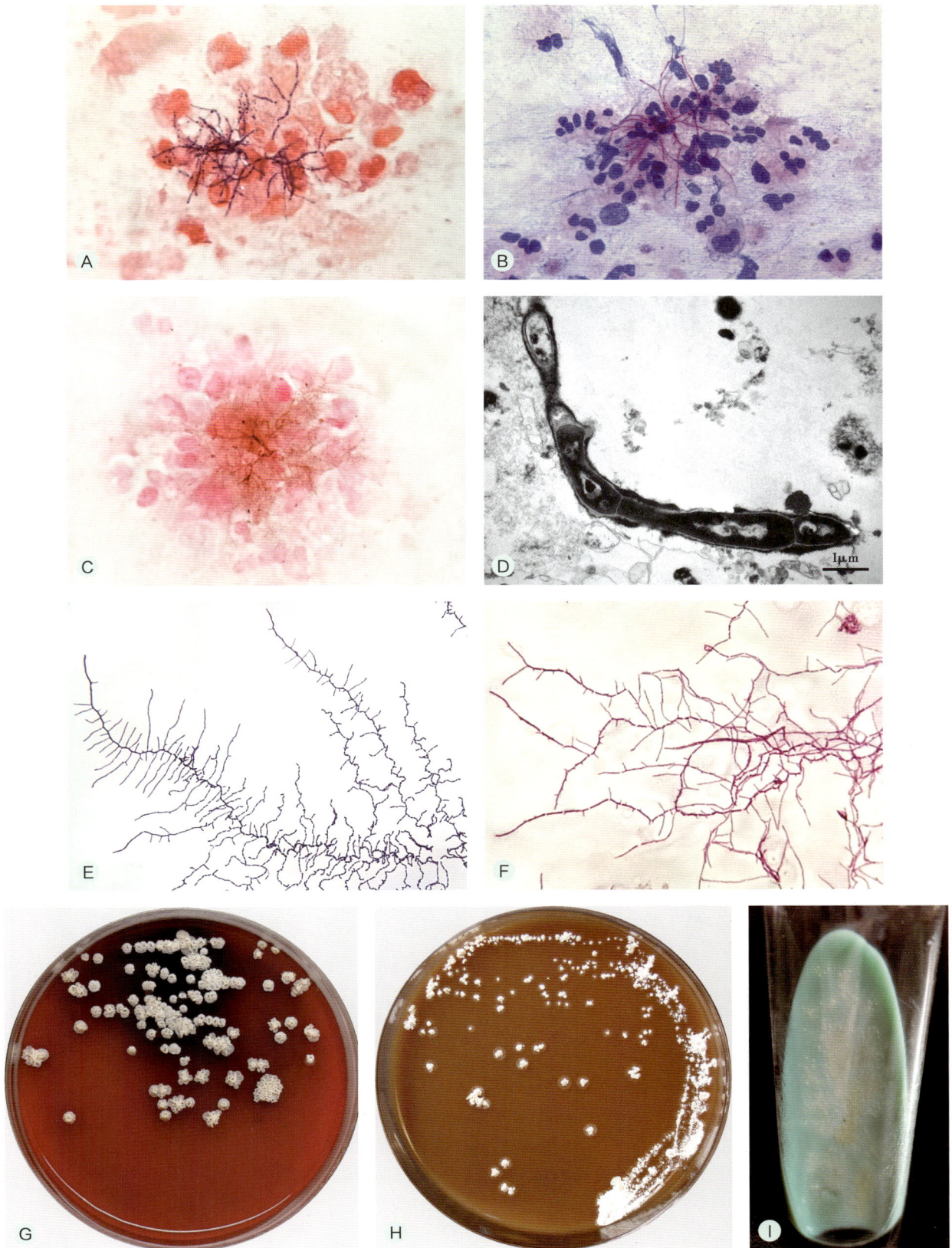

图 14-8-3　圣乔治诺卡菌的形态学特征

A. 肺泡灌洗液涂片革兰氏染色 ×1 000；B. 肺泡灌洗液涂片弱抗酸染色 ×1 000；C. 肺泡灌洗液涂片六胺银染色 ×1 000；
D. 肺组织（透射电镜）×200 000；E. 小培养革兰氏染色 ×1 000；F. 小培养弱抗酸染色 ×1 000；G. SBA 35℃ 5 日；H. CA
35℃ 11 日；I. L-J 培养基 35℃ 7 日

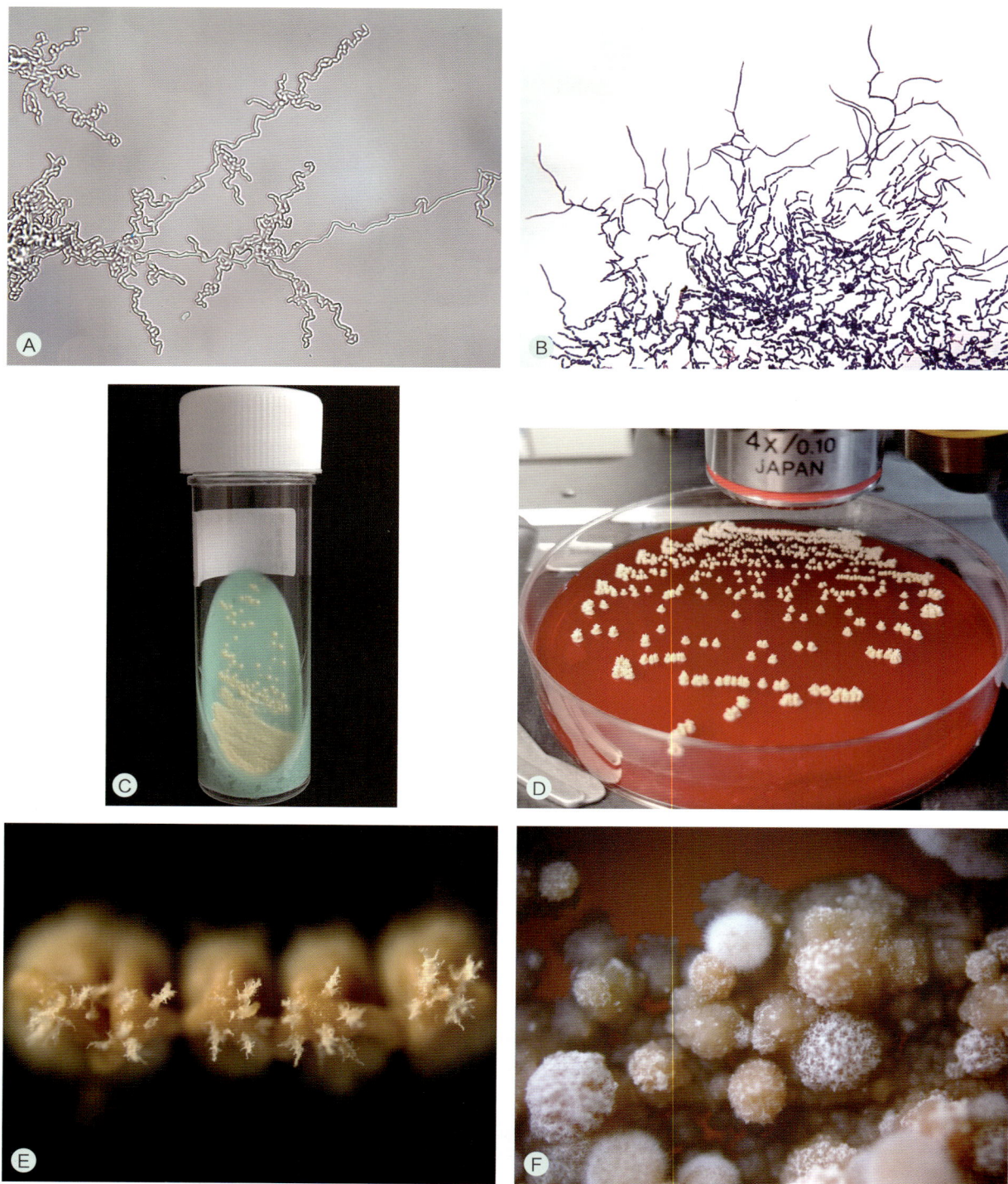

图 14-8-4   皮疽诺卡菌的形态学特征

A. 一次性小培养, SDA 21 日 ×1 000; B. 小培养 9 日, 革兰氏染色 ×1 000; C. L-J 培养基 35℃ 28 日;
D. SBA 7 日; E. SBA 13 日 ×40; F. SDA 20 日 ×100

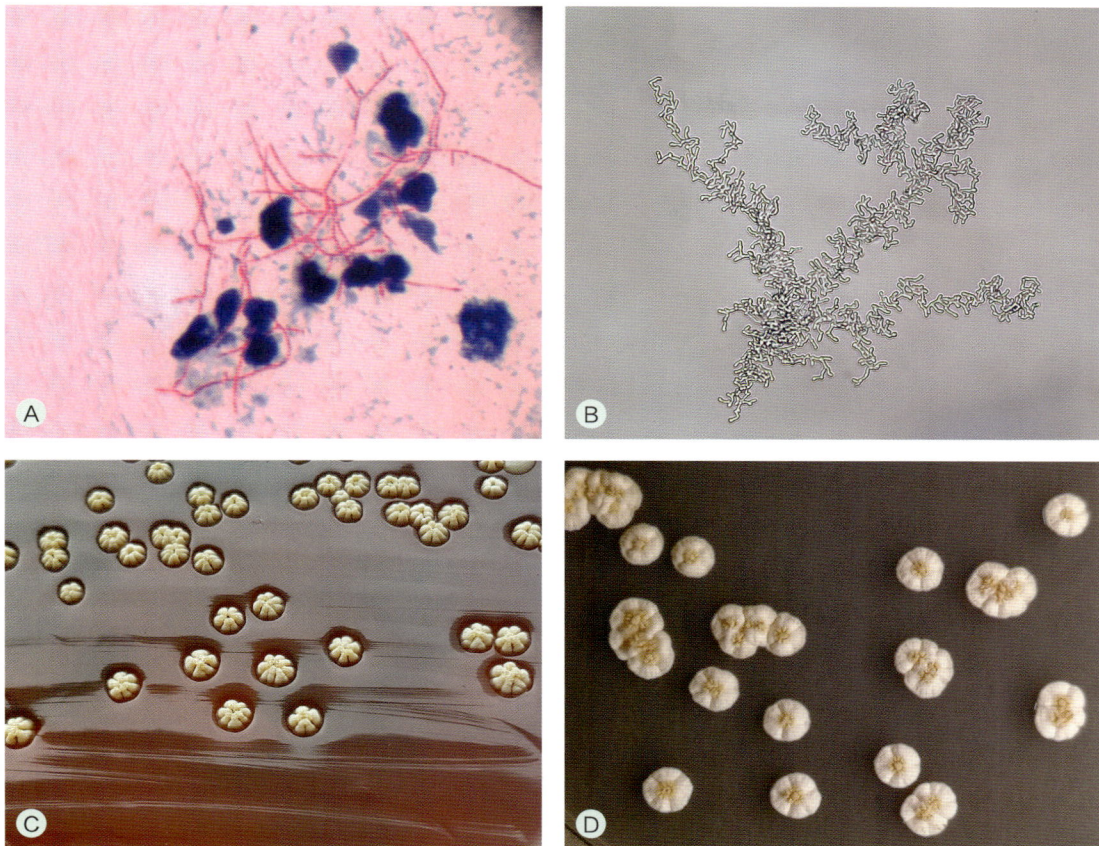

图 14-8-5 巴西诺卡菌的形态学特征

A. 脓汁涂片弱抗酸染色 ×1 000；B. 一次性小培养，SDA 35℃ 33 日）×1 000；C. SBA 7 日；D. SDA 35℃ 16 日

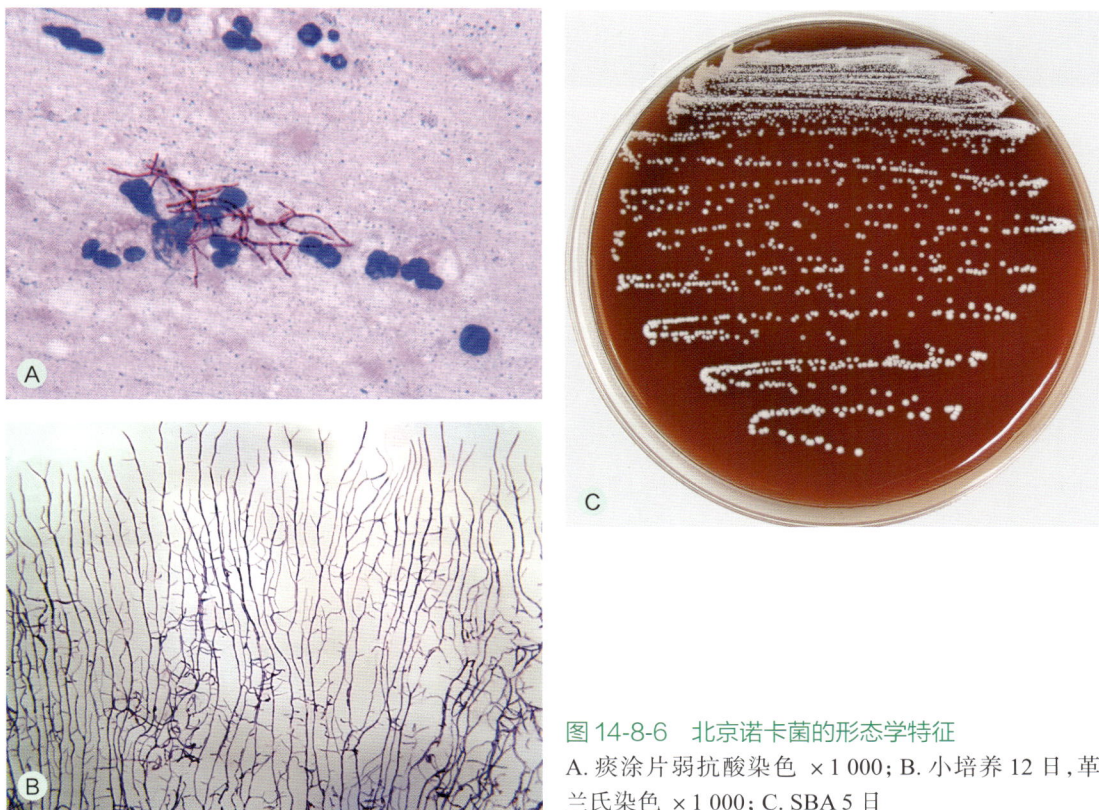

图 14-8-6 北京诺卡菌的形态学特征

A. 痰涂片弱抗酸染色 ×1 000；B. 小培养 12 日，革兰氏染色 ×1 000；C. SBA 5 日

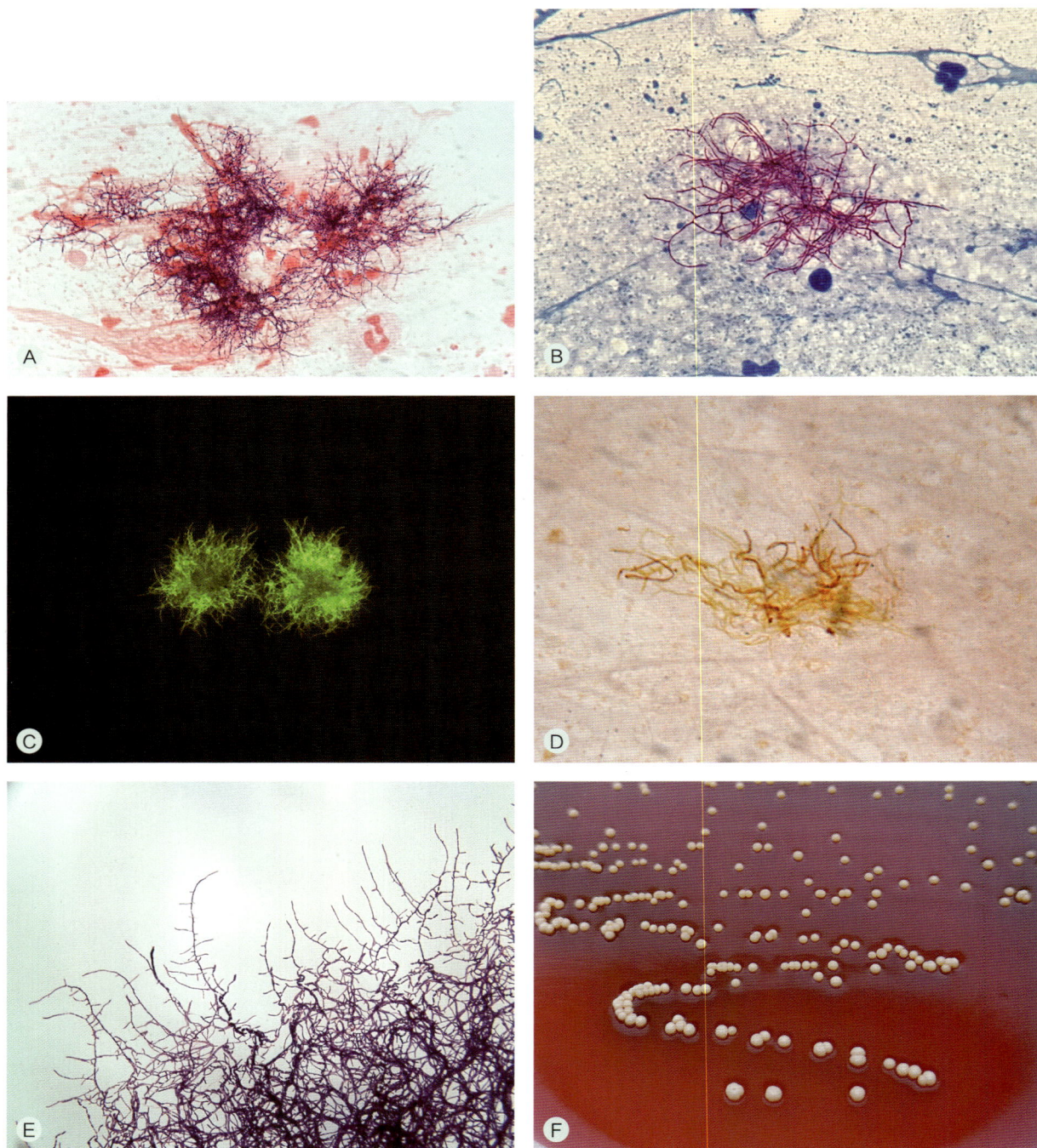

图 14-8-7 亚洲诺卡菌的形态学特征

A. 痰涂片革兰氏染色 ×1 000；B. 痰涂片弱抗酸染色 ×1 000；C. 痰涂片改良金胺 O 染色 ×400；
D. 痰涂片六胺银染色 ×1 000；E. 小培养 22 日,革兰氏染色 ×1 000；F. SBA 7 日

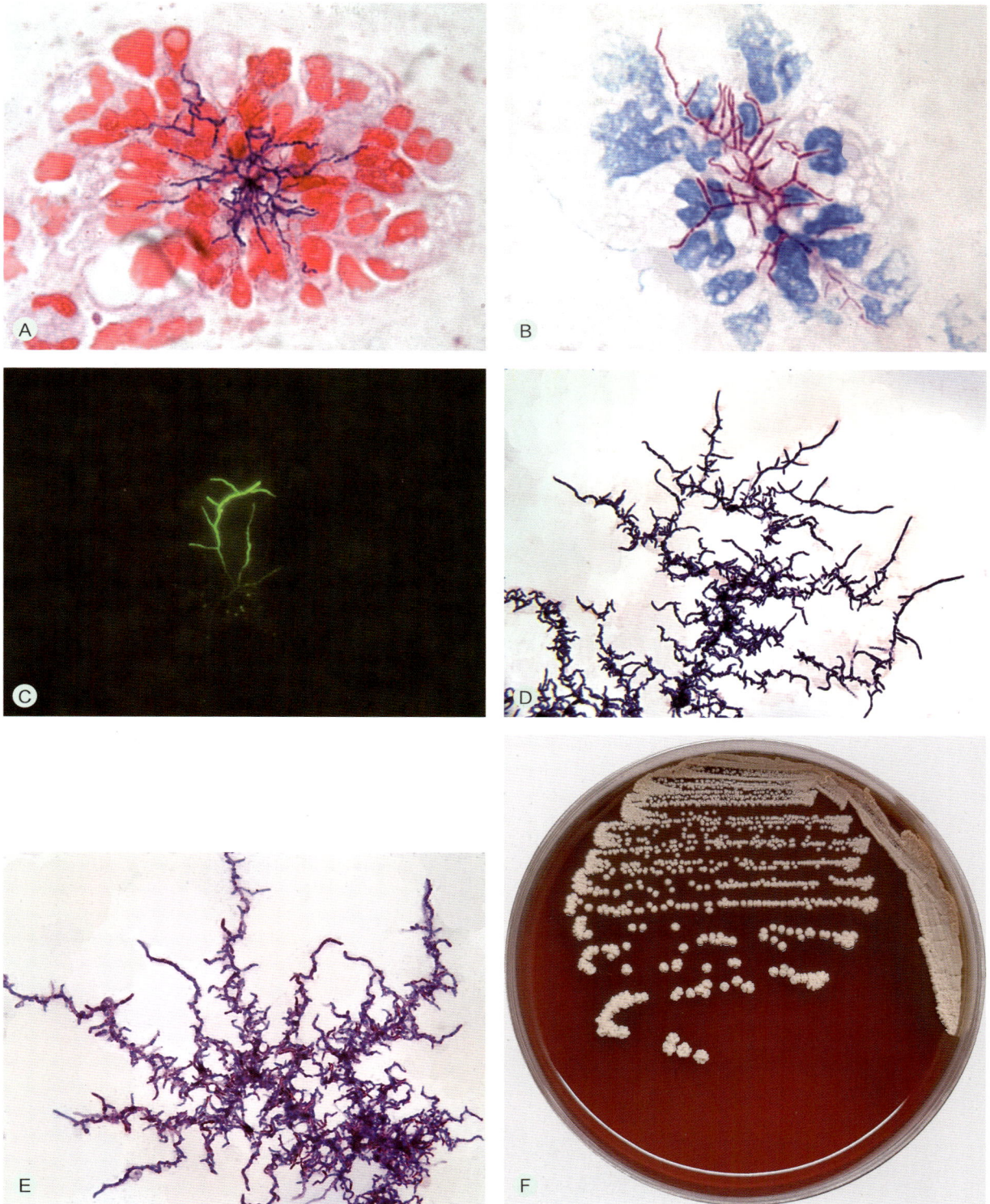

图 14-8-8　星形诺卡菌的形态学特征

A. 痰涂片革兰氏染色 ×1 000；B. 痰涂片弱抗酸染色 ×1 000；C. 痰涂片改良金胺 O 染色 ×400；D. ATCC 19247 MHA 小培养 13 日，革兰氏染色 ×1 000；E. ATCC 19247 MHA 小培养 13 日，弱抗酸染色 ×1 000；F. ATCC 19247 SBA 7 日

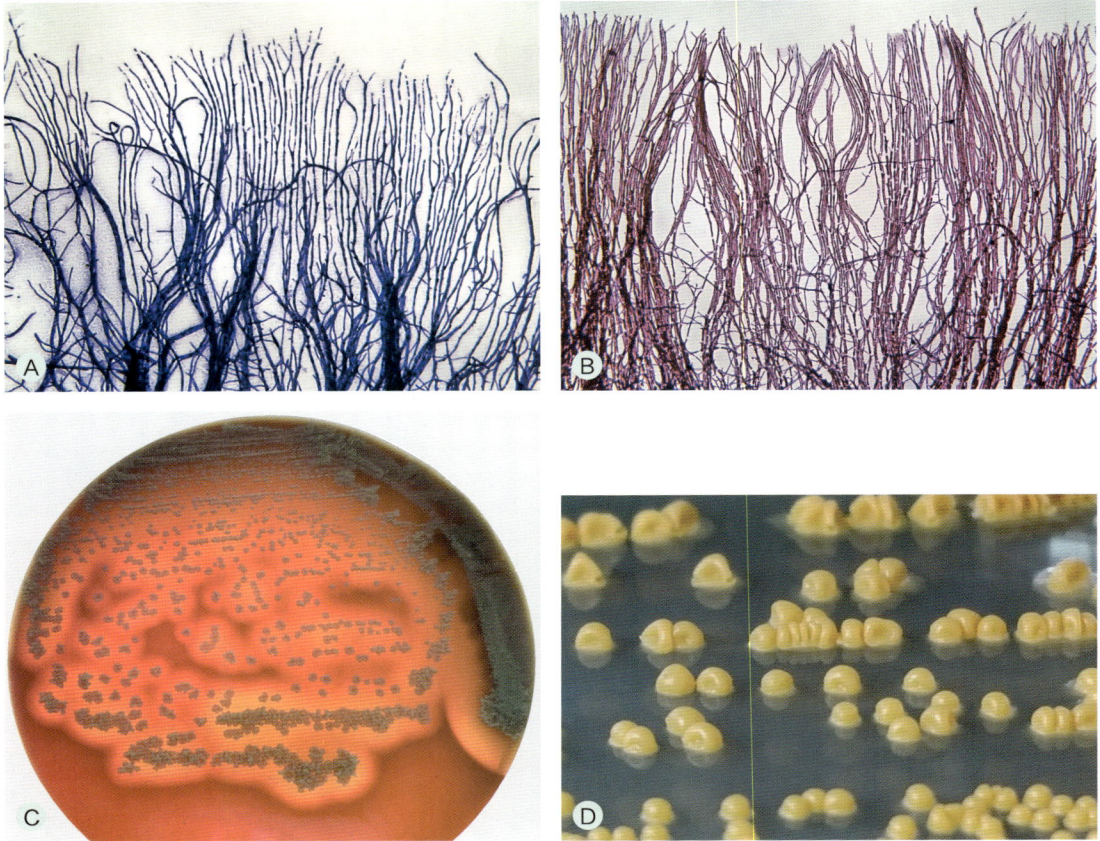

图 14-8-9 豚鼠耳炎诺卡菌的形态学特征

A. 小培养 7 日,革兰氏染色 ×1 000;B. 小培养 7 日,弱抗酸染色 ×1 000;C. SBA 6 日;D. MHA 16 日 ×4

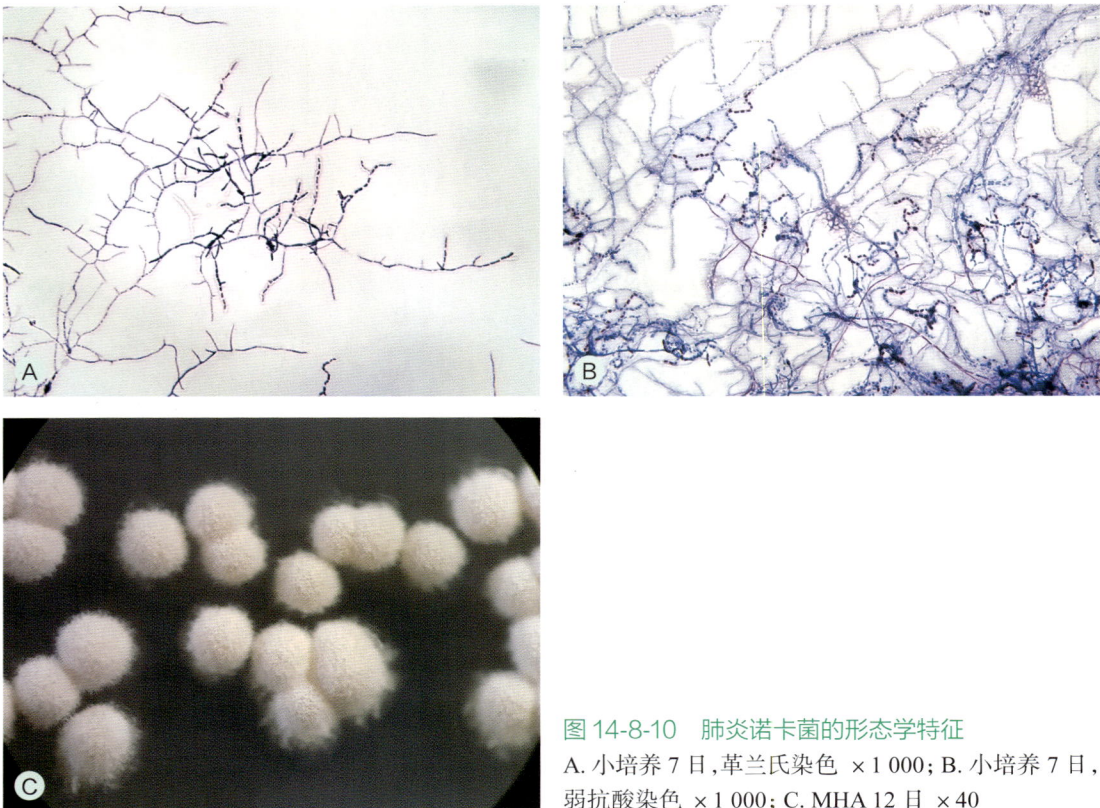

图 14-8-10 肺炎诺卡菌的形态学特征

A. 小培养 7 日,革兰氏染色 ×1 000;B. 小培养 7 日,
弱抗酸染色 ×1 000;C. MHA 12 日 ×40

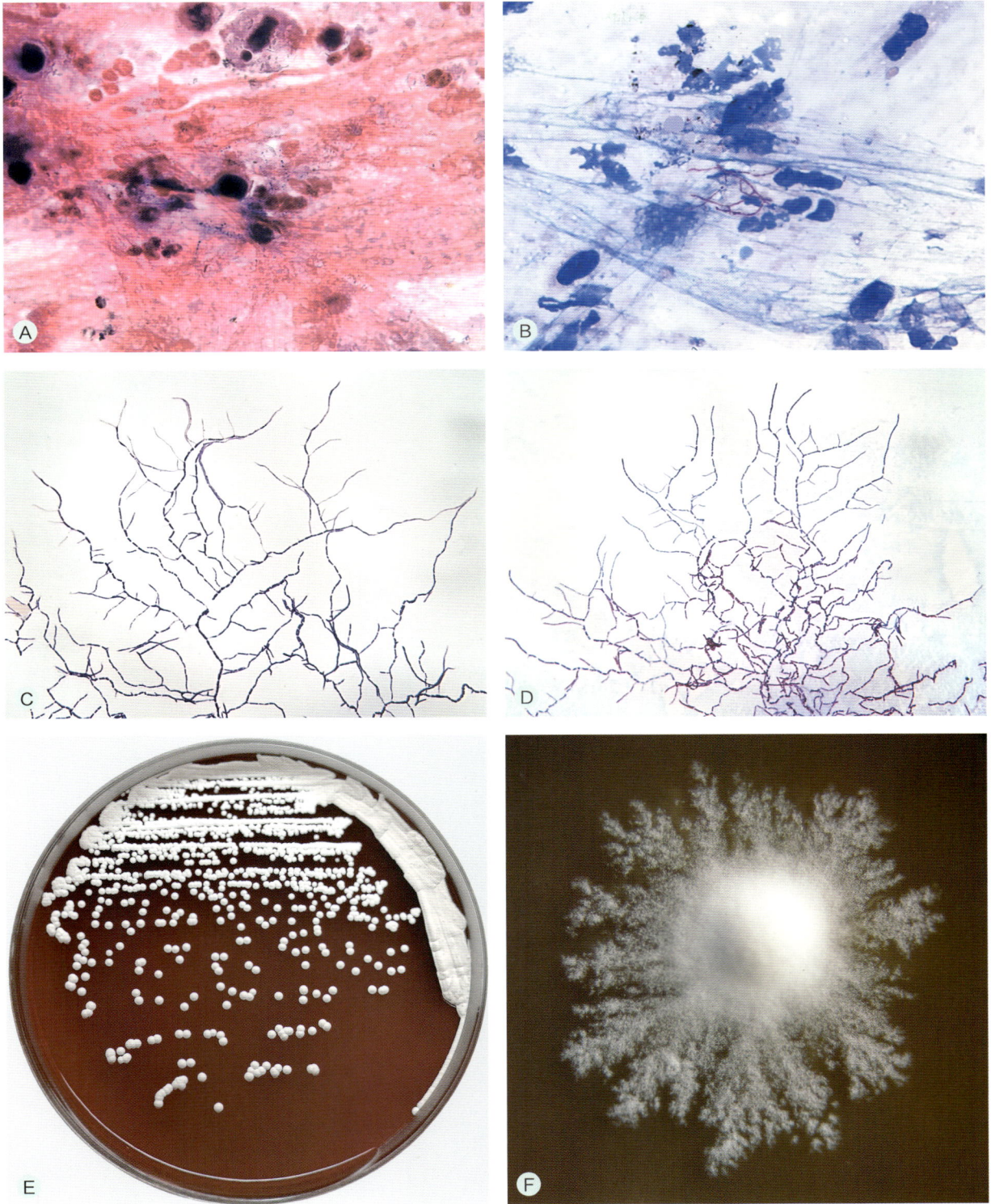

图 14-8-11　脓液诺卡菌的形态学特征

A. 痰涂片革兰氏染色 ×1 000；B. 痰涂片弱抗酸染色 ×1 000；C. MHA 小培养 7 日，革兰氏染色 ×1 000；
D. MHA 小培养 7 日,弱抗酸染色 ×1 000；E. SBA 3 日；F. SBA 17 日 ×40

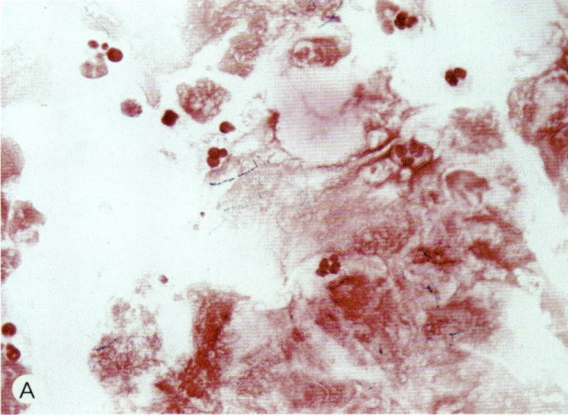

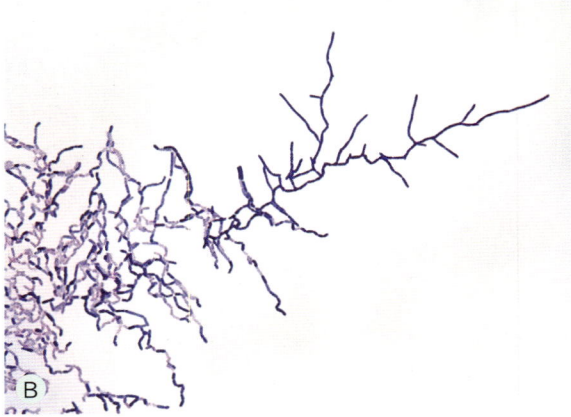

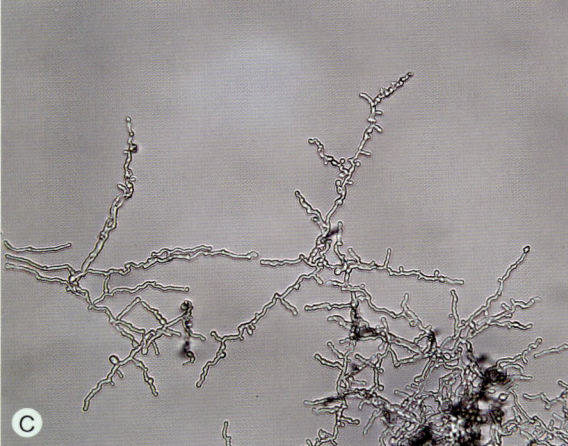

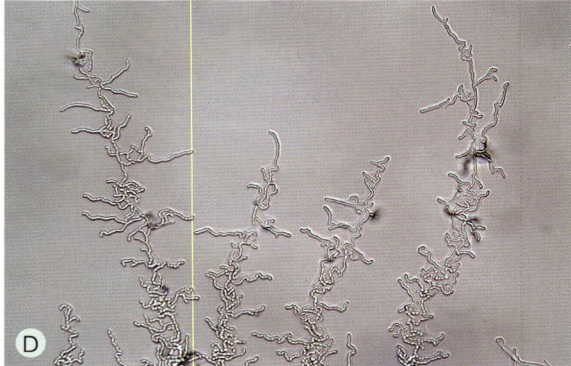

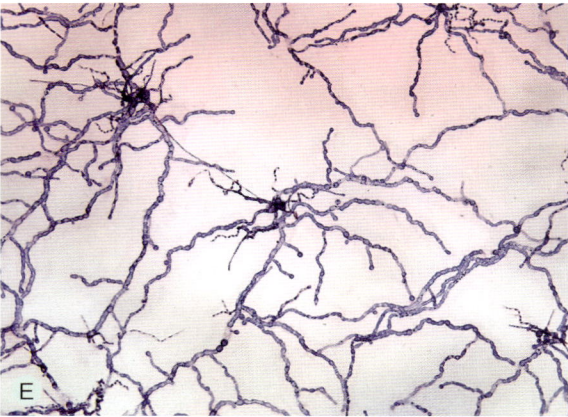

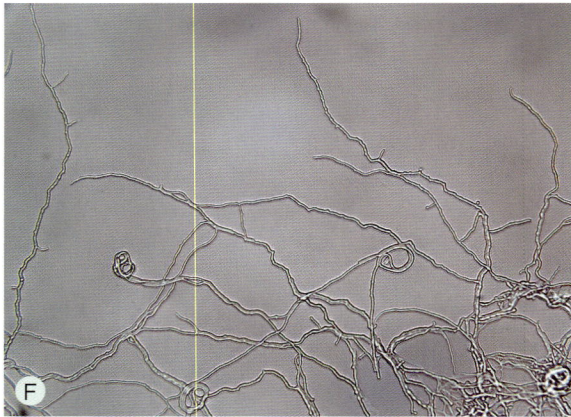

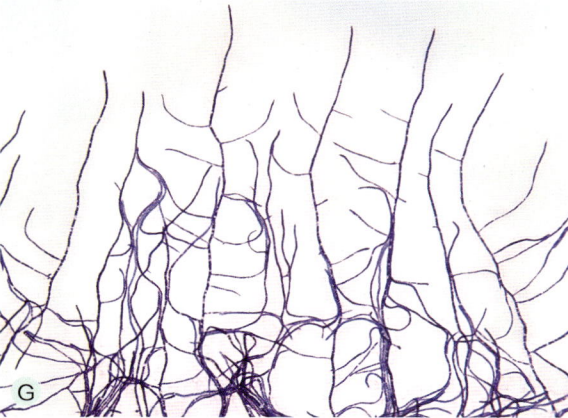

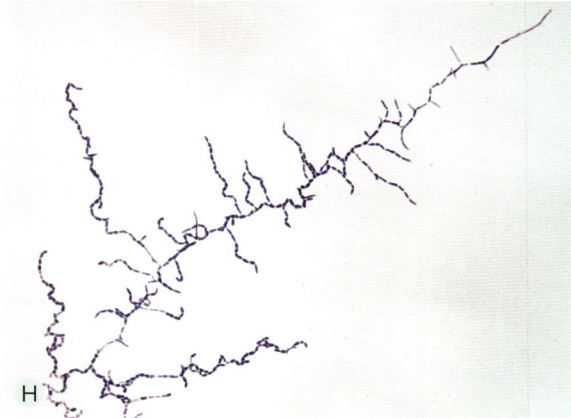

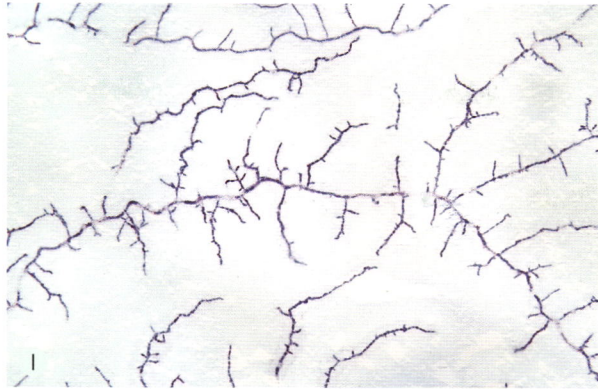

图 14-8-12　其他诺卡菌的镜下形态特征

A. 新诺卡菌（角膜刮片）革兰氏染色 ×1 000；B. 荒尾诺卡菌小培养 9 日，革兰氏染色 ×1 000；
C. 布莱克洛克诺卡菌（一次性小培养）35℃ 13 日 ×1 000；D. 优美诺卡菌（一次性小培养）35℃
5 日 ×1 000；E. 和顺诺卡菌小培养 20 日，革兰氏染色 ×1 000；F. 产萜诺卡菌一次性小培养 13 日
×1 000；G. 均态诺卡菌小培养 7 日，革兰氏染色 ×1 000；H. 老兵诺卡菌小培养 14 日，革兰氏
染色 ×1 000；I. 华莱士诺卡菌小培养 13 日，弱抗酸染色 ×1 000

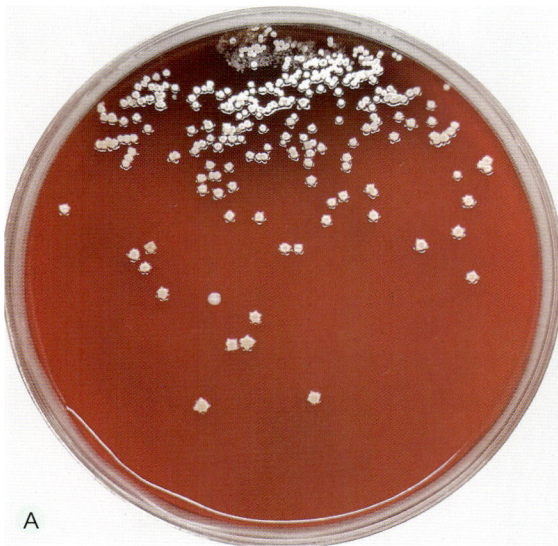

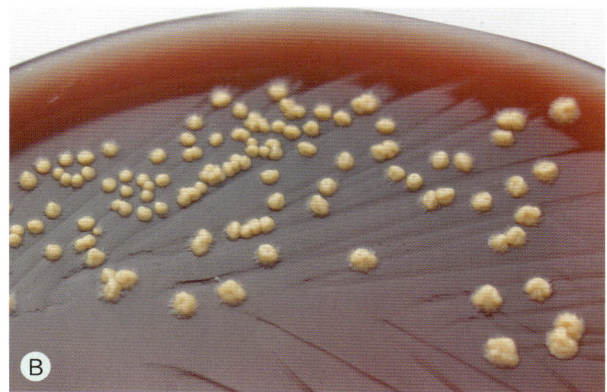

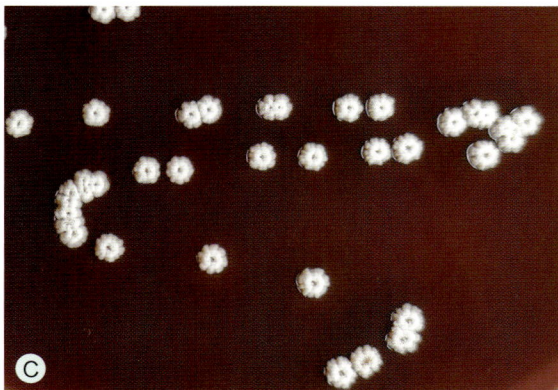

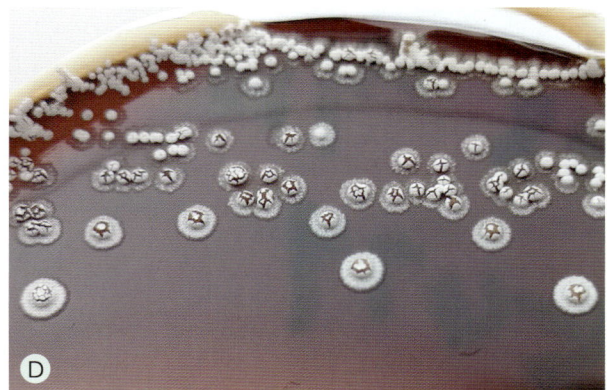

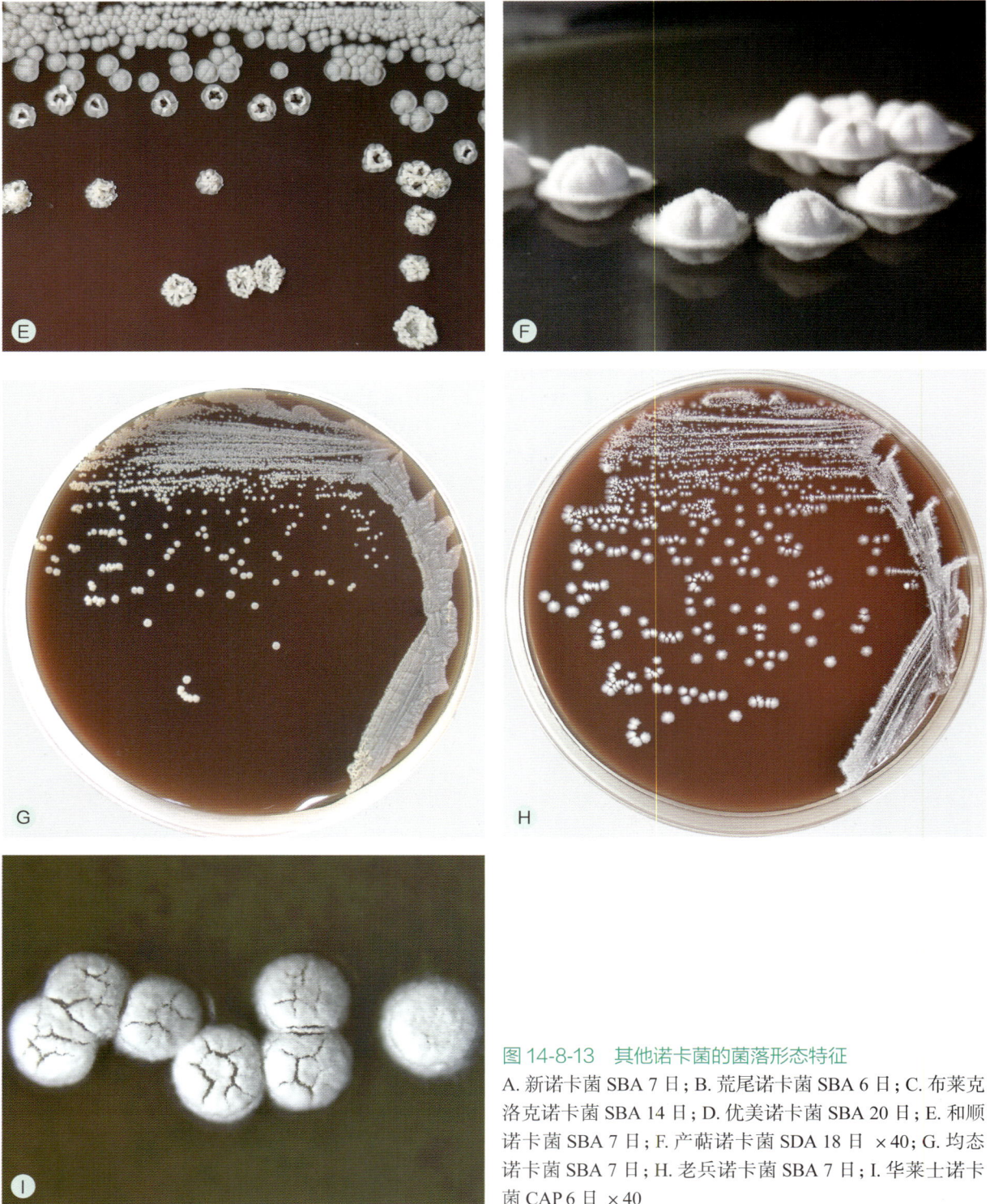

图 14-8-13　其他诺卡菌的菌落形态特征

A. 新诺卡菌 SBA 7 日；B. 荒尾诺卡菌 SBA 6 日；C. 布莱克洛克诺卡菌 SBA 14 日；D. 优美诺卡菌 SBA 20 日；E. 和顺诺卡菌 SBA 7 日；F. 产萜诺卡菌 SDA 18 日 ×40；G. 均态诺卡菌 SBA 7 日；H. 老兵诺卡菌 SBA 7 日；I. 华莱士诺卡菌 CAP 6 日 ×40

诺卡菌属从有机化合物氧化获得能量，代谢属氧化型，触酶阳性。大部分菌种水解七叶苷，尿素酶和硝酸盐还原试验阳性；分解和利用糖类因菌种而异。

三、鉴定与鉴别

（一）属间鉴别

诺卡菌属与其他需氧放线菌如链霉菌属、拟诺卡菌属、红球菌属、马杜拉放线菌属，以及棒杆

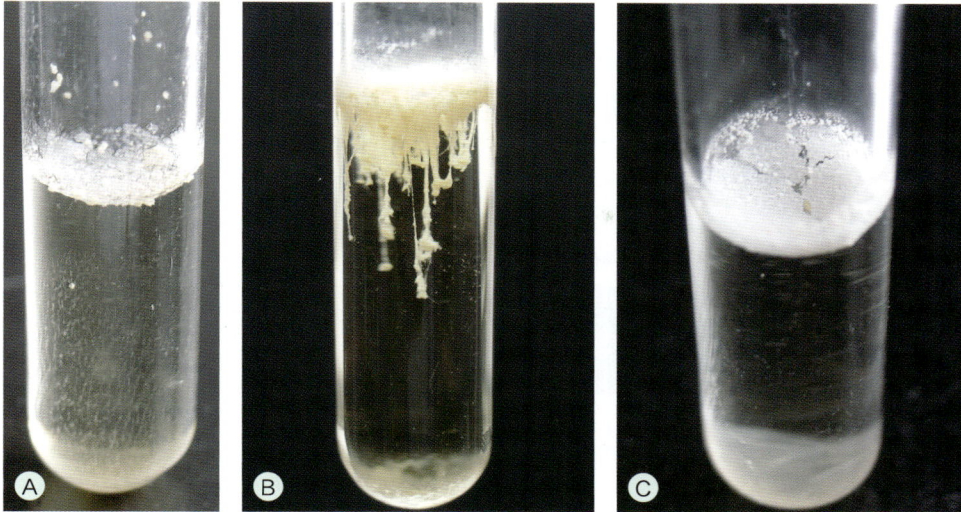

图 14-8-14 诺卡菌在肉汤中的生长状态

A. 星形诺卡菌肉汤中培养 5 日；B. 荒尾诺卡菌肉汤培养 5 日；C. 脓液诺卡菌肉汤培养 2 日

菌等形态相似的革兰氏阳性杆菌的属间鉴别特征如下。

1. 与链霉菌属、放线菌属和拟诺卡菌属的鉴别 四者镜下形态均为分枝丝状，但诺卡菌属改良抗酸染色阳性（图 14-8-3H），并且所有诺卡菌耐受溶菌酶，而后三者抗酸阴性且不耐受溶菌酶。诺卡菌菌丝分枝多呈 90° 角，而放线菌分枝常呈锐角。

2. 与分枝杆菌属的鉴别 分枝杆菌抗酸性强，盐酸酒精不易脱色。而诺卡菌抗酸染色弱阳性，盐酸酒精易脱色。

3. 与红球菌属鉴别 两者均可呈现弱抗酸性，但绝大多数红球菌不产生气生菌丝，并且不耐受溶菌酶，而诺卡菌则相反（图 14-8-1C，图 14-8-1H）。

4. 与棒杆菌的鉴别 棒杆菌不形成菌丝，菌体多呈栅栏状排列；诺卡菌有气生菌丝，延长培养时间，观察有无菌丝体出现，便可区分。

诺卡菌属与相关菌属鉴别见表 14-7-4、表 14-8-1。

表 14-8-1 诺卡菌属与相关菌属鉴别特征

菌属	气生菌丝	抗酸性	分枝菌酸	动力	溶菌酶中生长
诺卡菌属（Nocardia）	+	弱 +	+	−	+
红球菌属（Rhodcpccus）	−*	弱 +	+	−	−
马杜拉放线菌属（Actinomadura）	V	−	−	−	−
链霉菌属（Streptomyces）	+	−	−	−	−
高温放线菌属（Thermoactinomyces）	V	ND	ND	ND	+
戈登菌属（Gordona）	−	弱 +	+	−	V
拟诺卡菌属（Noardioipsis）	+	−	−	−	−
假诺卡菌属（Pseudonocardia）	V	−	−	−	ND
糖单胞菌属（Saccharomonospora）	+	−	−	−	−
糖多胞菌属（Saccharopolyspora）	+	−	−	−	−
迪茨菌属（Dietzia）	−	−	+	−	ND
冢村菌属（Tsukamurella）	−	弱 +	+	NT	+
嗜皮菌属（Dematophilus）	+	−	−	+	NT

注：+，90% 以上菌株阳性；−，90% 以上菌株阴性；V，11%~89% 菌株阳性；ND，无资料；*，偶尔镜下可见气生菌丝。

（二）属内鉴定

诺卡菌属中与人体感染有关菌种约 20 个种，具体鉴定方法相当烦琐，涉及乙酰胺水解、抗生素敏感试验、芳香基硫酸酯酶、利用碳水化合物产酸、利用碳水化合物或其他复合成分作为唯一碳源、七叶苷水解、明胶液化、硝酸盐还原，氨基酸和核酸底物的水解、温度耐受试验、脲酶试验等。而且目前缺乏关于诺卡菌这些属内表型鉴定试验的评价研究。表 14-8-2 列出了其中 12 种与人体感染有关的部分菌种主要生理生化特性。

表 14-8-2　与人体感染有关的诺卡菌种的生理生化特性

菌种	45℃生长	葡萄糖*	阿拉伯糖*	侧金盏花醇*	肌醇*	鼠李糖*	半乳糖*	柠檬酸盐利用	山梨醇利用	尿素酶	硝酸盐还原酶	水解酪蛋白	水解七叶苷	水解腺嘌呤
脓肿诺卡菌	−	+	−	−	−	−	−	+	−	+	+	−	−	−
星形诺卡菌	−	+	−	−	−	V	V	−	−	+	+	−	+	−
皮疽诺卡菌	+	+	−	−	−	+	−	−	−	+	+	−	−	+
巴西诺卡菌	−	+	−	−	+	−	−	+	−	+	+	+	+	−
豚鼠耳炎诺卡菌	V	+	V	−	+	−	−	−	−	+	+	−	+	+
短链诺卡菌	−	−	−	−	−	V	−	−	−	+	−	−	−	−
新诺卡菌	−	−	−	−	−	−	−	−	−	+	+	−	−	−
假巴西诺卡菌	−	+	−	−	+	−	−	+	+	−	+	+	+	+
南非诺卡菌	V	−	V	V	V	−	−	+	V	+	+	−	+	−
肉色诺卡菌	−	−	−	−	−	−	−	−	−	−	+	−	−	−
少食诺卡菌	+	−	−	−	−	−	−	−	−	−	+	−	−	−
非洲诺卡菌	+	−	−	−	−	−	−	−	−	−	+	−	+	−
圣乔治诺卡菌	+	−	−	−	−	−	−	−	−	−	+	−	+	−

注：*，单糖（醇）利用试验即在以该单糖（醇）作为唯一碳源的培养基上生长；+，90% 以上菌株阳性；−，90% 以上菌株阴性；V，11%~89% 菌株阳性。

（三）分子生物学鉴定

诺卡菌属中，多数菌种对大部分商品化的生化试剂反应较差，区分能力有限。近年来，MALDI-TOF 技术、PCR- 限制性核酸内切酶分析和基因测序等分子生物学技术可用于诺卡菌属的鉴定。其中，基因测序技术能将诺卡菌属准确鉴定到种水平。

四、抗菌药物敏感性

诺卡菌药敏试验 CLSI 推荐采用肉汤微量稀释法，试验方法及折点判断标准为 CLSI M24-A2（分枝杆菌、诺卡菌及其他需氧放线菌药敏试验）。纸片扩散法不推荐用于诺卡菌常规药敏检测，但可用于稀释法磺胺类药物 MIC 结果的验证。磺胺甲噁唑纸片扩散法抑菌环直径 ≥35mm 为敏感，≤15mm 为耐药，16~34mm 时表示缺乏足够数据而无法解释。肉汤微量稀释法推荐的抗菌药物包括：一线药物（阿米卡星、阿莫西林 / 克拉维酸、头孢曲松、环丙沙星、克拉霉素、亚胺培南、利奈唑胺、米诺环素、莫西沙星、甲氧苄啶 / 磺胺甲噁唑、妥布霉素），二线药物（头孢吡肟、头孢噻肟、多西环素）。表 14-8-3 列出了常见诺卡菌预期药敏模式。

五、临床意义

诺卡菌在自然界分布广泛，多为腐生寄生菌，与人类疾病关系最大的是星形诺卡菌和巴西诺卡菌，多为外源性感染。星形诺卡菌是一种机会致病菌，主要通过呼吸道入侵肺部，引起化脓性炎症与坏死，症状类似结核病，病灶可向其他组织器官扩散，进而引起脑膜炎、腹膜炎等。星形诺卡菌肺炎患者的痰标本呈肺结核样的干酪痰（图 14-8-15）。巴西诺卡菌可通过损伤的皮肤侵犯皮下组织，产生慢性化脓性肉芽肿，表现为脓肿及多发性瘘管，好发于足和腿部,称为足菌肿(mycetoma)(图 14-8-16)。此外,巴西诺卡菌还可引起蜂窝织炎、皮肤脓肿及皮肤淋巴感染。圣乔治诺卡菌可引起慢性支气管炎、肺炎或脑部脓肿。

表 14-8-3　常见诺卡菌预期药敏模式

菌种/复合群	阿莫西林/克拉维酸	头孢曲松	亚胺培南	环丙沙星	米诺环素	利奈唑胺	磺[a]胺类药	阿米卡星	妥布霉素	克拉霉素
圣乔治诺卡菌	R	S	S	R	V	S	S	S	ND	R
脓肿诺卡菌	S	S	R	R	V	S	S	S	ND	R
新诺卡菌	R	S	S	R	V	S	S	S	ND	S
南非诺卡菌	S/R	S	V	S	S	S	S	R	R	R
皮疽诺卡菌	S	R	V	S	S	S	S	S	S	S
巴西诺卡菌	S	S/R	R	R	S	S	S	S	S	S
假巴西诺卡菌	R	S/R	R	R	S	S	S	S	S	S
豚鼠耳炎诺卡菌	R	R	R	S	S	S	S	S	ND	V

注:a,包括甲氧苄啶/磺胺甲基异噁唑;R,耐药;S,敏感;V,可变;ND,无数据。

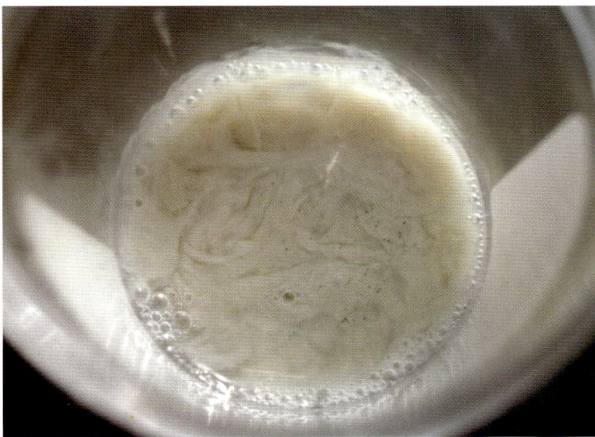

图 14-8-15　诺卡菌感染患者的痰液性状
可见硫磺样颗粒

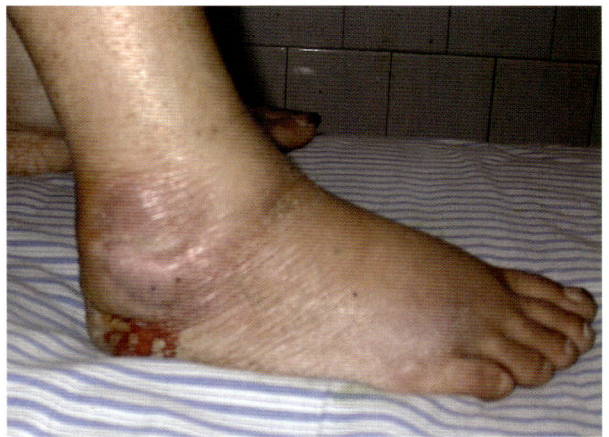

图 14-8-16　巴西诺卡菌引起的足部感染
足菌肿

(邹明祥　陈东科)

第九节　红球菌属

一、分类与命名

红球菌属(Rhodococcus)隶属于细菌域,放线菌门,放线菌纲,棒杆菌目,诺卡菌科(Nocardiaceae)。目前红球菌属中有 63 个种,其中与医学有关的包括马红球菌(R. equi)、椿象红球菌(R. rhodnii)、食联苯红球菌(R. biphenylivorans)、卷耳红球菌(R. cerastii)、类棒菌状红球菌(R. corynebacterioides)、恩克红球菌(R. enclensis)、红平红球菌(R. erythropolis)、京都红球菌(R. kyotonensis)、克罗彭施泰红球菌(R. kroppenstedtii)、食吡啶红球菌(R. pyridinivorans)、赤红球菌(R. ruber)、紫红红球菌(R. rhodochrous)和

支气管红球菌（*R. bronchialis*）等菌种。

红球菌属 DNA G+C 含量为 63~72%，代表菌种为紫红红球菌。

二、生物学特性

（一）形态与染色

红球菌属革兰氏染色为阳性，可产生真菌样菌丝体，产生的菌丝体很快断裂成杆状和球形。红球菌有一个从杆菌到球菌的生长周期（图 14-9-1A~D），其镜下呈现球状还是杆状与菌种、标本类型和生长环境及生长阶段有关。在液体培养基中的菌体形态呈现典型的杆状并可见单个细胞的分枝。红球菌用改良的 Kinyoun 抗酸染色部分染成红色，必须仔细观察，并且如果生长在以大豆酪蛋白为基础的 5% 羊血平板或巧克力平板上的菌落，可能呈现抗酸染色阴性。无鞭毛，无芽胞。由于革兰氏染色形态相近，以及初始生长阶段的红球菌不能产生明显色素，红球菌易被误认为类白喉棒杆菌。

（二）培养特性

红球菌属为需氧菌，在血琼脂平板上 35~37℃，孵育 24 小时，形成直径 1mm 左右针尖大小，颜色可浅黄、奶油色、橙或红色，可形成湿润、粗糙、光滑（图 14-9-2D）或黏液型菌落（图 14-9-1E），随着菌龄的增加，色素更明显，菌落变大变粗糙，也可出现无色素的变异型菌落。某些菌株产生显微镜下可见的微弱气生菌丝，并可出现分枝。在液体培养基中，常在液体表面形成菌膜，下部培养基澄清。红球菌属的形态学特征见图 14-9-1~ 图 14-9-3。

（三）生化特性

红球菌属从有机化合物氧化获得能量，代谢属氧化型，触酶阳性，尿素酶阳性。芳香硫酸酯酶阴性，对溶菌酶敏感，不分解酪蛋白、纤维素、几丁质、弹性蛋白或木聚糖，能利用广泛的有机化合物作为唯一碳源来获得能量用于生长。

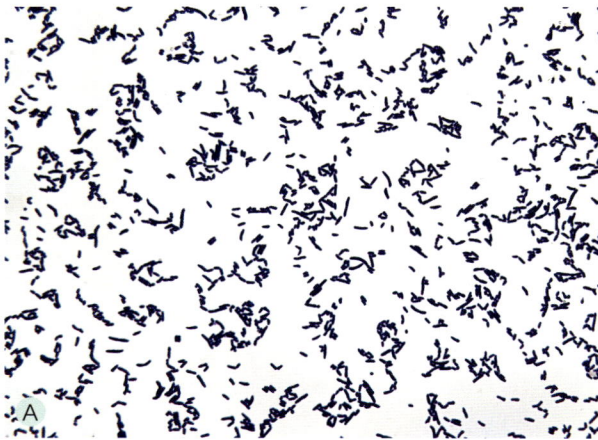

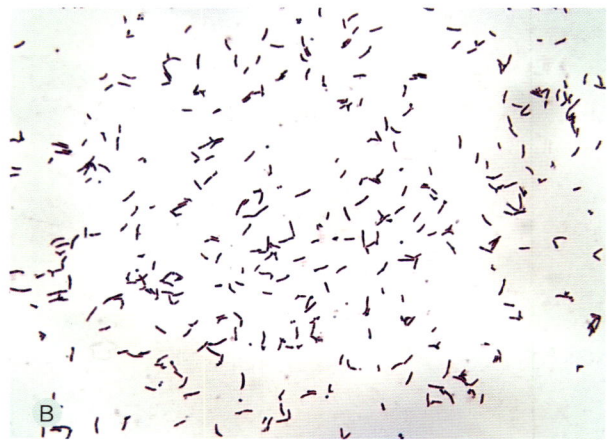

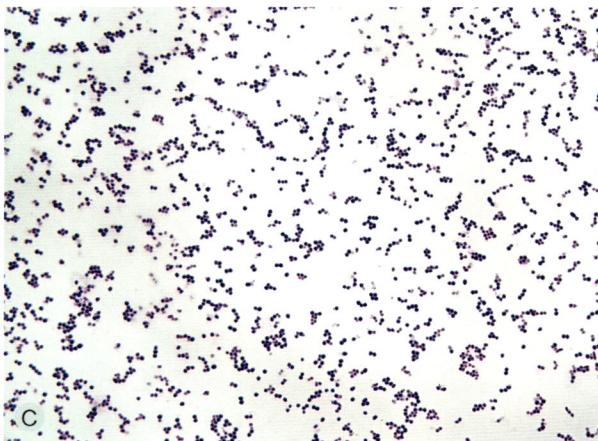

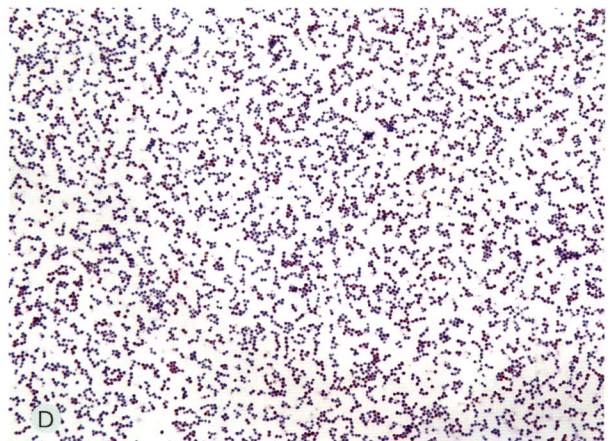

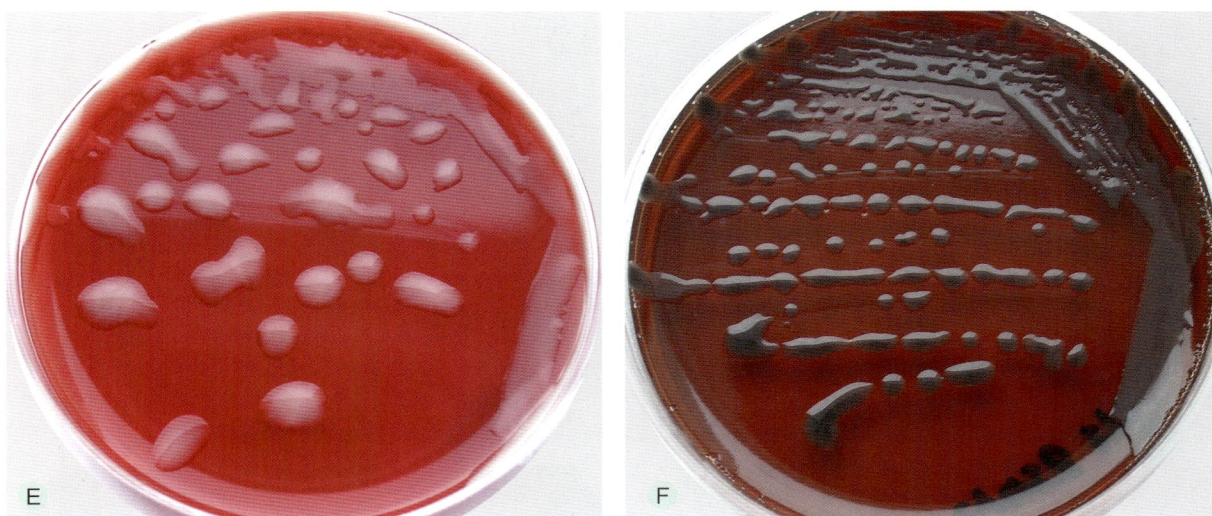

图 14-9-1　马红球菌形态特征

A. SBA 6h, 革兰氏染色 ×1 000; B. SBA 6h, 弱抗酸染色 ×1 000; C. SBA 24h, 革兰氏染色 ×1 000;
D. SBA 2 日, 弱抗酸染色 ×1 000; E. SBA 2 日; F. 亚碲酸盐平板 3 日

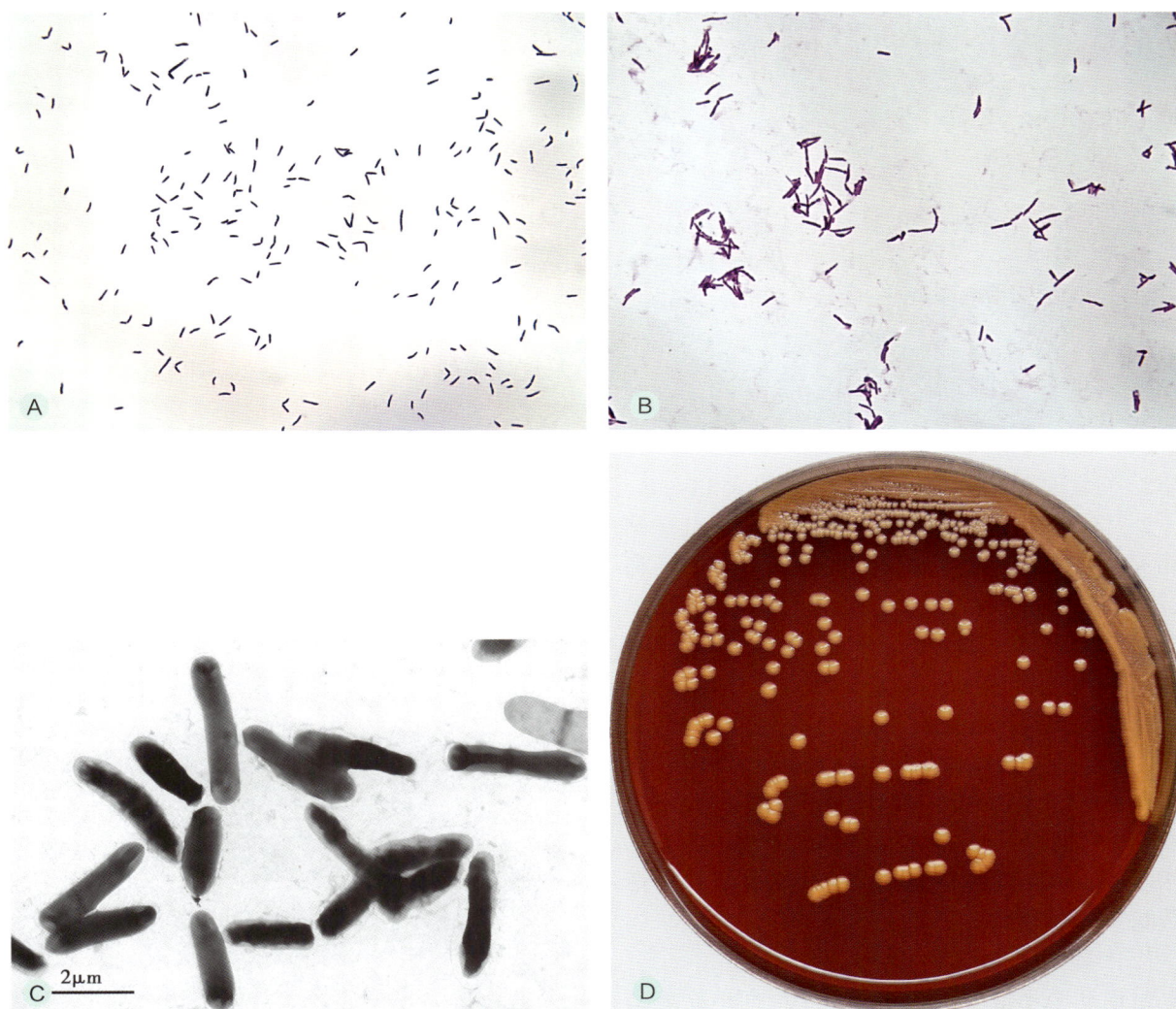

图 14-9-2　克罗彭施泰红球菌(*R. kroppenstedtii*)形态特征

A. 革兰氏染色 ×1 000; B. 培养 2 日, 弱抗酸染色 ×1 000; C. 透射电镜 ×200 000; D. SBA 4 日

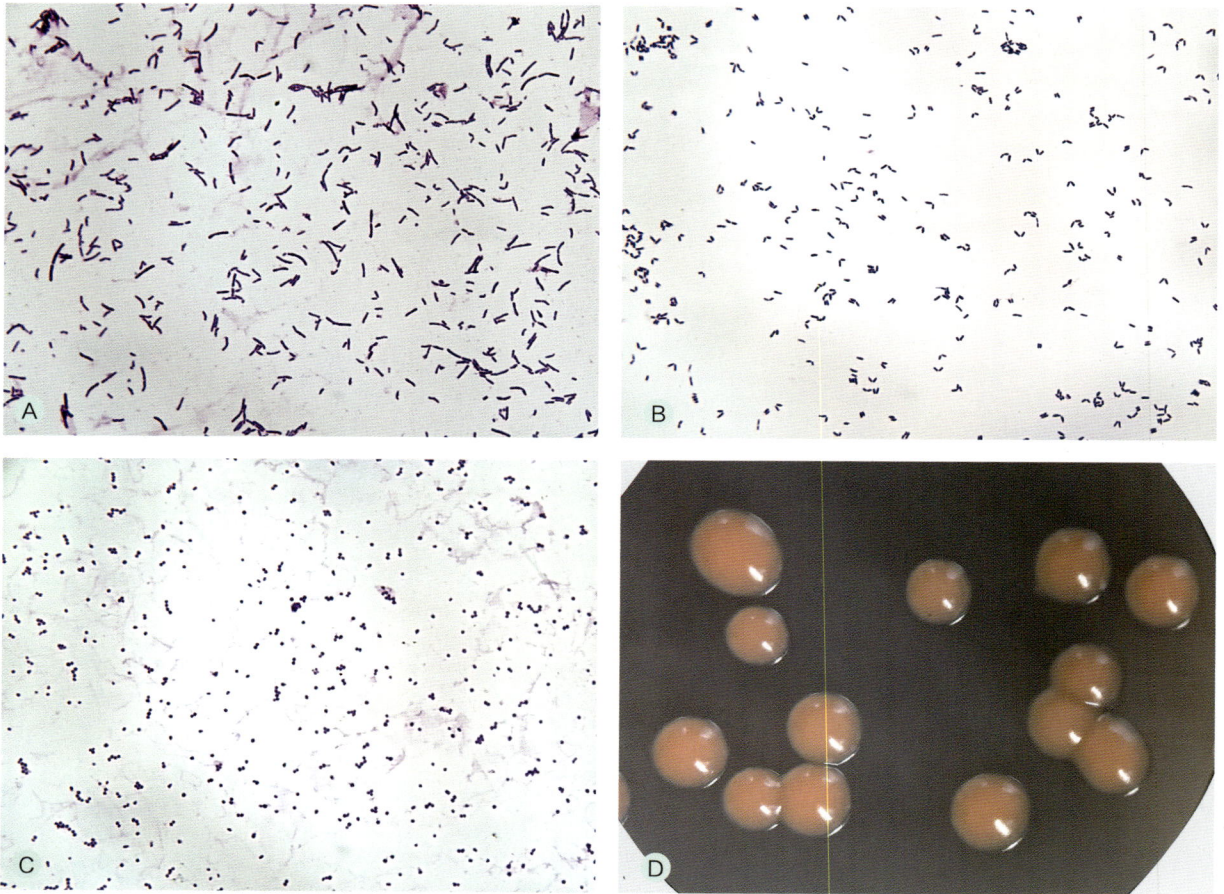

图 14-9-3 类棒菌状红球菌（*R. corynebacterioides*）形态特征

A. 培养 6h,弱抗酸染色 ×1 000；B. 培养 24h,革兰氏染色 ×1 000；C. 培养 2 日,弱抗酸染色 ×1 000；D. MHA 5 日 ×40

三、鉴定与鉴别

（一）属间鉴别

1. 与其他需氧放线菌成员的鉴别见表 14-8-1。

2. 与单核细胞增生李斯特菌的鉴别 红球菌也可呈短杆菌,但其菌落有色素并且不分解葡萄糖,尿素酶阳性,而单核细胞增生李斯特菌菌落无色素,分解葡萄糖且尿素酶阴性。单核细胞增生李斯特菌和马红球菌 CAMP 试验均为阳性,但前者 CAMP 溶血加强区呈长方形,而后者为箭头状。

3. 与光滑型红斑丹毒丝菌的鉴别 两者菌体都可呈卵圆形短杆状,但红球菌菌落有色素,不分解葡萄糖,抗酸染色部分弱阳性（图 14-9-1B、图 14-9-1D）,盐水漂浮试验阳性（图 14-9-4）。而光滑型红斑丹毒丝菌能分解葡萄糖,抗酸阴性。

（二）属内鉴定

目前认为不借助分子生物学手段而单靠表型鉴定是不能将红球菌准确鉴定到种。表 14-9-1 列出了部分与医学相关的红球菌的种间鉴别特征。

马红球菌的 CAMP 试验呈强阳性（图 14-9-5）,其他红球菌通常为阴性。

四、抗菌药物敏感性

红球菌药敏试验 CLSI 推荐采用肉汤微量稀释法,除马红球菌外,药敏试验方法及折点判断标准依据 CLSI M24（分枝杆菌、诺卡菌及其他需氧放线菌药敏试验）及 CLSI M62（分枝杆菌、诺卡菌及其他需氧放线菌药敏试验执行标准）进行。

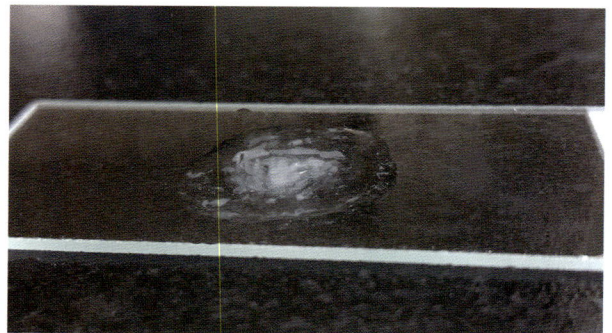

图 14-9-4 红球菌盐水漂浮试验结果阳性

表 14-9-1 部分与医学相关的红球菌种间鉴别特征

菌种	色素	蔗糖	麦芽糖	肌醇	腺嘌呤	半乳糖	甘露醇	山梨醇	分解尿素	柠檬酸盐
马红球菌	粉红	−	−	−	+	+	−	−	+	−
红平红球菌	橙红	+	+	+	+	V	+	+	+	+
椿象红球菌	红	−	−	−	−	+	−	−	+	−
紫红红球菌	玫瑰红	V	+	−	V	V	V	+	V	+
支气管红球菌	褐色	+	+	+	−	−	V	V	+	V

注：+，90% 以上菌株阳性；−，90% 以上菌株阴性；V，11%~89% 菌株阳性。

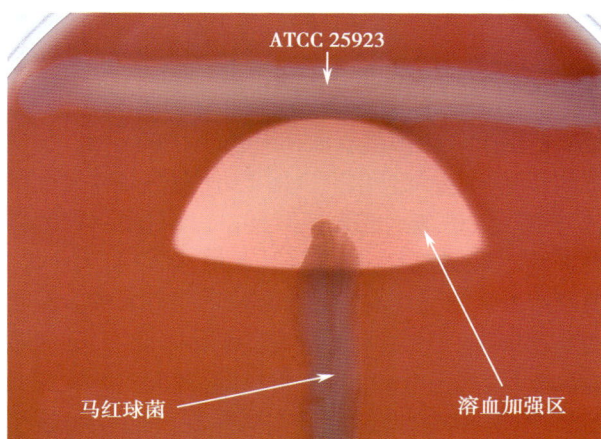

图 14-9-5 马红球菌 CAMP 试验结果
强阳性，2 日

马红球菌能在大多数肉汤微量稀释法药敏板中快速生长，因此药敏试验可使用快速生长的需氧放线菌药敏板或革兰氏阳性菌药敏板。当采用革兰氏阳性菌药敏板时，应按照 CLSI M07 中描述的操作步骤进行，24 小时后可判断结果。除利福平和万古霉素外，其他药物应遵循诺卡菌属的 MIC 折点（参见 CLSI-M62），而利福平和万古霉素 MIC 折点和解释类别暂时使用 CLSI-M100 文件中金黄色葡萄球菌的标准进行解释和报告。

肉汤微量稀释法推荐的一线抗菌药物包括阿米卡星、阿莫西林 / 克拉维酸、头孢曲松、环丙沙星、克拉霉素、多西环素、亚胺培南、利奈唑胺、米诺环素、莫西沙星、甲氧苄啶 / 磺胺甲噁唑及妥布霉素。对于马红球菌，万古霉素和利福平是治疗其感染特别有效的药物，也应作为一线药物进行测试。

五、临床意义

红球菌在自然界分布广泛，可从土壤、水源、海洋环境以及吸血节肢动物肠道分离出该类菌。红球菌属中最常引起人体感染的病原菌为马红球菌，由于它可引起马的肺部感染而得名，常常引起免疫力低下人群如艾滋病患者的呼吸道感染以及胸膜炎和败血症。也不断有其他红球菌如红平红球菌引起人体感染的报道。支气管红球菌可从某些肺结核和支气管扩张患者痰液中分离到。治疗马红球菌感染时常采取联合治疗，抗菌药物包括氨基糖苷类、红霉素、亚胺培南、喹诺酮类、利福平和万古霉素。

(邹明祥 陈东科)

第十节 链霉菌属与马杜拉放线菌属

一、分类与命名

链霉菌属（*Streptomyces*）隶属于细菌域，放线菌门，放线菌纲，链霉菌目，链霉菌科（Sterptomycetaceae）。目前链霉菌属有 844 个种和亚种，其中与人类疾病有关的有索马里链霉菌（*S. somaliensis*）、白色链霉菌（*S. albus*）、灰色链霉菌（*S. griseus*）、比基尼链霉菌（*S. bikiniensis*）和热普通链球菌（*S. thermovulgaris*）等。

链霉菌属 DNA G+C 含量为 69~78mol%，代表菌种为白色链霉菌。

马杜拉放线菌属（*Actinomadura*）隶属于细

菌域,放线菌门,放线菌纲,链孢囊菌目,高温单孢菌科(Thermomonosporaceae)。目前马杜拉放线菌属有86个种和亚种。过去一度认为马杜拉放线菌属是丝状真菌,后来通过细胞超微结构分析确定它们为丝状细菌,被归为需氧放线菌(Anaerobic actinomycetes)。其中马杜拉马杜拉放线菌(*Actinomadura madurae*)、白乐杰马杜拉放线菌(*Actinomadura pelletieri*)、拉丁马杜拉放线菌(*Actinomadura latina*)和腭咽马杜拉放线菌(*A. palatopharyngis*)与人类疾病有关。

马杜拉放线菌属DNA G+C含量为66~72mol%,代表菌种为马杜拉马杜拉放线菌。

链霉菌属和马杜拉放线菌属同属于需氧放线菌。

二、生物学性状

(一) 形态与染色

链霉菌属细菌是一种革兰氏阳性丝状放线菌,直径0.5~2.0μm,其革兰氏染色的着色能力比诺卡菌强。可形成分枝状菌丝,可见念珠状菌体,无横隔。无鞭毛。

马杜拉放线菌属与链霉菌属的菌体形态和菌落形态极为相似。马杜拉放线菌是有分枝菌丝的革兰氏阳性杆菌。菌丝不易断裂,较短而纤细,直径0.5~1μm,在小培养中常见气生菌丝中形成长的孢子链。常在窦道引流物中形成颗粒("硫磺样颗粒"),颗粒压片镜检可见革兰氏阳性分枝状杆菌。

(二) 培养特性

链霉菌属细菌绝大部分为腐生的需氧菌。大部分菌株生长最适温度25~35℃,也有嗜热和嗜冷菌种,热普通链霉菌在25~55℃也可生长。大部分菌种生长所需最适pH 6.5~8.0,嗜碱菌株最适pH 9.0~9.5。生长缓慢,在含放线菌酮的沙氏培养基孵育8~10日后,形成白垩状、多皱褶,有较多气生菌丝的菌落,形态与诺卡菌相似(图14-10-1D、图14-10-1F)。在血平板上18~24小时形成针尖大小菌落,48小时后逐渐增大,可有溶血及咬琼脂现象(图14-10-1F)。在复合琼脂培养基上形成青苔状或黄油状坚韧的菌落,菌落常有明显的泥土味,培养初期形成的菌落表面相对光滑,边缘整齐,不易挑起,但后期可发育出气生菌丝,使菌落表面显现絮状、颗粒状、粉末状或天鹅绒样,并且不同菌种的菌落颜色不同,包括白色、褐色、灰色、棕色和黑色等。菌落产生色素与培养基成分和培养条件有关。链霉菌菌丝纤细、分枝、无隔、多核,菌丝体发达,分为基内菌丝(营养菌丝)和气生菌丝,后者成熟后发育成孢子丝,其形态多样(直、弯曲、螺旋、轮生),可裂生大量分生孢子进行散播和繁殖(图14-10-1C)。孢子丝和其上形成的链状分生孢子的形态、颜色因种而异,是分种的主要识别性状之一。

链霉菌属细菌的形态特征见图14-10-1、图14-10-2。

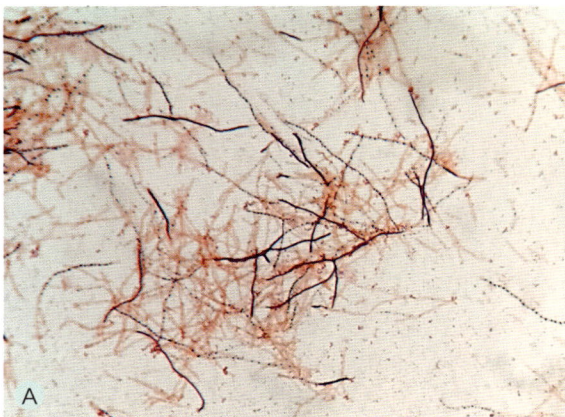

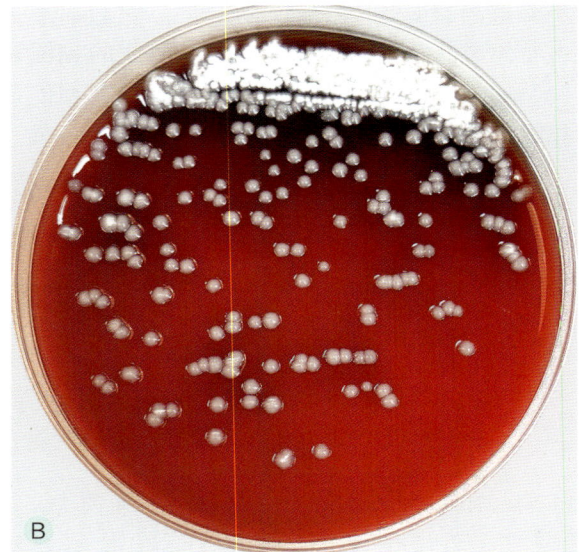

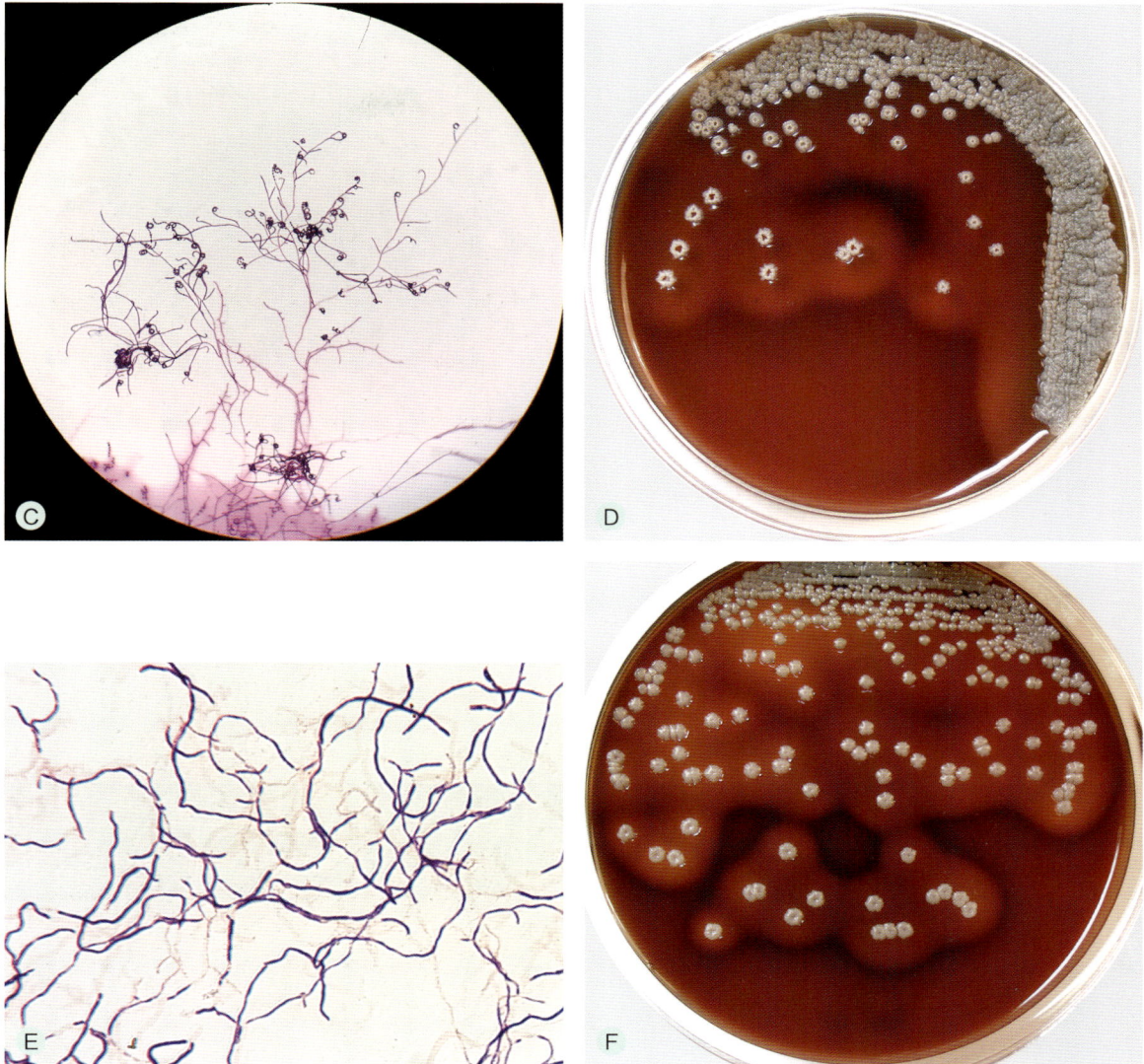

图 14-10-1 链霉菌的形态特征

A. 白色链霉菌革兰氏染色 ×1 000；B. 白色链霉菌 SBA 3 日；C. 可可链霉菌（小培养 4 日）革兰氏染色 ×1 000；
D. 可可链霉菌 SBA 6 日；E. 韦腊链霉菌革兰氏染色 ×1 000；F. 韦腊链霉菌 SBA 30℃ 5 日

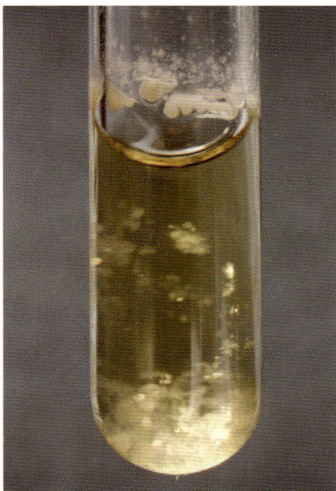

图 14-10-2 链霉菌在肉汤中的生长情况

马杜拉放线菌属细菌生长缓慢，需氧条件下在常规真菌培养基和分枝杆菌培养基上都能生长。菌落蜡样，膜状覆盖或黏液状，菌落呈堆积或有皱褶，产生多种颜色，如红色、粉红、褐色。在 L-J 罗氏培养基上培养 2 周后，菌落表面可出现气生菌丝。马杜拉放线菌的形态特征见图 14-10-3。

（三）生化特性

链霉菌属为需氧菌，从有机化合物氧化获得能量。许多菌株能产生一种或多种抗生素。触酶阳性，能利用葡萄糖，有较强的淀粉和蛋白质水解能力，分解酪蛋白，对溶菌酶敏感，芳香硫酸酯酶阴性。两菌属的菌种在尿素酶、硝酸盐还原等生化反应上有差别，详见表 14-10-1。

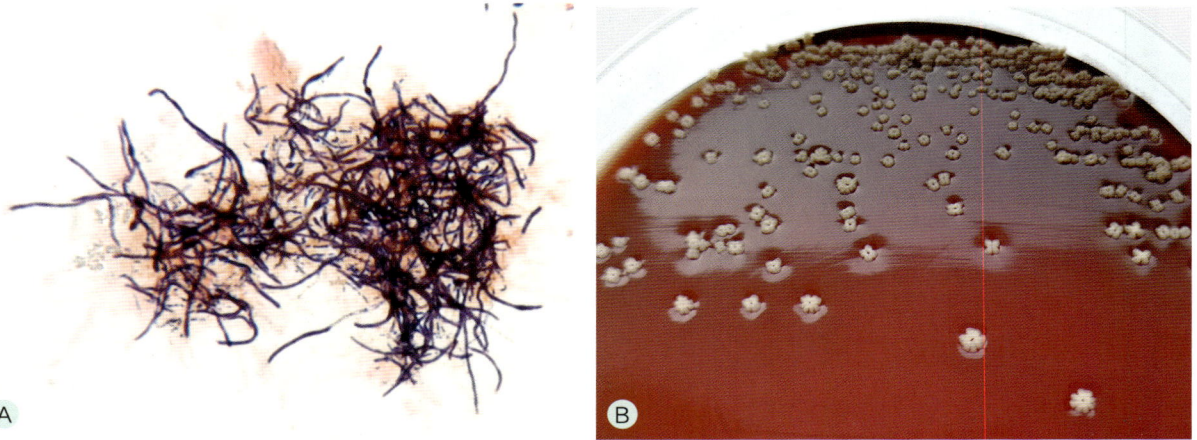

图 14-10-3 马杜拉放线菌的形态特征

A. 产亚硝酸盐马杜拉放线菌革兰氏染色 × 1 000；B. 产亚硝酸盐马杜拉放线菌 SBA 9 日

三、鉴定与鉴别

(一) 属间鉴别

1. 与其他需氧放线菌成员的鉴别见表 14-8-1。

主要通过观察气生菌丝、抗酸性、动力、溶菌酶中是否生长以及是否存在分枝菌酸等进行简单区别。

2. 部分与医学相关的马杜拉放线菌和链霉菌的生化鉴别特征见表 14-10-1。

表 14-10-1 部分与医学相关的马杜拉放线菌和链霉菌的生化鉴别特征

细菌	溶菌酶	分解				尿素酶	水解七叶苷	水解明胶	分解利用			硝酸盐还原
		酪蛋白	酪氨酸	黄嘌呤	次黄嘌呤				乳糖	木糖	阿拉伯糖	
马杜拉马杜拉放线菌	S	+	+	−	+	−	+	+	+	+	+	+
白乐杰马杜拉放线菌	S	+	+	−	+	−	−	+	−	−	−	+
索马里链霉菌	S	+	+	−	−	−	−	+	−	−	−	+
灰色链霉菌	S	+	+	+	+	V	ND	+	−	−	−	+
白色链霉菌	S	+	+	−	−	−	+	ND	+	−	−	+
热普通链霉菌	S	+	ND	−	−	ND	ND	+	ND	+	−	+

注：+，90% 以上菌株阳性；−，90% 以上菌株阴性；V，11%-89% 菌株阳性；R，耐药；S，敏感；ND，无资料。

(二) 属内鉴定

需氧放线菌种类繁多，利用现有的表型试验很难将分离菌株鉴定到种，甚至属水平，若想准确鉴定临床分离株，需将分离菌株送参考实验室用分子生物学技术，检测 16S rRNA 基因序列，以进行鉴定。

马杜拉马杜拉放线菌与白乐杰马杜拉放线菌较相似，基内菌丝均可产生深红到棕红色素，但后者只分解葡萄糖和海藻糖产酸，不分解利用其他糖类，不水解七叶苷，而马杜拉马杜拉放线菌可水解七叶苷，分解葡萄糖、阿拉伯糖、甘露糖、麦芽糖、海藻糖、鼠李糖、木糖、纤维二糖、侧金盏花醇、甘露醇、赤藓醇和甘油等产酸。

部分与医学相关的马杜拉放线菌和链霉菌属内菌种鉴定和种间鉴别见表 14-10-1。

四、抗菌药物敏感性

链霉菌属药敏试验 CLSI 推荐采用肉汤微量稀释法，试验方法及折点判断标准为 CLSI M24-A2 (分枝杆菌、诺卡菌及其他需氧放线菌药敏试验)。肉汤微量稀释法推荐的抗菌药物包括一线药物 (阿米卡星、阿莫西林 / 克拉维酸、头孢曲松、环丙沙星、克拉霉素、亚胺培南、利奈唑胺、米诺环素、莫西沙星、甲氧苄啶 / 磺胺甲噁唑、妥布霉素) 和二线药物 (头孢吡肟、头孢噻肟、多西环素)。

五、临床意义

马杜拉放线菌和链霉菌都是引起放线菌足分枝菌病又称"足菌肿"的常见病原菌。足菌肿是一种累及皮下组织、肌肉及骨骼(尤其下肢)的慢性感染,并可形成窦道。可分为放线菌性足菌肿和真菌性足菌肿,其比例约为 1.5:1,其中放线菌性足菌肿的主要其特点是通过窦道排出的分泌物中含大量分枝状菌丝的颗粒("硫磺样颗粒")。治疗首选联合用药如复方新诺明与链霉素,平均疗程为 9 个月。

临床上,马杜拉马杜拉放线菌和白乐杰马杜拉放线菌是马杜拉放线菌属中最常见的菌种,而链霉菌属中最常见的菌种为索马里链霉菌。灰色链霉菌、比基尼链霉菌和热普通链霉菌可引起菌血症。马杜拉马杜拉放线菌还可引起肺炎、腹膜炎和菌血症等。

(邹明祥 陈东科)

第十一节 库 特 菌 属

一、分类与命名

库特菌属(*Kurthia*)隶属于细菌域,厚壁菌门,芽孢杆菌纲,芽孢杆菌目,动性球菌科(Planococcaceae)。1883 年 H. kurth 首次报道从鸡小肠内容物中分离到一种需氧无芽孢杆菌,称为佐氏细菌,1885 年 Trevisan 设立库特菌属,佐氏细菌称为佐氏库特菌(*K. zopfii*),但直到 1957 年,第 7 版《伯杰细菌鉴定手册》才正式引入库特菌属。目前库特菌属有 7 个种,分别为佐氏库特菌(*K. zopfii*)、吉氏库特菌(*K. gibsonii*)、西伯利亚库特菌(*K. sibirica*)、*K. huakuii*、*K. massiliensis*、*K. populi* 和 *K. senegalensis*。

库特菌属 NDA G+C 含量为 36~38mol%,代表菌种为佐氏库特菌。

二、生物学特性

(一)形态与染色

革兰氏染色阳性、不规则、无分枝棒杆菌,大小为 0.8μm×(3~8)μm 或更长,对数生长期可形成长链,常为平行或无支链的细丝。陈旧培养基上由于杆菌断裂而使菌体更趋向于球状或短杆状(图 14-11-1A)。非抗酸,周鞭毛可运动,但可出现无动力株。无芽孢。

(二)培养特性

库特菌为严格需氧菌,最适生长温度 25~30℃,在 pH 中性蛋白胨酵母浸膏培养基上生长较好,可形成树根状菌落。在血平板上不溶血,为大的淡黄色奶油样菌落,菌落形态与芽孢杆菌属相近(图 14-11-1B)。其典型特点为在酵母明胶斜面培养基上 25℃培养,呈鸟羽状生长。

库特菌属的形态特征见图 14-11-1。

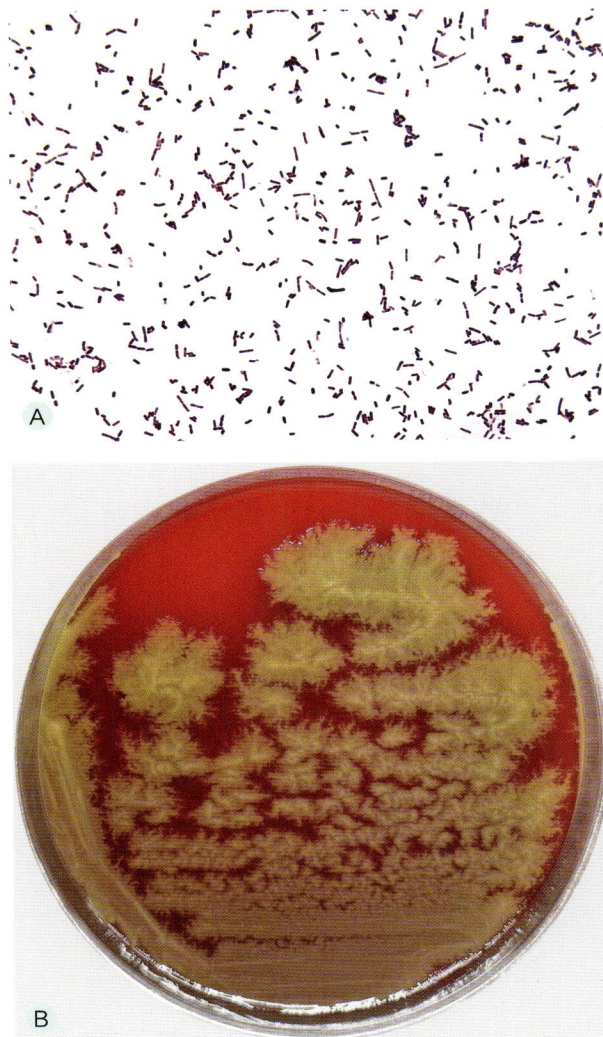

图 14-11-1 吉氏库特菌的形态特征
A. 革兰氏染色 ×1 000;B. SBA 2 日

（三）生化特性

库特菌属触酶阳性，氧化酶阴性，在蛋白胨培养基上不发酵碳水化合物产酸。不还原硝酸盐，不水解明胶。

三、鉴定与鉴别

（一）属间鉴别

与其他医学密切相关的需氧无芽胞杆菌，如单核细胞增生李斯特菌、红斑丹毒丝菌、乳杆菌属的鉴别，见表 14-11-1。

（二）属内鉴定

库特菌属内菌种鉴定和种间鉴别特征见表 14-11-2。

四、抗菌药物敏感性

目前，库特菌属细菌对抗菌药物的敏感性研究报道不多，推测作用于革兰氏阳性菌的抗菌药物和广谱抗菌药物可能对该类细菌有效。

表 14-11-1　库特菌与其他相关需氧无芽胞杆菌的鉴别特征

菌属	菌体形态	专性需氧	β-溶血	触酶	动力	硫化氢	七叶苷	发酵		
								葡萄糖	甘露醇	水杨苷
库特菌属	类似链杆菌，陈旧培养物中含球形和丝杆状菌体	+	−	+	+	−/V	−	−	−	−
单核细胞增生李斯特菌	短、小、球杆	−	+	+	+（25℃）		+	+	−	+
红斑丹毒丝菌	细长，有时长短不一	−				+		+	−	
乳杆菌属	细长到短球杆								+/−	+/−

注：+，90% 以上菌株阳性；−，90% 以上菌株阴性；V，11%~89% 菌株阳性。

表 14-11-2　库特菌属内菌种鉴定和种间鉴别

菌种	7% NaCl 生长	合成黄色素	菌体可呈球状	磷酸酶	果糖产酸	乙醇产酸	45℃生长
佐氏库特菌	+	−	+	−	−	+	−
吉氏库特菌	+	+	+	+	W	−	+
西伯利亚库特菌	−	+	−	+	+	−	+

注：+，90% 以上菌株阳性；−，90% 以上菌株阴性；V，11%~89% 菌株阳性；W，弱反应。

五、临床意义

库特菌的临床致病性目前尚不明确，有待进一步研究，已从腹泻患者粪便中分离出来。

（邹明祥　陈东科）

第十二节　戈登菌属

一、分类与命名

戈登菌属（*Gordonia*）隶属于细菌域，放线菌门，放线菌纲，棒杆菌目，诺卡菌科。1971 年 Tsukamura 建议将从痰和土壤中分离到的一种新的棒状样革兰氏阳性杆菌以美国微生物学家 Ruth. E. Gordon 的名字命名为 Gordona 菌属。1977 年 Goodfellow 等取消这种分类并将其划归为红球菌属。直到 1988 年，Stackebranat 等根据 16S rRNA 同源性分析和分枝菌酸结构研究，重新引入戈登菌属（Gordona）并在 1997 年从词源学角度将 Gordona 更正为 Gordonia。目前戈登菌属包括 38 个种，其中爱知戈登菌（G. aichiensis）、新井戈登菌（G. araii）、支气管戈登菌（G. bronchialis）、耳炎戈登菌（G. otitidis）、深红戈登菌（G. rubropertincta）、痰液戈登菌（G. sputi）、土地戈登菌（G. terrae）与人体致病有关，其他还有嗜碱戈登菌（G. alkaliphila）、香港戈登菌（G. hongkongensis）、雅各芭戈登菌（G. jacobaea）、水塘戈登菌（G. lacunae）、食石蜡戈登菌（G. paraffinivorans）、无家戈登菌（G. sinesedis）。

戈登菌属 DNA G+C 含量为 63~69mol%，代表菌种为支气管戈登菌。

二、生物学特性

（一）形态与染色

革兰氏阳性棒状短杆菌，直径 0.2~0.5μm，菌丝在生长过程中断裂为杆状和球状，显微镜下可见细的串珠状球杆菌，没有明显的分枝菌丝，有时容易与口腔正常菌群中的棒杆菌相混淆，改良抗酸染色弱阳性（图 14-12-1C、图 14-12-4B）。无鞭毛，不形成孢子和荚膜。

（二）培养特性

戈登菌属为需氧菌，生长缓慢，在含 5% 兔血的心浸液平板（heart infusion agar，HIA）或血琼脂平板上 35℃孵育 1 周后，形成干燥、有皱褶、凸起、淡棕色菌落，不同菌种颜色各异包括橙色、肉红色、灰色等。不产生气生菌丝，支气管戈登菌产生联丝体（synnemata），易与气生菌丝相混淆（图 14-12-2A）。该菌属细菌可在 28℃和 37℃生长，但在 45℃不生长。

戈登菌属细菌的形态特征见图 14-12-1~图 14-12-6。

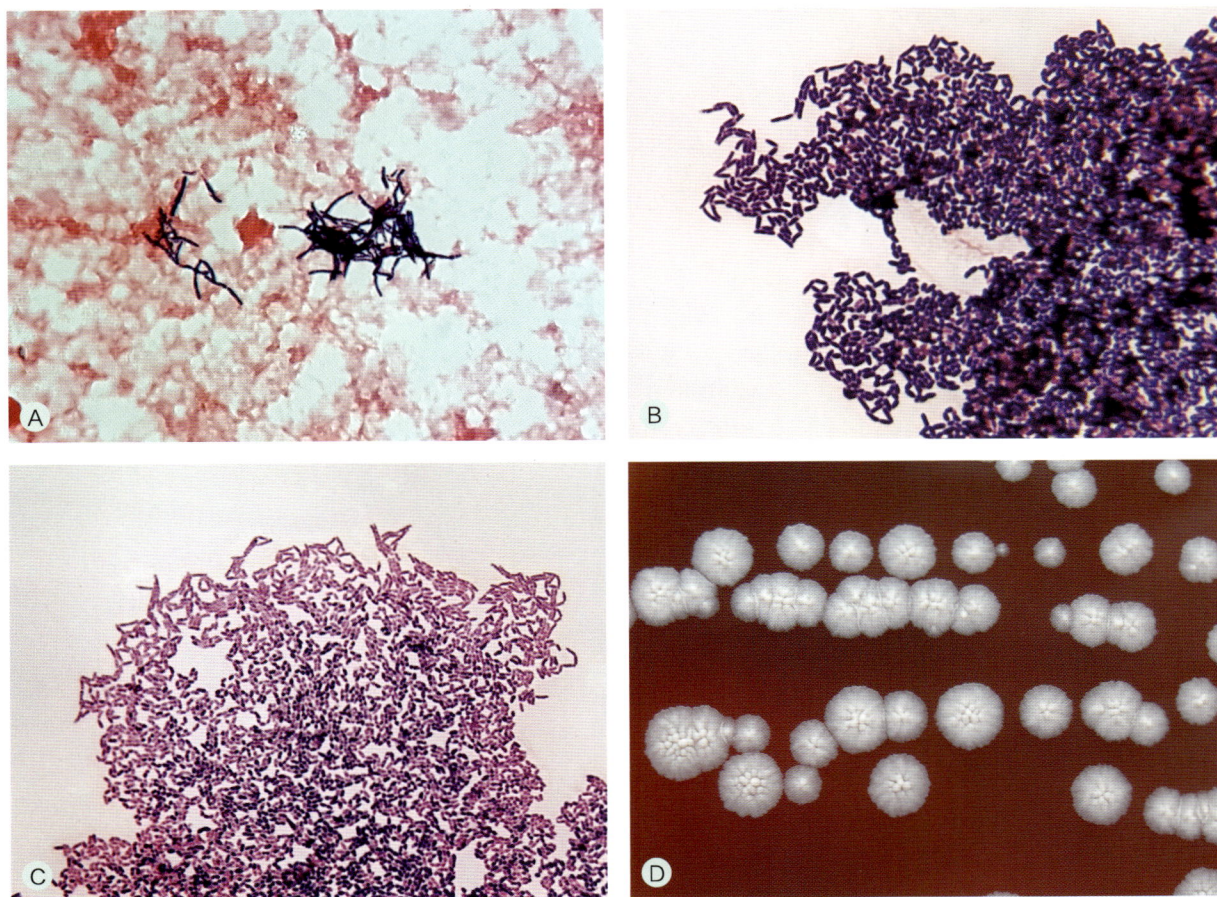

图 14-12-1 痰液戈登菌的形态特征
A. 血培养涂片革兰氏染色 ×1 000；B. 小培养 MHA14 日，革兰氏染色 ×1 000；
C. 小培养 MHA10 日，弱抗酸染色 ×1 000；D. SBA 6 日

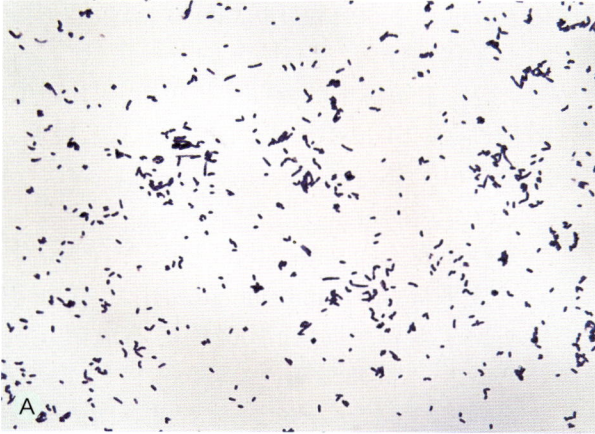

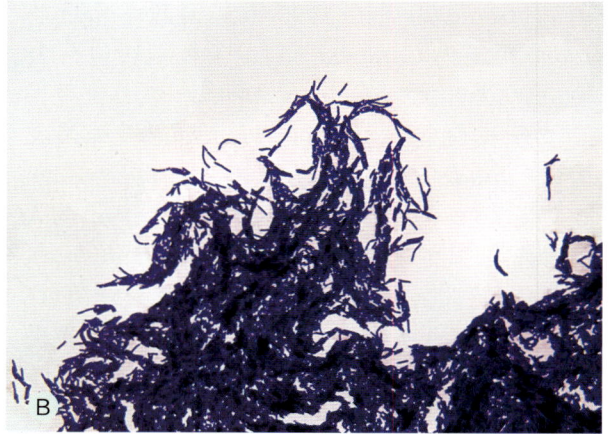

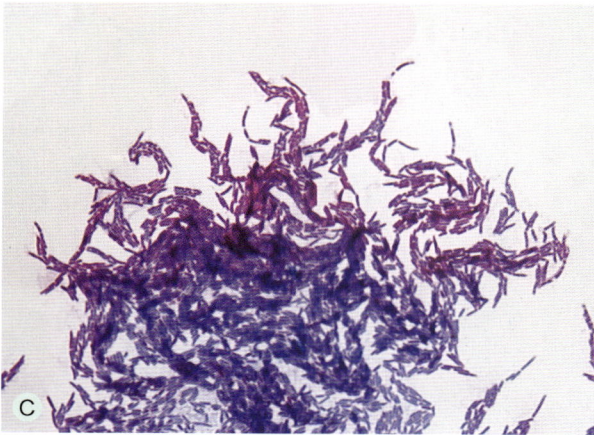

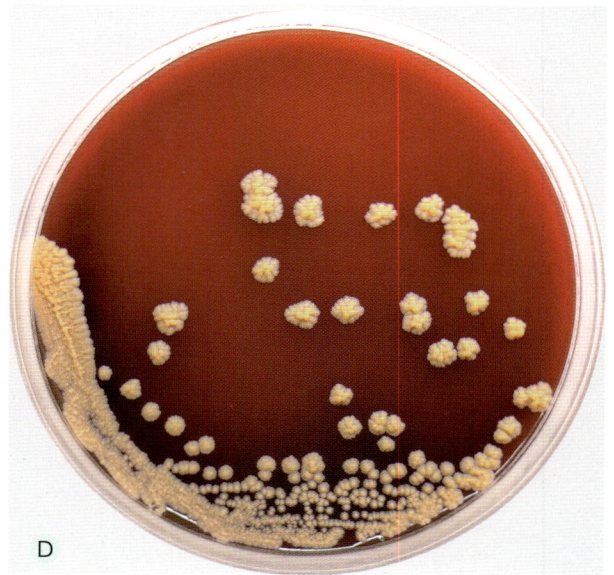

图 14-12-2   支气管戈登菌的形态特征
A. 菌落涂片革兰氏染色 ×1 000；B. 小培养 MHA 9 日，革兰氏染色 ×1 000；
C. 小培养 MHA15 日，弱抗酸染色 ×1 000；D. SBA 7 日

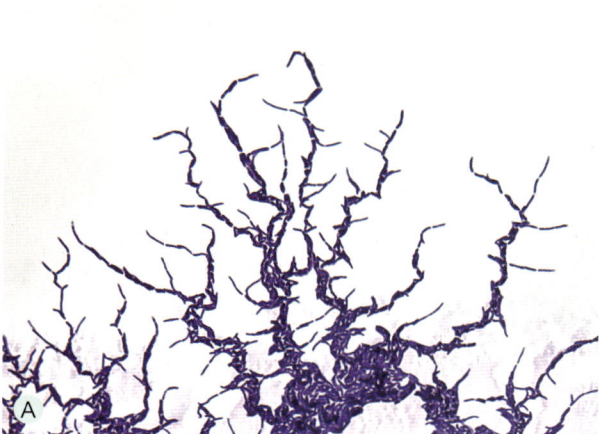

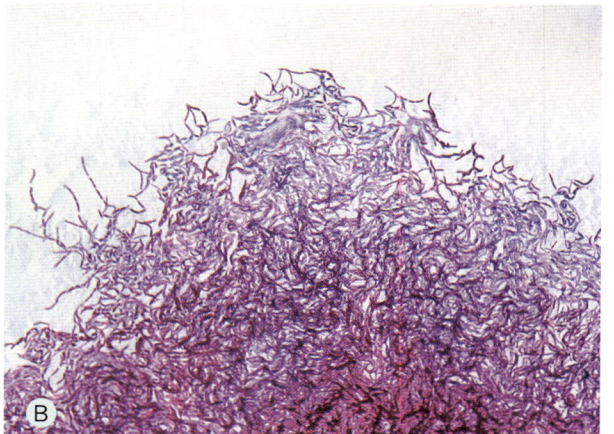

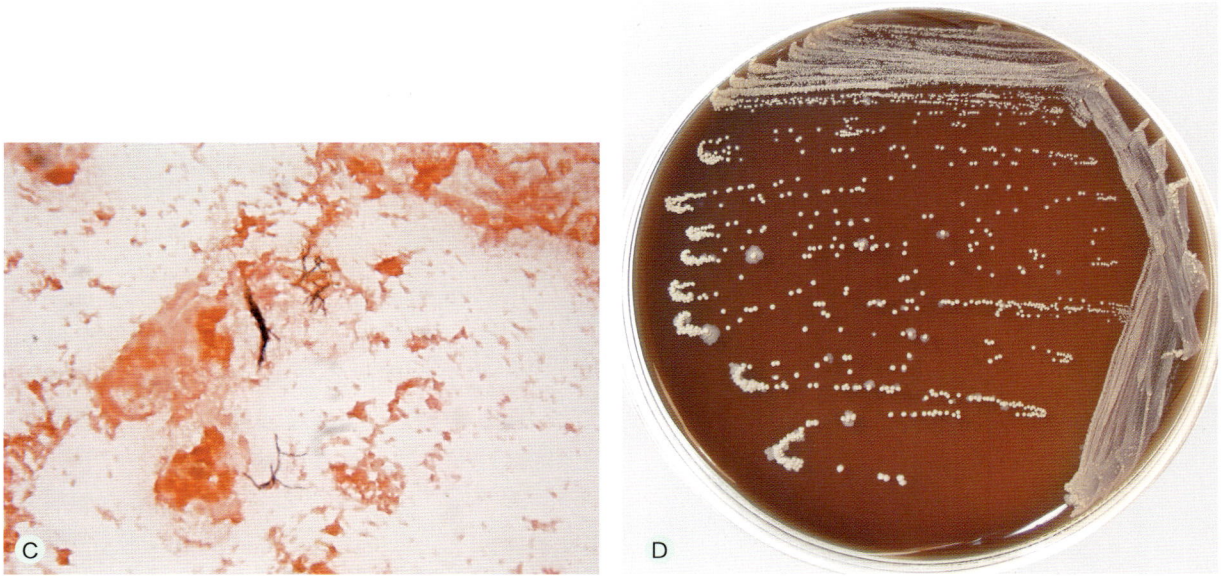

图 14-12-3　新井戈登菌的形态特征

A. 小培养 MHA14 日,革兰氏染色 ×1 000;B. 小培养 MHA14 日,弱抗酸染色 ×1 000;
C. 血培养涂片革兰氏染色 ×1 000;D. SBA 18 日

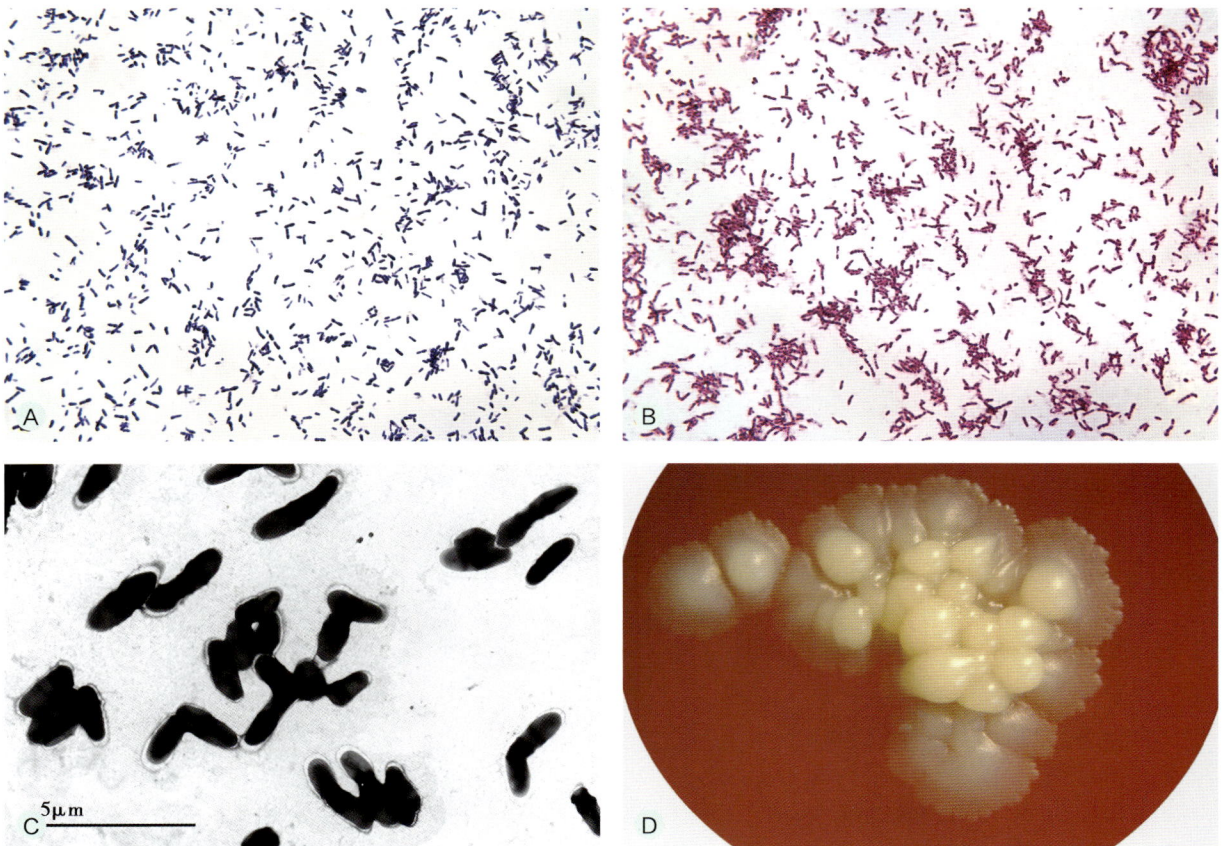

图 14-12-4　耳炎戈登菌的形态特征

A. 革兰氏染色 ×1 000;B. 弱抗酸染色 ×1 000;C. 透射电镜 ×200 000;D. SBA 7 日 ×40

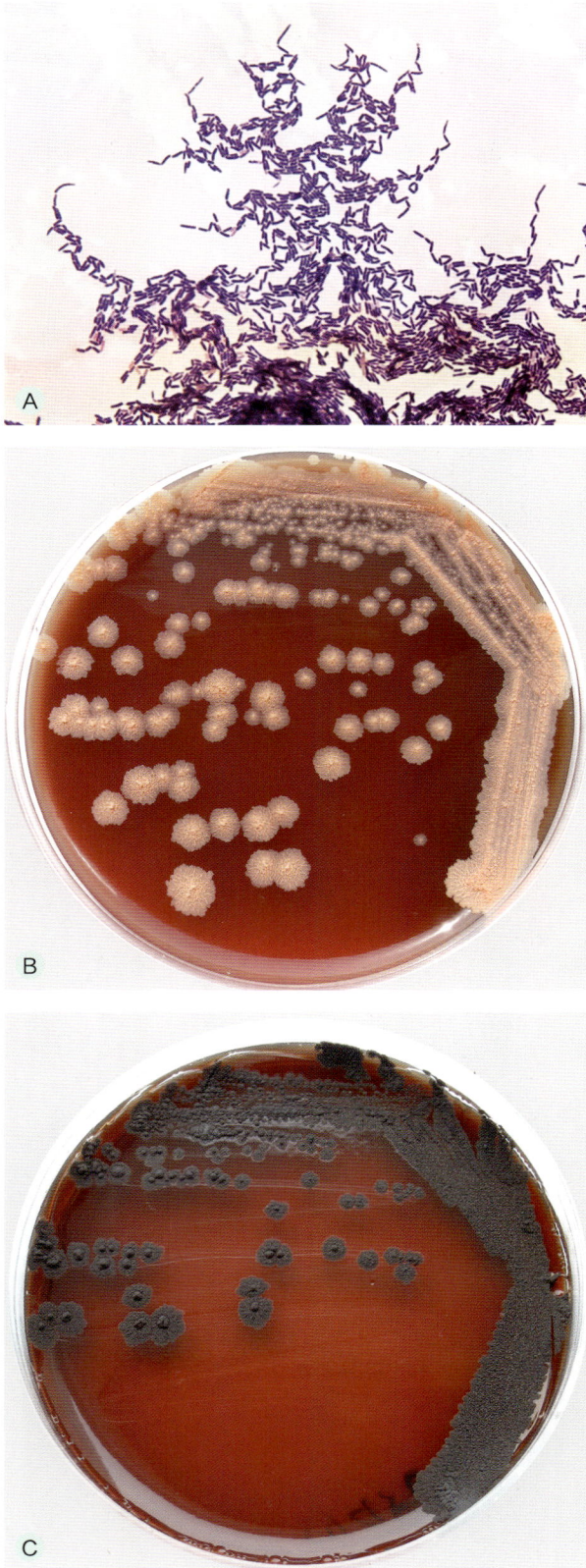

图 14-12-5   土地戈登菌的形态特征

A. 小培养 MHA 11 日, 革兰氏染色 ×1 000; B. SBA 5 日;
C. 亚碲酸盐平板 11 日

（三）生化特性

该菌属触酶阳性, 氧化酶阴性, 氧化葡萄糖产酸, 能还原硝酸盐为亚硝酸盐, 脲酶阳性, 芳香硫酸酯酶阴性, 不分解酪蛋白、纤维素、几丁质、弹性蛋白和木聚糖。

三、鉴定与鉴别

（一）属间鉴别

1. 与其他需氧放线菌群成员的鉴别见表 14-8-1。

2. 与分枝杆菌的鉴别　戈登菌为改良抗酸染色弱阳性, 并缺乏酰基硫酸酯酶, 而分枝杆菌有较强抗酸性并含酰基硫酸酯酶。

3. 与诺卡菌、链霉菌属区别　诺卡菌属及链霉菌属产生气生菌丝, 诺卡菌属能耐受溶菌酶, 而链霉菌属对溶菌酶敏感; 戈登菌不产气生菌丝, 对溶菌酶可敏感。

（二）属内鉴定

要想准确将戈登菌属鉴定到种, 应将表型特征（形态与生理生化反应等）与细胞分枝菌酸成分分析以及分子生物学方法相结合才能达到。表 14-12-1 只是简单提供了几种与医学相关的戈登菌属的种间鉴别特征, 仅供参考。

不同种戈登菌的菌落颜色也不尽相同。

四、抗菌药物敏感性

戈登菌属药敏试验 CLSI 推荐采用肉汤微量稀释法, 具体参见第十节链霉菌属相应部分。

五、临床意义

戈登菌在自然界分布广泛, 免疫功能受损、导管植入以及其他侵入性操作可能是戈登菌感染的重要因素。某些菌种可引起免疫力低下患者手术伤口感染、菌血症、心内膜炎、肺部感染、中枢神经系统等感染。已报道从支气管炎或肺结核患者痰液中分离到支气管戈登菌、爱知戈登菌、深红戈登菌或痰液戈登菌。土地戈登菌可引起原发性皮肤感染, 也在免疫力低下患者脑脓肿标本中分离到该菌。

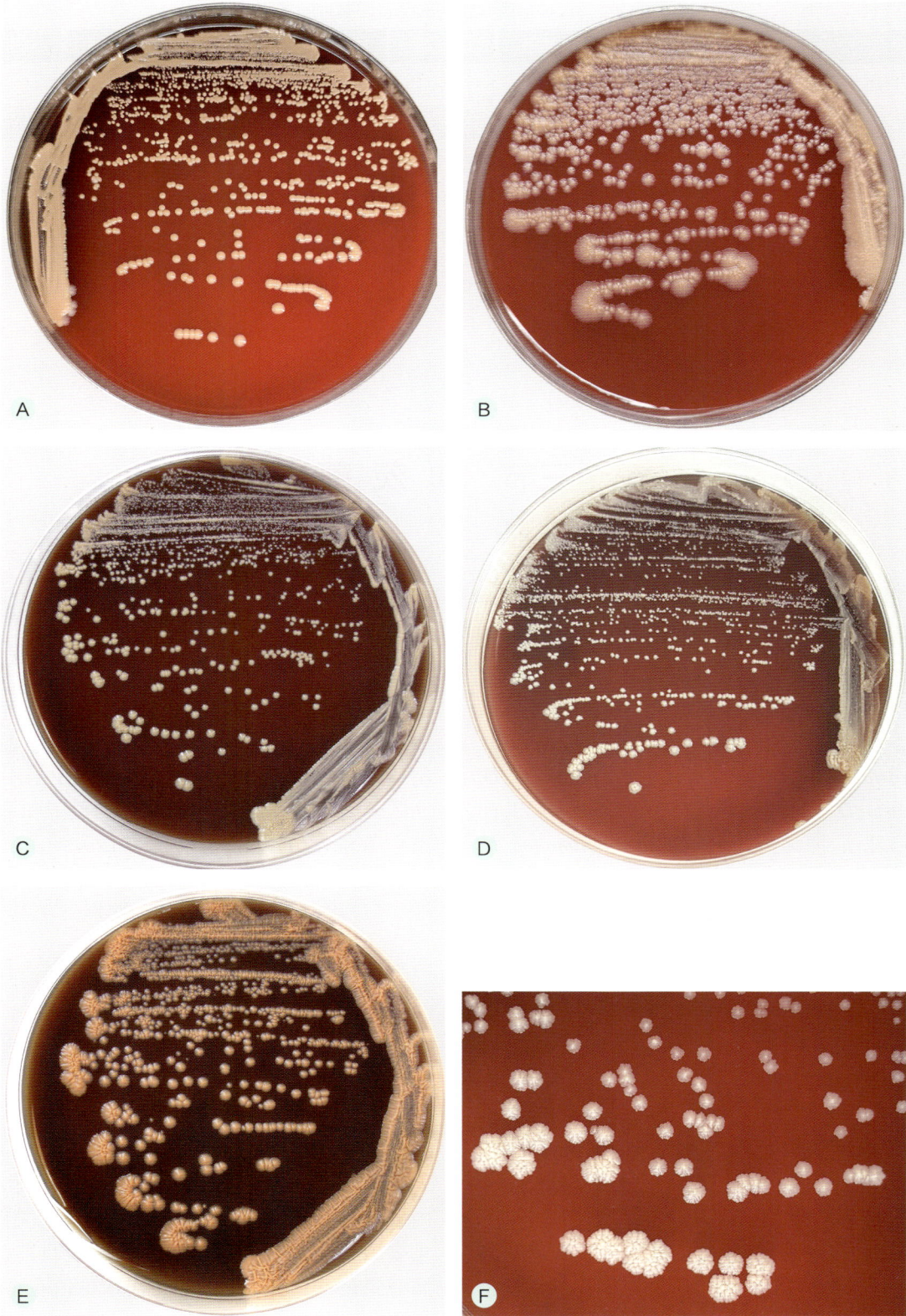

图 14-12-6　其他戈登菌的形态特征
A. 香港戈登菌（光滑型）SBA 4 日；B. 香港戈登菌（粗糙型）SBA 3 日；C. 爱知戈登菌 SBA 7 日；
D. 无家戈登菌 SBA 9 日；E. 水塘戈登菌 SBA7 日；F. 雅各芭戈登菌 SBA 6 日

表 14-12-1　几种与医学相关的戈登菌属种间鉴别特征

菌名	肌醇	半乳糖	海藻糖	山梨醇	甘露醇	棉子糖	鼠李糖	柠檬酸盐
爱知戈登菌	-	-	+	-	-	-	-	+
支气管戈登菌	+	-	+	-	-	-	-	-
深红戈登菌	-	+	+	+	-	-	-	+
痰液戈登菌	-	+	+	+	+	+	-	-
土地戈登菌	-	+	+	+	+	+	+	+

注：+,90% 以上菌株阳性；-,90% 以上菌株阴性。

（邹明祥　陈东科）

第十三节　迪　茨　菌　属

一、分类与命名

迪茨菌属（*Dietzia*）隶属于细菌域,放线菌门,放线菌纲,棒杆菌目,迪茨菌科（Dietziaceae）。于 1995 年由 Rainey 等建议成立的新属,目前属内有 13 个种,包括 *D. aerolata*、*D. alimentaria*、*D. aurantiaca*、*D. cercidiphylli*、*D. cinnamea*、*D. kunjamensis*、*D. lutea*、海洋迪茨菌（*D. maris*,以前称海洋红球菌、海洋黄杆菌）、*D. natronolimnaea*、*D. papillomatosis*、*D. psychralcaliphila*、木荷迪茨菌（*D. schimae*）、*D. timorensis*。

迪茨菌属 DNAG+C 含量为 65.5~73mol%,代表菌种为海洋迪茨菌。

二、生物学特性

（一）形态与染色

革兰氏染色阳性,无鞭毛,无气生菌丝,改良抗酸染色不定。菌体可呈多形性,如球形、短杆菌或杆菌,杆状细胞常呈 V 形排列。不形成芽胞。

（二）培养特性

需氧菌,在血平板、胰蛋白胨大豆和营养琼脂培养基上可形成圆形、凸起、奶油状、反光的橘黄色到珊瑚红色菌落。在营养肉汤中呈浑浊生长。生长温度范围 4~45℃。

迪茨菌属细菌的形态学特征见图 14-13-1。

三、鉴定与鉴别

迪茨菌属的鉴定与鉴别较困难,用传统的生化方法难以将马红球菌与迪茨菌属区分开（但两者的菌落颜色和形态有明显的差别）,即使采用基因测序区分菌种也十分困难（如海洋迪茨菌和希曼迪茨菌）。在能用分子生物学学方法区分迪茨菌属的不同种之前,建议用"迪茨菌属"来表示该属所有菌株。与其他需氧放线菌成员的鉴别见表 14-8-1。

四、抗菌药物敏感性

迪茨菌属分离株对抗菌药物广泛敏感,但目前没有明确证据表明可通过菌种鉴定来预测对抗菌药物的敏感性。

五、临床意义

迪茨菌属为机会致病菌,可见于血液、静脉内导管、主动脉夹层以及人工髋关节相关感染等,主要致病菌种为海洋迪茨菌。截至目前,迪茨菌属感染的病例报道较少,其临床价值有待进一步研究。

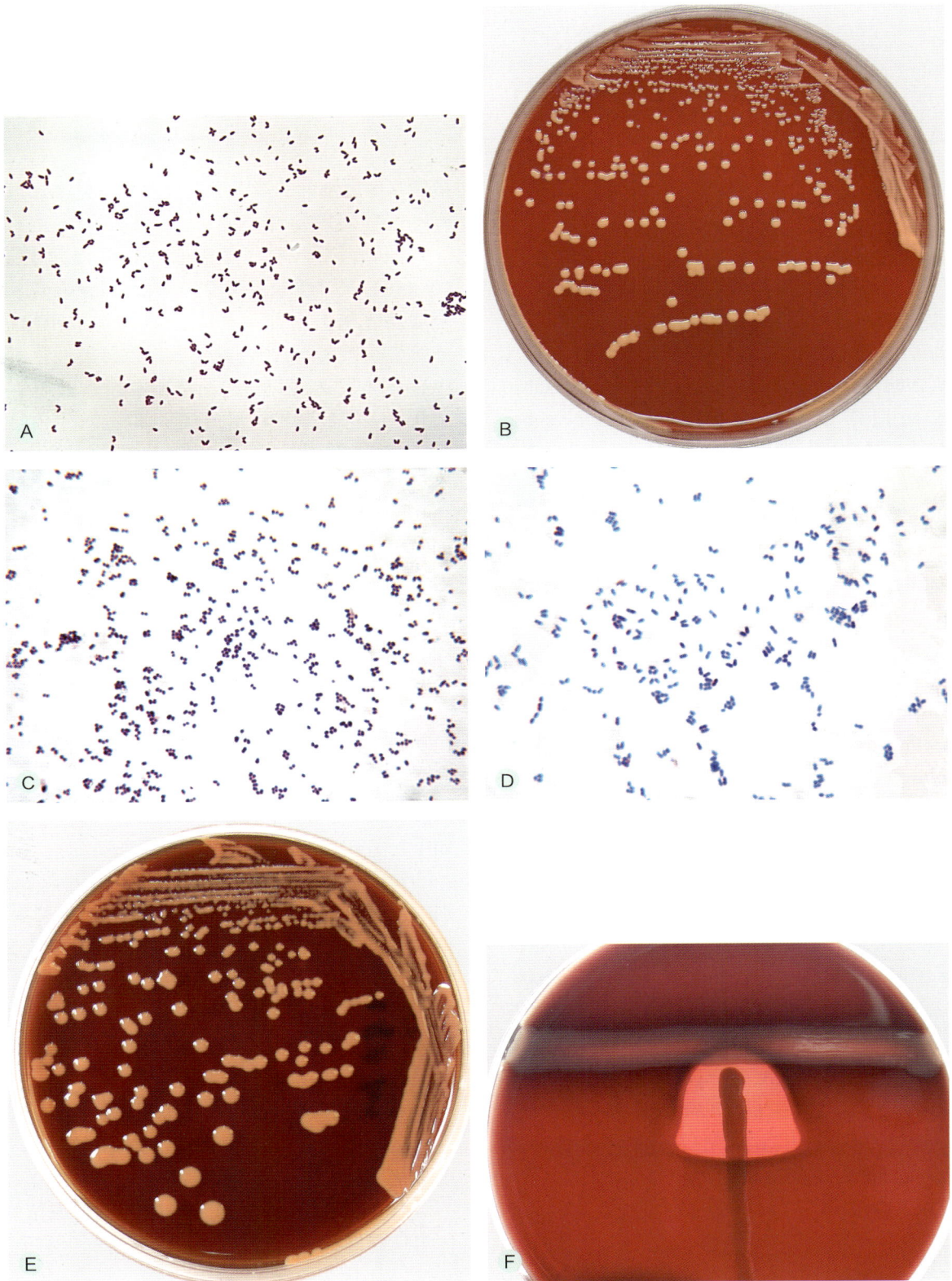

图 14-13-1 迪茨菌形态学特征

A. *D. cinnamea* 革兰氏染色 ×1 000；B. *D. cinnamea* SBA 5 日；C. 海洋迪茨菌革兰氏染色 ×1 000；
D. 海洋迪茨菌弱抗酸染色 ×1 000；E. 海洋迪茨菌 SBA 7 日；F. 海洋迪茨菌 CAMP 试验结果 SBA 2 日

（邹明祥　陈东科）

第十四节　拟诺卡菌属

一、分类与命名

拟诺卡菌属（*Nocardiopsis*）隶属于细菌域,放线菌门,放线菌纲,链孢囊菌目,拟诺卡菌科。目前属内有 53 个种和亚种,包括埃及拟诺卡菌(*N. aegyptia*)、非洲拟诺卡菌(*N. Africana*)、白拟诺卡菌(*N. alba*)、白拟诺卡菌白色亚种(*N. alba* subsp. *Alba*)、白拟诺卡菌普葱绿亚种(*N. alba* subsp. *Prasina*)、白微红拟诺卡菌(*N. alborubida*)、*N. alkaliphila*、南极拟诺卡菌(*N. antarctica*)、阿拉伯拟诺卡菌(*N. arabia*)、*N. arvandica*、*N. baichengensis*、*N. chromatogenes*、*N. coeruleofusca*、*N. composta*、*N. conyzicola*、*N. coralliicola*、达松维尔拟诺卡菌(*N. dassonvillei*)、达松维尔拟诺卡菌白微红亚种(*N. dassonvillei* subsp. *Albirubida*)、达松维尔拟诺卡菌达松维尔亚种(*N. dassonvillei* subsp. *Dassonvillei*)、达松维尔拟诺卡菌葱绿亚种(*N. dassonvillei* subsp. *Prasina*)、*N. endophyticus*、*N. exhalans*、*N. fildesensis*、黄色拟诺卡菌(*N. flava*)、浅黄色拟诺卡菌(*N. flavescens*)、*N. ganjiahuensis*、*N. gilva*、嗜盐拟诺卡菌(*N. halophila*)、*N. halotolerans*、*N. kunsanensis*、李斯特拟诺卡菌(*N. listeri*)、*N. litoralis*、*N. longispora*、*N. lucentensis*、*N. metallicus*、易变拟诺卡菌(*N. mutabilis*)、*N. nikkonensis*、*N. potens*、葱绿拟诺卡菌(*N. prasina*)、*N. quinghaiensis*、*N. rhodophaea*、玫瑰拟诺卡菌(*N. rosea*)、萨利纳拟诺卡菌(*N. salina*)、*N. sinuspersici*、线团拟诺卡菌(*N. synnemataformans*)、*N. syringae*、土拟诺卡菌(*N. terrae*)、海藻糖拟诺卡菌(*N. trehalosi*)、热带拟诺卡菌(*N. tropica*)、潮湿学校拟诺卡菌(*N. umidischolae*)、*N. valliformis* 和 *N. xinjiangensis* 等。

DNA G+C 含量为 64~69mol%,代表菌种为达松维尔拟诺卡菌。

二、生物学性状

（一）形态与染色

拟诺卡菌属革兰氏染色阳性,呈分枝状菌丝,气生菌丝可形成大小不等的孢子,改良抗酸染色阴性。拟诺卡菌属细菌的镜下形态见图 14-14-1A、C、E。

（二）培养特性

拟诺卡菌属为需氧菌,生长温度范围为 10~45℃,最佳生长温度 28℃。大部分拟诺卡菌在合成培养基上培养 4~5 日以上,可形成粗糙、皱缩或折叠状菌落,可产黄绿色或棕色可溶性色素。基内菌丝体发达,菌丝较长、浓密、分枝,断裂后呈球菌状。大部分菌种可形成气生菌丝,气生菌丝稀疏到丰富,菌丝较长、适度分枝、直或不规则弯曲,断裂后碎片形成孢子,孢子形成开始时,菌丝断裂成长片段,随后再分成更小的不规则大小孢子,孢子细长光滑,呈"之"字形排列。气生菌丝可呈蓝色、白色、奶油色、黄色、灰色或绿色。

拟诺卡菌属细菌的菌落形态见图 14-14-1B、D、F。

三、鉴定与鉴别

（一）属间鉴别

拟诺卡菌属与其他需氧放线菌属如诺卡菌属、链霉菌属、红球菌属、马杜拉放线菌属以及棒杆菌等形态相似的革兰氏阳性杆菌的属间鉴别特征如下。

1. 与链霉菌属、放线菌属和诺卡菌属的鉴别　四者镜下形态均为分枝丝状,但诺卡菌属改良抗酸染色弱阳性,并且耐受溶菌酶,而拟诺卡菌属、链霉菌属、放线菌属改良抗酸染色阴性且不耐受溶菌酶。拟诺卡菌属与相关菌属鉴别见表 14-8-1。

2. 与分枝杆菌属的鉴别　分枝杆菌抗酸性阳性,而拟诺卡菌抗酸染色阴性。

3. 与红球菌属鉴别　红球菌属可呈弱抗酸性,但绝大多数红球菌不产生气生菌丝,而拟诺卡菌则相反。

4. 与棒杆菌的鉴别　棒杆菌不形成菌丝,菌体多呈栅栏状排列,而拟诺卡菌属有气生菌丝。

（二）属内鉴定

拟诺卡菌属种类较多,单纯依靠表型检测很难准确鉴定到种,准确鉴定需要借助分子生物学手段。表 14-14-1 列出了拟诺卡菌属部分菌种的鉴别特点。

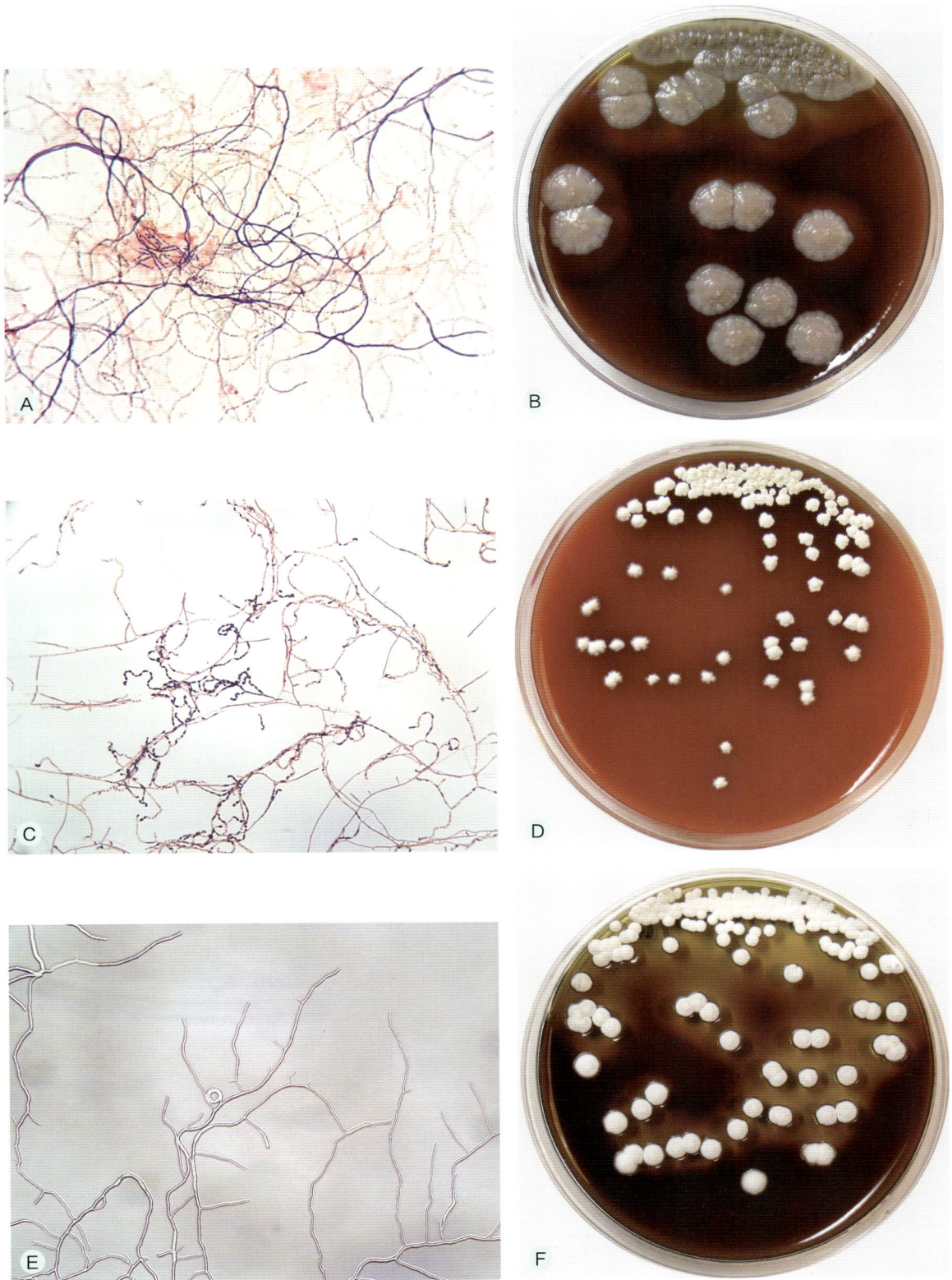

图 14-14-1　拟诺卡菌的形态特征

A. 白色拟诺卡菌小培养 7 日，革兰氏染色 ×1 000；B. 白色拟诺卡菌 SBA 7 日；C. 达松维尔拟诺卡菌小培养 7 日，革兰氏染色 ×1 000；D. 达松维尔拟诺卡菌 SBA 4 日；E. 潮湿学校拟诺卡菌 SDA 35℃小培养 12 日，未染色 ×1 000；F. 潮湿学校拟诺卡菌 SBA 7 日

表 14-14-1   拟诺卡菌属部分菌种的鉴别特点

特征	白拟诺卡菌	达松维尔拟诺卡菌	嗜盐拟诺卡菌	李斯特拟诺卡菌	卢森坦拟诺卡菌	葱绿拟诺卡菌	线团拟诺卡菌
自人体分离的种	–	+	–	–	–	–	+
与人感染相关的种	–	+	–	–	–	–	+
基生菌丝颜色	无色	黄,橙黄到棕色	珊瑚色到红色	无色	黄到棕色	无色	深棕色
可分解							
黄嘌呤	+	+	+	+	–	–	+
酪蛋白	+	+	+	+	+	+	+
次黄嘌呤	+	+	+	+	+		+
酪氨酸	+	+	–	+	+	+	+
可利用下列物质作为唯一碳源							
纤维二糖	+	+	NT	–	+	–	+
D-半乳糖	+	+	–	–	–	–	+
D-葡萄糖	+	+	–	–	+	–	+
i-内消旋肌醇	–	–	+	–	+	–	+
麦芽糖	+	+	–	–	+	–	+
D-甘露醇	–	+	+	–	+	–	+
棉子糖	–	–	–	–	+	–	–
L-鼠李糖	+	W	+	–	+	–	+
蔗糖	–	+	–	–	+	–	+
海藻糖	+	+	NT	–	+	–	+
D-木糖	–	+	+	–	–	–	+

注:+,阳性;–,阴性;W,弱阳性;NT,未试验。

四、抗菌药物敏感性

目前,拟诺卡菌属对抗菌药物的敏感性研究甚少,有待进一步积累数据。

五、临床意义

拟诺卡菌属广泛分布于盐湖和碱性土壤,也可见于肥料、蔬菜类物质、室内环境以及人和动物的临床材料。拟诺卡菌属引起的感染非常少,主要致病菌种为达松维尔拟诺卡菌。已有报道该菌可引起血流感染、足分枝菌病以及皮肤感染。

(邹明祥   陈东科)

第十五节   冢村菌属

一、分类与命名

冢村菌属(*Tsukamurella*)隶属于细菌域,放线菌门,放线菌纲,棒杆菌目,冢村菌科(Tsukamure-llaceae)。目前属内有 13 个种,与医学有关的包括仁川冢村菌(*T. inchonensis*)、微代谢冢村菌(*T. paurometabola*)、肺冢村菌(*T. pulmonis*)、泡沫冢村菌(*T. spumae*)、斯氏冢村菌(*T. strandjordi*)和溶酪氨酸冢村菌（*T. tyrosinosolvens*）等。

DNA G+C 含量为 68~78mol%，代表菌种为微代谢冢村菌。

二、生物学性状

（一）形态与染色

冢村菌属革兰氏染色阳性，菌体直或呈轻微弯曲长杆状，有时呈球杆状，可单个、成对或成簇存在，无明显分枝。无鞭毛，不形成芽胞。改良抗酸染色弱阳性。

（二）培养特性

冢村菌为需氧菌，生长较慢。在罗氏培养基和脑心浸液培养基可形成粗糙、干、扁平或皱褶菌落，无气生菌丝。菌落颜色可为白色或黄色至黄褐色或浅褐色。

冢村菌属细菌的形态学特征见图 14-15-1、图 14-15-2。

（三）生化特性

冢村菌属从有机化合物氧化获得能量。触酶阳性，芳基硫酸酯酶阴性，耐受溶菌酶。

三、鉴定与鉴别

（一）属间鉴别

与弱抗酸阳性的需氧放线菌如诺卡菌属、红球菌属、戈登菌属相鉴别：诺卡菌属和冢村菌属均耐受溶菌酶，但诺卡菌属可形成丰富的气生菌丝，而冢村菌属相反。红球菌属对溶菌酶敏感，戈登菌属对溶菌酶大多敏感，而冢村菌属耐受溶菌酶。冢村菌属与其他需氧放线菌属鉴别见表 14-8-1。

（二）属内鉴定

冢村菌属单纯依靠表型检测很难准确鉴定到种，准确鉴定需要借助分子生物学手段。冢村菌属内部分菌种的鉴别与鉴定见表 14-15-1。

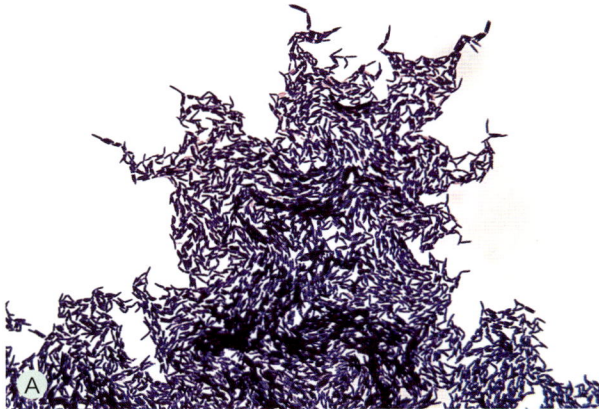

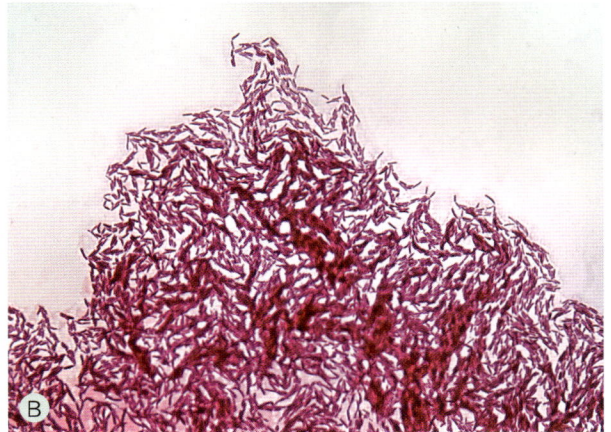

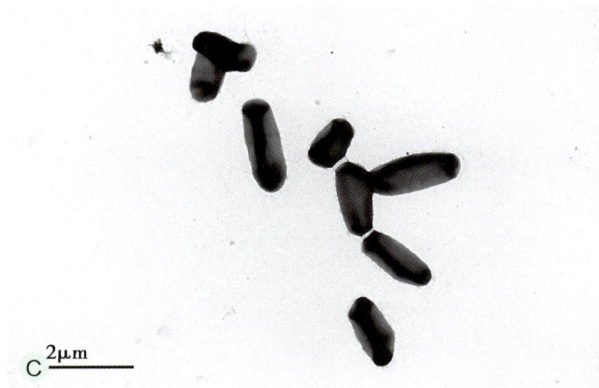

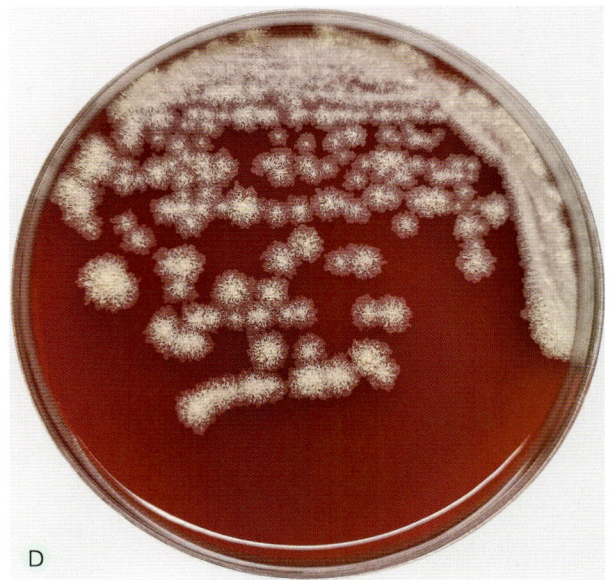

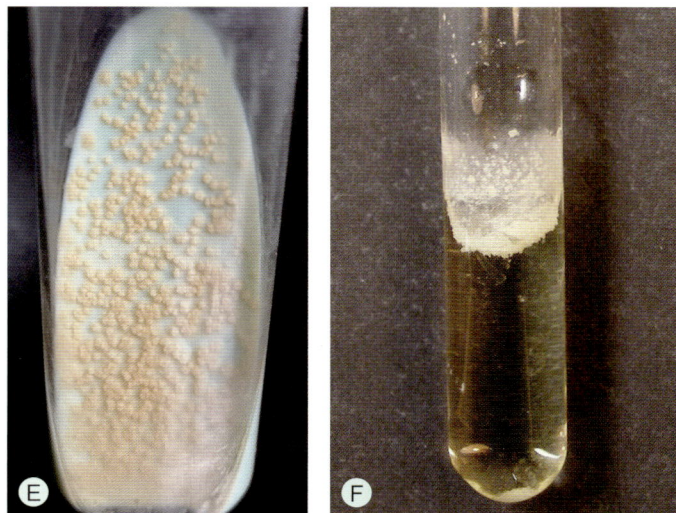

图 14-15-1　溶酪氨酸冢村菌的形态学特征

A. MHA 小培养 35℃ 15 日，革兰氏染色 ×1 000；B. MHA 小培养 35℃ 15 日，弱抗酸染色 ×1 000；
C. 透射电镜，铀染 ×200 000；D. SBA2 日；E. L-J 培养基 4 日；F. 肉汤培养 2 日

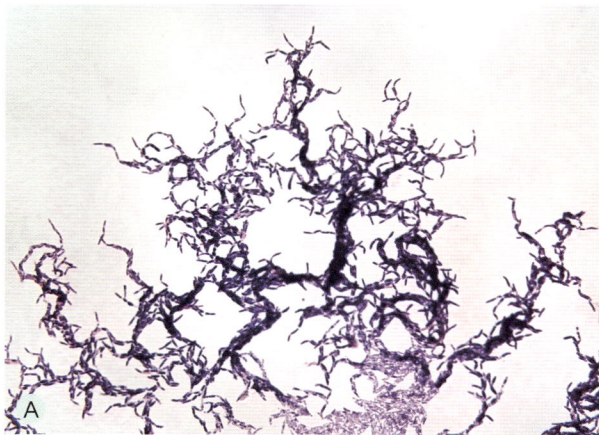

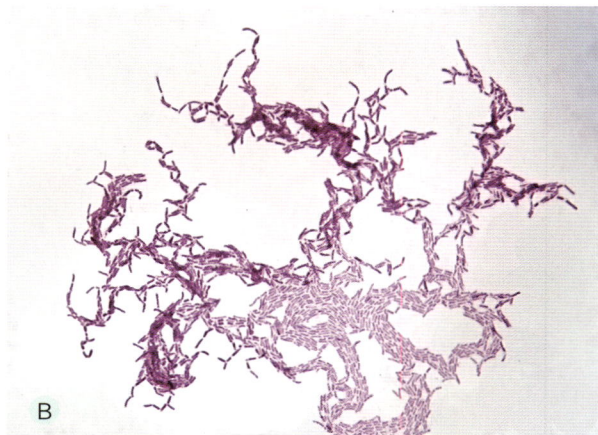

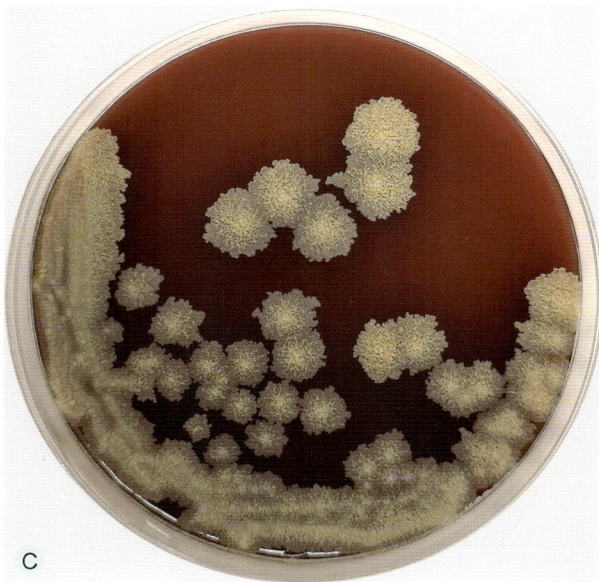

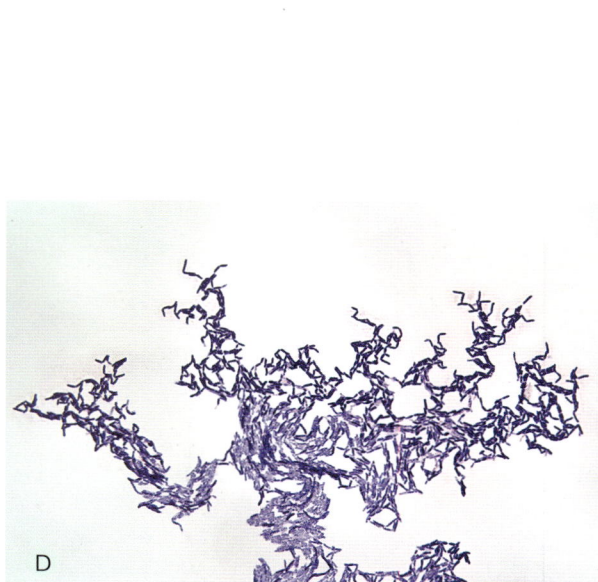

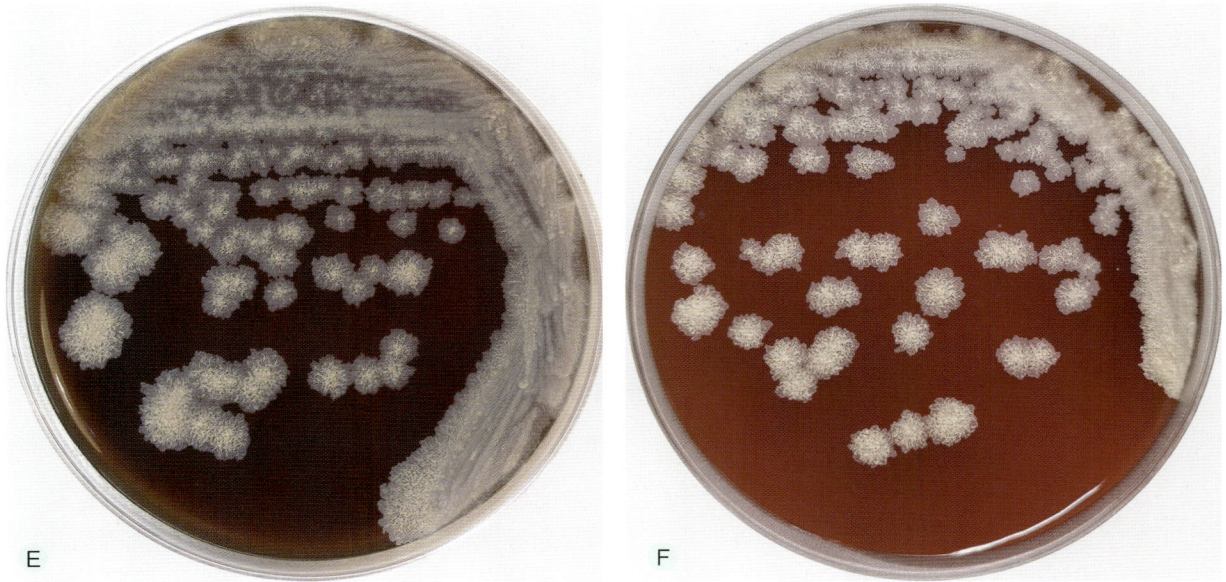

图 14-15-2　其他冢村菌的形态特征

A. 仁川冢村菌小培养 15 日，革兰氏染色 ×1 000；B. 仁川冢村菌小培养 15 日，弱抗酸染色 ×1 000；C. 仁川冢村菌 SBA 4 日；D. 微代谢冢村菌 35℃小培养 14 日，革兰氏染色 ×1 000；E. 微代谢冢村菌 SBA 5 日；F. 斯氏冢村菌 SBA 35℃ 3 日

表 14-15-1　冢村菌属内部分菌种的鉴别特征

特征	仁川冢村菌	微代谢冢村菌	肺冢村菌	溶酪氨酸冢村菌	兰蒂斯拉维冢村菌
从人体分离的种	+	+	+	+	–
与人类感染相关的种	+	+	+	+	–
可分解					
次黄嘌呤	+	–	–	+	+
黄嘌呤	–	–	–	+	+
酪氨酸	–	–	–	+	+
可利用下列物质作为唯一碳源					
纤维二糖	+	–	–	–	–
麦芽糖	+	–	–	+	+
肌醇	+	–	–	+	+
D- 甘露醇	+	–	+	+	+
D- 山梨醇	+	–	+	+	+
柠檬酸	+	+	–	v	–
可利用乙酰作为唯一氮源	+	–	+	+	–
可在 45℃下生长	+	–	–	–	NT

注：+，阳性；–，阴性；v，可变的；NT，未试验。

四、抗菌药物敏感性

耐酪氨酸冢村菌、泡沫冢村菌和肺冢村菌对阿莫西林克拉维酸、环丙沙星、莫西沙星和利奈唑胺敏感；耐酪氨酸冢村菌和泡沫冢村菌对磺胺甲噁唑敏感，但肺冢村菌对磺胺甲噁唑耐药。冢村菌属药敏试验 CLSI 推荐采用肉汤微量稀释法，具体参见第十节链霉菌属相应部分。

五、临床意义

豕村菌属感染大多与外源性异物(如静脉内置管)有关,可引起导管相关性感染。免疫力正常且无外源性异物的患者也有感染的报道。常见的致病菌株为耐酪氨酸豕村菌和微代谢豕村菌。耐酪

氨酸豕村菌可引起角膜炎、菌血症以及导管相关感染;微代谢豕村菌可引起肺部感染、脑膜炎、腹膜炎及皮下脓肿等。

(邹明祥　陈东科)

第十六节　需氧芽胞杆菌属

一、分类与命名

需氧芽胞杆菌隶属于细菌域,厚壁菌门,芽胞杆菌纲,芽胞杆菌目的芽胞杆菌科(Bacillaceae)、脂环酸杆菌科(Alicyclobacillaceae)和类芽胞杆菌科(Paenibacillaceae)等科中。

分子分类学方法的应用对需氧芽胞杆菌的分类产生了巨大的影响。1986 年版《伯杰系统细菌学手册》中列出了 40 种确认的芽胞杆菌,自那之后,在芽胞杆菌属(Bacillus)和来源于脂环酸杆菌属(Alicyclobacillus)、类芽胞杆菌属(Paenibacillus)、短小芽胞杆菌属(Brevibacillus)、解硫胺素杆菌属(Aneurinibacillus)、枝芽胞杆菌属(Virgibacillus)、Gracilibacillus、Salibacillus(后来并入了 Virgibacillus)、Geobacillus、Marinibacillus 及 Ureibacillus 的 218 个种被重新描述或再分类;以前分在芽胞杆菌属的 B. pasteurii、B. globisporus 和 B. psychrophilus 3 个种被划归到芽胞八叠球菌属(Sporosarcina)。芽胞八叠球菌属是需氧芽胞球菌,目前有 14 个种。此外,有 15 个新属 33 个新种被提议(这些属中一半以上仅有 1 个种,有一半以上种是以单一分离株为基础提议);这些属包括盐芽胞杆菌属(Halobaccilus)、双芽胞杆菌属(Amphibacillus)、Sulfobacillus、Ammoniphilus、Anoxybacillus、Thermobacillus、Filobacillus、Jeotgalibacillus、Lentibacillus、Oceanobacillus、Paraliobacillus、Cerasibacillus、Pontibacillus、Tenuibacillus 和 Salinibacillus。总的来说,已被提议的有 25 个属 230 多个新的或再分类或新组合种,至今被提议的组合种仅有 6 个。很遗憾,分类学发展也不易揭示每个属的特征。芽胞杆菌有较广泛的孢子形态和表型试验谱。通过 DNA-DNA

杂交实验或对单个分离株使用 16S rRNA 基因序列分析,结果表明许多新菌株具有的基因组与已有的菌种存在差别。用于区别某些芽胞杆菌的常规表型特征是非常少的,且未证明其价值。

通过重新研究分类,尽管从芽胞杆菌属中划走一部分菌种到其他属中,但芽胞杆菌属仍是一个大属,目前属内有 369 个种和亚种,有众所周知的菌种,如枯草芽胞杆菌(B. subtilis)、炭疽芽胞杆菌(B. anthracis)、蜡样芽胞杆菌(B. cereus)、巨大芽胞杆菌(B. megaterium)、苏云金芽胞杆菌(B. thuringiensis)、球形芽胞杆菌(B. sphaericus)、短小芽胞杆菌(B. pumiluss)和地衣芽胞杆菌(B. licheniformis)等。根据 16S rRNA 基因序列可将芽胞杆菌属分成几个明显区分的群:"枯草芽胞杆菌群"(Bacillus subtilis group)、"蜡样芽胞杆菌群"(Bacillus cereus group)、"环状芽胞杆菌群(Bacillua circulans group)和"球形芽胞杆菌群(Bacillus sphaericus group)。

芽胞杆菌属 DNA G+C 含量为 32~69mol%,代表菌种为枯草芽胞杆菌。

二、生物学特性

(一)形态与染色

需氧或兼性厌氧芽胞杆菌为革兰氏阳性杆菌,但有时染色性不定,可染成阴性。多数菌种在有氧条件下形成有抵抗力的内生芽胞,这是区别需氧或兼性厌氧芽胞杆菌的主要特征,芽胞形状有圆柱形、椭圆形和球形,偶尔也可见到豆形、肾形、梨形及曲线圆柱形芽胞。芽胞位置可在细胞的中生、近中生、近端生或端生。芽胞大小为 0.6~1.5μm,孢子囊的形态是有价值的鉴定特征。多数菌有周身鞭毛,可运动。

（二）培养特性

本节介绍的是需氧或兼性厌氧的芽胞杆菌，它们对营养的要求不高，在普通培养基上即可生长。炭疽芽胞杆菌生长 pH 5.0~9.0（最适 7.0~7.4），温度 14~44℃（最适 37℃），在普通琼脂培养基上生长良好，菌落灰白色，表面干燥，稍隆起，边缘整齐，低倍镜下观察可见有花纹，呈卷发状，中央暗褐色，边缘有菌丝长出；在肉汤中生长呈絮状沉淀，肉汤透明，无菌膜和壁环；血平板上不产生溶血环（图 14-16-1G、H）。有些菌种的菌落具有特征性的鉴别意义，如蜡样芽胞杆菌的菌落非常大，形态从圆到不规则，边缘完整或波状、锯齿状、毛刷状（图 14-16-2B）；枯草芽胞杆菌和地衣芽胞杆菌的菌落非常相似（两种菌经常同时出现），菌落中等大小，形状不规则，呈湿润光滑或黏液样，具有波浪形、毛刷状或膜状的边缘，具有明显的黏液样菌落，表面上经常有黏液珠（图 14-16-3D、E），菌落干燥时变粗糙、产生壳，地衣芽胞杆菌的壳（"地衣"）菌落黏附性很强（图 14-16-5C）；环状芽胞杆菌的动力

阳性，有 13% 的菌株菌落可呈旋转和迁移状，表现为蔓延生长；具有运动性、可蔓延生长，在蜂房类芽胞杆菌中非常典型，并产生一种刺激性的气味。大部分菌种是嗜温的，也有部分菌种是嗜热或嗜冷的。盐芽胞杆菌属（*Halobacillus*）为中度嗜盐。有些菌种可产生 β- 溶血素使血平板溶血（图 14-16-11C）。许多芽胞杆菌检测标本都是混合菌群标本，如果不经处理就会降低分离率。炭疽芽胞杆菌的最佳选择性培养基是 PLET（多黏菌素 B- 溶菌酶 -EDTA-铊乙酸盐）琼脂，蜡样芽胞杆菌也有专门的选择性分离培养基 PEA（苯乙基乙醇血琼脂）。其他需氧内生芽胞菌没有选择性分离培养基，可通过将标本悬液置 80℃ 10 分钟，杀死繁殖体后再进行培养可提高分离率。对热敏感的芽胞，可采用乙醇处理（加 95%~100% 乙醇至终浓度为 1∶1）30~60 分钟的方法进行分离培养。

芽胞杆菌属（*Bacillus*）的形态特征见图 14-16-1~图 14-16-11。

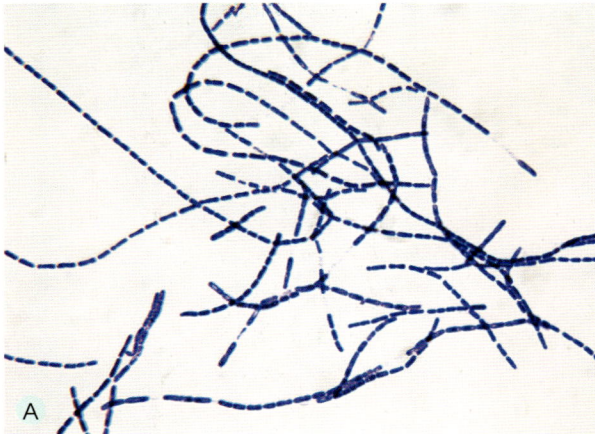

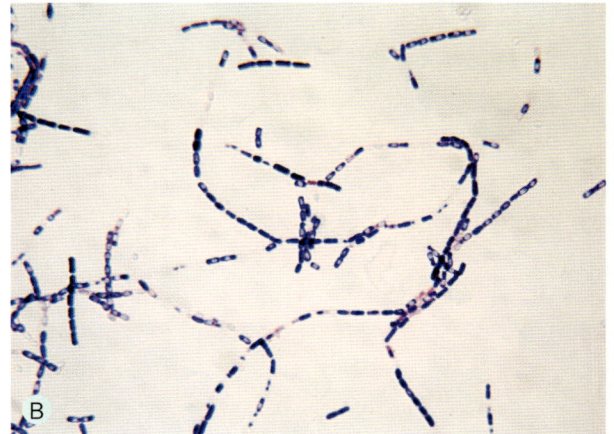

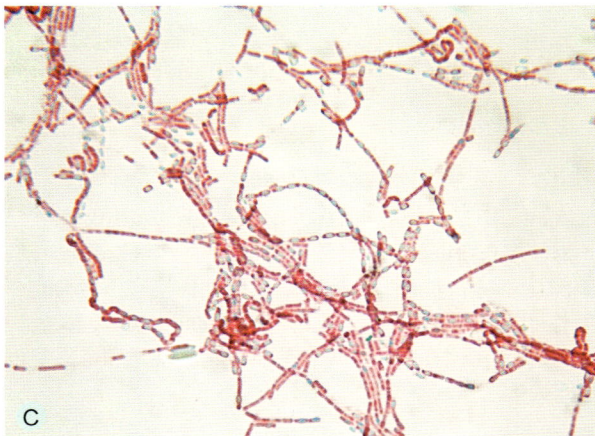

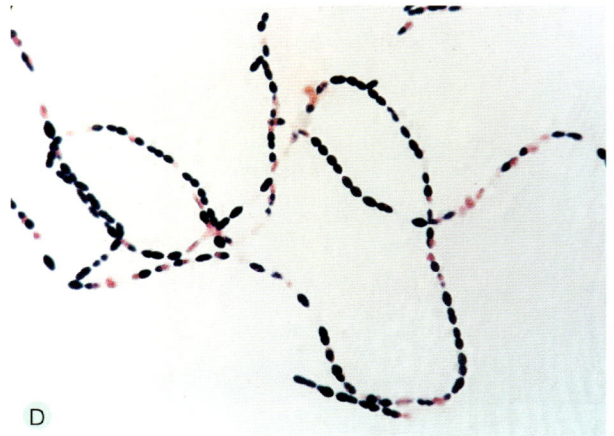

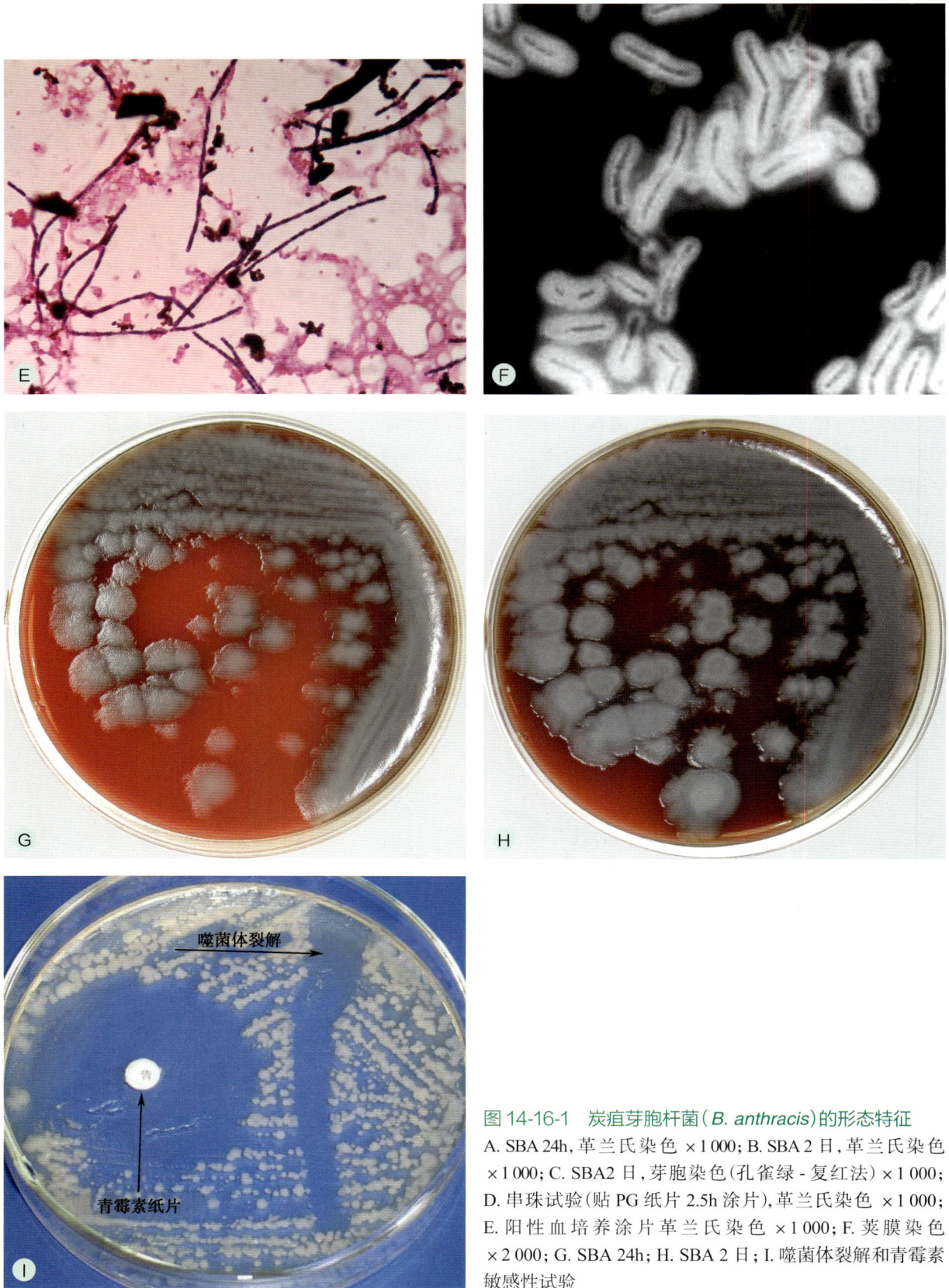

图 14-16-1　炭疽芽胞杆菌（*B. anthracis*）的形态特征

A. SBA 24h, 革兰氏染色 ×1 000; B. SBA 2 日, 革兰氏染色
×1 000; C. SBA2 日, 芽胞染色(孔雀绿 - 复红法) ×1 000;
D. 串珠试验(贴 PG 纸片 2.5h 涂片), 革兰氏染色 ×1 000;
E. 阳性血培养涂片革兰氏染色 ×1 000; F. 荚膜染色
×2 000; G. SBA 24h; H. SBA 2 日; I. 噬菌体裂解和青霉素
敏感性试验

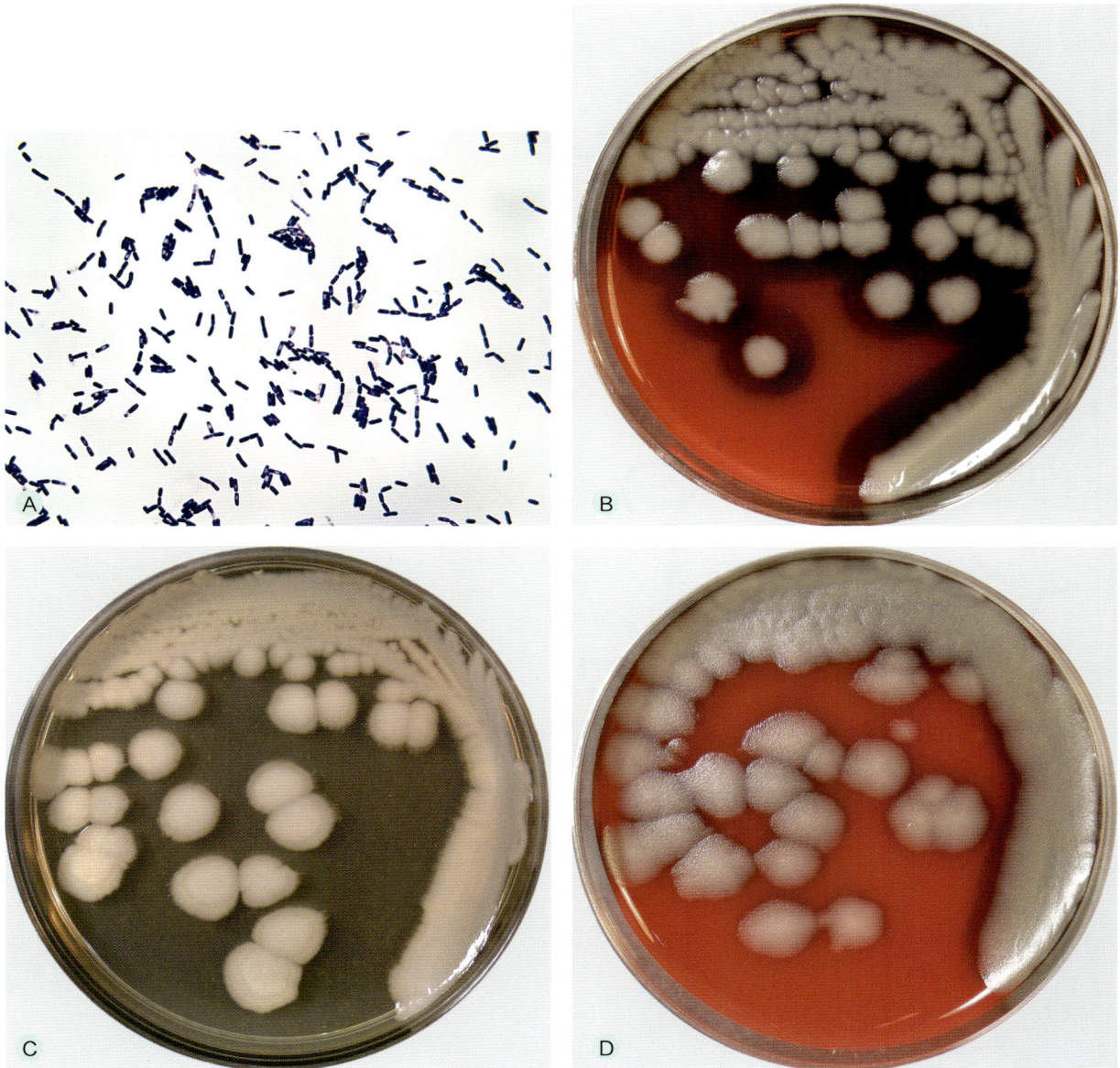

图 14-16-2　蜡样芽胞杆菌(*B. cereus*)的形态特征
A. 革兰氏染色 ×1 000；B. ATCC 14579 SBA 24h；C. ATCC 14579 MHA 2 日；D. 临床分离株 SBA 24h

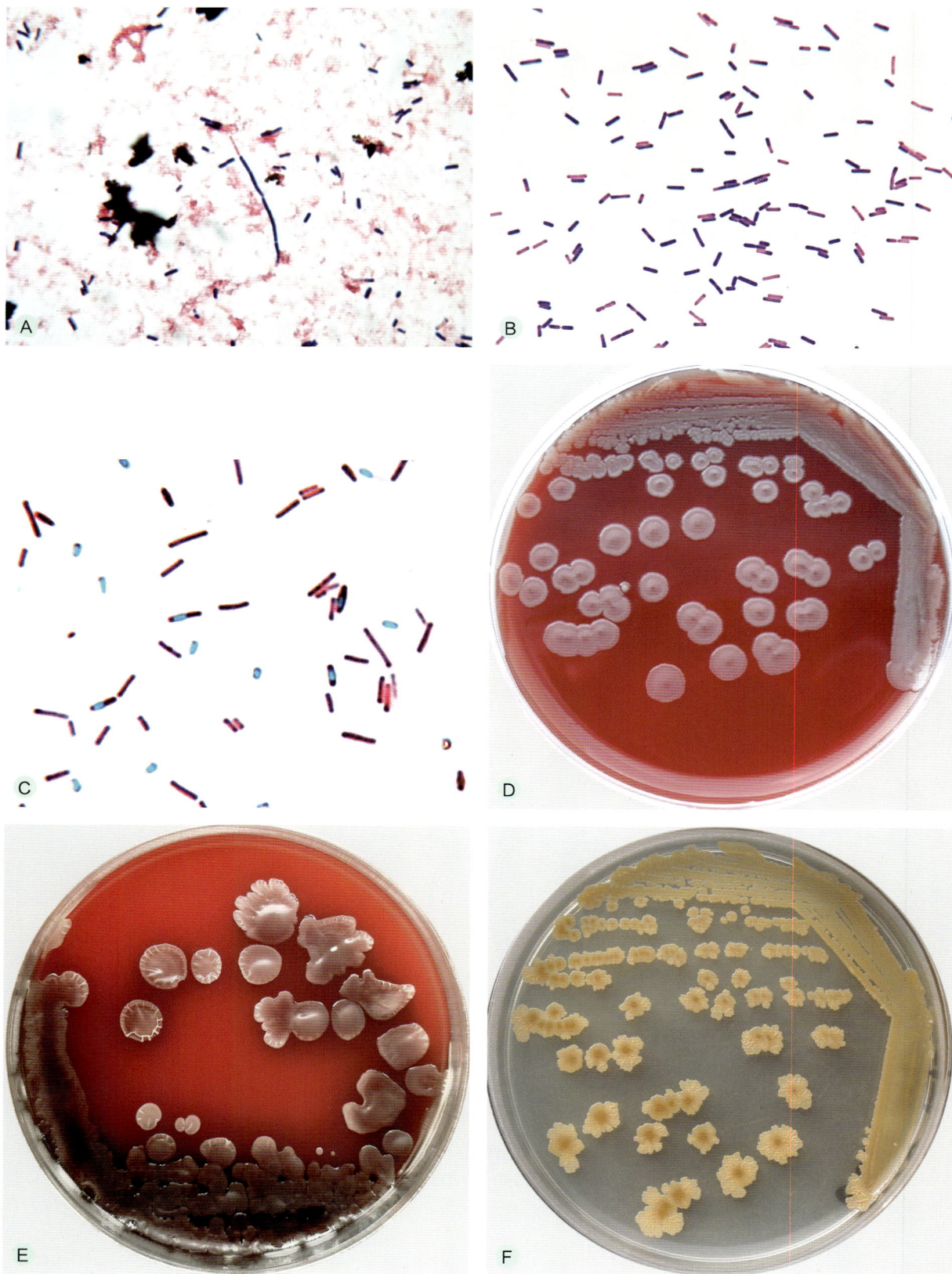

图 14-16-3   枯草芽胞杆菌（*B. subtilis*）的形态特征

A. 血培养涂片革兰氏染色 ×1 000；B. 枯草亚种革兰氏染色 ×1 000；C. 芽胞染色（孔雀绿 - 复红法）×2 000；
D. ATCC 6633 SBA 3 日；E. 临床分离株 SBA 2 日；F. 产黑变种 ATCC 9372 MHA 4 日

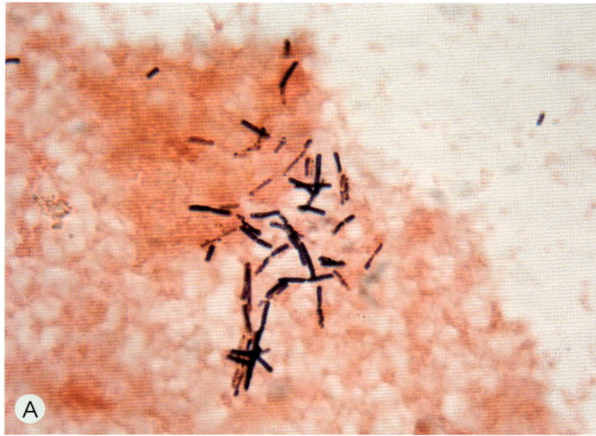

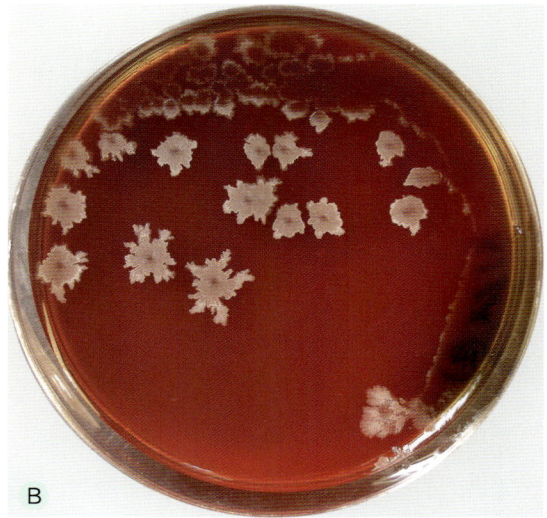

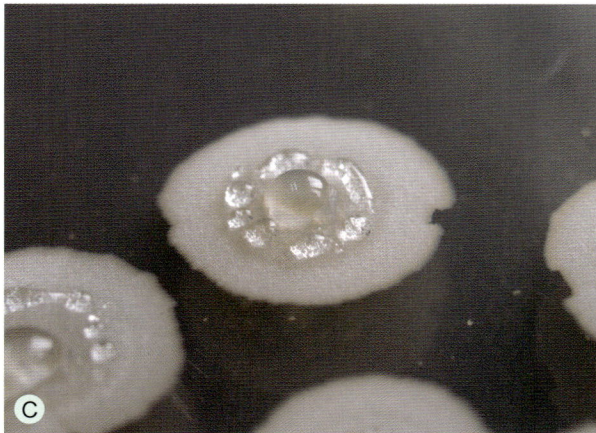

图 14-16-4　解淀粉芽胞杆菌（*B. amyloliquefaciens*）的形态特征

A. 血培养涂片革兰氏染色 ×1000；B. SBA 2 日；C. MHA 2 日 ×4

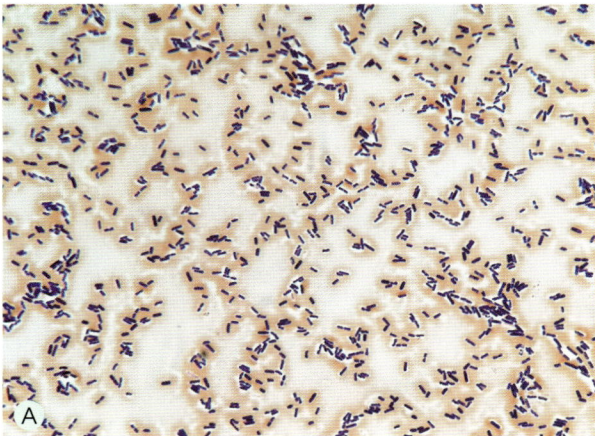

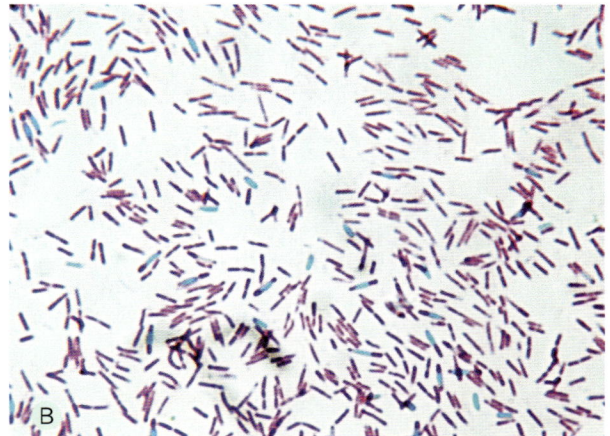

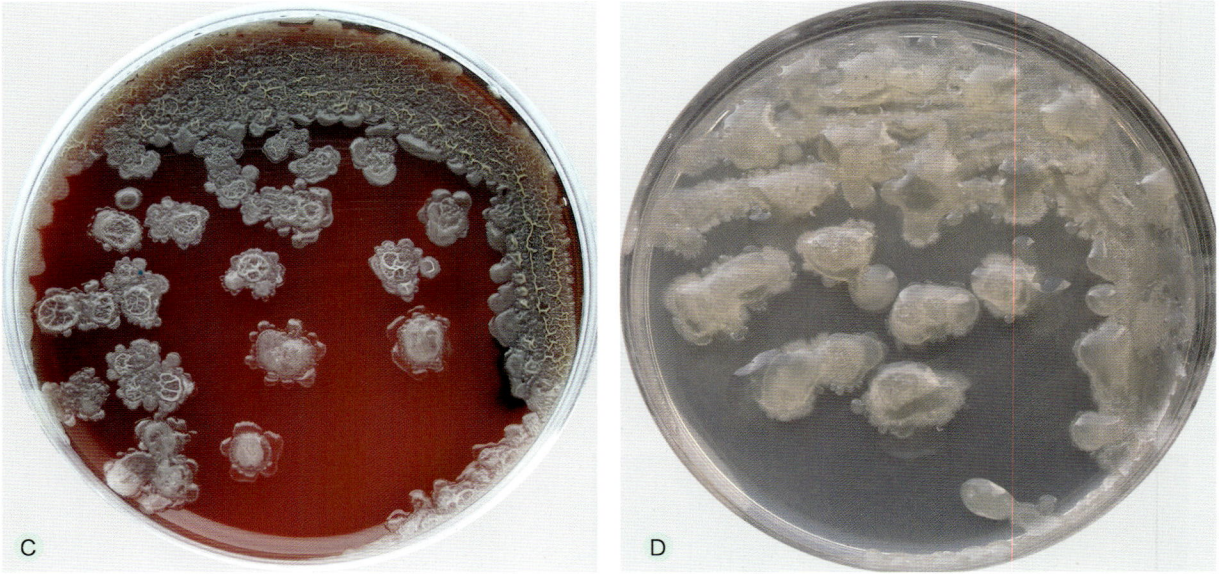

图 14-16-5　地衣芽胞杆菌（*B. licheniformis*）的形态特征
A. 革兰氏染色 ×1 000；B. ATCC 12759 芽胞染色（孔雀绿 - 复红法）×1 000；
C. ATCC 12759 SBA 2 日；D. ATCC 12759 MHA 2 日

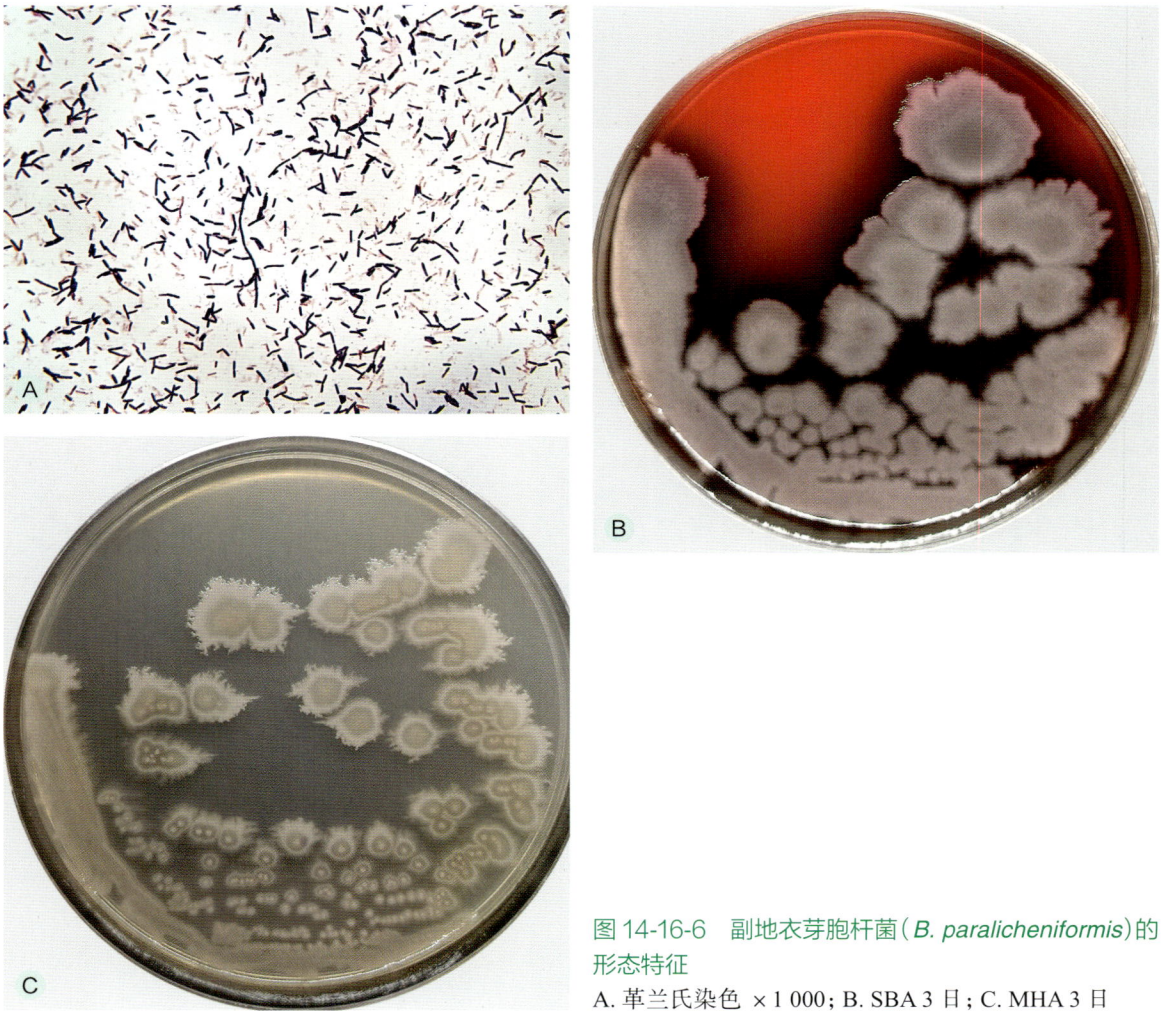

图 14-16-6　副地衣芽胞杆菌（*B. paralicheniformis*）的
形态特征
A. 革兰氏染色 ×1 000；B. SBA 3 日；C. MHA 3 日

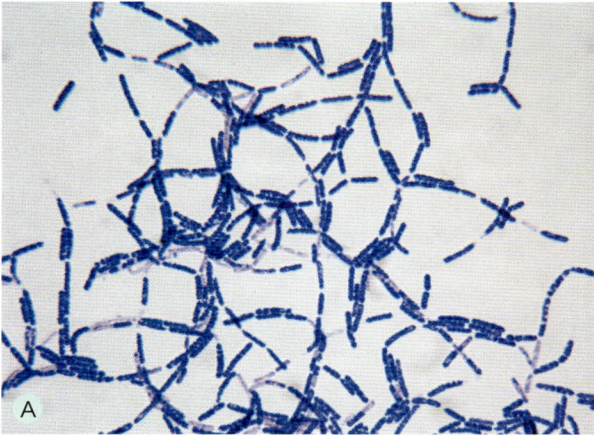

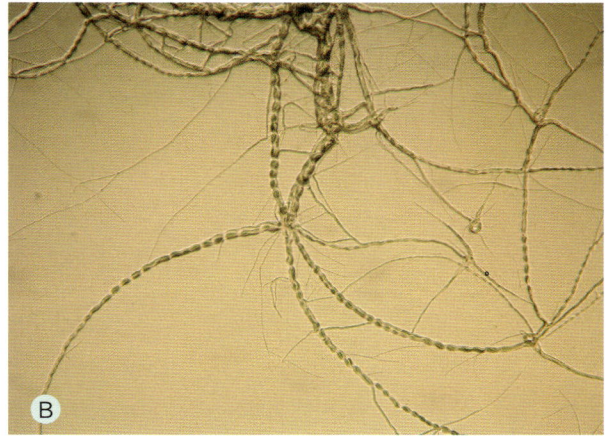

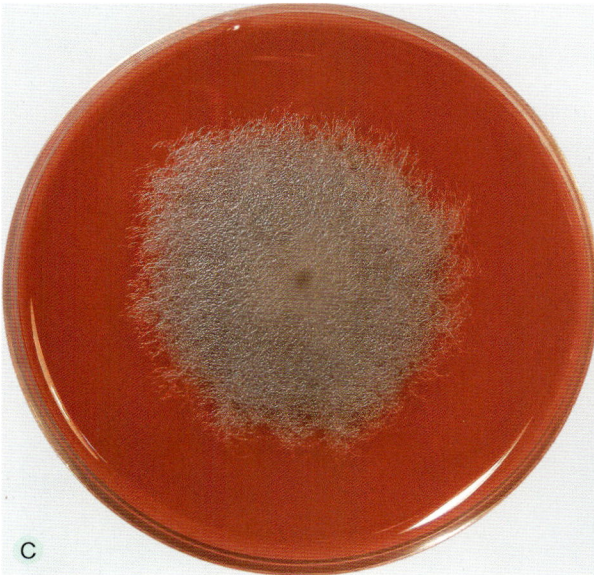

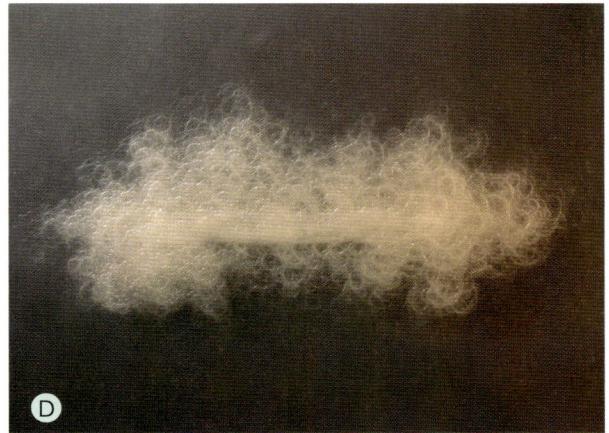

图 14-16-7　蕈状芽胞杆菌（*B. mycoides*）的形态特征
A. 革兰氏染色 ×1 000；B. MHA 24h ×100；C. SBA 24h；D. MHA 24h

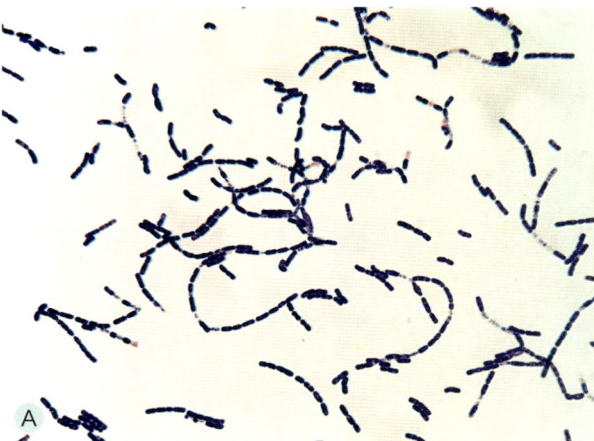

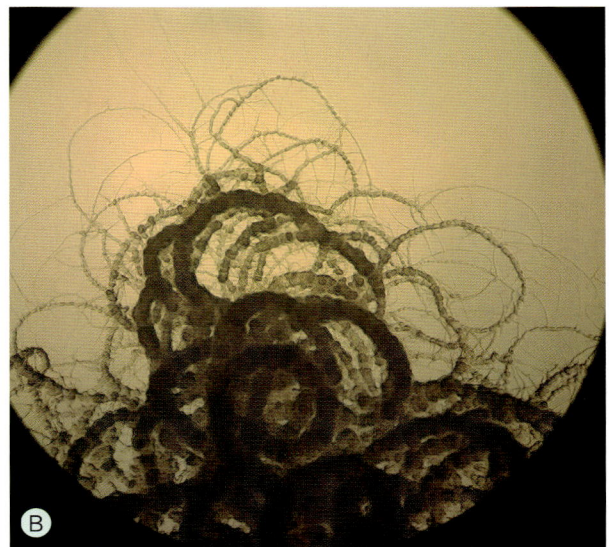

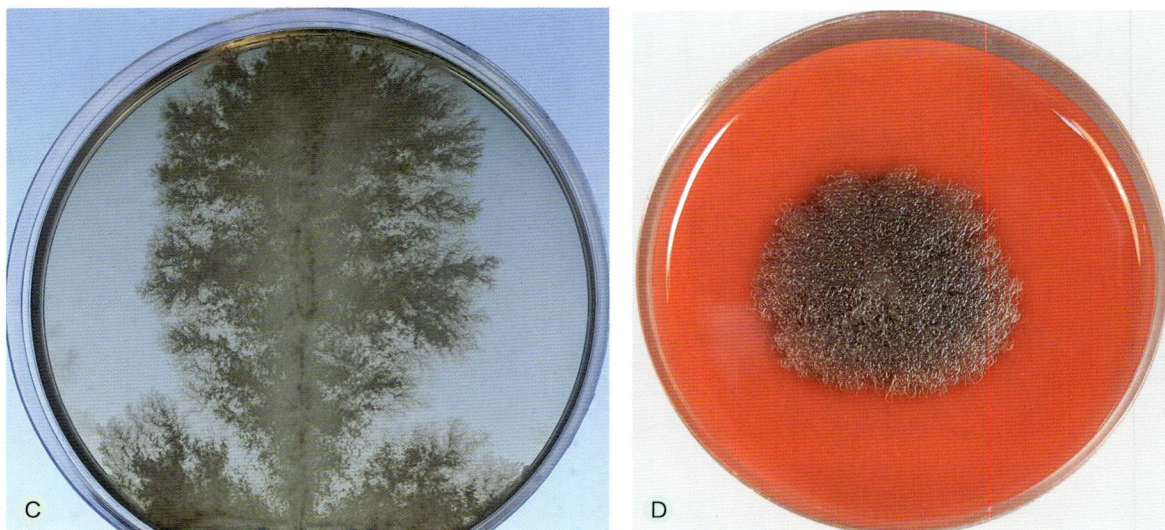

图 14-16-8　假蕈状芽胞杆菌（*B. pseudomycoides*）的形态特征
A. 革兰氏染色 ×1 000；B. MHA 24h ×100；C. MHA 5 日；D. SBA 24h

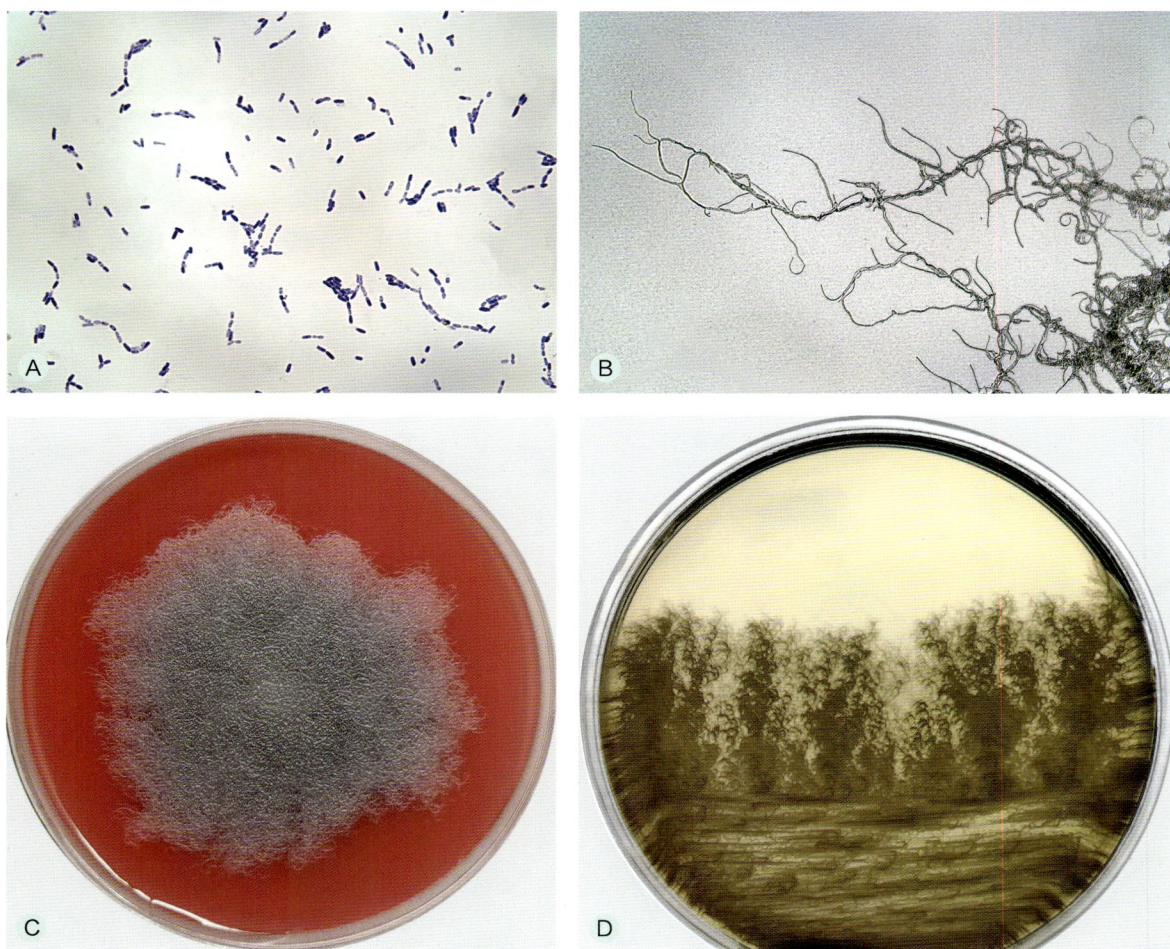

图 14-16-9　副蕈状芽胞杆菌（*B. paramycoides*）的形态特征
A. 革兰氏染色 ×1 000；B. MHA 24h ×100；C. SBA 24h；D. MHA 4 日

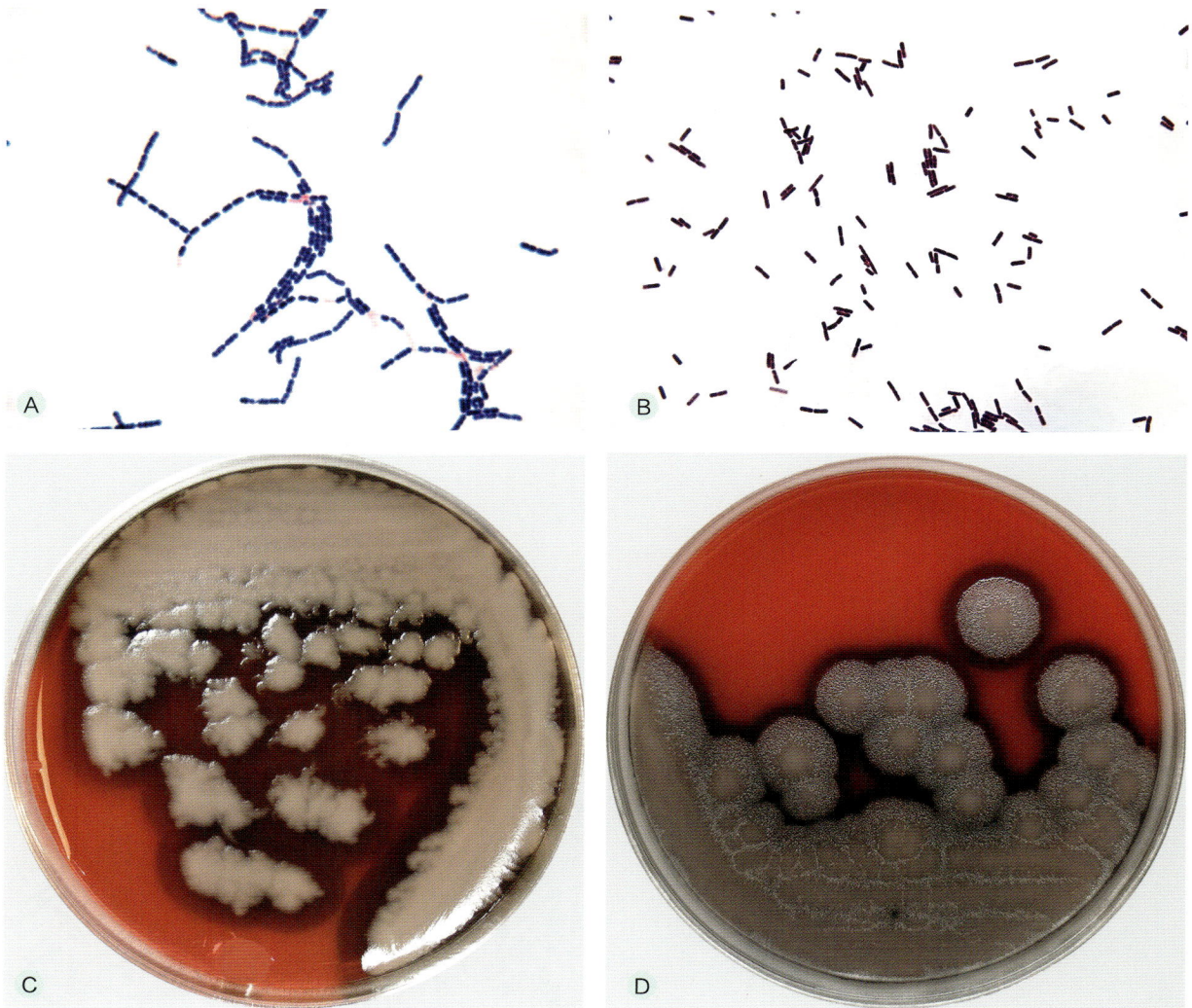

图 14-16-10　苏云金芽胞杆菌（*B. thruingiensis*）的形态特征
A. ATCC 22945 革兰氏染色 ×1 000；B. 临床分离株革兰氏染色 ×1 000；C. ATCC 22945 SBA 24h；D. 临床分离株 SBA 24h

（三）生化特性

多数需氧或兼性厌氧芽胞杆菌菌种的触酶阳性。对糖类的试验模式变化很大,因此将需氧或兼性厌氧芽胞杆菌分为易反应细菌和难反应细菌两类,在送往实验室进行鉴定的大部分菌株是难反应细菌。

三、鉴定与鉴别

显微镜下形态,尤其是芽胞形态和位置(具有种的特异性)比菌落特征更有助于芽胞杆菌各菌种的鉴别。在镜下应该注意芽胞与细胞内容物(PHB 积累形成的空泡或泡沫)的区别(图 14-16-11D),聚 -β- 羟丁酸(poly-β-hydroxybutyrate,PHB)是一种存在于许多细菌细胞质内的类脂性质碳源类贮藏物,具有贮藏能量、碳源和降低细胞内渗透压等作用,不溶于水,溶于氯仿,可用尼罗蓝或苏丹黑染色进行鉴别。

在进行芽胞杆菌鉴定之前,首先需确认待鉴定菌株是需氧内生芽胞菌。对一些芽胞杆菌来说,在血琼脂上进行培养是很难自动产生芽胞的,要想获得芽胞,可将待检细菌接种到含 5mg/L 硫酸锰或 0.001% 氯化锰的营养琼脂(或 TGY 培养基)上生长几日。使用相差显微镜检查细菌是否为内生芽胞菌的方法大大优于芽胞染色,且更方便。确认是芽胞杆菌后,可参照表 14-16-1 中有关内容进行种属间的鉴定。有些芽胞杆菌的革兰氏染色性易变,经常被染成革兰氏阴性,对这一类培养物,可采用 KOH 拉丝试验(图 2-3-4)、*L*- 丙氨酸 -4- 硝基苯胺试验和窄谱抗生素敏感性试验(常用药敏纸片有青霉素、万古霉素和氨曲南)等方法,有助于革兰氏分类的快速鉴定。

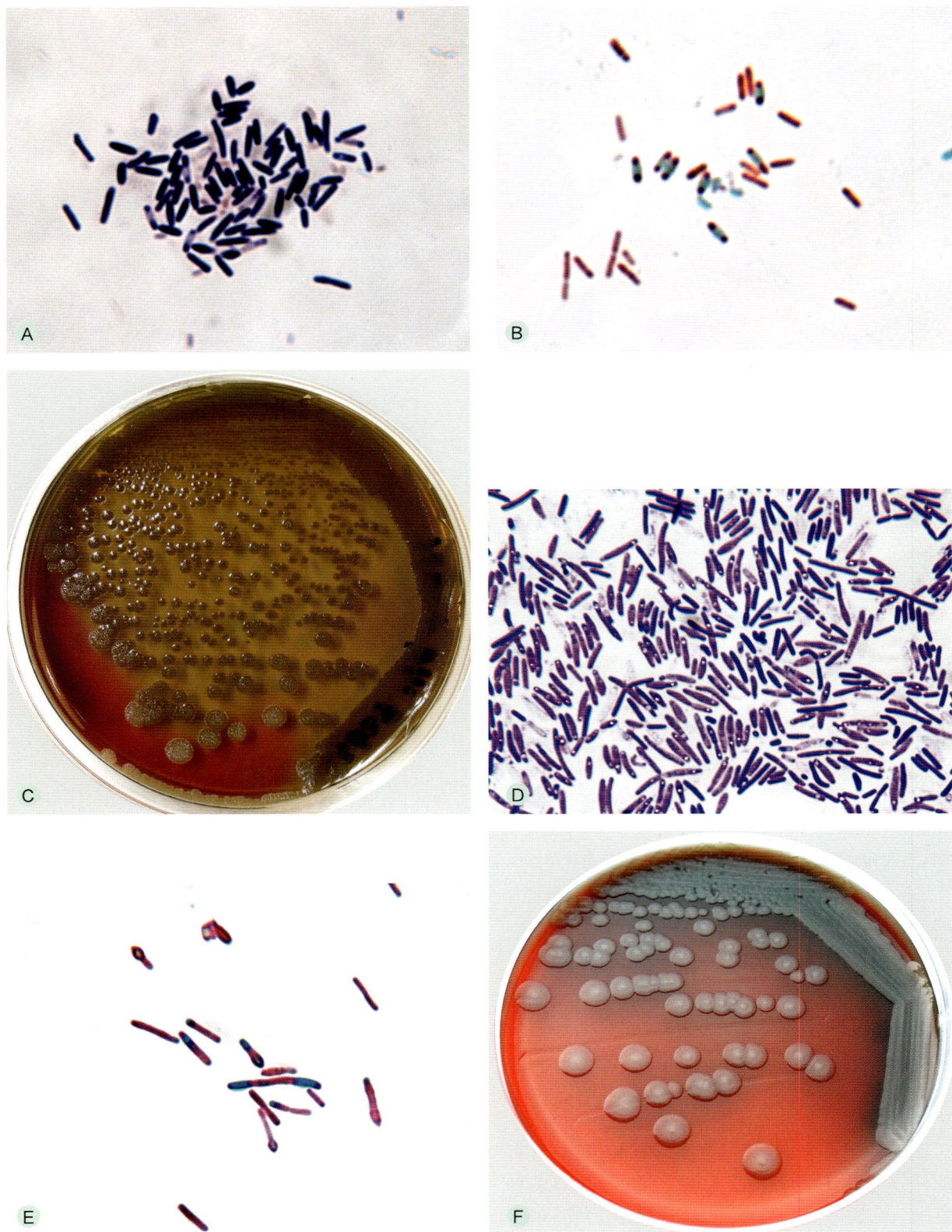

图 14-16-11　其他芽胞杆菌的形态特征

A. 短小芽胞杆菌（*B. pumilus*）革兰氏染色 ×2 000；B. 短小芽胞杆菌芽胞染色（孔雀绿 - 复红法）×2 000；C. 短小芽胞杆菌 SBA 4 日；D. 球形芽胞杆菌（*B. sphaericus*）革兰氏染色 ×2 000；E. 球形芽胞杆菌芽胞染色（孔雀绿 - 复红法）×2 000；F. 球形芽胞杆菌 SBA 2 日

表 14-16-1 临床实验室常见芽胞杆菌的基本特征 [a]

特征 [b]	芽胞杆菌属									
	枯草芽胞杆菌群				蜡样芽胞杆菌群				巨大芽胞杆菌	泛酸枝芽胞杆菌
	枯草芽胞杆菌	解淀粉芽胞杆菌	地衣芽胞杆菌	短小芽胞杆菌	蜡样芽胞杆菌	炭疽芽胞杆菌	苏云金芽胞杆菌	蕈状芽胞杆菌		
平均直径 /μm	0.8	0.8	0.8	0.7	1.4	1.3	1.4	1.3	1.5	0.6
链状细胞	(−)	(+)	(+)	−	+	+	+	+	+	+
动力	+	+	+	+	+	−	+		+	+
孢子囊										
芽胞形状 [c]	E	E	E(C)	C,E	E(C)[E]	E	E(C)	E	E,S	E,S
芽胞位置 [d]	S,C	S,T	S,C	S,C	S,C	S	S	S(C)	S,C	S,T
孢子囊膨大	−	−	−	−	−	−	−	−	−	+
伴孢晶体	−	−	−	−	−	−	−	−	−	−
伴孢体	−	−	−	−	−	−	−	−	−	−
厌氧生长	−	−	+	−	+	+	=	+		+
50℃生长	v	v	+	v	+	+				v
65℃生长	−	−	−	−	−	−	−	−	−	−
卵磷脂酶										
酪蛋白水解	+	+	+	+	+	+	+	+	+	+
淀粉水解	+	+	+	−	+	+	+	+	+	+
精氨酸双水解酶	−	−	+	−	v[(−)]	−	+	v	−	(−)
吲哚反应	−	−	−	−	−	−	−	−	−	−
明胶水解	+	+	+	+	+	(+)	+	+	+	+
硝酸盐还原	+	+	+	−	(+)[+]	+	+	(+)	−	v
发酵糖类产气	−	−	−	−	−	−	−	−	−	−
产酸										
D- 阿拉伯糖	−	−	−	−	−	−	−	−	−	+
甘油	+	+	+	+	+[v]	+	+	+	+	+
糖原	+	+	+	+	+[−]	+	+	+	+	+
菊粉	(+)	−	v	−	−	−	−	−	+	−
甘露醇										
水杨苷	+	+	+	+	+[−]	−	(+)	(+)	+	+
D- 海藻糖	+	+	+	+	+		+	+	+	+

注：

a，符号与缩写：+，大于 85% 阳性；(+)，75%~84% 阳性；v，可变 (26%~84% 阳性)；(−)，16%~25% 阳性；−，0~15% 阳性；[ ] 内反应表示与呕吐型食物中毒暴发密切相关的生物型，以及血清型为 1、3、5、8 的菌株，它们通常与此种暴发有关。

b，精氨酸双水解酶、吲哚反应、明胶水解及硝酸盐还原反应通过 API 20E 试验测定。糖类发酵产酸用 API 50CHB 系统测定。

c，芽胞形状：C，圆柱形；E，椭圆形；S，球形。

d，芽胞位置：C，中生或近中生；S，近端生；T，端生。最常见的形状和位置列在前，括弧内情况较少见。

表 14-16-1　临床实验室常见芽胞杆菌的基本特征(续)[a]

特征[b]	芽胞杆菌属				地芽胞杆菌属		类芽胞杆菌属			
	环状芽胞杆菌群				嗜热脂肪地芽胞杆菌	热反硝化地芽胞杆菌	多黏类芽胞杆菌	蜂房类芽胞杆菌	浸麻类芽胞杆菌	强壮类芽胞杆菌
	环状芽胞杆菌	坚强芽胞杆菌	迟缓芽胞杆菌	凝结芽胞杆菌						
平均直径 /μm	0.8	0.8	0.8	0.8	0.9	0.8	0.9	0.8	0.7	0.8
链状细胞	–	–	(+)	v	–	v	–	(–)	–	–
动力	+	+	+	+	+	–	+	+	+	+
孢子囊										
芽胞形状[c]	E	E	E	E	E	E	E	E(C)	E	E
芽胞位置[d]	S,T	S(C)	S,C	S,T	S,T	S	S,C	S,C	S,T	S,T
孢子囊膨大	+	v	v	+	+	–	+	+	+	+
伴孢晶体	–	–	–	–	–	–	–	–	–	–
伴孢体	–	–	–	–	–	–	–	–	–	–
厌氧生长	+	–	–	+	–	–	+	+	+	–
50℃生长	–	–	–	+	+	+	–	–	v	v
65℃生长	–	–	–	–	–	–	–	–	–	–
卵磷脂酶	–	–	–	–	–	–	–	–	–	–
酪蛋白水解	–	+	v	v	(+)	(–)	+	+	–	–
淀粉水解	+	+	+	+	+	+	+	+	+	+
精氨酸双水解酶	(–)	–	–	v	–	–	–	–	–	–
吲哚反应	–	–	–	–	–	–	–	–	–	–
明胶水解	–	v	v	–	+	+	+	+	v	–
硝酸盐还原	v	(+)	(+)	(–)	v	(+)	v	–	–	v
发酵糖类产气	–	–	–	–	–	–	–	–	+	–
产酸										
D-阿拉伯糖	–	–	–	–	–	–	–	–	+	–
甘油	v	–	v	+	(+)	v	+	+	+	+
糖原	+	–	v	–	+	–	+	v	+	v
菊粉	(+)	–	(–)	–	–	–	+	–	+	v
甘露醇	+	v	(+)	v	–	–	+	+	+	+
水杨苷	+	–	+	–	(–)	–	+	+	+	+
D-海藻糖	+	v	(+)	+	+	+	+	v	+	+

注：

a,符号与缩写：+,大于85% 阳性；(+),75%~84% 阳性；v,可变(26%~84% 阳性)；(–),16%~25% 阳性；–,0~15% 阳性。

b,精氨酸双水解酶、吲哚反应、明胶水解及硝酸盐还原反应通过 API 20E 试验测定。糖类发酵产酸用 API 50CHB 系统测定。

c,芽胞形状：C,圆柱形；E,椭圆形；S,球形。

d,芽胞位置：C,中生或近中生；S,近端生；T,端生。最常见的形状和位置列在前,括弧内情况较少见。

对于那些生长特征不具有鉴别意义的菌株,即使是有经验的检验人员,也很难做出对鉴定有帮助的推断,应该借助其他检测方法进行鉴定。

针对芽胞杆菌的自动化鉴定系统为实验室鉴定芽胞杆菌提供了方便,如 Vitek-BAC 及 Vitek 2 BCL 鉴定卡片(生物梅里埃公司产品),也可应用 API 20E 和 50CHB 系统(生物梅里埃公司产品)进行部分生化反应试验。需要强调的是,上述方法的使用必须是在符合菌落及芽胞的特征、运动性、溶血及卵黄反应(图 2-3-37B)等基本特征试验之后。

以细菌鞭毛抗原为基础的鉴别系统,已用于对蜡样芽胞杆菌和苏云金芽胞杆菌的分型。

四、抗菌药物敏感性

芽胞杆菌属细菌对抗菌药物敏感性可因菌种不同各异,例如,大多数蜡样芽胞杆菌分离株由于产生 β- 内酰胺酶而对青霉素和头孢类抗生素耐药,而对克林霉素、红霉素、氯霉素、万古霉素、环丙沙星、氨基糖苷类和四环素敏感。而大多数炭疽芽胞杆菌对青霉素、环丙沙星、多西环素、氨基糖苷类和四环素敏感。

五、临床意义

(一)炭疽芽胞杆菌的临床意义

炭疽芽胞杆菌一直被认为是人和动物的致病菌,是人和动物炭疽病的病原菌。从感染源可将人类炭疽分为两类:工业类和非工业类。根据感染部位可分为皮肤炭疽、肺炭疽和肠炭疽。在人类所患炭疽中,皮肤型炭疽占所有炭疽的 95%~99% (图 14-16-12),尤其在非工业类病例中,由密切接触感染动物或病死动物尸体造成感染(通过受损皮肤)。肺炭疽主要来自工业类病例,是在对动物皮毛、骨或其他动物产品的加工过程中,吸入了含有芽胞的灰尘造成感染,实验室感染多是此类型。肠炭疽主要是通过食用感染炭疽的动物腐肉而引起感染。肠道和肺部感染通常是致命的,皮肤感染如果未经治疗有近 20% 的病例是致命的。

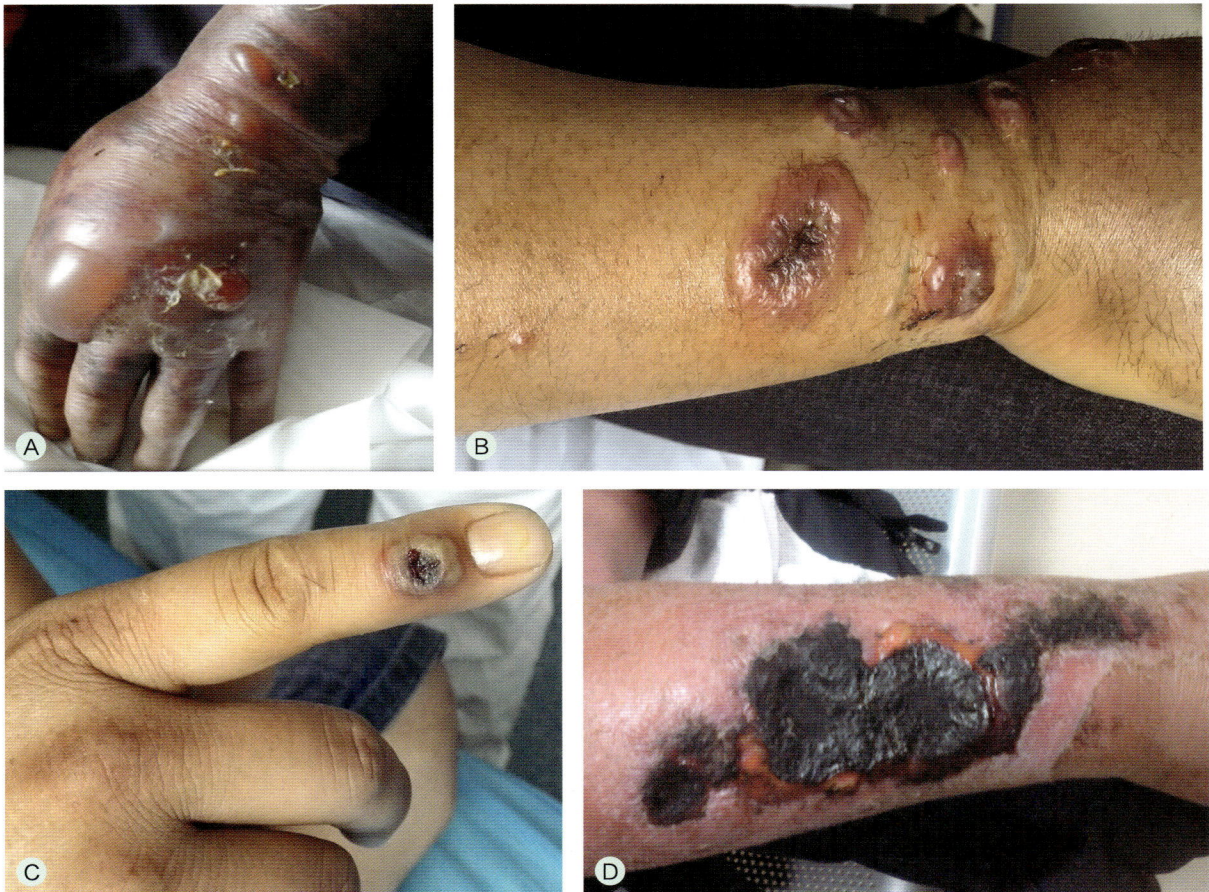

图 14-16-12　皮肤炭疽临床表现

A. 皮损初发形成水疱或脓疱;B. 凹陷性水肿;C. 结痂;D. 炭末样黑色干痂

皮肤炭疽早期可采集水疱渗出液,已结痂的可采集焦痂边缘底部的液体。肠炭疽病情轻者可采集粪便标本进行检查,病情较重的患者应进行血培养检查,对死者应该采集静脉血(口、鼻及肛门出血也应该进行培养)、腹膜液体、脾和肠系膜淋巴组织进行涂片和培养。肺炭疽患者病情不重时没必要采集病灶处的标本进行检查,可抽双份血清标本(首诊及 10 日后采集)进行抗体检查,对确诊很有用;对于重症患者及患者死后可采集血液标本进行检查,如同肠炭疽。

致死性炭疽患者在急性症状发作之前的共同症状是疲劳、不适及轻度发热。急性症状的特征是呼吸困难、发绀、重度发热、定向力障碍,之后是循环衰竭、休克、昏迷、死亡,整个过程在几小时之内。在最后几小时内炭疽芽胞杆菌在患者血液中快速增值,终浓度可达 $10^7\sim10^9$CFU/ml,患者死后血液处于不凝集状态。

炭疽患者及疑似患者的诊断及诊断后的处置,应按照 GB17015—1997《炭疽诊断标准及处理原则》执行。对怀疑炭疽芽胞杆菌感染的所有标本和培养物的处理、检验均应在生物安全柜中进行,避免操作过程中产生气溶胶,操作人员应加强个人防护,用完的衣物应经高压灭菌消毒。除炭疽芽胞杆菌以外的其他芽胞杆菌,操作过程不需特殊的防护措施,标本用普通的方法进行采集、运输、储存和培养即可。

焚烧和高压灭菌是最彻底的方法,对于不能高压灭菌的物品,可选用甲醛烟熏、10%~30% 福尔马林(4%~12% 甲醛溶液)或 10% 次氯酸溶液浸泡。

（二）蜡样芽胞杆菌的临床意义

蜡样芽胞杆菌引起人类感染的病例主要是食源性疾病,也可引起机会性感染。由蜡样芽胞杆菌引起的食物中毒可分为两种类型:腹泻型,是由一种不耐热的肠毒素复合物引起,其特征是在摄入污染食物 8~16 小时后,出现腹痛,伴随腹泻;呕吐型,是由耐热的肠毒素引起,其特征是在食用污染食物(主要是米饭)1~5 小时后,出现恶心、呕吐症状。由蜡样芽胞杆菌引起的眼内炎是一种严重的病症,对眼具有穿透性损伤或血源性扩散,且进展得非常迅速(图 14-16-13)。蜡样芽胞杆菌还可引起其他部位的感染,有一种烧伤感染会致命。

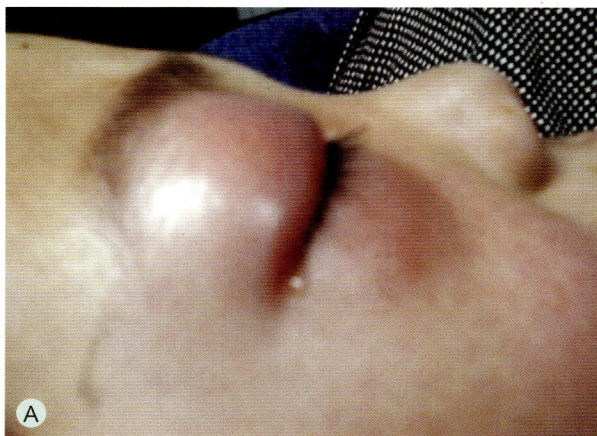

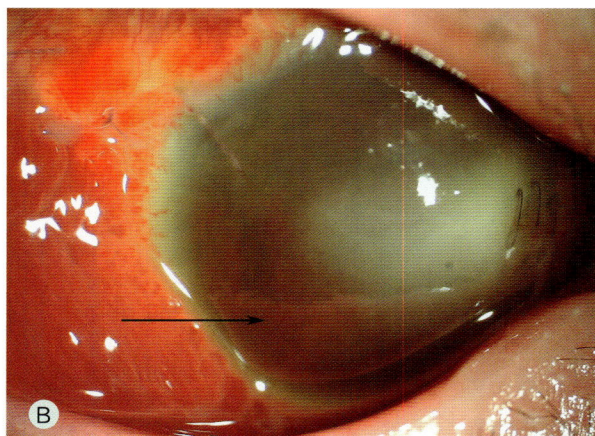

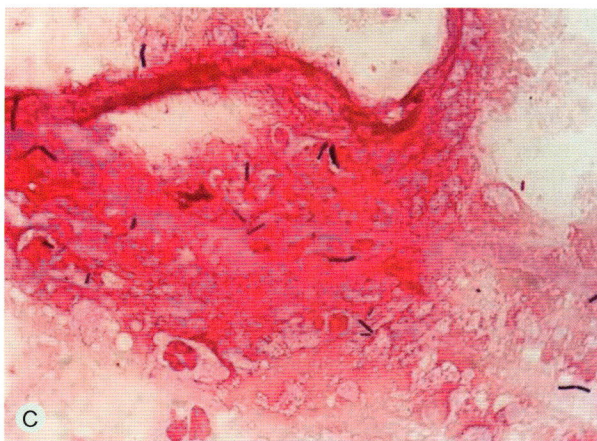

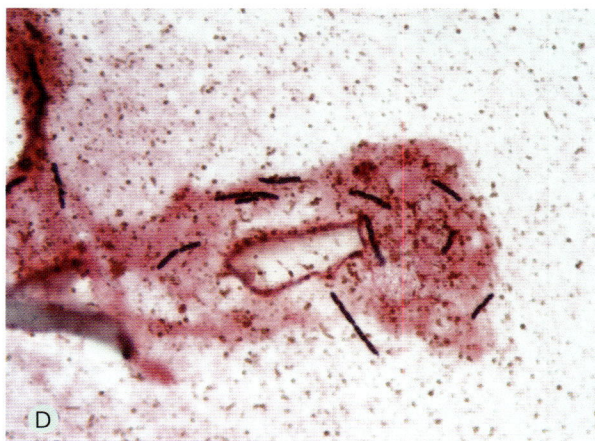

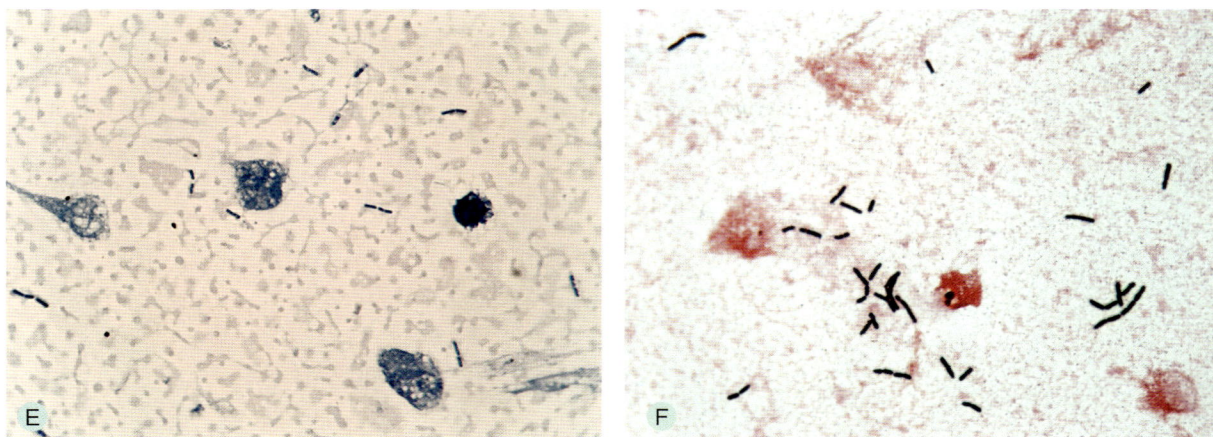

图 14-16-13　蜡样芽胞杆菌引起的眼部感染

A. 眼内炎患者眼部外观照片（眼部红肿明显）；B. 眼内炎患者裂隙灯下所见（前房积脓及咖啡样溶解物可见）；C. 角膜涂片革兰氏染色 ×1 000；D. 玻璃体涂片革兰氏染色 ×2 000；E. 玻璃体涂片亚甲蓝染色 ×1 000；F. 前房液涂片革兰氏染色 ×1 000

（三）其他芽胞杆菌的临床意义

炭疽芽胞杆菌是严格的致病菌，蜡样芽胞杆菌群现已证明是机会致病菌，其他大多数需氧内生芽胞杆菌对人的致病力很小或无致病力。由于芽孢对物理和化学因素的抵抗力较强，也导致了芽胞杆菌对医院环境（如手术室、手术服、药品和食品等）的污染。如果反复分离出和纯培养某一株菌，尤其是血培养存在大量的需氧内生芽胞菌，应当引起临床的足够重视，不一定是污染菌。对分离菌株产毒性的检测试验有助于确定菌株与疾病的相关性。

（李　伟　陈东科）

第十七节　其他少见革兰氏阳性杆菌属

一、短芽胞杆菌属

（一）分类与命名

短芽胞杆菌属（*Brevibacillus*）隶属于细菌域，厚壁菌门，芽胞杆菌纲，芽胞杆菌目，类芽孢杆菌科（Paenibacillaceae）。目前属内包括短短芽胞杆菌（*B. brevis*）、副短短芽胞杆菌（*B. parabrevis*）和波茨坦短芽胞杆菌（*B. borstelensis*）等 23 个种。短芽胞杆菌属 DNA G+C 含量为 40.2~57.4mol%，代表菌种为短短芽胞杆菌。

（二）生物学特性

革兰氏染色阳性、可变或阴性，菌体呈杆状，大小为 $(0.7~1.0)\mu m \times (3.0~6.0)\mu m$。周鞭毛，可运动，形成椭圆形孢子，孢子囊膨胀。大部分菌种在营养琼脂和胰蛋白胨大豆琼脂平板上生长，菌落扁平、光滑和黄灰色，某些菌株可产红色素。大部分菌种严格需氧，但某些菌株微需氧或兼性厌氧，触酶阳性，氧化酶依菌种不同可变。V-P 试验阴性，硝酸盐还原、明胶和淀粉水解等试验结果可变。5% NaCl 可抑制生长。最佳生长 pH 为 7.0，可同化碳水化合物，但弱产酸。

短芽胞杆菌属（*Brevibacillus*）的形态特征见图 14-17-1。

二、赖氨酸芽胞杆菌属

（一）分类与命名

赖氨酸芽胞杆菌属（*Lysinibacillus*）隶属于细菌域，厚壁菌门，芽胞杆菌纲，芽胞杆菌目，芽胞杆菌科。目前属内包括卢恩贝赖氨酸芽胞杆菌（*L. louembei*）、球形赖氨酸芽胞杆菌（*L. sphaericus*）、纺锤形赖氨酸芽胞杆菌（*L. fusiformis*）、清麴酱赖氨酸芽胞杆菌（*L. chungkukjangi*）、耐硼酸赖氨酸芽胞杆

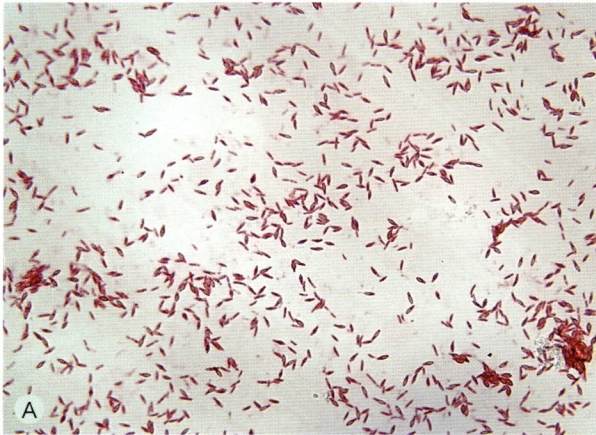

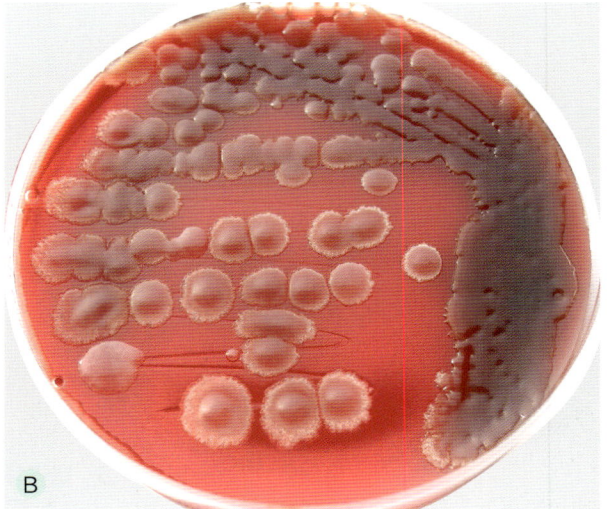

图 14-17-1 波茨坦短芽胞杆菌的形态特征
A. 革兰氏染色 ×1 000；B. SBA 24h

菌（*L. boronitolerans*）和新斗里赖氨酸芽胞杆菌（*L. sinduriensis*）等 25 个种。赖氨酸芽胞杆菌属 DNA G+C 含量为 35~44mol%，代表菌种为耐硼酸赖氨酸芽胞杆菌。

（二）生物学特性

革兰氏染色阳性，可形成芽胞的杆菌，芽胞椭圆形或圆形，位于菌体末端，芽胞囊隆起，菌体大小为 (0.8~1.5)μm×(3.0~5.0)μm。有动力。在

pH 7.0 营养琼脂平板上 37℃孵育 2 日，可形成直径 2~3mm、圆形、扁平或凸起、不透明、奶油状的菌落。生长温度范围 16~45℃（最适 37℃），pH 范围 5.5~9.5（最佳 7.0~8.0）。触酶和氧化酶阳性，产生吲哚和硫化氢，硝酸盐还原和 β- 半乳糖苷酶（ONPG）试验阴性。

赖氨酸芽胞杆菌属（*Lysinibacillus*）的形态特征见图 14-17-2。

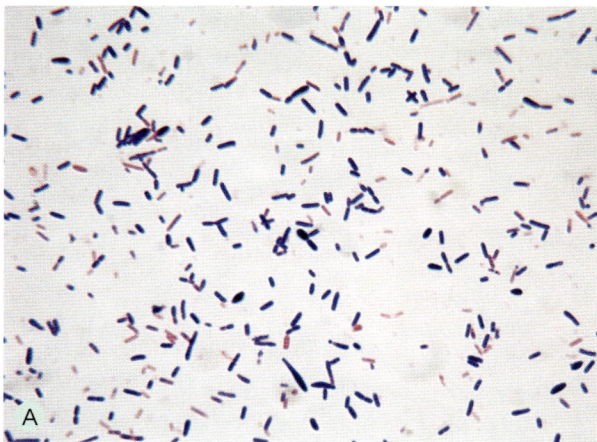

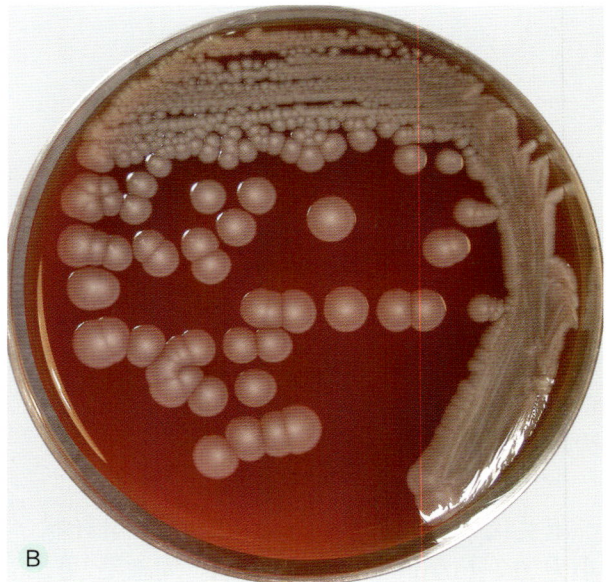

图 14-17-2 球形赖氨酸芽胞杆菌的形态特征
A. 革兰氏染色 ×1 000；B. SBA 2 日

三、类芽胞杆菌属

(一) 分类与命名

类芽胞杆菌属(Paenibacillus)隶属于细菌域,厚壁菌门,芽胞杆菌纲,芽胞杆菌目,类芽胞杆菌科。目前属内包括蜂房类芽胞杆菌(P. alvei)、解淀粉类芽胞杆菌(P. amylolyticus)、蜜蜂类芽胞杆菌(P. apiaries)、巴塞罗那类芽胞杆菌(P. barcinonensis)、解葡糖类芽胞杆菌(P. glucanolyticus)、腐植类芽胞杆菌(P. humicus)、伊利诺斯州类芽胞杆菌(P. illinoisensis)、灿烂类芽胞杆菌(P. lautus)、浸麻芽胞杆菌(P. macerans)、食萘类芽胞杆菌(P. naphthalenovorans)、饲料类芽胞杆菌(P. pabuli)、嗜热类芽胞杆菌(P. thermophilus)、多黏类芽胞杆菌(P. polymyxa)、普罗旺斯类芽胞杆菌(P. provencensis)、短小类芽胞杆菌(P. panacihumi)、解硫胺素类芽胞杆菌(P. thiaminolyticus)、蒂蒙类芽胞杆菌(P. timonensis)和广州类芽胞杆菌(P. guangzhouensis)等140个种。类芽胞杆菌属DNA G+C含量为40~59mol%,代表菌种为多黏类芽胞杆菌。

(二) 生物学特性

革兰氏染色阳性,但实验室通常染色可变或阴性,菌体杆状,可形成卵圆形芽胞,周鞭毛,有动力。兼性厌氧或严格需氧。大部分菌种触酶阳性。在营养琼脂和胰蛋白大豆琼脂平板上生长良好,可形成半透明、浅棕色或白色菌落,某些菌种可产生淡粉红色或淡黄色菌落,大部分菌种不产色素。

类芽胞杆菌属(Paenibacillus)的形态特征见图14-17-3。

四、糖单胞菌属

(一) 分类与命名

糖单胞菌属(Saccharomonospora)隶属于细菌域,放线菌门,放线菌纲,假诺卡菌目,假诺卡菌科。目前属内包括青糖单胞菌(S. azurea)、嗜盐糖单胞菌(S. halophila)、Saccharomonospora paurometabolica、新疆糖单胞菌(S. xinjiangensis)和草绿色糖单胞菌(S. viridis)等15个种。糖单胞菌属DNA G+C含量为68~74mol%,代表菌种为草绿色糖单胞菌。

(二) 生物学特性

革兰氏染色阳性,具有气生菌丝和营养菌丝,不规则分枝,大部分情况下基质菌丝体不形成片段。气生菌丝通常很丰富,但在某些菌株可能缺

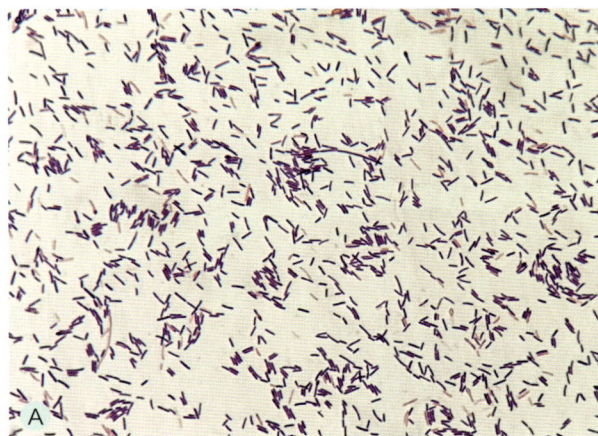

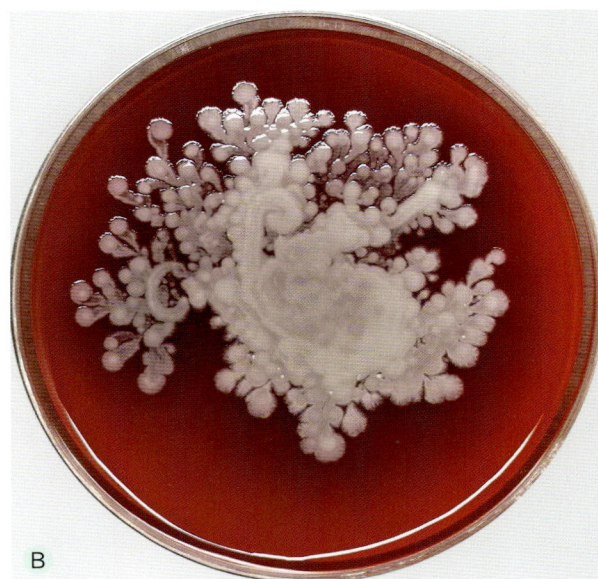

图 14-17-3 解糖类芽胞杆菌的形态特征
A. 革兰氏染色 ×1 000; B. SBA 5 日

乏。气生菌丝可形成白色、绿色、蓝色、橙白色或黄白色色素,营养菌丝也可形成绿色色素,但不扩散至周围培养基中。大部分菌种在气生菌丝顶端可产生单一孢子(图14-17-4A),少数菌种可产生成对或短链状的孢子。孢子呈卵形、椭圆形或圆形,大小为(0.7~1.1)μm×(1.0~1.8)μm。某些菌种耐高温(45~50℃),某些菌种嗜常温。气生菌丝上产生单一孢子和基质菌丝不形成片段是该菌属区别相关菌属的特征。常规分离放线菌的方法可用于糖单胞菌的培养和分离。分离培养基包括改良甘油-天冬酰胺琼脂(补充20% NaCl 的 ISP 5 培养基)、HA 琼脂和 R8 琼脂等,为防止真菌生长,可向培养基中加入 50μg/ml 放线菌酮。

糖单胞菌属(Saccharomonospora)的形态特征见图14-17-4。

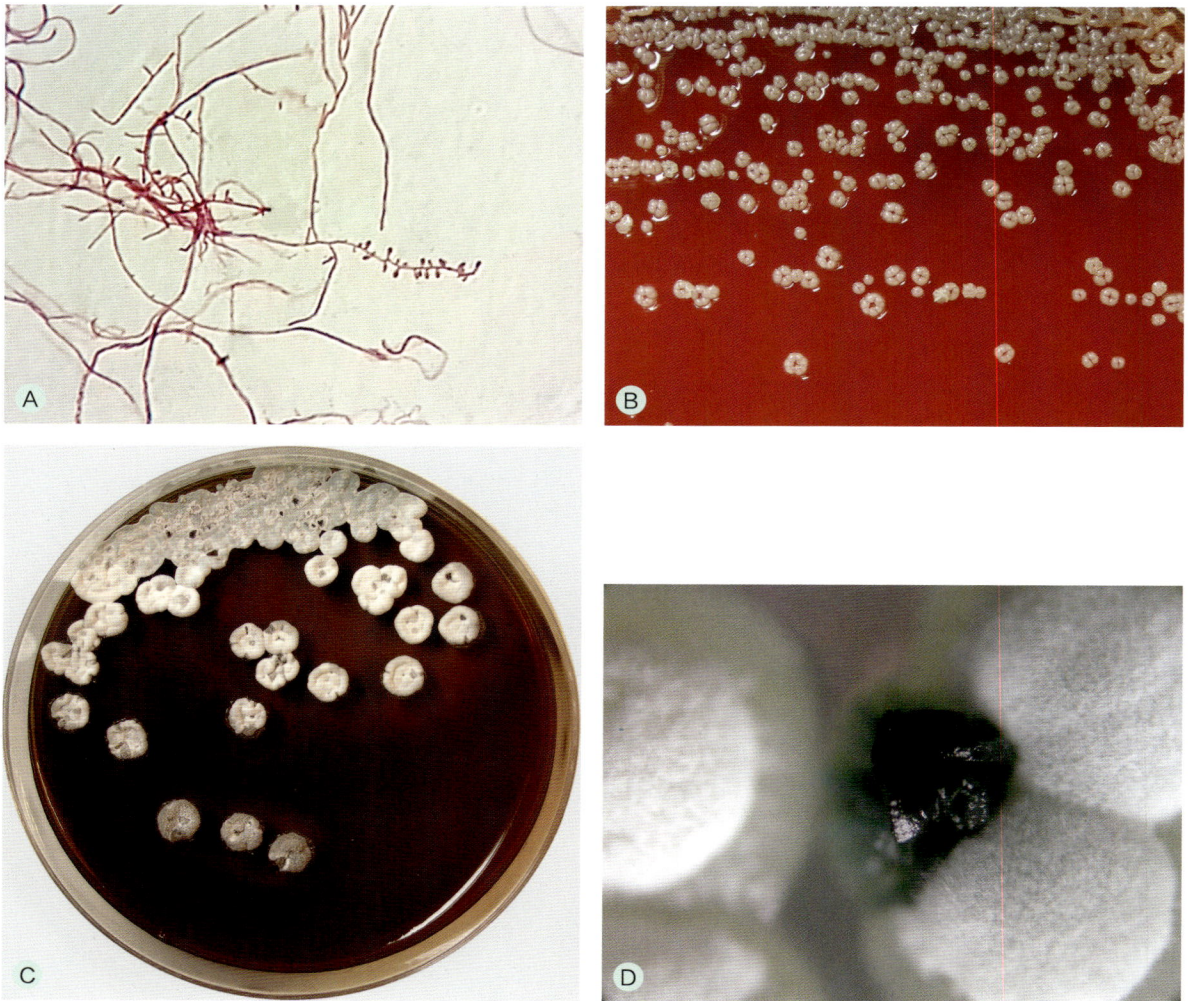

图 14-17-4   天蓝色糖单胞菌(*S. azurea*)的形态特征
A. 革兰氏染色 ×1 000；B. SBA 4 日；C. SBA 14 日；D. MHA 5 日 ×40

五、放线棒菌属

(一)分类与命名

放线棒菌属(*Actinobaculum*)隶属于细菌域，放线菌门，放线菌纲，放线菌目，放线菌科。属内包括马赛放线棒菌(*Actinobaculum massiliense*)、沙尔放线棒菌(*Actinobaculum schaalii*)、尿放线棒菌(*Actinobaculum urinale*)和猪放线棒菌(*Actinobaculum suis*)4 个种。目前沙尔放线棒菌和尿放线棒菌划归到放线棒杆菌属(*Actinotignum*)。放线棒菌属 DNA G+C 含量为 55mol%，代表菌种为猪放线棒菌。

(二)生物学特性

革兰氏染色阳性，幼龄菌易脱色，菌体呈直或稍弯曲杆菌，大小为(0.3~0.5)μm×(2~3)μm，某些菌体可出现分枝，不抗酸，无动力，无芽胞。厌氧或兼性需氧。触酶和氧化酶阴性。在含 5% 羊血或马血哥伦比亚琼脂平板上 37℃，厌氧条件下可生长，孵育 48 小时，可形成直径 0.5~3.0mm、白色、半透明、圆形、颗粒和边缘完整或轻微不规则的菌落，不溶血。猪放线棒菌在厌氧条件下生长更好，6% CO_2 或大气环境下，孵育 7 日，血琼脂平板上几乎看不出生长。马赛放线棒菌兼性需氧生长，在 5% CO_2 环境 37℃ 孵育可生长。这两种细菌水解马尿酸盐，不还原硝酸盐到亚硝酸盐，菊粉、乳糖、甘露醇、棉子糖、山梨醇、海藻糖、七叶苷、明胶、精氨酸双水解酶和 β- 半乳糖苷酶等试验均阴性。发酵葡萄糖和 / 或麦芽糖主要终产物是醋酸盐。马赛放线棒菌可引起人类尿路感染，从临床尿液标本可分离出来。

放线棒菌与放线棒杆菌菌种的生物学鉴别特性见表 14-17-1。

表 14-17-1 放线棒菌与放线棒杆菌菌种的生物学鉴别特性

特性	马赛放线棒菌	猪放线棒菌	沙尔放线棒杆菌	尿放线棒杆菌	血放线棒杆菌
产酸：					
D- 葡萄糖	+	−	+	+	−
L- 阿拉伯糖	−	+	+	−	−
麦芽糖	+	+	+	−	−
蔗糖	−	−	+	−	−
D- 核糖	+	+	+	+	−
D- 木糖	+	+	+	−	−
糖原	−	+	−	−	−
淀粉	−	+	−	−	−
碱性磷酸酶	−	+	−	−	−
酸性磷酸酶	−	+	−	−	−
α- 葡萄糖苷酶	+	+	+	−	+
β- 葡萄糖醛酸糖苷酶	−	−	−	−	−
尿素酶	−	+	−	+	−
亮氨酸基氨肽酶	+	+	+	−	+
N- 乙酰 -β- 氨基葡萄糖苷酶	−	+	−	−	−
吡咯烷酮芳基酰胺酶	−	+	−	−	−
α- 甘露糖苷酶	−	−	−	−	−

注：+,阳性；−,阴性。

六、放线棒杆菌属

(一)分类与命名

放线棒杆菌属(*Actinotignum*)隶属于细菌域，放线菌门，放线菌纲，放线菌目，放线菌科。放线棒杆菌属是 2015 年 Yassin AF 等提议设立的一个新属，目前属内包括沙尔放线棒杆菌(*Actinotignum schaalii*)、尿放线棒杆菌(*Actinotignum urinale*)和血放线棒杆菌(*Actinotignum sanguinis*)3 个种。放线棒杆菌属 DNA G+C 含量为 50~61.1mol%，代表菌种为沙尔放线棒杆菌。

(二)生物学特性

革兰氏染色阳性，菌体呈直或稍弯曲杆菌，某些菌体可出现分枝。无动力，无芽胞，不抗酸。厌氧或兼性厌氧，氧化酶和触酶阴性，在血琼脂平板上不溶血。所有菌种水解马尿酸盐，不还原硝酸盐到亚硝酸盐；菊粉、乳糖、甘露醇、棉子糖、山梨醇、海藻糖、七叶苷、明胶、精氨酸双水解酶和 β- 半乳糖苷酶等试验均阴性；发酵葡萄糖主要终产物是

L- 乳酸，次要产物是乙酸。放线棒杆菌与放线棒菌菌种的生物学鉴别特性见表 14-17-1。

放线棒杆菌属细菌主要从临床血液和尿液等标本中分离。

放线棒杆菌属(*Actinotignum*)的形态特征见图 14-17-5、图 14-17-6。

七、诺曼菌属

(一)分类与命名

诺曼菌属(*Naumannella*)隶属于细菌域，放线菌门，放线菌纲，丙酸杆菌目，丙酸杆菌科。目前属内包括耐盐诺曼菌(*N. halotolerans*)、萃英诺曼菌(*N. cuiyingiana*)和石杉诺曼菌(*N. huperziae*)3 个种。诺曼菌属 DNA G+C 含量为 67.7~71.97mol%，代表菌种为耐盐诺曼菌。

(二)生物学特性

革兰氏染色阳性，菌体呈球菌(直径为 1.0~1.3μm)、椭圆形或短杆菌，大小为 (0.37~0.7)μm × (0.6~1.2)μm，无动力，无芽胞。需氧生长，在胰蛋白大豆琼脂培

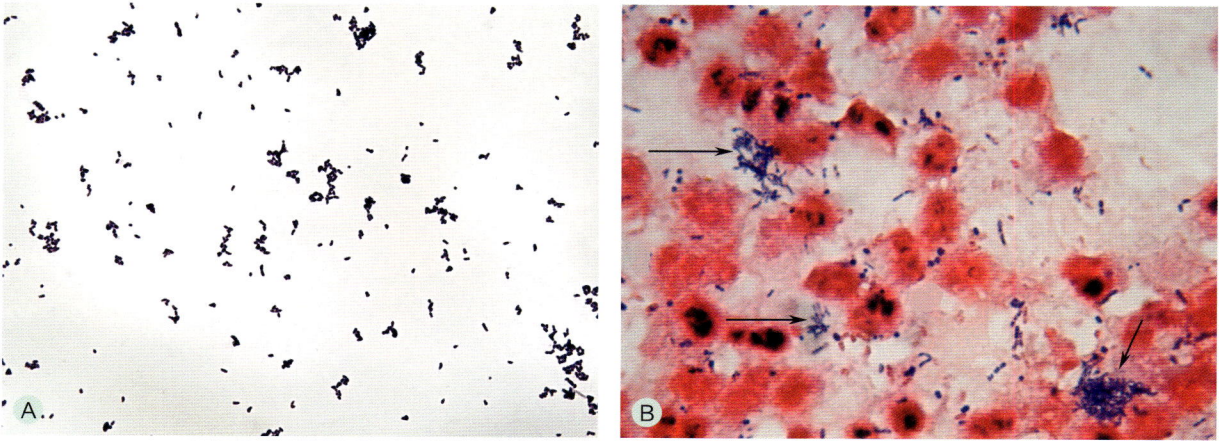

图 14-17-5 沙尔放线棒杆菌（*Actinotignum schaalii*）的镜下形态特征
A. 革兰氏染色 ×1 000；B. 腹腔积液涂片（混合大肠埃希菌＋粪肠球菌）革兰氏染色 ×1 000

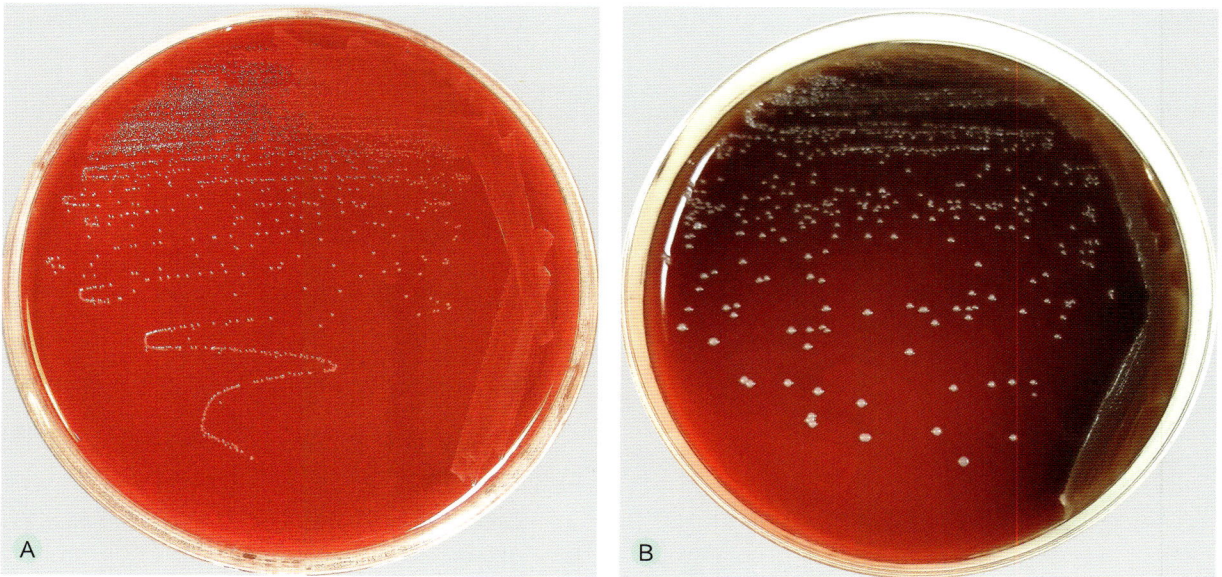

图 14-17-6 沙尔放线棒杆菌（*Actinotignum schaalii*）的菌落形态特征
A. 厌氧培养 3 日；B. SBA,CO₂,4 日

养基上 30~37℃孵育 3~4 日，形成直径 1~2mm、光滑、圆形、边缘完整、白色、淡黄色或灰黑色菌落。触酶阳性,氧化酶阳性(石杉诺曼菌阴性)。耐盐诺曼菌 β- 半乳糖苷酶、淀粉水解等试验阳性,硝酸盐还原、吲哚产生、精氨酸双水解酶和明胶水解等试验阴性。萃英诺曼菌淀粉水解、明胶水解、七叶苷水解和亮氨酸氨肽酶等试验阳性,硝酸盐还原、吲哚产生、尿素酶、精氨酸双水解等试验阴性。石杉诺曼菌水解淀粉、吐温 -40、明胶和尿素,不产生硫化氢和吲哚。

八、游动微菌属

(一)分类与命名

游动微菌属(*Planomicrobium*)隶属于细菌域,厚壁菌门,芽胞杆菌纲,芽胞杆菌目,游动球菌科(Planococcaceae)。目前属内包括韩国游动菌(*P. koreense*)、海床游动微菌(*P. okeanokoites*)和土壤游动微菌(*P. soli*)等 11 个种。游动微菌属 DNA G+C 含量为 34.8~47mol%,代表菌种为韩国游动菌。

（二）生物学特性

革兰氏染色阳性或染色可变，在液体培养基中菌体呈杆状或球形 / 短杆状，在固体平板上通常形成 1.0~2.0μm 大小的菌体。无芽胞，单一极端鞭毛或周鞭毛，能运动。需氧，在琼脂平板上可形成圆形、光滑、黄色、橙色或淡橙色菌落。触酶阳性，氧化酶阴性或阳性。明胶水解阳性，尿素酶阴性。硝酸盐还原、七叶苷、淀粉和吐温 -80 水解等试验阴性或阳性。

九、大洋芽胞杆菌属

（一）分类与命名

大洋芽胞杆菌属（*Oceanobacillus*）隶属于细菌域，厚壁菌门，芽胞杆菌纲，芽胞杆菌目，芽胞杆菌科。目前属内包括伊平屋大洋芽胞杆菌（*O. iheyensis*）、嗜盐大洋芽胞杆菌（*O. halophilus*）、浅黄大洋芽胞杆菌（*O. luteolus*）和大豆大洋芽胞杆菌（*O. sojae*）等 23 个种。大洋芽胞杆菌属 DNA G+C 含量为 35.8~40.1mol%，代表菌种为伊平屋大洋芽胞杆菌。

（二）生物学特性

革兰氏染色阳性，菌体呈杆状，大小为（0.4~0.8）μm×（1.1~6）μm，近末端或末端形成椭圆形芽胞，周鞭毛，有动力。专性需氧或兼性厌氧，生长温度 15~42℃。可形成圆形、白色或米黄色菌落。专性或兼性嗜碱和嗜常温，耐盐或嗜盐，在含 3%~10% NaCl 环境中生长良好，最高生长浓度可达 20%。触酶阳性，氧化酶可变。分解葡萄糖、甘露糖、果糖和麦芽糖产酸，但不分解木糖、鼠李糖、海藻糖、半乳糖和乳糖产酸。不产生吲哚，DNA 酶和尿素酶阴性。

十、克罗彭斯特菌属

（一）分类与命名

克罗彭斯特菌属（*Kroppenstedtia*）隶属于细菌域，厚壁菌门，芽胞杆菌纲，芽胞杆菌目，Thermoactinomycetaceae 科。目前属内包括象牙色克罗彭斯特菌（*K. eburnea*）、广州克罗彭斯特菌（*K. guangzhouensis*）、肺克罗彭斯特菌（*K. pulmonis*）和血克罗彭斯特菌（*K. sanguinis*）4 个种。克罗彭斯特菌属 DNA G+C 含量为 54.6~56.3mol%，代表菌种为象牙色克罗彭斯特菌。

（二）生物学特性

革兰氏染色阳性，菌体呈杆状，可形成基质和气生菌丝，产生链状关节孢子和耐热芽胞。需氧生长，生长温度在 25~60℃，pH 5.0~9.5。菌落扁平，形状不规则，呈波浪形，表面无光，可形成放射状皱纹，有稀疏的白色气生菌丝，在 BHI 和 GYM 培养基上不产生可扩散的色素，在蛋白胨 - 铁琼脂平板上不产生类黑色素。象牙色克罗彭斯特菌和广州克罗彭斯特菌水解七叶苷和明胶，不水解淀粉，V-P、硝酸盐还原和吲哚等试验阴性。象牙色克罗彭斯特菌尿素酶阳性，广州克罗彭斯特菌尿素酶和 β- 半乳苷酶阴性。

克罗彭斯特菌属（*Kroppenstedtia*）的形态特征见图 14-17-7。

十一、假棍状菌属

（一）分类与命名

假棍状菌属（*Pseudoclavibacter*）隶属于细菌域，放线菌门，放线菌纲，微球菌目，微杆菌科（Microbacteriaceae）。目前属内包括白色假棍状菌（*P. alba*）、污泥假棍状菌（*P. caeni*）、中央假棍状菌（*P. chungangensis*）、植内生假棍状菌（*P. endophyticus*）、淡黄假棍状菌（*P. helvolus*）、土壤假棍状菌（*P. soli*）和土地假棍状菌（*P. terrae*）7 个种。假棍状菌属 DNA G+C 含量为 64.4~68mol%，代表菌种为淡黄假棍状菌。

（二）生物学特性

革兰氏染色阳性，菌体呈杆状，大小为（0.1~0.6）μm×（0.3~1.7）μm，无动力。严格需氧，生长温度范围 10~35℃，最佳生长温度 28~30℃，pH 6~10。在 LA 培养基上孵育 48~72 小时，形成黄色、浅黄色、圆形、光滑和凸起的菌落。大部分菌种氧化酶阴性，浅黄假棍状菌和土地假棍状菌氧化酶阳性，触酶阳性，硝酸盐还原阴性。

十二、气微菌属

（一）分类与命名

气微菌属（*Aeromicrobium*）隶属于细菌域，放线菌门，放线菌纲，放线菌目，类诺卡菌科（Nocardioidaceae）。目前属内包括黄色气微菌（*A. flavum*）、济州古名气微菌（*A. tamlense*）和产红霉素气微菌（*A. erythreum*）等 15 个种。气微菌属 DNA G+C 含量为 65.5~75.9mol%，代表菌种为产红霉素气微菌。

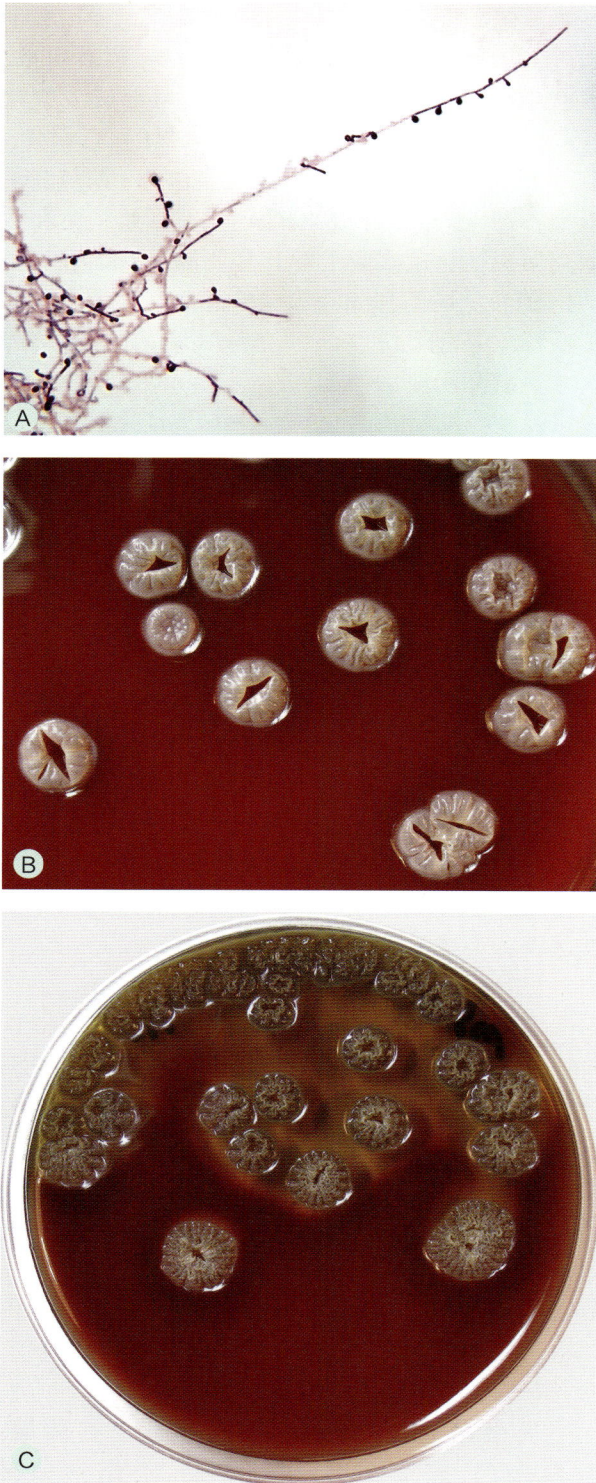

图 14-17-7   象牙色克罗彭斯特菌
（*K. eburnea*）的形态特征
A. MHA 小培养 35℃ 20 日，革兰氏染色 ×1 000；
B. SBA 5 日；C. SBA 7 日

（二）生物学特性

革兰氏染色阳性，菌体呈小的不规则杆状或球

形，不抗酸，无芽胞，无或有动力。在含蛋白胨和酵母浸膏等复合培养基上需氧条件生长，生长温度范围为 4~42℃，最适生长温度为 25~37℃，大部分菌种不嗜盐或轻微嗜盐，某些菌种生长需要盐。可形成无色、黄色、米黄色或琥珀色菌落。大部分情况下触酶阳性，偶尔也会出现阴性反应。某些菌种硝酸盐还原试验阳性，氧化某些碳水化合物产酸。

十三、肉杆菌属

（一）分类与命名

肉杆菌属（*Carnobacterium*）隶属于细菌域，厚壁菌门，芽胞杆菌纲，乳杆菌目，肉杆菌科。目前属内包括草绿色肉杆菌（*C. viridans*）、分岐肉杆菌（*C. divergens*）和母鸡肉杆菌（*C. gallinarum*）等 12 个种。肉杆菌属 DNA G+C 含量为 33~42mol%，代表菌种为分岐肉杆菌。

（二）生物学特性

革兰氏染色阳性，菌体呈短的或细长杆状，有时弯曲，通常单个、成对或短链状排列。有或无动力，无芽胞。兼性厌氧，大部分菌株在 0℃ 可生长，但在 45℃ 不生长。在琼脂平板上可形成白色、奶油色或浅黄色、凸起和有光泽的菌落。乙酸盐琼脂或肉汤 pH 5.4 条件下不生长，pH 9.0 下生长，8% NaCl 环境不生长。触酶和氧化酶阴性。不还原硝酸盐至亚硝酸盐。

十四、地芽胞杆菌属

（一）分类与命名

地芽胞杆菌属（*Geobacillus*）隶属于细菌域，厚壁菌门，芽胞杆菌纲，芽胞杆菌目，芽胞杆菌科。目前属内包括热反硝化地芽胞杆菌（*G. thermodenitrficans*）、嗜热脂肪地芽胞杆菌（*G. stearothermophilus*）和高温烷烃地芽胞杆菌（*G. thermoleovorans*）等 12 个种。地芽胞杆菌属 DNA G+C 含量为 48.2~58mol%，代表菌种为嗜热脂肪地芽胞杆菌。

（二）生物学特性

革兰氏染色反应可变，可阳性或阴性，菌体呈杆状，每个菌体细胞可产一个芽胞，芽胞椭圆形或圆柱形，位于杆状的末端或次末端。菌体细胞成对或短链状排列，有些菌种有动力（具周鞭毛），有些菌种无动力。需氧或兼性厌氧，生长温度范围为 35~75℃，最适生长温度为 55~65℃，pH 范围为 6.0~8.5，最适生长 pH 为 6.2~7.5。在某些琼脂培养

基形成的菌落形态和大小可变。大部分菌种触酶阳性,氧化酶可变,分解葡萄糖、果糖、麦芽糖、甘露糖和蔗糖产酸,但不产气。苯丙氨酸脱氨酶和吲哚试验阴性。

十五、涅斯捷连科氏菌属

(一) 分类与命名

涅斯捷连科氏菌属(*Nesterenkonia*)隶属于细菌域,放线菌门,放线菌纲,微球菌目,微球菌科。目前属内包括黄色涅斯捷连科氏菌(*N. flava*)、海燕蛤涅斯捷连科氏菌(*N. halobia*)、耐盐涅斯捷连科氏菌(*N. halotolerans*)、新疆涅斯捷连科氏菌(*N. xinjiangensis*)和金黄涅斯捷连科氏菌(*N. lutea*)等 21 个种。涅斯捷连科氏菌属 DNA G+C 含量为 64~72mol%,代表菌种为海燕蛤涅斯捷连科氏菌。

(二) 生物学特性

革兰氏染色阳性,菌体呈短杆状(有时表现出分枝)或球形,球形细胞可单个、成对、四联或不规则成簇状排列。无芽胞,无或有动力。需氧,中度嗜盐或耐盐(0~25% NaCl),某些菌种嗜碱或耐碱(pH 7.0~12)。大部分菌种最适生长温度 28~30℃,在营养琼脂培养基上可形成圆形、光滑和不透明的菌落,有些菌落不产色素,某些可产生黄色、亮黄色、淡黄色或深橙色色素。触酶阳性,氧化酶阴性或阳性。大部分菌种不产生硫化氢,不水解淀粉。

十六、糖丝菌属

(一) 分类与命名

糖丝菌属(*Saccharothrix*)隶属于细菌域,放线菌门,放线菌纲,假诺卡菌目,假诺卡菌科。目前属内包括杨凌糖丝菌(*S. yanglingensis*)、澳大利亚糖丝菌(*S. australiensis*)、阿尔及利亚糖丝菌(*S. algeriensis*)、德克萨斯糖丝菌(*S. texasensis*)和新疆糖丝菌(*S. xinjiangensis*)等 20 个种。糖丝菌属 DNA G+C 含量为 67~76mol%,代表菌种为澳大利亚糖丝菌。

(二) 生物学特性

革兰氏染色阳性,菌体长丝状、球形或球杆状,在某些生长培养基上可形成分枝的营养菌丝和气生菌丝体,营养和气生菌丝断裂成碎片形成球形或球杆状。无动力。大部分菌种在孢子形成期间可观察到气生菌丝典型的"锯齿状"形态。耐溶菌酶。需氧,触酶阳性。大部分菌种可水解酪蛋白、明胶和七叶苷,不产生尿素酶。

十七、鞘氨醇盒菌属

(一) 分类与命名

鞘氨醇盒菌属(*Sphingopyxis*)隶属于细菌域,变形菌门,α- 变形菌纲,鞘氨醇单胞菌目,鞘氨醇单胞菌科。目前属内包括解聚乙二醇鞘氨醇盒菌(*S. macrogoltabida*)、智利鞘氨醇盒菌(*S. chilensis*)、土地鞘氨醇盒菌(*S. terrae*)、黄色鞘氨醇盒菌(*S. flava*)、印度鞘氨醇盒菌(*S. indica*)、土壤鞘氨醇盒菌(*S. soli*)和意大利鞘氨醇盒菌(*S. italica*)等 22 个种。鞘氨醇盒菌属 DNA G+C 含量为 63.0~67.5mol%,代表菌种为解聚乙二醇鞘氨醇盒菌。

(二) 生物学特性

革兰氏染色阳性,菌体呈杆状,大小为(0.3~0.5)μm × 0.9μm,有动力或无动力,无芽胞。严格需氧,可形成黄色、白色或棕色菌落。触酶阳性,不还原硝酸盐。大部分菌种尿素酶阴性,但土壤鞘氨醇盒菌是阳性。

十八、假谷氨酸杆菌属

(一) 分类与命名

假谷氨酸杆菌属(*Pseudoglutamicibacter*)隶属于细菌域,放线菌门,放线菌纲,放线菌目,微球菌科。目前属内包括康明斯假谷氨酸杆菌(*P. cumminsii*)和白色假谷氨酸杆菌(*P. albus*)2 个种。假谷氨酸杆菌属 DNA G+C 含量为 60~ 62mol%,代表菌种为康明斯假谷氨酸杆菌。

(二) 生物学特性

革兰氏染色阳性,呈棒杆菌,染色易脱色,无动力,无芽胞。专性需氧,在血琼脂平板上 37℃孵育 24~48 小时,可形成白色或灰白色、光滑、轻微凸起,直径 1~2mm 的菌落。触酶阳性,硝酸盐还原和尿素酶阴性,不水解七叶苷,不分解碳水化合物产酸。白色假谷氨酸杆菌缓慢和弱液化明胶,不水解酪氨酸,DNA 酶和西蒙氏柠檬酸盐试验阴性。10 日内可观察到康明斯假谷氨酸杆菌 DNA 酶和明胶酶活性。

十九、膨大芽胞杆菌属

(一) 分类与命名

膨大芽孢杆菌属(*Tumebacillus*)隶属于细菌域,厚壁菌门,芽胞杆菌纲,芽胞杆菌目,脂环酸芽胞杆菌科（Alicyclobacillaceae）。目前属内包括解脂膨大芽胞杆菌（*T. lipolyticus*）、永冻土膨大芽胞杆菌（*T. permanentifrigoris*）、鸟膨大芽胞杆菌（*T. avium*）、浅黄膨大芽胞杆菌（*T. luteolus*）、鞭毛膨大芽胞杆菌（*T. flagellatus*）、土壤膨大芽胞杆菌（*T. soli*）、参地膨大芽胞杆菌（*T. ginsengisoli*）和海藻膨大芽胞杆菌（*T. algifaecis*）8 个种。膨大芽胞杆菌属 DNA G+C 含量为 53.1~57.6mol%，代表菌种为永冻土膨大芽胞杆菌。

（二）生物学特性

革兰氏染色阳性，菌体呈杆状，可产生芽胞，有动力或无动力，鞭毛膨大芽胞杆菌具有周鞭毛。需氧、兼性需氧或兼性厌氧，永冻土膨大芽胞杆菌在 R2A 琼脂 25~30℃下孵育 2 日，形成奶白色、黄色或浅黄色菌落。解脂膨大芽胞杆菌在营养琼脂 37℃孵育 36 小时，形成圆形凸起、奶油样、直径 3~4mm 的菌落。大部分菌种氧化酶阳性。

膨大芽胞杆菌属 8 个菌种部分特性见表 14-17-2。

表 14-17-2　膨大芽胞杆菌属 8 个菌种部分特性

特性	解脂膨大芽胞杆菌	永冻土膨大芽胞杆菌	鸟膨大芽胞杆菌	浅黄膨大芽胞杆菌	鞭毛膨大芽胞杆菌	土壤膨大芽胞杆菌	海藻膨大芽胞杆菌	参地膨大芽胞杆菌
菌落颜色	奶白色、黄色或浅黄色	黄色、淡黄色	ND	黄色、浅黄色	淡黄色	奶白色	白色	白色
鞭毛	−	−	+	−	+	+	+	−
动力	−	−	+	−	+	+	+	−
氧化酶	+	−	+	+	+	−	−	+
触酶	−	−	−	−	−	−	−	−
水解明胶	+	−	+	ND	+	+	+	−

注：+,阳性；−,阴性；ND,无数据。

二十、亮杆菌属

（一）分类与命名

亮杆菌属（*Leucobacter*）隶属于细菌域，放线菌门，放线菌纲，放线菌目，微杆菌科（Microbacteriaceae）。目前属内包括干丘亮杆菌（*L. aridicollis*）、白色亮杆菌（*L. albus*）、反硝化亮杆菌（*L. denitrificans*）和驹形亮杆菌（*L. komagatae*）等 25 个种。亮杆菌属 DNA G+C 含量为 62.8~69.5mol%，代表菌种为驹形亮杆菌。

（二）生物学特性

革兰氏染色阳性，菌体呈杆状，大小为（0.2~0.7）μm×（0.5~1.5）μm，无芽胞，无动力，不产菌丝体。触酶阳性，氧化酶、精氨酸双水解酶和硫化氢阴性，尿素酶可变。最适生长温度在 25~30℃，在固体培养基上可形成灰白色、白色、棕褐色、奶油色或黄色菌落，菌落呈圆形，完整，轻微凸起，不透明，光滑。

二十一、北里胞菌属

（一）分类与命名

北里胞菌属（*Kitasatospora*）隶属于细菌域，放线菌门，放线菌纲，放线菌目，链霉菌科（Streptomycetaceae）。目前属内包括白长北里胞菌（*K. albolonga*）、北丝北里胞菌（*K. setae*）和草绿色北里胞菌（*K. viridis*）等 31 个种。北里胞菌属 DNA G+C 含量为 66~77mol%，代表菌种为白丝北里胞菌。

（二）生物学特性

革兰氏染色阳性，非抗酸，无动力，需氧放线菌，可形成广泛的分枝，但不形成片段的菌丝体。菌丝包括基质菌丝和气生菌丝，稳定的基质菌丝体像链霉菌一样很发达，气生菌丝可形成具有超过 20 个孢子的孢子链，不形成孢子囊。生长温度范围为 15~42℃，pH 范围为 5.5~9.0。北里胞菌属表型特征与链霉菌属非常相似，两者的主要区别在于细胞壁中主要成分和比例不同。北里胞菌属细胞壁中含有大量 meso-A$_2$pm（主要存在于营养菌丝中）、LL-A$_2$pm（主要存在于气生菌丝中）、甘氨酸和半乳糖。meso-A$_2$pm 在北里胞菌细胞壁中占 49%~89%，而在链霉菌细胞壁中仅占 1%~16%。链霉菌细胞壁中不存在半乳糖，在气生菌丝和营养菌线中主要含有 LL-A$_2$pm。

二十二、土地芽胞杆菌属

（一）分类与命名

土地芽胞杆菌属（Terribacillus）隶属于细菌域，厚壁菌门，芽胞杆菌纲，芽胞杆菌目，芽胞杆菌科。目前属内包括哥里土地芽胞杆菌（T. goriensis）、艾丁土地芽胞杆菌（T. aidingensis）、嗜盐土地芽胞杆菌（T. halophilus）和嗜糖土地芽胞杆菌（T. saccharophilus）4 个种。土地芽胞杆菌属 DNA G+C 含量为 43~46mol%，代表菌种为嗜糖土地芽胞杆菌。

（二）生物学特性

革兰氏染色阳性，菌体呈杆状，大小为（0.3~1.0）μm×（1.2~4.8）μm，有动力或无动力，在菌体次末端孢子囊里形成椭圆形内生孢子。在固体复合培养基上可形成圆形、光滑、凸起的菌落，菌落可呈浅黄色、白色。触酶阳性，液化明胶，不产生硫化氢和吲哚，硝酸盐还原和尿素酶阴性，β-半乳糖苷酶阳性或阴性，V-P 试验阳性或阴性。

二十三、纤细芽胞杆菌属

（一）分类与命名

纤细芽胞杆菌属（Gracilibacillus）隶属于细菌域，厚壁菌门，芽胞杆菌纲，芽胞杆菌目，芽胞杆菌科。目前属内包括沙鬣蜥纤细芽胞杆菌（G. dipsosauri）、耐盐纤细芽胞杆菌（G. halotolerans）、马赛纤细芽胞杆菌（G. massiliensis）、泰国纤细芽胞杆菌（G. thailandensis）和解尿素纤细芽胞杆菌（G. ureilyticus）等 13 个种。纤细芽胞杆菌属 DNA G+C 含量为 35.8~39.4mol%，代表菌种为耐盐纤细芽胞杆菌。

（二）生物学特性

革兰氏染色阳性，菌体呈杆状或细丝状，大小为（0.3~0.9）μm×（1.8~10）μm，杆状菌体末端可形成椭圆形和/或球形内生孢子。有动力。具耐盐性，可在 0~20%（w/v）NaCl 浓度中生长。最适生长温度范围 25~47℃。可形成奶白色、淡粉红色或红色、光滑、黏性、直径 0.3~3.0mm 的菌落。触酶阳性，分解 D-葡萄糖产酸，水解淀粉和七叶苷，精氨酸双水解酶、赖氨酸和鸟氨酸脱羧酶和吲哚试验均为阴性。

二十四、血杆菌属

（一）分类与命名

血杆菌属（Sanguibacter）隶属于细菌域，放线菌门，放线菌纲，微球菌目，血杆菌科（Sanguibacteraceae）。目前属内包括海血杆菌（S. marinus）、南极血杆菌（S. antarcticus）、克迪血杆菌（S. keddieii）、土壤血杆菌（S. soli）和苏亚雷斯血杆菌（S. suarezii）等 7 个种。血杆菌属 DNA G+C 含量为 69.5~73.4mol%，代表菌种为克迪血杆菌。

（二）生物学特性

革兰氏染色阳性，菌体呈规则或不规则短杆状，有动力，无芽胞。需氧或兼性厌氧，大部分菌种触酶和氧化酶阳性，土壤血杆菌氧化酶阴性。在羊血琼脂平板上不溶血，生长不需要特殊营养，在哥伦比亚血琼脂或胰蛋白大豆琼脂平板生长良好，25~37℃孵育 48 小时，可产生直径 0.5~2.0mm、圆形、凸起、边缘完整、黄色或淡黄色菌落。水解七叶苷，分解糖原、蔗糖、D-纤维二糖、D-果糖、D-葡萄糖、D-麦芽糖、L-阿拉伯糖、D-海藻糖和 D-木糖产酸；不分解卫矛醇、肌醇、木糖醇、赤藓醇、D-阿拉伯醇、D-侧金盏花醇、D-阿拉伯糖、D-果糖、D-松三糖和 L-山梨糖产酸。

血杆菌属（Sanguibacter）的形态特征见图 14-17-8。

二十五、假节杆菌属

（一）分类与命名

假节杆菌属（Pseudarthrobacter）隶属于细菌域，放线菌门，放线菌纲，微球菌目，微球菌科。目前属内包括溶菲假节杆菌（P. phenanthrenivorans）、氯酚假节杆菌（P. chlorophenolicus）、马假节杆菌（P. equi）、氧化假节杆菌（P. oxydans）、多色假节杆菌（P. polychromogenes）、耐干燥假节杆菌（P. siccitolerans）和去磺基假节杆菌（P. sulfonivorans）等 11 个种。假节杆菌属 DNA G+C 含量为 62~71mol%，代表菌种为多色假节杆菌。

（二）生物学特性

革兰氏染色阳性，容易脱色染成阴性，菌体呈杆状或球形，在复合培养基上呈杆状-球形生长循环；稳定期或陈旧培养物（通常 2~7 日后）完全或大部分由球菌组成，直径 0.6~1.0μm。无动力，无芽胞，不抗酸。严格需氧，呼吸代谢，从不发酵。最适生长温度为 20~30℃，pH 中性到弱碱性。触酶阳性。

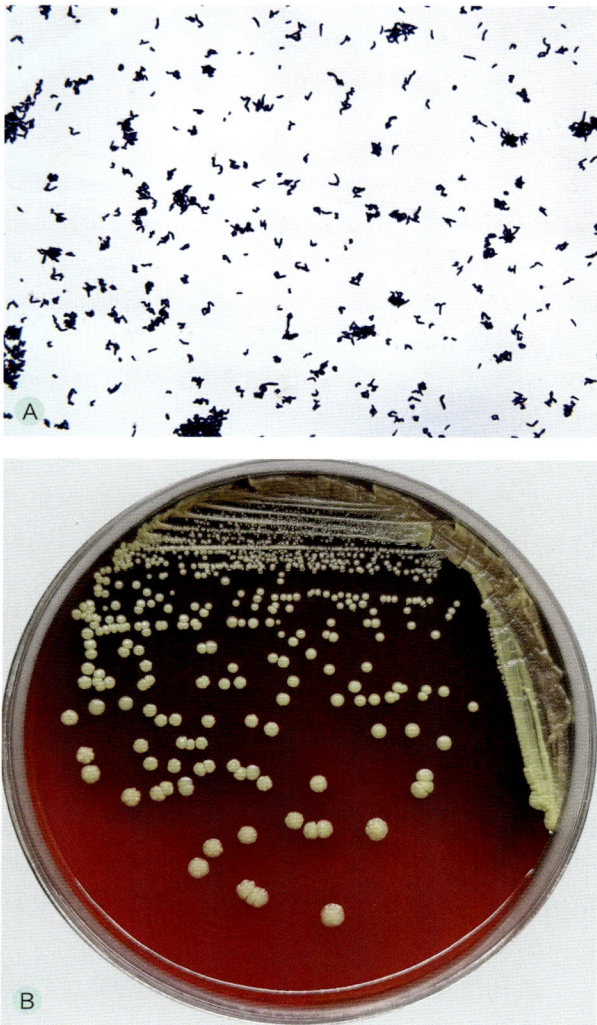

图 14-17-8   海血杆菌（*S. marinus*）的形态特征
A. 革兰氏染色 ×1 000；B. SBA 6 日

二十六、沙尔菌属

（一）分类与命名

沙尔菌属（*Schaalia*）隶属于细菌域，放线菌门，放线菌纲，放线菌目，放线菌科。沙尔菌属是 2018 年 Nouioui 等提议设立的一个新属，目前属内 12 个种均由放线菌属划分而来，包括犬沙尔菌（*S. canis*）、卡迪夫沙尔菌（*S. cardiffensis*）、芬克沙尔菌（*S. funkei*）、乔治沙尔菌（*S. georgiae*）、猪生殖道沙尔菌（*S. hyovaginalis*）、梅耶沙尔菌（*S. meyeri*）、自然沙尔菌（*S. naturae*）、龋齿沙尔菌（*S. odontolytica*）、雷丁沙尔菌（*S. radingae*）、猪乳腺炎沙尔菌（*S. suimastitidis*）、苏黎世沙尔菌（*S. turicensis*）和奶牛腭沙尔菌（*S. vaccimaxillae*）。沙尔菌属 DNA G+C 含量为 56~70mol%，代表菌种为龋齿沙尔菌。

（二）生物学特性

革兰氏染色阳性，菌体呈直或稍弯曲杆菌，某些菌体可出现分枝，某些菌种仅产生球形或球杆状细胞。非抗酸性，无动力或有动力，不产生芽胞。需氧或兼性厌氧生长，最适生长温度 35~37℃（梅耶沙尔菌在 30℃生长良好），形成非丝状的小菌落，菌落光滑或细颗粒表面，边缘整齐或不规则，扁平、轻微隆起或凸起，灰色、粉色、红色、棕色、白色或无色，透明或半透明，质地柔软，某些菌落中央具暗斑。氧化酶、触酶和尿素酶阴性（但犬沙尔菌触酶阳性）。

沙尔菌属（*Schaalia*）的形态特征见图 14-17-9、图 14-17-10。

沙尔菌属内菌种生物学特性和鉴别见表 14-17-3。

二十七、嗜冷芽胞杆菌属

（一）分类与命名

嗜冷芽胞杆菌属（*Psychrobacillus*）隶属于细菌域，厚壁菌门，芽胞杆菌纲，芽胞杆菌目，芽胞杆菌科。目前属内包括忍冷嗜冷芽胞杆菌（*P. psychrodurans*）、非寻常嗜冷芽胞杆菌（*P. insolitus*）、蚁头嗜冷芽胞杆菌（*P. lasiicapitis*）、耐冷嗜冷芽胞杆菌（*P. psychrotolerans*）、冰川嗜冷芽胞杆菌（*P. glaciei*）、狐狸嗜冷芽胞杆菌（*P. vulpis*）和土壤嗜冷芽胞杆菌（*P. soli*）7 个种。嗜冷芽胞杆菌属 DNA G+C 含量为 35.7~36.6mol%，代表菌种为非寻常嗜冷芽胞杆菌。

（二）生物学特性

革兰氏染色阳性，菌体呈杆状，大小为（0.6~0.7）μm×（1.9~2.1）μm，或球形，有动力，产芽胞。严格需氧，生长温度范围为 -2~30℃，耐 2%~5% NaCl。不利用柠檬酸盐，不水解明胶，不产生吲哚和尿素酶。

二十八、糖多胞菌属

（一）分类与命名

糖多胞菌属（*Saccharopolyspora*）隶属于细菌域，放线菌门，放线菌纲，放线菌目，假诺卡菌科。目前属内包括粗毛糖多胞菌（*S. hirsuta*）、艾丁湖糖多胞菌（*S. aidingensis*）、黄色糖多胞菌（*S. flava*）、嗜盐糖多胞菌（*S. halophila*）、耐盐糖多胞菌（*S. halotolerans*）、海生糖多胞菌（*S. maritima*）和嗜热糖多胞菌（*S. thermophila*）等 34 个种。糖多胞菌属 DNA G+C 含量为 66~77mol%，代表菌种为粗毛糖多胞菌。

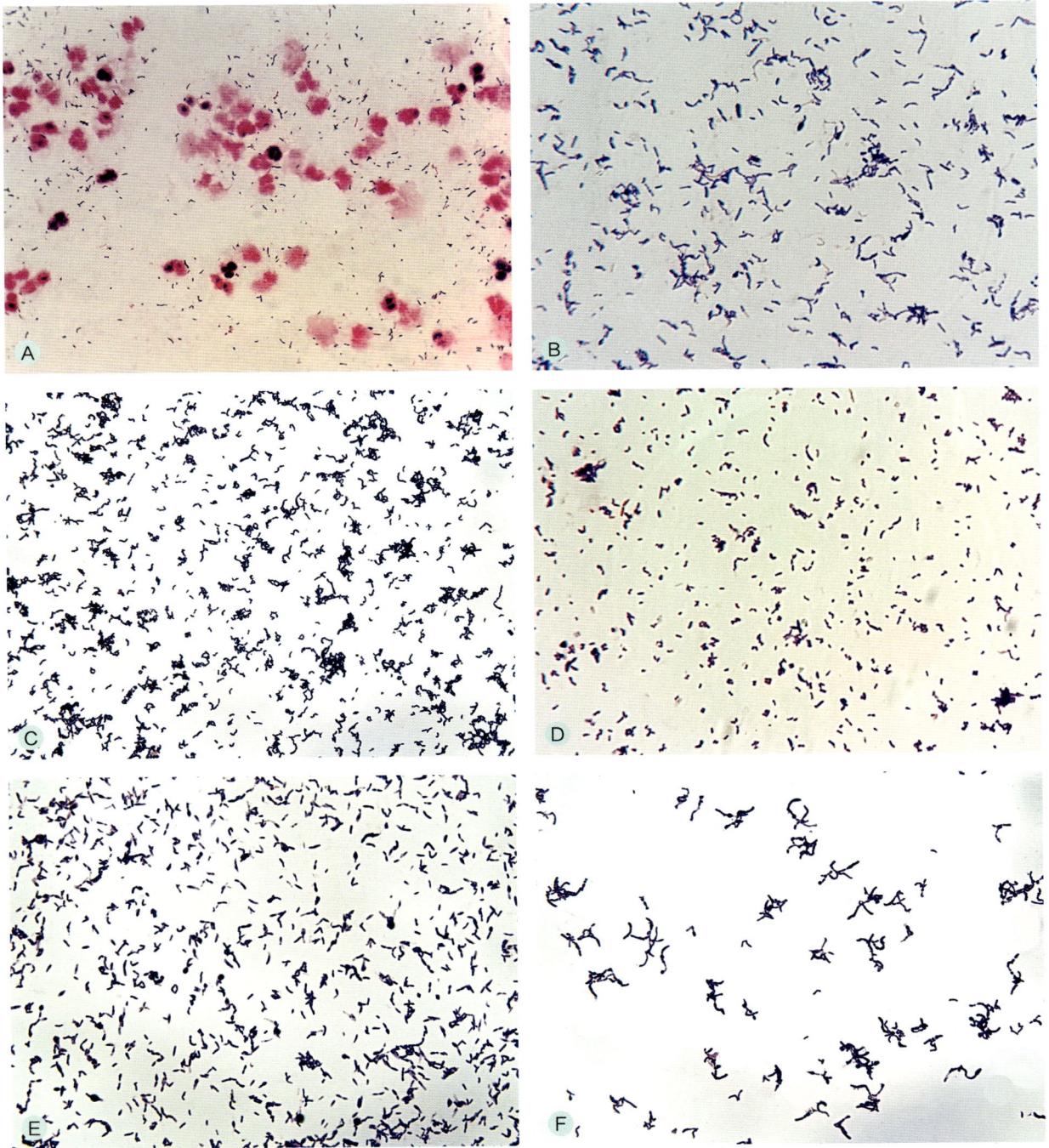

图 14-17-9　沙尔菌的镜下形态特征

A.脓液涂片(梅耶沙尔菌)革兰氏染色 ×1 000；B.卡迪夫沙尔菌革兰氏染色 ×1 000；C.龋齿沙尔菌革兰氏染色 ×1 000；D.苏黎世沙尔菌革兰氏染色 ×1 000；E.芬克沙尔菌,CO_2 3 日革兰氏染色 ×1 000；F.芬克沙尔菌,厌氧培养 5 日革兰氏染色 ×1 000

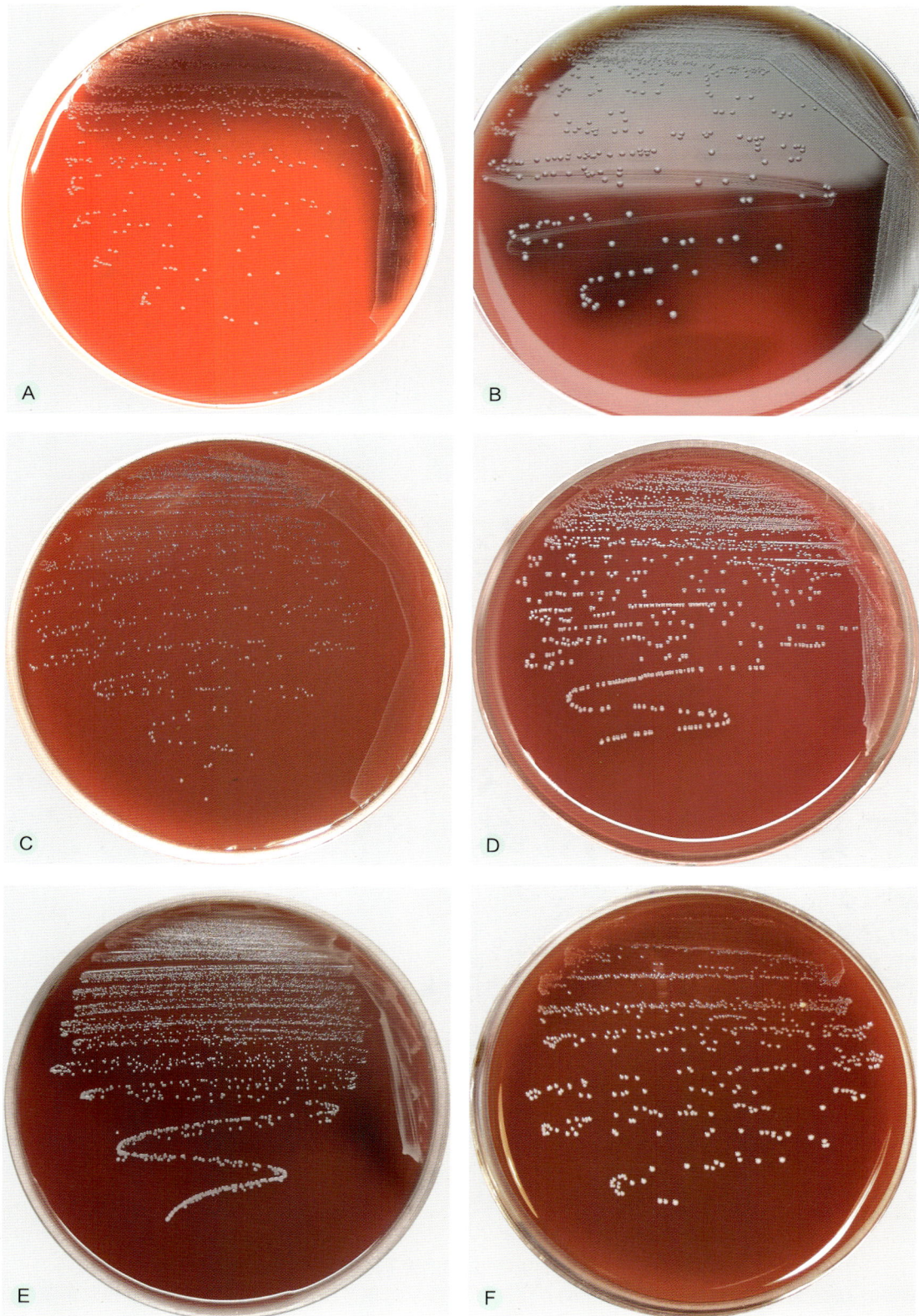

图 14-17-10　沙尔菌的菌落形态特征

A. 龋齿沙尔菌 SBA CO₂ 2 日；B. 龋齿沙尔菌厌氧培养 3 日；C. 卡迪夫沙尔菌厌氧培养 8 日；
D. 芬克沙尔菌厌氧培养 3 日；E. 梅耶沙尔菌厌氧培养 6 日；F. 苏黎世沙尔菌 SBA CO₂ 6 日

表 14-17-3 沙尔菌属内菌种生物学特性和鉴别

试验	犬沙尔菌	卡迪夫沙尔菌	芬克沙尔菌	乔治沙尔菌	猪生殖道沙尔菌	梅耶沙尔菌	自然沙尔菌	龋齿沙尔菌	雷丁沙尔菌	猪乳腺炎沙尔菌	苏黎世沙尔菌	奶牛腭沙尔菌
乳糖	+	–	–	+	–	+	–	+	v	–	–	ND
麦芽糖	+	–	v	+	+	–	+	+	v	v	v	ND
蜜二糖	–	–	–	–	–	–	–	–	+	+	–	–
松三糖	–	–	–	–	–	–	–	+	–	–	ND	–
核糖	+	–	v	+	+	–	ND	–	v	+	v	ND
海藻糖	–	–	–	–	+	–	–	ND	–	v	–	ND
马尿酸水解	–	–	–	–	+	–	+	–	–	–	+	–
七叶苷水解	–	–	–	+	+	–	+	v	v	+	v	+
硝酸盐还原	–	v	–	–	–	–	–	+	–	–	–	–
α-半乳糖苷酶	+	–	–	–	–	–	–	–	+	+	–	–
β-半乳糖苷酶	+	–	v	+	+	+	–	+	+	+	–	–
碱性磷酸酶	–	–	+	–	–	–	–	–	–	–	v	–

注：+,阳性；–,阴性；v,结果可变；ND,无资料。

(二) 生物学特性

革兰氏染色阳性,菌体如放线菌,可形成广泛分枝的基质菌丝体,菌丝断裂可形成球形和/或杆状。某些菌种基质菌丝可保持完好或部分转变为链孢子。基质菌丝可以是浅黄色、棕红色、橙色或黄色;气生菌丝通常分化为光滑鞘内的珠状孢子链,可呈白色至灰色或粉白色。分化为孢子链的气生菌丝是糖多胞菌菌株典型特征。糖多胞菌在培养丝状放线菌的大多数标准培养基上生长良好,例如察氏培养基、葡萄糖-天冬酰胺(ISP 培养基 5)、无机盐-淀粉(ISP 培养基 4)、Sauton's 和 V-8 蔬菜果汁琼脂平板。菌落的大小、气生菌丝产生程度以及气生菌丝和基质菌丝体的色素是可变的。如粗毛糖多菌在 40℃ 孵育 7 日菌落是薄的、粗糙或凸起、有皱纹,菌落直径大约 1mm,菌落中央气生菌丝体呈白色,而基质菌丝体几乎无色。糖多胞菌生长不需要特殊营养,但嗜盐菌种需加入 20%(w/v)NaCl 才有利于其生长。糖多胞菌需氧生长,触酶阳性,有机化能营养,氧化代谢。它们能降解各种有机底物并利用多种化合物作为唯一碳源。

糖多胞菌属(Saccharopolyspora)的形态特征见图 14-17-11。

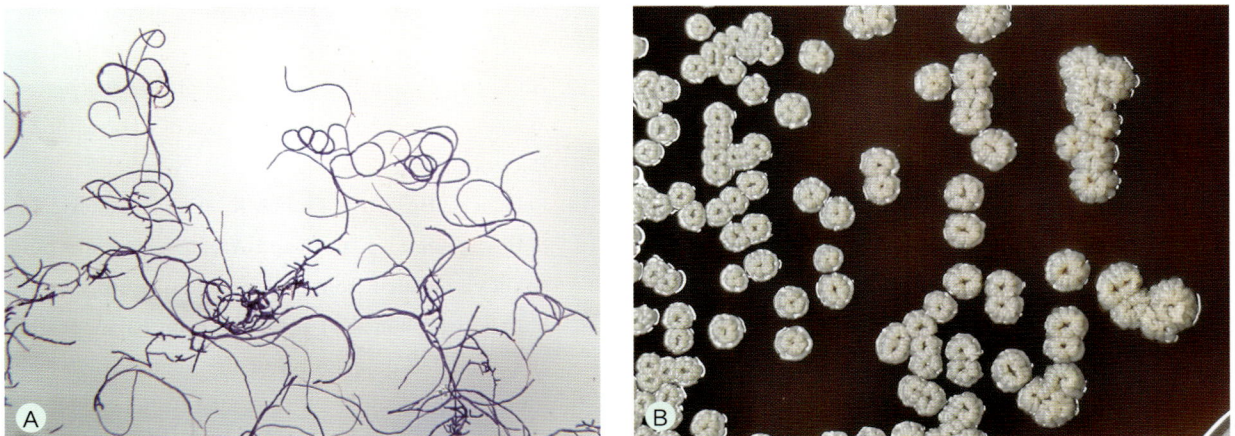

图 14-17-11 粗毛糖多胞菌(S. hirsuta)的形态特征
A. 小培养 9 日涂片革兰氏染色 ×1 000; B. SBA 10 日

二十九、小短杆菌属

（一）分类与命名

小短杆菌属（Brachybacterium）隶属于细菌域，放线菌门，放线菌纲，放线菌目，皮杆菌科（Dermabacteraceae）。目前属内包括屎小短杆菌（B. faecium）、水生小短杆菌（B. aquaticum）、鸟小短杆菌（B. avium）、植内生小短杆菌（B. endophyticum）、霍尔蒂短状杆菌（B. horti）、贪婪小短杆菌（B. vulturis）、小鼠小短杆菌（B. muris）、涅氏小短杆菌（B. nesterenkovii）、副凝聚小短杆菌（B. paraconglomeratum）和中山小短杆菌（B. zhongshanense）等 22 个种。小短杆菌属 DNA G+C 含量为 68~73mol%，代表菌种为屎小短杆菌。

（二）生物学特性

革兰氏染色阳性，菌体呈杆状或球形，稳定生长期可呈球形，并呈现大量聚集；对数生长期呈棒形杆状，主要成对或聚集排列。无动力，无芽胞。菌落较小，白色或黄色，圆形、凸起和光滑。血琼脂上不溶血。需氧生长，但在微需氧条件下也会生长。生长温度范围 4~42℃，最适生长温度为 25~35℃，pH 6.0~9.0。在 15% NaCl 存在条件下可生长。触酶阳性，氧化酶阴性。分解 D- 葡萄糖、D- 半乳糖和 L- 阿拉伯糖产酸；水解七叶苷。不水解酪氨酸、几丁质和纤维素。V-P 试验阴性。

（孙长贵　陈东科）

参考文献

1. Ruan JS, At-tai AM, Zhou ZH, et al. *Nocardiopsis halophila* sp. nov. a new halophilic actinomycete isolated from soil. Int J Syst Bacteriol, 1994, 44 (3): 474-478

2. Grund E, Kroppenstedt RM. Chemotaxonomy and Numerical Taxonomy of the Genus *Nocardiopsis* Meyer 1976. Int J Syst Bacteriol, 1990, 40 (1): 5-11

3. Yassion AF, Galinski EA, Wohlfarth A, et al. A New *Actinomycete* Species, *Nocardiopsis lucentensis* sp. nov. Int J Syst Bacteriol, 1993, 43 (2): 266-271

4. Yassion AF, Rainey FA, Burghardt J, et al. Description of *Nocardiopsis synnemataformans* sp. nov., elevation of *Nocardiopsis alba* subsp. prasina to *Nocardiopsis prasina* comb. nov., and designation of *Nocardiopsis antarctica* and *Nocardiopsis alborubida* as later subjective synonyms of *Nocardiopsis dassonvillei*. Int J Syst Bacteriol, 1997, 47 (4): 983-988

5. Steingrube VA, Jr WR, Brown BA, et al. Acquired resistance of *Nocardia brasiliensis* to clavulanic acid related to a change in beta-lactamase following therapy with amoxicillin-clavulanic acid. Antimicrob Agents Chemother, 1991, 35 (3): 524-528

6. Yassin AF, Rainey FA, Brzezinka H, et al. *Tsukamurella inchonensis* sp. nov. Int J Syst Bacteriol, 1995, 45 (3): 522-527

7. Yassin AF, Rainey FA, Brzezinka H, et al. *Tsukamurella pulmonis* sp. nov. Int J Syst Bacteriol, 1996, 46 (2): 429-436

8. Yassin AF, Rainey FA, Burghardt J, et al. *Tsukamurella tyrosinosolvens* sp. nov. Int J Syst Bacteriol, 1997, 47 (3): 607-614

9. Jorgensen JH, Pfaller MA. Manual of Clinical Microbiology. 11th ed. Washington DC: ASM Press, 2015

10. Murray PR. Manual of clinical microbiology. 9th ed. Washington DC: ASM Press, 2007

11. 刘长秀, 罗海华, 周红, 等. 白喉杆菌异染颗粒 Neisser 法染色的新探讨. 热带医学杂志, 2006, 6 (2): 165-171

12. Susanne Verbarg, Holger Rheims, Sabine Emus, et al. *Erysipelothrix inopinata* sp. nov., isolated in the course of sterile filtration of vegetable peptone broth, and description of *Erysipelotrichaceae* fam. Nov. Int J Syst Bacteriol, 2004, 54: 221-225

13. Hoyles L, Falsen E, Foster G, et al. *Arcanobacterium hippocoleae* sp. nov., from the vagina of a horse. Int J Syst Bacteriol, 2002, 52: 617-619

14. Lehnen A, Busse HJ, Frolich K, et al. Arcanobacterium bialowiezense sp. nov. and Arcanobacterium bonasi sp. nov., isolated from the prepuce of European bison bulls (Bison bonasus) suffering from balanoposthitis, and emended description of the genus Arcanobacterium Collins et al. 1983. Int J Syst Bacteriol, 2006, 56: 861-866

15. 赵雁林, 姜广路. 痰涂片镜检标准化操作及质量保证手

册. 北京: 中国协和医科大学出版社, 2009

16. 张敦熔. 现代结核病学. 北京: 人民军医出版社, 2000

17. 端木宏谨. 临床技术操作规范结核病分册. 北京: 人民军医出版社, 2004

18. 李文忠. 现代麻风病学. 上海: 上海科学技术出版社, 2006

19. Stahl DA, Urbance JW. The division between fast and slow-growing species correspond to natural relationships among the mycobacteria. J Bacteriol, 1990, 172: 116-125

20. Tenover FC, Crawford JT, Huebner RE, et al. The resurgence of tuberculosis: is your laboratory ready. J Clin Microbiol, 1993, 31: 766-770

21. Banda HT, Harries AD, Boeree MJ, et al. Viability of stored sputum specimens for smear microscopy and culture. Int J Tuberc Lung Dis, 2000, 4 (3): 272-274

22. 王陇德. 结核病防治. 北京: 中国协和医科大学出版社, 2004

23. Yassin AF, Rainey FA, Steiner U. *Nocardia cyriacigeorgici* sp. nov. Int J Syst Evol Microbiol, 2001, 51 (4): 1419-1423

24. Sneath PHA. Genus *Rhodococcus*//Holt JG. Berge's Manual of Systematic Bacteriology. Baltimore: Williams & Wilkins Co, 1986

25. Dworkin M. The Prokaryotes, a handbook on the biology of bacteria. 3rd ed. New York: Springer, 2006

26. Mcneil MM, Brown JM. The medically important aerobic actinomycetes: Epidemiology and microbiology. Clin Microbiol Rev, 1994, 7 (3): 357-417

27. Kim B, Sahin N, Minnikin DE, et al. Classification of thermophilic streptomycetes, including the descryiption of *Streptomyces thermoalcalitolerans* sp. nov. Int J Syst Bacteriol, 1999, 49 (1): 7-17

28. Mcneil MM, Brown JM, Scalise G, et al. Nonmycetomic *Actinomadura Madurae* infection in a patient with AIDS. J Clin Microbiol, 1992, 30 (4): 1008-1010

29. Belikova VA, Cherevach NV, Kalakutskiǐ LV. New species of bacteria in the genus Kurthia—*Kurthia sibirica* sp. nov. Mikrobiologiia, 1986, 55 (5): 831-835

30. Arenskötter M, Bröker D, Steinbüchel A. Biology of the metabolically diverse genus *Gordonia*. Appl Environ Microbiol, 2004, 70 (6): 3195-3204

31. McNeil MM, Brown JM. The medically important aerobic actinomycetes: Epidemiology ane microbiology. Clin Microbiol Rev, 1994, 7 (3): 357-417

32. Klatte F, Rainey FA, Kroppenstedt RM. Transfer of *Rhodococcus aichiensis* Tsukamura 1982 and *Nocardia amarae* lechevalier and lechevalier 1974 to the Genus *Gordona* as *Gordona aichiensis* comb. nov. and *Gordona amarae* comb. nov. Int J Syst Bacteriol, 1994, 44 (4): 769-773

33. Stackebrandt E, Smida J, Collins MD. Evidence of phylogenetic heterogeneity within the genus *Rhodococcus*: revival of the genus *Gordona* (Tsukamura). J Gen. App Microbiol, 1988, 34 (4): 341-348

34. Tsukamura M. Proposal of a new Genus, *Gordona*, for slightly acid-fast organisms occurring in sputa of patiens with pulmonary disease and in soil. J Gen Microbiol, 1971, 68 (1): 15-26

35. 陈东科, 许宏涛. 从白血病患者血液中分离出一株龋齿罗氏菌. 中华检验医学杂志, 2009, 32 (1): 104-105

36. 陈东科, 沙丽嗒娜提·贺纳亚提, 许宏涛, 等. 纹带棒杆菌在临床标本中的分布状况调查及耐药性分析. 中华医院感染学杂志, 2010, 20 (2): 285-287

37. 赵雁林, 逄宇. 结核病实验室检验规程. 北京: 人民卫生出版社, 2016

38. 陈贤义, 李文忠, 陈家琨. 麻风病防治手册. 北京: 科学出版社, 2003

39. 陈东科, 孙长贵. 实用临床微生物学检验与图谱. 北京: 人民卫生出版社, 2011

40. Qiu X, Chen D, Wang X, et al. A novel isothermal amplification-based method for detection of Corynebacterium striatum. J Microbiol Methods, 2019, 164: 105675

41. 王金良, 李晓军, 涂植光, 等. 实用检验医学 (下册). 2 版. 北京: 人民卫生出版社, 2013

42. Nouioui I, Carro L, Garcia-Lopez M, et al. Genome-Based Taxonomic Classification of the Phylum *Actinobacteria*. Front Microbiol, 2018, 9: 2007

43. 陈东科, 孙长贵. 临床微生物学检验图谱. 北京: 人民卫生电子音像出版社, 2016

44. Wang X, Zhou H, Chen D, et al. Whole-Genome Sequencing Reveals a Prolonged and Persistent Intrahospital Transmission of Corynebacterium striatum, an Emerging Multidrug-Resistant Pathogen. J Clin Microbiol, 2019, 57 (9): e00683-19

45. Gupta RS, Lo B, Son J. Phylogenomics and Comparative Genomic Studies Robustly Support Division of the Genus *Mycobacterium* into an Emended Genus *Mycobacterium* and Four Novel Genera. *Front Microbiol*, 2018, 9: 67

46. Yassin AF, Sproer C, and Pukall R, et al. Dissection of the genus *Actinobaculum*: Reclassification of *Actinobaculum schaalii* Lawsonet al. 1997 and *Actinobaculum urinale* Hall et al. 2003 as *Actinotignum schaalii* gen. nov., comb. nov. and *Actinotignum urinale* comb. nov., description of *Actinotignum sanguinis* sp. nov. and emended descriptions of the genus *Actinobaculum* and *Actinobaculum suis*; and re-examination of the culture deposited as *Actinobaculum massiliense* CCUG 47753[T] (=DSM 19118[T]), revealing that it does not represent a strain of this species. Int J Syst Evol Microbiol, 2015, 65 (2): 615-624

2005 年出版的《伯杰系统细菌学手册》第 2 版第 2 卷描述的肠杆菌目中只有一个肠杆菌科。2016 年 Adeolu M 等学者根据基因组系统发育分析和许多已鉴定的保守分子特征数据,建议将肠杆菌目分为肠杆菌科(Enterobacteriaceae)、欧文菌科(Erwiniaceae)、果胶杆菌科(Pectobacteriaceae)、耶尔森菌科(Yersiniaceae)、哈夫尼亚菌科(Hafniaceae)、摩根菌科(Morganellaceae)和布戴维采菌科(Budviciaceae)7 个科,将原来的肠杆菌科菌属进行了重新分类。目前肠杆菌科包括埃希菌属、志贺菌属和沙门菌等 36 个属(具体菌属见本章第一节描述)。欧文菌科包括欧文菌属(Erwinia)、布赫纳菌属(Buchnera)、泛菌属(Pantoea)、Phaseolibacter、塔特姆菌属(Tatumella)和 Wigglesworthia 6 个属。果胶杆菌科包括果胶杆菌属(Pectobacterium)、Brenneria、

Dickeya、Lonsdalea 和 Sodalis 5 个属。耶尔森菌科包括耶尔森菌属(Yersinia)、Chania、爱文菌属(Ewingella)、拉恩菌属(Rahnella)、Rouxiella、Samsonia 和沙雷菌属(Serratia)7 个属。哈夫尼亚菌科包括哈夫尼亚菌属(Hafnia)、爱德华菌属(Edwardsiella)和肥杆菌属(Obesumbacterium)3 个属。摩根菌科包括摩根菌属(Morganella)、杀雄菌属(Arsenophonus)、科森扎菌属(Cosenzaea)、米勒菌属(Moellerella)、光杆菌属(Photorhabdus)、变形杆菌属(Proteus)、普罗威登斯菌属(Providencia)和致病杆菌属(Xenorhabdus)8 个属。布戴维采菌科包括布戴维采菌属(Budvicia)、勒米诺菌属(Leminorella)和布拉格菌属(Pragia)3 个属。

肠杆菌目中邻单胞菌属(Plesiomonas)科的分类地位未定。

第一节　肠杆菌科概述与初步分群

一、分类与命名

肠杆菌科(Enterobacteriaceae)隶属于细菌域,变形菌门,γ-变形菌纲,肠杆菌目。某些菌种在分类命名上存在非常多的变化和争议。肠杆菌科的临床意义重大,一些具有临床意义的菌种不断重新分类让微生物监控和管理部门、微生物学家产生困惑。很多肠杆菌科菌种有异质性,其中大部分都是依据十几年前形态学和表型特点进行分类。在这种情况下,基于 DNA 序列分析方法包括全基因组测序技术的应用,尤其 16SrRNA 基因测序和多相细菌分类方法的应用,对肠杆菌科细菌的分类产生重大影响。目前肠杆菌科有效发表

的菌属包括埃希菌属(Escherichia)、Biostraticola、布丘菌属(Buttiauxella)、Calymmatobacterium、西地西菌属(Cedecea)、柠檬酸杆菌属(Citrobacter)、克洛诺杆菌属(Cronobacter)、Enterobacillus、肠杆菌属(Enterobacter)、Franconibacter、Gibbsiella、Izhakiella、克雷伯菌属(Klebsiella)、克吕沃菌属(Kluyvera)、Kosakonia、Koserella、勒克菌属(Leclercia)、莱略特菌属(Lelliottia)、Levinea、Limnovaculum、Mangrovibacter、Metakosakonia、Phytobacter、Pluralibacter、Pseudescherichia、假柠檬酸杆菌属(Pseudocitrobacter)、拉乌尔菌属(Raoultella)、Rosenbergiella、糖杆菌属(Saccharobacter)、沙门菌属(Salmonella)、斯堪的纳维亚菌属(Scandinavium)、志贺菌属(Shigella)、

Shimwellia、*Siccibacter*、特布尔西菌属（*Trabulsiella*）和预研菌属（*Yokenella*）36 个属。

肠杆菌科 DNA G+C 含量为 38~60mol%，代表菌属为埃希菌属。

二、生物学特性

（一）形态与染色

肠杆菌科细菌为革兰氏阴性杆菌，菌体大小为 $(0.3~1.0)\mu m \times (1.0~6)\mu m$，动力不定，取决于是否有周鞭毛或极鞭毛。大多数菌属（或种）具周鞭毛（图 2-1-10A）（也有菌属为极生鞭毛或丛鞭毛）。少数菌属（或种）无鞭毛，不能运动（如克雷伯菌属和志贺菌属等）。无芽胞，有菌毛，非抗酸。

（二）培养特性

肠杆菌科细菌为兼性厌氧细菌。在普通培养基上生长良好，大多数菌种在血平板上菌落灰白、湿润、光滑，有些菌种有色素产生，有些菌株可呈黏液型或粗糙型菌落。有的菌株产生 β- 溶血，有的不溶血。在 MAC、EMB、中国蓝和 SS、XLD 等肠道选择培养基上，因分解或不分解乳糖，菌落呈现不同特征。在肠道显色培养基上，不同的细菌菌落颜色有差异，可借此初步鉴别。大部分菌属在 22~35℃生长良好。

（三）生化特性

肠杆菌科细菌共同生化特征：发酵葡萄糖（图 2-3-13），氧化酶阴性，触酶阳性（除外痢疾志贺菌 1 型和致病杆菌属），能还原硝酸盐为亚硝酸盐［除外发酵糖杆菌（*Saccharobacter fermentatus*）］（图 2-3-41A）。从有机合物氧化获得能量，呼吸和发酵代谢。发酵 *D*- 葡萄糖、其他碳水化合物和多羟基醇类常产生酸和气体。肠杆菌目部分菌属主要生化特性，见表 15-1-1。

克雷伯菌属、拉乌尔菌属（*Raoultella*）和肠杆菌属具有荚膜。

三、初步分群

鉴定肠杆菌科细菌的方法主要有双歧索引法、表解法、数字编码法、概率鉴定法、自动化仪器法、飞行质谱法等。常规手工鉴定方法，首先应将肠杆菌科细菌与其他革兰氏阴性杆菌区别开来，然后进行科内菌属之间的鉴别，最后进行属内种的鉴定和鉴别。鉴定思路遵循科、属、种（群、型）。

（一）肠杆菌科与相关科（或菌群、属）间鉴别

肠杆菌科细菌与临床常见非肠杆菌科革兰氏阴性杆菌的鉴别见表 15-1-2。通常可根据待检菌是革兰氏阴性杆菌、氧化酶阴性、O-F 发酵型、周鞭毛或无鞭毛、硝酸盐还原试验阳性等试验初步定为肠杆菌科细菌。

（二）肠杆菌科细菌及相关菌属的属间鉴别

肠杆菌科常见菌属及相关菌属间鉴别试验见表 15-1-1。利用传统的手工法，通过苯丙氨酸脱氨酶试验（图 2-3-24C）和葡萄糖酸盐试验（图 2-3-20）（或 V-P 试验，通常 V-P 试验可与葡萄糖酸盐试验通用），可将临床标本中常见的肠杆菌科菌属及相关菌属分为三大群，见表 15-1-3。

1. 苯丙氨酸阳性、葡萄糖酸盐阴性菌属间鉴别　苯丙氨酸试验阳性、葡萄糖酸盐试验阴性菌属包括变形杆菌属、普罗威登斯菌属和摩根菌属，3 个菌属的鉴别可用硫化氢、鸟氨酸脱羧酶和柠檬酸盐 3 个试验，见表 15-1-4。

2. 苯丙氨酸阴性、葡萄糖酸盐阳性菌属间鉴别　苯丙氨酸试验阴性、葡萄糖酸盐试验阳性菌属包括克雷伯菌属、肠杆菌属、沙雷菌属和哈夫尼亚菌属，各属之间可用动力、山梨醇、DNA 酶、棉子糖等试验进行鉴别，见表 15-1-5。

3. 苯丙氨酸与葡萄糖酸盐均阴性菌属间鉴别　苯丙氨酸与葡萄糖酸盐试验均阴性菌属包括埃希菌属、志贺菌属、沙门菌属、柠檬酸杆菌属、爱德华菌属和耶尔森菌属等，各属之间可用硫化氢、动力、柠檬酸盐、吲哚、赖氨酸和尿素酶试验进行鉴别，见表 15-1-6。

表 15-1-1　肠杆菌目部分菌属主要生化特性

菌属	吲哚	甲基红	V-P	柠檬酸盐	赖氨酸	精氨酸	鸟氨酸	硫化氢	尿素酶	苯丙氨酸	动力	葡萄糖产气	DNA酶	明胶	酯酶	乳糖	蔗糖	甘露醇	卫矛醇	水杨苷	侧金盏花醇	肌醇	山梨醇	阿拉伯糖	棉子糖	鼠李糖	麦芽糖	木糖	蕈糖
埃希菌属	+	+	-	-	+	V	V	-	-	-	+	+	-	-	-	+	V	+	V	V	-	-	+	+	V	P	+	+	+
志贺菌属	L	+	-	-	-	L	V	-	-	-	-	-	-	-	-	-	-	+	V	-	-	-	L	P	V	V	V	-	P
柠檬酸杆菌属	V	+	-	+	-	V	V	+	P	-	+	+	-	-	-	V	V	+	V	-	V	-	L	+	V	+	V	-	+
沙门菌属	-	+	-	+	+	P	+	+	-	-	+	+	-	-	-	-	-	+	+	-	-	V	+	+	-	+	+	+	+
克雷伯菌属	L	L	+	+	+	-	-	-	+	-	-	+	-	-	-	+	+	+	V	+	+	+	+	+	+	+	+	+	+
肠杆菌属	-	-	+	+	V	V	+	-	V	-	+	+	-	-	-	+	+	+	L	L	V	V	+	+	+	+	+	-	+
沙雷菌属	-	L	+	+	+	-	+	-	L	-	+	V	+	+	+	-	+	+	-	+	V	P	+	-	-	-	+	-	+
变形杆菌属	V	+	L	V	-	-	V	+	+	+	+	V	V	+	+	-	V	-	-	V	V	-	-	-	-	V	V	+	V
普罗威登斯菌属	+	+	-	+	-	-	-	-	V	+	+	V	-	-	-	-	V	-	-	V	V	V	-	-	-	V	-	-	V
摩根菌属	+	+	-	-	+	-	+	-	+	+	+	P	-	-	-	-	-	-	-	-	-	-	-	-	-	-	-	P	L
耶尔森菌属	V	V	P	-	-	-	V	-	P	-	V	-	-	-	V	-	V	+	-	V	-	V	V	+	-	V	+	P	+
哈夫尼亚菌属	-	+	+	-	+	-	+	-	-	-	+	+	-	-	-	-	-	+	-	+	-	-	-	+	-	+	+	-	+
克吕沃菌属	P	P	-	+	-	V	+	-	-	-	+	P	-	-	-	+	+	+	P	+	-	-	+	+	+	+	P	P	+
西地西菌属	-	+	+	+	-	+	+	-	V	-	+	+	-	-	-	+	+	+	+	+	-	-	+	+	+	+	+	+	+
爱德华菌属	+	+	-	-	+	-	+	+	-	-	+	+	-	-	-	-	-	-	-	-	-	-	-	-	-	-	+	-	-
爱文菌属	-	P	+	+	-	-	-	-	-	-	+	+	-	-	-	+	+	+	-	+	-	-	-	+	-	+	+	+	+
拉恩菌属	-	P	+	+	+	-	+	P	V	-	V	P	-	-	-	V	-	+	P	-	+	-	-	-	-	L	L	L	+
塔特姆菌属	-	+	-	-	-	-	-	-	-	-	-	-	-	-	-	-	-	-	-	-	-	-	-	-	-	L	L	L	+
布戴维采菌属	-	+	-	-	-	V	+	-	V	-	-	V	-	-	-	-	-	V	V	V	+	-	-	V	L	L	L	+	+
预研菌属（克泽菌属）	-	-	+	-	-	-	+	-	-	-	-	+	-	-	-	+	V	+	-	-	-	-	-	+	-	+	+	+	+
勒克菌属	+	-	+	-	-	V	V	-	V	-	V	+	-	-	+	+	V	+	P	-	+	-	-	+	V	+	-	+	+
勒米诺菌属	-	C	-	C	-	-	-	+	-	-	-	C	-	-	-	+	-	+	D	-	+	-	-	+	-	-	-	+	-

续表

菌属	吲哚	甲基红	V-P	柠檬酸盐	赖氨酸	精氨酸	鸟氨酸	硫化氢	尿素酶	苯丙氨酸	动力	葡萄糖产气	DNA酶	明胶	醋酶	乳糖	蔗糖	甘露醇	卫矛醇	侧金盏花醇	肌醇	山梨醇	阿拉伯糖	棉子糖	鼠李糖	麦芽糖	木糖	蕈糖
致病杆菌属	V	-	-	V	-	-	-	-	L	-	+	-	V	V	-	-	-	-	-	-	-	-	-	-	-	L	-	-
布丘杆菌属	-	+	-	+	-	+	+	-	+	-	+	+	-	-	-	+	+	+	+	+	+	+	+	+	+	+	+	+
肥杆菌属	-	L	-	-	-	-	+	-	-	-	+	+	-	-	-	+	+	+	+	-	-	-	+	-	L	V	L	P
米勒菌属	-	+	-	P	+	-	-	+	-	-	-	+	-	-	-	+	+	V	-	-	+	-	+	+	+	V	L	-
布拉格菌属	-	+	-	+	-	L	+	+	L	L	+	+	-	P	-	-	-	+	-	P	-	-	-	-	+	+	+	+
特布尔西菌属	V	+	-	P	+	V	+	+	-	-	+	+	V	-	-	+	+	+	+	L	-	+	+	-	+	+	-	+

注：+，90%以上菌株阳性；-，90%以上菌株阴性；V，25.1%~74.9%阳性；L，10.1%~25%阳性；P，75%~89.9%阳性；C，格氏勒米诺菌100%阳性，理查德勒米诺菌0阳性；D，格氏勒米诺菌83%阳性，理查德勒米诺菌0阳性。

表15-1-2 肠杆菌科与相关科（或群、属）主要鉴别特征

试验	肠杆菌科	弧菌科	非发酵菌群	巴斯德菌科	心杆菌属	艾肯菌属	金氏杆菌属	莫拉菌属	博德特菌属
形态	杆状	弧状、杆状	杆状	球杆状	杆状	球杆状	球杆状	球杆状	球杆状
鞭毛	周鞭毛或无鞭毛	单鞭毛	单、丛、周鞭毛或无鞭毛	无鞭毛	无	无	无	无	无
氧化酶	-	+	+	+	+	+	+	+	-/+
触酶	+	+	+	+	-	-	-	+	+
葡萄糖代谢类型	发酵（F）	发酵（F）	氧化或不分解（O/-）	发酵（F）	发酵（F）	不分解	发酵（F）	不分解	不分解
硝酸盐还原	+	+/-	+/-	+	-/+	+	-/+	+/-	-/+

注：+，90%以上菌株为阳性；-，90%以上菌株为阴性；+/-，大部分菌株阳性，少数菌种阴性；-/+，大部分菌株阴性，少数菌种阳性。

表 15-1-3 肠杆菌科常见菌属及相关菌属的初步分群

菌属	苯丙氨酸	葡萄糖酸盐
变形杆菌属	+	−
普罗威登斯菌属	+	−
摩根菌属	+	−
克雷伯菌属	−	+
肠杆菌属	−*	+*
沙雷菌属	−	+
哈夫尼亚菌属	−	+
埃希菌属	−	−
志贺菌属	−	−
沙门菌属	−	−
柠檬酸盐杆菌属	−	−
爱德华菌属	−	−
耶尔森菌属	−	−

注:+,阳性;−,阴性;* 有例外。

表 15-1-4 苯丙氨酸试验阳性、葡萄糖酸盐阴性菌属的鉴别

试验	变形杆菌属	普罗威登斯菌属	摩根菌属
硫化氢	+	−	−
鸟氨酸脱羧酶	+/−	−	+
柠檬酸盐	+/−	+	−
分解甘露糖产酸	−	+	+
明胶水解	+	−	−

注:+,90% 以上的菌株阳性;−,90% 以上的菌株阴性;+/−,多数菌株阳性,少数菌株阴性。

表 15-1-5 苯丙氨酸试验阴性、葡萄糖酸盐阳性菌属的鉴别

试验	克雷伯菌属	肠杆菌属	沙雷菌属	哈夫尼亚菌属
山梨醇	+	+/−	+	−
动力	−	+	+	+
DNA 酶	−	−	+	−
鸟氨酸脱羧酶	−[a]	+[b]	+[c]	−
棉子糖	+	+	+	−
柠檬酸盐利用	+[d]	+	+	−

注:a,解鸟氨酸拉乌尔菌(解鸟氨酸克雷伯菌)阳性;b,聚团泛菌(聚团肠杆菌)阴性;c,芳香沙雷菌生物 2 群、普城沙雷菌、深红沙雷菌阴性;d,鼻硬结克雷伯菌、臭鼻克雷伯菌的某些菌株阴性。+,90% 以上的菌株阳性;−,90% 以上的菌株阴性;+/−,多数菌株阳性,少数菌株阴性。

表 15-1-6 苯丙氨酸和葡萄糖酸盐均阴性菌属的鉴别

试验	埃希菌属	志贺菌属	沙门菌属	柠檬酸杆菌属	爱德华菌属	耶尔森菌属
鞭毛	周鞭毛	无鞭毛	周鞭毛	周鞭毛	周鞭毛	25℃有鞭毛
动力	+/−	−	+	+	+	−*
硫化氢	−	−	+/−	+/−	+	−
吲哚	+	−/+	−	−/+	−	−/+
柠檬酸盐	−	−	+/−	+	−	−
尿素酶	−	−	−	−/+	−	+/−
赖氨酸脱羧酶	+/−	−	+	−	+	−

注:+,90% 以上的菌株阳性;−,90% 以上的菌株阴性;+/−,多数菌株阳性,少数菌株阴性;−/+,多数菌株阴性,少数菌株阳性;* 表示 25~30℃培养动力阳性。

(魏莲花 孙长贵)

第二节   埃 希 菌 属

一、分类与命名

埃希菌属（*Escherichia*）隶属于细菌域，变形菌门，γ- 变形菌纲，肠杆菌目，肠杆菌科（Enterobacteriaceae）。目前，属内有 6 个种，包括阿尔贝蒂埃希菌（*E. albertii*）、大肠埃希菌（*E. coli*）、弗格森埃希菌（*E. fergusonii*）、赫尔曼埃希菌（*E. hermannii*）、伤口埃希菌（*E. vulneris*）和旱獭埃希菌（*Escherichia marmotae*）。原蟑螂埃希菌（*E. blattae*）和非脱羧埃希菌（*E. adecarboxylate*）现分别被分类到西姆维尔菌属和勒克菌属，称为蟑螂西姆维尔菌（*Shimwellia blattae*）和非脱羧勒克菌（*Leclercia adecarboxylata*）。

埃希菌属 DNA G+C 含量为 48~59mol%，代表菌种为大肠埃希菌。

二、生物学特性

（一）形态与染色

埃希菌属细菌为革兰氏阴性杆菌，菌体大小为（1.1~1.5）μm×（2.0~6.0）μm，单个或成对存在。具有周鞭毛，能运动（大肠埃希菌不活泼株、蟑螂西姆维尔菌除外），有菌毛，无芽胞。

埃希菌属细菌的镜下形态特征见图 15-2-1。

（二）培养特性

埃希菌属为需氧或兼性厌氧菌，营养要求不高，在血琼脂平板、普通琼脂平板和麦康凯（MAC）平板上生长良好，35℃孵育 24 小时，可形成直径为 2~3mm、稍凸、圆形、湿润、灰白色、边缘整齐、不透明菌落，某些菌株产生 β- 溶血。大肠埃希菌的

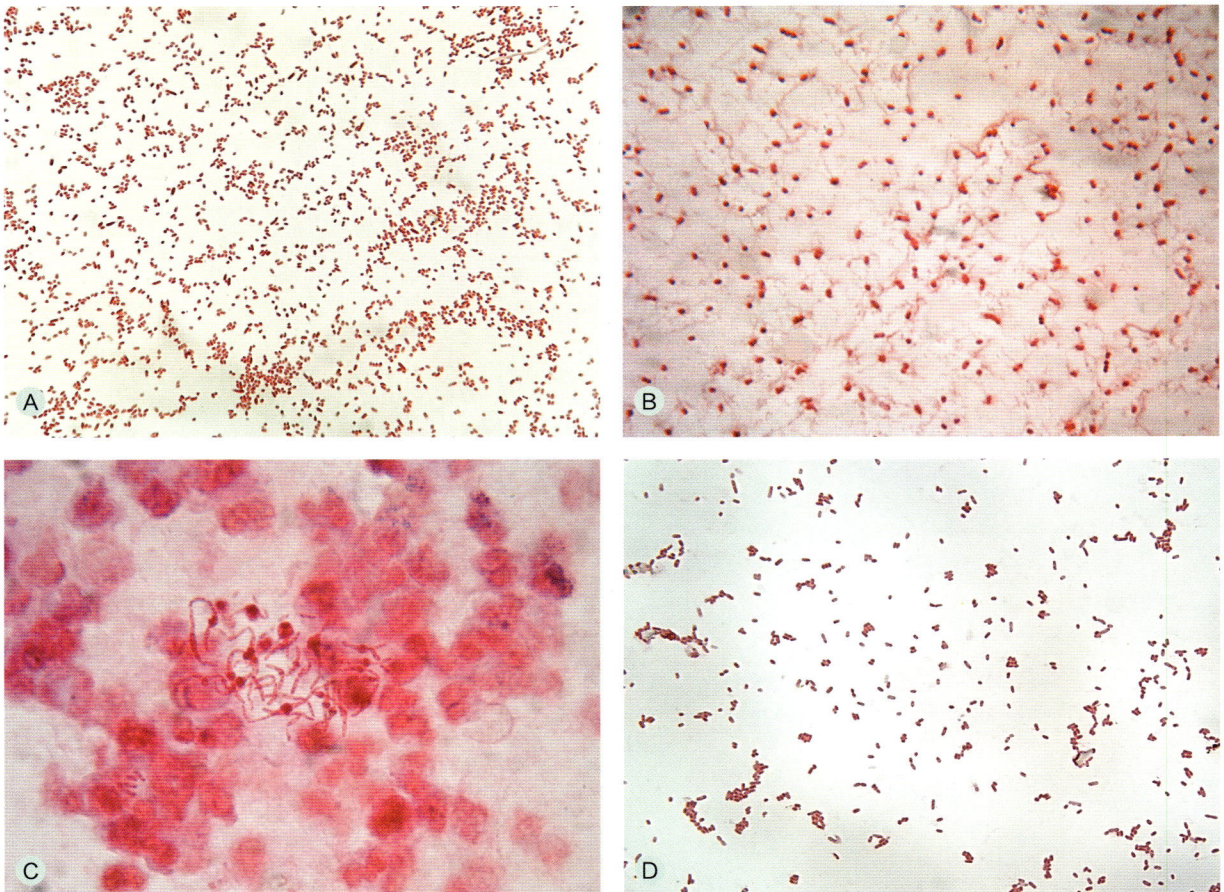

图 15-2-1 埃希菌革兰氏染色显微镜下形态 ×1 000

A. 大肠埃希菌（光滑型）；B. 大肠埃希菌（黏液型）；C. 大肠埃希菌，尿液涂片（L 型）；D. 费格森埃希菌

某些菌株可呈黏液样(图 15-2-2G)或粗糙型菌落(图 15-2-2H);赫尔曼埃希菌可产生黄色素(图 15-2-4B)。在肠道选择性培养基上能发酵乳糖产酸,菌落的颜色依培养基指示剂不同而异。如在伊红 - 亚甲蓝(EMB)平板上典型菌落呈扁平、粉红色、有金属光泽(图 15-2-2C);在 MAC 平板上菌落呈粉红色或红色(图 15-2-2D),有时呈黏液样菌落。部分菌株在 HE 琼脂上会受中度抑制,若有生长,菌落呈橘红色或橙红色。在中国蓝琼脂平板上菌落呈蓝色,不活泼菌株使培养基变红色(图 15-2-2B)。在XLD 平板上呈不透明黄色(图 15-2-2F)。在 SS 平板上若生长,菌落呈红 - 粉红色,或中央呈红 - 粉红色,周围无色(图 15-2-2E)。在肠道科玛嘉显色琼脂(CHROMagar)上菌落呈蓝色。在科玛嘉尿道菌定位培养基上菌落呈黄色。非典型菌落(不产气和乳糖迟缓发酵菌株)在 EMB 上及 MAC 平板上菌落均为无色。在营养肉汤内呈均匀浑浊生长。

埃希菌属细菌的菌落形态特征见图 15-2-2~

图 15-2-4。

（三）生化特性

氧化酶阴性,触酶阳性,O-F 试验为发酵型,硝酸盐还原阳性,能发酵多种糖醇类产酸产气。多数大肠埃希菌可发酵乳糖,但阿尔贝蒂埃希菌、弗格森埃希菌、旱獭埃希菌、伤口埃希菌和 50%~85%赫尔曼埃希菌,不发酵乳糖或迟缓发酵。在克氏双糖铁琼脂(KIA)发酵葡萄糖和乳糖时,斜面与底层均产酸、产气,硫化氢阴性,在三糖铁琼脂上发酵葡萄糖、乳糖和蔗糖,斜面与底层均产酸、产气,硫化氢阴性。赖氨酸脱羧酶均阳性(除外赫尔曼埃希菌),尿素酶阴性,苯丙氨酸脱氨酶及葡萄糖酸盐试验均阴性。吲哚阳性(除外旱獭埃希菌、伤口埃希菌和阿尔贝蒂埃希菌),甲基红试验阳性,V-P 和柠檬酸盐试验阴性。除大部分伤口埃希菌外,其他菌种可利用醋酸盐作为唯一碳源。大肠埃希菌吲哚、甲基红、V-P、柠檬酸盐(IMViC)试验结果分别为阳性、阳性、阴性、阴性。

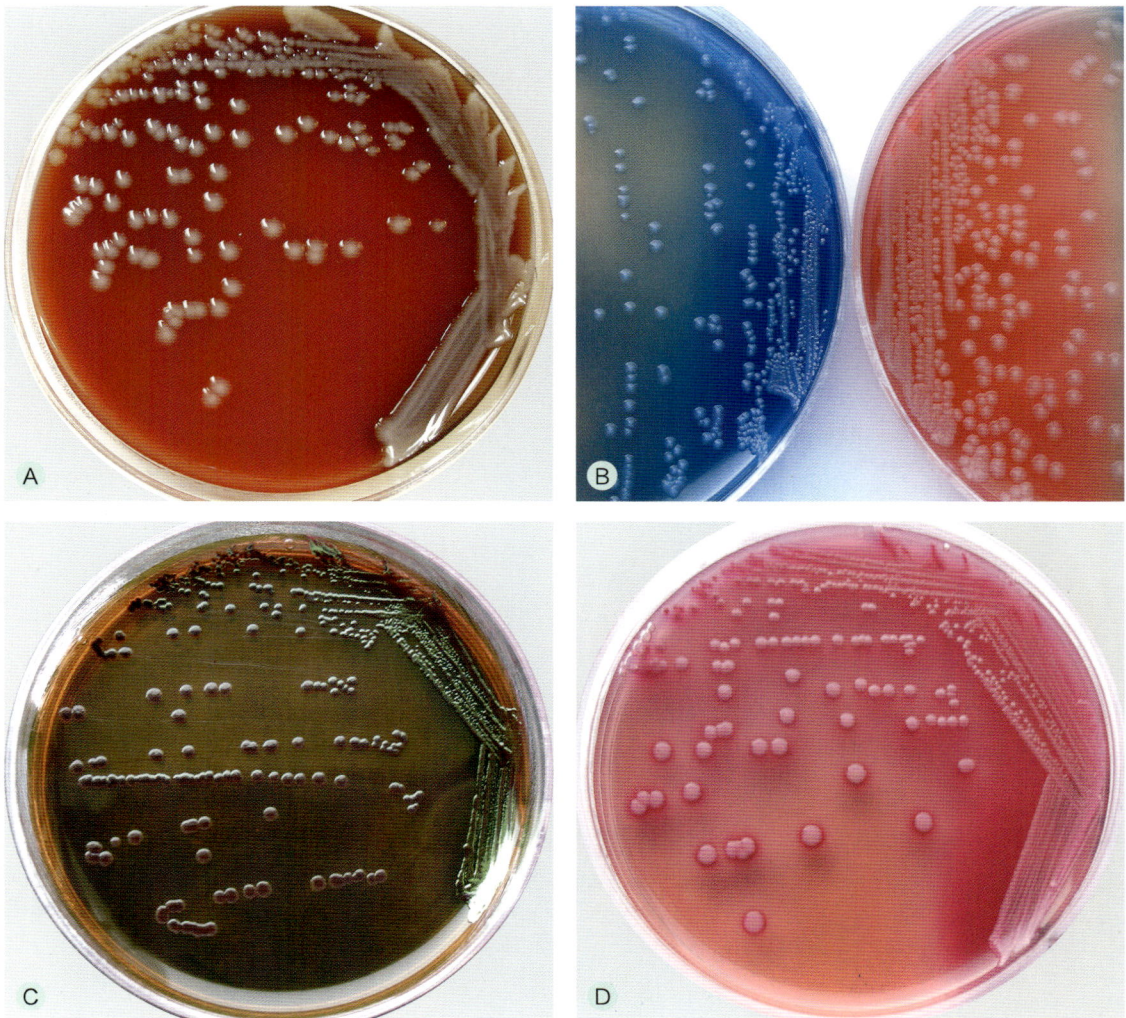

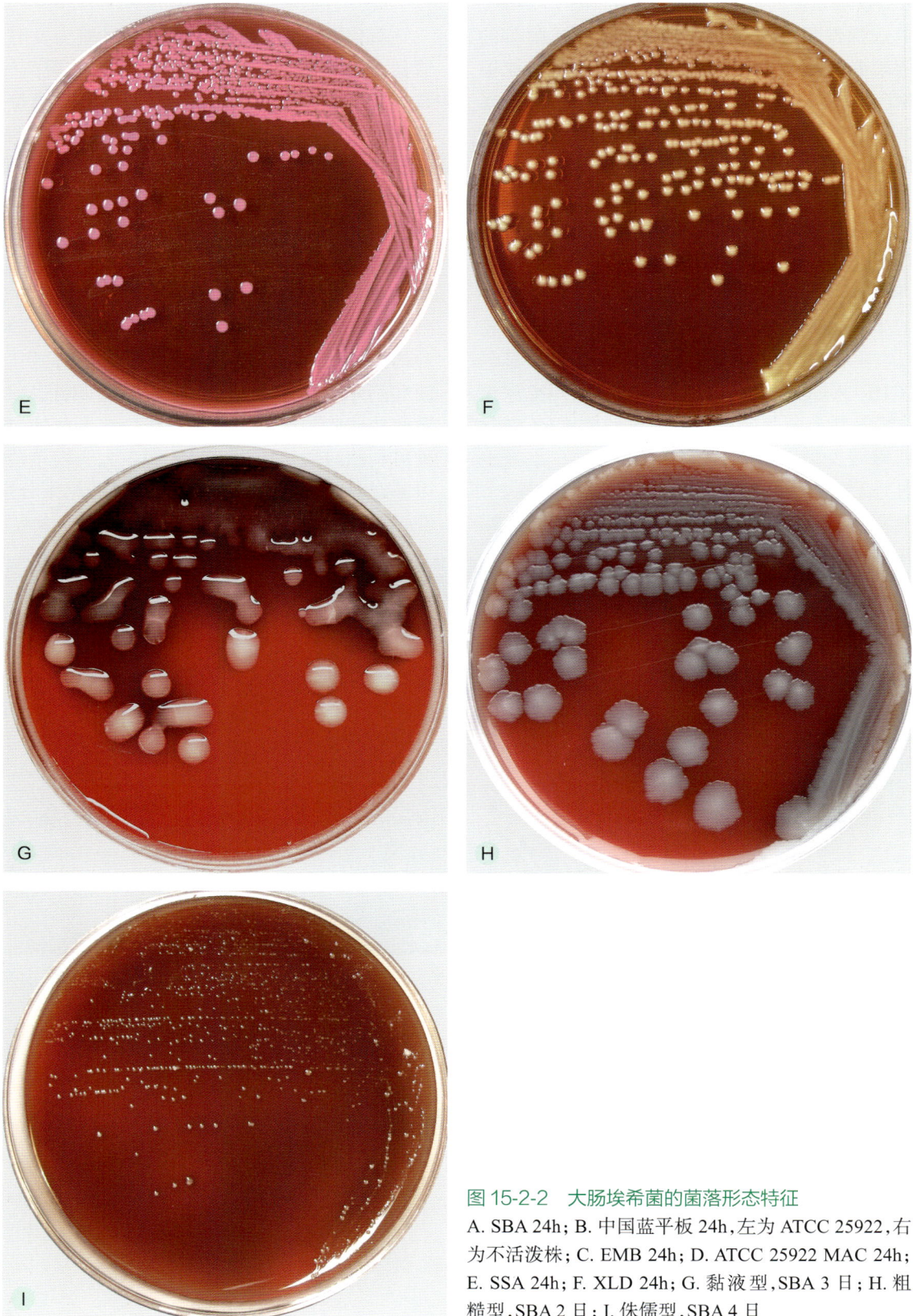

图 15-2-2　大肠埃希菌的菌落形态特征

A. SBA 24h；B. 中国蓝平板 24h，左为 ATCC 25922，右为不活泼株；C. EMB 24h；D. ATCC 25922 MAC 24h；E. SSA 24h；F. XLD 24h；G. 黏液型，SBA 3 日；H. 粗糙型，SBA 2 日；I. 侏儒型，SBA 4 日

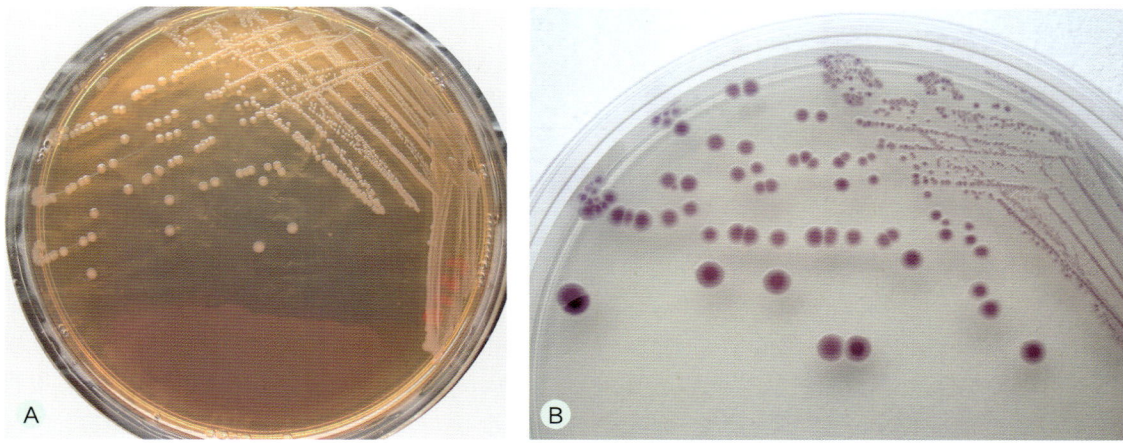

图 15-2-3　O157：H7 大肠埃希菌的菌落形态特征
A. SMAC 24h；B. O157 显色琼脂 24h

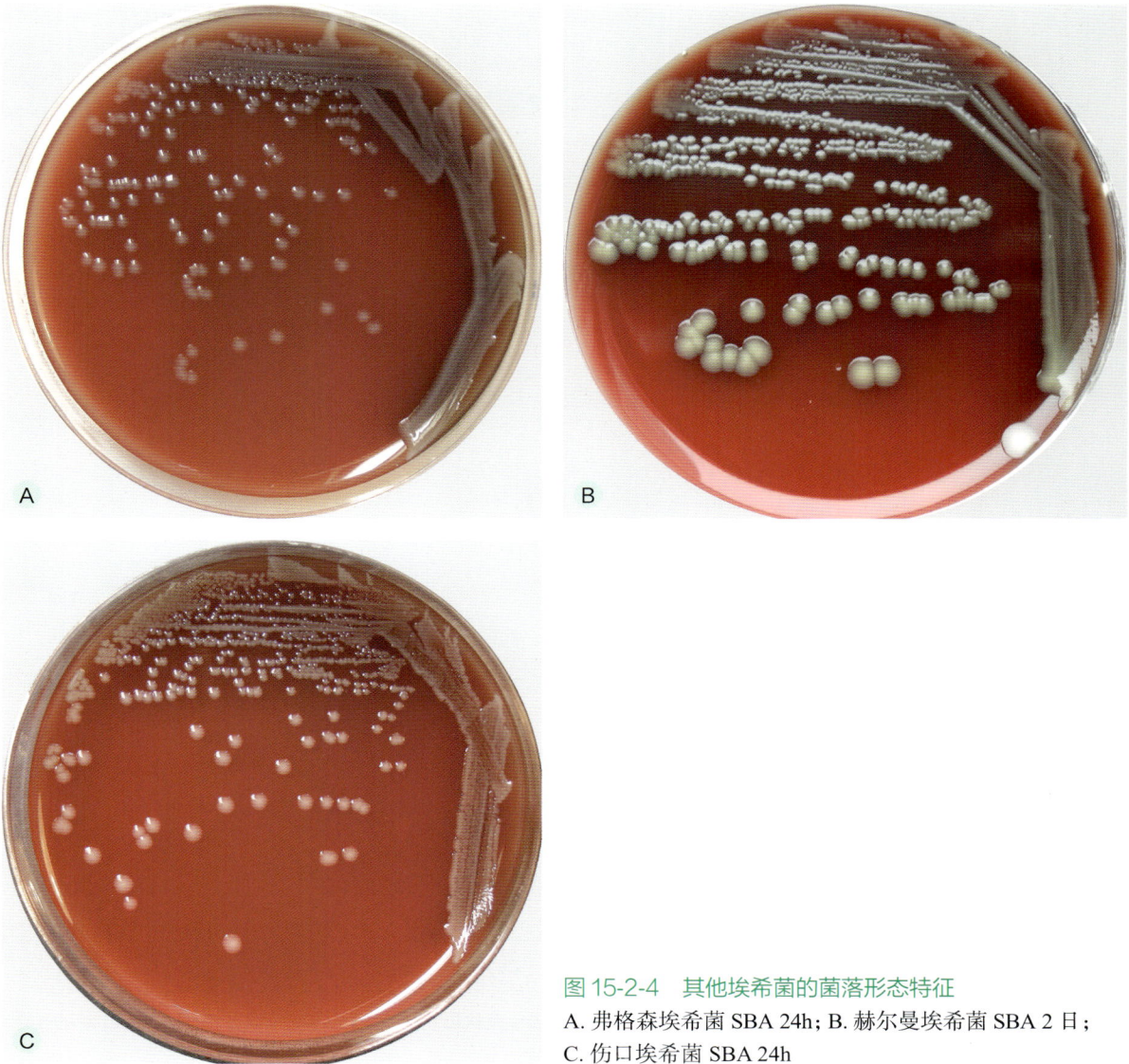

图 15-2-4　其他埃希菌的菌落形态特征
A. 弗格森埃希菌 SBA 24h；B. 赫尔曼埃希菌 SBA 2 日；
C. 伤口埃希菌 SBA 24h

三、鉴定与鉴别

(一) 属间鉴别

1. 与肠杆菌科其他菌属鉴别见表 15-1-1。

2. 与志贺菌属的鉴别见表 15-2-1。

3. 大肠埃希菌不活泼株和志贺菌的鉴别　大肠埃希菌不活泼株(通常无动力,乳糖阴性,葡萄糖产气阴性)和志贺菌的生物学特性十分相似,在常规鉴定工作中容易混淆,除可用血清学鉴别外,也可用醋酸钠、葡萄糖胺利用和黏液酸盐试验进行鉴别,大肠埃希菌不活泼株上述试验均阳性,而志贺菌为阴性。

(二) 属内鉴定

1. 埃希菌属内各菌种的鉴定和鉴别见表 15-2-1。

2. 致泻性大肠埃希菌鉴定

(1) 致泻性大肠埃希菌血清型:致泻性大肠埃希菌主要包括产肠毒素性大肠埃希菌(*Enterotoxigenic E. coli*,ETEC)、肠侵袭性大肠埃希菌(*Enteroinvasive E. coli*,EIEC)、肠出血性大肠埃希菌(*Enterohemorrhagic E. coli*,EHEC)[也称产 vero 毒素大肠埃希菌(*verotoxigenic E. coli*,VTEC)或产志贺毒素大肠埃希菌(*Shiga toxin-producing E. coli*,STEC)]、肠致病性大肠埃希菌(*Enteropathogenic E. coli*,EPEC)和肠聚集性大肠埃希菌(*Enteroaggregative E. coli*,EAEC,EAggEC)。这些菌株生物学特性与致肠道外感染普通大肠埃希菌相似,但分别具有特殊的血清型、肠毒素或毒力因子。致泻性大肠埃希菌常见血清型见表 15-2-2。

表 15-2-1　埃希菌属和志贺菌属种的主要生物学特性

试验	志贺菌A、B、C血清群	宋氏志贺菌	大肠埃希菌不活泼株	大肠埃希菌	弗格森埃希菌	赫尔曼埃希菌	伤口埃希菌	旱獭埃希菌	阿尔贝蒂埃希菌	蟑螂西姆维尔菌
吲哚	V	−	(+)	+	+	+	−	−	−	−
甲基红	+	+	+	+	+	+	+	+	+	+
V-P	−	−	−	−	−	−	−	−	−	−
柠檬酸盐	−	−	−	−	−	−	−	−	−	−
赖氨酸	−	−	V	+	+	−	(+)	+	+	+
鸟氨酸	−	+	(−)	V	+	+	−	−	+	+
动力	−	−	−	+	+	+	−	−	−	−
醋酸盐	−	−	V	+	+	(+)	V	ND	+	−
黏液酸盐	−	−	V	+	−	+	(+)	ND	ND	V
乳糖	−	−	(−)	+	−	V	(−)	−	−	−
黄色素	−	−	−	−	−	+	V	−	−	−
甘露醇	+	+	+	+	+	+	+	−	+	−
侧金盏花醇	−	−	−	−	−	−	−	−	−	−
山梨醇	V	−	(+)	+	−	−	−	−	−	−
KCN 生长	−	−	−	−	−	+	(−)	ND	−	−
阿拉伯醇	−	−	−	−	−	+	−	−	−	−
纤维二糖	−	−	−	−	+	+	−	−	−	−
葡萄糖产气	−	−	−	+	+	+	−	+	+	+

注:+,90% 以上的菌株阳性;−,90% 以上的菌株阴性;(+),75%~89.9% 菌株阳性;V,25.1%~74.9% 菌株阳性;(−),10.1%~25% 菌株阳性;ND,无数据。

表 15-2-2　致泻性大肠埃希菌常见血清型 [a]

ETEC	EPEC	EIEC	STEC		EAEC
O6：NM	**O55：NM**	O28：NM	O8：H19	O128：NM	O3：H2
O6：H16	**O55：H6**	O29：NM	O22：H8	O128：H2	O15：H18
O8：H9	O55：H7	O112：NM	**O26：NM**	O128：H45	**O44：H18**
O15：H11	O86：NM	O124：NM	**O26：H11**	**O145：NM**	O51：H11
O20：NM	O86：H34	O124：H7	O28：H25	O146：H21	O77：H18
O25：NM	**O111：NM**	**O124：H30**	O45：H2	O153：H2	O86：H2
O25：H42	**O111：H2**	O136：NM	O55：H7 O69：H11 O76：H19	O153：H25 O156：H25	O111ab：H21
O27：NM	O111：H12	**O143：NM**	O84：NM	**O157：NM**	O126：H27
O27：H7	O111：H21	O144：NM	O88：H25 O91：NM	**O157：H7**	O141：H49
O27：H20	**O114：NM**	O152：NM	O91：H14	O165：NM	ONT：H21
O49：NM	**O114：H2**	**O164：NM**	O91H21 O103：NM	O165：H25	ONT：H33
O63：H12	**O119：H6**	O167：NM	**O103：H2** O103：H11 O103：H25	O172：NM	
O78：H11	**O125：H21**	**ONT：NM**	**O104：H4** O104：H7 **O104：H21**	O174：H21	
O78：H12	O126：NM		**O111：NM**	O174：H28	
O128：H7	O126：H27		**O111：H2**	O177：NM	
O148：H28	**O127：NM**		**O111：H8**	O178：H19	
O153：H45	**O127：H6**		**O113：H21**	O179：H8	
O159：NM	O127：H9		**O118：H2**		
O159：H4	O127：H21		O118：H12		
O159：H20	**O128：H2**		O118：H16		
O167：H5	O128：H7		O119：NM		
O169：NM	O128：H12		O119：H4		
O169：H41	**O142：H6**		O119：H25		
	O157：H45		**O121：H19** O123：NM O123：H11		

注：a，黑体字表示与暴发相关血清型；NM，无动力；NT，不能分型。

（2）致泻性大肠埃希菌鉴定：致泻性大肠埃希菌鉴定主要根据血清学试验、肠毒素检测、HEp-2 或 Hela 细胞黏附试验等进行。

1）ETEC：常规方法分离。可用生化反应鉴定和血清分型，最可靠的方法是检测肠毒素（ST 和 LT 肠毒素）。毒素检测方法有体内和体外两种。由于 ST 免疫原性较弱，主要采用体内法，包括家兔和小白鼠肠袢试验；LT 的生物学活性和免疫原性较强，体内和体外检测法均可应用。体外法包括改良 Elek 法、平板免疫溶血法、SPA 协同凝集试验等，体内法用动物肠袢试验检测。

2）EIEC：常规方法分离。EIEC 菌落形态与志贺菌类似,不发酵或缓慢发酵乳糖,在 CHROMagar O157 显色培养基上呈紫红色(图 15-2-3B)。发酵葡萄糖不产气,不产生赖氨酸脱羧酶,动力阴性。以上特征与一般大肠埃希菌不同。EIEC 可用 EIEC O:H 血清学进行分型,酶联免疫吸附试验(ELISA)、Hep-2 或 Hela 细胞黏附试验进行检测。与志贺菌主要鉴别试验是醋酸钠、葡萄糖铵利用和黏液酸盐产酸试验,大肠埃希菌三者均为阳性,而志贺菌为阴性。分离培养与鉴定同 EPEC,但要注意某些抗血清与志贺菌属有交叉反应,如 O124、O136、O164 与志贺菌 A 群 3 型;O112 与志贺菌 A 群 2 型,C 群 1 型、15 型呈交叉凝集等。致病力检查(毒力试验)采用 Sereny 试验,即用被检菌液 0.02ml 接种于家兔或豚鼠眼角膜内,1~2 日内即可出现角膜充血、水肿、浑浊、渗出、流脓,甚至溃疡等阳性反应,少数菌株 5 日后出现炎症,若豚鼠出现上述角膜炎症反应且角膜细胞内细菌浸润者为毒力阳性。

3)EPEC:常规方法分离。鉴定为大肠埃希菌后,用肠致病性大肠埃希菌诊断血清做玻片凝集试验。先用 OK 多价凝集,阳性时,再用所属 OK 单价血清凝集进一步确定血清型,同时用生理盐水做阴性对照。当细菌与 3 组多价诊断血清均不凝集时,可挑取疑似菌落至 5.0g/L NaCl 中,100℃水浴 1 小时,破坏 K 抗原后再做凝集试验,仍不凝集,则为阴性。

许多 EPEC 都携带 EAF 质粒,在该质粒 bfp 基因下游是一个转录调节子 per,eae 的表达由质粒介导的调节子 per 调节,per 能增加染色体基因组转录。在 EPEC 中 per 基因一边的一个 1kb 限制酶切片段,可作为 DNA 诊断探针,广泛地用于 EPEC 的检测。EPEC 表型检测通过 FAS 实验,用 HEp-2 或 HeLa 细胞进行鉴定,常用方法通过电镜观察肠组织标本或培养的上皮细胞,标志性特征是 EPEC 对 HEp-2 或 HeLa 细胞呈局灶性黏附。EPEC 的基因型检测建立了 PCR 检测方法且发展了 DNA 探针,典型的 EPEC eae 基因、EAF 探针检测阳性,EAF 探针已广泛用于流行病学调查。非典型的 EPEC 通常含有 eae 基因却没有 EAF 质粒。

4)EHEC:EHEC(VTEC 或 STEC)主要引起出血性结肠炎,其主要血清型为 O157:H7。临床表现为腹痛、水泻、血便,主要见于婴幼儿,以暴发性流行为主。其中有 2%~7% 可发展成为溶血性尿毒综合征(hemolytic uremic syndrome,HUS),HUS 患者死亡率可达 3%~10%,主要表现为溶血

性贫血、血小板减少性紫癜和急性肾功能不全。

大肠埃希菌 O157:H7 血清型 98.4% 在 2 日内不发酵山梨醇。个别菌株吲哚阴性,产生硫化氢,葡萄糖醛酸糖苷酶阴性。因此可采用山梨醇-麦康凯平板来分离或 H7 抗血清-山梨醇半固体培养基筛选该菌株。按常规方法接种,37℃孵育 24 小时后,挑选无色菌落(图 15-2-3A),与 O157 和 H7 抗血清做玻片凝集试验。如凝集且生化反应也符合大肠埃希菌,即使不检测 vero 细胞毒素也可确诊。其他检测方法还有 DNA 探针和 PCR 等。

5)EAEC:其特征是能聚集黏附 HEp-2 和 Hela 细胞,不产生不耐热肠毒素(LT)或耐热肠毒素(ST),不具侵袭性,与 ETEC、EPEC、EIEC 和 EHEC 的 O:H 诊断血清不凝集。EAEC 可引起慢性腹泻,患儿可有水样腹泻、呕吐、脱水,偶有腹痛、发热和血样便等症状。实验室检查有液体培养基中凝块聚集试验、黏附细胞试验和 DNA 探针等检查。液体培养基中凝块聚集试验方法是:挑取分离平板上的典型大肠埃希菌菌落,接种于 M-H 肉汤中,置 35℃培养 18~24 小时观察结果。表面形成凝块者为阳性,均匀浑浊无凝集块者为阴性。

四、抗菌药物敏感性

(一)肠道外大肠埃希菌

产超广谱 β-内酰胺酶(ESBLs)及头孢菌素酶(AmpC 酶)是目前大肠埃希菌对 β-内酰胺类抗菌药物耐药的最主要原因。我国大肠埃希菌 ESBLs 发生率较高,主要以 CTX-M 型为主。2010 年 CLSI 对三代/四代头孢菌素类和碳青霉烯类抗菌药物折点进行了修订,临床实验室应使用新的折点解释药敏试验结果。另外,常规药敏中不再检测 ESBLs,对 ESBLs 阳性菌株也不需要修正药敏结果,但出于院感监测或流行病学目的仍需要在耐药性监测报告中报告是否产 ESBLs。产 ESBLs 菌株,对青霉素类、第一、二、三、四代头孢菌素及单环类药物耐药,仅对头霉素类、碳青霉烯类及加酶抑制剂类复合药物敏感。近年来的耐药监测数据显示,大肠埃希菌对喹诺酮类药物也出现了较高的耐药率。

同其他革兰氏阴性杆菌一样,大肠埃希菌对大环内酯类、新生霉素、利福平、放线菌素和褐霉素(夫西地酸)存在天然耐药性。对氨基糖苷类和氟喹诺酮类药物有较高敏感性(耐药株已出现)。

(二)致泻性大肠埃希菌

1. STEC　针对 O157 STEC 腹泻或 HUS 的抗

菌治疗是有争议的,一些文献报道抗菌药物会增加HUS 的风险,而一篇已发表的荟萃分析文献,发现没有显著增加风险。没有证据表明支持对 STEC菌株进行常规的药敏试验。到目前为止,大肠埃希菌 O157：H7 几乎对抗菌药物都是敏感的。然而,自 20 世纪 90 年代初以来,O157 和其他 STEC 菌株已显示对某些抗菌药物耐药水平缓慢上升,尤其是对链霉素、四环素和磺胺类。

2. ETEC、EPEC、EAEC 和 EIEC 以及其他致泻性大肠埃希菌　合适的抗菌药物治疗可以减少 ETEC 感染的持续时间和严重程度。美国 Dalton 等报道从暴发感染的疫情中分离的 ETEC 菌株,对抗菌药物耐药较为常见,尤其是对四环素耐药。Donnenberg 报道与暴发感染有关的大多数 EPEC 对多种抗菌药物耐药。EAEC 菌株通常对大多数抗菌药物耐药,但对氟喹诺酮类敏感。临床研究表明由 EAEC 所致的旅行者腹泻对环丙沙星治疗有效。有关 EIEC 或其他公认的致泻性大肠埃希菌的抗菌药物疗效和耐药情况目前信息甚少,但是检测药敏谱有助于识别这些菌株是否与暴发有关。

五、临床意义

埃希菌属细菌广泛分布于自然界的土壤、水和腐物中。在 6 种埃希菌中,大肠埃希菌是我们了解最多的,常分离于人体标本。其他埃希菌的致病性我们知之甚少,然而,阿尔贝蒂埃希菌值得关注,此菌与儿童腹泻有关,含有肠上皮细胞脱落位点(LEE)致病岛[locus for enterocyte effacement (LEE) pathogenicity island],该致病岛也存在于 EPEC 和 EHEC 中。

病原性大肠埃希菌根据它们在肠道内外是否会导致疾病,将其大致分为两类:肠内(或致泻性)大肠埃希菌和肠外致病性大肠埃希菌。大部分的感染是由多重耐药的大肠埃希菌 131 型(ST131)亚型引起的全球播散。大肠埃希菌为人类肠道内的正常菌群,正常情况下对人体不致病,当宿主免疫力降低或细菌入侵肠外部位时,可成为机会致病菌而引起感染,如尿路感染、菌血症、败血症、伤口感染、肺炎、腹膜炎、阑尾炎、胆囊炎和脑膜炎等。

大肠埃希菌某些血清型可致胃肠炎,与食入污染的食品和饮水有关,为肠外来源致肠内感染。已确认的至少有 5 种致泻性大肠埃希菌:产志贺毒素大肠埃希菌(STEC),包括一些能导致出血性肠炎和血性腹泻的肠出血性大肠埃希菌;肠侵袭性大肠埃希菌(EIEC)主要侵犯较大儿童和成人,症状类似细菌性痢疾,有腹痛、发热、腹泻、脓血便及里急后重等症状;肠毒素性大肠埃希菌(ETEC)是主要引起旅游者和 5 岁以下婴幼儿腹泻的重要病原菌;肠聚集性大肠埃希菌(EAEC)引起婴儿持续性腹泻,偶有血便、脱水;肠致病性大肠埃希菌(EPEC)为婴幼儿腹泻的主要病原菌,成人少见。其他几个群致泻性大肠埃希菌尤其是弥漫性黏附大肠埃希菌(DAEC)的临床意义尚不清楚。阿尔贝蒂埃希菌也可引起儿童腹泻。肠外致病性大肠埃希菌能引起肠道外疾病是因为其携带一套独特的毒力基因。这类大肠埃希菌至少包含 2 种公认的致病群或者致病型——脑膜炎／败血症相关的大肠埃希菌(meningitis/sepsis-associated *E. coli*,MNEC)和 UPEC 以及尚未分类到特定致病型的与多种疾病相关的菌株。

(魏莲花)

第三节　志贺菌属

一、分类与命名

志贺菌属(*Shigella*)隶属于细菌域,变形菌门,γ- 变形菌纲,肠杆菌目,肠杆菌科。目前属内有 4 个亚群(历史上被作为 4 个种处理):A 亚群为痢疾志贺菌(*S. dysenteriae*)、B 亚群为福氏志贺菌(*S. flexneri*)、C 亚群为鲍氏志贺菌(*S. boydii*)、D 亚群为宋氏志贺菌(*S. sonnei*)。

从遗传学来看,除去鲍氏志贺菌 13 型外,4 种志贺菌和大肠埃希菌属于同一个基因种。志贺菌的属名应用与细菌引起的特定疾病是相关的。1952 年首次发现的鲍氏志贺菌 13 型,于 1958 年归于志贺菌属。然而,最近系统发育学研究发现,鲍氏志贺菌 13 型在进化树上与阿尔贝蒂埃希菌是相邻的簇,阿尔贝蒂埃希菌最早被发现与孟加拉国儿童腹泻有关。

志贺菌属 DNA G+C 含量为 49~53mol%,模式种为痢疾志贺菌。

二、生物学特性

(一)形态与染色

志贺菌属为革兰氏阴性杆菌,菌体大小为(1~3)μm×(0.7~1.0)μm。无鞭毛,不运动,无芽胞,无荚膜。

(二)培养特性

志贺菌属为需氧和兼性厌氧菌,最适生长温度为 37℃,最适 pH 7.2~7.4。对营养无特殊要求,普通培养基上生长良好。液体培养基中呈均匀浑浊生长。血平板上形成灰白色、半透明、表面光滑湿润、边缘整齐、中等大小菌落,不溶血(图 15-3-1B、图 15-3-2B、图 15-3-3B、图 15-3-4B)。在中国蓝、麦康凯、SS 等选择性培养基上可形成无色透明的中等大小菌落;在 XLD 平板上菌落为红色。宋氏志贺菌在麦康凯和 SS 平板上菌落较大,由于迟缓分解乳糖,延长培养时间菌落可呈淡粉红色(图 15-3-3D);不分解乳糖者菌落透明(图 15-3-3C)。志贺菌属细菌的形态特征见图 15-3-1~ 图 15-3-4。

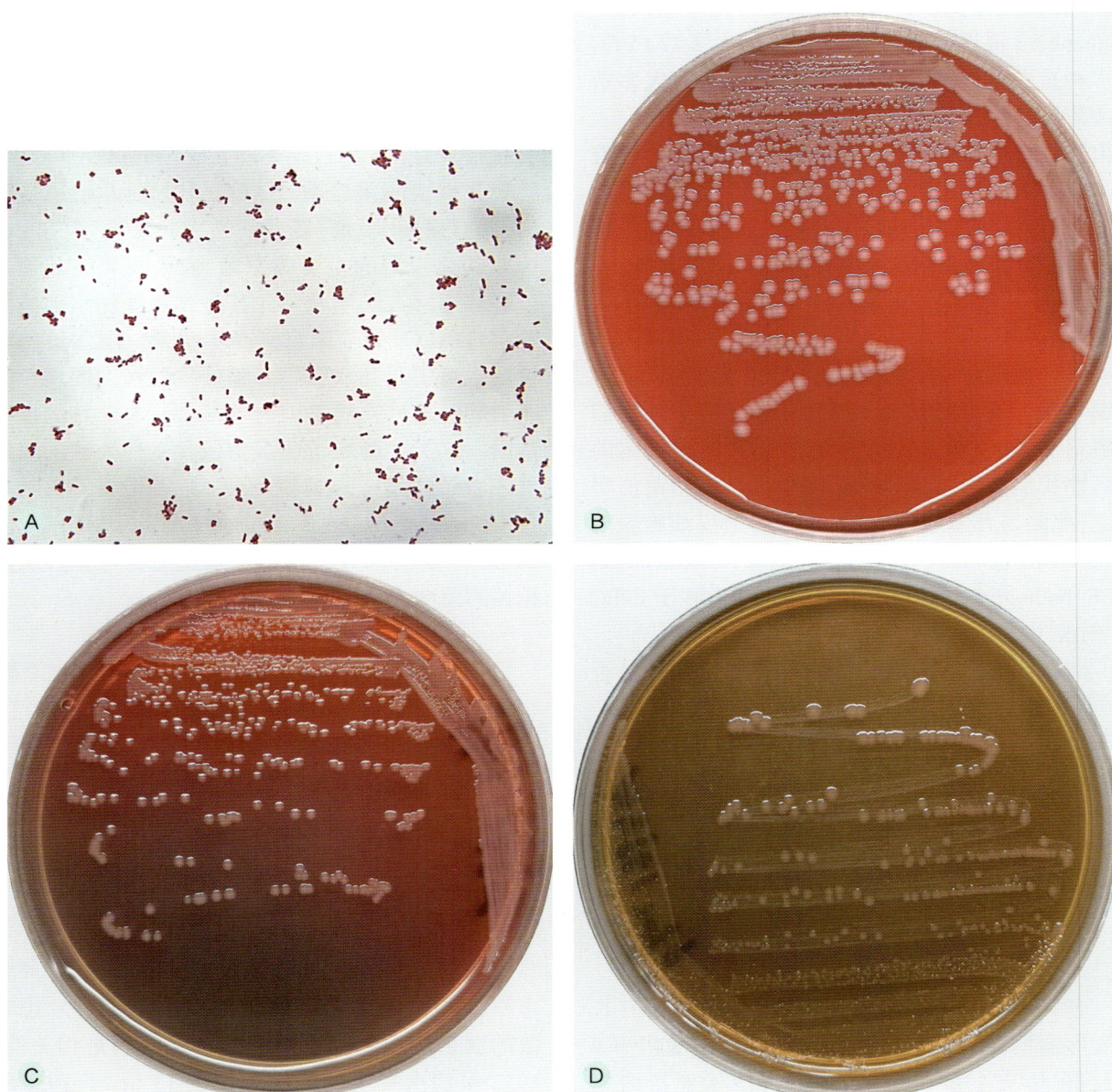

图 15-3-1　痢疾志贺菌(2 型)的形态特征
A. 革兰氏染色 ×1 000;B. SBA 24h;C. 中国蓝 24h;D. SSA 2 日

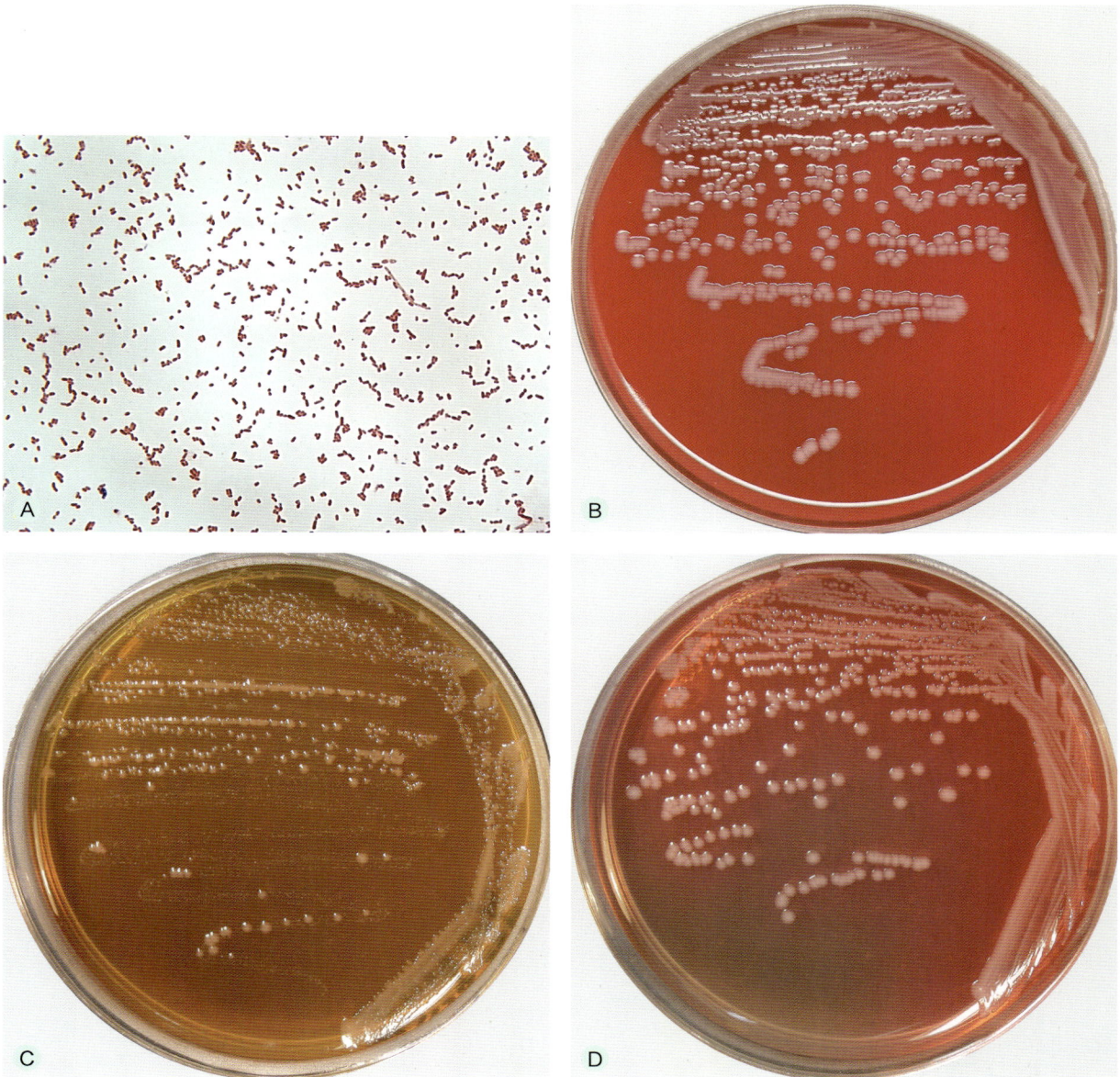

图 15-3-2　福氏志贺菌(2b)的形态特征
A. ATCC 12022 革兰氏染色 ×1 000；B. SBA 24h；C. SSA 2 日；D. 中国蓝 24h

（三）生化反应

志贺菌属符合肠杆菌科一般特性,呼吸和发酵型代谢,氧化酶阴性,触酶阳性(痢疾志贺菌阴性),硝酸盐还原阳性。不发酵乳糖(宋氏志贺菌个别菌株迟缓发酵乳糖),发酵葡萄糖产酸不产气(仅福氏6 型产少量气体),不发酵水杨苷、侧金盏花醇和肌醇,不利用柠檬酸盐、丙二酸盐或醋酸盐作为唯一碳源(福氏志贺菌可利用醋酸盐)。不产生硫化氢,脲酶阴性,在 KCN 培养基中不生长,不产生赖氨酸脱羧酶。志贺菌生物学特性见表 15-3-1。

（四）抗原构造与血清学分型

一般只有菌体(O)抗原,无鞭毛(H)抗原。某些菌株(A 群、C 群及 B 群的 2a、6 型)含有 K 抗原,K 抗原不耐热,加热 100℃ 30 分钟即被破坏。根据生化反应和菌体抗原之不同,可将志贺菌属分为 4 个亚群和 38 个血清型。

A 亚群:痢疾志贺菌,甘露醇阴性。共分 15 个血清型,均有 K 抗原,国内仅发现 1、2 两型。

B 亚群:福氏志贺菌,共有 8 个血清型(1~6、X、Y),具有型特异性和群特异性抗原,1~5 型可再

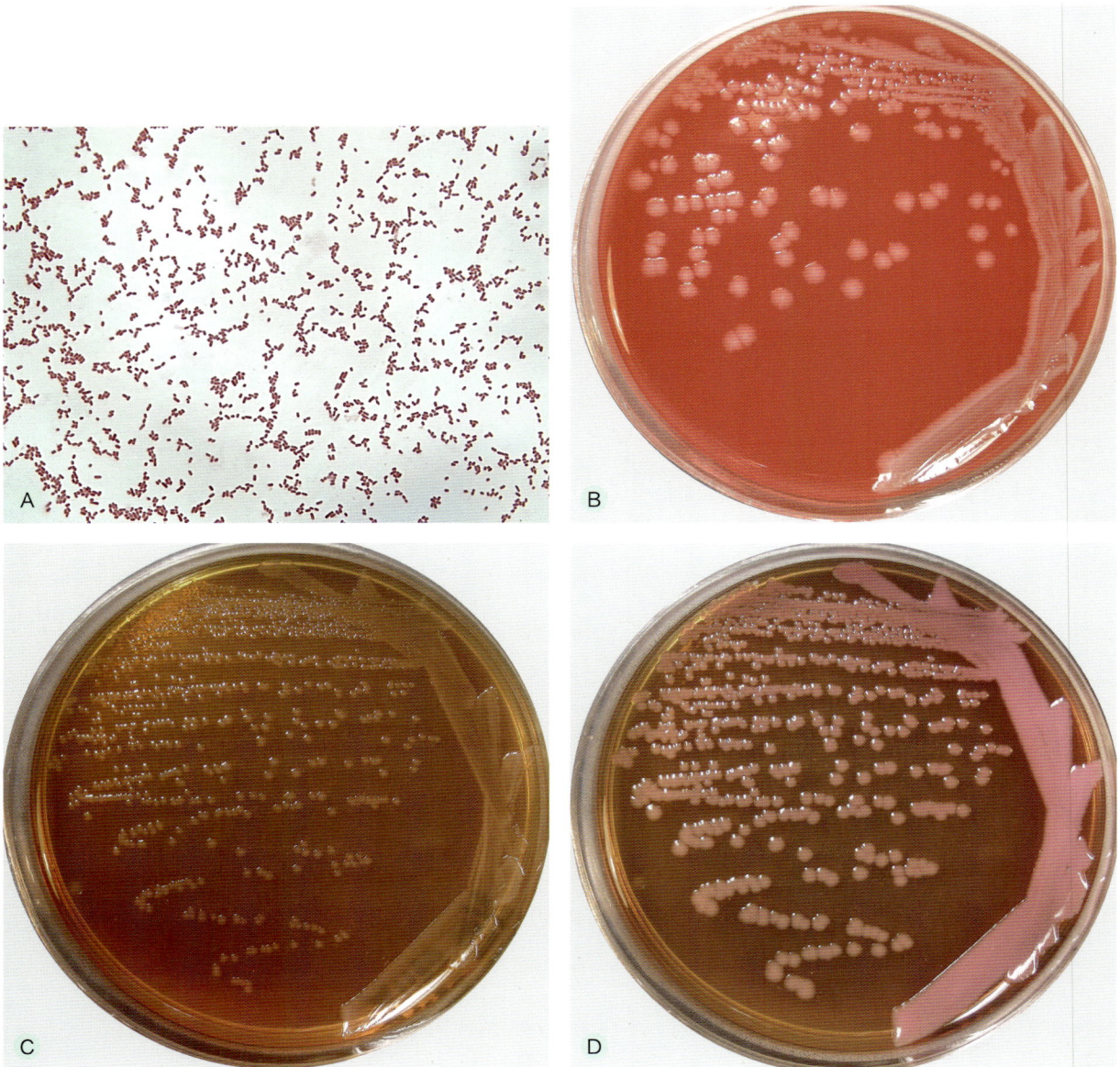

图 15-3-3　宋氏志贺菌 ATCC 29930 的形态特征
A. 革兰氏染色 ×1 000；B. SBA 24h；C. SSA 24h；D. SSA 2 日

分 为 11 个 亚 型（1a、1b、2a、2b、3a、3b、4a、4b、4c、5a 和 5b）。本亚群菌中仅 2a 及 6 型有 K 抗原。

　　C 亚群：鲍氏志贺菌，大多数菌株不分解甘露醇，共有 19 个血清型，编号 1~20，而鲍氏志贺菌 13 型重新分类为阿尔贝蒂埃希菌。含 K 抗原。

　　D 亚群：宋氏志贺菌，仅有 1 个血清型，有光滑型（S）和粗糙型（R）两种菌落。S-R 菌落变异，可导致抗原改变。R 型菌株不被 S 型血清凝集，宋氏志贺菌因子诊断血清应同时含有 S 及 R 型两种。

三、鉴定与鉴别

　　实验室可根据待检菌在选择性培养基上菌落特点及该菌属的生化特性进行鉴定。血清学鉴定是"金标准"，但本菌属各菌种之间或同一血清型的不同菌株，生化反应常可产生变异，即使是同一菌株亦可出现不同反应，因此在鉴定和分群诊断时，应以血清学抗原成分为主，生化反应可作为引导血清学分型诊断的依据，生化反应鉴定与血清学分型诊断应当互相配合进行。不做生化反应，直接用血清学进行分型诊断的方法不可取。

　　一般使用多价菌体（O）抗原分群血清，利用玻片凝集方法进行血清分型，当需要鉴定具体的血清型时，则继续用单价抗血清型进行检测。痢疾志贺氏菌 1 型的鉴定需要用单价血清，但单价血清不易

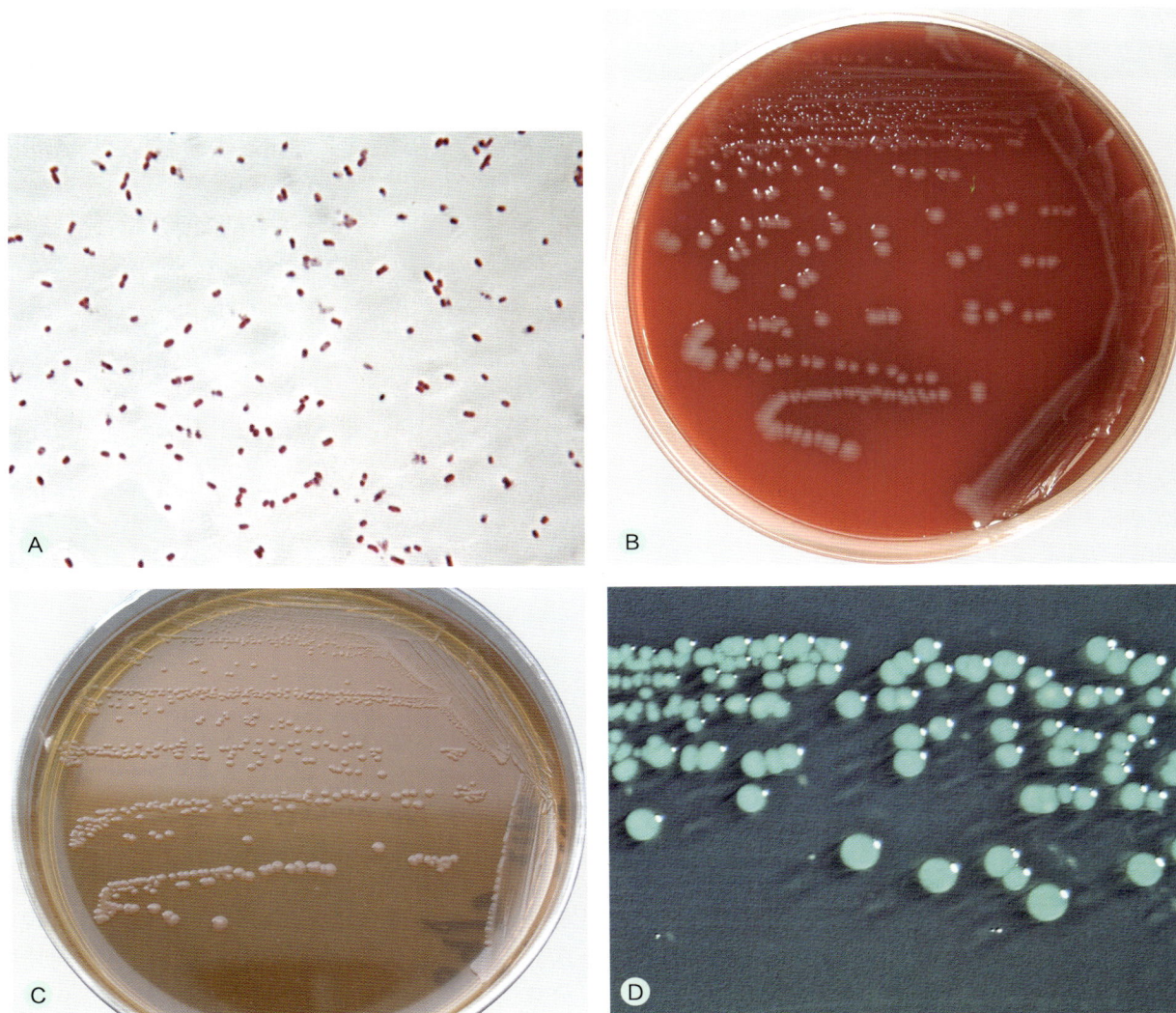

图 15-3-4　鲍氏志贺菌的形态特征
A. 革兰氏染色 ×1 000；B. SBA 2 日；C. SSA 2 日；D. HE 琼脂 24h

获得,该血清型可引起潜在的非常严重的疾病,因此,一旦发现菌株与 A 亚群抗血清试剂发生凝集反应,应立即做进一步血清分型。

生化反应鉴定为志贺菌,然后用志贺菌 4 种多价混合诊断血清做玻片凝集,凝集者进一步用因子血清定群和分型,同时做生理盐水对照。不凝集者可能是 C 群,可进一步用 C 群诊断血清做玻片凝集。

对于生化反应符合志贺菌,而血清不凝集的菌株,可用生理盐水制成菌悬液,100℃水浴中加热 15~30 分钟破坏 K 抗原后重做凝集试验。应注意与 EIEC 和大肠埃希菌不活泼株的区别。

（一）属间鉴别

志贺菌属细菌属于苯丙氨酸、葡萄糖酸盐阴性,与其他相关属的鉴别见表 15-1-6。临床微生物学实验室常规工作中,应注意志贺菌与不活泼大肠埃希菌的鉴别,参见表 15-2-1。

（二）属内鉴定

志贺菌属内菌种鉴定和鉴别见表 15-3-2。

四、抗菌药物敏感性

目前,由于在志贺菌中抗菌药物耐药性的广泛传播,对所有分离菌株都应进行药敏试验。CLSI 建议仅常规报告氨苄西林、复方新诺明（TMP-SMZ）和一种氟喹诺酮的敏感性结果,同时提示对志贺菌不应该报告对第一代和第二代头孢菌素、头霉素类及氨基糖苷类抗菌药物的敏感性,由于这些药物临床治疗志贺菌感染常常无效。氨苄西林和复方新诺明曾经最常用于治疗儿童宋氏志贺菌感染,但鉴于两种药物在美国已广泛耐药,因此在美

表 15-3-1　志贺菌属生物学特性 [a]

试验或基质	结果	试验和基质	结果
硫化氢（三糖铁琼指）	–	赤藓醇	–
尿素酶	–	甘油	d
吲哚产生	d[b]	肌醇	–
甲基红	+	乳糖	d[e]
V-P	–	麦芽糖	d
柠檬酸盐（simmons'）	–	甘露醇	d[f]
KCN 生长	–	棉子糖	d
37℃动力	–	鼠李糖	d
22℃明胶水解	–	水杨苷	–
赖氨酸脱羧酶	–	山梨醇	d
鸟氨酸脱羧酶	d	蔗糖	d[g]
精氨酸双水解酶	d[c]	海藻糖	d
苯丙氨酸脱氨酶	–	木糖	d
分解葡萄糖产酸	+	丙二酸盐（钠）利用	–
分解葡萄糖产气	–	黏液酸盐（钠）利用	–
α- 甲基 -D- 葡糖苷	–	醋酸盐（钠）利用	–
纤维二糖	–	七叶苷水解	–
卫矛醇	d	β- 半乳糖苷酶（ONPG）	d[h]
侧金盏花醇	–	硝酸盐还原	+
阿拉伯糖	d	氧化酶	–

注：a,36℃ ±1℃孵育 48 小时结果；b,痢疾志贺菌、福氏志贺菌和鲍氏志贺菌某些菌株的血清型可产生吲哚，而其他血清型和宋氏志贺菌总是阴性；c,鲍氏志贺菌 13 型和宋氏志贺菌是阳性；d,福氏志贺 6 型某些生物型是阳性，鲍氏志贺菌 13 和 14 型也有报道是阳性；e,宋氏志贺菌在孵育几日后通常是阳性，福氏志贺菌 2a、鲍氏志贺菌 9 和 15 型有报道是阳性，痢疾志贺菌 1 型迟缓发酵乳糖；f,疾病志贺菌是阴性，福氏志贺菌 4a 和 6 型某些生物型可出现阴性，宋氏志贺菌生物型罕见阴性；g,宋氏志贺菌在孵育几日后通常阳性；h,痢疾志贺菌 1 型和宋氏志贺菌是阳性，福氏志贺菌 2a 和鲍氏志贺菌 9 型某些株可为阳性；+,大部分菌株阳性；–,大部分菌株阴性；d,在菌株中可出现不一致结果。

国不作为经验治疗的药物。大环内酯类,特别是阿奇霉素正被用于治疗这类感染,但尚缺乏志贺菌药敏试验的解释标准。

在非洲和亚洲的一些地区,痢疾志贺菌 1 型

表 15-3-2　志贺菌属内菌种鉴定和鉴别

试验	痢疾志贺菌	福氏志贺菌	鲍氏志贺菌	宋氏志贺菌
甘露醇	–	+	+	+
卫矛醇	d	–	d	–
山梨醇	d	d	d	–
乳糖	–	–	–	(+)
蔗糖	–	–	–	(+)
棉子糖	+	–	–	(+)
木糖	–	–	d	–
蜜二糖	–	–	d	–
甘油	+	–	d	d
ONPG	d	–	d	+
吲哚	d	d	d	–
鸟氨酸脱羧酶	–	–	–	+
精氨酸双水解酶	–	–	d	–

注：+,90% 以上菌株阳性；–,90% 以上菌株阴性；(+),迟缓发酵；d,在菌株中可出现不一致结果。

几乎对包括萘啶酸在内的所有抗菌药物耐药,在亚洲已报道对氟喹诺酮耐药株。自 20 世纪 50 年代至今,志贺菌出现对磺胺类、四环素、氨苄西林耐药株,近年来有报道志贺菌对复方新诺明也出现耐药。鉴于分离株耐药性的提高,因此,必须对所有分离菌株进行抗菌药物敏感性试验,为临床医师提供及时可靠的药敏试验结果。

五、临床意义

志贺菌属细菌主要引起人类细菌性痢疾,可引起出血性腹泻和非血性腹泻。志贺菌属细菌一年四季均可发病,以夏秋季发病率最高。根据所致疾病的程度和病程不同,可分为急性菌痢、慢性菌痢、隐匿型菌痢和携带者。典型的急性菌痢表现为发热、腹痛、腹泻、黏液脓血便、里急后重等症状。在儿童常可发生中毒性菌痢,患儿常无明显的消化道症状而表现为全身中毒症状,若抢救不及时,往往可致死亡。

志贺菌 4 种血清型都可引起痢疾,其中痢疾志贺菌血清型 1 可造成特别严重的感染,这可能与其产生的志贺菌毒素相关。特别地,志贺菌属偶尔会引起无症状的感染,尤其是宋氏志贺菌。菌痢症状的轻重和菌株型别有关,痢疾志贺菌引起的菌痢特别严重,死亡率可高达 20%,而其他志贺菌引起

的感染则相对较轻,具有自限性并且很少致死(老人和婴儿例外),我国以福氏志贺菌和宋氏志贺菌引起的菌痢最为多见。志贺菌引起肠道外感染的病例很少;在同性恋人群中会发生性传播。志贺菌病常见的并发症包括与福氏志贺菌感染相关的反应性关节炎或 Reiter 慢性关节炎综合征以及与痢疾志贺菌感染相关的溶血性尿毒综合征(HUS)。志贺菌感染量低(1~100 个菌),潜伏期为 1~4 日。发病后几日到几周粪便中均有志贺菌排出,但在接受恰当的抗菌药物治疗后 3 日,患者大便培养会变为阴性。

人和大灵长目动物是志贺菌唯一的自然宿主。

志贺菌通常伴随污染的水、食物等经口入消化道而感染,侵犯肠黏膜而引起溃疡,一般病变发生在大肠和直肠,通常病变范围不会超过固有层。粪便呈脓血黏液状,并含有大量脓细胞。菌痢的确诊主要依靠微生物学诊断。在我国以福氏志贺菌流行为主,尤其是福氏志贺菌 2 型,其次为宋氏志贺菌,痢疾志贺菌和鲍氏志贺菌相对少见。隐匿型菌痢和携带者在流行病学上具有重要意义,是主要的传染源,特别是在从事服务性行业的人员中,志贺菌携带者具有较大的危害性。

（魏莲花）

第四节　沙 门 菌 属

一、分类与命名

沙门菌属(*Salmonella*)隶属于细菌域,变形菌门,γ- 变形菌纲,肠杆菌目,肠杆菌科。目前属内包括肠沙门菌(*S. enterica*)和邦戈沙门菌(*S. bongori*)2 个种。肠沙门菌可再分为 6 个亚种:肠沙门菌肠炎亚种(通常称为亚种 I,有 1504 个血清型,来自人类和温血动物,如伤寒血清型、鼠伤寒血清型等)、肠沙门菌撒拉姆亚种(亚种 II,502 个血清型)、肠沙门菌亚利桑那亚种(亚种 IIIa,有 95 个血清型)、肠沙门菌双亚利桑那亚种(亚种 IIIb,有 333 个血清型)、肠道沙门菌豪顿亚种(亚种 IV,有 72 个血清型)和肠沙门菌印度亚种(亚种 VI,有 13 个血清型)。亚种 IIIa 和亚种 IIIb 代表原来的亚利桑那菌属,尽管亚种 IIIa 和亚种 IIIb 有共同的起源,相对于它们彼此之间的关系而言,它们与肠沙门菌的其他亚种关系更为亲密,因此它们被视为单独的亚种。亚种 IIIa 和亚种 IIIb 中的血清型大部分都在 G 群以后的群中(包括 G 群),F 群中只包括亚种 IIIb 3 个血清型和亚种 IIIa 1 个血清型。

属于肠沙门菌肠炎亚种的血清型皆已命名,如伤寒血清型、副伤寒甲血清型、猪霍乱血清型和鸡沙门菌血清型等,而其他亚种血清型仍未命名。目前,在临床微生物学实验室多以菌种的形式代替血清型报告,如伤寒沙门菌(*S. typhi*)、甲型副伤寒沙门菌(*S. paratyphi*)、鼠伤寒沙门菌(*S. typhimurium*)、猪霍乱沙门菌(*S. choleraesuis*)和肠炎沙门菌(*S. enteridis*)等,但必须理解它们是一个菌种的血清型。

沙门菌属 DNA G+C 含量为 50~53mol%,代表菌种为猪霍乱沙门菌。

二、生物学特性

(一) 形态与染色

沙门菌属细菌为革兰氏阴性杆菌,菌体大小为(0.7~1.5)μm×(2.0~5.0)μm。不产生芽胞,无荚膜,除个别菌株(鸡沙门菌和雏沙门菌)外,一般都有周鞭毛,有动力。

(二) 培养特性

沙门菌属为需氧或兼性厌氧菌,最适生长温度 35~37℃,最适 pH 6.8~7.8。能在普通培养基上生长,在血平板上孵育 24 小时,可呈灰色或灰白色中等大小的圆形、湿润菌落,菌落直径 2~4mm(图 15-4-1B、图 15-4-2B)。在中国蓝、麦康凯、SS、EMB 等选择性培养基上,为不分解乳糖、透明或半透明琥珀色、边缘整齐、中等大小的菌落。产 H_2S 菌株在 SS 平板上形成中心黑色的菌落(图 15-4-1D);在 HE 琼脂平板上菌落呈蓝色或蓝绿色,大部分菌落中央呈黑色(产 H_2S 菌株);在 XLD 琼脂平板上菌落呈红色(不产 H_2S 菌株)或中央呈黑色(产 H_2S 菌株,见图 15-4-1E);CHROMagar 显色培养基上菌落呈紫色。在液体培养基中均匀浑浊生长。沙门菌细菌的形态特征见图 15-4-1、图 15-4-2。

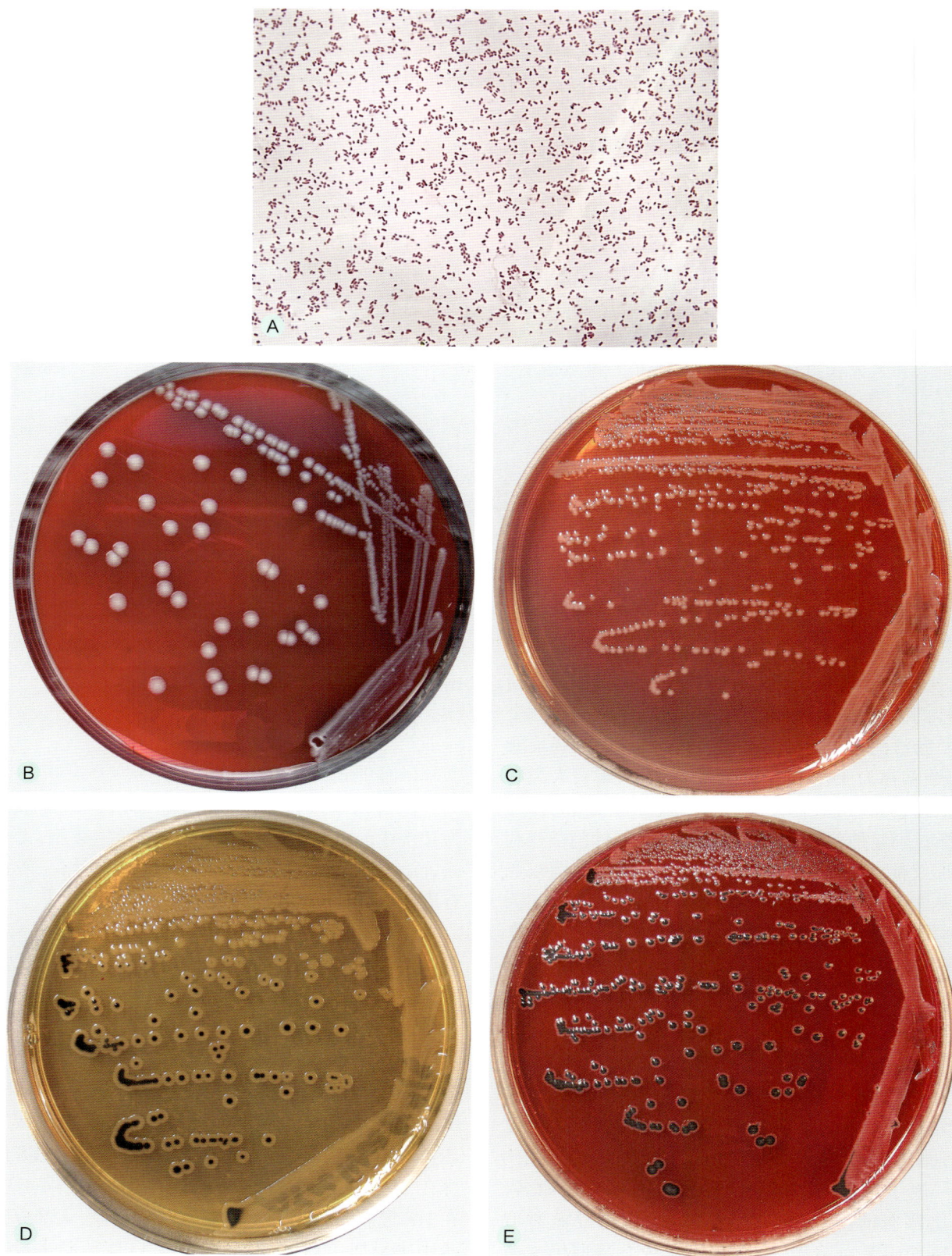

图 15-4-1　伤寒沙门菌的形态特征

A. 革兰氏染色 ×1 000；B. SBA 24h；C. 中国蓝 24h；D. SSA 2 日；E. XLD 2 日

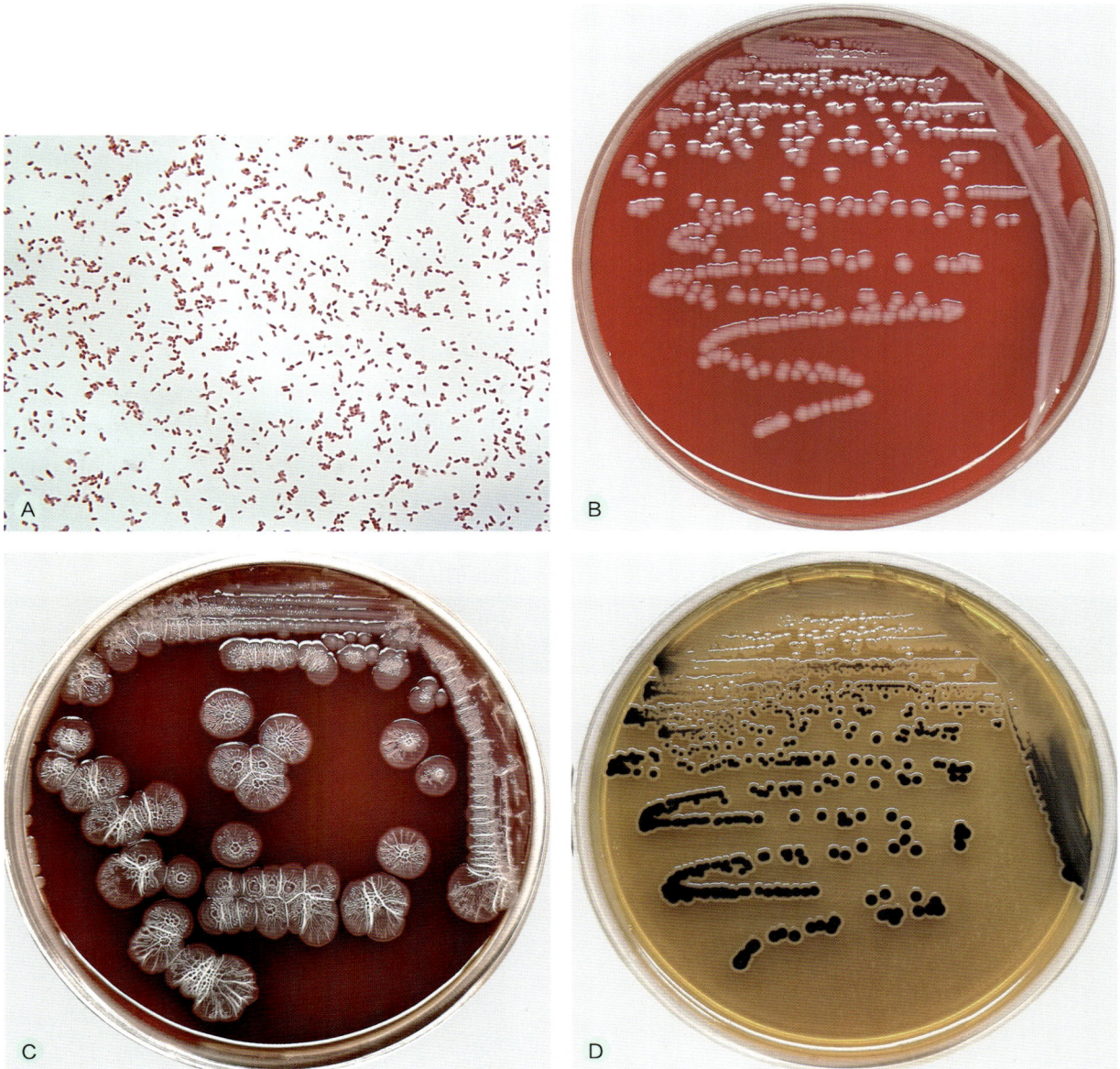

图 15-4-2　鼠伤寒沙门菌 ATCC 14028 的形态特征

A. 革兰氏染色 ×1 000；B. 光滑型，SBA 24h；C. 粗糙型，SBA 3 日；D. SSA 24h

（三）生化特性

沙门菌属具有肠杆菌科一般生物学特性，氧化酶阴性，触酶阳性，还原硝酸盐，发酵葡萄糖产酸、产气（除伤寒沙门菌和鸡沙门菌外），不产生吲哚，不分解乳糖、蔗糖、水杨苷和肌醇，不产生尿素酶、脂肪酶和 DNA 酶，苯丙氨酸脱氨酶阴性，能利用柠檬酸盐作为唯一碳源。KIA：K/A，H_2S 试验阳性或阴性，赖氨酸和鸟氨酸脱羧酶通常阳性。

（四）抗原构造

沙门菌属细菌主要有以下几种抗原。

1. 菌体抗原　又称 O 抗原。是多糖 - 类脂 - 蛋白复合物，多糖成分决定抗原的特异性。菌体抗原比较稳定，能耐受 100℃加热，并能抵抗乙醇及 0.1% 石炭酸。目前已知有 67 种 O 抗原成分，分别以阿拉伯数字 1、2、3……67 表示。每个血清型细菌可含有一种或数种成分。凡含有共同特异性抗原成分的血清型归为一个群。这样可将本菌属许多血清型细菌分为若干菌群，分别以 A、B、C、D……Z 和 O51~O67 等表示，作为定"群"分类的依据。能引起人类感染的沙门菌，绝大多数在 A~F6 个菌群内。对 O 群 A 到 E1 的抗血清进行玻片凝集法检测，这是检测 O 抗原的常用方法，因为人类标本来源的沙门菌约 95% 属于这些 O 群中的一种。

2. 鞭毛抗原 又称 H 抗原,成分是蛋白质,不耐热,加热 60~70℃ 15 分钟后即被破坏,也易被酒精、稀酸等灭活。H 抗原分 2 相,第 1 相特异性高,分别以 a、b、c……z 表示,后面以 z_1、z_2、z_3…… 表示。第 2 相为非特异,分别以 1、2、3…… 表示。鞭毛抗原分析是定型的依据。H 抗原可通过试管或玻片凝集试验来检测,先用可识别多个抗原因子的抗血清进行检测,然后用相应的可识别独特抗原因子的抗血清进行检测。

3. 表面抗原 包括 Vi、M 及 5 这 3 种 K 抗原。Vi 抗原是一种酸性多糖聚合体,很不稳定,加热 60℃ 30 分钟或经石炭酸处理即被破坏,经人工传代也易消失。Vi 抗原能阻碍 O 抗原与相应抗血清凝集,加热破坏后即可恢复凝集。M 抗原亦称黏液抗原,也能阻碍 O 抗原与相应抗血清凝集,加热可破坏。5 抗原过去被认为是一种 O 抗原,但它可被 1.0mol/L HCl 破坏,故与 O 抗原有别。

按照 O 抗原和 H 抗原的组合,将沙门菌各个血清型编列成为抗原表,沙门菌的血清型已超过 2 500 个,常见沙门菌各血清型抗原成分见表 15-4-1。

三、鉴定与鉴别

(一)属间鉴别

沙门菌属细菌在肠道选择性培养基上生长,形成无色透明或半透明不发酵乳糖的菌落,因产生硫化氢,菌落中心可呈黑色,KIA 为 K/A,有动力,IMViC 为 -+-- 或 -+-+,不产尿素酶,可初步定为沙门菌属,再进一步通过血清学凝集试验做出诊断。

表 15-4-1 常见沙门菌各血清型的抗原成分表

菌群	血清型	O 抗原	H 抗原	
			第 1 相	第 2 相
A 群	甲型副伤寒沙门菌	1,2,12	a	–
B 群	乙型副伤寒沙门菌	1,4,[5],12	b	1,2
	斯坦利沙门菌	1,4,[5],12,27	d	1,2
	圣保罗沙门菌	1,4,[5],12	e,h	1,2
	雷丁沙门菌	1,4,[5],12	e,h	1,5
	德比沙门菌	1,4,[5],12	f,g	[1,2]
	阿贡那沙门菌	1,4,[5],12	f,g,s	–
	鼠伤寒沙门菌	1,4,[5],12	i	1,2
	海德沙门菌	1,4,[5],12	r	1,2
	埃可沙门菌	4,12	e,h	1,6
	丙型副伤寒沙门菌	6,7,[Vi]	c	1,5
C1 群	猪霍乱沙门菌	6,7	[c]	1,5
	布伦登卢普沙门菌	6,7	e,h	e,n,x_{15}
	汤卜逊沙门菌	6,7	k	1,5
	康科特沙门菌	6,7	l,v	1,2
	伊鲁慕沙门菌	6,7	l,v	1,5
	波恩沙门菌	6,7	l,v	e,n,x
	波斯坦沙门菌	6,7	l,v	e,n,z_{15}
	维尔肖沙门菌	6,7	r	1,2
	婴儿沙门菌	6,7	r	1,5
	田纳西沙门菌	6,7	z_{29}	–

续表

菌群	血清型	O 抗原	H 抗原 第 1 相	H 抗原 第 2 相
C2 群	曼哈顿沙门菌	6,8	d	1,5
	纽波特沙门菌	6,8	e,h	1,2
	慕尼黑沙门菌	6,8	d	1,2
	曼哈顿沙门菌	6,8	d	1,5
	科特布斯沙门菌	6,8	e,h	1,5
	病牛沙门菌	6,8	r	1,5
	克洛斯特鲁沙门菌	6,8	z_{10}	e,n,z_{15}
D 群	伤寒沙门菌	9,12,[Vi]	d	−
	肠炎沙门菌	1,9,12	g,m	[1,7]
	德班沙门菌	9,12	a	e,n,z_{15}
	仙台沙门菌	1,9,,12	a	1,5
	布利丹沙门菌	9,12	g,m,q	−
	都柏林沙门菌	1,9,12,[Ⅵ]	g,p	−
	鸡沙门菌	1,9,12	−	−
	莫斯科沙门菌	9,12	g,q	−
	爪哇安纳沙门菌	1,9,12	l,z_{38}	1,5
E1 群	鸭沙门菌	3,10	e,h	1,6
	纽兰芝沙门菌	3,10	e,h,e,n,x	
	火鸡沙门菌	3,10	e,h	l,w
	伦敦沙门菌	3,10	l,v	1,6
	韦太夫雷登沙门菌	3,10	r	Z6
	明斯特沙门菌	3,10	e,h	1,5
	纽因顿沙门菌	3,15	e,h	1,6
	山夫顿堡沙门菌	3,19	g,[s],t	−
	利物浦沙门菌	1,3,19	d	e,n,z_{15}
E2 群	山夫登堡沙门菌	1,3,19	g,s,t	−
	塔克松尼沙门菌	1,3,19	i	Z6
F 群	阿柏丁沙门菌	11	i	1,2
	赫伦沙门菌	11	i	1,6
其他群	上海沙门菌	16	l,v	1,6
	明尼苏达沙门菌	21	b	e,n,x
	达卡沙门菌	28	a	1,6

常规工作中应注意与肠杆菌科中产硫化氢的柠檬酸杆菌属、变形杆菌属、爱德华菌属、布特维西菌属、布拉格菌属、特尔西菌属和勒米诺菌属的鉴别。可通过血清学凝集和生化试验进行鉴别。生化试验包括尿素酶、KCN、苯丙氨酸脱氨酶、赖氨酸和鸟氨酸脱羧酶、精氨酸双水解酶、吲哚、鼠李糖和木糖产酸等，反应结果见参见表 15-4-2。

硫化氢阴性菌株，进行吲哚、V-P、尿素酶、柠檬酸盐利用、KCN、丙二酸盐、赖氨酸脱羧酶试验，沙门菌属反应为 −、−、−、+、−、d、+，可与埃希菌属、志贺菌属和耶尔森菌属细菌相鉴别。参见表 15-1-1、表 15-1-6。

少数伤寒沙门菌在 KIA 或 TSH 上不产 H_2S，动力不明显，因此不易与志贺菌区别，可用血清凝集试验相鉴别。

（二）属内鉴定

1. 沙门菌属内种、亚种的鉴定　沙门菌亚种鉴别见表 15-4-3，表型鉴定见表 15-4-4。

表 15-4-2　沙门菌与肠杆菌科产硫化氢菌属（种）的鉴别特性

试验	沙门菌	布特维西菌属	柠檬酸杆菌属	迟缓爱德华菌	变形杆菌属	勒米诺菌属	布拉格菌属	特布尔西菌属
吲哚	−	−	v	+	−	−	−	v
KCN	−	−	+	−	+	−	−	+
PDA	−	−	−	−	+	−	v	+
LDC	+	−	−	+	−	−	−	−
ODC	v	−	v	−	v	−	−	v
柠檬酸盐	+	−	−	−	v	v	v	−
尿素酶	v	+	v	−	+	−	−	−
ADH	+	−	v	−	−	−	−	−
鼠李糖	v	+	+	−	−	−	−	−
木糖	v	+	+	−	+	v	−	+

注：+,90% 以上菌株阳性；v,10%~90% 阳性；−,90% 以上菌株阴性；KCN,氰化钾肉汤中生长；PDA,苯丙氨酸脱氨酶；LDC,赖氨酸脱羧酶；ODC,鸟氨酸脱羧酶；ADH,精氨酸双水解酶。

表 15-4-3　沙门菌属菌种、亚种生化反应区别 [a]

试验	种、亚种						
	肠道沙门菌						邦戈沙门菌
	亚种 I	亚种 II	亚种 III a	亚种 III b	亚种 IV	亚种 VI	亚种 V
乳糖	−	−	− [b]	+ [c]	−	d [d]	−
山梨醇	+	+	+	+	+	−	+
卫矛醇	+	+	−	−	−	d [e]	−
水杨苷	−	−	−	−	+ [f]	−	−
ONPG	−	− [g]	+	+	−	d [h]	+
半乳糖醛酸盐	−	+	−	+	+	−	+
半乳糖二酸盐	+	+	+	− [i]	−	+	−
丙二酸盐	−	+	+	+	−	−	−
KCN 生长	−	−	−	−	+	−	+
明胶液化	−	+	+	+	+	+	+
L(+)- 酒石酸盐	+	−	−	−	−	−	−

注：a,37℃ 孵育后结果；b,15% 阳性；c,85% 阳性；d,22% 阳性；e,67% 阳性；f,60% 阳性；g,15% 阳性；h,44% 阳性；i,30% 阳性；+,90% 阳性（1~2 日内）；−,无反应（90% 以上）7 日；d,不同反应。

表 15-4-4　鉴别沙门菌和其他肠杆菌科细菌及鉴定沙门菌伤寒血清型和沙门菌甲型副伤寒血清型的表型特征

试验	反应		
	非伤寒沙门菌亚型	沙门菌伤寒血清型	沙门菌甲型副伤寒血清型
吲哚	−	−	−
甲基红	+	+	+
V-P 试验	−	−	−
柠檬酸	+	−	−
尿素酶	−	−	−
三糖铁	K/A,g	K/A	K/A,g
硫化氢(三糖铁)	+	+(弱)	− 或 +(弱)
精氨酸二水解酶	+	d	(+)
鸟氨酸脱羧酶	+	−	+
赖氨酸脱羧酶	+	+	+
丙氨酸	−	−	−
变异	+	−	−
动力	+	+	+
L(+)-酒石酸	+	+	−
KCN 生长	−	−	−
葡萄糖	A,g	A	A,g
乳糖	−	−	−
蔗糖	−	−	−
纤维素	d	−	−
水杨甘	−	−	−
山梨醇	A,g	A	A,g
己六醇	A,g	−	A,g
邻硝基苯-β-D-半乳糖苷	−	−	−
半乳糖醛酸酯			

注:a,在 37℃下温育后的反应;:+,2 日内 90%(或更多)的菌株是阳性;(+),3 日或者更长时间的阳性反应;−,在 7 日内无反应(90% 或更多);A,产酸;d,不同的反应[+,(+),−];g,产气;K,碱性斜面;b,酒石酸钾钠。

2. 血清学分型鉴定

(1)血清型鉴定的传统方法:从临床标本中分离到菌株经纯培养后(克氏双糖培养基,KIA),一般先用生化反应筛选,符合沙门菌属生物学特性,再做血清凝集试验。先用沙门菌属 A~F 多价血清进行玻片凝集试验,同时用生理盐水作为阴性对照,血清凝集盐水不凝时,再分别用 O、H 因子血清进一步定群和分型。若均不凝集,需与 Vi 抗原诊断血清凝集,若发生凝集,可用生理盐水制成浓菌悬液,沸水浴 30 分钟破坏 Vi 抗原后,再与 A~F 群多价血清进行凝集,阴性可排除 A~F 群沙门菌,必要时可进一步与 A~F 群以外的沙门菌因子血清做玻片凝集试验,或送有关机构做进一步鉴定。

(2)血清型测定的分子方法:由于传统血清型分型试验需要专门的试剂、技术以及持续有效的血清型资料,所以现在有许多使用分子方法检测沙门菌血清型的文献报道。这种分子学方法分为两大类,一类是检测随机遗传标记,另一类则是对编码血清型的基因进行检测。其中,检测编码血清型基因的方法的优势是与 Kauffmann-White 分类系统具有良好的一致性,并能通过鉴定已知血清型抗原的补体来鉴定大多数的血清型。对检测随机遗传标记这个方法来说,当遇到一个新的型别时,这个血清型的遗传标记是未知的,所以随机遗传标记的方法只能鉴定特征已经被确定的血清型。迄今为止,还没有哪种分子方法被全世界认可或者广泛接受,但随着全基因组测序的普及,通过直接检测决定血清型的基因而鉴定血清型,这个方法似乎并不遥远。

3. 质谱鉴定　质谱鉴定与表型鉴定的方法相比,节省了大量的时间和成本,其能快速、准确地鉴定许多细菌。在欧洲已有几种 MS 诊断系统可以使用,在美国也即将获得 FDA 的批准或者已经获得 FDA 的批准。MS 诊断系统鉴定细菌的能力在一定程度上与细菌自身种类有关。MALDI-TOF MS 可以轻易地鉴定出沙门菌,还能准确区分伤寒血清型和其他血清型。虽然质谱鉴定尚处于研究阶段,但目前至少可以将一些血清型鉴定到型的水平。

四、抗菌药物敏感性

沙门菌如大肠埃希菌一样容易获得赋予抗菌药物耐药的质粒。在抗菌药物使用过程中也容易选择出多重耐药菌株。近年来,沙门菌伤寒血清型对环丙沙星的敏感性降低和治疗失败的病例数量越来越多。2013 年后 CLSI 建议对肠道外感染分离的沙门菌以及所有的伤寒血清型、甲型、乙型、丙型副伤寒血清型检测环丙沙星和萘啶酸的敏感性;也为沙门菌单独制定了喹诺酮类 MIC 解释标准。沙门菌已出现多重耐药菌株,如沙门菌常出现对氯霉素、链霉素、呋喃类、磺胺类、氨苄西林和四环素耐药,尤以鼠伤寒沙门菌最为突出。通常沙门菌对氟喹诺酮类和三代头孢菌素(如头孢曲松等)有较好的敏感性。

对于未出现合并症的沙门菌肠炎来说,不推荐抗菌药物治疗,且粪便分离株的药敏试验结果与疗效不一定呈现一致性。但抗菌耐药谱的测定往往是非常有价值的,应定期监测沙门菌对抗菌耐药性的进展和传播。对于侵袭性沙门菌和伤寒患者来说,适当的抗菌药物治疗至关重要,应尽快报告这些菌株的药物敏感性,为临床用药提供依据。

临床分离的沙门菌在体外药敏试验时,可测试和报告氨苄西林、氟喹诺酮类(一种)和复方新诺明等结果,若肠外分离菌株,加试氯霉素和三代头孢菌素(选其中一种)。沙门菌对一代、二代头孢菌素及氨基糖苷类抗菌药物,可在体外试验时表现有活性,但临床治疗无疗效,不能报告敏感。

五、临床意义

沙门菌属细菌广泛分布于自然界,是人和动物常见的致病菌,主要通过污染食品或水源经口传染,常见有以下类型:急性胃肠炎或食物中毒、菌血症或败血症、伤寒与副伤寒或病菌携带者。某些血清型可引起胆囊炎、肺炎、脑膜炎、心内膜炎、脓胸等化脓性炎症。还有一些对动物致病,但也有一些血清型引起人畜共患病。沙门菌亚种 I 一般分离于人类和温血动物。亚种 II、IIIa、IIIb、IV、VI 和邦戈尔沙门菌一般分离于冷血动物或环境。

(魏莲花)

第五节　克雷伯菌属

一、分类与命名

克雷伯菌属(*Klebsiella*)隶属于细菌域,变形菌门,γ- 变形菌纲,肠杆菌目,肠杆菌科。目前属内有 15 个种和 7 个亚种,常见有肺炎克雷伯菌(*K. pneumonia*)、肺炎克雷伯菌肺炎亚种(*K. pneumonia* subsp. *pneumonia*)、肺炎克雷伯菌臭鼻亚种(*K. pneumonia* subsp. *ozaenae*)、肺炎克雷伯菌鼻硬结亚种（*K. pneumonia* subsp. *rhinoscleromatis*）、产酸克雷伯菌（*K. oxytoca*）、肉芽肿克雷伯菌（*K. granulomatis*）[即原来的肉芽肿鞘杆菌（*Calymmatobacterium granulomatis*）]、产气克雷伯菌（*K. aerogenes*）、格氏克雷伯菌（*K. grimontii*）、异栖克雷伯菌（*K. variicola*）、密歇根肺炎克雷伯菌（*K. michiganensis*）、类肺炎克雷伯菌（*K. quasipneumoniae*）、类肺炎克雷伯菌类肺炎亚种（*K. quasipneumoniae* subsp. *quasipneumoniae*）和类肺炎克雷伯菌似肺炎亚种（*K. quasipneumoniae* subsp. *similipneumoniae*）等。

2001年Drancourt等学者提议将原来的解鸟氨酸克雷伯菌、植生克雷伯菌和土生克雷伯菌从克雷伯菌属中分出，成立一个新的菌属"拉乌尔菌属（*Raoultella*）"，分别称为解鸟氨酸拉乌尔菌、植生拉乌尔菌和土生拉乌尔菌。原特氏克雷伯菌（*K. trevisanii*）与植生拉乌尔菌是同一个种，新加坡克雷伯菌（*K. singaporensis*）与异栖克雷伯菌是同一个种，白色克雷伯菌（*K. alba*）与类肺炎克雷伯菌似肺炎亚种是同一个菌种，上述3种情况属于同物（种）异名。由于可动克雷伯菌（*K. mobilis*）（与产气肠杆菌共享同一模式菌株）为不合法命名，且该菌曾被命名为产气克雷伯菌，因此，现弃用可动克雷伯菌名称，而更名为产气克雷伯菌。

克雷伯菌属DNA G + C含量为53 ~58mol%，代表菌种为肺炎克雷伯菌。

二、生物学特性

（一）形态与染色

克雷伯菌属细菌为革兰氏阴性杆菌，菌体大小为(0.3~1.0) μm × (0.6~6.0) μm，两端较平。单个、成对或者短链状排列。细胞外包裹荚膜多糖，在宿主体内时荚膜尤为明显（图 15-5-1D、E）。无芽胞，无鞭毛（除产气克雷伯菌外）。

肺炎克雷伯菌的镜下形态特征见图 15-5-1。

（二）培养特性

克雷伯菌属细菌为兼性厌氧菌，营养要求不高，均可在营养琼脂上生长（除了肉芽肿克雷伯菌无法采用人工培养基培养外）。根据菌种以及所使用培养基的不同，菌落有所差别，但都能形成黏着的白色菌落，菌落一般较扁平，多数菌落边缘为不规则的圆形。该属细菌能耐受胆盐，在SS、麦康凯等含胆盐的选择性培养基上生长，肺炎克

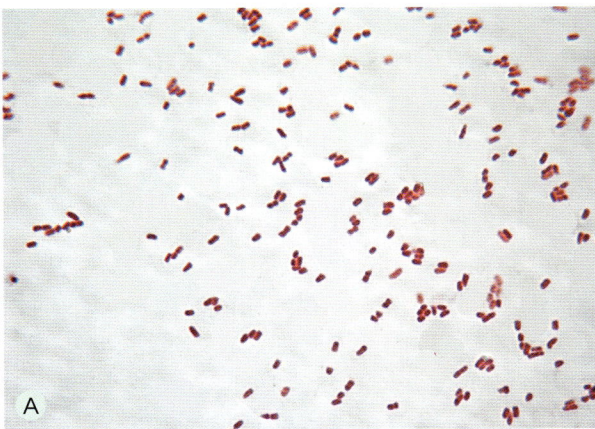

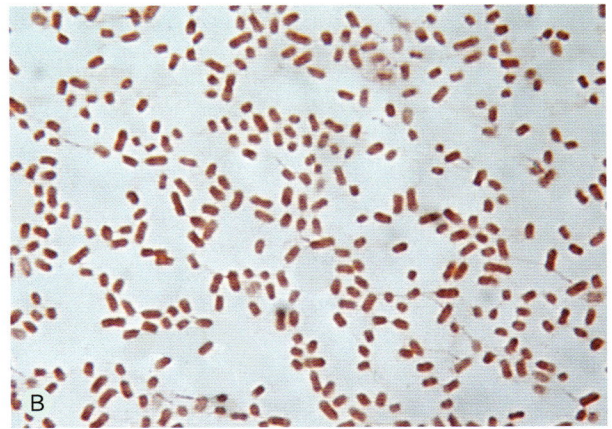

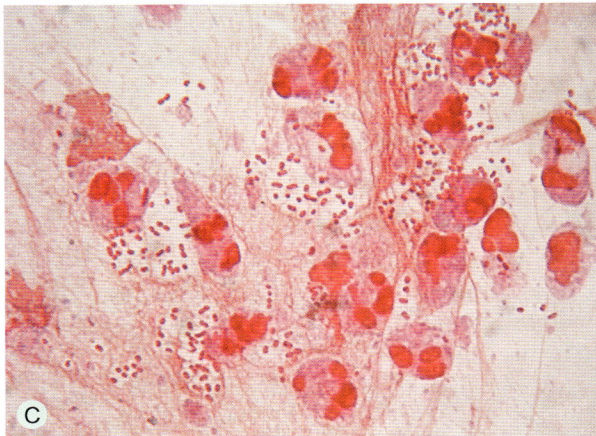

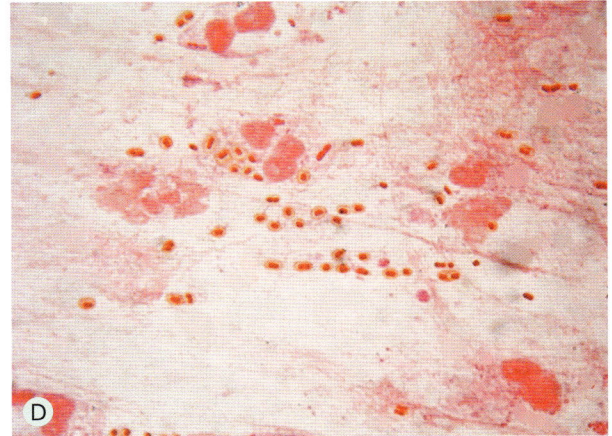

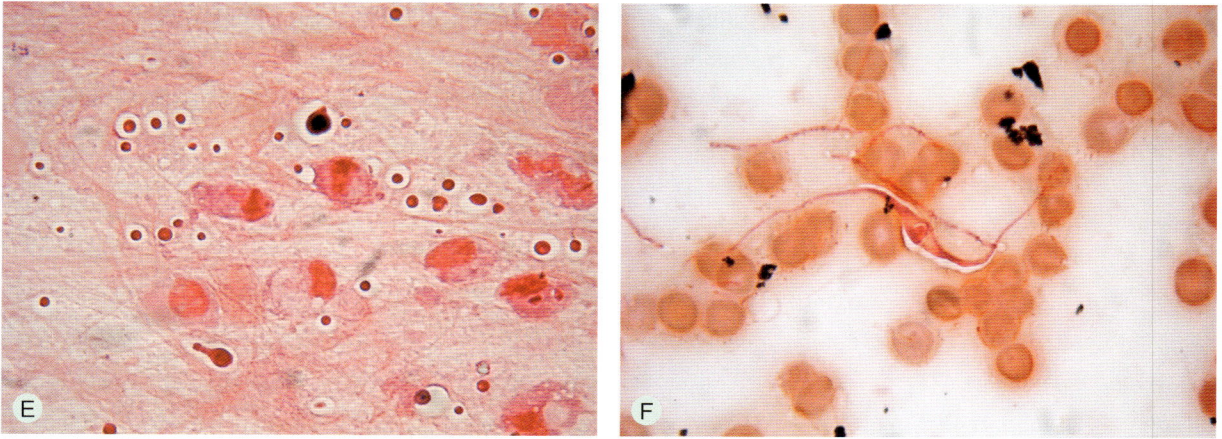

图 15-5-1　肺炎克雷伯菌革兰氏染色的镜下形态特征 ×1 000
A. 肺炎克雷伯菌 ATCC-BAA-1706；B. 黏液型菌落；C. 痰涂片（光滑型）；D. 痰涂片（黏液型）；
E. 痰涂片（黏液型），球形变 L 型（用比阿培南 2 日）；F. 血培养涂片 L 型变

雷伯菌臭鼻亚种和肺炎克雷伯菌鼻硬结亚种在选择性培养基上孵育 24 小时菌落不如肺炎克雷伯菌大，少数侏儒型菌落容易和黏液型铜绿假单胞菌相混淆，需用氧化酶试验进行区分。肺炎克雷伯菌鼻硬结亚种由于不同化葡萄糖及铵盐，在葡萄糖铵盐同化培养基上不生长。肺炎克雷伯菌、产酸克雷伯菌均形成大菌落，48 小时后易融合成片，形成胶水样菌苔。在血琼脂平板上不溶血，无特殊气味产生。产气克雷伯菌在营养琼脂上菌落与阴沟肠杆菌类似，在 TSI 或 KIA 上产生大量的气体，将高层琼脂冲散形成空气段。除产气克雷伯菌外所有菌种动力均为阴性。少数产酸克雷伯菌菌株可产生黄色的水溶性色素，如图 15-5-4D 所示。

克雷伯菌属细菌的形态特征见图 15-5-2~图 15-5-5。

（三）生化特性

克雷伯菌属细菌氧化酶阴性，触酶阳性，大多数菌株可利用柠檬酸盐，多数菌种的尿素酶阳性或者迟缓阳性；除肺炎克雷伯菌臭鼻亚种和肺炎克雷伯菌鼻硬结亚种外，V-P 试验均为阳性；发酵葡萄糖产酸产气（二氧化碳量大于氢气），均能发酵侧金盏花醇；除肺炎克雷伯菌鼻硬结亚种外，所有种 ONPG 均为阳性。不产生硫化氢，也不产生苯丙氨酸脱氨酶及 DNA 酶。其中产酸克雷伯菌的吲哚为阳性，所有菌株均可利用阿拉伯糖、阿糖醇、纤维二糖、柠檬酸盐、果糖、半乳糖、葡萄糖、2- 酮基葡萄糖酸盐、麦芽糖、甘露醇、棉子糖、蜜二糖、海藻糖及木糖作为唯一碳源。除肺炎克雷伯菌臭鼻亚种外，

所有的菌种均可利用肌醇、鼠李糖及蔗糖作为唯一碳源。除肺炎克雷伯菌臭鼻亚种及肺炎克雷伯菌鼻硬结亚种外，所有的菌种均可利用乳糖和山梨醇。所有菌株均不水解葡萄糖醛酸苷，不产生色氨酸脱氨酶及组氨酸脱氨酶。

三、鉴定与鉴别

（一）属间鉴别

克雷伯菌属主要与葡萄糖酸盐阳性、苯丙氨酸脱氨酶阴性的肠杆菌属、沙雷菌属、哈夫尼亚菌属等进行鉴别，具体鉴别试验见表 15-1-5。

（二）属内鉴定

克雷伯菌属内常见菌种、亚种及拉乌尔菌属鉴定和鉴别特性见表 15-5-1。值得注意的是，与化脓性肝脓肿相关的肺炎克雷伯菌 CC23K1 能利用 D- 核糖、3- 羟基丁酸酯、D- 塔格糖和卫矛醇作为唯一碳源，可与 CC82K1 和 K2 型肺炎克雷伯菌鉴别。肺炎克雷伯菌臭鼻亚种和肺炎克雷伯菌鼻硬结亚种生长缓慢，因此使用商品化鉴定系统效果不佳，此外使用常规生化反应亦难以区分。利用侧金盏花醇发酵试验与肺炎克雷伯菌鉴别作用有限，准确鉴定该菌唯一的方法是对管家基因（rpoB 等）测序。利用 phoE 和 scrA（蔗糖调节子）基因可鉴定肉芽肿克雷伯菌（phoE 阳性和 scrA 阴性），并与克雷伯菌属其他菌种（phoE 和 scrA 阳性）相鉴别。此外，还有其他基于 DNA 测序和蛋白质谱的鉴定方法。如基质辅助激光解析电离飞行时间质谱（MALDI-TOF MS）已被越来越多的应用于临床实验室。

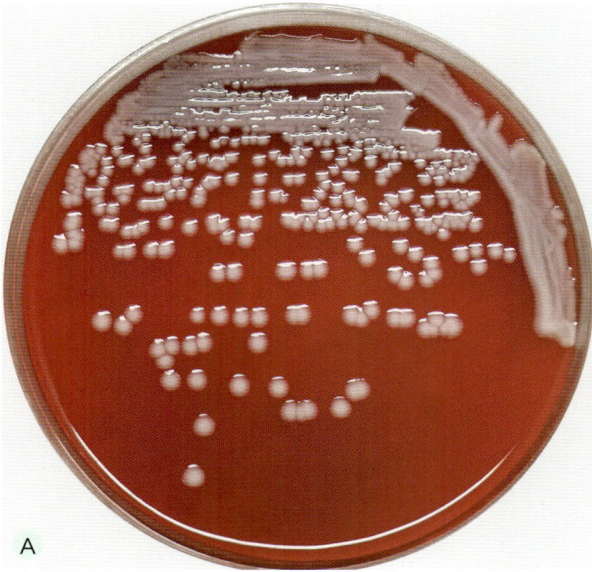

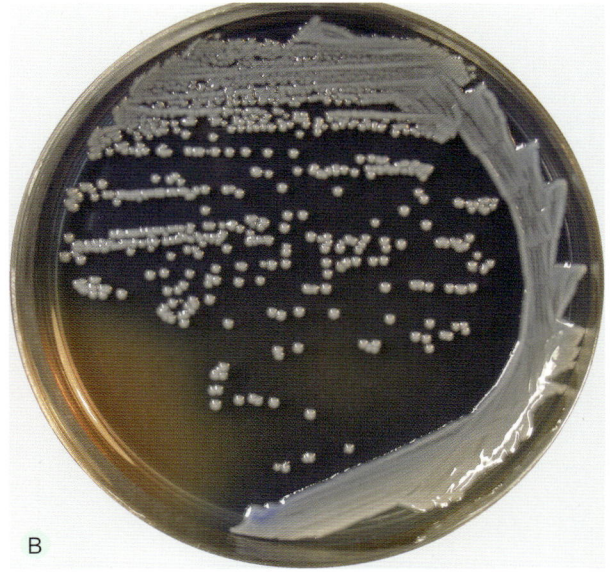

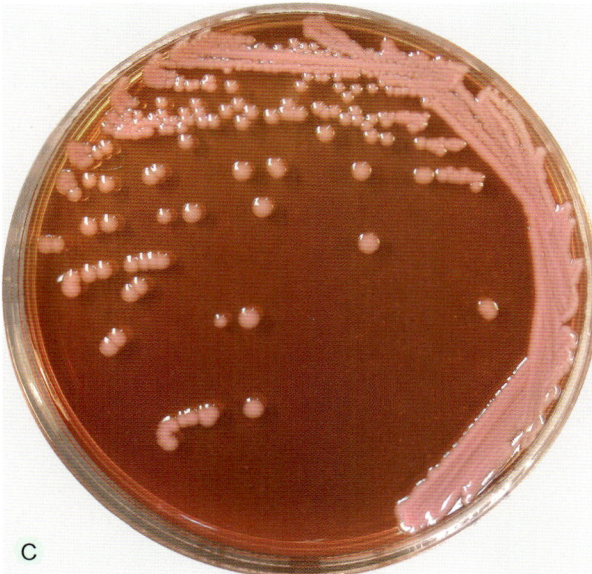

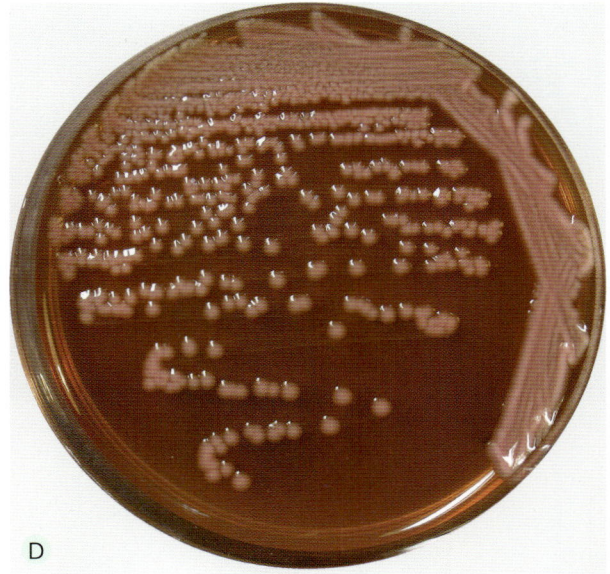

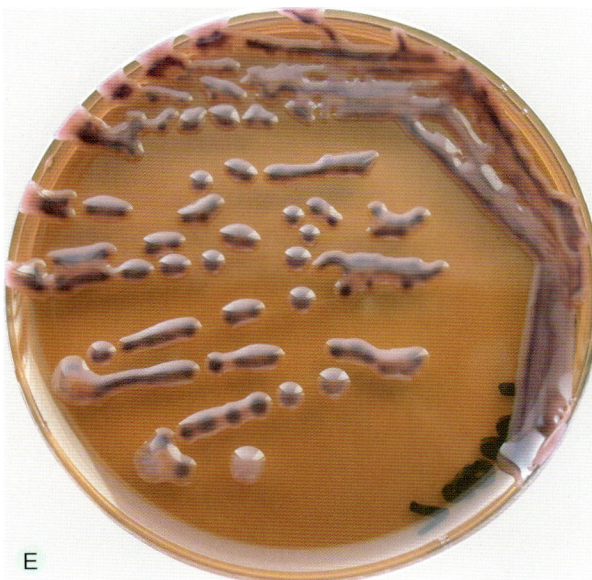

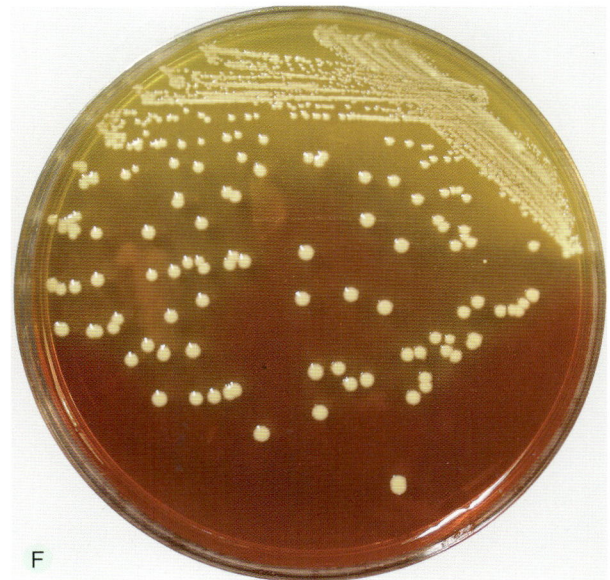

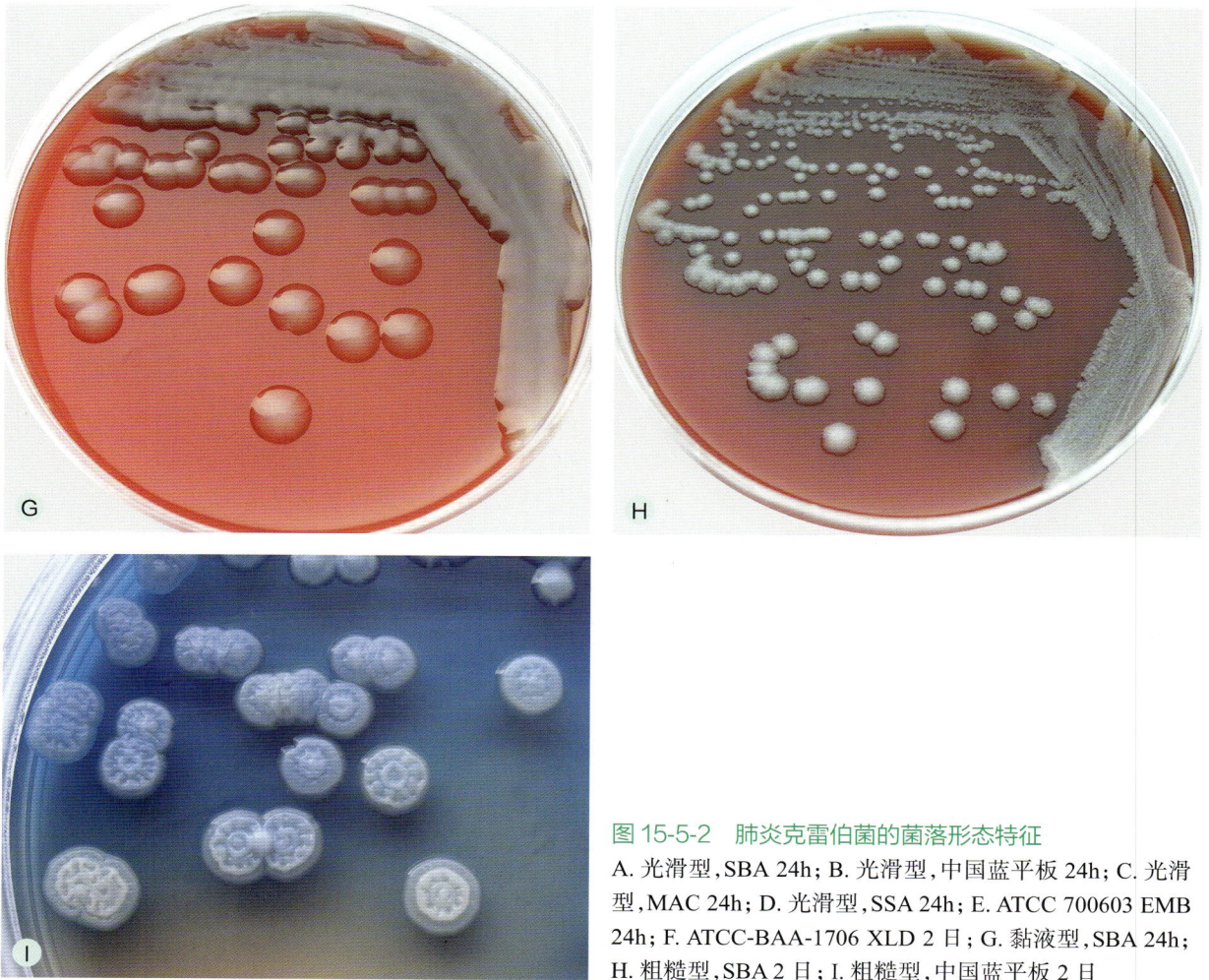

图 15-5-2　肺炎克雷伯菌的菌落形态特征
A. 光滑型,SBA 24h；B. 光滑型,中国蓝平板 24h；C. 光滑型,MAC 24h；D. 光滑型,SSA 24h；E. ATCC 700603 EMB 24h；F. ATCC-BAA-1706 XLD 2 日；G. 黏液型,SBA 24h；H. 粗糙型,SBA 2 日；I. 粗糙型,中国蓝平板 2 日

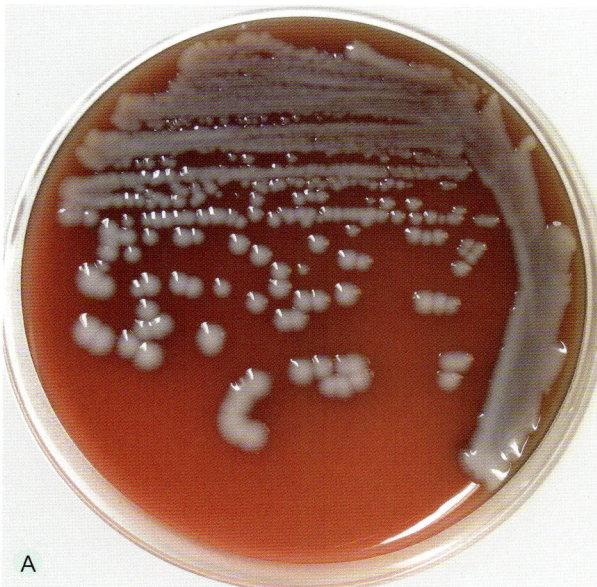

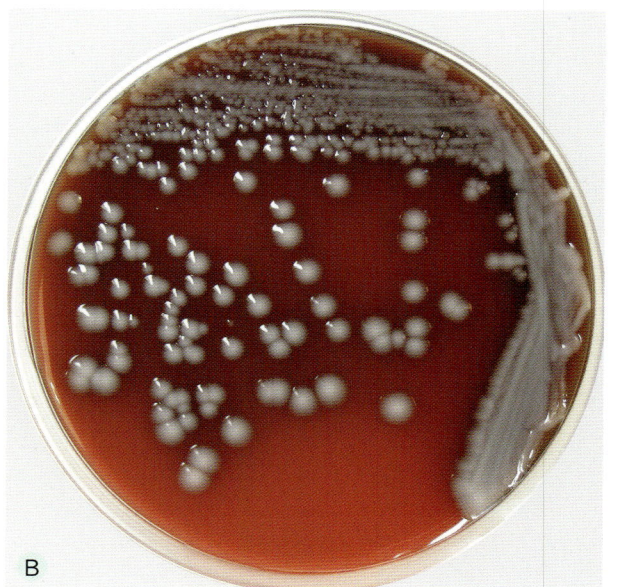

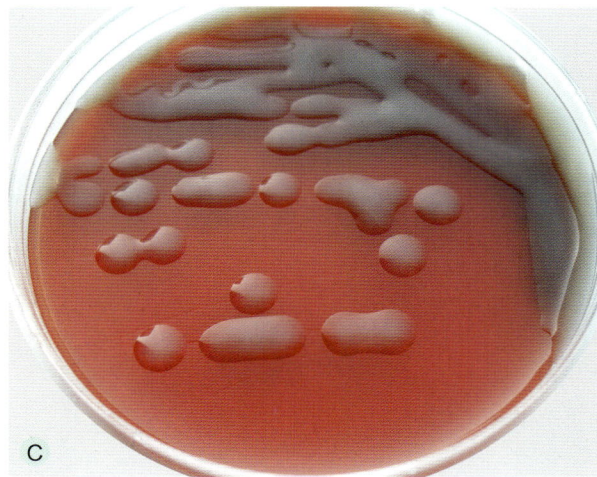

图 15-5-3　肺炎克雷伯菌（亚种）的菌落形态特征

A. 鼻硬结亚种 SBA 2 日；B. 臭鼻亚种 SBA 2 日；C. 臭鼻亚种（黏液型）SBA 24h

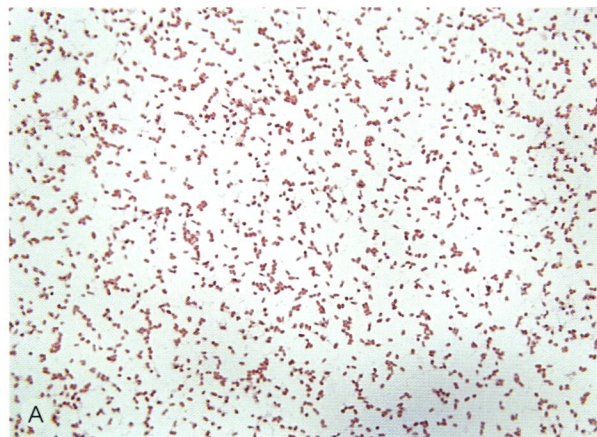

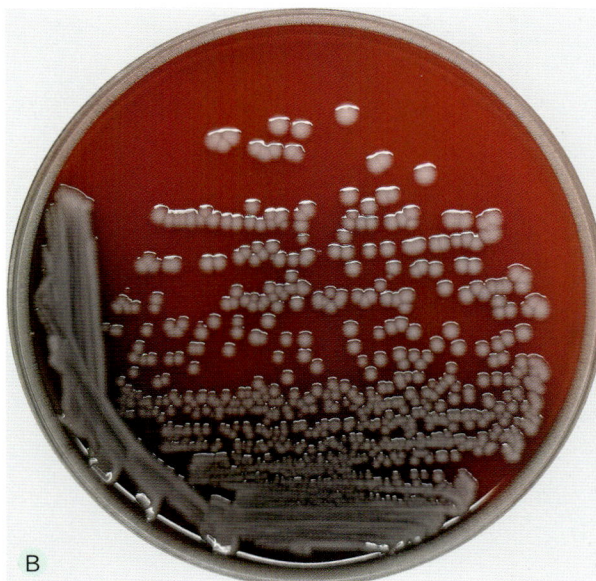

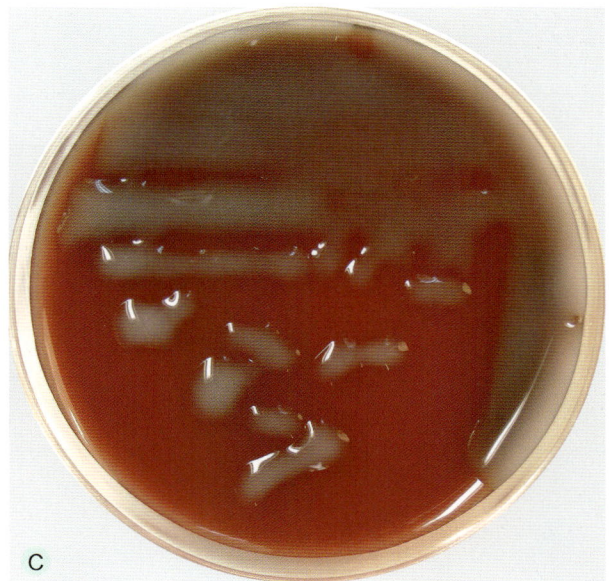

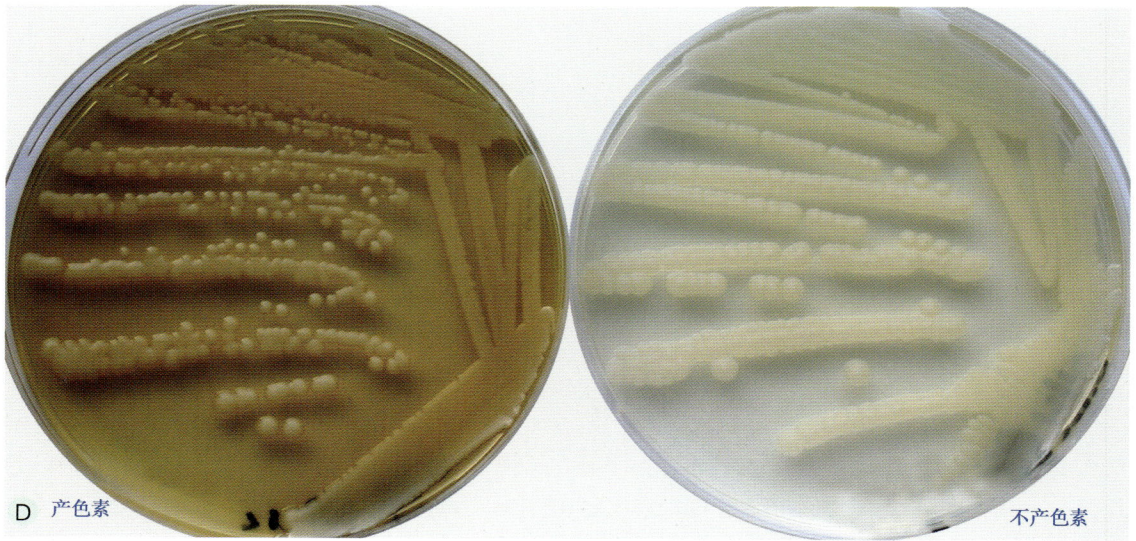

图 15-5-4 产酸克雷伯菌的形态特征

A. 革兰氏染色 ×1 000；B. ATCC 43863 SBA 24h；C. 黏液型，SBA 24h；D. MHA24h，左为产色素株，右为不产色素株

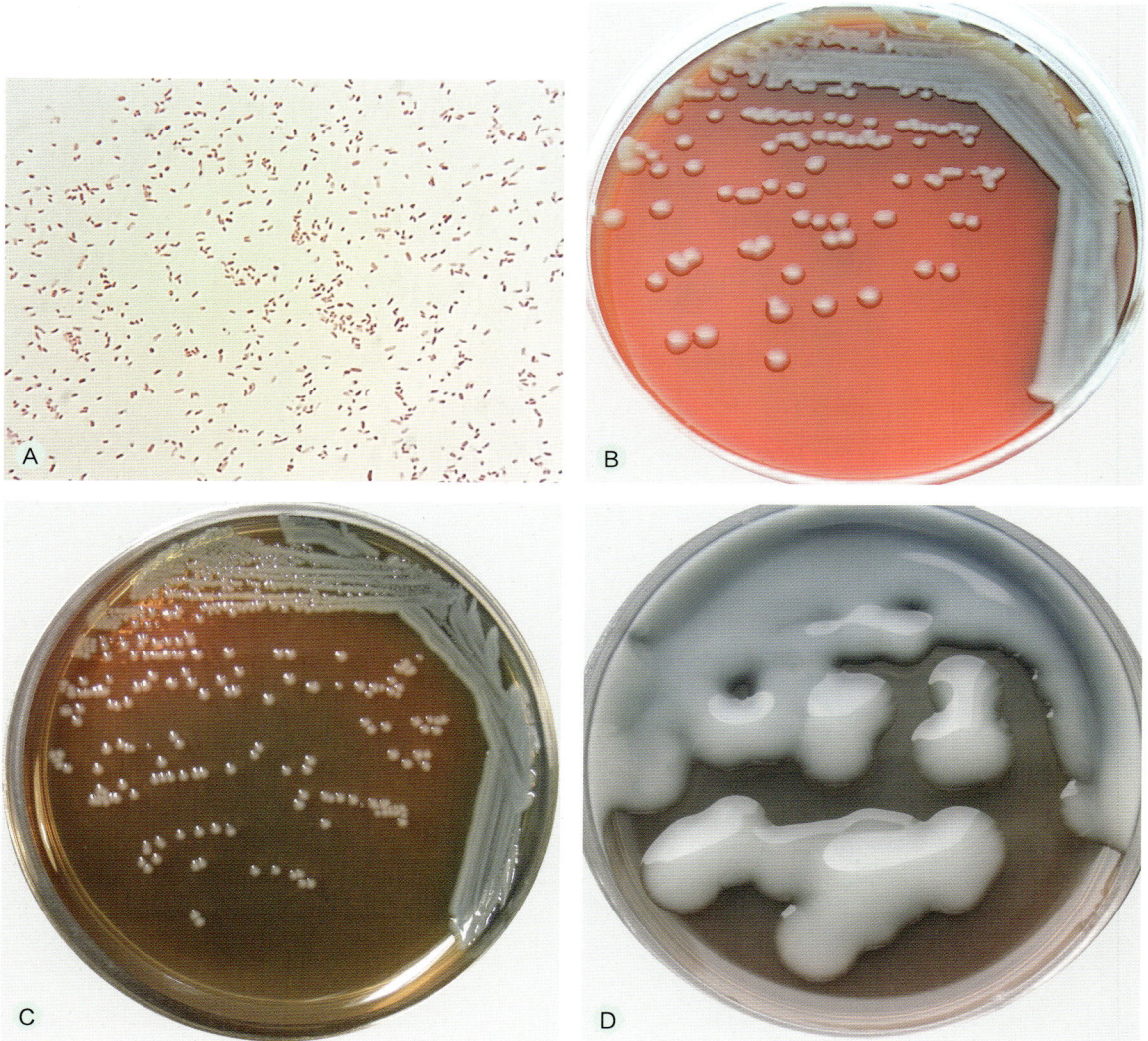

图 15-5-5 产气克雷伯菌的形态特征

A. 革兰氏染色 ×1 000；B. ATCC 13048 SBA 24h；C. ATCC 13048 中国蓝平板 24h；D. 黏液型，中国蓝平板 2 日

表 15-5-1　克雷伯菌属内常见菌种、亚种及拉乌尔菌鉴定和鉴别特性

生物学特性	肺炎克雷伯菌	肺炎克雷伯菌臭鼻亚种	肺炎克雷伯菌鼻硬结亚种	产气克雷伯菌	产酸克雷伯菌	植生拉乌尔菌	土生拉乌尔菌	解鸟氨酸拉乌尔菌
动力	−	−	−	+	−	−	−	−
生长于								
5℃	−	−	−	+	−	+	+	+
41℃	+	+	+	+	+	d	−	−
44.5℃	+	ND	ND	ND	d	−	−	ND
尿素酶	+	d	−	−	+	+	+	+
ONPG	+	+	−	+	+	+	+	+
吲哚	−	−	−	−	+	d	−	+
V-P	+	+	−	+	+	+	+	+
丙二酸盐	+	−	+	+	+	+	+	+
赖氨酸脱羧酶	+	d	−	+	+	+	+	+
鸟氨酸脱羧酶	−	−	−	+	−	−	−	+
葡萄糖酸脱氢酶	+	−	−	+	−	+	+	ND
利用								
侧金盏花醇	d	+	(+)	+	+	+	+	+
D-丙氨酸	+	+	−	+	+	+	+	+
L-阿糖醇	−	−	−	−	d	−	−	−
苯甲酸盐	d	−	−	+	d	+	d	+
卫矛醇	d	−	−	d	d	d	−	d
赤藓醇	−	−	−	−	−	(d)	−	d
葡糖醛酸盐	+	+	−	+	+	+	+	+
5-酮基葡糖酸盐	d	−	−	d	+	+	+	+
半乳糖苷果糖(乳果糖)	+	d	−	(+)	+	+	(+)	+
麦芽糖醇	+	+	−	+	+	+	+	+
松三糖	−	−	−	−	d	−	+	−
黏液酸盐	+	d	−	+	+	+	+	(+)
苯乙酸盐	d	d	−	d	−	+	+	+
L-鼠李糖	+	d	+	+	+	+	+	+
D-蔗糖酸盐	+	d	d	+	+	+	+	(+)
D-山梨醇	+	d	d	+	+	+	+	+
L-山梨糖	d	d	−	−	+	+	+	+
蔗糖	+	d	+	+	+	+	+	+
D-塔格糖	d	−	−	d	d	d	d	d
D-酒石酸盐	d	−	−	−	−	(d)	−	d
D-松二糖	d	−	−	d	d	(d)	−	d
L-酪氨酸	−	−	−	d	−	−	−	−
D-木糖醇	d	−	−	d	(d)	d	−	d

注:+,95%~100% 菌株阳性(利用试验 1~2 日,其他试验 1 日);(+),95%~100% 菌株在 1~4 日阳性;−,95%~100% 菌株 4 日内阴性;d,不同反应;ND,无资料。

四、抗菌药物敏感性

肺炎克雷伯菌对氨基青霉素类天然耐药,但对脲基青霉素类敏感。由于某些菌株可产超广谱β-内酰胺酶(ESBLs)、质粒介导的 AmpC 酶及碳青霉烯酶(KPC)而倍受重视。产酸克雷伯菌同样会产生 ESBLs;此外,该菌还能产生一种特殊的 K1 型酶,对头孢呋辛的水解能力很强。该属细菌对喹诺酮类有较好的敏感性,部分菌株对氨基糖苷类敏感较差。另外,对四环素、磺胺类也较敏感。

产气克雷伯菌是罕见的院内感染病原菌,携带编码 ESBLs 质粒。在法国和比利时发现的产气克雷伯菌产生典型的 SHV-4、TEM-24,以及 TEM-3 型 EBBL。文献资料显示,产生 TEM-24 型 ESBL 的产气克雷伯菌参与了不同地区的多起疾病暴发流行,基因结构显示它们几乎属于同一个克隆的水平传播。

五、临床意义

克雷伯菌通常寄居于人体的皮肤、鼻咽以及肠道等处。其中肠道是该属细菌定植的常见部位,是造成患者感染的重要来源。导致的感染可以是外源性的,也可以是内源性的。住院患者的定植率往往要比社区患者高出 3 倍。在儿童肠道中的定植率可达到 90%~100%。另外该属细菌也是导致医院感染的重要病原菌。其中肺炎克雷伯菌及 3 个亚种(肺炎亚种、臭鼻亚种及鼻硬结亚种)可导致多种感染,是下呼吸道、泌尿道,以及血源感染的重要病原菌。产酸克雷伯菌还可导致原发性肠道感染,与感染性腹泻相关。越来越多的研究认为,携带染色体编码的热不稳定细胞毒素的产酸克雷伯菌可引起抗生素相关出血性结肠炎。它不同于艰难梭菌引起的假膜性小肠结肠炎,无假膜形成,大便通常是血性的。

肺炎克雷伯菌(主要是荚膜 K1 型)已成为全球引起社区获得化脓性肝脓肿的重要病原菌。此类型的肝脓肿绝大部分是亚洲男性患者,年龄在 50~60 岁。研究证实与化脓性肝脓肿相关的 K1 型菌株属于 CC23[K1] 克隆复合群,而从重症肺炎患者呼吸道和血液感染中分离的 K1 型菌株则属于另一个不同的克隆复合体 CC82[K1]。

高毒力(高黏性)肺炎克雷伯菌临床变异株(hvKP)已经在泛太平洋地区流行,在西方国家也有出现,但还未引起重视。与 cKP1 和 cKP4 比较,hvKP1 菌株更耐受补体和中性粒细胞介导的杀菌作用,在老鼠皮下脓肿模型中毒力也更强。高黏性表型(黏丝试验阳性,图 15-5-6)往往提示这个临床分离株很可能是 hvKP 株,比 cKP 株毒力更强。hvKP 的流行可能比预期的更加广泛,因此我们需要提高对 hvKP 流行病学和临床感染谱的认识。

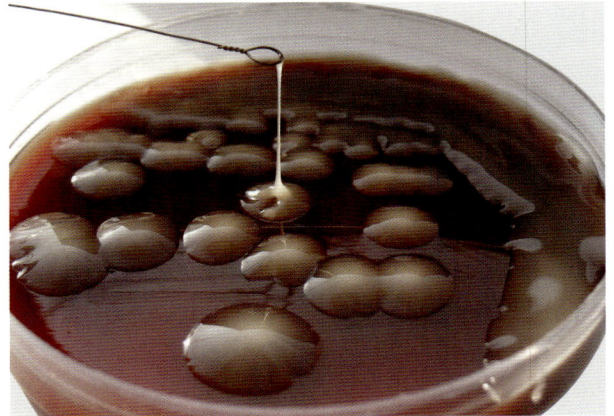

图 15-5-6　肺炎克雷伯菌黏丝试验阳性

肺炎克雷伯菌鼻硬结亚种和肺炎克雷伯菌臭鼻亚种能分别引起特定的慢性传染病:硬结病和萎缩性鼻炎(臭鼻症)。肺炎克雷伯菌臭鼻亚种可以从血液、尿道和其他感染部位分离到,表明其比肺炎克雷伯菌鼻硬结亚种致病能力更加多样化。萎缩性鼻炎局限于鼻子,而鼻硬结病可蔓延到气道和咽部。这两种组织破坏性疾病在热带地区更常见,尽管需要与产生鼻腔气溶胶分泌物的患者长时间接触才能引起感染,但该菌还是可以在人与人之间传播。

肉芽肿肺炎克雷伯菌是杜凡诺病或者腹股沟肉芽肿的病原菌,以慢性生殖器溃疡为特征。它主要流行于热带地区,通过性接触传播,人类是唯一已知的宿主。目前报道的异栖克雷伯菌大部分来源于无菌部位,主要是血液和尿液,来自巴西的一项研究用 rpoB 基因测序来鉴定该菌(5 株中有 3 株来自尿道),进一步证明了它是人类的致病菌。

(苏丹虹　卢先雷)

第六节　肠杆菌属

一、分类与命名

肠杆菌属(*Enterobacter*)隶属于细菌域,变形菌门,γ-变形菌纲,肠杆菌目,肠杆菌科。属内有30多个种和5个亚种,陆续有许多种划归其他属,临床常见的有阴沟肠杆菌(*E. cloacae*)、产气肠杆菌(*E. aerogenes*,现划归克雷伯菌属)、河生肠杆菌(*E. amnigenus*,现划归莱略特菌属)、阿氏肠杆菌(*E. asburiae*)、生癌肠杆菌[*E. cancerogenus*,与泰洛肠杆菌(*E. taylorae*)是同一菌种]、科文肠杆菌(*E. cowanii*,现划归 *Kosakonia* 属)、格高菲肠杆菌(*E. gergoviae*,现划归 *Pluralibacter* 属)、霍氏肠杆菌(*E. hormaechei*)、中间肠杆菌(*E. intermedius*,现划归克吕沃菌属)、神户肠杆菌(*E. kobei*)、坂崎肠杆菌(*E. sakazakii*,现划归克洛诺杆菌属)、路氏肠杆菌(*E. ludwigii*)、粉尘肠杆菌(*E. pulveris*)、桑树肠杆菌[*E. mori*,与烟草肠杆菌(*E. tabaci*)是同一菌种,按照命名优先律,正确的分类名是 *E. mori*]、土壤肠杆菌(*E. soli*)、香坊肠杆菌(*E. xiangfangensis*)和聚团肠杆菌(*E. agglomerans*,现划归泛菌属)等。从环境中分离到的菌种有溶解肠杆菌(*E. dissolvens*)、超压肠杆菌(*E. nimipressuralis*,现划归莱略特菌属)和梨形肠杆菌(*E. pyrinus*,现划归 *Pluralibacter* 属)。

1989 年 Gavini 等学者通过 DNA-DNA 杂交试验相关性研究提出将聚团肠杆菌从肠杆菌属分出,与分散泛菌等设立新属泛菌属(*Pantoea*),命名为聚团泛菌(*Pantoea agglomerans*)。

在上述菌种中也有学者提出不同意见,其中焦点主要集中在产气肠杆菌和中间肠杆菌。通过 DNA-DNA 杂交试验研究结果表明,产气肠杆菌与克雷伯菌属相关性极高,提议将该菌命名为运动克雷伯菌(*Klebsiella mobilis*),现更名为产气克雷伯菌。而通过 *rrs* 基因(编码 16S rRNA)序列,以及 DNA-DNA 杂交试验,发现中间肠杆菌与克吕沃菌属中的蜗牛克吕沃尔菌(*Kluyvera cochleae*)相关度竟高达 99%,因此提出将该菌划归克吕沃菌属。

肠杆菌属 DNA G+C 含量为 52.0~58.5mol%,代表菌种为阴沟肠杆菌。

二、生物学特性

(一)形态与染色

肠杆菌属细菌为革兰氏阴性杆菌,菌体大小为 (0.6~1.0)μm×(1.2~0.3)μm,散在排列,有 4~6 根周鞭毛,通常不产生明显的荚膜,无芽胞。

(二)培养特性

肠杆菌属细菌为兼性厌氧菌,对营养需求不高,所有种均可在营养琼脂上生长。能耐受胆盐和去氧胆酸盐,在含胆盐的各种培养基如 SS 培养基、麦康凯培养基上生长良好。最适生长温度根据菌种来源不同而有所差别,一般来源于人体的菌种最佳生长温度为 37℃,而来源于环境的菌种在 20~30℃时生长较好。温度对糖类代谢有影响,几乎所有菌种在 44.5℃时不发酵葡萄糖产气。来自环境的各个种生化反应在 37℃也不稳定。

阴沟肠杆菌在营养琼脂上孵育 24 小时可形成直径 3 ~ 4mm、扁平、边缘不规则的灰白色菌落,在 EMB 培养基上形成微红、黏液状、凸起大菌落。格高菲肠杆菌(现划归 *Pluralibacter* 属)菌落类似于阴沟肠杆菌。坂崎肠杆菌(现划归克洛诺杆菌属)在 25℃时形成浅黄色直径 2mm 左右的中等菌落,在 37℃则形成 3mm 左右的暗黄色菌落。偶尔形成黏液型或者粗糙型菌落。

需要注意的是,来自不同标本中的某些肠杆菌在不同的含乳糖培养基上对乳糖的发酵反应强度是不同的(图 15-6-1C),在有些培养基上可能会得到不发酵的假阴性结果。

常见肠杆菌属细菌的形态特征见图 15-6-1、图 15-6-2。

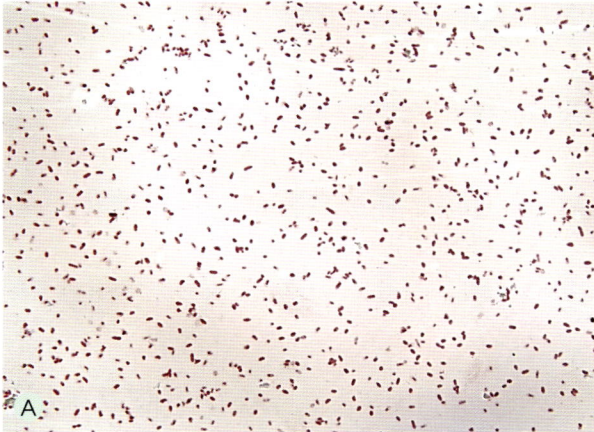

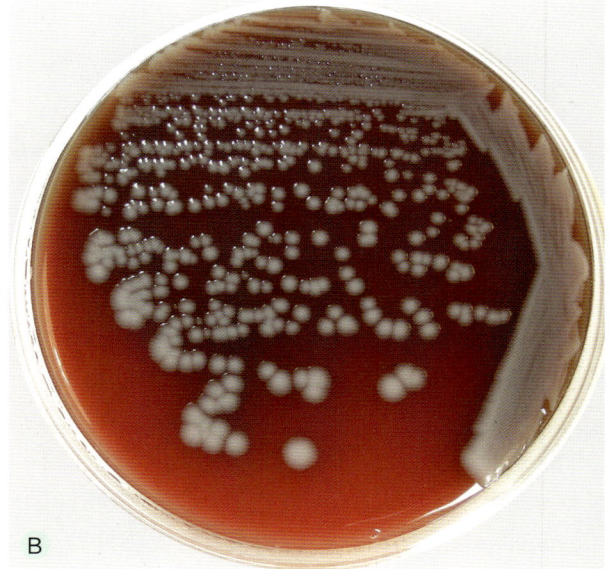

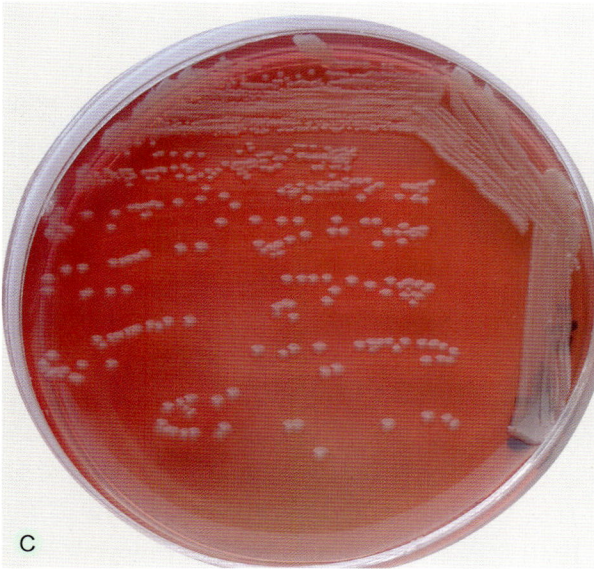

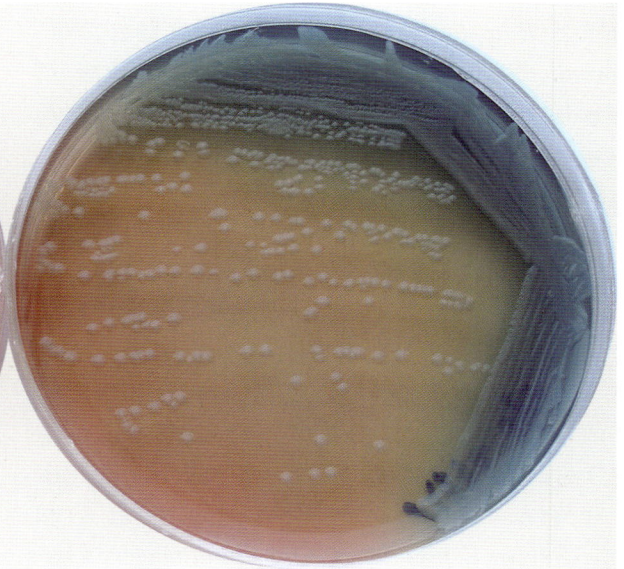

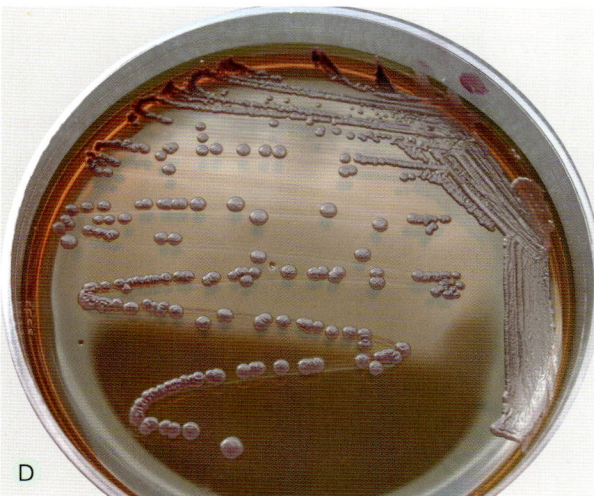

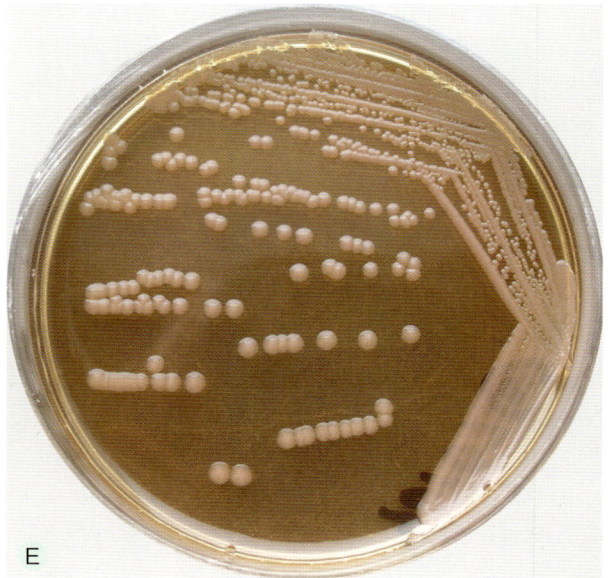

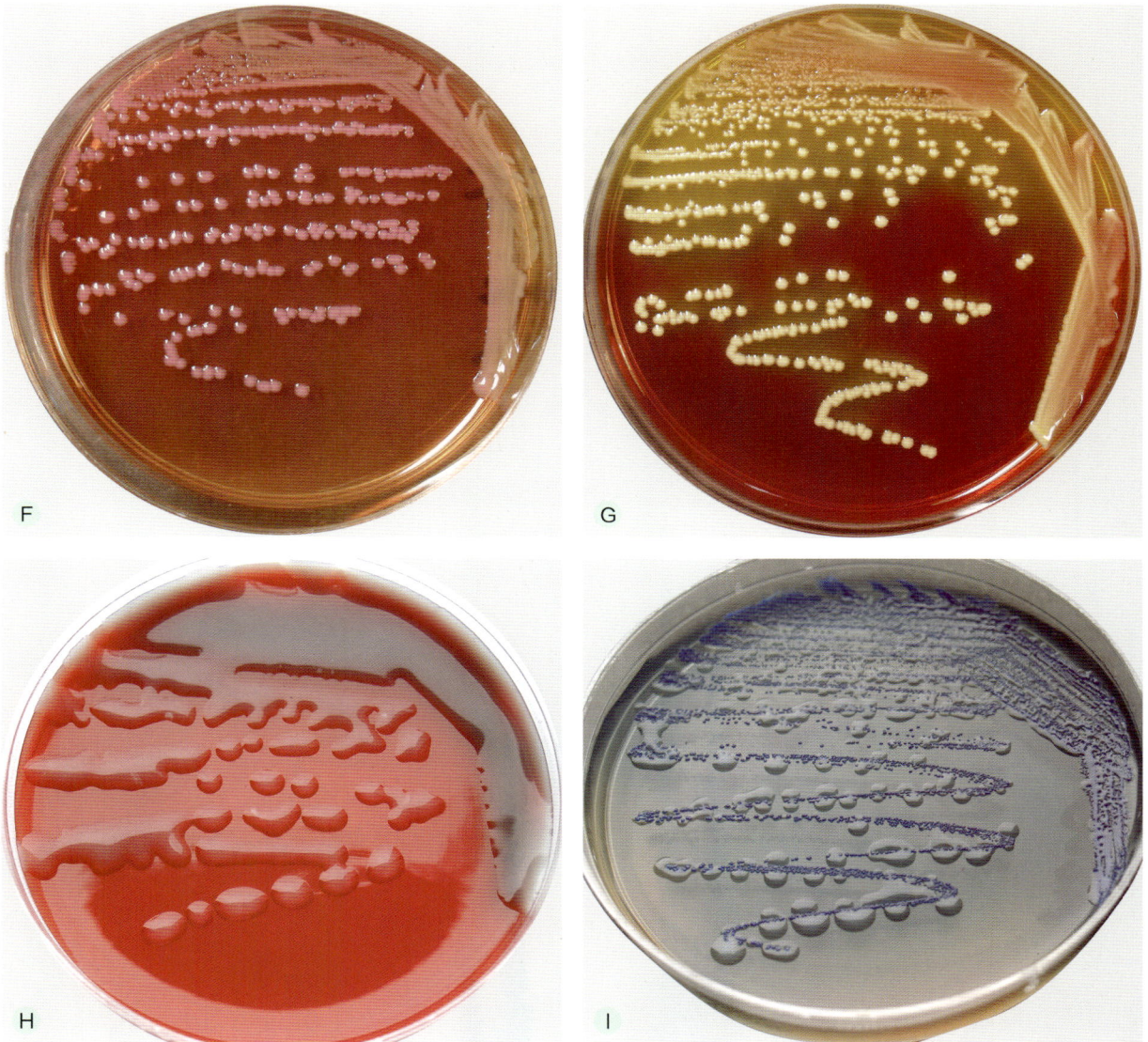

图 15-6-1　阴沟肠杆菌的形态特征

A. 革兰氏染色 ×1 000；B. SBA 2 日；C. 中国蓝平板 24h，左（乳糖发酵弱），右（乳糖发酵强）；D. EMB 24h；
E. MAC 24h；F. SSA 24h；G. XLD 24h；H. 黏液型，SBA 24h；I. 异质性菌落，中国蓝平板 24h

（三）生化特性

肠杆菌属细菌氧化酶阴性，触酶阳性，分解葡萄糖产酸产气，在 44.5℃时所有菌株均不产气。所有菌株的 V-P 试验阳性，甲基红试验为阴性。在西蒙氏柠檬酸盐培养基及丙二酸盐培养基上由于分解这 2 种有机酸盐生成碳酸盐呈现碱性反应（图 2-3-28、图 2-3-29）。还原硝酸盐为亚硝酸盐。在 TSI 上不产生硫化氢，不还原四硫磺酸盐，不水解玉米油及丁酸甘油酯。不产生明胶酶、DNA 酶，也不降解吐温 -80（有些菌株可能迟缓降解）。所有菌株均可同化或分解阿拉伯糖、纤维二糖、果糖、半乳糖、半乳糖醛酸酯、龙胆二糖、葡萄糖酸盐、葡萄糖胺、葡萄糖醛酸内酯、2- 酮基葡糖酸盐、苹果酸盐、甘露糖、甘露醇、海藻糖、木糖。除阿氏肠杆菌外，所有菌株均可利用鼠李糖。不利用阿糖醇、3- 苯丙酸盐、山梨糖、酒石酸盐、色胺、木糖醇。除格高菲肠杆菌某些株外，均不利用赤藓醇、龙胆酸盐、戊二酸盐及丙三酸盐。除坂崎肠杆菌外，均不利用松三糖。

三、鉴定与鉴别

（一）属间鉴别

肠杆菌属主要是与葡萄糖酸盐阳性、苯丙氨酸脱氨酶阴性的克雷伯菌属、沙雷菌属、哈夫尼亚菌属等进行鉴别，具体鉴别试验见表 15-1-5。

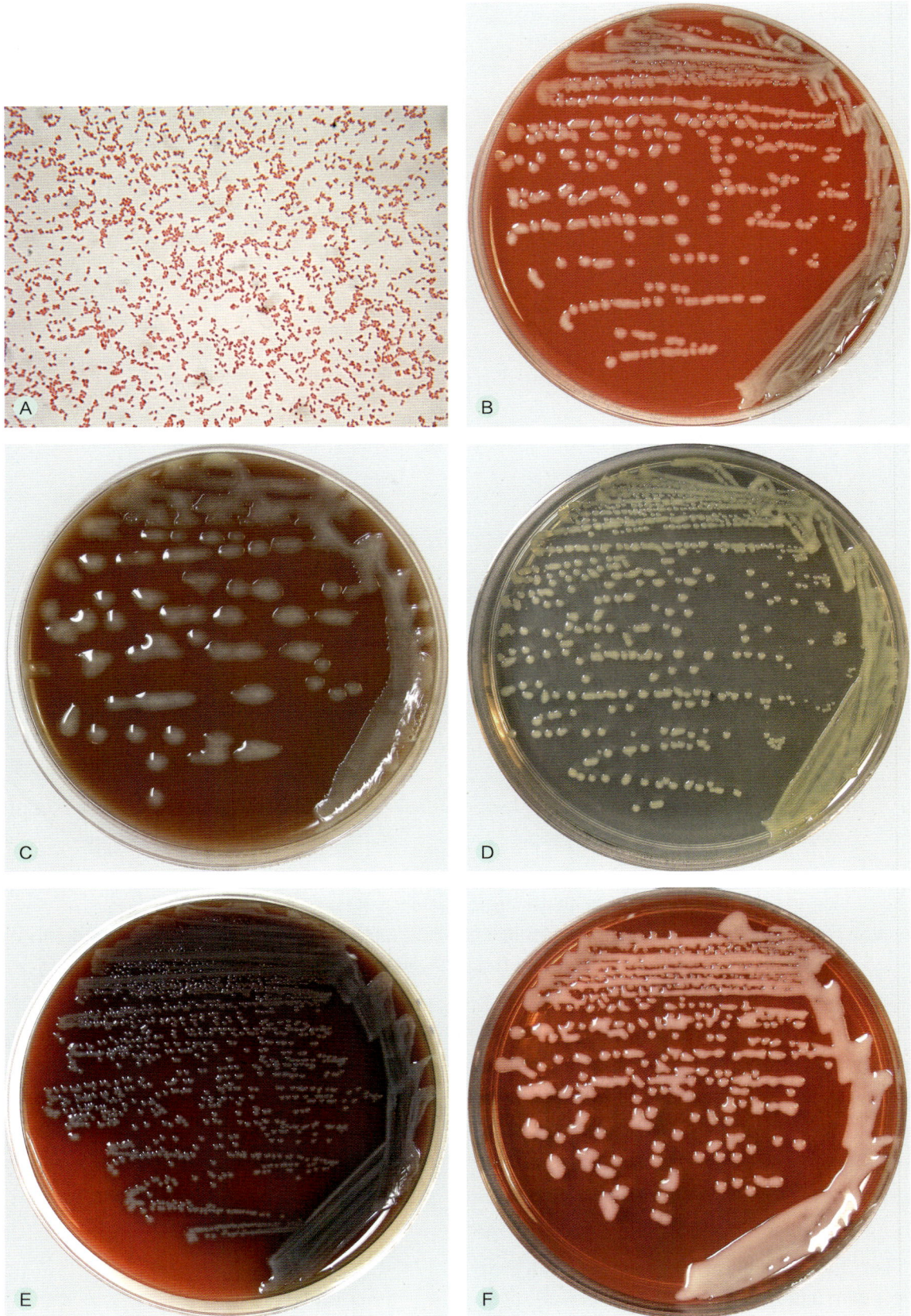

图 15-6-2　其他肠杆菌的形态特征

A. 路氏肠杆菌革兰氏染色 ×1 000；B. 路氏肠杆菌 SBA 24h；C. 路氏肠杆菌 CA 24h；D. 路氏肠杆菌 MHA 24h；
E. 生癌肠杆菌 SBA 24h；F. 生癌肠杆菌，中国蓝平板 24h

（二）属内鉴定

1. 肠杆菌属内常见菌种鉴定和鉴别见表 15-6-1。

2. 阴沟肠杆菌复合群内基因群表型特征见表 15-6-2。

表 15-6-1　肠杆菌属内常见菌种鉴定和鉴别特性 #

生化特性	阴沟肠杆菌复合群*	河生肠杆菌	生癌肠杆菌	科文肠杆菌	格高菲肠杆菌	神户肠杆菌	超压肠杆菌	梨形肠杆菌	坂崎肠杆菌
动力（36℃）	d	+	+	+	+	+	+	+	+
黄色素	−	−	−	d	−	−	−	−	+
尿素酶	−	−	−	−	+	d	−	+	−
吲哚	−	−	−	−	−	−	−	−	d
甲基红	d	−	−	+	ND	ND	+	ND	−
V-P	d	+	+	+	+	−	+	+	+
氰化钾生长	+	+	+	+	−	+	+	+	+
明胶水解（22℃）	(d)	−	−	−	−	−	−	−	−
DNA 酶（25℃）	−	−	−	−	−	−	−	−	(+)
赖氨酸脱羧酶	−	−	−	−	+	−	−	d	−
精氨酸双水解酶	+	+	+	−	−	+	+	−	+
鸟氨酸脱羧酶	+	+	+	+	−	d	+	+	+
苯丙氨酸脱氨酶	−	−	−	−	−	−	−	−	d
41℃生长	+	−	ND	+	+	+	−	ND	+
七叶苷水解	d	+	−	+	+	d	+	+	+
醋酸盐分解	d	−	−	+	+	d	ND	ND	+
产酸									
侧金盏花醇	d	−	−	−	−	−	−	−	−
阿拉伯糖	+	+	+	+	+	+	+	+	+
阿糖醇	d	−	−	−	+	−	ND	ND	−
纤维二糖	+	+	+	+	+	+	+	+	+
卫矛醇	D	−	−	+	−	d	−	−	−
赤藓醇	−	−	−	−	−	ND	−	ND	−
甘油	d	−	d	+	+	d	ND	+	−
肌醇	d	−	−	−	−	d	d	+	(+)
乳糖	d	d	−	d	d	−	+	−	+
麦芽糖	+	+	+	+	+	+	+	+	+
甘露醇	+	+	+	+	+	+	+	+	+
蜜二糖	d	+	−	+	+	+	+	+	+
黏液酸盐	d	+	d	d	−	d	+	ND	−
棉子糖	+	+	−	+	+	+	d	−	+
鼠李糖	d	+	+	+	+	+	+	+	+
水杨苷	D	+	+	+	+	+	+	+	+
山梨醇	+	−	−	−	+	−	−	+	−
蔗糖	+	+	−	+	+	+	−	+	+
海藻糖	+	+	+	+	+	+	+	+	+
木糖	+	+	+	+	+	+	+	+	+

续表

生化特性	阴沟肠杆菌复合群*	河生肠杆菌	生癌肠杆菌	科文肠杆菌	格高菲肠杆菌	神户肠杆菌	超压肠杆菌	梨形肠杆菌	坂崎肠杆菌
利用									
苯甲酸盐	–	–	–	–	d	–	–	–	–
柠檬酸盐	+	+	+	+	+	+	+		+
5-酮基葡萄糖酸盐	–	–	–	–	+	–	–	+	–
丙二酸盐	d	–	(d)	–	d	d	–	–	(d)
苯乙酸盐	D	–	+	–	+	–	+	–	–
酒石酸盐	–	–	–	–	d	–	–	–	–
丙三酸盐	–	–	–	–	d	–	–	–	–
松二糖	d	(d)	–	–	–	+	d	–	d

注：#，聚团泛菌的生化反应放在泛菌属一节中介绍；*，阴沟肠杆菌复合群包含阴沟肠杆菌、溶解肠杆菌、霍氏肠杆菌、阿氏肠杆菌；+，90%以上菌株在1~2日内阳性；(+)，90%以上菌株在1~4日内阳性；–，90%以上菌株在4日内阴性；d，阳性或阴性在1~4日内出现；(d)，阳性或阴性需要在3~4日才能表现出来；D，复合群内各种之间的鉴别需要做进一步试验；ND，无资料。

表 15-6-2　阴沟肠杆菌复合群内基因群表型特征

生化特性	基因群或亚群*						
	1	2	3	4a	4b	4c	5
葡萄糖脱氢酶	–	–	+	–	–	–	–
动力	+	+	+	–	+	+	+
丙二酸盐分解	+	+	+	–	–	d	+
七叶苷水解	d	(d)	(d)	+	+	+	+
利用							
侧金盏花醇	–	–	d	–	–	–	–
阿糖醇	–	–	d	–	–	–	–
卫矛醇	–	d	d	–	–	d	+
海藻糖	–	–	d	–	–	–	–
半乳糖醛酸酯	+	d	+	+	+	+	+
肌醇	+	+	d	+	+	+	+
来苏糖	d	–	+	+	+	d	+
蜜二糖	+	+	d	+	+	+	+
3-甲基葡萄糖	–	–	d	–	–	–	–
苯乙酸盐	d	+	+	–	+	+	+
腐胺	d	–	–	–	–	–	–
棉子糖	+	+	d	d	d	+	+
鼠李糖	+	+	+	–	d	–	+
山梨醇	+	+	d	+	+	+	+
木糖醇	–	–	(d)	–	–	–	–

注：+，90%以上菌株在1~2日内阳性；–，90%以上菌株在4日内阴性；d，阳性或阴性在1~4日内出现；(d)，阳性或阴性需要在3~4日才能表现出来；*，溶解肠杆菌与阴沟肠杆菌属于基因1群；霍氏肠杆菌属于基因3群；阿氏肠杆菌属于基因群中的4a群。

其中基因 3 群包含 7 个生物型,采用同化试验进行鉴别,见表 15-6-3。

表 15-6-3　阴沟肠杆菌复合群基因 3 群各生物型的同化试验

利用	生物亚型						
	3a	3b	3c	3d	3e	3f	3g
侧金盏花醇	-	-	-	-	-	+	+
阿糖醇	-	-	-	-	-	+	+
海藻糖	d	+	+	-	+	+	+
甲基-α-D-半乳糖苷	-	+	+	+	-	+	+
3-甲基葡萄糖	+	+	+	+	+	+	-
蜜二糖	-	+	+	+	-	+	+
棉子糖	-	+	+	+	+	+	+
山梨醇	-	+	+	+	+	+	+

注:+,90% 以上菌株在 1~2 日内阳性;-,90% 以上菌株在 4 日内阴性;d,阳性或阴性在 1~4 日内出现。

四、抗菌药物敏感性

肠杆菌属细菌产生固有的可诱导性 AmpC 酶,对氨基青霉素类,第一、第二代头孢菌素,头霉菌类均天然耐药;但对脲基青霉素类及羧基青霉素类敏感。多数菌株对三代头孢菌素初次应用时表现为敏感,但使用一段时间后很快会表现为耐药。有些菌株可出现去阻遏突变,持续高产 AmpC 酶而表现出对三代头孢菌素的高水平耐药。该属细菌对四代头孢菌素和氨曲南仍然保持着较高的敏感性。已有对碳青霉烯类药物耐药的报道。大多数菌株对氨基糖苷类和喹诺酮类敏感,但对磺胺类的敏感性则变化较大。

五、临床意义

肠杆菌属细菌在自然环境中广泛存在,如水源、下水道、蔬菜以及土壤等。阴沟肠杆菌和产气肠杆菌也存在于奶制品、肉类、医院环境、皮肤以及人和动物的肠道内。霍氏肠杆菌和路氏肠杆菌分离自人体多个部位,包括血液。目前报道的路氏肠杆菌都分离自人类标本,但植物可能是霍氏肠杆菌的自然栖息地。由于耐药性的不断提高,肠杆菌属越来越引起人们的关注。医院内肠杆菌属细菌的定植和感染与医疗仪器设备污染密切相关,同时肠杆菌属细菌也经常随食物摄入,因此内源性来源也需关注。

肠杆菌属细菌除阴沟肠杆菌和坂崎肠杆菌外,其他菌种较少引起感染,或仅在免疫力低下并有侵入性操作(多为术后感染,或导管相关性感染)提供感染途径的患者中出现。阴沟肠杆菌主要与院内感染相关,可导致泌尿道、创口感染以及医院获得性肺炎,并可形成败血症;坂崎肠杆菌可导致新生儿败血症、脑膜炎以及脑脓肿(可能与婴儿奶制品被污染有关),也可从下呼吸道标本以及创口感染标本中被分离到,由于产生固有的 AmpC 酶,临床治疗相对困难,具有较高的死亡率。

另外,格高菲肠杆菌被报道与尿路感染的暴发流行相关;而生癌肠杆菌则与有基础疾病患者的败血症、尿路感染相关,也曾被报道导致严重外伤患者的创面感染。

(苏丹虹　卢先雷)

第七节　柠檬酸杆菌属

一、分类与命名

柠檬酸杆菌属(Citrobacter)隶属于细菌域,变形菌门,γ-变形菌纲,肠杆菌目,肠杆菌科。目前属内包括弗劳地柠檬酸杆菌(C. freundii)、无丙二酸柠檬酸杆菌(C. amalonaticus)、克氏柠檬酸杆菌(C. koseri,即原来的异型柠檬酸杆菌 C. diversum)、法摩柠檬酸杆菌(C. farmeri,即原来的无丙二酸柠檬酸杆菌生物群 1)、杨氏柠檬酸杆菌(C. youngae)、布氏柠檬酸杆菌(C. braakii)、沃克曼柠檬酸杆菌(C. werkmanii)、塞氏柠檬酸杆菌(C. sedlakii)、啮齿柠檬酸杆菌(C. rodentium)、苦柠檬酸杆菌(C. bitternis)、吉伦柠檬酸杆菌(C. gillenii)和莫林柠檬酸杆菌(C. murliniae)等 14 个种。

柠檬酸杆菌属 DNA G+C 为 50~52mol%，代表菌种为弗劳地柠檬酸杆菌。

二、生物学特性

（一）形态与染色

柠檬酸杆菌属细菌为革兰氏阴性杆菌，菌体大小为 $1.0\mu m \times (2\sim5)\mu m$，通常无荚膜，周生鞭毛，无芽胞。

（二）培养特性

柠檬酸杆菌属细菌营养要求不高，在营养琼脂培养基上生长良好。弗劳地柠檬酸杆菌及原属于复合群中的各种菌耐受胆盐及去氧胆酸盐，对亚硒酸盐、亚硫酸铋及四硫磺酸盐均能耐受。可在含上述抑菌剂的培养基上生长，如 SS 培养基、亚硒酸盐增菌液、四硫磺酸盐增菌液及亚硫酸铋琼脂等培养基。菌落由于迟缓发酵乳糖而类似于沙门菌。

在营养琼脂上，弗劳地柠檬酸杆菌孵育 24 小时可形成 2～4mm 大小、光滑、低凸、湿润的半透明灰色菌落，边缘整齐。偶尔形成黏液型或者粗糙型菌落。

而无丙二酸柠檬酸杆菌与克氏柠檬酸杆菌某些菌株在上述培养基上受到一定程度的抑制，分离时一般不采用上述培养基，而选择麦康凯或 XLD 培养基。

柠檬酸杆菌属细菌的形态特征见图 15-7-1、图 15-7-2。

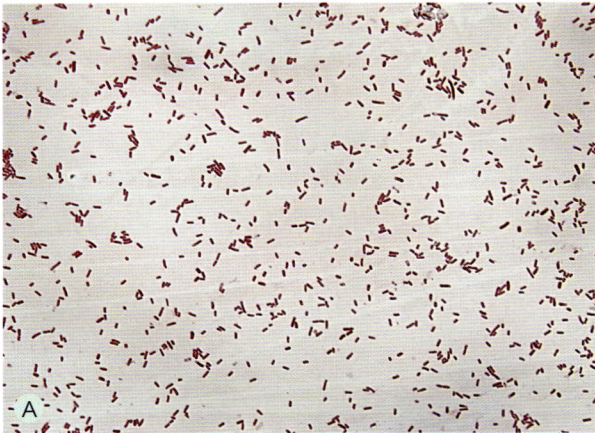

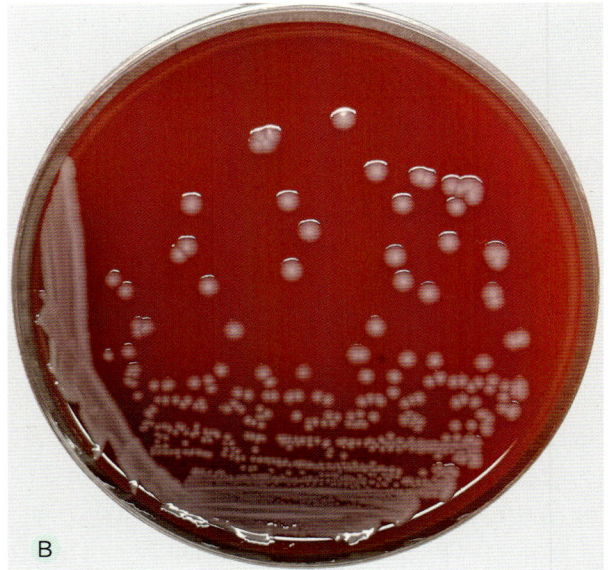

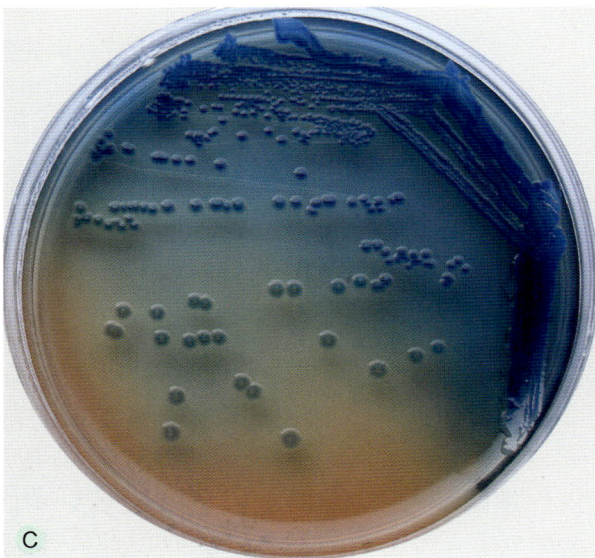

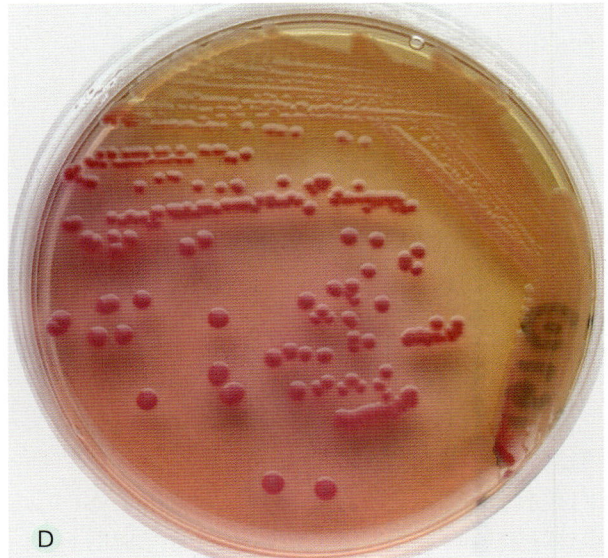

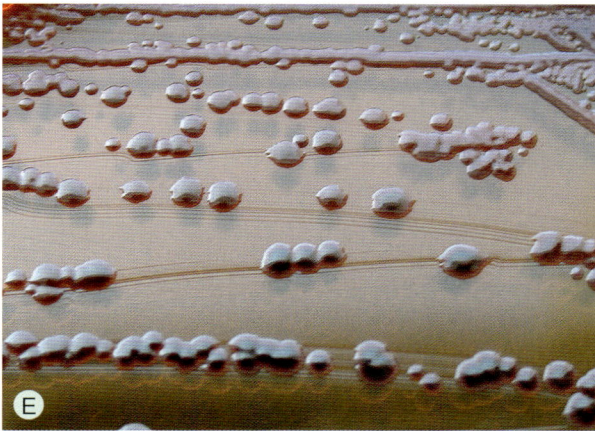

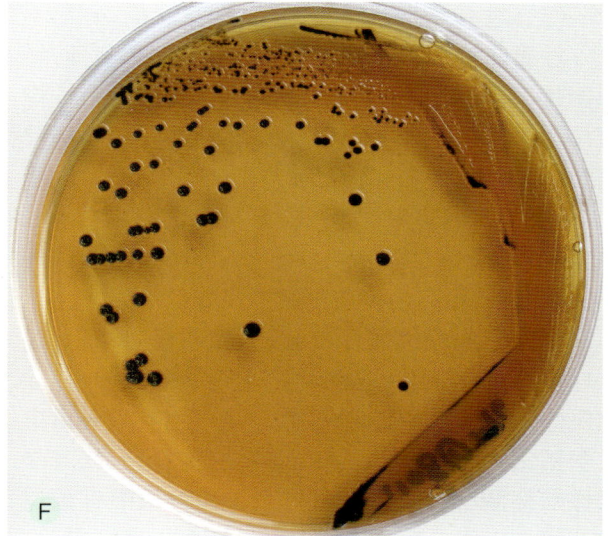

图 15-7-1　弗劳地柠檬酸杆菌的形态特征
A. 革兰氏染色 ×1 000；B. SBA 24h；C. 中国蓝平板 24h；D. MAC 24h；E. EMB 24h；F. SSA 24h

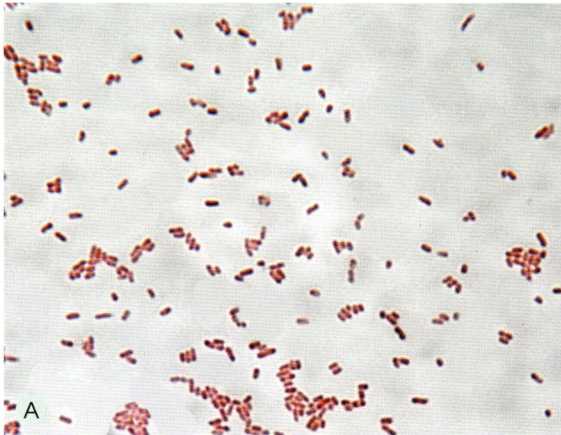

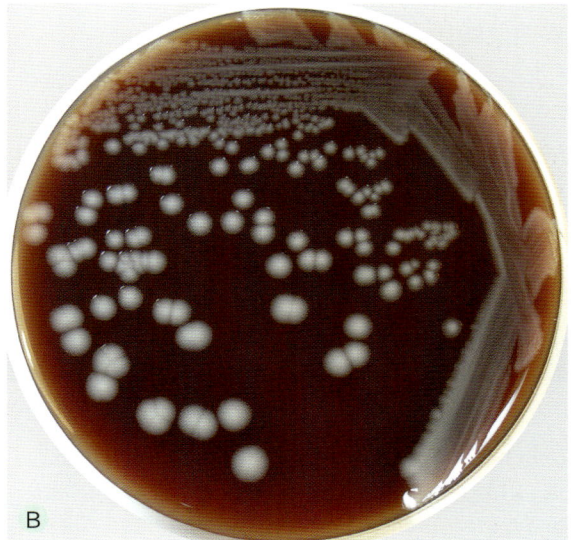

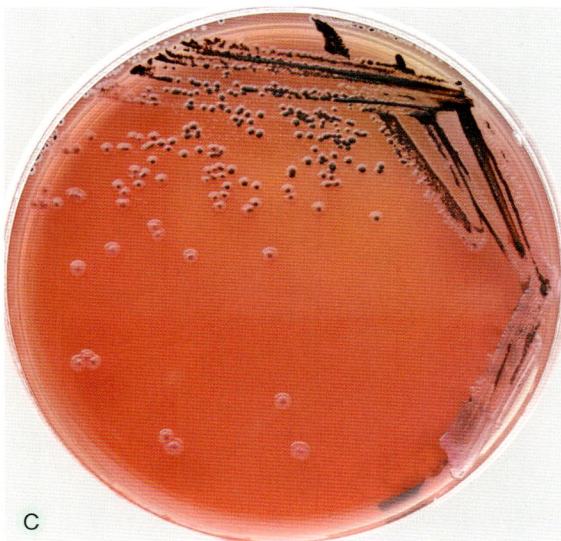

图 15-7-2　布氏柠檬酸杆菌的形态特征
A. 革兰氏染色 ×2 000；B. SBA 2 日；C. SSA 24h

（三）生化特性

柠檬酸杆菌属为兼性厌氧菌，氧化酶阴性，触酶阳性，有机化能营养。大多数菌株可利用柠檬酸盐作为唯一碳源，不产生赖氨酸脱羧酶，不降解藻酸盐及果胶。发酵葡萄糖产酸产气，V-P 试验阴性，而甲基红试验阳性。可发酵阿拉伯糖、麦芽糖、鼠李糖、海藻糖、甘露醇、木糖及山梨醇；多数菌种不发酵乳糖，所有菌种均不发酵肌醇及赤藓醇。

除弗劳地柠檬酸杆菌、沃克曼柠檬酸杆菌、杨氏柠檬酸杆菌外所有菌种均产生鸟氨酸脱羧酶；除克氏柠檬酸杆菌、啮齿柠檬酸杆菌外所有菌种可生长于氰化钾培养基上。弗劳地柠檬酸杆菌、沃克曼柠檬酸杆菌、杨氏柠檬酸杆菌、布氏柠檬酸杆菌在 KIA 或 TSI 培养基上均产生大量的硫化氢。

抗原构造：弗劳地柠檬酸杆菌 O 抗原 42 种，H 抗原 90 多种，与沙门菌及大肠埃希菌的抗原有交叉。O5、O29 产生与伤寒沙门菌具有相同抗原构造的 Vi 抗原。与蜂房哈夫尼亚菌抗原也存在交叉。而无丙二酸柠檬酸杆菌有 35 种 O 抗原与痢疾志贺菌及鲍氏志贺菌存在抗原交叉。

三、鉴定与鉴别

（一）属间鉴别

柠檬酸杆菌属主要是与苯丙氨酸脱氨酶和葡萄糖酸盐氧化阴性各菌属之间的鉴别，主要的鉴别试验见表 15-7-1。柠檬酸杆菌属可独立或以亚群形式（布氏柠檬酸杆菌 - 弗劳地柠檬酸杆菌 - 塞氏柠檬酸杆菌，魏氏柠檬酸杆菌 - 杨氏柠檬酸杆菌，或克氏柠檬酸杆菌 - 无丙二酸柠檬酸杆菌）包含在数据库中，但是亚群的鉴定须通过标准方法学做进一步的生化试验，最终的菌种鉴定结果时间会延后。用于检测吡咯烷酮芳胺肽酶的 PYR 纸片，可用于区分生化反应不典型的柠檬酸杆菌（阳性）和沙门菌（阴性）菌株。

（二）属内鉴定

属内部分菌种之间的生化鉴定与鉴别见表 15-7-2。

表 15-7-1　柠檬酸杆菌属与相关菌属之间的鉴别

试验	埃希菌属	志贺菌属	沙门菌属	柠檬酸杆菌属	爱德华菌属	耶尔森菌属
硫化氢	−	−	+/−	+/−	+	−
动力（35℃）	+	−	+	+	+	−
柠檬酸盐	−	−	+/−	+	−	−
吲哚	+	−/+	−	−/+	−	−/+
赖氨酸	+/−	−	+	−	+	+/−
尿素酶	−	−	−	+/−	−	+/−

注：+，90% 以上菌株阳性；+/− 大多数菌株阳性；−，90% 以上菌株阴性；−/+，大多数菌株阴性。

表 15-7-2　柠檬酸杆菌属各菌种之间的传统生化鉴定与鉴别

生化特性	弗劳地柠檬酸杆菌	无丙二酸柠檬酸杆菌	布氏柠檬酸杆菌	法摩柠檬酸杆菌	吉伦柠檬酸杆菌	克氏柠檬酸杆菌	莫林柠檬酸杆菌	啮齿柠檬酸杆菌	塞氏柠檬酸杆菌	沃克曼柠檬酸杆菌	杨氏柠檬酸杆菌
吲哚	d*	+	d	+	−	+	+	−	+	−	d
西蒙斯柠檬酸盐	d	+	d#	d#	d#	+	+	−	d#	+	d#
硫化氢（KIA 上）	d	d△	d	−	d	−	d	−	−	+	d
鸟氨酸脱羧	−	+	+	+	+	+	+	+	+	−	−
氰化钾生长	d	+	+	+	+	−	+	−	+	+	+
丙二酸盐	d	d△	−	−	+	+	−	−	+	+	−
产酸自											
蔗糖	+	d	−	+	d	d	d	−	+	−	d
蜜二糖	+	−	d#	+	d	−	d	−	+	−	−
棉子糖	d	−	−	+	−	−	d	−	+	−	−
卫矛醇	d	−	d	−	d	−	d	−	+	−	−
侧金盏花醇	−	−	−	+	−	−	−	−	+	−	−
D- 阿拉伯醇	−	−	−	+	−	−	−	−	+	−	−

注：*，在 1986 年 Ewing 报道中弗劳地柠檬酸杆菌吲哚试验结果为阴性；#，某些菌株试验结果可能为迟缓阳性，或弱反应；△，1971 年 Young 等报道试验结果为阴性；+，90% 以上菌株阳性；−，90% 以上菌株阴性；d，反应不定。

属内部分菌种的碳源同化反应结果见表 15-7-3。

表 15-7-3 柠檬酸杆菌属各菌种的碳源同化试验

碳源同化	弗劳地柠檬酸杆菌	无丙二酸柠檬酸杆菌	布氏柠檬酸杆菌	法摩柠檬酸杆菌	吉伦柠檬酸杆菌	克氏柠檬酸杆菌	莫林柠檬酸杆菌	啮齿柠檬酸杆菌	塞氏柠檬酸杆菌	沃克曼柠檬酸杆菌	杨氏柠檬酸杆菌
顺乌头酸盐	88	93	89	57	33	100	67	0	100	100	78
反乌头酸盐	13	0	0	57	0	25	0	0	50	83	0
侧金盏花醇	0	0	0	0	0	100	0	0	0	0	0
丙氨酸	100	100	100	71	67	100	100	100	100	100	100
4- 氨基丁酸	25	0	17	7	0	0	33	0	50	0	22
5- 氨基戊酸	38	33	50	7	0	6	67	0	33	100	43
阿拉伯醇	0	0	0	0	0	100	0	0	0	0	0
苯甲酸盐	0	73	0	93	0	0	0	0	100	0	0
纤维二糖	88	100	94	100	67	94	100	100	100	67	78
卫矛醇	13	0	33	0	0	44	100	0	100	0	87
七叶苷	0	0	6	0	0	0	0	0	17	0	0
乙醇胺	0	33	0	14	0	19	0	0	17	17	9
海藻糖	100	100	94	100	67	100	100	33	100	100	91
龙胆二糖	88	100	89	93	67	88	100	100	100	67	52
龙胆酸盐	100	100	94	93	0	100	67	67	100	100	0
谷氨酸钠	75	100	94	86	0	100	100	67	83	83	83
甘油	100	100	100	100	100	100	100	0	100	100	100
3- 羟苯酸盐	100	100	100	100	0	100	67	100	100	100	0
3- 羟丁酸盐	100	20	44	7	0	6	33	0	100	67	74
肌醇	100	0	6	0	67	100	0	0	100	0	0
2- 酮基葡萄糖酸盐	100	100	100	100	100	100	100	0	100	100	100
2- 酮戊二酸	13	7	22	7	33	6	0	0	33	33	0
乳酸盐	100	100	100	100	100	100	100	33	100	100	100
乳糖	88	20	78	50	67	56	33	100	100	17	22
乳果糖	88	0	67	7	67	0	33	0	100	17	0
丙二酸盐	0	0	0	0	0	81	0	67	67	50	0
麦芽糖	25	7	44	93	0	100	0	0	0	0	0
蜜二糖	88	7	94	100	100	0	33	0	100	0	0
苯乙酸盐	25	0	0	0	0	0	0	0	0	0	0
3- 苯丙酸盐	75	0	83	0	0	0	0	0	0	100	96
脯氨酸	100	87	100	57	33	100	100	100	100	100	87
丙酸盐	88	80	72	86	0	88	100	67	83	100	78

续表

碳源同化	弗劳地柠檬酸杆菌	无丙二酸柠檬酸杆菌	布氏柠檬酸杆菌	法摩柠檬酸杆菌	吉伦柠檬酸杆菌	克氏柠檬酸杆菌	莫林柠檬酸杆菌	啮齿柠檬酸杆菌	塞氏柠檬酸杆菌	沃克曼柠檬酸杆菌	杨氏柠檬酸杆菌
腐胺	50	0	39	0	0	0	0	100	0	67	0
棉子糖	75	0	6	100	67	0	33	0	0	0	0
山梨糖	100	87	6	100	0	0	100	0	0	83	100
蔗糖	100	0	6	100	33	44	33	0	0	0	9
塔格糖	13	0	0	36	0	0	0	0	0	0	4
D-酒石酸盐	13	0	6	0	0	0	0	0	0	100	0
L-酒石酸盐	0	33	17	36	0	19	33	100	17	67	22
丙三酸盐	100	93	89	100	0	0	100	100	83	100	4
松二糖	0	0	11	36	0	6	0	0	0	0	0
酪氨酸	75	0	72	0	0	88	100	0	0	67	74
木糖醇	0	0	0	0	0	19	0	0	0	0	0

注：单位为 48 小时阳性反应百分比。所有的菌株（少数罕见的除外）均利用下列碳源：N-乙酰-*D*-葡萄糖胺、丙氨酸、阿拉伯糖、天冬氨酸、柠檬酸盐、果糖、延胡索酸盐、半乳糖、半乳糖醛酸酯、葡萄糖酸盐、葡萄糖胺、葡萄糖、普通糖醛酸酯、甘油酸盐、*D*-苹果酸、*L*-苹果酸、麦芽糖、麦芽三糖、甘露醇、甘露糖、黏液酸盐、鼠李糖、核糖、蔗糖酸盐、丝氨酸、山梨醇、丁二酸盐、海藻糖、木糖。

所有菌株（少数罕见的菌株除外）在 4 日内均不利用以下碳源：阿拉伯醇、甜菜碱、癸酸盐、辛酸盐、赤藓醇、戊二酸盐、组胺、组氨酸、HQ-*β*-葡萄糖醛酸苷、衣康酸盐、松三糖、喹啉酸盐、胡芦巴碱、色胺以及色氨酸。

四、抗菌药物敏感性

柠檬酸杆菌属细菌通常对磺胺类、甲氧苄啶、氨基糖苷类、氯霉素、四环素、喹诺酮类、氯霉素、多黏菌素及磷霉素敏感。但弗劳地柠檬酸杆菌对上述药物可出现多重耐药。几乎所有的柠檬酸杆菌均产生固有的 β-内酰胺酶，但类型往往不同，例如弗劳地柠檬酸杆菌通常对一代头孢菌素耐药而对羧苄西林敏感，但克氏柠檬酸杆菌却是相反的。对三代头孢菌素的耐药也频繁出现在这两种细菌中，其耐药机制可以由质粒介导的 SHV-4 型 ESBL 导致，也可以由 *AmpC* 基因去阻遏高表达导致。与其他肠杆菌科细菌一样，柠檬酸杆菌属细菌对碳青霉烯类抗生素保持着较好的敏感性。该菌属细菌在使用三代头孢菌素治疗的过程中会产生耐药，因此，在治疗 3~4 日后重复进行药敏试验是必要的。

五、临床意义

柠檬酸杆菌属细菌主要存在于人与动物的肠道，在环境中分布于水源、土壤及被污染的蔬菜瓜果。可以从土壤、水、食物以及人和动物的肠道中分离到。除弗劳地柠檬酸杆菌外，大多数菌株仅以少见的机会致病菌的形式出现在临床标本中。柠檬酸杆菌引起的感染包括尿道感染、皮肤伤口感染、呼吸道感染、腹腔内感染，菌血症、心内膜炎、婴幼儿脑膜炎（伴有脑脓肿形成）及脓毒血症。有报道无丙二酸柠檬酸杆菌曾导致新生儿室暴发性脑膜炎及脑脓肿。

弗劳地柠檬酸杆菌某些菌株产生肠毒素 LT 及 ST，可导致原发性肠道感染，而引起腹泻。但多数不产毒素的菌株主要以正常菌群的形式定植于人类的肠道中。由于柠檬酸杆菌属细菌几乎全部产生固有的 β-内酰胺酶（AmpC 酶），对广谱头孢菌素具有较高的耐药水平而在医院感染中倍受重视。

（苏丹虹　卢先雷）

第八节　克吕沃菌属

一、分类与命名

克吕沃菌属（*Kluyvera*）隶属于细菌域,变形菌门,γ- 变形菌纲,肠杆菌目,肠杆菌科。目前属内包括抗坏血酸克吕沃菌（*K. ascorbata*）、栖冷克吕沃菌（*K. cryocrescens*）乔治亚克吕沃菌（*K. georgiana*）和中间克吕沃菌（*K. intermedia*,由中间肠杆菌重新分类而来）4 个种。1996 年报道的蜗牛克吕沃菌（*K. cochleae*）被认为与中间肠杆菌和中间克吕沃菌是同一个种。

克吕沃菌属 DNA G+C 含量为 55.1~56.6mol%,代表菌种为抗坏血酸克吕沃菌。

二、生物学特性

（一）形态与染色

克吕沃菌属细菌为革兰氏阴性杆菌,菌体大小为(0.5~0.7)μm ×(2~3)μm,通常散在排列,一般不产生荚膜,具有周生鞭毛,无芽胞。

（二）培养特性

克吕沃菌属细菌为兼性厌氧菌,营养需求不高,可在营养琼脂上生长,形成中等大小透明或半透明菌落,不产生色素。同其他肠杆菌科细菌一样,在含胆盐、去氧胆酸盐的用于肠道标本的选择性培养基上生长良好,分解乳糖产酸而使菌落中心呈现红色,但不产生硫化氢。在 KIA 或 TSI 上的反应类似大肠埃希菌。

克吕沃菌属细菌的形态特征见图 15-8-1。

（三）生化特性

克吕沃菌属氧化酶阴性,触酶弱阳性。以发酵形式利用糖类,而不通过氧化分解。可还原硝酸盐至亚硝酸盐。大多数菌株吲哚和甲基红阳性,可利用柠檬酸盐及丙二酸盐,但 V-P 阴性。产生鸟氨酸脱羧酶。36℃动力阳性。可于氰化钾培养基上生长,水解七叶苷。

硫化氢、尿素酶、苯丙氨酸脱氨酶、精氨酸双水解酶、明胶液化(22℃)、脂酶和 DNA 酶均为阴性。

可发酵葡萄糖、乳糖、蔗糖、甘露醇、木糖、水杨苷、阿拉伯糖、棉子糖、鼠李糖、麦芽糖、海藻糖、纤维二糖、α- 甲基 -*D*- 葡萄糖苷、蜜二糖、黏液酸盐、甘露糖、半乳糖等产酸产气。发酵卫矛醇、侧金盏花醇、肌醇、赤藓醇、阿糖醇产酸但不产气。

在发酵葡萄糖的过程中于胞外积聚大量的 α- 酮戊二酸,这是该属细菌最明显的特征。发酵过程中产生克吕沃霉素。

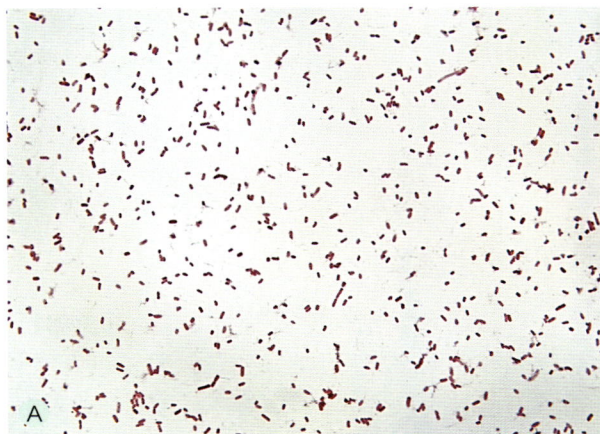

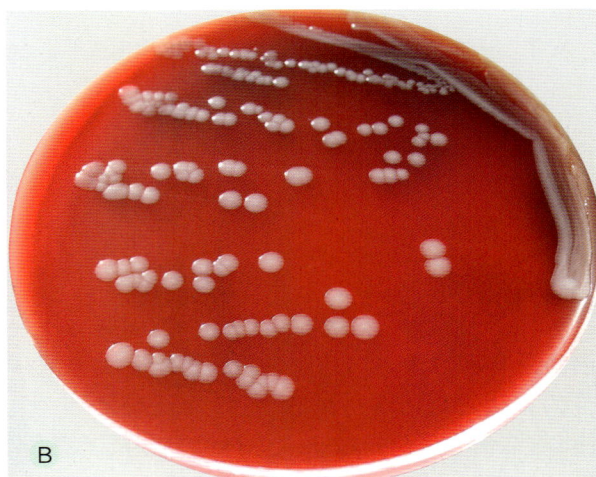

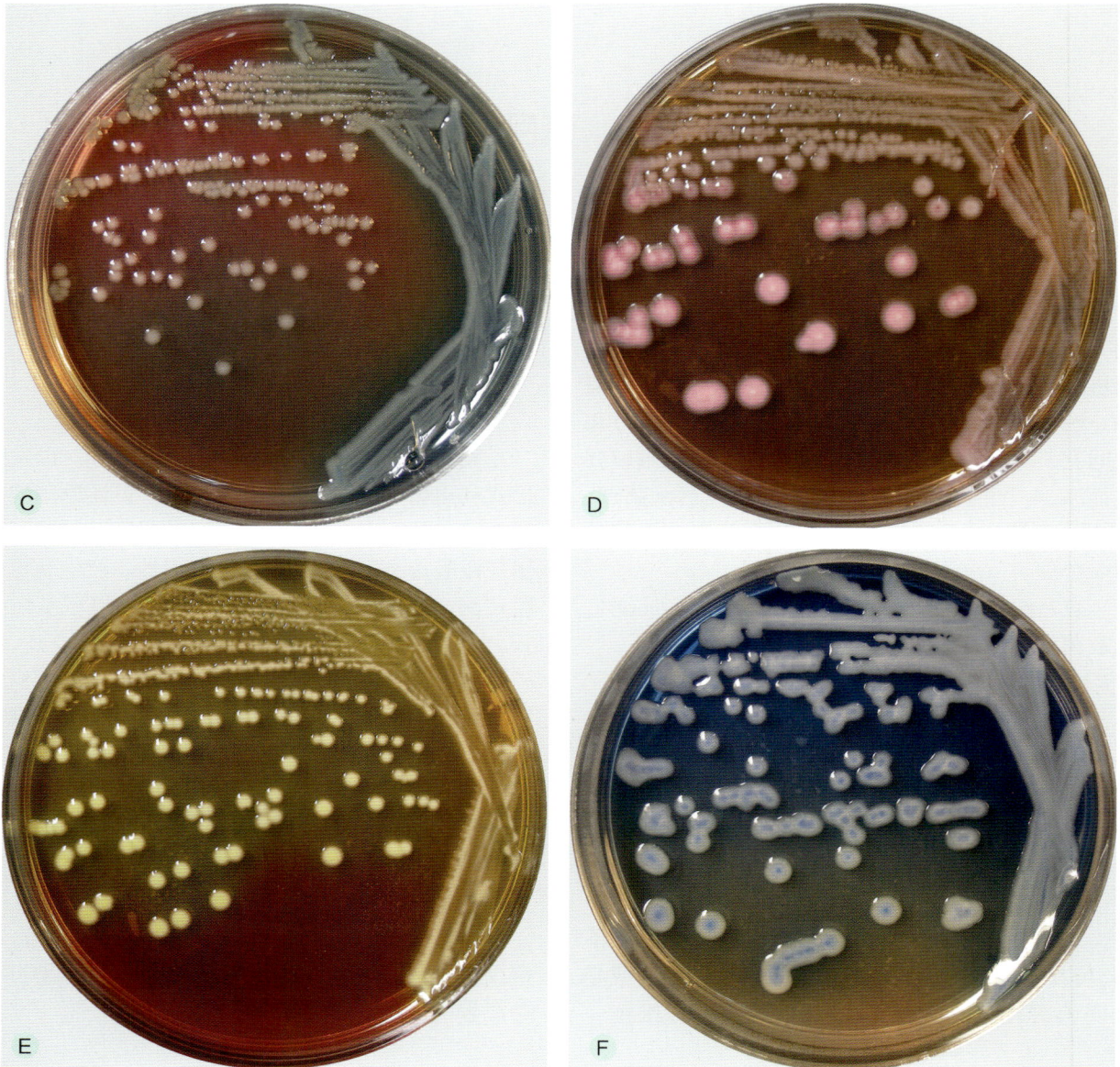

图 15-8-1 中间克吕沃菌的形态特征

A. 革兰氏染色 ×1 000；B. SBA 2 日；C. 中国蓝平板 24h；D. MAC 2 日；E. XLD 2 日；F. 黏液型，中国蓝平板 2 日

三、鉴定与鉴别

（一）属间鉴别

克吕沃菌属细菌是肠杆菌科中少见菌属之一，目前尚没有针对该属与其他属特异性的鉴别方法，最佳的方法是采用菌落形态、特殊生长现象、生化反应，并结合抗菌药物敏感性进行综合分析。克吕沃菌属与布丘菌属（*Buttiauxella*）非常类似，易混淆，属间鉴别见表 15-8-1。与吲哚阳性、V-P 阴性常见菌种的鉴别见表 15-8-2。

（二）属内鉴定

克吕沃菌属常见菌种鉴定和鉴别见表 15-8-3。

四、抗菌药物敏感性

克吕沃菌属细菌耐药性并不高，对常用抗菌药物如黏菌素、四环素类、磺胺类、氨基糖苷类（链霉素因菌种不同而异）和氯霉素敏感；对青霉素类（包括氨基青霉素类、羧基青霉素类）、头孢菌素类耐药；对喹诺酮类敏感性可变。对萘啶酸的敏感性因菌种而异。

表 15-8-1　常见克吕沃菌与布丘菌属的鉴别

试验或特性	克吕沃菌属	布丘菌属
吲哚	71	10
甲基红	75	100
柠檬酸盐（西蒙氏）	89	49
赖氨酸脱羧酶	55	14
鸟氨酸脱羧酶	100	48
蔗糖发酵	78	2
棉子糖发酵	100	21
α- 甲基 -D- 葡萄糖发酵	98	10
蜜二糖发酵	100	39
D- 阿拉伯糖发酵	0	19
甘油发酵	43	9

注：表中的数值是阳性反应百分率。试验是在 36℃ 培养 2 日后得出的。

表 15-8-2　克吕沃菌属与吲哚阳性、V-P 阴性常见菌种的鉴别

菌名	尿素酶	柠檬酸盐	氰化钾	赖氨酸脱羧酶
克吕沃菌属	-	-	+	+
克氏柠檬酸杆菌	V	+	-	-
摩根菌属	+	-	-	-
普罗威登斯菌属	+	V	-	-
大肠埃希菌	-	-	-	-
迟钝爱德华菌	-	-	-	+

注：+，≥90% 菌株阳性；V，11%~89% 菌株阳性；-，≥90% 菌株阴性。

五、临床意义

克吕沃菌属细菌通常作为肠道中正常菌群的组成之一，存在于自然环境水源、土壤中，临床少见。多数标本来自痰液，其次是尿液中，但临床意义不确切。偶尔也与医院内的条件性感染有关。目前没有充分证据证明该菌与人类感染相关。但有学者描述过由该菌引起的原发性肾盂肾炎和软组织感染的个别病例报道。在血中罕见，或许也是人的不常见的机会致病菌。

表 15-8-3　克吕沃菌属内菌种鉴定和鉴别

试验	抗坏血酸克吕沃菌	中间克吕沃菌	乔治亚克吕沃菌	栖冷克吕沃菌
吲哚	+	-	+	+
丙二酸盐利用	+	-	+	-
V-P 试验	-	+	-	-
赖氨酸脱羧酶	+	-	-	-
卫矛醇发酵	-	+	+	+
赤藓醇发酵	-	-	+	-
D- 山梨醇发酵	-	-	+	-
CIN 培养基生长	+	+	+	+

注：+，阳性反应；-，阴性反应；CIN，头孢磺啶 / 氯苯酚 / 新生霉素（cefsulodin/irgasan/novobiocin）。

（苏丹虹　卢先雷）

第九节　勒克菌属

一、分类与命名

勒克菌属（*Leclercia*）隶属于细菌域，变形菌门，γ- 变形菌纲，肠杆菌目，肠杆菌科。目前属内仅有不脱羧勒克菌（*L. adecarboxylata*）1 个种。勒克菌最早于 1962 年被发现，由于生化特性与大肠埃希菌相近，曾经命名为不脱羧埃希菌（*Escherichia adecarboxylata*），直到 1986 年才被确定为勒克菌属。

勒克菌属 DNA G+C 含量为 52~55mol%，代表菌种为不脱羧勒克菌。

二、生物学特性

（一）形态与染色

不脱羧勒克菌为革兰氏阴性小杆菌，具有周鞭毛，无芽胞。

（二）培养特性

不脱羧勒克菌为兼性厌氧菌，对营养要求不高，在普通营养琼脂和麦康凯琼脂上生长良好。多数菌株可产生不扩散的黄色素，但在保存或次代培养中色素减弱甚至消失。36℃和25℃动力均阳性。

勒克菌属细菌的形态特征见图15-9-1。

（三）生化特性

勒克菌属符合肠杆菌科特性，氧化酶阴性，触酶阳性，还原硝酸盐为亚硝酸盐，发酵但不氧化葡萄糖和其他大多数碳水化合物。发酵乳糖、卫矛醇、侧金盏花醇、阿拉伯糖、鼠李糖、甘露醇、麦芽糖、木糖、海藻糖、纤维二糖、蜜二糖、阿拉伯醇、水杨苷、甘露糖、半乳糖。其他阳性生化试验有吲哚、甲基红、氰化钾生长试验、七叶苷、黏液酸、丙二酸盐、ONPG等。不发酵肌醇、山梨醇，V-P、柠檬酸盐、硫化氢、苯丙氨酸脱氨酶、赖氨酸脱羧酶、精氨酸双水解酶、鸟氨酸脱羧酶、明胶水解（22℃）和DNA酶等试验阴性。

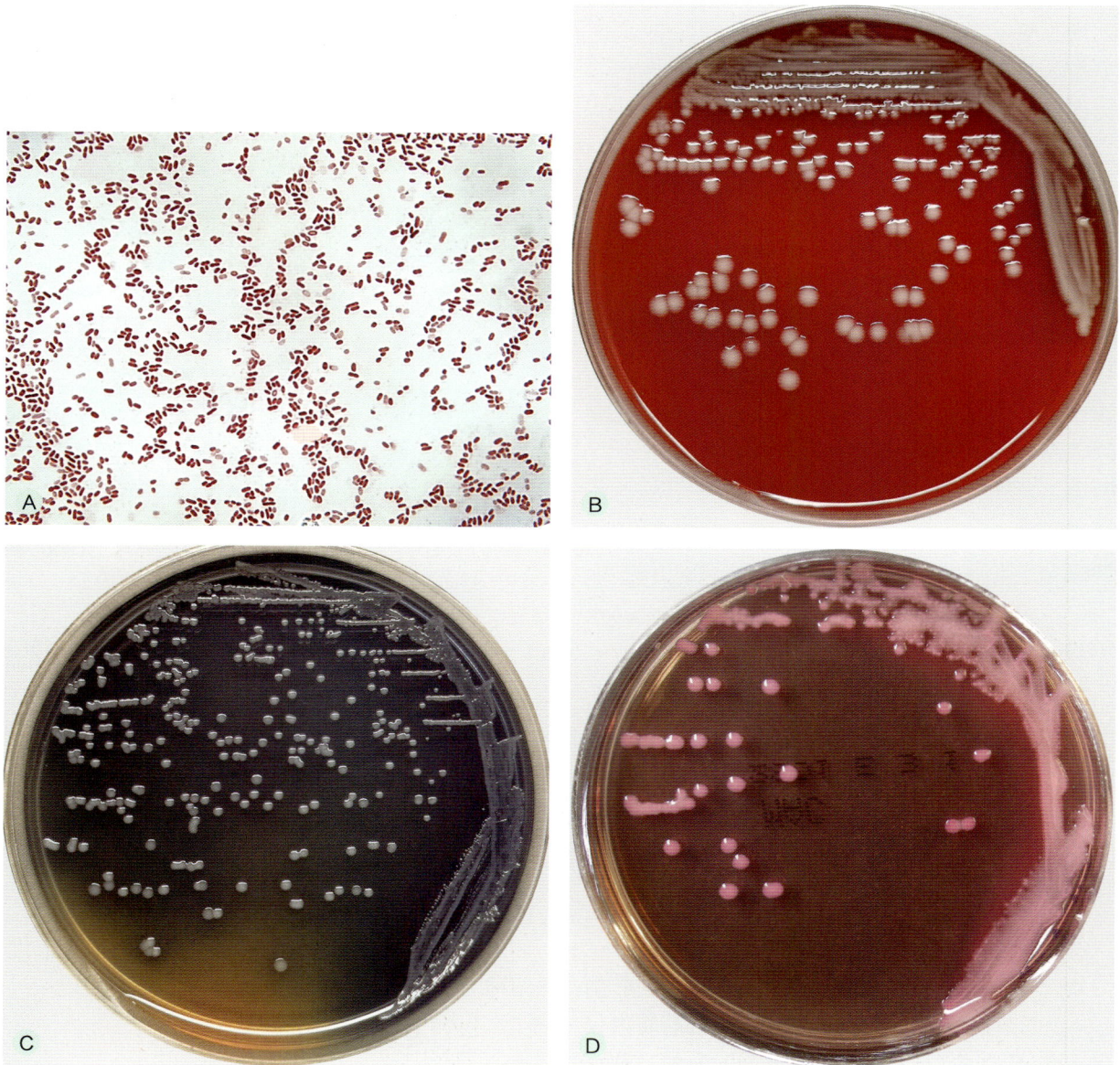

图 15-9-1　不脱羧勒克菌的形态特征

A. 革兰氏染色 ×1 000；B. SBA 24h；C. 中国蓝平板 24h；D. MAC 24h

三、鉴定与鉴别

不脱羧勒克菌产生不扩散的黄色素是重要特征,其他生物学特征与大肠埃希菌、聚团泛菌最为接近,三者的鉴别见表 15-9-1。

四、抗菌药物敏感性

大多数菌株对多黏菌素 E、氯霉素、庆大霉素、链霉素、卡那霉素、四环素、羧苄西林、氨苄西林、萘啶酸、磺胺嘧啶和头孢噻啶等敏感(纸片扩散法),对青霉素耐药。

五、临床意义

分离自人类的不脱羧勒克菌多数来自血液与尿液等无菌的标本,少数来自痰与伤口分泌物,自粪便中也可分离到。现在认为该菌是罕见的引起肠道外感染的机会致病菌。虽然在水体等自然环境和粪便中分离到该菌,但尚无证据表明它会引起腹泻和肠道感染。

表 15-9-1　不脱羧勒克菌与相似细菌的鉴别

试验	不脱羧勒克菌	大肠埃希菌	聚团泛菌
赖氨酸脱羧酶	−	+	−
鸟氨酸脱羧酶	−	d	−
精氨酸双水解酶	−	d	−
产黄色素	d	−	d
山梨醇	−	+	d
侧金盏花醇	+	−	−
D- 阿拉伯醇	+	−	−
纤维二糖	+	−	d
水解七叶苷	+	d	d
水杨苷	+	d	d
KCN 培养中生长	+	−	d
吲哚	+	+	d
甲基红	+	+	d

注:+,90% 以上菌株阳性;−,90% 以上菌株阴性;d,反应不定。

(曾贤铭)

第十节　预研菌属

一、分类与命名

预研菌属(*Yokenella*)隶属于细菌域,变形菌门,γ- 变形菌纲,肠杆菌目,肠杆菌科。目前属内仅有雷金斯堡预研菌(*Y. regensburgei*)1 个种。雷金斯堡预研菌在文献中曾经使用过其他 4 个命名:哈夫尼亚菌种 3、肠道菌群 45、NIH 生物群 9、特氏科泽菌(*Koserella trabulsii*)。

预研菌属 DNA G+C 含量为 58~60mol%,代表菌种为雷金斯堡预研菌。

二、生物学特性

(一)形态与染色
预研菌为革兰氏阴性杆菌,具周鞭毛,无芽胞。
(二)培养特性
预研菌属为兼性厌氧菌,37℃在普通营养琼脂和麦康凯琼脂上生长良好,4℃不生长,36℃动力阳性。

(三)生化特性
预研菌属氧化酶阴性,触酶弱阳性。还原硝酸盐为亚硝酸盐,发酵但不氧化葡萄糖和其他大多数碳水化合物。发酵阿拉伯糖、鼠李糖、甘露醇、甘露糖、麦芽糖、木糖、海藻糖、纤维二糖、蜜二糖、半乳糖、岩藻糖、葡萄糖酸盐,同时产生肉眼可观察到的气体。其他阳性生化试验有甲基红、柠檬酸盐、赖氨酸脱羧酶、鸟氨酸脱羧酶、氰化钾生长试验、ONPG 等。不发酵乳糖、蔗糖、卫茅醇、水杨苷、侧金盏花醇、肌醇、山梨醇、棉子糖、阿拉伯醇、甘油、黏液酸、赤藓醇。其他阴性生化试验有吲哚、V-P 试验、硫化氢、尿素、苯丙氨酸脱氨酶、精氨酸双水解酶、丙二酸盐、明胶水解(22℃)、七叶苷、DNA 酶、果胶酶等。

三、鉴定与鉴别

雷金斯堡预研菌并无特别的生物学特征,在肠杆菌科中蜂房哈夫尼菌与之最为接近,两者的鉴别见表 15-10-1。

表 15-10-1   雷金斯堡预研菌与蜂房哈夫尼菌鉴别

试验	雷金斯堡预研菌	蜂房哈夫尼菌
V-P	-	+
甘油	-	+
柠檬酸盐	+	-
纤维二糖	+	-
蜜二糖	+	-
触酶	+(迟缓、弱)	-

注:+,90% 以上菌株阳性;-,90% 以上菌株阴性。

四、抗菌药物敏感性

大多数菌株对萘啶酸、磺胺嘧啶、庆大霉素、卡那霉素、氯霉素、四环素敏感;对头孢噻吩、多黏菌素 E、氨苄西林、羧苄西林耐药;对链霉素敏感性不定。

五、临床意义

从 1984 年至今已在人类多种标本分离出雷金斯堡预研菌,包括血液、尿液、伤口、脓液、痰、咽拭子、关节液;另外从昆虫肠道和井水也分离到该菌。对其致病性目前尚不明确。

(曾贤铭)

第十一节 布 丘 菌 属

一、分类与命名

布丘菌属(*Buttiauxella*)隶属于细菌域,变形菌门,γ- 变形菌纲,肠杆菌目,肠杆菌科。目前属内包括乡间布丘菌(*B. agrestis*)、博氏布丘菌(*B. brennerae*)、弗氏布丘菌(*B. ferragatiae*,肠道菌群 63)、加文布丘菌(*B. gaviniae*,肠道菌群 64)、伊氏布丘菌(*B. izardii*)、诺氏布丘菌(*B. noackiae*,肠道菌群 59)和沃氏布丘菌(*B. warmboldiae*)7 个种。

布丘菌属 DNA G+C 含量为 47~51mol%,代表菌种为乡间布丘菌。

二、生物学特性

(一)形态与染色

布丘菌为革兰氏阴性杆菌,菌体大小为(0.5~0.7)μm×(2~3)μm,单个或成对出现,具有周鞭毛,无芽胞。

(二)培养特性

布丘菌为兼性厌氧菌,最适生长温度 25~35℃,在普通营养琼脂和麦康凯琼脂上生长良好,37℃时生长略差。本菌属耐冷不耐热,4℃可缓慢生长,41℃不生长。36℃动力阳性。

(三)生化特性

布丘菌氧化酶阴性,触酶阳性。发酵葡萄糖产酸产气,另外还发酵阿拉伯糖、纤维二糖、麦芽糖、甘露糖、鼠李糖、木糖和水杨苷;全部菌株 ONPG 阳性,水解七叶苷,甲基红阳性,还原硝酸盐为亚硝酸盐。葡萄糖醛酸苷酶、尿素酶、DNA 酶、V-P 和硫化氢试验阴性,大多数菌株吲哚阴性。

三、鉴定与鉴别

(一)属间鉴别

布丘菌属全部菌株动力阳性,发酵葡萄糖产酸产气,水解七叶苷,甲基红阳性,V-P 阴性,与相近的肠杆菌科菌属鉴别见表 15-11-1。

表 15-11-1   布丘菌与相关菌属鉴别

试验	布丘菌属	西地西菌属	埃希菌属	克吕沃菌属	勒克菌属	沙雷菌属	预研菌属
黏液酸盐	+	-	+	-	+	-	-
丙二酸盐	+	+	-	+	+	-	-
KCN	+	+	-	+	+	不定	+
阿拉伯糖	+	+	+	+	+	-	+
蜜二糖	-	+	+	+	+	-	+
山梨醇	-	-	+	不定	-	+	+
醋酸盐	-	不定	+	-	+	+	+

注:+,90% 以上菌株阳性;-,90% 以上菌株阴性。

（二）属内鉴定

布丘菌属 7 个菌种的区别鉴定见表 15-11-2。

四、抗菌药物敏感性

大多数菌株对阿米卡星、庆大霉素、妥布霉素、多西环素和甲氧苄啶敏感；对氯霉素耐药；头孢西丁和头孢噻吩对布丘菌无活性。

五、临床意义

布丘菌广泛分布于自然环境中，易于从淡水和土壤中分离到，但至今分离到的菌株大多源自螺类的肠道。在人类，已从痰和伤口分离出该属细菌，但尚无证据表明它对人有致病性。

表 15-11-2　布丘菌属内菌种区别鉴定

试验	乡间布丘菌	博氏布丘菌	弗氏布丘菌	加文布丘菌	伊氏布丘菌	诺氏布丘菌	沃氏布丘菌
棉子糖	100	100	0	0	33	0	0
黏液酸盐	100	67	60	90	100	80	0
乳糖	100	0	0	80	100	40	0
柠檬酸盐	100	0	0	35	0	66	33
赖氨酸脱羧酶	0	0	100	0	0	0	0
山梨醇	0	0	100	0	0	0	0
侧金盏花醇	0	67	0	100	0	0	0
精氨酸双水解酶	0	0	0	35	0	67	0
苯丙氨酸脱氨酶	0	0	0	0	0	67	100

注：表中数字为试验阳性率。

（曾贤铭）

第十二节　西地西菌属

一、分类与命名

西地西菌属（*Cedecea*）隶属于细菌域，变形菌门，γ- 变形菌纲，肠杆菌目，肠杆菌科。Grimont 等学者于 1981 年提议设立的菌属，目前属内包括戴氏西地西菌（*C. davisae*）、拉氏西地西菌（*C. lapagei*）和奈氏西地西菌（*C. neteri*）3 个种，以及 2 个未定名的菌种：西地西菌种 3 和西地西菌种 5。

西地西菌属 DNA G+C 含量为 48~52mol%，代表菌种为戴氏西地西菌。

二、生物学特性

（一）形态与染色

西地西菌属为革兰氏阴性杆菌，菌体大小为（0.6~0.7）μm ×（1.3~1.9）μm。具有 5~9 根周生鞭毛，无芽胞。

（二）培养特性

西地西菌属为兼性厌氧菌，可在 15℃、20℃和 37℃生长。在常用的肠道细菌培养基中生长良好。营养琼脂上 37℃孵育 24 小时，形成菌落大小约为 1.5mm，不产色素。具有典型的肠杆菌科细菌特征。36℃动力阳性。

西地西菌属细菌的形态特征见图 15-12-1。

（三）生化特性

西地西菌属氧化酶阴性，触酶强阳性（强而快）。硝酸盐、甲基红、V-P、柠檬酸盐利用、KCN 培养基生长和丙二酸利用等试验均为阳性，发酵 *D*-葡萄糖、*D*- 甘露醇、水杨苷、麦芽糖、海藻糖、纤维

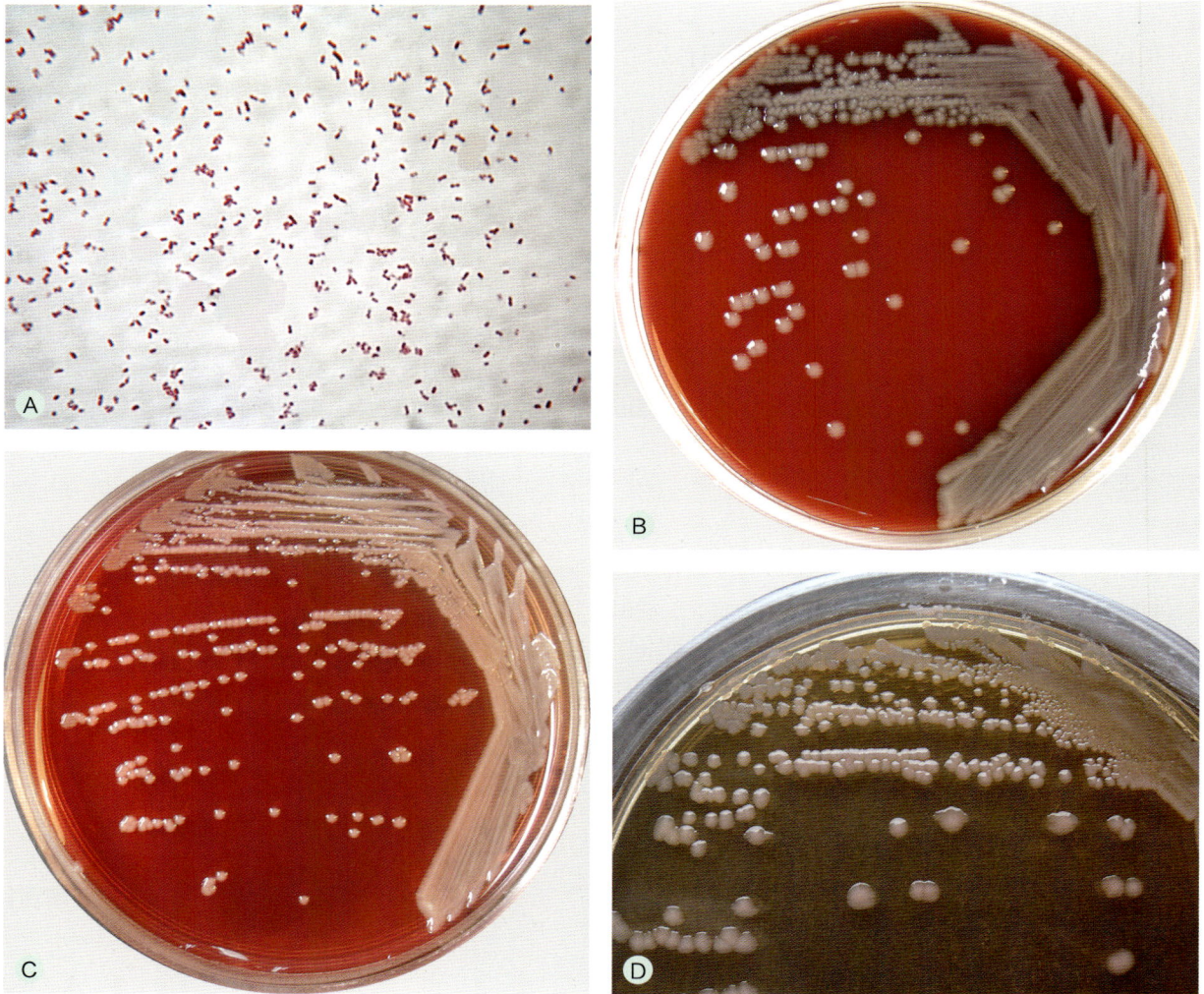

图 15-12-1　戴氏西地西菌的形态特征
A. 革兰氏染色 ×1 000；B. SBA 2 日；C. 中国蓝平板 2 日；D. MAC 24h

二糖、蜜二糖、*D*- 阿糖醇、*D*- 甘露糖以及 *D*- 半乳糖，多数菌株发酵同时产气。脂酶试验（玉米油、吐温 -40、吐温 -60、吐温 -80 以及三丁酸甘油酯）阳性。明胶、DNA 酶、淀粉酶、吲哚、硫化氢、尿素酶、苯丙氨酸脱氨酶、赖氨酸脱羧酶、卫矛醇、侧金盏花醇、肌醇、*D*- 山梨醇、*L*- 阿拉伯糖、*L*- 鼠李糖、蜜二糖、甘油和黏液酸等试验均阴性。

三、鉴定与鉴别

（一）属间鉴别

西地西菌属与 V-P 试验、精氨酸双水解酶和鸟氨酸脱羧酶可变或阳性的肠杆菌属某些细菌之间的鉴别见表 15-12-1。

（二）属内鉴定

本菌属各个种之间的鉴定和鉴别见表 15-12-2。

四、抗菌药物敏感性

西地西菌属细菌对萘啶酸、磺胺嘧啶、甲氧苄啶、庆大霉素、链霉素、卡那霉素、妥布霉素、阿米卡星、四环素、米诺环素、氯霉素、羧苄西林以及呋喃妥因敏感（纸片扩散法）。对黏菌素、多黏菌素、青霉素、氨苄西林和头孢噻吩耐药。

五、临床意义

西地西菌属细菌常分离自血液、尿液、胆汁及肺部组织等无菌部位标本，也可分离自其他临床标

表 15-12-1 西地西菌属与肠杆菌属某些细菌之间的鉴别

菌名	分解以下物质产酸					
	D- 山梨醇	棉子糖	L- 鼠李糖	蜜二糖	D- 阿糖醇	蔗糖
戴氏西地西菌	−	−	−	−	−	+
拉氏西地西菌	−	−	−	+	+	−
阴沟肠杆菌	+	+	+	+	V	−
坂崎肠杆菌 *	−	+	+	+	−	+
致癌肠杆菌	−	−	+	−	−	−

注:+,90% 以上菌株阳性;V,11%~89% 菌株阳性;−,90% 以上菌株阴性;* 坂崎肠杆菌已划分到克洛诺杆菌属(*Cronobacter*),改名为阪崎克洛诺杆菌(*Cronobacter sakazakii*)。

表 15-12-2 西地西菌各个种之间的鉴别

试验或特性	戴氏西地西菌	拉氏西地西菌	奈氏西地西菌	西地西菌种 3	西地西菌种 5
鸟氨酸脱羧酶	95	0	0	0	50
蔗糖发酵	100	0	100	50	100
D- 山梨醇发酵	0	0	100	0	100
棉子糖发酵	10	0	0	100	100
D- 木糖发酵	100	0	100	100	100
蜜二糖发酵	0	0	0	100	100
丙二酸盐利用	91	100	100	0	0
生长需要维生素 B_1	100	0	0	0	0
5℃生长	100	0	0	0	0

注:表中数据为 36℃孵育 2 日后所得的阳性百分比,绝大多数阳性结果在 24 小时内获得,2 日后出现阳性结果则不考虑。

本,包括咽部、痰液、溃疡和创伤标本等。本属菌为机会致病菌,可引起肠外感染或于体表定殖。常见于心脏病、糖尿病、酒精中毒以及肾衰等体弱老年患者。本菌虽可分离自人类粪便,但无证据显示可引起腹泻和肠道感染。本菌可见于井水、扁虱和昆虫,为肠杆菌科少见细菌。

(曾贤铭 杨 燕)

第十三节 特布尔西菌属

一、分类与命名

特布尔西菌属(*Trabulsiella*)隶属于细菌域,变形菌门,γ- 变形菌纲,肠杆菌目,肠杆菌科。McWhorter 等学者于 1992 年提议而设立的菌属,目前属内包括关岛特布尔西菌(*Trabulsiella guamensis*)

和土白蚁特布尔西菌(*Trabulsiella odontotermitis*)2个种。

特布尔西菌属 DNA G+C 含量为 54.9~55.7mol%,代表菌种为关岛特布尔西菌。

二、生物学特性

(一)形态与染色

特布尔西菌属为革兰氏阴性杆菌,菌体大小为(0.5~0.7)μm×(1.0~1.5)μm。有鞭毛,无芽胞。

(二)培养特性

特布尔西菌为兼性厌氧菌,对营养要求不高,在血琼脂、营养琼脂和实验室使用的肠道培养基上均生长良好,表现为典型的肠杆菌科细菌特性。36℃生长有动力,关岛特布尔西菌在 TSI 培养基上生长可产生硫化氢。

(三)生化特性

特布尔西菌氧化酶阴性,触酶阳性,发酵 *D*-葡萄糖、*D*-甘露醇、水杨苷、*D*-山梨醇、*L*-阿拉伯糖、*L*-鼠李糖、麦芽糖、*D*-木糖、海藻糖、纤维二糖、*D*-甘露糖和 *D*-半乳糖等碳水化合物产酸并产气;硝酸盐还原(土白蚁特布尔西菌为阴性)、甲基红、柠檬酸盐利用(Simmons)、硫化氢产生(TSI)(土白蚁特布尔西菌为阴性)、赖氨酸和鸟氨酸脱羧酶、KCN 生长试验、七叶苷水解、ONPG 和酪氨酸水解等试验阳性。精氨酸双水解酶迟缓阳性。吲哚产生、V-P(土白蚁特布尔西菌为阳性)、尿素水解、苯丙氨酸脱氨酶、丙二酸盐利用、明胶水解(22℃)、脂酶(玉米油)和 DNA 酶等试验阴性;不发酵蔗糖、卫矛醇、侧金盏花醇、肌醇、棉子糖、α-甲基 -*D*-葡萄糖苷、赤藓醇、蜜二糖和 *D*-阿拉伯醇。

三、鉴定与鉴别

(一)属间鉴别

关岛特布尔西菌产生硫化氢,易与产硫化氢的肠杆菌科细菌混淆,尤其是与沙门菌生化试验相似,但菌体抗原和鞭毛抗原不同,因此,可通过血清学试验加以鉴别。与硫化氢阳性肠杆菌科细菌间鉴别见表 15-31-1。特布尔西菌属与肠杆菌科其他菌属鉴别,见表 15-1-1。

(二)属内鉴定

关岛特布尔西菌与土白蚁特布尔西菌的鉴定可通过生化试验进行,对两菌之间的鉴别可通过硫化氢产生、V-P 和硝酸盐还原等试验来完成,前者 3 个试验结果为阳性、阴性、阳性,后者 3 个试验结果为阴性、阳性、阴性。

四、抗菌药物敏感性

特布尔西菌对黏菌素、萘啶酸、庆大霉素、链霉素、卡那霉素、四环素、氯霉素敏感;对青霉素、氨苄西林、头孢噻吩耐药;对磺胺嘧啶和羧苄西林的耐药性可变(纸片扩散法)。

五、临床意义

特布尔西菌生态状况情况不明,可从环境标本和人类粪便中分离到,但是无证据显示特布尔西菌可引起腹泻和肠道感染。本菌是肠杆菌科少见菌种。

(杨 燕)

第十四节　拉乌尔菌属

一、分类与命名

拉乌尔菌属(*Raoultella*)隶属于细菌域,变形菌门,γ-变形菌纲,肠杆菌目,肠杆菌科。2001 年 Drancourt 等学者提议成立了拉乌尔菌属,将解鸟氨酸克雷伯菌、植生克雷伯菌和土生克雷伯菌 3 个种从克雷伯菌属转移到了拉乌尔菌属,分别命名为解鸟氨酸拉乌尔菌(*Raoultella ornithinolytica*)、植生拉乌尔菌(*Raoultella planticola*)和土生拉乌尔菌(*Raoultella terrigena*)。2014 年 Kimura 等又报道了 1 个新种 *Raoultella electrica*。目前属内有 4 个种。

拉乌尔菌属 DNA G+C 含量为 53.9~58mol%,代表菌种为植生拉乌尔菌。

二、生物学特性

(一)形态与染色

拉乌尔菌属细菌为革兰氏阴性杆菌,无鞭毛,无动力,有荚膜,无芽胞。

（二）培养特性

拉乌尔菌属兼性厌氧,营养要求不高,可在营养琼脂和肉浸膏培养基中生长。在 10℃生长为本菌属的特点。在血琼脂平板上不溶血(图 15-14-1B),无特殊气味产生。植生拉乌尔菌、土生拉乌尔菌形成大菌落,48 小时后易融合成片,形成胶水样菌苔。

拉乌尔菌属细菌的形态特征见图 15-14-1。

（三）生化特性

拉乌尔菌属氧化酶阴性,触酶阳性,具有呼吸和发酵型代谢,多数菌株可利用柠檬酸盐和葡萄糖作为唯一碳源。发酵葡萄糖产酸产气,大多数菌株

葡萄糖发酵的最终产物为 2,3- 丁二醇。V-P 试验通常阳性。解鸟氨酸拉乌尔菌的鸟氨酸脱羧酶为阳性。尿素酶、ONPG、赖氨酸脱羧酶等试验阳性,利用蔗糖、侧金盏花醇、丙氨酸、麦芽糖、山梨醇和山梨糖产酸。

三、鉴定与鉴别

（一）属间鉴别

拉乌尔菌属与克雷菌属中某些菌种的鉴别见表 15-5-1。

（二）属内鉴定

拉乌尔菌属内 4 个种的鉴定与鉴别,见表 15-14-1。

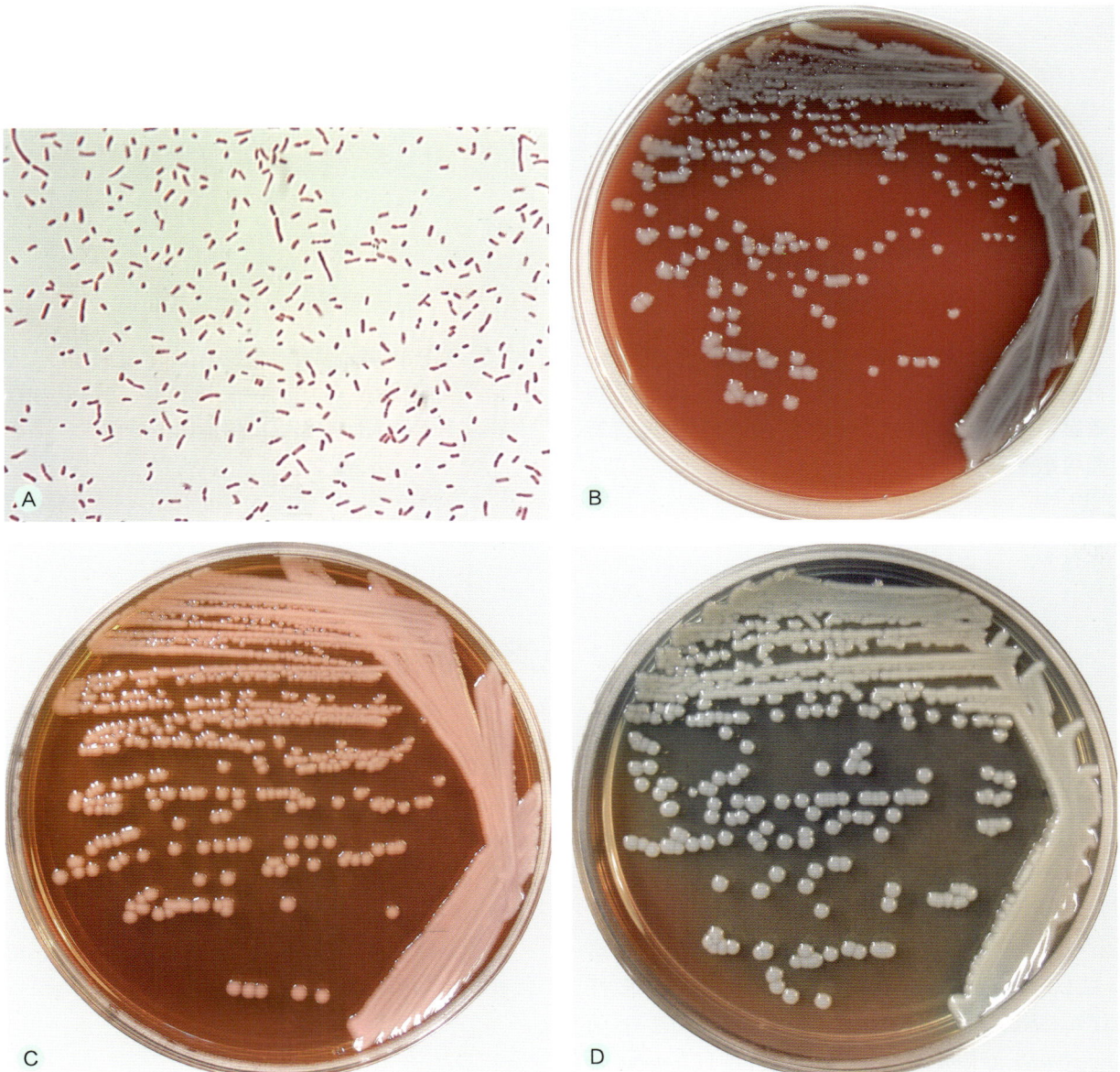

图 15-14-1　解鸟氨酸拉乌尔菌的形态特征
A. 革兰氏染色 ×1 000；B. SBA 24h；C. MAC 24h；D. 中国蓝平板 24h

表 15-14-1　拉乌尔菌属 4 个菌种的鉴定与鉴别

特性	解鸟氨酸拉乌尔菌	植生拉乌尔菌	土生拉乌尔菌	*Raoultella electrica*
5℃生长	+	+	+	−
41℃生长	−	d	−	+
尿素水解	+	+	−	+
吲哚产生	+	d	−	−
鸟氨酸脱羧酶	+	−	−	−
利用				
L- 阿拉伯糖	+	−	+	+
L- 鼠李糖	+	+	+	+
蜜二糖	−	−	+	+
龙胆二糖	−	−	−	−
淀粉	+	−	+	+
葡萄糖	+	−	+	+
葡萄糖酸盐	+	+	+	+
柠檬酸盐	+	+	+	+

注：+，阳性；−，阴性；d，不同反应。

四、抗菌药物敏感性

该属细菌对喹诺酮类有较好的敏感性，部分菌株对氨基糖苷类敏感性较差，对四环素、磺胺类也较敏感。对氨基青霉素类天然耐药，但对脲基青霉素类可敏感。

五、临床意义

拉乌尔菌属可从水、土壤、植物中分离，偶尔从哺乳动物黏膜，包括人类标本中分离到。在免疫力低下人群且由于侵入性操作提供感染途径后可发生感染。

（杨　燕）

第十五节　克洛诺杆菌属

一、分类与命名

克洛诺杆菌属（Cronobacter）隶属于细菌域，变形菌门，γ- 变形菌纲，肠杆菌目，肠杆菌科。目前属内包括 7 个种和 3 个亚种，分别为阪崎克洛诺杆菌（Cronobacter sakazakii）、丙二酸克洛诺杆菌（Cronobacter malonaticus）、普通克洛诺杆菌（Cronobacter universalis）、图列茨克洛诺杆菌（Cronobacter turicensis）、莫氏克洛诺杆菌（Cronobacter muytjensii）、香料克洛诺杆菌（Cronobacter condimenti）、都柏林克洛诺杆菌（Cronobacter dublinensis）、都柏林克洛诺杆菌都柏林亚种（Cronobacter dublinensis subsp. Dublinensis）、都柏林克洛诺杆菌洛桑亚种（Cronobacter dublinensis subsp. Lausan nensis）和都柏林克洛诺杆菌乳粉亚种（Cronobacter dublinensis subsp. Lactaridi）。

克洛诺杆菌属 DNA G+C 含量为 55.2%~57.8mol%，代表菌种为阪崎克洛诺杆菌。

二、生物学特性

（一）形态与染色

革兰氏染色阴性，菌体呈直杆状，大小为（0.9~

1.0）μm×（1.5~3.0）μm，通常为周生鞭毛，有动力。

（二）培养特性

兼性厌氧生长。能形成黏液型菌落、光滑不规则圆形菌落或者粗糙皱褶菌落，且很难从琼脂表面挑取。约80%的克洛诺杆菌属细菌能产黄色素。孵育温度对克洛诺杆菌在胰蛋白胨大豆琼脂（TSA）上产色素的情况以及菌落大小的影响较大。与36℃相比，25℃孵育24小时更易产生黄色素，25℃时菌落大小为1~2mm，36℃时则为2~3mm。克洛诺杆菌在TSA琼脂上具有两种截然不同的形态。A型或称不光滑菌落为干燥或者黏液样、圆齿状，接种环触碰有坚韧感。B型或称光滑菌落为光滑的并且经常鲜有色素产生。连续传代后，不光滑菌落会转变成光滑菌落，并且通常在同一平板会出现两种菌落。临床分离的菌株与环境中的菌株在形态上也有差别。在紫红胆盐葡萄糖琼脂（VRBGA）上，临床菌株为黏液状，而环境菌株为坚韧的褶皱不光滑菌落。

克洛诺杆菌属细菌的形态特征见图15-15-1。

（三）生化特性

克洛诺杆菌氧化酶阴性，触酶阳性。硝酸盐还原、柠檬酸盐和七叶苷试验阳性。V-P、精氨酸双水解酶和鸟氨酸脱羧酶试验结果可变，赖氨酸脱羧酶、甲基红和硫化氢试验阴性，通常吲哚试验也是阴性。分解以下物质产酸：D-葡萄糖、D-蔗糖、D-棉子糖、D-蜜二糖、D-纤维二糖、D-甘露醇、D-甘露糖、L-鼠李糖、L-阿拉伯糖、D-海藻糖、半乳糖醛酸酯和D-麦芽糖。

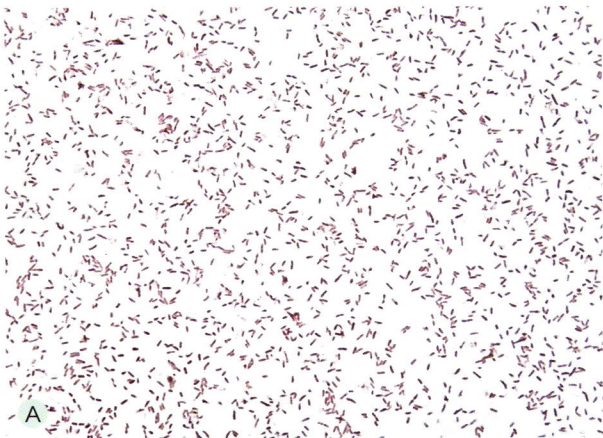

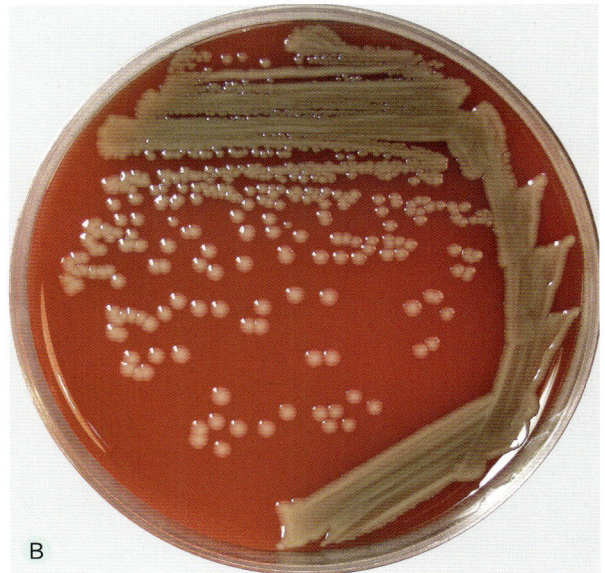

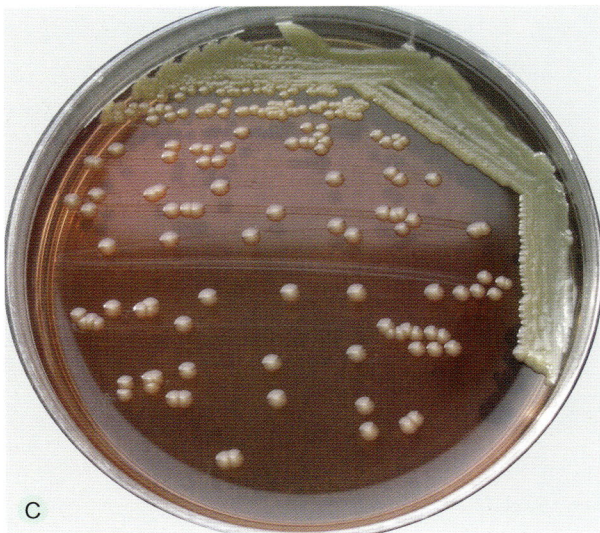

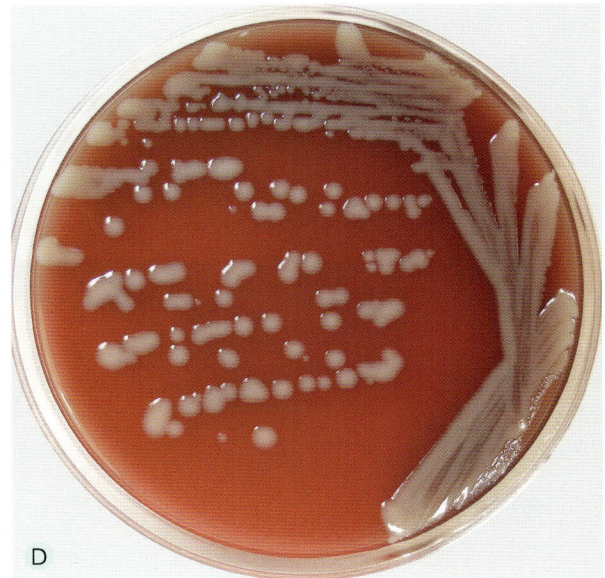

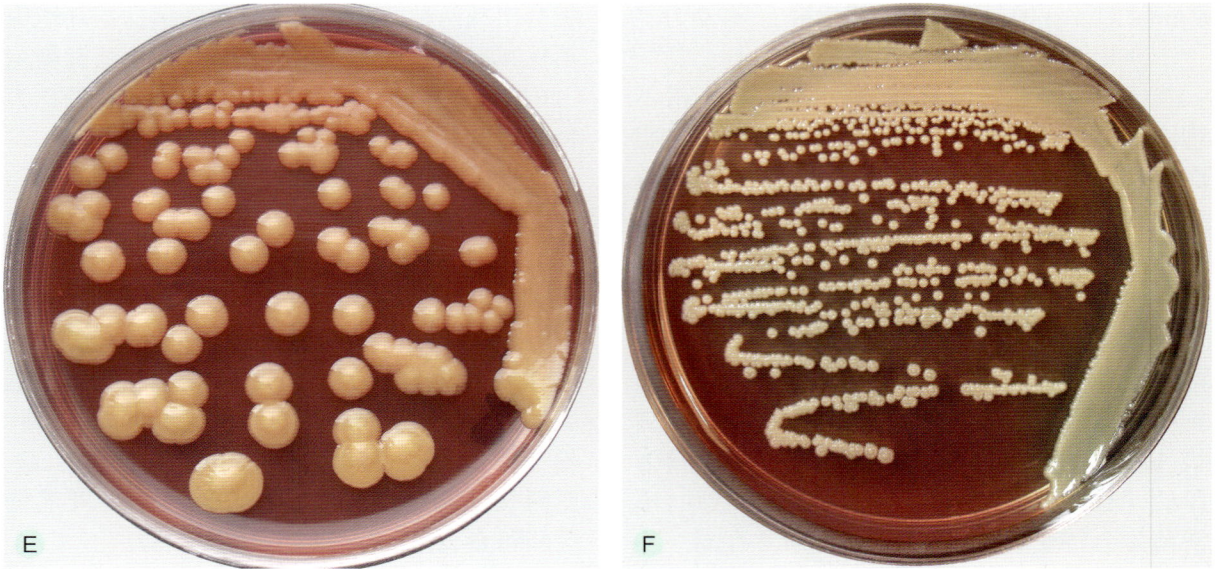

图 15-15-1   阪崎克洛诺杆菌的形态特征

A. 革兰氏染色 ×1 000；B. SBA 24h；C. 中国蓝平板 24h；D. 黏液型，SBA 2 日；
E. 黏液型，中国蓝平板 4 日；F. 粗糙型，中国蓝平板 24h

三、鉴定与鉴别

（一）属间鉴别

阪崎克洛诺杆菌与其他 V-P 试验、精氨酸双水解酶以及鸟氨酸脱羧酶可变或阳性的肠杆菌科细菌的鉴别见表 15-15-1。克洛诺杆菌属与相关菌属鉴别见表 15-17-1。

（二）属内鉴定

阪崎克洛诺杆菌是其属内唯一能利用唾液酸的种。属内各菌种鉴定与鉴别见表 15-15-2。

四、抗菌药物敏感性

克洛诺杆菌属在对各种抗生素的敏感性上存在较大差异。某些克洛诺杆菌菌株对氯霉素、头孢菌素、氨苄西林和四环素可出现耐药。普通克洛诺杆菌和香料克洛诺菌对多西环素耐药，对氨苄西林、阿莫西林 / 克拉维酸、头孢噻肟、头孢呋辛、头孢泊肟、头孢他啶、环丙沙星、庆大霉素、氯霉素、亚胺培南和哌拉西林 / 他唑巴坦等敏感。

五、临床意义

除了香料洛诺杆菌外，其余的克洛诺杆菌都能引起人类感染。阪崎克洛诺杆菌和丙二酸克洛诺杆菌是临床最常分离到的克洛诺杆菌，阪崎克洛诺杆菌常见于新生儿感染，而丙二酸克洛诺杆菌常见于成人感染。其余克洛诺杆菌在少量临床病例中有所报道，但主要都是环境来源。阪崎克洛诺杆菌与严重的新生儿脑膜炎和坏死性小肠结肠炎有关，虽然不多见，但在新生儿中的死亡率相对较高。阪崎克

表 15-15-1   阪崎克洛诺杆菌与部分肠杆菌科细菌的鉴别

菌名	D- 山梨醇	棉子糖	L- 鼠李糖	蜜二糖	D- 阿拉伯醇	蔗糖
戴氏西地西菌	−	−	−	−	−	+
拉氏西地西菌	−	−	−	+	+	−
阪崎克洛诺杆菌	−	+	+	+	−	+
生癌肠杆菌	−	−	+	+	−	−
阴沟肠杆菌	+	+	+	+	V	−

注：+，≥90% 菌株阳性；V，11%~89% 菌株阳性；−，≥90% 菌株阴性。

表 15-15-2 克洛诺杆菌属内各菌种的生化特性

特性	阪崎克洛诺杆菌	丙二酸克洛诺杆菌	图列茨克洛诺杆菌	普通克洛诺杆菌	香料克洛诺杆菌	莫氏克洛诺杆菌	都柏林克洛诺杆菌		
							都柏林亚种	乳粉亚种	洛桑亚种
吲哚	-	-	-	-	+	+	+	+	V
卫矛醇	-	-	+	+	-	+	-	-	-
乳果糖	+	-	+	+	+	+	+	+	-
丙二酸盐	-	+	+	V	+	+	-	-	-
麦芽糖醇	+	+	+	+	-	-	+	+	+
异麦芽酮糖	+	+	+	+	-	V	+	+	+
腐胺	-	V	-	V	-	+	+	+	V
松三糖	-	-	+	-	-	-	+	-	-
松二糖	+	+	+	+	-	+	+	V	+
肌醇	V	V	+	+	+	V	+	+	+
顺乌头酸	+	+	+	+	-	V	+	+	+
反乌头酸	-	+	-	-	-	+	+	+	+
10-甲基-α-D-葡萄糖苷	+	+	+	+	+	+	+	+	+
4-氨基丁酸	+	+	+	V	-	+	+	+	+

注：+,90% 以上菌株阳性；-,90% 以上菌株阴性；V,结果可变（20%~80% 菌株阳性）。

洛诺杆菌能利用唾液酸,因此易在新生儿和婴儿引起感染,因为唾液酸存在于母乳、婴儿配方食品、黏蛋白和神经节苷脂。目前有限的研究显示,丙二酸克洛诺杆菌主要引起成人感染,可携带于咽喉部。

（杨 燕）

第十六节 假柠檬酸杆菌属

一、分类与命名

假柠檬酸杆菌属(*Pseudocitrobacter*)隶属于细菌域,变形菌门,γ- 变形菌纲,肠杆菌目,肠杆菌科。2013 年由 Kämpfer P 等建议设立的新菌属,目前属内包括粪假柠檬酸杆菌(*P. faecalis*)、人假柠檬酸杆菌(*P. anthropi*)和文迪亚假柠檬酸杆菌(*P. vendiensis*)3 个种。2020 年 Kämpfer P 等通过全基因组测序分析,认为人假柠檬酸杆菌与粪假柠檬酸杆菌是同一菌种的不同株,人假柠檬酸杆菌命名晚于粪假柠檬酸杆菌,是粪假柠檬酸杆菌异型同义词。

假柠檬酸杆菌属 DNA G+C 含量为 53.15~57.1mol%,代表菌种为粪假柠檬酸杆菌。

二、生物学特性

（一）形态与染色

革兰氏染色阴性,菌体呈短杆状,大小为 1μm×(2~3)μm,有动力,无芽胞。

（二）培养特性

兼性厌氧,37℃,在血琼脂平板上生长良好,不溶血。粪假柠檬酸杆菌可在麦凯康平板上生长。假柠檬酸杆菌属细菌的形态特征见图 15-16-1。

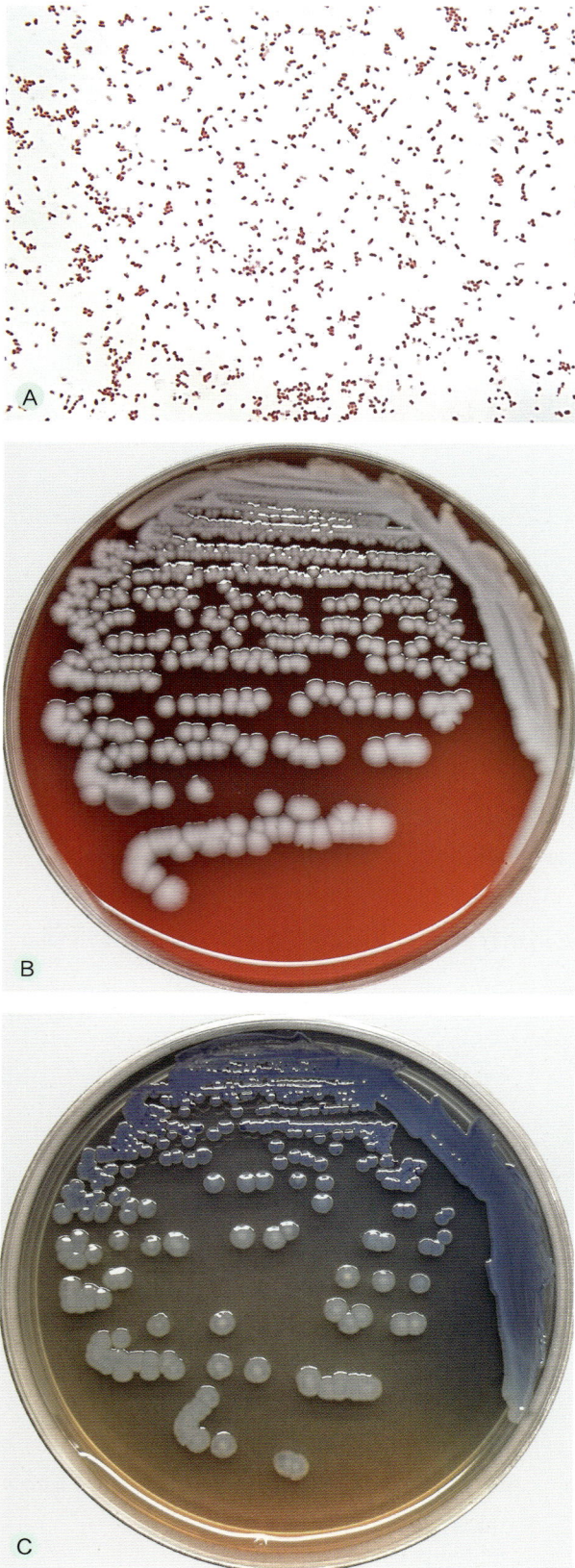

图 15-16-1   粪假柠檬酸杆菌的形态特征

A. 革兰氏染色 ×1 000；B. SBA 2 日；C. 中国蓝平板 2 日

（三）生化特性

触酶阳性，氧化酶阴性，分解葡萄糖、L- 阿拉伯糖、乳糖、D- 麦芽糖、D- 甘露糖、L- 鼠李糖、D- 海藻糖和水杨苷产酸，但不分解蔗糖、D- 蜜二糖、D- 侧金盏花醇、D- 阿拉伯醇、D- 卫矛醇、L- 肌醇和山梨醇。七叶苷和 ONPG 试验阳性或阴性，尿素酶和精氨酸双水解酶阴性，赖氨酸和鸟氨酸脱羧酶可变，不产生硫化氢和吲哚，硝酸盐还原试验阳性。

三、鉴定与鉴别

（一）属间鉴别

主要注意与柠檬酸杆菌属的鉴别，柠檬酸杆菌属大部分菌种可以产生硫化氢，利用柠檬酸盐，而假柠檬酸杆菌属不产生硫化氢，仅文迪亚假柠檬酸杆菌可利用柠檬酸盐。准确鉴定和鉴别可通过分子生物学方法来完成，如 16S rRNA 测序、MLST 分析、全基因组测序比较分析和分析 G+C 含量等。

（二）属内鉴定

粪假柠檬酸杆菌不产生赖氨酸和鸟氨酸脱羧酶，不分解棉子糖产酸，但可分解 D- 甘露醇产酸。人假柠檬酸杆菌赖氨酸和鸟氨酸脱羧酶弱阳性，可分解棉子糖产酸，但不分解 D- 甘露醇产酸。文迪亚假柠檬酸杆菌 V-P 试验、赖氨酸和鸟氨酸脱羧酶、精氨酸双水解酶、尿素酶、七叶苷水解和丙二酸盐利用试验均阴性，柠檬酸盐（西蒙氏）和 ONPG 水解试验阳性。假柠檬酸杆菌属内菌种的鉴别见表 15-16-1。

表 15-16-1   假柠檬酸杆菌属内菌种的鉴别

特性	粪假柠檬酸杆菌	人假柠檬酸杆菌	文迪亚假柠檬酸杆菌
D- 甘露醇利用	+	−	+
棉子糖利用	−	+	
N- 乙酰 -D- 半乳糖胺利用	+	+	
D- 葡萄糖酸盐利用	−	+	+
戊二酸盐利用	+	−	−
七叶苷水解	+	+	−
赖氨酸脱羧酶	−	+	−
鸟氨酸脱羧酶	−	+	−

注：+，阳性；−，阴性。

四、抗菌药物敏感性

假柠檬酸杆菌属对抗菌药物敏感性方面的资料少有报道。原始报道的粪假柠檬酸杆菌和人假柠檬酸杆菌分离株可产生 NDM-1 碳青霉烯酶。

五、临床意义

粪假柠檬酸杆菌和人假柠檬酸杆菌最初报道从住院患者粪便中分离出来,文迪亚假柠檬酸杆菌也是从住院患者标本中分离获得,具体临床意义不清楚。

（孙长贵 陈东科）

第十七节　莱略特菌属

一、分类与命名

莱略特菌属(*Lelliottia*)隶属于细菌域,变形菌门,γ- 变形菌纲,肠杆菌目,肠杆菌科。2013 年由 Brady C 等提议将肠杆菌属中的河生肠杆菌和超压肠杆菌划出来而重新成立的新属,目前属内包括河生莱略特菌(*L. amnigena*)、超压莱略特菌(*L. nimipressuralis*)、蛤蜊莱略特菌(*L. jeotgali*)和水生莱略特菌(*Lelliottia aquatilis*)4 个种。2019 年 Wu wenjin 等研究认为水生莱略特菌与蛤蜊莱略特菌是同一菌种的不同株,水生莱略特菌命名晚于蛤蜊莱略特菌,是蛤蜊莱略特菌异型同义词。

莱略特菌属 DNA G+C 含量为 54~55.3mol%,代表菌种为超压莱略特菌。

二、生物学特性

(一) 形态与染色

革兰氏染色阴性,菌体呈直杆状,大小为(0.6~1.0)μm×(1.2~3.0)μm,周鞭毛,有动力。

(二) 培养特性

兼性厌氧,生长温度范围 10~45℃,最适生长温度 30℃。在胰蛋白大豆或营养琼脂平板形成圆形、凸起或扁平、光滑,边缘整齐、直径 0.5~4.5mm 的菌落,菌落呈米黄色、棕色或不产色素。莱略特菌属细菌的形态特征见图 15-17-1。

(三) 生化特性

触酶阳性,氧化酶阴性。硝酸盐还原阳性,水解七叶苷,V-P 和鸟氨酸脱羧酶试验阳性,但赖氨酸脱羧酶、明胶、吲哚和硫化氢试验阴性,精氨酸双水解酶试验结果可变。发酵葡萄糖产酸、产气。可氧化分解 N- 乙酰 -*D*- 半乳糖胺、N- 乙酰 -*D*- 葡萄糖胺、*L*- 阿拉伯糖、*D*- 纤维二糖、*D*- 果糖、*D*- 半乳糖、*D*- 葡萄糖、乳糖、麦芽糖、*D*- 甘露醇、*D*- 甘露糖、*D*- 蜜二糖、*D*- 棉子糖、*L*- 鼠李糖、*D*- 海藻糖和丙三醇等产酸。不氧化吐温 -40、吐温 -80、*D*- 阿拉伯醇、*L*- 脯氨酸和 *L*- 苏氨酸。

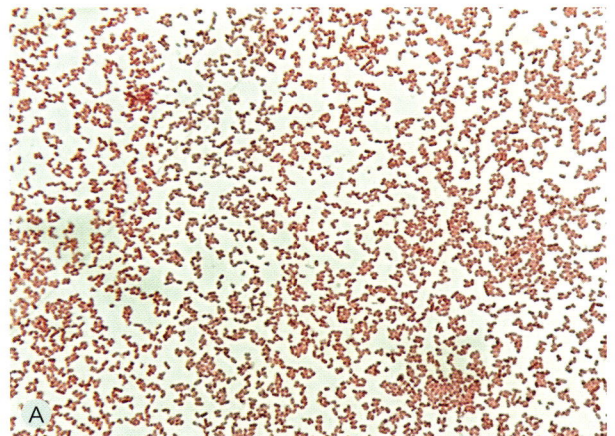

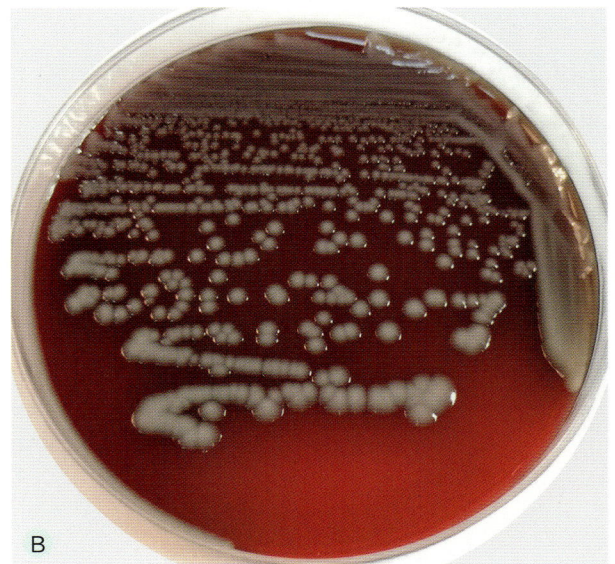

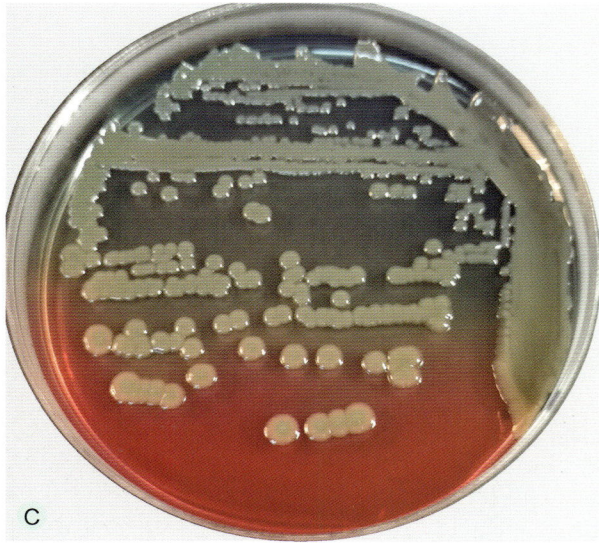

图 15-17-1　河生莱略特菌的形态特征
A. 革兰氏染色 ×1 000；B. SBA 2 日；C. 中国蓝平板 2 日

三、鉴定与鉴别

（一）属间鉴别
莱略特菌属与相关菌属的鉴别见表 15-17-1。
（二）属内鉴定
莱略特菌属菌种的鉴定和鉴别见表 15-17-2。

四、抗菌药物敏感性

莱略特菌属对抗菌药物敏感性方面的资料少有报道。

五、临床意义

河生莱略特菌分离于河水中，少见分离于临床标本，有报道河生莱略特菌可引起泌尿道感染。超压莱略特菌可引起植物榆树的疾病，也有从血液中分离的报道，但认为是假性菌血症。水生莱略特菌最初报道从饮用水分离出，蛤蜊莱略特菌从发酵的蛤蜊中分离，具体临床意义不清楚。

表 15-17-1　莱略特菌属与相关菌属的鉴别特性

特性	莱略特菌属	肠杆菌属	勒克菌属	*Pluralibacter*	*Kosakonia*	克洛诺杆菌属
产黄色素	–	–	+	–	–	+
吲哚产生	–	–	+	–	–	(–)
精氨酸双水解酶	+	+	–	–	(+)	d
鸟氨酸脱羧酶	+	+	–	+	d	(+)
赖氨酸脱羧酶	–	–	–	+	(–)	–
N- 乙酰 -*D*- 半乳糖胺	+	(d)	–	+	(–)	–
D- 阿拉伯醇	–	–	+	+	(d)	(–)
D- 山梨醇	d	(+)	+	(–)	+	(d)
乳糖	+	(+)	+		+	+
松二糖	(+)	+		(–)	d	(+)
L- 脯氨酸	–	d	–	+	(–)	(–)
D- 丝氨酸	d	(+)	–		(d)	–
L- 苏氨酸	–	d	+	d	–	(–)
吐温 -80	–	d	–	d	+	d

注：+，90%~100% 菌株阳性；(+)，70%~89% 菌株阳性；d，50%~69% 菌株阳性；(–)，10%~29% 菌株阳性；–，91%~100% 菌株阴性。

表 15-17-2 莱略特菌属菌种的鉴定和鉴别特性

特性	河生莱略特菌	超压莱略特菌	蛤蜊莱略特菌	水生莱略特菌
产酸				
蔗糖	+	−	−	−
山梨醇	−	+	−	+
棉子糖	+	v	−	−
水杨苷	+	+	−	+
葡萄糖酸钾	+	−	−	ND
γ-谷氨酰转移酶	−	−	+	ND
β-木糖苷酶	+	+	−	ND
α-葡萄糖苷酶	+	+	+	ND
β-葡萄糖苷酶	+	−	−	ND
L-脯氨酸芳基酰胺酶	+	−	+	ND
45℃生长	−	−	+	+

注：+，阳性；−，阴性；v，结果可变；ND，无数据。

（孙长贵　陈东科）

第十八节 摩 根 菌 属

一、分类与命名

摩根菌属（Morganella）隶属于细菌域，变形菌门，γ-变形菌纲，肠杆菌目，摩根菌科（Morganellaceae）。目前，属内有 2 个种和 2 个亚种，即摩根摩根菌（M. morganii）、摩根摩根菌摩根亚种（M. morganii subsp. morganii）、摩根摩根菌西伯尼亚种（M. morganii subsp. sibonii）和耐冷摩根菌（M. psychrotolerans）。

DNA G+C 含量为 50mol%，代表菌种为摩根摩根菌。

二、生物学特性

（一）形态与染色

摩根菌属细菌为革兰氏阴性杆菌，菌体大小为（0.6~0.7）μm×（1.0~1.7）μm，散在排列。周生鞭毛，但有些菌株在 30℃时无动力，无明显荚膜，无芽胞。

（二）培养特性

摩根菌属为兼性厌氧菌，有机化能营养。生长温度范围为 2~45℃，77% 耐冷摩根菌在 0℃可生长。营养需求不高，在营养琼脂上生长良好，孵育 24 小时后形成直径 2~3mm、无色至淡黄色透明、圆形、凸起、光滑、边缘整齐的菌落。在含 10g/L 的肉浸汤琼脂上 48 小时可形成大而菲薄的膜状菌落。约有 50% 的菌株在血琼脂上产生 α-溶血。耐受胆盐及去氧胆酸盐，可在 SS、麦康凯、HE 等肠道选择性培养基上生长，由于不分解乳糖及蔗糖形成类似志贺菌的菌落。在 KIA 或 TSI 上的现象酷似志贺菌，但产碱不明显。由于具有胞内结构性尿素酶，可抵御酸性环境，在低于 pH 5.5 以下时仍有活性。在 KCN 肉汤培养基中可生长。摩根菌纯培养时具有与变形杆菌相同的气味。

在色氨酸培养基上可氧化色氨酸产生 α-酮酸，与培养基中的铁结合生成独特的棕褐色到黑色菌落，色素可扩散到菌落周围的培养基中。可降解酪蛋白，使牛乳液化透明。

摩根菌属细菌的菌落形态特征见图 15-18-1。

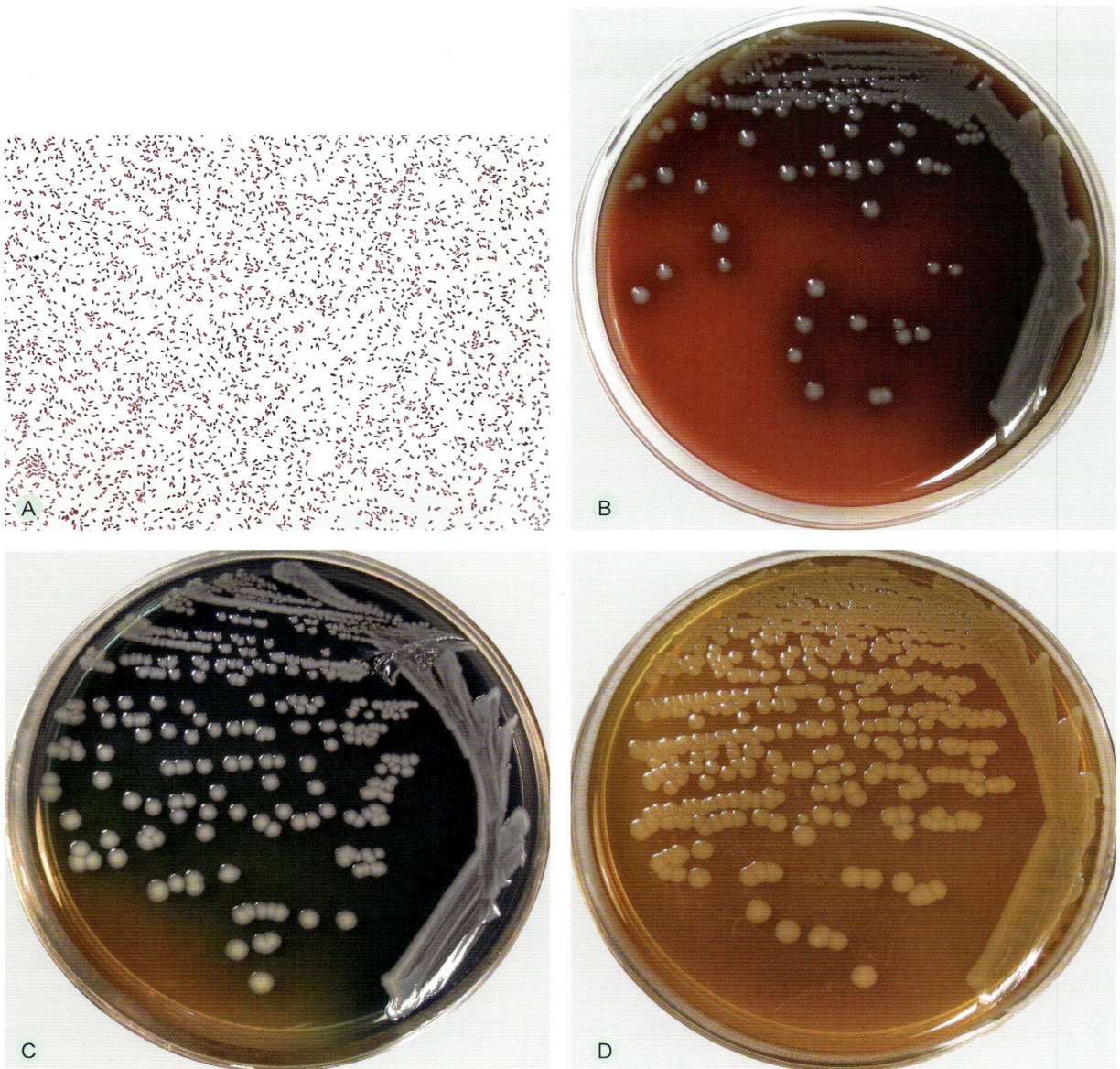

图 15-18-1   摩根摩根菌 ATCC 25830 的形态特征
A. 革兰氏染色 ×1 000；B. SBA 24h；C. 中国蓝平板 2 日；D. SSA 24h

（三）生化特性

摩根菌属细菌氧化酶阴性，触酶阳性。发酵葡萄糖产酸和产气；发酵甘露糖、核糖、果糖、木糖醇和葡萄糖酸钾等产酸，但不发酵木糖、海藻糖、侧金盏花醇、阿拉伯糖、纤维二糖、卫矛醇、肌醇、乳糖、麦芽糖、蜜二糖、蔗糖、甘露醇、棉子糖、鼠李糖、水杨苷和 α- 甲基 -D- 葡萄糖苷等（西伯尼亚种可发酵海藻糖和侧金盏花醇）。可使苯丙氨酸及色氨酸氧化脱氨，尿素酶、吲哚、鸟氨酸脱羧酶、甲基红和硝酸盐还原等试验阳性，不液化明胶，ONPG

和 V-P 阴性。不利用柠檬酸盐、丙二酸盐和醋酸盐，在 TSI 琼脂斜面和含有硫代硫酸盐培养基上不产生硫化氢，但在含半胱氨酸的培养基上硫化氢阳性。

三、鉴定与鉴别

（一）属间鉴别
摩根菌属与类似菌属间鉴别见表 15-1-4。

（二）属内鉴定
摩根菌属内种和亚种的鉴定和鉴别见表 15-18-1。

表 15-18-1　摩根菌属内种和亚种的鉴别特性

特性	摩根摩根菌	摩根摩根菌摩根亚种	摩根摩根菌西伯尼亚种	耐冷摩根菌
2℃生长	0	0	0	100
37℃生长	100	100	100	0
8.5% 氯化钠	100	100	100	0
发酵海藻糖(48 小时)	0	0	100	21
发酵侧金盏花醇(48 小时)	0	0	100	0
半乳糖(48 小时)	100	100	100	0
四环素敏感性	d	+	-	+

注:试验均是在 36℃±1℃温度下孵育 48 小时测得的结果;* 测试时间为 7 日;+,S;-,R;表中数字表示菌株阳性百分比;d,可变。

表 15-18-2　摩根摩根菌生物分型

试验	生物型						
	A	B	C	D	E	F	G
海藻糖	-	-	-	-	+	+	+
甘油 *	+	d	+	+	+	d	d
赖氨酸脱羧酶	-	+	-	+	+	d	-
鸟氨酸脱羧酶	+	d	+	-	+	-	+
动力	+	d	+	-	+	d	d
四环素敏感性	+	+	d	+	-	-	d

注:试验均是在 36℃±1℃温度下孵育 48 小时测得的结果;* 测试时间为 7 日;+,90% 以上菌株阳性;-,90% 以上菌株阴性;d,反应不定。

摩根摩根菌采用表 15-18-2 中的试验可分为 7 个生物型。

四、抗菌药物敏感性

该菌产生固有 AmpC 酶,对氨基青霉素类、脲基青霉素类,一代、二代头孢菌素类,头霉素类耐药。对三代头孢菌素、单酰胺类、氟喹诺酮类、妥布霉素和氯霉素敏感;而对庆大霉素、阿米卡星、亚胺培南、四环素的敏感性可变。因此,该菌感染首选头孢吡肟、厄他培南和加酶抑制剂的复合制剂,也可选择碳青霉烯类、氨基糖苷类、喹诺酮类和复方新诺明进行治疗。在体外药敏时建议采用稀释法,纸片扩散法测试某些头孢菌素敏感性不可靠。

五、临床意义

该菌被证明是导致条件性继发感染的病原菌,可引起呼吸道、泌尿道和伤口等感染,并与脓毒血症和腹泻有关。常导致导尿后的尿路感染及术后的创面感染。还可从血液、脓液、痰液中分离到。也可从腹泻患者粪便中分离到,但导致腹泻的证据并不充分。

（苏丹虹　卢先雷）

第十九节　变形杆菌属

一、分类与命名

变形杆菌属(Proteus)隶属于细菌域,变形菌门,γ- 变形菌纲,肠杆菌目,摩根菌科。该属细菌是肠杆菌科中可形成迁徙性生长的细菌,属于苯丙氨酸脱氨酶阳性、尿素酶阳性并且产生硫化氢的菌属。目前,属内有 7 个种,分别为普通变形杆菌(P. vulgaris)、奇异变形杆菌(P. mirabilis)、潘氏变形杆菌(P. penneri)、卡氏变形杆菌(P. cibarius)、豪氏变形杆菌(P. hauseri)、土生变形杆菌(P. terrae)和产黏变形杆菌(P. myxofaciens,现划归 Cosenzaea 属)。

变形杆菌属 DNA G+C 含量为 38 ~ 41%,代表菌种为普通变形杆菌。

二、生物学特性

(一) 形态与染色

变形杆菌属细菌为革兰氏阴性杆菌,菌体大小为(0.4~0.8)μm×(1.0~3.0)μm,散在排列,具有周鞭毛(图 2-1-10A),鞭毛数量不定,无芽胞。在培养环境的 pH 下降至 6.0～6.5 时发生菌体形态变异，呈现蜷缩现象。

（二）培养特性

变形杆菌属细菌是具有细胞迁徙现象的兼性厌氧菌，以氧化和发酵形式分解糖类。有机化能营养，但营养需求不高，在以蛋白胨为基础的普通培养基上生长良好。最适生长温度 37℃。由于存在固定的分裂、团聚、静止的迁徙周期，在营养琼脂或明胶培养基上过夜培养后形成多层同心圆形的湿润薄膜状菌苔。但也有个别菌株没有迁徙现象，可形成单个菌落（图 15-19-1D）。在血琼脂平板上呈蔓延生长，在麦康凯琼脂平板上呈扁平边缘锥形状的菌落。黏液型菌落少见（图 15-19-1F）。

利用变形杆菌的迁徙现象可对不同来源的菌株进行同源性鉴别，如果两株变形杆菌被接种于同一培养基上，过夜培养后迁徙状菌落之间留下清晰界限（即 Dienes 现象，图 15-19-3）的说明两个菌株不具有同源性，属于不同基因组的两株细菌。该现象在流行病学上具有一定价值。"Dienes"现象的出现，可能与产生细菌素和对细菌的敏感度有关。然而，Dienes 现象阴性却不能简单地解释为同一株。

变形杆菌的迁徙生长给混合细菌的分离纯化带来困难，此时需要抑制细菌的迁徙，常用的方法有在固体培养基中添加 0.1% 石炭酸、4% 乙醇、0.25% 苯乙醇、0.1% 水合氯醛、0.4% 硼酸、0.1～0.3mmol/L 的对硝基苯甘油、0.2% 叠氮钠以及抗变形杆菌 H 因子血清，也可在平板的划线区域贴与待分离菌株有耐药差异（变形杆菌敏感，待分离菌耐药）的抗菌药物纸片进行分离。另外，将培养基中的琼脂含量提高到 5%～7% 也能抑制变形杆菌的迁徙现象。这些方法中除对硝基苯甘油外对变形杆菌及其他革兰氏阴性杆菌均具有一定的抑制作用，需要根据分离不同目的菌的要求进行选择性采用。

该属细菌耐受胆盐及去氧胆酸钠，能在含有这些选择剂的培养基如 SS、麦康凯培养基上生长，但集群现象消失。由于不分解乳糖，以及产生硫化氢，在 SS 培养基上类似沙门菌菌落，但菌落中心的黑色范围较沙门菌大（图 15-19-1E、图 15-19-2C），而在麦康凯上则与沙门菌或志贺菌不能区分。在 KIA/TSI 上形成斜面产碱，底层产酸，以及培养基变黑等现象，酷似沙门菌。变形杆菌的纯培养物具有一种特殊的气味，对鉴别该菌具有指示作用。

变形杆菌属细菌的形态特征见图 15-19-1、图 15-19-2。

（三）生化特性

变形杆菌属细菌氧化酶阴性，触酶阳性。所有菌种均产生苯丙氨酸脱氨酶及色氨酸脱氨酶，尿酶阳性，不产生赖氨酸脱羧酶、精氨酸双水解酶。只有奇异变形杆菌产生鸟氨酸脱羧酶。除产黏变形杆菌外均可降解酪蛋白使牛乳液化，或在添加不溶性酪蛋白的琼脂培养基上菌落周围形成透明区。可还原硫代硫酸钠，在 TSI 上产生硫化氢。

可生长于氰化钾培养基上。不利用丙二酸盐。分解葡萄糖及少数碳水化合物产酸，多数菌株可同时产气。不分解肌醇，也不分解直链四元、五元以及六元多羟醇类，但可分解甘油产酸。多数菌株发酵麦芽糖、蔗糖、海藻糖以及木糖。除柠檬酸盐、酒石酸盐及醋酸盐外不同化其他碳水化合物。

（四）抗原结构

变形杆菌属细菌有 O 抗原 49 种，其中普通变形杆菌 17 种，奇异变形杆菌 27 种，二者共同的有 5 种。最常见的是具有 O3、O6、O10 的奇异变形杆菌。H 抗原有 19 种，H1、H2、H3 常见。由于 H 抗原之间交叉多且复杂，对于分类学意义不大。

由于立克次体与变形杆菌具有一些共同的 O 抗原，如变形杆菌 X19、X2 及 Xk 的 O 抗原，在人体感染这些立克次体后产生的抗体能与具有共同抗原的变形杆菌 X19 等发生交叉凝集反应。利用这个原理制备 OX19、OX2 及 OXk 灭活菌液与来自人体的血清发生凝集反应从而诊断立克次体感染的方法被称为外斐反应（Weil-Felix reaction）。

三、鉴定与鉴别

（一）属间鉴别

变形杆菌属主要与苯丙氨酸脱氨酶阳性、葡萄糖酸盐氧化阴性的摩根菌属及普罗威登斯菌属相鉴别，3 个属间的鉴别见表 15-1-4。

（二）属内鉴定

变形杆菌属内各菌种鉴定和鉴别见表 15-19-1。

吲哚阴性、氨苄西林敏感的菌株可报告为奇异变形杆菌，而吲哚阳性、氨苄西林耐药的菌株可报告为普通变形杆菌。豪氏变形杆菌之前为普通变形杆菌的一个亚群，水杨苷、七叶苷和海藻糖阴性可与普通变形杆菌区分。不符合上述标准的变形杆菌必须进一步通过商品化系统或常规生化反应进行鉴定。变形杆菌属细菌商品化鉴定系统准确率为 95%～100%。

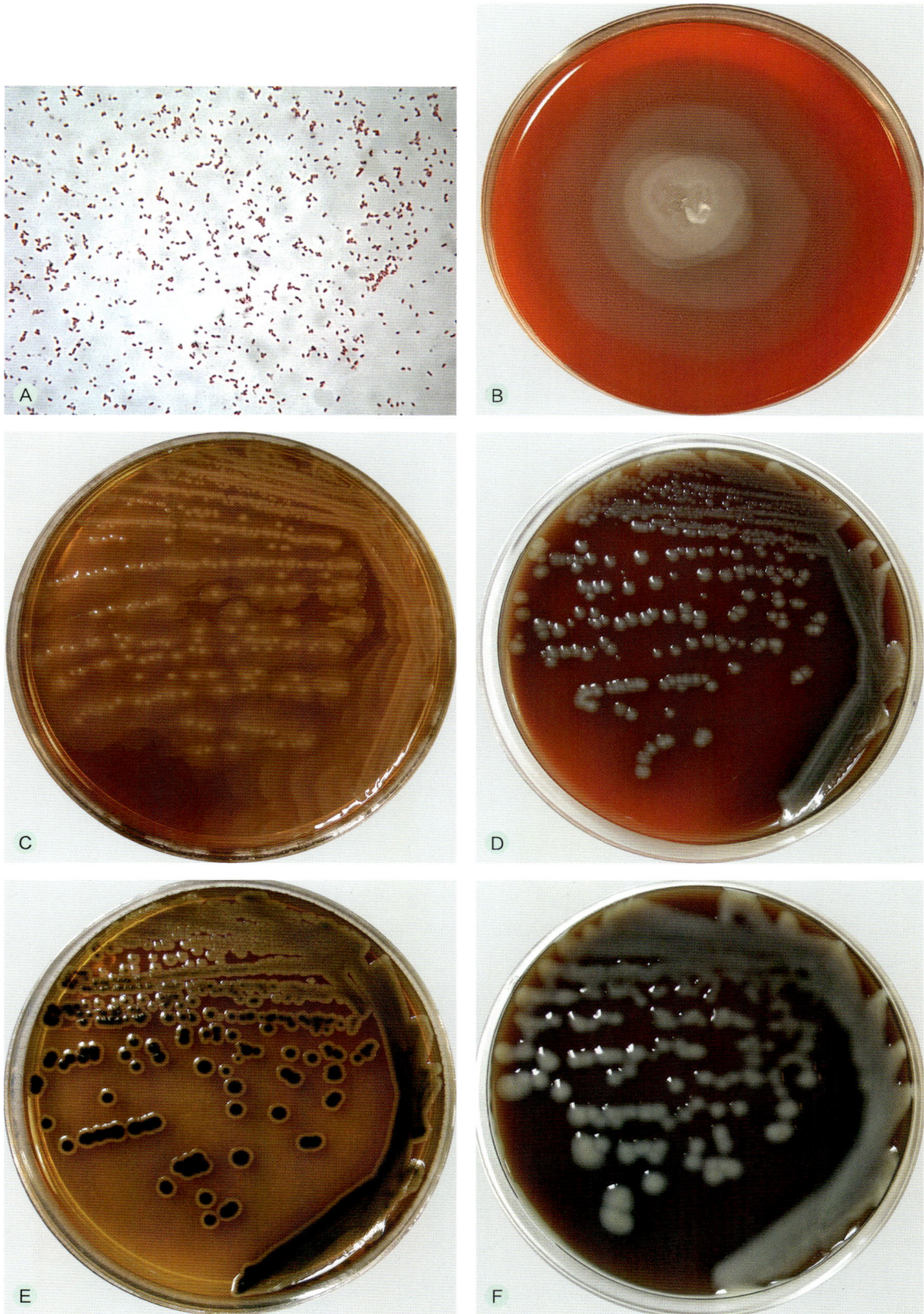

图 15-19-1 普通变形杆菌的形态特征

A. 革兰氏染色 ×1 000；B. 迁徙型，SBA 18h；C. 迁徙型，MAC 24h；D. ATCC 29905（光滑型），SBA 24h；

E. ATCC 29905（光滑型），SSA 24h；F. 黏液型，CA 2 日

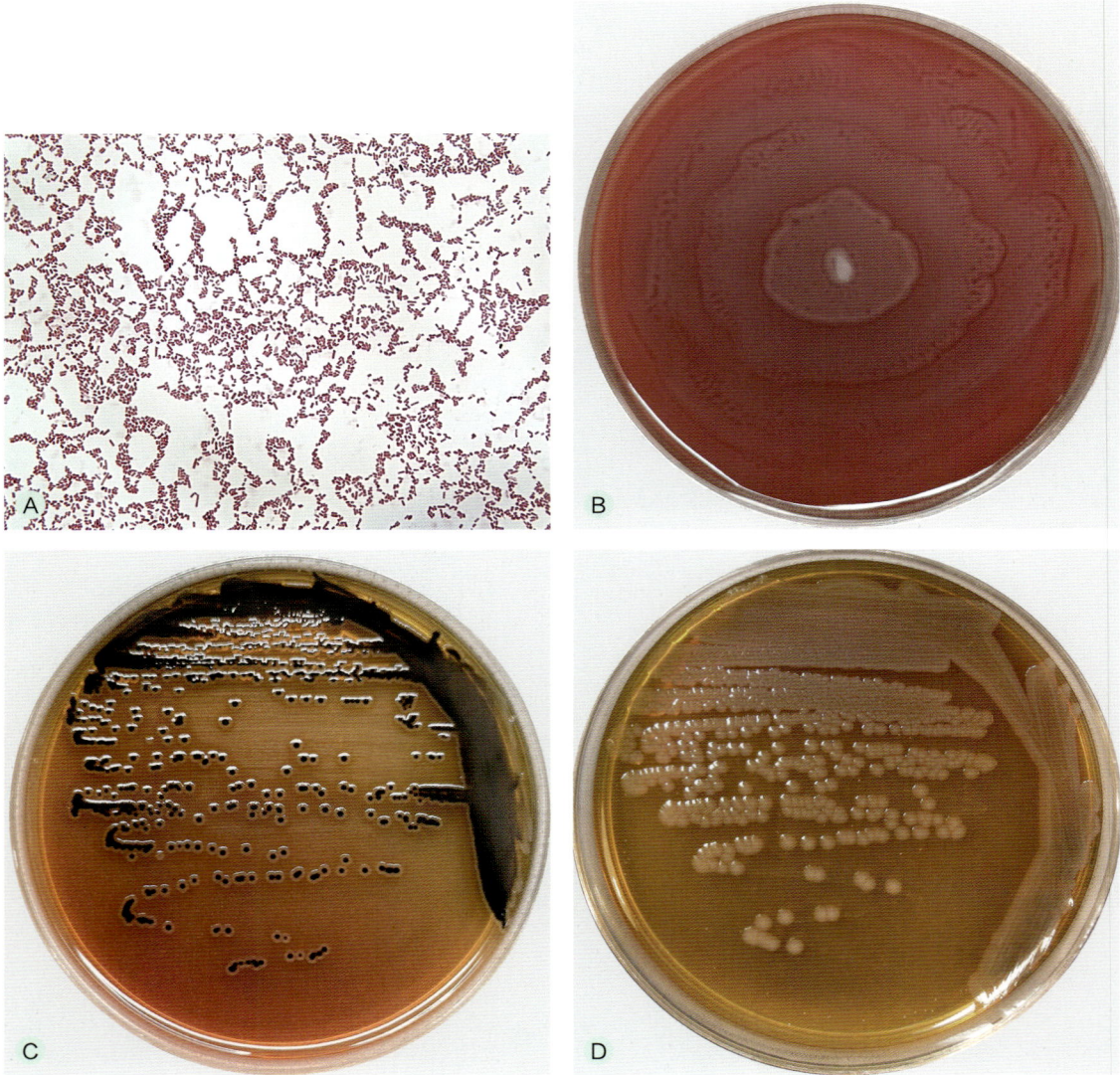

图 15-19-2　奇异变形杆菌的形态特征

A. 革兰氏染色 ×1 000；B. SBA 24h；C. SSA 24h；D. ATCC-BAA-663，SSA 24h

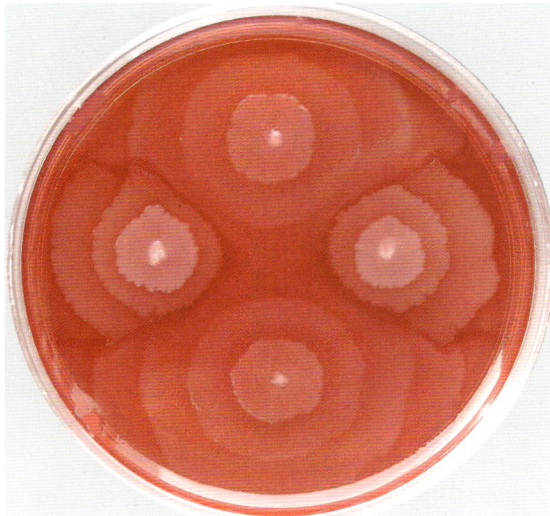

图 15-19-3　变形杆菌 Dienes 现象阳性

表 15-19-1　变形杆菌属内各菌种生化反应鉴别

生化特性	普通变形杆菌生物 2 群	普通变形杆菌生物 3 群	奇异变形杆菌	产黏变形杆菌*	潘氏变形杆菌	豪氏变形杆菌
吲哚产生	+	+	-	-	-	+
鸟氨酸脱羧酶	-	-	+	-	-	-
产酸						
麦芽糖	+	+	-	+	+	+
木糖	+	+	+	-	+	+
水杨苷	+	+	-	-	-	-
七叶苷水解	+	-	-	-	-	-
酪蛋白降解	+	+	+	-	+	+
25℃黏液产生	-	-	-	+	-	-

注：* 生化反应结果来自标准菌株 ATCC 19692；+，90% 以上菌株阳性；-，90% 以上菌株阴性。

四、抗菌药物敏感性

变形杆菌属细菌对黏菌素天然耐药，其中产黏变形杆菌对多黏菌素和杆菌肽高度耐药。普通变形杆菌产生固有的 β- 内酰胺酶，对一、二代头孢菌素及青霉素类具有较高的耐药性，但该菌对羧苄西林敏感；另外，该菌通常对氨基糖苷类抗生素敏感，但对庆大霉素和卡那霉素耐药的菌株也较常见，对阿米卡星耐药率是最低的。普通变形杆菌对氟喹诺酮类及氯霉素敏感。

潘氏变形杆菌除天然耐受氯霉素外，对青霉素类的耐药情况较普通变形杆菌更为严重，然而和普通变形杆菌不同的是该菌对头孢西丁敏感，对三代头孢菌素的敏感率也较普通变形杆菌高。该菌对氨基糖苷类抗生素敏感，对氟喹诺酮类有较高的耐药率。

奇异变形杆菌通常对四环素、呋喃妥因耐药，但偶尔也存在敏感的野生株，该菌种对氯霉素多数敏感，然而耐药菌株在临床也不少见；该菌不产生染色体介导的 AmpC 酶，因此多数菌株对包括氨基青霉素类在内的抗革兰氏阴性杆菌 β- 内酰胺类抗生素均敏感，然而由质粒介导的 ESBLs 却使得该菌导致的感染更加棘手和危险；另外，该菌通常对氨基糖苷类敏感，但由携带 R 质粒导致对庆大霉素和卡那霉素耐药的菌株也会在临床遇到，但对于阿米卡星耐药是罕见的。对于该菌导致的尿路感染，甲氧苄啶和氟喹诺酮类药物是最有效的药物，耐药率也是最低的。

五、临床意义

变形杆菌属除了产黏变形杆菌外，都是机会致病菌。该属细菌可导致的感染非常广泛，但主要与尿道结石的形成有关(变形杆菌和普罗威登斯菌水解尿素生成氨水，使尿液碱性化，导致结石的形成)，尿路被沉淀物阻塞，成为持续性感染的病灶。还可引起尿路感染(如尿道插管、膀胱镜检查、泌尿科手术后)、伤口感染(如外伤、术后以及烧伤创面)、食物中毒、婴幼儿的原发或继发感染性腹泻和新生儿脐炎等。其他的还有腹膜炎、盆腔炎、肺炎、眼结膜炎、骨髓炎等，严重者可导致败血症、脑膜炎。

该属细菌与感染相关的毒力因子主要表现在其具有高黏附性的菌毛 [如 MR/P (mannose resistant proteus-like)、MR/K (mannose resistant, klebsiella-like)，以及 ATF、NAF、PMF 等] 带来的侵袭力，而荚膜多糖(C 抗原)显著增强了细菌的黏附力，并且变形杆菌的荚膜不同于其他肠杆菌，是形成生物被膜的关键因素，使感染变得更加复杂。另外，该菌产生的各种蛋白水解酶(具有对 IgA 的高度水解活性)也是促进其感染扩散，并逃避免疫系统攻击的毒力因子。此外，该菌还产生各种具有细胞毒活性的溶血素，如 HlyA、HpmA、HpmB 可能也参与了其毒力的构成。

由变形杆菌导致的尿路感染比较严重而难治，常常是致死性的(对肾脏实质的损害)，且在温暖潮湿的季节常导致多个病区的暴发流行，因此，一直被医院感染控制人员所重视。

(苏丹虹　卢先雷)

第二十节　普罗威登斯菌属

一、分类与命名

普罗威登斯菌属（*Providencia*）隶属于细菌域，变形菌门，γ-变形菌纲，肠杆菌目，摩根菌科。目前属内有9个种，包括产碱普罗威登斯菌（*P. alcalifaciens*）、雷极普罗威登斯菌（*P. rettgeri*）、司徒普罗威登斯菌（*P. stuartii*）、拉氏普罗威登斯菌（*P. rustigianii*）、海氏普罗威登斯菌（*P. heimbachae*）、害虫普罗威登斯菌（*P. vermicola*）、泰国普罗威登斯菌（*P. thailandensis*）、斯尼普罗威登斯菌（*P. sneebia*）和大红谷仓普罗威登斯菌（*P. burhodogranariea*）。

普罗威登斯菌属DNA G+C含量为39~42mol%，代表菌种为产碱普罗威登斯菌。

二、生物学特性

（一）形态与染色

普罗威登斯菌属细菌为革兰氏阴性杆菌，菌体大小为(0.6~0.8)μm×(1.5~2.5)μm，一般散在排列。周生鞭毛，无明显荚膜，无芽胞。

（二）培养特性

普罗威登斯菌属细菌属于兼性厌氧菌，有机化能营养，能以氧化和发酵形式分解营养物质。最适生长温度37℃。对糖类和多元醇的代谢能力强于变形杆菌。

营养要求不高，在营养琼脂上生长良好，孵育24小时，菌落大而扁平，边缘不规则，血琼脂平板上不溶血（图15-20-1B、图15-20-1G、图15-20-1I）。在营养琼脂中添加5%色氨酸时可形成赤褐色色素，使培养基及菌落均被着色。可降解酪氨酸令牛乳液化透明。耐受胆盐及去氧胆酸盐，在常规肠道选择性培养基如SS、麦康凯、HE等培养基上生长良好，由于不分解乳糖及蔗糖（拉氏普罗威登斯菌迟缓分解），不产生硫化氢，在这些培养基上形成无色透明菌落，类似志贺菌。少数菌株可呈扩散生长。半固体动力试验阳性。普罗威登斯菌纯培养时具有与变形杆菌相同的气味。

普罗威登斯菌属细菌的形态特征见图15-20-1。

（三）生化特性

普罗威登斯菌属细菌氧化酶阴性，触酶阳性，可使苯丙氨酸及色氨酸快速氧化脱氨。发酵甘露糖产酸，除拉氏普罗威登斯菌外，其他种均可发酵至少一种多元醇（直链四元、五元或六元），如肌醇、甘露醇、侧金盏花醇、阿糖醇以及赤藓醇。除海氏普罗威登斯菌外其他细菌吲哚均为阳性，均可利用酒石酸盐（少数海氏普罗威登斯菌菌株可为阴性）和柠檬酸盐（拉氏普罗威登斯菌某些菌株可为阴性）。该属细菌中只有雷极普罗威登斯菌的尿素酶为阳性，而司徒普罗威登斯菌高度易变，有时同一菌株也有尿素酶阳性和阴性的亚群。

（四）抗原结构

普罗威登斯菌属细菌具有O抗原、H抗原及K抗原。目前已承认的抗原结构共有93种，其中产碱普罗威登斯菌有46种O抗原，司徒普罗威登斯菌有17种，而雷极普罗威登斯菌有34种O抗原及26种H抗原。检测方法推荐的是被动血凝试验。血清分群在流行病学研究中具有意义，但主要用于暴发流行的调查。其中O3血清型在腹泻患者最为常见，其他还有O12、O13、O22也偶见于腹泻患者的粪便中。

三、鉴定与鉴别

（一）属间鉴别

该菌属细菌与类似菌属的生化鉴别见表15-1-4。

（二）属内鉴定

普罗威登斯菌属内临床常见5种细菌的鉴定和鉴别见表15-20-1。

四、抗菌药物敏感性

司徒普罗威登斯菌是该属中耐药性最强的菌株，产生固有AmpC酶，对青霉素类（包括羧苄西林）、一代头孢菌素、加酶抑制剂青霉素类和喹诺酮类耐药，对除了阿米卡星以外的氨基糖苷类耐药，对三代头孢菌素敏感。产碱普罗威登斯菌属是该属中耐药性最低的，对常用抗菌药物如头孢菌素类、氨基糖苷类、喹诺酮类均敏感。因此，该菌感染首选头孢吡肟、厄他培南和加酶抑制剂的复合制剂，也可选择碳青霉烯类、氨基糖苷类、喹诺酮类和复方新诺明进行治疗。而雷极普罗威登斯菌介于两者之间，对氨基糖苷类抗菌药物敏感，但对喹诺酮类高度耐药。

五、临床意义

产碱普罗威登斯菌常从感染性腹泻人群的粪便中被分离到，大量的流行病学调查结果提示该菌与感染性腹泻有很高的相关性，也在动物模型中证

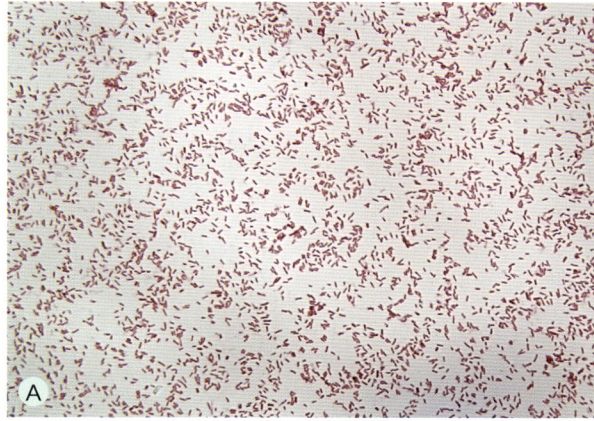

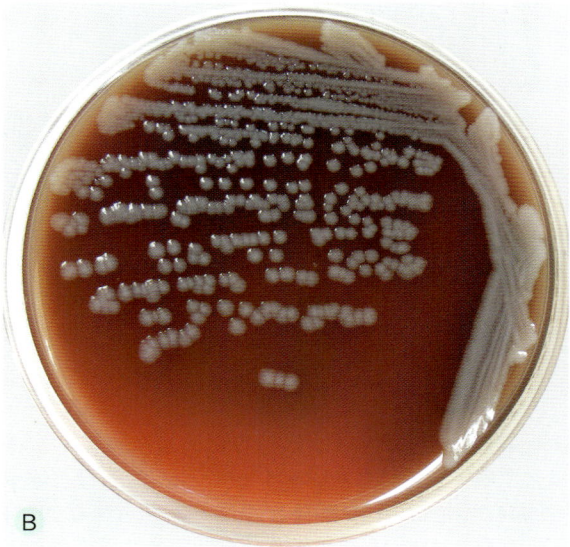

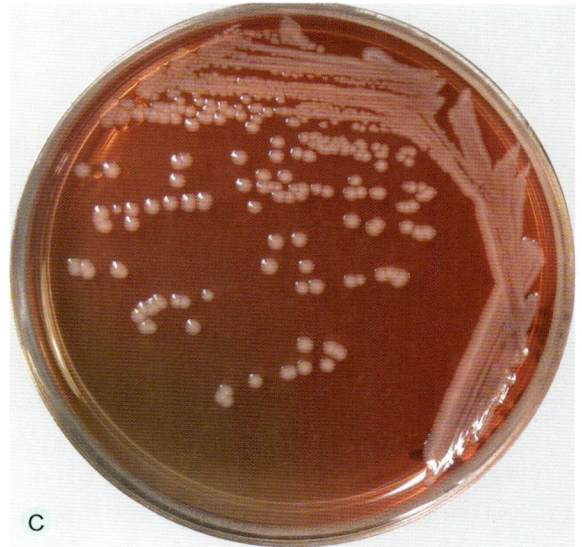

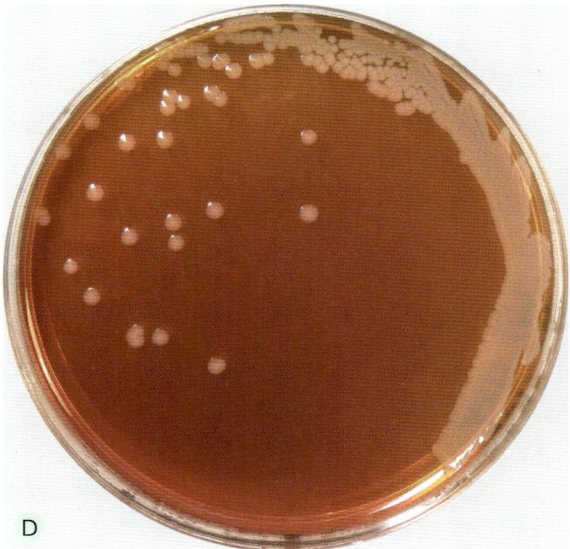

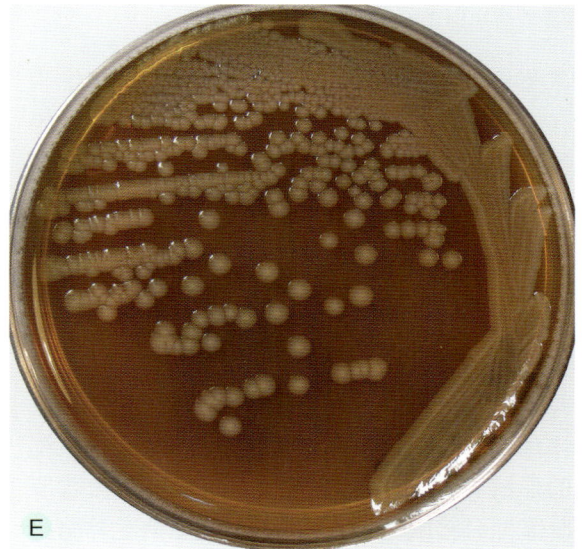

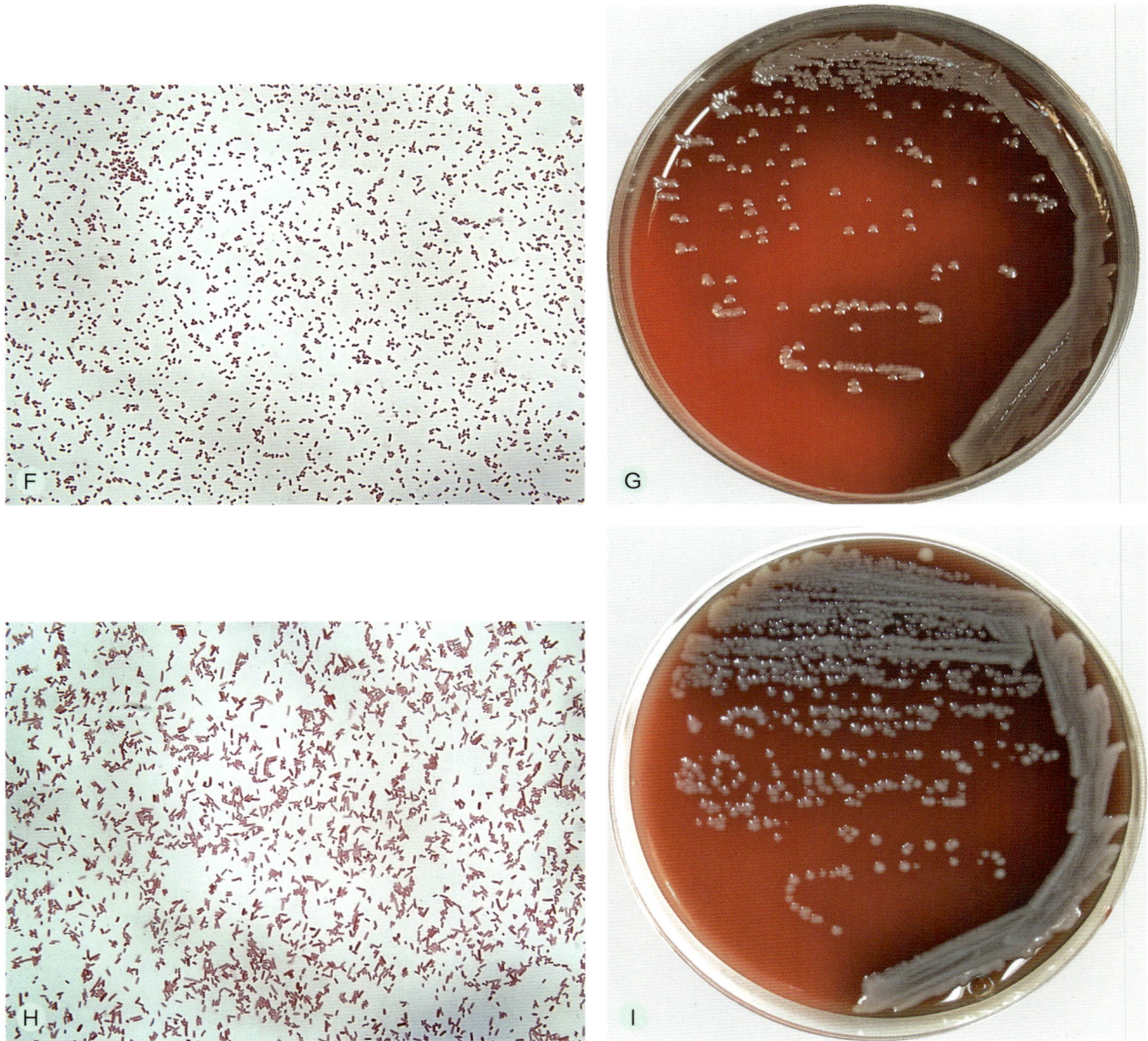

图 15-20-1　普罗威登斯菌的形态特征

A. 雷极普罗威登斯菌 ATCC 29944 革兰氏染色 ×1 000；B. 雷极普罗威登斯菌 ATCC 29944 SBA 24h；C. 雷极普罗威登斯菌 ATCC 29944 中国蓝平板 24h；D. 雷极普罗威登斯菌 ATCC 29944，MAC 24h；E. 雷极普罗威登斯菌 ATCC 29944 SSA 24h；F. 产碱普罗威登斯菌革兰氏染色 ×1 000；G. 产碱普罗威登斯菌 SBA 24h；H. 司徒普罗威登斯菌革兰氏染色 ×1 000；I. 司徒普罗威登斯菌 SBA 24h

实了该菌具有侵袭力，对 HEp-2、HeLa 等组织细胞均具有侵袭性。并能在 RITARD（可逆性肠性成年兔腹泻）模型中引起腹泻。而其他菌株即使在腹泻标本纯培养或优势生长，对细胞也无侵袭性。然而并不是所有的产碱普罗威登斯菌菌株都有这种表现，该菌并不产生肠毒素，而且导致侵袭性感染的机制仍然未知，并不同于已知的任何细菌。对该菌的致病机制还需要作进一步的研究。

普罗威登菌与变形杆菌属细菌一样，有碱化尿液的作用，有可能促使尿中结晶形成，与泌尿系统结石的形成有关。司徒普罗威登斯菌与雷极普罗威登斯菌可引起尿路感染，通过 MR/K 菌毛黏附膀胱及尿道上皮，并持久定植于尿道中。其中司徒普罗威登斯菌具有更高的致病力和耐药性，使感染更加复杂而难治，在医院感染中具有重要意义。司徒普罗威登斯菌还常导致术后创面的严重感染，以及烧伤感染，最终发展成致死性败血症。该菌还可导致紫色尿袋综合征（由分解尿中色氨酸产生的硫酸吲哚酚引起），常见于老年尿道插管的患者中。

拉氏普罗威登斯菌分离自健康人群及腹泻患者的粪便中，但未有证据证明该菌与腹泻直接相关。海氏普罗威登斯菌存在于健康企鹅的肠道中。

害虫普罗威登斯菌、斯尼普罗威登斯菌和大红谷仓普罗威登斯菌非分离自人体标本。

表 15-20-1　普罗威登斯菌属临床常见菌种生化特性鉴定和鉴别

生化特性	产碱普罗威登斯菌	海氏普罗威登斯菌	雷极普罗威登斯菌	拉氏普罗威登斯菌	司徒普罗威登斯菌
吲哚产生	+	−	+	+	+
柠檬酸盐（西蒙氏）	+	−	+	d	+
尿酶	−	−	+	−	d
动力	+	d	+	d	d
氰化钾培养基生长	+	−	+	+	+
发酵葡萄糖产气	d	−	−	d	−
产酸					
侧金盏花醇	+	+	+	−	−
阿糖醇	−	+	+	−	−
半乳糖	−	+	+	+	+
肌醇	−	d	+	−	+
甘露醇	−	−	+	−	−
鼠李糖	−	+	d	−	−
海藻糖	−	−	−	−	+

注：所有试验均在 36℃ ± 1℃ 下测定。+，90% 以上菌株阳性；−，90% 以上菌株阴性；d，反应不定。

（苏丹虹　卢先雷）

第二十一节　光杆菌属

一、分类与命名

光杆菌属（Photorhabdus）隶属于细菌域，变形菌门，γ- 变形菌纲，肠杆菌目，摩根菌科。目前属内有 4 个种和 17 个亚种：非共生光杆菌（P. asymbiotica）、非共生光杆菌非共生亚种（P. asymbiotica subsp. asymbiotica）、非共生光杆菌南半球亚种（P. asymbiotica subsp. australis）、Photorhabdus heterorhabditis、发光光杆菌（P. luminescens）、发光光杆菌阿氏亚种（P. luminescens subsp. akhurstii）、P. luminescens subsp. Caribbeanensis、P. luminescens subsp. Hainanensis、发光光杆菌卡雅亚种（P. luminescens subsp. kayaii）、P. luminescens subsp. Kleinii、发光光杆菌洛蒙亚种（P. luminescens subsp. laumondii）、发光光杆菌发光亚种（P. luminescens subsp. luminescens）、P. luminescens subsp. Namnaonensis、P. luminescens subsp. Noenieputensis、温和光杆菌（P. temperate）、温和光杆菌灰质亚种（P. temperata subsp. cinerea）、温和光杆菌温和亚种（P. temperata subsp. temperata）、温和光杆菌色雷斯亚种（P. temperatasubsp. thracensis）、

P. temperata subsp. Khanii、P. temperata subsp. Stackebrandtii 和 P. temperata subsp. Tasmaniensis。

光杆菌属 DNA G+C 含量为 43~45mol%，代表菌种为发光光杆菌。

二、生物学特性

（一）形态与染色

光杆菌属为革兰氏阴性杆菌，菌体大小为 (0.5~2.0) μm × (1~10) μm，在同一代或不同代的培养中菌体大小差异较大，甚至出现 30μm 长的细丝形态。在对数生长的末期或稳定期，因细胞壁的部分崩解，10%~20% 的菌细胞成为直径约 2.6μm 球形体。在稳定期，超过一半的细菌在菌体内合成了主要由蛋白构成的原生质内含物。具有周鞭毛，无芽胞。

（二）培养特性

光杆菌为兼性厌氧菌，最适生长温度 28℃，部分菌株的最适生长温度为 37~38℃。大多数菌株在普通营养琼脂可产生红、橙、黄、绿、粉红的菌落，尤其在营养丰富的培养基上（如胰酶大豆琼脂、蛋黄琼脂）。绝大多数菌株出现生物发光，部分菌株

可用肉眼在黑暗中观察到生物发光。动力阳性。大多数菌株可溶解绵羊血或 / 和马血,部分菌株在 25℃时对绵羊血出现奇特的环形溶血。存在两个相变异:原代培养为 1 相,次代培养自发地出现向 2 相的转换;在培养中未发现有 2 相向 1 相转换的现象;1 相菌可产生抗生素、吸收麦康凯琼脂的中性红,而 2 相菌则不能;1 相菌较 2 相菌体积大;两相间的特征变化见表 15-21-1。

表 15-21-1　光杆菌属两相间特征变化(28℃)

特征	1 相	2 相
菌落形态	粗糙,凸起	光滑,平坦
菌落黏附性	+	—
吸附染料	+	—
产色素	+	+(与 1 相颜色有差异)
原生质包涵体形成	+	[—](弱)
生物发光	+	+(较 1 相弱)
产生抗生素	+	—
卵磷脂酶	+	—

注:+,90% 以上菌株阳性;—,90% 以上菌株阴性;[—],11%~25% 阳性。

(三)生化特性

光杆菌触酶阳性,氧化酶阴性。发酵葡萄糖产酸不产气,发酵果糖、甘露糖和麦芽糖产酸,液化明胶。可利用延胡索酸、葡糖胺、谷氨酸、苹果酸、脯氨酸、丁二酸和酪氨酸作为唯一碳源。不还原硝酸盐为亚硝酸盐,精氨酸双水解酶、赖氨酸和鸟氨酸脱羧酶、V-P 和 ONPG 等试验阴性。

三、鉴定与鉴别

(一)属间鉴别

1. 在肠杆菌科中,唯一与光杆菌属生化与形态特征相似的是致病杆菌属,两者的鉴别见表 15-21-2。

表 15-21-2　光杆菌属与致病杆菌属鉴别

特征	光杆菌属	致病杆菌属
生物发光	+	—
触酶	+	—
绵羊血琼脂环形溶血(25℃)	+	—
尿素水解	不定	
柠檬酸盐	不定	

注:+,90% 以上菌株阳性;—,90% 以上菌株阴性。

2. 除了光杆菌属具有生物发光特征,出现生物发光现象的还有弧菌科的弧菌属、发光杆菌属(*Photobacterium*)、交替单胞菌科的交替单胞菌属(*Alteromonas*),鉴别要点在于前者为周鞭毛、生长不需钠离子,而后三者为单端鞭毛、生长需钠离子。

(二)属内鉴定

光杆菌属现有 4 个种和 17 个亚种,由于生物学特征极为相似,对单个种或亚种的鉴定较困难,尚没有一个特征可明确区分种或亚种,表 15-21-3 所列特征有一定的鉴定价值。

表 15-21-3　光杆菌属内菌种鉴定(28℃)

特性	发光光杆菌	发光光杆菌发光亚种	发光光杆菌洛蒙亚种	发光光杆菌阿氏亚种	非共生光杆菌	温和光杆菌	*P. heterorhabditis*
25℃环形溶血							
绵羊血琼脂	d	+	(—)	+	+	+	+
马血琼脂	d	+	—	d	+	+	+
形成包涵体	+	+	+	+	—	+	ND
产生抗生素	+	+	+	+	+	+	+
卵磷脂酶	+	+	+	+	+	+	+
产生吲哚	+	+	+	d	+	(—)	ND
尿素酶	d	—	(+)	d	+	d	+
甘露醇	d	+	—	+	+	(—)	ND
DNA 酶	(—)	+	+	+	+	+	+

注:+,90% 以上菌株阳性;(+),76%~89% 菌株阳性;d,26%~75% 菌株阳性;(—),11%~25% 菌株阳性;—,90% 以上菌株阴性;ND,无资料。

四、抗菌药物敏感性

光杆菌属纸片扩散法抗菌药物敏感性试验须在 28℃测试,孵育 3 日。通常对萘啶酸、链霉素、卡那霉素、庆大霉素、四环素、氯霉素敏感,对青霉素耐药;对羧苄西林、氨苄西林、头孢噻吩敏感性不定。

五、临床意义

光杆菌属是唯一的陆生生物发光菌,天然栖息场所是异小杆线虫的肠腔,并与宿主形成共生关系。光杆菌相的变异不影响对昆虫的致病性,但光杆菌属中只有非共生光杆菌有引起人类感染的记录,分别从血液、痰和伤口标本分离到,迄今不清楚感染的途径。光杆菌属不会引起对人的致命感染,但治疗时间可长达数周。

(曾贤铭)

第二十二节　致病杆菌属

一、分类与命名

致病杆菌属(*Xenorhabdus*)隶属于细菌域,变形菌门、γ- 变形菌纲、肠杆菌目、摩根菌科。由 Thomas 和 Poinar 于 1979 年提议而设立的菌属,为昆虫病原线虫共生菌。目前,属内有 26 个种,包括嗜线虫致病杆菌(*X. nematophila*)、伯丁致病杆菌(*X. beddingii*)、伯氏致病杆菌(*X. bovienii*)、日本致病杆菌(*X. japonica*)、鲍纳致病杆菌(*X. poinarii*)、*X. budapestensis*、*X. cabanillasii*、*X. doucetiae*、*X. eapokensis*、*X. ehlersii*、*X. griffiniae*、*X. hominickii*、*X. indica*、*X. innexi*、*X. khoisanae*、*X. koppenhoeferi*、*X. kozodoii*、*X. magdalenensis*、*X. mauleonii*、*X. miraniensis*、*X. romanii*、*X. stockiae*、*X. szentirmaii*、*X. thuongxuanensis* 和 *X. vietnamensis* 等。

致病杆菌属 DNA G+C 含量为 43~50mol%,代表菌种为嗜线虫致病杆菌。

二、生物学特性

(一)形态与染色

致病杆菌属为革兰氏阴性杆菌,菌体大小为 $(0.3\sim2)\,\mu m \times (2\sim10)\,\mu m$,偶见 15~50μm 的菌丝,指数生长期后 1/3 的时间,可出现平均直径为 2.6μm 的球形体。培养稳定期在大多数细胞内可出现胞内晶体蛋白。具周生鞭毛,无芽胞。

(二)培养特性

致病杆菌属细菌为兼性厌氧菌,在复合培养基中生长良好,培养基中应含有:烟酸、对氨基苯甲酸、丝氨酸、酪氨酸和 / 或脯氨酸。本菌属具有嗜温性,大多数菌株在 15~30℃生长,最适生长温度为 28℃或更低,但也有在 4℃或 40℃分离到的菌株;嗜线虫致病杆菌和波文致病杆菌超过 34℃不生长,日本致病杆菌在 37℃不生长,鲍纳致病杆菌在 36℃(某些菌株在 40℃)可生长,伯丁致病杆菌在 34℃(某些菌株在 38℃)可生长。当琼脂含量为 0.6%~1.2% 时,可发生迁徙现象。培养稳定期可发生不同程度的相移。

(三)生化特性

致病杆菌属细菌发酵葡萄糖产酸不产气,也可发酵其他糖类,但反应很弱。氧化酶、触酶和硝酸盐还原均阴性。用于肠杆菌鉴定的大多数生化试验均阴性。在吐温 -20 卵黄琼脂中可检测到脂酶,多数菌株在吐温 -40、吐温 -60、吐温 -80 和 / 或吐温 -85 中可分解脂肪。DNA 酶和蛋白酶阳性。

致病杆菌可发生相移,可从 1 相转变为 2 相,失去染料吸附、抗生素产生、胞内蛋白以及其他自然环境中分离而得的 1 相时具有的特征。致病杆菌属细菌 1 相和 2 相间的不同特征见表 15-22-1。

三、鉴定与鉴别

(一)属间鉴别

致病杆菌属由于其触酶阴性,硝酸盐还原阴性,易与肠杆菌科其他细菌区别,见表 15-1-1,致病杆菌属与光杆菌和变形杆菌属鉴别见表 15-22-2。

表 15-22-1　致病杆菌属细菌 1 相和 2 相间的不同特征

特征	嗜线虫致病杆菌		伯丁致病杆菌		伯氏致病杆菌		日本致病杆菌		鲍纳致病杆菌	
	1 相	2 相	1 相	2 相	1 相	2 相	1 相	2 相	1 相	2 相
菌落										
形态	g	t	g	t	g	t	g	nr	g	t
染色	+	−	+	−	+	−	+	−	+	−
色素	ow	ow	lb	ow	y	ow	yb	nr	b	ow
超微结构										
原生质内含物	+	−	+	−	+	−	nr	nr	+	−
抗生素	+	+w	+	−	+	−	+	−	d	d
卵磷脂酶(卵黄琼脂)	d	−	+	−	[+]w	−	+	−	−	−
磷脂酶(卵磷脂琼脂)	+	dw	+	−	+	−	nr	nr	[−]	−
脂类分解(吐温 -80)	[−]	+	+	+	+	+	+	−	+	+
柠檬酸盐	+	+	+	+	+	−	+	nr	nr	d
苯丙氨酸	−	d	−	−	−	−	−	−	−	−
水解明胶	+	d	+	+	+	+	+	+	+	+

注：所有试验均在 28℃ ±1℃时进行。+,90% 以上菌株为阳性；[+],76%～89% 菌株为阳性；d,26%～75% 菌株为阳性；[−],11%～25% 菌株为阳性；−,90% 以上菌株为阴性；w,反应微弱；g,颗粒状；t,半透明；nr,未有报道；ow,灰白色；y,黄色；b,棕色；lb,浅棕色；yb,微黄的棕色。

表 15-22-2　致病杆菌属与光杆菌属和变形杆菌属鉴别

特征	致病杆菌属	光杆菌属	变形杆菌属
生物发光	−	+	−
触酶	−	+	+
环状溶血	−	d	−
尿素酶	−	d	+
吲哚	−	d	d
硫化氢	−	−	[+]
硝酸盐还原	−	−	+
甘露糖产酸	+	+	−

注：+,90% 以上菌株为阳性；[+],76%～89% 菌株为阳性；d,26%～75% 菌株为阳性；−,90% 以上菌株为阴性。

(二)属内鉴定

致病杆菌属细菌所有表型试验应在 28℃进行。大多数致病杆菌染料吸附试验可在含有 0.002 5%(w/v)的溴麝香草酚蓝和 0.004%(w/v)的氯化三苯四氮唑的营养琼脂中进行。1 相菌落染料吸附,出现暗蓝色;非吸附 2 相菌落为红色。由于鲍纳致病杆菌不吸附溴麝香草酚蓝,此菌的染料吸附试验可使用麦康凯培养基来评估,吸附的菌落呈暗红色。刚果红等其他染料也常用于致病杆菌属染料吸附试验。

抗生素产生试验可将致病杆菌点种于营养琼脂于 28℃孵育 3 日。此时,将平板暴露于氯仿蒸汽 1 小时将细菌杀死。待氯仿从琼脂中蒸发去除后,倾注含有适当指示菌(藤黄球菌或其他革兰氏阳性菌)的半固体营养琼脂(0.5%),形成一薄层琼脂。经过 28℃过夜孵育,在产生抗生素的菌落周围可出现明显的抑菌圈。

致病杆菌属常见 5 个种鉴定和鉴别见表 15-22-3。

表 15-22-3　致病杆菌属常见 5 个种特性

特性	嗜线虫致病杆菌	伯丁致病杆菌	波文致病杆菌	日本致病杆菌	鲍纳致病杆菌
DNA G+C mol%	43~48	45.5~50	44~47	45.9	42.6~49
动力	d	d	d	d	d
周生鞭毛	+	+	+	+	+
胞内包含物	d	d	d	nr	d
生物发光	−	−	−	−	−
色素	ow	lb	y	yb	br
染料吸附	d	d	d	d	d
抗生素产生	d	d	d	d	d
氧化发酵	F	F	F	F	F
触酶	−	−	−	−	−
还原硝酸盐	−	−	[−]w	−	−
氧化酶（Kovac 法）	−	−	−	−	−
KCN 生长	−	−	−	−	−
吲哚试验	−	−	−	−	−
甲基红					
V-P 试验					
柠檬酸盐	+	+	+	−	+
硫化氢	−	−	−	−	−
ONPG	−	−	−	−	−
七叶苷	−	+	−	−	d
尿素酶	−	−	−	−	−
苯丙氨酸脱氨酶	d	−	[−]	dw	[−]
色氨酸脱氨酶	−	+w	+	−	−
赖氨酸脱羧酶	−	−	−	−	−
鸟氨酸脱羧酶	−	−	−	−	−
精氨酸双水解酶	−	−	−	−	−
分解 D- 葡萄糖产酸	+	+	+	+	+
分解 D- 葡萄糖产气	−	−	−	−	−
产酸					
D- 侧金盏花醇	−	−	−	−	−
L- 阿拉伯糖					
纤维二糖	−	−	−	−	−

续表

特性	嗜线虫致病杆菌	伯丁致病杆菌	波文致病杆菌	日本致病杆菌	鲍纳致病杆菌
卫矛醇	−	−	−	−	−
果糖	+	+	+w	+	+
甘油	+w	+	+	+	+
肌醇	+w	−	dw	−	−
乳糖	−	−	−	−	−
麦芽糖	+	+	+	+	+
D- 甘露醇	−	−	−	−	−
D- 甘露糖	+	+	+	+	+
蜜二糖	−	−	−	−	−
α- 甲基 -D- 葡糖苷	−	−	−	−	−
棉子糖	−	−	−	−	−
L- 鼠李糖	−	−	−	−	−
核糖	−	+	+	−	−
水杨苷	−	+	−	−	−
D- 山梨醇	−	−	−	−	−
蔗糖	−	−	−	−	−
海藻糖	+	+	+w	+	+
D- 木糖	−	−	−	−	−
利用以下					
L- 海藻糖	−	−	−	−	−
L- 组氨酸	−	+	+	−	[+]
肌醇	+w	−	dw	−	−
D- 甘露醇	−	−	−	−	−
核糖	−	+	[+]	−	−
L- 酪氨酸	−	+	[+]	−	−
明胶（Kohn's）	+	+	+	d	+
卵磷脂酶（卵黄琼脂）	d	d	d	d	
脂酶（吐温 -80）	d	+w	+	−	+w
DNA 酶	+	+	+	+	+w

注：所以试验均在 28℃ ±1℃进行。+,90% 以上菌株为阳性；[+],76%~89% 菌株为阳性；d,26%~75% 菌株为阳性；[−],11%~25% 菌株为阳性；−,90% 以上菌株为阴性；w,表示弱反应；nr,表示未有报道；F,表示发酵；ow,亮白色；y,黄色；br,棕色；lb,浅棕色；yb,黄棕色。

四、抗菌药物敏感性

致病杆菌属细菌经过 28℃孵育 3 日,对链霉素、新霉素、庆大霉素、四环素、卡那霉素和黏菌素敏感,但对青霉素不敏感。大多数菌株对氨苄西林和头孢噻吩耐药。嗜线虫致病杆菌对链霉素、四环素和卡那霉素也存在耐药株。

五、临床意义

致病杆菌属细菌仅从斯氏线虫科昆虫病原线虫的肠腔内分离到,并且也可从这些线虫寄生的昆虫中分离到,为昆虫病原线虫共生菌。致病杆菌属细菌对人类致病性未知。

(杨 燕)

第二十三节　米 勒 菌 属

一、分类与命名

米勒菌属(*Moellerella*)隶属于细菌域,变形菌门,γ- 变形菌纲,肠杆菌目,摩根菌科。Hickman-Brenner 等学者于 1984 年提议而设立的菌属,曾称为 CDC 肠道 46 群。目前,属内只有一个种,威斯康星米勒菌(*Moellerella wisconsensis*)。

米勒菌属 DNA G+C mol% 含量无数据,代表菌种为威斯康星米勒菌。

二、生物学特性

(一) 形态与染色

威斯康星米勒菌为革兰氏阴性小杆菌,无鞭毛,无芽胞。

(二) 培养特性

威斯康星米勒菌为兼性厌氧菌,对营养无特殊要求,在血平板和营养琼脂平板上生长良好,不产色素。也可在培养肠道细菌的培养基中生长,在麦康凯琼脂上生长的菌落为鲜红色,不易与埃希菌相区别。36℃无动力。米勒菌属细菌的形态特征见图 15-23-1。

(三) 生化特性

威斯康星米勒菌氧化酶阴性,触酶阳性,还原硝酸盐。甲基红、柠檬酸盐利用、KCN 培养基中生长和 ONPG 等试验阳性;发酵 *D*- 葡萄糖、乳糖、蔗糖、侧金盏花醇、棉子糖、蜜二糖、*D*- 阿拉伯醇、*D*-甘露醇、*D*- 甘露糖和 *D*- 半乳糖等产酸不产气。吲哚、V-P、硫化氢(TSI)、尿素酶、苯丙氨酸脱氨酶、赖氨酸脱羧酶、精氨酸双水解酶、鸟氨酸脱羧酶、丙二酸盐利用、七叶苷水解、明胶水解(22℃)、脂酶(玉米油) 和 DNA 酶等试验阴性;不发酵卫矛醇、水杨苷、肌醇、*D*- 山梨醇、*L*- 阿拉伯糖、*L*- 鼠李糖、*D*- 木糖、海藻糖、纤维二糖、α- 甲基 - 葡糖苷、赤藓醇、甘油和黏液酸等。

三、鉴定与鉴别

米勒菌属内仅有威斯康星默勒菌一个种,通常甲基红、柠檬酸盐利用、KCN 培养基中生长和 ONPG 等试验阳性,与少见肠杆菌科细菌的鉴别见表 15-36-1,与其他肠杆菌科细菌的鉴别见表 15-1-1。

四、抗菌药物敏感性

大多数菌株对萘啶酸、庆大霉素、链霉素、卡那霉素、氯霉素和头孢噻吩敏感(纸片扩散法);对黏菌素、青霉素、氨苄西林和羧苄西林耐药。对磺胺嘧啶和四环素的敏感性可变。

五、临床意义

威斯康星米勒菌极少从人类无菌部位标本中分离到。大多数菌株分离自人类粪便,但无证据显示该菌确实可引起腹泻或肠道感染。该菌可存在于水和食物中,为罕见的肠杆菌科细菌,可能为机会致病菌。

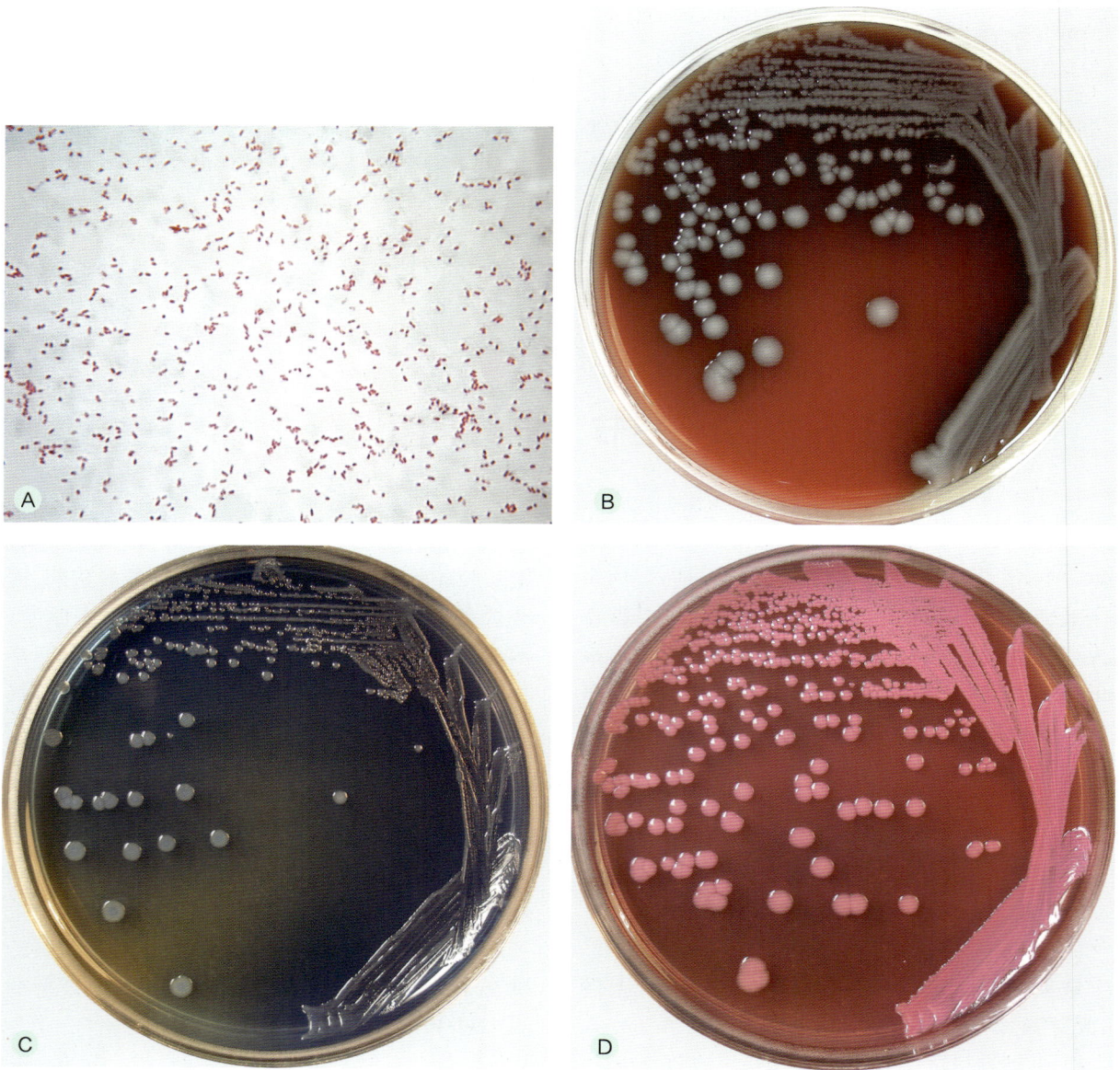

图 15-23-1　威斯康星米勒菌的形态特征
A. 革兰氏染色 ×1 000；B. SBA 2 日；C. 中国蓝平板 2 日；D. SSA 2 日

（杨　燕）

第二十四节　耶尔森菌属

一、分类与命名

耶尔森菌属（*Yersinia*）隶属于细菌域，变形菌门，γ- 变形菌纲，肠杆菌目，耶尔森菌科（Yersiniaceae）。目前属内有 18 个种和 2 个亚种，包括鼠疫耶尔森菌（*Y. pestis*）、假结核耶尔森菌（*Y. pseudotuberculosis*）、小肠结肠炎耶尔森菌（*Y. enterocolitica*）、小肠结肠炎耶尔森菌小肠结肠炎亚种（*Y. enterocolitica* subsp. *enterocolitica*）、小肠结肠炎耶尔森菌古北区亚种（*Y. enterocolitica* subsp. *palearctica*)、弗氏耶尔森菌(*Y. frederiksenii*)、中间耶尔森菌(*Y. intermedia*)、克氏耶尔森菌(*Y. kristensenii*)、伯氏耶尔森菌(*Y. bercovieri*)、莫氏耶尔森菌(*Y. mollaretii*)、罗氏耶尔森菌(*Y. rohdei*)、阿氏耶尔森菌(*Y. aldovae*)、鲁氏耶尔森菌(*Y. ruckeri*)、马赛耶尔森菌(*Y. massiliensis*)、*Y. aleksciae*、*Y. nurmii*、*Y. pekkanenii*、*Y. philomiragia*、*Y. similis* 和 *Y. wautersii*。

耶尔森菌属 DNA G+C 含量为 46~48.5mol%，代表菌种为鼠疫耶尔森菌。

二、生物学特性

(一) 形态与染色

耶尔森菌属细菌为革兰氏阴性直杆菌或球杆菌，菌体大小为(0.5~0.8)μm×(1~3)μm，散在排列，菌体染色呈现两极浓染现象。无芽胞，周生鞭毛，无荚膜。鼠疫耶尔森菌在 37℃孵育时或存在于临床标本时可出现包膜，典型的鼠疫耶尔森菌菌体短而粗、两端钝圆，两极浓染的革兰氏阴性小杆菌，有荚膜，无鞭毛，易被普通苯胺染料着色(图 15-24-1)。

(二) 培养特性

耶尔森菌属细菌为兼性厌氧菌，多数具有嗜中温的特点，最适生长温度为 25~28℃，在此温度下，各项生化反应稳定而典型，除鼠疫耶尔森菌外，30℃以下孵育动力均为阳性。在 35~37℃孵育时则无动力，生化反应也变得不稳定。鼠疫耶尔森菌无论在何温度下均无动力。

耶尔森菌属细菌除鼠疫耶尔森菌外营养需求均不太高，在营养琼脂和通用的肠道菌选择性培养基均可生长，但生长速度相对其他菌属慢些，菌落为中等偏小，无色透明(不分解乳糖)(图 15-24-2)。

鼠疫耶尔森菌生长需要特殊因子如缬氨酸、蛋氨酸、苯丙氨酸、苏氨酸以及生物素、硫胺素等。在培养基中加入甘氨酸、异亮氨酸、半胱氨酸，并将培养基置于二氧化碳环境时细菌生长速度可加快。其中鼠疫耶尔森菌中的强毒力菌株在 37℃时需要钙离子及三磷酸腺苷，但在 25℃时则不需要。

鼠疫耶尔森菌的形态特征见图 15-24-1、图 15-24-2，鼠疫耶尔森菌噬菌体裂解实验结果见图 15-24-3。

小肠结肠炎耶尔森菌和假结核耶尔森菌对钙离子的需求同鼠疫耶尔森菌，与温度相关。

最适 pH 为 7.2~7.4，但该属细菌对稀碱具有较高的抵抗力，在 pH 为 9.6~10 时几乎所有的菌种都可存活，而其他肠杆菌大多数已经死亡，所以可采用稀碱处理污染标本提高该属细菌的分离率。

在 37℃普通环境下，经过 24 小时孵育，鼠疫耶尔森菌在营养琼脂上生长不良(菌落直径<0.1mm)，菌落湿润黏着，紧贴琼脂而不易刮取，也不易乳化；但在室温孵育时形成粗糙型菌落，但却不黏着，易乳化。最佳培养基选择：从无菌部位采集的标本首选血琼脂或脑心浸液琼脂；而从粪便、尸体、环境等污染标本中分离该菌时应选择耶尔森菌 CIN 培养基(将头孢磺啶降为 4μg/ml)。该菌在含胆盐的培养基上生长不定，首代分离时很难成功，故不推荐采用常规肠道菌选择性培养基分离该菌。

小肠结肠炎耶尔森菌和假结核耶尔森菌菌落相似，在营养琼脂培养基上 25℃孵育 24 小时后形成的菌落直径为 0.3~0.6mm、圆形、凸起、光滑、边缘整齐、无色透明，无特殊气味，48 小时可扩大到 0.8~1.0mm。在麦康凯和 SS 培养基上，假结核耶尔森菌几乎不生长，小肠结肠炎耶尔森菌则缓慢生长，菌落小，25℃孵育 24 小时形成直径仅 0.1~0.3mm，圆形、扁平、光滑、边缘整齐的透明或半透明、无色或淡橘红色菌落。48 小时后菌落直径在麦康凯平板上为 0.5mm 左右，在 SS 培养基上则可达到 1~2mm。分离这两种细菌的最佳培养基仍是耶尔森 CIN 培养基，小肠结肠炎耶尔森菌可在该培养基上形成 1mm 左右的牛眼状菌落，但假结核耶尔森菌没有这种特征。

其他种在营养琼脂上生长良好，25~35℃过夜培养后形成 1.0~1.5mm 大小，圆形、光滑、湿润、透明、边缘不整齐的菌落。48 小时菌落大小为 2~3mm，中心凸起。在 SS 培养基及麦康凯平板上生长良好，由于不发酵乳糖形成的菌落类似志贺菌。

小肠结肠炎耶尔森菌的形态特征见图 15-24-4，假结核耶尔森菌的形态特征见图 15-24-5。

(三) 生化特性

耶尔森菌属氧化酶阴性，触酶阳性，可还原硝酸盐为亚硝酸盐(某些生物变种除外)。分解葡萄糖及其他碳水化合物产酸，但不产气，或微量产气。生化反应属于温度依赖性，通常情况下 25~29℃的生化反应比 37℃更典型。

各菌种在 25℃与 37℃的生化反应结果见表 15-24-1。

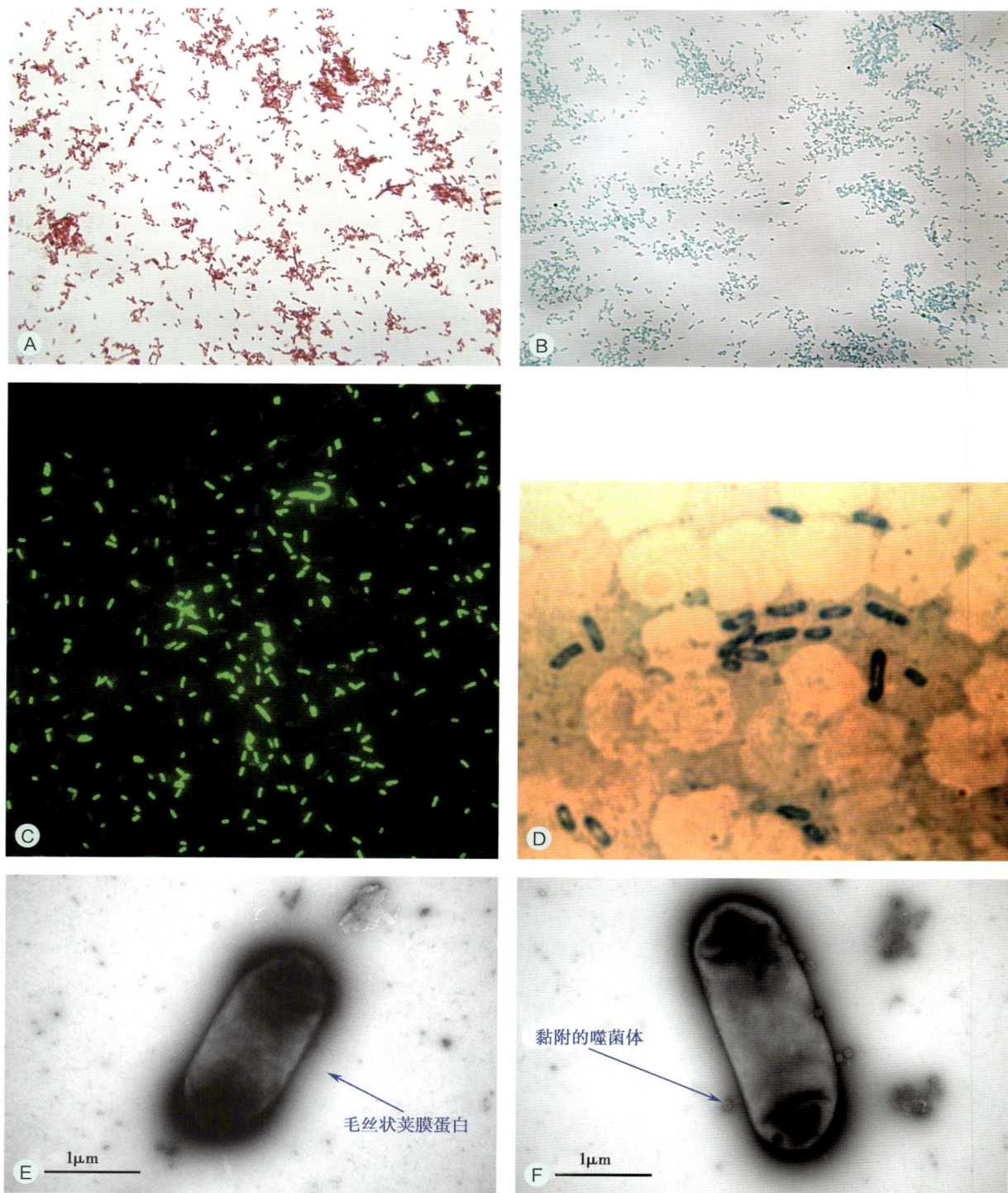

图 15-24-1   鼠疫耶尔森菌的镜下形态特征

A. 革兰氏染色 ×1 000；B. 孔雀绿染色 ×1 000；C. 荧光抗体染色 ×1 000；D. 肝浸片亚甲蓝染色 ×4000；E. 电镜图
×200 000，菌体表面富含毛丝状荚膜蛋白（F1）；F. 电镜图 ×200 000，鼠疫噬菌体黏附在鼠疫耶尔森菌菌体上

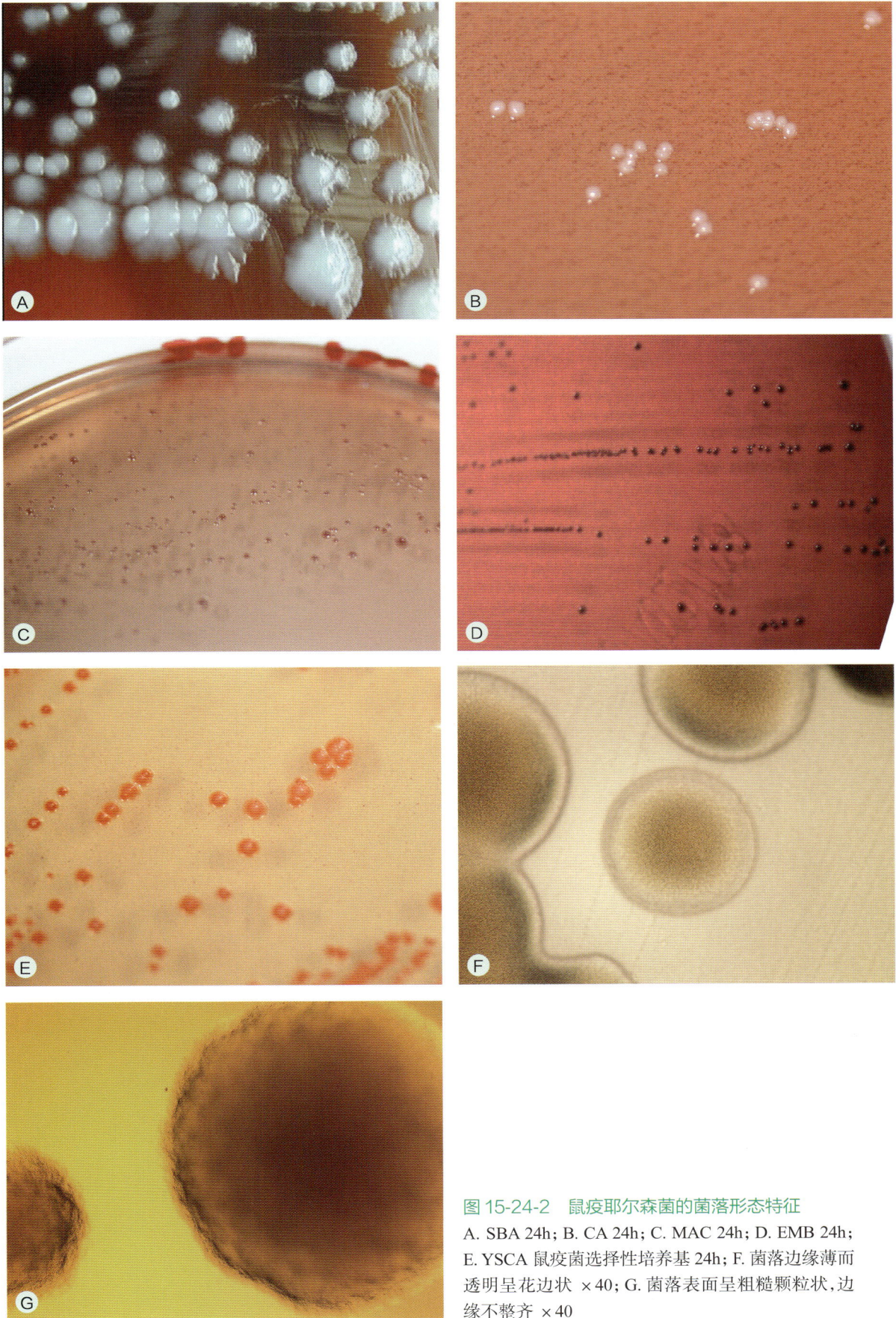

图 15-24-2 鼠疫耶尔森菌的菌落形态特征
A. SBA 24h; B. CA 24h; C. MAC 24h; D. EMB 24h;
E. YSCA 鼠疫菌选择性培养基 24h; F. 菌落边缘薄而
透明呈花边状 ×40; G. 菌落表面呈粗糙颗粒状,边
缘不整齐 ×40

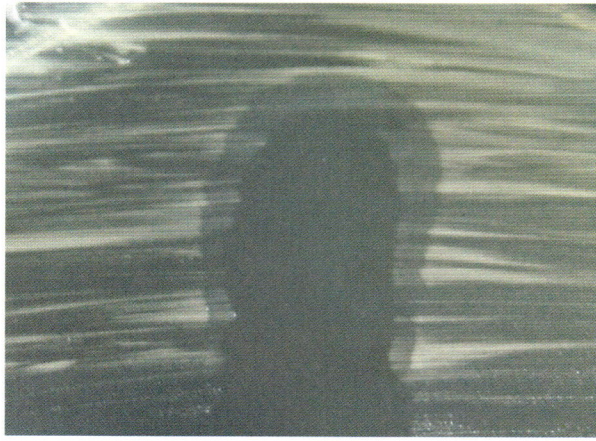

图 15-24-3　鼠疫耶尔森菌噬菌体裂解实验结果
噬菌斑

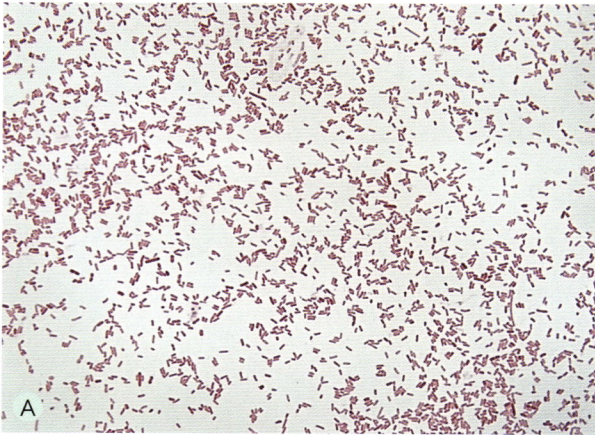

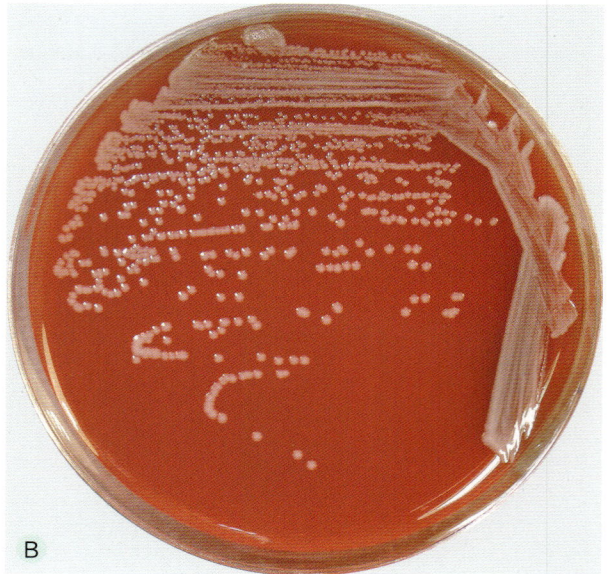

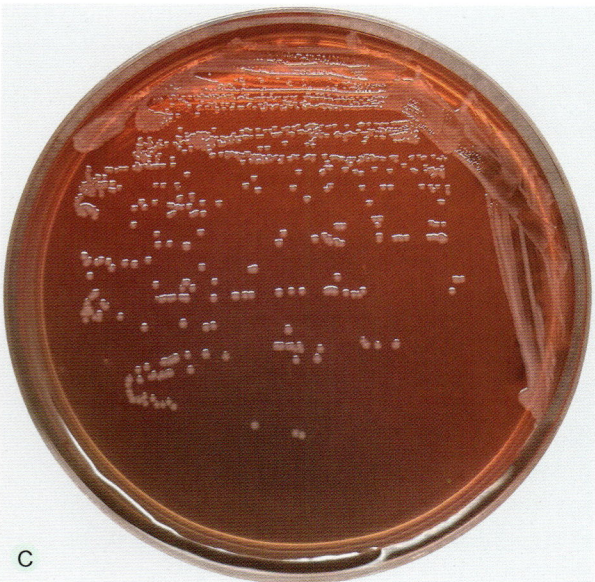

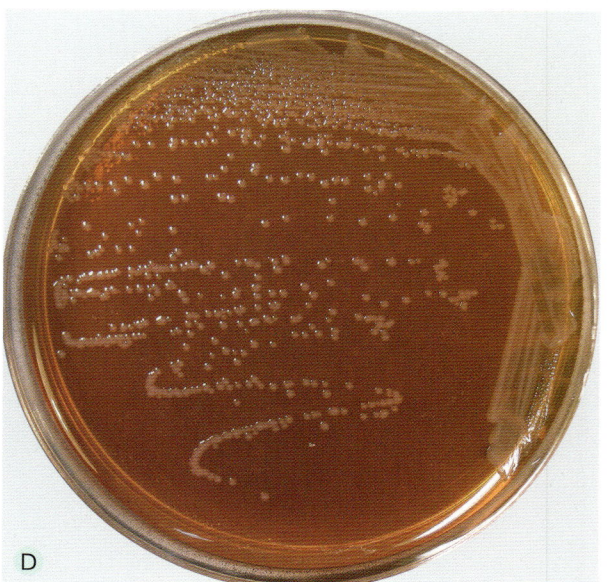

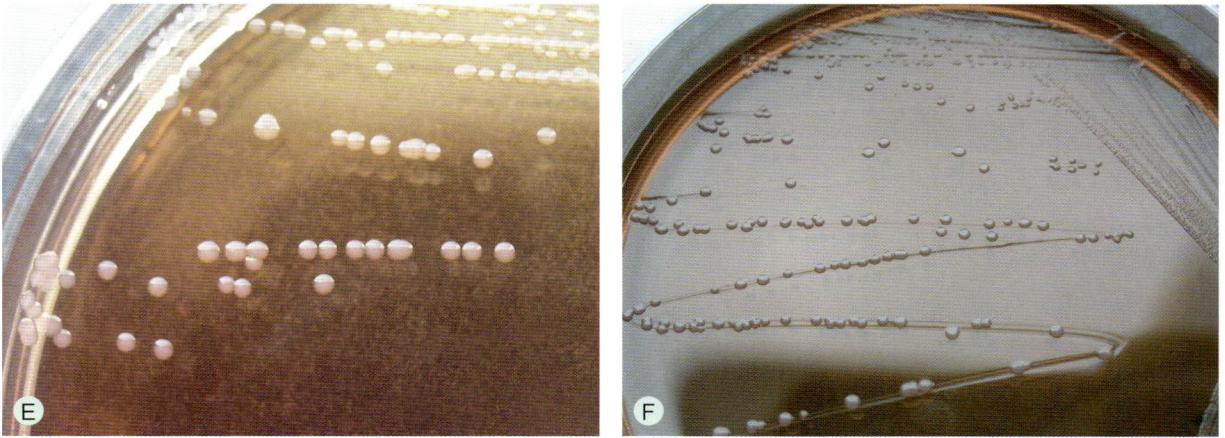

图 15-24-4　小肠结肠炎耶尔森菌的形态特征
A. 革兰氏染色 ×1 000；B. SBA 24h；C. 中国蓝平板 24h；D. SSA 24h；E. MAC 24h；F. EMB 2 日

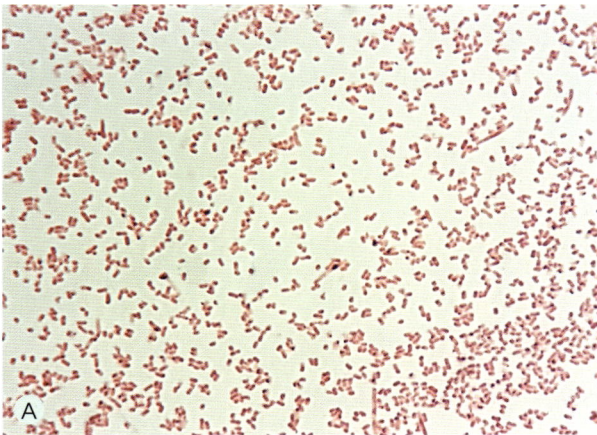

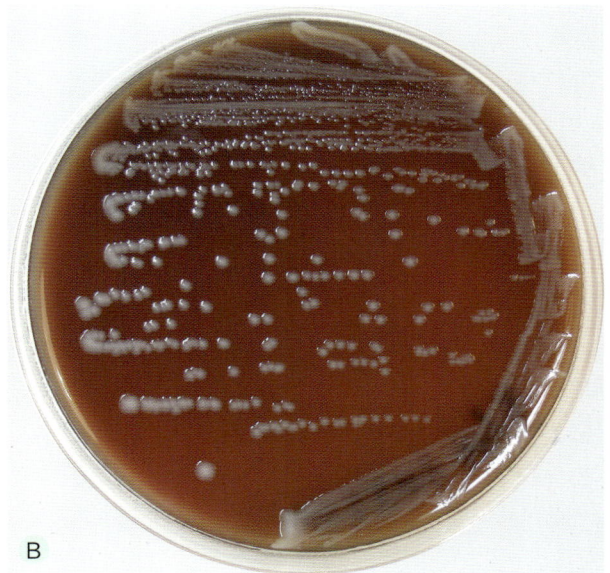

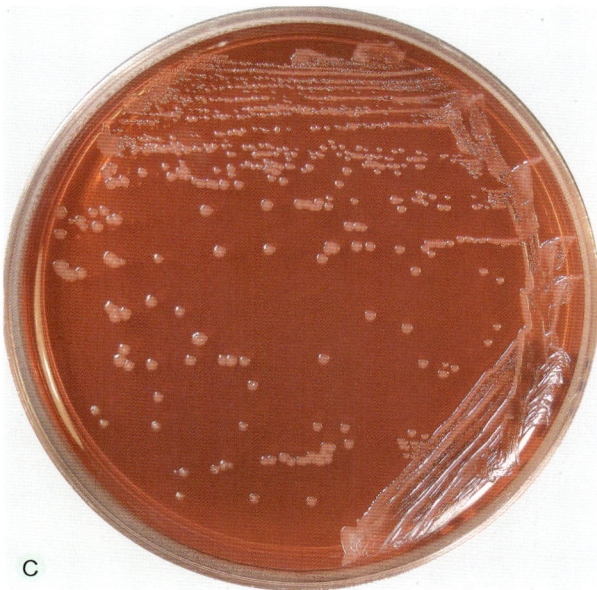

图 15-24-5　假结核耶尔森菌的形态特征
A. 革兰氏染色 ×1 000；B. SBA 3 日；C. 中国蓝平板 3 日

表 15-24-1　耶尔森菌 25℃与 37℃的生化反应结果对比

生化试验	鼠疫耶尔森菌	阿氏耶尔森菌	伯氏耶尔森菌	小肠结肠炎耶尔森菌	弗氏耶尔森菌	中间耶尔森菌	克氏耶尔森菌	莫氏耶尔森菌	假结核耶尔森菌	罗氏耶尔森菌	鲁氏耶尔森菌
V-P 试验											
37℃	–	–	–	–	–	–	–	–	–	–	–
25~28℃	–	+	–	+	+	+	–	–	–	–	–
西蒙氏柠檬酸盐											
37℃	–	–	–	–	[–]	–	–	–	–	–	–
25~28℃	–	d	–	–	d	–	–	–	–	[+]	–
尿素酶											
37℃	–	[+]	d	[+]	[+]	[+]	[+]	[–]	+	d	–
25~28℃	–	+	+	+	+	+	+	+	+	d	–
鸟氨酸脱羧酶											
37℃	–	d	[+]	+	+	+	+	[+]	–	[–]	+
25~28℃	–	+	+	+	+	+	+	+	–	[+]	+
动力											
37℃	–	–	–	–	–	–	–	–	–	–	–
25~28℃	–	+	+	+	+	+	+	+	+	+	[+]
甘油产酸											
37℃	d	–	–	+	[+]	d	d	[–]	d	d	d
25~28℃	d	+	[+]	+	+	+	+	+	+	[+]	d
肌醇产酸											
37℃	–	–	–	d	[–]	[–]	[–]	–	–	–	–
25~28℃	–	+	d	d	–	[+]	d	d	–	–	–
蜜二糖产酸											
37℃	[–]				[+]			–		d	d
25~28℃	d				+				+	d	
棉子糖产酸											
37℃	–	–	–	–	d	d	–		[–]	d	–
25~28℃	–	–	–	–	–	+	–		[–]	d	–
鼠李糖产酸											
37℃	–	–	–	–	+	+	–			d	
25~28℃	–	+	–	–	+	+	–		+	–	–
水杨苷产酸											
37℃	d	–	[–]	[–]	+	+	[–]	[–]	[–]	–	–
25~28℃	[+]	+	–	[–]	+	+	–	[–]	d	–	–
木糖产酸											
37℃	+	d	+	d	+	+	[+]	d	+	d	–
25~28℃	+	+	+	d	+	+	+	+	+	+	–

续表

生化试验	鼠疫耶尔森菌	阿氏耶尔森菌	伯氏耶尔森菌	小肠结肠炎耶尔森菌	弗氏耶尔森菌	中间耶尔森菌	克氏耶尔森菌	莫氏耶尔森菌	假结核耶尔森菌	罗氏耶尔森菌	鲁氏耶尔森菌
黏液酸盐产酸											
37℃	–	–	–	–	–	–	–	–	–	–	–
25~28℃	–	d	+	–	[–]	d	–	+	–	–	–
七叶苷水解											
37℃	d	–	[–]	[–]	[+]	[–]	–	–	+	–	–
25~28℃	+	+	[+]	d	+	+	–		[–]	+	–

注：+,90% 以上菌株阳性；–,90% 以上菌株阴性；[+],26%~75% 阳性；[–],11%~5% 阳性；d,反应不定。

（四）抗原结构

耶尔森菌的抗原结构非常复杂,其中小肠结肠炎耶尔森菌 O 抗原有 60 种、H 抗原 19 种、K 抗原 6 种,血清分型主要依靠 O 抗原。而假结核耶尔森菌 O 抗原有 22 种、H 抗原有 5 种。但鼠疫耶尔森菌的抗原却非常粗糙,对于流行病学没有多少帮助。

小肠结肠炎耶尔森菌与假结核耶尔森菌的具体血清分型方法及与相关种属的抗原交叉分别进行详细叙述。

1. 小肠结肠炎耶尔森菌　见表 15-24-2,其中导致腹泻的血清型别主要是 O9、O3 以及 O4、O32、O5、O27、O8 等,多属于生物分型(见表 15-24-3)中的生物 1 型。

表 15-24-2　小肠结肠炎耶尔森菌各血清型抗原结构与自然疫源

血清群	O:K 抗原	H 抗原	对应生物型	自然宿主
1	O1,2a,3	a,b,c,	3	南美栗鼠、猪
2	O2a,3b,3	b,c	5	野兔、人
3	O3	a,b,c,	4	人、猪
	O3	c		
4	O4,32	b,e,f,i	1	南美栗鼠、人
	O4,33		1	水、人、猪
5A	O5	b.c.d.e.i	1	牛、猪、人
	O5	a,b,c,d,g		
	O5,27		2	犬、鼠
5B	O5	a,b,c		
6	O6	d,e,f,g,i		
	O6,30	A,b,d,g,i	1	人、猪、鼠、蛇、污水
	O6,31		1	水、牛、鼠
	O6	b,d,e,g,i		
7	O7,8	d,e,f,g,h	1	豚鼠、猪、人
	O7,8	b,d,e,g,i		
	O7,8	b,c,d,k		
8	O8	b,e,f,i	1	人、猪、鼠、蝇
	O8,19			

续表

血清群	O∶K抗原	H抗原	对应生物型	自然宿主
9	O9	a,b	2	人、猪、犬、鸭
10	O10∶K1	b,f,k	1	
	O10∶K1	b,c,d,e,f,i		人、猪、鼠、水
	O10	b,c,e,f,i		
	O10	o		
11	O11,23,24	l,(r)		人
12	O12,25	o		野兔、猪
	O12,26	l,(t)		绵羊
13	O13,14,7	n,(m)	1	人、猪、污水
15	O15	c	4	人
16	O16			
	O16,29	P		人、鼠
17	O17	q		水、猪
18	O18,19,20,21,22		1	人、猪、鼠
28	O28	s		水、猪、人
35	O35			猪
36	O36		1	蛤蜊
37	O37			人、猪、鼠
38	O38			猪
39	O39			人
40	O40			人
41	O41,42,43			人
44	O44,45			人
46	O46			小鼠、猪、人
47	O47			人
48	O48			人
49	O49,51			鼠
50	O50,51			田鼠
52	O52			人
	O52,53			水
	O52,54			水獭
55	O55,57			水、猪
58	O58			人、水
59	O59			人、水
60	O60			
61	O61			
62	O62			

表 15-24-3　小肠结肠炎耶尔森菌生物分型

生化反应	生物型					
	1A	1B	2	3	4	5
脂酶	+	+	−	−	−	−
水杨苷发酵（24 小时）	+	−	−	−	−	−
七叶苷水解（24 小时）	+	−	−	−	−	−
木糖发酵	+	+	+	+	−	V
海藻糖发酵	+	+	+	+	+	−
吲哚	+	+	V	−	−	−
鸟氨酸脱羧	+	+	+	+	+	+(+)
V-P 试验	+	+	+	+	+	+(+)
吡嗪酰胺酶	+	−	−	−	−	−
山梨糖发酵	+	+	+	+	+	−
肌醇	+	+	+	+	+	+
硝酸盐还原	+	+	+	+	+	−

注：+，阳性；−，阴性；(+)，迟缓阳性；V，可变。

小肠结肠炎耶尔森菌 O9 血清型与布鲁氏菌存在明显的交叉凝集反应；此外，与大肠埃希菌 O 抗原之间也存在多重交叉；个别血清型还与志贺菌、沙门菌之间存在交叉。具体型别见表 15-24-4。

表 15-24-4　小肠结肠炎耶尔森菌抗血清与其他细菌的交叉凝集

抗血清	存在交叉反应的细菌	交叉强度（滴度）
O4,33	大肠埃希菌 O10	800
	大肠埃希菌 O25	400
O5	大肠埃希菌 O97	800
O5,27	大肠埃希菌 O97	12800
O7	大肠埃希菌 O86	200
	大肠埃希菌 O87	200
	大肠埃希菌 O127	800
	大肠埃希菌 O136	6400
O8	大肠埃希菌 O136	400
O10：K1	大肠埃希菌 O164	400
O11,23	大肠埃希菌 O98	1600
O11,24	大肠埃希菌 O98	3200
O12,25	大肠埃希菌 O12	800
	志贺菌 3873.50	1600
O12,26	大肠埃希菌 O12	1600
	志贺菌 3873.50	1600

续表

抗血清	存在交叉反应的细菌	交叉强度(滴度)
O14	大肠埃希菌 O55	200
	大肠埃希菌 O136	200
	志贺菌 C 群 6 型	200
O15	志贺菌 C 群 6 型	3200
O16,29	大肠埃希菌 O46	400
O18	大肠埃希菌 O11	6400
O19,8	大肠埃希菌 O39	1600
	大肠埃希菌 O87	1600
	大肠埃希菌 O136	800
O28	大肠埃希菌 O102	1600
	大肠埃希菌 O139	3200

2. 假结核耶尔森菌　该菌的抗原构造及分型见表 15-24-5。

表 15-24-5　假结核耶尔森菌抗原结构表

群	亚群	O 抗原	H 抗原
1	a	2、3	a,c
	b	2、4	a,c
2	a	5、6、16、21	a,d
	b	5、7、16、17、21	a,d
	c	5、7、11、18、21	ND
3		8	a
4	a	9、11、22	b;a,b
	b	9、12、22	a,b.d
5	a	10、14	a;a,c,(b)
	b	10、15	a
6		13	a
7		19	ND
8		20	ND

注:ND,未定。

三、鉴定与鉴别

(一)属间鉴别

耶尔森菌属与相关菌属之间的鉴别见表 15-24-6。

(二)属内鉴定

耶尔森菌属常见 11 个种的生化鉴别特性、致病性和自然宿主情况见表 15-24-7。

表 15-24-6　耶尔森菌属与相关菌属之间的鉴别

生化反应	耶尔森菌属	柠檬酸杆菌属	肠杆菌属	埃希菌属	哈夫尼亚菌属	克雷伯菌属	变形杆菌属	沙门菌属
V-P 试验	−	−	+[a]	−	[+]	d	d	−
柠檬酸盐	−	+	+	[−]	−	d	d	+
硫化氢	−	d	−	−	−	−	d	+
苯丙氨酸脱氨酶	−	−	−	−	−	−	+	−
赖氨酸脱羧酶	−[b]	−	[−][c]	[+]	+	[+]	−	+
37℃动力	−	+	+[a]	[+]	[+]	−	+	+
25℃动力	+[d]	+	+[a]	[+]	[+]	−	+	+
氰化钾生长	−[b]	d	+[e]	−[f]	+	+	+	−[g]
丙二酸盐利用	−	d	+[h]	d	d	+[i]	−	d
产气	− 或 W	+	+[j]	+	+	[+]	[+]	+
阿拉伯糖	+[k]	+	+	+	+	+	−	+
甘露醇	+[l]	+	+	+[m]	+	+	−	+
黏液酸盐	−	+	d	d	−	+	−[n]	+[o]

注：表中符号解释见表 15-24-1 注。，w，弱阳性；a，阿氏肠杆菌除外；b，罗氏耶尔森菌某些菌株除外；c，产气肠杆菌与格高菲肠杆菌为阳性；d，鼠疫耶尔森菌及罗氏耶尔森菌某些菌种除外；e，格高菲肠杆菌和聚团泛菌除外；f，霍氏肠杆菌和创伤埃希菌某些菌种除外；g，本哥利沙门菌和豪顿沙门菌某些菌株除外；h，阿氏肠杆菌和阪崎肠杆菌除外；i，肺炎克雷伯菌臭鼻亚种除外；j，聚团泛菌除外；k，除外罗氏耶尔森菌及阿氏耶尔森菌、克氏耶尔森菌与假结核耶尔森菌某些菌株；l，阿氏耶尔森菌某些菌株除外；m，蟑螂埃希菌除外；n，肺炎克雷伯菌臭鼻亚种和鼻硬结亚种除外；o，双相亚利桑那沙门菌及豪顿沙门菌。

表 15-24-7　耶尔森菌属各种之间的生化鉴别特性、致病性和自然宿主

试验[a]	鼠疫耶尔森菌	阿氏耶尔森菌	伯氏耶尔森菌	小肠结肠炎耶尔森菌	弗氏耶尔森菌	中间耶尔森菌	克氏耶尔森菌	莫氏耶尔森菌	假结核耶尔森菌	罗氏耶尔森菌	鲁氏耶尔森菌
是否致病	+	(+)[b]	(+)	+	(+)	(+)	(+)	(+)	+	(+)	(+)
动力(22℃)	−[c]	−	−	+	−	+	−	−	+	−	−
硝酸盐还原	V[d,e]	+	+	+	+	+	+	+	+	+	+
尿素酶	−[c]	−	d	+	+	+	+	−	+	d	−
西蒙氏柠檬酸盐	−	d	−	−	V	+22℃ 或 −	−	−	−	−	−
鸟氨酸脱羧酶	−	d	+	+	+	+	+	+	−	+	+
乙酰甲基甲醇(22℃)	−	+	+	+	+	+	+	+	−	+	+
ONPG	d	−	−	+	+	+	d	−	d	d	d
吲哚	−	−	−	V	+	+	V	−	−	−	−
硫化氢	−	−	−	−	−	−	−	−	−	−	−
七叶苷水解	+	−	−	V	+	+	−	−	+	−	−
明胶水解	−	−	−	−	−	−	−	−	−	−	−
甲基红	+[e]	+[d]	V	V	+	+	+	+	+	+	+
葡萄糖发酵	+	+	+	+	+	+	+	+	+	+	+

续表

试验 a	鼠疫耶尔森菌	阿氏耶尔森菌	伯氏耶尔森菌	小肠结肠炎耶尔森菌	弗氏耶尔森菌	中间耶尔森菌	克氏耶尔森菌	莫氏耶尔森菌	假结核耶尔森菌	罗氏耶尔森菌	鲁氏耶尔森菌
乳糖发酵	–	–	–	–	d	d	–	d	–	–	–
蔗糖发酵	–	–	+	+	+	+	–	+	–	+	–
甘油发酵	Vᵈ	–	–	+	+	d	d	–	V	d	d
α-甲基葡萄糖苷	–	–	–	–	–	+(22℃)	–	–	–	–	–
纤维二糖	–	d	+	+	+	+	+	+	–ᶜ	–	–
蜜二糖	Vᵈ	–	–	–	–	22℃ᶜ	–ᶜ	–	+	d	–
黏液酸盐		d	+		V	V					
棉子糖	–	–	–	–	d	d	–	–	–	d	–
鼠李糖	–	–	–	–	d	d	–	–	+ᶜ	–	–
海藻糖	+	+	+	V	V	+	–	+	+	+	+
山梨糖	–	NR	NR	V	+	+	+	NR	–	NR	NR
山梨醇	d	d	+	+	+	+	+	+	–ᶜ	+	d
阿拉伯糖	+	+	+	+	+	+	+	+	+	+	–
麦芽糖	Vᵈ							d			
木糖	+	d	+	+	+	+	+	d	+	d	–
甘露醇	+	+	+	+	+	+	+	+	+	+	+
吡嗪酰胺酶	–		V	V					–		
通常动物宿主				+	+		+		+		+
鸟类									+		
犬										+	
鱼类		+				+					+
跳蚤	+										
哺乳动物	+										
啮齿动物	+					+				+	
人类	+	+	+	+		+		+	+	+	+
环境				+		+					
土壤			+			+					
污水						+					
水源		+				+				+	+
食物						+			+		+
蔬菜			+						+		

注：表中符号解释见表 15-24-1 注。a，所有耶尔森菌均属于发酵菌；硫化氢、氧化酶、精氨酸双水解酶、苯丙氨酸脱氨酶、丙二酸盐、卫矛醇、DNA 酶（25℃）、色素均为阴性；甘露醇、甘露糖均为阳性。动力阳性菌种均具有周鞭毛，动力在室温或 ≤30℃时明显；除鲁氏耶尔森菌赖氨酸脱羧酶和明胶液化为迟缓阳性外，所有菌株这 2 种试验均为阴性。

b，(+)，机会致病菌；c，种间鉴别的关键性试验；d，区分生物变型的关键性试验；e，V，因菌株不同而可变或者试验结果不稳定；NR，未报道。

四、抗菌药物敏感性

耶尔森菌属对四环素、氯霉素、氨基糖苷类、磺胺类、亚胺培南、氨曲南、氟喹诺酮类均敏感。对黏菌素的敏感性可变。耐受红霉素及新生霉素。通常假结核耶尔森菌对 β- 内酰胺类抗生素敏感，其中青霉素可以出现中介。假结核耶尔森菌中某些菌株、小肠结肠炎耶尔森菌、中间耶尔森菌对氨基青霉素类及链霉素耐药。弗氏耶尔森菌、克氏耶尔森菌对氨基青霉素类、羧基青霉素类以及一代头孢菌素具有较高的耐药性。其耐药程度因菌株不同而异，也与培养温度相关。

耶尔森菌属对抗生素耐药程度最高的是小肠结肠炎耶尔森菌，该菌产生固有的 β- 内酰胺酶及可诱导型 AmpC 酶，对青霉素类（包括氨基青霉素、羧基青霉素）以及头孢菌素类（主要是一、二代）均表现出耐药，但对三代头孢菌素、氨曲南、亚胺培南敏感。另外，耐受四环素、氯霉素、链霉素、卡那霉素的小肠结肠炎耶尔森菌也有报道。

五、临床意义

耶尔森菌属细菌中除鼠疫耶尔森菌引起鼠疫，小肠结肠炎耶尔森菌引起腹泻及多种感染，假结核耶尔森菌导致肠炎、淋巴感染和败血症等感染外，其他细菌为条件感染菌，可能与腹泻、创面感染、泌尿系感染及外伤性菌血症相关，但没有确切研究成果和足够的证据证实这些感染。

鼠疫耶尔森菌是烈性传染性疾病鼠疫的病原菌，该菌通过其终宿主啮齿动物传播给中间宿主跳蚤，再通过跳蚤叮咬，接触人类或者易感动物而将病原菌传播给人或动物，属于自然疫源性病原菌。人类通过接触已感染的动物、食入污染食物或节肢动物叮咬等途径而被感染。通过叮咬接触途径传播的病原菌会首先侵犯淋巴结，导致淋巴结肿大化脓，这个过程称为腺鼠疫；进而形成菌血症、败血症，这个过程称为败血性鼠疫；病原菌经过血流积聚在肺部，并在肺泡巨噬细胞内繁殖后引起肺炎，这个过程称为肺鼠疫。患肺鼠疫的患者或动物可通过近距离空气飞沫将病原菌传播开来，导致鼠疫的流行。被感染发病的敏感动物和人在感染鼠疫耶尔森菌后大多数在一周之内死亡。而具有抗性的动物仅发生腺鼠疫阶段，并伴随化脓性坏死，多数可自愈；有些则出现无症状感染。

小肠结肠炎耶尔森菌主要导致肠道耶尔森菌病，患者一般通过食入不洁食物导致，先后表现为小肠炎、回肠盲端炎、肠系膜淋巴结炎，进而形成败血症，累及肝、肾、肺、脑。早期症状类似阑尾炎，极易误诊。该菌导致的腹泻主要以水样腹泻为主，镜下可见大量脓细胞，有时伴随血液渗出。该菌的败血症往往出现在血液病患者中，其疾病的发展与该类患者铁过载有关，尤其是对于不产生铁载体（耶尔森菌素）的小肠结肠炎耶尔森菌 O3、O9 血清型具有促进作用，二者密切相关。该菌感染后可诱发感染相关性免疫紊乱，形成类似风湿病发展过程的关节炎、心肌炎、肾炎、结节性红斑和甲状腺炎等。

假结核耶尔森菌是一种人畜共患的肠道病原菌，假结核耶尔森菌感染流行病学特点与小肠结肠炎耶尔森菌很相似，但症状偏于淋巴结感染和败血症，也可形成回肠盲端炎。尤其易感染 5 岁以下幼儿。但腹泻症状不典型，也不形成血便。在儿童患者中感染易迁延，往往持续 1 个月以上。该菌与小肠结肠炎耶尔森菌一样可导致类似风湿热的感染相关性疾病，主要出现在携带 *ypm* 基因产生丝裂素的远东型假结核耶尔森菌中。

假结核耶尔森菌感染在人群中以散发为主，偶尔也会引起不同规模的暴发。人类严重感染一般在有免疫抑制或铁过载的人群中。假结核耶尔森菌具有显著的侵淋巴组织特性，T 细胞介导的细胞免疫在抗感染中起主要作用。假结核耶尔森菌感染较典型的临床症状为右下腹痛，类似阑尾炎，发热，仅有半数感染者会出现腹泻，部分伴有关节痛或背痛。肠系膜淋巴结炎是假结核耶尔森菌感染的常见症状。该菌因可在低温环境下生存，冰箱贮存食物不当是现代社会发生该菌感染的一个重要因素。

（李　伟　卢先雷）

第二十五节　沙 雷 菌 属

一、分类与命名

沙雷菌属（*Serratia*）隶属于细菌域，变形菌门，γ- 变形菌纲，肠杆菌目，耶尔森菌科。产生 DNA 酶及脂溶性红色色素（灵菌红素）是其独特特征，目前，属内有 18 个种和 4 个亚种，常见菌种包括黏质沙雷菌（*S. marcescens*）、嗜虫沙雷菌（*S. entomophila*）、无花果沙雷菌（*S. ficaria*）、泉居沙雷菌（*S. fonticola*）、格氏沙雷菌（*S. grimesii*）、液化沙雷菌（*S. liquefaciens*）、气味沙雷菌（*S. odorifera*）、普城沙雷菌（*S. plymuthica*）、变形斑沙雷菌（*S. proteamaculans*）、深红沙雷菌（*S. rubidaea*）和解脲沙雷菌（*S. ureilytica*）等。

黏质沙雷菌可分为黏质沙雷菌黏质亚种（*S. marcescens* subsp. *marcescens*）和黏质沙雷菌佐久亚种（*S. marcescens* subsp. *sakuensis*）。黏质沙雷菌又可分为 10 个生物亚群，即 A1~A6、A8、TCT、TT、TC；而 A1 包含 a、b2 个生物型，A2 包含 a、b 两个生物型，A3 包含 a、b、c 和 d 4 个生物型，A4 包含 a、b 2 个生物型，A8 包含 a、b 和 c 3 个生物型。这些变异株又可根据 O 抗原与 H 抗原的不同进一步细分到血清型，目前已发现 100 个血清型。

变形斑沙雷菌有变形斑亚种（*S. proteamaculans* subsp. *proteamaculans*）及金鸡纳亚种（*S. proteamaculans* subsp. *quinovora*），变形斑亚种又分 C1c、EB、RB3 个生物亚型；嗜虫沙雷菌有 1b、2 两个生物亚型；气味沙雷菌分为 1、2 两个生物型；深红沙雷菌有 B1、B2 和 B3 三个生物型。

沙雷菌属 DNA G+C 含量为 52~60mol%，代表菌种为黏质沙雷菌。

二、生物学特性

（一）形态与染色

沙雷菌属细菌为革兰氏阴性短小杆菌，菌体大小为 (0.5~0.8)μm × (0.9~2.0)μm，比其他肠杆菌科细菌菌体明显小。无荚膜，周鞭毛，无芽胞。

（二）培养特性

沙雷菌属细菌为兼性厌氧菌，对营养无特殊需求，与生长代谢相关的酶系统复杂而完善，可利用简单的无机氮源和小分子碳水化合物作为碳源而生长。在厌氧条件下可还原硝酸盐。大多数细菌的生长温度范围较窄，为 10~36℃；但液化沙雷菌、普城沙雷菌、气味沙雷菌以及无花果沙雷菌可在 4~5℃生长；而黏质沙雷菌及气味沙雷菌，以及深红沙雷菌某些种能适应 40℃。能适应的 pH 范围为 5~9。多数细菌能耐受的氯化钠浓度在 4% 以下，但普城沙雷菌可耐受 6% 以下的氯化钠，而深红沙雷菌最高可耐受 10% 的氯化钠；各菌最适氯化钠浓度为 0.5%~1%。可耐受胆盐，在 SS、麦康凯培养基上快速生长，形成光滑或黏液型菌落。

在营养琼脂上，经过 24 小时孵育后，形成圆形、直径 1.5~2.0mm、光滑、颗粒状浑浊的菌落，所有黏质沙雷菌均不透明，部分菌株可形成黏液状菌落。有些黏质沙雷菌菌株可呈扩散状生长。黏质沙雷菌 A1、A2 亚群，普城沙雷菌，深红沙雷菌大多数菌株产生一种脂溶性红色色素，即灵菌红素或 2- 甲基 -3- 戊基 -6- 甲氧灵菌红素，使菌落着色为粉色至紫红色，该色素不扩散（图 15-25-1E、图 15-25-4A），可被乙醇、乙醚及氯仿提取。色素的产生与温度和氧气的存在有关，一般在 20~35℃需氧环境孵育时易产生，而厌氧环境孵育不产生色素（图 15-25-1I）。黏质沙雷菌产生色素可呈异质性（图 15-25-1G）。

另外，黏质沙雷菌 A4 亚群还可产生一种水溶性红色素，*L*-2 (2- 吡啶)-d- 吡咯啉 -5- 羧酸，使菌落周围的培养基染成红色。

沙雷菌属细菌均可产生一种挥发性物质即三甲胺而使菌落具有鱼腥味或者尿味；此外，气味沙雷菌、无花果沙雷菌及深红沙雷菌可产生 2- 羟甲基 -3- 异丙基吡嗪，而使培养物呈现出"土豆味"或"霉味"。

沙雷菌属细菌的形态特征见图 15-25-1~图 15-25-4。

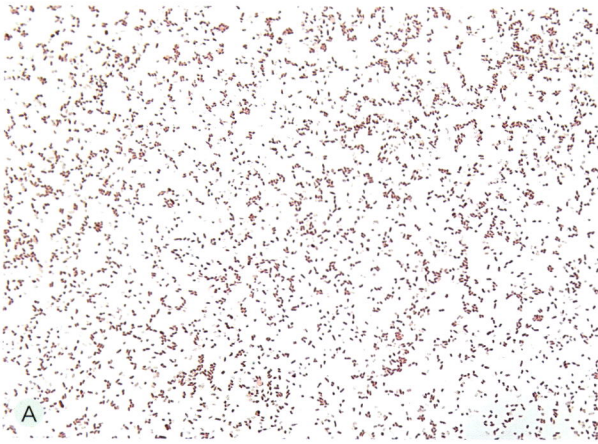

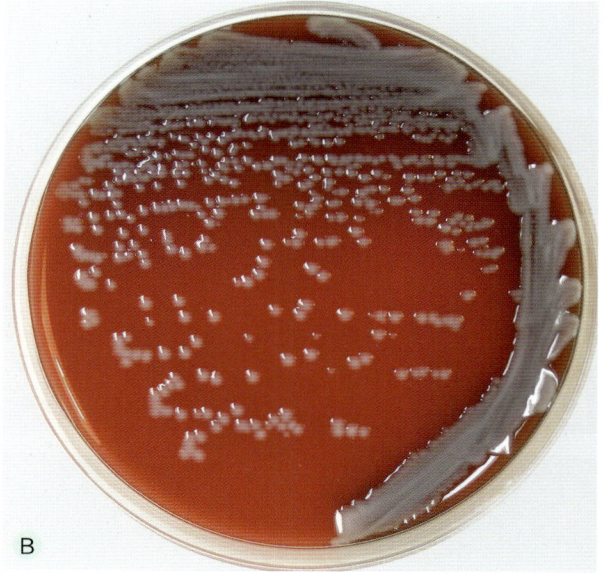

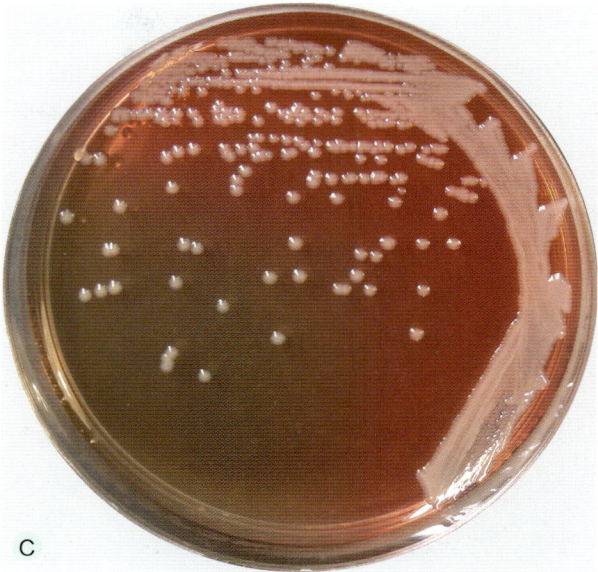

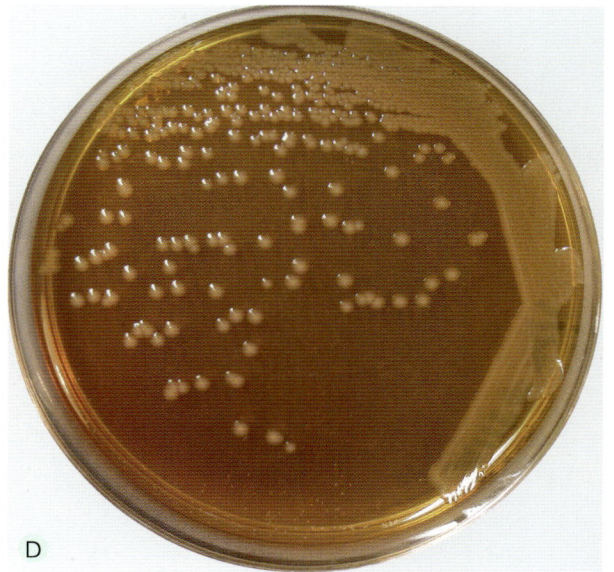

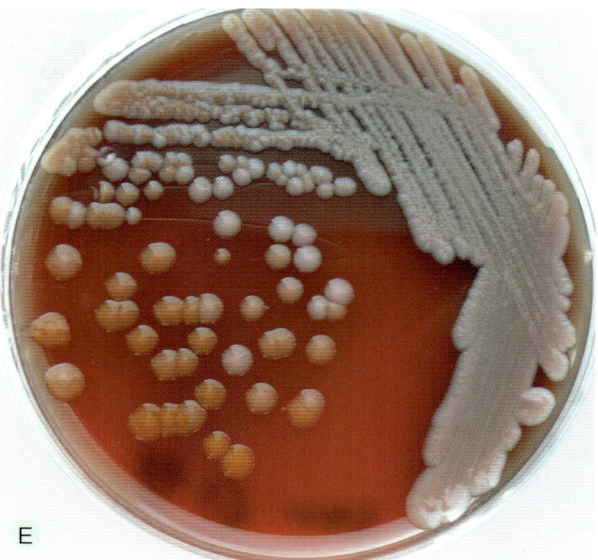

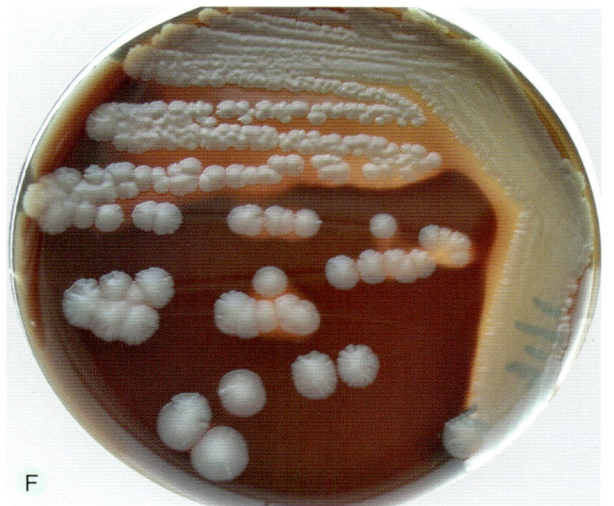

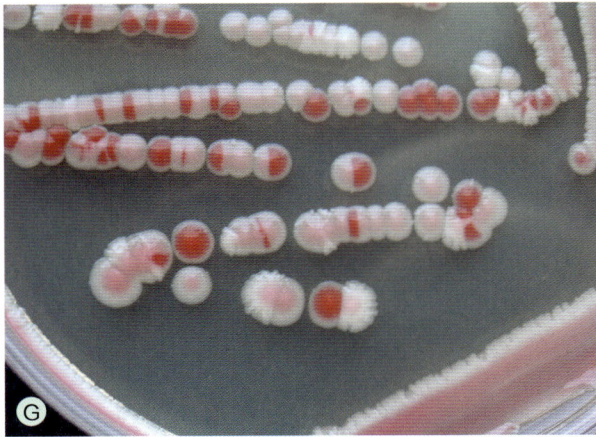

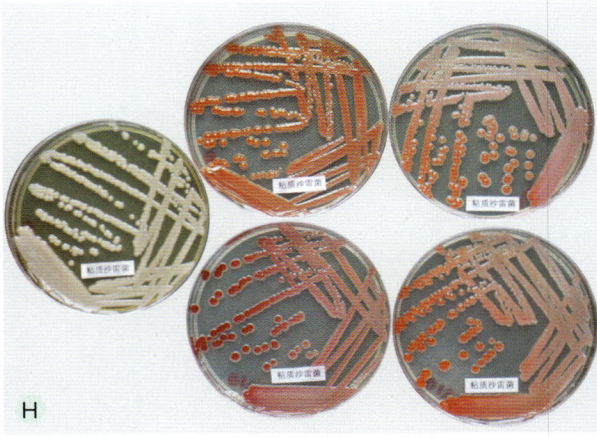

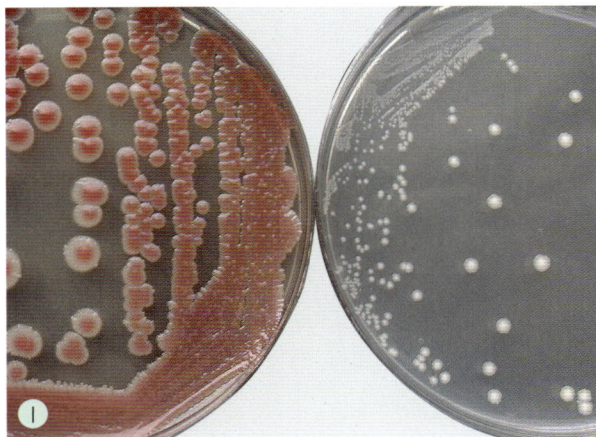

图 15-25-1 黏质沙雷菌的形态特征

A. 革兰氏染色 ×1 000；B. ATCC 21074 SBA 24h；C. ATCC 21074 中国蓝平板 24h；D. ATCC 21074 SSA 24h；E. 临床分离株 SBA 24h；F. 临床分离株 SBA 3 日；G. 临床分离株 MHA 3 日（异质性产色素）；H. 临床分离株 MHA（产色素情况）；I. MHA 2 日（左为大气环境培养产色素，右为厌氧培养不产色素）

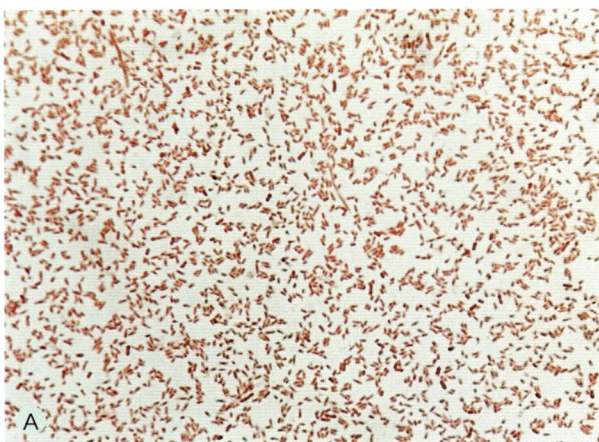

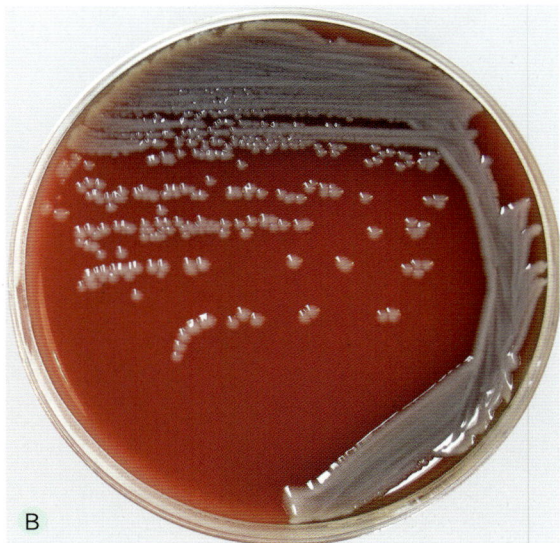

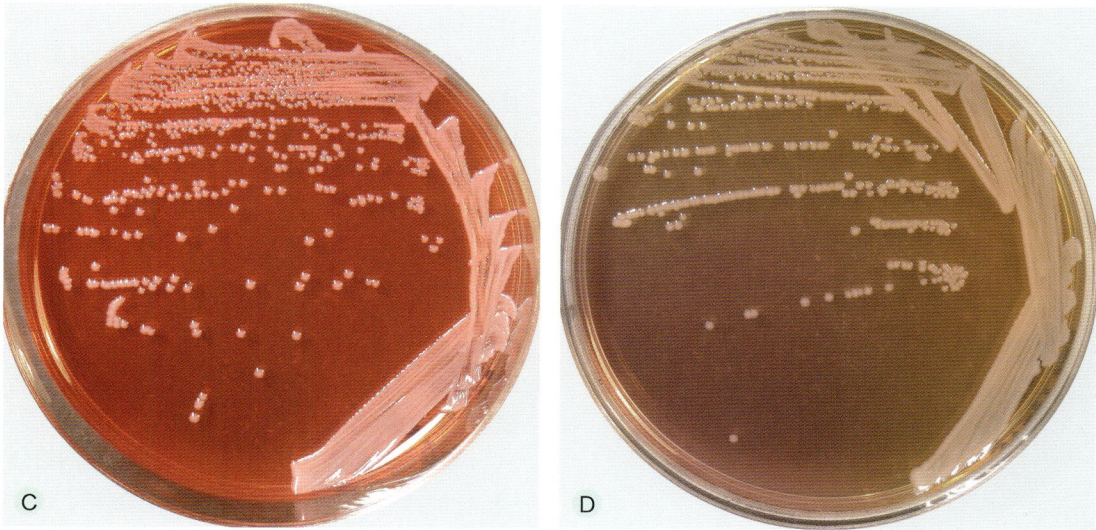

图 15-25-2 液化沙雷菌的形态特征

A. 革兰氏染色 ×1 000；B. SBA 24h；C. 中国蓝平板 24h；D. MAC 24h

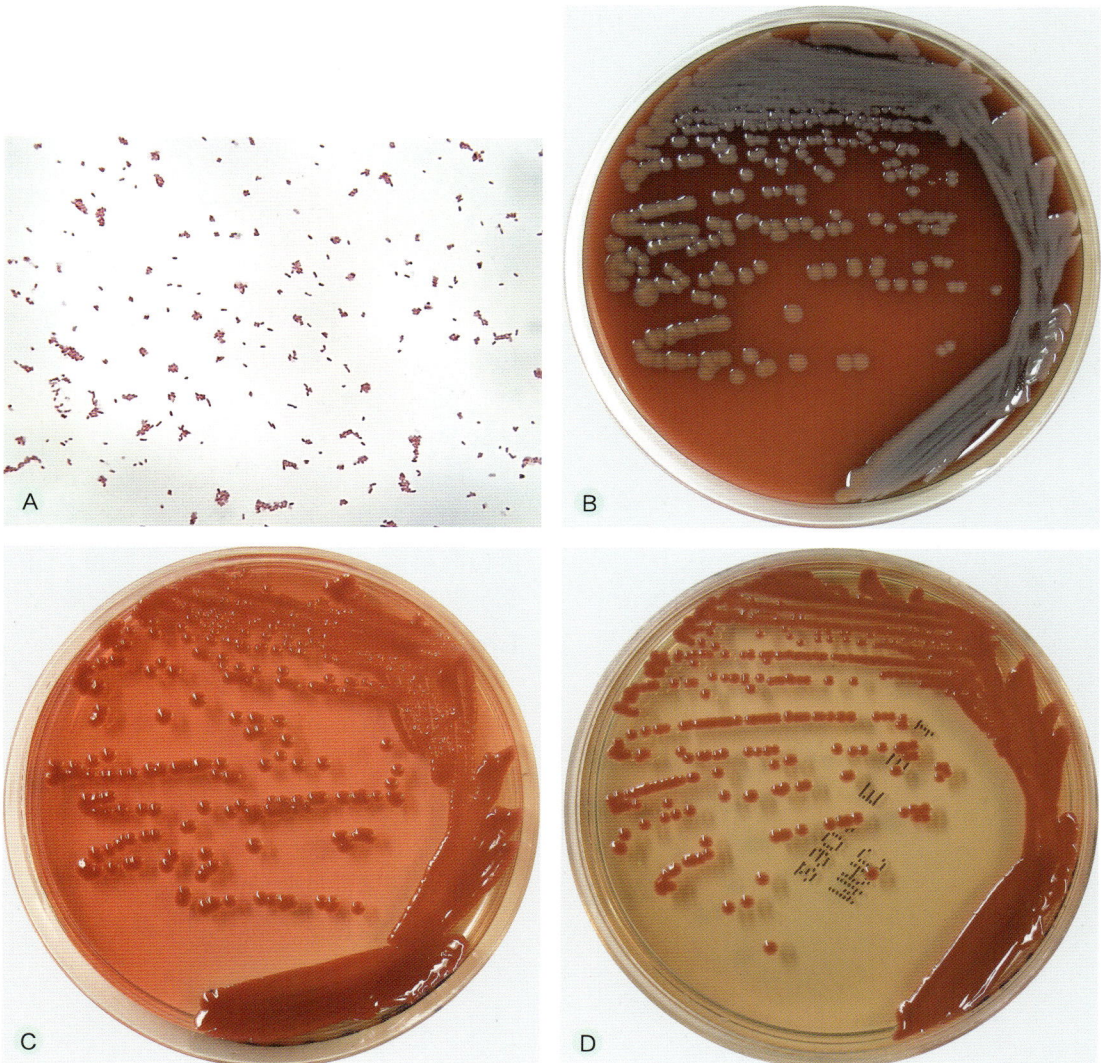

图 15-25-3 深红沙雷菌的形态特征

A. 革兰氏染色 ×1 000；B. SBA 24h；C. 中国蓝平板 24h；D. MAC 24h

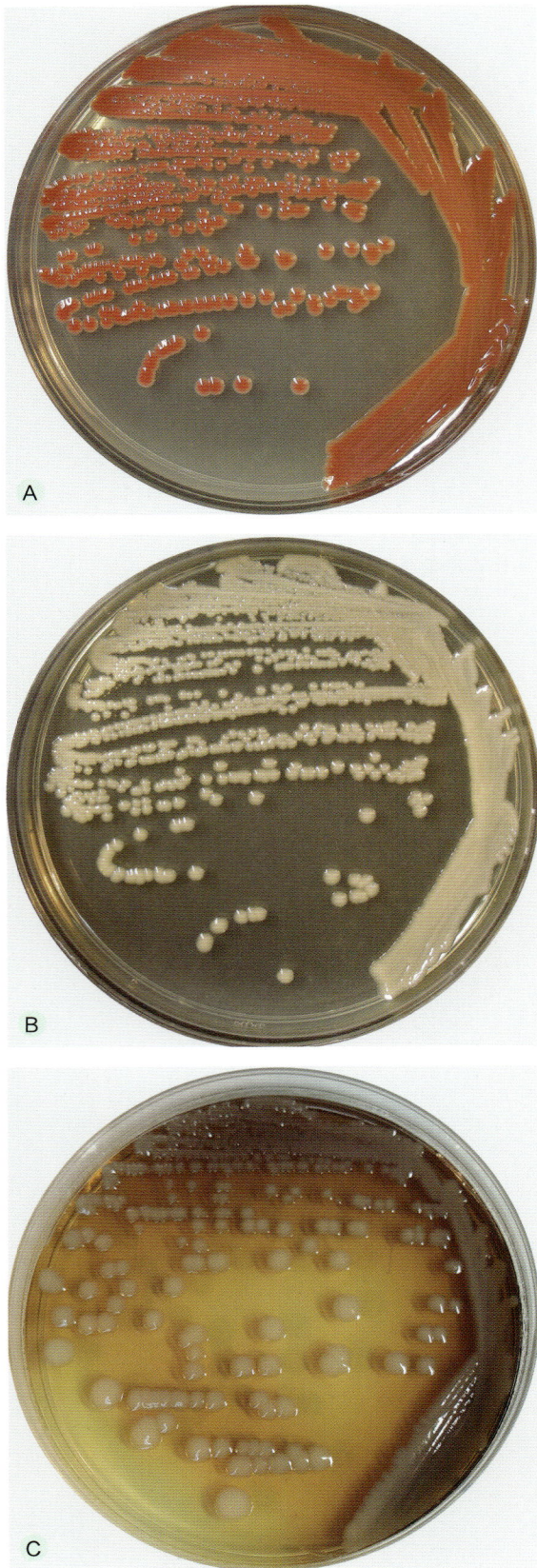

图 15-25-4 深红沙雷菌产色素情况
A. 产红色素株,MHA 24h; B. 不产色素株,MHA 24h;
C. 产褐色色素株,MHA 3 日

(三) 生化特性

沙雷菌属细菌具有肠杆菌科细菌的共同特征,氧化酶阴性,触酶阳性。该菌通过 Embden-Meyerhof 途径代谢葡萄糖,葡萄糖进入细胞需要在葡萄糖渗透酶、甘露糖渗透酶的帮助下,通过磷酸烯醇式丙酮酸依赖性磷酸转移酶系统主动转运进入。在辅酶吡咯并喹啉醌存在的条件下,通过细菌中介体上的酶系统,葡萄糖被氧化为葡萄糖酸,再进一步被氧化为 2- 酮基葡萄糖酸盐,进入 Embden-Meyerhof 途径后,生成的丙酮酸再进一步被转变为 3- 羟基丁酮(泉居沙雷菌除外)。

所有细菌均可发酵和同化果糖、半乳糖、麦芽糖、甘露醇、甘露糖、核糖以及海藻糖;除泉居沙雷菌外,所有菌种均可发酵和同化岩藻糖;所有菌种均不发酵或者同化山梨糖;除泉居沙雷菌外,所有的菌种也不发酵或同化卫矛醇及塔格糖;所有菌种均可同化 N- 乙酰葡萄糖胺、D- 丙氨酸、L- 丙氨酸、柠檬酸盐、半乳糖醛酸酯、葡萄糖胺、葡萄糖醛酸酯、2- 酮基葡萄糖酸盐、脯氨酸、腐胺以及丝氨酸作为唯一碳源。除泉居沙雷菌外,所有菌株均可同化癸酸盐、己酸盐、辛酸盐以及酪氨酸作为唯一碳源。所有菌株均不利用氨基戊酸、丁酸盐、香豆酸盐、乙醇胺以及色胺作为唯一碳源;所有菌株不同化 3- 苯丙氨酸盐。除嗜昆虫沙雷菌外,所有菌株均不利用衣康酸盐,也不产生苯丙氨酸、组氨酸及色氨酸脱氨酶;不还原硫代硫酸盐(在 TSI 上不产生硫化氢)。

沙雷菌属细菌产生 ONPG 酶;除泉居沙雷菌外产生多种胞外酶,如 DNA 酶、脂酶、明胶酶、酪蛋白降解酶。不产生淀粉酶、果胶酶,不降解多聚半乳糖醛酸。除深红沙雷菌外,所有菌株均能水解 Tween-80。

三、鉴定与鉴别

(一) 属间鉴别
沙雷菌属细菌与相关菌属的鉴别见表 15-1-5。

(二) 属内鉴定
沙雷菌属常见菌种的鉴定和鉴别见表 15-25-1。黏质沙雷菌的生物分群见表 15-25-2。

表 15-25-1　沙雷菌属常见菌种鉴定和鉴别

特性	黏质沙雷菌	嗜昆虫沙雷菌	无花果沙雷菌	泉居沙雷菌	格氏沙雷菌	液化沙雷菌	气味沙雷菌	普城沙雷菌	变形斑沙雷菌	深红沙雷菌
菌灵红素产生	d	-	-	-	-	-	-	d	-	+
土豆样气味	-	-	+	-	-	-	+	-	-	d
吲哚产生	-	-	-	-	-	-	+	-	-	-
赖氨酸脱羧	+	-	-	+	+	+	+	-	+	d
鸟氨酸脱羧	+	-	-	+	+	+	d	-	+	-
精氨酸双水解酶	-	-	-	+	-	-	-	-	-	-
Tween-80 水解	+	+	+	+	+	+	-	+	+	+
丙二酸盐试验	-	-	-	+	-	-	-	-	-	d
碳源利用										
侧金盏花醇	+	+	+	+	-	-	+	-	d	+
阿拉伯糖	-	-	+	+	+	+	+	+	+	+
D- 阿糖醇	-	d	+	+	-	-	-	-	-	+
L- 阿糖醇	+	d	-	-	-	-	-	-	-	-
纤维二糖	-	+	+	d	d	+	+	+	d	+
卫矛醇	-	-	-	+	-	-	-	-	-	-
赤藓醇	d	-	+	+	-	-	d	-	d	+
岩藻糖	+	-	-	-	-	-	-	-	+	+
龙胆二糖	-	+	+	+	d	+	d	+	+	+
衣康酸盐	-	+	-	-	-	-	-	-	-	-
麦芽糖	-	-	+	d	+	d	-	+	+	+
松三糖	-	-	+	-	d	d	-	+	+	d
蜜二糖	-	-	+	+	+	+	+	+	+	+
黏液酸盐	-	-	+	d	-	-	+	d	-	+
3- 苯丙酸盐	-	-	-	d	-	-	-	-	-	-
棉子糖	-	-	+	+	+	+	d	+	+	+
鼠李糖	-	-	+	+	-	-	+	-	d	+
蔗糖酸盐	-	-	+	+	-	-	+	d	-	+
山梨醇	+	-	+	+	+	+	+	d	d	+
塔格糖	-	-	-	+	-	-	-	-	-	-
松二糖	-	-	+	d	+	d	-	+	+	+
木糖醇	+	-	+	d	-	-	d	-	-	d
木糖	-	d	+	d	+	+	+	+	+	+

注：+,90% 以上菌株阳性；-,90% 以上菌株阴性；d,反应不定。

表 15-25-2　黏质沙雷菌各生物群之间的生化鉴别表

特性	生物群																	
	A1		A2		A6	A3				A4		A5	A8			TCT	TC	TT
	a	b	a	b	a	a	b	c	d	a	b		a	b	c			
菌灵红素产生	+	+	+	+	+	–	–	–	–	–	–	–	–	–	–	–	–	–
碳源利用																		
赤藓醇	+	+	+	+	+	–	+	+	+	+	+	+	+	+	+	+	+	+
苯甲酸盐	+	+	+	–	–	–	–	–	–	–	–	–	–	–	–	–	–	–
喹啉和 / 或 4- 羟基苯酸盐	–	–	–	–	+	–	–	–	–	+	+	+	+	+	+	+	–	–
3- 羟基苯酸盐	–	–	–	–	–	–	+	–	–	–	+	+	+	+	+	+	–	–
胡芦巴碱	–	–	–	–	–	–	–	–	–	–	–	–	–	–	–	–	–	+
苹果酸盐 / 酒石酸盐	+	–	–	–	d	–	–	d	–	+	–	–	d	–	–	+	+	–
龙胆酸盐	–	–	+	+	+	+	+	d	–	+	–	d	–	d	–	–	–	–
四硫磺酸盐还原	+	+	+	+	+	+	+	+	+	–	–	+	+	+	+	+	+	+

注:+,90% 以上菌株阳性;-,90% 以上菌株阴性;d,反应不定。

四、抗菌药物敏感性

黏质沙雷菌通常对黏菌素、多黏菌素以及一代头孢菌素耐药,该菌在使用三代头孢菌素治疗的过程中会产生耐药,因此在治疗 3~4 日后重复进行药敏试验是必要的。用 K-B 法检测多黏菌素耐药性时常表现为"依赖性"耐药结果(图 15-25-5)。

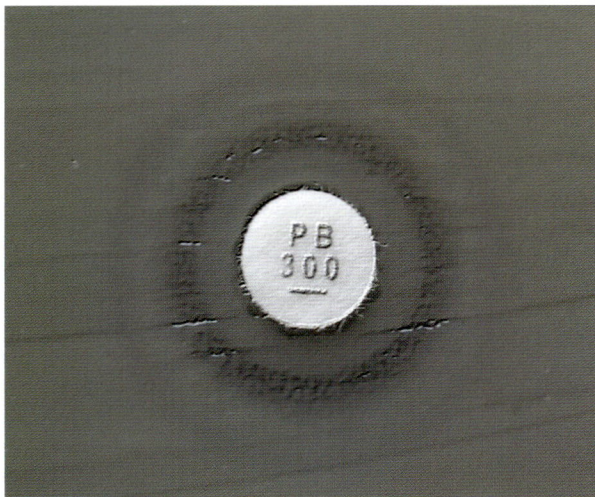

图 15-25-5　黏质沙雷菌对多黏菌素的依赖性耐药表型

黏质沙雷菌通常对氨基青霉素类及四环素耐药,而其他沙雷菌则很少出现耐药。临床分离的黏质沙雷菌对氨基糖苷类、羧苄西林、甲氧苄啶、磺胺类的耐药及汞离子的耐受往往由质粒介导;三代头孢菌素对沙雷菌仍然保持较好的抗菌活性。在一次由美国进行的多中心联合研究结果显示哌拉西林的耐药率在 8% 以下,而常用三代头孢菌素如头孢他啶、头孢曲松及头孢噻肟的耐药率在 3%~4% 之间,对亚胺配能的耐药仅为 0.3%。

对于消毒剂和重金属的耐受性:研究结果表明黏质沙雷菌对 1.5mg/ml 氯化十六烷基三甲铵、0.8mg/ml 醋酸铊均具有很高的耐受性。相比之下,普城沙雷菌对这些抗菌物的耐受性是最低的。

五、临床意义

黏质沙雷菌在自然界广泛分布于土壤、水源、植物表面。其中 A5、A8 生物群与临床相关性密切,仅分离自患者标本中,而 A1、A2、A6 生物群也偶见于临床。该菌是常见的医疗相关病原菌和定植菌。虽然人与人之间接触是主要的传播途径,但医疗器械、静脉输液和其他溶液也经常参与传播。留置导管是主要的细菌传染源,可以经医院工作人员使细菌传播。目前已证明该菌可导致各种感染(除肠道外),包括老人及免疫力低下人群,卫生条件较差住地发生的社区获得性感染,以及各种与医院医疗活动相关的院内感染。其中以尿路感染最为常见,此外还可发生各种肺部感染、创面感染、眼部感染、淋巴感染以及血流感染。致病性与该菌的菌毛、内毒素及细菌产生的各种蛋白酶有关。

此外，该属中其他细菌仅有普城沙雷菌被报道并证实与败血症、骨髓腔脓肿有关。而其他菌种主要参与昆虫的致病，与人类感染相关性不大。

（苏丹虹　卢先雷）

<h1 align="center">第二十六节　爱 文 菌 属</h1>

一、分类与命名

爱文菌属（*Ewingella*）隶属于细菌域，变形菌门，γ- 变形菌纲，肠杆菌目，耶尔森菌科。由 Grimont 等学者于 1984 年提议设立的菌属，目前，属内只有美洲爱文菌（*E. americana*）一个种。

爱文菌属 DNA G+C 含量为 53.6~55.2mol%，代表菌种为美洲爱文菌。

二、生物学特性

（一）形态与染色

爱文菌属为革兰氏阴性短小杆菌，菌体大小为（0.6~0.7）μm×（1~1.8）μm。具有 3~10 根周生鞭毛，无芽胞。

（二）培养特性

爱文菌属为兼性厌氧菌，美洲爱文菌对营养要求不高，在血琼脂平板和营养琼脂平板生长良好。美洲爱文菌某些菌株在 25℃较 35℃生长更快、更好。36℃动力阳性。肉汤中浑浊生长。

爱文菌属细菌的形态特征见图 15-26-1。

（三）生化特性

爱文菌属氧化酶阴性，触酶阳性。甲基红、V-P 试验、柠檬酸盐利用（Simmons）、ONPG 和硝酸盐还原试验阳性；分解 D- 葡萄糖、D- 甘露醇、水杨苷、海藻糖、D- 阿拉伯糖、D- 甘露糖和 D- 半乳糖产酸；吲哚产生、硫化氢产生（TSI）、尿素酶、苯丙氨酸脱氨酶、赖氨酸脱羧酶、精氨酸水解、鸟氨酸脱羧酶、明胶水解（22℃）、KCN 培养基生长、丙二酸盐利用、醋酸盐利用、脂酶（玉米油）、DNA 酶和色素产生等试验均阴性；发酵蔗糖、卫矛醇、侧金盏花醇、肌醇、D- 山梨醇、L- 阿拉伯糖、棉子糖、麦芽糖、D- 木糖、纤维二糖、α- 甲基 -D- 葡萄糖苷、赤藓醇、密二糖以及黏液酸，发酵过程不产生可见气体。

三、鉴定与鉴别

爱文菌属只有美洲爱文菌一个种，符合肠杆菌科特性，可通过生化特性对其进行鉴定。美洲爱文菌与有关肠杆菌科细菌的鉴别见表 15-26-1、表 15-1-1。

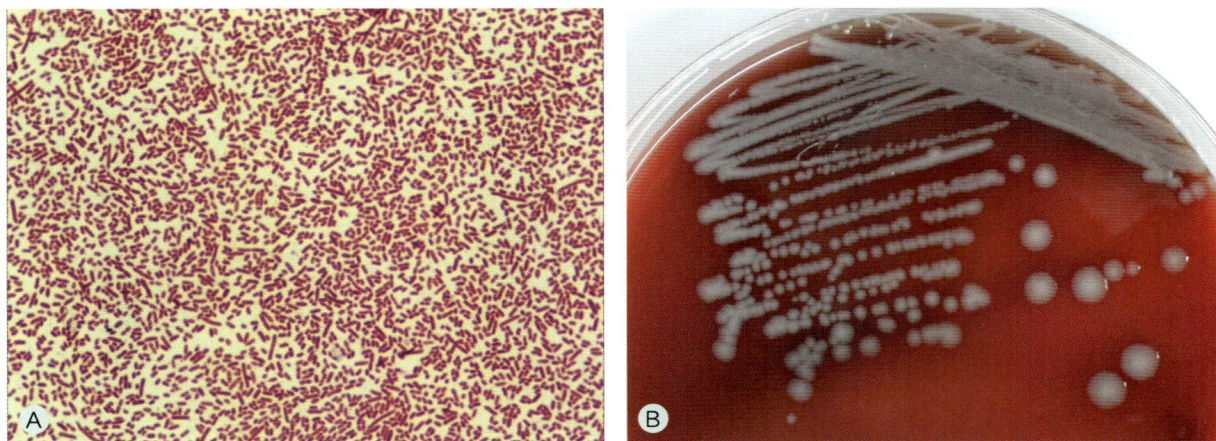

图 15-26-1　美洲爱文菌的形态特征
A. 革兰氏染色 ×1 000；B. SBA 24h

表 15-26-1 美洲爱文菌与其他相关肠杆菌科细菌的鉴别 [a]

试验	美洲爱文菌	戴氏西地西菌	聚团泛菌	水生拉恩菌	黏质沙雷菌
脂酶（玉米油）	0	91	0	0	98
25℃ DNA 酶	0	0	0	0	98
丙二酸盐利用	0	91	65	73	3
葡萄糖产气	0	70	20	98	55
22℃明胶液化	0	0	0	0	90
L- 阿拉伯糖发酵	0	0	95	100	0
D- 阿拉伯醇发酵	87	100	50	6	0
D- 山梨醇发酵	0	0	30	96	99
25℃产黄色素	0	0	75	0	0

注：a，表中数据均为经 2 日 36℃孵育而得的阳性百分率（除非标明不同温度），大多数阳性反应出现于 24 小时内。

四、抗菌药物敏感性

美洲爱文菌对黏菌素、萘啶酸、磺胺嘧啶、阿米卡星、庆大霉素、链霉素、卡那霉素、四环素、氯霉素、阿莫西林 / 克拉维酸、头孢他啶、头孢曲松、头孢噻肟、头孢吡肟、氧氟沙星和羧苄西林敏感（纸片扩散法）；对青霉素、头孢噻吩和万古霉素耐药；对氨苄西林敏感性不定。

五、临床意义

美洲爱文菌存在于水、食物和软体动物。本菌为机会致病菌，是肠杆菌科中一种少见分离菌，可引起肠道外感染。可从血液、尿液、痰液、咽喉部、气管抽吸物、耳部和创伤等标本中分离出该菌。

（曾贤铭 杨 燕）

第二十七节 拉恩菌属

一、分类与命名

拉恩菌属（*Rahnella*）隶属于细菌域，变形菌门，γ- 变形菌纲，肠杆菌目，耶尔森菌科。Izard 等学者于 1981 年提议设立的菌属，目前，属内有 6 个种，包括水生拉恩菌（*R. aquatilis*，以前称拉恩菌基因种 1）、异源拉恩菌（*R. variigena*，以前称拉恩菌基因种 2）、罕见拉恩菌（*R. inusitata*，以前称拉恩菌基因种 3）、甲虫拉恩菌（*R. bruchi*）、维多利亚拉恩菌（*R. victoriana*）和伍尔伯丁拉恩菌（*R. woolbedingensis*）。

拉恩菌属 DNA G+C 含量为 51~56mol%，代表菌种为水生拉恩菌。

二、生物学特性

（一）形态与染色

拉恩菌属为革兰氏阴性直杆菌，菌体大小为 $(0.5\sim1.0)\,\mu m \times (1.0\sim3.0)\,\mu m$。25℃生长时具有周生鞭毛，无芽胞。

（二）培养特性

拉恩菌属为兼性厌氧菌，有机化能营养。拉恩菌属对营养无特殊要求，在营养丰富的培养基（如胰蛋白胨大豆琼脂、羊血琼脂或营养琼脂）可获得较佳的生长结果。在 4~37℃范围可生长，25~35℃孵育生长效果较 37℃更佳，在营养琼脂平板上可形成白色或奶油色、圆形、光滑、凸起、边缘整齐的菌落。大多数菌株为耐冷细菌，可在 4℃（缓慢）生长。拉恩菌属细菌的形态特征见图 15-27-1。

（三）生化特性

拉恩菌属细菌氧化酶阴性，触酶阳性。发酵 *D*- 葡萄糖产酸，大多数菌产气，还原硝酸盐为亚硝酸盐，ONPG 试验阳性（产 β- 半乳糖苷酶）。吲哚、硫化氢、赖氨酸脱羧酶、鸟氨酸脱羧酶、精氨酸双水解酶、酪氨酸脱氨酶、尿素酶和 DNA 酶均阴性。大多数菌株苯丙氨酸脱氨酶（48 小时）、甲基红和 V-P 试验（弱）阳性。分解 *L*- 阿拉伯糖、纤维二糖、乳糖、麦芽糖、甘露糖、*L*- 鼠李糖、棉子糖、*D*- 木糖和水杨苷产酸。

三、鉴定与鉴别

（一）属间鉴别

拉恩菌属与肠杆菌科其他菌属无特别的鉴别特征，本菌属不产黄色素，赖氨酸和鸟氨酸脱羧酶阴性，苯丙氨酸脱氨酶弱阳性，这些特性可有助于与欧文菌属和泛菌属的区别。与其他肠杆菌科菌属鉴别见表 15-1-1。

（二）属内鉴定

拉恩菌属内基因种的鉴定和鉴别见表 15-27-1。

四、抗菌药物敏感性

拉恩菌属对氨基糖苷类、头孢噻肟、多西环素、甲氧苄啶、庆大霉素、四环素以及妥布霉素敏感，对氯霉素耐药。对 β- 内酰胺类抗生素的敏感性随菌株不同而异。氨基青霉素类和一代头孢菌素对水生拉恩菌的抗菌活性有限，而脲基青霉素类和碳青霉烯类抗生素则具有较强的抗菌活性。水生拉恩菌通常对氨基糖苷类和喹诺酮类抗生素敏感。

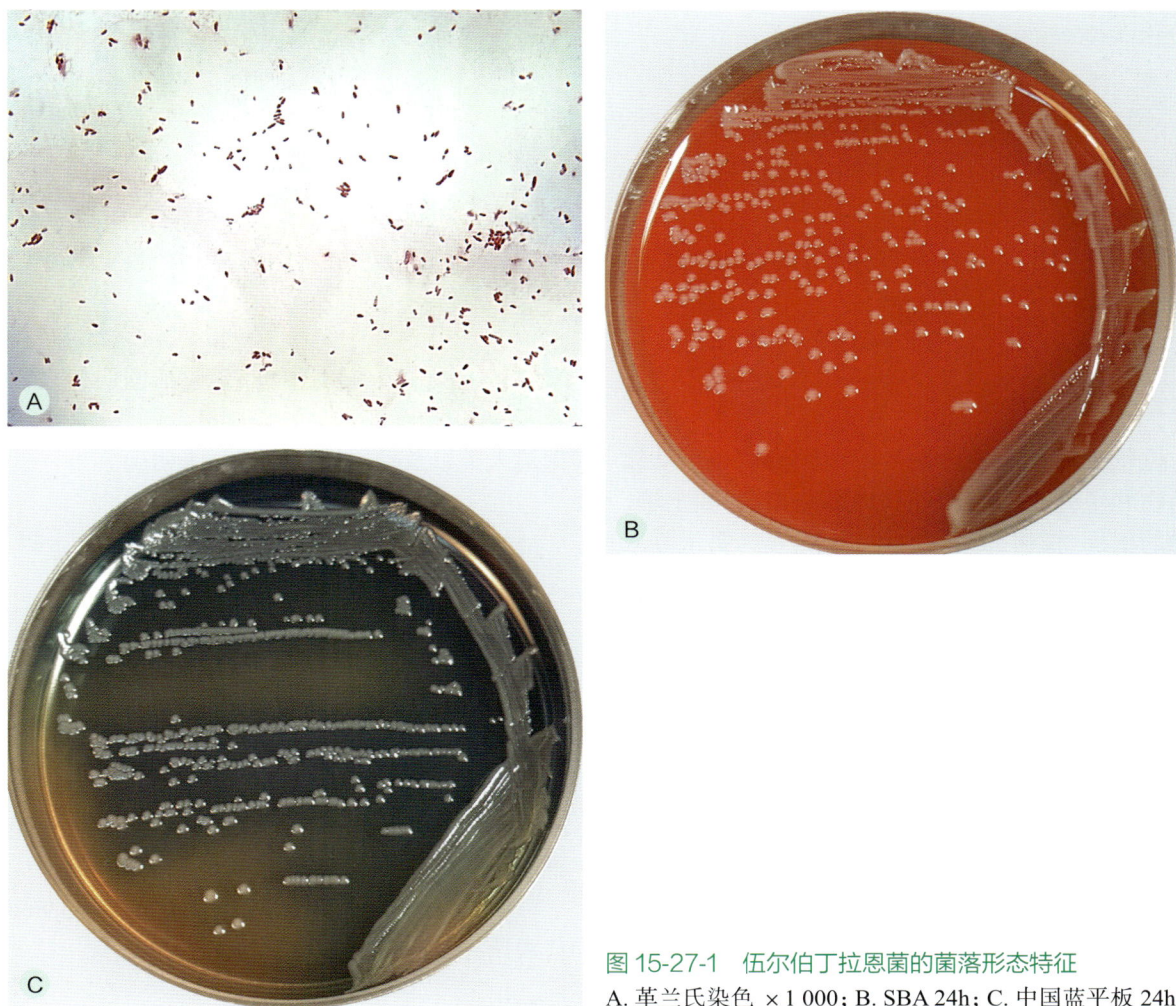

图 15-27-1　伍尔伯丁拉恩菌的菌落形态特征
A. 革兰氏染色 ×1 000；B. SBA 24h；C. 中国蓝平板 24h

表 15-27-1　拉恩菌属内基因种的特性

特性	水生拉恩菌	维多利亚拉恩菌	异源拉恩菌	罕见拉恩菌	甲虫拉恩菌	*R. woolbedingensis*
V-P	+	+	+	+	−	−
产酸						
D-阿拉伯糖	−	−	−	−	+	−
D-蔗糖	−	−	−	−	−	+
D-岩藻糖	+	+	+	−	−	−
D-阿拉伯醇	−	−	−	+	−	−
葡萄糖酸钾	+	(+)	−	−	−	−
5-酮葡萄糖酸钾	+	(+)	−	−	+	−
利用						
N-乙酰-*D*-半乳糖胺	−	−	−	−	−	+
D-阿拉伯醇	−	−	−	+	+	−
D-山梨醇	+	+	+	+	−	+
顺式乌头酸	+	(+)	d	−	−	+
D-半乳糖酸内酯	+	−	−	(d)	+	+
D-葡萄糖醛酸	+	−	d	+	(d)	+
α-酮丁酸	+	d	−	+	−	−
α-酮戊二酸	+	+	−	−	−	d
琥珀酰胺酸	+	−	d	−	−	+
咪唑丙烯酸	−	−	d	+	−	+

注：+,90%~100% 菌株为阳性;(+),70%~89% 的菌株为阳性;d,50%~69% 的菌株为阳性;(d),30%~49% 的菌株为阳性;−,91%~100% 的菌株为阴性。。

五、临床意义

拉恩菌属多数菌株常从淡水中分离,也可从软体动物和甲壳虫的肠和外周环境分离到,如土壤、植物的根周、橡树、赤杨和核桃组织等。偶尔可从食物或人类临床标本中分离,包括创伤、菌血症以及免疫功能低下急性胃肠炎患者的粪便等。拉恩菌对人类以及动物的致病性尚未明确。

（曾贤铭　杨　燕）

第二十八节　哈夫尼亚菌属

一、分类与命名

哈夫尼亚菌属（*Hafnia*）隶属于细菌域,变形菌门,γ-变形菌纲,肠杆菌目,哈夫尼亚菌科（Hafniaceae）。目前,属内包括蜂房哈夫尼亚菌（*H. alvei*）、副蜂房哈夫尼亚菌（*H. paralvei*,原来的基因种 2）和耐冷哈夫尼亚菌（*H. psychrotolerans*）。

哈夫尼亚菌属 DNA G+C 含量为 48~53.9mol%,代表菌种为蜂房哈夫尼亚菌。

二、生物学特性

(一) 形态与染色

哈夫尼亚菌为革兰氏阴性杆菌,菌体大小为 (0.5~1.2) μm × (1.8~5.0) μm。具有周生鞭毛,多数菌株 25~30℃时有动力,但在 35℃无动力。无荚膜,无芽胞。

(二) 培养特性

蜂房哈夫尼亚菌为兼性厌氧菌,能在普通培养基中生长。营养琼脂上,35℃孵育 24 小时,菌落直径一般为 2~4mm,光滑、湿润、半透明、灰白色,表面及边缘光滑。黏液型及粗糙型菌落罕见(图 15-28-1C)。蜂房哈夫尼亚菌能在肠道菌弱选择性培养基上生长,如伊红 - 亚甲蓝琼脂、麦康凯琼脂、木糖 - 赖氨酸 - 脱氧胆酸盐以及 HE 琼脂培养基。在强选择性培养基上,如 SS 琼脂、脱氧胆酸盐 - 柠檬酸盐琼脂,多数哈夫尼亚菌生长受抑制。哈夫尼亚菌在亚硫酸铋琼脂上不生长。蜂房哈夫尼亚菌在弱抑制培养基中,菌落相对较大、白色、半透明、圆形、微凸,表面及边缘光滑(图 15-28-1D、F),貌似沙门菌(哈夫尼亚菌易被误认为硫化氢阴性的沙门菌)。某些菌株在含有蔗糖的培养基中产粉红色素。在含 1% 山梨醇的麦康凯琼脂上,蜂房哈夫尼亚菌为无色。副蜂房哈夫尼亚菌最适生长温度为 28~37℃,在营养琼脂和其他非选择性培养基上均可生长。耐冷哈夫尼亚菌生长温度范围 0~40℃(最适温度为 15℃)。

蜂房哈夫尼亚菌的形态特征见图 15-28-1,副蜂房哈夫尼亚菌的形态特征见图 15-28-2。

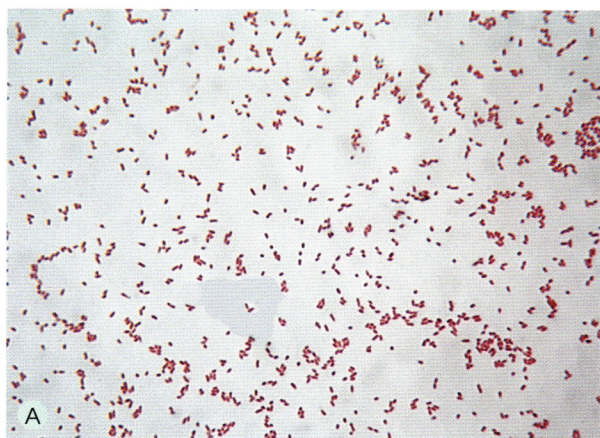

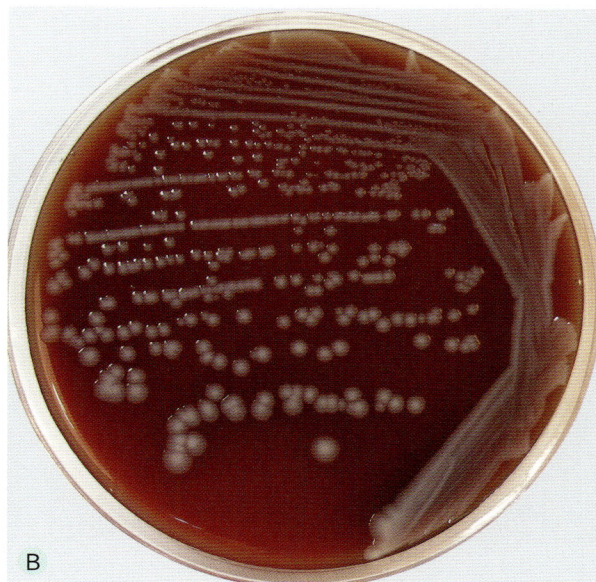

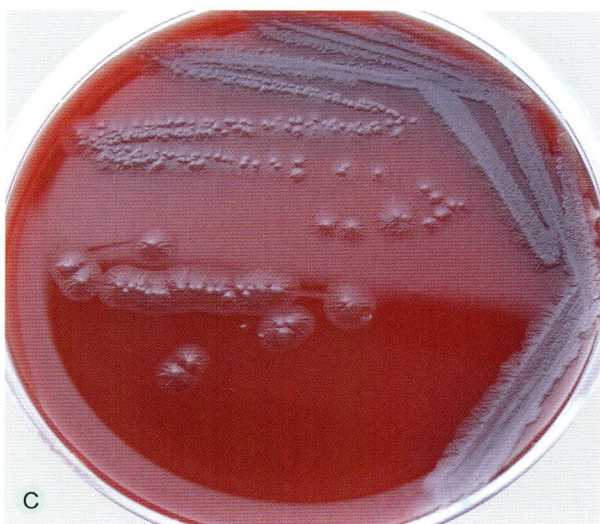

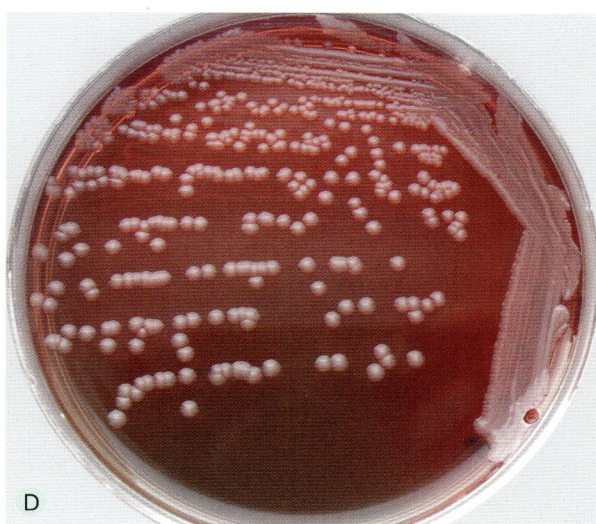

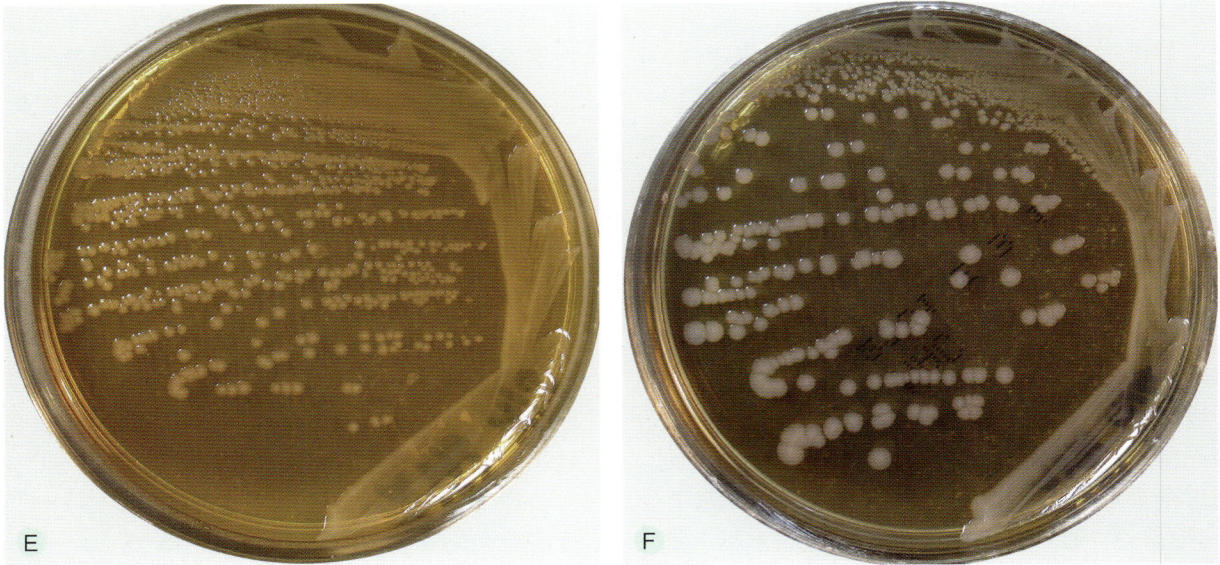

图 15-28-1 蜂房哈夫尼亚菌的形态特征
A. 革兰氏染色 ×1 000；B. SBA 2 日；C. SBA 24h 扩散生长；D. 中国蓝平板 2 日；E. SSA 24h；F. MAC 2 日

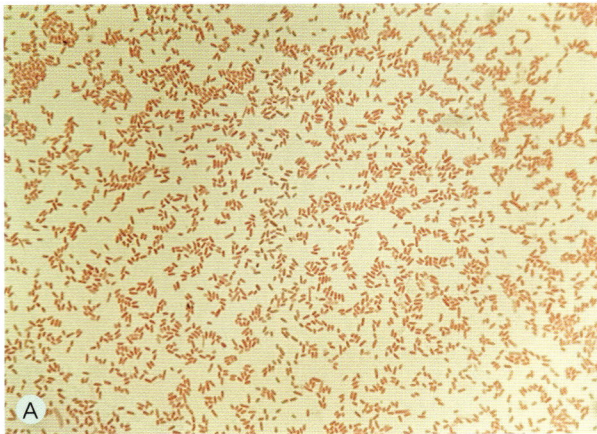

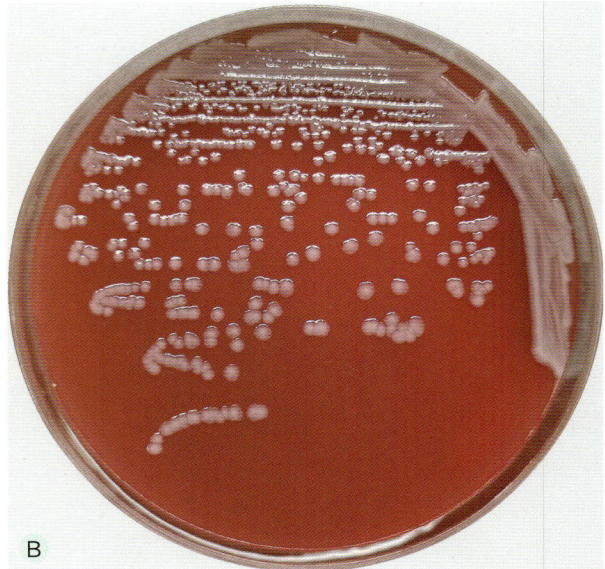

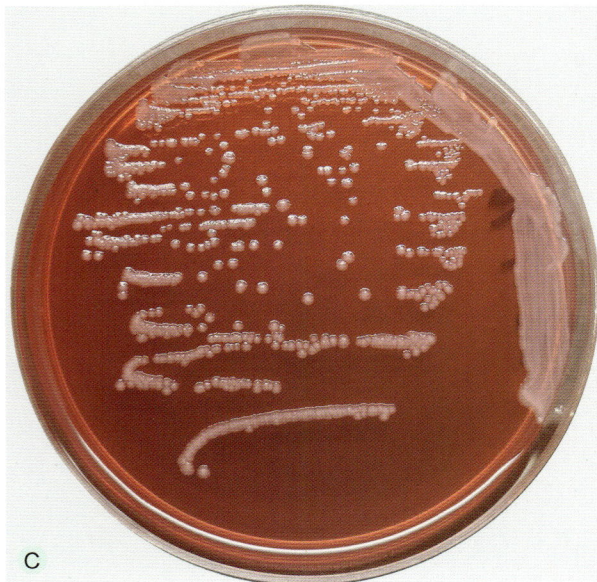

图 15-28-2 副蜂房哈夫尼亚菌的形态特征
A. 革兰氏染色 ×1 000；B. SBA 24h；C. 中国蓝平板 24h

（三）生化特性

哈夫尼亚菌为氧化酶阴性，触酶阳性，符合肠杆菌科细菌特征。哈夫尼亚菌属可在 35℃生长，但许多生化反应在此温度下不规则。甲基红试验 35℃时阳性，22℃时阴性；V-P 试验 22~28℃时阳性；60% 的菌株 25℃孵育 3~4 日可在西蒙氏柠檬酸盐琼脂生长，但有些菌株在 35℃时不能生长。蜂房哈夫尼亚菌大多数菌株 30℃孵育 3~4 日后利用柠檬酸盐作为唯一碳源。硝酸盐还原阳性。克氏双糖铁上不产硫化氢。明胶酶、脂酶、DNA 酶、藻酸盐、果胶酸盐以及苯丙氨酸脱氨酸阴性。赖氨酸和鸟氨酸脱羧酶阳性，精氨酸双水解酶阴性。发酵 D-葡萄糖产酸产气。D-山梨醇、棉子糖、蜜二糖、D-侧金盏花醇、D-阿拉伯醇和肌醇试验均阴性。不发酵乳糖，但可出现质粒介导的乳糖阳性株。

副蜂房哈夫尼亚菌赖氨酸和鸟氨酸脱羧酶阳性，不产生吲哚和硫化氢，精氨酸双水解酶、苯丙氨酸脱氨酶、脂酶、DNA 酶和明胶水解等试验阴性。分解 D-葡萄糖、L-阿拉伯糖、海藻糖、麦芽糖、D-甘露醇、D-木糖和甘油产酸，但不分解 D-阿拉伯醇、侧金盏花醇、苦杏仁苷、卫矛醇、肌醇、蜜二糖、D-山梨醇、乳糖和蔗糖。

耐冷哈夫尼亚菌赖氨酸脱羧酶、鸟氨酸脱羧酶、色氨酸脱氨酶、精氨酸双水解酶、尿素酶、明胶水解和柠檬酸盐试验等阴性，不产生吲哚和硫化氢。V-P 试验、七叶苷水解、β-半乳糖苷酶、碱性磷酸酶和酸性磷酸酶等阳性。分解 D-葡萄糖、蔗糖和 D-甘露醇产酸，但不分解肌醇、L-阿拉伯糖、D-山梨醇、L-鼠李糖和蜜二糖。

三、鉴定与鉴别

（一）属间鉴别

哈夫尼亚菌属易与肠杆菌属和沙雷菌属混淆。哈夫尼亚菌属赖氨酸、鸟氨酸脱羧酶阳性（但是耐冷哈夫尼亚菌阴性），精氨酸双水解酶阴性，肠杆菌属和沙雷菌属的某些种也可产生相同反应，但哈夫尼亚菌属不发酵棉子糖、D-山梨醇、侧金盏花醇和肌醇。此外，哈夫尼亚菌属 PYR 试验阴性，而肠杆菌属和沙雷菌属阳性。所有的蜂房哈夫尼亚菌对 10μg/ml 的多黏菌素 B 敏感，而仅有 6% 的液化沙雷菌对其敏感。多数液化沙雷菌对 20μg/ml 的氨苄西林敏感，而蜂房哈夫尼亚菌则耐药。虽然哈夫尼亚菌不产硫化氢，但与沙门菌生化反应有相似性，赖氨酸、鸟氨酸脱羧酶阳性，尿素、吲哚、乳糖、蔗糖以及 35℃时 V-P 试验阴性，亦常能与沙门菌属 O 抗血清凝集，因此，应注意两菌属之间的鉴别。哈夫尼亚菌属 35℃时 V-P 和柠檬酸盐试验阴性，易与某些乳糖阴性的大肠埃希菌混淆。但大肠埃希菌吲哚和 β-葡糖醛酸酶阳性，而哈夫尼亚菌阴性。另一方面，哈夫尼亚菌与产志贺毒素的大肠埃希菌（STEC）O157：H7 偶有混淆，因为两者山梨醇和 β-葡糖醛酸酶均阴性，某些菌株能与大肠埃希菌 O157 抗血清凝集。雷金斯堡预研菌与哈夫尼亚菌的区别在于，前者柠檬酸盐阳性，分解纤维二糖、蜜二糖和 D-阿拉伯醇产酸。哈夫尼亚菌与相关菌属（种）的鉴别见表 15-28-1、表 15-1-5。

表 15-28-1　哈夫尼亚菌与相关菌属（种）的鉴别特性

特性	哈夫尼亚菌属	肠杆菌属	大肠埃希菌	STEC O157	沙门菌属	沙雷菌属	预研菌属
硫化氢产生	–	–	–	–	+	–	–
吲哚产生	–	–	+	+	–	d	–
β-半乳糖苷酶	d	+	+	+	d	+	+
β-葡糖醛酸酶	–	–	–	–	d		
PYR	–	+	–	–	–	+	+
山梨醇发酵	–	d	+	–	+	d	–
哈夫尼亚噬菌体溶解	+	–	–	–	–	–	–
DNA G+C mol%	48~53.9	52~60	48~52	ND	50~53	52~60	58~59

注：+，90%~100% 菌株阳性；–，90%~100% 菌株阴性；d，结果可变；STEC O157，产志贺毒素大肠埃希菌；ND，无资料。

（二）属内鉴定

哈夫尼亚菌属内 3 个菌种之间的鉴定与鉴别见表 15-28-2。

表 15-28-2　哈夫尼亚菌属内 3 个菌种之间的区别特性

特性	蜂房哈夫尼亚菌	副蜂房哈夫尼亚菌	耐冷哈夫尼亚菌
赖氨酸脱羧酶	+	+	−
鸟氨酸脱羧酶	+	+	−
柠檬酸盐利用	−	+	−
七叶苷水解	−	+	+
水杨苷发酵	v	−	ND
分解鼠李糖产酸	+	+	−
分解蔗糖产酸	−	−	+
分解 L- 阿拉伯糖产酸	+	+	−
β- 葡萄糖苷酶	+	+	ND
丙二酸盐利用	+	−	ND

注：+，阳性；−，阴性；v，结果可变；ND，无资料。

四、抗菌药物敏感性

大多数蜂房哈夫尼亚菌对羧苄西林、链霉素、庆大霉素、卡那霉素、四环素、多黏菌素 B 以及萘啶酸敏感；对头孢菌素和氨苄西林耐药。

五、临床意义

蜂房哈夫尼亚菌存在于人和动物（包括鸟类）的粪便中。也在土壤、污物、水和乳制品中发现该菌。有报道指出，蜂房哈夫尼亚菌能引起败血症、呼吸道感染、脑膜炎、脓肿、尿路感染以及伤口感染。大多数情况下，蜂房哈夫尼亚菌分离自混合培养，被认为是机会致病菌，也可引起糖尿病、慢性肾衰竭、慢性阻塞性肺病、恶性肿瘤患者以及 HIV 患者的感染。蜂房哈夫尼亚菌是否为肠道致病菌尚无定论，有学者认为蜂房哈夫尼亚菌某些菌株可引起人类腹泻。副蜂房哈夫尼亚菌可分离于临床标本、哺乳动物、爬行动物和淡水鱼。耐冷蜂房哈夫尼亚菌分离于青藏高原的湖水。

（杨　燕）

第二十九节　爱德华菌属

一、分类与命名

爱德华菌属（*Edwardsiella*）隶属于细菌域，变形菌门，γ- 变形菌纲，肠杆菌目，哈夫尼亚菌科。目前属内有 5 个种：迟缓爱德华菌（*E. tarda*）、保科爱德华菌（*E. hoshinae*）、鲶鱼爱德华菌（*E. ictaluri*）、鳗鱼爱德华菌（*E. anguillarum*）和杀鱼爱德华菌（*E. piscicida*）。与人类感染有关的只有迟缓爱德华菌 1 个种。

爱德华菌属 DNA G+C 含量为 53~59mol%，代表菌种为迟缓爱德华菌。

二、生物学特性

（一）形态与染色

爱德华菌属为革兰氏阴性杆菌，菌体大小为 (0.6~1.0)μm × (2.0~3.0)μm，具有周鞭毛，无芽胞。

（二）培养特性

爱德华菌属为兼性厌氧菌，各菌种最适生长条件各不相同，迟缓爱德华菌最适温度为 35~37℃，在普通营养琼脂上经 24 小时孵育出现直径 0.5~1.0mm 的较小菌落，在麦康凯琼脂和 SS 琼脂上也可生长，SS 培养基上可因产硫化氢出现黑色的菌落中心。鲶鱼爱德华菌最适温度为 25~30℃，生长缓慢，30℃经 3 日孵育形成约 1.0mm 菌落。杀鱼爱德华菌最适生长温度为 28~30℃，在 25℃或 37℃也可生长，但在 12℃或 42℃不生长，杀鱼爱德华菌在含 1%~5% NaCl 环境可以生长，但大于或等于 6% NaCl 浓度则不生长。有动力，但也有无动力株出现。

爱德华菌属细菌的形态特征见图 15-29-1。

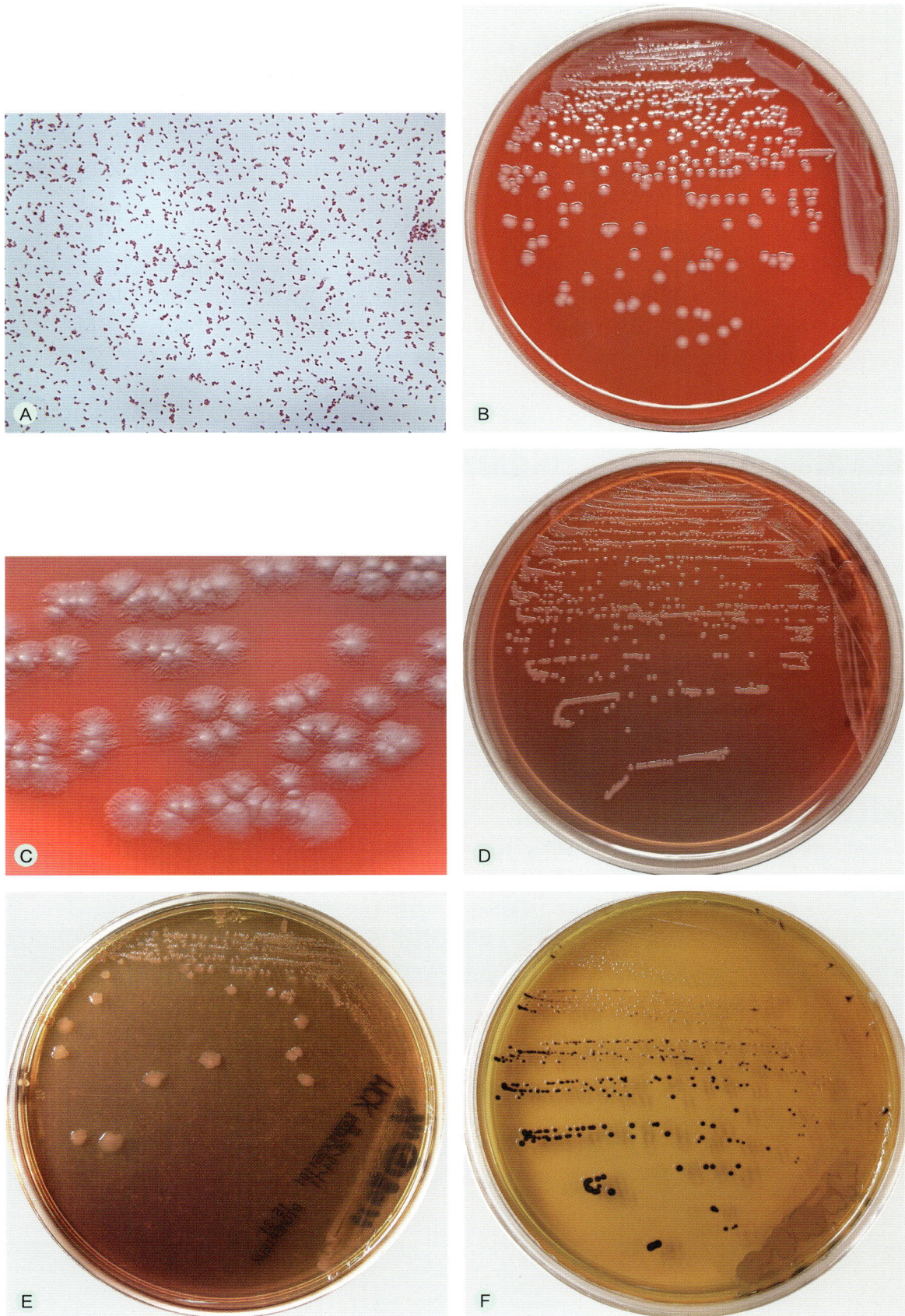

图 15-29-1 迟缓爱德华菌的形态特征

A. 革兰氏染色 ×1 000；B. SBA 24h；C. 粗糙型,SBA 24h；D. 中国蓝平板 24h；E. MAC 2 日；F. SSA 2 日

（三）生化特性

爱德华菌属符合肠杆菌科生物学特性，氧化酶阴性，触酶阳性，还原硝酸盐为亚硝酸盐，发酵葡萄糖产酸且多数产气，发酵麦芽糖，不发酵乳糖、木糖、棉子糖、鼠李糖、纤维二糖、肌醇、侧金盏花醇、山梨醇和卫茅醇，精氨酸双水解酶和苯丙氨酸脱氨酶阴性，赖氨酸脱羧酶阳性。V-P、柠檬酸盐、明胶酶、尿素酶、七叶苷和 KCN 培养基生长等试验均阴性。迟缓爱德华菌产生 H_2S，迟缓爱德华菌生物 1 型和保科爱德华菌在 TSI 琼脂斜面 H_2S 弱阳性，也可阴性。鳗鱼爱德华菌和杀鱼爱德华菌产生 H_2S 和吲哚，鲶鱼爱德华菌 H_2S 阴性。

三、鉴定与鉴别

（一）属间鉴别

在肠杆菌科中与爱德华菌属生化特性较为相近的菌属包括沙门菌属、变形杆菌属、柠檬酸杆菌属、勒米诺菌属、普罗威登斯菌属和大肠埃希菌，它们的鉴别见表 15-29-1。

（二）属内鉴定

因爱德华菌属 5 个菌种的生长条件相差较大，部分种的生化反应不活泼，其鉴定较为困难，表 15-29-2 列出了爱德华菌属内菌种鉴定和鉴别特性。

表 15-29-1　爱德华菌属与相似菌的鉴别特性

特性	爱德华菌属	沙门菌属	变形杆菌属	柠檬酸杆菌属	勒米诺菌属	普罗威登菌属	大肠埃希菌
苯丙氨酸脱氨酶	−	−	+	−	−	+	−
赖氨酸脱羧酶	+	+	−	−	−	−	+
木糖	−	+	d	+	+	d	+
麦芽糖	+	+	d	+	+	+	+
吡咯烷酮氨基肽酶	−	−	−	−	−	−	−
β- 半乳糖苷酶	−	−	−	+	−	−	+
β- 葡萄糖苷酶	−	d	−	−	−	−	+
硫化氢	d	+	d	d	−	d	−
吲哚	d	−	d	d	−	d	−
青霉素 G 抑菌圈	+	−	−	−	−	−	−

注：+，90%～100% 菌株阳性；−，90%～100% 菌株阴性，d，不同的种或生物型具有不同的反应。

表 15-29-2　爱德华菌属内菌种鉴定和鉴别特性

特性	迟缓爱德华菌	迟缓爱德华菌生物 1 型	保科爱德华菌	鲶鱼爱德华菌	鳗鱼爱德华菌	杀鱼爱德华菌
蔗糖	−	+	+	−	ND	ND
甘露醇	−	+[a]	+	−	+	−
海藻糖	−	−	+	−	−	−
阿拉伯糖	−	−	d	−	+	−
丙二酸盐利用	−	−	+	−	ND	ND
吲哚	+	+	d	−	+	+
硫化氢	+	W	W	−	+	+
发酵葡萄糖产气	+	d	d	d	ND	ND
动力	+	+	+	−	+	+

注：+，90%～100% 菌株阳性；−，90%～100% 菌株阴性；d，具有不同反应；W，在 TSI 琼脂斜面弱阳性，也可阴性；a，某些株可阴性；ND，无资料。

四、抗菌药物敏感性

爱德华菌属细菌通常对黏菌素和多黏菌素 B 耐药,但对青霉素 G、羧苄西林、氨苄西林、头孢菌素、链霉素、卡那霉素、庆大霉素、四环素、氯霉素、磺胺嘧啶等抗菌药物大部分敏感。纸片法药物敏感性试验中爱德华菌通常对青霉素出现大的抑菌圈,这在肠杆菌科中是罕见的。鲶鱼爱德华菌抗菌药物敏感性试验须在 25℃测试。

五、临床意义

迟缓爱德华菌大多数从淡水、河鱼以及其他冷血动物分离到,对鳗鱼、鲶鱼和其他一些动物有致病性,有时会引起相关养殖行业的严重经济损失。迟缓爱德华菌对人的致病性尚不明确,可引起胃肠炎和腹泻,最显著的临床特征是类沙门菌肠炎,多出现在热带国家。在健康者的粪便可分离出迟缓爱德华菌,但分离率低至 1/10 000。有报道迟缓爱德华菌可引起肠道外感染,包括心内膜炎、菌血症、脑膜炎、骨髓炎、尿路感染和伤口感染等,这样的感染极为罕见,其患者都存在其他的基础性疾病或易感因素,如新生儿、肝脏疾病等。保科爱德华菌和鲶鱼爱德华菌都没有引起人类感染的记录,仅对水生动物有致病性。

(曾贤铭)

第三十节　肥 杆 菌 属

一、分类与命名

肥杆菌属(*Obesumbacterium*)隶属于细菌域,变形菌门,γ- 变形菌纲,肠杆菌目,哈夫尼亚菌科。目前,属内仅有变形肥杆菌(*O. proteus*)一个种。变形肥杆菌可分为变形肥杆菌生物 1 型和变形肥杆菌生物 2 型两个生物型,变形肥杆菌生物 1 型与蜂房哈夫尼菌生物 1 型是同一种菌,现已停止使用变形肥杆菌生物 1 型名称,改称蜂房哈夫尼菌生物 1 型。

肥杆菌属 DNA G+C 含量为 48~49mol%,代表菌种为变形肥杆菌。

二、生物学特性

(一)形态与染色

变形肥杆菌为革兰氏阴性杆菌,呈多形性,菌体大小为(0.8~2.0)μm ×(1.5~100)μm,在具有活酵母的啤酒麦芽汁中生长短而肥,在大多数人工培基上生长,形成长而多形性杆菌,某些菌株甚至出现分枝形态,其形态受生长环境的影响较大。无鞭毛,无芽胞。

(二)培养特性

变形肥杆菌为兼性厌氧菌,生长较为缓慢,普通培养基上孵育 24 小时的菌落直径小于 0.5mm,在麦康凯琼脂上生长较差。最适生长温度 25~32℃,37℃时生长不良。动力阴性。

(三)生化特性

变形肥杆菌符合肠杆菌科生物学特性,氧化酶阴性,触酶阳性,发酵葡萄糖和甘露糖产酸,对大多数其他碳水化合物不发酵。赖氨酸脱羧酶阳性,还原硝酸盐为亚硝酸盐,吲哚、硫化氢、淀粉均阴性,用于肠杆菌科鉴别的大多数试验为阴性或迟缓阳性(36℃,3~7 日)。

三、鉴定与鉴别

肥杆菌属内仅有变形肥杆菌一个种,变形肥杆菌应与蜂房哈夫尼菌和蜂房哈夫尼菌生物 1 型相鉴别,见表 15-30-1。变形肥杆菌仅仅根据形态差异容易与肠杆菌科其他菌属相鉴别。

四、抗菌药物敏感性

尚无变形肥杆菌生物 2 型抗菌药物敏感性方面的文献报道,抗菌药物敏感性试验方法可参考最新版的 CLSI 文件进行,按肠杆菌科解释标准做出敏感或耐药结果解释。

五、临床意义

迄今分离的变形肥杆菌均来自啤酒酿造厂的麦芽酵母汁,尚未在人类标本中分离到变形肥杆菌,也没有证据表明它对人或动物有致病性。

表 15-30-1   变形肥杆菌生物 2 型与相似菌的鉴别

特性	孵育时间 /d	变形肥杆菌生物 2 型	蜂房哈夫尼菌	蜂房哈夫尼菌生物 1 型
哈夫尼菌特异噬菌体溶解试验	1	–	+	+
出现触酶反应		弱,10 秒后	强,1 秒内	强,1 秒内
V-P 试验(22℃)	4	–	+	+
木糖(产酸)	7	+	+	–
水杨苷(产酸)	7	–	(–)	+
水解七叶苷	7	–	(–)	+

注:+,90% 以上菌株阳性;(–),11%~25% 菌株阴性;–,90% 以上菌株阴性。

(曾贤铭)

第三十一节   布戴维采菌属

一、分类与命名

布戴维采菌属(*Budvicia*)隶属于细菌域、变形菌门,γ- 变形菌纲,肠杆菌目,布戴维采菌科(Budviciaceae)。Bouvet 等学者于 1985 年提议设立的菌属,目前,属内包括水生布戴维采菌(*Budvicia aquatica*)和 *B. diplopodorum* 2 个种。

布戴维采菌属 DNA G+C 含量为 46~48.3mol%,代表菌种为水生布戴维采菌。

二、生物学特性

(一)形态与染色

布戴维采菌为革兰氏阴性短小直杆菌,菌体大小为 0.8μm × (2.5~3.0) μm。22 ℃时具周生鞭毛,36℃时运动能力降低。无芽胞,无荚膜。

(二)培养特性

布戴维采菌为典型的肠杆菌科细菌,水生布戴维采菌在营养琼脂上生长缓慢,36℃孵育 24 小时仅形成直径 0.1mm 的菌落,但若在 30℃孵育 24 小时,所形成的菌落较之前的大 5 倍。25℃较 36℃时生化反应更活泼。该菌在麦康凯培养基上亦能生长。可在 4℃、10℃、22℃、32℃和 37℃生长,无法在 42℃生长。生长过程需要烟酸,其他维生素和氨基酸可促进其生长。*B. diplopodorum* 在营养琼脂上 28℃孵育 2 日,可形成直径 0.5mm、奶油色、有光泽、半透明和凸起的菌落,在半固体琼脂中 22℃培养能观察到动力,但在 TSB、NB 或 R2A 肉汤 22℃或 34℃培养则无动力,该菌在 4℃和 34℃生长,但在 35℃则不生长,在麦康凯培养基上生长被抑制。

(三)生化特性

水生布戴维采菌氧化酶阴性,触酶阳性;硝酸盐还原、硫化氢和尿素酶等试验阳性,发酵葡萄糖、L- 阿拉伯糖、L- 鼠李唐、D- 木糖和 D- 半乳糖;吲哚、V-P、柠檬酸盐、苯丙氨酸、赖氨酸、精氨酸双水解酶、鸟氨酸、KCN 培养基中生长、丙二酸、七叶苷、水解明胶(22℃)、脂酶(玉米油)和 DNA 酶等试验阴性,不发酵蔗糖、卫矛醇、水杨苷、侧金盏花醇、肌醇、D- 山梨醇、棉子糖、麦芽糖、海藻糖、纤维二糖、α- 甲基 -D- 葡糖苷、赤藓醇、密二糖、甘油及 D- 甘露糖。*B. diplopodorum* β- 半乳糖苷酶、β- 葡萄糖苷酶、丙二酸盐和葡萄糖酸盐试验阴性,氧化和发酵葡萄糖产酸不产气,弱水解淀粉,不水解 Tween-80、DNA、七叶苷、明胶和尿素。精氨酸双水解酶、色氨酸脱氨酶、赖氨酸和鸟氨酸脱羧酶试验均阴性,不产生吲哚。

三、鉴定与鉴别

(一)属间鉴别

布戴维采菌属细菌符合肠杆菌科生物学特

性,水生布戴维采菌特点是产生硫化氢,尿素酶和ONPG阳性,赖氨酸和鸟氨酸脱羧酶及柠檬酸盐等试验阴性。水生布戴维采菌容易被错误鉴定为硫化氢阳性其他肠杆菌科细菌,与硫化氢阳性肠杆菌科细菌间鉴别见表15-31-1。与其他肠杆菌科菌属鉴别见表15-1-1。

（二）属内鉴定

布戴维采菌属内仅有水生布戴维采菌和 *B. diplopodorum* 2 个种,二者鉴别见表15-31-2。

表 15-31-1　水生布戴维采菌与硫化氢阳性肠杆菌科细菌间的鉴别

菌名	赖氨酸脱羧酶	鸟氨酸脱羧酶	尿素酶	阿拉伯糖	柠檬酸盐	KCN	ONPG
水生布戴维采菌	–	–	+	V	–	–	+
勒米诺菌属	–	–	–	+	V[a]	–	–
迟钝爱德华菌	+	+	–	–	–	–	–
泉布拉格菌	–	–	–	–	–	–	–
关岛特布尔西菌	+	+	–	–	V	+	+
沙门菌亚群 1	+	+	–	+	+	–	–
柠檬酸杆菌属	–	V	V	+	V	+	+
变形杆菌属	–	V	+	–	V	+	–

注:+,90% 以上菌株阳性;V,11%~89% 菌株阳性;–,90% 以上菌株阴性。a,格氏勒米诺菌阳性,里氏勒米诺菌阴性。

表 15-31-2　布戴维采菌属内 2 个种生化特性和鉴别

生化特性	水生布戴维采菌	*B. diplopodorum*
β- 半乳糖苷酶	+	–
赖氨酸脱羧酶	–	–
鸟氨酸脱羧酶	–	–
柠檬酸盐利用	–	–
H₂S 产生	+	–
尿素酶	+	–
吲哚产生	–	–
产酸		
肌醇	–	–
山梨醇	–	–
鼠李糖	+	+
蔗糖	–	–
蜜二糖	–	–
苦杏仁苷	–	–
阿拉伯糖	+	+

注:+,90% 以上菌株阳性;–,90% 以上菌株阴性。

四、抗菌药物敏感性

布戴维采菌对黏菌素、萘啶酸、磺胺嘧啶、庆大霉素、链霉素、卡那霉素、氯霉素和羧苄西林敏感(纸片扩散法);对青霉素、氨苄西林和头孢噻吩耐药。

五、临床意义

大多数的布戴维采菌分离自井水、河水、溪水、游泳池水、沟渠水管水、环境水以及污水等水源。在美国,已从人类粪便中分离到水生布戴维采菌,但无证据显示水生布戴维采菌会引起腹泻或肠道感染,亦无证据表明本菌对植物或动物致病。*B. diplopodorum* 分离于倍足纲动物的肠道,未见从人类标本中分离的报道。

（曾贤铭　杨　燕）

第三十二节　布拉格菌属

一、分类与命名

布拉格菌属（*Pragia*）隶属于细菌域,变形菌门,γ-变形菌纲,肠杆菌目,布戴维采菌科。目前属内仅有泉布拉格菌（*P. fontium*）1个种,该菌于1983年在捷克布拉格的泉水中被发现。

布拉格菌属 DNA G+C 含量为 46~47mol%,代表菌种为泉布拉格菌。

二、生物学特性

（一）形态与染色

泉布拉格菌为革兰氏阴性杆菌,具有周鞭毛,无芽胞。

（二）培养特性

泉布拉格菌为兼性厌氧菌,培养时营养要求不高,普通营养琼脂或麦康凯琼脂上形成直径约0.5mm菌落;在柠檬酸盐-脱氧胆盐琼脂上菌落中心呈黑色。最适生长温度 22~37℃,4℃时仍可生长,但 42℃时不生长。绵羊血琼脂上不溶血。36℃动力阳性。在营养琼脂上生长时出现志贺菌样的气味。

（三）生化特性

泉布拉格菌氧化酶阴性,触酶阳性,发酵葡萄糖和半乳糖产酸不产气,还原硝酸盐为亚硝酸盐,可利用柠檬酸盐和氧化葡萄糖酸盐,产生 H_2S。大多数菌株甲基红阳性、甘油和肌醇迟缓阳性。不发酵乳糖、麦芽糖、甘露醇、蔗糖、甘露糖、山梨糖、山梨醇、阿拉伯糖、纤维二糖、卫茅醇、蜜二糖、鼠李糖、棉子糖、淀粉、海藻糖。其他阴性生化反应有:吲哚、V-P 试验、苯丙氨酸脱氨酶、赖氨酸脱羧酶、鸟氨酸脱羧酶、精氨酸双水解酶、尿素、ONPG、DNA 酶、丙二酸盐、KCN 生长试验等。

三、鉴定与鉴别

（一）属间鉴别

产生 H_2S 和氧化葡萄糖酸盐是泉布拉格菌重要特征。肠杆菌科可产生 H_2S 的其他菌属尚有沙门菌属、变形杆菌属、柠檬酸杆菌属、爱德华菌属、勒米诺菌属、布特维西菌属和特布尔西菌属,它们之间的鉴别见表 15-4-2。

（二）属内鉴定

属内目前仅有泉布拉格菌 1 个种,在与其他相关菌属鉴别后,根据本菌生化特性做出最终鉴定。

四、抗菌药物敏感性

尚无泉布拉格菌抗菌药物敏感性方面的文献报道,抗菌药物敏感性试验方法可参考最新版的 CLSI 文件进行,按肠杆菌科解释标准做出敏感或耐药结果解释。

五、临床意义

泉布拉格菌可自饮用水和健康者的粪便中分离到,但尚无证据表明它对人和动物有致病性。

（曾贤铭）

第三十三节　勒米诺菌属

一、分类与命名

勒米诺菌属（*Leminorella*）隶属于细菌域,变形菌门,γ-变形菌纲,肠杆菌目,布戴维采菌科。Hickman-Brenner 等学者于 1985 年提议设立的菌属,目前属内包括 2 个种,即格氏勒米诺菌（*L. grimontii*）和理查德勒米诺菌（*L. richardii*）。

勒米诺菌属 DNA G+C mol% 含量未测定,代表菌种为格氏勒米诺菌。

二、生物学特性

（一）形态与染色

勒米诺菌属细菌为革兰氏阴性小杆菌，无鞭毛，无芽胞。

（二）培养特性

勒米诺菌属细菌为兼性厌氧菌，对营养要求不高，在培养肠道细菌的常用培养基可生长，但生长较典型的其他肠杆菌科细菌慢，不产色素。在麦凯康平板上孵育24小时形成无色（乳糖阴性）小菌落，36℃和25℃孵育无动力。

（三）生化特性

勒米诺菌属细菌氧化酶阴性，触酶强阳性，还原硝酸盐到亚硝酸盐，发酵 D- 葡萄糖产酸。生化反应不是很活泼，但酪氨酸水解、硫化氢（TSI和PIA）产生、阿拉伯糖发酵、D- 木糖发酵和 L- 酒石酸盐发酵等试验阳性。格氏勒米诺菌与理查德勒米诺菌生化反应活泼，二者常见生化特性见表15-33-1。

表15-33-1 格氏勒米诺菌与理查德勒米诺菌生化特性

特性	格氏勒米诺菌	理查德勒米诺菌
氧化酶	0	0
触酶	100	100
36℃动力	0	0
硝酸盐还原	100	100
吲哚产生	0	0
甲基红	100	100
柠檬酸盐利用（Simmons）	100	0
硫化氢（TSI和PIA）产生	100	100
尿素水解	0	0
苯丙氨酸脱氨酶	0	0
赖氨酸脱羧酶	0	0
鸟氨酸脱羧酶	0	0
精氨酸双水解酶	0	0
明胶水解（22℃）	0	0
丙二酸盐利用	0	0
D- 葡萄糖发酵产酸（24小时）	83	0

续表

特性	格氏勒米诺菌	理查德勒米诺菌
D- 葡萄糖发酵产酸（48小时）	100	100
D- 葡萄糖发酵产气	33（100）	0
卫矛醇发酵	83	0
阿拉伯糖发酵	100	100
D- 木糖发酵	83	100
黏液酸发酵	100	50（75）
酒石酸盐发酵（Jordan's）	100	100
酪氨酸水解	83（100）	75（100）
乳糖发酵	0	0
蔗糖发酵	0	0
D- 甘露醇发酵	0	0
水杨苷发酵	0	0
侧金盏花醇发酵	0	0
肌醇发酵	0	0
山梨醇发酵	0	0
D- 半乳糖发酵	0	0
D- 甘露糖发酵	0	0
棉子糖发酵	0	0
鼠李糖发酵	0	0
麦芽糖发酵	0	0
海藻糖发酵	0	0
纤维二糖发酵	0	0
蜜二糖发酵	0	0
阿拉伯醇发酵	0	0
七叶苷水解	0	0
醋酸盐利用	0	0
DNA 酶（25℃）	0	0
ONPG 试验	0	0
黄色素（25℃）	0	0

注：所有试验结果在36℃孵育2日获得（除非不同时间或温度被标示；苯丙氨酸、氧化酶和硝酸盐还原仅孵育1日），菌名下表中数字为阳性百分比。对于某些试验，圆括号内数字表示在3~7日内孵育后累积阳性百分比。TSI，三糖铁琼脂；PIA，蛋白胨铁琼脂；ONPG，O- 硝基苯 -β-D- 半乳糖苷。

三、鉴定与鉴别

（一）属间鉴别

勒米诺菌属细菌触酶强阳性，酪氨酸水解、硫化氢（TSI）产生、阿拉伯糖发酵、*D*-木糖发酵和*L*-酒石酸盐发酵等试验均阳性，36℃无动力。勒米诺菌不分解乳糖，产生硫化氢，易被错误鉴定为沙门菌，应注意通过血清学试验加以鉴别。勒米诺菌属与硫化氢阳性肠杆菌科菌属和细菌鉴别见表15-31-1；与其他肠杆菌科菌属鉴别见表15-1-1。

（二）属内鉴定

勒米诺菌属内2个菌种的鉴定与鉴别，见表15-33-1、表15-33-2。

表 15-33-2　格氏勒米诺菌与理查德勒米诺菌的鉴别

试验	孵育时间 /d	格氏勒米诺菌	理查德勒米诺菌
柠檬酸盐利用（Simmons）	2	100	0
甲基红	2	100	0
发酵 D- 葡萄糖产酸	1	83	0
发酵 D- 葡萄糖产气	7	100	0
卫矛醇发酵	2	83	0

注：所有试验结果在36℃孵育特定时间后获得，菌名下表格内数字为阳性百分比。

四、抗菌药物敏感性

勒米诺菌对黏菌素、萘啶酸、磺胺嘧啶、庆大霉素、卡那霉素、四环素和氯霉素敏感，对链霉素、青霉素、氨苄西林、羧苄西林和头孢噻吩耐药（纸片扩散法）。

五、临床意义

勒米诺菌通常分离于人类粪便，但无证据表明该类细菌能引起腹泻或肠道感染，罕见从其他临床标本中分离出，也未见从动物、食品、水或环境中分离到该类细菌的报道，是肠杆菌科中罕见的菌属。

（杨 燕）

第三十四节　欧　文　菌　属

一、分类与命名

欧文菌属（*Erwinia*）隶属于细菌域，变形菌门，γ-变形菌纲，肠杆菌目，欧文菌科（Erwiniaceae）。目前，属内包括20个种，常见的有解淀粉欧文菌（*Erwinia amylovora*）、比林欧文菌（*E. billingiae*）、野梧桐欧文菌（*E. mallotivora*）、桃色欧文菌（*E. persicina*）、番石榴欧文菌（*E. psidii*）、大黄欧文氏菌（*E. rhapontici*）、嗜管欧文氏菌（*E. tracheiphila*）、*E. aphidicola*、*E. carnegieana*、*E. endophytica*、*E. gerundensis*、*E. iniecta*、*E. pyrifoliae*、塔斯曼尼亚欧文菌（*E. tasmaniensis*）、*E. teletana*、*E. typographi* 和 *E. uzenensis* 等。原来的溶解欧文菌（E. dissolvens）已分类到肠杆菌属，草生欧文菌（*E. herbicola*）、*E. stewartii*、米利特欧文菌（*E. milletiae*）和噬夏孢欧文菌（*E. uredovora*）等菌种分类到泛菌属（*Pantoea*），*E. rubrifaciens* 和柳欧文菌（*E. salicis*）等分类到布伦纳菌属（*Brenneria*），*E. cacticida* 和 *E. carotovora* 等分类到果胶杆菌属（*Pectobacterium*）。

欧文氏菌属 DNA G+C 含量为 49.8~54.1mol%，代表菌种为解淀粉欧文菌。

二、生物学特性

（一）形态与染色

革兰氏阴性直杆菌，菌体大小为(0.5~1.0)μm×(1.0~3.0)μm，单个或成对出现。周生鞭毛。

（二）培养特性

欧文菌为兼性厌氧菌，但某些种在厌氧环境生长弱。最适生长温度为27~30℃，能生长的最高温度为40℃。欧文菌属细菌的形态特征见图15-34-1。

（三）生化特性

欧文菌属氧化酶阴性，触酶阳性，果胶酶阴性。具有动力，产气很弱或不产气。果糖、D-半乳糖、D-葡萄糖和蔗糖产酸，侧金盏花醇、阿糖醇、糊精、卫矛醇、菊糖、麦芽糖、淀粉和塔格糖阴性。作为碳源和能量源利用延胡索酸盐、D-半乳糖、葡萄糖酸盐、D-葡萄糖、甘油、β-甲基葡萄糖苷、苹果酸盐和琥珀酸盐，不利用L-阿糖醇、苯酸盐、丁醇、甲醇、草酸盐、丙酸盐或山梨糖；作为氮源利用L-丙氨酸、L-谷氨酸、双甘氨肽和L-丝氨酸，不利用犬尿喹啉酸和胡芦巴碱。不具有精氨酸双水解酶、酪蛋白酶、果胶酶、苯丙氨酸脱氨酶和脲酶。不具有精氨酸、赖氨酸和鸟氨酸脱羧酶。能在有氧条件下将氨基酸脱羧形成腐胺。不能将谷氨酸脱羧基。很少产酸酯酶。

三、鉴定与鉴别

（一）属间鉴别

欧文菌属与其相关菌属间的鉴别见表15-34-1。

（二）属内鉴定

属内常见菌种鉴定见表15-34-2。

四、抗菌药物敏感性

欧文菌属对氯霉素、呋喃唑酮、萘啶酸、土霉素和四环素敏感。

五、临床意义

欧文菌是一种植物病原菌或腐生菌，也可以是附生植物群的组成部分。欧文菌引起的植物病变有枯萎、枯死、叶斑病、冠腐病，其中主要是使植物枯萎。病变首先累及维管组织而后波及整体。该菌通常通过自然孔口和伤口入侵植物。罕见引起人类感染。

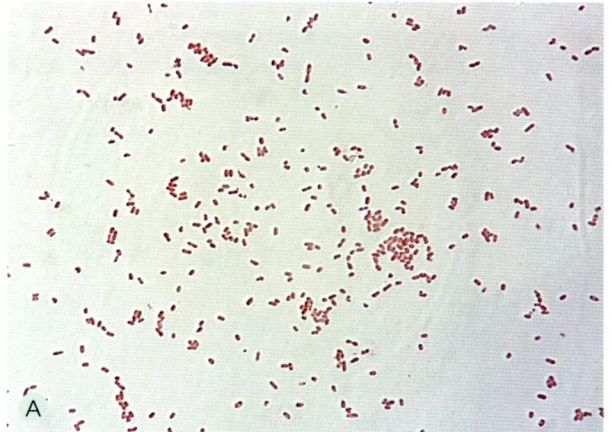

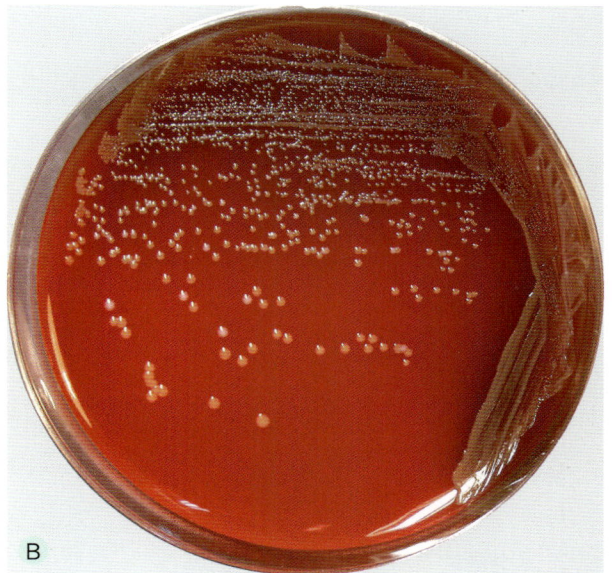

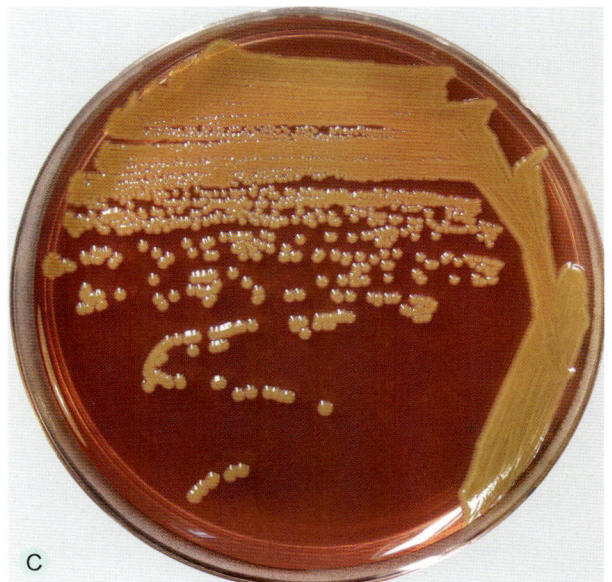

图 15-34-1 塔斯曼尼亚欧文菌的形态特征
A. 革兰氏染色 ×1 000；B. SBA 2 日；C. 中国蓝平板 2 日

表 15-34-1　欧文菌属、布伦纳菌属、肠杆菌属、泛菌属和果胶杆菌属的鉴别

特性	欧文菌属	布伦纳菌属	肠杆菌属	泛菌属	果胶杆菌属
柠檬酸盐	nd	nd	+	nd	D
乙偶姻产生	d	d	D	+	+
精氨酸双水解酶	–	–	nd	nd	D
精氨酸脱羧酶	nd	–	nd	nd	–
赖氨酸脱羧酶	nd	–	D	nd	–
鸟氨酸脱羧酶	nd	–	+	nd	–
水解七叶苷	D	D	nd	nd	+
酪蛋白酶	–	–	nd	nd	D
果胶酶	–	D	nd	nd	D
苯丙氨酸脱氨酶	–	–	–	nd	D
脲酶	–	D	nd	nd	–
产酸					
侧金盏花醇	–	–	D	nd	–
N- 乙酰葡糖胺	D	d	nd	nd	+
菊糖	–	nd	nd	nd	D
D- 来苏糖	D	nd	nd	nd	–
麦芽糖	–	D	nd	+	D
D- 甘露醇	D	+	nd	+	
D- 甘露糖	D	+	nd	+	+
L- 鼠李糖	D	+	nd	nd	+
D- 核糖	D	+	nd	+	+
水杨苷	D	+	nd	nd	+
海藻糖	D	D	nd	+	D
D- 木糖	D	D	nd	+	
碳源利用					
醋酸盐	D	nd	nd	nd	+
4- 氨基丁酸	nd	nd	nd	+	–
熊果苷	D	+	nd	nd	+
柠檬酸盐	+	D	+	nd	+
麦芽糖	nd	D	nd	nd	D
甘露糖	D	+	nd	nd	+
L- 脯氨酸	D	nd	nd	nd	nd
蔗糖	nd	d	nd	nd	+
海藻糖	nd	D	nd	nd	d

注：+，90% 以上菌株阳性；–，90% 以上菌株阴性；d，不同菌株之间有差异；D，不同菌种之间有差异；nd，无资料。

表 15-34-2 常见欧文菌属的鉴定

特性	解淀粉欧文菌	比林欧文菌	野梧桐欧文菌	桃色欧文菌	番石榴欧文菌	大黄欧文菌	嗜管欧文菌
粉红色扩散性色素	−	nd	−	+	−	+	−
黏液样生长	+	nd	+	nd	nd	+	−
KCN 肉汤生长	−	nd	−	nd	nd	+	−
5% NaCl 生长	nd	nd	−	nd	nd	nd	−
生长因子需求	+	nd	+	nd	nd	−	+
硝酸盐还原	−	+	−	+	−	+	−
果聚糖	+	nd	+	nd	+	nd	+
半光氨酸反应产硫化氢	−	nd	v	nd	+	+	−
乙偶姻产物	+	+	+	+	−	v	d
七叶苷水解酶	+	nd	−	nd	nd	nd	nd
明胶酶	+	−	v	nd	v	−	−
产酸							
N- 乙酰葡糖胺	nd	+	nd	−	nd	nd	+
苦杏仁苷	nd	−	nd	−	nd	nd	+
L- 阿拉伯糖	d	+	−	−	+	+	v
D- 纤维二糖	−	−	−	+	−	+	−
卫矛醇	−	nd	v	−	+	d	−
七叶苷	−	nd	−	nd	nd	+	−
龙胆二糖	+	+	−	−	nd	nd	−
D- 葡糖酸盐	nd	+	nd	−	nd	nd	nd
α- 甲基葡萄糖苷	−	−	−	−	−	d	v
β- 甲基葡萄糖苷	+	nd	+	+	+	+	−
甘油						+	v
肌醇	−	nd	v	−	+		−
菊糖	−	nd	−	−	nd	+	−
乳糖	−	−	−	+	−	+	−
来苏糖	nd	−	nd	−	nd	+	nd
麦芽糖	−	nd	−	nd	nd	+	−
D- 甘露糖	−	+	+	nd	+	+	v
松三糖	−	−	−	−	nd	−	−
蜜二糖	−	−	−	+	nd	+	−
棉子糖	−	−	v	+	−	+	−
L- 鼠李糖	−	+	−	−	+	+	v
D- 核糖	+	nd	+	−	+	+	−
水杨苷	−	nd	v	nd	+	+	−

续表

特性	解淀粉欧文菌	比林欧文菌	野梧桐欧文菌	桃色欧文菌	番石榴欧文菌	大黄欧文菌	嗜管欧文菌
淀粉	–	nd	–	–	nd	+	–
海藻糖	+	+	v	+	–	+	–
木糖醇	nd	–	nd	–	nd	+	nd
D- 木糖	–	+	v	–	–	d	
碳源利用							
乙酸盐	+	–	+	+	–	nd	+
L- 阿拉伯糖	–	nd	–	+	+	nd	v
D- 阿糖醇	–	+	–	–	–	–	–
熊果苷	nd	+	–	+	nd	nd	+
D- 纤维二糖	nd	nd	–	+	nd	nd	
柠檬酸盐	+		+	+	nd	+	+
甲酸盐	+	nd	–	nd	nd	+	d
半乳糖醛酸	–	nd	–	nd	nd	d	
L- 谷氨酸盐	–	nd	–	+	+	nd	
甘油	nd	nd	nd	+	nd	nd	–
L- 组氨酸	–	nd	–	+	–	nd	
DL- 乳酸盐	+	nd	–	+	nd	+	
乳糖	nd	nd	nd	+	nd	nd	–
丙二酸盐	–	–	–	nd	–	+	–
D- 甘露糖	–	nd	+	+	+	nd	v
蜜二糖	+	nd	–	+	–	nd	–
脯氨酸	–	nd	–	+	–	nd	–
棉子糖	–	nd	–	+	–	nd	
酒石酸盐	–	nd	–	nd	–	d	v
D- 木糖	–	nd	+	nd	–	nd	–
氮源利用							
L- 异亮氨酸	+	nd	–	nd	nd	nd	nd
苏氨酸	+	nd	–	nd	nd	nd	nd
色胺	nd	nd	–	nd	nd	+	–
叶黄素	nd	nd	+	nd	nd	nd	–
敏感性							
呋喃唑酮	+	nd	–	nd	nd	nd	nd

注：+，90% 以上菌株阳性；–，90% 以上菌株阴性；d，不同菌株之间有差异；nd，无资料。

（杨　燕）

第三十五节　泛　菌　属

一、分类与命名

泛菌属（*Pantoea*）隶属于细菌域，变形菌门，γ-变形菌纲，肠杆菌目，欧文菌科。目前属内包括 22 个种和 2 个亚种，包括聚团泛菌（*P. agglomerans*，亦称成团泛菌，即聚团肠杆菌）、喜花泛菌（*P. anthophila*）、分散泛菌（*P. dispersa*）、斑点泛菌（*P. punctata*）、柠檬泛菌（*P. citrea*）、杓兰泛菌（*P. cypripedii*）、土壤泛菌（*P. terrea*）、温热泛菌（*P. calida*）、菠萝泛菌（*P. ananatis*）、伽瓦尼泛菌（*P. gaviniae*）、勃伦那泛菌（*P. brenneri*）、显著泛菌（*P. conspicua*）、清晰泛菌（*P. eucrina*）、败血泛菌（*P. septica*）、斯氏泛菌（*P. stewartii*）、斯氏泛菌斯氏亚种（*P. stewartii* subsp. *stewartii*）和斯氏泛菌产吲哚亚种（*P. stewartii* subsp. *indologenes*）等。

泛菌属 DNA G+C 含量为 49.7 ~ 60.6mol%，代表菌种为聚团泛菌。

二、生物学特性

（一）形态与染色

泛菌属细菌为革兰氏阴性杆菌，菌体大小为 (0.5~1.3) μm × (1.0~3.0) μm，一般散在排列。无荚膜，无芽胞，周生鞭毛。

（二）培养特性

泛菌属细菌为兼性厌氧菌，营养需求不高，可在营养琼脂上生长，一般形成光滑、半透明、边缘整齐、微凸起的菌落，有些菌种可形成坚硬程度不一的黏着菌落。根据菌种不同可产生黄色、浅褐色、浅橘红色色素，或者不产生色素。对胆盐耐受，可在含胆盐的培养基如 SS、麦康凯（图 15-35-1D）、HE 等培养基上生长，菌落特征类似肠杆菌属。最适生长温度 30℃。

聚团泛菌中的产气株菌落与阴沟肠杆菌相似，但不活泼菌株可形成粗糙皱褶菌落，花椰菜状，光滑圆形，以及黏液状菌落。不活泼株在常温培养时容易产生黄色色素，在营养琼脂和 MHA 上容易被观察到，是一种脂溶性类胡萝卜素，仅使菌落着色，不扩散到培养基中（图 15-35-1E、F）。

泛菌属细菌的形态特征见图 15-35-1、图 15-35-2。

（三）生化特性

泛菌属细菌氧化酶阴性，触酶阳性。产生不依赖辅酶的葡萄糖脱氢酶及葡萄糖酸盐脱氢酶（葡萄糖酸盐试验阳性）。发酵果糖、半乳糖、海藻糖和核糖产酸。大多数菌株 V-P 试验阳性，不产生赖氨酸和鸟氨酸脱羧酶，尿素酶阴性。不产生果胶酶，在 TSI 及 KIA 上不产生硫化氢。

利用 N-乙酰-*D*-葡萄糖胺、门冬氨酸、果糖、半乳糖、葡萄糖酸盐、葡萄糖胺、葡萄糖、谷氨酸、甘油、甘露糖、核糖、海藻糖作为唯一碳源和能源。

不利用 5-氨基戊酸、苯甲酸盐、癸酸盐、辛酸盐、乙醇胺、龙胆盐酸、戊二酸盐、组胺、3-羟苯酸盐、4-羟苯酸盐、3-羟丁酸盐、麦芽糖醇、松三糖、1-O-甲基-α-*D*-葡萄糖苷、侧金盏花醇、3-苯丙酸盐、丙酸盐、山梨糖、丙三酸盐、色胺、松二糖和酪氨酸。

三、鉴定与鉴别

（一）属间鉴别

泛菌属细菌赖氨酸、鸟氨酸脱羧酶和精氨酸双水解酶阴性，产生黄色素是泛菌属区别于其他肠杆菌科细菌的明显特征。可在不添加辅酶吡咯及喹啉醌（PQQ 辅酶）的情况下氧化葡萄糖为葡萄糖酸，并可进一步将其氧化为 2-酮基葡萄糖酸；不利用苯乙酸盐，大多数菌株利用肌醇也是该属与类似菌属之间相鉴别的关键试验。

（二）属内鉴定

泛菌属内菌种鉴定和鉴别见表 15-35-1。

四、抗菌药物敏感性

聚团泛菌对氨苄西林、头孢噻吩天然耐药，对氨基糖苷类、羧苄西林、头孢孟多、头孢呋辛等敏感。对羧苄西林耐药菌株在临床也已出现。

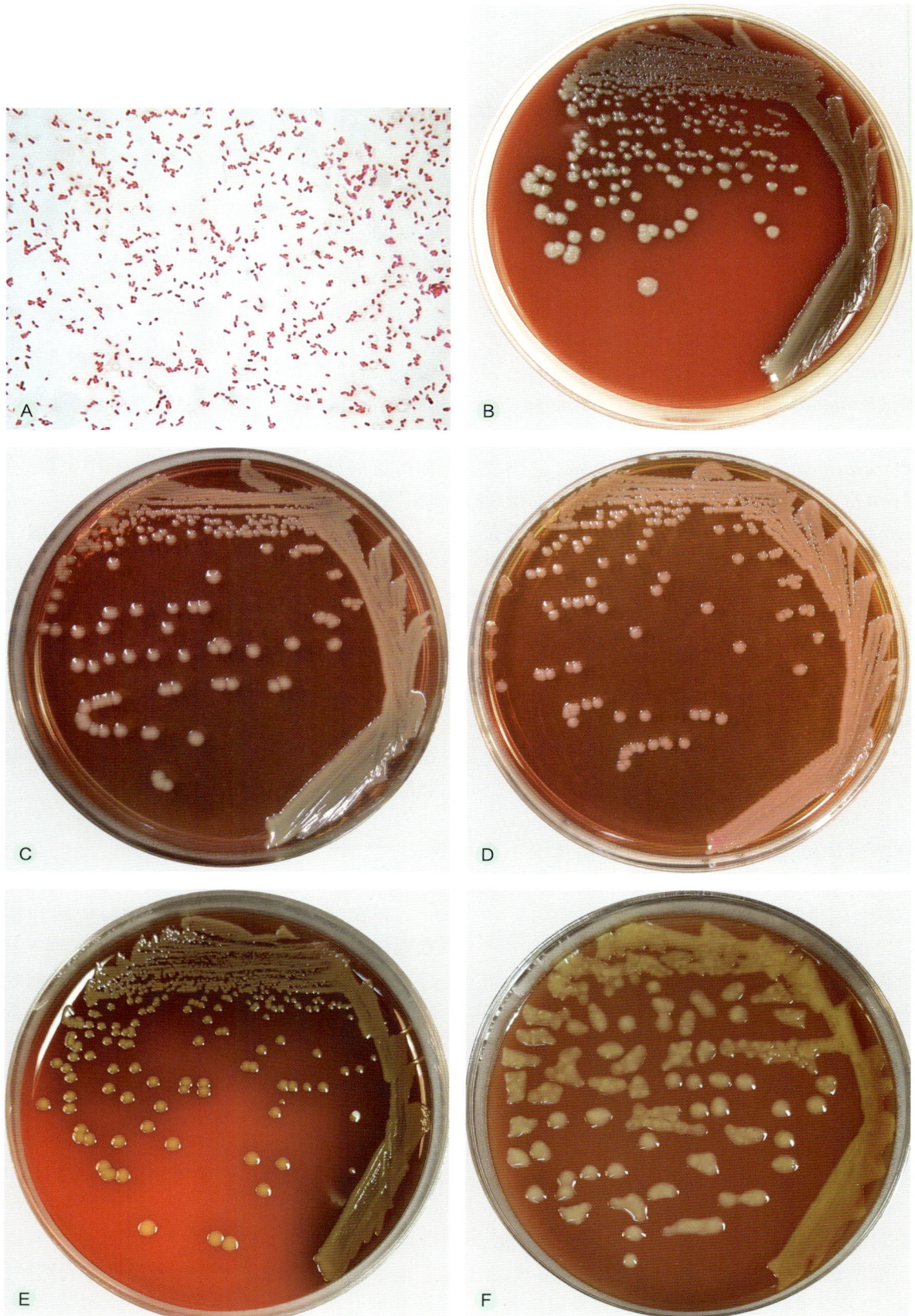

图 15-35-1 聚团泛菌的形态特征

A. 革兰氏染色 ×1 000；B. ATCC 27993 SBA 2 日；C. ATCC 27993 中国蓝平板 24h；D. ATCC 27993 MAC 24h；
E. 临床分离株 SBA 2 日；F. 临床分离株 CA 24h

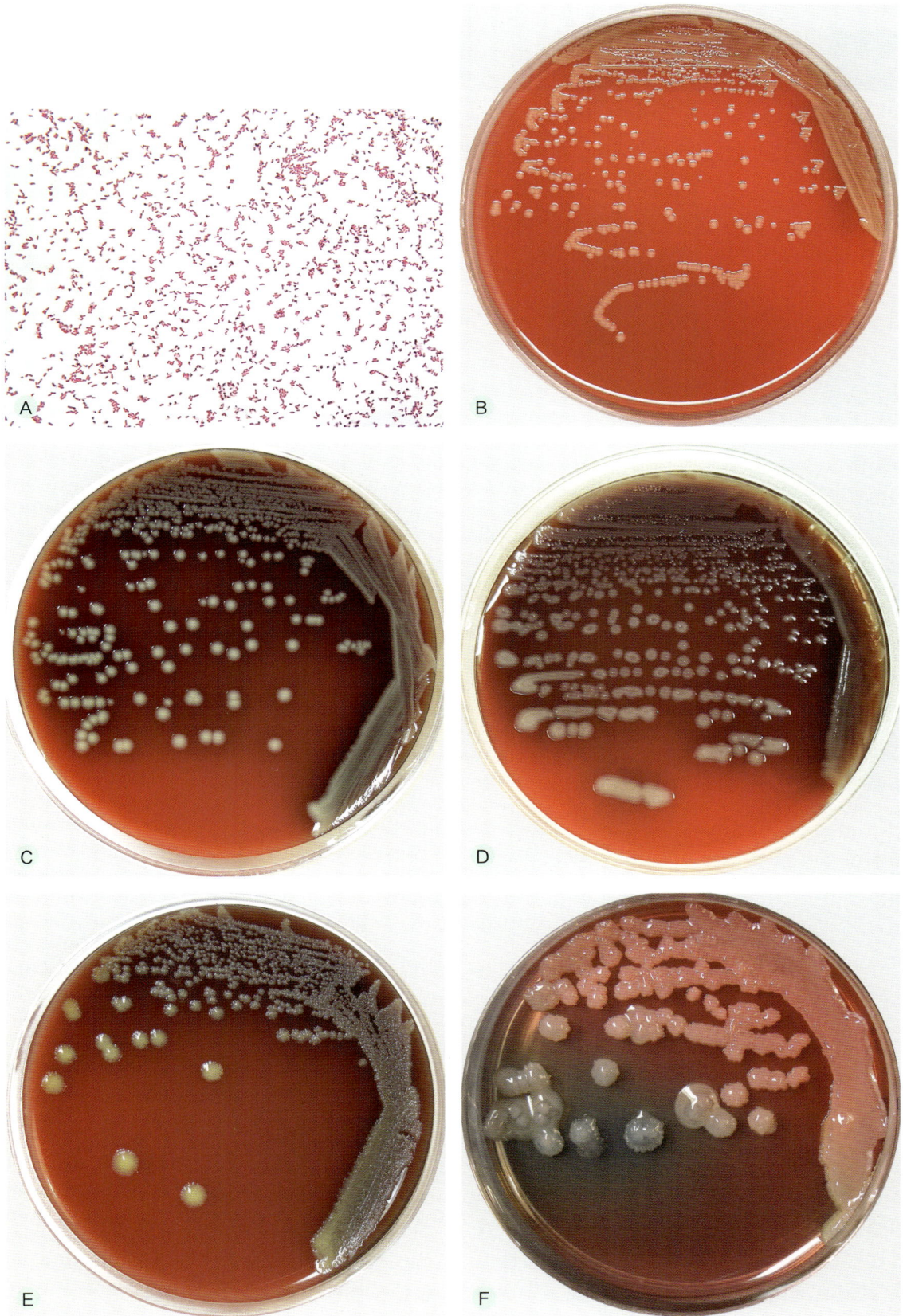

图 15-35-2　其他泛菌的形态特征

A. 败血泛菌革兰氏染色 ×1 000；B. 败血泛菌 SBA 24h；C. 分散泛菌 SBA 2 日；D. 分散泛菌（黏液型）SBA 2 日；
E. 伽瓦尼泛菌 SBA 3 日；F. 伽瓦尼泛菌中国蓝平板 3 日

表 15-35-1　泛菌属内部分菌种生物学特性

特性	聚团泛菌	菠萝泛菌	柠檬泛菌	分散泛菌	斑点泛菌	斯氏泛菌斯氏亚种	斯氏泛菌产吲哚亚种	土壤泛菌
动力（36℃）	+	+	–	+	–	–	d	+
黄色素	d	+	–	d	–	+	+	–
吲哚产生	–	+	–	–	–	–	+	
明胶水解	(+)	+		(d)	–			
精氨酸双水解酶		–	+		+			
七叶苷	+	d	–	d	d		+	+
硝酸盐还原	+	d	+	d	+			+
ONPG	+	+	+	+	–	+	+	–
产酸								
阿拉伯糖	+	+	ND	D	ND	+	+	ND
阿拉伯醇	+	+	d	+	–		+	–
纤维二糖	d	+	–	d				–
乳糖	d	+	+	d				
麦芽糖	+	+	ND	+	ND			ND
甘露醇	+	+	+	+		+		
蜜二糖	–	d	+	d	+	+	+	+
棉子糖	(d)	+	ND	–	ND			ND
鼠李糖	+	d	–	+	–	–	d	–
水杨苷	+	+	d	(d)	–		d	
山梨醇	–	+	d	–	–	–	–	d
蔗糖	+	+	ND	+	ND	+		ND
海藻糖	+	+	ND	+	ND	+		ND
木糖	+	+	+	+	–	+	+	+

注：+，90% 以上菌株在 1~2 日阳性；(+)；90% 以上菌株在 1~4 日阳性；–，90% 以上菌株在 4 日内阴性；d，1~4 日阳性；(d)；3~4 日阳性；ND；无资料。

五、临床意义

泛菌属中聚团泛菌与临床感染性疾病相关，其他菌种大多是植物致病菌或者环境中的腐生菌。聚团泛菌是人类标本中最常分离到的泛菌属细菌。散发的感染常与被土壤或者植物污染的器具所致的穿透性损伤有关，可导致软组织感染、化脓性关节炎或骨髓炎，而医疗相关性感染和暴发感染常与静脉注射液、肠道外营养液和其他输注液体被污染有关。其导致的感染主要是因输液反应和静脉插管导致的菌血症，曾有多起由该菌引起的菌血症集中暴发流行的案例。其他的感染包括外伤后合并关节腔感染、眼内感染以及静脉吸毒者感染。另外，该菌还可导致插管后尿路感染、多发性创伤感染，并可在烧伤科及手术科室引起院内感染的暴发流行。聚团泛菌引起的儿童感染多发于有严重基础疾病的个体，多数为多种微生物的混合感染。菠萝泛菌同样也能引起人类感染。

（苏丹虹　卢先雷）

第三十六节　塔特姆菌属

一、分类与命名

塔特姆菌属（*Tatumella*）隶属于细菌域,变形菌门,γ- 变形菌纲,肠杆菌目,欧文菌科。Hollis 等学者于 1981 年提议而设立的菌属,目前,属内只有 6 个种,包括痰塔特姆菌（*Tatumella ptyseos*）、柑橘塔特姆菌（*T. citrea*）、菠萝塔特姆菌（*T. morbirosei*）、斑点塔特姆菌（*T. punctata*）、萨尼治塔特姆菌（*T. saanichensis*）和土生塔特姆菌（*T. terrea*）。

塔特姆菌属 DNA G+C 含量为 49.8~54mol%,代表菌种为痰塔特姆菌。

二、生物学特性

（一）形态与染色

塔特姆菌为革兰氏阴性杆菌,菌体大小为（0.6~1.2）μm×（0.9~3.0）μm,单个或成对排列。36℃孵育无鞭毛,在 25℃孵育时,过半数菌株具有端极、次极或侧面的鞭毛。无芽胞。

（二）培养特性

塔特姆菌为兼性厌氧菌,对营养要求不高,痰塔特姆菌生长过程不产生色素,柑橘塔特姆菌、菠萝塔特姆菌和斑点塔特姆菌可产淡褐色到淡橙色色素,痰塔特姆菌与其他肠杆菌科细菌相比,生长较缓慢。半固体培养基或琼脂培养基上保存数周即会死亡。麦康凯琼脂孵育 24 小时可见生长,产生无色菌落（乳糖阴性）。25℃孵育有动力,36℃孵育无动力。柑橘塔特姆菌、菠萝塔特姆菌、斑点塔特姆菌和萨尼治塔特姆菌无动力。塔特姆菌属可在 5% 的兔血中于 –60~–40℃冷冻保存 14 年。此法或液氮保存法（或冻干）可作为长期保存本菌的方法。

（三）生化特性

塔特姆菌氧化酶阴性,触酶阳性（弱而缓慢）,还原硝酸盐为亚硝酸盐,吲哚、尿素酶和明胶试验阴性;V-P（萨尼治塔特姆菌阴性）、甲基红（萨尼治塔特姆菌和痰塔特姆菌阴性）和柠檬酸盐试验结果阳性,葡萄糖脱氢酶、葡萄糖酸盐脱氢酶和 2- 酮基葡萄糖酸盐脱氢酶阳性。苯丙氨酸、精氨酸双水解酶和 ONPG 试验结果可变。H_2S（TSI）、赖氨酸脱羧酶、鸟氨酸脱羧酶、色氨酸脱羧酶、KCN 试验、脂酶和 DNA 酶均阴性。分解 *L*- 阿拉伯糖、*D*- 半乳糖、*D*- 葡萄糖、*D*- 甘露醇、*D*- 甘露糖、蜜二糖、*D*- 核糖和海藻糖产酸。25℃较 36℃时生化反应更为活泼。

三、鉴定与鉴别

（一）属间鉴别

塔特姆菌属符合肠杆菌科细菌生物学特性。痰塔特姆菌和萨尼治塔特姆菌可从临床标本中分离出,应注意与少见肠杆菌科菌属间的鉴别,见表 15-36-1。

（二）属内鉴定

属内 6 个菌种的鉴定和鉴别见表 15-36-2。

表 15-36-1　部分塔特姆菌与少见肠杆菌科菌属间的鉴别

菌属 / 菌种	动力	葡萄糖产气	KCN	V-P	分解以下物质产酸		
					蔗糖	阿拉伯醇	海藻糖
痰塔特姆菌	+（25℃）	–	–	+	+	–	+
萨尼治塔特姆菌	–	–	–	+	+	–	+
爱文菌属	V	–	–	+	–	–	+
勒克菌属	+	+	+	+	+	+	+
米勒菌属	–	–	V	+	+	+	–
拉恩菌属	+	+	–	+	+	+	+
非共生光杆菌	+	–	–	+	–	–	–

注:+,90% 以上菌株阳性;V,11%~89% 菌株阳性;–,90% 以上菌株阴性。

表 15-36-2　塔特姆菌属菌种表型鉴定特性

特性	痰塔特姆菌	萨尼治塔特姆菌	柑橘塔特姆菌	菠萝塔特姆菌	斑点塔特姆菌	土生塔特姆菌
动力 25℃ /35℃	+/-	-/-	ND/-	ND/-	ND/-	ND/+
七叶苷水解	+	-	+	+	+	+
甲基红试验	-	-	+	+	+	+
V-P 试验	+	-	+	+	+	+
精氨酸双水解酶	v	-	+	(+)	+	-
糊精	-	BL+	+	+	-	-
甲酸	-	BL+	+	(+)	-	(+)
龙胆二糖	-	-	(+)	-	-	-
乳糖	-	+	+	ND	-	-
麦芽糖	-	-	+	+	-	-
甘露醇	-	-	+	+	-	-
水杨苷	+	-	ND	ND	ND	ND
蔗糖	+	-	-	-	+	+
海藻糖	+	-	+	+	+	+

注：+，90% 以上菌株阳性；-，90% 以上菌株阴性；(+)，弱阳性；BL+，阳性临界值；v，结果可变；ND，无资料。

四、抗菌药物敏感性

痰塔特姆菌对黏菌素、萘啶酸、磺胺嘧啶、庆大霉素、链霉素、卡那霉素、四环素、氯霉素、羧苄西林、氨苄西林和头孢噻吩敏感（纸片扩散法）。与其他肠杆菌科细菌相比，痰塔特姆菌对 10U 的青霉素 G 纸片具有较大的抑菌环（15~36mm，平均 24mm）。

五、临床意义

痰塔特姆菌和萨尼治塔特姆菌可从人类临床标本中分离到，大多数来自呼吸道，但此类标本临床意义尚有疑问。痰塔特姆菌亦可从血培养标本中检出且具有临床意义。痰塔特姆菌引起感染的能力和其临床意义在相关病例中应谨慎评估，有待进一步研究。本菌可能为一种罕见的机会致病菌或人类定植菌。其他塔特姆菌则分离于自然界的土壤和水果，如柑橘、菠萝等，是这些水果的致病菌。

（杨　燕）

第三十七节　邻单胞菌属

一、分类与命名

邻单胞菌属（Plesiomonas）隶属于细菌域，变形菌门，γ- 变形菌纲，肠杆菌目，科的分类地位未定。由 Habs 和 Schubert 于 1962 年提议而设立的菌属，原归于弧菌科，后通过对 16S rRNA 分析显示，邻单胞菌属与肠杆菌科具有更高的同源性，目前属内只有一个种，类志贺邻单胞菌（Plesiomonas shigelloides）。

邻单胞菌属 DNA G+C 含量为 51mol%，代表菌种为类志贺邻单胞菌。

二、生物学特性

（一）形态与染色

类志贺邻单胞菌为革兰氏阴性短或直杆菌，菌体大小为（0.8~1.0）μm×3.0μm。具有两种类型的鞭毛,陈旧培养物中可由 1~5 根的极生鞭毛形成丛鞭毛;蛋白胨或营养琼脂的新鲜培养物中可见周生卷曲的鞭毛。无芽胞,无荚膜。

(二) 培养特性

类志贺邻单胞菌为兼性厌氧菌,化能有机营养,具有呼吸型和发酵型代谢,生长无需补充氯化钠。大多数菌株可在含有氨作为唯一氮源和葡萄糖作为唯一碳源的无机培养基上生长。本菌在液体培养基中形成均匀的浑浊菌液,无菌膜形成,很少自凝。在血琼脂平板上可形成直径为 1.0~2.0mm、光滑、灰色、凸起、不透明、不溶血、具有完整边缘的菌落,无荧光产生。多数类志贺邻单胞菌在麦康凯培养基、XLD 培养基、HE(Hektoen enteric)琼脂、脱氧胆盐琼脂上经 24 小时孵育,形成直径 1.0~2.0mm 的扁平无色菌落。麦康凯琼脂中迟缓发酵乳糖,延长孵育时间可使某些类志贺邻单胞菌出现乳糖阳性变化,提示有混合株。SS、伊红 - 亚甲蓝和煌绿琼脂平板可抑制某些菌株生长。多数学者认为,碱性蛋白胨水(pH 8.6)为增菌的最佳培养基。本菌生长的温度要求范围较广(8~45℃),在 37~38℃生长最佳。大多数类志贺邻单胞菌可在含 1%~4% 氯化钠的液体培养基中生长。本菌可在 pH 4.0~9.0 的范围内生长,过酸(pH 3.0)或过碱(pH 9.5)环境都无法生长。

分离邻单胞菌的大多数选择性培养基含有煌绿和 / 或胆盐,用于抑制竞争菌,并含有肌醇用于鉴别。几乎所有的类志贺邻单胞菌肌醇均阳性,而只有很少的肠道菌(产气肠杆菌、克雷伯菌属、黏质沙雷菌)能利用肌醇。肌醇 - 煌绿 - 胆盐琼脂(IBB)是用于分离临床以及环境中邻单胞菌的最适选择性培养基。在此选择培养基上,邻单胞菌菌落为稍白到粉红色。邻单胞菌的形态特征见图 15-37-1。

(三) 生化特性

类志贺邻单胞菌氧化酶和触酶阳性,动力阳性,还原硝酸盐,产生吲哚,甲基红、ONPG、赖氨酸脱羧酶、鸟氨酸脱羧酶和精氨酸双水解酶均阳性。V-P 试验(25℃,37℃)阴性,KCN 上不生长,不利用柠檬酸、葡萄糖酸、丙二酸和黏液酸,苯丙氨酸和尿素酶阴性,三糖铁琼脂斜面不产硫化氢。发酵 D- 葡萄糖产酸不产气,发酵肌醇、麦芽糖和海藻糖产酸。发酵 D- 半乳糖、甘油、乳糖、D- 甘露糖、蜜二糖及水杨苷等产酸不定。不发酵侧金盏花醇、L- 阿拉伯糖、纤维二糖、卫矛醇、七叶苷、α- 甲基 -D- 葡糖苷、菊糖、D- 甘露醇、松三糖、D- 山梨

醇、蔗糖、L- 鼠李糖和 D- 木糖。磷酸酶和 β- 半乳糖苷酶阳性,酪蛋白、DNA 酶、明胶液化、淀粉、酪氨酸以及吐温 -80 试验阴性。

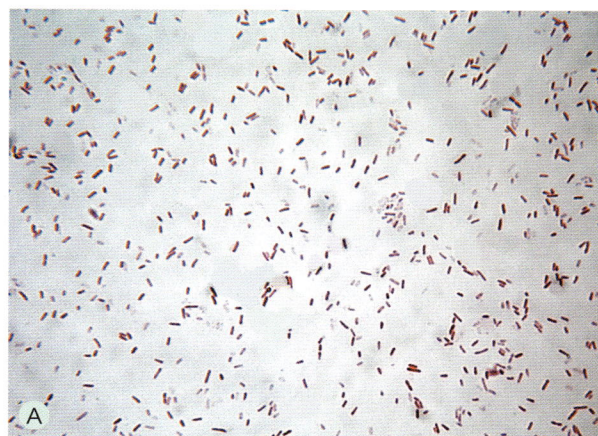

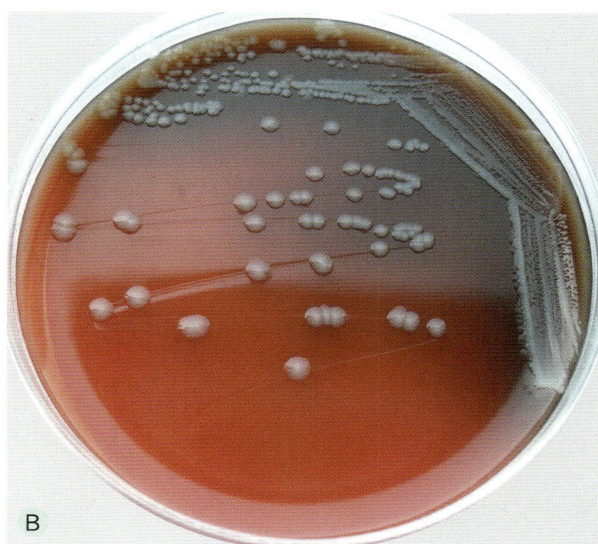

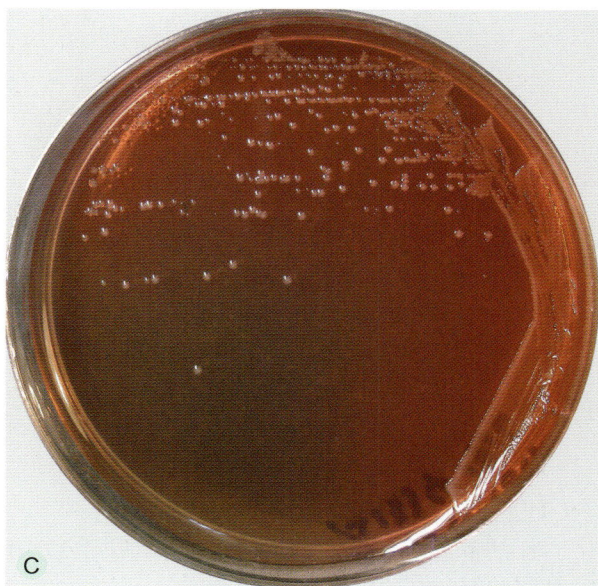

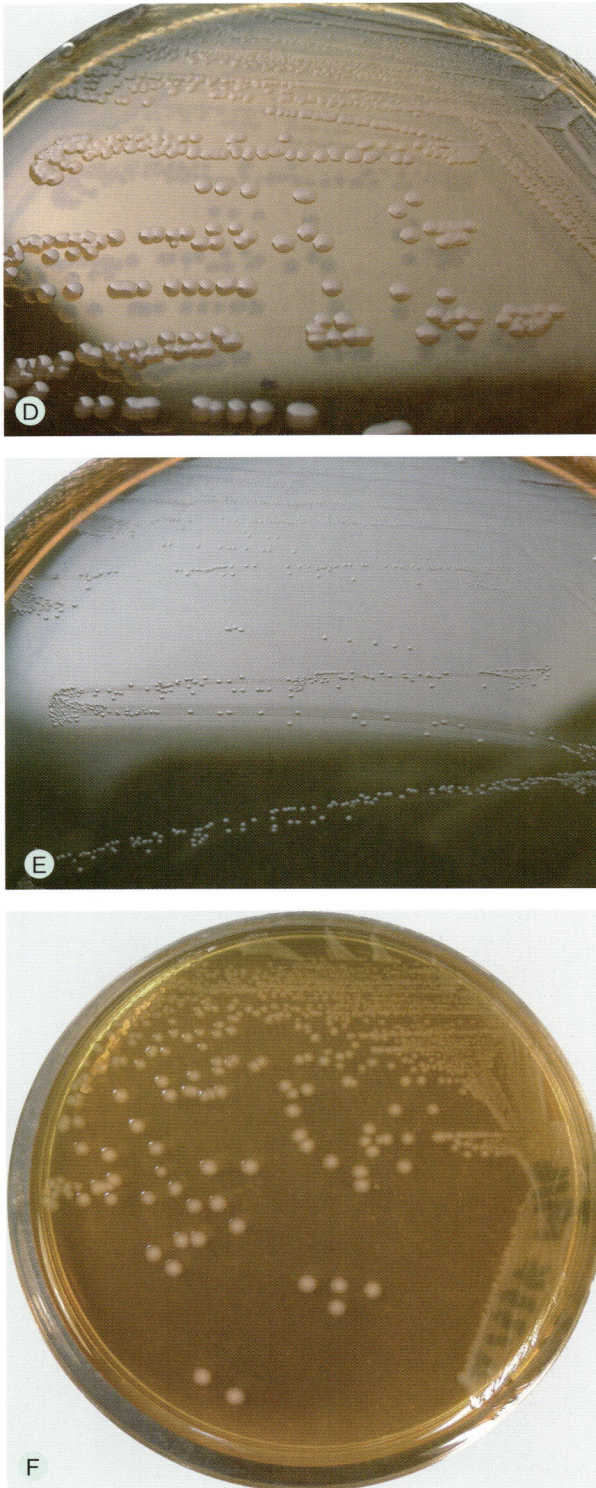

图 15-37-1   类志贺邻单胞菌的形态特征
A. 革兰氏染色 ×1 000；B. SBA 24h；C. 中国蓝平板 24h；
D. MAC 24h；E. EMB 24h；F. SSA 24h

（四）抗原构造

类志贺邻单胞菌具有 96 种菌体抗原（O）和 48 种鞭毛抗原（H）。某些血清变型与志贺菌属菌体抗原部分或完全一致。O17 血清变型为临床标本中常见型别，可与志贺菌 D 群抗血清反应，并与宋氏志贺菌的 O 抗原相同。某些邻单胞菌可与福氏志贺菌 6 型和痢疾志贺菌 1 型共有型 - 特异性抗原。使用血清学诊断时应注意鉴别。

三、鉴定与鉴别

邻单胞菌属中目前只有类志贺邻单胞菌一个种，对该菌的鉴定应先确定到属。虽然邻单胞菌现已归为肠杆菌科，但由于其氧化酶阳性，可发酵代谢，故容易错误鉴定为弧菌或气单胞菌，应注意与这两个菌属的鉴别，鉴别试验见表 15-37-1。

表 15-37-1   邻单胞菌与气单胞菌和弧菌的鉴别

试验	邻单胞菌属	气单胞菌属	弧菌属[a]
赖氨酸脱羧酶	+	V	+
鸟氨酸脱羧酶	+	−[b]	+
精氨酸双水解酶	+	+	−
发酵葡萄糖产气	−	V	−
发酵肌醇	+	−	−
发酵蔗糖	−	V	V
TCBS 培养基生长	−	−	+
无氯化钠培养基中生长	+	+	V
6% NaCl 培养基中生长	−	−	+
O/129 敏感	S	R	S

注：+，90% 以上菌株阳性；V，11%~89% 菌株阳性；−，90% 以上菌株阴性；TCBS，硫代硫酸盐 - 柠檬酸盐 - 胆盐 - 蔗糖；O/129，2,4- 二氨基 -6,7- 二异丙基喋啶；a，豪氏弧菌赖氨酸脱羧酶、鸟氨酸脱羧酶和精氨酸双水解酶是阴性；河流弧菌和弗氏弧菌精氨酸双水解酶是阳性；弗氏弧菌发酵葡萄糖产气；辛辛那提弧菌发酵肌醇；霍乱弧菌和拟态弧菌在无氯化钠培养基中可生长；b，维氏气单胞菌维氏生物型是阳性。

四、抗菌药物敏感性

大多数类志贺邻单胞菌对 10μg 和 150μg 的弧菌抑制剂 O/129 敏感。在体外药敏试验中，对一代、二代、三代头孢菌素，碳青霉烯类，单环 β- 内酰胺类，氟喹诺酮类以及复方新诺明等均敏感；对氨苄西林、阿莫西林、羧苄西林、美洛西林、哌拉西林以及替卡西林普遍耐药；对四环素和氨基糖苷类药物的敏感性不定。大多数菌株产 β- 内酰胺酶,但对 β- 内酰胺抑制剂复合剂敏感。

五、临床意义

类志贺邻单胞菌可存在于淡水中,包括泥浆和沉淀物中,出现于鱼和其他水生动物和各种哺乳动物,偶尔也是人的机会致病菌。虽然本菌首先发现于胃肠道,但无明确证据证实其具有肠致病性,仅有个别例证支持其可引起肠胃炎。类志贺邻单胞菌引起的腹泻可表现为轻微的肠炎或痢疾,霍乱样病变少见,常有腹泻伴腹痛,少有发热、反胃和呕吐。感染的危险因素有:生贝、外出旅游、爬虫和热带鱼。肠外感染主要为败血症,一般为新生儿、血液病和肝病患者。类志贺邻单胞菌引起的肠外并发症少见于胆道疾病、胰腺疾病、假性阑尾炎、关节炎、骨髓炎以及眼部感染。

(杨 燕)

第三十八节 多源杆菌属

一、分类与命名

多源杆菌属(*Pluralibacter*)隶属于细菌域,变形菌门,G 变形菌纲,肠杆菌目,肠杆菌科。是 2013 年由 Brady 等学者提议设立的新属,目前属内包括格高菲多源杆菌(*P. gergoviae*)和梨形多源杆菌(*P. pyrinus*),这 2 种细菌均从肠杆菌属划分而来。

多源杆菌属 DNA G+C 含量为 57~60mol%,代表菌种为格高菲多源杆菌。

二、生物学特性

革兰氏染色阴性,菌体呈杆状,大小为(0.6~1.0)μm ×(1.5~2.5)μm。周鞭毛,有动力,无芽胞。兼性厌氧生长,最适生长温度 30℃,但在 36℃可生长。在胰酶消化大豆琼脂平板生长良好,菌落圆形、凸起、光滑、边缘完整,无色素。V-P 试验和鸟氨酸脱羧酶阳性,赖氨酸脱羧酶通常阳性,精氨酸双水解酶、明胶酶和吲哚阴性,可还原硝酸盐到亚硝酸盐。发酵葡萄糖产酸产气。可氧化 N- 乙酰 -D- 葡萄糖胺、N- 乙酰 -D- 半乳糖胺、L- 阿拉伯糖、D- 阿拉伯醇、D- 纤维二糖、D- 果糖、D- 半乳糖、D- 葡萄糖、D- 麦芽糖、D- 甘露醇、D- 甘露糖、L- 鼠李糖、蔗糖和 D- 海藻糖等,不氧化乳糖、衣康酸、D- 丝氨酸等。

多源杆菌属细菌的形态特征见图 15-38-1。

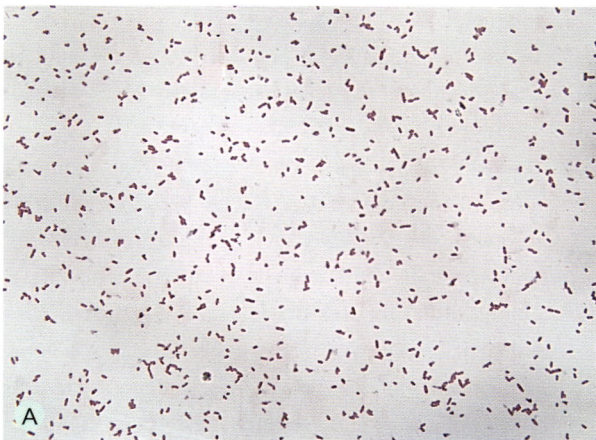

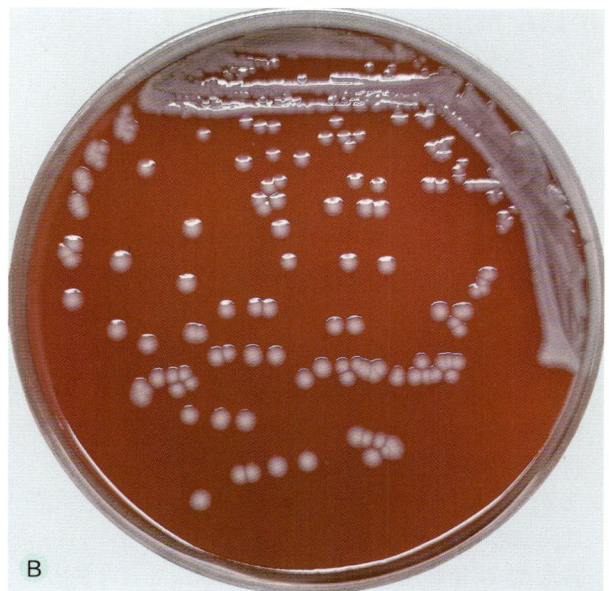

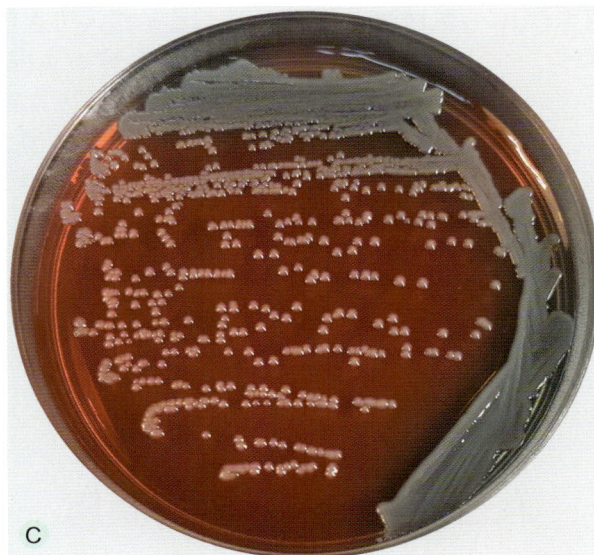

图 15-38-1   格高菲多源杆菌的形态特征

A. 革兰氏染色 ×1 000；B. SBA 24h；C. 中国蓝平板 24h

（孙长贵）

参考文献

1. 陈东科, 孙长贵. 实用临床微生物学检验与图谱. 北京: 人民卫生出版社, 2011

2. Jorgensen JH, Pfaller MA. Manual of Clinical Microbiology. 11th ed. Washington DC: ASM press, 2015

3. Murry PR. Manual of Clinical Microbiology. 9th ed. Washington DC: ASMPress, 2007

4. 朱建国. 临床常见细菌鉴定手册. 北京: 北京医科大学出版社, 1993

5. 王金良, 李晓军, 涂植光, 等. 实用检验医学 (下册). 2 版. 北京: 人民卫生出版社, 2013

6. 洪秀华. 临床微生物学检验. 北京: 中国医药出版社, 2004

7. 尚红, 王毓三, 申子瑜. 全国临床检验操作规程. 4 版. 北京: 人民卫生出版社, 2015

8. 李兰娟. 感染微生态学. 北京: 人民卫生出版社, 2002

9. 刘锡光. 现代诊断微生物学. 北京: 人民卫生出版社, 2002

10. 张秀珍, 朱德妹. 临床微生物学检验问与答. 北京: 人民卫生出版社, 2008

11. 陆永绥, 张伟民. 浙江省临床检验管理与技术规范. 杭州: 浙江大学出版社, 2004

12. 汪复, 张婴元. 实用抗感染治疗学. 北京: 人民卫生出版社, 2004

13. 蔡文城. 实用临床微生物诊断学. 南京: 东南大学出版社, 1998

14. 童明庆. 临床检验病原生物学. 北京: 高等教育出版社, 2006

15. Huys G, Cnockaert M, Janda JM, et al. *Escherichia albertii* sp. nov., a diarrheagenic species isolated from stool specimens of Bangladeshi children. Int J Syst Evol Microbiol, 2003, 53 (3): 807-810

16. Drancourt M, Bollet C, Carta A, et al. Phylogenetic analyses of *Klebsiella* species delineate *Klebsiella* and *Raoultella* gen. nov., with descryiption of *Raoultella ornithinolytica* comb. nov., *Raoultella terrigena* comb. Nov. and *Raoultella planticola* comb. Nov. Int J Syst Evol Microbiol, 2001, 51 (3): 925-932

17. Bascomb S, Lapage SP, Willcox WR, et al. Numerical Classification of the Tribe Klebsielleae. J Gen Microbiol, 1971, 66: 279-295

18. Brady C, Cleenwerck I, Venter S, et al. Taxonomic evaluation of the genus Enterobacter based on multilocus sequence analysis (MLSA): proposal to reclassify E. nimipressuralis and E. amnigenus into Lelliottia gen. nov. as Lelliottia nimipressuralis comb. nov. and Lelliottia amnigena comb. nov., respectively, E. gergoviae and E. pyrinus into Pluralibacter gen. nov. as Pluralibacter gergoviae comb. nov. and Pluralibacter pyrinus comb. nov.,

respectively, E. cowanii, E. radicincitans, E. oryzae and E. arachidis into Kosakonia gen. nov. as Kosakonia cowanii comb. nov., Kosakonia radicincitans comb. nov., Kosakonia oryzae comb. nov. and Kosakonia arachidis comb. nov., respectively, and E. turicensis, E. helveticus and E. pulveris into Cronobacter as Cronobacter zurichensis nom. nov., Cronobacter helveticus comb. nov. and Cronobacter pulveris comb. nov., respectively, and emended description of the genera Enterobacter and Cronobacter. Syst Appl Microbiol, 2013, 36 (5): 309-319

19. Carroll KC. Laboratory Diagnosis of Lower Respiratory Tract Infections: Controversy and Conundrums. J Clin microbial, 2002, 40 (9): 3115-3120

20. Meduri GU, Baselski V. The role of bronchoalveolar lavage in diagnosing nonopportunistic bacterial pneumonia. Chest, 1991, 100 (1): 179-190

21. Kämpfer P, Fuglsang-Damgaard D, Overballe-Petersen S, et al. Taxonomic reassessment of the genus Pseudocitrobacter usingwhole genome sequencing: Pseudocitrobacter anthropi is a later heterotypic synonym of Pseudocitrobacter faecalis anddescription of Pseudocitrobacter vendiensis sp. nov. Int J Syst Evol Microbiol, 2020, 70 (2): 1315-1320

22. 刘勇. 胃肠微生态学检测方法及临床意义. 中国实用内科杂志, 2006, 26 (13): 963-965

23. 曾忠铭, 潘令嘉, 周殿元, 等. 临床微生态学及其理论基础. 中国微生态学杂志, 1999, 11 (6): 321-331

24. Emborg J, Dalgaard P, Ahrens P. Morganella psychrotolerans sp. nov., a histamine-producing bacterium isolated from various seafoods. Int J Syst Evol Microbiol, 2006, 56 (10): 2473-2479

25. Kämpfer P, Glaeser SP, Abbasi SA, et al. Pseudocitrobacter gen. nov., a novel genus of the Enterobacteriaceae with two new species Pseudocitrobacter faecalis sp. nov., and Pseudocitrobacter anthropi sp. nov, isolated from fecal samples from hospitalized patients in Pakistan. Syst Appl Microbiol, 2014, 37 (1): 17-22

26. Saux MFL, Viallard V, Brunel B, et al. Polyphasic classification of the genus Photorhabdus and proposal of new taxa: Pm luminescens subsp. luminescens subsp. nov., Pm luminescens subsp. akhurstii subsp. nov., P. luminescens subsp. laumondii subsp. nov., P. temperata sp. nov., Pm temperata subsp. temperata subsp. nov. and Pm asymbiotica sp. nov. Int J Syst Bacteriol, 1999, 49 (4): 1645-1656

27. Hickman-Brenner FW, Huntley-Carter GP, Saitoh Y, et al. Moellerella wisconsensis, a new Genus and species of Enterobacteriaceae found in human stool specimens. J Clin Microbiol, 1984, 19 (4): 460-463

28. Hickman-Brenner FW, Vohra MP, Huntley-Carter GP, et al. Leminorella, a new genus of Enterobacteriaceae: Identification of Leminorella grimontii sp. nov. and Leminorella richerdii sp. nov. found in clinical specimens. J Clin Microbiol, 1985, 21 (2): 234-239

29. Drancourt M, Bollet C, Carta A, et al. Phylogenetic analyses of Klebsiella species delineate Klebsiella and Raoultella gen. nov., with description of Raoultella ornithinolytica comb. nov., Raoultella terrigena comb. nov. and Raoultella planticola comb. nov. Inte J Syst Evol Microbiol, 2001, 51 (3): 925-932

30. Iversen C, Mullane N, McCardell B, et al. Cronobacter gen. nov., a new genus to accommodate the biogroups of Enterobacter sakazakii, and proposal of Cronobacter sakazakii gen. nov., comb. nov., Cronobacter malonaticus sp. nov., Cronobacter turicensis sp. nov., Cronobacter muytjensii sp. nov., Cronobacter dublinensis sp. nov., Cronobacter genomospecies 1, and of three subspecies, Cronobacter dublinensis subsp. dublinensis subsp. nov., Cronobacter dublinensis subsp. lausannensis subsp. nov. and Cronobacter dublinensis subsp. lactaridi subsp. nov. Int J Syst Evol Microbiol, 2008, 58 (6): 1442-1447

31. Joseph S, Cetinkaya E, Drahovska H, et al. Cronobacter condimenti sp. nov., isolated from spiced meat, and Cronobacter universalis sp. nov., a species designation for Cronobacter sp. genomospecies 1, recovered from a leg infection, water and food ingredients, Int J Syst Evol Microbiol, 2012, 62 (6): 1277-1283

32. Brady C, Hunter G, Kirk S, et al. Rahnella victorianasp. nov., Rahnella bruchisp. nov., Rahnella woolbedingensissp. nov., classification of Rahnella genomospecies 2 and 3 as Rahnella variigena sp. nov. and Rahnella inusitata sp. nov., respectively and emended description of the genus Rahnella. Syst Appl Microbiol, 2014; 37 (8): 545-552.

33. Wu WJ, Zong ZY. Genome analysis-based reclassification of Lelliottia aquatilisas a later heterotypic synonym of Lelliottia jeotgali. Int J Syst Evol Microbiol, 2019, 69 (4): 998-1000

34. Adeolu M, Alnajar S, Naushad S, et al. Genome-based phylogeny and taxonomy of the 'Enterobacteriales': proposal for Enterobacterales ord. nov. divided into the families Enterobacteriaceae, Erwiniaceae fam. nov., Pectobacteriaceae fam. nov., Yersiniaceae fam. nov., Hafniaceae fam. nov., Morganellaceae fam. nov., and Budviciaceae fam. nov. Int J Syst Evol Microbiol, 2016, 66 (12): 5575-5599

35. Brady C, Cleenwerck I, Venter S, et al. Taxonomic evalu-

ation of the genus *Enterobacter* based on multilocus sequence analysis (MLSA): Proposal to reclassify *E. nimipressuralis* and *E. amnigenus* into *Lelliottia* gen. nov. as *Lelliottia nimipressuralis* comb. nov. and *Lelliottia amnigena* comb. nov., respectively, *E. gergoviae* and *E. pyrinus* into *Pluralibacter* gen. nov. as *Pluralibacter gergoviae* comb. nov. and *Pluralibacter pyrinus* comb. nov., respectively, *E. cowanii*, *E. radicincitans*, *E. oryzae* and *E. arachidis* into *Kosakonia* gen. nov. as *Kosakonia cowanii* comb. nov., *Kosakonia radicincitans* comb. nov., *Kosakonia oryzae* comb. nov. and *Kosakonia arachidis* comb. nov., respectively, and *E. turicensis*, E. helve-

ticus and *E. pulveris* into *Cronobacter* as *Cronobacter zurichensis* nom. nov., *Cronobacter helveticus* comb. nov. and *Cronobacter pulveris* comb. nov., respectively, and emended description of the genera *Enterobacter* and *Cronobacter*. Syst Appl Microbiol, 2013, 36 (5): 309-319

36. Kämpfer P, Glaeser SP, Packroff G, et al. *Lelliottia aquatilis* sp. nov., isolated from drinking water. Int J Syst Evol Microbiol, 2018, 68 (8): 2454-2461

37. Yuk YJ, Kim YT, Huh CS, et al. *Lelliottia jeotgali* sp. nov., isolated from a traditional Korean fermented clam. Int J Syst Evol Microbiol, 2018, 68 (5): 1725-1731

第一节 弧 菌 属

一、分类与命名

弧菌属(*Vibrio*)隶属于细菌域,变形菌门, γ-变形菌纲,弧菌目,弧菌科。目前属内有114个种和3个亚种,与人类感染有关的菌种主要包括:霍乱弧菌(*V. cholerae*)、副溶血性弧菌(*V. parahaemolyticus*)、创伤弧菌(*V. vulnificus*)、拟态弧菌(*V. minicus*)、河流弧菌(*V. fluvialis*)、弗氏弧菌(*V. furnissii*)、豪氏弧菌(*V. hollisae*)、美人鱼弧菌(*V. damsela*)、溶藻弧菌(*V. alginolyticus*)、梅氏弧菌(*V. metschnikovii*)、辛辛那提弧菌(*V. cincinnatiensis*)和哈氏弧菌(*V. harveyi*)。目前与人类感染有关弧菌的分类和命名变化主要包括:①豪氏弧菌(*V. hollisae*)已归于格里蒙菌属(*Grimontia*),被命名为豪氏格里蒙菌(*G. hollisae*);②美人鱼弧菌(*V. damsela*),目前已归于发光杆菌属(*Photobacterium*),被命名为美人鱼发光杆菌(*Photobacterium damselae*);③1999年证实,1985年命名的鲨鱼弧菌(*V. carchariae*)与1981年命名哈氏弧菌(*V. harveyi*)是同一个菌种。

弧菌属DNA G+C含量为38~51mol%,代表菌种为霍乱弧菌。

二、生物学特性

(一) 形态与染色

弧菌属大多数菌种为直、弯曲、微弯曲或逗号状的革兰氏阴性细小杆菌,菌体大小为(0.5~0.8)μm × (1.4~2.6)μm,见图16-1-1。在液体培养基中培养,其菌体可出现一根或多根鞭毛,但通常为单根鞭毛。从患者体内新分离的细菌形态典型,呈弧状或逗号状;经人工培养后,细菌呈杆状,此时与肠杆菌科细菌难以区别。大部分菌种因其菌体一端的单根鞘状鞭毛而具有运动性。一些种的菌株,例如副溶血弧菌和溶藻弧菌具有不带鞘的周生鞭毛,在固体培养基上可呈聚集生长。直接用患者"米泔水"样粪便或液体培养物做悬滴观察,可见细菌运动非常活泼,呈穿梭样或流星状。涂片革兰氏染色镜检,可见弧菌呈"鱼群"样排列。

弧菌属细菌的镜下形态学特征见图16-1-1。

(二) 培养特性

弧菌属细菌为兼性厌氧,对营养要求不高,大多数弧菌能在临床实验室常规使用的多种培养基上生长良好,也可在具有中等选择性的肠道选择培养基上生长,如含乳糖或山梨醇的麦康凯琼脂,在麦康凯琼脂上培养过夜后表现为发酵。除霍乱弧菌和拟态弧菌外,其余弧菌生长均需要钠离子,大多数弧菌最适宜生长的氯化钠浓度为0.029%~4.1%。弧菌生长温度范围广,在16~44℃均可生长,但最适生长温度为35~37℃。弧菌耐碱不耐酸,在pH 6.8~10.2范围均可生长,在pH 8.8~9.0的碱性蛋白胨水或碱性平板上生长最为良好。

弧菌在培养基上可有多种不同的菌落形态,在非选择性培养基中,如血琼脂和心浸出液琼脂最容易观察到。菌落形态包括光滑、粗糙、凸起、扁平、弥散生长和紧凑生长等各种形态。在不含碳水化合物的培养基上霍乱弧菌菌落偶尔会呈皱褶状,其同光滑型菌落一样对人类有致病性。菌落粗糙度是由一种独特的胞外多糖产物所决定,可促进生物膜的形成并能抵抗氯、酸性环境和血清杀伤作用。

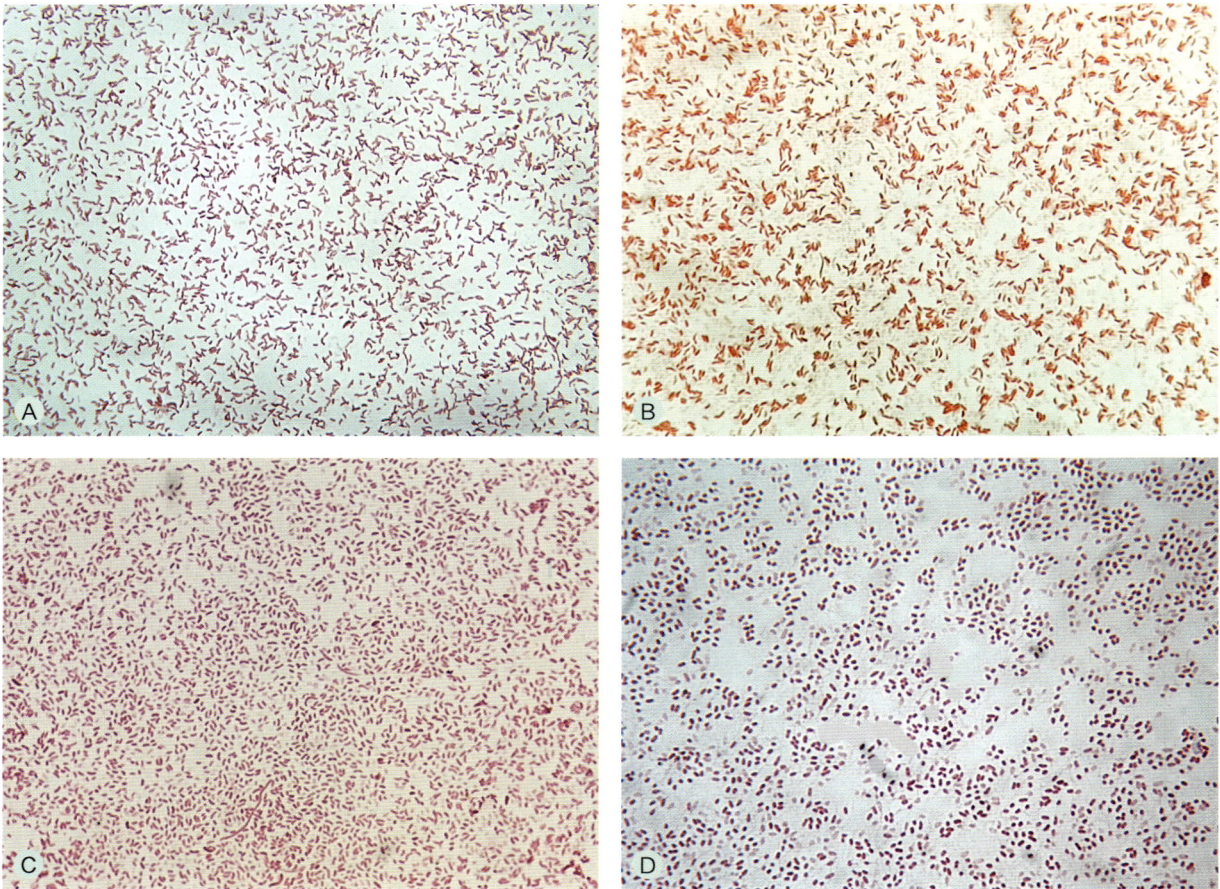

图 16-1-1　弧菌属细菌革兰氏染色的镜下形态学特征 ×1 000

A. 霍乱弧菌 O1 群；B. 非 O1 非 O139 群霍乱弧菌（肉汤培养涂片）；C. 创伤弧菌；D. 副溶血弧菌

弧菌和其他肠道微生物一样，对干燥敏感，所以若粪便标本不能在 2~4 小时内及时接种到培养基上，需置于如卡 - 布（Cary-Blair）或其他非抑制性运送培养基中送检。对于现场采集的标本，如果没有运送培养基，液体粪便可置于吸水纸或纱布，放入密闭的塑料袋，塑料袋里滴几滴生理盐水以保持水分，然后送检。针对肠道外标本，如血、伤口分泌物等，并不需要特殊的收集和处理方法。通常情况下初始培养基的盐浓度足以支持弧菌生长，然而分离后传代培养就需添加盐以满足嗜盐性弧菌的生长。

弧菌初次分离常选用 pH 8.5 的碱性蛋白胨水进行选择性增菌培养，35℃培养 4~6 小时可见液体表面因弧菌大量繁殖而形成的菌膜（图 16-1-4）。但针对急性腹泻粪便通常不要求增菌，如需要增菌，碱性蛋白胨水（1% NaCl，pH 8.5）是最常用的增菌肉汤，35℃孵育，18 小时后转种到硫代硫酸盐 - 柠檬酸盐 - 胆盐 - 蔗糖（thiosulfate-citrate-bile salts-

sucrose，TCBS）培养基上。需要注意的是，对于急性腹泻患者的粪便标本，有时弧菌只需要孵育较短的时间，如 6 小时便可，如延长增菌时间，可因其他微生物的过度生长而导致弧菌分离失败。

分离与人类疾病相关的弧菌可以采用常规的肠道培养基，但使用专门的培养基如 TCBS 琼脂平板可以提高分离率。TCBS 琼脂是专门用于分离弧菌的培养基，可以用于对弧菌进行初步鉴别，霍乱弧菌、河流弧菌和溶藻弧菌因为发酵蔗糖产酸，菌落呈黄色，而副溶血性弧菌、拟态弧菌和大部分创伤弧菌因不发酵蔗糖菌落为绿色。肠球菌和多数肠杆菌在 TCBS 上受抑制，菌落细小，半透明。如存在铜绿假单胞菌，菌落亦为绿色。但需要注意的是如果平板超过 24 小时才观察或孵育后冷藏，平板上的黄色菌落可能会转变为绿色。霍乱弧菌在血琼脂平板上菌落较大，El-Tor 生物型还可形成 β- 溶血环。在麦康凯或 SS 琼脂平板上，除创伤弧菌快速乳糖发酵菌株外，弧菌呈无色菌落，部分霍乱弧菌菌株在麦康凯或 SS 琼脂上生长受抑制。在含亚碲酸钾的选择性培养基上，霍乱弧菌可将碲离子还原成元素碲，形成中心灰褐色菌落。O139群霍乱弧菌在含明胶的培养基上可形成不透明的浅灰色菌落，周围有一圈不透明带，此菌落涂片观察可发现荚膜。在含蔗糖的培养基如 HE 琼脂（hektoen enteric agar）和木糖 - 赖氨酸 - 脱氧胆酸盐（xylose lysine and sodium salt，XLD）培养基上，与人类疾病有关蔗糖阳性的弧菌如霍乱弧菌、河流弧菌、溶藻弧菌和部分创伤弧菌菌株，难以与其他快速发酵蔗糖的肠道细菌区分。同时由于直接取生长于 TCBS 培养基的菌落做氧化酶试验不可靠，实验室一般加种一块血琼脂平板用于氧化酶试验，这样可以提高弧菌、气单胞菌和类志贺邻单胞菌的鉴别。同时豪氏弧菌在肠道分离培养基，包括 TCBS 培养基上生长不良或不生长，血琼脂平板是其最可靠的分离培养基。

霍乱弧菌的菌落形态学特征见图 16-1-2。

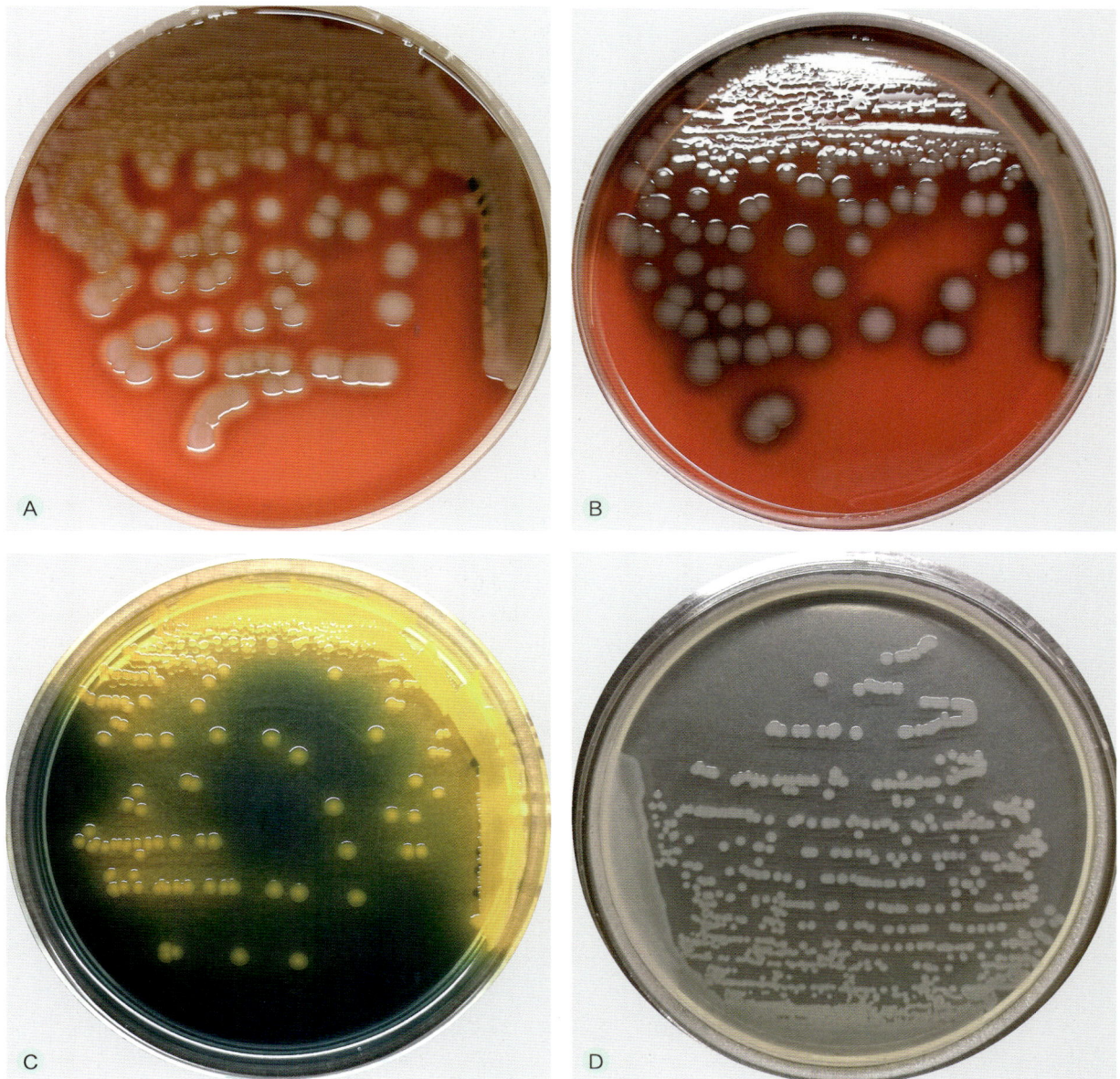

图 16-1-2　霍乱弧菌的菌落形态学特征
A. SBA 24h；B. SBA 2 日；C. TCBS 24h；D. 庆大平板 24h

　　副溶血弧菌为兼性厌氧,对营养要求也不高,但具有嗜盐性,在含 35g/L 氯化钠、pH 7.7~8.0 培养基中生长最好,其最适生长温度为 30~37℃,当氯化钠浓度高于 80g/L 时则不生长。在无盐蛋白胨水中生长不良或不生长。在碱性蛋白胨水中经 6~9 小时增菌可形成菌膜。在 TCBS 琼脂平板上形成 0.5~2.0mm 大小,不发酵蔗糖的蓝绿色菌落。在普通血琼脂平板上产生 α- 溶血或不溶血。从腹泻患者标本中分离到的副溶血弧菌 95% 以上的菌株在含人 O 型血或兔血的 Wagatsuma 琼脂培养基上可产生 β- 溶血现象,而在普通血琼脂

平板上不溶血或只产生 α- 溶血,称为神奈川现象(Kanagawa phenomenon,KP)。神奈川现象是鉴定副溶血性弧菌致病菌株的一项重要指标。在嗜盐性选择平板上,副溶血弧菌菌落较大,圆形,隆起,稍浑浊,无黏性,半透明或不透明。在 SS 平板上形成无色半透明、扁平、蜡滴状的菌落,有辛辣味,不易刮下。在麦康凯平板上部分菌株不生长,能生长者,菌落圆整、扁平、半透明或浑浊,略带红色。故伊红 - 亚甲蓝琼脂,麦康凯琼脂和中国蓝琼脂培养基不能用于本菌的初次分离。

　　弧菌属其他细菌的菌落形态学特征见图 16-1-3。

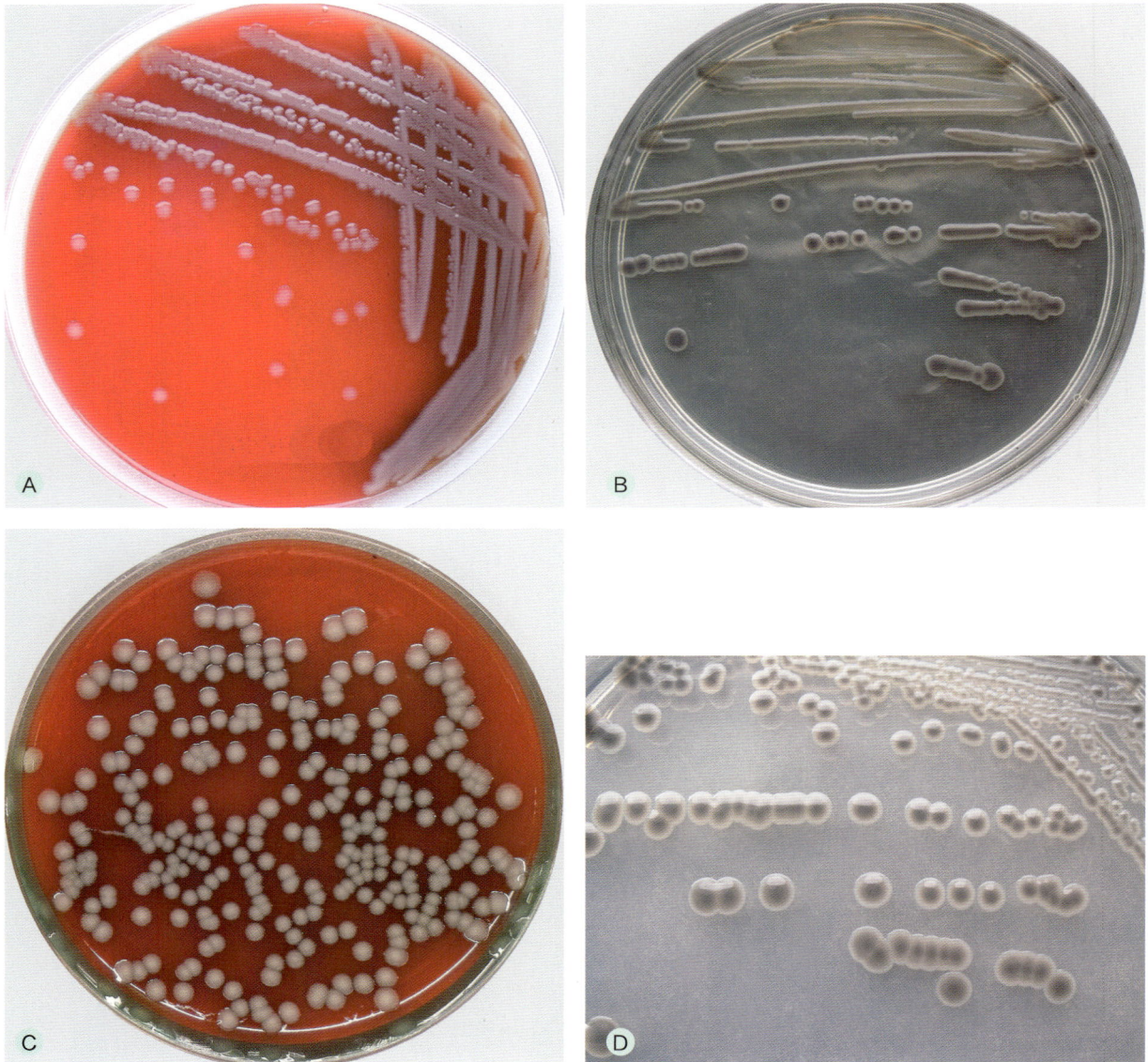

图 16-1-3　其他弧菌的菌落形态学特征
A. 副溶血弧菌 SBA 24h;B. 副溶血弧菌庆大平板 24h;C. 创伤弧菌 SBA 24h;D. 创伤弧菌庆大琼脂 2 日

（三）生化特性

除梅氏弧菌外弧菌属细菌氧化酶、硝酸盐还原均为阳性，发酵 D- 葡萄糖产酸，但较少产气，对弧菌抑制剂 O/129（2,4-diamino-6,7-diisopropylpteridine，2,4- 二氨基 -6,7- 二异丙基蝶啶）敏感，临床标本中常见致病性弧菌及其生化特性分别见表 16-1-1、表 16-1-2。目前许多商品化的标准生化管中都有足够的氯化钠供细菌生长，无需再额外补充，但是部分生化反应如 V-P 试验、用于检测脱羧酶和双水解酶穆勒试验（Moeller's）以及硝酸盐肉汤试验管可能不含氯化钠或浓度不足以支持部分嗜盐菌株的生长，所以这些试验的培养基需添加最终浓度到 1% 的氯化钠。

表 16-1-1　与人类感染有关的弧菌属细菌

菌种	临床疾病表现					主要标本来源
	霍乱	胃肠炎	伤口感染	中耳炎	血流感染	
O1 群霍乱弧菌	主要致病菌					粪便
O139 群霍乱弧菌	主要致病菌					粪便
非 O1 群霍乱弧菌		主要致病菌	偶见	罕见	罕见	粪便、血
副溶血性弧菌		主要致病菌	偶见		偶见	粪便、伤口
创伤弧菌			主要致病菌		主要致病菌	伤口、血
拟态弧菌		偶见				粪便
河流弧菌		罕见			偶见	粪便
豪氏弧菌		偶见				粪便
美人鱼发光杆菌			偶见			伤口
梅氏弧菌		罕见			偶见	粪便
溶藻弧菌			偶见	偶见		伤口、耳
弗氏弧菌		罕见				
辛辛那提弧菌					罕见	
哈氏弧菌		罕见				

表 16-1-2　常见致病性弧菌的生物学特性

试验	菌株阳性率 /%[a]											
	霍乱弧菌	拟态弧菌	梅氏弧菌	辛辛那提弧菌	豪氏弧菌	美人鱼发光杆菌	河流弧菌	弗氏弧菌	溶藻弧菌	副溶血性弧菌	创伤弧菌生物 1 群	哈氏弧菌
氧化酶	100	100	0	100	100	95	100	100	100	100	100	100
硝酸盐还原[b]	99	100	0	100	100	100	100	100	100	100	100	100
吲哚（牛心浸液）[b]	99	98	20	8	97	0	13	11	85	98	97	100
甲基红	99	99	96	93	0	100	96	100	75	80	80	100
V-P	75	9	96	0	0	95	0	0	95	0	0	50
柠檬酸盐	97	99	75	21	0	0	93	100	1	3	75	0
H₂S（TSI）	0	0	0	0	0	0	0	0	0	0	0	0
脲酶	0	1	0	0	0	0	0	0	0	15	1	0
穆勒试验												
精氨酸双水解[b]	0	0	60	0	0	95	93	100	0	0	0	0
赖氨酸脱羧酶[b]	99	100	35	57	0	50	0	0	99	100	99	100
鸟氨酸脱羧酶[b]	99	99	0	0	0	0	0	0	50	95	55	0
动力（36℃）	99	98	74	86	0	25	70	89	99	99	99	0

续表

试验	菌株阳性率 /%[a]											
	霍乱弧菌	拟态弧菌	梅氏弧菌	辛辛那提弧菌	豪氏弧菌	美人鱼发光杆菌	河流弧菌	弗氏弧菌	溶藻弧菌	副溶血性弧菌	创伤弧菌生物 1 群	哈氏弧菌
明胶水解(22℃)[b]	90	65	65	0	0	6	85	86	90	95	75	0
D- 葡萄糖产气	0	0	0	0	0	10	0	100	0	0	0	0
产酸												
D- 葡萄糖	100	100	100	100	100	100	100	100	100	100	100	50
L- 阿拉伯糖	0	1	0	100	97	0	93	100	1	80	0	0
纤维二糖	8	0	9	100	0	0	30	11	3	5	99	50
卫茅醇	0	0	0	0	0	0	0	0	0	3	0	0
赤藻糖醇	0	0	0	0	0	0	0	0	0	0	0	0
半乳糖	90	82	45	100	100	90	96	100	20	92	96	0
丙三醇	30	13	100	100	0	0	7	55	80	50	1	0
乳糖	7	21	50	0	0	0	3	0	0	1	85	0
肌醇	0	0	40	100	0	0	0	0	0	0	0	0
水杨苷	1	0	9	100	0	0	0	0	4	1	95	0
蔗糖	100	0	100	100	0	5	100	100	99	1	15	50
麦芽糖	99	99	100	100	0	100	100	100	100	99	100	100
D- 甘露醇	99	99	96	100	0	0	97	100	100	100	45	50
D- 甘露糖	78	99	99	100	100	0	100	100	99	100	98	50
蜜二糖	1	0	0	7	0	0	3	11	1	1	40	0
蜜三糖	0	0	0	0	0	0	0	11	0	0	0	0
鼠李糖	0	0	0	0	0	0	0	45	0	1	0	0
D- 山梨醇	1	0	45	0	0	0	3	0	1	1	0	0
海藻糖	99	94	100	100	0	86	100	100	100	99	100	50
D- 木糖	0	0	0	43	0	0	0	0	0	0	0	0
ONPG[b]	94	90	50	86	0	0	40	35	0	5	75	0
七叶苷水解	0	0	60	0	0	0	8	0	3	1	40	0
0 NaCl 营养肉汤中生长	100	100	0	0	0	0	0	0	0	0	0	0
1% NaCl 营养肉汤中生长	100	100	100	100	99	100	99	99	99	100	99	100
6% NaCl 营养肉汤中生长	53	49	78	100	83	95	96	100	100	99	65	100
8% NaCl 营养肉汤中生长	1	0	44	62	0	0	71	78	94	80	0	0
10% NaCl 营养肉汤中生长	0	0	4	0	0	0	4	0	69	2	0	0
12% NaCl 营养肉汤中生长	0	0	0	0	0	0	0	0	17	1	0	0
O/129 敏感(150μg)	99	95	90	25	40	90	31	0	19	20	98	100
多黏菌素 B 敏感(50U/片)	22	88	100	92	100	85	100	89	63	54	3	100

注:a:除非另有说明,菌株阳性率为 36℃孵育 48 小时后结果,大部分阳性反应出现在 24 小时内;b:该试验中添加了最终浓度为 1% 的 NaCl。

美人鱼发光杆菌的形态特征见图 16-1-4。

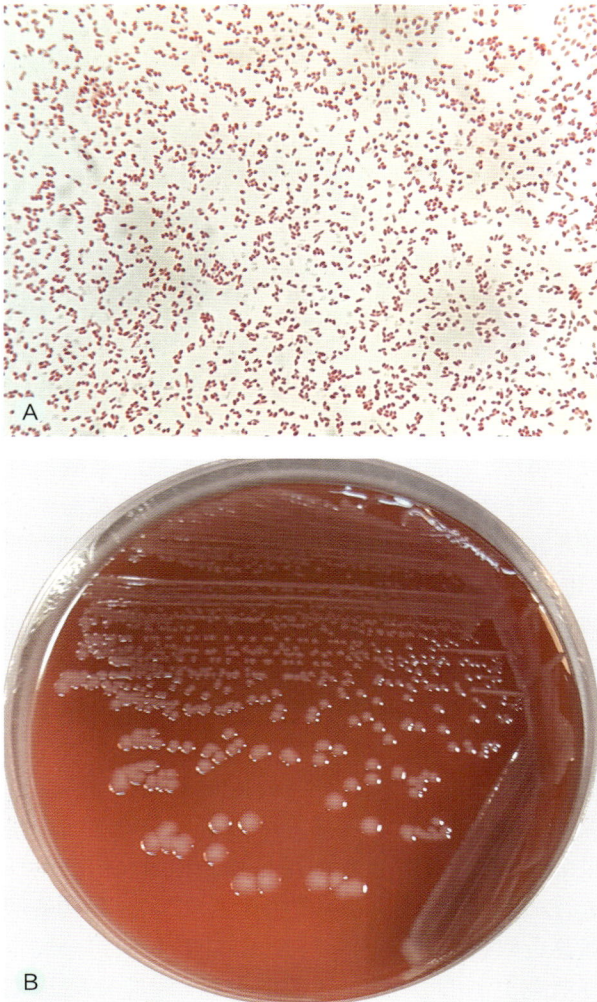

图 16-1-4　美人鱼发光杆菌的形态特征
A. 革兰氏染色 ×1 000；B. SBA 2 日

（四）抗原特性

霍乱弧菌有耐热的菌体 O 抗原和不耐热的鞭毛 H 抗原。H 抗原为共同抗原，特异性低，O 抗原具有群特异性和型特异性，是霍乱弧菌分群或分型的基础，霍乱弧菌的抗血清群超过 200 种，但已明确的霍乱弧菌 O 抗原现有 155 种，其中只有血清群 O1 和 O139 可引起霍乱，其余 O2 至 O138 血清群可引起人类的胃肠炎，无明显的季节分布，不引起霍乱流行，称之为非 O1 群霍乱弧菌。以往也称不凝集弧菌或非霍乱弧菌。O1 群霍乱弧菌的 O 抗原由 A、B、C 3 种抗原因子组成，通过不同组合可分成 3 个型别，产生 A 和 B 两种 O 因子的霍乱弧菌菌株称为 O1 群小川型（Ogawa），产生 O 因子 A 和 C 的称为 O₁ 群稻叶型（Inaba），产生 O 因子

A、B 和 C 的称为彦岛型（Hikojima），彦岛型很少见且不稳定，小川型和稻叶型为最常见的流行型别。

副溶血弧菌有 13 种热稳定的菌体（O）抗原和 68 种热不稳定的夹膜（K）抗原，O 抗原具有群特异性，根据 O 抗原的种类不同，可分为 A 群（O1，O3）、B 群（O7，O10，O12）、C 群（O8，O9）、D 群（O4，O6）、E 群（O2，O5，O11）及 O13。菌体表面的 K 抗原不耐热，能阻止 O 抗原发生凝集，共有 68 种（K1~K74），其中 K2、K14、K16、K27、K35 和 K62 有 6 个号码缺编，此外，副溶血弧菌还有鞭毛抗原，不耐热，无型特异性，副溶血弧菌的血清分型主要用于流行病学调查。

三、鉴定与鉴别

（一）属间鉴别

除梅氏弧菌外，其余弧菌氧化酶阳性，发酵葡萄糖，根据氧化酶阳性可与肠杆菌科细菌相区分，发酵葡萄糖可与假单胞菌和其他非发酵的革兰氏阴性杆菌相区别。三糖铁琼脂（TSI）或克氏双糖铁琼脂（KIA）斜面可用于检测弧菌的发酵表型。一旦发现细菌表现为发酵且氧化酶阳性，则必须鉴别它们是属于弧菌、气单胞菌还是邻单胞菌属，其鉴别特征见表 16-1-3。

表 16-1-3　弧菌属与其他表型相似病原菌的鉴别特性表 [a]

试验或特性	弧菌属	豪氏格里蒙菌	发光杆菌属	气单胞菌属	邻单胞菌属	肠杆菌科
氧化酶	+	+	+	+	+	–
Na⁺ 需求试验	+	+				
O/129 敏感性（150μg）	+[c]	+	+	–	+	–
TCBS 琼脂生长	+	v[b]	+	–	–	–
产生脂酶	+	–	v		v	v
D- 甘露醇发酵	+	+	–	+	–	v

注：a，表中结果为该菌属和 / 或科的常见特性，但存在例外，并且其中特性主要是反应临床分离菌株的特性，可能不适用于非临床分离菌株；+，大部分菌株阳性；–，大部分菌株阴性；v，菌种 / 菌株反应可变；b，豪氏格里蒙菌在 TCBS 琼脂上一般生长不好或不生长，并且接种量可能会影响其生长；c，分离自印度和孟加拉及其周边地区的大多霍乱弧菌 O1 菌株和所有霍乱弧菌 O139 菌株对 10μg 和 150μg 弧菌抑制剂 O/129 耐药。

（二）属内鉴定

1. 霍乱弧菌的鉴定　霍乱弧菌为我国甲类传染病霍乱的病原体，因此在临床实验室应重视早期的筛查。对疑似霍乱的标本，应尽快检验，一般方法如下：

（1）临床标本（包括患者的排泄物、呕吐物、食物残渣、肛拭子）可直接涂片观察其运动情况，暗视野和相差显微镜可用于筛检液态或"米泔水"样粪便标本中的霍乱弧菌。对液态状粪便或在营养丰富的肉汤中培养的霍乱弧菌，可在显微镜下直接观察是否有呈特征性"投射状"或"流星状"快速运动的细菌，如果有，同法重新制备另一标本涂片，在悬液中加入1滴霍乱多价诊断血清（效价≥1:64）。如见到最初呈快速流星样运动的细菌停止运动并发生凝集，则为制动试验阳性。需要注意的是在非流行时期，不能用显微镜来排除霍乱弧菌的感染。因为弧菌显微形态的多样性，使得显微镜观察的结果不可靠。常规不推荐粪便直接镜检霍乱弧菌O1群，一般只在霍乱流行地区的实验室，或者在野外不能进行实验室检查，而又需要做出快速筛查诊断时使用。

（2）标本同时接种于TCBS琼脂平板、碱性蛋白胨水、血琼脂平板，置35℃孵育。

（3）孵育6~8小时后，取碱性蛋白胨水培养物（霍乱弧菌在碱性蛋白胨水中培养后产生菌膜，见图16-1-5）移种选择性平板和血琼脂平板，同时涂片，观察动力、制动试验、染色镜检。

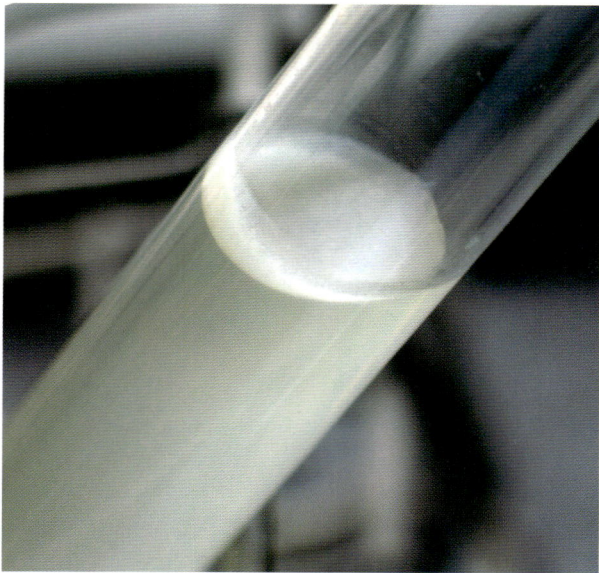

图16-1-5　霍乱弧菌在碱性蛋白胨水中培养后产生菌膜

（4）平板孵育过夜后，对血琼脂平板上微小菌落涂片染色，测试氧化酶，必要时将O1群或O139群霍乱多价诊断血清滴加在清洁玻片上，挑取可疑菌落混悬于血清内，出现肉眼可见的明显凝聚为阳性；同时以生理盐水做阴性对照。以上结果符合霍乱弧菌特性时，可做出早期初步报告。

（5）O139群霍乱弧菌于1992年在亚洲地区首次发现，该菌的生物学特性与霍乱弧菌相似，但不能被O1群霍乱弧菌抗血清凝集，对多黏菌素B（50U/片）、O/129（150μg/片）、甲氧苄啶/磺胺甲噁唑耐药，绵羊红细胞溶血性不定。对此类菌株的鉴别需用O139群霍乱弧菌抗血清进行凝集试验来确定。

（6）弧菌的鉴定也可参照表16-1-2，根据具体情况选择部分试验进行。霍乱弧菌的鉴定需结合菌落特征和菌体形态，依据氧化酶阳性，发酵蔗糖，动力阳性，赖氨酸脱羧酶、鸟氨酸脱羧酶阳性，精氨酸双水解酶阴性，在无盐培养基上生长，在高于6%氯化钠的培养基上不能生长，以及O1和O139群霍乱弧菌抗血清进行血清学分群或分型。除了血清群和O/129反应不同外，霍乱弧菌O139表型特征类似于霍乱弧菌O1 El-Tor生物型。霍乱弧菌菌株中如果O1或O139都不凝集可报告为非O1群霍乱弧菌，也可进一步利用抗血清对非O1群菌株进行血清学分型。如微生物诊断实验室不具备明确鉴定致病性弧菌的专门技术或能力，任何分离自排泄物并怀疑为霍乱弧菌的细菌，均应立即请当地公共卫生部门实验室或参考实验室参与以明确诊断。

确证为O1群霍乱弧菌还可进行血清学及生物分型。

生物分型：根据生物学上的差异，将O1群霍乱弧菌通过表型试验分为古典生物型和El-Tor生物型，见表16-1-4。古典生物型的染色体携带两个毒素基因，而El-Tor生物型通常只携带一个毒素基因，这使得古典生物型的毒力大于El-Tor生物型，而El-Tor生物型可产生不耐热溶血素，除具有溶血活性外，尚有细胞毒、心脏毒和致死毒性。El-Tor生物型产生血凝素，能凝集鸡红细胞，凝集现象能被D-甘露糖抑制，El-Tor生物型的溶血特性可发生变异。

表 16-1-4　O1 群霍乱弧菌古典生物型和 El-Tor 生物型的区别

特征	古典生物型	El-Tor 生物型
鸡红细胞凝集	−	+
羊红细胞溶血	−	+
V-P 试验	−	+
Ⅳ组噬菌体裂解	+	−
Ⅴ组噬菌体裂解	−	+
多黏菌素 B（50U/ 片）敏感	+	−

2. 副溶血弧菌

（1）副溶血弧菌可依据氧化酶阳性，发酵葡萄糖、麦芽糖、甘露醇，不发酵蔗糖、乳糖、吲哚试验阳性，大部分菌株脲酶阴性，V-P 阴性，在不含氯化钠和含 10% 氯化钠的蛋白胨水中不生长，在含 1%~8% 氯化钠的蛋白胨水中生长，赖氨酸脱羧酶、鸟氨酸脱羧酶阳性，精氨酸双水解酶阴性，神奈川现象阳性，可做出鉴定。

（2）对副溶血弧菌临床分离菌株，耐热的溶血素是主要的毒力因子，是分子检测常用的检测靶位，但它不一定在所有的人类感染分离菌株中都存在。

四、抗菌药物敏感性

美国《临床少见或苛养菌抗菌药物稀释和纸片敏感性试验方法》（*CLSI M45*,3rd ed）推荐弧菌属细菌抗菌药物敏感试验，纸片扩散法使用水解酪蛋白琼脂（mueller-hintonagar，MHA），肉汤微量稀释法使用 CAMHB（cation-adjusted mueller-hinton，调节阳离子浓度的 M-H 肉汤），将待测弧菌接种于 0.85% 的生理盐水，制作 0.5 麦氏标准的细菌悬液，33~37℃培养（纸片扩散法培养时间 16~18 小时，肉汤微量稀释法 16~20 小时）。

可用于弧菌药物敏感性的抗生素包括：①青霉素类和 β- 内酰胺类 /β- 内酰胺酶抑制剂复合制剂，包括氨苄西林、阿莫西林 / 卡拉维酸、氨苄西林 / 舒巴坦、哌拉西林、哌拉西林 / 他唑巴坦；②头孢菌素类，包括头孢唑林、头孢吡肟、头孢噻肟、头孢西丁、头孢他啶、头孢呋辛钠；③碳青霉烯类，包括亚胺培南、美罗培南；④大环内酯类，包括阿奇霉素；⑤氨基糖苷类，包括阿米卡星、庆大霉素；⑥四环素类，包括多西环素、四环素；⑦喹诺酮类包括环丙沙星、左氧氟沙星、氧氟沙星；⑧叶酸途径抑制剂，

包括磺胺类、复方磺胺甲𫫇唑；⑨氯霉素类，包括氯霉素。

质量控制菌株包括：大肠埃希菌 ATCC 25922 和用于 β- 内酰胺 /β- 内酰胺酶抑菌剂复合物监测的大肠埃希菌 ATCC 35218。

体外敏感性试验结果显示霍乱弧菌对氨基糖苷类、氟喹诺酮类、超广谱头孢菌素、碳青霉烯类、单环 β- 内酰胺类和阿奇霉素等抗菌药物敏感（>90%），也发现磺胺类、氯霉素、链霉素耐药株。副溶血弧菌一般对用于治疗旅行者腹泻的大部分药物敏感。在体外喹诺酮类单独或环丙沙星联合头孢噻肟对创伤弧菌均显示良好的抗菌活性。

五、临床意义

弧菌广泛分布于温带和热带地区含盐的水生环境，主要是海水中。霍乱弧菌和拟态弧菌，因生长只需要极少量 Na$^+$，可以生长在淡水河流、湖泊和港湾、海洋环境中，也可在各种双壳贝类、甲壳类、鸟类及草食性动物中分离出，和其他寄生于海洋环境的菌属一样，一年中较温暖的月份中弧菌密度最高，发病率也明显上升。在水生环境中，弧菌可单独存在或与浮游动物、浮游植物共存。弧菌属细菌以霍乱弧菌和副溶血弧菌最为重要，人主要通过摄入有其污染的食物或水，可分别引起霍乱和食物中毒。

弧菌还可以从各种肠道和肠道外疾病的患者中分离到。这些疾病包括：腹泻、软组织疾病、败血症及眼耳感染。在一些胃肠炎和肠道外感染的病例中，可能很难确定分离到的弧菌是否代表着真正的感染或只是定植，因为它本身就广泛存在于海水和河水中。肠道外弧菌感染常与外伤或隐性暴露于海水或河水有关。原发败血症可能在摄入生的海产品如牡蛎后发生或是作为伤口感染后继发的菌血症。

1. 霍乱弧菌　是烈性肠道传染病霍乱的病原体，在自然情况下，人类是霍乱弧菌的易感者，该疾病有文献记载始于 1817 年的第一次霍乱大流行，到目前为止全世界已发生七次世界性的霍乱大流行，均由霍乱弧菌的 O1 群引起，前六次主要为霍乱弧菌的古典生物型，至第七次大流行时发生了改变，El-Tor 生物型菌株为优势菌株。O1 群的古典型和 El-Tor 型菌株导致的疾病严重程度还有所不同。O1 群霍乱弧菌感染所引起的疾病严重程度，可从无症状到最严重腹泻的重症霍乱。

霍乱潜伏期从几个小时到数日,这取决于感染菌量的多少,正常情况下,胃液中的胃酸可消灭食物中的霍乱弧菌不致于致病,但在胃酸降低时,或摄入大量的霍乱弧菌,进入肠道的霍乱弧菌通过鞭毛运动穿过肠黏膜表面的黏液层,接近肠黏膜上皮细胞,通过普通菌毛的作用定植。霍乱症状的产生是霍乱毒素(CT)作用的结果,CT 是一种由染色体编码的、热不稳定的肠毒素,CT 由 1 个 A 亚单位和 5 个 B 亚单位组成,B 亚单位负责与小肠上皮细胞膜上的神经节苷脂 GM_1 受体结合,而 A 亚单位激活腺苷酸环化酶,使 AMP 水平升高,导致水和电解质大量分泌。水和电解质流入肠腔,引起大量内容物丢失,从而导致霍乱典型的严重脱水的临床症状。

霍乱弧菌 O139 和 O1 群菌株携带相似的毒力因子,所引起的临床症状非常相似,但成年人更容易受 O139 的感染,感染过 O1 群霍乱对 O139 群无保护作用。

2. 副溶血性弧菌 在亚洲是食源性肠道细菌感染的重要病原菌,主要与摄入生鱼或贝类有关。是临床标本中最常分离的弧菌菌种,主要与水样腹泻相关,也可以从血液、伤口或其他肠道外部位分离到。副溶血弧菌引起的肠胃炎症状常包括恶心、呕吐、腹部绞痛、低烧、畏寒。其所致死亡案例非常罕见,但在严重脱水病例中也可能会发生。一般情况下副溶血弧菌所致腹泻,只需要进行补液就可治疗,但在有些情况下抗微生物治疗可能是有益的。

3. 创伤弧菌 创伤弧菌 1976 年首次被认识。在致病性弧菌中,该菌引起的疾病最为严重,可引起原发性菌血症和伤口感染,病程进展快而致命。创伤弧菌引起的原发性败血症,即使住院治疗病死率也超过 50%。患者通常有一些诱因,如肝病、免疫抑制、血清铁的增加或是其他慢性疾病。感染通常发生在气温较高的季节,大多数患者发生感染的 7 日之内有过摄入生蚝史,创伤弧菌侵入肠黏膜淋巴结和门静脉,进入血流导致菌血症。患者的典型表现为突发寒战、发热、呕吐和腹痛。经常出现继发性皮肤损害,并形成大疱和坏死。常发生内毒素性休克,可导致患者迅速死亡。来自皮损部位的活检标本如碎屑和血培养标本可分离到创伤弧菌。创伤弧菌也可引起严重的伤口感染,通常发生在伤口暴露于海洋动物或海水环境后。伤口感染可进展为广泛性坏死的蜂窝织炎、肌炎和类似气性坏疽的坏死性筋膜炎,偶尔可侵入血流引起血流感染。

致病机制尚不明确,但产生的溶细胞素、蛋白酶和胶原酶可造成组织的严重损害。由于创伤弧菌感染的高死亡率,快速准确的鉴定很关键。部分创伤弧菌菌株蔗糖阳性,可能会增加鉴定的困惑。

4. 溶藻弧菌 溶藻弧菌是弧菌属细菌中最耐盐的致病菌。在海洋生态系统中很常见,常分离自有过海水接触的耳朵和伤口感染标本。溶藻弧菌也可分离自眼部感染,引起菌血症较少,绝大多数为免疫力低下患者,可以是单一或多种微生物混合感染。偶尔从腹泻患者粪便中分离到该菌,但尚无证据证明它是腹泻的病原菌。

5. 美人鱼发光杆菌(曾称为美人鱼弧菌) 美人鱼发光杆菌在 1981 年首次从加利福尼亚海岸的小热带鱼及人类的感染伤口中分离得到。从海洋鱼类、污水、牡蛎中可以分离得到此菌,是一种可以引起严重的危及生命的侵袭性病原菌。美人鱼发光杆菌的致死率目前未知。与该菌相关的感染性疾病包括:软组织感染和菌血症。大部分伤口感染可在数小时内由无痛进展为比较严重的疾病,初诊时常不会考虑到弧菌感染。除了使用抗生素,也常需要进行医疗干预,包括冲洗、筋膜切开术、清创,有时甚至是截肢。典型的美人鱼发光杆菌伤口感染常发生在渔民身上,由鱼鳍、鱼钩或鱼叉造成穿透伤导致。

6. 河流弧菌 河流弧菌 1981 年首次被命名,最早从腹泻患者中分离,在世界各地引起散发的腹泻病例,有时也会引起严重的肠胃炎,并发菌血症或霍乱样症状。根据公开的报道,河流弧菌引起的肠道外感染较少但发病率有增加趋势,包括急性感染和腹膜透析相关性腹膜炎,并发脑膜炎的软组织感染和菌血症。

7. 弗氏弧菌 弗氏弧菌于 1983 年作为一个种被描述,其致病性不确定,很少分离自人类临床标本,但所分离临床菌株大都来自腹泻患者的粪便。

8. 拟态弧菌 拟态弧菌是除霍乱弧菌外另一种不嗜盐菌株,过去认为该菌是不发酵蔗糖的霍乱弧菌。1981 年 Davis 首次报道了拟态弧菌,除不发酵蔗糖外,拟态弧菌引起胃肠炎的临床表现、流行病学和生态学特征类似于非 O1 群霍乱弧菌。人类感染不常见,但可以从腹泻患者标本中分离到,其作用机制尚未明确,通常与摄入生的海鲜尤其是生蚝有关。极少数菌株携带 *ctxB* 基因,可导致霍乱样症状。症状通常包括大量水样腹泻、呕吐和严重脱水。

9. 哈氏弧菌 哈氏弧菌是海生鱼类和无脊椎动物的重要病原菌,之前被称作鲨鱼弧菌。1984年被 Grimes 描述,从一条死鲨鱼中分离得到。迄今为止只报道了两例哈氏弧菌引起的人类感染。第一例是鲨鱼咬伤造成的伤口感染。第二例是一名 9 岁患间变性大细胞淋巴瘤男孩在完成化疗和自身造血干细胞移植后,去地中海游泳出现了发热,后证实为哈氏弧菌引起的中心静脉导管相关性败血症。

10. 豪氏弧菌 豪氏弧菌 1982 年首次被命名,是一种嗜盐性弧菌样菌种,主要与中度或重度腹泻有关,有时会引起低血容量性休克。大多数病例有海鲜食用史,如牡蛎。也可引起创口感染及菌血症,通过接触海水而获得感染。

11. 梅氏弧菌 梅氏弧菌常从淡水、海产品和海水中分离到。第一次报道是一位胆囊炎患者感染引起腹膜炎和菌血症。随后又有其他菌血症患者的报道,伤口感染很少见,引起胆囊炎、腹泻和肺炎也有报道。

12. 辛辛那提弧菌 辛辛那提弧菌首次报道来自菌血症和脑膜炎患者,随后在一名腹泻患者的粪便、流产的牛胎和贻贝中分离到该菌,但其致病机制仍需进一步的调查研究。

六、结果的评价、解释和报告

一般来说,对大部分霍乱弧菌和副溶血弧菌引起的肠胃炎感染,推荐补液治疗先于抗微生物治疗,以降低抗生素耐药的风险。然而,抗微生物治疗可以缩短腹泻病程,并减少恢复所需要的补液量,而且患者通常在培养结果出来之前就得到治疗。同时对于自限性腹泻病的临床处理来说,并不一定要报告抗菌药物敏感性试验结果,但这些数据对实验室鉴定还是有帮助的,应报告肠外标本分离株的抗菌药物敏感性测定结果。这类信息可能会直接帮助对临床患者感染的处理。要注意任何有关抗菌药物敏感性测定的结果,依据标准进行解释。

从粪便标本中分离到霍乱弧菌 O1 群、O139群和副溶血弧菌,或从任何临床标本分离到创伤弧菌均应及时通知临床医师。霍乱弧菌是国家规定须立即上报的法定传染病的病原体,实验室一旦确证,需按危急值报告其主管医生并上报当地卫生主管部门,分离菌株必要时需请当地公共卫生实验室进行确认,并根据我国《中华人民共和国传染病防治法》的有关规定及时处理。

有时粪便分离到弧菌的临床意义可能难以确定,需要及时和主治医生进行沟通磋商以更好地了解临床情况。大部分医生对许多弧菌属细菌都不熟悉,所以进行电话沟通对临床医生和实验室技师都是有益的。对医生有用的信息包括是否存在其他病原菌和弧菌的相对生长数量。

(单 斌)

第二节 气单胞菌属

一、分类与命名

气单胞菌属(Aeromonas)隶属于细菌域,变形菌门,γ- 变形菌纲,气单胞目,气单胞菌科,根据 DNA 杂交的结果,目前属内至少有 32 个种和 7 个亚种,主要包括嗜水气单胞菌(A. hydrophila)、豚鼠气单胞菌(A. caviae)、温和气单胞菌(A. sobria)、简达气单胞菌(A. jandaei)、舒伯特气单胞菌(A. schubertii)、脆弱气单胞菌(A. trota)、杀鲑气单胞菌(A. salmonicida)、中间气单胞菌(A. media)、嗜泉水气单胞菌(A. eucrenophila)、兽类气单胞菌(A. bestiarum)、鳗鱼气单胞菌(A. encheleia)、异常嗜糖气单胞菌(A. allosaccharophila)、波氏气单胞菌(A. popoffii)、斑点气单胞菌(A. punctata)、维隆气单胞菌(A. veronii)、多样气单胞菌(A. diversa)、河流气单胞菌(A. fluvialis)、达卡气单胞菌(A. dhakensis)、台湾气单胞菌(A. taiwanensis)、萨纳雷利气单胞菌(A. sanarellii)和澳大利亚气单胞菌(A. australiensis)等。其中温和气单胞菌现归属于维隆气单胞菌,被命名为维隆气单胞菌温和生物型(A. veronii bv. sobria)。维隆气单胞菌包括维隆气单胞菌温和生物型和维隆气单胞菌维隆生物型(A.

veronii bv. Veronii)。

气单胞菌属 DNA G+C 含量为 57~63mol%，代表菌种为嗜水气单胞菌。

二、生物学特性

（一）形态与染色

气单胞菌属细菌为杆状或球杆状、末端钝圆、呈单个或成对排列、较少呈短链状排列的革兰氏阴性菌，菌体大小为 (0.3~1.0) μm × (1.0~3.5) μm。

（二）培养特性

气单胞菌为兼性厌氧菌，在无盐培养基及普通培养基上 0~45℃ 范围内均可以生长，根据生长温度的不同，可分为嗜温菌和嗜冷菌两大类。人类临床分离的菌株（嗜温菌）菌株可在 10~42℃ 间生长，但偶有分离株在 22~25℃ 时生化反应更有活性。源自鱼和环境的嗜冷菌，如波氏气单胞菌和杀鲑气单胞菌最适生长温度是 22~25℃，很少能在 37℃ 以上生长。除杀鲑气单胞菌外大部分菌种均有动力，气单胞菌有一根 1.7μm 长的单端极鞭毛，但是固体培养基上新鲜培养物可以形成周生鞭毛，部分菌种也可以形成侧鞭毛。

初次分离常用血琼脂平板、MAC 琼脂平板。嗜水气单胞菌和维隆气单胞菌在血琼脂平板中有溶血现象，形成灰白色，光滑，湿润，凸起，2mm 大小的菌落。大部分临床相关的气单胞菌在血琼脂平板上可表现为 β- 溶血。豚鼠气单胞菌在 MAC 琼脂平板上发酵乳糖，与肠杆菌科细菌不易区别。将头孢磺啶由 15μg/ml 调整为 4μg/ml 的改良头孢磺啶 - 氯苯酚 - 新生霉素琼脂培养基 (cefsulodin irgasan novobiocin，CIN) 是气单胞菌最佳的分离培养基。在该培养基上，气单胞菌菌落呈边缘清晰，不均匀的粉红菌落，但形态学上和小肠结肠炎耶尔森菌难以区分。应该注意的是 TCBS 培养基可抑制气单胞菌生长，故 TCBS 不适用于气单胞菌的分离培养。对预期病原菌载量较少的群体（如携带者、恢复期和临床症状不典型的患者）可用碱性蛋白胨水进行增菌，对急性腹泻的患者，一般不需要增菌，粪便及脓液等标本可直接接种培养。

气单胞菌常用的运送培养基有 Amies、Cary-Blair 和缓冲甘油氯化钠溶液，但 Cary-Blair 最佳。在疾病的急性期留取粪便，推荐直肠拭子用于肠道病原菌的分离。大多数气单胞菌菌株在室温 20~25℃ 和培养温度 35~37℃ 都生长良好。

气单胞菌属细菌的形态学特征见图 16-2-1~图 16-2-4。

（三）生化特性

气单胞菌氧化酶、触酶、硝酸盐还原试验均为阳性，发酵葡萄糖等糖类产酸、产气，通常对 150μg 的弧菌抑制剂 O/129 耐药。气单胞菌各菌种的生化特性见表 16-2-1。

三、鉴定与鉴别

（一）属间鉴别

1. 气单胞菌与肠杆菌科及非发酵菌鉴别   气单胞菌氧化酶阳性，发酵葡萄糖产酸，可与氧化酶阴性的肠杆菌科及不发酵葡萄糖的非发酵菌相鉴别。

2. 气单胞菌与弧菌及邻单胞菌鉴别   气单胞菌对 150μg 抑制剂 O/129 耐药，不能在 ≥6% 的盐浓度中生长，易与其他氧化酶阳性的发酵菌如弧菌和邻单胞菌相混淆。与邻单胞菌属的鉴别是气单胞菌的鸟氨酸脱羧酶（除外维隆气单胞菌维隆生物型）、肌醇发酵试验均为阴性，O/129、10μg 氨苄西林（除外脆弱气单胞菌）均耐药，而邻单胞菌刚好相反；与弧菌属的鉴别是气单胞菌在含 6% 的氯化钠培养基上以及 TCBS 平板上菌不生长，O/129 耐药，发酵甘露醇产酸，而弧菌则相反。与 O139 群霍乱弧菌的鉴别是 O139 群霍乱弧菌赖氨酸和鸟氨酸均阳性，精氨酸双水解酶阴性，发酵葡萄糖不产气，不发酵水杨苷，见表 16-2-1。

（二）属内鉴定

临床微生物实验室一旦鉴定出葡萄糖发酵、氧化酶阳性、有动力及对 O/129 耐药的革兰氏阴性杆菌，可以通过少量的生化反应把气单胞菌归到 3 个主要的复合群，见表 16-2-2。如果有必要，可参照表 16-2-3 进一步区分每个群内的不同菌种。

临床常见的嗜水气单胞菌和豚鼠气单胞菌均能发酵阿拉伯糖，而其他气单胞菌均为阴性，嗜水气单胞菌 V-P 和赖氨酸脱羧酶试验阳性，而豚鼠气单胞菌均为阴性。维隆气单胞菌分为两个生物型——维隆气单胞菌维隆生物型和维隆气单胞菌温和生物型，其区别为前者为水杨苷水解和鸟氨酸脱羧酶阳性，后者七叶苷水解和鸟氨酸脱羧酶阴性，见表 16-2-1。

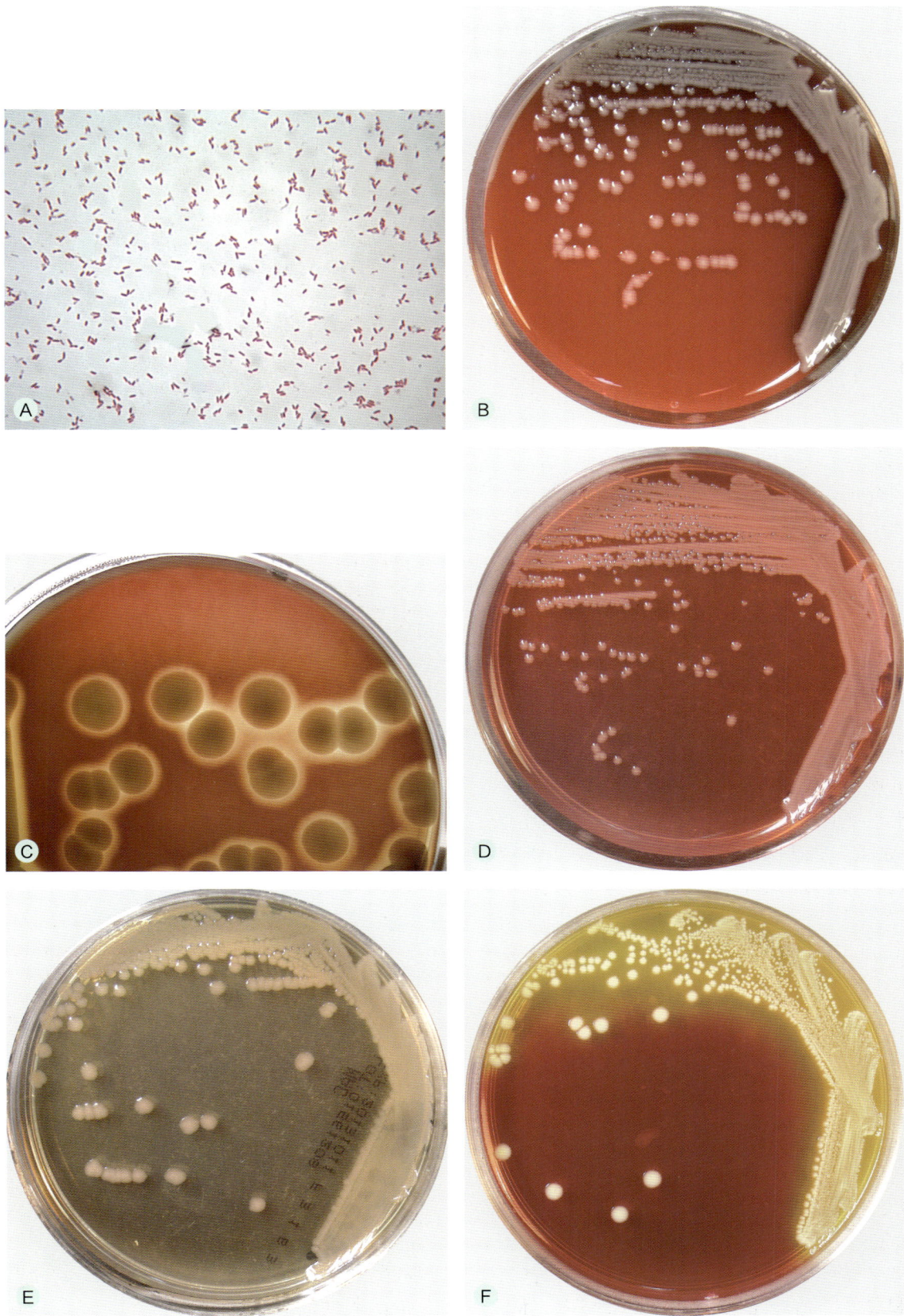

图 16-2-1 嗜水气单胞菌的形态学特征
A. 革兰氏染色 ×1 000；B. SBA 24h；C. SBA 3 日；D. 中国蓝平板 24h；E. MAC 24h；F. XLD 24h

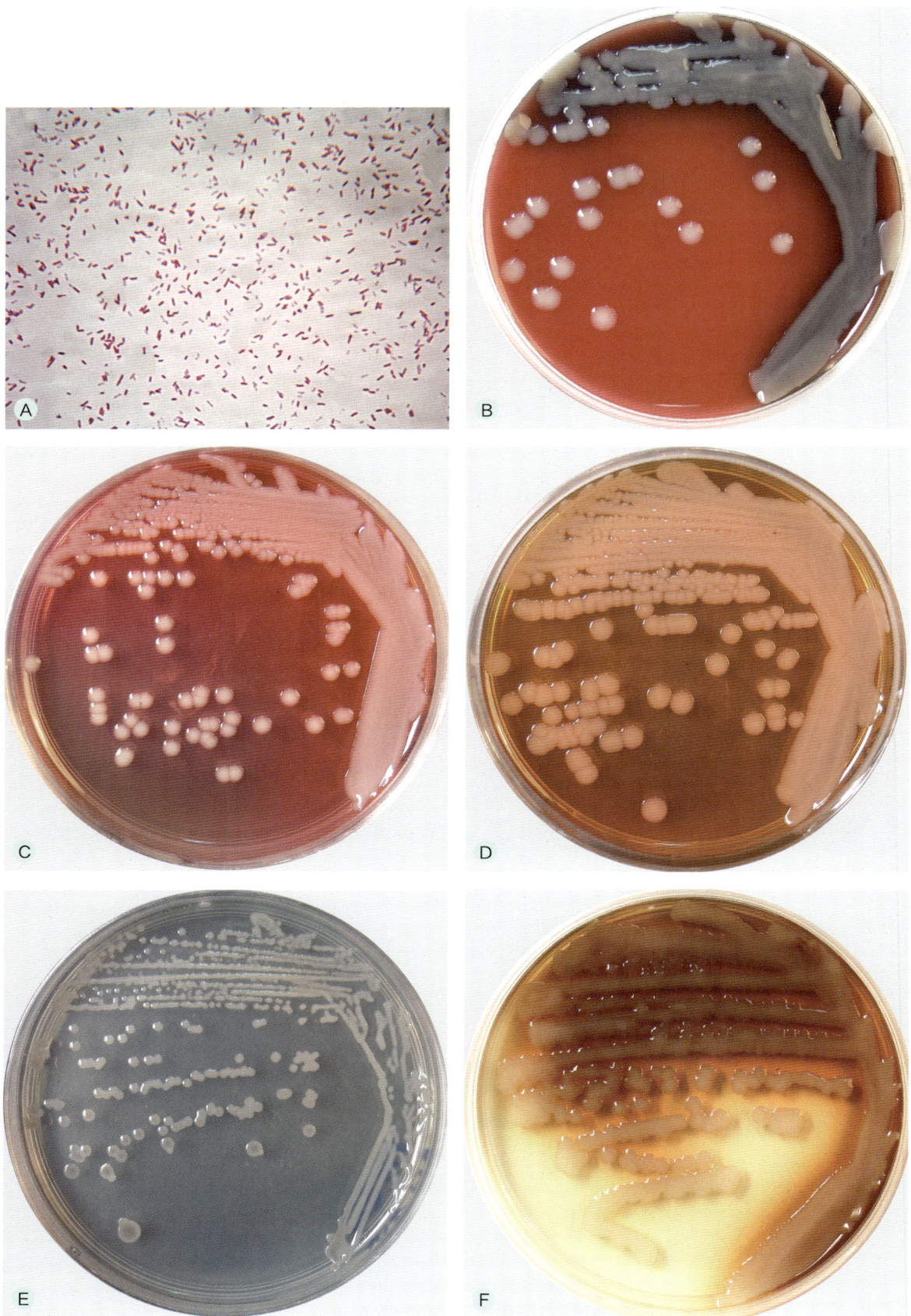

图 16-2-2   豚鼠气单胞菌的形态学特征

A. 革兰氏染色 ×1 000；B. SBA 24h；C. 中国蓝平板 24h；D. MAC 24h；E. 庆大平板 3 日；F. 黏液型（产色素）MHA 2 日

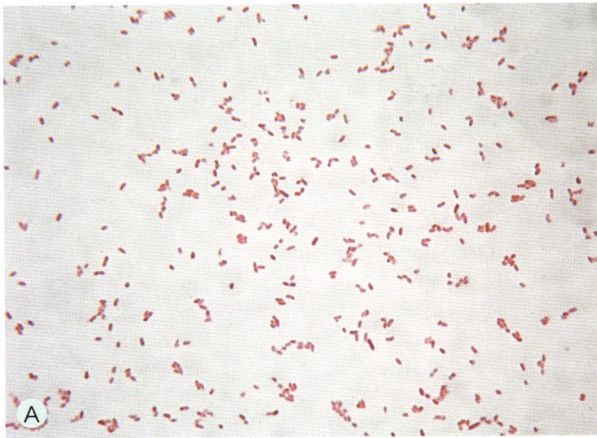

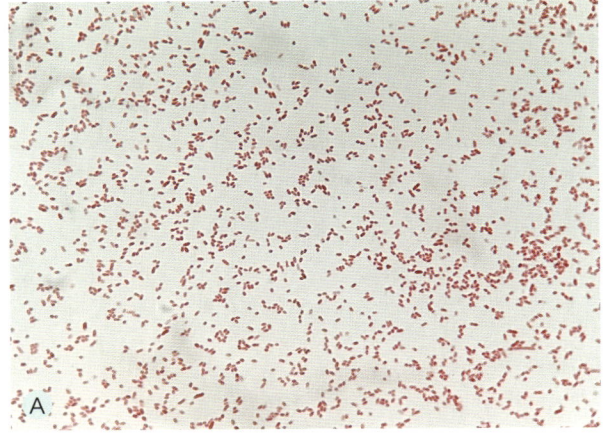

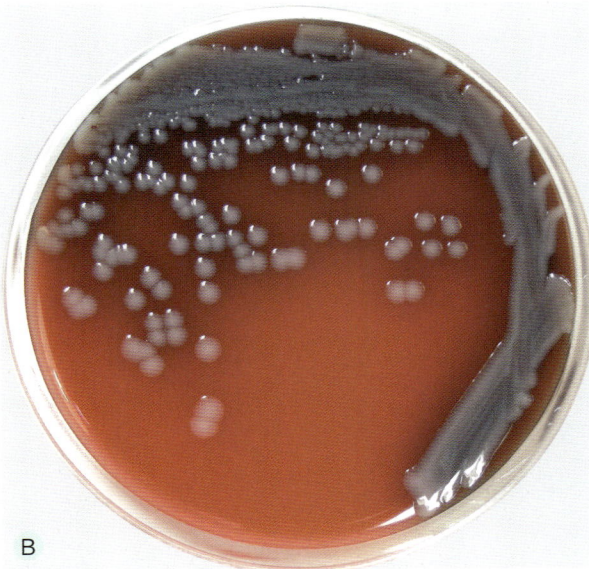

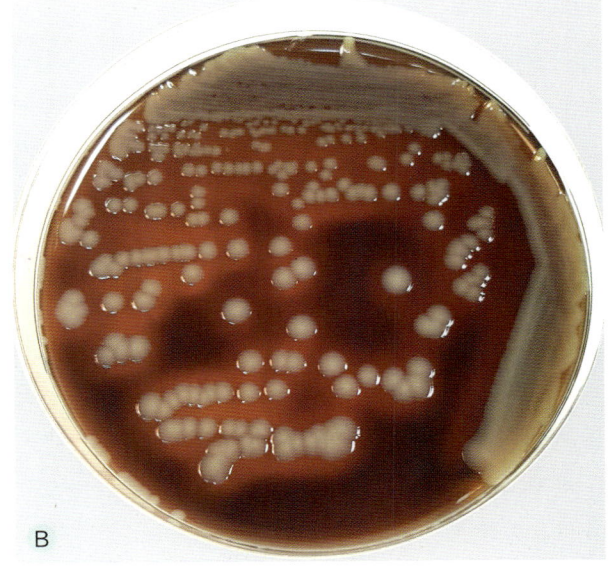

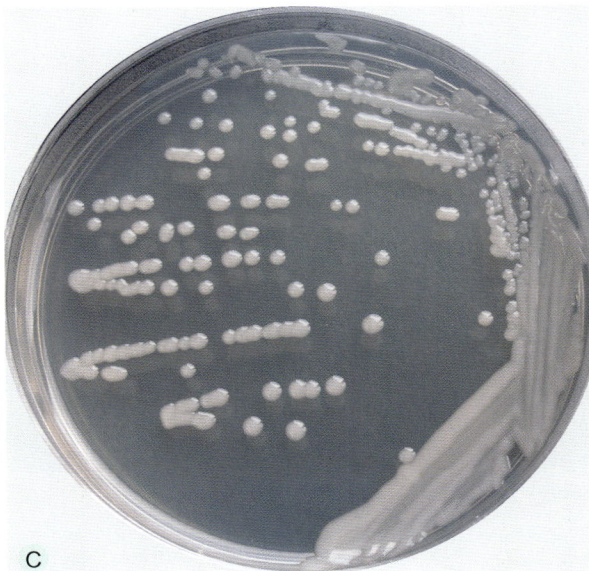

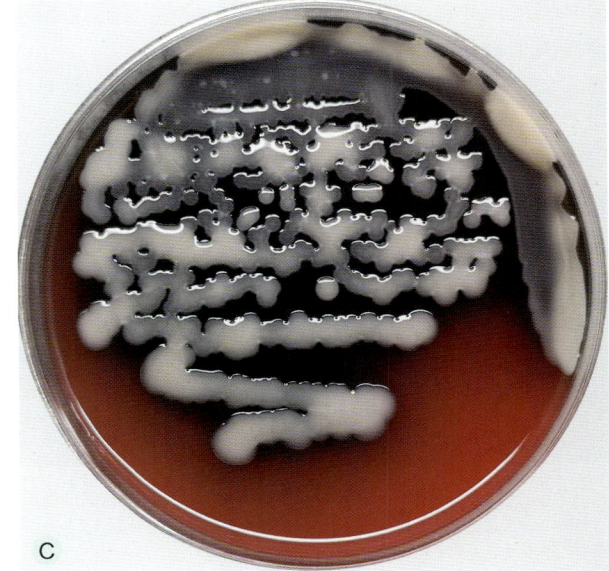

图 16-2-3　维隆气单胞菌温和生物型的形态学特征
A. 革兰氏染色 ×1 000；B. SBA 24h；C. 庆大平板 24h

图 16-2-4　维隆气单胞菌维隆生物型的形态学特征
A. 革兰氏染色 ×1 000；B. SBA 4 日；C. 黏液型 SBA 2 日

表 16-2-1　气单胞菌属内菌种及类志贺邻单胞菌的鉴别

特性	嗜水气单胞菌	豚鼠气单胞菌	维隆气单胞菌温和生物型	维隆气单胞菌维隆生物型	简达气单胞菌	舒伯特气单胞菌	脆弱气单胞菌	类志贺邻单胞菌
DNase	+	+	+	+		+		–
尿素水解	–	–	–	–	–	–	–	–
KCN 生长	+	+	v	v				
吲哚	+	+	+	+	+	–	+	+
葡萄糖产气	+	–	+	+	+	–	+	–
精氨酸双水解	+	+	+	+	+	+	+	+
赖氨酸脱羧酶	+	–	+	+	+	+	+	+
鸟氨酸脱羧酶	–	–	–	+	–	–	–	+
V-P	+	–	+	+	+	–	–	
产酸								
阿拉伯糖	+	+	–	–	–	–	–	–
乳糖	–	–	–	–	–	–	–	–
蔗糖	+	+	+	+	–	–	–	–
肌醇	–	–	–	–	–	–	–	+
甘露醇	+	+	+	+	+	–	+	–
水杨苷	+	+	–	+	+	–	–	v
纤维二糖	v	+	v	+	–	–	+	–
七叶苷水解	+	+	–	+	–	–	–	–
羊血琼脂平板 β- 溶血	+	–	+	+	+	v	v	–
头孢噻吩敏感	–	–	+	+	–	–	+	+
氨苄西林敏感（10μg）	–	–	–	–	–	–	+	+
O/129 敏感（10μg/150μg）	–/–	–/–	–/–	–/–	–/–	–/–	–/–	+/+

注：+，90% 以上菌株阳性；–，90% 以上菌株阴性；v，11%~89% 菌株阳性。

表 16-2-2　气单胞菌复合群的生化特性

试验	鉴定结果 [a]		
	嗜水气单胞菌复合群（嗜水气单胞菌、兽类气单胞菌、杀鲑气单胞菌）	豚鼠气单胞菌复合群（豚鼠气单胞菌、中间气单胞菌、嗜泉水气单胞菌）	维隆气单胞菌复合群（维隆气单胞菌 HG8 种、简达气单胞菌、舒伯特气单胞菌、脆弱气单胞菌）
七叶苷	87（92、81、85）	71（76、55、78）	0
V-P 试验	75（88、63、62）	0	54（88、87、17、0）
葡萄糖（产气）	81（92、69、77）	16（0、0、78）	87（92、100、0、69）
L- 阿拉伯糖	93（84、100、100）	96（100、100、78）	4（12、0、0、0）

[a] 第一个数字表示复合群的阳性率；括号里的数字表示该复合群中菌种的阳性率。

表 16-2-3 气单胞菌属内各菌种生化特性

试验	鉴定结果									
	嗜水气单胞菌复合群			豚鼠气单胞菌复合群			维隆气单胞菌复合群			
	嗜水气单胞菌	兽类气单胞菌	杀鲑气单胞菌	豚鼠气单胞菌	中间气单胞菌	嗜泉水气单胞菌	维隆气单胞菌ᶜ	简达气单胞菌	舒伯特气单胞菌	脆弱气单胞菌
溶血	+	+	V	–	V	V	+	+	V	V
柠檬酸盐	92	V(38)	85	88	V(82)	–(0)	V(52)	87	V(58)	94
葡萄糖产气	92	V(69)	V(77)	–(0)	–(0)	V(78)	92	100	–(0)	V(69)
葡萄糖氧化	V(64)	–(13)	–(0)	–(0)	–(0)	–(0)	V(60)	V(60)	–(0)	–(0)
吲哚	96	100	100	V(84)	100	89	100	100	V(17)	100
V-P	92	V(63)	V(62)	–(0)	–(0)	V(0)	92	87	V(17)	–(0)
产酸										
纤维二糖	–(4)	V(38)	V(69)	100	100	V(56)	V(20)	V(20)	–(0)	100
乳糖	V(64)	–(13)	92	V(60)	V(64)	–(11)	–(12)	–(0)	–(0)	100
L-鼠李糖	V(24)	V(69)	–(0)	–(0)	–(0)	V(22)	–(0)	–(0)	–(0)	–(0)
D-山梨醇	–(0)	–(0)	85	–(4)	–(0)	–(0)	–(0)	–(0)	–(0)	–(0)
D-甘露糖	100	100	100	V(32)	100	100	ND	100	92	100
甘油	96	100	100	V(68)	V(55)	–(11)	100	100	–(0)	94
D-甘露醇	96	100	100	100	100	100	100	100	–(0)	V(69)
蔗糖	100	94	100	100	100	V(33)	100	100	–(0)	V(19)
10μg 氨苄青耐药	100	94	85	100	V(73)	100	100	93	92	–(6)

注：+，≥85% 菌株阳性；–，<15% 阴性；V，15%~85% 阳性（48 小时的结果）。括号中的数值为试验最后一日读出的菌株阳性率，葡萄糖 2 日；柠檬酸盐 4 日；碳水化合物，吲哚和酯酶 7 日；吡嗪酰胺酶 2 日；氨苄西林耐药 1 日；V-P3 日；ND，未测试。

（三）抗菌药物敏感性

CLSI M45-A3 推荐气单胞菌抗菌药物敏感性试验，纸片扩散法使用水解酪蛋白琼脂（Mueller-Hintonagar，MHA），肉汤微量稀释法使用 CAMHB（cation-adjusted mueller-hinton broth，调节阳离子浓度的 M-H 肉汤），接种 0.85% 的生理盐水细菌悬液，浓度为 0.5 麦氏标准，35℃培养，培养时间纸片扩散法 16~18 小时，肉汤微量稀释法 16~20 小时。可用于实验室选择的抗菌药物包括：①青霉素类和 β- 内酰胺酶类 /β- 内酰胺酶抑制剂复合制剂包括哌拉西林 / 他唑巴坦；②头孢菌素类包括头孢吡肟、头孢噻肟、头孢西丁、头孢他啶、头孢曲松、头孢呋辛钠（注射）；③碳青霉烯类包括多利培南、厄他

培南、亚胺培南、美罗培南；④单环 β- 内酰胺类包括氨曲南；⑤氨基糖苷类包括阿米卡星、庆大霉素；⑥四环素类包括四环素；⑦喹诺酮类包括环丙沙星、左氧氟沙星；⑧叶酸途径抑制剂包括复方磺胺甲噁唑；⑨氯霉素类包括氯霉素。常规实验室质量控制菌株包括：大肠埃希菌 ATCC 25922，用于碳青霉烯类的铜绿假单胞菌 ATCC 27853 以及用于 β-内酰胺类 /β- 内酰胺抑菌剂复合物监测的大肠埃希菌 ATCC 35218。气单胞菌药物敏感性试验通常局限于肠道外分离菌株。

气单胞菌均对氨苄西林耐药，然而，在菌种之间存在差异，可表现对阿莫西林 - 克拉维酸和头孢唑林敏感。气单胞菌可具有多重、独特、诱导型 β-

内酰胺酶,像其他具有诱导型 β- 内酰胺酶一样,在用 β- 内酰胺类治疗期间可出现耐药。某些菌株可产生碳青霉烯酶。气单胞菌对环丙沙星敏感性高,但在 1996 年有报道亚洲有 2%~3% 的豚鼠气单胞菌、嗜水气单胞菌和维隆气单胞菌温和生物型对环丙沙星耐药。

四、临床意义

气单胞菌主要存在于水生系统,广泛分布于地下水、水库、清洁或污染的湖泊和河流等。也可以在海洋环境中被发现,但只存在于微咸水或低盐的海水中。大部分气单胞菌,尤其是与人类感染有关的菌种,在各种新鲜蔬菜、肉和乳制品中都可发现。可引起哺乳动物和冷血动物的感染。在人类主要引起肠道内感染和肠道外感染。

无论样本是来自粪便还是肠道外,气单胞菌引起的大多数临床感染与某种类型的水源暴露有关,少数情况是摄入的食物导致感染。标本中气单胞菌的检出与一年中的温暖月份存在季节性关系。气单胞菌性肠胃炎最常见的临床症状是急性水样腹泻、痢疾样疾病或慢性疾病,并发症包括腹痛、恶心、呕吐和发热。感染通常是自限性的。气单胞菌性腹泻的并发症包括溶血性尿毒综合征和需要肾脏移植的肾脏疾病。这些更严重的感染通常与嗜水气单胞菌或维隆气单胞菌温和生物型有关。此外,在初次感染几个月后患者还会发生顽固的间歇性腹泻,可以持续数月或数年。

肠道外也可分离出气单胞菌,最常见的是血液和伤口。免疫功能正常的患者很少发生气单胞菌败血症,大部分病例发生在肝脏疾病或恶性血液肿瘤患者,并伴发坏死性筋膜炎。与肠道内感染一样,菌血症的发生与季节有关。血流感染患者最常分离出的气单胞菌是嗜水气单胞菌、维隆气单胞菌温和生物型和简达气单胞菌。外伤性损伤后接触水源常发伤口感染,主要致病菌为嗜水气单胞菌(A. hydrophila)和达卡气单胞菌(A. dhakensis)。

其他肠道外感染包括眼部、呼吸道、尿路感染,脑膜炎、骨髓炎、胆囊炎、肺炎、心内膜炎、腹膜炎、门静脉脓毒血症、胰腺脓肿和温泉浴毛囊炎。少见的病例有从佩戴隐形眼镜的角膜炎患者中分离到豚鼠气单胞菌和不同的尿路感染患者中分离到豚鼠气单胞菌和波氏气单胞菌。

五、结果的评价、解释和报告

对于临床分离的气单胞菌,实验室都需要鉴定到嗜水气单胞复合群、豚鼠气单胞复合群或维隆气单胞菌复合群,对常规分离自非复杂肠胃炎患者的菌株,鉴定到群已足够,没有必要进一步区分,尤其是来自粪便的分离株。然而,出于将来界定菌种相关疾病谱的目的,或对于肠道外的分离株,尤其是以纯培养物的形式分离到时,如果是分离自无菌部位和严重伤口感染的菌株,或与医院感染暴发相关并表现出不寻常抗菌谱的菌株,以及与新的疾病过程相关的传统菌种等情况下,需要把气单胞菌鉴定到种。

尽管有很强的证据证明一些气单胞菌是胃肠道致病菌,但是目前还没有可信的证据证明,所有粪便分离出的气单胞菌都与腹泻有关。因此粪便中气单胞菌分离株的临床意义解释需要谨慎,必须同时依赖于实验室和临床的信息。正因为如此,对肠道培养基上分离到的气单胞菌落相对数量需要和种(群)的鉴定一起报告。对于复杂的腹泻患者,如有长期出血性腹泻的儿童患者或者持续>1 个月的慢性肠胃炎患者,还有肿瘤患者粪便培养阳性时,需要明确鉴定到种。

(单　斌)

参考文献

1. Jorgensen JH, Pfaller MA. Manual of clinical microbiology. 11th ed. Washington DC: ASM Press, 2015
2. 尚红, 王毓三, 申子瑜. 全国临床检验操作规程. 4 版. 北京: 人民卫生出版社, 2015
3. 刘运德, 楼永良, 王辉, 等. 临床微生物学检验技术. 北京: 人民卫生出版社, 2015
4. 陈东科, 孙长贵. 实用临床微生物学检验与图谱. 北京: 人民卫生出版社, 2011
5. 王金良, 李晓军, 涂植光, 等. 实用检验医学 (下册). 2 版. 北京: 人民卫生出版社, 2013
6. 陈东科, 孙长贵. 临床微生物学检验图谱. 北京: 人民卫生电子音像出版社, 2016

7. 陈东科, 殷利民, 高洁. 三株肠道致病菌混合感染性腹泻一例. 中华医学检验杂志, 1999, 22 (3): 156

8. 陈东科, 张秀珍. 老年人急性腹泻病原菌分布变化. 中华老年医学杂志, 2000, 19 (5): 376-377

9. 陈东科, 胡云建, 张秀珍. 1998—1999 年致病性弧菌感染腹泻的分布. 中华检验医学杂志, 2000, 23 (5): 290

10. CLSI. Methods for Antimicrobial Dilution and Disk Susceptibility Testing of Infrequently Isolated or Fastidious Bacteria. 3rd ed. CLSI guideline M45. Wayne, PA: Clinical and Laboratory Standards Institute, 2015

11. CLSI. Performance Standards for Antimicrobial Susceptibility Testing. 27th ed. CLSI Supplement M100. Wayne, PA: Clinical and Laboratory Standards Institute, 2017

第十七章

非发酵菌及少见革兰氏阴性杆菌

第一节　非发酵菌的初步分群

非发酵菌(*Nonfermenters*)主要是指一大群不发酵糖类(氧化分解葡萄糖和对糖不利用)、专性需氧、氧化酶阳性或阴性、无芽胞的革兰氏阴性杆菌。非发酵菌在分类学上不是独立的分类单位,归类于不同的科、属和种;在形态和生物学特性上彼此相似,多为机会致病菌。从临床标本中分离非发酵菌一般并不困难,但非发酵菌的鉴定常比肠杆菌目细菌复杂。用于分离肠杆菌目的某些选择性培养基不适用于非发酵菌;鉴定肠杆菌目用的鉴定培养基,如糖(醇、苷)类发酵、赖氨酸、鸟氨试验等培养基不适合非发酵菌的鉴定。

非发酵菌包括假单胞菌属、产碱杆菌属、无色杆菌属、不动杆菌属、窄食单胞菌属、伯克霍尔德菌属、伊丽莎白金菌属、黄杆菌属(实际上是弱发酵菌)、莫拉菌属和金黄杆菌属等 20 多个菌属。非发酵菌中每一个菌属又包括很多种,有的还有不同的生物型、亚型等,因此,常规鉴定时必须对其先进行初步分群,即先进行科、属间的鉴别,然后再进行种间鉴别。初步分群常用的试验为氧化酶试验、氧化发酵试验(O-F 试验)、动力观察等。非发酵菌初步辨认方法如下。

一、辩认非发酵菌基本方法

非发酵菌为需氧细菌,大部分菌种在普通培养基上生长良好,有的非发酵菌营养要求较高,如奥斯陆莫拉菌等,需要在含血或血清的培养基上才能生长,增加 CO_2 浓度(烛缸法或其他方法)可促进其生长。某些非发酵菌容易死亡,因此应及时转种,如生长良好再转种于含有血清或腹腔积液的培养基做生化试验。由于某些非发酵菌在 35℃生长不良,容易漏检,因此初步分离平板在 35℃孵育

24 小时后,应置于室温或 30℃继续孵育 24 小时以上。非发酵菌的各种酶活性测定,除另有指定外,一般均应孵育于 30℃。

通常在原始分离培养基上出现菌落生长,并有下列情况或其中之一者,则生长菌落可能为非发酵菌。

(一) 氧化酶试验

在血琼脂平板或其他原始分离培养基上,生长有氧化酶阳性革兰氏阴性杆菌,应怀疑为非发酵菌,虽然不是所有非发酵菌均为氧化酶阳性(图 2-3-32),但氧化酶阳性细菌,则基本可排除肠杆菌目细菌(除邻单胞菌属外氧化酶均阴性)。但应注意不动杆菌属、嗜麦芽窄食单胞菌等非发酵菌氧化酶可阴性。

(二) O-F 试验

非发酵菌通常为氧化分解葡萄糖或对糖不利用,因此,在 O-F 培养基中生长,表现为氧化型、产碱型或不利用。相反,肠杆菌目和弧菌科细菌为发酵型(图 2-3-13)。非发酵菌的 O-F 试验不能采用常规检查革兰氏阴性杆菌和检查肠杆菌目细菌产酸用的培养基,而应选择专门用于非发酵菌的 O-F培养基(Hugh 和 Leifsons 设计)。

(三) 在 KIA 或 TSI 生长情况

在克氏双糖铁(KIA)或三糖铁琼脂(TSI)培养基内,斜面及高层均呈碱性反应(图 2-3-48A 右),则表示该细菌在上述培养基内不产酸,如为革兰氏阴性杆菌,提示为非发酵菌。如无反应,表示细菌不能利用葡萄糖,这是非发酵菌的特征之一。肠杆菌目及弧菌科细菌可利用葡萄糖产酸(图 2-3-48)。

(四) 麦康凯平板上生长能力

在血琼脂平板上生长,而不能在麦凯康平板

上生长的任何革兰氏阴性杆菌,则应怀疑为非发酵菌,但要注意一些苛养的革兰氏阴性杆菌在麦康凯平板上也不生长。检查生长时将细菌接种在麦康凯平板上,孵育24~48小时以后,利用反射光检查有无细菌生长,也可以借助放大镜或立体显微镜观察,生长良好的菌落直径一般为3mm或以上。生长不良者菌落呈针尖样或完全看不到生长。但应注意某些非发酵菌可在麦凯康平板上生长,如嗜麦芽窄食单胞菌、不动杆菌、铜绿假单胞菌、无色杆菌属、粪产碱杆菌、洋葱伯克霍尔德菌、唐菖蒲伯克霍尔德菌、奥斯陆莫拉菌和亚特兰大莫拉菌等。

二、非发酵菌初步分群

根据氧化酶试验、动力的有无以及鞭毛种类、麦康凯平板上生长能力和色素产生等对非发酵菌进行初步分群。根据动力、鞭毛种类和氧化酶结果,通常可分为四组。

1. 第一组　有动力,极鞭。

假单胞菌属(*Pseudomonas*,rRNA Ⅰ 群)、伯克霍尔德菌属(*Burkholderia*,rRNA Ⅱ 群)、丛毛单胞菌属(*Comamonadaceae*,rRNA Ⅲ 群)、短波单胞菌属(*Brevundimonas*,rRNA Ⅳ 群)、窄食单胞菌属(*Stenotrophomonas*,rRNA Ⅴ 群)、金色单胞菌属(*Chryseomonas*)、固氮螺菌属(*Azospirillum*)、黄单胞菌属(*Flavimonas*)、草螺菌属(*Herbaspirillum*)、潘多拉菌属(*Pandoraea*)、发光杆菌属(*Photobacterium*)、橘色杆菌属(*Sandaracinobacter*)、鞘氨醇单胞菌属(*Sphingomonas*)、希瓦菌属(*Shewanella*)、甲基红色菌属(*Methylorubrum*)、甲基杆菌属(*Methylobacterium*)、玫瑰单胞菌属(*Roseomonas*)和浴者菌属(*Balneatrix*)等。

2. 第二组　有动力,周鞭。

产碱杆菌属(*Alcaligenes*)、无色杆菌属(*Achromobacter*)、博德特菌属(*Bordetella*)、土壤杆菌属(*Agrobacterium*)、苍白杆菌属(*Ochrobactrum*)、寡源菌属(*Oligella*)、软腐坚固杆菌(*Pectobacterium*)和贪铜菌属(*Cupriavidus*)等。

3. 第三组　无动力,氧化酶阳。

黄杆菌属(*Flavobacterium*)、伊丽莎白金菌属(*Elizabethkingia*)、金黄杆菌属(*Chrysebacterium*)、稳杆菌属(*Empedobacter*)、威克菌属(*Weeksella*)、伯杰菌属(*Bergeyella*)、鞘氨醇杆菌属(*Sphingobacterium*)、莫拉菌属(*Moraxlla*)、尿道寡源菌(*O. urethralis*)、副球菌属(*Paracoccus*)、假苍白杆菌属(*Pseudochrobactrum*)、嗜冷杆菌属(*Psychrobacter*)、血液杆菌属(*Haematobacter*)、乌鲁布路菌属(*Uruburuella*)和类香味菌属(*Myroides*)等。

4. 第四组　无动力,氧化酶阴。

不动杆菌属(*Acinetobacter*)、克斯特菌属(*Kerstersia*)和霍氏博德特菌(*B. holmesii*)。

也可按表17-1-1对非发酵菌进行初步分群。

表 17-1-1　非发酵菌的初步分群

葡萄糖氧化菌

麦康凯琼脂平板：生长

氧化酶(−)

　有动力：洋葱伯克霍尔德菌、唐菖蒲伯克霍尔德菌、嗜麦芽窄食单胞菌、少动鞘氨醇单胞菌、浅黄金色单胞菌、栖稻黄单胞菌

　无动力：不动杆菌、鼻疽伯克霍尔德菌、克斯特菌属

氧化酶(+)

　有动力：土壤杆菌属、无色杆菌属、铜绿假单胞菌、荧光假单胞菌、恶臭假单胞菌、门多萨假单胞菌、斯氏假单胞菌、洋葱伯克霍尔德菌、类鼻疽伯克霍尔德菌、皮氏罗尔斯顿菌、嗜中温甲基杆菌、缺陷短波单胞菌、泡囊短波单胞菌、少动鞘氨醇单胞菌、腐败希瓦菌

　无动力：产吲哚金黄杆菌(Ⅱb)、Ⅱf群,多食鞘氨醇杆菌,食醇鞘氨醇杆菌,解糖假苍白杆菌

麦康凯琼脂平板：不生长

氧化酶(+)

　有动力：嗜中温甲基杆菌、少动鞘氨醇单胞菌、泡囊短波单胞菌

　无动力：EO-2、EF-4b群,产吲哚金黄杆菌(Ⅱb)、Ⅱe、Ⅱh、Ⅱi群,脑膜脓毒伊丽莎白金菌,食醇鞘氨醇杆菌,静止嗜冷杆菌,粪嗜冷杆菌,龟乌鲁布路菌

氧化酶(−)

　有动力：少动鞘氨醇单胞菌

　无动力：鼻疽伯克霍尔德菌

续表

葡萄糖非氧化菌		

麦康凯琼脂平板：生长

氧化酶(−)

　　有动力：嗜麦芽窄食单胞菌

　　无动力：洛菲不动杆菌

氧化酶(+)

　　有动力：木糖氧化无色杆菌、产碱杆菌属、食酸丛毛单胞菌、睾丸酮丛毛单胞菌、腐败希瓦菌、海藻希瓦菌、产碱假单胞菌、假产碱假单胞菌、泡囊短波单胞菌、嗜中温甲基杆菌、贪酮菌属

　　无动力：芳香金黄杆菌、犬莫拉菌、奥斯陆莫拉菌、亚特兰大莫拉菌、尿道寡源杆菌、苯丙酮酸嗜冷杆菌、*Psychrobacter frigidicola*、不解糖苍白杆菌、血液杆菌属、类香味菌属

麦康凯琼脂平板：不生长

氧化酶(+)

　　有动力：嗜中温甲基杆菌、泡囊短波单胞菌、贪酮菌属

　　无动力：非液化莫拉菌、奥斯陆莫拉菌、亚特兰大莫拉菌、腔隙莫拉菌、金黄杆菌、肺炎嗜冷杆菌、血液嗜冷杆菌

* 有些菌种对初步分群用的试验结果并不是绝对的，可表现为部分阴性或阳性，因此同一种菌可能分在不同群里。

　　另外，有很多非发酵菌可产生不同的色素，借此可快速缩小鉴定范围，见表 17-1-2。

表 17-1-2　非发酵菌产生色素情况

菌名	色素
铜绿假单胞菌	绿脓素（水溶性或溶于氯仿）、青脓素（即荧光素，黄绿、无色或黄棕色）、红脓素（水溶性）、黑脓素（棕黑色、水溶性）
斯氏假单胞菌	淡黄色至黄褐（胞内）
恶臭假单胞菌	淡黄色
门多萨假单胞菌	棕黄色（胞内）
泡囊短波单胞菌	橙黄色
嗜麦芽窄食单胞菌	淡黄色至黄绿色
洋葱伯克霍尔德菌	黄色、紫色
唐菖蒲伯克霍尔德菌	黄色
少动鞘氨醇单胞菌	黄色（胞内）
浅黄金色单胞菌	淡黄色
栖稻黄单胞菌	淡黄色
高山浴者菌	淡黄色或淡棕色

续表

菌名	色素
腐败希瓦菌	红棕色或淡紫色
不动杆菌	水溶性棕黄色色素（某些菌株）
食醇鞘氨醇杆菌	淡黄色
多食鞘氨醇杆菌	淡黄色
金黄杆菌属（弱发酵菌）	浅黄色、亮黄色、橙黄色
短稳杆菌	淡黄色
玫瑰单胞菌	粉红色
甲基杆菌	粉色至橙红色
脑膜脓毒伊丽莎白金菌	黄色素（弱）
罗尔斯顿菌	米色或淡棕色（水溶性）
假苍白杆菌属	米黄色
克斯特菌属	浅棕色
密苏里血液杆菌	黄色
猪乌鲁布路菌	黄色
类香味菌属	黄色

　　* 表中所列只是产生色素时的情况，并不是所有菌株都产生色素。

（魏莲花　孙长贵）

第二节 假单胞菌属

一、分类与命名

假单胞菌属（*Pseudomonas*）隶属于细菌域，变形菌门，γ-变形菌纲，假单胞菌目，假单胞菌科（Pseudomonadaceae）。目前属内有180多个种和15个亚种。临床分离的假单胞菌包括铜绿假单胞菌（*P. aeruginosa*）、荧光假单胞菌（*P. fluorescens*）、恶臭假单胞菌（*P. putida*）、蒙氏假单胞菌（*P. monteilii*）、摩氏假单胞菌（*P. mosselii*）、斯氏假单胞菌（*P. stutzeri*）、门多萨假单胞菌（*P. mendocina*）、产碱假单胞菌（*P. alcaligenes*）、假产碱假单胞菌（*P. pseudoalcaligenes*）和维隆假单胞菌（*P. veronii*）等。

假单胞菌属DNA G+C含量为58~69mol%，代表菌种为铜绿假单胞菌。

二、生物学特性

（一）形态与染色

假单胞菌属为革兰氏阴性直或微弯曲杆菌，菌体大小为(0.5~1.0)μm×(1.5~5.0)μm。有动力，具1根或数根单端鞭毛，某些菌种的鞭毛可侧生，无芽胞。

（二）培养特性

假单胞菌属为专性需氧菌，在血琼脂平板、普通琼脂平板和麦康凯平板上均能生长，大部分菌株的最适生长温度为30~37℃，某些菌株能在4℃或42℃生长。在血琼脂平板上不同的菌株可形成多种形态的菌落，大小不一、扁平或凸起、光滑或粗糙、边缘规则或不规则，灰白色至灰绿色等，常有β-溶血环。某些菌株在生长中可产生特殊的菌落形态或色素，其色素多为水溶性，如绿脓素（pyocyanin）、红脓素（pyorubrin）、青脓素（pyoverdin，荧光素）和黑脓素（pyomelanin，脓褐素）等（图17-2-1A~E），某些菌种产生水溶性荧光素色素（图17-2-1F）。临床分离的能产荧光素的菌种包括铜绿假单胞菌、荧光假单胞菌、恶臭假单胞菌、蒙氏假单胞菌、摩氏假单胞菌和维隆假单胞菌等。

假单胞菌产色素检测试验见图17-2-1。
假单胞菌荧光素检测试验见图17-2-2。

（三）生化特性

假单胞菌属为严格需氧代谢，氧化酶阳性或阴性，触酶阳性，大部分菌株氧化分解葡萄糖产酸，但不产气，不产生吲哚，甲基红和V-P试验阴性，还原硝酸盐至亚硝酸盐或氮气。

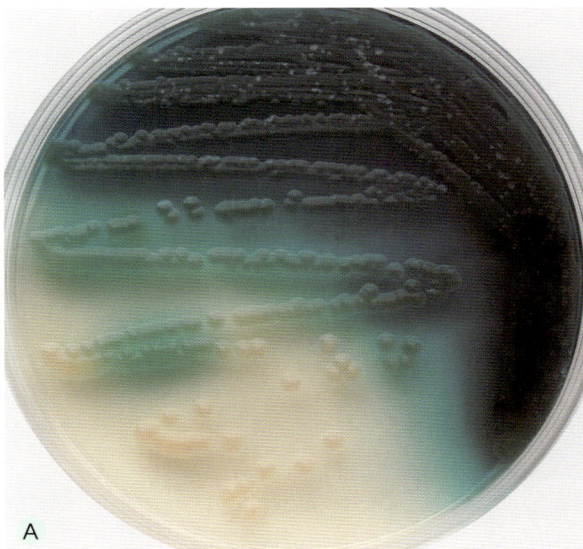
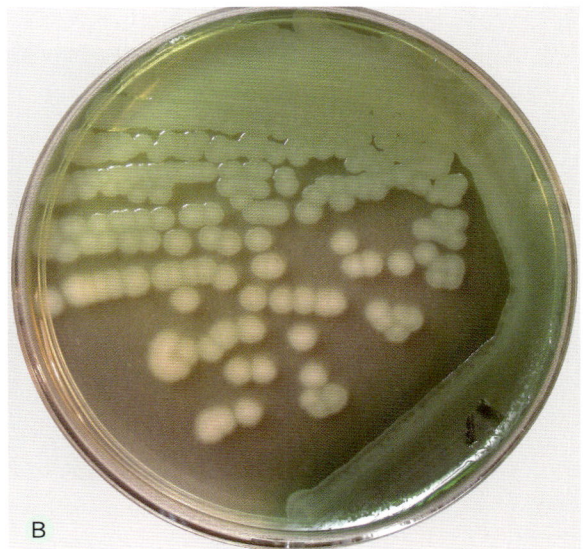

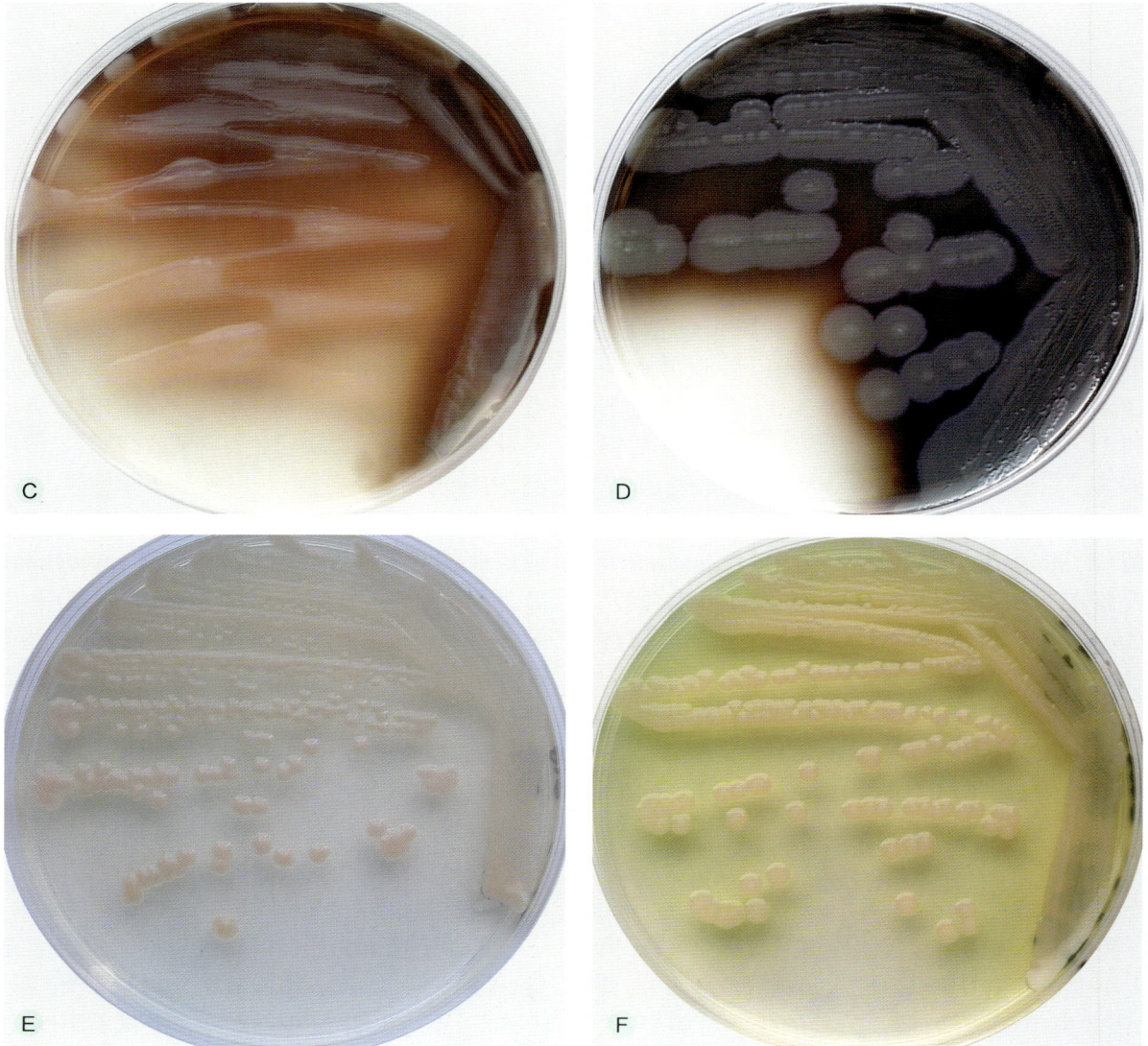

图 17-2-1   假单胞菌产色素 MHA 平板检测试验结果
A. 铜绿假单胞菌（产青脓素）；B. 铜绿假单胞菌（产绿脓素）；C. 铜绿假单胞菌（产红脓素）；
D. 铜绿假单胞菌（产黑脓素）；E. 铜绿假单胞菌（不产色素）；F. 荧光假单胞菌（产荧光色素）

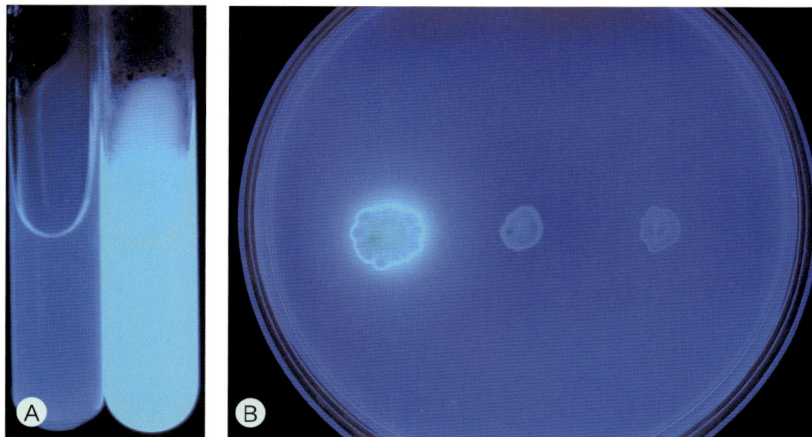

图 17-2-2   假单胞菌荧光素检测试验结果
A. 试管法（右为铜绿假单胞菌 ATCC 27853，左为肉汤对照）；
B. MHA 平板法（左为荧光假单胞菌，中为嗜麦芽窄食单胞菌，右为门多萨假单胞菌）

三、鉴定与鉴别

(一) 属间鉴别

本属菌与其他非发酵菌属间的鉴别见表 17-2-1。

(二) 属内鉴定

属内临床常见的菌种鉴定与鉴别见表 17-2-2。

1. 铜绿假单胞菌　在血琼脂平板上 35℃ 孵育 24 小时,可形成圆形、湿润、大而扁平(有扩展性)、具有锯齿状边缘、有金属光泽(与菌落的自溶有关)、有特殊气味的可产生系列水溶性色素(图 17-2-1A~E)的菌落,极少数菌株可不产色素(如黏液状菌落),可形成透明溶血环。某些铜绿假单胞菌呈现变异的菌落形态,如胶状、黏液状(图 17-2-3G)及发育不良小菌落(图 17-2-3H)。当荧光素与蓝色水溶性吩嗪(phenazine)及绿脓素结合,就会产生铜绿假单胞菌典型的亮绿色(图 17-2-1B)。氧化酶

表 17-2-1　假单胞菌属与其他非发酵菌属间的鉴别

菌属	氧化酶	葡萄糖 O-F	动力	菌落色素	鞭毛着生部位
假单胞菌属	+	O/–	+/–	不定	端毛
金黄杆菌属	+	–/O	–	浅黄色、亮黄色、橙黄色	无鞭毛
伯克霍尔德菌属	+/–	O	+/–	黄色、红色、棕色或紫色	端毛
窄食单胞菌属	–/+	O	+	黄色、绿色、暗棕色或灰白色	端毛
不动杆菌属	–	O/–	–	无色,某些菌株棕黄色	无鞭毛
产碱杆菌属	+	–	+	无色	周毛
无色杆菌属	+	O/–	+	无色、灰白色、浅棕色	周毛
丛毛菌属	+	–	+	淡黄色	丛毛
莫拉菌属	+/–	–	–	无色	无鞭毛

注:+,90% 以上菌株阳性;–,90% 以上菌株阴性;O/–,大部分菌种氧化葡萄糖,少部分不利用葡萄糖;–/O,大部分菌种不利用葡萄糖,少部分氧化葡萄糖;+/–,多数菌株(90% 以下)阳性,少数菌株阴性;–/+,多数菌株(90% 以下)阴性,少数菌株阳性。

表 17-2-2　假单胞菌属内临床常见的菌种主要生物学特性

试验项目	铜绿假单胞菌	荧光假单胞菌	恶臭假单胞菌	维隆假单胞菌	蒙氏假单胞菌	摩氏假单胞菌	斯氏假单胞菌	门多萨假单胞菌	假产碱假单胞菌	产碱假单胞菌	浅黄金色单胞菌	栖稻黄色单胞菌
氧化酶	+	+	+	+	+	+	+	+	+	+	–	–
生长												
麦康凯	+	+	+	ND	ND	ND	+	+	+	+	+	+
溴化十六烷基 3- 甲铵	+	+/–	+/–	ND	+/–		+	+/–	+/–	–/+	+	–/+
6.5% NaCl	+/–	–/+	+	ND			+	+/–	+/–	+/–	+/–	+/–
42℃	+	–	–	–			+	+/–	+	–	+	–/+
硝酸盐还原	+	–/+	–	+	–	–	+	+	–	+/–	+/–	–/+
硝酸盐产气	+	–/+	–	+/–	+	–	+	+	–	–	–	–
青脓素	+	–	–	–	–	–	–	–	–	–	–	–
精氨酸双水解酶	+	+	+	+	+	+	+	–	+/–	–/+	+	–/+

续表

试验项目	铜绿假单胞菌	荧光假单胞菌	恶臭假单胞菌	维隆假单胞菌	蒙氏假单胞菌	摩氏假单胞菌	斯氏假单胞菌	门多萨假单胞菌	假产碱假单胞菌	产碱假单胞菌	浅黄金色单胞菌	栖稻黄色单胞菌
赖氨酸脱羧酶	–	–	–	ND	–	–	–	–	–	–	–	–
苯丙氨酸脱氨酶	–	–	–	ND	–	–	–	–	–		–	–
吲哚产生	–	–	–	ND	–	ND	–	–	–		–	–
水解												
尿素	–/+	–/+	–/+	–/+	–/+	ND	–/+	–/+	–/+	–	–/+	+/–
明胶	+/–	+	–	+/–	–	+	–	–	–		+/–	–/+
乙酰胺	+	–/+	–			ND	–	–	ND	ND	ND	ND
七叶苷	–	–	–	ND	–	–	–	–	–		+	–
淀粉	–	–	–	ND	–	–/+	+	–	–		–	–
产酸												
葡萄糖	+	+	+		+	+	+	+	–/+	–	+	+
果糖	ND	ND	ND	+	+	+	ND	ND	+/–		ND	ND
木糖	+/–	+	+	+	–	–	+	+/–	–/+		–	+
乳糖	–	–/+	–/+	ND	–	–	–	–	–		–/+	–/+
蔗糖	–	–/+	–	+	–	–	–	–/+	–		–/+	–/+
麦芽糖	–	–	–/+	ND	–	–	–/+	–	–		–	+
甘露醇	+/–	+/–	–/+	+	–	–	+/–	+/–	–		+/–	–
西蒙氏柠檬酸	+	+	+	ND	+	+	+/–	+	–/+	+/–	+	+
鞭毛数量	1	>1	>1	1	ND	1	1	1	1	1	>1	1

注：+，90% 以上菌株阳性；–，90% 以上菌株阳性；+/–，多数菌株（90% 以下）阳性，少数菌株阴性；–/+，多数菌株（90% 以下）阴性，少数菌株阳性；ND，无数据。

阳性，氧化分解葡萄糖、木糖产酸，不产气，不分解蔗糖和乳糖，产生红脓素或黑脓素的菌株，以及黏液状菌落的菌株可能不分解糖类。液化明胶，分解尿素，利用柠檬酸盐，不产生吲哚和硫化氢，还原硝酸盐为亚硝酸盐，或产生氮气。精氨酸双水解酶阳性，赖氨酸和鸟氨酸脱羧酶阴性。在 42℃脑心浸汤内可生长。可利用噬菌体裂解试验对铜绿假单胞菌进行生物分型（图 17-2-3I）。在菌体一端有 1 根鞭毛，少数菌株可有 2~3 根鞭毛。产生生物膜的铜绿假单胞菌菌体外能分泌大量的藻酸盐复合物（类似荚膜样物质），在组织样本直接涂片革兰氏染色镜下呈现的颜色与组织细胞蛋白的着色略有差别（图 17-2-3C、D），藻酸盐复合物浓度大时被包裹

的菌体不能着色（鬼影样）易漏检，用瑞氏染色可以清晰看到菌体。

铜绿假单胞菌的形态特征见图 17-2-3。

2. 荧光假单胞菌　本菌在生长过程中不产生绿脓素，但可产生水溶性荧光素色素。氧化酶阳性，氧化分解葡萄糖、木糖产酸，不产气，液化明胶，水解精氨酸，一端具有 3 根以上鞭毛。荧光假单胞菌的形态特征见图 17-2-4。

3. 恶臭假单胞菌　菌落与铜绿假单胞菌相似，但不产生绿脓素，只产生荧光素。不产生卵磷脂酶，不液化明胶，此点可与荧光假单胞菌相鉴别。恶臭假单胞菌的形态特征见图 17-2-5。

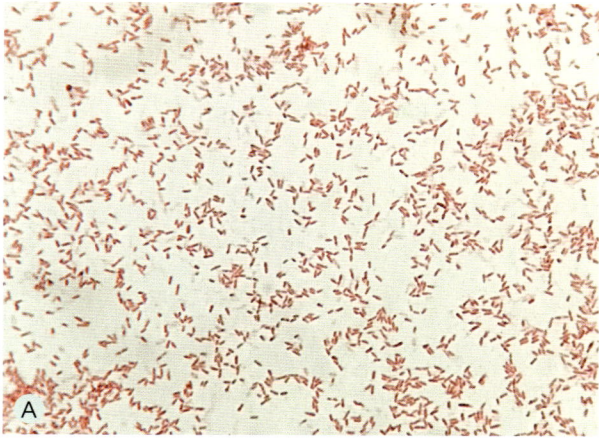

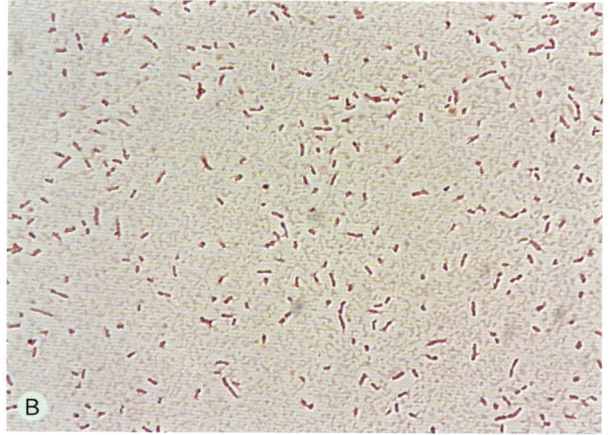

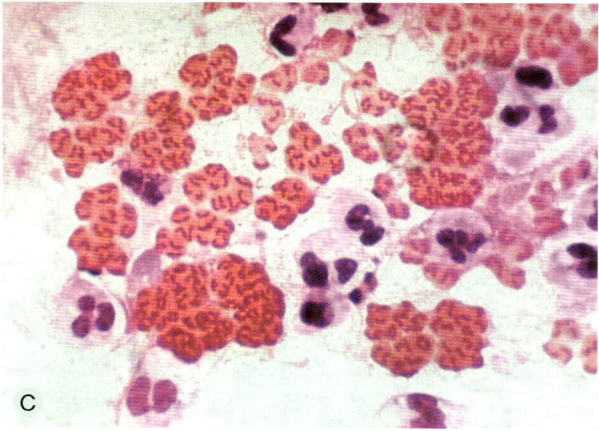

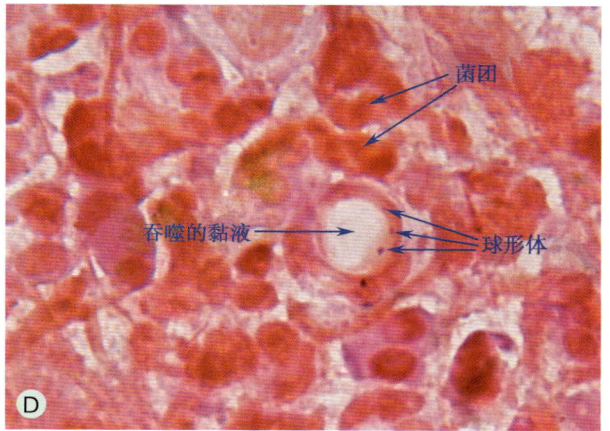

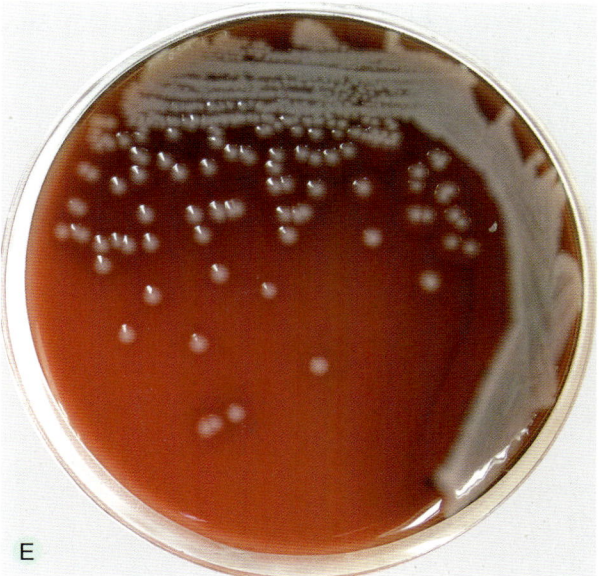

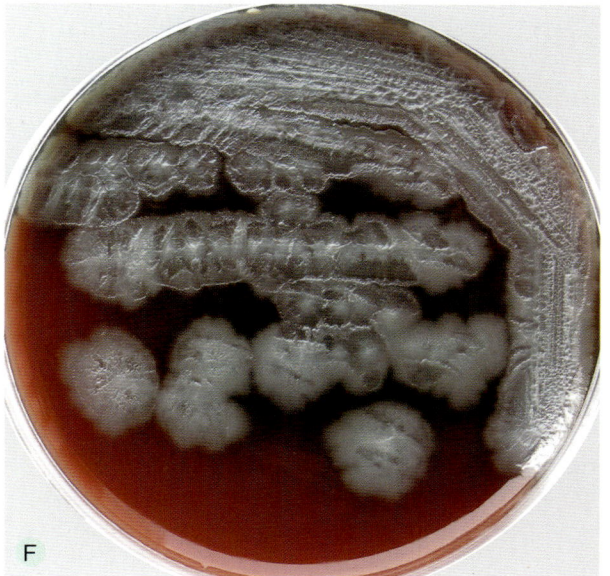

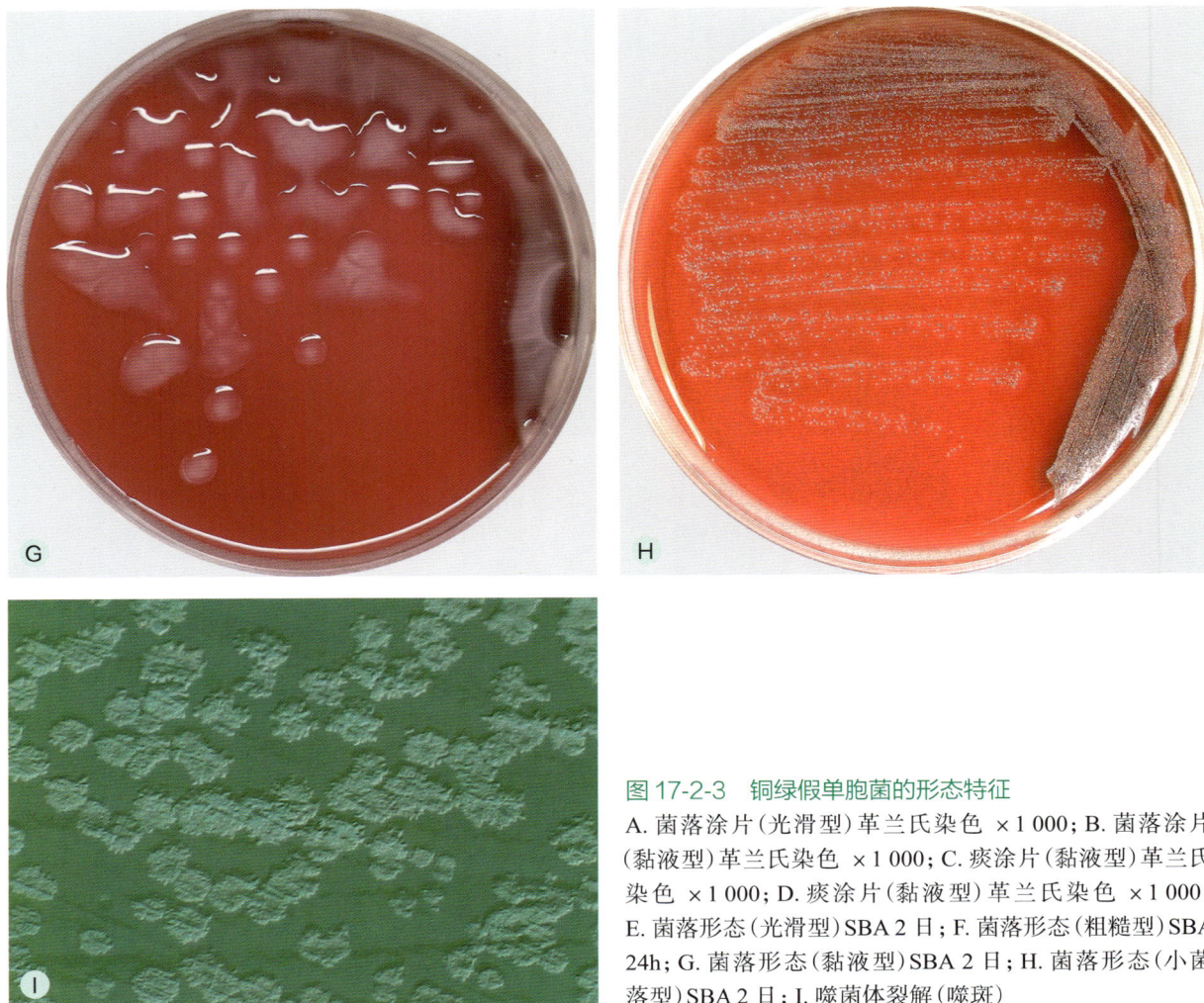

图 17-2-3　铜绿假单胞菌的形态特征
A. 菌落涂片（光滑型）革兰氏染色 ×1 000；B. 菌落涂片
（黏液型）革兰氏染色 ×1 000；C. 痰涂片（黏液型）革兰氏
染色 ×1 000；D. 痰涂片（黏液型）革兰氏染色 ×1 000；
E. 菌落形态（光滑型）SBA 2 日；F. 菌落形态（粗糙型）SBA
24h；G. 菌落形态（黏液型）SBA 2 日；H. 菌落形态（小菌
落型）SBA 2 日；I. 噬菌体裂解（噬斑）

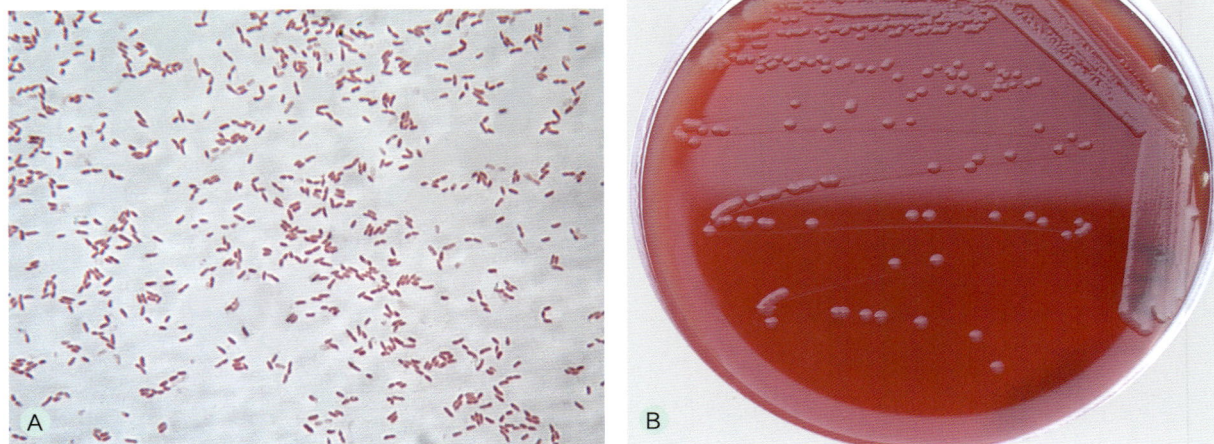

图 17-2-4　荧光假单胞菌的形态特征
A. 革兰氏染色 ×1 000；B. SBA 24h

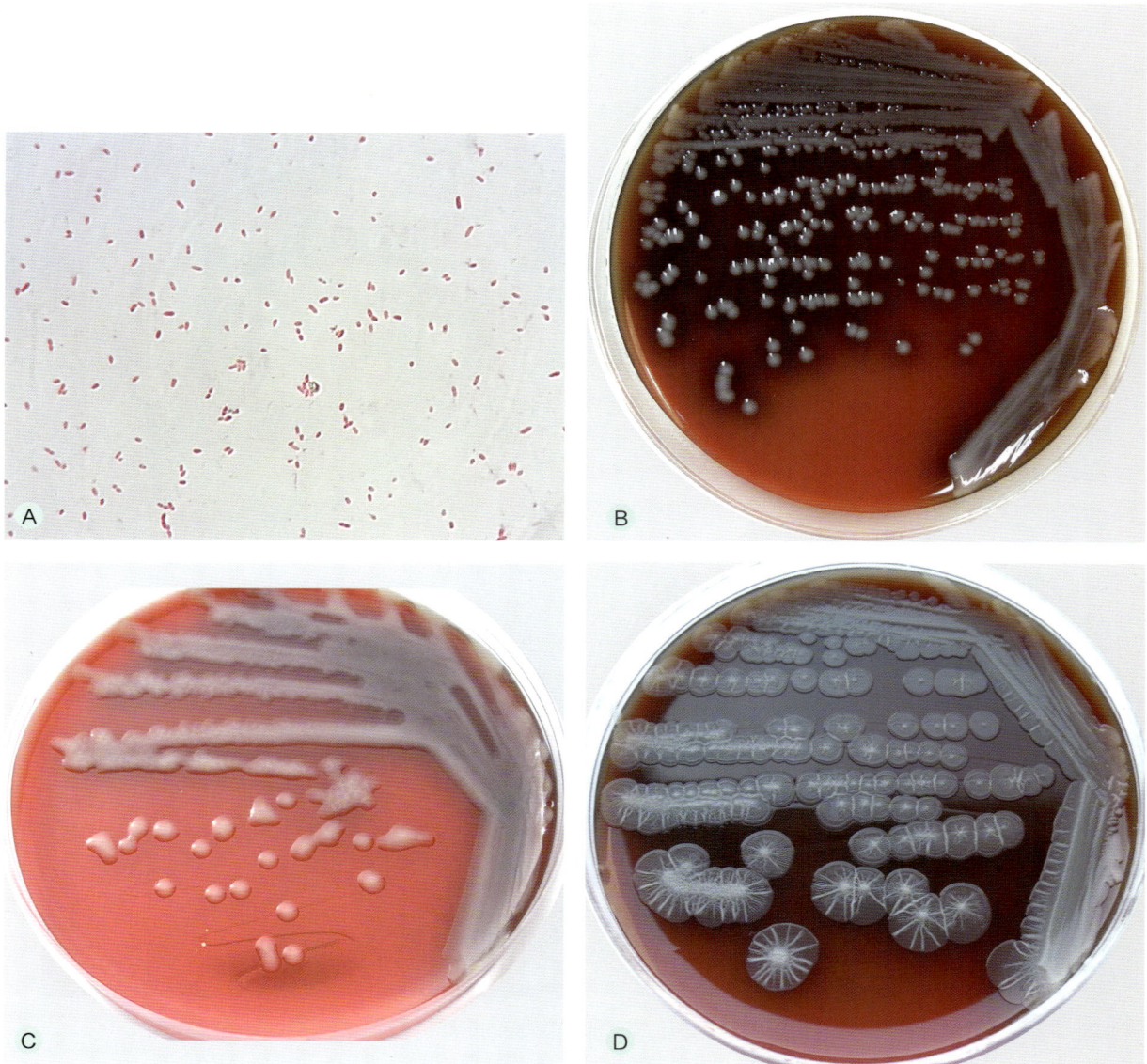

图 17-2-5　恶臭假单胞菌的形态特征
A. 革兰氏染色 ×1 000；B. SBA 24h；C. 黏液型，SBA 24h；D. 粗糙型，SBA 2 日

4. 斯氏假单胞菌　在生长中需要钠离子，可在含 6.5% NaCl 培养基中生长。新分离菌株在琼脂培养基上形成粗糙而有皱纹的菌落，也可形成光滑型或介于两者之间的各种菌落。氧化酶阳性，氧化分解葡萄糖、果糖、麦芽糖和甘露醇产酸，不分解乳糖，精氨酸双水解酶阴性，赖氨酸和鸟氨酸脱羧酶阴性，不液化明胶，大部分菌株可还原硝酸盐。斯氏假单胞菌的形态特征见图 17-2-6。

5. 椰毒假单胞菌（*Pseudomonas cocovenenans*）为革兰氏阴性短杆菌，两段钝圆，无芽胞，有鞭毛，

在自然界分布广泛。为兼性厌氧，最适生长温度 37℃，最适产毒温度为 26℃，pH 5~7 范围内生长较好。该菌种在 1960 年被描述为椰毒假单胞菌，并于 1980 年被收录到《核准的细菌名称目录》，1995 年被分类为椰毒伯克霍尔德菌。

椰毒假单胞菌的形态特征见图 17-2-7。

6. 门多萨假单胞菌　在血琼脂平板上形成扁平、光滑、奶油状菌落，产生黄棕色、胡萝卜素样的细胞内色素，菌落可形成皱纹，在含 6.5% NaCl 培养基中可生长。氧化酶阳性，氧化分解葡萄糖，不分解乳糖和麦芽糖，精氨酸双水解酶阳性。

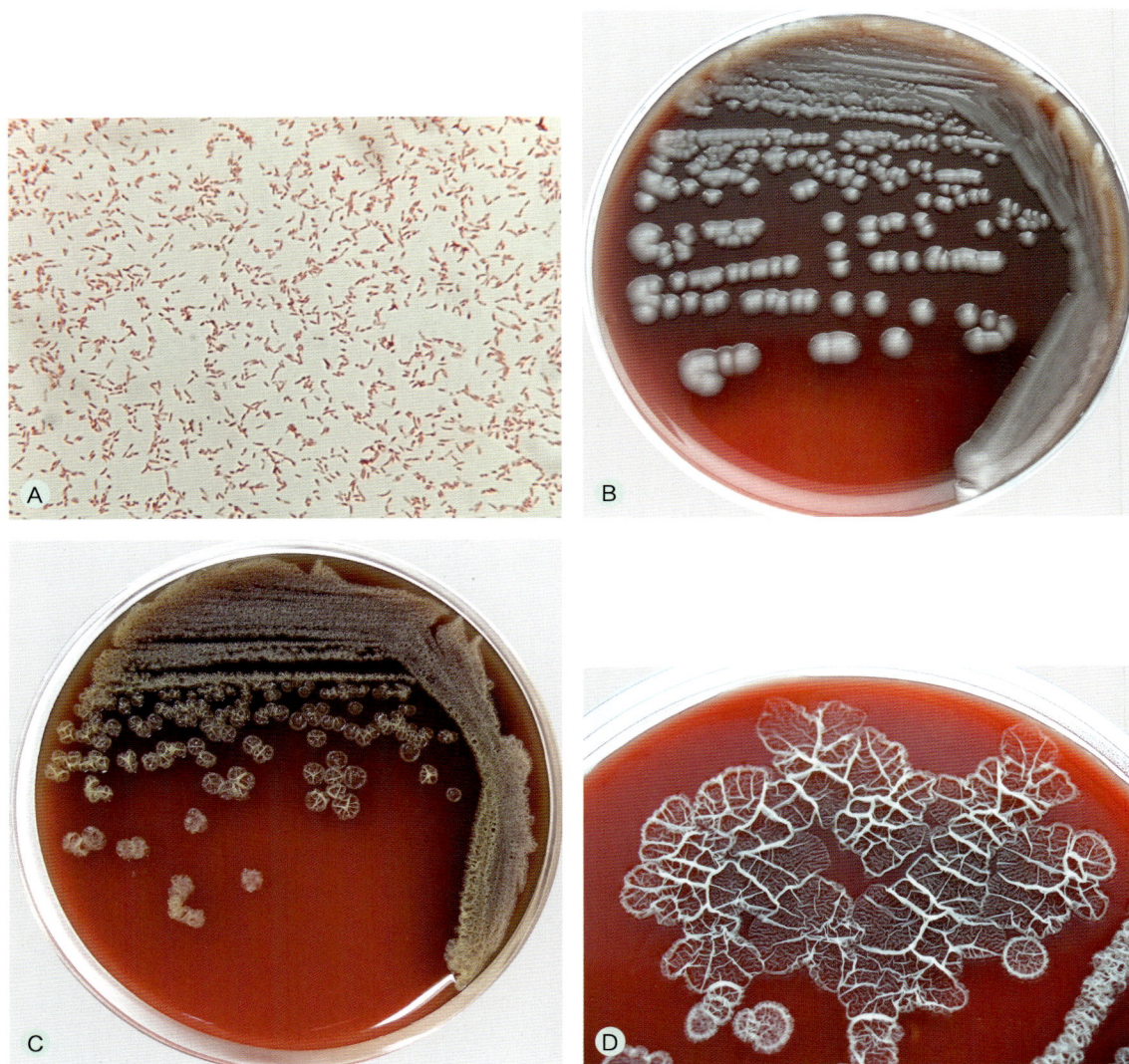

图 17-2-6 斯氏假单胞菌的形态特征
A. 革兰氏染色 ×1 000；B. 光滑型，SBA 2 日；C. 粗糙型，SBA 2 日；D. 皱皮型，SBA 2 日

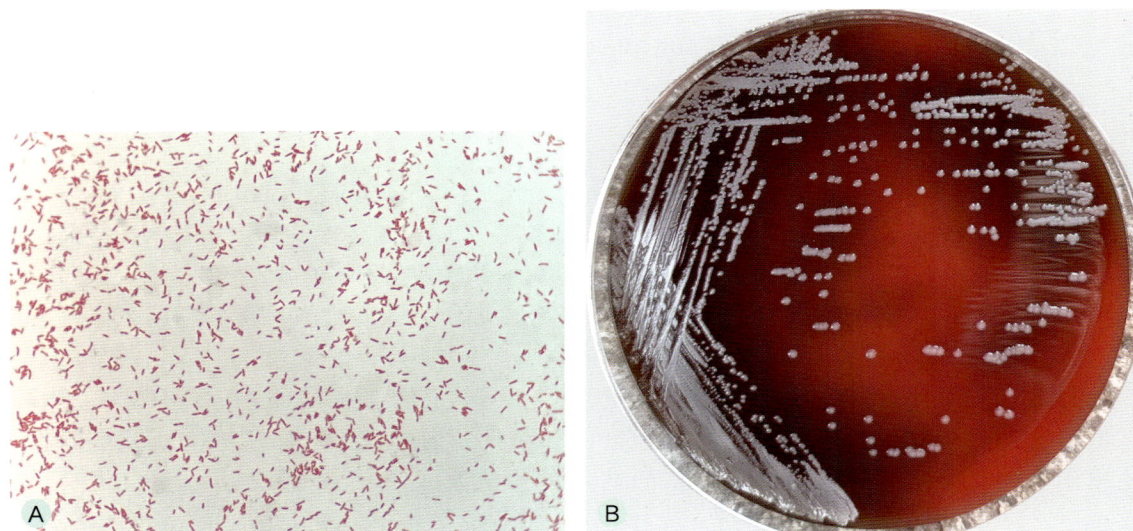

图 17-2-7 椰毒假单胞菌的形态特征
A. 革兰氏染色 ×1 000；B. SBA 24h

7. 产碱假单胞菌与假产碱假单胞菌　多数菌株在 42℃能生长,在麦凯康平板上可生长,一端单鞭毛,氧化酶阳性,不分解任何糖类,在未封闭的 O-F 培养基表面产碱,醋酸盐可作为碳源和能源。产碱假单胞菌与假产碱假单胞菌区别,后者能氧化分解果糖。

其他假单胞菌属细菌的形态特征见图 17-2-8。

四、抗菌药物敏感性

假单胞菌属中的不同细菌对抗菌药物的敏感性各不相同。铜绿假单胞菌对多种抗菌药物具有天然耐药性,如青霉素,氨苄西林,一、二代头孢菌素,复方新诺明,氯霉素,四环素和替加环素等。社区获得性的铜绿假单胞菌对抗菌药物的敏感性高于医院获得性的菌株。前者通常对抗假单胞菌青霉素类(哌拉西林、哌拉西林/他唑巴坦)、头孢他啶、头孢哌酮/舒巴坦、头孢吡肟、碳青霉烯类(亚胺培南、美罗培南)、氨基糖苷类(妥布霉素、阿米卡星)、氟喹诺酮类(左氧氟沙星、环丙沙星)等较敏感,后者通常表现为多重耐药性(MDR),甚至为泛耐药性(PDR)。此外,铜绿假单胞菌的耐药可在抗菌药物治疗过程中产生,因此对连续分离的菌株要定期检测耐药性变化。其耐药机制主要为细菌产生多种 β- 内酰胺酶,包括水解碳青霉烯类的碳青霉烯酶,抗菌药物的作用位点改变、外排泵作用及膜通透性改变等。对多重耐药和泛耐药菌株,临床可考虑使用黏菌素和多黏菌素 B 治疗,此外,临床治疗还可考虑联合用药,如氨基糖苷类和氟喹诺酮类联合三或四代头孢菌素或 / 和碳青霉烯类药物。

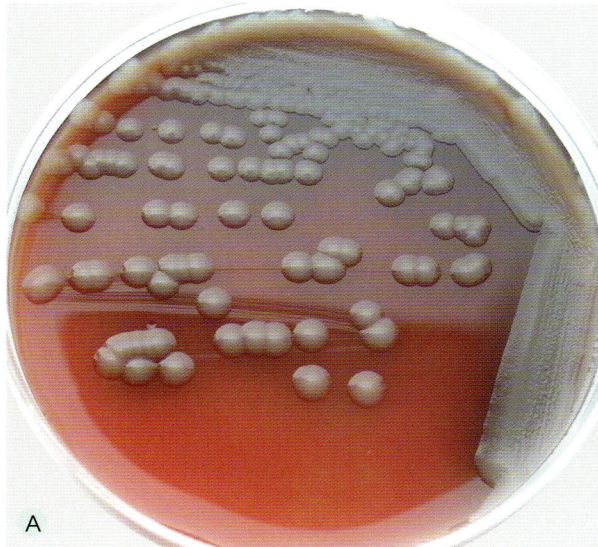

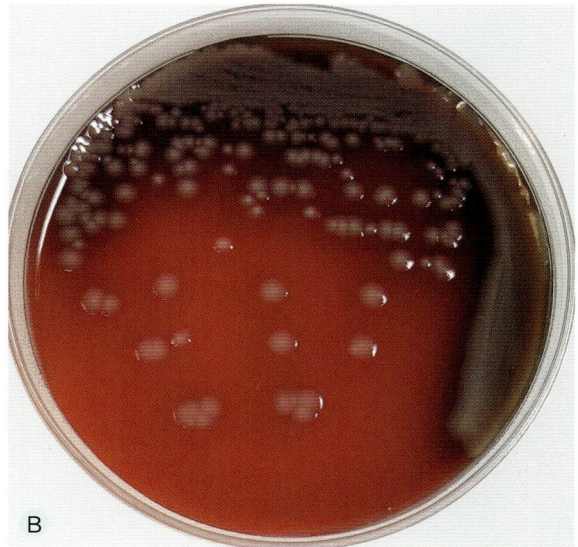

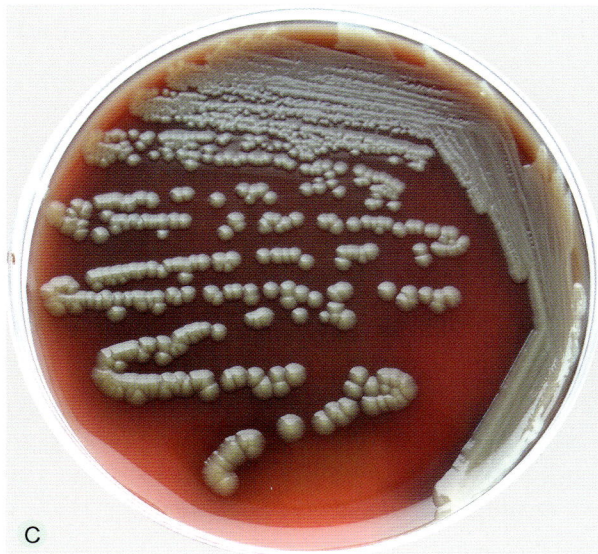

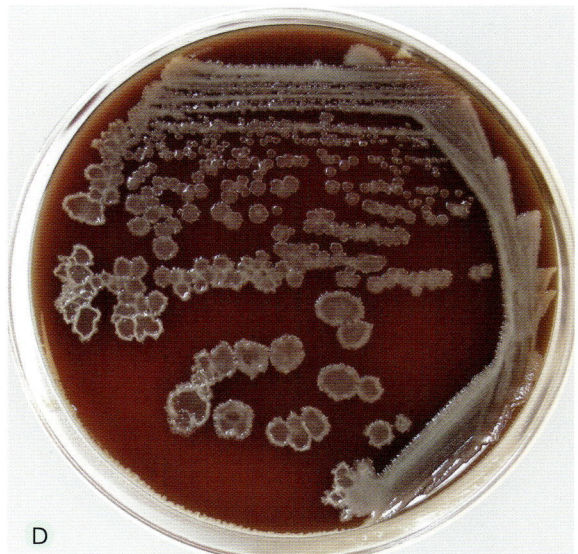

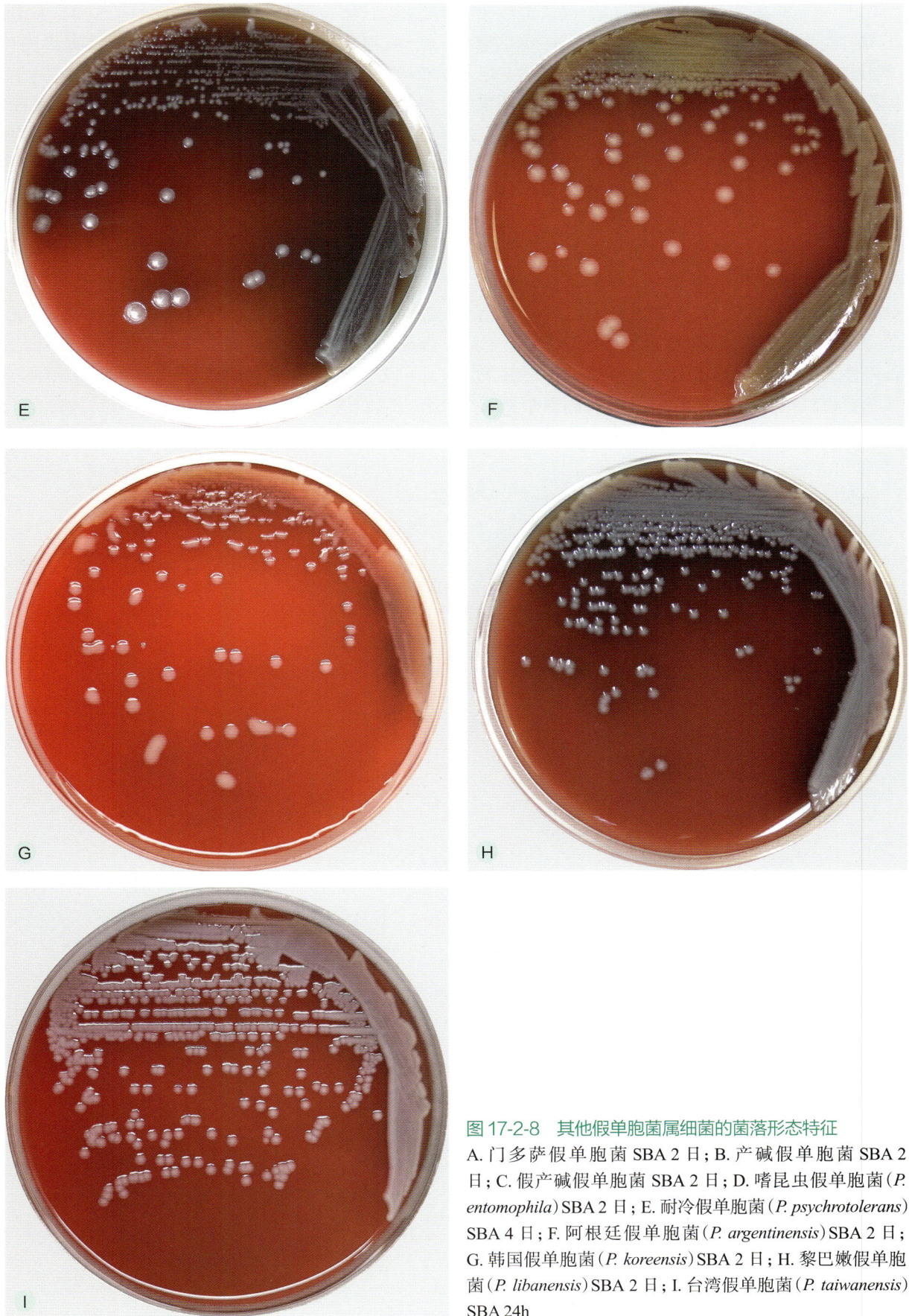

图 17-2-8　其他假单胞菌属细菌的菌落形态特征

A. 门多萨假单胞菌 SBA 2 日；B. 产碱假单胞菌 SBA 2 日；C. 假产碱假单胞菌 SBA 2 日；D. 嗜昆虫假单胞菌(*P. entomophila*) SBA 2 日；E. 耐冷假单胞菌(*P. psychrotolerans*) SBA 4 日；F. 阿根廷假单胞菌(*P. argentinensis*) SBA 2 日；G. 韩国假单胞菌(*P. koreensis*) SBA 2 日；H. 黎巴嫩假单胞菌(*P. libanensis*) SBA 2 日；I. 台湾假单胞菌(*P. taiwanensis*) SBA 24h

五、临床意义

假单胞菌属在自然环境中分布广泛,可存在于医院各种环境中,特别是铜绿假单胞菌是医院内感染的主要病原菌,可引起体弱、长期卧床、各种医疗器械受检、呼吸机使用和各种治疗置管者等的呼吸道感染、尿路感染、切口感染、导管相关感染、皮肤组织感染、脑部感染和血流感染等。铜绿假单胞菌也是烧伤患者创面感染最常分离的病原菌之一(图 17-2-9)。分离自临床无菌部位的假单胞菌属细菌有临床意义;分离自有正常菌群部位的假单胞菌属细菌应结合临床症状来确定其临床意义。铜绿假单胞菌以外的其他假单胞菌偶尔也会引起免疫缺陷宿主的感染,可引起菌血症、脑膜炎、肺炎、骨髓炎、尿道感染、伤口感染、脓肿、蜂窝织炎或腹膜炎等。

椰毒假单胞菌易在食品表面生长,人类食用被其污染的食品易引起中毒。食物中毒发病急,潜伏期一般为 30 分钟~12 小时,少数长达 1~2 日。主要表现为上腹部不适、恶心、呕吐、轻微腹泻、头晕、全身无力,一般无发热。重者出现黄疸、肝大、皮下出血、呕血、血尿、少尿、意识不清、烦躁不安、惊厥、抽搐、肝昏迷、休克甚至死亡。该食物中毒无特效解毒药物,病后恢复情况与食摄入的毒素的量有关。

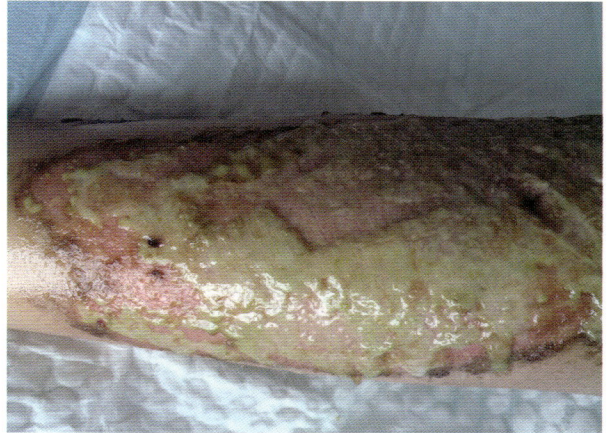

图 17-2-9　烧伤患者创面铜绿假单胞菌感染

(吕火烊)

第三节　不动杆菌属

一、分类与命名

不动杆菌属(Acinetobacter)隶属于细菌域,变形菌门,γ-变形菌纲,假单胞菌目,莫拉菌科(Moraxellaceae)。属内有 50 多个种,但从人类标本中发现的经权威认可和批准的菌种包括乙酸钙不动杆菌(A. calcoaceticus)、鲍曼不动杆菌(A. baumanmii)、医院不动杆菌(A. nosocomialis)、皮特不动杆菌(A. pittii)、贝杰林克不动杆菌(A. beijerinckii)、贝雷占不动杆菌(A. bereziniae)、吉洛不动杆菌(A. guillouiae)、吉伦伯格不动杆菌(A. gyllenbergii)、溶血不动杆菌(A. haemolyticus)、约翰逊不动杆菌(A. johnsonii)、琼氏不动杆菌(A. junii)、洛菲不动杆菌(A. lwoffii)、小不动杆菌(A. parvus)、耐辐射不动杆菌(A. radioresistens)、逊德勒不动杆菌(A. schindleri)、土壤不动杆菌(A. soli)和乌尔新不动杆菌(A. ursingii)等。临床标本中分离最多的不动杆菌绝大数为鲍曼不动杆菌,其他菌种引起的感染比较少见。

不动杆菌属 DNA G+C 含量为 38~47mol%,代表菌种为乙酸钙不动杆菌。

二、生物学特性

(一)形态与染色

不动杆菌属为革兰氏阴性球杆菌,菌体大小为(0.9~1.6)μm×(1.5~2.5)μm,生长稳定期形态多为球形,镜下可见球状或球杆形,成对排列(图 17-3-1),在临床样本里可呈鱼群状排列或可变长度链状;革兰氏染色常不易脱色,直接涂片染色,易染成革兰氏阳性,尤其是用自动染片机染色。有荚膜(图 17-3-1C),菌毛,无芽胞,无鞭毛。

不动杆菌属细菌的镜下形态特征见图 17-3-1。

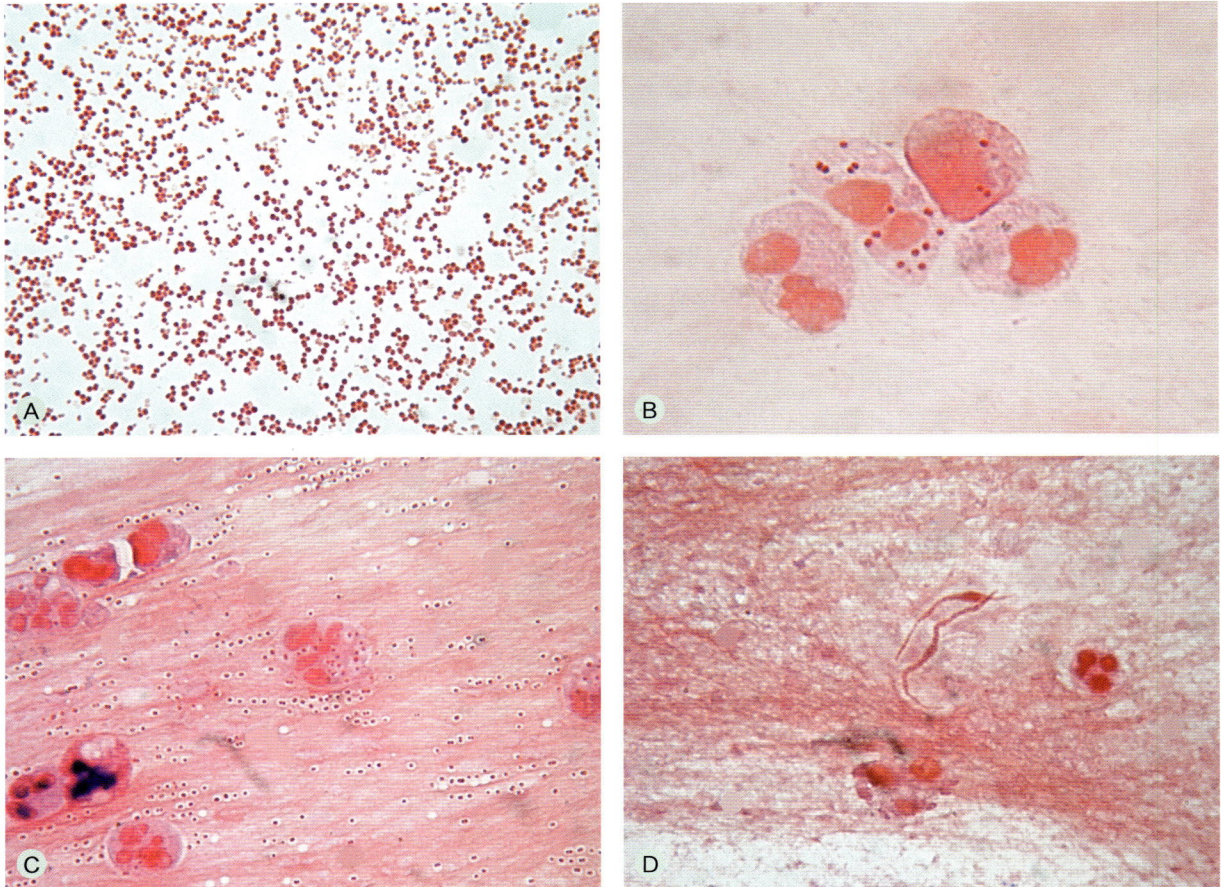

图 17-3-1　鲍曼不动杆菌革兰氏染色的镜下形态特征 ×1 000
A. 菌落涂片；B. 痰涂片；C. 痰涂片（黏液型）；D. 痰涂片（L 型）

（二）培养特性

不动杆菌属为专性需氧菌，多数菌种生长不需特殊营养，血平板上形成的菌落光滑、灰白色、边缘整齐（图 17-3-3A），也可形成黏液状（图 17-3-3B）、粗糙（图 17-3-2B）和扩展样菌落。麦康凯琼脂平板上生长良好，菌落呈无色或淡粉红色，大部分菌株生长温度范围为 20~37℃，最适生长温度为 33~35℃，某些菌株体外 37℃不生长或生长不良（如约翰逊不动杆菌和吉洛不动杆菌）。生长不需要特殊生长因子。

（三）生化特性

不动杆菌属细菌氧化酶阴性，触酶阳性，硝酸盐还原阴性，大部分菌为腐生菌，能广泛降解有机化合物，生化反应不活泼。

三、鉴定与鉴别

（一）属间鉴别

不动杆菌属细菌与其他非发酵菌属间的鉴别见表 17-2-1；与氧化酶阴性、无动力细菌的鉴别见表 17-3-1。

表 17-3-1　常见氧化酶阴性、无动力细菌的生物学特性

菌名	色素	麦康凯生长	42℃生长	硝酸盐还原	尿素酶	葡萄糖	木糖
不动杆菌属	–	+/–	+/–	–	+/–	+/–	+/–
CDC 组 EO-5	淡黄色	–	–	–	+	+	+
CDC 组 NO-1	–	+/–	+/–	+	–	–	–
霍氏博德特菌	棕色	+	–	–	–	–	–
副百日咳博德特菌	–	+	–	–	+	–	–

注：+，90% 以上菌株阳性；–，90% 以上菌株阴性；+/–，11%~89% 菌株阳性。

（二）属内鉴定

不动杆菌属内常见菌种的鉴定和鉴别见表 17-3-2。具体菌种的描述如下。

1. 乙酸钙不动杆菌 符合不动杆菌属特征，在胰酶大豆血琼脂平板形成圆形、凸起、光滑、不透明菌落，菌落边缘整齐，不溶血；30℃孵育 24 小时菌落直径 0.5~1.5mm，48 小时后菌落直径达 2.5~3.5mm。15~37℃生长良好，在 41℃或以上温度不生长。在 Simmons 柠檬酸盐培养基上生长，分解 D- 葡萄糖产酸，产生 γ- 谷氨酰转移酶，不产生 β- 木糖苷酶，不水解明胶。可利用 L- 苯丙氨酸、L- 组氨酸、苯乙酸盐、丙二酸盐、壬二酸盐、β- 丙氨酸、L- 精氨酸、L- 鸟氨酸、DL- 乳酸盐、2,3- 丁二醇、DL-4- 氨基丁酸盐、戊二酸盐和 L- 酪氨酸作为唯一碳源和能源，不利用组胺。乙酸钙不动杆菌的形态特征见图 17-3-2。

表 17-3-2 不动杆菌属内常见菌种的主要生物学特性

菌名	41℃生长	44℃生长	明胶液化	葡萄糖产酸	绵羊血溶血	β- 丙氨酸利用	L- 精氨酸利用	柠檬酸盐利用	丙二酸盐利用
乙酸钙不动杆菌	–	–	–	+	–	+	+	+	+
鲍曼不动杆菌	+	+	–	+	–	+	+	+	+
溶血不动杆菌	–	–	+	+/–	+	–	+	+	–
琼氏不动杆菌	+	–	–	–	–	–	+	+	–
约翰逊不动杆菌	–	–	–	–	–	–	+/–	+	+/–
洛菲不动杆菌	–	–	–	–	–	–	–	–	–
耐辐射不动杆菌	–	–	–	+/–	–	–	+	–	+

注：+,90% 以上菌株阳性；–,90% 以上菌株阴性；+/–,11%~89% 菌株阳性。

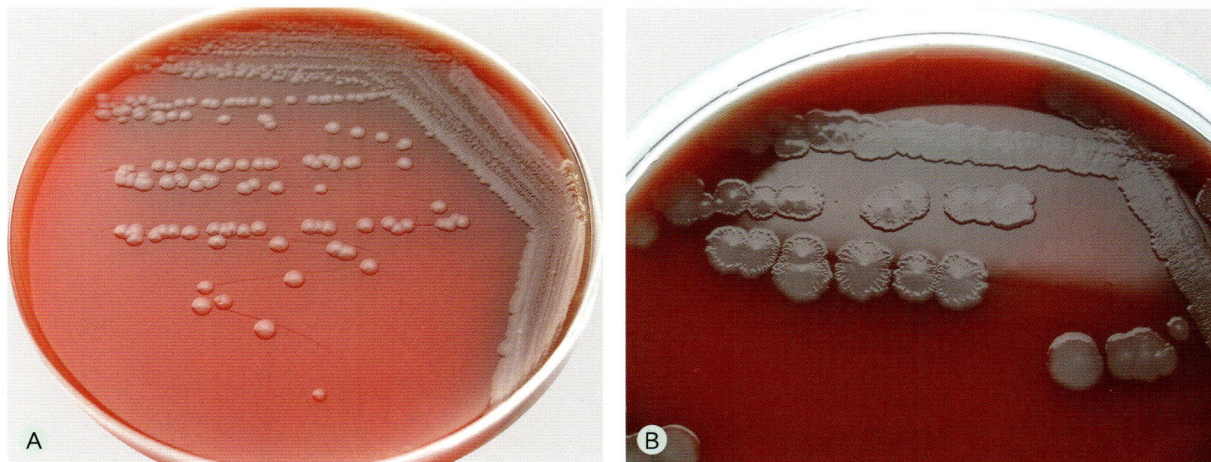

图 17-3-2 乙酸钙不动杆菌的形态特征
A. 光滑型,SBA 24h; B. 粗糙型,SBA 24h

2. 鲍曼不动杆菌 符合不动杆菌属特征，在胰酶大豆血琼脂平板形成圆形、凸起、光滑、不透明菌落，菌落边缘整齐，不溶血，有时出现奶油状菌落，也可出现黏液性菌落。30℃孵育 24 小时菌落直径 1.5~2.0mm，48 小时后菌落直径达 3.0~4.0mm，在 15~44℃可生长。大部分菌株分解 D- 葡萄糖产酸，产生 β- 木糖苷酶和 γ- 谷氨酰转移酶，不水解明胶，利用柠檬酸盐（Simmons）。可利用 DL- 乳酸盐、戊二酸盐、L- 天冬氨酸盐、L- 酪氨酸、乙醇、2,3- 丁二醇和 DL-4- 氨基丁酸盐作为唯一碳源和能源。大部分菌株利用 L- 苯丙氨酸、苯乙酸盐、L- 组氨酸、壬二酸盐、β- 丙氨酸、L- 精氨酸、L- 鸟氨酸，不利用组胺。鲍曼不动杆菌的形态特征见图 17-3-3。

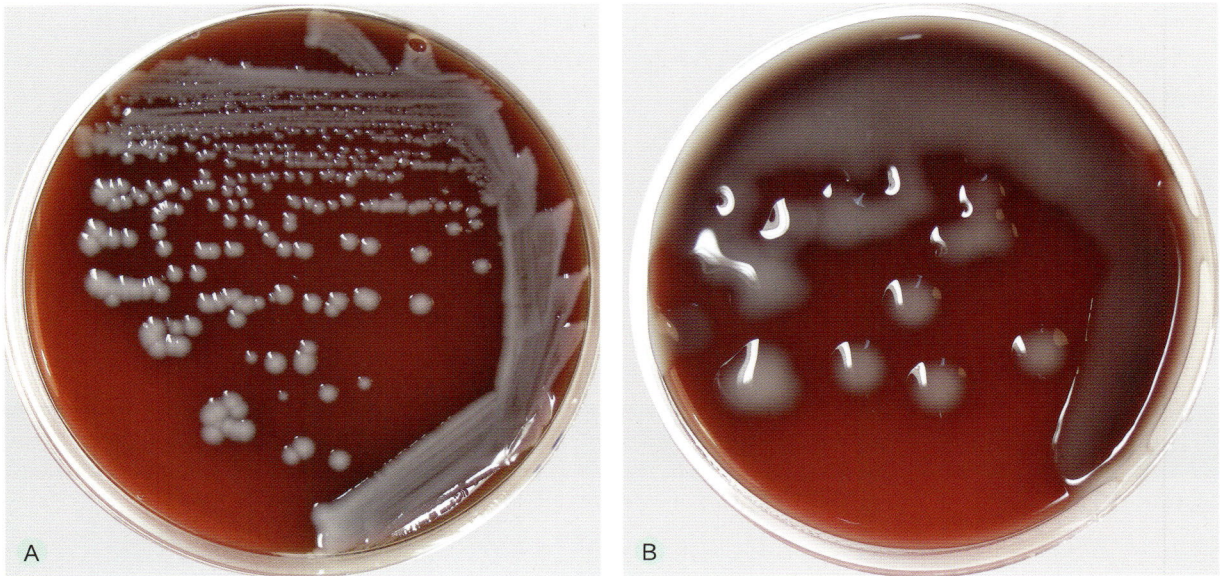

图 17-3-3   鲍曼不动杆菌的形态特征
A. 临床分离株（光滑型）SBA 2 日；B. 临床分离株（黏液型）SBA 24h

3. 溶血不动杆菌   符合不动杆菌属特征，在胰酶大豆血琼脂平板形成圆形、凸起、光滑、不透明菌落，菌落边缘整齐，有时可出现黏液性菌落。在马和羊血琼脂平板上 37℃孵育 24 小时或 30℃孵育 48 小时，可出现透明溶血，菌落直径 1.5~2.0mm。15~37℃生长良好，在 41℃不生长。液化明胶，某些菌株分解葡萄糖产酸，产生 β- 木糖苷酶和 γ- 谷氨酰转移酶，大部分菌株在 Simmons 柠檬酸盐琼脂上生长。溶血不动杆菌的形态特征见图 17-3-4。

4. 约翰逊不动杆菌   符合不动杆菌属特征，在胰酶大豆血琼脂平板形成圆形、凸起、光滑、不

透明菌落，菌落边缘整齐，30℃孵育 24 小时菌落直径 1.0~1.5mm，48 小时后菌落直径达 2.0~3.0mm，在 15~30℃生长良好，37℃不生长。不分解 D- 葡萄糖产酸，不产生 β- 木糖苷酶和 γ- 谷氨酰转移酶，不液化明胶，不溶解马和羊血（少数菌株可溶解绵羊血），在 Simmons 柠檬酸盐琼脂上生长，利用 DL- 乳酸盐和乙醇作为唯一碳源和能源。

5. 洛菲不动杆菌   符合不动杆菌属特征，在胰酶大豆血琼脂平板形成圆形、凸起、光滑、不透明菌落，菌落边缘整齐，30℃孵育 24 小时菌落直径 1.0~1.5mm，48 小时后菌落直径达 3.0~4.0mm，在

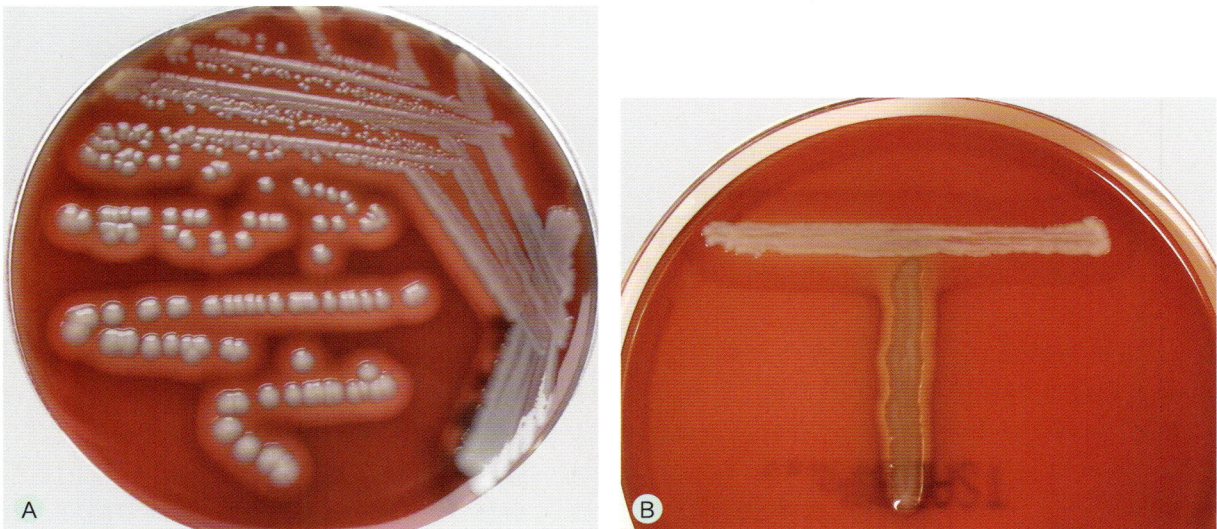

图 17-3-4   溶血不动杆菌的形态特征
A. SBA 2 日；B. CAMP 结果（正向反向均为阴性）

15~37℃生长良好,在41℃或以上温度不生长。在Simmons 柠檬酸盐琼脂上不生长,不分解 D- 葡萄糖产酸,不产生 β- 木糖苷酶和 γ- 谷氨酰转移酶,不液化明胶,不溶解马和羊血。利用壬二酸盐和 DL-乳酸盐作为唯一碳源和能源。

6. 琼氏不动杆菌　符合不动杆菌属特征,在胰酶大豆血琼脂平板形成圆形、凸起、光滑、菌落边缘整齐,30℃孵育 24 小时,菌落直径 1.0~1.5mm,半透明,48 小时后菌落直径达 2.0~2.5mm,轻微不透明,在 15~37℃生长良好,偶在 41℃可生长,在 44℃不生长。不分解 D- 葡萄糖产酸,不产生 β- 木糖苷酶和 γ- 谷氨酰转移酶,不液化明胶,部分菌株可溶解绵羊血(溶血的菌株 CAMP 试验结果呈反向阳性)(图 17-3-5B),偶而利用柠檬酸盐(Simmons)。利用 DL- 乳酸盐、L- 组氨酸和乙醇作为唯一碳源和能源。

7. 耐辐射不动杆菌　符合不动杆菌属特征,

新鲜培养物中菌体大小为(0.6~9)μm ×(0.8~1.8)μm,长的可达 15μm 或更长;陈旧培养物出现球状菌体,直径 0.6~0.9μm。在营养琼脂培养基上形成光滑、凸起、反光、不透明、黄白到淡黄色菌落。在营养肉汤表面可形成菌膜。水解 Tween-80,不产生硫化氢和吲哚,赖氨酸和鸟氨酸脱羧酶、苯丙氨酸脱氨酶、精氨酸双水解酶、明胶酶和尿素酶等均阴性。在绵羊血琼脂平板上不溶血,含 5% 氯化钠培养基中生长,在 27~31℃生长良好,41℃不生长。同化醋酸盐、延胡索酸盐、DL- 乳酸盐、丙二酸盐、琥珀酸盐、乙醇、n- 丁醇、L- 丙氨酸、L- 谷氨酸盐、L- 亮氨酸和 L- 脯氨酸;不氧化和同化 L- 阿拉伯糖、D- 核糖、D- 木糖、D- 半乳糖、D- 葡萄糖、D-纤维二糖、D- 果糖、D- 甘露糖、L- 鼠李糖、乳糖、麦芽糖、蜜二糖、蔗糖和棉子糖等。高度耐 γ- 射线照射,对青霉素 G 耐受(100IU)。

其他不动杆菌属细菌的菌落形态特征见图 17-3-5。

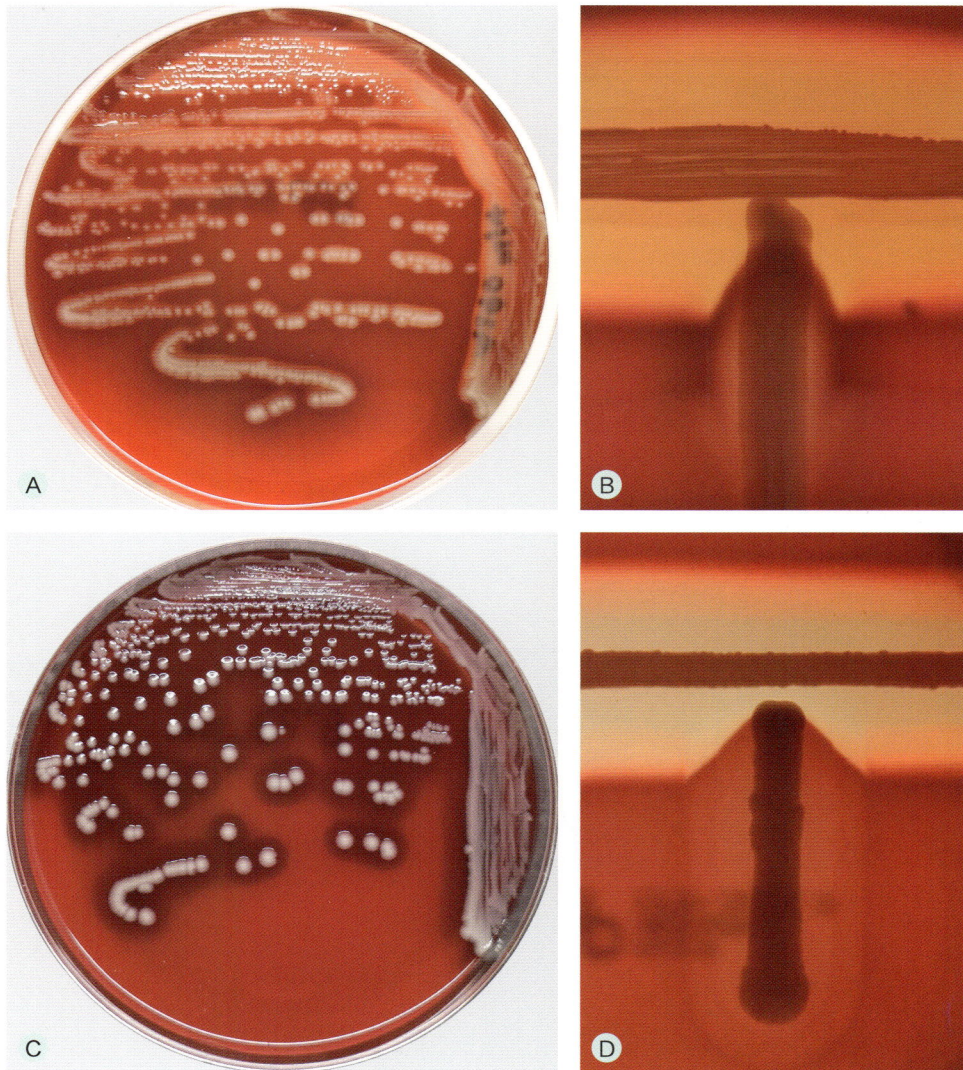

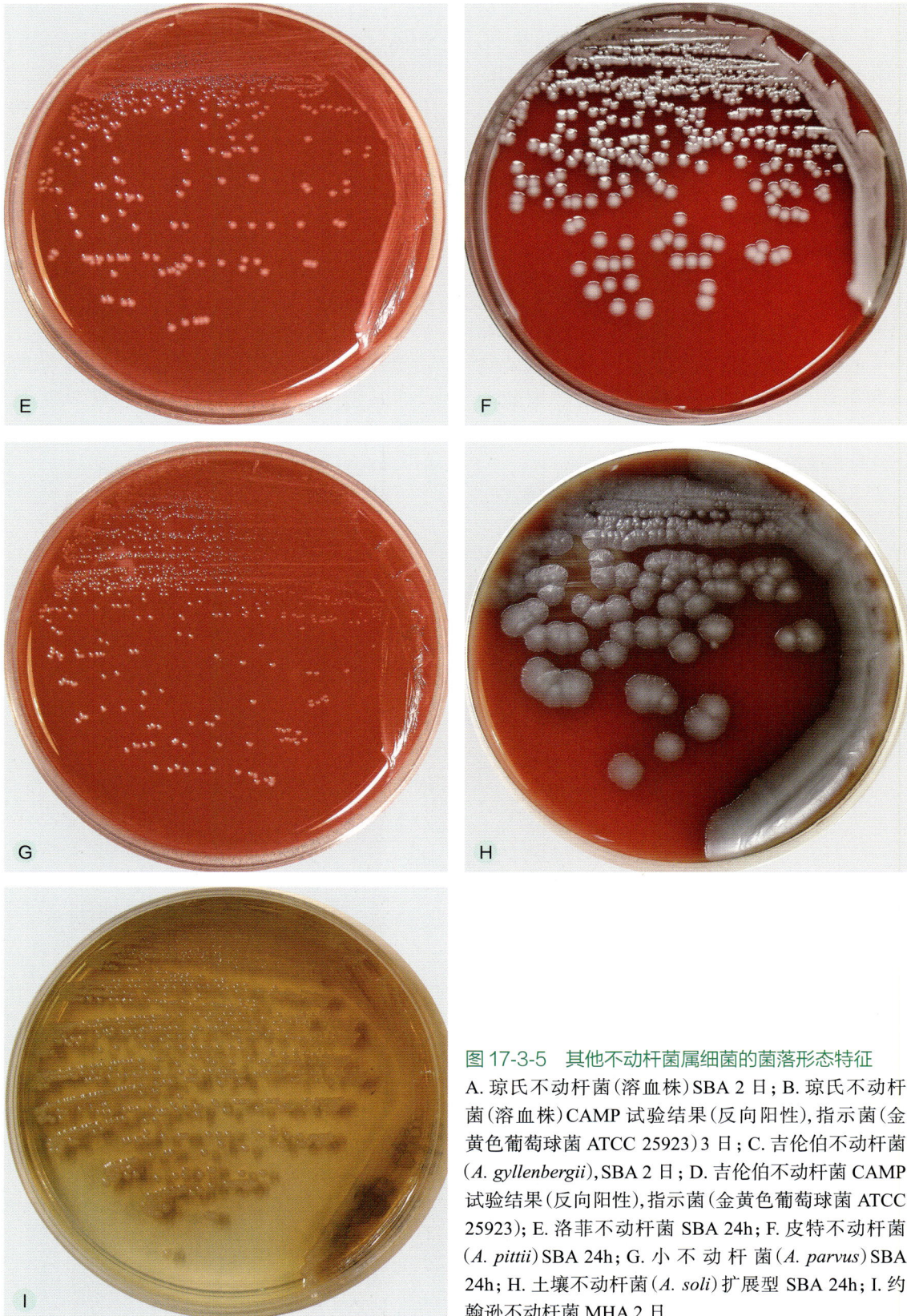

图 17-3-5　其他不动杆菌属细菌的菌落形态特征
A. 琼氏不动杆菌（溶血株）SBA 2 日；B. 琼氏不动杆菌（溶血株）CAMP 试验结果（反向阳性），指示菌（金黄色葡萄球菌 ATCC 25923）3 日；C. 吉伦伯不动杆菌（A. gyllenbergii），SBA 2 日；D. 吉伦伯不动杆菌 CAMP 试验结果（反向阳性），指示菌（金黄色葡萄球菌 ATCC 25923）；E. 洛菲不动杆菌 SBA 24h；F. 皮特不动杆菌（A. pittii）SBA 24h；G. 小 不 动 杆 菌（A. parvus）SBA 24h；H. 土壤不动杆菌（A. soli）扩展型 SBA 24h；I. 约翰逊不动杆菌 MHA 2 日

四、抗菌药物敏感性

不动杆菌属中的不同菌种对抗菌药物的敏感性各不相同。洛菲不动杆菌、琼氏不动杆菌对抗菌药物的敏感性相对较高。其他种类的不动杆菌耐药性较强,通常对氨苄西林,一代、二代头孢菌素,氯霉素和一代喹诺酮类抗菌药物大多耐药,对复方新诺明、哌拉西林/他唑巴坦、头孢哌酮/舒巴坦、头孢吡肟、碳青霉烯类(亚胺培南、美罗培南)、多西环素、氟喹诺酮类(氧氟沙星、环丙沙星)等较敏感。不动杆菌对舒巴坦的 MIC 值较低。近些年多重耐药和泛耐药的不动杆菌在临床的分离率越来越高,对多种类的抗菌药物耐药性增加明显。对多重耐药和泛耐药菌株,多黏菌素 B 或多黏菌素 E、米诺环素及头孢哌酮/舒巴坦复合制剂可能有效。

五、临床意义

不动杆菌属存在于正常人体的皮肤、口腔、呼吸道、胃肠道和泌尿道,在自然环境中分布广泛,大量存在于医院各种环境中,近些年已成为院内感染菌之一。不动杆菌毒力较低,为机会致病菌,可引起尿路感染、切口感染、导管相关感染、皮肤组织感染、脑部感染和血流感染等。鲍曼不动杆菌可引起医院获得性肺炎,尤其是呼吸机相关性肺炎。在非发酵菌引起的感染中其分离率仅次于铜绿假单胞菌。

(吕火烊)

第四节　窄食单胞菌属

一、分类与命名

窄食单胞菌属(Stenotrophomonas)隶属于细菌域,变形菌门,γ-变形菌纲,黄单胞菌目,黄单胞菌科(Xanthomonadaceae)。目前,属内有 13 个种,已知与临床相关的只有 1 个菌种,嗜麦芽窄食单胞菌(S. maltopilia)。嗜麦芽窄食单胞菌在分类学上变化较大,1961 年根据鞭毛特征曾命名为嗜麦芽假单胞菌,1983 年提议归入黄单胞菌属(Xanthomonas),1993 年提议命名为嗜麦芽窄食单胞菌。虽然在 1997 年 Drancourt 等报道了一个新种,称为非洲窄食单胞菌(S. africana),但现证实为嗜麦芽窄食单胞菌。近些年文献报道的亚硝酸盐还原窄食单胞菌(S. nitritireducens)、微嗜酸窄食单胞菌(S. acidaminphila)、帕文窄食单胞菌(S. pavanii)、嗜根窄食单胞菌(S. rhizophilia)、S. dokdonensis、S. humi、韩国窄食单胞菌(S. koreensis)和土窄食单胞菌(S. terrae)均从环境中分离出来,随着鉴定手段的提高越来越多的菌种从临床样本中检出。本节主要对嗜麦芽窄食单胞菌进行描述。

窄食单胞菌属 DNA G+C 含量为 66.9±0.8mol%,代表菌种为嗜麦芽窄食单胞菌。

二、生物学特性

(一) 形态与染色

窄食单胞菌属为革兰氏阴性直或弯曲杆菌,但无螺旋,菌体大小为 0.5μm×1.5μm,单个或成对排列。有 2 根或多根极生鞭毛,有动力,无芽胞。

(二) 培养特性

窄食单胞菌属为需氧菌。嗜麦芽窄食单胞菌在血琼脂和麦康凯琼脂上生长迅速,生长需要蛋氨酸,可形成黏液型菌落(图 17-4-1D),SS 琼脂平板上不生长。最适生长温度 35℃,在 4℃或 41℃不生长。血琼脂平板上 35℃培养 18~24 小时,菌落圆形、光滑、湿润,经孵育 48 小时后菌落增大,可呈黄色(图 17-4-1B)、绿色或灰白色(图 17-4-1D),孵育时间 48 小时以上,菌落可变为暗棕色,菌落周围血琼脂变为绿色,不溶血,有氨气味;在麦康凯琼脂上形成淡黄色菌落。嗜麦芽窄食单胞菌在琼脂平板上孵育 48 小时以上时,菌落中心有变透明的趋势,也称为"猫眼"现象(图 17-4-1C)。

嗜麦芽窄食单胞菌的形态特征见图 17-4-1。

其他窄食单胞菌属细菌的形态特征见图 17-4-2。

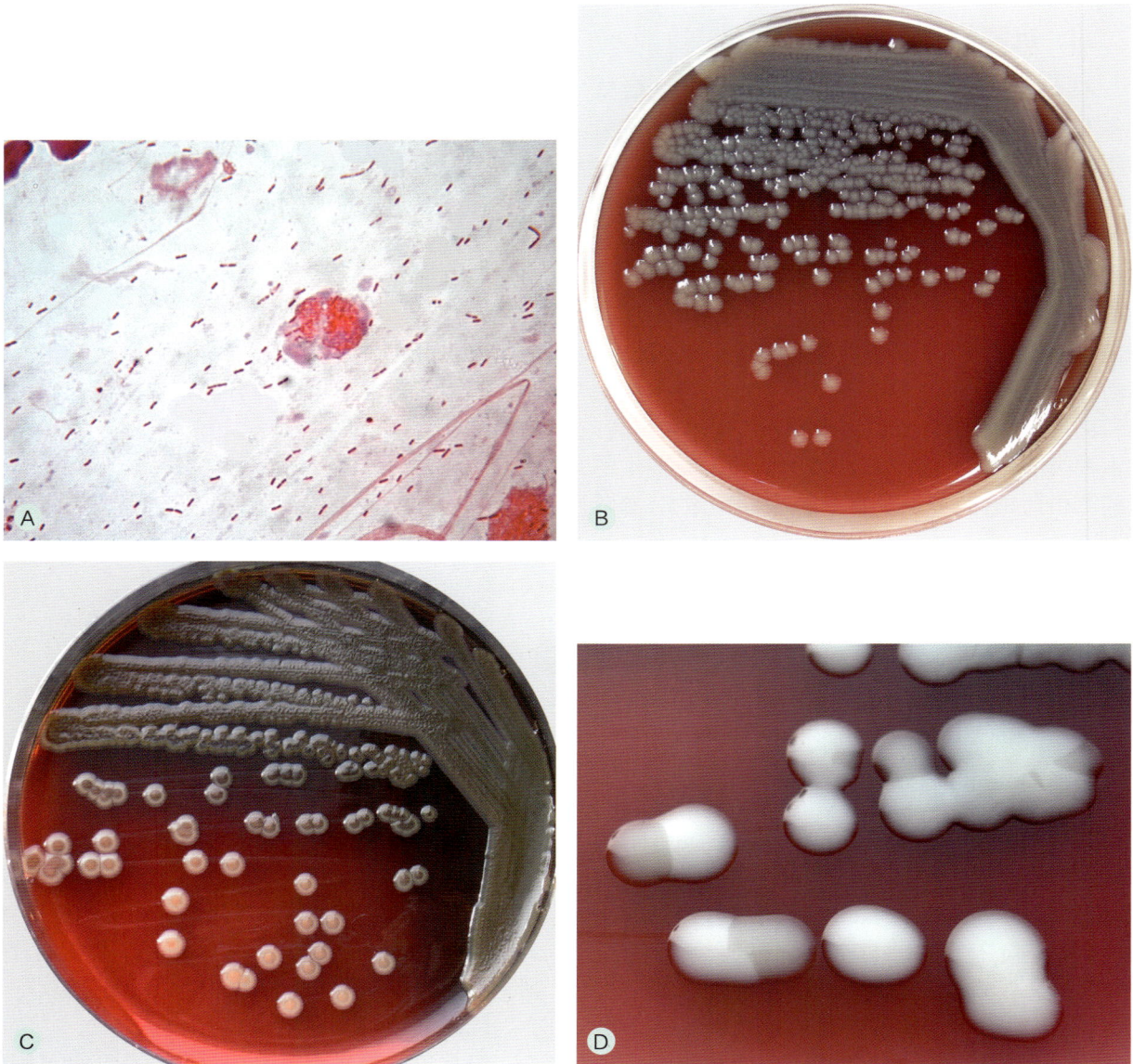

图 17-4-1 嗜麦芽窄食单胞菌的形态特征

A. 痰涂片革兰氏染色 ×1 000；B. ATCC 13636 SBA 2 日；C. 临床分离株 SBA 3 日（"猫眼"现象明显）；
D. 黏液型（灰色、白色两种菌落）SBA 2 日

（三）生化特性

嗜麦芽窄食单胞菌氧化酶试验阴性，触酶阳性，利用葡萄糖、麦芽糖、甘露糖、蔗糖、海藻糖、纤维二糖、乳糖、水杨素、醋酸盐等，氧化分解麦芽糖产酸较为迅速，不利用木糖和甘露醇，葡萄糖 O-F 试验为氧化型（缓慢）；动力、明胶、赖氨酸脱羧酶和硝酸盐还原试验均阳性，精氨酸双水解酶、鸟氨酸脱羧酶、柠檬酸盐和尿素酶试验均阴性。

三、鉴定与鉴别

（一）属间鉴别

嗜麦芽窄食单胞菌与不动杆菌属的鉴别，本菌有动力、硝酸盐还原阳性，而不动杆菌属细菌结果则相反。与氧化酶阴性的洋葱伯克霍尔德菌的鉴别，本菌不分解甘露醇而后者分解。与莫拉菌属的鉴别，本菌有动力、分解麦芽糖，葡萄糖 O-F 氧化型，而莫拉菌属细菌无动力、不分解麦芽糖，葡萄糖 O-F 产碱型。与产碱假单胞菌的鉴别，本菌分解麦芽糖、赖氨酸脱羧酶试验阳性，而产碱假单胞菌结果相反。与其他氧化酶试验阴性、有动力的非发酵菌的鉴别见表 17-4-1。

（二）属内鉴定

窄食单胞菌属与临床相关的嗜麦芽窄食单胞菌与其他菌种鉴别见表 17-4-2。

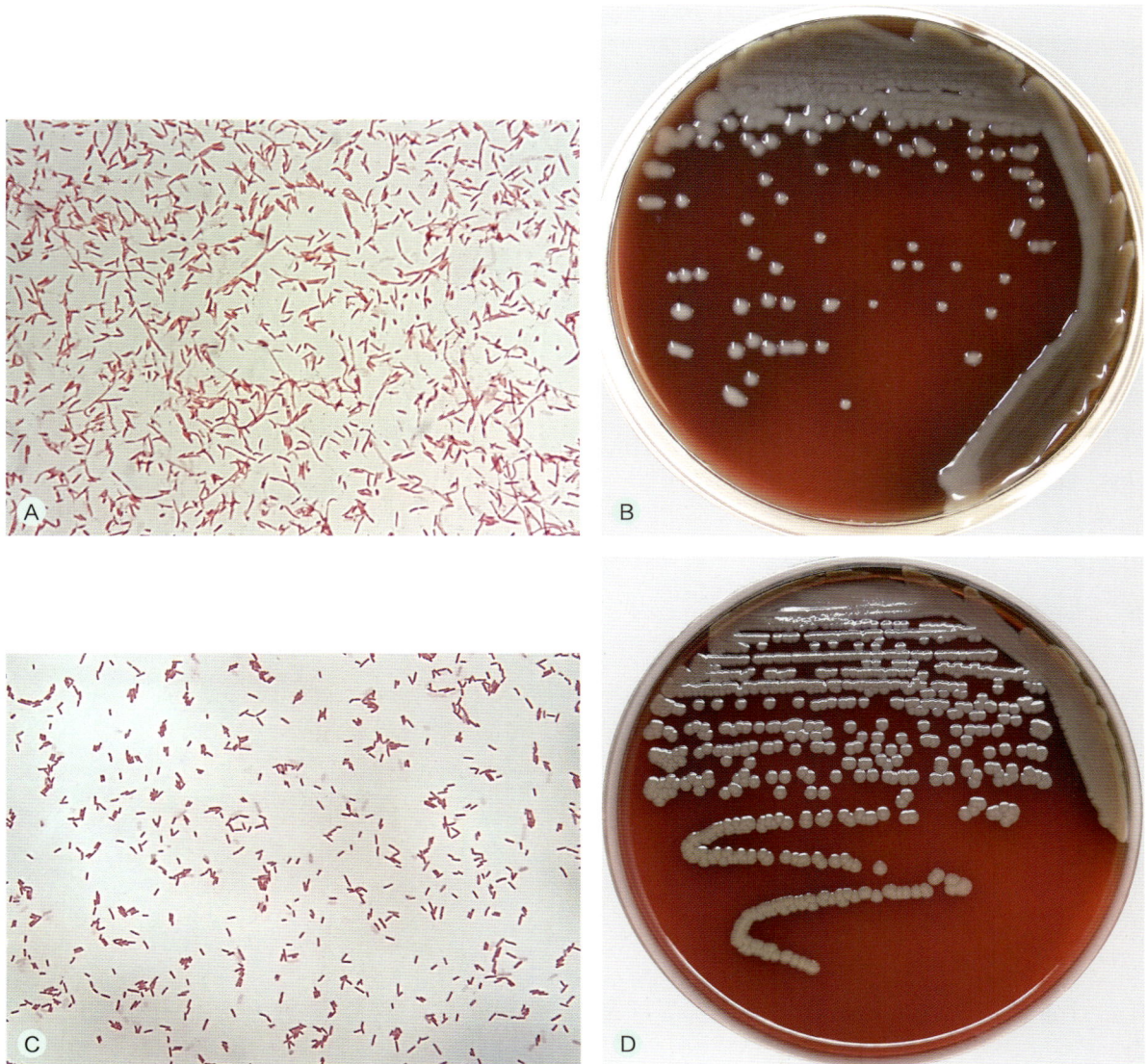

图 17-4-2　其他窄食单胞菌的形态特征

A. 微嗜酸窄食单胞菌革兰氏染色 ×1 000；B. 微嗜酸窄食单胞菌 SBA 3 日；
C. 帕文窄食单胞菌革兰氏染色 ×1 000；D. 帕文窄食单胞菌 SBA 2 日

表 17-4-1　氧化酶试验阴性、有动力的
非发酵菌的生物学特性

菌属	麦芽糖	赖氨酸	甘露醇	胆汁七叶苷
嗜麦芽窄食单胞菌	+	+	−	+
洋葱伯克霍尔德菌	+	+	+	+/−
唐菖蒲伯克霍尔德菌	−	−	+	−
栖稻黄色单胞菌	+	−	+	−
浅黄金色单胞菌	+	−	+	+
少动鞘氨醇单胞菌	+	−	−	+

注：+，90% 以上菌株阳性；−，90% 以上菌株阴性；+/−，11%~
89% 菌株阳性。

四、抗菌药物敏感性

　　CLSI M100 文件第 28 版提供了嗜麦芽窄食单胞菌对替卡西林 / 克拉维酸、头孢他啶、米诺环素、左氧氟沙星、复方新诺明、氯霉素的敏感性 MIC 解释标准，同时提供了嗜麦芽窄食单胞菌对米诺环素、左氧氟沙星、复方新诺明的纸片扩散法抑菌环直径的解释标准。临床分离的嗜麦芽窄食单胞菌常具多重耐药性，对大部分 β- 内酰胺类抗生素耐药，对亚胺培南和美洛培南呈天然耐药，对米诺环素和复方新诺明敏感性高，氨基糖苷类和喹诺酮类对该菌有中度活性。对 CLSI M100 文件中未提供解释标准的抗菌药物的敏感性不能确定。

表 17-4-2 窄食单胞菌属内部分菌种生物学特性

特性	嗜麦芽窄食单胞菌	韩国窄食单胞菌	微嗜酸窄食单胞菌	亚硝酸盐还原窄食单胞菌	嗜根窄食单胞菌
硝酸盐还原至亚硝酸盐	+	−	+	−	+
亚硝酸盐还原	+	−	+	+	−
氧化酶	−	+	+	−	−
精氨酸双水解酶	−	−	−	+	−
尿素酶	−	−	−	+	−
β- 葡萄糖苷酶(水解七叶苷)	+	−	−	−	−
蛋白酶(水解明胶)	+	+	−	−	+
β- 半乳糖苷酶	+	−	−	−	−
作为唯一碳源利用					
D- 葡萄糖	+	−	+	+	+
甘露糖	+	−	−	−	+
N- 乙酰氨基葡萄糖	+	−	−	+	+
麦芽糖	+	−	+	−	+
柠檬酸盐	−	−	−	−	+
水杨苷	−	−	−	−	+
蔗糖	−	−	−	−	+
D- 蜜二糖	−	−	−	−	+
丙二酸盐	+	−	−	−	+

注:+,90% 以上菌株阳性;−,90% 以上菌株阴性。

临床治疗常选用复方新诺明或米诺环素等抗菌药物。

五、临床意义

嗜麦芽窄食单胞菌在自然环境中分布广泛,也寄居于人呼吸道和肠道内,通常对健康人群不致病,为机会致病菌,但该菌是院内感染重要病原菌,近些年来该菌引起感染的发病率有所增加,可引起菌血症、肺炎、尿路感染、伤口感染、眼部感染、脑膜炎、心内膜炎、软组织感染、乳突炎、腹膜炎、胆管炎和附睾炎等。文中介绍的微嗜酸窄食单胞菌和帕文窄食单胞菌均是从菌血症患者血液中分离出来的,其他窄食单胞菌多从环境中分离出来。

(吕火烊)

第五节 伯克霍尔德菌属

一、分类与命名

伯克霍尔德菌属(Burkholderia)隶属于细菌域,变形菌门,β- 变形菌纲,伯克霍尔德菌目,伯克霍尔德菌科(Burkholderiaceae)。目前属内有 70 多个种,大部分菌种分离自土壤、水、植物和动物中,只有少数几个种与人和动物感染相关。其中临床最多见的为洋葱伯克霍尔德菌,本菌有 7 个基因型,普通的生化反应较难将各个基因型分开,故临床所指的洋葱伯克霍尔德菌,通常为洋葱伯克霍尔德菌复合群(*B. cepacia complex*)。目前洋葱伯克霍尔德菌复合群包括19个种,新洋葱伯克霍尔德菌(*B. cenocepacia*)即基因型Ⅲ型、多嗜伯克霍尔德菌(*B. multivorans*)即基因型Ⅱ型、洋葱伯克霍尔德菌(*B. cepacia*)即基因型Ⅰ型、越南伯克霍尔德菌(*B. vietnamiensis*)即基因型Ⅴ型、*B. dolosa*、*B. stabilis*即基因型Ⅳ型、*B. ambifaria*即基因型Ⅶ型、*B. anthina*、*B. pyrrocinia*、*B. arboris*、污染伯克霍尔德菌(*B. contaminans*)、*B. diffusa*、隐藏伯克霍尔德菌(*B. latens*)、普通伯克霍尔德菌(*B. lata*)、金属光伯克霍尔德菌(*B. metallica*)、*B. seminalis*、*B. ubonesis*、*B. stagnalis*和领地伯克霍尔德菌(*B. territorii*)。属内与人和动物感染相关的菌种包括洋葱伯克霍尔德菌复合群(*B. cepacia complex*)、类鼻疽伯克霍尔德菌(*B. pseudomallei*)、鼻疽伯克霍尔德菌(*B. mallei*)、唐菖蒲伯克霍尔德菌(*B. gladioli*)、皮氏伯克霍尔德菌(*B. pickettii*)、泰国伯克霍尔德菌(*B. thailandensis*)等。1995年由日本学者Yabuuchi等提议,将皮氏伯克霍尔德菌划归到罗尔斯顿菌属(Ralstonia),名为皮氏罗尔斯顿菌。

伯克霍尔德菌属DNA G+C含量为59~69.5mol%,代表菌种为洋葱伯克霍尔德菌。

二、生物学特性

(一)形态与染色

伯克霍尔德菌属为革兰氏染色阴性,直或微弯曲杆菌;菌体大小为(0.5~1.0)μm×(1.5~4.0)μm,单个或成对排列;有1根或数根极生鞭毛,可运动,鼻疽伯克霍尔德菌无鞭毛,缺乏动力,无芽胞。

(二)培养特性

伯克霍尔德菌属为需氧菌,在血平板上35℃孵育18~24小时,形成中等大小菌落,不透明、湿润、凸起。某些菌株可产生黄色(图17-5-6E)、棕色、红色或紫色(图17-5-6I)等色素。在麦康凯琼脂平板上可生长,形成中等大小湿润菌落。某些菌种有特殊的菌落形态(皱褶状、黏液样等)、特别的色素、特异的气味及β-溶血(图17-5-4C)。有些菌种能在42℃生长,但大部分菌种最适生长温度为

30~37℃。

伯克霍尔德菌属细菌的形态特征见图17-5-1~图17-5-6。

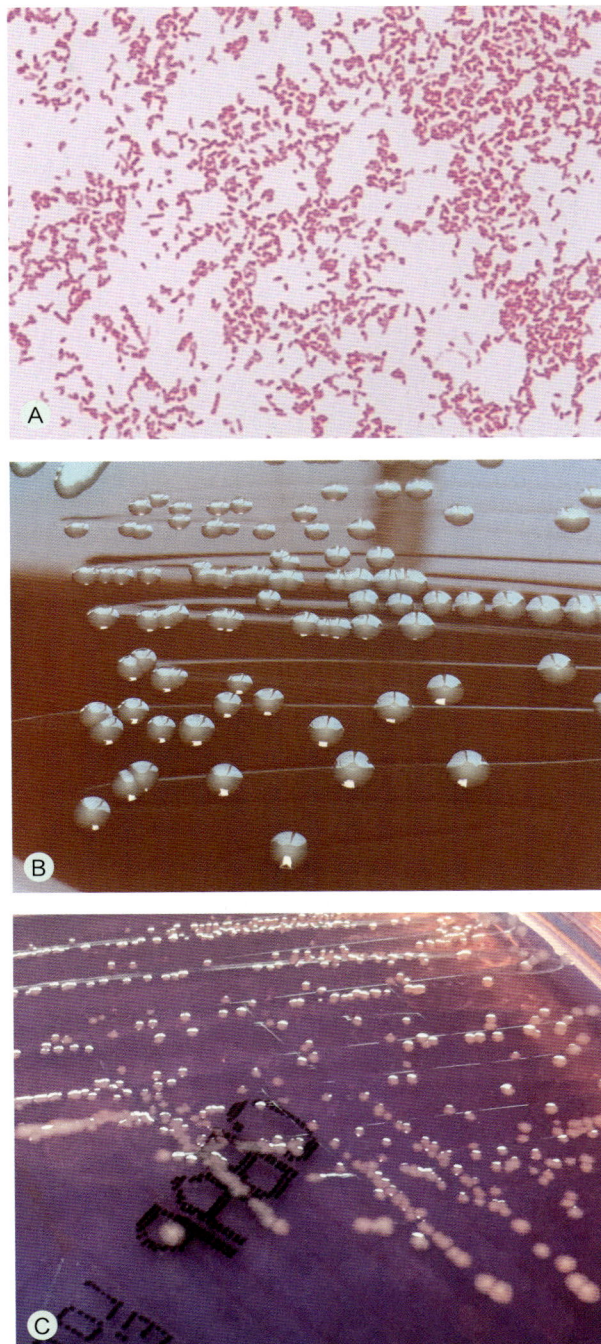

图17-5-1　鼻疽伯克霍尔德菌的形态特征
A.培养2日涂片革兰氏染色 ×1 000;B.SBA 2日;
C.中国蓝平板2日

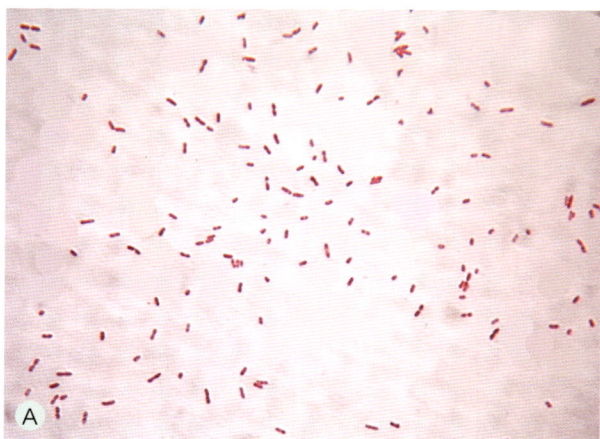

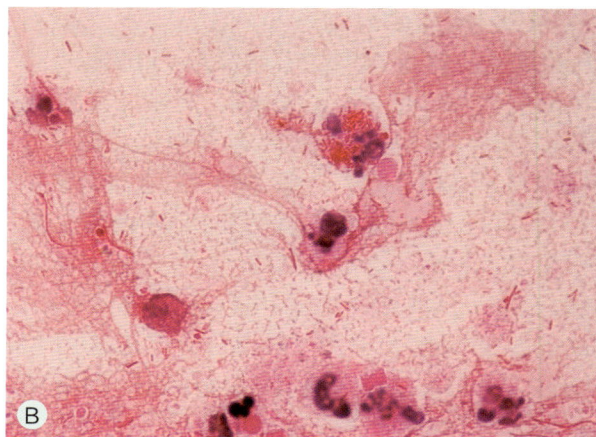

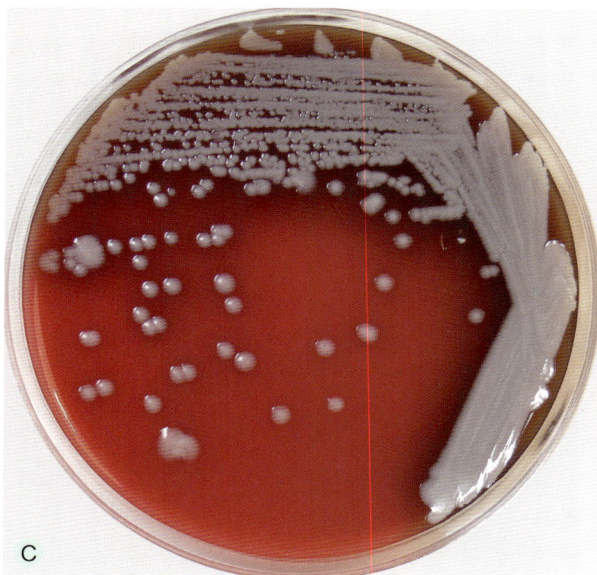

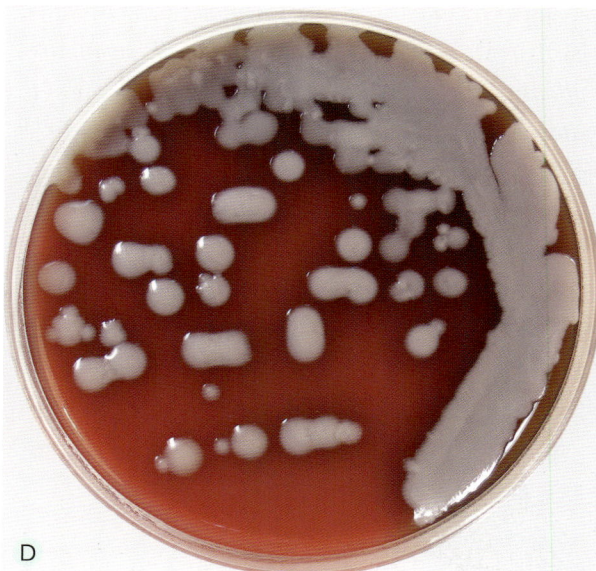

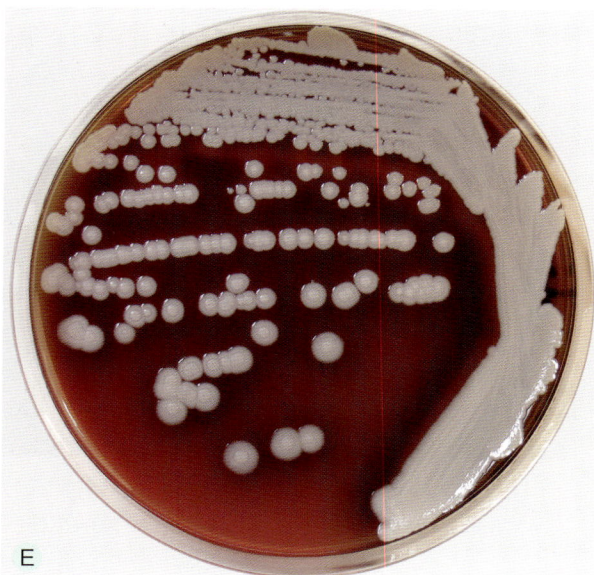

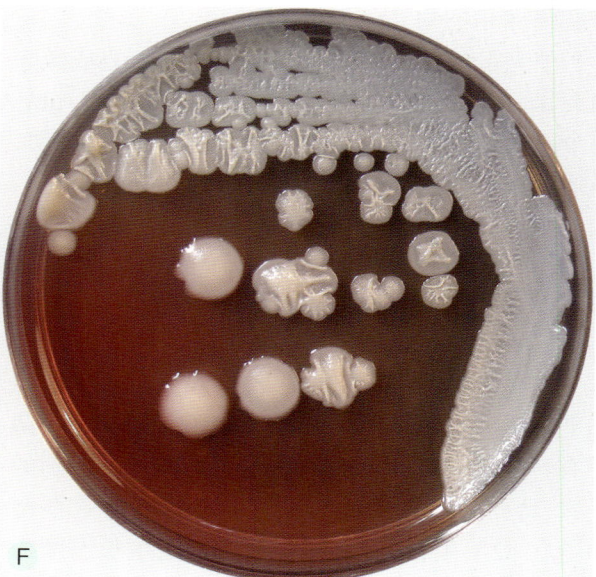

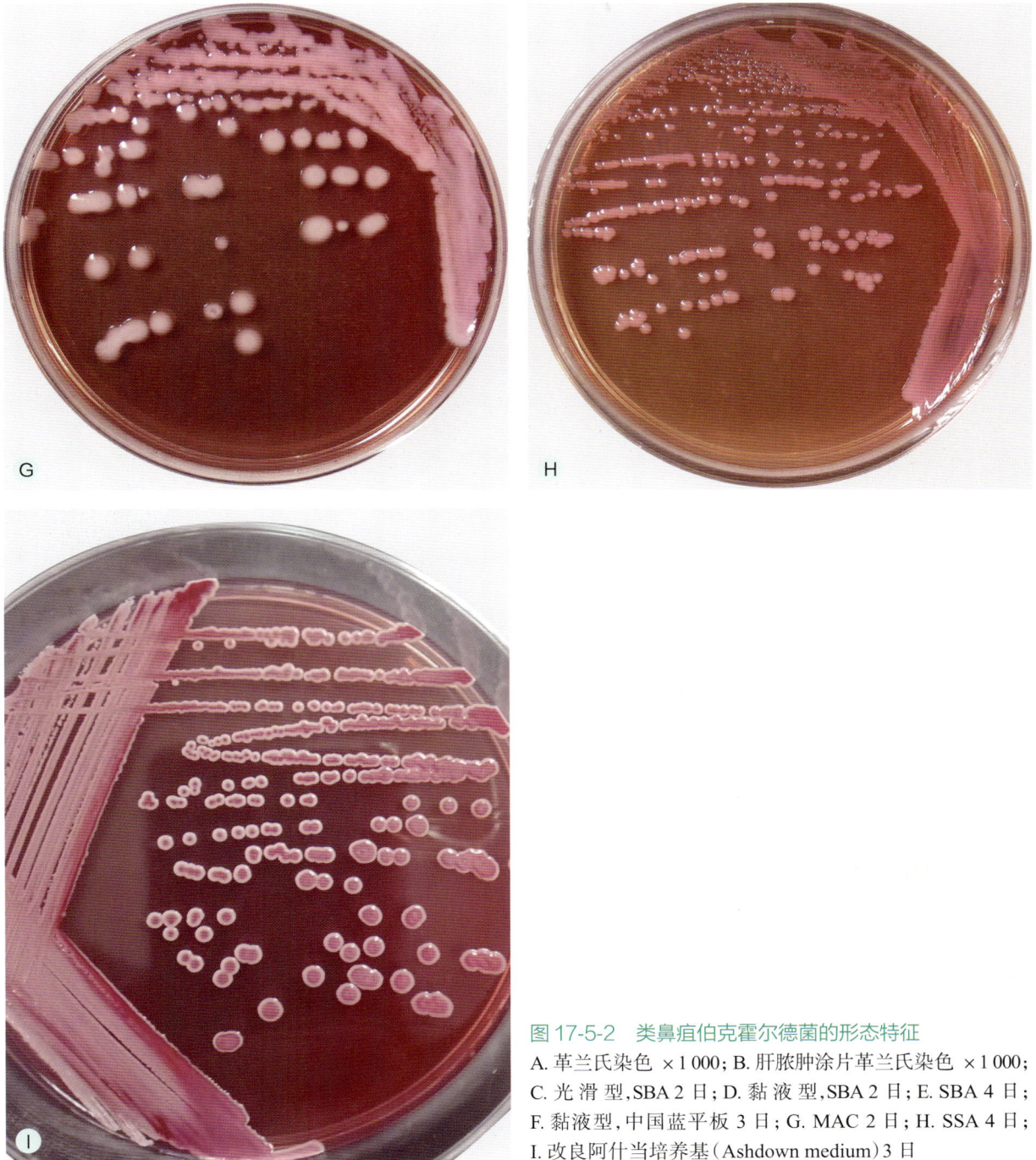

图 17-5-2　类鼻疽伯克霍尔德菌的形态特征

A. 革兰氏染色 ×1 000；B. 肝脓肿涂片革兰氏染色 ×1 000；
C. 光滑型，SBA 2 日；D. 黏液型，SBA 2 日；E. SBA 4 日；
F. 黏液型，中国蓝平板 3 日；G. MAC 2 日；H. SSA 4 日；
I. 改良阿什当培养基（Ashdown medium）3 日

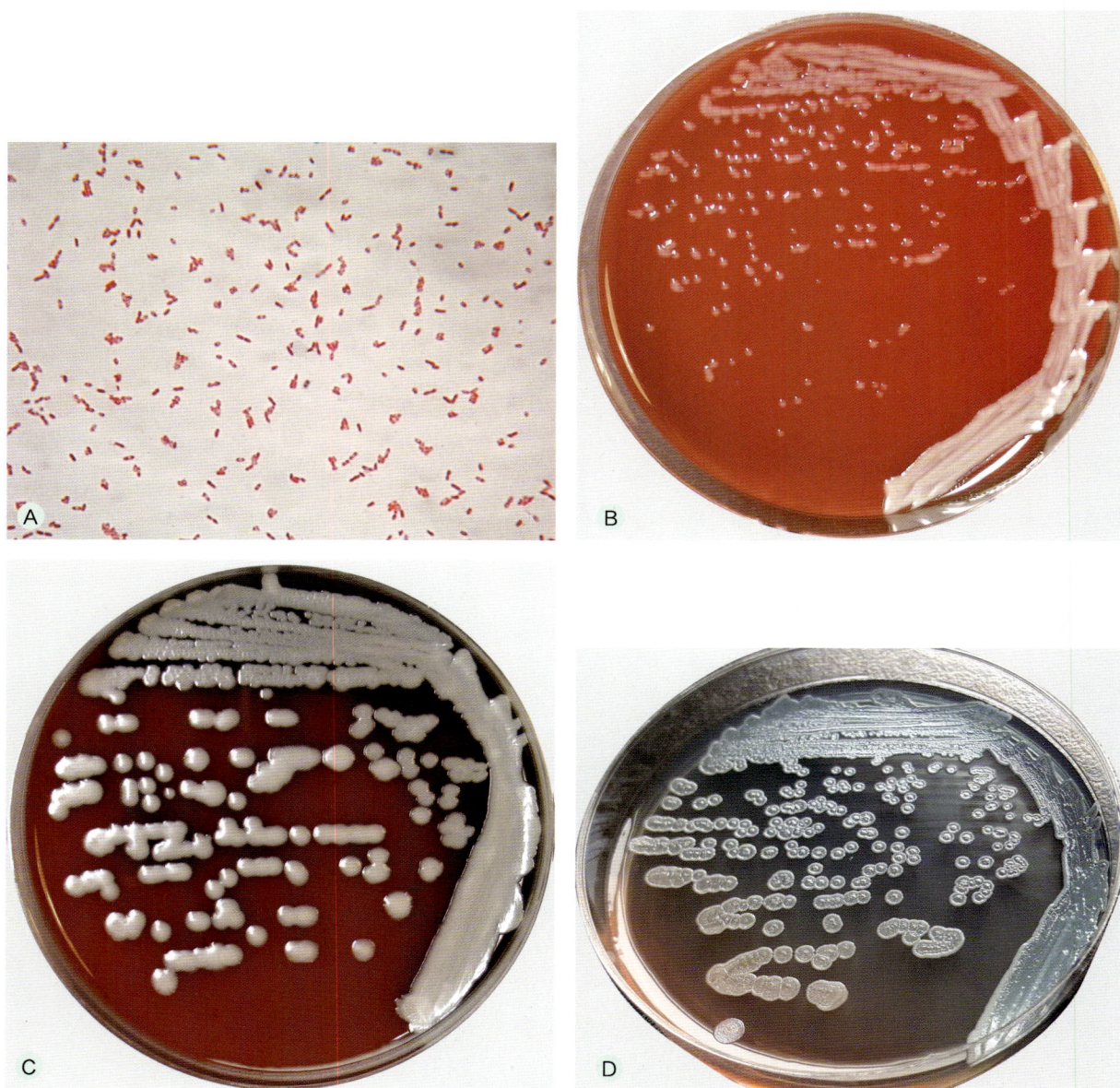

图 17-5-3　泰国伯克霍尔德菌的形态特征
A. 革兰氏染色 ×1 000；B. SBA 24h；C. SBA 2 日；D. 中国蓝平板 4 日

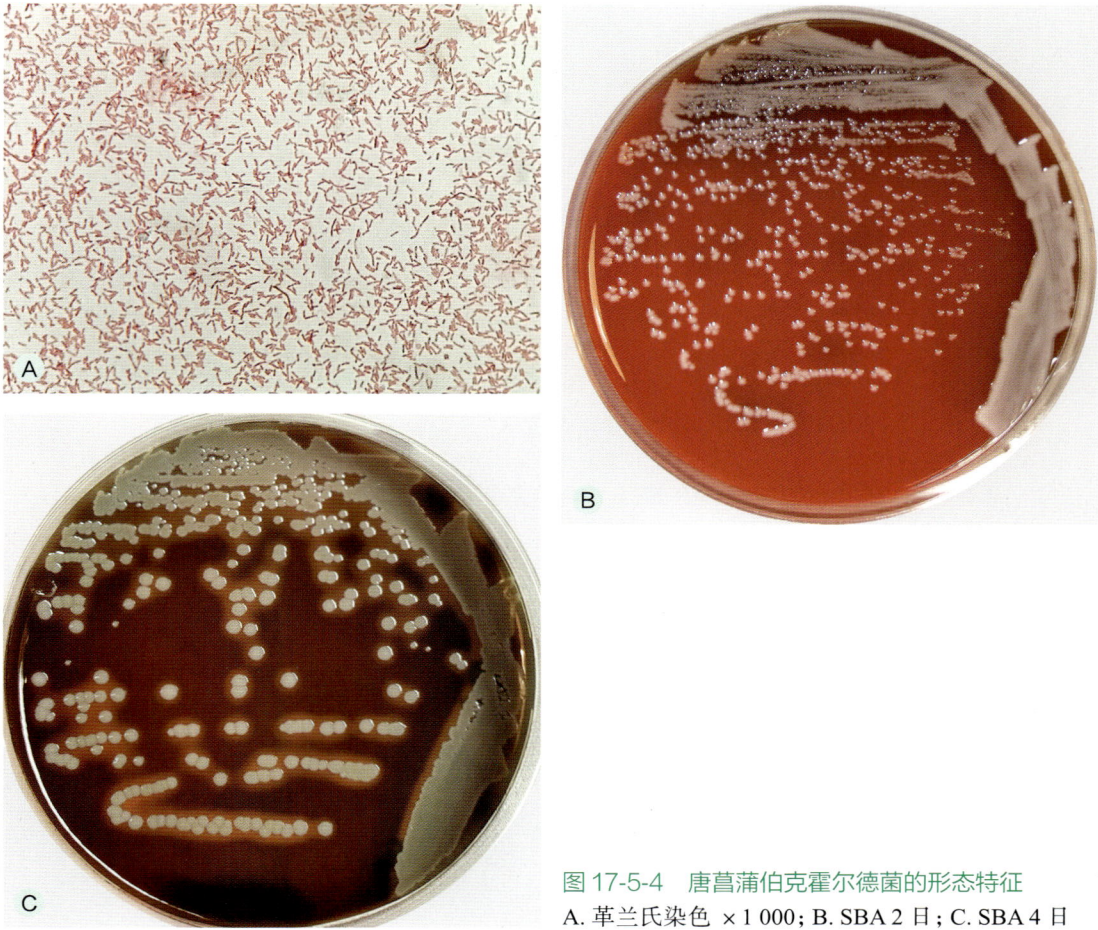

图 17-5-4　唐菖蒲伯克霍尔德菌的形态特征
A. 革兰氏染色 ×1 000；B. SBA 2 日；C. SBA 4 日

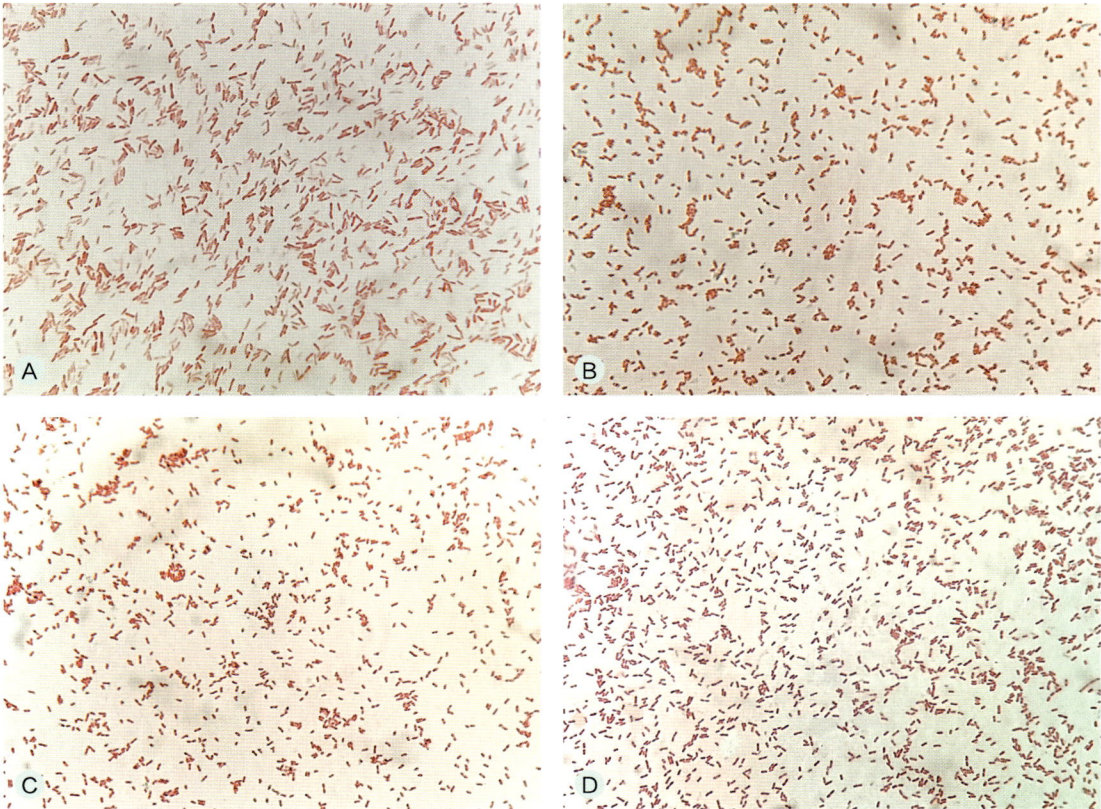

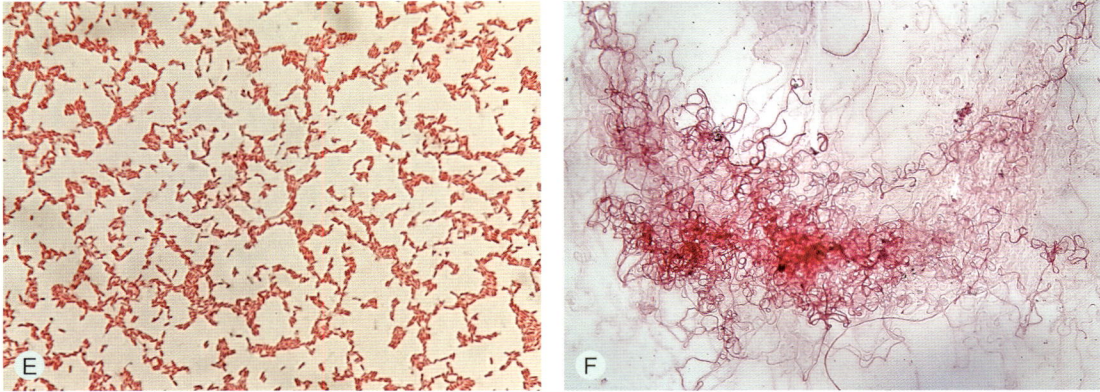

图 17-5-5　洋葱伯克霍尔德菌复合群细菌革兰氏染色的镜下形态特征 ×1 000

A. 洋葱伯克霍尔德菌；B. 普通伯克霍尔德菌；C. 金属光伯克霍尔德菌；D. 越南伯克霍尔德菌；
E. 多噬伯克霍尔德；F. 多噬伯克霍尔德（自发形成 L 型）

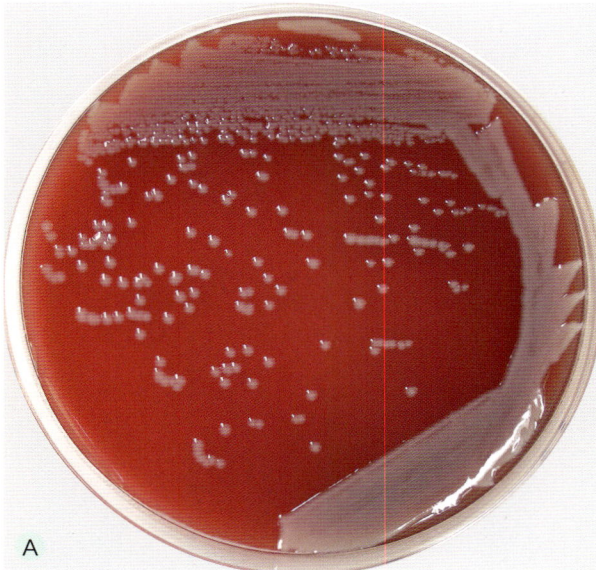

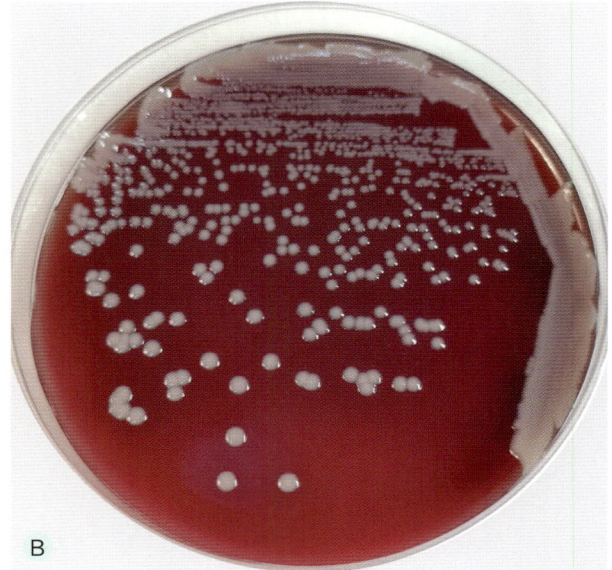

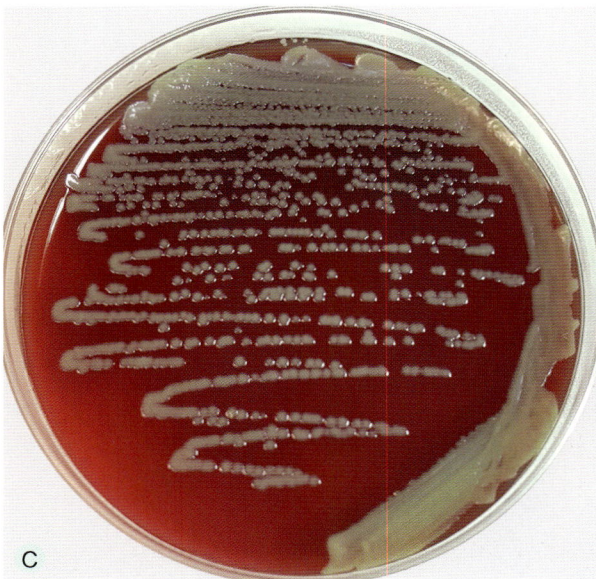

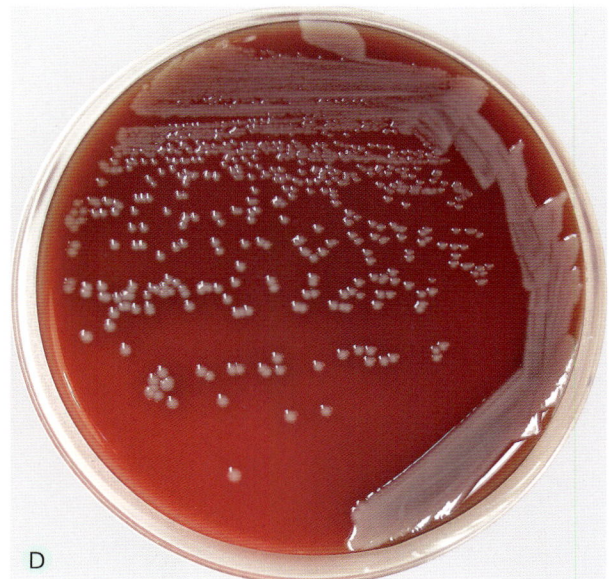

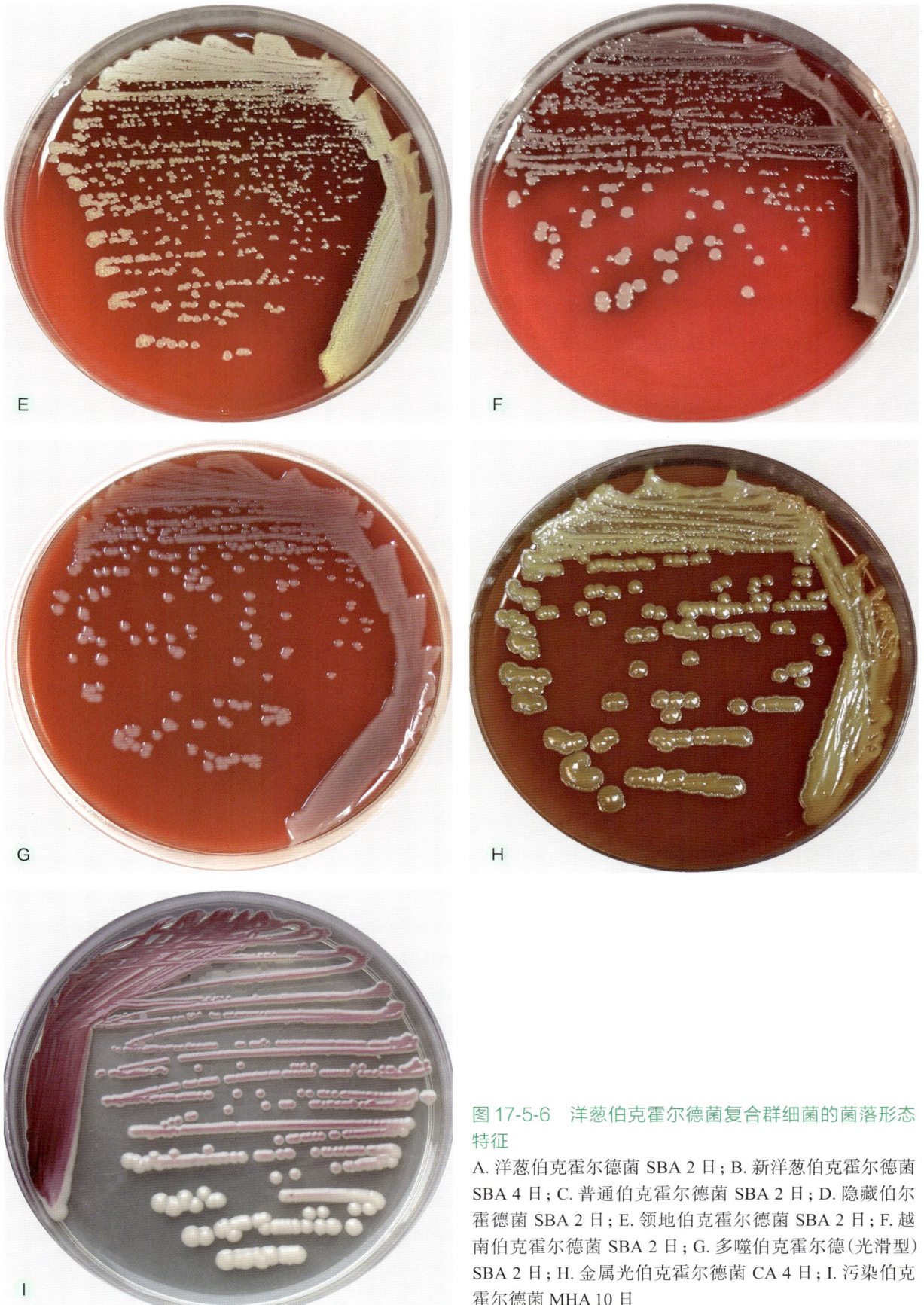

图 17-5-6　洋葱伯克霍尔德菌复合群细菌的菌落形态特征

A. 洋葱伯克霍尔德菌 SBA 2 日；B. 新洋葱伯克霍尔德菌 SBA 4 日；C. 普通伯克霍尔德菌 SBA 2 日；D. 隐藏伯尔霍尔德菌 SBA 2 日；E. 领地伯克霍尔德菌 SBA 2 日；F. 越南伯克霍尔德菌 SBA 2 日；G. 多噬伯克霍尔德（光滑型）SBA 2 日；H. 金属光伯克霍尔德菌 CA 4 日；I. 污染伯克霍尔德菌 MHA 10 日

（三）生化特性

伯克霍尔德菌属氧化酶阳性或阴性，触酶阳性，大部分菌种氧化葡萄糖，还原硝酸盐为亚硝酸盐，或产生氮气。

三、鉴定与鉴别

（一）属间鉴别

伯克霍尔德菌属与金黄杆菌属的鉴别，该属菌动力阳性，而金黄杆菌属阴性。与嗜麦芽窄食单胞菌的鉴别，本菌属分解甘露醇、氧化酶阳性、多黏菌素敏感，而嗜麦芽窄食单胞菌则相反。伯克霍尔德菌属与其他非发酵菌属间的鉴别见表 17-2-1。

（二）属内鉴定

洋葱伯克霍尔德菌的 7 个基因型生化反应见表 17-5-1。伯克霍尔德菌本属内其他菌种的鉴定和鉴别的关键试验见表 17-5-2。

表 17-5-1   洋葱伯克霍尔德菌的 7 个基因型鉴别的关键性试验

基因型	42℃生长	蔗糖	氧化酶	赖氨酸	棕色色素	黄色色素	麦康凯生长	β-半乳糖苷酶	硝酸盐还原
Ⅰ 型	+/-	+/-	+	+	-	+/-	+/-	+	-
Ⅱ 型	+	-	+	+/-	-	-	+	+	+
Ⅲ 型	+/-	+/-	+	+	+/-	-	+	+	+/-
Ⅳ 型	-	+	+	+	-	-	+	+	-
Ⅴ 型	+	+	+	+	-	-	+	+	+
Ⅵ 型	+	+	+	+	-	-	+	+	+
Ⅶ 型	+/-	+	+	+	-	-	+	+	+

注：+，90% 以上菌株阳性；-，90% 以上菌株阴性；+/-，11%~89% 菌株阳性。

表 17-5-2   伯克霍尔德菌属内其他菌种鉴定和鉴别的关键试验

菌名	动力	脲酶	乳糖	七叶苷	氧化酶	精氨酸双水解酶	麦芽糖	42℃生长	硝酸盐产气	硝酸盐还原
洋葱伯克霍尔德菌	+	+/-	-	+/-	v	-	v	+/-	-	+/-
鼻疽伯克霍尔德菌	-	+/-	+/-	-	+/-	+	-	-	-	+
类鼻疽伯克霍尔德菌	+	+/-	+	+/-	+	+	+	+	+	+
唐蒲菖伯克霍尔德菌	+	+	+	+/-	-	ND	+	-	-	+/-
泰国伯克霍尔德菌	+	+/-	+	+/-	+	+	+	+	+	+

注：+，90% 以上菌株阳性；-，90% 以上菌株阴性；+/-，11%~89% 菌株阳性；ND，无资料；v，反应不定。

四、抗菌药物敏感性

CLSI M100 文件第 28 版提供了伯克霍尔德菌属中洋葱伯克霍尔德菌对美洛培南、替卡西林/克拉维酸、头孢他定、米诺环素、左氟沙星、复方新诺明、氯霉素的敏感性 MIC 解释标准；同时提供了洋葱伯克霍尔德菌对美洛培南、头孢他定、米诺环素、复方新诺明的纸片扩散法抑菌环直径的解释标准。在 M45 文件第 3 版提供了潜在的生物恐怖病原菌类鼻疽伯克霍尔德菌和鼻疽伯克霍尔德菌对亚胺培南、阿莫西林/克拉维酸、头孢他定、四环素、多西环素、复方新诺明的敏感性 MIC 解释标准。临床分离的洋葱伯克霍尔德菌常具多重耐药性，大部分菌株对磺胺类药物（包括复方新诺明）、米诺环素、氯霉素和新生霉素敏感；有学者研究认为 80% 洋葱伯克霍尔德菌对头孢他啶敏感；曲发沙星、环丙沙星、氧氟沙星、左氧氟沙星、司帕沙星等对洋葱伯克霍尔德菌有活性。洋葱伯克霍尔德菌和唐菖蒲伯克霍尔德菌对替卡西林、替卡西林/克拉维酸、头孢磺啶、亚胺培南、氨基糖苷类、黏菌素和磷霉素等耐药。对 CLSI 未提供解释标准的抗菌药物的敏感性不能确定。

五、临床意义

伯克霍尔德菌属广泛分布于土壤、水、植物和动物中。鼻疽伯克霍尔德菌是鼻疽病的病原菌，鼻疽病是一种牲畜疾患，该菌引起人类感染的病例少见。类鼻疽伯克霍尔德菌是类鼻疽的病原菌，主要流行区在东南亚及澳大利亚北部地区，也可发生在热带和亚热带地区。类鼻疽伯克霍尔德菌和鼻疽伯克霍尔德菌为潜在的生物恐怖细菌。可引起马、骡、驴、猫和犬等动物感染，人类感染可通过伤口、黏膜、呼吸道而获得。急性患者可有高热、衰竭等全身症状，病原菌进入血流，可形成菌血症及内脏脓肿，最后常因脓毒血症死亡。洋葱伯克霍尔德菌存在于土壤及水中，在医院环境中常污染自来水、体温表、喷雾器、导尿管等，因而引起多种医院感染，包括败血症、心内膜炎、肺炎、伤口感染、脓肿等；洋葱伯克霍尔德菌也是引起囊性纤维化及慢性肉芽肿患者感染的最重要机会致病菌。

（吕火烊）

第六节　莫拉菌属

一、分类与命名

莫拉菌属（*Moraxella*）隶属于细菌域，变形菌门，γ-变形菌纲，假单胞菌目，莫拉菌科（Moraxellaceae）。目前，属内有22个种。临床常见菌种包括腔隙莫拉菌（*M. lacunata*）、犬莫拉菌（*M. canis*）、非液化莫拉菌（*M. nonliquefaciens*）、亚特兰大莫拉菌（*M. atlantae*）、林肯莫拉菌（*M. lincolnii*）、卡他莫拉菌（*M. catarrhalis*）、苯丙酮酸莫拉菌（*M. phenlylpyruvica*）和奥斯陆莫拉菌（*M. osloensis*）等。其他还包括牛莫拉菌（*M. bovis*）、山羊莫拉菌（*M. caprae*）、绵羊莫拉菌（*M. ovis*）、兔莫拉菌（*M. cuniculi*）、豚鼠莫拉菌（*M. caviae*）和伸长莫拉菌（*M. oblonga*）等。苯丙酮酸莫拉菌现已划归嗜冷杆菌属，名为苯丙酮酸嗜冷杆菌。

莫拉菌属DNA G+C含量为40.0~47.5mol%，代表菌种为腔隙莫拉菌。

二、生物学特性

（一）形态与染色

莫拉菌属为革兰氏染色阴性，有耐脱色倾向，菌体呈球形或杆状。杆状菌常很短、圆胖，菌体大小为(1.0~1.5)μm×(1.5~2.5)μm；在培养过程中也可见丝状或链状，细胞大小、形状可变，多数成对或短链状排列。球形菌通常较小，直径0.6~1.0μm，可呈单个或成对，有时呈四联状。幼龄培养物为细杆状，老龄培养物多呈球形。无鞭毛，动力阴性，无芽胞。

（二）培养特性

莫拉菌属为需氧菌，但某些菌株可在厌氧条件下弱生长。营养要求高，在血平板上生长良好，部分菌种可在麦康凯培养基上生长。大部分菌株最适生长温度33~35℃，在血琼脂平板上35℃孵育18~24小时，形成灰白色、凸起、光滑、湿润、边缘整齐的菌落。非液化莫拉菌在血平板上孵育24小时后，形成直径0.1~0.5mm、光滑、无色半透明的菌落，48小时后菌落直径为1mm，有时菌落可扩散或凹陷在琼脂内。

莫拉菌属细菌的形态特征见图17-6-1。

（三）生化特性

需氧代谢，氧化酶阳性，触酶阳性，多数菌种不分解任何糖类，吲哚试验阴性。

三、鉴定与鉴别

（一）属间鉴别

莫拉菌属与产碱杆菌属的鉴别，本菌属细菌无动力，而产碱杆菌属动力阳性。与黄杆菌属鉴别，本菌属细菌不产黄色素。与不动杆菌属鉴别，本菌属氧化酶阳性，而不动杆菌属阴性。与金氏杆菌属的鉴别，本菌属触酶阳性，不分解葡萄糖，而金氏杆菌属则相反。与奈瑟菌属鉴别，奈瑟菌球状、大部分菌株分解葡萄糖，而本菌属细菌多为球杆状、不分解葡萄糖，可用L型诱导试验与奈瑟菌进行鉴别（方法见第二章第三节内容，见图2-3-3）。莫拉菌对青霉素敏感（图17-6-1I），这也是一个重要的鉴别要点。与其他非发酵菌属间的鉴别见表17-2-1。

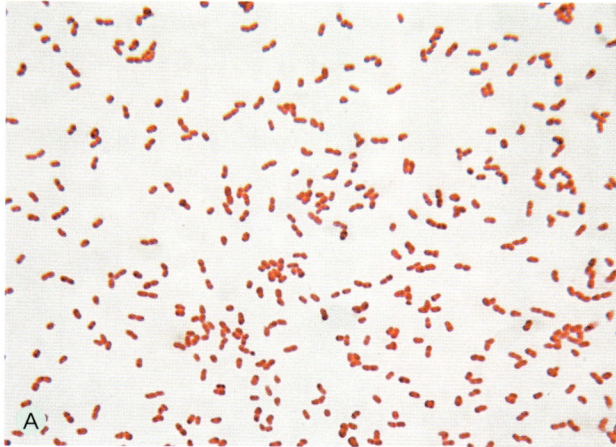

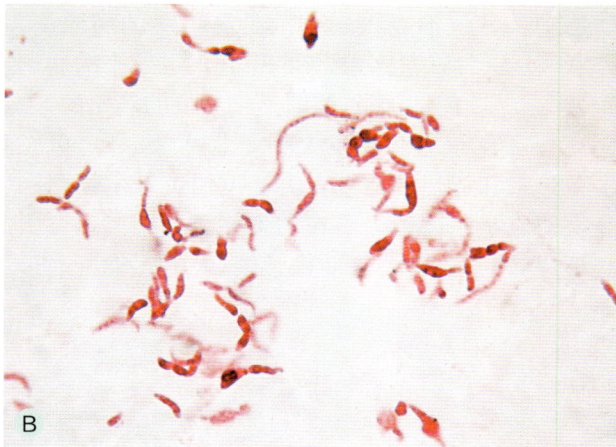

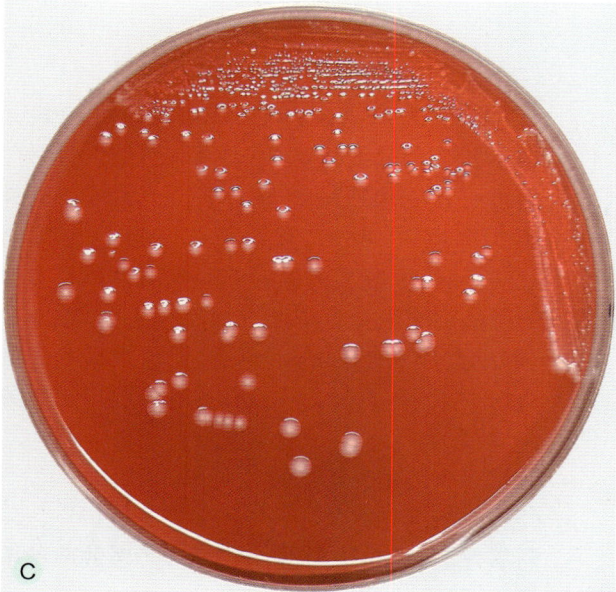

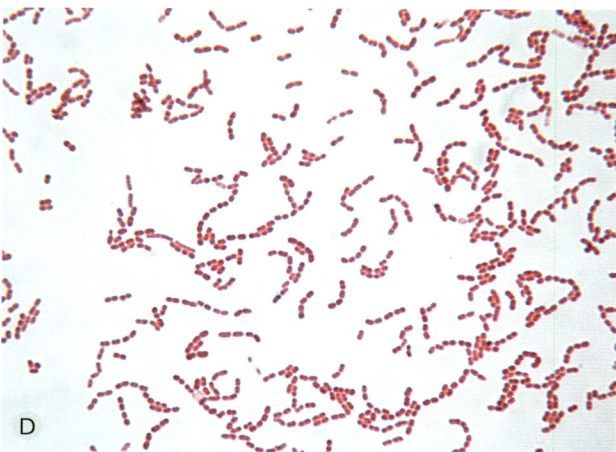

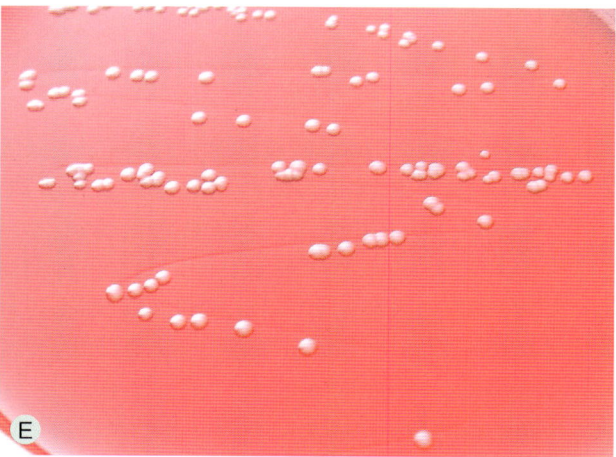

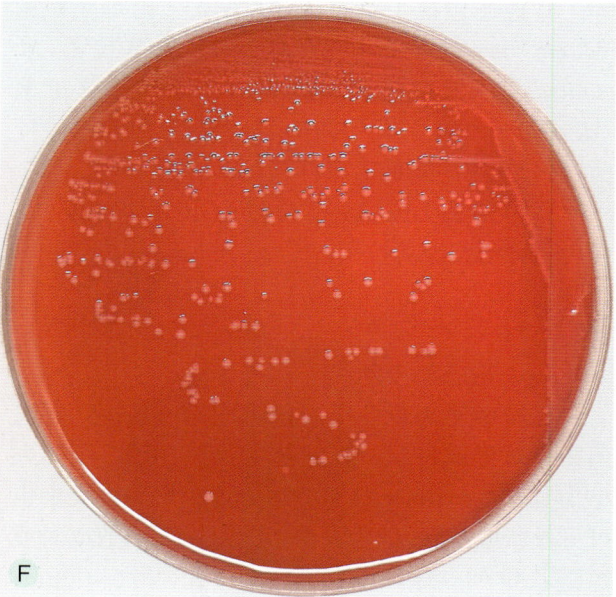

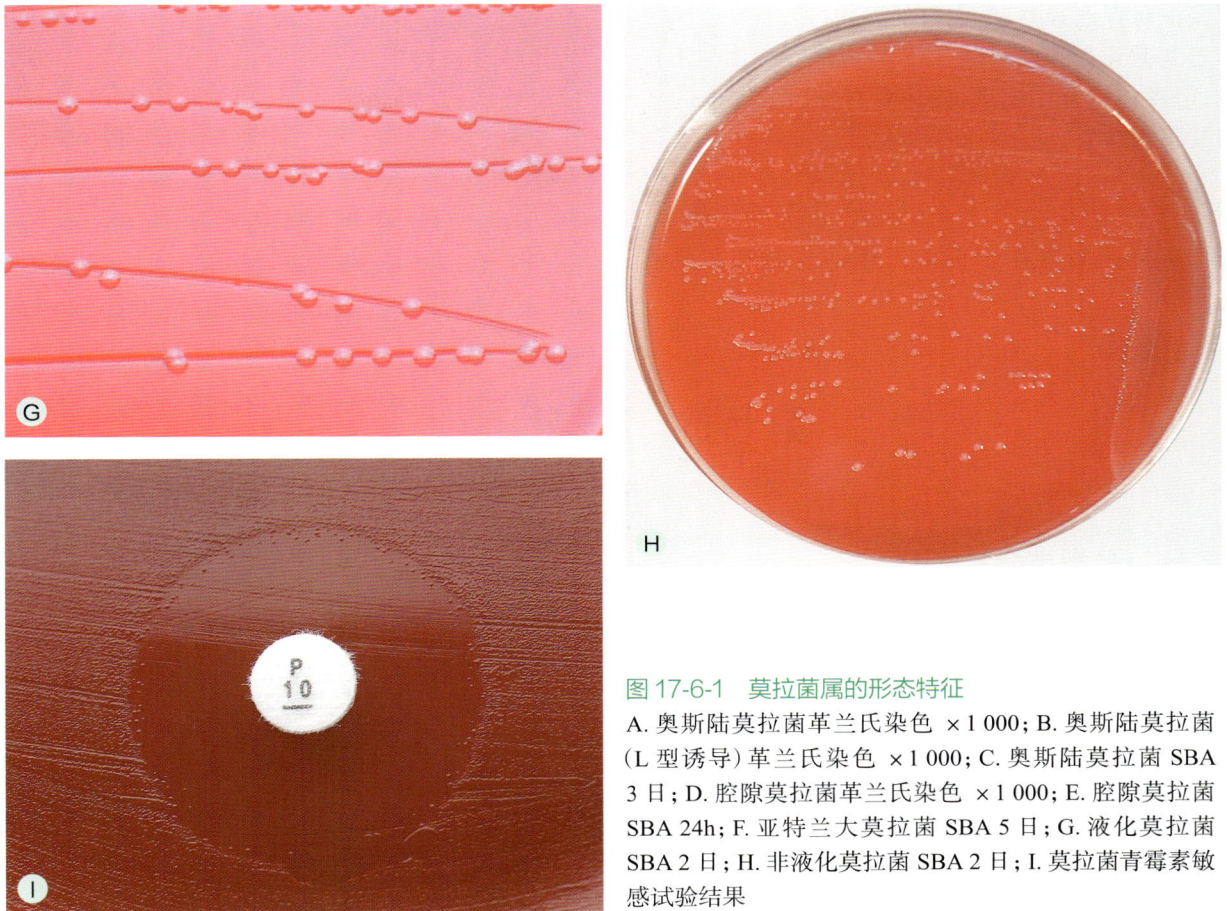

图 17-6-1　莫拉菌属的形态特征

A. 奥斯陆莫拉菌革兰氏染色 ×1 000；B. 奥斯陆莫拉菌
（L 型诱导）革兰氏染色 ×1 000；C. 奥斯陆莫拉菌 SBA
3 日；D. 腔隙莫拉菌革兰氏染色 ×1 000；E. 腔隙莫拉菌
SBA 24h；F. 亚特兰大莫拉菌 SBA 5 日；G. 液化莫拉菌
SBA 2 日；H. 非液化莫拉菌 SBA 2 日；I. 莫拉菌青霉素敏
感试验结果

（二）属内鉴定

莫拉菌属中临床常见菌种的鉴定与鉴别见表 17-6-1。卡他莫位菌的鉴定见第十三章第二节内容。

四、抗菌药物敏感性

除卡他莫拉菌外,莫拉菌属菌种抗菌药物敏感性试验至今尚无标准操作方法与解释标准。大多

表 17-6-1　临床常见莫拉菌种的鉴定与鉴别的关键性试验

菌名	DNA 酶	42℃生长	脲酶	明胶	青霉素	苯丙氨酸	硝酸盐还原	麦康凯生长
腔隙莫拉菌	−	−	−	+/−	+	+/−	+	−
亚特兰大莫拉菌	−	+/−	−	−	+	−	−	+/−
犬莫拉菌	+	+	−	−	ND	+W	+	+
卡他莫拉菌	+	+/−	+/−	−	ND	ND	+	−
林肯莫拉菌	−	−	−	−	ND	ND	−	−
非液化莫拉菌	−	+/−	−	−	+	ND	+	−
奥斯陆莫拉菌	−	+/−	−	−	+	+/−	+/−	+/−

注：+,90% 以上菌株阳性；−,90% 以上菌株阴性；+/−,11%~89% 菌株阳性；+W 表示弱反应；ND,无数据。

数菌株对青霉素类、头孢菌素类、四环素、喹诺酮类和氨基糖苷类药物敏感。产 β- 内酰胺酶菌株不多见，但现在也开始出现，应注意对临床分离株的 β- 内酰胺酶检测。

五、临床意义

莫拉菌属存在于正常人体的皮肤和黏膜表面，是正常寄生菌。非液化莫拉菌、奥斯陆莫拉菌和林肯莫拉菌也是呼吸道正常菌群的一部分，很少致病，是机会致病菌，通常可引起眼结膜炎、气管炎、肺炎、脑膜炎、脑脓肿、心内膜炎和心包炎等。

（吕火烊）

第七节　产碱杆菌属

一、分类与命名

产碱杆菌属（Alcaligenes）隶属于细菌域，变形菌门，β- 变形菌纲，伯克霍尔德菌目，产碱杆菌科（Alcaligenaceae）。目前，属内有 17 个种和 8 个亚种。常见的菌种主要有：粪产碱杆菌（A. faecalis）、皮氏产碱杆菌（A. piechaudii）、脱硝产碱杆菌（A. denitrificans）、木糖氧化产碱杆菌（A. xylosoxidans）、广泛产碱杆菌（A. latus）、水产碱杆菌（A. aquatilis）和真养产碱杆菌（A. eutrophus）等。脱硝产碱杆菌、木糖氧化产碱杆菌和皮氏产碱杆菌现被划归无色杆菌属（Achromobacter），分别称为脱硝无色杆菌（Achromobacter denitrificans）、木糖氧化无色杆菌（Achromobacter xylosoxidans）和皮氏无色杆菌（Achromobacter piechaudii）。目前与临床有关的仅有粪产碱杆菌一个种。

产碱杆菌属 DNA G+C 含量为 56~60mol%，代表菌种为粪产碱杆菌。

二、生物学特性

（一）形态与染色

产碱杆菌属细菌为革兰氏染色阴性，杆状或球杆状，菌体大小为 (0.5~1.2) μm ×（1.0~3.0）μm，常单个出现。1~9 根（偶尔可达 12 根）周鞭毛，有动力。

（二）培养特性

产碱杆菌属细菌为专性需氧菌，某些菌株在硝酸盐或亚硝酸盐存在时能厌氧生长，最适生长温度为 20~37℃。粪产碱杆菌在营养琼脂上可形成无色到灰白色、半透明到不透明、扁平或略凸起、通常为光滑（有时为模糊或粗糙）和边缘整齐的菌落（图 17-7-1B）。大多数粪产碱杆菌菌株可形成薄的蔓延成不规则边缘（E 型）的菌落（图 17-7-1B~D），某些菌株产生特殊的水果气味（即以前命名的芳香产碱杆菌），某些菌株（绿色变种）可在血平板上见到有绿色变色区（图 17-7-1B、E），某些菌株可产生水溶性褐色色素（图 17-7-1F）。粪产碱杆菌可在麦康凯平板和 SS 琼脂平板上生长，在 6% NaCl 肉汤培养基中可生长。

产碱杆菌属的形态特征见图 17-7-1。

（三）生化特性

产碱杆菌属为氧化酶阳性，触酶阳性，不产生吲哚，不水解纤维素、DNA、明胶和七叶苷。可利用某些有机酸盐和氨基化合物产碱，通常不利用碳水化合物，某些菌株能利用葡萄糖和木糖产酸。粪产碱杆菌不还原硝酸盐，但可还原亚硝酸盐。

三、鉴定与鉴别

（一）属间鉴别

产碱杆菌属与其他非发酵菌鉴别见表 17-2-1。粪产碱杆菌与无色杆菌属菌鉴别见表 17-7-1、表 17-7-2。

（二）属内鉴定

产碱菌属内重要菌种为粪产碱杆菌，对粪产碱杆菌的鉴定及与其他相关菌种的鉴别见表 17-7-1、表 17-7-2。

四、抗菌药物敏感性

粪产碱杆菌对复方磺胺类、哌拉西林、阿洛西林、美洛西林、替卡西林 - 克拉维酸以及亚胺培南等敏感，对氨曲南、氨基糖苷类、氟喹诺酮类及头孢菌素类的敏感性则因菌种而异。院内感染菌株对多数常用药物耐药，治疗可采用两种抗菌药物的联合疗法。

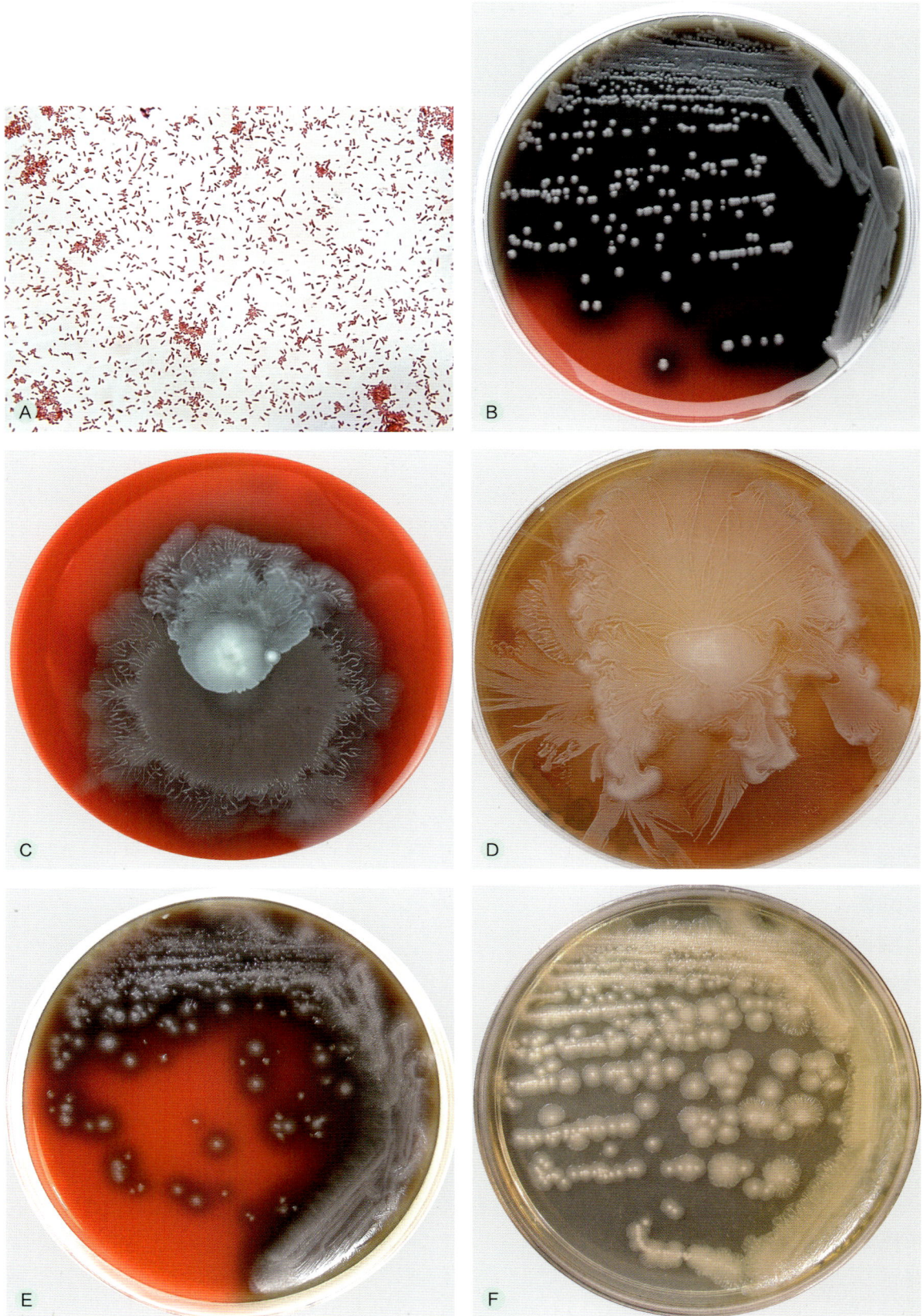

图 17-7-1 产碱杆菌的形态特征

A. 粪产碱杆菌革兰氏染色 ×1 000；B. 粪产碱杆菌（光滑型）SBA 2 日；C. 粪产碱杆菌（扩展型）SBA 2 日；
D. 粪产碱杆菌（扩展型）MHA 4 日；E. 水产碱杆菌 SBA 2 日；F. 水产碱杆菌 MHA 2 日

表 17-7-1   粪产碱杆菌与部分无色杆菌的简要区别

试验	粪产碱杆菌	皮氏无色杆菌	木糖氧化无色杆菌	
			脱硝亚种	木糖氧化亚种
还原硝酸盐	−	+	+	+
还原亚硝酸盐	+	−	+	+
利用葡糖酸盐	−	+	−	+
利用木糖	−	−	−	+

注：+,90% 以上菌株阳性；−,90% 以上菌株阴性。

表 17-7-2   粪产碱杆菌与部分无色杆菌的生化特性

特性	粪产碱杆菌	皮氏无色杆菌	木糖氧化无色杆菌		真养产碱杆菌	广泛产碱杆菌
			脱硝亚种	木糖氧化亚种		
黄色素	−	−	−	−	−	−c
$NO_3 \rightarrow NO_2$	−	+	[+]	+	+	+
厌氧 NO_3 生长	−	−	[+]	+	+	−
厌氧 NO_2 生长	+	−	[+]	+	−	−
明胶	−	−	−	−	−	+
D- 木糖 O-F 产酸	−	−	−	+		
生长碳源						
D- 葡萄糖	−	−	−	+	M	+
L- 阿拉伯糖	−	−	−	−	−	−
D- 木糖	−b	−b	−b	+b	−	−
D- 果糖	−	−	−	d	+	+
D- 甘露醇	−	−	−	−	−	−
D- 甘露糖	−	−	−	d	−	−
D- 葡糖酸盐	−	+	[+]	+	+	+
醋酸盐	+	ND	+	+	+	+
己二酸盐	−b	+b	+b	+b	+	−
庚二酸盐	−b	+b	+b	+b	+	−
癸二酸盐	−	ND	+	+	+	d
辛二酸盐	−	ND	+	+	+	+
中酒石酸盐	−	ND	+	+	+	−
衣康酸盐	−	+	+	+	+	+
可从临床标本分离	+	+	+	+	−	−

注：+,90% 以上菌株阳性；[+],80% 以上菌株阳性；d,11%~79% 菌株阳性；−,10% 以下菌株阳性；M,变异株生长；ND,未测定；b,用 API 20NE 和 API 50CH 测定；c,广泛产碱杆菌菌落暗粉红色或黄色。

五、临床意义

产碱杆菌存在于水和土壤中,是脊椎动物肠道中常见的寄生菌。也可从血液、尿液、粪便、脑脊液、胸膜液、腹膜液、脓汁、眼、耳和咽拭子等临床标本中分离出,偶尔引起人的机会感染。在医院未灭菌蒸馏水和醋酸氯己定溶液中也可发现该类细菌。粪产碱杆菌是本属中常分离到的菌种,它与假单胞菌属有相似的栖息地,可在医院外水和泥土中分离到,在院内潮湿的器械中也可分离到,如呼吸器、血液透析器等。粪产碱杆菌亦可为部分人群皮肤正常菌群,并可从患者血液、痰、尿液等临床标本分离到,与污染的透析液和静脉注射液有关。

(张　嵘)

第八节　无色杆菌属

一、分类与命名

无色杆菌属(*Achromobacter*)隶属于细菌域,变形菌门,β-变形菌纲,伯克霍尔德菌目,产碱杆菌科(Alcaligenaceae)。目前,属内有19个种和木糖氧化无色杆菌脱硝亚种、木糖氧化亚种2个亚种。主要包括木糖氧化无色杆菌(*A. xylosoxidans*)、鲁兰无色杆菌(*A. ruhlandii*)、脱硝无色杆菌(*A. denitrificans*)、皮氏无色杆菌(*A. piechaudii*)、*A. aegrifaciens*、*A. agilis*、*A. aloeverae*、灵气无色杆菌(*A. animicus*)、焦虑无色杆菌(*A. anxifer*)、*A. dolens*、*A. insolitus*、罕见无色杆菌(*A. insuavis*)、*A. kerstersii*、马德普拉塔无色杆菌(*A. marplatensis*)、居黏膜无色杆菌(*A. mucicolens*)、*A. pestifer*、肺无色杆菌(*A. pulmonis*)、精气无色杆菌(*A. spiritinus*)和少见无色杆菌(*A. spanius*)等。

无色杆菌属DNA G+C含量为65~68mol%,代表菌种为木糖氧化无色杆菌。

二、生物学特性

(一)形态与染色

无色杆菌属细菌为革兰氏阴性杆菌,菌体大小为(0.8~1.2)μm×(2.5~3.0)μm,具有1~20根周鞭毛,有动力,无芽胞。

(二)培养特性

无色杆菌属细菌为专性需氧,某些菌株能以硝酸盐作为电子受氢体行厌氧呼吸。无色杆菌属细菌不溶血、不产色素。木糖氧化无色杆菌在营养琼脂上菌落较小,圆形,无色到灰白色,半透明到不透明,扁平或略凸起、光滑(图17-8-1D),有时模糊、粗糙或呈黏液状,边缘完整。木糖氧化无色杆菌、脱硝产碱杆菌和皮氏无色杆菌等能在SS、麦康凯和EMB琼脂上生长。

无色杆菌属细菌的形态特征见图17-8-1。

(三)生化特性

无色杆菌属细菌氧化酶和触酶均阳性,尿素酶、DNA酶、苯丙氨酸脱氨酶、赖氨酸脱羧酶、鸟氨酸脱羧酶、精氨酸双水解酶、明胶酶和吲哚试验等均为阴性。通常不利用碳水化合物,但木糖氧化无色杆菌和鲁兰无色杆菌能利用葡萄糖作为唯一碳源,在O-F培养基中可氧化分解D-葡萄糖、D-阿拉伯糖和D-木糖产酸。木糖氧化无色杆菌不氧化麦芽糖、甘露糖、甘露醇、阿拉伯糖,柠檬酸盐和硝酸盐还原试验阳性,64%菌株可将硝酸盐还原为氮气。

三、鉴定与鉴别

(一)属间鉴别

无色杆菌属与相关菌属鉴别分别见表17-2-1、表17-7-1和表17-7-2。

(二)属内鉴定

无色杆菌属内部分菌种区别鉴定见表17-8-1。

四、抗菌药物敏感性

木糖氧化无色杆菌是临床常见的分离株,对氨苄西林、氨基糖苷类、非抗假单胞菌的头孢菌素、氟喹诺酮和氯霉素耐药,但对派拉西林、替卡西林/棒酸、亚胺培南、复方新诺明及抗假单胞菌头孢菌素敏感。皮氏无色杆菌对氨苄西林、氨曲南和庆大霉素耐药,对其他抗菌药物敏感性可变。

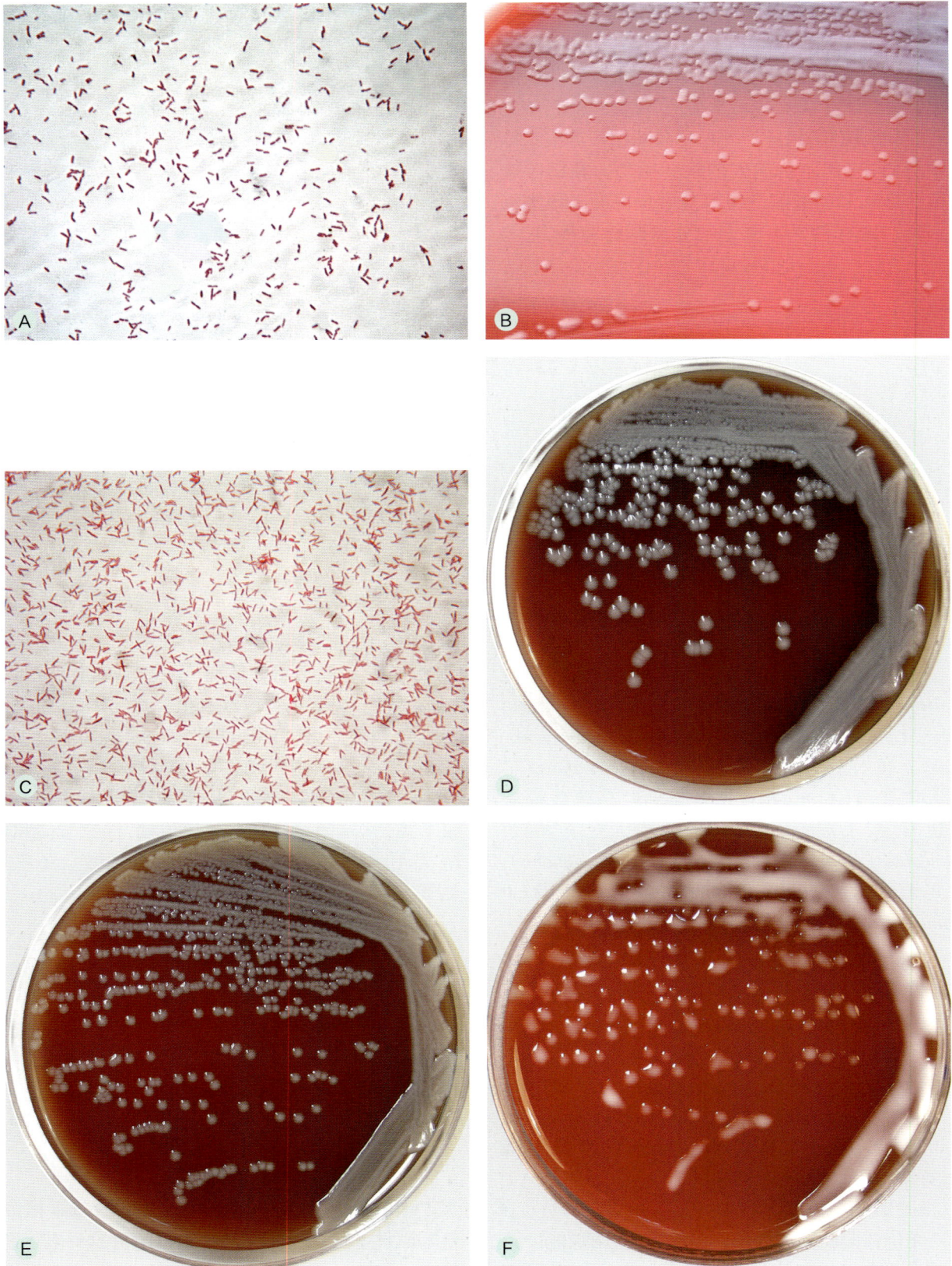

图 17-8-1 无色杆菌的形态特征

A. 脱硝无色杆菌革兰氏染色 ×1 000；B. 脱硝无色杆菌 SBA 24h；C. 木糖氧化无色杆菌革兰氏染色 ×2 000；
D. 木糖氧化无色杆菌 SBA 2 日；E. 罕见无色杆菌（光滑型）SBA 3 日；F. 罕见无色杆菌（黏液型）SBA 24h

表 17-8-1　无色杆菌属部分菌种生物学特性

特性	木糖氧化无色杆菌	脱硝无色杆菌	皮氏无色杆菌	鲁兰无色杆菌	A.insolitus	少见无色杆菌
乙酰胺培养基上生长	–	v	v	ND	+	–
脱硝作用	+	+	–	–	–	–
硝酸盐还原	+	+	+	+	+	+
D- 葡萄糖同化	+	–	–	+	–	–
D- 木糖同化	+	–	–	+	–	–
七叶苷水解	+	+	–	ND	ND	ND
己二酸同化	+	+	–	+	ND	ND
L- 苹果酸盐同化	+	+	–	+	+	ND
乙酸苯酯同化	+	+	–	+	ND	ND
中康酸盐同化	+	v	+	ND	+	–
顺乌头酸盐同化	+	+	+	ND	+	–
二氨基丁烷同化	ND	ND	v	ND	–	+

注：+，90% 以上菌株阳性；–，90% 以上菌株阴性；v，结果可变；ND，未测定。

五、临床意义

　　无色杆菌属细菌常存在于水和土壤中，是机会致病菌，也可从医院环境和临床标本中分离出，包括血液、痰、尿等标本，可引起医院内感染和暴发流行。木糖氧化无色杆菌可引起囊性纤维化患者呼吸道感染、菌血症、导管相关血流感染、心内膜炎、中耳炎或骨髓炎等，脱硝无色杆菌可引起腹膜炎、肾脓肿。皮氏无色杆菌和少见无色杆菌可从包括血液等临床标本中分离到。A. insolitus 可从伤口等临床标本中分离到。灵气无色杆菌、居黏膜无色杆菌、肺无色杆菌、A. spiritinus 可从包括血液、痰、尿、脓液、咽拭子等临床标本中分离到。罕见无色杆菌、A. aegrifaciens、焦虑无色杆菌和 A. dolens 可从痰标本中分离到。

（张　嵘）

第九节　金黄杆菌属

一、分类与命名

　　金黄杆菌属（Chryseobacterium）（也称金色杆菌属）隶属于细菌域，拟杆菌门，黄杆菌纲，黄杆菌目，黄杆菌科（Flavobacteriaceae）。1994 年 Vandamm 等提议将脑膜脓毒黄杆菌、黏黄杆菌、产吲哚黄杆菌、大比目鱼黄杆菌、大菱鲆黄杆菌和吲哚黄杆菌从黄杆菌属中分出，另成立一个新的菌属，命名为金黄杆菌属。目前，属内有 109 个种，常见菌种主要有脑膜脓毒金黄杆菌（C. meningosepticum）、黏金黄杆菌（C. gleum）、产吲哚金黄杆菌（C. indologenes）、吲哚金黄杆菌（C. indoltheticum）、大比目鱼金黄杆菌（C. balustinum）、大菱鲆金黄杆菌（C. scophthalmum）、水生动物实验室金黄杆菌（C. aahli）、水生金黄杆菌（C. aquaticum）、人类金黄杆菌（C. anthropi）、哈弗金黄杆菌（C. haifense）、人型金黄杆菌（C. hominis）、马赛金黄杆菌（C. massiliae）、越南金黄杆菌（C. vietnamense）和塔克拉玛干沙漠金黄杆菌（C. taklimakanense）等。2005 年 Kim 等将脑膜脓毒金黄杆菌和 C. miricola 从金黄杆菌属中分出，成立一个新的伊丽莎白金菌属（Elizabethkingia），命名为脑膜脓毒伊丽莎白金菌(*E. meningosepticum*)和 *E. miricola*。

金黄杆菌属 DNA G+C 含量为 33~38mol%,代表菌种为黏金黄杆菌。

二、生物学特性

(一) 形态与染色

金黄杆菌属细菌为革兰氏阴性杆菌,菌体大小为(1~3)μm×0.5μm,两边平行,两端圆略膨大,无鞭毛,无动力,无芽胞。

(二) 培养特性

金黄杆菌属细菌为需氧菌,所有菌株在 30℃生长,大部分菌株在 37℃生长。在固体培养基表面生长可产生典型的色素(黄色到橙色),但也可出现不产色素菌株。菌落半透明(偶尔不透明)、圆形、隆起或轻微隆起、光滑、反光和边缘整齐。在血平板上 35℃孵育 18~24 小时,形成直径 1~1.5mm、光滑、隆起、有光泽的黄色菌落,某些菌株可呈 β-溶血(图 17-9-1C)。在营养琼脂上生长,形成亮黄色菌落。大部分菌株在麦康凯平板上可生长,但大菱鲆金黄杆菌和部分产吲哚金黄杆菌不生长。大部分菌株可产生浓厚的芳香气味。

金黄杆菌属细菌的形态特征见图 17-9-1。

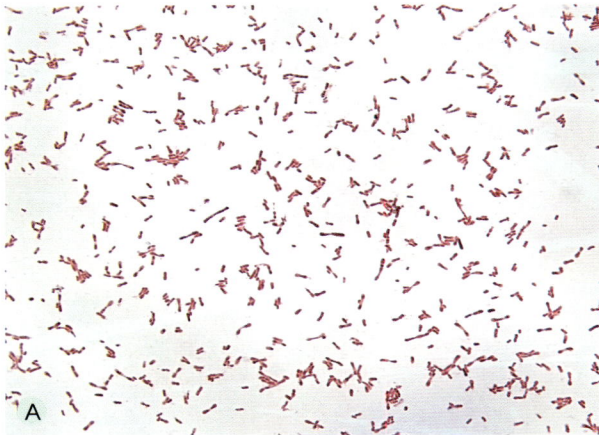

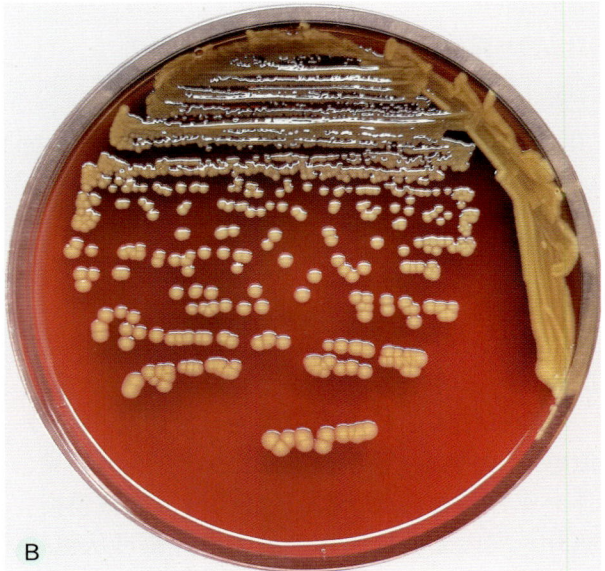

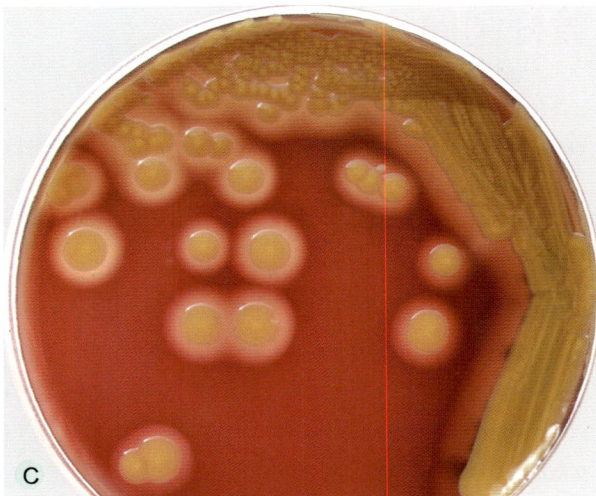

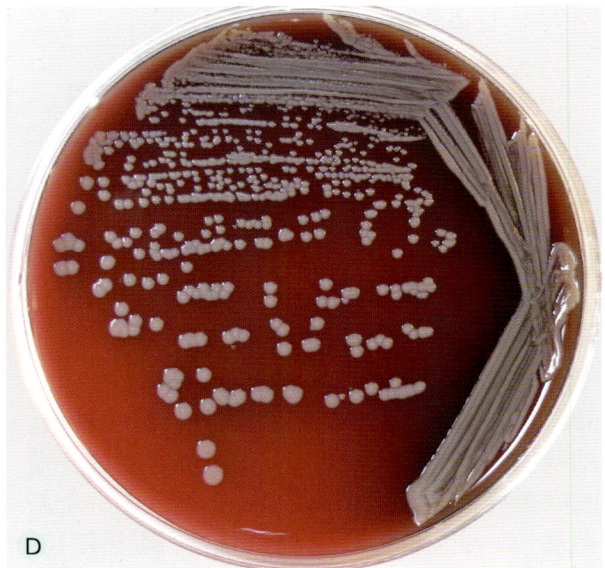

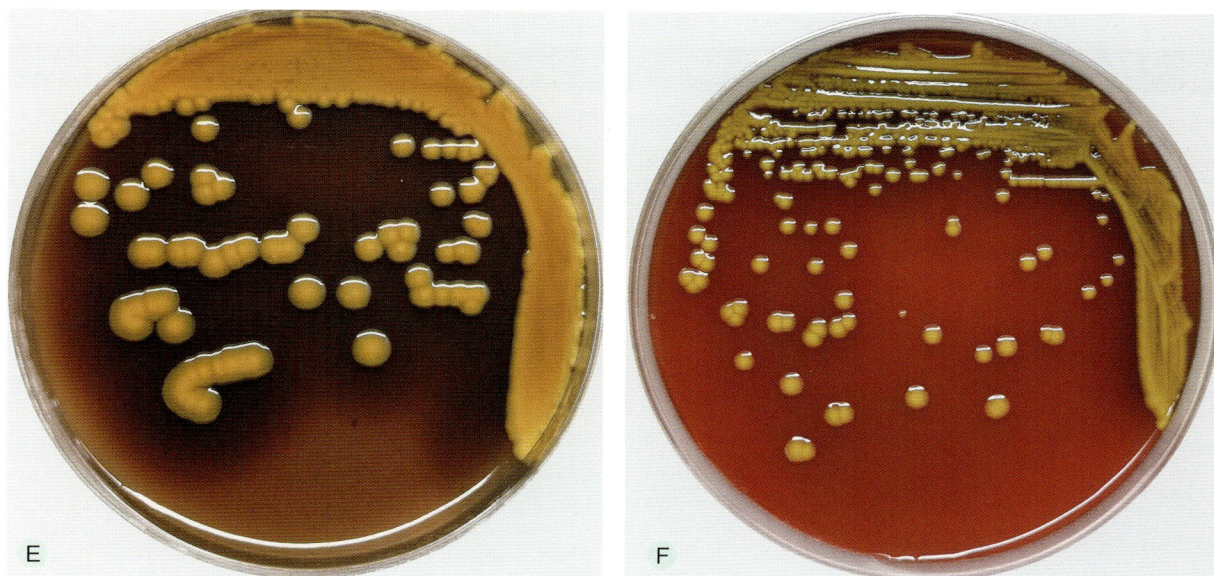

图 17-9-1　金黄杆菌的形态特征
A. 产吲哚金黄杆菌革兰氏染色 ×1 000；B. 产吲哚金黄杆菌 SBA 2 日；C. 产吲哚金黄杆菌 SBA 5 日；
D. 人类金黄杆菌 SBA 3 日；E. 黏金黄杆菌 CA 3 日；F. 马赛金黄杆菌 SBA 2 日

（三）生化特性

氧化酶和触酶阳性，葡萄糖 O-F 为氧化型。大部分菌株分解葡萄糖、麦芽糖、甘油、海藻糖和甘露醇，不分解蔗糖和木糖，七叶苷、吲哚和明胶试验均为阳性，柠檬酸盐和硝酸盐还原试验阴性。通常吲哚反应较弱，需要用更敏感的 Ehrlich 法进行检测（图 2-3-21B）。

三、鉴定与鉴别

（一）属间鉴别

1. 鉴定要点　金黄杆菌属细菌菌落黄色，氧化酶阳性，葡萄糖 O-F 为氧化型，吲哚试验阳性，动力和硝酸盐还原试验阴性。

2. 应注意金黄杆菌属与产黄色素的其他菌种鉴别。利用氧化酶试验可与产黄色素的肠杆菌目细菌（如泛菌属、克洛诺杆菌属等）相鉴别，利用动力试验可与产黄色素的假单胞菌相鉴别。芳香气味有助于金黄杆菌的初步鉴别，对万古霉素敏感也可作为金黄杆菌的鉴别要点（图 17-9-2）。金黄杆菌属与相关菌属鉴别见表 17-9-1。

3. 脑膜脓毒伊丽莎白金菌与吲哚金黄杆菌和产吲哚金黄杆菌的鉴别。脑膜脓毒伊丽莎白金菌分解甘露醇，DNA 酶试验阳性，不水解淀粉，而吲哚金黄杆菌和产吲哚金黄杆菌则相反。大部分脑膜脓毒伊丽莎白金菌产生的黄色素较浅，但也有部

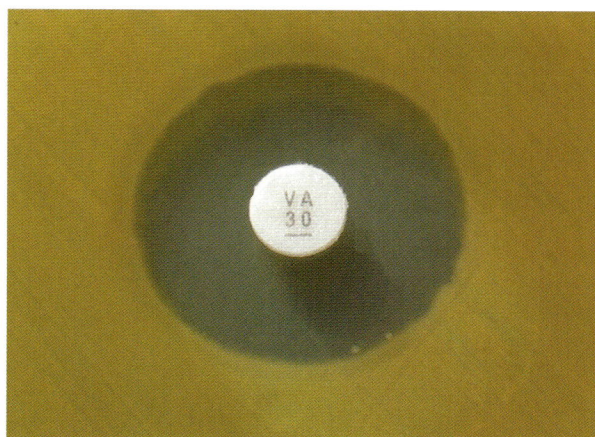

图 17-9-2　金黄杆菌属对万古霉素敏感性试验结果

分菌株可产生亮黄色色素或不产色素。

4. 脑膜脓毒伊丽莎白金菌与短稳杆菌的鉴别　脑膜脓毒伊丽莎白金菌分解甘露醇，胆汁七叶苷试验阳性，而短稳杆菌相反。

5. 常见金黄杆菌与产黄色色素的非发酵菌的鉴别见表 17-9-2。屈挠菌素试验（图 2-3-8C、D）有助于鉴别 CDC Ⅱb 群（包括产吲哚金黄杆菌和黏金黄杆菌等）、类香味菌等和鞘氨醇单胞菌属细菌，前两者为阳性，后者为阴性（表 17-9-2）。

6. 常见金黄杆菌与其他相关菌种的鉴别见表 17-9-3。

表 17-9-1　金黄杆菌属与相关菌属鉴别特性

特性	金黄杆菌属	黄杆菌属	稳杆菌属	威克菌属	伯杰菌属	*Riemerella*
G+C 含量 /mol%	33~38	32	31~33	35~38	35~37	29~35
生活环境	自由生活或寄生	自由生活	自由生活或寄生	自由生活或腐生	自由生活或腐生	腐生
色素产生	+[b]	+	+	−	−	−
糖分解代谢	+	+	+	−	−	−
嗜二氧化碳代谢	−	−	−	−	−	+
青霉素耐药	+	ND	+	−	−	−
DNA 酶	+[c]	ND	+	−	−	ND
明胶酶	+[d]	−	+	+	+	+[e]
尿素酶	v[f]	−	−	−	+	v[f]
吲哚	v[g]	−	+	−	−	−
七叶苷水解	+[h]	−	−	−	−	ND
37℃生长	+	−	v[i]	+	+	+
42℃生长	v[f]	−	−	+	−[j]	+[e]
麦康凯平板生长	+[k]	−	+	+	−	−
β- 羟丁酸生长	+	−	+	+	−	ND
分解葡萄糖产酸	+[l]	+	v[i]	−	−	v[f]
分解蔗糖产酸	−	+	−	−	−	−

注：+,90% 以上菌株阳性；−,90% 以上菌株阴性；v,可变；ND,未测定；b,某些脑膜脓毒伊丽莎白金菌不产色素；c,吲哚金黄杆菌未测定；d,吲哚金黄杆菌未测定；e,大部分 *R.anatipestifer* 是阳性；f,结果可变；g,除外大菱鲆金黄杆菌；h,2/49 脑膜脓毒伊丽莎白金菌可阴性；i,6/7 稳杆菌阳性；j,1/30 动物溃疡伯杰菌可阳性；k,7/13 产吲哚金黄杆菌和所有受试的大菱鲆金黄杆菌不生长；l,7/49 脑膜脓毒伊丽莎白金菌和所有受试的大菱鲆金黄杆菌阴性。

表 17-9-2　常见金黄杆菌与产黄色色素的非发酵菌鉴别试验　　　　　　　　　单位：%（阳性）

菌名	黄色素	尿素酶	蔗糖	麦芽糖	甘露醇	氧化酶	七叶苷	硝酸盐还原	麦康凯生长
脑膜脓毒伊丽莎白金菌	+	3(5)	0	93(7)	91(8)	+	99	0	89(3)
黏金黄杆菌	+	(+)	−	+	+	+	+	+	+
产吲哚金黄杆菌	+			+		+	+	−	+
洋葱伯克霍尔德菌	78	60	87	30(70)	100	100	56	94	96
浅黄假单胞菌	97	26(38)	12	100	76(18)	0	100	62	100
嗜麦芽窄食单胞菌	+	3	63	100	0	0	39	39	100
少动鞘氨醇单胞菌	100	0	100	100	0	+	100	0	0
多食鞘氨醇杆菌	57	95	100	100	0	+	100	0	100
食醇鞘氨醇杆菌	54	62(38)	100	92(8)	100	+	100	0	(46)
嗜温鞘氨醇杆菌	50	90(10)	100	100	100	100	100	100	100

注：+,90% 以上菌株阳性；−,90% 以上的菌株阴性；括号内数据为迟缓反应。

表 17-9-3　常见金黄杆菌与其他相关菌种的鉴别特性

特性	黏金黄杆菌	产吲哚金黄杆菌	吲哚金黄杆菌	大比目鱼金黄杆菌	大菱鲆金黄杆菌	脑膜脓毒伊丽莎白金菌	短稳杆菌	有毒威克斯菌	动物溃疡伯杰菌
触酶	+	+	+	+	+	100	100	98	100
尿素酶	(+)	−	−	−	+	3(5)	0	0	100
硫化氢	+	+	+	−	−	99	100	95	59
柠檬酸盐	+[b]	+	−	−	−	9(3)	0	0	0
七叶苷水解	+	+	+	+	+	99	0	70	10
明胶水解	+	+	ND	ND	ND	91	100	100	98
硝酸盐还原	+	−[b]	−	−	−	0	0	0	0
麦康凯平板生长	+	(+)[b]	+	+	−	89(3)	100	(10)	2
葡萄糖	(+)	(+)	+	−	−	95(4)	86(15)	0	0
木糖	(+)	−	−	−	−	3	0	0	0
甘露醇	−	−[b]	−	−	−	91(8)	0	0	0
乳糖	−	−	−	−	−	42(15)	0	0	0
蔗糖	−	−	v	−	−	0	0	0	0
麦芽糖	(+)	(+)	+	−	−	93(7)	86(15)	0	0
淀粉		(+)	−	−	−	0	75	ND	ND
动力,鞭毛	−	−	−	−	−	0	0	0	0
42℃生长	+	−	−	−	−	45	0	70	10

注：+,90% 以上菌株阳性；−,90% 以上菌株阴性；表中数字是试验菌株阳性 %(孵育 2 日);( ),提示迟缓反应；ND,未测定；v,结果可变；硫化氢,醋酸铅纸条法结果；b:最初黏金黄杆菌柠檬酸盐阴性；产吲哚金黄杆菌 30% 菌株氧化甘露醇；46% 菌株在麦康凯平板上生长；35% 还原硝酸盐产气。

（二）属内鉴定

属内常见菌种鉴定与鉴别见表 17-9-3。

四、抗菌药物敏感性

金黄杆菌属细菌通常对治疗革兰氏阴性细菌感染的抗菌药物(如氨基糖苷类、β- 内酰胺类、四环素、氯霉素有耐药性等)耐药,但对治疗革兰氏阳性细菌感染的药物(如利福平、红霉素、克林霉素、司帕沙星、复方新诺明和万古霉素等)敏感。尽管早期研究者推荐万古霉素用于治疗脑膜脓毒伊丽莎白金菌引起的严重感染,但随后研究表明米诺环素、利福平、复方新诺明和喹诺酮类抗菌药物对脑膜脓毒伊丽莎白金菌体外抗菌活性更高,在喹诺酮类药物中,司帕沙星和左氧氟沙星活性高于环丙沙星和氧氟沙星。临床对脑膜脓毒伊丽莎白金菌引起的新生儿脑膜炎,推荐用万古霉素联合利福平作为经验性起始治疗方案。产吲哚金色杆菌对头孢噻吩、头孢噻肟、头孢曲松、氨曲南、氨基糖苷类、红霉素、克林霉素、万古霉素和替考拉宁等耐药,而对哌拉西林、头孢哌酮、头孢他啶、亚胺培南、喹诺酮类、米诺环素和复方新诺明等敏感性可变。已有报道分离出产金属 -β-内酰胺酶的产吲哚金色杆菌,表现为多重耐药。

五、临床意义

金黄杆菌属细菌广泛存在于土壤、水和植物中,也可发现于食品中,是一种机会致病菌,产吲哚金色杆菌和脑膜脓毒伊丽莎白金菌是医院感染常见菌之一,可以引起术后感染和败血症。产吲哚金色杆菌也可以致脑膜炎、肺炎、胆道感染、腹膜炎、膀胱炎、导管相关菌血症和蜂窝织炎等,感染与免疫功能低下或各种插管有关。黏金黄杆菌可引起新生儿院内获得性肺炎。

(张　嵘　孙长贵)

第十节　苍白杆菌属

一、分类与命名

苍白杆菌属(Ochrobactrum)隶属于细菌域,变形菌门,α-变形菌纲,根瘤菌目,布鲁氏菌科。属内有 18 个种,其中从临床标本中分离出的菌种主要有人苍白杆菌(O. anthropi)(即脲酶阳性的"无色杆菌",以前称为 CDC Vd 群)、中间苍白杆菌(O. intermedium)、嗜血苍白杆菌(O. haematophilum)、格里朗苍白杆菌(O. grignonense)、假格里朗苍白杆菌(O. pseudogrignonense)、假中间苍白杆菌(O. pseudointermedium)和 O. tritici 等。

苍白杆菌属 DNA G+C 含量为 54.5~59mol%,代表菌种为人苍白杆菌。

二、生物学特性

(一) 形态与染色

苍白杆菌属细菌为革兰氏阴性杆菌,两边平行,端圆,菌体大小为 $(0.5\sim1.0)\mu m \times (1.5\sim2.0)\mu m$,也可出现卵圆形,长度 $1.0\sim1.5\mu m$。细胞通常单个存在,具有周鞭毛,大部分只有 1~2 根侧鞭毛,有动力,嗜血苍白杆菌和假格里朗苍白杆菌无动力。无芽胞。

(二) 培养特性

苍白杆菌属细菌为专性需氧菌,最佳生长温度范围 20~37℃。在营养琼脂上 37℃孵育 24 小时后形成光滑、轻微凸起、半透明、无色菌落,菌落直径小于 0.5mm。在血平板上 35℃孵育 24 小时,形成直径 1~2mm、半透明菌落,孵育 48 小时形成直径 2~3mm、乳白色、圆形、凸起、微黏、不溶血菌落,继续孵育部分菌株的菌落中心可出现白点。在麦康凯琼脂上生长,孵育 24 小时呈无色半透明菌落。

苍白杆菌属细菌的形态特征见图 17-10-1。

(三) 生化特性

氧化酶和触酶阳性。分解葡萄糖、阿拉伯糖、果糖、鼠李糖、乙醇和木糖产酸,不分解乳糖,硝酸盐还原和尿素酶试验均为阳性。吲哚、七叶苷、明胶、ONPG、赖氨酸和鸟氨酸脱羧酶、精氨酸双水解酶试验等阴性。

三、鉴定与鉴别

(一) 属间鉴别

1. 鉴定要点　苍白杆菌属细菌在麦康凯琼脂上呈无色半透明菌落,氧化酶和触酶阳性,分解葡萄糖,硝酸盐还原和尿素酶阳性,七叶苷、ONPG 和鸟氨酸脱羧酶试验阴性。

2. 苍白杆菌属细菌与关系密切和表型相似菌属的鉴别见表 17-10-1。

(二) 属内鉴定

1. 人苍白杆菌与中间苍白杆菌鉴定要点　中间苍白杆菌在 41℃生长,尿素酶阴性,对硫酸黏菌素耐药。人苍白杆菌则相反。

2. 中间苍白杆菌与假中间苍白杆菌鉴定要点　中间苍白杆菌对硫酸黏菌素、四环素、氨基糖苷类耐药。假中间苍白杆菌是唯一可在 45℃生长的苍白杆菌属细菌。

3. 苍白杆菌属内与临床有关菌种的鉴定与鉴别见表 17-10-2。

四、抗菌药物敏感性

有研究结果表明临床分离的人苍白杆菌对阿米卡星、奈替米星、庆大霉素、亚胺培南、环丙沙星、萘啶酸、培氟沙星、利福平、四环素和复方新诺明敏感,而对氨苄西林、阿莫西林-克拉维酸、氨曲南、头孢孟多、头孢尼西、头孢哌酮、头孢西丁、头孢他啶、头孢呋辛、头孢噻吩、美洛西林、吡哌酸、哌拉西林、替卡西林、氯霉素、红霉素、磷霉素、卡那霉素、原始霉素和链霉素等抗菌药物耐药。大部分菌株对拉氧头孢敏感。但不同的菌种其抗菌药物敏感性可有差异。中间苍白杆菌对硫酸黏菌素、四环素、氨基糖苷类耐药。

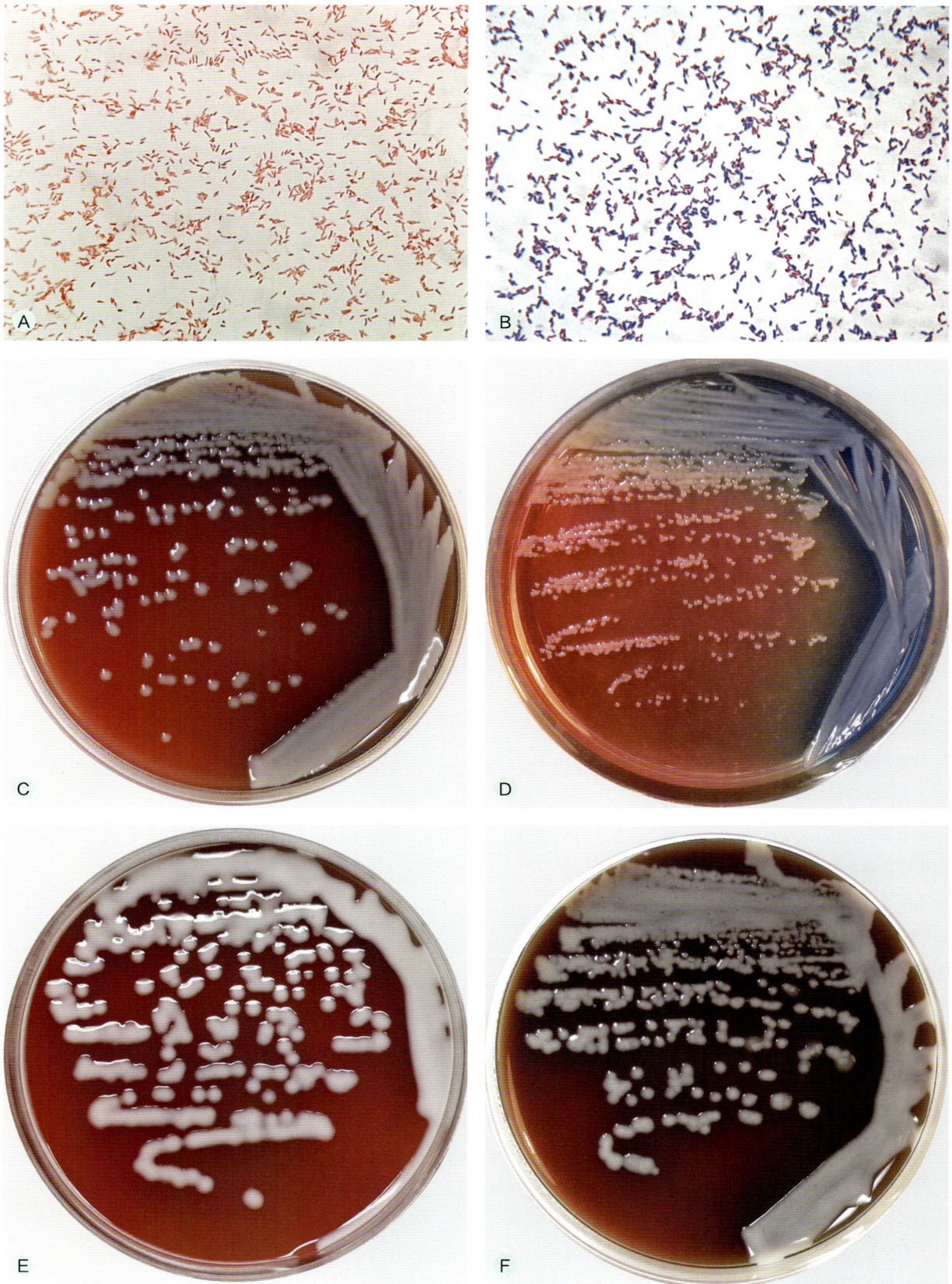

图 17-10-1　苍白杆菌的形态特征

A. 人苍白杆菌革兰氏染色 ×1 000；B. 人苍白杆菌柯氏染色(红色是人苍白杆菌,蓝色是大肠埃希菌)×1 000；
C. 人苍白杆菌 SBA 2 日；D. 人苍白杆菌中国蓝平板 24h；E. 中间苍白杆菌 SBA 2 日；F. 嗜血苍白杆菌 SBA 3 日

表 17-10-1　苍白杆菌属细菌与关系密切和表型相似菌属的鉴别

特性	苍白杆菌属	土壤杆菌属	产碱杆菌属	布鲁氏菌属	枝动杆菌属[b]	根瘤菌属
分解葡萄糖产酸	+	6/7	+	+	+	+
分解乙醇产酸	+	6/7	14/19	−	−	−
分解果糖产酸	+	+	−	−	+	+
分解棉子糖产酸	−	+	−	−	−	1/3
甘氨酸利用	+	−	13/19	−	−	−
琥珀酸盐利用	+	+	+	−	−	+
鼠李糖利用	+	+	−	−	−	+
甘露醇利用	+	+	−	−	+	+
山梨醇利用	+	+	−	−	+	+
D- 阿拉伯醇利用	+	+	−	−	+	+
水解 L- 异亮氨酸 -β- 萘胺	−	−	−	−	−	−

注：+，所有试验菌株是阳性；−，所有试验菌株是阴性；x/x，阳性菌株数 / 试验菌株数；b：枝动杆菌属，*Mycoplana*。

表 17-10-2　苍白杆菌属内与临床有关菌种的特性

特性	人苍白杆菌	中间苍白杆菌	嗜血苍白杆菌	假中间苍白杆菌	假格里朗苍白杆菌
41℃生长	−	+	+	+	−
45℃生长	−	−	−	+	−
尿素酶	+	44	+	−	+
硝酸盐还原	86	+	−	+	+
D- 甘露醇同化	+	+	ND	+	ND
N- 乙酰氨基葡萄糖同化	+	+	+	+	−
D- 麦芽糖同化	+	+	+	+	−
柠檬酸盐同化(48h)	+	+	+	+	+
葡萄糖产酸	93(7)	+	+	+	+
麦芽糖产酸	64	+	ND	v	ND
甘露糖产酸	43(14)	−	ND	−	ND
蔗糖产酸	50	+	+	v	+
侧金盏花醇产酸	+	+	+	+	+
山梨醇产酸	+	+	+	v	+
α- 葡萄糖苷酶	+	+	ND	v	ND
γ- 谷氨酰转移酶	−	−	ND	v	ND
β- 丙氨酸芳氨酶	+	−	ND	−	ND
谷氨酸 - 甘氨酸 - 精氨酸芳氨酶	−	−	ND	−	ND
L- 吡咯烷基芳胺酶	+	+	ND	+	ND

注：+，阳性；−，阴性；数字为阳性 %，括号内数据为迟缓反应；v，结果可变；ND，无资料。

五、临床意义

苍白杆菌属细菌可从环境和临床标本中分离到，人苍白杆菌可以引起菌血症、眼内炎、脑膜炎、坏死性筋膜炎、胰腺脓肿和足刺伤后引起的骨软骨炎等疾病。中间苍白杆菌从人体血液和土壤中分离到，可引起菌血症、盆腔脓肿等疾病。*O. tritici* 可从人体血液、胆汁和土壤中分离到，可以引起菌血症和胆囊炎等。嗜血苍白杆菌最初从人体血液中分离到。假格里朗苍白杆菌从人体血液和新生儿耳朵中分离出。假中间苍白杆菌从腋下和直肠拭子标本中分离出。

（张　嵘）

第十一节　根瘤菌属

一、分类与命名

根瘤菌属（*Rhizobium*）隶属于细菌域，变形菌门，α- 变形菌纲，根瘤菌目，根瘤菌科（Rhizobiaceae）。目前，属内有 85 个种，常见菌种主要有豌豆根瘤菌（*Rhizobium leguminosarum*）、放射根瘤菌（*R. radiobacter*）、菩萨根瘤菌（*R. pusense*）、悬钩根瘤菌（*R. rubi*）、发根根瘤菌（*R. rhizogenes*）、葡萄根瘤菌（*R. vitis*）和 *R. larrymoorei* 等。后 5 种细菌于 2001 年由 Young 等学者提议从土壤杆菌属中划分过来，其中放射根瘤菌与临床关系最密切。

根瘤菌属 DNA G+C 含量为 57~66mol%，代表菌种为豌豆根瘤菌。

二、生物学特性

（一）形态与染色

根瘤菌属细菌为革兰氏阴性杆菌，菌体大小为 $(0.5~1.0) \mu m \times (1.2~3.0) \mu m$，具 1~6 根周鞭毛，有动力，少数菌株有纤毛，无芽胞。单个或成对排列，在不利条件下通常呈多形态。

（二）培养特性

根瘤菌属细菌为需氧菌，以氧作为终末电子受体，具严格呼吸型代谢。最适温度 25~30℃，但 35℃下可生长，某些菌株在大于 40℃时也能生长。最适 pH 为 6.0~7.0；pH 范围为 4~10。根瘤菌繁殖一代所需时间为 1.5~5.0 小时。在酵母膏 - 甘露醇 - 无机盐琼脂（YMA）或血平板上孵育 3~5 日后可形成直径为 2~4mm 菌落，菌落呈圆形、白色或米色、凸起、半透明或不透明，或呈黏液状。在通气或摇动的肉汤培养液中孵育 2~3 日，细菌培养液浊度明显增加。放射根瘤菌在麦康凯平板上生长，在 SS 培养基有 20% 菌株可生长。

根瘤菌属细菌的形态特征见图 17-11-1。

（三）生化特性

化能异养菌，利用各种碳水化合物和有机酸盐作为唯一碳源，但不产生气体。不利用纤维素和淀粉。在含甘露醇和其他碳水化合物的矿物质盐培养基中产酸。在含糖培养基上的生长物常伴有丰富的胞外黏液。可利用铵盐、硝酸盐、亚硝酸盐和多数氨基酸作为氮源。有些菌株能在含单一矿物盐类及无维生素的酪素水解物作为唯一碳源和氮源的培养基上生长。但许多菌株生长需要一种或多种生物素、泛酸盐或烟酸等生长因子，利用蛋白胨能力差。根瘤菌能侵入豆类植物的根须细胞，促进根瘤生成，瘤内的细菌出现胞内共生，形成固氮作用。所有菌株显示寄主的亲和性。根瘤中细菌以多形态（类菌体）出现，它们通常将空气中气态氮变成结合状态氮供寄主植物利用。

放射根瘤菌氧化酶、触酶阳性，分解 *D*- 葡萄糖、*D*- 木糖、*D*- 甘露醇、乳糖、蔗糖和麦芽糖产酸，3- 酮乳糖、ONPG、七叶苷、柠檬酸盐和尿素酶试验为阳性，还原硝酸盐，但不产气，吲哚、明胶水解、赖氨酸脱羧酶、鸟氨酸脱羧酶和精氨酸双水解酶试验均为阴性。

三、鉴定与鉴别

（一）属间鉴别

1. 放射根瘤菌与假单胞菌属的鉴别　放射根瘤菌具有周鞭毛，尿素酶阳性，假单胞菌属为极端鞭毛，尿素酶阴性。

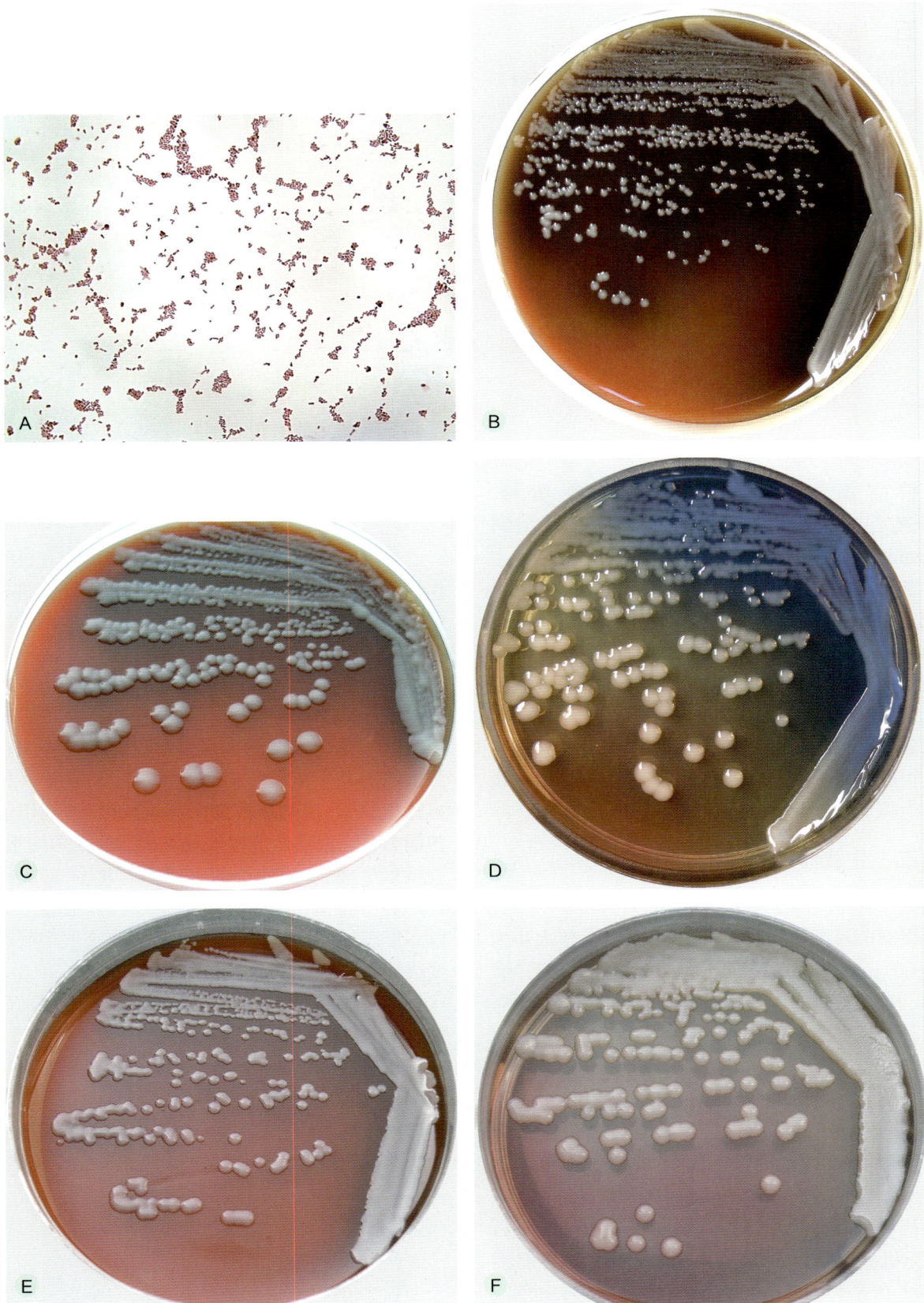

图 17-11-1 根瘤菌的形态特征

A. 放射根瘤菌革兰氏染色 ×1 000；B. 放射根瘤菌 ATCC 31749 SBA 3 日；C. 放射根瘤菌临床分离株 SBA 2 日；
D. 放射根瘤菌临床分离株中国蓝平板 3 日；E. 菩萨根瘤菌 SBA 2 日；F. 菩萨根瘤菌中国蓝平板 3 日

2. 与木糖氧化无色杆菌的鉴别　放射根瘤菌甘露醇、尿素酶和 ONPG 试验均阳性,木糖氧化无色杆菌结果则相反。

3. 与人苍白杆菌的鉴别　两者葡萄糖 O-F 试验为氧化型,氧化酶、尿素酶和硝酸盐还原试验均为阳性,但放射根瘤菌 ONPG 阳性,硝酸盐还原试验不产气,人苍白杆菌结果则相反。

4. 与支气管败血博德特菌的鉴别　两种细菌氧化酶、硝酸盐还原、动力和尿素酶试验均为阳性,但放射根瘤菌葡萄糖 O-F 为氧化型,支气管败血博德特菌葡萄糖 O-F 为产碱型。

（二）属内鉴定

属内常见菌种鉴定与鉴别见表 17-11-1。

表 17-11-1　根瘤菌属内常见菌种特性

特性	豌豆根瘤菌	放射根瘤菌	发根根瘤菌	悬钩根瘤菌	葡萄根瘤菌	*R.larrymoorei*
周鞭毛(或 1 个近极鞭毛)	2~6	1~4	1~4	1~4	1~4	1~4
3-酮乳糖产生	−	+	−	−	−	−
生长需生物素	d	−	+	+	+	ND
生长需泛酸盐	+	−	ND	+	+	ND
28℃生长	+	+	+	+	+	+
35℃生长	ND	+	−	−	−	−
40℃生长		ND	−	−	−	−
1%氯化钠	−	+	ND	ND	+	+
2%氯化钠	−	+	−	−	+	+
对少数或多数类植物致瘤	−	多数	多数	少数	少数	ND
固氮能力	+	−	−	−	−	ND
柠檬酸盐	−	−	+	ND	+	ND
卫矛醇	+	+	d	ND	ND	ND
葡萄糖酸盐	+	+	+	ND	−	ND
水杨素	ND	−	+	ND	ND	ND
山梨糖	ND	d	+	ND	ND	ND
木糖醇	ND	+	+	ND	ND	ND

注:+,阳性;−,阴性;d,结果可变;ND,无资料。

四、抗菌药物敏感性

大部分菌株对广谱头孢菌素、碳青霉烯类、四环素和庆大霉素敏感,但对妥布霉素可耐药。

五、临床意义

根瘤菌广泛存在于土壤等外界环境中,部分菌种是机会致病菌,放射根瘤菌已从血液、脓液、腹膜透析液、尿液、腹腔积液或囊性纤维化患者痰液等标本中分离出来,可引起败血症、心内膜炎、尿道感染或腹膜炎等,常与皮下穿刺植入医用材料操作有关。

（张　嵘）

第十二节　丛毛单胞菌属

一、分类与命名

丛毛单胞菌属（*Comamonas*）隶属于细菌域、变形菌门、β- 变形菌纲、伯克霍尔德菌目、丛毛单胞菌科（Comamonadaceae）。目前，属内有 22 个种。常见菌种有水生丛毛单胞菌（*C. aquatica*）、脱硝丛毛单胞菌（*C. denitrificans*）、克斯特丛毛单胞菌（*C. kerstersii*）、韩国丛毛单胞菌（*C. koreensis*）、土生丛毛单胞菌（*C. terrigena*）和睾丸酮丛毛单胞菌（*C. testosteroni*）等。

丛毛单胞菌属 DNA G+C 含量为 60~69mol%，代表菌种为土生丛毛单胞菌。

二、生物学特性

（一）形态与染色

丛毛单胞菌属细菌为革兰氏阴性杆菌，菌体直或轻微弯曲或螺旋状，菌体大小为（0.3~0.8）μm ×（1.1~4.4）μm；某些菌种可长达 5~7μm，单个或成对排列，单极或双极 1~5 根丛鞭毛（朝鲜丛毛单胞菌无鞭毛），无芽胞。

（二）培养特性

丛毛单胞菌属为需氧菌，最适生长温度为 30℃，克斯特丛毛单胞菌最适生长温度为 35~40℃。在血琼脂平板上 35℃孵育 1~3 日，形成直径 0.4~3mm、光滑、湿润、不溶血、灰白色的菌落（图 17-12-1B~F）。偶尔出现两种类型菌落，一种为黏液型，另一种为非黏液型。在麦康凯琼脂平板上呈无色菌落，大部分菌株在营养琼脂上生长不产色素，但某些菌株产可扩散棕色色素。土生丛毛单胞菌生长需要 *L*- 甲硫氨酸和烟碱等生长因子。

丛毛单胞菌属细菌的形态特征见图 17-12-1。

（三）生化特性

氧化酶和触酶试验阳性，利用碳水化合物能力弱，不分解葡萄糖和甘露醇（除外朝鲜丛毛单胞菌），明胶、七叶苷、尿素酶、赖氨酸脱羧酶、鸟氨酸脱羧酶和精氨酸双水解酶试验均为阴性。硝酸盐还原试验阳性（除外脱硝丛毛单胞菌），但不产气，ONPG 试验阳性。

三、鉴定与鉴别

（一）属间鉴别

1. 鉴定要点　本菌属氧化酶、触酶、动力和硝酸盐还原试验阳性，不分解葡萄糖、乳糖和甘露醇，明胶、七叶苷、赖氨酸脱羧酶、鸟氨酸脱羧酶和精氨酸双水解酶试验均为阴性。

2. 丛毛单胞菌属与有关的临床标本中分离的食酸菌属（*Acidovorax*）和代尔夫特菌（*Delftia*）属细菌从表型上较难区别，准确鉴别可通过分子生物学方法，丛毛单胞菌属与相关菌属部分特性见表 17-12-1。

（二）属内鉴定

1. 土生丛毛单胞菌　在 1.5% 氯化钠或 5mg/L 龙胆紫存在条件下生长，在含 4.5% 氯化钠培养基中不生长、42℃不生长。氧化酶、触酶、硝酸盐还原、*D*- 葡萄糖酸盐、β- 丙氨酸、酯酶、磷酰胺酶和亮氨酸芳氨酶阳性。明胶、七叶苷、吲哚、尿素酶、DNA 酶、硫化氢、赖氨酸脱羧酶、鸟氨酸脱羧酶、精氨酸双水解酶等试验阴性。酪氨酸水解阳性，不利用常见的糖和醇（如葡萄糖、果糖和甘露醇等）。

2. 睾丸酮丛毛单胞菌　在 40℃、42℃和 44℃不生长，碱性磷酸酶、酸性磷酸酶、缬氨酸芳氨酶和胱氨酸芳氨酶等阳性，利用睾丸酮；同化 *D*- 葡萄糖酸盐、癸酸盐、己二酸、苹果酸盐和柠檬酸盐，不同化乙酸苯酯。氧化醋酸盐、丙酸盐、*L*- 苏氨酸、吐温 -40 和吐温 -80，不同化 γ- 羟基丁酸盐、*D*- 丝氨酸、*L*- 苯丙氨酸和 *L*- 鸟氨酸等。

3. 水生丛毛单胞菌　在 30℃和 35℃胰豆琼脂和肉汤中需氧条件下生长，40℃中度或迟缓生长，42℃不生长。在血平板上 30℃孵育 24 小时后，菌落直径达 1~1.5mm。氧化酶和触酶阳性，不同化碳水化合物；不产生尿素酶、吲哚和硫化氢；不水解酪氨酸和明胶；赖氨酸脱羧酶、鸟氨酸脱羧酶和精氨酸双水解酶阴性；还原硝酸盐，但不还原亚硝酸盐；不同化醋酸盐和乳酸盐，西蒙氏柠檬酸盐琼脂试验阳性。

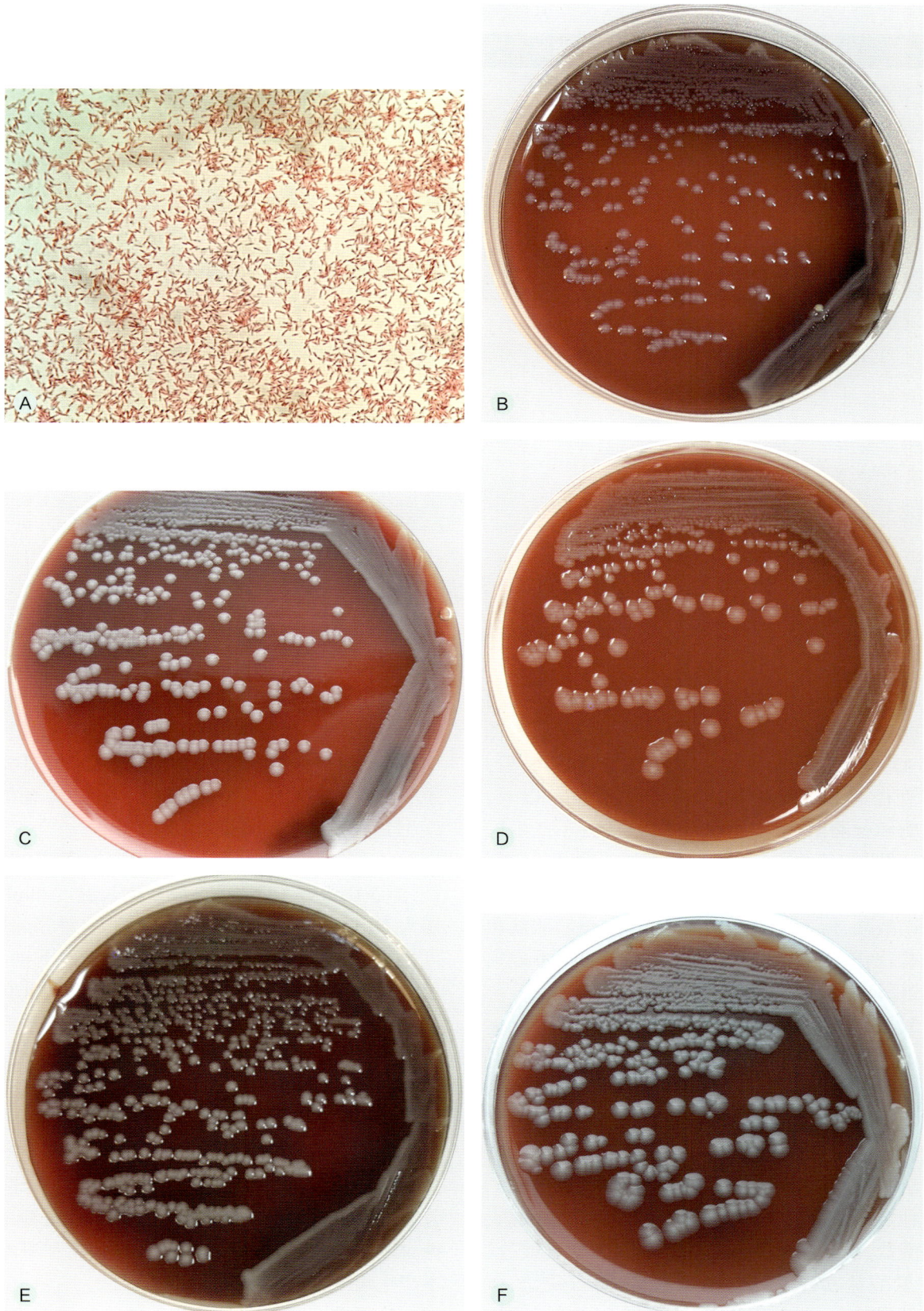

图 17-12-1　丛毛单胞菌的形态特征
A. 韩国丛毛单胞菌革兰氏染色 ×1 000；B. 韩国丛毛单胞菌 SBA 2 日；C. 睾丸酮丛毛单胞菌 SBA 2 日；
D. 克斯特丛毛单胞菌 SBA 2 日；E. 水生丛毛单胞菌 SBA 2 日；F. 土地丛毛单胞菌 SBA 2 日

表 17-12-1　丛毛单胞菌属与相关菌属部分特性

特性	丛毛单胞菌属	食酸菌属	代尔夫特菌属
菌体细胞形态			
杆状	+	+	+
杆状到螺旋状	+	−	−
鞭毛数量	1~5	1	1~5
最适生长温度（℃）	30	30~35	30
37℃生长	+	v	v
营养琼脂上生长	+	+	+
土壤中分离出	+	+	+
淡水中分离出	+	+	+
临床标本中分离出	+	+	+
3% 氯化钠生长	v	v	v
葡萄糖生长	−	−	−
生长因子需要	+ª	ND	−
DNA G+C 含量 /mol%	60~69	62~70	67~69

注：+,阳性；−,阴性；v,可变；ND,无资料；a,仅土生丛毛菌生长需要 L-甲硫氨酸和烟碱。

4. 克斯特丛毛单胞菌　在 30℃、35℃、42℃和 44℃胰豆琼脂和肉汤中需氧条件下生长,最适生长温度 35~40℃。在血平板上 30℃孵育 24 小时后,菌落直径达 1.5mm,在 40℃孵育可达 2mm 以上。氧化酶和触酶阳性,不同化碳水化合物;不产生尿素酶、吲哚和硫化氢;不水解酪氨酸和明胶;赖氨酸脱羧酶、鸟氨酸脱羧酶和精氨酸双水解酶阴性;还原硝酸盐,但不还原亚硝酸盐;不同化醋酸盐和乳酸盐,西蒙氏柠檬酸盐琼脂试验阳性,但不规则或延迟反应。

5. 脱硝丛毛单胞菌　菌体大小为 (1~2)μm × (2~6)μm,极端鞭毛,在 20℃、30℃和 37℃生长,但在 4℃不生长,可产生黄色到白色色素,某些菌株可产生褐色色素。在 2% 氯化钠溶液中生长,5% 氯化钠溶液中可存活,但在 9% 氯化钠溶液中则无法存活。还原硝酸盐到氮气(丛毛单胞菌属中唯一的菌种)。所有菌株利用延胡索酸盐、L-丙二酸盐、丙酮酸盐、乙醇酸盐、D-β-羟基丁酸盐、L-乳酸盐、L-谷氨酸盐、L-赖氨酸、水杨素、L-酒石酸盐、D-葡萄糖醛酸盐、琥珀酸盐、L-丙氨酸和 L-精氨酸。某些菌株可利用柠檬酸盐、尿素、马尿酸盐、L-丝

氨酸和七叶苷。不利用麦芽糖、D-木糖、L-阿拉伯糖、D-半乳糖、D-乳糖、蜜二糖、乳果糖、松三糖、L-棉子糖、侧金盏花醇、D-阿拉伯醇、D-山梨醇、卫矛醇、L-山梨糖、鼠李糖、核糖、L-木糖、D-葡萄糖、D-甘露糖、D-甘露醇和木糖醇等。

6. 朝鲜丛毛单胞菌　在 10℃、25℃和 37℃生长,但 5℃或 42℃不生长,最适生长温度和 pH,分别为 30℃和 pH 7.0,在含 3% 氯化钠营养琼脂上可生长,但在 4.5% 或 6.5% 氯化钠条件下则不生长。需氧菌,但在营养琼脂平板以上含 $H_2/CO_2/N_2$ (7:5:88)气体条件下也可厌氧生长。无鞭毛、无动力。还原硝酸盐到亚硝酸盐,无脱硝作用。精氨酸双水解酶、赖氨酸脱羧酶、鸟氨酸脱羧酶和尿素酶阴性。可利用纤维二糖、麦芽糖、D-棉子糖、L-鼠李糖、D-葡萄糖和 D-甘露醇。不利用柠檬酸盐、侧金盏花醇、七叶苷、DL-阿拉伯醇、卫矛醇、半乳糖、乳糖、乳果糖、木糖、木糖醇、D-甘露糖、蜜二糖、核糖、松三糖、山梨醇、山梨糖、蔗糖和海藻糖,不产生硫化氢和吲哚。

丛毛单胞菌属内常见菌种的鉴定与鉴别见表 17-12-2。

表 17-12-2　丛毛单胞菌属常见菌种特性

特性	土生丛毛单胞菌	睾丸酮丛毛单胞菌	水生丛毛单胞菌	克斯特丛毛单胞菌	脱硝丛毛单胞菌	朝鲜丛毛单胞菌
去铁胺(解毒药)	S	R	S	S	ND	ND
睾酮利用	−	+	−	−	−	−
40℃生长	−	−	(+)	+	−	−
42℃生长	−	−	−	+	−	−
44℃生长	−	−	−	+	−	−
吡咯烷酮氨肽酶	+	+	−	−	ND	ND
酪氨酸水解	+	+	−	−	ND	ND
3-羟基苯甲酸盐同化	−	+	−	−	ND	ND
4-羟基苯甲酸盐同化	−	+	v	+	ND	ND
L-丙氨酸同化	+	+	−	−	+	ND
柠檬酸盐同化	−	−	−	−	−	+
D-葡萄糖酸盐同化	+	+	+	−	−	−
碱性磷酸酶	+	+	−	−	−	+
酸性磷酸酶	+	+	+	+	+	+

注:S,敏感;R,耐受;+,阳性;−,阴性;(+),弱阳性或延迟反应;v,结果可变;ND,无资料。

四、抗菌药物敏感性

推荐用肉汤稀释方法或 E-test 方法,报告 MIC 值,不适合用纸片扩散法。土生丛毛单胞菌、水生丛毛单胞菌、脱硝丛毛单胞菌和克斯特丛毛单胞菌对青霉素、氨苄西林、庆大霉素、链霉素和利福平敏感。脱硝丛毛单胞菌对氯霉素、红霉素和四环素也敏感。睾丸酮丛毛单胞菌对利福平敏感,对青霉素 G、氨苄西林、庆大霉素和链霉素等耐药。朝鲜丛毛单胞菌对庆大霉素、链霉素和利福平敏感,对青霉素 G 和氨苄西林耐药。

五、临床意义

丛毛单胞菌属中细菌分布于自然界,大部分菌种与临床无关,与临床关系较密切的菌种为土生丛毛单胞菌、克斯特丛毛单胞菌和睾丸酮丛毛单胞菌等,可以从血液、脓液、尿液、胸(腹)腔积液和呼吸道分泌物等临床标本中分离出,该菌是机会致病菌,可引起菌血症、尿路感染或肺部感染等。睾丸酮丛毛单胞菌可引起心内膜炎、腹膜炎、脑膜炎或导管相关的菌血症。克斯特丛毛单胞菌可从血液、腹腔积液等临床标本分离出,可引起菌血症或腹腔感染等。

(张　嵘　孙长贵)

第十三节　食　酸　菌　属

一、分类与命名

食酸菌属(Acidovorax)隶属于细菌域,变形菌门,β-变形菌纲,伯克霍尔德菌目,丛毛单胞菌科。

目前属内有 13 个种和 3 个亚种,包括德氏食酸菌(A. delafieldii)、敏捷食酸菌(A. facilis)和中等食酸菌(A. temperans)等。

食酸菌属 DNA G+C 含量为 62~70mol%,代表

菌种为敏捷食酸菌。

二、生物学特性

（一）形态与染色

食酸菌属细菌为革兰氏阴性直或略弯的杆状，菌体大小为(0.2~1.2)μm×(0.8~5.0)μm，单个、成对或短链状排列。以1根极端毛为主，偶见2~3根极端毛，有动力。无芽胞。

（二）培养特性

需氧菌，在有机酸、氨基酸或蛋白胨培养基中能良好生长，最适生长温度为30~35℃。在血琼脂平板生长不溶血，大部分菌株在营养琼脂上30℃孵育3日，可形成直径0.5~3mm菌落，菌落凸起、光滑到轻微颗粒状、圆形到圆齿形或播散边缘，菌落边缘半透明，大部分菌株在营养琼脂上不产色素，但某些植物病原菌可产生黄色到淡棕色可溶性色素（图17-13-1C）。

食酸菌属细菌的形态特征见图17-13-1。

（三）生化特性

严格氧化型代谢，以O_2作为最终电子受体。许多有机化合物可作为唯一碳源。氧化酶阳性，利用有限的几种糖，不产生吲哚，不水解七叶苷，赖氨酸脱羧酶和鸟氨酸脱羧酶阴性，尿素酶产生因菌株不同而异。3种常见菌种特性见表17-13-1。

三、鉴定与鉴别

（一）属间鉴别

食酸菌属与相关菌属的鉴别见表17-12-1。

（二）属内鉴定

属内3种常见菌种的鉴定与鉴别见表17-13-1。

四、抗菌药物敏感性

推荐用肉汤稀释方法或E-test方法，报告MIC值，不适合用纸片扩散法。该菌属对抗菌药物敏感性研究报道较少。

五、临床意义

食酸菌属细菌广泛存在于土壤、水和植物中，多数为植物致病菌，一般对人体不致病。有报道从恶性血液病患者的血液标本中分离出，也有报道德氏食酸菌、敏捷食酸菌和中间食酸菌可以从临床血液、尿液等标本中分离出。

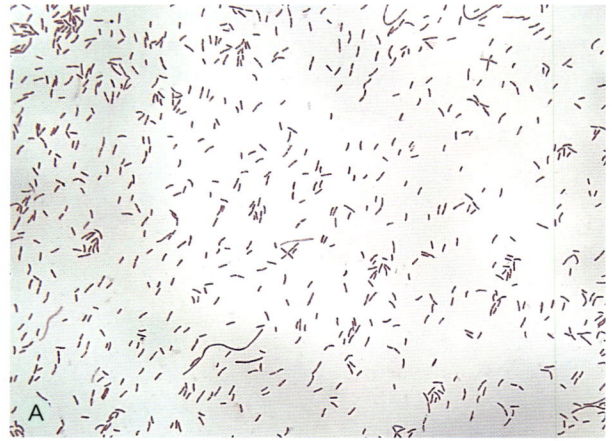

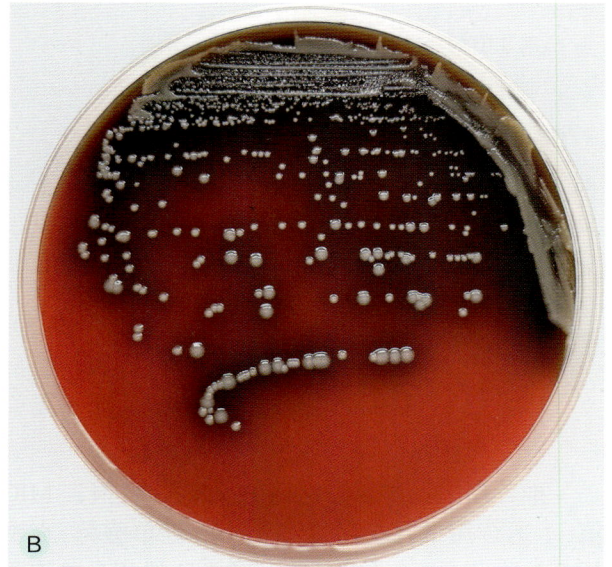

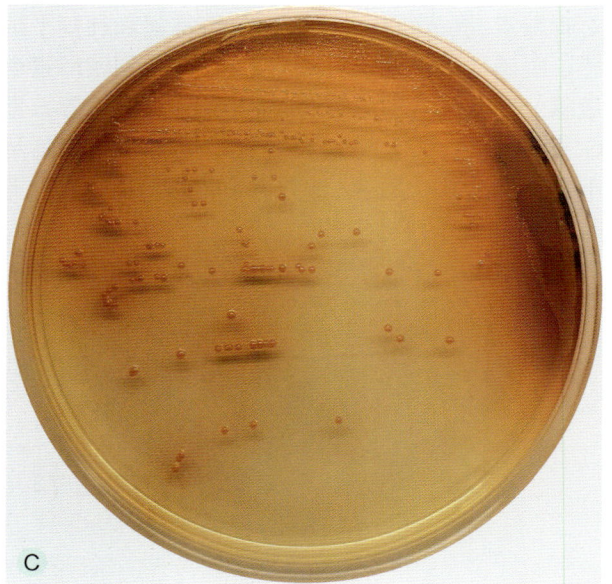

图 17-13-1　中等食酸菌的形态特征
A. 革兰氏染色 ×1 000；B. SBA 3 日；C. MHA 5 日

表 17-13-1　食酸菌属内 3 种常见菌种的特性

特性	敏捷食酸菌	德氏食酸菌	中等食酸菌
4℃生长	−	−	−
30℃生长	+	+	+
37℃生长	v	+	+
42℃生长	−	v	v
0.5% NaCl 生长	+	+	+
4.5% 和 6.5% NaCl 生长	−	−	−
麦康凯平板生长	−	+	+
氧化酶	+	+	+
触酶	+	v	v
尿素酶	+	+	v
ONPG	−	−	−
赖氨酸和鸟氨酸脱羧酶	−	−	−
精氨酸双水解酶	v	v	
DNA 酶	−	−	−
七叶苷水解	−	−	−
乙酰胺水解			
明胶水解	+	v	−
硝酸盐还原	+	+	+
还原硝酸盐产气	−	−	+
柠檬酸盐	−	+	−
吲哚	−	−	−
硫化氢	−	−	−
葡萄糖	+	+	+
麦芽糖	−	−	−
甘露糖	+		
乳糖			
蔗糖	−	−	−
棉子糖			
阿拉伯糖	−	−	−
木糖	+	v	−
甘露醇	+	v	v
侧金盏花醇	−	−	−

注：+，阳性；−，阴性；v，可变。

（张　嵘）

第十四节 甲基杆菌属

一、分类与命名

甲基杆菌属（*Methylobacterium*）隶属于细菌域，变形菌门，α-变形菌纲，根瘤菌目，甲基杆菌科（Methylobacteriaceae）。目前，属内有49个种，包括嗜胺甲基杆菌（*M. aminovorans*）、扭脱甲基杆菌（*M. extorquens*）、滕泽甲基杆菌（*M. fujiawaense*）、嗜中温甲基杆菌（*M. mesophilicum*）、嗜有机物甲基杆菌（*M. organophilum*）、耐辐射甲基杆菌（*M. radiotolerans*）、罗得西亚甲基杆菌（*M. rhodesianum*）、硫氰酸盐甲基杆菌（*M. thiocyanatum*）、玫瑰红甲基杆菌（*M. rhodinum*）和扎特曼甲基杆菌（*M. zatmanii*）等。

甲基杆菌属 DNA G+C 含量为 68.0~72.4mol%，代表菌种为嗜有机物甲基杆菌。

二、生物学特性

（一）形态与染色

甲基杆菌属细菌为革兰氏阴性杆菌，偶有分枝，菌体大小为 (0.8~1.0)μm×(1.0~8.0)μm。单个或罕见成簇，也罕见分枝或多形态（图 17-14-1C~E）。具单极、次极或侧生鞭毛，有动力，某些菌株没有强烈的运动。有的菌株染色可变（图 17-14-1A），呈空泡（图 17-14-1G）、多形性、着色差。细胞常含有大的嗜苏丹颗粒，有时有异染颗粒（图 17-14-1C），部分菌体弱抗酸染色可呈阳性（图 17-14-1H）。

（二）培养特性

甲基杆菌属细菌为严格需氧，最适生长温度为 25~30℃，某些菌株在小于或等于 15℃下生长，某些菌株在大于或等于 37℃下生长。生长 pH 范围为 4~10。多数菌株在普通培养基上生长缓慢，有的菌株在营养琼脂上不生长；在麦康凯琼脂上通常不生长。甲基杆菌可产生粉红色色素（图 17-14-1B、F、I），在 30℃ 孵育 2~3 日，菌落直径约 1mm 或融合生长，孵育 7 日以上，菌落直径可达 1~3mm。在甘油 - 蛋白胨（GP）琼脂上细菌生长茂盛，具有较深的色素。在液体培养基中呈絮状生长（图 17-14-3），有些菌株在液面会形成粉色菌环或菌膜。在白炽灯光

下观察菌落呈粉色或橙红色（图 17-14-1B）。在紫外光下观察，甲基杆菌菌落可吸收长波紫外光，菌落呈黑色（图 17-14-2）。

甲基杆菌属细菌的形态特征见图 17-14-1~图 17-14-3。

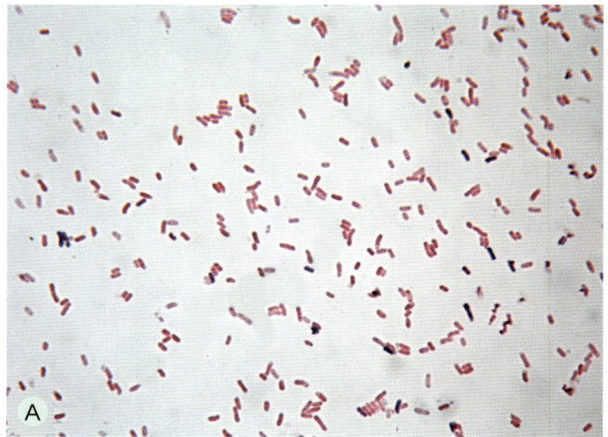

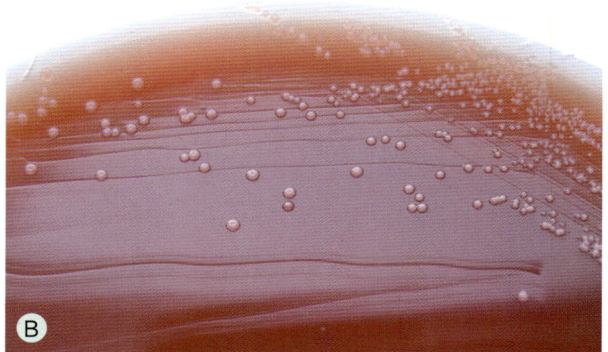

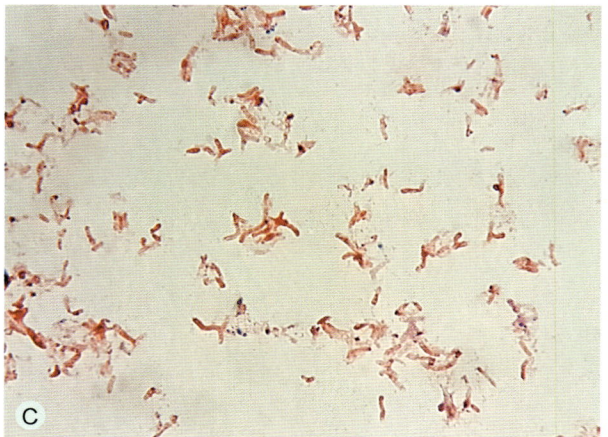

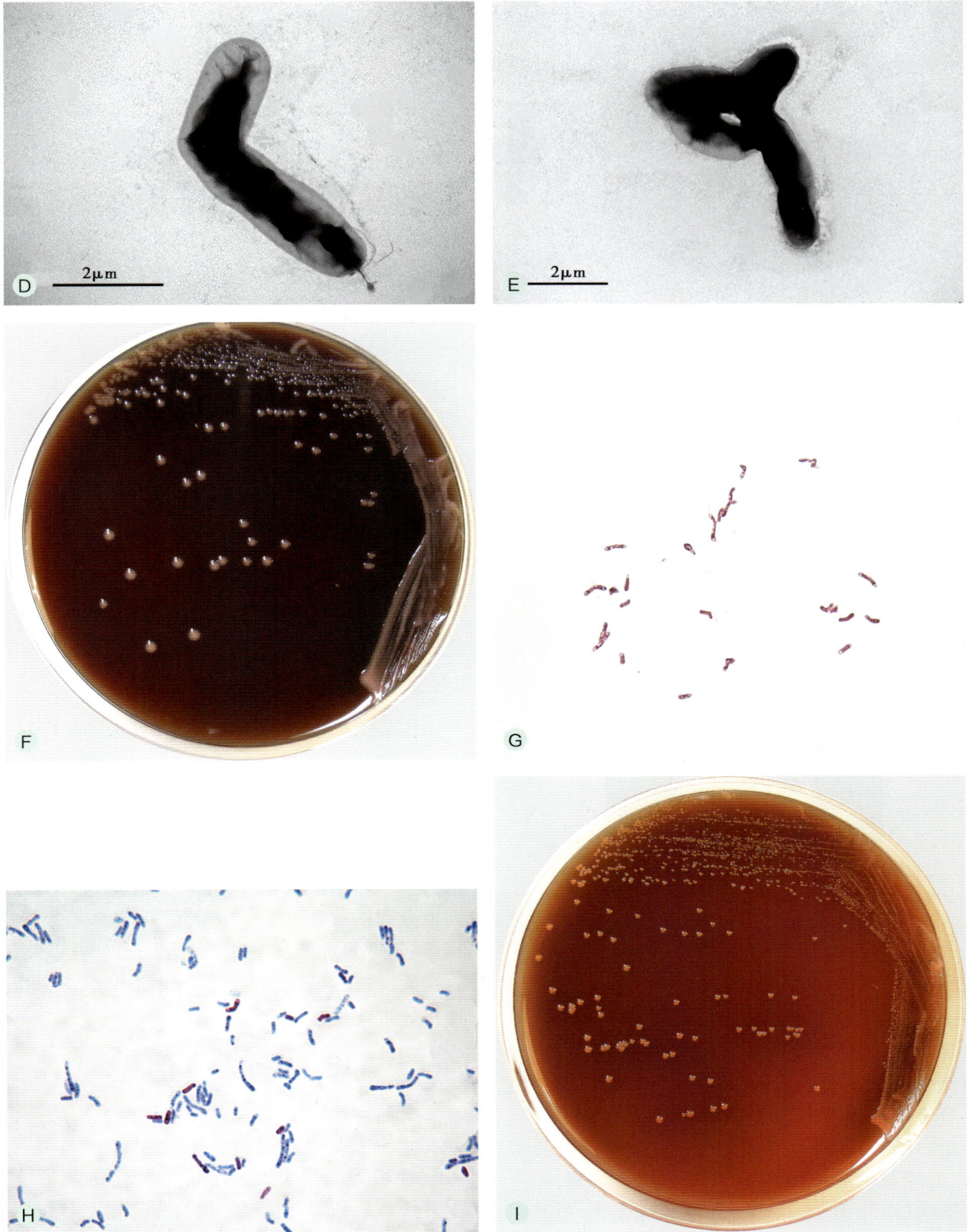

图 17-14-1 甲基杆菌的形态特征

A. 嗜中温甲基杆菌革兰氏染色 ×1 000；B. 嗜中温甲基杆菌 SBA 5 日；C. 耐辐射甲基杆菌革兰氏染色 ×1 000；D. 耐辐射甲基杆菌透射电镜图 ×200 000；E. 耐辐射甲基杆菌透射电镜图 ×200 000；F. 耐辐射甲基杆菌，SBA 30℃ 18 日；G. 硫氰酸盐甲基杆菌革兰氏染色 ×1 000；H. 硫氰酸盐甲基杆菌弱抗酸染色 ×1 000；I. 硫氰酸盐甲基杆菌 SBA 7 日

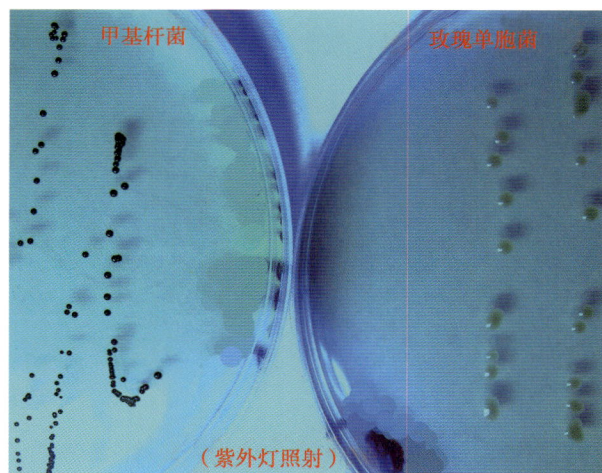

图 17-14-2 长波紫外线吸收试验

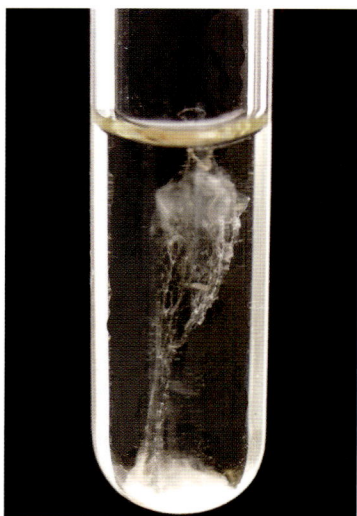

图 17-14-3 硫氰酸盐甲基杆菌在肉汤
培养基中孵育 2 日呈絮状生长

（三）生化特性

甲基杆菌为化能异养菌,兼性甲基营养菌(能利用甲基作为唯一碳源和能量来源)和罕有兼性甲烷营养菌。触酶和氧化酶(常较弱)阳性。大部分菌株不降解或水解酪蛋白、明胶、纤维素、卵磷脂或 DNA。所有菌株产生尿素酶,某些菌株有弱分解脂肪活性,不产生半乳糖苷酶、L-鸟氨酸脱羧酶、L-赖氨酸脱羧酶和 L-精氨酸双水解酶,不产生吲哚(除外 *M. thiocyanatum*)和硫化氢,甲基红和 V-P 试验阴性。某些菌株可还原硝酸盐为亚硝酸盐。弱氧化分解葡萄糖或木糖。嗜有机物甲基杆菌可利用甲烷作为唯一碳源和能源,但该特性很易丧失。

三、鉴定与鉴别

（一）属间鉴别

甲基杆菌与相关菌属之间鉴别见表 17-14-1。

表 17-14-1 甲基杆菌和玫瑰单胞菌的鉴别

试验	甲基杆菌属	玫瑰单胞菌属
菌落形态	干燥,红色	黏液,粉红
革兰氏染色	有空泡杆菌	球杆菌
氧化酶	+	+
甲醇氧化	+	+
42℃生长	−	+
淀粉水解	+	+
尿素酶	+	+
紫外灯下菌落黑色	+	−
麦康凯生长	−	+
动力	+	V

注:+,90%以上菌株阳性;−,90%以上菌株阴性;V,11%~89%菌株阳性。

（二）属内鉴定

甲基杆菌属内部分菌种鉴定与鉴别见表 17-14-2。

四、抗菌药物敏感性

该菌的药物敏感试验检测推荐用肉汤稀释方法或 E-test 方法,报告 MIC 值,不适合用纸片扩散法。据《伯杰系统细菌学手册》(第 2 版)中描述,大部分菌株对卡那霉素、庆大霉素、新生霉素 T、链霉素、新霉素和四环素敏感,对头孢噻吩、萘啶酸、青霉素、杆菌肽、羧苄西林、硫酸黏菌素、多黏菌素 B 和呋喃妥因耐药。

五、临床意义

甲基杆属细菌在自然界中分布范围广泛,可分离于土壤、尘土、淡水、湖泥、树叶表面、稻谷和医院环境等。其中自来水可能介导医院环境中甲基杆菌属细菌的传播。已有报道甲基杆菌可引起败血症、腹膜炎、脑膜炎、皮肤溃疡、滑膜炎和其他感染,为机会致病菌。嗜中温甲基杆菌和扎特曼甲基杆菌是临床标本中分离到的最常见的菌种。

表 17-14-2　甲基杆菌属内部分菌种特性

特性	嗜有机物甲基杆菌	嗜胺甲基杆菌	扭脱甲基杆菌	滕泽甲基杆菌	嗜中温甲基杆菌	耐辐射甲基杆菌	罗得西亚甲基杆菌	玫瑰红甲基杆菌	扎特曼甲基杆菌
D- 葡萄糖	+	－	－	v	v	+	－	v	－
D- 海藻糖	－	－	－	+	+	+	－	－	－
D- 木糖	－	－	－	+	－	－	－	－	－
D- 阿拉伯糖	－	－	－	+	+	+	－	－	－
果糖	+	+	－	v	－	－	+	+	+
L- 天门冬氨酸盐	+	+	v	+	+	+	v	+	+
L- 谷氨酸盐	－	+	v	+	+	+	v	+	+
柠檬酸盐	－	－	－	+	+	+	－	－	－
癸二酸盐	－	－	－	+	v	－	－	－	－
醋酸盐	+	+	+	v	+	+	+	+	+
甜菜碱	－	+	+	－	－	+	+	+	－
甲胺	+	+	+	－	－	－	+	+	+
三甲胺	+	+	－	－	－	－	－	－	v
甲烷	v	－	－	－	－	－	－	－	－
羟化四甲胺	－	+	－	－	－	－	－	－	－
N,N- 二甲基甲酰胺	－	－	－	－	－	－	－	－	－
富含蛋白胨营养琼脂生长	+	+	v	+	－	+	+	+	+

注：+,利用底物；－,不利用底物；v,结果可变。

（张　嵘　魏莲花）

第十五节　玫瑰单胞菌属

一、分类与命名

玫瑰单胞菌属（Roseomonas）隶属于细菌域,变形菌门,α- 变形菌纲,红螺菌目,醋杆菌科（Acetobacteraceae）。目前,属内有 31 个种和 2 个亚种,包括气玫瑰单胞菌（R. aerilata）、水生玫瑰单胞菌（R. aquatica）、河口玫瑰单胞菌（R. aestuarii）、宫颈玫瑰单胞菌（R. cervicalis,基因种 2）、福尔玫瑰单胞菌（R. fauriae,基因种 3）、寒冷玫瑰单胞菌（R. frigidaquae）、吉氏玫瑰单胞菌（R. gilardii,基因种

1）、吉氏玫瑰单胞菌玫瑰亚种（Roseomonas gilardii subsp. rosea）、吉氏玫瑰单胞菌吉氏亚种（Roseomonas gilardii subsp. gilardii）、湖玫瑰单胞菌（R. lacus）、马赛玫瑰单胞菌（R. massiliae）、黏液玫瑰单胞菌（R. mucosa）、玫瑰玫瑰单胞菌（R. rosea）、停滞玫瑰单胞菌（R. stagni）、土生玫瑰单胞菌（R. terrae）和酒红玫瑰单胞菌（R. vinacea）等。2006 年 Helsel 等研究发现福尔玫瑰单胞菌与 1979 年 Tarrand 等报道的巴西固氮螺菌（Azospirillum brasilense）关系密切,具有相同的表型和基因型特征,根据命名优先原则,

建议将福尔玫瑰单胞菌重新分类归到固氮螺菌属（*Azospirillum*），称为巴西固氮螺菌。

玫瑰单胞菌属 DNA G+C 含量为 65~71mol%，代表菌种为吉氏玫瑰单胞菌。

二、生物学特性

（一）形态与染色

玫瑰单胞菌为革兰氏染色阴性胖球菌、球杆菌或短杆菌，主要为胖球菌，偶有杆菌。单个、偶尔成对或短链状排列。标准革兰氏染色着色较弱（图 17-15-1A、图 17-15-2A），用加强革兰氏染色方法（见第七章第一节内容）镜下形态较清晰。具极生鞭毛 1~2 根或无鞭毛，有动力或无动力（图 17-15-4）。无芽胞。

（二）培养特性

玫瑰单胞菌能在 5% 羊血琼脂、5% 兔血心浸液琼脂、巧克力琼脂、缓冲炭酵母提取物（BCYE）琼脂、沙保罗琼脂、营养琼脂、胰酶大豆琼脂生长，大部分菌株（91%）在麦康凯琼脂上生长，在浓度大于 6% 氯化钠培养基上不生长。25℃、30℃、35℃可生长，大部分菌株 42℃可生长，最适生长温度 35℃。在 BCYE 琼脂孵育 2~3 日，菌落呈针尖样大小、凸起、完整、反光，产生浅粉红色色素；黏液玫瑰单胞菌菌落常呈黏液状，色素较浅。沙保罗琼脂上生长，菌落黏液状，产生粉红色色素。

玫瑰单胞菌属细菌的形态特征见图 17-15-1~图 17-15-3。

（三）生化特性

玫瑰单胞菌氧化酶阳性、弱阳性（常在 30 秒后反应）或阴性，触酶和脲酶阳性（≥90%），不同的细菌分解葡萄糖、木糖、甘露醇呈不同的反应。不氧化分解乳糖、蔗糖、麦芽糖、卫矛醇、甲醇、棉子糖和 *L*- 鼠李糖产酸；*L*- 阿拉伯糖、果糖、*D*- 半乳糖、*D*- 葡萄糖、*D*- 甘露糖、*D*- 甘露醇、水杨素和 *D*- 木糖氧化试验结果可变。吲哚、ONPG、硫化氢、明胶液化、苯丙氨酸脱氨酶、乙酰胺同化、*L*- 赖氨酸脱羧酶、*L*- 鸟氨酸脱羧酶和 *L*- 精氨酸双水解酶等试验均阴性。柠檬酸盐利用、七叶苷水解、硝酸盐还原等试验结果可变。

三、鉴定与鉴别

（一）属间鉴别

玫瑰单胞菌与甲基杆菌属之间鉴别见表 17-14-1。

玫瑰单胞菌菌落不吸收紫外线，甲基杆菌在紫外线照射下菌落可吸收紫外线菌落变黑色（图 17-14-2）。

（二）属内鉴定

与临床有关的玫瑰单胞菌种鉴定与鉴别见表 17-15-1。玫瑰单胞菌在半固体培养基上生长较慢（图 17-15-4），因此建议用肉汤增菌液进行悬滴观察动力，既省时又直观。

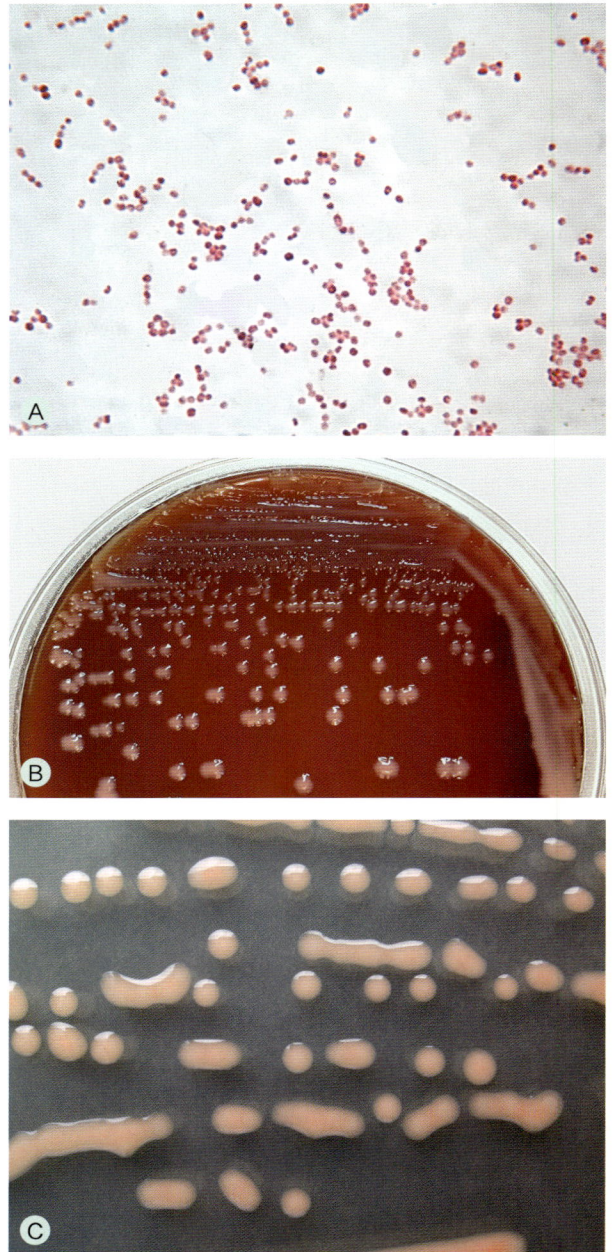

图 17-15-1　宫颈玫瑰单胞菌的形态特征
A. 革兰氏染色 ×1 000；B. SBA 4 日；C. MHA 5 日

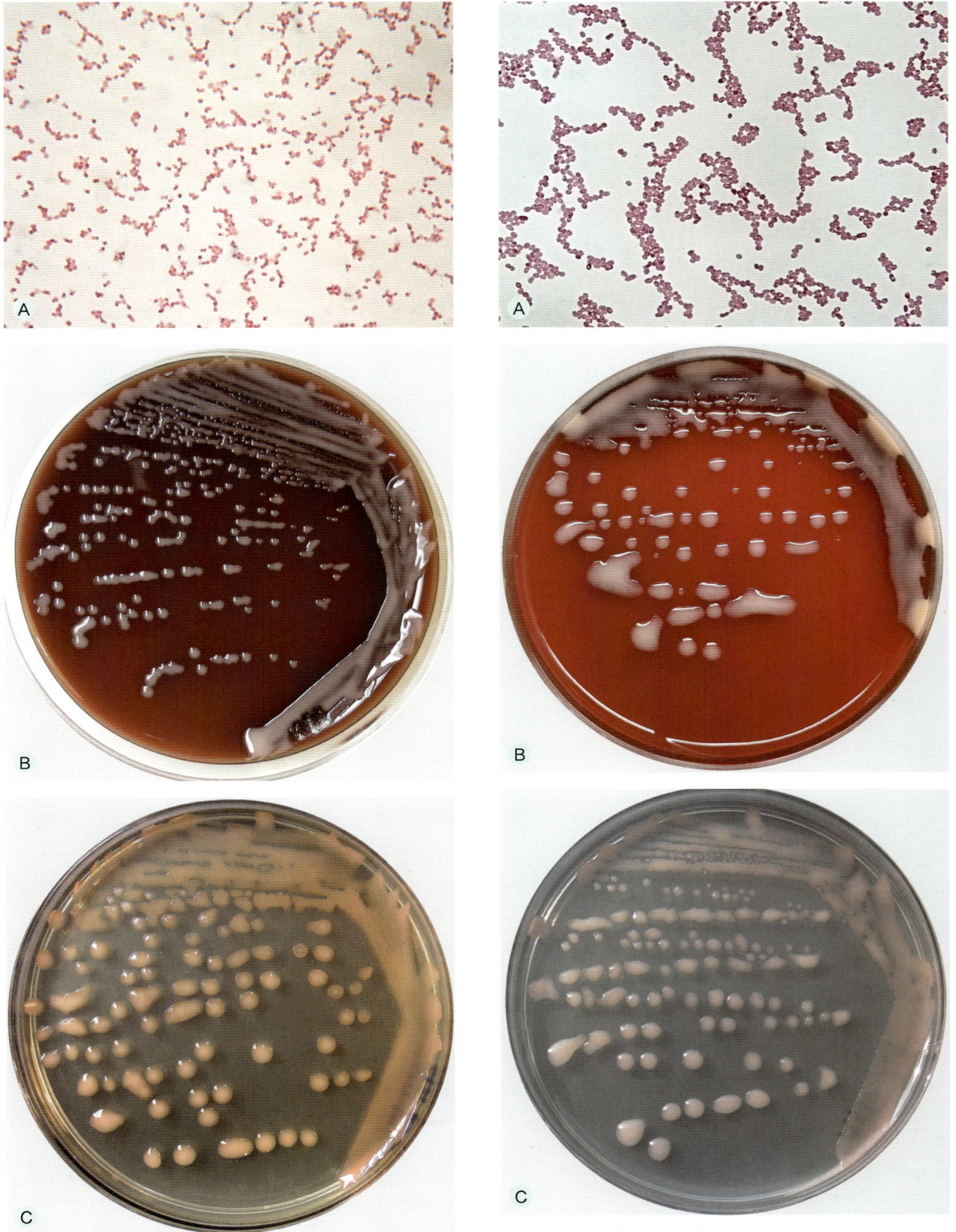

图 17-15-2　吉氏玫瑰单胞菌的形态特征

A. 革兰氏染色 ×1 000；B. SBA 3 日；C. MHA 7 日

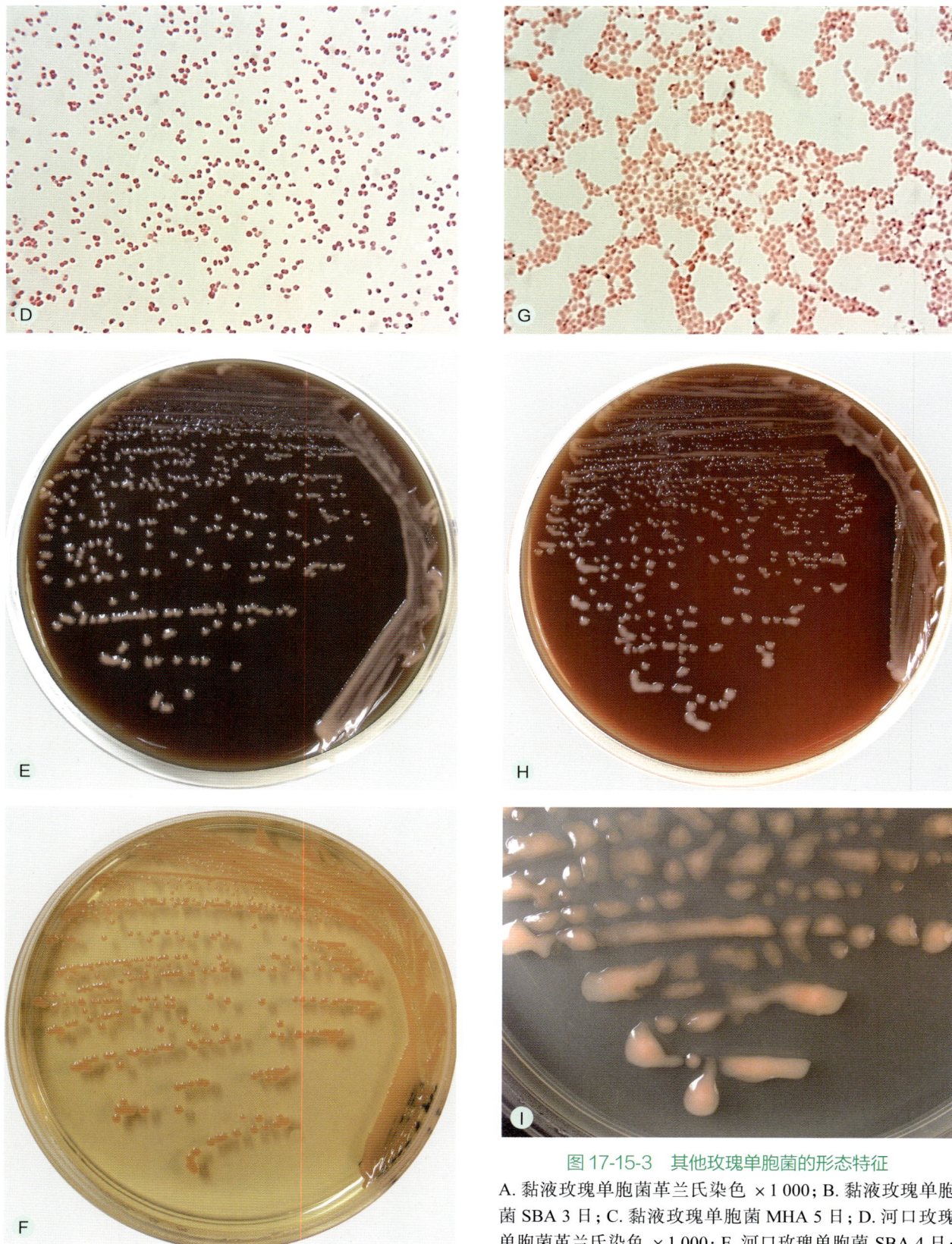

图 17-15-3　其他玫瑰单胞菌的形态特征

A. 黏液玫瑰单胞菌革兰氏染色 ×1 000；B. 黏液玫瑰单胞菌 SBA 3 日；C. 黏液玫瑰单胞菌 MHA 5 日；D. 河口玫瑰单胞菌革兰氏染色 ×1 000；E. 河口玫瑰单胞菌 SBA 4 日；F. 河口玫瑰单胞菌 MHA 3 日；G. 马赛玫瑰单胞菌革兰氏染色 ×1 000；H. 马赛玫瑰单胞菌 SBA 4 日；I. 马赛玫瑰单胞菌 MHA 6 日

表 17-15-1　与临床有关的玫瑰单胞菌种特性 [a]

试验	宫颈玫瑰单胞菌	吉氏玫瑰单胞菌	福尔玫瑰单胞菌	黏液玫瑰单胞菌
动力	100	33	100	+
鞭毛	极生 1~2	极生 1~2[b]	极生 1~2[c]	极生 1
产酸				
葡萄糖	0	(43)	20	+
木糖	43	19(57)	80(20)	ND
甘露醇	0	14(38)	0	−
氧化酶	100	52	100	v
生长于				
麦康凯琼脂	100	43(52)	60(40)	ND
SS 琼脂	0	0	20	ND
西蒙氏柠檬酸盐	86(14)	100	60(20)	+
尿素酶	86(14)	71(29)	67(33)	95(5)
硝酸盐还原	0	5	100	−
吲哚	−	−	−	−
42℃生长	100	67	100	ND
七叶苷水解	0	0	100	+
无 NaCl 肉汤	100	100	100	+
6% NaCl 肉汤	0	24	20	ND

注：a,除非特别说明,所有数据均来自 CDC 参考实验室；数字表明为孵育 2 日后的阳性百分率,括号内的数字表示延迟反应(孵育 3~7 日后出现的阳性率)；W,弱反应；ND,无资料；v,结果可变；+,阳性；−,阴性；b,氧化发酵培养基比动力培养基上细菌动力更容易表达；有动力菌株表明有 1 根或 2 根鞭毛或者有分离的鞭毛；c,有动力的菌株表明有 1~2 根鞭毛。

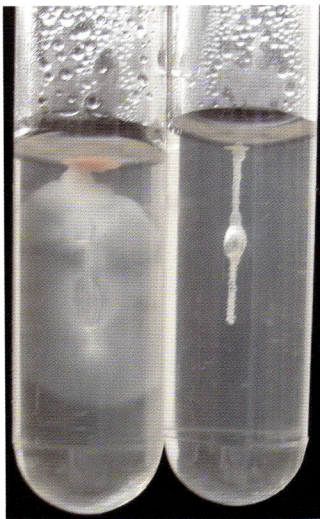

图 17-15-4　玫瑰单胞菌的动力试验结果
左为宫颈玫瑰单胞菌,右为黏液玫瑰单胞菌

四、抗菌药物敏感性

玫瑰单胞菌对氨基糖苷类(庆大霉素、阿米卡星和托布霉素)、四环素、亚胺培南、环丙沙星、替加环素和β- 内酰胺酶抑制剂联合的青霉素类大多敏感；对哌拉西林、红霉素、一代和二代头孢菌素耐药,对三代头孢菌素敏感性可变,如对头孢曲松仅有 38% 的敏感率；对头孢他啶罕见敏感(5%)；对磺胺药物敏感性可变,仅有 30% 的敏感率；对广谱青霉素、氨曲南、呋喃妥因耐药,头孢吡肟耐药。

五、临床意义

玫瑰单胞菌为机会致病菌,对人致病力较低,对于有潜在并发症的患者来说是重要的病原菌,可引起插管相关性感染。其中一些种可从临床标本中分离,如吉氏玫瑰单胞菌吉氏亚种、吉氏玫瑰单胞菌玫瑰亚种、黏液玫瑰单胞菌、宫颈玫瑰单胞菌、玫瑰单胞菌基因种 4 和玫瑰单胞菌基因种 5 等。已有分离于血液、伤口、渗出液、脓液、溃疡、泌尿生殖道和眼睛等标本的报道,可引起菌血症、伤口、泌尿生殖道和眼睛等部位感染。对于具有插管相关性感染的患者而言,除非移去感染的插管,否则难以消除细菌。

(魏莲花　孙长贵)

第十六节　黄单胞菌属

一、分类与命名

黄单胞菌属(Xanthomonas)隶属于细菌域,变形菌门,γ- 变形菌纲,黄单胞菌目,黄单胞菌科(Xanthomonadaceae)。目前,属内有 32 个种和 6 个亚种,包括白纹黄单胞菌(X. albilineans)、柠檬黄单胞菌(X. citri)、野油菜黄单胞菌(X. campestris)、草莓黄单胞菌(X. fragariae)、嗜麦芽黄单胞菌(X. maltophilia)、水稻黄单胞菌(X. oryzae)和白杨黄单胞菌(X. populi)等。嗜麦芽黄单胞菌于 1993 年被从黄单胞菌属分出,另成立新属窄食单胞菌属(Stenotrophmonas),称为嗜麦芽窄食单胞菌(S. maltophilia)。

黄单胞菌属 DNA G+C 含量为 63.3~69.7mol%,代表菌种为野油菜黄单胞菌。

二、生物学特性

(一)形态与染色

黄单胞菌属细菌为革兰氏阴性杆菌,菌体大小为(0.4~0.6)μm×(0.8~2.0)μm,单个或成对排列,偶尔成短链状,丝状罕见。单个极生鞭毛,有动力。无芽胞。

(二)培养特性

黄单胞菌为专性需氧菌,在培养基上生长可产生一种非水溶性的黄色素(一种类胡萝卜素),其化学成分为溴芳基多烯,使菌落常常呈黄色,菌落光滑、黄油状、黏液和黏胶样。但是有时也可出现不产色素的菌株,常导致与其他相似菌难以区别。

(三)生化特性

氧化酶阴性或弱阳性,触酶阳性,H_2S 常阳性,硝酸盐还原、吲哚和尿素酶试验阴性。在石蕊牛奶或紫色牛奶中不产酸。能利用各种碳水化合物和有机酸作为唯一碳源。能分解多种碳水化合物产生少量酸,但不分解 L- 鼠李糖、侧金盏花醇、山梨糖、D- 山梨醇、肌醇和赤藓醇。

三、鉴定与鉴别

(一)属间鉴别

黄单胞菌属与嗜麦芽窄食单胞菌鉴别见表 17-16-1。

表 17-16-1　黄单胞菌属与嗜麦芽窄食单胞菌鉴别

特性	嗜麦芽窄食单胞菌	黄单胞菌属
37℃生长	+	-
氧化酶	(-)	(-)
鞭毛数量	>1	1
黄原胶	-	+
硝酸盐还原	(+)[b]	-
淀粉水解	-	v
几丁质水解	+	-
植物致病菌	-	+
与人体感染和临床标本关系	+	-
对四环素、卡那霉素和红霉素耐药性	+	-[c]
对新生霉素耐药性	+	-[d]

注:+,阳性;-,阴性;( ),表示大部分菌株结果;v,结果可变;b,硝酸盐不用作氮源;c,97% 试验菌株结果为阳性;d,仅白纹黄单胞菌耐药。

(二)属内鉴定

黄单胞菌属内主要菌种的鉴定和鉴别见表 17-16-2。

表 17-16-2　黄单胞菌属内主要菌种生物学特征

试验	白纹黄单胞菌	草莓黄单胞菌	水稻黄单胞菌	白杨黄单胞菌
5% 葡萄糖营养琼脂上黏液样菌落	−	+	+	+
明胶水解	v	+	−	−
H_2S	−	−	+	−
最高生长温度 /℃	37	33	32	27.5
耐盐最大浓度 /（%，w/v）	0.5	0.5~1.0	0.5~2.0	0.4~0.6
产酸[b]				
阿拉伯糖	−	−	v[c]	−
葡萄糖,蔗糖	+	+	+	+
甘露糖	+	+	+	+
半乳糖	d	−	+	+
海藻糖	−	−	+	−
纤维二糖	−	−	+	−
果糖	−	+	+	+
乳糖	−	−	−	−
麦芽糖	−	−	−	−
木糖	+	−	+	ND
碳源利用				
醋酸盐,柠檬酸盐,苹果酸盐	ND	ND	+	ND
丙酸钠	ND	−	+	ND
琥珀酸盐	ND	+	+	ND
酒石酸盐	−	−	ND	ND
在营养琼脂生长				
不生长	+	ND	ND	ND
生长良好	ND	ND	+	ND
生长困难至非常困难	ND	+	ND	+

注：+，阳性；−，阴性；v，结果可变；ND，无资料；b，在 Hayward（1964）培养基上的试验结果；c，在 Starr（1946）培养基上的试验结果。

四、抗菌药物敏感性

一般对氨基糖苷类和多黏菌素 B 耐药，体外试验对喹诺酮类和甲氧苄啶 - 磺胺甲基异噁唑敏感，对 β- 内酰胺类抗菌药物的敏感性可变。

五、临床意义

所有黄单胞菌都是植物病原菌，可引起植物病害。水稻黄单胞菌引起水稻白叶枯病。而导致甘蓝黑腐病的野油菜黄单胞菌，可作为生产荚膜多糖菌种，即黄原胶，它在纺织、造纸、搪瓷、采油、食品等工业上都有广泛的用途。黄单胞菌属菌种易在水中传播，与易感宿主接触，细菌进入伤口可引起感染。国内有报道从胸腔积液中分离出野油菜黄单胞菌。

（魏莲花　孙长贵）

第十七节　鞘氨醇单胞菌属

一、分类与命名

鞘氨醇单胞菌属（*Sphingomonas*）隶属于细菌域，变形菌门，α-变形菌纲，鞘氨醇单胞菌目，鞘氨醇单胞菌科（Sphingomonadacese）。目前，属内有 110 多个种，而且新的菌种仍在不断被发现。与医学关系较密切的菌种包括少动鞘氨醇单胞菌（*S. paucimobilis*）、*S. adhaesiva*、*S. capsulata*、*S. echinoides*、类少动鞘氨醇单胞菌（*S. parapaucimobilis*）、*S. sanguinis*、*S. yanoikuyae*、储珀鞘氨醇单胞菌（*S. trueperi*）、抹布鞘氨醇单胞菌（*S. panni*）、水生鞘氨醇单胞菌（*S. aquatilis*）、薮内鞘氨醇单胞菌（*S. yabuuchiae*）、维蒂希鞘氨醇单胞菌（*S. wittichii*）、血红鞘氨醇单胞菌（*S. sanguinis*）和人参皂苷鞘氨醇单胞菌（*S. ginsenosidimutans*）等。2001 年 Takeuchi 等提议将 *S. capsulata* 和 *S. yanoikuyae* 从鞘氨醇单胞菌属分出，另成立了 2 个新菌属 *Novosphingobium* 和 *Sphingobium*，分别命名为 *Novosphingobium capsulatum* 和 *Sphingobium yanoikuyae*。

鞘氨醇单胞菌属 DNA G+C 含量为 59~68mol%，代表菌种为少动鞘氨醇单胞菌。

二、生物学特性

（一）形态与染色

鞘氨醇单胞菌为革兰氏阴性杆菌，大多数菌株为直或微弯曲杆状或呈卵圆形（图 17-17-1A），菌体大小为 (0.2~1.4) μm × (0.5~4.0) μm，某些菌株可呈链状排列。有鞭毛或无鞭毛。无芽胞。

（二）培养特性

需氧菌，最适生长温度 30℃，37℃可以生长，而 42℃不生长。在固体培养基上生长，细菌可产生橙色、黄色或白色菌落，也可产生无色素菌落。少动鞘氨醇单胞菌生长较缓慢，在血平板上 30℃孵育 48 小时，形成直径 1mm 左右大小菌落，菌落呈黄色（图 17-17-1B），延长培养时间可呈现深黄色色素。少数菌株可呈黏液状或粗糙型菌落形态。在液体培养基中只有少数菌株有动力活性，因此，观察其动力十分困难。动力可出现在 18~22℃，37℃无动力。

鞘氨醇单胞菌属细菌的形态特征见图 17-17-1。

（三）生化特性

氧化酶弱阳性或阴性，触酶阳性，大部分菌株水解七叶苷，利用或不利用柠檬酸盐。大部分菌株液化明胶，不还原硝酸盐，不产生吲哚；赖氨酸脱羧酶、鸟氨酸脱羧酶、精氨酸双水解酶和尿素酶阴性，产生 β-半乳糖苷酶；分解利用 *D*-葡萄糖、*L*-阿拉伯糖、*D*-甘露糖、*D*-甘露醇、N-乙酰葡萄糖胺、*D*-麦芽糖、葡萄糖酸钾，不分解蛋白、不利用己二酸、羟基丁二酸和苯乙酸。侧金盏花醇、山梨醇和菊粉试验均阴性。鞘氨醇单胞菌属细菌屈挠菌素试验均为阴性（图 17-17-2）。

三、鉴定与鉴别

（一）属间鉴定

鞘氨醇单胞菌与表型特征相似的鞘氨醇杆菌的区别是鞘氨醇杆菌无动力、尿素酶阳性和多黏菌素耐药。少动鞘氨醇单胞菌与其他相似菌的鉴别见表 17-17-1。

（二）属内鉴定

与医学有关的鞘氨醇单胞菌种鉴定与鉴别见表 17-17-2。

四、抗菌药物敏感性

鞘氨醇单胞菌属大部分菌株对四环素、阿米卡星、庆大霉素、氯霉素、三甲氧苄啶-磺胺甲基异噁唑、帕尼培南和亚胺培南敏感。对其他抗菌药物的敏感性可变，如氟喹诺酮类等。大部分菌株对黏菌素耐药，但所有菌株对万古霉素敏感。通常将纯菌接种于血琼脂平板，贴万古霉素（30μg/ 片），孵育后能产生抑菌环，可作为该菌的辅助鉴别试验之一。

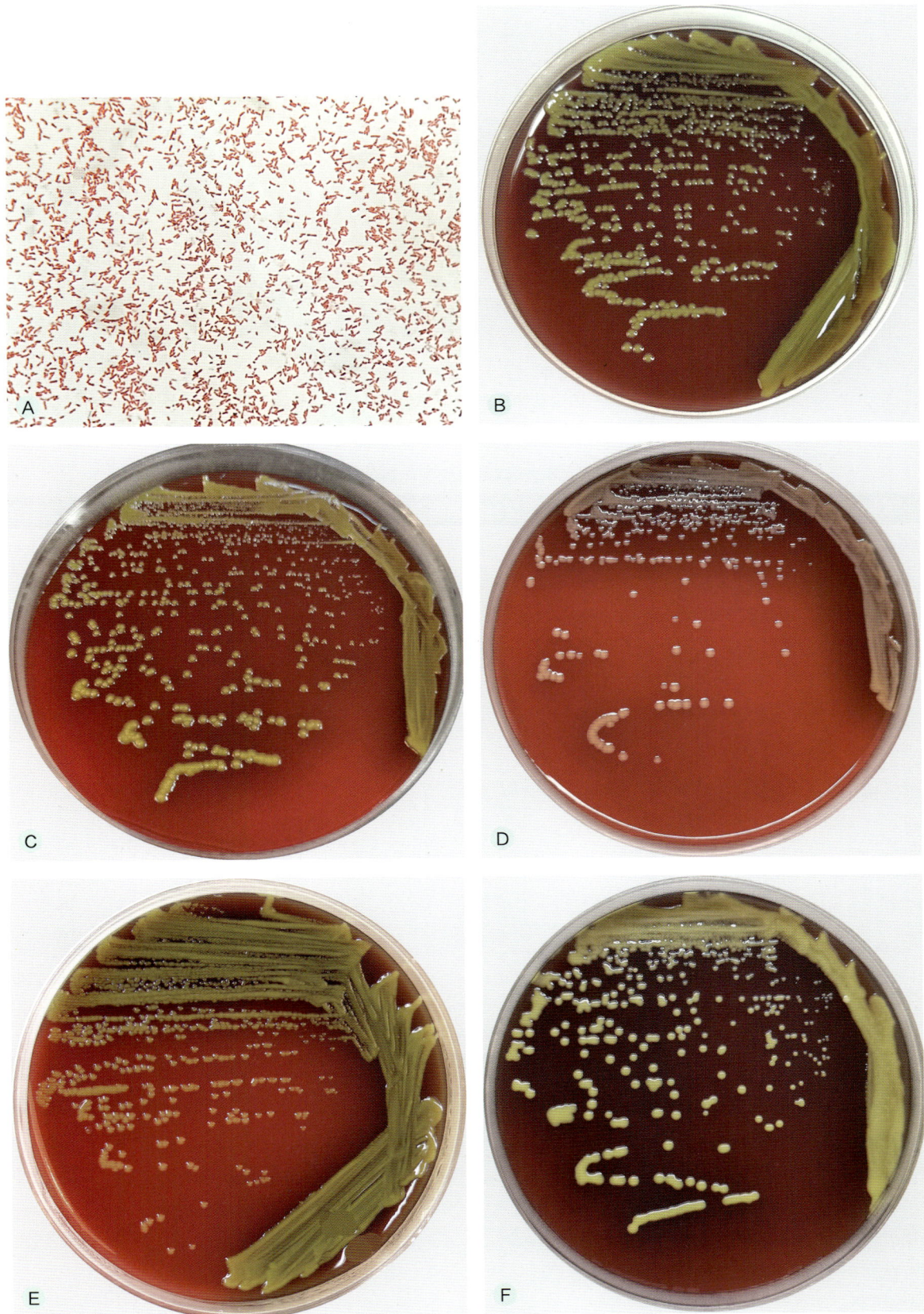

图 17-17-1　鞘氨醇单胞菌的形态特征

A. 少动鞘氨醇单胞菌革兰氏染色 ×1 000；B. 少动鞘氨醇单胞菌 SBA 3 日；C. 抹布鞘氨醇单胞菌 SBA 4 日；
D. 维蒂希鞘氨醇单胞菌 SBA 4 日；E. 血红鞘氨醇单胞菌 SBA 2 日；F. 储珀鞘氨醇单胞菌（黏液型）SBA 4 日

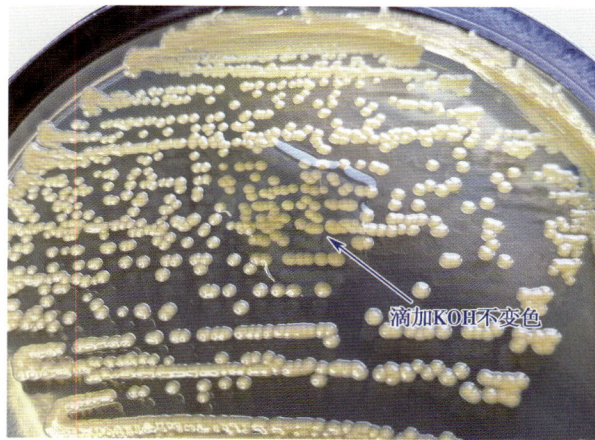

图 17-17-2　屈挠菌素试验
少动鞘氨醇单胞菌为阴性

表 17-17-1　少动鞘氨醇单胞菌与其他相似菌的鉴别

试验	少动鞘氨醇单胞菌	浅黄金色单胞菌	栖稻黄色单胞菌	高山浴者菌
氧化酶	+	−	−	−
麦康凯生长	−	+	+	−
动力	+	+	+	+
葡萄糖产酸	+	+	+	+
甘露醇产酸	+	+	+	+
硝酸盐还原	−	+	−	+
吲哚	−	−	−	+
七叶苷水解	+	+		
ONPG	+	+	−	−
多黏菌素	v(89)	S	S	S
鞭毛	单根	多根	单根	单根
色素	深黄色	浅黄色	浅黄色	黄色

注：+，阳性；−，阴性；v，结果可变；S，敏感。

表 17-17-2　与医学有关的鞘氨醇单胞菌种特性

特性	少动鞘氨醇单胞菌	类少动鞘氨醇单胞菌	S.adhaesiva	S. capsulata	S. echinoides	S. sanguinis	S. yanoikuyae
氧化酶	+	−	−	−	+	−	−
触酶	+	+	+	+	+	+	+
动力	+	+		+		+	+
七叶苷水解	+	+	+	+	+	+	+
明胶水解					+	+	−
淀粉水解	+	+					
Tween-80 水解	+	+	+	+	−	+	+
柠檬酸盐	+	+	−	−	+	−	+

续表

特性	少动鞘氨醇单胞菌	类少动鞘氨醇单胞菌	S.adhaesiva	S. capsulata	S. echinoides	S. sanguinis	S. yanoikuyae
硝酸盐还原	–	–	–	–	+	–	–
从硝酸盐产气	–	–	–	–	–	–	–
尿素酶	–						
DNA 酶	–	–	–	–	–	–	–
氧化产酸							
葡萄糖	+	–	+	+	+	+	+
麦芽糖	+	–	+	+	+	+	+
蔗糖	+	+	+	+	+	+	+
木糖	+	(+)	+	+	+	+	+
卫矛醇	–	–	–	–	–	–	–
山梨醇	–	–	–	–	+	–	–
甘露醇	–	–	–	–	–	–	–
肌醇	–	–	–	–	–	–	–
侧金盏花醇	–	–	–	–	–	–	–
菌落色素	深黄色	淡黄色	深黄色	深黄色	浅黄色	深黄色	浅黄色(3 日)

注：+，3 日内反应阳性；(+)，4 日后反应阳性；–，阴性。

五、临床意义

鞘氨醇单胞菌属中的一些种是机会致病菌,能引起 ICU 患者的脑膜炎、败血症、腹膜炎和新生儿感染。对动物的致病性尚不清楚。少动鞘氨醇单胞菌广泛存在于环境中,已从多种临床标本中分离到,如血液、脑脊液、腹膜液、尿液、伤口、阴道和宫颈分泌物,也有从医院环境中分离的报道。但由其引起的感染往往为非危及生命的感染,通常采用抗菌药物即能治疗。类少动鞘氨醇单胞菌可分离于痰、尿液和阴道标本中。

(魏莲花　孙长贵)

第十八节　色杆菌属

一、分类与命名

色杆菌属(*Chromobacterium*)隶属于细菌域,变形菌门,β-变形菌纲,奈瑟菌目,奈瑟菌科。目前,属内有 10 个种,包括水生色杆菌(*C. aquaticum*)、河流色杆菌(*C. fluviatile*)、溶血色杆菌(*C. haemolyticum*)、*C. piscinae*、假紫色色杆菌(*C. pseudoviolaceum*)、*C. subtsugae*、紫色色杆菌(*C. violaceum*)、稻根色杆菌(*C. rhizoryzae*)和亚马逊色杆菌(*C. amazonense*)。1989 年 Logan 提议将河流色杆菌从色杆菌属中分出,另成立一个新菌属 *Iodobacter*,命名为 *Iodobacter fluviatilis*。

色杆菌属 DNA G+C 含量为 65~68mol/%,代表菌种为紫色色杆菌。

二、生物学特性

(一)形态与染色

色杆菌属细菌为革兰氏阴性杆菌,两端钝

圆,常呈球菌状,有时略呈细长弯曲,菌体大小为 (0.6~0.9)μm×(1.5~3.0)μm。单个,有时成对或短链状排列。具有单个极端鞭毛,通常具一个或更多近极端或侧鞭毛,有动力。无荚膜,无芽胞。

（二）培养特性

色杆菌属细菌为兼性厌氧,最低生长温度为 10~15℃,最高生长温度约为 40℃,最适生长温度为 30~35℃;最佳 pH 为 7~8。pH 低于 5 则不生长,在含 6% 或更高浓度的氯化钠培养基中不生长。生长不需要特殊生长因子,大部分菌株可产生紫色色素,该色素不溶于水和氯仿,而溶于乙醇。但有些菌株可能不产生色素,产生紫色色素的菌株,经次代培养后,常可出现部分产色素或完全不产色素的菌落。在普通蛋白胨培养基和麦康凯琼脂平板上生长,形成奶酪状的紫色菌落,菌落光滑,但可出现粗糙变异型菌落。血琼脂平板上经 35~37℃ 孵育 18~24 小时,可形成直径 0.5~1.5mm 紫色或黑色菌落。溶血色杆菌在血琼脂平板上可产生强的溶血现象。在三糖铁或克氏双糖铁琼脂培养基内,经 35~37℃ 孵育 18~24 小时,可在高层产酸。能发酵葡萄糖,通常不产气。产气的菌株也已有报道。在营养肉汤中孵育,可在液体表面形成紫色环。

色杆菌属细菌的形态特征见图 17-18-1。

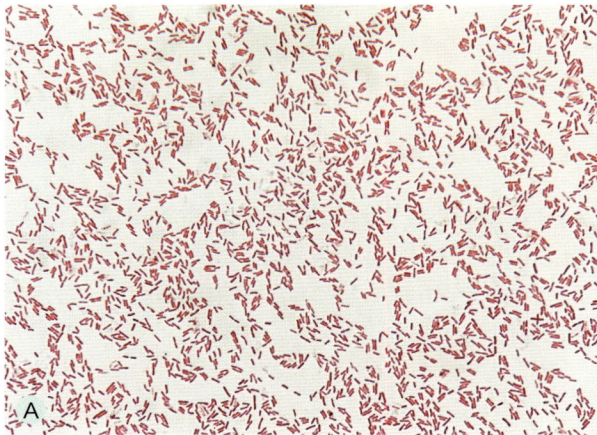

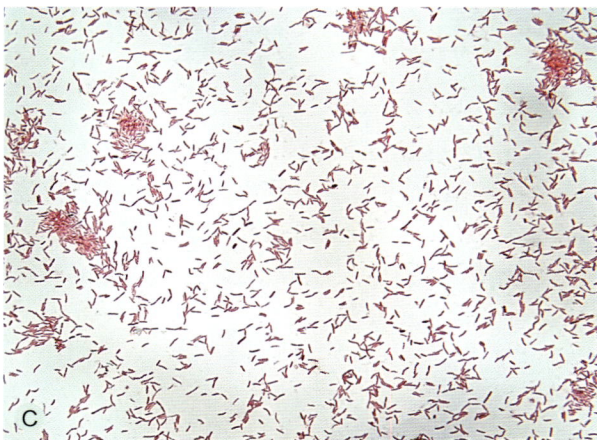

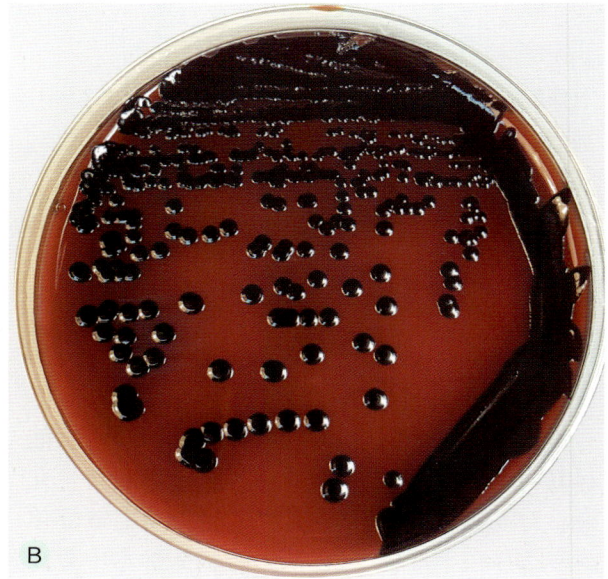

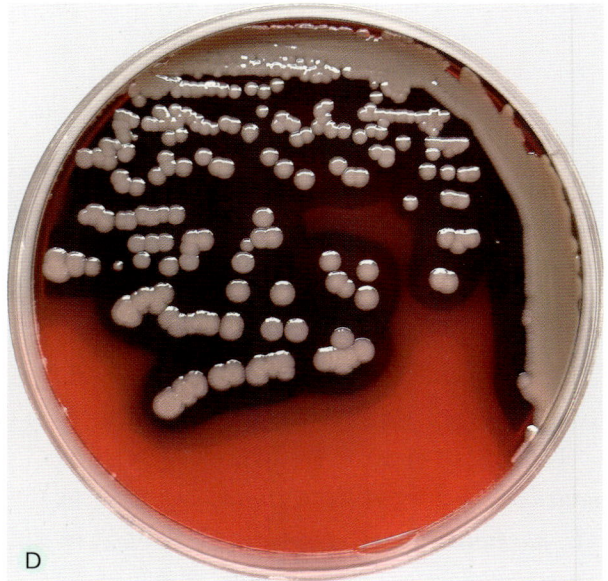

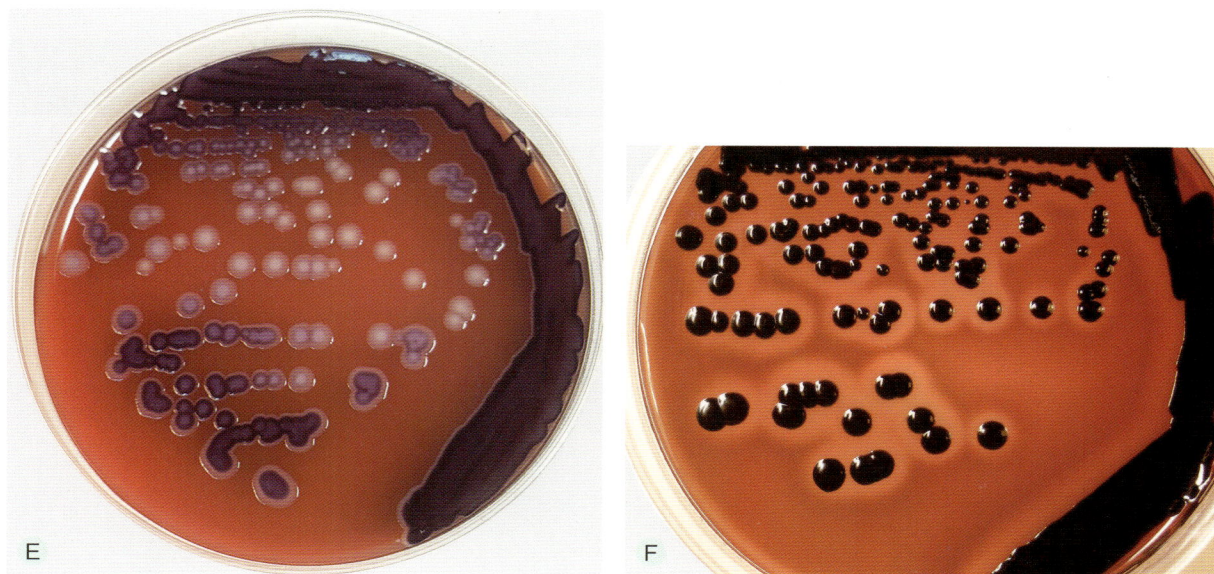

图 17-18-1 色杆菌的形态特征

A. 紫色色杆菌革兰氏染色 ×1 000；B. 紫色色杆菌 SBA 2 日；C. 溶血色杆菌革兰氏染色 ×1 000；
D. 溶血色杆菌 SBA 2 日；E. 假紫色色杆菌 SBA 24h；F. 亚马逊色杆菌 SBA 5 日

（三）生化特性

氧化酶（Kovacs's 试验）和触酶均阳性，80% 的紫色色杆菌发酵利用碳水化合物；另有 20% 的菌株氧化利用碳水化合物，产生少量酸但不产气。氧化乳酸盐产生 CO_2。可还原硝酸盐为亚硝酸盐，能分解蛋白胨产生氨，液化明胶，水解精氨酸。分解葡萄糖、果糖、海藻糖和甘露糖产酸不产气。能在 KCN 中生长。不分解卫矛醇、肌醇、菊糖、乳糖、甘露醇、木糖、松三糖、蜜二糖和棉子糖。吲哚、V-P 试验、赖氨酸和鸟氨酸脱羧酶、苯丙氨酸脱氨酶、七叶苷水解、DNA 酶、ONPG 等试验均阴性。耐氨苄西林（100μg/mg）和弧菌抑制剂 O/129。

三、鉴定与鉴别

（一）属间鉴别

紫色色杆菌与 *Iodobacter fluviatilis*、*Janthinobacterium lividum*、*Vogesella* 的鉴别见表 17-18-1。

（二）属内鉴定

常规工作中，从临床标本中分离到紫色色杆菌，可依据该菌的以下特性进行鉴定，见表 17-18-2。

表 17-18-1 紫色色杆菌与相似菌的鉴别 [a]

特性	紫色色杆菌	*Iodobacter fluviatilis*	*Janthinobacterium lividum*（典型）	*Janthinobacterium lividum*（非典型）	*Vogesella*
色素					
紫色色素	+	+	+	+	+
荧光素 [b]	-(T) [c]		-(T) [c]		100
营养琼脂上菌落					
扩散	0	83	0	0	ND
胶状	0	4	36	100	ND
坚硬	0	0	7	71	ND

续表

特性	紫色色杆菌	*Iodobacter fluviatilis*	*Janthinobacterium lividum*（典型）	*Janthinobacterium lividum*（非典型）	*Vogesella*
生长在					
4℃	0	100	94	87	100
37℃	100	0	0	0	100
厌氧生长	100	100	3	0	ND
硝酸盐还原	87	98	84	ND	100
吲哚	0	0	84	ND	100
吐温 -80 水解	+(T)ᶜ	ND	+(T)ᶜ	ND	0
柠檬酸盐生长	100	85	95	94	0
葡萄糖					
发酵	10ᵈ	100	0	0ᵉ	0
氧化	0ᵈ	0	97	57ᵉ	0
阿拉伯糖产酸ᶠ	0	0	100	87	0
麦芽糖产酸	0	100	98	94	ND
肌醇产酸ᵍ	0	0	100	0	35
海藻糖产酸	100	100	1	87	ND
明胶酶	100	100	100	69	ND
乳酸盐利用	100	0	100	75	ND
七叶苷水解	0	0	100	0	ND
精氨酸水解	100	0	0	0	ND
几丁质消化	100ʰ	ND	5	ND	0
酪蛋白酶	100	90	5	0	0
HCN 产生	100	0	0	0	0

注：a,表中数字为阳性百分率；+,阳性；ND,无资料；b,chalk 琼脂上荧光,短波长照射,所有 *Vogesella* 呈现微弱荧光；c,只测试典型菌株；－(T),典型菌株阴性；+(T),典型菌株阳性；d,偶可见氧化；e,一些菌株无反应；f,与纤维二糖和半乳糖结果相似；g,与山梨醇结果相似；h,在不同条件下典型菌株可出现阴性结果。

四、抗菌药物敏感性

纸片扩散法体外药敏试验,对四环素和环丙沙星、诺氟沙星、培氟沙星、庆大霉素、亚胺培南等敏感,对青霉素 G、黏菌素、头孢菌素等耐药。

五、临床意义

紫色色杆菌存在于土壤和水中,常常发现在热带地区,偶尔可引起哺乳动物包括人类的严重化脓感染或败血症。有报道溶血色杆菌从痰标本中分离出。

表 17-18-2　紫色色杆菌生物学特征

特性	结果	特性	结果
触酶	+	乳糖	−(12)
氧化酶	+	麦芽糖	−
营养琼脂上菌落		甘露醇	−
扩散生长	−	甘露糖	+
胶状菌落	−	松三糖	−
色素	[+](87)	N-乙酰葡糖胺	+
生长于		鼠李糖	−
4℃	−	山梨醇	−
30℃	+	蔗糖	[−](25)
37℃	+	海藻糖	+
生长于		木糖	−
1% NaCl	+	硝酸盐还原	[+](87)
2% NaCl	+	亚硝酸盐还原	[−](25)
4% NaCl	−	HCN 产生	+
产酸		卵黄反应	+
阿拉伯糖	−	溶血	+
纤维二糖	−	醋酸盐	[+](87)
果糖	+	柠檬酸盐	+
半乳糖	−	水解	
葡萄糖酸盐	+	精氨酸	+
葡萄糖	+	酪蛋白	+
肌醇	−	七叶苷	−
菊粉	−	明胶	+

注：+，所有菌株阳性；[+]，80% 或以上阳性；d，31%~79% 阳性；[−]，30% 或以下阳性；−，所有菌株阴性。括号内数字表示阳性反应百分率。

（魏莲花　孙长贵）

第十九节　军团菌属

一、分类与命名

军团菌属（*Legionella*）隶属于细菌域,变形菌门,γ-变形菌纲,军团菌目,军团菌科（Legionellaceae）。军团菌是引起军团菌病（Legionellosis）的病原体,因其在1976年美国费城召开的一次退伍军人集会上,导致一起重症肺炎的暴发流行,造成多人死亡而得名。目前属内有55个种和3个亚种。与人类有关的菌种包括嗜肺军团菌（*L. pneumophila*）、米氏军团菌（*L. micdadei*）、长滩军团菌（*L. longbeachae*）、华兹华斯军团菌（*L. wadsworthii*）、约丹尼斯军团菌（*L. jordanis*）、波兹曼军团菌（*L. bozemanii*）、杜氏军团菌（*L. dumoffii*）、戈氏军团菌（*L. gormanii*）、阿尼斯军团菌（*L. anisa*）、辛辛那提军团菌（*L. cincinnatiensis*）、菲氏军团菌（*L. feelei*）、海氏军团菌（*L. hackeliae*）、以色列军团菌（*L. israelensis*）、以色列军团菌（*L. israelensis*）、圣海伦军团菌（*L. sainthelensi*）、迈氏军团菌（*L. maceachernii*）、橡树林军团菌（*L. oakridgersis*）、伯明翰军团菌（*L. birminghamensis*）、图森军团菌（*L. tucsonensis*）和兰辛军团菌（*L. lansingensis*）等。庆义军团菌（*Legionella qingyii*）是由陈茶教授团队于2019年命名的新种。

军团菌属DNA G+C含量为39~43mol%,代表菌种为嗜肺军团菌。

二、生物学特性

（一）形态与染色

军团菌为革兰氏阴性杆菌,大小为$(2\sim3)\mu m \times (0.3\sim0.9)\mu m$,革兰氏染色着色浅,延长复染时间或用0.05%碱性复红单染能增加着色强度,染色后可见菌体有空泡,不同生长阶段的细菌可出现多形性,如菌丝状、短菌丝状等。军团菌细胞壁成分与其他革兰氏阴性杆菌不同,内含有大量支链脂肪酸,此点与分枝杆菌相似,但其不抗酸,抗酸染色阴性。苏丹黑、碱性沙黄染色可见菌体内有蓝黑色或蓝灰色脂滴。由于军团菌革兰氏染色不明显,故多用Dieterle镀银法或Giemsa法染色,分别染成黑褐色和红色。军团菌无芽胞,无荚膜,有端生或侧生鞭毛,能运动。

军团菌属细菌的镜下形态特征见图17-19-1。

（二）培养特性

军团菌为兼性胞内寄生菌,体外培养营养要求苛刻,需氧,2.5%~5.0% CO_2能促进生长,其最适生长温度为35℃,生长的pH范围较窄,最适pH为6.4~7.2。营养要求特殊,在普通营养琼脂或血平板上不生长,在含特殊营养成分的培养基上生长缓慢,目前公认的最适宜培养基是含有铁、L-半胱氨酸和α-酮戊二酸的活性炭酵母浸膏培养基（BCYE琼脂）,在此培养基上,军团菌经3日孵育后,形成直径1~2mm、灰白色、凸起、有光泽、湿润、半透明、有特殊臭味的圆形菌落（图17-19-2C、E）,数日后菌落可增大至4~5mm,呈黏性。在F-G（Feeley-Garman）培养基中孵育3~5日可见针尖大小菌落,在紫外线照射下可发出黄色荧光（图17-19-4）。

军团菌属细菌的菌落形态特征见图17-19-2~图17-19-4。

（三）生化特性

军团菌生化特性不活泼,尿素酶阴性,不还原硝酸盐,一般不发酵糖类,触酶阳性。大多数军团菌产生明胶酶和β-内酰胺酶,部分菌株氧化酶阳性,嗜肺军团菌可分解马尿酸盐。

军团菌在自然界可长期存活,在人工管道的水源和土壤中最常见,如其在自来水中可存活1年,含藻类物质的气溶胶中可长期存活,对酸有抵抗力,对pH为2的盐酸可耐受30分钟,其对热和一般消毒剂敏感,但对氯的抵抗力比肠杆菌目细菌强。

三、鉴定与鉴别

（一）军团菌属实验室诊断

1. 直接涂片染色镜检　革兰氏染色检查军团菌意义不大,采用荧光抗体染色法有一定诊断意义;活检组织标本可采用Dieterle镀银法染色或Giemsa法染色。

2. 分离培养和鉴定　细菌培养为检测军团菌的“金标准”,可以作为临床确诊的标准。

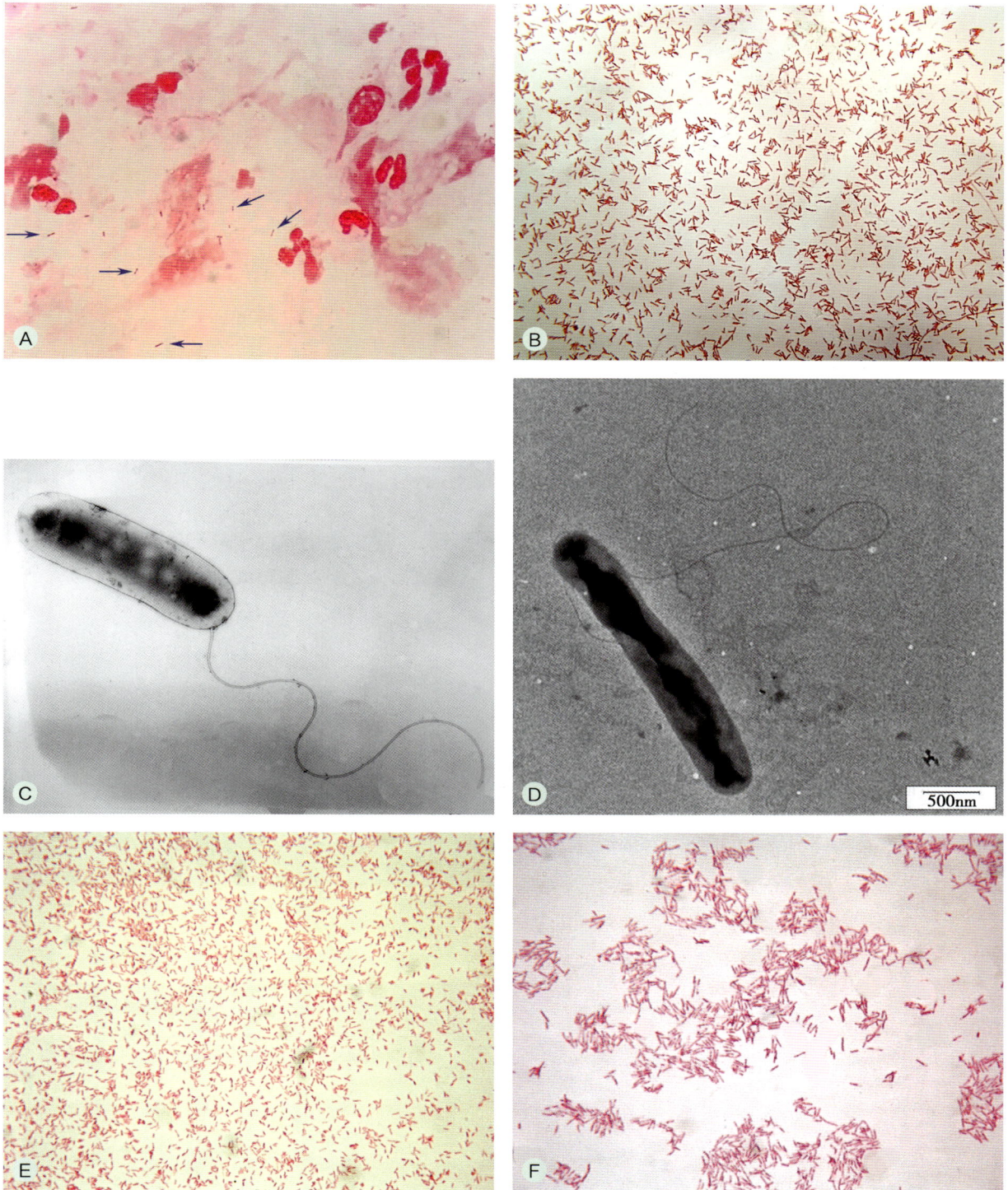

图 17-19-1　军团菌属细菌的镜下形态特征

A. 痰涂片嗜肺军团菌（Ⅰ型）革兰氏染色 ×1 000；B. 嗜肺军团菌（Ⅰ型）菌落涂片革兰氏染色 ×1 000；C. 嗜肺军团菌（Ⅰ型）扫描电镜图 ×200 000；D. 庆义军团菌扫描电镜图 ×200 000；E. 茴香军团菌 ATCC 35292 革兰氏染色 ×1 000；F. 圣海伦军团菌 ATCC 35248 革兰氏染色 ×1 000

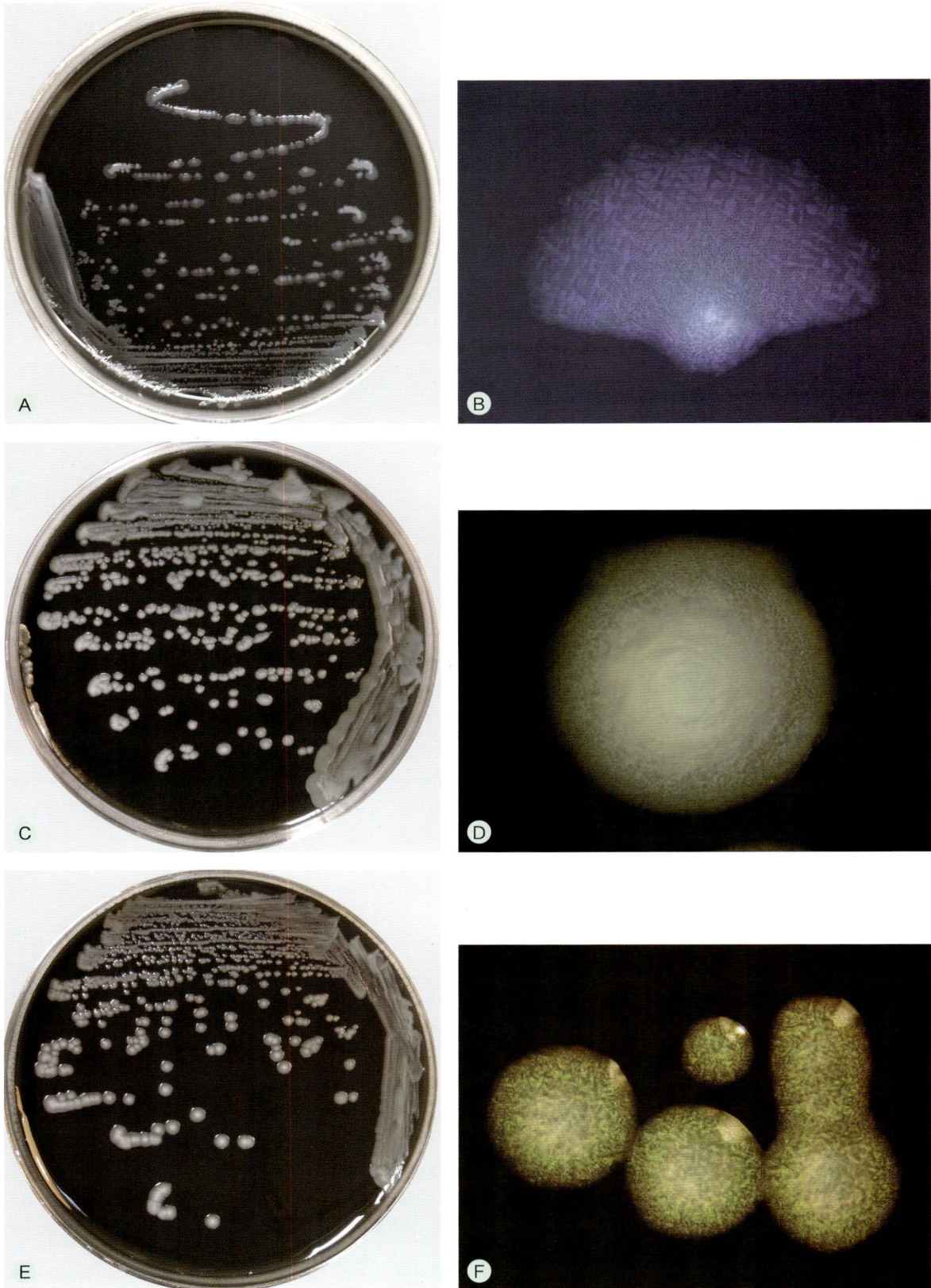

图 17-19-2　嗜肺军团菌的菌落形态特征

A. 嗜肺军团菌（Lp1）BCYE 3 日；B. 嗜肺军团菌（Lp1）BCYE 3 日强光照射 ×40；C. 嗜肺军团菌 *fraseri* 亚种 ATCC 33156（Lp4）BCYE 4 日；D. 嗜肺军团菌 *fraseri* 亚种 ATCC 33156（Lp4）BCYE 5 日强光照射 ×40；E. 嗜肺军团菌（Ⅵ型）ATCC 33215 BCYE 5 日；F. 嗜肺军团菌（Ⅵ型）ATCC 33215 BCYE 6 日强光照射 ×40

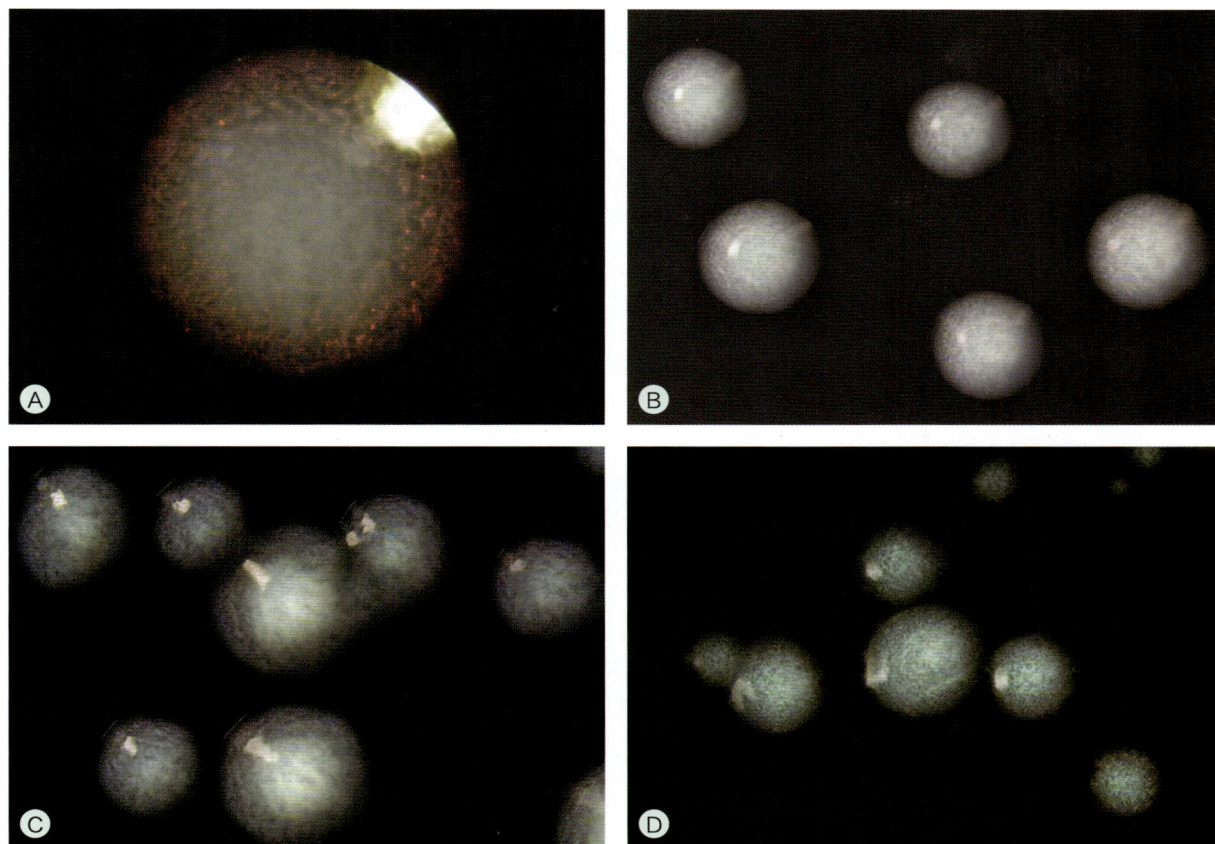

图 17-19-3　其他军团菌属细菌的菌落形态特征

A. 约旦军团菌,BCYE 3 日强光照射 ×40;B. 米克戴德军团菌,BCYE 5 日强光照射 ×40;
C. 博兹曼军团菌,BCYE 5 日强光照射 ×40;D. 詹姆斯敦军团菌,GVBC 4 日强光照射 ×40

（1）样品处理:临床标本包括痰液、肺泡灌洗液、血液、胸腔积液等,其中痰液和肺泡灌洗液中常混有正常菌群,先经酸处理去除正常菌群,等量碱中和后取一定量标本接种于 BCYE 琼脂平板;水样经过滤膜或离心浓缩,酸、碱处理后接种于 BCYE 琼脂平板,在 5% CO_2,35~36℃环境下孵育7~10 日。

（2）初步鉴定:BCYE 琼脂平板上 48 小时内出现菌落者,不是军团菌。孵育 3 日后,军团菌形成直径 1~2mm、灰白色、有光泽、湿润、半透明、边缘整齐的菌落,并有特殊臭味;革兰氏染色阴性,着色较淡;挑取可疑菌落,分别接种于 BCYE 琼脂平板和血琼脂平板,35~36℃环境下孵育至少 3 日,凡在前者上生长而在后者上不生长的即疑为军团菌。

（3）生化鉴定:常用的生化试验有糖发酵试验、氧化酶试验、触酶试验、明胶液化试验、β- 内酰胺酶试验、硝酸盐还原试验、尿素酶试验、马尿酸盐水解试验等。

（4）分型鉴定:采用军团菌乳胶凝集试剂盒进行分型鉴定。

3. 分子生物学方法

（1）PCR 法检测军团菌特异性基因,主要包括军团菌属特异基因 5s RNA、16s RNA 和嗜肺军团菌种特异基因 *Mip* 基因。

（2）采用核酸探针技术,根据军团菌的核酸序列合成一段寡核苷酸,用同位素标记,并与被检测核酸分子杂交,通过检测放射性信号确定军团菌。

4. 其他检测方法　常用的方法有放射免疫法（RIA）、酶免疫法（EIA）、直接荧光抗体法（DFA）和免疫层析法（ICA）等,用于检测军团菌的抗原或抗体。

（二）军团菌属各种的鉴定与种间鉴别

军团菌的常规鉴定主要依赖特殊染色、选择性培养基上的生长特征和特异性血清分型,菌株的确切鉴定还需遗传学分析技术,虽然军团菌不同种之间的特性存在差异,但由于其生长速度慢等原因,实际应用价值有限。分离自人体的主要军团菌的生化及表型特征见表 17-19-1。

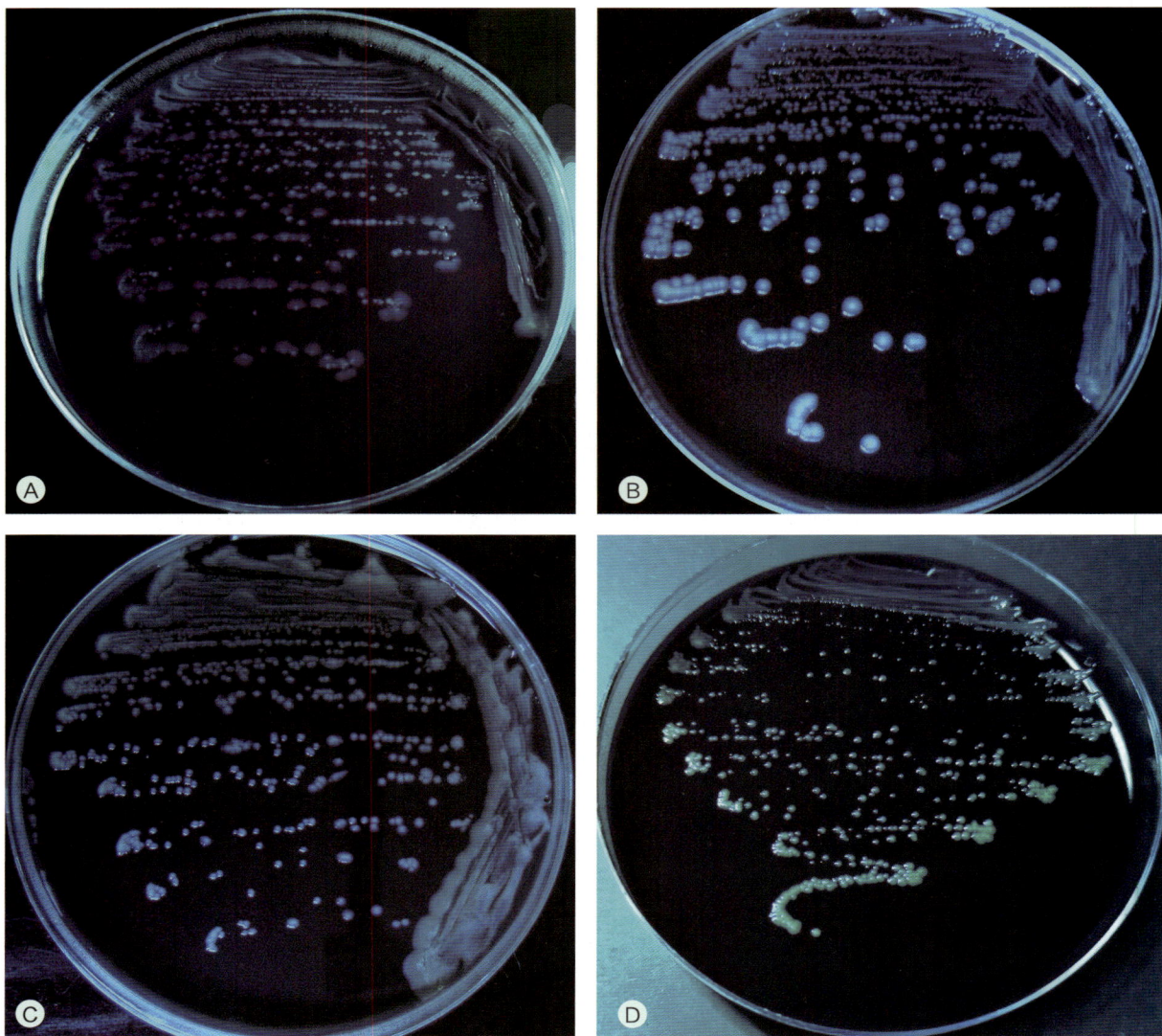

图 17-19-4　紫外线激发荧光试验

A. 嗜肺军团菌（Ⅰ型）紫外线照射下发出蓝白色荧光；B. 嗜肺军团菌（Ⅵ型）ATCC 33215 紫外线照射下发出蓝白色荧光；
C. 嗜肺军团菌 *fraseri* 亚种（Lp4）ATCC 33156 紫外线照射下发出蓝白色荧光；D. 詹姆斯敦军团菌紫外线照射下无荧光

表 17-19-1　军团菌属种间的主要生物学特性

菌名	血清群	动力	F-G 褐色素	β- 内酰胺酶	明胶酶	氧化酶	马尿酸水解
嗜肺军团菌	15	+	+	+	+	v	+
米氏军团菌	1	+	−	−	−	+	−
长滩军团菌	2	+	+	+/−	+	+	−
华兹华斯军团菌	1	+	+/−	+	+	−	−
约丹尼斯军团菌	1	+	+	+	+	+	−
波兹曼军团菌	2	+	+	+/−	+	+/−	−
杜氏军团菌	1	+	+	+	+	−	−
戈氏军团菌	1	+	+				
阿尼斯军团菌	1	+	+	+	+	+	−

菌名	血清群	动力	F-G 褐色素	β- 内酰胺酶	明胶酶	氧化酶	马尿酸水解
辛辛那提军团菌	1	+	+	+	+	−	−
菲氏军团菌	2	+	+	−	−	−	+/−
海氏军团菌	2	+	+	+	+	+	−
以色列军团菌	1	+	−	+	+	−	−
圣海伦军团菌	2	+	+	+	+	+	−
迈氏军团菌	1	+	+	+	+	+	−
橡树林军团菌	1	−	+	+	+	−	−
伯明翰军团菌	1	+	−	+	+	v	−
图森军团菌	1	+	−	+	+	−	−
兰辛军团菌	1	+	−	+	+	−	−

注：+，全部菌株阳性；−，全部菌株阴性；+/−，反应不定；v，可变。

四、抗菌药物敏感性

军团菌属对大环内酯类抗菌药物克拉霉素、阿奇霉素、红霉素等敏感，对喹诺酮类抗菌药物诺氟沙星、环丙沙星等也有较高的敏感性，对氨基糖苷类、青霉素、头孢菌类抗菌药物耐药。

五、临床意义

军团菌是一种水源微生物，广泛存在于水和土壤中，当水温在 31~36℃时可长期存活。它常藏匿于空调冷却塔、热水管道、淋浴喷头等处，并以气溶胶的形式被吸入，引起呼吸道感染，并可与肺炎克雷伯菌、铜绿假单胞菌、念珠菌或卡氏肺孢子菌等引起混合感染，形成"难治性肺炎"，当重症军团菌病发生菌血症而散布至全身多部位，如脑、肠、肾、肝、脾等，引起多器官损害甚至衰竭。80%~85% 的军团菌感染由嗜肺军团菌引起。嗜烟酒者和患支气管炎、肺气肿、心脏病、糖尿病、慢性肾病、慢性肝病等慢性病以及各种免疫系统功能低下的人如癌症患者、艾滋病患者及长期接受激素和抗肿瘤治疗者，均是军团菌病的高发人群，中老年人发病的机会更大。军团菌病既可暴发流行也可散发，暴发流行多在夏秋季，尤其是容易发生在配备有封闭式中央空调的环境里，军团菌亦是医院感染的病原菌之一。近年来，有许多由于中央空调冷却塔用水污染军团菌而导致医院内感染的报道。

（魏莲花　周铁丽）

第二十节　黄杆菌属

一、分类与命名

黄杆菌属（*Flavobacterium*）隶属于细菌域，拟杆菌门，黄杆菌纲，黄杆菌目，黄杆菌科（Flavobacteriaceae）。目前，属内有 167 个种，包括水生黄杆菌（*F. aquatile*）、酸味黄杆菌（*F. acidificum*）、嗜分枝黄杆菌（*F. branchiophilum*）、柱状黄杆菌（*F. columnare*）、脱硝黄杆菌（*F. denitrificans*）、寒冷黄杆菌（*F. frigidimaris*）、*F. flevense*、水泡黄杆菌（*F. hydatis*）、约翰逊黄杆菌（*F. johnsonniae*）、食果胶黄杆菌（*F. pectinonorum*）、嗜冷黄杆菌（*F. psychrophilum*）、嗜糖黄杆菌（*F. saccharophilum*）、琥珀黄杆菌（*F. succunicans*）、土生黄杆菌（*F. terrae*）、嗜温黄杆菌（*F. thermophilum*）和新疆黄杆菌（*F. xinjiangense*）等。原来的产吲哚黄杆菌、吲哚黄杆菌、大比目鱼黄杆菌、黏黄杆菌和大菱鲆黄杆菌已转移至金黄杆

菌属,短黄杆菌转移至稳杆菌属,香味黄杆菌转移至类香味菌属(*Myroides*)。

黄杆菌属 DNA G+C 含量为 32~37mol/%,代表菌种为水生黄杆菌。

二、生物学特性

(一)形态与染色

黄杆菌属细菌为革兰氏阴性杆菌。菌体大小为 $(0.3\sim0.5)\,\mu m \times (2.0\sim5.0)\,\mu m$。无鞭毛,可滑行运动。无芽胞。

(二)培养特性

严格需氧。大部分菌株最适生长温度为 20~30℃,嗜冷黄杆菌最适生长温度为 15~18℃。在固体培养基上生长,产生典型的色素(黄色、橙色或黄棕色色素),但某些菌株不产色素。在血琼脂平板 30℃孵育 48 小时,菌落呈半透明(偶尔为不透明)、圆形、直径 1~2mm、隆起或微隆起、光滑且有光泽、边缘整齐。

(三)生化特性

氧化酶、触酶、磷酸酶均阳性。氧化分解多种糖类,但不分解纤维二糖。吲哚阴性,DNA 酶、尿素酶和七叶苷水解等试验结果可变。在低浓度蛋白胨培养基中由碳水化合物产酸不产气。

三、鉴定与鉴别

(一)属间鉴别

黄杆菌属细菌氧化酶阳性、产黄色素,无动力,氧化利用葡萄糖,吲哚阴性。与其他相关菌属鉴别见表 17-9-1。

(二)属内鉴定

黄杆菌属内常见菌种鉴定和鉴别见表 17-20-1。

表 17-20-1   黄杆菌属内 10 个常见菌种表型特征

特性	水生黄杆菌	嗜分枝黄杆菌	柱状黄杆菌	F.flevense	水疱黄杆菌	约翰逊黄杆菌	食果胶黄杆菌	嗜冷黄杆菌	嗜糖黄杆菌	琥珀黄杆菌
AOA 上菌落形态[b]	微凸,圆形,边缘整齐	微凸,圆形,边缘整齐	扁平,假根,黏附琼脂	微凸,圆形,琼脂凹陷	扁平,扩散,丝状边缘	扁平,扩散,丝状边缘	微凸,圆形,边缘整齐	微凸,圆形,边缘整齐或不整齐	扁平,扩散,琼脂凹陷	扁平,扩散,丝状边缘
刚果红吸收	–	–	+	–	–	v	–	–	–	–
海水培养基上生长	–	–	–	+	–	–	–	–	–	–
营养琼脂上生长	–	–	–	+	+	+	+	+	+	+
胰蛋白酶大豆琼脂上生长	(+)	–	–	+	+	+	+	–	+	+
滑行运动	–	–	+	+	+	+	+	(+)	+	+
非水溶性色素	–	–	+	–	+	+	+	+	+	–
葡萄糖作为唯一碳源和能源	ND	ND	–	+	+	+	+	–	+	+
需氧碳水化合物产酸	+	+	+	+	+	+	+	+	ND	+
降解										
明胶	v	+	+	–	+	+	+	+	+	(+)
酪蛋白	+	+	+	+	+	+	+	+	+	+
淀粉	v	+	–	v	+	+	+	+	+	+
琼脂	–	–	–	+	–	–	–	–	–	–
胶质	ND	ND	ND	+	+	+	+	+	+	ND
几丁质	–	–	–	–	(+)	+	+	+	+	–

续表

特性	水生黄杆菌	嗜分枝黄杆菌	柱状黄杆菌	F.flevense	水疱黄杆菌	约翰逊黄杆菌	食果胶黄杆菌	嗜冷黄杆菌	嗜糖黄杆菌	琥珀黄杆菌
七叶苷	v			+	+	+	+	−	+	+
DNA	−	−	+	−	+	+	+	(+)	−	+
酪氨酸	v	+	−		+	+	+	v	−	−
在酪氨酸琼脂产生棕色扩散色素	−	−	v		−	v	−	−	−	−
在蛋黄琼脂形成沉淀物	+	+								
β-半乳苷酶	v	+	−	+	+	+	+			
对O/129敏感性										
硫化氢产生	−	−	+	−				v	+	+
氧化酶	+	+	+	+	v	v	+	v	+	+
硝酸盐还原	v		v	v	+	+		+	+	v

注：+,阳性；−,阴性；(+),弱阳性；v,结果可变；ND,无资料；b,AOA,Anacker-Ordal 琼脂（0.05% 胰蛋白、0.05% 酵母膏、0.02% 牛肉膏、0.02% 醋酸钠）。

四、抗菌药物敏感性

黄杆菌属细菌通常对 β-内酰胺类、氨基糖苷类、氯霉素和四环类耐药，对万古霉素、利福平、红霉素、克林霉素、喹诺酮类和复方新诺明敏感。

五、临床意义

黄杆菌广泛分布于土壤和新鲜水中，某些种可发现于生牛奶和其他食品中，医院环境中也有发现。黄杆菌是共生菌和机会致病菌，某些种可引起鱼的感染。嗜冷黄杆菌能引起鱼的严重感染，尤其可引起世界各地养殖虹鳟鱼的严重感染。目前未见黄杆菌属菌种引起人类感染的报道。

（魏莲花　孙长贵）

第二十一节　金色单胞菌属

一、分类与命名

金色单胞菌属（Chryseomonas）目前分类地位未定。属内只有浅黄金色单胞菌（C. luteola）一个种。该菌以前称为浅黄假单胞菌（P. luteola）、多毛金色单胞菌（C. polytricha）或 Ve-1 群，1987年 Holmes 等提议将该菌命名为浅黄金色单胞菌（Chryseomonas luteola）。但 1997 年日本学者 Anzai 等应用 16S rRNA 序列分析认为浅黄金色单胞菌仍归假单胞菌属的结论。迄今一些学者仍将其称为浅黄金色单胞菌，而另一些学者则称为浅黄假单胞菌。

金色单胞菌属 DNA G+C 含量为 54~56mol%，代表菌种为浅黄金色单胞菌。

二、生物学特性

（一）形态与染色

浅黄金色单胞菌为革兰氏阴性杆菌，菌体大小为 $0.8\mu m \times 2.5\mu m$，常单个，少见成对排列，圆端或方端，有多根极生鞭毛，能运动。无芽胞。

（二）培养特性

严格需氧生长，化能异养型细菌。最适生长

温度为 30℃,在含 5% 马血的心浸液琼脂平板上生长最好,也可在胰大豆蛋白胨琼脂(TSA)、营养琼脂和麦康凯琼脂平板上生长。菌落形态与栖稻黄色单胞菌非常相似。在含 0.5% 葡萄糖营养琼脂平板 30℃ 孵育 48 小时,形成直径 3mm、光滑或有皱纹、整齐或不规则、扁平或凸起、浅黄色的菌落。在含 0.5% 葡萄糖营养肉汤表面可形成菌膜。可产生不溶于水的黄色素,不产生荧光色素。在含 6.5% NaCl 培养基中不生长。可在 42℃ 条件下生长。

金色单胞菌属细菌的形态特征见图 17-21-1。

（三）生化特性

触酶阳性,氧化酶阴性,分解 *D*- 葡萄糖、*L*- 阿拉伯糖、*D*- 木糖、*D*- 果糖、*D*- 甘露糖、*D*- 半乳糖、*L*-鼠李糖、麦芽糖、海藻糖、甘露醇、肌醇和水杨素产酸;但不分解蔗糖、乳糖、纤维二糖、侧金盏花醇、山梨醇或菊粉产酸。吲哚、硫化氢和淀粉水解等试验为阴性。ONPG、七叶苷水解、硝酸盐还原和精氨酸双水解酶试验阳性。可液化明胶,55% 菌株水解吐温 -80,利用丙二酸盐。

三、鉴定与鉴别

（一）属间鉴别

金色单胞菌属与黄色单胞菌属相似,均为氧化酶阴性、有动力及产黄色色素的革兰氏阴性杆菌,从菌落形态上很难区分开来。可用七叶苷水解、ONPG 试验及鞭毛染色区别。金色单胞菌七叶苷水解和 ONPG 试验均阳性,多根极生鞭毛;黄色单胞菌七叶苷水解和 ONPG 试验均阴性,单根鞭毛。与其他相似菌属鉴别见表 17-17-1。

（二）属内鉴定

金色单胞菌属只有浅黄金色单胞菌一个种,根据其生化和培养特性不难鉴定。与其他相似的产黄色素的杆菌的区别见表 17-17-1。

四、抗菌药物敏感性

浅黄金色单胞菌大多数临床分离株均对亚胺培南,多黏菌素,环丙沙星、阿米卡星、奈替米星和强力霉素敏感;对阿莫西林、头孢他啶、头孢噻肟、头孢曲松、庆大霉素和复方新诺明耐药。

五、临床意义

浅黄金色单胞菌广泛存在于自然界中,可从

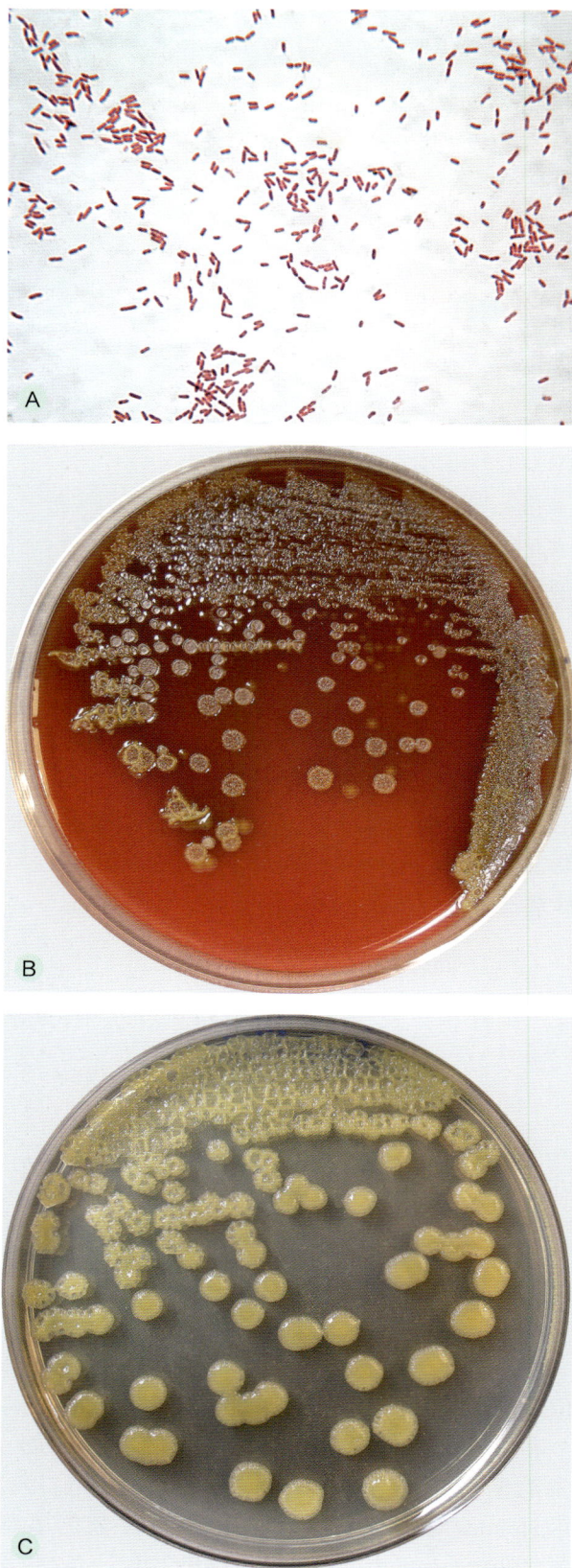

图 17-21-1　浅黄金色单胞菌的形态特征
A. 革兰氏染色 ×1 000;B. SBA 2 日;C. MHA 2 日

水、土壤和其他潮湿环境中分离,一般被认为是腐生菌或共生菌群,很少引起人类感染,但有观点认为其作为院内感染病原体会越来越常见。该菌曾在不同临床标本中发现,如伤口、尿液、宫颈和痰液等,常常与其他细菌一起被分离,一般不具有临床意义。有报道浅黄金色单胞菌可引起严重感染,包括败血症、心内膜炎、脑膜炎、骨髓炎、腹膜炎和溃

疡,其感染常与外科干预、频繁侵入性操作、导管、假体植入、肿瘤或免疫抑制状态有关。浅黄金色单胞菌也常感染雪貂及松鼠,因此,与这些动物及其污染的水、土壤等直接接触可能是人尤其是免疫受损宿主获得感染的源头。

(陈　会　魏莲花　孙长贵)

第二十二节　鞘氨醇杆菌属

一、分类与命名

鞘氨醇杆菌属(*Sphingobacterium*)隶属于细菌域,拟杆菌门,鞘氨醇杆菌纲,鞘氨醇杆菌目,鞘氨醇杆菌科(Sphingobacteriaceae)。目前,属内有 43 个种,包括多食鞘氨醇杆菌(*S. multivorum*)(以前称多食黄杆菌)、食醇鞘氨醇杆菌(*S. spiritivorum*)(也有译为食神鞘氨醇杆菌,以前称食醇黄杆菌)、嗜温鞘氨醇杆菌(*S. thalpophilum*)(以前称为嗜温黄杆菌)、蜂窝织炎鞘氨醇杆菌(*S. cellulitidis*)、堆肥鞘氨醇杆菌(*S. composti*)、尿鞘氨醇杆菌(*S. faecium*)、牦牛鞘氨醇杆菌(*S. bovisgrunnientis*)、和田鞘氨醇杆菌(*S. hotanense*)、京畿鞘氨醇杆菌(*S. kyonggiense*)、水谷鞘氨醇杆菌(*S. mizutaii*,以前称水氏黄杆菌)和南极鞘氨醇杆菌(*S. antarcticum*)等。以前的鱼鞘氨醇杆菌(*S. piscium*)和肝素鞘氨醇杆菌(*S. heparinum*)现已归入新命名的土地杆菌属(*Pedobacter*)。

鞘氨醇杆菌属 DNA G+C 含量为 39~45mol%,代表菌种为食醇鞘氨醇杆菌。

二、生物学特性

(一) 形态与染色

鞘氨醇杆菌属细菌为革兰氏阴性杆菌,菌体大小为 $(0.3~1.0)\mu m × (1.3~3.0)\mu m$,单个或成对排列。无鞭毛,但可滑行运动。无芽胞。

(二) 培养特性

鞘氨醇杆菌属细菌严格需氧,生长温度范围为 2~45℃,最适生长温度为 25~30℃,在 pH 4.5 环境

或高于 5% NaCl 培养基中不生长。大部分菌株在血琼脂平板上,30℃孵育 24~72 小时,形成的菌落凸起、光滑、不透明、不溶血,菌落直径为 1~2mm,菌落呈灰黄、亮黄、黄色。大多数菌株能在麦康凯琼脂平板上生长。

鞘氨醇杆菌属细菌的形态特征见图 17-22-1。

(三) 生化特性

氧化酶和触酶阳性。氧化葡萄糖、乳糖、甘露糖、麦芽糖、海藻糖、棉子糖、果糖、阿拉伯糖、木糖和蔗糖产酸,不氧化侧金盏花醇、卫矛醇、肌醇和山梨醇产酸。水解七叶苷,产生尿素酶和淀粉酶,水解吐温 -80。不液化明胶、不产荧光素。硝酸盐还原、吲哚产生、醋酸盐和柠檬酸盐利用、乙酰胺、苯丙氨酸脱氨酶、DNA 酶、明胶酶、卵磷脂酶、赖氨酸脱羧酶、鸟氨酸脱羧酶、精氨酸双水解酶和硫化氢等试验均为阴性。

三、鉴定与鉴别

(一) 属间鉴别

1. 鞘氨醇杆菌属与金黄杆菌属和威克菌属的鉴别是鞘氨醇杆菌不能分解色氨酸产生吲哚。

2. 食醇鞘氨醇杆菌和多食鞘氨醇杆菌与少动鞘氨醇单胞菌的鉴别是鞘氨醇杆菌无动力、尿素酶阳性和多黏菌素耐药。

3. 多食鞘氨醇杆菌与静止嗜冷杆菌鉴别是多食鞘氨醇杆菌蔗糖、麦芽糖、七叶苷试验均为阳性,而静止嗜冷杆菌则均为阴性。

4. 鞘氨醇杆菌属与其他相近菌属的鉴别特性见表 17-22-1。

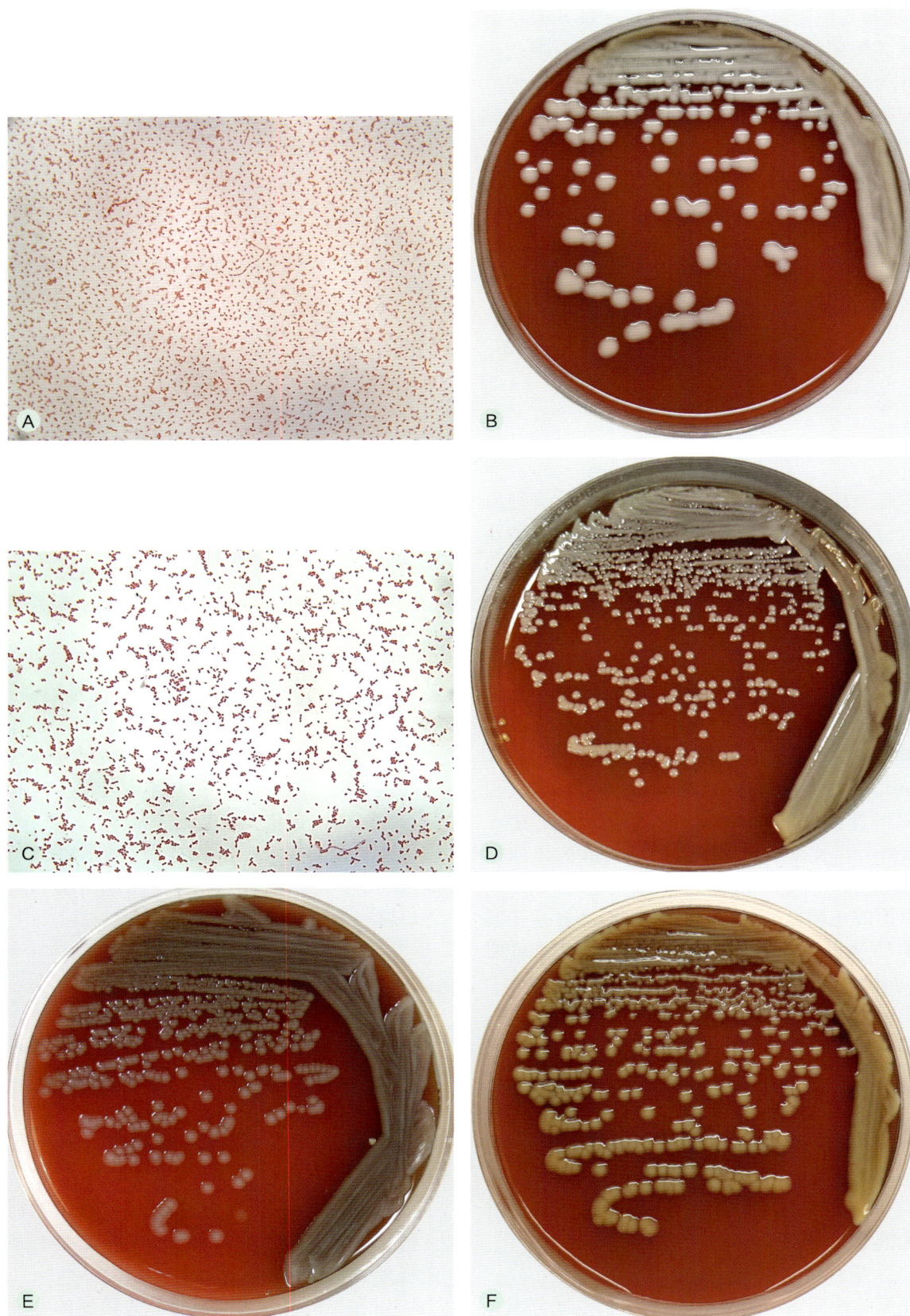

图 17-22-1 鞘氨醇杆菌的形态特征

A. 多食鞘氨醇杆菌革兰氏染色 ×1 000；B. 多食鞘氨醇杆菌 SBA 2 日；C. 蜂窝织炎鞘氨醇杆菌革兰氏染色 ×1 000；
D. 蜂窝织炎鞘氨醇杆菌 SBA 2 日；E. 食醇鞘氨醇杆菌 SBA 2 日；F. 牦牛鞘氨醇杆菌 SBA 3 日

表 17-22-1　鞘氨醇杆菌属与其他相近菌属的鉴别特性

特性	鞘氨醇杆菌属	金黄杆菌属	黄杆菌属	短稳杆菌	香味类香味菌
栖息地	自由生活或腐生	自由生活或寄生	自由生活或腐生	自由生活或寄生	自由生活或腐生
菌落色素	(+)	+	+	+	+
滑行运动	–	–	+	–	+
甲基萘醌类[b]	MK-7	MK-6	MK-6	MK-6	MK-6
鞘氨基磷脂	+	–	–	–	–
37℃生长	v	+[c]	–	+[c]	+
42℃生长	–[d]	v			
麦康凯平板生长	+	+[e]	ND	+	+
β- 羟基丁酸盐上生长	ND	+	ND	+	+
从葡萄糖产酸	+	+[e]	v	+[c]	–
从蔗糖产酸	+	–	v	–	–
DNA 酶活性	v	+	v	+	+
尿素酶活性	v	v	v	+	+
触酶活性	+	+	+	+	+
吲哚产生	–	v	–	+	–
纤维素降解	–	–	–	–	–
七叶苷水解	+	+	v	–	–
明胶水解	v	+	+	+	+
对青霉素耐药性	ND	+	v	+	ND
DNA G+C/（mol%）	39~45	33~38	32~37	31~33	37

注：+,阳性；–,阴性;(+),弱阳性；v,结果可变；ND,无资料；b,MK-6,Menaquinone 6；MK-7,Menaquinone 7；c,此特性大部分菌株阳性；d,除外嗜温鞘氨醇杆菌,其他鞘氨醇杆菌均阴性；e,除外 *Chryseobacterium scophthalmum*,其他所有菌株阳性。

（二）属内鉴定

鞘氨醇杆菌属内常见菌种鉴定与鉴别见表17-22-2。

四、抗菌药物敏感性

鞘氨醇杆菌属内细菌大多数对四环素、氯霉素、复方新诺明和氟喹诺酮类敏感,对 β- 内酰胺类抗菌药物的敏感性不定,对氨基糖苷类抗菌药物和多黏菌素 B 耐药。

五、临床意义

多食鞘氨醇杆菌是最常见于人类感染的菌种。可从各种临床标本中分离出该细菌,但很少引起严重感染。食醇鞘氨醇杆菌主要分离于血液和尿液。嗜温鞘氨醇杆菌已从伤口、血液、眼、

表 17-22-2　鞘氨醇杆菌属内常见菌种生物学特性

特性	食醇鞘氨醇杆菌	多食鞘氨醇杆菌	水谷鞘氨醇杆菌	嗜温鞘氨醇杆菌	尿鞘氨醇杆菌	南极鞘氨醇杆菌	堆肥鞘氨醇杆菌
5℃生长	–	–	–	–	+	+	–
42℃生长	–	–	–	+	–	–	+
水解 DNA	+	+	+	–	+	ND	–
水解淀粉	+	+	+	+	+	–	–
水解七叶苷	+	+	+	+	+	+	–
水解明胶	–	–	–	–	–	+	–

续表

特性	食醇鞘氨醇杆菌	多食鞘氨醇杆菌	水谷鞘氨醇杆菌	嗜温鞘氨醇杆菌	尿鞘氨醇杆菌	南极鞘氨醇杆菌	堆肥鞘氨醇杆菌
尿素酶	+	+	+	+	+	+	−
同化 L- 鼠李糖	+	+	−	+	+	+	−
同化 L- 阿拉伯糖	−	+	v	+	+	+	+
同化 D- 甘露醇	+	−	−	+	−	+	+
同化 D- 蜜二糖	+	+	+	+	+	+	−
D- 葡萄糖产酸	+	+	+	+	+	+	−
L- 鼠李糖产酸	+	v	−	+	+	−	−
L- 阿拉伯糖产酸	−	+	+	+	+	−	+
DNA G+C/(mol%)	39.0	39.9~40.5	39.3~40.0	44.0~44.2	37.3	39.3	42.3

注:+,阳性;−,阴性;v,结果可变;ND,无资料。

脓液和腹部切口标本中分离。水谷鞘氨醇杆菌也有从临床标本中分离的报道。蜂窝织炎鞘氨醇杆菌可能是皮肤益生菌的组成部分,国外文献有从患者伤口分离的报道,国内也有从患者血液、脑脊液和胆汁中分离出该菌,具体临床意义不详。

(陈 会　魏莲花　孙长贵)

第二十三节　黄色单胞菌属

一、分类与命名

黄色单胞菌属(*Flavimonas*)分类地位未定。目前,属内只有栖稻黄色单胞菌(*F. oryzihabitans*)一个种,该菌以前归类于 CDC Ve-2 群,1985 年 Kodama 等建议将其命名为栖稻假单胞菌(*P. oryzihabitans*)。1987 年 Holmes 等认为 Ve-2 群不产氧化酶,且与代表假单胞菌主要 rRNA 杂交群的菌株在 DNA 水平并无明显相关,不适合归类于假单胞菌属,因此,提议设立一个新的黄色单胞菌属,将栖稻假单胞菌转移到黄色单胞菌属,称栖稻黄色单胞菌。但美国临床微生物手册第 12 版仍称其为栖稻假单胞菌。

黄色单胞菌属 DNA G+C 含量为 62~65mol%,代表菌种为栖稻黄色单胞菌。

二、生物学特性

(一) 形态与染色

栖稻黄色单胞菌为革兰氏阴性杆菌,常成对或链状排列,端圆,有单极鞭毛,能运动,无芽胞。

(二) 培养特性

栖稻黄色单胞菌为严格需氧生长,在室温或 37℃生长,但在 5℃或大于 42℃不生长。在血琼脂平板和营养琼脂平板,30℃孵育 24 小时,可产生浅黄色到深黄色菌落,菌落圆形、微凸起或扁平、光滑(图 17-23-1B)或粗糙(图 17-23-1C)、反光、边缘或不整,菌落直径 1~2mm。部分菌落会出现类似于斯氏假单胞菌的皱纹菌落。某些菌株呈现明显的异质性菌落特征。栖稻黄色单胞菌不溶血,不产生荧光素。在麦康凯和伊红 - 亚甲蓝平板上可生长。

黄色单胞菌属细菌的形态特征见图 17-23-1。

(三) 生化特性

栖稻黄色单胞菌为化能有机营养细菌,氧化酶阴性,触酶阳性,在铵盐培养基中需氧条件下氧化葡萄糖、甘露醇、阿拉伯糖、果糖、鼠李糖、山梨醇、海藻糖和木糖产酸,但不能氧化侧金盏花醇、卫矛醇、乳糖、棉子糖和水杨素产酸。不产生吲哚,不还

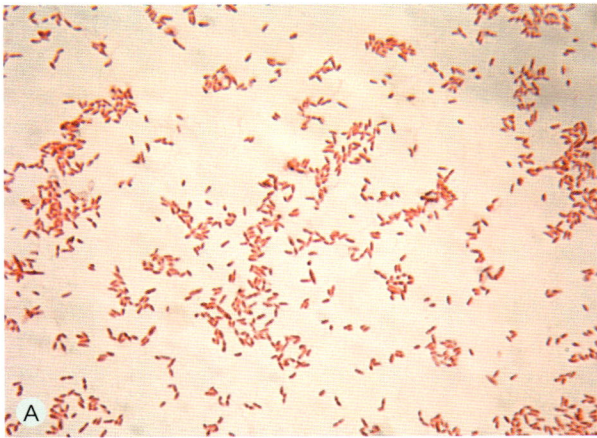

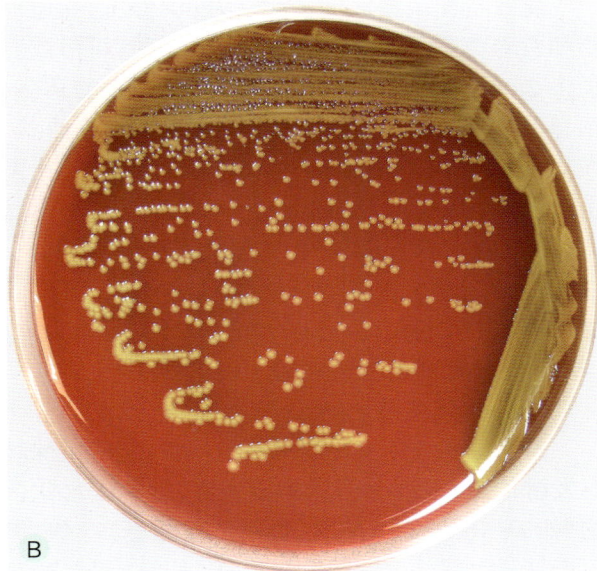

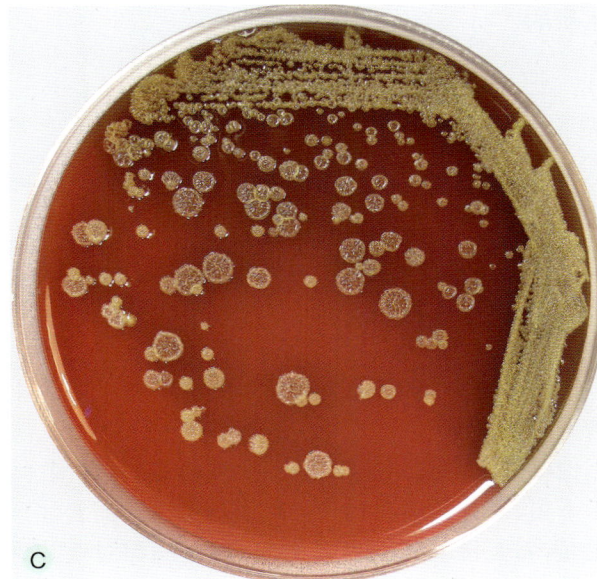

图 17-23-1　栖稻黄色单胞菌的形态特征
A. 革兰氏染色 ×1 000；B. 光滑型，SBA 2 日；
C. 粗糙型，SBA 2 日

原硝酸盐或亚硝酸盐。不水解明胶、吐温 -80、七叶苷和淀粉。赖氨酸脱羧酶、鸟氨酸脱羧酶、精氨酸双水解酶、硫化氢和 ONPG 等试验阴性。利用柠檬酸盐。

三、鉴定与鉴别

（一）属间鉴别

栖稻黄色单胞菌属与浅黄金色单胞菌属相似，均为氧化酶阴性、有动力及产黄色色素的阴性杆菌。可用七叶苷水解、ONPG 试验及鞭毛染色区别。浅黄金色单胞菌七叶苷水解、ONPG 试验均阳性，多根极生鞭毛；栖稻黄色单胞菌七叶苷水解、ONPG 试验均阴性，单根鞭毛。栖稻黄色单胞菌与其他相似菌属鉴别见表 17-17-1。

（二）属内鉴定

黄色单胞菌属目前只有栖稻黄色单胞菌一个种，按照生物学特性对其鉴定不难，与其他相似细菌鉴别见表 17-17-1。

四、抗菌药物敏感性

栖稻黄色单胞菌常对阿米卡星、环丙沙星、庆大霉素、妥布霉素、替卡西林、亚胺培南、氨曲南、头孢他啶、头孢曲松、多黏菌素和复方新诺明敏感，对头孢唑林、头孢呋肟和呋喃妥因耐药。有文献报道，不同的医院分离的菌株具有不同的耐药谱。

五、临床意义

栖稻黄色单胞菌常存在于土壤、水以及潮湿的环境中。环境菌株主要分离自稻田及医院内的排水管及呼吸道治疗设施。临床标本中如伤口、痰液、血液、尿液、宫颈、眼、耳和腹膜液等也常分离此菌，但很少具有临床意义。1977 年，报道首例由该菌引起的临床感染，此后，陆续报道该菌可致菌血症、伤口感染、眼内炎、腹膜炎和脑膜炎等。该菌引起的菌血症常与免疫低下因素（长时间激素、肝硬化、恶性肿瘤、骨髓移植等）和植入物（血管内置管、人工植入物等）有关。国内近几年也有不少关于该菌引起感染的报道。

（陈　会　魏莲花　孙长贵）

第二十四节　希　瓦　菌　属

一、分类与命名

希瓦菌属（Shewanella）属于细菌域，变形菌门，γ- 变形菌纲，交替单胞菌目，交替单胞菌科（Alteromonadaceae）。1986 年 由 MacDonell 和 Colwell 提议设立的菌属，目前，属内有 67 个种，包括腐败希瓦菌（S. putrefaciens，以前称腐败假单胞菌）、海藻希瓦菌（S. algae）、冷希瓦菌（S. algidipiscicola）、亚马孙河希瓦菌（S. amazonensis）、大西洋希瓦菌（S. atlantica）、波罗的海希瓦菌（S. baltica）、深海希瓦菌（S. benthica）、加拿大希瓦菌（S. canadensis）、考氏希瓦菌（S. colwelliana）、寒冷希瓦菌（S. frigidimarina）、极冷希瓦菌（S. gelidimarina）、冰希瓦菌（S. glacialipiscicola）、哈夫尼希瓦菌（S. hafniensis）、鲍鱼希瓦菌（S. haliotis）、羽田希瓦菌（S. hanedai）、S. morhuae、奥奈达希瓦菌（S. oneidensis）耐压希瓦菌（S. piezotolerans）、S. pneumatophori、嗜冷希瓦菌（S. psychrophila）、紫色希瓦菌（S. violacea）和木希瓦菌（S. woodyi）等。

希瓦菌属 DNA G+C 含量为 38~54mol%，代表菌种为腐败希瓦菌。

二、生物学特性

（一）形态与染色

希瓦菌属细菌为革兰氏阴性直或弯曲杆菌，菌体大小为 $(0.5~0.8)\,\mu m \times (0.7~2.0)\,\mu m$，极生单鞭毛，有动力。单个或成对排列。无芽胞。

（二）培养特性

希瓦菌属细菌为兼性厌氧，在需氧条件下生长以氧作为电子受体。某些菌株嗜冷（如极冷希瓦菌、S. hanedai）、耐寒（如腐败希瓦菌 I 群、波罗的海希瓦菌、寒冷希瓦菌、木希瓦菌），某些菌株嗜温（如海藻希瓦菌、S. colwelliana、S. putrefaciens DNA hybridization group Ⅲ），有些菌株嗜压（如深海希瓦菌）。大部分菌株在 4℃ 能生长，海藻希瓦菌在 41℃ 可生长，但在 45℃ 或更高温度条件下所有希瓦菌均不能生长。4~25℃ 适合大部分菌株的生长。某些菌株生长需要钠离子。在复合营养培养基上生长，由于细胞色素的累积，菌落常呈浅棕色到橙红色或大马哈鱼颜色。除海藻希瓦菌和亚马孙河希瓦菌可产溶血素外（图 17-24-2C），大部分菌株不溶血。

腐败希瓦菌最适生长温度为 30~35℃，在血琼脂和营养琼脂平板上 35℃ 孵育 24 小时，可形成直径 1~2mm、圆形、不透明、凸起、边缘整齐的菌落，菌落呈棕黄色（图 17-24-1B）至橙红色、黄油状。在克氏双糖铁琼脂上产生硫化氢。海藻希瓦菌生长温度为 10~42℃，钠离子可刺激生长，可耐受 12% NaCl，大部分菌株在 SS 琼脂平板上可生长。在含盐琼脂平板上 35℃ 孵育 24~48 小时，可形成淡棕色到橙红色菌落。

希瓦菌属细菌的形态特征见图 17-24-1、图 17-24-2。

（三）生化特性

希瓦菌属细菌氧化酶和触酶阳性，某些菌株具有发酵能力，大部分菌株为非发酵，分解碳水化合物（如 D- 葡萄糖和 N- 乙酰氨基葡萄糖）产酸，但不产气。大部分菌株产生硫化氢，不产生精氨酸双水解酶。

三、鉴定与鉴别

（一）属间鉴别

希瓦菌属与有关菌属的鉴别见表 17-24-1。

（二）属内鉴定

希瓦菌属内部分菌种的鉴定与鉴别见表 17-24-2。

四、抗菌药物敏感性

腐败希瓦菌对氨苄西林、阿莫西林 / 克拉维酸、哌拉西林 / 他唑巴坦、头孢噻肟、头孢曲松、头孢他啶、头孢匹肟、亚胺培南、美罗培南、氨曲南、阿米卡星、复方新诺明和喹诺酮类等敏感。需要注意的是，希瓦菌属细菌可以产生 OXA 酶而对亚胺培南等抗菌药物耐药。其他希瓦菌对抗菌药物敏感性研究报道不多。

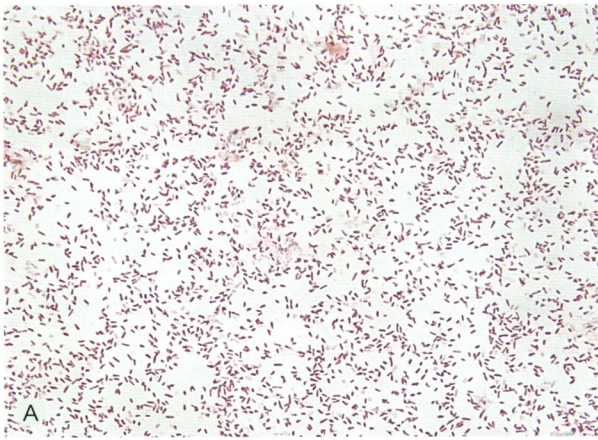

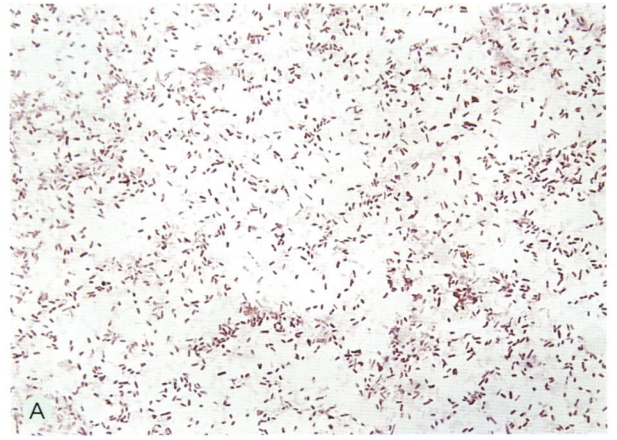

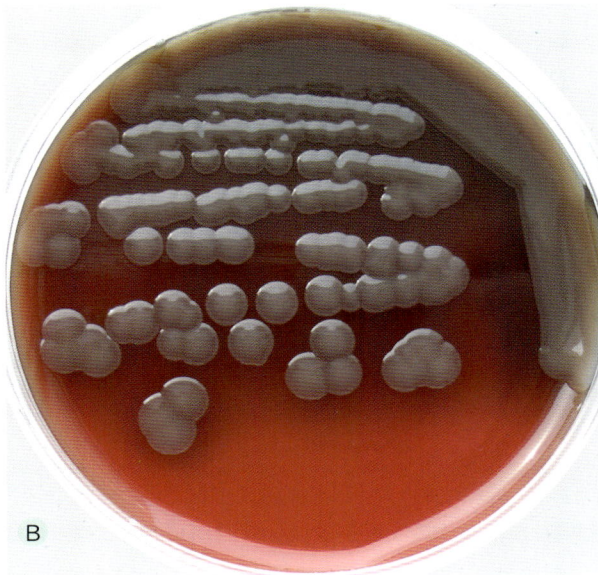

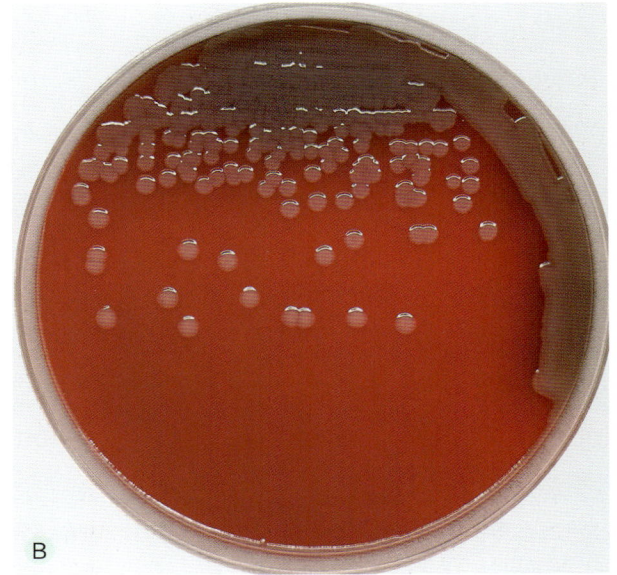

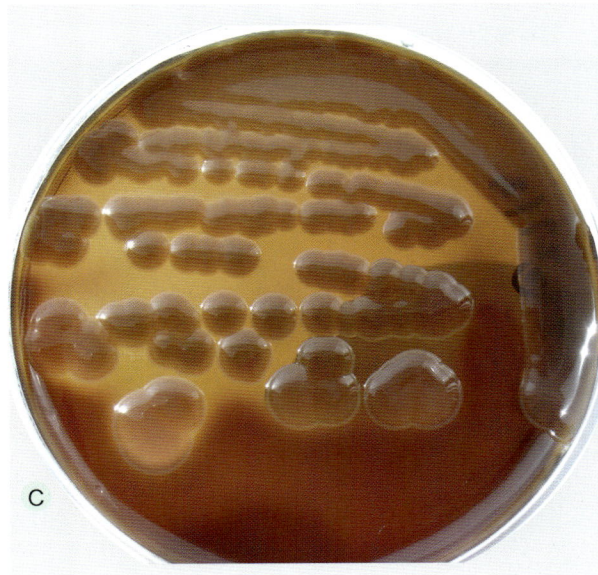

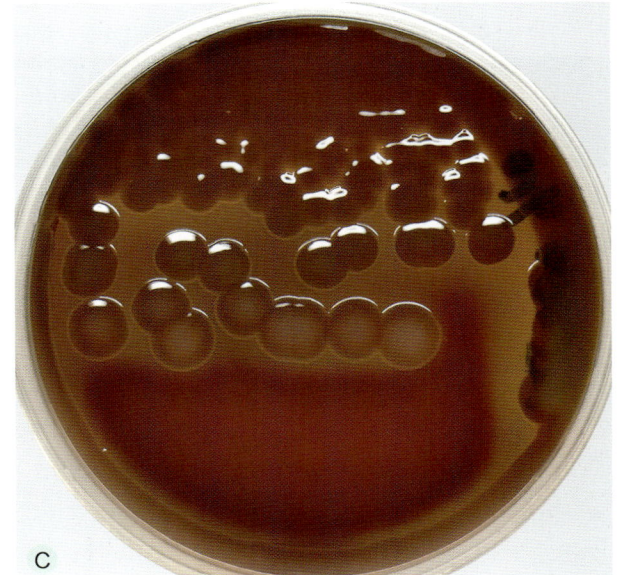

图 17-24-1　腐败希瓦菌的形态特征
A. 革兰氏染色 ×1 000；B. SBA 2 日；C. SBA 4 日

图 17-24-2　海藻希瓦菌的形态特征
A. 革兰氏染色 ×1 000；B. SBA 24h；C. SBA 4 日

表 17-24-1　希瓦菌属与有关菌属的鉴别特征

特性	希瓦菌属	交替单胞菌属（Alteromonas）	科尔维尔菌属（Colwellia）	铁还原单胞菌属（Ferrimonas）	莫里特拉菌属（Moritella）	假交替单胞菌属（Pseudoalteromonas）
无 NaCl 生长	v	−	−	−	−	−
10% NaCl 生长	v	+	−	−	−	v
4℃生长	v	−	+	−	+	v
25℃生长	v	+	−	+	v	+
35℃生长	v	+	−	+	−	v
嗜压	v	−	v	−	v	−
硝酸盐还原	+	−	+	+	+	v
脱硝作用	v	−	−	+	−	v
厌氧生长						
发酵	v	−	+	−	+	−
呼吸	+	−	+	+	+	−
明胶水解	+	+	+	−	+	+
淀粉水解	v	+	+	−	−	v
利用						
D- 葡萄糖、麦芽糖	v	+	+	ND	+	+
水杨素	−	+	−	ND	−	−
PUFA	EPA	−	DHA	−	DHA	−
DNA G+C/（mol%）	38~54	44~47	35~46	54	40~42	36~48

注：+，阳性；−，阴性；v，结果可变；ND，无资料；PUFA，多不饱和脂肪酸；EPA，二十碳五烯酸（20：5 ω3c）；DHA，二十二碳六烯酸（20：6ω3c）。

表 17-24-2　希瓦菌属部分菌种表型特征

特性	腐败希瓦菌	海藻希瓦菌	亚马孙河希瓦菌	波罗的海希瓦菌	深海希瓦菌	考氏希瓦菌	寒冷希瓦菌	极冷希瓦菌	羽田希瓦菌	奥奈达希瓦菌	紫色希瓦菌	木希瓦菌
生物体发光	−	−	−	−	−	−	−	−	+	−	−	+
紫色素	−	−	−	−	−	−	−	−	−	−	+	−
4℃生长	v	−	+	+	+	−	+	+	+	v	+	+
25℃生长	+	+	+						v	+	−	
37℃生长	+	+	+									
嗜压	−	−	−	−	+	−	−	−	−	−	+	−
生长需 Na⁺	−	S	+		+	+	S	+	+	+	+	
耐 6% NaCl	−	+	−	−	−	−	+	−	−	−	ND	ND
发酵												
D- 葡萄糖	−	−	−	−	+	−	+	−	−	−	+	−
D- 葡萄糖（产气）	−	−	−	−	−	−	−	−	−	−	+	−
N- 乙酰氨基葡萄糖	−	−	ND	−	+	−	+	−	−	ND	ND	ND

续表

特性	腐败希瓦菌	海藻希瓦菌	亚马孙河希瓦菌	波罗的海希瓦菌	深海希瓦菌	考氏希瓦菌	寒冷希瓦菌	极冷希瓦菌	羽田希瓦菌	奥奈达希瓦菌	紫色希瓦菌	木希瓦菌
几丁质酶	-	-	-	-	+	-	-	+	+	ND	ND	-
淀粉酶	-	-	-	-	-	+	-	-	-	-	-	v
脂肪酶	+	+	ND	+	+	-	+	+	+	ND	ND	+
溶血性	-	+	+	-	-		-	-	-	ND	-	
脱硝作用	v	-	+	-	-	-	v	-	v	-	-	+
鸟氨酸脱羧酶	+	+	-	+	-	-	v	-	-	-	-	ND
硫化氢产生	+	+	+	+	-	-	v	-	+	-	+	ND
D-葡萄糖产酸	v	v(弱)	ND	+	+	-	+	-	+	ND	+	ND
利用												
D-葡萄糖	v	-	ND	+	+	-	+	-	v	ND	ND	+
纤维二糖	+	-	ND	+	+	-	-	-	-	ND	ND	+
麦芽糖、蔗糖	v	-		+		-	+	-	-	-	ND	-
N-乙酰氨基葡萄糖	v	+	ND	+	+	-	-	+	+	ND	ND	-
D-葡萄糖酸盐	-	-	ND	+	-	-	-	v	-	-	ND	ND
DNA G+C/(mol%)	43-49	54	52	46-47	46-47	46	40-43	48	44-47	45	47	46

注：+，阳性；–，阴性；v，结果可变；ND，无资料；S，在 Na⁺ 存在下可刺激生长。

五、临床意义

希瓦菌属细菌广泛存在于自然界，是海洋微生物群的一部分，大部分菌株对人类为非致病菌，可引起鱼类感染或食品（包括冷冻食品）腐败。常常从乳品、家禽、牛肉和海产品中分离出。海藻希瓦菌和腐败希瓦菌与临床感染相关，可引起败血症、肺炎、关节炎、腹膜炎，软组织、脓胸、胆道和眼睛等部位感染。海洋环境暴露是希瓦菌感染的危险因子，偶有报道希瓦菌属因污染医疗器械导致社区卫生中心患者感染暴发。

（周　伟　孙长贵）

第二十五节　巴尔通体属

一、分类与命名

巴尔通体属（*Bartonella*）隶属于细菌域，变形菌门，α-变形菌纲，根瘤菌目，巴尔通体科（Bartonellaceae）。目前属内有 35 个种及 3 个亚种，其与人类感染有关的包括杆菌样巴尔通体（*B. bacilliformis*）、五日热巴尔通体（*B. quintana*）、汉赛巴尔通体（*B. henselae*）、伊丽莎白巴尔通体（*B. elizabethae*）、克氏巴尔通体（*B. clarridgeiae*）、抚远巴尔通体（*B. fuyuanensis*）、格雷巴尔通体（*B. grahamii*）、黑瞎子巴尔通体（*B. heixiaziensis*）、文森巴尔通体伯格霍夫亚种（*B. vinsonii* subsp. *berkhoffii*）和文森巴尔通体阿氏亚种（*B. vinsonii* subsp. *arupensis*）等。

巴尔通体属 DNA G+C 含量为 37~41mol%，代表菌种为杆菌样巴尔通体。

二、生物学特性

(一)形态与染色

巴尔通体为轻度弯曲小杆菌,菌体大小为 $(0.5\sim0.6)\,\mu m \times (2.0\sim2.5)\,\mu m$。菌细胞形态多样,呈球形、丝状或排列成链状。不易被碱性复红着色,革兰氏染色阴性,着色弱;抗酸染色阴性;

Romanowsky、Giemsa 或 Gimanez 染色较好,固定的组织标本也可用 Warthin-Starry 染色。Gimanez 染色菌体呈红色。杆菌样巴尔通体有 1~10 根单端鞭毛,长 3~10μm;克氏巴尔通体也具有极端鞭毛。初分离的汉赛巴尔通体有菌毛,传代后则失去菌毛。无芽胞。

巴尔通体属细菌的镜下形态特征见图 17-25-1。

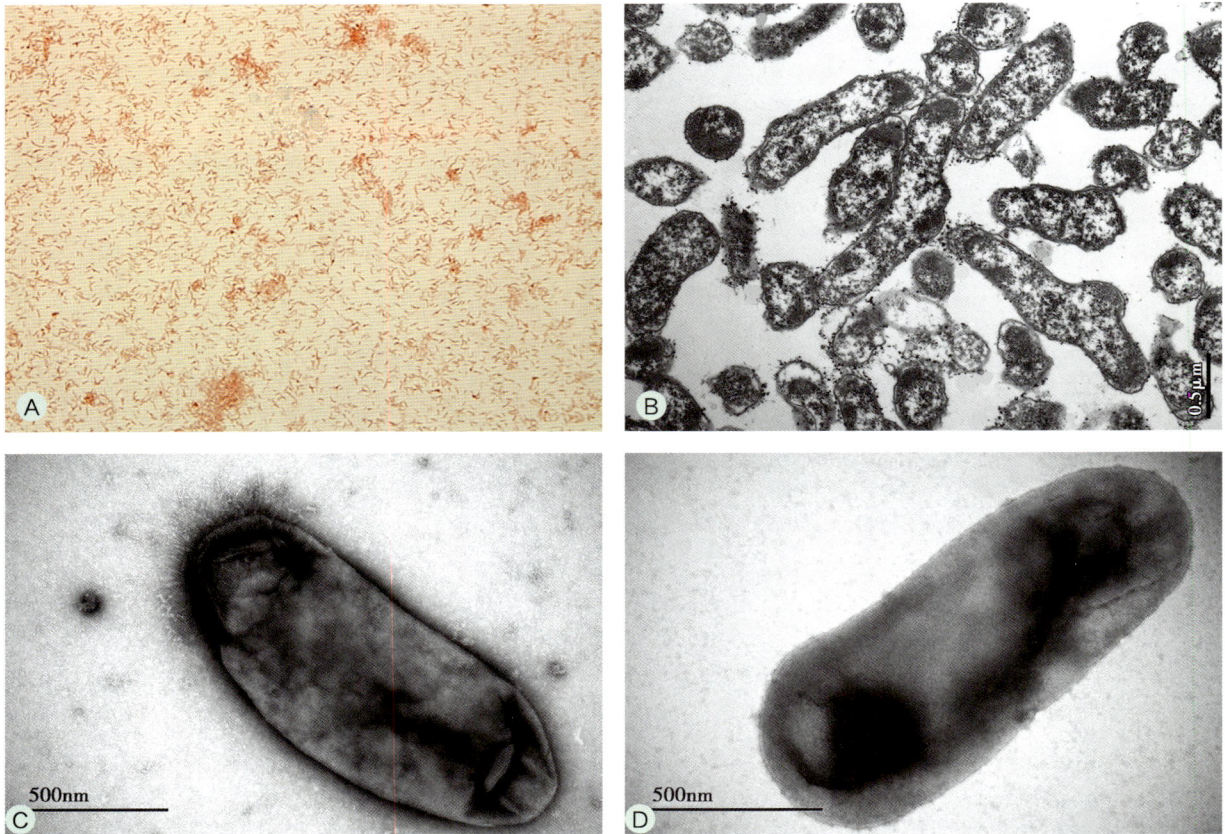

图 17-25-1　巴尔通体的镜下形态特征

A. 汉赛巴尔通体革兰氏染色 ×1 000;B. 格雷巴尔通体,组织切片电镜图 ×200 000;
C. 抚远巴尔通体(电镜图)×200 000;D. 黑瞎子巴尔通体(电镜图)×200 000
(中国疾病预防控制中心传染病预防控制所媒介生物控制室栗冬梅老师供图)

(二)培养特性

巴尔通体为需氧菌,生长缓慢,营养要求苛刻,生长需要血红素,可在含 5% 羊血(马血和兔血更好)血琼脂或巧克力、活性炭酵母浸液琼脂,以及脑心浸液或胰化大豆血琼脂、心浸液琼脂上生长。在麦康凯和营养琼脂平板上不生长。于 20~37℃、5% CO_2 环境下培养,初次分离常需 1~5 周才长出菌落,传代后生长加快。巴尔通体的菌落有两种类型:①不规则、凸起、白色、粗糙型(菜花样或臼齿状,或疣状)。②小、圆、棕褐色、表面湿润、有凹入或黏附琼脂的趋势。两种类型菌落可在同一培养物上出现,菌落的异质性程度因种和株的不同而异,汉赛巴尔通体粗糙型菌落的比例明显比五日热巴尔通体多,这也是汉赛巴尔通体的培养特征之一,汉赛巴尔通体在血琼脂平板上生长时,可产生焦糖样的气味(二乙酰)。因为大多数分离菌株需要 7 日培养才能够检测到,常规细菌培养方法通常不能检出巴尔通体。对于诊断大多数 CSD 病例来说,并不建议做细菌培养。大部分巴尔通体菌株样品是从血或组织获得的。液体培养基如嗜血杆菌试验培养基（HTM 肉汤）、含氮化血红蛋白的改良组织培养基均可使巴尔通体较快生长。

除人工培养基外，人脐静脉内皮细胞、人成纤维细胞、L 细胞和 HEP-2 细胞等均用于巴尔通体繁殖和致病性等研究。巴尔通体在宿主细胞表面黏附和繁殖，也可见大量巴尔通体聚集在细胞空泡内。据报道，基于细胞培养的系统可能更可靠和快速，但临床实验室很难有此条件。

巴尔通体属细菌的菌落形态见图 17-25-2。

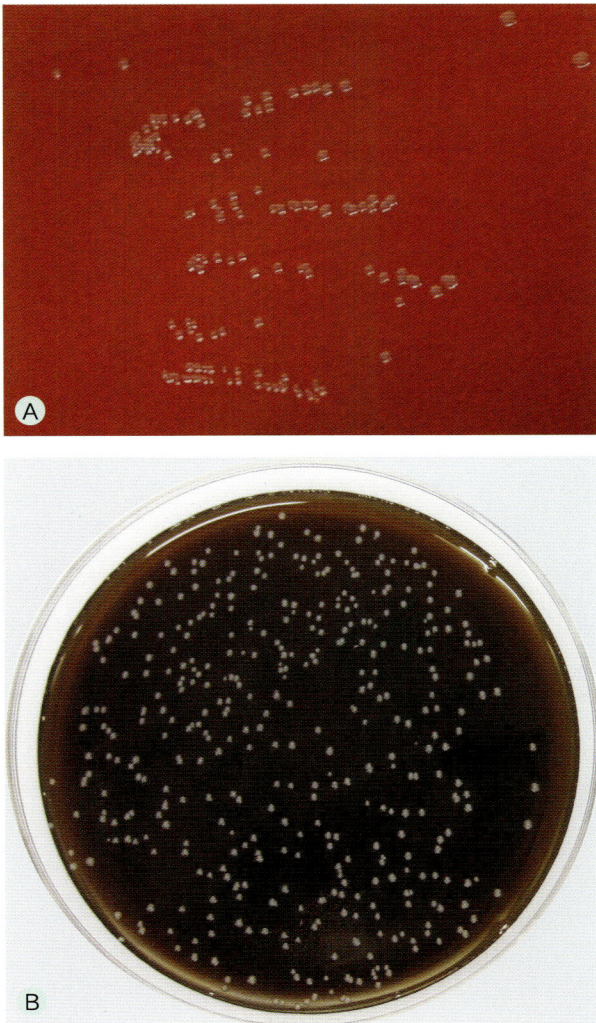

图 17-25-2　巴尔通体的菌落形态特征
A. 文森巴尔通体伯格霍夫亚种 SBA 6 日；B. 黑瞎子巴尔通体 SBA 7 日（中国疾病预防控制中心传染病预防控制所媒介生物控制室栗冬梅老师供图）

（三）生化特性

巴尔通体触酶和氧化酶均阴性，生化反应不活泼，不分解碳水化合物。

三、鉴定与鉴别

（一）属间鉴别

巴尔通体属注意与猫阿菲波菌（*Afipia felis*）和马耳他布鲁氏菌（*Brucella melitensis*）鉴别，见表 17-25-1。

（二）属内鉴定

巴尔通体生化反应不活泼，商品化的细菌鉴定系统难以鉴定巴尔通体，但 RapID、ANA Ⅱ、Rapid ID 32A、MicroScan Rapid 厌氧菌鉴定板条可用于巴尔通体的辅助鉴定。巴尔通体的鉴定主要借助于分子生物学技术，其方法包括 DNA 杂交、PCR、RFLP、序列分析和免疫荧光检测。用气 - 液相色谱法测定细胞脂肪酸的组成，可以鉴定和区分巴尔通体。MALDI-TOF 可以用于已分离出单个菌落巴尔通体属的鉴定，并可准确鉴定其中 17 个种。常见巴尔通体菌种鉴别特性见表 17-25-1。

四、临床标本的微生物学检验

1. 标本直接检查

（1）标本染色镜检：可以取猫抓病和血管瘤 - 杆菌性紫癜的活检病理标本，用 Warthin-Starry 染色能查见多形性菌体。

（2）标本的核酸检测：依 16S rRNA 或 *glA* 基因设计寡核苷酸引物，对巴尔通体患者临床标本做 PCR，其扩增产物经序列测定或用特异性 DNA 探针鉴定，可直接做出病原诊断。

2. 分离培养　多用于急性病的确诊和新病例的确定，但培养比较困难且耗时太长。分离时将患者血液或 / 和研磨的组织悬液接种培养基。为获得更好的分离效果，可将血液标本先经溶血 - 离心处理后再接种。待长出菌落后进行生化反应，分析其细胞脂肪酸和 16S rRNA 序列等加以鉴定。巴尔通体性菌血症或心内膜炎患者血培养，应培养至 4 周，取培养液做吖啶橙染色，如发现菌体则转种固体培养基，进一步鉴定。

3. 抗体检测　IFA 和 ELISA 方法主要用于检测患者血清中特异性抗体，ELISA 方法操作简单，容易自动化，但灵敏性不高（17%~35%）。IFA 是目前最常使用的巴尔通体血清学检测方法，对猫抓病的诊断有较好的敏感性（84%~95%）和特异性（94%~98%）。血清学试验可能发生交叉反应（特别是贝纳柯克斯体和衣原体）。

表 17-25-1　常见巴尔通体属菌种与相关菌种的鉴别特性

特性	杆菌样巴尔通体	B. alsatica	克氏巴尔通体	B. doshiae	伊丽莎白巴尔通体	格雷巴尔通体	汉赛巴尔通体	B. koehlerae	B. peromysci	五日热巴尔通体	B. talpae	B. taylorii	B. tribocorum	文森巴尔通体阿氏亚种	猫阿菲波菌	马尔他布鲁菌
最适温度/℃	25~30	35	35~37	35~37	35~37	35~37	35~37	35	20~28	35~37	35~37	35~37	35	35~37	25~30	36~38
营养肉汤生长	-	-	-	-	-	-	-	-	-	-	-	-	-	-	+	-
含 X 因子新浸液琼脂生长	ND	ND	ND	ND	+	ND	-	-	ND	v	ND	ND	ND	+	+	+
溶血	-	-	-	ND	v	ND	-	ND	-	-	-	ND	ND	-	-	-
生长小于 10 日	+	-	+	v	+	+	v	-	+	+	+	+	-	+	+	+
氧化酶	-	-	-	ND	-	ND	-	ND	ND	v	ND	ND	-	-	+	+
触酶	+	-	-	ND	-	ND	v	ND	ND	-	ND	ND	-	-	-	+
亚硝酸盐	-	-	-	ND	-	ND	-	ND	ND	-	ND	ND	-	-	+	+
吲哚	-	-	-	ND	-	ND	-	-	ND	-	ND	ND	-	-	-	-
尿素	-	-	-	ND	-	-	-	ND	ND	-	-	-	-	-	+	+
葡萄糖 O-F	-	-	-	-	-	+	-	-	ND	-	ND	-	-	-	-	+
V-P	-	+	+	+	-	+	-	ND	-	+	-	+	-	ND	ND	+
鞭毛	+	+	+	ND	-	ND	-	ND	-	-	-	ND	-	-	+	-

注:+,阳性;-,阴性;v,结果可变;ND,无资料。

五、抗菌药物敏感性

巴尔通体药敏试验可以使用琼脂稀释法或E-test进行，但CLSI及EUCAST目前都还没有相应的指南及结果解释标准。巴尔通体在体外对多数抗菌药物敏感，包括β-内酰胺类、复方新诺明、多西环素、红霉素及其衍生物、氨基糖苷类、利福平和环丙沙星等，但多数药物只有抑菌作用，仅氨基糖苷类抗生素对巴尔通体有杀菌作用。该病治疗以对症疗法为主，一般不主张用抗菌药物。对重症病例如高热者、伴发脑炎者及免疫缺陷者宜采用多西环素、环丙沙星、利福平或红霉素与氨基糖苷类的联合治疗，疗程7日或更长。抗菌药物的选择可以参考《热病桑福德抗微生物治疗指南（第50版）》。

六、临床意义

巴尔通体感染已被认为是一类呈世界性分布的新发感染性疾病，给人畜健康带来很大的威胁。巴尔通体宿主动物广泛分布，包括猫、犬、鼠、牛和蝙蝠，甚至海洋哺乳等。传播媒介主要为跳蚤、体虱、白蛉等，也可以直接通过动物的抓、咬进行传播。有资料证实杆菌样巴尔通体、汉赛巴尔通体、五日热巴尔通体和伊丽莎白巴尔通体是人的常见病原菌，克氏巴通氏体、文森巴尔通体伯氏亚种和文森巴尔通体伯格霍夫亚种都是潜在的致病菌。巴尔通体不仅是猫抓病（cat scratch disease，CSD）的主要病原体，同时还与卡里翁氏病、心内膜炎、杆菌性血管瘤和慢性巴尔通体血症等疾病有关。另外，巴尔通体有时还会引起视网膜炎、脑炎、肾小球肾炎和肺炎等。其中杆菌样巴尔通体是奥罗亚热（Oroya fever）和秘鲁疣（Verruga peruna）的病原，表现为严格的地方流行性，沙蝇是其媒介，

也是唯一的自然宿主。五日热巴尔通体的分布是全球性的，是"战壕热（trench fever，也叫五日热）"的病原体，人体虱是已知的唯一宿主。汉赛巴尔通体感染是全球性的，是典型的猫抓病（CSD）、杆菌性多血管瘤（bacillary angiomatosis，BA）和杆菌性紫癜的病原菌，与猫有关，主要传染媒介是猫蚤（Ctenocephalides felis），跳蚤是猫-猫传播的主要媒介，跳蚤叮咬是否会直接传播给人则尚未得到证实。CSD是最常见的、能够识别的人类感染巴尔通体的表现形式，该病散发，多数为2~14岁的儿童，男性略多于女性，温暖季节较寒冷季节多见。病例呈家庭集中分布。猫，特别是1岁以内的小猫为该病的主要传染源，虽然猫本身并无症状，但可长期保持菌血症。CSD主要表现为淋巴结炎，而腋窝淋巴结受累最多见，其次是腹股沟淋巴结、颈部和耳后淋巴结，还有发热和周身不适等症状。CSD临床表现比较复杂，从各地报告的情况看，受累部位越来越多，临床表现越来越多样性。也常有非典型性变化，如患者出现皮疹、腮腺炎、乳房肿块、面神经麻痹、胃肠炎、脊髓炎、肝脾病变、T细胞减少、腹痛、眼视网膜炎和眼全葡萄膜炎等症状。

由于巴尔通体感染所致的各种疾病不是它们所特有，因此其临床诊断十分困难，必须借助实验室手段才可进行确诊。其中，对CSD的诊断可以参考以下4个指标：①与猫（或犬）频繁接触和被抓伤，或有原发损害（皮肤或眼部）；②特异性抗原皮试呈阳性；③从病变淋巴结中抽出脓液，并经培养和实验室检查，排除了其他病因引起的可能性；④淋巴结活检出现特征性病变，饱和银染色找到多形革兰氏阴性小杆菌。一般病例满足4个条件中3个即可。

（周　伟）

第二十六节　代尔夫特菌属

一、分类与命名

代尔夫特菌属（*Delftia*）隶属于细菌域，变形菌门（Proteobacteria phy. Nov.），β-变形菌纲（Betaproteobacteria），伯克霍尔德菌目（Burkholderiales），

丛毛单胞菌科（Comamonadaceae），属内包括食酸代尔夫特菌（*D. acidovorans*）、*D. deserti*、*D. lacustris*、*D. litopenaei*、*D. rhizosphaerae*和鹤羽田代尔夫特菌（*D. tsuruhatensis*）6个种。1999年Wen等学者通过对丛毛单胞菌科的成员和一些未分类菌株的16S rRNA 基因序列分析,将食酸丛毛单胞菌从丛毛单胞菌中转出,另立一个新属称为代尔夫特菌属,重新命名为食酸代尔夫特菌。属内与临床有关菌种只有食酸代尔夫特菌 1 个种。

代尔夫特菌属 DNA G+C 含量为 67~69mol%,代表菌种为食酸代尔夫特菌。

二、生物学特性

(一) 形态与染色

代尔夫特菌属细菌为革兰氏染色阴性,直或轻微弯曲杆菌,菌体大小为 $(0.4~0.8)\mu m \times (2.5~4.1)$ μm(有时可达 7μm),单个或成对排列。具有单极或双极的 1~5 根丛鞭毛。不产生芽胞。

(二) 培养特性

代尔夫特菌属细菌为需氧菌,食酸代尔夫特菌在 30℃生长较好,在 4℃和 41℃不生长。在 0.5% 或 1.5% NaCl 存在条件下可生长,6.5% NaCl 环境中不生长。在营养琼脂上生长通常不产色素或荧光素。可在麦康凯平板上生长,在血琼脂平板上生长良好,不溶血(图 17-26-1B、D)。

代尔夫特菌属细菌的形态见图 17-26-1。

D. tsuruhatensia 生长温度为 10~40℃,最适生

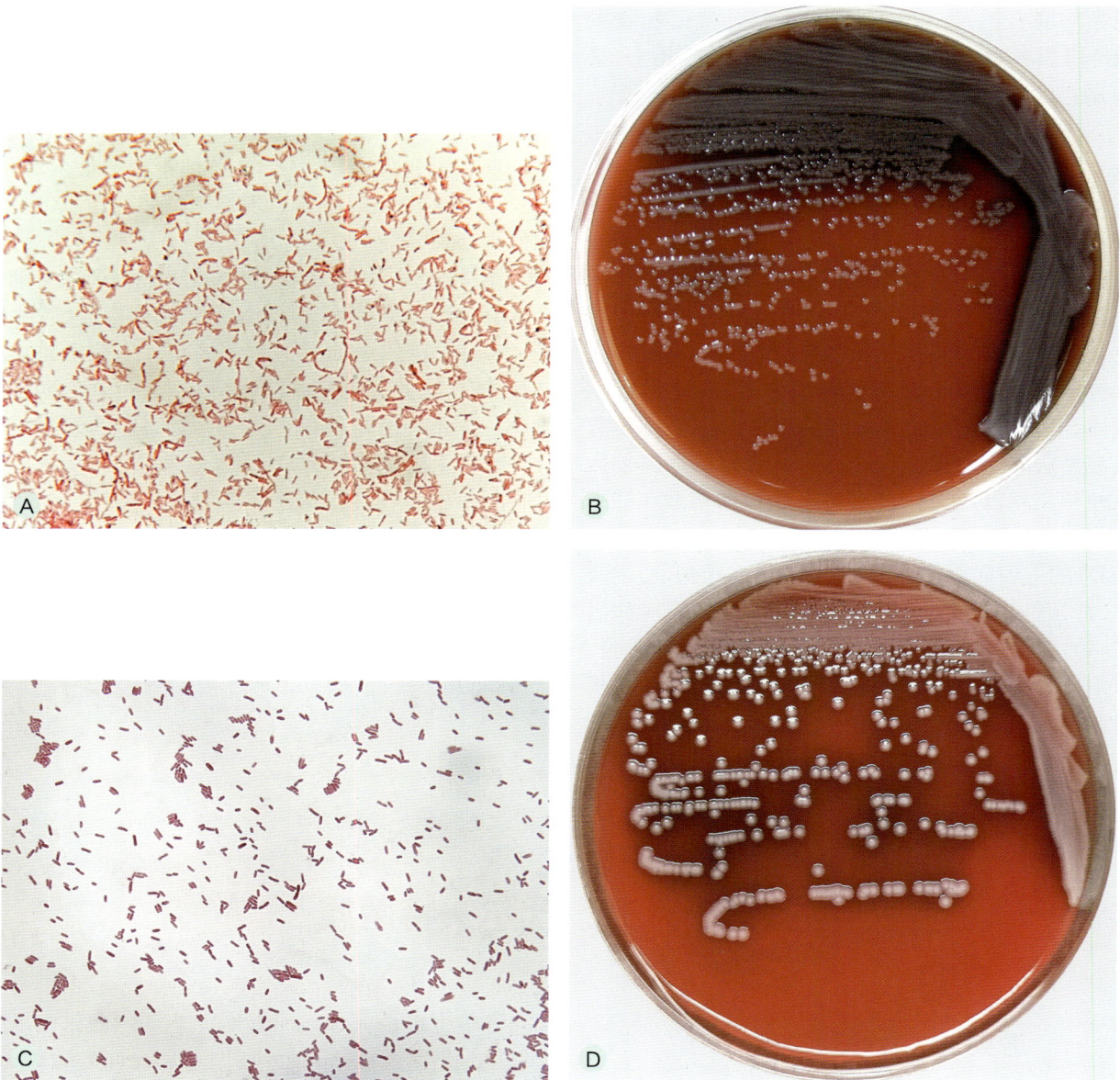

图 17-26-1　代尔夫特菌的形态特征
A. 食酸代尔夫特菌革兰氏染色 ×1 000;B. 食酸代尔夫特菌 SBA 24h;
C. 鹤羽田代尔夫特菌革兰氏染色 ×1 000;D. 鹤羽田代尔夫特菌 SBA 2 日

长温度为 35℃,在 7℃ 或 42℃ 孵育 10 日未见生长,生长 pH 为 5~9,最适 pH 为 7.0。

D. lacustris 生长温度 3~35℃,最适生长温度 25℃,生长 pH 为 5~10,最适 pH 为 6~7。在 0~6% 氯化钠存在条件下可生长。

(三)生化特性

代尔夫特菌属细菌氧化酶和触酶阴性,非发酵,严格需氧代谢,还原硝酸盐为亚硝酸盐,无脱硝作用。能利用甘露醇和果糖作为唯一碳源,不利用葡萄糖、乳糖和木糖,不水解淀粉,分解原儿茶酸盐,水解乙酰胺。

食酸代尔夫特菌在 TSI 培养基和含有葡萄糖、果糖、木糖、麦芽糖或侧金盏花醇的氧化发酵(O-F)培养管上不生长,10% 乳糖不产酸,不液化明胶、不水解七叶苷和 DNA,不产生吲哚,β- 半乳糖苷酶阴性。可利用醋酸盐、葡萄糖酸盐、马尿酸盐和己二酸,但不利用麦芽糖、蔗糖、半乳糖、菊糖、松三糖、蜜二糖、棉子糖、核糖、海藻糖、山梨醇、山梨糖、阿拉伯糖、阿拉伯醇、卫矛醇、水杨苷和 N- 乙酰葡糖胺等。尿素酶、硫化氢、V-P、精氨酸双水解酶、赖氨酸脱羧酶、鸟氨酸脱羧酶等试验均阴性。食酸代尔夫特菌是具有产生橘黄色吲哚反应的少数细菌之一,因其分解胰蛋白胨中的色氨酸产生邻氨基苯甲酸(而不是产生靛基质,即吲哚),加入 Kovac 试剂后呈橘黄色反应(图 17-26-2),此特性可作为鉴别试验使用。

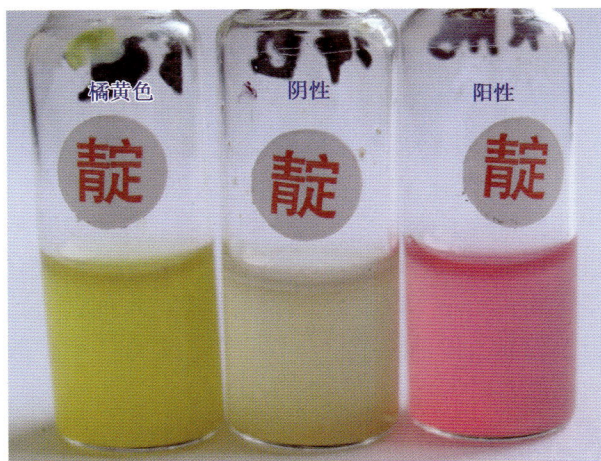

图 17-26-2　食酸代夫特菌的吲哚反应结果
左为食酸代夫特菌呈橘黄色,中为阴性结果,
右为大肠埃希菌呈玫瑰红的阳性结果

D. tsuruhatensia 精氨酸双水解酶、脂肪酶和尿素酶均阳性,可利用柠檬酸盐、果糖、异丁酸盐、甘油、马来酸盐、丙二酸、丙酸盐和对苯二甲酸盐等,不利用蔗糖、木糖、甘露醇和阿拉伯醇。

D. lacustris 可利用柠檬酸盐、己二酸、己酸、葡萄糖酸、苹果酸、丙二酸、明胶和甘露糖。不利用纤维二糖、七叶苷、麦芽糖和 *D-* 木糖。

D. tsuruhatensia 和 *D. lacustris* 均可降解自然界中的肽聚糖。

三、鉴定与鉴别

(一)属间鉴别

代尔夫特菌属中只有食酸代尔夫特菌常从临床标本中分离到,应注意与临床标本中分离到的丛毛单胞菌属和食酸菌属相鉴别,其鉴别见表 17-12-1、表 17-26-1。

表 17-26-1　食酸代尔夫特菌与食酸菌属和丛毛单胞菌属鉴别

特性	食酸代尔夫特菌	食酸菌属	丛毛单胞菌属
鞭毛	单或双极丛毛	1 根单极毛	单或双极丛毛
脱硝作用	−	v	−
D- 葡萄糖	−	v	−
D- 果糖	+	+	−
D- 甘露醇	+	v	−
乙酸苯酯	d		
L-(+)- 酒石酸盐	d	−	−
甘油	d	+	v
丙二酸盐	d	v	−
DNA G+C 含量 /(mol%)	67~69	67~70	63~66

注:+,所有菌株阳性;−,所有菌株阴性;d,11%~89% 菌株阳性;v,不同菌株反应可变。

(二)属内鉴定

属内 3 种细菌简要区别与鉴定见表 17-26-2。

四、抗菌药物敏感性

代尔夫特菌属药敏试验不推荐使用纸片扩散法,其 MIC 折点参见 CLSI M100 文件第 28 版及之后版本的表 2B-5。食酸代尔夫特菌通常对氨基糖苷类抗菌药物耐药,对其他针对革兰氏阴性杆菌的常用抗生素敏感,特别是三代头孢菌素、哌拉西林 / 他唑巴坦、环丙沙星、亚胺培南等。

表 17-26-2 代尔夫特菌属内 3 个菌种鉴定特性

特性	食酸代尔夫特菌	D.tsuruhatensis	D.lacustris
精氨酸双水解酶	−	+	ND
脂肪酶	−	+	+
尿素酶	−	+	ND
几丁质酶	ND	−	+
溶菌酶	ND	+	+
甘露醇	+	−	+
作为碳源生长			
对苯二酸盐（或酯）	−	+	ND
邻苯二甲酸盐（或酯）	v	−	ND
β-丙氨酸	v	+	ND
DNA G+C 含量 /（mol%）	67~69	66.2	65.3

注：+，所有菌株阳性；−，所有菌株阴性；v，不同菌株反应可变；ND，无资料。

五、临床意义

食酸代尔夫特菌广泛分布于自然界，是人类少见的机会致病菌。已报道可引起人类败血症、导管相关血流感染、院内获得性肺炎、心内膜炎、角膜炎、急性化脓性中耳炎、腹膜炎、尿道感染等。2015年首见 *D. lacustris* 引起眼部感染报道。

（周 伟 孙长贵 陈东科）

第二十七节 威克斯菌属

一、分类与命名

威克斯菌属（*Weeksella*）隶属于细菌域，拟杆菌门（Bacteroidetes phy. nov.），黄杆菌纲（Flavobacteria），黄杆菌目（Flavobacteriales），黄杆菌科（Flavobacteriaceae）。1986 年由 Holmes 等学者描述的新菌属，目前，属内包括有毒威克斯菌（*W. virosa*，曾称为 CDC Ⅱf 群）和马赛威克斯菌（*W. massiliensis*）2 个种。原动物溃疡威克斯菌（*W. zoohelcum*）现转到伯杰菌属，称为动物溃疡伯杰菌。

威克斯菌属 DNA G+C 含量为 35~38mol%，代表菌种为有毒威克斯菌。

二、生物学特性

（一）形态与染色

威克斯菌为革兰氏阴性杆菌，菌体大小为 0.2μm×（2~3）μm，无鞭毛，无动力，无芽胞。

（二）培养特性

有毒威克斯菌为严格需氧菌，可在 25 ℃和 37℃生长，但在 5℃不生长，70% 菌株在 42℃生长。大部分菌株不能在麦康凯平板上生长，在血琼脂平板或巧克力琼脂平板上，35℃孵育 48 小时，形成直径为 0.5~2mm、圆形、黏液样菌落（图 17-27-1C），黏附于琼脂。奶油色，孵育时间延长，可产生不扩散的褐色或棕色色素（图 17-27-1D）。

威克斯菌属细菌的形态特征见图 17-27-1。

三、鉴定与鉴别

（一）属间鉴别

有毒威克斯应注意与动物溃疡伯杰菌的鉴别，有毒威克斯菌尿素酶阴性，而动物溃疡伯杰菌为阳性，其他鉴别特性见表 17-27-1。与其他相关菌属

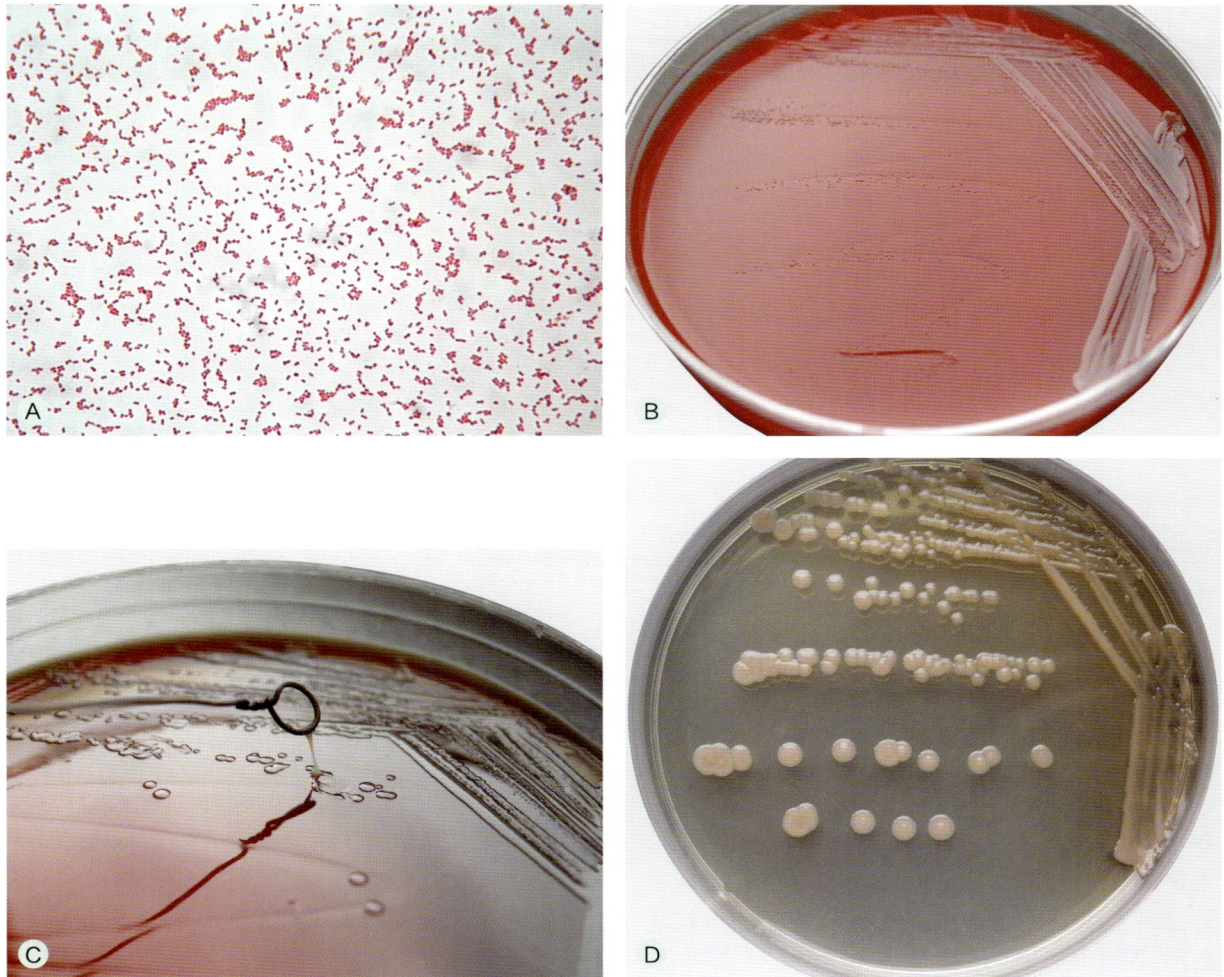

图 17-27-1　有毒威克斯菌的形态特征
A. 革兰氏染色 ×1 000；B. SBA 24h；C. 黏液菌落黏附琼脂表面；D. 脑心琼脂 5 日

鉴别见表 17-9-1。

（二）属内鉴定

威克斯菌属内有毒威克斯菌和马赛威克斯菌

2 个种，根据生物学特性以及表 17-27-1、表 17-9-3 所列特征进行鉴定。

表 17-27-1　有毒威克斯菌与动物溃疡伯杰菌特性

特性	有毒威克斯菌	马赛威克斯菌	动物溃疡伯杰菌
25℃生长	+	+	+
37℃生长	+	+	+
42℃生长	70	ND	10
麦康凯琼脂平板生长	(10)	–	2
葡萄糖产酸	–	–	–
麦芽糖产酸	–	–	–
木糖产酸	–	+	+
DNA 酶	–	ND	–

续表

特性	有毒威克斯菌	马赛威克斯菌	动物溃疡伯杰菌
硫化氢	95	ND	59
柠檬酸盐利用	–	ND	–
精氨酸双水解酶	–	ND	–
精氨酸脱羧酶	–	ND	–
赖氨酸脱羧酶	–	ND	–
鸟氨酸脱羧酶	–	ND	–
尿素酶	–	–	100
触酶	98	+	100
吲哚	+	ND	+
水解七叶苷	70	ND	10
明胶水解	100	ND	98

注：表中数字为试验菌株阳性百分比；( )，表示迟缓反应；+，90%以上菌株阳性；–，90%以上菌株阴性；ND，无数据。

四、抗菌药物敏感性

威克斯菌属药敏试验不推荐使用纸片扩散法，其 MIC 折点参见 CLSI M100 文件第 28 版及之后版本的表 2B-5。有文献报道显示，有毒威克斯菌体外通常对氨基糖苷类、萘啶酸、呋喃妥因等抗生素耐药，对哌拉西林、氨曲南、头孢类、氟喹诺酮类、碳青霉烯等抗生素敏感，对四环素及复方新诺明敏感性不定。马赛威克斯菌对头孢曲松、阿莫西林/克拉维酸、青霉素、亚胺培南、庆大霉素和多西环素敏感，但对呋喃妥因、万古霉素、复方新诺明和甲硝唑耐药。

五、临床意义

有毒威克斯菌主要分离自女性泌尿生殖道，尤其在性乱交的女性生殖道中更易分离出该菌，提示可能为性传播疾病机会致病菌。有文献报道有毒威克斯菌可引起自发性腹膜炎，还可引起免疫力低下患者肺炎和败血症等。可从人的尿液、尿道、阴道、子宫颈、血液、脑脊液等标本中分离到该菌。

（周 伟　孙长贵　陈东科）

第二十八节　伯 杰 菌 属

一、分类与命名

伯杰菌属（*Bergeyella*）隶属于细菌域，拟杆菌门（Bacteroidetes phy. nov.），黄杆菌纲（Flavobacteria），黄杆菌目（Flavobacteriales），黄杆菌科（Flavobacteriaceae）。1994 年由 Vandamme 等学者提议成立的新菌属，目前属内包括动物溃疡伯杰菌（*W. zoohelcum*，曾称为 CDC Ⅱ j 群）和猪伯杰菌（*B. porcorum*）2 个种。

伯杰菌属 DNA G+C 含量为 35~37.7mol%，代表菌种为动物溃疡伯杰菌。

二、生物学特性

（一）形态与染色

伯杰菌为革兰氏阴性杆菌，菌体大小为 0.6μm×（2~3）μm，无鞭毛，无动力，无芽胞。

（二）培养特性

动物溃疡伯杰菌为需氧菌，可在 25℃、30℃和

37℃生长,但90%以上菌株在5℃和42℃不生长,在麦康凯琼脂平板上和含有β-羟基丁酸盐培养基上不生长。在营养琼脂平板上35℃孵育48小时,形成直径为0.5~2mm、圆形、光滑、微凸起、半透明、反光和边缘整齐的菌落。在血琼脂平板上35℃孵育24小时,不产生色素和荧光素,不溶血。但Tatum和Graevenitz等学者描述,动物溃疡伯杰菌可产生黏性、黄褐色到黄色菌落。猪伯杰菌为兼性厌氧菌,在血琼脂平板上37℃孵育24小时后,可形成圆形、光滑、直径大约1.5mm的无色菌落。麦康凯琼脂平板上不生长,在含3.5% NaCl肉汤中可生长,但在4.5%或6.5% NaCl肉汤中不生长。

伯杰菌属细菌的形态特征见图17-28-1。

（三）生化特性

伯杰菌氧化酶、触酶均阳性,不利用碳水化合物产酸。动物溃疡伯杰菌产生吲哚,水解明胶,尿素酶阳性,不还原硝酸盐,不水解淀粉和七叶苷,DNA酶和β-半乳糖苷酶阴性,猪伯杰菌水解七叶苷、淀粉、尿素和明胶,不产生吲哚、不利用ONPG、不水解精氨酸,赖氨酸脱羧酶和鸟氨酸脱羧酶试验阴性。

三、鉴别与鉴定

（一）属间鉴别

伯杰菌属与相关菌属鉴别见表17-27-1、表17-9-1。

（二）属内鉴定

属内溃疡伯杰菌与猪伯杰菌鉴定,可根据吲哚、七叶苷、淀粉水解试验进行区别,前者产生吲哚,不水解淀粉和七叶苷,后者结果相反。

四、抗菌药物敏感性

伯杰菌属药敏试验不推荐使用纸片扩散法,其MIC折点参见CLSI M100文件第28版及之后版本的表2B-5。该菌通常对β-内酰胺类、氯霉素、氟喹诺酮类抗生素敏感,对克林霉素、四环素及复方新诺明敏感性不定。

五、临床意义

动物溃疡伯杰菌最常分离自犬和猫等动物上呼吸道,临床上可从人的伤口处分离出该菌,其伤口感染多数由犬和猫咬伤或反复与动物密切接触所致。犬和猫咬伤后由动物溃疡伯杰菌引起感染发生率分别为4%和7%。动物溃疡伯杰菌还可引起人类败血症、肺炎、脓肿、蜂窝组织炎、脑膜炎和

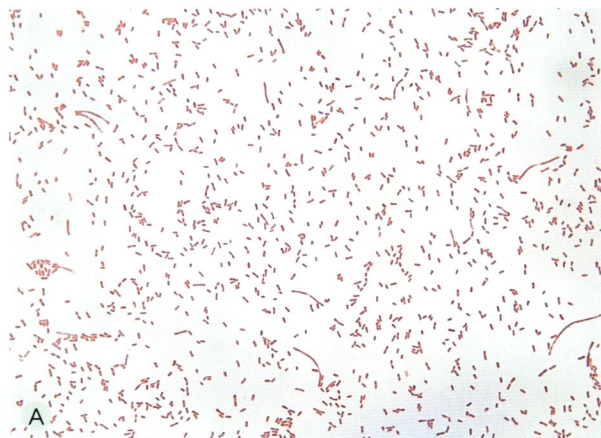

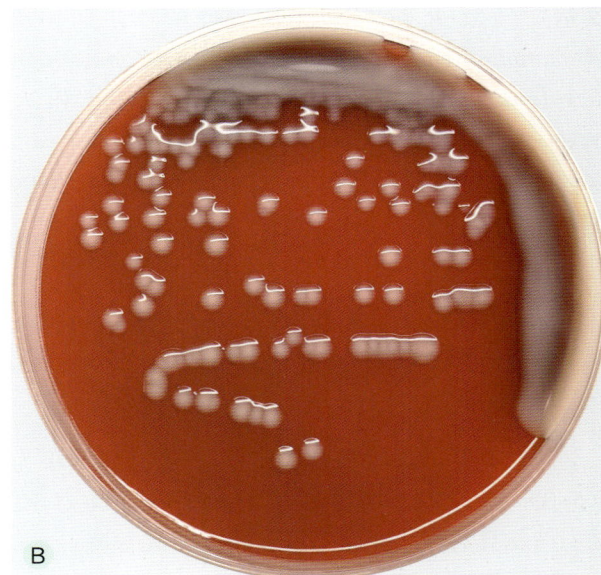

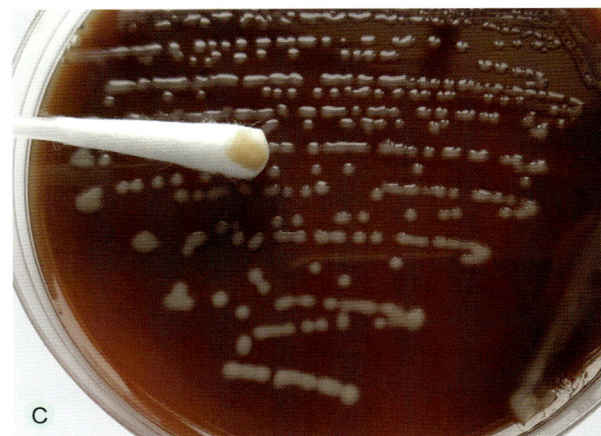

图17-28-1　动物溃疡伯杰菌的形态特征
A. 革兰氏染色 ×1 000；B. SBA 2 日；C. 菌落呈淡黄色

感染性腱鞘炎等。猪伯杰菌分离于猪,未见从临床标本中分离该菌的报道。

（周　伟　孙长贵　陈东科）

第二十九节   罗尔斯顿菌属

一、分类与命名

罗尔斯顿菌属（Ralstonia）隶属于细菌域，变形菌门，β-变形菌纲，伯克霍尔德菌目，伯克霍尔德菌科。1995 年 Yabuuchi 等学者提议成立的新菌属，目前，属内有 6 个种和 3 个亚种，包括危险罗尔斯顿菌（R. insidioda）、解甘露醇罗尔斯顿菌（R. mannitolilytica），皮氏罗尔斯顿菌（R. pickettii）、R. solanacearum、R. pseudosolanacearum 和 R. syzygii 6 个种及 Ralstonia syzygii subsp. celebesensis、Ralstonia syzygii subsp. Indonesiensis 和 Ralstonia syzygii subsp. syzygii 3 个亚种。

罗尔斯顿菌属 DNA G+C 含量为 64.0~68.0mol%，代表菌种为皮氏罗尔斯顿菌。

二、生物学特性

（一）形态与染色

罗尔斯顿菌属为革兰氏阴性杆菌，菌体大小为 $(0.5\sim0.8)\mu m \times (1.2\sim3.0)\mu m$。有动力或无动力，有动力菌株具有极生单鞭毛或周鞭毛。无芽胞。

（二）培养特性

严格需氧菌，在普通的蛋白胨培养基上可生长，但生长缓慢，生长温度 25~41℃，R. solanacearum 在 41℃不生长。生长不需要任何生长因子，包括氯化钠。在胰蛋白酶大豆琼脂平板上 28~30℃孵育 48 小时，形成直径小于 1mm 的菌落，当菌落完全成熟时，其直径大于 1mm。大部分菌株形成米色或淡棕色的菌落，凸起的菌落呈半球菌形，光滑、反光、边缘整齐。R. solanacearum 可产生水溶性淡棕色色素，该菌保持在 4℃水环境中可转变成可见而不可育（即活的非可培养状态，viable but non-culture，VBNC）形式，但在 20℃环境则不出现这种状态。

罗尔斯顿菌属细菌的形态特征见图 17-29-1。

（三）生化特性

氧化酶和触酶阳性（但皮氏罗尔斯顿菌触酶试验结果可变），赖氨酸脱羧酶和鸟氨酸脱羧酶试验阴性，尿素酶和 PYR 阳性，还原或不还原硝酸盐，水解或不水解七叶苷，水解吐温 -80。利用葡萄糖、L-阿拉伯糖、D-木糖、乳糖、麦芽糖等产酸，不利用肌醇和蔗糖产酸，能利用醋酸盐、柠檬酸盐、乳酸盐、丙二酸和黏液酸产碱。同化辛二酸盐、丙酸盐和癸酸盐。

三、鉴定与鉴别

（一）属间鉴别

皮氏罗尔斯顿菌属与贪铜菌属表型非常相似，应注意鉴别，但可靠区别二者可能需要大量生物化学试验，用标准生物化学试验鉴定到种水平有一定困难；用 PCR 检测 16S rRNA 基因能准确可靠地鉴定到种水平。与其他相关菌属代表菌种鉴别见表 17-29-1。

（二）属内鉴定

罗尔斯顿菌属内与临床有关菌种有皮氏罗尔斯顿菌、解甘露醇罗尔斯顿菌和 R. insidious，应注意对这 3 种菌的鉴定与鉴别。见表 17-29-2。

四、抗菌药物敏感性

罗尔斯顿菌药敏试验不推荐使用纸片扩散法，其 MIC 折点参见 CLSI M100 文件第 28 版及之后版本的表 2B-5。罗尔斯顿菌通常对庆大霉素、氨曲南高度耐药，对亚胺培南、头孢他啶的耐药率也较高，对左氧氟沙星、复方新诺明、头孢吡肟、哌拉西林 / 他唑巴坦等抗菌药物耐药率较低。

五、临床意义

罗尔斯顿菌属中皮氏罗尔斯顿菌、解甘露醇罗尔斯顿菌和 R. insidious 与临床感染有关。皮氏罗尔斯顿菌广泛存在与环境中，尤其是水环境中，该菌与免疫力低下人群有密切关系，可造成轻微呼吸系统感染或严重的侵袭性感染，如败血症、脑膜炎、骨髓炎等。解甘露醇罗尔斯顿菌可引起腹腔感染和脑膜炎。2005 年 Michael 等报道输氧设备污染导致全美儿科患者解甘露醇罗尔斯顿菌暴发感染。R. insidious 通常分离自天然水源以及各种水系统，引起的感染病例报道较少，主要分离自免疫力低下患者和血液透析败血症患者，在肺部囊性纤维化患者痰液标本中也有发现。

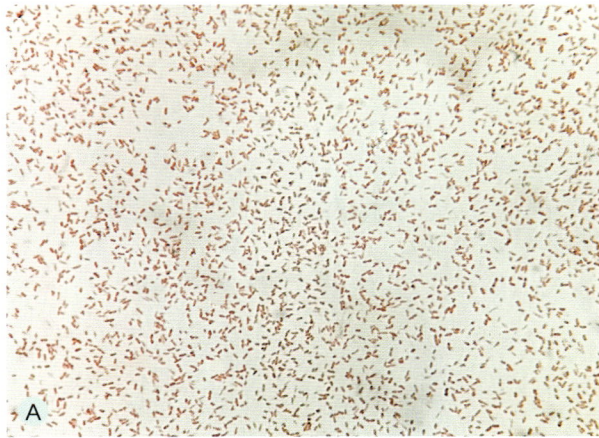

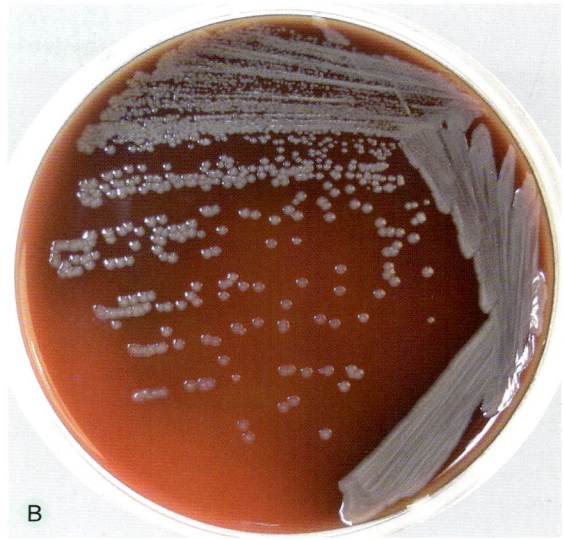

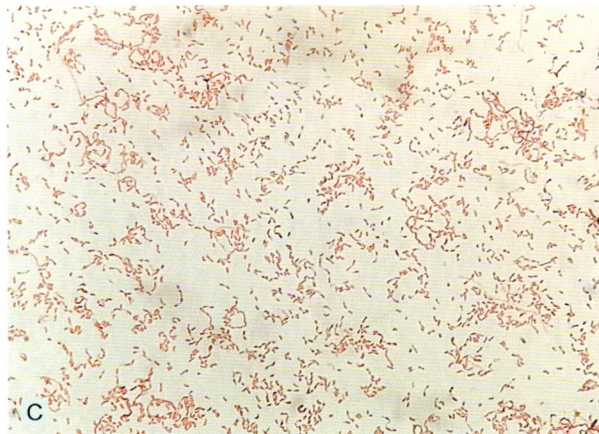

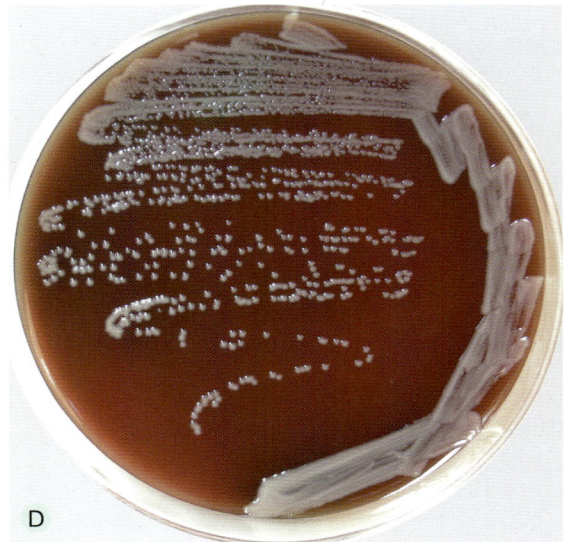

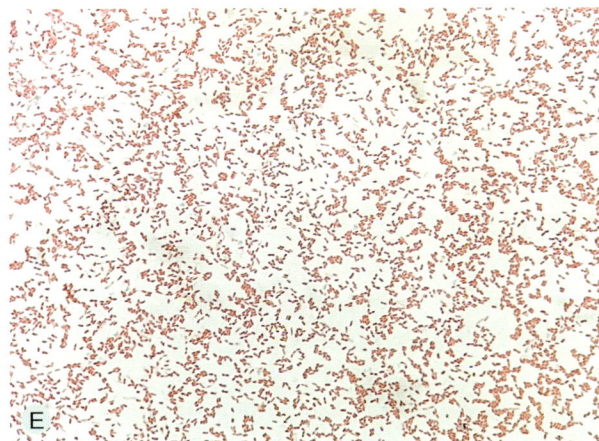

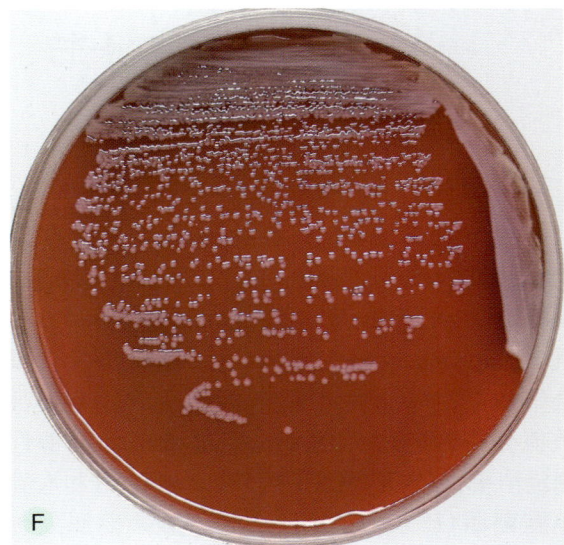

图 17-29-1 罗尔斯顿菌的形态特征

A. 解甘露醇罗尔斯顿菌革兰氏染色 ×1 000；B. 解甘露醇罗尔斯顿菌 SBA 2 日；C. 皮氏罗尔斯顿菌革兰氏染色 ×1 000；
D. 皮氏罗尔斯顿菌 SBA 3 日；E. 危险罗尔斯顿菌革兰氏染色 ×1 000；F. 危险罗尔斯顿菌 SBA 2 日

表 17-29-1　皮氏罗尔斯顿菌与相关菌属代表菌种鉴别

特性	皮氏罗尔斯顿菌	贪铜菌属	洋葱伯克霍尔德菌	粪产碱杆菌	土生丛毛单胞菌	少动鞘胺醇单胞菌
极生单鞭毛	+	+	−	−	−	−
极生丛毛	−	−	+	−	+	−
周鞭毛	−	+	−	+	−	−
菌落色素	淡棕色	ND	黄色	无色到浅灰色	−	黄色
脱硝作用	+	ND				
水解七叶苷	−	−	+	−	−	+
赖氨酸脱羧酶						
尿素酶	+	v	−	−	−	−
氧化葡萄糖产酸	+	−	+	−	−	+
同化柠檬酸盐	+	v	+	+	−	+
同化鞘脂类	−	−	−	−	−	+

注：+,90% 以上菌株阳性；−,90% 以上菌株阴性；v,结果可变；ND,无资料。

表 17-29-2　皮氏罗尔斯顿菌、解甘露醇罗尔斯顿菌和危险罗尔斯顿菌鉴定特性

特性	皮氏罗尔斯顿菌	解甘露醇罗尔斯顿菌	危险罗尔斯顿菌
对去铁胺反应	耐受	敏感	ND
42℃生长	+	v	ND
氧化酶	+	+	+
触酶	v	+	+
尿素酶	+	+	v
动力	−	−	ND
硝酸盐还原	−	+	+
阿拉伯糖	+	+	−
D- 阿拉伯醇产酸	+	−	ND
甘露醇产酸	−	+	−
蔗糖产酸	−	−	−
D- 木糖产酸	+	+	ND
葡萄糖产酸	+	+	−
同化 N- 乙酰氨基葡萄糖	+	+	−
同化乙酸苯酯	−	+	+

注：+,90% 以上菌株阳性；−,90% 以上菌株阴性；v,结果可变；ND,无数据。

（周　伟　孙长贵　陈东科）

第三十节　短波单胞菌属

一、分类与命名

短波单胞菌属（Brevundimonas）隶属于细菌域，变形菌门（Proteobacteria），α- 变形菌纲（Alphaproteobacteria），柄杆菌目（Caulobacterales），柄杆菌科（Caulobacteraceae）。1994 年 Segers 等学者根据全细胞蛋白电泳图谱、脂肪酸组成和表型特征的数值分析，以及对 DNA 的 G+C 含量和同源性的测定结果，将缺陷假单胞菌（P. diminuta）和泡囊假单胞菌菌（P. vesicularis）从假单胞菌菌属划分出来，另立新属，称为短波单胞菌属。目前，属内有 28 个种，包括缺陷短波单胞菌（B. diminuta）、泡囊短波单胞菌（B. vesicularis）、泡状短波单胞菌（B. bullata）、橙色短波单胞菌（B. aurantiaca）、油短波单胞菌（B. olei）、B. abyssalis、B. alba、B. aveniformis、B. bacteroides、B. denitrificans、B. intermedia、B. kwangchunensis、B. lenta、B. mediterranea、B. naejangsanensis、B. nasdae、B. subvibrioides、B. terrae、B. variabilis 和 B. viscosa 等。

短波单胞菌属 DNA G+C 含量为 62~68mol%，代表菌种为缺陷短波单胞菌。

二、生物学特性

（一）形态与染色

短波单胞菌属细菌为革兰氏染色阴性，杆状、弧菌状或亚弧菌状，菌体大小为 (0.4~0.5)μm ×

(1~3)μm。某些菌株细菌可产生菌柄(prosthecae)。缺陷短波单胞菌和泡囊短波单胞菌不形成菌柄。有动力或无动力,有动力细菌具有极生单鞭毛。无芽胞。

短波单胞菌属细菌的镜下形态特征见图17-30-1。

(二)培养特性

需氧菌,具严格呼吸型代谢,以氧作为终末电子受体。最佳生长温度是28~30℃,大部分菌株最大生长温度在37℃左右,有38%的缺陷短波单胞菌和19%的泡囊短波单胞菌在42℃生长。生长所需pH范围为6~8。尽管该菌在无氯化钠存在条件下可生长,但在0.5%~2%氯化钠存在时生长更佳,在2%~6%盐浓度时生长减弱,6%~8%氯化钠存在时不生长。在普通营养琼脂、血琼脂和胰蛋白大豆琼脂上均可生长,在30℃孵育2~3日,可形成直径3~5mm、圆形、光滑、凸起、反光、边缘整齐的菌落。菌落无色或呈粉红色、黄色、橙色或暗红类胡萝卜素。在标准的肉汤培养基表面呈膜状生长,坚固地黏附于容器内壁上。

缺陷短波单胞菌和泡囊短波菌在血琼脂平板上30℃孵育3日,不溶血,大部分缺陷短波单胞菌可产生可扩散的棕色或褐色色素(图17-30-2B)。泡囊短波单胞菌在菌落周围培养基中偶尔产生可褪色的棕色色素。大部分缺陷短波单胞菌和约43%泡囊短波单胞菌可在麦康凯琼脂平板上生长。在SS琼脂或含有醋酸盐矿物质基础培养基上不生长。

短波单胞菌属细菌的菌落形态特征见图17-30-2。

(三)生化特性

氧化酶和触酶阳性,罕见还原硝酸盐。可利用葡萄糖、半乳糖和麦芽糖,水解淀粉。分解糖类不产或弱产酸。缺陷短波单胞菌和泡囊短波单胞菌精氨酸双水解酶、赖氨酸脱羧酶、鸟氨酸脱羧酶、吲哚、乳糖、蔗糖、甘露醇和柠檬酸盐等试验阴性。

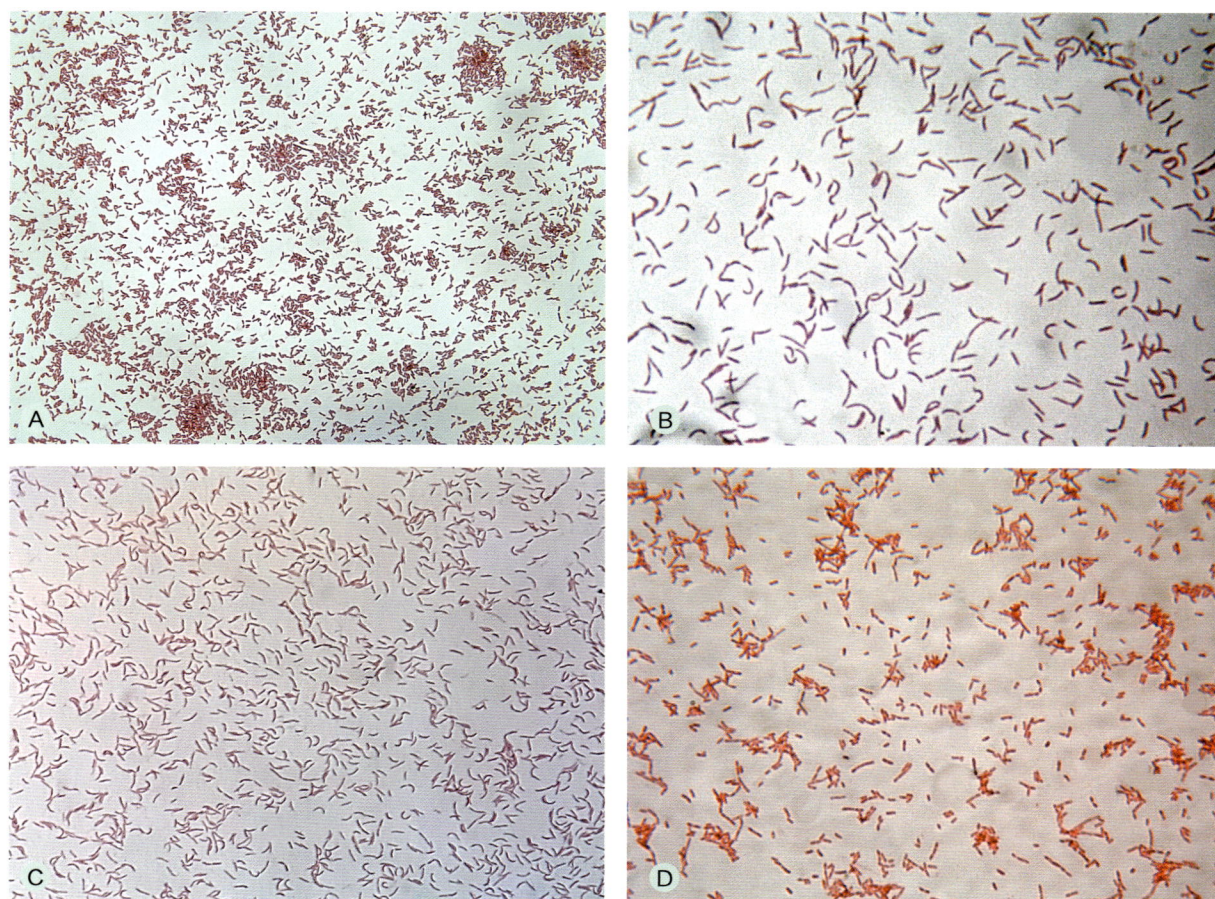

图17-30-1 短波单胞菌革兰氏染色的镜下形态特征 ×1 000
A.缺陷短波单胞菌;B.泡囊短波单胞菌;C.橙色短波单胞菌;D.泡状短波单胞菌

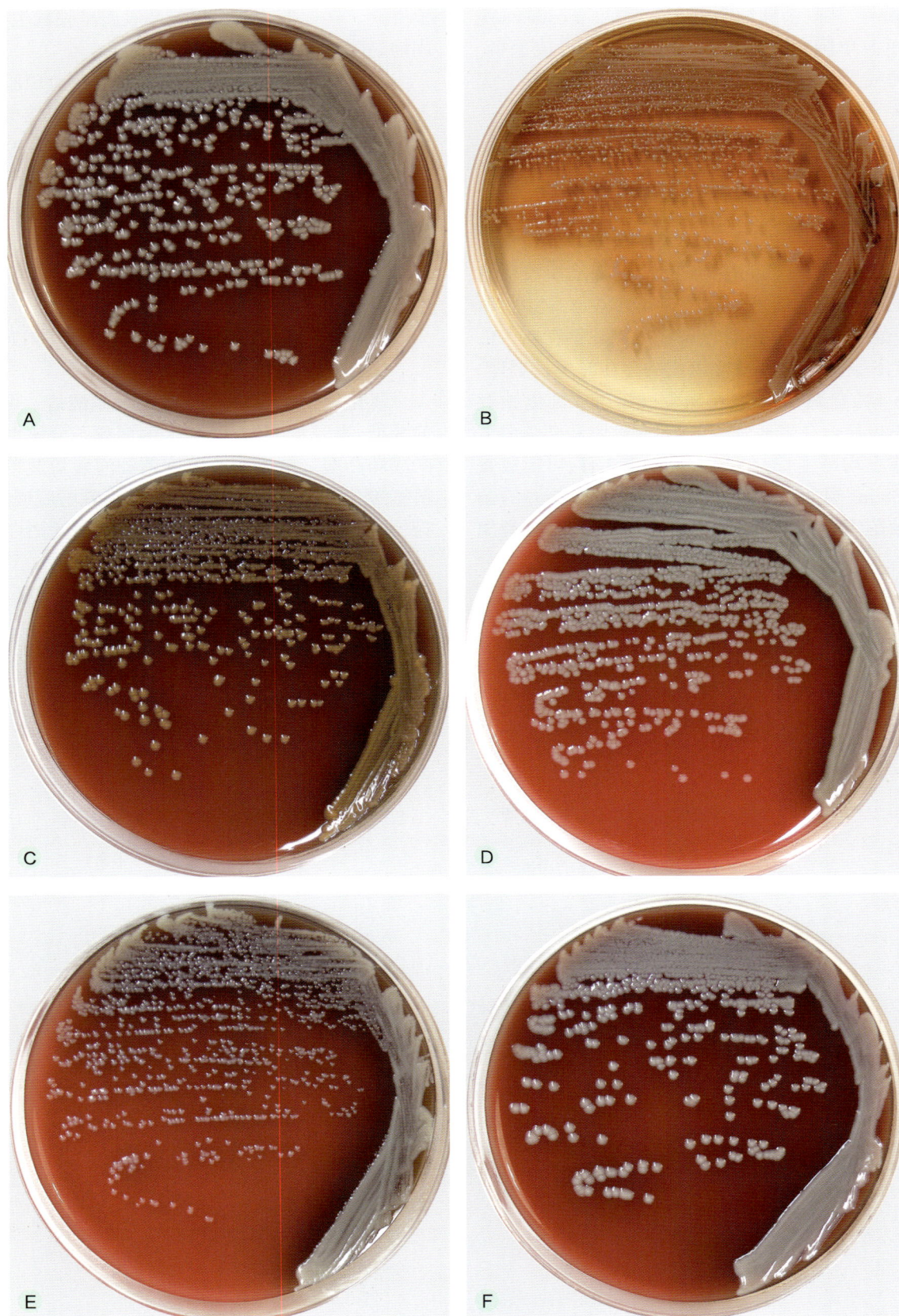

图 17-30-2　短波单胞菌的菌落形态特征
A. 缺陷短波单胞菌 SBA 2 日；B. 缺陷短波单胞菌 MHA 2 日；C. 泡囊短波单胞菌 SBA 3 日；
D. 橙色短波单胞菌 SBA 2 日；E. 泡状短波单胞菌 SBA 3 日；F. 油短波单胞菌 SBA 2 日

三、鉴定与鉴别

(一)属间鉴别

短波单胞菌属与柄细菌属(*Caulobacter*)表型相似,应注意二者之间鉴别。柄细菌属菌株在含0.5%氯化钠条件下生长最佳,在1%~2%盐浓度条件下不生长或生长减弱,而短波单胞菌属菌株在1%~2%氯化钠条件下生长较好,借此可将二菌属相鉴别。

(二)属内鉴定

短波单胞菌属内与临床关系密切的菌种主要有缺陷短波单胞菌和泡囊短波单胞菌,临床微生物实验室重点应能对这两种细菌进行鉴定和鉴别。其鉴定和鉴别见表17-30-1。

四、抗菌药物敏感性

缺陷短波单胞菌药敏试验不推荐使用纸片扩散法,其MIC折点参见CLSI M100文件第28版及之后版本的表2B-5。文献报道显示,该菌对碳青霉烯类抗生素(包括亚胺培南、美罗培南、多利培南等)、氨基糖苷类(包括阿米卡星和庆大霉素)、哌拉西林/他唑巴坦敏感。对氟喹诺酮类类及抗假单胞菌青霉素敏感性不一。

五、临床意义

缺陷短波单胞菌和泡囊短波单胞菌与临床关系密切,为机会致病菌,主要感染血液系统恶性疾病、恶性肿瘤、肾衰竭等免疫缺陷患者和应用大量免疫抑制剂的骨髓移植或器官移植患者以及艾滋病患者等。可以从血液、痰、尿液、脓肿、活检标本、角膜溃疡、胸腔积液等临床标本中中分离到,引起菌血症、肺炎、尿路感染、关节炎、腹膜炎等。

(周 伟　孙长贵　陈东科)

表 17-30-1　缺陷短波单胞菌和泡囊短波单胞菌鉴定特性

特性	缺陷短波单胞菌	泡囊短波单胞菌
产生色素	棕色到褐色,可溶	黄色,棕色,无色
生长需要胱氨酸	+	−
同化 D- 纤维二糖	−	v(+)
同化 DL- 阿拉伯糖	−	−
同化 D- 果糖	−	−
同化 D- 半乳糖	−	+
同化 D- 葡萄糖	21	87
同化 D- 麦芽糖	0	94
七叶苷水解	5	88
尿素酶	13	2
明胶水解	68	25

注:表中数字为阳性菌株百分比;+,90%以上菌株阳性;−,90%以上菌株阴性;v,结果可变;( )中结果为模式菌株结果

第三十一节　寡 源 菌 属

一、分类与命名

寡源菌属(*Oligella*)隶属细菌域,变形菌门,β- 变性菌纲,伯克霍尔德菌目,产碱杆菌科。属内包括解脲寡源杆菌(*O. ureolytica*,曾称为 CDC Ⅳe 群)和尿道寡源杆菌(*O. urethralis*,曾称为尿道莫拉菌和 CDC M-4 群)2 个种。

寡源菌属 DNA G+C 含量为 46~48mol%,代表菌种为尿道寡源杆菌。

二、生物学特性

(一)形态与染色

革兰氏阴性杆菌或球杆菌,长通常不超过 1μm,宽不大于 0.6μm,常成对排列。尿道寡源杆菌无动力;大部分解脲寡源杆菌有动力,菌株具周鞭毛。无荚膜,无芽胞。

(二)培养特性

需氧菌,生长温度为 30~37℃。在血琼脂平

板上解脲寡源杆菌生长缓慢,37℃孵育24小时,菌落呈针尖状,3日后菌落较大、白色、不透明、圆形,不溶血,无气味。在3%氯化钠存在条件下可以生长,解脲寡源杆菌和某些尿道寡源杆菌菌株在4.5%氯化钠存在条件下也可生长。仅部分菌株可在麦康凯琼脂平板上生长。

寡源杆菌属细菌的形态特征见图17-31-1。

(三)生化特性

氧化酶和触酶阳性,生化反应不活泼,既不氧化也不发酵碳水化合物。硝酸盐和亚硝酸盐还原阳性,不产生吲哚和硫化氢,不水解明胶、七叶苷、乙酰胺和淀粉。苯丙氨酸脱氨酶阳性,DNA酶、鸟氨酸脱羧酶和精氨酸双水解酶等阴性,尿素酶阳性或阴性。可利用醋酸盐、D-丙氨酸、安息香酸盐、延胡索盐酸、L-谷氨酸盐、戊二酸、DL-3-羟基丁酸盐、L-苹果树盐、丙酮酸盐、琥珀酸盐和n-戊酸盐作为唯一碳源。

三、鉴定与鉴别

(一)属间鉴别

尿道寡源杆菌与莫拉菌属相似,菌落均是球杆菌,氧化酶阳性且无动力。尿道寡源杆菌菌落小于奥斯陆莫拉菌,二者在一些生化特性上相似,如可分解多种β-羟丁酸,但不能水解尿素;但前者可降解亚硝酸盐,碱化甲酸盐、苏氨酸和脯氨酸。生化特性鉴别具体见表17-31-1。

(二)属内鉴定

属内只有尿道寡源杆菌和解脲寡源杆菌2个

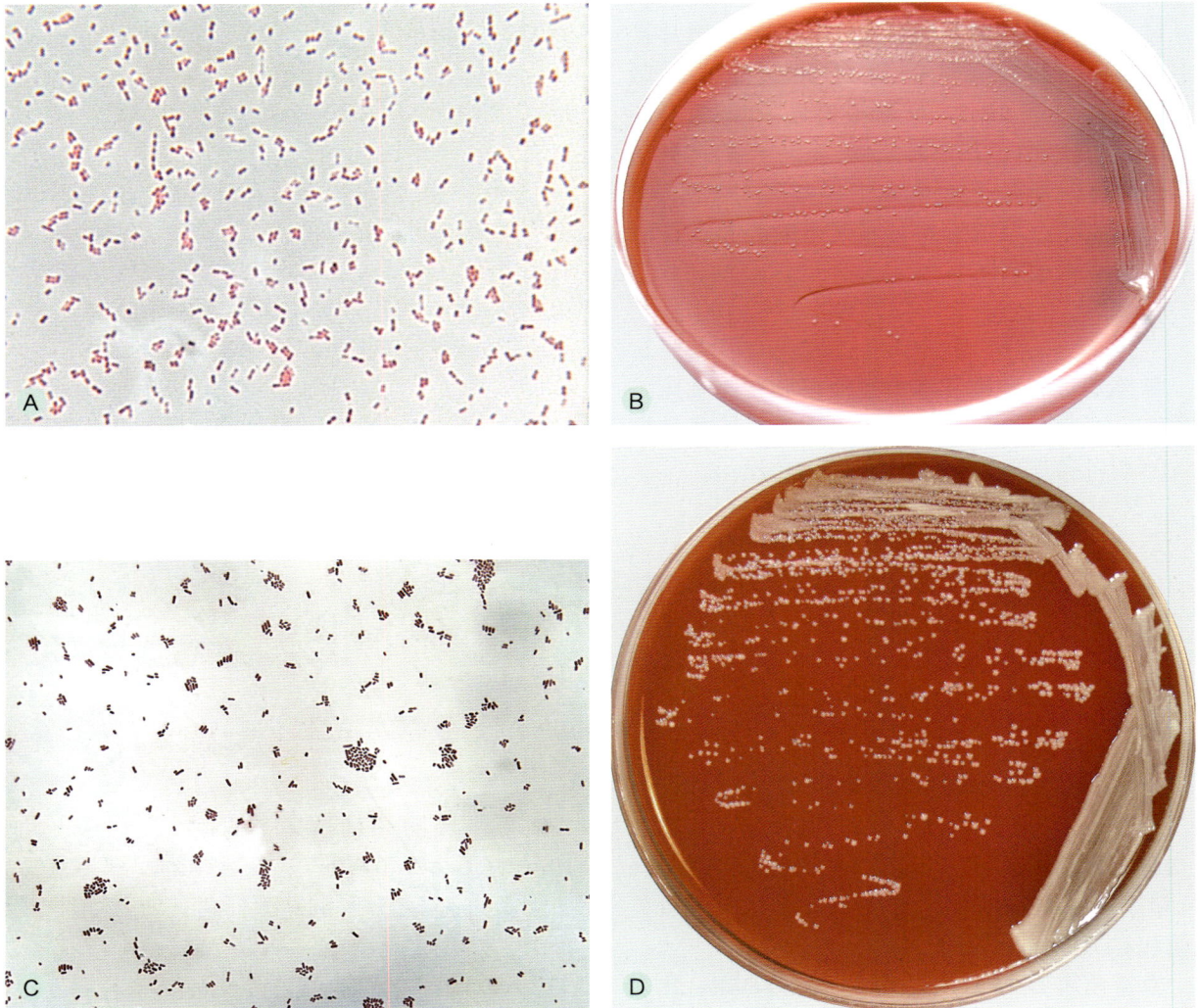

图17-31-1   寡源杆菌的形态特征
A. 尿道寡源杆菌革兰氏染色 ×1 000;B. 尿道寡源杆菌 SBA 24h;
C. 解脲寡源杆菌革兰氏染色 ×1 000;D. 解脲寡源杆菌 SBA 2 日

种,二者区别为尿道寡源杆菌无动力、42℃可生长、尿素酶阴性和硝酸盐还原阴性,而解脲寡源杆菌上述试验结果相反,均为阳性,尤其是尿素酶试验呈强阳性。

表 17-31-1　寡源菌属与莫拉菌属生化鉴别(阳性 %)

特征	亚特兰大莫拉菌	犬莫拉菌	卡他莫拉菌	腔隙莫拉菌	林氏莫拉菌	非液化莫拉菌	奥斯陆莫拉菌	解脲寡源杆菌	尿道寡源杆菌
动力(周鞭毛)	0	0	0	0	0	0	0	0	0
麦康凯生长	80	100	5	2	0	8	70	62	96
西蒙氏柠檬酸	0	0	0	0	0	0	0	14	46
尿素	0	0	68	0	0	0	0	97	0
硝酸盐还原	0	100	9	2	0	8	70	62	96
硝酸盐产气	0	0	0	0	0	0	0	60	0
亚硝酸盐还原	3	ND	86	0	0	0	0	100	100
H$_2$S	61	100	73	34	0	83	74	38	9
水解明胶	0	0	0	42	0	0	0	0	0
生长温度									
25℃	51	100	85	33	100	93	96	67	50
35℃	99	100	97	73	100	88	98	88	100
42℃	46	100w	23	0	0	15	51	18	59
无 NaCl	0	100	47	5	0	22	98	19	96
6% NaCl	0	100w	ND	2	0	0	12	15	59
DNA 酶	0	100	100	0	0	0	0	0	0

注:ND:未检测或不可用;w:弱阳性。

四、抗菌药物敏感性

寡源杆菌属细菌药敏试验不推荐使用纸片扩散法,其 MIC 折点参见 CLSI M100 文件第 28 版及之后版本的表 2B-5。寡源杆菌对抗菌药物敏感性资料有限。尿道寡源杆菌通常对大部分抗生素敏感,但已有喹诺酮耐药株报道。解脲寡源杆菌对有限数量抗菌药物敏感。

五、临床意义

寡源杆菌主要分离于人类泌尿生殖道,可引起尿脓毒症(urosepsis)。尿道寡源杆菌也可从耳、血液和足伤口分泌物中分离出。也有报告尿道寡源杆菌可引起脓毒性关节炎和腹膜透析者腹膜炎。

(沈继录　孙长贵　陈东科)

第三十二节　稳杆菌属

一、分类与命名

稳杆菌属(Empedobacter)隶属于细菌域,拟杆菌门,黄杆菌科,黄杆菌目,黄杆菌科。1994 年 Vandamme 等学者提议成立的一个新菌属,属内包括短稳杆菌(E. breve,原称短黄杆菌)、法氏稳杆菌(E. falsenii)和 E. stercoris 3 个种。

稳杆菌属 DNA G+C 含量为 29~35mol%,代表菌种为短稳杆菌。

二、生物学特性

(一) 形态与染色

革兰氏阴性杆菌,菌体大小为 $0.5\mu m \times (1\sim2)\mu m$,无鞭毛,无动力,无芽胞。

(二) 培养特性

需氧菌,所有菌株在 30℃生长,某些菌株在 37℃生长。在血琼脂平板上 35℃培养 18~24 小时,菌落无色素或呈亮黄色、非亮黄色色素,菌落圆形、轻微凸起、光滑、反光、边缘整齐。在麦康凯和 β-羟基丁酸盐琼脂平板上可生长。

稳杆菌属细菌的形态特征见图 17-32-1。

(三) 生化特性

氧化酶、触酶、DNA 酶、明胶酶和磷酸酶阳性。产生吲哚,水解明胶,水解七叶苷和尿素可变,柠檬酸盐、硝酸盐还原和亚硝酸盐还原等试验阴性。85% 菌株分解葡萄糖和麦芽糖产酸,不分解蔗糖、D-木糖、D-甘露醇、乳糖、海藻糖和甘油。具有强的蛋白水解活性,75% 菌株水解淀粉。赖氨酸脱羧酶和精氨酸双水解酶阴性。

三、鉴定与鉴别

(一) 属间鉴别

短稳杆菌应注意与金黄杆菌属、黄杆菌属、威克斯菌属、伯杰菌属其他相关细菌等的鉴别,见表 17-9-1、表 17-9-3。

(二) 属内鉴定

稳杆菌属内短稳杆菌与 *E. falsenii* 鉴定参考生物学特性见表 17-32-1。

四、抗菌药物敏感性

稳杆菌属细菌药敏试验不推荐使用纸片扩散法,其 MIC 折点参见 CLSI M100 文件第 28 版及之后版本的表 2B-5。短稳杆菌对氨基糖苷类、头孢菌素类(头孢替安、头孢曲松、头孢他啶)和磷霉素耐药,但对氨苄西林、哌拉西林、亚胺培南、喹诺酮类、四环素和氯霉素可敏感。有报道某些短稳杆菌存在固有的金属 β-内酰胺酶,可高效水解青霉素类、头孢菌素类和碳青霉烯类药物,但不水解氨曲南。

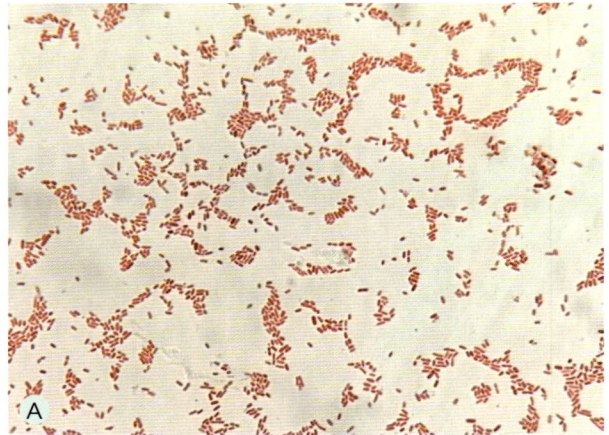

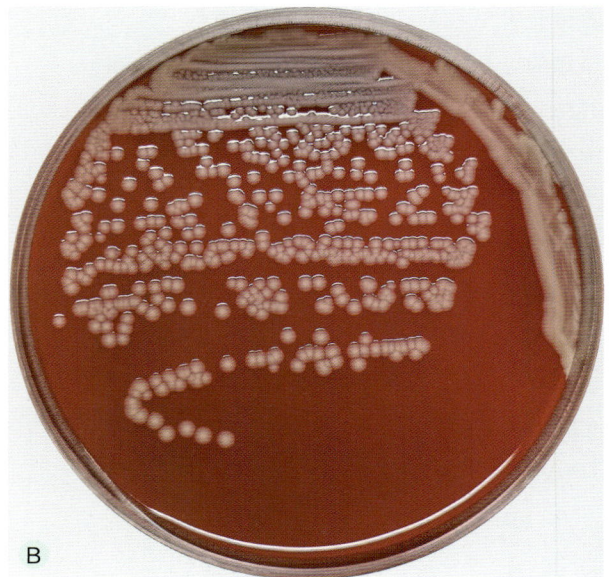

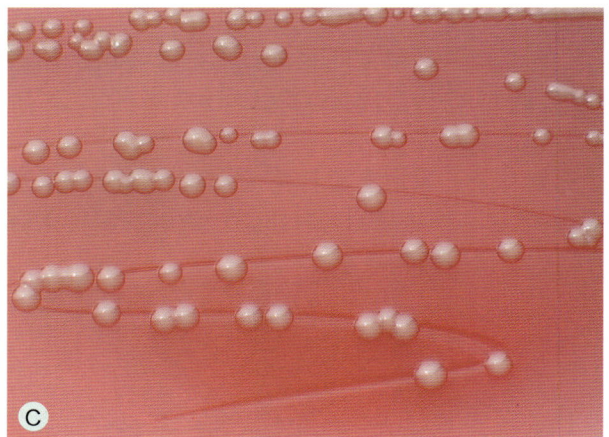

图 17-32-1　稳杆菌的形态特征
A. 法氏稳杆菌革兰氏染色 ×1 000;B. 法氏稳杆菌 SBA 24h;C. 短稳杆菌 SBA 2 日

表 17-32-1　稳杆菌属内菌种生物学特性

特性	短稳杆菌	法氏稳杆菌	*E. stercoris*
产亮黄色素	+	–	v
麦康凯平板生长	+	+	–
产 β- 内酰胺酶	+	+	ND
水解淀粉	+*	+	–
水解尿素	–	+	+
水解七叶苷	+*	+	–
同化葡萄糖	(+)	+	–
同化甘露糖	(+)	+	–
同化麦芽糖	(+)	+	v
同化苯乙酸盐	–	+	v
分解麦芽糖产酸	+	–*	–
分解糖原产酸	+	–	–

注：+,阳性；–,阴性；(+),迟缓阳性；S,敏感；R,耐药；*,数据可变；ND,无数据；v,结果可变。

五、临床意义

短稳杆菌广泛存在水、土壤甚至食物中，常污染雾化器、氧气管、输液管和公共洗涤池等，导致医院感染。有报道其可引起眼内炎、脑膜炎、菌血症、尿路感染和肺炎等。可从血液、支气管分泌物、尿液、眼拭子和脑脊液等标本中分离到该细菌。

（沈继录　孙长贵　陈东科）

第三十三节　伊丽莎白金菌属

一、分类与命名

伊丽莎白金菌属（*Elizabethkingia*）隶属于细菌域，拟杆菌门，黄杆菌纲，黄杆菌目，黄杆菌科。目前，属内包括脑膜炎脓毒伊丽莎白金菌（*E. meningoseptica*）、米尔伊丽莎白金菌（*E. miricola*）和按蚊伊丽莎白金菌（*E. anophelis*）3 个菌种。Kim 等学者于 2005 年将脑膜脓毒金黄杆菌（曾称为脑膜脓毒黄杆菌）和米尔金黄杆菌从金黄杆菌属中转移出来，新成立一个新菌属，称为伊丽莎白金菌属。

伊丽莎白金菌属 DNA G+C 含量为 35.0~38.2mol%，代表菌种为脑膜炎脓毒伊丽莎白金菌。

二、生物学特性

（一）形态与染色

革兰氏阴性杆菌，菌体大小为 0.5μm×(1.0~2.5)μm。无鞭毛，无动力，无芽胞。

（二）培养特性

需氧菌，在血琼脂平板上孵育24小时，形成1.0~2.5mm菌落，菌落白色、黄色或无色，半透明，圆形，边缘整齐。孵育3日后菌落可变成黏液状。大部分菌落在麦康凯平板上生长，呈粉红色菌落。

伊丽莎白金菌属细菌的形态特征见图 17-33-1。

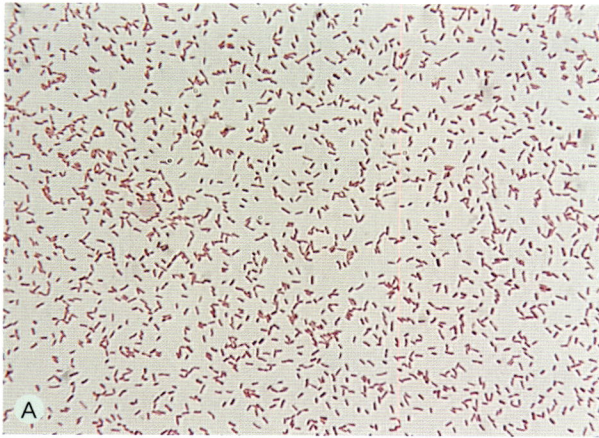

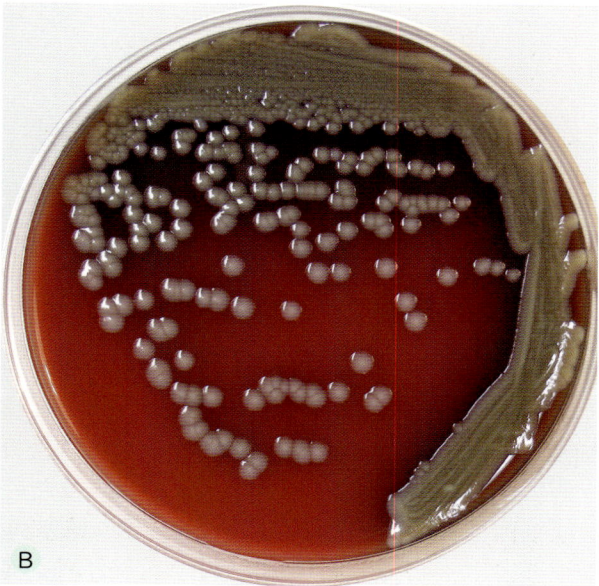

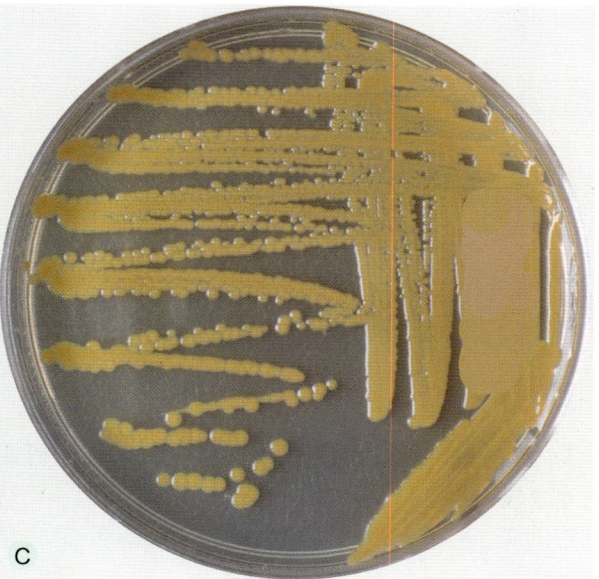

图 17-33-1　脑膜脓毒伊丽莎白金菌的形态特征

A. 革兰氏染色 ×1 000；B. SBA 2 日；C. MHA 2 日

（三）生化特性

氧化酶、触酶、磷酸酶和 β- 半乳糖苷酶阳性，产生吲哚，水解七叶苷和明胶，产生或不产生尿素酶，不水解淀粉，不产生硫化氢，不还原硝酸盐，不利用丙二酸盐。分解 D- 葡萄糖、D- 果糖、乳糖、D- 麦芽糖、D- 甘露醇和海藻糖产酸，不分解 L- 阿拉伯糖、棉子糖、蔗糖、水杨苷或 D- 木糖。

三、鉴定与鉴别

（一）属间鉴别

伊丽莎白金菌属细菌应与金黄杆菌、稳杆菌、有毒威克斯菌和动物溃疡伯杰菌鉴别见表 17-9-3。

（二）属内鉴定

属内 3 个菌种的区别和鉴定见表 17-33-1。

表 17-33-1　脑膜脓毒伊丽莎白金菌与米尔伊丽莎白金菌鉴别的关键试验

试验	脑膜脓毒伊丽莎白金菌	米尔伊丽莎白金菌	按蚊伊丽莎白金菌
5℃生长	–	–	–
37℃生长	+	+	+
42℃生长	–	–	–
麦康凯平板生长	v	+	+
七叶苷水解	+	+	+
淀粉水解	–	–	–
尿素水解	–	+	–
ONPG 试验	+	+	+
柠檬酸盐利用	v	+	–
吲哚产生	+	v	+
H₂S 产生	–	–	–
分解碳水化合物产酸			
葡萄糖	+	+	+
乳糖	+	+	+（弱）
麦芽糖	+	+	+
果糖	+	+	+
纤维二糖	–	–	+
蜜二糖	–	+	–
甘露醇	+	+	+

注：+：90% 以上为阳性；–：90% 以上为阴性；v：结果可变。

四、抗菌药物敏感性

脑膜脓毒伊丽莎白金菌对多黏菌素、氨基糖苷类(庆大霉素、链霉素等)、四环素、红霉素、利奈唑胺、氯霉素和大部分 β- 内酰胺类抗菌药物(包括青霉素、氨苄西林等)耐药。该菌可产生金属 β- 内酰胺酶或超广谱 β- 内酰胺酶,因此可对碳青霉烯类(亚胺培南、美罗培南)和超广谱头孢菌素类(头孢噻肟、头孢他啶、头孢吡肟)耐药。对克林霉素和万古霉素耐药或中度敏感。33%~80% 菌株对复方新诺明敏感。米诺环素、利福平和喹诺酮类(左氧氟沙星、加替沙星、司帕沙星和莫西沙星)对脑膜脓毒伊丽莎白金菌有较好抗菌活性。对环丙沙星敏感性可变。

五、临床意义

脑膜脓毒伊丽莎白金菌存在于医院各种环境中,与临床关系密切,是机会致病菌,主要引起新生儿脑膜炎,也可引起免疫力低下成人肺炎、菌血症、心内膜炎、蜂窝织炎、腹膜炎、脓毒关节炎和眼部感染等。

(沈继录　孙长贵　陈东科)

第三十四节　假苍白杆菌属

一、分类与命名

假苍白杆菌属(*Pseudochrobactrum*)隶属于细菌域,变形菌门,α- 变形菌纲,根瘤菌目,布鲁氏菌科。2006 年由 Kämpfer 等提议设立的新属,目前,属内包括不解糖假苍白杆菌(*P. asaccharolyticum*)、解糖假苍白杆菌(*P. saccharolyticum*)、*P. kiredjianiae* 和 *P. lubricantis* 4 个种。

假苍白杆菌属 DNA G+C 含量为 50.9mol%,代表菌种为不解糖假苍白杆菌。

二、生物学特性

(一) 形态与染色

革兰氏阴性杆菌(大约 2μm 长),无动力,无芽胞。

(二) 培养特性

假苍白杆菌属细菌为专性需氧菌,在血琼脂、TSA、麦康凯和营养琼脂平板上 25~30℃温度范围生长良好。在血平板上 35℃孵育 24 小时,形成直径大约 2mm、半透明、有光泽、边缘整齐、米黄色的菌落。

假苍白杆菌属细菌的形态特征见图 17-34-1。

(三) 生化特性

氧化酶阳性,分解利用碳水化合物结果不定,尿素酶阴性,不产生吲哚和硫化氢,硝酸盐或亚硝酸盐还原阴性,不水解七叶苷和明胶。

三、鉴定与鉴别

(一) 属间鉴别

假苍白杆菌属与苍白杆菌属细菌非常相近,只是菌体无动力。常见假苍白杆菌与相关的苍白杆菌属细菌的鉴别见表 17-34-1。与巴尔通体属鉴别是假苍白杆菌氧化酶阳性、非苛养生长及可利用某些有机酸。

(二) 属内鉴定

假苍白杆菌属菌种之间的鉴定与区别见表 17-34-2。

四、抗菌药物敏感性

假苍白杆菌属细菌对抗菌药物敏感性结果少见研究和文献报道。

五、临床意义

不解糖假苍白杆菌分离自膝关节抽取物,也可从临床伤口标本和眼拭子中分离到,假苍白杆菌属细菌的临床意义有待评估。

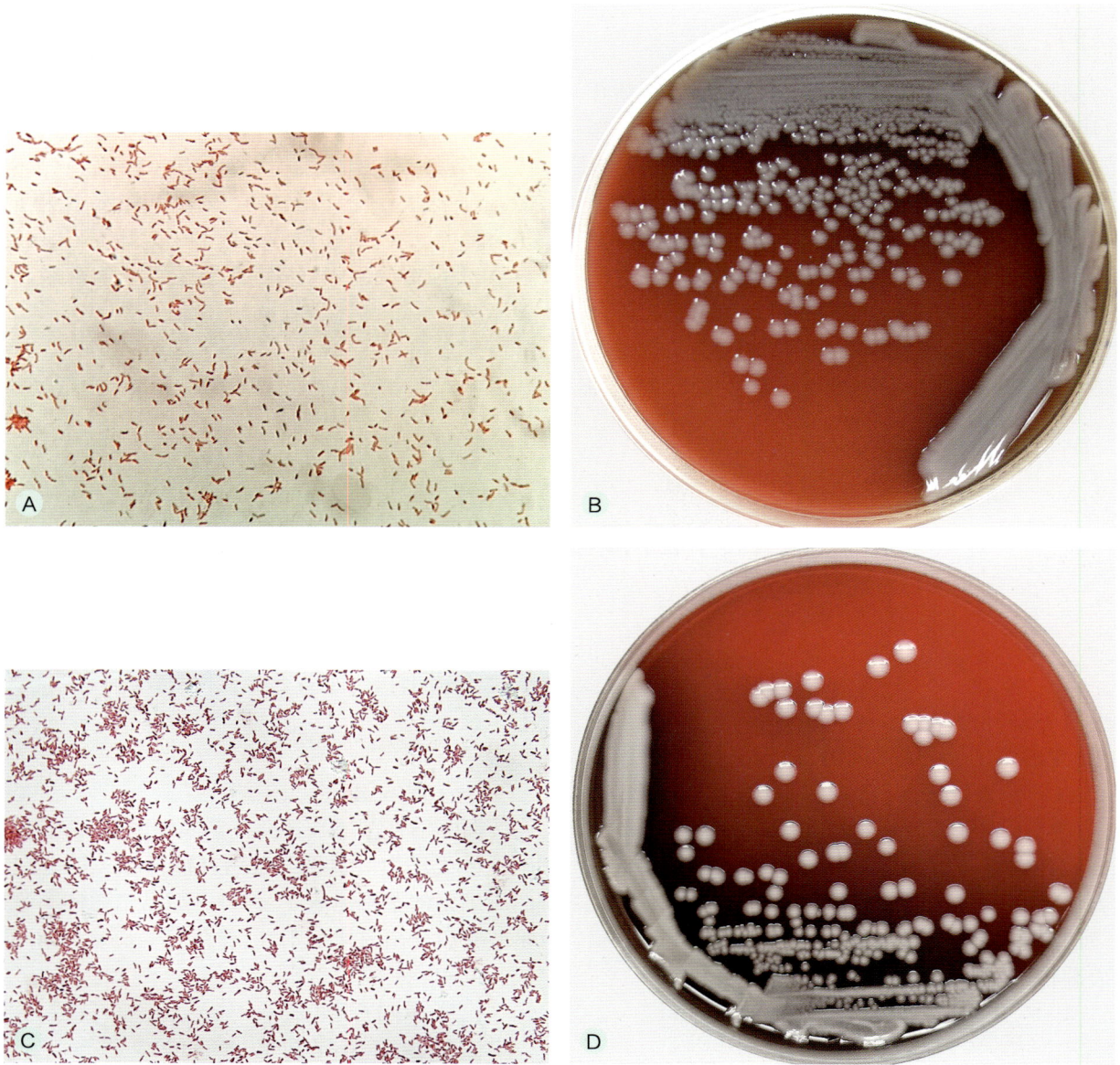

图 17-34-1　假苍白杆菌的形态特征

A. 解糖假苍白杆菌革兰氏染色 ×1 000；B. 解糖假苍白杆菌 SBA 2 日；
C. 不解糖假苍白杆菌革兰氏染色 ×1 000；D. 不解糖假苍白杆菌 SBA 3 日

表 17-34-1　常见假苍白杆菌与相关的苍白杆菌属细菌的鉴别

特性	不解糖假苍白杆菌	解糖假苍白杆菌	中间苍白杆菌	人苍白杆菌	格里朗苍白杆菌	*O.tritici*
动力	−	−	+	+	+	+
41℃生长	−	−	+	−	−	−
45℃生长	−	−	−	−	−	−
同化试验						
葡萄糖酸盐	−	−	+	+	+	+
D- 葡萄糖	−	+	+	+	+	+
D- 甘露糖	−	+	+	+	+	+
D- 麦芽糖	−	−	+	+	−	+

续表

特性	不解糖假苍白杆菌	解糖假苍白杆菌	中间苍白杆菌	人苍白杆菌	格里朗苍白杆菌	O.tritici
N-乙酰-D-葡萄糖胺	–	+	+	+	–	+
蔗糖	–	–	–	+	–	+
D-海藻糖	–	+	–	+	–	+
D-甘露醇	–	–	–	+	+	+
D-纤维二糖	–	–	–	+	+	–
辛二酸盐	–	–	–	–	–	+

注:+,阳性;–,阴性。

表 17-34-2　假苍白杆菌属内菌种之间鉴定与区别

特性	不解糖假苍白杆菌	解糖假苍白杆菌	P.kiredjianiae	P.lubricantis
同化试验				
D-葡萄糖	–	+	+	+
D-果糖	–	+	–	+
D-木糖	–	+	–	–
D-甘露糖	–	+	–	+
D-半乳糖	–	+	(+)	+
DL-3-羟基丁酸	–	+	–	–
L-阿拉伯糖	–	+	–	–
丙酮酸盐、鸟氨酸	–	+	–	+
D-核糖、丙酸盐	–	+	+	+
延胡索酸	–	+	+	+
DL-乳酸	–	+	–	–
L-鼠李糖	–	–	+	–
4-氨基丁酸	–	+	+	+
N-乙酰-D-葡萄糖胺	–	+	(+)	+
L-组氨酸	–	+	–	+

注:+,阳性;(+),弱阳性;–,阴性。

(沈继录　孙长贵)

第三十五节　克斯特菌属

一、分类与命名

克斯特菌属(Kerstersia)隶属于细菌域,变形菌门,β-变形菌纲,伯克霍尔德菌目,产碱杆菌科(Alcaligenaczeae)。2003年由Coenye等提议建立的新菌属,目前,属内包括腿伤克斯特菌(K. gyiorum)和类似克斯特菌(K. similis)2个种。

克斯特菌属DNA G+C含量为61.5~62.9mol%,

代表菌种为腿伤克斯特菌。

二、生物学特性

（一）形态与染色

克斯特菌属细菌为革兰氏阴性球杆菌,菌体大小为 $(0.3~0.5)\mu m \times (0.85~2)\mu m$,常单个、成对或短链状存在。无鞭毛,无动力,无芽胞。

（二）培养特性

克斯特菌属细菌为严格需氧菌,在 28~42℃ 温度可生长,在含 4.5% NaCl 培养基中生长良好。在普通培养基、血琼脂平板和麦康凯平板上生长良好,大部分菌株呈扩展样生长(图 17-35-1B、C),菌落形态与粪产碱杆菌相似,但在血平板上菌落周围无黑色沉着。在营养琼脂上,菌落呈平坦或微凸,边缘光滑或不规则扩展样,白色或浅棕色,但不产水溶性色素。

克斯特菌属细菌的形态特征见图 17-35-1。

（三）生化特性

克斯特菌属细菌触酶阳性,氧化酶、尿素酶、β-半乳糖苷酶、淀粉酶、明胶酶和 DNA 酶都是阴性,硝酸盐和亚硝酸盐还原阴性,不水解七叶苷,同化辛酸盐、癸酸盐、苹果酸盐和苯乙酸盐,不同化葡萄糖、乳糖、麦芽糖、甘露醇、蔗糖和木糖。

三、鉴定与鉴别

（一）属间鉴别

克斯特菌属应注意与产碱杆菌、无色杆菌和博德特菌等相关菌属的鉴别,使用全细胞脂肪酸分析,可以与这些菌属相区别,生化试验鉴别有一定难度,其鉴别特性见表 17-35-1。

（二）属内鉴定

属内 2 种菌的生物学特性非常相似,可通过 16S rRNA 基因序列分析将 2 种菌鉴定和鉴别,其他特性见表 17-35-2。

四、抗菌药物敏感性

克斯特菌属细菌对氨基糖苷类(庆大霉素、阿米卡星)、β-内酰胺类(阿莫西林、头孢曲松、头孢他啶、头孢吡肟、亚胺培南)、氟喹诺酮类(左氧氟沙星、环丙沙星)、复方新诺明和米诺环素等敏感。目前,已有对环丙沙星耐药株的分离和报道。

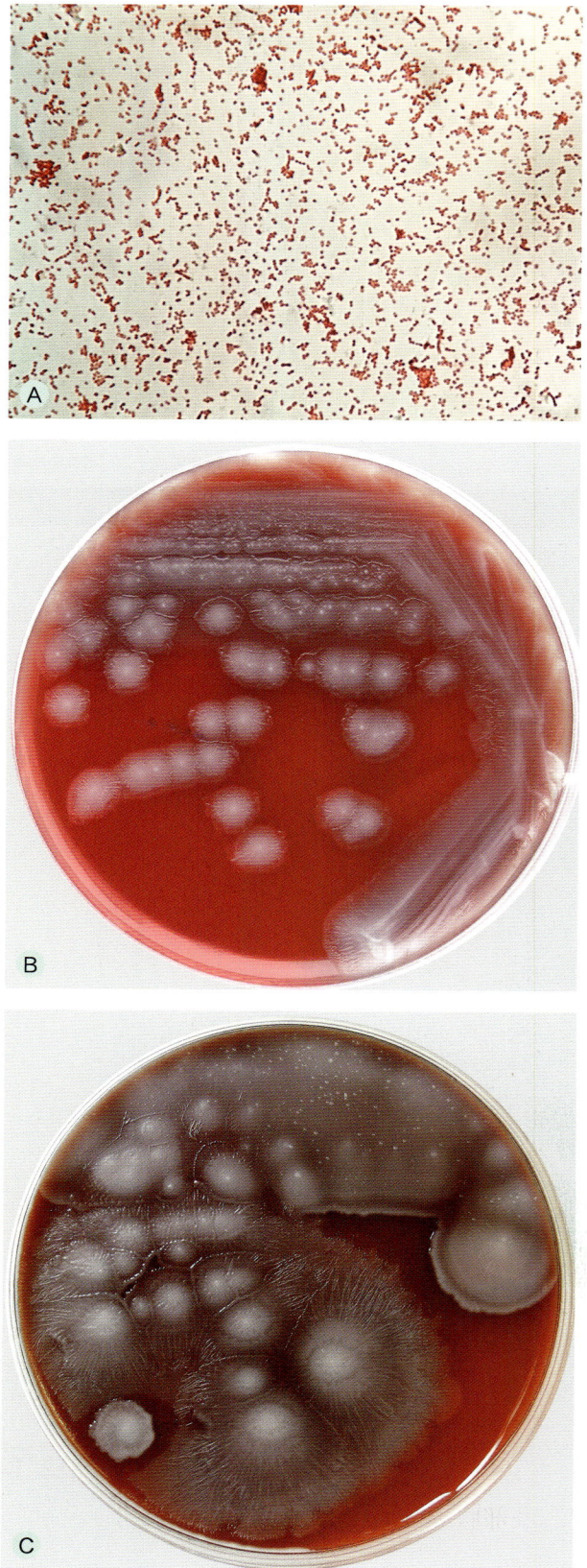

图 17-35-1　腿伤克斯特菌的形态特征

A. 革兰氏染色 ×1 000; B. SBA 24h; C. SBA 2 日

表 17-35-1　克斯特菌属与相关菌属细菌的鉴别特性

特性	克斯特菌属	粪产碱杆菌	脱硝无色杆菌	木糖氧化无色杆菌	鲁兰无色杆菌	百日咳博德特菌	伤口博德特菌
42℃生长	+	+	+	+	+	−	+
氧化酶	−	+	+	+	+	+	−
动力	v	+	+	+	+	−	+
硝酸盐还原	−	−	+	+	−	−	v
亚硝酸盐还原	−	+	+	+	−	−	v
乙酰胺中生长	−	+	+	+	−	ND	v
同化作用							
D- 葡萄糖	−	−	−	−	+	−	−
D- 木糖	−	−	−	+	ND	−	−
癸酸盐	+	+	+	+	+	−	−
己二酸盐	+	+	+	+	+	−	+
L- 苹果酸盐	+	+	+	+	+	−	+
苯乙酸盐	+	v	+	+	+	−	+
七叶苷	−	−	+	+	ND	−	+

注：+,阳性；−,阴性；v,结果可变；ND,无数据。

表 17-35-2　克斯特菌属内菌种鉴定和鉴别特性

特性	腿伤克斯特菌	类似克斯特菌
动力	v	−
异丁酸盐同化	−	+
戊二酸盐同化	−	+
己二酸盐同化	−	+
D- 半乳糖醛酸氧化	+	−
D- 葡萄醛酸氧化	+	−
精氨酸双水解酶	−	−
赖氨酸脱羧酶	−	−
鸟氨酸脱羧酶	−	−

注：+,阳性；−,阴性；v,结果可变。

五、临床意义

腿伤克斯特菌主要分离于人类腿部伤口、粪便、颈部脓肿、血液、尿液、慢性中耳炎分泌物和痰液等标本,类似克斯特菌分离于腿部伤口和颈部脓肿。

（沈继录　孙长贵）

第三十六节   嗜冷杆菌属

一、分类与命名

嗜冷杆菌属（*Psychrobacter*）隶属于细菌域，变形菌门，γ-变形菌纲，假单胞菌目，莫拉菌科。目前，属内有 40 个种，包括苯丙酮酸嗜冷杆菌（*P. phenylpyruvicus*）、粪嗜冷杆菌（*P. faecalis*）、*P. frigidicola*、鹳嗜冷杆菌（*P. ciconiae*）、水栖嗜冷杆菌（*P. glacincola*）、静止嗜冷杆菌（*P. immobilis*）、太平洋嗜冷杆菌（*P. pacificensis*）、解蛋白嗜冷杆菌（*P. proteolyticus*）、肺炎嗜冷杆菌（*P. pulmonis*）和血嗜冷杆菌（*P. sanguinis*）等。

嗜冷杆菌属 DNA G+C 含量为 41~50.7mol%，代表菌种为静止嗜冷杆菌。

二、生物学特性

（一）形态与染色

嗜冷杆菌属细菌为革兰氏阴性杆菌、球菌或球杆菌，菌体大小为 (0.9~1.3)μm ×(1.5~3.8)μm。无鞭毛，无动力，无芽胞。

（二）培养特性

嗜冷杆菌属细菌为需氧菌，生长温度范围为 10~37℃。大部分菌株具有嗜冷或耐冷、耐盐的特性，在 5℃可以生长，通常 35~37℃不生长或生长不良，最适生长温度为 20~25℃。某些菌株在 35~37℃生长良好，而在 5℃通常不能生长。肺炎嗜冷杆菌在 30℃和 37℃生长，在 42℃不生长。在常用合成的培养基上生长良好，在心浸液琼脂和 TSA 培养基上通常可形成奶油色、光滑和不透明的菌落。某些菌株可在 ≥6.5% NaCl 培养基中生长。在麦康凯平板上生长可变，如肺炎嗜冷杆菌和血液嗜冷杆菌等可在麦康凯平板上不生长，而 *Psychrobacter lutiphocae* 在麦康凯平板 37℃孵育 1 周后可生长。

嗜冷杆菌属细菌的形态特征见图 17-36-1。

（三）生化特性

嗜冷杆菌氧化酶和触酶阳性，某些菌株在有氧条件下能分解 D-葡萄糖、D-甘露糖、D-半乳糖、L-阿拉伯糖 D-木糖和鼠李糖产酸。某些菌株如肺炎嗜冷杆菌、苯丙酮酸嗜冷杆菌、血嗜冷杆菌和 *P. frigidicola* 等不分解糖类产酸。硝酸盐还原和脲酶等试验依菌种可有不同反应，见表 17-36-1。

三、鉴定与鉴别

（一）属间鉴别

嗜冷杆菌属主要注意与不动杆菌属和莫拉菌属细菌的鉴别。与不动杆菌属鉴别，本菌属氧化酶

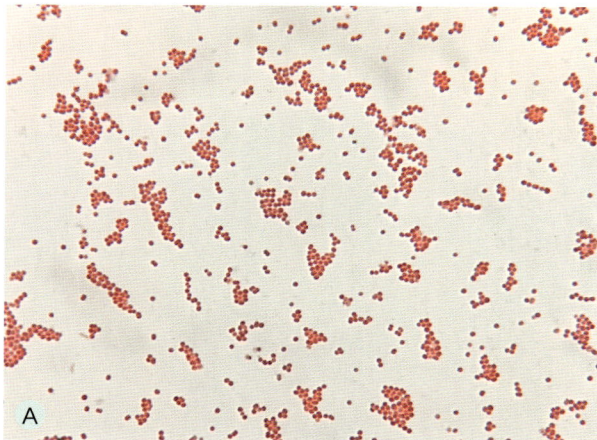

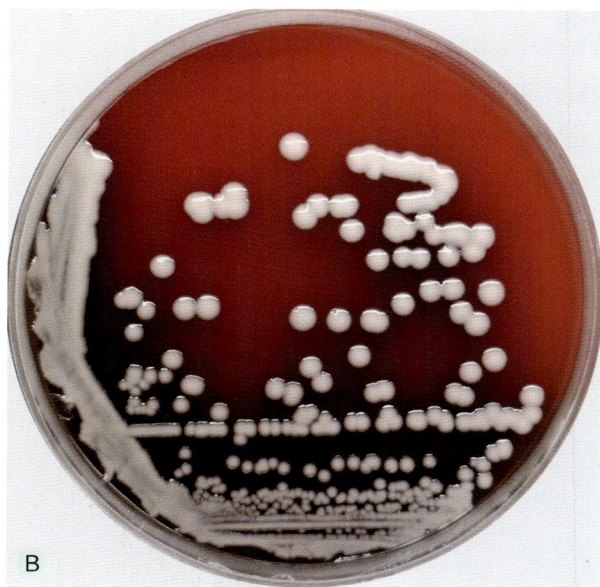

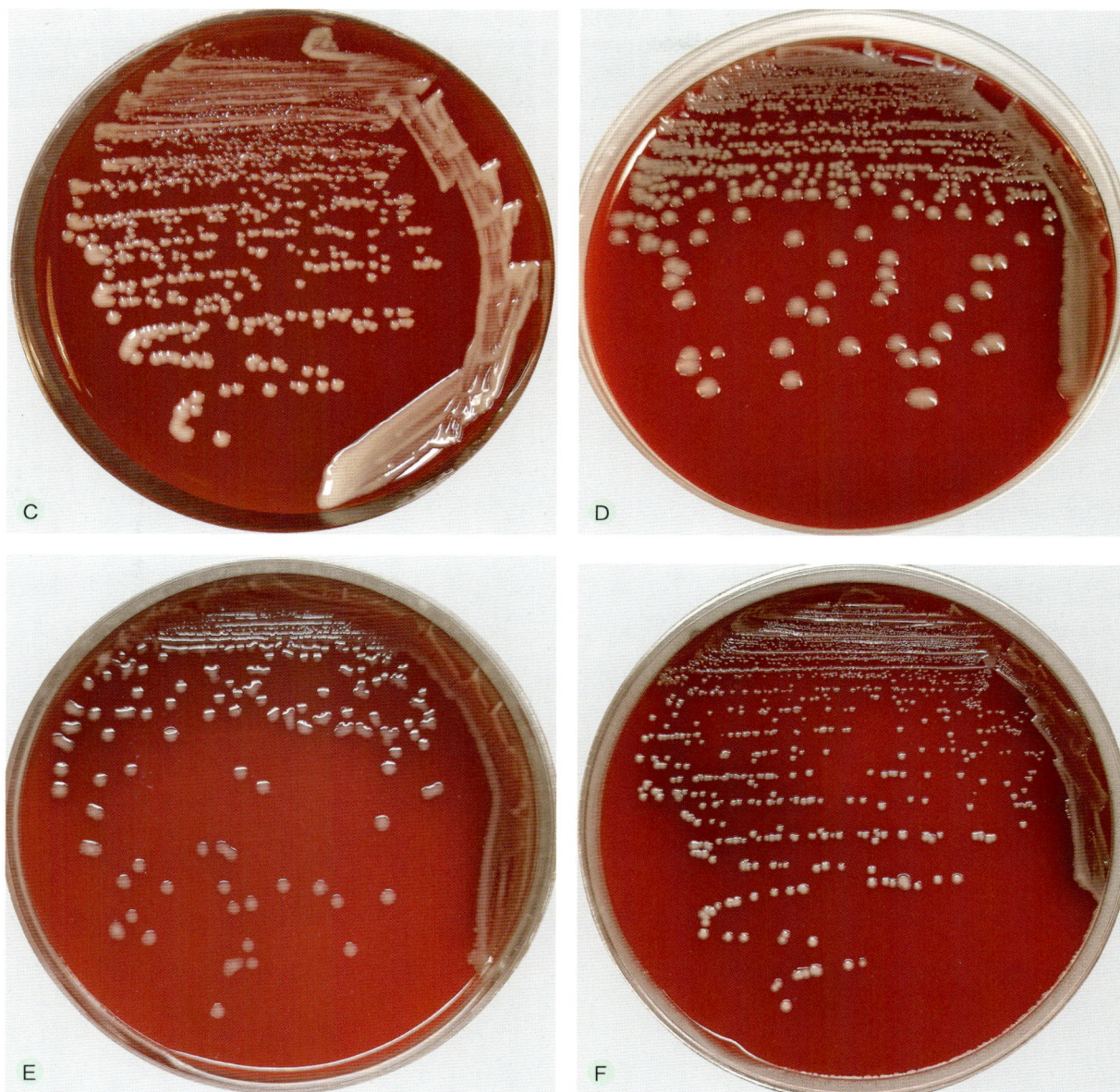

图 17-36-1　嗜冷杆菌的形态特征

A. 粪嗜冷杆菌革兰氏染色 ×1 000；B. 粪嗜冷杆菌 SBA 35℃ 3 日；C. 粪嗜冷杆菌 SBA 5℃ 10 日；
D. 苯丙酮酸嗜冷杆菌 SBA 35℃ 3 日；E. 血嗜冷杆菌 SBA 35℃ 6 日；F. 肺炎嗜冷杆菌 SBA 35℃ 4 日

阳性，不动杆菌为阴性。与莫拉菌属鉴别，本菌属耐盐，在低温可生长。

（二）属内鉴定

嗜冷杆菌属细菌只有少数几个种具有临床意义，注意静止嗜冷杆菌、苯丙酮酸嗜冷杆菌、血嗜冷杆菌、粪嗜冷杆菌和肺炎嗜冷杆菌的鉴定，鉴定特性见表 17-36-1。

四、抗菌药物敏感性

嗜冷杆菌属细菌对抗菌药物敏感性试验研究文献较少见，有研究报道该类细菌对黏菌素、米诺环素、多西环素、阿洛西林、美洛西林、哌拉西林、头孢噻肟和拉氧头孢等抗菌药物敏感，但对青霉素耐药。

表 17-36-1　嗜冷杆菌属部分菌种鉴定特性

特性	静止嗜冷杆菌	肺炎嗜冷杆菌	太平洋嗜冷杆菌	水栖嗜冷杆菌	粪嗜冷杆菌	苯丙酮酸嗜冷杆菌	血嗜冷杆菌	*P.frigidicola*	解蛋白嗜冷杆菌
4℃生长	+	+	+	+	+	+	+	+	+
25℃生长	+	+	+	−	+	+	+	−	+
30℃生长	+	+	+	−	+	+	+	−	ND
35℃生长	V+						+		
37℃生长	−	+	+		+	+	+		
1% NaCl 生长	+	+	V−	+	+	+	ND	+	ND
8% NaCl 生长	+	−		+		+		+	
10% NaCl 生长	V+	−		+	+	−		+	
12% NaCl 生长	V+			V+				+	
硝酸盐还原	+	+		V+	ND	−	+		
尿素酶	V+	−	+	V−	−	+	+	−	+
苯丙氨酸脱氨酶	+	ND	−	−	ND	−	ND	+	ND
色氨酸脱氨酶	V−	−	−	−	ND	−	ND	+	−
亮氨酸芳基酰胺酶	V+	+	ND	−	ND	+	ND	+	−
明胶水解					ND		−	−	+
Tween-80 水解	+	ND	ND	+	ND	+	ND	−	(+)
葡萄糖产酸	+	−	+	−	−	−	−	−	−
阿拉伯糖产酸	+	−	+	−	+	−	−	−	−
蔗糖产酸	−		ND	ND	−	−	−	−	ND
鼠李糖产酸	+	−	ND	ND	−	−	−	−	ND
木糖产酸	+		ND	−	−	−	−	−	ND
柠檬酸盐同化	V−	−	−	V+	+	+	−	−	−
海藻糖同化	−	ND	ND	−	−	−	ND	−	ND
醋酸盐同化	+	ND	V−	+	+	+	ND	+	−
L-苹果酸盐同化	+		−	+	+	+	ND	+	−
丙酸盐同化	V+	ND	−	+	(+)	+	ND	+	+
L-丙氨酸同化	+	ND	V−	V+	+	+	ND	+	−
D-甘露醇同化	−	ND	−	−	−	−	ND	−	ND
L-苯丙氨酸同化	+	ND	ND	−	−	+	ND	+	−

注：+，90%~100% 菌株阳性；−，90%~100% 菌株阴性；V+，11%~89% 菌株阳性；V−；11%~89% 菌株阴性；(+)，弱阳性反应；ND；无数据。

五、临床意义

嗜冷杆菌通常存在于环境、冷血动物和家禽等，引起临床感染的报道不多见，其临床意义不明确。有文献报道苯丙酮酸嗜冷杆菌引起肝硬化患者菌血症和外科伤口感染；静止嗜冷杆菌可引起新生儿脑膜炎和眼炎。粪嗜冷杆菌、肺炎嗜冷杆菌和血嗜冷杆菌也可从临床标本中分离到。

（沈继录　孙长贵）

第三十七节　贪 铜 菌 属

一、分类与命名

贪铜菌属(*Cupriavidus*)隶属于细菌域,变形菌门,β-变形菌纲,伯克霍尔德菌目,伯克霍尔德菌科。早期被美国疾病预防控制中心认定为非发酵菌Ⅳc-2群和罕见罗尔斯顿菌属(*Ralstonia*)。2004年重新定义了罗尔斯顿菌属和贪铜菌属,并将部分罗尔斯顿菌属划归贪铜菌属。目前,贪铜菌属有17个菌种,包括杀手贪铜菌(*C. necator*)、巴赛尔贪铜菌(*C. basilensis*)、克姆品贪铜菌(*C. campinensis*)、吉拉迪贪铜菌(*C. gilardii*)、耐金属贪铜菌(*C. metallidurans*)、草酸盐贪铜菌(*C. oxalaticus*)、少见贪铜菌(*C. pauculus*)、植物贪铜菌(*C. plantarum*)、呼吸道贪铜菌(*C. respiraculi*)和台湾贪铜菌(*C. taiwanensis*)等。

贪铜菌属DNA G+C含量为63~69mol%,代表菌种为杀手贪酮菌。

二、生物学特性

(一)形态与染色

贪铜菌属细菌为革兰氏阴性球杆菌,菌体大小为(0.7~0.9)μm×(0.9~1.3)μm,具有2~10根周鞭毛,不形成芽胞,细胞染色不规则。

(二)培养特性

贪铜菌属细菌是严格需氧菌,氧化代谢,最佳生长温度为27℃,最佳生长pH为7.0~8.0,3% NaCl可抑制生长。对浓度高达800μM的铜离子耐受,生长开始时加入适量铜离子可刺激其生长。在血琼脂平板上27℃培养1~2日,形成直径2~4mm的光滑、灰白色、反光、凸起的菌落,某些菌株菌落呈黏液样。在TSA培养基上27℃培养30~24小时,大多数形成圆形、凸起、边缘整齐、表面光滑、直径大约0.5mm的透明菌落,克姆品贪铜菌和耐金属贪铜菌有时可形成边缘不整的锯齿状菌落。

贪铜菌属细菌的形态特征见图17-37-1。

(三)生化特性

贪铜菌属细菌氧化酶、触酶均阳性。不利用葡萄糖,不水解明胶和淀粉,产生脲酶不定,不产生赖氨酸脱羧酶、鸟氨酸脱羧酶和精氨酸双水解酶,硫化氢和吲哚试验阴性,除台湾贪铜菌以外其他贪铜菌均不水解七叶苷。大部分菌株还原硝酸盐,但吉拉迪贪铜菌硝酸盐还原是阴性。

三、鉴定与鉴别

(一)属间鉴别

贪铜菌属与罗尔斯顿菌属表型上非常相近,应注意这两个菌属的鉴别,其部分菌株的鉴别特性见表17-37-1。

(二)属内鉴定

常见贪铜菌的种间鉴定与鉴别见表17-37-2。

四、抗菌药物敏感性

贪铜菌属大部分菌株对左氧氟沙星、氧氟沙星、环丙沙星、妥舒沙星、头孢他啶、头孢噻肟、米诺环素、多西环素、四环素等敏感,对青霉素、氨苄西林、阿米卡星、庆大霉素等耐药。

五、临床意义

贪铜菌属细菌分布广泛,是重要的植物致病菌,也是人类的机会致病菌,尤其在免疫力低下的患者中,可引起严重感染,如败血症、脑膜炎、脊髓炎、腹膜炎、脓肿和腱鞘炎等。部分菌种如解甘露醇贪铜菌、吉拉迪贪铜菌、台湾贪铜菌、杀手贪酮菌和呼吸道贪铜菌等,可从囊性纤维化患者呼吸道分泌物中分离出。

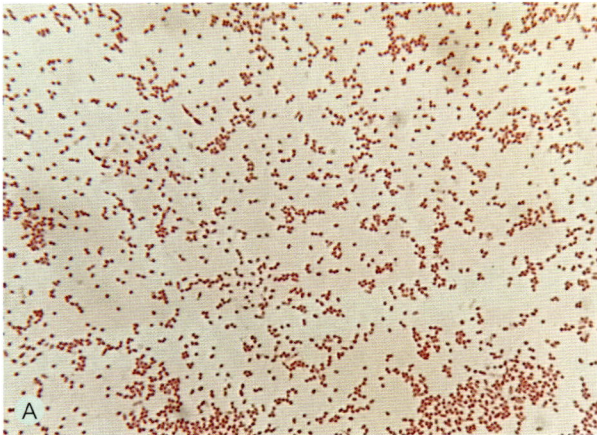

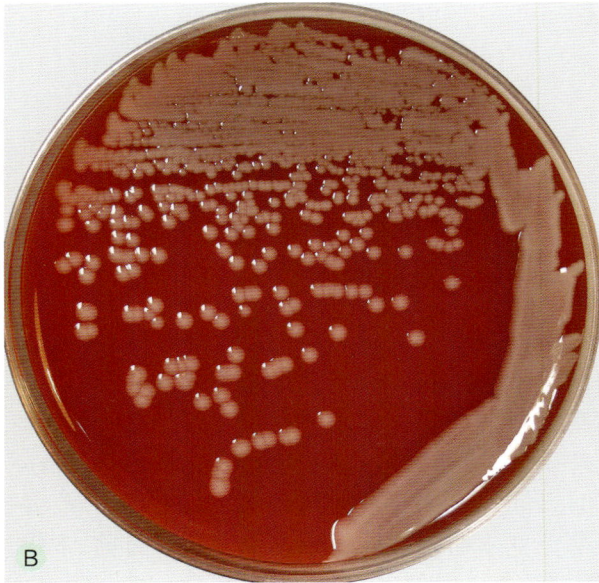

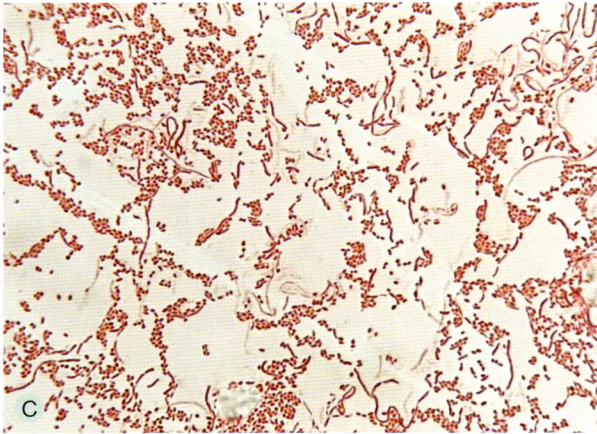

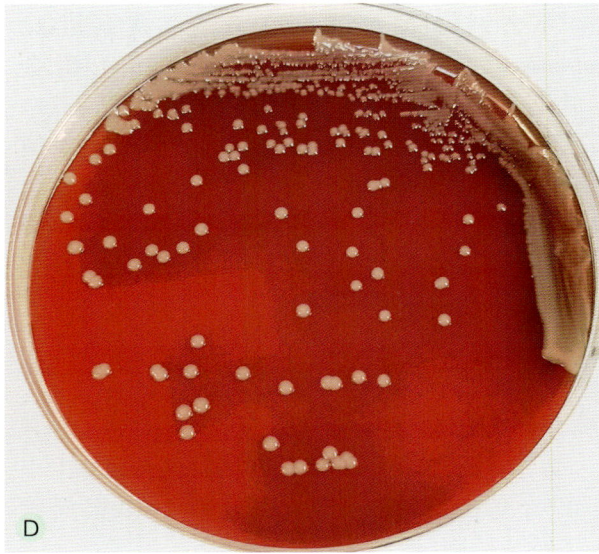

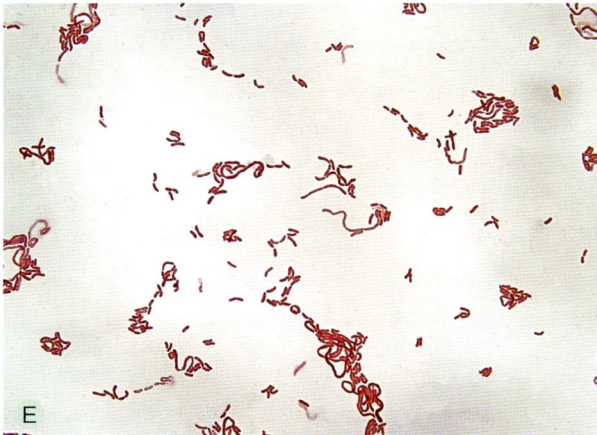

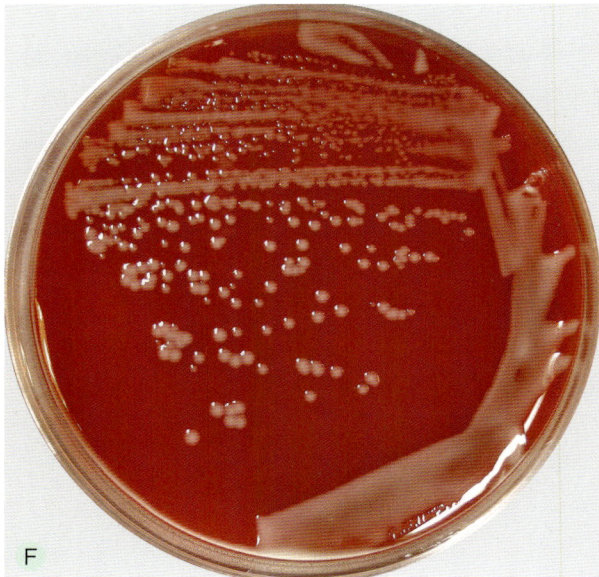

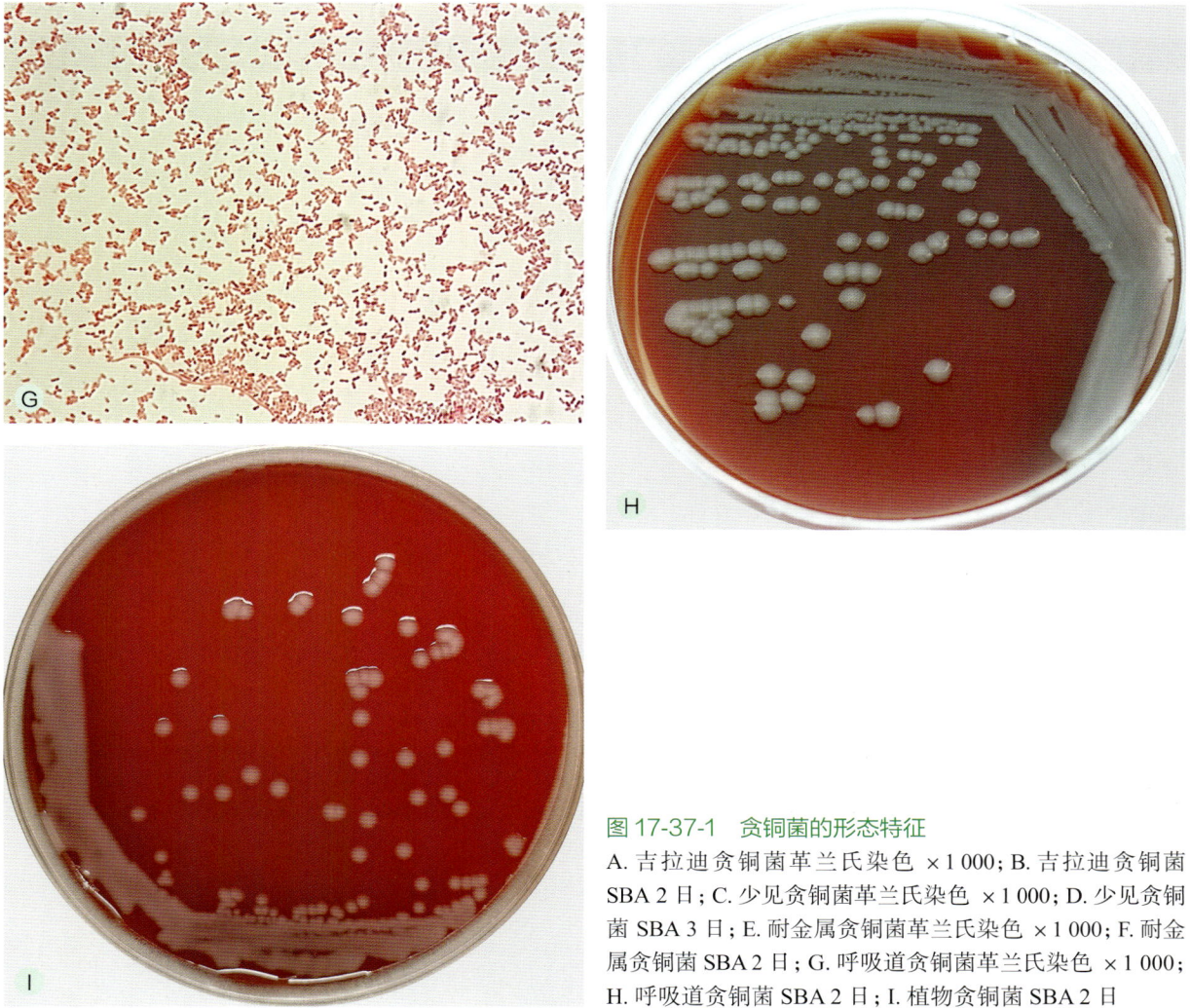

图 17-37-1 贪铜菌的形态特征

A.吉拉迪贪铜菌革兰氏染色 ×1 000;B.吉拉迪贪铜菌 SBA 2 日;C.少见贪铜菌革兰氏染色 ×1 000;D.少见贪铜菌 SBA 3 日;E.耐金属贪铜菌革兰氏染色 ×1 000;F.耐金属贪铜菌 SBA 2 日;G.呼吸道贪铜菌革兰氏染色 ×1 000;H.呼吸道贪铜菌 SBA 2 日;I.植物贪铜菌 SBA 2 日

表 17-37-1 贪铜菌属与罗尔斯顿菌属部分菌株的鉴别特性

特性	解甘露醇罗尔斯顿菌	皮氏罗尔斯顿菌	危险罗尔斯顿菌	呼吸道贪铜菌	吉拉迪贪铜菌	少见贪铜菌
氧化酶	+	+	+	+	+	+
触酶	+	+	+	+	+	+
生长						
BCSA	+	+	+	−	−	V
42℃	+	+	ND	ND	+	V
多黏菌素耐药	+	+	ND	ND	ND	−
硝酸盐还原	−	−	+	V	−	−
水解吐温 -80	+	+	ND	ND	−	+
脲酶	+	+	V	−	−	−
赖氨酸脱羧酶	−	−	−	−	−	−
ONPG	V	−	V		V	ND

续表

特性	解甘露醇罗尔斯顿菌	皮氏罗尔斯顿菌	危险罗尔斯顿菌	呼吸道贪铜菌	吉拉迪贪铜菌	少见贪铜菌
产酸来源						
葡萄糖	+	+	−	−	−	−
L-阿拉伯糖	+	+	ND	ND	−	−
D-阿拉伯糖醇	+	−	ND	ND	ND	−
乳糖	+	V	V	−	−	−
麦芽糖	+	V	ND	−	ND	−
甘露醇	+	−	ND	−	−	−
蔗糖	−	−	−	−	−	−
木糖	+	+	ND	−	−	−
肌醇	−	−	ND	−	ND	−
动力	+	+	ND	ND	+	+
鞭毛	1根极生鞭毛	1根极生鞭毛	ND	ND	1根极生鞭毛	周鞭毛

注：+,90%以上菌株阳性；−,90%以上菌株阴性；V,10%~90%的菌株为阳性；ND,无数据；BCSA,洋葱伯克霍尔德菌选择性琼脂。

表 17-37-2　常见贪铜菌属种间的鉴别特性

特性	杀手贪铜菌	少见贪铜菌	吉拉迪贪铜菌	呼吸道贪铜菌	台湾贪铜菌	巴赛尔贪铜菌	克姆品贪铜菌	耐金属贪铜菌	草酸盐贪铜菌
硝酸盐还原	+	−	−	V	+	−	+	+	+
脲酶	−	+	−	−	−	−	−	−	+
同化									
N-乙酰葡萄糖胺	+	−	−	−	−	−	−	−	−
苯乙酸盐	−	−	+	+	+	+	+	V	−
己二酸	ND	+	−	+	−	+	+	+	V
柠檬酸盐	+	+	−	V	+	−	−	+	+

注：+,90%以上菌株阳性；V,10%~90%的菌株阳性；−,90%以上菌株阴性；ND,无数据。

（沈继录　孙长贵）

第三十八节　血液杆菌属

一、分类与命名

血液杆菌属（*Haematobacter*）隶属于细菌域，变形菌门，α-变形菌纲，红杆菌目，红杆菌科（Rhodobacteraceae）。目前，属内主要包括马赛血液杆菌（*H. Massiliensis*）和密苏里血液杆菌（*H. Missouriensis*）2个合法的种。

血液杆菌属DNA G+C含量为65mol%,代表菌种为密苏里血液杆菌。

二、生物学特性

（一）形态与染色

血液杆菌属是革兰氏阴性杆菌,可呈弯曲、多形态、丝状杆菌,无鞭毛和动力,无芽胞。

（二）培养特性

血液杆菌属细菌为专性需氧菌，25℃和35℃均生长，42℃不生长。在含5%兔血琼脂平板上生长，不溶血，35℃孵育24~48小时可形成半透明、凸起、边缘整齐、直径0.5~1mm菌落。马赛血液杆菌可呈淡白色菌落，密苏里血液杆菌菌落可呈黄色。大多数菌株可在麦康凯平板上生长（少数例外），在SS琼脂和十六烷三甲基溴化铵琼脂上不生长。

血液杆菌属细菌的形态特征见图17-38-1。

（三）生化特性

血液杆菌属细菌氧化酶、触酶、脲酶、苯丙氨酸脱氨酶、碱性磷酸酶和酸性磷酸酶均阳性，ONPG试验弱阳性，产生硫化氢（醋酸铅试纸法）。所有菌株能利用醋酸盐为唯一碳源，不发酵糖类，不水解七叶苷和明胶，不利用柠檬酸盐，不产生吲哚，硝酸盐或亚硝酸盐还原试验阴性。

三、鉴定与鉴别

（一）属间鉴别

血液杆菌属细菌与苯丙酮酸嗜冷杆菌、红杆菌属（*Rhodobacter*）细菌等特性相近，这些细菌的鉴别特性见表17-38-1。

（二）属内鉴定

属内2个菌种的特性相近，16S rRNA基因序列分析对血液杆菌属内菌种鉴定和鉴别有较大帮助。2种菌的表型特性见表17-38-1。

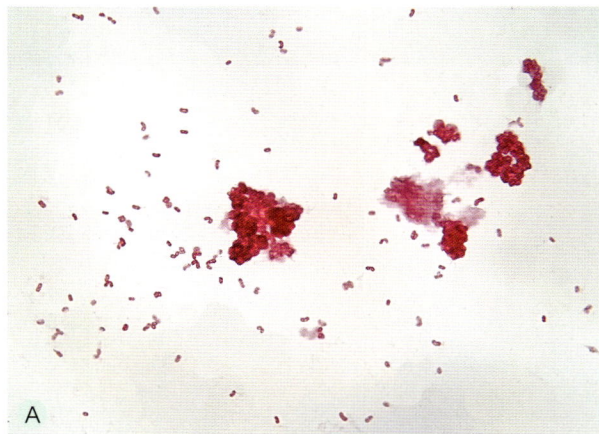

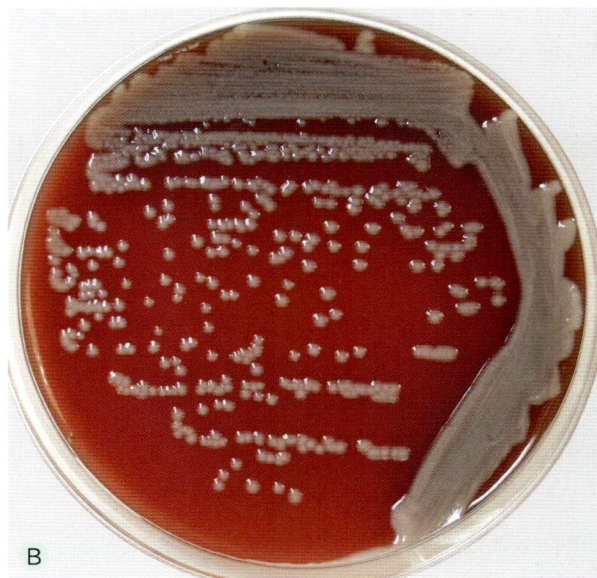

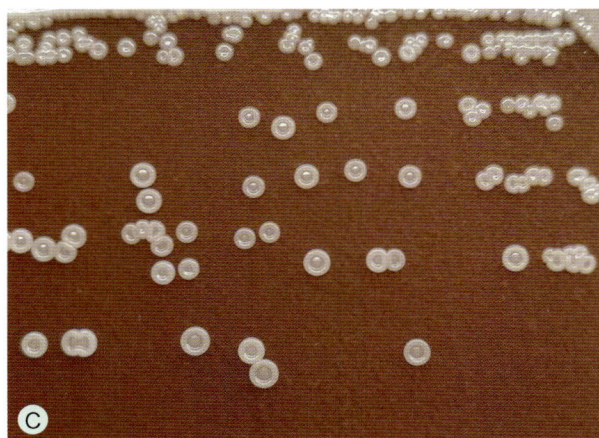

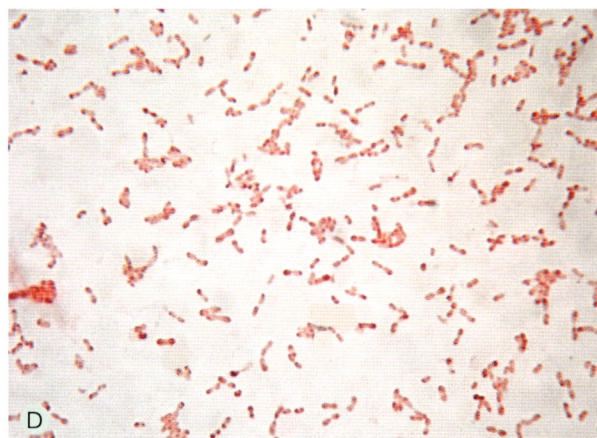

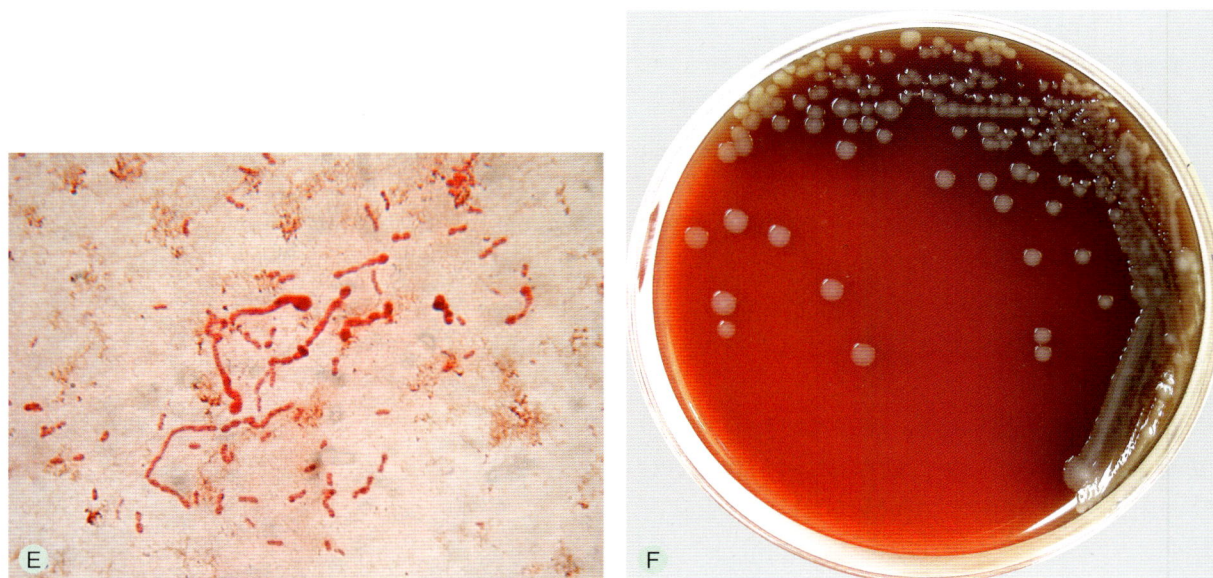

图 17-38-1　血液杆菌的形态特征

A. 马赛血液杆菌革兰氏染色 ×1 000；B. 马赛血液杆菌（黏液型）SBA 2 日；C. 马赛血液杆菌 CA 3 日（纽扣样菌落）；D. 密苏里血液杆菌菌落涂片革兰氏染色 ×1 000；E. 密苏里血液杆菌肉汤培养物涂片革兰氏染色 ×1 000；F. 密苏里血液杆菌 SBA 3 日

表 17-38-1　血液杆菌属细菌与相关菌属细菌的表型鉴别特性

试验	荚膜红杆菌（R.capsulatus）	R.Maris	R.Aestuarii	马赛血液杆菌	密苏里血液杆菌
动力	+	+	+	−	−
菌落颜色	黄棕色	黄棕色	黄棕色	淡白色	黄色
光合色素 *	+	+	+	−	−
触酶	+	+	+	+	+
脲酶	−	−	−	+	+
碱性磷酸酶	+	+	+	+	+
α- 葡萄糖苷酶	+	+	+	−	−
麦康凯琼脂上生长	−	−	−	+	+
同化					
葡萄糖	+	+	−	−	−
阿拉伯糖	−	−	−	−	−
甘露糖	−	−	−	+	+
己二酸	−	−	−	+	+
苹果酸	+	+	−	+	+
柠檬酸盐	−	−	−	−	−
麦芽糖	−	−	−	−	−
醋酸盐	+	w	−	+	+
蔗糖	+	w	−	−	−
木糖	+	−	−	−	−

注：*，光合色素是指细菌叶绿素 α 和类胡萝卜素；+，表示阳性；−，表示阴性；w，表示弱阳性。

四、抗菌药物敏感性

目前,血液杆菌属细菌还没有抗菌药物敏感性试验解释标准。Helsel 等研究报道氟喹诺酮类、氨基糖苷类、碳青霉烯类、四环素类和氯霉素等抗菌药物对血液杆菌属细菌有较好的抗菌活性;氨苄西林、阿莫西林 - 克拉维酸和头孢菌素类对大多数菌株有较低的 MICs 值。氨曲南、哌拉西林对某些菌株有较高 MICs 值,分别为>64μg/ml 和>128μg/ml。

五、临床意义

血液杆菌属主要是从败血症患者血液和伤口感染标本中分离出,可能是人类的致病菌。

(沈继录　孙长贵)

第三十九节　乌鲁布路菌属

一、分类与命名

乌鲁布路菌属(*Uruburuella*)隶属于细菌域,变形菌门,β- 变形菌纲,奈瑟菌目,奈瑟菌科。目前,属内只有猪乌鲁布路菌(*U. Suis*)和龟乌鲁布路菌(*U. testudinis*)2 个种。

乌鲁布路菌属 DNA G+C 含量为 54.4~55mol%。代表菌种为猪乌鲁布路菌。

二、生物学特性

(一)形态与染色

乌鲁布路菌为革兰氏阴性球菌或球杆菌,猪乌鲁布路菌多为球杆菌,龟乌鲁布路菌为球菌。无鞭毛,无动力,无芽胞。

(二)培养特性

乌鲁布路菌属细菌是需氧或兼性厌氧菌。猪乌鲁布路菌为兼性厌氧菌,在哥伦比亚血平板上,37℃ 孵育 24 小时形成光滑、圆形、黄色、直径 1~2mm 的菌落;在麦康凯和 Thayer-Martin 琼脂上不生长。龟乌鲁布路菌为需氧菌,在含有羊血的大豆胰蛋白胨琼脂平板上,37℃ 孵育 24 小时形成直径 1~2mm、有光泽的灰白色菌落,在麦康凯琼脂平板上不生长。乌鲁布路菌属细菌均不溶血。在含 3% NaCl 培养基中生长。

乌鲁布路菌属细菌的形态特征见图 17-39-1。

(三)生化特性

乌鲁布路菌属细菌氧化酶和触酶阳性,还原硝酸盐和亚硝酸盐,不产生吲哚,产生脲酶可变,分解葡萄糖和甘露醇,不分解麦芽糖,OPNG、鸟氨酸和

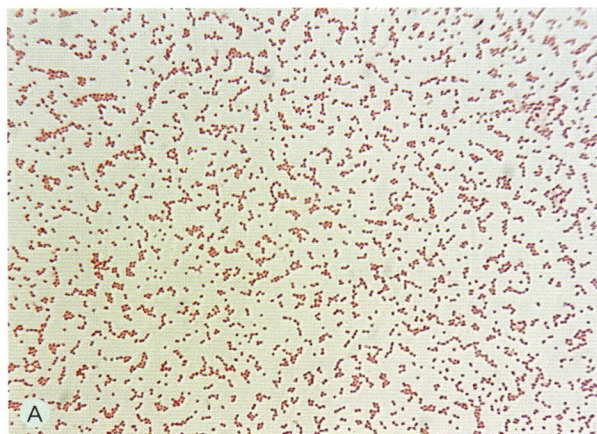

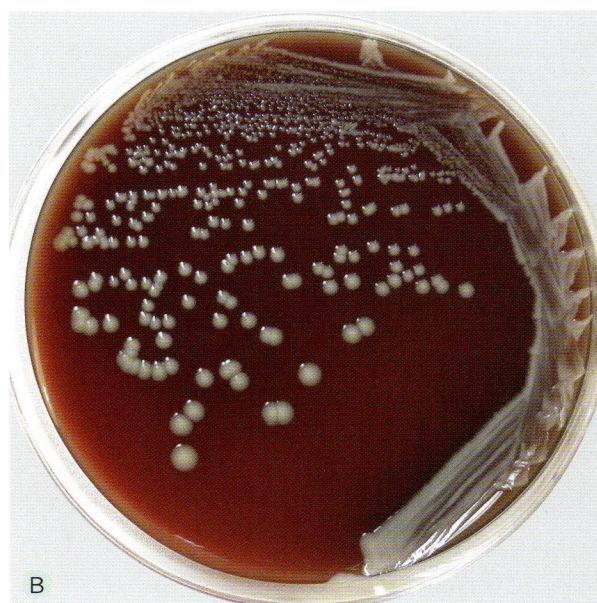

图 17-39-1　猪乌鲁布路菌的形态特征
A. 革兰氏染色 ×1 000;B. SBA 2 日

赖氨酸脱羧酶、精氨酸双水解酶试验阴性。2 种菌的其他生物学特性见表 17-39-2。

三、鉴定与鉴别

（一）属间鉴别

乌鲁布路菌属细菌鉴别要点为无动力，不产吲哚，触酶和氧化酶阳性，OPNG、鸟氨酸和赖氨酸脱羧酶、精氨酸双水解酶试验阴性。乌鲁布路菌属与关系密切和表型相似菌属的鉴别见表 17-39-1。

（二）属内鉴定

属内 2 个菌种的鉴定、鉴别及生物学特性见表 17-39-2。

表 17-39-1　乌鲁布路菌属与关系密切和表型相似菌属的鉴别

特性	猪乌鲁布路菌	龟乌鲁布路菌	奈瑟菌属	金氏杆菌属	艾肯菌属	西蒙斯菌属	小链菌属（Alysiella）
球菌	−	+	+	−	−	−	−
杆菌	+	−	+	+	+	+*	+*
兼性厌氧	+	−	−	+	+	−	−
触酶	+	+	+ᵃ	−	−	−	+
蹭行动力	−	−	−ᵇ	+	+	−	−
滑行运动	−	−	−	−	−	+	+
含 3% NaCl 生长	+	+	−ᶜ	−	ND	−	−
分解葡萄糖产酸	+	+	+ᵈ	+	−	+ᵉ	+
脲酶	v	−	−	−	−	−	−
硝酸盐还原试验	+	+	−ᶠ	−ᵍ	+	+ʰ	−
亚硝酸盐还原试验	+	+	+ⁱ	−ᵍ	−	+ʰ	−

注：+，阳性；−，阴性；v，结果可变；ND，无资料；*，西蒙斯菌属和小链菌属菌株可形成扁平的多细胞长丝，可达 2~10μm 宽、大于或等于 50μm 长，双侧对称整齐；a，长形奈瑟菌可以为阴性；b，淋病奈瑟菌和脑膜炎双球菌可有蹭行动力；c，动物奈瑟菌和编织奈瑟球菌可能生长；d，犬奈瑟菌、羊奈瑟菌、兔奈瑟菌、豚鼠奈瑟菌、灰色奈瑟菌、浅黄奈瑟球菌和长形奈瑟菌可能阳性；e，Simonsiella steedae 可能阴性；f，犬、羊、豚鼠奈瑟菌和黏膜奈瑟菌硝酸盐还原试验可能阳性；g，脱硝金氏菌硝酸盐和亚硝酸盐还原试验可以为阳性；h，Simonsiella muelleri 硝酸盐和 / 或亚硝酸盐还原试验可以为阴性；i，淋病奈瑟菌和犬、羊、兔、豚鼠奈瑟菌亚硝酸盐还原试验可以为阴性。

表 17-39-2　龟乌鲁布路菌与猪乌鲁布路菌的
生物学特性鉴别

特性	猪乌鲁布路菌	龟乌鲁布路菌
厌氧生长	+	−
L- 乳酸盐碱化	+	−
D- 苹果酸盐酸化	+	−
L- 苹果酸盐同化	+	−
D- 甘露糖酸化	+	−
丙酮酸盐	−	+
D- 核糖酸化	+	−
琥珀酸盐碱化	+	−
海藻糖利用	+	−

注：+，阳性；−，阴性。

四、抗菌药物敏感性

乌鲁布路菌属细菌对抗菌药物的敏感性未见研究报道。

五、临床意义

乌鲁布路菌属目前只从动物中分离出，尚未发现从临床感染标本中分离出该类菌株。猪乌鲁布路菌主要从患有肺炎和心包炎的猪肺和心脏分离出；龟乌鲁布路菌主要从陆龟的咽部和各种器官如肺、肝、脾、肾和眼中分离出。

（沈继录　孙长贵）

第四十节 类香味菌属

一、分类与命名

类香味菌属（*Myroides*）隶属于细菌域，拟杆菌门，黄杆菌纲，黄杆菌目，黄杆菌科。目前，属内有10个种，主要包括香味类香味菌（*M. odoratus*）、拟香味类香味菌（*M. odoratimimus*）、*M. guanonis*、*M. indicus*、*M. injenensis*、海洋类香味菌（*M. marinus*）、*M. pelagicus*、*M. phaeus*、深海类香味菌（*M. profundi*）和 *M. xuanwuensis*。

类香味菌属 DNA G+C 含量为 30~38mol%，代表菌种为香味类香味菌。

二、生物学特性

（一）形态与染色

类香味菌属细菌为革兰氏阴性杆菌，菌体大小为 0.5μm×（1~2）μm。在肉汤培养基中可出现长杆状和长链状（含 4~10 个细胞）。无鞭毛，无动力。

（二）培养特性

类香味菌属细菌为需氧菌，具有严格的呼吸型代谢，以氧作为终末电子受体。在营养琼脂和麦康凯琼脂培养基上生长良好。18~37℃生长，而在 5℃或 42℃不生长。在血琼脂平板上生长，不溶血，可形成圆形、扁平菌落，边缘整齐，光滑，半透明，无迁移性。大多数菌株可产生黄色素和特殊的水果香味。生长可不需要 NaCl，但在含 5% NaCl 培养基中可出现生长。

类香味菌属细菌的形态特征见图 17-40-1。

（三）生化特性

类香味菌属细菌氧化酶、脲酶和明胶酶阳性，触酶阳性或弱阳性，不分解糖类，不产生吲哚，大部分菌株不还原硝酸盐，但还原亚硝酸盐，不水解七叶苷，精氨酸双水解酶和 β- 半乳糖苷酶阴性。

三、鉴定与鉴别

（一）属间鉴别

类香味菌属细菌应注意与黄杆菌属细菌和脑膜脓毒伊丽莎白金菌相鉴别。类香味菌属与黄杆菌属鉴别，前者在 37℃生长良好，不分解糖类，耐盐，后者最适生长温度为 20~30℃，氧化分解糖类，不耐药。与脑膜脓毒伊丽莎白金菌鉴别，类香味菌不分解糖类，不产生吲哚。

（二）属内鉴定

类香味菌属内菌种的鉴定和鉴别，通过常规生化试验区分有一定难度，主要通过生物学特性结合细胞脂肪酸组分测定或 16S rRNA 基因序列分析来进行准确鉴定和鉴别，类香味菌属内部分菌种的生物学特性及鉴别见表 17-40-1。

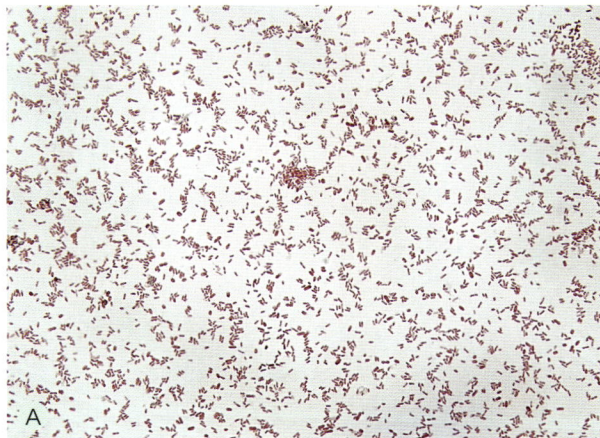

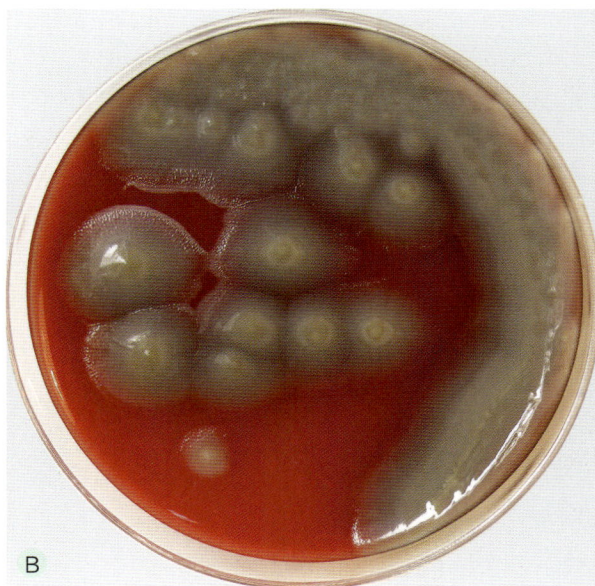

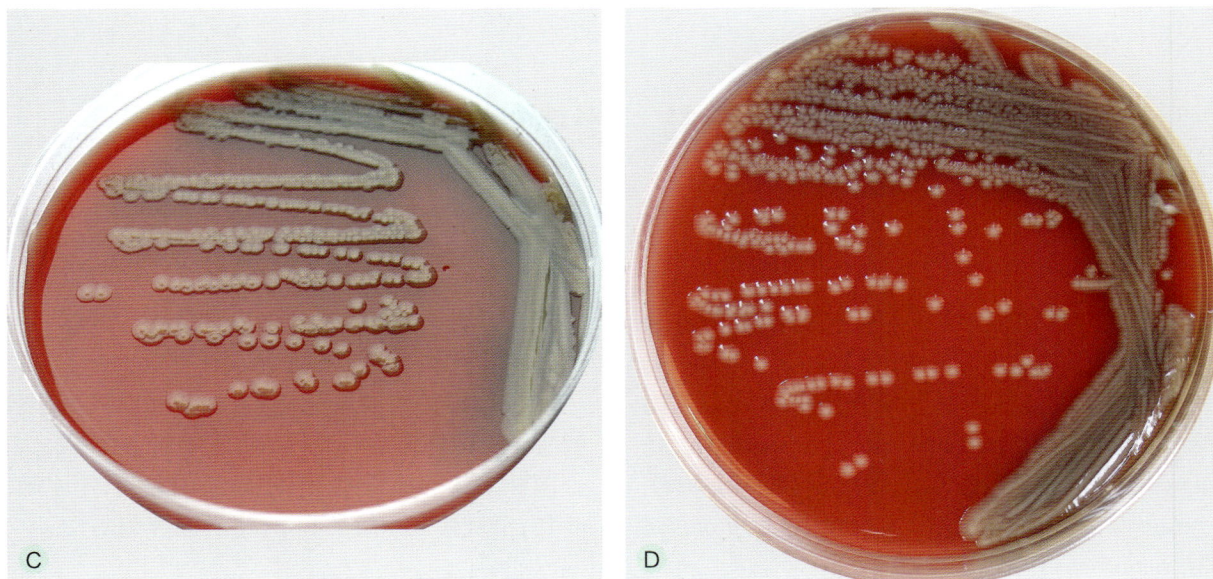

图 17-40-1　类香味菌的形态特征

A. 拟香味类香味菌革兰氏染色 ×1 000；B. 拟香味类香味菌 SBA 2 日；

C. 香味类香味菌 SBA 24h；D. 深海类香味菌 SBA 24h

表 17-40-1　类香味菌属内部分菌种的生物学特性及鉴别

特性	海洋类香味菌	M.Phaeus	拟香味类香味菌	M.Profundi	香味类香味菌	M.Pelagicus
菌落色素	黄色～橙色	黄色～棕色	淡黄色	白色～淡黄色	黄色	黄色～橙色
菌体形态	短杆状	杆状	杆状	梭杆状	杆状	短杆状
滑行运动	+	−	−	+	−	−
温度范围 /℃	10~37	6~37	10~37	6~42	18~37	10~37
NaCl 范围 /%	0~5	0~6	0~6	0~6	0~5	0~9
水解酪蛋白	−	−	−	+	−	−
水解吐温 -80	−	+	+	−	+	−
酯酶	+	+	W	W	+	+
脲酶	+	+	+	+	+	−
亮氨酸芳基酰胺酶	+	−	+	−	−	+
缬氨酸芳基酰胺酶	+	−	−	−	−	−
胱氨酸芳基酰胺酶	+	+	−	−	−	−
胰蛋白酶	+	−	−	−	−	−
丙酸利用	+	−	−	−	−	−
丙酮酸甲酯利用	−	−	+	+	−	−
α- 羟丁酸利用	+	−	−	−	+	−
琥珀酸利用	−	+	+	+	−	+

注：+,阳性；−,阴性；W,弱阳性。

四、抗菌药物敏感性

类香味菌对抗菌药物敏感性结果系统性研究文献不多见，从国内报道的一篇文献来看，大多数类香味菌对许多抗菌药物都耐药，根据不同分离菌株可对氨基糖苷类、氟喹诺酮类、青霉素类、头孢菌素类、氨曲南和碳青霉烯类等抗菌药物耐药，某些菌株可对诺氟沙星、环丙沙星、阿米卡星、复方新诺明、头孢曲松、头孢哌酮、米诺环素和多黏菌素敏感。

五、临床意义

类香味菌属在自然界分布广泛，是一种罕见的机会致病菌，已从森林土壤分离出 *M. Xuanwuensis*，从污水中分离出 *M. Profundi*，海水中分离出海洋类香味菌（*M. Marinus*）和 *M. Pelagicus*，人唾液中分离出 *M. Phaeus* 等。虽然类香味菌引起临床感染较少见，但已有香味类香味菌和拟香味类香味菌引起临床感染的报道，可引起免疫力低下患者败血症、菌血症、尿路感染、伤口感染、脑膜炎、筋膜炎和蜂窝织炎等。

（沈继录　孙长贵）

第四十一节　其他少见革兰氏阴性杆菌属

一、副球菌属

（一）分类与命名

副球菌属（*Paracoccus*）隶属于细菌域，变形菌门，α- 变形菌纲，红杆菌目，红杆菌科。目前属内包括血副球菌（*P. sanguinis*）、脱氮副球菌（*P. denitrificans*）、嗜盐副球菌（*P. halophilus*）、西藏副球菌（*P. tibetensis*）和伊氏副球菌（*P. yeei*）等 64 个种。副球菌属 DNA G+C 含量为 64~67mol%，代表菌种为脱氮副球菌。

（二）生物学特性

革兰氏染色阴性，菌体呈球形（直径为 0.5~0.9μm）或很短杆状（直径为 1.1~1.3μm），菌体中心淡染（图 17-41-1A）常被误认为是芽胞，单个、成对或小簇状排列。无芽胞，无动力。需氧，氧化酶和触酶阳性。可还原硝酸盐（通过亚硝酸盐、氧化氮）到氮气。能利用各种有机化合物作为碳源，进行化能有机营养生长。在普通培养基中生长良好，不需要特殊生长因子，在营养琼脂平板 30℃孵育 3 日可形成直径 3~4mm、圆形、光滑、低凸起、湿润和不透明的菌落。不产类胡萝卜素。

副球菌属细菌的形态特征见图 17-41-1。

二、橘色杆菌属

（一）分类与命名

橘色杆菌属（*Sandaracinobacter*）隶属于细菌域，变形菌门，α- 变形菌纲，鞘脂单胞菌目，鞘脂单胞菌科（Sphingomonadaceae）。目前属内仅有西伯利亚橘色杆菌（*S. sibiricus*）1 个种。橘色杆菌属 DNA G+C 含量为 68.5mol%，代表菌种为西伯利亚橘色杆菌。

（二）生物学特性

革兰氏染色阴性，菌体呈细长杆状，大小为（0.3~0.5）μm×（1.5~2.5）μm，可形成链状，有动力。需氧化能有机营养和兼性光异养代谢。由于具有类胡萝卜素，培养物可产生黄橙色色素。氧化酶阳性，触酶阴性。最适生长温度为 25~30℃，最适 pH 为 7.5~7.8。西伯利亚橘色杆菌最好的生长基质是丁酸盐、蔗糖、酪蛋白水解物和酵母提取物。在乙酸盐和麦芽糖中生长较好。在含葡萄糖、果糖、丙酮酸盐、丙酸盐或甘油中生长较差。培养基中氯化钠含量大于 1% 时可抑制其生长。不利用核糖、山梨醇、柠檬酸盐和苹果酸盐。水解吐温 -60，不水解明胶和淀粉。

三、潘多拉菌属

（一）分类与命名

潘多拉菌属（*Pandoraea*）隶属于细菌域，变形菌门，β- 变形菌纲，伯克霍尔德菌目，伯克霍尔德菌科。目前属内包括痰潘多拉菌（*P. sputorum*）、奸诈潘多拉菌（*P. apista*）和土地潘多拉菌（*P. terrae*）等 11 个种。潘多拉菌属 DNA G+C 含量为

61.2~64.3mol%,代表菌种为奸诈潘多拉菌。

（二）生物学特性

革兰氏染色阴性,菌体呈杆状,大小为(0.5~0.7)μm×(1.5~4.0)μm,一根极端鞭毛,有动力,在 Drigalsky 琼脂平板和含 0.5%~1.5% NaCl 时可生长。无芽胞。触酶、碱性磷酸酶和亮氨酸芳基酰胺酶阳性;同化 D-葡萄糖酸盐、L-苹果酸盐和苯乙酸盐。硝酸盐还原、明胶液化、七叶苷水解和吲哚产生等试验阴性。

潘多拉菌属细菌的形态特征见图 17-41-2。

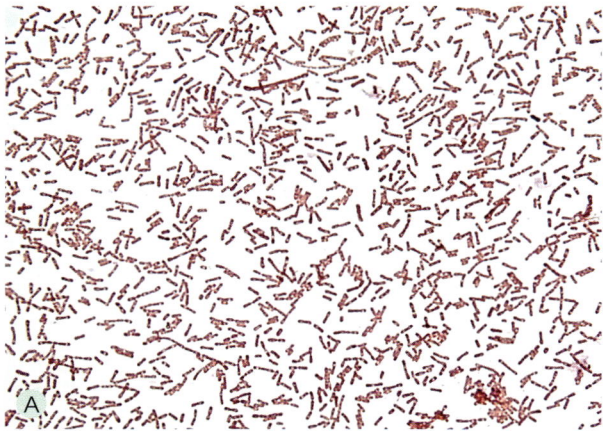

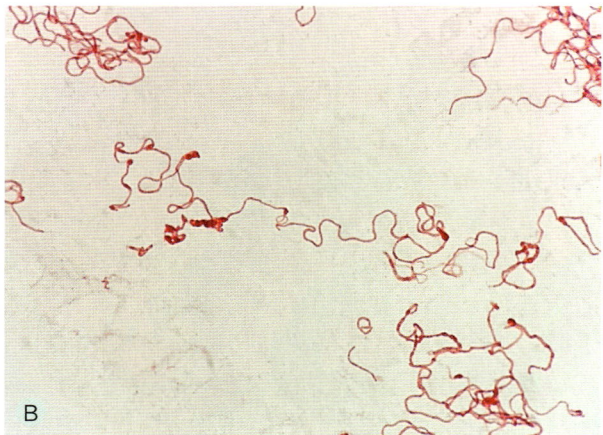

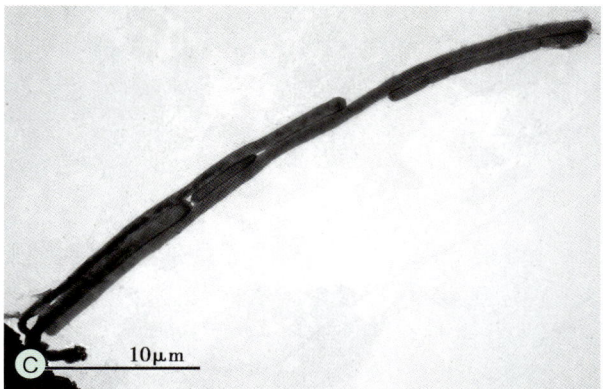

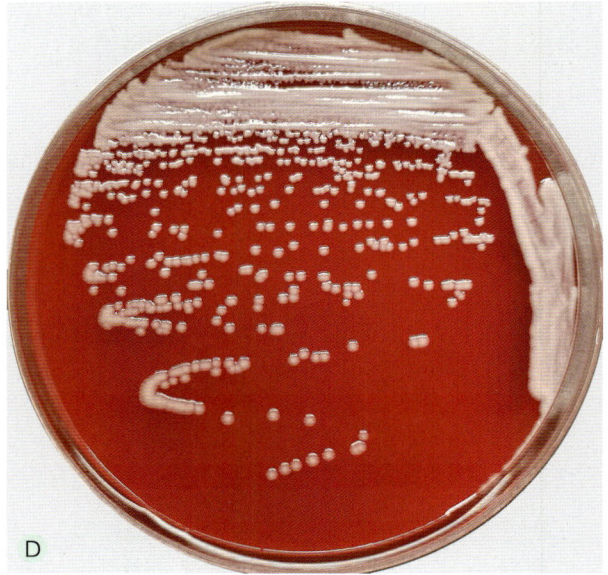

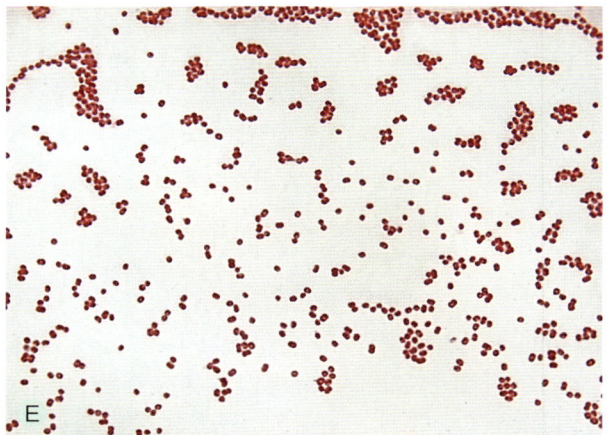

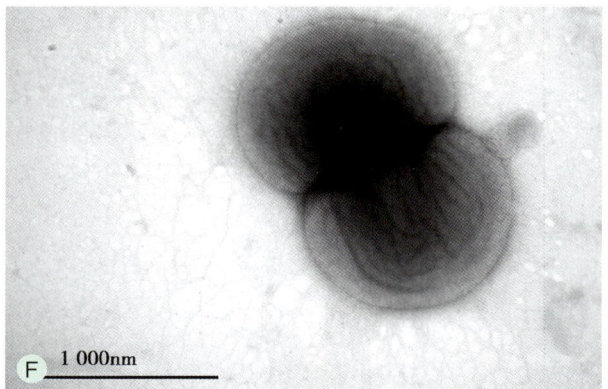

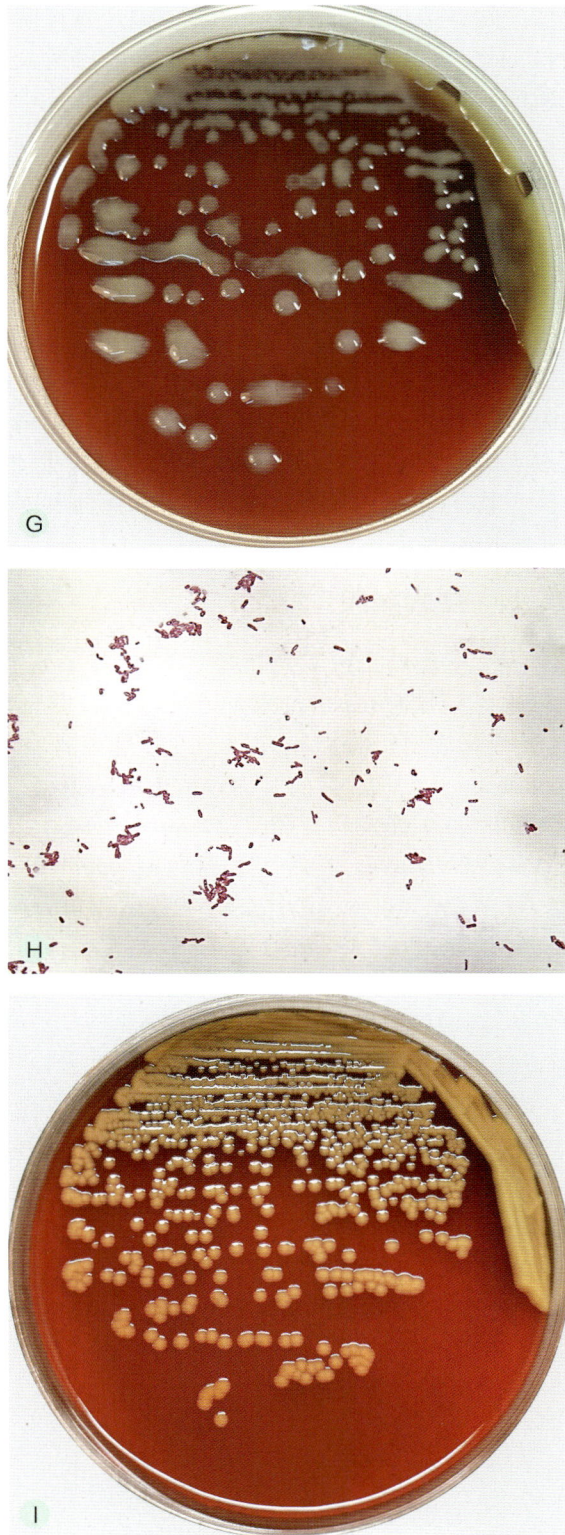

图 17-41-1　副球菌的形态特征

A. 血副球菌革兰氏染色 ×1 000；B. 血副球菌（自发 L 型）革兰氏染色 ×1 000；C. 血副球菌透射电镜图 ×200 000；D. 血副球菌 SBA 2 日；E. 伊氏副球菌革兰氏染色 ×1 000；F. 伊氏副球菌透射电镜图 ×200 000；G. 伊氏副球菌 SBA 3 日；H. 西藏副球菌革兰氏染色 ×1 000；I. 西藏副球菌 SBA 2 日

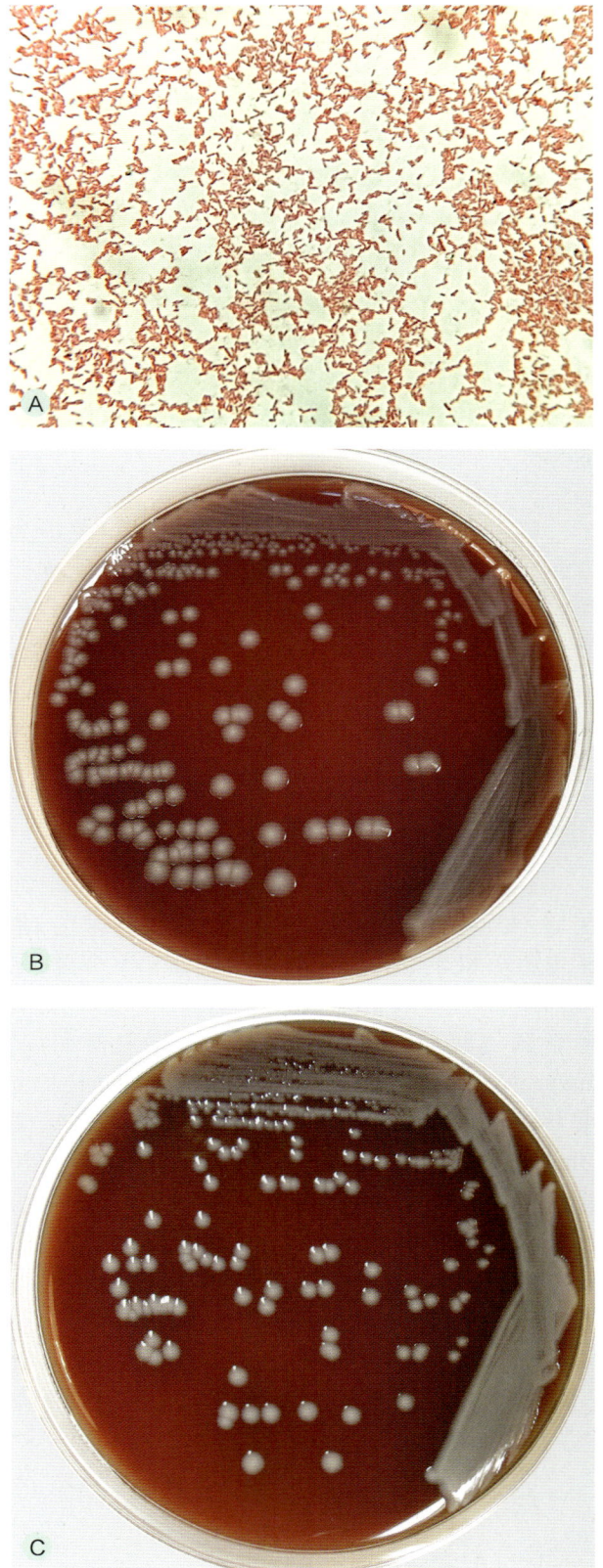

图 17-41-2　潘多拉菌的形态特征

A. 奸诈潘多拉菌革兰氏染色 ×1 000；B. 奸诈潘多拉菌 SBA 3 日；C. 痰潘多拉菌 SBA 3 日

四、橙色单胞菌属

(一)分类与命名

橙色单胞菌属(*Aurantimonas*)隶属于细菌域,变形菌门,α- 变形菌纲,根瘤菌目,橙色单胞菌科(Aurantimonadaceae)。目前属内包括阿尔塔米拉橙色单胞菌(*A. altamirensis*)、杀珊瑚橙色单胞菌(*A. coralicida*)、植内生橙色单胞菌(*A. endophytica*)、海岸橙色单胞菌(*A. litoralis*)和氧化锰橙色单胞菌(*A. manganoxydans*)等 8 个种。橙色单胞菌属 DNA G+C 含量为 66.3~71.8mol%,代表菌种为杀珊瑚橙色单胞菌。

(二)生物学特性

革兰氏染色阴性,菌体呈短杆状,大小为(0.5~1.5)μm×(0.9~2.5)μm,有动力或无动力,无芽胞。严格需氧,触酶和氧化酶阳性,可产生细胞色素(类胡萝卜素)。菌落可呈金色、橙色或棕黄色,氧化锰橙色单胞菌菌落中心可呈棕色。菌落不透明、圆形、边缘整齐、凸起、光滑。

五、新鞘氨醇菌属

(一)分类与命名

新鞘氨醇菌属(*Novosphingobium*)隶属于细菌域,变形菌门,α- 变形菌纲,鞘脂单胞菌门,鞘脂单胞菌科。目前属内包括荚膜新鞘氨醇菌(*N. capsulatum*)、嗜酸新鞘氨醇菌(*N. acidiphilum*)、黄色新鞘氨醇菌(*N. flavum*)、广州新鞘氨醇菌(*N. guangzhouense*)、印度新鞘氨醇菌(*N. indicum*)和土壤新鞘氨醇菌(*N. soli* 等 50 个种。新鞘氨醇菌属 DNA G+C 含量为 62~67mol%,代表菌种为荚膜新鞘氨醇菌。

(二)生物学特性

革兰氏染色阴性,菌体呈杆状,大小为(0.3~0.5)μm×(1.0~3.0)μm,有动力或无动力,无芽胞。严格需氧,大部分菌种触酶阳性,少数阴性,氧化酶阴性或阳性,硝酸盐还原阳性,可产生黄色或白 - 棕色菌落。

六、拟产碱杆菌属

(一)分类与命名

拟产碱杆菌属(*Paenalcaligenes*)隶属于细菌域,变形菌门,β- 变形菌纲,伯克霍尔德菌目,产碱杆菌科。目前属内包括水原拟产碱杆菌(*P. suwonensis*)、黑水虻拟产碱杆菌(*P. hermetiae*)和人拟产碱杆菌(*P. hominis*)3 个种。拟产碱杆菌属 DNA G+C 含量为 56.1~57mol%,代表菌种为人拟产碱杆菌。

(二)生物学特性

革兰氏染色阴性,菌体呈短杆状,大小为(0.2~0.8)μm×(1.3~2.0)μm,有动力,无芽胞。需氧或兼性厌氧,氧化酶和触酶阳性,25~37℃营养琼脂平板上孵育 1~3 日生长良好,可形成米黄色、淡黄色或乳白色菌落,菌落圆形、光滑、不透明、边缘整齐。水原拟产碱杆菌硝酸盐还原和精氨酸双水解酶阳性,七叶苷水解阴性。黑水虻拟产碱杆菌精氨酸双水解酶和七叶苷水解阳性,硝酸盐还原阴性。人拟产碱杆菌硝酸盐还原、精氨酸双水解酶和七叶苷水解均阴性。

七、马赛菌属

(一)分类与命名

马赛菌属(*Massilia*)隶属于细菌域,变形菌门,β- 变形菌纲,伯克霍尔德菌目,草酸杆菌科(Oxalobacteraceae)。目前属内包括耐碱马赛菌(*M. alkalitolerans*)、血友病马赛菌(*M. haematophila*)、黄色马赛菌(*M. flava*)、蒂莫内马赛菌(*M. timonae*)、水原马赛菌(*M. suwonensis*)、土地马赛菌(*M. terrae*)和变异马赛菌(*M. varians*)等 43 个种。马赛菌属 DNA G+C 含量为 63.2~68.9mol%(HPLC),代表菌种为蒂莫内马赛菌。

(二)生物学特性

革兰氏染色阴性,菌体呈杆状,有动力或无动力,无芽胞。需氧,大部分菌种触酶和氧化酶阳性,少数菌种阴性。在含 3% NaCl 环境下可生长,含 5% 羊血的哥伦比亚琼脂、巧克力琼脂和胰蛋白大豆琼脂等培养基上生长良好。硝酸盐还原阳性或阴性,大部分菌种产生精氨酸双水解酶和尿素酶,水解七叶苷、明胶和淀粉。

马赛菌属细菌的形态特征见图 17-41-3。

八、草螺菌属

(一)分类与命名

草螺菌属(*Herbaspirillum*)隶属于细菌域,变形菌门,β- 变形菌纲,伯克霍尔德菌目,草酸杆菌科。目前属内包括水生草螺菌(*H. aquaticum*)、哈特草螺菌(*H. huttiense*)、织片草螺菌(*H. seropedicae*)、*Herbaspirillum piri* 和 *Herbaspirillum robiniae* 等 18 个种。草螺菌属 DNA G+C 含量为

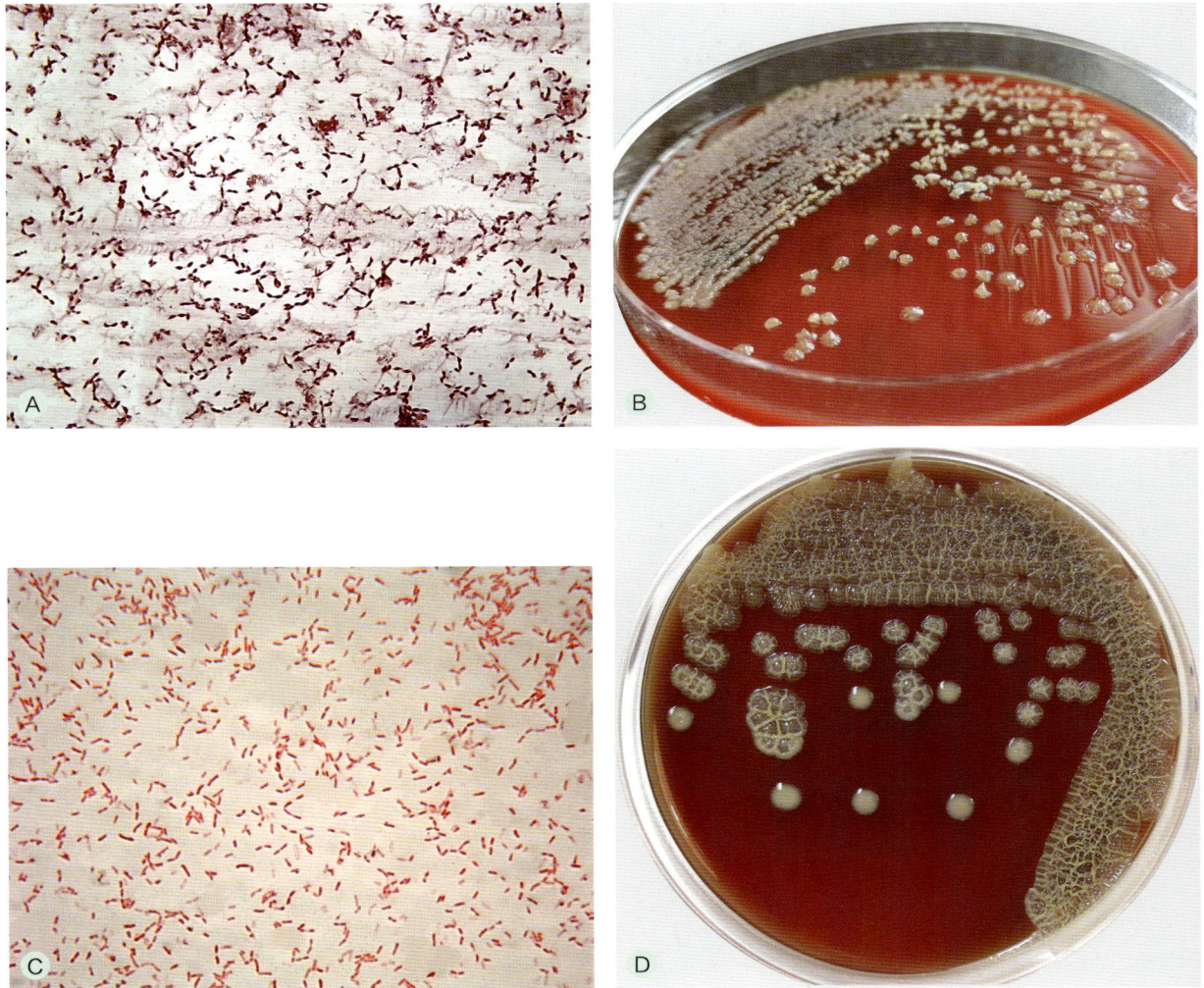

图 17-41-3　马赛菌的形态特征

A. 血友病马赛菌革兰氏染色 ×1 000；B. 血友病马赛菌（胶黏型）SBA 3 日；
C. 蒂莫内马赛菌革兰氏染色 ×1 000；D. 蒂莫内马赛菌 SBA 3 日

60~65mol%，代表菌种为织片草螺菌。

（二）生物学特性

革兰氏染色阴性，菌体通常似弧菌状，有时似螺旋状，菌体大小为 (0.6~0.7)μm×(1.5~5.0)μm，在一极或两极具有 1~3 根鞭毛，有动力。严格呼吸代谢，在 10% 蔗糖存在条件下，以 N₂ 作为唯一氮源生长良好。最适生长温度范围 30~34℃，pH 5.3~8.0。氧化酶和尿素酶阳性，触酶可变或弱阳性，可氧化糖类但不发酵。不还原硝酸盐。

草螺菌属细菌的形态特征见图 17-41-4。

九、食肉蝇单胞菌属

（一）分类与命名

食肉蝇单胞菌属（Wohlfahrtiimonas）隶属于

细菌域，变形菌门，γ- 变形菌纲。目前属内包括解几丁质食肉蝇单胞菌（W. chitiniclastica）、幼虫食肉蝇单胞菌（W. larvae）和杨树食肉蝇单胞菌（W. populi）3 个种。食肉蝇单胞菌属 DNA G+C 含量为 36.5~44.3mol%，代表菌种为解几丁质食肉蝇单胞菌。

（二）生物学特性

革兰氏染色阴性，菌体呈规则杆状，大小为 (0.5~1.0)μm×(1.5~2.0)μm，无动力或有动力，无芽胞。严格需氧或兼性厌氧，触酶和氧化酶阳性，最适生长温度 28~37℃，pH 5.0~10.5。在胰蛋白大豆琼脂平板 30℃孵育 48 小时，可形成圆形、凸起、边缘完整、光滑、反光和直径 0.5~1mm 菌落。解几丁质食肉蝇单胞菌不产色素，杨树食肉蝇单

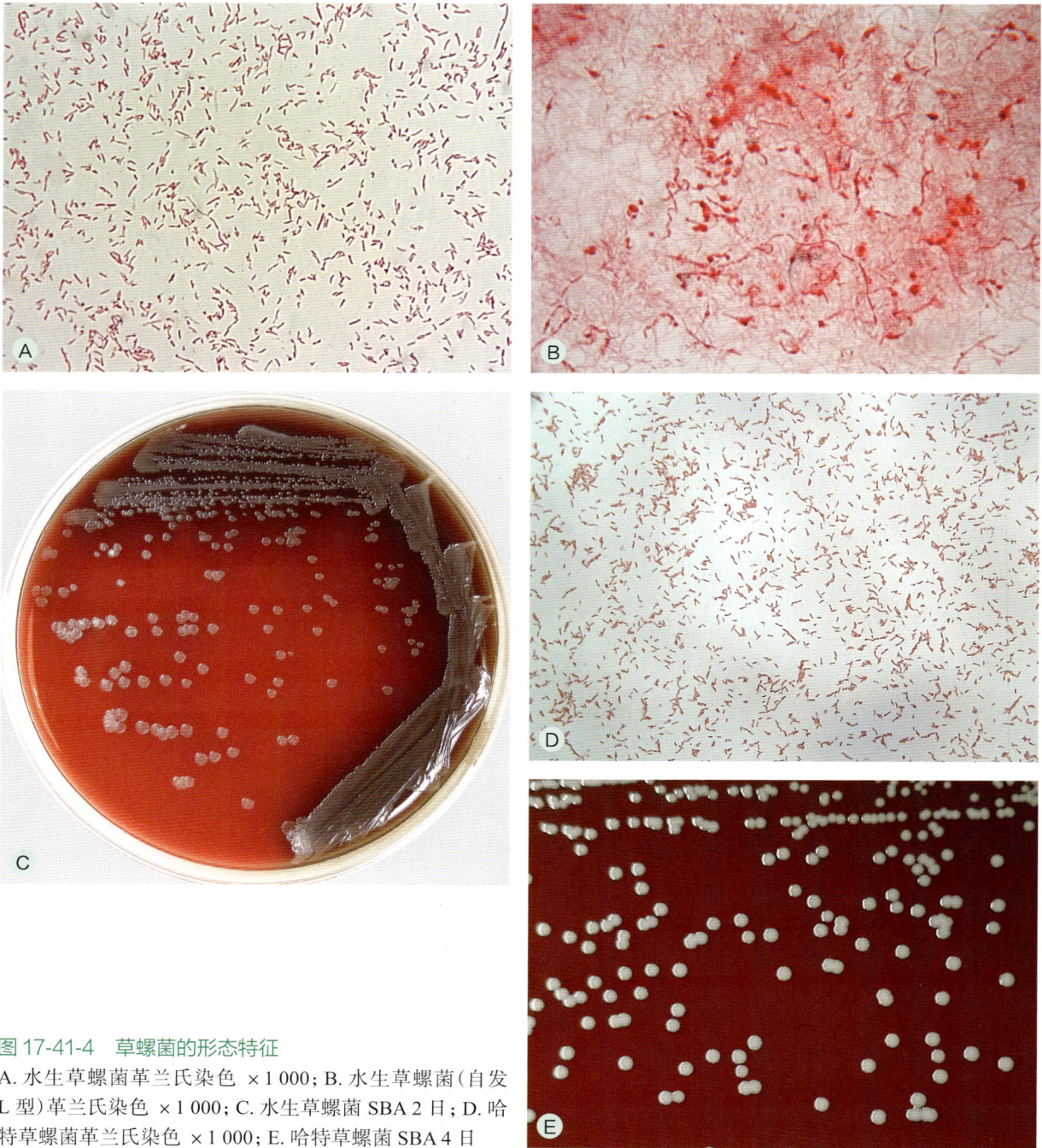

图 17-41-4 草螺菌的形态特征
A. 水生草螺菌革兰氏染色 ×1 000；B. 水生草螺菌（自发
L 型）革兰氏染色 ×1 000；C. 水生草螺菌 SBA 2 日；D. 哈
特草螺菌革兰氏染色 ×1 000；E. 哈特草螺菌 SBA 4 日

胞菌可形成淡绿色菌落。解几丁质食肉蝇单胞菌
无动力，分解 *D*- 阿拉伯糖、*D*- 果糖、蔗糖、棉子糖
和 *D*- 核糖产酸。幼虫食肉蝇单胞菌有动力，不分
解 *D*- 阿拉伯糖、*D*- 果糖、蔗糖和棉子糖产酸，但
可分解 *D*- 核糖产酸。杨树食肉蝇单胞菌有动力，
不分解 *D*- 阿拉伯糖、*D*- 果糖、蔗糖、棉子糖和 *D*-
核糖产酸。

十、嗜胱氨酸菌属

（一）分类与命名

嗜胱氨酸菌属（*Cysteiniphilum*）隶属于细
菌域，变形菌门，γ- 变形菌纲，硫发菌目，苛养杆
菌科（Fastidiosibacteraceae）。目前属内包括海岸
嗜胱氨酸菌（*C. litorale*）和盐生嗜胱氨酸菌（*C.*

halobium）2 个种。嗜胱氨酸菌属 DNA G+C 含量为 37.2~38.1mol%，代表菌种为海岸嗜胱氨酸菌。

（二）生物学特性

革兰氏染色阴性，菌体呈球杆状或弯曲，大小为 $(0.3~0.8)\mu m \times (0.8~1.8)\mu m$，无动力，无芽胞（图 17-41-5A、B）。需氧，触酶阳性，硝酸盐还原和尿素酶阴性，生长不需要 X 和 V 因子，生长温度范围 18~37℃（最适生长温度 28~32℃）。pH 范围 6~10（最适 pH 7~8）。海岸嗜胱氨酸菌在 BCYEα 琼脂、嗜血巧克力 2 琼脂和 HTM 琼脂上生长良好。在哥伦比亚血琼脂上生长不良，在 Kligler`s 铁琼脂、麦康凯琼脂和营养琼脂上不生长。氧化酶、七叶苷水解、V-P 和吲哚等试验阴性。可产生 β- 内酰胺酶，酸性磷酸酶阳性，碱性磷酸酶阴性。盐生嗜胱氨酸菌氧化酶、β- 内酰胺酶和七叶苷水解等试验阳性，V-P 试验弱阳性，但色氨酸酶、硫化氢和尿素酶等试验阴性。菌体在盐水中呈黏液状，用接种环可挑出丝来（图 17-41-5D）。

嗜胱氨酸菌属细菌的形态特征见图 17-41-5。

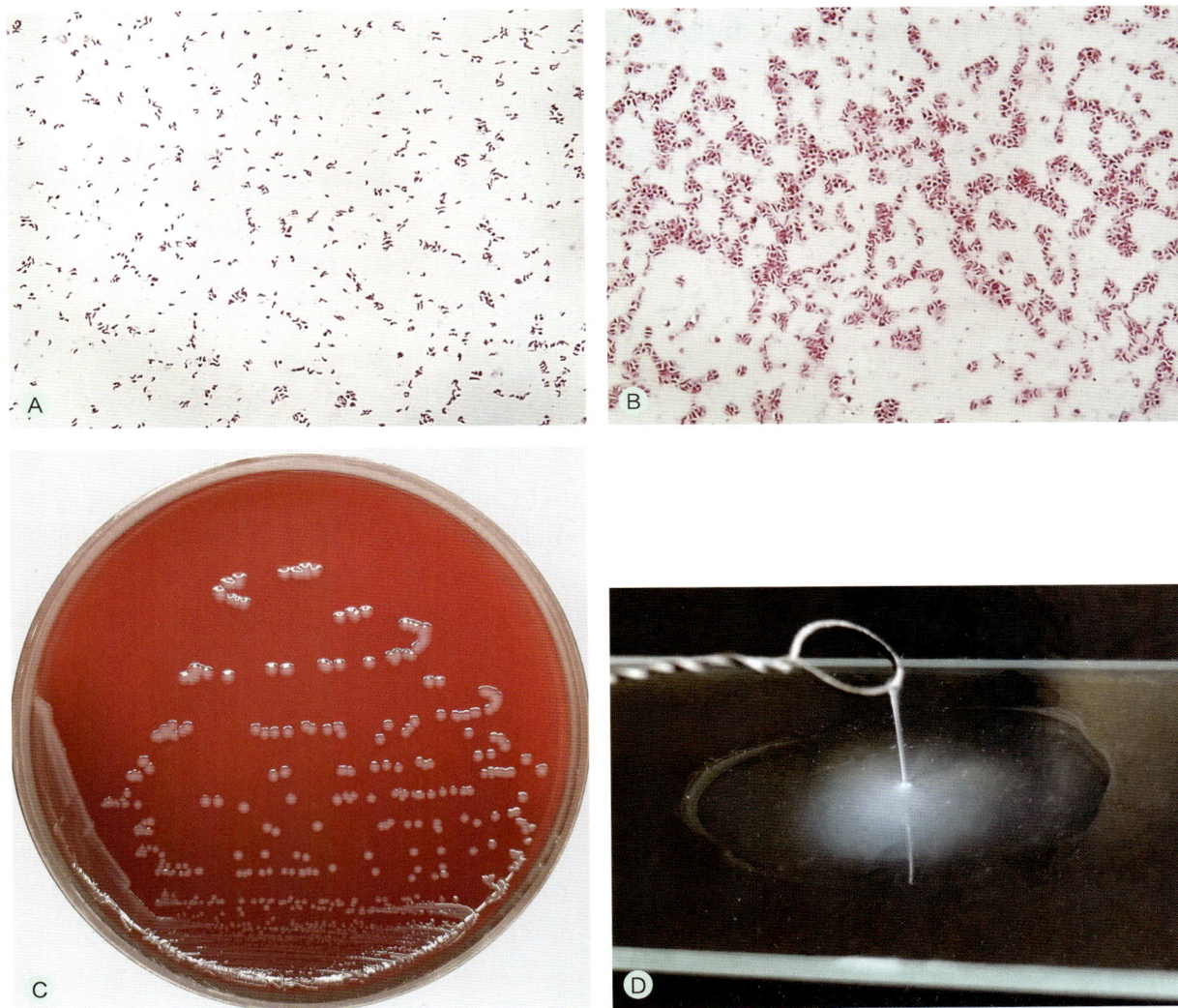

图 17-41-5　海岸嗜胱氨酸菌的形态特征
A. SBA 24h，革兰氏染色 ×1 000；B. SBA 4 日，革兰氏染色 ×1 000；C. SBA 4 日；D. 盐水拉丝试验阳性

十一、和致中菌属

（一）分类与命名

和致中菌属（*Zhizhongheella*）隶属于细菌域，变形菌门，β- 变形菌纲，伯克霍尔德菌目，丛毛单胞菌科（Comamonadaceae）。目前属内仅有热泉和致中菌（*Z. caldifontis*）1 个种。和致中菌属 DNA G+C 含量为 70.8mol%，代表菌种为热泉和致中菌。

（二）生物学特性

革兰氏染色阴性，菌体呈短杆状。需氧，生长温度范围10~55℃，最适生长温度40~50℃，生长pH范围6.0~10.0，最适pH为8.0~9.0。热泉和致中菌在ISP2培养基上可形成圆形、凸起和浅棕色菌落。在0~3% NaCl存在条件下可生长。氧化酶、触酶、碱性磷酸酶、酯酶、亮氨酸芳基酰胺酶、缬氨酸芳基酰胺酶、胱氨酸芳基酰胺酶等阳性，尿素酶和淀粉酶阴性。牛奶凝固、牛奶胨化和吐温-40试验阳性，不液化明胶，不产生硫化氢。能分解利用D-葡萄糖、D-阿拉伯糖、乳糖、麦芽糖和棉子糖等作为唯一碳源，但不利用侧金盏花醇、卫矛醇、D-海藻糖、D-甘露糖、D-果糖、肌醇、山梨醇、甘露醇和蔗糖。

和致中菌属细菌的形态特征见图17-41-6。

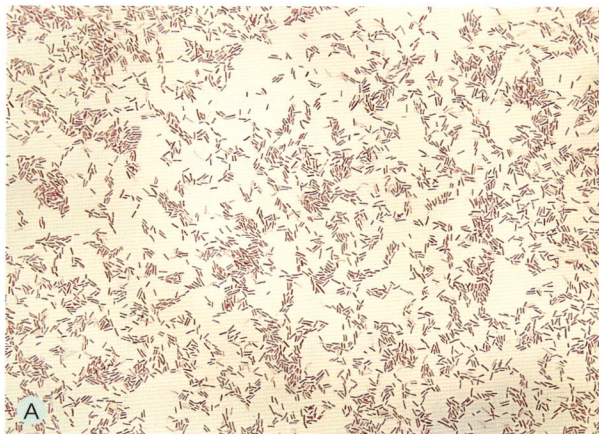

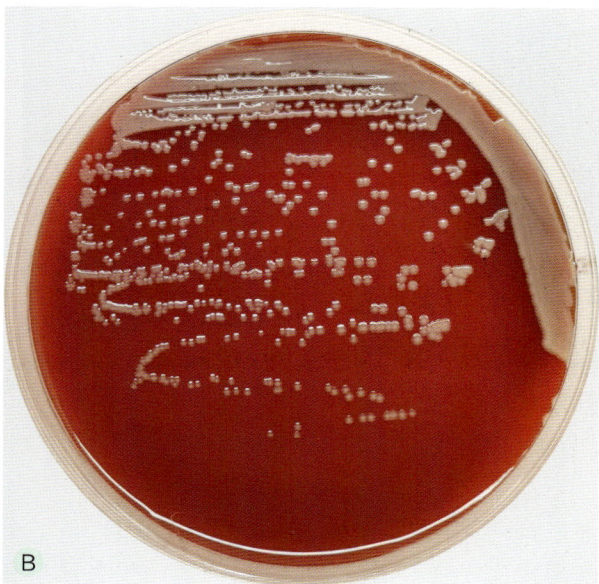

图 17-41-6　热泉和致中菌的形态特征
A. 革兰氏染色 ×1 000；B. SBA 3 日

十二、颇陌菌属

（一）分类与命名

颇陌菌属（Advenella）隶属于细菌域，变形菌门，β-变形菌纲，伯克霍尔德菌目，产碱杆菌科。目前属内包括克什米尔颇陌菌（A. kashmirensi）、节食颇陌菌（Advenella incenata）、猪粪颇陌菌（A. faeciporci）、食烷烃颇陌菌（A. alkanexedens）和明斯特颇陌菌（A. mimigardefordensis）5个种。颇陌菌属DNA G+C含量为49.3~55mol%，代表菌种为节食颇陌菌。

（二）生物学特性

革兰氏染色阴性，菌体呈杆状或球形，单个、成对或短链状排列，有动力或无动力。氧化酶和触酶阳性。在营养琼脂平板，可形成扁平或轻微凸起、光滑或粗糙、边缘完整或不规则的菌落，菌落可呈淡棕色、奶白、淡白或白色。β-半乳糖苷酶阴性，不同化DL-乳酸盐、D-甘露糖或麦芽糖，不产生吲哚。

颇陌菌属细菌的形态特征见图17-41-7。

十三、博斯氏菌属

（一）分类与命名

博斯氏菌属（Bosea）隶属于细菌域，变形菌门，α-变形菌纲，根瘤菌目，慢生根瘤菌科（Bradyrhizobiaceae）。目前属内包括韦氏博斯氏菌（B. vestrisii）、恩尼亚博斯氏菌（B. eneae）、羽扇豆博斯氏菌（B. lupini）、马赛博斯氏菌（B. massiliensis）、洋槐博斯氏菌（Bosea robiniae）、氧化硫博斯氏菌（B. thiooxidans）和耐冷博斯氏菌（B. psychrotolerans）等11个种。博斯氏菌属DNA G+C含量为65~69mol%，代表菌种为氧化硫博斯氏菌。

（二）生物学特性

革兰氏染色阴性，菌体呈杆状，大小为（0.4~0.8）μm×（1.1~3.0）μm，有动力，无芽胞。大部分菌种氧化酶和触酶阳性。严格需氧，最适生长温度为30~32℃，在25℃和37℃生长良好，pH为7.5~8.0。在BCYE琼脂和营养肉汤生长，含5%羊血哥伦比亚琼脂弱生长（可产生α-溶血），含6% NaCl肉汤中不生长。菌落光滑、黏液状、圆形、边缘完整、凸起、直径为1.0~2.0mm，可呈白色、奶白色或黄褐色。尿素酶阳性或阴性，精氨酸双水解酶、七叶苷和明胶水解试验阴性。

博斯氏菌属细菌的形态特征见图17-41-8。

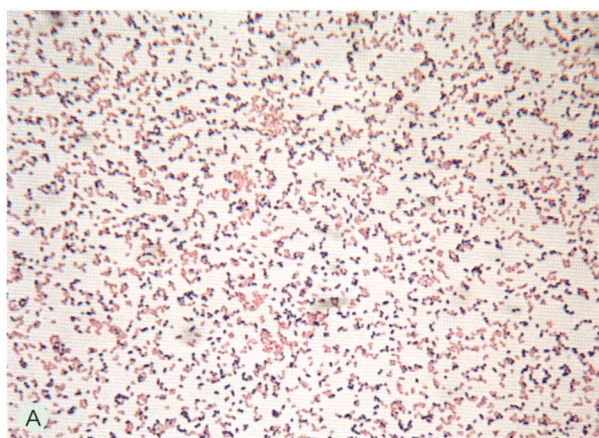

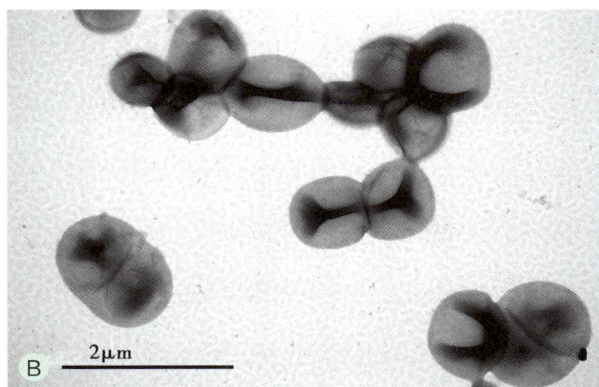

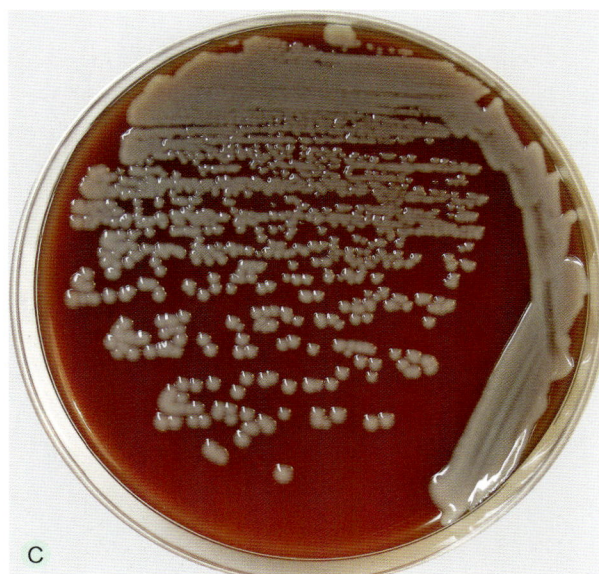

图 17-41-7　克什米尔颇陌菌的形态特征
A. 革兰氏染色 ×1 000；B. 透射电镜图 ×200 000；
C. SBA 2 日

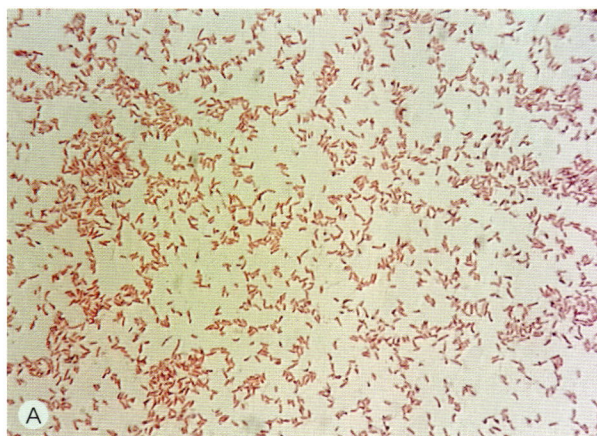

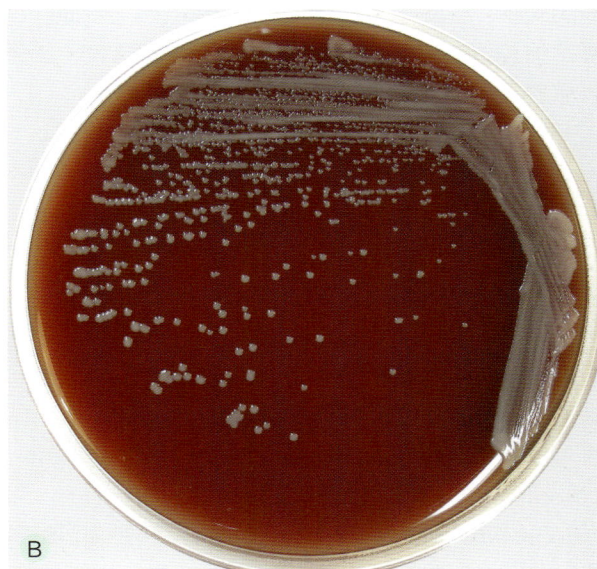

图 17-41-8　韦氏博斯氏菌的形态特征
A. 革兰氏染色 ×1 000；B. SBA 4 日

十四、噬染料菌属

（一）分类与命名

　　噬染料菌属（*Pigmentiphaga*）隶属于细菌域，变形菌门，β- 变形菌纲，伯克霍尔德菌目，产碱杆菌科。目前属内包括大丘噬染料菌（*P. daeguensis*）、库拉噬染料菌（*P. kullae*）、宏基噬染料菌（*P. aceris*）、腐殖噬染料菌（*P. humi*）、海岸噬染料菌（*P. litoralis*）和土壤噬染料菌（*P. soli*）6 个种。噬染料菌属 DNA G+C 含量为 64.4~68.5mol%，代表菌种为库拉噬染料菌。

（二）生物学特性

革兰氏染色阴性，菌体呈杆状或稍弯曲杆状，大小为(0.3~1.2)μm×(0.7~4.0)μm，有动力或无动力，无芽胞。严格需氧或兼性厌氧。氧化酶和触酶阳性。在25~37℃生长良好，在胰蛋白大豆琼脂或营养琼脂平板30℃孵育3~5日，生长的菌落不透明、圆形、凸起、边缘完整或轻微不规则、直径为1~2mm。菌落可呈黄色、淡黄色或奶油色。不水解对-硝基酚-β-D-半乳糖苷、对-硝基酚-β-D-葡萄糖苷酸和对-硝基酚-α-D-葡萄糖苷。同化乙酸盐、丙酸盐、已二酸盐、柠檬酸盐和戊二酸盐等。不同化N-乙酰半乳糖胺、N-乙酰氨基葡萄糖、L-阿拉伯糖、D-果糖、D-半乳糖、D-葡萄糖、D-麦芽糖和D-甘露糖等。

十五、不黏柄菌属

（一）分类与命名

不黏柄菌属(Asticcacaulis)隶属于细菌域，变形菌门，α-变形菌纲，柄杆菌目(Caulobacterales)，柄杆菌科(Caulobacteraceae)。目前属内包括离中不黏柄菌(A. excentricus)、Asticcacaulis benevestitus、双菌柄不黏柄菌(A. biprosthecium)、植内生不黏柄菌(A. endophyticus)、Asticcacaulis Poindexter、Asticcacaulis solisilvae、Asticcacaulis taihuensis和Asticcacaulis tiandongensis 8个种。不黏柄菌属DNA G+C含量为55~61mol%，代表菌种为离中不黏柄菌。

（二）生物学特性

革兰氏染色阴性，菌体呈杆状，大小为(0.5~0.7)μm×(1.0~3.0)μm，不分枝，某些菌细胞在生长过程中靠近次极端可侧生1个或2个菌柄(prosthecae)，菌柄直径较恒定，为0.10~0.15μm，菌体常呈玫瑰花瓣样排列（图17-41-9A、B）。有动力，无芽胞。严格呼吸和需氧。可形成圆形、凸起、反光、光滑、边缘完整、质地奶油状和无色素的菌落。在液体培养基培养表面可形成菌膜。在含0.05%~0.3%(w/v)有机溶质的蛋白胨-酵母提取物培养基中生长良好，但在含0.8%(w/v)有机溶质的标准营养肉汤中生长不良或不生长。最适生长温度为25~30℃，可接受的生长温度范围为15~35℃。pH范围为6~9，最适生长pH近中性。在含2% NaCl培养基中不生长。所有菌株需要生物素作为有机微量营养素。可利用葡萄糖、果糖、麦芽糖或乳糖作为唯一碳源。生长过程中可分解

糖类产酸但不产气。

不黏柄菌属细菌的形态特征见图17-41-9。

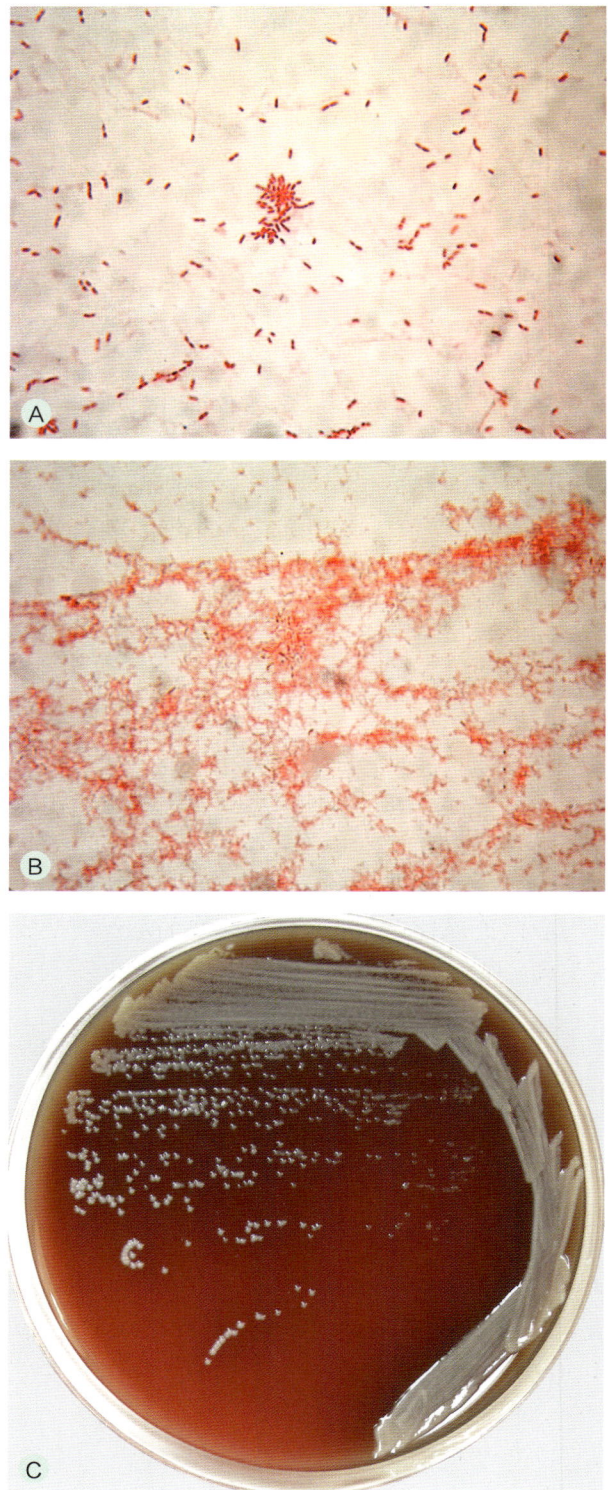

图17-41-9 离中不黏柄菌的形态特征
A.革兰氏染色 ×1 000；B.胸腔积液涂片革兰氏染色 ×1 000；C. SBA 3日

十六、盐单胞菌属

(一) 分类与命名

盐单胞菌属（Halomonas）隶属于细菌域，变形菌门，γ- 变形菌纲，海洋螺菌目（Oceanospirillales）、盐单胞菌科（Halomonadaceae）。目前属内包括约翰森盐单胞菌（H. johnsoniae）、嗜碱盐单胞菌（H. alkaliphila）、脱氮盐单胞菌（H. denitrificans）、伸长盐单胞菌（H. elongata）、黄色盐单胞菌（H. flava）和嗜盐盐单胞菌（H. halophila）等 101 个种。盐单胞菌属 DNA G+C 含量为 52~68mol%，代表菌种为伸长盐单胞菌。

(二) 生物学特性

革兰氏染色阴性，菌体呈直或弯曲杆状，大小为 (0.6~0.8) μm × (1.6~1.9) μm，个别菌种呈球形，在某些条件下，菌种可形成细长、弯曲的细丝。无芽胞，杆状菌体具有侧生、极生或周鞭毛，有动力。需氧或兼性厌氧，触酶阳性，大部分菌种氧化酶阳性。具耐盐性，能在含 0.1%~32.5% 浓度 NaCl 条件下生长。在含 8% NaCl 的 CAS（1L 蒸馏水含有：酵母提取物 1.0g、酪蛋白氨基酸 7.5g、胨蛋白胨 3 号 5.0g、柠檬酸钠 3.0g、MgSO$_4$·7H$_2$O 20.0g、K$_2$HPO$_4$ 7.5g 和 NaCl 80.0g。高压灭菌前用 NaOH 调节 pH 至 8.0 ± 0.1，121℃高压灭菌 20 分钟后 pH 降至 7.5 ± 0.1）固体培养基上，30℃孵育 24 小时，可形成直径 1~2mm、光滑、反光、不透明的菌落，菌落可呈白色、奶白或黄色，随着菌龄的增长而变成浅棕色。硝酸盐还原阳性。

十七、固氮螺菌属

(一) 分类与命名

固氮螺菌属（Azospirillum）隶属于细菌域，变形菌门，α- 变形菌纲，红螺菌目（Rhodospirillales），红螺菌科（Rhodospirillaceae）。目前属内包括玉米固氮螺菌（A. zeae）、巴西固氮螺菌（A. brasilense）、加拿大固氮螺菌（A. canadense）、发酵固氮螺菌（A. fermentarium）、运脂固氮螺菌（A. lipoferum）和土壤固氮螺菌（A. soli）等 20 个种。固氮螺菌属 DNA G+C 含量为 64~71mol%，代表菌种为运脂固氮螺菌。

(二) 生物学特性

革兰氏染色阴性或可变，菌体呈饱满、微弯曲或直杆状，大小为 (0.6~1.7) μm × (2.1~3.8) μm，具单一极端鞭毛，有动力。在固体培养基 30℃孵育，也可形成更短的众多侧鞭毛。具有固氮性，在微需氧条件下表现出 N$_2$ 依赖性生长。最适生长温度范围为 33~41℃，最适 pH 为 5.5~7.5，某些菌株在马铃薯琼脂上可生长，形成粉红色、亮的或深粉红色菌落，常具有皱纹，不黏滑。氧化酶阳性，化能有机营养代谢，某些菌株是兼性氢自养生物。在有机酸盐（如苹果酸盐、琥珀酸盐、乳酸盐或丙酮酸盐）存在时生长良好。D- 果糖和某些碳水化合物也可用作碳源。某些菌种需要生物素。

十八、潘隆尼亚碱湖杆菌属

(一) 分类与命名

潘隆尼亚碱湖杆菌属（Pannonibacter）隶属于细菌域，变形菌门，α- 变形菌纲，红细菌目，红细菌科。目前属内包括栖植物潘隆尼亚碱湖杆菌（P. phragmitetus）、煤炭潘隆尼亚碱湖杆菌（P. carbonis）和印度潘隆尼亚碱湖杆菌（P. indicus）3 个种。潘隆尼亚碱湖杆菌属 DNA G+C 含量为 63.6~64.6mol%，代表菌种为栖植物潘隆尼亚碱湖杆菌。

(二) 生物学特性

革兰氏染色阴性，菌体呈直杆状或稍弯曲，大小为 (0.3~0.8) μm × (1.8~4.0) μm，有动力，无芽胞。兼性厌氧，在 Horikoshi 碱性琼脂培养基和胰蛋白大豆琼脂培养基上生长，可形成圆形、光滑、凸起、奶白色或米黄色菌落。触酶和氧化酶阳性，栖植物潘隆尼亚碱湖杆菌尿素酶和磷酸酶阳性，利用柠檬酸盐，水解精氨酸，甲基红、V-P、七叶苷、硫化氢、吲哚、马尿酸盐、明胶和淀粉水解等试验均阴性。煤炭潘隆尼亚碱湖杆菌尿素酶、V-P、硫化氢和明胶水解等试验阳性，硝酸盐还原、吲哚和吐温 -80 水解试验阴性。

十九、海洋杆菌属

(一) 分类与命名

海洋杆菌属（Pontibacter）隶属于细菌域，拟杆菌门，噬纤维菌纲，噬纤维菌目，噬纤维菌科（Cytophagaceae）。目前属内包括库尔勒海洋杆菌（P. korlensis）、海葵海洋杆菌（P. actiniarum）、阿克苏海洋杆菌（P. akesuensis）、土地海洋杆菌（P. terrae）和短海洋杆菌（P. brevis）等 32 个种。海洋杆菌属 DNA G+C 含量为 48~52mol%，代表菌种为海葵海洋杆菌。

(二) 生物学特性

革兰氏染色阴性，菌体呈杆状，大小为 (0.3~

0.7）μm×（1.2~1.9）μm，可滑翔运动。严格需氧，所有菌株在 6~36℃、pH 7.0~10.0 和 0~4% NaCl 条件下生长，在营养丰富的培养基上可形成规则、圆形、有光泽、边缘完整、光滑、直径 1~3mm 的菌落，产生不扩散的粉红色素。触酶、氧化酶、碱性磷酸酶和 β- 半乳糖苷酶阳性，水解七叶苷、明胶和 DNA，不还原硝酸盐至亚硝酸盐，不产生硫化氢和吲哚。可利用碳水化合物。

二十、红细菌属

（一）分类与命名

红细菌属（*Rhodobacter*）隶属于细菌域，变形菌门，α- 变形菌纲，红细菌目，红细菌科。目前属内包括类球红细菌（*R. sphaeroides*）、荚膜红细菌（*R. capsulatus*）、海岸红细菌（*R. maris*）和草绿色红细菌（*R. viridis*）等 21 个种。菌属 DNA G+C 含量为 64.4~73.2mol%，代表菌种为荚膜红细菌。

（二）生物学特性

革兰氏染色阴性，菌体呈卵圆形或杆状，有动力或无动力，二分裂繁殖或出芽繁殖，可产生荚膜和黏液，细胞可形成链状排列，只有荚膜红细菌在矿物培养基上生长，可形成 "之" 字形链状排列，在复合培养基上生长形成直链状。光营养生长细胞形成囊泡状或薄层状的内部光合膜，光营养培养物颜色可呈黄绿色或黄褐色，需氧培养物菌落可呈粉红色或红色。

二十一、软腐坚固杆菌属

（一）分类与命名

软腐坚固杆菌属（*Pectobacterium*）隶属于细菌域，变形菌门，γ- 变形菌纲，肠杆菌目，溶果胶菌科（Pectobacteriaceae）。目前属内包括胡萝卜软腐坚固杆菌（*P. carotovorum*）、水生软腐坚固杆菌（*P. aquaticum*）、天南星科软腐坚固杆菌（*P. aroidearum*）、菱败软腐坚固杆菌（*P. atrosepticum*）、泉水软腐坚固杆菌（*P. fontis*）和北极星软腐坚固杆菌（*P. polaris*）等 16 个种。软腐坚固杆菌属 DNA G+C 含量为 50.5~56.1mol%，代表菌种为胡萝卜软腐坚固杆菌。

（二）生物学特性

革兰氏染色阴性，菌体呈直杆状，大小为（0.5~1.0）μm×（1.0~3.0）μm，单个或成对排列，周鞭毛，有动力。兼性厌氧，最适生长温度范围 27~30℃，最大生长温度 40℃。氧化酶阴性，触酶阳性。分解利用果糖、*N*- 乙酰葡萄糖胺、*D*- 半乳糖、*D*- 葡萄糖、*D*- 甘露糖、*L*- 鼠李糖、水杨苷和蔗糖等产酸，但侧金盏花醇、*L*- 阿拉伯醇、*D*- 木糖和 *L*- 阿拉伯糖等产酸试验阴性，水解七叶苷，不水解淀粉。

二十二、西尔瓦尼菌属

（一）分类与命名

西尔瓦尼菌属（*Silvanigrella*）隶属于细菌域，变形菌门，*Oligoflexia* 纲，西尔瓦尼菌目（Silvanigrellales）西尔瓦尼菌科（Silvanigrellaceae）。目前属内只有水生西尔瓦尼菌（*S. aquatica*）和红沼泽西尔瓦尼菌（*S. paludirubra*）2 个种。菌属 DNA G+C 含量为 29.3~32.6mol%，代表菌种为水生西尔瓦尼菌。

（二）生物学特性

革兰氏染色阴性，菌体呈多形性，短杆状、长杆状或细丝状，可形成密集盘绕的螺旋状。有动力。需氧生长，生长温度范围 10~36℃。在液体培养基和固体培养基上培养物均可产生红色素。水生西尔瓦尼菌触酶弱阳性，氧化酶阴性，可耐 1.0% NaCl，但生长较弱。可同化 *D*- 葡萄糖、*D*- 甘露糖、*L*- 脯氨酸、*L*- 谷氨酸和 *L*- 丙氨酸；不同化丙二酸盐、乳酸盐、柠檬酸盐、*D*- 木糖和 *D*- 果糖。红沼泽西尔瓦尼菌同化 *L*- 组氨酸、α-*D*- 葡萄糖、吐温 -40、*D*- 半乳糖、*L*- 谷氨酸和 *D*- 果糖；不同化 N- 乙酰 -*D*- 葡萄糖胺、3- 甲基葡萄糖、乳糖、甘油、*L*- 岩藻糖、麦芽糖、乙酸和棉子糖等。

二十三、甲基红色菌属

（一）分类与命名

甲基红色菌属（*Methylorubrum*）隶属于细菌域，变形菌门，α- 变形菌纲，根瘤菌目，甲基杆菌科。目前属内包括扭脱甲基红色菌（*M. extorquens*）、解胺甲基红色菌（*M. aminovorans*）、*Methylorubrum populi*、*Methylorubrum pseudosasae*、罗兹甲基红色菌（*M. rhodesianum*）、玫瑰红甲基红色菌（*M. rhodinum*）、*Methylorubrum salsuginis* 和赛特曼甲基红色菌（*M. zatmanii*）等 11 个种。这 11 个菌种于 2018 年由 Green 和 Ardley 等建议从甲基杆菌属划分而来。甲基红色菌属 DNA G+C 含量为 65.8~71.8mol%，代表菌种为扭脱甲基红色菌。

（二）生物学特性

革兰氏染色阴性或可变，菌体呈杆状，大小为（0.5~1.5）μm×（1.0~10.0）μm，某些菌细胞可表现多形性,可呈现分枝、汉字和玫瑰状排列。无芽胞,大部分菌种有动力(单极、次极或侧生鞭毛),少数无动力。严格需氧,化能有机营养和兼性甲基营养。某些菌株在营养琼脂上生长不良,所有菌株能在甲醇(大多数菌株能在甲胺)作为唯一碳源和能源的培养基中生长。最适生长温度 25~30℃,最适 pH 为 7.0~7.7。在 GP 琼脂和甲醇盐琼脂 30℃ 孵育 7 日,可形成深粉红色、红色或橙红色,直径 0.5~1.0mm 菌落。偶尔也会出现无色素菌落。色素属于非扩散的类胡萝卜素型。在静止的液体培养基中生长常伴有粉红色表面环或膜状物。某些菌株产细菌叶绿素。所有菌株氧化酶、触酶和尿素酶阳性。某些菌株还原硝酸盐为亚硝酸盐,甲基红和 V-P 试验阴性。某些菌株产生吲哚和脂酶,但通常不水解明胶、酪蛋白、纤维素、卵磷脂、DNA 和淀粉。不产生硫化氢和 β- 半乳糖苷酶。

甲基红色菌属细菌的形态特征见图 17-41-10。

二十四、假黄单胞菌属

(一)分类与命名

假黄单胞菌属(*Pseudoxanthomonas*)隶属于细菌域,变形菌门,γ- 变形菌纲,黄单胞菌目,黄单胞菌科(Xantyomonadaceae)。目前属内包括布罗格伯恩假黄单胞菌(*P. broegbernensis*)、印度假黄单胞菌(*P. indica*)、日本假黄单胞菌(*P. japonensis*)、韩国假黄单胞菌(*P. koreensis*)、墨西哥假黄单胞菌(*P. mexicana*)、尚州假黄单胞菌属(*P. sangjuensis*)、台湾假黄单胞菌(*P. taiwanensis*)、婺源假黄单胞菌(*P. wuyuanensis*)和腐树假黄单胞菌(*P. putridarboris*)等 26 个种。假黄单胞菌属 DNA G+C 含量为

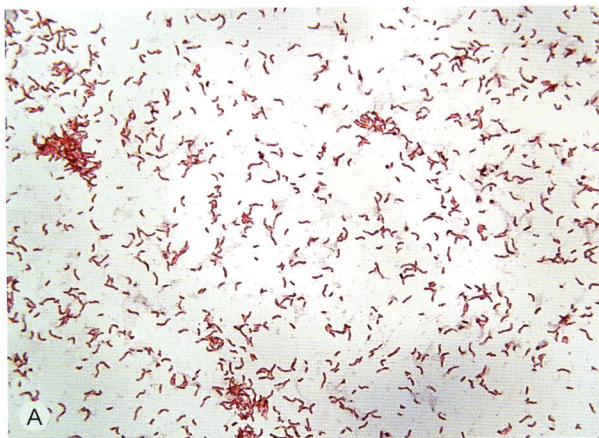

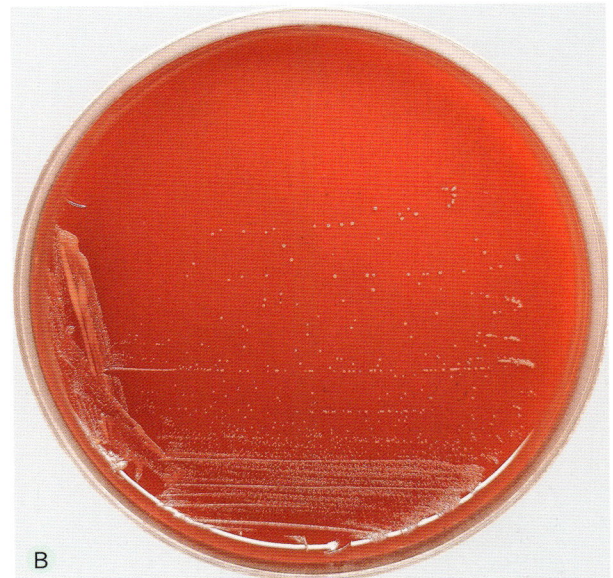

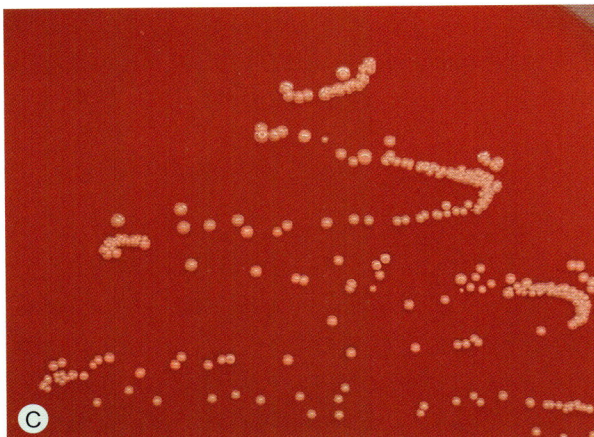

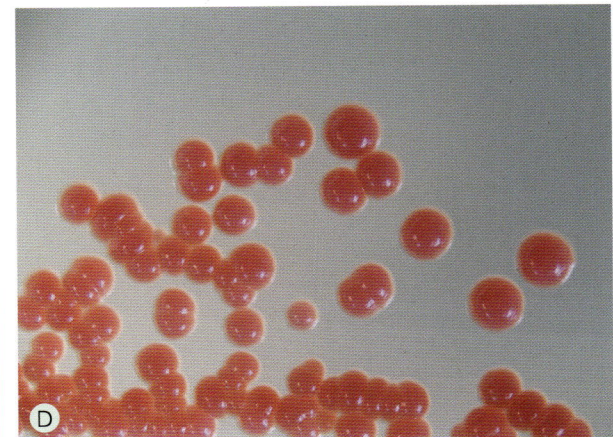

图 17-41-10 罗兹甲基红色菌的形态特征
A. 革兰氏染色 ×1 000;B. SBA 35℃ 7 日;C. SBA 28℃ 9 日;D. MHA 28℃ 9 日 ×40

65~70mol%，代表菌种为布罗格伯恩假黄单胞菌。

（二）生物学特性

革兰氏染色阴性，菌体呈杆状，大小为（0.4~0.8）μm×（0.9~1.5）μm，无芽胞，具单极鞭毛，有动力，但嗜热菌种无动力，如台湾假黄单胞菌最佳温度生长50℃。

需氧生长，严格呼吸型代谢，需O_2作为优先的终末电子受体。能还原硝酸盐，但不还原亚硝酸盐，硝酸盐还原主要终产物是N_2O。大部分菌种嗜常温，最佳生长温度为30~37℃，最适生长pH为7~8。在固体培养基上生长通常产生黄色至淡黄色或米黄色菌落。氧化酶阳性，触酶阳性，某些菌种可阴性（如日本假黄单胞菌）。对碳源利用范围有限（包括某些糖类、有机酸和氨基酸）。属内成员在自然界分布广泛。

假黄单胞菌属细菌的形态特征见图17-41-11。

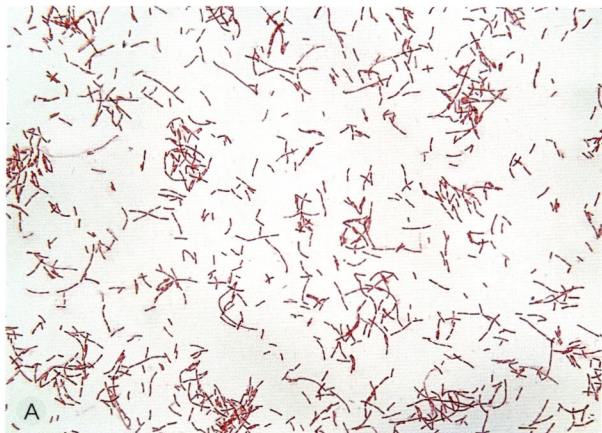

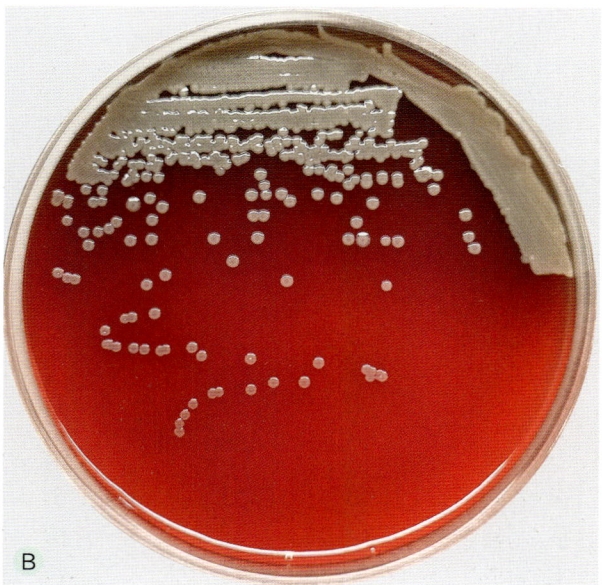

图17-41-11 日本假黄单胞菌的形态特征
A.革兰氏染色 ×1 000；B.SBA 5日

二十五、中慢生根瘤菌属

（一）分类与命名

中慢生根瘤菌属（*Mesorhizobium*）隶属于细菌域，变形菌门，α-变形菌纲，根瘤菌目，叶杆菌科（Phyllobacteriaceae，或叶瘤菌科）。目前属内有50多个种，合欢中慢生根瘤菌（*Mesorhizobium albiziae*）最初分离于中国。

（二）生物学特性

革兰氏阴性杆菌，无芽胞，有动力，菌体大小为（0.3~0.5）μm×（1~3）μm（图17-41-12A）。在YMA培养基上28℃培养5~7日，可形成直径1~2mm、圆形、凸起、白色、不透明菌落。在血平板上生长较慢，3日后可形成接近于1mm的圆形凸起灰白色小菌落（图17-41-12C）。该菌在中国蓝琼脂平板和麦康凯平板上不生长。该菌株能利用果糖、乳糖、L-苹果酸、麦芽糖、蜜二糖、D-棉子糖、D-山梨糖、蔗糖、L-木糖等作为唯一碳源。在石蕊牛奶中生长产碱。

该菌可分离于患者的血液中，临床意义不详。对300μg氨苄西林、50μg卡那霉素和100μg双氢链霉素等耐药。由于该菌的形态酷似布鲁氏菌，柯氏染色阳性（图17-41-12B），在初步鉴定中应予以鉴别，该菌脲酶阳性，但脲酶活性低于布鲁氏菌（图17-41-12D）。

中慢生根瘤菌属细菌的形态特征见图17-41-12。

二十六、沃特斯菌属

（一）分类与命名

沃特斯菌属（*Wautersiella*）隶属于细菌域，拟杆菌门，黄杆菌纲，黄杆菌目，黄杆菌科。2006年由Kämpfer等首先报道，目前属内只有法尔森沃特斯菌（*Wautersiella falsenii*）1个种。沃特斯菌属DNA G+C含量为33.8~34.4mol%，代表菌种为法尔森沃特斯菌。

（二）生物学特性

沃特斯菌属革兰氏染色阴性，菌体呈杆状，大小为（0.5~1.0）μm×（2.0~3.0）μm，无动力，无芽胞。需氧生长，分解葡萄糖和麦芽糖产酸，不发酵乳糖，氧化酶、触酶和尿素酶均阳性。在血琼脂、营养琼脂、胰酶大豆琼脂和胰酶大豆肉汤培养基可以生长，在血琼脂平板37℃孵育24~48小时，可形成圆形、边缘完整、轻微凸起、光滑、反光、浅米色菌落，某些菌株可产黄色色素。表型特征与稳杆菌属和

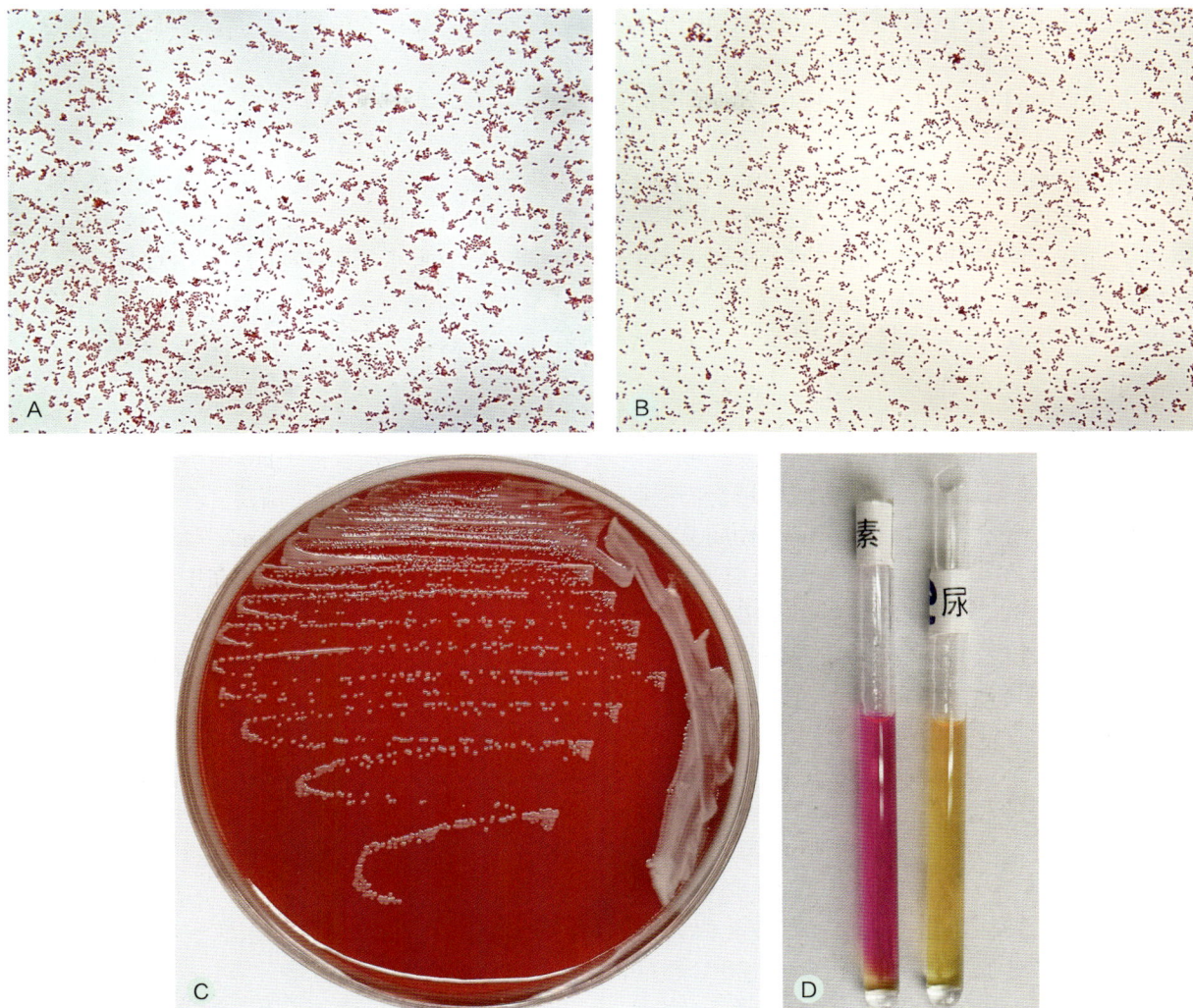

图 17-41-12　合欢中慢生根瘤菌的形态特征
A. 革兰氏染色 ×1 000；B. 柯氏染色 ×1 000；C. SBA 3 日；
D. 脲酶试验结果（左侧布鲁氏菌，右侧合欢中慢生根瘤菌，30min 结果）

威克斯菌属类似，注意与之相区别，与短稳杆菌和有毒威克斯菌区别，后两者尿素酶阴性。法尔森沃特斯菌可从临床标本包括血液、呼吸道、伤口、胸腔积液和泌尿道标本中分离出。

二十七、藤黄色单胞菌属

（一）分类与命名

藤黄色单胞菌属（*Luteimonas*）隶属于细菌域，变形菌门，γ- 变形菌纲，黄单胞菌目，黄单胞菌科。目前属内包括深海藤黄色单胞菌（*L. abyssi*）、滩涂藤黄色单胞菌（*L. aestuarii*）、水生藤黄色单胞菌（*L. aquatica*）、耐砷藤黄色单胞菌（*L. arsenica*）、海藤黄色单胞菌（*L. marina*）、毒气藤黄色单胞菌（*L. mephitis*）、根围藤黄色单胞菌（*L. rhizosphaerae*）、

土壤藤黄色单胞菌（*L. soli*）、土地藤黄色单胞菌（*L. terrae*）、栖土藤黄色单胞菌（*L. terricola*）和殷大奎藤黄色单胞菌（*L. yindakuii*）等 23 个种。藤黄色单胞菌属 DNA G+C 含量为 64.7~73.4mol%，代表菌种为毒气藤黄色单胞菌。

（二）生物学特性

革兰氏染色阴性，菌体呈杆状，大小为（0.4~0.6）μm×（0.8~12）μm，无芽胞，有动力或无动力。需氧生长，生长温度为 20~42℃（但毒气藤黄色单胞菌 37℃不生长），大部分菌种最适生长温度 30℃，在血琼脂、胰酶大豆琼脂和营养琼脂上孵育 1~3 日可形成圆形、光滑、凸起、不透明、直径 1~2mm 的菌落，菌落呈黄色。氧化酶和触酶阳性。毒气藤黄色单胞菌分解葡萄糖产酸，但不分解蔗糖、木糖、果

糖、乳糖、麦芽糖和鼠李糖,不还原硝酸盐,但可还原亚硝酸盐至一氧化二氮,尿素酶、卵磷脂酶和精氨酸双水解酶均阴性,可水解吐温 -80,不水解七叶苷和吐温 -40,不同化柠檬酸盐和苹果酸盐;对红霉素、链霉素、萘啶酸、氨苄西林和青霉素 G 耐药,对卡那霉素敏感。海藤黄色单胞菌水解七叶苷和吐温 -40,同化柠檬酸盐和苹果酸盐,分解葡萄糖、麦芽糖和纤维二糖;对红霉素敏感,对氨苄西林、庆大霉素、链霉素和青霉素 G 耐药。

二十八、浴者菌属

(一)分类与命名

浴者菌属(*Balneatrix*)隶属于细菌域,变形菌门、γ- 变形菌纲,海洋螺菌目(Oceanospirillales),浴者菌科(Balneatrichaceae)。目前属内只有阿尔卑斯浴者菌(*B. alpica*)1 个种。浴者菌属 DNA G+C 含量为 54mol%,代表菌种为阿尔卑斯浴者菌。

(二)生物学特性

革兰氏染色阴性,菌体为直的、细长或弯曲杆菌,大小为(0.5~0.7)μm×(2.8~5)μm。单极鞭毛(1~2 根),有动力,无芽胞。需氧生长,生长温度 20~46℃,最适生长温度 30℃,最适 pH 为 6.5~7.5,不需要特殊生长因子。培养基中 NaCl 含量大于 1% 则不生长。在血琼脂平板、胰酶酪蛋白大豆琼脂平板和营养琼脂平板上均可生长,30℃孵育 24~48 小时后可形成凸起、圆形、光滑的菌落;孵育 2~3 日后菌落中心呈黄色,4~5 日后呈淡棕色。氧化酶阳性,触酶弱阳性,吲哚阳性,尿素酶阴性,还原硝酸盐到亚硝酸盐,不水解七叶苷。

因该菌分离自法国阿尔卑斯山脉温泉疗养中心而得名,菌名翻译为 "*Balneatrix alpica*,阿尔卑斯浴者菌",亦有译为"高山浴者菌"。阿尔卑斯浴者菌存在于环境水源中,属于机会致病菌,曾经引起温泉水疗者大规模暴发肺炎和脑膜炎。阿尔卑斯浴者菌的临床感染罕见,目前没有其抗感染治疗方案的权威资料。作为一种非苛养的非发酵菌,建议常规药敏试验可参照 CLSI M100 中《其他非肠杆菌目细菌的 MIC 折点解释标准》进行操作。

浴者菌属细菌的形态特征见图 17-41-13。

二十九、细小棒菌属

(一)分类与命名

细小棒菌属(*Parvibaculum*)隶属于细菌域,变形菌门,α- 变形菌纲,根瘤菌目,根瘤菌科。是

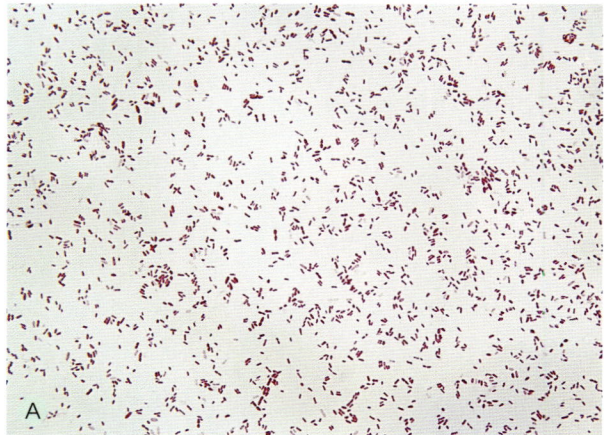

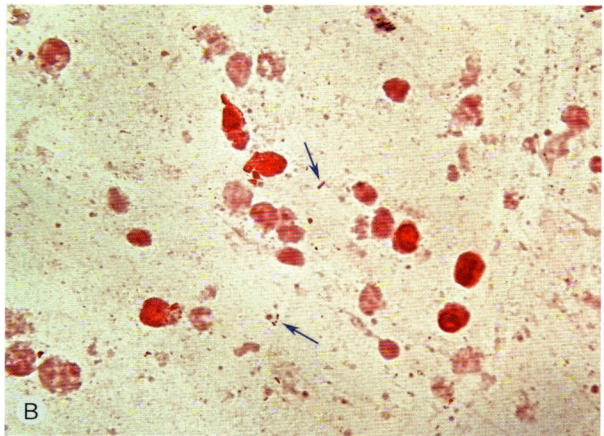

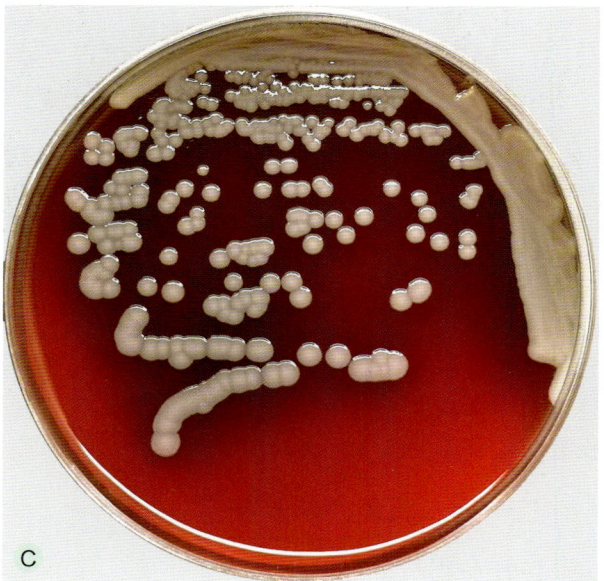

图 17-41-13   阿尔卑斯浴者菌的形态特征
A. 革兰氏染色 ×1 000;B. 痰涂片革兰氏染色 ×1 000;C. SBA 2 日

2004 年 Schleheck 等学者提议设立的新属,目前属内包括解碳氢化合物细小棒菌(*P. hydrocarboniclasticum*)、印度细小棒菌(*P. indicum*)和解洗

涤剂细小棒菌（*P. lavamentivorans*）3 个种。细小棒菌属 DNA G+C 含量为 60.7~64mol%，代表菌种为解洗涤剂细小棒菌。

（二）生物学特性

革兰氏染色阴性，菌体呈杆状或弯曲（图 17-41-14A、B），大小为 (0.2~0.5)μm ×(0.8~1.5)μm，有极端鞭毛，有动力。需氧生长。生长温度范围 10~42℃，最适生长温度 35℃。氧化酶和触酶阳性，但印度细小棒菌氧化酶阴性。在固体复合培养基上生长菌落光滑、白色、轻微凸起，边缘规则，直径为 1~2mm。解洗涤剂细小棒菌（*P. lavamentivorans*）生长需要固体载体支持，形成生物膜，在复杂培养基生长非常缓慢，LAS- 盐 - 琼脂平板生长稍好，可以利用 LAS 表面活性剂生长。

细小棒菌属细菌的形态特征见图 17-41-14。

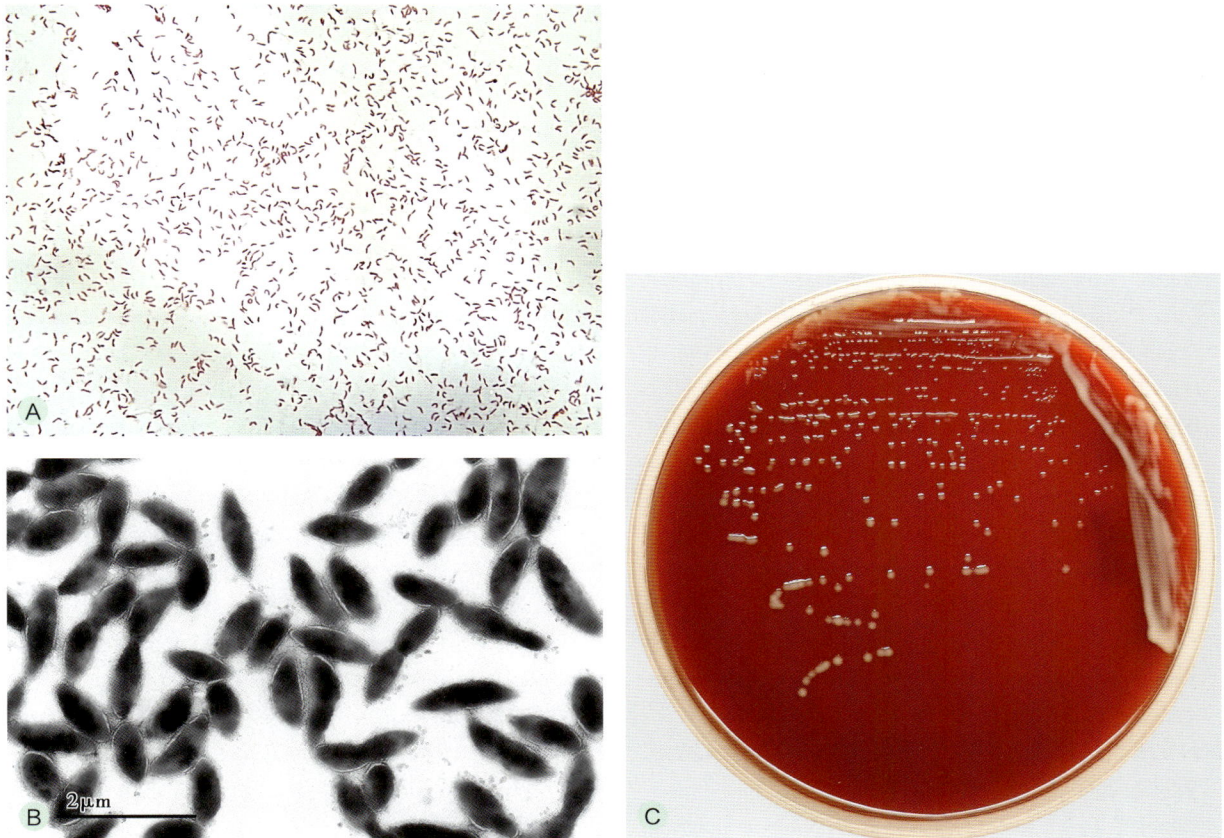

图 17-41-14　解洗涤剂细小棒菌的形态特征
A. SBA 3 日，革兰氏染色 ×1 000；B. 透射电镜图 ×200 000；C. SBA CO₂ 培养 9 日

（孙长贵　陈东科）

参考文献

1. 陈东科, 孙长贵. 实用临床微生物学检验与图谱. 北京: 人民卫生出版社, 2011
2. Jorgensen JH, Pfaller MA. Manual of Clinical Microbiology. 11th ed. Washington DC: ASM press, 2015
3. 陈东科, 孙长贵. 临床微生物学检验图谱. 北京: 人民卫生电子音像出版社, 2016
4. 陈茶, 屈平华. 实用医学细菌分类与临床应用手册. 北京: 科学出版社, 2022
5. Rihs JD, Brenner DJ, Weaver RE, et al. *Roseomonas*, a new genus associated with bacteremia and other human infections. J clin Microbiol, 1993, 31 (12): 3275-3283
6. Yabuuchi E, Kosako Y, Fujiwara N, et al. Emendation of

the genus *Sphingomonas* Yabuuchi et al. 1990 and junior objective synonymy of the species of three genera, *Sphingobium*, *Novosphingobium* and *Sphingopyxis*, in conjunction with Blastomonas ursincola. *Int J Syst Evol Microbiol*, 2002, 52 (5): 1485-1496

7. Matthias M, Jurgen HH. Laboratory methods for the diagnosis of *Legionella* infections. Journal of Microbiological Methods, 1998, 33: 59-79

8. 倪语星, 尚红. 临床微生物学与检验. 4 版. 北京: 人民卫生出版社, 2007

9. 武建国. 军团菌病. 南京: 东南大学出版社, 1990

10. Fields BS, Benson RF, Besser RE. *Legionalla* and Legionnaires disease: 25 years of investigation. Clin Microbiol Rev, 2002, 15 (3): 506-526

11. Bernardet JF, Segers P, Vancanneyt M, et al. Gutting a Gordian knot: Emended classification and description of the genus *Flavobacterium*, emended description of the family *Flavobacteriaceae*, and proposal of *Flavobacterium* hydatisnom. nov.(Basonym, Cytophaga aquatics Strohl and tait 1978). Int J Syst Evol Microbiol, 1996, 46 (1): 128-148

12. Holmes B, Steigerwalt AG, Weaver RE, et al. Chryseomonas luteola comb. nov. and *Flavimonas oryzihabitans* gen. nov., comb. nov., *Pseudomonas*-like species from human clinical specimens and formerly known, respectively, as groups Ve-1 and Ve-2. Int J Syst Evol Microbiol, 1987, 37 (3): 245-250

13. Yoo SH, Weon HY, Jang HB, et al. *Sphingobacterium composti* sp. nov., isolated from cotton-waste composts. Int J Syst Evol Microbiol, 2007, 57 (7): 1590-1593

14. 白文顺, 夏春香, 杨亮宇. 巴尔通体病研究进展. 动物医学进展, 2006, 27 (7): 20-23

15. Yabuuchi E, Kaneko T, Yano I. et al. *Sphingobacterium* gen. nov., *Sphingobacterium spiritivorum* comb. nov., *Sphingobacterium multivorum* comb. nov., *Sphingobacterium mizutae* sp. nov., and *Flavobacterium indologenes* sp. nov.: Glucose-nonfermenting gram-negative rods in CDC groups IIK-2 and IIb. Int J Syst Evol Microbiol, 1983, 33 (3): 580-598

16. Kim KK, Kim MK, Lim JH, et al. Transfer of *Chryseobacterium meningosepticum* and *Chryseobacterium miricola* to *Elizabethkingia* gen. nov. as *Elizabethkingia meningoseptica* comb. nov. and *Elizabethkingia miricola* comb. nov. Int J Syst Evol Microbiol, 2005, 55 (3): 1287-1293

17. 陈东科, 訾全生, 毛永辉. 黏液威克斯菌的鉴定与药物敏感性分析. 临床检验杂志, 2008, 26 (3): 238

18. Vandamme P, Coenye T. Taxonomy of the genus *Cupriavidus*: a tale of lost and found. Int J Syst Evol Microbiol, 2004, 54 (6): 2285-2289

19. Vandamme P, Goris J, Coenye T, et al. Assignment of Centers for Disease Control group IV c-2 to the genus *Ralstonia* as *Ralstonia paucula* sp. nov. Int J Syst Bacteriol, 1999, 49 (2): 663-669

20. Helsel LO, Hollis D, Steigerwalt AG, et al. Identification of "*Haematobacter*," a new genus of aerobic Gram-negative rods isolated from clinical specimens, and reclassification of *Rhodobacter massiliensis* as "*Haematobacter massiliensis* comb. nov.". J Clin Microbiol, 2007, 45 (4): 1238-1243

21. Wang D, Liu H, Zheng S, et al. *Paenirhodobacter enshiensis* gen. nov., sp. nov., a non-photosynthetic bacterium isolated from soil, and emended descriptions of the genera *Rhodobacter* and *Haematobacter*. Int J Syst Evol Microbiol, 2014, 64 (2): 551-558

22. Vela AI, Collins MD, Lawson PA, et al. *Uruburuelia suis* gen. nov., sp. nov., isolated from clinical specimens of pigs. Int J Syst Evol Microbiol, 2005, 55 (2): 643-647

23. Kuhnert P, Thomann A, Brodard I, et al. *Uruburuella testudinis* sp. nov., isolated from tortoise (Testudo). Int J Syst Evol Microbiol, 2015, 65 (4): 1251-1255

24. Hu SH, Yuan SX, Qu H, et al. Antibiotic resistance mechanisms of *Myroides* sp. J Zhejiang Univ Sci B, 2016, 17 (3): 188-199

25. Paek J, Shin JH, Shin Y, et al. *Myroides injenensis* sp. nov., a new member isolated from human urine. Antonie Van Leeuwenhoek, 2015, 107 (1): 201-207

26. Kämpfer P, Rosselló-Mora R, Scholz HC. et al. Description of *Pseudochrobactrum* gen. nov., with the two species *Pseudochrobactrum asaccharolyticum* sp. nov. and *Pseudochrobactrum saccharolyticum* sp. nov. Int J Syst Evol Microbiol, 2006, 56 (8): 1823-1829

27. Juni E, and Heym GA. *Psychrobacter irnrnobilis* gen. nov. sp. nov.: Genospecies Composed of Gram-Negative, Aerobic, Oxidase-Positive Coccobacilli. Int J Syst bacteriol, 1986, 36 (3): 388-391

28. Vela AI, Collins MD, Latre MV. et al. *Psychrobacter pulmonis* sp. nov., isolated from the lungs of lambs. Int J Syst Evol Microbiol, 2003, 53 (2): 415-419

29. Cho SH, Chae SH, Im WT, et al. Myroides marinus sp. nov., a member of the family Flavobacteriaceae, isolated from seawater. Int J Syst Evol Microbiol, 2011, 61 (4): 938-941

30. Yan SL, Zhao NX, and Zhang XH. *Myroides phaeus* sp. nov., isolated from human saliva, and emended descriptions of the genus *Myroides* and the species *Myroides*

profundi Zhang. et al. 2009 and *Myroides marinus* Cho et al. 2011. Int J Syst Evol Microbiol, 2012, 62 (4): 770-775

31. Vandamme P, Brandt ED, Houf K. et al. *Kerstersia similis* sp. nov., isolated from human clinical samples. Int J Syst Evol Microbiol, 2012, 62 (9): 2156-2159

32. Ogawa Yoshihiko, Lee ST, Kasahara K. et al. A first case of isolation of *Kerstersia gyiorum* from urinary tract. J Infect Chemother, 2016, 22 (4): 265-267

33. Bostwick AD, Zhang C, Manninen K, et al. Bacteremia Caused by *Kerstersia gyiorum*. J Clin Microbiol, 2015, 53 (6): 1965-1967

34. 王金良, 李晓军, 涂植光, 等. 实用检验医学 (下册). 2 版. 北京: 人民卫生出版社, 2013

35. Green PN, Ardley JK. Review of the genus *Methylobacterium* and closely related organisms: a proposal that some *Methylobacterium* species be reclassified into a new genus, *Methylorubrum* gen. nov. Int J Syst Evol Microbiol, 2018, 68 (9): 2727-2748

36. Thierry S, Macarie H, Iizuka T, et al. *Pseudoxanthomonas mexicana* sp. nov. and *Pseudoxanthomonas japonensis* sp. nov., isolated from diverse environments, and emended descriptions of the genus *Pseudoxanthomonas* Finkmann et al. 2000 and of its type species. Int J Syst Evol Microbiol, 2004, 54 (6): 2245-2255

37. Finkmann W, Altendorf K, Stackebrandt E, et al. Characterization of N$_2$O-producing Xanthomonas-like isolates from biofilters as Stenotrophomonas nitritireducens sp. nov., Luteimonas mephitis gen. nov., sp. nov. and Pseudoxanthomonas broegbernensis gen. nov., sp. nov. Int J Syst Evol Microbiol, 2000, 50 (1): 273-282

38. Dauga C, Gillis M, Vandamme P, et al. Balneatrix alpica gen. nov., sp. nov., a bacterium associated with pneumonia and meningitis in a spa therapy center. Res Microbiol, 1993, 144 (1): 35-46

39. Krishnan R, Lang E, Midha S, et al. Isolation and characterization of a novel 1-aminocyclopropane-1-carboxylate (ACC) deaminase producing plant growth promoting marine Gammaproteobacteria from crops grown in brackish environments. Proposal for Pokkaliibacter plantistimulans gen. nov., sp. nov., Balneatrichaceae fam. nov. in the order Oceanospirillales and an emended description of the genus Balneatrix. Syst Appl Microbiol, 2018, 41 (6): 570-580

40. Schleheck D, Tindall BJ, Rossello-Mora R, et al. Parvibaculum lavamentivorans gen. nov., sp. nov., a novel heterotroph that initiates catabolism of linear alkylbenzenesulfonate. Int J Syst Evol Microbiol, 2004, 54 (5): 1489-1497

41. Lai Q, Wang L, Liu Y, et al. Parvibaculum indicum sp. nov., isolated from deep-sea water. Int J Syst Evol Microbiol, 2011, 61 (2): 271-274

42. Rosario-Passapera R, Keddis R, Wong R, et al. Parvibaculum hydrocarboniclasticum sp. nov., a mesophilic, alkane-oxidizing alphaproteobacterium isolated from a deep-sea hydrothermal vent on the East Pacific Rise. Int J Syst Evol Microbiol, 2012, 62 (12): 2921-2926

43. Garrity GM. Bergey's manual of systematic bacteriology: volume 2 The *Proteobacteria*, Part B the *Gammaproteobacteria*. 2nd ed. New York: Springer, 2005

44. Parte AC. Bergey's manual of systematic bacteriology: volume 4 The *Bacteroidetes*, *Spirochaetes*, *Tenericutes* (*Mollicutes*), *Acidobacteria*, *Fibrobacteres*, *Fusobacteria*, *Dictyoglomi*, *Gemmatimonadetes*, *Lentisphaerae*, *Verrucomicrobia*, *Chlamydiae*, and *Planctomycetes*. 2nd ed. New York: Springer, 2010

实用临床微生物学
检验与图谱

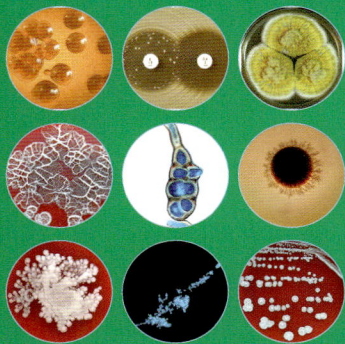